Chemie
der
menschlichen Nahrungs- und Genussmittel.

Von

Dr. J. König,

Geh. Reg.-Rath, o. Prof. an der Kgl. Universität und Vorsteher
der agric.-chem. Versuchsstation Münster i. W.

Zweiter Band.

Die menschlichen Nahrungs- und Genussmittel,
ihre Herstellung, Zusammensetzung und Beschaffenheit,

nebst einem Abriss über die Ernährungslehre.

Vierte verbesserte Auflage.

Mit in den Text gedruckten Abbildungen.

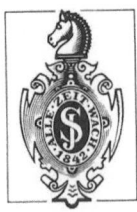

Springer-Verlag Berlin Heidelberg GmbH
1904

Die menschlichen Nahrungs- und Genussmittel,

ihre Herstellung, Zusammensetzung und Beschaffenheit,

nebst einem Abriss über die Ernährungslehre.

Von

Dr. J. König,

Geh. Reg.-Rath, o. Prof. an der Kgl. Universität und Vorsteher
der agric.-chem. Versuchsstation Münster i. W.

Vierte verbesserte Auflage.

Mit in den Text gedruckten Abbildungen.

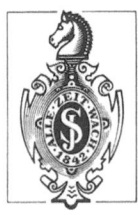

Springer-Verlag Berlin Heidelberg GmbH
1904

Alle Rechte vorbehalten.

ISBN 978-3-642-89061-1   ISBN 978-3-642-90917-7 (eBook)
DOI 10.1007/978-3-642-90917-7
Softcover reprint of the hardcover 4th edition 1904

Vorrede zur vierten Auflage.

Der grosse Umfang auch des II. Bandes der Chemie der menschlichen Nahrungs- und Genussmittel trotz der Zurückstellung der darin früher behandelten Untersuchungsverfahren für den III. Band ist naturgemäss durch die rege allseitige Thätigkeit der Fachgenossen auf dem umfangreichen Gebiete seit dem Erscheinen der 3. Auflage (1893), ferner auch dadurch hervorgerufen, dass ich einerseits den Abschnitt »Ernährungslehre« aus dem I. Bande in den II. übernommen, andererseits die Eigenschaften bezw. die Konstitution der in den Nahrungs- und Genussmitteln vorkommenden chemischen Verbindungen sowie die Gewinnung und Herstellung der Nahrungs- und Genussmittel, die Einflüsse auf ihre Beschaffenheit und Zusammensetzung eingehender als früher behandelt habe. Die Verunreinigungen, Verfälschungen sowie die Beurtheilung auf Grund der bestehenden Gesetze, Verordnungen oder Vereinbarungen haben ebenfalls thunlichst volle Berücksichtigung gefunden. Ueber den Werth dieser Erweiterung kann bezw. wird man verschiedener Ansicht sein. Die einen Vertreter dieses Gebietes fassen die Chemie der Nahrungs- und Genussmittel mehr vom Standpunkte der Physiologie, die anderen mehr oder fast ausschliesslich von dem der Waaren-(bezw. Drogen-)Kunde auf und bringen ihre Auffassung auch in den Vorlesungen und praktischen Uebungen zum Ausdruck. Die spätere Berufsthätigkeit des praktischen Nahrungsmittelchemikers erheischt aber die Unterrichtung auf beiden Gebieten.

Ohne Zweifel bildet die Chemie der Nahrungs- und Genussmittel als Waarenkunde den wichtigsten Theil für den praktischen Nahrungsmittelchemiker, aber er kann die Fortschritte auf diesem Gebiete nur richtig verfolgen und beurtheilen, wenn er auch in der allgemeinen Chemie, besonders des Theiles derselben, welcher die in den Nahrungs- und Genussmitteln vorkommenden chemischen Verbindungen behandelt, gut unterrichtet ist. Ebenso gewinnt das Gebiet für ihn erst ein höheres Interesse, wenn er von der physiologischen Bedeutung der Nahrungs- und Genussmittel sowie ihrer Bestandtheile Kenntnisse erworben hat. Aus dem Grunde gehört auch die Ernährungslehre in das Gebiet der Chemie der Nahrungs- und Genussmittel.

Von diesen Gesichtspunkten aus ist der vorliegende II. Band bearbeitet worden und glaube ich auf Grund einer zwölfjährigen Erfahrung behaupten

zu dürfen, dass sich die Anordnung des Stoffes in der jetzigen Form auch für Vorlesungen gut bewährt. Das Werk soll daher sowohl für Vorlesungen sowie Berechnungen von Kostsätzen den Gang und Stoff bieten, als auch für die technische Beurtheilung der Nahrungs- und Genussmittel nach dem heutigen Stande der Gesetzgebung und Wissenschaft eine Grundlage bilden.

In Verfolgung dieser Aufgaben habe ich mich bemüht, alle einschlägige Litteratur thunlichst zu verwerthen; wenn vereinzelte Lücken geblieben sein sollten, so wolle man diese der Vielseitigkeit des Gebietes und dem Umstande zu Gute halten, dass der Druck des Werkes bereits vor nahezu 4 Jahren begonnen hat. Einige besonders wichtige Untersuchungen der letzten Jahre habe ich noch in die »Berichtigungen und Ergänzungen« aufgenommen.

Bei der Verwerthung der einschlägigen Litteratur sowie beim Lesen der Korrekturen hat mir Herr Dr. A. Bömer, Privatdocent an der Universität und stellvertretender Vorsteher der Versuchs-Station hierselbst wesentliche Dienste geleistet. Herr Dr. A. Spieckermann, Vorsteher der bakteriologischen Abtheilung der Versuchs-Station, hat die fehlerhafte Beschaffenheit der Nahrungsmittel durch Auftreten von Kleinwesen z. B. bei Fleisch, Milch, Butter, Käse, Bier, Wein, ferner die biologischen Vorgänge bei der Rahmsäuerung, Käsereifung, Gährung (Abschnitt Hefe) selbständig bearbeitet, während der Abtheilungsvorsteher der Versuchs-Station Herr Dr. A. Scholl bei den Berechnungen in der Uebersichtstabelle behülflich gewesen ist. Es drängt mich, allen drei Mitarbeitern auch an dieser Stelle meinen aufrichtigen Dank auszusprechen.

In der Hoffnung, dass das Werk in der vorliegenden Anordnung und Bearbeitung dieselbe günstige Aufnahme finden möge wie die früheren Auflagen, werde ich mich bemühen, den III. Band, der die Untersuchung der Nahrungs- und Genussmittel, Nachweis der Verfälschungen nebst einem Anhang über die Untersuchung von Gebrauchsgegenständen behandeln soll, in nicht zu ferner Zeit folgen lassen zu können.

Münster i. W., Januar 1904.

Der Verfasser.

Inhalts-Uebersicht.

	Seite
Einleitung	1
1. Die Bedeutung der Nahrungsmittelchemie	1
2. Vorbegriffe	7

Erster Theil.
Die chemischen Verbindungen der Nahrungs- und Genussmittel.

	Seite
Wasser	12
Stickstoffhaltige Verbindungen	12
A. Proteïnstoffe und deren Abkömmlinge	13
Allgemeine Eigenschaften der Proteïnstoffe	15
Konstitution der Proteïnstoffe	17
Entstehung der Proteïnstoffe	20
Künstliche Darstellung der Proteïnstoffe	21
Eintheilung der Proteïnstoffe	22
I. Klasse. Einfache Proteïnstoffe	24
1. Albumine	24
a) Thierische Albumine	25
α) Ovalbumin, β) Serumalbumin, γ) Muskelalbumin	25
b) Pflanzliche Albumine	26
2. Globuline	26
a) Thierische Globuline	27
α) Serumglobulin, β) Fibrinogen 27. γ) Muskelglobulin 28. δ) Eierglobulin, ε) Laktoglobulin 29.	
b) Pflanzliche Globuline	29
α) Edestin, β) Myosin, γ) Sonstige Globuline	30
3. In Alkohol lösliche Proteïnstoffe	32
a) Glutenfibrin 32. b) Gliadin 32. c) Mucedin 33.	
II. Klasse. Zusammengesetzte Proteïnstoffe	34
1. Nukleoalbumine 34. 2. Nukleoproteïde 35. 3. Glukoproteïde 35.	
a) Thierische Glukoproteïde 35. α) Echte Mucine 35. β) Chondroproteïde	36
b) Pflanzliche Glukoproteïde	37
4. Chromoproteïde 37. a) Blutfarbstoff 37. b) Chlorophyll 38.	
III. Klasse. Denaturirte Proteïnstoffe	38
1. Koagulirte Proteïnstoffe. a) thierische, b) pflanzliche	38
2. Acid- und Alkalialbuminate	39
3. Proteosen bezw. Albumosen und Peptone	40
4. Giftige Proteïnstoffe, die Toxproteosen oder Peptotoxine, Ptomaïne etc.	46

IV. Klasse. Proteïnähnliche Stoffe oder Proteïde (bezw. Albuminoïde) ... 47
   1. Die Gerüstsubstanzen ... 47
      a) Kollagen 47.   b) Chondrogen und Chondrin 48.   c) Elastin 49.
   2. Enzyme und Fermente ... 50
      a) Hydratisirende Enzyme ... 50 u. 54
      b) Oxydirende Enzyme (Oxydasen) ... 51 u. 55
      c) Enzyme, welche eine molekulare Spaltung bewirken, ... 51 u. 55
Spaltungserzeugnisse der Proteïnstoffe[1]) ... 57
   1. Die Nukleïne 57.   a) Echte Nukleïne,   b) Pseudonukleïne 58.
   2. Nukleïnsäuren (Phosphorfleischsäure) ... 58
   3. Nukleïnbasen oder Xanthinstoffe ... 60
      a) Xanthin 61.   b) Guanin 61.   c) Hypoxanthin 62.   d) Adenin 62.
      e) Theobromin 63.   f) Theophyllin 64.   g) Koffeïn 64.
   4. Harnstoffgruppe ... 64
      a) Harnsäure 65.   b) Allantoin 66.   c) Harnstoff 66.   d) Kreatin 68.
      e) Kreatinin 68.   f) Karnin 69.   g) Guanidin 69.
   5. Hexonbasen (durch Säuren und Enzyme entstehend) ... 69
      a) Lysin 70. b) Lysatin[1]) u. Lysatinin 71. c) Arginin 71. d) Histidin 72.
   6. Amidoverbindungen ... 73
      a) Amide der aliphatischen Reihe ... 73
         α) Leucin 73.   β) Asparaginsäure 74.   γ) Glutaminsäure 75.
      b) Amide der aromatischen (homocyklischen) Reihe ... 76
         α) Tyrosin 76. β) Phenylamidopropionsäure, γ) Skatolamidoessigsäure 77.
   7. Sonstige durch Alkalien und Fäulniss aus den Proteïnstoffen entstehende Stickstoff-Verbindungen ... 79
      a) Indol 79.   b) Skatol 80.   c) Fäulnissalkaloïde, Ptomaïne 81.
B. Sonstige Stickstoffverbindungen des Thier- und Pflanzenreiches   86
   1. Lecithin   86
   2. Cholin   87
   3. Betaïn   88
   4. Trigonellin 88
   5. Stachydrin 88
   6. Lupinen-Alkaloïde ... 88
      a) Lupanin 88.   b) Lupinin 89.   c) Lupinidin 90.
   7. Glukoside ... 90
      a) Amygdalin 91.   b) Glycyrrhizin 91.   c) Myronsäure 92. d) Sinalbin 92. e) Solanin 93. f) Vicin 93. g) Konvicin 94.
   8. Ammoniak und Salpetersäure ... 94

Fette und Oele ... 95
  A. Säuren derselben ... 96
     1. Säuren der gesättigten Reihe ... 96
     2. desgl. der ungesättigten Reihen ... 97
  B. Alkohole ... 101
     1. Alkohole von der Formel $C_n H_{2n+2} O_3$, Glycerin ... 101
     2. Alkohole von der Formel $C_n H_{2n+2} O$ ... 104
     3. Alkohole der aromatischen Reihe ... 104
        a) Cholesterin 104.   b) Phytosterin 105.   c) Phasol 105.   d) Lupeol 105.
  C. Sonstige Bestandtheile und Eigenschaften der Fette und Oele ... 107
     1. Gehalt der Fette und Oele an Glycerin und freien Fettsäuren ... 108
     2. Das Ranzigwerden der Fette und Oele ... 110
     3. Gehalt der Fette und Oele an unverseifbaren Bestandtheilen ... 113
     4. Elementarzusammensetzung der Fette ... 113
  D. Allgemeine Eigenschaften der Fette, Oele und Wachsarten ... 115
  E. Entstehung bezw. Bildung der Fette und Oele ... 116

---

[1]) Vergl. auch Berichtigungen und Ergänzungen S. 1499.

Stickstofffreie Extraktstoffe bezw. Kohlenhydrate 117
Konstitution der Kohlenhydrate 118
Synthese der Zuckerarten 121
Abbau der Zuckerarten 122
Allgemeine Eigenschaften der Zuckerarten 123
    1. Die alkoholische Natur derselben 123
    2. Die Aldehyd- und Ketonnatur derselben 124
        a) Verbindungen mit Phenylhydrazin. 124
        b) Reduktionsvermögen 125
        c) Verhalten gegen polarisirtes Licht 125
        d) Vergährbarkeit derselben 125
            α) Alkoholische Gährung. 125
            β) Säure-Gährungen 127. 1. Milchsäure-Gährung 127.
               2. Buttersäure-Gährung 127. 3. Citronensäure-Gährung 128.
            γ) Schleimige Gährung 128. δ) Cellulose-Gährung 128.
A. Pentosen 128
    Arabinose, Xylose, Ribose 129
    Unterschiede der Pentosen und Hexosen 130
B. Hexosen 130
    I. Monosaccharide oder Monohexosen (Monosen) 131
        1. d-Mannose 132. 2. d-Glukose (oder Dextrose) 133, Glukoside 135.
        3. d-Galaktose 142. 4. d-Fruktose (oder Lävulose) 143.
    II. Disaccharide oder Saccharobiosen (Biosen) 144
        1. Saccharose oder Rohrzucker 146   5. Melibiose 149
        2. Laktose oder Milchzucker . 148   6. Turanose 149
        3. Maltose oder Maltobiose . 148   7. Lupeose 150
        4. Mykose oder Trehalose . . 149   8. Agavose 150
    III. Trisaccharide oder Saccharotriosen 150
        1. Raffinose 150   3. Stachyose 151
        2. Melezitose 151   4. Gentianose und 5. Laktosin . . 151
    IV. Polysaccharide 151
        1. Die Stärke und die ihr nahestehenden Polysaccharide, welche durch
           Hydrolyse d-Glukose bilden, ... 153
           a) Stärke 153. b) Dextrine 157. c) Gallisin oder Amylin 158.
           d) Glykogen 158. e) Lichenin 159.
        2. Das Inulin und andere Kohlenhydrate, welche zur d-Fruktose-Gruppe
           zu gehören scheinen, ... 159
           a) Inulin 159. b) Lävulin 160. c) Triticin, d) Irisin, e) Scillin 160.
        3. Saccharo-Kolloïde, Gummi und Pflanzenschleime 161
           a) Galaktane 161. b) Karragheen-Schleim 161. c) Gummi oder Arabin 161.
           d) Pflanzenschleime 162.
        4. Stoffe, welche den Glukosen nahe stehen, aber nicht die Zusammen-
           setzung derselben besitzen oder aus anderen Gründen nicht dazu gerechnet
           werden dürfen, ... 164
           a) Inosit (Skillit, Quercin) 164. b) Quercit 164.
Pektinstoffe 165. Bitterstoffe 165. Farbstoffe 166. Gerbstoffe 168.
Organische Säuren 169.
    1. Ameisensäure 169. 2. Essigsäure 169. 3. Buttersäure 170. 4. Valerian-
    säure 171. 5. Oxalsäure 171. 6. Glykolsäure 172. 7. Milchsäure 172.
    8. Malonsäure 173. 9. Fumarsäure 174. 10. Bernsteinsäure 174. 11. Aepfel-
    säure 174. 12. Weinsäure 175. 13. Citronensäure 176.

	Seite
Cellulose und sog. Holz- oder Rohfaser	177
Salze oder Mineralstoffe der Nahrungsmittel	181

Zweiter Theil.
Veränderungen der Nährstoffe durch die Verdauung und Aufgabe derselben für die Ernährung. Die Ernährungslehre.

Die Verdauung 183
   1. Einspeichelung und Speichel 183 | 3. Galle 191
   2. Verdauung im Magen und | 4. Bauchspeichel oder Pankreassaft . . 196
      Magensaft . . . . 186 | 5. Darmsaft 198
Der unverdaute Theil der Nahrung (der Koth bezw. die Fäces) 204
Verdauung befördernde Mittel (Genussmittel) 208
Verdauung schädigende Mittel 210
Grösse der Ausnutzung der Nahrungs- und Genussmittel 211
   1. Thierische Nahrungsmittel 212
      a) Milch 212. α) bei Kindern 212. β) bei Erwachsenen 214.
      b) Eier 216. c) Fleisch 216. - d) Schlachtabgänge 219.
   2. Ausnutzung einzelner, besonders zubereiteter Nährmittel 221
      a) Kaseon oder Plasmon . . 221 | g) Fersan und Roborin 226
      b) Sanatogen . . . . . . 222 | h) Proteosen (Albumosen und Peptone) 226
      c) Nutrose . . . . 223 | i) Kumys und Kefir 227
      d) Galaktogen . . . . . . 223 | k) Alkalialbuminate 228
      e) Tropon . . . . 223 | l) Weizenkleber, Aleuronat und Roborat 229
      f) Soson . . . . 225 | m) Thierisches und pflanzliches Fett . 230
   3. Pflanzliche Nahrungsmittel 233
      a) Getreidearten 233
          α) Brot und Backwaaren aus Weizenmehl 233
             1. aus feinem Weizenmehl 235, 2. aus mittelfeinem Weizenmehl 234,
             3. aus ganzem Weizenkorn (Grahambrot) 235.
          β) Brot aus Roggenmehl 237
             1. aus feinem Roggenmehl 237, 2. aus mittelfeinem Roggenmehl 238,
             3. aus ganzem Roggenkorn 238.
          γ) Reis und Mais 240. δ) Sonstige Getreidearten 240.
      b) Hülsenfrüchte 241. c) Kartoffeln 243. d) Gemüse 243. e) Kakao 244.
      f) Essbare Pilze 245.
   4. Gemischte Nahrung 246. 5. Einfluss der Arbeit auf die Ausnutzung 249.
   6. Einfluss des Fastens bezw. unzureichender Nahrung auf die Ausnutzung . 249
   7. Einfluss von Magenkrankheiten auf die Ausnutzung der Nahrung . . . 250
Mittlere Ausnutzungs-Koëfficienten der Nahrungsmittel 251
Uebergang der Nahrungsbestandtheile in das Blut 252
Der Kreislauf des Blutes 255
Das Blut und seine Bedeutung für die Lebensvorgänge 257
   1. Die rothen Blutkörperchen 258
      a) Der Blutfarbstoff 259. b) Das Stroma 260.
   2. Das Blutplasma 260. 3. Das Blutserum 261, Die Gase des Blutes 261.
Zersetzungsvorgänge in den Geweben 263
Ausscheidung der Stoffwechselerzeugnisse 267
   1. Ausscheidung der gasförmigen Stoffwechselerzeugnisse durch die Lungen.
      Das Athmen 267

	Seite
2. Ausscheidung der festen Stoffwechselerzeugnisse durch den Harn	271
a) Regelrechte (physiologische) Bestandtheile des Harns	273
α) Harnstoff, β) Harnsäure, γ) Kreatinin, δ) Xanthinstoffe, ε) Allantoin, ζ) Hippursäure, η) Aetherschwefelsäuren 273. ϑ) Aromatische Oxysäuren, ι) Harnfarbstoffe, κ) Enzyme, λ) Organische Säuren, μ) Kohlenhydrate 274. ν) Unorganische Bestandtheile 275.	
b) Pathologische Harnbestandtheile	275
α) Proteïnstoffe, β) Blut und Blutfarbstoff, γ) Gallenbestandtheile, δ) Zucker	275
3. Gaswechsel und Verdunstung durch die Haut (Perspiration)	276
Grösse des Stoffwechsels	278
Entstehung und Erhaltung der thierischen Wärme	280
1. Die durchschnittliche Wärmeabgabe vom Körper	280
a) Erwärmung der Athemluft 280. b) Erwärmung der Nahrung 280. c) Wasserverdunstung von der Haut 281. d) Desgl. durch die Lungen 281. e) Wärmestrahlung der Haut 281.	
2. Erhaltung der thierischen Wärme durch die Nahrung	281
3. Wärmewerth der einzelnen Nährstoffe	282
a) Proteïnstoffe 282. b) Den Proteïnstoffen nahestehende Stickstoffverbindungen, c) Abkömmlinge der Proteïnstoffe 283. d) Fette, Fettsäuren u. Ester 283. e) Kohlenhydrate 284. f) Organische Säuren 284.	
Quelle der Muskelkraft. (Geschichte der Ernährungslehre)	286
Bildung des Fettes im Thierkörper	300
Ursache des Stoffwechsels	305
Besondere Einflüsse auf den Stoffwechsel	310
1. Stoffwechsel im Hungerzustande	310
2. Stoffwechsel bei reiner Proteïn- oder Fleischnahrung	315
3. Einfluss der Albumosen und Peptone auf den Stoffwechsel	319
4. Einfluss des Leimes und der Amidoverbindungen auf den Stoffwechsel	323
5. Stoffwechsel bei ausschliesslicher Gabe von Fett oder Kohlenhydraten	328
6. Stoffwechsel bei gemischter Nahrung	332
7. Stoffwechsel bei Ueberernährung (Mastkuren)	334
8. Stoffwechsel bei Unterernährung (Entfettungskuren)	335
a) Die Banting-Kur 335. b) Die Ebstein-Kur 336. c) Die Oertel-Kur 337.	
9. Einfluss des Wassers auf den Stoffwechsel	337
10. Einfluss des Aethylalkohols und Glycerins auf den Stoffwechsel	339
a) Umsetzung des Aethylalkohols im Körper 339. b) Einfluss auf die Verdauung 340. c) Einfluss auf die Athmung 341. d) Einfluss auf den Proteïnumsatz 342.	
11. Einfluss der alkaloïdhaltigen Genussmittel (Kaffee, Thee etc.) auf den Stoffwechsel	346
12. Bedeutung der Mineralstoffe für den Stoffwechsel	349
a) Bedeutung des Kalkphosphats 350. b) Bedeutung des Eisens 352. c) Bedeutung des Kochsalzes 353.	
13. Einfluss der Nahrungsmenge sowie der ein- und mehrmaligen Nahrungsaufnahme auf den Stoff- und Kraftwechsel	355
14. Einfluss des Alters und der Körpergrösse auf den Stoffwechsel	358
15. Einfluss der Arbeit auf den Stoffwechsel	359
16. Einfluss des Klimas auf den Stoffwechsel	363
Die Ernährung des Menschen	365
Allgemeines	365
a) Ob gemischte oder nur pflanzliche Nahrung?	366
b) Ob der Nahrungsbedarf nach einzelnen Nährstoffen oder bloss in Wärme- (Kalorien-) Werthen angegeben werden soll?	371

1. Ernährung der Kinder (Säuglinge) im ersten Lebensalter 374
   a) Ersatz der Muttermilch durch Kuhmilch unter Zusatz von Zucker und Wasser 375
   b) desgl. durch Anwendung von Rahm 378. c) desgl. durch sonstige Zusätze 379. d) desgl. durch Vorverdauung 380. e) Verwendung von Stuten- und Eselinnen-Milch 381. f) Verwendung von Kindermehlen 381.
2. Ernährung der Kinder von der Mitte des zweiten Jahres bis zum Ende der Entwicklung 383
3. Ernährung der Erwachsenen 386
   a) Ernährung der Soldaten 395. b) Ernährung der Arbeiter 399.
4. Ernährung im Alter 405. 5. Ernährung der Gefangenen 406. 6. Ernährung der Kranken 408. 7. Vertheilung der Nahrung auf die einzelnen Mahlzeiten und Temperatur der Speisen 411. 8. Nahrung in der Volksküche 413.

Dritter Theil.
Thierische Nahrungs- und Genussmittel.

Fleisch (Muskelfleisch) 415
  Allgemeines 415
  Anatomische Struktur 416
  Chemische Bestandtheile des Fleisches 419
    1. Das Wasser 419
    2. Die stickstoffhaltigen Stoffe des Fleisches 420
       a) Bindegewebe. b) Muskelstroma. c) Myosin. d) Albumin. e) Fleischbasen 421—423
    3. Das Fett des Fleisches 423
    4. Sonstige stickstofffreie Stoffe des Fleisches 423
    5. Die mineralischen Bestandtheile des Fleisches 424
  Fehlerhafte Beschaffenheit des Fleisches 426
    1. Physiologische Abweichungen 426
    2. Pathologische Abweichungen 427
       a) Fleisch von vergifteten Thieren 427
       b) Mit thierischen Parasiten behaftetes Fleisch 428
          α) Die Rinderfinne 428. β) Die Schweinefinne 429. γ) Die Trichine 430. δ) Die Echinokokken 432. ε) Sonstige Kleinwesen 433.
       c) Infektionskrankheiten 433
          α) Auf den Menschen nicht übertragbare Krankheiten 433
          β) Auf den Menschen übertragbare Krankheiten 434
             1. Tuberkulose 434. 2. Aktinomykose 434. 3. Wuth, Milzbrand, Rotz 434. 4. Maul- und Klauenseuche 434. 5. Kuh- und Schafpocken 434.
          γ) Wundinfektionskrankheiten 435
             1. Bakterien des malignen Oedems 435. 2. Eiterungsbakterien 435. 3. Septikämische Wunderkrankungen 435.
       d) Postmortale Veränderungen 436
          α) Ansiedelung von Insektenlarven, Schimmelpilzen und Leuchtbakterien 437
          β) Stinkende, saure Gährung 437. γ) Fleisch-Fäulniss 437. δ) Wurstgift 439
          ε) Hackfleischgift 439. ζ) Fischgift 440.
  Fehlerhafte Behandlung des Fleisches 441
    1. Die Art des Schlachtens und das Aufblasen des Fleisches . . . 441
    2. Die Frischhaltung und Färbung des Fleisches bezw. der Fleischwaaren . . 442
       a) Art der Frischhaltungs- und Färbemittel 442
       b) Zulässigkeit der künstlichen Frischhaltungs- und Färbemittel 448

α) Borverbindungen 449
    1. Art und Menge der Anwendung 449. 2. Täuschende Wirkung der Borverbindungen 450. 3. Gesundheitsschädliche Wirkungen der Borverbindungen 451.
β) Schweflige Säure und deren Salze 454
    1. Art und Menge der Anwendung 454. 2. Die täuschende Wirkung der schwefligsauren Salze 455. 3. Gesundheitsschädliche Wirkungen derselben 456
γ) Fluorwasserstoffsäure und deren Salze 458
δ) Alkalien und Erdalkalien, sowie kohlensaure und chlorsaure Salze . 459
ε) Formaldehyd (oder Formalin) und Ameisensäure 459. ζ) Salicylsäure und Benzoësäure 460. η) Wasserstoffsuperoxyd 460. ϑ) Anilinfarbstoffe 461.

Verfälschungen des Fleisches 463
Die verschiedenen Fleischsorten 463
    1. Rindfleisch 463   5. Schweinefleisch 472
    2. Kalbfleisch 467   6. Pferdefleisch 475
    3. Ziegenfleisch 469   7. Fleisch von Wild und Geflügel . . 476
    4. Schaf-(Hammel-)fleisch . . 470   8. Fleisch von Fischen 479
    Fischdauerwaaren 483
    Fehlerhafte Beschaffenheit des Fischfleisches 486
        a) Eine nicht naturgemässe Ernährung 487. b) Thierische Parasiten 487. c) Giftstoffe 487.
    Krankheiten der Fische 488
        α) Bakterienkrankheiten. β) Protozoënkrankheiten. γ) Krankheiten durch Verunreinigungen der Gewässer 488—490.
    Fehlerhafte Behandlung des Fischfleisches 490
    Verfälschungen der Fische 490
    9. Fleisch von wirbellosen Thieren 491
        a) Auster 491. b) Miesmuschel 492. c) Schnirkelschnecke 492. d) Krustenthiere (Hummer, Graneelenkrebs, Flusskrebs, Krabbe, Wasserfrosch) 492.
    Verfälschungen, fehlerhafte Beschaffenheit und Verunreinigungen des Fleisches von wirbellosen Thieren 493
Schlachtabgänge (Abfälle) 494
    1. Blut 496. 2. Zunge 497. 3. Lunge 498. 4. Herz 498. 5. Niere 499. 6. Milz 500. 7. Leber 500. 8. Gesammte innere Theile 501. 9. Knochen und Knorpel 502.
Fettzellgewebe und thierisches Fett 504
    1. Talg 507
    2. Schweineschmalz 508
        a) Neutral-Lard. b) Leef-Lard. c) Choice Kettle-rendered-Lard. d) Prince steam-Lard. e) Butcher's-Lard. f) Off grade-Lard 509
    3. Kunst-Speisefett 510
    4. Fett der Fische, Leberthran 510
Fleischdauerwaaren 512
    1. Entziehung von Wasser bezw. Trocknen des Fleisches 513
    2. Anwendung von Kälte 515
    3. Abhaltung von Luft 515
        a) Durch einen luftdichten Ueberzug 515
        b) Durch Einschliessen in luftdichte Gefässe (Büchsenfleisch) 515
    4. Anwendung von fäulnisswidrigen Mitteln 518
        a) Das Einsalzen oder Einpökeln (Pökelfleisch) 518
        b) Das Räuchern (Rauchfleisch) 520

	Seite
Pasteten	522
Würste	523
Verunreinigungen und Verfälschungen der Würste	526
1. Verwendung von schlechtem und verdorbenem Fleisch	526
2. Wasser- u. Mehlzusatz 526. 3. Anwendung v. Frischhaltungs- u. Färbemitteln 527.	
4. Das Selbstleuchten der Würste 529. 5. Das Wurstgift 529.	
Proteïn- und Proteosen-Nährmittel	530
A. Proteïn-Nährmittel mit unlöslichen oder genuinen Proteïnstoffen	530
1. Tropon. 2. Soson. 3. Plasmon. 4. Kalk-Kaseïn. 5. Protoplasmin. 6. Hämose.	
7. Hämatin-Albumin. 8. Roborin. 9. Hämogallol. 10. Hämol. 11. Hämoglobin.	
12. Pflanzliche Proteïn-Nährmittel	530—535
B. Proteïn-Nährmittel mit löslichen Proteïnstoffen	536
a) Durch chemische Hilfsmittel löslich gemachte Proteïn-Nährmittel	536
1. Nutrose. 2. Sanatogen. 3. Eukasin. 4. Galaktogen. 5. Eulaktol. 6. Milcheiweiss „Nikol". 7. Sanitätseiweiss „Nikol". 8. Fersan. 9. Sicco. 10. Ferratin.	
11. Hämoglobin-Albuminat. 12. Hämalbumin. 13. Mutase	536—540
b) Durch überhitzten Wasserdampf mit und ohne Zusatz von chemischen Lösungsmitteln löslich gemachte Proteïn-Nährmittel	541
1. Leube-Rosenthal'sche Fleischlösung. 2. Fleischsaft „Puro". 3. Toril. 4. Sterilisirter Fleischsaft von Dr. Brunengräber. 5. Johnstone's Fluid beef. 6. Valentine's Meat juice. 7. Savory & Moore's Fluid beef. 8. Brand & Co.'s Fluid beef. 9. Kemmerich's Fleischpepton. 10. Koch's Fleischpepton. 11. Bolero's Fleischpepton. 12. Somatose. 13. Mictose. 14. Bios. 15. Sanose.	
16. Alkarnose	541—545
C. Durch proteolytische Enzyme löslich gemachte Proteïn-Nährmittel	545
a) Pepsin-Peptone 545. b) Pankreaspeptone 547. c) Pflanzenpepsin-Peptone 548. (Nährstoff Heyden 551.)	
Fleischextrakt[1]	552
Verfälschungen des Fleischextrakts	560
Suppenwürzen und käufliche Saucen	560
a) Speisewürzen[1]	560
1. Maggi's Würze. 2. Kietz's Kraftwürze. 3. Herz's Nervin. 4. Bouillon-Extrakt „Gusto". 6. Bovos. 7. Vir. 8. Suppenwürze von Gebr. Ibbertz, Bendix u. Lutz in Köln. 9. Sitogen. 10. Ovos	561
b) Käufliche Saucen (Soja, Miso etc.)	562
Gemischte Suppen- und Gemüse-Dauerwaaren	566
1. Gemische von Fleisch mit Mehl, Gemüsen und Fett	566
2. Gemische von Fleischextrakt mit Mehl, Fett und Gewürzen	568
3. Gemische von Mehl mit Fett allein und Gewürzen	569
Eier	571
1. Fischeier oder Rogen (Kaviar) 571. 2. Vogeleier 573.	
Verderben und Aufbewahren der Vogeleier	578
Milch	579
Wesen und Entstehung der Milch	580
Bestandtheile der Milch	582
1. Wasser (bezw. Trockensubstanz)	583
2. Proteïnstoffe	583
a) Kaseïn. b) Laktoglobulin u. Opalisin. c) Albumin, Laktalbumin d) Laktoproteïn. e) Nukleon oder Phosphorfleischsäure. f) Sonstige Stickstoffverbindungen	583—588
3. Fett 588. 4. Kohlenhydrate 592. 5. Mineralstoffe 593. 6. Gase 595.	

---

[1] Vergl. auch Uebersichtstabelle am Schluss S. 1475 u. 1476.

	Seite
Die einzelnen Milcharten	596
Frauenmilch	596
Einflüsse auf deren Zusammensetzung	598

1. Die Zeit nach der Geburt 598. 2. Die Brustdrüse 599. 3. Erste und letzte Milch aus der Drüse 600. 4. Die Haarfarbe und das Alter 600. 5. Die Ernährung 600. 6. Sonstige Einflüsse 601.

Kuhmilch	601
Einflüsse auf deren Zusammensetzung	602

1. Dauer des Milchendseins . . 603
2. Rasse und Individualität . . 605
3. Zeitliche Schwankungen . . 608
4. Einfluss der Melkezeit . . 609
5. Gebrochenes Melken 611
6. Die einzelnen Striche oder Zitzen 611
7. Die Menge des Futters . . 612
8. Die Art des Futters . . . 615
9. Temperatur, Witterung und Pflege 619
10. Bewegung und Arbeit 619
11. Sexuelle Erregung und Kastration . 620
12. Gefrieren 620
13. Kochen, Filtriren und Versenden . 621
14. Uebergang von Arzneimitteln und Giften in die Milch 622

15. Milch kranker Kühe und Milch als Trägerin von Krankheitserregern . . . 623
   a) Tuberkulose 624. b) Maul- und Klauenseuche 627. c) Rinderpest 627.
   d) Scharlach 627. e) Milzbrand 627. f) Tollwuth 628. g) Lungenseuche 628.
   h) Euterentzündungen 628.
   i) Verschleppung der Erreger menschlicher Seuchen durch die Milch . . 628
      α) Typhus 628. β) Cholera 629. γ) Diphtherie 630.
16. Milchfehler 630
   a) Das Schleimig- oder Fadenziehendwerden 630.
   b) Seifige Milch 632. c) Käsigwerden der Milch 632.
   d) Aussergewöhnliche Färbungen der Milch 632.
      α) Rothfärbung 632. β) Gelbfärbung 633. γ) Blaufärbung 633.
   e) Bittere Milch 633. f) Milch mit unangenehmen Gerüchen 633.
   g) Sandige Milch 634. h) Wässerige Milch 634. i) Giftige Milch 634.
17. Gehalt der Milch an gewöhnlichen Bakterien (bezw. Schmutz) 634
   a) Milchsäure-Bakterien 636. b) Peptonisirende Bakterien 638.

Die Haltbarmachung der Milch und die Beseitigung der Krankheitserreger aus derselben	639
a) Haltbarmachung durch Entfernung des Schmutzes	639
b) Haltbarmachung durch Abkühlen	640
c) Haltbarmachung und Abtödtung der Krankheitskeime durch Pasteurisiren bezw. Sterilisiren	640
d) Frischhaltung durch Frischhaltungsmittel	648
Beseitigung von Milchfehlern	649
Verfälschungen der Kuhmilch	650
Grundsätze für die Regelung des Verkehrs mit Kuhmilch	651
Ziegenmilch	655
Einflüsse auf deren Zusammensetzung	656

1. Dauer des Milchendseins . . 656
2. Rasse und Individualität . . 656
3. Fütterung 657
4. Melkzeit 657
5. Gebrochenes Melken 658
6. Arbeit 658
7. Beziehungen zwischen den einzelnen Bestandtheilen der Ziegenmilch . . 658

Verfälschungen der Ziegenmilch	659
Schafmilch	659
Milch von sonstigen Wiederkäuern (Büffel-, Zebu-, Kameel-, Lama-, Rennthiermilch)	661

	Seite
Milch von Einhufern (Pferde-, Esel-, Maulthiermilch)	662
Milch von sonstigen Thieren (Kaninchen, Elefant, Katze, Hund, Schwein, Meerschwein, Grindwal, Nilpferd)	663
Milch-(bezw. Molkerei-)Erzeugnisse	665
Präservirte und kondensirte Milch	665
Magermilch (abgerahmte Milch)	668
A. Aufrahmverfahren bei freiwilligem Auftrieb	670
a) Ohne dauernde künstliche Abkühlung	670
1. Das alte oder holsteinsche bezw. holländische Verfahren	670
2. Das Devonshire-Verfahren	670
b) Mit andauernder künstlicher Kühlung	670
1. Das Swartz'sche Verfahren	670
2. Das Cooley'sche Verfahren	671
3. Das Becker'sche Verfahren	671
B. Aufrahmverfahren bei unfreiwilligem Auftrieb durch Centrifugalkraft	671
a) Centrifuge für den Kraftbetrieb 672. b) Desgl. für den Handbetrieb	672
Rahm	675
Kuhbutter	677
1. Verbuttern von süssem Rahm 678.	
2. Desgl. von sauerem Rahm. Die Rahmsäuerung durch Reinkulturen 678.	
3. Das Milchbuttern 682. 4. Die Ausbeute an Butter 682.	
5. Die chemische Zusammensetzung 684.	
6. Verunreinigungen und Fehler der Butter 686.	
a) Keimgehalt der Butter 686. b) Die Butter als Trägerin von Krankheiten 687. c) Butterfehler 688.	
7. Verfälschungen der Butter 690.	
Butter-Ersatzstoffe	691
1. Margarine 691. Verfälschungen und Verunreinigungen derselben 693.	
2. Sana 694. 3. Palmin, Kokosnussbutter oder Kokosbutter 695.	
Buttermilch	697
Käse	698
1. **Milchkäse**	698
a) Chemische Umsetzungen beim Reifen	700
α) Gewichtsverlust 700. β) Stickstoff-Substanz 701. γ) Fett 705.	
1. Veränderungen der Menge nach 705. 2. Desgl. der Beschaffenheit nach	707
δ) Milchzucker 711. ε) Mineralstoffe 711.	
b) Biologische Vorgänge bei der Käsereifung	711
α) Die als Reifung bezeichneten Veränderungen des frischen Käses	711
β) Verschiedenheit der in verschiedenen Käsesorten vorkommenden Arten von Kleinwesen	712
1. Die Milchsäure-Gährung 713. 2. Die Zersetzung des Kaseïns 714.	
c) Käsefehler und Käseverunreinigungen	723
α) Die Blähung 723 δ) Krankheitskeime	725
β) Abweichende Färbungen 724 ε) Käsegift	726
γ) Bitterer Käse 725 ζ) Käsefliege und Käsemilbe	727
d) Verfälschungen des Käses	727
Die einzelnen Käsesorten	728
α) Rahmkäse 728 δ) Magerkäse	732
β) Fettkäse 729 ε) Ziger, Sauermilchkäse, Molkenkäse etc.	733
γ) Halbfette Käse 731 ζ) Schaf- und Ziegenmilchkäse etc.	735
2. **Margarine-(Kunstfett-)Käse**	736
Molken 738 Skyr	748
Kumys 740 Vegetabile Milch, Kalf room, Mielline	748
Kefir 744 Kindermehle	749

Vierter Theil.
Die pflanzlichen Nahrungs- und Genussmittel.

Seite

Pflanzliche Nahrungsmittel 755
Getreidearten (Cerealien) 755
    1. Weizen 756.   a) Nacktweizen 756.   b) Spelzweizen 763.
    2. Roggen . . 764 | 5. Mais . . . . . . 773 | 8. Rispen- u. Kolbenhirse 780
    3. Gerste . . . 767 | 6. Reis . . . . . . 776 | 9. Buchweizen . . . 781
    4. Hafer . . . 771 | 7. Sorgho- od. Mohrenhirse 779
Hülsenfrüchte (Leguminosen) 783
    1. Bohnen . . 783 | 3. Linsen . . . . . 787 | 5. Lupinen 791
    2. Erbsen . . 786 | 4. Sojabohnen . . . 788
Ölgebende Samen und die Pflanzenöle 793
  a) Die ölgebenden Samen 793
    1. Leinsamen . 793 | 8. Sesamsamen . . . 795 | 17. Wallnuss 797
    2. Kohlsaat . . 793 | 9. Nigersamen . . . 795 | 18. Mandeln 798
    3. Leindotter- | 10. Baumwollesamen . 795 | 19. Paranuss 798
        samen . . . 794 | 11. Erdnuss . . . . 795 | 20. Kandlenuss . . . 798
    4. Mohnsamen . 794 | 12. Kokosnuss . . . 796 | 21. Cedernuss . . . 799
    5. Sonnenblumen- | 13. Palmfrucht . . . 796 | 22. Ricinussamen . . 799
        samen . . 794 | 14. Olivenfrucht . . . 796 | 23. Purgirstrauchsamen 799
    6. Hanfsamen . 794 | 15. Bucheckern . . . 797 | 24. Purgirkörner . . 799
    7. Saat- od. Oel- | 16. Haselnuss oder Lam- | 25. Sonstige ölgebende
        madie . . . 794 | bertsnuss . . . . 797 | Samen 799
    Zusammensetzung der Oelsamen 801
  b) Verarbeitung der Oelsamen 802
  c) Die einzelnen Pflanzenöle und besondere Bestandtheile der Oelsamen 802
    1. Leinöl . . . 803 | 10. Baumwollesaat- oder | 18. Mandelöl 810
    2. Kohlsaatöl . 803 | Kottonöl . . . . 806 | 19. Paranussöl . . . 810
    3. Leindotteröl . 804 | 11. Erdnuss- oder Ara- | 20. Kandlenussöl . . 810
    4. Mohnöl . . 804 | chisöl . . . . . 807 | 21. Cedernussöl . . . 811
    5. Sonnenblumen- | 12. Kokosnussöl . . . 807 | 22. Ricinusöl 811
        samenöl . . 804 | 13. Palmöl . . . . 808 | 23. Kurkasöl 811
    6. Hanföl . . 805 | 14. Olivenöl . . . . 808 | 24. Krotonöl 812
    7. Madiaöl . . 805 | 15. Bucheckernöl . . 809 | 25. Sonstige Pflanzen-
    8. Sesamöl . . 805 | 16. Haselnussöl . . . 809 | öle 812
    9. Nigeröl . . 805 | 17. Wallnussöl . . . 809
    Zusammensetzung der Asche der Oelsamen 812
Sonstige seltene Samen, Früchte und Pflanzentheile 813
    1. Samen der Quinoa | 4. Eicheln . . . . 813 | 9. Hagebutten oder
        oder Reismelde 813 | 5. Johannisbrot . . . 813 | Rosenäpfel . . . 814
    2. Kastanien oder | 6. Zuckerschotenbaum . 814 | 10. Wassernuss . . . 814
        Maronen . . 813 | 7. Banane . . . . 814 | 11. Erderbse 814
    3. Rosskastanien 813 | 8. Dschugara . . . 814
Unkrautsamen (Taumellolch, Quecke, Spergel, Kornrade, Wegerich, weisser Gänsefuss, Feld-Pfennigkraut, Hederich, Knöterich) 817
Mehle 819
  a) Anatomischer Bau des Getreidekornes 819.   b) Mahlverfahren 822.   c) Entschälungsverfahren 824.   d) Die verschiedenen Mahlerzeugnisse 827.

Die verschiedenen Mehle.

1. Weizenmehl 828
2. Roggenmehl 830
3. Gerstenmehl 832
4. Hafermehl 833
5. Maismehl 834
6. Reismehl bezw. Kochreis . 836
7. Sonstige Getreidemehle 838
8. Buchweizenmehl 838
9. Hülsenfrucht- (Leguminosen-) Mehle 839
10. Sonstige Mehle (Haselnuss-, Kastanien-, Eichel-, Bananen-, Staubmehl) 841
11. Besonders zubereitete Mehle und Suppenmehle 842
 a) Backmehl 843
 b) Pudding-Pulver u. Crême-Pulver 843
 c) Nudeln, Makkaroni . . 843
 d) Polenta 844
 e) Suppenmehle 844
 f) Dextrinmehl 845
 g) Mehlextrakte 846

Stärkemehle 848
1. Kartoffelstärke 848
2. Weizenstärke 849
3. Maisstärke 849
4. Reisstärke 850
5. Arrowroot 851
6. Palmenstärke, Sago 853

Brot und Backwaaren 856
1. Die Lockerungsmittel des Brotes 857
 a) Hefe. b) Sauerteig. c) Kohlensäure aus mineralischen Salzen 857—861
2. Backen des Mehles bezw. des Teiges 861
3. Verschiedene Brotzubereitung 862
4. Menge des gewonnenen Brotes 863
5. Verhältniss zwischen Krume und Kruste 863
6. Veränderungen der Mehlbestandtheile beim Brotbacken 864
7. Substanzverlust beim Brotbacken 865
8. Veränderungen des Brotes beim Aufbewahren 865
9. Fehlerhafte Beschaffenheit, Krankheiten und Verderben des Brotes . . . 867
 a) Verwendung fehlerhaften Mehles 867. b) Unrichtige Art der Einteigung 868.
 c) Einwirkung von Schimmelpilzen und Bakterien 868
  α) Verschimmelung des Brotes 868. β) Rothgeflecktes Brot 869.
  γ) Fadenziehendes Brot 869.
10. Verunreinigungen und Verfälschungen von Mehl und Brot 871
 a) Durch Unkrautsamen 871
 b) Durch fremde Zusätze 874
  α) Von geringwerthigen Mehlen 874. β) Alaun, Kupfer- und Zinksulfat 874.
  γ) Gehalt an Blei 877. δ) Zusatz von Mineralstoffen 877. ϵ) Brotöl 877.
  ζ) Seife 877. η) Sand 877.
11. Zusammensetzung und Verhalten der einzelnen Brotsorten 877
 a) Chemische Zusammensetzung der Brotsorten 877
  α) Weizen- und Roggenbrot 878
  β) Hafer- und Gersten-Brot und -Zwieback . . . 880
  γ) Maisbrot 880
  δ) Dari-, Erdnuss- und Haselnussbrot . 881
  ϵ) Brote mit besonderen Zusätzen . . . 881
  ζ) Hungersnothbrote 883
 b) Physikalische Eigenschaften des Brotes (Specifisches Gewicht, Poren-Volumen, Trocken-Volumen, Poren-Grösse) 884

Konditorwaaren (Zuckerwaaren, Kanditen) 885
 Herstellung und Zusammensetzung der verschiedenen Sorten . . . . . 885—890
 Verunreinigungen und Verfälschungen 890

Wurzelgewächse 891
1. Kartoffel . . 892
2. Topinambur . 900
3. Batate . . . 901
4. Japan-Knollen 902
5. Kerbelrübe . 903
6. Zucker-, Eierkartoffeln 904
7. Cichorie 904
8. Runkelrübe . . . 905
 a) Futterrunkel oder Mangold oder Dickwurz . . 905
 b) Zuckerrübe . . 907
9. Möhren . . . 912
10. Kohlrübe . . . 913

Inhalts-Uebersicht.

	Seite
Gemüse	914

1. Wurzelgewächse, Knollen und knollige Wurzelstöcke	916	4. Spargel	923
		5. Artischocke	924
2. Zwiebeln	918	6. Rhabarber	925
3. Früchte, Samen und Samenschalen	920	7. Kohlarten (Spinat, Rübenstengel)	925
		8. Salatkräuter	927

Gemüse-Dauerwaaren 928
   1. Das Eintrocknen und Pressen 929. 2. Luftabschluss nach Appert's, Weck's und anderen Verfahren 930. 3. Einsäuern mit und ohne Salzzusatz 932. 4. Anwendung von frischhaltenden Mitteln 934.
   Verunreinigungen und Verfälschungen 935
Flechten und Algen 936
Pilze und Schwämme 938

1. Blätterschwämme	939	5. Morcheln	942
2. Löcherpilze	941	6. Staubschwämme	942
3. Stachelpilze	942	7. Trüffeln	943
4. Hirschschwämme	942		

   Zusammensetzung der Pilze und Schwämme 944
Obst- und Beerenfrüchte 947
     a) Entstehung des Zuckers und Reifungsvorgänge 949
     b) Nachreifen der Obst- und Beerenfrüchte 952
   1. Frische Obst- und Beerenfrüchte 955
     Zusammensetzung 956. Verunreinigungen und Verfälschungen 960.
   2. Getrocknete Früchte 960
     Zusammensetzung 961. Verunreinigungen 961.
   3. Kandirte und eingelegte Früchte . . . . 962 u. 1503
   4. Marmeladen, Jams, Mus oder Pasten . . . . 962 u. 1503
     Zusammensetzung 963. Verunreinigungen und Verfälschungen 963.
   5. Fruchtsäfte, Fruchtkraute, Fruchtsyrupe, Fruchtgelees . . . . 964 u. 1504
     a) Natürliche Fruchtsäfte 965. b) Fruchtkraut 967. c) Fruchtsyrupe 970. d) Fruchtgelees 971.
     Verunreinigungen und Verfälschungen 972
     e) Limonaden, Limonade-Essenzen, Brause-Limonaden 974
Süssstoffe 975
   1. Rohrzucker und Rübenzucker 976
     a) Anbau und Zusammensetzung der Rohstoffe 977
     b) Verarbeitung der Zuckerrübe wie des Zuckerrohrs 979
       α) Gewinnung des Rohzuckers 979
         1. Gewinnung des Saftes (Diffusionsverfahren) 980
         2. Reinigung und Eindampfen des Saftes (Scheidung, Saturation, Entschlammung, Filtration, Einkochen des Dünnsaftes, Filtration des Dicksaftes, Verarbeitung der Füllmasse), Abfälle (Melasse) . . 981—983
       β) Reinigung des Rohzuckers bezw. Herstellung des Gebrauchszuckers . . 984
       γ) Zusammensetzung des Gebrauchszuckers aus Rüben 985
       δ) Mais-, Hirse-, Palmenzucker und Milchzucker (Laktose) 986
       ε) Verarbeitung der zuckerreichen Abfälle (Osmose-, Kalksaccharat-, Elutions-, Substitutions-, Ausscheidungs-, Strontian-Verfahren) . . . 986—988
       ζ) Erzeugnisse aus dem Rohzucker 988
     Verunreinigungen und Verfälschungen des Zuckers 988
   2. Stärkezucker (Glukose) und Stärkesyrup (Darstellung und Zusammensetzung) 989
     Verunreinigungen derselben 993
   3. Zucker-Couleur 993

Inhalts-Uebersicht.

		Seite
4. Bienenhonig		994
Entstehung (Nektar, Pollen) und Zusammensetzung		994—998

a) Wassergehalt 998
b) Verhalten gegen polarisirtes Licht (Rohrzucker-, Koniferen-, Honigthau-Honig) 998—1000
c) Gehalt an Nichtzuckerstoffen 1000
d) Die Pollenkörner 1000
e) Eukalyptus-Honig . . . 1001
f) Tagma-Honig 1001
g) Giftiger Honig 1001
h) Rosen-Honig 1002
i) Borax-Honig 1002

Verfälschungen des Honigs 1002
5. Sonstige natürliche Süssstoffe 1003
   a) Dattelhonig 1003. b) Manna 1003. c) Milch des Kuhbaumes 1004.

Künstliche Süssstoffe 1004
   1. Saccharin (Fahlberg) Sykose oder Sukramin 1004. 2. Dulcin und Sukrol 1010
   3. Glucin 1012.

Gewürze 1012
A. Gewürze von Samen 1013
   1. Senf 1013. 2. Muskatnuss 1016. 3. Macis oder Muskatblüthe 1018.
B. Gewürze von Früchten 1022
   a) Sammelfrüchte 1022. Sternanis 1022.
   b) Kapselfrüchte 1023
      1. Vanille 1023. 2. Kardamomen 1027.
   c) Beerenfrüchte 1028

   1. Pfeffer (schwarzer u. weisser) 1028
   2. Langer Pfeffer 1035
   3. Nelkenpfeffer 1036
   4. Paprika 1037
   5. Cayenne- oder Guineapfeffer . . . 1040
   6. Mutternelken 1041

   d) Spaltfrüchte 1041
      1. Kümmel 1041. 2. Anis 1042. 3. Koriander 1044. 4. Fenchel 1045.
C. Gewürze von Blüthen und Blüthentheilen 1046
   1. Gewürznelken 1046. 2. Safran 1048. 3. Kapern (oder Kappern) 1052.
   4. Zimmtblüthe 1054.
D. Gewürze von Blättern und Kräutern 1055
   1. Dill. 2. Petersilie. 3. Beifuss. 4. Bohnen- oder Pfefferkraut. 5. Becherblume.
   6. Garten-Sauerampfer. 7. Lorbeerblätter. 8. Majoran . . . . . 1055—1057
E. Gewürze von Rinden 1057
   Zimmt 1057
F. Gewürze von Wurzeln 1060
   1. Ingwer 1060. 2. Zittwer 1063. 3. Galgant 1063. 4. Süssholz 1064.

Alkaloïdhaltige Genussmittel 1065
Kaffee 1067
   a) Kaffeesorten und Verarbeitung derselben 1068
   b) Rösten des Kaffees 1070
   c) Glasiren des Kaffees 1073
   d) Veränderungen des Kaffees beim Rösten und Zusammensetzung desselben . 1073
      1. Wasser 1074. 2. Stickstoff-Substanz 1075. 3. Fett 1076. 4. Gerbsäure 1077. 5. Zucker 1077. 6. Sonstige Kohlenhydrate 1077. 7. Rohfaser 1078. 8. Mineralstoffe 1078.
   e) Verluste beim Kaffeerösten 1078
   f) Rösterzeugnisse (Kaffeearoma) 1080
   g) Die in Wasser löslichen Bestandtheile 1882
   h) Fabrikmässig hergestellte Kaffee-Extrakte 1083
   i) Verfälschungen und Missbräuche im Kaffeehandel 1084
      1. Bei rohem Kaffee 1084. 2. Bei geröstetem Kaffee 1085.

Inhalts-Uebersicht.

	Seite
Kaffee-Ersatzmittel	1087
a) Kaffee-Ersatzmittel aus Wurzelgewächsen	1088

1. Cichorien-Kaffee 1088. 2. Rüben-Kaffee 1089. 3. Löwenzahn-Kaffee 1090.

b) Kaffee-Ersatzmittel aus zuckerreichen Rohstoffen 1090
    1. Gebrannter Zucker 1090. 2. Feigen-Kaffee 1090. 3. Karobe-Kaffee 1091. 4. Datteln-Kaffee 1091. 5. Kaffee aus sonstigen zuckerreichen Rohstoffen 1091.

c) Kaffee-Ersatzmittel aus stärkereichen Rohstoffen 1091
    1. Aus geröstetem rohen Getreide 1091. 2. Aus gemälztem Getreide, Malz-Kaffee 1092. 3. Aus Hülsenfrüchten 1093. 4. Aus sonstigen stärkereichen Samen (Eichel-, Mogdad- oder Neger-Kaffee) 1094.

d) Kaffee-Ersatzmittel aus fettreichen Rohstoffen 1094
    1. Erdmandel-Kaffee 1094. 2. Dattelkern-Kaffee 1095. 3. Wachspalmen-Kaffee 1095. 4. Spargelbeeren-Kaffee 1095.

e) Kaffee-Ersatzmittel aus sonstigen Rohstoffen 1095
f) Kaffee-Ersatzmittel aus Gemischen verschiedener Rohstoffe 1096
    Gehalt der Kaffee-Ersatzmittel an Mineralstoffen . . . . 1096 u. 1097
    Verunreinigungen und Verfälschungen der Kaffee-Ersatzmittel 1096

Thee 1097
    Allgemeines über die Gewinnung und Beschaffenheit der Theesorten . . . 1098
    Sorten-Bezeichnung 1101
        Chinesischer Thee (schwarzer, grüner und gelber Thee) 1101
        Ceylon-Thee 1101. Java-Thee 1102. Ostindischer Thee 1102.
    Chemische Zusammensetzung des Thees 1102
        1. Stickstoff-Substanz 1103. 2. Fett 1105. 3. Stickstofffreie Extraktstoffe 1105. 4. Mineralstoffe 1105.
    Verunreinigungen und Verfälschungen des Thees 1105

Paraguay-Thee oder Mate 1108

Kakao und Chokolade 1110
    1. Kakaobohnen (Sorten, Verarbeitung und Zusammensetzung) 1110
    2. Kakaomasse, Puder-Kakao, entölter Kakao etc. 1115. 3. Chokolade 1118.
    Verfälschungen und Verunreinigungen des Kakaos 1118

Kolanuss 1120

Tabak 1121
    Allgemeines über Sorten und Anbau 1121
    1. Einfluss von Boden und Düngung auf die Zusammensetzung 1122
    2. Desgl. von Pflanzung und Pflege 1123
    3. Ernte der Tabakblätter 1124
    4. Trocknen und Fermentiren 1125
    5. Umsetzungen beim Trocknen und Fermentiren 1126
        a) Stickstoff-Substanz 1126. b) Fett und Harz 1128. c) Zucker und Stärke 1129. d) Organische Säuren 1129. e) Mineralstoffe 1130.
    6. Die einzelnen Tabaksorten und die chemische Zusammensetzung des Tabaks 1130
    7. Verarbeitung des fermentirten Tabaks 1132
        a) Rauchtabake 1132. b) Cigarren 1132. c) Kautabak und Schnupftabak 1133.
    8. Umstände, welche die Güte eines Tabaks bedingen 1134
    9. Physiologische Wirkung und Bestandtheile des Tabakrauches 1138
    Verfälschungen und Verunreinigungen des Tabaks 1140

Koka 1141

Areka-Samen und Betelblätter 1142

	Seite
Alkoholische Getränke	1143
Bier	1143
Rohstoffe für die Bierbereitung	1145
1. Gerste	1145

a) Gehalt an Stärke und Proteïn 1145. b) Farbe, Geruch und Reinheit 1146. c) Korngrösse und Hektolitergewicht 1146. d) Beschaffenheit des Mehlkernes u. der Spelzen 1146. e) Keimfähigkeit u. Keimungsenergie 1147

      2. Hopfen 1147

a) Morphologische Bestandtheile 1148. b) Chemische Zusammensetzung 1149. c) Besondere Bestandtheile (Stickstoff-Verbindungen, Hopfen-Oel, -Harz, -Gerbsäure etc.) 1150—1154. Aufbewahrung und Ersatzmittel des Hopfens 1154.

      3. Hefe (Alkoholische Gährung überhaupt) 1155

        a) Stellung der Saccharomyceten im botanischen System . . . 1155
        b) Gestalt der Saccharomycetenzellen 1156
        c) Bau und chemische Zusammensetzung der Hefenzelle 1157
        d) Widerstandskraft der Hefe gegen verschiedene Einflüsse . . . 1162
        e) Kennzeichnung der Saccharomyceten 1163

α) Wachsthum der vegetativen Zellformen auf verschiedenen Nährböden 1163. β) Askosporen-Bildung 1164. γ) Die Enzyme der Hefenzelle 1166. δ) Die Nährstoffe der Hefen 1171. ε) Die Vergährbarkeit verschiedener Kohlenhydrate 1173. ζ) Der Vergährungsgrad durch verschiedene Hefen 1174.

        f) Die alkoholische Gährung 1175

α) Erzeugnisse des Stoffwechsels und der Gährthätigkeit der Hefe 1176. β) Wirkung verschiedener physikalischen Einflüsse auf Gährung und Hefe 1177. γ) Einfluss der Ernährung auf Gährung und Hefe 1179. δ) Einfluss der Stoffwechsel-Erzeugnisse auf Gährung und Hefe 1181. ε) Einwirkung giftiger Stoffe auf Gährung und Hefe 1182. ζ) Einfluss des Wachsthumszustandes der Hefe auf die Gährung 1185. η) Wettstreit der Hefen und Mischgährungen 1186.

        g) Theorie der Gährung 1186
        h) Die Selbstgährung und Selbstverdauung der Hefe 1189
        i) Die Variation der Saccharomyceten 1190
        k) Der Kreislauf der Hefen in der Natur 1191
        l) Die wichtigsten Hefenarten des Brauerei- und Brennereibetriebes und der Weinbereitung 1191
        m) Die bei der Herstellung anderer alkoholischen Getränke thätigen Hefen 1192
        n) Die Reinzucht der Hefe und die Anwendung der Reinhefe in der Praxis 1195
        o) Die Milchsäuregährung in den Gährungsgewerben 1197
        p) Die Buttersäuregährung 1198

      4. Wasser 1198

    Brauerei-Vorgang 1201

      1. Malzbereitung 1201

a) Einweichen der Gerste 1201. b) Keimen der Gerste 1204. c) Darren des Malzes 1206.

      2. Das Brauen 1211

Gewinnung der Würze 1211. Chemische Vorgänge beim Maischen 1212. Kochen der Würze 1216. Kühlen der Würze 1217. Zusammensetzung der Würze 1218.

      3. Die Gährung 1219. a) Untergährung 1220. b) Obergährung 1222.

Inhalts-Uebersicht. XXIII

Seite

Die einzelnen Biersorten . . . . 1223—1225
Chemische Zusammensetzung des Bieres . . . . 1226—1229
Veränderungen des Bieres beim Aufbewahren 1229. Eigenschaften eines guten Bieres 1229. Bierfehler und Bierkrankheiten 1231. Klärung und Haltbarmachung des Bieres 1235. Verwendung von Ersatzstoffen für Malz und Hopfen 1236.

Wein . . 1239
1. Der Weinstock und die Weintraube 1240
   a) Einfluss der Sorte 1240. b) Einfluss des Klimas und der Lage 1241. c) Einfluss von Boden, Bodenbearbeitung und Düngung 1242. d) Ertrag und Zusammensetzung 1244. e) Weinlese 1246.
   Krankheiten des Weinstockes 1247
2. Bereitung des Mostes 1249
3. Vergährung des Mostes 1254
   Weinhefe 1254. Handhabung der Gährung 1254. Abfälle bei der Weingährung 1257.
4. Reifen des Weines 1259
5. Kellermässige Behandlung des Weines 1264
   a) Das Schwefeln, Einbrennen 1264. b) Das Klären und Schönen 1266. c) Das Gypsen 1269. d) Das Filtriren 1271. e) Das Pasteurisiren 1272. f) Das Elektrisiren 1273. g) Behandlung mit Kohlensäure 1273.
6. Chemische Bestandtheile des Weines 1273
7. Eintheilung der Weine 1282
   Trockne oder gewöhnliche Tisch- oder Trinkweine 1283
   Verbessern, Vermehren und Verfälschen derselben 1289
   I. Erlaubte Weinbehandlung zur Verbesserung und Vermehrung 1290
   II. Unerlaubte bezw. verbotene Herstellungsverfahren für Traubenweine . . . 1295
   Tresterwein 1295. Hefenwein 1296. Rosinenwein 1296. Zusatz von fremden Stoffen 1298.
   III. Verbotene Zusätze zu Wein, weinhaltigen und weinähnlichen Getränken . 1298
   Krankheiten und Fehler des Weines 1300
   Dessertweine (Süd-, Süss- und Likörweine) 1303
   1. Deutsche Süssweine (Ausbruchweine) 1305
   2. Süssweine aus stocksüssen Cibeben (Essenzen, echte und imitirte Ausbruchweine) 1305
   3. Südliche Süssweine (griechische, italienische, spanische, portugiesische) 1307
   4. Sonstige Süssweine 1310
   Nachmachungen und Verfälschungen der Süssweine 1311
   1. Süssweine aus künstlichen Trockenbeeren 1311. 2. Desgl. aus eingekochtem Most 1313. 3. Darstellung von Kunstsüssweinen 1313.
   Gewürzte Weine 1315
   Schaumweine (Champagner) 1316
   Nachmachungen und Verfälschungen 1320
   Obst- und Beerenweine 1321
   1. Herstellung des Mostes 1321
   2. Gährung 1324
   3. Kellermässige Behandlung und Vorgänge beim Lagern und Reifen . . 1325
   4. Bestandtheile und chemische Zusammensetzung 1326
   5. Herstellung von Obst-Schaumwein 1327
   6. Sonstige Obstwein- bezw. Obstmost-Erzeugnisse 1329
   7. Beerenweine 1329
   Nachmachungen und Verfälschungen der Obst- und Beerenweine 1331

Inhalts-Uebersicht.

	Seite
Sonstige Weine	1331
Branntweine und Liköre	1333
1. Verzuckerung der Rohstoffe und Ueberführung des Zuckers in Alkohol	1333
2. Destillation der vergohrenen Maische	1334
3. Reinigung des Rohspiritus (Rektifikation)	1335
A. Gewöhnliche Trinkbranntweine (Korn- und sonstige Branntweine)	1337
Nachmachungen und Verfälschungen derselben	1341
B. Edelbranntweine	1341

1. Fruchtbranntweine	1341	2. Trester- und Hefenbranntwein		1346
a) Aepfel- u. Birnenbranntwein	1342	3. Kognak		1347
		Nachmachungen u. Verfälschungen		1350
b) Kirschbranntwein	1342	4. Rum		1352
		Nachmachungen u. Verfälschungen		1354
c) Zwetschenbranntwein, Slivowitz	1344	5. Arrak		1355
		Nachmachungen u. Verfälschungen		1357
d) Sonstige Fruchtbranntweine	1345			

	Seite
Liköre und Bittere	1358
Essig	1361
1. Gewinnung durch Oxydation des Aethylalkohols (Gährung)	1361
2. Desgl. durch Holzdestillation	1365
Verunreinigungen und Fälschungen	1366
Kochsalz	1368
Wasser	1373
Trinkwasser	1373
a) Verunreinigung durch häusliche Abgänge	1373
b) Verunreinigung durch industrielle Abgänge	1375
c) Verunreinigung durch Mikroorganismen	1376
d) Die einzelnen Quellen der Wasserversorgung	1377

1. Regen- oder Meteorwasser	1378	3. Grundwasser	1382
2. Bach-, Fluss- u. Seewasser (Thalsperrenwasser 1505)	1381	4. Quellwasser	1386

	Seite
e) Reinigung des Trinkwassers	1389
1. Reinigung in Absatzbehältern	1389
2. Reinigung durch Filtration	1390
α) Filtration im Grossen	1390
a) Natürliche Sandfiltration 1390. b) Künstliche Sandfiltration 1390. c) Schnellfiltration 1392.	
β) Filtration im Kleinen	1394
3. Enteisenung	1396
4. Sterilisation durch Kochen	1397
5. Sterilisation auf chemischem Wege	1398
6. Sterilisation durch Ozon	1400
f) Zusammensetzung von Leitungswässern einiger Städte	1403—1405
g) Verunreinigung des Leitungswassers aus Rohrleitungen	1403
Anforderungen an ein Trinkwasser und Anhaltspunkte zur Beurtheilung	1409
Eis	1414
Mineralwasser	1415
1. Natürliches Mineralwasser	1415
2. Veränderte natürliche Mineralwässer	1415

3. Künstliche Mineralwässer 1420
4. Physiologische Wirkung der Mineralwässer 1421
5. Beurtheilung und Verunreinigung der Mineralwässer 1421

Luft 1424
   1. Bestandtheile der Luft 1424

a) Sauerstoff	1425	e) Wasserstoffsuperoxyd		1429
b) Kohlensäure	1425	f) Salpetersäure		1429
c) Wasserdampf	1427	g) Ammoniak		1430
d) Ozon	1428	h) Staub		1430

   2. Verunreinigung der Luft 1431

a) Durch Staub	1431	e) Durch künstliche Beleuchtung		1437
b) Durch Rauch u. industrielle Gase	1433	f) Durch Oefen und Heizanlagen		1439
		g) Durch Tapeten od. Papier od. Kleider		1439
c) Durch Abortgruben	1435	h) Durch Ausathmungsluft des Menschen		1440
d) Durch Bodenluft	1436			

Zubereitung der Nahrungsmittel und Zusammensetzung zubereiteter Speisen 1442
   1. Kochen und Braten der thierischen Nahrungsmittel (des Fleisches) 1444
      a) Kochen derselben und Zusammensetzung der gekochten Speisen 1444
      b) Braten derselben und Zusammensetzung der gebratenen Speisen 1448
   2. Kochen und Rösten der pflanzlichen Nahrungsmittel 1450
   Zusammensetzung von Suppen 1453
   Zusammensetzung von breiigen Speisen 1454
   Zusammensetzung von gekochtem Gemüse und Obst 1455
   Zusammensetzung von gebackenen und gerösteten pflanzlichen Speisen . . . 1456
   Abgänge bei der Zubereitung der Speisen 1457

Uebersichtstabelle über Zusammensetzung, Ausnutzungsfähigkeit, Wärmewerth und Preiswerth der menschlichen Nahrungs- und Genussmittel . . . . 1459—1498

Berichtigungen und Ergänzungen . . . . 1499—1505

Alphabetisches Inhaltsverzeichniss . . . . 1506—1557

Einleitung.

I. Die Bedeutung der Nahrungsmittelchemie.

Die Chemie der menschlichen Nahrungs- und Genussmittel ist erst gegen Ende des vorigen Jahrhunderts ein besonderer Zweig der allgemeinen Chemie geworden und als ein anderen Wissenschaftszweigen gleichberechtigter Lehrgegenstand an den Hochschulen anerkannt. Es kann verwundern, dass etwas, was den Menschen so nahe angeht, wie Speise und Trank, so spät Gegenstand der Forschung geworden ist.

Vielleicht mag hierzu die von Alters her herrschende Anschauung mit beigetragen haben, dass in dem Menschen etwas Höheres ruht, welches nicht wie der Körper von Speise und Trank abhängig ist. Vielleicht hat auch die Vernachlässigung dieses Gebietes in der allgemeinen Neigung des Menschen, das entfernt Liegende zuerst zu erforschen, ihren Grund.

Die Astronomie ist eine ältere Wissenschaft als Botanik und Zoologie; die erstere war schon 3000 v. Chr. ein Forschungsgebiet bei den Chinesen und Indern, während Botanik und Zoologie sich erst Mitte des 17. Jahrhunderts zu einer Wissenschaft entwickelt haben. Und bezeichnend hierbei auch ist, dass der Mensch, als er die Naturgegenstände einer Beobachtung und Erforschung unterzog, eher Pflanzen und Thieren seine Aufmerksamkeit zuwendete, als sich selbst. Der Mensch kam für die Forschungen erst dann in Betracht, wenn er krank wurde.

Vorwiegend aber dürfte die Vielseitigkeit und Willkür, womit der Mensch seine Nahrung wählt, ihn abgehalten haben, hier mit den Hülfsmitteln der Wissenschaft einzugreifen.

Der Mensch nimmt seine Nahrung aus dem Thier- und Pflanzenreich und verwendet nicht nur die verschiedensten Arten und Theile beider Reiche, sondern wechselt damit auch von Tag zu Tag und in den verschiedenen Jahreszeiten je nach Geschmack und den verfügbaren Mitteln; auch gestaltet sich die Ernährung bei den einzelnen Menschenrassen unter den verschiedenen klimatischen Verhältnissen sehr mannigfaltig, sowohl was Menge wie Art der Nahrung anbelangt. Wer sollte glauben, dass in diesem Allerlei und Vielerlei eine bestimmte Gesetzmässigkeit herrscht?

Aber auch in dieses dunkele Gebiet ist die Chemie aufklärend eingedrungen. Vor 125 Jahren (1770/80) erkannte zunächst Lavoisier zugleich mit Scheele und Pristley die Bedeutung des Sauerstoffs der Luft für das thierische und menschliche Leben, vor 70 Jahren (1830/40) zerlegte Magendie die Bestandtheile der menschlichen Nahrung, einige Jahre später (1842) trat Justus v. Liebig in klarer, überzeugender Weise mit seiner Ernährungstheorie, die in ihren Grundzügen auch noch heute Geltung hat, hervor und legte die Bedeutung der einzelnen Nährstoffe für die Ernährung dar; in den Jahren 1860/70 suchten v. Pettenkofer, C. Voit und Bischoff die Gesetzmässigkeiten der Ernährung festzustellen und fanden durch Untersuchung der Tageskost sehr verschiedenartig ernährter Menschen auch unter Anderem, dass der erwachsene Mensch, so sehr auch alle Verhältnisse schwanken, im Durchschnitt täglich eine gewisse und ziemlich beständige Menge Nährstoffe, nämlich rund etwa 120 g Proteïnstoffe, 60 g Fett und 500 g Kohlenhydrate zu sich nimmt und diese Menge als das Mindestmass der täglich für den Erwachsenen bei mittlerer Arbeit nothwendigen Nährstoffe angesehen werden kann.

Nachdem so der rothe Faden in der vielseitigen Ernährung des Menschen gefunden worden war, ist nicht nur diese sondern auch das umfangreiche Gebiet der einzelnen Nahrungs- und Genussmittel Gegenstand fleissigster Forschung geworden; ja man kann wohl sagen, dass in den letzten 20 Jahren des vergangenen Jahrhunderts neben der allgemeinen Hygiene und Elektricität in Deutschland wohl kein Gebiet eine solche fleissige Bearbeitung gefunden hat, als das der menschlichen Nahrungs- und Genussmittel.

Auch seitens der Verwaltungsbehörden findet das Gebiet eine stets wachsende Beachtung, insofern, als einerseits Gesetze zur Verhütung von Verfälschungen und Verunreinigungen erlassen, andererseits in den Untersuchungsämtern Einrichtungen geschaffen werden, welchen die Durchführung und Handhabung dieser Gesetze obliegt.

Und in der That verdient dieses lange vernachlässigte Gebiet der menschlichen Ernährung wie nicht minder der Nahrungs- und Genussmittel solche fürsorgliche Pflege, und zwar:

1. **Wegen der hohen Bedeutung der Nahrung zur Erhaltung eines kräftigen Menschengeschlechtes.** So wird darauf hingewiesen, dass nach einer Statistik von den aushebungspflichtigen jungen Mannschaften in den letzten Jahren bei der ländlichen Bevölkerung $9/_{10}$, bei der städtischen Bevölkerung mit wenig Industrie $6/_{10}$ und mit viel Industrie nur $3/_{10}$ waffentüchtig befunden worden sind. Die Städte mit weniger als 100 000 Einwohnern stellen auf 1000 Kopf der Bevölkerung jährlich etwa 3,8, das platte Land dagegen 9,8 waffentüchtige Männer. Wenn nun auch diese Statistik von industriefreundlicher Seite als nicht richtig hingestellt und nachzuweisen versucht wird, dass die männliche Industriebevölkerung mindestens ebenso waffentüchtig ist, als die ländliche Bevölkerung, so wird dabei übersehen, dass sich die Industriearbeiter bis jetzt noch vorwiegend aus der ländlichen Bevölkerung ergänzen und dass man nur die vielfach blassen Gesichter und schwächlichen Gestalten der Industrie- und Stadtbevölkerung gegenüber den rothwangigen kräftigen Jungen vom Lande anzusehen braucht, um die körperlichen Vortheile der letzteren würdigen zu lernen. Das ist zwar zum guten Theil auch auf die gute, gesunde Luft auf dem Lande, sowie auf die behaglichere Ruhe des Landlebens mit zurückzuführen, aber der Landbewohner nimmt, wenn auch nicht besser und schmackhafter zubereitet, so doch in erster Linie eine der Menge nach reichlichere und in Folge des Gehaltes an Milch und Molkereierzeugnissen auch eine richtig zusammengesetzte Nahrung zu sich und die beständige Bewegung desselben in frischer Luft sorgt für eine gute Ausnutzung der Nahrung.

Diese Verhältnisse verdienen aber um so mehr Beachtung, als die Stadt- und Industriebevölkerung immer mehr zu-, die Landbevölkerung immer mehr abnimmt; so betrug in den Jahren 1885—1890 die Zunahme der Bevölkerung:

in Städten mit über 100 000 Einwohnern 17,3 %
" " von 20 000—100 000 " 15,2 "
" " " 5000—20 000 " 11,1 "
" " " 2000—5000 " 6,1 "

während in Orten mit weniger als 2000 Einwohnern die Bevölkerung um 3 % abgenommen hatte.

Die Landbevölkerung machte im Jahre 1875 65 %, im Jahre 1890 nur mehr 60 % der Gesammtbevölkerung aus.

2. **Will man aber auch hiervon ganz absehen, so ist doch die Bedeutung einer richtigen und genügenden Ernährung für den arbeitenden Menschen nicht zu verkennen.** Denn eine Reihe von Untersuchungen hat ergeben, dass die Leistungsfähigkeit eines

Arbeiters im geraden Verhältniss zu seiner Nahrung steht, d. h. je besser und je kräftiger sich der Arbeiter ernährt, um so mehr ist er zu leisten im Stande. Dieser Umstand verdient aber wieder um so mehr Beachtung, als der Arbeiter für die Ernährung seiner Familie 50—70 % seines Einkommens ausgiebt, daher wohl zu überlegen Ursache hat, dass dieser Betrag zweckmässig d. h. für eine thunlichst nahrreiche und reine Nahrung verausgabt wird. Aus dem Grunde ist es mit Freuden zu begrüssen, dass sowohl seitens des Staates (beim Militär) als auch von kommunalen Verbänden und Konsum-Vereinen der richtigen Ernährung besonders der Arbeiter immer mehr Aufmerksamkeit zugewendet wird, dass man für den Bezug nahrreicher und thunlichst billiger Nahrungsmittel sorgt, sowie durch Wort und Schrift bemüht ist, Aufklärung über die zweckmässigste Ernährung zu verbreiten. Es ist dieses wohl ebenso wichtig und nothwendig, als die Arbeiter über socialpolitische Fragen aufzuklären.

Auch wird mit Recht durch Errichtung von Koch- und Haushaltungsschulen dafür gesorgt, dass junge Mädchen die Speisen zweckmässig, d. h. schmackhaft und gut zubereiten lernen. Denn wer wollte leugnen, dass die sociale Frage auch eine Magenfrage ist? Wenn der Arbeiter nach des Tages Last kein behagliches Heim und keine zusagende wie genügende Nahrung im Hause vorfindet, so wird er ins Wirthshaus getrieben, er greift, um bei ungenügender und schwer verdaulicher Kost die erschlafften Körperkräfte vorübergehend aufzufrischen, zur Branntweinflasche und fällt allmählich in voller Unzufriedenheit mit seinem Dasein von selbst den Umsturzparteien in die Arme.

3. Eine genügende und gesunde Nahrung ist auch besonders wichtig zu Zeiten von Epidemien.

Abgesehen davon, dass durch fehlerhafte, verdorbene und mit Krankheitskeimen behaftete Nahrungsmittel direkt Krankheiten aller Art verbreitet werden können, ist es auch eine bekannte Thatsache, dass von verheerenden ansteckenden Krankheiten vorwiegend die unbemittelte, schlecht ernährte Volksklasse heimgesucht wird. Das kann nicht verwundern, wenn man bedenkt, dass ein kräftiger Körper besser den Krankheitserregern widerstehen kann, als ein durch mangelhafte Nahrung abgeschwächter Körper.

Eine an Kohlenhydraten reiche Nahrung, wie Kartoffeln, hat eine grosse Ansammlung von Wasser in den Organen und Geweben zur Folge und es ist nach v. Pettenkofer vorwiegend der Wasserreichthum in den Geweben, welcher für die Cholera und andere ansteckenden Krankheiten empfänglich macht. Sobald solcherweise ernährte Menschen eine proteïnreiche (z. B. Fleisch-) Nahrung erhalten, verlässt, wie J. Ranke sich ausdrückt, das Wasser den Körper in Strömen. Neben allgemeiner Reinlichkeit und thunlichster Enthaltung von alkoholischen Getränken ist bekanntlich eine reichliche und reine Nahrung das beste Schutzmittel gegen ansteckende Krankheiten.

4. Die Chemie der menschlichen Nahrungs- und Genussmittel ist auch von Bedeutung zu Zeiten der Noth, wenn es darauf ankommt, einerseits mit dem vorhandenen Vorrath thunlichst sparsam umzugehen, andererseits zweckmässige Ersatzstoffe anzugeben.

Schon Justus v. Liebig hat darauf hingewiesen, dass man bei der Brotbereitung einen Substanzverlust vermeiden könne, wenn man an Stelle der Hefe behufs Lockerung des Brotteiges Kohlensäure aus mineralischen Salzen (z. B. Natriumbikarbonat und saurem Calciumphosphat) verwende. Durch die Umwandlung der Stärke in Zucker und durch Vergährung des letzteren zu Alkohol und Kohlensäure findet ein Nährstoffverlust statt, der zwischen 1,5—4,0 % des Mehles beträgt.

Deutschland mit rund 60 Millionen Menschen verbraucht täglich im Durchschnitt gegen 30 Millionen Pfund Brot; nimmt man hierbei durch die Hefegährung auch nur 1 % Verlust an, so macht derselbe täglich 300 000 Pfund Brotsubstanz aus, welche ausreichen würde, täglich 600 000 Menschen mit Brot zu versorgen.

Nicht minder grosse Ersparnisse sind bei der Verarbeitung des Getreidekornes zu Mehl möglich.

Und was die Auffindung von Ersatzmitteln anbelangt, so hat V. Meyer vor mehreren Jahren (1890) es als ein chemisches Problem der Gegenwart bezeichnet, die Rohfaser (Cellulose) in Stärke zu verwandeln, um so in Zeiten der Noth das Holz der Wälder, das Gras, selbst Stroh und Spreu in einen dem Menschen zusagenden Nährstoff umzuwandeln. Mag dieser Vorschlag einstweilen auch nur als ein geistreicher Gedanke gelten, so erscheint derselbe bei der nahen chemischen Beziehung zwischen Cellulose und Stärke doch nicht unausführbar, da ja bereits erfolgreiche Versuche vorliegen, die Cellulose wie Stärke zur Alkoholbereitung zu verwenden.

Auch werden mit chemischen Hülfsmitteln zur Zeit fast tagtäglich neue Nährmittel aus Abfällen aller Art hergestellt, welche bis dahin keine Verwendung für die menschliche Ernährung fanden, wie z. B. die vielen Protein-Nährmittel aus Fabrikationsabfällen (Fleischextraktabfälle, Magermilch, Kleber bezw. Gluten bei der Stärkefabrikation, aus ungeniessbaren Fischen, Hefe etc.).

Nicht minder erfolgreich kann die Chemie helfen, wenn es sich darum handelt, die Bodenerträge so zu heben, dass Deutschland seinen Bedarf an Getreide selbst decken kann. Deutschland führt jetzt etwa zur Deckung seines Bedarfs rund 300 Mill. Mark an das Ausland ab; es würde aber, wie H. Thiel und K. v. Rümker gezeigt haben, möglich sein, durch Steigerung der Erträge von den bis jetzt bebauten Ackerflächen wie durch Urbarmachung der noch vielen nicht bebauten Moor- und Oedländereien so viel Getreide zu erzielen, dass eine Einfuhr nicht nothwendig wäre. So hat sich nach einer Statistik der Jahre 1888 bis 1897 im Vergleich zu der von 1880 bis 1887 nach Berechnungen von K. v. Rümker[1]) herausgestellt:

Getreideart	Gesammt-anbaufläche	Mehreinfuhr im Ganzen	Mehreinfuhr für 1 ha	Jetzige Durchschnittsernte für 1 ha	Durchschnittliche Ertragserhöhung 1888/97 gegen 1880/87 für 1 ha	Noch mögliche Ertragserhöhung für 1 ha	Steigerung der Anbaufläche von 1878 bis 1893
	ha	Dc.	kg		kg	kg	%
Roggen . .	5 899 430	6 302 856	109,3	1088,3	102,3	300—700	0,08
Weizen . .	1 951 387	9 202 205	471,6	1433,2	108,2	300—800	0,82
Gerste . .	1 685 712	9 166 138	543,8	1350,1	49,0	200—700	—0,03
Hafer . . .	3 959 662	2 771 144	69,9	1195,4	66,9	200—1200	0,48

Man sieht hieraus, dass die augenblicklichen Ertragssteigerungen gegen früher viel bedeutender sind, als das Mehr beträgt, welches jetzt noch geerntet werden müsste, um den Bedarf an Getreide in Deutschland selbst decken zu können. Das würde erst recht der Fall sein, wenn es gelänge, die umfangreichen Moor- und Oedländereien (4 184 423 ha) in Deutschland urbar zu machen, worauf jetzt seitens der obersten Staatsbehörden mit aller Kraft und bestem Erfolge hingearbeitet wird, und wer wollte leugnen, dass vorwiegend die Chemie dazu berufen ist, hierbei erfolgreiche Hülfe zu leisten.

Der bekannte englische Physiker Crookes erblickt z. B. in der Lösung der Aufgabe, den freien Stickstoff der Luft in gebundenen (Ammoniak oder Salpetersäure) überzuführen, die Möglichkeit, noch auf lange Jahre hinaus die brotessende Bevölkerung mit dem nöthigen Roggen und Weizen zu versorgen. Die kaukasische Rasse schöpft nach Crookes ihre Art und Kraft, ihre Macht und Gesittung vorwiegend aus dem Bau von Roggen und Weizen, als den brotliefernden Getreidearten; die Brotnahrung verleiht ihr das Uebergewicht über die Rassen, welche von Reis und Hirse leben. Crookes berechnet und schätzt unter der

---

[1]) Mittheilungen d. landw. Institute d. Universität Breslau 1899, **2**, 151.

Annahme, dass 165 l Weizen für den Kopf und das Jahr erforderlich sind und die brotessende Bevölkerung in dem Maasse wie jetzt sich vermehrt:

	1871	1891	1901	1931
1. Anzahl der Brotesser	370 Mill.	472 Mill.	536 Mill.	746 Mill.
2. Nothwendiger Weizen in Hektolitern	600 „	770 „	875 „	1220 „

Der Anbau des Weizens ist aber auf das gemässigte Klima beschränkt und wenn die anbaufähige Fläche eine begrenzte ist, so lässt sich mit der Zeit das nöthige Getreide nur mehr durch Steigerung der Erträge in Folge ausgiebiger Düngung, besonders mit Stickstoff in Form von Ammoniak oder Salpetersäure, beschaffen. Da aber die Menge an letzteren Stickstoffverbindungen jetzt ebenfalls eine beschränkte ist, ja zum Theil wie im Chilisalpeter mit der Zeit auszugehen droht, so bleibt nur die Möglichkeit, den unerschöpflichen Vorrath des freien Stickstoffs der Luft in gebundenen Stickstoff als Quelle für die Versorgung der Getreidepflanzen mit Stickstoff überzuführen. Das kann aber geschehen einerseits mit Hülfe der stickstoffbindenden Bakterien, anderseits mit Hülfe der elektrischen Kraft, die ihrerseits wieder aus bis jetzt unbenutzten Naturkräften (wie z. B. Wasserfällen etc.) geschöpft werden kann. So würde also das Laboratorium, wie Crookes sagt, berufen sein, Hunger in Ueberfluss zu wenden.

5. **Die Chemie der menschlichen Nahrungs- und Genussmittel ist besonders wichtig wegen der vielen Verfälschungen derselben und der in Folge dessen nothwendigen Kontrolle des Lebensmittelmarktes.**

Vorab kann hierbei nicht genug betont werden, dass diese Verfälschungen nicht in Deutschland allein gang und gäbe sind; das sucht man im Auslande mit Vorliebe glauben zu machen, um deutsche Lebensmittelwaare in Verruf zu bringen und dort vom Markte fern zu halten oder zu verdrängen. In Deutschland wird bis jetzt eine schärfere Kontrolle ausgeübt, als in anderen Staaten und werden aus dem Grunde auch mehr Ungehörigkeiten aufgedeckt. Ohne Zweifel sind in anderen Staaten, wo keine so scharfe Kontrolle wie in Deutschland geübt wird, die Verfälschungen noch umfangreicher. Auch darf man nicht annehmen, dass die Verfälschungen erst in den letzten Jahren aufgetreten sind. Sie rühren schon von den Zeiten her, wo die Natur den Menschen nicht mehr von selbst genug und befriedigende Nahrung bot, sondern man gezwungen wurde, die Naturerzeugnisse durch Kunsterzeugnisse zu verbessern oder zu ergänzen.

Schon Plinius der Aeltere beklagt die damaligen Verfälschungen des Weines, indem er sagt:

„Der Wein wird nur mehr nach der Etikette verkauft, denn die Lese wird bereits in der Kufe gefälscht."

Die Klagen des Alterthums über die Verfälschungen der Lebensmittel steigerten sich im Mittelalter zu harten Strafandrohungen; 1444 wurde in Nürnberg ein Findeker, 1456 ein Bürger Kölbele wegen Safranfälschung lebendig verbrannt. In einer Abhandlung: „Extrait de la Police de l'art et science par André du Breil, communiqué par le Dr. P. Dorveaux, bibliothécaire de l'Ecole supérieure de Pharmacie de Paris im Jahre 1580 werden die schon damals häufigen Weinverfälschungen aufgeführt, wie z. B. das Vermischen des edlen Traubenweines mit Aepfelwein, Birnenmost und Krätzer, des Rothweines mit Weisswein, das Schönen mit Gyps, das Färben mit Turnesol, Lackmus, Brasilholz etc., die Verwendung von Zucker, Honig, Muskatnuss bei Nachahmung von Südweinen, die Herstellung von Hefenwein oder Kunstwein, indem man schlechten Wein durch ein mit Drogen gefülltes Fass laufen liess etc. Dann wird beklagt, dass nicht nur Wirthe sondern auch Bürger solche Manschereien vornehmen, und wird auf diese, entsprechend den damaligen Anschauungen, eine Reihe von Krankheiten (wie Katarrhe, Lungenbeklemmungen, Magenbeschwerden, Erbrechen, Ruhr, Brustfellentzündungen, Gallen- und Blasensteine, Verstopfungen in den Kanälen und Gefässen der Nieren, Leber, Milz, der Gekröse- und anderer Adern, Arterien,

Nerven) zurückgeführt; daraus werden dann Entzündungen, Fieber, Wassersucht, Schwindsucht, Schlaganfälle, Lähmungen, Krämpfe etc. hergeleitet. Es giebt daher kaum eine Krankheit, welche nicht damals auf den Genuss der verfälschten Weine zurückgeführt wurde und wenn wir auch über die Ursache dieser Krankheiten heute ganz andere Anschauungen haben, so beweist doch diese Abhandlung, dass die Weinverfälschungen schon vor 300 Jahren im Lande der reichsten Weingewinnung in hoher Blüthe standen. Dieses Treiben gipfelt in folgendem Ausspruch:

„Demnach ist es nicht möglich, heutzutage, wegen der unersättlichen Habsucht besagter Wirthe, einen einzigen Tropfen reinen, guten Naturweines zu trinken, ohne Beimengung anderer Flüssigkeiten und Kunstmittel, und doch verkaufen sie ihn nach ihrem eigenen Preise und Belieben trotz aller entgegenstehenden menschlichen und göttlichen Gebote. Und wenn sie diese übertreten haben, machen sie gemeinschaftliche Kasse, um die Geldstrafen zu bezahlen, sowie Gaben und Geschenke für die Beruhigung derer zu vertheilen, welche ihnen nachstellen und sie bezichtigen, und während sie dieses durch Freunde, Vettern, Basen und andere Verwandte thun, treiben sie es weiter wie bisher."

Diese Schilderung entrollt uns ein Zeitbild vor mehr als 300 Jahren, welches noch vollständig auf unsere Zeit übertragen werden kann. Und so wird es in aller Zukunft um so mehr bleiben, je grösser die Nachfrage nach Nahrungs- und Genussmitteln wird. Denn eben die Wissenschaft, welche dazu bestimmt ist, die Verfälschungen aufzudecken, lehrt auch, wie man es anfangen muss, dass man dieselben nicht oder nur sehr schwer herausfinden kann. Die Fälscherkunst hält gleichen Schritt mit der Entwickelung der theoretischen wie analytischen Chemie und eilt dieser wo möglich voraus.

Wenn Goethe den Faust von seinem Vater, dem dunkelen Ehrenmanne, also sprechen lässt:

„... Der in Gesellschaft von Adepten,
Sich in die schwarze — Küche schloss
Und nach unendlichen Recepten
Das Widrige zusammengoss"

so gilt dieser Ausspruch auch noch heute, aber mit dem Unterschiede, dass die unendlichen Recepte der Alchimisten, welche Goethe mit diesem Ausspruche geisseln wollte, jetzt verschwunden sind; die jetzigen Fälscher, die, wie die Alchimisten aus unedlen Metallen Gold und Silber herzustellen suchten, aus mehr oder weniger werthlosen Stoffen Erzeugnisse künstlich darstellen, welche die Stelle von theuren Naturerzeugnissen einnehmen sollen, arbeiten nach festen und bestimmten chemischen Regeln und können auf diese Weise die Aufdeckungskunst der Chemie leicht irre führen oder ihr doch grosse Schwierigkeiten bereiten.

Dieses Bestreben, auf künstlichem Wege Ersatzmittel für theuere Naturerzeugnisse zu schaffen, kann zwar nicht grundsätzlich und für alle Fälle verworfen werden; denn ebenso wie die Darstellung der Anilinfarbstoffe aus Steinkohlentheer, des künstlichen Alizarins, des Krappfarbstoffes (aus z. B. Nitroantrachinon mit Kali oder aus Brenzkatechin und Phthalsäureanhydrid mit Schwefelsäure), des Indigoblaus (aus dem Anhydrid der o-Amidobenzoylameisensäure mit Phosphorchlorid), des Bittermandelöles (aus Toluol bezw. Benzylchlorid mit Bleinitrat), des Vanillins (aus Koniferin bezw. Koniferylalkohol mit Chromsäuregemisch, oder durch Erhitzen von Aldehydoguajakol) und dergl. uns des Ankaufes theurer Naturerzeugnisse überhebt und deshalb Vortheile für uns hat, ebenso kann auch die künstliche Herstellung von Nahrungsmitteln (Ersatzmitteln) und Verwendung derselben an Stelle der unzureichenden theueren Naturerzeugnisse, z. B. die Herstellung und Verwendung der Kunstbutter (Margarine) an Stelle von Kuhbutter, des Kunstspeisefettes (Palmins) an Stelle von Schweineschmalz etc., mit wirthschaftlichen Vortheilen besonders für die unbemittelte Volksklasse verbunden sein und sind daher willkommen zu heissen. Da es aber, wenn es sich nicht um einen bestimmten, allein wirksamen chemischen Körper, sondern um ein Gemenge handelt, selten oder kaum gelingt, die Naturerzeugnisse vollständig nachzuahmen oder zu ersetzen, so müssen alle diese Ersatzmittel als das bezeichnet werden, was sie wirklich sind, sie müssen unter solcher Bezeichnung und mit solchen Kennzeichen feilgehalten werden, dass Niemand sie für Naturerzeugnisse halten kann. Hierüber mitzuwachen ist ebenso Aufgabe der Nahrungsmittelchemie, wie die Aufdeckung von wirklichen Verfälschungen oder von verdorbenen und gesundheitsschädlichen Nahrungs- und Genussmitteln.

Man sieht daher, dass die Aufgaben der Nahrungsmittelchemie recht vielseitige sind und wenn man der Pflanzen- und Thierchemie schon lange eine anderen Wissenschaftszweigen ebenbürtige Stelle an den Hochschulen eingeräumt und den Nährmitteln für Pflanzen und Thiere (den Dünge- und Futtermitteln) schon lange eine kontrollirende Aufmerksamkeit zugewendet hat, so kann man das für die Nahrungsmittelchemie und menschliche Ernährung um so mehr erwarten.

Das Ende des vorigen Jahrhunderts hat die neue Saat keimen lassen, möge das laufende Jahrhundert sie zur vollen Entwickelung bringen.

2. Vorbegriffe.

Nährstoff, Nahrungsmittel, Nahrung und Genussmittel, Nährstoffverhältniss, Nährwerth.

Die Lebensvorgänge im menschlichen Körper bedingen, wie bei jedem organischen Wesen, einen stetigen Zerfall von Körpersubstanz; fortwährend spalten sich verwickelt zusammengesetzte Verbindungen in einfachere und werden als solche aus dem Körper ausgeschieden. Soll letzterer auf seinem Bestande erhalten und lebensfähig bleiben, so muss ihm für diesen stetigen Verlust ein entsprechender Ersatz geleistet werden.

Dieses geschieht durch die in Speise und Trank zugeführten Nährstoffe.

Unter „Nährstoff" oder „Nahrungsstoff" verstehen wir einen einzelnen Bestandtheil der Nahrungsmittel, der z. B. wie Zucker, Fett oder Eiweiss, Wasser etc. als ein selbständiger, chemischer Körper angesehen werden kann und irgend einen der wesentlichen stofflichen Bestandtheile des Körpers zu ersetzen vermag bezw. zur Wärmeerzeugung dienen kann.

Ein „Nahrungsmittel" ist ein Gemisch von verschiedenen Nährstoffen oder setzt sich aus verschiedenen Nährstoffen zusammen; so nennen wir Milch ein Nahrungsmittel, weil sie mehrere Nährstoffe, nämlich: Kaseïn (Albumin), Fett, Milchzucker und Salze enthält. Mit diesem Nahrungsmittel ernährt sich der Mensch in den ersten Monaten seines Lebens. Alsdann aber greift er gleichzeitig zu anderen Nahrungsmitteln (wie Brot, Kartoffeln, Gemüse, Fleisch etc.).

Keines dieser Nahrungsmittel ist für sich allein geeignet, den Menschen auf die Dauer vollauf zu ernähren; er gebraucht vielmehr zu seiner vollen Ernährung ein Gemisch der verschiedensten Nahrungsmittel und dieses für die völlige Ernährung des Menschen hinreichende Gemisch von verschiedenen Nahrungsmitteln und Nährstoffen nennen wir „Nahrung".

Neben den Nahrungsmitteln nimmt der Mensch noch täglich eine grössere oder geringere Menge anderer Stoffe zu sich, welche zwar nicht durchaus nothwendig sind, um die Lebensthätigkeit zu erhalten, auch nicht zum Aufbau der Körperorgane oder Bestandtheile dienen, welche er sich aber nicht entgehen lässt, wenn ihm dazu die Mittel gegeben sind. Es sind dies die sogen. „Genussmittel", welche wie die alkoholischen Getränke, Kaffee, Thee, Chokolade, Tabak, Gewürze etc. vorzugsweise durch einen oder mehrere darin enthaltenen besonderen Körper (Alkokol, Coffeïn, Theobromin, Nikotin oder ein ätherisches Oel) einen wohlthuenden und behaglichen Einfluss auf die Nerven ausüben und die ganze Lebensthätigkeit steigern.

„Genussmittel" sind also zur Ernährung des Menschen dienende Stoffe, welche im Sinne des Gesetzes vom Körper zwar verbraucht, aber nicht zu dem Zweck genossen werden, um irgend einen Stoff im Körper zu ersetzen, sondern nur um eine nervenanregende Wirkung hervorzurufen.

Unter „Nährstoffverhältniss" versteht man das Verhältniss der Stickstoffsubstanz[1]) zu Kohlenhydraten + Fett, wobei Fett vorher durch Multiplikation mit 2,5 auf den Nähr- oder Verbrennungswerth[2]) der Kohlenhydrate zurückgeführt wird. Es enthalten z. B. im Mittel:

	Stickstoff-Substanz	Fett	Kohlenhydrate (oder stickstofffreie Extraktstoffe)
Milch	3,99 %	3,68 %	4,94 %
Kartoffeln	2,08 „	0,15 „	21,01 „

Also entfallen auf 1 Thl. Stickstoffsubstanz stickstofffreie Stoffe:

Milch, $x : 1 = (3,68 \times 2,5 + 4,94) : 3,39$, $x = \dfrac{8,9 + 3,94}{3,39} = 4,1$

Kartoffeln, $x : 1 = (0,15 \times 2,5 + 21,01) : 2,08$, $x = \dfrac{0,38 + 21,01}{2,08} = 10,3$

Das Nährstoffverhältniss (Nh : Nfr.) in der Milch ist demnach wie 1 : 4,1, das in der Kartoffel wie 1 : 10,3.

Weil wir im Allgemeinen die Nahrungsmittel um so höher schätzen, je mehr Stickstoffsubstanz dieselben enthalten, so pflegen wir diejenigen Nahrungsmittel, welche ein enges Nährstoffverhältniss besitzen, also wie z. B. Milch, auf 1 Thl. Stickstoffsubstanz nur wenig stickstofffreie Stoffe enthalten, als „nährreich" und diejenigen Nahrungsmittel, welche ein weites Nährstoffverhältniss haben, also wie Kartoffeln verhältnissmässig viel stickstofffreie Stoffe aufweisen, als „nährarm" zu bezeichnen, wenngleich die an stickstofffreien Nährstoffen reichen Nahrungsmittel für die Ernährung ebenfalls von einer nicht untergeordneten Bedeutung sind.

Im Uebrigen versteht man unter „Nährwerth" die Gesammtmenge der in einem Nahrungsmittel enthaltenen Nährwertheinheiten.

Für die Berechnung des Nährwerthes kommen nur die drei Nährstoff-Gruppen: Stickstoffsubstanz, Fett und Kohlenhydrate in Betracht. Nach den Auseinandersetzungen in Bd. I, „Anhang" kann folgendes Werthsverhältniss zwischen diesen drei Nährstoffen als wahrscheinlich bezeichnet werden:

Stickstoff-Substanz:	Fett:	Kohlenhydrate
wie ... 5	3	1.

Hieraus berechnen sich die Nährwertheinheiten wie folgt:

Je 1 kg enthält:

	Fleisch	Roggenmehl
Stickstoff-Substanz	195 g	115 g
Fett	64 „	19 „
Kohlenhydrate	1 „	696 „

also Nährwertheinheiten:

	Fleisch	Roggenmehl
Stickstoff-Substanz	$195 \times 5 = 975$	$115 \times 5 = 575$
Fett	$64 \times 3 = 192$	$19 \times 3 = 57$
Kohlenhydrate	$1 \times 1 = 1$	$696 \times 1 = 696$
Im Ganzen Nährwertheinheiten	1168	1328.

Wenn diese kosten 1,45 Mk. 0,38 Mk., so erhält man

für 1 Mark $= \dfrac{1168 \times 100}{145} = 800$ $\Big|$ $\dfrac{1328 \times 100}{38} = 3495$ Nährwertheinheiten.

---

[1]) Berechnet durch Multiplikation des gefundenen Stickstoffs mit 6,25 (vergl. den folgenden Abschnitt).

[2]) Im Mittel liefert 1 g Fett = 9400 und 1 g Kohlenhydrate = 3900 Kalorien; also ist der Verbrennungswerth des Fettes 2,41 (rund 2,5) mal so hoch als der der Kohlenhydrate.

Das Roggenmehl würde daher, gleiche Verdaulichkeit und gleiche Wirkung im Körper vorausgesetzt, bedeutend preiswürdiger sein als Fleisch. Indess darf man für derartige Berechnungen nur gleichartige Nahrungsmittel mit einander vergleichen und dürfen wegen der verschiedenen Wirkung im Körper grundsätzlich thierische und pflanzliche Nahrungsmittel für die Nährgeldwerthsberechnung nicht mit einander verglichen werden.

Aber selbst wenn man sich auf die Vergleichung der thierischen Nahrungsmittel unter sich, wie ebenso der pflanzlichen Nahrungsmittel unter sich beschränkt, ergeben sich doch bezüglich des Nährgeldwerthes der hauptsächlichsten Nahrungsmittel erhebliche Unterschiede, die besonders für die Massenernährung in gemeinschaftlichen Speiseanstalten und für die unbemittelte Volksklasse der Beachtung werth sind. (Vergl. hierüber des Weiteren in Bd. I, „Anhang").

Erster Theil.
Die chemischen Verbindungen der Nahrungs- und Genussmittel.

Der Mensch gehört zu den Omnivoren; er nimmt seine Nahrung sowohl aus dem Thier- wie aus dem Pflanzenreiche.

Um die Bedeutung der verschiedenartigen Nahrungs- und Genussmittel besser würdigen zu können, anderseits auch um Wiederholungen zu vermeiden, empfiehlt es sich, vorweg eine allgemeine Uebersicht über die in den thierischen wie pflanzlichen Nahrungs- und Genussmitteln vorkommenden chemischen Bestandtheile und deren Konstitution zu geben, darauf die Art der Veränderungen derselben im menschlichen Körper bezw. die Ernährungslehre zu entwickeln und erst daran die Besprechung der einzelnen Nahrungs- und Genussmittel anzuschliessen.

Die Nährstoffe der verschiedenen Nahrungsmittel sowohl der thierischen wie pflanzlichen lassen sich in folgende 6 Gruppen zerlegen:

1. Wasser.
2. Stickstoffhaltige Stoffe.
3. Fette.
4. Sog. stickstofffreie Extraktstoffe oder Kohlenhydrate.
5. Cellulose oder Rohfaser.
6. Mineralstoffe.

Die thierischen Nahrungsmittel wie Fleisch, Eier enthalten ausser Wasser, Proteïn, Fett und Salzen keine oder nur geringe Mengen sog. stickstofffreier Extraktstoffe; nur in der Milch und den Molkereierzeugnissen ist diese Gruppe in Form von Milchzucker in erheblicher Menge vertreten.

In den pflanzlichen Nahrungsmitteln dagegen ist diese Gruppe durchweg vorwaltend; hier bilden die sogen. stickstofffreien Extraktstoffe oder die Kohlenhydrate den vorwiegendsten Bestandtheil und bestehen bald aus Zucker, Gummi, Dextrin, bald aus Stärke und verwandten Verbindungen. Dazu gesellt sich die diese Stoffe umhüllende Zellwandung oder Cellulose, welche, von derselben Elementarzusammensetzung wie die Stärke, ebenfalls von dem Menschen zum Theil verdaut und aufgenommen wird, im allgemeinen aber für die Ernährung des Menschen von untergeordneter Bedeutung ist.

Die Aufgabe dieser einzelnen Nährstoffe für die Ernährung des Menschen ist eine sehr verschiedene.

Das Wasser.

Das Wasser wird von uns in der Nahrung am wenigsten geschätzt, weil es uns die Natur umsonst zu bieten pflegt. Aber ganz abgesehen davon, dass dasselbe als Trinkwasser im verunreinigten Zustande die Gesundheit zu schädigen im Stande ist (vergl. unter „Trinkwasser"), hat dasselbe eine grundlegende Bedeutung für den thierischen Körper, insofern als es nicht nur den wesentlichsten Bestandtheil der Organe desselben, sondern auch das allgemeine Lösungs- und Umsetzungsmittel für die zuzuführenden Nährstoffe bildet. Der jüngere thierische und menschliche Körper enthält ungefähr 87 %, der ältere etwa 70 % Wasser.

Diese grosse, über $^2/_3$ des Körpergewichts ausmachende Wassermenge ist zum grössten Theile im freien Zustande vorhanden und bildet die Hauptmasse der thierischen Flüssigkeiten, so des Blutes, welches etwa 80 %, des Chylus und der Lymphe, welche 93 % Wasser enthalten, ferner des Magen-Inhaltes, des Harnes. Das Wasser ist hier der Träger der in diesen Flüssigkeiten gelösten Stoffe; es übernimmt die Ueberführung derselben vom Magen durch den ganzen Körper und vermittelt die chemischen Umsetzungen der Stoffe in den einzelnen Körpertheilen.

Ein anderer Theil des thierischen Wassers ist physikalisch und chemisch mit Körperbestandtheilen verbunden. So enthält das Muskelgewebe etwa 75 % Wasser, ohne welche es nicht die ihm eigene, saftweiche Beschaffenheit, die Elasticität etc. besitzen würde. Von dem Körper-Wasser wird fortwährend im Athem, oder durch Verdunstung von der Haut, oder im Harn und Koth eine erhebliche Menge abgegeben; die Menge des Verlustes kann bei einem erwachsenen Menschen auf durchschnittlich 2—3 l für den Tag veranschlagt werden; die Verdunstung von der Haut wächst mit der Grösse der verrichteten Arbeit, der Stärke der Luftbewegung und weiter im allgemeinen mit der Höhe der den Körper umgebenden Lufttemperatur. Dazu, dass das flüssige Wasser in den Hautgeweben gasförmig austritt, ist Wärme erforderlich, oder wird, wie wir sagen, Wärme gebunden. Diese Wärme wird dem Körper entzogen; es wirkt daher die Verdunstung des Wassers durch die Haut, auf welcher sich der gasförmig ausgetretene Wasserdampf bei einer sehr gesteigerten Absonderung durch dieselbe als flüssiges Wasser niederschlägt, abkühlend. Da die Grösse der Wasserverdunstung von der Haut im allgemeinen mit der Höhe der Temperatur und der Grösse der geleisteten Arbeit steigt und fällt, so wird dieselbe zum Wärme-Regeler des thierischen Körpers.

Mit der allmählichen Abnahme des Wassers in den Geweben stellt sich bei uns das Gefühl des Durstes, das Bedürfniss nach Aufnahme von Wasser ein.

Letztere erfolgt entweder in Form von Trinkwasser für sich allein oder unter Zusatz zu anderen Nahrungs- und Genussmitteln bei deren Zubereitung, oder in Form von alkoholischen Getränken. Denn alle unsere Nahrungs- und Genussmittel enthalten Wasser; so enthält: Fleisch 70—80 %, Milch 87—90 %, Brot 30—40 %, Wurzelgewächse, Gemüse und Obst 75—90 %, die alkoholischen Getränke (Bier und Wein) endlich 86—90 % Wasser u. s. w.

Die Stickstoff-Verbindungen.

Die Gruppe der Stickstoffsubstanzen umfasst sehr verschiedenartige chemische Verbindungen: die eigentlichen Proteïnstoffe mit mehreren Unterarten, die den

Proteïnstoffen nahestehenden Albuminoïde, Nukleïne und Protamine, Amidoverbindungen, basische stickstoffhaltige Körper bis hinab zu Ammoniak und in den pflanzlichen Nahrungsmitteln auch etwas Salpetersäure.

Für das pflanzliche wie thierische Leben sind diese Bestandtheile ohne Zweifel die wichtigsten. Denn vom Protaplasma der Pflanzenzellen bis hinauf zu den hochorganisirten Muskeln und dem Gehirn ist die Lebensthätigkeit wesentlich an diese stickstoffhaltigen Verbindungen oder deren Spaltungserzeugnisse und Abkömmlinge gebunden.

Während aber die Pflanze die höchsten Stickstoff-Verbindungen, die Proteïnstoffe aus den niederen unorganischen Stickstoff-Verbindungen, ja sogar aus dem freien Stickstoff der Luft aufzubauen vermag, kann der thierische Körper seine Organe und Gewebstheile nur aus den eigentlichen Proteïnstoffen bilden, und andere Stickstoffverbindungen nur insofern verwerthen, als sie die für ihn wichtigeren Proteïnstoffe vor Zerfall schützen.

Die Proteïnstoffe und die sonstigen Stickstoffverbindungen zerfallen im thierischen Körper im wesentlichen zu Harnstoff; die neben diesem beim Fleischfresser ausgeschiedene Menge Harnsäure — beim Pflanzenfresser Hippursäure — und einiger sonstiger Stickstoffverbindungen ist nur gering.

Die Grösse des täglichen Proteïnverbrauches für den erwachsenen Menschen schwankt im allgemeinen zwischen 100—150 g (= 16—24 g Stickstoff) und müssen diese in der täglichen Nahrung wieder zugeführt werden, wenn der Körper auf seinem Bestande verbleiben soll. Wird unter Beigabe von Fett und Kohlenhydraten mehr zugeführt, als dem Umsatz entspricht, so erfolgt Stoffansatz oder Wachsthum der Organe und Gewebe.

Der Ersatz an Proteïnstoffen kann durch Aufnahme sowohl von thierischen als auch pflanzlichen Nahrungsmitteln geleistet werden; denn auch die letzteren enthalten mehr oder weniger Proteïnstoffe, die für den Körper des Herbivoren (Pflanzenfressers) und Omnivoren dieselben oder doch ähnliche Dienste leisten, wie die Proteïnstoffe in den thierischen Nahrungsmitteln. Der Pflanzenfresser nicht nur baut aus pflanzlichen Proteïnstoffen thierische Organe und Gewebe auf, auch der Mensch als Omnivore vermag sein Leben durch fast ausschliesslichen Genuss von pflanzlichen Nahrungsmitteln zu fristen.

Der Gehalt der Nahrungsmittel an Proteïnstoffen ist sehr verschieden; das Fleisch der verschiedenen Thiere enthält 15—23 %, Milch 3—4 %, Käse 27—32 %; unter den pflanzlichen Nahrungsmitteln sind die Hülsenfrüchte (Bohnen, Erbsen, Linsen) am proteïnreichsten, sie enthalten 23—27 % Proteïnstoffe, die Mehlsorten 8—11 %, Brot 6—9 %, Wurzelgewächse und Gemüse 1—4 % u. s. w.

A. Die Proteïnstoffe und deren Abkömmlinge.

Unter „Proteïnstoffe" versteht man sehr verwickelt zusammengesetzte organische Verbindungen, welche aus Kohlenstoff, Wasserstoff, Stickstoff, Sauerstoff und durchweg auch Schwefel — einige enthalten auch Phosphor, Eisen, Kupfer, Chlor und Brom — bestehen und welche[1] bei der Spaltung durch Säuren (Alkali oder Fermente) als Enderzeugnisse Ammoniak, stickstoffhaltige orga-

---

[1] Vergl. A. Wróblewski: Berichte d. deutschen chem. Gesellschaft 1897, 30, 3045.

nische Basen (Lysin, Histidin, Arginin etc.) und Amide (wie Leucin, Glutaminsäure, Tyrosin etc.) liefern.

Die meisten Proteïnstoffe sind amorph und trocknen zu hornartigen Massen ein. In den Pflanzen bilden sie vielfach rundliche, der Stärke ähnliche Körner (Aleuronkörner); in einigen Pflanzensamen (Paranuss, Hanf, Kürbissamen etc.) haben diese Körner krystallinische Form (Krystalloïde). Die Albumine lassen sich in hexagonalen Krystallen darstellen [1]).

Sie heissen Proteïnstoffe (von $\pi\varrho\omega\tau\varepsilon\acute{\nu}\omega$, ich nehme den erste Platz ein) wegen ihrer hohen Bedeutung für die Ernährung; sie werden auch wohl Eiweissstoffe genannt, weil das Weisse der Vogeleier neben Wasser fast einzig aus Proteïnstoffen besteht.

Weil aber das Eiweiss oder Albumin eine besondere Art unter diesen Verbindungen bildet, so erscheint die allgemeinere Bezeichnung Proteïnstoffe für die ganze Gruppe zweckmässiger und wird diese daher fortan an Stelle von „Eiweissstoffen" oder „Eiweiss" angewendet werden.

Die Konstitution der Proteïnstoffe ist noch nicht völlig aufgeklärt, man weiss nur, dass sie verschiedene andere Verbindungen, die stets bei den verschiedenartigsten Umsetzungen derselben auftreten, vorgebildet einschliessen.

Sie besitzen daher ein hohes Molekulargewicht und glaubte F. Stohmann ihnen sogar die Formel $C_{720}H_{1161}N_{187}S_5O_{220}$ zuertheilen zu müssen; nach anderen Forschern beträgt die allgemeine Formel $C_{204}H_{322}N_{52}S_2O_{66}$, während G. Lieberkühn folgende geringste Formel: $C_{72}H_{112}N_{18}SO_{22}$ vorschlägt.

Da ein Theil des Schwefels sich durch Alkali leicht abspalten und mit Bleiacetat nachweisen lässt, der andere Theil aber erst durch Zusammenschmelzen mit Soda und Salpeter nachgewiesen werden kann, so enthält das Proteïnmolekül mehrere, mindestens aber zwei Atome Schwefel.

Zur Bestimmung der Molekulargrösse der Proteïnstoffe hat man verschiedene Wege eingeschlagen: das Gefrier- und Siedepunktsverfahren, Bestimmung der Molekulargewichte aus salzartigen, besonders Metallverbindungen, Bestimmung des Schwefelgehaltes, Bestimmung der in dieselben eingeführten Substituenten (Halogene) und Bestimmung der Menge der Spaltungserzeugnisse.

W. Vaubel [2]) giebt einen Ueberblick über diese Forschungen und findet auf Grund eigener Untersuchungen nach den einzelnen Verfahren folgende Molekulargrössen:

	Molekulargrösse		Molekulargrösse
Oxyhämoglobin	15 000—16 730	Kaseïn	6 500—6 542
Globin	15 000—16 086	Konglutin	5 050—6 690
Krystall. Serumalbumin	4 572—5 135	Krystalloïde der Paranuss	5 634
Muskeleiweiss	4 572—5 135	Proteïd aus Kürbissamen	5 257—8 848
Eiereiweiss	4 618—6 542		

Die Schwierigkeiten, genauen Aufschluss über die Zusammensetzung und Konstitution der Proteïnstoffe zu erlangen, liegen darin, dass sie sich äusserst leicht zersetzen und nur schwierig oder gar nicht rein, d. h. dem ursprünglichen Zustande entsprechend, zu gewinnen sind.

---

[1]) Vergl. A. Wichmann: Zeitschr. f. physiol. Chemie 1899, **27**, 575.
[2]) Journ. f. prakt. Chemie 1899, [N. F.] **60**, 55; vergl. auch Zeitschr. f. Untersuchung der Nahrungs- u. Genussmittel 1900, **3**, 327.

Diejenigen Proteïnstoffe, welche in den pflanzlichen und thierischen Säften bezw. Geweben vorgebildet sind, und aus ihnen mit ihren ursprünglichen Eigenschaften durch einfache Mittel (wie Fällen mit Kochsalz, andere mit Magnesiumsulfat, allgemein durch Ammoniumsulfat oder Zinksulfat) rein dargestellt werden können, nennt man **native oder genuine Proteïn- (oder Eiweiss-)stoffe**, und diejenigen, welche aus den nativen Proteïnstoffen durch Erhitzen, Reagenzien (Säuren und Alkalien) oder durch proteolytische Fermente hervorgehen d. h. als Modifikation mit anderen Eigenschaften entstehen, nennt man **denaturirte Proteïnstoffe**.

Allgemeine Eigenschaften. Die Proteïnstoffe haben, wenngleich sie sehr verschiedenartig sind, manche Eigenschaften gemeinsam.

Die meisten Proteïnstoffe sind löslich in verdünntem Alkali und konc. Säure, (dagegen unlöslich in verdünnten Säuren), einige sind löslich in Wasser (Albumin) oder in Glycerin, andere in Alkohol (Kleberproteïnstoffe), ferner einige in verdünnten Salzlösungen (Globuline). In Aether, Chloroform, Schwefelkohlenstoff und Benzol sind die Proteïnstoffe unlöslich.

Die Proteïnstoffe reagiren nach Th. B. Osborne dem Phenolphtaleïn gegenüber sauer, wenig sauer oder neutral gegenüber Lackmus und deutlich alkalisch gegenüber Lackmoïd.

Die Lösungen sind nicht diffusionsfähig und drehen sämmtlich das polarisirte Licht nach links.

Allgemeine Fällungsmittel für die Proteïnstoffe sind: 1. Kupfersulfat (das Kupfer bildet mit den Proteïnstoffen eine unlösliche Verbindung); hierauf beruht die Trennung der Proteïnstoffe von anderen Stickstoffverbindungen (wie den Amiden), die Bestimmung des Reinproteïns (oder Reineiweisses) nach Stutzer; der Niederschlag löst sich in überschüssiger Kalilauge mit lasurblauer Farbe. 2. Neutrales und basisches Bleiacetat (in nicht zu grosser Menge), Quecksilberchlorid etc. (hierauf beruht die Anwendung des Eiweisses als Gegengift bei Vergiftungen mit Metallsalzen). 3. Ferro- oder Ferricyankalium in essigsaurer Lösung. 4. Alkaloid-Fällungsmittel wie Gerbsäure in essigsaurer Lösung (unter Anwesenheit eines Neutralsalzes), Phosphorwolfram- oder Phosphormolybdänsäure, Kaliumquecksilberjodid oder Kaliumwismuthjodid, sämmtlich bei Gegenwart freier Mineralsäuren. 5. Neutralsalze (Na_2SO_4 oder $NaCl$) bis zur Sättigung in die mit Essigsäure oder etwas Salzsäure angesäuerte Flüssigkeit eingetragen. 6. Trichloressigsäure (in 2—5%-iger Lösung). 7. Alkohol in neutralen oder schwach sauren Lösungen bei Gegenwart einer genügenden Menge von Neutralsalzen.

Färbungsreaktionen: 1. Die Millon'sche Reaktion: Lösungen der Proteïnstoffe wie auch feste Proteïnstoffe geben mit Quecksilbernitrat, welches etwas salpetrige Säure enthält[1]), einen Niederschlag, der bei gewöhnlicher Temperatur allmählich, beim Erwärmen dagegen rasch roth gefärbt wird; Tyrosin und Benzolabkömmlinge mit 1 oder 2 Hydroxylgruppen am Kern geben diese Reaktion auch; die Reaktion lässt daher auf die Anwesenheit dieser Stoffe in den Proteïnstoffen schliessen. 2. Die Biuret-Reaktion: Die mit Kali- oder Natronlauge versetzten, sehr verdünnten Lösungen der Proteïnstoffe tropfenweise mit einer verdünnten Lösung von Kupfersulfat versetzt, geben eine röthliche, rothviolette bis violettblaue Farbe; Leimlösungen geben nur blauviolette Färbung; die Biuret-Reaktion geben ausser Proteïnstoffen und Biuret auch Protamine und manche Diamine. 3. Xantho-proteïnsäure-Reaktion; mit konc. Salpetersäure geben die Proteïnstoffe entweder gelbe Niederschläge (Flocken) oder gelbe Lösungen; nach Uebersättigen mit Ammoniak oder Alkalien geht die gelbe Farbe in orangegelb über. 4. Liebermann'sche Reaktion: Konc. Salzsäure löst Proteïnstoffe

---

[1]) 1 Thl. Quecksilber wird in 2 Thln. Salpetersäure von 1,42 spec. Gew. anfänglich in der Kälte, zuletzt unter Erwärmen gelöst und zu 1 Raumtheil der erkalteten Lösung werden 2 Raumtheile Wasser gesetzt.

beim Erhitzen mit violetter, oder nach vorheriger Auskochung derselben mit Alkohol unter Nachwaschen mit Aether, mit blauer Farbe; 5. **Adamkiewicz'sche Reaktion**: Ein Gemisch von 1 Raumtheil konc. Schwefelsäure und 2 Raumtheilen Eisessig färbt sich mit einer geringen Menge Proteïnstoffe bei gewöhnlicher Temperatur allmählich, beim Erwärmen rascher schön rothviolett; 6. Dieselbe Färbung tritt auf, wenn man zu einer erkalteten Lösung von Proteïnstoffen in konc. Schwefelsäure ein Stückchen Zucker setzt.

Die Reaktionen No. 4, 5 und 6 werden als Furfurol-Reaktionen angesehen, die durch die Anwesenheit einer aromatischen und einer Kohlenhydratgruppe in den Proteïnstoffen bedingt werden.

Durch Oxydation mit Kaliumpermanganat liefern nach Maly die Proteïnstoffe Oxyprotsulfonsäure (mit 51,21 % C, 6,89 % H, 14,59 % N, 1,77 % S), worin die Gruppe SH in $SO_2 \cdot OH$ übergeführt ist. Mit Königswasser erhält man Fumarsäure, Oxalsäure, Chlorazol u. a. Aehnliche Oxydationsverbindungen wie Kaliumpermanganat erzeugt Wasserstoffsuperoxyd [1]).

Die Proteïnstoffe können nach Th. B. Osborne [2]) bedeutende Mengen Salzsäure und andere Säuren aufnehmen und binden, d. h. ohne dass in der entstehenden Verbindung mit Kaliumnitrit, Kaliumjodid und Stärkekleister oder mit Tropäolin freie Salzsäure nachgewiesen werden kann.

Chlor, Brom und Jod treten bei der Einwirkung auf Proteïnstoffe in mehr oder weniger fester Bindung in dieselben ein und liefern je nach der Art der Einwirkung Abkömmlinge von verschiedenem aber beständigem Halogengehalt [3]).

Bei der trocknen Destillation erhält man ein alkalisch reagirendes, widerlich riechendes Destillat, welches Ammoniumkarbonat und -acetat, Ammoniumsulfid und -cyanid, Basen der Anilin- und Pyridin-Reihe, Kohlenwasserstoffe und andere unbekannte Stoffe enthält.

Beim Schmelzen mit Kaliumhydroxyd tritt der Geruch nach Koth auf und entstehen neben Ammoniak, Kohlensäure, Schwefelwasserstoff, Leucin, Tyrosin, Oxalsäure, Essigsäure, Ameisensäure, auch Indol und Skatol.

Mehr oder weniger dieselben Umsetzungsstoffe bilden sich auch beim Kochen mit Alkalilaugen. Beim Erhitzen mit Barythydrat hat Schützenberger vorwiegend Säuren von den Reihen $C_nH_{2n+1}NO_2$ (Leucine) und $C_nH_{2n-2}NO_2$ (Leuceïne) nachgewiesen, die ihrerseits aus Stoffen von der allgemeinen Formel $C_mH_{2m}N_2O_4$ — wegen ihres süssen Geschmackes Glukoproteïne genannt — gebildet werden sollen.

Aehnliche Verbindungen werden beim Kochen mit Mineralsäuren erhalten; so beim Kochen mit Salzsäure nach Hlasiwetz und Habermann: Leucin, Asparaginsäure, Glutaminsäure und Tyrosin, aus pflanzlichem Proteïn nach E. Schulze und Barbieri: α-Phenylamidopropionsäure, ferner nach Drechsel auch: Aethylsulfid, Leucinimid, Lysin, Lysatinin; Arginin nach Hedin, Histidin (aus Protaminen) nach Kossel.

Es ist bezeichnend, dass mehr oder weniger alle diese Stoffe, wenn auch in einem anderen Verhältniss, bei der Spaltung durch proteolytische Enzyme (Pepsin, Trypsin, Papayotin etc.), bei der Keimung der Samen, sowie bei der Fäulniss, welcher die Proteïnstoffe bei genügender Feuchtigkeit und Wärme leicht unterliegen, auftreten.

---

[1]) Vergl. u. A. F. G. Hopkins und St. Pinkus: Berichte d. deutschen chem. Gesellschaft 1898, **31**, 2, 1311.
[2]) Vergl. u. A. Fr. N. Schulz: Zeitschr. f. physiol. Chem. 1900, **89**, 86,
[3]) Journ. Amer. Chem. Soc. 1899, **21**, 486.

Die auf diese Weise einerseits durch starke Basen und Säuren, anderseits durch proteolytische Fermente und Fäulnissbakterien regelmässig auftretenden Spaltungserzeugnisse sind in übersichtlicher Zusammenstellung folgende:

Fettsäure- (aliphatische) Reihe:

1. Leucin (α-Amidonormalkapronsäure)
   $(CH_3)_2{}^-CH^-CH_2{}^-CH(NH_2)^-COOH$.
2. Asparaginsäure (Amidobernsteinsäure)
   $HOOC^-CH_2{}^-CH(NH_2)^-COOH$.
3. Glutaminsäure (Amidobrenzweinsäure)
   $HOOC^-CH_2{}^-CH_2{}^-CH(NH_2)^-COOH$

Aromatische (homocyklische) Reihe:

1. Tyrosin (p-Oxyphenylamidopropionsäure)
   $C_6H_4(OH)^-C_2H_3(NH_2)^-COOH$.
2. Phenylamidopropionsäure
   $C_6H_5{}^-C_2H_3(NH_2)^-COOH$.
3. Skatolamidoessigsäure
   $C_8H_6(CH_3)N^-CH_2(NH_2)^-COOH$.

Ferner entstehen regelmässig:

Durch Alkalien und Fäulniss:

1. Indol $C_8H_7N = C_6H_4<{}^{CH}_{NH}{>}CH$.
2. Skatol C_9H_9N = Methylindol.
3. Ammoniak = NH_3.
4. Essigsäure = $CH_3{}^-COOH$.
5. Valeriansäure = $(CH_3)_2{}^-CH^-CH_2{}^-COOH$.
6. Phenylessigsäure (α-Toluylsäure etc.)
   $C_6H_5{}^-CH_2{}^-COOH$.
7. Phenol = $C_6H_5(OH)$.
8. Oxalsäure = $HOOC^-COOH$.
9. Kohlensäure = CO_2.

Durch Säuren und Enzyme:

1. Diamidoessigsäure = $CH(NH_2)_2{}^-COOH$.
2. Lysin $C_6H_{14}N_2O_2$ (wahrscheinlich Diamidokapronsäure) =
   $(CH_3)_2{}^-CH^-CH(NH_2)^-CH(NH_2)^-COOH$.
3. Lysatin oder Lysatinin =
   $C_6H_{13}N_3O_2$ oder $C_6H_{11}N_3O + H_2O$.
4. Arginin $C_6H_{14}N_4O_2$ (wahrscheinlich Diamidovaleriansäure) =
   $NH^-C(NH_2)^-NH^-CH_2{}^-CH_2{}^-CH(NH_2)^-COOH$.
5. Histidin = $C_6H_9N_3O_2$.

Eine nähere Besprechung dieser Umsetzungsstoffe der Proteïnstoffe wird weiter unten erfolgen.

Auch will Pavy[1]) aus den Proteïnstoffen (Eieralbumin) durch Behandlung mit Säuren ein Kohlenhydrat (sog. thierisches Gummi) gewonnen haben, welches reducirend wirkt und ein Osazon liefert; Weidemann[2]) erklärt dieses sog. Kohlenhydrat für eine stickstoffhaltige Substanz, und wenn Krakow[3]) auch dasselbe Osazon (Schmelzpunkt 182—185°) aus einigen anderen Proteïnstoffen gewonnen hat, so ist doch die Gewinnung eines Kohlenhydrats aus chemisch reinem Kaseïn, Vitellin, Myosin und Fibrinogen nicht gelungen und scheint das sonst gewonnene Kohlenhydrat von Verunreinigungen der benutzten Proteïnstoffe herzurühren; vielleicht auch sind die Proteïnstoffe, aus denen ein Kohlenhydrat dargestellt ist, Gemenge von verschiedenen Proteïnstoffen, nämlich von einfachen mit zusammengesetzten Proteïnstoffen, wie z. B. dem Glukoproteïd, welches Hofmeister[4]) z. B. im Hühnereiweiss gefunden hat. (Verg. unter „Glukoproteïde".)

Bei der Destillation mit Schwefelsäure liefern die Proteïnstoffe Furfurol, welches auf eine Pentosen- oder Pentosangruppe schliessen lässt.

Konstitution der Proteïnstoffe. Der Umstand, dass bei der verschiedenartigsten Um- und Zersetzung der Proteïnstoffe regelmässig die vorstehenden basischen, Amido- etc. Verbindungen der aliphatischen und aromatischen Reihe ent-

---

[1]) Pavy: The Physiology of the Carbohydrates. London 1894.
[2]) Weidemann: Ueber d. sog. thierische Gummi etc. Inaug.-Dissert. Marburg 1896.
[3]) Pflüger's Archiv. 65.
[4]) Zeitschr. f. physiol. Chem. 1898, 24, 159.

stehen, lässt mit einiger Gewissheit vermuthen, dass diese Gruppen in gegenseitiger Bindung im Proteïnmolekül vorgebildet sein müssen.

P. Schützenberger [1]) hält die Proteïnstoffe, weil sie qualitativ dieselben Zersetzungsstoffe (Kohlensäure, Oxalsäure und Ammoniak) liefern, wie Harnstoff und Oxamid, für zusammengesetzte Ureïde oder Oxamide und giebt ihnen die allgemeine Formel $C_{n+2}H_{2n-8}N_8O_8$, bestehend aus: $HOOC-COOH$ (Oxalsäure) $+ 2 NH_3 +$ $2 (C_m H_{5m+1} NO_2) + [3 (C_p H_{2p-1} NO_2)$ Amidkörper$] - 8 H_2O$. Zahlreiche Versuche indess, aus diesen Bestandtheilen einen Proteïnkörper aufzubauen, führten nicht zum Ziele und vermuthet Schützenberger, dass bei der Zersetzung der Proteïnstoffe (durch Baryumhydroxyd) nicht allein eine Zerlegung des verwickelt zusammengesetzten Moleküls in seine Bestandtheile erfolgt, sondern auch gleichzeitig intramolekulare Umlagerungen vor sich gehen, welche sich nicht beliebig herstellen lassen und daher die Synthese der Proteïnstoffe auf diesem Wege unmöglich machen.

W. Hausmann [2]) erhielt aus den einzelnen Proteïnstoffen die Spaltungserzeugnisse (Amide, Di- und Monamine) in sehr verschiedenen Mengen z. B. in Procenten des Stickstoffs:

Amid-Stickstoff	Diamino-Stickstoff	Monamino-Stickstoff
4,62—13,37%	11,71—38,93%	54,99—75,98%

und schliesst daraus, dass die einzelnen Proteïnstoffe einen verschiedenen konstitutionellen Aufbau besitzen müssen.

O. Loew [3]) hält das Proteïnmolekül für ein Kondensations-Erzeugniss, welches aus 6 Ketten von folgender Konstitution bestehen soll:

$$COH-CH \cdot NH_2-C-COH=CH-CH \cdot NH_2-C-COH-CH-CH \cdot NH_2-CH-COH.$$

H. Schiff [4]) nimmt im Proteïnmolekül zur Hervorrufung der Biuretreaktion zweimal die Gruppe $CO \cdot NH_2$ an; nach Hasse [5]) soll die Gruppe $C-O-C$ vorhanden sein, während das Glutinpepton nach C. Paal [6]) den Stickstoff in dreifacher Form enthalten soll, nämlich erste Form $:C \cdot NH_2$, zweite Form $:C \cdot NH \cdot C:$ und dritte Form $:C \cdot N \cdot {<}_{C:}^{C:}$ oder $:C \cdot N:C:$

W. M. Kolowski [7]) neigt der Ansicht Schützenberger's zu und betrachtet als Grundlage des Proteïnmoleküles die Oxamidgruppe $C_2O_2 {<}_{N=}^{N=}$ und dieses selbst als $C_2O_2 {<}_{NHR_1}^{NHR}$, worin R und R_1 einwerthige aus C, H, N, S und O bestehende Radikale sein sollen.

Die Zerlegung im Thierkörper denkt sich Kolowski wie folgt:

$$C_2O_2 {<}_{NHR_1}^{NHR} + 2 H_2O + O = ROH + R_1OH + CO {<}_{NH_2}^{NH_2} + CO_2;$$

es sollen also ausser Kohlensäure nur Harnstoff und die stickstoffarmen Radikale ROH und R_1OH entstehen.

---

[1]) Compt. rendus 1891, **112**, 198.
[2]) Zeitschr. f. physiol. Chem. 1900, **31**, 136.
[3]) O. Loew u. Th. Bokorny: Chemische Kraftquelle im lebenden Protoplasma. München 1882.
[4]) Berichte d. deutschen chem. Gesellsch. 1896, **29**, 303.
[5]) Thierchem. Jahrbuch 1894, **24**, 718.
[6]) Berichte d. deutschen chem. Gesellsch. 1896, **29**, 1084.
[7]) Nach Bull. Torrey Botan. Club 1899, 35 in Chem.-Ztg. 1900, **24**, Rep. 75.

Neuerdings hat A. Kossel eine andere Hypothese aufgestellt, die mehr Wahrscheinlichkeit für sich hat. Derselbe betrachtet nämlich die Protamine als die einfachsten Proteïnkörper und weil die Protamine bei der Spaltung mit Säuren die Basen Lysin, Arginin und Histidin, von A. Kossel „Hexonbasen" genannt, aber nur vereinzelt und geringere Mengen Monoamidosäuren (Amidovaleriansäure und Tyrosin beim Cyklopterin) liefern, denen ferner die ammoniakbildende und schwefelhaltige Gruppe fehlt, so sieht er die Protamine als den Kern des Proteïnmoleküls an, um oder an den sich Monoamidosäuren und die beiden anderen Gruppen anlegen und die so die verschiedenen Proteïnstoffe bilden. Wahrscheinlich findet hierbei eine Kondensation der vorher gebildeten Protone statt, wobei die Gruppen wie beim Biuret durch NH unter Austritt von Wasser verkettet werden.

Das Protamin wurde von Miescher[1]) und Piccard[2]) zuerst 1874 im Lachssperma entdeckt; Kossel[3]) gewann dann aus dem Sperma von Hering und Stör, Kurajeff[4]) aus dem Sperma der Makrele (Scomber), Mathews aus den Spermatozoen eines Seeigels (Arbacia), Morkowin[4]) aus dem Sperma der Seehasen ganz ähnliche Verbindungen; da dieselben nicht völlig gleich sind, so werden die Körper Salmin, Clupeïn sowie Sturin, Scomberin, Arbacin und Cyclopterin genannt und unter dem Sammelnamen Protamine zusammengefasst.

<small>Man gewinnt dieselben aus den mit Alkohol und Aether behandelten Spermaköpfen durch öfteres Ausziehen mit einer 1 %-igen Schwefelsäure (100 g Sperma und 500 g dieser Säure) und Fällen des Filtrats mit Alkohol. Der Niederschlag (Protaminsulfat, ein Oel) wird durch Auflösen in heissem Wasser, Eindunsten etc. gereinigt.</small>

Die Protamine sind stickstoffreiche basische Körper (mit bis 30 % N und mehr) und hat das Salmin und das mit diesem gleiche Clupeïn nach Kossel die Formel $C_{30}H_{57}N_{17}O_6$, das Sturin wahrscheinlich die Formel $C_{36}H_{69}N_{19}O_7$.

Die wässerigen Lösungen dieser Basen reagiren alkalisch und geben mit ammoniakalischen Lösungen von Proteïnstoffen, den primären Albumosen Niederschläge, welche Kossel als Histone auffasst. Die Salze der Basen mit Mineralsäuren sind in Wasser löslich, in Alkohol und Aether unlöslich; sie können aus diesen Lösungen durch Neutralsalze (NaCl) ausgesalzen werden. Wie mit Schwefelsäure, so liefern die Protamine auch mit Pikrinsäure ein eigenartiges Salz und mit Platinchlorid ein Doppelsalz. Die Protamine sind wie die Proteïnstoffe linksdrehend und geben sehr schön die Biuret- nicht aber die Millon'sche Reaktion; nur das Cyklopterin, welches durch die tyrosinbildende Gruppe den Proteïnstoffen näher steht, giebt auch die Millon'sche Reaktion.

Beim Erhitzen mit verdünnten Mineralsäuren entstehen erst Protaminpeptone, Protone, und daraus durch weitere Spaltung die Hexonbasen und zwar liefert 1 Mol. Salmin je 1 Mol. Histidin und Lysin neben 3 Mol. Arginin, 1 Mol. Sturin dagegen 1 Mol. Histidin neben 3 Mol. Arginin und 2 Mol. Lysin.

Die Spaltung des Sturins denkt sich A. Kossel nach folgender Gleichung verlaufen:

$$C_{36}H_{69}N_{19}O_7 + 5 H_2O = C_6H_9N_3O_2 + 2 C_6H_{14}N_2O_2 + 3 C_6H_{14}N_4O_2$$
Sturin — Histidin — Lysin — Arginin

---

[1]) Miescher: Histochemische u. physiol. Arbeiten. Leipzig, 1897.
[2]) Berichte d. deutschen chem. Gesellschaft 1874, **7**, 1714.
[3]) Zeitschr. f. physiol. Chem. 1896/97, **22**, 176; 1898, **25**, 165; 1900, **31**, 165.
[4]) Ebendort 1899, **28**, 313.

Da aber nicht alle Proteïnstoffe die 3 Protaminbasen, z. B. die alkohollöslichen Kleberproteïnstoffe kein Lysin liefern, so muss den Proteïnstoffen eine verschiedene Konstitution zugeschrieben werden; nur die harnstoffbildende Gruppe in Vereinigung mit der Diamidovaleriansäure im Arginin fehlt wie keinem Protamin so auch keinem Proteïnstoff; und diese Atomverkettung muss in beiden Stickstoffkörpern gleichmässig angenommen werden.

Im Anschluss hieran mag erwähnt sein, dass die Protamine nach A. Kossel und W. H. Thompson[1]) bei direkter Einführung in den Kreislauf giftig wirken, indem sie den Blutdruck stark erniedrigen, die Blutgerinnung verzögern, die Zahl der im Kreislauf vorhandenen Leukocyten vermindern und einen eigenthümlichen Einfluss auf die Athmung ausüben. Die aus den Protaminen durch Hydrolyse dargestellten Protone zeigen geringere giftige Eigenschaften.

Entstehung der Proteïnstoffe. Die Proteïnstoffe werden einzig und allein in der Pflanze gebildet; das Thier kann wohl die verschiedenartigen Stickstoffverbindungen für seine Zwecke verwerthen, vermag aber selbst aus den den Proteïnstoffen nahestehenden Körpern, wie Leim, Asparagin etc., keine Körperproteïne zu bilden bezw. zurückzubilden. Die Pflanze dagegen erzeugt die Proteïnstoffe aus den unorganischen Stickstoffverbindungen, der Salpetersäure und dem Ammoniak, ja sogar unter Mitwirkung von kleinsten Lebewesen aus elementarem, gasförmigem Stickstoff.

Die chlorophyllführenden Pflanzen scheinen den Stickstoff in Form von Salpetersäure bezw. Nitraten, die chlorophylllosen Pflanzen wie Pilze, Algen, Hefe etc. in Form von Ammoniak bezw. Ammoniaksalzen vorzuziehen. Da letztere Pflanzen aber auch aus Ammoniak Proteïn neu erzeugen, so ist ohne Zweifel im Gegensatz zur Bildung der Kohlenhydrate das Chlorophyll zur Bildung der Proteïnstoffe nicht erforderlich. Dennoch geht wahrscheinlich bei den chlorophyllhaltigen Pflanzen die stärkste Bildung von Proteïn oder doch von Vorstufen zum Proteïn im Chlorophyll vor sich, was jedenfalls beweist, dass die Bildung des Proteïns von der der Kohlenhydrate abhängig ist, die nur in den Blättern statthat. Von den Kohlenhydraten ist es aber anscheinend nur die Glukose[2]), welche die Bildung von Proteïnstoffen begünstigt, da z. B. bei gleichzeitigem Vorhandensein von Rohrzucker und Asparagin keine Proteïnvermehrung in der Pflanze beobachtet wurde.

Die weiteren zur Proteïnbildung nothwendigen Stoffe (Stickstoff, Schwefel, Phosphor) nimmt die Pflanze — auch die höhere chlorophyllhaltige — durch die Wurzel auf und zwar in Form von Nitraten, Sulfaten und Phosphaten von Kali und Magnesia. Die Nitrate und Sulfate werden hierbei reducirt und der Stickstoff und Schwefel zur Bildung der Proteïnstoffe verwendet, während bei den Phosphaten die Säuregruppe als solche Verwendung findet. Kalksalze scheinen an diesen Umsetzungen keinen direkten Antheil zu nehmen, sind aber indirekt für den Vorgang insofern unentbehrlich, als sie zur Neutralisation der vorhandenen oder während der Proteïnbildung auftretenden freien Säuren dienen, so besonders der als Nebenerzeugniss häufig auftretenden Oxalsäure; nach Th. Bokorny[3]) wird das aktive Albumin der Pflanzen und Pflanzentheile regelmässig von Gerbsäure begleitet. Wie aber der Vorgang der Proteïnbildung in den Pflanzen verläuft, darüber hat man bis jetzt

---

[1]) Zeitschr. f. physiol. Chem. 1900, **29**, 1.
[2]) Vergl. E. Schulze: Landw. Jahrbücher 1898, **27**, 516.
[3]) Chem.-Ztg. 1896, **20**, 1022.

noch keine klare Vorstellung, sondern nur Vermuthungen; sehr wahrscheinlich geht derselben die Bildung von Amidoverbindungen voraus und denkt sich O. Loew[1]) den Vorgang wie folgt:

$$4\ CHOH + NH_3 = NH_2\text{---}CH\text{---}COH\ |\ CH_2\text{---}COH + 2\ H_2O$$

Formaldehyd + Ammoniak Asparaginsäurealdehyd + Wasser.

Hieraus soll durch mehrfache Kondensation unter Aufnahme von Schwefelwasserstoff, Wasserstoff und Ausscheidung von Wasser das Proteïnmolekül $C_{72}H_{112}N_{18}SO_{22}$ entstehen.

Das Ammoniak wird entweder direkt aufgenommen oder aus der Salpetersäure gebildet.

Ed. Strasburger[2]) drückt den Vorgang durch folgende Umsetzungen aus:

$$C_6H_{12}O_6 + 2\ KNO_3 = HOOC\text{---}C_2H_3(NH_2)\text{---}CO(NH_2) + K_2C_2O_4 + H_2O + 3\ O$$

Glukose   Kaliumnitrat   Asparagin   Kaliumoxalat.
(Amidosuccinaminsäure)

Aus dem Kaliumoxalat würde sich durch die gleichzeitige Anwesenheit von Calciumsalzen Calciumoxalat bilden. Da Glukose und Nitrate der Pflanze stets zur Verfügung stehen und andererseits in den Pflanzen Asparagin und sonstige Amidoverbindungen (vergl. weiter unten die Arbeiten von E. Schulze) sowie Calciumoxalat sehr weit verbreitet vorkommen, so hat vorstehende Anschauung viel Wahrscheinlichkeit für sich. Auch ist von den verschiedensten Forschern nachgewiesen[3]), dass Asparagin gerade so wie andere Stickstoffverbindungen die Pflanze zu ernähren vermag und dass auch die höheren chlorophyllhaltigen Pflanzen aus Asparagin und Glukose im Dunkeln Proteïn zu bilden im Stande sind, und zwar in der Nacht in grösserer Menge als bei Tage. Ferner spricht für diese Anschauung schon der Umstand, dass sich auf diese Weise leicht die Wanderung der Proteïnstoffe durch die verschiedenen Pflanzentheile erklären lässt, weil die in Wasser löslichen Amidoverbindungen leichter die Zellwandung durchdringen können, als die kolloïdalen Proteïnstoffe.

A. Emmerling[4]) hat die Bildung von Proteïn aus Amidosäuren durch Versuche an wachsenden Pflanzen dadurch wahrscheinlich gemacht, dass er feststellte, dass mit der Zunahme des Proteïns in den Samen die Amidosäuren in allen Organen dem Verhältniss wie der Menge nach abnehmen, während eine andere Gruppe nicht proteïnartiger Stickstoffverbindungen (sog. Basen) hieran nicht betheiligt ist.

Wie jedoch die Bildung von Proteïnstoffen aus den Amidosäuren vor sich geht, darüber haben wir bis jetzt eben so wenig eine klare Vorstellung wie über die Bildung von Fett und Kohlenhydraten.

Künstliche Darstellung der Proteïnstoffe. P. Schützenberger glaubte durch Vermischen der oben S. 18 genannten Amidverbindungen mit 10 %, Harnstoff, Trocknen bei 110°, durch Verreiben mit dem 1,5-fachen Gewicht von Phosphorsäureanhydrid und Erhitzen dieses Gemenges im Oelbade bis 125° diese Aufgabe gelöst zu haben; die anfänglich teigige später erstarrende Masse lieferte nach dem Reinigen d. h. Lösen in Wasser, Fällen mit Alkohol, sowie nach Entfernung der

---

[1]) Th. Bokorny: Lehrbuch der Pflanzenphysiologie. Berlin 1898, 82.
[2]) Ed. Strasburger: Lehrbuch der Botanik 1894, 170.
[3]) Vergl. u. A. Kosutany: Landw. Versuchsstationen 1897, 48, 13 u. Prionischnikow, ebendort 1899, 52, 347, A. Emmerling, ebendort 1887, 34, 1.
[4]) Landw. Versuchsstationen 1887, 34, 1; 1900, 52, 215.

Phosphorsäure mittels Baryumhydroxyds, des letzteren mit Schwefelsäure ein amorphes, in Wasser lösliches Pulver, welches die allgemeinen Eigenschaften der Peptone zeigte, dessen wässerige Lösungen mit Alkohol, Tannin, Pikrinsäure, Sublimat etc. Niederschläge gaben. L. Lilienfeld[1]) will auf andere und folgende Weise proteïnähnliche Verbindungen erhalten haben: Durch Behandeln von Glykokoll $CH_2(NH_2)-COOH$ (Amidoessigsäure) in Aethylalkohol $CH_3-CH_2(OH)$ mit Salzsäuregas entsteht der Glykokollaethylester $CH_2(NH_2)-COO-CH_3-CH_2$, eine Flüssigkeit von basischen Eigenschaften, die nach einigen Tagen erstarrt und die Biuret-Reaktion giebt.

Wird die Base oder das kohlensaure Salz mit Wasser gekocht, so scheiden sich durchsichtige Flocken ab, die leimähnliche Lamellen liefern und ebenfalls Biuret-Reaktion zeigen. Durch Behandeln der Base mit Salzsäure, durch Kondensation mit anderen Amidoverbindungen (Leucin, Tyrosin) sollen peptonähnliche Verbindungen entstehen.

Lilienfeld giebt in einer weiteren Mittheilung[2]) an, dass er durch Kondensation von Phenol mit Amidoessigsäure, Asparagin oder p-Amidobenzoësäure in Gegenwart von Phosphoroxychlorid, glasiger Phosphorsäure oder Metaphosphorsäure, Phosphorpentachlorid, Phosphorsulfochlorid oder Phosphorpentoxyd „mit voller Sicherheit" Pepton bezw. Peptonchlorhydrat erhalten habe. H. Klimmer[3]) konnte aber auf diese Weise kein Kondensationserzeugniss im Sinne Lilienfeld's herstellen; dasselbe zerfiel wieder leicht in seine Bestandtheile und gab nicht die Biuret-Reaktion. Dieses vom wirklichen Pepton grundverschiedene Verhalten beweist, dass das Lilienfeld'sche Kondensationserzeugniss kein Pepton ist. Auch ist die Konstitution der Proteïnstoffe nach vorstehenden Auseinandersetzungen wohl viel zu verwickelt, als dass die künstliche Darstellung durch derartige einfache Synthesen möglich sein sollte.

Eintheilung der Proteïnstoffe. Bei der bis jetzt an sich wenig aufgeklärten Konstitution der Proteïnstoffe ist es kaum möglich, eine Eintheilung nach der chemischen Zusammensetzung, dem Bau und der Struktur ihrer Moleküle vorzunehmen. A. Kossel[4]) hat auf Grund seiner Untersuchungen über die Protamine und ihrer oben (S. 19) erwähnten nahen Beziehung zu den Proteïnstoffen folgende Eintheilung vorgeschlagen:

1. Gruppe: Protamine, die bei der Zersetzung nur die Basen: Lysin, Histidin und Arginin liefern.
2. Gruppe: Solche Proteïnstoffe, die bei der Zersetzung ausser den Basen noch Amidosäuren der aliphatischen Reihe wie Glykokoll oder Leucin geben, z. B. Leim.
3. Gruppe: Solche Proteïnstoffe, die ausser den Monoamidosäuren der aliphatischen Reihe noch Amidosäuren der aromatischen Reihe wie Tyrosin liefern z. B. die Peptone und das Fibroïn der Seide.
4. Gruppe: Hierher würde die grosse Zahl der eigentlichen Proteïnstoffe gehören, die ausser den vorgenannten Stoffen noch schwefelhaltige Atom-Gruppen enthalten und bei denen durch die Verschiedenheit der Mengen der Mischbestandtheile grosse Mannigfaltigkeit der Körper bedingt ist.

---

[1]) Verhandlungen d. physiol. Gesellschaft in Berlin 1893/94, 88 u. 114; vergl. Naturw. Rundschau 1894, 9, 981.
[2]) Oesterreichische Chem.-Ztg. 1899, 2, 66, 69.
[3]) Journ. f. prakt. Chemie 1899, [N. F.] 60, 280.
[4]) Sitzungsber. d. Gesellschaft zur Beförderung d. ges. Naturw. zu Marburg 1897, 56.

Das wäre eine erste auf wissenschaftlicher Grundlage beruhende Eintheilung, bei der die Konstitution der Proteïnstoffe einigermassen zum Ausdrucke gelangte. Weil aber die Proteïnstoffe bis jetzt noch zu wenig planmässig nach dieser Richtung untersucht sind, so erscheint es vorläufig angezeigt, die bisherige Eintheilung, der vorwiegend die Löslichkeitsverhältnisse und das Verhalten gegen chemische Reagentien zu Grunde liegt, beizubehalten. Ich folge bei dieser Eintheilung im wesentlichen den Vorschlägen von A. Wróblewski[1]), welche mit denen von Drechsel im allgemeinen übereinstimmen.

Diese Eintheilung bezieht sich zunächst auf die thierischen Proteïnstoffe. Ich dehne sie aber auch gleichzeitig auf die pflanzlichen Proteïnstoffe aus, weil diese trotz mancher Verschiedenheit in der Konstitution doch auch manche Aehnlichkeiten im Verhalten gegen Lösungsmittel, chemische Reagentien etc. mit den thierischen Proteïnstoffen gemein haben. Darnach würde sich folgende Gruppen-Eintheilung ergeben:

I. Klasse. Einfache Proteïnstoffe.

1. Albumine.

Löslich in kaltem Wasser, fällbar durch Erwärmen auf 70° und durch schwache Säuren.

Thierreich.	Pflanzenreich.
Im Weissen der Vogeleier, Blutserum, Milch, Muskelfleisch.	In allen Pflanzen und Pflanzentheilen verbreitet.

2. Globuline.

Löslich in 10—15%-igen Neutralsalzlösungen, wieder fällbar durch grössere Salzmengen oder Wasser oder Kohlensäure.

Im Blutserum, Milch, Muskelfleisch, als Ovovitellin im Gelben der Vogeleier.	Sehr weit verbreitet in den Pflanzen, vielfach auch als Konglutin (bei Lupinen etc.) oder Vitellin (bei Hafer) bezeichnet.

3. In Alkohol lösliche Proteïnstoffe.

Löslich in Alkohol von 60—70.%.

Im Käse[2]).	Als Kleberproteïnstoffe im Weizen, aber auch sonst weit verbreitet.

II. Klasse. Zusammengesetzte Proteïnstoffe.

1. Nukleoalbumine.

Phosphorsäure und Para-Nukleïn, aber keine Xanthinkörper abspaltend.

Milchkaseïne[3]).	Im Protoplasma aller Zellen weit verbreitet.

2. Nukleoproteïde.

Phosphorsäure, Nukleïn und Xanthinkörper abspaltend.

In kernhaltigen, rothen Blutkörperchen, Eiter.	In der Hefe und wahrscheinlich in allen Zellkernen.

3. Glukoproteïde.

Zuckerartige Körper abspaltend.

Als Mucine und Mucinoïde (Mukoïde) in thierischen Schleimstoffen und vielen Sekreten, als Amyloïd in der Milch.	Bis jetzt nur in der Yams-Wurzel nachgewiesen.

---

[1]) Berichte d. deutschen chem. Gesellschaft in Berlin 1897, 30, 3045.
[2]) Darin allerdings erst beim Reifen des Käses durch Umsetzung aus Kaseïn gebildet.
[3]) Die Kaseïne werden allgemein als Nukleoalbumine aufgefasst, indess hinterlässt das Frauenkaseïn bei der Verdauung keine Nukleïngruppe.

4. Chromoproteïde (oder Hämoglobine).
Farbstoff abspaltend.

Thierreich.
Als Oxyhämoglobin, Hämoglobin und Methämoglobin im Blut. In naher Beziehung hierzu stehen die Histone.

Pflanzenreich.
Das mit dem Blutfarbstoff verwandte Chlorophyll kann hierher gerechnet werden.

III. Klasse. Veränderte (denaturirte) Proteïnstoffe.

Aus anderen Proteïnstoffen durch Einwirkung von Hitze, Chemikalien oder Enzymen entstehend; sie lassen sich nicht in die ursprünglichen Proteïnstoffe zurückverwandeln.

1. Koagulirte Proteïnstoffe.

Thierfibrin aus Blut- und Muskelplasma, als koagulirtes Fibrinogen und Parakaseïn aus Albumin bezw. Kaseïn.

Pflanzenfibrin in den Pflanzensamen und als koagulirtes Albumin aus den verschiedenen Pflanzenalbuminen.

2. Acid- und Alkalialbuminate.

Durch Einwirkung von Säuren (Acidalbuminate, oder Syntonine) oder Alkali (Alkalialbuminate) aus den verschiedenen Proteïnstoffen des Thier- und Pflanzenreiches entstehend.

3. Proteosen (bezw. Albumosen) und Peptone.

Durch Einwirkung von proteolytischen Verdauungs-Enzymen auf die verschiedenen Proteïnstoffe des Thier- und Pflanzenreiches erhalten.

4. Toxische Proteïnstoffe.

Erzeugnisse der Bakterien-Wirkung, die giftig sind.

IV. Klasse. Proteïnähnliche Stoffe, Proteïde (bezw. Albuminoïde).

1. Gerüstsubstanzen.

Als Keratine, Elastine und Kollagen (Leim) in den verschiedensten thierischen Geweben.

Nicht vorhanden.

2. Enzyme.

Als proteolytische, amylolytische, fettspaltende, glukosidspaltende, amidspaltende, oxydirende und Gerinnungs-Enzyme im Thier- und Pflanzenreich weit verbreitet.

I. Klasse. Einfache Proteïnstoffe.

Hierunter sind solche Proteïnstoffe zu verstehen, welche die oben erwähnten allgemeinen Atom-Gruppen, nicht aber die besonderen Gruppen (Nukleïn, Glukosid, Farbstoffe) miteinschliessen, z. B. die Albumine, Globuline, die in Alkohol löslichen Proteïnstoffe und zum Theil die Gruppe der Kaseïne, die aber auch wegen Einschlusses von Paranukleïn der folgenden Gruppe zugetheilt werden kann.

I. Albumine.

Die Albumine zeichnen sich dadurch vor den anderen Proteïnstoffen aus, dass sie in kaltem Wasser löslich sind, beim Erwärmen auf 70° oder bis zum Sieden unlöslich abgeschieden werden oder gerinnen (koaguliren). Die Gerinnung tritt in einer alkalischen Lösung[1]) nicht, in einer neutralen Lösung nur unvollständig ein; die Lösung muss vielmehr schwach sauer sein. Am besten setzt man zu der siedend

---

[1]) Aus dem Grunde kann in einem eiweisshaltigen Harn, der alkalisch oder neutral reagirt, die Reaktion bei der einfachen Kochprobe überhaupt ausbleiben, während in einem Harn, der Bikarbonate enthält, eine Trübung eintreten kann, ohne dass Eiweiss vorhanden ist. Daher ist der Säurezusatz nach dem Kochen des Harnes unerlässlich.

heissen Lösung auf je 10—15 ccm Flüssigkeit von Essigsäure 1—3 Tropfen, oder von Salpetersäure 15—20 Tropfen zu. Ist ferner die Eiweisslösung salzarm, so setzt man 1—2 % Kochsalz zu. Ueber das sonstige Verhalten gegen Reagentien vergl. S. 15.

Die Albumine enthalten unter den Proteïnstoffen am meisten Schwefel, nämlich 1,6—2,2 %.

a) Thierische Albumine.

α) **Ovalbumin**; hieraus besteht vorwiegend oder fast allein das Weisse der Vogeleier und wird die ganze Gruppe der Proteïnstoffe hiernach auch wohl als Eiweissstoffe benannt (S. 14). Das Ovalbumin kann nach Hofmeister durch langsames Verdunsten einer Lösung desselben in halbgesättigter Ammonsulfatlösung krystallinisch erhalten werden. Man will 2 oder 3 verschiedene Ovalbumine in dem Eiweiss nachgewiesen haben, die sich durch ihre verschiedene Löslichkeit in Wasser und ihre verschiedene Gerinnungstemperatur unterscheiden sollen; letztere wird für die verschiedenen Modifikationen zwischen 56—82° angegeben. Panormow fand die spec. Drehung α [D] für das krystallisirende Ovalbumin zu —23,6°; es sind aber von Bondzynski und Zoja Werthe von —25,8° bis —26,2°, von Osborne und Campbell —29,40° angegeben.

Von dem folgenden Serumalbumin unterscheidet sich das Ovalbumin durch eine schwächere Drehung, sowie dadurch, dass es von Alkohol bald unlöslich wird, in einem Ueberschuss von Salzsäure sich schwieriger löst, und als Lösung in die Blutbahn übergeführt, in den Harn übergeht.

Elementarzusammensetzung:

Nach O. Hammarsten . . . 52,25 % C, 6,90 % H, 15,26 % N, 1,80 % S, — —
„ Osborne und Campbell 52,75 „ 7,10 „ 15,51 „ 1,62 „ 0,12 % P, 22,30 % O

Osborne und Campbell[1] wollen in dem Hühnereiweiss ferner ein zweites Albumin, das Conalbumin, gefunden haben, welches 16,11 % Stickstoff enthielt, dessen Gewinnungstemperatur bei 58° lag und dessen Drehungswinkel α [D] = —36 bis —39° war. In dem ersten Albumin glauben sie auch ein Kohlenhydrat nachgewiesen zu haben (vergl. S. 17).

β) **Serumalbumin.** Dasselbe findet sich reichlich im Blutserum, Blutplasma, in Lymphe, in vielen anderen thierischen Flüssigkeiten; das unter pathologischen Verhältnissen in den Harn übergehende Eiweiss ist grösstentheils Serumalbumin. Die Gerinnungstemperatur liegt gewöhnlich bei 80—85°, wechselt aber je nach dem Salzgehalt; salzarme Lösungen gerinnen dagegen weder beim Kochen, noch auf Zusatz von Alkohol; spec. Drehung $[\alpha$ (D)$]$ = —62,6 bis —64,6°.

Elementarzusammensetzung nach O. Hammarsten:

Serumalbumin
aus Pferdeblut . . . . . . 53,06 % C, 6,85 % H, 15,04 % N, 1,80 % S, 22,25 % O
„ einem Exsudat vom Menschen 52,25 „ 6,85 „ 15,88 „ 2,25 „ 22,97 „

γ) **Muskelalbumin.** Aus den todten Muskeln lassen sich durch kaltes Wasser mehrere Proteïnstoffe ausziehen, welche beim Kochen bezw. Erwärmen gerinnen.

---

[1] Nach Journ. Amer. Chem. Soc. 1900, **22**, 422 in Zeitschr. f. Untersuchung d. Nahrungs- u. Genussmittel 1901, 4, 504.

Das Myoalbumin[1]) ist anscheinend gleich mit dem Serumalbumin und rührt wahrscheinlich von Blut oder Lymphe her.

Die anderen in Wasser löslichen Eiweissstoffe des Muskels, das Myosin, Muskulin und Myoglobulin, verdanken ihre Löslichkeit dem gleichzeitigen Salzgehalt des Muskelsaftes und gehören zu der folgenden Gruppe der Proteïnstoffe, zu den Globulinen.

b) Pflanzliche Albumine.

Auch in den Pflanzen ist das Albumin sehr weit verbreitet; es tritt aber mehr in der lebensthätigen Pflanzenzelle als in den Reservestoffbehältern auf. Der beim Kochen von Gemüsearten, Obst etc. auftretende weisse Schaum besteht aus Albumin. Indess kann nicht alle Stickstoffsubstanz, welche durch Ausziehen mit kaltem Wasser gelöst wird, durch Erhitzen gerinnt und durch Aussalzen ausfällt, als Albumin angesehen werden. In Folge des Gehaltes an löslichen und zum Theile alkalisch beschaffenen Salzen in den Pflanzenstoffen werden durch Wasser aus letzteren auch Proteïnstoffe gelöst, welche zu der folgenden Gruppe, nämlich zu den Globulinen gehören, von denen sich das wirkliche Albumin schwer trennen und unterscheiden lässt. Indess glaubt H. Ritthausen[2]), dass in Gerste, Mais und Ricinus ein reines wirkliches Albumin enthalten ist; die Elementarzusammensetzung ist nach Ritthausen fast gleich der von Fleisch- und Eieralbumin.

Auch R. H. Chittenden und Th. Osborne[3]) sind der Ansicht, dass im Mais unzweifelhaft Proteïnstoffe von der allgemeinen Natur der Albumine vorkommen, aber sie halten es nicht für ausgeschlossen, dass das, was man durch Ausziehen der Getreidearten mit kaltem Wasser, Erwärmen der wässerigen Lösungen auf 80 bis 100 ° erhält, Umsetzungserzeugnisse sind.

Chittenden und Osborne verfuhren zur Darstellung der albuminähnlichen Proteïnstoffe in der Weise, dass sie die Samen mit Wasser von 10 % Kochsalz-Gehalt auszogen, aus der Lösung das Salz durch Dialyse entfernten, die hierdurch sich abscheidenden Globuline abfiltrirten und im Filtrat hiervon die nur in Wasser löslichen Proteïnstoffe durch Erwärmen auf verschiedene Temperaturen zum Gerinnen brachten. Im Filtrat hiervon fanden sie dann meistens noch in grösserer oder geringerer Menge Proteïnstoffe, die in Wasser leicht löslich, aber nicht koagulirbar sind; sie nennen diese Proteïnstoffe Proteosen und glauben, dass auch diese durch Umsetzung aus den Globulinen gebildet sind.

Die koagulirbaren Albumine aus Weizen, Roggen und Gerste (bezw. Malz) bezeichnen Chittenden und Osborne mit Leukosin; das aus Weizen koagulirt bei 52 °, das aus den anderen Samen bei höherer Temperatur; das Leukosin unterscheidet sich dadurch vom thierischen Eiweiss, dass es beim Sättigen seiner Lösungen mit Kochsalz und Magnesiumsulfat gefällt wird.

Die Elementarzusammensetzung dieser Eiweissstoffe war im Mittel folgende:

---

[1]) Die früher von Weidenbusch angegebene Elementarzusammensetzung für Fleischalbumin, nämlich:

Hechtfleisch . . . . 52,57 % C   7,29 % H   16,57 % N   1,59 % S
Hühnerfleisch . . . 53,18 „   7,03 „   15,75 „   1,56 „

scheint mehr dem Myosin als dem eigentlichen Myoalbumin zuzukommen.

[2]) H. Ritthausen: Die Eiweisskörper der Getreidearten etc., Bonn 1872.

[3]) V. Griessmayer: Die Proteïde der Getreidearten etc. nach den Untersuchungen von R. H. Chittenden und Th. Osborne, Heidelberg 1897.

	Koagulirbare Albumine:					Proteosen:		
	Aus Mais Gefällt durch		Leukosine			Mais	Weizen (koagulirbar)	Malz
	Salz und Säure %	Hitze %	Weizen %	Roggen %	Gerste %	%	%	%
C . .	53,15	51,72	53,07	52,97	52,81	50,61	51,86	50,63
H . .	6,82	6,72	6,84	6,79	6,78	6,69	6,82	6,67
N . .	15,59	16,36	16,80	16,66	16,62	16,34	17,32	16,69
S . .	1,48	}25,20	1,28	1,35	1,47	1,99	}24,00	26,01
O . .	22,96		22,06	22,23	22,32	24,37		

In anderen Samen konnten nur geringe Mengen Proteosen nachgewiesen werden. Auch waren die nach vorstehend angedeutetem Verfahren abgeschiedenen Proteïnstoffe von keiner gleichmässigen Beschaffenheit, so dass die Frage, ob die Pflanzen allgemein wirkliche, den thierischen gleiche Albumine, wenigstens in nennenswerther Menge vorgebildet enthalten, noch nicht entschieden ist.

2. Globuline.

Die gemeinsame Eigenschaft der Globuline ist, dass sie unlöslich in Wasser, dagegen löslich in Neutralsalzlösungen sind, durch Verdünnung mit Wasser oder durch Sättigen mit Kochsalz oder Magnesiumsulfat zum Theil, mit Ammonsulfat vollständig ausgefällt werden und durch Erhitzen gerinnen. Sie sind in schwach säure- oder alkalihaltigem Wasser löslich und scheiden sich beim Neutralisiren wieder aus; die Lösung in der geringsten Menge Alkali wird auch durch Kohlensäure gefällt; von überschüssiger Kohlensäure kann aber der Niederschlag wieder gelöst werden. Die Salzmengen bezw. der Gehalt der Salzlösungen behufs Lösung der Globuline ist verschieden und giebt es besonders unter den pflanzlichen Globulinen verschiedene unterschiedliche Gruppen.

a) Thierische Globuline.

α) Serumglobulin (auch Paraglobulin, fibrinoplastische Substanz oder Serumkaseïn genannt); dasselbe kommt in Plasma, Serum und anderen thierischen Flüssigkeiten vor, wird aus dem Blutserum durch Neutralisation oder schwaches Ansäuern mit Essigsäure, Verdünnung mit dem 10—15 fachen Raumtheil Wasser gefällt und kann durch wiederholtes Auflösen in verdünnter Kochsalzlösung und Fällen rein gewonnen werden. Es bildet im feuchten Zustande eine schneeweisse, feinflockige, weder zähe noch elastische Masse und besteht wahrscheinlich aus zwei oder mehr Proteïnstoffen; die Gerinnungstemperatur bei einem Gehalt von 5—10 % Kochsalz in der Lösung liegt bei $+75^0$, die spec. Drehung $[\alpha (D)]$ ist $= -47,8^0$.

Die Lösungen des Serumglobulins in 5—10 %-iger Kochsalzlösung werden durch Sättigen der Lösung mit Magnesiumsulfat oder durch Versetzen mit dem gleichen Raumtheil einer gesättigten Ammonsulfatlösung vollständig, durch Sättigen mit Kochsalz nur unvollständig gefällt. Die Elementarzusammensetzung des Serumglobulins ist nach O. Hammarsten folgende:

52,71 % C, 7,01 % H, 15,85 % N, 1,11 % S, 23,32 % O.

β) Fibrinogen in Blutplasma, Chylus, Lymphe und in einigen Trans- und Exsudaten. Bei der freiwilligen Gerinnung des Blutes scheidet sich ein Theil der Proteïnstoffe des Blutplasmas unlöslich aus, nämlich das Fibrinogen und das bereits besprochene Serumglobulin sowie Serumalbumin.

Das Fibrinogen wird durch Auffangen von Blut in einer gesättigten Lösung von Magnesiumsulfat, Abfiltriren der Blutkörperchen und Fällen des Filtrats mit dem gleichen Raumtheil einer gesättigten Kochsalzlösung erhalten, indem man die Fällungen rasch filtrirt, mit 8%-iger Kochsalzlösung behandelt, die Lösungen durch wiederholtes Fällen mit gesättigter Kochsalzlösung und Wiederauflösen in 8%-iger Kochsalzlösung reinigt. Das Fibrinogen kann durch Dialysiren von Kochsalz befreit und rein dargestellt werden.

Unter Fibrin oder Blut-Faserstoff versteht man den bei der sogenannten spontanen Gerinnung des Blutes aus dem Fibrinogen durch ein Ferment sich bildenden Proteïnstoff; das Fibrin schliesst sich daher als Umwandlungserzeugniss dem Fibrinogen an und kann durch Schlagen des Blutes während der Gerinnung als elastische, faserige Masse (Faserstoff) gewonnen werden; es verhält sich bezüglich seiner Löslichkeit wie die koagulirten Proteïnstoffe und wird ebenso wie das ursprüngliche Fibrinogen von verdünnten Neutralsalzlösungen gelöst; hierbei entstehen wahrscheinlich zwei Globuline. Ob bei der Fibrinbildung eine hydrolytische Spaltung oder eine intramolekulare Umlagerung vorliegt, ist noch zweifelhaft. Da es sich hier wie bei der Parakaseïnbildung um eine Fermentwirkung handelt, so ist erstere Annahme nicht unwahrscheinlich.

Schmiedeberg denkt sich den Vorgang bei der Fibrinogengerinnung wie folgt:

$$2\ (C_{111}H_{168}N_{30}SO_{35}) + H_2O = C_{108}H_{162}N_{30}SO_{34} + C_{114}H_{176}N_{30}SO_7$$
$$\text{Fibrinogen} \qquad\qquad\qquad \text{Fibrin} \qquad\qquad \text{Fibringlobulin}$$

Hiernach müssten aus dem Fibrinogen 48—49% Fibrin entstehen, während O. Hammarsten[1]) 61—94% fand; der Vorgang muss daher wohl noch anders verlaufen.

Die Lösung des Fibrinogens in 5—10%-iger Kochsalzlösung gerinnt bei 52 bis 55°, und wird durch einen gleichen Raumtheil einer gesättigten Kochsalzlösung gefällt (Unterschied von Serumglobulin). Das Fibrinogen wirkt kräftig zersetzend auf Wasserstoffsuperoxyd; spec. Drehung $[\alpha(D)] = -52{,}5°$. Für die Elementarzusammensetzung dieser Proteïnstoffe fand O. Hammarsten:

Fibrinogen . . . 52,93% C, 6,90% H, 16,66% N, 1,25% S, 22,26% O
Fibrin . . . 52,68 „ 6,83 „ 16,91 „ 1,10 „ 22,48 „

γ) Muskel-Globuline; aus den todten Muskeln lassen sich durch verdünnte Salzlösungen 3 verschiedene Globuline, das Myosin, Muskulin und Myoglobulin, gewinnen, die sich durch ihre verschiedene Gerinnungstemperatur und Fällbarkeit durch Salz unterscheiden; so gerinnt:

	Muskulin	Myosin	Myoglobulin
bei	47—51°	56°	63°.

Durch Magnesiumsulfat wird die Lösung gefällt bei einem Salzgehalt:

von	50%	94%	erst nach völliger Sättigung

Für das Myosin geben Chittenden und Commins folgende Elementarzusammensetzung an:

52,28% C, 7,11% H, 16,77% N, 1,27% S, 22,03% O.

Das, was nach dem Ausziehen des todten Muskels mit Wasser und Salz- (Salmiak-) Lösung mit anderen unlöslichen Bestandtheilen der Muskelfaser zurückbleibt, heisst Muskelstroma, welches weder der Nukleoalbumin-, noch der Nukleoproteïd-, noch

---

[1]) Vergl. O. Hammarsten: Zeitschr. f. physiol. Chem. 1899, 28, 98.

der Glukoproteïd-Gruppe angehört, sondern den geronnenen Eiweissstoffen ähnlich ist und sich in verdünntem Alkali zu einem Albuminat löst.

δ) **Die Eier-Globuline.** Wenn man das Eigelb mit Aether ausschüttelt, den Rückstand mit $10^0/_0$-iger Kochsalzlösung behandelt, filtrirt und reichlich Wasser zusetzt, so scheidet sich das Vitellin (Ovovitellin) aus; es lässt sich durch wiederholtes Auflösen in verdünnter Kochsalzlösung und Ausfällen mit Wasser rein darstellen. Es gerinnt in der kochsalzhaltigen Lösung bei $70-75^0$ und hinterlässt bei der Pepsinverdauung ein Pseudonukleïn, weshalb es auch wohl für ein Nukleoalbumin gehalten wird.

Beim Verdünnen des Eier-Eiweisses mit Wasser scheidet sich ein Proteïnstoff aus, der ebenfalls zu den Globulinen gerechnet und auch von Magnesiumsulfat gefällt wird; das Eier-Eiweissglobulin gleicht dem Serumglobulin und gerinnt in der Salzlösung, die eine Modifikation bei $57,5^0$, die andere bei $67,0^0$.

ε) **Laktoglobulin**; auch in der Milch wird ein Globulin angenommen, welches daraus nach dem Fällen des Kaseïns durch Sättigen mit Kochsalz oder durch Sättigen des Filtrats vom Kaseïn mit Magnesiumsulfat gewonnen werden kann.

Joh. Starke[1]) hält die thierischen Globuline für Alkali-Eiweiss d. h. für Lösungen in ganz schwachem Alkali (0,01 %) unterstützt durch Neutralsalze; die Spuren Alkali sind von dem Eiweiss absorbirt (an dasselbe addirt), zum Unterschiede von Alkali-Albuminat, welches als eine wirkliche Verbindung und als ein denaturirtes Eiweiss anzusehen ist. Ferner soll eine sehr verdünnte wässerige Eiweisslösung durch Erwärmen auf 56^0 vollständig in Globulin umgewandelt werden.

b) Pflanzliche Globuline.

Aus den Pflanzen und Pflanzentheilen aller Art lassen sich bei dem hohen löslichen Salzgehalt derselben selbst durch Wasser allein, oder durch verdünnte Salzlösungen durchweg in grosser Menge Proteïnstoffe ausziehen, welche sämmtlich zu der Gruppe der Globuline gehören, im einzelnen aber manche Verschiedenheiten zeigen. Selbst in einem und demselben Pflanzentheile, besonders in den Samen giebt es verschiedene Arten Globuline, welche sich durch ihre Löslichkeit in Salzlösungen von verschiedenem Gehalt, durch ihre grössere oder geringere Fällbarkeit mit anderen Salzen wie Ammonsulfat, durch ihre Gerinnungstemperatur unterscheiden oder sich der Dialyse gegenüber verschieden verhalten und dadurch trennen lassen. Bezüglich der Bezeichnung der hierher gehörigen Proteïnstoffe herrscht eine grosse Verwirrung und wird es schwer halten, hier eine Einheitlichkeit zu erzielen, weil die Trennungsverfahren nur wenig scharf sind und nach einem und demselben Analytiker nicht immer dieselbe Globulinart liefern; dazu kommt, dass ein Theil der Globuline durch die Behandlungsweise bei der Reindarstellung eine theilweise Umwandlung erfährt.

Früher wurde ein Theil dieser Proteïnstoffe als Pflanzenkaseïne bezeichnet, weil sie wie das thierische Milchkaseïn, in schwach alkalihaltigem Wasser löslich sind und daraus durch verdünnte Säuren und durch Lab in Flocken gefällt werden können; hierzu rechnete man das Legumin der Leguminosen, das Glutenkaseïn des Weizens (den in Alkohol unlöslichen Theil der Kleberproteïnstoffe) und das Konglutin. Letzteres ist aber, wie Chittenden und Osborne jetzt behaupten, von den anderen hierher gehörigen Proteïnstoffen sehr verschieden, wie nachstehende Tabelle zeigt.

---

[1]) Zeitschr. f. Biologie 1900, 40, 419 u. 494.

α) **Edestin.** Chittenden und Osborne führen für eine Gruppe der Globuline den neuen Namen „Edestin" (ἐδεστός = essbar) ein, das sich von anderen Globulinen durch seine grössere Unlöslichkeit in schwachen und kalten Salzlösungen unterscheidet, nur in 10%-iger Kochsalzlösung löslich ist, sowie 18 und mehr Procent Stickstoff enthält. Einen gleichen Stickstoffgehalt hat ein vitellinartiges Globulin oder Phytovitellin, welches in verdünnten Salzlösungen fast unlöslich ist und daher auch als Edestin bezeichnet werden kann oder demselben nahe steht.

Das auf diese Weise aus den verschiedenen Pflanzensamen abgetrennte Edestin oder Phytovitellin hatte folgende Elementarzusammensetzung:

Edestin aus Samen von:

	Weizen %	Mais %	Gerste %	Reis %	Lein %	Hanf %	Ricinus %	Baumwolle %
Kohlenstoff	51,03	51,71	50,88	51,19	51,48	51,28	51,31	51,71
Wasserstoff	6,85	6,85	6,65	6,74	6,94	6,84	6,97	6,86
Stickstoff	18,39	18,12	18,10	18,19	18,60	18,84	18,75	18,64
Schwefel	0,69	0,86	} 24,37	23,88	0,81	0,87	0,76	0,62
Sauerstoff	23,09	22,46			22,17	22,17	22,21	22,17

Die Edestine aus den Cerealiensamen zeigen hiernach eine grössere Abweichung vom Durchschnitt als die aus den Oelsamen; das rührt daher, dass die Cerealiensamen nur wenig Edestin enthalten und letzteres sich kaum vollständig von den anderen Globulinen bezw. Proteïnstoffen trennen lässt. Die durch Dialyse abgeschiedenen Edestine bilden oktaëdrische Krystalle oder Sphäroïde.

β) **Pflanzen-Myosine.** Für eine andere Gruppe der pflanzlichen Globuline haben Chittenden und Osborne die Bezeichnung Myosin eingeführt, weil es mit dem thierischen Myosin gleiche Elementarzusammensetzung besitzt; sie fanden für letztere:

	Mais-Myosin %	Hafer-Myosin %	Phaseolin (Schminkbohne) Ritthausen %	Osborne %	Thierisches Myosin %
Kohlenstoff	52,68	52,34	52,55	52,58	52,82
Wasserstoff	7,02	7,21	7,09	6,84	7,11
Stickstoff	16,82	16,88	16,18	16,48	16,77
Schwefel	1,30	0,88	0,43	0,56	1,27
Sauerstoff	22,18	22,69	23,75	23,54	21,97
Gerinnungstemperatur	70°	80—100°	95—100°		55—60°

Diese Myosine enthalten daher fast gleiche Stickstoffmengen, sind auch sämmtlich in 10%-iger Kochsalzlösung löslich, unterscheiden sich aber ausser durch einen verschiedenen Schwefelgehalt durch eine verschiedene Gerinnungstemperatur. Das Bohnen-Myosin (Phaseolin) wird aus den 10%-igen Kochsalzlösungen durch Säuren nicht, durch Sättigen mit Kochsalz in geringerem Grade und sowohl durch Verdünnung mit Wasser wie durch Dialyse viel schwieriger abgeschieden als das Hafer-Myosin.

γ) **Sonstige Globuline.** Ausser den vorstehenden beiden Arten Globulinen, die aus verschiedenen Samen gewonnen gleichartige Eigenschaften besitzen, giebt es noch eine Reihe anderer, die schon von Ritthausen aus Lupinen, Mandeln, Erdnuss, Sonnenblumensamen, Sesam, Cocos-, Hasel-, Wall- und Candlenuss dargestellt wurden, und die er für mehr oder weniger gleich mit dem Konglutin der Lupinen hielt. Nach Chittenden und Osborne besitzen diese Globuline aber

Proteïnstoffe.

sämmtlich mehr oder weniger vom Lupinen-Konglutin abweichende Eigenschaften, wie die nachstehende Uebersichtstabelle zeigt.

Ursprung und Bezeichnung	Löslich in Kochsalzlösung	Lösung von 10%Globulin in 10%-iger Kochsalzlösung mit dem gleichen Volumen Wasser	Salzlösung gesättigt mit Chlornatrium	Salzlösung gesättigt mit Magnesiumsulfat	Gerinnungstemperatur in der Salzlösung von 10%	Kohlenstoff %	Wasserstoff %	Stickstoff %	Schwefel %	Sauerstoff %
			giebt Fällung	giebt Fällung						
1. Mais, Globulin	in sehr verdünnter [1])	—	—	—	62°	52,38	6,82	15,25	1,26	24,29
2. Hafer, Avenalin	in 10%-iger bei 65°	Fällung	vollständige	vollständige	gerinnt selbst beim Sieden nicht	52,18	7,05	17,90	0,53	22,34
3. Schminkbohne, Phaseolin	in 1%-iger	—	—	—	—	51,60	7,02	14,65	0,49	26,24
4. Erbse, Legumin	in 5 bis 10%-iger	—	keine	keine	97—100°	52,20	7,03	17,93	0,39	22,45
5. Wicken, Legumin	desgl.	—	desgl.	desgl.	gerinnt nicht	52,09	6,88	18,02	0,46	22,55
6. Kartoffel, Tuberin	in sehr verdünnter bis 10%	—	Fällung	Fällung	vollständig erst bei 80°	53,61	6,85	16,27	1,25	22,05
7. Leinsamen	in 10%-iger	Fällung	keine	vollst. Fällung	96°	51,48	6,94	18,60	0,81	22,17
8. Hanfsamen	desgl.	desgl.	Spur	desgl.	95°	51,28	6,84	18,84	0,87	22,17
9. Ricinusbohne	desgl.	desgl.	desgl.	desgl.	95°	51,31	6,97	18,75	0,76	22,21
10. Kürbissamen	desgl.	desgl.	geringe	desgl.	95°	51,66	6,89	18,51	0,88	22,06
11. Mandeln u. Pfirsichkern, Amandin	desgl.	keine Fällung	keine	theilweise	80°	50,30	6,90	19,32	0,44	22,04
12. Wall- u. Haselnuss, Corylin	desgl.	Fällung	keine	theilweise	99°	50,72	6,86	19,17	0,83	22,42
13. Brasilnuss, Excelsin	desgl.	wenig	keine	geringe	84°	52,18	6,92	18,30	1,06	21,54
14. Lupinen, Konglutin	desgl.	keine Fällung	keine	keine	Spur bei 99°	51,00	6,90	17,99	0,40	23,71

Die meisten dieser Globuline lassen sich aus der kochsalzhaltigen Lösung krystallinisch, entweder als Oktaëder, Sphäroïde oder hexagonale Platten darstellen. Die meisten derselben sind auch in $1/100$ bis einige Zehntel Procent Alkali oder Alkalikarbonat enthaltenden Lösungen sowie in ganz schwachen Säuren löslich; in verdünntem Alkali sind aber auch andere Proteïnstoffe, die von den Globulinen sehr verschieden sind, löslich, so dass dieses Lösungsmittel für eine Trennung der zu dieser Gruppe gehörenden Proteïnstoffe nicht so geeignet ist, wie verdünnte Salzlösungen.

---

[1]) Dieses Globulin ist in sehr verdünnten Salzlösungen auch von Phosphaten und Sulfaten löslich und scheidet sich erst durch lang andauernde Dialyse aus.

3. In Alkohol lösliche Proteïnstoffe.

Die Gruppe dieser einfachen Proteïnstoffe ist unter den thierischen Nahrungsmitteln nur im Käse vertreten, also nachdem die Proteïnstoffe der Milch erst eine Umsetzung erfahren haben.

In der Pflanzenwelt ist diese Gruppe aber weit verbreitet.

H. Ritthausen prüfte zuerst den Kleber des Weizens auf die in Alkohol löslichen Proteïnstoffe, indem er denselben mit Alkohol von verschiedener Stärke behandelte; er hat auf diese Weise im Weizenkleber 4 verschiedene Proteïnstoffe nachgewiesen: das Glutenkaseïn, Glutenfibrin, Gliadin und Mucedin. Diese verhalten sich gegen Alkohol wie folgt:

Glutenkaseïn	Glutenfibrin	Gliadin	Mucedin
unlöslich in Alkohol	\multicolumn{3}{c}{löslich in Alkohol von}	
	80—90 %	70—80 %	60 %.

Wenn man daher den Kleber erst mit starkem Alkohol auszieht, so löst sich vorwiegend

a) das Glutenfibrin; man kann dasselbe auch in der Weise erhalten, dass man den Kleber mit Alkohol von 60—80 % auszieht und dann den Auszug eindunstet; hierbei scheidet sich zuerst Glutenfibrin aus, weil durch das Eindunsten die Flüssigkeit alkoholärmer wird und das Glutenfibrin in Wasser viel unlöslicher ist, als Gliadin und Mucedin.

Ein ähnlicher oder gleicher Proteïnstoff kann nach Ritthausen sowie nach Chittenden und Osborne aus Mais durch Ausziehen mit 95 bezw. 75 %-igem Alkohol (unter Berücksichtigung des Wassergehaltes) erhalten werden. Dieser „Zeïn" genannte Proteïnstoff ist unlöslich in Wasser, in 0,5 %-iger Sodalösung sowie in 0,2 %-iger Salzsäure, dagegen vollständig löslich in 0,2 %-iger Kalilauge. Die Elementarzusammensetzung ist folgende:

	C	H	N	S	O
Glutenfibrin aus Weizen	54,31 %	7,28 %	16,89 %	1,01 %	20,61 %
Fibrin oder Zeïn aus Mais nach Ritthausen	54,69 „	7,51 „	16,91 „	0,69 „	20,20 „
desgl. nach Chittenden und Osborne	55,23 „	7,26 „	16,13 „	0,60 „	20,78 „

b) Das Gliadin oder auch Pflanzenleim genannt. Es ist löslich in 70 bis 80 %-igem Alkohol und lässt sich auch in der Weise aus dem Weizenkleber gewinnen, dass man den Rückstand, der nach Entfernung des Glutenfibrins mit stärkerem Alkohol zurückbleibt, in schwacher Kalilauge löst, die Lösung mit Essigsäure fällt und diese Fällung mit 60—70 %-igem Alkohol bei 30° auszieht.

Chittenden und Osborne haben durch direktes Ausziehen des Weizens wie Roggens einen dem Gliadin Ritthausen's gleichen Proteïnstoff erhalten, während Ritthausen im Roggen kein Gliadin nachweisen konnte.

U. Kreusler hält auch den aus dem Hafer durch Alkohol ausziehbaren Proteïnstoff für Gliadin. Chittenden und Osborne finden aber hierfür verschiedene Abweichungen, besonders auch in der Elementarzusammensetzung; letztere ist für das reine und wirkliche Gliadin folgende:

	C	H	N	S	O
Weizen-Gliadin nach Ritthausen	52,76 %	7,10 %	18,01 %	0,85 %	21,37 %
desgl. nach Chittenden und Osborne	52,72 „	6,86 „	17,66 „	1,14 „	21,62 „
Roggen-Gliadin nach denselben	52,75 „	6,84 „	17,72 „	1,21 „	21,48 „

Das Gliadin hat im frischen, wasserhaltigen Zustande eine zähschleimige Beschaffenheit, ist in sehr verdünnten Säuren und Alkalien löslich und wird aus diesen Lösungen gefällt, ohne in seinen Eigenschaften und in seiner Zusammensetzung eine Veränderung zu erleiden. Die Kleberbildung beruht nach Chittenden und Osborne wesentlich oder nur auf dem Gliadin.

c) **Das Mucedin und sonstige in Alkohol lösliche Proteïnstoffe.** Wenn man den Rückstand, der nach aufeinanderfolgendem Behandeln des Weizenklebers mit Alkohol von 80—90 % und weiter von 70—80 % verbleibt, mit 60 %-igem Alkohol behandelt, so geht nach H. Ritthausen ein dritter Proteïnstoff in Lösung, den er Mucedin nennt und der in seinen Eigenschaften im wesentlichen mit dem Glutenfibrin und Gliadin übereinstimmen soll. Chittenden und Osborne leugnen aber das Vorkommen von Mucedin wie auch von Glutenfibrin im Weizenkleber und sind der Ansicht, dass der Weizenkleber nur einen einheitlichen in verdünntem Alkohol löslichen Proteïnstoff, das Gliadin, enthält, dass der Kleber nur aus diesem und dem Glutenin gebildet wird, welches letztere sowohl in verdünntem Alkohol als auch in Wasser und Salzlösung unlöslich, dagegen in 0,2 %-iger Kalilauge löslich ist. Sowohl Gliadin wie Glutenin sind nach Chittenden und Osborne nothwendig zur Bildung des Klebers.

Fleurent[1]) will ebenfalls im Weizenkleber nur zwei Bestandtheile, das Gliadin und Glutenin[2]) gefunden haben; auch Kjeldahl[3]) hält den durch 55 %-igen Alkohol gelösten Proteïnstoff wegen seines beständigen Drehungsvermögens (α [D] $= -92^0$) für einen einheitlichen Körper und nicht für ein Gemisch mehrerer Proteïnstoffe, während K. Morishima[4]) aus seinen Untersuchungen schliesst, dass der Weizenkleber weder aus 4 noch 2 verschiedenen, sondern nur aus einem einzigen Proteïnstoff besteht. Diesen neuen Untersuchungen gegenüber hält aber H. Ritthausen[5]) seine früheren Ergebnisse aufrecht und scheinen Untersuchungen, welche ich z. Z. hier anstellen lasse, die Ansicht Ritthausen's zu bestätigen.

Wie schon gesagt, wurde von Kreusler der aus dem Haferkorn gewonnene mit 70—80 %-igem Alkohol ausgezogene Proteïnstoff für Gliadin gehalten. Chittenden und Osborne finden aber im Haferkorn zwei verschiedene in Alkohol lösliche Proteïde, d. h. je nachdem sie das Haferkorn (entweder direkt oder erst unter Einwirkung von Wasser oder Salzlösungen) mit 75 %-igem Alkohol ausziehen; und keines dieser Proteïde war dem Hafergliadin Kreusler's gleich.

Ferner hat Ritthausen aus Gerste durch 75 %-igen Alkohol einen Proteïnstoff ausgezogen, welchen er als Mucedin bezeichnet; Chittenden und Osborne zeigen aber, dass dieses Proteïd, von ihnen Hordeïn genannt, sich in seinen Eigenschaften wie das Weizen- und Roggengliadin verhält, jedoch eine andere Elementarzusammensetzung besitzt. Der für diese verschiedenartigen alkohollöslichen Proteïnstoffe gefundenen Elementarzusammensetzung möge die des Glutenins wegen seiner anscheinenden Beziehung zum Weizenkleber angereiht werden:

---

[1]) Compt. rendus 1896, **123**, 327.
[2]) Für diesen in Alkohol unlöslichen Proteïnstoff des Weizenklebers bestehen sehr verschiedene Bezeichnungen; v. Liebig nannte ihn Pflanzenfibrin, Berzelius: koagulirtes Albumin, H. Ritthausen: Glutenkaseïn, Taddey: Zymom, Chittenden und Osborne endlich: Glutenin.
[3]) Centralbl. f. Agrik. Chemie 1896, **25**, 197.
[4]) Chem. Centralbl. 1898, II, 1102.
[5]) Journ. f. prakt. Chem. 1899, N. F. 59, 474.

	C	H	N	S	O
Weizen-Mucedin nach Ritthausen	54,11 %	6,90 %	16,63 %	0,88 %	21,48 %
Gerste-Mucedin nach demselben	54,00 „	7,00 „	17,00 „	0,70 „	21,30 „
Gerste-Hordeïn nach Chittenden und Osborne	54,29 „	6,80 „	17,21 „	0,83 „	20,87 „
Hafer-Gliadin nach Kreusler	52,60 „	7,60 „	17,70 „	1,70 „	20,40 „
Hafer-Proteïd nach Chittenden und Osborne, direkt mit Alkohol ausgezogen	53,06 „	6,94 „	16,38 „	2,26 „	21,36 „
erst nach Behandeln mit Wasser und Salzlös. mit Alkohol ausgez.	53,70 „	7,00 „	15,71 „	1,66 „	21,83 „
Weizen-Glutenin, in Alkohol etc. unlöslich nach Chittenden und Osborne	52,34 „	6,83 „	17,49 „	1,08 „	22,26 „
Glutenkaseïn nach Ritthausen	52,90 „	7,00 „	17,10 „	1,00 „	22,00 „

Die Untersuchungen über die in Alkohol löslichen Proteïnstoffe sind hiernach wenig übereinstimmend; entweder enthalten die Pflanzenarten mehrere in Alkohol lösliche Proteïnstoffe, deren Trennung durch Alkohol aber unsicher ist, oder sie verändern je nach der Arbeitsweise schnell ihre Eigenschaften bezw. werden verändert (denaturirt) (vergl. S. 26 u. 38).

II. Klasse. Zusammengesetzte Proteïnstoffe.

Zu dieser Klasse Proteïnstoffe gehören solche, welche bei der Pepsinverdauung Nukleïn bezw. Paranukleïne und beim Behandeln mit Säuren etc. als Spaltungserzeugnisse entweder Phosphorsäure und Xanthin oder Kohlenhydrate oder Farbstoffe liefern.

1. Nukleoalbumine.

Unter Nukleoalbuminen versteht man Proteïnstoffe, welche bei der Pepsinverdauung eine sehr phosphorreiche Proteïnsubstanz, das Pseudo- oder Paranukleïn abspalten, welches zum Unterschiede von den echten Nukleïnen bei der Zersetzung durch Säuren keine Xanthinbasen liefert (dementsprechend keine Nukleïnsäure enthält) und aus welchem durch Mineralsäuren Metaphosphorsäure abgespalten werden kann.

Die Nukleoalbumine verhalten sich wie Säuren, sind in Wasser unlöslich, lösen sich aber sehr leicht bei Gegenwart von wenig Alkali. Eine neutral oder schwach sauer reagirende Lösung derselben gerinnt beim Sieden nicht. Dieselben haben bezüglich der Löslichkeits- und Fällbarkeitsverhältnisse grosse Aehnlichkeit mit der S. 27—31 beschriebenen Gruppe Proteïnstoffen, den Globulinen, unterscheiden sich aber von diesen dadurch, dass sie phosphorhaltig sind und von Neutralsalzen nicht gelöst werden.

Das hierher gehörende Kaseïn der Kuhmilch ist in 1 %iger Lösung von Fluornatrium, Ammonium- und Kaliumoxalat löslich. Es löst sich auch in Calciumkarbonathaltigem Wasser, aus dem die Kohlensäure ausgetrieben wird. Auch in Kalkwasser ist das Kaseïn leicht löslich; neutralisirt man diese Lösung vorsichtig mit verdünnter Phosphorsäure, so bleibt das Kaseïn anscheinend in Lösung bezw. in stark gequollenem Zustande, indem die Flüssigkeit gleichzeitig Calciumphosphat enthält, ohne dass eine Fällung oder schwebende Theilchen zu sehen sind. Nach Söldner giebt es zwei Calciumverbindungen des Kaseïns, nämlich eine mit 1,55 und eine andere mit 2,36 % Kalk, die als Di- und Tricalciumkaseïn bezeichnet werden.

Die Caseïnkalklösungen gerinnen nicht beim Sieden, sondern werden opalisirend, nehmen das Aussehen einer fettarmen Milch an und überziehen sich mit einer Haut.

In neutraler Lösung beträgt $[\alpha (D)] = -80^0$.

Das Kaseïn der Frauenmilch soll bei der Pepsinverdauung kein Paranukleïn liefern.

Die Elementarzusammensetzung beider Kaseïne ist folgende:

Kuhkaseïn . . 53,0 % C, 7,0 % H, 15,7 % N, 0,8 % S, 0,85 % P. 22,65 % O.
Frauenkaseïn . 52,24 „ 7,32 „ 14,97 „ 1,12 „ 0,68 „ 23,66 „

Ueber sonstige Eigenschaften der Kaseïne vergl. unter „Milch".

Auch das „Ovovitellin" (vergl. oben S. 29) wird wohl zu den Nukleoalbuminen gerechnet. Ohne Zweifel giebt es, wie in der thierischen Milch, auch in dem Inhalt bezw. im zerfallenen und umgewandelten Protoplasma der Zellen noch Nukleoalbumine, die aber bis jetzt noch nicht näher untersucht sind.

2. Nukleoproteïde.

Die Gruppe dieser Proteïnstoffe spaltet mit Mineralsäuren Phosphorsäure ab, hinterlässt aber bei der Pepsinverdauung wahres Nukleïn, d. h. ein solches, welches beim Sieden mit verdünnten Mineralsäuren die sog. Nukleïn- (oder Purin-) Basen d. h. Xanthinkörper liefert. Letztere bilden sich aus den Nukleïnsäuren und weil es mehrere Nukleïnsäuren giebt, so muss es auch verschiedene Arten Nukleoproteïde geben.

Die Nukleoproteïde verhalten sich ebenso wie die Nukleoalbumine als schwache Säuren, die sich in Alkali lösen. Beim Erhitzen dieser Lösung wird einerseits geronnenes Proteïn, andererseits gelöst bleibendes, phosphorreicheres Nukleoproteïd abgespalten. Der aus der Alkaliverbindung mit Essigsäure gefällte Niederschlag löst sich im Ueberschuss der Säuren, ähnlich wie dies bei den Nukleoalbuminen und den Mucinstoffen geschieht. Um die Nukleoproteïde von letzteren zu unterscheiden, erwärmt man dieselben einige Zeit auf dem Wasserbade mit verdünnter Schwefelsäure, neutralisirt mit Barythydrat, filtrirt möglichst rasch und siedend heiss, übersättigt das Filtrat mit Ammoniak und prüft — nöthigenfalls nach Abfiltriren von ausgeschiedenem Guanin — mit ammoniakalischer Silberlösung auf Xanthinkörper. Die Nukleoproteïde geben die allgemeinen Farbenreaktionen der Proteïnstoffe.

Nukleoproteïde kommen vor: in Leber (mit 1,45 % Phosphor), in Niere (mit 0,37 % Phosphor), in Milchdrüse, Muskeln, Magensaft, Pankreas, ferner in allen Zellkernen des Thier- und Pflanzenreiches, von letzterem besonders auch in der Hefe.

Manche dieser Nukleoproteïde bezw. abgespaltenen Nukleïnsäuren liefern bei weiterer Zerlegung Kohlenhydrate sowohl der Hexosen- wie Pentosen-Gruppe.

3. Glukoproteïde.

Glukoproteïde nennt man solche Proteïde, welche bei der Spaltung durch siedende Mineralsäuren neben Proteïn ein reducirendes Kohlenhydrat bezw. einen Abkömmling davon, aber keine Xanthinkörper liefern. Sie sind entweder phosphorfrei (echte Mucine, Mukoïde oder Mucinoïde und Chondroproteïde) oder phosphorhaltig (Phosphoglukoproteïde).

a) Thierische Glukoproteïde.

α) **Echte Mucine.** Dieselben sind unlöslich in Wasser, aber bei Gegenwart einer Spur Alkali löslich. Die Lösung derselben mit einer Spur Alkali ist fadenziehend und giebt mit Essigsäure einen Niederschlag, der sich nicht im Ueberschuss der Säure löst. Dieselben werden von den grossen Schleimdrüsen, von der sog. Schleimhaut (Haut der Schnecken etc.) abgesondert und finden sich im Bindegewebe und weit verbreitet im thierischen Körper. Die Mucine reagiren sauer und geben die Farbenreaktionen der Proteïnstoffe.

Hammarsten giebt für die Elementarzusammensetzung einiger Mucine folgende Zahlen an:

Schnecken-Mucin . . 50,32% C, 6,84% H, 13,65% N, 1,75% S, 27,44% O
Sehnen-Mucin . . . 48,30 „ 6,44 „ 11,75 „ 0,81 „ 32,70 „
Submaxillaris-Mucin . 48,84 „ 6,80 „ 12,32 „ 0,84 „ 31,20 „

Die Mucine unterscheiden sich daher sowohl durch einen niedrigeren Kohlenstoff- als besonders durch einen niedrigeren Stickstoffgehalt von den anderen Proteïnstoffen. Das aus der Achillessehne des Ochsen von Chittenden und Gies dargestellte Mucin enthält 2,33 % Schwefel im Mittel; ein Theil des Schwefel im Mucin ist durch Alkali abspaltbar, ein anderer nicht.

Fr. Müller hat durch Kochen mit 3%-iger Schwefelsäure aus dem Schleim der Athmungsorgane 25—32% einer reducirenden Substanz gewonnen, die mit Phenylhydrazin ein Osazou vom Schmelzpunkt 198° lieferte und auch sonst von dem Glukosazon abwich; er nennt die Zuckerart Mykose. Neben der Zuckerart fand er eine stickstoffhaltige reducirende Substanz mit 6,4% N, die er Mukosamin nennt.

Durch Einwirkung von starken Säuren entstehen aus den Mucinen Tyrosin, Leucin und Lävulinsäure.

Unter „Mykoïde" oder „Mucinoïde" versteht man phosphorfreie Glukoproteïde, die weder echte Mucine noch Chondroproteïde sind.

β) Chondroproteïde (Chondromukoïde); es sind solche Glukoproteïde, welche als Spaltungserzeugnisse beim Behandeln mit Säuren Proteïn und eine kohlenhydrathaltige Aetherschwefelsäure, die Chondroïtinsäure ($C_{18}H_{27}NSO_{17}$) liefern. Das Chondroproteïd oder -mukoïd ist in dem Knorpel enthalten und hat folgende Elementarzusammensetzung:

47,30% C, 6,42% H, 12,58% N, 2,42% S, 31,28% O.

Durch längeres Behandeln mit Schwefelsäure liefert die Chondroïtinsäure eine stickstoffhaltige Substanz, das Chondroïtin:

$$C_{18}H_{27}NSO_{17} + H_2O = H_2SO_4 + C_{18}H_{47}NO_{14} \text{ (Chondroïtin)}.$$

Das Chondroïtin ist dem arabischen Gummi ähnlich und werden diese Art Spaltungsstoffe aus den Mukoïden auch wohl thierisches Gummi genannt.

Zu dieser Gruppe gehört auch das unter pathologischen Verhältnissen im Thierkörper sich bildende Amyloïd (mit 48,86—50,38 % C, 6,65—7,02 % H, 13,79 bis 14,07 % N, 2,65—2,89 % S).

Das Phosphoglukoproteïd, z. B. das Ichthulin aus den Eiern der Karpfen, liefert bei der Zersetzung durch Säuren keine Xanthinbasen, gleicht also den Nukleoalbuminen und giebt bei der Pepsinverdauung ein Pseudonukleïn, unterscheidet sich aber von den Nukleoalbuminen dadurch, dass es mit verdünnter Säure eine reducirende Substanz liefert. Das Ichthulin enthält:

53,52% C, 7,71% H, 15,64% N, 0,41% S, 0,43% P, 0,10% Fe.

C. Th. Mörner[1]) stellte auch aus Hühnereiweiss ein Ovomukoïd mit 12,65 % N und 2,20 % S dar.

b) Pflanzliche Glukoproteïde.

J. Ishii[2]) hat aus der wildwachsenden Yamswurzel viel von einer schleimigen Masse erhalten, welche sämmtliche Reactionen der Mucine theilt und folgende Elementarzusammensetzung hatte:

52,82% C, 7,53% H, 14,20% N, 25,05% S + O, 0,41% Asche.

In sonstigen Pflanzen scheinen bis jetzt keine Glukoproteïde nachgewiesen zu sein.

4. Chromoproteïde.

Die Chromoproteïde spalten bei der Behandlung mit Mineralsäure Eiweiss und Farbstoff ab. Hierher gehört:

a) der **Blutfarbstoff**. Wir unterscheiden Hämoglobin, Oxyhämoglobin und Methämoglobin; erstere beiden Blutfarbstoffe kommen im venösen Blut im Gemenge vor, im arteriellen Blut waltet das Oxyhämoglobin, im Erstickungsblut das Hämoglobin vor; das Methämoglobin dagegen findet sich in bluthaltigen Transsudaten, im Harn bei Hämaturie oder Hämoglobinurie. Das Oxyhämoglobulin ist eine molekulare Verbindung von Hämoglobin mit Sauerstoff; man nimmt an, dass auf 1 Mol. Hämoglobin 1 Mol. Sauerstoff kommt. Das Methämoglobin entsteht durch Umwandlung aus dem Oxyhämoglobin und enthält keinen Sauerstoff in molekularer Bindung. Dennoch ist der Sauerstoff für seine Bildung von Bedeutung, indem es zwar aus Oxyhämoglobin, nicht aber aus Hämoglobin bei Abwesenheit von Sauerstoff oder oxydirenden Mitteln entsteht; durch Einwirkung von Ozon, Kaliumpermanganat, Chloraten, Nitriten, Nitrobenzol etc. auf Blut findet eine reichliche Bildung von Methämoglobin statt.

Nach Haldane enthält das Methämoglobin zwei Sauerstoffatome, das Oxyhämoglobin dagegen ein Sauerstoffmolekül gebunden; ersteres hätte daher die Konstitution: $Hb\langle^O_O$, das Oxyhämoglobin dagegen die Konstitution: $Hb\langle^O_{|\ O}$.

Das Hämoglobin des Blutes verschiedener Thiere hat eine in geringen Grenzen schwankende Elementarzusammensetzung, nämlich:

51,15—54,66% C, 6,76—7,39% H, 16,09—17,99% N, 0,39—0,86% S, 0,35—0,59% Fe.

Ob der im Vogelbluthämoglobin gefundene Phosphor (0,09 und 0,35 %) dem Hämoglobin angehört oder von Verunreinigungen herrührt, ist noch unentschieden. Nach der Elementarzusammensetzung ergiebt sich für das Hämoglobin folgende Formel:

$$C_{636} H_{1025} N_{164} FeS_3 O_{181}.$$

Das Hämoglobin (auch reducirtes Oxyhämoglobin zu nennen) ist viel leichter löslich als das Oxyhämoglobin, kann daher nur schwierig in Krystallform erhalten werden. Durch Einwirkung von Säuren (oder zweckmässiger von Natronlauge bei 100°) bei Abschluss von Luft zerfällt das Hämoglobin in Eiweiss und Hämochromogen, bei Zutritt von Luft dagegen in Eiweiss und Hämatin ($C_{30} H_{34} N_3 FeO_3$), weil das Hämochromogen durch Sauerstoff leicht zu Hämatin oxydirt wird; letzteres geht durch Reductionsmittel wieder in Hämochromogen über.

---

[1]) Zeitschr. f. physiol. Chem. 1894, **18**, 525.
[2]) Nach College of Agriculture Bull. **2**, 97 Tokio, Komaba im Chem. Centrbl. 1894, II, 1050.

Aus dem Hämatin lässt sich das **Hämin** (Behandeln von Blut mit Kochsalz und Eisessig) gewinnen; es ist der Salzsäureester des Hämatins.

Behandelt man Hämatin mit konc. Schwefelsäure, so wird ihm Eisen entzogen und aus ihm unter Aufnahme von **Wasser Hämatoporphyrin** $C_{16}H_{18}NO_3$ gebildet.

b) das **Chlorophyll.** Das Pflanzen-Chlorophyll hat manche physiologische Aehnlichkeit mit dem Hämoglobin; dann gleicht es ihm aber auch dadurch, dass es durch Schmelzen mit Kali einen Farbstoff „**Phylloporphyrin**" ($C_{16}H_{18}N_2O$) liefert, welches durch sein spektroskopisches Verhalten und die Pyrrolreaktion in naher Beziehung zu dem vorstehenden aus dem Hämoglobin bei der Spaltung entstehenden Hämatoporphyrin steht. Im übrigen ist die Konstitution des Chlorophylls noch wenig aufgeklärt.

III. Klasse. Veränderte oder denaturirte Proteïnstoffe.

Im Gegensatz zu den nativen oder genuinen d. h. im ursprünglichen Zustande gewinnbaren Proteïnstoffen nennt man diejenige Gruppe unter ihnen denaturirte, welche bei der Gewinnung derselben durch Hitze, Chemikalien und proteolytische Enzyme eine grössere oder geringere Veränderung erlitten haben und sich nicht wieder in die ursprünglichen Proteïnstoffe zurückverwandeln lassen. Hierzu gehören:

1. Koagulirte Proteïnstoffe.

a) **Thierische.** Als koagulirte thierische Proteïnstoffe, die durch die Gerinnung eine wesentliche Veränderung erfahren, werden die **Fibrine** aus Blut- und Muskelplasma aufgefasst (vergl. S. 27 u. 28), ferner das **Parakaseïn**, welches durch die Labgerinnung aus dem Milchkaseïn (als Kaseïnogen) entsteht, indem letzteres dabei anscheinend in einen schwer löslichen, seiner Zusammensetzung nach dem Kaseïn nahestehenden Proteïnstoff, das Parakaseïn, welches den Hauptumsetzungsstoff bildet, und in eine leicht löslichere, albumoseartige Substanz (mit nur 50,3 % C und 13,2 % N) sich spaltet. Das Parakaseïn, welches die Hauptmasse der Stickstoffsubstanz des Käses ausmacht, wird durch Labenzyme nicht weiter verändert und vermag nicht mehr in demselben Grade, wie das ursprüngliche Kaseïn, das Calciumphosphat in Lösung zu halten.

b) **Pflanzliche.** Auch in den Pflanzen, besonders in den Samen, giebt es Proteïnstoffe, welche durch Fällungsmittel oder Gerinnung eine Aenderung ihrer Beschaffenheit erfahren. Als solche koagulirte veränderte Proteïnstoffe können die Fällungen aufgefasst werden, welche aus den Lösungen des Weizens und Maises, mit verdünntem Alkohol durch absoluten Alkohol entstehen und welche wegen ihrer ähnlichen physikalischen Eigenschaften mit dem Thierfibrin als Weizen- oder Mais- (überhaupt Pflanzen-) Fibrin bezeichnet worden sind.

Von den durch Wasser aus Samen und sonstigen Pflanzentheilen ausgezogenen und durch Erwärmen gefällten Proteïnstoffen ist noch nicht ausgemacht, ob diese echte Albumine (bezw. Globuline) und in diesem Zustande ursprünglich in den Pflanzen vorhanden oder veränderte Proteïnstoffe sind.

Chittenden und Osborne haben bei der Untersuchung der Proteïnstoffe des Maiskornes gefunden, dass beim Fällen des Auszuges von 10 %-iger Kochsalzlösung mit Ammonsulfat oder Wasser ein Theil der Globuline in 10 %-iger Kochsalzlösung unlöslich wird und auch eine andere Elementarzusammensetzung annimmt; sie fanden nämlich für die unlöslichen Proteïde:

		C	H	N	S	O
1. Fällung mit Ammonsulfat:						
a. Für den Auszug mit 10%-iger Kochsalzlös.		53,62 %	7,02 %	16,10 %	1,14 %	22,12 %
b. desgl. nach vorherigem Ausziehen mit Wasser		53,21 „	6,94 „	16,13 „		23,72 %
2. Fällung mit Wasser:						
Für den Auszug mit 10%-iger Kochsalzlös.		51,97 „	6,97 „	16,83 „		24,26 „

Diese unlösliche Modifikation des Globulins ist löslich in 0,5 %-iger Sodalösung und wird daraus anscheinend als Albuminat gefällt; so dargestellt weisen sie einen höheren Kohlenstoff- und niedrigeren Stickstoffgehalt auf als die ursprünglich mitgelösten Globuline, welche durch die Fällungsmittel sich nicht verändert haben.

2. Acid- und Alkali-Albuminate.

Die nativen oder genuinen Proteïnstoffe können sowohl mit Säuren als mit Alkalien bei schwacher Einwirkung Verbindungen eingehen, ohne ihre Eigenschaften zu ändern. Bei stärkerer Einwirkung erleiden sie dagegen eine Umänderung, eine sog. Denaturirung.

Löst man Proteïnstoffe des Thier- und Pflanzenreiches in überschüssiger konc. Salzsäure oder erwärmt man Proteïnlösungen mit verdünnter Salzsäure (1 : 1000) oder behandelt man die Proteïnstoffe mit Pepsin-Salzsäure, so erhält man neue Proteïnarten, welche zwar ein unter sich abweichendes Verhalten zeigen können, aber auch manche gemeinsame Eigenschaften aufweisen. Man nennt diese Proteïnstoffe **Acidalbuminate** oder Acidalbumine oder auch **Syntonine**, wenngleich mit Syntonin vorwiegend das Acidalbuminat bezeichnet wird, welches durch Ausziehen der Muskeln mit 1 %-iger Salzsäure entsteht.

Die Einwirkung von Alkali hat zur Folge, dass aus sämmtlichen nativen Proteïnstoffen Stickstoff, und bei Anwendung stärkeren Alkalis auch Schwefel austritt; die spec. Drehung erfährt eine Steigerung, die Proteïnstoffe gehen in eine neue Art, in **Alkalialbuminat** über. Verwendet man festes Aetzkali oder starke Laugen und gehaltreiche Proteïnlösungen, z. B. von Blutserum oder Eiereiweiss, so kann man das Alkalialbuminat auch in Form einer festen Gallerte (Lieberkühn) erhalten.

Die so veränderten Albuminate erhält man rein in der Weise, dass man das Alkalialbuminat mit Säuren, das Acidalbuminat mit Alkali neutralisirt; die entstehenden Niederschläge werden mit Wasser gewaschen, wieder in wenig Alkali bezw. Säure gelöst, durch Neutralisation abermals gefällt, ausgewaschen und, um sie völlig rein zu erhalten, mit Aether-Alkohol behandelt.

Durch Auflösen von Alkalialbuminat in Säure erhält man ebensowenig ein Acidalbuminat, wie durch Lösen von Acidalbuminat in wenig Alkali ein Alkalialbuminat; man erhält vielmehr nur die in Wasser löslichen Verbindungen der Albuminate mit der Säure bezw. mit dem Alkali. Durch längere Einwirkung von mehr Alkali kann aus dem Acidalbuminat unter Austritt von Stickstoff und Schwefel Alkalialbuminat gebildet werden, aber es gelingt nicht umgekehrt, Alkalialbuminat in Acidalbuminat umzuwandeln.

Die Alkalialbuminate verhalten sich wie Säuren, indem sie in Wasser durch Zusatz von Calciumkarbonat unter Austreibung von Kohlensäure gelöst werden, welche Eigenschaft die Acidalbuminate nicht besitzen.

Gemeinsam aber ist den Acid- und Alkalialbuminaten die Eigenschaft, dass sie in Wasser und verdünnter Kochsalzlösung unlöslich sind und dass die nahezu neutrale Lösung, durch Zusatz von ein wenig Alkali bezw. Säure beim Sieden nicht gerinnt.

Durch die vollständige Neutralisation des Lösungsmittels mit Alkali bezw. Säure werden die Albuminate bei Zimmertemperatur gefällt, die Lösung eines Alkali- oder Acidalbuminates in Säuren wird leicht, eine Lösung in Alkali dagegen, je nach dem Alkaligehalt, schwer oder gar nicht durch Sättigen mit Kochsalz gefällt.

Bei der Magenverdauung entstehen wohl ohne Zweifel Acidalbumine, die dem Parapepton Meissner's oder Antialbuminat Kühne's nahestehen.

Alkalialbuminate sollen in Eidotter, Muskeln und Gehirn vorkommen; indess ist dieses nicht mit Sicherheit erwiesen. Vielfach ist Nukleoalbumin (S. 34) mit Alkalialbuminat verwechselt.

3. Proteosen bezw. Albumosen und Peptone.

Unter Albumosen oder richtiger Proteosen und Peptonen versteht man im allgemeinen die Umwandlungserzeugnisse der Proteïnstoffe durch proteolytische Enzyme und zwar werden die ersten, den genuinen Proteïnstoffen noch nahestehenden Umwandlungserzeugnisse „Albumosen" oder „Propeptone" oder „Proteosen", die entfernter stehenden, mehr zersetzten Erzeugnisse „Peptone" genannt.

Die Umwandlung beruht, wie man allgemein, wenigstens für die Peptone, annimmt, auf einer **hydrolytischen Spaltung**, d. h. die genuinen Proteïnstoffe werden unter Anlagerung von Wasser gespalten, ohne dabei die allgemeinen Eigenschaften der ursprünglichen Proteïnstoffe ganz einzubüssen. So werden die ersten Umwandlungsstoffe, die Albumosen, zunächst und vorwiegend durch die Pepsin-, die weiteren Umwandlungsstoffe aus diesen, die echten Peptone vorwiegend durch die Trypsinverdauung gebildet. Aber auch bei der hydrolytischen Zersetzung der Proteïnstoffe durch Säuren oder Alkalien und durch die Fäulniss können Proteosen und Peptone entstehen.

Als Unterschiede zwischen Proteosen (bezw. Albumosen) und Peptonen nahm man früher an, dass Lösungen von Albumosen bei neutraler und schwach saurer Reaktion nicht gerinnen, bei Zimmertemperatur von Salpetersäure, Essigsäure und Ferrocyankalium gefällt werden, indem der Niederschlag beim Erwärmen verschwindet, beim Abkühlen wieder eintritt. Durch Sättigen der neutralen Lösungen mit Kochsalz werden die Proteosen theilweise, bei Zusatz von mit Salz gesättigter Säure vollständig, ferner ebenso vollständig durch Sättigen mit Ammoniumsulfat (Kühne) und Zinksulfat (A. Bömer) gefällt. Die Lösungen sind nicht oder nur schwierig diffusionsfähig.

Die echten Peptone sind dagegen in Wasser leichter löslich, die Lösung gerinnt nicht in der Hitze und wird weder von Salpetersäure noch von Essigsäure noch von Ferrocyankalium noch von Neutralsalz und Säure gefällt; die echten Peptone sind ferner diffusionsfähig.

Nach E. Riegler [1]) giebt p-Diazonitranilin, oder richtiger p-Diazonitrobenzol in Gegenwart von freiem Alkali mit Albumin, Globulin, Nukleïn, Albumosen und Hemialbumosen gelb-orange, mit Peptonen braune Kondensationserzeugnisse, welche in Alkalien und in Chloroform löslich sind. Beim Schütteln der Chloroformlösung mit Alkalien scheiden sich violette Nädelchen ab.

---

[1]) Zeitschr. f. Untersuchung d. Nahrungs- u. Genussmittel, 1900, 3, 243.

Dagegen wurden den Proteosen und Peptonen folgende gemeinschaftlichen Eigenschaften zugeschrieben: sie geben die sämmtlichen Farbenreaktionen der Proteïnstoffe, die Biuretreaktion sogar schöner als letztere; sie werden von ammoniakalischem Bleiessig, von Quecksilberchlorid, Gerbsäure, Pikrinsäure, Phosphorwolfram- und Phosphormolybdänsäure sowie von Kaliumquecksilberjodid und Salzsäure gefällt; auch von Alkohol werden sie gefällt, aber nicht koagulirt, d. h. der Niederschlag bleibt in Wasser löslich.

Diese Anschauungen haben aber durch die neueren Untersuchungen besonders von O. Kühne und R. H. Chittenden [1]), R. Neumeister [2]), C. Paal [3]), E. Zunz [4]), E. P. Pick [5]), H. Schrötter [6]) u. A. manche Aenderung und Einschränkung erfahren.

Nach Kühne (und schon früher nach Schützenberger) sollen die Proteïnstoffe bei der Spaltung durch verdünnte Mineralsäuren oder proteolytische Enzyme in 2 Hauptgruppen in eine Antigruppe, welche widerstandsfähiger, und in eine Hemigruppe, welche nicht so widerstandsfähig gegen die Spaltungsmittel ist, gespalten werden. Beide Gruppen sind in der anfänglich entstehenden Albumose noch vereint; bei längerer Einwirkung von Säure oder Pepsin gehen diese Gruppen einerseits in Antialbumid, Antialbumose und zuletzt Antipepton, andererseits in Hemialbumose und weiter Hemipepton über, wie folgende Darstellung [7]) zeigt:

Eiweiss (Albumin)

Antigruppe	Hemigruppe
Antialbumid	
Antialbumat	
Antialbumose	Hemialbumose
Antipepton	Hemipepton

In dem durch Pepsin gebildeten Pepton sind nach Kühne die Anti- und Hemigruppe ebenfalls noch vereinigt, wesshalb er es „Amphopepton" nennt; durch das Trypsin dagegen soll letzteres endgültig in Antipepton und Hemipepton gespalten werden. Von diesen geht das Hemipepton durch genügend lange Trypsinwirkung in Amidosäuren, Tyrosin, Leucin und andere Stoffe über, das Antipepton soll dagegen einzig als Pepton unangegriffen und zurückbleiben.

Unter den Hemialbumosen unterscheidet W. Kühne weiter a) Heteroalbumose unlöslich in Wasser, aber löslich in Salzlösung, b) Protoalbumose, löslich in Wasser und Salzlösung, c) Dysalbumose, unlöslich in Salzlösung, entstanden aus der Heteroalbumose durch längeres Stehen unter Wasser oder durch Trocknen als unlösliche Modifikation, d) Deuteroalbumose, löslich in Wasser und verdünnter Salzlösung, aber durch Sättigung mit Kochsalz aus neutraler Lösung nicht fällbar, sondern erst aus saurer Lösung (unvollständig). R. Neumeister nimmt an, dass in der Hemigruppe auch Antikörper und in der Antigruppe auch

---

[1]) Zeitschr. f. Biologie 1883, **19**, 159; 1884, **20**, 111; 1886, **22**, 409 u. 423; 1892, **29**, 1, 308.
[2]) Ebendort 1885, **22**, 2; 1887, **24**, 267; 1890, **26**, 324;
[3]) Berichte d. deutschen chem. Gesellschaft 1894, **27**, 1827.
[4]) Zeitschr. f. physiol. Chem. 1899, **27**, 219 u. 1899, **28**, 132.
[5]) Ebendort 1899, **28**, 219.
[6]) Sitzungsberichte d. mathem. naturw. Abtheil. d. Kaiserl. Akademie d. Wissenschaften in Wien 1893, C. II, Abth. II b, 633, 1895, 1896 u. 1898, C. VII, Abth. II b, 245.
[7]) Vergl. A. Wroblewski in Oesterr. Chem.-Ztg. 1899, No. 4.

Hemikörper enthalten sind und die hydrolytische Spaltung durch Enzyme wie folgt verläuft:

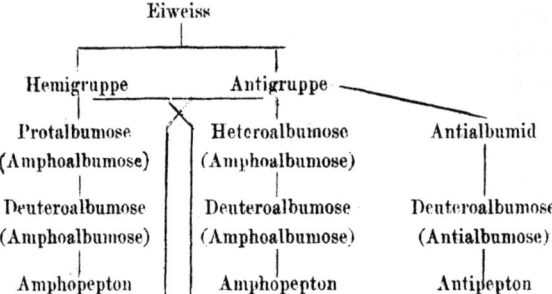

Die durch überhitzten Wasserdampf aus den Proteïnstoffen entstehenden Spaltungserzeugnisse nennt Neumeister Atmidalbumid als ersten und Atmidalbumose als weiteren Spaltungskörper.

Die Proto- und Heteroalbumosen werden auch primäre Albumosen, die dem Pepton näher stehenden Deuteroalbumosen auch sekundäre Albumosen genannt. Von anderen Forschern, so von Schmidt-Mülheim wird den Albumosen auch wohl der Name „Propeptone" beigelegt, während Chittenden dafür die gemeinschaftliche Bezeichnung „Proteosen" vorschlägt. Je nach der Muttersubstanz werden sie auch mit Albumosen, Globulosen, Vitellosen, Kaseosen, Myosinosen etc. bezeichnet. Danilewski hat noch abweichendere Bezeichnungen vorgeschlagen, nämlich für die peptischen Verdauungserzeugnisse: Syntoprotalbstoffe (Syntogen, Pseudopepton und Peptone), für die tryptischen Verdauungserzeugnisse: Protalbstoffe oder Tryptone (Protalbogen, Pseudotrypton, Trypton).

Ebensowenig wie in der Bezeichnung herrscht in der Anschauung über die Entstehungsweise und die Natur dieser Körper Uebereinstimmung. Es unterliegt wohl keinem Zweifel, dass bei der Zersetzung des verwickelt zusammengesetzten Proteïnmoleküls die Umsetzung nicht glatt verläuft, sondern dass wie bei der Umwandlung der Stärke in Maltose durch Diastase eine Reihe von Umwandlungsstoffen entstehen, bevor das letzte Umwandlungserzeugniss die Maltose vorliegt. In der That haben die Untersuchungen von E. P. Pick und E. Zunz ergeben, dass die Anzahl der Umwandlungserzeugnisse noch grösser ist, als Kühne und Neumeister annehmen. Ersterer findet bei der Pepsinverdauung 3 verschiedene Deuteroalbumosen und 2 verschiedene Peptone; Zunz hält ebenfalls die Bildung von mindestens 3 verschiedenen primären Spaltungserzeugnissen (Proto- und Heteroalbumose und Deuteroalbumose B) und wahrscheinlich von noch mehr für erwiesen. Pick ist weiter der Ansicht, dass Hetero- und Protoalbumose (aus Fibrin), die einen verschiedenen Bau besitzen, nicht auseinander sondern nebeneinander entstehen; beide sind kohlenhydratfrei; da aber die Deuteroalbumose B (zum Unterschiede von anderen Modifikationen A und C), ebenso wie Pepton A kohlenhydrathaltig sind, so können erstere, die Hetero- und Protoalbumose, nicht die Muttersubstanzen der beiden letzten Umwandlungskörper sein.

H. Schrötter schliesst aus der Zersetzung der Proteïnstoffe durch Säuren ebenfalls, dass hierbei nicht erst Albumosen und aus diesen Peptone entstehen, sondern dass die Proteïnstoffe sich gleichzeitig in Albumosen und Peptone spalten.

In letzterer Zeit aber hat sich der Unterschied zwischen Albumosen und Peptonen noch erweitert, insofern es zweifelhaft geworden ist, ob die echten Peptone überhaupt noch wahre Proteïnstoffe sind. Denn nach den Untersuchungen von M. Siegfried[1]) und P. Balke[2]) ist das Antipepton Kühne's gleich mit der aus der Phosphorfleischsäure entstehenden Fleischsäure, einer einbasischen Säure, welcher die Formel $C_{10}H_{15}N_3O_5$ zuertheilt wird, die also ein noch kleineres Molekulargewicht als die Protamine besitzt und nicht wohl als Proteïn angesehen werden kann. Die Fleischsäure verhält sich den meisten Fällungsmitteln gegenüber wie das Antipepton; sie wird wie dieses insonderheit durch Ammonsulfat nicht, wohl aber durch Phosphorwolframsäure gefällt; sie ist äusserst hygroskopisch, leicht löslich in Wasser, auch löslich in heissem Alkohol. Mit Salzsäure liefert die Fleischsäure ein Additionserzeugniss $C_{10}H_{15}N_3O_5 \cdot HCl$ und mit mehreren Metallen Salze. Auch das Antipepton bindet Salzsäure und zwar in grösserer Menge als die Albumosen, wie denn nach Paal das Säurebindungsvermögen bei der Peptonbildung überhaupt mit dem abnehmenden Molekulargewicht der Hydratationserzeugnisse zunimmt. Wie in seinen chemischen Eigenschaften, so stimmt auch in der Elementarzusammensetzung das Antipepton mit der Fleischsäure überein und würde man nach diesen Untersuchungen schliessen müssen, dass bei hinreichend starker Trypsinverdauung überhaupt kein Pepton, sondern nur einfache Spaltungserzeugnisse entstehen, dass als echtes Pepton nur das bei der Pepsinverdauung entstehende Amphopepton anzusehen ist, welches die Millon'sche Reaktion giebt, das reine Antipepton dagegen nicht.

Fr. Kutscher[3]) hält zwar die völlige Gleichheit von Antipepton und Fleischsäure noch nicht für erwiesen, sondern das Antipepton für ein Gemenge verschiedener Stoffe, die sich durch Phosphorwolframsäure in einen basischen Theil (Histidin, Arginin, Lysin, optisch inaktives Arginin) und einen säurereichen Theil (Asparaginsäure) sowie in Leucin und Tyrosin zerlegen lassen. Nach seiner Ansicht treten bei starker Trypsinverdauung als Endumsetzungsstoffe dieselben Körper auf, wie bei der Einwirkung stärker Schwefelsäure; die Peptone bilden nur Zwischenstufen.

Indess zeigt M. Siegfried[4]) durch weitere Untersuchungen, dass Antipepton und Fleischsäure völlig gleich sind, und dass es sogar zwei Fleischsäuren giebt, nämlich die eine (α-Antipepton) von der Formel — wie oben bis auf 2 At. H mehr — $C_{10}H_{17}N_3O_5$ und die andere (β-Antipepton) von der Formel $C_{11}H_{19}N_3O_5$; beide Säuren sind einbasisch, geben die Biuret-, nicht aber die Millon'sche Reaktion; beim Eindampfen der Lösungen auf dem Wasserbade gehen die Säuren in Albumosen über.

Was die chemischen Veränderungen, welche die Proteïnstoffe im Molekül durch die proteolytischen Enzyme erleiden, anbelangt, so herrschen auch hierüber Meinungsverschiedenheiten; nach den Untersuchungen von Kühne und Chittenden gelangt eine solche bei dem Uebergang der genuinen Proteïnstoffe in Albumosen in der Elementarzusammensetzung nicht übereinstimmend oder kaum wesentlich zum Ausdruck; E. P. Pick fand dagegen zwischen der Elementarzusammensetzung

---

[1]) Arch. f. Anat. u. Physiologie: Physiol. Abthl. 1894, 401 u. Zeitschr. f. physiol. Chem. 1895, **21**, 360.
[2]) Zeitschr. f. physiol. Chem. 1895, **21**, 380 u. 1896, **22**, 248.
[3]) Ebendort 1898, **26**, 110; 1899, **27**, 232 u. **28**, 88.
[4]) Berichte d. deutschen chem. Gesellsch. 1900, **33**, 285.

des ursprünglichen Fibrins und der daraus gebildeten Albumosen nicht unwesentliche Unterschiede und zwar im entgegengesetzten Sinne, wie folgende Zahlen zeigen:

		C	H	N	S	O
Myosin	Ursprüngliches . . .	52,79 %	7,12 %	16,86 %	1,26 %	21,97 %
(Kühne und	Protomyosinose . . .	52,43 „	7,17 „	16,92 „	1,32 „	22,16 „
Chittenden)	Deuteromyosinose . .	50,97 „	7,42 „	17,00 „	1,22 „	23,39 „
	Ursprüngliches . . .	51,14 „	7,00 „	14,64 „	1,67 „	25,55 „
Globulin	Heteroglobulose . .	52,10 „	6,98 „	16,08 „	2,16 „	22,68 „
nach denselben	Protoglobulose . . .	51,57 „	6,98 „	16,09 „	2,20 „	23,16 „
	Deuteroglobulose . .	— „	— „	— „	— „	— „
Fibrin	Ursprüngliches . . .	52,68 „	6,83 „	16,91 „	1,10 „	22,48 „
nach denselben	Heteroalbumose . . .	50,88 „	6,89 „	17,08 „	1,23 „	23,92 „
Desgl.	Heteroalbumose . . .	55,12 „	6,61 „	17,98 „	1,22 „	19,07 „
nach Pick	Protoalbumose . . .	55,64 „	6,80 „	17,66 „	1,21 „	18,69 „

Aus dem Witte'schen Pepton konnten Kühne und Chittenden[1]) die 4 Albumosen von folgender mittleren Elementarzusammensetzung herstellen:

	C	H	N	S	O	$[\alpha (D)]$ in neutraler Na Cl-Lös.
Protoalbumose . . .	50,74 %	6,78 %	17,14 %	1,08 %	24,23 %	70,9—81,7°
Heteroalbumose . . .	50,74 „	6,72 „	17,14 „	1,16 „	24,24 „	60,58°
Deuteroalbumose . .	50,66 „	6,83 „	17,17 „	0,97 „	24,27 „	72,8—77,0°
Dysalbumose . . .	50,88 „	6,89 „	17,08 „	1,23 „	23,93 „	—

Diese 4 Albumosen zeigen in der Elementarzusammensetzung wie auch im optischen Verhalten wenig Unterschiede.

Gegenüber den ursprünglichen Proteïnstoffen scheint bei der Albumosenbildung übereinstimmend eine grössere oder geringere Anreicherung von Stickstoff statt zu haben, dagegen hat der Kohlenstoffgehalt nach Kühne und Chittenden durchweg eine schwache Abnahme, nach Pick dagegen eine wesentliche Zunahme erfahren. Diese Verschiedenheit im Befunde ist schwer zu verstehen. Entweder sind die Spaltungserzeugnisse verschiedener Art oder verschieden rein gewesen. O. Hammarsten[2]) schliesst aus den bisherigen Untersuchungen, dass mit Ausnahme von denjenigen Albumosen, welche dem echten Pepton am nächsten stehen, der Unterschied in der Zusammensetzung der ursprünglichen Proteïnstoffe und der entsprechenden Albumosen kein wesentlicher ist.

Dagegen nehmen bei der hydrolytischen Spaltung die Peptone, wie die Untersuchungen übereinstimmend zeigen, eine wesentlich andere Zusammensetzung an, als sie die ursprünglichen Proteïnstoffe und die entsprechenden Albumosen besitzen; dieses erhellt aus nachstehenden Analysen (auf S. 45):

Auch verschiedene andere Untersuchungen, so von Kistiakowski, A. Kossel u. A. ergaben, dass das Pepton eine wesentlich andere Zusammensetzung, niedrigeren C- und N-Gehalt besitzt, als der ursprüngliche Proteïnstoff. Dieses spricht schon für die tiefgreifende Zersetzung, welche mit den Proteïnstoffen bei der Peptonbildung vor sich geht und ist es sehr wohl denkbar, dass die Zersetzung bis zur Bildung von sehr einfachen Verbindungen wie der Fleischsäure verläuft. Ohne Zweifel besitzen

---

[1]) Zeitschr. f. Biologie 1884, 20, 11.
[2]) Lehrbuch d. physiol. Chemie. Wiesbaden 1899, 4. Aufl., 38.

		C	H	N	S	O
Fibrin und Drüsenpepton nach Kühne u. Chittenden	Ursprüngliches	52,68 %	6,83 %	16,91 %	1,10 %	22,48 %
	Amphipepton daraus	48,61 „	7,12 „	16,56 „	0,77 „	26,94 „
	Anti- (Trypsin-) Pepton daraus	47,19 „	6,82 „	17,26 „	0,70 „	28,03 „
	Drüsen-Antipepton[1])	44,35 „	7,00 „	15,63 „	0,64 „	32,38 „
Fibrin-Antipepton nach P. Balke		46,49 „	6,58 „	15,64 „	0,65 „	30,64 „
Die Fleischsäure $C_{10}H_{15}N_3O_5$ verlangt		46,69 „	5,84 „	16,33 „	— „	— „

die Albumosen nach Schrötter ein höheres Molekulargewicht als die Peptone und schliesst Fränkel[2]) aus seinen Untersuchungen, dass die Zersetzung bei der Peptonbildung bis zur gänzlichen Schwefelabscheidung verläuft, indem die Albumosen noch schwefelhaltig sind, die Peptone aber keinen Schwefel mehr enthalten.

R. Herth[3]) ist der Ansicht, dass in dem Proteïnmolekül mehrere kleine Peptonmoleküle kondensirt sind, welche durch die Wirkung der Pankreasfermente auseinanderfallen und als selbständige Massentheilchen auftreten.

Henninger[4]) gelang es, durch Wasser entziehende Mittel (Essigsäureanhydrid bei 80°) aus dem Pepton einen dem „Syntonin" ähnlichen Proteïnkörper wieder herzustellen; nach Hofmeister geht Pepton durch Erhitzen auf 170°, nach Wittich und Cohn durch den galvanischen Strom in Gegenwart von Kochsalz, nach Behl und Danilewsky durch Alkohol und Salze in Proteïn zurück.

Ch. Lepierre[5]) will ebenfalls durch Kondensation mit Formaldehyd aus Pepton Deuteroalbumose, aus letzterer Protoalbumose und durch Erhitzen dieser mit Wasser auf 110° wieder ursprüngliche Proteïnstoffe erhalten haben.

Ueber den Nährwerth der Albumosen und Peptone vergl. weiter unten im II. Theil unter Einfluss der Albumosen auf die Ernährung.

Wie in der Ansicht über die Natur der verschiedenen Arten der Spaltungserzeugnisse so herrscht auch noch bis jetzt in der Bezeichnung derselben, wie wir gesehen haben, grosse Verwirrung. Unter Berücksichtigung der Untersuchungen der letzten Jahre würde der allgemeine Gang der Spaltung des Proteïnmoleküls folgender sein:

Ursprüngliches Proteïn

Protoproteose, Heteroproteose, Deuteroproteose etc.

Amphopepton

Antipepton (Fleischsäure?), Histidin, Arginin etc., Asparaginsäure, Leucin, Tyrosin, Tryptophan[6]) etc.

Die Bezeichnung „Albumosen" für das erste proteolytische Spaltungserzeugniss ist gerade wie das Wort „Eiweissstoffe" für die ganze Gruppe der Proteïnstoffe ungenau, weil mit „Eiweiss" oder „Albumin" eine bestimmte Gruppe Proteïnstoffe bezeichnet wird. Aus dem Grunde hat A. Wroblewski[6]) — und das lässt sich

---

[1]) Zeitschr. f. Biologie 1892, 29, [N. F.] 323. In Bd. 22, 452 derselben Zeitschrift geben Kühne und Chittenden für das Drüsenpepton im Mittel folgende Elementarzusammensetzung an: 45,96% C, 7,19% H, 17,60% N u. 0,46% S.
[2]) Fränkel: Zur Kenntniss der Zerfalls-Produkte des Eiweisses bei peptischer und tryptischer Verdauung. Wien 1896.
[3]) Zeitschr. f. physiol. Chemie 1877, 1, 277.
[4]) Compt. rendus 1878, 86, 1464.
[5]) Ebendort 1899, 128, 739.
[6]) Unter Tryptophan oder Proteïnochromogen versteht man ein bei der Trypsinverdauung auftretendes Spaltungserzeugniss, welches sich mit Chlor oder Brom röthlich färbt (Proteïnochrom).

nur empfehlen — vorgeschlagen, an Stelle des Namens „Albumose" die allgemeine, zuerst von Chittenden[1]) angewendete Bezeichnung „Proteosen" anzuwenden, das Wort Pepton zu belassen, die verschiedenen Arten derselben durch I, II etc. zu unterscheiden, indem dabei durch Vorsetzung des Stammwortes der einzelnen Proteïnstoffe die Spaltungserzeugnisse der letzteren gekennzeichnet werden, nämlich also:

	Albumosen	Globulosen	Fibrinosen	Myosinosen	Vitellosen	Edestinosen	Kaseosen	Elastosen	Glutinosen	Amyloïdosen	Mucinosen etc.
Protoproteosen I, II u. dergl. . . .											
Heteroproteosen I, II u. dergl. . . .											
Deuteroproteosen I, II u. dergl. . . .											
Toxproteosen											
	Albumopeptone	Globulopeptone	Fibrinopeptone	Myosinopeptone	Vitellopeptone	Edestinopepton	Kaseopepton	Elastopeptone	Glutinopeptone	Amyloïdopeptone	Mucinopeptone etc.
Peptone											
I											
II											
u. dergl.											

Selbstverständlich ist diese Abgrenzung bei dem jetzigen Stande der Forschungen, wie schon gesagt, keine genaue ebensowenig wie die Eintheilung der Proteïnstoffe in einzelne Gruppen, aber sie erleichtert die Uebersicht und das weitere Eindringen in die verwickelte Zusammensetzung und Beschaffenheit dieser Stoffe. Ebensowenig scharf sind die Trennungsmittel dieser Spaltungserzeugnisse (vergl. oben S. 40).

4. Giftige Proteïnstoffe, die Toxproteosen oder Peptotoxine, Ptomaïne etc.

Durch Fäulniss- und Infektions-Bakterien werden aus den Proteïnstoffen nicht selten giftige Spaltungsstoffe erzeugt, die unter der allgemeinen Bezeichnung „Toxine" zusammengefasst werden. Die Bildungsweise ist ohne Zweifel ähnlich der durch die proteolytischen Enzyme. Denn auch die gereinigten Proteosen (Albumosen) und Peptone wirken nach Neumeister, wenn sie direkt in die Blutbahn übergeführt werden, giftig, sei es als solche oder durch noch beigemengte, nicht entfernbare giftige Stoffe (Toxine). L. Brieger hat z. B. bei der Pepsinverdauung des Fibrins eine in Wasser sehr leicht lösliche Base, das „Peptotoxin" nachgewiesen. Aus Typhuskulturen konnte er das auf Thiere giftig wirkende Typhotoxin, aus Tetanuskulturen das Tetanin gewinnen, welches Thiere unter den Erscheinungen des Tetanus tödtete. Viele pathogene Kleinwesen erzeugen giftige Proteïnstoffe, welche das Krankheitsbild der fraglichen Infektion noch genauer hervorrufen als die Toxine; sie werden von Brieger und Fränkel unter der Bezeichnung „Toxalbumine" (richtiger Toxproteïne) zusammengefasst.

Auch höhere Pflanzen und Thiere können mitunter giftige Stoffe erzeugen, die

---

[1]) Oesterr. Chem.-Ztg. 1899, Nr. 4.

proteïnartiger Natur zu sein scheinen. Derartige giftige Stoffe sind z. B. in Abrus- und Ricinussamen, ferner in dem Gift von Schlangen, Spinnen und anderen Thieren nachgewiesen.

Umgekehrt giebt es auch anscheinend proteïnartige Stoffe, die sog. **Alexine** (von ἀλέξειν abwehren) oder Schutzstoffe im Blutserum, welche eine bakterientödtende, sog. **bactericide** Wirkung ausüben und den Thierkörper entweder gegen die Infektion mit einer bestimmten Bakterie „**immun**" oder gegen das von letzterer erzeugte Gift „**giftfest**" machen können.

Die wahre Natur dieser Toxine bezw. der Toxalbumine oder Toxproteosen sowie der die Giftigkeit derselben aufhebenden Alexine ist bis jetzt noch wenig erforscht und noch zweifelhaft, ob sie den Proteosen bezw. Peptonen oder den Enzymen nahe stehen.

Genauer untersucht sind die von den Fäulnissbakterien aus den Proteïnen erzeugten Spaltungsstoffe, die zuerst bei der Leichenfäulniss beobachtet und desshalb mit dem Namen „**Ptomaïne**" bezeichnet wurden. Sie stehen aber den ursprünglichen Proteïnstoffen schon fern, sind zum grossen Theil **Diamine**, theils giftig, theils nicht giftig (vergl. weiter unten).

Auch in der Pflanzen- und Thierzelle können als physiologische Stoffwechselerzeugnisse stickstoffhaltige Extraktivstoffe oder Sekrete entstehen, die theils giftig, theils ungiftig sind, anscheinend der Cholin-, Harnsäure- oder Kreatiningruppe angehören und zum Unterschiede von den durch Kleinwesen erzeugten Ptomaïnen bezw. Toxinen „**Leukomaïne**" genannt werden.

IV. Klasse. Proteïnähnliche Stoffe oder Proteïde (bezw. Albuminoïde).

Zu dieser Gruppe rechnet man diejenigen Stickstoffverbindungen, welche unter sich zwar sehr verschieden sind, auch schon manche von den eigentlichen Proteïnstoffen abweichende Eigenschaften besitzen, aber in ihrer chemischen Zusammensetzung den Proteïnstoffen noch nahe stehen. Hierher werden gerechnet:

I. Die Gerüstsubstanzen.

Die Gerüstsubstanzen bilden zum grossen Theile wichtige Bestandtheile des thierischen Knochengerüstes oder der thierischen Hautgebilde und leiten hiervon ihre Bezeichnung ab. Sie sind im Thierkörper durchweg in ungelöstem Zustande vorhanden und gegen chemische Lösungsmittel sowie Agentien durchweg unempfindlich. Von den Gerüstsubstanzen sind für die menschliche Ernährung wichtig:

a) **Das Kollagen** oder die leimgebende Substanz, der Hauptbestandtheil der Bindegewebsfibrillen, als Osseïn der organischen Substanz des Knochengewebes und gleichzeitig mit Chondrogen im Knorpelgewebe. Das Kollagen der einzelnen Gewebe ist anscheinend in etwa verschieden. Man erhält es aus den Knochen als Rückstand durch längeres Ausziehen mit Salzsäure und Auswaschen derselben, aus den Sehnen durch Auslaugen mit Kalkwasser oder verdünnter Alkalilauge, welche das Eiweiss und Mucin nicht, das Kollagen aber lösen. Wie in Wasser, verdünnten Säuren und Alkalien ist dasselbe unlöslich in Salzlösungen.

Durch anhaltendes Kochen geht das Kollagen in Leim, auch Glutin oder Kolla genannt, über, indem dasselbe vielleicht Wasser aufnimmt; denn durch Erhitzen des Leimes auf 130° soll sich Kollagen wieder zurückbilden, so dass es als das Anhydrid des Leimes aufgefasst werden könnte. Der Leim ist farblos und in dünneren Schichten durchsichtig; er quillt, ohne sich zu lösen, in kaltem Wasser auf; in heissem Wasser löst er sich zu einer klebrigen Flüssigkeit die in der Kälte bei genügendem Gehalt erstarrt (gelatinirt), woher auch der Name „Gelatine" rührt. Kollagen und Leim haben nahezu dieselbe chemische Zusammensetzung, welche den Formeln $C_{102}H_{151}N_{81}O_{39}$ oder $C_{76}H_{124}N_{24}O_{29}$ entspricht, nämlich:

Kollagen	50,70 % C,	6,47 % H,	17,86 % N,	24,92 % S+O	(Hofmeister)
Leim aus Hirschhorn .	50,05 „	6,55 „	18,37 „	25,02 „	(Mulder)
Leim	50,00 „	6,50 „	17,50 „	26,00 „	(Fremy)
Gereinigte Gelatine .	50,14 „	6,69 „	18,12 „	25,05 „	(Paal)

Der Gehalt an Schwefel wird zu 0,20--0,25% angegeben. Die feinste käufliche Gelatine enthält stets etwas Eiweiss eingeschlossen.

Wird der Leim sehr anhaltend mit Wasser gekocht, so bildet sich eine weitere Modifikation, das β-Glutin Nasse's, das nicht mehr gelatinirt und dessen spec. Drehung nur mehr —136° gegenüber der des ursprünglichen Leimes von —167,5° beträgt.

Bei der Verdauung mit Magen- und Pankreassaft liefert Kollagen oder Leim die mit den Proteïnstoffen gleichartigen Umsetzungsstoffe: Leimalbumosen, genannt Gelatosen (Proto-, Deutero-Gelatose etc.) und weiter Leimpeptone. Der Leim vermag, wie wir später sehen werden, nicht in Körperproteïn überzugehen, sondern dasselbe nur vor Zerfall zu schützen, d. h. an seiner Stelle sich zu zersetzen; er wirkt, wie man sagt, proteïnersparend, nicht proteïnersetzend.

Durch Einwirkung starker Säuren oder Alkalien, sowie bei der Fäulniss liefert der Leim fast dieselben Umsetzungsstoffe wie die Proteïnstoffe, nämlich die Amidoverbindungen Asparaginsäure, Glutaminsäure und Leucin, die Basen Lysin, Lysatinin und Arginin, dagegen kein Tyrosin (auch anscheinend kein Indol, Skatol), weiter aber viel Glykokoll, welches in Folge hiervon und wegen seines süssen Geschmackes auch den Namen Leimzucker erhalten hat.

Wegen Fehlens der Phenol- bezw. Tyrosingruppe im Leim-Molekül geben Leimlösungen beim Kochen mit Millon's Reagenz — am besten wird die Leimlösung erst gekocht und dann erst das Reagenz zugesetzt — nur eine schwache Rosa- bis Rothfärbung und beim Kochen nach Zusatz von $^1/_3$ Vol. Salpetersäure nur ganz schwache Gelbfärbung (Xanthoproteïnsäure). Zum Unterschiede von Proteïnstoffen, Proteosen und Peptonen geben Leimlösungen keine Niederschläge[1]): 1. mit Essigsäuren und Mineralsäuren beim Kochen; 2. desgl. nicht auf Zusatz von Essigsäure und Ferrocyankalium; 3. desgl. nicht auf Zusatz von Quecksilberchlorid, Alaun oder Bleiessig (Unterschied von Proteosen und Peptonen). 4. Keine Rothfärbung mit dem Gemisch von Schwefelsäure- und Essigsäureanhydrid; 5. Ein Zusatz von Natronlauge und etwas Kupfersulfat zu Leimlösungen giebt blauviolette Färbung (Proteïn- und Peptonlösungen geben rothviolette Färbungen). 6. Dagegen wird Leimlösung wie die von Proteïnstoffen durch Gerbsäure, Phosphorwolframsäure, Phosphormolybdänsäure bei Gegenwart von Säuren, von Metaphosphorsäure, von Quecksilberchlorid bei Gegenwart von Salzsäure und Kochsalz, von Alkohol besonders bei Gegenwart von Neutralsalzen gefällt. 7. Der Leim verhindert die Fällung von Hypoxanthin in Ammoniak durch Silberlösung. 8. Leimlösungen diffundiren nicht.

b) Chondrogen und Chondrin in den Knorpeln. Wie das Kollagen der Knochen beim Kochen mit Wasser den isomeren Leim liefert, so entsteht aus dem Chondrogen das Chondrin oder der Knorpelleim. Das Chondrin theilt auch im allgemeinen mit dem Leim (Glutin) aus dem Kollagen der Knochen die gleichen

---

[1]) Oder doch nur unter gewissen Vorsichtsmassregeln (Mörner: Zeitschr. f. physiol. Chemie 1899, 28, 471); das β-Glutin wird jedenfalls nicht mehr gefällt.

Eigenschaften, nur wird es im Gegensatz zu Glutin von Essigsäure, Milchsäure und kleinen Mengen Mineralsäuren gefällt und hat eine abweichende Elementarzusammensetzung, nämlich rund im Mittel mehrerer Analysen:

$$50{,}0\,\%\ \text{C},\ 6{,}6\,\%\ \text{H},\ 16{,}5\,\%\ \text{N},\ 0{,}4\,\%\ \text{S},\ 28{,}5\,\%\ \text{O}.$$

Man giebt dem Chondrin die Formel $C_{99}H_{156}N_4O_{42}$.

Die Physiologen halten das Chondrin für ein Gemenge von Glutin mit den eigenartigen Bestandtheilen der Knorpeln und deren Umwandlungserzeugnissen (der Chondroitinschwefelsäure).

c) Das Elastin, Bestandtheil der elastischen Fasern in allen Bindegeweben, besonders im Nackenband (Ligamentum nuchae) der grösseren Säugethiere. Zur Gewinnung desselben wird das Nackenband zuerst mit Aether-Alkohol entfettet, längere Zeit mit Wasser, mit 1%-iger Kalilauge, mit Wasser und Essigsäure und zuletzt behufs Lösung der Mineralstoffe mit 5%-iger Salzsäure gekocht. Das Elastin bildet im feuchten Zustande gelblich-weisse Fasern oder Häute, im trocknen Zustande ein gelblich-weisses Pulver. Dasselbe ist unlöslich in allen üblichen Lösungsmitteln (Wasser, in dem es aufquillt, in Alkohol, Aether und Essigsäure) und sehr widerstandsfähig gegen die Einwirkung chemischer Reagenzien.

Nur von starker Alkalilauge und von starken Mineralsäuren wird das Elastin gelöst. Hierbei entstehen dieselben Spaltungserzeugnisse wie bei der Zersetzung der Proteïnstoffe (die Basen Lysin, Lysatinin und Arginin, Indol, Skatol, Benzol und Phenole); ferner Glykokoll, aber keine Asparagin- und Glutaminsäure und nur sehr wenig Tyrosin. Bei der Fäulniss des Elastins sind Indol und Skatol nicht beobachtet.

Chittenden und Hart[1]) verfolgten die Umwandlungen, welche das Elastin bei der Behandlung mit Säure bei 100° sowie mit Pepsin-Salzsäure und Pankreassaft erleidet, und fanden für die Umsetzungserzeugnisse folgende Elementarzusammensetzung:

		C	H	N	S	O
Ursprüngliches Elastin		54,16 %	7,23 %	16,78 %	0,30 %	21,53 %
a. Behandlung mit Säure bei 100°	Protoelastose	54,33 „	7,14 „	16,84 „		21,69 %
	Deuteroelastose	53,26 „	7,12 „	16,70 „		22,92 „
b. mit Pepsin - Salzsäure	Protoelastose	54,40 „	7,07 „	17,24 „		21,09 „
	Deuteroelastose	53,45 „	7,04 „	16,87 „		22,64 „
c. mit Pankreassaft (peptonartiger Körper)		53,85 „	7,14 „	16,72 „	— „	22,29 „

Die Verdauungserzeugnisse verhalten sich denen aus den Proteïnstoffen mehr oder weniger gleich und haben auch wirkliche Versuche bei Menschen ergeben, dass das Elastin in feiner Vertheilung vom Menschen ausgenutzt wird.

Die Protoelastose ist nach Zusammensetzung und Reaktion mit dem Hemielastin von Norbaczewski gleich.

Das Elastin giebt die Millon'sche und die Xanthoproteïnsäure-Reaktion.

Zu der Gruppe der Gerüstsubstanzen gehören auch die Keratine als Hauptbestandtheil der Horngewebe, der Epidermis, Haare, Wolle, Nägel, Hufe, Hörner, Federn, das Retikulin als Stützgewebe der Lymphdrüsen (ferner auch in Milz, Leber, Nieren) und die Skeletine in den Stütz- und Deckgebilden der wirbellosen Thiere, nämlich das Spongin, die Hauptmasse des Badeschwammes, das Konchiolin

---

[1]) Zeitschr. f. Biologie 1889, 25. 368.

in den Schalen von Muscheln und Schnecken, das Korneïn, das Achsenskelett von Anthipathes und Gorgonia. Diese Stoffe haben noch ebenso wie das Kollagen, Chondrogen und Elastin manche Beziehungen zu den Proteïnstoffen, indem sie mehr oder weniger mit chemischen Reagenzien, Verdauungssäften etc. dieselben Spaltungserzeugnisse liefern.

Das Chitin der Gliederthiere, wahrscheinlich das Aminderivat eines Kohlenhydrates, gehört nicht mehr zu den Proteïnstoffen, auch das Fibroïn und Sericin der Rohseide kann wohl kaum zu den Skeletinen gerechnet werden.

Diese letzten Gerüstsubstanzen haben jedoch für die menschliche Ernährung keine Bedeutung, weshalb ich mich hier mit der blossen Aufführung derselben begnüge.

2. Enzyme (Fermente).

Unter „Enzyme" bezw. „Fermente" verstehen wir durchweg stickstoffhaltige, den Proteïnstoffen nahe stehende Verbindungen, welche von den Zellen abgesondert werden und die Eigenschaft besitzen, unter gewissen Bedingungen bei anderen chemischen Verbindungen Umsetzungen zu bewirken bezw. Reaktionen zu veranlassen, ohne selbst bei diesen Umsetzungen oder Reaktionen eine Zersetzung oder eine Einbusse zu erleiden.

Je nachdem die Wirkung des Enzyms an die Zelle gebunden ist und sich nur in dieser äussert, oder je nachdem das Enzym auch von der Zelle ohne Störung der Wirkung sich trennen lässt und getrennt von dieser wirkt, unterscheidet man zwischen geformten und ungeformten Fermenten. Die geformten Fermente, die also nur in oder durch die Organismenzelle wirken, bei denen also die Umsetzungen einfach als Lebensäusserungen des Lebewesens aufgefasst werden (z. B. nach Pasteur bei der Hefe) nennt man jetzt Fermente schlechtweg, während man unter Enzymen die ungeformten Fermente, d. h. die aus der Organismenzelle abtrennbaren wirksamen Verbindungen zu verstehen pflegt. So sind Diastase, Pepsin, Invertase etc. Enzyme, die Fäulnisserreger dagegen Fermente. Die meisten enzymisch wirkenden Stoffe lassen sich von dem Organismus bezw. der Zelle trennen, ohne dass sie in ihrer Wirkung eine Einbusse erleiden. Früher wurde die Hefe als ein Ferment (geformtes) aufgefasst, weil die alkoholische Gährungen an die Hefezelle gebunden und nur bei deren Vorhandensein in der Zuckerlösung selbst möglich sein sollte. Jetzt hat man auch das für die alkoholische Gährung wirksame Enzym getrennt von der Zelle (extracellulär), als Zymase im Hefepresssaft (E. Buchner) dargestellt.

Fermente und Enzyme unterscheiden sich dadurch, dass die Wirkung der Fermente durch Zusätze von arseniger Säure, Phenol, Salicylsäure, Borsäure, Fluornatrium, Chloroform, Aether u. dergl. aufgehoben werden kann, indem die Lebensthätigkeit der Zelle durch diese Zusätze verhindert wird, die Wirkung der vom Organismus abgetrennten Enzyme dagegen durch solche Zusätze keine Einbusse erleidet. Die Wirkungen der Enzyme werden aber aufgehoben z. B. durch Blausäure, Jodcyan, Jod, Kohlenoxyd, Arsenwasserstoff und Quecksilberchlorid.

Die Wirkungsweise der Fermente bezw. Enzyme besteht darin, dass sie eine Spaltung bestehender chemischer Verbindungen bewirken entweder unter Anlagerung von Wasser (hydrolytische Spaltung) oder von Sauerstoff (oxydative Spaltung).

Zu den hydrolytischen Spaltungen gehören: 1. Der Abbau der Kohlenhydrate durch die diastatischen Enzyme z. B. Invertase (Sukrase), Amylase (Diastase), Glukase, Maltase, Laktase, Cytase etc., 2. die Spaltung der Glukoside z. B. durch Emulsin, Myrosin etc., 3. die Spaltung der Fette durch Steapsin oder Lipase, 4. der Abbau der Proteïnstoffe durch Pepsin, Trypsin, Chymosin etc., 5. die Spaltung des Harnstoffs durch Urease, 6. die Milchsäurebildung durch den Bac. acidi lactici.

Oxydative Spaltungen werden bewirkt 1. durch solche Enzyme bezw. Fermente, welche a) den zur Oxydation nöthigen Sauerstoff von aussen entnehmen, z. B. aus der Luft; hierzu gehören die Oxydasen wie Lakkase, Tyrosinase, Onoxydase, Malase etc., ferner Mycoderma aceti, welches letztere den Aethylalkohol zu Essigsäure oxydirt (vergährt), b) den Sauerstoff anderen Verbindungen entnehmen können z. B. dem Wasserstoffsuperoxyd, die indirekt wirkenden Oxydasen; 2. durch Enzyme, welche den intramolekularen Sauerstoff einer und derselben Verbindung zur Oxydation eines Theiles des im Molekül enthaltenen Kohlenstoffs auf Kosten des anderen bis zur Sättigung oxydiren; hierzu gehören die die alkoholische Gährung verursachenden Enzyme, wobei der Zucker wie folgt zerfällt:

$$C_6H_{12}O_6 = 2 C_2H_5 \cdot OH + 2 CO_2.$$

Vorgänge der hydrolytischen Spaltung sind z. B. der Zerfall des Rohrzuckers (Saccharose) unter dem Einfluss des Enzyms der Hefe, nämlich der Invertase in Glukose und Fruktose:

$$\underset{\text{Saccharose}}{C_{12}H_{22}O_{11}} + \underset{\text{Wasser}}{H_2O} = \underset{\text{Glukose}}{C_6H_{12}O_6} + \underset{\text{Fruktose}}{C_6H_{12}O_6}$$

Die Stärke zerfällt unter dem Einfluss der Maltase (Diastase) des Malzes in Maltose und Achroodextrin:

$$\underset{\text{Lösl. Stärke}}{10 (C_{12}H_{20}O_{10})} + \underset{\text{Wasser}}{8 H_2O} = \underset{\text{Maltose}}{8 C_{12}H_{22}O_{11}} + \underset{\text{Achroodextrin}}{C_{24}H_{40}O_{20}}.$$

Das Amygdalin wird durch das Enzym Emulsin in Zucker, Bittermandelöl und Blausäure (bezw. Benzaldehydcyanhydrin) gespalten:

$$\underset{\text{Amygdalin}}{C_{20}H_{27}NO_{11}} + \underset{\text{Wasser}}{2 H_2O} = \underset{\text{Zucker}}{2 (C_6H_{12}O_6)} + \underset{\text{Bittermandelöl}}{C_6H_5 \cdot COH} + \underset{\text{Blausäure}}{HCN}.$$

Auf einer oxydativen Spaltung beruht die Ueberführung von Hydrochinon in Chinon durch die Lakkase:

$$\underset{\text{Hydrochinon}}{2 C_6H_4{<}^{OH}_{OH}} + O_2 = \underset{\text{Chinon}}{2 C_6H_4{<}^{O}_{O}} + 2 H_2O$$

Darüber, wie diese Wirkungen der Enzyme zu Stande kommen, herrschen zur Zeit noch Meinungsverschiedenheiten. Viele nehmen nach dem Vorgange von Berzelius eine sog. katalytische Wirkung an; die Enzyme sollen durch einfache Berührung (Kontakt) mit anderen Stoffen Umsetzungen bewirken, in ähnlicher Weise wie z. B. Kaliumhypochlorid durch Kobaltoxyd, Wasserstoffsuperoxyd durch Kaliumbichromat, Alkohol durch Schwefelsäure bei der Aetherbildung, zersetzt werden, ohne dass Kobaltoxyd bezw. Kaliumbichromat bezw. Schwefelsäure dabei eine Aenderung erfahren. Auch wird nach dieser Hypothese angenommen, dass vorübergehend eine Zwischenverbindung zwischen dem umzusetzenden Stoff und dem Enzym eintritt, dass diese Doppelverbindung eine wesentlich andere Beschaffenheit als der ursprüngliche Stoff besitzt und unter anderem leicht Wasser aufnimmt, wodurch das Enzym wieder frei gemacht, der andere Stoff aber zersetzt wird. Solche Zwischenverbindungen aber hat man bis jetzt noch nicht nachweisen können.

Aus dem Grunde dachten sich v. Liebig und Nägeli den Vorgang in der Weise, dass die Enzyme sich in besonderen Schwingungen befinden und die zersetzungsfähige Verbindung zu molekularen Schwingungen zu veranlassen vermögen, in Folge dessen die Moleküle der Verbindung zerfallen.

Für die rein physikalische oder Kraftwirkung der Enzyme ist besonders auch Arthus eingetreten und hat O. Nasse sie sogar mit der elektrischen Kraft verglichen, die bei der Spaltung von chemischen Verbindungen in deren Ionen thätig ist. Die Kraft lässt sich aber von dem Stoff nicht trennen und so ist einleuchtend, dass die Wirkung der Enzyme auch von deren chemischer Natur abhängig ist. Die Enzyme haben die grösste Aehnlichkeit mit dem Protoplasma, sowohl was die Zusammensetzung wie das Verhalten gegen chemische Reagenzien betrifft und stellt Gautier sogar die Behauptung auf, dass sie sich in ihrer chemischen Zusammensetzung denjenigen Zellen nähern, von denen sie herrühren.

Dass die chemische Natur der Enzyme von wesentlichem Einfluss auf die Art ihrer Wirkung ist, hat in letzterer Zeit besonders Emil Fischer nachgewiesen. Er erhielt durch Einwirkung von Salzsäuregas auf eine Lösung von Glukose in Methylalkohol zwei isomere Methylaether der Glukose (Glukoside); unter Austritt von Wasser aus der Glukosekette wird das Methyl in die Aldehydgruppe eingeführt und dessen Kohlenstoff in Folge hiervon asymmetrisch; es bilden sich also zwei stereoisomere Methylglukoseäther von folgender Konfiguration:

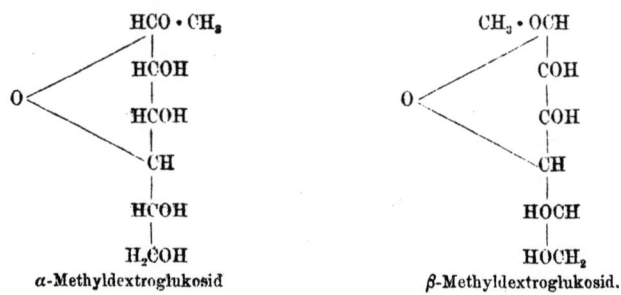

α-Methyldextroglukosid.   β-Methyldextroglukosid.

Von diesen Glukosiden wird nur das β-Methylglukosid durch das Enzym „Emulsin" gespalten, die stereo-isomere Form α bleibt dagegen völlig unangegriffen.

Umgekehrt vermag das in der Bierhefe vorkommende, glukosidspaltende Ferment nur das α-Methylglukosid zu zerlegen, ist dagegen wirkungslos auf das β-Methylglukosid.

Derartige Fälle sind verschiedene beobachtet worden; das Emulsin kann wohl Glukoside und den Milchzucker (in Glukose und Galaktose) aber keine anderen Disaccharide zerlegen; umgekehrt vermögen die von verschiedenen Milchhefen abgeschiedenen wirksamen Stoffe wohl den Milchzucker aber keine Glukoside umzuwandeln.

Hieraus folgt, dass die Wirkung eines Enzyms sich auf eine gewisse Anzahl von Stoffen beschränkt und sich nach der Struktur der chemischen Körper richtet. Eine Wirkung der Enzyme ist nach E. Fischer nur möglich, wenn zwischen dem wirkenden Enzym und dem zu zerlegenden Körper eine stereo-chemische Beziehung besteht; das Enzym und die Stoffe, auf welche sie einwirken, müssen eine ähnliche chemische Struktur besitzen, oder die Struktur derselben muss wenigstens in einer gewissen Beziehung zu einander stehen; sie müssen sich, wie E. Fischer sagt, zu einander wie Schlüssel und Schloss verhalten.

In ähnlicher Weise erklärt Ehrlich die Wirkung der Toxine; nach ihm müssen eigenartige sterische Konfigurationen, die „haptophore Gruppe" der Toxine, eine zu ihnen passende „haptophore Gruppe" im Protoplasma der Zelle finden, an der sie und mit ihr das Gesammtmolekül Toxin haftet; dann erst kann die „toxophore Gruppe" ihre Wirkung auf die Zelle ausüben. Fehlt die entsprechende „haptophore Gruppe", so ist das Toxin auf die Zelle unwirksam.

Man hat die Wirkung der Enzyme vielfach mit der von Säuren und Basen verglichen. Letztere verhalten sich aber gegenüber den verschiedenen zerlegbaren Stoffen im wesentlichen gleich, während die Enzyme Unterschiede machen. Letztere sind zwar nicht immer auf einen und denselben Grundstoff angewiesen, so können, wie schon gesagt, das Emulsin auch Milchzucker spalten, die fettspaltenden Enzyme auch Glukoside zerlegen und umgekehrt. Die Fermente müssen dann aber die ihnen passende Atomgruppe (eine bestimmte sterische Atomgruppirung) vorfinden. Auch verhalten sich die Lösungen von Enzymen einerseits, von Säuren und Basen andererseits nach G. Bredig[1]) insofern verschieden, als die letzteren sich z. B. durch die Gefrierpunktserniedrigung als wahre Lösungen bekunden, die Enzymlösungen jedoch diesen Gesetzen nicht gehorchen, sie sind kolloïdale Lösungen. Bemerkenswerth ist, dass sich kolloïdale Lösungen von Gold und Platin (erhalten durch Zerstäuben von metallischem Draht an der Kathode unter Wasser oder schwach alkalischem Wasser mittelst des elektrischen Lichtbogens) gegen Wasserstoffsuperoxyd, bezüglich der Oxydation von Alkohol zu Essigsäure, von Pyrogallol, gegen Guajak- und Aloïnlösung etc., wie nicht minder gegen die S. 50 angegebenen Enzymgifte genau so verhalten wie die pflanzlichen und thierischen Enzyme.

Die Entstehungsweise der Enzyme ist noch unbekannt; Hüfner nimmt an dass sie durch Oxydation aus den Proteïnstoffen entstehen, Wróblewski hält sie für Proteosen. Jedenfalls entstehen sie ausnahmslos in den Zellen und wird bei allen enzymischen Vorgängen Wärme frei, ihre Wärmetönung ist positiv. Allen den vorhergehend beschriebenen Vorgängen über die Art und Wirkung der Enzyme trägt wohl folgende Begriffserklärung von C. Oppenheimer[2]) am besten Rechnung:

„Ein Ferment ist das materielle Substrat einer eigenartigen Energieform, die von lebenden Zellen erzeugt wird und mehr oder weniger fest an ihnen haftet, ohne dass ihre Wirkung an den Lebensprozess als solchen gebunden ist; diese Energie ist im Stande, die Auslösung latenter (potentieller) Energie chemischer Stoffe und ihre Verwandlung in kinetische Energie (Wärme, Licht) zu bewirken in der Weise, dass der chemische Stoff dabei so verändert wird, dass der neu entstehende Stoff oder die Summe der neu entstehenden Stoffe eine geringere potentielle Energie d. h. eine geringere Verbrennungswärme besitzt, als der ursprüngliche Stoff. Das Ferment selbst bleibt bei diesem Prozess unverändert. Es wirkt specifisch, d. h. jedes Ferment richtet seine Thätigkeit nur auf Stoffe von ganz bestimmter struktureller und stereochemischer Anordnung".

Die grosse Anzahl der Enzyme (oder löslichen Fermente) lässt sich folgendermassen eintheilen[3]):

---

[1]) Chem.-Ztg. 1900, **24**, 895
[2]) Carl Oppenheimer: Die Fermente und ihre Wirkungen. Leipzig 1900.
[3]) Vergl. Jean Effront: Die Diastasen, übersetzt von M. Büchler. Wien 1900.

a) Hydratisirende Enzyme.

α) Enzyme, die Kohlenhydrate spalten:

Name	Vorkommen	Stoffe, auf welche das Enzym wirkt	Erzeugnisse der Einwirkung
Invertin oder Sukrase	Hefe, Schimmelpilze	Rohrzucker	Invertzucker
Amylase oder Diastase	Vorwiegend Malz, aber allgemein verbreitet in pflanzlichen u. thierischen Zellen	Stärke u. Dextrine	Maltose
Glukase oder Maltase	Hefe, Schimmelpilze	Dextrine u. Maltose	Glukose
Laktase	Kefir, Milchhefe	Milchzucker	Glukose u. Galaktose
Trehalase	Hefe Frohberg	Trehalose	Glukose
Inulase	Topinambur-, Dahlia-Knollen, Cichorien etc.	Inulin	Fruktose (Lävulose)
Cytase	Malz, Kotyledonen von Lupinus albus	Cellulose	Zuckerarten
Pektase	Frisches Fleisch von Rüben, Früchte etc.	Pektin	Pektate u. Zuckerarten
Karoubinase	Gekeimter Johannisbrotsamen	Karoubin	Karoubinose

β) Enzyme, welche Glukoside spalten:

Name	Vorkommen	Stoffe	Erzeugnisse
Emulsin	Bittere Mandeln, Pilze	Amygdalin (u. andere Glukoside)	Glukose, Bittermandelöl und Blausäure
Myrosin	Senf- u. sonstige Cruciferen-Samen	Myronsaures Kalium	Glukose, Allylsenföl u. saures schwefels. Kalium
Betulase	Wurzelrinde von Betula lenta	Gaultherin	Glukose u. Salicylsäure-Methyläther (Gaultheria-Oel)
Rhamnase	Früchte von Rhamnus infectoria	Xanthorhamnin	Rhamnatin und Isodulcit

γ) Enzyme, welche Fette spalten:

Name	Vorkommen	Stoffe	Erzeugnisse
Steapsin	Pankreassaft	Fette	Glycerin u. Fettsäuren
Lipase	Blut	Fette	Glycerin u. Fettsäuren

δ) Enzyme, welche die Proteïnstoffe umwandeln bezw. zerlegen.

Name	Vorkommen	Stoffe	Erzeugnisse
Lab oder Chymosin	Magenschleimhaut, besonders im Labmagen vom Kalbe und Schafe, Artischoke	Kaseïn	Parakaseïn u. Molkeneiweiss
Parachymosin	Magen des Menschen und Schweines	desgl.	desgl.
Plasmase oder Thrombin	Blutserum	Fibrinogen	Fibrin
Pepsin	Magensaft	Proteïnstoffe	Proteosen (Albumosen) u. Pro- oder Amphopepton

Name	Vorkommen	Stoffe, auf welche das Enzym wirkt	Erzeugnisse der Einwirkung
Trypsin oder Pankreatin	Pankreassaft	Proteïnstoffe	Pepton, Antipepton (Fleischsäure) u. Amide
Papayin	Blätter u. unreife Früchte von Carica Papaya	desgl.	Wie bei Pepsin

ε) Enzym der Harnstoff-Zersetzung.

Urease	Harn	Harnstoff	Ammoniumkarbonat

b) Oxydirende Enzyme (Oxydasen):

Lakkase	Saft des Lakkbaumes u. in einer Reihe anderer Pflanzen	Urushiksäure, Tannin, Anilin	Oxyurushicksäure, Oxydationsstoffe
Tyrosinase	Saft der Zuckerrüben u. vieler sonstiger Pflanzen u. Pilze (Boletus Russula, Lactarius etc.)	Tyrosin	Noch unbekannte Oxydations-Erzeugnisse
Onoxydase	Reife Trauben, Saft von Pflaumen, Aepfeln, gegohrener Birnensaft	Weinfarbstoff	desgl.
Malase	Früchte	Farbstoffe	desgl.
Oxydin	Kleie, überhaupt Cerealien	desgl.	desgl. bei der Brotbereitung
Olease	Oliven (zuweilen in Olivenöl)	Olivenöl	Oxydations-Erzeugnisse

c) Enzyme, welche eine molekulare Spaltung bewirken:

Zymase	Hefe	Verschiedene Zuckerarten	Alkohol u. Kohlensäure

Die chemische Zusammensetzung der Enzyme ist bis jetzt noch nicht mit Sicherheit ermittelt. Denn es hält sehr schwer, die Enzyme rein darzustellen. Die gewöhnliche Darstellungsweise besteht darin, dass man die betreffenden Pflanzenmassen oder -Zellen, welche die Enzyme enthalten, mit Wasser oder Glycerin auszieht und mit Alkohol fällt, oder dass man mit salzsäurehaltigem Wasser auszieht und die Lösung mit Kochsalz sättigt; es scheiden sich dann die Enzyme ähnlich wie die Globuline aus; oder man zieht mit phosphorsäurehaltigem Wasser aus und fällt mit Kalkwasser; das Enzym schlägt sich dann gleichzeitig mit dem Calciumphosphat nieder. Denn die Enzyme haben die Eigenschaft, dass sie sich auf Niederschlägen, die in den Lösungen derselben erzeugt werden, gleichsam verdichten bezw. von ihnen eingehüllt werden. Die Gewinnungsweisen der Enzyme sind daher sehr unvollkommen und erklärt sich hieraus, dass wir für ihre Elementarzusammensetzung bis jetzt nur sehr unsichere Zahlen besitzen. Für dieselbe wurden bei einigen der wichtigsten Enzyme umstehende Zahlen gefunden (vergl. S. 56):

Die hier auftretenden erheblichen Schwankungen können nur in der verschiedenen Reinheit der zur Untersuchung gelangten Enzyme ihren Grund haben; auch ist zu berücksichtigen, dass die Enzyme sich schnell verändern.

	C	H	N	S	Asche
Malzdiastase	45,68—47,57 %	6,49—7,35 %	4,57—16,53 %	0 %	6,08—3,16 %
Ptyalin	43,10 „	7,80 „	11,86 „	0 „	0,10 „
Invertase	40,50—43,90 „	6,90—8,40 „	4,30—9,30 „	0—0,63 „	0,1 „
Emulsin	43,06—48,80 „	7,10—7,20 „	11,52—14,20 „	1,25—1,30 „	0,1 „
Pankreatin oder Trypsin	43,60—52,75 „	6,50—7,50 „	13,81—16,55 „	0,88—0,95 „	7,04—17,70 „
Pepsin	53,20 „	6,70 „	17,80 „	0,88 „	17,70 „

Viele Enzyme stehen nach ihrer Elementarzusammensetzung und nach ihren Eigenschaften den Proteïnstoffen sehr nahe und erscheint es aus dem Grunde gerechtfertigt, sie zu den proteïnähnlichen Stoffen zu rechnen. Andere theilen aber diese Eigenschaften nicht mehr. Die Oxydasen scheinen sogar stickstofffrei zu sein und zu der Gruppe der Gummiarten zu gehören.

Die Wirkung der Enzyme ist bei einer Temperatur von 0° eine langsame oder ganz unterdrückte; sie steigt im allgemeinen mit der Temperatur bis 40° an, erreicht zwischen 40—60° ihren höchsten Werth und nimmt von 70 oder 80° an wieder ab. Jedes Enzym hat jedoch sein Temperaturoptimum d. h. eine bestimmte Temperatur, bei der es am stärksten wirkt. Im getrockneten Zustande können die Enzyme bis über 100° ohne Vernichtung ihrer Wirksamkeit erhitzt werden.

Einige Enzyme wirken nur in saurer, andere nur in neutraler oder alkalischer Lösung; Gegenwart von Wasser und bei einzelnen auch von Luft ist aber nothwendiges Erforderniss für die Wirkung der Enzyme. Im allgemeinen ist der Grad der Wirkung vom Verhältniss der verwendeten Stoffmenge an Enzym zu der des Rohstoffs abhängig, jedoch mit der Massgabe, dass mit einer unendlich kleinen Menge Enzym eine recht beträchtliche Stoffumwandlung hervorgerufen werden kann.

Die enzymischen Wirkungen sind mit Auftreten von Wärme verbunden. Ein Molekül Traubenzucker liefert bei seiner Umsetzung in Kohlensäure und Alkohol 71, ein Molekül Tripalmitin bei seiner Umsetzung in Fettsäure und Glycerin 30, 1 g Proteïn bei der Umwandlung in Harnstoff 4,6 Wärmeeinheiten. Die Enzyme sind Wärmeerzeuger, sie wandeln chemische Spannkraft in lebendige Kraft um und erzeugen Stoffe von geringerer Verbrennungswärme, als die ursprünglichen Stoffe, auf welche sie wirken.

Die Enzyme sind fast diffusionsunfähig und haben die gemeinsame Eigenschaft, dass sie Wasserstoffsuperoxyd zersetzen, was am besten in einer frisch bereiteten alkoholischen Lösung von Guajakharz gezeigt werden kann. Man setzt zu 2—3 ccm derselben einige Tropfen Wasserstoffsuperoxyd und der vermuthlichen Enzymlösung; bei Anwesenheit eines Enzymes tritt starke Blaufärbung auf, die auf einer Umwandlung der Guajakonsäure beruht. Vollständig zuverlässig ist aber dieses Verfahren zum Nachweis von Enzymen nicht; denn einerseits kann die Blaufärbung auch noch von anderen Körpern als von Enzymen hervorgerufen werden, dann auch können die Enzyme durch Anwesenheit anderer Stoffe, durch Kochen etc. unter Umständen ihr Färbevermögen einbüssen, ohne dass sie in ihrer enzymischen Wirkung Einbusse erlitten haben. Man stellt daher zweckmässig zwei Versuche an; in dem einen Versuch versetzt man die Guajaklösung mit frischer Enzymlösung, in dem anderen Versuch mit gekochter Enzymlösung; giebt die frische Lösung eine Blaufärbung, die erhitzte nicht, so darf man die Gegenwart eines Enzyms annehmen.

Spaltungserzeugnisse der Proteïnstoffe und verwandte Verbindungen.

Wie bereits im vorstehenden Abschnitt an verschiedenen Stellen auseinander gesetzt ist, treten bei der Spaltung der Proteïnstoffe, sei es durch Säuren und Alkalien, sei es durch Verdauungssäfte, sei es durch Fäulniss, regelmässig Stoffe auf, die vorwiegend als künstliche Abkömmlinge der Proteïnstoffe anzusehen sind, die aber auch neben letzteren vielfach als solche in den Nahrungs- und Genussmitteln vorkommen, und hier deshalb einer kurzen Besprechung unterzogen werden müssen. Zu den Spaltungserzeugnissen bezw. Abkömmlingen der Proteïnstoffe gehören:

1. Die Nukleïne.

Unter „Nukleïn" verstand man ursprünglich den Kern der Eiterzellen; später fand man aber ähnliche Stoffe als Kerne in der Hefe, überhaupt in zellreichen Organen des Thier- und Pflanzenreiches und weiter bei der Verdauung gewisser Proteïnstoffe (der Nukleoalbumine und Nukleoproteïde). Diese Stoffe zeichnen sich sämmtlich durch einen hohen Gehalt an Phosphor aus und giebt man denselben die allgemeine Formel $C_{29}H_{49}N_9P_3O_{22}$. Die von verschiedenen Nukleïnen ausgeführten Elementaranalysen stimmen aber nur annähernd mit dieser Formel überein; so wurde gefunden für Nukleïn aus:

	1 Kaseïn %	2 Lachssperma %	3 Eiter %	4 Eidotter %	5 Stiersperma %	6 Hefe %	7 Menschengehirn %	Die Formel verlangt %
C	48,0	36,1	49,6	—	—	40,9	50,9	36,0
H	6,6	5,2	7,1	—	—	5,7	7,6	5,0
N	13,0	13,1	15,0	—	16,4	15,7	13,2	13,0
P	9,6	9,6	2,3	7,9	7,2	2,6—6,3	1,9	9,6

Die grossen Schwankungen in der Zusammensetzung der vorstehenden Nukleïne sind ohne Zweifel zum Theil auf die Verschiedenheit derselben je nach Ursprung zurückzuführen, zum grossen Theile aber auch wohl auf die nicht genügende Reinheit derselben.

W. Klinkenberg[1]) hat untersucht, ob die aus den Futtermitteln durch Pepsin und Pankreatin ausgeschiedenen Nukleïne gleich sind, und zu dem Zweck neben dem Stickstoff den Gehalt an Phosphor und Schwefel in denselben bestimmt; er findet:

	1. Mohnkuchen %	2. Erdnusskuchen %	3. Rapskuchen %	4. Baumwollsamenmehl %	5. Fleischfuttermehl I %	6. Fleischfuttermehl II %	7. Palmkernkuchen %
Nukleïn-N .	0,706	0,345	0,604	0,583	0,259	0,417	0,622
„ -P	0,071	0,036	0,008	0,063	0,031	0,053	0,034
„ -S .	0,172	0,087	0,167	—	0,068	0,087	0,104
Oder auf 1 Gewichtstheil Phosphor kommen:							
Stickstoff .	9,99	9,56	9,82	9,25	8,44	7,87	18,98
Schwefel . .	2,43	2,41	2,47	—	2,21	1,65	3,02

Bei den Nukleïnen der ersten 5 untersuchten Rohstoffen ist das Verhältniss von P:N:S annähernd wie 2:19:5; diese Nukleïne können als gleich bezeichnet werden; das aus Palmkernkuchen zeigt jedoch ein abweichendes Verhalten.

---

[1]) Zeitschr. f. physiol. Chemie 1882, 6, 566.

Die Nukleïne sind unlöslich in Wasser, Alkohol und Aether; sie werden von Pepsin nicht, dagegen von Pankreatin durch lange fortgesetzte Einwirkung mehr und mehr gelöst; in Alkali sind sie mehr oder weniger leicht löslich. Dasselbe zerlegt sie bei längerer Einwirkung oder beim Erwärmen in Proteïn und **Nukleïnsäuren**. Hiernach sind die Nukleïne als eine Verbindung von Proteïn mit Nukleïnsäuren aufzufassen, als phosphorreiche Nukleoproteïde und kann man durch Fällen von Proteïn in saurer Lösung mit Nukleïnsäuren Verbindungen herstellen, welche den wahren Nukleïnen gleichen. Durch Kochen mit verdünnten Säuren liefern die Nukleïne ausser Phosphorsäure die **Xanthinstoffe** oder **Nukleïnbasen**. Man unterscheidet hierbei:

a) **Echte Nukleïne**, welche bei der Spaltung mit Säuren Phosphorsäure und Xanthinkörper liefern — nach Kossel wird auch das Auftreten von Proteïn hierbei als erstes Erforderniss eines echten Nukleïns angesehen —. Die echten Nukleïne verbleiben bei der Verdauung von Nukleoproteïden mit Pepsin-Salzsäure als unlöslicher Rückstand; sie enthalten 5 % und mehr Phosphor, welcher sich (z. B. beim Hefennukleïn) als **Metaphosphorsäure** abspalten lässt. Sie geben die Biuret- und Millon'sche Reaktion. Da es verschiedene Nukleïnsäuren (und nicht minder Proteïde) giebt, so ist auch die Anzahl der Nukleïne entsprechend gross.

Behufs Darstellung derselben behandelt man Zellen und Gewebe mit Pepsin-Salzsäure, den Rückstand mit sehr verdünntem Ammoniak, fällt mit Salzsäure und wiederholt die Behandlung mit Pepsin-Salzsäure etc.

b) **Pseudonukleïne** oder **Paranukleïne** sind solche Nukleïne, welche bei der Spaltung durch Säuren keine Xanthinkörper liefern, daher aus Proteïn und einer Pseudo- oder Paranukleïnsäure bestehen. Die Paranukleïne werden als unlöslicher Rückstand bei der Verdauung von gewissen Nukleoalbuminen oder Phosphoglukoproteïden mit Pepsin-Salzsäure erhalten. Auch aus den Pseudonukleïnen lässt sich durch Mineralsäuren Metaphosphorsäure abspalten. Die Pseudonukleïne geben starke Proteïnreaktionen. Ein Theil derselben, wie das aus Kaseïn erhaltene, liefert beim Kochen mit Mineralsäure keine reducirende Substanz, während sich solche aus dem Pseudonukleïn des Ichthylins gewinnen lässt.

Unter **Nukleohiston** verstehen Kossel und Lilienfeld [1]) ein aus Kalbsthymus dargestelltes Nukleoproteïd von folgender Elementarzusammensetzung: 48,46 % C, 7,00 % H, 16,86 % N, 3,025 % P, 0,701 % S und 23,93 % O. Es liefert bei der Pepsinverdauung Nukleïn, ebenso beim Behandeln mit 0,8 %-iger Salzsäure, wobei gleichzeitig ein Proteïnstoff in Lösung geht, der sich durch seine Unlöslichkeit in überschüssigem Ammoniak auszeichnet und von A. Kossel **Histon** genannt wird. Die **Protamine** (S. 19) verbinden sich mit löslichen Proteïnstoffen zu Körpern, die sich wie Histon verhalten.

2. Nukleïnsäuren.

Die Nukleïnsäuren werden, wie schon gesagt, aus den Nukleïnen durch Behandeln mit Alkali abgespalten und auf umständlichem Wege rein dargestellt [2]). Man unterscheidet wie bei den Nukleïnen:

---

[1]) Zeitschr. f. physiolog. Chemie 1894, **18**, 478; 1896, **22**, 186.
[2]) Vergl. A. Kossel: Berichte d. deutschen chem. Gesellschaft 1894, **27**, 2215 und Altmann: Du Bois-Reymond's Archiv 1889, physiol. Abthl. 524.

Echte Nukleïnsäuren, die durch verdünnte Säuren in Phosphorsäure und Xanthinbasen zerlegt werden. Die Nukleïnsäuren unterscheiden sich weiter wieder dadurch, dass einige derselben nur Phosphorsäure und Xanthinbasen, andere neben letzteren auch noch Kohlenhydrate bei der Zerlegung liefern. Zu ersteren gehören z. B.

α) die **Thymusnukleïnsäure** oder **Adenylsäure** aus der Thymusdrüse des Kalbes, welche nach Kossel[1]) beim Erwärmen mit Wasser auf 100° in Guanin, Adenin, Cystosin und Thyminsäure $C_{16}H_{25}N_3P_2O_{12}$ zerfällt;

β) die **Salmonukleïnsäure** $C_{40}H_{54}N_{14}P_4O_{27}$ oder $C_{40}H_{54}N_{14}O_{17} \cdot 2P_2O_5$ im Lachssperma.

Aus diesen Nukleïnsäuren konnte bis jetzt kein Kohlenhydrat — nur bei tiefgreifender Zersetzung Lävulinsäure — abgespalten werden, während die **Hefennukleïnsäure** $C_{40}H_{59}N_{14}O_{22} \cdot 2P_2O_5$ eine Hexose, die **Guanylsäure** $C_{22}H_{34}N_{10}O_{12} \cdot P_2O_5$ aus dem Pankreas neben vorwiegend Guanin eine Pentose liefert.

Die Nukleïnsäure des Stierspermas liefert vorwiegend Xanthin.

Die Nukleïnsäuren verhalten sich bei der Spaltung daher sehr verschieden. Sie sind sämmtlich amorph, weiss und von saurer Reaktion, ebenso sämmtlich in Alkohol und Aether unlöslich; gegen Wasser verhalten sie sich verschieden. Die Guanylsäure ist z. B. in kaltem Wasser schwer, in kochendem Wasser leicht löslich; aus letzterem scheidet sie sich beim Erkalten wieder aus. Die anderen Nukleïnsäuren sind mehr oder weniger unlöslich in Wasser, dagegen leicht löslich in ammonikalischem oder alkalihaltigem Wasser; hieraus werden die Guanylsäure durch Essigsäure, die übrigen Nukleïnsäuren durch Salzsäure, besonders bei Gegenwart von Alkohol gefällt.

In naher Beziehung zu den Nukleïnen oder Nukleïnsäuren steht auch ferner die **Phosphorfleischsäure**, nach H. Siegfried, Balke und Ide, Müller, Macloed u. A.[2]) enthalten in den Muskeln, in der Milch, im Fleischextrakt; sie liefert bei der Spaltung: Bernsteinsäure, Paramilchsäure, Kohlensäure, Phosphorsäure und ein Kohlenhydrat, ferner durch Trypsin — nicht durch Pepsin — auch **Fleischsäure** $C_{10}H_{15}N_3O_5$, die mit dem Antipepton gleich oder nahe verwandt sein soll. Aus dem Grunde wird die Phosphorfleischsäure auch wohl „Nukleon" genannt.

Die Muskelauszüge oder die Fleischextraktlösung werden durch Fällen mit Chlorcalcium und Ammoniak bis zur schwach alkalischen Reaktion von Phosphaten befreit und das Filtrat mit Eisenchlorid versetzt. Hierdurch wird die phosphorhaltige Eisenverbindung, das „Karniferrin" gefällt, welches durch Zerlegen mit Baryumhydroxyd die Phosphorfleischsäure liefert[3]).

Das Verhältniss von $N : P$ schwankt in der Phosphorfleischsäure von $1 : 2,0$ bis $3,0$, was wohl darin seinen Grund hat, dass es bis jetzt nicht gelungen ist, die Säure völlig rein zu gewinnen.

Die Phosphorfleischsäure des Muskels wird von H. Siegfried als ein **Energiestoff** bezeichnet, weil sie ohne Zufuhr von Sauerstoff Kohlensäure liefern kann; ausserdem soll sie eine aldehydartige Substanz bilden, die vom ruhenden Muskel abermals oxydirt wird, um vom thätigen Muskel wieder verbraucht zu werden.

Der organische Phosphor des Muskels nimmt bei der Arbeit deutlich und der Phosphor der Phosphorfleischsäure auch bei starker Muskelanstrengung ab.

---

[1]) Zeitschr. f. physiol. Chem. 1896, **22**, 77.
[2]) Ebendort 1895, **21**, 360, 380; 1896, **22**, 248, 567 u. 575; 1899, **28**, 524 u. 535.

Eine dieser Gruppe nahestehende phosphorhaltige Säure ist weiter:

Die Inosinsäure $C_{10}H_{13}N_4PO_8$, ebenfalls im Muskelfleisch und Fleischextrakt enthalten, welche mit Baryum und Calcium krystallisirende Salze giebt und bei der Spaltung Hypoxanthin liefert.

3. Die Nukleïnbasen oder Xanthinstoffe.

Unter den durch Spaltung mit Mineralsäuren aus den Nukleïnen entstehenden Nukleïnbasen oder Xanthinstoffen versteht man stickstoffhaltige organische Basen, die sämmtlich unter einander und zur Harnsäure in naher Beziehung stehen. Weil sie aus einem Alloxur- und Harnstoffkern bestehen, so nennt man sie auch Alloxurbasen oder mit Einschluss der Harnsäure auch Alloxurkörper. E. Fischer[1]) leitet die Xanthinstoffe aber sämmtlich von dem Purin $C_5H_4N_4$ ab, weshalb sie auch „Purinbasen" genannt werden.

In dem Purin nimmt E. Fischer einen Kohlenstoff-Stickstoffkern von nachstehender Konstitutionsformel an, in welcher die verschiedenen Wasserstoffatome durch Hydroxyl-, Amid- oder Alkylgruppen ersetzt werden können.

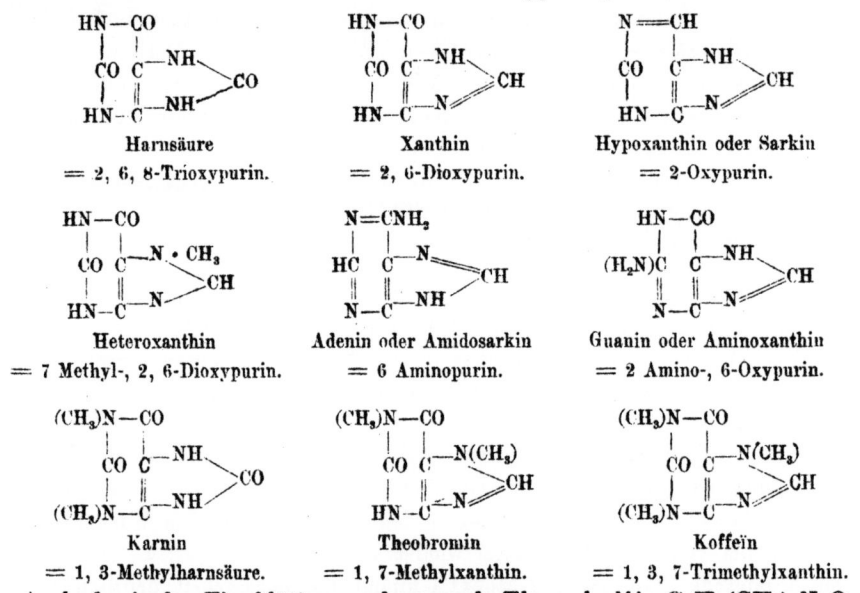

Um die Stellung der verschiedenen Substituenten zu bezeichnen, hat E. Fischer vorgeschlagen, die 9 Glieder des Purinkernes, wie vorstehend angegeben ist, zu bezeichnen. Hiernach haben die Glieder dieser Gruppe folgende Konstitution:

Auch das in den Theeblättern vorkommende Theophyllin $C_5H_2(CH_3)_2N_4O_2$ gehört zu dieser Gruppe, indem es als 1,3 Dimethylxanthin aufzufassen ist.

---

[1]) Vergl. u. A.: Berichte d. deutschen chem. Gesellschaft 1897, **40**, 549, 559, 1839, 2226, 2604, 3089 u. s. f.

Ausser als Spaltungsstoffe der Nukleïnsäure kommen die meisten Glieder dieser Gruppe auch natürlich vorwiegend im Fleischsaft, den Vögelauswürfen, spurenweise auch im Harn vor. Aber auch in den pflanzlichen Nahrungs- und Genussmitteln sind Abkömmlinge derselben vertreten, so das Koffeïn in Kaffee, Thee, Kola, das Theophyllin im Thee, das Theobromin im Kakao. Die Xanthinstoffe finden sich auch im Kartoffelsaft und in gekeimtem Samen. Das in den Pflanzen viel verbreitete „Vernin" $C_{16}H_{20}N_8O_8 + 3H_2O$ steht insofern mit dieser Gruppe in Verbindung, als es beim Kochen mit Salzsäure Guanin liefert.

Die bei der Spaltung der Nukleïne auftretenden 4 Basen Xanthin, Guanin, Hypoxanthin und Adenin zeigen ausser durch die gemeinschaftliche Zurückführung auf den Purinkern auch noch dadurch eine Aehnlichkeit, dass durch Einwirkung von salpetriger Säure das Guanin in Xanthin, das Adenin in Hypoxanthin übergeführt werden kann:

$$C_5H_4N_4O\text{—}NH + HNO_2 = C_5H_4N_4O_2 + N_2 + H_2O$$
Guanin   Xanthin

$$C_5H_4N_4\text{—}NH + HNO_2 = C_5H_4N_4O + N_2 + H_2O$$
Adenin   Hypoxanthin.

Diese Umwandlung wird auch durch die Fäulniss bewirkt. Bei der Einwirkung von Salzsäure liefern sämmtliche 4 Basen Ammoniak, Glykokoll, Kohlensäure und Ameisensäure. Sie liefern mit Mineralsäuren krystallisirende Salze, die mit Ausnahme der Adeninsalze von Wasser zersetzt werden. Sie sind leicht löslich in Alkalien; aus saurer Lösung werden sie durch Phosphorwolframsäure gefällt, ebenso nach Zusatz von Ammoniak und ammoniakalischer Silberlösung als Silberverbindungen. Ferner ist den Xanthinkörpern eigenartig, dass sie, mit Ausnahme von Koffeïn und Theobromin von Fehling'scher Lösung bei Gegenwart eines Reduktionsmittels wie Hydroxylamin oder Natriumbisulfit gefällt werden.

Im Einzelnen ist noch Folgendes zu bemerken:

a) Xanthin $C_5H_4N_4O_2 = 2,6$-Dioxypurin (S. 60), kommt sehr verbreitet vor in den Muskeln, Leber, Milz, Pankreas, Nieren, Karpfensperma, Thymus, Gehirn, bei den Pflanzen in den Keimlingen, Kartoffelsaft, Zuckerrüben, Thee etc. Das Xanthin ist amorph oder stellt körnige Massen von Krystallblättchen oder mit 1 Mol. Wasser auch rhombische Platten dar. Es ist unlöslich in Alkohol und Aether, nur sehr wenig löslich in Wasser — in 14151 bis 14600 Theilen bei 16°, in 1300–1500 bei 100° —, ferner schwer löslich in verdünnten Säuren, dagegen leicht löslich in Alkalien. Eine wässerige Xanthinlösung wird von essigsaurem Kupfer beim Kochen gefällt, bei gewöhnlicher Temperatur von Quecksilberchlorid und ammoniakalischem Bleiessig, nicht jedoch von Bleiessig allein. Das Xanthinsilber ist in heisser Salpetersäure löslich, aus welcher Lösung leicht eine Doppelverbindung auskrystallisirt.

Verdampft man etwas Xanthin mit Salpetersäure in einer Porzellanschale zur Trockne, so verbleibt ein gelber Rückstand, welcher bei Zusatz von Natronlauge erst roth und dann purpurroth gefärbt wird. Besonders kennzeichnend ist die Weidel'sche Reaktion: die Xanthinlösung wird im Reagenzglase erst mit Chlorwasser (oder mit Salzsäure und etwas Kaliumchlorat) gekocht, die Flüssigkeit in einer Porzellanschale vorsichtig zur Trockne verdampft und die Schale mit dem Rückstand unter eine Glasglocke gebracht, unter welcher man Ammoniakdämpfe entwickelt; bei Gegenwart von Xanthin färbt sich der Rückstand roth und rothviolett.

b) Guanin $C_5H_3N_4O(NH_2)$ oder Aminoxanthin = 2 Amino-, 6-Oxypurin. Es kommt in vielen thierischen Organen: Leber, Milz, Pankreas, Hoden, Lachssperma,

Fischschuppen, in geringer Menge auch in den Muskeln vor, reichlich in den Spinnen- und Vögelauswürfen (Guano), ferner in den jungen Sprossen verschiedener Pflanzen.

Das Guanin ist ein farbloses, amorphes Pulver; aus seiner Lösung in konc. Ammoniak kann es sich beim Verdunsten derselben in kleinen Krystallen ausscheiden. In Wasser, Alkohol und Aether ist es unlöslich; von Mineralsäuren wird es ziemlich leicht, von fixen Alkalien leicht, von Ammoniak dagegen nur schwer gelöst.

Die verdünnten Lösungen werden von Pikrinsäure und Metaphosphorsäure gefällt; konc. Lösungen von Kaliumchromat und Ferricyankalium erzeugen in Guaninlösungen krystallinische (orangerothe bezw. gelbbraune) Niederschläge. Das Guanin giebt nicht die Weidel'sche Reaktion, wohl aber die Salpetersäure-(Murexid-)Reaktion wie das Xanthin; auch das Guaninsilber verhält sich wie das Xanthinsilber.

c) **Hypoxanthin** oder **Sarkin** $C_5H_4N_4O$ = 2-Oxypurin (S. 60); es ist ein ständiger Begleiter des Xanthins in den Geweben, besonders reichlich im Sperma von **Lachs** und **Karpfen**, spurenweise in Knochenmark, Milch und Harn; auch in den Pflanzen kommt es neben dem Xanthin vor.

Das Hypoxanthin bildet kleine farblose Krystallnadeln, löst sich schwer in kaltem, leichter in siedendem Wasser (70—80 Theilen), in Alkohol ist es fast unlöslich, von verdünnten Alkalien und Ammoniak wird es leicht, auch von Säuren gelöst.

Das Hypoxanthinsilber löst sich schwer in siedender Salpetersäure; beim Erkalten scheiden sich zwei Hypoxanthinsilberverbindungen aus; behandelt man diese in der Wärme mit Ammoniak und überschüssigem Silbernitrat, so entsteht eine einzige unlösliche Silberverbindung $2(C_5H_2Ag_2N_4O)H_2O$, die sich durch Trocknen bei $120°$ quantitativ bestimmen lässt. Das Hypoxanthin giebt mit Pikrinsäure eine schwer lösliche Verbindung, nicht aber mit Metaphosphorsäure. Mit Salpetersäure wie das Xanthin behandelt, giebt das Hypoxanthin einen kaum gefärbten Rückstand, welcher beim Erwärmen mit Alkali nicht roth wird; auch die Weidel'sche Reaktion giebt das Hypoxanthin nicht. Dagegen nimmt eine Hypoxanthinlösung nach Kossel durch Behandeln mit Zink und Salzsäure sowohl für sich oder nach Zusatz von überschüssigem Alkali eine rubinrothe und darauf rothbraune Färbung an.

d) **Adenin**, Aminhypoxanthin $C_5H_3N_4(NH_2)$ = 6-Aminopurin, Hauptbestandtheil der Zellkerne, findet sich in Pankreas, Thymusdrüse, Karpfensperma, im Harn bei Leukämie und in den Theeblättern.

Das Adenin krystallisirt mit 3 Mol. Wasser in langen Nadeln, die an der Luft allmählich und beim Erwärmen rasch trübe werden. Bringt man dieselben in eine zur Lösung ungenügende Menge Wasser und erwärmt letztere, so werden die Krystalle bei $+53°$ plötzlich trübe, was für Adenin besonders kennzeichnend ist.

Dasselbe ist in 1086 Theilen kalten Wassers, in warmem Wasser leichter löslich, in Aether unlöslich, in heissem Alkohol etwas löslich; in Säuren und Alkali wird es leicht gelöst, von Ammoniak leichter als das Guanin, aber schwerer als Hypoxanthin.

Das Adeninsilber ist schwer löslich in warmer Salpetersäure; aus der Lösung scheiden sich beim Erkalten mehrere Adeninsilbernitrate aus. Das Adeninpikrat $C_5H_5N_5 \cdot C_6H_2(NO_2)_3 \cdot OH$ ist schwerer löslich als das Hypoxanthinpikrat, weshalb dasselbe zur quantitativen Bestimmung dienen kann. Mit Metaphosphorsäure giebt das Adenin einen im Ueberschuss des Fällungsmittels löslichen Niederschlag. Mit Goldchlorid giebt das salzsaure Adenin eine theils in blattförmigen Aggregaten, theils in würfelförmigen oder prismatischen Krystallen — oft mit abgestumpften Ecken — sich ausscheidende Doppelverbindung, die zum mikroskopischen Nachweise des Adenins dienen kann. Gegen die Salpetersäure- und Weidel'sche Reaktion, sowie gegen Zink und Salpetersäure verhält sich das Adenin wie das Hypoxanthin. Zur Gewinnung und Trennung[1]) der 4 Nukleïnbasen befreit man den 5‰-igen schwefel-

---

[1]) Vergl. u. A.: Zeitschr. f. physiol. Chem. 1889, **13**, 432; 1898, **24**, 364; 1898, **26**, 350; ferner P. Balke: Journ. f. prakt. Chemie 1894, [N. F.], **47**, 537.

sauren Auszug der Organe und Gewebe durch Fällen mit Bleiessig von Eiweiss, befreit das Filtrat durch Schwefelwasserstoff von Blei, dampft ein und fällt, nachdem man mit überschüssigem Ammoniak versetzt hat, mit ammonjakalischer Silberlösung. Die Silberverbindungen werden — unter Zusatz von etwas Harnstoff zur Verhinderung einer Nitrirung — in möglichst wenig kochender Salpetersäure von 1,1 spec. Gew. gelöst und die Lösung heiss filtrirt. Beim Erkalten krystallisiren die Doppelverbindungen von Guanin, Hypoxanthin und Adenin aus, während das Xanthinsilbernitrat in Lösung bleibt. Aus letzterer lässt sich das Xanthinsilber durch Ammoniak abscheiden und als solches wägen oder man kann das Xanthin durch Zerlegen der Silberverbindung mit Schwefelwasserstoff rein gewinnen und bestimmen.

Die ausgeschiedenen Silbernitratverbindungen der 3 anderen Basen werden mit Schwefelammonium zerlegt, das Schwefelsilber abfiltrirt, das Filtrat eingedunstet, mit Ammoniak übersättigt und schwach erwärmt. Hierdurch scheidet sich Guanin als unlöslich aus — ein Theil desselben kann beim Schwefelsilber bleiben und hieraus durch Ausziehen mit Salzsäure und Fällen der salzsauren Lösung mit Ammoniak gewonnen werden — und wird als solches bestimmt. Das warme ammoniakalische Filtrat — beim Erkalten und Eindunsten würde erst das Adenin ausfallen und das Hypoxanthin in Lösung bleiben — wird mit Salzsäure neutralisirt, eingeengt und die kalte konc. Lösung mit Natriumpikrat bis zur Gelbfärbung der Flüssigkeit versetzt. Hierdurch fällt Adeninpikrat sofort aus und kann nach dem Auswaschen mit Wasser und Trocknen bei 100^0 gewogen werden. Das Filtrat wird siedend heiss mit Silbernitrat versetzt, wodurch eine Doppelverbindung von Hypoxanthinsilberpikrat $C_5H_3AgN_4O \cdot C_6H_2(NO_2)_3 \cdot OH$ ausgeschieden wird, die nach dem Auswaschen und Trocknen bei 100^0 ebenfalls gewogen werden kann.

Als Abkömmlinge des Xanthins kommen spurenweise im Harn vor: **Heteroxanthin** $C_5H_3(CH_3)N_4O_2 = 2,6$-Dioxy-, 7 Methylpurin oder 7-Methylxanthin, ferner **Paraxanthin** $C_5H_2(CH_3)_2N_4O_2 = 2,6$-Dioxy-, 3, 7-Dimethylpurin oder 3, 7-Dimethylxanthin (S. 60).

Von grösserer Bedeutung für die Nahrungsmittelchemie sind die zu dieser Gruppe gehörigen Basen: das **Theobromin, Koffeïn** und **Theophyllin**.

e) Das **Theobromin** $C_5H_2(CH_3)_2N_4O_2 = 2,6$-Dioxy-, 1, 7-Dimethylpurin oder 1, 7-Dimethylxanthin (S. 60), kommt vorwiegend in den Kakaosamen (Kernen wie Schalen) und in kleiner Menge auch in den Kolanüssen vor. Darstellung und quantitative Bestimmung vergl. in Bd. III unter „Kakao". Das Theobromin lässt sich auch künstlich aus Xanthin in der Weise herstellen, dass man eine alkalische Xanthinlösung mit Bleiacetat fällt und das Xanthinblei mit Methyljodid erhitzt

$$C_5H_2PbN_4O_2 + 2\,CH_3J = C_5H_2(CH_3)_2N_4O_2 + PbJ_2$$
Xanthinblei Methyljodid = Theobromin Bleijodid

Das Theobromin ist ein weisses krystallinisches Pulver (rhombisches System), sublimirt unzersetzt, schmilzt im zugeschmolzenen Rohr bei $329-330^0$, und ist unlöslich in Ligroïn; 1 Theil Theobromin löst sich in 1600 Theilen Wasser von 17^0; ferner lösen je 100 ccm:

Alkohol abs.	Aether	Benzol	Chloroform
0,007 g	0,004 g	0,0015 g	0,025 g Theobromin

Das Theobromin ist einerseits eine schwache Base, die sich mit einer Haloïdsäure und mit Gold- und Platinchlorid, andererseits aber auch mit Basen (Natrium, Baryum, Silber etc.) verbindet. Löst man Theobromin in ammoniakalischem Wasser und setzt Silbernitrat zu, so erhält man Theobrominsilber und wenn man letzteres mit Methyljodid erhitzt, Methyltheobromin oder Koffeïn

$$C_5HAg(CH_3)_2N_4O_2 + CH_3J = C_5H(CH_3)_3N_4O_2 + AgJ$$
Theobrominsilber Methyljodid = Koffeïn Silberjodid.

Man kann das Theobromin durch Anwendung von titrirter Silbernitratlösung sogar quantitativ bestimmen, indem man einen Ueberschuss der letzteren zusetzt und im Filtrat das überschüssige Silber durch Rhodanammonium zurücktitrirt.

f) **Theophyllin**, $C_5H_2(CH_3)_2N_4O_2 = 2,6$-Dioxy-, 1,3-Methylpurin oder 1,3-Dimethylxanthin; das Theophyllin ist isomer mit den Theobromin, das eine Methyl hat nur eine andere Stellung im Purinkern (vergl. S. 60); es ist im Thee neben Theïn zuerst von A. Kossel[1]) nachgewiesen.

Der alkoholische Auszug der Theeblätter wird bis zum Syrup eingedampft, wobei das meiste Kaffeïn auskrystallisirt; das Filtrat davon verdünnt man mit Wasser, säuert mit Schwefelsäure an, filtrirt nach längerem Stehen, übersättigt das Filtrat mit Ammoniak und fällt mit salpetersaurem Silber. Der hierdurch entstehende Niederschlag wird nach 24 Stunden abfiltrirt, in heisser Salpetersäure gelöst und erkalten gelassen; hierbei krystallisiren die Silbersalze des Adenins und Hypoxanthins aus; in Lösung bleiben die des Xanthins und Theophyllins. Das saure Filtrat wird mit Ammoniak gefällt, der Niederschlag in Salpetersäure vertheilt und mit Schwefelwasserstoff zerlegt. Aus der vom Schwefelsilber abfiltrirten Lösung krystallisirt beim Eindampfen zuerst das Xanthin, dann das Theophyllin. (Vergl. weiter A. Kossel an genannter Stelle.)

Das Theophyllin bildet monokline Tafeln oder Nadeln (aus heissem Wasser), die bei 264° schmelzen. Es ist leicht löslich in warmem Wasser, schwer löslich in kaltem Alkohol und giebt die Murexidreaktion. Aus Theophyllinsilber und Methyljodid kann ebenfalls wie aus Theobromin Koffeïn dargestellt werden.

g) **Koffeïn** oder **Theïn**, Methyltheobromin $C_5H(CH_3)_3N_4O_2$; Trimethylxanthin oder Methyltheobromin = 2,6-Dioxy-, 1,3,7-Trimethylpurin (S. 60), in Kaffeesamen (sog. Bohnen) und Kaffeeblättern, Kolanüssen, im chinesischen und Paraguaythee, in geringer Menge in Kakaosamen, in Guarana (aus den Früchten der Paulinia sorbilis zubereitet).

Das Koffeïn oder Theïn kann synthetisch aus Theobromin und Theophyllin (beide Dimethylxanthin), wie schon vorhin gezeigt ist, dargestellt werden. Es krystallisirt in feinen, seideglänzenden Krystallen mit 1 Mol. H_2O, welches es bei 100° verliert; es sublimirt unzersetzt und schmilzt bei 234—235°. Es lösen je 100 Theile:

Bei 15—17°:

	Wasser	Alkohol 85%-iger	absol.	Aether	Schwefelkohlenstoff	Chloroform
	1,35 g	2,3 g	0,61 g	0,044 g	0,059 g	12,97 g Koffeïn
In der Siedehitze:	45,5 g (bei 65°)	—	3,12 g	3,6 g	0,454 g	19,02 g „

Das Koffeïn ist eine schwache Base; es schmeckt schwach bitterlich; die Salze desselben werden wie die des Theobromins durch Wasser leicht zerlegt.

Einem Hunde oder Kaninchen eingegeben geht es, ebenso wie das Theobromin in Methylxanthin und als solches in den Harn über. Das Koffeïn liefert wie Harnsäure die Murexid-Reaktion; es bildet beim Eindampfen mit konc. Salpetersäure einen gelben Fleck von Amalinsäure, der sich in Ammoniak mit purpurrother Farbe löst. Mit etwas Chlorwasser verdampft, hinterlässt das Koffeïn einen purpurrothen Rückstand, der beim stärkeren Erhitzen goldgelb, mit Ammoniak aber wieder roth wird.

4. Die Gruppe des Harnstoffs.

Zur Gruppe des Harnstoffs pflegt man zu rechnen: **Harnsäure, Allantoïn, Harnstoff, Kreatin, Kreatinin, Karnin.**

---

[1]) Zeitschr. f. physiol. Chemie 1889, **13**, 298.

Diese stehen durch die Harnsäure mit der vorhergehenden Gruppe, den Purin- oder Nukleïnbasen in Verbindung, dann aber haben sie unter sich vielfache Beziehungen, indem sie sich ineinander überführen lassen, bezw. bei der Spaltung Harnstoff liefern. Von den Gliedern dieser Gruppe ist nur das Allantoïn auch in den Pflanzen vertreten.

a) **Harnsäure** $C_5H_4N_4O_3$ = 2, 6, 8-Trioxypurin (S. 60), kann auch als Diharnstoff aufgefasst werden, in welchen das Radikal Trioxyakryl $-OC-C=C-$ getreten ist, also $CO\genfrac{<}{>}{0pt}{}{NH-CO-C-NH}{NH-C-NH}CO$. Die Harnsäure kommt ausschliesslich als Erzeugniss des Stoffwechsels vor, sei es in den Körperorganen oder Säften (Blut, Leber, und als harnsaures Natrium in Gichtknoten), sei es im Harn oder in den Auswürfen besonders in dem breiigen Harn der Vögel (Guano), der Reptilien und wirbellosen Thiere (sowohl frei wie als harnsaures Ammon). Aus den Vögel- etc. Auswürfen (Guano) erhält man die Harnsäure durch Auskochen mit Natronlauge, so lange noch Ammoniak entweicht, und durch Fällen der Lösung mit Salzsäure; auch aus Harn scheidet sich die Harnsäure durch Zusatz von Salzsäure nach längerem Stehen quantitativ aus.

Künstlich erhält man die Harnsäure durch Erhitzen von Harnstoff mit Glykokoll auf 200°:

$$C_2H_3(NH_2)O_2 + 3\,CO(NH_2)_2 = C_5H_4N_4O_3 + 3\,NH_3 + 2\,H_2O$$

oder aus Acetessigester und Harnstoff, oder durch Erhitzen von Trichlormilchsäureamid mit Harnstoff:

$$CCl_3-CH(OH)-CO(NH_2) + 2\,CO(NH_2)_2 = C_4H_4N_4O_3 + 3\,HCl + NH_3 + H_2O.$$

Umgekehrt zerfällt die Harnsäure durch längeres Erhitzen mit Wasser in Harnstoff und Dialursäure (bezw. in Kohlensäure und Ammoniak):

$$C_5H_4N_4O_3 + 2\,H_2O = C_4H_4N_2O_4 + CO(NH_2)_2.$$

Beim Kochen der Harnsäure mit Oxydationsmitteln (wie Wasser und Bleisuperoxyd, Wasser und Braunstein, Kalilauge und Ferricyankalium, Ozon und Kaliumpermanganat) entsteht Allantoïn:

$$\underset{\text{Harnsäure}}{\begin{matrix}NH-C-CO-NH\\|\quad\|\quad\quad|\\CO\quad\|\quad\quad CO\\|\quad\quad\quad\quad|\\NH-C\quad\quad\quad NH\end{matrix}} + O + H_2O = \underset{\text{Allantoïn}}{CO{<}\begin{matrix}NH\cdot CO\\NH\cdot CH\cdot NH\cdot CO\cdot NH_2\end{matrix}} + CO_2$$

Bei der Einwirkung von Chlor, Brom, Salpetersäure oder Braunstein mit Schwefelsäure entsteht dagegen Alloxan und Harnstoff:

$$\begin{matrix}NH-C-CO-NH\\|\quad\|\quad\quad|\\CO\quad\|\quad\quad CO\\|\quad\quad\quad\quad|\\NH-C\quad\quad\quad NH\end{matrix} + O + H_2O = \underset{\text{Alloxan}}{\begin{matrix}NH-CO\\|\quad\quad|\\CO\quad CO\\|\quad\quad|\\NH-CO\end{matrix}} \text{ oder } CO{<}\begin{matrix}NH-CO\\NH-CO\end{matrix}{>}CO + CO(NH_2)_2$$

Durch weitere Oxydation zerfällt dann das Alloxan (Mesoxalylharnstoff) in Parabansäure $CO\genfrac{<}{>}{0pt}{}{NH-CO}{NH-CO}$ (Oxalylharnstoff, $-CO-CO-$ Oxalyl).

Durch Einwirkung von Phosphoroxychlorid ($POCl_3$) entsteht 2, 6, 8-Trichlorpurin (S. 60), woraus sich Xanthin und hieraus weiter Theobromin und Koffeïn herstellen lassen.

Die Harnsäure bildet weisse, kleine, schuppenförmige, bei langsamer Ausfällung wetzsteinförmige Krystalle, die fast unlöslich in Wasser (in 14 000—15 000 Theilen bei 20°), ferner unlöslich in Alkohol und Aether sind. Sie ist eine schwache zweibasische Säure, bildet aber vorwiegend nur primäre Salze; auch diese sind meistens sehr schwer löslich in Wasser; dagegen sind harnsaures Lithium, harnsaures Piperazin ($C_4H_{10}N_2$ = Diäthylendiamin) und harnsaures Formin (Urotropin = Hexamethylentramin $(CH_2)_6N_4$) leicht löslich; aus dem Grunde finden Lithiumkarbonat, Piperazin- und Forminverbindungen Anwendung zum Lösen von Harnsäure-Ausscheidungen. Auch in Glycerin, in heisser Natriumacetat- oder Natriumphosphatlösung löst sich ziemlich reichlich Harnsäure, ferner unzersetzt in konc. Schwefelsäure und wird daraus durch Wasser wieder gefällt.

Zum qualitativen Nachweis von Harnsäure verdampft man eine kleine Menge derselben mit etwas Salpetersäure im Wasserbade zur Trockne; es hinterbleibt ein röthlicher Rückstand, der auf Zusatz von verd. Ammoniak (oder Ammoniumkarbonat) purpurroth und auf weiteren Zusatz von Aetzkalien roth- bezw. blauviolett wird (Murexid-Reaktion). Eine Auflösung von Harnsäure in etwas Soda erzeugt auf einem mit Silbernitrat getränkten Papier einen dunkelbraunen Fleck von metallischem Silber. Beim Kochen von Harnsäure mit Fehling'scher Lösung wird Cu_2O gefällt, indem sich gleichzeitig Allantoïn bildet; wenn viel Kali zugegen ist, löst Harnsäure 1—1,5 Mol. CuO zur lasurblauen Flüssigkeit, die bald einen weissen Niederschlag von harnsaurem Kupferoxydul ausscheidet.

b) Allantoïn $C_4H_6N_4O_3$ = $CO{<}{{\rm NH-CH-NH}\atop{\rm NH-CO\ \ NH_2}}{>}CO$ (Glyoxyldiureïd), findet sich im Harn der Kälber, der neugeborenen Kinder, der Schwangeren, der Allantoisflüssigkeit der Kühe, ferner in den jungen Trieben mehrerer Bäume (Platane, Rosskastanie, Ahorn).

Ueber seine Darstellung aus Harnsäure vergl. vorstehend. Da nach Fütterung von Harnsäure an Hunde, wie E. Salkowski gezeigt hat, eine vermehrte Menge Allantoïn im Harn auftritt, so entsteht dasselbe im Thierkörper auch wahrscheinlich aus Harnsäure.

Bei der Einwirkung von Bleisuperoxyd und Wasser, von Salpetersäure und Alkalien wird das Allantoïn in Harnstoff und Allantursäure ($C_3H_4N_2O_3$) gespalten.

Das Allantoïn bildet farblose, oft sternförmige Drusen bezw. Prismen, ist in kaltem Wasser und Alkohol schwer, in siedendem Wasser und Alkohol sowie in Aether leicht löslich. Es verbindet sich direkt mit Metalloxyden, mit Silber ($C_4H_5AgN_4O_3$) erst auf vorsichtigen Zusatz von Ammoniak zu der mit Silbernitrat versetzten Lösung; der Niederschlag ist im Ueberschuss von Ammoniak löslich.

Versetzt man eine wässerige Allantoïnlösung mit einer konc. wässerigen Lösung von Furfurol und einigen Tropfen Salzsäure, so entsteht eine violette Färbung (aber nicht so schnell wie bei Harnstoff, Schiff'sche Reaktion); die Murexidreaktion giebt das Allantoïn nicht; bei anhaltendem Kochen reducirt es Fehling'sche Lösung.

c) Harnstoff oder Karbamid $CO{<}{{\rm NH_2}\atop{\rm NH_2}}$, im Harn aller Säugethiere, besonders der Fleischfresser, der Amphibien etc.; Menschenharn enthält 2—3%. Da der Harnstoff das letzte Umsetzungserzeugniss der Proteïnstoffe im Thierkörper ist, so findet er sich in allen thierischen Flüssigkeiten und Organen (Blut, Lymphe, Leber, Niere, Muskel etc.); grössere Mengen in allen Organen der Plagiostomen; auch in der Glasflüssigkeit des Auges, im Schweiss, Speichel, in den Molken ist Harnstoff nachgewiesen.

Aus Harn gewinnt man den Harnstoff durch Eindampfen und Fällen mit starker Salpetersäure; der Niederschlag wird in kochendem Wasser gelöst, mit etwas Kaliumpermanganatlösung entfärbt, mit Baryumkarbonat zersetzt, das Gemisch zur Trockne verdampft und aus dem Rückstand der Harnstoff mit starkem Alkohol ausgezogen.

Der Harnstoff kann aber auf verschiedene Weise künstlich dargestellt werden;

α) Die erste künstliche Darstellung war die von Wöhler (1828) aus cyansaurem Ammon beim Eindampfen der wässerigen Lösung desselben durch einfache Umlagerung:

$$NCO(NH_4) = NH_2-CO-NH_2$$
Ammoniumcyanat   Harnstoff.

β) Durch Erhitzen sowohl von kohlensaurem als karbaminsaurem Ammon auf 120° in verschlossenen Gefässen:

$$CO{<}^{ONH_4}_{ONH_4} = CO{<}^{NH_2}_{NH_2} + 2\,H_2O \quad \text{und} \quad CO{<}^{NH_2}_{ONH_4} = CO{<}^{NH_2}_{NH_2} + H_2O$$
Ammoniumkarbonat   Harnstoff   Ammoniminkarbonat   Harnstoff.

γ) Aus Karbonylchlorid und Ammoniak
$$COCl_2 + 2\,NH_3 = CO(NH_2)_2 + 2\,HCl.$$

δ) Aus Kohlensäurediäthylester und Ammoniak durch Erwärmen auf 180° oder beim Durchleiten eines Gemenges von Ammoniak und Kohlensäure durch ein kaum zum Glühen erhitztes Rohr — wahrscheinlich in Folge vorher gebildeter Cyansäure $NH_3 + CO_2 = NCOH + H_2O$ und $NCOH + NH_2 = CO(NH_2)_2$ — oder bei der Elektrolyse von konc. wässerigem Ammoniak mit Elektroden aus Gaskohle etc.

So einfach und vielseitig aber die künstliche Darstellung des Harnstoffs ist, so wenig Klarheit herrscht bis jetzt über die Entstehungsweise desselben aus den Proteïnstoffen im Thierkörper. Die Ansichten hierüber werde ich weiter unten unter „Zersetzungsvorgänge in den Geweben" auseinandersetzen.

Der Harnstoff bildet lange, nadelförmige, gestreifte, tetragonale Krystalle, die kühlend, salpeterähnlich schmecken und in Wasser und Alkohol leicht löslich sind. Derselbe schmilzt bei 132°.

Erwärmt man bis zum wieder beginnenden Erstarren im Reagenzrohr, so bildet sich unter Ammoniak-Entwickelung Biuret.

$$CO{<}^{NH_2}_{NH_2} + CO{<}^{NH_2}_{NH_2} = {{CO{<}^{NH_2}_{NH}}\atop{CO{<}^{NH_2}}} + NH_3$$
Harnstoff   Biuret

Löst man die Schmelze in Wasser und Alkalilauge, setzt dann einige Tropfen verdünnter Kupfersulfatlösung hinzu, so erhält man wie bei den Proteïnstoffen eine violette Färbung (Biuret-Reaktion).

Versetzt man Harnstoffkrystalle mit 1 Tropfen einer wässerigen Furfurollösung und 1 Tropfen Salzsäure, so entsteht eine violette bis purpurrothe Färbung.

Beim Erhitzen mit Wasser über 100°, ferner beim Kochen mit Säuren und Alkalien zersetzt sich der Harnstoff in Kohlensäure und Ammoniak:
$$CO(NH_2)_2 + H_2O = CO_2 + 2\,NH_3.$$

Dieselbe Umsetzung vollziehen sehr rasch gewisse Spaltpilze; daher der starke Geruch nach Ammoniak bezw. kohlensaurem Ammon in Bedürfnissanstalten, Viehställen etc.

Wie alle Amide, so wird auch der Harnstoff als Karbamid durch salpetrige Säure in Kohlensäure und freies Stickstoffgas zerlegt:
$$CO(NH_2)_2 + 2\,HNO_2 = CO_2 + 3\,H_2O + 4\,N.$$

Natriumhypobromit (Brom bei Gegenwart von Alkalilauge) bewirkt dieselbe Umsetzung:

$$CO(NH_2)_2 + 3\,NaOBr = CO_2 + 2\,H_2O + 3\,NaBr + 2\,N.$$

Wenn Alkali im Ueberschuss vorhanden ist, so entwickelt sich nur Stickstoffgas und kann aus dessen Raummass die Menge des zersetzten Harnstoffs berechnet werden (Verfahren von Knop-Wagner).

Der Harnstoff ist eine schwache einwerthige Base und verbindet sich durch direkte Anlagerung mit Säuren, Basen und Salzen. Harnstoffnitrat $CO(NH_2)_2 \cdot HNO_3$ ist in Wasser leicht, in Salpetersäure fast unlöslich; Harnstoffoxalat $[CO(NH_2)_2]_2 \cdot C_2H_2O_4 + 2\,H_2O$ in kaltem Wasser sehr wenig löslich.

Zur quantitativen Bestimmung des Harnstoffs besass bis jetzt grosse Wichtigkeit die Verbindung mit Merkurinitrat. Versetzt man eine verdünnte, bis 4 % Harnstoff enthaltende Harnstofflösung mit verdünnter Merkurinitratlösung, so entsteht ein Niederschlag von folgender Zusammensetzung:

$$Hg(NO_3)_2 + CO(NH_2)_2 + 3\,HgO.$$

Erst wenn aller Harnstoff ausgefällt ist, wird ein herausgenommener Tropfen mit Sodalösung eine rothe Färbung oder Fällung von Merkurioxyd geben. 1 Theil Harnstoff entspricht 2 Theilen HgO. Das Verfahren ist aber mit verschiedenen Mängeln und Fehlern behaftet, weshalb jetzt die einfache Gesammtstickstoff-Bestimmung nach Kjeldahl vorgezogen wird.

d) **Kreatin** $C_4H_9N_3O_2$, leitet sich von Imidoharnstoff $C(NH)\!<\!\genfrac{}{}{0pt}{}{NH_2}{NH_2}$ oder Guanidin ab und ist als Methylguanidinessigsäure $= C(NH)\!<\!\genfrac{}{}{0pt}{}{NH_2}{N(CH_3)(CH_2 \cdot COOH)}$ oder Methylglykocyamin aufzufassen. Es kommt vorwiegend im Muskelsaft, Fleischextrakt vor, ferner in geringerer Menge in Blut, Gehirn, Amniosflüssigkeit und Harn.

Man befreit Fleischsaft durch Kochen von Eiweiss, durch Fällen mit Bleiacetat (oder Barytwasser) von Sulfaten und Phosphaten, entfernt Blei durch Schwefelwasserstoff bezw. Baryumhydroxyd durch Kohlensäure, filtrirt, dampft ein und lässt an einem kühlen Ort stehen. Hierbei krystallisirt Kreatin aus.

Künstlich erhält man das Kreatin durch Erhitzen von Methylamidoessigsäure (Sarkosin) mit Cyanamid:

$$\underset{\text{Sarkosin}}{NH(CH_3)\cdot CH_2\cdot COOH} + \underset{\text{Cyanamid}}{C\!\!\genfrac{}{}{0pt}{}{=NH}{-NH}} = \underset{\text{Kreatin.}}{C\genfrac{}{}{0pt}{}{(NH)}{(NH)}\!<\!\genfrac{}{}{0pt}{}{NH_2}{N(CH_3)(CH_2\cdot COOH)}}$$

Beim Erhitzen mit Baryumhydroxyd zerfällt das Kreatin wieder in Sarkosin und Harnstoff:

$$\underset{\text{Kreatin}}{C(NH)\!<\!\genfrac{}{}{0pt}{}{NH_2}{N(CH_3)(CH_2\cdot COOH)}} + H_2O = \underset{\text{Sarkosin}}{NH(CH_3)\cdot CH_2 \cdot COOH} + \underset{\text{Harnstoff.}}{CO(NH_2)_2}$$

Das Kreatin krystallisirt mit 1 Mol. H_2O in farblosen, rhombischen Säulen, löst sich bei Zimmertemperatur in 74 Theilen Wasser und 9419 Theilen absolutem Alkohol, in der Wärme löst sich mehr; in Aether ist es unlöslich. Durch Erhitzen mit verd. Säuren geht es unter Wasserabspaltung über in:

e) **Kreatinin** $C_4H_7N_3O$ oder $C(NH)\!<\!\genfrac{}{}{0pt}{}{NH\text{------}CO}{N(CH_3)\text{--}CH_2}\!>$ Glykolylmethylguanidin oder Methylglykocyanidin, d. h. ein Methylguanidin, in welchem 2 H-Atome der Amidogruppe durch den zweiwerthigen Rest der Glykolsäure, das Glykolyl $-CH_2-CO-$ vertreten sind. Es findet sich vorwiegend im ermüdeten Muskel, ferner in geringer Menge im Blut und Harn und dann auch neben Kreatin im Fleischextrakt. Ohne Zweifel nimmt es überall seine Entstehung aus dem Kreatin durch Wasserentziehung.

Umgekehrt kann es durch Erwärmen mit Basen unter Wasseraufnahme wieder in Kreatin übergeführt werden. Das Kreatinin bildet farblose, neutrale Prismen, löst sich bei 16° in 11,5 Theilen Wasser und 10,2 Theilen absol. Alkohol; es verbindet sich mit Säuren und Basen.

Kennzeichnend ist das Kreatininzinkchlorid $(C_4H_7N_3O)_2 ZnCl_2$, welches sich bildet, wenn man eine Lösung des Kreatinins mit alkoholischer Chlorzinklösung versetzt. Der krystallinische Niederschlag giebt sich mikroskopisch zu erkennen.

Versetzt man ferner eine Kreatininlösung mit frisch bereiteter Lösung von Nitroprussidnatrium und setzt einige Tropfen Natronlauge zu, so färbt sich die Flüssigkeit vorübergehend tiefroth bis rubinroth, wird dann strohgelb; nach Ansäuern mit Eisessig und nach längerem Erhitzen wird die Lösung grün und setzt nach längerem Stehen Berlinerblau ab.

f) **Karnin** $C_5H_2(NH_3)_2N_4O_3 = 1, 3$-Dimethylharnsäure oder 2, 6, 8-Trioxy-, 1, 3-Dimethylpurin; seine Zugehörigkeit zu dieser Gruppe ist auch dadurch begründet, dass es durch Oxydationsmittel in Hypoxanthin übergeführt werden kann. Es kommt in Froschmuskeln und Fischfleisch vor und ist zuerst im amerikanischen Fleischextrakt gefunden.

Der mit Wasser verdünnte Fleischextrakt wird zuerst mit Barytwasser, das Filtrat davon mit Bleiessig gefällt, der Bleiniederschlag mit Essig ausgekocht, heiss filtrirt, das Filtrat durch Schwefelwasserstoff von Blei befreit, das Filtrat hiervon eingedunstet und mit Silbernitrat gefällt. Der gewaschene, weder in Ammoniak noch in Salpetersäure lösliche Niederschlag wird mit Ammoniak von Chlorsilber befreit, das Karninsilberoxyd in heissem Wasser mit Schwefelwasserstoff behandelt etc.

Das Karnin ist unlöslich in Alkohol und Aether, schwer löslich in kaltem, dagegen leicht löslich in heissem Wasser.

Das Karnin giebt die sog. **Weidel'sche Xanthinreaktion** (S. 61).

g) **Guanidin** $CH_5N_3 =$ Imidoharnstoff NH_2—$C(NH)$—NH_2. Es entsteht bei der Oxydation des Guanins, ferner synthetisch durch Erhitzen von Cyanamid mit Ammoniumchlorid:

$$C{\displaystyle{\equiv NH \atop NH}} \text{ oder } NC\text{—}NH_2 + NH_4Cl = NH_2\text{—}C(NH)\text{—}NH_2 + HCl$$

Cyanamid   Guanidin.

Das Guanidin kommt aber auch nach E. Schulze in den Pflanzen, besonders in den etiolirten Wickenkeimlingen[1]) natürlich vor und ist eine starke, einwerthige Base, welche sich direkt mit Säuren verbindet. Es bildet farblose, in Wasser und Alkohol lösliche Krystalle.

Das **Methylguanidin** NH_2—$C(NH)$—$NH(CH_3)$ wird beim Kochen einer Kreatinlösung mit Quecksilberoxyd oder Bleisuperoxyd etc. erhalten; es gehört zu den Ptomaïnen, findet sich in den Cholerabacillen-Kulturen, sowie nach L. Brieger (vergl. weiter unten S. 83) im faulen Fleisch und bildet giftige, zerfliessliche Krystalle.

5. Die durch Säuren und Enzyme entstehenden Hexonbasen.

Bei der Zersetzung der Proteïnstoffe, welche wie die durch Säuren, Verdauungsfermente bezw. Fäulniss auf Hydrolyse beruhen, bilden sich stets verschiedene Verbindungen mit 6 Atomen Kohlenstoff; A. Kossel hat daher für diese Verbindungen den allgemeinen Namen „Hexone" eingeführt und versteht darunter ausser den Basen auch das Leucin; mit „Hexonbasen" dagegen bezeichnet derselbe insonderheit die bei der Hydrolyse der Protamine entstehenden 3 Basen: **Lysin, Arginin** und

---

[1]) Ueber die Gewinnung des Guanidins aus Wickenkeimlingen vergl. E. Schulze: Zeitschr. f. physiol. Chemie 1893, **17**, 193 u. Landw. Versuchsstationen 1896, **46**, 65.

Histidin. Um die Erforschung dieser Verbindungen haben sich vorwiegend verdient gemacht: E. Drechsel[1]), S. H. Hedin[2]), A. Kossel[3]) und seine Schüler, sowie E. Schulze[4]) und seine Schüler, ferner auch W. C. Gulewitsch[5]) u. A.

a) Lysin $C_6H_{14}N_2O_2$, wahrscheinlich nach Henderson[6]) α, ε-Diamidokapronsäure $CH_2(NH_2)\text{–}CH_2\text{–}CH_2\text{–}CH_2\text{–}CH(NH_2)\text{–}COOH$. Es ist zuerst von E. Drechsel und seinen Schülern bei der Spaltung verschiedener Proteïnstoffe und Albuminoïde durch Säuren (bezw. Salzsäure und Zinnchlorür) in der Siedehitze erhalten worden, entsteht auch bei der tryptischen, nicht aber bei der peptischen Verdauung der Proteïnstoffe, ferner nach A. Kossel bei der Spaltung der Protamine. Die bis jetzt auf verschiedene Weise dargestellten Lysine haben sich als gleich erwiesen. Das Lysin ist leicht löslich in Wasser und krystallisirt nicht; es ist rechtsdrehend, wird aber durch Erhitzen mit Barytwasser auf 150° optisch inaktiv. Mit Platinchlorid giebt es ein durch Alkohol fällbares Chloroplatinat $C_6H_{14}N_2O_2 \cdot H_2PCl_6 + C_2H_5OH$, mit Silbernitrat zwei Verbindungen, eine von der Zusammensetzung $C_6H_{14}N_2O_2 + AgNO_3$, eine andere von der Zusammensetzung $C_6H_{14}N_2O_2 \cdot HNO_3 + AgNO_3$ (Hedin), dagegen giebt es keine in Natronlauge unlösliche Silberverbindung (Kossel). Nach Drechsel liefert es mit Benzoylchlorid und Alkali eine gepaarte Säure, die Lysursäure $C_6H_{12}N_2(C_7H_5O_2)_2O_2$, welche der Ornithursäure $C_5H_{10}N_2(C_7H_5O)_2O_2$ homolog ist, und beim Erhitzen mit konc. Salzsäure auf 140—150° in Benzoësäure und Lysin zerfällt. Man stellt erst das saure Baryumsalz her und kann dann die Lysursäure zur Abscheidung des Lysins benutzen.

Das dem Lysin homologe Ornithin $C_5H_{12}N_2O_2$, wahrscheinlich nach A. Ellinger[7]) α, δ-Diamidovaleriansäure $CH_2(NH_2) \cdot CH_2 \cdot CH_2 \cdot CH(NH_2) \cdot COOH$ wird nach Jaffé[8]) durch Spaltung der Ornithursäure mit Salzsäure wie oben Lysin erhalten und entsteht nach E. Schulze auch wahrscheinlich bei der Spaltung aller Proteïnstoffe, ferner beim Behandeln des Arginins mit Barythydrat neben Harnstoff (vergl. unten). Die Ornithursäure wird von Vögeln nach Einverleibung von Benzoësäure ausgeschieden. Wie Lysin bei der Fäulniss in Kadaverin, so geht Ornithin bei derselben in Putrescin über:

$CH_2(NH_2) \cdot CH_2 \cdot CH_2 \cdot CH_2 \cdot CH(NH_2) \cdot COOH =$ $CO_2 + CH_2(NH_2) \cdot CH_2 \cdot CH_2 \cdot CH_2 \cdot CH_2(NH_2)$
Lysin / Kadaverin

$CH_2(NH_2) \cdot CH_2 \cdot CH_2 \cdot CH(NH_2) \cdot COOH =$ $CO_2 + CH_2(NH_2) \cdot CH_2 \cdot CH_2 \cdot CH_2(NH_2).$
Ornithin / Putrescin.

Kadaverin und Putrescin stehen zu den Pyridinabkömmlingen in Beziehung, die also aus Proteïnstoffen entstehen können, ohne dass der Pyridinkern in den Proteïnstoffen enthalten ist.

Eine weitere niedere Homologe, die Diamidoessigsäure $CH(NH_2)_2COOH$ ist von Drechsel ebenfalls bei der Spaltung der Proteïnstoffe durch Salzsäure und

---

[1]) Du Bois Reymond's Archiv f. Physiol. 1891, 248 u. Berichte d. deutschen chem. Gesellschaft 1890, **23**, 3096; 1891, **24**, 418; 1892, **25**. 2455 u. 1895, **28**, 3189.
[2]) Zeitschr. f. physiol. Chemie 1895. **21**, 297.
[3]) Ebendort 1898, **25**, 165. 551; 1898, **26**, 586; 1899, **28**, 382.
[4]) Ebendort 1897, **24**, 276; 1898, **25**, 360; 1898, **26**, 1; 1899, **28**, 459, 465.
[5]) Ebendort 1899, **27**, 178, 368.
[6]) Ebendort 1900, **29**, 320.
[7]) Berichte d. deutschen chem. Gesellschaft 1877, **10**, 1925; 1878, **11**, 406; ferner E. Schulze ebendort 1897, **30**, 2879.
[8]) Zeitschr. f. physiol. Chemie 1900, **29**, 334.

Zinnchlorür erhalten und kann aus der in Alkohol unlöslichen Monobenzoylverbindung gewonnen werden.

b) **Lysatin** und **Lysatinin**, entweder von der Formel $C_6H_{13}N_3O_2$ oder $C_6H_{11}N_3O + H_2O$, also entweder dem Kreatin $C_4H_9N_3O_2$ oder dem Kreatinin $C_4H_7N_3O_2$ homolog, weshalb dafür die Bezeichnungen Lysatin und Lysatinin gewählt worden sind. Diese Base entsteht unter denselben Verhältnissen wie das Lysin und scheint nach Hedin ein Gemenge von Lysin und Arginin zu sein. Sie giebt mit Silbernitrat ein in Wasser lösliches, in Alkohol-Aether unlösliches Doppelsalz von der Formel $C_6H_{13}N_3O_2 \cdot HNO_3 + AgNO_3$, und liefert mit Barythydrat Harnstoff.

c) **Arginin** $C_6H_{14}N_4O_2$, welchem nach E. Schulze wahrscheinlich die Konstitutionsformel:

$$NH\!=\!C\overset{NH_2}{\underset{}{-NH\!-\!CH_2\!-\!CH_2\!-\!CH_2\!-\!\underset{}{\overset{NH_2}{CH}}\!-\!COOH}}$$

zukommt, welches also in seiner Struktur dem Glykocyamin bezw. dem Kreatin ähnlich ist. Hieraus erklärt sich auch die Bildung von Harnstoff und Ornithin beim Behandeln der Base mit Barythydrat:

$$\underset{\text{Arginin}}{C_6H_{14}N_4O_2} + H_2O = \underset{\text{Harnstoff}}{CO\!<\!\!{\overset{NH_2}{\underset{NH_2}{}}}} + \underset{\text{Ornithin}}{C_4H_7(NH_2)_2\cdot COOH}$$

Das Arginin wurde zuerst von E. Schulze und seinen Schülern in etiolirten Lupinen- und Kürbiskeimlingen, ferner besonders reichlich (bis 10%) bei der Zersetzung der in den Koniferensamen vorkommenden Proteïnstoffe durch Salzsäure nachgewiesen; Hedin fand bei der Spaltung von Hornsubstanz 2,25%, von Leim 2,6%, Konglutin 2,75%, Eigelbalbumin 2,3%, Eiweissalbumin und Kaseïn je 0,8% Arginin; Kossel und seine Schüler wiesen dasselbe sowohl unter den Erzeugnissen der tryptischen Verdauung wie bei der Spaltung der Protamine (Häringssperma) nach; es findet sich in kleiner Menge in den Wurzeln von Brassica rapa, Helianthus tuberosus, Ptelea trifoliata und im Runkelrübensaft. Die aus thierischen und pflanzlichen Proteïnstoffen gewonnenen Arginine haben sich als gleich erwiesen; dagegen zeigt das im Stoffwechsel der Pflanzen gebildete Arginin von dem bei der Proteïnspaltung erhaltenen insofern einen Unterschied, als ersteres durch Merkuronitrat gefällt, letzteres nicht gefällt wird; E. Schulze glaubt dieses verschiedene Verhalten jedoch auf eine geringe Beimengung des Pflanzenarginins zurückführen zu müssen.

Das Arginin ist leicht löslich in Wasser, fast unlöslich in Alkohol, schmeckt schwach bitterlich, ist nicht giftig, reagirt stark alkalisch, zieht aus der Luft Kohlensäure an und fällt Oxyde aus den Lösungen der Salze der Schwermetalle (Gulewitsch). Es krystallisirt aus einer zum Syrup eingedickten wässerigen Lösung in rosettenförmigen Drusen von rechtwinkeligen oder zugespitzten Tafeln und dünnen Prismen. Mit Säuren giebt das Arginin krystallisirende Verbindungen z. B. das Argininchlorid $C_6H_{14}N_4O_2 \cdot HCl + H_2O$, das Argininnitrat $C_6H_{14}N_4O_2 \cdot HNO_3 + \frac{1}{2}H_2O$ und $C_6H_{14}N_4O_2 \cdot 2HNO_3$, das Argininsulfat $(C_6H_{14}N_4O_2)_2 \cdot H_2SO_4$, welche mehr oder weniger löslich in Wasser, dagegen in 85%-igem Alkohol unlöslich sind und polarisirtes Licht nach rechts drehen. Durch Kochen von Argininnitrat mit Kupferkarbonat bildet sich Argininkupfernitrat $(C_6H_{14}N_4O_2)_2 \cdot Cu(NO_3)_2 + 3\frac{1}{2}H_2O$, durch Kochen von Argininsulfat mit Kupferhydroxyd Argininkupfersulfat $(C_6H_{14}N_4O_2)_2 \cdot CuSO_4 + 5\frac{1}{2}H_2O$, die in kaltem Wasser schwer löslich sind. Mit Silbernitrat bildet das Arginin mehrere Doppelsalze; das schwer löslichste, das basische Silbersalz $C_6H_{14}N_4O_2 \cdot AgNO_3 + \frac{1}{2}H_2O$, erhält man bei langsamer Krystallisation der Fällungen von Argininlösungen mit Silbernitrat oder durch Versetzen einer Lösung des sauren Salzes $C_6H_{14}N_4O_3 \cdot HNO_3 + AgNO_3$ mit Barythydrat. Auch das Argininsilber, in Prismen krystallisirend, zieht Kohlensäure aus der Luft an und dreht polarisirtes Licht nach rechts; es beträgt nämlich $[\alpha_{(D)}^{20°}]$ ebenso wie beim Argininnitrat $+ 9,61°$.

Wahrscheinlich sind die einzelnen Arginine je nach dem Ursprung etwas verschieden.

d) Histidin $C_6H_9N_3O_2$. Dasselbe ist zuerst von A. Kossel bei der Spaltung der Protamine (des Sturins S. 19) durch Säuren nachgewiesen, dann auch von Hedin unter den Spaltungserzeugnissen der Proteïnstoffe und von Kutscher unter den bei der tryptischen Verdauung entstehenden aufgefunden.

Das Histidin ist löslich in Wasser, schwer löslich in Alkohol, unlöslich in Aether.

Es krystallisirt in nadel- und tafelförmigen farblosen Krystallen und ist optisch aktiv. Auch das Nitrat $C_6H_9N_3O_2 \cdot 2HNO_3$ sowie das Dichlorid $C_6H_9N_3O_2 \cdot 2HCl$ liefern kennzeichnende Krystalle und drehen polarisirtes Licht nach rechts.

Gegen Silbernitrat verhält sich das Histidin im allgemeinen wie Arginin; die wässerige Lösung wird von Silbernitrat allein nicht gefällt, wenn man aber vorsichtig etwas Ammoniak bezw. Alkali zusetzt, entsteht ein Niederschlag, der bei Histidin amorph ist und sich im Ueberschuss von Ammoniak löst.

Zur Trennung der drei Hexonbasen benutzt A. Kossel einerseits die Eigenschaft des Histidins, dass dessen kohlensaures Salz mit Quecksilberchlorid einen Niederschlag erzeugt, die Salze von Arginin und Lysin dagegen nicht; andererseits trennt er Arginin und Lysin durch Fällen mit Silbersulfat und Baryumhydroxyd, wodurch Arginin gefällt wird, Lysin dagegen nicht.

Die schwefelsaure Lösung (vom Kochen der Proteïnstoffe oder Protamine mit Schwefelsäure herrührend) wird durch Barytwasser von Schwefelsäure und durch Einleiten von Kohlensäure vom überschüssig zugesetzten Aetzbaryt befreit, nach dem Kochen filtrirt, eingeengt und die eingeengte Flüssigkeit mit einer konc. wässerigen Lösung von Quecksilberchlorid versetzt, bis blaues Lackmus durch dieselbe roth gefärbt wird. Der ausgewaschene Niederschlag von Histidinquecksilberchlorid wird mit Schwefelwasserstoff zerlegt, das Schwefelquecksilber abfiltrirt und durch Eindampfen des Filtrats das Histidin gewonnen. Das Filtrat vom Quecksilberchlorid-Niederschlag wird mit einer genügenden Menge Silbersulfat — ein Theil dient zur Fällung des Chlors — und darauf mit einem Ueberschuss von Aetzbaryt versetzt. Der Gesammt-Silberniederschlag (Chlorsilber, Baryumsulfat und Argininsilbersulfat) wird in Wasser vertheilt, mit Schwefelwasserstoff zerlegt und das Filtrat auf Arginin verarbeitet. In dem Filtrat vom Gesammt-Silberniederschlage befindet sich das Lysin; das Filtrat wird mit Schwefelsäure angesäuert, erwärmt, Schwefelwasserstoff eingeleitet, vom Baryumsulfat und Silbersulfid abfiltrirt, die überschüssige Schwefelsäure durch Baryt genau ausgefällt etc. und das Filtrat zur Krystallisation des Lysins eingedampft.

Zur quantitativen Bestimmung der Basen kann in bestimmten Antheilen der jedesmaligen Lösungen der Stickstoff nach Kjeldahl[1] bestimmt werden.

Die Fällung des Histidins ist aber nach weiteren Untersuchungen von A. Kossel[2] keine vollständige. Er hat daher das erste Verfahren in der Weise abgeändert, dass er zu der saueren Lösung der Basen, welche gleichzeitig einen Ueberschuss von Silbernitrat enthält, vorsichtig Barytwasser hinzusetzt und dadurch zuerst das Histidinsilber ausfällt. Nachdem die Ausscheidung des letzteren beendet ist[3]), wird Barytwasser im Ueberschuss zugesetzt und das Argininsilber gefällt. Das Filtrat hiervon wird durch Schwefelwasserstoff vom Silber befreit, der Niederschlag mehrmals ausgekocht, die Lösung eingedampft, mit Schwefelsäure angesäuert und hierauf mit Phosphorwolframsäure das Lysin

---

[1]) Vergl. weiter A. Kossel: Zeitschr. f. physiol. Chemie 1898, **25**, 165.
[2]) Ebendort 1900, **31**, 165.
[3]) Die völlige Ausfällung des Histidins wird durch Zusatz von ammoniakalischer Silberlösung geprüft, wodurch kein Niederschlag mehr entstehen darf.

gefällt. Dieser Niederschlag wird mit Baryumhydroxyd zerlegt, das Filtrat durch Kohlensäure von überschüssigem Baryumhydroxyd befreit, das Filtrat vom Baryumkarbonat eingedampft, der Rückstand mit Alkohol angerührt und so lange mit einer alkoholischen Lösung von Pikrinsäure gefällt, als noch ein Niederschlag entsteht; ein Ueberschuss von Pikrinsäure ist zu vermeiden.

Bezüglich der näheren Ausführung dieses Trennungsverfahrens vergl. die Quelle.

6. Amidoverbindungen.

Ausser den vorstehenden basischen Spaltungsstoffen, die als Diamido- oder Diaminoverbindungen aufgefasst werden können, giebt es noch mehrere Monoamidoverbindungen, welche regelmässig bei der Spaltung der Proteïnstoffe neben den ersteren in grösserer oder geringerer Menge auftreten, daher auch häufig als solche in Thier- und Pflanzenzellen bezw. -Säften vorkommen. Es sind dieses die Monoamido- oder Monoaminoverbindungen a) der aliphatischen Reihe: Leucin, Asparagin- und Glutaminsäure, b) der aromatischen (homocyklischen) Reihe: Tyrosin, Phenylamidopropionsäure und Skaltoamidoessigsäure und vielleicht noch diese oder jene Verbindung in geringerer Menge. Die Monoamidoverbindungen unterscheiden sich dadurch vorwiegend von den Diamido- oder basischen Verbindungen, dass sie nicht wie letztere von Phosphorwolframsäure gefällt werden und giebt dieses Reagens ein allgemeines Mittel zu der Trennung der beiden Gruppen ab.

a) Amide der aliphatischen Reihe.

α) Leucin, Amidokapronsäure $C_5H_{10}(NH_2) \cdot COOH$ oder richtiger α-Amido-isobutylessigsäure $(CH_3)_2\ CH-CH_2-CH(NH_2)\cdot COOH$. Dasselbe bildet sich neben Tyrosin aus den Proteïnstoffen sowohl bei deren Spaltung durch Kochen mit Säuren und Alkalien (wie durch Schmelzen mit Alkalien), als auch bei der Spaltung durch Trypsinverdauung und Fäulniss. Man findet es neben Tyrosin, also stets unter den Spaltungserzeugnissen der Proteïnstoffe, und lässt sich aus dem Grunde, wenn die beiden Stoffe in Organen oder Säften angetroffen werden, schwer entscheiden, ob sie regelrechte natürliche Bestandtheile derselben sind oder von der Zersetzung der Proteïnstoffe herrühren. Als natürlich und regelrecht wird angesehen sein Vorkommen in Pankreas, Leber, Nieren, Milz, Thymus- und Lymphdrüsen, Speichel- und Schilddrüse, in den Evertebraten etc. Sein Vorkommen in vielen Pflanzensäften, besonders in Keimlingen, ferner im Schmutz der Wolle und der Haut beim Menschen — daher der üble Geruch des Fussschweisses — muss wohl Umsetzungsvorgängen von Proteïnstoffen zugeschrieben werden, ebenso sein Auftreten in Blut, Eiter und Harn unter pathologischen Verhältnissen.

Das Leucin krystallisirt in glänzenden, weissen, ausserordentlich dünnen Blättchen; in weniger reinem Zustande bildet es runde Knollen oder Kugeln. Letztere lösen sich leicht in Wasser und Alkohol; das reine, wie das inaktive Leucin ist dagegen schwer löslich. Von Alkalien und Säuren wird das Leucin leicht gelöst.

Wird das salzsaure Leucin mit Alkohol, der 3—4 % Salzsäure enthält, gekocht, so entsteht der salzsaure Leucinäthylester, der in langen, schmalen Prismen krystallisirt und bei 134° schmilzt. Das Leucin selbst schmilzt bei 170° und sublimirt bei langsamem Erhitzen in weissen wolligen Flocken.

Das Leucin löst Kupferhydroxyd auf, ohne es beim Kochen zu reduciren. Die wässerige Lösung wird im allgemeinen von Metalloxyden nicht gefällt. Versetzt man aber eine siedend heisse Lösung des Leucins mit einer siedend heissen Lösung von Kupferacetat, so entsteht eine Fällung von Leucinkupfer — löslich in 3045 Thln. kalten Wassers —, welches daher zur Abscheidung des Leucins dienen kann. Ebenso erhält man Leucinblei in glänzenden Krystallblättchen, wenn man eine Lösung von Leucin mit Bleiacetat kocht und vorsichtig zu der heissen Lösung Ammoniak setzt. Verdampft man nach Scherer Leucin mit Salpetersäure vorsichtig auf einem Platinblech zur Trockne, so erhält man einen ungefärbten Rückstand, der mit einigen Tropfen Natronlauge erwärmt gelb bis braun wird und bei weiterem Verdampfen einen ölartigen, das Platinblech nicht benetzenden Tropfen bildet.

Beim Erhitzen des Leucins für sich allein entweicht Kohlensäure, Ammoniak und Amylamin; beim Erhitzen mit Alkali und bei der Fäulniss liefert es Ammoniak und Valeriansäure. Bei der Oxydation gehen die Leucine in die Oxysäuren (Leucinsäuren) über. Mit salpetriger Säure giebt Leucin freies Stickstoffgas und Leucinsäure:

$$C_5H_{10}(NH_2) \cdot COOH + HNO_2 = C_5H_{10}(OH) \cdot COOH + H_2O + 2 N$$
Leucin   Leucinsäure.

Die auf verschiedene Weise erhaltenen Leucine verhalten sich auch optisch verschieden. Das bei der Trypsinverdauung und Spaltung der Proteïnstoffe durch Salzsäure entstehende Leucin scheint regelmässig rechtsdrehend zu sein; die spec. Drehung der salzsauren Lösung [α (D)] ist = + 17,5°. Das bei der Spaltung der Proteïnstoffe mit Baryt bei 160° entstehende Leucin ist nach Schulze und Barbieri, wie ebenso das aus Isovaleraldehydammoniak und Cyanwasserstoff von Hüfner synthetisch dargestellte Leucin optisch inaktiv; durch Einwirkung von Penicillium glaucum wird das inaktive Leucin linksdrehend.

β) **Asparaginsäure** $C_4H_7NO_4$ oder Amidobernsteinsäure $HOOC \cdot C_2H_3(NH_2) \cdot COOH$. Sie bildet sich unter denselben Verhältnissen wie Leucin und die anderen Amidoverbindungen dieser Gruppe. Sie entsteht vielfach auch aus dem weit verbreiteten Asparagin (siehe unten). Bei der Zersetzung von Eiereiweiss mit Zinnchlorür und Salzsäure erhielten Hlasiwetz und Habermann 23,8%, bei der von Kaseïn 9,3% Asparaginsäure.

Sie krystallisirt in kleinen farblosen Prismen; ist unlöslich in absol. Alkohol. 1 Theil löst sich in 376,3 Theilen Wasser von 0°, in 222,2 Theilen von 20°, in 18,6 Theilen von 100°; in Salzlösungen ist sie leichter löslich als in Wasser.

Die Asparaginsäure verhält sich eigenartig gegen polarisirtes Licht; in neutraler oder schwach essigsaurer Lösung ist sie linksdrehend, in stark saurer Lösung rechtsdrehend. Die neutrale Lösung, welche bei gewöhnlicher Temperatur links dreht, wird beim Erwärmen auf 75° inaktiv und bei höherer Temperatur rechtsdrehend.

Man unterscheidet wie beim Asparagin je nach der Gewinnungsweise die gewöhnliche Links-, ferner die Rechts- und die inaktive Asparaginsäure.

Man pflegt die Asparaginsäure in der Weise darzustellen, dass man die Pflanzensäfte, z. B. Rübenmelasse, erst mit Bleiessig, das Filtrat davon mit Merkuronitrat fällt und die Fällung hiervon durch Schwefelwasserstoff zerlegt. Durch Fällen der siedend heissen wässerigen Lösung mit Kupferacetat kann man die Asparaginsäure reinigen; $Cu \cdot C_4H_5NO_4 + 4\frac{1}{2}H_2O$ ist erst in 2870 Thln. kalten Wassers löslich [1]).

Im Anschluss hieran mag das zur Asparaginsäure in naher Beziehung stehende **Asparagin** erwähnt sein, welches als das Monoamid der Amidobernsteinsäure, oder Amidosuccinaminsäure $HOOC \cdot C_2H_3(NH_2) \cdot CO(NH_2)$ aufzufassen ist. Es findet sich ausser in den Spargeln, wo es zuerst nachgewiesen wurde, in Kartoffeln, Rüben, Sussholz, Eibisch-, Schwarzwurzel und in vielen anderen Pflanzen; besonders ist es von E. Schulze und seinen Schülern in den Keimlingen nachgewiesen. Es ist hier ein stetiges Umsetzungserzeugniss der Proteïnstoffe und kann von der wachsenden Pflanze in Proteïnstoffe zurückverwandelt werden; es spielt daher im Leben der Pflanze eine wichtige Rolle.

Aus den Pflanzensäften lässt sich das Asparagin vielfach durch Dialysiren, Eindampfen und Krystallisiren gewinnen, in anderen Fällen benutzt man seine Fällbarkeit

---

[1]) Vergl. E. Schulze: Zeitschr. f. physiol. Chem. 1885, 9, 63 u. 253; 1886, 10, 134.

durch Merkurinitrat $Hg(NO_3)_2$ zur Gewinnung und Reindarstellung. Es verbindet sich mit Basen, aber auch mit Säuren und Salzen.

Durch Kochen mit Wasser, schneller unter Zusatz von Säuren und Alkalien geht es in Asparaginsäure über z. B. beim Kochen mit Salzsäure:

$$C_2H_3(NH_2) <^{CO(NH_2)}_{COOH} + HCl + H_2O = C_2H_3(NH_2) <^{COOH}_{COOH} + NH_4Cl$$
Asparagin $\qquad\qquad\qquad\qquad\qquad$ Asparaginsäure.

Destillirt man dann die Lösung mit Magnesia, so wird nur das Ammoniak des gebildeten NH_4Cl ausgetrieben und lässt sich hieraus der Säureamidstickstoff bezw. das Asparagin berechnen [1]).

Mit salpetriger Säure liefert es Oxybernsteinsäure oder Aepfelsäure:

$$C_2H_3(NH_2)<^{CO(NH_2)}_{COOH} + 2\,HNO_2 = C_2H_3(OH)<^{COOH}_{COOH} + 2\,H_2O + 4\,N$$
Asparagin $\qquad\qquad\qquad\qquad\qquad$ Aepfelsäure.

Das aus den Pflanzen dargestellte Asparagin krystallisirt mit 1 Mol. H_2O und bildet grosse (rechtshemiëdrische) rhombische Krystalle; 1 Thl. desselben löst sich in 105,3 Thln. Wasser bei 0^0, in 28,3 Thln. bei 28^0 und in 1,89 Thln. bei 100^0. Das wasserfreie Asparagin löst sich schwerer in Wasser; in Alkohol und Aether ist es unlöslich.

Man unterscheidet Links-Asparagin, das eben besprochene, welches in neutraler und alkalischer Lösung linksdrehend ist, in stark saurer Lösung rechtsdrehend wird; ferner Rechts-Asparagin, welches neben Links-Asparagin in Wickenkeimlingen vorkommt und sich neben diesem aus Asparaginsäureäthylester und Ammoniak bildet, in grossen rhombischen, rechtshemiëdrischen Krystallen krystallisirt, einen süssen Geschmack hat, sonst aber mit dem Links-Asparagin gleiche Eigenschaften besitzt. Ausserdem hat man durch Erhitzen von Aminosuccinimid oder Asparaginsäurediäthylester mit konc. wässerigem Ammoniak ein inaktives α-Asparagin in triklinen Tafeln dargestellt.

γ) **Glutaminsäure** $C_5H_9NO_4$ = Amidopyroweinsäure $HOOC\cdot C_2H_4\cdot C_2H(NH_2)$ COOH. Sie tritt mehr oder weniger stets neben der Asparaginsäure sowohl bei der künstlichen Zersetzung der Proteïnstoffe durch Alkalien und Säuren, als auch in den Keimlingen der Pflanzensamen sowie in Pflanzensäften (Rübensaft und Melasse auf). Bei der Zersetzung des Kaseïns mit Zinnchlorür und Salzsäure erhielten Hlasiwetz und Habermann sogar 29% Glutaminsäure.

Die aus Proteïnstoffen dargestellte Säure bildet rhombisch-sphenoïdisch-hemiëdrische Krystalle, die bei $202-202,5^0$ schmelzen. Sie ist in 100 Thln. Wasser von 16^0 und 1500 Thln. Alkohol von 80% löslich; dagegen in absolutem Alkohol und Aether unlöslich. In wässeriger und saurer Lösung ist sie rechts-, in neutraler Lösung linksdrehend. Für eine 2%-ige Lösung ist $[\alpha(D)]^{21^{\bullet}} = +10,2^0$. Durch Erhitzen mit Barytwasser wird die Glutaminsäure optisch inaktiv, durch Penicillium glaucum wird sie wieder linksdrehend. Die inaktive Glutaminsäure wird aus α-Nitrosoglutarsäure erhalten. Sie krystallisirt rhombisch, ist im allgemeinen leichter löslich und schmilzt bei 198^0 unter Zersetzung.

Die Glutaminsäure reducirt alkalische Kupferlösung nicht. Beim Kochen mit Kupferhydroxyd bildet sie das blaue Kupfersalz $Cu\cdot C_5H_7NO_4 + 2\frac{1}{2}H_2O$, welches erst in 3400 Thln. kalten Wassers löslich ist. Auch die Verbindung mit Salzsäure, das Chlorhydrat $C_5H_9NO_4\cdot HCl$, trikline Tafeln bildend, ist schwer löslich in kalter konc. Salzsäure und kann zur Gewinnung der Glutaminsäure dienen. Das Baryumsalz $Ba\cdot C_5H_7NO_4 + 6\,H_2O$ bildet eigenartige wawellitartige Nadelgruppen.

In derselben Beziehung wie zu der Asparaginsäure das Asparagin steht zu der Glutaminsäure das **Glutamin** $C_5H_{10}N_2O_3$ d. h. Glutaminsäureamid $HOOC\cdot CH(NH_2)$ $\cdot CH_2\cdot CH_2\cdot CONH_2)$. Es ist der ständige Begleiter des Asparagins in den Pflanzen bezw. Pflanzensäften, und verhält sich auch sonst wie dieses. Durch Kochen mit Salzsäure zerfällt es in Glutaminsäure und Ammoniak.

---

[1]) Vergl. d. Verf.'s: Untersuchung landw. und gewerbl. wichtiger Stoffe. Berlin 1898. 2. Aufl., 198.

Das Glutamin krystallisirt aus Wasser in feinen Nadeln, ist löslich in 25 Thln. Wasser von 16°, unlöslich in absolutem Alkohol und Aether. Die wässerige Lösung ist optisch inaktiv, die in Schwefelsäure oder Oxalsäure schwach rechtsdrehend. Auch das Kupfersalz des Glutamins $Cu(C_5H_9N_2O_3)_2$ ist schwer löslich.

Die Darstellung und Trennung des Glutamins von den anderen Amidoverbindungen dieser Gruppe ist schwierig und nicht genau. Die allgemeine Trennungsweise ist schon unter Asparaginsäure S. 74 angegeben. Das Glutamin führt man in den Pflanzensäften etc. am besten durch Kochen mit Salzsäure in Glutaminsäure über, versetzt die Flüssigkeit dann mit Bleiacetat, filtrirt, verdunstet das Filtrat auf einen kleinen Raumtheil ein, setzt Alkohol zu und zersetzt das sich ausscheidende glutaminsaure Blei mit Schwefelwasserstoff[1]) etc.

Orloff[2]) schlägt zur Trennung der Amidosäuren Nickelkarbonat vor; dasselbe soll mit Glykokoll und Alanin schwer lösliche krystallisirende Salze, mit Leucin gar keine Verbindung und mit Asparaginsäure ein leicht lösliches, nicht krystallisirendes Nickelsalz bilden.

b) Amide der aromatischen (homocyklischen) Reihe.

α) Tyrosin $C_9H_{11}NO_3$ oder p-Oxyphenylamidopropionsäure $C_6H_4(OH)-C_2H_3(NH_2)-COOH$. Es entsteht aus allen Proteïnstoffen und diesen nahestehenden Verbindungen — mit Ausnahme des Leimes — unter denselben Verhältnissen wie das Leucin, welches es stets begleitet. Bei der Zersetzung von Kaseïn hat man 3—4%, von Hornsubstanz 1—5%, von Elastin 0,25%, Fibroïn etwa 5% Tyrosin gewonnen. Es wurde zuerst bei der Zersetzung des Kaseïns durch Alkali gefunden, und ist reichlich in altem Käse (τυρός, woher der Name) enthalten. Fertig gebildet soll es in der Leber und in Kürbiskernen vorkommen. Künstlich wird es aus p-Amidophenylalanin $NH_2-C_6H_4-CH_2-CH(NH_2)-COOH$ durch Einwirkung von salpetriger Säure erhalten.

Das Tyrosin unterscheidet sich von dem Leucin durch seine schwerere Löslichkeit; es löst sich erst in 2454 Theilen Wasser von 20° und in 154 Theilen siedenden Wassers; auch in Weingeist ist es schwer löslich, in absolutem Alkohol und Aether unlöslich; aus einer ammoniakalischen alkoholischen Lösung scheidet es sich bei der spontanen Verdunstung des Ammoniaks in Krystallen aus. Das reine Tyrosin bildet farblose, seideglänzende, feine Nadeln, welche sich zuweilen zu Büscheln vereinigen. Durch diese Eigenschaften lässt sich das Tyrosin von dem Leucin trennen bezw. unterscheiden[3]).

Das aus den Proteïnstoffen durch Säuren gewonnene Tyrosin ist schwach linksdrehend, das durch Barythydrat erhaltene optisch inaktiv. Das Tyrosin verbindet sich mit Säuren und Basen. Besonders kennzeichnend ist das Kupfersalz $Cu(C_9H_{10}NO_3)_2$, welches durch Kochen von Tyrosinlösungen mit Kupferhydroxyd erhalten wird, kleine dunkelblaue, monokline Prismen bildet und erst in 1230 Thln. kalten Wassers löslich ist. Zum qualitativen Nachweis des Tyrosins dienen 1. Piria's Reaktion: Man stellt durch Lösen von Tyrosin in konc. Schwefelsäure unter Erwärmen Tyrosinschwefelsäure her, lässt erkalten, verdünnt mit Wasser, neutralisirt mit Baryumkarbonat und filtrirt. Das Filtrat giebt mit Eisenchlorid bei Anwesenheit von Tyrosin, wenn keine freie Schwefelsäure vorhanden ist und nicht zu viel Eisenchlorid zugesetzt wird, eine schöne violette Farbe. 2. Hoffmann's Reaktion: Man übergiesst in einem Reagensrohre eine kleine Menge Tyrosin mit etwas Wasser, setzt einige Tropfen Millon'sches Reagens zu und kocht einige Zeit; die Flüssigkeit färbt sich erst schön roth

---

[1]) Vergl. auch hier E. Schulze an angegebener Stelle u. Journ. f. prakt. Chem. 1885, [N. F.] 31, 1433, ferner Zeitschr. f. analyt. Chem. 1883, 22, 325 u. Landw. Versuchsstationen 1887, 33, 89.
[2]) Centralbl. f. d. medic. Wissenschaften 1897, 642.
[3]) Vergl. E. Schulze: Journ. f. prakt. Chemie 1885, [N. F.] 32, 433; ferner Hlasiwetz und Habermann: Ann. d. Chem. u. Pharm. 169, 160; ferner E. Salkowski: Praktikum d. physiol. u. pathol. Chemie. Berlin 1893, 182, 286 u. s. f.

und giebt dann einen rothen Niederschlag. Man kann auch erst Merkurinitrat zusetzen, zum Sieden erhitzen und dann Salpetersäure zufügen, die etwas salpetrige Säure enthält. 3. Scherer's Reaktion: Beim vorsichtigen Verdampfen von Tyrosin mit Salpetersäure auf Platinblech verbleibt ein schön gelber Fleck (Nitrotyrosinnitrat), welcher mit Natronlauge eine tief rothgelbe Farbe annimmt. (Eine ähnliche Reaktion geben aber mehrere andere Stoffe).

β) **Phenylamidopropionsäure** $C_9H_{11}NO_2$, Amidohydrozimmtsäure oder auch Phenylalanin genannt, von der man zwei Homologen unterscheidet: Die Phenyl-α-amidopropionsäure $C_6H_5-CH_2-CH(NH_2)-COOH$ und die Phenyl-β-amidopropionsäure $C_6H_5-CH(NH_2)-CH_2-COOH$. Die bei der Zersetzung der Proteïnstoffe durch Säuren, Alkalien, Enzyme, Fäulniss wie bei der Keimung entstehende Phenylamidopropionsäure ist in den meisten Fällen mit der α-Modifikation übereinstimmend, die synthetisch aus der α-Amidozimmtsäure $C_6H_5-CH=C(NH_2)-COOH$ durch Reduktion mit Natriumamalgam oder Zinn und Salzsäure erhalten wird.

Aus Keimlingen erhält man sie in der Weise, dass man die Achsenorgane mit 90%-igem Weingeist auszieht, den Alkohol abdestillirt, den Rückstand mit Wasser aufnimmt, die Lösung mit Bleiessig fällt, filtrirt, das Filtrat nach dem Entbleien mit Schwefelwasserstoff eindunstet und krystallisiren lässt; das mit auskrystallisirende Asparagin trennt man von der Phenylamidopropionsäure durch wiederholtes Umkrystallisiren aus ammoniakhaltigem Weingeist, wobei etwas Asparagin ungelöst bleibt. Durch Sättigen der wässerigen Lösung der Phenylamidopropionsäure mit Kupferhydroxyd erhält man in Wasser unlösliches, blassblaue Schuppen bildendes Kupfersalz $Cu(C_9H_{10}NO_2)_2$, aus welchem sich durch Zerlegen mit Schwefelwasserstoff die Säure rein darstellen lässt.

Aus konc. warmen Lösungen krystallisirt die Phenylamidopropionsäure in Blättchen, aus verdünnten in feinen Nadeln; sie schmilzt bei 263—265° unter starker Gasentwickelung, ist schwer löslich in kaltem, leichter in heissem Wasser, wenig in Weingeist. Durch Chromsäuregemisch liefert sie Benzoësäure C_6H_5-COOH, bei der weiteren Fäulniss α-Toluylsäure $C_6H_4-CH_2-COOH$.

γ) **Skatolamidoessigsäure** oder **Methylindolamidoessigsäure**
$C_6H_4{<}{{C(CH_3)}\atop{NH}}{>}C \cdot CH(NH_2) \cdot COOH$; sie entsteht neben Skatol $C_6H_4{<}{{C(CH_3)}\atop{NH}}{>}CH$ und Skatolkarbonsäure $C_6H_4{<}{{C(CH_3)}\atop{NH}}{>}C \cdot COOH$ aus Proteïnstoffen bei der Fäulniss und unter denselben Bedingungen, unter denen Phenylamidopropionsäure gebildet wird.

Die **Skatolessigsäure** $C_6H_4{<}{{C(CH_3)}\atop{NH}}{>}C \cdot CH_2 \cdot COOH$ ist von Nencki in den vom Rauschbrandbacillus bei Abschluss von Sauerstoff gebildeten Erzeugnissen entdeckt worden. Nach E. Salkowski[1] bildet sich dieselbe aber auch zuweilen an Stelle der gewöhnlich entstehenden Skatolkarbonsäure bei der Fäulniss des Fibrins. Sie ist demnach nicht ausschliesslich ein Erzeugniss anaërober Bakterien. Kennzeichnend für die bei 133—134° schmelzende Säure ist, wie Nencki beobachtet hat, die Reaktion mit Kaliumnitrit und Essigsäure, welche Reagentien zur Bildung einer unlöslichen gelben, krystallisirenden Nitrosoverbindung Veranlassung geben.

Man hat auch mehrfach das Mengenverhältniss ermittelt, in welchem die vorstehenden Diamido- und Monamino-Verbindungen, ferner Hexonbasen und Harnstoff aus den einzelnen Proteïnstoffen entstehen.

---

[1] Zeitschr. f. physiol. Chemie 1899, **27**, 302; vergl. auch Zeitschr. f. Untersuchung d. Nahrungs- u. Genussmittel 1900, **3**, 243.

So fand H. Ritthausen[1]) bei der Zersetzung:

		Glutaminsäure %	Asparaginsäure %
Pflanzenkaseïne (in der früheren Bedeutung)	Legumin	1,5	3,6
	Conglutin	4,0	2,0
	Glutenkaseïn	5,3	0,3
Kleber-Proteïnstoffe	Ein Gemisch der in Alkohol löslichen Proteïnstoffe des Klebers	8,8	1,1
	Mucedin	25,0	Nicht bestimmt
	Maisfibrin	10,0	1,4

Die Kleber-Proteïnstoffe liefern daher erheblich mehr Glutaminsäure als die Pflanzenkaseïne.

Milchkaseïn liefert nach Hlasiwetz und Habermann[2]) durch Zersetzung mit Zinnchlorür und Salzsäure 29 % Glutaminsäure.

U. Kreusler[1]) fand unter den Zersetzungserzeugnissen der Samen-Proteïnstoffe 2—3 % Tyrosin und 5—12 % Leucin; Hlasiwetz und Habermann bei Legumin und Pflanzenalbumin 17—18 % Leucin, bei Milchkaseïn und Eieralbumin dagegen 19—23 %.

F. Cohn[3]) und W. Hausmann[4]) haben diese Verhältnisse noch genauer und unter Berücksichtigung auch der Diamine ermittelt, indem sie die Proteïnstoffe mit siedender Salzsäure spalteten. Hausmann unterscheidet zwischen drei Stickstoffformen in den Spaltungsstoffen, nämlich 1. Amidostickstoff, abdestillirbar durch Magnesia, 2. Diaminostickoff, fällbar durch Phosphorwolframsäure, 3. Monaminostickstoff, weder austreibbar durch Ammoniak noch fällbar durch Phosphorwolframsäure (nach Kjeldahl bestimmt).

Er fand auf diese Weise:

	Amidstickstoff %	Diaminostickstoff %	Monaminostickstoff %	Stickstoff im Ganzen gefunden statt 100 %
Eieralbumin, krystallisirtes,	8,53	21,33	67,80	97,66
Serumalbumin, „	6,34	—	—	—
Serumglobulin	8,90	24,95	68,28	102,13
Kaseïn	13,37	11,71	75,98	101,06
Leim	1,61	35,83	62,56	(100)

E. Schulze fand in derselben Weise für die Proteïnstoffe der Koniferensamen 10,3 % Amid- und 32,8 % Diaminostickstoff.

A. Kossel und F. Kutscher[5]) ermittelten die Menge der bei der Spaltung entstehenden Hexonbasen und Ammoniak mit folgendem Ergebniss (S. 79 letzte Tabellen):

A. Jolles[6]) hat durch Oxydation der Proteïnstoffe in saurer (schwefelsaurer) Lösung allgemein Harnstoff, aber in verschiedenen Mengen und ferner neben diesem Basen-(Hexonbasen-)Stickstoff gefunden; Ammoniak trat nur in geringen Mengen und sonstige Stickstoffverbindungen in nennenswerthen Mengen nur bei

---

[1]) Journ. f. prakt. Chem., [N. F.] **3**, 314.
[2]) Ann. d. Chemie u. Pharm., **169**, 50 u. 157.
[3]) Zeitschr. f. physiol. Chemie 1896, **22**, 153; 1898, **26**, 395.
[4]) Ebendort 1899, **27**, 95.
[5]) Ebendort 1900/01. **31**, 165.
[6]) Ebendort 1901, **32**, 361.

Eibrin und Pflanzenvitellin auf. A. Jolles fand z. B. in Procenten des Gesammt-Stickstoffs gebildet:

Stickstoff in Form von:	Oxyhämoglobin	Eieralbumin krystall.	Krystall. Serum-		Kaseïn	Fibrin	Vitellin aus	
			Globulin	Albumin			Eigelb	Pflanzen
Harnstoff . .	91,24%	78,77%	75,28%	80,86%	72,67%	45,43%	78,16%	46,44%
Basen . . .	8,87 „	20,82 „	24,65 „	19,82 „	25,49 „	24,57 „	20,98 „	18,32 „

Protamin bezw. Histon	In Procenten des Gesammt-Stickstoffs gebildet				Proteïnstoff	In Procenten des Gesammt-Stickstoffs gebildet			
	Histidin %	Arginin %	Lysin %	Ammoniak %		Histidin %	Arginin %	Lysin %	Ammoniak %
Salmin	0	87,8	0	0	Leim (Handelsgelatine)	wenig	16,6	5—6	1,4
Kupleïn¹) . . .	0	83,5	0	0	Glutenkaseïn	1,9	8,7	2,5	12,5
Cyklopterin¹) . .	0	67,7	0	?	Glutenfibrin	2,4	5,8	0	18,8
Sturin	11,8	63,5	8,4	0	Mucedin . .	0,7	6,0	0	20,7
Histon (Thymus) .	1,8	25,2	8,0	7,5	Gliadin . .	1,9	5,1	0	19,5
Histon (Fischhoden)	3,3	26,9	8,5	3,3	Zeïn . . .	1,4	3,8	0	13,5

(Proteïnstoffe: nach Ritthausen)

Mögen vorstehenden Bestimmungen auch noch manche Ungenauigkeiten und Fehler anhaften, so lassen sie doch das mit Sicherheit erkennen, dass in der Konstitution der Broteïnstoffe bezw. proteïnartigen Verbindungen nicht unerhebliche Verschiedenheiten herrschen.

7. Die sonstigen durch Alkalien und Fäulniss aus den Proteïnstoffen entstehenden Stickstoffverbindungen.

Wie durch Einwirkung von Säuren und proteolytischen Enzymen neben den vorstehenden Amidoverbindungen die Hexonbasen, so entstehen durch Einwirkung von Alkalien und Fäulniss weiter: **Indol, Skatol, Ptomaïne, Ammoniak und mehrere stickstofffreie Säuren**[2]), wie: **Essigsäure** $CH_3\text{—}COOH$, **Valeriansäure** $(CH_3)_2\text{=}CH\text{—}CH_2\text{—}COOH$, **Phenol** $C_6H_5 \cdot OH$, **Parakresol** $C_6H_4{<}^{OH}_{OH}$, **Phenylessigsäure** (α-Toluylsäure) $C_6H_5\text{—}CH_2\text{—}COOH$, **Paraoxyphenylessigsäure** $C_6H_4{<}^{OH}_{CH_2 \cdot COOH}$, **Phenylpropionsäure (Hydrozimmtsäure)** $C_6H_5\text{—}CH_2\text{—}CH_2\text{—}COOH$, **Paraoxyphenylphenylpropionsäure (Hydroparakumarsäure)** $C_6H_4{<}^{OH}_{CH_2\text{—}CH_2\text{—}COOH}$, **Skatolkarbonsäure** $C_6H_4{<}^{C(CH_3)}_{NH}{>}C\cdot COOH$, **Bernsteinsäure** $HOOC\text{—}CH_2\text{—}CH_2\text{—}COOH$, **Oxalsäure** $HOOC\text{—}COOH$ und **Kohlensäure**. Von diesen Verbindungen mögen die drei ersteren hier noch eine kurze Besprechung erfahren, die übrigen sind allgemein bekannt oder doch in jedem Lehrbuche der Chemie behandelt bezw. werden vereinzelt noch weiter unten besprochen.

a) **Indol** C_8H_7N; man kann dasselbe durch Aneinanderlagern oder richtiger durch Zusammenwachsen von einem Pyrrol- und Benzolkern entstanden denken:

---

[1]) Das Kupleïn lieferte bei der Spaltung auch Amidovaleriansäure, das Cyklopterin neben 67,7% Arginin auch 8,3% Tyrosin.
[2]) Ueber den Nachweis und die Trennung dieser Säuren, sowie von Indol und Skatol vergl. E. Salkowski: Praktikum d. physiol. u. pathol. Chemie. Berlin 1893, 291.

```
        CH                              CH
    HC     CH                      HC ┌────┐ CH
       Bz.                            │ Pr.│
    HC     CH                      HC └────┘ CH
        CH                              NH
      Benzol                          Pyrrol
```

```
   ⁴CH      CH                    CH       C(CH₃)
 ⁵HC ╱4  9C╱ 3╲                 HC    C
    ╱3  Bz. Pr. 2╲ CH              Bz.  Pr.   CH
 ⁶HC ╲2    ╱1                   HC    C
    ⁷CH  8C   NH                   CH       NH
       Indol                    Skatol (Methylindol).
```

Das Indol wird durch Erhitzen vieler Indigoderivate, besonders von Oxindol, mit Zinkstaub oder Zinn und Salzsäure, ferner durch Erhitzen von o-Nitrozimmtsäure mit Kali und Eisentheilen erhalten etc. Es entsteht aber auch beim Schmelzen von Proteïnstoffen mit Alkali und bei der Fäulniss derselben.

Man erhält es aus letzteren Umsetzungen durch Destillation derselben, Ansäuern des Destillates mit Salzsäure, Ausschütteln der letzteren Lösung mit Aether; in letzteren gehen neben den organischen Säuren Indol und Skatol über; schüttelt man die Aetherlösung mit Natronlauge, so bleiben Indol und Skatol gelöst und können nach Abheben und Verdampfen des Aethers gewonnen werden.

Das Indol ist mit heissen Wasserdämpfen leicht flüchtig und krystallisirt aus heissem Wasser in glänzenden weissen Blättchen mit 52° Schmelzpunkt; es ist schwer löslich in kaltem Wasser, dagegen leicht löslich in Aether, Alkohol, Benzol und Chloroform. Setzt man zu der Lösung desselben in Benzol eine Lösung von Pikrinsäure in Ligroïn, so scheidet sich das Pikrat $C_8H_7N \cdot C_6H_3(NO_2)_3O$ in glänzenden rothen Nadeln aus.

Vermischt man 10 ccm einer sehr verdünnten Indollösung (von 0,03—0,05 g auf 1000) mit 1 ccm Kaliumnitratlösung (von 0,02 %) und unterschichtet mit konc. Schwefelsäure, so färbt sich die Berührungsschicht prächtig purpurfarben. Die Reaktion ist als „Indol- oder Choleraroth-Reaktion" bekannt, weil Kulturen der Cholerabacillen gleichzeitig Indol und Nitrit enthalten und diese Reaktion ebenfalls geben.

Im Thierkörper wird das Indol zu Indoxyl C_8H_9NO oxydirt und erscheint im Harn als indoxylschwefelsaures Kalium (Indikan) $SO_2 {<}{OC_8H_6N \atop OK}$

b) **Skatol** (Methylindol) $C_8H_6(CH_3)N$, vergl. Konstitutionsformel oben. Es ist ein wesentlicher flüchtiger Bestandtheil des menschlichen Kothes — fehlt in dem des Hundes —, entsteht bei der Fäulniss und der Zersetzung der Proteïnstoffe mit schmelzendem Kali und entsteht ferner neben Indol bei der Reduktion des Indigos mit Zinnchlorür und dann mit Zinkstaub, sowie beim Erhitzen von Chlorzinkanilin mit Glycerin auf 160—200°. Das künstlich aus Indigo dargestellte und das völlig gereinigte Skatol besitzt keinen stechenden Kothgeruch, sondern ist geruchlos.

Skatol ist mit Wasserdämpfen leichter flüchtig, aber in Wasser schwerer löslich als Indol, dagegen ist es leicht löslich in Aether, Alkohol, Chloroform und Benzol; aus Ligroïn umkrystallisirt, bildet es glänzende Blättchen von 95° Schmelzpunkt. Durch Vermischen der heissen wässerigen Lösungen von Skatol und Pikrinsäure bildet sich das Pikrat in rothen Nadeln. In konc. Salpetersäure löst es sich mit violetter Farbe; mit Salpetersäure und Kaliumnitrit giebt es nicht wie Indol eine Rothfärbung, sondern eine weissliche Trübung.

Das Skatol wird ebenso wie das Indol im Thierkörper oxydirt, nämlich zu Skatoxyl, welches nach Brieger als Skatoxylschwefelsaures Kalium $SO_2{<}{OC_9H_8N \atop OK}$ im Harn erscheint.

c) **Fäulnissbasen, auch Fäulniss- oder Leichenalkaloïde, Ptomaïne oder Septicine genannt** (Fleisch- und Wurstgift). Schon im Jahre 1856 gelang es Panum[1]) aus faulendem Fleisch einen Körper zu isoliren, welchen er als putrides Gift bezeichnete und welchem später von A. Schmidt[2]) der Name „Sepsin" beigelegt wurde.

1865 wies Marquardt[3]) in den Eingeweiden von Leichen ein Alkaloïd nach, welches grosse Aehnlichkeit mit dem Koniin hatte, und welches er „Septicin" nannte. Bence Jones[4]) fand ein Chinin-ähnliches Alkaloïd in den Nieren. Diese Beobachtungen fanden aber erst allgemeine Beachtung durch die Untersuchungen von F. Selmi[5]), welcher zeigte, dass bei der Leichenfäulniss sowohl — daher der Name Ptomaïne von τὸ πτῶμα der Leichnam — als auch bei der freiwilligen Fäulniss von Proteïnstoffen unter Luftabschluss zwei Alkaloïde entstehen, von denen das eine flüchtig und nicht giftig, das andere nicht flüchtig aber giftig ist. F. Selmi machte auch auf die Bedeutung dieser Ergebnisse für die gerichtlichen Untersuchungen von Leichen auf organische Gifte aufmerksam, indem diese Fäulnissbasen leicht mit den Pflanzenalkaloïden (Koniin, Morphin, Delphinin) verwechselt werden können[6]).

Nach dieser Zeit hat man den alkaloïdartigen Verbindungen, welche bei der Fäulniss der Leichen wie der Proteïnstoffe entstehen, eine grosse Aufmerksamkeit geschenkt.

Rörsch und Fassbender[7]) sowie L. Liebermann[8]) konnten die Beobachtungen von Selmi bei Leichen bestätigen. Die Leichenalkaloïde hatten die grösste Aehnlichkeit mit dem Koniin, in anderen Fällen auch mit Brucin, Strychnin und Veratrin.

L. Brieger[9]), der sich neben A. Gautier[10]) durch Untersuchungen über die Leichen- und Fäulnissalkaloïde besondere Verdienste erworben hat, konnte in menschlichen Leichentheilen nicht weniger als 30 unterschiedliche Basen, darunter sechs gut gekennzeichnete, nämlich: Cholin, Neuridin, Kadaverin, Putrescin, Saprin und Trimethylamin feststellen.

---

[1]) Virchow's Archiv **60**, 328.
[2]) Centrbl. f. d. medic. Wissenschaften 1868, 397.
[3]) Zeitschr. f. anal. Chemie 1875, **14**, 231.
[4]) Zeitschr. f. Chemie u. Pharm. 1866, 348.
[5]) Berichte d. deutschen chem. Gesellschaft 1873, **6**, 142; 1878, **11**, 808 u. 1838 u. Jahresbericht 1879, 832.
[6]) So hatte der plötzliche Tod des Generals Gibbone 1877 Veranlassung zur Untersuchung auf Vergiftung desselben gegeben. Der Sachverständige wollte in der Leiche das in den Ritterspornarten vorkommende „Delphinin" gefunden haben; indess erregte es das Misstrauen der Richter, dass ein so seltenes, kaum allgemein bekanntes Gift verwendet sein sollte. Es wurde daher das Obergutachten Selmi's eingeholt, und dieser fand in den Leichentheilen allerdings ein Gift, welches mit dem Delphinin die grösste Aehnlichkeit hatte, welches sich aber auch in anderen nicht vergifteten Leichen fand. In einem anderen plötzlichen Aufsehen erregenden Todesfalle war auf Vergiftung durch Morphin erkannt worden, wo ebenfalls eine Verwechselung mit den Ptomaïnen vorlag.
[7]) Berichte d. deutschen chem. Gesellschaft 1874, **7**, 1064.
[8]) Ebendort 1876, **9**, 151 u. Jahresbericht 1879, 831.
[9]) L. Brieger: Ueber Ptomaïne I. u. II. Berlin 1885; III. 1886.
[10]) A. Gautier: Sur les alkaloïdes derivés de la destruction des tissus des animaux. Bull. de l'acad. de médecine Paris 1886; Traité de chim. appl. à la physiologie I, 523 u. Comptes rendus **94**, 1600.

Da die Leichenalkaloïde sich zum Theil als giftig [1]) erwiesen, so lag es nahe, die durch den Genuss von fauligem Fleisch etc. häufig auftretenden Vergiftungen ebenfalls ähnlichen Stoffen zuzuschreiben und in diesen nach solchen zu suchen.

In der That hat man auch in einer Reihe von Fällen, wo Fleisch, Käse oder Wurst giftig gewirkt haben, und wo man ein bestimmtes Fleisch-, Wurst- oder Käse- etc. Gift annehmen konnte, den Ptomaïnen gleiche oder ähnliche basische Körper nachgewiesen.

So fanden E. und H. Salkowski[2]) in gefaultem Fleisch und Fibrin die nicht giftige Base $C_7H_{15}NO_2$ neben mehreren von der Formel $C_nH_{2n+1}NO_2$, also von der allgemeinen Formel der Glycine.

Gautier und Etard (l. c.) erhielten bei der Fäulniss von Fischfleisch (Makrele) die Basen: Koridin $C_{10}H_{15}N$, Kollidin $C_8H_{11}N_1$, Hydrokollidin $C_8H_{18}N$, Parvolin $C_9H_{18}N$, und eine Base $C_{17}H_{38}N_4$.

Nach Guareschi und Mosso[3]) bildet sich beim Faulen von Fibrin ein eflüssige Base $C_{10}H_{15}N$, welche mit Platinchlorid einen fleischfarbigen, unlöslichen Niederschlag giebt.

L. Brieger (l. c.) gelang es aus fauligem Fleisch die giftige Base der Hirnsubstanz, nämlich das Neurin[4]) $C_5H_{15}NO = C_2H_3 \cdot N(CH_3)_3 \cdot OH$ (Trimethylvinylammoniumhydroxyd), ferner das dem Neurin oder Cholin $CH_2 \cdot CH_2 \cdot OH \cdot N(CH_3)_3 \cdot OH$ (Trimethyloxyäthylammoniumhydroxyd) nahestehende Neuridin $C_5H_{14}N_2$ nachzuweisen, welches letztere mit dem Kadaverin isomer und in dem gewonnenen Zustande so lange giftig ist als es noch andere Fäulnissstoffe beigemengt enthält, völlig rein aber nicht giftig ist.

Auch der giftige Bestandtheil des Fliegenschwammes, das Muskarin $C_5H_{15}NO_3$ $= CH_2 \cdot CH(OH)_2 \cdot N(CH_3)_3 \cdot OH$ (Oxycholin), isomer mit dem Betaïn, konnte unter den Basen der Fäulniss von Rind- und Fischfleisch nachgewiesen werden; eine aus faulem Käse und Leim sowie faulender Hefe gewonnene Base hatte eine dem Muskarin ähnliche Wirkung.

Die meisten Basen, die sich bei der Fäulniss von Fleisch bezw. der Leichen bilden, scheinen indess Diamine zu sein; L. Brieger und O. Bocklisch konnten u. a. folgende Basen bei der Fäulniss unterscheiden:

Methylamin $NH_2(CH_3)$, Dimethylamin $NH(CH_3)_2$, Trimethylamin $N(CH_3)_3$, Diäthylamin $NH(C_2H_5)_2$, Aethylendiamin $H_2N-CH_2-CH_2-NH_2 + H_2O$ Putrescin = Tetramethylendiamin $H_2N-(CH_2)_4-NH_2$, Kadaverin (Saprin) = Pentamethylendiamin $H_2N-(CH_2)_5-NH_2$, Hexamethylendiamin $H_2N-(CH_2)_6-NH_2$.

---

[1]) Die starke giftige Eigenschaft der Leichenalkaloïde ist den wilden Völkerschaften schon lange bekannt; denn die Narinjeris, die Bewohner des unteren Murray in Südaustralien, bestreichen ihre Waffen mit der jauchigen Masse, welche bei der Fäulniss von Leichentheilen entsteht und welche bei nur leichtem Ritzen der Haut den Tod des Feindes unter heftigen Schmerzen bewirkt.

In Bergen (Norwegen) treiben die Bewohner den Walfisch, wenn er sich der Küste nähert, in die Bucht, sperren ihn dort ein und bewerfen ihn vom Ufer oder von Kähnen aus mit dem sog. „Todespfeil"; wenn letzterer in grösserer Anzahl einige Zeit im Fleische des Thieres gesteckt hat, wird dieses allmählich matt und verendet alsbald. Auch diese Wirkung muss wohl auf eine Vergiftung durch Fäulniss- oder Leichenalkaloïde zurückgeführt werden, weil das Blut des getödteten Thieres den Speeren anhaften bleibt und fortgesetzt mit diesem verwendet wird. (Vergl. Archiv. f. animal. Nahrungsmittelkunde 1893, 122.)

[2]) Berichte d. chem. Gesellschaft 1883, 16, 1191.
[3]) Journ. f. prakt. Chem. 1883, 27, 425, 28, 504.
[4]) Hier liegt also die merkwürdige, wenn auch nicht alleinstehende Thatsache vor, dass ein regelmässiger Bestandtheil des Körpers wie das Neurin, nach Einnahme auf diesen selbst giftig wirkt.

Ferner wurden bei der Fäulniss noch als Basen nachgewiesen:

Gadenin $C_7H_{18}NO_2$ bei der Fäulniss verschiedener Fische und in Leichen.

Mydin $C_8H_{11}NO$ in Leichen und bei der Einwirkung von Typhusbacillen auf peptonisirtes Bluteiweiss; das Pikrat desselben $C_6H_{11}NO \cdot C_6H_3(NO_2)_3O$ bildet breite Prismen.

Mydatoxin $C_6H_{13}NO_2$ in Leichen und faulendem Pferdefleisch: die Base ist stark alkalisch und giftig; das Platinsalz $(C_5H_{13}NO_2 \cdot HCl)_2 \cdot PtCl_4$ hat 193° Schmelzpunkt.

Mytilotoxin $C_6H_{15}NO_2$ in den giftigen Miesmuscheln (Mytilus edulis); sehr stark giftig, das Goldsalz $C_6H_{15}NO_2 \cdot HCl \cdot AuCl_3$ bildet mikroskopische Würfel von 182° Schmelzpunkt.

Eine andere Verbindung $C_7H_{17}NO_2$ fand sich in 4 Monate altem, faulem Pferdefleisch; sie reagirte schwach sauer, war giftig; das in Wasser schwer lösliche Goldsalz $C_7H_{16}NO_2 \cdot HCl \cdot AuCl_3$ krystallisirt in Nadeln oder Blättchen von 176° Schmelzpunkt.

A. B. Griffiths[1]) fand in fauligen Sardinen die giftige, alkalisch reagirende Base $C_{11}H_{11}NO_2$, die er Sardinin nennt, und welches mit Salzsäure ein krystallinisches Chlorhydrat und auch mit Platin- und Goldchlorid krystallinische Doppelsalze bildet.

Das Mydalein ($\mu\nu\delta\alpha\lambda\iota o\varsigma$ = faul) fand sich in gefaulten menschlichen Lebern und Milzen nach 3-wöchentlicher starker Fäulniss; die chemische Konstitution desselben konnte noch nicht ermittelt werden; schon 5 mg des salzsauren Mydaleins tödteten eine Katze in wenigen Stunden.

In gefaultem Pferdefleisch fand Brieger auch das Methylguanidin $C(NH){<}{{NH_2}\atop{NH(CH_3)}}$, welches wahrscheinlich aus dem Kreatin des Fleisches stammt, und von dem 2 mg ein Meerschweinchen schon nach 20 Minuten tödteten.

A. Hilger und Tamba[2]) theilen bezüglich des Wurstgiftes mit, dass sie aus dem Magen und Darminhalt von 6 an Wurstgift verstorbenen Personen und zwar aus jeder der 6 Leichen einen Körper von zähflüssiger Konsistenz und intensivem Geruch gewannen, welcher in hohem Grade giftige, nämlich dem Curare ähnliche Wirkungen besass, d. h. Lähmung der Endigungen der muskelbewegenden Nerven und gleichzeitig Betäubung des Grosshirns bewirkte.

Tamba hat dann weiter aus Leberwürsten, die mehr oder weniger lange an der Luft aufbewahrt waren — bei frischen nur in geringer Menge —, denselben Körper, d. h. von derselben Curare-ähnlichen Wirkung dargestellt. Aus Pferdefleisch und Lebern, welche 3 Monate der freiwilligen Zersetzung überlassen waren, gewann Tamba 3 basische Körper von öliger Beschaffenheit; eine der 3 Basen roch nikotinartig; alle drei zeigten Curare-Wirkung.

C. Vaughan[3]) gelang es aus giftigem Käse, durch dessen Genuss etwa 300 Personen erkrankt waren, durch Ausziehen mit Alkohol und Verdampfen des letzteren bei niedriger Temperatur nadelförmige Krystalle darzustellen, welche auf der Zungenspitze eine scharfe, brennende Empfindung, Trockenheit und Konstriktion im

---

[1]) Chem. News 1893, 68, 45.
[2]) Tagebl. d. 59. Vers. deutscher Naturf. u. Aerzte 1886, 204.
[3]) Zeitschr. f. physiol. Chem. 1886, 10, 146 u. Chem. Centrbl. 1886, 405.

Schlunde, sowie Diarrhoe hervorriefen. Der giftige Körper scheint bei 100° flüchtig zu sein. Dieser Base „Tyrotoxicon" wird die Formel $C_6H_5N_2$ beigelegt.

C. Arnold[1]) entnahm aus einer grossen Grube, in der an der Thierarzneischule in Hannover alle todten Thiere aufbewahrt wurden, von zwei mindestens 8 Tage in der Grube gelegenen, stark gefaulten Hunden im ganzen 500 g Muskelfleisch und erhielt daraus 1,6 g eines flüssigen Alkaloïds, das bei Kaninchen, subcutan injicirt, Starrkrampf mit darauf folgendem Tode herbeiführte. Auch bei einem zweiten Versuch erhielt er aus 500 g faulem Pferdefleisch nahezu 0,5 g derselben Substanz.

Auch bei der Fäulniss pflanzlicher Proteïnstoffe entstehen die Fäulnissalkaloïde. Brugnatelli und Zenoni[2]), sowie Th. Husemann fanden ein amorphes, in Wasser unlösliches Alkaloïd (Lambroso's Pellagroïn?) im verschimmelten Maismehl; nach Brugnatelli theilt das Alkaloïd alle chemischen und physiologischen Eigenschaften des Strychnins. A. Poehl[3]) hat ferner bei der Fäulniss des Roggenmehles unter Einwirkung von Mutterkorn Alkaloïde nachgewiesen und ist der Ansicht, dass der Ergotismus, jene Kriebelkrankheit, welche durch den Genuss von Mutterkornhaltigem Mehl hervorgerufen wird, in diesen Alkaloïden ihre Ursache hat, weil ihre äusseren Krankheitserscheinungen den durch Fäulnissalkaloïde hervorgerufenen wesentlich gleichen. Da weiter die in der Lombardei, infolge des Genusses von faulem Mais beobachtete Krankheit mit dem Ergotismus vieles gemeinsam hat, so ist die Ansicht gerechtfertigt, dass auch diese Krankheit in naher Beziehung zu den Fäulnissalkaloïden steht.

Es ist schon oben (S. 46) gesagt, dass die Fäulnissalkaloïde in nahe Beziehung zu den Toxproteosen gebracht werden. In der That haben manche von den pathogenen Bakterien erzeugten Umsetzungsstoffe der Proteïne eine Zusammensetzung, welche der der Ptomaine näher steht, als der der Proteïne bezw. der zugehörigen Peptone, z. B. die beiden von L. Brieger (l. c.) gewonnenen Basen, das Typhotoxin und Tetanin.

Das Typhotoxin $C_7H_{17}NO_2$ bildet sich bei der Einwirkung von Typhusbacillen auf Fleisch, ist eine starke, giftige Base, welche mit Goldchlorid die in Prismen krystallisirende Verbindung $C_7H_{17}NO_2 \cdot HCl \cdot AuCl_3$ von 176° Schmelzpunkt bildet.

In ähnlicher Weise entsteht das Tetanin $C_{13}H_{20}N_2O_4$ durch Behandeln von Rindfleisch mit Tetanusbacillen; es findet sich ferner in gefaulten Kadavern, ist ebenfalls eine starke, sehr giftige Base, deren Platindoppelsalz $C_{13}H_{20}N_2O_4 \cdot 2HCl \cdot PtCl_4$ in Blättchen krystallisirt.

A. B. Griffith[4]) hat ferner aus dem Harn bei Infektionskrankheiten hierher gehörige Basen dargestellt, so das Erysipelin $C_{11}H_{13}NO_3$ bei Rothlauf (Erysipelas), das Ekzenin $C_7H_{15}NO_2$ bei Ekzem, das Pleuricin $C_5H_5N_2O_2$ bei Pleuritiskranken, ein Ptomain $C_{15}H_{10}N_2O_6$ bei Rotzkrankheit, ein desgleichen $C_9H_9NO_4$ bei Influenzakranken. Auch diese Basen waren giftig und theilten die allgemeinen Eigenschaften der Ptomaine.

Wie aus dieser gedrängten Uebersicht hervorgeht, ist die Natur der von Fäulniss- und pathogenen Bakterien erzeugten Gifte noch sehr wenig aufgeklärt;

---

[1]) Archiv. f. Pharm. **21**, 435.
[2]) Berichte d. deutschen chem. Gesellschaft 1876, **9**, 1437.
[3]) Ebendort 1883, **16**, 1975.
[4]) Compt. rendus 1892, **114**, 1382; 1893, **115**, 667; **116**, 1205; 1894, **117**, 744.

die in ihrer Konstitution bekannten Diamine sind meistens nicht giftig oder können doch nicht die Hauptträger der äusserst heftigen Gifte bilden; von den anderen und vielleicht giftigeren Basen ist aber die Konstitution noch garnicht bekannt.

Auch ist anzunehmen, dass sich durch die Fäulniss- wie Infektionsbakterien in derselben Weise wie bei der Darmverdauung eine Reihe von Umsetzungsstoffen bilden, die sich bis jetzt vorwiegend nur in ihren Endgliedern unterscheiden lassen, deren eigentlichen giftigen Zwischenumsetzungsstoffe, die Toxproteosen, die den ursprünglichen Proteïnstoffen noch sehr nahe stehen, gar nicht bekannt sind. Auch ist fraglich, ob sich diese Stoffe, die sich unter der Hand und durch chemische Reagenzien sofort verändern, völlig rein gewinnen lassen werden. Ohne Zweifel geht der Bildung von Ptomainen wohl die Bildung von Albumosen und Peptonen und bei den pflanzlichen Nahrungsmitteln auch die Bildung von Glukose aus Stärke etc. vorher und hat bei der Entstehung der Gifte ohne Zweifel die An- und Abwesenheit von Sauerstoff eine Bedeutung. So fand H. Scholl[1]) bei der Bildung giftiger Proteïnstoffe bei Cholera-Erkrankungen und einigen Fäulnissvorgängen:

	Anaërobiose		Aërobiose	
	Lebendes Proteïn	Todtes Proteïn	Lebendes Proteïn	Todtes Proteïn
Bakterien-Wachsthum .	üppig	spärlich	spärlich	üppig
Toxine	sehr giftig	wenig giftig	wenig	wenig

Bei Aërobiose wachsen die Bakterien besser auf todtem als lebendem (genuinem) Proteïn, die Toxinabspaltung ist aber in beiden Fällen gering; bei Luftabschluss dagegen bilden sich auf genuinem Proteïn sehr viel und heftig wirkende Toxine.

Die giftigen Miesmuscheln[2]) bilden sich vorwiegend in stillstehendem Wasser und lassen sich entgiften, wenn sie an Stellen, wo das Wasser ständig fliesst oder häufig wechselt, gebracht werden, eine Erscheinung, welche offenbar ebenfalls mit dem Sauerstoffgehalt des Wassers zusammenhängt. Aus dem Grunde werden gegen die Aufhebung der giftigen Wirkung der Bakteriengifte Oxydationsmittel (Wasserstoffsuperoxyd, Kaliumpermanganat etc.) empfohlen.

Kobert[3]) unterscheidet bei den Erkrankungen durch Fleisch-, Wurst- etc. Gift zweierlei Arten, nämlich:

1. Fälle, in denen unzweifelhafte Ptomainsymptome (Mydriasis, Sekretionshemmung etc.) vorhanden waren;

2. Fälle, in denen mehr die Symptome der Intestinalmykose vorherrschen, wo also die Giftbildung durch Bakterien im Körper selbst vor sich geht.

Die meisten Forscher theilen jetzt wohl die Ansicht, dass wir es hier mit mehrerlei Arten Gift zu thun haben.

Dagegen, dass nicht oder doch bei weitem nicht immer die nur zum Theil giftigen Diamine (Ptomaïne) die Vergiftung verursachen, spricht auch der Umstand, dass dieselben nur im Anfange der Fäulniss auftreten, bis meistens zum 3ten Tage sich vermehren, dann aber wieder abnehmen, wenn auch geringe Mengen von Putrescin Kadaverin und Hexamethylendiamin stets vorhanden sein mögen.

Wenn man bedenkt, dass häufig nur Spuren dieser Art Gifte z. B. das blosse Ritzen der Haut durch den mit Leichenflüssigkeit bestrichenen Pfeil der wilden Volksstämme, der winzige Stich eines Insektes etc. dazu gehört, um eine starke

---

[1]) Archiv f. Hygiene 1892, 15, 172.
[2]) Vergl. M. Wolff u. König: Archiv f. pathol. Anat. u. Physiol. 104, 180.
[3]) Kobert: Kompendium d. prakt. Toxikologie 3. Aufl. 1894.

Blutvergiftung oder gar den Tod eines Menschen zu bewirken, so liegt es nahe, das eigentliche Gift in enzymartigen Verbindungen zu suchen, weil diese in geringster Menge grosse Massenzersetzungen einzuleiten im Stande sind, ohne selbst durch die Zersetzung eine Einbusse zu erfahren (vergl. S. 50 u. 52).

Chodunsky[1]) ist der Ansicht, dass die Fäulnissgifte Nitrile sind, die sich aus den Cyanabkömmlingen der Proteïnstoffe bilden; so erwies sich das α-Amino-propionitril $CH_3-CH(NH_2)-CN$ als ein heftiges, der Blausäure ähnliches Gift. Diese Ansicht hat aber bis jetzt keine weiteren Vertreter gefunden.

Ueber den Nachweis und die Trennung der Fäulnissalkaloïde (Ptomaine) vergl. III. Bd. unter Untersuchung von verdorbenem Fleisch.

B. Sonstige Stickstoffverbindungen des Thier- und Pflanzenreiches.

Ausser den vorstehenden theils im ursprünglichen Zustande theils als Spaltungs-stoffe der Proteïne im Thier- und Pflanzenreich vorkommenden Stickstoffverbindungen, die sich in bestimmte Gruppen unterbringen lassen, giebt es noch verschiedene andere Stickstoffverbindungen in den Nahrungsmitteln, die zum Theil vereinzelt stehen, daher hier auch getrennt besprochen werden mögen. Hierzu gehören:

1. *Lecithin* (Protagon) $C_{44}H_{90}NPO_9$, welches als eine Glycerinphosphor-säure aufgefasst wird, worin zwei Hydroxylwasserstoffe des Glycerinrestes durch die Radikale der Fettsäuren (Oel-, Palmitin- oder Stearinsäure) und der Wasserstoff das Phosphorsäurerestes durch Cholin (Trimethyloxyäthylammoniumhydroxyd) ersetzt sind, also z. B. für das Oleïn-Palmitin-Lecithin:

$$C_3H_5 \begin{cases} O \cdot C_{18}H_{35}O \\ O \cdot C_{16}H_{31}O \\ O \cdot PO \begin{cases} OH \\ O \cdot C_2H_4(CH_3)_3N \cdot OH \end{cases} \end{cases}$$

Ebenso kennt man ein Distearin- und Dipalmitinlecithin.

Das Lecithin ist ausserordentlich weit verbreitet im Thier- wie Pflanzenreiche, besonders im Eigelb, welches nach A. Juckenack[2]) 0,823% Lecithinphosphorsäure (entsprechend 9,35% Distearinlecithin oder 9,03% Palmitinstearinlecithin oder 9,0% Oleïnpalmitinstearin enthält), wovon 58,1% in Aether und 41,9% in Alkohol nach der Behandlung mit Aether löslich sind[3]).

Ferner findet es sich im Kaviar, Gehirn, in der Retina des Ochsenauges (2—3% nach Cahn), im Blut, in der Milch (0,004% und in der Butter 0,15—0,17% nach Schmidt-Mülheim, nach Burow in der Milch 0,054%). Nicht minder weit verbreitet ist es im Pflanzenreich; E. Schulze[4]) und Mitarbeiter fanden z. B. in den Samen von:

---

[1]) Chem. Centrbl. 1887, [3], 18, 119.
[2]) Zeitschr. f. Untersuchung d. Nahrungs- u. Genussmittel 1899, 2, 905.
[3]) Nach E. Schulze (Landw. Versuchsstationen 1897, 49, 203 und vorstehende Zeitschrift 1898, 1, 251) werden zur Bestimmung des Lecithins die Stoffe erst mit Aether, dann mit heissem Alkohol ausgezogen, die vereinigten Rückstände nach Zusatz von Soda und Salpeter verbrannt, im Glührückstande die Phosphorsäure nach der Molybdänmethode bestimmt und durch Multiplikation des gewogenen Magnesiumpyrophosphats mit 7,27 der Lecithingehalt berechnet. Der nur in Alkohol lösliche Bestandtheil des Lecithins ist wahrscheinlich an Proteïnstoffe gebunden.
[4]) Zeitschr. f. physiol. Chemie 1889, 13, 365 u. Landw. Versuchsstationen 1898, 49, 203. Ich habe vorwiegend nur die in letzterer Quelle angegebenen Zahlen als die richtigeren berücksichtigt.

	Lecithin		Lecithin		Lecithin
Lupinen, gelbe ungeschält	1,64 %	Sojabohne	1,64 %	Mais	0,25 %
desgl., blaue geschält	2,19 „	Bohne	0,81 „	Buchweizen	0,53 „
Wicke	1,09 „	Weizen	0,43 „	Lein	0,73 „
Erbse	1,05 „	Gerste	0,47 „	Hanf	0,85 „
Linse	1,03 „	Roggen	0,57 „	Baumwollesamen	0,94 „

Da die Oelkuchen weniger Lecithin (0,20—0,49 %) enthalten, als die Samen, so geht ein Theil desselben entweder mit ins Oel oder wird bei der Verarbeitung bezw. Aufbewahrung zersetzt.

Jul. Stocklasa[1]) findet das Lecithin in allen Pflanzentheilen besonders in den Keimlingen, Blättern sowie Blüthentheilen und schreibt ihm eine grosse Bedeutung im Lebensvorgang der Pflanzen zu.

Die Lecithine sind wachsartige, sehr hygroskopische Körper, in Wasser schleimig quellend und wie in Alkohol und Aether, so auch in Chloroform oder Oelen leicht löslich. Beim Behandeln mit Barytwasser zerfallen sie in Glycerinphosphorsäure, Cholin und die Fettsäuren z. B. Distearinlecithin:

$$C_{44}H_{90}NPO_9 + 3H_2O = 2C_{18}H_{36}O_2 + C_3H_9PO_6 + C_5H_{15}NO_2$$
Distearinlecithin   Stearinsäure   Glycerinphosphorsäure   Cholin.

Dieser Umsetzung verdankt auch wahrscheinlich das in thierischen und pflanzlichen Stoffen vorkommende Cholin zum Theil seine Entstehung.

Das Lecithin entsteht auch neben Fettsäuren und Cerebrin bei der Zersetzung des Protagons $C_{100}H_{308}N_5PO_{35}$ eines Bestandtheiles der weissen Substanz des Gehirns, welches nach Gamgee und Blankenborn folgende Elementarzusammensetzung hat: 66,39 % C, 10,69 % H, 2,39 % N, 1,09 % P und 0,51 % S.

Zu den sonstigen Umsetzungsstoffen des Protagons (durch Einwirkung von Alkalien entstehend) gehören:

Cerebrin mit	69,08 % C	11,47 % H	2,13 % N	17,32 % O
Kerasin mit	70,06 „	11,60 „	2,23 „	16,11 „
Enkephalin mit	68,40 „	11,60 „	3,09 „	16,91 „

2. Cholin (Sinkalin, Bilineurin) $C_5H_{15}NO_2 = C_2H_4 \cdot OH \cdot N(CH_3)_3 \cdot OH$ Trimethyloxyäthylammoniumhydroxyd. Es kommt neben Muskarin im Fliegenschwamm sowie in anderen Schwämmen vor, ferner in 2—3 Tage alten Leichen, in Häringslake, aber besonders nach den Untersuchungen von E. Schulze[2]) als regelmässiger Bestandtheil in einer Reihe von Samen, wie Wicke, Erbse, Hanf, Bockshorn, Areka-Nuss, Erdnuss, Linse, in verschiedenen Pilzen, Hopfen, Mutterkorn, in Baumwolle-, Buchenkern-, Kokosnuss-, Palmkern- und Sesamkuchen, in den Keimpflanzen von der Wicke, der gelben und weissen Lupine, der Sojabohne, der Gerste, dem Kürbis etc., in den Kartoffeln und Rüben.

Nach E. Schulze ist das Cholin durchweg vorgebildet in den Pflanzen enthalten, und bildet sich nicht erst durch Umsetzung des Lecithins bei seiner Gewinnung.

Aus Ochsenhirn, Eidotter, Galle wird es durch Kochen mit Baryumhydroxyd, aus dem Sinapin durch Kochen mit Alkalien gewonnen; künstlich erhält man es durch Erhitzen von Aethylenoxyd mit Trimethylamin und Wasser:

---

[1]) Berichte d. deutschen chem. Gesellschaft 1896, **29**, 2761.
[2]) Landw. Versuchsstationen 1896, **46**, 23. Hier findet sich die Gesammt-Literatur über das Vorkommen des Lecithins etc. zusammengestellt, wie auch die Verfahren über die Darstellung und Trennung des Cholins von anderen Stickstoffverbindungen.

$$N(CH_3)_3 + C_2H_4O + H_2O = (C_2H_4 \cdot OH) N(CH_3)_3 \cdot OH$$
Trimethylamin Aethylenoxyd   Cholin.

Das Cholin bildet zerfliessliche Krystalle von stark alkalischer Reaktion, schmilzt unter Zersetzung bei 232—241°; die gut krystallisirenden Salze des Cholins sind meistens zerfliesslich; es wird allgemein als nicht giftig bezeichnet; E. Jahns[1]) schreibt demselben jedoch ziemlich starke Giftwirkung zu. Ueber die Trennung von ähnlichen Stickstoffkörpern vergl. E. Schulze, Anm. 2, S. 87.

3. Betaïn (Lycin, Oxyneurin) $C_6H_{13}NO_3 = (HOOC—CH) N(CH_3)_3—OH$ Trimethylhydroxylglykokoll. Es steht in naher Beziehung zum Cholin, indem es sich aus diesem durch Oxydation bildet; auch kommt es nach E. Schulze (l. c.) neben Cholin in den Keimlingen von Wicken, Weizen und Gerste vor; es wurde von C. Scheibler zuerst in der Zucker-(Runkel-)Rübe (zu 0,10—0,25%) bezw. in der Melasse, von Marmé und Husemann unter dem Namen Lycin in den Stengeln und Blättern von Lycium barbarum, von Ritthausen im Baumwollesamen, von L. Brieger in der Miesmuschel gefunden. Letztere Untersucher nehmen an, dass das Betaïn nicht frei, sondern in festerer Verbindung, wie Cholin im Lecithin, enthalten ist, E. Schulze (l. c.) neigt jedoch der Ansicht zu, dass das Betaïn so lange als freie Base anzunehmen ist, bis der Körper, mit oder in dem es enthalten sein soll, nachgewiesen ist.

Ausser durch Oxydation des Cholins kann das Betaïn künstlich erhalten werden aus Trimethylamin und Chloressigsäure, aus Glycin, Methyljodid, Aetzkali und Holzgeist.

Es krystallisirt aus Alkohol in grossen Krystallen, die an der Luft zerfliessen und bei 100° 1 Mol. Wasser verlieren; es wirkt, bis 1 g an Hunde verabreicht, nicht giftig.

Ueber die Gewinnung aus Pflanzen vergl. E. Schulze (l. c.), ferner C. Scheibler[2]) und Liebreich[3]).

4. Trigonellin $C_7H_7NO_2$, welches als das Methylbetaïn der Nikotinsäure

$$CH \begin{matrix} CH \cdot C —— CO \\ CH \\ CH : N(CH_3) \end{matrix} O$$

aufgefasst wird, wurde von E. Jahns[4]) im Samen von Trigonella foenum graecum, von E. Schulze (l. c.) in den Samen von Erbse und Hanf gefunden. Es ist nicht giftig.

5. Stachydrin. In Stachys tuberifera fand E. Schulze eine Stickstoffbase, welche in ihren Eigenschaften dem Betaïn gleicht, ohne mit demselben homolog zu sein; die Zusammensetzung entspricht der Formel $C_7H_{13}NO_2$.

6. Die Lupinen-Alkaloïde.[5]) Ueber die Lupinen-Alkaloïde liegt eine grosse Anzahl von Untersuchungen vor und scheinen die verschiedenen Arten von Lupinen auch verschiedene Arten von Alkaloïden zu enthalten.

a) Lupanin $C_{15}H_{24}N_2O$ kommt nach M. Hagen[6]) in den blauen Lupinen

---

[1]) Archiv d. Pharm. 3. Folge, **25**.
[2]) Berichte d. deutschen chem. Gesellschaft 1869, **2**, 292.
[3]) Ebendort 1870, **3**, 161.
[4]) Ebendort 1885, **18**, 2521; 1887, **20**, 2840.
[5]) Von den Pflanzen-Alkaloïden werden hier nur diejenigen besprochen, welche in den menschlichen Nahrungs- und Genussmitteln vorzukommen pflegen.
[6]) Ann. d. Chem. 1885, **230**, 367.

(Lupinus angustifolius) und nach S. Shermann Davis[1]) und A. Soldaini[2]) in den weissen Lupinen (Lupinus albus) vor.

Hagen zieht zur Gewinnung des Lupanins die mit wenig Wasser eingequollenen Samen wiederholt mit salzsäurehaltigem Alkohol aus, destillirt letzteren ab, verdampft die Auszüge im Wasserbade zur Trockne, übersättigt den Rückstand mit Kalihydrat und schüttelt mit Ligroïn aus. Die Ligroïnlösung wird mit Salzsäure durchschüttelt, der salzsaure Auszug wie vorhin verdunstet, der Rückstand mit Kalihydrat versetzt und mit Aether ausgeschüttelt.

Soldaini mischt das Lupinenmehl mit Kalk, zieht die Mischung mit Petroläther aus und behandelt die erhaltene Lösung mit Salzsäure-haltigem Wasser.

Es wird zwischen einem flüssigen und festen Lupanin unterschieden; das flüssige Lupanin krystallisirt beim Stehen im Vakuum über Schwefelsäure; die Krystalle sind sehr zerfliesslich und rechtsdrehend. Die Salze sind meistens weniger löslich und krystallisiren leichter als die des festen Lupanins. Das Chlorhydrat $C_{15}H_{24}N_2O \cdot HCl + 2H_2O$ krystallisirt in Prismen und schmilzt bei 132—133°; die Goldchloridverbindung $C_{15}H_{24}N_2O \cdot HCl \cdot AuCl_3$ schmilzt bei 198—199°, ist unlöslich in kaltem Wasser und absolutem Alkohol.

Das feste Lupanin ist neben dem flüssigen in den weissen Lupinen enthalten; es kann durch wenig Aether von dem löslicheren flüssigen Lupanin getrennt und aus Ligroin umkrystallisirt werden. Es bildet monokline Krystalle von 99° Schmelzpunkt, ist sehr leicht löslich in Wasser, Alkohol, Aether, Chloroform, weniger in Benzol, fast unlöslich in Ligroin vom Siedepunkt 45—60°, schmeckt sehr bitter, reagirt alkalisch und ist optisch inaktiv. Das Chlorhydrat $C_{15}H_{24}N_2O \cdot HCl + 2H_2O$ schmilzt bei 105—106°, ist leicht löslich in Alkohol, unlöslich in Aether; das Platindoppelsalz $(C_{15}H_{24}N_2O \cdot HCl)_2 \cdot PtCl_4$ bildet glänzende, orangegelbe Krystalle, ebenso das Golddoppelsalz $C_{15}H_{24}N_2O \cdot HCl \cdot AuCl_3$, welches unter Zersetzung (wie das Platinsalz) bei 182—183° schmilzt.

b) Lupinin[3]) $C_{21}H_{40}N_2O_2 = C_{21}H_{38}N_2(OH)_2$ in den Samen der gelben Lupinen (Lupinus luteus). Ueber die Feststellung der Natur der Alkaloïde der gelben Lupinen sind wohl die meisten Untersuchungen angestellt, so von M. Cassola, Eichhorn, Beyer, Siewert, Wildt, E. Liebscher, C. E. Schulz, G. Baumert[1]) B. Scheibe[4]), L. Berend[5]) und K. Gerhard[6]), welche beiden letzteren das Lupinin wie Lupinidin auch in der schwarzen Lupine (Lupinus niger) nachgewiesen haben.

Cassola und Eichhorn rechneten diese Körper unter dem Namen „Lupinin" wegen des bitteren Geschmackes unter die Gruppe der Bitterstoffe, während Beyer und Siewert ihre Alkaloïdnatur nachwiesen. Letzterer will in den Lupinenalkaloïden Konydrin und Dimethylkonydrin (die Schierlingsalkaloïde), welchen nach Schulz die Formeln $C_8H_{17}NO_2$ und $C_7H_{15}NO$ zukommen, erkannt haben; G. Baumert findet jedoch durch eingehende Untersuchungen, dass die Lupinenalkaloïde mit den Schier-

---

[1]) S. Shermann Davis: Inaug. Dissertation, Marburg 1896.
[2]) Berichte d. deutschen chem. Gesellschaft 1893, **26**, Ref. 325.
[3]) Landw. Versuchsstationen 1882, **27**, 15; 1884, **30**, 295 u. 1885, **31**, 139. G. Baumert giebt in diesen Abhandlungen eine übersichtliche Zusammenstellung der Literatur und Forschungsergebnisse. In Band **27**, 24 u. f. bespricht er die Gewinnung und Trennung der Lupinen-Alkaloïde.
[4]) R. Scheibe: Krystallographische Untersuchung des Lupinins und seiner Salze. Inaug.-Dissertation, Halle 1882.
[5]) L. Berend: Inaug. Dissertation, Marburg 1897.
[6]) Archiv d. Pharmazie 1897, **235**, 342.

lingsalkaloïden nicht in Beziehung gebracht werden dürfen, sondern als selbstständige Gruppe anzusehen sind. Für das gut krystallisirende Lupinin findet er die empirische Formel $C_{21}H_{40}N_2O_5$, welches als ein tertiäres Diamin aufzufassen ist; als ein weiteres flüssiges Alkaloïd erkannte G. Baumert das Lupinidin von der Formel $C_8H_{15}N$, welches als Monamin wahrscheinlich ein krystallisirendes Hydrat $C_8H_{15}N + H^2O$ bildet. Das Lupinidin ist mit dem Parakoniin, welches dem Koniin in seinen Eigenschaften sehr nahe kommt, isomer. In dem Alkaloïdgemisch von Lupinus luteus sind nach Baumert nur diese beiden Alkaloïde vorhanden.

Zerkleinerte Lupinenkörner wurden behufs Gewinnung der Alkaloïde 5-mal mit salzsäurehaltigem Alkohol ausgezogen, der Alkohol abdestillirt, die freie Salzsäure im Rückstande mit Soda abgestumpft, mit Kalihydrat alkalisch gemacht und darauf mit Petroläther ausgeschüttelt. Um aus der Lösung Fett und Farbstoff zu entfernen, wurde der Petroläther mit Salzsäure durchgeschüttelt, die wässerige Lösung der salzsauren Alkaloïde nach Abtrennung von dem Petroläther wiederum mit Soda und Kalilauge alkalisch gemacht und diese Flüssigkeit mit Aether völlig ausgeschüttelt. Nach Destillation des Aethers hinterbleiben die Alkaloïde als krystallinische Masse. Aus letzterer lässt sich durch wiederholtes Umkrystallisiren aus reinem Aether das Lupinin in Krystallen des rhombischen Systems rein darstellen.

Das Lupinin schmilzt bei 67—68°, siedet im Wasserstoffstrom unzersetzt bei 255—257°, riecht fruchtartig und schmeckt stark bitter; es liefert beim Erhitzen mit conc. Salzsäure bei 180° Anhydrolupinin $C_{21}H_{38}N_2O$ und bei 200° Dianhydrolupinin $C_{21}H_{36}N_2$.

Das salzsaure Lupinin $C_{21}H_{40}N_2O_2 \cdot 2HCl$ bildet grosse rhombische Krystalle; durch Erhitzen desselben mit 3—4 Theilen Phosphorsäureanhydrid entsteht Oxylupinin $C_{21}H_{40}N_2O_5$ (ein gelbliches, unangenehm riechendes Oel). Das Platinsalz $C_{21}H_{40}N_2O_2 \cdot (HCl)_2 PtCl_4 + H_2O$ ist in Wasser löslich, das Goldsalz $C_{21}H_{40}N_2O_2 (HCl \cdot AuCl_3)_2$, in Nadeln krystallisirend, ist in Wasser schwer, in Alkohol leicht löslich.

c) Lupinidin, ein Gemenge der öligen Base $C_8H_{15}N$ mit dem krystallinischen Hydrat $C_8H_{15}N + H_2O$ (d. h. eine Auflösung des letzteren in ersterer) verbleibt in dem flüssigen Antheil der obigen, von Lupinin befreiten Masse und kann daraus durch Umwandlung in das schwefelsaure oder jodwasserstoffsaure Salz rein gewonnen werden.

Die Base $C_8H_{15}N$ bildet ein dickflüssiges Oel, ist leicht löslich in Alkohol und Aether, in heissem Wasser schwerer löslich als in kaltem, riecht nach Schierling, schmeckt stark bitter, oxydirt sich rasch an der Luft und wirkt wie ein schwaches Gift, dem Kurare ähnlich.

Das Hydrat $C_8H_{15}N + H_2O$ ist in Wasser unlöslich, bei der Destillation des Gemisches verflüchtigt sich zuerst das wasserfreie Lupinidin; es liefert mit Säuren dieselben Salze, wie die wasserfreie Base; $C_8H_{15}N \cdot H_2SO_4$ ist in Wasser leicht, in absol. Alkohol sehr schwer löslich; $C_8H_{15}N \cdot HJ + \frac{1}{2}H_2O$ bildet feine glänzende Blättchen, wenig löslich in kaltem Wasser und Alkohol; das Platindoppelsalz $(C_8H_{15}N \cdot HCl)_2 PtCl_4 + 2H_2O$, triklin krystallisirend, ist wenig löslich in Wasser, gar nicht in Alkohol.

7. Glukoside (stickstoffhaltige); diese sind esterartige Verbindungen, die durch Behandeln mit Säuren oder Enzymen in eine Zuckerart (meistens Glukose) in einen oder mehrere andere Körper gespalten werden (vergl. weiter unten unter Glukose bezw. Dextrose). Die meisten Glukoside sind stickstofffrei; von den stickstoffhaltigen Glukosiden haben die folgenden eine Bedeutung für die Nahrungsmittelchemie:

a) **Amygdalin** $C_{20}H_{27}NO_{11} + 3H_2O = C_6H_5 \cdot CH(CN)O \cdot C_{12}H_{22}O_{10}$, in den bitteren Mandeln (2,5—3,5%), in den Kernen der Aepfel (0,6%), Kirschen (0,82%), Pflaumen (0,96%), Pfirsiche (2,0—3,0%), in den Kirschlorbeerblättern, sowie zahlreichen Familien der Pomaceen, Amygdalaceen, Sorbusarten und der strauchartigen Spiraeaceen.

Behufs Darstellung werden die durch kaltes Pressen thunlichst vom Fett befreiten bitteren Mandeln zweimal mit 25%-igem Alkohol ausgekocht, die Auszüge nach vollständiger Klärung filtrirt, durch Destillation von ⅚ des Alkohols befreit und der Rückstand mit ½ Vol. Aether gemischt. Hierdurch scheidet sich das Amygdalin krystallinisch aus; es wird abgepresst, mit Aether gewaschen und aus kochendem Alkohol umkrystallisirt.

Es krystallisirt aus starkem Alkohol in wasserfreien, glänzend weissen Blättchen, aus wässerigen Lösungen mit 3 Mol. Wasser in durchsichtigen, rhombische Prismen.

Es löst sich in 12 Theilen kalten und in jeder Menge kochenden Wassers, in 904 Theilen kalten und 11 Theilen siedenden Alkohols von 95%, in Aether ist es unlöslich; die Lösungen drehen polarisirtes Licht nach links; es schmilzt unter Zersetzung bei 200°. Von conc. Schwefelsäure wird es mit blass violetter Farbe gelöst. Beim Erwärmen mit verdünnter Schwefelsäure dagegen und mit einer geringen Menge Emulsin zerfällt es unter Aufnahme von Wasser nach folgender Gleichung in Glukose, Bittermandelöl und Blausäure:

$$C_{20}H_{27}NO_{11} + H_2O = 2 C_6H_{12}O_6 + C_6H_5 \cdot CH \cdot OH \cdot CN \text{ oder } C_6H_5 \cdot COH + HCN$$

| Amygdalin | Zucker | Benzaldehydcyanhydrin | Bittermandelöl oder Benzaldehyd | Blausäure. |

Technisch wird das Bittermandelöl in der Weise hergestellt, dass man die entfetteten bitteren Mandeln in einer Destillirblase mit 80 Thln. Wasser — zur Darstellung von Bittermandelwasser mit 1 Thl. Alkohol — und 0,5 Thln. verdünnter Schwefelsäure (1 : 5) zu einer gleichmässigen Masse anrührt, 12—24 Stunden stehen lässt, darauf auf freiem Feuer oder besser mittelst gespannter Wasserdämpfe destillirt.

Dem Gehalt der Kirsch- und Pflaumenkerne an Amygdalin verdanken die Kirsch- und Zwetschenbranntwein ihren Gehalt an Blausäure.

b) **Glycyrrhizin** (Glycyrrhizinsäure, Süssholzzucker) $C_{44}H_{63}NO_{18}$, kommt bis 8% an Kalk und Ammoniak ($NH_4 \cdot C_{44}H_{62}NO_{18}$) gebunden in der Süssholzwurzel (Glycyrrhiza glabra und echinata), sowie in der Wurzel von Polypodium vulgare und pennatifidum, im Kraut von Myrrhis odorata und in der Rinde von Chrysophyllum glycyphlaeum vor.

Das Glycyrrhizin verhält sich wie eine dreibasische Säure und wird wie folgt gewonnen:

Zerschnittene russische Süssholzwurzel wird mit kaltem Wasser ausgezogen, der Auszug durch Kochen von Eiweiss befreit, filtrirt, eingeengt und das Glycyrrhizin durch verdünnte Schwefelsäure (in hellgelben Flocken, die alsbald zu einer dunkelbraunen, zähen Masse zusammenfliessen) abgeschieden. Nach vollständigem Auswaschen der Schwefelsäure mit Wasser löst man die zähe Masse in verdünntem Ammoniak und verdampft die Lösung nach dem Filtriren bei mässiger Wärme zur Trockne; der zerriebene Rückstand wird mit alkoholischer Ammoniakflüssigkeit durchfeuchtet und bei möglichst niedriger Temperatur abermals eingetrocknet; es hinterbleibt das Glycyrrhinum ammoniacale oder Glycine $(NH_4)_3 C_{44}H_{60}NO_{18}$, welches sich leicht in Wasser und Weingeist zu einer stark süss schmeckenden Flüssigkeit löst; in absolutem Alkohol ist es schwer, in Aether unlöslich. Aus der Lösung wird das Bleisalz $Pb_2(C_{44}H_{60}NO_{16})_2$ durch Fällen mit Bleiacetat erhalten; durch Zerlegen des Bleisalzes mit Schwefelwasserstoff kann das Glycyrrhizin rein gewonnen werden.

Aus dem neutralen Ammoniumsalz erhält man durch Auflösen desselben in einer entsprechenden Menge Eisessig und Umkrystallisiren aus diesem mit 90%-igem Alkohol das saure Salz $NH_4 \cdot C_{44}H_{63}NO_{16}$; in derselben Weise aus dem neutralen Kaliumsalz $K_2C_{44}H_{60}NO_{16}$ das krystallinische saure Kaliumsalz $KC_{44}H_{62}NO_{16}$, welches an Süssigkeit alle anderen Glycyrrhizin-Verbindungen übertrifft.

Durch 5-stündiges Kochen von 1 Theil Glycyrrhizin mit 50 Theilen verd. Schwefelsäure (1 bis 1,5 : 50) zerfällt das Glycyrrhin in Glycyrrhetin ($C_{32}H_{47}NO_4$) und Parazuckersäure ($C_6H_{10}O_8$):

$$C_{44}H_{63}NO_{16} + 2\,H_2O = C_{32}H_{47}NO_4 + 2\,C_6H_{10}O_8$$
Glycyrrhizin   Glycyrrhetin   Parazuckersäure.

Das Glycyrrhin (bezw. das Glycine) dient zur Versüssung von Arzneimitteln und alkoholischen Getränken wie Bier und Likören.

c) **Myronsäure** $C_{10}H_{19}NS_2O_{10}$ als myronsaures Kalium $KC_{10}H_{18}NS_2O_{10}$ vorwiegend im schwarzen Senfsamen (Sinapis nigra und juncea), aber auch in den meisten anderen Kruciferensamen.

Zur Darstellung des myronsauren Kaliums wird 1 kg gepulverter Senfsamen in einem Kolben mit 1—1,5 kg Alkohol von 80—85% gekocht, bis etwa 250 g Alkohol abdestillirt sind, die Masse ausgepresst und diese Behandlung mit dem Rückstande mehrmals wiederholt. Der im Wasserbade scharf ausgetrocknete und zerriebene Presskuchen wird mit dem 3-fachen Gewicht kalten Wassers behandelt, der Auszug abgepresst und der Rückstand nochmals mit der 2-fachen Menge kalten Wassers behandelt. Die gemischten Auszüge werden unter Zusatz von etwas Baryumkarbonat zum Syrup eingedampft und dieser Syrup 3-mal mit 1—1,5 kg Alkohol von 85% ausgekocht. Die alkoholischen Auszüge werden nach 24-stündigem Stehen filtrirt, der Alkohol abdestillirt und der Rückstand in flachen Schalen der Krystallisation überlassen. Die Krystalle können aus siedendem Alkohol von 84—90% umkrystallisirt werden. Die Ausbeute beträgt durchweg 0,5—1,0% (vergl. auch III. Band unter Senfsamen als Gewürz).

Das myronsaure Kalium krystallisirt aus Alkohol in kleinen seidenglänzenden Nadeln, aus Wasser in kurzen, rhombischen Säulen. Es ist leicht löslich in Wasser, schwer löslich in verd. Alkohol, kaum löslich in absol. Alkohol, unlöslich in Aether und Chloroform. Es ist geruchlos, reagirt neutral und besitzt einen kühlen, bitteren Geschmack. Durch das Enzym **Myrosin** des schwarzen Senfsamens wie auch durch einen wässerigen Auszug des weissen Senfsamens zerfällt das myronsaure Kalium in Glukose, Monokaliumsulfat und Allylsenföl nach folgender Gleichung:

$$K\,C_{10}H_{18}NS_2O_{10} = C_6H_{12}O_6 + KHSO_4 + C_3H_5 \cdot NCS$$
Myronsaures   Glukose   Saures   Allylsenföl.
Kalium   Kaliumsulfat

Emulsin, Hefe und Speichel bewirken diese Umsetzung nicht, die Mengen des myronsauren Kaliums im schwarzen Senfsamen bezw. Mehl werden zu 0,6—5,0% angegeben, die Mengen des daraus entstehenden Senföls zu 0,3—1,0%, während Rübsen- und Brassica-Samen 0,032—0,154%, im entfetteten Zustande 0,23—0,79% Senföl liefern.

d) **Sinalbin** $C_{30}H_{44}N_2S_2O_{16}$; dasselbe ist an Stelle des myronsauren Kaliums neben rhodanwasserstoffsauren Sinapin $C_{16}H_{25}NO_5 \cdot HCNS$ in dem Samen des weissen Senfs (Sinapis alba) enthalten.

Man gewinnt dasselbe aus den durch Pressen mit Schwefelkohlenstoff von Fett befreiten Senfsamen durch ½-stündiges Kochen mit 3 Thln. Alkohol von 85%; aus der heiss filtrirten Lösung krystallisirt das Sinalbin aus, während das rhodanwasserstoffsaure Sinapin gelöst bleibt. Man wäscht das Sinalbin mit Schwefelkohlenstoff aus, löst es in wenig heissem Wasser, fällt die Lösung mit starkem Alkohol und krystallisirt den Niederschlag aus Alkohol um.

Das Sinalbin krystallisirt in kleinen glasglänzenden Nadeln; es ist leicht löslich in Wasser und in 3,3 Theilen kochenden Alkohols von 85 %, unlöslich in absolutem Alkohol, Aether und Schwefelkohlenstoff. Es färbt sich durch die geringste Spur Alkali gelb, durch Salpetersäure vorübergehend roth, reducirt alkalische Kupferlösung.

In wässeriger Lösung zerfällt es — ebenso wie in den angefeuchteten Senfsamen — durch Myrosin in Glukose, saures schwefelsaures Sinapin und Sinalbinsenföl:

$$C_{30}H_{44}N_2S_2O_{16} = C_6H_{12}O_6 + C_{16}H_{23}NO_5 \cdot H_2SO_4 + C_7H_7O \cdot NCS$$
Sinalbin   Glukose   Saures schwefel-   Sinalbinsenföl
                             saures Sinapin   (Rhodanakrinyl).

Silberlösung und Quecksilberchlorid geben mit Sinalbinlösungen Niederschläge, welche aus den Metallverbindungen mit dem Sinalbin bestehen, während Glukose in Lösung bleibt.

Ueber die Menge des Sinalbins im Senfsamen liegen keine Angaben vor; dagegen wird die Menge des rhodanwasserstoffsauren Sinapins in den Senfsamen auch in dem schwarzen Senfsamen zu 10—13 % angegeben.

H. Salkowski[1]) hat versucht, das Sinalbin künstlich herzustellen.

e) **Solanin** $C_{52}H_{93}NO_{18} + 4\frac{1}{2}H_2O^2)$; es findet sich neben Solaneïn $C_{52}H_{83}NO_{15}$ in allen Theilen der Kartoffelpflanzen (in den Knollen zu 0,032—0,068 %), besonders in den Schalen (0,24 %) und Keimen der Kartoffel, ferner in anderen Solanum-Arten.

Zerstampfte Kartoffeltriebe werden 12 Stunden mit 2 %-iger Essigsäure behandelt und die Lösung bis zur deutlich alkalischen Reaktion mit Ammoniak versetzt. Der erhaltene Niederschlag wird nach dem Trocknen mit 85 %-igem Alkohol ausgekocht und die heissfiltrirte Flüssigkeit mit wässerigem Ammoniak bis zur deutlichen Trübung versetzt. Das ausgeschiedene Gemenge von Solanin und Solaneïn kann durch fraktionirte Krystallisation aus 85 %-igem Alkohol getrennt werden.

Das Solanin bildet feine seidenglänzende Nadeln vom Schmelzpunkt 244°, ist fast unlöslich in kaltem Wasser, unlöslich in Benzol, Ligroin, Chloroform, Aether und Essigäther, wenig löslich in kaltem, leicht löslich in heissem Alkohol. Es reagirt schwach alkalisch, reducirt Silber-, aber keine alkalische Kupferlösung. Beim Kochen mit verd. Säuren zerfällt es in Zucker und Solanidin:

$$C_{52}H_{93}NO_{18} = 2\,C_6H_{12}O_6 + C_{40}H_{61} \cdot ON_2 + 4\,H_2O$$
Solanin   Zucker   Solanidin.

Auch das Solaneïn zerfällt in Zucker und Solanidin:

$$C_{52}H_{83}NO_3 + H_2O = 2\,C_6H_{12}O_6 + C_{40}H_{61}NO_2$$
Solaneïn   Zucker   Solanidin.

Das Solanin gilt als giftig.

f) **Vicin** $C_8H_{15}N_3O_6{}^3)$. Diese Stickstoffverbindung ist von H. Ritthausen[4]) im Samen der Wicken und Saubohnen, von v. Lippmann[5]) in kleinen Mengen im Runkelrübensaft nachgewiesen werden.

---

[1]) Berichte d. deutschen chem. Gesellsch. 1889, **22**, 2137.
[2]) Dem Solanin werden verschiedene Formeln zugeschrieben, nämlich $C_{42}H_{37}NO_{15}$ nach Hilger, $C_{43}HN_{71}O_{16}$ nach Zwenger und $C_{52}HN_{93}O_{18}$ nach Firbas.
[3]) Die ursprüngliche Formel $C_{28}H_{51}N_{11}O_{21}$ hält Ritthausen nach den letzten Untersuchungen nicht für wahrscheinlich.
[4]) Journ. f. prakt. Chem. 1881. [N F.] **23**, 202; 1899, **59**, 480 u. Berichte d. deutschen chem. Gesellsch. 1896, **29**, 894.
[5]) Ebendort 1896, **29**, 2653.

Die gepulverten Samen wurden 12 Stunden lang unter wiederholtem Umrühren mit schwefelsäurehaltigem Wasser (20 g H_2SO_4 in 1 l) behandelt, die überstehende Lösung filtrit, mit Kalkhydrat bis zur alkalischen Reaktion versetzt, der gebildete Gyps abfiltrirt, das Filtrat fast eingedampft und der Rückstand mit 85 %-igem Weingeist behandelt. Oder der Samen wurde mit verdünnter Salzsäure ausgezogen, die Lösung mit Kalk neutralisirt, mit Quecksilberchlorid und Kalk vollständig gefällt; der Niederschlag nach Zusatz von etwas Baryt mit Schwefelwasserstoff zersetzt, der überschüssige Baryt durch Kohlensäure ausgefällt, das Filtrat eingedampft und der Rückstand aus heissem Wasser oder Alkohol von 80—85 % wiederholt umkrystallisirt.

Das Vicin krystallisirt in fächerartigen Büscheln feiner Nadeln, löst sich in 108 Theilen Wasser von 22,5°, ist wenig löslich in kaltem Weingeist, fast unlöslich in absolutem Alkohol, dagegen leicht löslich in verd. Kalilauge Kalk- und Barytwasser, weniger in Ammoniak. Die Elementarzusammensetzung des Vicins ist im Mittel 38,5 % C, 6,0 % H, 17,2 % N und 38,3 % O.

Aus der salzsauren Lösung fällt Alkohol eine chlorwasserstoffsaure Verbindung nach der früheren Formel $(C_{28}H_{51}N_{11}O_{21})_4 11 HCl$, aus der schwefelsauren Lösung eine solche von $(C_{28}H_{51}N_{11}O_{21})_3 \cdot 4 H_2 SO_4$ (nach der früheren Formel) krystallinisch aus.

Beim Kochen mit verd. Kalilauge oder besser mit verd. Schwefelsäure zerfällt das Vicin in Zucker (Glukose oder Galaktose?) und Divicin $C_4H_7N_4O_2$ mit 33,24—33,84 % C, 4,84—4,58 % H, 38,86—38,45 % N und 23,06—23,13 % O. Man gewinnt letzteres aus dem Divicinsulfat durch Zerlegen mit Kali und Umkrystallisiren aus Wasser in flachen Prismen. Es reducirt Silberlösung und giebt gelöst mit Eisenchlorid und etwas Ammoniak versetzt, eine tiefblaue Färbung. Beim Schmelzen mit Kali geben Vicin wie Divicin Ammoniak und Cyankalium.

g) Konvicin $C_{10}H_{15}N_3O_8 \cdot H_2O$ [1]); es scheidet sich aus den syrupartigen Mutterlaugen von der Darstellung des Wicken-Vicins aus und lässt sich von letzterem trennen durch Behandeln mit verd. Schwefelsäure, worin sich Vicin leicht und schnell löst. Aus Saubohnen gewinnt man das Konvicin durch Ausziehen mit 80 %-igem Weingeist; es krystallisirt, nachdem der Alkohol abdestillirt ist, in glänzenden Blättchen aus. Dasselbe ist sehr wenig löslich in Wasser und in Alkohol; es bleibt beim Kochen mit Kalilauge unverändert, beim Schmelzen mit Kali wird Ammoniak aber kein Cyankalium gebildet, es ist in Salz- und Schwefelsäure unlöslich; beim Kochen mit 25—30 %-iger Salz- oder Schwefelsäure liefert es Alloxantin.

Durch Oxydation mit Salpetersäure geht Vicin $C_8H_{15}N_3O_6$ in Allantoin $C_4N_4O_2, H_7$ Konvicin $C_{10}H_{15}N_3O_8 \cdot H_2O$ in Alloxantin $C_8H_6N_4O_8 \cdot 2 H_2O$ über.

Hieraus erhellt die nahe Beziehung zwischen Vicin und Konvicin. Letzteres ist wahrscheinlich ebenfalls ein Glukosid.

8. Ammoniak und Salpetersäure. Ausser den vorstehenden Stickstoffverbindungen kommen in den Pflanzen noch Ammoniak und Salpetersäure vor. Wir finden sie in vielen Pflanzen und Pflanzentheilen, in einigen sogar in nicht unbedeutender Menge. In den reifen Samen kommt Salpetersäure nach Frühling und Grouven nicht vor; in den grünen Pflanzen der Gramineen und Leguminosen ist sie bis zu 0,1 % enthalten.

Sehr bedeutend dagegen kann der Salpetersäuregehalt in den Rübensorten werden. Sutter und Alwens fanden in Runkelrüben bis zu 3,49 % Salpetersäure

---

[1]) Für das Wicken-Konvicin hat Ritthausen zuerst die Formel $C_{10}H_{14}N_3O_7 \cdot H_2O$ angenommen; die nachträgliche Untersuchung des nochmals umkrystallisirten Konvicins führte aber zu der obigen Formel, so dass die Konvicine der Saubohne und Wicke als gleich anzusehen sind.

in der Trockensubstanz, E. Schulze und H. Schultze im Rübensaft 0,013—0.285%, Salpetersäure und 0,0063—0,0285% Ammoniak; E. Schulze und A. Ulrich in den natürlichen Futterrüben 0,041—0,407% Salpetersäure und 0,005—0,008% Ammoniak. Die Zuckerrüben enthalten nach Zöller 0,324—0,926% Salpetersäure. Dieselbe nimmt mit dem Reifen der Pflanzen ab (vergl. I. Bd. S. 774 u. ff.).

H. Pellet findet durch Ausziehen der Substanz mit salzsäurehaltigem Wasser und Destilliren des Filtrats mit Magnesia in der Trockensubstanz von Zuckerrüben 0,147 bis 0,196%, von Roggen 0,16% Ammoniak; er ist der Ansicht, dass das Ammoniak in den Pflanzen in Form von phosphorsaurem Ammonium-Magnesium vorhanden ist.

In thierischen Nahrungsmitteln kommen Salpetersäure und Ammoniak unter regelrechten Verhältnissen nicht vor. Etwa gefundenes Ammoniak dürfte hier durchweg von theilweisen Zersetzungen herrühren.

Die Fette und Oele.

Die „Fette" bezw. „fetten Oele" des Thier- und Pflanzenreiches bestehen vorwiegend aus den Glycerinestern der Fettsäuren der Essigsäure- ($C_nH_{2n}O_2$) und Akrylsäure- ($C_nH_{2n-2}O_2$) Reihe und zwar in den bei weitem meisten Fällen neben wenigen anderen Bestandtheilen aus folgenden Triglyceriden:

$$C_3H_5 \begin{cases} O \cdot C_{16}H_{31}O \\ O \cdot C_{16}H_{31}O \\ O \cdot C_{16}H_{31}O \end{cases} \qquad C_3H_5 \begin{cases} O \cdot C_{18}H_{35}O \\ O \cdot C_{18}H_{35}O \\ O \cdot C_{18}H_{35}O \end{cases} \qquad C_3H_5 \begin{cases} O \cdot C_{18}H_{33}O \\ O \cdot C_{18}H_{33}O \\ O \cdot C_{18}H_{33}O \end{cases}$$

Tripalmitin — Tristearin — Triolein.

Das Triolein bildet eine bei —6° erstarrende ölige Flüssigkeit, das Tripalmitin krystallisirt in glänzenden bei 63° schmelzenden, das Tristearin in desgleichen bei 67° schmelzenden Blättchen. Man unterscheidet je nach dem Verhältnisse des flüssigen Trioleïns zu den festen Tripalmitin und Tristearin zwischen flüssigen Oelen — die von den Seethieren stammenden heissen auch Thrane — und festen Fetten; letztere theilt man wieder in halbweiche, streichbare Fette (Butter- und Schmalzarten und feste Fette (Talg etc.) ein. Bei den flüssigen Oelen unterscheidet man trocknende und nicht trocknende Oele. Erstere, die trocknenden Oele, wozu z. B. Leinöl, Hanföl, Mohnöl, Nussöl, Krotonöl und Ricinusöl gehören, nehmen bei dünner Ausbreitung an der Luft leicht Sauerstoff auf, trocknen zu firnissartigen Massen und liefern mit salpetriger Säure kein Elaidin; sie enthalten statt bezw. neben der Oelsäure die Leinöl- bezw. Ricinusölsäure (vergl. nachfolgende Uebersichtstabelle).

Die nicht trocknenden Oele enthalten vorwiegend Olein, nehmen an der Luft nur wenig Sauerstoff auf, trocknen nur sehr langsam und geben Elaidin.

Die Wachsarten unterscheiden sich von den Fetten in chemischer Hinsicht vorwiegend dadurch, dass sie durchweg aus den Estern von einatomigen, hoch zusammengesetzten Alkoholen und Fettsäuren bestehen [1]).

Die Fette fühlen sich ferner äusserlich fettig an, die Wachsarten dagegen schon bei gewöhnlicher Temperatur oder doch nach dem Erwärmen klebrig.

Die ausser den erwähnten in den Fetten, fetten Oelen und Wachsarten vorkommenden Säuren und Alkohole sind in gedrängter Uebersicht mit ihren wesentlichsten Eigenschaften, die in chemisch-analytischer Hinsicht Bedeutung haben, folgende:

---

[1]) Das „japanische Wachs" besteht dagegen fast ausschliesslich aus Glyceriden.

A. Säuren.
I. Säuren der Essigsäure-Reihe $C_n H_{2n} O_2$. Gesättigte Fettsäuren.

Säure	Formel	Vorkommen	Krystallisation	Schmelzpunkt C°	Siedepunkt C°	Spec. Gewicht	Löslichkeit[1]	Sonstige Eigenschaften
1. Buttersäure	$C_4H_8O_2$	Kuhbutter	flüssig, erstarrt bei $-19°$, blättrig	$-2°$ bis $+2°$	$162,3°$	0,958 (bei 14°)	l. l. in W., mischbar mit A. u. Ae. in allen Verhältnissen	Ranziger Geruch, schmeckt beissend sauer; 1 g = 5,939 Kal.
2. Isovaleriansäure	$C_5H_{10}O_2$	Meerschwein- u. Delphinthran	flüssig, erstarrt bei $-57°$	$-51°$	$173,7°$	0,931 (bei 20°)	In 23,6 Thln. W. bei 20°	Geruch des Baldrians und faulen Käses; 1 g = 6,634 Kal.
3. Kapronsäure (Isobutylessigsäure)	$C_6H_{12}O_2$	Kuhbutter u. Kokosfett	flüssig, erstarrt noch nicht bei $-18°$	—	$199,7°$	0,925 (bei 20°)	l. in W., aber mit W. nicht in jedem Verhältniss mischbar	Riecht schweissähnlich
4. Kaprylsäure	$C_8H_{16}O_2$	Desgl.	flüssig, erstarrt bei $+12°$	$16,5°$	236 bis 237°	0,914 (bei 20°)	In 400 Thln. siedendem W.	Desgl. 1 g = 7,916 Kal.
5. Kaprinsäure	$C_{10}H_{20}O_2$	Desgl.	fest, feine Blättchen	$31,3°$	268 bis 270°	0,930 (bei 37°)	In 1000 Thln. siedendem W.	Bocksgeruch; schweissähnlich; 1 g = 8,427 Kal.
6. Umbellulsäure	$C_{11}H_{22}O_2$	Californ. Lorbeerfett, 60% der Triglyceride	—	$21-23°$	Unzersetzt bei 275 bis 280°	—	—	Unangenehmer Geschmack
7. Laurinsäure	$C_{12}H_{24}O_2$	Lorbeer- u. Fangkallakfett (85% Laurin)	Aus A. in Nadeln	$43,6°$	Nicht unzersetzt flüchtig	0,883 (bei 20°)	l. in siedendem W.	Destillirt noch mit W.-Dämpfen; 1 g = 8,844 Kal.
8. Myristinsäure	$C_{14}H_{28}O_2$	Muskatbutter	Blättchen	$53,8°$	250,5° (bei 200 mm Druck)	0,862 (bei 53,8°)	Unl. in W., schw. l. in kaltem A. u. Ae.	Nur mehr in Spuren mit W.-Dämpfen destillirbar; 1 g = 9,004 Kal.
9. Isocetinsäure	$C_{15}H_{30}O_2$	Kurkasöl	Blättchen	$55°$	—	—	—	—
10. Palmitinsäure	$C_{16}H_{32}O_2$	In allen Fetten	Büschelförmige Nadeln oder Schuppen	$62°$	Bei etwa 350° (unzersetzt)	0,853 (bei 62°)	In kaltem A. schw. l.; 100 Thle. absol. A. lösen 9,32 Thle.	Geruch- und geschmacklos, erzeugt Fettflecken auf Papier 1 g = 9,226 Kal.

[1] W. = Wasser, A. = Alkohol, Ae. = Aether; l. = löslich, l. l. = leicht löslich, schw. l. = schwer löslich.

Fette und Oele.

Säure	Formel	Vorkommen	Krystallisation	Schmelzpunkt C°	Siedepunkt C°	Spec. Gewicht	Löslichkeit	Sonstige Eigenschaften
11. Daturinsäure	$C_{17}H_{34}O_2$[1]	Oel von Datura stramonium	Aus A. in feinen Nadeln	55°	—	—	l. l. in A.	—
12. Stearinsäure	$C_{18}H_{36}O_2$	In allen Fetten	Glänzende Blättchen	71 bis 71,5°, bei 69,3° erstarrend	360° unter theilweiser Zersetzung	0,854 (bei 69,2°)	Unl. in W., l. in 40 Thln. absol. A., l. l. in heissem A. u. in Ae.	Verhalten wie Palmitinsäure 1 g = 9,429 Kal.
13. Arachinsäure	$C_{20}H_{40}O_2$	Erdnussöl	Kleine glänzende Blättchen	77°	—	—	Schw. l. in kaltem, l. l. in siedendem A.	—
14. Behensäure	$C_{22}H_{44}O_2$	Behenöl aus Samen von Moringa oleïfera	In Nadeln	83 bis 84°[2]), bei 77—79° erstarrend	—	—	—	1 g = 9,800 Kal.
15. Lignocerinsäure	$C_{24}H_{48}O_2$	Erdnussöl, Buchenholztheerparaffin	Aus A. verfilzte Nadeln	80,5°	—	—	Schw. l. in kaltem A., l. in Ae.	—
16. Karnaubasäure	$C_{24}H_{48}O_2$	Karnaubawachs	—	72,5°	—	—	l. l. in siedendem A., in Ae.	—
17. Hyaenasäure	$C_{25}H_{50}O_2$	Analdrüsentasche von Hyaena striata	Krystallkörner	77—78°	—	—	—	—
18. Cerotinsäure	$C_{27}H_{54}O_2$	Frei im Bienen- u. Karnaubawachs[3])	Desgl. u. Nadeln	78—82°, rein 78,5°	—	—	—	—
19. Melissinsäure	$C_{30}H_{60}O_2$	Bienenwachs	Aus Ae. glänzende Schuppen	90°	—	—	—	—

2. Säuren der Akrylsäure-Reihe $C_nH_{2n-2}O_2$. Ungesättigte Fettsäuren.

Säure	Formel	Vorkommen	Krystallisation	Schmelzpunkt C°	Siedepunkt C°	Spec. Gewicht	Löslichkeit	Sonstige Eigenschaften
Tiglinsäure (Methylkrotonsäure)	$C_5H_8O_2 = CH_3 \cdot CH:C(CH_3) \cdot COOH$	Krotonöl	Trikline Tafeln oder Säulen	64,5°	198,5°	—	l. l. in heissem W., A. u. Ae., schw. l. in kaltem W.	Mit W.-Dampf flüchtig; riecht wie Benzoësäure.
2. Hypogaeasäure[4])	$C_{16}H_{30}O_2$	Erdnussfett u. Wallrath	Nadeln	33°	(236° bei 15 mm Druck)	—	—	Giebt mit salpetriger Säure Gaïdinsäure $C_{16}H_{30}O_2$.

[1]) Die der Daturinsäure isomere sog. Margarinsäure ist ein Gemisch von Palmitin- und Stearinsäure.
[2]) Nach anderen Angaben bei 77° schmelzend.
[3]) Als cerotinsaurer Ceryläther auch im chinesischen Wachs, ferner an Alkohole gebunden im Wollschweiss der Schafe.
[4]) Mit der Hypogaeasäure hat die im Wallrath vorkommende Physetölsäure gleiche Zusammensetzung; sie unterscheidet sich von der Hypogaeasäure dadurch, dass sie bei der Destillation keine Sebacinsäure liefert und durch salpetrige Säure nicht verändert wird.

König, Nahrungsmittel. II. 4. Aufl.

Säure	Formel	Vorkommen	Krystallisation	Schmelzpunkt C°	Siedepunkt C°	Spec. Gewicht	Löslichkeit	Sonstige Eigenschaften
3. Oelsäure (Oleïn- oder Elaïnsäure)	$C_{18}H_{34}O_2$	In allen Fetten	flüssig, bei 4° erstarrend	bei 14° wieder schmelzend	(232,5° bei 15 mm)	0,898 (bei 14°)	Unl. in W., l. l. in kaltem A.	Mit salpetriger Säure geht sie in Elaïdinsäure $C_{18}H_{34}O_2$ über.
4. Döglinsäure	$C_{19}H_{36}O_2$	Döglinthran	flüssig, bei 4° erstarrend	—	—	—	—	—
5. Eruka- oder Brassicasäure	$C_{22}H_{42}O_2$	Oel der Samen der Brassicaarten	Aus A. in langen feinen Nadeln	33—34°	(265° bei 15 mm)	—	l. l. in A.	1 g = 9,738 Kal. liefert mit HNO_2 Brassidinsäure $C_{22}H_{42}O_2$.

3. Ungesättigte Fettsäuren von der Formel $C_nH_{2n-4}O_2$.

Säure	Formel	Vorkommen	Krystallisation	Schmelzpunkt C°	Siedepunkt C°	Spec. Gewicht	Löslichkeit	Sonstige Eigenschaften
1. Oleomargarinsäure	$C_{17}H_{30}O_2$	Oel der Samen von Elaeococca vernicia	Rhombische Tafeln	48°	—	—	l. l. in Ae. u. A.[1])	An der Luft schnell verharzend.
2. Leinölsäure [Linolsäure[2])]	$C_{18}H_{32}O_2$	Lein-, Mohnöl etc.	Bei —18° noch flüssig	—	—	0,921 (bei 14°)	l. l. in A. u. Ae.	Wird mit HNO_2 nicht fest.

4. Ungesättigte Fettsäuren von der Formel $C_nH_{2n-6}O_2$.

Säure	Formel	Vorkommen	Krystallisation	Schmelzpunkt C°	Siedepunkt C°	Spec. Gewicht	Löslichkeit	Sonstige Eigenschaften
Linolensäure[3])	$C_{18}H_{30}O_2$	Lein-, Hanf-, Mohn-, Nussöl etc.	flüssig	—	—	—	—	Riecht nach Fischthran, wird mit $KMnO_4$ zu Linusinsäure $C_{18}H_{36}O_2$ (Hexaoxystearinsäure) oxydirt.

5. Säuren von der Formel $C_nH_{2n-2}O_3$.

Säure	Formel	Vorkommen	Krystallisation	Schmelzpunkt C°	Siedepunkt C°	Spec. Gewicht	Löslichkeit	Sonstige Eigenschaften
1. Ricinusölsäure	$C_{18}H_{34}O_3$	Ricinusöl	Dickes Oel, bei —6 bis —10° erstarrend	bei 16—17° wieder schmelzend	250° bei 15 mm unter Zersetzung	0,940 (bei 15°)	Mit A. u. Ae. in jedem Verhältniss mischbar	Mit HNO_2 liefert sie Ricinelaïdinsäure $C_{18}H_{34}O_3$ von 52—53° Schmp.
2. Rapinsäure	$C_{18}H_{34}O_3$	Rüböl	flüssig, in der Kälte nicht erstarrend	—	—	—	—	Wird mit HNO_2 nicht fest.

Die letzten beiden Fettsäuren werden zu den Oxyfettsäuren gerechnet; ausser diesen sind noch gesättigte Oxyfettsäuren wie Monooxystearinsäure ($C_{18}H_{35}O_2 \cdot OH$), Dioxystearinsäure [$C_{18}H_{34}O_2(OH)_2$] bis Hexaoxystearinsäure [$C_{18}H_{30}O_2(OH)_6$] bekannt; dieselben treten aber in den natürlichen Fetten nicht auf, sondern nur bei Verarbeitung der Fette in der Fettindustrie, weshalb sie hier übergangen werden können.

---

[1]) In alkoholischer Lösung geht sie am Licht in die isomere, bei 71° schmelzende Eläostearinsäure über.

[2]) Man kennt mehrere flüssige Fettsäuren von der Formel $C_{18}H_{32}O_2$, die von einander in etwa verschieden sind, z. B. die Hanfölsäure (Linolsäure) aus Hanföl, Taririnsäure aus dem Oel des Samens von Pieramnia Sow oder Tariri, Hirseölsäure aus Hirseöl. Das Leinöl soll 3 verschiedene Leinölsäuren enthalten.

[3]) Fahrion will (Chem.-Ztg. 1893, 17, 521) im Sardinenthran eine Jecorinsäure von der gleichen Zusammensetzung gefunden haben, jedoch bedarf diese Angabe noch der Bestätigung.

Die ungesättigten Fettsäuren $C_nH_{2n-2}O_2$, $C_nH_{2n-4}O_2$ und $C_nH_{2n-6}O_2$ unterscheiden sich von denen der gesättigten Reihe dadurch, dass sie leicht 2, 4 bezw. 6 Atome Chlor, Brom und Jod aufnehmen, um in gesättigte Säuren überzugehen z. B. $C_{17}H_{33}J_2 \cdot COOH$ Oelsäuredijodid oder Dijodstearinsäure (Hübl'sche Jodzahl). Erhitzt man Oelsäure mit Jodwasserstoff bei Gegenwart von Phosphor auf 200—210°, so werden 2 At. H angelagert und man erhält die entsprechende Säure der Reihe der gesättigten Fettsäuren:

$$C_{17}H_{33} \cdot COOH + 2\,HJ = C_{17}H_{35} \cdot COOH + 2\,J$$
Oelsäure Stearinsäure.

Auch durch schmelzendes Kali liefern die ungesättigten Säuren solche der gesättigten Reihe z. B.:

$$C_{18}H_{34}O_2 + 2\,KOH = KC_{16}H_{31}O_2 + KC_2H_3O_2 + H_2$$
Oelsäure Palmitinsaures Kalium Essigsaures Kalium.

Die Behauptung von Tissier[1], dass die Oelsäure ($C_{18}H_{34}O_2$) durch nascirenden Wasserstoff (Zink und Wasser unter Druck) in Stearinsäure umgewandelt (bezw. reducirt) werde, hat sich nach J. Freundlich und O. Rosauer[2] nicht bewahrheitet; eine Umwandlung in besagter Weise findet nicht oder nur in untergeordnetem Masse statt.

Von den für die chemische Untersuchung wichtigsten der vorstehenden Fettsäuren mögen auch die wesentlichsten Eigenschaften von deren Salzen, soweit letztere bekannt sind, in nachstehender Uebersicht hier mitgetheilt werden.

Säure	Kaliumsalz $K\overline{A}$	Natriumsalz $Na\overline{A}$	Baryumsalz $Ba\overline{A}_2$	Calciumsalz $Ca\overline{A}_2$	Bleisalz $Pb\overline{A}_2$	Zinksalz $Zn\overline{A}_2$	Silbersalz $Ag\overline{A}$
1. Buttersäure $CH_3 \cdot CH_2 \cdot CH_2 \cdot COOH$	Aus abs. A. in Prismen; l. l. in W.; zerfliesslich	l. l. in W.; zerfliesslich	$+ 4H_2O$ Rhomb. Blättchen oder Prismen l. in 2,45 Thln. W. bei 14°[3])	$+ H_2O$ Blättchen l. in 3,5 Thln. W. bei 14°, auch in A. l.	Langsam erstarrendes Oel, schw. l. in W.	$+ 2H_2O$ Monokline Prismen; l. in 9,3 Thln. W. bei 16°	Krystall. Nadeln; l. in 200 Thln. W. bei 14°.
2. Kapronsäure (Isobutylessigsäure) $(CH_3)_2 \cdot CH \cdot CH_2 \cdot CH_2 \cdot COOH$	Die Salze gleichen denen der normalen Gährungs-Kapronsäure (Hexansäure)		$+ H_2O$ Schuppen, l. in 5,4 Thln. W. bei 19°	$+ 3H_2O$ Prismen, l. in 10 Thln. W. bei 19°	—	—	—
3. Kaprylsäure (Oktansäure) $CH_3(CH_2)_6COOH$	—	—	Blättchen, l. in 161,5 Thln. W. bei 20°	$+ H_2O$ Nadeln, schwerer l. in W. als Ba-Salz	Aus A. in Blättchen krystall. Schmp. 82,5—84,5°	Schuppen, Schmp. 136°	Käsiger Niederschlag.

[1] Chem.-Ztg. 1899, **23**, 822.
[2] Ebendort 1900, **24**, 566.
[3] Die Löslichkeit in Wasser (W.) bezieht sich überall auf wasserfreies Salz.

Säure	Kaliumsalz $K\overline{A}$	Natriumsalz $Na\overline{A}$	Baryumsalz $Ba\overline{A}_2$	Calciumsalz $Ca\overline{A}_2$	Bleisalz $Pb\overline{A}_2$	Zinksalz $Zn\overline{A}_2$	Silbersalz $Ag\overline{A}$
4. Kaprinsäure (Dekansäure) $CH_3(CH_2)_8COOH$	—	—	Schw. l. in kochendem W., l. in kochendem A.	Gleicht dem Ba-Salz, etwas leichter l.	—	—	Wenig l. in kochendem W., daraus in Nadeln krystall.
5. Palmitinsäure $C_{15}H_{31} \cdot COOH$	L. in W. u. A.; durch viel W. in freies Alkali u. saures Salz zerfallend; das Na-Salz wird durch A. blättrig		Glänzendes Krystallpulver; unl. in W., l. in 28751 Thln. abs. A. bei 20°	l. in 9708 Thln. abs. A. bei 20°	Pulver, Schmp. 112°, in 37037 Thln. abs. A. bei 19°	—	Amorpher Niederschlag.
6. Stearinsäure $C_{17}H_{35} \cdot COOH$	Nadeln, Harte Seifen bildend, verhalten sich gegen W. u. A. wie palmitins. Salze	Blättchen,	Krystallpulver; in W. u. kochendem W. unl.	Pulver, Verhalten wie Ba Salz	Amorph, Schmp. 125°, 50 ccm Aether l. 0,0074 Thle. Salz	—	Desgl.
7. Oelsäure $C_8H_{17} \cdot CH : CH \cdot (CH_2)_7COOH$	Durchsichtige Gallerte, l. in 2,15 Thln. Weingeist (0,821) bei 10°, in 4 Thln. kaltem W. u. 29,1 Thln. siedendem Ae. Mit viel W. in freies Alkali u. saures Salz zerfallend	Aus abs. A. krystallisirend; l. in 20,6 Thln. Weingeist (0,821) bei 13°, in 10 Thln. W. bei 12°, in 100 Thln. siedendem Ae.	Krystallpulver, unl. in W., s. schw. l. in kochendem A., backt bei 100° zusammen	Pulver, l. in A. u. Ae.	Pulverig, Schmp. 80°, l. in Ae.; basisches Salz $Pb(C_{18}H_{33}O)_2 + 2PbO$ unl. in A. u. Ae.	—	Nahezu unl. in Ae. (Unterschied von harzsaurem Silber).
8. Leinölsäure $C_{17}H_{31} \cdot COOH$	—	—	Sämmtlich nicht krystallisirend u. l. in kochendem A. auch l. in Ae.				

B. Alkohole.

1. Alkohole der Formel $C_nH_{n+2}O_3$.

Glycerin, (Oelsüss, Glycerinum, Propenylalkohol oder Propantriol) $C_3H_8O_3$ oder $C_3N_5(OH)_3$ oder $CH_2(OH)-CH(OH)-CH_2(OH)$. Es ist der einzige in der Natur (in den Fetten) vorkommende, 3 werthige Alkohol.

Das Glycerin entsteht auch in kleineren und grösseren Mengen bei der alkoholischen Gährung und findet sich daher in Wein und Bier.

Synthetisch kann es dargestellt werden aus Propenylbromid und Silbernitrat und Verseifen des Glycerinessigsäureesters mit Basen:

$$C_3H_5Br_3 + 3 Ag C_2H_3O_2 = C_3H_5(C_2H_3O_2)_3 + 3 Ag Br$$
$$C_3H_5(C_2H_3O_2)_3 + 3 KOH = C_3H_5(OH)_3 + 3 K C_2H_3O_2$$

Das Propenyltrichlorid oder Trichlorhydrin geht mit Wasser bei 160° ebenfalls in Glycerin über. Auch aus Aethylalkohol $CN_2=CH-CH_2OH$ durch Oxydation mit Kaliumpermanganat oder aus Dioxyaceton $CH_2(OH)-CO-CH_2(OH)$ durch Reduktionsmittel kann Glycerin dargestellt werden. Im Grossen erhält man dasselbe durch Verseifen der Fette entweder:

a) mit Alkali (z. B. aus Tristearin)
$$C_3H_5(C_{18}H_{35}O_2)_3 + 3 KOH = C_3H_5(OH)_3 + 3 KC_{18}H_{35}O_2$$

b) oder mit Bleihydroxyd (z. B. aus Triolein)
$$2 C_3H_5(C_{18}H_{33}O_2)_3 + 3 Pb(OH)_2 = 2 C_3H_5(OH)_3 + 3 Pb(C_{18}H_{33}O_2)_2$$

c) oder mit überhitztem Wasserdampf (z. B. aus Tripalmitin)
$$C_3H_5(C_{16}H_{31}O_2)_3 + 3 H_2O = C_3H_5(OH)_3 + 3 C_{16}H_{32}O_2$$

Das Glycerin ist eine farblose, rein süss schmeckende — daher der Name von γλυκύς süss — schwer bewegliche, syrupartige Flüssigkeit von neutraler Reaktion, welche in wasserfreiem Zustande bei 15° ein spec. Gewicht von 1,265 hat, unter 0° zu einer weissen, erst wieder bei +17° schmelzenden Krystallmasse erstarrt, und bei 290° bezw. unter 12 mm Druck bei 170° unzersetzt siedet und mit überhitztem Wasserdampf bei 140—200° übergetrieben werden kann. Es fühlt sich schlüpfrig an und verursacht in Folge Wasserentziehung auf der Haut besonders aber auf den Schleimhäuten das Gefühl von Wärme bezw. ein brennendes Gefühl. Denn das Glycerin zieht begierig Wasser — an der Luft bis 50% — an, ist mit diesem, wie mit Alkohol in allen Verhältnissen mischbar; in Aether, Chloroform und fetten Oelen ist es unlöslich.

Bei gewöhnlicher Temperatur verdampft das Glycerin nur äusserst langsam, in merklicher Menge dagegen bei 100°, bei welcher Temperatur und bei 760 mm Barometerstand seine Spannkraft schon 64 mm beträgt. Von 5 g über Schwefelsäure völlig ausgetrocknetem Glycerin entweicht nach Clausnitzer[1]) regelmässig in je 2 Stunden 0,1 g = 2% desselben. In einem mit Papierkappe bedeckten Kölbchen kann Glycerin im Luftbade bei 100—110° völlig eingetrocknet werden, ohne dass merkliche Mengen — nämlich nur 1—2,2 mg in je 2 Stunden — entweichen.

Verdünnte Glycerinlösungen können nach Hehner ohne Glycerinverlust eingedampft werden, bis der Glyceringehalt 70% beträgt; wasserfreies Glycerin dagegen kann in einer Schale bei 150—200° ohne jeden Rückstand abgedampft werden.

---

[1]) Zeitschr. f. anal. Chem. 1888, 20, 65.

Die Menge des Glycerins in einem wasserhaltigen Glycerin kann aus dem spec. Gewicht bezw. dem Brechungsindex ermittelt werden.

Wasserfreies Glycerin %	Spec. Gew. bei 15°	Brechungsindex bei 12,5—12,8°	Siedepunkt C°	Dampftension bei 760 mm
100	1,2653	1,4758	290	64
90	1,2400	1,4613	138	247
80	1,2130	1,4467	121	396
70	1,1850	1,4321	113,6	496
60	1,1570	1,4140	109	565
50	1,1290	1,4007	106	618
40	1,1020	1,3860	104	657
30	1,0750	1,3719	102,8	690
20	1,0490	1,3595	101,8	717
10	1,0245	1,3454	100,9	740

Das Glycerin besitzt ein bedeutendes Lösungsvermögen für viele Salze; 100 Theile Glycerin lösen z. B.

98 Thle. krystall. Soda	40 Thle. Alaun	20 Thle. Bleizucker u. Chlorammon
60 „ Borax	40 „ Jodkalium	10 „ Chlorbaryum
50 „ Chlorzink	30 „ Kupfervitriol	8 „ Natriumkarbonat

Auch in Wasser unlösliche Seifen (wie ölsaures Eisen, Magnesium und Calcium) werden von Glycerin (1,114) in geringen Mengen (0,7—1,2 in 100 Thln. Glycerin) gelöst.

Das Glycerin verbindet sich mit Basen; es löst Kaliumhydroxyd, alkalische Erden und Bleioxyd auf; Kalk, Strontian und Baryt können aus solchen Lösungen bis auf einen geringen Rest ausgefällt werden. Glycerin verhindert die Ausfällung von Eisenoxyd, Kupferoxyd etc. durch Kalilauge.

Das Natriumglycinat ($C_3H_7O_3Na$) wird durch Mischen einer Lösung von Natrium in absol. Alkohol mit Glycerin und durch Trocknen des Niederschlages ($C_3H_7O_3Na + C_2H_6O$) bei 100° erhalten; es ist ein weisses hygroskopisches Pulver, welches durch Wasser in Glycerin und Aetznatron zerfällt.

Monoplumboglycerid $C_3H_6O_3Pb$ entsteht, wenn man 22 g Bleiacetat in 250 ccm Wasser löst, mit 20 ccm Glycerin und sodann in der Wärme mit einer koncentrirten Lösung von 15 g Kalihydrat versetzt; die von einem geringen Niederschlage abfiltrirte Lösung scheidet nach einigen Tagen das Monoplumboglycerid in feinen weissen Nadeln ab. Wendet man basische Bleiacetate an, so erhält man basische Bleiglycerinate.

Durch Einträpfeln von Glycerin in ein abgekühltes Gemisch von Schwefel- und Salpetersäure erhält man Glycerintrinitrat (oder fälschlich Nitroglycerin genannt) $C_3H_5(ONO_2)_3$ als farb- und geruchloses, giftiges Oel, schwer löslich in Wasser, leicht löslich in Alkohol, Aether und Chloroform, bei —20° krystallisirend.

Ebenso bildet sich durch Erwärmen von 2 Mol. Glycerin mit 1 Mol. arseniger Säure auf 150° das Glycerinarsenit (Arsenigsäureglycerinester $C_3H_5AsO_3$) als eine sehr zerfliessliche, fettartige, bei 50° zu einer dicken Flüssigkeit schmelzenden Masse, die mit Glycerindämpfen flüchtig ist. Hieraus erklärt sich der etwaige Arsengehalt bei sog. „chemisch reinem Glycerin", wenn die Verseifung der Fette mit koncentrirter arsenhaltiger Schwefelsäure vorgenommen wird.

Beim Kochen mit Eisessig giebt Glycerin Diacetin $C_3H_5OH(OC_2H_3O)_2$, mit

Essigsäureanhydrid dagegen Triacetin $C_3H_5(OC_2H_3O)_3$. Beim Schütteln mit Natronlauge und Benzoylchlorid bilden sich Di- und Tribenzoat.

Durch wasserentziehende Mittel (wie Kaliumbisulfat) oder durch rasches Erhitzen des Glycerins — auch beim Verbrennen der Glyceride — entsteht Akrolein $CH_2 \cdot CH \cdot CHO$:

$$C_3H_8O_3 = C_3H_4O + 2H_2O$$

Das Akroleïn, welches bei 50° siedet, ist an seinem äusserst unangenehmen stechenden Geruch und daran zu erkennen, dass es die Augen zu Thränen reizt.

Durch vorsichtige Oxydation des Glycerins mit verdünnter Salpetersäure oder Brom entsteht ein Gemenge von Glycerinaldehyd $CH_2OH \cdot CHOH \cdot CHO$ und Glycerinketon $CH_2OH \cdot CO \cdot CH_2OH$, die sog. Glycerose, welche durch Kondensation mit Aetznatron in inaktive Akrose, eine der Glukose verwandte Verbindung, umgewandelt wird.

Bei der Oxydation mit Kaliumpermanganat in alkalischer Lösung wird das Glycerin zu Kohlensäure, Oxalsäure, Ameisensäure und Propionsäure zerlegt; wenn man hierbei genau nach der Vorschrift von Benedikt und Zsigmondy[1]) — 0,3 bis 0,4 g Glycerin in 500 ccm Wasser, 10 g Kalihydrat und dazu gepulvertes Permanganat — verfährt, zerfällt das Glycerin glatt in Oxalsäure und Kohlensäure:

$$C_3H_8O_3 + 4 KMnO_4 = K_2C_2O_4 + K_2CO_3 + 4 MnO_2 + 4 H_2O.$$

Kaliumbichromat und Schwefelsäure verbrennen Glycerin vollständig zu Kohlensäure und Wasser:

$$2 C_3H_8O_3 + 7 O_2 = 6 CO_2 + 8 H_2O.$$

Reaktionen auf Glycerin· 1. Eine mit Glycerin oder glycerinhaltiger Flüssigkeit befeuchtete Boraxperle färbt die Flamme grün.

2. Glycerin treibt Borsäure aus Boraxlösungen aus. Man versetzt zu dem Zweck eine glycerinhaltige Flüssigkeit und Boraxlösung mit einigen Tropfen Lackmustinktur und mischt; bei Gegenwart von Glycerin tritt Rothfärbung auf, die beim Erwärmen verschwindet, beim Erkalten aber wieder eintritt.

3. Auf Fehling'sche Lösung wirkt Glycerin nur dann nach 10 Minuten langem Kochen und nach 24—48 stündigem Stehen, wenn es mit nur wenig Wasser verdünnt wird. Es löst Kupferoxyd nicht auf; Kupfersalzlösungen, mit genügenden Mengen Glycerin versetzt, geben mit Kalilauge eine dunkelblaue Färbung.

4. Erwärmt man Glycerin mit Silberlösung im kochenden Wasserbade und setzt dann einige Tropfen Ammoniak, Kali- oder Natronlauge zu, so wird Silber ausgeschieden. Eine Lösung von Platinchlorid in überschüssigem Aetznatron scheidet beim Erwärmen mit Glycerin ebenfalls metallisches Platin ab.

5. 2 Tropfen Glycerin, 2 Tropfen geschmolzenes Phenol und ebensoviel Schwefelsäure vorsichtig auf 120° erwärmt, liefern in der harzartigen Schmelze bald eine braune feste Masse, die sich nach dem Abkühlen in Ammoniak mit schön karmoisinrother Farbe löst[2]).

6. Kocht man eine kleine Menge der auf Glycerin zu prüfenden Flüssigkeit mit wenig Pyrogallol und mehreren Tropfen verdünnter Schwefelsäure (1 : 1), so färbt sich die Flüssigkeit bei Gegenwart von Glycerin deutlich roth, nach Zusatz von Zinnchlorid violettroth[3]).

---

[1]) Chem.-Ztg. 1885, 9, 975.
[2]) Zum Gelingen der Reaktion dürfen aber keine anderen organischen Stoffe vorhanden sein, welche mit Schwefelsäure verkohlen.
[3]) Es dürfen aber keine Kohlenhydrate und Alkohole gleichzeitig vorhanden sein, weil diese ähnliche Reaktionen geben können.

2. Alkohole der Reihe $C_n H_{2n+2} O$.

Ausser dem Glycerin in den eigentlichen Fetten und Oelen kommen, besonders in den wachsartigen Bestandtheilen, einatomige Alkohole der Fettsäure-Reihe, nämlich Cetyl-, Oktadekyl-, Ceryl- und Myricylalkohol vor, die sämmtlich fest, weiss, krystallisirbar sind und unzersetzt schmelzen. Durch Erhitzen derselben mit organischen Säuren oder deren Anhydriden entstehen unter Wasseraustritt zusammengesetzte Aether z. B. aus Cetylalkohol beim Erhitzen mit Essigsäure und Schwefelsäure der Essigsäureester:

$$C_{16}H_{33} \cdot OH + CH_3 \cdot COOH = C_{16}H_{33} \cdot COO \cdot CH_3 + H_2O$$
Cetylalkohol   Essigsäure   Essigsäurecetylester.

Beim Erhitzen mit Natronkalk bildet sich die entsprechende Fettsäure unter Austritt einer äquivalenten Menge Wasserstoff:

$$C_{15}H_{31} \cdot CH_2 OH + NaOH = C_{15}H_{31} \cdot COONa + 2H_2$$
Cetylalkohol   Palmitinsaures Natrium.

Die sonstigen Eigenschaften dieser Alkohole erhellen aus folgender Uebersicht:

Alkohol	Formel	Vorkommen	Krystallisation	Schmelzpunkt C°	Siedepunkt C°	Spec. Gewicht	Löslichkeit und sonstige Eigenschaften
1. Cetylalkohol (Aethal)	$C_{16}H_{34}O$	Wallrath u. Talg-(Bürzel-)Drüse der Gänse u. Enten	Aus A. in kleinen Blättchen	49—50°	344° unzersetzt	0,8176 bei 19,5°	Unl. in W., l. in A., sehr l. l. in Ae.
2. Oktadekylalkohol	$C_{18}H_{38}O$	Wallrath	desgl.	59°	210,5° bei 15 mm	0,8048 bei 59°	—
3. Cerylalkohol	$C_{27}H_{56}O$	Als Cerotinat im chines. Wachs, als Palmitat im Opiumwachs, frei im Wallrath	Aus A. in Nadeln	79°	Nicht unzersetzt siedend	—	Liefert mit Natronkalk Cerotinsäure
4. Myricylalkohol	$C_{30}H_{62}O$	Als Palmitat im Bienenwachs, ferner im Karnaubawachs	Aus Ae. in Nadeln	85°	—	—	In kaltem A. fast unl., in heissem l. Giebt mit Natronkalk Melissinsäure

3. Alkohole der aromatischen Reihe.

Die hierzu gehörigen Alkohole sind in ihrer Konstitution noch wenig erforscht kommen auch in den Fetten und Oelen — mit Ausnahme des Wollfettes — nur in geringer Menge vor.

a) **Cholesterin** $C_{26}H_{44}O$ [1]), neben Isocholesterin, vorwiegend reichlich im Wollschweissfett, ferner ziemlich reichlich im Eieröl (4,49 %) und in den Leberthranen (0,81 %), dagegen in anderen thierischen Fetten (Butter, Schweinefett, Rindstalg etc.) nur in geringer Menge (0,10—0,35 %); es ist der Hauptbestandtheil

---

[1]) Reinitzer giebt dem Cholesterin aus Gallensteinen, ebenso Walitzki dem anderen Ursprungs die Formel $C_{27}H_{46}O$, Mauthner und Suida geben ihm die Formel $C_{27}H_{44}O$.

der Gallensteine, kommt im Blut, Gehirn, in den Vogelauswürfen (Guano), in der Retina des Ochsenauges (0,7 %), in der Milz, also allgemein verbreitet in thierischen Fetten und Organen vor.

Das ebenfalls im Wollfett vorkommende Isocholesterin unterscheidet sich von dem Cholesterin durch einen verschiedenen Schmelzpunkt und den Benzoësäureester, ferner dadurch, dass es einige qualitative Reaktionen des Cholesterins nicht besitzt. Es hat gleichen Schmelzpunkt mit dem Phytosterin.

b) Phytosterin $C_{26}H_{44}O$. An Stelle des Cholesterins kommt in den Pflanzenfetten das Phytosterin vor. A. Bömer[1] fand in den Oelen verschiedener Oelsamen zwischen 0,23—1,28 % unverseifbare Bestandtheile, die im wesentlichen aus Phytosterin bestehen.

Das in der Samenschale von Phaseolus vulgaris vorkommende Paraphytosterin unterscheidet sich von dem Phytosterin der anderen Fette durch einen höheren Schmelzpunkt. Hierher gehören ferner:

c) das Phasol $C_{15}H_{24}O$, welches von A. Likiernik[2] neben dem Paraphytosterin in den Samenschalen von Phaseolus vulgaris gefunden worden ist;

d) das Lupeol $C_{26}H_{42}O$, welches nach E. Schulze[3] an Stelle von Phytosterin in den Samenschalen der Lupinen vorkommt. Auch die beiden letzteren Körper sind alkoholischer Natur.

Man gewinnt diese Verbindungen im allgemeinen in der Weise, dass man die Fette verseift, die Seifen in Wasser löst und diese Lösung mit Aether ausschüttelt. Durch Wiederholung der Verseifung, Ausschüttelung und Umkrystallisirung des Rückstandes vom Aetherauszuge aus Alkohol lassen sich die Körper rein gewinnen (vergl. A. Bömer l. c. u. III. Bd.). Durch Erhitzen mit Benzoësäure im zugeschmolzenen Rohre auf 200°, durch Erhitzen mit Ameisensäure, Eisessig oder Essigsäureanhydrid sowie anderen Fettsäuren geben sie leicht esterartige Verbindungen, die ebenfalls unterschiedliche Eigenschaften besitzen.

Ich lasse die unterschiedlichen Eigenschaften dieser Alkohole in umstehender Uebersicht (S. 106 u. 107) folgen:

Qualitative Reaktionen auf Cholesterin[4]: 1. Wird eine Spur Cholesterin auf einem Platindeckel mit einem Tropfen Salpetersäure zur Trockne verdampft, so erhält man einen gelben Fleck, welcher beim Uebergiessen mit Ammoniak gelbroth wird, darauf folgender Zusatz von festem Alkali bewirkt keine Veränderung (Unterschied von Harnsäure). 2. Wird eine Probe Cholesterin auf einem Platindeckel mit einem Tropfen eines Gemisches von 3 Vol. konc. Salzsäure und 1 Vol. Eisenchloridlösung zusammengerieben und vorsichtig zur Trockne verdampft, so nehmen die ungelöst gebliebenen Stückchen eine violettrothe, dann ins Bläuliche sich ziehende Färbung an. 3. Löst man einige Centigramm Cholesterin in Chloroform, fügt ein etwa gleiches Vol. konc. Schwefelsäure zu und schüttelt durch, so färbt sich die Chloroformlösung schnell blut-, dann schön kirschroth bis purpurn und diese Farbe hält sich tagelang unverändert. Die unter dem Chloroform befindliche Schwefelsäure zeigt eine starke grüne Fluorescenz. Giesst man einige Tropfen der rothen Chloroformlösung in eine Schale, so färbt sie sich sehr schnell blau, dann grün, endlich gelb. Verdünnt man die purpurfarbene Chloroformlösung, die über der Schwefelsäure steht, mit Chloroform, so wird sie fast farblos oder stahlblau,

---

[1] Zeitschr. f. Untersuchung d. Nahrungs- und Genussmittel 1898, 1, 21 u. 81.
[2] Zeitschr. f. physiol. Chemie 1891, 15, 426.
[3] Ebendort 415 u. Landw. Versuchsstationen 1889, 36, 411.
[4] Vergl. E. Schulze: Journ. f. prakt. Chem. 1873, 115, 164. E. Salkowski: Zeitschr. f. anal. Chem. 1887, 26, 569 und Liebermann: Berichte d. deutschen chem. Gesellschaft 1885, 18, 1804.

nimmt aber beim Schütteln mit der darunter befindlichen Schwefelsäure ihre frühere Färbung wieder an. Diese Erscheinung beruht auf einem geringen Wassergehalt des Chloroform. 4. Wird Cholesterin in Chloroform gelöst und in soviel Essigsäureanhydrid eingetragen, als in der Kälte gelöst bleiben kann, dann unter Abkühlen tropfenweise konc. Schwefelsäure zugesetzt, so färbt sich die Flüssigkeit rosaroth, dann aber und zwar besonders auf Zusatz einer neuen, kleinen Menge Schwefelsäure blau. Man kann nach Burchard das Cholesterin auch erst in 2 ccm Chloroform lösen, hierzu 20 ccm Essigsäureanhydrid und 1 Tropfen Schwefelsäure hinzufügen. 5. L. Tschugaew löst Cholesterin in Essigsäureanhydrid, setzt Acetylchlorid im Ueberschuss und ein Stückchen Zinkchlorid zu; beim Erwärmen tritt je nach dem Cholesteringehalt eine eosinähnliche rothe oder Rosa-Färbung auf, welche auch eine grünlich gelbe Fluorescenz zeigt. Die Reaktion tritt am stärksten nach 5 minutenlangem Kochen auf. Empfindlichkeit 1 : 80000.

Das Isocholesterin giebt mit dem ersten Tropfen Schwefelsäure eine gelbe, dann rothgelb werdende Färbung, während die Flüssigkeit grün fluorescirt. Das Phytosterin theilt die Reaktionen mit dem Cholesterin, nur wird nach Nr. 3 die Chloroformlösung nach mehrtägigem Stehen beim Phytosterin mehr blauroth, beim Cholesterin mehr kirschroth.

Alkohole	Löslichkeit[1]	Krystallisation	Schmelzpunkt	Optisches Verhalten $[\alpha\,(D)]$	Benzoësäureester	Essigsäureester	Ameisensäureester
1. Cholesterin $C_{26}H_{44}O$ in thierischen Fetten, Organen etc.	Unl. in W., schw. l. in kaltem verd. A., l. in 9 Thln. kochenden A. von 0,84, in 5,5 Thln. von 0,82 spec. Gew., l. l. in Ae., Chlf., Schwk. u. Petr.	Aus A. durchweg in rhombischen Tafeln bzw. Blättchen des triklinen Systems	146—148° Mittel 147°	In Ae.-Lösung = −31,12°, in Chlf.-Lösung = −(36,61 + 0,249 c)	In kochendem A. fast unl., aus Ae. in rechtwinkeligen Tafeln, bei 150—151° schmelzend, nach Obermüller bei 145,5°	Monokline Krystalle nach Raymann bei 113° schmelzend, nach Bömer u. Winter bei 112,5 bis 113°	Feine Nadeln des monoklinen Systems, Schmlzp. 95,5 bis 96,0°
2. Isocholesterin $C_{26}H_{44}O$ im Wollschweissfett	Schw. l. in kaltem, l. l. in heissem A., Ae. u. Eisessig	Aus Ae. in feinen Nadeln	137—138°	In Ae. Lösung = + 60°	In kochendem A. s. schw. l., feine Nadeln, Schmp. 190—191°	Nicht krystallisirend, bei 100° schmelzend	—

[1]) W. = Wasser, A. = Alkohol, Ae. = Aether, Chlf. = Chloroform, Schwk. = Schwefelkohlenstoff, Petr. = Petroleum, B. = Benzol.

Alkohol	Löslichkeit	Krystallisation	Schmelzpunkt	Optisches Verhalten [α (D)]	Benzoësäureester	Essigsäureester	Ameisensäureester
3. Phytosterin $C_{26}H_{44}O$ in Pflanzenfetten	Unl. in W. u. Alkalien, l. in 6,65 Thln. Chlf., l. l. in Ae.	Erste Krystallisation meist in feinen büschelförmigen Nadeln, spätere Krystallisationen meistens 6-seitige Tafeln des monoklinen Systems	135,5 bis 141° Mittel 137,5°	In Chlf.-Lösung = −34,2°	Nach Jacobson 144,5 bis 147,0° (aus Leguminosen)	Aus A. in Blättchen, Schmlzp. 120°. Nach Jacobson bei 117 bis 126°; nach Börner u. Winter bei 123,5 bis 134,5°, je nach den Fetten	Dünne Blättchen, Schmlzp. 103—113°, je nach den Fetten
4. Paraphytosierin $(C_{26}H_{44}O + H_2O)$? in Samenschalen von Phaseolus vulgaris	S. schw. l. in kaltem A., l. l. in Ae., Chlf., Schwk. u. B.	Aus A. in breiten Blättern	149—150°	In Chlf.-Lösung = −44,1°	—	—	—
5. Phasol $C_{15}H_{24}O$ in desgl.	In A. löslicher als No. 4	Aus A. in Tafeln	189—190°	In Chlf.-Lösung = + 30,6°	—	—	—
6. Lupeol $(C_{26}H_{42}O)$? in Samenschalen von Lupinen	Schw. l. in kaltem A., l. l. in Ae., Chlf., Schwk., B. u. Petr.	Aus A. in langen Nadeln	204°	In Chlf.-Lösung = + 27,1°	Aus Ae. in rhombischen Prismen, Schmlzp. 250°, schw. l. in A.	Aus A. in langen Nadeln, Schmlzp. 223°, ziemlich l. l. in Ae. u. kochendem A.	—

C. Sonstige Bestandtheile und Eigenschaften der Fette und Oele sowie deren Elementarzusammensetzung.

Die thierischen wie die aus Pflanzensamen oder -theilen gewonnenen Fette bezw. Oele bezw. Wachsarten, sei es auf mechanischem Wege durch Pressen oder auf chemischem Wege durch Ausziehen mit Schwefelkohlenstoff oder Petroleumäther (Naphta, Kanadol, Benzin) im Grossen erhaltenen Fette enthalten verschiedene Beimengungen, Farbstoffe aller Art, proteïnartige Stoffe und dergl.; hiervon werden sie entweder durch natürliches Bleichen an der Luft mit und ohne Zusatz von Wasserstoffsuperoxyd, Kaliumpermanganat, Kaliumpyrochromat, Waschen mit Wasser, mit kleinen Mengen Schwefelsäure (0,5—1,5 %) oder Zinkchloridlösung (1,5 %), durch Einblasen von Luft oder mittelst Filtration durch Knochenkohle gereinigt.

Auch die im Kleinen durch Ausziehen der Stoffe mit Aethyläther behufs quantitativer Bestimmung gewonnenen Fette und Oele weisen dergleichen Verunreinigungen auf und werden in dem Aetherauszug mit gewogen.

Aber abgesehen von diesen an sich fremdartigen Stoffen schliessen die Fette und Oele auch noch verschiedene Bestandtheile ein, die nicht an Glycerin oder Fettalkohol gebunden sind und die sich von den eigentlichen Fetten und Oelen nicht trennen lassen. Hierzu gehört z. B. das fast regelmässig in den Fetten und Oelen enthaltene, S. 86 erwähnte Lecithin.

Wenn oben S. 95 gesagt ist, dass die Fette und Oele durchweg aus den Triglyceriden der Palmitin-, Stearin- und Oelsäure in wechselndem Mengeverhältniss bestehen, so scheint es doch auch Fette zu geben, welche gemischte Triglyceride enthalten; so hält Bell das Vorkommen eines Oleopalmitobutyrats $C_3H_5 \begin{smallmatrix} OC_{18}H_{33}O \\ OC_{16}H_{31}O \\ OC_4H_7O \end{smallmatrix}$ in der Kuhbutter für wahrscheinlich. Allen glaubt, dass im Japanwachs Dipalmitin vorkommt, während Reimer und Will das Stearin aus älterem Rüböl für Dierucin halten.

Derartige Abweichungen dürften wohl nicht vereinzelt dastehen. Von allgemeiner Wichtigkeit für die Beurtheilung der Fette und Oele sind auch noch folgende Bestandtheile und Eigenschaften:

1. Gehalt der Fette und Oele an Glycerin und freien Fettsäuren.

Ueber den Gehalt der Fette an Glycerin liegen verschiedene Angaben [1]) vor, die durch Anwendung verschiedener, an sich nicht sehr genauer Verfahren (vergl. III. Bd.) bedingt sind. Am wahrscheinlichsten sind die von Benedikt und Zsigmondy [2]) ermittelten Werthe, nach denen enthalten:

	a. Verseifungszahl	b. Glycerin berechnet aus a.	b. Glycerin gefunden
Olivenöl	191,8—203,0	10,49—11,10 %	10,15—10,38 %
Leinöl	188,4—195,2	10,24—10,66 „	9,45— 9,97 „
Cocosöl	270,0— 275,0	14,76—14,83 „	13,30—14,50 „
Talg	196,5	10,72 „	9,94—10,21 „
Kuhbutter	227,0	12,51 „	11,59 „
Leberthran	—	—	9,87 „

Die aus den ersten Untersuchungen gezogene Schlussfolgerung, dass die Pflanzenfette durchweg weniger Glycerin und dementsprechend mehr freie Fettsäuren enthalten, hat sich nach den letzten Untersuchungen bezüglich des ersten Punktes nicht bestätigt, dagegen bleibt die Annahme, dass die Pflanzenfette durchweg etwas mehr freie Fettsäuren zu enthalten pflegen, bestehen.

---

[1]) Die ersten Ermittelungen hierüber rühren von J. Kiesow und B. Aronheim (Landw. Versuchsstationen 1874. 17, 1) u. W. v. d Becke (Zeitschr. f. anal. Chemie 1880, 19, 291) her.
[2]) Chem.-Ztg. 1885. 9, 975 und 1887, 11, 68, vergl. auch Benedikt-Ulzer, Analyse der Fette 1897, 3. Aufl. 185.

v. Rechenberg[1]) untersuchte unreifen und reifen Samen auf freie Fettsäuren, indem er die Menge Kalihydrat ermittelte, welche 100 g Fett zur Neutralisation erforderten, und fand:

	Geernteter Samen			Käufliche Oele			
	1 Aus unreifem Samen frisch	2 nach 4 Wochen	3 Reifere Samen	Rüböl	Olivenöl	Mohnöl	Leinöl
1. Rübsen (Brassica rapa) . . .	0,133 g	0,074 g	0,036 g	1,321 g	0,449 g	0,416 g	0,347 g
2. Raps (Brassica napus) . . .	2,137 g	0,138 g	0,032 g	oder wenn man diese Mengen Kalihydrat auf Oelsäure umrechnet, enthalten 100 g Oel an freier Oelsäure:			
3. Leindotter (Camelina sativa . .	2,070 g	—	0,324 g	6,64 %	2,25 %	2,09 %	1,74 %
4. Lein (Linum usitatissimum . .	— g	0,445 g	0,053 g				

Hieraus schliesst v. Rechenberg, dass das Fett aus reifem Samen nur wenig freie Fettsäuren enthält, dagegen dasjenige aus unreifem Samen erheblich mehr; die freien Fettsäuren nehmen ebenso wie beim Reifen, so auch beim Liegen des unreifen Samens ab, ein Beweis, dass in letzterem auch nach dem Trennen von der Pflanze noch Umsetzungen vor sich gehen.

E. Salkowski[2]) giebt für 100 g Fett folgende Mengen freie Fettsäuren (auf Oelsäure berechnet) an:

Rüböl	Olivenöl	Leinöl	Erdnussöl	Mohnöl	Cocosnussöl	Palmkernöl
4,28%	1,17%	3,45%	1,66%	2,29%	2,96%	13,39%

In derselben Weise erhielt H. Nördlinger[3]) für verschiedene Handelssorten dieser Oele folgende procentige Mengen freier Fettsäuren:

Niedrigstgehalt . . .	0,52%	3,87%	0,41%	0,85%	0,70%	1,00%	3,30%
Höchstgehalt	6,26 „	27,16 „	4,19 „	10,61 „	17,73 „	14,35 „	17,65 „
Mittel	1,67 „	12,97 „	1,57 „	4,16 „	7,01 „	6,09 „	7,70 „
Anzahl der Sorten . .	111	3	10	41	36	12	37

Für einige weitere Oele findet Nördlinger an freier Oelsäure im Mittel mehrerer Sorten:

Sesamöl			Ricinusöl		Candlenussöl
gepresstes Speiseöl,	technisches Oel,	ausgezogenes Oel	gepresstes	ausgezogenes	
1,97%	17,94%	4,89%	9,28%	2,78%	56,45%

Nur das Baumwollesamenöl scheint wenig freie Säure zu enthalten; Salkowski fand letztere zu 0,29 %, Nördlinger zu 0,15—0,50 %.

Nach den Untersuchungen Nördlinger's enthält das Oel der ersten Pressung am wenigsten, das der zweiten und dritten Pressung, welche Oele für technische Zwecke bestimmt sind, steigende Mengen freier Säuren, während die grösste Menge der letzteren in den Presskuchen zurückbleibt; so ergaben 100 g Oel aus Presskuchen an freier Säure (auf Oelsäure berechnet) im Mittel mehrerer Sorten:

Raps-,	Lein-,	Erdnuss-,	Mohn-,	Cocosnuss-,	Palmkern-,	Sesamkuchen
10,55%	9,75%	18,62%	58,89%	10,51%	14,28%	40,29%

---

[1]) Journ. f. prakt. Chem. 1884, 24, 512.
[2]) Zeitschr. f. analyt. Chem. 1887, 26, S. 557
[3]) Zeitschr. f. analyt. Chem. 1889, 28, 183 u. 1890, 29, 6.

Dieses Ergebniss ist durch zahlreiche Untersuchungen bestätigt; die Pressrückstände enthalten, allerdings vielfach in Folge nachträglicher Zersetzungen, bis gegen 80 % freie Fettsäuren und mehr.

A. Stellwaag [1]) untersuchte verschiedene Pflanzensamenfette auf freie Fettsäuren mit folgendem procentigen Ergebniss:

Gerste	Hafer	Mais	Erbsen	Wicken	Pferdebohnen	Lupinen	Buchweizen	Sojabohnen
14,00%	27,56%	6,67%	11,22%	14,81%	9,82%	8,13%	12,45%	1,99%.

Die thierischen Fette sind zwar auch nicht frei von freien, unlöslichen Fettsäuren und zeigen ebenfalls beim Aufbewahren eine Zunahme hieran, aber beides in viel geringerem Grade. So fand E. Salkowski in 8 Sorten Leberthran 0,25—0,69 % freie Säure als Oelsäure berechnet; nur eine Handelssorte ergab 6,5 %; Schmalz- und Talgfette sind in den besseren Sorten durchweg neutral oder enthalten in den geringeren Sorten keine grösseren Mengen freier Säure, wie Leberthran. Für das Butterfett erhielten St. Bondzynski und H. Rufi [2]) folgende Menge freier Säure in 100 g Fett:

	Butterprobe 1	Butterprobe 2		
		am 22. Mai	am 1. Juni	am 11. Juni
Feste freie Fettsäure	0,50%	0,27%	1,29%	3,60%
Freie Oelsäure	0,17 „	0,16 „	0,47 „	0,71 „

Also auch das Kuhbutterfett enthält im frischen Zustande nur wenig freie Säure; dasselbe zersetzt sich bekanntlich, besonders bei Licht- und Luftzutritt unter Abspaltung freier Säuren sehr leicht, indess scheint die Bildung von unlöslichen freien Fettsäuren nicht so schnell und weit zu verlaufen, wie bei den Pflanzenfetten.

2. Das Ranzigwerden der Fette und Oele.

Das Ranzigwerden der Fette hängt sehr enge mit dem Gehalt derselben an freien Fettsäuren bezw. mit der Spaltung der Glyceride zusammen und möge daher dieser Abschnitt an die vorstehenden Mittheilungen angeschlossen werden, obschon das Ranzigwerden vorwiegend nur bei dem Kuhbutterfett in Betracht kommt.

Unter Ranzigsein der Fette versteht man allgemein das Vorhandensein jenes eigenartigen Geruches und Geschmackes, welche verdorbener (ranziger) Kuhbutter eigen sind und welche nach C. Amthor [3]) in erster Linie von Buttersäureester bedingt sind. Nachdem nämlich O. Schweissinger [4]), B. Fischer [5]), Besana [6]) und R. Sendtner [7]) nachgewiesen haben, dass der Grad der Ranzigkeit nicht immer im Verhältniss steht oder gleichen Schritt hält mit der Menge der gebildeten freien Fettsäuren, indem stark ranzige Butter nicht immer einen hohen Säuregrad zeigt bezw. Butter mitunter stark sauer ist, ohne ranzig zu sein, da erscheint es wahrscheinlich, dass der ranzige Geruch und Geschmack der Butter in etwas anderem als dem Gehalt an freien Fettsäuren ihre Ursache haben. Freilich werden freie Fettsäuren hierbei nicht ohne Einfluss sein.

---

[1]) Landw. Versuchsst. 1890, 37, 135.
[2]) Zeitschr. f. analyt. Chem. 1890, 29, 1.
[3]) Zeitschr. f. analyt. Chem. 1899, 38, 19.
[4]) Zeitschr. f. angew. Chem. 1890, 696.
[5]) Jahresber. d. chem. Untersuchungsanstalt Breslau 1890/91.
[6]) Chem.-Ztg. 1891, 15, 410.
[7]) Forschungsberichte über Lebensmittel 1895, 2, 290.

Denn J. Mayrhofer[1] findet, dass in den Destillaten ranziger Butter auch säureartige Verbindungen sind, durch welche anscheinend der ranzige Geruch und Geschmack einer Butter nicht in geringem Grade mitbedingt ist.

J. Hanus[2] hat in ranziger Butter, die nur verhältnissmässig geringe Mengen freier Säure enthielt, aldehydartige Verbindungen nachgewiesen und hält es für richtig, zwischen saurer und ranziger Butter zu unterscheiden.

A. Schmidt[3] unterscheidet ebenfalls saure, ranzige, sowie saure und gleichzeitig ranzige Fette. Erstere enthalten viel freie Fettsäuren, aber das Glycerin ist noch unverändert; bei ranzigen Fetten ist der Gehalt an freien Fettsäuren nicht sehr hoch, aber das freie Glycerin ist ganz oder theilweise zu Aldehyd oder Keton oxydirt. Sauer und gleichzeitig ranzig dagegen ist ein Fett, welches neben einem hohen Gehalt an freien Fettsäuren auch Oxydationserzeugnisse des Glycerins (Aldehyd etc.) enthält.

Wenn somit schon der Begriff der Ranzigkeit der Fette noch nicht völlig feststeht, so sind die Ansichten über die Ursache des Ranzigwerdens noch weniger aufgeklärt.

Auf der einen Seite [so von Hagemann[4]), Schädler[5]), Duclaux[6]), Gröger[7]), Ritsert[8]), Fr. Soxhlet[9]), E. Späth[10]), Heyerdahl[11])] wird angenommen, dass das Ranzigwerden der Butter und anderer Fette einzig auf einem rein chemischen Vorgange beruht.

Hierzu sind in erster Linie Wasser und Sauerstoff erforderlich; das Wasser soll die Glyceride spalten und der Sauerstoff die Spaltungsstoffe weiter oxydiren; während aber nach den einen vorwiegend das Butyrin der Spaltung unterliegt, werden davon nach anderen (E. Späth) nur das Oleïn bezw. die Glyceride der ungesättigten Säuren betroffen, die zu Säuren mit niederem Kohlenstoffgehalt bezw. zu Oxyfettsäuren umgesetzt werden sollen. Hagemann nimmt an, dass die aus dem Milchzucker entstehende Milchsäure die Spaltung des Butyrins zu freier Buttersäure bewirke; allgemein wird angenommen, dass vor allem Licht und ferner Wärme diese Umsetzungen (Spaltung und Oxydation) begünstigen.

Die Annahme eines rein chemischen Vorganges beim Ranzigwerden der Fette erscheint jedoch sehr wenig wahrscheinlich.

Schon v. Liebig[12]), Löwig[13]) und v. Fehling[14]) nahmen an, dass das Ranzigwerden der Fette von Verunreinigungen, besonders stickstoffhaltigen Stoffen herrühre, welche wie Fermente bezw. Sauerstoffüberträger wirken; denn das Ranzigwerden könne durch Kreosot und andere Mittel verhindert werden. Auch Fermi[15]) nimmt

---

[1]) Zeitschr. f. Untersuchung d. Nahr. u. Genussmittel 1898, 1, 552.
[2]) Ebendort 1900, 3, 324.
[3]) Zeitschr. f. anal. Chem. 1898, 37, 301.
[4]) Hagemann: Ein Beitrag zur Butterconservirung 1882.
[5]) Schädler: Technologie der Fette u. Oele 1883, 31.
[6]) Ann. de l'Inst. Pasteur 1888.
[7]) Zeitschr. f. angew. Chemie 1889, 61.
[8]) Ritsert: Untersuchung über Ranzigwerden d. Fette (Inaug. Dissertation), Bern 1890.
[9]) Jahresbericht über d. Fortschritte a. d. Gesammtgebiete d. Agrik. Chem. 1885, 597.
[10]) Zeitschr. f. anal. Chemie 1896, 35, 471.
[11]) P. Möller: Cod. liveroil and chemistry London u. Christiania 1895.
[12]) v. Liebig: Handbuch d. organ. Chemie 1843.
[13]) Löwig: Ebendort 1847, 115.
[14]) v. Fehling: Ebendort 1878.
[15]) Archiv f. Hygiene 1890, 10, 1.

ein aus lebendem Protoplasma sich bildendes Enzym an, welches Fette in Glycerin und freie Fettsäuren zu spalten im Stande sein soll. Nach anderen so C. Virchow[1]), C. Amthor[2]), Lafar[3]), Sigismund[4]), v. Klecki[5]) sind es ohne Zweifel Bakterien, welche beim Ranzigwerden der Fette (besonders der Kuhbutter) eine Hauptrolle spielen und die Spaltung bewirken, während die weitere Oxydation der Spaltungsstoffe mit oder ohne Hülfe von Bakterien durch den Luftsauerstoff erfolgen soll. Von anderen Forschern werden hierfür schon bestimmte Bakterien angenommen; nach Escherich[6]) und Müller[7]) besitzen die Darmbakterien, nach Gottstein[8]) allgemein anaërobe Bakterien, nach Baumann[9]) der Bacillus diatripeticus ein Fettspaltungsvermögen. R. Reinmann[10]), der sich ebenfalls eingehend mit dieser Frage beschäftigte, vertritt entschieden die Ansicht, dass das Ranzigwerden entweder auf einer Ferment- oder Bakterienwirkung beruht; am wahrscheinlichsten ist eine Fermentwirkung; gegen diese spricht nur die Verzögerung des Ranzigwerdens durch Kochsalzzusatz, wodurch sonst eine Fermentwirkung nicht beeinträchtigt wird. Gegen eine ausschliessliche Wirkung von Bakterien sprach der Umstand, dass es nicht gelang, mit Reinkulturen und Bakteriengemischen Sterilrahmbutter ranzig zu machen. Im übrigen steht nach Reinmann die Menge der in der Butter sich bildenden freien Säuren mit dem ranzigen Geruch und Geschmack in keiner Beziehung; ein hoher Gehalt der Butter an Kaseïn und Milchzucker beschleunigt sehr das Ranzigwerden. Dem Luftzutritt kommt bei demselben nur in zweiter Linie eine Wirkung zu, insofern als Sterilrahmbutter auch bei freiem Luftzutritt nicht ranzig wird; dem Licht spricht Reinmann jegliche Rolle bei diesem Vorgang ab.

Die vorstehenden Beobachtungen beziehen sich vorwiegend auf Kuhbutter; aber auch andere Fette (Schmalz, Thran und Pflanzenfette) unterliegen dem Ranzigwerden und wird letzteres auch bei diesen dieselbe Ursache haben.

Von dem Ranzigwerden der nicht trocknenden Fette muss das sog. Trocknen der Oele (Lein-, Mohn-, Hanf- und Nussöl) an der Luft unterschieden werden; es beruht anscheinend nur auf Sauerstoff-Aufnahme aus der Luft; sie werden dick und trocknen, in dünnen Lagen auf Glas, Holz etc. aufgestrichen, zu einer durchscheinenden, gelblichen, geschmeidigen, in Wasser und Alkohol unlöslichen Schicht ein, indem sie an Gewicht zunehmen. Diese Umwandlung kann durch Beimengung von gewissen Metallen, wie Kupfer und Blei, in feiner Vertheilung unterstützt werden. Besonders das Leinöl hat die Eigenschaft, beim Kochen mit Blei- und Manganoxyden bezw. deren Salzen in Firniss überzugehen, d. h. in ein Oel, welches innerhalb kurzer Zeit einen vollkommen trockenen Anstrich liefert. Diese Eigenschaft besitzen vorwiegend die Oele, welche die Glyceride der Linolsäure bezw. deren Verwandte enthalten.

---

[1]) Repertorium d. anal. Chemie 1886, 489.
[2]) Zeitschr. f. anal. Chemie 1899, 38, 19.
[3]) Archiv. f. Hygiene 1891, 13, 1.
[4]) Sigismund: Untersuchungen über das Ranzigwerden der Fette (Inaug. Dissert.) Halle 1893.
[5]) v. Klecki: Desgl. Leipzig 1894.
[6]) Escherich: Die Darmbakterien d. Kindes (Inaug. Dissert.) 1886, 158.
[7]) Zeitschr. f. klin. Med. 12, 61.
[8]) Berliner klin. Wochenschr. 1887, Nr. 48.
[9]) Landw. Versuchsstationen 1893, 42, 211.
[10]) Centralbl. f. Bakteriologie, 2. Abth.. 1900 6, 131, 166, 209.

3. Gehalt der Fette und Oele an unverseifbaren Bestandtheilen.

Fast alle Fette enthalten ausser Cholesterin, Phytosterin oder Lecithin eine geringere oder grössere Menge nicht verseifbarer Bestandtheile (entweder Kohlenwasserstoffe oder ungebundene Alkohole), die in Petroläther löslich sind.

Allen und Thomson[1]) (vergl. auch S. 105) fanden in folgenden Fetten an unverseifbaren Bestandtheilen:

Schweinefett	Leberthran	Olivenöl	Rüböl	Baumwollesaatöl	Japanwachs
0,23 %	0,46—1,32 %	0,75 %	1,00 %	1,64 %	1,14 %

Aehnliche Zahlen giebt A. Stellwaag (l. c.) in Fetten der Oelpresskuchen an; für sonstige Pflanzenfette erhielt er jedoch weit höhere Werthe für den unverseifbaren Antheil, nämlich in Fett aus:

Weizenkleie	Roggenkleie	Gerste	Hafer	Mais	Erbsen	Wicken	Pferdebohnen	Lupinen	Buchweizen	Sojabohnen
7,45 %	7,64 %	6,08 %	2,53 %	3,74 %	7,37 %	7,14 %	5,92 %	6,83 %	7,24 %	1,50 %

Für Fett aus Kartoffeln betrug die Menge an Unverseifbarem 10,92 %, für das aus Rüben 10,66 %, aus Malzkeimen 34,55 % und aus Heu 30,84 %.

In dem unverseifbaren Antheil aus Heufett konnte Verf. auch einen bei 70,4 bis 71,4° schmelzenden Kohlenwasserstoff nachweisen, welcher 84,49 % Kohlenstoff und 14,89 % Wasserstoff enthielt, und welchem daher etwa die empirische Formel $C_{20}H_{42}$ zukommen würde.

Für den unverseifbaren Antheil im Baumwollesaatöl von dickflüssiger Beschaffenheit und brauner Farbe fanden wir 81,61 % C, 11,29 % H und 7,10 % O.

Das Sesamöl enthält nach Villavechia und Fabris[2]) zwei eigenartige unverseifbare Antheile, das Sesamin und ein rothes Oel, welches letztere der Träger der Baudouin'schen Sesamöl-Reaktion ist. Das Sesamin krystallisirt im monoklinen System, hat einen Schmelzpunkt von 121° und nach Bömer und Winter[3]) eine Elementarzusammensetzung von 67,55 % C, 5,15 % H und 27,30 % O; dieser entspricht die empirische Formel $C_{33}H_{30}O_{10}$.

Für das sog. rothe Oel, welches die Sesamöl-Reaktion (mit Salzsäure und Furfurol) noch in einer Verdünnung von 1 : 500000 gab, fanden Bömer und Winter 77,07 % C, 11,17 % H und 11,76 % O. Jedoch ist nicht ausgeschlossen, dass das schwer zu reinigende Oel noch nicht ganz rein war.

4. Elementarzusammensetzung der Fette.

Wenngleich die thierischen wie pflanzlichen Fette nach vorstehenden Ausführungen manche Verschiedenheiten aufweisen, so sind sie in ihrer Elementarzusammensetzung doch im wesentlichen gleich oder doch nur zum geringen Theil von nennenswerthem Unterschiede.

Der verschiedene Gehalt an den drei wesentlichsten Bestandtheilen, dem Triolein, Tristearin und Tripalmitin, kann auch keine wesentlichen Unterschiede in der Elementarzusammensetzung bedingen, weil diese selbst keine wesentlich abweichende Elementarzusammensetzung besitzen. Es verlangt nämlich:

---

[1]) Chem. News 43, 267.
[2]) Zeitschr. f. angew. Chem. 1893, 505.
[3]) C. Winter: Ueber einige Ester des Cholesterins und Phytosterins etc. Inaug. Dissertation. Münster i. W. 1901.

Trioleïn	Tristearin	Tripalmitin
77,38 % C, 11,76 % H, 10,86 % O	76,85 % C, 12,36 % H, 10,79 % O	75,93 % C, 12,16 % H, 11,91 % O.

E. Schulze und A. Reinecke[1]) untersuchten verschiedene thierischen Fette auf Elementarzusammensetzung und fanden im Mittel mehrerer Analysen:

Fett vom:	Zusammensetzung des Fettzellgewebes			Elementarzusammensetzung des Fettes		
	Wasser	Membran	Fett	Kohlenstoff	Wasserstoff	Sauerstoff
Hammel	10,48 %	1,64 %	87,88 %	76,61 %	12,03 %	11,36 %
Ochsen	9,96 „	1,16 „	88,88 „	76,50 „	11,91 „	11,59 „
Schwein	6,44 „	1,35 „	92,21 „	76,54 „	11,94 „	11,52 „
Pferd	— „	— „	— „	77,07 „	11,69 „	11,24 „
Kuhbutter	— „	— „	— „	75,63 „	11,87 „	12,50 „

Verfasser[2]) hat in derselben Weise verschiedene Pflanzenfette untersucht und für dieselben folgende Elementarzusammensetzung gefunden:

Fett aus	Gehalt der Samen			Elementarzusammensetzung des Fettes			Aggregatzustand	Farbe
	Wasser %	Fett %	Fett in Proc. der Trockensubstanz %	Kohlenstoff %	Wasserstoff %	Sauerstoff %		
Olivenöl . . . . . 1.	—	—	—	77,20	11,30	11,50	flüssig	hellgelb
2.	—	—	—	76,67	11,95	11,38	„	—
Leinsamen[3])	9,29	31,94	35,21	76,80	11,20	12,00	„	—
Desgl.[3])	—	—	—	77,80	11,20	11,80	„	—
Desgl.[3])	—	—	—	78,00	11,00	11,00	„	—
Leindottersamen	7,25	29,86	32,37	77,12	11,95	10,93	„	—
Mohnsamen[3])	—	—	—	76,50	11,20	12,30	„	—
Desgl.[3])	—	—	—	76,63	11,63	11,74	„	—
Hanfsamen[3])	8,17	32,27	35,25	76,00	11,30	12,70	„	—
Rapssamen . . . 1.	7,90	41,90	45,49	77,99	12,03	9,98	„	wasserhell
2.	—	—	—	78,20	12,08	9,72	„	—
3.	—	—	—	77,91	12,02	10,07	„	—
Rübsensamen	7,86	33,53	36,39	77,21	13,36	9,43	„	—
Bucheckern	18,09	23,08	28,18	76,65	11,47	11,88	„	hellgelb
Madiasamen	7,73	37,32	40,44	77,23	11,41	11,36	„	—
Weisser Sesam	6,09	49,31	52,50	77,38	11,59	11,03	„	schwach gelb
Schwarzer Sesam	6,62	46,02	49,28	76,17	11,44	12,39	„	—
Baumwollesamen . 1.	10,28	19,49	21,72	76,50	11,33	12,17	„	stark gelb
2.	—	—	—	76,30	11,73	12,39	„	—
Erdnuss . . . . . 1.	6,77	51,51	55,25	75,83	11,44	12,73	fest	weiss
2.	—	—	—	75,63	11,70	12,67	„	—
Palm-kerne { In Alkohol löslich . 1.	9,24	48,07	52,85	72,89	11,47	15,64	flüssig	gelblich
2.	—	—	—	73,17	11,81	15,02	„	—
In Alkohol unlöslich . 1.	—	—	—	74,99	11,73	13,28	fest	weiss
2.	—	—	—	75,47	11,93	12,60	„	—

[1]) Landw. Versuchsstationen 1867, 9, 97.
[2]) Ebendort 1870, 13, 241.
[3]) Diese von Sacc (Knapp's Lehrb. d. Technol. 3. Aufl. Bd. I S. 371) ausgeführten Analysen stimmen mit der mittleren Zusammensetzung der von mir untersuchten Fette so gut überein, dass ich diese Fette nicht untersucht habe.

Fett aus	Gehalt der Samen			Elementarzusammensetzung des Fettes			Aggregatzustand	Farbe
	Wasser %	Fett %	Fett in Proc. der Trockensubstanz %	Kohlenstoff %	Wasserstoff %	Sauerstoff %	%	
Cocosnussschale . . . . . . 1.	4,85	64,48	67,76	74,28	11,77	13,95	fest	weiss
2.	64,64 (frisch)	35,93	67,35	74,03	11,68	14,29	„	—
Nigersamen	6,72	43,08	48,18	76,42	11,82	11,76	flüssig	—
Nigerkuchen . . . . 1.	—	—	—	74,39	11,19	14,42	fest	wachsähnlich
2.	—	—	—	74,28	11,09	14,65	„	—
Ricinussamen	6,46	51,37	55,33	74,00	10,26	15,71	dickflüssig	—
Candlenuss	3,69	60,93	—	76,82	11,91	11,27	flüssig	stark gelb
Roggen	6,40	1,35	1,44	76,71	11,79	11,50	„	gelb
Weizen	7,23	1,14	1,23	77,19	11,97	10,84	„	—
Gerste . . . . 1.	6,55	1,44	1,54	76,27	11,78	11,95	fest	weissgelb
2.	—	1,57	1,68	76,31	11,75	11,94	„	—
Hafer . . . . 1.	10,88	3,97	4,45	75,67	11,77	12,56	flüssig	stark gelb
2.	—	4,11	4,61	75,74	11,60	12,66	„	—
Mais . . . . 1.	7,75	4,43	4,80	75,79	11,43	12,78	„	hellgelb
2.	—	4,51	4,89	75,61	11,28	13,11	„	—
Lupinen	14,79	5,20	6,10	75,94	11,59	12,47	„	stark gelb
Erbsen	13,22	0,81	0,93	76,71	11,96	11,33	„	hellgelb
Bohnen	12,53	0,83	0,96	77,50	11,81	10,69	„	—
Kartoffeln . . . . 1.	—	—	—	76,06	11,77	12,17	fest	schmutzig weiss
2.	—	—	—	76,27	11,93	11,80	„	—
Runkelrüben	—	—	—	76,12	11,69	12,19	„	—
Reismehl	—	—	—	76,17	11,51	12,32	flüssig	gelb
Kakaosamen	5,25	48,75	51,45	78,01	12,33	9,66	fest	weiss
Wallnuss (Kerne)	7,18	57,43	61,87	77,46	11,83	10,71	flüssig	—

Hiernach zeigen nur das Palmkern-, Kokosnuss- und Ricinusfett eine abweichende Elementarzusammensetzung; die der übrigen Pflanzenfette ist mehr oder weniger gleich.

D. Allgemeine Eigenschaften der Fette, Oele und Wachsarten.

Die in der Natur vorkommenden festen Fette schmelzen sämmtlich unter 100° unzersetzt, die flüssigen Fette (Oele) erstarren in der Kälte, die festen Fette werden härter; beim Erwärmen werden flüssige wie geschmolzene Fette dünnflüssiger. Bis 250° können sie meist unzersetzt erhitzt werden, bei höheren Hitzegraden zersetzen sie sich unter Bildung einer Anzahl flüchtiger Stoffe, unter denen das aus dem Glycerin sich bildende, scharf und unangenehm riechende Akroleïn sich besonders bemerkbar macht.

Die reinen Triglyceride sind geruch-, farb- und geschmacklos; der verschiedenartige Geschmack und Geruch natürlicher Fette und Oele rührt von geringen Beimengungen fremder Stoffe her.

Die flüssigen oder geschmolzenen Fette ziehen leicht in die Hohlräume fester Körper und erzeugen z. B. auf Papier einen durchscheinenden Fleck, den sog. Fettfleck, der sich weder durch Trocknen, noch Waschen mit Wasser und darauf folgendes Trocknen entfernen lässt (Unterschied von Glycerin-Flecken).

Die geringste Menge Fett lässt sich nach **Lichtfort**[1]) dadurch erkennen, dass zwischen Papier zerdrückter, mit den Fingern nicht berührter Kampher auf Wasser hin und her kreist, diese kreisende Bewegung aber sofort aufhört, sobald auf die Oberfläche des Wassers eine Spur Fett gebracht wird, z. B. wenn man sie mit einer Nadel berührt, die man über das Kopfhaar gestrichen hat.

In **Wasser** sind die Fette und Oele unlöslich; zwar nimmt Wasser beim Schütteln flüssiger Oele oder geschmolzener Fette Spuren davon auf, wie ebenso umgekehrt letztere etwas Wasser; im ersteren Falle aber befindet sich Fett, in letzterem Wasser nicht eigentlich gelöst, sondern mechanisch, fein vertheilt in der Schwebe. In **kaltem Alkohol** sind alle Fette bis auf Ricinus-, Kroton- und Olivenkernöl sehr schwer löslich; 100 Thle. Alkohol von 0,83 spec. Gewicht lösen z. B. nur:

0,534 Thle. Rüböl, 0,642 Thle. Leinöl u. 0,561 Thle. Traubenkernöl.

Dagegen sind die Fette und Oele sehr leicht löslich in Aether, Schwefelkohlenstoff, Chloroform, Benzol, Petroleum und Petrolaether, nur Ricinusöl ist in Petroleum und Petrolaether unlöslich. Die Löslichkeit des Tristearins, wovon sich 1 Thl. nur in 200 Thln. Aether löst, wird durch die Gegenwart anderer Triglyceride erhöht.

Umgekehrt lösen sich einige Körper in Oelen, z. B. Schwefel und Phosphor in geringer Menge schon bei gewöhnlicher Temperatur; auch Seifen werden von den Fetten gelöst und nehmen Lösungen von Fett in Aether und Petroleumäther nicht unbedeutende Mengen Seife auf.

Die **Wachsarten** unterscheiden sich dadurch von den Fetten und Oelen, dass sie, wenn sie keine Triglyceride enthalten, beim Erhitzen kein Akroleïn liefern und beim längeren Liegen nicht ranzig werden. In den anderen Eigenschaften gleichen sie den Fetten.

E. Entstehung bezw. Bildung der Fette und Oele.

Ueber die **Entstehung bezw. Bildung der Fette** herrscht bis jetzt noch keine Klarheit. Man nimmt an, dass die Pflanzenfette gerade so wie die thierischen Fette (vergl. weiter unten) sowohl aus Proteïnstoffen wie Kohlenhydraten gebildet werden können. Am wahrscheinlichsten scheint jedoch die Bildung des Pflanzenfettes aus Kohlenhydraten, und zwar aus Stärke. Denn man hat beobachtet, dass ölreiche Samen, wie Rapssamen, vor ihrer Reife reichlich mit Stärkekörnern erfüllt sind, dass diese aber beim Reifen in dem Maasse verschwinden, als der Oelgehalt zunimmt, wie umgekehrt bei der Keimung der Oelsamen schon nach wenigen Tagen transitorische Stärke auftritt, welche in den Keimlappen vorwiegt, während das Oel zurücktritt.

Von dem Stärkemehl aber nimmt man an, dass es aus dem ersten Spaltungserzeugniss der Kohlensäure und des Wassers, dem Ameisensäurealdehyd oder Formaldehyd (CH_2O) entsteht. Letzterer soll sich durch die Thätigkeit des Chlorophylls unter Mitwirkung des Sonnenlichtes aus der Kohlensäure und dem Wasser unter Abspaltung von Sauerstoff nach der Gleichung:

$$(CO_2 - O) + (H_2O - O) = CH_2O + O_2.$$

bilden. **Bokorny** hat nämlich gefunden, dass Blätter, denen keine Kohlensäure zur Verfügung stand, aus formaldehydschwefligsaurem Natrium Stärke bildeten, während

---

[1]) Zeitschr. f. anal. Chemie 1863, **2**, 409.

G. Pollacci glaubt, in den dem Sonnenlicht ausgesetzten Blättern durch Eintauchen in eine mit schwefliger Säure entfärbte Fuchsinlösung Formaldehyd nachgewiesen zu haben.

Durch Kondensation des Formaldehyds unter dem Einfluss der Zellthätigkeit des Protoplasmas kann entweder direkt „Glukose" oder unter Abspaltung von Wasser Stärke entstehen, z. B.

$$6(CH_2O) = C_6H_{12}O_6 \text{ (Glukose)} \text{ oder } 6(CH_2O) - H_2O = H_2O + C_6H_{10}O_5 \text{ (Stärke)}.$$

Aus 10 Mol. Glukose können aber 1 Mol. Stearin $+$ 5 Mol. Wasser $+$ 43 Mol. Sauerstoff entstehen, nämlich:

$$10(C_6H_{12}O_6) = C_3H_5 \underset{O \cdot C_{18}H_{35}O}{\overset{O \cdot C_{18}H_{35}O}{\underset{}{\longleftarrow O \cdot C_{18}H_{35}O}}} + 5H_2O + 43O.$$

Oder es können durch Kondensation des Formaldehyds auch direkt die Fettbestandtheile (Glycerin und Fettsäure) gebildet werden, z. B.

$$3(CH_2O) + 2H = C_3H_5(OH)_3 \text{ Glycerin}$$

und aus 6 Glycerin unter Abspaltung von (6 Wasser und 10 Sauerstoff) Stearinsäure:

$$6(C_3H_8O_3) - (6H_2O + 10O) = C_{18}H_{36}O_2 \text{ (Stearinsäure)}$$

oder unter Abspaltung von (7 Wasser und 9 Sauerstoff) Oelsäure:

$$6(C_3H_8O_3) - (7H_2O + 9O) = C_{18}H_{34}O_2 \text{ (Oelsäure)}.$$

Pringsheim hat gefunden, dass bei der Zerstörung des Chlorophylls im grellen Sonnenlicht ein eigenthümlicher, ölartiger Körper, „Hypochlorin", entsteht, welcher sich in den Poren des Chlorophylls ansammelt; er nimmt an, dass derselbe im engsten Zusammenhange mit den fetten, ätherischen und wachsartigen Körpern steht.

C. v. Nägeli hat die Vermuthung ausgesprochen, dass ähnlich wie im Thierkörper, so auch in den Pflanzen wenigstens ein Theil des Fettes durch Spaltung oder Zersetzung von Proteïnstoffen erzeugt werden kann.

Die stickstofffreien Extraktstoffe bezw. Kohlenhydrate.

Unter „stickstofffreien Extraktstoffen" versteht man in der Futter- und Nahrungsmittel-Analyse diejenigen organischen Verbindungen, welche ausser Wasser, Proteïn, Fett, Rohfaser und Mineralstoffen in den Nahrungs- bezw. Futtermitteln vorhanden sind und dadurch berechnet werden, dass man Wasser, Proteïn, Fett, Rohfaser und Mineralstoffe addirt und diesen Betrag bei der Berechnung auf Procent von 100 abzieht. Die stickstofffreien Extraktstoffe schliessen demgemäss die verschiedenartigsten Körper ein, nämlich ausser den eigentlichen Kohlenhydraten und ihren Abkömmlingen Pektin-, Bitter- und Farbstoffe, organische Säuren etc.; auch ist einleuchtend, dass sich alle Fehler und Mängel der chemischen Analyse für die sonstigen Bestandtheile der Futter- und Nahrungsmittel in dieser Gruppe vereinigen, so dass die Angabe für die „stickstofffreien Extraktstoffe" auch der Menge nach höchst ungenau ist.

In den meisten Fällen bilden die Kohlenhydrate den Hauptantheil dieser Nährstoffgruppe, weshalb dieselbe auch mit der einfachen Bezeichnung „Kohlenhydrate" zusammengefasst wird. Die hierher gehörigen organischen Stoffe mögen hier, soweit sie die Nahrungsmittelchemie betreffen, kurz beschrieben werden.

Die Kohlenhydrate.

Die Gruppe der Kohlenhydrate verdankt ihren Namen dem Umstande, dass sie neben Kohlenstoff den Wasserstoff und Sauerstoff in dem Verhältnisse enthält, in welchem diese beiden letzteren Elemente Wasser bilden.

Da indess neben denjenigen Stoffen, welche die Eigenart der Kohlenhydrate besitzen, noch andere Verbindungen bestehen, in denen 2H und 1O oder ein Vielfaches hiervon mit Kohlenstoff verbunden ist, wie beispielsweise Essigsäure $C_2H_4O_2$, Milchsäure $C_3H_6O_3$, Pyrogallol $C_6H_6O_3$, Erythrit $C_4H_{10}O_5$ etc., Verbindungen, welche eine ganz andere Beschaffenheit haben, als die mit dem Namen Kohlenhydrate bezeichneten, so musste die Begriffserklärung noch enger gefasst werden und man bezeichnete eine zeitlang[1]) mit Kohlenhydraten nur die wahren Zuckerarten, die stets mindestens 6 Atome Kohlenstoff oder Vielfache hiervon, ferner mindestens 5 Atome Sauerstoff mit 10 Atomen Wasserstoff oder Vielfache von diesen enthalten.

Nachdem aber von Kiliani und Tollens erwiesen ist, dass es auch Zuckerarten bezw. diesen nahestehende Körper giebt, die nur 5 Atome Kohlenstoff enthalten, so geht heute der Begriff Kohlenhydrate wieder weiter, indem man zu denselben auch solche Verbindungen rechnet, welche weniger oder mehr als 6 Atome Kohlenstoff enthalten, die aber bezüglich der Konstitution, des chemischen und optischen Verhaltens, sowie gegen Enzyme ein gleiches oder ähnliches Verhalten als die wahren Zuckerarten zeigen, und als mehrwerthige Alkohole bezw. deren Abkömmlinge aufgefasst werden können.

Wenn über die sonstigen chemischen Baustoffe des Thier- und Pflanzenreiches noch manche Unklarheit herrscht und wenig Einsicht in die Natur derselben vorhanden ist, hat die Konstitution der Kohlenhydrate im letzten Jahrzehnt eine wesentliche Aufklärung erfahren, die wir vorwiegend den wichtigen Untersuchungen von Kiliani, B. Tollens, E. Fischer u. A.[2]) verdanken.

Konstitution der Kohlenhydrate. Die Kohlenhydrate werden jetzt allgemein als die Aldehyde oder Ketone mehrwerthiger Alkohole bezw. Abkömmlinge hiervon aufgefasst und rechnet man hierzu im weiteren Sinne alle ähnlich konstituirten Verbindungen, welche Wasserstoff und Sauerstoff in demselben Verhältniss wie Wasser enthalten und die je nach dem Gehalt an Kohlenstoff in den Aldehydalkoholen in Diosen, Triosen, Tetrosen, Pentosen, Hexosen, Heptosen, Oktosen, Nonosen etc. eingetheilt werden, also:

CHO	CHO	CHO	CHO	CHO	CHO	
CH_2OH	CHOH	$(CHOH)_2$	$(CHOH)_3$	$(CHOH)_4$	$(CHOH)_5$	
	CH_2OH	CH_2OH	CH_2OH	CH_2OH	CH_2OH	etc.
Glykolyl-aldehyd, Diose	Glycerose, Triose	Erythrose, Tetrose	Arabinose, Pentose	Glukose, Hexose	Heptose	
$C_2H_4O_2$	$C_3H_6O_3$	$C_4H_8O_4$	$C_5H_{10}O_5$	$C_6H_{12}O_6$	$C_7H_{14}O_7$	

---

[1]) Vergl. Tollens: Kurzes Handbuch der Kohlenhydrate. Breslau 1888.
[2]) Aus der reichen Litteratur über diese Verbindungen mögen folgende Quellen angegeben werden:
R. Sachsse: Die Chemie und Physiologie der Farbstoffe, Kohlenhydrate und Proteïnsubstanzen. Leipzig 1877.
Edm. O. v. Lippmann: Die Chemie der Zuckerarten. Braunschweig. 2. Aufl. 1895.
B. Tollens: Kurzes Handbuch der Kohlenhydrate. Breslau. 2. Aufl. 1898.
E. Fischer: Die Chemie der Kohlenhydrate und ihre Beziehungen für die Physiologie. Berlin 1894. Die besonders wichtigen Untersuchungen von E. Fischer und seinen Schülern finden sich in einer Reihe von Abhandlungen in: Berichte der deutschen chemischen Gesellschaft in Berlin von 1886—1896, **19—29**, ferner Zeitschr. f. physiol. Chemie 1898, **29**, 60.

Von diesen Aldehydalkoholen kommen in den Nahrungsmitteln nur die Pentosen und Hexosen in Betracht; die bekannten Aldehydalkohole mit weniger oder mehr Kohlenstoff-Atomen kommen entweder in Nahrungsmitteln nicht vor oder sind nur künstlich dargestellt. Auch von den Pentosen sind bis jetzt nur die Anhydride derselben $C_5H_8O_4$, die Pentosane oder die zugehörigen Alkohole $C_5H_{12}O_5$, die Pentite (d. h. in einer Form „Adonit") natürlich fertig gebildet in den Pflanzen vorgefunden; nur die Gruppe der eigentlichen Zuckerarten, die Hexosen, ist sowohl durch die zugehörigen Alkohole, als die Anhydride bezw. deren Vielfache in der Natur weit verbreitet.

Bei den Hexosen unterscheidet man, je nachdem sie als Aldehyd- oder Ketonalkohole aufgefasst werden, zwischen Aldohexosen und Ketohexosen, denen man folgende Konstitutionsformeln[1]) beilegt:

CHO	1	CH_2OH
HCOH	2	CO
HCOH	3	HCOH
HCOH	4	HCOH
HCOH	5	HCOH
CH_2OH	6	CH_2OH
Aldose		Ketose.

Bei den Aldosen sind 4, bei den Ketosen gleich wie bei den Pentosen 3 asymmetrische Kohlenstoff-Atome vorhanden, indem z. B. bei den Aldosen das mit No. 2 bezeichnete C-Atom mit CHO, H, OH und $C_4H_8O_4$, das mit No. 3 bezeichnete C-Atom mit $C_2H_5O_2$, H, OH und $C_3H_5O_3$ etc. verbunden ist. Aus dem Grunde sind nach der van t'Hoff'schen Regel bei den Aldohexosen $2^4 = 16$, bei den Ketohexosen $2^3 = 8$ stereoisomere Verbindungen möglich. Die Stereoisomerie beruht auf der Asymmetrie des 2. Kohlenstoff-Atoms.

Die meisten Hexosen drehen das polarisirte Licht je nach der Stellung der H- und OH-Atome entweder nach rechts oder links oder bilden durch racemische Vereinigung der beiden aktiven Formen inaktive Modifikationen; man unterscheidet daher zwischen dextrogyren = d-, lävogyren = l- und inaktiven = i-Hexosen; jedoch beziehen sich die Vorzeichen nach E. Fischer nicht auf das wirkliche Drehungsvermögen, sondern auf die Lagerung der H- und OH-Atome, die sich wie ein Gegenstand zu seinem Spiegelbilde verhalten, z. B.:

---

[1]) B. Tollens (l. c. 10) hält auch nicht für ausgeschlossen, dass die Zuckerarten ähnlich wie Aethylen- oder Propylenoxyd $(O{<}{{CH_2}\atop{CH_2}})$ etc. konstituirt sind, also ,

CHO	CHO	CH$_2$OH	CH$_2$OH
HCOH	HOCH	CO	OC
OHCH	HCOH	HOCH	HCOH
HCOH	HOCH	HCOH	HOCH
HCOH	HOCH	HCOH	HCOH
CH$_2$OH	CH$_2$OH	CH$_2$OH	CH$_2$OH
d-Glukose (Dextro-Glukose, Dextrose, gewöhnl. Traubenzucker)	l-Glukose (Lävo-Glukose)	d-Fruktose (Dextro-Fruktose, gewöhnl. Lävulose)	l-Fruktose (Lävo-Fruktose).

Die d-Fruktose dreht das polarisirte Licht in Wirklichkeit nicht nach rechts, sondern nach links.

Ausser durch die verschiedene Lagerung der H- und OH-Atome ist auch eine Verschiedenheit dadurch bedingt, dass bei den Aldosen die Gruppen CHO und CH$_2$OH bald oben, bald unten stehen.

Aehnlich wie die Hexosen verhalten sich die Pentosen, bei welchen jedoch, weil nur 3 asymmetrische Kohlenstoff-Atome vorhanden sind, nur $2^3 = 8$ Stereoisomere möglich sind, z. B.:

CHO	CHO	CHO	CH$_2$OH
HOCH	HCOH	HOCH	HOCH
HCOH	HOCH	HOCH	HOCH
HCOH	HOCH	HOCH oder	HOCH
CH$_2$OH	CH$_2$OH	CH$_2$OH	CHO
d-Arabinose	l-Arabinose	l-Ribose.	

Von den stereoisomeren Zuckerarten sind die meisten bekannt.

Durch Reduktion der Hexosen bezw. Pentosen mit Natriumamalgam erhält man die zugehörigen **Alkohole, Hexite** bezw. **Pentite,** durch schwache Oxydationsmittel (Chlor, Brom oder Salpetersäure) die entsprechenden einbasischen **Hexon-** bezw. **Pentonsäuren** (Pentaoxy- bezw. Tetraoxymonokarbonsäuren), durch stärkere Oxydation die entsprechenden zweibasischen **Dikarbonsäuren** (Zuckersäuren bezw. Glutarsäuren), also bei den Hexosen:

CHO		CH$_2$OH		COOH		COOH
HCOH		HCOH		HCOH		HCOH
HOCH	Durch Reduktion entsteht:	HOCH	Durch Oxydation entsteht:	HOCH	Durch weitere Oxydation entsteht:	HOCH
HCOH		HCOH		HCOH		HCOH
HCOH		HCOH		HCOH		HCOH
CH$_2$OH		CH$_2$OH		CH$_2$OH		COOH
d-Glukose		d-Hexit (d-Sorbit)		d-Glukonsäure (Pentaoxymonokarbonsäure)		d-Zuckersäure (Teteraoxydikarbonsäure).

Desgleichen bei den Pentosen:

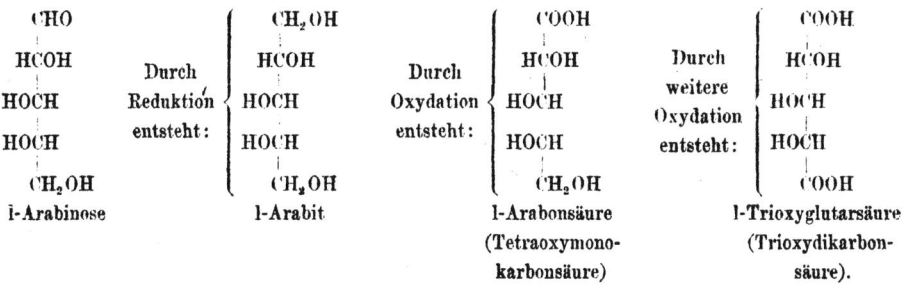

Umgekehrt lassen sich die Alkohole durch Oxydation, die Karbonsäuren durch Reduktion wieder in die Zuckerarten überführen.

Von den Hexiten sind bis jetzt in den Pflanzen gefunden: Mannit, Sorbit und Dulcit, von den Pentiten nur der der Ribose entsprechende Adonit. Von den Pentiten wie Trioxyglutarsäuren mit je 2 asymmetrischen Kohlenstoff-Atomen sind 4 Raumisomere, von den Tetraoxymonokarbonsäuren ebenso wie von den Pentosen 8, von den Hexiten und Tetraoxydikarbonsäuren (Zuckersäuren) 10, von den Hexonsäuren wie bei den Hexosen 16 Raumisomere möglich.

Synthese der Zuckerarten. Schon oben S. 116 ist erwähnt, dass man als erstes Umwandlungserzeugniss aus Kohlensäure und Wasser in den Pflanzen Formaldehyd CH_2O annimmt, aus welchem durch 6-fache Kondensation Zucker $C_6H_{12}O_6$ entstehen kann. Auch haben Butlerow, Tollens und Loew durch Kondensation des Formaldehyds mit Kalk einen syrupartigen Körper erhalten, der einige Eigenschaften der Zuckerarten (Reduktion von Fehling'scher Lösung, Eingehen einer Verbindung mit Phenylhydrazin) besitzt, von Tollens „Formose" genannt wurde und der auch α-Akrose im Gemenge enthalten soll.

Wichtiger ist der Aufbau der d-Glukose aus der Glycerose von E. Fischer. Bei der Oxydation des Glycerins[1]) $CH_2OH \cdot CHOH \cdot CH_2OH$ mit Salpetersäure oder Brom oder Wasserstoffsuperoxyd entsteht die Glycerose, ein Gemenge von Glycerinaldehyd $CH_2OH \cdot CHOH \cdot CHO$ und Glycerinketon $CH_2OH \cdot CO \cdot CH_2OH$, welches sich durch verdünnte Natronlauge zu α-Akrose bezw. i-Fruktose kondensirt. Letztere geht durch Reduktionsmittel (Natriumamalgam in i-Mannit, dieser durch Oxydation der Reihe nach in i-Mannose und i-Mannonsäure über. Die i- (oder d- $+$ l-) Mannonsäure lässt sich aber durch das Strychnin- und Morphinsalz bezw. durch Erhitzen mit Pyridin in d- und l-Mannonsäure spalten. Aus dem d-Mannonsäurelakton (Anhydrid derselben) entsteht einerseits durch Reduktion d-Mannose und d-Mannit, andererseits aus d-Mannose und Phenylhydrazin das d-Glukosazon, welches letztere durch Kochen mit Salzsäure Glukosön und dieses durch Reduktion d-Fruktose liefert.

Einen anderen Ausgangspunkt für den künstlichen Aufbau der Zuckerarten bildet das Glykol $CH_2OH \cdot CH_2OH$ (erhalten aus Aethylenbromid $CH_2Br \cdot CH_2Br$)

---

[1]) Das Glycerin lässt sich künstlich herstellen: Aus rohem Holzgeist oder Calciumacetat durch Destillation lässt sich Aceton $CH_3 \cdot CO \cdot CH_3$ gewinnen, hieraus durch Reduktion Isopropylalkohol $CH_3 \cdot CH(OH) \cdot CH_3$; dieser liefert durch Behandeln mit Chlor Propylenchlorid $CH_2Cl \cdot CH(OH) \cdot CH_2Cl$ und durch Behandeln mit Chlorjod weiter $CH_2Cl \cdot CHCl \cdot CH_2Cl$ Propenyltrichlorid (Allyltrichlorid oder Trichlorhydrin). Hieraus aber entsteht durch Erhitzen mit viel Wasser auf 160° Glycerin $CH_2OH \cdot CHOH \cdot CH_2OH$, so dass es möglich ist, die Zuckerarten durch das Glycerin hindurch künstlich aus ihren Elementen aufzubauen.

bezw. der Glykolaldehyd $CH_2OH \cdot CHO$ (erhalten aus Chlor- oder Brom- oder Jodacetaldehyd $CH_2Cl \cdot CHO$); letzteres geht durch Kondensation mit verdünnter Natronlauge in Tetrose $CH_2OH(CHOH)_2CHO$ über, die ebenso wie die Glycerose in naher Beziehung zu den Pentosen und Hexosen steht.

Auch der Glykolaldehyd $CH_2OH \cdot CHO$ und der Glycerinaldehyd $CH_2OH \cdot CHOH \cdot CHO$ bezw. das Glycerinketon $CH_2OH \cdot CO \cdot CH_2OH$ haben an sich manche Eigenschaften mit den wahren Zuckerarten (Hexosen) gemein, so dass wir zuckerähnliche Verbindungen von 2 Atomen C (Diosen) und von 3 Atomen C an (Triosen) kennen; hieraus bezw. aus den Tetrosen, Pentosen und Hexosen lassen sich die Zuckerarten mit mehr Atomen C in der Weise herstellen, dass man z. B. eine Hexose mit mässig konc. Blausäure behandelt; es bildet sich unter direkter Anlagerung von HCN das Cyanhydrin des Hexose; dieses giebt durch Behandeln mit Salzsäure oder Alkali unter Abspaltung von Ammoniak die Hexose-Karbonsäure und diese lässt sich durch Behandeln mit Natriumamalgam in das nächst höhere Glied, in eine Heptose und durch weitere Reduktion in Heptit umwandeln, also:

CHO	CN	COOH	CHO	CH_2OH
$(CHOH)_4$	HCOH	HCOH	HCOH	HCOH
CH_2OH →	$(CHOH)_4$ →	$(CHOH)_4$ →	$(CHOH)_4$ →	$(CHOH)_4$
	CH_2OH	CH_2OH	CH_2OH	CH_2OH
Hexose	Hexosecyanhydrin	Hexoseoxykarbonsäure	Heptose	Heptit.

Oder man erwärmt eine Hexose längere Zeit mit Blausäure und Ammoniak, wodurch das Ammoniaksalz der Hexosekarbonsäure $C_7H_{13}O_8 \cdot NH_4$ erhalten wird; durch Kochen des letzteren mit Baryumhydroxyd erhält man das Baryumsalz $(C_7H_{13}O_8)_2 \cdot Ba$, welches mit Schwefelsäure zerlegt wird; die freie Säure spaltet sich beim Verdampfen in Wasser und das Lakton[1]) (Anhydrid) $C_7H_{12}O_7$, welches mit Natriumamalgam in die Heptose $C_7H_{14}O_7$ übergeht.

In dieser Weise sind weiter die Oktose und Nonose aufgebaut worden.

Abbau der Zuckerarten. Umgekehrt kann man aus den Hexosen Pentosen gewinnen, indem man die durch Oxydation der Hexosen mit Chlorwasser erhaltenen Hexonsäuren, bezw. deren Kalium- oder Calciumsalze bei Gegenwart von Ferriacetat mit Wasserstoffsuperoxyd behandelt[2]); so lässt sich auf diese Weise aus d-Glukose d-Arabinose synthetisch darstellen:

CHO	COOH	CHO
HCOH	HCOH	HOCH
HOCH	HOCH	HCOH
HCOH →	HCOH →	HCOH
HCOH	HCOH	CH_2OH
CH_2OH	CH_2OH	
d-Glukose	d-Glukonsäure	d-Arabinose.

---

[1]) Die Laktonbildung beim Eindampfen oder Stehenlassen der Hexosenkarbonsäuren (Hexonsäuren) beruht, falls man γ-Lagerung annimmt, auf folgendem Vorgang:
$CH_2OH \cdot HCOH \cdot HCOH \cdot HCOH \cdot HCOH \cdot COOH$ | weniger H_2O | $CH_2OH \cdot HCOH \cdot CH \cdot HCOH \cdot HCOH \cdot CO$
  ε   γ   β   α |_____O|
Glukonsäure

[2]) Vergl. z. B. A. Wohl: Berichte d. deutschen chem. Gesellschaft 1899, **32**, 3666.

Nach diesem Verfahren haben Ruff und Ollendorf[1]) durch Abbau des Milchzuckers einen aldehydartigen Zucker mit 11 Atomen C erhalten, der bei der Spaltung d-Galaktose, aber weiter nicht d-Glukose, sondern die Pentose d-Arabinose lieferte.

Auch lässt sich der Abbau der Zuckerarten aus den Oximen bewirken, indem man z. B. das d-Glukosoxim (erhalten durch längeres Behandeln der alkoholischen Lösung von d-Glusose mit Hydroxylamin $NH_2 \cdot OH$) mit Essigsäureanhydrid und Natriumacetat behandelt und aus dem erhaltenen Pentacetylglukonsäurenitril durch Alkali erst Blausäure und weiter durch Salzsäure die Acetylgruppen abspaltet, also:

$$\begin{array}{ccc}
CH:N(OH) & CN & \\
| & | & \\
HCOH & HCOCOCH_3 & HCO \\
| & | & | \\
HOCH & CH_3COOCH & HOCH \\
| & | & | \\
HCOH & HCOCOCH_3 & HCOH \\
| & | & | \\
HCOH & HCOCOCH_3 & HCOH \\
| & | & | \\
CH_2OH & CH_2OCOCH_3 & CH_2OH \\
\text{d-Glukosoxim} & \text{Pentaacetylglukonsäurenitril} & \text{d-Arabinose.}
\end{array}$$

Ebenso wie für den künstlichen Aufbau der Zuckerarten hat E. Fischer auch für die Synthese der Glukoside den Weg gezeigt. Leitet man in die Lösungen der Zuckerarten in Methyl-, Aethyl- oder Benzylalkohol trocknes Salzsäuregas, so bilden sich die Alkylaether der Zuckerarten als die einfachsten Glukoside, z. B.:

$$C_6H_{12}O_6 + CH_3 \cdot OH = C_6H_{11}O_6 \cdot CH_3 + H_2O$$
Glukose   Methylalkohol   Methylglukosid

$$C_5H_{10}O_5 + CH_3 \cdot CH_2 \cdot OH = C_5H_9O_5 \cdot CH_3 \cdot CH_2 + H_2O$$
Arabinose   Aethylalkohol   Aethylarabinosid

$$C_6H_{12}O_6 + C_6H_5 \cdot CH_2 \cdot OH = C_6H_{11}O_6 \cdot C_6H_5 \cdot CH_2 + H_2O$$
Glukose   Benzylalkohol   Benzoylglukosid.

Letzteres schmeckt bitter und sind die Bitterstoffe der Pflanzen vielleicht ebenfalls als Glukoside aufzufassen.

In derselben Weise lassen sich durch trocknes Salzsäuregas zwei oder mehrere Zuckermoleküle aneinander lagern und künstlich die Di- bezw. Polysaccharide darstellen.

Ueber die Konstitution der beiden stereo-isomeren Methylglukoside und über ihr Verhalten gegen Enzyme vergl. S. 52.

Allgemeine Eigenschaften der Zuckerarten.

1. Die alkoholische Natur der Zuckerarten giebt sich dadurch zu erkennen, dass
   a) sich der alkoholische Wasserstoff ausser durch Alkyle (vergl. vorstehend) durch Metalle ersetzen lässt, indem z. B. durch Behandeln mit Kalk, Baryt, Bleioxyd Saccharate gebildet werden, die den Alkoholaten entsprechen und durch Kohlensäure zersetzt werden können;
   b) sie sich bei Anwesenheit unorganischer Säuren mit Aldehyden (besonders mit Chloral und Ketonen) unter Wasseraustritt verbinden;

---

[1]) Vergl. z. B. O. Ruff: Berichte d. deutschen chem. Gesellschaft 1899, **32**, 550, 2269, 3672; 1900, **33**, 1798.

c) der **Wasserstoff der Hydroxyle** leicht durch Säureradikale vertreten werden kann (vergl. vorstehend die Bildung von Acetylester); bei der Einwirkung von Salpeterschwefelsäure entstehen Salpetersäureester (nach Art des Glycerinnitrats [sog. Nitroglycerins $CH_2(ONO_2) \cdot CH(ONO_2) \cdot CH_2(ONO_2)$] gewöhnlich als Nitrokörper bezeichnet; die **Pentabenzoylverbindungen** entstehen durch Schütteln mit Benzoylchlorid und Natronlauge;

d) durch Einwirkung von **Chlorsulfonsäure** $HClSO_3$ Aetherschwefelsäuren entstehen.

2. Die **Aldehyd- und Ketonnatur** offenbart sich ausser durch die bereits vorstehend erwähnte Reduktionsfähigkeit mittelst Natriumamalgam zu Alkoholen, durch die Oxydationsfähigkeit zu Säuren, durch die Fähigkeit, sich mit Blausäure zu Cyanhydriden zu verbinden, durch die Bildung von Oxymen mittelst Hydroxylamin noch durch folgende Eigenschaften:

a) Durch die Fähigkeit, sich mit **Phenylhydrazin** zu verbinden; in konc. Lösungen verbindet sich ein Mol. Phenylhydrazin (als Acetat) mit einem Mol. Zucker zu **Hydrazon**:

$$\underset{\text{Glukose}}{C_6H_{12}O_6} + \underset{\text{Phenylhydrazin}}{C_6H_5 \cdot NH \cdot NH_2} = \underset{\text{Glukose-Phenylhydrazin}}{C_6H_5 \cdot NH \cdot N : C_6H_{12}O_5} \text{ oder } C_6H_{12}O_5(N \cdot NH \cdot C_6H_5) + H_2O$$

Die Hydrazone sind meistens leicht löslich in Wasser, krystallisiren dagegen aus Alkohol in farblosen Nadeln.

In verd. Lösungen mit überschüssigem Phenylhydrazin dagegen[1]) verbindet sich ein Mol. Zucker mit zwei Mol. Phenylhydrazin zu **Osazonen**:

$$\underset{\text{Glukose}}{C_6H_{12}O_6} + \underset{\text{Phenylhydrazin}}{2 C_6H_5 \cdot NH \cdot NH_2} = \underset{\text{Glukosazon.}}{C_6H_{10}O_4(N \cdot NH \cdot C_6H_5)_2} + 2 H_2O + H_2$$

Der Wasserstoff wird nicht frei, sondern bildet mit einem Theile des Phenylhydrazins Anilin und Ammoniak.

Die Hydrazone der Aldohexosen und Ketohexosen sind verschieden, die Osazone dagegen gleich; bei dem zunächst gebildeten Hydrazon wird eine der Aldehyd- oder Ketongruppe benachbarte Alkoholgruppe zu CO oxydirt, während 2 H-Atome mit überschüssigem Phenylhydrazin Anilin und Ammoniak bilden; auf die so entstandene Aldehydo- und Ketogruppe wirkt von neuem Phenylhydrazin ein, so dass aus d-Glukose, d-Mannose und d-Fruktose ein und dasselbe Osazon entsteht:

$$CH_2OH-(CHOH)_3-\underset{\parallel}{C}\underset{N \cdot NH \cdot C_6H_5}{\quad}\underset{\parallel}{CH}\underset{N \cdot NH \cdot C_6H_5}{\quad}$$

Die Osazone sind gelb gefärbte, leicht krystallisirende Verbindungen, fast unlöslich in Wasser, schwer löslich in Alkohol. Durch Reduktion mit Zinkstaub und Essigsäure entsteht aus Glukosazon **Isoglukosamin** $CH_2OH(CHOH)_3 \cdot CO \cdot CH_2 \cdot NH_2$, welches mit salpetriger Säure Fruktose liefert. Mit konc. Salzsäure werden die Osazone in Phenylhydrazin und die sog. **Osone** gespalten:

$$C_6H_{10}O_4(N \cdot NH \cdot C_6H_5)_2 + 2 H_2O = \underset{\text{Glukoson.}}{(CH_2OH \cdot CHOH)_3 \cdot CO \cdot COH} + 2 NH \cdot NH_2 \cdot C_6H_5$$

---

[1]) Behufs Ausführung der Reaktion fügt man zu 1 Thl. Hexose etc. 2 Thle. Phenylhydrazin, 2 Thle. 50%-ige Essigsäure sowie gegen 20 Thle. Wasser und erwärmt bis zu einer Stunde auf dem Wasserbade, wobei sich das Osazon meist krystallinisch abscheidet.

b) Die Zuckerarten reduciren alkalische Metallsalzlösungen, so ammoniakalische Silberlösung, Fehling'sche Kupferlösung, Sachsse'sche Quecksilberlösung und alkalische Wismuthlösung, indem sie dabei selbst zu Kohlensäure, Ameisensäure, Oxalsäure oder anderen Säuren oxydirt werden.

Von den Di- und Polysacchariden reduciren nur Maltose und Laktose direkt, die anderen müssen vorher entweder durch Säuren oder Enzyme in Monosaccharide umgewandelt d. h. invertirt werden.

c) Fast alle natürlich vorkommenden Zuckerarten (bezw. Kohlenhydrate) sind optisch aktiv, indem ihre Lösungen die Polarisationsebene ablenken. Das spec. Drehungsvermögen — $[\alpha(D)]$ d. h. der Winkel, um welchen die Polarisationsebene durch eine Flüssigkeit, enthaltend je 1 g Substanz in 1 ccm in einer 100 mm langen Schicht abgelenkt wird — ist nicht nur abhängig von der Temperatur und dem Gehalt der Lösung sowie von der Anwesenheit inaktiver Stoffe, sondern auch von der Zeit nach dem Auflösen der Zuckerarten, indem manche derselben eine Bi- oder Multirotation zeigen, d. h. in frisch bereiteter Lösung stärker optisch aktiv sind, als nach längerem Stehen; d-Glukose dreht z. B. in frischbereiteter Lösung doppelt so stark, als nach dem Stehen; bei gewöhnlicher Temperatur wird die Drehung meist nach 24 Stunden beständig. Der Eintritt der beständigen Drehung kann meistens durch kurzes Erhitzen der Lösungen erreicht werden. Die Drehungsänderung rührt wahrscheinlich von der Bildung verschiedener Oxydmodifikationen her, wobei ein nicht asymmetrisches Kohlenstoffatom in ein asymmetrisches übergeht.

d) Die Zuckerarten (bezw. Kohlenhydrate) unterliegen unter der Einwirkung von Hefen und Bakterien leicht Gährungen, wobei neben Kohlensäure bald Alkohol bald Säuren auftreten.

α. Alkoholische Gährung. Durch Hefe bezw. durch deren Enzym, die Zymase, werden viele Hexosen nach folgender Gleichung gespalten:

$$C_6H_{12}O_6 = 2 CO_2 + 2 CH_3 \cdot CH_2OH$$
d-Glukose Kohlensäure Aethylalkohol.

In Wirklichkeit bilden sich bei der Gährung neben Kohlensäure und Aethylalkohol in Folge von Nebengährungen einige Nebenerzeugnisse wie Glycerin, Bernsteinsäure, Milchsäure u. a.

Jedoch nicht alle Zuckerarten vergähren nach E. Fischer mit Hefe.

1. Zunächst sind nur solche Zuckerarten vergährbar, welche 3 Atome C oder ein Vielfaches hiervon enthalten, also die Triosen, Hexosen und Nonosen; die zwischenliegenden Zuckerarten, die Tetrosen, Pentosen, Heptosen und Oktosen vergähren nicht.

Neuerdings hat E. Salkowski[1]) (in ähnlicher Weise wie E. Bendix)[2]) nachgewiesen, dass auch die Pentosen — wenigstens die Arabinose — durch Hefe vergähren und Aethylalkohol liefern; indess sind die Versuche, wie E. Salkowski selbst angiebt, noch nicht einwandsfrei.

---

[1]) Zeitschr. f. physiol. Chem. 1900, 30, 478.
[2]) Zeitschr. f. diät. u. physik. Therapie, 3, Heft 7.

B. Tollens und A. Schöne[1]) zeigen aufs neue, dass **reine Arabinose mit reiner Hefe nicht vergährt**, dass allerdings die Pentosen bei Gegenwart von Hexosen und reichlichen Nährstoffen mit in die Zersetzung hineingezogen werden können, aber es sind wahrscheinlich nicht die wirklichen Pentosen (Arabinose und Xylose), welche unter Bildung von etwas Alkohol, Essigsäure und Milchsäure vergähren, sondern die neben den wirklichen Pentosen vorhandenen Stoffe, welche beim Destilliren mit Salzsäure ebenfalls Furfurol liefern. Cross und Bevan[2]) nennen daher diese Körpergruppe überhaupt „Furfuroïde" und hiervon verschwindet ein Theil bei der Gährung, ebenso wie die Maltose. Mit anderen Kleinwesen als Hefe z. B. mit dem Bacillus aethanticus zersetzt sich nach Frankland und Mac Gregor[3]) die Arabinose unter Bildung von Alkohol, Essigsäure, Ameisensäure, Bernsteinsäure, Kohlensäure und Wasserstoff.

2. Aber auch **nicht alle Hexosen**, auf welche es hier wesentlich ankommt, **vergähren mit Hefe**. Von den 16 möglichen Aldohexosen haben sich bis jetzt nur drei, die d-Glukose, d-Mannose und d-Galaktose, von den Ketohexosen nur eine, die d-Fruktose als vergährbar erwiesen; die d-Talose ist unvergährbar und giebt E. Fischer diesen Zuckerarten folgende Konstitutionsformeln:

Vergährbare Hexosen:				Nicht vergährbar
CHO	CHO	CHO	CH$_2$OH	CHO
HCOH	HOCH	HCOH	CO	HOCH
HOCH	HOCH	HOCH	HOCH	HOCH
HCOH	HCOH	HCOH	HCOH	HOCH
HCOH	HCOH	HCOH	HCOH	HCOH
CH$_2$OH	CH$_2$OH	CH$_2$OH	CH$_2$OH	CH$_2$OH
d-Glukose	d-Mannose	d-Galaktose	d-Fruktose	d-Talose.

Die d-Fruktose ist vergährbar, weil die noch vorhandenen drei asymmetrischen C-Atome genau so angeordnet sind, wie bei der d-Glukose und d-Mannose; wenn dagegen die Hydroxylgruppen alle oder zum grössten Theil auf der einen Seite stehen, wie bei der d-Talose, so sind die Hexosen nicht vergährbar.

3. Nur die **Monosaccharide (Hexosen) werden durch Hefe vergohren**; die Disaccharide werden vor ihrer Vergährung durch besondere Enzyme in Monosaccharide gespalten und dann erst vergohren.

So unterliegt die Saccharose erst der Spaltung in d-Glukose und d-Fruktose durch die in der Hefe vorhandene Invertase[4]) (auch Invertin genannt), während die Maltose, die früher als direkt vergährbar angenommen wurde, durch die in der Hefe gleichzeitig vorhandene Maltase[4]) in zwei Mol. d-Glukose zerlegt wird.

---

[1]) Journ. f. Landwirthschaft 1901, 49, 29.
[2]) Journ. of the federated Institutes of Brewing 1897, 3, No. 1.
[3]) Berichte d. deutschen chem. Gesellschaft 1892, 25, Ref. 800.
[4]) Die beiden Enzyme Invertase und Maltase lassen sich nur aus getrockneter Hefe gewinnen;

Die **Milchzuckerhefe** (Kefir) vergährt keinen Rohrzucker und keine Maltose, enthält aber auch nicht die Enzyme Invertase und Maltase (oder Glukase), dagegen das Ferment Laktase, welches **Milchzucker** in d-Glukose und d-Galaktose spaltet.

Das Disaccharid **Trehalose** wird durch ein Ferment des Aspergillus niger, durch Grünmalz und durch Frohberghefe schwach, die **Melibiose** (aus Raffinose-Melitriose) durch Unterhefe, nicht aber durch Oberhefe gespalten. Die **Melitriose** selbst ist durch Invertase der Hefe in Melibiose und d-Fruktose spaltbar.

Von den **Glukosiden** werden einige durch das Enzym Emulsin, nicht aber durch die Enzyme der Hefe, andere umgekehrt durch letztere, nicht aber durch Emulsin gespalten (vergl. S. 52).

Aus diesem verschiedenen Verhalten der Zuckerarten gegen verschiedene Enzyme schliesst E. Fischer, dass zwischen den wirksamen Enzymen und dem angreifbaren Zucker eine Aehnlichkeit der molekularen Konfiguration, des asymmetrischen Baues der Moleküle bestehen muss, welche sich in ähnlicher Weise verhalten wie Schlüssel und Schloss (vergl. auch S. 52). Es ist wahrscheinlich, dass das Protoplasma der Zellen sich ähnlich verhält wie die Enzyme und die einzelnen Zuckerarten auch im thierischen Lebensvorgang ein verschiedenes Verhalten zeigen, insofern als die gährfähigen Zuckerarten leichter aufgenommen, oxydirt und in Glykogen übergeführt werden, als die nicht gährfähigen Zuckerarten. Thatsächlich lassen sich die gährfähigen Zuckerarten (d-Glukose, d-Mannose, d-Galaktose und d-Fruktose) durch gleichzeitige Oxydation und Reduktion in einander überführen.

β. **Säure-Gährungen.** Wie durch Hefe so können die Zuckerarten (bezw. Kohlenhydrate) auch durch andere kleinste pflanzliche Lebewesen gespalten werden.

1. Die **Milchsäure-Gährung** wird durch den in saurer Milch, faulendem Käse, Magensaft, Sauerkraut etc. vorhandenen Milchsäure-Bacillus, Bacillus acidi lactici, und andere Bakterien in zuckerhaltigen Lösungen hervorgerufen, wobei die Zuckerarten (Rohr-, Milchzucker, Gummiarten, Stärke) in Milchsäure zerfallen:

$$C_6H_{12}O_6 = 2\,C_3H_6O_3.$$

Die Gährung verläuft am stärksten bei 45—55° und bei einem nicht zu hohen Gehalt an freier Säure, weshalb bei der künstlichen Darstellung der Gährungsmilchsäure von Anfang an Zink- oder Calciumkarbonat zugesetzt wird.

2. **Buttersäure-Gährung.** Milchsaures Calcium geht bei Gegenwart von Käse oder Fleisch, unter Entwickelung von Kohlensäure und Wasserstoff, in buttersaures Calcium über:

$$2\,C_3H_6O_3 = C_4H_8O_2 + 2\,CO_2 + 4\,H.$$

---

oder man kann die Hydrolyse dadurch nachweisen, dass man der frischen Hefe Toluol oder Thymol zusetzt, wodurch wohl die gährende, nicht aber die hydrolytische Wirkung der Hefe aufgehoben wird. Die aus den Disacchariden gebildeten Monosaccharide lassen sich dann in der Flüssigkeit durch Darstellung der Phenylhydrazinverbindungen nachweisen.

Diese Bildung wird durch das Bacterium lactis aërogenes (Escherich) bewirkt. Bei der Gährung des mit Calciumkarbonat versetzten Glycerins durch Bacillus subtilis entsteht neben Normalbutylalkohol und etwas Weingeist ebenfalls Buttersäure. Ebenso wird Stärke bezw. Glycerin bei 40° durch Bacillus subtilis und Bacillus boocopricus[1]) bei Zusatz von Nährsalzen in vorwiegend Buttersäure neben Essigsäure, etwas Bernsteinsäure und Weingeist gespalten.

3. **Citronensäure-Gährung.** Durch gewisse, dem Penicillum glaucum ähnliche Pilze, wie Citromycetes Pfefferianus und glaber, wird Glukose in Citronensäure umgewandelt und kann letztere auf diese Weise im grossen gewonnen werden.

γ. **Schleimige Gährung.** Der Bacillus viscosus sacchari verwandelt Rohrzucker, andere kettenförmig aneinander gereihte Bakterien verwandeln Glukose unter Entwickelung von Kohlensäure in einen schleimigen, gummiartigen Stoff um, wobei in letzterem Falle auch d-Mannit und Milchsäure entstehen.

δ. **Cellulose-Gährung.** Die Cellulose, die als Anhydrid der d-Glukose aufzufassen ist, wird durch einen im Darmkanal der Thiere, im Teich- und Kloakenschlamm vorkommenden Bacillus, vorwiegend Bacillus amylobacter, in Kohlensäure, Sumpfgas CH_4, Essigsäure, Isobuttersäure etc. gespalten.

Hiermit aber ist die Anzahl der Bakterien, welche die Zersetzung der Kohlenhydrate bewirken, noch nicht erschöpft; ohne Zweifel leben im Wasser wie im Boden verschiedene Kleinwesen, welche sich an dieser Zersetzung betheiligen.

Die Eigenschaften der Zuckerarten, Metallsalze zu reduciren, polarisirtes Licht abzulenken und durch Hefe vergohren zu werden, benutzen wir auch zur quantitativen Bestimmung derselben.

A. Pentosen.

Von den Kohlenhydraten mit weniger als 6 Atomen Kohlenstoff kommen für die Nahrungsmittelchemie zunächst nur der 4-werthige Alkohol, der in der Alge Protococcus vulgaris vorkommende i-Erythrit (Phycit) $CH_2OH(CHOH)_2CH_2OH$ in Betracht, aus dem durch Oxydation mit verd. Salpetersäure die Erythrose (Tetrose) $CHO \cdot (CHOH)_2 \cdot CH_2OH$ entsteht. Der Erythrit kommt auch noch als Erythrin oder Orsellinsäure-Erythrinester in vielen Flechten und einigen Algen vor.

Eine grössere Bedeutung für die Nahrungsmittelchemie dagegen hat die nächst höhere Gruppe der Kohlenhydrate, die der Pentosen $C_5H_{10}O_5$; zwar sind letztere als solche in der Natur, d. h. als fertige Baustoffe der Pflanzen bis jetzt noch nicht gefunden, und von den zugehörigen 5-werthigen Alkoholen, den Pentiten, kennt man bis jetzt nur den Adonit, $CH_2OH(CHOH)_3CH_2OH$; indess bilden dieselben in Form von Anhydriden als Pentosane n $C_5H_8O_4$ in Gummi- und Schleimarten, wie in der Zellmembran vielfach Bestandtheile der Pflanzen.

Der Adonit $C_5H_7(OH)_5$ findet sich im Adonisröschen (Adonis vernalis), ist optisch inaktiv, schmilzt bei 102°, geht durch schwache Oxydationsmittel in die zu-

---

[1]) Vergl. O. Emmerling: Berichte d. deutschen chem. Gesellschaft 1896, **29**, 2726.

gehörige Aldopentose, in die inaktive Ribose über, die sich umgekehrt wieder durch Reduktionsmittel in Adonit verwandeln lässt.

Die Pentite, l-Arabit und Xylit sind bis jetzt nur künstlich aus den zugehörigen Aldopentosen durch Reduktion dargestellt.

Der Adonit unterscheidet sich von den anderen Pentiten dadurch, dass er mit Benzaldehyd eine krystallinische Verbindung von Dibenzaladonit bildet:

$$C_5H_{12}O_5 + 2\,C_6H_5CHO = C_5H_8O_5 \cdot (C_6H_5 \cdot CH)_2 + 2\,H_2O.$$

Zu den Aldopentosen wird jetzt auch der Isodulcit oder die Rhamnose gerechnet, welche als Methyl-Pentose $CH_3(CHOH)_4 \cdot CHO + H_2O$ aufgefasst wird und sich aus verschiedenen in der Natur vorkommenden Glukosiden (Quercitrin, Xanthorhamnin, Hesperidin und Naringin) durch Spaltung bildet; Schmelzpunkt 93°, wasserfrei 122—126°, ist rechtsdrehend, das Osazon schmilzt bei 180°; durch Reduktion entsteht daraus der Alkohol, Rhamnit $CH_3 \cdot C_5H_6(OH)_5$, durch Destillation mit Salzsäure entsprechend Methylfurfurol.

Die der Rhamnose isomere Chinovose $CH_3(CHOH)_4 CHO$ ist ein Spaltungserzeugniss des in den Cinchonaarten vorkommenden Chinovins mit Salzsäure; die ebenfalls isomere Fukose entsteht aus Seetang (Fucus-Arten) durch Erhitzen mit verd. Schwefelsäure.

Für die bis jetzt dargestellten Aldopentosen gelten folgende Konstitutionsformeln und Eigenschaften:

	l-Arabinose	d-Arabinose	l-Xylose	l-Ribose
1. Konstitutionsformel	CHO HCOH HOCH HOCH CH$_2$OH	CHO HOCH HCOH HCOH CH$_2$OH	CHO HCOH HOCH HCOH CH$_2$OH	CHO HCOH HCOH HCOH CH$_2$OH
2. Schmelzpunkt	160°	160°	144—145°	—
3. Drehungswinkel [α(D)]	+104,5—105,5°	linksdrehend	+20—21°[1]	inaktiv
4. Osazone, Schmpunkt $C_5H_6O_3(N_2HC_6H_5)_2$	160°	160°	160°	154—155°
5. Molekulare Verbrennungswärme	557,1—558,3 Kal.	—	560,7—561,9 Kal.	—

Die l-Arabinose wurde zuerst erhalten aus der Metapektinsäure des Rübenmarkes durch Kochen mit Schwefelsäure, dann auf dieselbe Weise aus Gummiarabicum, Kirsch-, Traganthgummi, Diffusionsschnitzeln, Biertrebern etc.

Die d-Arabinose dagegen ist nur künstlich aus d-Glukosoxim durch Abbau (s. o.) und aus d-Glukonsäure durch Oxydation mit Wasserstoffsuperoxyd dargestellt.

Die Xylose ist zuerst aus Holzgummi gewonnen worden; man zieht Holz mit schwacher Natronlauge, Kalk oder Ammoniak aus und kocht das erhaltene Gummi mit 5%-iger Schwefelsäure; es ist als Xylan n $C_5H_8O_4$ auch in grösserer Menge in Heu, Stroh, Kleie etc. enthalten.

---

[1]) Die Xylose besitzt wie die Arabinose Birotation; die frische Lösung zeigt +38,8° Drehung [α(D)].

Die **Ribose** kann ausser durch Oxydation von Adonit auch aus l-Arabinose durch Oxydation derselben zu l-Arabonsäure und durch Erhitzen der letzteren mit Pyridin (Umlagerung in Ribonsäure) dargestellt werden.

Die Pentosen unterscheiden sich dadurch von den Hexosen, dass sie mit Hefe nicht vergähren (vergl. oben) **und beim Kochen mit Salz- oder Schwefelsäure nicht Lävulinsäure, sondern Furfurol liefern:**

$$C_5H_{10}O_5 = C_5H_4O_2 \text{ oder } C_4H_3O \cdot CHO \text{ oder } O\!\!<\!\!\begin{array}{c}CH \cdot C \cdot CHO \\ | \quad \| \\ CH \cdot CH\end{array} + 3\,H_2O$$

Pentose   Furfurol = Aldehyd der Brenzschleimsäure.

Das Furfurol kann in kleinsten Mengen durch Xylidin und Anilin (essigsaures Anilinöl auf Papier gegossen und getrocknet) an der Rothfärbung erkannt werden.

Das Furfurol bildet sowohl mit Phenylhydrazin als Phloroglucin Verbindungen nach folgenden Gleichungen:

$$C_4H_3O \cdot CHO + NH_2 \cdot NH \cdot C_6H_5 = C_4H_3O \cdot CHN \cdot NH \cdot C_6H_5 + H_2O$$

Furfurol   Phenylhydrazin   Furfurolphenylhydrazon.

$$2\,C_5H_4O_2 + C_6H_3\!\begin{Bmatrix}OH \\ OH \\ OH\end{Bmatrix} = C_6H_3\!<\!\!\begin{array}{c}(O \cdot C_5H_3O)_2 \\ OH\end{array} + 2\,H_2O$$

Furfurol   Phloroglucin   Furfurolphloroglucin.

Da die Verbindung sowohl mit **Phenylhydrazin** als auch mit **Phloroglucin** in Wasser und säurehaltigem Wasser fast unlöslich ist und die Pentosen wie die Pentosane etc. die obige Umsetzung erleiden, so giebt nach B. **Tollens die Destillation der Nahrungs- und Futtermittel mit Salzsäure und die Fällung des Furfurols im Destillat mit Phenylhydrazin oder Phloroglucin** — seit einiger Zeit wird nur das letztere angewendet — **ein einfaches Mittel ab, die Pentosanverbindungen bezw. die Furfuroïde** (vergl. oben) **quantitativ zu bestimmen** (vergl. Bd. III).

Sonstige qualitative Reaktionen: 1. Mit einer gesättigten Lösung von Phloroglucin in starker Salzsäure geben pentosanhaltige Stoffe beim Erwärmen Kirschrothfärbung (hierauf beruht der Nachweis von Holzstoff in Papier mittelst Phloroglucin-Salzsäure). 2. Mit salzsaurem Orcin (0,5 g Orcin in 30 ccm Salzsäure von 1,19 spec. Gew. und dazu 30 ccm Wasser) geben dieselben beim Kochen Blaufärbung.

B. Hexosen.

Die **Hexosen** kommen in grösserer Mannigfaltigkeit in der Natur vor, als die Pentosen bezw. deren Anhydride; nicht nur die zugehörigen Alkohole finden sich natürlich in mehreren Gliedern, sondern auch mehrere Hexosen als solche allein, oder zu mehreren mit einander vereinigt. Man theilt daher diese Gruppe in folgende Abtheilungen ein:

    I. Monosaccharide oder Glukosen,
   II. Disaccharide oder Saccharosen,
  III. Trisaccharide oder Saccharotriosen,
  IV. Polysaccharide und zwar
       1. die Stärke und die ihr nahestehenden Polysaccharide,
       2. das Inulin und andere ähnliche Kohlenhydrate,
       3. die Saccharo-Kolloïde, Gummi und Pflanzenschleime,
       4. Stoffe, welche den Glukosen nahe stehen, aber nicht die Konstitution oder Eigenschaften derselben besitzen.

I. Die Monosaccharide oder Monohexosen (Monosen).

Von den 16 möglichen stereoisomeren Aldohexosen kommen in der Natur nur fertig gebildet vor die d-Glukose, d- und l-Mannose und d-Galaktose, von den 8 stereo-isomeren Ketohexosen nur die d-Fruktose und Sorbinose oder Sorbose. Die anderen Glieder dieser Reihe sind nur künstlich dargestellt. Erstere mögen daher hier auch nur Berücksichtigung finden.

Die zu den Hexosen gehörigen, in der Natur vorkommenden 6-werthigen Alkohole sind der Mannit, Sorbit und Dulcit; sie besitzen folgende Eigenschaften:

	l-Mannit	d-Mannit	l-Sorbit	d-Sorbit	Dulcit
Konstitutionsformel	CH_2OH $HCOH$ $HCOH$ $HOCH$ $HOCH$ CH_2OH	CH_2OH $HOCH$ $HOCH$ $HCOH$ $HCOH$ CH_2OH	CH_2OH $HOCH$ $HCOH$ $HCOH$ $HOCH$ CH_2OH	CH_2OH $HCOH$ $HOCH$ $HCOH$ $HCOH$ CH_2OH	CH_2OH $HCOH$ $HOCH$ $HCOH$ $HCOH$ CH_2OH
Schmelzpunkt	166°	163—164°	75°	75°[1]	188°
Drehung bei Gegenwart von Borax	rechts	links	—	links	inaktiv

d-Mannit oder gewöhnlicher Mannit kommt in der Manna, dem eingetrockneten Safte der Mannaesche (Fraxinus ornus) vor, aus welchem er durch Auskochen und Krystallisation (in feinen glänzenden Nadeln) gewonnen werden kann; vielleicht ist der in Pilzen und Algen vorkommende Mannit ebenfalls d-Mannit; er bildet sich bei der Reduktion von d-Mannose und d-Fruktose mit Natriumamalgam, bei der schleimigen Gährung von Saccharose. Der Mannit schmeckt sehr süss. Durch schwache Oxydation mit Salpetersäure liefert er d-Mannose und d-Fruktose, durch stärkere Oxydation d-Mannozuckersäure, Erythritsäure und Oxalsäure.

Der Links- oder l-Mannit entsteht aus l-Mannose, bezw. aus l-Arabinosekarbonsäure durch Reduktion mit Natriumamalgam in schwach alkalischer Lösung, wie ebenso inaktiver Mannit, (d-+l-)Mannit aus inaktiver Mannose (i-Mannonsäure); letzterer ist gleich mit dem synthetisch dargestellten α-Akrit aus der α-Akrose.

d-Sorbit findet sich im Saft der Vogelbeeren (Sorbus aucuparia) und entsteht durch Reduktion der d-Glukose, sowie neben d-Mannit durch Reduktion der d-Fruktose.

l-Sorbit ist bis jetzt nur künstlich durch Reduktion von l-Gulose erhalten worden.

Dulcit (auch Dulcin, Dulkose, Melampyrit, Melampyrin, Evonymit genannt) ist in zahlreichen Pflanzensäften, z. B. von Melampyrum-, Pilinantus-, Evonymus-Arten und besonders in der Dulcit-Manna von Madagaskar vorhanden. Künstlich wird der Dulcit aus Laktose und Galaktose mit Natriumamalgam erhalten.

Durch Oxydation mit Salpetersäure liefert er Schleimsäure.

Den durch schwache Oxydation aus den 6-werthigen Alkoholen hervorgehenden Hexosen schreibt man eine gleiche Konstitution wie den Alkoholen zu, selbstver-

---

[1] Schmilzt wasserfrei bei 103—104°.

ständlich, indem an Stelle der einen Alkoholgruppe eine Aldehydgruppe treten muss; auch wird für die zugehörigen 1-basischen Hexonsäuren und 2-basischen Zucker- bezw. Schleimsäuren mit Ausnahme der endständigen Aldehyd- bezw. Alkoholgruppe, die in eine bezw. zwei Karboxyl-Gruppen verwandelt werden, dieselbe Atomlagerung, wie bei den zugehörigen Alkohol oder Hexosen angenommen. Die Hexosen sind die Aldehyde der 6-werthigen Alkohole.

Ueber die Strukturformel der hier zu behandelnden Aldo- bezw. Ketohexosen vergl. S. 120.

Eine gemeinsame Eigenschaft der Hexosengruppe ist die, dass sie beim Behandeln mit Salz- oder Schwefelsäure — nicht wie Pentosen Furfurol sondern — Lävulinsäure liefern.

$C_6H_{12}O_6 = C_5H_8O_3$ oder $CH_3 \cdot CO \cdot CH_2 \cdot CH_2 \cdot COOH$ oder $CH_3 \cdot C(OH) \cdot CH_2 \cdot CH_2 \cdot COO + 2H_2O + CO$
Hexose   Lävulin- „   β-Acetylpropionsäure   „   γ-Ketovaleriansäure.
         säure

Die Umsetzung erfolgt am leichtesten bei der d-Fruktose oder Lävulose, weshalb die Säure den Namen Lävulinsäure erhalten hat.

Die sonstigen allgemeinen Eigenschaften der hier in Betracht kommenden Aldo- und Ketohexosen erhellen aus folgender Uebersicht:

Eigenschaften:	Aldohexosen			Ketohexosen	
	d-Mannose	d-Glukose	d-Galaktose	d-Fruktose	Sorbose
1. Schmelzpunkt des wasserfreien Zuckers	—	144—145°	168°	95°	—
2. Spec. Gewicht des wasserfreien Zuckers	—	1,54—1,57	—	1,669 (17,5°)	1,654 (15°)
3. Molekulare Verbrennungswärme	—	673,7 Kal.	669,9 Kal.	—	668,6 Kal.
4. Verhalten gegen Hefe	vergährt	vergährt	vergährt	vergährt	vergährt nicht
5. Desgl. gegen Fehling'sche Lösung	wirken sämmtlich reducirend				
6. Desgl. gegen polarisirtes Licht [α(D)] 20° wasserfrei	+12,9°	+52,50° (nach 24 Stunden)[1]	+83,8° (nach längerem Stehen)[2]	−90,20 bis −93°	−43,4°
7. Schmp. des Hydrazons $C_6H_{12}O_5(N_2H \cdot C_6H_5)$	195°	α = 145° β = 146°	—	—	—
8. Desgl. des Osazons $C_6H_{10}O_4(N_2H \cdot C_6H_5)_2$	204—205°	β = 204—205	193°	204—205°	164°
9. Liefert mit Salpetersäure bezw. Oxydationsmitteln (H_2O_2, HgO etc.)	Mannozuckersäure	Zuckersäure	Schleimsäure	d-Erythronsäure und Glykolsäure	Trioxyglutarsäure

Im Einzelnen ist zu diesen Zuckerarten noch Folgendes zu bemerken:

1. Die Mannose kommt wie der Mannit in den 3 Formen als d-, l- u. (d-+l-) Mannose vor; die letzten 2 Formen sind jedoch bis jetzt nur küstlich dargestellt.

---

[1] Frisch bereitete Lösungen drehen bis +100°.
[2] Desgl. bis +130—140°.

Die d-Mannose oder Seminose von 136° Schmelzpunkt wird neben d-Fruktose durch gemässigte Oxydation mit Platinmohr oder Salpetersäure aus gewöhnlichem d-Mannit gewonnen, ferner aus dem Schleim der Salepwurzelknollen oder aus der sog. Reservecellulose (Seminin) verschiedener Pflanzensamen, besonders der Steinnuss durch Hydrolyse beim Kochen mit verd. Schwefelsäure, weshalb sie auch Seminose genannt wird.

Im übrigen theilt sie die allgemeinen Eigenschaften der Hexosen S. 123 und S. 125.

2. Die Glukose ist der Aldehyd des Sorbits und besteht ebenfalls in den 3 Formen als d-, l- und (d-+l-)Glukose. Für die Nahrungsmittelchemie kommt nur die d-Glukose, früher auch Dextrose oder Traubenzucker genannt, in Betracht.

Sie kommt neben der d-Fruktose (der Lävulose oder dem Fruchtzucker) in vielen süssen Früchten (besonders den Weintrauben), im Honig und Harn (bei der Harnruhr, Diabetes mellitus), neben Stärke, Dextrinen und Rohrzucker in vielen lebenden Pflanzentheilen (Blätter, Blüthen, Rinden, Wurzeln und Knollen) vor und entsteht durch hydrolytische Spaltung von Polysacchariden (wie Rohrzucker, Stärke, Cellulose) und von Glukosiden; fabrikmässig wird sie aus Stärke durch Kochen mit verd. Schwefelsäure als sog. Stärkezucker gewonnen.

Ueber die Darstellung von Stärkezucker im grossen vergl. weiter unten diesen Abschnitt. Aus dem technisch gewonnenen Stärkezucker lässt sich nach Soxhlet durch Umkrystallisiren aus Methylalkohol chemisch reiner Stärkezucker darstellen.

Auch gelingt die Reindarstellung desselben aus Rohrzucker in folgender Weise:

500—600 ccm Alkohol von 80% werden mit 30—40 ccm rauchender Salzsäure versetzt und in die Mischung nach und nach fein gepulverter Rohrzucker eingetragen. Hört das Lösungsvermögen in der Kälte nach erneutem Zusatz von Rohrzucker und wiederholtem Umschütteln allmählich auf, oder beginnt bereits die gebildete Glukose sich abzuscheiden, so giesst man die Flüssigkeit von etwa noch vorhandenem Rohrzucker ab, und überlässt sie in einem geschlossenen Gefäss der Krystallisation. Nach Beendigung derselben sammelt man die auskrystallisirte Glukose auf einem Filter, wäscht mit Alkohol bis zum Verschwinden der saueren Reaction aus, und trocknet die Krystalle an der Luft oder zwischen Fliesspapier. Das sauere alkoholische Filtrat kann durch Eintragen neuer Mengen Rohrzucker abermals zur Darstellung reiner Glukose benutzt werden.

Die auf diese Weise erhaltene Glukose enthält Krystallwasser und besitzt die Formel $C_6H_{12}O_6 \cdot H_2O$.

Fr. Soxhlet stellt chemisch reine d-Glukose aus Rohrzucker in folgender Weise dar:

1 kg Rohrzucker wird in 3 l Alkohol (von 90%) und 120 ccm konc. Salzsäure bei 45° 2 Stunden invertirt. Nach 10 Tagen bilden sich Krystalle von Glukose; jetzt wird eine Hauptmenge zum Invertiren angesetzt und in die Lösung werden Krystalle hineingeworfen. Nach 36 Stunden ist alsdann über die Hälfte, nach 4 Tagen sämmtliche Glukose als feines Pulver ausgefallen. Dieses wird mit 90%-igem und absolutem Alkohol gewaschen und aus reinstem Methylalkohol (von 0,810 spec. Gew. für schnelle Krystallisation und von 0,820—0,825 für langsame Krystallisation) bei 20° umkrystallisirt.

Reine d-Glukose kann man ferner aus erstarrtem Naturhonig erhalten, indem man letzteren mittelst Pressen durch poröse Unterlagen von Syrup befreit und aus Alkohol umkrystallisirt.

Endlich liefert aus diabetischem Harn auskrystallisirter Zucker durch Umkrystallisiren reine d-Glukose, jedoch läuft man leicht Gefahr, Verbindungen der d-Glukose mit Chlornatrium oder auch Maltose zu erhalten.

Die reine Glukose wird beim Auskrystallisiren aus wässerigen Lösungen in der Kälte als Hydrat mit 1 Mol. Krystallwasser erhalten. Als Anhydrid scheidet sie sich dagegen sowohl aus Methyl- oder Aethylalkohol, wie auch aus koncentrirten wässerigen Lösungen bei 30—35° ab; auch verliert das Hydrat das Krystallwasser bei ganz gelindem Erwärmen, während bei erhöhten Temperaturen und zwar schon bei 100° ein Schmelzen und eine Gelbfärbung eintritt, ohne dass das Wasser vollständig verdampft.

Das d-Glukose-Anhydrid bildet, aus Alkohol schnell abgeschieden, ein locker zusammenhängendes Krystallpulver oder feine Nadeln; langsam abgeschieden bildet es harte klingende Krusten, sein Schmelzpunkt liegt zwischen 144—146°, das spec. Gewicht desselben ist 1,5384.

Das Glukosehydrat bildet Warzen oder blumenkohlartige Massen, welche aus sechsseitigen, das Licht doppelt brechenden Täfelchen bestehen; es schmilzt zwischen 80—86°.

Die d-Glukose ist weniger süss als Rohrzucker, nach Herzfeld und Th. Schmidt süssen 1,53 Theile wie 1 Theil Rohrzucker. In Wasser und verdünntem Alkohol ist sie leicht löslich, schwer löslich in absolutem Alkohol, unlöslich in Aether und Chloroform.

Das Verhalten der d-Glukose gegen polarisirtes Licht bedarf noch einiger Erläuterungen. Das spec. Drehungsvermögen beträgt nach B. Tollens:

für das Anhydrid $C_6H_{12}O_6$ . . $[\alpha(D)] = 52{,}50° + 0{,}018796\,p + 0{,}00051683\,p^2$
für das Hydrat $C_6H_{12}O_6 + H_2O$ $[\alpha(D)] = 47{,}73° + 0{,}015534\,p + 0{,}0003883\,p^2$,

worin p den Procentgehalt der Lösung an Anhydrid bezw. Hydrat bezeichnet.

Das spec. Drehungsvermögen wächst nicht proportional mit der Koncentration, sondern ist in verdünnten Lösungen anfangs gering, nimmt allmählich zu und steigt bei 10%-iger Lösung auf 52,74° bezw. 47,92° und bei 100%-iger auf 59,51 bezw. 53,17°. Eine besondere Eigenthümlichkeit der d-Glukose besteht in der Multirotation, eine Erscheinung, die sich dadurch kund giebt, dass eine frisch bereitete Lösung ein starkes Drehungsvermögen und zwar von annähernd $[\alpha(D)] = 100°$ hat, welches indess schon nach kurzer Zeit anfängt zu sinken, und schliesslich nach 24 Stunden die oben angegebene beständige Drehung erreicht; durch längeres Erwärmen und auch durch Zusatz von 0,1% Ammoniak (aber nicht mehr) wird die Multirotation aufgehoben. Man erklärt dieses Verhalten in dem Bestehen zweier optisch verschiedenen Modifikationen, einer weniger drehenden und einer stärker drehenden, von denen die letztere bei längerem Stehen in die erstere übergeht (vergl. auch S. 125). Beimengungen von Alkali und Kalk bewirken allmähliche Abnahme der Drehung.

Das Verhalten gegen Hefe ist schon S. 126 besprochen, ebenso das chemische Verhalten S. 123.

Des Weiteren ist noch Folgendes zu bemerken: Beim vorsichtigen Erhitzen schmilzt die d-Glukose bei 144—146° zu einer amorphen Masse, welche mit Wasser allmählich wieder Krystalle liefert. Bei 170° entsteht unter Austritt von 1 Mol. H_2O eine Verbindung $C_6H_{10}O_5$, welche mit Wasser ebenfalls wieder in d-Glukose übergeht.

Oberhalb 200° tritt Zersetzung ein, indem sich eine braunschwarze Masse abscheidet, welche allgemein mit dem Namen Karamel benannt wird; zugleich entstehen bei höheren Temperaturen als gasige Stoffe: Kohlensäure, Kohlenoxyd, Methan, Wasser, Acetaldehyd, Furfurol, Aceton, Ameisensäure, Essigsäure etc.

In koncentrirter kalter Schwefelsäure löst sich d-Glukose ohne Schwärzung (Rohrzucker und auch Lävulose schwärzen sich). Es entsteht Glukose-Schwefelsäure, aus der Alkohol eine Verbindung von Diglukose mit Alkohol abscheidet.

Salzsäuregas liefert nach Gautier Diglukose oder Dextrin.

Koncentrirte Alkalien zersetzen in der Wärme die d-Glukose schnell, indem die Flüssigkeit eine gelbe bis braune Farbe annimmt, wobei flüchtige Stoffe — Milchsäure, Ameisensäure, Essigsäure —, ferner amorphe Massen, wie Glucinsäure, Saccharinsäure etc. entstehen.

Verdünnte, ätzende und kohlensaure Alkalien, scheinen, wenn auch sehr langsam, so doch in derselben Richtung zu wirken.

Dem Kalk wird die Fähigkeit zugeschrieben, aus der d-Glukose sog. Saccharin $C_6H_{10}O_5$ zu bilden.

Es bilden sich aber mit Kalk und Baryt auch Glukosate $C_6H_{12}O_6 \cdot CaO$ und $C_6H_{12}O_6 \cdot BaO$, die durch Alkohol gefällt werden.

Mit Chlornatrium bildet d-Glukose eine krystallinische Verbindung von der Formel $2\ C_6H_{12}O_6 \cdot NaCl + H_2O$, die sich zuweilen beim Verdunsten von diabetischem Harn abscheidet.

Ammoniak zersetzt die d-Glukose beim Erhitzen unter Bildung von wenig bekannten stickstoffhaltigen Huminsäuren, sowie α-Glukosin $C_6H_8N_2$ und β-Glukosin $C_7H_{10}N_2$.

Aus den Salzen verschiedener Metalle, wie Gold, Silber, Platin, Quecksilber, Kupfer, Wismuth etc., besonders in alkalischer Lösung, findet meist eine Abscheidung der betreffenden Oxydule oder Metalle unter Oxydation der Glukose zu Ameisensäure, Oxalsäure, Kohlensäure und Glykolsäure statt. Aehnlich jenen Metallsalzen verhalten sich auch Ferricyankalium, Indigo, Lackmus etc.

Silbernitrat mit Aetzkali und so viel Ammoniak, dass sich das ausgeschiedene Silberoxyd wieder löst, giebt bei Gegenwart von Glykosen einen Silberspiegel.

Pikrinsäure liefert mit Dextrose in alkalischer Lösung eine blutrothe Färbung von Pikraminsäure.

Die d-Glukose geht mit den verschiedenartigsten organischen Stoffen Doppelverbindungen ein; so sind die mit den Alkylen (Methyl, Aethyl, Benzyl) schon oben S. 123 erwähnt. Auch kennt man Verbindungen mit Merkaptanen z. B. Glukoseäthylmerkaptal $CH_2OH \cdot (CHOH)_4 \cdot CH{<}^{SC_2H_6}_{SC_2H_6}$, mit Phenolen, z. B. Phenolglukosid $CH_2OH \cdot CHOH \cdot CH \cdot (CHOH)_2 \cdot CH \cdot OC_6H_5$, ebenso mit Resorcin, Brenzkatechin, Orcin, Pyrogallol, Phloroglucin, Guajakol, dann Doppelverbindungen mit Aldehyden, Ketonen, Oxysäuren, endlich mit stickstoffhaltigen Körpern, mit Phenylhydrazin (vergl. S. 124), mit Hydroxylamin, Anilin, Diamidobenzol, Amidoguanidin etc.

Von solchen Verbindungen kommen hier nur diejenigen in Betracht, die als Glukoside bezeichnet werden, die unter gewissen Einflüssen mehr oder weniger leicht in eine Zuckerart (meistens d-Glukose) und in irgend welche andere, der

Gruppe der aliphatischen oder aromatischen Reihe angehörende Verbindungen gespalten werden.

Die Spaltung erfolgt durchweg als Hydratationsvorgang entweder durch chemische Agentien (meistens Säuren) oder durch Fermente, z. B. Emulsin, Myrosin, Erythrozym, Betulase etc., oder ferner durch einige Schimmelpilze, denen das Glukosid oder eines der Spaltungserzeugnisse als Nährstoff dient. Letztere begleiten das Glukosid meistens in den Pflanzen; jedes Enzym vermag durchweg nur ein bestimmtes oder nur wenige Glukoside in die Bestandtheile zu zerlegen.

Wenn mehrere Zuckerreste in einem Glukosidmolekül vorkommen, so sind dieselben wahrscheinlich als Polysaccharide im Molekül vorhanden. So spaltet nach E. Fischer[1] das Amygdalin mit Hefenenzymen erst 1 Mol. Zucker ab unter Bildung eines neuen Glukosids (Mandelnitrilglukosid = Amygdonitrilglukosid) und letzteres kann durch Emulsin weiter zerlegt werden, also:

$$C_{20}H_{27}NO_{11} + H_2O = C_6H_{12}O_6 + C_{14}H_{17}NO_6$$
Amygdalin   Zucker   Mandelnitrilglukosid

$$C_{14}H_{17}NO_6 + H_2O = C_6H_{12}O_6 + C_6H_5 \cdot CHO + HCN$$
Mandelnitrilglukosid   Zucker   Benzaldehyd   Blausäure.

Mit Emulsin verläuft die Spaltung des Amygdalins auf einmal ohne Bildung des Zwischenglukosids.

Da Hefenenzyme die Maltose in 2 Mol. Glukose spalten, so nimmt man an, dass die Glukosereste in dem Glukosid in ähnlicher Weise gebunden sind wie in den Disacchariden oder Diglukosen (vergl. diese).

Die meisten Glukoside bilden neben Zucker nur ein sonstiges Spaltungserzeugniss, z. B.:

$$C_{13}H_{18}O_7 + H_2O = C_6H_{12}O_6 + C_7H_8O_2$$
Salicin   d-Glukose   Saligenin,

bei einigen werden jedoch neben Zucker mehrere Glukosid-Verbindungen abgespalten z. B. ausser bei Amygdalin bei Populin und Sinigrin (myronsaurem Kalium):

$$C_{20}H_{22}O_8 + 2H_2O = C_6H_{12}O_6 + C_7H_6O_2 + C_7H_8O_2$$
Populin   d-Glukose, Benzoësäure, Saligenin

$$C_{10}H_{18}KS_2O_9 + H_2O = C_6H_{12}O_6 + C_3H_5 \cdot NCS + KHSO_4$$
Sinigrin   d-Glukose, Allylsenföl, saures schwefels. Kalium.

Nachstehende Tabelle möge eine kurze Uebersicht über die wichtigsten Pflanzen-Glukoside, geordnet nach der natürlichen Pflanzenordnung, geben[2].

---

[1] Berichte d. deutschen chem. Gesellschaft 1895, 28, 1508.
[2] Vergl. J. J. L. van Rijn: Die Glukoside. Chem. Monographie etc. Berlin 1900. Die Schrift giebt eine eingehende klare Darlegung der überhaupt vorkommenden Glukoside, ihrer Eigenschaften und Konstitution.

Glukosid	Vorkommen	Spaltungserzeugnisse:		Spaltung durch:
		Zucker $C_6H_{12}O_6$	Sonstige Verbindungen	
1. Coniferin $C_{16}H_{22}O_8$	Coniferen: Abies-, Pinus- u. Larix-Arten	1 Glukose	Coniferylalkohol $C_{10}H_{12}O_3$	Emulsin bei 25 bis 36° während 6 bis 8 Tage.
2. Thujin $C_{20}H_{22}O_{12}$	Grüne Theile von Thuja occidentalis	1 desgl.	Thujetin $C_{14}H_{14}O_8$	Verd. Mineralsäuren.
3. Iridin $C_{24}H_{26}O_{13}$	Wurzelknollen von Iris florentina	1 desgl.	Irigenin $C_{18}H_{16}O_8$	Verd. Schwefelsäure.
4. Crocin $C_{44}H_{70}O_{28}$ unl. in Aether	Blüthennarben von Crocus sativus	2 $C_{44}H_{70}O_{28}$ + 7 H_2O = 9 Glukose	Crocetin $C_{34}H_{46}O_9$	Verd. Salz- u. Schwefelsäure u. durch Alkalien.
5. Pikrocrocin $C_{38}H_{60}O_{17}$ l. in Aether	Bitterer Stoff des Safrans	3 desgl.	2 Terpen 2 $C_{10}H_{16}$	Verd. Säuren.
6. Populin $C_{20}H_{22}O_8$ + 2 H_2O	Blätter u. Rinde von Populus-Arten	1 desgl.	Benzoësäure $C_7H_6O_2$	Saligenin $C_7H_8O_2$	Verd. Mineralsäuren, nicht durch Emulsin.
7. Salicin $C_{13}H_{18}O_7$	Rinde von Salix- u. Populus-Arten	1 desgl.	Saligenin $C_7H_8O_2$	Verd. Säuren u. durch Emulsin; schwach erwärmt bezw. in Berührung.
8. Quercitrin $C_{21}H_{22}O_{12}$ Farbstoff	Rinde u. Splint von Quercus tinctoria W. u. in vielen anderen Pflanzentheilen	1 Rhamnose $C_6H_{12}O_5$ (vergl. S. 129)	Quercetin $C_{15}H_{10}O_7$	Verd. Salz- u. Schwefelsäure.
9. Polygonin $C_{21}H_{20}O_{10}$	Wurzel von Polygonum cuspidatum	1 Glukose	Emodin $C_{15}H_{10}O_5$	Kochen mit verd. Säuren.
10. Agrostemma-Sapotoxin $C_{17}H_{28}O_{11}$	Samen von Agrostemma Ghitago	2 $C_{17}H_{28}O_{11}$ + 6 H_2O: 4 Glukose	Agrostemma-Sapogeïn $(C_5H_8O_2)_2H_2O$	desgl.
11. Helleboreïn $C_{37}H_{56}O_{18}$	Wurzel von Helleborus-Arten	Unter Aufnahme von 5 H_2O: 2 Glukose	Helleboratin $C_{19}H_{30}O_5$	3 Essigsäure 3 $C_2H_4O_2$	1-stündiges Kochen mit 5%-iger Salzsäure.
12. Hellebor in $C_{30}H_{42}O_6$	desgl.	Unter Aufnahme von 4 H_2O: 1 Glukose	Helleboresin $C_{30}H_{38}O_4$ (?)	Kochen mit verd. Mineralsäuren u. Chlorzinklösung.
13. Sinigrin oder myronsaures Kalium $C_{10}H_{16}NS_2KO_9$ + H_2O	Samen des schwarzen Senfs u. anderer Brassica-Arten, nicht aber in Sinapis alba	1 Glukose	Allylsenföl $C_3H_5 \cdot NCS$	Saures schwefelsaures Kalium $KHSO_4$	Ferment „Myrosin" bei Gegenwart von Wasser.

Glukosid	Vorkommen	Spaltungserzeugnisse:		Spaltung durch:
		Zucker $C_6H_{12}O_6$	Sonstige Verbindungen	
14. Sinalbin $C_{30}H_{42}N_2S_2O_{15}$	Samen des weissen Senfs (Sinapis alba)	Glukose	Sinalbinsenföl $C_7H_7O \cdot NCS$	Saures schwefelsaures Sinapin $C_{16}H_{24}NO_5 \cdot HSO_4$[1])	Ferment Myrosin bei Gegenwart von Wasser.
15. Indikan $C_{32}H_{62}N_2O_{34}$	Waid (Isatis tinctoria L.) u. Indigofera-Arten	6 Glukose	Unter Aufnahme von 4 H_2O: Indigblau $C_{16}H_{10}N_2O_2$		Ein in der Pflanze vorhandenes Ferment
16. Saponin[2]) $C_{32}H_{54}O_{18}$	Wurzel von Saponaria officinalis	Glukose	Sapogenin $C_7H_{14}O_2$	Flüchtiger, aromat. riechender Körper	—
17. Quillajasäure $C_{19}H_{30}O_{10}$	Rinde von Quillaja Saponaria	4 Glukose	2 ($C_{19}H_{30}O_{10}$) + 8 H_2O: 2 Sapogenin 2 ($C_7H_{14}O_2$)	desgl.	Kochen mit verd. Säuren, durch kein Ferment.
18. Sapotoxin $C_{17}H_{26}O_{10}$	desgl.	4 Glukose	2 ($C_{17}H_{26}O_{10}$) + 7 H_2O: Sapotoxinsapogenin ($C_5H_8O)_2H_2O$		desgl.
19. Phloridzin $C_{21}H_{24}O_{10}$ + 2 H_2O	Rinde vom Birn-, Kirsch- u. Pflaumenbaum	1 desgl.	Phloretin $C_{15}H_{14}O_5$		Heisse verd. Salz-, Schwefel-, Phosphor- oder Oxalsäure, nicht durch Emulsin.
20. Amygdalin $C_{20}H_{27}NO_{11}$	Samenkerne der bitteren Mandeln, Kirschen, Pflaumen Aepfel etc.	2 Glukose	Benzaldehyd $C_7H_{12}O_6$	Blausäure HCN	Emulsin, verd. Säuren u. Wasser bei 160°; vergl. auch vorstehend S. 126.
21. Sophorin $C_{27}H_{30}O_{16}$ (gelber Farbstoff)	Blüthenknospen der Gelbbeeren (Sophora japonica)	1 desgl.	Isodulcit $C_6H_{12}O_5$	Sophoretin $C_{15}H_{10}O_7$	Verd. Schwefelsäure.
22. Baptisin $C_{26}H_{22}O_{14}$ + 9 H_2O	Wurzel von Baptisia tinctoria	Unter Aufnahme von 4 H_2O: 2 Rhamnose 2 $C_6H_{12}O_5$ + H_2O (vergl. S. 129)	Baptigenin $C_{14}H_{12}O_6$		desgl.
23. Cyclopin $C_{25}H_{38}O_{13}$	Kapthee von Cyclopia-Arten	1 Glukose	Cyclopiaroth $C_{19}H_{22}O_{10}$		Kochen mit verd. Salz- u. Schwefelsäure, nicht von Phosphor-, Essig- oder Weinsäure.

[1]) Das Sinapin zerfällt unter dem Einfluss von Alkalien und Barytwasser in Cholin $NC_5H_{15}O_2$ und Sinapinsäure $C_{11}H_{12}O_5$.

[2]) Das Wort „Saponin" ist ein Kollektivbegriff und umfasst alle Glukoside, welche zum Niessen reizen und in wässeriger Lösung stark schäumen.

Kohlenhydrate.

Glukosid	Vorkommen	Spaltungserzeugnisse:		Spaltung durch:
		Zucker $C_6H_{12}O_6$	Sonstige Verbindungen	
24. Lupinid $C_{29}H_{32}O_{16} + 7H_2O$	Gelbe Lupine	2 Glukose	Lupigenin $C_{17}H_{12}O_6$	Erhitzen mit verd. Mineralsäure.
25. Ononin $C_{30}H_{34}O_{13}$	Wurzel von Ononis spinosa	1 desgl.	Formonetin $C_{24}H_{22}O_7$	Verd. Mineralsäuren
		—	Onospin[1] $C_{23}H_{22}O_6$ / Ameisensäure CH_2O_2	Kochen mit Kalilauge oder Barytwasser.
26. Vicin ($C_8H_{15}N_3O_6$) und Convicin $C_{10}H_{15}N_3O_6 + H_2O$ vergl. S. 93 u. 94.				
27. Glukotropäolin[2] $C_{14}H_{18}KNS_2O_6$	Tropaeolum majus	—	Benzylsenföl $C_6H_5 \cdot CH_2 \cdot NCS$ / Benzylcyanid $C_6H_5 \cdot CH_2 \cdot CN$	—
28. Rutin $C_{27}H_{32}O_{16}$	Gartenraute (Ruta graveolens) u. Blüthenknospen von Capparis spinosa	Unter Aufnahme von $3H_2O$: 2 Rhamnose $2C_6H_{12}O_5 + H_2O$ (vergl. S. 129)	Quercitin $C_{15}H_{10}O_7$	Kochen mit verd. Schwefelsäure.
29. Skimmin $C_{15}H_6O_8$	Skimmia japonica Thunb.	1 Glukose	Skimmetin CH_6O_3	Heisse verd. Mineralsäuren.
30. Hesperidin $C_{50}H_{60}O_{27}$	Fruchtfleisch verschiedener Citrus-Arten	Unter Aufnahme von $3H_2O$: 2 Glukose	Rhamnose $C_6H_{12}O_5$ (vergl. S. 129) / 2 Hesperetin $2C_{16}H_{14}O_7$	Kochen mit verd. Schwefelsäure.
31. Aeskulin $C_{15}H_{16}O_9$	Rinde von Aesculus hippocastanum	1 Glukose	Aeskuletin $C_9H_6O_4$	Kochen mit verd. Mineralsäuren u. durch Emulsin.
32. Xanthorhamnin $C_{34}H_{42}O_{17}$ (?)	Gelbbeeren u. Theile verschiedener Rhamnus-Arten	Rhamninose $C_{18}H_{33}O_{11}$ diese weiter in: 2 Glukose $2C_6H_{12}O_6$	Rhamnetin $C_{16}H_{12}O_7$ / 1 Galaktose $C_6H_{12}O_6$	Ferment Rhamninase. Die Rhamninose weiter durch Säuren.
33. Frangulin $C_{21}H_{20}O_9$ gelber Farbstoff	Verschiedene Theile von Rhamnus Frangula L. etc.	Rhamnose $C_6H_{12}O_5 + H_2O$ (vergl. S. 129)	Emodin $C_{15}H_{10}O_5$	Kochen mit verd. Mineralsäuren.
34. Lokaïn $C_{42}H_{48}O_{27}$ grüner Farbstoff „Lokao"	Rinde von Rhamnus utilis, Rh. chlorophora	Lokaose $C_6H_{12}O_6$	Lokansäure $C_{36}H_{30}O_{21}$	Verd. Schwefelsäure.

[1] Onospin ist ein sekundäres Glukosid, welches mit verdünnten Mineralsäuren Zucker und Ononetin ($C_{23}H_{22}O_6$) liefert.

[2] Dasselbe ist bis jetzt noch nicht für sich gewonnen, sondern nur n Lösung.

Glukosid	Vorkommen	Spaltungserzeugnisse:		Spaltung durch:
		Zucker $C_6H_{12}O_6$	Sonstige Verbindungen	
35. Viola-quercitrin $C_{27}H_{26}O_{16}$	Viola tricolor, arvensis etc.	2 Zuckerarten 2 $C_6H_{12}O_6$	Violaquercetin $C_{15}H_{10}O_7$	Verd. Säuren.
36. Datiscin $C_{21}H_{24}O_{11}$ gelber Farbstoff	Kraut und Wurzel von Datisca cana-bina	Rhamnose $C_6H_{12}O_5$ + H_2O (vergl. S. 129)	Datiscetin $C_{15}H_{12}O_6$	Wärme, verd. Säuren u. kochende Alkalien.
37. Daphnin $C_{15}H_{16}O_9$	Daphne Mezereum u. alpina L.	1 Glukose	Daphnetin $C_9H_6O_4$	Kochen mit verd. Säuren.
38. Myrtike-lorin $C_{27}H_{28}O_{16}$ Farbstoff	Eucalyptus macrorhyncha	2 Galaktose (?) 2 $C_6H_{12}O_6$	Quercetin $C_{15}H_{10}O_7$	desgl.
39. Apiin $C_{27}H_{32}O_{16}$	Apium petroseli-num, graveolens etc.	2 Glukose	Apigenin $C_{15}H_{10}O_5$	desgl.
40. Gaultherin $C_{14}H_{18}O_8$	Gaultheria procum-bens, Betula lenta, Spiraea- u. Polygala-Arten	Glukose	Salicylsäuremethylester $C_6H_4 {<}{OH \atop COOCH_3}$	Erwärmen mit verd. Mineralsäuren.
41. Arbutin $C_{12}H_{16}O_7$	Blätter von Arctostaphylos Uva Ursi	desgl.	Hydrochinon $C_6H_4{<}{OH \atop OH}$	Emulsin u. verd. Säuren.
42. Heidelbeer-farbstoff A u. B $C_{20}H_{24}O_{13}$	Vaccinium Myrtillus L.	desgl. (?)	Muttersubstanz B giebt Farbstoff A $C_{14}H_{14}O_7$	Verd. Salz- oder Schwefelsäuren.
43. Sapotin $C_{29}H_{32}O_{20}$	Kerne von Achras sapota	2 Glukose	Sapotiretin $C_{17}H_{22}O_{10}$	Kochen mit verd. Schwefelsäure.
44. Fraxin $C_{16}H_{18}O_{10}$	Rinde von Fraxinus excelsior, Aesculus- u. Pavia-Arten.	1 Glukose	Fraxetin $C_{10}H_8O_5$	desgl.
45. Phillyrin $C_{26}H_{32}O_{11}$	Blätter von Phillyrea-Arten	$C_6H_{12}O_6$	Phillygenin $C_{20}H_{22}O_6$	Kochen mit verd. Mineralsäuren.
46. Syringin $C_{17}H_{24}O_9$	Syringa vulgaris u. Ligustrum vulgare	$C_6H_{12}O_6$	Syringenin $C_{11}H_{14}O_4$	desgl.
47. Menyanthin $C_{33}H_{50}O_{14}$ (?) Bitterstoff	Kraut von Meny-anthes trifoliata	Zuckerart (?)	Menyanthol $x\,(C_7H_{11}O_2)$ (?)	Destillation mit verd. Schwefelsäure im CO_2-Strome.
48. Gentio-pikrin $C_{20}H_{30}O_{12}$ Bitterstoff	Wurzel von Gentiana lutea	$C_6H_{12}O_6$	Gentiogenin $C_{14}H_{16}O_5$	Wasser H_2O	Kochen mit verd. Säuren.

Glukosid	Vorkommen	Spaltungserzeugnisse:			Spaltung durch:
		Zucker $C_6H_{12}O_6$	Sonstige Verbindungen:		
49. Periplocin $C_{30}H_{48}O_{12}$	Rinde von Periploca gracca	Glukose	Periplogenin $C_{24}H_{34}O_5$	Wasser H_2O	Kochen mit verd. Säuren.
50. Convolvulin $C_{34}H_{06}O_{27}$ Harzglukosid	Knollen von Ipomoea Purga Hayne	Convolvulinsäure $C_{45}H_{80}O_{28}$ $+ 5 H_2O = 8 C_6H_{12}O_6$	Purginsäure $C_{25}H_{40}O_{12}$ Convolvulinolsäure $+ C_{15}H_{30}O_3$	Methyläthylessigsäure $C_5H_{10}O_2$	Barytwasser. Convolvulinsäure mit verd. Mineralsäuren
51. Jalappin $C_{34}H_{56}O_{16}$	Knollen der Convolvulaceae	$3 C_6H_{12}O_6$	Jalappinolsäure $C_{16}H_{30}O_6$		Kochen mit verd. Säuren.
52. Tampicin $C_{34}H_{54}O_{14}$ Harzglukosid	Wurzel von Ipomoea stimulans Haub.	$3 C_6H_{12}O_6$	Tampicolsäure $C_{16}H_{32}O_3$		desgl.
53. Solanin $C_{45}H_{71}NO_{15}$, vergl. S. 93.					
54. Dulkamarin $C_{22}H_{34}O_{10}$	Stengel von Solanum Dulcamara	$C_6H_{12}O_6$	Dulkamaretin $C_{16}H_{26}O_3$		Verd. Säuren.
55. Digitalin[1]) $C_{33}H_{56}O_{14}$	Samen von Digitalis purpurea L.	$C_6H_{12}O_6$	Digitalose $C_7H_{14}O_7$	Digitaligenin $C_{22}H_{30}O_3$	Verd. alkoholische Salzsäure.
56. Digitoxin $C_{34}H_{54}O_{11}$	Blätter von Digitalis purpurea L.	Digitoxose $2 C_6H_{12}O_4$	Digitoxigenin $C_{22}H_{32}O_4$		desgl.
57. Chinovin[2]) (Chinovabitter) $C_{38}H_{62}O_{11}$ (?)	Chinarinden	Chinovose $C_6H_{12}O_5$	Chinovasäure $C_{33}H_{48}O_6$ (?)		Einleiten von Salzsäuregas in die alkohol. Lösung.
58. Danaïn $C_{14}H_{28}O_5$ Farbstoff	Wurzel von Danais fragans	$C_6H_{12}O_6$	Danaïdin $C_{22}H_{20}O_6$		Verd. Säuren.
59. Kaïncin $C_{40}H_{64}O_{18}$	Kaïnkawurzel von Chiococca anguifuga	$3 C_6H_{12}O_6$	Kaïncetin $C_{22}H_{34}O_3$		Kochen der alkohol. Lösung mit Salzsäure.
60. Cephalantin $C_{22}H_{34}O_6$	Rinde von Cephalantus occidentalis	$C_6H_{12}O_6$	Cephalanteïn $C_{16}H_{24}O_3$		3%-ige alkoholische Schwefelsäure während 4 Stdn. im geschlossenen Rohr bei 120°.

[1]) Der Samen von Digitalis enthält noch ein zweites Glukosid, das Digitonin, dessen Zusammensetzung noch nicht sicher ermittelt ist; es liefert bei der Spaltung: Glukose, Galaktose und Digitogenin.

[2]) Ausser diesem α-Chinovin kommt ein β-Chinovin vor, welches dieselben Spaltungsstoffe liefert und sich von dem α-Chinovin durch seine Unlöslichkeit in absol. Aether und Essigäther unterscheidet.

Glukosid	Vorkommen	Spaltungserzeugnisse:		Spaltung durch:
		Zucker	Sonstige Verbindungen	
61. Ruberythrinsäure $C_{26}H_{28}O_{14}$	Krappwurzel von Rubia tinctorum L.	$2\ C_6H_{12}O_6$	Alizarin $C_{14}H_8O_4$	Ferment „Erythrozym" in der Krappwurzel, durch Kochen mit verd. Säuren sowie Alkalien.
62. Rubiadinglukosid $C_{21}H_{20}O_9$	desgl.	$C_6H_{12}O_6$	Rubiadin $C_{15}H_{10}O_4$	Heisse verd. Säuren.
63. Bryonin $C_{34}H_{50}O_9$ (?)	Wurzel von Bryonia alba u. dioïca	Glukose	Bryogenin $C_{14}H_{20}O_2$	Ameisen-, Essig-, Buttersäure etc.	Kochen mit verd. Säuren.
64. Colocynthin $C_{56}H_{42}O_{23}$ Bitterstoff	Frucht von Citrullus Colocynthis	desgl.	Colocyntheïn $C_{44}H_{32}O_{13}$ (?)	Essigsäure etc.	desgl.
65. Absynthiin $C_{30}H_{40}O_8$	Blätter von Artemisia absynthium	desgl.	Harzartiger Körper $C_{21}H_{26}O_6$	Flüchtiger Körper	Verd. Schwefelsäure.
66. Cichorium-Glukosid $C_{32}H_{34}O_{19}$	Blüthen von Cichorium Intybus L.	$2\ C_6H_{12}O_6$	Cichoriigenin $C_{20}H_{14}O_9$		Kochen mit verd. Säuren.

Zu den Glukosiden werden auch viele **Gerbsäuren** gerechnet und sind als solche bereits erkannt: die Gerbsäure aus Rubus villosus, China- und Chinovagerbsäure sowie die Kaffeegerbsäure (vergl. weiter unten unter „Gerbsäuren").

Diejenigen Glukoside, welche als Zuckerart **Rhamnose** (Methylpentose S. 129) abspalten, liefern bei der Destillation mit Salz- oder Schwefelsäure auch grössere Mengen Methylfurfurol.

3. **d-Galaktose** (Raumformel vergl. S. 126). Von den 3 möglichen Galaktosen (als Aldehyde des Dulcits), der (d-+l-) Galaktose, l-Galaktose und d-Galaktose hat nur die letztere, die d-Galaktose, für die Nahrungsmittelchemie Bedeutung; sie bildet sich neben d-Glukose bei der **Hydrolyse der Laktose**, des in den gelben Lupinen vorkommenden, schön krystallisirenden **Galaktits** $C_9H_{18}O_7$ und verschiedener **Gummiarten, Galaktane** genannt, welche bei der Oxydation mit Salpetersäure Schleimsäure liefern. Die d-Galaktose krystallisirt oft erst nach langem Stehen bald in sechseckigen Säulen bald in Nadeln; durch Erhitzen mit Kalilauge wird sie in d-Tagatose und ψ-Tagatose umgewandelt; mit Methylalkohol und Salzsäuregas giebt sie ein α- und β-Methyl-d-Galaktosid von 111. bezw. 173—175^0 Schmelzpunkt, von denen das letztere durch Emulsin gespalten wird. Die Abhängigkeit der spec. Drehung von dem Procentgehalt (p = 5 bis 35 %) und der Temperatur (t = 10 bis 30^0) wird nach **Meissl** durch folgende Formel ausgedrückt:

$$[\alpha\ (\overset{t}{D})] = 83{,}883 + 0{,}0785\ p - 0{,}209\ t.$$

Die Multirotation kann in derselben Weise wie bei d-Glukose aufgehoben werden. Ueber die sonstigen Eigenschaften vergl. S. 132.

4. **d-Fruktose**, Fruchtzucker bezw. Linksfruchtzucker, früher **Lävulose** genannt, Raumformel vergl. S. 120. Die d-Fruktose begleitet die d-Glukose in vielen Pflanzen, besonders in den süssen Früchten und im Honig. Der aus letzterem beim Stehen sich ausscheidende feste Antheil besteht vorwiegend aus d-Glukose, der flüssige syrupöse Antheil vorwiegend aus d-Fruktose. Zur Darstellung der letzteren kann man das Inulin benutzen, welches durch 15—24-stündiges Erhitzen mit verd. Schwefelsäure auf dem Wasserbade in verschlossener Flasche eine gelbliche Lösung liefert, aus welcher durch Umkrystallisiren aus Alkohol die d-Fruktose rein gewonnen werden kann. Sie entsteht ferner, wie schon oben S. 133 gesagt ist, neben d-Glukose bei der Inversion des Rohrzuckers, weshalb das Gemisch dieser beiden Zuckerarten auch „Invertzucker" genannt wird.

Um aus Invertzucker d-Fruktose zu erhalten, stellt man zunächst die Kalkverbindungen dar, von denen die der d-Fruktose zum Unterschiede von dem Kalkglukosat in der Kälte in Wasser schwer löslich ist. Nach Dubrunfaut werden 10 g Invertzucker in 100 ccm Eiswasser gelöst und 6 g höchst fein gepulvertes Kalkhydrat eingerührt; es findet anfangs eine vollständige Lösung statt, worauf die ganze Masse krystallinisch erstarrt. Durch Abpressen und öfteres Auswaschen mit eiskaltem Wasser erhält man reines Kalkfruktosat, aus der die d-Fruktose nach dem Abscheiden des Kalkes durch Kohlensäure in Form eines Syrups erhalten wird. Dieser liefert, eingedunstet und nach dem Behandeln mit absolutem Alkohol, einen Krystallbrei von reiner d-Fruktose.

In den grünen Roggenpflanzen kommt ein Kohlenhydrat, die **Sekalose** vor, welches, in ähnlicher Weise wie Inulin behandelt, in d-Fruktose übergeht.

Letztere entsteht endlich, wie schon erwähnt, neben d-Mannose bei der Oxydation des Mannits, sowie aus d-Glukosazon, das sowohl aus d-Glukose als auch aus d-Mannose dargestellt werden kann. Diese Bildungsweise zeigt, dass die d-Fruktose in einer genetischen Verbindung mit der d-Glukose und d-Mannose steht.

Die d-Fruktose krystallisirt sehr schwer; in ganz reinem Zustande bildet sie kugelig angeordnete, bis 10 mm lange Nadeln, die bei 95^0 schmelzen. Ueber 100^0 erhitzt verliert dieselbe Wasser; es bilden sich Kondensationserzeugnisse, die stärker drehen als die natürliche d-Fruktose. Sie ist sehr hygroskopisch, schmeckt eben so süss wie Rohrzucker; in kaltem absol. Alkohol ist sie fast unlöslich; wenn sie durch Kochen damit in Lösung gebracht wird, scheidet sie sich jedoch erst nach längerem Stehen wieder aus.

Das specifische Drehungsvermögen wird ausserordentlich verschieden angegeben[1]); nach den meisten Beobachtungen schwankt für eine $10^0/_0$-ige Lösung und 20^0 Temperatur der Werth von $[\alpha_{(D)}]$ zwischen $-90,2$ bis -93^0.

Mit Hefe vergährt sie anfangs langsamer als die d-Glukose, so dass natürlich vergohrene Süssweine, wenn die Gährung nicht zu lange angedauert hat, sondern durch Alkohol-Zusatz, wie man sagt, stumm gemacht ist, eine grössere Menge d-Fruktose enthalten und in Folge dessen eine verhältnissmässig stärkere Linksdrehung zeigen, als der ursprüngliche Most.

Durch Reduktion geht die d-Fruktose in d-Mannit und d-Sorbit über, durch Oxydation mit Quecksilberoxyd wird sie in d-Erythronsäure $CH_2OH(CHOH)_2COOH$ und Glykolsäure (Oxyessigsäure) $CH_2OH \cdot COOH$ gespalten. Alkalien wandeln sie

---

[1]) H. Landolt: Das optische Drehungsvermögen. Braunschweig 1898, 2. Aufl., 523.

zum Theil in d-Glukose und d-Mannose um. Ueber die sonstigen Eigenschaften vergl. S. 132.

Die (d- +l-) Fruktose oder α-Akrose wurde von E. Fischer unter den Kondensationserzeugnissen der Glycerose gefunden; hieraus lässt sich durch Hefengährung die l-Fruktose gewinnen, wie denn die (d- +l-) Fruktose der Ausgangskörper für den Aufbau nicht nur der d-Fruktose und d-Glukose, sondern auch der d-Mannose, des d-Mannits und des d-Sorbits geworden ist.

Die d-Fruktose hat eine kennzeichnende qualitative Reaktion: Sie giebt mit salzsaurem Resorcin (0,5 g Resorcin in 30 ccm Salzsäure von 1,19 spec. Gew. + 30 ccm Wasser) eine Rothfärbung; hierdurch kann d-Fruktose neben anderen Zuckerarten erkannt werden.

5. Die Sorbinose oder Sorbose $C_6H_{12}O_6$ als zweite natürlich vorkommende Ketohexose findet sich im Saft der Vogelbeeren (Sorbus aucuparia) und kann daraus gewonnen werden, indem man den Saft $\frac{1}{2}$—1 Jahr an der Luft stehen lässt, alsdann von der Pilzvegetation durch Filtriren befreit und die abgeschiedene Sorbose durch öfteres Umkrystallisiren reinigt; sie bildet rhombische Krystalle, die sich in $\frac{1}{2}$ Thln. Wasser lösen, und in 10%-iger Lösung das Drehungsvermögen $[\alpha (D)] = -43,4^0$ besitzen. Mit Salz- und Schwefelsäure liefert sie Lävulinsäure (S. 132), mit Salpetersäure oder sonstigen Oxydationsmitteln Trioxyglutarsäure $COOH(CHOH)_3COOH$. Der Methylsorbit schmilzt bei 120—122°; vergl. weiter S. 132.

II. Die Disaccharide oder Saccharobiosen $C_{12}H_{22}O_{11}$.

Die hierher gehörigen Zuckerarten bestehen aus je 2 Molekülen der Monohexosen und können daher auch Dihexosen[1]) genannt werden. Sie sind als aetherartige Anhydride der Hexosen aufzufassen, indem die Bindung entweder durch die Alkohol- oder die Aldehydo- oder Ketogruppe vermittelt wird. Zu dieser Gruppe gehören folgende 5 Zuckerarten: Saccharose, Laktose, Maltose, Mykose (oder Trehalose) und Melibiose. Laktose und Maltose enthalten noch die Aldosegruppe CHOH · CHO, weil sie beim Kochen Fehling'sche Lösung reduciren, mit Phenylhydrazin Osazone und bei der Oxydation mit Bromwasser 1-basische Säuren $C_{12}H_{22}O_{12}$ Lakto- und Maltobionsäure bilden. In der Saccharose dagegen, welche diese Eigenschaften nicht besitzt, scheinen die reducirenden Gruppen der d-Glukose und d-Fruktose beiderseits gebunden zu sein. Man schreibt daher der Maltose und Laktose folgende Konstitutionsformeln zu:

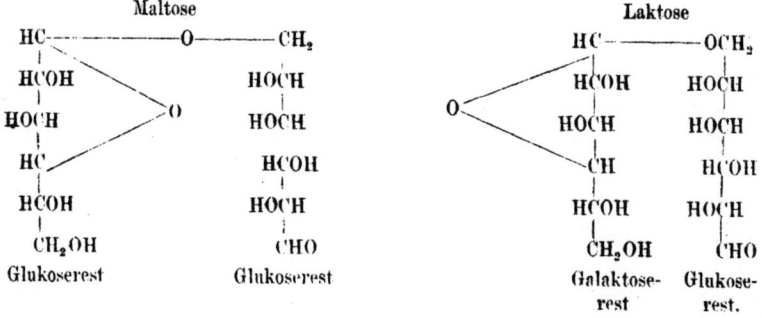

---

[1]) Sie werden auch einfach „Biosen" genannt, was aber nicht zweckmässig erscheint; denn darnach müsste man die Trisaccharide auch mit „Triosen" bezeichnen, was aber aus dem Grunde nicht zweckmässig ist, weil unter Triosen Zucker mit 3 Atomen Kohlenstoff verstanden werden.

Dem verschiedenen Verhalten der **Saccharose** tragen folgende **Formeln** Rechnung:

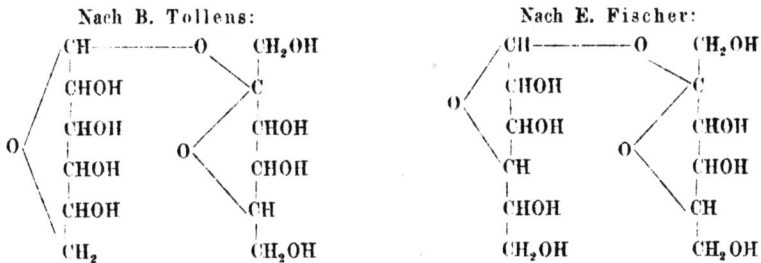

Mit den Konstitutionsformeln für **Maltose** und **Laktose** stimmt auch ihr Verhalten gegen Hefenauszug (Glukase-Enzym) und Emulsin oder Synaptase überein. Die Maltose wird von Hefenauszug leicht gespalten und ist als α-Glukose-glukosid aufzufassen, während Laktose nur durch Emulsin in ihre Bestandtheile zerlegbar, daher als β-Glukosegalaktosid zu deuten ist; beide Disaccharide verhalten sich daher wie α-Methylglukosid und β-Methylgalaktosid (vergl. S. 52).

Die Saccharose wird, bevor sie vergährbar ist, durch das in der Hefe vorhandene Enzym, das Invertin oder die Invertase gespalten; ähnlich wirkt das Ptyalin des Speichels und die Pankreas-(Bauchspeichel-)Diastase.

Früher hielt man Maltose und Laktose für direkt vergährbar; E. Fischer hat aber nachgewiesen, dass wie die Saccharose erst durch Hefeninvertase, so die Maltose durch Hefenglukase (oder Maltase) und Laktose durch die Milchhefenlaktase in Monosaccharide oder Monohexosen gespalten werden und letztere erst der Gährung, d. h. der Zerlegung in Alkohol und Kohlensäure unterliegen.

Bei der Spaltung überträgt das Enzym 1 Mol. Wasser (H_2O) auf das Disaccharid und bewirkt die Bildung von 2 Hexosen:

$$\begin{array}{l} C_{12}H_{22}O_{11} + H_2O \\ \text{Saccharose} \quad \text{Invertin} \end{array} \left[\begin{array}{l} \longrightarrow C_6H_{12}O_6 \; \substack{\text{d-Glukose} \\ \text{(rechts drehend)}} \\ \longrightarrow C_6H_{12}O_6 \; \substack{\text{d-Fruktose} \\ \text{(links drehend)}} \end{array} \right\} \substack{\text{Invertzucker} \\ \text{(links drehend).}}$$

Dieselbe hydrolytische Spaltung (oder **Hydrolyse**) kann durch Erwärmen mit verdünnten Säuren (einigen unorganischen Salzen, Glycerin) bewirkt werden; auch hier verläuft der Vorgang nach der Gleichung:

$$C_{12}H_{22}O_{11} + H_2O = 2\, C_6H_{12}O_6.$$

Die Schnelligkeit der Reaktion steht nach Ostwald in genauer Beziehung zu der Affinitätsgrösse der Säuren.

Bei zu langem oder zu starkem Erhitzen findet eine Rückbildung statt, indem die Hexosen, besonders Fruktosen eine rückläufige Kondensation zu dextrinähnlichen Stoffen erleiden.

Eine künstliche Darstellung der Disaccharide ist bis jetzt noch nicht mit Sicherheit gelungen; denn die durch Behandeln der Monohexosen mit Alkalien entstehenden Kondensationserzeugnisse sind von den natürlich vorkommenden Disacchariden verschieden.

Die allgemeinen Eigenschaften der genannten 4 Disaccharide erhellen aus folgender Uebersicht.

Eigenschaften	Saccharose	Laktose	Maltose	Mykose (Trehalose)
1. Spaltbar durch die Enzyme . .	Hefen-Invertin, Ptyalin etc.	Milchhefen-Laktase	Hefen-Glukase (Maltase)	—
2. Spaltungserzeugnisse durch Enzyme oder Säuren	d-Glukose d-Fruktose	d-Glukose d-Galaktose	d-Glukose d-Glukose	d-Glukose d-Glukose
3. Verhalten gegen Fehling'sche Lösung	reducirt nicht direkt	reduciren dirket		reducirt nicht direkt
4. Desgl. gegen polarisirtes Licht [α (D)] bei 20°, wasserhaltig . . .	$+66,5°$	$+52,53°$[1])	$+138,3°$	$+197,3°$
5. Desgl. gegen Phenylhydrazin: Bildung von Osazon, Schmelzpunkt .	kein Osazon	200°	190—191° (206°)	kein Osazon
6. Desgl. bei der Oxydation mit Salpetersäure	d-Zuckersäure, i-Wein- u. Oxalsäure	d-Zuckersäure u. Schleimsäure	d-Zuckersäure	Oxalsäure
7. Desgl. mit Essigsäureanhydrid, Oktoacetester $C_{12}H_{14}O_3(OCOCH_3)_8$ Schmelzpunkt	67°	95—100°	156°	97—98°
8. Molekulare Verbrennungswärme, wasserfrei	1352,7 Kal.	1351,4 Kal.	(krystall.) 1339,8 Kal.	1349,9 Kal.

1. **Die Saccharose, Saccharobiose oder der Rohrzucker $C_{12}H_{22}O_{11}$.**
Die Saccharose findet sich im Saft vieler Pflanzen und ist vielleicht neben Stärke der erste Umwandlungsstoff, der sich durch die Thätigkeit des Chlorophylls aus dem Wasser und der aufgenommenen Kohlensäure in den chlorophyllhaltigen Theilen der Pflanze bildet. Dieselbe begleitet fast stets die d-Glukose und d-Fruktose in den Pflanzen; während aber letztere sich vorwiegend in den Früchten finden, ist die Saccharose meist im Stamme der Pflanzen enthalten. Letztere wird in den Pflanzen durch Säuren in Invertzucker übergeführt; dass aber neutrale oder schwach saure Pflanzensäfte die löslichen Kohlenhydrate vorwiegend in Form von Saccharose, stark saure Säfte dagegen in Folge der stärkeren Einwirkung der Säuren in Form von Invertzucker enthalten sollen, trifft wenigstens für die Früchte nicht zu (vergl. diesen Abschnitt).

Es wurde an Saccharose gefunden in der Blattkrone der Zuckerrübe 2 g, in 1 kg Rebenblätter 16 g; Mais enthält 7—9 %, Zuckerhirse 15 %, Zuckerrohr 20 %, Ananas 11 %, Erdbeeren 6,3 %, Aprikosen 6 %, Bananen 5 %, Zuckerrüben bis gegen 16 %. Ferner findet sich Saccharose oft in bedeutenden Mengen in dem Safte der Birken, des Ahorns, verschiedener Palmen, in Feigen, Kirschen, Kaktus, Kleeblüthe etc. Selbstverständlich wird dieselbe vielfach begleitet von verschiedenen Glukosen.

Die aus den Blüthen von den Bienen gesammelte Saccharose wird durch die von den Insekten abgesonderte Ameisensäure oder durch vorhandene Fermente in Invertzucker übergeführt.

---

[1]) Drehung nach 24-stündigem Stehen der Laktose-Lösungen; frisch bereitete Lösungen drehen $6/5$-mal stärker.

Die Handels-Saccharose, der Rohrzucker, wird entweder aus Zuckerrüben oder dem Zuckerrohr gewonnen (vergl. die Abschnitte „Zuckerrüben" und „Zucker").

Die Saccharose krystallisirt in monoklinen Prismen, deren spec. Gewicht 1,580 beträgt; dieselbe ist leicht löslich in Wasser; 100 Thle. Wasser lösen bei 15° 195 Thle., bei 50° 250 Thle., bei 100° 470 Thle. Saccharose.

In absolutem Alkohol ist Saccharose fast unlöslich, mit der Verdünnung durch Wasser nimmt ihre Löslichkeit zu.

Für die Abhängigkeit der specifischen Drehung der Saccharose von dem Procentgehalt der wässerigen Lösungen an Zucker ($= p$), bezw. an Wasser ($= q$) und von der Koncentration (Zucker in 100 ccm $= c$) sind verschiedene Gleichungen[1]) aufgestellt, unter anderen:

1. Von B. Tollens für specifisches Gewicht der Lösungen bei 17,5°, bezogen auf Wasser von 17,5°, und für Drehung bei 20°:

a) $p = 4-18$, $[\alpha(D)]^{20} = 66{,}727 - 0{,}015534\,p - 0{,}000052396\,p^2$
b) $q = 18-69$, „ $= 66{,}303 - 0{,}015016\,p - 0{,}0003981\,p^2$

2. Von Nasini und Villavecchia:

a) $p = 3-65$, $[\alpha(D)]^{20} = 66{,}438 + 0{,}010312\,p - 0{,}00035449\,p^2$
b) $q = 35-97$, „ $= 63{,}924 + 0{,}060586\,q - 0{,}00035449\,q^2$

3. Von Landolt:

für $c = 4{,}5-27{,}7$, $[\alpha(D)]^{20} = 66{,}67 - 0{,}0095\,c$ (wahre ccm).

Zur Berechnung der specifischen Drehung für eine von 20° abweichende Temperatur kann zwischen 12 und 25° die Formel:

$$[\alpha(D)]^t = [\alpha(D)]^{20} - 0{,}0144\,(t-20)$$

angewendet werden.

Bei einem geringeren Zuckergehalt als $p = 4$ scheint die spec. Drehung eine stetige schwache Abnahme zu erfahren.

Auch das Lösungsmittel zeigt einen Einfluss; unter sonst gleichen Verhältnissen (10 Thle. Zucker + 90 Thle. Wasser oder statt letzteren 23 Thle. Wasser + 67 Thle. Aethylalkohol oder Aceton oder Methylalkohol) ist $[\alpha(D)]$ für Wasser $= 66{,}67°$, für Alkohol $= 66{,}83°$, für Aceton $= 67{,}40°$, für Methylalkohol $= 68{,}63°$.

Erheblich wird die Drehung beeinflusst und zwar vermindert durch die Gegenwart der Salze von Alkalien und Erdalkalien; Bleiessig zeigt keinen Einfluss, Ammoniak in grösseren Mengen erhöht dagegen die Polarisation merklich.

Vorsichtig erhitzt, schmilzt Saccharose bei 160° und erstarrt darauf zu einem durchsichtigen amorphen Glase, dem sog. Gerstenzucker, welcher allmählich, besonders in feuchten Räumen von aussen nach innen wieder in den undurchsichtigen, krystallinischen Zustand übergeht. Bei höherer Temperatur bräunt sich die Masse unter Bildung von Karamel.

Mit oxydirenden Körpern behandelt, erleidet die Saccharose entweder theilweise oder vollständige Zersetzung, die sich mitunter durch Explosion oder Entzündung äussert. Ein Gemisch von chlorsaurem Kalium mit Saccharose explodirt beim Reiben, verpufft dagegen auf Zusatz von konc. Schwefelsäure. Salpetersäure von mässiger Concentration wirkt erst invertirend, dann oxydirend, indem gelbe Dämpfe

---

[1]) Vergl. H. Landolt: Das optische Drehungsvermögen. Braunschweig 1898, 2. Aufl., 529.

von Stickstoffoxyd neben Kohlensäure, Blausäure etc. entweichen, während Zuckersäure und Oxalsäure in wechselnden Mengen zurückbleiben.

Rauchende Salpetersäure mit Schwefelsäure bildet explosibeles Saccharosenitrat.

Uebermangansäure und Chromsäure zersetzen die Saccharose zu Ameisensäure, Essigsäure, Oxalsäure und Kohlensäure. Die Halogene bilden mit Saccharose Verbindungen, aus welchen nach dem Behandeln mit Silberoxyd oder Bleioxyd Glykonsäure entsteht.

Mit Basen bildet die Saccharose Saccharate z. B. mit Kalk die Verbindungen: $C_{12}H_{22}O_{11} \cdot CaO + 2 H_2O$, fällbar durch Alkohol, $C_{12}H_{22}O_{11} \cdot 2 CaO$, welche Verbindung beim Abkühlen krystallisirt, und weiter $C_{12}H_{22}O_{11} \cdot 3 CaO$, welche Verbindung in Wasser schwer löslich ist.

Aehnliche Saccharate bilden Strontian, Baryt und Bleioxyd.

Mit einer alkoholischen Lösung von α-Naphtol, Diphenylamin, Thymol, Phloroglucin oder Resorcin gemengt, giebt Saccharose auf Zusatz von konc. Schwefelsäure oder Salzsäure rothe, violettrothe oder blaue Farbenerscheinungen.

Ueber die sonstigen Eigenschaften der Saccharose vergl. vorstehend S. 146.

Zur quantitativen Bestimmung der Saccharose (vergl. Bd. III) sind vorwiegend zwei Verfahren in Gebrauch:

1. Das gewichtsanalytische oder titrimetrische Verfahren durch Reduktion von Metallsalzlösungen nach Ueberführung der Saccharose in Invertzucker.

2. Das saccharimetrische Verfahren durch Polarisation.

2. Die Laktose, Laktobiose oder der Milchzucker, $C_{12}H_{22}O_{11} + H_2O$. Die Laktose kommt in der Milch der Säugethiere vor, ferner in der Amniosflüssigkeit der Kühe und in einigen pathologischen Sekreten. Technisch wird sie aus den bei der Käsebereitung abfallenden Molken (vergl. diese) gewonnen, indem man letztere eindampft und den sich ausscheidenden Milchzucker durch Umkrystallisiren reinigt.

Die Laktose krystallisirt in rhombischen Prismen, die bei 140° Wasser verlieren und bei 205° unter Zersetzung schmelzen. Sie ist unlöslich in Alkohol, löslich in 6 Thln. kalten und 2,5 Thln. heissen Wassers und schmeckt nur schwach süss. Wie sie gleich den Hexosen alkalische Kupferlösung beim Kochen reducirt, so reducirt sie ammoniakalische Silberlösung schon in der Kälte. Durch Milchsäurebakterien geht sie leicht in Milchsäure über (S. 127).

Die Laktose zeigt im Verhalten gegen polarisirtes Licht 3 verschiedene Modifikationen; für die α-Form (im Anfange der Bereitung der Lösung) ist $[\alpha (D)] = + 84°$, β-Form (stabile Form nach 24 Stunden oder nach Erwärmung) $= + 52,53°$; γ-Form (Auflösen von entwässerter Laktose) $= + 34,4°$. Hat man die Ablenkung einer Laktoselösung bei irgend einer Temperatur beobachtet, so kann man dieselbe nach Landolt nach der Gleichung: $\alpha_{20} = \alpha_t + \dfrac{1020-t}{1000}$ auf 20° zurückführen. Alkalien vermindern das Drehungsvermögen der Laktose.

Wegen der Multirotation benutzt man zur quantitativen Bestimmung an Stelle der Polarisation zweckmässiger die Reduktion Fehling'scher Lösung (vergl. Bd. III., ferner über die sonstigen Eigenschaften, Konstitution etc. S. 144 und 146).

3. Die Maltose, Maltobiose oder der Malzzucker $C_{12}H_{22}O_{11} + H_2O$. Die Maltose entsteht neben dextrinartigen Körpern durch Einwirkung verschiedener

Fermente, wie vorzugsweise der Diastase, des Ptyalins und des Pankreasfermentes sowie durch Einwirkung von verd. Schwefelsäure auf Stärke. Durch Diastase wird die Maltose nicht weiter verändert, durch Kochen mit verd. Säuren dagegen wird sie unter Wasseraufnahme in 2 d-Glukose gespalten.

Zur Darstellung der Maltose werden nach Soxhlet 2 kg Kartoffelstärke mit 9 l Wasser kalt gemischt und darauf im Wasserbade verkleistert.

Nach dem Abkühlen auf 60—65° rührt man einen bei 10° dargestellten Aufguss von 120 bis 140 g lufttrockenen Malzes ein und erhält die gesammte Flüssigkeit eine Stunde auf einer Temperatur von 60—65°. Sobald eine herausgenommene Probe keine Jodreaktion mehr zeigt, wird schnell aufgekocht und nach dem Filtriren zur Syrupdicke eingedampft. Zur Abscheidung der Dextrine nimmt man diesen Syrup mit 90%-igem Alkohol auf, filtrirt, verdampft und wiederholt diese Behandlung so oft, bis auf Zusatz von Alkohol zum Syrup keine flockige Ausscheidung mehr stattfindet. In den eingedickten Maltosesyrup trägt man eine kleine Menge reiner fertiger Maltose ein, wodurch die Krystallisation eingeleitet wird, bis nach etwa 3—4 Tagen der Syrup zu einer braunen Krystallmasse erstarrt ist. Durch Auswaschen mit Aethylalkohol, Absaugen der Mutterlauge und Umkrystallisiren aus Alkohol von 80% wird die Maltose rein erhalten.

Die Maltose bildet feine, weisse, harte Nadeln, welche in Wasser, Aethyl- und Methylalkohol leicht löslich sind.

Die Abhängigkeit der Enddrehung von der Koncentration und Temperatur der Maltoselösungen lässt sich nach Meissl durch folgende Formel ausdrücken:

$$[\alpha (D)] = 140{,}375 - 0{,}01837\, p - 0{,}095\, t.$$

Fehling'sche Lösung wird durch Maltose schwächer reducirt als durch d-Glukose, indem sie nur $2/3$ so viel Kupferoxydul abscheidet als letztere. Durch verdünnte Säuren invertirt, reducirt die Maltose $5/3$ so stark wie die ursprüngliche Lösung.

Essigsaures Kupfer (Barfoed's Reagens) wird durch Maltose nicht reducirt, (Unterschied von d-Glukose, welche reducirend wirkt).

Ueber die Konstitution und sonstige Eigenschaften vergl. S. 144 u. 146.

Die Isomaltose $C_{12}H_{22}O_{11}$ ist der Maltose isomer, bildet sich als Zwischenerzeugniss beim Maischvorgang, ferner aus d-Glukose beim Behandeln mit Salzsäure. Ihr Drehungsvermögen $[\alpha (D)]$ ist $= +70°$; ihr Osazon schmilzt bei 150—153°; sie reducirt Fehling'sche Lösung schwächer als Maltose (40%) und vergährt nicht mit Hefe. Durch weitere Einwirkungen von Diastase geht sie in Maltose über.

4. Die Mykose oder Trehalose $C_{12}H_{22}O_{11} + 2H_2O$. Die Trehalose findet sich in der orientalischen Trehala, im Mutterkorn, in verschiedenen Pilzen, beispielsweise in Agaricus muscarius bis zu 10% der Trockensubstanz, in Boletus edulis u. a. Man erhält dieselbe durch Ausziehen der Pilze mit Alkohol, Behandeln des Auszuges mit Bleiessig und durch wiederholtes Umkrystallisiren aus alkoholischer Lösung.

Ueber die sonstigen Eigenschaften vergl. S. 146.

5. Die Melibiose $C_{12}H_{22}O_{11}$ bildet sich neben d-Fruktose als Zwischenerzeugniss bei der theilweisen Hydrolyse der Raffinose oder Melitose bezw. Melitriose; sie zerfällt bei der weiteren Hydrolyse in d-Glukose und d-Galaktose, schmilzt unvollständig bei 84°; $[\alpha (\overset{20}{D})] = +129{,}4°$.

6. Die Turanose $C_{12}H_{22}O_{11}$ entsteht ebenfalls als Zwischenerzeugniss neben d-Glukose bei der theilweisen Hydrolyse der Melezitose; sie bildet eine weisse amorphe Masse; $[\alpha (D)] = +65°$ bis $+68°$; ihr Osazon schmilzt bei 215—220°. Sie geht durch verd. Säuren nur schwierig in Glukose über.

Die weiteren bis jetzt aufgefundenen Disaccharide, nämlich:

7. Die Lupeose¹) $C_{12}H_{22}O_{11}$ in den Samen der Lupine, und

8. die Agavose²) $C_{12}H_{22}C_{11}$ in den Stengel der Agave americana

sind noch wenig untersucht.

III. Die Trisaccharide oder Saccharotriosen $C_{18}H_{32}O_{16}$.

Man kann annehmen, dass die Trisaccharide in ähnlicher Weise wie die Disaccharide aus 2 Hexosen unter Austritt von 1 Mol. H_2O, durch Aneinanderlagerung von 3 Hexosen unter Austritt von $2H_2O$ entstanden sind:

$$3 C_6H_{12}O_6 - 2 H_2O = C_{18}H_{32}O_{16} + 2 H_2O.$$

Umgekehrt zerfallen die Trisaccharide bei der Hydrolyse mit verd. Säuren oder Enzymen unter Aufnahme von 2 Mol. H_2O wieder in 3 Mol. Hexosen. Zu dieser Gruppe werden gerechnet: die Raffinose (Raffinotriose, Melitose oder Melitriose, Gossypose), die Melezitose und Stachyose.

1. Raffinose $C_{18}H_{32}O_{16} + 5 H_2O$. Mit dem Namen Raffinose fasst man auch heute noch verschiedene Zuckerarten zusammen, welche entweder mit einander gleich sind oder doch wenigstens sich ausserordentlich nahe stehen. Die Namen für diese Zuckerarten sind: Raffinotriose, Gossypose (Baumwollsamenzucker), Melitose oder Melitriose.

Raffinose findet sich in der Melasse und zwar in um so grösseren Mengen, je mehr der Rohrzucker durch den Entzuckerungsvorgang aus derselben entfernt ist; aus dieser scheidet sie sich nicht selten nach langem Stehen in Form von spiessigen Krystallen aus.

Ritthausen³) erhielt aus Baumwollsamen durch Ausziehen mit 70%-igem Alkohol einen Zucker, welchen derselbe Melitose nannte, indess hat Tollens⁴) nachgewiesen, dass dieser Zucker mit der aus der Melasse gewonnenen Raffinose gleich ist.

Auch wurde dieser Zucker in grösserer Menge in der ägyptischen Manna von Eucalyptus-Arten, in der Gerste und im gekeimten Weizen nachgewiesen.

Die Raffinose bildet dünne Nadeln oder Prismen, welche 15% Wasser enthalten, dieses aber bei langsamem Erhitzen, ohne zu schmelzen, verlieren.

In Wasser ist Raffinose leicht, in starkem Alkohol schwer löslich, ihre spec. Drehung in 10%-iger Lösung ist $[\alpha (D)] = +104,5°$, also bedeutend höher wie die der Saccharose, weshalb dieselbe früher auch Pluszucker genannt wurde.

Fehling'sche Lösung wird nicht reducirt, wohl aber nach dem Behandeln derselben mit verdünnten Säuren, wobei sich d-Glukose, d-Galaktose und d-Fruktose bilden. Bei der theilweisen Hydrolyse entstehen Melibiose und d-Fruktose.

Mit Salpetersäure vorsichtig oxydirt, giebt sie Schleimsäure und Zuckersäure.

Mit Schwefelsäure erhitzt entsteht Lävulinsäure.

Phenylhydrazin giebt nach 1—2-stündigem Erhitzen eine Verbindung, welche bei 187—189° schmilzt.

Mit Hefe vergährt die aus Baumwollsamen, Melasse und Gerste erhaltene Raffinose vollständig; sie muss daher durch die Hefenenzyme eine Spaltung erfahren. Das Verhalten gegen Phenylhydrazin und Hefe deutet darauf hin, dass sie noch die Aldosegruppe $CHOH \cdot CHO$ enthält.

---

[1] Berichte d. deutschen chem. Gesellschaft Berlin 1894, **25**, 2213.
[2] Ebendort 1895, **26**, Referate 189.
[3] Journ. f. prakt. Chem. 1884, [2] **29**, 351.
[4] Annal. d. Chem. 1886, 232, 169. Berichte der deutschen chem. Gesellsch. 1885, **18**, 26.

Der Nachweis der Raffinose im Gemisch mit Saccharose gründet sich nach Creydt[1]) auf die Polarisation vor und nach der Inversion der zu prüfenden Lösung, indem man die Drehungsdifferenz beobachtet. Die Rechtsdrehung der Saccharose vermindert sich nämlich durch die Inversion von 100^0 um 132^0, wird also in 32^0 Linksdrehung umgewandelt, während die Drehung der Raffinose von der ursprünglichen (100^0) sich nur um $49,3^0$ vermindert.

Ferner gründet Creydt eine Bestimmung auf die Umwandlung der Raffinose in Schleimsäure. Scheibler sucht sie zu bestimmen durch ihre Löslichkeit in Methylalkohol (vergl. Bd. III.).

2. **Melezitose** $C_{18}H_{32}O_{16} + 2H_2O$. Sie kommt in der Manna von Briançon, dem Ausschwitzungsstoff auf den jungen Zweigen des Lärchenbaumes (mélèze = Pinus larix L.) vor, ferner neben Saccharose im Turanjbin, einem Ausscheidungsstoff von Alhagi Maurorum, welcher in Persien als Nahrungs- und Abführmittel dient. Sie krystallisirt aus der konc. wässerigen Lösung von Thuranjbin aus und kann daraus durch Alkohol gefällt werden. Sie bildet monokline Krystalle, die das Krystallwasser bei 100^0 verlieren und so süss wie d-Glukose sind; die wasserfreie Melezitose schmilzt bei $147-148^0$; spec. Gewicht bei $17,5^0 = 1,540$; molekulare Verbrennungswärme für $C_{18}H_{32}O_{16} + 2H_2O = 2043,0$ Kal.; $[\alpha(D)] = +88,51^0$ für die wasserfreie Substanz; 100 Thle. Wasser von $17,4^0$ lösen 28,3 Thle. wasserhaltige Melezitose; in kaltem Alkohol ist sie kaum, in kochendem wenig löslich; sie reducirt nicht direkt Fehling'sche Lösung und vergährt nicht mit Hefe.

Bei der theilweise Hydrolyse zerfällt sie in Glukose und Turanose (vergl. S. 149).

3. **Stachyose** $C_{18}H_{32}O_{16} + 3H_2O$ oder $C_{36}H_{62}O_{31} + 7H_2O$. Sie kommt in den Wurzelknollen von Stachys tuberifera vor und kann aus dem ausgepressten Saft durch Fällen desselben mit Bleiessig, dann mit Merkurinitrat, Filtriren, Einleiten von Schwefelwasserstoff in die Lösung, Fällen des von Schwefelwasserstoff befreiten Filtrats mit Alkohol gewonnen werden. Die Stachyose bildet trikline Tafeln; ist leicht löslich in Wasser, schmeckt schwach süss. Für die 9%-ige Lösung ist $[\alpha(D)] = +148^0$; sie reducirt Fehling'sche Lösung nicht direkt. Beim Erhitzen mit Salpetersäure liefert sie Schleimsäure, mit verd. Schwefelsäure d-Glukose, d-Galaktose und d-Fruktose.

Hierher werden auch noch gerechnet:

4. Die **Gentianose** $C_{36}H_{62}O_{31}$ (?), die aus dem Saft der Wurzel von Gentiana lutea durch Fällen mit Alkohol gewonnen wird; sie bildet Täfelchen von 210^0 Schmelzpunkt, ist rechtsdrehend, reducirt nicht direkt Fehling'sche Lösung, vergährt aber mit Hefe (vergl. S. 150); beim Erwärmen mit verd. Schwefelsäure liefert sie Glukose und Fruktose.

5. **Laktosin** $C_{36}H_{62}O_{31} + H_2O$ in der Wurzel der Caryophyllaceen, aus denen es in ähnlicher Weise wie vorstehend die Gentianose aus den Wurzeln von Gentiana lutea gewonnen werden kann. Das Laktosin bildet kleine glänzende Täfelchen, ist leicht löslich in Wasser, schwer in Alkohol (350 Thln.), $[\alpha(D)] = +211,7^0$, reducirt Fehling'sche Lösung nicht direkt, zerfällt beim Kochen mit verdünnter Schwefelsäure in Galaktose und einen anderen Zucker.

IV. Die Polysaccharide.

Während die Di- und Trisaccharide unter Abspaltung von Wasser in der Weise enstanden sind, dass sich aus n $C_6H_{12}O_6$ Verbindungen von n $C_6H_{12}O_6 - (H_2O)_{n-1}$

---

[1]) Zeitschr. d. deutschen Ver. f. Rübenzuckerindustrie 1888, 972 u. 1889, 722 u. 742.

gebildet haben, giebt es eine grosse Menge von Stoffen, welche als die wirklichen Anhydride der Hexosen aufzufassen sind, deren Zusammensetzung der empirischen Formel $C_6H_{10}O_5$ entspricht, die aber durchweg ein weit höheres Molekulargewicht, nämlich $n(C_{12}H_{10}O_5)$, besitzen und in ihren Eigenschaften von den Hexosen weit mehr abweichen als die Di- und Trisaccharide. Die Einzelgruppen $C_6H_{10}O_5$ sind wahrscheinlich durch verkettende Sauerstoffatome verbunden, hängen also esterartig aneinander, ähnlich wie bei den Disacchariden (vergl. S. 144 bezw. 145). Zu der Klasse der Polysaccharide gehören aber auch noch Körper, welche sich durch ein Mehr oder Weniger von einem oder mehreren Molekülen H_2O von der allgemeinen Formel $nC_6H_{10}O_5$ unterscheiden, also ausser Körpern z. B. von der Zusammensetzung $C_{36}H_{60}O_{30}$ auch solche von der Formel z. B. $C_{36}H_{58}O_{29}$ oder $C_{36}H_{64}O_{32}$ umfassen.

Die Polysaccharide sind meist amorph, in Wasser bald leicht, bald schwer löslich, oder in kaltem Wasser wie Alkohol gar nicht löslich oder in heissem Wasser nur aufquellend (z. B. Stärke). Durch poröse Membran diffundiren sie meist sehr schwer oder verhalten sich wie Kolloïde, die gar nicht diffundiren.

Durch Kochen mit verdünnten Säuren oder durch Einwirkung von ungeformten Enzymen werden sie hydrolysirt, d. h. sie nehmen mehr und mehr Wasser (oder $H+OH$) auf und gehen schliesslich in Monohexosen über, die mit Hefe vergähren und Fehling'sche Lösung reduciren. Ihre alkoholische Natur äussert sich dadurch, dass sie mit Essigsäure und Salpetersäure Acetyl- bezw. Salpetersäureester bilden.

Es ist denkbar, dass jeder einzelnen Monohexose durch Vereinigung mehrerer Moleküle $C_6H_{10}O_5$ ein bestimmtes Polysaccharid entspricht, welches eine Reihe von Kohlenhydraten liefert, deren Glieder einerseits Hexosen, andererseits hoch verwickelte, in Wasser unlösliche oder schwer lösliche amorphe Kohlenhydrate sind.

Solche Reihen bilden z. B.:

d-Glukose, Maltose (Isomaltose), Dextrine, Amylodextrine, Stärke;
d-Fruktose (Laevulose), Lävulin, Inulin,

wobei in letzterem Falle der der Stärke entsprechende unlösliche Körper fehlt.

Die hierher gehörenden Gummiarten und Pflanzenschleime liefern häufig bei der Hydrolyse mehrere Monohexosen (Glukose und Galaktose), ferner aber auch Pentosen; man muss daher in ihnen ein Gemisch der Anhydride (durch die Silbe „an" bezeichnet), also ein Gemisch von Glukosanen, Galaktosanen bezw. Galaktanen und Pentosanen annehmen.

Dasselbe gilt von der Zellenmembran (der Cellulose), die bei der Hydrolyse ausser genannten Zuckerarten auch in einigen Fällen noch Mannose liefert. Die Gegenwart dieser Anhydride in den Polysacchariden lässt sich zunächst durch Kochen mit Salz- oder Schwefelsäure nachweisen; hiermit liefern die Pentosane nach S. 130 Furfurol, die Hexosane nach S. 132 Lävulinsäure. Die einzelnen Hexosen lassen sich ausser an der Zuckerart selbst durch Oxydation mit Salpetersäure erkennen, womit die Glukose Zuckersäure, die Mannose Mannozuckersäure, die Galaktose Schleimsäure (vergl. S. 132) liefert; die d-Fruktose lässt sich unter Umständen durch die Resorcin-Reaktion (S. 144) nachweisen.

Die vielseitige Gruppe der Polysaccharide lässt sich nach B. Tollens wie folgt eintheilen:

I. Die Stärke und die ihr nahestehenden Polysaccharide, welche durch Hydrolyse d-Glukose bilden.

a) **Stärke** $n(C_6H_{10}O_5)$. Nach Tollens und Pfeiffer[1]) ist die Formel für Stärke $C_{24}H_{40}O_{20}$, nach Brown und Morris[2]) kommt derselben die Formel $C_{180}H_{300}O_{150}$ zu.

Die Stärke ist ausserordentlich verbreitet in der Pflanzenwelt und findet sich als das erste deutlich sichtbare Assimilationserzeugniss des Chlorophylls in den Blättern (S. 117), als Reservestoff in den Samen, Wurzeln, Knollen etc. und ferner in einer löslichen Form (transitorische Stärke) auf der Wanderung vom Blatt zum Reservestoffbehälter.

Brown und Morris[3]) haben nachgewiesen, dass die zu einer bestimmten Zeit in einem Blatt enthaltene Stärkemenge nur einen kleinen Theil der während eines sonnenhellen Sommertages assimilirten Stoffmenge enthält; die Stärke wird durch die stets vorhandene Diastase gelöst und als Maltose weiter befördert. Gleichzeitig bildet sich als erstes Assimilationserzeugniss Rohrzucker, der als Invertzucker (d-Glukose und d-Fruktose) in die Pflanzentheile weiter wandert.

Arth. Meyer und Reinke[4]) sind der Ansicht, dass die Stärke ein sekundäres Erzeugniss der Assimilationsthätigkeit ist, dass also zuerst ein anderes Kohlenhydrat, vielleicht Zucker gebildet wird und aus diesem sekundär durch Zusammenlagerung mehrere Moleküle Stärke entstehen.

Diese letztere Ansicht[5]) wird unterstützt durch den Versuch, dass abgeschnittene stärkefreie Blätter in kohlensäurefreier Luft auf Lösungen von Glukose, Fruktose, Galaktose und Rohrzucker gelegt, Stärke bilden; aus Milchzucker, Raffinose und Inosit dagegen bildet sich keine Stärke.

Die Stärke kommt in den Pflanzen stets in der für die betreffende Art bestimmten Form als einfaches oder zusammengesetztes Korn vor. Sie ist fast immer geschichtet, d. h. die Körner zeigen über einander liegende, um einen Kern oder auch wohl um mehrere Kerne geordnete Schichten.

Die Stärkekörner sind unter dem Mikroskop doppeltbrechend, so dass man bei Anbringung von zwei Nikols ein schwarzes, oder nach Einschaltung eines Gypsplättchens ein farbiges Interferenzkreuz erhält. Diese Eigenschaft deutet auf eine krystallinische Struktur hin.

Besonders eigenartig für Stärke, sowohl in Form von Körnern wie in gelöster Form, ist ihre Blaufärbung mit Jod; beim Erhitzen verschwindet die Färbung, nach dem Abkühlen erscheint sie wieder.

Bei Behandlung der Stärke mit Speichel oder verdünnten Säuren, ebenso bei Stärkekörnern in bereits gekeimten Samen beobachtet man, dass ein Theil der Stärke sich leicht löst, während ein anderer Theil gewissermassen als Skelett die äussere Form des ursprünglichen Stärkekorns beibehält. Nägeli nennt den letzteren Theil die Stärkecellulose, andere nennen ihn Farinose, während nach ersterem für den leichtlöslichen Antheil die Bezeichnung Stärkegranulose eingeführt ist.

---

[1]) Pfeiffer: Lehrb. d. Botanik 1880, 70.
[2]) Bot. Zeit. 1886, No. 5—3.
[3]) Naturw. Rundschau 1893, 509.
[4]) Ann. de Chim. **210**, 295.
[5]) Daselbst **231**, 125.

Arth. Meyer[1]) ist indess der Ansicht, dass es gar keine Stärkecellulose oder arinose giebt, dass die sich mit Jod blaufärbende Substanz aus **einer einzigen Stärkesubstanz** besteht, wovon verschiedene Schichten in Folge mechanischer Verhältnisse verschieden dicht sind. Was früher als Stärkecellulose bezeichnet ist, waren theils Zellreste, theils ungelöste Stärkesubstanz, theils durch Behandlung mit Agentien aus der Stärkesubstanz gebildete Umwandlungsstoffe wie das **Amylodextrin**, welches durch Einwirkung von Säuren und Fermenten aus der Stärkesubstanz entsteht und durch Jod in verdünnter Lösung **roth** gefärbt wird.

Die Beobachtung, dass Stärkekörner mancher Pflanzen, wie beispielsweise Chelidonium, Sorghum vulgare (Klebhirse), Oryza glutinosa (Klebreis) etc., sowie auch andere Stärkekörner, welche mit Salzsäure unter gewissen Vorsichtsmassregeln behandelt, zum Unterschiede von gewöhnlicher Stärke durch Jod roth gefärbt werden, führt Meyer auf das Vorhandensein grösserer Mengen Amylodextrin zurück. F. W. Dafert[2]) hat die Rothfärbung der Stärke von Klebreis und Klebhirse darauf zurückgeführt, dass die Granulose in diesen Stärkekörnern durch Erythrogranulose bezw. **Erythrodextrin** ersetzt ist. Arth. Meyer[3]) widerlegt aber diese Annahme und glaubt, dass die Bildung von rothen Stärkekörnern auf einer Fermentwirkung beruht, bei welcher abweichend von den gewöhnlichen Fällen der während des Wachsthums angegriffene Theil der Stärkesubstanz nicht sofort in Zucker, sondern nur bis zu der Stufe von Amylodextrin und Dextrin umgewandelt wird.

Ueber die technische Gewinnung der Stärke aus verschiedenen Rohstoffen vergl. weiter unter Abschnitt „**Stärkemehl**".

Die technisch gewonnene Stärke enthält immer noch Wasser (bis 20% und mehr), ferner durchweg auch Spuren verschiedener Säuren, was beim Verhalten der Stärke zu Wasser in Betracht kommt.

Das spec. Gewicht der lufttrocknen Stärke (auf Wasser von 17—18° bezogen) beträgt 1,503—1,504, das der wasserfreien[4]) Kartoffelstärke 1,650, von trocknem Arrowroot 1,545.

Durch **warmes Wasser** von 50—80° quellen die Stärkekörner; es entsteht eine gelatinöse Masse, der sog. **Stärkekleister**, in welcher jede Spur der ursprünglichen Form des Stärkekornes verloren ist. Da die Stärke im Zustande des Kleisters nicht die Eigenschaft hat zu diffundiren, ferner durch Gefrieren wieder ausgeschieden wird, so darf eine eigentliche Lösung in Wasser nicht angenommen werden.

Mit Wasser unter **starkem Druck** längere Zeit erhitzt, wird Stärke in wirkliche Lösung übergeführt, desgleichen findet Lösung statt bei Gegenwart verschiedener Salze, wie beispielsweise Chlorzink, Chlorzinn, Chlornatrium etc.[5]).

Beim **Kochen mit Säuren** tritt auch zuerst Lösung, dann aber sehr schnell eine Veränderung und zwar eine Spaltung und Hydrolysirung des Stärkemoleküls ein; es bildet sich zuerst das Amylodextrin neben Dextrin, Zwischenerzeugnisse der ursprünglichen Stärke zur Isomaltose, Maltose bezw. d-Glukose.

---

[1]) Bot. Zeitschr. 1881, No. 51, 52; 1886, 697, 713.
[2]) Landw. Jahrbücher 1885, 14, 837.; 1886, 15, 259.
[3]) Berichte d. deutschen botan. Gesellsch. 1886, 337; 1887, 171.
[4]) Erst bei 40—50°, dann bei 100—110° getrocknet.
[5]) Auch in wasserhaltigem Glycerin quillt Stärke beim Erhitzen zu dickem Kleister auf (Glycerinsalbe). Eine haltbare Stärkelösung zum Titriren lässt sich nach Zulkowski in folgender Weise gewinnen: 60 g Kartoffelstärke und 1 kg Glycerin werden ½ Stunde auf 190° erhitzt und darauf mit 1—2 Raumtheilen 10—20%-iger Kochsalzlösung versetzt.

Bei längerer Einwirkung von verdünnten Säuren in der Siedhitze oder auch durch manche Enzyme, wie Ptyalin, Pankreas, Diastase, ferner durch die in keimenden Samen stets vorhandenen diastatischen Fermente, meist schon bei gewöhnlicher Temperatur löst sich die Stärke nach einiger Zeit vollkommen auf, indem sich Maltose bezw. d-Glukose bildet.

Die Thatsache, dass beim Behandeln mit Säuren stets verschiedene Dextrine und Zuckerarten entstehen, welche zum Theil zur Klasse der Glukosen gehören, zum Theil aber als gummiartige Körper und Dextrine erhalten werden, veranlasst Kirchhoff und andere zu der Annahme, dass das Stärkemolekül gleichmässig und zwar allmählich in Dextrinarten und diese weiter nach Bildung verschiedener Phasen schliesslich in Glukose umgewandelt wird.

Musculus und Gruber[1]) vertreten jedoch die Ansicht, dass nicht der Reihe nach eine Umwandlung eintritt, sondern dass eine Spaltung in verschiedene Gruppen stattfindet, von denen einige als Dextrine, andere indess nach H_2O-Aufnahme als Maltose oder Glukose zu Tage treten.

Unter der Annahme der allmählichen Umwandlung der Stärke durch Säure oder Diastase scheinen nach dem Verhalten zu Jod, zu Fehling'scher Lösung und polarisirtem Licht folgende Zwischenerzeugnisse aufzutreten:

Bezeichnung der Zwischenerzeugnisse.	Qualitative Reaktionen	Drehungsvermögen $[\alpha_{(D)}^{20}]$	Reduktionsvermögen gegen Fehling'sche Lösung, wenn das d-Maltose = 100
Stärke- { Stärke	Jodreaktion blau	—	0
arten { Lösliche Stärke (Amylodextrin, Amidulin)	Jodreaktion blau	$+196°$	0
Dextrin- { Erythrodextrin	Jodreaktion violett und roth	$+196°$	1
arten { Achroodextrin	Jodreaktion fehlend	$+192°$	10
Isomaltose	desgl.	$+140°$	80
Maltose	Fehling'sche Lösung wird reducirt, Barfood's Reagens nicht[2])	$+137°$	100
d-Glukose	beide Lösungen werden reducirt	$+52°$	150

Arth. Meyer und Musculus[3]) leugnen das Vorhandensein des Erythrodextrins, sie halten dasselbe für ein Gemenge von mit Jod sich nicht färbendem Dextrin mit wenig löslicher Stärke (Amylodextrin); so giebt Achroodextrinlösung nach Zumischen von wenig löslicher Stärke mit Jod eine violette Färbung wie das fragliche Erythrodextrin. H. Pottovin hält das Maltodextrin für ein Gemenge von Dextrin und Maltose und hält auch das Vorhandensein von Isomaltose für zweifelhaft.

---

[1]) Bull. Soc. chim.]2] **30**, 54.
[2]) Eine Lösung von essigsaurem Kupfer (1 : 5) mit 1 % freier Essigsäure.
[3]) Zeitschr. f. physiol. Chemie **4**, 451.

Lintner und Düll[1]) dagegen denken sich den Abbau der Stärke unter Bildung von Erythrodextrin wie folgt:

Stärke n 54 ($C_6H_{10}O_5$) zerfällt in 54 ($C_{12}H_{20}O_{10}$) + 3 H_2O = 3 [($C_{12}H_{20}O_{10}$)$_{17}$·$C_{12}H_{22}O_{11}$]
                                Amylodextrin   Erythrodextrin

3 [($C_{12}H_{20}O_{10}$)$_{17}$·$C_{12}H_{22}O_{11}$] + 6 H_2O = 9 [($C_{12}H_{20}O_{10}$)$_5$·$C_{12}H_{22}O_{11}$]
       Erythrodextrin   Achroodextrin

9 [($C_{12}H_{20}O_{10}$)$_5$·$C_{12}H_{22}O_{11}$] + 45 H_2O = 54 ($C_{12}H_{22}O_{11}$) = 54 ($C_{12}H_{22}O_{11}$)
     Achroodextrin   Isomaltose   Maltose.

Auch K. Bülow[2]) konnte unter den dextrinartigen Abbauerzeugnissen der Stärke 3 verschiedene Dextrine: Amylodextrin, Erythrodextrin und Achroodextrin nachweisen.

C. Scheibler und H. Mittermeier[3]) sind jedoch wiederum der Ansicht, dass diese Spaltungen nicht nacheinander, sondern zum Theil neben einander verlaufen, indem bei der ersten Spaltung neben einem widerstandsfähigen zugleich ein leichtes hydrolysirendes Dextrin gebildet wird, welches einerseits in Isomaltose, andererseits in Maltose übergeht. Das rückständige Dextrin wird wieder an seiner schwächsten Stelle gespalten und so fort.

Nach H. Pottovin[4]) stellt dagegen die Umwandlung der Stärke in Dextrin und von Dextrin in Maltose zwei völlig von einander verschiedene Erscheinungen vor, bedingt durch besondere Eigenschaften der Amylase, die man als ein Gemenge einer Dextrin-bildenden und einer Zucker-bildenden Diastase auffassen kann.

V. Syniewski[5]) erklärt den Vorgang wieder in noch anderer Weise, so dass derselbe bis jetzt als noch nicht völlig aufgeklärt bezeichnet werden muss.

Mit 2 und mehr %-iger Kali- oder Natronlauge quillt Stärke zu dickem, durchscheinendem Kleister auf, löst sich und lässt sich durch Alkohol fällen; löst man die Fällung in Wasser, fällt wieder mit Alkohol, so erhält man Verbindungen von $C_{24}H_{39}O_{20}$ K oder $C_{24}H_{39}O_{20}$ Na als alkalisch reagirende Niederschläge, welche nach ihrer Zusammensetzung beweisen, dass die Stärke mindestens 24 C im Molekül enthält. Vielleicht wandert die Stärke in dieser löslichen Verbindung als Stärkekalium in den Pflanzen von einem Organ in das andere.

Beim Schmelzen mit Kali liefert Stärke Oxalsäure und Essigsäure, beim Destilliren mit Kalk Metaceton.

Mit stärkerer Schwefel- oder Salzsäure längere Zeit erhitzt, entsteht neben Humin- und Ameisensäure Lävulinsäure, mit Salpetersäure, die anfänglich auch erst invertirend wirkt, Zuckersäure, Wein- und Oxalsäure; rauchende Salpetersäure liefert Salpetersäureester, Mono-, Di- und Tetranitrostärke (Xyloïdin genannt).

Chlor, Brom und Silberoxyd oxydiren die Stärke zu Glukonsäure.

Mit Jod bildet sich Jodstärke, die aber wohl nicht als eigentliche chemische Verbindung angesehen wird; einige halten sie jedoch für eine solche ($C_6H_{10}O_5$)$_5$ J, während die blaue Jodstärke mit 18% Jod die Zusammensetzung ($C_4H_{40}O_{20}$ J)$_4$ HJ haben soll. Die Jodstärke wird ebenso wie durch Kochen (vergl. oben) auch durch

---

[1]) Berichte d. deutschen chem. Gesellschaft 1893, **26**, 2533 u. Chem.-Ztg. 1897, **21**, 737 u. 752.
[2]) K. Bülow: Ueber die dextrinartigen Abbauprodukte der Stärke. Bonn 1895. Sonderabdruck aus dem Archiv f. d. ges. Physiologie **62**.
[3]) Berichte d. deutschen chem. Gesellschaft 1893, **26**, 2930.
[4]) Ann. Inst. Pasteur 1899, **13**, 665.
[5]) Ann. d. Chemie 1899, **309**, 282.

schweflige Säure, arsenige Säure, unterschwefligsaures Natrium, Alkali und sogar durch Alkohol zerlegt.

Mit **Essigsäureanhydrid** liefert die Stärke ein Stärke-Triacetat $C_6H_7O_2(C_2H_3O_2)_3$ welches durch Alkali wieder zu Stärke etc. zerlegt wird.

Während Stärke für Hefe unzugänglich ist, wird sie durch Milchsäure- und Buttersäure-Bakterien angegriffen und gespalten, weshalb Stärkekleister leicht säuert.

b) **Die Dextrine** $n(C_6H_{10}O_5)$, **Stärkegummi, Röstgummi, Leiokome.**

Im Vorhergehenden ist mehrfach die Bezeichnung dextrinartige Körper, Dextrin oder auch dieses Wort im Zusammenhang mit anderen gebraucht.

Es ist dadurch angedeutet, dass unter der Bezeichnung Dextrin kein einheitlicher Körper, sondern ein zwischen Stärke und Maltose bezw. Glukose stehendes Gemenge von Körpern zu verstehen ist. Da jedoch unter dem einfachen Namen Dextrin, Stärkegummi etc. eine Waare im Handel vorkommt und zur Herstellung mancher Nahrungsmittel dient, so mag hier dieser Waare kurz Erwähnung geschehen.

Das Dextrin des Handels, auch Stärkegummi genannt, wird gewonnen entweder durch direktes Erhitzen von Stärke mit überhitztem Wasserdampf auf 150—160° oder aber durch Einwirkung von verdünnten Säuren (z. B. $^9/_{1000}$ Salpetersäure) oder Diastase auf Stärkekleister, bis eine genommene Probe keine Reaktion auf Stärke mehr giebt.

Zur Darstellung des officinellen Dextrins werden 150 Thle. Kartoffelstärke mit einer Lösung von 4 Thln. Oxalsäure in 750 Thln. Wasser innig gemengt, im Dampfbade unter öfterem Umrühren so lange erhitzt, bis eine herausgenommene Probe nach dem Erkalten keine Jodreaktion mehr giebt.

Hierauf wird die vorhandene Oxalsäure durch Zusatz von fein vertheiltem Calciumkarbonat abgeschieden, die filtrirte wässerige Flüssigkeit abgedampft und diese bis zur Trockne verdampft.

Die nach diesem Verfahren hergestellte Waare enthält sämmtliche Zwischenerzeugnisse zwischen Stärke und Dextrose, vornehmlich jedoch Achroodextrin und Maltodextrin, denen im trockenen Zustande die Formel $n\, C_6H_{10}O_5$ zuzuschreiben ist.

Will man diese von mitgebildeter Maltose und Dextrose trennen, ein sog. reines Dextrin darstellen, so fällt man die zu einem Syrup eingedampfte Flüssigkeit mit so viel 70%-igem Alkohol, bis keine Abscheidung mehr eintritt.

Durch mehrmaliges Lösen in wenig Wasser und wiederholtes Ausfällen mit Alkohol werden die beigemengten Zuckerarten entfernt, und der Rückstand bei möglichst niedriger Temperatur zur Trockne gebracht. Man erhält ein der Stärke ähnliches Pulver, oft mit einem Stich in's Gelbliche, welches in der gleichen Menge Wasser sich zu einer schleimigen, neutral reagirenden Flüssigkeit von schwach süsslichem Geschmack löst und den polarisirten Lichtstrahl stark nach rechts dreht, daher der Name Dextrin.

Fehling'sche Lösung ist in der Kälte ohne Einwirkung auf Dextrin, in der Wärme dagegen tritt in Folge Bildung von Glukose unter Umständen Reduktion des Kupferoxyds ein.

Barfood's Reagens, (vergl. S. 155, Anm. 2) wird auch in der Wärme durch Dextrin nicht reducirt (Unterschied von Glukose, welche Kupferoxydul abscheidet).

Die Dextrine sind nicht direkt gährungsfähig. Bei Gegenwart von Diastase werden sie aber durch Hefe vergohren, indem sie zunächt in d-Glukose verwandelt werden. Ebenso gehen sie beim Kochen mit verdünnten Säuren in d-Glukose über. Aus der Hefe selbst ist eine Art Dextrin, ein Hefengummi dargestellt worden.

Bleiessig fällt Dextrinlösung auf Zusatz von Ammoniak.

Durch Barythydrat, Kalkwasser und Alkohol wird Dextrin aus seiner wässerigen Lösung ausgefällt.

Die Dextrine verbinden sich mit Phenylhydrazin.

Unter Dextran versteht man einen theils in unreifen Rüben und auch in der Melasse natürlich vorkommenden, theils einen bei der schleimigen Gährung sich bildenden Gallertstoff, Froschlaichsubstanz, Gährungsgummi oder auch Viskose genannt. Diese Stoffe sind theils löslich in Wasser und drehen polarisirtes Licht nach rechts, theils quellen sie nur in Wasser auf und lösen sich in Kalkmilch.

Ueber die quantitative Bestimmung der Stärke und Dextrine vergl. Bd. III.

c. Das Gallisin oder Amylin $C_{12}H_{24}O_{10}$ oder $n(C_6H_{10}O_5)$. In der durch Inversion der Stärke hergestellten Glukose findet sich das Gallisin, oft bis zu 20%, als ein Körper, welcher die Eigenschaft hat, durch gewisse Hefen nicht zu vergähren, das polarisirte Licht schwächer als Dextrin nach rechts zu drehen, (nämlich $[\alpha_{(D)}] =$ 68,036 + 0,1715 q) und Fehling'sche Lösung nur ungefähr halb so stark als d-Glukose (5 : 11) zu reduciren.

Der qualitative Nachweis geschieht dadurch, dass man eine Stärkezuckerlösung mit Hefe versetzt und so lange der Gährung unterwirft, bis die Flüssigkeit vollkommen blank erscheint, also aller vergährbarer Zucker zersetzt ist.

Nach Verdampfung des Alkohols und Klärung der Lösung durch Thierkohle beobachtet man je nach dem grösseren oder geringeren Gehalt des Stärkezuckers an Amylin eine mehr oder weniger starke Rechtsdrehung. Anfangs galt der auf diese Weise geführte Nachweis des Amylins als sicheres Zeichen für den Zusatz von Stärkezucker zu einem Nahrungsmittel, wie beispielsweise bei den gallisirten Weinen, indess ist durch weitere Untersuchungen festgestellt, dass einerseits auch im Honig dieser, bezw. ein ähnlicher, nicht gährungsfähiger, rechtsdrehender Körper (eine Dextrinart) vorkommt, andererseits das Amylin mit manchen Hefen — ausgenommen reine Weinhefe — vergähren kann.

d. Das Glykogen $C_6H_{10}O_5$ oder $C_{36}H_{62}O_{31}$. Diese unstreitig dem Amylodextrin nahestehende Zuckerart findet sich vorwiegend in den Lebern der Pflanzenfresser, auch des Menschen oft in grosser Menge aufgespeichert und bildet sich besonders nach dem Genuss von d-Glukose und d-Fruktose, aber auch von anderen Zuckerarten, wie Galaktose, Saccharose, Laktose u. a.

Auch haben Errara und andere aus Pilzen einen Zucker dargestellt, welcher mit dem Glykogen höchstwahrscheinlich gleich ist.

Man erhält das Glykogen aus den frischen Lebern von gut gefütterten Thieren durch Zerkleinern und Auspressen des Breies unter Zusatz von Kalilauge, Fällen der Proteïnstoffe mit Salzsäure und einer Lösung von Kaliumquecksilberjodid, sowie Abscheidung des Glykogens aus dem Filtrat durch Alkohol. Durch Aufnehmen mit Salzsäure-haltigem Wasser und Behandeln mit Alkohol, in dem Kochsalz aufgelöst ist, wird dasselbe rein erhalten.

In heissem Wasser ist Glykogen zu einer opalisirenden Flüssigkeit löslich, welche auf Zusatz von Kali oder Essigsäure klar wird. Durch Alkohol werden die Lösungen gefällt.

Jod färbt Glykogen braun bis roth, welche Farbe beim Erhitzen oder auf Zusatz von reducirenden Stoffen wieder verschwindet.

Die Lösung des Glykogens dreht polarisirtes Licht sehr stark nach rechts $[\alpha_{(D)}] = +211^\circ$.

Beim Erhitzen mit Wasser auf 150—160° bildet Glykogen gährungsfähigen Zucker, welcher Fehling'sche Lösung reducirt, ebenso verhält sich dieser Körper verdünnten Säuren und diastatischen Fermenten gegenüber, wie Dextrin.

Man hat gefunden, dass Fermente bei Gegenwart von freier Kohlensäure Glykogen nur langsam in Glukose umzuwandeln vermögen und folgert daraus, dass das Auftreten von aus dem Glykogen gebildeter Glukose im Harn bei Diabetes auf eine verhältnissmässige Verminderung der Kohlensäure in den Geweben der Leber zurückzuführen ist.

Da nach dem Eintritt des Todes durch Einwirkung der Spaltpilze bald ein Zersetzen und Verschwinden des Glykogens unter Bildung von Zucker stattfindet, so scheint der Nachweis von gährungsfähigem Zucker in Leichentheilen wohl auf ursprünglich vorhanden gewesenes Glykogen zurückgeführt werden zu dürfen.

e. Das Lichenin $n(C_6H_{10}O_5)$. Das Lichenin oder die Moosstärke, ein Kohlenhydrat, welches sich im isländischen Moos und in andern Flechten findet, lässt sich durch Kochen der Pflanzensubstanz mit Wasser ausziehen, bewirkt aber beim Erkalten ein Gelatiniren der wässerigen Flüssigkeit.

Das Lichenin wird dargestellt durch Ausziehen der mittelst alkalischen Wassers vom Bitterstoff befreiten Flechte mit konc. Salzsäure, indem man den Auszug schnell filtrirt und mit Alkohol fällt. Getrocknet bildet das Lichenin eine farblose, spröde Masse, welche in kaltem Wasser aufquillt, in kochendem sich löst, beim Erkalten sich aber wieder abscheidet.

Reines Lichenin wird durch Jod blau gefärbt, wahrscheinlich in Folge von vorhandener Licheninstärke, jedoch ist die blaue Farbe längst nicht so stark, wie die der Jodstärke. Mit verdünnten Säuren liefert Lichenin d-Glukose.

Bleiessig fällt das Lichenin aus seinen Lösungen; Eisessig giebt Lichenintriacetat.

2. Das Inulin und andere Kohlenhydrate, welche zur d-Fruktose-Gruppe zu gehören scheinen.

Aehnlich wie die Stärke zur d-Glukose in einem unverkennbaren Zusammenhange steht, bildet auch die d-Fruktose oder Lävulose mit anderen linksdrehenden Kohlenhydraten von der Formel $n(C_6H_{10}O_5)$ eine Reihe, als deren wichtigstes Glied das Inulin bekannt ist.

Zwar ist der Ausgangsstoff, dessen Konstitution als gleich mit der Stärke angenommen werden muss, nicht bekannt, wie auch andere Glieder dieser Kette noch nicht aufgefunden sind.

a. Das Inulin $C_6H_{10}O_5$ oder $n(C_6H_{10}O_5)$. Das Inulin kommt vorzugsweise in den unterirdischen Organen der Compositen, Campanulaceen, Lobeliaceen, Gardeniaceen vor. Zuerst wurde es in den Wurzeln von Inula Helenium nachgewiesen, welcher es seinen Namen verdankt. Die Dahlien- oder Georginenknollen enthalten bis zu 42%; Cichorien bis zu 50% Inulin in der Trockensubstanz.

Im Herbst sind die Pflanzenorgane am reichsten an Inulin, im Frühjahr nimmt dasselbe ab, indem es in Lävulin umgewandelt wird.

Das Inulin findet sich in den Pflanzen im aufgelösten Zustande, niemals im festen. Da reines Wasser bei niedrigen Temperaturen nur wenig Inulin aufzulösen im Stande ist, so müssen andere Stoffe die Löslichkeit desselben in den inulinreichen Pflanzen befördern helfen.

Man gewinnt das Inulin am besten aus Georginenknollen durch kochendes Wasser, welchem zur Neutralisation der Pflanzensäuren kohlensaures Calcium zugesetzt wird. Die erhaltenen wässerigen Auszüge lässt man durch Stehen sich klären, filtrirt und dampft ein. Dabei scheidet sich das Inulin als krystallinischer Körper (Sphärokrystalle) aus.

Das Inulin geht durch Kochen mit säurehaltigem Wasser in d-Fruktose über; indem wie bei Stärke als Zwischenstufen Dextrine, so hier Metinulin und Lävulin vorübergehend gebildet werden. Das letztere ist von Dragendorff, Dieck und Tollens auch fertig gebildet in Helianthus tuberosus nachgewiesen.

Inulin ist in warmem Wasser leicht löslich, scheidet sich aber beim Erkalten, besonders beim Gefrierenlassen und durch Alkoholzusatz wieder aus. Die Lösung ist etwas opalisirend und wird durch Jod nicht gefärbt. Fehling'sche Lösung wird durch Inulin nicht reducirt, wohl aber, nachdem durch längeres Kochen Inversion eingetreten ist. Ammoniakalische Silberlösung und Goldchlorid werden reducirt.

Das spec. Drehungsvermögen des getrockneten Inulins beträgt $[\alpha_{(D)}] = -36$ bis $-37°$.

Eigenthümlich ist es, dass das Inulin, welches durch verdünnte Säuren, ja schon durch blosses Kochen der Lösung leichter invertirt wird, als Stärke, durch Fermente wie Diastase, Speichel und Hefe fast gar nicht verändert wird.

Mit Mineralsäuren liefert Inulin „Lävulinsäure", mit Salpetersäure dieselben Oxydationserzeugnisse wie d-Fruktose.

b. Das Lävulin $C_6H_{10}O_5$ oder $n(C_6H_{10}O_5)$. Das Lävulin ist von Dragendorff, Dieck und Tollens[1]) in dem Safte der Topinambur-Knollen (Helianthus tuberosus) nachgewiesen und scheint vorwiegend im Frühjahr neben Inulin, im Herbste dagegen neben rechtsdrehenden Zuckerarten in einer Menge von 8—12 % darin vorzukommen.

Auch in unreifen Roggenkörnern hat Müntz[2]) dieses Kohlenhydrat und zwar bis zu 45 % der Trockensubstanz nachgewiesen. Das Lävulin wird aus dem Topinambursaft gewonnen, indem man mit Bleiessig fällt, aus der Lösung das überschüssige Blei durch Schwefelwasserstoff abscheidet, mit Magnesia zur Trockne verdampft und nun mit 60%-igem Alkohol auszieht. Aus dieser Lösung fällt das Lävulin durch Zusatz von starkem Alkohol und Aether als ein poröses, fast weisses Pulver.

Das Lävulin ist optisch inaktiv und indifferent gegen Fehling'sche Lösung. Durch verdünnte Säuren wird dasselbe in d-Fruktose, der auch wahrscheinlich d-Glukose beigemengt ist, umgewandelt.

Mit Hefe vergährt das Lävulin leicht.

Als weniger wichtig und in nur sehr geringer Menge vorkommend, seien hier noch zu dieser Gruppe gehörend die drei linksdrehenden Kohlenhydrate genannt:

c. Triticin $C_6H_{10}O_5$ oder $C_{12}H_{22}O_{11}$ — dargestellt aus der Queckenwurzel, Triticum repens, welches mit Hefe nicht vergährt;

d. Irisin $C_{36}H_{62}O_{11}$ in der Wurzel von Iris pseudacorus gefunden;

e. Scillin oder Sinistrin $C_6H_{10}O_5$ — in der Meerzwiebel Scilla maritima enthalten.

---

[1]) Ann. d. Chem. u. Pharm. **198**, 228.
[2]) Compt. rend. **87**, 679.

Diese drei Körper sind bis jetzt sehr wenig untersucht; es ist möglich, dass dieselben gleich sind.

3. Saccharo-Kolloïde, Gummi- und Pflanzenschleime.

Diese Gruppe umfasst diejenigen Gummi- und Pflanzenschleime, welche durch Salpetersäure in Schleimsäure und Oxalsäure übergeführt werden.

Letztere Eigenschaft, sowie auch die Bildung von Galaktose durch Behandlung mit verdünnten Säuren lassen eine gewisse Beziehung dieser Körper zur Galaktose vermuthen und berechtigen zu der Annahme, dass die hier zu nennenden Gummiarten mit der Galaktose eine besondere Reihe bilden.

a. Die Galaktane. Die mit diesem Namen benannten Gummiarten, welche in verschiedenen Pflanzen vorkommen, durch Auskochen mit Wasser ausgezogen werden und durch Zusatz von salzsäurehaltigem Alkohol aus der wässerigen Lösung ausfallen, kennzeichnen sich dadurch, dass sie das polarisirte Licht rechts drehen und durch Inversion mit verdünnter Salzsäure vorwiegend in Glukosen übergeführt werden, aus denen Galaktose auskrystallisirt.

Durch Salpetersäure gehen sie in Schleimsäure über. Man hat dargestellt:

α) Galaktan aus den Samen der Luzerne[1]).
β) Galaktan aus Lupinensamen[2]).
γ) Galaktan aus dem Scheideschlamm der Rübenzuckerfabriken[3]).
δ) Galaktan aus Agar-Agar[4]).

b. Der Karragheen-Schleim. Dieser den Galaktanen nahe verwandte Pflanzenschleim ist in dem Knorpeltang, Karragheen-Moos, Fucus crispus in sehr bedeutender Menge enthalten und wird aus diesen ebenfalls durch Auskochen mit Wasser und Fällen durch Alkohol und Salzsäure erhalten.

c. Das Gummi oder Arabin. Als Gummi im engern Sinne bezeichnet man diejenigen Stoffe, welche bei verschiedenen Pflanzen meist nach Verwundung der Rinde nach aussen gelangen und an der Luft zu einer glasigen Masse eintrocknen.

Diese Gummistoffe, denen häufig Harz beigemengt ist und die alsdann den Namen Gummiharz führen, sind entstanden durch Umwandlung der Zellsubstanz. Die Gummiarten sind entweder in Wasser löslich (Gummi arabicum), oder darin nur aufquellbar (Traganth), oder aber nur theilweise löslich wie die Gummiharze, bei denen das Harz zurückbleibt. In Alkohol ist Gummi unlöslich, daher trübt sich eine wässerige Lösung auf Zusatz von Alkohol.

Man giebt dem Gummi die einfache Formel $C_6H_{10}O_5$ oder dem Hydrat die Formel $C_{12}H_{22}O_{11}$; wahrscheinlich ist indess, dass dem Gummi ein sehr hohes Molekulargewicht zukommt.

Gummi reducirt Fehling'sche Lösung nicht, wohl aber nach dem Invertiren, indem aus ihm Galaktose und Arabinose (siehe diese) gebildet werden.

Die natürlichen Gummiarten sind meist Verbindungen der Arabinsäure oder des Arabins, des Metarabins, Cerasins, des Bassorins und noch anderer Kohlenhydrate mit den Basen Kalk, Kali, Magnesia etc.

---

[1]) Bull. Soc. chim. (2) **37**, 409.
[2]) Berichte d. deutschen chem. Gesellschaft 1886, **19**, 827.
[3]) Ebendort 1887, **20**, 1001.
[4]) Jahresber. d. Chem. 1880, 1009.

Je nachdem das eine oder das andere Kohlenhydrat in ihnen vorherrscht, sind sie in Wasser löslich oder darin nur aufquellbar.

Gummi arabicum ist der eingetrocknete Pflanzensaft einer in Arabien, Nubien, Guinea und anderen Theilen Afrikas einheimischen Acacia-Art.

Ein dem arabischen Gummi ähnlicher Körper findet sich im Pflanzenreich sehr verbreitet, so kommt derselbe auch im Mark der Zuckerrübe oft in ziemlich grosser Menge vor.

Das Gummi löst sich leicht in Wasser, wird jedoch, auf $150°$ erhitzt, zum Theil unlöslich und nimmt dann mehr die Eigenschaft des Kirschgummis an, indem das Arabin in Metarabin und Cerasin übergeht.

Man erhält das Arabin oder die Arabinsäure durch Fällen der mit Salzsäure vermischten Gummilösung mit Alkohol als einen voluminösen weissen Niederschlag, welcher mit Alkohol ausgewaschen und getrocknet eine glasig harte Kruste von der Zusammensetzung $C_{12}H_{22}O_{11}$ bildet, oder bei $120°$ getrocknet die Formel $C_6H_{10}O_5$ besitzt.

Gummilösung dreht zum Unterschiede von Stärkegummi (Dextrin) das polarisirte Licht nach links.

Bleiessig fällt ebenso wie Eisenchlorid, Gummi aus seiner wässerigen Lösung, Borax wirkt verdickend.

Verdünnte Säuren führen Gummi in gährungsfähigen Zucker über, Fermente wie Diastase und Hefe sind ohne Einfluss.

Das **Kirschgummi** ist ein Gemisch von Meta-Arabin mit wenig Bassorin (Hauptbestandtheil von Traganthgummi); dasselbe ist in Wasser wenig löslich, seine Löslichkeit wird indess bedeutend erhöht bei Gegenwart von freiem Alkali.

Aehnlich verhält sich das **Traganthgummi**, welches mit Wasser keine eigentliche Lösung, sondern eine gallertartige Flüssigkeit bildet, die sich nicht filtriren lässt.

Die Traganthe verschiedenen Ursprungs sind nach Hilger und Dreyfus[1]) verschieden zusammengesetzt. Der Hauptbestandtheil des Fadentraganths ist **Bassorin** ($C_{11}H_{20}O_{10}$), welches vollständig unlöslich ist und bei der Hydrolysirung Galaktose und Arabinose liefert. Arabin ist in dem Fadentraganth nicht vorhanden.

Tollens und Witsoe[2]) konnten in den verschiedenen Sorten Traganthgummi bei der Hydrolyse neben Spuren von Glukose und Galaktose nachweisen: Xylose, Arabinose und Fukose (Methylpentose).

d. **Die Pflanzenschleime.** Die mit diesem Namen benannten schleimigen Auszüge, welche im Pflanzenreich sehr verbreitet sind, haben die Eigenschaft, in kaltem Wasser in einen Zustand der Aufquellung überzugehen, wobei die Flüssigkeit indess nicht gallertartig unbeweglich wird, sondern nur eine zähe, fadenziehende, schleimige Beschaffenheit erhält.

Es finden sich häufig Verbindungen, welche zwischen Gummi und Pflanzenschleim stehen, so dass es nicht möglich ist, diese Körper streng auseinander zu halten.

Die Pflanzenschleime sind unwirksam gegen Lackmuspapier, ebenso gegen Fehling'sche Lösung. Mit verdünnten Säuren gehen sie in Glukosen über; oft wird auch Galaktose gebildet, ein Beweis, dass in ihrem Molekül Galaktane vorhanden sind.

---

[1]) Berichte d. deutschen chem. Gesellsch. 1900, **33**, 1478.
[2]) Ebendort 1900, **33**, 132.

Im Folgenden können nur einige wenige Pflanzenschleime Erwähnung finden, da bis jetzt ausserordentlich wenig über die Konstitution dieser Stoffe bekannt ist, dieselben sich aber auch gegenüber den Reagentien fast gleich verhalten.

α) **Leinsamenschleim** ($C_6H_{10}O_5$). Die in den jungen Samen von Linum usitatissimum vorhandene Stärke scheint beim Reifen des Samens sich zum Theil in jenen Schleim umzuwandeln, welcher in den Membranen der äusseren Zellen abgelagert ist und beim Behandeln der Zellpartien mit Wasser ein ausserordentlich starkes Aufquellen der Substanz zur Folge hat.

Der durch Abseihen und Ausdrücken von Samen getrennte Schleim, welcher sich durch Uebergiessen der Leinsamen mit Wasser (1:3) gebildet hat, wird durch Alkohol, dem etwas Salzsäure zugesetzt ist, gefällt und durch Auswaschen mit Alkohol und Aether rein gewonnen.

Mit verdünnter Säure wird der Leinsamenschleim in ein Gemenge von rechtsdrehender Glukose und Gummi zersetzt, wobei nach mehreren Untersuchungen etwa 60 % der erstern entstehen. Durch konc. Salpetersäure wird der Leinsamenschleim zum Theil in Schleimsäure übergeführt. Die Leinsamen enthalten ca. 6 % dieses Schleimes.

β) **Flohsamenschleim** ($C_{36}H_{58}O_{29}$) aus dem Samen von Plantago psyllium.

γ) **Salepschleim** aus den Knollen verschiedener Orchis-Arten.

δ) **Quittenschleim** aus dem Samen von Cydonia vulgaris.

Nach den Untersuchungen von B. Tollens und W. Kirchner ist letzterer eine durch Säuren spaltbare Verbindung von gewöhnlicher Cellulose und Gummi.

Tollens und Kirchner behandeln zur Darstellung des Schleimes Quittenkerne mit Wasser, filtriren durch ein Haarsieb, erhitzen den klaren Schleim bis zum Kochen und filtriren durch dichtes Leinen, so lange er dünnflüssig ist. Die filtrirte Flüssigkeit wird auf $1/3$ eingedampft, nach dem Erkalten mit Salzsäure bis zur stark sauren Reaktion versetzt und durch Alkohol gefällt.

Der ausgeschiedene Schleim stellt nach dem Trocknen über Schwefelsäure eine faserige grauweisse Masse dar, die mit Wasser aufquillt und gallertartig wird, aber erst auf Zusatz von etwas Kalilauge den ursprünglichen Schleim zurückbildet. Die empirische Formel desselben ist (aschefrei berechnet) $C_{18}H_{28}O_{14}$. Durch Kochen mit dem 150-fachen Gewicht verdünnter Schwefelsäure scheiden sich Flocken aus, die sich mit Jod und Schwefelsäure blau färben, zur Hälfte in Kupferoxyd-Ammoniak lösen und ganz die Eigenschaften der Cellulose theilen. In der Flüssigkeit befindet sich Gummi und Zucker, welcher letztere rechtsdrehend ist und Fehling'sche Kupferlösung reducirt. Die Menge der ausgeschiedenen Cellulose beträgt etwa 34 %.

Tollens und Kirchner sind der Ansicht, dass die Spaltung nach folgender Gleichung verläuft:

$$C_{18}H_{28}O_{14} + H_2O = C_6H_{10}O_5 + 2(C_6H_{10}O_5)$$
Schleim   Wasser   1 Cellulose   2 Gummi.

Der bei der Spaltung entstehende Zucker scheint das secundäre Umwandlungserzeugniss des Gummi zu sein.

ε) **Althaeaschleim** aus der Wurzel von Althaea officinalis und noch viele andere in der Arznei sowohl, als auch zur Herstellung mancher Nahrungsmittel Verwendung findenden schleimigen Pflanzenauszüge verhalten sich ganz ähnlich dem Leinsamenschleim; sie werden sämmtlich aus ihren wässerigen Lösungen durch Alkohol, dem etwas Salzsäure zugesetzt ist, gefällt. Freilich scheinen manche weniger der Galaktosereihe, als vielmehr der Stärkereihe anzugehören, da beim Behandeln mit verdünnten Säuren oft vorwiegend d-Glukose gebildet wird.

4. Stoffe, welche den Glukosen nahe stehen, aber nicht die Zusammensetzung derselben besitzen, oder aus anderen Gründen nicht dazu gerechnet werden dürfen.

a. Der Inosit $C_6H_{12}O_6$. Der Inosit gehört nach den Untersuchungen Maquenne's nicht zu den Kohlenhydraten, sondern ist ein Additionserzeugniss des Benzols, dem wahrscheinlich die nebenstehende Formel zukommt.

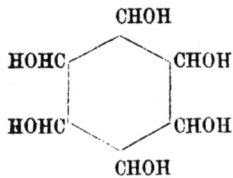

Der Inosit ist sowohl im Pflanzenreich, als auch im Thierreich vertreten und zwar soll derselbe in den verschiedenen Organen des thierischen Körpers[1], auch im Harn von Diabetikern, besonders aber in den grünen Schnittbohnen[2] als Phaseomannit und in Nussblättern als Nucit bezeichnet, vorhanden sind.

Zur Darstellung aus Fleisch, Harn und Gehirn, sowie aus Pflanzen benutzt man die Eigenschaft des Inosits, nicht durch wässerige Bleiessig-, wohl aber durch ammoniakalische Bleiessiglösung ausgefällt zu werden. Es ergiebt sich hieraus behufs seiner Darstellung, dass man die betreffenden Auszüge zuerst mit Bleiessig versetzt, filtrirt und die klare Lösung, welche noch Bleiessig im Ueberschuss enthalten muss, ammoniakalisch macht. Nach dem Auswaschen mit ammoniakalischem Wasser wird der Bleiniederschlag durch Schwefelwasserstoff zersetzt, mit Wasser aufgenommen und durch Alkohol der Inosit abgeschieden.

Verschieden von den Glukosen ist Inosit zunächst durch sein Verhalten gegen Säuren, mit denen er keine Lävulinsäure bildet; ebensowenig reducirt er alkalische Kupferlösung, ist optisch inaktiv, gährt nicht mit Hefe, bildet dagegen mit Käseferment Aethylen-[3] und Aethylidenmilchsäure[4]).

Ein früher als Dambose benannter Körper, welcher im Kautschuk gefunden wurde, ist nach Maquenne's[5] Untersuchungen gleich mit Inosit.

Auch der Skillit $C_6H_{12}O_6$, enthalten in den Nieren und in der Leber des Hundshaifisches (Scyllium canicula) und andere Knorpelfische, ferner

Quercin $C_6H_{12}O_6$, welches aus den Mutterlaugen des Quercits erhalten werden kann, scheinen dem Inosit sehr ähnliche Körper zu sein.

b. Der Quercit $C_6H_{12}O_5$. Der Quercit oder Eichelzucker wird dadurch gewonnen, dass man Eicheln auskocht, den Auszug mit Kalk kocht, filtrirt, neutralisirt und durch Hefe die gährungsfähigen Stoffe fortschafft. Quercit, welcher nicht gährt, krystallisirt beim Eindampfen der Lösung in Nadeln aus. Derselbe ist dem Isodulcit (S. 129) isomer, steht dem Inosit sehr nahe und ist vielleicht ein 5-werthiger Alkohol des Hexahydrobenzols $C_6H_7(OH)_5$, vielleicht auch eine Methylgruppe enthaltend.

Quercit dreht das polarisirte Licht nach rechts ($[\alpha^{(D)}] = +24,3°$), Fehlingsche Lösung wird nicht reducirt, desgleichen wird derselbe von verdünnten Säuren nicht verändert.

---

[1] Annal. d. Chem. 89, 289.
[2] Annal. Chem. Pharm. 129, 225.
[3] Berichte d. deutschen chem. Gesellsch. 1876, 9, 984.
[4] Annal. Chem. Pharm. 160, 333.
[5] Bull. Soc. chim. (2) 48, 235.

Pektinstoffe.

Mit diesem Namen (von πηκτός = geronnen) bezeichnet man eine Körperklasse, welche mit dem Gummi und den Pflanzenschleimen äusserlich grosse Aehnlichkeit hat, jedoch nicht zu diesen gerechnet werden darf, da sie nicht die Zusammensetzung der Kohlenhydrate besitzt. Es kommt den Pektinstoffen die allgemeine Formel $C_{32}H_{46}O_{32}$ zu, in der also die Anzahl der Kohlenstoffatome weder durch 6 theilbar ist, noch auch Wasserstoff und Sauerstoff in dem Verhältniss des Wassers vorhanden sind.

Die Pektinstoffe, welche namentlich in den fleischigen Früchten und Rüben vorkommen, sollen als Grundsubstanz die in Wasser völlig unlösliche Pektose enthalten, welche in den Zellwänden der unreifen Früchte und Rüben abgelagert ist. Durch Kochen mit Wasser, durch Einwirkung verdünnter Säuren, ferner durch Fermente, wie die in den Rüben enthaltene Pektase, erleidet die Pektose mannigfache Umwandlungen, welche indess nicht zu den Glukosen, wohl aber zu den Pentosen in Beziehung zu stehen scheinen; man hält sie auch für Oxypflanzenschleime.

Die entstehenden Umwandlungsstoffe, die bis jetzt ausserordentlich wenig erforscht sind, sind zum Theil in Wasser löslich, theils aufquellbar und in der Kälte die Flüssigkeit gelatiniren machend. Man hat denselben die Namen Pektin, Parapektin, Metapektin, Pektinsäure, Parapektinsäure und Pektosinsäure gegeben. Die als Enderzeugniss auftretende Metapektinsäure reducirt Fehling'sche Lösung und scheint mit dem Arabin oder Metarabin gleich zu sein.

Bitterstoffe.

Mit dem Namen „Bitterstoffe" bezeichnet man einige aus Kohlenstoff, Wasserstoff und Sauerstoff bestehende in den Pflanzen fertig gebildet vorkommende Stoffe, welche einen bitteren Geschmack besitzen. Die Konstitution derselben hat zum Theil eine wesentliche Aufklärung gefunden (vergl. S. 123). Von den wichtigeren Bitterstoffen seien hier noch aufgeführt:

Santonin, $C_{15}H_{18}O_3$, welches in einer Menge von 2—3 % in dem sog. Wurmsamen und den vor der vollständigen Entwickelung gesammelten Blüthenköpfen von Artemisia maritima vorkommt. Zur Gewinnung desselben kocht man 4 Thle. des von aetherischem Oel befreiten Wurmsamens mit 1½ Thln. gelöschten Aetzkalkes und 15—20 Thln. 50—60 %-igen Alkohols aus, kolirt, destillirt den Alkohol ab und dampft auf ca. 15 Thle. ein; durch vorsichtigen Zusatz von Salzsäure oder Essigsäure scheidet man erst das Harz ab und durch Uebersättigen mit Salzsäure erhält man das Santonin, das bekannte wurmtreibende Mittel, welches in grösseren Mengen giftig wirkt — 0,2 g veranlassen bereits ein eigenthümliches Farbensehen, besonders „Gelbsehen" —.

Absynthiin, $C_{30}H_{40}O_8$ (in dem kurz vor der Blüthe gesammelten Kraut von Artemisia Absynthium); das Kraut wird mit Wasser ausgekocht, der etwas eingekochte Auszug mit Galläpfelaufguss gefällt, der feuchte Niederschlag mit Bleiglätte zur Trockne verdampft; der trockne Rückstand wird mit Alkohol ausgezogen, letzterer abdestillirt, darauf wird mit Wasser verdünnt und das Blei durch Schwefelwasserstoff ausgefällt. Aus dem Filtrat scheidet sich das Absynthiin beim Eindampfen in öligen, beim Erkalten erstarrenden Tropfen ab. Es kann durch abermaliges Lösen in Alkohol, Fällen mit Tannin und Zerlegen des Niederschlages mit Bleiglätte gereinigt werden. Das Absynthiin wird von Thierkohle absorbirt und kann daraus durch Ausziehen mit Alkohol gewonnen werden. Dasselbe gehört zu den Glukosiden (vergl. S. 142).

Aloïn, von welchem man vorwiegend drei Sorten unterscheidet: das in den Barbados-Aloë vorkommende Barbaloïn ($C_{16}H_{18}O_7 + x\,H_2O$), das Socoloïn ($C_{16}H_{18}O_7$ nach Tilden oder $C_{34}H_{38}O_{15} + 3\,H_2O$ nach Flückiger) aus der Zanzibar- und Socotra-Aloë und das Nataloïn ($C_{25}H_{28}O_{11}$ nach Tilden) aus der Natal-Aloë.

Als „Aloë" des Handels bezeichnet man den eingedickten Saft der Blätter vieler Aloë-Arten. Aus der Aloë gewinnt man das Aloïn dadurch, dass man 1 Thl. Aloë in 2 Thln. Wasser von 90—95° löst und die von Harz abgegossene Lösung 10—12 Tage stehen lässt; das ausgeschiedene Aloïn wird wieder in 2 Thln. Wasser von 60—65° gelöst, auskrystallisiren gelassen und schliesslich durch Umkrystallisiren aus Alkohol gereinigt. Tschirch hat nachgewiesen, dass die Aloësorten neben freiem

Emodin (Trioxymethylanthrachinon) glukosidähnliche Körper enthalten, welche bei der Spaltung Oxymethylanthrachinone liefern.

Digitalin ist der wirksame Stoff der kurz vor der Blüthe gesammelten Blätter von Digitalis purpurea. Der wirksame Stoff besteht aus 2 Glukosiden, dem in den Samen vorkommenden Digitoxin und Digitalin, während das erstere nur in den Blättern vorkommt (vergl. S. 141).

Pikrotoxin (oder Cocculin), $C_{30}H_{34}O_{13}$, bildet den wirksamen Bestandtheil der Kokkelskörner, der Früchte von Menispermum (Cocculus). Die zerkleinerten, thunlichst von Fett befreiten Kokkelskörner werden wiederholt mit Wasser ausgezogen, die kolirten heissen Auszüge mit einer genügenden Menge Bleiacetat-Lösung versetzt, das Filtrat durch Schwefelwasserstoff entbleit und auf ein geringes Volumen eingedampft. Die nach mehrtägigem Stehen ausgeschiedenen Krystallmassen werden gesammelt und durch Umkrystallisiren aus heissem Wasser sowie Alkohol gereinigt.

Gentiopikrin $C_{20}H_{30}O_{12}$ neben etwas Gentisin $C_{14}H_{10}O_5$ (0,1 %) ist das Enzianbitter in der Enzianwurzel (Gentiana lutea). Der durch Ausziehen mit 70 %-igem Alkohol bereitete Auszug der frischen Wurzeln wird nach dem Eindunsten in 3 Thln. Wasser gelöst, die Lösung mit gekörnter Thierkohle behandelt und der von letzterer aufgenommene Bitterstoff mit 80 %-igem Alkohol ausgezogen. Der von Alkohol befreite Rückstand wird mit $1/2$ Vol. Wasser versetzt, das abgeschiedene Harz abfiltrirt, das Filtrat im Wasserbade mit geschlämmtem Bleioxyd behandelt, filtrirt, das Filtrat durch Schwefelwasserstoff entbleit, zum Syrup eingedunstet und letzterer mit wenig Aether geschüttelt. Die nach 24 Stunden krystallinisch erstarrte Masse wird gepresst und aus heissem Wasser unter Zusatz von etwas Thierkohle umkrystallisirt.

Beim Kochen mit verdünnten Säuren zerfällt das Gentiopikrin in gährungsfähigen Zucker ($C_6H_{12}O_6$), Gentiogenin ($C_{14}H_{16}O_5$) und Wasser (H_2O).

Quassiin $C_{10}H_{12}O_3$ (nach Wiggers) oder $C_{31}H_{42}O_9$ (nach Christensen) wird aus dem Holz der Quassia (Quassia amara) durch Ausziehen mit Wasser ($2/3$ vom Gewichte des angewendeten Holzes), Eindunsten und Fällen der Lösung mit Tannin gewonnen, indem man den Niederschlag mit Bleikarbonat anrührt, die Mischung im Wasserbade eintrocknet, den Rückstand mit Alkohol auszieht und den Rückstand der alkoholischen Lösung aus einem Gemisch von Alkohol und Aether umkrystallisiren lässt.

Hopfenbitter $C_{20}H_{46}O_{10}$, zu 0,004 % in den Hopfenzapfen und zu 0,11 % in den Hopfendrüsen, dem Lupulin; vergl. unter Hopfen Abschnitt „Bier".

Agaricin oder Laricin $C_7H_{24}O_2$ (?) ist der wirksame Bestandtheil des Fliegenschwammes (Agaricus albus) und des Lärchenschwammes (Polyporus officinalis), aus welchen der Bitterstoff durch Ausziehen mit Alkohol gewonnen werden kann.

Cnicin $C_{27}H_{24}O_8$ in den Blättern von Cnicus benedictus.

Erythrocentaurin $C_{27}H_{24}O_8$ im Tausendgüldenkraut (Erythraea Centaureum).

Cubebin $C_{10}H_{10}O_3$ neben Cubebensäure und Harz in den Früchten von Cubeba officinalis.

Cantharidin $C_{10}H_{12}O_4$, der wirksame, blasenziehende Bestandtheil der spanischen Fliegen (Lytta vesicatoria, Mylabris Cichorii, Meloë majalis), aus welchen der Bitterstoff durch Aether ausgezogen wird. Der Rückstand der ätherischen Lösung wird durch Schwefelkohlenstoff von Fett befreit, darauf mit Kalilauge im geringen Ueberschuss zur Trockne verdampft, mit Chloroform gewaschen, das cantharidinsaure Kalium durch verdünnte Schwefelsäure zerlegt, von neuem mit Chloroform ausgeschüttelt, aus welcher Lösung das Cantharidin in Krystallen ausgeschieden wird.

Das cantharidinsaure Natrium hat auf Liebreich's Vorschlag vorübergehend eine subkutane Anwendung gegen Tuberkulose gefunden; die Versuche sind aber bald wieder eingestellt.

Farbstoffe.

Die Farbstoffe der Pflanzen fallen nur dann unter die Gruppe der stickstofffreien Extraktstoffe, wenn sie entweder keinen Stickstoff enthalten und daher bei der üblichen Multiplikation des letzteren mit 6,25 nicht zu den Stickstoff-Substanzen gerechnet werden, oder wenn sie nicht in Aether löslich sind. Insofern gehört der am weitesten in den Pflanzen verbreitete Farbstoff:

Das Chlorophyll nicht hierher; denn es enthält neben Kohlenstoff, Wasserstoff und Sauerstoff auch Stickstoff — ob auch Phosphor, ist noch nicht ausgemacht —, und wird auch zum grössten Theil durch Aether gelöst, also dem Rohfett (d. h. dem Aetherextrakt) zugerechnet. Des Zusammenhangs wegen möge dasselbe aber hier kurz erwähnt sein.

Das Chlorophyll ist die Ursache der grünen Farbe der Pflanzen; es kommt an Protoplasma gebunden in Form von abgerundeten, bisweilen auch stern- oder bandförmigen Massen in allen selbständig assimilirenden Blättern der Pflanzen vor; seine Bildung ist abhängig von dem Vorhandensein von Eisen, einer gewissen Temperatur und Lichtintensität, besonders von der Einwirkung der gelben und der rechts und links hiervon gelegenen Strahlen des Spektrums. Man kann das Chlorophyll den Chlorophyllkörnern durch 90%-igen Alkohol entziehen; die alkoholische Lösung ist grün, im durchfallenden Licht und bei starker Koncentration roth und zeigt eine blutrothe Fluorescenz. Eigenartig für diese Lösung ist das Absorptionsspektrum; eine sehr konc. Lösung lässt nur das Roth vor der Linie B hindurch; eine verdünntere Lösung zeigt mehrere kennzeichnende schwarze Streifen. Schüttelt man die alkoholische Lösung mit Ligroïn, so geht nach Sachsse vorwiegend blaues Cyanophyll in Lösung, während im Alkohol gelbes Xantophyll gelöst bleibt. Hiernach bestände das Chlorophyll aus einem Gemisch von zwei Farbstoffen, möglicherweise aber sind dieselben schon Spaltungserzeugnisse des Chlorophylls; denn das Chlorophyll zersetzt sich sehr leicht, indem sich die Lösungen, wenn sie der Luft und dem Lichte ausgesetzt werden, rasch oxydiren und von Grün in Braungelb übergehen. Durch Salzsäure, auch Wein-, Aepfel- und Oxalsäure wird das Chlorophyll in einen blaugrünen Farbstoff, Phyllocyanin oder Phyllocyansäure, und einen gelben Farbstoff, Phylloxanthin, zerlegt. Letzterer kann der sauren Lösung durch Aether entzogen werden, während der blaugrüne Farbstoff in der salzsauren Lösung verbleibt.

Chrysophyll und Erythrophyll sind wahrscheinlich Zersetzungsstoffe des Chlorophylls.

Bei der Destillation mit Zinkstaub liefern die Chlorophyllstoffe Pyrrol: $\begin{matrix} CH = CH \\ CH = CH \end{matrix} > NH$; sie scheinen daher zu diesem in naher Beziehung zu stehen. Dieselbe Beobachtung ist auch bei den Blutfarbstoffen gemacht worden. Ueber weitere Beziehungen von Chlorophyll und Blutfarbstoff vergl. S. 38.

Von sonstigen Pflanzenfarbstoffen sind zu nennen:

Das Blumengelb oder Xanthin, welches, ähnlich wie das Chlorophyll, an eine ölartige Substanz gebunden und gelöst im Zellsafte der Pflanzen vorkommt und aus den Blüthen von Helianthus annuus durch Ausziehen mit Alkohol gewonnen werden kann. Dasselbe gilt von dem Blumenblau oder Anthocyan.

Alkanin $C_{15}H_{14}O_4$, Alkanaroth in den Wurzeln von Anchusa tinctoria.

Bixin $C_{28}H_{34}O_5$, Orleanroth in dem Mark und dem Fruchtfleisch der Fruchtkapsel des Orleansbaumes (Bixa Oreleana).

Carotin $C_{18}H_{24}O$ oder $C_{26}H_{38}$ nach Arnaud in den Wurzeln der Mohrrübe (Daucus carota); vergl. diese.

Safflorgelb, $C_{24}N_{30}O_{15}$ im wässerigen Auszuge des Safflors.

Curcumin $C_{14}H_{14}O_4$, Curcumagelb in der Wurzel von Curcuma longa und C. viridiflora.

Hämatoxylin $C_{16}H_{14}O_6 + 3 H_2O$ in dem von Splint und Rinde befreiten Kernholz von Haematoxylon Campechianum (Blau- oder Campecheholz); das Hämatoxylin geht bei Gegenwart einer Base durch Einwirkung von Luft in Hämateïn $C_{16}H_{12}O_6$ über.

Luteolin $C_{20}H_{14}O_8$ ist der gelbe Farbstoff des Wau (Reseda luteola).

Morin $C_{15}H_{10}O_7 + 2 H_2O$ findet sich im Gelbholze, dem Stammholze von Morus tinctoria.

Der Weinfarbstoff (Oenolin, Oenolinsäure oder Oenocyanin etc.) findet sich in der Beerenhaut der blauen Weinbeere abgelagert; über die Unterscheidung desselben von anderen ähnlichen Farbstoffen vergl. unter Abschnitt „Wein" Bd. III.

Mit dem Namen Orseile, Persia oder Lackmus bezeichnet man Farbstoffe, welche aus verschiedenen Flechtenarten durch einen eigenthümlichen Gährungsvorgang gebildet werden. Bezüglich dieser und anderer zahlreicher Farbstoffe des Pflanzenreiches muss auf die Lehrbücher der Chemie verwiesen werden.

Manche Pflanzenfarbstoffe haben sich als Glukoside erwiesen (vergl. S. 137—141).

Gerbstoffe.

Die Gerbstoffe bezeichnet man auch wohl mit dem Namen Gerbsäuren, weil dieselben eine schwache, aber insofern deutliche saure Beschaffenheit besitzen, als sie aus kohlensauren Alkalien die Kohlensäure austreiben. Sie sind sehr verbreitet in der Pflanzenwelt und zwar scheinen sie ein Assimilationserzeugniss der chlorophyllgrünen Blätter zu sein.

Ihre physiologische Bedeutung ist durchaus noch nicht aufgeklärt, man weiss nur, dass der in den Blättern gebildete Gerbstoff fortgeführt wird in andere Organe wie in die Rinde, den Stamm und die Wurzeln, dass derselbe hier oft in grossen Mengen aufgespeichert wird, ohne im Frühjahr bei beginnendem Wachsthum wieder zur Bildung neuer Triebe verwendet zu werden.

Wie seine physiologische Bedeutung, so ist auch die chemische Zusammensetzung der Gerbstoffe noch vollständig unklar.

Man benennt einfach diejenigen in Wasser löslichen, nicht krystallisirenden Bestandtheile mit dem Namen Gerbstoff, welche einen zusammenziehenden Geschmack besitzen, mit den meisten Metallen Niederschläge geben und zwar mit Eisenoxydsalzen **grün bezw. dunkelblaue Färbungen**[1] — daher die Unterscheidung zwischen **eisengrünender** und **eisenbläuender** Gerbsäure — verursachen und ausserdem die Eigenschaft besitzen, Eiweiss aus seinen Lösungen zu fällen.

Der **Gerbereivorgang** ist kein chemischer, sondern ein mechanischer Vorgang, indem die Gerbsäure auf der thierischen Haut bloss mechanisch niedergeschlagen wird.

Die Eigenschaft einiger Gerbstoffe, beim Kochen mit verdünnten Säuren Traubenzucker zu bilden, hat Veranlassung gegeben, dieselben zu den Glukosiden zu rechnen.

Als solche glukosidische Gerbsäuren sind erkannt: die in der Wurzel von Rubus villosus erhaltene Gerbsäure, die **Chinagerbsäure** der echten Chinarinde, der **Chinovagerbsäure** der falschen Chinarinde und besonders die **Kaffeegerbsäure** $C_{15}H_{18}O_8$, welche durch salpetrigsäurehaltige Salpetersäure in Zucker- und Kaffeesäure gespalten wird; aus letzterer entsteht dann Oxalsäure, Brenzkatechin und Blausäure:

$$C_6H_3(OH)_2$$
$$CH=CH \cdot COOH + HNO_2 = C_2H_2O_4 + C_6H_4(OH)_2 + HCN$$

Kaffeesäure   Oxalsäure   Brenzkatechin   Blausäure.

Man giebt daher der Kaffee-Gerbsäure folgende Konstitutionsformel:

$$C_6H_3 \begin{cases} CH:CH \cdot COOH \\ O \cdot C_6H_{11}O_5 \\ O \cdot C_6H_{11}O_5 \end{cases}$$

Man unterscheidet zweierlei Arten Gerbsäuren:

1. Die durch **normale physiologische Vorgänge** gebildete Gerbsäure, welche vorwiegend in der Rinde, dem Holzkörper und den Wurzeln abgelagert ist.

2. Die durch **pathologische Vorgänge** entstandene Gerbsäure, welche nach ihrem Vorkommen in den Gallen auch Gallusgerbsäure genannt wird.

Die erstere, vorwiegend aus der Eichenborke gewonnen, findet zum Gerben des Leders Verwendung, färbt Eisenchlorid grün und liefert bei der trockenen Destillation vorwiegend Brenzkatechin, während die pathologische Gerbsäure nicht zum Gerben geeignet ist, Eisenchlorid blau färbt und bei der trockenen Destillation Pyrogallol bildet. Letztere wird unter dem Namen Acidum tannicum als Arzneimittel benutzt.

Zur Darstellung des gebräuchlichen Tannins zieht man 8 Thle. gepulverter Galläpfel mehrere Male mit einer Mischung von 12 Thln. Aether und 3 Thln. 90%-igem Weingeist aus, schüttelt das Filtrat mit einem Drittel seines Vol. Wasser und trennt die wässerige Flüssigkeit vom Aether durch einen Scheidetrichter. Nach wiederholtem Ausschütteln des Aethers ist aller Gerbstoff vom Wasser

---

[1] Eine andere Reaktion auf Gerbsäure ist folgende: Setzt man zu einem Tropfen Gerbsäurelösung 1 ccm $^1/_{100}$ Normal- (oder noch verdünntere) Jodlösung und schüttelt, so erhält man eine farblose Flüssigkeit; setzt man dann einen Tropfen stark verdünnten Ammoniaks zu, so entsteht eine schön rothe Färbung.

aufgenommen, aus dem durch einfaches Abdampfen des Wassers und vollständiges Austrocknen die Gerbsäure als amorphe Masse zurückbleibt.

Die Aufgabe, ein zugleich einfaches und doch genaues Verfahren der quantitativen Bestimmung der Gerbsäure in gerbsäurehaltigen pflanzlichen Nahrungs- und Genussmitteln aufzufinden, ist noch nicht in befriedigender Weise gelöst; denn alle Verfahren leiden an dem Fehler, dass auch andere Verbindungen, welche mit den zu verwendenden Agentien ähnliche Reactionen — Fällungen — geben, mit als Gerbsäure bestimmt werden.

Ueber die gebräuchlichen Verfahren zur Bestimmung der Gerbsäuren, sowie über die Eigenschaften der in Nahrungs- und Genussmitteln vorkommenden Gerbsäuren vergl. die betreffenden Abschnitte: Hopfen, Thee, Kaffee, Eicheln in Bd. III.

Organische Säuren.

Zu der Gruppe der sogenannten stickstofffreien Extraktstoffe müssen auch die vielfach im Pflanzenreiche verbreiteten und bei Bereitung der Nahrungsmittel zum Theil verwendeten organischen Säuren, soweit sie nicht Bestandtheile der Fette, d. h. des Aetherauszuges sind, gerechnet werden. Die Zahl der im Pflanzen- und Thierreich, wie auch in Nahrungsmitteln als Umwandlungserzeugnisse vorhandenen Säuren ist eine so ausserordentlich grosse, dass hier nur die hauptsächlichsten aufgeführt werden können.

1. **Ameisensäure** $CH_2O_2 = H \cdot COOH$. Dieselbe findet sich im freien Zustande in den Ameisen, den Brennstacheln mancher Insekten, den Brennhaaren der Nesseln, den Fichtennadeln, im Bienenhonig, Schweiss etc. Ausserdem entsteht dieselbe bei der Oxydation kohlenstoffreicher Verbindungen, wie z. B. des Zuckers, der Stärke und auch proteïnartiger Verbindungen. Künstlich wird sie gebildet:

a) durch Oxydation des Methylalkohols bezw. des Formaldehyds:

$$H \cdot CH_2OH + O = H \cdot COH + H_2O; \quad H \cdot COH + O = H \cdot COOH;$$

b) durch Erhitzen von Cyanwasserstoff, dem Nitril der Ameisensäure, mit Alkalien und Säuren:

$$HCN + 2 H_2O = H \cdot COOH + NH_3;$$

c) durch Kochen von Chloroform mit alkoholischer Kalilauge:

$$CHCl_3 + 4 KOH = H \cdot COOK + 3 KCl + 2 H_2O;$$

d) durch längeres Erhitzen von Aetzkali mit Kohlenoxyd auf $100°$, wobei einfach eine Zusammenlagerung der Moleküle eintritt:

$$KOH + CO = H \cdot COOK;$$

ferner aus Chloral, Isocyaniden, Carbylaminen etc.; für gewöhnlich stellt man sie aus Oxalsäure durch Erhitzen mit Glycerin her.

Als Aethylester findet die Ameisensäure Verwendung zur Bereitung der künstlichen Rumessenz.

Die Ameisensäure, eine farblose Flüssigkeit von stechendem Geruch und stark saurem Geschmack, siedet bei $99°$ und erstarrt unter $0°$ zu einer krystallinischen Masse. Sie besitzt die Eigenschaft der Aldehyde, die edlen Metalle zu Oxydul oder Metall zu reduciren, wobei sie selbst in Kohlensäure umgewandelt wird:

$$H \cdot COOH + 2 AgNO_3 = 2 Ag + 2 HNO_3 + CO_2.$$

Auf dieser Eigenschaft beruht sowohl ihr Nachweis wie auch die quantitative Bestimmung derselben.

2. **Essigsäure** $C_2H_4O_2 = CH_3 \cdot COOH$. Die Essigsäure kommt frei und in Form von Salzen im Pflanzen- und Thierkörper selbst nur in verhältnissmässig ge-

ringen Mengen, doch aber vielverbreitet vor, so in dem Safte vieler Bäume, mancher Früchte, im Schweisse, in der Muskelflüssigkeit, im Harn etc., als n-Hexyl- und n-Oktylessigester im Samenöl von Heracleum giganteum und im Oel der Früchte von Heracleum spondylium.

Künstlich kann die Essigsäure ähnlich wie die Ameisensäure gewonnen werden z. B. durch Oxydation von Aethylalkohol und Acetaldehyd, durch Reduktion von Oxyessigsäure oder Glykolsäure $CH_2(OH) \cdot COOH$ mittelst Jodwasserstoff, oder von Trichloressigsäure $CCl_3 \cdot COOH$, aus Cyanmethyl und Acetonitril, aus Natriummethylat und Kohlenoxyd, Natriummethyl und Kohlendioxyd, aus Zinkmethyl $Zn(CH_3)_2$ und Phosgengas $COCl_2$, durch Spaltung der ungesättigten Säuren der Oelsäurereihe, durch Verseifen von Acetessigester mit alkoholischem Kali etc.

Technisch wird die Essigsäure im Grossen aus dem durch trockne Destillation des Holzes gewonnenen Holzessig oder durch Oxydation alkoholhaltiger Flüssigkeiten in Folge der Lebensthätigkeit des Essigbildners (Mycoderma aceti) bis zu 6 bis 12 % Essigsäure in der Flüssigkeit gewonnen, aus der durch Neutralisation mit Soda Natriumacetat hergestellt wird. Nachdem dieses durch wiederholtes Umkrystallisiren gereinigt und durch Schmelzen entwässert ist, wird unter Zusatz von koncentrirter Schwefelsäure die Essigsäure in fast reiner Form abdestillirt und als Acid. acet. glac. in den Handel gebracht.

Die wasserfreie Essigsäure bildet bei niedrigen Temperaturen eine blätterig krystallinische Masse, den sog. Eisessig, welcher bei $16{,}7°$ zu einer scharf riechenden Flüssigkeit schmilzt, bei $20°$ ein spec. Gewicht von $1{,}0497$ hat und bei $118°$ siedet. Dieselbe mischt sich in allen Verhältnissen mit Wasser, jedoch in der Weise, dass im Anfange eine Kontraktion unter Zunahme des spec. Gewichtes eintritt, bis die Zusammensetzung der Lösung dem Hydrate $C_2H_4O_2 + H_2O$ entspricht; dieses enthält $70-80\%$ wasserfreie Säure und hat ein spec. Gewicht von $1{,}0748$ bei $15°$. Von da an nimmt bei weiterer Verdünnung das spec. Gewicht wieder ab, so dass eine 43%-ige Lösung dasselbe spec. Gewicht besitzt, wie wasserfreie Essigsäure. Der gewöhnliche Essig enthält $4-5\%$ Essigsäure.

Näheres über Darstellung des Essigs, seine Verwendung bei Bereitung von Speisen und Untersuchung desselben siehe Abschnitt „Essig".

Die nächstfolgende Säure, die Propionsäure oder Propansäure $CH_3 \cdot CH_2 \cdot COOH$, wird ausser auf künstliche Weise durch rein chemische Vorgänge auch durch Spaltpilzgährung aus äpfelsaurem und milchsaurem Kalk gebildet und kann auf diese Weise in Nahrungsmitteln vorkommen.

3. Buttersäure $C_4H_8O_2$. Hiervon sind 2 Isomere möglich:

1. $CH_3 \cdot CH_2 \cdot CH_2 \cdot COOH$	2. $CH_3 \cdot CH_3 \cdot CH \cdot COOH$
Normale Buttersäure, Aethylessigsäure, Butansäure oder Gährungsbuttersäure.	Isobuttersäure, Dimethylessigsäure oder Methylpropansäure

Die normale Buttersäure kommt frei und gebunden im Pflanzen- und Thierreich vor; frei z. B. in der Fleischflüssigkeit und im Schweiss, gebunden als Glycerinester vorwiegend in der Kuhbutter, als Hexylester im Oel von Heracleum giganteum, als Oktylester im Oel von Pastinaca sativa. Sie bildet sich bei der Buttersäure-Gährung aus Zucker, Stärke und Milchsäure durch Bakterien besonders von Bacillus subtilis (im Käse etc.) und Bacillus boocopricus, ferner bei der Verwesung und Oxydation von Proteïnstoffen. Künstlich bezw. synthetisch wird sie aus der entsprechenden Verbindung in ähnlicher Weise wie Ameisensäure und Essigsäure gewonnen.

Die normale Buttersäure ist eine dicke, ranzig riechende Flüssigkeit, die in der Kälte erstarrt und bei 163° siedet; spec. Gew. bei $20° = 0{,}9587$. Sie ist in Wasser und Alkohol leicht löslich und wird aus der wässerigen Lösung durch Salze ausgeschieden.

Das Calciumsalz $Ca(C_4H_7O_2)_2 + H_2O$ ist in der Wärme schwerer in Wasser löslich als in der Kälte.

Die Isobuttersäure kommt frei im Johannisbrot (Schoten von Ceratonia siliqua), als Oktylester im Oel von Pastinaca sativa, als Aethylester im Krotonöl vor.

Sie ist der normalen Buttersäure sehr ähnlich; Siedepunkt $= 155°$, spec. Gew. bei $20° = 0{,}9490$.

Ihr Calciumsalz $Ca(C_4H_7O_2)_2 + 5H_2O$ ist im Gegensatz zu dem der letzteren in heissem Wasser löslicher als in kaltem.

4. **Valeriansäure.** $C_5H_{10}O_2$. Hiervon sind 4 Isomere möglich:

1. $CH_3(CH_2)_3 \cdot COOH$
n-Valeriansäure, n-Propylessigsäure.

2. $(CH_3)_2 \cdot CH \cdot CH_2 \cdot COOH$
Isovaleriansäure, Isopropylessigsäure, 3-Methylbutansäure.

3. $\genfrac{}{}{0pt}{}{CH_3}{C_2H_5}{>}CH \cdot COOH$
Methyläthylessigsäure, 2-Methylbutansäure.

4. $(CH_3)_3 \cdot C \cdot COOH$
Trimethylessigsäure, Pivalinsäure, Dimethylpropansäure.

Von diesen Valeriansäuren haben nur die Isovaleriansäure (2) und die Methyläthylessigsäure (3) für die Nahrungsmittelchemie eine Bedeutung, insofern als ein Gemisch derselben frei und in Form von Estern im Thier- und Pflanzenreich, besonders in der Baldrianwurzel (Valeriana officinalis) und Angelikawurzel (Angelica Archangelica) vorkommt; aus letzteren kann das Säuregemisch durch Kochen mit Wasser oder Sodalösung gewonnen werden. Ein ähnliches Gemenge erhält man durch Oxydation von Gährungsamylalkohol mittelst Chromsäuregemisch. Die Methyläthylessigsäure hat ein asymmetrisches Kohlenstoffatom, ist daher, wie der entsprechende Amylalkohol (Methyläthylkarbinol $\genfrac{}{}{0pt}{}{CH_3}{CH_3 \cdot CH_2}{>}CH \cdot CH_2OH$), in zwei optisch aktiven und einer optisch inaktiven Form denkbar. Auf synthetischem Wege ist die letztere Form dargestellt worden, die mittelst der Brucinsalze — von denen das l-Salz schwer löslich ist — in die beiden optisch-aktiven Bestandtheile zerlegt werden kann. Das spec. Drehungsvermögen der Methyläthylessigsäuren $[\alpha(D)]$ beträgt $+17°85'$. In Folge dessen ist das aus Baldrianwurzel etc. bezw. aus Gährungsamylalkohol gewonnene Säuregemisch von Isovaleriansäure und Methyläthylessigsäure, welches die gewöhnliche officinelle Valeriansäure bildet, ebenfalls optisch aktiv.

5. **Oxalsäure** (Kleesäure, Aethandisäure), $C_2H_2O_4 = HOOC \cdot COOH$. Sie findet sich in vielen Pflanzen, besonders als Kaliumsalz in den Oxalis-, Rumex- und in Salsola-Arten, als Calciumsalz krystallinisch in vielen Pflanzenzellen z. B. im Rhabarber in solcher Menge, dass dasselbe beim Kauen ein Knirschen zwischen den Zähnen verursacht.

Synthetisch wird sie gebildet:

a) durch rasches Erhitzen von ameisensaurem Natrium auf $440°$:

$$\left.\begin{array}{l}HCOONa\\HCOONa\end{array}\right\} = \left\{\begin{array}{l}COONa\\COONa\end{array}\right. + H_2$$

b) durch Ueberleiten von Kohlensäure über metallisches Natrium bei $350-360°$:

$$2CO_2 + 2Na = \left\{\begin{array}{l}COONa\\COONa\end{array}\right.$$

c) aus Dicyan (Dinitril der Oxalsäure) durch Erwärmen mit Salzsäure bezw. Wasser:

$$\begin{matrix} CN \\ | \\ CN \end{matrix} + 4\,H_2O = \begin{matrix} COOH \\ COOH \end{matrix} + 2\,NH_3$$

d) aus Cyankohlensäureäthylester in derselben Weise:

$$\begin{matrix} CN \\ | \\ COO \cdot C_2H_5 \end{matrix} + HCl + 3\,H_2O = \begin{matrix} COOH \\ COOH \end{matrix} + NH_4Cl + C_2H_6O$$

Die Oxalsäure bildet sich ferner durch Oxydation von Glykol $\begin{matrix}CH_2OH\\CH_2OH\end{matrix}$, Glykolsäure $\begin{matrix}COOH\\CH_2OH\end{matrix}$, Glyoxal $\begin{matrix}CHO\\CHO\end{matrix}$, Glyoxylsäure $\begin{matrix}COOH\\CHO\end{matrix}$; dann als vorletztes Oxydationserzeugniss bei der Oxydation der Kohlenhydrate wie Zucker, Stärke etc.

Technisch wird sie gewonnen durch Schmelzen von Sägespähnen mit Aetzkali in eisernen Pfannen bei 200—220°; die Schmelze wird ausgelaugt, die gebildete Oxalsäure als Calciumoxalat gefällt und mit Schwefelsäure zerlegt.

Die freie Oxalsäure krystallisirt mit zwei Mol. Wasser in monoklinen Prismen, welche an trockner Luft schon bei 20° verwittern; sie löst sich in 9 Thln. Wasser von mittlerer Temperatur, leicht in Alkohol, schwerer in Aether. Die wasserhaltige Oxalsäure schmilzt beim raschen Erhitzen bei 101°, die wasserfreie bei 189°; letztere krystallisirt aus starker Schwefel- und Salpetersäure. Mit konc. Schwefelsäure erhitzt, zerfällt sie in CO_2, CO und H_2O; beim raschen Erhitzen für sich allein entsteht auch Ameisensäure CH_2O_2 und CO_2. Unter dem Einfluss des Lichtes zersetzt sich eine wässerige Lösung der Oxalsäure in CO_2 und H_2O. Beim Schmelzen mit Alkalien oder Natronkalk zerfällt dieselbe in Karbonat und Wasserstoff:

$$K_2C_2O_4 + 2\,KOH = 2\,K_2CO_3 + H_2.$$

Durch Salpetersäure wird die Oxalsäure nur langsam, dagegen durch Kaliumpermanganat in saurer Lösung rasch zu CO_2 und H_2O oxydirt, eine Eigenschaft, die in der Maassanalyse vielfache Anwendung findet.

Zu ihrer wie umgekehrt zur Erkennung von Kalk dient die Eigenschaft, dass Oxalsäure bezw. ihre Salze mit Calciumsalzen einen Niederschlag geben, der sowohl in Wasser als verdünnter Essigsäure unlöslich ist.

In grösseren Mengen genossen ist die Oxalsäure giftig.

6. **Glykolsäure** (Oxyessigsäure) $CH_2(OH) \cdot COOH$. Sie findet sich in unreifen Weintrauben und in den grünen Blättern des wilden Weines (Ampelopsis hederacea) und bildet sich

a) durch gemässigte Oxydation des Glykols mit verdünnter Salpetersäure oder Platinschwamm und Luft:

$$CH_2OH \cdot CH_2OH + O_2 = CH_2(OH) \cdot COOH + H_2O,$$

b) durch Reduktion der Oxalsäure mit Natriumamalgam:

$$COOH \cdot COOH + 2\,H_2 = CH_2(OH) \cdot COOH + H_2O,$$

c) aus Amidoessigsäure durch Einwirkung von salpetriger Säure:

$$CH_2(NH_2) \cdot COOH + NO_2H = CH_2(OH) \cdot COOH + N_2 + H_2O.$$

Sie entsteht ferner bei der Oxydation von Glycerin und Glukosen mit Silberoxyd.

Die Glykolsäure ist leicht löslich in Wasser und Alkohol und krystallisirt aus Aceton; die Krystalle schmelzen bei 80°.

7. **Milchsäure** $C_3H_6O_3$. Von der Milchsäure unterscheidet man mehrere Isomere:

1. $CH_3 \cdot \overset{*}{CH}(OH) \cdot COOH$	2. $CH_2(OH) \cdot CH_2 \cdot COOH$
Aethylidenmilchsäure oder Gährungs-Milchsäure	Aethylenmilchsäure oder Hydrakrylsäure oder β-Oxypropionsäure.
oder (d- + l-) Milchsäure, α-Oxypropionsäure	

d-Milchsäure oder Fleischmilchsäure, Paramilchsäure.	l-Milchsäure.

Für die Nahrungsmittelchemie hat vorwiegend nur die Aethyliden- oder (d- + l-) Gährungs-Milchsäure mit der rechtsdrehenden Fleischmilchsäure Bedeutung. Die Aethylenmilchsäure soll zwar auch spurenweise im Fleisch bezw. Fleischextrakt vorkommen, indess hat sie mit der l-Milchsäure vorwiegend nur theoretisches Interesse.

Die Gährungs- oder (d- + l-) Milchsäure entsteht unter dem Einfluss des Milchsäurebacillus, Bacillus acidi lactici, bei der Gährung von Milchzucker, Rohrzucker, Gummi und Stärke, indem man den Lösungen der Kohlenhydrate, faulenden Käse und, weil die freie Milchsäure die Entwickelung des Bacillus beeinträchtigt, zur Neutralisation der Säure Calcium- oder Zinkkarbonat zusetzt. Die auf diese Weise erhaltenen schwer löslichen milchsauren Salze werden durch Schwefelsäure zersetzt. Dauert die Gährung sehr lange, so geht die Milchsäuregährung in Buttersäuregährung über, indem sich aus dem unlöslichen milchsauren Calcium lösliches n-buttersaures Calcium bildet. Die Gährungs- oder (d- + l-) Milchsäure findet sich in der sauren Milch, im Sauerkraut, in sauren Gurken, im Bier, Wein, ferner im Magensaft.

Künstlich kann sie erhalten werden aus α-Propylenglykol ($CH_3 \cdot CH(OH) \cdot CH_2OH$) durch Oxydation mit Platinschwarz, aus α-Chlorpropionsäure ($CH_3 \cdot CHCl \cdot COOH$), aus Brenztraubensäure ($CH_3 \cdot CO \cdot COOH$) durch nascirenden Wasserstoff, aus α-Amidopropionsäure oder Alanin ($CH_3 \cdot CH(NH_2) \cdot COOH$) durch salpetrige Säure, aus Aethylaldehyd, Blausäure und Isoäpfelsäure [$CH_3 \cdot C(OH) \cdot (COOH)_2$] durch Erhitzen auf 140^0.

Die Gährungsmilchsäure bildet einen in Wasser, Alkohol und Aether löslichen Syrup; sie ist 1-basisch und 2-werthig, sowie optisch-inaktiv. Sie enthält ein (oben mit Sternchen bezeichnetes) asymmetrisches Kohlenstoffatom. Lässt man in der Lösung eines inaktiven milchsauren Salzes (z. B. Ammoniumlaktat) Penicillium glaucum wachsen, so bleibt die rechtsdrehende Modifikation, die Rechts- (d-) oder Para- oder Fleischmilchsäure übrig; die linksdrehende (l-) Modifikation enthält man bei der Spaltung einer Rohrzuckerlösung durch den Bacillus acidi laevolactici. Auch lässt sich die (d- + l-) Gährungsmilchsäure mittelst Strychnin in die beiden Bestandtheile, die Rechts- und Linksmilchsäure zerlegen.

Die rechtsdrehende (d-) Milchsäure oder Fleischmilchsäure $[\alpha^{(D)}] = + 3,5^0$ [1]) kommt in den thierischen Flüssigkeiten, besonders im Muskelfleisch vor und lässt sich am bequemsten aus dem v. Liebig'schen Fleischextrakt gewinnen.

8. **Malonsäure** (Propandisäure) $CH_2 \begin{cases} COOH \\ COOH \end{cases}$. Sie findet sich als Calciumsalz in den Zuckerrüben, und entsteht bei der Oxydation der Aepfelsäure ($COOH \cdot CH(OH) \cdot CH_2 \cdot COOH$) durch Kaliumbichromat, oder von Quercit (S. 164), Propylen ($CH_2 = CH : CH_2$) oder Allylen ($CH_3 \cdot C : CH$) durch Kaliumpermanganat und auf sonstige synthetische Weise.

---

[1]) Dieses ist die höchste beobachtete Rechtsdrehung; diese nimmt mit der Bildung des Esteranhydrids $C_6H_{10}O_5$ in der wässerigen Lösung allmählich ab und geht schliesslich sogar in Linksdrehung über.

Die Malonsäure ist in Wasser und Alkohol leicht löslich; sie krystallisirt in triklinen Tafeln, die bei 132° schmelzen: beim Erhitzen über den Schmelzpunkt zerfällt sie in Essigsäure und Kohlensäure.

9. **Fumarsäure** $C_2H_2\begin{cases}COOH\\COOH\end{cases}$, kommt frei in Fumaria officinalis, isländischem Moos, und einigen Pilzen vor; über ihre Beziehungen zur Aepfelsäure vergl. diese; sie bildet sich auch aus Monobrom- bezw. Monochlorbernsteinsäure durch Kochen ihrer wässerigen Lösungen, aus Dibrom- und Isodibrombernsteinsäure mit Jodkalium.

Die Fumarsäure ist in kaltem Wasser schwer löslich; aus heissem Wasser krystallisirt sie in kleinen weissen Nadeln; sie sublimirt gegen 200° und zerfällt bei höherer Temperatur theilweise in Maleïnsäureanhydrid und Wasser.

10. **Bernsteinsäure** $C_4H_6O_4 = HOOC \cdot CH_2 \cdot CH_2 \cdot COOH$ (gewöhnliche oder Aethylenbernsteinsäure) zum Unterschiede von der isomeren Methylbernsteinsäure oder Isobernsteinsäure $CH_3CH(COOH)_2$. Die Aethylenbernsteinsäure kommt fertig gebildet im Bernstein, ferner in einigen Braunkohlen, Harzen, Terpentinölen und in thierischen Säften vor. Sie entsteht bei der Oxydation der Fette, bei der alkoholischen Gährung und beim Gähren von äpfelsaurem Calcium und weinsaurem Ammon. Die Beziehungen zwischen Bernsteinsäure, Aepfel- und Weinsäure treten auch dadurch zu Tage, dass sich die erste durch Reduktion mittelst Jodwasserstoff aus den beiden letzten herstellen lässt, namlich:

$$HOOC \cdot CH(OH) \cdot CH(OH) \cdot COOH + 2HJ = HOOC \cdot CH(OH) \cdot CH_2 \cdot COOH + H_2O + 2J$$
Weinsäure. Aepfelsäure.

$$HOOC \cdot CH(OH) \cdot CH_2 \cdot COOH + 2HJ = HOOC \cdot CH_2 \cdot CH_2 \cdot COOH + H_2O + 2J$$
Aepfelsäure Bernsteinsäure

Umgekehrt lässt sich die Bernsteinsäure durch schwache Oxydationsmittel in Aepfel-, und diese in Weinsäure überführen. Ueber sonstige synthetische Bildungsweisen vergl. die Lehrbücher der Chemie.

Die Bernsteinsäure krystallisirt in monoklinen Prismen, die bei 185° schmelzen; sie destillirt bei 235° unter Zersetzung in Wasser und Bernsteinsäureanhydrid. Sie löst sich in 20 Thln. Wasser bei gewöhnlicher Temperatur und besitzt einen schwach sauren, unangenehmen Geschmack. Sie giebt mit Ferrisalzen einen röthlich-braunen Niederschlag von basisch bernsteinsaurem Eisenoxyd, welche Eigenschaft zu ihrer Erkennung wie zur Trennung von Eisen und Aluminium dient.

11. **Aepfelsäure** (Oxäythylenbernsteinsäure) $C_4H_6O_5$ oder $HOOC \cdot \overset{*}{C}H(OH) \cdot CH_2 \cdot COOH$. Sie besitzt ein asymmetrisches Kohlenstoffatom, kann daher in 3 Modifikationen vorkommen als Rechts- (d-), Links- (l-) und inaktive (d- + l-) Aepfelsäure. Von diesen kommt die linksdrehende Aepfelsäure im freien Zustande vor in den unreifen Aepfeln, Weintrauben, Stachel- und Johannisbeeren, in den Vogelbeeren (Sorbus aucuparia), in den Beeren des Sauerdorns (Berberis vulgaris), des Sanddornes (Hippophaë rhamnoïdes) etc., als saures Calciumsalz in den Blättern des Tabaks, als saures Kaliumsalz in den Blättern und Stengeln des Rhabarbers. Sie wird meistens aus den Vogelbeeren durch Darstellung ihrer Calciumsalze oder nach Neutralisation des Saftes mit Kaliumkarbonat durch Fällen mit Bleinitrat und Zerlegen des äpfelsauren Bleies mit Schwefelwasserstoff dargestellt.

Diese, die gewöhnliche Aepfelsäure bildet zerfliessliche, aus feinen Nadeln bestehende Krystalldrusen, die sich leicht in Wasser und Alkohol, wenig in Aether lösen und gegen 100° schmelzen. Beim Erhitzen auf 100° entstehen Anhydrosäuren, bei 140—150° vorwiegend Fumarsäure (über ihre Beziehungen zur Bernsteinsäure vergl. vorstehend). Das neutrale Calciumsalz $CaC_4H_4O_5 + H_2O$ ist schwer löslich, das saure Salz $Ca(C_4H_5O_5)_2 + 6H_2O$ ist leicht löslich in warmem, schwer löslich in kaltem Wasser.

Die **inaktive** (d- + l-) Aepfelsäure erhält man aus der inaktiven Traubensäure, (d- + l-) Weinsäure, durch Reduktion (siehe vorstehend) und diese lässt sich mit Hülfe der Cinchoninsalze in Rechts- und Linksweinsäure spalten; ebenso kann man die Rechtsäpfelsäure aus Rechtsweinsäure mit Jodwasserstoff und aus Rechtsasparagin (S. 75) mit salpetriger Säure, die Linksäpfelsäure aus 1-Asparagin oder 1-Asparaginsäure darstellen. Die beiden optisch-aktiven Aepfelsäuren lassen sich in Chlorbernsteinsäuren mittelst Phosphorpentachlorid und durch Behandeln der letzteren mit feuchtem Silberoxyd in einander überführen.

12. **Weinsäure** $C_4H_6O_6$ = HOOC·$\overset{*}{C}$H(OH)·$\overset{*}{C}$H(OH)·COOH (Dioxyäthylenbernsteinsäure). Die Weinsäure hat zwei asymmetrische Kohlenstoffatome, tritt daher, weil mit denselben gleiche Atomgruppen in Bindung sind, in 4 Modifikationen auf nämlich als 1. Rechts-(d) oder gewöhnliche Weinsäure, 2. als Links-(l-) Weinsäure, 3. als (d- + l-) Weinsäure oder Traubensäure oder Paraweinsäure, spaltbar in Rechts- und Linksweinsäure, 4. als optisch inaktive und nicht spaltbare Mesoweinsäure oder Antiweinsäure oder (i-) Weinsäure. Man giebt diesen Weinsäuren folgende Strukturformeln:

```
    COOH           COOH           COOH
     *              *              *
    HCOH           HOCH           HCOH
     *              *              *
    HOCH           HCOH           HCOH
    COOH           COOH           COOH
1. (d-)Rechtsweinsäure  2. (l-)Linksweinsäure   4. (i-)Mesoweinsäure
        3. Traubensäure == (d- + l-) Weinsäure.
```

Von diesen Weinsäuren kommen natürlich nur die Traubensäure und die Rechtsweinsäure oder gewöhnliche Weinsäure vor; die Links- und Mesoweinsäure werden nur auf künstliche Weise gewonnen.

a) **Traubensäure** oder (d- + l-) Weinsäure $C_4H_6O_6 + H_2O$. Sie findet sich zuweilen neben der gewöhnlichen Rechtsweinsäure im Traubensaft und wird bei der Darstellung der letzteren gebildet, wenn Weinsteinlösungen über freiem Feuer besonders bei Gegenwart von Thonerde eingedampft werden.

Sie entsteht ferner bei der Oxydation von Mannit, Dulcit und Schleimsäure mittelst Salpetersäure oder von Fumarsäure und Sorbinsäure mittelst Kaliumpermanganat. Auch erhält man sie synthetisch aus isodibrombernsteinsaurem und dibrombernsteinsaurem Silber beim Kochen mit Wasser, neben Mesoweinsäure aus Glyoxal CHO·CHO durch Behandeln mit Blausäure und Salzsäure, und sonstwie.

Die Traubensäure krystallisirt in rhombischen Prismen, die in trockener Luft schon bei gewöhnlicher Temperatur verwittern; sie ist in Wasser schwerer löslich als die gewöhnliche Weinsäure. Ihre Salze, Racemate genannt, sind denen der Weinsäure sehr ähnlich, zeigen aber keine hemiëdrischen Flächen. Sie ist optisch inaktiv; um sie in ihre optisch aktiven Formen zu zerlegen, lässt man nach Pasteur's Vorgange in einer Traubenzuckerlösung Penicillium glaucum wachsen, wodurch die Rechtsweinsäure zerstört wird, die Linksweinsäure übrig bleibt. Oder man verwendet zur Trennung Lösungen von Salzen der Traubensäure; aus einer Lösung von traubensaurem Cinchonin krystallisirt zuerst das linksweinsaure Cinchonin, aus der von traubensaurem Chinicin zuerst das rechtsweinsaure Chinicin aus.

Lässt man ferner eine Lösung von traubensaurem Natrium-Ammonium unterhalb $+28^{\circ}$ krystallisiren, so scheiden sich grosse rhombische Krystalle mit rechts- und linkshemiëdrischen Flächen aus; erstere drehen die Polarisationsebene nach rechts und liefern die gewöhnliche (Rechts-) Weinsäure, letztere mit Linksdrehung die Linksweinsäure.

Umgekehrt lässt sich durch Vermischen von konc. Lösungen gleicher Mengen Rechts- und Linksweinsäure wieder Traubensäure gewinnen.

b) **Rechtsweinsäure, gewöhnliche Weinsäure.** Sie kommt sehr verbreitet in den Früchten vor, besonders im Traubensaft sowohl frei wie als saures weinsaures Kalium (Weinstein $KC_4H_5O_6$), welches sich in krystallinischen Drusen beim Gähren und Lagern in dem Maasse abscheidet, als der Alkoholgehalt zunimmt. Aus dem Weinstein gewinnt man die freie Weinsäure durch Kochen desselben mit Kreide unter Vertheilung in Wasser, wobei sich unlösliches saures weinsaures Calcium und lösliches neutrales weinsaures Kalium bilden. Letzteres wird dann mit Chlorcalcium gefällt und das vereinigte Calciumsalz mit Schwefelsäure zerlegt.

Die (gewöhnliche) Rechtsweinsäure entsteht ausser aus Traubensäure durch Oxydation von Methyltetrose $CH_3(CHOH)_3CHO$, d-Zuckersäure und Laktose mittelst Salpetersäure.

Sie krystallisirt in grossen monoklinen Prismen, die rasch erhitzt, bei 167—170° schmelzen, sich leicht in Wasser (1 Thl. Säure in 0,76 Thln. Wasser von 15°) und Alkohol, nicht aber in Aether lösen. Die Lösungen drehen polarisirtes Licht nach rechts, $[\alpha (D)]$ schwankt für $t = 10—30°$ und p Gehalt $= 50—20\%$ zwischen $+ 5,93°$ bis 12,93°)[1]. Beim Erhitzen mit Wasser auf 165—175°, ebenso beim Kochen mit konc. Alkalilaugen wird sie zum Theil in Traubensäure und Mesoweinsäure umgewandelt; bei gemässigter Oxydation geht sie in Dioxyweinsäure $\begin{matrix}(HO)_2C \cdot COOH\\(HO)_2C \cdot COOH\end{matrix}$ und Tartronsäure $CH(OH)\begin{cases}COOH\\COOH\end{cases}$, bei starker Oxydation in Ameisensäure und Kohlensäure über. Ueber die Beziehungen zur Aepfelsäure vergl. S. 174.

<small>Von den Salzen der d-Weinsäure sei erwähnt, dass das bereits genannte saure Kaliumsalz (der Weinstein oder Cremor tartari) in Wasser schwer, das neutrale Salz $K_2C_4H_4O_6 + \frac{1}{2}H_2O$ dagegen leicht löslich ist; durch Säuren wird aus letzterem das saure Salz gefällt; das Kalium-Natriumsalz oder Seignettesalz $KNaC_4H_4O_6 + 4H_2O$ krystallisirt in rhombischen Säulen mit hemiëdrischen Flächen. Das Calciumsalz $CaC_4H_4O_6 + H_2O$ bildet sich aus neutralen weinsauren Salzen durch Fällen mit Calciumchlorid; es ist in Säuren und Alkalien löslich; aus der alkalischen Lösung wird es beim Kochen wieder gallertartig gefällt (Unterschied von anderen organischen Säuren). Der Brechweinstein ist weinsaures Antimonylkalium $KOOC \cdot CHOH \cdot CHOH \cdot COO(SbO) + \frac{1}{2}H_2O$.</small>

Die Weinsäure bezw. der Weinstein finden vielfache Anwendungen z. B. in der Färberei, als Bestandtheile der Brausepulver, Backpulver etc.

Bezüglich der **Anti-** oder **Mesoweinsäure** sei erwähnt, dass sie bei der Oxydation von Sorbinöl (Parasorbinsäure) und Erythrit mittelst Salpetersäure, von Maleïnsäure und Phenol mittelst Kaliumpermanganat gebildet wird.

13. **Citronensäure** $C_6H_8O_7 + H_2O$, oder Oxytrikarballylsäure $= COOH \cdot CH_2 \cdot C(OH) \cdot COOH \cdot CH_2 \cdot COOH$ oder $\begin{matrix}CH_2 \cdot COOH\\ C <^{OH}_{COOH}\\ CH_2 \cdot COOH\end{matrix}$

---

[1] Vergl. H. Landolt: Das optische Drehungsvermögen. Braunschweig 1898. 2. Aufl. 491.

Sie ist frei in den Früchten der Citrone (Citrus medica) und Orange (C. aurantium), mit Aepfelsäure gemischt in den Johannis- und Stachelbeeren, als citronensaures Kalium oder Calcium im Milchsaft von Lactuca sativa, Gartenlattich, Kopfsalat etc. enthalten. In geringer Menge kommt dieselbe auch als normaler Bestandtheil in der Kuhmilch vor.

Behufs Darstellung scheidet man sie aus Citronensaft durch Calciumkarbonat als unlösliches citronensaures Calcium ab und zerlegt letzteres mit verdünnter Schwefelsäure. Oder man lässt Glukose-Lösungen durch Citromyces Pfefferianus und glaber vergähren, welche Pilze aus Zucker Citronensäure zu erzeugen vermögen.

Synthetisch kann sie aus Dichloraceton $CH_2Cl \cdot CO \cdot CH_2Cl$ durch Einwirkung von Blausäure und Salzsäure, durch Ueberführung der gebildeten Dichloracetonsäure $CH_2Cl \cdot C(OH) \cdot COOH \cdot CH_2Cl$ mittelst Cyankalium in das Dicyanid und durch Verseifen des letzteren mit Salzsäure dargestellt werden. Die Citronensäure bildet verwitternde Krystalle, die wasserfrei bei 153^0 schmelzen, ist stechend sauer, löslich in 4 Thln. Wasser, leicht löslich in Alkohol, sehr wenig in Aether.

Zur Erkennung der Citronensäure benutzt man das Calciumsalz, welches bei mässiger Koncentration in kaltem Wasser löslich, in heissem dagegen unlöslich ist. Es entsteht nämlich auf Zusatz von soviel Kalkwasser zu einer Lösung von Citronensäure oder ihrer Salze, dass dieselbe alkalisch reagirt, in der Kälte keine Trübung, während beim Kochen ein Niederschlag von Calciumcitrat entsteht, welches sich beim Erkalten oft vollständig wieder auflöst.

Chlorcalcium giebt mit Citronensäure keine Fällung. Auf Zusatz von Ammoniak scheidet sich nur in koncentrirten Flüssigkeiten Calciumcitrat aus, während in verdünnteren Lösungen erst beim Kochen eine Trübung bezw. ein Niederschlag erfolgt.

Mit Kali bildet die Citronensäure keine unlösliche Verbindung — ein sicheres Unterscheidungsmerkmal von Weinsäure.

Durch Erhitzen auf 175^0 geht die Citronensäure in Akonitsäure

$$COOH \cdot COOH \cdot COOH$$
$$CH_2 \text{------} C === CH$$

über. Diese Säure findet man ebenfalls in verschiedenen Pflanzen wie im Eisenhut (Aconitum Napellus), in Equisetum fluviatile, im Zuckerrohr, in der Runkelrübe.

In Vorstehendem habe ich eine gedrängte Uebersicht über die hauptsächlichsten Stoffe gegeben, welche wir bei der üblichen Analyse bis jetzt unter dem Namen „stickstofffreie Extraktstoffe" zusammenfassen. Sie sind nicht nur sehr verschiedenartiger Natur, sondern zum grossen Theil uns kaum dem Namen nach bekannt. Man sieht daraus, wie weit unsere heutige Nahrungsmittel-Analyse noch davon entfernt ist, die einzelnen Bestandtheile der Nahrungs- und Genussmittel zu einem befriedigenden und klaren Ausdruck zu bringen.

Cellulose und sog. Holz- oder Rohfaser.

Unter dieser Bezeichnung fasst man eine vierte Gruppe von organischen Stoffen in den Pflanzen zusammen, welche unlöslich in Wasser und den üblichen Lösungsmitteln sind, daher nicht zu den stickstofffreien Extraktstoffen gerechnet werden, deren Hauptbestandtheil aber, die „Cellulose" ($C_6H_{10}O_5$), als Anhydrid der d-Glukose zur Stärke-Gruppe gehört oder doch dieser nahe steht.

Diese Stoffe werden auch wohl unter dem Namen „Zellstoffe" zusammengefasst und verdienen diesen Namen insofern mit Recht, als die Wandungen der Zellen aller höheren und der meisten niederen Pflanzen aus denselben gebildet werden. In ganz jungen, zarten Organen bestehen die Zellwandungen aus fast reiner, nur mit wenig unorganischen und organischen Beimengungen durchdrungener Cellulose, welche ohne Zweifel aus den im Protoplasma vorhandenen, aus der Kohlensäure der Luft durch Assimilation gebildeten Kohlenhydraten ihre Entstehung nimmt; die Cellulose kann auch in solche Kohlenhydrate zurückverwandelt werden.

Mit dem längeren Wachsthum der Pflanzen bilden sich Verdickungsschichten, indem die Zellsubstanz kohlenstoffreicher und sauerstoffärmer wird; es bildet sich die inkrustirende Substanz, Lignin (mit 55—62% Kohlenstoff), welches in älteren, harten Organen, im Holz, in holz- oder hornartigen Stoffen (Dattelkerne, Steinnuss etc.) überwiegt. Cross und Bevan[1]) geben dem Lignin bezw. Lignon die Formel $C_{19}H_{22}O_{10}$, welche 55,5% Kohlenstoff erfordert. Es wird von Agentien leichter angegriffen als die Cellulose, z. B. durch Chlor, schwefelige Säure, Wasserstoffsuperoxyd, mittelst deren man die Cellulose von den ligninartigen Beimengungen befreien und reine Cellulose gewinnen kann. Unter weiterem Verlust von Sauerstoff geht die Zellsubstanz in Mitscherlich's Suberin mit 62—67% Kohlenstoff und Fremy's Cutin der Korksubstanz mit 73,7% Kohlenstoff über. Auch nimmt man an, dass die Cellulose durch Umsetzung in Gummi, Harz, Wachs (Korkwachs), Fette und ätherische Oele zurück- bezw. umgewandelt wird.

Die Zellmembran enthält aber ausser dem Lignin oder der sog. inkrustirenden Substanz und dem Anhydrid der d-Glukose, dem Glukosan noch Anhydride anderer Hexosen, so das Galaktan und Mannan; denn beim Behandeln von manchen Zellstoffen sowohl in den Kotyledonen wie Samen erhält man als Zucker Galaktose, bei anderen, wie Steinnuss, Mannose (oder Seminose). Zu den Hexosanen gesellen sich aber weiter die Anhydride der Pentosen, die Pentosane ($C_5H_8O_4$), deren Menge z. B. im Stroh bis zu 25% beträgt.

Wahrscheinlich haben sich die Pentosane durch Oxydation aus den Hexosanen gebildet. Denn wenn man die Cellulosen von der Formel $C_6H_{10}O_5$ oder die wahren Zuckerarten mit Chromsäure oxydirt und dann mit Salzsäure von 1,06 spec. Gewicht destillirt, erhält man Furfurol. Nach Cross und Bevan[2]) ist die Furfurol-liefernde Substanz in der Zellmembran als Pentosemonoformal $C_5H_8O_3{<}{\genfrac{}{}{0pt}{}{O}{O}}{>}CH_2$ aufzufassen, woraus ihre Beziehung zu den Hexosanen hervorgehen würde.

Die vorstehenden, durch verdünnte Säuren in Zucker überführbaren Anhydride lösen sich nicht in Kupferoxyd-Ammoniak, färben sich auch mit Chlorzinkjod-Lösung nicht blau; sie werden daher zu den Saccharo-Colloïden gerechnet und von E. Schulze „Hemi-Cellulose" oder „Paragalaktane" genannt.

Als Zellbestandtheile sind ferner noch schleimgebende Stoffe zu nennen, die mit Wasser aufquellen und mit verdünnter Schwefelsäure etwas Cellulose und Glukose liefern. Auch das durch 5%-ige Natronlauge aus Holz ausziehbare Holzgummi, welches durch Hydrolysirung Xylose liefert, ist von der eigentlichen Cellu-

---

[1]) Berichte d. deutschen chem. Gesellschaft 1893, **26**, 2520.
[2]) Ebendort 1896, **29**, 1457.

lose verschieden. Die genannten Stoffe sind aber mit der letzteren in den Pflanzen aufs innigste verwachsen bezw. durchdrungen; denn der nach Behandeln der Pflanzenstoffe mit Wasser, Diastaselösung und verdünnter, kalter Kalilauge verbleibende Rückstand nimmt erst die Eigenschaften der wahren Cellulose an, wenn durch Erhitzen mit verdünnten Säuren die paragalaktanartigen etc. Stoffe entfernt sind.

Unter „wahrer Cellulose" sind die Anhydride der Hexosane (vorwiegend oder nur d-Glukosan) zu verstehen, die erst mit stärkeren Säuren Hexosen (vorwiegend oder nur d-Glukose) liefern und die nachfolgenden Eigenschaften besitzen:

1. Die reine Cellulose von 1,25—1,45 spec. Gewicht ist unlöslich in Wasser, Alkohol, Aether, Diastaselösung, kalter verdünnter Kalilauge und in verdünnten Säuren. Durch Kupferoxydammoniak[1]) wird reine Cellulose (Baumwolle, Papier) gelöst; die Fasern verlieren ihre Struktur und nehmen eine schleimige Beschaffenheit an. Aus dieser Lösung wird die Cellulose durch Säuren unverändert in Form eines gallertartigen Niederschlages gefällt; der Niederschlag bildet nach dem Trocknen eine hornartige Masse. Die aus den Pflanzen gewonnene Cellulose ist aber in diesem Reagens meistens nicht oder nur theilweise löslich.

2. Jod für sich allein färbt Cellulose nur braun oder gelb; unter gleichzeitigem Zusatz von sog. assistirenden Verbindungen wie:

Jodwasserstoff, Jodkalium, Jodzink, Schwefelsäure und Phosphorsäure

wird sie durch Jod blau gefärbt. Am besten eignet sich hierzu Chlorzink-Jodlösung [2]).

Diese Reaktion wird zum Nachweis der Cellulose in der Mikrochemie benutzt, indem die betreffende Pflanzensubstanz mit schwacher Jodlösung durchfeuchtet und reine konc. Schwefelsäure zugesetzt wird, wodurch Bläuung eintritt.

3. In konc. Säuren und Alkalilösungen ist die Cellulose löslich und erleidet Zersetzungen, indem sie theils in Dextrin und Zucker, theils in Humussäuren etc. zerfällt.

Bringt man zu 30 Gwthln. kalter mässig konc. Schwefelsäure 1 Gwthl. reine Cellulose (Baumwolle), so wird dieselbe aufgelöst, nimmt eine kleisterartige und nach 15 Minuten eine zuckersyrupähnliche Beschaffenheit an. Die so veränderte Cellulose wird Amyloïd oder Hydrocellulose genannt.

Das Verhalten der Cellulose gegenüber Schwefelsäure wird benutzt zur Darstellung von Pergamentpapier. Man zieht ungeleimtes Papier schnell durch konc.

---

[1]) Dieses Reagens wird nach C. Neubauer in folgender Weise bereitet: Kupfervitriol wird bei Gegenwart von Salmiak mit Natronlauge gefällt; der Niederschlag wird zuerst durch Dekantiren, zuletzt auf dem Filter sorgfältig gereinigt und von dem gereinigten Kupferoxydhydrat so lange in überschüssiges 20%-iges Ammoniak eingetragen, als sich noch davon löst.
Ein neues Lösungsmittel für Cellulose ist nach Cross und Bevan eine Lösung von Zinkchlorid in der zweifachen Gewichtsmenge von Essigsäureanhydrid.

[2]) Die Chlorzinkjodlösung wird nach Radlkofer in folgender Weise bereitet: Eine Auflösung von Zink in Salzsäure wird bis zum Syrup von etwa 2,0 spec. Gewicht eingedampft, der Syrup bis zu 1,8 spec. Gewicht mit Wasser verdünnt, was durch Zusatz von 12 Thln. Wasser zu 100 Thln. Flüssigkeit erreicht wird. In 100 Thln. der letzteren (von 1,8 spec. Gewicht) löst man 6 Thle. Jodkalium und so viel Jod, als die Flüssigkeit aufzunehmen vermag.

Schwefelsäure, welche mit $^1/_4$ Vol. Wasser verdünnt war, wäscht mit Wasser so lange aus, bis alle Säure entfernt ist, und trocknet. Das durch die Einwirkung der Schwefelsäure gebildete Amyloïd schlägt sich auf und zwischen den Papierfasern nieder, so dass letztere verkittet werden und das Papier grosse Festigkeit und Dichte erlangt.

4. Salpetersäure wirkt beim Kochen oxydirend, indem sich Oxycellulose $C_{18}H_{26}O_{16}$ bildet.

Die eigentliche Oxycellulose auch Collexin genannt, enthält nach B. Tollens[1]) 1 Atom Sauerstoff mehr als die Cellulose selbst. Die gebildeten Oxycellulosen sind aber ein Gemisch von 1—4 Cellulosegruppen $C_6H_{10}O_5$ mit dem Collexin $C_6H_{10}O_6$ und zwar in chemischer Verbindung. Mit Wasserstoffsuperoxyd liefert die Cellulose nach Bumcke und Wolffenstein[2]) Hydralcellulose von der Formel $6C_6H_{10}O_5 + H_2O$.

Rauchende Salpetersäure oder ein Gemisch von konc. Salpetersäure mit Schwefelsäure bilden aus Cellulose Pyroxylin oder Schiessbaumwolle, einen Salpetersäureester, welcher wohl fälschlich als Nitrocellulose bezeichnet wird. Je nach der Koncentration der Säure oder der längeren oder kürzeren Einwirkung derselben auf Baumwolle entstehen Di-, Tri-, Tetra- oder Hexanitrate.

Die explosibele unlösliche Schiessbaumwolle besteht ihrer Zusammensetzung nach vorwiegend aus Cellulosehexanitrat $C_{12}H_{14}(O \cdot NO_2)_6O_4$, das in Aether-Alkohol lösliche Pyroxylin, das Kollodium dagegen wesentlich aus dem Tetranitrat $C_{12}H_{16}(O \cdot NO_2)_4O_6$ und Pentanitrat $C_{12}H_{15}(O \cdot NO_2)_5O_5$. Durch Auflösen der Kollodiumwolle in Nitroglycerin oder durch Auflösen der Schiessbaumwolle in Essigäther erhält man die Sprenggelatine bezw. die Masse für das rauchlose Pulver.

Seit einiger Zeit dient auch die Cellulose zur Darstellung von Kunstseide, wozu eine Reihe von patentirten Verfahren in Gebrauch sind. Die Cellulose wird entweder nitrificirt und mit Schwefelammonium denitrificirt, oder in Kupferoxydammoniak gelöst und durch ein Bad von verdünnter Salzsäure, Schwefelsäure, Oxalsäure, Weinsäure, Citronensäure und verdünnter Karbolsäure in eine Masse umgewandelt, die einen festen Faden liefert, oder Cellulose wird durch Behandeln mit Alkalilauge und Schwefelkohlenstoff in eine lösliche Masse (Viskoïd) verwandelt; oder sie wird durch Lösen in Zinkchlorid erst in Hydrat umgewandelt und hieraus durch Magnesiumacetat und Acetylchlorid unter Anwendung von Nitrobenzol Cellulosetetraacetat $C_{12}H_{16}(O \cdot COCH_3)_4O_6$ hergestellt, welches als Grundmasse für die Darstellung der Kunstseide dient.

Die Kunstseide ist gegenüber der Naturseide bis jetzt noch wenig haltbar, weshalb sie sich noch nicht allein, sondern bei Anwendung von Naturseide als Kette nur als Schuss verwenden lässt.

Die Cellulose gleicht auch dadurch den Kohlenhydraten, dass sie durch den Bacillus amylobacter bei Gegenwart einer Spur Stickstoffsubstanz zu Kohlensäure (CO_2) und Methan (CH_4) oder unter Umständen zu Wasserstoff vergährt. Da dieser Bacillus auch im Teichschlamm und in Sümpfen, ferner in Abortschlamm und im Darmkanal enthalten ist, so beruht hierauf die Sumpfgas-Bildung in Teichen und Sümpfen, sowie die Entstehung der Darmgase bei den Darmfäulnissvorgängen.

Zur quantitativen Bestimmung der Cellulose bezw. Holz- oder Rohfaser in den Pflanzen bedient man sich bis jetzt der Behandlung mit $1^1/_4\%$-iger Schwefelsäure und $1^1/_4\%$-iger Kalilauge, sowie des Auswaschens mit Wasser, Alkohol und

---

[1]) Berichte d. deutschen chem. Gesellschaft 1899, 32, 2589.
[2]) Ebendort 1899, 32, 2493.

Aether. Auf diese Weise erhält man aber weder einen annähernd richtigen Ausdruck für den wirklichen Gehalt der Pflanzen und Pflanzentheile an Zellmembranstoffen noch an Cellulose. Denn einerseits gehen durch die Behandlung mit verdünnten Säuren Theile der Cellulose oder nach E. Schulze die paragalaktanartigen Stoffe der Zellmembran mit in Lösung, andererseits werden die ligninähnlichen Stoffe durch darauf folgendes Behandeln mit Kalilauge angegriffen und gelöst. Die bis jetzt unter dem Namen „stickstofffreie Extraktstoffe" aufgeführten, aus der Differenz berechneten Bestandtheile der Nahrungsmittel schliessen daher Cellulose und dieser nahe stehende Stoffe, sowie Holzsubstanz (oder Kutikularsubstanz oder wie man sie sonst nennen will) der Zellmembran mit ein.

Die rückständige Masse schliesst aber ausser dem Glukosan wahrscheinlich noch Galaktan und Mannan, jedenfalls aber Pentosane und Lignin, sowie Nukleïnverbindungen ein, so dass der Ausdruck für „Cellulose" oder „Rohfaser" in der Nahrungsmittelchemie bis jetzt nur ein durch Uebereinkommen üblicher ist. Ueber die Bestimmungsverfahren vergl. Bd. III.

Die Cellulose spielt indess in den menschlichen Nahrungsmitteln keine grosse Rolle, weil sie in denselben meistens nur in geringer Menge vorhanden ist. Bei den Pflanzenfressern macht sie aber $1/4 - 1/3$ der Nahrung aus. Die Cellulose wird aber von den Menschen ebenso wie von den Thieren verdaut; sie muss daher mit unter die „Nährstoffe" gerechnet werden.

Die Salze oder Mineralstoffe der Nahrungsmittel.

Die mineralischen Bestandtheile (oder die sog. Asche) der pflanzlichen und thierischen Nahrungsmittel sind der Art nach dieselben; sie bestehen vorwiegend aus: Kali, Natron, Kalk, Magnesia, Eisenoxyd, Phosphorsäure, Schwefelsäure, Chlor, Kieselsäure, neben welchen sich mitunter geringe Mengen Thonerde, Mangan, Kupfer, in vereinzelten Fällen auch Jod, Brom, und wie neuerdings nachgewiesen wurde, ziemlich häufig Borsäure finden. Diese wurde zuerst in Fucus vesiculosus und Hostera marina, dann in der Weinasche und in den Weintrauben und von Ed. Hotter[1]) allgemein in den Obst- und Beerenfrüchten nachgewiesen.

Letztere selteneren Bestandtheile der Pflanzenaschen müssen selbstverständlich auch in den thierischen Aschen vorkommen, wenn die Pflanzen den Thieren zur Nahrung dienen und dieselben nicht im Koth und Harn mit ausgeschieden werden.

Sonst unterscheiden sich die Pflanzenaschen von den thierischen durch einen mehr oder weniger hohen Gehalt an Kieselsäure, durch einen geringeren Gehalt an Chlor und vorzugsweise dadurch, dass sie durchweg auf dieselbe Menge Natron viel mehr Kali enthalten. Da die Kaliumsalze nach G. Bunge bei ihrem Weg durch den Körper die Natriumsalze in erheblicher Menge mit ausführen, so macht sich bei vorzugsweise pflanzlicher Nahrung ein erhöhtes Bedürfniss nach Kochsalz geltend, um den Körper auf seinem Natriumsalzbestande zu erhalten.

Während der Gehalt der thierischen Organe und Flüssigkeiten an Salzen — mit Ausnahme von Blut — nur geringen Schwankungen unterworfen ist, ist derselbe in den

---

[1]) Landw. Versuchsst. 1890, 37, 437.

Pflanzen und Pflanzentheilen je nach Bodenart und Düngung sehr verschieden. Die meisten Pflanzen und Pflanzentheile liefern alkalisch reagierende Aschen; einige jedoch, besonders unter Samen in Folge Ueberschusses an Säuren (vorwiegend Phosphorsäure) auch sauer reagirende Aschen.

Ueber die weitere Bedeutung der Mineralstoffe vergl. unter Abschnitt „Ernährungslehre".

Der Gehalt an mineralischen Bestandtheilen wird bei den einzelnen Nahrungs- und Genussmitteln (grösstentheils nach E. Wolff's Aschenanalysen Berlin 1871 und 1880) angegeben.

Ueber die Bestimmung der Mineralstoffe vergl. Bd. III.

Zweiter Theil.

Veränderungen der Nährstoffe durch die Verdauung und Aufgabe derselben für die Ernährung.

Die Ernährungslehre.

Die Verdauung.

Die Nährstoffe der menschlichen Nahrung gehen nach ihrer Aufnahme in den Mund nicht ohne weiteres in den Magen und das Blut über; sie bedürfen mit vereinzelten Ausnahmen nach Zerkleinerung der aufgenommenen festen Stoffe noch einer vorherigen Umarbeitung und Umsetzung, um aufnahmefähig zu werden.

Die Zerkleinerung der Nahrungsmittel geschieht, insofern sie nicht durch eine besondere Zubereitung (Kochen, Mahlen und Zerstossen) vorbereitet ist, durch das Kauen im Munde.

Die kleinsten Stückchen, die durch das Kauen von einem regelrechten menschlichen Gebiss gebildet werden, haben nach J. U. Gaudenz einen Durchmesser von 0,01 mm, die grössten, die noch geschlückt werden können, einen Durchmesser von höchstens 12 mm; Stücke von über 12 mm Durchmesser werden beim Schlucken des Breies vollständig im Munde zurückbehalten und weiter zerkleinert. Die pflanzlichen Nahrungsmittel werden meistens besser zerkleinert als die thierischen.

Bei diesem mechanischen Vorgange werden dieselben mit dem Speichel vermischt und erleiden dadurch wesentliche Umsetzungen.

1. Die Einspeichelung und der Speichel. Der Speichel ist das Absonderungserzeugniss der Speicheldrüsen (der Ohrspeicheldrüse, Unterkieferdrüse und Unterzungendrüse, glandula parotis, submaxillaris et sublingualis), die sämmtlich den Bau der zusammengesetzten traubenförmigen Drüsen (Fig. 1 A S. 183) besitzen. Die Ausführungsgänge besitzen eine von einem einschichtigen Cylinderepithel (Fig. 1 E) ausgekleidete selbständige Wandung, die aus Binde- und elastischem Gewebe zusammengesetzt ist und in deren Ductus Whartonianus noch glatte Muskelfasern hinzukommen. Alle Speicheldrüsen besitzen Nerven, die sowohl mit dem Nervus sympathicus als auch einem Gehirnnerven in Verbindung stehen.

Durch den Reiz dieser Nerven kommt die Speichelabsonderung zu Stande. Sie kann durch psychische Einflüsse und durch Reizung der Drüsennerven, sei es direkt z. B. bei Thieren oder reflektorisch durch chemische Hülfsmittel (Säuren, Zucker, Gewürze) oder mechanische Reizung der Mundschleimhaut (Kauen) unterstützt werden.

Die Speicheldrüsensubstanz besteht rund aus etwa 80 %, Wasser, 19,5 % organischen und 0,5 % unorganischen Stoffen; unter den organischen Stoffen der Drüsen hat man gefunden: Albumin und Mucin, Nukleoproteïde, Nukleïn, Enzyme und Zymogene, Leucin, Xanthinkörper und Extraktivstoffe.

Die Absonderungen der 3 Drüsen sind der Beschaffenheit wie Menge nach ein wenig verschieden, auch schwanken dieselben bei einer und derselben Drüse in gewissem Grade.

Die Menge des von den Drüsen durch den Reiz während des Kauens abgesonderten Speichel-Sekretes ist eine sehr bedeutende, sie übertrifft das Gewicht der Drüsen um das 8—14-fache. So fand Tuczek[1]) das Gewicht der Speicheldrüsen beim erwachsenen Menschen zu 66 g; während des Essens werden täglich etwa 30—58 Minuten zum Kauen verwendet und beträgt die während 1 Stunde abgesonderte Speichelmenge für 100 g Drüse im Mittel etwa 1300 g, also für das Gesammtgewicht von 66 g Drüsen etwa 700—800 g Speichel mit 4,5—5,0 g festen Stoffen. Beim Pferd vermögen 100 g Drüse in 1 Stunde 1422 g, beim Rind 801 g Speichel zu liefern, also annähernd gleiche Mengen.

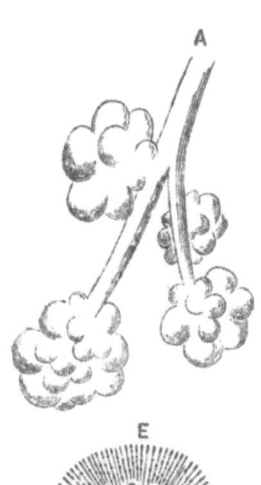

Fig. 1.

A ein Stückchen Parotis vom Hunde, durch Salpetersäure und chlorsaures Kali aufgehellt, so dass die Drüsenbläschen nebst Ausführungsgängen sichtbar sind.
E Durchschnitt eines Speichelganges, mit Cylinderepithel ausgekleidet.
(nach L. Landois)

Die während des Kauens abgesonderte Menge Speichel richtet sich wesentlich nach der Art der Nahrungsmittel; sie schwankte nach Tuczek's Untersuchungen für 100 g wasserfrei gedachter Nahrungsmittel zwischen 64,4 g (für in der Schale gekochte Kartoffeln) bis 504,3 g Speichel (für ein sehr hartes und trockenes süsses Gebäck). Die Menge lässt sich nicht genau bestimmen; Bidder und Schmidt berechneten sie zwischen 1000—2000 g im Tage für den Erwachsenen; im Durchschnitt dürfte sie für diesen täglich zwischen 1400—1500 g liegen.

Der Speichel enthält nur wenig feste Bestandtheile, nämlich 0,5—1,2 %; sein spec. Gew. schwankt zwischen 1,002—1,010; er ist eine farblose, schwach fadenziehende leicht schäumende Flüssigkeit, die von Epithel-, Schleim- und Speichelkörperchen getrübt ist, und sich an der Luft mit einer aus Calciumkarbonat mit etwas organischer Substanz bestehenden Haut überzieht. Die Reaktion ist regelmässig alkalisch (nach Chittenden und Ely 0,08 % Na_2CO_3 entsprechend), schwankt jedoch und kann unter Umständen (nach Sticker einige Stunden nach den Mahlzeiten) auch schwach sauer sein.

Die procentige Zusammensetzung des Speichels ist im Mittel von 6 Analysen folgende:

---

[1]) Zeitschr. f. Biologie 1876, 12, 234.

Wasser	Feste Stoffe im Ganzen	Schleim u. Epithel	Lösliche organ. Stoffe (früheres Ptyalin)	Rhodankalium	Salze
99,35 %	0,65 %	0,19 %	0,20 %	0,07 %	0,19 %

Für 100 Thle. Asche fand Fr. Hammerbacher:

Kali	Natron	Kalk	Magnesia	Schwefelsäure	Phosphorsäure	Chlor
45,72 %	9,59 %	5,01 %	0,16 %	8,38 %	18,95 %	18,35 %

Ausser den beiden Enzymen Ptyalin und Glukase sind an Stickstoffverbindungen auch Eiweiss und Mucin nachgewiesen; auch sollen Harnstoff und Ammoniak (von letzterem nach Heyward 0,004—0,01 %) regelmässige Bestandtheile des Speichels sein. Ferner ist darin vereinzelt salpetrige Säure nachgewiesen.

Das regelmässig vorkommende Rhodankalium lässt sich durch Zusatz eines Tropfens Eisenchlorid an der violettrothen Färbung erkennen.

Der wichtigste Bestandtheil des Speichels ist das Enzym Ptyalin, oder die Speicheldiastase. Es findet sich stets im Speichel des Menschen; bei Neugeborenen soll es nach Zweifel nur in der Parotis-Drüse, nicht aber in der Submaxillarisdrüse — erst 2 Monate nach der Geburt — vorkommen. Auch in dem Speichel ausgeprägter Fleischfresser fehlt das Ptyalin.

Das Ptyalin ist bis jetzt noch nicht im reinen Zustande gewonnen worden. Annähernd rein erhält man es dadurch, dass man es durch Tricalciumphosphat mechanisch niederreisst, den Niederschlag mit Wasser auswäscht, d. h. das Ptyalin in Wasser löst und die Lösung durch Alkohol fällt.

Die Wirkung des Ptyalins ist ähnlich der der Diastase (vergl. S. 51), aber wie diese auch nicht völlig aufgeklärt. Während man früher annahm, dass die durch Ptyalin gebildete Zuckerart d-Glukose (Dextrose oder Traubenzucker) sei, wiesen Musculus und von Mehring, ferner Brown und Heron nach, dass der gebildete Zucker vorwiegend aus Maltose besteht. E. Külz und J. Vogel[1] lieferten dann den Beweis, dass bei der Hydrolyse der Stärke und des Glykogens durch Ptyalin ähnlich wie durch Diastase Isomaltose, Maltose und etwas d-Glukose gebildet werden. Die Bildung von d-Glukose beruht nach Röhmann[2] u. A. auf der Spaltung (Inversion) der Maltose durch die gleichzeitig, wenigstens zeitweise im Speichel vorhandene Glukase.

Der natürliche, alkalisch reagirende Speichel wirkt nicht so kräftig zuckerbildend, wie neutralisirter Speichel; noch kräftiger wirkt derselbe bei äusserst schwach saurer Reaktion; ein grösserer Säuregehalt, ebenso wie ein grösserer Alkaligehalt, heben aber die zuckerbildende Wirkung desselben auf; die verzögernde oder hemmende Wirkung des freien Alkalis kann aber schon durch Kohlensäure aufgehoben werden, welche letztere auch in neutralen Lösungen fördernd wirkt. Quecksilberchlorid übt schon bei einem Gehalt von 0,005 % eine hemmende Wirkung aus; Magnesiumsulfat fördert in kleinen Mengen (0,025 %), hemmt dagegen in grösseren Mengen (0,5 %) die Zuckerbildung.

Unter sonst günstigen Verhältnissen nimmt die Geschwindigkeit der Lösung bezw. der zuckerbildenden Wirkung des Speichels, die nach Gaudenz schon nach $\frac{1}{2}$ Minute eintritt, einerseits mit der Enzymmenge, andererseits mit steigender Temperatur bis etwas über $+40°$ zu. Auch wirkt der Speichel auf die

---

[1] Zeitschr. f. Biologie 1895, [N. F.], **31**, 108.
[2] Berichte d. deutschen chem. Gesellschaft 1894, **27**, 3251.

einzelnen **Stärkearten** verschieden schnell lösend bezw. zuckerbildend, jedoch sind bestimmte und übereinstimmende Beziehungen bis jetzt noch nicht gefunden.

Nach J. Munk, Kühne und Hüfner soll der Speichel des Menschen auch ein fibrinverdauendes, peptonbildendes Enzym besitzen, während derselbe nach Sticker auch die Fähigkeit haben soll, aus dem schwefelhaltigen Oele von Rettig, Radieschen und Zwiebeln Schwefelwasserstoff abzuspalten.

Im Uebrigen äussert sich die Wirkung des Speichels bei der Verdauung in folgender Weise:

    a. er durchfeuchtet die Nahrungsbissen, macht sie schlüpfrig und bewirkt auf diese Weise ein besseres Hinabgleiten in den Magen;

    b. er fügt der Nahrung eine grössere Menge Wasser hinzu und wirkt lösend auf die Nährstoffe; er stellt gleichsam einen wässerigen Auszug derselben her, welcher von dem Magensaft leichter verarbeitet werden kann und aufnahmefähiger wird;

    c. in Folge der schaumigen Beschaffenheit des Speichels und der kauenden Bewegung wird den Nahrungsbissen atmosphärische Luft beigemengt, welche von Einfluss auf manche Zersetzungen und Umbildungen im Magen und Darm ist;

    d. die vortheilhafteste Wirkung des Speichels beruht endlich auf einer chemischen Umsetzung, vorwiegend der Zuckerbildung aus Stärke.

In wie weit aber letztere Wirkung beim Hinabgleiten des Bissens in den Magen zur Geltung kommt, hängt ab von der Geschwindigkeit, mit welcher der saure Magensaft in die verschluckten Speisen hineindringt und sich mit ihnen vermischt, sowie von dem Mengenverhältniss des Magensaftes und der Speisen im Magen.

    2. Die Verdauung im Magen und der Magensaft. Die durch Kauen und Einspeichelung im Munde zur Verdauung vorbereiteten Speisen verfallen im Magen der Einwirkung des Magensaftes. Letzterer wird von 2 Drüsenarten geliefert, nämlich von: 1. den Pylorus- oder Schleimdrüsen, welche die Pylorusstellen einnehmen und cylindrische, am Grunde zum Theil etwas verzweigte, mit cylindrischen Zellen ausgekleidete Schläuche bilden (vergl. Fig. 3); 2. den Fundus-, Lab- oder Pepsindrüsen im grösseren, röthlichen Theil der Schleimhaut, den vorigen ähnlich gestaltet, nur mit 2 Zellenarten versehen, nämlich a. Haupt- oder adelomorphen Zellen, in allen Theilen der Drüsen und im Drüsenhals ausschliesslich vorhanden, cylindrisch, den Zellen der Pylorusdrüsen ähnlich, b. Beleg- oder delomorphen Zellen, früher auch Lab- oder Pepsinzellen genannt, rundlich, im Drüsenkörper wandständig, hinter den Hauptzellen liegend, aber keine zusammenhängende Schicht bildend.

Durch das Cylinderepithel der Pylorusdrüsen wird Schleim von alkalischer Reaktion abgesondert, jedoch scheinen auch diese Drüsen die beiden Zymogene (Enzyme), Pepsin und Lab, zu enthalten.

Vorwiegend aber werden die beiden Enzyme von den Fundusdrüsen geliefert. Die Zellen dieser Drüsen bestehen aus einem eiweissreichen Protoplasma, die Kerne aus Nukleïn; ausserdem sind darin enthalten Fett, Chlolesterin und Salze.

Die genannten Drüsen sondern nicht fortgesetzt Magensaft ab; die Absonderung ruht bei leerem Magen entweder ganz oder ist doch nur gering.

Nach Pawlow wirken auf die Absonderung vorwiegend zwei Umstände, nämlich ein Umstand psychischer Art: das leidenschaftliche Verlangen nach Speisen und

Die Verdauung. 187

Fig. 2.

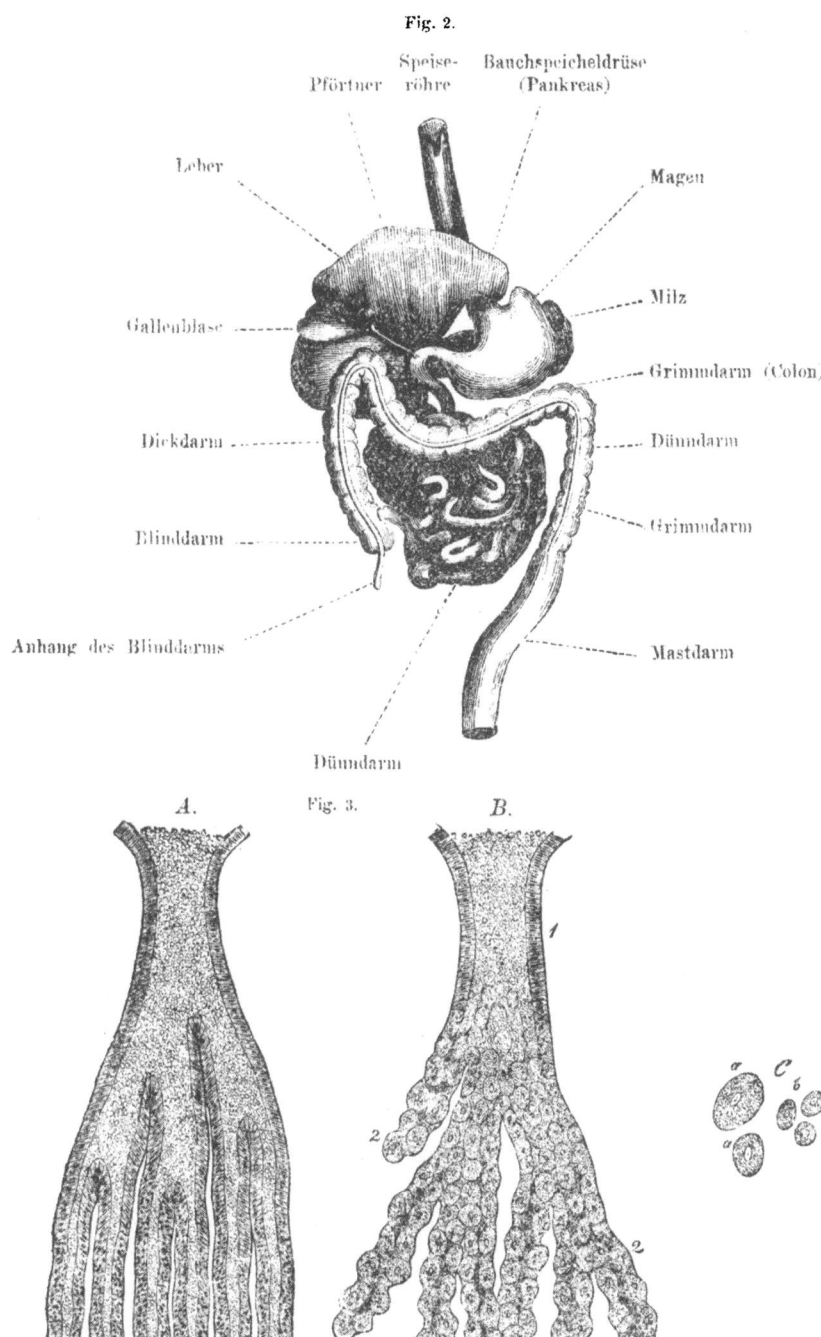

Fig. 3.

Zusammengesetzte Drüsen aus dem menschlichen Magen 100-mal vergr. A. Magenschleimdrüse vom Pylorustheil, B. Magensaftdrüse von der Cardia; 1. gemeinschaftliche Ausmündungshöhle, 2. die einfachen Schläuche bei A. mit Cylinderzellen, bei B. mit Labzellen. C. Einzelne Labzellen 350-mal vergrössert; a. grössere, delomorphe, b. kleinere, adelomorphe Zellen.

das Gefühl der Befriedigung bei ihrem Genuss, ferner als zweiter Umstand eine Einwirkung gewisser **chemischer Stoffe** auf die Magenschleimhaut. Letztere Wirkung tritt aber gegenüber der ersten, sowohl was Menge und Beschaffenheit (kräftigere Wirkung) anbelangt, zurück. Als chemische Reizmittel wirken nach Pawlow[1]) nur Wasser und gewisse noch unbekannte Extraktivstoffe im Fleisch, Fleischextrakt, wahrscheinlich auch in Milch; kohlensaure Alkalien und Fett hemmen die Saftabsonderung, sowohl was Menge als Enzymgehalt des Saftes anbelangt.

Die Menge wie Beschaffenheit des abgesonderten Magensaftes richtet sich auch nach der **Art der Nahrung**, indem z. B. der Säuregehalt bei Fleischnahrung am grössten, bei Brotnahrung am niedrigsten sein soll, dagegen bei letzterer der Enzymgehalt vorwaltet. Jedoch lauten die Ergebnisse über diese Frage verschieden.

Ueber die **Menge** des täglich abgesonderten Magensaftes liegen ebenfalls keine sicheren Beobachtungen vor; K. Vierordt schätzt sie auf $1/10$ des Körpergewichtes.

Auch die **chemische Zusammensetzung** ist bis jetzt nicht eingehend ermittelt, was wohl mit der Schwierigkeit der Gewinnung von Magensaft zusammenhängen mag; nach einigen Analysen beträgt bei:

	Saft aus Pylorus-Drüsen	Saft aus Fundus-Drüsen
Spec. Gewicht	1,009—1,010	1,001—1,010
Feste Stoffe	1,65—2,05 %	0,60—2,70 %
davon Mineralstoffe[2])	0,15—0,22 „	0,12—0,25 „

Der **Saft der Pylorusdrüsen** (wie schon gesagt von durchweg alkalischer Reaktion) ist reich an Mucin und in Folge dessen dickflüssig fast wie eine Gallerte; er enthält aber auch Pepsin (zuweilen auch Salzsäure), wirkt daher ähnlich wie der Saft der Fundusdrüsen auf Proteïnstoffe; seine Wirkung nach dieser Richtung tritt aber ohne Zweifel gegen die des Saftes der letzteren Drüsen zurück; dagegen soll er abweichend von diesen eine langsame stärkelösende, d. h. verzuckernde Eigenschaft besitzen.

Von grösserer Bedeutung für die Verdauung ist der **Absonderungssaft der Fundusdrüsen**, der wegen vorhandener freier Säure (Salz- oder Milchsäure) stets eine saure Reaktion besitzt und zwei Enzyme, das Pepsin und Chymosin (Lab) enthält.

Die **Säure des Magensaftes** besteht unter regelrechten Verhältnissen, wie man jetzt allgemein annimmt, aus **Salzsäure**. Früher war man der Ansicht, dass durch ein Enzym der Magenschleimhaut erst Milchsäure gebildet werde und diese aus Chlornatrium unter Bildung von milchsaurem Natrium Salzsäure frei mache, welche von Proteïn gebunden und bei der Peptonisirung des Proteïns wieder frei werden sollte. Ohne Zweifel entsteht die Salzsäure im Blut und beruht die Absonderung derselben auf einer eigenartigen absondernden Wirkung der Drüsenzellen, ob durch einfache Diffusion oder sonst wie ist dagegen noch nicht erklärt. Man nimmt mit R. Maly jetzt an, dass die Salzsäure durch Massenwirkung von Kohlensäure auf das im Blut vorhandene Chlornatrium gebildet wird; denn es findet auch im Magen eines nüchternen oder hungernden Thieres eine regelrechte Absonderung von Magensaft statt. Auch wird während der Absonderung eine reichliche Menge Kohlensäure in der Schleimhaut gebildet. Nach anhaltendem Kochsalzhunger tritt, wie nicht

---

[1]) Pawlow: Die Arbeit der Verdauungsdrüsen. Wiesbaden 1898.
[2]) Vorwiegend Kochsalz (0,10—0,15 %).

anders erwartet werden kann, wohl Pepsin, aber keine Salzsäure im Magensaft auf. Verabreicht man statt Chlornatrium, Brom- oder Jodnatrium, so tritt statt Chlorwasserstoffsäure Brom- bezw. Jodwasserstoffsäure auf. Dieser Umstand beweist allerdings noch nichts für die Entstehung der freien Salzsäure im Blut und muss dieser Vorgang noch als dunkel bezeichnet werden.

Der von Salzsäure sauere Magensaft kann ziemlich lange Zeit ohne Zersetzung aufbewahrt werden; wird dagegen die Salzsäure neutralisirt, so tritt alsbald Gährung auf, bei welcher Milchsäure und andere organische Säuren gebildet werden; bei einem Gehalt von $0{,}07-0{,}12\%$ freier Salzsäure fällt der Magensaft noch keiner Milchsäuregährung anheim. Aus dieser Beobachtung schliesst man, dass die Milchsäure im Magen erst entsteht, wenn keine oder nur sehr wenig freie Salzsäure vorhanden ist, besonders auch bei krankhaften Zuständen (chronischem Magenkatarrh), wobei neben Milchsäure auch flüchtige Fettsäure, Essigsäure etc. und Gase wie Wasserstoff gebildet werden, welche Zustände sich durch Aufstossen, Sodbrennen und andere Anzeichen zu erkennen geben.

Der antiseptischen Wirkung der freien Salzsäure im Magensaft ist es auch zuzuschreiben, dass gewisse krankheitserregende Bakterien, wie der Cholerabacillus, gewisse Streptokokkusarten u. a. von demselben abgetödtet werden; auch auf gewisse Toxalbumine (S. 46) wirkt derselbe abschwächend bezw. vernichtend.

Zur Unterscheidung von Salzsäure und Milchsäure werden u. a. folgende Reaktionen vorgeschlagen: 1. 0,5 g Methylviolett werden in 1 l Wasser gelöst; setzt man von dieser Lösung einige Tropfen zu einer 1 %-igen Salzsäure (10 ccm Salzsäure auf 1 l Wasser), so färbt sich die Flüssigkeit stahlblau, bei einer 0,8 %-igen Milchsäure dagegen rothviolett. 2. Zu 2,0 g Karbolsäure in 100 ccm Wasser setzt man einige Tropfen Eisenchlorid bis zur bleibenden amethystblauen Färbung; letztere wird durch obige Salzsäure entfärbt, durch die Milchsäure-Lösung citronengelb.

Am sichersten aber schüttelt man zum Nachweise der Milchsäure im Magensaft letzteren mit Aether aus, verdunstet diesen und prüft den Rückstand auf Milchsäure.

Von grösster Bedeutung für die Verdauung sind neben der Salzsäure die beiden **Enzyme, Pepsin und Chymosin.**

Das **Pepsin**, als das wichtigere von beiden, ist wohl in seiner Wirksamkeit, nicht aber in seiner Zusammensetzung näher bekannt. Denn es ist nach den üblichen Verfahren noch nicht gelungen, das Pepsin rein zu gewinnen.

Pekelharing hält das Pepsin für ein Nukleoproteïd, welches in Wasser und Glycerin löslich ist, beim Erhitzen der wässerigen Lösung gerinnt und allmählich zerstört wird, während es unzerstört in äusserst starker Verdünnung wirksam ist. In trockenem Zustande kann das Pepsin sogar auf über $100°$ erwärmt werden, ohne seine Wirkung einzubüssen. Bei neutraler oder alkalischer Reaktion ist das Pepsin unwirksam; in saurer Flüssigkeit löst es dagegen geronnene Proteïnstoffe auf, wobei diese zunächst aufquellen und durchsichtig werden. Der günstigste Säuregrad beträgt 0,1 bis $0{,}25\%$ und scheint von allen Säuren Salzsäure die Wirkung am meisten zu unterstützen. Mit der Menge des Pepsins und steigender Temperatur bis zu gewissen Grenzen nimmt die proteïnlösende Wirkung zu; die günstigste Temperatur ist $36-40°$. Anhäufung grösserer Mengen Verdauungserzeugnisse hemmen die Wirkung, ebenso grössere Mengen Alkohol (10 % und darüber), Alkaloïd-Verbindungen und Metallsalze, während kleinere Mengen Alkohol ohne Einfluss sind oder kleine Mengen von Salzen die Verdauung sogar befördern können.

Die Erzeugnisse der Proteïnverdauung durch Pepsin sind Albumosen und Peptone (im älteren Sinne); das eigentliche Pepton Kühne entsteht erst bei der Pankreas-Einwirkung, vergl. S. 41. Das Verhältniss, in welchem die Albumosen bezw. Peptone (im älteren Sinne) gebildet werden, ist verschieden je nach Art der Proteïnstoffe und nach Verlauf der Verdauung [1]).

Der bei der Verdauung der Nukleoproteïnstoffe übrig bleibende unverdauliche Rest heisst Nukleïn bezw. Pseudonukleïn. Das Pseudonukleïn des Kaseïns kann sich bei anhaltender Verdauung lösen. Die den Proteïnstoffen nahestehenden Stickstoffverbindungen (wie Leim, Mucin, Elastin etc.) liefern ähnliche Umsetzungsstoffe (vergl. S. 49).

Das zweite Enzym des Magens ist das Chymosin oder Lab, welches von der Magenschleimhaut des Menschen, besonders von dem Labmagen des Kalbes und Schafes — bei anderen Thieren ist es seltener — abgesondert und daraus in üblicher Weise gewonnen werden kann (vergl. S. 55). Die Natur dieses Enzyms ist noch weniger aufgeklärt, als die des Pepsins; es wird durch Erwärmen der wässerigen Lösung schon bei 60—70° in 10 Minuten, oder bei Anwesenheit von 0,3 % Salzsäure schon bei 37—40° also leichter als Pepsin zerstört und kann auf diese Weise von letzterem getrennt werden. Seine physiologische Wirkung besteht darin, Milch oder kalkhaltige Kaseïnlösungen zum Gerinnen zu bringen.

Indess scheint das Lab (Chymosin) nach N. Zuntz [2]) für die Verdauung an sich nicht nothwendig, sondern ein Stoffwechselerzeugniss zu sein; denn es findet sich auch im Hoden — in Italien werden Hodenauszüge auch zum Dicklegen der Milch benutzt —, ferner in Mägen von Thieren, die wie Vögel, Fische, Frösche niemals Milch geniessen; endlich auch in Pflanzen und Bakterien. Nach L. Sternberg verzögert das Lab sogar die Verdauung des Kaseïns, und weil der Erwachsene mehr Lab absondert als der Säugling, so erklärt sich hieraus, dass der Säugling das Kaseïn der Milch besser ausnutzt, als der Erwachsene.

Durch die vorgeschilderten Vorgänge und durch die fortwährende Absonderung und Vermischung des Magensaftes mit den zerkleinerten Speisen nehmen letztere mehr und mehr eine breiige Beschaffenheit an, es bildet sich eine breiige Masse, welche Chymus genannt wird. Derselbe reagirt sauer und enthält die an sich in Wasser löslichen Bestandtheile der Nahrungsmittel, ferner die Umsetzungserzeugnisse der Proteïnstoffe und Kohlenhydrate (letztere von der Einwirkung des Speichels her). Der Magensaft selbst ist ohne Einwirkung auf Kohlenhydrate, nur Rohrzucker kann durch die vorhandene Säure invertirt werden; bei krankhaften Zuständen kann Milchsäuregährung eintreten (vergl. vorstehend S. 189).

Auch das Fett erfährt durch den Magensaft keine weitere Veränderung, als dass es bei der Körpertemperatur schmilzt; nur die stickstoffhaltige Membran des Fettzellgewebes wird vom Magensaft gelöst (verdaut), in Folge dessen das Fett frei und ebenfalls zum Schmelzen gebracht wird.

---

[1]) Bei lange fortgesetzter Verdauung mit Pepsin geht aber die Spaltung der Proteïnstoffe auch mit Pepsin viel weiter. So fand Pfaundler (Zeitschr. f. physiol. Chem. 1890, 30, 90) nach halbjähriger Pepsineinwirkung auf Eiweiss weder aussalzbare Albumosen noch Stickstoffverbindungen, welche die Biuretreaktion der Peptone mehr gaben; auch mit Phosphorwolframsäure liessen sich erst Körper ausfällen, als die Masse vorher mit Salzsäure zerkocht war.

[2]) Archiv f. Physiol. 1900, 362; vergl. Zeitschr. f. Untersuchung d. Nahr.- u. Genussmittel 1901, 4, 601.

Die Zeit anlangend, welche die Speisen im Magen verweilen, so hängt dieselbe ganz von der Art und dem Zustande (gröbere oder feinere Zerkleinerung) derselben ab. Brot wird z. B. rasch in eine breiige Masse (Chymus) übergeführt, andere pflanzliche Nahrungsmittel dagegen z. B. Kartoffeln, wenn sie nicht hinreichend fein zerkaut werden, finden sich häufig mehrere Stunden nach einer Mahlzeit noch als feste und wenig veränderte Stückchen im Mageninhalt. Unter Umständen dauert es auch nur 15—30 Minuten, bis die Speisen durch den Pförtner in den Darm übergehen; es ist dieses besonders dann der Fall, wenn die Nahrungsmittel leicht verdaulich sind. In dieser Hinsicht muss man aber bei den proteïnreichen Nahrungsmitteln, welche vorwiegend nur der Wirkung des Magensaftes unterliegen, unterscheiden zwischen der Geschwindigkeit, mit welcher die Proteïnstoffe in Albumosen und Peptone übergeführt werden, und der Geschwindigkeit, mit welcher die Nahrungsmittel derart zu Chymus verarbeitet werden, dass sie in den Darm übergehen können. Es ist dieses besonders zu beachten bei krankhaften Zuständen. Wenn in Folge solcher die Verdauungsthätigkeit im Magen herabgesetzt ist, so empfiehlt es sich, solche Nahrungsmittel zu wählen, welche die Thätigkeit des Magens wenig in Anspruch nehmen, also letzteren thunlichst leicht und rasch verlassen, einerlei ob die Proteïnstoffe derselben etwas leichter oder schwieriger in Albumosen bezw. Peptone übergeführt werden. Man wird daher für solche Fälle thunlichst flüssige oder breiig beschaffene Speisen wählen, auch wenn die Proteïnstoffe in diesem Zustande weniger leicht hydrolysirt werden. Ein hart gekochtes Eiweiss (bezw. Ei) wird durch Magensaft (Pepsin) bei einem Salzsäuregehalt von $0{,}1-0{,}2\ \%$ leichter peptonisirt, als flüssiges Eiweiss (rohes Ei); dennoch wird man ein rohes oder weich gekochtes Ei für magenschwache Zustände dem hartgekochten vorziehen. Aehnlich verhält sich gekochtes und rohes Fleisch.

3. Die Galle. Der mit dem sauren Magensaft durchtränkte und zum Theil umgeänderte Speisebrei, der Chymus, geht in den Darm (Dünndarm) über.

Hier unterliegt er zunächst der Einwirkung der Galle, dann der des Bauchspeichels oder Pankreassaftes und des Darmsaftes.

In den oberen Theilen des Dünndarms behält der Speisebrei seine von dem sauren Magensaft herrührende saure Reaktion bei, wird aber durch Vermischung mit den alkalischen Säften der Galle und der Bauchspeicheldrüse nach abwärts mehr und mehr alkalisch.

Die in den oberen Theil des Dünndarms sich ergiessende Galle ist das Absonderungserzeugniss der Leber. Sie ist ein Gemenge von der Absonderung der Leberzellen (Lebergalle), sowie von den Drüsen der Gallengänge und von der Schleimhaut der Gallenblase (Blasengalle).

Die Bildung der Galle beruht auf einer Zellenthätigkeit, anscheinend verknüpft mit einer Oxydation. Die Galle wird beständig abgesondert. Die wesentlichen Bestandtheile der Galle entstehen erst in der Leber und zwar die Gallenfarbstoffe wohl sicher aus dem Blutfarbstoff; denn das normale Blut, auch das der Leber zuströmende Blut enthält keine Gallenbestandtheile, auch nicht nach Unterbindung oder Exstirpation der Leber. Nur wenn der Abfluss der Galle aus der Leber behindert ist, wird das Blut gallehaltig: die Gewebe färben sich gelb, es tritt die Gelbsucht (Ikterus) auf und in dem grünlichbraunen Harn, durch welchen die in das Blut übergegangene. Galle ausgeschieden wird, lassen sich Gallensäuren und Gallenfarbstoffe nachweisen[1]).

Die Galle ist nämlich durch folgende eigenartigen Bestandtheile ausgezeichnet:
a) Durch 2 Säuren, die Taurocholsäure ($C_{52}H_{45}NS_2O_{14}$) und Glykocholsäure ($C_{52}H_{43}NO_{12}$), welche beide an Natrium gebunden als Natriumsalze vorhanden sind.

Die gallensauren Alkalien sind löslich in Wasser und Alkohol, unlöslich in Aether, ferner wie die freien Säuren optisch aktiv und rechtsdrehend. Durch Kochen mit Säuren oder Alkalien spalten sie sich in die stickstofffreie Cholalsäure $C_{24}H_{40}O_5$ und in Taurin (Amidoäthansulfonsäure) $C_2H_4 \cdot NH_2 \cdot SO_2 \cdot OH$ bezw. Glykokoll (Amidoessigsäure) $CH_2 \cdot NH_2 \cdot COOH$. Ausser Tauro- und Glykocholsäure giebt es anscheinend noch eine 3. Gruppe Gallensäure in der Galle verschiedener Thiere. Die v. Pettenkofer'sche Reaktion [1]) auf Galle rührt von den Gallensäuren her.

b) Durch 2 Farbstoffe, einen gelbbraunen bezw. rothgelben, Bilirubin ($C_{32}H_{36}N_4O_6$) und einen grünen, Biliverdin ($C_{32}H_{36}N_6O_8$).

Das Bilirubin stammt anscheinend aus dem Hämatin des Blutes her, kommt vorwiegend als Bilirubinkalk in den Gallensteinen vor und geht durch Oxydation in Biliverdin und andere Farbstoffe über. Es ist unlöslich in Wasser, schwer löslich in Alkohol und Aether, dagegen leicht löslich in Chloroform.

Ueberschichtet man in einem Reagensglase Salpetersäure, welche etwas salpetrige Säure enthält, vorsichtig mit einer Lösung von Bilirubinalkali in Wasser, so entstehen farbige Schichten in folgender Reihenfolge von oben nach unten: grün, blau, violett, roth und rothgelb (v. Gmelin'sche Reaktion).

Das Biliverdin kommt ausser in der Galle in erbrochenem Mageninhalt, in Vogeleierschalen, im Harn bei Ikterus und zuweilen in Gallensteinen vor.

Es ist unlöslich in Wasser, Aether und Chloroform, dagegen in Alkohol und Eisessig mit schön grüner Farbe löslich. Durch Einwirkung von Ammoniumsulfhydrat kann das Biliverdin zu Bilirubin reducirt werden. Das Biliverdin giebt die Gmelin'sche Reaktion, mit der blauen Farbe anfangend.

c) Durch folgende, häufig vorkommende Bestandtheile: Cholesterin, Lecithin, Fette und Salze (Seifen) der Fettsäuren (Myristinsäure in der Rindergalle), Harnstoff (in den Gallen des Menschen und der meisten Thiere spurenweise, in denen von Haifisch und Rochen dagegen als Hauptbestandtheil in grossen Mengen). Die Gallensteine bestehen beim Menschen durchweg aus Cholesterin (Cholesterinsteine) [2]).

Die Galle besitzt entweder eine neutrale oder alkalische Reaktion. Die Farbe ist bei verschiedenen Thieren wechselnd, goldgelb, gelbbraun, olivenbraun, braungrün,

---

[1]) Behufs Nachweises der Gallenstoffe mischt man nach v. Pettenkofer zweckmässig etwas der gallehaltigen Flüssigkeit mit konc. Schwefelsäure mit der Vorsicht, dass die Temperatur nicht höher wie bis 60 oder 70° steigt, setzt dann unter Umrühren mit einem Glasstabe tropfenweise eine 10%-ige Rohrzuckerlösung zu. Bei Gegenwart von Galle erhält man eine schön rothe Flüssigkeit, die bei gewöhnlicher Temperatur allmählich blau-violett wird.

Da diese Reaktion auf der Bildung von Furfurol aus Zucker beruht, so kann man die Reaktion auch in der Weise anstellen, dass man die Galle in Alkohol löst, diese Lösung mit Thierkohle reinigt bezw. entfärbt, zu je 1 ccm der alkoholischen Lösung 1 Tropfen Furfurollösung und 1 ccm konc. Schwefelsäure zusetzt und dann abkühlt, um ein Erwärmen zu vermeiden.

[2]) Zum Unterschied hiervon unterscheidet man als Gallensteine die Pigmentsteine, welche aus Pigmentkalk bestehen und vorwiegend bei Rindern und Schafen vorkommen. Eine dritte Art Gallensteine, welche aber selten vorkommen, besteht aus Calciumkarbonat und -phosphat.

gras- oder blaugrün. Das spec. Gewicht der Galle schwankt beim Menschen zwischen 1,01—1,04, und dementsprechend der Gehalt an festen Stoffen zwischen 2,0—17,0%. Die Lebergalle ist ärmer an festen Stoffen als die Blasengalle; für erstere fand Hammarsten im Mittel von 3 Proben, für letztere Frerichs und v. Gorup-Besanez im Mittel von 4 Proben folgende procentige Zusammensetzung:

Art der Galle	Wasser %	Mucin und Farbstoff %	Gallensaure Alkalien %	Taurocholat %	Glykocholat %	Fettsäuren aus Seifen %	Cholestrin %	Lecithin %	Fett %	Salze lösliche %	Salze unlösliche %
1. Lebergalle ..	97,14	0,49	1,22	0,24	0,98	0,11	0,12	0,04	0,05	0,73	0,03
2. Blasengalle ..	86,00	2,40	8,36	—	—	—	0,21	—	2,25	0,78	

Die Menschengalle ist durchweg (2—14-mal) reicher an Glykochol- als an Taurocholsäure.

Die Menge der Gallenabsonderung anlangend, so hat Ranke beim Menschen eine solche von 14 g für 1 kg Körpergewicht und 24 Stunden, Pfaff und Balch eine solche von 514—950 ccm in 24 Stunden beobachtet. Jedoch lassen sich auch hier wie bei anderen Verdauungssäften die Mengen nicht genau feststellen. Beim Hungern nimmt die Absonderung naturgemäss ab, nach Nahrungsaufnahme steigt sie wieder an. Viel Proteïn in der Nahrung, besonders Fleischnahrung, befördert die Absonderung, während Kohlenhydrate sie herabsetzen; über die Wirkung des Fettes ist man noch nicht einig; nach einigen Angaben wirkt es vermindernd, nach anderen Angaben als sog. Cholagogum fördernd auf die Gallenabsonderung.

Die Rolle der Galle bei der Magenverdauung ist unzweifelhaft eine sehr wichtige, wenngleich die Wirkung derselben im Einzelnen noch nicht ganz aufgeklärt ist. Es wird angenommen, dass die im Chymus gelösten Proteïnstoffe und Leim durch die Gallensäuren gefällt werden, um später durch die Einwirkung des Sekrets der Bauchspeicheldrüsen wieder in Lösung zu gehen. Die saure Reaktion des Chymus geht mehr und mehr in eine neutrale bis alkalische über.

Die Peptonisirung, d. h. die Wirkung des Pepsins, wird durch die Galle von 1% aufwärts vermindert und bei 20% fast ganz aufgehoben (Chittenden und Cammins); die Glykocholsäure als solche soll die Thätigkeit des Pepsins nicht beeinträchtigen, während nach Maly und Emich schon 0,2% und nach Chittenden und Cammins 0,5% Taurocholsäure hinreichen, um die Wirkung des Pepsins aufzuheben.

Auf die stickstofffreien Extraktstoffe (Stärke, Gummi, Dextrin etc.) übt frische Galle verschiedener Thiere eine mehr oder minder schwache diastatische Wirkung aus (Nasse, v. Wittich); 0,2% Taurocholsäure und 0,5—1,0% Glykocholsäure als solche dagegen hemmen oder verhindern die diastatische Wirkung der Galle (Maly, Emich, Chittenden und Cammins). Es scheint somit, dass der hemmende Einfluss dieser Säuren bezw. deren Natriumverbindungen durch andere in der Galle natürlich vorkommende Stoffe theilweise aufgehoben wird.

Von grösster Bedeutung ist die Galle für die Verdauung des Fettes. Denn bei Ausschluss der Galle vom Darmkanal ist ebenso wie bei Ikterischen die Fettaufsaugung wesentlich herabgesetzt; ferner wird bei Abwesenheit von Galle das Verhältniss von Fettsäuren und Neutralfett derart verändert, dass etwa 80—90 % des mit dem Koth unausgenutzt ausgestossenen Fettes aus Fettsäuren bestehen, dagegen unter regelrechten Verhältnissen nur etwa $1/2$ mal soviel, nämlich 30—40 % (Röhmann und Munk). Die Art und Weise der Wirkung der Galle ist noch nicht völlig aufgeklärt. Nach der einen Ansicht bringt die Galle die Fette in einen fein vertheilten Zustand, in eine Emulsion und befördert dadurch ihre Aufnahme, nach der anderen vermag dieselbe — wie ebenso Pankreassaft — die Glyceride in freie Fettsäuren und Glycerin zu spalten, d. h. zu verseifen, indem sich durch die Umsetzung mit den gallensauren Natriumsalzen fettsaures Natrium bildet (M. Nencki)[1].

In der Verseifung der Fette kann aber nicht die wesentliche Wirkung der Galle für die Fettverdauung liegen, weil, wie schon gesagt, bei Ausschluss der Galle (wie auch des Pankreassaftes) das im Koth ausgeschiedene Fett zum allergrössten Theile aus freien Fettsäuren besteht. Das Auftreten freier Fettsäuren kann auch durch das fettspaltende Enzym, das Steapsin oder die Lipase, welche im Pankreassaft und Blut nachgewiesen sind, bedingt sein. Wenn aber auch bei Ausschluss von Galle und Pankreassaft grosse Mengen freier Fettsäuren im Koth auftreten, so muss die Bildung derselben im Darm vor sich gegangen sein, indem sich entweder auch im Darm fettspaltende Enzyme finden oder Lipase aus dem Blut in den Darm übertritt.

Kastle und Loewenhart[2] gewannen die Lipase in der That aus vielen thierischen Organen (Leber, Bauchspeicheldrüse, Dünndarm, Magen, Unterkieferdrüse und Nieren); sie spaltet einen Ester um so leichter, je grösser das Molekulargewicht der zugehörigen Säuren ist, und vermag auch in umgekehrter Weise eine synthetische Wirkung zu äussern, indem sie aus Buttersäure und Alkohol wieder Buttersäureester zu bilden im Stande ist.

Ebensowenig wie die Fettspaltung ist der Uebergang des Fettes ins Blut völlig aufgeklärt. Nachdem J. Munk[3] nachgewiesen hat, dass auch die dem thierischen Körper fremden Fette, wie Rüböl und Hammeltalg, als solche im Körper eines Hundes abgelagert werden, so nimmt man vielfach an, dass das Fett als solches in feinster Emulsion aufgenommen werden könne, und sucht diesen Vorgang so zu erklären, dass bewegungsfähige, wandernde Zellen (Protoplasmazellen) aus dem Bindegewebe der Schleimhaut, zwischen den Cylinderzellen durch, an die Oberfläche kommen, dort das Fett aufnehmen, gleichsam fressen — ähnlich wie gewisse niedere Thiere, die Rhizopoden etc. überhaupt ihre Nahrung aufnehmen — und mit dem Fett beladen in die Milchsaftgefässe des Darmes zurückkehren, um es in diesen abzulagern. Man nennt diesen Vorgang in Bezug auf die Fettaufnahme bei den höheren Thieren die interepitheliale Resorption; für die Betheiligung der Cylinderepithelzellen bei der Fettaufnahme spricht die Thatsache, dass die Verbindungswege dieser Zellen mit den Milchsaftgefässen, welche jetzt hinreichend bekannt sind, während der Verdauungszeit stets reichlich mit Fetttröpfchen angefüllt gefunden werden. Da Farbstoffkörnchen, selbst wenn deren Grösse gleich der der feinen Fetttröpfchen ist, von den Cylinderepithelzellen nicht aufgenommen werden, so scheint im Darm eine Aus-

---

[1] Archiv f. experim. Pathol. **20**, 367.
[2] Americ. Chem. Journ. 1900, **24**, 491; vergl. Zeitschr. f. Untersuchung d. Nahr.- u. Genussmittel 1901, **4**, 604.
[3] Virchow's Archiv f. pathol. Anatomie u. Physiol. etc. 1884, **95**, 407 u. 1891, **123**, 484.

wahl der zu resorbirenden Stoffe stattzufinden. Dass die Farbstofftheilchen im Darm nicht aufgenommen werden, liegt nicht daran, dass sie fest sind; denn nach den Versuchen Munk's wird Hammelfett, welches bei einer über der Körpertemperatur liegenden Wärme noch starr ist, im Darm aufgenommen.

J. Munk hat aber auch nachgewiesen, dass die in der Nahrung verabreichten freien Fettsäuren des Hammelfettes im Körper eines Hundes zu Fett und zwar zu Hammeltalg werden, dass Wallrath (Palmitinsäureacetylester) und ebenso Oelsäureamylester nicht als solche ins Blut übergehen, sondern gespalten werden, indem die Alkylgruppe ausgeschieden wird und sich an Stelle dieser Ester die Glyceride der betreffenden Fettsäure (wenigstens zum vorwiegenden Theil) bilden. Aehnliche Beobachtungen sind von anderer Seite gemacht.

O. Minkowsky[1]) verabreichte einem an Bauchwassersucht leidenden Menschen die dem menschlichen Organismus fremdartige Erucasäure und konnte später in der dem Kranken entnommenen Punktionsflüssigkeit das Glycerid der Erucasäure nachweisen. Nach Versuchen von O. Frank[2]) geht von Fettsäureäthylestern nicht die geringste Menge in den Chymus bezw. ins Blut über; dieselben werden gespalten und bei der Aufnahme aus den Fettsäuren und Glycerin synthetisch Triglyceride gebildet. Henriques und Hansen[3]) haben durch Zusammenschmelzen von Schweineschmalz und Paraffin und Behandeln des Gemisches mit schwacher Sodalösung eine Emulsion erhalten, in welcher jedes Fetttröpfchen aus Fett und Paraffin bestand. Da von diesem Fett-Gemisch im Darm wohl das Fett, nicht aber das Paraffin aufgenommen wurde, so schliessen sie, dass Neutralfette nur in gelöster Form (als Seifen) nicht aber als solche bezw. in Emulsion aufgenommen werden können. Dieser Ansicht huldigt auch E. Pflüger[4]). N. Zuntz[5]) zeigt, dass weder künstliche noch natürliche Fettemulsionen, noch Seifenlösungen vom Hunde in nennenswerther Weise verdaut, d. h. ins Blut übergeführt werden, dass aber sofort eine erhebliche Aufnahme statthat, wenn der Emulsion ausgepresster Pankreassaft und Galle — Galle allein genügt nicht — beigemischt werden. Nach Zuntz genügt aber zur Erklärung dieses Vorganges die angezogene Spaltung der Fette für den Uebergang ins Blut nicht allein, es muss in der Galle und dem Pankreassaft noch ein anderer Umstand mitwirken; er glaubt, dass eine geringe Menge freier Fettsäuren das Fett verdaulicher macht.

Die Galle besitzt eine besondere Lösungsfähigkeit für freie Fettsäuren, so dass auch aus sauerem Darminhalt eine Fettaufnahme stattfinden kann. Man denkt sich daher mit Moore und Rockwood den Vorgang vielfach folgendermassen: Die Neutralfette werden durch die Galle (bezw. den Pankreassaft) gespalten und die freien Fettsäuren theils als solche von der Galle gelöst, theils an Alkali gebunden als Seifen aufgenommen. Aus den Fettsäuren wird darauf — nach J. Munk wahrscheinlich in den Lymphzellen der Darmschleimhaut[6]) — Neutralfett zurückerzeugt, das freigewordene Alkali der Seifen wieder in den Darm zurück ausgeschieden und für neue

---

[1]) Archiv f. experim. Pathol. u. Pharmak. 21, 373.
[2]) Zeitschr. f. Biologie 1898, 36, 568.
[3]) Centralbl. f. Physiol. 1900, 14, 313. J. Munk bekämpft (ebendort 1900, 14, 409) die Schlussfolgerung obiger Verfasser.
[4]) Pflüger's Archiv d. ges. Physiol. 1900, 82, 303.
[5]) Versammlung deutscher Naturforscher u. Aerzte 1891, 63. II., 179.
[6]) Wenn man ausgeschnittene Darmschleimhaut mit Glycerin und Fettsäuren bei Bruttemperatur stehen lässt, so entstehen nach Munk Neutralfette.

Seifenbildung frei gemacht. Nach Kastle und Loewenhart würde aber auch, wie vorstehend schon erwähnt, die Lipase im Stande sein, umgekehrt aus Fettsäure und Glycerin wieder Neutralfett zurückzubilden. Ohne Zweifel muss auf Grund vorstehender Versuche angenommen werden, dass, wenn nicht alles Fett, so doch ein grosser Theil desselben vor der Aufnahme in den Chylus gespalten wird und auch die Seifenbildung eine Form für die Aufsaugung des Fettes darstellt, zumal auch C. Schmidt und Hoppe-Seyler im Chylus bis 0,2 % Seifen nachgewiesen haben.

Von der direkten Ablagerung des Nahrungsfettes in den Zellen des Körpers unabhängig ist die **Fettbildung im Körper**, welche aus anderen Stoffen, aus Proteïnstoffen oder Kohlenhydraten statthat.

Eine andere wesentliche Wirkung der Galle besteht darin, dass sie eine **faulige Zersetzung des Darminhalts verhindert.**

4. *Der Bauchspeichel oder Pankreassaft.* Der Bauchspeichel (oder Pankreassaft) ist der Absonderungssaft der Pankreasdrüse, deren absondernde Grundmassen aus kernführenden Zellen bestehen (Fig. 4).

Die Grundmasse wird aus einer in Wasser stark aufquellenden Proteïnsubstanz gebildet, in welcher zwei verschiedene Schichten zu unterscheiden sind; die äussere Schicht ist mehr gleichartig, die innere durch eine Menge von Körnchen trübe. Ungefähr an der Grenze zwischen den beiden Schichten liegt der Kern, dessen Lage jedoch mit der Grösse der beiden Schichten, die je nach der Thätigkeit der Drüse verschieden ist, wechseln kann. Im ersten Zeitabschnitt der Verdauung mit lebhafter Absonderung soll nämlich nach Heidenhain der innere Theil der Zellen an Grösse abnehmen, indem er zu Absonderungssaft wird, während gleichzeitig die äussere Schicht durch Aufnahme von neuer Nährmasse sich vergrössert. Mit dem Nachlassen der Absonderung soll eine umgekehrte Verschiebung der Schichten statthaben, indem die Masse der äusseren Schicht sich in die der inneren umwandelt.

Fig. 4.

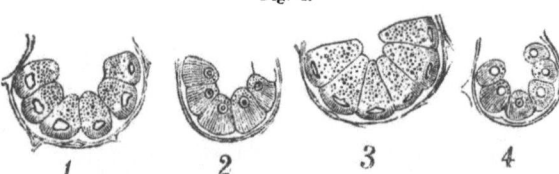

Veränderungen der Pankreaszellen in verschiedenen Zeitabschnitten der Thätigkeit; — Nr. 2 im ersten Zeitabschnitt der Verdauung, — Nr. 3 im zweiten Zeitabschnitt, — Nr. 1 im Hungerzustande, — Nr. 4 bei der paralytischen Absonderung.

Fig. 5.

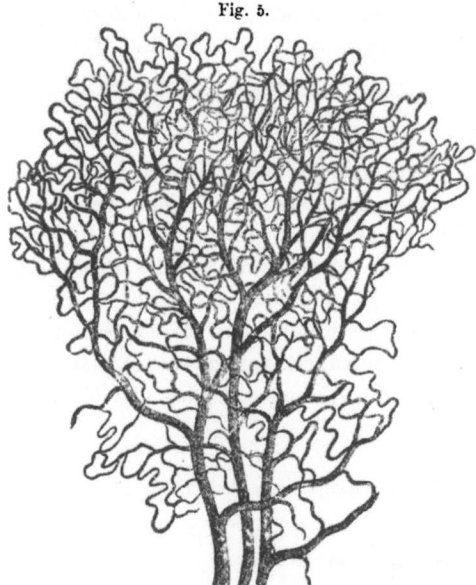

Gefässe des Pankreas des Kaninchens. Vergr. 45.

Der Pankreassaft wird vom Pflanzenfresser beständig, von den Fleischfressern nur während der Verdauung abgesondert. Neben bedeutenden Mengen von Proteïnstoffen (Albumin, Globulin, Nukleoproteïd), Nukleïn, Leucin, Tyrosin, Xanthin (0,1—0,8 %), Hypoxanthin (0,3 bis 0,4 %), Guanin (0,2—0,75 %, sämmtlich in der Trockensubstanz), Adenin, Inosit, Milchsäure, Fetten und Mineralstoffen finden sich in der Drüse mehrere Enzyme, oder richtiger Zymogene als Urstoffe der Enzyme.

Der Bauchspeichel eines Hundes enthielt nach Bidder und Schmidt:

	Wasser	feste Stoffe	organ. Stoffe	unorgan. Stoffe
1. Frische Fistel	90,08 %	9,92 %	9,04 %	0,88 %
2. Bestehende Fistel . . .	97,68—98,46 %	2,32—1,59 %	1,64—0,92 %	0,68—0,61 %

Oidtmann fand für das Pankreas einer alten Frau 74,53 % Wasser, 24,57 % organische und 0,90 % unorganische Stoffe, während Zadawsky für den ausfliessenden Saft einer Pankreasfistel, welche bei einer jungen Frau nach Exstirpation eines Pankreastumors blieb, folgende Zusammensetzung angiebt:

Wasser	organ. Stoffe	Proteïnstoffe	Alkohol-Auszug	Salze
86,41 %	13,25 %	9,21 %	0,83 %	0,34 %

Der Saft verwandelte bei 28° Stärke schnell in Maltose, Eiweiss in Pepton und führte Olivenöl in Emulsion über.

Der Pankreassaft ist meistens eine klare farb- und geruchlose Flüssigkeit von alkalischer Reaktion (letztere von Alkalikarbonat herrührend). Die täglich abgesonderte Menge Saft ist sehr wechselnd; sie betrug nach Pawlow bei einem mit Fisteln versehenen Hunde 21,8 ccm für 1 kg und 24 Stunden. Die Absonderung nimmt nach Aufnahme von Nahrung rasch zu, erreicht innerhalb der drei ersten Stunden den Höchstbetrag, fällt von da an, um in der 5.—7. Stunde, in welchen gewöhnlich grössere Mengen Nahrung aus dem Ventrikel in den Darm übergehen, wieder anzusteigen. Säuren — wie Salz- und Milchsäure —, Fette und Senföl wirken fördernd, Alkalikarbonate hemmend auf die Absonderung von Pankreassaft. Die Nahrung ist in der Weise von Einfluss, dass der Saft nach Brotnahrung besonders reich an diastatischem, nach Milchnahrung reich an steaptolytischem, nach Fleischnahrung besonders reich an proteolytischem Enzym ist.

Neben Eiweiss, Leucin, Fett und Seifen enthält der Pankreassaft mehrere Enzyme, von denen die drei genannten, das proteïnlösende, fettspaltende und verzuckernde Enzym die wichtigsten sind.

a) Das proteïnverdauende Enzym, das Pankreatin oder Trypsin findet sich in der Drüse nicht selbst vor, sondern als Zymogen, aus welchem es bei der Absonderung des Saftes durch Spaltung gebildet wird. Diese Spaltung wird auch durch Liegen der Drüsen an der Luft, Einwirkung von Sauerstoff, sehr verdünnten Alkalien, Säuren, Platinmohr, Alkohol etc. bewirkt. Ueber die Elementarzusammensetzung vergl. S. 56. Das Trypsin ist löslich in Wasser, unlöslich in Alkohol; nur das unreine, nicht das reine Trypsin ist löslich in Glycerin. Wird die wässerige Lösung des Trypsins mit wenig Säuren zum Sieden erhitzt, so zerfällt das Trypsin in geronnenes Eiweiss und Pepton; bei einem Gehalt von 0,25—0,5 % Natriumkarbonat wird das Trypsin bei 50°, in neutraler Lösung bei 45° vernichtet. Bei Temperaturen zwischen 30—40° ist die Wirkung des Trypsins am günstigsten und zwar in alkalischer Lösung bei 0,2—0,3 % Natriumkarbonat; auch in neutraler Lösung wirkt das Trypsin rasch, freie Säuren (auch Salicylsäure) dagegen hemmen die Verdauung. Borax (und auch Cyankalium) sind von günstigem, Quecksilber-, Eisen- und andere Salze von ungünstigem Einfluss, ebenso die Anhäufung von Verdauungserzeugnissen.

Die hauptsächliche Wirkung des Trypsins besteht in der Lösung bezw. Verdauung der Proteïnstoffe; es entstehen: Albumosen und Peptone, Leucin, Tyrosin, Asparaginsäure, Lysin, Lysatinin, Arginin und Histidin bis hinab zu Ammoniak, ferner das sog. Proteïnochromogen oder Tryptophan. Die Umsetzung der Proteïnstoffe durch Trypsin geht also viel weiter wie die durch Pepsin; zum Unterschiede von der Pepsinverdauung bildet sich bei der Trypsinverdauung wahres Pepton, welches durch Ammonsulfat nicht mehr gefällt wird; bei lang fortgesetzter Verdauung bleibt nur das Antipepton übrig (vergl. S. 43). Die Wirkung des Trypsins auf andere Stoffe ist bis jetzt noch nicht genügend ermittelt.

b) Das fettspaltende Enzym, das Steapsin oder die Lipase; ausser der Ueberführung der Fette in Emulsion besitzt der Pankreassaft auch die Eigenschaft Fett hydrolytisch zu spalten d. h. in freie Fettsäuren und Glycerin in derselben Weise wie bei der Verseifung zu zerlegen (vergl. S. 54). Diese Eigenschaft kommt dem Enzym Steapsin zu, welches zwar aus dem Saft noch nicht rein dargestellt ist, an dessen Vorhandensein jetzt aber nicht mehr gezweifelt wird. Die abgespaltenen Fettsäuren sollen sich im Darm mit Alkalien verbinden und die entstehenden Seifen kräftig emulgirend auf das Fett wirken, wodurch die Aufnahme des Fettes befördert werden soll (vergl. vorstehend S. 193—196).

c) Das stärkelösende Enzym oder die Pankreas-Diastase. Die wichtigste Wirkung des Bauchspeichels ist unzweifelhaft die durch den Mundspeichel eingeleitete Ueberführung der stickstofffreien Extraktstoffe, der Stärke, des Dextrins, Gummis in löslichen und resorptionsfähigen Zucker. Diese Umwandlung oder Saccharificirung durch den Bauchspeichel erfolgt sehr rasch und vollständig; 1 g Bauchspeichel soll 4—5 g Stärke in Zucker umzuwandeln im Stande sein. Der aus der Stärke gebildete Zucker ist aber keine Glukose sondern Maltose. Nach F. Brown und J. Heron ist die Pankreasdiastase in ihrer Wirkung gleich der Malzdiastase, wie sie auch von Musculus und Mehring für das Speichelferment (Ptyalin) nachgewiesen wurde; sie unterscheidet sich nur dadurch von der Malzdiastase, dass sie bei längerer Einwirkung bei 40° die Maltose in Glukose umwandelt, welche Umwandlung die Malzdiastase selbst unter den günstigsten Verhältnissen nicht hervorzurufen vermag. Man nimmt aber an, dass diese Umwandlung durch ein weiteres Enzym (Glukase oder Maltase) bewirkt wird. So enthält der Pankreassaft auch Laktase, welche die Spaltung des Milchzuckers in d-Glukose und d-Galaktose bewirkt und welche sich durch den Genuss von Milchzucker auf eine noch unerklärte Weise im Pankreassaft vermehrt (E. Weinland)[1].

Mit der Einwirkung des Bauchspeichels oder pankreatischen Saftes auf die eingenommene Nahrung hat die verdauende Thätigkeit des Magens und Darmes ihren Höhepunkt erreicht; denn wenn die Verdauung auch im Darm noch fortgesetzt wird, so ist dessen Wirkung doch eine erheblich schwächere als die des Bauchspeichels.

5. Der Darmsaft. Der Darm des Menschen ist ähnlich dem der früchtefressenden Affen 10-mal länger als die Körperlänge vom Scheitel bis zum After.

Die Verdauungsflüssigkeit des Darmes wird von zahlreichen Drüsen der Darmschleimhaut abgesondert; die grösste Menge liefern die Lieberkühn'schen Drüsen,

---

[1] Zeitschr. f. Biologie 1900, 40, 386.

welche einfach schlauchförmig einem Handschuhfinger gleichen, dicht neben einander liegen und vorwiegend in der Darmschleimhaut des Dickdarmes vorkommen.

Zu dem Absonderungssaft der Lieberkühn'schen Drüsen gesellt sich im Duodenum der der kleinen traubenförmigen Brunner'schen Drüsen, jedoch in nur spär-

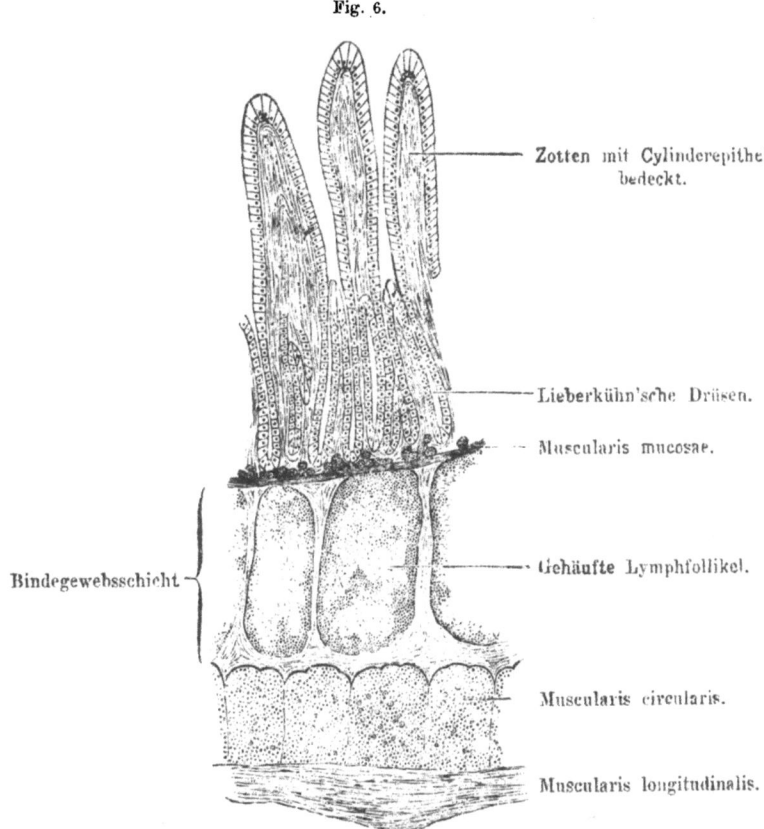

Fig. 6.

Längsschnitt durch den Dünndarm des Hundes (nach Schenk).

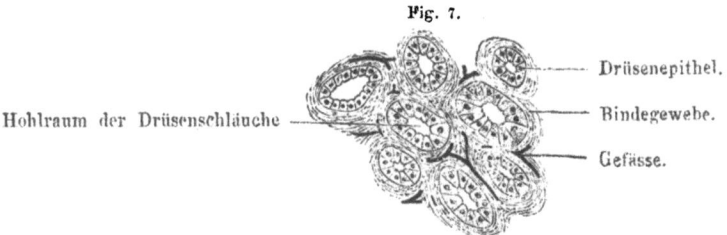

Fig. 7.

Querschnitt Lieberkühn'scher Drüsen (nach Schenk).

licher Menge. Letztere bilden cylindrische Zellen, welche denen der Pylorusdrüsen gleichen. Der körnchenreiche Inhalt derselben besteht aus Proteïnstoffen, Mucin und Fermentsubstanzen, jedoch ist noch unbekannt, ob letztere ausser einer Auflösung der Proteïnstoffe eine fermentative Wirkung auf Kohlenhydrate und Fette äussern.

Vom Duodenum an abwärts bildet das Sekret der Lieberkühn'schen Drüsen den Hauptbestandtheil des Darmsaftes. Derselbe fliesst während der Verdauung am reichlichsten, ist hellgelb, opalescirend, dünnflüssig und stark alkalisch; er enthält Proteïnstoffe und mehrere Fermente, und besteht aus ungefähr 97,6% Wasser, 0,8% Proteïnkörpern, 0,9% sonstigen organischen Stoffen und 0,7% Mineralstoffen.

Der Darmsaft besitzt eine geringe diastatische Wirkung, vermag Rohrzucker zu invertiren, Maltose und Milchzucker zu hydrolysiren; er muss daher die Enzyme: Invertase, Glukase und Laktase [1]) enthalten. Auch äussert er wie Trypsin und Pepsin auf Fibrin, Kaseïn, Fleisch und Pflanzeneiweiss schwache peptonisirende Wirkungen; ferner werden Fette von ihm emulgirt (vergl. vorstehend S. 194).

Von diesen eigentlichen Verdauungsvorgängen im Darm vollständig verschieden sind die Gährungs- und Fäulnissvorgänge, welche in demselben verlaufen und durch niedere Organismen (Spaltpilze) verursacht werden.

Wenn schon die Umsetzungen der Nahrungsstoffe durch den Pankreassaft viele Aehnlichkeit mit den Zersetzungen bei der Fäulniss haben, so sind die Zersetzungen im Darm zum Theil als reine Gährungs- bezw. Fäulnissvorgänge aufzufassen. Die zur Hervorrufung der Gährung und Fäulniss im Darmtraktus erforderlichen Kleinwesen werden mit den Speisen und Getränken, sowie mit der Mundflüssigkeit verschluckt. Sie entfalten dort eine bald stärkere bald schwächere Thätigkeit. Als Erzeugniss dieser sind die Darmgase aufzufassen, nämlich Wasserstoff, Methan CH_4 (unter Umständen Stickstoffgas und Ammoniak) und Kohlensäure, welche letztere zum Theil durch Diffusion aus dem Blut stammt. Kolbe und Ruge fanden für die Darmgase aus dem After eines Menschen:

Nahrung:	Kohlensäure	Wasserstoff	Methan	Stickstoff
Milch	16,8 Vol. %	43,3 Vol. %	0,9 Vol. %	38,3 Vol. %
Fleisch	12,4 „	2,1 „	27,5 „	57,8 „
Hülsenfrüchte	21,0 „	4,0 „	55,9 „	18,9 „

Die Gase treten sowohl bei der Zersetzung der Proteïnstoffe als der Kohlenhydrate, Fette und der Cellulose auf. Die fast stets in geringer Menge ebenfalls vorhandenen Gase: Schwefelwasserstoff und Methylmerkaptan können nur aus den Proteïnstoffen ihre Entstehung nehmen; das Stickstoffgas rührt wohl nur von stets mitverschluckter Luft her [2]).

Die Gährung bezw. Fäulniss der *Proteïnstoffe* wird durch specifische Spaltpilze hervorgerufen, von denen man im Koth beständig verschiedene Formen nachgewiesen hat (vergl. den folgenden Abschnitt). Die Zerlegung der Proteïnstoffe durch Pankreassaft geht nur bis zur Bildung der Amidosäuren (Leucin und Tyrosin); die Fäulniss im Dickdarm bringt aber tiefergehende Zersetzungen hervor.

Leucin (S. 73) und Tyrosin (S. 76) zerfallen z. B. nach folgenden Gleichungen:

$$C_6H_{13}NO_2 + 2H_2O = C_5H_{10}O_2 + NH_3 + CO_2 + 2H_2O$$
Leucin — Valeriansäure

$$C_9H_{11}NO_2 = C_8H_7N + CO_2 + H_2O + 2H$$
Tyrosin — Indol

Aus Leim entstehen: Kohlensäure, Essigsäure, Buttersäure, Baldriansäure, Glycerin, Leucin und Ammoniak.

---

[1]) Vergl. E. Weinland: Zeitschr. f. Biologie 1899, **38**, 16 u. 607.
[2]) Nur beim Verzehren von nitratreichen Nahrungsmitteln kann ein Theil des Stickstoffes in den Darmgasen durch Denitrifikationsvorgänge von den Nitraten herrühren.

Das Indol, C_8H_7N, (S. 79) ist ein beständiges Erzeugniss der Proteïnfäulniss im Darm und ein beständiger Bestandtheil des Kothes; es ist die Vorstufe des **Indikans** im Harn, welches nach den Untersuchungen von E. Baumann, L. Brieger und Tiemann an den Schwefelsäurerest SO_3H und an Kalium gebunden als indoxylschwefelsaures Kalium $(C_8H_6 \cdot NSO_4K)$ darin vorkommt. Das Indol tritt nur in geringer Menge auf, wenn die Erzeugnisse der Verdauung der Albuminate, die Peptone schnell resorbirt werden, dagegen in reichlicher Menge, wenn in Folge einer geringen und gestörten Resorption im Darm (z. B. beim Typhus, Magen-Darmkatarrh, Dünndarmkrankheiten, Cholera nostras etc.) die Fäulniss auf die Erzeugnisse der Pankreasverdauung stärker einwirken kann. In letzterem Falle erscheint auch eine grössere Menge Indikan im Harn.

Neben dem Indol entsteht bei der Eiweissfäulniss nach Brieger stets Skatol, C_9H_9N (S. 80), welches als Methylindol $[C_8H_6(CH_3)N]$ aufgefasst werden kann und ebenfalls einen stetigen Bestandtheil des menschlichen Kothes bildet. Bei der Fäulniss der Proteïnstoffe bildet sich, wie E. und H. Salkowski nachgewiesen haben, Skatolkarbonsäure, die sich leicht in Skatol und Kohlensäure zerlegt. Auch das Skatol erscheint im Harn als Schwefelsäure-Verbindung. So fand L. Brieger nach Fütterung von Skatol bei einem Hunde viel skatoloxylschwefelsaures Kalium im Harn.

E. und H. Salkowski[1]) nehmen an, dass sowohl Indol wie Skatol aus einer gemeinsamen im Proteïn fertig gebildeten Substanz entstehen, welche bei ihrer Zersetzung bald mehr Indol bald mehr Skatol liefert, je nachdem der diese Zersetzungsstoffe liefernde Spaltpilz, also der hypothetische „Indolpilz" oder „Skatolpilz" vorherrschend ist.

Unter den Fäulnisserzeugnissen des **Fibrins** mit Pankreas fand E. Baumann auch Phenol und L. Brieger wies dasselbe als steten Bestandtheil des Kothes nach. Das bei der Darmfäulniss sich entwickelnde Phenol geht zum Theil in den Harn über, in welchem es als phenolschwefelsaures Kalium $(C_6H_5O \cdot SO_3K)$ auftritt. Nach E. und H. Salkowski scheint das Phenol unter denselben Bedingungen wie das Indol eine Zunahme im Darm zu erfahren, indem mit der Vermehrung des Indikans im Harn auch eine solche der Phenylschwefelsäure verbunden ist.

Bei der Fäulniss von **Serumalbumin** oder von **Wolle** mit Pankreasdrüse tritt ferner, wie E. und H. Salkowski nachgewiesen haben, Phenylessigsäure (α-Toluylsäure = $C_6H_5 \cdot CH_2 \cdot CO_2H$) auf, und neben Buttersäure und Valeriansäure auch Phenylpropionsäure (Hydrozimmtsäure = $C_6H_5 \cdot CH_2 \cdot CH_2 \cdot CO_2H$); erstere, die Phenylessigsäure, geht im Organismus in Phenylacetursäure = $(C_6H_5 \cdot CH_2 \cdot CO)NH \cdot CH_2 \cdot CO_2H$, die Phenylpropionsäure dagegen in Hippursäure (Benzoylglykokoll = $(C_7H_5O)NH \cdot CH_2 \cdot CO_2H$) über. Hieraus erklärt sich das Auftreten von Hippursäure bei Proteïnfütterung.

Auch auf die *Fette* äussert die Fäulniss ihre Wirkung, indem unter der Einwirkung von Enzymen und Alkali neutrale Fette nach Aufnahme von Wasser in Glycerin und Fettsäuren zerlegt werden. Das Glycerin liefert unter dem Einfluss verschiedener Spaltpilze die verschiedenartigsten Zersetzungserzeugnisse. Mit Kreide und Käse liefert es wenig Aethylalkohol und Buttersäure; mit Kreide und Fleisch Aethylalkohol und höhere Homologe desselben, ferner Essigsäure, Propion-, Butter-,

---

[1]) Zeitschr. f. physiol. Chemie, **8**, 417.

Valerian- und Capronsäure, sowie Kohlensäure und Wasserstoff; in neutralen Lösungen auch Bernsteinsäure etc. Die aus dem Fett abgespaltenen Fettsäuren werden weiter in Kohlensäure, Methan und Wasserstoff etc. zerlegt; so liefert ameisensaures Calcium bei der Gährung mit Kloakenschlamm Calciumkarbonat, Kohlensäure und Wasserstoff; essigsaures Calcium unter denselben Verhältnissen Calciumkarbonat, Kohlensäure und Methan.

Den mannigfachsten Zersetzungen unter dem Einfluss der Darmfäulniss und Gährung sind die **Kohlenhydrate** ausgesetzt. So wird Glukose ($C_6H_{12}O_6$) durch den Spaltpilz (Bacterium lacticum Cohn), welcher ausserhalb des Organismus die Gerinnung der Milch verursacht und bei der Einsäuerung von Früchten sich bildet, in Milchsäure $2(C_3H_6O_3)$ umgewandelt. Derselbe Spaltpilz bewirkt durch die gleichzeitig vorhandene Laktase die Umwandlung des Milchzuckers ($C_{12}H_{22}O_{11}$) unter Hinzufügung von H_2O in d-Glukose und d-Galaktose, welche dann wie oben 4 Moleküle Milchsäure $4(C_3H_6O_3)$ liefern. Die Milchsäure wird durch den Bacillus butyricus oder Bacillus amylobacter van Tieghem weiter in Buttersäure, Kohlensäure und Wasserstoff zerlegt nach der Gleichung:

$$2\,(C_3H_6O_3) = C_4H_8O_2 + 2\,CO_2 + 4\,H$$
$$2\text{ Milchsäure} = 1\text{ Buttersäure} + 2\text{ Kohlensäure} + 4\text{ Wasserstoff}.$$

Auch Hefe kann im Darm vorkommen und die Bildung von Alkohol veranlassen; nach Fitz und Brieger vermögen gewisse Mikrokokken aus Zucker ebenfalls Alkohol als hauptsächlichstes Erzeugniss zu liefern; in beiden Fällen wird Milchzucker erst in Glukose und Galaktose umgewandelt. Einige noch unbekannte Schizomyceten im Darm sollen auch Stärke in Zucker umzuwandeln vermögen, während andere, wie der im Rübensaft sich bildende Leuconostoc mesenteroïdes, „Invertin" ausscheiden, welches Rohrzucker in vergährbaren Invertzucker umwandelt.

Neuerdings wird von W. Tappeiner[1] auch die Lösung der **Cellulose** im Darm auf die Thätigkeit von Spaltpilzen zurückgeführt, nachdem Hoppe-Seyler und Popoff nachgewiesen haben, dass Cellulose bei der Fäulniss mit Kloakenschlamm und in Sümpfen den Stoff für die Bildung von Methan abgiebt. Man denkt sich diese Zersetzung wohl nach folgender Gleichung verlaufen:

$$n(C_6O_{10}O_5) + n(H_2O) = 3\,n(CH_4) + 3\,n(CO_2)$$

Hiernach würde die Cellulose so gut wie gar keinen Nährwerth besitzen. H. Weiske, B. Schulze und E. Flechsig[2] glaubten auch durch einen Fütterungsversuch den thatsächlichen Beweis geliefert zu haben, dass die Cellulose keine proteïnersparende Wirkung und damit keinen Nährwerth habe. Da aber bei der Cellulosegährung gleichzeitig flüchtige Fettsäuren, Essigsäure und Buttersäure, sowie Wasserstoff entstehen, so kann auf obige Weise die Zersetzung nicht verlaufen. W. Henneberg und F. Stohmann[3] glauben auf Grund der quantitativen Bestimmungen der Fäulnisserzeugnisse der Cellulosegährung durch W. Tappeiner die Zersetzung durch folgende Gleichung ausdrücken zu können:

$$21\,(C_6H_{10}O_5) + 11\,H_2O = 26\,CO_2 + 10\,CH_4 + 12\,H + 19\,(C_2H_4O_2) + 13\,(C_4H_8O_2)$$

100 g Cellulose würden daher unter der Aufnahme von 5,82 g Wasser liefern:

Kohlensäure	Methan	Wasserstoff	Essigsäure	Buttersäure
33,63 g	4,70 g	0,35 g	33,51 g	33,63 g

---

[1] Zeitschr. f. Biologie, 1883, **19**, 228 u. 1884, **20**, 52.
[2] Ebendort 1886, **22**, 613.
    1885, **21**, 613.

Hiernach besitzt die Cellulose allerdings nicht den vollen Nährwerth eines Kohlenhydrates, wie früher angenommen wurde, sondern ist um den Betrag des Wärmewerthes des Methans, nämlich um 15 % geringer, indess bleibt die Cellulose doch noch ein Nährstoff von hoher Bedeutung, indem 266 Thle. derselben mit 100 Thln. Fett isodynam sein würden[1]).

Entgegen den Versuchsergebnissen von H. Weiske, Schulze und Flechsig kommt W. v. Knierim[2]) durch umfangreiche Versuche zu dem Schluss, dass die bei der Lösung der Cellulose im Darm sich bildenden Umsetzungsstoffe sowohl Proteïn als Fett ersparen und H. Wilsing[3]) zeigt in einem Fütterungsversuch mit einer Ziege, dass im Koth und Harn nur 4 g flüchtige Fettsäuren vorhanden waren, während nach der verdauten Menge Cellulose unter Zugrundelegung der Tappeiner'schen Vergährungsgleichung 157 g vorhanden gewesen sein müssten, wenn sämmtliche gebildeten Fettsäuren für den Stoffwechsel verloren gegangen wären. Es mussten daher letztere entweder resorbirt sein, oder es fiel nur ein kleiner Theil der Cellulose der Vergährung anheim.

Fr. Lehmann und J. H. Vogel[4]) finden, dass bei Schafen bezüglich der Proteïnersparniss 100 Thle. stickstofffreie Extraktstoffe 61,0 Thln. Rohfaser und 100 Thle. Rohrzucker 75,7 Thln. Rohfaser von Haferstroh gleichwerthig sind. O. Kellner[5]) liefert durch eingehende Versuche den Beweis, dass sich beim erwachsenen Rinde bezüglich des physiologischen Nutzeffektes 103 Thle. Strohstoff (Rohfaser), 242 Thle. Stärkemehl und 100 Thle. Fett isodynam verhalten, dass somit der Nährwerth der Cellulose den wahren Kohlenhydraten nahezu gleich ist. Beim Pferd dagegen ist die Cellulose nach Versuchen von E. Wolff und N. Zuntz[6]) minderwerthig oder geradezu werthlos. Zuntz erklärt dieses aus der anatomischen Verschiedenheit der Verdauungswerkzeuge der Wiederkäuer und des Pferdes. Bei letzterem fehlen die Vormägen; in den Vormägen der Wiederkäuer findet aber schon eine starke Gährung statt und dieser unterliegen zunächst die löslichen Kohlenhydrate; durch diese Gährungsvorgänge wird dann die Cellulose aufgeschlossen und kommt an Stelle der löslichen oder bereits gelösten Kohlenhydrate zur Geltung.

Durch die Fäulniss im Darm, wobei zum Theil Umwandlungsstoffe wie durch Verdauungsenzyme entstehen, geht eine grössere oder geringere Menge Nährstoffe für den Körper verloren. Man hält diesen Verlust wohl für unvermeidlich, insofern als man annimmt, dass die Fäulniss an sich für die Verdauung nothwendig sei. Dieses ist aber nicht der Fall, denn auch im Hungerzustande finden Fäulnissvorgänge statt;

---

[1]) Der Wärmewerth der Gährungsstoffe beträgt nämlich nach Henneberg und Stohmann:

100 g Cellulose $(100 \times 4146) = \ldots \ldots 414\,600$ Cal.

Daraus geht hervor:
33,5 g Kohlensäure $\ldots \ldots \ldots 0$ Cal.
4,7 g Methan $(4,7 \times 13344) = 62\,717$ „
33,6 g Essigsäure $(33,6 \times 3505) = 17\,768$ „
33,6 g Buttersäure $(33,6 \times 5647) = 189\,739$ „
Gährungswärme $\ldots \ldots \ldots 44\,376$ „
$ 414\,600$ Cal.

[2]) Zeitschr. f. Biologie, 1885, 21, 67.
[3]) Zeitschr. f. Biologie, 1885, 21, 625.
[4]) Journ. f. Landw., 1889, 37, 251.
[5]) O. Kellner: Untersuchungen über den Stoff- und Energieumsatz des erwachsenen Rindes, Berlin 1900.
[6]) Pflüger's Archiv f. d. ges. Physiologie, 1891, 49, 477.

es unterliegen dann Galle und andere Zellenabsonderungssäfte des eigenen Körpers der Fäulniss. Auch haben Nuttlar und Thierfelder[1]) gefunden, dass junge Thiere (Meerschweinchen), die lebend dem Mutterleibe durch sectio caesarea entnommen waren und in steriler Luft mit sterilisirter Nahrung (Milch oder Kakes) ernährt wurden, bei vollständigem Fehlen von Bakterien im Darm gut verdauten und regelrecht gediehen.

Die Fäulniss im Darm wird jedoch auf natürliche Weise in gewissen Grenzen gehalten, damit der Verlust an Nährstoffen nicht zu gross wird. Von den Gallenbestandtheilen besitzen die Tauro- und Glykocholsäure stark antiseptische Eigenschaften, aber nur im freien Zustande also in saurer Lösung. Von den Nahrungsmitteln wirken Milch, Kefir, Kohlenhydrate — wahrscheinlich in Folge der aus diesen entstehenden Milchsäure — fäulnisshemmend. Indess ist die Frage, wie die Fäulnissvorgänge im Darm unter physiologischen Verhältnissen innerhalb gewisser Grenzen gehalten werden, noch nicht sicher beantwortet.

Der unverdaute Theil der Nahrung (der Koth bezw. die Fäces).

Der Dickdarm enthält nur sehr geringe Darmsaftfermente; deshalb überwiegen in ihm die Fäulniss- und Gährungszersetzungen über die eigentlichen Verdauungsumsetzungen. Dazu ist die aufsaugende Thätigkeit der Dickdarmwandung grösser, als die absondernde; aus dem Grunde wird der Darminhalt, welcher beim Eintritt in den Dickdarm noch breiig wässerig ist, im weiteren Verlaufe stetig wasserärmer und dicker. Es werden aber nicht allein Wasser und die in Lösung gebrachten Verdauungserzeugnisse aufgenommen, sondern unter Umständen auch unveränderte lösliche Stoffe, wie flüssiges Eiereiweiss, Milch und ihre Proteïnstoffe, Fleischsaft, Leimlösung etc.

Die Formung des Unverdauten und die Bildung des Kothes erfolgt im unteren Theil des Dickdarmes. Der Koth enthält also unter anderem die unverdaulichen Rückstände der Gewebe thierischer oder pflanzlicher Nahrungsmittel wie Haare, Horngewebe, Rohfaser, Obstkerne, Spiralgefässe von Pflanzenzellen, ferner Bruchstücke sonst wohl verdaulicher, aber durch Kauen zu wenig zerkleinerter Stoffe, wie Bruchstücke von Muskelfasern, Sehnen, Knorpelstückchen, Flocken von Fettgewebe, Stücke von hartem Eiweiss, Pflanzenzellen, und etwas rohe Stärke, ferner unverändertes Mucin, vereinzelte Fetttröpfchen und Kalkseifen in Krystallnadeln.

Nachstehende mikroskopische Abbildung nach L. Landois[2]) giebt eine Anschauung über die Bestandtheile des menschlichen Kothes.

O. Möller[3]) hat auf Anregung von W. Prausnitz den menschlichen Koth unter verschiedenen Verhältnissen der Ernährung mit pflanzlichen Nahrungsmitteln mikroskopisch untersucht und gefunden, dass gesunde Personen selbst bei schwachen Darmerkrankungen die Stärke der Getreidearten und Kartoffeln fast vollständig verdaut hatten, auch dann, wenn die stärkehaltigen Nahrungsmittel nur unvollständig mechanisch aufgeschlossen waren. Hieraus folgt, dass auch die zarten Zellen des Mehlkerns der Getreidearten und der Kartoffelknollen der Verdauung unterliegen.

---

[1]) Zeitschr. f. physiol. Chemie, 1895/96, **21**, 109; 1896/97, **22**, 62.
[2]) L. Landois: Lehrbuch d. Physiologie d. Menschen 1900, 10. Aufl. 369.
[3]) Zeitschr. f. Biologie, 1897, **35**, 291.

Dagegen befindet sich im Koth mehr unverdaute Stärke bei Genuss von Hülsenfrüchten und grünem Gemüse. Die derbwandigen Zellen der reifen Hülsenfrüchte scheinen, obwohl sie aus fast reiner Cellulose bestehen, garnicht verdaut zu werden, so dass nur jener Theil der Leguminosenstärke, der nach mechanischer Zertrümmerung der Zellen aus diesen herausgefallen ist, der Ernährung zu gute kommt.

Fig. 8.

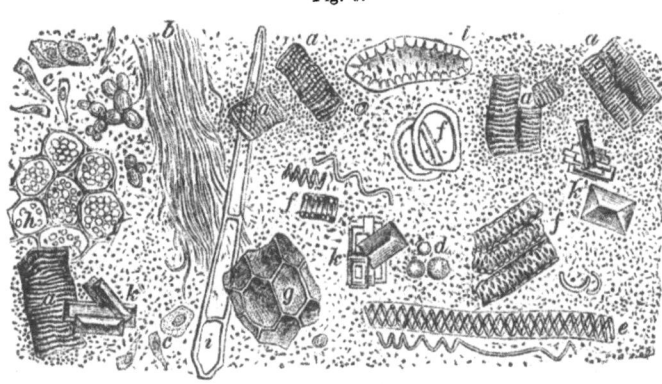

Koth: a Muskelfasern, b Sehne, c Epithelien, d Leukocyten, e—i verschiedene Formen von Pflanzenzellen, dazwischen überall massenhafte Bakterien (l), zwischen h u. b Hefe, k phosphorsaures Ammonmagnesium.

Die Stärke unreifer Hülsenfrüchte dagegen wird ebenso vollständig verdaut wie die der Getreidearten, d. h. mit Einschluss der Zellmembranen des stärkehaltigen Gewebes. Unverdaut bleibt bei beiden nur die Schale, obwohl auch diese (d. i. die Palissadenschicht und die unter ihr gelegene Schicht der sog. Trägerzellen) aus fast reiner Cellulose besteht. Grünes Gemüse, sogar der breiig zubereitete Spinat, wird nur unvollständig verdaut. Aus dem Grunde empfiehlt sich grünes Gemüse nicht als Krankenkost.

Die Kleberschicht der Getreidearten verhält sich den Hülsenfrüchten ähnlich; ihre aus reiner Cellulose bestehenden Membranen werden nicht verdaut, ihr aus Proteïn und Fett bestehender Inhalt nur in soweit, als er durch Zerreissen der Zellen frei geworden ist. Die alte Streitfrage, ob feines oder grobes, kleberreiches Mehl, muss daher zu gunsten des feinen Mehles ausfallen.

Fr. Kermauner[1]) unterwarf in derselben Weise den menschlichen Koth bei gemischter oder Fleischkost einer mikroskopischen Untersuchung und fand, dass auch vom Fleisch unverdaute Reste in den Koth übergehen, die je nach Verhältnissen schwanken; in 3 Versuchen betrugen die unverdauten Reste 0,2—1,04 % des genossenen Fleisches.

Aus diesen und anderen Untersuchungen schliesst W. Prausnitz[2]), dass der menschliche Koth, von wenigen Ausnahmen abgesehen, zum grossen Theil nicht aus Nahrungsresten, sondern aus Darmabsonderungen besteht.

Fr. Voit[3]) geht noch weiter als Prausnitz; er glaubt auf Grund von Ver-

---
[1]) Zeitschr. f. Biologie 1897, **35**, 316.
[2]) Ebendort 1897, **35**, 335.
[3]) Ebendort 1892, **29**, 325.

suchen annehmen zu können, dass 86—97 % der Kothtrockensubstanz vom Dünndarm geliefert werden, während Leber und Pankreas an der Kothbildung keinen Antheil haben sollen. Diese Anschauung wird aber von J. Munk[1]) bekämpft, der wenigstens für die Galle eine direkte Betheiligung an der Kothbildung nachgewiesen hat.

Die Menge des Kothes ist hiernach abhängig von der Art der aufgenommenen Nahrung; manche Nahrungsmittel erfordern bei ihrer Verdauung die Absonderung einer grösseren Menge von Darmsäften als andere; es erscheint daher richtiger von mehr oder weniger kothbildenden, als von schlecht oder gut ausnutzbaren Nahrungsmitteln zu sprechen.

Aus dem Grunde pflegt nach Genuss vorwiegend pflanzlicher Kost die Menge des Kothes grösser zu sein, als nach Genuss vorwiegend thierischer Nahrungsmittel. So fand Fr. Hoffmann unter vielen Anderen, dass ein Mann bei einer Nahrung von 100 g Kartoffeln, 207 g Linsen, 40 g Brot und Bier täglich 116 g trocknen Koth, oder 24 % der trocknen Nahrung ausschied, dass dagegen bei einer Nahrung von 390 g Fleisch und 126 g Fett mit gleichem Stickstoffgehalt nur 28,3 g trockner Koth ausgeschieden wurden. Bei gemischter Nahrung beträgt die Menge des frischen Kothes (mit rund 75 % Wasser und 25 % festen Bestandtheilen) für den erwachsenen Menschen im Tag etwa 120—150 g (mit 30—37 g festen Stoffen).

Im Durchschnitt enthält solcher Koth:

Wasser	Organische Stoffe	Stickstoff	Mineralstoffe	Kali	Phosphorsäure
75,0 %	21,6 %	1,3 %	3,4 %	0,35 %	0,57 %

Bei Genuss von einer Kost jedoch, welche wie Reis, Fleisch, Gebäck aus feinem Weizenmehl etc. fast vollständig verdaut und aufgenommen wird, enthält der Koth (Normalkoth) durchweg grössere Mengen Stickstoff, nämlich in der Trockensubstanz 8—9 %, ferner 12—18 % Aetherauszug und 11—15 % Mineralstoffe. Bei Aufnahme einer Nahrung, welche weniger gut ausgenutzt wird, sinkt wie oben gewöhnlich der Stickstoffgehalt des Kothes. Derselbe ist in Procenten der Trockensubstanz nie gleich dem der Nahrung, sondern stets höher, weil bei einer schlecht ausnutzbaren Kost den unverdauten Nahrungsresten stets nicht unerhebliche Mengen von stickstoffreichen Darmsäften beigemengt sind.

Die Mineralstoffe bestehen vorwiegend aus unlöslichen Phosphaten und Karbonaten. E. Salkowski hat im Koth auch Schwefel und unterschwefligsaure Salze nachgewiesen. Dass der Koth auch die Erzeugnisse der Proteïn-Fäulniss und der Gährung (wie Phenol, Skatol, Indol, Milchsäure etc.) enthält, ist schon im vorigen Abschnitt erwähnt.

Die dunkle, braune Farbe des Kothes rührt von ausgeschiedenen Gallenfarbstoffen her; bei Abwesenheit von Galle hat der Koth in Folge grossen Gehaltes an unverdautem Fett eine graue Farbe [2]).

Der Geruch des Kothes rührt z. Th. von flüchtigen Fettsäuren (Essigsäure, Isobuttersäure, Valeriansäure) und von den Fäulnissstoffen (Indol, Skatol etc.) her; jedoch ist der den eigentlichen Kothgeruch bedingende Körper noch unbekannt; er haftet

---

[1]) Pflüger's Archiv f. d. ges. Physiologie 1894, **58**, 386.
[2]) Die grüne Farbe des Kinder-Kothes rührt anscheinend von Biliverdin, die eigelbe und grüngelbe Farbe von Bilirubin her. Der Koth nach Milchnahrung ist beim Erwachsenen hellgelb gefärbt.

zwar dem Indol und Skatol so innig an, dass man diese früher als die den Kothgeruch bedingenden Stoffe ansah, indess sind diese, rein dargestellt, geruchlos.

Die Reaktion des Kothes ist sehr wechselnd; in Folge der Milchsäuregährung ist sie nach reichlich genossenen Kohlenhydraten bald sauer (wie beim Säugling), bald in Folge Ammoniakbildung im unteren Darm neutral bis alkalisch, wie durchweg beim erwachsenen Menschen.

Der Koth enthält in der Regel auch eine Reihe von Spaltpilzen.

Escherich suchte aus dem Darminhalt von Säuglingen, B. Bienstock[1]) aus dem von Erwachsenen durch Reinkulturen die einzelnen Spaltpilzarten festzustellen.

Fig. 9.

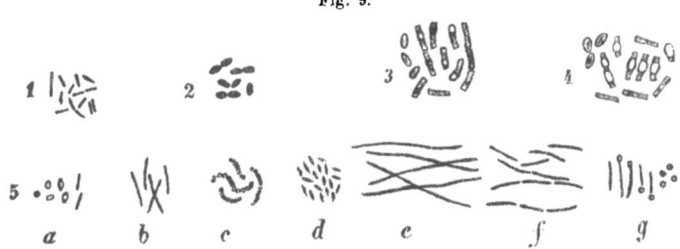

1. Bacterium coli commune. — 2. Bacterium lactis aërogenes. — 3. und 4. Die beiden grossen Bienstock'schen Bacillen mit theilweiser endogener Sporenbildung. — 5. (a—g) Die verschiedenen Entwickelungsstadien des Bacillus der Proteïnfäulniss (nach Landois).

Von diesen Spaltpilzen sind das schlanke Bacterium coli commune (Nr. 1) wie Bacterium lactis aërogenes Nr. 2 (Milchsäuregährungspilz) kennzeichnend für den Koth der Säuglinge.

Die anderen Formen gehören dem Kothe der Erwachsenen an. Die 2 grossen Bacillenarten Fig. 9 Nr. 3 und 4 gleichen dem Bacillus subtilis und unterscheiden sich nur durch die Form ihrer Reinkultur, durch die Art und Weise ihrer Sporenbildung wie durch den Mangel an Eigenbewegung von demselben. Der Spaltpilz Nr. 4 ist der specifische Spaltpilz der Proteïnzersetzung, welcher unter Kothgeruch die Fäulnisserzeugnisse der Proteïnstoffe liefert; er fehlt im Kothe von Säuglingen; Kaseïn und Kalialbuminat vermag er nicht zu zersetzen. Nr. 5 a—g stellt die Entwickelungsreihe dieser Spaltpilze dar; die Stadien c und g fehlen jedoch in dem Koth und finden sich nur in künstlichen Züchtungen.

W. Sucksdorff[2]) bestimmte die Anzahl der im Koth unter regelrechten und abgeänderten Verhältnissen vorkommenden Spaltpilze und fand dieselben, wie nicht anders zu erwarten ist, ausserordentlich verschieden; dieselbe betrug bei gewöhnlichem Essen und Trinken für 1 mg Koth zwischen 25 000—2 304 347 (Mittel 381 000) Kolonien; Weisswein und Kaffee bis zu 1 l für den Tag hatten keinen Einfluss auf den Gehalt, dagegen bewirkte 1 l Rothwein eine bedeutende Abnahme, nämlich von obiger Zahl auf 7813—64 000 (Mittel 35 906) Kolonien für 1 mg Koth, ebenso 0,2—1,6 g Chinin für den Tag; durch Sterilisiren der Speisen und Getränke sank die Anzahl der Spaltpilzkolonien auf 53—15 000 (Mittel 10 395) in 1 mg Koth.

H. Hammerl[3]) fand, dass die Anzahl der Bakterien im menschlichen Koth bei ver-

---
[1]) Zeitschr. f. klin. Medicin, 8, 1.
[2]) Archiv f. Hygiene 1886, 4, 355.
[3]) Zeitschr. f. Biologie 1897, 35, 355. Daselbst findet sich auch eine Uebersicht über die sämmtlichen Untersuchungen über diese Frage.

schiedener Kost zwischen 670—214000 Kolonien für 1 mg Koth schwankte. Bei rein pflanzlicher oder bei gemischter Kost war weder, was die Zahl noch die Art der Bakterien anbelangt, ein durchgreifender Unterschied vorhanden. Die meisten der auf Gelatine- oder Agar-Nährboden gewachsenen Bakterien gehörten der Gruppe des Bacterium coli oder des Bacterium lactis aërogenes an, nicht selten fanden sich, aber niemals in erheblicher Menge, Schimmelpilze. Auch machte es keinen wesentlichen Unterschied, ob keimhaltige oder keimfreie (sterilisirte) Nahrung genossen wurde. Die einzige wirkliche Folge der keimfreien Kost bestand in dem Verschwinden der in der Umgebung des Menschen und der Thiere gewöhnlich vorkommenden Saprophyten aus dem Koth. Die Platten zeigten schliesslich die Kolonien der Bakterien aus der Koli- und Lact. aërogenes-Gruppe in Reinkultur; die sonst häufig vorhandenen Schimmelpilze, die verflüssigenden fluorescirenden Stäbchen etc. kamen nicht mehr zum Vorschein (vergl. S. 204).

Die Verdauung befördernde Mittel (Genussmittel).

Neben den Nahrungsstoffen geniessen wir in jeder Nahrung noch eine grosse Anzahl anderer Stoffe, welche zwar nicht dazu bestimmt sind, den täglichen Verlust an Körpersubstanz zu decken, welche aber dadurch, dass sie uns die Nahrung wohlschmeckender und geniessbarer machen, einen wohlthätigen Einfluss auf die Verdauungsthätigkeit und Nerven ausüben und so einerseits eine erhöhte Ausnutzung der Nahrung im Magen und Darm bewirken, andererseits nach ihrem Uebergange ins Blut durch ihren Reiz auf das Central-Nerven-System gewisse andere Vorgänge im Körper unterstützen und erhöhen.

Von diesen Centralorganen aus sind dann noch weitere Uebertragungen möglich, wodurch oft auf grossen Umwegen wieder Einflüsse zurück auf diejenigen Theile im Verdauungskanal ausgeübt werden können, welche sich bei der ursprünglichen Berührung mit dem Genussmittel noch neutral verhielten.

Zwar wird allem Anscheine nach die absolute Ausnutzungs- oder Verdaulichkeitsgrösse durch die Genussmittel nicht erhöht; denn Forster und Rijnders beobachteten z. B., dass mit Wasser ausgezogenes, ganz geschmackloses Fleisch in der gleichen Zeit und der gleichen Menge verdaut bezw. aufgenommen wurde als das nämliche Gewicht von gebratenem Fleisch; auch schien nach Flügge bei einer geschmacklosen gemischten Kost, die längere Zeit nur mit Widerwillen genossen werden konnte, die Grösse der Ausnutzung nicht beeinflusst zu sein; indess erleichtern die Genussmittel die Verdauungsthätigkeit und ersparen dadurch dem Körper viel Arbeit, die er für andere Zwecke benutzen kann.

Zu den Genussmitteln, welche durch ihren wohlthätigen Einfluss auf Geruchsoder Geschmacks-Nerven in erster Linie die Absonderung der Verdauungssäfte befördern, gehören z. B. Kochsalz, Zucker, Gewürze, alter Käse etc.

Ein Tropfen verdünnter Kochsalz-Lösung auf die Magenschleimhaut eines Thieres gebracht, bewirkt einen Austritt von Saft aus den Drüsen; ebenso findet reichliche Absonderung von Speichel statt, wenn Kochsalz oder Zucker in den Mund eingeführt werden [1]).

---

[1]) J. Forster beobachtete sogar eine reichliche Absonderung von Galle, als er eine Zuckerlösung direkt in die Blutbahn (Vena mesenterica) einführte.

Ohne Kochsalz die Nahrung zu geniessen, wäre uns unmöglich; dasselbe bildet in salzarmen Gegenden einen wahren Leckerbissen, und sind um den Besitz von Salinen und Steinsalzlagern schon Kriege geführt.

Das Kochsalz wirkt aber nicht bloss fördernd auf die Absonderung der Verdauungssäfte, sondern wirkt nach A. Stutzer[1]) auch direkt günstig auf die Verdauung der Proteïnstoffe durch Pepsin bei Gegenwart von wenig Salzsäure oder bei Abwesenheit derselben (vergl. weiter unten über die Bedeutung der Mineralstoffe für den Stoffwechsel).

Auch die organischen Säuren, Milch-, Aepfel-, Wein- und Citronensäure, befördern die Proteïnlösung durch Pepsin; Essig-, Propion- und Buttersäure waren im Gegensatz zu diesen Säuren und Ameisensäure von geringem Einfluss.

Der Zucker ist nicht nur ein wichtiger Nahrungsstoff, sondern auch vorwiegend ein Genussmittel; nur aus letzterem Grunde opfert man grosse Summen Geldes für ihn; denn als Nährstoff hat er kaum einen höheren Werth denn Stärkemehl, Dextrin etc. Der Geschmack des Zuckers ist uns so angenehm, dass wir häufig nach ihm alles bezeichnen, was uns angenehm schmeckt. Bei der blossen Vorstellung von etwas Leckerem läuft dem Menschen, wie man zu sagen pflegt, das Wasser im Munde zusammen. Moses tröstete sein Volk, sagt v. Pettenkofer, in der Wüste nicht ohne Erfolg mit der Verheissung, dass er es in ein Land führen werde, welches von Milch und Honig fliesse.

Die Wichtigkeit von Salz und Zucker für Absonderung der Verdauungssäfte und die Verdauung erkennen wir nach C. Voit dadurch an, dass wir eine reichliche Mahlzeit durch etwas Kaviar oder durch ein Glas Süsswein einzuleiten pflegen, von denen der Kaviar durch hohen Salzgehalt, der Süsswein durch Zucker ausgezeichnet ist.

Als verdauungbefördernde Mittel verdienen auch besonders die Gewürze hervorgehoben zu werden. Von diesen wirken einige durch besondere eigenartige scharfe, bittere Stoffe fördernd auf die Absonderung der Verdauungssäfte, so der Pfeffer durch das Piperin, der Senf durch das Senföl (letzteres vorzugsweise auf Absonderung der Galle). Das Senföl ist auch der wirksame Bestandtheil von Rettig und Radieschen. Andere Gewürze sind durch wohlriechende, leicht flüchtige Oele ausgezeichnet, die durch Einwirkung auf die Geruchsnerven indirekt eine erhöhte Speichel-Absonderung zur Folge haben. Zu diesen gehören z. B. Vanille, Zimmet, Nelken, Muskatnuss etc., ferner viele Gemüse (Petersilie, Zwiebeln) und Obst aller Art, welches neben wohlriechenden aromatischen Oelen freie Säure, Aepfelsäure, enthält, welche direkt die Verdauung befördert.

Sehr trefflich schildert die Wirkung dieser Stoffe C. Voit mit folgenden Worten:

„Es hat noch vieles Andere auf den Verdauungsakt Einfluss, an was wir gewöhnlich gar nicht denken; wir suchen bei dem Essen noch alle möglichen anderen Genüsse uns zu verschaffen, so dass die mannigfaltigsten Verbindungen der Organe des Körpers existiren müssen, deren Erregungen mitbestimmend auf die Vorgänge im Darmkanal sind. Neben dem Geschmacks-Organ steht das Geruchsorgan obenan; die Speisen, welche flüchtige Stoffe enthalten, werden nicht geschmeckt, sondern gerochen; wir machen die Speise durch Zusätze wohlriechend; denn Speisen, welche einen Geruch haben, den wir an ihnen nicht gewöhnt sind, werden mit Widerwillen gegessen und meistens nicht ertragen. Wir suchen ferner unseren Gerichten angenehme Formen zu geben, wir tischen sie sauber auf, damit sie „appetitlich" sind. In stinkenden und unsauberen Lokalen schmeckt es uns nicht. Auch die

---

[1]) Landw. Versuchsstationen 1891, 38, 257.

Gesammtstimmung, in der wir uns befinden, ist von Wichtigkeit; bei Aerger oder Kummer bekommt uns das Essen nicht; ein mit lachenden Kindern und guten Freunden besetzter Tisch dient auch als Genussmittel; wir verdauen gewiss anders bei Aussicht in eine heitere Gegend, als auf Kerker und Klostermauern."

Ausser diesen Genussmitteln, welche durch ihre wohlthätige Einwirkung auf die Geruchs- und Geschmacks-Nerven und ferner auf die Drüsen-Thätigkeit der Verdauungs-Organe eine erhöhte Verdauung und Ausnutzung der Nahrung bewirken und damit ihre Aufgabe verrichtet haben, giebt es verschiedene andere, welche durch ihren Reiz zunächst auf das Centralnervensystem und von da aus auf besondere Nerven erst nach dem Uebertritt in das Blut zu wirken beginnen. Dazu gehören: Fleischextrakt, Kaffee, Thee, Bier, Wein. Auch der Tabak gehört zu dieser Art Genussmitteln, welche einmal durch den erregenden Einfluss auf die Nerven die geistige und körperliche Thätigkeit erhöhen, dann auch (wie der Tabak) das Gefühl des Wohlbehagens bei uns hervorrufen. Der wirksame Stoff in diesen Genussmitteln sind bei Fleischextrakt, Kaffee, Thee und Tabak Alkaloïde neben flüchtigen Oelen, bei Bier und Wein Alkohol und Aetherarten. Ob die Extraktivstoffe derselben in ähnlicher Weise wirken, erscheint noch zweifelhaft (vergl. weiter unten über den Einfluss von Alkohol und Kaffee etc. auf den Stoffwechsel).

Eine diesen Genussmitteln gemeinsame wohlthätige Wirkung besteht auch darin, dass sie einen schnelleren Blutumlauf hervorrufen. In Folge von körperlicher oder geistiger Thätigkeit sammeln sich in den Muskeln und Organen eine Menge Zersetzungsstoffe an, welche schliesslich zur Erschlaffung der thätigen Organe und des ganzen Körpers führen. Durch den Kreislauf des Blutes werden diese in den Organen abgelagerten und ermüdenden Stoffe fortgenommen und denselben wieder neue Zersetzungsmasse für weitere Arbeitsleistung zugeführt. Je rascher das Blut den Organen zuströmt, desto schneller werden sie wieder leistungsfähig.

Auf diese Weise erhalten diese Art Genussmittel eine hohe Bedeutung in unserer Nahrung, einen Werth, der sie hoch über die direkten Nährstoffe stellt.

„Der Mensch", sagt v. Pettenkofer, „hängt so sehr von Genussmitteln der verschiedensten Art ab und zwar nicht bloss für Zwecke der Verdauung und Ernährung, sondern auch noch für zahlreiche Nerventhätigkeiten in ganz anderen Richtungen, dass er dafür, um sich dieselben zu verschaffen, gern etwas Geld opfert oder bezahlt. Wie viele verzichten nicht auf ein Stück Brot, um sich eine Tasse Kaffee oder Thee[1]), eine Prise Tabak, eine Cigarre, ein Glas Bier oder Wein zu sichern, wenn ihnen die Wahl gelassen wird, obwohl ein Stück Brot zum Fett- und Eiweissersatz am Körper beiträgt und die genannten Genussmittel nicht."

„Die Genussmittel sind wahre Menschenfreunde, sie helfen unserem Organismus über manche Schwierigkeiten hinweg. Ich möchte sie mit der Anwendung der richtigen Schmiere bei Bewegungsmaschinen vergleichen, welche zwar nicht die Dampfkraft ersetzen und entbehrlich machen kann, aber dieser zu einer viel leichteren und regelmässigeren Wirksamkeit verhilft und ausserdem der Abnutzung der Maschine ganz wesentlich vorbeugt. Um letzteres thun zu können, ist bei der Wahl der Schmiermittel eine Bedingung unerlässlich: sie dürfen die Maschinentheile nicht angreifen, sie müssen, wie man sagt, unschädlich sein."

Die Verdauung schädigende Mittel.

Werden vorstehende Genussmittel in zu starken Gaben genommen, so schlägt ihre vortheilhafte Wirkung in das Gegentheil um. Die Geschmacksnerven und die Drüsen-

---

[1]) Nach C. Schultz-Schultzenstein (Zeitschr. f. physiol. Chemie 1894, 18, 131) wirkte Kaffee- und Theeaufguss hemmend auf die künstliche Verdauung von Proteïnstoffen.

thätigkeit der Verdauungsorgane werden durch den übergrossen Reiz nach und nach abgestumpft und geschwächt. Dieses gilt besonders für einen sehr **starken Genuss alkoholischer Getränke und des Kochsalzes**. Auch der **Tabak** scheint bei seiner günstigen Wirkung auf das Central-Nervensystem einen hemmenden Einfluss auf die Verdauung auszuüben, da eine Pfeife Tabak oder eine Cigarre vor Tisch geraucht den Appetit abschwächt.

Als besonders verdauunghemmend müssen die **Gerbsäure-haltigen Nahrungs- und Genussmittel** genannt werden. Die Gerbsäure nämlich fällt aus den Verdauungssäften einerseits diejenigen Stoffe aus, welche wie z. B. das Pepsin die Lösung der Nährstoffe in der Nahrung bewirken, andererseits geht sie mit bereits gelösten Nährstoffen wie den Albumosen und Peptonen unlösliche Verbindungen ein. Hierauf ist die Wirkung des stark gerbsäurehaltigen Rothweines zurückzuführen, welchen wir mit Vorliebe zu trinken pflegen, wenn durch eine zu starke Absonderung der Verdauungssäfte die Verdauung gestört ist und unregelmässig verläuft. Bei stetigem Genuss dieser Mittel hört die besagte Wirkung allmählich auf.

Von ungünstigem Einfluss auf die Verdauung sind auch die **Rohfaser- (Cellulose-) reichen Nahrungsmittel** wie kleiehaltiges Schwarzbrot. So beobachtete Fr. Hoffmann eine stärkere Koth-Entleerung, wenn er einer Fleischkost Cellulose beimengte. Nach G. Meyer, M. Rubner und Anderen wird bei Genuss von kleiehaltigem Brot eine **grössere Menge Koth** als unverdauter Theil der Nahrung entleert, als bei Genuss von feinerem, nur wenig Cellulose enthaltendem Weissbrot. Hier bewirkt die Rohfaser oder Cellulose durch die **stärkere Reibung der Darm-Wandungen eine schnellere Entleerung des Darm-Inhaltes**.

Auch eine **übergrosse Gabe von Stärkemehl-haltigen Nahrungsmitteln** kann die Verdauung stören und herabsetzen. Die Stärke nämlich muss, um ins Blut übergehen zu können, durch die Verdauungssäfte erst in Zucker übergeführt werden. Ist aber die Menge der zu verarbeitenden und umzuwandelnden Stärke im Verhältniss zur Menge der Verdauungssäfte zu gross, so erleidet sie eine anderweitige Zersetzung, bei welcher sich organische Säuren, vor allem **Buttersäure** bilden. Diese Säuren bewirken alsdann ähnlich wie die Rohfaser-reichen Nahrungsmittel durch Erregung der peristaltischen Bewegung des Darmes eine rasche Entleerung des Stärkechymus. Ohne Zweifel rühren die schwer stillbaren Durchfälle kleiner Kinder von dieser Umsetzung der Stärke im Darme her.

In Folge dieser Säure- (Buttersäure-) Bildung treten die **Darm-Gase** (Kohlensäure, Wasserstoff und Methan) auf, deren Menge bei Pflanzenfressern am stärksten zu sein pflegt.

Grösse der Ausnutzung der Nahrungsmittel.

Ueber die Grösse der Ausnutzung der Nahrungs- und Genussmittel liegen bis jetzt nur spärliche Untersuchungen vor. Auch wird sich dieselbe für die einzelnen Nahrungsmittel wohl nie zu einem sicheren Ausdruck bringen lassen; denn sie schwankt sehr nach der Eigenart, dem Alter, Geschlecht und der Berufsart. Dann aber ist es nur mit einigen wenigen Nahrungsmitteln möglich, den Menschen vollständig auf mehrere Tage allein zu ernähren. Wir sind gewohnt, eine gemischte Kost zu uns zu nehmen; ein einseitiges Nahrungsmittel auf mehrere Tage zu nehmen, widersteht sehr leicht, in Folge dessen die Ausnutzungsfähigkeit vermindert werden kann. Um so höher müssen wir demnach Versuche schätzen, bei welchen es gelang, diese Schwierigkeiten einigermassen zu überwinden.

1. Ausnutzung thierischer Nahrungsmittel.

a) *Milch und Käse.* Ueber die Ausnutzung der Milch sind viele Versuche sowohl bei Kindern wie Erwachsenen angestellt, welche im allgemeinen das Ergebniss geliefert haben, dass die Milch von Kindern besser ausgenutzt wird als von Erwachsenen.

α) **Verdaulichkeit der Milch bei Kindern.** W. Camerer[1]) fand unter anderem für Muttermilch, Lange[2]) für Kuhmilch die Verdaulichkeit der Stickstoffsubstanz bei Kindern im Mittel wie folgt:

No.	Alter des Kindes Wochen	Gewicht des Kindes kg	Verzehrte Milchmenge im Tage g	Stickstoff in Nahrung g	Stickstoff in Harn g	Stickstoff in Koth g	Stickstoff unausgenutzt %	Stickstoff am Körper g
			Muttermilch					
1	2	3,5	500	2,0	1,0	0,1	5,0	+0,9
2	20	6,6	900	2,4	1,6	0,3	12,5	+0,5
			Kuhmilch					
3	1,5—24	2,9—5,5	588—888	2,5	1,8	0,12	4,9	+0,6

M. Rubner und O. Heubner[3]) erhielten für die Verdaulichkeit der einzelnen Bestandtheile der Muttermilch bei einem Säugling in den ersten 9 Tagen folgende Zahlen:

Tägliche	Milch frisch	Milch trocken	Stickstoff	Fett	Milchzucker	Asche
1. Einnahme	608,4 g	69,70 g	1,03 %	16,71 g	43,02 g	1,27 g
2. Ausgabe[4]) im Koth . .	—[5])	3,78 „	0,174 „	1,07 „[6])	0,00 „	0,26 „
Also unausgenutzt	—	5,42 %	16,88 %(?)	5,69 %	0,00 %	20,58 %

Auffallend hoch ist die in letzterem und obigem Versuch No. 2 (von Camerer) unausgenutzt ausgeschiedene Stickstoffmenge; Rubner erwähnt aber ausdrücklich, dass der Koth eine dünne und grünliche Beschaffenheit hatte, daher Verdauungsstörungen vorlagen.

W. O. Atwater[7]) fand die Verdaulichkeit von Kuhmilch und von dieser unter Zusatz von Hafermehl wie folgt:

Tägliche Nahrung	Alter des Kindes Monate	Gewicht des Kindes kg	Unausgenutzt durch den Koth ausgeschieden				
			Stickstoffsubstanz %	Fett %	Kohlenhydrate %	Mineralstoffe %	Kalorien %
1. 1219 g Kuhmilch . . .	9	11,5	6,2	4,3	16,7	48,4	13,7
2. 1124 g desgl. + 302 g Hafermehl + 10 g Zucker	10	11,6	4,7	1,6	6,3	39,1	9,0

---

[1]) W. Camerer: Der Stoffwechsel des Kindes. Tübingen 1894.
[2]) Jahrbücher f. Kinderheilkunde 1895, **39**, 233.
[3]) Zeitschr. f. Biologie 1898, **18**, 1.
[4]) Die tägliche Harnmenge betrug 314 g mit 0,520 g Stickstoff.
[5]) Nicht frisch gewogen.
[6]) Einschliesslich Fettsäuren und Seifen.
[7]) Ann. Report of the Storrs Agric. Exper. Station. Storrs Conn. 1896, **9**, 183.

Hier stellte sich die Ausnutzung von Kuhmilch mit Hafermehl sogar günstiger als die von Kuhmilch allein.

Blauberg[1]) verfolgte die Ausnutzung der Mineralstoffe bei Säuglingen und fand, dass ein natürlich ernährter, 5 Monate alter Säugling die Salze der Muttermilch zu 82 %, ein anderer Säugling (Flaschenkind) dagegen die Salze der Kuhmilch nur zu 61 % ausnutzte.

Im allgemeinen werden beim Kinde von den organischen Milchbestandtheilen nur 5 % unausgenutzt ausgeschieden und kann angenommen werden, dass diese vorwiegend von Darmabsonderungen, von Körpersäften bezw. Epithel, nicht aber, oder unter regelmässigen Verhältnissen nur zum geringen Theil von unverdauten Bestandtheilen der Milch herrühren.

J. Forster[2]) fand bei einem Säugling, der mit Kuhmilch und Reiswasser ernährt wurde, dass auf 100 Thle. Nahrungstrockensubstanz 6,35 % Kothtrockensubstanz ausgeschieden wurden, während W. Camerer dieses Verhältniss bei einem Säugling, der Kuhmilch und Laktine genoss, wie 100 : 7,1 ermittelte.

Auch erwachsene Kinder können reine Milch noch gut ausnutzen; so fand W. Camerer[2]) für zwei (10- und 12-jährige) Mädchen, die nur Kuhmilch und etwas Kaffee erhielten, im Mittel:

Tägliche	Milch		Hierin für den Tag		
	frisch	trocken	Stickstoff	Fett	Milchzucker
1. Zufuhr	1852 g	231,5 g	10,95 g	55,55 g	94,45 g
2. Ausfuhr im Koth . . .	— „	13,1 „	0,48 „	1,55 „	(nicht angegeben)
Also unausgenutzt		5,7 %	4,4 %	2,8 %	—

P. Müller[3]) schliesst daraus, dass im Koth des Säuglings bei Kuhmilchnahrung im Verhältniss zum Stickstoff nicht mehr organischer, von Nukleïn bezw. Kaseïn herrührender Phosphor als bei Ernährung mit Muttermilch, — das Verhältniss $\frac{N}{P}$ im Koth war bei Muttermilchnahrung = 143,7, bei Kuhmilchnahrung = 158,9 —, ausgeschieden wird, dass das Kuhkaseïn im vollkommen normalen Säuglingsdarm nicht mehr phosphorreiche Verdauungsrückstände hinterlässt, als das Frauenmilchkaseïn und wenn letzteres als völlig verdaulich angesehen werden kann, so gilt dieses auch vom Kuhkaseïn.

Von diesen Ergebnissen nicht unwesentliche Abweichungen erhielten M. E. Jaffa[4]) in Kalifornien (Nr. 1) mit einem 8 Tage alten Kinde und Bryant[5]) in Connecticut (Nr. 2 und 3) mit einem 9 Monate alten Kinde, die beide mit Kuhmilch ernährt wurden. Letzteres Kind erhielt in einem zweiten Versuch neben Kuhmilch auch noch Haferschleimmehl.

Es wurden von diesen Kindern in Procenten der verzehrten Menge ausgenutzt:

---

[1]) Zeitschr. f. Biologie 1900, 40, 1 u. 36.
[2]) Ebendort 1880, 16, 4393.
[3]) Ebendort 1900, 39, 451.
[4]) California agric. Exper. Stat. 1900, 33, Bulletin No. 84.
[5]) Connecticut Storr's Stat. Rpt. 1886, 183.

Nahrung	Organische Stoffe	Proteïn	Fett	Kohlenhydrate	Salze
1. Kuhmilch	90,8%	88,2%[1])	95,8%	88,8%	75,4%
2. Desgl.	91,5 „	93,8 „	95,7 „	83,3 „	51,6 „
3. Desgl. + Haferschleimmehl	96,6 „	95,3 „	98,4 „	93,7 „	60,9 „

Der Umstand, dass hier vom Milchzucker, der von allen anderen Versuchsanstellern als mehr oder weniger vollständig verdaulich angegeben wird, weniger ausgenutzt ist als vom Fett, und die Mischung von Milch + Haferschleimmehl eine grössere Ausnutzung aufweist, als Milch allein, spricht für eine unregelmässige Beschaffenheit entweder der Kinder oder der Kuhmilch in diesen Versuchen.

Denn auch der nachstehende Versuch von J. Uffelmann bestätigt die ersteren Ergebnisse.

β. **Verdaulichkeit der Milch und des Käses bei Erwachsenen.** J. Uffelmann[2]) stellte Ausnutzungsversuche mit Kuhmilch an sich selbst und 4 Säuglingen im Alter von 4 Wochen bis 11¼ Monaten mit folgendem mittleren Ergebniss an:

Versuchsperson	In Procenten der verzehrten Menge wurden ausgenutzt:					
	Trockensubstanz	Organische Substanz	Proteïn	Fett	Milchzucker	Salze
Säuglinge . .	92,5	94,4	99,8	93,8	100	51,7
Erwachsener .	91,2	93,1	98,8	94,2	100	51,7

Hier wurde die Kuhmilch im allgemeinen von den Säuglingen etwas besser ausgenutzt als von einem Erwachsenen.

Dieses Ergebniss stimmt überein mit Versuchen von M. Rubner[3]) (No. 1, 2 und 3) und W. Prausnitz[4]) (No. 4) an erwachsenen Personen; die Versuche des ersteren erstreckten sich auf 4 Personen, in No. 2 auf eine Person; in einer dritten Reihe (3 Versuche umfassend) erhielten die Versuchspersonen neben rund 2,0—2,2 l Milch 200—517 g Käse; letztere Versuche mögen hier gleich angeschlossen werden; die Ergebnisse sind im Mittel folgende:

Nahrung	Trockensubstanz für den Tag		In der verzehrten Menge als unausgenutzt durch den Koth ausgeschieden			
	in der Nahrung g	im Koth g	Trockensubstanz %	Stickstoff %	Fett %	Salze %
1. Milch	376,7	34,4	9,1	8,3	6,4	47,1
2. „	308,7	17,6	5,7	7,0	7,1	24,3
3. Milch + Käse .	475,0	39,8	8,0	3,8	7,3	37,5
4. Milch	350,6	31,4	8,9	11,2	5,1	37,1

Hiernach scheinen auch die Nährstoffe des Käses ebenso hoch ausgenutzt zu werden, als die der Milch.

---

[1]) Die Stickstoff-Bilanz stellte sich im Tage wie folgt:
Stickstoff in:
Nahrung	Koth	Harn	Ansatz am Körper
5,40 g	0,64 g	2,99 g	1,77 g

[2]) Pflüger's Archiv f. d. ges. Physiologie 1882, **29**, 354.
[3]) Zeitschr. f. Biologie 1879, **15**, 115; 1880, **16**, 119; 1897, **36**, 56.
[4]) Ebendort 1889, **25**, 533.

Erst als neben 2209 g Milch 517 g anstatt 200 g Käse täglich verzehrt wurden, stieg die Menge der unausgenutzten Nährstoffe etwas, nämlich auf 11,3 % der Trockensubstanz, 4,9 % des Stickstoffes und 11,5 % des Fettes.

Im Anschluss hieran mag erwähnt sein, dass v. Klenze[1]) die **Verdaulichkeit des Käse-Proteïns auf künstlichem Wege (mit Pepsin-Salzsäure)** ermittelte und fand, dass die Verdaulichkeit in ersterer Linie vom **Reifezustande des Käses** abhängt, indem durch Pepsin-Salzsäure von reifen Käsen 90,21—97,53 %, von un- und handelsreifen Käsen dagegen nur 77,8—89,28 % gelöst wurden. Diese Beobachtung verdient Beachtung im wirthschaftlichen Leben; die fetten theuren Käse gelten im allgemeinen bekömmlicher; man wird aber auch von den billigeren Magerkäsen vortheilhaften Gebrauch machen können, wenn sie genügend ausgereift sind.

Slatkowsky[2]), Rudenko[3]) und Markow[4]) haben ebenfalls Ausnutzungsversuche mit Kuhmilch bei Erwachsenen mit folgenden Ergebnissen (Durchschnitt und Schwankungen von 44 Einzelversuchen) angestellt:

	Körpergewicht der Versuchspersonen kg	Täglich genossene Milch ccm	Stickstoff in				Stickstoff	
			Nahrung g	Harn g	Koth g	unausgenutzt %	am Körper g	
Mittel . . .	—	2656	15,9	15,2	1,2	7,5	— 0,5	
Schwankungen	43,8—112	856—5217	4,4—24,3	5,5—28,4	0,3—2,2	4,1—23,0	— 9,8 bis + 6,4	

In diesen 44 Versuchen sind die Proteïnstoffe der Milch von den Erwachsenen zwar ebenso gut ausgenutzt wie vom Kinde[5]), indess ist es durchweg nicht möglich, mit Milch allein den Proteïn-Bestand am Körper des Erwachsenen zu erhalten; derselbe giebt im Durchschnitt noch etwas Proteïn-Stickstoff her, was beim Kinde nicht der Fall ist.

Diese Verhältnisse ändern sich anscheinend sofort, wenn neben der Milch feste Nahrungsmittel verabreicht werden. Laptschinsky[6]) liess 5 männliche Personen von 54,8—73,1 kg Gewicht neben 2385—3405 ccm (Mittel 3133 ccm) Milch, wenig Brot, Listow[7]) Wärterinnen (Ammen?) von 48,3—77,1 kg Gewicht neben 2300—3825 g (Mittel 3040 g) Milch, 400 g Weizenbrot und 500 g Zucker verzehren; sie fanden im Mittel für den Tag:

---

[1]) Milchztg. 1885, 14, 369.
[2]) Zeitschr. f. klin. Med. 1880, Suppl. 7, 14.
[3]) Rudenko: Ueber die Verdaulichkeit der Stickstoff-Substanz der Milch. Inaug.-Dissert. Petersburg 1885.
[4]) Markow: Inaug.-Dissert. Petersburg 1888.
[5]) P. Müller (Zeitschr. f. Biologie 1900, 39, 451) zieht daraus, dass das Verhältniss von Stickstoff zum organischen, vom Nukleïn bezw. Kaseïn herrührenden Phosphor bei Erwachsenen im Koth nicht wesentlich anders ist als bei Kindern — $\frac{N}{P}$ war bei Milchnahrung im Koth der Erwachsenen = 112,6, der Kinder = 158,9 —, das Kuhmilch-Kaseïn bei Säuglingen aber nach oben S. 213 als gleich ausnutzungsfähig mit dem Muttermilch-Kaseïn angesehen werden muss, ebenfalls den Schluss, dass das Kuhmilch-Kaseïn auch vom Erwachsenen ziemlich vollständig verdaut wird, dass, wenn dennoch von Erwachsenen bei Milchnahrung verhältnissmässig mehr Stickstoff wie vom Kinde im Koth ausgeschieden wird, dieser von Darmsäften herrührt. Die Kuhmilch ist daher auch bei Erwachsenen nicht zu den schlechter ausnutzbaren, sondern weil sie sich zu dessen Ernährung weniger eignet, zu den mehr kothbildenden Nahrungsmitteln zu rechnen (vergl. S. 205).
[6]) Wratsch, 1880, 480.
[7]) Listow: Ausnutzung von frischer und sterilisirter Milch etc. Inaug.-Dissert. Petersburg 1892.

Nahrung	Stickstoff in			Stickstoff	
	Nahrung g	Harn g	Koth g	un-ausgenutzt %	am Körper g
1. Milch + wenig Brot	17,9	16,1	1,4	7,9	+ 0,4
2. Milch + 400 g Brot + 50 g Zucker	21,8	18,4	1,6	7,3	+ 1,8

In diesen Versuchen entspricht die procentige Ausnutzung der Stickstoffsubstanz der in den vorigen Versuchen mit alleiniger Milchnahrung, trotzdem die pflanzlichen Nahrungsmittel schlechter ausgenutzt werden, bezw. mehr Koth liefern als thierische Nahrungsmittel, gleichzeitig aber sehen wir auch, dass hier auch Proteïn am Körper angesetzt worden ist.

Hiernach kann die Milch allein nicht als ein geeignetes Nahrungsmittel für Erwachsene angesehen werden und erklären Zuntz und Sternberg[1]) die geringere Ausnutzung derselben durch Erwachsene dadurch, dass letztere mehr Lab im Magen absondern, als der Säugling, Labferment aber die Verdaulichkeit des Milch-Kaseïns beeinträchtige (vergl. S. 190).

Listow zieht aus obigen Versuchen auch den Schluss, dass die Stickstoff-Substanz der sterilisirten Milch etwas weniger ausgenutzt wird, als die der rohen Milch, nämlich erstere zu 91,8%, die der rohen Milch zu 93,6%.

Auch scheint die Stickstoff-Substanz der gekochten Milch nach Versuchen von R. W. Rauditz[2]) (bei Hunden) etwas geringer ausgenutzt zu werden, als die der rohen Milch.

b) **Eier.** Lehmann[3]) giebt nach einem Versuch im Jahre 1842 an, dass von 30,2 g Eier-Stickstoff in der täglichen Nahrung, 25,6 g in den Harn und 0,6 g in den Koth übergingen, also nur rund 2% unausgenutzt blieben. M. Rubner (l. c.) findet die Ausnutzungsfähigkeit für **hart gesottene Eier** wie folgt:

Für den Tag Trockensubstanz in		Stickstoff für den Tag in			In Procenten der verzehrten Menge blieben unausgenutzt			
Nahrung g	Koth g	Nahrung g	Harn g	Koth g	Trocken-Substanz %	Stickstoff-Substanz %	Fett %	Salze %
247,4	13,0	20,71	21,89	0,61	5,2	2,9	5,0	18,4

Die Nährstoffe der hart gesottenen Eier sind daher in hohem Grade ausnutzungsfähig. Ueber den Unterschied dieser und der rohen bezw. weich gekochten Eier bei der Verdauung im Magen vergl. S. 191.

c) **Fleisch.** Ueber die Ausnutzung des Fleisches liegen Versuche vor von M. Rubner[4]) und W. O. Atwater[5]); Rubner ermittelte in 3 Versuchen (No. 1 Mittel) die Ausnutzung des Rindfleisches im gebratenen Zustande, Atwater (No. 2 u. 3) die Ausnutzung von Fischfleisch im gekochten und von Rindfleisch in theils gekochtem und gebratenem Zustande mit folgenden Ergebnissen:

---

[1]) Naturw. Rundschau 1900, **15**, 324.
[2]) Zeitschr. f. physiol. Chemie 1890, **14**, 1.
[3]) Journ. f. prakt. Chemie 1842, **27**, 259.
[4]) Zeitschr. f. Biologie 1879, **15**, 115.
[5]) Ebendort 1887, **24**, 16.

Nahrung	Für den Tag Trockensubstanz in		Stickstoff für den Tag in			Von den verzehrten Bestandtheilen in Procenten unausgenutzt			
	Fleisch g	Koth g	Nahrung g	Koth g	Harn g	Trocken-Substanz %	Stickstoff-Substanz %	Fett %	Salze %
1. Rindfleisch	288,9	13,4	36,65	0,88	37,29	4,5	2,3	13,3	14,8
2. desgl.	321,0	13,8	38,5	0,97	37,1	4,3	2,5	5,2	21,5
3. Fischfleisch	326,0	16,0	45,1	0,93	44,1	4,9	2,0	9,0	22,5

K. Osawa[1]) giebt für die Ausnutzung verschiedener Fleischsorten folgende Zahlen an:

Unausgenutzt im Koth ausgeschieden:	Rindfleisch	Fischfleisch		Häring	Stockfisch
		Serranus marginalis (frisch)	Lachs (frisch)	getrocknet	
	%	%	%	%	%
Trockensubstanz . .	5,1	3,7	3,1	7,6	4,9
Stickstoffsubstanz . .	2,1	2,0	2,3	7,1	4,7

Aehnliche Ergebnisse wie hier bei Häring und Stockfisch erzielte Kijanizyn[2]) bei konservirtem Dorschfleisch, von dessen Stickstoffsubstanz im Koth unausgenutzt ausgeschieden wurden:

Dorsch:	gesalzen	getrocknet	gesalzen	getrocknet
			bei gemischter Nahrung	
	9,98 %	10,99 %	5,56 %	6,58 %

Hiernach wird wenigstens das frische Fischfleisch, das für schwer verdaulich gehalten wird, ebenso gut ausgenutzt als Rindfleisch, nur getrockneter Häring und Stockfisch verhalten sich etwas ungünstiger. Solutzew[3]) verglich frisch gekochtes und eingemachtes Fleisch (Hammel- und Rindfleisch) je für sich allein und in Gemeinschaft mit Brot etc. bei Gefangenen im Gewicht von 66—80 kg und erhielt für die alleinige Fleischnahrung folgende Ergebnisse im Mittel von je 6 bezw. 7 Versuchen:

Fleisch	Verzehrte Menge g	Stickstoff für den Tag in:			Stickstoff	
		Nahrung g	Harn g	Koth g	unausgenutzt %	am Körper g
Frisch gekocht	716—1661	57,4	41,9	4,6	8,0	+10,9
Geklopft bezw. eingemacht	885—1643	62,1	39,4	6,6	10,6	+16,1

Hier zeigt das Fleisch eine verhältnissmässig niedrige Ausnutzung, die vielleicht ebenso wie der hohe Stickstoffansatz auf die aussergewöhnlich grosse Menge des verzehrten Stickstoffs zurückgeführt werden muss. Im übrigen scheint nach Solutzew unter sonst gleichen Verhältnissen das frisch gekochte Fleisch etwas besser als das geklopfte bezw. eingemachte Fleisch ausgenutzt zu werden.

Solche Beziehungen scheinen aber nicht beständig aufzutreten. G. Lebbin

---

[1]) Vergl. O. Kellner: Zeitschr. f. Biologie 1889, 25, 121.
[2]) Vergl. Smolenski: Hygien. Rundschau 1897, 7, 1170.
[3]) Solutzew: Ueber Armee-Konserven etc. Inaug.-Dissertation, Petersburg 1886.

und K. Förster[1]) theilen nämlich über die Ausnutzung des Rindfleisches bei verschiedener Zubereitung folgende Ausnutzungswerthe mit:

Zubereitung	Unausgenutzt von Trockensubstanz			Unausgenutzt von Stickstoff		
	Hinterschenkel %	Schulterstück %	Rindfleisch überhaupt %	Hinterschenkel %	Schulterstück %	Rindfleisch überhaupt %
Rohes Schabefleisch	6,53	5,98	6,15	3,44	3,30	3,34
Gebratenes Fleisch (in Butter)	6,20	4,50	5,35	3,69	2,29	2,99
Geröstetes Fleisch (auf dem Rost)	7,87	—	—	4,18	—	—
Suppenfleisch (mit kaltem Wasser angesetzt)	10,50	6,13	7,27	4,87	3,17	3,79
Wellfleisch (mit siedendem Wasser angesetzt)	7,17	—	—	3,46	—	—
Pökelfleisch	—	5,73	—	—	3,19	—
Rauchfleisch	—	4,83	—	—	2,65	—

Nach diesen Versuchen würde sich Rauchfleisch am günstigsten für die Verdauung verhalten und darnach abnehmend folgen: gebratenes Fleisch, Pökelfleisch, rohes Schabefleisch, Wellfleisch, Suppenfleisch, geröstetes Fleisch. Das Fleisch vom Schulterstück wurde stets besser ausgenutzt als das vom Hinterschenkelstück.

Wegen des in vorstehenden Versuchen zum Theil hervortretenden Widerspruches mögen hier auch noch einige künstliche Verdauungsversuche mit verschieden zubereitetem Fleisch mitgetheilt werden.

M. Popoff[2]) stellte z. B. bei der Behandlung der verschieden zubereiteten Fleischsorten mit Pepsin-Salzsäure folgende Löslichkeit der Stickstoffsubstanz in Procenten der vorhandenen Menge fest:

Rindfleisch				Aal			Scholle		
roh %	gekocht %	geräuchert %	geräuchert u. gekocht %	roh %	gekocht %	geräuchert %	roh %	gekocht %	geräuchert %
100	83,4	71,0	60,6	71,1	68,9	91,3	66,8	60,6	100,1

Nach diesen Versuchen hat wenigstens beim Rindfleisch das Kochen und Räuchern die Verdaulichkeit der Stickstoffsubstanz durch Pepsin-Salzsäure erheblich beeinträchtigt, beim Fischfleisch nur das Kochen, das Räuchern ist hier von vortheilhaftestem Einfluss gewesen. Diese Unterschiede werden darauf zurückgeführt, dass durch Kochen einerseits das Eiweiss gerinnt und schwerer verdaulich wird, dass andererseits hierdurch das Bindegewebe gelockert, d. h. mehr oder weniger gelöst wird, dass diese Aufschliessung aber bei Fischfleisch schneller vor sich geht, als bei Rindfleisch.

Gigglberger ermittelte (allerdings nur für eine einzige Versuchsperson) die Zeitdauer, welche die einzelnen Fleischspeisen im Magen verweilen, und fand, dass gesottenes Kalbshirn und Bröschen die kürzeste Zeit (2 Stunden 30—40 Min.), Fleisch von Ente, Gans und Hase, ferner Rindszunge 30—60 Min. länger im Magen verweilten und dass rohes Fleisch schneller den Magen verlässt als gekochtes. Wenngleich diese Beobachtung über die wirkliche Ausnutzung (Verdauung) der

---

[1]) Nach K. Förster: Inaug.-Dissertation 1897 in Aerztl. Sachverständigen-Ztg. 1898, **4**, 437 u. Zeitschr. f. Untersuchung d. Nahr.- u. Genussmittel 1899, **2**, 575.
[2]) Zeitschr. f. physiol. Chemie 1890, **14**, 524.

Fleischsorten keinen Aufschluss giebt, so zeigt sie doch, dass die einzelnen Fleischsorten dem Magen mehr oder weniger Beschwerden bereiten.

A. H. Chittenden und W. Commins[1]) fanden für die Verdaulichkeit der einzelnen Fleischsorten durch künstlichen Magensaft folgende Ergebnisse, wenn die Verdaulichkeit von Rindfleisch = 100 gesetzt wird:

Kalbfleisch	94,89 %	Makrele	86,24 %	Weissbarsch . . .	72,94 %
Hammel	92,15 „	Flunder	85,32 „	Aal	71,82 „
Lamm	87,93 „	Hecht	82,99 „	Junger Hummer . .	87,81 „
Huhn (helles Fleisch)	86,72 „	Häring	82,34 „	Grosser weibl. Hummer	79,06 „
„ (dunkles „	84,42 „	Schellfisch	82,50 „	„ männl. „	69,13 „
Lachs	92,29 „	Seebarsch	80,99 „	Krebs	67,13 „
Goldforelle	87,03 „	Bachforelle	78,45 „	Froschschenkel . .	80,40 „

Versuche über die Verdaulichkeit des gekochten und rohen Fleisches ergaben, dass, wenn unter sonst gleichen Verhältnissen vom gekochten Rindfleisch 100, so vom rohen 142,38 % verdaut wurden. Desgleichen erwies sich das Fleisch junger Thiere weniger leicht verdaulich als das älterer Thiere gleicher Art.

Mit künstlichem Magensaft erwies sich das Fischfleisch entsprechend der allgemeinen Annahme durchweg als weniger leicht verdaulich, denn das Fleisch von landwirthschaftlichen Nutzthieren; es kann aber das Verhalten gegen Magensaft nicht als alleiniger Massstab für die wirkliche Ausnutzung der Stickstoffsubstanz im Darm angesehen werden; denn der Magensaft bildet nur einen Theil der lösenden Verdauungsflüssigkeiten und spricht der obige Versuch von Atwater für die gleiche Ausnutzungsfähigkeit von Rind- und Fischfleisch.

d) *Schlachtabgänge.* Für die Volksernährung ist es auch von Wichtigkeit, wie sich verschiedene verhältnissmässig billige Abfälle wie Knochen, Knorpel und Sehnen bezüglich ihrer Verdaulichkeit verhalten. Hierüber hat J. Etzinger[2]) einige Versuche an einem Hunde angestellt, welcher wie der Mensch Fleisch so gut wie vollständig verdaut. Etzinger fand, dass von dem trocknen Knochenknorpel (aus der vermehrten Harnstoffausscheidung berechnet)[3]) 53 % zur Aufnahme gelangt waren. Von den Knorpeln wurde offenbar noch mehr verdaut, da sich in dem Koth nur einzelne weisslich durchscheinende Plättchen als Reste der verzehrten Knorpel vorfanden. Von den Sehnen wurden an 2 Tagen 727,4 g frische Sehnen mit 254,8 g Trockensubstanz verabreicht; abgegeben wurden 188,3 g frischer Koth mit 53,1 g Trockensubstanz, so dass 79 % verdaut worden wären. Die verdaute Menge ist aber ohne Zweifel noch grösser, weil die obige Zahl auch den Koth von 10 Hungertagen miteinschliesst. Thatsächlich liessen sich in dem Koth nur einzelne kleine unverdaute Sehnenstückchen nachweisen.

F. King[4]) schliesst daraus, dass der Leim, weil er von Magen- und Pankreassaft verhältnissmässig rasch gelöst wird, auch im Körper unter Bildung der den Albumosen und Peptonen mehr oder weniger ähnlichen Verbindungen ganz zur Ausnutzung gelangt.

Wirkliche Ausnutzungsversuche mit Schlachtabgängen stellten dagegen P. So-

---

[1]) Amer. Chem.-Journ., **4**, 318.
[2]) Zeitschr. f. Biologie 1874, **10**, 84.
[3]) Nach den direkten Bestimmungen waren in 406,8 g verzehrtem Knochenknorpel 114 g organische Substanz enthalten, während in den entsprechenden 374,2 g Koth 75 g organische Substanz sich fanden; darnach wären nur 39 g oder 34 % organ. Substanz der Knochenknorpel ausgenutzt.
[4]) Pflüger's Archiv f. d. ges. Physiologie 1899, **48**, 100.

lomin[1]) und K. Mann[2]) an. Ersterer verwendete zu seinen Versuchen die sog. Kuttelflecke, d. h. den in Stückchen zerschnittenen Magen des Rindes[3]), von denen neben Brot, Butter und Bier 900—1000 g täglich an einen Erwachsenen in 3 Mahlzeiten verabreicht wurden. In einer 2. Versuchsreihe verzehrte die Versuchsperson neben gleichen Mengen Brot, Butter und Bier 800 g Fleisch.

Die Ergebnisse beider Versuchsreihen waren folgende:

Nahrung: Brot und Butter +	Für den Tag Trockensubstanz in		Von der verzehrten Menge blieben unausgenutzt				Stickstoff für den Tag in:			Stickstoff am Körper
	Nahrung	Koth	Trockensubstanz	Stickstoffsubstanz	Fett	Salze	Nahrung	Koth	Harn	
	g	g	%	%	%	%	g	g	g	g
1. Kuttelflecke . .	555,1	36,1	6,51	10,84	4,64	17,5	23,7	2,57	18,39	2,74
2. Fleisch . . .	528,7	33,2	6,29	9,59	4,04	18,3	28,5	2,73	23,62	2,15

Hieraus lässt sich über die Ausnutzung der Kuttelflecke allein ein Schluss nicht ziehen, indess folgt aus dem vergleichenden Versuch, dass die Nährstoffe der Kuttelflecke unter sonst gleichen Ernährungsverhältnissen fast ebenso hoch ausgenutzt werden, als die des Fleisches.

K. Mann prüfte an sich selbst (rund 63,5 kg schwer) die Ausnutzungsfähigkeit des Elastins[4]) in der Weise, dass er in einem Vor- und Nach-Versuch täglich 400 g Weizenbrot, 200 g Romadourkäse, 150 g Cervelatwurst, 30 g Butter und 70 g Zucker verzehrte, während in dem Elastin-Versuch die Nahrung aus 400 g Weizenbrot, 150 g Butter, 143,75 g Zucker und 71,77 g Elastin bestand. Im Mittel wurde gefunden:

Nahrung:	Trockensubstanz in der Nahrung	Stickstoff für den Tag in			Stickstoff unausgenutzt	Stickstoff am Körper
		Nahrung	Harn	Koth		
	g	g	g	g	%	g
1. Gewöhnliche	550	16,83	15,57	1,25	7,4	+ 0,05
2. Mit Elastin	565	16,83	14,63	2,20	13,1	± 0
3. Gewöhnliche	606	16,83	15,39	1,45	8,5	— 0,03

Hiernach wurde der Elastin-Stickstoff um 5,15 % im Darm weniger ausgenutzt als der von Käse und Wurst; jedoch konnte sich der Körper auch mit Elastin-Stickstoff im Stickstoff-Gleichgewicht halten.

---

[1]) Archiv f. Hygiene 1896, 27, 176.
[2]) Ebendort 1900, 36, 166.
[3]) In anderen Gegenden Deutschlands versteht man unter „Kuttelflecke" den in Stückchen zerschnittenen Darm. In Norddeutschland werden die in derselben Weise verarbeiteten Abgänge, Darm und Netz als „Kaldaunen" bezeichnet.
[4]) Dasselbe wurde durch wiederholtes Behandeln des Nackenbandes mit Essigsäure und Salzsäure, sowie mit Aether und Alkohol dargestellt; von 2 kg Nackenband blieben 400 g Trockenrückstand.

2. Ausnutzung einzelner besonders zubereiteter Nährmittel.

An die Ausnutzung thierischer Nahrungsmittel und vor der der pflanzlichen Nahrungsmittel mögen sich einzelne, auf besondere Weise dargestellte Nährmittel anschliessen, welche theils aus thierischen, theils aus pflanzlichen Abfallstoffen hergestellt werden.

a) *Kaseon* oder *Plasmon*. Dasselbe wird durch Erhitzen von Magermilch unter Zusatz von Essigsäure, durch Neutralisation der letzteren mit Natriumkarbonat, Trocknen und Pulvern des Quarges gewonnen. Die Masse enthält nach 3 Analysen:

Wasser	Stickstoff-substanz	Fett	Kohlenhydrate (Milchzucker)	Salze
11,99 %	70,12 %	0,67 %	9,73 %	7,54 %

Pfuhl und Wintgen[1]) verabreichten täglich an 2 Versuchspersonen neben 200 g Reis, 400 g Weizenbrot, 86—103 g Butterfett, 62—65 g Zucker, $^2/_3$ l Bier das Kaseon bezw. Plasmon zu 275 g einerseits in Form von Suppen, andererseits in Form von Zwieback (Kaseon-Zwieback) und fanden im Mittel je zweier Versuche:

Nahrung:	Trockensubstanz für den Tag		Von den verzehrten Mengen blieben unausgenutzt				
	Nahrung g	Koth g	Trocken-substanz %	Organische Substanz %	Stickstoff %	Fett %	Mineral-stoffe %
1. Kaseon in Suppenform . . .	835,93	43,88	5,25	3,83	6,65	2,74	17,76
2. Desgl. in Zwiebackform . .	647,30	74,60	11,43	10,30	30,47	29,22	34,98

Hiernach wäre das Kaseon oder Plasmon in Form von gebackenem Zwieback weniger gut ausnutzbar als in Form von mit Reis etc. gekochten Suppen. Da aber dasselbe gleichzeitig mit pflanzlichen Nahrungsmitteln verabreicht ist und die Stickstoffsubstanz der letzteren verhältnissmässig niedrig ausgenutzt wird, so wird die Ausnutzbarkeit für die Stickstoffsubstanz des Plasmons noch höher liegen, wie dieses z. B. auch thatsächlich die Versuche von W. Prausnitz und H. Poda[2]) ergeben haben. Dieselben liessen 3 bezw. 2 kräftige Versuchspersonen von 67—80 kg Körpergewicht 200 g Plasmon in Form von Brot mit Kümmel neben Butter, Zucker und Wein — in der ersten Versuchsreihe auch Bouillon mit 25 g Plasmon — verzehren und stellten in einer zweiten Versuchsreihe fest, in wie weit auch das Plasmon das Fleisch (350 g) in der Nahrung zu vertreten im Stande ist. Da der Kümmel in dem Kümmelbrot als unverdaut im Koth sich zu erkennen gab, so wurde die Menge seiner Bestandtheile bei der Berechnung der Ausnutzungs-Koëfficienten (b) in Abzug gebracht. Es ergab sich so im Mittel:

---

[1]) Zeitschr. f. Untersuchung d. Nahrungs- u. Genussmittel 1899, 2, 761.
[2]) Zeitschr. f. Biologie 1900, 39, 279.

Nahrung:	Trocken-substanz in der tägl. Nahrung g	Von den verzehrten Mengen blieben unausgenutzt					Stickstoff in			Stick-stoff am Körper g
		Trocken-substanz %	Organ. Substanz %	Stick-stoff %	Fett %	Miner.-Stoffe %	Nah-rung g	Koth g	Harn g	
1. Plasmon . .	633,95	a. 4,09 b. 3,68	3,33 2,88	6,71 6,43	3,87 3,87	31,87 31,47	20,53	1,57	18,52	+ 0,44
2. Fleisch . .	589,50	3,64	3,19	7,42	3,74	21,18	19,41	1,46	18,72	— 0,77

Selbst unter Einschluss des schwer ausnutzbaren Kümmels — die verzehrten 10 g konnten im Koth wieder fast vollständig ausgelesen werden — erweist sich die Plasmon-Nahrung bis auf die Mineralstoffe als wesentlich gleich oder höher ausgenutzt, denn die Fleisch-Nahrung. Auch bezüglich des Stickstoffgleichgewichts verhielt sich die Plasmon-Nahrung mindestens ebenso günstig als die Fleisch-Nahrung. Legt man für Weizenmehl bezw. -brot die sonst gefundenen Ausnutzungs-Koëfficienten zu Grunde und bringt die so berechneten Werthe für die Ausnutzung der verzehrten Mehlbestandtheile in Abzug, so stellt sich die Ausnutzung des Plasmon-Stickstoffs noch günstiger, indem nur 0,36—1,4 % unausgenutzt übrig blieben.

Aehnlich günstige Ergebnisse bezüglich der Ausnutzung (95,6 %) und des Stickstoffgleichgewichtes erhielt — freilich nur durch einen eintägigen Versuch — E. Laves[1]) bei Plasmon-Nahrung.

A. Albu[2]) ersetzte in der Nahrung von Kranken bei chronischer Unterernährung in einer ersten Versuchsreihe die Hälfte, in einer zweiten die ganze Menge des Nahrungsproteïns durch Kaseon mit folgendem mittleren Ergebniss für den Stickstoff:

Nahrung:	Erste Versuchsreihe		Zweite Versuchsreihe	
	Unausgenutzt im Koth %	Angesetzt am Körper %	Unausgenutzt im Koth %	Angesetzt am Körper %
Ohne Plasmon	6,37	15,6	6,93	16,2
Mit „	3,60	17,0	9,35	8,9

K. Micko[3]) schliesst aus der Untersuchung des bei Plasmon- und Fleisch-Nahrung ausgeschiedenen Kothes auf Nukleïn-Phosphor, dass, weil von letzterem bei Plasmon-Nahrung nicht mehr oder gar weniger vorhanden war als bei Fleisch-Nahrung, das Plasmon ebenso vollständig oder noch vollständiger ausgenutzt wird, als das Fleisch.

b) **Sanatogen** oder glycerinphosphorsaures Natriumkaseïn, d. h. ein durch glycerinphosphorsaures Natrium löslich gemachtes Kaseïn verhält sich nach Vis und Treupel[4]) für die Ernährung dem Fleisch gleichwerthig. Die Versuchsperson erhielt 6 Tage lang eine Nahrung, welche 129 g Proteïn (= 20,6 g Stickstoff), 132,6 g Fett und 345,9 g Kohlenhydrate enthielt; von der Gesammt-

---

[1]) Münchener medic. Wochenschr. 1900, **47**, 1339.
[2]) Fortschr. d. Medicin 1899, **17**, 505.
[3]) Zeitschr. f. Biologie 1900, **39**, 430.
[4]) Münchener medic. Wochenschr. 1898, **45**, 611.

Stickstoffmenge wurde ungefähr die Hälfte in den einzelnen Versuchsreihen durch eine andere Proteïnart ersetzt. Bei der Verabreichung von Sanatogen gegenüber Fleisch fanden sich im ausgeschiedenen Koth nahezu die gleichen Stickstoffmengen, woraus die Versuchsansteller schliessen, dass das Sanatogen ebenso hoch ausgenutzt wird, als Fleisch.

c) **Nutrose,** ein saures Natriumsalz des Kaseïns, mit 73,68 % Proteïn bei 11,67 % Wasser, wurde von R. Neumann[1]) in der Weise auf Nährfähigkeit beim Menschen geprüft, dass in einem Vor- und Nachversuch von 7 bezw. 3 Tagen eine regelmässige, Stickstoffgleichgewicht bewirkende Kost (Brot ohne Rinde, Schweinefett, Romadurkäse, Cervelatwurst und Wasser) verabreicht und in einem mittleren Zeitraum von 9 Tagen ein Theil des Stickstoffs durch Nutrose ersetzt wurde. Er fand:

Nahrung:	Stickstoff für den Tag			Stickstoff	
	in der Nahrung g	im Harn g	im Koth g	unausgenutzt im Koth %	am Körper g
1. Ohne Nutrose . .	12,41	11,00	1,72	13,8	− 0,31
2. Mit „ . .	12,41	10,99	1,71	13,8	− 0,29
3. Ohne „ . .	12,41	10,49	1,87	15,2	+ 0,05

Der Nutrose-Stickstoff wurde daher einerseits gerade so gut ausgenutzt, wie der in Form von Käse und Cervelatwurst, andererseits vermochte er auch den Körper im Stickstoffgleichgewicht zu erhalten und wurde dauernd gut vertragen. Auch B. Oppler[2]), G. Freudenthal[3]) und B. Buxbaum[4]) äussern sich günstig über Nutrose als diätetisches wie Fleisch-Ersatzmittel.

d) **Galaktogen.** G. Lebbin[5]) prüfte die Ausnutzungsfähigkeit des Galaktogens, eines aus Milchkaseïn hergestellten Proteïnnährmittels (mit 8,18 % Wasser, 75,67 % Roh-Proteïn, davon 72,59 % wasserlöslich, 1,11 % Fett, 8,90 % Kohlenhydraten und 6,14 % Asche), indem er davon einen 65 kg schweren Laboratoriumsdiener neben Wasser in einem Versuch täglich 247,3 g Galaktogen (älteres Fabrikat), in einem zweiten Versuch 259,99 g Galaktogen (neues Fabrikat) verzehren liess. Durch den Koth wurden in Procenten der verzehrten Nährstoffe unausgenutzt ausgeschieden:

Galaktogen:	Trockensubstanz	Organische Substanz	Proteïn	Asche
Altes Fabrikat	11,20 %	9,21 %	3,74 %	36,84 %
Neues „	6,67 „	5,56 „	1,84 „	30,75 „

Ebenso verhältnissmässig günstig zeigte sich die Ausnutzung des Galaktogens in einem Gemisch mit Kakao, von dem das Proteïn sehr schwer ausgenutzt wird.

e) **Tropon.** Das Tropon Finkler's wird aus thierischen oder pflanzlichen Roh- oder Abfallstoffen, die sich sonst nicht direkt zur menschlichen Ernährung verwenden lassen, durch Behandeln mit verdünntem Alkali (vergl. weiter unten) ge-

---

[1]) Münchener medic. Wochenschr. 1898, 45, 72 u. 116.
[2]) Therapeutische Monatshefte 1897, April.
[3]) Die ärztliche Praxis 1898, No. 14 u. 15.
[4]) Aerztlicher Central-Anzeiger 1897, 31. Jan.
[5]) Nach einem Privat-Bericht.

wonnen; dasselbe hat nach H. Lichtenfeldt[1]) im Mittel von 468 Analysen folgende Zusammensetzung:

Wasser	Protein	Fett	Mineralstoffe
8,41 %	90,57 %	0,15 %	0,87 %

Das aus pflanzlichen Roh- oder Abfallstoffen gewonnene Tropon schliesst unter Umständen etwas Cellulose bezw. stickstofffreie Extraktstoffe ein. Die Elementarzusammensetzung fand H. Lichtenfeldt wie folgt:

	C	H	N	S	O	Asche
Thierisches Tropon	51,49 %	7,86 %	16,03 %	0,79 %	23,19 %	0,64 %
Pflanzliches „	50,23 „	7,11 „	16,38 „	0,54 „	23,00 „	2,74 „

Ueber die Ausnutzung des Tropons vom Menschen sind Versuche von Plaut[2]), Strauss[3]), Schmillinki und Kleine[4]), Neumann, Fröhner und Hoppe[5]), J. Frentzel[6]), J. Kaup[7]), Lichtenfeldt[1]) durchweg in der Weise angestellt, dass die Versuchspersonen erst eine übliche Nahrung, dann eine solche unter Zusatz wechselnder Mengen von Tropon erhielten; die Ergebnisse waren nach der Zusammenstellung von H. Lichtenfeldt (l. c.) folgende:

Stickstoff für den Tag in						Von dem verzehrten Stickstoff blieben unausgenutzt	
Nahrung		Harn		Koth			
Schwankungen g	Mittel g	Schwankungen g	Mittel g	Schwankungen g	Mittel g	Schwankungen %	Mittel %
12,85—23,59	18,08	4,8—14,91	11,42	0,93—5,93	2,49	4,5—29,70	13,77

E. Laves[8]) giebt die Menge des vom Tropon nicht ausgenutzten Stickstoffs nach einem 3-tägigen Versuch zu 28 % an. Die grossen Schwankungen der Stickstoff-Ausscheidung im Koth nach Verzehr von Tropon, wie das nicht günstige Durchschnittsergebniss erklärt Lichtenfeldt daraus, dass sich die Ausnutzungsversuche auf einzelne Tage erstreckten und die Ausnutzung an einzelnen Tagen grossen Schwankungen — Bleibtreu und Wendelstadt[9]) fanden bei gleicher Stickstoff-Zufuhr Schwankungen in der Stickstoff-Ausscheidung im Koth an verschiedenen Tagen von 3,6—11,7 % — unterliegen können. H. Lichtenfeldt dehnte daher seinen Ernährungsversuch über einen Monat aus, sammelte den Koth von je 5 Tagen und fand im Vergleich zur Ernährung ohne Tropon:

Nahrung ohne Tropon			Nahrung mit Tropon			
Stickstoff in der Nahrung g	Stickstoff im Koth g	Unausgenutzt vom verzehrten Stickstoff %	Stickstoff in der Nahrung g	Stickstoff im Tropon g	Stickstoff im Koth g	Unausgenutzt vom verzehrten Stickstoff %
13,42.	2,89	21,57	20,70	7,28	1,59	7,72

[1]) Berliner klin. Wochenschr. 1899, No. 42.
[2]) Zeitschr. f. Diät. u. physik. Therapie 1898, 1, 62.
[3]) Therapeutische Monatshefte 1898, No. 5.
[4]) Münchener medic. Wochenschr. 1898, No. 31.
[5]) Ebendort 1899, No. 2.
[6]) Berliner klin. Wochenschr. 1898, No. 50.
[7]) Wiener klin. Wochenschr. 1899, No. 19.
[8]) Münchener medic. Wochenschr. 1900, 47, 1339.
[9]) Deutsche medic. Wochenschr. 1895, No. 22.

Die günstige Ausnutzung des Stickstoffs während der Ernährung mit Tropon ergab sich aus der grösseren Menge umgesetzten Proteïns, gemessen nach der Stickstoff-Ausscheidung im Harn; die Menge des Harnstoffs für den Tag betrug im Mittel bei Nahrung:

Ohne Tropon	Mit Tropon				Kein Tropon mehr
	10 g	20 g	30 g	50 g	
62,76 g	67,81 g	65,19 g	80,51 g	94,61 g	72,26 g

Die Einführung von Tropon in die Nahrung hob im allgemeinen die Ausnutzung der Stickstoffsubstanz derselben und bewirkte auch Stickstoffansatz am Körper. Das Tropon kann daher nach Lichtenfeldt ebenfalls als ein gut verdaulicher Proteïn-Nährstoff bezeichnet werden, der im Stande ist, das in den Nahrungsmitteln selbst enthaltene Proteïn zu ersetzen.

f) *Soson.* Es wird wie das Tropon aus Fleischabfällen gewonnen, nur mit dem Unterschiede, dass die Abfälle durch Erhitzen mit 70—90 grädigem Alkohol unter Druck gereinigt werden. Es enthält nach 4 Analysen im Mittel:

4,82% Wasser, 93,75% Proteïn, 0,35% Fett und 1,08% Salze.

R. O. Neumann[1]) prüfte die Ausnutzungsfähigkeit des Sosons in der Weise, dass er in einem Vor- und Nachversuch 300 g mageres Ochsenfleisch, 350 g Schwarzbrot, 92,5 g Schweinefett und 50,0 g Zucker verzehrte, dann in dem eigentlichen Versuch das Ochsenfleisch durch eine äquivalente Menge Soson, nämlich 68,9 g mit ebenfalls 10,21 g Stickstoff ersetzte.

Die Ergebnisse waren folgende:

Nahrung mit	Stickstoff für den Tag in			Stickstoff	
	Nahrung g	Koth g	Harn g	am Körper g	unausgenutzt im Koth ausgeschieden %
Fleisch (Vorversuch)	14,02	2,17	12,25	— 0,41	15,32
Soson (Hauptversuch)	14,02	3,14	12,29	— 1,41	22,16
Fleisch (Nachversuch)	14,02	2,26	12,30	— 0,54	15,95

Hier stellt sich die Ausnutzung des Soson-Stickstoffs ungünstiger als die des Fleisches, indess ist Neumann der Ansicht, dass dieser Unterschied durch Mehreinnahme des an sich billigen Sosons ausgeglichen werden könne.

K. Knauthe[2]) erhielt dagegen durch Versuche an sich selbst günstigere Ergebnisse; auch er machte einen Vor- und Nachversuch, indem er neben 153 g Kakes, 100 g Reismehl, 100 g Butter, 180 g Rohrzucker rund 500 g Hackfleisch verzehrte und bei dem Hauptversuch das Hackfleisch durch 118 g Soson ersetzte; er fand im Mittel:

| Bei Fleisch-Nahrung . . . . | 21,7 | 1,76 | 18,60 | + 1,34 | 8,11 |
| „ Soson-Nahrung . . . . | 21,7 | 1,70 | 18,77 | + 1,23 | 7,83 |

In diesen Versuchen hat sich der Soson-Stickstoff als gleichwerthig mit dem Fleisch-Stickstoff erwiesen.

---

[1]) Münchener medic. Wochenschr. 1899, No. 40.
[2]) Deutsche Aerzte-Ztg. 1900, Heft 22.

g) *Eisenhaltige Nährmittel aus Blut (Fersan und Roborin).*
Aus dem thierischen Blut werden neuerdings mehrere Arten Nährmittel — über die Darstellung vergl. weiter unten — hergestellt, von denen das Fersan von Menzer[1]), das Roborin von Lebbin[2]) auf Ausnutzungsfähigkeit untersucht wurde. Das Fersan besteht aus löslichen, das Roborin aus unlöslichen Proteïnstoffen des Blutes.

Menzer verabreichte an eine Kranke in einem Vorversuch:

80 g gekochtes, 80 g rohes Rindfleisch, $^3/_4$ l Milch, 2 Eier, 2 Schrippen, $^1/_2$ l Milchsemmelsuppe, 40 g Butter, 290 g Gemüse, $^1/_{10}$ l Süsswein und 20 g Kaffee;

ersetzte dann in einem zweiten Zeitabschnitt einen Theil des Fleisch- und Milch-Stickstoffs (rund $^1/_3$) durch Fersan-Stickstoff (nämlich 4,48 g), während in einem dritten Abschnitt wieder die erstere Nahrung folgte. Menzer fand:

Nahrung	Stickstoff für den Tag in			Stickstoff	
	Nahrung g	Harn g	Koth g	angesetzt am Körper g	unausgenutzt ausgeschieden %
1. Ohne Fersan	14,35	11,57	0,92	+ 1,86	6,3
2. Mit „	15,57	11,93	0,42	+ 3,22	2,7
3. Ohne „	14,35	12,92	0,72	+ 0,71	5,0

Die Ausnutzung der Nahrung erscheint bei den ziemlich bedeutenden Gaben von Gemüse an sich sehr hoch, indess zeigt der Versuch, dass sich das Fersan bezüglich seiner Nährwirkung mindestens ebenso günstig verhält, als Milch und Fleisch.

Lebbin liess seinen Diener einmal Milch für sich allein und dann unter Zusatz von Roborin (3800 ccm Milch und 100,5 g Roborin) verzehren. Bei reiner Milchnahrung wurden von den Proteïnstoffen 9,49 %, bei der gemischten Nahrung von den Proteïnstoffen des Roborins — nach Abzug des auf die Milchproteïnstoffe entfallenden Verlustes — nur 0,44 % im Koth unausgenutzt ausgeschieden. Wenngleich beide Versuchsreihen streng genommen nicht vergleichbar sind, insofern Milch für sich allein, wie wir gesehen haben, für einen Erwachsenen kein geeignetes Nahrungsmittel ist, so folgt doch auch aus diesem Versuch, dass auch die in Wasser unlöslichen Proteïnstoffe des Roborins vom Darm gut ausgenutzt werden.

h) *Somatose, Proteosen und Pepton.* Die Somatose unterscheidet sich von den vorstehenden Nährmitteln dadurch, dass sie die stickstoffhaltigen Nährmittel in löslicher Form, nämlich in der von Proteosen und Pepton enthält; sie enthält nach mehreren Analysen[3]): 10,91 % Wasser, 76,59 % Proteosen, 2,79 % Pepton, 6,09 % Mineralstoffe.

R. O. Neumann hat in ähnlicher Weise wie die Nutrose, so auch die Somatose auf ihre Fähigkeit, die Stickstoffsubstanz in der Nahrung zu ersetzen, durch einen 5-tägigen Ernährungsversuch geprüft und gefunden:

---

[1]) Therapie d. Gegenwart 1901, Februar-Heft.
[2]) Die medic. Woche 1901, No. 16 vom 22. April.
[3]) R. O. Neumann fand für die von ihm verwendeten Somatosepräparate folgenden Gehalt:
Fleisch-Somatose . . 5,23 % Wasser 80,42 % stickstoffhaltige Substanz 5,43 % Salze
Milch-Somatose . . . 10,20 „ „   68,07 „ „ „   9,66 „ „

Nahrung	Stickstoff für den Tag in			Stickstoff	
	Nahrung g	Harn g	Koth g	angesetzt am Körper g	unausgenutzt im Koth %
1. Ohne Somatose	12,19	11,02	1,64	— 0,47	13,4
2. Mit „	11,49	8,63	3,99	— 1,13	34,7
3. Ohne „	12,22	10,12	1,79	+ 0,31	14,6

Hiernach hat die Beigabe von Somatose bewirkt, dass eine erhebliche Menge Stickstoffsubstanz unausgenutzt im Koth ausgeschieden wurde, vorwiegend wohl desshalb, weil schon nach Gaben von 20 g Somatose die Stühle breiig diarrhöisch wurden; es trat lästiges Afterjucken auf. Auch vermochte in diesem Falle die Somatose den Körper nicht im Stickstoffgleichgewicht zu halten.

J. Munk fand für Antweiler's Pepton (wohl ähnlich der Somatose), O. Deiters für Denayer's Pepton folgende Beziehungen zwischen den Stickstoff-Einnahmen und -Ausgaben bezw. Ausnutzung:

Nahrung + Stickstoff in Form von	Stickstoff für den Tag in			Stickstoff	
	Nahrung g	Harn g	Koth g	angesetzt am Körper g	unausgenutzt im Koth %
1. Versuch von J. Munk:					
a. Fleischlösung	15,9	16,0	1,4	— 1,5	8,8
b. Pepton (Antweiler) . .	15,9	15,5	1,3	— 0,9	8,2
2. Versuche von O. Deiters:					
a. Fleisch und Fleischextrakt	13,5	11,5	1,3	+ 0,7	9,6
b. Pepton (Denayer) . .	13,2	11,7	1,5	+ 0	11,4

Hier haben die beiden der Somatose sehr ähnlich zusammengesetzten Peptone für die Ernährung nahezu dasselbe geleistet, als Fleischlösung bezw. Fleisch und Fleischextrakt.

Immerhin verhalten sich diese Art Erzeugnisse bei den einzelnen Menschen verschieden und lassen durchweg besonders, was Geschmack anbelangt, zu wünschen übrig (vergl. auch weiter unten über den Einfluss der Albumosen und Peptone auf den Stoffwechsel).

i) *Kumys und Kefir*. Kumys und Kefir haben mit vorstehenden Nährmitteln insofern Aehnlichkeit, als ein Theil der Stickstoffsubstanz in leicht lösliche Form, Kaseose (bezw. Albumose) und Pepton übergeführt ist (vergl. weiter unten); sie werden wegen ihrer leichten Verdaulichkeit für Kranke besonders für Schwindsüchtige empfohlen. Korkonnow[1]) ermittelte die Nährwirkung des Kumys mit Brot, Milch und Thee im Vergleich zu den 3 letzteren Nahrungsmitteln allein und fand im Mittel zweier Versuche [2]):

---

[1]) Wratsch 6, 729.
[2]) Ein Versuch wurde wegen der aussergewöhnlichen Ergebnisse nicht berücksichtigt.

Nahrung	Stickstoff für den Tag in			Stickstoff	
	Nahrung g	Harn g	Koth g	am Körper g	unausgenutzt im Koth %
Brot und Milch a. ohne Kumys	19,7	15,7	2,3	+ 1,7	11,9
b. mit „	22,3	19,0	2,0	+ 1,3	8,9

Alexejew[1]) prüfte in derselben Weise Kefir neben Brot, Brombeeren im Vergleich zu Fleisch und Fleischsuppe mit folgendem Ergebniss im Mittel von 13 bezw. 10 Versuchen:

Brot, Brom- a. Fleisch u. Fleischsuppe	24,3	17,1	2,8	+ 4,4	11,5
beeren + b. Kefir	24,0	17,9	2,2	+ 3,9	9,1

Aus diesen Versuchen ergiebt sich die gute Ausnutzungsfähigkeit des Kumys- und Kefir-Stickstoffs und die vortheilhafte Wirkung auf Stickstoff-Ansatz am Körper. Das versteht sich aber nur für gemischte Nahrung. Bei Ernährung mit Kefir allein bezw. neben Brot verliert der Körper Stickstoff. Bei Kefirnahrung steigt die Stickstoffaufnahme, aber auch die Stickstoffausscheidung im Harn, was auf einen erhöhten Stoffwechsel hindeutet.

k) *Alkalialbuminate*. Malakhowski[2]) setzte zu Gefangenenkost, die vorwiegend aus pflanzlichen Nahrungsmitteln (Brot, Brombeeren, Suppe) bestand, Proteïnpulver von stark alkalischer Beschaffenheit, nämlich von 0,269 % Alkalität, und zwar als Kali- und Natronalbuminat. Kuznetsow[3]) unterwarf ähnliche Erzeugnisse im Vergleich zu Fleisch einem Ernährungsversuch an sich (54 kg schwer). Die Ergebnisse waren im Mittel folgende:

Nahrung	Stickstoff für den Tag in			Stickstoff	
	Nahrung g	Harn g	Koth g	am Körper g	unausgenutzt im Koth %
Pflanzen- a. Kalialbuminat	22,0	17,9	4,7	− 0,6	21,3
kost + b. Natronalbuminat	20,1	15,0	4,3	+ 0,8	21,4
Versuchsperson K. Brot, Suppe, Zucker, Thee +					
a. Fleisch	18,9	16,5	2,2	+ 0,2	11,7
b. Kalialbuminat (Tataalbuminat)	20,2	17,9	1,8	+ 0,5	8,9
Versuchsperson M.					
a. Fleisch	14,3	12,9	1,8	− 0,4	12,6
b. Natronalbuminat	13,7	13,4	1,6	− 1,3	11,7

Die Ausnutzung der Stickstoffsubstanz der Gefangenenkost wurde durch den Zusatz der Albuminpulver, wie der Verf. bemerkt, gehoben, ist aber auch so noch gering. Im übrigen lässt sich auch durch diese Proteïnstoffe Stickstoffgleichgewicht am Körper erreichen. Wenn in der ersten Versuchsreihe von Malakhowski das Natronalbuminat sich nach dieser Richtung etwas günstiger verhält, als das Kalialbuminat, so wird dieses Ergebniss durch den zweiten Versuch nicht bestätigt.

[1]) Alexejew: Stickstoffaufnahme bei Kefir-Nahrung. Inaug. Dissert. Petersburg 1888.
[2]) Malakhowski: Zusammensetzung und Aufnahme von Alkalialbumin. Inaug. Dissert. Petersburg 1889.
[3]) Kuznetsow: Ernährung mit künstlichem Albumin. Inaug. Dissert. Petersburg 1889.

1) **Weizenkleber, Aleuronat und Roborat.** Bei der technischen Darstellung von Weizenstärke fällt der Weizenkleber ab, der sich nach dem Verfahren von Hundthausen als geeignetes menschliches Nährmittel wieder gewinnen lässt. Das staubfeine, Aleuronat genannte Pulver enthält im Durchschnitt:

Wasser	Proteïn	Fett	Stickstofffreie Extraktstoffe	Rohfaser	Asche
9,05 %	77,72 %	1,17 %	10,71 %	0,20 %	1,15 %

Bei reinen Sorten geht der Proteïn- (Kleber-) Gehalt bis 88 % hinauf.

M. Rubner (vergl. weiter unten S. 234) verabreichte an einen Menschen einmal gewöhnliche Nudeln (mit 12,5 % Proteïn in der Trockensubstanz) und dann solche mit Kleberzusatz (mit 24,3 % Proteïn in der Trockensubstanz); in ersterem Falle wurden 17 %, in letzterem 11 % des verzehrten Stickstoffs unausgenutzt im Koth ausgeschieden, woraus auf die hohe Ausnutzungsfähigkeit des Klebers geschlossen werden kann.

In gleichem Sinne lauten die Versuche von Lott mit gewöhnlichem und Aleuronatzwieback (vergl. S. 234). Bei einem Ausnutzungsversuch mit Aleuronat allein wurden durch den Koth vom verzehrten Kleber unausgenutzt ausgeschieden: 5,73 % Trockensubstanz und 3,42 % Proteïn.

Constantinidi[1]) liess 200 g Weizenkleber in 200 ccm einer 1 %-igen Kochsalzlösung über Nacht aufquellen, dann täglich mit 1700 g geschälten Kartoffeln in 1 l Wasser unter Zusatz von 100 g Butterschmalz und 8 g Kochsalz aufkochen. Neben diesem Speisebrei trank die 74 kg schwere Versuchsperson noch 600 ccm Wasser und 500 ccm Bier im Tage. Der Versuch dauerte 3 Tage; in demselben stellte sich die Einnahme und Ausgabe wie folgt:

	Stickstoff	Fett	Kohlenhydrate	Rohfaser (Cellulose)
Aufgenommen in der Nahrung	95,091 g	302,800 g	1138,800 g	16,920 g
Abgegeben im Koth	6,075 „	7,782 „	4,373 „	3,704 „
Also unausgenutzt	6,39 %	2,57 %	0,39 %	21,89 %

Da nach einem hierauf folgenden Versuch nur mit Kartoffelnahrung von der Stickstoffsubstanz der Kartoffeln erheblich mehr, nämlich 19,53 % unausgenutzt blieben, kann angenommen werden, dass der Kleberstickstoff so gut wie ganz verdaut worden ist.

Denselben Schluss zieht M. Gruber[2]) aus Versuchen an 2 Männern, die 3 Tage lang Aleuronatbrot [mit 35,54 % Wasser, 15,62 % Proteïn (= 24,2 % in der Trockensubstanz) und 39,35 % Stärke] verzehrten; im Durchschnitt beider Personen wurde gefunden:

Täglich verzehrte Brotmenge			Von der verzehrten Menge blieben unausgenutzt	
frisch	trocken	Stickstoffsubstanz	Trockensubstanz	Stickstoffsubstanz
712 g	504 g	108,25 g	4,45 %	8,81 %

Da nach anderweitigen Versuchen (siehe unten) die Brotbestandtheile in grösserer Menge (z. B. von der Trockensubstanz 10—11 %) unausgenutzt im Koth abgehen, so stellt sich auch in diesem Versuch die Ausnutzung des Weizenklebers als sehr günstig dar.

---

[1]) Zeitschr. f. Biologie 1886, **22**, 433.
[2]) Oesterr. landw. Centralbl. 1892, Heft 5.

E. Laves[1]) ersetzte Fleisch bezw. Milch und Eier einmal durch Aleuronat und dann durch Roborat, ein ebenfalls aus dem Getreidekorn gewonnenes Proteïn-Nährmittel und fand:

Nahrung mit	Täglicher Nahrungsstickstoff in Form von			Stickstoff			Stickstoff unausgenutzt ausgeschieden	
	thierischem Proteïn	pflanzlichem Proteïn	Nährmittel-Proteïn	im Harn	im Koth	am Körper	im Ganzen	vom Fleisch bezw. Nährmittel
	g	g	g	g	g	g	%	%
1. Fleisch ..	14,8	5,6	—	17,1	1,5	+ 1,8	8,4	3,4
2. Aleuronat .	5,7	4,5	10,0	20,4	1,7	— 1,9	8,4	5,7
3. Roborat . .	6,3	5,7	9,5	18,1	1,8	+ 1,6	8,4	3,2

Der Stickstoff im Aleuronat und Roborat verhielt sich hiernach mehr oder weniger gleichwerthig mit dem in Form von Fleisch bezw. thierischem Proteïn. Bei Zugabe der pflanzlichen Proteïn-Nährmittel an Stelle von thierischem Proteïn nahm der Säuregehalt (Harnsäure) des Harns zu, der Gehalt an Kreatinin dagegen, wie nicht anders erwartet werden konnte, ab.

m) *Thierisches und pflanzliches Fett.* Die vorstehenden Versuche Rubner's (S. 214 u. ff.) haben ergeben, dass selbst bei grossen Mengen Milch-, Käse- und Eierfett (zwischen 100—200 g in der täglichen Nahrung) nicht oder kaum mehr Fett unausgenutzt im Koth ausgeschieden wurde, als bei Einnahme von 20—24 g Fett in Form von Fleisch. Dieser Umstand veranlasste M. Rubner (l. c.) die Höhe der Fettausnutzung bei grossen Gaben von Butter und Speck zu ermitteln. Die Versuchspersonen erhielten neben rund durchschnittlich 600 g Fleisch und 450 g Brot 100—250 g Fett und steigende Mengen Kochsalz, nämlich 5,7—11,2 g im Tage.

Es wurde gefunden:

Nahrung	In Procenten der verzehrten Menge im Koth ausgeschieden					Stickstoff		Stickstoff am (+) oder vom (—) Körper
	Trockensubstanz	Stickstoff	Fett	Kohlenhydrate	Asche	in der Nahrung	im Koth u. Harn	
	%	%	%	%	%	g	g	g
1. Fleisch + Brot + 100 Speck ..	8,5	12,1	17,4	1,6	28,5	23,6	26,36	— 2,76
2. desgl. + 200 „ ..	9,2	14,0	7,8	6,2	25,1	23,53	21,64	+ 1,89
3. desgl. + 240 Butter . .	6,7	11,3	2,7	6,2	20,0	22,98	18,80	+ 4,18
4. desgl. + { 233 Butter / 145,8 Speck }	10,5	9,2	12,7	6,8	27,7	23,37	17,64	+ 5,73

Man sieht hieraus, dass der menschliche Magen grosse Mengen Fett zu verarbeiten und aufzunehmen im Stande ist; von 99 g Fett im Speck wurden 17,2 g, von 194,7 g nur 15,2 g Fett als nicht aufgenommen im Koth ausgeschieden. Aber damit ist die Höhe der Fettaufnahme noch nicht erreicht; als 350 g Fett in Form von Speck und Butter verabreicht wurden, wurden 305,9 g aufgenommen und 44,6 g abgegeben. Auch scheint das Butterfett höher als das Speckfett verdaulich zu sein, indem bei einer Einnahme von 191 g Speck und 194,7 g Nahrungs-Fett im Koth

---

[1]) Münchener medic. Wochenschr. 1900, 47, 1339.

15,2 g, bei einer Einnahme von 240 g Butter und 214 g Nahrungs-Fett nur 5,8 g Fett im Koth abgegeben wurden. Das erklärt sich wohl daraus, dass das Fett im Speck in Zellen eingeschlossen ist, während das Butterfett aus freien Fettkügelchen besteht.

Die erhöhte Fett-Einnahme hat die Ausnutzung der Kohlenhydrate in der Nahrung herabgesetzt; bei annähernd gleichen Mengen Kohlenhydraten in der Nahrung werden bei einer Einnahme von etwa 100 g Fett nur 1,6 %, bei einer Einnahme von 193—300 g Fett dagegen 6,2—6,8 % der Nahrungs-Kohlenhydrate der Ausnutzung entzogen.

W. Tschernoff[1]) fand, dass bei gesunden Erwachsenen und Kindern vom Milchfett 90—95 % verdaut wurden.

Diese Versuche zeigen die hohe Ausnutzungsfähigkeit des thierischen Fettes.

Ueber die Verdaulichkeit des pflanzlichen Fettes im Vergleich zum thierischen lauten die Versuchsergebnisse verschieden.

Ad. Mayer[2]) ermittelte die Verdaulichkeit von Naturbutter- und Kunstbutterfett, indem er zu einer sonst regelrechten Kost einmal 62 g bezw. 72 g Naturbutter, dann 62 bezw. 72 g Kunstbutter setzte und die Menge des im Koth eines Erwachsenen und Knaben ausgeschiedenen Fettes bestimmte. Das Naturbutterfett wurde rund bis auf 2 %, das der Kunstbutter bis auf 4 % verdaut. Dem entsprechend erwies sich das Milchbutterfett auch leichter verseifbar als das der Kunstbutter.

Auch N. Kienzl[3]) findet eine geringere Ausnutzung der Margarine gegenüber Kuhbutter; er liess eine 30 Jahre alte Person neben 213—250 g Fleisch und 343—425 g Brot etc. je 2-mal 2 Tage lang abwechselnd andere Fette, nämlich Margarine + Margarineschmalz (bezw. Oleomargarin) und Kuhbutter + Butterschmalz verzehren und gelangte im Mittel zu folgenden Ergebnissen:

Fleisch und Brot +	Fett in der Nahrung	Von dem verzehrten Fett im Koth unausgenutzt ausgeschieden
Margarine	199,5 g	4,32 %
Kuhbutter	183,0 „	3,35 „

Trotz der hohen Fettgabe sehen wir auch hier eine gute Fettausnutzung, die aber bei Kuhbutter rund 1 % höher ist, als bei Margarine.

Einen noch etwas grösseren Unterschied zwischen beiden Fetten erhielten Hultgren und Landergren[4]) durch 5 Versuche an sich selbst, indem sie die Fette ausschliesslich neben Roggenbrot, Rothwein und Wasser verzehrten, sie fanden:

Brot +	Hultgren		Landergren	
	Fett in der Nahrung g	Fettverlust im Koth %	Fett in der Nahrung g	Fettverlust im Koth %
Margarine	100,9	4,58	125,5	7,81
Kuhbutter	104,8	2,72	146,8	6,40

Wenngleich bei beiden Versuchsanstellern die Fettausnutzung verschieden war, so haben doch beide das Kuhbutterfett besser, nämlich H. um 1,86 %, L. um 1,41 % besser ausgenutzt, als das Margarinefett.

---

[1]) Arch. f. pathol. Anatomie 1884, 98, 231.
[2]) Landw. Versuchsstationen 1883, 29, 215.
[3]) Oesterr. Chem.-Ztg. 1898, 1, 198.
[4]) Zeitschr. f. Untersuchung d. Nahr.- u. Genussmittel 1899, 2, 770.

Entgegen diesen Ergebnissen kommt H. Lührig[1]) durch eingehende Versuche zu dem Schluss, dass die verschiedenen Arten thierischer und pflanzlicher Fette mehr oder weniger gleich ausgenutzt werden. Er verabreichte in einer Reihe von Versuchen einem 29-jährigen Manne von 74 kg Körpergewicht eine regelrechte, gleichmässig zusammengesetzte Nahrung, die in der ersten Versuchsreihe aus Fleisch, Brot, Kartoffeln (zuweilen auch Linsen oder Bohnen), Zucker und Bier bestand; in späteren Versuchen ersetzte Lührig das Fleisch auch durch Tropon oder Eulaktol, um eine noch grössere Gleichmässigkeit in der Zusammensetzung der Nahrung zu erzielen. Die Versuche dauerten erst 4 bezw. 5, später jedes Mal 3 Tage, der Koth zwischen den einzelnen Abschnitten wurde durch Heidelbeeren-Gabe abgetrennt. In Vergleich gezogen wurden Kuhbutter, Margarine, Schweineschmalz, Kunstspeisefett und Palmin (Cocosnussbutter); im Mittel wurde gefunden:

Regelrechte Nahrung +	Anzahl der Versuche	Fett in der täglichen Nahrung g	Kothtrockensubstanz g	Fett in der Kothtrockensubstanz %	Gesammtfett im täglichen Koth g	Fett, unausgenutzt %
1. Kuhbutter . .	2[2])	116,41	33,07	10,77	3,46	2,99
2. Margarine . .	4	120,39	34,25	12,06	3,91	3,23
3. Schweineschmalz	1	102,72	47,37	12,13	5,83	5,67
4. Kunstspeisefett .	2	102,75	41,87	13,76	5,68	5,52
5. Palmin . . .	2	117,27	34,19	11,63	4,01	3,59

Diese Unterschiede zwischen der Ausnutzungsgrösse einerseits von Kuhbutter und Margarine, andererseits von Schweineschmalz und Kunstspeisefett sind zu gering, als dass eine grössere oder geringere Ausnutzungsfähigkeit des einen oder anderen Fettes daraus abgeleitet werden könnte. Die Unterschiede werden auch noch geringer, wenn man die durch Aether neben Fett gelösten Bestandtheile (Lecithin und unverseifbare Stoffe) des Kothes in Abzug bringt und nur den verseifbaren Antheil des Fettes als unverdaut in Rechnung stellt. Die Menge des unausgenutzten Fettes beträgt alsdann nur bei:

Kuhbutterfett	Margarinefett	Schweinefett	Kunstspeisefett
2,14 %	2,45 %	3,64 %	3,71 %

H. Lührig schliesst aus diesen Versuchen, dass sich die verschiedenen Fette bezüglich der Ausnutzungsfähigkeit in den Verdauungswegen der Menschen gleich verhalten und als absolut verdauungsfähig angesehen werden können.

Zu demselben Ergebniss gelangen N. Zuntz, Wibbens und Huizenga[3]); auch sie finden, dass Margarine und die nach Liebreich's Vorschrift durch Emulsion mit Mandelmilch hergestellte „Sana" dieselbe Ausnutzung wie echte Kuhbutter besitzt.

Bourot und Jean[4]) geben sogar an, dass in einem Versuch mit einem Manne von Cocosbutter nur 2,0 %, von Kuhbutter dagegen 4,2 % Fett unausgenutzt im Koth ausgeschieden wurden.

---

[1]) Zeitschr. f. Unters. d. Nahr.- u. Genussmittel 1899, **2**, 484, 622, 769; 1900, **3**, 73.
[2]) Ein erster Versuch mit Kuhbutter wurde nicht mitberücksichtigt, weil derselbe, wie H. Lührig glaubt, nicht regelmässig verlaufen ist.
[3]) Pflügers's Arch. f. d. ges. Physiologie 1901, **83**, 609.
[4]) Chem. Centralbl. 1896, II, 1001.

Man muss aber zwischen der absoluten Ausnutzungsgrösse und der leichteren Ausnutzungsfähigkeit der Fette unterscheiden. Die allgemeine Bevorzugung des Kuhbutter- und Schmalzfettes vor anderen Fetten steht, abgesehen von dem zusagenderen Geschmack wohl auch mit der geringeren Beschwerde bei der Verdauung in Zusammenhang und diese sucht man durch die leichtere Verseifbarkeit und Emulsionsfähigkeit besonders des Kuhbutterfettes zu erklären. Kreis und Wolf[1]) sowie H. Lührig[2]) haben zwar gezeigt, dass bei theilweiser oder kalter Verseifung, z. B. zwischen Kuhbutterfett, Rindsfett, Olivenöl bezw. zwischen ersterem, Margarine, Schweineschmalz, Baumwollesaatöl, Sesamöl und Cocosnussbutter kein Unterschied in der Verseifungsgeschwindigkeit besteht; die von den Untersuchern zur Verseifung angewendete alkoholische Kalilauge lässt sich aber wohl nicht mit den fettverdauenden Flüssigkeiten vergleichen, womit der Darm arbeitet.

Thatsächlich wird durch die fettspaltenden Enzyme Butyrin eher und leichter gespalten, als die Glyceride der höheren Fettsäuren und dürften für die leichtere oder schwerere Ausnutzung der verschiedenen Fette ferner die Beschaffenheit der Verdauungswerkzeuge des einzelnen Menschen und die Gewohnheit mit massgebend sein.

3. Pflanzliche Nahrungsmittel.

a) *Die Getreidearten.* Unter den pflanzlichen Nahrungsmitteln nehmen die Getreidearten in unserer Nahrung den ersten Platz ein und zwar vorwiegend in Form von Brot und sonstigen Backwaaren oder von Mehlsuppen. Mit der Untersuchung von Brot und Backwaaren aus Getreide auf Verdaulichkeit haben sich u. A. befasst: G. Meyer[3]), M. Rubner[4]), H. Wicke[5]), K. B. Lehmann[6]), W. Prausnitz und Menicanti[7]), E. Bromberg[8]), Lebbin[9]), Hultgren und Landergren[10]), Woods und Merril[11]), Plagge, Lebbin, Lott und Pannwitz[12]), W. Prausnitz und H. Poda[13]). Da sich die Versuche der genannten Forscher durchweg gleichzeitig auf mehrere Brotsorten bezw. auf Brot aus Mehl von verschiedener Feinheit beziehen, so mögen hier die Ergebnisse, einheitlich nach letzteren Gesichtspunkten geordnet, mitgetheilt werden.

α) *Brot und Backwaaren aus Weizenmehl.*

1. Aus feinem Weizenmehl. Zu den Backwaaren aus feinem Mehl können auch die sog. Spätzeln und Makaroninudeln gerechnet werden, von denen daher die Ausnutzungsergebnisse vorweg mitgetheilt werden mögen. M. Rubner verabreichte die Spätzeln nur mit Wasser, die Makaroninudeln mit Wasser und Fett zubereitet an einen 44 Jahre alten Laboratoriumsdiener mit folgendem Ergebniss:

---

[1]) Zeitschr. f. Untersuchung d. Nahr.- und Genussmittel 1899, 2, 914.
[2]) Chem.-Ztg. 1900, 24, 646.
[3]) Zeitschr. f. Biologie 1871, 7, 1.
[4]) Ebendort 1879, 15, 115; 1880, 16, 119; 1883, 19, 19 u. 45.
[5]) Arch. f. Hygiene 1890, 11, 335; vergl. hierüber auch M. Rubner: Ebendort 1891, 13, 122.
[6]) Ebendort 1894, 21, 247.
[7]) Zeitschr. f. Biologie 1894, 30, 328.
[8]) Arch. f. Hygiene 1897, 28, 244.
[9]) Hygien. Rundschau 1900, 10, 409.
[10]) Nach Skand. Arch. f. Hygiene 1891, 2, 373 in Chem.-Ztg. 1891, 15, Rep. 242.
[11]) Bulletin U. S. Departements of Agriculture, Office of Exper. Stat. Washington 1900, No. 85.
[12]) Veröffentlichungen aus d. Gebiete d. Militär-Sanitätswesens, Heft 12, Untersuchungen über das Soldatenbrot 1897.
[13]) Zeitschr. f. Untersuchung d. Nahr.- u. Genussmittel 1898, 1, 472.

234 Veränderungen der Nährstoffe durch die Verdauung und ihre Aufgabe für die Ernährung.

Nahrung	Trockensubstanz für den Tag		Von der verzehrten Menge unausgenutzt ausgeschieden					Stickstoff für den Tag			
	Nahrung g	Koth g	Trockensubstanz %	Stickstoff %	Fett %	Kohlenhydrate %	Salze %	in der Nahrung g	im Koth g	im Harn g	am Körper g
1. Spätzeln	743,0	36,3	4,9	20,5	—	1,6	20,9	11,92	2,31	14,00	— 4,39
2. Makaroninudeln	626,3	27,0	4,3	17,1	5,7	1,2	24,1	10,88	1,86	25,98	— 6,97
3. Desgl. mit Kleberzusatz	664,0	38,1	5,7	11,2	7,0	2,3	22,2	22,60	2,53	17,92	+ 2,13
Mittel	—	—	5,0	16,3	6,4	1,7	22,4	—	—	—	—

Die Ausnutzungsversuche mit Brot aus feinem Weizenmehl anlangend, so verwendete G. Meyer (No. 1) zu seinen Versuchen die sog. Semmel, M. Rubner (No. 2—4) Brot aus Mehl von nur 30 % Ausbeute des Weizenkornes, und aus demselben Mehl, welches zu den obigen Versuchen mit Spätzeln und Makaroninudeln verwendet worden war, Woods und Merril (No. 5)[1]) das in Amerika übliche Weissbrot, Pannwitz (No. 6) Zwieback (hart) aus feinem Weizenmehl (ohne Hefe, unter Zusatz von Kümmel und doppeltkohlensaurem Natrium zubereitet), Lott denselben Zwieback (No. 7), engl. Albert-Kakes (No. 8), Aleuronatzwieback (No. 9), H. Poda Brot aus bestem Weizenmehl (No. 10).

Die Ergebnisse waren folgende:

1. Semmel	439,5	25,0	5,6	19,8	—	—	30,2	8,83	1,76	—	— 5,6
2. Brot aus feinstem Mehl	615,3	24,8	4,1	21,3	(44,7)?	1,1	(19,3)?	10,2	2,2	13,6	— 5,59
3. Weissbrot (wenig)	438,8	23,5	5,2	25,7	—	1,4	25,4	7,59	1,95	11,23	— 1,91
4. Desgl. (mehr)	752,9	28,9	3,7	18,7	—	0,8	17,3	13,04	2,44	12,51	—
5. Amerik. Weissbrot	—	—	4,0	13,6	26,5	1,7	—	—	—	—	—
6. Zwieback[2])	437,9	26,6	6,0	18,7	—	—	51,7	8,20	1,49	—	—
7. Desgl.[2])	—	—	5,1	19,6	—	2,1	53,2	—	—	—	—
8. Engl. Albert-Kakes[2])	—	—	5,1	23,1	—	1,9	46,3	—	—	—	—
9. Aleuronat-Zwieback[2])	—	—	6,7	14,9	—	—	57,0	—	—	—	—
10. Feinstes Brot[2])	557,9	—	3,6	16,3	3,4	—	33,9	—	—	—	—
Mittel	—	—	4,9	19,2	(24,9)	1,5	39,4	—	—	—	—

2. Brot aus mittelfeinem Weizenmehl; hierüber liegt bis jetzt nur ein Versuch von M. Rubner vor, welcher das Mehl von 70 % Ausmahlung verwendete, und folgende Ausnutzung fand:

---

[1]) Die Zahlen bilden das Mittel aus 13 Versuchen, von denen 4 ohne, 9 mit Zugabe von Milch angestellt wurde. In letzteren Fällen wurden die unausgenutzten Antheile der Milch in Abzug gebracht.
[2]) No. 6 Mittel aus 2, No. 7 Mittel aus 4, No. 8 Mittel aus 2, No. 9 Mittel aus 4, No. 10 Mittel aus 3 Versuchen.

Nahrung Weizenbrot	Trockensubstanz für den Tag		Von der verzehrten Menge unausgenutzt ausgeschieden					Stickstoff für den Tag			
	Nahrung g	Koth g	Trockensubstanz %	Stickstoff %	Fett %	Kohlenhydrate %	Salze %	in der Nahrung g	im Koth g	im Harn g	am Körper g
Brot aus mittelfeinem Mehl .	612,5	40,8	6,7	24,6	(62,9)	2,6	30,2	12,2	3,2	13,2	— 4,2

3. Brot aus ganzem Korn, sog. Graham-Brot. Bei der Bereitung des Graham-Brotes wird von dem Weizenkorn nur der Schmutz und die äussere Haut abgetrennt (Dekortikation genannt), und das hierbei zurückbleibende ganze Korn vermahlen und zu Brot verarbeitet. Der Verlust beträgt hierbei nur 5 % des Kornes. M. Rubner (No. 1), ferner Woods und Merril (No. 2) fanden für die Ausnutzung solchen Brotes folgende Zahlen:

1. aus ganzem Korn . . .	617,1	75,7	12,3	30,5	(51,1)	7,4	45,0	12,5	3,8	13,0	— 4,3
2. desgl. Graham-Brot[1]) . . .	—	—	8,0	23,0	41,9	7,6	—	—	—	—	—
Mittel	—	—	10,2	26,8	(46,5)	7,5	45,0	—	—	—	—

Nach vorstehenden Versuchen wird ein Weizenbrot um so weniger ausgenutzt oder bildet um so mehr Koth, je gröber bezw. schalenreicher es ist. Man erklärt dieses daraus, dass die Schalen d. h. die Zellmembrane durch ihren Reiz auf die Darmwandung eine schnellere Entleerung des Speisebreies aus dem Darm und dadurch eine schlechtere Ausnutzung des gröberen Brotes bewirken. So sah auch Fr. Hofmann bei Zusatz von Cellulose zu Fleisch die Kothmenge erheblich anwachsen. Hierbei scheint aber ferner die Art der Vermahlung des Kornes, oder die Beschaffenheit des letzteren, vielleicht auch die Beschaffenheit des Darmes eine Rolle mitzuspielen; denn Prausnitz und Menicanti beobachteten z. B. für Brot aus geschältem und ungeschältem (dekorticirtem und nicht dekorticirtem) Weizen folgende Ausnutzungsgrade:

					Cellulose						
1. Dekorticirt . .	640,8	31,2	4,86	13,35	—	55,41	21,38	—	—	—	—
2. Nicht dekorticirt	605,5	41,3	6,74	16,93	—	47,00	26,38	—	—	—	—

Hier ist zwar auch das Brot aus nicht entschältem Weizen schlechter ausgenutzt, als das aus entschältem (dekorticirtem) Weizen, indess stellen sich bei letzterem die Ausnutzungsverhältnisse hier weit günstiger als in vorstehenden Versuchen von Rubner sowie Woods und Merril mit Graham-Brot. Letztere fanden die Ausnutzung des Brotes aus ganzem Weizenkorn sogar höher als die aus entschältem Weizen. Diese von vorstehenden abweichenden Ergebnisse können wohl nur auf die besagten Umstände zurückgeführt werden.

---

[1]) Mittel aus 6 Versuchen. Woods und Merril verabreichten neben dem Brot Milch; bei der Berechnung der Ausnutzungsgrösse des Brotes wurde die der Milch in Abzug gebracht. Rubner liess die Versuchsperson neben Brot nur Milch und Wasser verzehren.

Auch scheint die Art der Zubereitung des Brotes von Einfluss auf die Ausnutzungsfähigkeit zu sein. So fanden Prausnitz und Menicanti für Weizen-Roggenbrot, welches theils mit Hefe, theils mit Sauerteig zubereitet war, folgende Beziehung in der Ausnutzungsgrösse:

Nahrung: Weizen-Roggenbrot hergestellt	Trockensubstanz in der Nahrung g	im Koth g	Von der verzehrten Menge unausgenutzt ausgeschieden			
			Trockensubstanz %	Stickstoff %	Cellulose %	Salze %
1. Mit Hefe	585,6	38,4	6,5	16,8	56,6	28,3
2. „ Sauerteig . . .	588,2	41,5	7,0	18,3	53,2	31,9

Die geringere Ausnutzung des Sauerteigbrotes hat vielleicht ihre Ursache darin, dass die in dem Sauerteig in grösserer Menge vorhandenen Bakterien eine reichlichere Abscheidung von Darmsäften und damit die Bildung grösserer Kothmengen zur Folge hatten.

Die durchweg grössere Menge freier Säure im Sauerteig-Brot kann schwerlich die Ursache der schlechteren Ausnutzung des Sauerteig-Brotes sein. Denn K. B. Lehmann[1]) fand für ein mässig und ein stark saueres Brot ($1/3$ Weizen, $2/3$ Roggen), das er neben Fleisch an 4 verschiedene Versuchspersonen verabreichte, unter Annahme der vollen Ausnutzung des Fleisches folgende Werthe für die Ausnutzung des Brotes unter sonst gleichen Verhältnissen:

Brot:	Säuregrad des Brotes	Nahrung: Brot + Fleisch. Vom Brot unausgenutzt ausgeschieden		Nahrung: Brot allein. Vom Brot unausgenutzt ausgeschieden	
		Trockensubstanz %	Stickstoff %	Trockensubstanz %	Stickstoff %
1. Wenig sauer . .	6,5	8,4	24,7	—	—
2. Stark „ . .	15,3	7,5	21,9	6,1	18,2

Wenn also die Säure des Brotes nicht so hoch ist, dass sie zu Diarrhöen Veranlassung giebt, beeinträchtigt sie die Ausnutzung des Brotes nicht.

Grössere Unterschiede sind durch die Eigenart der einzelnen Menschen bedingt. So schwankte bei den 4 Versuchspersonen in letzteren Versuchen die procentige Ausscheidung der Brot-Trockensubstanz zwischen 6,49—10,06 % (bei No. 1) bezw. 6,06—9,06 % (bei No. 2), die des Stickstoffs zwischen 20,40—29,00 % (bei No. 1) bezw. 19,4—28,32 % (bei No. 2).

In den Versuchen von Prausnitz und Menicanti nutzte die eine Versuchsperson in beiden Fällen die Trockensubstanz um rund 1,5 %, den Stickstoff um 2,0—2,5 % höher aus, als die andere Versuchsperson. Im allgemeinen aber wird geschlossen werden müssen, dass ein Weizenbrot um so höher ausgenutzt wird bezw. um so weniger Koth bildet, je feiner es ist, d. h. je weniger Rohfaser (Zellmembrane) es enthält und umgekehrt. Man wird daher durch thunlichst feine Mahlung des Getreidekornes (so dass das Mehl durch ein Sieb von 0,05 qmm Maschenweite geht), die Ausnutzungsfähigkeit des Brotes wesentlich unter-

---

[1]) Archiv f. Hygiene 1894, **20**, 1.

stützen können. Auch die Zubereitung mit Hefe an Stelle von Sauerteig scheint günstig zu sein.

Die oft besprochene Frage, ob Brot aus feinem, aber kleberärmerem Mehl oder aus ganzem Korn mit vollem Klebergehalt zweckmässiger ist, erledigt sich durch folgende Erwägungen. Nach den Versuchen Rubner's stellten sich die Preise für 1 kg des rohen Mehles und der aufnahmefähigen Stoffe wie folgt:

	Rohes Mehl	Ausgenutzte Masse
1. Feinste Sorte	39 Pfennige	45 Pfennige
2. Mittelsorte	35 „	43 „
3. Ganzes Korn	29 „	37 „

Hiernach bezahlt der, welcher Brot aus feinstem Mehl isst, entsprechend mehr, als der, welcher grobes Brot verzehrt.

In Wirklichkeit ist die absolute Menge ausnutzbarer Stoffe, welche von einer Ackerfläche geerntet werden, bei Verwendung des ganzen Kornes zur Brotbereitung natürlich grösser, als wenn nur Feinmehl dazu verwendet wird; so erhält man, wenn man eine Mittelernte von 2000 kg Weizen für 1 ha annimmt:

Bei 95 % Ausmahlung 1900 kg Mehl mit 1417 kg ausnutzbaren Stoffen
„ 80 % „ 1600 „ „ „ 1260 „ „ „
Also bei 95 % Ausmahlung mehr 157 kg ausnutzbare Stoffe.

Diesem Mehrgewinn an ausnutzbaren Stoffen für den Menschen steht aber bei der geringeren Mehlausbeute der Abfall an Kleien gegenüber, welche ebenfalls einen Handelswerth besitzen und schon aus dem Grunde für die Viehfütterung zu empfehlen sind, weil sie von dem Vieh besser als von dem Menschen ausgenutzt werden.

In Zeiten der Noth bezw. wenn Mangel an Brotgetreide vorhanden ist, wird man daher thunlichst von dem ganzen Korn Gebrauch machen; wenn aber genügend Brotgetreide zur Verfügung steht, wird man zweckmässig nur das feinere Mehl zur Brotbereitung verwenden und die für uns schwer ausnutzbare Kleie dem Vieh überlassen, welches sie uns in Form von Milch, Fleisch oder Fett wieder zuführt.

β) *Brot aus Roggenmehl.*

Ueber die Ausnutzung des Roggenbrotes bei verschiedener Mahlung des Kornes liegen eine grosse Anzahl von Ausnutzungsversuchen vor. Ich will aber auch hier nur 3 Gruppen Brot, nämlich aus feinem, mittelfeinem Mehl und aus ganzem Korn unterscheiden und die Versuche besonders von Pannwitz und Romberg (l. c.), welche eine Reihe Mehle von der verschiedensten Mahlung bezw. vom verschiedensten Feinheitsgrade zu den Ausnutzungsversuchen verwendeten, hiernach eintheilen.

1. **Roggenbrot aus feinem Roggenmehl.** Hierzu sind solche Brote gerechnet, die aus Mehl mit 20 % und mehr Kleieabfall bezw. mit weniger als 80 % Ausmahlung des Kornes gewonnen worden sind und ein mehr oder weniger weisses Aussehen hatten. Für solche Brote erhielten: E. Romberg (No. 1 im Mittel von 16 Versuchen), Pannwitz (No. 2 im Mittel von 3 Versuchen) und H. Poda (No. 3) folgende Ergebnisse:

Nahrung	Trockensubstanz für den Tag		Von der verzehrten Menge un- ausgenutzt ausgeschieden				Stickstoff für den Tag			
	Nahrung g	Koth g	Trocken- substanz %	Stickstoff %	Kohlen- hydrate (Cellulose) %	Salze %	in der Nahrung g	im Koth g	im Harn g	am Körper g
Brot aus fein- gemahlenem Mehl — No. 1	413,9	26,48	6,40	25,74	2,86	65,60	7,28	1,87	—	—
„ 2	504,5	47,87	9,47	33,75	5,61	43,77	7,42	2,51	—	—
„ 3	541,8	27,60	5,09	32,05	—	42,80	5,55	1,76	—	—
Mittel	—	—	6,99	30,51	4,23	50,72	—	—	—	—

2. **Roggenbrot aus mittelfeinem Mehl.** Hierzu mögen die Brote aus Roggenmehl mit rund 15 % Kleieabfall bezw. mit 85 % Ausmahlung des Kornes, also auch durchweg das Soldatenbrot, gerechnet werden. Die Versuche von E. Romberg (No. 1, Mittel von 15 Versuchen), von Pannwitz (No. 2, Mittel von 20 Versuchen), G. Meyer (No. 3 und 4), R. Lebbin[1]) (No. 5 für sog. Schillerbrot, feuchte Kleieabsonderung nach Gelink's Verfahren, mit 76,11 % Mehlausbeute) ergaben:

Brot aus mittelfeinem Roggenmehl										
No. 1	354,5	48,2	13,61	30,59	8,65	60,61	8,37	2,57	—	—
No. 2. Soldatenbrot	460,9	59,7	12,93	41,31	8,09	41,31	7,14	2,94	—	—
No. 3. Horsford- Liebig, Roggen- brot[2])	436,8	50,5	11,50	32,4	—	38,1	8,66	2,81	—	—
No. 4. Münchener Roggenbrot[2])	438,1	44,2	10,10	22,2	—	30,5	10,47	2,33	—	—
No. 5. Schillerbrot	423,9	39,8	9,39	33,69	3,60	—	8,25	2,77	—	—
Mittel	—	—	11,51	32,04	6,78	42,63	—	—	—	—

3. **Roggenbrot aus ganzem bezw. nur entschältem Roggenkorn** (also mit höchstens 5 % Kleieabfall). Wie beim Weizen, so wird auch beim Roggen nach einem neueren Verfahren von Uhlhorn und Steffeck das Korn nur von der äussersten Schale befreit (dekorticirt); das Schwarzbrot (bezw. westfälischer Pumpernickel) wird jedoch vielfach aus ganzem gemahlenen Korn mit keinem oder nur wenig Kleieabfall gewonnen, während nach dem Gelink'schen Verfahren das Korn in Wasser ein- geweicht, von äusserem Schmutz befreit (gewaschen) und dann im zerquetschten Zu- stande als ganzes Korn zur Brotbereitung dient. Diese sämmtlichen Brotsorten pflegen meistens unter Sauerteig-Zusatz zubereitet zu werden. Die Versuche von H. Wicke (No. 1a und 1b), von Prausnitz und Menicanti (No. 2a und 2b), von K. B. Lehmann (No. 3a und 3b), von G. Meyer (No. 4), M. Rubner (No. 5), Hultgren und Landergren (No. 6), Pannwitz (No. 7 und 8), Gorokhow No. 9)[3]) ergaben:

---

[1]) Hygien. Rundschau 1900, **10**, 409.

[2]) Unter No. 3 ist das unter Zusatz von Horsford-Liebig's Backpulver hergestellte Brot zu verstehen; No. 4 bestand aus gebeuteltem Roggenmehl und grobem Weizenmehl, unter Zusatz von Sauerteig hergestellt; wegen des Gehaltes an Weizenmehl stellt sich die Ausnutzung wohl etwas höher als bei Brot aus reinem Roggenmehl.

[3]) Gorokhow: Inaug. Dissertation. St. Petersburg 1894.

Roggenbrot	Trockensubstanz für den Tag		Von der verzehrten Menge unausgenutzt ausgeschieden					Stickstoff für den Tag			
	Nahrung g	Koth g	Trockensubstanz %	Stickstoff %	Fett (Cellulose) %	Kohlenhydrate %	Salze %	in der Nahrung g	im Koth g	im Harn g	am Körper g
1ᵃ Aus dekorti-	613,4	80,4	13,11	36,72	72,70	7,88	41,45	11,22	4,37	9,69	— 2,84
2ᵃ cirtem Korn	616,6	64,1	10,38	30,33	50,55	9,25	43,59	12,00	3,64	—	—
3ᵃ Desgl. nach Gelink¹)	—	—	15,65	—¹)	—	—	—	—	—	—	—
Mittel 1ᵃ—3ᵃ	—	—	13,05	33,52	(61,63)	8,57	42,52	—	—	—	—
1ᵇ Aus nicht dekor-	582,0	121,6	20,89	46,60	92,90	14,29	72,70	11,02	4,75	9,91	— 3,64
2ᵇ ticirtem Korn	596,4	60,2	10,25	30,68	61,82	8,77	40,08	12,58	3,85	—	—
3ᵇ Desgl. nach Gelink¹)	—	—	18,65	—¹)	—	—	—	—	—	—	—
Mittel 1ᵇ—3ᵇ	—	—	16,60	38,64	(77,36)	11,53	56,39	—	—	—	—
4. Nordd. Schwarzbrot (Pumpernickel) . . .	422,7	81,8	19,3	42,3	—	—	96,60	9,38	3,97	—	—
5. Desgl.	764,7	115,8	15,00	32,0	—	10,9	36,00	13,30	4,26	12,57	— 3,53
6. Schwedisches . .	(292,0)	—	15,65	44,95	—	9,20	—	5,45	2,45	10,25	— 7,25
7. Westfäl. Pumpernickel . . .	490,9	76,9	15,66	52,04	—	9,70	82,58	7,12	3,71	—	—
8. Gelink'sches .	392,0	83,3	21,40	50,31	—	11,98	80,44	7,48	3,77	—	—
9. Russisches . .	—	—	—	32,20	—	—	—	15,3	4,9	16,4	— 6,0
Mittel²) 1ᵃ—9	—	—	16,00	39,81		10,28	61,68	—	—	—	—

Aus diesen Versuchen ergiebt sich somit, dass Roggenbrot in derselben Weise wie Weizenbrot um so besser ausgenutzt wird, je feiner das zur Brotbereitung verwendete Mehl ist und umgekehrt. M. Rubner[3] berechnet sogar, dass die Nährstoffe der Schale des Kornes nicht nur für sich allein unausgenutzt den Darm verlassen, sondern auch noch andere aufnahmefähige Stoffe mit sich fortreissen und in erhöhter Menge zur Ausscheidung bringen.

Im übrigen werden bei Roggenbrot-Nahrung mehr Nährstoffe unausgenutzt im Koth ausgeschieden als bei Weizenbrot-Nahrung; Brot aus gröbstem Weizenmehl (Graham-Brot) verhält sich nicht wesentlich ungünstiger, als Brot aus feinem Roggenmehl.

---

[1] Die Nahrung bestand aus 500 g Brot und 450 g Fleisch neben 45 g Butter und ³/₄ l Bier. Die Ausnutzung des Stickstoffs von 3ᵃ und 3ᵇ liessen sich wegen ungleicher Stickstoff-Mengen nicht vergleichen.
[2] Das Mittel ist aus sämmtlichen Versuchen, einschliesslich derer mit dekorticirtem Roggen, berechnet, weil die Unterschiede gegenüber dem Brot aus nicht entschältem Roggen nicht grösser sind, als sie bei den einzelnen Versuchen mit Brot aus schwach oder nicht entkleietem Mehl auftreten.
[3] Archiv f. Hygiene 1891, 13, 122.

γ) *Reis und Mais.*

M. Rubner (l. c. S. 233) prüfte Reis- und Maismehl (No. 1), K. Osawa[1]) gekochten Reis (No. 2), H. Malafatti[2]) Maismehl (Polenta No. 2—4) für sich allein und unter Beigabe von Butter und Käse auf ihre Ausnutzung durch den Menschen. Rubner kochte Reis und Mais unter Zusatz von etwas Fleischextrakt und Rindsmark zu Suppen; der Mais wurde auch theilweise als Polenta mit Wasser unter Zusatz von Käse zubereitet und daneben $1\frac{1}{2}$ l Bier für den Tag genossen.

Die Ergebnisse waren folgende:

Nahrung:	Trockensubstanz für den Tag		Von der verzehrten Menge unausgenutzt ausgeschieden					Stickstoff für den Tag			
	Nahrung g	Koth g	Trockensubstanz %	Stickstoff %	Fett %	Kohlenhydrate %	Asche %	in der Nahrung g	im Koth g	im Harn g	am Körper g
Reis:											
No. 1	551,9	27,2	4,1	20,4	7,1	0,9	15,0	10,4	2,13	11,59	— 3,32
No. 2	—	—	3,8	20,7	—	—	—	—	—	—	—
Mais:											
Allein No. 1 . .	641,4	49,3	6,7	15,5	17,5	3,2	30,0	14,69	2,27	15,18	— 2,76
Desgl. No. 2 . .	540,9	34,1	6,3	18,3	42,1	3,4	30,5	6,86	1,25	8,49	— 2,88
+ Butter No. 3 . .	749,7	53,2	7,9	31,5	56,8	3,7	35,9	8,62	2,67	10,55	— 4,60
+ Käse No. 4 . .	774,0	32,5	4,2	7,3	9,3	2,3	19,4	14,35	1,05	17,00	— 3,70
Mittel No. 1—2	—	—	6,5	16,9	29,8	3,3	30,3	—	—	—	—

Reis und Mais zeigen daher eine Ausnutzungsfähigkeit, ähnlich wie feines und mittelfeines Weizenmehl.

Nach dem Versuch 4 unter Mais scheint es fast, als wenn durch die Beigabe von einem stickstoffreichen Nahrungsmittel (Käse) die Ausnutzungsfähigkeit des Maismehles erhöht wird.

δ) *Sonstige Getreidesorten.*

Von sonstigen Getreidesorten ist besonders Hafermehl (Grütze) in Form von Brei, Suppe (Kissel und Owsjanka) und Brot auf Ausnutzbarkeit von Wolkow[3]) und W. Chlopin[4]) untersucht worden. „Kissel" wird in Russland aus 2 Raumthln. Hafergrütze und 5 Raumthln. Wasser in der Weise zubereitet, dass man eine Kruste sauren Schwarzbrotes hinzusetzt, damit 10 Stunden in einem warmen Raum stehen lässt, das Ganze durch ein Sieb schlägt, kocht, abkühlt und die gewonnene Gallerte geniesst. „Owsjanka" wird aus 1 Thl. Grütze und 6 Thln. Wasser hergestellt, unfiltrirt gekocht und genossen; der von Chlopin auf Ausnutzung geprüfte Haferbrei wurde durch Kochen mit 42 g Butter und 25 g Zucker hergestellt. In Procenten der in den Hafermehlspeisen verzehrten Bestandtheile wurden unausgenutzt im Koth ausgeschieden:

---

[1]) Nach O. Kellner in Zeitschr. f. Biologie 1889, **25**, 121.
[2]) Sitzungsbericht d. Wiener Akademie d. Wissenschaften 1889, **110**, III. Abth., Dec.-Heft.
[3]) Wolkow: Der Hafer, seine chem. Zusammensetzung u. sein Nährwerth. Inaug. Dissertation. St. Petersburg 1894.
[4]) Zeitschr. f. Untersuchung der Nahr.- u. Genussmittel 1901, **4**, 481.

	Kissel	Owsjanka	Haferbrot	Wasser-Haferbrei	Milch-Haferbrei
Trockensubstanz	12,43 %	13,25 %	18,93 %	12,57 %	7,14 %
Proteïn-Stickstoff	23,86 „	29,93 „	30,96 „	28,07 „	13,80 „

Hiernach wird das Hafermehl in Form von gekochtem Brei besser ausgenutzt als in Form von Brot; auch wird die Ausnutzbarkeit durch Verkochen mit Milch wesentlich erhöht.

Kurtscheninow[1]) suchte die Verdaulichkeit der von der Schale befreiten Hirse zu ermitteln, indem er dieselbe in Form eines dünnen und dicken Breies neben Fleischsuppe, Butter, Zucker und 30 g Blaubeeren verabreichen liess; er fand:

Stickstoff für den Tag in			Stickstoff	
Nahrung g	Harn g	Koth g	am Körper g	unausgenutzt ausgeschieden %
5,6	7,2	3,0	— 4,6	53,6

Von der Stickstoffsubstanz einer abwechselnd gereichten gemischten Kost (mit 20,9—28,1 g Stickstoff im Tage) wurden nur 9—10 % unausgenutzt ausgeschieden. Nach Golunsky's Versuchen blieben vom Hirseproteïn 48,28 % unausgenutzt; es erweist sich daher das Hirseproteïn als sehr schwer verdaulich, was aber zum Theil an dem zu geringen Gehalt der Nahrung an Proteïn überhaupt und dann daran liegen dürfte, dass die Versuchspersonen nicht an Hirsemehl gewöhnt waren.

Aber auch für geschälte und gekochte Gerste fand K. Osawa (l. c.) eine ähnliche, noch schlechtere Ausnutzung des Proteïns, indem davon 56,7 %, von der Trockensubstanz dagegen nur 15,1 % unausgenutzt im Koth ausgeschieden wurden.

Buchweizenmehl, welches im Anschluss hieran erwähnt sein mag, verhält sich anscheinend sogar günstiger, als Hirse und Gerste, indem davon in Form von Brei nach den Versuchen von Sudakow, Golunsky und Popow im Mittel unausgenutzt blieben:

Trockensubstanz   Stickstoffsubstanz
10,0 %   31,2 %.

Es verhalten sich daher von den Getreidefrüchten Weizen, Roggen, Reis und Mais für die Ausnutzung am günstigsten und liegt hierin ohne Zweifel ihr Uebergewicht in der Verwendung als menschliche Nahrungsmittel.

b) *Hülsenfrüchte.* Als solche wurden Erbsen (No. 1 und 2 von M. Rubner[2]) und No. 3 und 4 von H. Malafatti (l. c.)), reife weisse Bohnen (No. 5 von W. Prausnitz[3])) und frische grüne Bohnen (No. 6 von M. Rubner[2])) geprüft.

Zu den Versuchen No. 1 und 2 wurden die Erbsen entschält, nach dem Weichkochen in Wasser durch ein Sieb geschlagen und mit Salz neben 1 l Bier genossen; zu Versuch No. 3 wurden ebenfalls geschälte (sog. gebrochene) Erbsen für sich allein, zu Versuch No. 4 solche unter Zusatz von Butter verwendet.

---

[1]) Kurtscheninow: Die Ausnutzung des Hirseproteïns: Inaug. Dissertation. St. Petersburg 1887.
[2]) Zeitschr. f. Biologie 1880, **16**, 119,
[3]) Ebendort 1890, **26**, 227.

W. Prausnitz liess die weissen Bohnen (500 g) über Nacht in Wasser einweichen, dann unter Zusatz von 9—27 g Mehl, 20—33 g Schmalz, 8—24 g Salz und 9—10 g Essig zu einer Suppe verarbeiten, neben welcher täglich 1 l Bier getrunken wurde.

Zu dem Versuch No. 6 dienten frische, mit Butter gedünstete Bohnen, jedoch ist der Versuch nicht massgebend, weil zu geringe Mengen Trockensubstanz und Nährstoffe verzehrt wurden.

Die Ergebnisse waren folgende:

Nahrung:	Trockensubstanz für den Tag		Von der verzehrten Menge unausgenutzt ausgeschieden					Stickstoff für den Tag			
	Nahrung g	Koth g	Trockensubstanz %	Stickstoff %	Fett %	Kohlenhydrate %	Salze %	in der Nahrung g	im Koth g	im Harn g	am Körper g
No. 1: Erbsen (viel)	835,6	124,0	14,5	27,8	75,4	6,9	35,8	32,67	9,09	21,54	+ 2,04
No. 2: Desgl. (weniger) . .	521,1	48,5	9,1	17,5	63,9	3,6	32,5	20,37	3,57	17,60	− 0,80
No. 3: Desgl. (allein) . . .	502,1	49,5	9,86	15,76	111,07	4,07	41,10	21,54	2,96	17,03	+ 1,55
No. 4: Desgl. + Butter . .	544,3	47,3	8,69	15,20	8,64	4,19	34,91	20,65	3,14	17,03	+ 0,48
Mittel (No. 2—4)	—	—	9,22	15,49	61,20	3,95	36,17	—	—	—	—
No. 5: Weisse Bohnen, reife . .	494,2	90,5	18,32	30,25	17,57		28,30	17,87	5,41	14,72	− 2,27
No. 6: Desgl. unreife	(40,1	15,2	37,9	51,1	8,5	15,4	22,8	1,41	0,72	10,69	− 10,00)

Hiernach werden geschälte Erbsen in Brei- (Suppen-) Form annähernd gleichhoch, wie mittelfeines Getreidemehl ausgenutzt; bei grossen Mengen Erbsen ist die Ausnutzung geringer als bei kleineren Mengen.

Die Bohnen werden weniger gut ausgenutzt, wahrscheinlich weil sie mit Schalen genossen und wie Linsen zum Theil ganz verschluckt werden.

Im Uebrigen lässt sich das Stickstoffgleichgewicht am Körper anscheinend durch die Hülsenfrüchte eher erhalten, als durch die Getreidearten. Als weiterer Beweis dafür, von welchem Einfluss auf die Aufsaugung im Darm des Menschen die Art der Zubereitung zu sein scheint, kann ein Versuch von A. Strümpel[1]) dienen. Derselbe genoss Leguminosenmehl einmal in Form von Kuchen, die mit abgewogenen Mengen Milch, Butter und Eiern zubereitet waren, dann im ungemahlenen Zustande Linsen, die nur in Wasser gequollen und dann gekocht wurden. Er fand:

Zubereitungsform:	In der Nahrung		Ausgeschieden		Unausgenutzt
	Trockensubstanz	Stickstoff	Koth, trocken	Stickstoff	Stickstoff
1. Leguminosen in Kuchenform . . .	875,0 g[2])	36,9 g[3])	47,6 g	3,04 g	9,2 %
2. Linsen im ungemahlenen Zustande .	223,5 „	8,7 „	—	3,50 „	40,1 „

---

[1]) Centralbl. f. d. medicin. Wiss. 1876, 47.
[2]) Nahrung während 4 Tage.
[3]) Hiervon kommen 8 g Stickstoff auf Milch und Eier.

Hier ist also das besonders zubereitete Leguminosenmehl wesentlich höher im Darme ausgenutzt als die ungemahlenen und nur gekochten Linsen.

K. Osawa fand (l. c.) für die ganzen, mit Shoju gekochten Sojabohnen eine schlechte Ausnutzung, indem 29,7 % der Trockensubstanz und gar 34,7 % der Proteïnstoffe unausgenutzt im Koth ausgeschieden wurden; dagegen betrug für den Bohnenkäse (Tofu), ein Erzeugniss aus den Sojabohnen (vergl. unter Sojabohnen), die unausgenutzte Menge der Trockensubstanz nur 6,2 %, die des Proteïns nur 3,9 %.

Also nicht die Nährstoffe der Hülsenfrüchte als solche sind wesentlich schwerer ausnutzbar, sondern nur die ganzen Früchte bezw. deren nicht besonders zubereiteten Mehle oder Speisen, bei denen die Nährstoffe in festen Zellen eingeschlossen bleiben. Wenn es gelingt, die Hülsenfrüchte genügend aufzuschliessen und für die Verdauung vorzubereiten, werden sie eine ähnliche Ausnutzungsfähigkeit erlangen wie die Erzeugnisse aus dem Roggen.

c) *Kartoffeln.* M. Rubner (l. c.) liess einen erwachsenen Mann täglich 3078 g Kartoffeln, mit Butter und Essig zu Salat angemacht, Constantinidi (l. c. S. 229) 1700 g Kartoffeln, mit 100 g Butter und 12,25 g Kochsalz zu einem Brei gekocht, verzehren; in ersterem Falle wurden $1\frac{1}{2}$ l, in letzterem $\frac{1}{2}$ l Bier nebenher getrunken. Die Ausnutzung war folgende:

Nahrung	Trockensubstanz für den Tag		Von der verzehrten Menge unausgenutzt ausgeschieden					Stickstoff für den Tag			
Kartoffeln	Nahrung	Koth	Trockensubstanz	Stickstoff	Fett	Kohlenhydrate	Salze	in der Nahrung	im Koth	in Harn	am Körper
g	g	g	%	%	%	%	%	g	g	g	g
3078	819,3	93,8	9,4	32,2	3,7	7,6	15,8	11,45	3,69	8,80	— 1,04
1700	438,6	20,1	4,6	19,5	1,2	0,8	Cellulose 21,1	7,17	1,40	8,15	— 2,38
Mittel	—	—	7,0	25,8	2,5	4,2	—	—	—	—	—

In letzterem Versuch sind die Kartoffeln erheblich besser ausgenutzt als im ersten Versuch. Es liegt dieses wohl ohne Zweifel daran, dass im ersten Versuch ausserordentlich grosse Mengen Kartoffeln verzehrt wurden und diese ferner nicht so breiig zubereitet waren, wie im letzten Versuch (vergl. vorstehende Versuche mit Hülsenfrüchten).

d) *Gemüse.* Von den Gemüsen sind bis jetzt nur Wirsing und gelbe Rüben von M. Rubner (l. c.) eingehender auf Ausnutzungsfähigkeit untersucht; sie wurden unter Zusatz von Schmalz und Kochsalz gekocht; daneben wurden $1\frac{1}{4}$ l Bier genossen. Die Ergebnisse waren folgende:

Wirsing	406,0	73,4	14,9	18,5	6,1	15,4	19,3	13,20	2,40	17,60	— 6,80
Möhren	351,6	85,1	20,7	39,0	6,4	18,2	33,8	6,47	2,52	12,50	— 8,55

H. Weiske[1]) ermittelte besonders die Ausnutzung der Gemüse-Cellulose, indem er 2 Versuchspersonen 3 Tage lang am 1. Tage Möhren und Sellerie, an

---

[1]) Zeitschr. f. Biologie 1870, 6, 456.

den 2 folgenden Tagen Sellerie und Kohl verzehren liess, und fand im Mittel beider Personen:

Trockensubstanz im Ganzen		Cellulose im Ganzen		Von der verzehrten Menge unausgenutzt ausgeschieden	
Nahrung g	Koth g	Nahrung g	Koth g	Trockensubstanz %	Cellulose %
385,2	102,5	34,27	15,17	26,3	44,2

Hiernach gehören die Gemüse mit zu den schwer verdaulichen, d. h. viel Koth liefernden Nahrungsmitteln (vergl. S. 205).

e) *Kakao.* H. Weigmann[1]) verzehrte 2 Tage lang nur in Wasser gekochtes (theilweise entfettetes) Kakaopulver neben Bier bezw. Wein und fand folgende Beziehungen:

	Stickstoff	Fett	Stärke u. sonstige in Zucker überführbare Stoffe	Asche	Phosphorsäure	Kali
Einnahme in 195 g Kakaopulver	6,45 g	53,21 g	40,17 g	10,47 g	3.74 g	3,23 g
Ausgabe in 99,47 g lufttrocknem Koth	3,74 „[2])	3,81 „	0 „	11,48 „	4,10 „	1,88 „
Also blieben unausgenutzt	58,5 %,	5,5 %,	0 %,	—	—	(58,2 %).

Die für die Stickstoffsubstanz gefundene geringe verdauliche Menge stimmt vollständig mit den durch künstliche Verdauungsversuche mit Kakao erhaltenen Werthen überein, wonach von der Stickstoffsubstanz 32,2—47,8 % unverdaut blieben.

Das Fett des Kakaos wird dagegen ziemlich vollständig verdaut und von der Stärke bezw. den in Zucker überführbaren Kohlenhydraten liess sich im Koth mikroskopisch und chemisch nichts oder nur Spuren mehr nachweisen.

Weitere Versuche mit Kakao lieferten zum Theil andere Ergebnisse.

H. Cohn[3]) prüfte die Ausnutzung des Kakaos an sich selbst, indem er an 4 Tagen täglich neben 2 Weissbroten, 200 g Fleisch, 30—60 g Zucker und 20 g Butter 100—130 g Kakao verzehrte und für die mitgenossenen Nahrungsmittel die von M. Rubner ermittelten Ausnutzungsgrössen annahm. Er fand auf diese Weise, dass von der Stickstoffsubstanz des Kakaos 52,7 %, oder wenn er den Theobromin-Stickstoff als völlig unausgenutzt annahm, von dem Proteïn günstigsten Falles 46,3 % sich der Ausnutzung entzogen. In künstlichen Verdauungsversuchen mit Magen- und Pankreassaft blieben 47,4—48,5 % der Stickstoffsubstanz ungelöst. Das Fett des Kakaos wurde aber auch in diesem Versuch hoch ausgenutzt; es blieben davon nur 4,62 % unausgenutzt. Zu denselben Ergebnissen gelangte Lebbin[4]), der eine 65 kg schwere Versuchsperson von 3 verschiedenen Kakaosorten — nur Kakao, der durch Kochen mit Wasser unter Zusatz von Zucker (188—304 g Kakao und 165—212 g Zucker) zubereitet wurde —, verzehren liess. Es wurden in Procenten der verzehrten Mengen durch den Koth unausgenutzt ausgeschieden:

---

[1]) Original-Mittheilung.
[2]) Nach Abzug des Stickstoffs der Stoffwechselerzeugnisse, welcher durch künstlichen Magensaft bestimmt wurde und 1,89 g in 99,47 g Koth betrug; ohne Berücksichtigung desselben würden etwa 87 % unausgenutzt geblieben sein.
[3]) Zeitschr. f. physiol. Chemie 1895, **91**, 1.
[4]) Nach einem Privat-Bericht.

Kakaosorte:	Trocken-substanz	Organische Substanz	Stickstoff-substanz	Fett	Stickstofffreie Extraktstoffe	Asche
1	28,57 %	27,43 %	58,94 %	3,87 %	30,31 %	47,02 %
2	24,79 „	24,36 „	54,83 „	2,78 „	29,58 „	29,65 „
3	29,34 „	28,64 „	58,42 „	3,27 „	33,93 „	38,89 „

Die letzten beiden Proben waren sog. lösliche holländische Kakaosorten; da sich dieselben in der Ausnutzung nicht wesentlich günstiger wie No. 1 verhalten, so hat das bekannte holländische Aufschliessungsverfahren mit Potasche und Magnesia auf die Verdaulichkeit des Kakaos keinen Einfluss.

Zu wesentlich günstigeren Ergebnissen bezüglich der Ausnutzung des Kakaos (holländischen) gelangten J. Forster und H. Bruns [1]); sie verabreichten den Kakao in kleineren und grösseren Mengen mit Milch an Menschen und fanden auf Grund von 14 einzelnen Versuchen, dass in Procenten der Nahrungsbestandtheile unausgenutzt in den Koth übergingen:

Bei Aufnahme von:	Trockensubstanz	Stickstoffsubstanz	Fett	Mineralstoffe
Milch allein	8,4 %	7,0 %	4,0 %	43,3 %
Milch + 20 g Kakao	8,0 „	6,8 „	3,7 „	33,9 „
„ + 60 „ „	9,2 „	7,6 „	4,4 „	36,9 „
20 g Kakao	0 „	16,1 „	0 „	0 „
60 „ „	24,4 „	22,6 „	6,1 „	0 „
Kakao im Mittel	10,0 „	20,0 „	0 „	0 „

Hiernach wird Milch unter Zusatz von Kakao höher ausgenutzt als Milch allein, eine Thatsache, die mehrfach auch bei Anwendung von Milch allein und unter Beigabe von anderen Nahrungsmitteln (vergl. S. 213, 214 u. 216) beobachtet ist und darin ihren Grund hat, dass Milch allein für den erwachsenen Menschen kein geeignetes Nahrungsmittel ist.

Auch wird die Ausnutzbarkeit des Kakaos beeinträchtigt, wenn er in verhältnissmässig grossen Mengen, statt der üblichen 20 g (in 2—3 Tassen) zu 60 g (in etwa 8 Tassen), genossen wird. Hiernach würde die geringe Ausnutzung des Kakaos in vorstehenden Versuchen durch die zu grossen genossenen Mengen desselben verursucht sein und würde dem Kakao, wenn er in den üblichen Mengen genossen wird, eine Ausnutzungsfähigkeit wie den feinen Brotsorten zukommen.

f) *Essbare Pilze.* R. H. Saltet[2]) prüfte die Verdaulichkeit von Champignon, indem er durch Zusatz von etwas Liebig'schem Fleischextrakt, ein wenig Curry-Powder als Gewürz, Salz und ausgelassener Butter ein schmackhaftes Gericht aus denselben hergestellt hatte, welches von einer 31 Jahr alten, kräftigen Versuchsperson von 89,5 kg Gewicht während zweier Tage gern verzehrt wurde. Die Einnahme und Ausgabe stellte sich wie folgt, wobei zu bemerken ist, dass von der Gesammt-Trockensubstanz (68,6 g) und von dem Gesammt-Stickstoff (4,10 g) des Kothes die in Alkohol und Aether löslichen Mengen, als vom Stoffwechsel herrührend, abgezogen wurden:

	Frische Substanz	Trocken-substanz	Stickstoff
Einnahme in der Nahrung . .	1774 g	267,6 g	13,31 g
Ausgabe im Koth	574 „	51,21 „	3,43 „
Also unausgenutzt	—	19,09 %	25,77 %

[2]) Archiv f. Hygiene 1885, 3, 443.

Von dem Reinproteïnstoff der Champignons blieben 33,76 % unausgenutzt, während künstliche Verdauungsversuche nach dem Verfahren von Stutzer noch niedrigere Werthe ergaben.

J. Uffelmann[1]) prüfte die Verdaulichkeit der Champignons an sich selbst, und zwar mit frischen, in Butter gesottenen, ferner mit lufttrockenen, ebenso gesottenen Champignons und endlich mit gepulverter Champignon-Masse, die in Fleischbrühe mit Stärkemehl und Butter gekocht wurde.

Von dem eigentlichen Proteïn-Stickstoff (nach Abzug des Nichtproteïn-Stickstoffs) wurden unausgenutzt ausgeschieden:

Frische Champignons	Trockene Champignons	Gepulverte Champignonmasse
36 %	39 %	28,8 %.

Die etwas grössere Ausnutzung des Proteïn-Stickstoffs in der gepulverten Masse erklärt sich ohne Zweifel daraus, dass das Proteïn der Pilze zum grössten Theile in Zellen eingeschlossen ist, welche durch das Pulvern mehr oder weniger gesprengt werden, so dass die Verdauungssäfte besser einwirken können.

C. Th. Mörner[2]) berechnet auf Grund von künstlichen Verdauungsversuchen mit einer Anzahl von Pilzen, dass von dem Gesammtstickstoff im Mittel entfallen auf Stickstoff:

In den löslichen N-Verbindungen	In verdaulichem Proteïn	In unverdaulichem Proteïn
26 %	41 %	33 %

F. Strohmer[3]) findet, dass durch künstlichen Magensaft (nach Stutzer's Verfahren) von Boletus edulis in Procenten der Stickstoffsubstanz verdaut werden:

Hut	Stiel	Ganzer Schwamm
80,65 %	75,38 %	79,07 %.

J. B. Mendel[4]) erhielt in Procenten der Trockensubstanz folgende Werthe:

	Coprinus comatus	Morchella esculenta (ausgewachsen)	Polyporus sulfurens	Pleurotus ostreatus	Clytocybe multiceps (ganzer Pilz)	Hypholoma condolleanum (ausgewachsen)
Gesammt-Stickstoff	5,79 %	4,66 %	3,29 %	2,40 %	5,36 %	4,28 %
Proteïn- „	1,92 „	3,49 „	2,23 „	1,13 „	1,98 „	2,49 „
Verdaulicher Proteïn-Stickstoff	0,82 „	1,44 „	1,65 „	0,31 „	1,25 „	1,33 „
Desgl. in Procenten des Proteïn-Stickstoffs	42,71 %	38,37 %	74,00 %	27,43 %	63,13 %	53,41 %

Hiernach ist die Stickstoffsubstanz in den Pilzen und Schwämmen ebenso gering oder noch geringer verdaulich als in den Gemüsearten, in Kartoffeln oder Schwarzbrot und scheint ihr Nährwerth nicht so hoch zu sein, wie er vielfach geltend gemacht wird.

4. Gemischte Nahrung.

Wenn aus vorstehenden Untersuchungen sich ergiebt, dass pflanzliche Nahrungsmittel durchweg, mehr oder weniger erheblich, schlechter ausgenutzt werden bezw. mehr Koth liefern, als thierische Nahrungsmittel, so folgt hieraus von selbst, dass eine gemischte, aus pflanzlichen und thierischen Nahrungsmitteln bestehende Kost

---

[1]) Ebendort 1886, **4**, 105.
[2]) Zeitschr. f. physiol. Chemie 1886, **10**, 503. Vergl. auch Bd. I, S. 817.
[3]) Archiv f. Hygiene 1886, **5**, 322.
[4]) Amer. Journ. Physiol. 1898, **1**, 225; Zeitschr. f. Unters. d. Nahr.- u. Genussm. 1899, **2**, 729.

bezüglich der Ausnutzungsfähigkeit die Mitte zwischen beiden Nahrungsmittelgruppen halten muss. Folgende Ausnutzungsversuche mögen dieses aber noch näher begründen. C. Flügge[1]) genoss für sich selbst eine wesentlich nur aus Milch (1 l) und Fleisch (500 g) neben wenig (150—200 g) Weizenbrot bestehende Nahrung, während ein Diener neben 50 g kondensirter Milch, 300 g Fleisch, 50 g Käse und 15 g Fleischextrakt 450 g Brot und 25 g Reis bei nahezu gleichen Mengen Butter (68 g bezw. 60 g) für den Tag verzehrte. Die Ergebnisse waren folgende:

Nahrung	In der täglichen Nahrung		Von der verzehrten Menge unausgenutzt ausgeschieden:	
	Stickstoff g	Fett g	Stickstoff %	Fett %
1. Viel thierische	24,02	79,2	6,01	5,01
2. Weniger „	17,65	70,0	10,40	—

E. W. Beneke[2]) fand in einer gemischten Nahrung (mit Fleisch) die Menge der unausgenutzten Stickstoffsubstanz im Mittel von 14 Tagen zu 18,0 %, Schuster[3]) im Mittel von 6 Untersuchungen zu 12,14 %.

Sehr umfangreiche Untersuchungen über die Ausnutzung einer gemischten, aber vorwiegend pflanzlichen Kost haben Bär, Paul Jeserich und C. A. Meinert[4]) in der Strafanstalt in Plötzensee angestellt. Zu den Versuchen dienten im Ganzen 13 Versuchspersonen von 56—76 kg Körpergewicht; dieselben erhielten in dem ersten Versuchsabschnitt die übliche Gefängnisskost mit nur 3-mal Fleisch in der Woche. In dem zweiten Versuchsabschnitt wurde einerseits durch eine Veränderung des Speisezettels (durch Einführung von trockenem Fleischpulver an Stelle des frischen Fleisches, durch Einführung von Käse, Häring etc.), andererseits durch eine vermehrte Gabe von ganzer bezw. abgerahmter Milch der Gehalt der Kost an Proteïnstoffen und Fett erhöht. Jeder Versuchsabschnitt dauerte 18 Tage und stellten sich die Einnahmen und Ausgaben im Mittel der einzelnen Versuchspersonen wie der einzelnen Tage wie folgt:

I. Abschnitt (Strafanstaltskost).

	Frische Substanz	Trockene Substanz	Stickstoff	Fett	Kohlenhydrate	Mineralstoffe
In der Nahrung aufgenommen	3682,68 g	704,25 g	11,48 g	27,95 g	571,33 g	33,20 g
Im Koth ausgeschieden . .	216,71 „	49,14 „	2,34 „	4,59 „	23,84 „	6,07 „
Also unausgenutzt	—	6,98 %	20,21 %	16,43 %	4,19 %	18,29 %

II. Abschnitt (Verbesserte Strafanstaltskost).

	Frische Substanz	Trockene Substanz	Stickstoff	Fett	Kohlenhydrate	Mineralstoffe
In der Nahrung aufgenommen	3350,56 g	698,88 g	16,63 g	35,45 g	522,90 g	37,33 g
Im Koth ausgeschieden . .	222,65 „	52,38 „	2,54 „	4,92 „	25,02 „	6,59 „
Also unausgenutzt	—	7,49 %	15,98 %	13,88 %	4,79 %	17,66 %

Hiernach hat die Vermehrung von thierischen Proteïnstoffen in der Kost, wie nicht anders zu erwarten ist, eine erhöhte Ausnutzung des Nahrungs-Stickstoffs zur Folge gehabt.

---

[1]) Siehe C. A. Meinert: Die Armee- und Volksernährung 1880, 131.
[2]) E. W. Beneke: Zur Ernährungsfrage des gesunden Menschen 1878, 299.
[3]) Schuster: Untersuchung der Kost, S. 556.
[4]) Ueber Massen-Ernährung von Bär, Paul Jeserich und C. A. Meinert. Berlin 1885.

Dieselben Beziehungen erhielten O. Kellner und Y. Mori[1]) durch Untersuchungen über die Ernährung der Japaner, an einem 23¼ Jahre alten, 52 kg schweren Japaner ausgeführt, welcher in einem ersten 16-tägigen Versuchszeitabschnitt nur Pflanzenkost (täglich 1200 g gekochten Reis, 400 g getrockneten Rettig, 300 g Kartoffeln, 150 g grünes Gemüse und 100 g gesalzenen Rettig), in einem zweiten Abschnitt eine mittlere gemischte Kost (täglich 1200 g gekochten Reis, 150 g Thunfisch, 150 g Bohnenkäse (Tofu), 200 g Kartoffeln und 100 g gesalzenen Rettig), in einem dritten Abschnitt reichliche gemischte Kost (täglich 1000 g gekochten Reis, 250 g Rindfleisch, 150 g Kartoffeln, 50 g Gemüse und 50 g gesalzenen Rettig) verzehrte. Die Ergebnisse waren folgende:

Art der Nahrung	Menge der Nahrung	Nährstoffe in der täglichen Nahrung				Unausgenutzt im Koth ausgeschieden				Stickstoff für den Tag			
		Protein	Fett	Kohlenhydrate	Rohfaser	Trockensubstanz	Protein	Fett + Kohlenhydrate	Rohfaser	in der Nahrung	im Harn	im Koth	am Körper
	g	g	g	g	g	%	%	%	%	g	g	g	g
1. Pflanzliche	2150	70,86	11,58	396,1	17,44	7,31	24,29	2,91	24,03	11,34	9,84	2,76	— 1,16
2. Gemischte mit Fisch	1800	109,25	19,45	461,2	4,56	3,60	12,67	0,84	17,55	17,48	14,37	2,21	+ 0,90
3. Desgl. mit Fleisch u. Milch	1500	122,96	20,76	409,7	6,03	3,64	9,26	1,28	8,62	19,67	18,63	1,19	— 0,15

Diese Zahlen sprechen aus sich selbst; der Stickstoff der reinen Pflanzenkost hat nicht ausgereicht, den Stickstoffumsatz zu decken, während durch die beiden anderen Kostgaben mehr oder weniger Stickstoffgleichgewicht erzielt wurde. Von der reinen Pflanzenkost waren 20,2 %, von der gemischten Kost No. 2 = 11,4 % und von der No. 3 = 9,6 % des Gesammt-Stickstoffs in Form von Nichtproteïnstickstoff vorhanden.

W. Prausnitz[2]) findet weiter, dass sich in der Ausnutzung der gemischten Nahrung derselbe Unterschied geltend macht, der in der Ausnutzungsfähigkeit der einzelnen Bestandtheile derselben vorhanden ist, wenn diese für sich allein genossen werden. Er liess 2 Versuchspersonen neben der gleichen Menge Grundnahrung (300 g Fleisch, 100 ccm Milch, 250 g Kartoffeln, 50 g Butter, 6,5 g Oel, 15 g Rohrzucker und Kaffee von 15 g Kaffeebohnen) verschiedene Sorten Brot verzehren und erhielt folgenden Ergebnisse:

Neben Grundnahrung	In der Nahrung für den Tag		Von der verzehrten Menge unausgenutzt ausgeschieden			
	Trockensubstanz	Stickstoff	Trockensubstanz	Stickstoff	Organische Substanz	Salze
1. Weizenbrot	750,7 g	21,33 g	4,7 %	12,1 %	4,1 %	16,3 %
2. Weizen-Roggenbrot	682,1 „	20,73 „	7,9 „	18,0 „	6,9 „	21,8 „
3. Roggenbrot	730,7 „	22,61 „	9,5 „	23,5 „	8,6 „	22,9 „
4. Soldatenbrot	697,2 „	18,09 „	9,4 „	31,9 „	8,8 „	19,0 „

[1]) Zeitschr. f. Biologie 1889, **25**, 102.
[2]) Archiv f. Hygiene 1893, **17**, 626.

Also auch eine gemischte Nahrung ist um so höher ausnutzbar, je feiner das in derselben genossene Brot ist, und ist die Ausnutzung bei Weizenbrot-Genuss besser als bei Roggenbrot-Genuss.

Nicht minder deutlich tritt der Unterschied in der Ausnutzung einer pflanzlichen und einer gemischten Nahrung in einer Zusammenstellung zahlreicher Ausnutzungsversuche von W. O. Atwater[1]) hervor, welche im Mittel ergaben:

Nahrung	Anzahl der Versuche	Stickstoff für den Tag				Stickstoff unausgenutzt
		in der Nahrung	im Harn	im Koth	am Körper	
1. Rein pflanzliche . .	55	13,8 g	13,9 g	3,9 g	— 4,0 g	28,26 %
2. Gemischte: a. Mittlere Mengen thierischer Nahrungsmittel . . .	74	19,37 „	15,63 „	2,44 „	+ 2,30 „	12,59 „
b. Reichliche Mengen thierischer Nahrungsmittel . . .	65	33,09 „	24,46 „	2,94 „	+ 5,69 „	8,88 „

Hieraus folgt deutlich die vortheilhaftere Wirkung einer gemischten Nahrung; die pflanzliche Nahrung wird nicht nur erheblich weniger ausgenutzt, als gemischte, an thierischen Nahrungsmitteln mehr oder weniger reiche Nahrung, sondern ist auch durchweg nicht im Stande, den Körper im Stickstoffgleichgewicht zu erhalten.

5. Einfluss der Arbeit auf die Ausnutzung.

Ueber den Einfluss der Arbeit auf die Ausnutzung hat Ch. E. Wait[2]) Versuche angestellt, indem er Personen unter sonst gleichen Verhältnissen abwechselnd ruhen und arbeiten liess. Die Ergebnisse waren folgende:

Beschäftigung	Anzahl der Versuche	Nahrung	Unausgenutzt durch den Koth ausgeschieden			
			Proteïn	Fett	Kohlenhydrate	Kalorien
Ruhe . . .	31	gemischte, Fleisch-, Milch- u. pflanzliche	6,6 %	4,7 %	2,7 %	9,5 %
Arbeit . . .	16		7,0 „	4,7 „	2,4 „	9,0 „

Hiernach ist die Ausnutzung bei Ruhe und Arbeit im wesentlichen gleich, wie auch von anderer Seite (vergl. weiter unten unter „Einfluss der Arbeit auf den Stoffwechsel") gefunden worden ist.

6. Einfluss des Fastens bezw. einer unzureichenden Nahrung auf die Ausnutzung.

Gorokhow[3]) suchte den Einfluss des Fastens bei unzureichender Nahrung gegen-

---

[1]) W. O. Atwater u. C. F. Langworth: Digest metabolism Experiments. Washington 1897.
[2]) Chas. E. Wait: Exper. on the Effect of muscular Work etc. conducted at the University of Tennessee 1897/98. Washington 1901.
[3]) Gorokhow: Ueber Einfluss des Fastens auf d. Stoffwechsel. Inaug.-Dissert. Petersburg 1894.

über reichlicher Nahrung auf die Ausnutzung bezw. den Stoffwechsel zu ermitteln, indem er kräftige Soldaten in je 5 Zeitabschnitten von je 3 Tagen fasten und dieselben dann abwechselnd eine unzureichende, aus Schwarzbrot, Zucker und Theeaufguss bestehende Nahrung verzehren liess, während die reichliche Nahrung aus Weissbrot, Milch, Fleisch, Butter, Zucker und ebenfalls Theeaufguss bestand; er fand im Mittel von 16 bezw. 23 Versuchen:

Nahrung	Stickstoff für den Tag				Stickstoff unausgenutzt ausgeschieden %
	in der Nahrung g	im Harn g	im Koth g	am Körper g	
Unzureichende	15,85	16,38	4,89	— 5,42	30,9
Reichliche	28,49	23,10	2,03	+ 3,36	7,1

Hieraus geht wie aus vorstehenden Versuchen hervor, dass pflanzliche Nahrung (hier Schwarzbrot) erheblich geringer ausgenutzt wird, als eine gemischte, aus Weissbrot, Milch und Fleisch bestehende Nahrung; der Körper büsst ferner bei ersterer Nahrung und während des Fastens ziemlich viel Stickstoff-Substanz ein, die durch die darauf folgende Nahrung wieder schnell ersetzt wird. Trotz grösseren Wassergenusses war während der Zeit der ungenügenden Ernährung die Harnmenge geringer, die Trocken-Substanz des Kothes höher. (Ueber den Einfluss des Hungerns auf die Verdauung vergl. auch unter Stoffwechsel im Hungerzustande weiter unten.)

7. **Einfluss von Magenkrankheiten auf die Ausnutzung der Nahrung.**

Bei Magenkranken, bei denen es zu keinerlei Salzsäureabscheidung kommt und daher die Pepsinverdauung vollständig wegfällt, sucht man den Verfall des Körpers auf die mangelhafte Verdauung der Nahrung zurückzuführen. C. v. Noorden[1]) hat aber gezeigt, dass auch bei solchen Kranken die Ausnutzung der Nahrung und zwar sowohl des rohen, wie gekochten oder gebratenen Fleisches gerade so gut verläuft wie bei Gesunden; er fand im Mittel von 7 Fällen und 13 Einzelversuchen für eine aus Fleisch, Milch, Weissbrot, Zwieback etc. bestehende Nahrung:

In der täglichen Nahrung				Unausgenutzt im Koth ausgeschieden			Täglicher Stickstoff am Körper
Trocken-Substanz g	Stickstoff g	Fett g	Kohlen-hydrate g	Trocken-Substanz %	Stickstoff %	Fett %	g
367	16,6	89,4	158,8	7,6	7,3	6,2	+ 2,5

Die Ausnutzung der Nahrung ist hier völlig gleich mit der unter regelrechten Verhältnissen; die Salzsäure-Pepsinverdauung scheint daher für die Ausnutzung der Nahrung nicht unbedingt nothwendig zu sein; sie verläuft auch durch die alleinige Darmverdauung regelrecht; auch die Darmfäulniss (gemessen durch die Stoffwechselerzeugnisse im Harn) wird durch das Fehlen des salzsäurehaltigen Magensaftes nicht begünstigt. Wenn dennoch bei Magenkranken Körpergewicht und -kräfte stark und rasch abnehmen, so liegt das ausschliesslich an der verringerten Nahrungsaufnahme und der dadurch bedingten **Unterernährung**.

---

[1]) Zeitschr. f. klin. Medicin 17, Heft 1, 2 u. 6.

Mittlere Ausnutzungs-Koëfficienten der Nahrungsmittel.

Auf Grund der vorstehenden Versuche lassen sich folgende annähernde Ausnutzungs-Koëfficienten für die bis jetzt nach dieser Richtung untersuchten Nahrungsmittel aufstellen:

Nahrungsmittel	In Procenten der verzehrten Menge werden ausgenutzt				
	Trocken-Substanz	Stickstoff-Substanz	Fett	Kohlen-hydrate	Mineral-stoffe
I. Thierische Nahrungsmittel:					
1. Milch a) bei Kindern	96,0	95,5	97,0	99,0	60,0
b) „ Erwachsenen	94,5	93,5	95,0	99,0	50,0
2. Käse	92,0	95,0	90,0	98,0	60,0
3. Eier	95,0	97,0	95,0	—	80,0
4. Fleisch a) von Schlachtthieren	95,5	97,5	94,0	—	82,0
b) „ Fischen	95,0	97,0	91,0	—	77,5
5. Schlachtabgänge	90,0	89,0	92,0	—	70,0
6. Proteïnnährmittel aus Magermilch	—	96,0	—	—	—
7. Tropon (gemischtes)	—	86,5	—	—	—
8. Soson, aus Fleischrückständen	—	92,0	—	—	—
9. Fett a) Kuhbutter	—	—	97,0	—	—
b) Margarine	—	—	96,5	—	—
c) Schweineschmalz	—	—	96,0	—	—
d) Kunstspeisefett	—	—	95,5	—	—
II. Pflanzliche Nahrungsmittel:					
1. Weizenmehl bezw. Weizenbrot a) feines	95,0	81,0	75,0	98,5	60,0
b) mittelfeines	93,5	75,0	60,0	97,5	70,0
c) grobes	90,0	72,0	55,0	92,5	55,0
2. Roggenmehl bezw. Roggenbrot a) feines	93,0	73,0	—	95,8	50,0
b) mittelfeines	88,5	68,0	—	93,3	57,4
c) grobes	84,0	60,0	—	90,0	38,0
3. Reis	96,0	80,0	93,0	99,0	85,0
4. Maismehl	93,5	83,0	70,0	96,5	70,0
5. Hülsenfrüchte, Erbsen, Bohnen a) mit Schale	81,5	70,0	30,0	84,5	70,0
b) als Mehl	90,5	84,5	40,0	95,0	63,0
6. Kartoffeln	93,0	78,0	97,5	95,8	85,0
7. Gemüse	82,0	72,0	93,0	83,5	73,5
8. Pilze	80,0	70,0	—	—	—
9. Kakao	—	41,5	94,5	98,0	—
III. Gemischte Nahrung:					
1. Reichlich thierische Nahrungsmittel	95,0	91,0	95,0	97,0	—
2. Wenig thierische Nahrungsmittel	90,0	78,0	86,0	93,0	—
3. Mittlere Menge thierische Nahrungsmittel	94,0	85,0	92,0	95,0	—
4. desgl. mit Weizenbrot	95,0	88,0	92,0	96,0	—
5. desgl. mit Roggenbrot	91,0	82,0	92,0	93,0	—

Selbstverständlich gestalten sich diese Ausnutzungs-Koëfficienten je nach der Person wie nicht minder nach dem Vorwalten des einen oder anderen mehr oder weniger ausnutzbaren Nahrungsmittels in der Nahrung verschieden und von vorstehenden Zahlen abweichend; im allgemeinen aber und besonders bei der Berechnung für die Massenernährung wird man ohne grossen Fehler mit vorstehenden Durchschnittswerthen rechnen können.

Nach S. 204—206 erscheint es zwar nicht richtig, von mehr oder weniger verdaulichen Nahrungsmitteln zu sprechen, sondern soll richtiger zwischen mehr oder weniger kothliefernden Nahrungsmitteln unterschieden werden. Indess ist es für die praktische Ernährung gleichgültig, ob das, was im Koth ausgeschieden wird, von Körpersäften oder direkt von den betreffenden Nahrungsmitteln herrührt. Denn für die Praxis hat man unter „Ausnutzungs-Koëfficient" eines Nahrungsmittels die Werthmenge zu verstehen, welche dem Körper bei Genuss dieses Nahrungsmittels thatsächlich zugute kommt.

Uebergang der Nahrungsbestandtheile in das Blut.

Die durch die Verdauungssäfte in eine lösliche bezw. aufnahmefähige Form übergeführten Nahrungsbestandtheile können auf dem ganzen Verdauungswege[1]) in die Blutbahn übertreten; vorwiegend aber werden sie entweder durch die **Blutgefäss-Kapillaren** oder durch die **Chylusgefässe** der Darmzotten aufgesaugt und gelangen so direkt oder indirekt durch den Vermittelungs-Apparat der letzteren ins Blut.

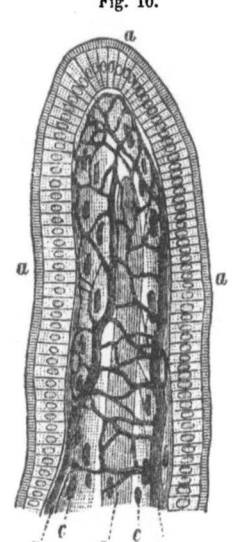

Fig. 10.

Längsschnitt einer Dünndarmzotte.
a. Cylinder-Epithel,
b. Blutgefässnetz,
c. Längslagen glatter Muskeln,
d. Chylusgefäss.

Die Oberfläche der Dünndarmschleimhaut ist nämlich mit zahlreichen, kleinen Zotten überzogen, die kegelförmig in die Schleimhaut hineinragen und dadurch Hervorstülpungen derselben bilden, welche der inneren Darmfläche ein sammetartiges Aussehen geben. Diese Zotten (Fig. 10) sind mit einem cylinderförmigen Epithel (a) überzogen, welches mit zahlreichen feinsten „Poren" oder nach Anderen mit „Stäbchen" durchsetzt ist. Im Inneren einer solchen Zotte befinden sich in sehr starker Verästelung das Blutgefässnetz (b) und die Saugadern des Chylusgefässes (d).

Die Bestandtheile des Nahrungsbreies im Dünndarm dringen nun entweder im gelösten oder emulgirten Zustande (Fett) durch die stark imbibitionsfähige Membran der Schleimhaut des Dünndarms und von da durch die Poren-Kanälchen oder Stäbchen des Cylinder-Epithels der Zotte zu den Blut- und Chylusgefässen. Ein Theil der Nahrungsbestandtheile wird von den Blutgefäss-Kapillaren aufgesaugt, ein anderer wandert weiter und geht in das Chylusgefäss über. Der aus dem Darm aufgesaugte Saft hat eine durch die Fetttröpfchen hervorgerufene emulsionsartige Beschaffenheit, welcher dem **Milchsaft** gleicht und daher „**Chylus**" genannt wird. Die diesen Saft aufnehmende Saugader heisst daher auch Chylusgefäss.

---

[1]) Dass die Aufnahme der Nahrungsbestandtheile auf dem ganzen Verdauungswege vor sich gehen kann, lässt sich auch daraus schliessen, dass manche heftige Gifte schon wirken, wenn sie nur auf die Zunge gebracht werden.

Die Salze, Alkohol und Gifte scheinen vorzugsweise durch die Blutgefäss-Kapillaren, das Fett fast ausschliesslich durch das Chylusgefäss aufgenommen zu werden. Sonst ist kein Bestandtheil des Darm-Inhaltes für die Aufnahme auf den einen oder anderen der beiden Wege angewiesen.

Der Uebergang der löslichen Nahrungsbestandtheile in die Blut- und Chylusgefässe erfolgt ohne Zweifel zum Theil nach den Gesetzen der Endosmose. Unter „Endosmose" verstehen wir den Vorgang, nach dem zwischen zwei durch eine Membran getrennten Flüssigkeiten ein fortwährender Austausch ihrer Bestandtheile statthat. Wird eine salzhaltige oder salzreiche Flüssigkeit durch eine Membran von einer salzfreien oder salzärmeren Flüssigkeit getrennt, so tritt die salzfreie oder salzärmere Flüssigkeit durch die Membran zu der salzreicheren und umgekehrt Salze der letzteren zu ersterer Flüssigkeit, bis Gleichgewicht im Gehalt eingetreten ist. Haben die beiden, durch eine Membran getrennten Flüssigkeiten einen gleichen Salzgehalt, so findet gar kein Ueberströmen nach der einen oder andern Seite statt. Nach diesen Gesetzen verläuft auch ohne Zweifel zum Theil die Nahrungs-Aufnahme durch die Blut- und Chylusgefässe. Das alkalisch reagirende Blut z. B. ist im Verhältniss zu dem sauren Darm-Inhalt eine salzreiche Flüssigkeit; es tritt daher der wasserreiche Nahrungssaft des Darmes durch die Schleimhaut und das Zotten-Epithel in das Blut der Blutgefäss-Kapillaren. Das fortwährend zu dem Blut überströmende Wasser wird durch den Harn-Apparat abgeschieden, so dass das Blut auf seinem regelrechten Wassergehalt verbleibt und stets eine im Vergleich zum Darm-Inhalt koncentrirte Flüssigkeit darstellt. Ausserdem befindet sich das Blut in den Gefäss-Kapillaren in fortwährender Strömung von und zu den Darmzotten. Enthält die Verdauungs-Flüssigkeit mehr Salze als das Blut, wie es z. B. nach Aufnahme salziger Abführmittel der Fall ist, so tritt umgekehrt Wasser aus der Blutbahn in den Verdauungs-Kanal; es entstehen breiige und wässerige Koth-Entleerungen (Durchfall).

Wie aber schon S. 194 gesagt ist, nimmt man jetzt auch an, dass die Aufsaugung der Nahrungsstoffe nicht allein durch einfache Filtration und Endosmose erfolgt, sondern dass auch Protoplasmazellen amöbenartig die Nahrungsstoffe in sich aufnehmen und in die Speisesaftgefässe überführen. Dieses gilt besonders für die Fettaufnahme. E. A. Schäfer[1]) findet, dass während der Aufnahme der Nahrung Lymphkörperchen in grosser Zahl aus dem Darm in die Speisesaft- oder Chylusgefässe wandern, im Speisesaft meistens zerfallen und aufgelöst werden; dieses ist auch der Fall nach Mahlzeiten, welche kein Fett enthalten. Es handelt sich also hier um eine allgemein mit der Aufnahme verbundene Erscheinung; die Ueberführung der Fetttheilchen in die Speisesaftgefässe ist nur eine Theilerscheinung dieser Funktion.

Im Gegensatz hierzu erklärt O. Cohnheim[2]) den Aufsaugungsvorgang als eine einfache Zellenthätigkeit der Darmwand. Sobald sich eine Flüssigkeit im Darmschlauch befindet, so wird durch Kräfte, die in der Darmwand ihren Sitz haben, die also dem Stoffwechsel der Zellen ihren Ursprung verdanken, ein Wasserstrom in die Blutbahn hervorgerufen. Dieser soll um so rascher erfolgen, je weniger die Flüssigkeit gelöst enthält. Sind Salze darin enthalten, welche leicht durch die Darmwand hindurchgehen, wie Ammonsalze, so erfolgt die Aufsaugung rasch; sind

---

[1]) Proceedings of the Royal Soc. **38**, 47.
[2]) Zeitschr. f. Biologie 1899, **38**, 419; 1900, **39**, 167.

dagegen Salze in Lösung, die schwer diffundiren, und schwer oder nicht in die Zellen einzudringen vermögen, so setzen diese, entsprechend ihrem wasseranziehendem Vermögen, dem Flüssigkeitsstrome ein Hinderniss entgegen; sie halten, da sie selbst nicht oder doch nicht so rasch mitaufgesaugt werden können, ihr Lösungswasser fest. Die Aufsaugungsgeschwindigkeit steht, wie R. Höber[1]) gefunden hat, zu der Diffusionsfähigkeit bis zu einem gewissen Grade im Verhältniss. Nach Weinland[2]) werden Milchzuckerlösungen im Darm nur langsam aufgesaugt; das beruht nach Cohnheim nicht auf einer mangelhaften Diffusionsfähigkeit, sondern auf der Unverwerthbarkeit des Milchzuckers für die Zellen erwachsener Thiere; mit der Nichtaufsaugung des Milchzuckers hört auch der Wasseraufsaugungsvorgang auf. Auf diese Weise lässt sich auch, wie Cohnheim meint, die beobachtete Erscheinung erklären, dass bei der Aufsaugung von Proteïnlösungen das Wasser vorweg aufgesaugt wird, während das Proteïn, welches nur ein geringes wasseranziehendes Vermögen besitzt, ungelöst zurückbleibt. Hiermit würde auch die Beobachtung im Einklang stehen, dass durch Reizmittel, welche die Zellenthätigkeit anregen, auch das Aufsaugungsvermögen gehoben wird. So wird nach v. Scanzoni[3]) im Magen wie Darm die Aufsaugung des Traubenzuckers, der zunächst in den Stoffwechsel der Zellen garnicht eintritt und sich wie die Salze verhält, nach E. Farnsteiner[4]) die Aufsaugung des Peptons durch Zusatz von ätherischen Oelen, Senföl, Gewürzen, Alkohol etc. gefördert.

Immerhin dürfte auch durch die Annahme Cohnheim's der Aufsaugungsvorgang im Darm nicht genügend erklärt werden.

C. Voit hat zu prüfen gesucht, welche Nahrungsmittel rascher in die Säfte aufgenommen werden, welche also, wie man sich gewöhnlich auszudrücken pflegt, leichter oder schwerer verdaulich sind; er glaubte in der Grösse der stündlichen Proteïnzersetzung nach Aufnahme irgend eines proteïnhaltigen Nahrungsmittels einen Maassstab dafür zu gewinnen. Allein es hat sich herausgestellt, dass die Grösse der Proteïnzersetzung bei den verschiedensten Nahrungsmitteln nach Aufnahme derselben ziemlich gleich ist. „Beim gesunden Menschen, sagt C. Voit, ist es in Beziehung der Aufsaugungsgeschwindigkeit ziemlich gleichgültig, in welchen Nahrungsmitteln sich das Proteïn befindet; ein gesunder Darm erträgt alles; erst bei Kranken und Schwachen wird sich ein Unterschied herausstellen, der sich aber nur schwer durch Versuche feststellen lassen wird."

Die von den Blutgefäss-Kapillaren aufgenommenen Nahrungsbestandtheile werden direkt zu Bestandtheilen des Blutes und gehen in dessen Plasma über; die durch die Chylusgefässe aufgenommenen Bestandtheile (der Chylus) erleiden erst durch besondere Drüsen-Organe (Lymphdrüsen) eine wesentliche Umänderung; der Chylus nimmt in diesen Drüsen zahlreiche farblose Kerne und kernhaltige Zellen, sog. Chyluskörperchen auf, welche die farblosen Blutkörperchen bilden.

Denn die Chylus-Bestandtheile ergiessen sich, nachdem sie sich mit denen der Lymph-Gefässe in 2 grossen Stämmen im Milchbrustgang gesammelt haben, in die rechte und linke Vena subclavia.

Das Lymphgefäss-System entsteht aus den Lücken bezw. den Saftkanälchen der Gewebe und führt Lymphe, die ähnlich zusammengesetzt ist wie das Blut-

---

[1]) Pflüger's Archiv f. d. ges. Physiologie 1899, 74, 246.
[2]) Zeitschr. f. Biologie 1899, 38, 16.
[3]) Ebendort 1896, 33, 463.
[4]) Ebendort 1896, 33, 475.

plasma bezw. wie der Chylus, der Inhalt des Chylus-Gefässsystemes, das in den Darmzotten entspringt. Chylus und Lymphe bilden den flüssigen Inhalt des Saugadersystemes, der vorzugsweise aus Plasma und Körperchen besteht.

Beide sind von schwach alkalischer Reaktion und gerinnen einige Zeit nach ihrer Entleerung aus dem Körper, d. h. sie trennen sich in einen die Körperchen umschliessenden Kuchen und eine Flüssigkeit (Serum).

Die Lymphe ist wasserreicher als der Chylus und enthält nur wenig Fett; sie enthält beim Menschen 94—97 % Wasser, 2—3 % Proteïn, 0,3—0,5 % Faserstoff, 0,3 % Extraktivstoffe (mit Zucker), 0—0,2 % Fett und 0,75—1,5 % Chlornatrium. Die Proteïnstoffe bestehen wie beim Chylus aus Albumin und fibrinbildenden Stoffen.

Der Chylus hat eine dem Blut sich mehr nähernde Zusammensetzung, nur ist er reicher an Wasser und Fett; an letzterem besonders nach Genuss einer fettreichen Nahrung.

Nachstehende Zahlen mögen den Unterschied der drei Flüssigkeiten im allgemeinen zeigen:

Körperflüssigkeiten	Wasser %	Albumin und sonstige Proteïnstoffe %	Faserstoff (Fibrin) %	Fett %	Extraktivstoffe %	Salze %
Blut	79,5	18,7	0,3	0,3	0,4	0,8
Lymphe . . .	95,5	2,6	0,4	0,1	0,4	1,0
Chylus	90,6	4,9	0,1	3,3	0,4	0,7

Die Zusammensetzung dieser drei Körperflüssigkeiten ist jedoch je nach der Nahrung sehr verschieden.

Kreislauf des Blutes.

Die auf den angegebenen zwei Wegen in das Blut übergegangenen Nahrungsbestandtheile werden den einzelnen Organen des Körpers zugeführt und gelangen so zu dem Ort ihrer Bestimmung. Das Blut nämlich durchströmt fortwährend und unaufhaltsam den ganzen Körper.

Den Mittelpunkt oder das Centralorgan dieser Strömungen bildet das Herz.

Dasselbe ist in 2 Hälften, in eine linke Seitenhälfte A (Fig. 11 S. 256) und eine rechte C getheilt; jede dieser Hälften zerfällt, durch ein Klappenventil von einander getrennt, in 2 Abtheilungen, die linke Hälfte in eine Vorkammer a und eine Herzkammer d, und die rechte Hälfte in die rechte Vorkammer (in der Figur nicht sichtbar) und die rechte Herzkammer y. Während die beiden Vorkammern durch Klappenventile c und x mit den Herzkammern in Verbindung stehen, sind die beiden Seitenhälften nicht mit einander in Verbindung.

Diejenigen Gefässe oder Adern, welche das Blut vom Herzen wegführen, nennt man Schlagadern oder Arterien B (h und f), die, welche es zum Herzen hinführen, Blutadern oder Venen D (q und t). Zwischen dem Arterien- und Venensysteme ist das Gefäss- oder Capillar-System E (F Pfortader und Bauch-Capillaren, n Haargefässnetz der Organe in der Bauchhöhle, p′ Haargefässnetz der Leber, p Lebervenen, o Venen der Organe in der Bauchhöhle, ó Pfortader, r Haargefässnetz des Kopfes, s Venen des Kopfes, k Arterien des Rumpfes und der Hinterglieder, m Venen derselben etc.) eingeschaltet. Dasselbe besteht aus sehr feinen und engen Gefässen. Diese vermitteln den Uebertritt des Arterien-Blutes in die Venen.

Das Blut wird durch Zusammenziehen und Verengen der Herzkammern in die Arterien (Aorta) gepresst; man nennt dieses die Systole. Die Diastole dagegen ist der Ruhezustand der Herzmuskulatur, sie entsteht durch Erschlaffung und Erweiterung der Herzmuskeln (z), in Folge dessen Blut in die Hohlräume des Herzens einströmt. Die Systole presst das in der linken Herzkammer befindliche Blut in die Arterien oder die Aorta, welche sich in der Nähe des 3. Rückenwirbels in die vordere (f) und hintere (h) Aorta theilt. Die vordere Aorta führt das Blut dem Kopf, Hals (g), den Vordergliedern und den unteren Theilen von Brust und Bauch zu; die hintere Aorta liefert das Blut für die Brustwand (k), den Bauch (i) und dessen Eingeweide, sowie für die unteren Glieder. Aus diesen beiden Haupt-Arterien-Aesten vertheilt sich das Blut durch kleinere Adern und Kapillaren netzförmig in die Organe und Gewebe, wo die Bestandtheile des Blutes durch Diffusion austreten. Die überflüssig gewordenen Bestandtheile des ausgeströmten Arterien-Blutsaftes werden von den Venen-Kapillaren aufgesaugt und strömen durch die vordere (t) und hintere Hohlvene (q) zur rechten Herzvorkammer. Aus dieser tritt das venöse Blut in die rechte Herzkammer (y) und von hier beginnt der Lungen-Kreislauf, indem das Blut durch die Lungenarterie (v) zur Lunge geht und sich in den Lungen-Kapillaren (G) verbreitet. Von der Lunge eilt dasselbe durch die Lungenvene (b) zur linken Vorkammer (a), geht von dieser in die linke Herzkammer (d) und beginnt so seinen Kreislauf von neuem.

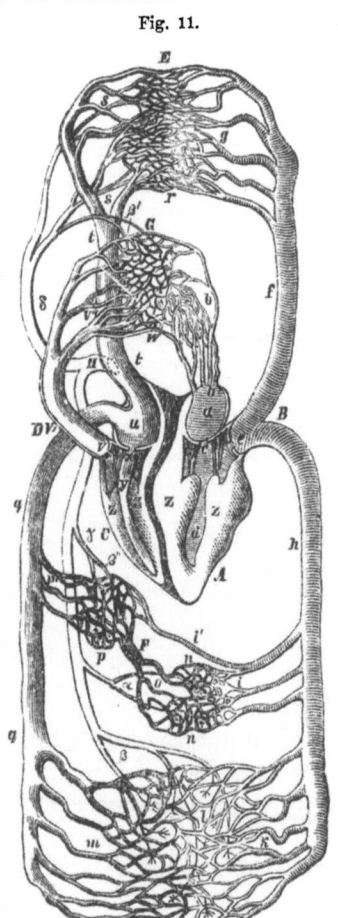

Fig. 11.

Blutkreislauf.

Das von den Lungen der linken Vorkammer zuströmende Blut ist hellroth und sauerstoffreich; indem es durch die Arterien-Ader und deren Kapillarnetze in die Organe und Gewebe übergeführt wird, verliert es mehr und mehr Sauerstoff und nimmt in Folge von Umsetzungen und Verbrennungen, wie wir gleich sehen werden, Kohlensäure auf; es wird dunkelroth. Das venöse und für die Lebensvorgänge unbrauchbar gewordene Blut wird in den Lungen wieder aufgefrischt, indem es seine schädliche Kohlensäure abgibt und wieder Sauerstoff aufnimmt.

Zwischen diesen 2 Hauptströmungen ist noch ein intermediärer Saftstrom, der bereits erwähnte Lymphstrom (α, β, γ, δ; α = Chylusgefässe, β = Lymphgefässe des Körperstammes, β' Lymphgefässe der Lunge, β'' der Leber, γ Lymphgefässstamm des Rumpfes, δ des Kopfes) eingeschaltet. Ein Theil der in die Gewebe austretenden Bestandtheile des Blutes geht nämlich in die Anfänge der Lymphgefässe über, welche einen Anhang des Venen-Systems bilden und gleichsam als Mittelglied zwischen Arterien- und Venensystem eingeschoben sind.

Die Lymphe wird, wie ich bereits auseinandergesetzt habe, aus gewissen Bestandtheilen des Blutes gebildet, um sich sodann als Ganzes wieder in das Blut zu ergiessen.

Das Blut und seine Bedeutung für die Lebensvorgänge.

Das Blut, welches bei Erwachsenen etwa $1/12 - 1/14$, bei Neugeborenen etwa $1/19$ des Körpergewichts ausmacht, ist der eigentliche Lebenssaft. Es führt den einzelnen Organen nicht nur alle Stoffe zu, welche zur Thätigkeit derselben und zum Aufbau bezw. Wachsthum nothwendig sind, sondern nimmt auch alle in den Organen unbrauchbar gewordenen Stoffe wieder auf, um sie den Ausscheidungsorganen (Lungen, Nieren und Haut) zuzuführen und durch diese zu entfernen. Es ist eine rothe, von Dinatriumphosphat (Na_2HPO_4) alkalisch[1]) reagirende Flüssigkeit, die ein spec. Gew. von 1,045—1,075 besitzt.

Das Blut besteht aus dem **Plasma** (der gelbgefärbten Flüssigkeit) und den rothen **Blutkörperchen**, welche in dem Plasma in der Schwebe gehalten werden (gleichsam schwimmen).

Ausserhalb des Körpers gerinnt das Blut mehr oder weniger schnell; es setzt sich der **Blutkuchen** (Cruor) ab, der umgeben wird von einer gelben Flüssigkeit, dem **Blutwasser** oder **Blutserum**.

Durch rasches Abkühlen des aus dem Körper ausfliessenden Blutes und durch andere Mittel kann man die Gerinnung vermeiden und das Blut mehrere Tage flüssig erhalten; hierbei trennt es sich in eine obere, bernsteingelbe Flüssigkeit, das Plasma, und in eine untere rothe, wesentlich aus Blutkörperchen bestehende Schicht. Auch durch Schlagen oder Peitschen des aus dem Körper entleerten Blutes mit einem Stabe lässt sich das Gerinnen aufheben; an dem Stab setzt sich dann ein **Faserstoff, das Fibrin,** ab, man erhält **geschlagenes oder defibrinirtes Blut.** Da letzteres denselben mikroskopischen Anblick bezüglich der Blutkörperchen wie das ungeronnene Blut zeigt, in dem geronnenen Blut aber die Blutkörperchen in eine farblose, faserige Hülle, den Faserstoff, eingehüllt sind, so beruht die Gerinnung des Blutes auf der **Ausscheidung des Faserstoffes**; er reisst bei der Zusammenziehung des Gerinnsels die Blutkörperchen mit nieder und bildet mit ihnen den Blutkuchen; beim Schlagen dagegen sammelt sich der Faserstoff (das Gerinnsel) für sich an dem verwendeten Stabe, während die Blutkörperchen für sich in der Schwebe bleiben. Dass der Faserstoff, das Fibrin, in dem Blutplasma und nicht in den Blutkörperchen vorhanden ist, folgt daraus, dass man durch Peitschen des in obiger Weise — durch Vermeidung des Gerinnens — erhaltenen Plasmas ebenfalls Faserstoff an dem Stabe erhält.

Plasma und Serum des Blutes sind daher verschieden; das Serum ist Plasma ohne Fibrin. Der Vorgang wird durch nachstehende übersichtliche Darstellung klar:

---

[1]) Die alkalische Reaktion lässt sich auf einem durch Lackmus rothgefärbten Gypsstein zeigen.

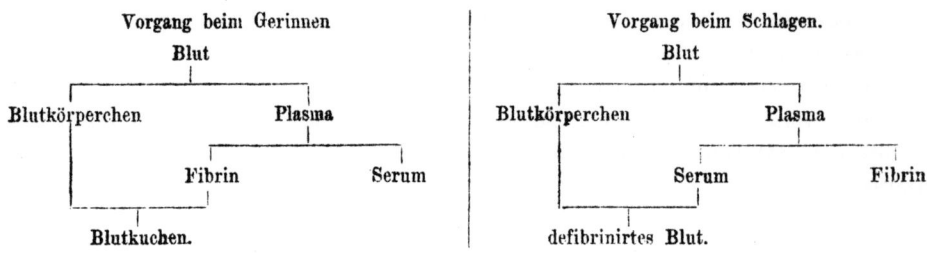

Für den Unterschied in der chemischen Zusammensetzung des ganzen Blutes und seiner Mischbestandtheile mögen folgende Analysen für Pferdeblut (vergl. Bd. I. S. 36) dienen:

Blutbestandtheile	Wasser %	Hämoglobin %	Sonstige Proteïnstoffe %	Faserstoff %	Fett %	Zucker %	Lecithin %	Cholesterin %	Salze im Ganzen %	Kali %	Natron %	Phosphorsäure %	Chlor %
1. Ganzes Blut	76,22	15,30	6,08	0,65	0,35	0,07	0,39	0,04	1,00	0,21	0,23	0,11	0,25
2. Blutkörperchen (48,5 %)	61,05	31,55	5,50	—	Spur	—	0,45	0,05	0,95	0,41	—	0,22	0,12
3. Blutplasma (61,5 %) .	90,85	—	7,07	0,81	0,12	0,13	0,17	0,04	0,81	0,03	0,44	0,02	0,37
4. Blutserum (60,8 %) . .	91,07	—	6,60	—	0,12	0,13	0,17	0,04	0,81	0,03	0,44	0,02	0,37

In den sonstigen Proteïnstoffen des Pferdeblutplasmas fand O. Hammarsten 3,84 % Globulin und 2,46 % Serumalbumin.

Die Zusammensetzung des Blutes ist je nach Art der Thiere wie der Ernährung nicht unerheblichen Schwankungen unterworfen (vergl. Bd. I. S. 34—37); ich begnüge mich mit der Aufführung der vorstehenden Zahlen über die Zusammensetzung der Mischbestandtheile des Pferdeblutes, weil von diesem Analysen sämmtlicher Mischbestandtheile vorliegen und den Unterschied in der Zusammensetzung der letzteren genügend zum Ausdruck bringen.

Gehen wir jetzt noch näher auf die Mischbestandtheile des Blutes ein, so bilden:

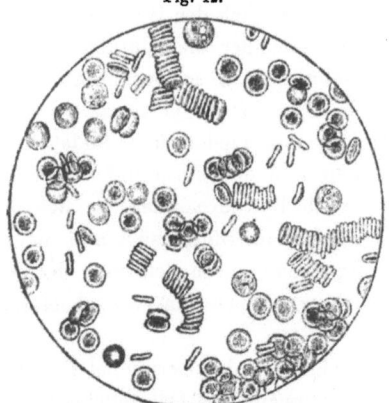

Fig. 12.

Normale, menschliche Blutkörperchen aus geschlagenem Aderlassblut.

1. Die rothen Blutkörperchen den wichtigsten Bestandtheil des Blutes.

Sie besitzen weder Hülle noch Kern, sondern bestehen aus einer gleichartigen Masse, die 1. aus einer Gerüstsubstanz, einem äusserst blassen, durchsichtigen, weichen Protoplasma (dem Stroma) und 2. dem rothen Blutfarbstoff, dem Hämoglobin, welches das Stroma durchtränkt, gebildet wird.

Stroma und Blutfarbstoff verhalten sich ähnlich wie Waschschwamm und von diesem aufgesogene Flüssigkeit. Die Blutkörperchen haben etwa $1/130$ mm Durchmesser; 1 cbmm Menschenblut enthält nahezu 5 Millionen Blutkörperchen. Man nimmt an, dass dieselben in der embryonalen Zeit aus gefässbildenden Zellen, d. h. aus cylindrischen, langen, mit

Protoplasmaspitzen versehenen, stark lichtbrechenden, zelligen Elementen entstehen, indem sie sich hier im Protoplasma der gefässbildenden Zellen entwickeln, wie die Chlorophyll- oder Stärkekörner im Protoplasma der Pflanzenzellen. In der späteren Lebenszeit bilden sie sich nach Ansicht der meisten Physiologen aus besonderen, gekernten Zellen. Die gebildeten Blutkörperchen gehen innerhalb einer nicht zu langen Frist wieder zu Grunde und scheint dieses in der Leber und Milz der Fall zu sein.

a) **Der Blutfarbstoff (das Hämoglobin).** Derselbe kommt wahrscheinlich nicht frei in den rothen Blutkörperchen vor, sondern ist an eine andere Substanz gebunden. Er lässt sich jedoch durch Gefrieren, Wiederaufthauen, Schütteln mit Aether etc. frei gewinnen; er krystallisirt dann in den nebenstehenden rhombischen Tafeln oder Prismen, die doppelbrechend und pleochromatisch sind.

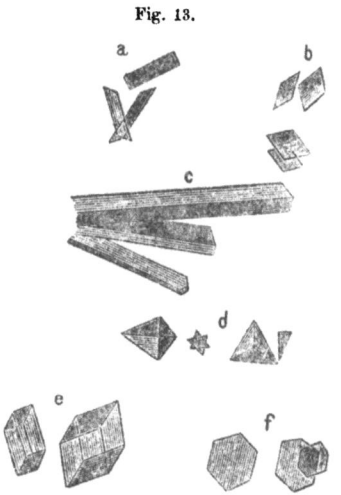

Fig. 13.

Hämoglobin-Krystalle: a b. aus Menschenblut; — c. von der Katze; — d. vom Meerschweinchen; — e. vom Hamster; — f. vom Eichhörnchen.

Das Hämoglobin gehört nach S. 37 zu den Proteïden. Ueber seine Zusammensetzung und Beziehungen zum Oxyhämoglobin, Methämoglobin, Hämatin und Hämin vergl. ebenfalls S. 37. 1 g Hämoglobin (von Rindern) nimmt nach Hüfner 1,34 ccm Sauerstoff auf, der in den Geweben abgegeben wird. An seine Stelle tritt dann Kohlensäure, mit welcher das Hämoglobin ebenfalls eine lockere Verbindung (auf je 1 g Hämoglobin 1,5, 3,0 und 6,0 ccm CO_2) eingeht.

Kohlenoxyd verdrängt (1 Vol. zu 1 Vol. oder 1 g Blut nehmen 1,34 ccm CO auf) leicht den Sauerstoff aus seiner Verbindung mit Hämoglobin und bewirkt schliesslich — wie bei der Kohlenoxydgasvergiftung — den Tod. Auch mit Stickstoffoxyd geht das Hämoglobin eine Verbindung ein, welche wie die mit Sauerstoff und Kohlenoxyd dem gasfreien Hämoglobin isomorph ist.

Mit dem Gehalt des Blutes an Hämoglobin nimmt die Stärke der rothen Färbung zu. Der Gehalt an demselben ist bei den einzelnen Individuen sehr verschieden. Das Blut des ausgewachsenen Körpers enthält mehr Hämoglobin, als das des jungen; Fleischfresserblut ist reicher an demselben, als das Blut der Pflanzenfresser. Auch pflegt das Blut der Männer durchweg mehr Hämoglobin bezw. Blutkörperchen zu enthalten, als das Blut der Frauen; so fanden Becquerel, Rodier und Schmidt im Mittel:

Blut von	Wasser	Blutkörperchen	Proteïnstoffe	Faserstoff	Salze
Männern	78,43 %	15,22 %	5,47 %	0,31 %	0,73 %
Frauen	80,78 „	12,59 „	5,78 „	0,21 „	0,80 „

Jac. G. Otto bestimmte die Anzahl der Blutkörperchen und den Gehalt des Blutes an Hämoglobin bei Menschen im Alter von 15—35 Jahren im Mittel wie folgt:

17*

	Männliches Geschlecht		Weibliches Geschlecht	
	Rothe Blutkörperchen für 1 cbmm in Millionen	Hämoglobin für 100 ccm in Gramm	Rothe Blutkörperchen für 1 cbmm in Millionen	Hämoglobin für 100 ccm in Gramm
Höchstbetrag . .	5,3528	15,30	4,9966	14,46
Niedrigstbetrag .	4,7552	13,56	3,7573	11,58
Mittel	4,9988	14,57	4,5847	13,27

Dass die Anzahl der Blutkörperchen und der Gehalt an Hämoglobin beim männlichen Geschlecht grösser ist als beim weiblichen, ist ein für die Säugethiere allgemein gültiges Gesetz.

v. Subbotin zeigte ferner, dass das Blut nach reichlicher Proteïnnahrung einen höheren Gehalt an Hämoglobin aufweist, als nach proteïnarmer Nahrung.

b) Das Stroma. Die übrigen Bestandtheile der Blutkörperchen, die von dem Blutfarbstoff durchdrungen sind, bestehen aus einem durch Kohlensäure fällbaren, durch Luftzutritt sich wieder lösenden Proteïnstoff, einem Globulin, einem fibrinähnlichen Proteïnstoff und Nukleïn in den kernhaltigen Körperchen; ferner enthält das Stroma Cholesterin, Lecithin und Salze (Kali- und Phosphorsäure-Verbindungen).

Neben den rothen Blutkörperchen enthält das Blut auch regelmässig farblose Blutkörperchen (auch Lymphoïdzellen und Leukocyten genannt). Es sind kugelige Klümpchen eines klebrigen, bewegungsfähigen, hüllenlosen Protoplasmas, in welchem nach Zusatz von Wasser oder Essigsäure 1—4 Kerne zu sehen sind. Sie gleichen den Zellen der Lymphe, von denen sie auch grösstentheils herstammen. Auf 3500—5000 rothe Blutkörperchen kommt je ein farbloses.

Die Bestandtheile der farblosen Blutkörperchen sind noch fast unbekannt, vermuthlich sind es bis auf den Farbstoff dieselben wie in den rothen Körperchen.

Noch weniger erforscht sind die sog. Blutplättchen (Hämatoblasten), feine Körnchen oder spindelförmige Gebilde, die nach Kossel aus Proteïn und Nukleïn bestehen sollen.

2. Das Blutplasma. Das Plasma, in welchem die Blutkörperchen schwimmen, lässt sich durch Niederschlagen der Körperchen in abgekühltem Blut etc. gewinnen und bildet eine dicke klebrige Flüssigkeit von alkalischer Reaktion. Als eigenartigen Bestandtheil enthält das Plasma das Fibrinogen, welches sich beim Austritt des Blutes aus dem Körper unter dem Einfluss eines Fermentes als faserige Masse abscheidet und das Fibrin bildet (vergl. S. 27). Der Faserstoff (Fibrin) ist sehr locker und nimmt einen grossen Raumumfang ein, die wirkliche Menge desselben macht nur 0,2—0,4 % des Blutes aus. Das Blut der einzelnen Thiere gerinnt beim Austritt aus dem Körper verschieden schnell, das der Vögel fast augenblicklich, das von Säugethieren langsamer (nach 5—13 Min.), vom Menschen nach 1—6 Min. In Folge der Blutgerinnung verstopfen sich kleine Schnitt- bezw. Verletzungswunden von selbst.

Die Gerinnung wird durch Wärme und Berührung mit rauhen Flächen beschleunigt, dagegen ausser durch Kälte durch Luftleere, Zusatz von Alkalien bezw. alkalisch reagirenden Salzen verhindert.

Das Fibrinogen soll aus einer Globulinart bestehen, welche durch das Fibrinferment, das sog. „Thrombin", in einen unlöslichen Proteïnstoff, das Fibrin, und eine lösliche Proteïnsubstanz gespalten werden soll. Das Wesen der Blutgerinnung ist noch nicht aufgeklärt. Das Ferment Thrombin wird von Pekelharing für ein Nukleoproteïn gehalten.

Die sonstigen Bestandtheile des Blutplasmas sind dieselben wie die des Blutserums.

3. Das Blutserum. Die von dem Blutkuchen (Blutkörperchen und Faserstoff) abgepresste Flüssigkeit heisst Blutserum. Plasma und Serum haben daher nach Abzug der Faserstoffbildner eine gleiche Zusammensetzung. Das Blutserum bildet eine röthlich gelbe klebrige Flüssigkeit, welche stärker alkalisch reagirt als das Plasma.

Die neben Fibrinogen im Plasma vorhandenen und im Serum verbleibenden Proteïnstoffe sind das Serum-Albumin, welches 3—4 %, und das Serum-Globulin, welches 2—4 % des Serums ausmacht; beide sind als freie koagulirbare Proteïnstoffe vorhanden; ihre Löslichkeit wird durch den Salzgehalt des Blutes begünstigt; das Albumin ist zum Theil als Kali- oder Natronalbuminat vorhanden.

Aus beiden Proteïnstoffen bilden sich wesentlich die Organe und Gewebe des Körpers. Ueber die Eigenschaften und Zusammensetzung vergl. S. 25 u. S. 27.

Als sonstige Stickstoffverbindungen sind im Blutserum nachgewiesen: Harnstoff, Harnsäure, Hippursäure, Kreatin, Karbaminsäure, unter pathologischen Verhältnissen auch Xanthinkörper, Tyrosin, Leucin und Gallenbestandtheile. Regelmässig kommt im Serum ein gelber Farbstoff vor, welcher zu der Gruppe der Luteïne zu gehören scheint.

Das Fett (0,1—0,7 %) ist ohne Zweifel zum grössten Theil als fein emulgirtes Neutralfett, zum Theil auch in Form von Seifen vorhanden; das Cholesterin soll zum Theil als Fettsäureester vorkommen; über die vorhandene Menge, wie die des Lecithins vergl. S. 104 u. 86.

Von den Kohlenhydraten ist stets die d-Glukose oder Traubenzucker (zu 0,15—0,25 %) neben einer anderen reducirenden und gährungsfähigen Zuckerart vorhanden, welche dem Jekorin nahe verwandt sein soll.

Von stickstofffreien Säuren sind gefunden: Milch-, Ameisen-, Essig- und Kapronsäure.

Auch sind im Blutplasma verschiedene Enzyme: Diastase (Maltase), Glukase, ein glukolytisches (Zucker zerlegendes) und lipolytisches (Fett spaltendes) Enzym nachgewiesen.

Für die Mineralstoffe (Salze) des Serums des Menschenblutes giebt Hoppe-Seyler folgende Zahlen an:

Natriumchlorid	4,92 ‰	Natriumphosphat	0,15 ‰
Natriumsulfat	0,44 „	Calciumphosphat	0,73 „
Natriumkarbonat	0,21 „	Magnesiumphosphat	

Fleischkost steigert den Salzgehalt des Blutes, Pflanzenkost vermindert denselben vorübergehend.

Die anorganischen Bestandtheile des Blutes befördern einerseits die Löslichkeit mancher Bestandtheile, andererseits die Zersetzungsvorgänge; dieses gilt besonders für die Alkali-Phosphate und Karbonate, welche dem Blut die alkalische Reaktion ertheilen.

Als Gase kommen im Blut vor: Sauerstoff, Kohlensäure und Stickstoff neben Spuren von Argon. Der Stickstoff ist immer nur in einer sehr geringen Menge zu etwa 1,8 Vol.-Proc. im einfach absorbirten Zustande vorhanden und nimmt an den Zersetzungsvorgängen in den Geweben keinen Antheil.

Der Sauerstoff dagegen ist zum grössten Theil vom Hämoglobin[1]) locker gebunden und für die Zersetzungen massgebend; nur ein kleiner Theil, etwa 0,26 %, findet sich im Plasma oder Serum absorbirt vor.

Die Kohlensäure ist zu etwa $1/3$ von den Blutkörperchen locker gebunden, zu $2/3$ im Plasma oder Serum entweder einfach absorbirt oder locker chemisch oder fest chemisch gebunden. Die Bindung in den Blutkörperchen sowohl wie im Plasma bezw. Serum wird ohne Zweifel durch die vorhandenen Alkalisalze bedingt und findet sich ein Theil der Kohlensäure im Blutserum ohne Zweifel als Alkalibikarbonat.

Die Alkalisalze des Blutes (auch des venösen) sind aber bei weitem nicht mit Kohlensäure gesättigt; das Blut kann 3—4-mal so viel Kohlensäure aufnehmen, als es durchweg enthält. Das Leben kann nach P. Bert nur unterhalten werden, so lange die Kohlensäure sich im locker gebundenen Zustande befindet. Sind die Alkalien gesättigt und ist ein Theil der Kohlensäure im Blut bloss gelöst, so tritt rasch der Tod ein.

Die Menge Sauerstoff und Kohlensäure im arteriellen und venösen Blut ist verschieden.

Das arterielle Blut ist reicher an Sauerstoff und ärmer an Kohlensäure als das venöse Blut; so fanden Ed. Matthieu und V. Urbain für 100 ccm Blut:

	Arterielles Blut	Venöses Blut
Sauerstoff	17,25 ccm	9,90 ccm
Kohlensäure	42,75 „	54,75 „

Bei Arbeit vermehrt sich der Sauerstoff im arteriellen Blut, während er im venösen Blut abnimmt, z. B.:

	Muskelarbeit		Ruhe	
	Arterielles Blut	Venöses Blut	Arterielles Blut	Venöses Blut
Sauerstoff	23,63	12,56	22,19	15,77 ccm
Kohlensäure	40,98	43,65	49,27	58,49 ccm

Das entgaste Blut bezw. das Blut erstickter Thiere ist lackfarben bezw. ganz schwarz; es enthält nur mehr wenig Sauerstoff (etwa 1,0 Vol.-%), dagegen reichlich Kohlensäure. Das Blut enthält kein Ozon, dagegen wirkt es als Ozonüberträger.

Schüttelt man Terpentinöl mit frisch bereiteter Guajaktinktur, so färbt sich letztere nicht; setzt man dann aber einen Tropfen Blut zu, so färbt sich die Lösung blau (vergl. S. 56).

Aus Wasserstoffsuperoxyd macht Blut Sauerstoff frei.

Dem Blut fällt nach vorstehenden Ausführungen die zweifache Aufgabe zu:
  1. Den inneren Organen Bau- und Zersetzungsstoffe, sowie Luft bezw. Sauerstoff zuzuführen;

---

[1]) Die Menge des im Blut vorhandenen Sauerstoffs steigt und fällt mit dem Gehalt an Hämoglobin oder auch, wie Pacard nachgewiesen hat, mit dem Gehalt an Eisen.

2. Die Oxydations- und Zersetzungsstoffe aus den Geweben wieder aufzunehmen und den Ausscheidungsorganen (Lungen, Haut und Nieren) zuzuführen.

Zersetzungsvorgänge in den Geweben.

Früher verlegte man die hauptsächlichsten Zersetzungsvorgänge in das Blut. Dieses hat sich aber als irrig erwiesen, da sich in dem Blut (Arterienblut), welches den Geweben die Bau- und zu zersetzenden Stoffe zuführt, nicht die zersetzten Stoffe nachweisen lassen.

Chylus, Lymphe, Blut müssen nur als die Fahrflüssigkeiten der zu zersetzenden und zersetzten Stoffe angesehen werden; die Zersetzungsvorgänge selbst verlaufen in den Geweben.

Die im Blut gelösten oder schwebenden Stoffe (also Proteïnstoffe, Fett, Zucker, Salze und Sauerstoff) diffundiren durch die feinen Blutgefäss-Kapillaren zu den Gewebs-Flüssigkeiten, und hier unterliegen dieselben allerlei Umwandlungen und Zersetzungen.

Die Proteïnstoffe zerfallen nach und nach in niedriger organisirte Stickstoffverbindungen, als deren Enderzeugnisse Harnstoff und Harnsäure[1] zu bezeichnen sind. Nur ein ganz kleiner Theil verfällt einer weiteren Zersetzung zu Ammoniak. Die vielfach (so von Nowack und Seegen) aufgestellte Behauptung, dass bei diesem Vorgange sich auch freier Stickstoff abspaltet, ist nach mehreren Untersuchungen anderer Forscher (so von Bischof und C. Voit, M. Märcker und E. Schulze und H. Leo) mehr als unwahrscheinlich.

Wie die Umsetzung der Proteïnstoffe, die uns in ihrer Konstitution (vergl. S. 17) noch wenig bekannt sind, verläuft, darüber hat man noch keine klare Vorstellung gewonnen.

Die Versuche, aus den Proteïnstoffen durch Oxydationsmittel direkt Harnstoff zu gewinnen, ist jetzt (vergl. S. 78) zwar gelungen; indess wird die Entstehung des Harnstoffs aus den Proteïnstoffen im Körper noch auf andere Weise zu erklären versucht.

1. Man pflegt die Harnsäure wohl als Vorbildungsstufe des Harnstoffs anzusehen, indem sie durch Sauerstoff unter Aufnahme von Wasser nach der Gleichung:

$$\underset{\text{Harnsäure}}{C_5H_4O_3N_4} + O + H_2O = \underset{\text{Alloxan}}{C_4H_2N_2O_4} + \underset{\text{Harnstoff}}{CO(NH_2)_2}$$

zerfällt (vergl. S. 65). Ihre Menge tritt aber im Harn gegen den Harnstoff zurück. Auf 1 Theil Harnsäure kommen etwa 50 Theile Harnstoff im Harn.

2. Da in den Muskeln und Drüsen eine grössere oder geringere Menge von Körpern auftreten, welche mit der Harnsäure in naher Verbindung stehen, so bezeichnet man auch diese wohl als die Uebergangsstufen der Proteïnstoffe zum Harnstoff. Als solche werden genannt Guanin, Sarkin und Xanthin.

Das Guanin kommt im Pankreas und in der Leber vor; es lässt sich durch salpetrige Säure in Xanthin überführen nach der Gleichung:

$$\underset{\text{Guanin}}{C_5H_5N_5O} + NO_2H = \underset{\text{Xanthin}}{C_5H_4N_4O_2} + H_2O + N_2;$$

---

[1] Statt der Harnsäure tritt bei den Pflanzenfressern Hippursäure auf; im Menschenharn kommt diese nur in geringer Menge vor.

durch Oxydationsmittel zerfällt das Guanin in Guanidin und Oxalylharnstoff; das Guanidin giebt aber mit Alkalien (Baryt) Ammoniak und Harnstoff:

$$NH_2 \cdot C(NH) \cdot NH_2 + H_2O = CO(NH_2)_2 + NH_3.$$
$$\text{Guanidin}$$

Zwischen Sarkin, Xanthin und Harnsäure bestehen folgende einfachen Beziehungen:

$$\text{Sarkin (oder Hypoxanthin)} = C_5H_4N_4O$$
$$\text{Xanthin} \ldots \ldots = C_5H_4N_4O_2$$
$$\text{Harnsäure} \ldots \ldots = C_5H_4N_4O_3$$

Thatsächlich können diese Verbindungen auch auf künstlichem Wege ausserhalb des Organismus durch Reagentien in einander übergeführt werden.

Zu dieser Gruppe von Körpern gehören auch das **Kreatin** ($C_4H_9N_3O_2$) und **Kreatinin** ($C_4H_7N_3O$), welche Basen in den Muskeln und zuweilen auch im Harn vorkommen.' Das Kreatin lässt sich leicht in Kreatinin umwandeln und zerfällt durch Einwirkung von Alkalien unter Aufnahme von Wasser in Sarkosin und Harnstoff (vergl. S. 68).

Diese Basen pflegen zwar nicht in grösserer Menge im Thierkörper aufzutreten, indess bildet sich nach S. 17 u. 69 bei der Spaltung der Proteïnstoffe eine andere Gruppe von Basen, die **Hexonbasen: Lysin** $C_6H_{14}N_2O_2$, **Lysatin** $C_6H_{13}N_3O_2$, **Lysatinin** $C_6H_{11}N_3O_2$, **Arginin** $C_6H_{14}N_4O_2$ und **Histidin** $C_6H_9N_3O_2$, von denen einerseits Lysatin und Lysatinin dem Kreatin und Kreatinin homolog sind:

$$C_6H_{13}N_3O_2 = (C_4H_9N_3O_2 + 2\,CH_2)$$
$$\text{Lysatin} \quad\quad \text{Kreatin}$$

$$C_6H_{11}N_3O_2 = (C_4H_7N_3O_2 + 2\,CH_2).$$
$$\text{Lysatinin} \quad\quad \text{Kreatinin}$$

Andererseits ist von dem Lysin und Arginin bereits nachgewiesen, dass sie mit Baryumhydroxyd erwärmt, ähnlich wie Kreatin, Harnstoff liefern (vergl. S. 71). Auch haben Gulowitsch und Jochelson[1]) das Arginin als einen regelmässigen Bestandtheil der Ochsenmilz nachgewiesen, so dass ein Theil des aus dem Thierkörper sich ausscheidenden Harnstoffs von den hydrolytischen Spaltungserzeugnissen der Proteïnstoffe herrühren kann.

3. Bei der Zersetzung der Proteïnstoffe ausserhalb des Thierkörpers, sowie bei der Fäulniss, ferner bei der Einwirkung von Alkalien und Säuren auf dieselben entstehen nach S. 17 u. 73 eine Reihe von **Amido-Verbindungen** (Leucin, Tyrosin, Glykokoll, Asparaginsäure, Asparagin, Glutaminsäure etc.), die man auch unter den Verdauungserzeugnissen des Pankreas aufgefunden hat und die man daher ebenfalls als Vorstufen des Harnstoffs betrachtet, zumal nach Einführung derselben in den Körper im Harn eine vermehrte Harnstoffmenge auftritt.

Die Verbindungen sind folgende:

$$\text{Glykokoll} = \text{Amidoessigsäure} = CH_2(NH_2) \cdot COOH$$
$$\text{Leucin} = \text{Amidokapronsäure} = C_5H_{10}(NH_2) \cdot COOH$$
$$\text{Asparaginsäure} = \text{Amidobernsteinsäure} = CH_2 \cdot CH \cdot (NH_2) \begin{cases} COOH \\ COOH \end{cases}$$
$$\text{Tyrosin} = \text{p-Oxyphenylamidopropionsäure} = OH \cdot C_6H_4 \cdot C_2H_3(NH_2)COOH.$$

Da diese Körper nicht direkt in Harnstoff übergehen können, weil sie nur 1 Atom Stickstoff enthalten, so vermuthet man (Schultzen), dass Glieder der Karbaminsäure-Gruppe weitere Zwischenstufen zwischen diesen Amidosäuren und

---

[1]) Zeitschr. f. physiol. Chemie 1900, **30**, 533.

dem Harnstoff bilden. In der That hat E. Drechsel[1]) bei der Oxydation von Glykokoll, Tyrosin und Leucin in alkalischer Lösung Karbaminsäure und Oxaminsäure erhalten. Die Karbaminsäure ($HO \cdot CO \cdot NH_2$) steht aber in naher Beziehung zum Harnstoff ($NH_2 \cdot CO \cdot NH_2$); sie geht unter Zutritt von Ammoniak einfach in Harnstoff über nach der Gleichung:

$$HO \cdot CO \cdot NH_2 + NH_3 = NH_2 \cdot CO \cdot NH_2 + H_2O.$$

Da nun Drechsel auch im Blut des Hundes und im Harn von Pferden und Menschen Karbaminsäure als karbaminsaures Salz gefunden und ausserdem[2]) nachgewiesen hat, dass das karbaminsaure Ammon auf elektrolytischem Wege durch abwechselnde Oxydation und Reduktion in Harnstoff umgewandelt werden kann, so denkt er sich den Vorgang der Harnstoff-Bildung wie folgt: Das Proteïn zerfällt in Leucin, Tyrosin etc., diese werden oxydirt und bilden karbaminsaures Natrium; letzteres zersetzt sich — vielleicht unter dem Einflusse eines Fermentes — unter Mitwirkung von 2 Molekülen Natron in Harnstoff und kohlensaures Natrium.

E. Salkowski hat die Karbaminsäure im Blut indirekt noch dadurch nachgewiesen, dass er zeigte, dass Taurin nach Verfütterung im Organismus in Taurokarbaminsäure übergeht, nach der Gleichung:

$$\underset{\text{Karbaminsäure}}{HO \cdot CO \cdot NH_2} + \underset{\text{Taurin}}{NH_2 \cdot C_2H_4 \cdot SO_2OH} = \underset{\text{Taurokarbaminsäure.}}{NH_2 \cdot CO \cdot NHCH_4 \cdot SO_2OH} + H_2O$$

Hierdurch war das Vorkommen von Karbaminsäure im Organismus dargethan, da das Taurin sich nur mit bereits vorhandener Karbaminsäure in obiger Weise verbinden kann. An die Stelle des Taurins braucht aber nur Ammoniak zu treten, um, wie wir gesehen haben, Harnstoff zu erhalten. Thatsächlich bewirkt auch Einnahme von Ammoniak Bildung von Harnstoff im Thierkörper.

4. Nach Ansicht Anderer soll hierbei die Cyansäure betheiligt sein; dieselbe zerfällt bei Gegenwart von Ammoniak ebenfalls in Harnstoff:

$$2\, HCNO + 2\, NH_3 = 2\, CO(NH_2)_2.$$

Auch Formamid $H \cdot CO \cdot NH_2$ und Oxaminsäure $HOOC \cdot CONH_2$ lassen sich in Harnstoff überführen, indess hat J. J. Halsey[3]) nachgewiesen, dass sie weder ausserhalb noch innerhalb des Organismus als wesentliche Vermittler der Harnstoffbildung angesehen werden können, wie man das nach Untersuchungen Hofmeister's[4]) über die Bildung des Harnstoffs bei der Oxydation verschiedener organischer Stoffe erwarten sollte.

Schmiedeberg und Knierim halten dagegen die Bildung des Harnstoffs direkt aus kohlensaurem Ammon unter Abspaltung von Wasser und Kohlensäure für möglich.

Man ist daher über diesen wichtigen Vorgang noch zu keiner Einigung gelangt, und ebenso wenig wie Klarheit über die Art und Weise der Bildung des Harnstoffs herrscht, ebenso wenig klar ist man darüber, an welcher Stelle im Organismus derselbe sich aus den Zersetzungsstoffen der Proteïnkörper bildet. Früher erblickte man die Bildungsstätte bald in den Nieren, bald in der Leber etc.; aber seitdem man im Blut und den Muskeln Harnstoff nachgewiesen hat, werden erstere Organe nicht mehr als der Ort der Harnstoffbildung angesehen; die Nieren bilden

---

[1]) Journ. f. prakt. Chem. 1875, 120, 147.
[2]) Ebendort 1880, N. F., 22, 476.
[3]) Zeitschr. f. physiol. Chemie 1898, 25, 325.
[4]) Archiv f. exper. Pathol. u. Pharm. 1896, 37, 426.

nur das Ausscheidungsorgan für den Harnstoff. Auch ist nicht anzunehmen, dass sich der Harnstoff im Blut bildet, vielmehr scheint es, dass er in den Geweben entsteht und direkt vom Blut aufgenommen wird.

Nur das Eine wissen wir als feststehende Thatsache, dass der Harnstoff neben geringen Mengen Harnsäure, Ammoniak und einigen Basen das Enderzeugniss der Zersetzung der Proteïnstoffe im Thierkörper ist und sämmtlich durch die Nieren im Harn ausgeschieden wird, dass uns somit der Harnstoff ein Maass für die Grösse des Proteïnumsatzes im Körper abgiebt.

Bei der Umsetzung der Proteïnstoffe in den Geweben, wobei aller Stickstoff in Harnstoff übergegangen ist, und aus 100 Thln. Proteïn 33,45 Thle. Harnstoff entstehen, verbleibt aber noch ein stickstofffreier, aus Kohlenstoff, Wasserstoff und Sauerstoff bestehender Rest, von dem man annimmt, dass er den Grundstoff zur Fettbildung abgeben kann. Dieses erhellt aus folgenden Zahlen:

	C	H	N	O
100 Gewichtstheile Proteïn enthalten	53,53	7,06	15,61	23,80 %
33,45 " daraus entstehender Harnstoff	6,69	2,23	15,61	8,92 "
Stickstofffreier Rest	46,84	4,83	—	14,88 %

Nachdem also sämmtlicher Stickstoff der Proteïnstoffe in Form von Harnstoff abgetrennt ist, verbleiben von 100 Proteïn noch 46,84 % Kohlenstoff, 4,83 % Wasserstoff und 14,88 % Sauerstoff, die anderen Zwecken dienen können. Wie dieser Rest als Grundstoff für die Fettbildung dienen kann, werden wir weiter unten sehen.

Für gewöhnlich wird derselbe durch den in den Geweben vorhandenen Sauerstoff oxydirt und in Kohlensäure und Wasser übergeführt nach der Gleichung:

$$2\,C + 4\,H + O_6 = 2\,CO_2 + 2\,H_2O.$$

Aehnlich wie dieser stickstofffreie Rest der Proteïnstoffe werden auch die durch das Blut den Geweben zugeführten stickstofffreien Stoffe, wie Fett, Zucker, Fettsäuren oder sonstige aus Kohlenstoff, Wasserstoff und Sauerstoff bestehenden organischen Säuren durch den Sauerstoff zu Kohlensäure und Wasser oxydirt.

Die einzelnen stickstofffreien Körper gebrauchen jedoch, um zu Kohlensäure und Wasser oxydirt zu werden, eine verschiedene Menge Sauerstoff; so erfordern 100 Theile:

	C	H	O	O-Bedarf
Fett (mit	78,1 %	12,8 %	10,1 %)	292 Thle.
Stickstofffreier Rest der Proteïnkörper (mit	46,8 "	4,8 "	14,9 ")	149 "
Stärke (mit	44,5 "	6,2 "	49,3 ")	118 "
Zucker (mit	40,0 "	6,7 "	53,3 ")	107 "

Die Sauerstoff-Aufnahme und Kohlensäure-Ausscheidung richtet sich daher wesentlich mit nach der Art und Menge der eingenommenen Nährstoffe.

Wird den Organen oder Geweben durch das Blut mehr Stoff zugeführt, als sie zu verarbeiten im Stande sind, so verbleibt er in demselben, es findet ein Wachsthum, ein Ansatz in demselben statt. Dieses gilt aber nur für die Proteïnstoffe und das Fett und das aus Proteïn bezw. den Kohlenhydraten gebildete Fett; die sonstigen durch das Blut den Geweben zugeführten stickstofffreien Stoffe unterliegen entweder einer vollständigen Zersetzung oder einer Umlagerung in ihrer Konstitution. Für gewöhnlich verbrennen sie durchweg zu Kohlensäure und Wasser.

Ausscheidung der Stoffwechselerzeugnisse.

Die in Folge der Umsetzungen in den Geweben sich bildenden Stoffe sind dreierlei Art: 1. **gasförmige** (Kohlensäure, Ammoniak, Wasserdampf), 2. **flüssige** (Wasser) und 3. **feste**, wie Harnsäure, Harnstoff etc.

Zwischen diesen Enderzeugnissen des Stoffwechsels befinden sich noch Zwischenerzeugnisse, welche nicht wie erstere für den Stoffwechsel unbrauchbar geworden sind, sondern noch wieder in denselben eintreten können. Da fortwährend neue Blutmassen den Organen zuströmen und Stoffe abliefern, so müssen beiderlei Stoffwechselerzeugnisse aus den Organen und Geweben entfernt werden.

Die Zwischenerzeugnisse werden von den Lymphgefässen aufgenommen, um, wie wir S. 254 gesehen haben, nach einigen Veränderungen in den Drüsen wieder in das Blut übergeführt zu werden.

Die entstandenen bedeutungslosen oder schädlichen Stoffwechselerzeugnisse werden durch das Venen-Adersystem, welches durch die feinen Blutkapillaren in den einzelnen Geweben nach den Gesetzen der Endosmose die Stoffwechselerzeugnisse gleichsam aufsaugt, aus dem Körper entfernt und zwar auf zwei Wegen: die **gasförmigen durch die Lungen in der ausgeathmeten Luft, die festen durch die Nieren im Harn**. Hierzu gesellt sich noch ein dritter Weg, nämlich die **Verdunstung** besonders von **Wasser durch die Haut**.

1. Ausscheidung der gasförmigen Stoffwechselerzeugnisse durch die Lungen. Das Athmen.

Während das von der linken Herzkammer kommende Arterien-Blut den Organen zuströmt und ihnen neue Stoffe zuführt, nimmt das Venen-Blut, wie bereits bemerkt, die Umsetzungserzeugnisse wieder auf und führt sie aus den Geweben und Organen weg.

Das venöse Blut ist daher auch von anderer Beschaffenheit als das arterielle. Indem es die in den Geweben sich bildende Kohlensäure aufnimmt, enthält es, wie wir S. 262 gesehen haben, verhältnissmässig mehr Kohlensäure und weniger Sauerstoff als das arterielle Blut. Durch den geringeren Gehalt an Sauerstoff-Hämoglobin und durch grössere Antheile reducirten Hämoglobins erscheint das venöse Blut **dunkelroth** gefärbt.

Das venöse Blut sammelt sich in zwei grossen Stämmen oder Adern, in der vorderen und hinteren Hohlvene (vergl. S. 256). Beide Stämme fliessen der rechten Herz-Vorkammer zu, gehen von dieser in die rechte Herzkammer und von da zu den Lungen.

In den Lungen erleidet das venöse Blut wesentliche Umänderungen.

Die Lungen (Fig. 14a) bestehen aus zwei elastischen Lappen, einem rechten und linken. In sie münden und vertheilen sich einerseits in zahlreichen Aesten die feinen Blutkapillaren der von der rechten Herzkammer kommenden Vene, andererseits die zahlreichen Aestchen der Luftröhre. Diese kleinsten Luftröhrchen haben unten ein Bläschen, Alveole, (Fig. 14b) von dünnster Schicht, durch welche Luft mit Leichtigkeit diffundiren kann. Die Blutkapillaren und feinen Luftröhrchen befinden sich in naher Berührung. Der Austausch ihrer Gase erfolgt nach den

Gesetzen der Spannungsausgleichung. Die Kohlensäure des venösen Blutes kommt mit einem grösseren Druck (etwa 41 mm) in den Lungen an, als die eingeathmete Luft (etwa 0,38 mm Druck) besitzt, sie tritt daher in die Lufröhrchen über. Die Sauerstoff-Spannung der Luft in den Alveolen beträgt dagegen etwa 159 mm, die des venösen Blutes nur 22 mm; in Folge dessen muss durch einfache Spannungsausgleichung Sauerstoff in das Blut übergehen.

Dieser Vorgang wird durch das Athmen unterhalten.

Die Athmungsbewegungen geschehen unabhängig vom Willen selbstthätig („automatisch") und sollen in der Weise zu Stande kommen, dass eine Stelle im Gehirn (im sog. verlängerten Mark), sowie sie mit Blut in Berührung kommt, das zu wenig Sauerstoff und zu viel Kohlensäure enthält, erregt wird, und dass die Erregung dieses Gehirntheiles durch Nervenfäden bis zu den Muskeln fortgepflanzt wird, welche durch ihre Zusammenziehung eine Erweiterung des Brustkastens hervorbringen.

Indem sich die Brusthöhle durch das Zwerchfell und die übrigen Muskeln erweitert, entsteht in den feinen Luftröhrchen der elastischen Lungen ein luftverdünnter Raum, der durch die einströmende atmosphärische Luft ausgefüllt wird. Auf diese Weise erfolgt die Einathmung (inspiratio). Indem aber die erweiterte Brusthöhle nach Erschlaffung der Muskeln wieder in ihre Gleichgewichtslage zurückkehrt, zurückfällt, werden die Lungen und Luftröhrchen zusammengepresst; die in ihnen befindliche Luft wird ausgepresst, es erfolgt Ausathmung (exspiratio).

Fig. 14a.

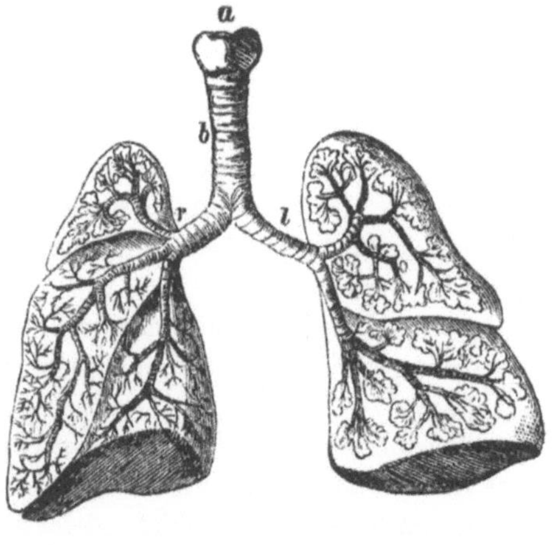

a. Kehlkopf, b. Luftröhre, r. und. l Bronchien, die Lungen mit den Lappen und Verzweigungen.

Fig. 14b.

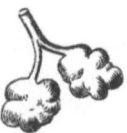

Feinstes Aestchen der Bronchien mit 2 Lungenbläschen..

Durch diese fortwährend auf- und abgehende Bewegung der Brusthöhle und den beständigen Gasaustausch zwischen den Blutkapillaren und den feinen Aestchen der Luftröhre wird einerseits die verdorbene stark kohlensäurehaltige Luft aus dem Körper entfernt, andererseits das Blut wieder mit frischer sauerstoffreicher Luft gespeist.

Das mit Sauerstoff beladene Blut nimmt statt der dunkelrothen wiederum eine hellrothe Farbe an und strömt zur linken Vor- und Herzkammer, um seinen Kreislauf von neuem zu beginnen.

Die Ausathmungsluft besitzt beim ruhigen Athmen im Vergleich zu der Einathmungsluft im Durchschnitt folgende Zusammensetzung:

	Stickstoff	Sauerstoff	Kohlensäure
Einathmungsluft	79,02 Vol. %	20,95 Vol. %	0,03 Vol. %
Ausathmungsluft	79,59 „	16,03 „	4,38 „

Ausser diesen Gasen (Stickstoff, Sauerstoff, Kohlensäure) enthält die Ausathmungsluft noch eine wesentliche Menge Wasserdampf. Beim ruhigen Athmen ist die Ausathmungsluft mit Wasser gesättigt, d. h. sie enthält so viel Wasserdampf, als Luft von der Temperatur der Ausathmungsluft (36° bis 37°) überhaupt aufzunehmen vermag, ohne dass Verdichtung desselben eintritt.

Im Ganzen macht der Mensch etwa 17000—18000 Athemzüge im Tage und athmet mit jedem Athemzuge etwa $1/2$ l Luft ein und aus. Damit werden für den mittleren menschlichen Organismus in den Lungen ein- bezw. aus denselben ausgeführt:

1. Aufnahme: Sauerstoff . . 744 g oder 520 l
2. Ausscheidung: { Kohlensäure . 900 „ „ 455 „
                   Wasserdampf . 330 „ —

Neben den genannten Gasen kommen in der Ausathmungsluft ganz geringe Mengen Ammoniakgas oder flüchtige Stoffe der eingenommenen Nahrung, z. B. Alkohol vor. Alle derartigen Beimischungen der Ausathmungsluft sind entweder zufälliger Natur oder von untergeordneter Bedeutung.

Die Grösse des Gaswechsels in den Lungen ist für den Menschen und für ruhende Thiere im Vergleich zu einander wie folgt gefunden:

Lebewesen	Gaswechsel für 1 kg Körpergewicht und für 1 Stunde			
	Sauerstoff		Kohlensäure	
	g	l	g	l
Mensch:				
Höchstbetrag	0,601	0,420	0,717	0,364
Niedrigstbetrag	0,461	0,322	0,535	0,271
Thiere:				
Pferd	0,553	0,394	0,776	0,393
Rind	0,460	0,328	0,631	0,320
Kaninchen	0,987	0,690	1,244	0,632
Murmelthier (Winterschlaf)	0,048	0,034	0,037	0,019
Sperling	9,595	6,710	10,492	5,335
Eidechse	0,065	0,045	0,063	0,032
Fische	0,143	0,101	0,226	0,116
Insekten	0,929	0,649	0,978	0,497

Für gleiches Körpergewicht ist daher der Gaswechsel am grössten bei Vögeln und bei Warmblütern grösser als bei Kaltblütern. Kleinere Thiere haben einen lebhafteren Gasaustausch als grosse, so auch das Kind und ebenso die Frau einen grösseren als der Erwachsene bezw. der Mann. Die Kohlensäureabgabe von Mann und Frau verhält sich nach Sondén und Tigerstedt wie 100 : 140; ein ähnliches Verhältniss ergab sich für Erwachsene und Kinder. Auffallend gering ist der Gaswechsel bei den Kaltblütern, am geringsten bei Winterschläfern.

Den vorstehenden Gasaustausch nennt man die äussere Athmung; unter innerer Athmung versteht man den Gasaustausch zwischen Blut und Geweben; denn in letzteren wird die Oxydation der Stoffe vollzogen. Die Gase, Sauerstoff und Kohlensäure, sind im Blut nur locker gebunden; es macht sich daher zwischen den Gasen des Blutes derselbe Spannungsausgleich geltend wie in den Lungenalveolen;

die Spannung des Sauerstoffs des arteriellen Blutes ist viel grösser als die des Sauerstoffs in den Geweben; ja in letzteren häufig gleich Null, so dass sie mit Begierde dem Blut Sauerstoff entziehen. Umgekehrt ist die Spannung der Kohlensäure in den Geweben viel grösser als selbst im venösen Blut, weshalb Kohlensäureübergang aus den Geweben in das Blut stattfindet. Jedes Gas wandert stets nach dem Ort geringerer Spannung. Der Gasaustausch zwischen äusserer Luft und Geweben wird daher nach folgender Spannungsabstufung vollzogen:

Sauerstoffspannung: Aeussere Luft > Alveolenluft > Blut > Gewebe
Kohlensäurespannung: Aeussere Luft < Alveolenluft < Blut < Gewebe.

Auch in der Haut verläuft ein Gaswechsel, jedoch ist derselbe bei Warmblütern nur verschwindend klein (die Kohlensäure-Ausscheidung durch die Haut beträgt nur etwa $1/_{225}$ von der der Lungen); nur bei Fröschen ist die Hautathmung wegen der Kleinheit der Lungen und der Feuchtigkeit der Haut beträchtlicher. Ferner kann der Gasaustausch (Sauerstoff der verschluckten Luft gegen Kohlensäure) im Darm als eine Art Athmung aufgefasst werden.

Die Raummenge (das Volumen) der ausgeathmeten Luft ist durchweg geringer als die der eingeathmeten Luft. Dieses rührt daher, dass nicht aller Sauerstoff als Kohlensäure in der Ausathmungsluft wieder erscheint, da er nicht allein zur Oxydation des Kohlenstoffs, sondern auch zur Bildung von Wasser, Schwefelsäure und Phosphorsäure verwendet wird, die nicht gasförmig ausgeschieden werden. In der Regel ist also die Raummenge der ausgeathmeten Kohlensäure kleiner als die des eingeathmeten Sauerstoffs und in Folge dessen entspricht das Verhältniss $\frac{CO_2}{O_2}$, welches man den „respiratorischen (oder Athmungs-) Quotienten" nennt, nicht der Grösse 1, sondern es muss < 1 sein.

Bei der Verbrennung von reinem Kohlenstoff liefert 1 Raumtheil Sauerstoff 1 Raumtheil Kohlensäure, deshalb nähert sich der Quotient bei vorwiegender Kohlenhydratzersetzung im Körper der Grösse 1, bei vorwiegendem Proteïnumsatz der Zahl 0,73, bei vorwiegender Fettzersetzung der Zahl 0,7.

Bei Verabreichung von sehr grossen Kohlenhydratmengen ist der respiratorische Quotient grösser als 1 gefunden, was dadurch erklärt wird, dass hierbei unter Abspaltung von Kohlensäure und Wasser, ohne Aufnahme von Sauerstoff, Fett aus Kohlenhydraten gebildet wird.

Der Athmungs-Quotient giebt daher in gewisser Hinsicht beim ruhenden Körper ein Mittel zur Beurtheilung der Art der zersetzten Körperbestandtheile bezw. der Art des Ansatzes.

Arbeit verändert das Verhältniss gegenüber Ruhe mehr oder weniger wesentlich. Der arbeitende Muskel nimmt mehr Sauerstoff auf und giebt mehr Kohlensäure ab als der ruhende. Nach H. Wolpert[1]) steigt die Kohlensäure für je 1 mkg Arbeitsleistung durchschnittlich um $3^{1}/_{3}$ mg. Die Kohlensäure-Abgabe ist jedoch im allgemeinen in bedeutend höherem Maasse gesteigert als die Sauerstoff-Aufnahme; der Quotient wird daher durch Muskelarbeit erhöht und > 1; unter Umständen kann der Quotient sogar ∞ (unendlich) werden, d. h. es kann sich ohne jede Sauerstoff-Aufnahme Kohlensäure bilden. Kaltblütige Thiere können in völlig sauerstofffreier

---

[1]) Archiv f. Hygiene 1896, 26, 32 u. 68.

Luft leben und bilden dabei ebensoviel Kohlensäure als sonst. Den Grund für diese Thatsachen sucht man darin, dass die Kohlensäurebildung in den Geweben bezw. Muskeln von Spaltungsvorgängen, die auch ohne direkte Sauerstoffzehrung verlaufen, bedingt ist, während die Bildung dieser spaltbaren Stoffe vorher wesentlich vom Sauerstoff ahhängt bezw. Sauerstoff verbraucht. Die mit Kohlensäurebildung verbundenen Spaltungsvorgänge haben die Arbeit zur Folge, die mit Sauerstoffverzehrung verbundenen Vorgänge bedingen die Neubildung von Spaltungsstoffen. Wenn beide Vorgänge, Verbrauch und Neubildung, gleichen Schritt halten, kann der respiratorische Quotient während der Arbeit unverändert bleiben; wird aber durch starke oder anhaltende Arbeit die Zersetzung der bereits gespaltenen Stoffe stärker erhöht, als Neubildung vor sich gehen kann, so findet, wie meistens, ein Ansteigen des respiratorischen Quotienten statt. Dass nicht bloss durch unmittelbare Verbrennung, sondern auch durch solche Spaltungsvorgänge, bei welchen die Atomumlagerung zur Sättigung stärkerer Affinitäten führt, Wärme frei werden bezw. Arbeit geleistet werden kann, folgt schon aus dem Gesetz über die Erhaltung der Energie und findet eine bekannte Stütze in der Wärmeentwickelung bei der Gährung d. h. bei der Zerlegung des Zuckers in Alkohol und Kohlensäure ($C_6H_{12}O_6 = 2\,C_2H_6O + 2\,CO_2$).

Im allgemeinen also wird sich der Athmungs-Quotient bei vorwiegender Arbeit erhöhen, bei vorwiegender Ruhe vermindern; besonders im Schlaf ist er sehr klein. Die Kohlensäure-Abgabe im Schlaf verhält sich zu der bei Tage nach Sondén und Tigerstedt[1]) wie 100:145 und wird das Verhältniss durch Muskelarbeit noch weiter. Aus diesen Thatsachen erklärt sich vielleicht das Bedürfniss nach Ruhe bezw. nach Schlaf, bei welchem sich, wenn auch nicht, wie Fr. Mohr annimmt, Sauerstoff als solcher, sondern erste Spaltungsstoffe in den Geweben ansammeln, die später bei Thätigkeit Kohlensäure bezw. Arbeit liefern. An der Neubildung solcher Spaltungs- oder Arbeit-liefernder Stoffe sind nach N. Zuntz und seinen Mitarbeitern[2]) nicht bloss Kohlenhydrate oder Fett, sondern alle Nährstoffe betheiligt und will M. Siegfried[3]) z. B. besonders in der Phosphorfleischsäure einen Energiestoff des Muskels nachgewiesen haben, der auch ohne Sauerstoff Kohlensäure zu liefern im Stande ist.

Nach P. v. Terray's[4]) Versuchen ist der Sauerstoffgehalt der Einathmungsluft innerhalb weiter Grenzen, nämlich zwischen 10,5—87,0 % ohne Einfluss auf den maschinenmässigen Vorgang der Athmung; unterhalb 10,5 % nimmt die Athemgrösse und die Zahl der Athemzüge zu, unterhalb 5,25 % Sauerstoff kann die vermehrte Thätigkeit der Lungen den Sauerstoffmangel nicht mehr ausgleichen, es wächst der respiratorische Quotient und unter 2,7 % treten Erstickungsfälle der Thiere auf. Eine Erhöhung des Sauerstoffgehaltes der eingeathmeten Luft bis auf 87 % hatte keine Veränderung des Stoffwechsels zur Folge. Bei Sauerstoffmangel traten erhöhte Mengen Milchsäure und Oxalsäure sowie auch Eiweiss im Harn auf.

2. *Ausscheidung der festen Stoffwechselerzeugnisse durch den Harn.* Die festen, in Wasser löslichen Stoffwechselerzeugnisse werden in

---

[1]) Nach Skandinavisches Archiv f. Physiologie 1895, 4, 1 in Naturwissensch. Rundschau 1895, 10, 665.
[2]) Du Bois-Reymond's Archiv d. Anat. u. Physiol. 1896, 11, 358 u. 538; 1897, 12, 535.
[3]) Zeitschr. f. physiol. Chemie 1895/96, 21, 360.
[4]) Pflüger's Archiv d. ges. Physiologie 1896, 65, 393.

den Nieren aus dem Blut ausgeschieden. Hierbei zeigt die Absonderungs Membran nur für gewisse Bestandtheile des Blutes ein Durchlassungsvermögen, anderen Bestandtheilen versperrt sie das Hervortreten auf die Ausscheidungsfläche.

Die diffundirten Stoffe werden durch die zahlreichen Harnkanälchen der Nieren in Wasser gelöst zu dem Sammelbehälter, den Nierenbecken, geführt und ergiessen sich von hier in die Harnblase.

Der Vorgang beruht vorwiegend auf einer einfachen Filtration, welche durch den in den am Ende der gewundenen Harnkanälchen sitzenden Kapseln herrschenden hohen Druck unterstützt wird. Jede Verminderung des Blutdruckes (wie bei Herzkrankheiten, Verengerung der Nierenarterien etc.) vermindert auch die Harnabsonderung und umgekehrt. Dass aber hierbei auch eine Zellenthätigkeit mitwirkt, geht schon daraus hervor, dass das Blut alkalisch, der Harn des Fleischfressers und Menschen dagegen durchweg sauer reagirt.

Die alte Streitfrage, ob die Bestandtheile des Harns, der fortgesetzt in der Nierensubstanz seine Entstehung nimmt, im Blut vorgebildet vorkommen oder erst in der Niere aus anderen Blutbestandtheilen gebildet werden, ist jetzt wohl dahin entschieden, dass abgesehen von Wasser und Salzen, die als solche aus dem Blut stammen müssen, auch Harnstoff und Harnsäure aus dem Blut herrühren. Denn das Blut enthält beständig Harnstoff und bei den Vögeln auch Harnsäure und beide werden nach Entfernung der Nieren im Blut vermehrt. Als Bildungsstätte des Harnstoffs und der Harnsäure wird die Leber vermuthet, weil sie Ammoniak in Harnstoff umzuwandeln vermag und weil Vögel nach Entfernung der Leber nur noch Ammoniak und Fleischmilchsäure ausscheiden und Harnstoff nicht mehr in Harnsäure umwandeln.

Dagegen scheinen Hippursäure und der Harnfarbstoff in den Nieren selbst gebildet zu werden. Wenn man von diesen beiden Bestandtheilen absieht, so haben die Nieren nur eine abscheidende Wirksamkeit.

Das spec. Gewicht des menschlichen Harns schwankt zwischen 1,005—1,030 und liegt durchweg zwischen 1,017—1,020; die Schwankungen sind durch den verschiedenen Wassergehalt des Harns bedingt, der wiederum vom Wassergehalt des Blutes abhängt; viel Wassergenuss steigert letzteren und vermindert das spec. Gewicht, reichliches Schwitzen bewirkt das Gegentheil.

Durch den verschiedenen Wassergehalt ist auch die Farbe des Harns bedingt; letztere ist durchweg hellgelb; reichlicher Wassergenuss bedingt einen helleren Harn, während gehaltreicher (besonders Morgen-) Harn dunkelgelb gefärbt ist.

Ebenso hängt die Menge des Harns wesentlich vom Wassergenuss ab. Derselbe schwankt beim Menschen zwischen 1000—2000 ccm im Tage.

Die Reaktion des Menschenharns ist bei gemischter Kost durchweg sauer, wie ebenso die des Fleischfresserharns, während die Pflanzenfresser in der Regel einen neutral oder alkalisch reagirenden Harn absondern. Die saure Reaktion rührt von verschiedenen Säuren (Schwefelsäure, Phosphorsäure, Harnsäure, Oxalsäure, aromatische Oxysäuren) oder von sauren Salzen her.

Beim Stehen des Harns tritt alsbald, besonders bei höheren Temperaturen, durch den Micrococcus ureae Fäulniss oder „alkalische Gährung" ein, wobei der Harnstoff in kohlensaures Ammon umgesetzt wird; in Folge dessen wird die Reaktion mehr und mehr alkalisch und der Harn durch Ausscheidung von harnsaurem Ammon oder phosphorsaurem Ammon-Magnesium trübe. Die beim Erkalten des Harns sich bildenden Wölkchen bestehen aus Harnmukoïd, einzelnen Epithelzellen, Schleimkörperchen und Uratkörnern.

a) Zu den regelrechten (physiologischen) Bestandtheilen gehören:

α) der **Harnstoff** $CO(NH_2)_2$ als vorwiegendstes Enderzeugniss der umgesetzten Proteïnstoffe (vergl. S. 66); die Menge desselben hängt fast einzig von der Menge der Proteïnstoffe in der Nahrung ab und beträgt beim Menschen durchweg 35—50 g im Tage.

β) **Harnsäure** $C_5H_4N_4O_3$ (vergl. S. 65), meistens in Form neutraler Alkalisalze. Das Verhältniss der Harnsäure zum Harnstoff schwankt bei Erwachsenen zwischen 1:50 bis 1:70, bei Kindern von 1:7 bis 1:17; die Menge derselben im Harn des erwachsenen Menschen ist im Mittel täglich 0,7 g und wird durch proteïnreiche Nahrung erhöht. Sie findet sich in reichlicher Menge in den Gichtknoten, ferner in erhöhter Menge im Blut bei Pneumonie, Nephritis und Leukämie. Bei den Vögeln, Reptilien, Insekten etc. bildet sie fast das einzige Enderzeugniss der Proteïnumsetzung.

γ) **Kreatinin** $C_4H_7N_3O$ (vergl. S. 68). Die Menge desselben im menschlichen Harn wird zu 0,6—2,1 g, im Mittel etwa zu 1,0 g für 24 Stunden angegeben.

δ) **Xanthinstoffe** oder **Alloxurbasen** (vergl. S. 60); ihre Menge ist äusserst gering, sie soll 15,5—45,0 mg im Tage betragen und nach Verzehrung von Kernnukleïnen, ferner beim reichlichen Zerfall von Leukocyten vermehrt werden.

ε) **Allantoïn** oder **Glyoxyldiureïd** $C_4H_6N_4O_3 = CO{<}{\genfrac{}{}{0pt}{}{NH \cdot CH \cdot NH \cdot CO \cdot NH_2}{NH \cdot CO}}$

im Harn von Kindern, in sehr geringer Menge auch im Harn Erwachsener; entsteht wahrscheinlich, wie ausserhalb des Organismus, durch Oxydation von Harnsäure.

ζ) **Hippursäure** (Benzoylamidoessigsäure $= C_6H_5 \cdot CO \cdot NH \cdot CH_2 \cdot COOH$) kann im Körper entweder aus Benzoësäure, Bittermandelöl, Zimmtsäure, Chinasäure oder aus Phenylpropionsäure, welche letztere sich bei der Fäulniss im Darm bildet (S. 201), ihre Entstehung nehmen. Nach Götze und Pfeiffer sollen die Pentosen in naher Beziehung zur Hippursäurebildung stehen.

Die Hippursäure ist im Harn der Pflanzenfresser der hauptsächlichste Bestandtheil der stickstoffhaltigen Umsetzungserzeugnisse des Stoffwechsels. Im Harn der Fleisch- und Allesfresser ist sie nur in geringer Menge vorhanden; so beträgt die im Harn des Menschen im Tage ausgeschiedene Menge Hippursäure nur 0,3—3,8 g.

η) **Aetherschwefelsäuren.** Dieselben bilden sich vorwiegend nach Einnahme von Stoffen der aromatischen Reihe oder bei reichlicher Darmfäulniss; einseitiger Genuss von Milch und Kohlenhydraten setzt daher ihre Menge im Darm herunter; dieselben schwanken im Menschenharn zwischen 0,094—0,620 g im Tage; das Verhältniss zwischen der gewöhnlichen und den gepaarten (Aether-) Schwefelsäuren ist im allgemeinen wie 10:1.

Zu dieser Gruppe gehören:

1. **Phenol- und p-Kresolschwefelsäure** $C_6H_5 \cdot O \cdot SO_3H$ bezw. $C_7H_7 \cdot O \cdot SO_3H$, die als Alkalisalze im Harn vorkommen; letztere in grösserer Menge als erstere, im ganzen etwa 17—51 mg im Tagesharn des Menschen.
2. **Indoxylschwefelsäure** (Harnindikan oder Uroxanthin) $= C_8H_6N \cdot O \cdot SO_3H$ (vergl. S. 80), als Kaliumsalz, im Tagesharn des Menschen zu etwa 5—20 mg.
3. **Skatoxylschwefelsäure** $C_9H_8N \cdot O \cdot SO_3H$ ebenfalls als Kaliumsalz im Harn.

ϑ) **Aromatische Oxysäuren** wie die Paraoxyphenylessigsäure $C_6H_4(OH) \cdot CH_2 \cdot COOH$ und die Paraoxyphenylpropionsäure $C_6H_4(OH) \cdot C_2H_4 \cdot COOH$, welche sich ebenfalls bei der Darmfäulniss bilden und unverändert, aber in sehr geringer Menge in den Harn übergehen.

ι) **Harnfarbstoffe** wie das Urochrom, welches die gelbe Farbe des Harns bedingt, das Urobilin, welches fluorescirt, und sonstige in ihrer Konstitution noch wenig bekannte Farbstoffe. Sie bilden sich aus dem Blutfarbstoff oder rühren zum Theil von Gallenfarbstoffen her.

ϰ) **Enzyme.** Als Enzyme im Harn werden Diastase, Pepsin, Trypsin und Chymosin angegeben.

λ) **Organische Säuren der aliphatischen Reihe.** Die Oxalsäure $(C_2H_2O_3)$ kommt bis zu 20 mg als oxalsaures Calcium im Tagesharn des Menschen vor; nach Verabreichung von Harnsäure tritt viel Oxalsäure im Harn auf; jedoch kann sie auch als Oxydationserzeugniss von Abkömmlingen der Fettsäuren-Reihe entstehen.

Die **Oxalursäure** $C_3H_4N_2O_4 = CO {<}_{COOH \cdot NH_2}^{NH} {>} CO$, welche spurenweise im Harn vorkommt, bildet sich unter Wasseraufnahme aus der **Parabansäure** (Oxalylharnstoff) $CO{<}_{NHCO}^{NHCO}$. Letztere bildet sich bei der Oxydation der Harnsäure; die Oxalursäure zerfällt unter Wasseraufnahme leicht in Harnstoff und Oxalsäure.

Milchsäure $(C_3H_6O_3)$ ist ein steter Bestandtheil des Harns; im diabetischen Harn tritt sie als Gährungsmilchsäure, bei Phosphorvergiftung und Trichinose als Fleischmilchsäure im Harn auf.

Nach reichlicher Fleisch- und Fettkost, besonders nach Spargelgenuss, tritt auch **Bernsteinsäure** $(C_4H_6O_4)$ auf.

μ) **Kohlenhydrate.** In jedem Harn kommen regelmässig Spuren von Glukose vor, nämlich 0,005—0,01 %. Auch enthält der Harn stets thierisches Gummi; die von Thudichum als Harnbestandtheil angegebene Krytophansäure besteht nach Landwehr ebenfalls vorwiegend aus thierischem Gummi.

Ausser Glukose (Harnsäure und Kreatinin, welche ebenfalls Fehling-sche Lösung reduciren), kommen noch sonstige reducirende Stoffe im Harn vor, unter welchen man besonders die **Glukuronsäure** $CHO(CHOH)_4COOH$ als Zwischen-Stoffwechselerzeugniss erkannt hat. Die Gesammtmenge der reducirenden Stoffe im Harn wird zu 0,15—0,59 %, auf Glukose umgerechnet, angegeben.

ν) Die **unorganischen Bestandtheile des Harns**, welche im Ganzen für den Tag im Menschenharn etwa 20—30 g ausmachen, bestehen vorwiegend aus **Kochsalz** (15—20 g); die **Phosphorsäure** (etwa 2 g im Tage) kommt in Form von saurem Monokalium- und Mononatrium-Phosphat neben geringen Mengen saurer Erdphosphate vor. Die **Schwefelsäure** (etwa 2,5—3,5 g im Tage) ist theils an Alkalimetalle gebunden, theils an Indol, Skatol, Phenol, Kresol in Form von aromatischen Aetherschwefelsäuren (vergl. unter η S. 273). Die Menge der Schwefelsäure steigt und fällt, wie bereits gesagt, mit der Menge der genannten aromatischen Fäulnisserzeugnisse des Proteïns.

Zuweilen tritt im Harn freies **Ammoniak** (0,72 g im Tage) auf; die Ammoniakausscheidung ist im Harn bei thierischer Kost grösser als bei pflanzlicher Kost.

b) **Pathologische Harnbestandtheile**. Bei krankhaften Zuständen treten noch besonders in grösseren oder geringeren Mengen auf:

α) **Proteïnstoffe** (Serumalbumin und Serumglobulin). Zwar kommt Proteïn in geringen Mengen (22—78 mg in 1 l nach K. Mörner) in jedem regelrechten Harn vor; in grösseren Mengen aber findet es sich nur bei besonderen Herz- oder Nierenkrankheiten etc. bei Albuminurie (über den Nachweis vergl. S. 24). Mitunter treten auch Albumosen und Pepton im Harn auf.

β) **Blut und Blutfarbstoff** (Hämoglobinurie) können bei Blutungen der Nieren, Ureteren oder der Blase in den Harn übergehen.

γ) **Gallensäuren und Gallenfarbstoffe** (Cholurie) können im Harn erscheinen bei Ikterus, wenn die Ausflüsse der Galle in den Darm behindert sind oder sich zu reichlich Galle bildet.

δ)´ **Zucker** (Glukosurie) tritt in grösserer Menge im Harn vorübergehend bei verschiedenen Krankheiten auf z. B. bei Verletzung des Gehirns und des verlängerten Markes, bei Umlaufsstörungen im Unterleib, Herz-, Lungen- und Lebererkrankungen, bei Cholera etc.; anhaltend bei **Zuckerharnruhr** (Diabetes mellitus); der Gehalt an Zucker im Harn kann in letzterem Falle 10 % erreichen und sind Fälle beobachtet, in denen im Tage gegen 1 kg Glukose im Harn ausgeschieden wurde. Bei Wöchnerinnen oder nach starkem Genuss von Milchzucker hat man im Harn auch **Milchzucker** gefunden. Bei Diabetes mellitus kommen neben Glukose im Harn auch **Pentosen**, in schweren Diabetes- und sonstigen Krankheitsfällen ferner **Aceton** $CO(CH_3)_2$, **Acetessigsäure** $C_2H_3O \cdot CH_2 \cdot COOH$ und **β-Oxybuttersäure** $CH_3 \cdot CH(OH) \cdot CH_2 \cdot COOH$ vor.

Ueber den Nachweis des Zuckers vergl. Bd. III.

Die procentige Zusammensetzung und die tägliche absolute Menge der hauptsächlichsten Bestandtheile lassen sich beim menschlichen Harn für einen gesunden Erwachsenen von mittlerem Körpergewicht durch folgende Zahlen ausdrücken:

	Proc. Gehalt	Menge der Bestandtheile im Tage
Wasser	95,0 %	1500 —1800 g
Feste Bestandtheile	5,0 „	65 — 70 „
In letzteren:		
Harnstoff	2,80 „	35 —50 „
Harnsäure	0,04 „	0,5— 0,75 „
(Mit Stickstoff	1,4 „	17 —24) „
Mineralstoffe	1,7 „	20 —30 „
Darin: Chlornatrium	1,1 „	15 —20 „
Schwefelsäure	0,1 „	1,5— 2,0 „
Phosphorsäure	0,2 „	2 — 2,5 „

Hierbei ist zu bemerken, dass die Phosphorsäure durchweg in einem gleichbleibenden Verhältniss zum Stickstoff bezw. zum Harnstoff aufzutreten pflegt, dass sie mit diesem steigt und fällt.

3. Gaswechsel und Verdunstung durch die Haut (Perspiration).

Der Gaswechsel in der Haut ist, wie vorstehend S. 270 bereits gesagt ist, verhältnissmässig nur gering. Die durch die Haut abgegebene Menge Kohlensäure wird durchschnittlich auf 2—3 g im Tage, nach anderen Angaben allerdings bis 32.8 g angegeben. Dagegen ist die Wasserverdunstung durch die Haut beträchtlich, nämlich fast doppelt so gross, als die in der Ausathmungsluft befindliche Menge, nämlich unter regelrechten Verhältnissen 600—700 g für den Tag.

Die Verdunstung von der Körperoberfläche (für den mittleren menschlichen Organismus $1\frac{1}{2}$ qm) wird durch die Schweissdrüsen vermittelt; aus diesen tritt das Wasser aus und verbreitet sich in einer äusserst dünnen Schicht über die benachbarte Hautoberfläche, von der es verdunstet, oder auf welcher es, wenn es nicht schnell genug verdunsten kann, sich in flüssiger Form als Schweiss niederschlägt.

Die Wasserverdunstung durch die Haut folgt zunächst den Gesetzen, welchen die Verdunstung von Wasser in freien Gefässen unterworfen ist. Je trockener die umgebende Luft und je stärker die Bewegung, mit welcher sie an der Körperoberfläche vorüberfliegt, desto grösser ist die Wasserverdunstung von der Haut.

In einer feuchten, warmen Luft kann nur wenig Wasser verdunsten; deshalb tritt unter solchen Verhältnissen starke Schweissbildung auf; bei anstrengender Muskelthätigkeit wird in der Haut ebenfalls mehr Wasser abgesondert, als die Luft aufnehmen kann; deshalb sehen wir Menschen bei starker körperlicher Arbeit stark schwitzen. Wird ferner durch eine zu übermässige Bedeckung der Haut durch Kleidung die Wasserverdunstung gehindert, so findet ebenfalls Schweissabsonderung statt.

Die Wärme der umgebenden Luft macht sich nach M. Rubner[1]) in der Weise geltend, dass mit zunehmender Lufttemperatur unter Abnahme der Wärmestrahlung und -leitung von der Haut (und unter sinkender Kohlensäure-Ausscheidung) die Wasserdampfabgabe von der Haut steigt, dagegen bei abnehmender Temperatur unter Zunahme des Wärmeverlustes durch Strahlung und Leitung eine Verminderung der Wasserverdunstung statthat.

Der Niedrigstwerth der Wasserdampfausscheidung liegt jedoch nicht bei der niedrigsten Temperatur, sondern bei gleichbleibender relativer Feuchtigkeit der Luft zwischen 11—20°, anscheinend bei 15°; lässt man von diesem Punkte aus die Temperatur bis auf 0° sinken, so vermehrt sich die Wasserdampfabgabe um 41%, und steigert sich die Temperatur bis 35°, so nimmt die Wasserdampfabgabe um 79% zu.

Dass auch bei niederen Temperaturen unter 15° die Wasserdampfabgabe von der Haut gegenüber der Temperatur von 15° gesteigert ist, hat in der lebhafteren Athmung bei niederen Temperaturen seinen Grund; je grösser die Raummenge der eingeathmeten Luft ist, um so mehr Wasser wird von der Haut verdunstet und umgekehrt.

Die Wasserverdunstung von der Haut stellt sich daher bei gleichbleibender rela-

---

[1]) Archiv f. Hygiene 1890, **11**, 137 u. 245; 1897, **29**, 1.

tiver Feuchtigkeit der Luft als eine **Funktion der Lufttemperatur** heraus, die bei niederen Temperaturen von der Athmungsgrösse, bei höheren Temperaturen von der behinderten Wärmeausstrahlung und -leitung abhängig ist, d. h. wenn bei höheren Temperaturen die Wärmeabgabe durch Strahlung und Leitung behindert ist, so tritt, damit auch dann der Körper die erzeugte Wärme abgeben kann, eine erhöhte Wasserverdunstung ein. So wird die **Wasserverdunstung von der Haut zum Regler für die abzugebende Körperwärme**.

Ausser aus den Versuchen von M. Rubner geht dieses auch aus Versuchen von K. E. Ranke[1]) über die Wasseraufnahme und Wasserverdunstung im Sommer und Winter hervor; er fand für den Tag:

Jahreszeit	Wasseraufnahme		Wasserabgabe in Gramm durch		Wärmeabgabe in Proc. durch		Wärmeverlust durch	
	Wasser		Verdunstung von Haut und Lunge	Harn und Koth	Verdunstung von Haut und Lunge	Harn und Koth	Wasserdunstung	Strahlung und Leitung
	als solches g	gebildetes g	g	g	%	%	Kal.	Kal.
Winter . . .	3064,5	427,7	1678,6	1813,6	48,1	51,9	952,9	2277,7
Sommer . .	3589,6	438,0	2512,5	1515,1	62,4	37,1	1457,3	1843,7

Die Gesammtwärmeerzeugung im Winter wie Sommer war nahezu gleich, nämlich 3230,6 Kal. im Winter und 3301,0 Kal. im Sommer; der Wärmeverlust durch Leitung und Strahlung ist im Sommer um 434 Kal. = 19 % gesunken, dagegen der durch Wasserverdunstung um 35 % gestiegen.

Der Einfluss der Arbeit auf die Wasserverdunstung von der Haut macht sich nach H. Wolpert[2]) in der Weise geltend, dass in feuchter Luft bei niederen Temperaturen (10—15°) und in trockner Luft bis etwa 20° hinauf der Zuwachs der Wasserdampfabgabe bei einer Arbeitsfähigkeit von 5000 mkg/St. meist nur geringfügig ist und auch bei niederen Temperaturen durch eine Steigerung der Arbeit auf das 2-, 3- und 4-fache nur unwesentlich in die Höhe geht, dagegen bei Temperaturen zwischen 20—30° sowohl mit der Wärmezunahme als der Grösse der Arbeit in feuchter wie trockner Luft gegenüber der Ruhe sehr wesentlich ansteigt.

Schattenfroh, Broden und Wolpert haben weiter nachgewiesen, dass ein Fettleibiger die Wasserdampfabgabe unter Umständen anders regelt, als ein magerer Mensch, indem er ruhend und nackt in hoch warmer Luft bei hoher Luftfeuchtigkeit mehr Wasserdampf abgibt, als bei trockner Luft. Aus dem Grunde eignen sich Fettleibige nicht für die Tropen. Die grösste Wasserdampfabgabe betrug:

während der Ruhe	während der Arbeit
441 g in 1 Stunde = 2646 g im Tage.	535 g in 1 Stunde = 3210 g im Tage.

Das sind selbst für einen 100 kg schweren Menschen mit 7—8 l Blut sehr grosse Verluste.

Als Regler für die Wasser- und Wärmeabgabe von der Haut benutzen wir die **Kleidung**. Dadurch, dass wir mit der Körperwärme die Kleiderfasern und durch letztere die in der Kleidung eingeschlossene Luft erwärmen, unterhalten wir eine warme Luftschicht um die Körperoberfläche herum; dadurch wird, da Luft bei hoher Temperatur mehr Feuchtigkeit aufnehmen kann, als bei niederer Temperatur, die Kleiderluft

---

[1]) Zeitschr. f. Biologie 1900, **40**, 288.
[2]) Archiv f. Hygiene 1899, **36**, 213; 1900, **38**, 93; 1901, **39**, 298.

ärmer an relativer Feuchtigkeit oder relativ trockener, in Folge dessen das von der Haut verdunstete Wasser besser entweichen kann. Nach M. Rubner fühlen wir uns bei Ruhe und mittlerer Luftfeuchtigkeit am wohlsten, wenn die wärmeausstrahlende Oberfläche der Kleidung um 5—6° höher temperirt ist, als die umgebende Luft. Aus dem Grunde wählen wir bei kühler, trockener und windiger Witterung eine dichtere Kleiderumhüllung, als bei warmer oder feuchter Luft oder bei Arbeit. Auch ist aus dem Grunde, um dem Wasserdampf wie ebenso der Kohlensäure einen leichteren Durchtritt zu verschaffen, lockere Kleidung zweckmässiger als dichte.

Haare (Pelz) leiten nach M. Rubner[1]) die Wärme schlechter als Seidenfäden und diese wieder schlechter als Pflanzenfaser. Wolle nimmt langsamer und mehr Wasser auf als Leinen und Baumwolle, lässt es aber auch wieder langsamer verdunsten als diese. Bei Wolle verdrängt das Wasser nicht vollständig die ein geschlossene Luft, sondern gestattet der Luft auch im durchnässten Zustande noch Durchtritt, dabei legt sich die Faser nicht fest an die Haut an, wie durchnässtes Leinen oder Baumwollegewebe.

Alle diese Verhältnisse sind für die Wahl der Kleidung massgebend und kleidet sich nach M. Rubner der Mensch im allgemeinen so, dass der Wärmeverlust etwa dem Verlust entspricht, den er im nackten Zustande bei etwa 33° erleiden würde.

Was die Zusammensetzung des Schweisses anbelangt, so ist dieselbe etwa folgende:

Wasser	Feste Stoffe	Unorgan. Stoffe	Harnstoff	Fette
97,75—99,56 %	0,44—2,25 %	0,15—0,67 %	0,004—0,12 %	0,001—0,17 %.

Ausser Harnstoff sind Spuren von Eiweiss und Ammoniak (0,007—0,014 %) gefunden. N. Zuntz und Schumburg fanden im Schweiss marschirender Soldaten 252 mg Stickstoff für 1 l; nach W. Cramer[2]) betrug die Menge des durch die Haut ausgeschiedenen Stickstoffs (0,09—0,19 g Stickstoff in 100 ccm Schweiss) bei hoher Temperatur und kräftiger Arbeitsleistung sogar 12 % vom Gesammtstoffwechsel-Stickstoff.

Bei Urämie und Anurie, in Krankheitsfällen wie Cholera kann Harnstoff durch die Schweissdrüsen in solcher Menge abgesondert werden, dass Krystalle davon auf der Haut sich absetzen.

Ausser Neutralfetten kommen im Schweiss Cholesterin und flüchtige Fettsäuren, ferner aromatische Oxysäuren und Aetherschwefelsäuren (von Phenol und Skatol) vor. Die Mineralstoffe (nach W. Cramer 0,46—1,04 g in 100 ccm Schweiss) bestehen vorwiegend aus Natrium- und Kaliumchlorid, Alkalisulfat und -phosphat.

Die festen Bestandtheile der Hautabsonderung lagern sich zum grossen Theil auf der Haut ab, weshalb wir durch zeitweises Waschen bezw. Baden des ganzen Körpers die Hautthätigkeit wieder zweckmässig zu unterstützen suchen.

Grösse des Stoffwechsels.

Nach vorstehenden Auseinandersetzungen sind wir in der Lage, einen annähernden Ausdruck für die Grösse des täglichen Stoffumsatzes beim Menschen zu gewinnen. Freilich sind diese Zahlen nur annähernd; sie schwanken je nach Geschlecht,

---

[1]) Archiv f. Hygiene 1895, 25, 1, 29, 70, 252, 286 u. 294.
[2]) Zeitschr. f. Biologie 1901, 41, 271.

Berufsart, Individualität und auch bei demselben Individuum von Tag zu Tag in mehr oder minder weiten Grenzen. Immerhin aber sind dieselben lehrreich und von Nutzen.

Ich folge hierin den Angaben von K. Vierordt[1]), der die täglichen Ausgaben des erwachsenen menschlichen Körpers bei mässig bewegter Lebensweise wie folgt angiebt:

Ausscheidung durch:	Wasser g	Kohlenstoff g	Wasserstoff g	Stickstoff g	Sauerstoff g	Salze g
Athem	330	248,8	—	—	651,2	—
Haut	660	2,6	—	—	7,2	—
Urin	1700	9,8	3,3	15,8	11,1	26
Koth	128	20,0	3,0	3,0	12,0	6
Gebildetes Wasser durch Oxydation des Wasserstoffs der Nahrungsmittel	—	—	32,9	—	263,4	—
Im Ganzen	2818	281,2	38,2	18,8	944,8	32

Hiernach vertheilen sich die täglichen Gesammt-Ausgaben ungefähr folgendermassen:

Athmung	Hautausdunstung	Harn	Koth
32 %	17 %	46,5 %	4,5 %

Die vorstehende Stoffmenge muss nun dem Körper wieder zugeführt werden, wenn er auf seinem Bestande verbleiben soll. Dieses geschieht nach K. Vierordt durch eine Nahrung, welche 120 g Proteïnstoffe, 90 g Fett und 330 g Kohlenhydrate (von der Konstitution der Stärke) enthält. Zu dieser Nahrung, in der sich das Nährstoffverhältniss der stickstoffhaltigen zu den stickstofffreien Stoffen wie 1:4 stellt, muss noch eine bestimmte Wassermenge (2818 g) kommen; wir haben alsdann in derselben:

Einnahme:	Wasser g	Kohlenstoff g	Wasserstoff g	Stickstoff g	Sauerstoff g	Salze g
Wasser in der Nahrung	2818	—	—	—	—	—
Sauerstoff in der Athemluft	—	—	—	—	744,11	—
Proteïnstoffe 120 g	—	64,18	8,60	18,88	28,34	—
Fett 90 g	—	70,50	10,26	—	9,54	—
Kohlenhydrate 330 g	—	146,82	20,33	—	162,85	—
Salze in der Nahrung	—	—	—	—	—	32
Im Ganzen	2818	281,20	39,19	18,88	944,84	32

Die Menge der täglichen Ersatzstoffe (Wasser, Proteïn, Fett, Kohlenhydrate und Salze) beträgt daher für den Tag annähernd 3—4 kg oder etwa $1/20$ des Körpergewichtes.

Das Wasser, rund (3 l im Tage) nehmen wir bald in flüssigen, d. h. mit Wasser zubereiteten Speisen (Suppen, Milch, Kaffee etc.), bald in alkoholischen Getränken (Bier und Wein), bald als reines Trinkwasser zu uns.

Der Bedarf an Proteïnstoffen wird zum Theil durch thierische Nahrungsmittel (Fleisch, Milch, Käse etc.), zum Theil durch pflanzliche Nahrungsmittel (Brot, Gemüse, Kartoffeln etc.) gedeckt.

---

[1]) K. Vierordt: Grundriss der Physiologie des Menschen. 1877, 3. Aufl., S. 288—289.

Das Fett wird meistens als solches in Butter, Schmalz, Speck oder mit Fett zubereiteten Speisen zugeführt.

Für die Zuführung der nöthigen Kohlenhydrate (Stärke, Zucker) dient durchweg das Brot, vorwiegend aber auch bei der geringeren Volksklasse die Kartoffeln.

Mit Ausnahme des Kochsalzes, welches mehr als unentbehrliches Gewürzmittel dient, sind die anderen erforderlichen Salze durchweg in hinreichender Menge in den Nahrungsmitteln selbst enthalten.

Die Mischung der einzelnen Nahrungsmittel kann je nach ihrem Gehalt an Nährstoffen selbstverständlich in der verschiedensten Weise abgeändert werden, um vorstehendem Bedürfniss an Ersatzmitteln zu genügen (vergl. weiter unten).

Entstehung und Erhaltung der thierischen Wärme.

Die regelrechte Körpertemperatur des Menschen beträgt im Mastdarm 37^0, im Blut $38-39^0$. Es ist demnach der menschliche Körper im gemässigten Klima stets erheblich viel wärmer als die ihn umgebende Luft und giebt in Folge dessen stets mehr oder weniger Wärme durch Strahlung an die kältere Luft ab. Auch wird von bezw. aus dem Körper sowohl durch die Haut wie den Athem, wie wir gesehen haben, eine grosse Menge Wasser verdunstet, zu welcher Leistung ebenfalls Wärme erforderlich ist.

Ferner bedürfen sowohl die niedriger temperirte Nahrung wie die eingeathmete Luft einer Erwärmung, um auf die Körpertemperatur gebracht zu werden.

Die auf diese Weise täglich vom Körper abgegebene, bezw. für denselben erforderliche Wärmemenge ist durch Versuche annähernd auf 2 500 000 kalorien festgestellt worden.

Unter „kalorie" (oder Wärmeeinheit) verstehen wir diejenige Menge Wärme, welche nothwendig ist, um 1 g Wasser um 1^0 zu erhöhen[1]). Die täglich vom menschlichen Körper durch Strahlung, Wasserverdunstung etc. abgegebene bezw. erforderliche Wärmemenge ist demnach so gross, dass wir $2^1/_2$ Mill. g Wasser oder 2500 kg um 1^0 erwärmen könnten.

1. Die durchschnittliche Wärmeabgabe vom Körper.

Diese Wärmemenge vertheilt sich nach K. Vierordt (l. c. S. 282) auf die genannten Wege wie folgt:

a) Erwärmung der Athemluft.

Der erwachsene Mensch athmet im Tag etwa 10 000 l oder rund 13 000 g Luft ein bezw. aus. Die Temperatur der eingeathmeten Luft beträgt durchschnittlich etwa 12^0, während die der ausgeathmeten Luft etwa 37^0 hat. Es muss daher die eingeathmete Luft um etwa 25^0 erwärmt werden. Da Luft eine Wärmekapacität von 0,26 (Wasser $=$ 1) besitzt, so beträgt dieser Wärmeaufwand bezw. Verlust:

$$13\,000 \times 25 \times 0{,}26 = 84\,500 \text{ kalorien.}$$

b) Erwärmung der Nahrung oder Wärmeabgabe in Urin und Koth.

Urin und Koth verlassen den Körper durchweg mit einer Temperatur von 37^0.

---

[1]) Die Menge Wärme, welche erforderlich ist 1 kg Wasser um 1^0 zu erwärmen, nennt man grosse Kalorie und deutet dieses durch grosses „K" an.

Da wir die Nahrung nur mit einer durchschnittlichen Temperatur von etwa 12^0 zu uns nehmen, so beträgt die in diesen Ausscheidungen (etwa 2000 g für den Tag) abgegebene Wärmemenge:

$$2000 \times 25 = 50000 \text{ kalorien.}$$

c) Wasserverdunstung von der Haut.

Wenn Wasser aus dem flüssigen Zustand in den gasförmigen übergeführt werden soll, ist Wärme nothwendig; wir sagen daher auch wohl, beim Verdampfen des Wassers wird Wärme gebunden oder entsteht Kälte. Auch bei der Verdunstung des Wassers durch die Haut muss Wärme aufgewendet werden. Um 1 g flüssiges Wasser in Wasserdampf umzuwandeln, sind 582 kalorien erforderlich.

Da von der ganzen Körperoberfläche im Tag etwa 660 g Wasser verdunstet werden, so giebt demnach der Körper für diese Leistung her:

$$582 \times 660 = 384060 \text{ kalorien.}$$

d) Wasserverdunstung durch die Lungen.

Durch die Lungen werden durchschnittlich im Tag in der Athemluft 330 g Wasser gasförmig ausgeschieden; hierzu sind erforderlich:

$$582 \times 330 = 192060 \text{ kalorien.}$$

e) Wärmestrahlung der Haut.

Wie bereits bemerkt, ist die Gesammt-Wärmeabgabe des menschlichen Körpers auf 2500000 Wärmeeinheiten für den Tag festgestellt worden. Ziehen wir die Summe der unter 1—4 gewonnenen Wärmemengen, nämlich 710680 von dieser Grösse ab, so erhalten wir als Rest die Wärme, welche der Körper durch Strahlung und Leitung an die Luft abgiebt. Sie beträgt 1789320 kalorien und bedingt somit den **grössten Wärme-Verlust**.

Procentig vertheilt sich hiernach die Wärme-Abgabe wie folgt:

			%	
Haut	87,0	Strahlung	71,5	
		Wasserverdunstung	15,5	23,2
Athem	11,1	Wasserverdunstung	7,7	
		Erwärmung der Athemluft	3,4	
Wärmeabgabe in Koth und Urin			2,0	

2. Erhaltung der thierischen Wärme durch die Nahrung.

Die Bestandtheile der Nahrung dienen einerseits zum Aufbau des Körpers, andererseits unterliegen sie der Oxydation oder Verbrennung und erzeugen dadurch in derselben Weise wie beim Verbrennen ausserhalb des Körpers Wärme.

Die in beiden Fällen aus einem Gewichtstheil Kohlenstoff oder Wasserstoff entwickelte Wärmemenge ist vollständig gleich. 1 g Kohlenstoff liefert bei seiner Oxydation zu Kohlensäure 8080 Wärmeeinheiten oder kalorien, 1 g Wasserstoff bei seiner Oxydation zu Wasser 34460 kalorien. Diese Wärmemenge entsteht nun stets und unter allen Umständen, mag die Verbindung des Sauerstoffes mit dem Kohlenstoff bezw. Wasserstoff rasch oder langsam, auf dem Feuerroste oder in den feinen Kapillaren des thierischen Muskels vor sich gehen.

Man hat daher auch (Liebig, Boussingault u. A.) aus den täglich in der Nahrung zugeführten Mengen an Kohlenstoff und Wasserstoff die Wärmemenge, welche durch Oxydation derselben zu Kohlensäure und Wasser in unserem Körper entsteht, berechnet und angenommen, dass der in den Nährstoffen in inniger Verbindung vorhandene Kohlenstoff und Wasserstoff dieselbe Wärmemenge liefern, als wenn sie im freien ungebundenen Zustande mit Sauerstoff verbrennen.

Nimmt man mit K. Vierordt das S. 279 angegebene Kostmass für den mittleren menschlichen Körper an, so ergeben sich durch Oxydation des Kohlenstoffs und Wasserstoffs folgende Wärmemengen:

Nahrung:		Kohlenstoff g	Wasserstoff g	kalorien durch Oxydation des Kohlenstoffs	kalorien durch Oxydation des Wasserstoffs	Im Ganzen	kalorien berechnet nach nachstehenden Versuchen
Proteïnstoffe	120 g	64,18	8,60	518 574	296 356	814 930	684 000
Fette	90 g	70,20	10,26	567 216	353 559	920 775	855 000
Kohlenhydrate	330 g	146,82	—[1])	1 186 306	—	1 186 306	1 287 000
Im Ganzen		281,20	18,86	2 272 096	649 915	2 922 011[2])	2 826 000[2])
Abzug des C und H im Urin und Koth		29,8	6,3	240 784	217 098	457 882	457 882
Bleibt Rest		251,4	12,56	2 031 312	432 813	2 464 129	2 368 118

Durch Oxydation der in vorstehender Tagesnahrung zugeführten Menge Kohlenstoff und Wasserstoff würde daher eine Wärmemenge von 2 464 129 bezw. 2 368 118 kalorien entstehen.

3. Wärmewerth der einzelnen Nährstoffe.

An der Deckung des Wärmeverlustes vom Körper sind die einzelnen Nährstoffe der Nahrung in verschiedenem Grade betheiligt. Mit der Ermittelung der Wärmewerthe, der Verbrennungswärme der einzelnen Nährstoffe haben sich viele Forscher befasst u. A. Frankland, Danilewski, Thomsen, Berthelot, M. Rubner[3]) und besonders Fr. Stohmann[4]) mit mehreren Mitarbeitern. Ich füge hier vorwiegend nur die von Fr. Stohmann ermittelten letzten Werthe als die zuverlässigeren auf. Darnach liefert je 1 g Substanz Wärmeeinheiten (kalorien):

a) Proteïnstoffe:

Proteïnstoff:	kalorien nach Stohmann	Berthelot	Proteïnstoff:	kalorien nach Stohmann	Berthelot
Pflanzenfibrin	5941,6	5832,3	Eieralbumin	5735,2	5687,4
Serumalbumin	5917,8	—	Fleischfaser (entfettet)	5720,5	5728,4
Syntonin	5907,8	—	Krystall. Eiweiss	5672,0	—
Hämoglobin	5885,1	5910,0	Fleisch (entfettet)	5662,6	—
Milchkaseïn I	5867,0	5626,4	Desgl., andere Probe	5640,9	—
Desgl. II	5849,6	—	Blutfibrin	5637,1	5529,1
Eidotter (entfettet)	5840,9	—	Hardnack's Eiweiss	5553,0	—
Legumin	5793,1	—	Conglutin	5355,1	—
Vitellin	5745,1	5780,6	Mittel[5])	5711,0	

---

[1]) Die Kohlenhydrate enthalten Wasserstoff und Sauerstoff durchweg in einem solchen Verhältniss, dass sie Wasser bilden können. Beide sind daher hier als schon verbunden angenommen und ist für den Wasserstoff keine Verbrennungswärme berechnet.

[2]) Diese Zahlen decken sich nicht ganz, weil durch direkte Verbrennung der Nährstoffe etwas andere kalorimetrische Werthe gefunden sind, als sich nach dem Kohlenstoff- $+$ Wasserstoffgehalt berechnen (vergl. weiter unten).

[3]) Zeitschr. f. Biologie 1885, **21**, 200; 1894, **30**, 73.

[4]) Journ. f. prakt. Chemie 1885, **31**, 273; **32**, 93, 407 u. 420; 1890, **42**, 361; 1891, **44**, 336; 1892, **45**, 305. In beiderlei Quellen ist auch die sonstige Litteratur angegeben, weshalb ich mich mit der Aufführung dieser beiden Quellen begnüge.

[5]) Einschliesslich des nachfolgenden Peptons.

Dem mittleren Wärmewerth von 5711 kal. für 1 g Proteïnstoff würde die Formel $C_{720}H_{1161}N_{187}S_5O_{238}$ oder nach Lieberkühn $C_{72}H_{112}N_{18}SO_{22}$ entsprechen, welche erfordert:

52,64 % C, 7,08 % H, 16,00 % N, 1,03 % S, 23,12 % O.

b) Den Proteïnstoffen nahestehende Stickstoffverbindungen.

Substanz:	kalorien nach Stohmann	Berthelot	Substanz:	kalorien nach Stohmann	Berthelot
Elastin	5961,3	—	Chondrin	5130,6	5342,4
Wollfaser	5510,2	5564,2	Osseïn	5039,9	5410,4
Hautfibroïn	5355,1	—	Fibroïn	4979,6	5095,7
Pepton[1]	5298,8	—	Chitin	4650,3	4655,0

c) Abkömmlinge der Proteïnstoffe und sonstige Stickstoffverbindungen.

Substanz			Substanz		
Glykokoll ($C_2H_5NO_2$)	3129,1	3133,2	Asparagin ($C_4H_8N_4O_3$)	3514,0	3396,8
Alanin ($C_3H_7NO_2$)	4355,5	4370,7	Kreatin, kryst.		
Leucin ($C_6H_{13}NO_2$)	6525,1	6536,5	($C_4H_9N_3O_2 \cdot H_2O$)	3714,1	—
Sarkosin ($C_3H_7NO_2$)	4505,9	—	Desgl., wasserfrei	4275,1	—
Hippursäure ($C_9H_9NO_3$)	5668,2	5659,3	Harnsäure ($C_5H_4N_4O_3$)	2749,9	2754,0
Asparaginsäure ($C_4H_7NO_4$)	2899,0	2911,1	Guanin ($C_5H_5N_5O$)	3891,7	—
Harnstoff (CH_4N_2O)	2541,9	2530,1	Koffeïn ($C_8H_{10}N_4O_2$)	5231,4	—

d) Fette, Fettsäuren und deren Ester (nach Stohmann).

Substanz:	kalorien	Substanz:	kalorien
Thierische Fette[2]:		Dibrassidin	9484,1
Gewebsfette (Mittel von 8 Sorten mit 9464 bis 9492 kal.)	9484,5	Tribrassidin	9714,0
		Palmitinsäurecetyläther	10153,0
Kuhbutter	9231,3		
Pflanzenfette:		**Alkohole:**	
Leinöl	9323,0	Glycerin ($C_3H_8O_3$)	4317,0
Olivenöl	9328,0 u. 9471,0	Cetylalkohol ($C_{26}H_{54}O$)	10348,0
Mohnöl	9442,0		
Rüböl	9489,0 u. 9619,0	**Fettsäuren:**	
Erdnussöl (nach O. Kellner)	9474,0	Kaprinsäure ($C_{10}H_{20}O_2$)	8463,0
		Laurinsäure ($C_{12}H_{24}O_2$)	8844,4
		Myristinsäure ($C_{14}H_{28}O_2$)	9133,5
Ester:		Palmitinsäure ($C_{16}H_{32}O_2$)	9226,0
Trilaurin ($C_{39}H_{74}O_6$)	8930,1	Stearinsäure ($C_{18}H_{36}O_2$)	9429,0
Trimyristin ($C_{45}H_{86}O_6$)	9196,3	Behensäure ($C_{22}H_{44}O_2$)	9801,4
Dierucin ($C_{47}H_{88}O_4$)	9519,4	Erukasäure ($C_{22}H_{42}O_2$)	9738,6
Trierucin ($C_{69}H_{126}O_6$)	9742,0	Behenolsäure ($C_{22}H_{40}O_2$)	9672,3

Die mittlere Verbrennungswärme der Fette in der menschlichen Nahrung wird man daher auf 9300,0 kal. veranschlagen können.

---

[1] Das Pepton war aus Blutfibrin mit 5630,1 kal. hergestellt; es hat daher in Folge von Wasseranlagerung eine geringere Verbrennungswärme als der zugehörige Proteïnstoff.

[2] Die letzten Versuche Stohmann's über die Verbrennungswärme der Fette (thierische Fette) im verdichteten Sauerstoff ergaben um 1,4 % höher liegende Werthe als nach dem ersten, dem Kaliumchloratverfahren; die Verbrennungswärmen der Pflanzenfette werden daher auch wohl noch etwas höher liegen. Auch ergaben die letzten Versuche, dass durch Ranzigwerden der Fette die Verbrennungswärme entsprechend der gebildeten Menge freier Fettsäuren abnimmt.

e) Kohlenhydrate.

Pentosen:	kalorien
Arabinose $C_5H_{10}O_5$	3722,0
Xylose „	3746,0
Rhamnose $C_6H_{12}O_5$	4379,3
„ kryst. $C_6H_{12}O_5 \cdot H_2O$	3909,2
Fukose $C_6H_{12}O_5$	4940,9
Hexosen (Monosaccharide):	
d-Glukose $C_6H_{12}O_6$	3742,6
d-Fruktose „	3755,0
Galaktose „	3721,5
Sorbinose „	3714,5
Disaccharide:	
Rohrzucker $C_{12}H_{22}O_{11}$	3955,2
Milchzucker $C_{12}H_{22}O_{11}$	3951,5
Desgl. kryst. $C_{12}H_{22}O_{11} \cdot H_2O$	3736,8
Maltose $C_{12}H_{22}O_{11}$	3949,3
Desgl. kryst. $C_{12}H_{22}O_{11} \cdot H_2O$	3721,8
Trehalose $C_{12}H_{22}O_{11}$	3947,0
Desgl. kryst. $C_{12}H_{22}O_{11} \cdot 2H_2O$	3550,3

Trisaccharide:	kalorien
Raffinose oder Melitose $C_{18}H_{32}O_{16}$	4020,8
Desgl. kryst. $C_{18}H_{32}O_{16} \cdot 5H_2O$	3400,2
Melecitose $C_{18}H_{32}O_{16}$	3913,7
Polysaccharide:	
Stärke (nach Stohmann) $x (C_6H_{10}O_5)$	4182,5
Desgl. (nach Kellner)	4148,5
Dextrin $x (C_6H_{10}O_5)$	4112,2
Inulin $C_{36}H_{32}O_{31}$	4133,5
Cellulose $x (C_6H_{10}O_5)$	4185,4
Alkohole:	
Erythrit $C_4H_{10}O_4$	4132,3
Pentaerythrit $C_5H_{12}O_4$	4859,0
Arabit $C_5H_{12}O_5$	4024,6
Mannit $C_6H_{14}O_6$	3997,8
Dulcit $C_6H_{14}O_6$	3975,9
Perseït $C_7H_{16}O_7$	3942,5
Phenole:	
Quercit $C_6H_{12}O_5$	4293,6
Inosit $C_6H_{12}O_6$	3679,6

Nimmt man aus den 5 ersten Gruppen der durchweg in der menschlichen Nahrung vertretenen Kohlenhydrate (ohne Krystallwasser) das Mittel, so erhält man rund 3900 kal. für 1 g Kohlenhydrate; weil aber die Stärke in unserer Nahrung vorzuherrschen pflegt, so wird man den mittleren Verbrennungswerth der Kohlenhydrate (bezw. der stickstofffreien Extraktstoffe) in den Nahrungsmitteln gleich rund 4000 kal. für 1 g setzen können.

f) Organische Säuren.

Säure:	kalorien
Oxalsäure $C_2H_2O_4$	571
Malonsäure $C_3H_4O_4$	1960
Bernsteinsäure $C_4H_6O_4$	3019
Weinsäure $C_4H_6O_6$	1745

Säure:	kalorien
Citronensäure $C_6H_8O_7$	2397
Benzoësäure $C_7H_6O_2$	6281
Salicylsäure $C_7H_6O_3$	5162

Es ist früher — so auch eine Zeit lang von J. v. Liebig — angenommen worden, dass sich die Nährstoffe im Thierkörper bezüglich des Wärmewerthes anders verhalten als ausserhalb des Körpers, weil sie in letzterem durchweg nicht glatt zu Kohlensäure und Wasser verbrennen, sondern Zwischenerzeugnisse bilden, die erst allmählich oder gelegentlich in die Endoxydationsstoffe zerfallen und auf diese Weise vielleicht mehr Wärme (bezw. Energie) liefern, als bei der rasch verlaufenden Verbrennung im Kalorimeter. Abgesehen davon, dass eine solche Annahme vollständig dem Gesetz über die Beständigkeit der Energie widerspricht, hat auch M. Rubner[1]) durch direkte Versuche nachgewiesen, dass bei der Verbrennung der einzelnen Nährstoffe innerhalb und ausserhalb des Körpers gleiche Wärmemengen (Energie) entstehen.

Zunächst findet M. Rubner die Verbrennungswärme mittelst des Kalorimeters annähernd übereinstimmend mit den vorstehenden Ergebnissen von Stohmann nämlich:

---

[1]) Zeitschr. f. Biologie 1885, **21**, 250; 1886, **22**, 40; 1894, **30**, 73.

	kalorien		kalorien
Eiweiss	5754	Harnstoff	2518
Fleisch (trocken und fettfrei)	5345	Schweinefett	9423
Hämoglobin	5949	Rohrzucker	4001

Wenn sich die Nährstoffe im thierischen Stoffwechsel (bezw. bei der Erhaltung der thierischen Zellen) nach dem Vorrath an potentieller Energie, d. h. nach ihren Verbrennungswärmen (Wärmewerth), vertreten, so muss zwischen den künstlich und im thierischen Körper gefundenen, isodynamen Werthen der einzelnen Nährstoffe Uebereinstimmung bestehen. Das ist in der That der Fall; so sind 100 Theile Fett isodynam:

Verbrennung:	Fett =	Syntonin	Stärke	Muskelfleisch	Rohrzucker	Traubenzucker
Im Thierkörper	100 =	225	232	243	234	256
Im Kalorimeter	100 =	213	229	235	235	255

In einer 2. Versuchsreihe fand M. Rubner die Verbrennungswärme für je 1 g Trockensubstanz:

Verbrannt:	Muskelfleisch		Fett	
	Mittel	2. Reihe	Mittel	2. Reihe
Im Thierkörper	4079	4007	9334	9353
Im Kalorimeter	4000	4000	9423	9423

In ähnlicher Weise fand O. Kellner[1]) durch Versuche beim Rind, dass bezüglich des physiologischen Nutzeffektes isodynam sind:

100 Erdnussöl : 178 Kleberproteïn : 235 Stärke : 242 Strohstoff (Cellulose).

Diese Versuche zeigen deutlich, dass die Nährstoffe im Thierkörper dieselben Wärme- bezw. Energiewerthe und in demselben Verhältniss liefern, als bei der Verbrennung im Kalorimeter. Diese Thatsache findet noch dadurch eine Stütze, dass durch die indirekte Berechnung der Wärmewerthe ein im wesentlichen gleiches Ergebniss erzielt wird[2]).

---

[1]) O. Kellner: Untersuchungen über den Stoff- u. Energie-Umsatz des erwachsenen Rindes. Berlin 1900.

[2]) So kann man die Verbrennungswärme des Kohlenstoffs etc. im Proteïn- und Fettmolekül annähernd berechnen, wenn man die Wärmeerzeugung des Organismus und die Grösse der Oxydationsstoffe für eine gegebene Zeit kennt. Despretz und Dulong haben (Ann. de chim. e. de phys. T. TXVI. S. 337 und III. Ser. 1841. S. 440) derartige Versuche angestellt, aus denen M. Traube (Virchow's Archiv, 29, 414) berechnet hat, dass dem im Proteïn und Fett gebundenen Kohlenstoff eine Verbrennungswärme von 9600 Wärmeeinheiten zukommt, wenn die des Wasserstoffs mit Favre und Silberman gleich 34462 gesetzt wird.

Die Verbrennungswärme des Proteïns würde sich hiernach, wie N. Zuntz (Landw. Jahrbücher 1879, 8, 71—72) zeigt, folgendermassen gestalten:

100 g Proteïn enthalten . . . . . 53,53 C, 70,6 H, 15,01 N, 23,80 O.
Für 33,45 g Harnstoff ab . . . . . 6,69 „ 2,23 „ 15,01 „ 8,92 „
Bleibt zu verbrennen 46,84 4,83 — 14,88
Die 14,88 O brauchen zur Wasserbildung — 1,86 — 14,88
Zu oxydirender Rest 46,84 C, 2,97 H.

46,84 g C geben 46,84 × 9600 = 449 664 Wärme-Einheiten
2,97 „ H „ 2,97 × 34362 = 102 352 „
Also 100 g Proteïn = 552 016 Wärme-Einheiten.

1 g Proteïn liefert daher 5520 W.-E., womit die von Stohmann und Rubner gefundenen Werthe ziemlich nahe übereinstimmen.

In derselben Weise ergiebt sich für Fett:

100 g Fett enthalten . . . . . 79,00 C, 11,00 H, 10,00 O
10 „ O brauchen zur Wasserbildung . . — 1,25 10,00 „
Bleibt zu verbrennen 79,00 C, 9,75 H
79,00 g C geben 79 × 9600 = 758 400 W.-E.
9,75 „ H „ 9,75 × 34462 = 336 312 „
Also 100 g Fett = 1 094 712 W.-E.

(Fortsetzung folgende Seite.)

Aus dem Grunde wird jetzt das Kostmaass nicht mehr allein nach Bedarf an den verschiedenen Nährstoffen, sondern an Wärme-(Energie-)Werthen angegeben (hierüber vergl. weiter unten).

Die Quelle der Muskelkraft. (Geschichte der Ernährungslehre.)

Ueber die Quelle der Muskelkraft oder über die Vorgänge, durch welche der Körper befähigt wird, mechanische Arbeit zu leisten, haben zu verschiedenen Zeiten sehr verschiedene Ansichten geherrscht und sind auch zur Zeit die Ansichten noch getheilt. Eine Entwickelung dieser Ansichten giebt uns zugleich eine geschichtliche Entwickelung der Ernährungslehre überhaupt; deshalb möge sie hier kurz Platz finden.

Die Ansichten über die Ernährung im Alterthum (unter Aristoteles) und von da bis zum 17. Jahrhundert können wir übergehen, weil sie unseren jetzigen Anschauungen zu fern liegen. Man betrachtete bis dahin die Luft im Aristotelischen Sinne als Element, welches als einheitliches Ganze wirke. Erst gegen Ende des 17. Jahrhunderts finden sich in verschiedenen Schriften Stellen, welche darauf hinweisen, dass man in der Luft, die zwar noch als Element gilt, besondere Beimischungen annahm, die für gewisse Vorgänge, wie das Athmen und Verbrennen besonders wirksam sind. So betrachtet Sylvius de le Boë (1614—1672) das Athmen als etwas der Verbrennung ganz Aehnliches. Wie starkes Feuer den Zutritt der Luft mehr nothwendig habe, als schwaches, so würde auch beim starken Athmen mehr Luft verbraucht, als beim schwachen. Das Eintreten von Luft in den Körper wirkt aber nach ihm nicht wärmeerregend, sondern abkühlend.

John Mayow dagegen lehrte schon 1668, dass in der Luft ein Bestandtheil enthalten sei, der auch im Salpeter bezw. dessen feuriger Säure vorkomme[1]), der die Verbrennung zu Stande bringe und auch bei der Gährung wirke. Verbrennen und Athmen sind nach ihm analoge Vorgänge. Diese Analogie beweist er dadurch, dass das Athmen eines Thieres und das Brennen einer Kerze in einem gewissen Raum nur halb so lange dauert, als das Athmen des Thieres allein oder das Brennen der Kerze allein. Nicht die ganze Luft sei zum Verbrennen und zur Athmung tauglich, da bei der Verbrennung und dem Athmen eine Luft zurückbleibe, welche zur Unterhaltung dieser Vorgänge unfähig sei[2]). Die eingeathmete Luft wird nach Mayow's Ansicht in den Lungen vom Blut absorbirt, es entsteht dadurch eine Gährung, welche mit einer Wärme-Entwickelung verbunden die Ursache der Blutwärme ist. Das Warmwerden der Thiere hat nach ihm darin seinen Grund, dass alsdann stärkeres Athmen und stärkere Gährung eintritt. Die blühendere Farbe des arteriellen Blutes wird durch die Verbindung des dunkleren venösen Blutes mit jenem Bestandtheil der Luft hervorgebracht.

Auch spricht er bereits 1681 in seinem Werke „De motu musculari" den sehr bedeutsamen Satz aus, dass zur Muskelbewegung zweierlei nothwendig sei, nämlich die Zufuhr von verbrennlicher Substanz (Fett) und die Aufnahme jenes Bestandtheiles der Luft, des „Spiritus-nitro-aëreus"[3]).

Thomas Willis, der Zeitgenosse von Mayow, erklärt (1671) Athmen und Verbrennen nicht für ähnliche sondern für gleiche Vorgänge; er lehrt, dass die Blutwärme

---

(Fortsetzung von Anm. 2 S. 285.)

1 g Fett liefert daher 10 947 W.-E., während Stohmann und Rubner durch direkte Bestimmung 9300—9500 W.-E. fanden.

In derselben Weise und unter der Voraussetzung, dass der Wasserstoff bei seiner Verbindung mit dem Sauerstoff des Moleküls keine Wärme erzeugt, wird für Stärke die Verbrennungswärme zu 4262 W.-E. gefunden, während die direkte Bestimmung 4125 kalorien ergeben hat.

[1]) Wie wir jetzt wissen „der Sauerstoff".
[2]) „   „   „   „   „der Stickstoff".
[3]) Deshalb von Mayow so genannt, weil er im Salpeter sowohl wie in der Luft vorkommt.

nur auf dreierlei Weise zu Stande kommen könne: entweder durch Zuführung von Wärme, oder durch Mischen von Säuren mit anderen Körpern, oder durch Verbrennung. Nur letztere kann nach Willis die Ursache der Blutwärme sein.

Man sieht, dass diese beiden Gelehrten unseren jetzigen Anschauungen schon sehr nahe gestanden haben, und es ist zu verwundern, dass diese Anschauungen keine weitere Berücksichtigung fanden und erst 100 Jahre später durch Lavoisier in ein klareres Licht gestellt wurden.

Doch ehe wir hierzu übergehen, mag noch erwähnt sein, dass sich Albr. v. Haller (1708—1777) eingehend mit der Ernährungsfrage befasste und die Mengen der Einnahmen und Ausgaben des Körpers zu ermitteln suchte. Er ist der Ansicht, dass aus den Nahrungsmitteln (thierischen sowohl wie pflanzlichen) durch die Verdauung eine „Gallerte" (Aliment) ausgegeben werde. Alle Nahrungsmittel enthalten dieses „Aliment", wenn auch in verschiedenem Grade.

Da der Mensch täglich gegen 50 Unzen durch die Haut verdunstet und ferner ebensoviel durch Flüssigkeitsabgabe (Harn) und Stuhlgang etc. verliert, so muss, wie Haller lehrt, dieser Abgang wieder ersetzt werden.

„Folglich müssen wir", sagt Haller, „Speise zu uns nehmen, damit die Materie der menschlichen Säfte und ohne Zweifel auch der Stoff der festen Theile wieder ergänzt werden könne. Letztere müssen Kinder und alle diejenigen, welche noch im Wachsen begriffen sind, nothwendig von den Speisen hernehmen und auch Erwachsene und völlig Ausgewachsene müssen diese festen Theile wieder ergänzt bekommen, von denen wir zeigen wollen, dass sie ebenfalls durch Anstrengung des Lebens abgerieben werden."

Hierin liegt deutlich ausgesprochen, dass durch die Arbeitsthätigkeit Stoffe des Körpers aufgezehrt werden, welche durch Nahrung wieder ersetzt werden müssen.

Auch erkannte Black (1757), dass beim Athmen fixe Luft (d. h. Kohlensäure) gebildet wird, welche ätzende Alkalien mild macht. Das Athmen besteht nach ihm vorzugsweise in der Umwandlung der athmosphärischen Luft in fixe Luft.

Wenn wir in diesen und manchen anderen Aeusserungen von Chemikern und Aerzten damaliger Zeit schon richtig geahnte Anschauungen über den Lebensvorgang erkennen müssen, so sollten diese doch erst in den Jahren 1772—1774 eine richtige und wissenschaftliche Deutung finden.

Denn um diese Zeit entdeckten gleichzeitig und unabhängig von einander der Schwede Scheele und der Engländer Pristley den Sauerstoff. Sie erkannten mit Lavoisier, dass die Luft ein Gemenge zweier verschiedener Gase sei, aber auch nur zweier, von denen das eine „Oxygène" oder Sauerstoff, das andere „Azote" oder Stickstoff genannt wurde. Alle drei Forscher bewiesen dann, dass beim Athmen der Thiere der Sauerstoff wirksam sei und sich in ein gleiches Volumen Kohlensäure verwandle, dass dagegen der Stickstoff der Luft bei diesem Vorgang sich vollständig gleichgültig verhalte. Lavoisier glaubte, dass sich die Kohlensäurebildung in zweierlei Weise denken lasse: entweder nehme der Sauerstoff in den Lungen Kohlenstoff aus dem Blute auf und beide verbinden sich mit einander zu Kohlensäure — die Umwandlung gehe also in den Lungen vor sich — oder der Sauerstoff werde in den Lungen von dem Blut absorbirt, während sich gleichzeitig ein entsprechendes Volumen Kohlensäure entwickele. Letzteres hielt er für das Wahrscheinlichere, weil das Blut beim Durchgange durch die Lungen röther werde, was nur auf einer Aufnahme von Sauerstoff beruhen könne. Die Wärmeerzeugung im Thierkörper betrachtet er als nur durch die langsame Verbrennung des Kohlenstoffs zu Kohlensäure hervorgebracht.

Dulong und Despretz bewiesen dann gleichzeitig durch Versuche, dass der Verbrennungsvorgang im thierischen Körper hinreiche, um die thierische Wärmeerzeugung zu erklären.

Von der früheren geheimnissvollen Lebenskraft, von einem dem Herzen eingeborenen

Feuer oder von „Gährungen" des Blutes, durch welche Annahme man die thierische Wärme zu erklären versucht hatte, konnte natürlich jetzt keine Rede mehr sein; die Nebelbilder, welche den thierischen Lebensvorgang bis jetzt verschleiert hatten, waren mit einem Male zerrissen.

Jedoch fanden die Anschauungen Lavoisier's bei den Gelehrten nicht sofort Eingang; am wenigsten bei den Aerzten, weil sie einen Chemiker in diesen Fragen nicht für zuständig hielten. Selbst der französische Physiologe Magendie wandte sich gegen die Lehre Lavoisier's. Er zeigte, dass die Ansicht Lavoisier's nicht haltbar sei, dass nämlich aus dem Blut eine kohlenstoff- und wasserstoffreiche Flüssigkeit fortwährend gleichsam in die Lungen ausschwitze, um dort durch den aufgenommenen Sauerstoff zu Kohlensäure und Wasser oxydirt zu werden. Magendie wies nach, dass das in den Lungen ausgeathmete Wasser nicht oder nur zum geringen Theil von der Verbrennung des Wasserstoffs zu Wasser herrühre, dass der grösste Theil von dem in der Nahrung als solcher aufgenommenen Wasser abstamme.

Gleichzeitig aber stellte Magendie sehr wichtige Versuche über die Ernährungsfrage an und muss er in dieser Hinsicht als einer der Begründer der experimentellen Forschung auf diesem Gebiete bezeichnet werden.

Zunächst zergliederte er die Nahrung in einfachere Stoffe; er führte die Eintheilung der Nährstoffe in „stickstoffhaltige" und „stickstofffreie" ein.

Mit diesen einfachen Nährstoffen, den stickstofffreien (Zucker, Gummi, Oel, Butter etc.) einerseits und den stickstoffhaltigen (Leim, fettfreiem Muskelfleisch etc.) andererseits wurden verschiedene Ernährungsversuche an Thieren angestellt. An derartigen Versuchen betheiligten sich auch in hervorragender Weise Boussingault, Gmelin und Tiedemann. Man fand, dass die einfachen stickstofffreien Nährstoffe (Zucker, Oel etc.) für sich allein verabreicht nicht im Stande seien, den thierischen Körper am Leben zu erhalten, dass dieses ebensowenig der Leim, allein gegeben, vermag; dahingegen gelang es, Nagethiere durch fettfreies Muskelfleisch zu erhalten.

Hieraus leitete man die Wichtigkeit der stickstoffhaltigen Bestandtheile der Nahrung ab und galt die Stickstoffsubstanz der Nahrungsmittel eine Zeit lang als der einzige Bestandtheil zur Nährwerthsabschätzung derselben. Wenngleich dieses als einzig für die Ernährung massgebende „Albumin" (oder die Sickstoffsubstanz) noch immer an das „Aliment" vergangener Zeiten oder an die „Gallerte" Haller's erinnerte, so war doch durch die obigen Versuche die Ernährungsfrage in experimentelle wissenschaftliche Bahnen gelenkt. Es mussten sich durch Erörterungen dieser Versuche allmählich die Ansichten klären und schliesslich zu einem wissenschaftlichen Lehrgebäude führen.

Aber es gehörte der geistreiche Blick und klare Verstand eines Justus v. Liebig dazu, die zerstreuten Versuche zu sichten und die verschiedenartigen Anschauungen zu einer einheitlichen Theorie zu vereinigen. Und nur die überzeugende Kraft der Darstellung in Wort und Schrift eines v. Liebig konnte es zu Stande bringen, dass diese Theorie bald in allen Kreisen Eingang fand.

v. Liebig übergab seine „Ernährungstheorie" 1842 in dem epochemachenden Buch: „Die organische Chemie in ihrer Anwendung auf Physiologie und Pathologie" der Oeffentlichkeit.

Er theilt die Nahrungsstoffe in plastische oder gewebebildende, wozu die stickstoffhaltigen Verbindungen, Albumin, Kaseïn etc. gehören, und in wärmeerzeugende, zu denen die stickstofffreien Bestandtheile der Nahrung, Fett und Kohlenhydrate (Zucker, Stärke, Gummi etc.) zählen.

Diese Nährstoffe werden in der Nahrung aufgenommen, im Magen zu in Wasser löslichen Verbindungen verarbeitet, von den Magendrüsen aufgesogen und gelangen so ins Blut, welches sie den einzelnen Körpertheilen zuführt. Die stickstoffhaltigen Nährstoffe werden in den Muskeln zu thierischen Gebilden, zu Muskeltheilen angesetzt, während sich das Fett einfach zwischen den Muskelfasern ablagert, ohne ein thierisches Gewebe zu bilden. Das Fett ist schon theils fertig gebildet in der Nahrung enthalten, theils wird es aus den Kohlenhydraten (Zucker, Stärke, Gummi etc.) auf eine uns noch unbekannte Weise gebildet.

Ausser den Nährstoffen, den Proteïn- und Fettkörpern nimmt das Blut in den Lungen noch atmosphärische Luft und in ihr Sauerstoff auf, welcher durch das Blut in alle und bis in die äussersten Körpertheile getragen wird. Auf diesem Wege wirkt der Sauerstoff zerstörend auf die thierischen Gebilde. Die stickstoffhaltige Muskelfaser erleidet unter Aufnahme von Sauerstoff eine Umsetzung, die schliesslich mit der Bildung von Harnstoff endet. Die Fettkörper verbrennen zu Kohlensäure und Wasser. Der Harnstoff wird im Harn ausgeschieden, die Kohlensäure dagegen beim Rücklauf des Blutes in den Lungen wieder an die Luft abgegeben.

Die Einwirkung des Sauerstoffs auf die Muskelsubstanz, der Umsatz derselben zu Harnstoff bewirkt eine Umlagerung der Moleküle der Muskelsubstanz, welche die Bewegung des Muskels zur Folge hat, mit anderen Worten, die **Umsetzung der Muskelsubstanz zu Harnstoff liefert die Kraft, welche der Muskel zur Verrichtung von Bewegungen und Arbeit nothwendig hat**. Den Anstoss zu dieser Umlagerung geben die Nerven. Der im Harn zum Vorschein kommende Harnstoff giebt uns also das Aequivalent der umgesetzten Muskelsubstanz, und damit der freigewordenen Kraft, der geleisteten Arbeit. Durch die Verbrennung der Fettkörper zu Kohlensäure und Wasser wird die thierische Körperwärme, welche durch Ausstrahlung in die Luft immerfort beeinträchtigt wird, hervorgerufen und erhalten. Ist das Fett in unzureichender Menge vorhanden, um diesen Wärmeverlust zu decken, so tritt an seine Stelle die stickstoffhaltige Muskelsubstanz.

Dies wäre jedoch ein Luxusverbrauch, da die stickstofffreien Nährstoffe (Fett und Kohlenhydrate) billiger zu haben sind, als die stickstoffhaltigen Nährstoffe, wir also denselben Zweck, die thierische Wärme zu erhalten, auf billigerem Wege erreichen können. Deshalb ist es von Wichtigkeit, in welchem Verhältniss wir die zwei Gruppen von Nährstoffen in der Nahrung zu uns nehmen, damit der Körper in seinem regelrechten Zustande verbleibt, und ihm auf die angemessenste Weise ersetzt wird, was er einerseits durch den Umsatz der Muskelsubstanz, andererseits durch die Verbrennung von Fett verloren hat. Dieses Verhältniss ist verschieden je nach der persönlichen Anlage, nach Alter und Berufsarbeit. Beim arbeitenden Menschen ist das Verhältniss der stickstoffhaltigen Nährstoffe zu den stickstofffreien wie 1 : 3—4, beim Kind und Greise wie 1 : 5 u. s. w.

Gegen diese gewichtige und geistreiche Lehre v. Liebig's erhoben sich bald mancherlei Bedenken sowohl theoretischer wie experimenteller Art.

Schon 1845 trat J. R. Mayer, der bekannte Begründer der mechanischen Wärmetheorie, als Gegner auf und entwickelte in seiner Abhandlung: „Die organische Bewegung in ihrem Zusammenhange mit dem Stoffwechsel"[1]) die Ansicht, dass der Muskel nicht die Masse bilde, durch dessen chemischen Umsatz die Kraft erzeugt würde, sondern bloss der Apparat sei, in welchem die Umwandlung der Kraft vor sich gehe. Er zeigte, dass die 15 Pfd. trockenen Muskels eines 150 Pfd. schweren Mannes in 80 Tagen, das Herz allein in 8 Tagen, die Herzkammer in 2½ Tagen oxydirt sein würden, wenn die mechanische Arbeit einzig auf Oxydation der Muskelsubstanz beruhe.

Zu diesen Bedenken theoretischer Art gesellten sich bald solche experimenteller Art. So fand C. Voit 1860 durch seine „Untersuchungen über den Einfluss des Kochsalzes, des Kaffee's auf die Muskelbewegungen", dass bei gleichbleibender Proteïnzufuhr die mechanische Arbeit eines Thieres beliebig gesteigert werden kann, ohne dass eine entsprechende Zunahme der Harnstoffausscheidung stattfindet. Und wenn schon seit 1854 Lawes und Gilbert durch ihre Versuche zu dem Ergebniss kamen, dass bei Thieren die

---

[1]) Chem. Centralbl. 1867, 769 u. ff.

Stickstoffausscheidung im Harn lediglich von der Stickstoffaufnahme in der Nahrung abhängt, so glaubte man schliessen zu müssen, dass die Grösse des Muskelumsatzes von der verrichteten Arbeit vollständig unabhängig sei.

Da nun die Muskelkraft doch schliesslich aus der Nahrung stammen muss, so verlegte man ihren Ursprung in die Verbrennung der stickstofffreien Nährstoffe und glaubte sich hierzu um so mehr berechtigt, als durch die Untersuchungen von Edw. Smith, v. Pettenkofer und C. Voit ausser allen Zweifel gesetzt war, dass mit der Grösse der Muskelthätigkeit auch die Grösse der Kohlensäureausgabe in den Lungen sich steigerte.

Diese Anschauung fand eine wesentliche Stütze in der sich gleichzeitig Geltung verschaffenden mechanischen Wärmetheorie. Darnach ist Wärme nichts anderes als Molekular-Bewegung, d. h. eine Kraft, welche sich in Bewegung umsetzen lässt, und umgekehrt, wo Bewegung verschwindet, da kommt sie als Wärme wieder zum Vorschein. Die z. B. einen Eisenbahnzug in Bewegung setzende Kraft ist die Wärme. Die brennenden Kohlen des Heizraumes der Dampfmaschine erzeugen Wärme, die Wärme wird auf das Wasser des Dampfkessels übertragen, versetzt die Moleküle des Wassers in vibrirende Bewegung, bis sich dieselben trennen und in Dampf verwandeln. Der Wasserdampf hat Wärme, hat Bewegung und damit Kraft aufgenommen, er drückt auf einen Kolben, überträgt die Bewegung auf diesen, indem er den Kolben hin- und herschiebt und dieser, mit einer Stange befestigt, giebt die Bewegung weiter an ein Rad, welches hunderte von Centnern mit sich fortzieht. Hier also leistet die Wärme der brennenden Kohlen mechanischen Effekt, indem sie den Eisenbahnzug in Bewegung setzt und die Wärme, welche verwendet wird, diese Bewegung hervorzurufen, kommt in der Erwärmung der Wagenachsen und Eisenbahnschienen wieder zum Vorschein; die durch Wärme oder Molekularbewegung hervorgerufene Massenbewegung setzt sich wieder um in Molekularbewegung, in Wärme.

Da nun die Oxydation des Kohlenstoffs und Wasserstoffs im Körper zu Kohlensäure und Wasser gleich ist der Verbrennung der Kohlen in der Dampfmaschine und da hier wie dort Wärme die Folge dieses Vorganges ist, so lag nichts näher, als in dieser Verbrennung die Ursache zu erblicken, welche die Kraftäusserungen des Muskels bewirkt.

Einen direkten Beweis hierfür glaubten Fick und Wislicenus geliefert zu haben. Sie verrichteten durch die Besteigung des Faulhorn am Brienzer See eine messbare äussere Arbeit und ermittelten durch die Stickstoffbestimmung ihres Harns den Verbrauch an Muskelsubstanz. Aus der Menge ihrer verbrauchten stickstoffhaltigen Substanz berechneten sie dann die Menge Wärme, welche bei der Verbrennung derselben entsteht, und fanden, dass diese nicht zur Hälfte ausreichte, um die Arbeit, nämlich die Beförderung ihres Körpergewichtes auf die betreffende Höhe, zu leisten[1]).

Hieraus schliessen die Versuchsansteller, dass durch die Umsetzung der stickstoffhaltigen Muskelsubstanz nur ein Theil der Muskelkraft oder Muskelarbeit geliefert wird, dass auch die stickstofffreien Nährstoffe, Fett etc. als krafterzeugende Brennmasse betrachtet werden müssen.

Mit der Annahme, dass die Muskelkraft unter gewöhnlichen Verhältnissen durch die

---

[1]) Die Art dieser Berechnung ist folgende: 1 g Proteïn liefert bei seiner Verbrennung 6730 Wärmeeinheiten, d. h. mit der erzeugten Wärme sind wir im Stande, 6730 g oder 6,73 kg Wasser — nach der Annahme von Fick und Wislicenus — um $1°$ zu erhöhen. Mit der Wärmemenge aber, welche 1 kg Wasser um $1°$ erhöht, können wir 445 kg auf 1 m Höhe heben, oder es ist, wie man zu sagen pflegt, 1 Wärmeeinheit = 425 kg-m als Arbeitseinheit. Demnach leistet also 1 g Proteïn bei seiner Verbrennung eine Arbeit von $425 \times 6,73 = 2860,25$ kg-m. Es hatte nun Fick 37,17 g, Wislicenus 37,00 g Proteïn umgesetzt, welche in Arbeitseinheiten ausgedrückt 106 096 kg-m für Fick und 105 825 kg-m für Wislicenus entsprechen. Fick hatte bei einem Körpergewicht von 66 kg und der Höhe des Faulhorn von 1956 m eine Arbeit von 129 099 kg-m und die innere Arbeit für Herz- und Athmungsthätigkeit mit eingerechnet, 159 637 kg-m zu leisten, Wislicenus bei 76 kg Körpergewicht im Ganzen 184 287 kg-m. Die durch Umsatz der Muskelsubstanz erzeugte Wärme reichte also bei weitem nicht hin zur Deckung der geleisteten Arbeit.

Verbrennung stickstofffreier Nährstoffe gebildet wird, stehen eine Menge Thatsachen im Einklang, welche sich sonst nur schwer erklären lassen. So berichtet Frankland, dass in der Nahrung der Feldarbeiter in Lancashire ein grosser Theil Fett enthalten ist; ausser sehr fettem Speck, der ihr eigentliches thierisches Nahrungsmittel ausmacht, verzehren sie grosse Mengen Aepfelpudding, der aus einem Teige mit viel Schmalz besteht und häufig gar keine Aepfel enthält. Ein Gericht aus Eiern[1]), Speck und Kartoffeln bildet bei schwerer Erntearbeit ihre gewöhnlichen pièces de resistance. Die Seeleute, welche zum Bau der Lancaster-Breston-Eisenbahn verwendet wurden, sah Frankland dicke Brotschnitte mit sehr grossen Mengen Fett verzehren, in denen nur dünne Streifen Fleisch enthalten waren. Ueberhaupt essen Bauern, wie L. Dufour nachweist, viel häufiger den stickstoffarmen Speck, als eigentliches stickstoffhaltiges Muskelfleisch, und pflegen Gemsjäger in der Westschweiz auf ihre mehrtägigen sehr anstrengenden Streifereien als Nahrung nur Speck und Zucker mitzunehmen.

Dazu kommt, dass die Thiere, welche mit ihren Muskeln Aussergewöhnliches leisten, gerade solche sind, denen Proteïnstoffe in der Nahrung nur spärlich zufliessen, dagegen Kohlenhydrate in reichlicher Menge geboten werden, wie es z. B. bei den flüchtigen Wiederkäuern, kletternden Ziegen, Gemsen, manchen fliegenden Insekten der Fall ist. Viele Insekten verzehren, wie C. Verloren nachweist, zu einer Zeit, wo sie wenig Muskelarbeit verrichten (als Raupen), vorzugsweise proteïnreiche Nahrung, während sie in der Zeit, wo ihre Muskelarbeit sehr beträchtlich ist, wenn sie fliegen, ausschliesslich oder fast ausschliesslich von stickstofffreier Nahrung leben. Bienen und Schmetterlinge verrichten eine aussergewöhnliche Muskelarbeit bei einer Nahrung, welche nur Spuren von Stickstoff enthält.

Dem scheint entgegen zu stehen, dass die Muskelarbeit im allgemeinen dem Muskelumfang proportional ist. Aber man muss, wie L. Dufour hervorhebt, wohl unterscheiden zwischen Muskelkraft und eigentlicher Muskelarbeit, d. h. der Fähigkeit zu einer einmaligen aussergewöhnlichen Arbeit und der zu einer anhaltenden Thätigkeit. Die grossen Fleischfresser sind zwar sehr stark, aber es ist nicht ausgemacht, ob sie auch eine beträchtliche Arbeit würden leisten können. Ein Tiger ist zwar im Stande, ein Pferd in die Höhe zu heben, aber es fragt sich, ob er im Stande wäre, die Arbeit zu leisten, welche ein Pferd vor dem Wagen, ein Ochse vor dem Pflug verrichtet. Es ist daher wohl denkbar, dass eine vorzugsweise stickstoffreiche Kost die Muskelmasse und somit die Kraft vermehrt, ohne nothwendig auch die Arbeitsfähigkeit zu erhöhen.

Auf Grund dieser Thatsachen sehen Fick und Wislicenus und mit ihnen Frankland die Muskelfaser als eine Art Maschine an, in welcher die durch Verbrennung von vorzugsweise stickstofffreien Stoffen erzeugte Wärme in mechanische Arbeit umgesetzt wird. Dieselben Stoffe, welcher Liebig's geistreicher Blick schon vor längeren Jahren als Heizmasse des thierischen Körpers erkannt hat, sind zugleich und in erster Linie die krafterzeugenden. Denn Wärme und mechanische Arbeit sind für den heutigen Stand der Wissenschaft nur zweierlei Erscheinungsformen desselben Wesens. Die in den Muskeln verbrennende stickstofffreie Substanz liefert Wärme, von welcher ein Theil in mechanische Arbeit umgewandelt wird, ein Theil aber nothwendig als Wärme zur Erhaltung der thierischen Körperwärme zum Vorschein kommt.

Die stickstoffhaltigen Nahrungsbestandtheile dagegen ersetzen die Stoffe, welche in den Muskeln bei fortwährender Abnutzung verloren gehen.

Auch Huppert tritt für diese Anschauung ein. Er sucht mit derselben die bekannte Thatsache, dass der Proteïngehalt der Nahrung und des Körpers einen höchst bedeutenden Einfluss auf die Arbeitsfähigkeit ausübt, in Einklang zu bringen. Er weist darauf hin, dass der Sauerstoff nicht so ohne weiteres in den Körper einströmt, sondern von den Blut-

---

[1]) Da Eier verhältnissmässig viel Stickstoffsubstanz enthalten, so würde dieses Kostmass nicht für die Frankland'sche Anschauung sprechen.

körperchen gebunden, durch diese den einzelnen Körperorganen zugeführt wird. Von der Anzahl der Blutkörperchen hängt die Menge des aufgenommenen Sauerstoffs und damit die Grösse der Verbrennung, der erzeugten Wärme und der Arbeitsleistung ab. Die Blutkörperchen werden aber aus dem stickstoffhaltigen Bestandtheil der Nahrung gebildet, und es ist einleuchtend, warum nicht die Zufuhr von Fett und Kohlenhydraten allein den Körper arbeitsfähig macht, warum auch zu gleicher Zeit dem Körper eine entsprechende Menge Proteïn zugeführt werden muss, welches in den Blutkörperchen denselben mit dem nöthigen Sauerstoff versorgt, warum ein an Proteïn reiches Thier grösserer Anstrengung fähig ist, als ein an Proteïn armes.

Aus denselben Gründen halten v. Pettenkofer und C. Voit die Proteïnstoffe in der Nahrung für sehr wichtig und nothwendig, auch wenn die Verbrennung von Fett als die nächste Quelle der Muskelkraft angesehen werden soll. Sie betrachten den Proteïnstrom im Körper als die Hauptstrasse, auf welcher der Sauerstoff in den Körper gelangt, die Blutkörperchen sind die Fahrzeuge und der Sauerstoff ist ihre Fracht, die an den verschiedensten Punkten des Körpers abgesetzt wird, um theils zu den gleichmässig fortlaufenden Arbeiten verwendet, theils zeit- und ortsweise angesammelt zu werden. Denn sie fanden durch ihre Respirationsversuche beim Menschen, ebenso wie W. Henneberg beim Ochsen, dass mitunter mehr Sauerstoff in den Körper einströmt, als in der Kohlensäure wieder ausgeathmet wird, dass also unter Umständen bei Ruhe Sauerstoff im Blut aufgespeichert wird. Von diesem kondensirten Sauerstoff zehrt der Muskel bei Ruhe und Arbeit; der arbeitende Muskel entzieht dem Blut mehr Sauerstoff als der ruhende und liefert durch Oxydation der Fettkörper dementsprechend auch mehr Kohlensäure. Die Grösse der Proteïnzersetzung ist aber bei Ruhe wie bei Arbeit wesentlich gleich. Deshalb nehmen v. Pettenkofer und C. Voit an, dass sich durch die Sauerstoffaufnahme in die Organe und durch das sich gleichmässig zersetzende Proteïn eine Spannkraft ansammelt, die auch bei Ruhe allmählich verbraucht wird, die aber nach Willkür in mechanische Arbeit verwandelt werden kann; während der Arbeit verbindet sich auf noch unbekannte Weise der Sauerstoff mit einer den Muskeln nicht angehörigen kohlenstoffhaltigen Substanz (Fett), die dann unter Erzeugung derselben Wärmemenge verbrennt, wie ausserhalb des Körpers.

Während der Arbeit verbrennt mehr Fett als in der Ruhe; dadurch entsteht auch mehr Wärme. Wird nun aber die durch die grössere Verbrennung erzeugte Wärme durch grössere Wärmeausstrahlung an die Luft abgegeben, oder ist die Wärmeabgabe bei Arbeit um das höher, um was die Menge des verbrauchten Fettes grösser ist, dann fängt die Hypothese von Fick, Wislicenus und Frankland an, sehr unwahrscheinlich zu werden.

Wird dahingegen weniger Wärme während der Arbeit abgegeben und zwar um so viel weniger, als dem mehr verbrannten Fett und der geleisteten Arbeit entspricht, dann ist die Hypothese mehr als wahrscheinlich; wird ferner bei Ruhe und Arbeit die gebildete Wärme und geleistete Arbeit durch die während der Arbeitszeit verbrannte Proteïn- und Fettmenge nicht gedeckt werden, dann ist sicher anzunehmen, dass der Körper mit einer aufgespeicherten Kraft gearbeitet hat, die von nichts anderem herrühren kann, als von Proteïn.

v. Pettenkofer und C. Voit halten das von Fick, Wislicenus und Frankland gewählte Bild, die Wärmebildung und Arbeitsleistung mit einer Dampfmaschine zu vergleichen, überhaupt für kein glückliches. Denn im Körper fehlt eine der wesentlichsten Bedingungen, welche eine Dampfmaschine in Bewegung setzt, nämlich die Wärmedifferenz zwischen Kessel und Kondensator; im Körper wird niemals die durch Verbrennung bereits entwickelte Wärme in mechanische Bewegung umgesetzt, sondern es spielt das gerade Gegentheil, die Erhaltung einer stets gleichen Temperatur, eine Hauptrolle.

Wenn nun auch die Vertreter der Ansicht, dass die Muskelkraft durch Verbrennung von Fett und Kohlenhydraten entsteht, behaupten, dass nicht bereits frei gewordene Wärme in mechanische Arbeit umgewandelt wird, sondern dass Wärme und Arbeit gleichzeitig

Erzeugnisse der Verbrennung sind, so ist doch nicht abzusehen, in wieweit die bei der Arbeit auftretenden Zersetzungs-Erscheinungen als **direkte** Quellen für die Muskelkraft oder als **sekundäre** Erscheinungen angesehen werden dürfen.

v. Pettenkofer hat daher die Kraftquelle des Körpers, d. h. den aus der Nahrung entstammenden und durch die Organe gehenden Proteïnstrom, einer Wasserkraft oder einem Mühlbach verglichen, der gleichmässig dahin fliesst, unbekümmert darum, ob die in ihm liegende Kraft **ganz oder nur zum Theil oder gar nicht ausgenutzt wird**.

Der Proteïnstrom fliesst gleichmässig durch den Körper, die in ihm ruhende Kraft ist dieselbe bei Ruhe wie bei Arbeit und nur vom Willen des Menschen ist es abhängig, ob die bei der Zersetzung des Proteïns auftretende Kraft für mechanische Bewegung und Arbeit ausgenutzt werden soll oder nicht. Der Wille lässt sich mit dem Müller, die Muskeln mit den mechanischen Einrichtungen der Mühle vergleichen. Der Müller kann, ohne dass der Bach grösser oder kleiner zu werden braucht, mit halbem und Viertel-Wasser arbeiten, je wie er es will; aber ein kleiner Bach setzt dem Thätigkeitsdrange des Müllers eher Schranken als ein grosser und so ist es begreiflich, dass ein gut genährtes Thier mehr Arbeit leisten **kann, aber nicht muss**, als ein ausgehungertes. Und wie der Müller in einem Sammelteich oder durch eine Stauvorrichtung die fliessende Kraft des Wassers hemmen und aufbewahren kann, so vermag auch der thierische Körper durch Aufspeicherung des Sauerstoffs Kraft in sich anzusammeln.

Auch L. A. Parkes[1]) hält für die Kraftäusserungen des Thierkorpers die Proteïnstoffe für sehr wesentlich. Er kommt aber auf Grund von Versuchen zu ganz anderen, von den bisherigen ganz abweichenden Anschauungen. Parkes fand nämlich in mehreren Versuchen, dass bei Arbeit weniger Stickstoff im Harn ausgeschieden wurde, als bei Ruhe und zwar sowohl bei stickstofffreier wie bei stickstoffhaltiger Kost. Nach der Arbeit nahm die Stickstoffausscheidung zwar nicht in hohem Grade, aber doch anhaltend zu. Als nach der stickstofffreien Nahrung wieder stickstoffhaltige genommen wurde, wurde nicht aller Stickstoff der Nahrung wieder ausgeschieden und zwar blieb nach der Arbeit mehr Stickstoff zurück, als nach der Ruhe. Aus diesen Versuchen schliesst Parkes, indem er die bis dahin geltende Theorie der Muskelthätigkeit geradezu umkehrt, dass **während der Arbeit, während der Thätigkeit des Muskels Stickstoff angesetzt wird, dass eine Zunahme an Masse stattfindet, während bei Ruhe die Masse des Muskels abnimmt**. Parkes bildet sich dann über die Muskelthätigkeit folgende Vorstellung: „Wird ein willkürlicher Muskel durch den Willen in Thätigkeit gesetzt, so nimmt er Stickstoff auf und wächst; der Reiz oder diese **Anbildung von Stickstoff** löst Vorgänge in den stickstofffreien, die letzten Gewebselemente des Muskels umgebenden Substanzen aus, welche die Umwandlung der Wärme in Bewegung bewirken. Die Kontraction dauert so lange fort (vorausgesetzt, dass die Einwirkung des Willens noch fortbesteht), bis die Umsatzerzeugnisse diese Vorgänge hemmen; dann tritt Ruhe ein, während welcher die Umsatzerzeugnisse entfernt werden. Der Muskel verliert Stickstoff und kann aufs neue durch den Reiz in Thätigkeit versetzt werden."

Nach dieser Anschauung sind die Kraftäusserungen eine direkte Folge der Verbrennung der stickstofffreien Stoffe des Muskels; aber es schliesst dieses die Bedeutung der stickstoffhaltigen Stoffe (des Proteïns) nicht aus. Denn von ihnen geht die erste Anregung zur Umsetzung der stickstofffreien Stoffe aus; zwar kann die Menge des Umsatzes des Proteïns während der Arbeit nicht zunehmen, aber eine Zufuhr desselben ist doch nothwendig und sehr wichtig, um dem Muskel zu ersetzen, was er nach gethaner Arbeit in der Ruhe wieder verliert. Auch wird ein thierischer Körper um so mehr leisten können, je grösser die sich zersetzende Proteïnmenge, die Muskelmasse ist, während er andererseits auch eine Zeitlang Arbeit zu verrichten im Stande ist, ohne Proteïn zu sich zu nehmen. Nach

---

[1]) Chem. Centralbl. 1868.

verschiedenen Versuchen (s. weiter unten) ist man anzunehmen geneigt, dass bei der Zersetzung des Proteïns im Thierkörper der stickstofffreie Rest (S. 266) in Fett umgewandelt wird; da nun nach Parkes die Umsetzung des Körper-Proteïns während der Ruhe vor sich geht, so sammelt der Muskel während der Ruhe einen Vorrath von Fett an, welches bei der demnächstigen Arbeit des Muskels durch die Verbrennung zu Kohlensäure und Wasser zur Kraftquelle wird.

Wie scheinbar widersprechend die Parkes'sche Ansicht auch klingen mag, so lässt sich doch nicht verkennen, dass viele Thatsachen und Erfahrungen mit ihr im Einklang stehen.

Eine von den bisherigen sehr verschiedene Anschauung über die Ursache der Muskelkraft entwickelt ferner L. Hermann[1]).

Derselbe hält den bei der Kontraktion des Muskels ablaufenden chemischen Vorgang für gleichartig mit dem bei der Todtenstarre, und zwar ist die sichtbare Todtenstarre der Schlusspunkt eines Vorganges, welcher im ausgeschnittenen Muskel beständig verläuft.

Während des Erstarrens treten ebenso wie bei der Muskelthätigkeit erwiesener Massen Kohlensäure und eine nicht flüchtige Säure auf; diese Erzeugnisse sind beim Erstarren des Muskels um so geringer, je mehr der ausgeschnittene Muskel durch Kontraktion gelietet hat. Beim Erstarren des Muskels wird ferner ein gallertartiger Körper (Myosin) gebildet; dieser ist zwar bei der Kontraktion des Muskels noch nicht nachgewiesen, jedoch hat die Annahme der Bildung desselben auch hier nichts gegen sich. Für die Gleichartigkeit der Vorgänge bei der Muskelzusammenziehung und Muskelerstarrung spricht auch, dass gleiche Umstände eine Erholung der Muskeln herbeiführen, nämlich Wegnahme der Kohlensäure und nicht flüchtigen Säuren (letztere durch Neutralisation des alkalischen Blutes) und Zuführung von frischem Sauerstoff. Die beim Zusammenziehen und Erstarren des Muskels auftretenden chemischen Vorgänge sind mit Freiwerden von Kräften (Wärmebildung) verbunden. Wahrscheinlich findet eine Spaltung von einer höchst verwickelt zusammengesetzten chemischen Substanz statt, welche, ähnlich wie die Spaltung des Zuckers in Alkohol und Kohlensäure, Wärmebildung oder Freiwerden von Kraft zur Folge hat.

Hermann nimmt nun an, dass auch im lebenden Körper die Muskeln beständig im Absterben oder Erstarren begriffen sind, dass sie aber darin nicht weit kommen können, weil einerseits durch das sauerstoffreiche alkalische Blut dem Muskel die Kohlensäure unter Zuführung von Sauerstoff weggenommen, die nicht flüchtige Säure (nach J. Ranke Milchsäure und saures phosphorsaures Kalium) neutralisirt, andererseits dem Muskel durch das Blut zur Wiederherstellung neue kohlenstoffhaltige Substanz zugeführt wird. Dabei dient das während der Muskelthätigkeit gebildete Myosin mit der neu zugeführten kohlenstoffhaltigen Substanz wieder zum Aufbau des Muskels, weil während der Muskelthätigkeit nicht mehr Stickstoff ausgeschieden wird, als bei Ruhe. Würde das gebildete Myosin auch in Kreatin und Harnstoff zerfallen, so müsste eine vermehrte Stickstoff-Ausscheidung im Harn während der Arbeit stattfinden. Bei einer sehr anstrengenden Arbeit kann allerdings die Myosinbildung so weit gehen, dass einzelne Muskelfasern absterben und zu einer erhöhten Stickstoff-Ausscheidung im Harn (oder zu einem erhöhten Proteïnverbrauch) führen. Bei gewöhnlicher Arbeitsleistung ist dieses aber nicht der Fall, und lässt sich der Vorgang wie folgt vorstellen:

Bei Ruhe, stärker bei Thätigkeit, geht eine Spaltung der wesentlichen Muskelsubstanz vor sich; es treten auf als Spaltungserzeugnisse unter Anderen: Kohlensäure, nicht flüchtige Säure und gallertartiges Myosin. Ist die Spaltung bis zu einem gewissen Gehalt an Myosingallerte gediehen, so zieht sich diese zu einem festen Gerinnsel zusammen, d. h. Starre. Die Blutcirkulation bewirkt umgekehrt eine Wiederherstellung der Muskelsubstanz, indem das Blut Sauerstoff und eine kohlenstoffhaltige Substanz, der Muskel selbst Myosin

---

[1]) Berliner klin. Wochenschr., Ergänzungsblätter 1869, S. 245.

liefert. Diese Wiederherstellung hält mit der Spaltung gleichen Schritt, wenn letztere nicht durch übermässige Arbeit allzu sehr beschleunigt ist.

Aus diesen Gründen ist erklärlich, dass bei Arbeit kein Proteïn verbraucht wird, obgleich dasselbe an dem Zustandekommen von Arbeit sehr betheiligt ist. Das, was verbraucht wird, ist eben jene unbekannte, kohlenstoffhaltige, stickstofffreie Substanz und Sauerstoff, welcher letztere dem Muskel während der Thätigkeit in erhöhtem Masse zuströmt und vom Muskel in erhöhtem Masse aufgenommen wird. Da also während der Arbeit kein Proteïn verbraucht wird, sondern nur Kohlenhydrate und Fett, der Arbeiter diese aber in jedem Nahrungsmittel gewinnen kann, so lässt sich für den Arbeiter keine bestimmte Arbeitskost aufstellen; er ist auch im Stande, mit einer an Kohlenhydraten und Fett reichen Kost erhebliche Arbeit zu liefern.

Diese in den 60-er Jahren entwickelten Anschauungen über den Ernährungsvorgang und die Quelle der Muskelkraft haben Justus v. Liebig veranlasst, noch einmal auf seine erste Theorie zurückzukommen. Er giebt in einer längeren Abhandlung[1]) zu, dass seine frühere Behauptung, die Quelle der Muskelkraft sei in dem Umsatz der Muskelsubstanz zu suchen, durch einen selbstverschuldeten irrigen Schluss verwirrt worden ist. Denn wenn in dem Umsatz der Muskelsubstanz die Quelle der Muskelkraft liegt und das letzte stickstoffhaltige Erzeugniss dieses Umsatzes der Harnstoff ist, so muss sich aus der Menge des Harnstoffs die Arbeitsleistung erschliessen lassen. Dieses ist aber nicht der Fall, da sich nach den Versuchen von Bischoff und C. Voit die ausgeschiedene Harnstoffmenge bei völliger Ruhe und starker Arbeit im wesentlichen gleich bleibt und nur nach der Proteïnzufuhr richtet.

Nichtsdestoweniger glaubt v. Liebig an seiner Ansicht festhalten zu müssen, dass in dem Umsatz der stickstoffhaltigen Muskelsubstanz die Quelle der Muskelkraft liegt. Er weist darauf hin, dass die direkte Verbrennungswärme der organischen Stoffe, wie sie von Fick, Wislicenus und Frankland bestimmt wurde, uns kein Mass für die Wärmegrösse liefern kann, welche möglicherweise durch ihre Verbrennung im Thierkörper hervorgerufen wird.

Es liefert z. B. nach Frankland durch direkte Verbrennung 1 g Rohrzucker 3348 g Wärmeeinheiten, also 171 g (1 Atom) $3348 \times 171 = 572508$ W.-E.

Nun geben 171 g Rohrzucker rund 85,5 g Alkohol, und 1 g Alkohol nach Bestimmungen von Dulong, Despretz und Favre 6981 W.-E., mithin 88,5 g Alkohol 617818 W.-E.

Dazu kommt noch die Wärme, welche bei der Gährung des Zuckers frei wird und für 171 g Rohrzucker 22743 W.-E. beträgt. Man erhält somit aus 171 g Zucker:

    a. Wenn sie der Gährung unterworfen werden   640561 W.-E.
    b. Wenn sie direkt verbrennen . . . . .   572508 „
    Mithin im ersteren Falle mehr .   68053 „

Aus diesen und vielen anderen Thatsachen schliesst Liebig, dass verwickelt zusammengesetzte Körper ganz andere Wärmemengen liefern, wenn sie, ehe sie in Kohlensäure und Wasser übergehen, allmählich in weniger verwickelte, sog. intermediäre Erzeugnisse zerfallen, als wenn sie direkt verbrennen. Er ist nun der Ansicht, dass im Thierkörper die Stoffe, besonders die stickstoffhaltigen, nicht direkt verbrennen, sondern, ehe sie in die Enderzeugnisse: Kohlensäure, Wasser und Harnstoff zerfallen, verschiedene Umsetzungen oder Umlagerungen erleiden. Die hoch zusammengesetzten Stickstoffverbindungen unterliegen zuerst einer Spaltung in ein stickstoffreicheres und ein daran ärmeres oder stickstofffreies und kohlenstoffreicheres Erzeugniss, die dann zuletzt in Kohlensäure, Wasser und Harnstoff (bezw. Ammoniak) übergehen. Gerade in dieser Spaltung erblickt v. Liebig die Kraftquelle und nimmt an, dass die Bewegung, welche die Stickstoffverbindungen bei ihrem Zerfall hervorbringen, nicht auf ihrer Verbrennung durch Sauerstoff und

---

[1]) Ueber Gährung, über Quelle von Muskelkraft und Ernährung. Sonderabdruck aus Ann. d. Chem. u. Pharm. 1870, **153**, 77 u. 157.

auf dem Umsatz der Wärme in Bewegung, sondern auf der bei ihrem Zerfall frei werdenden Spannkraft beruht, die in ihnen während ihrer Bildung (in der Pflanze) angehäuft ist.

Bei dieser Spaltung der Stickstoffsubstanz des Muskels entsteht nie Harnstoff, weil er niemals im Muskel gefunden wurde und folgt daraus, dass Harnstoff und Muskelarbeit nicht in direkter Beziehung stehen können.

Auf die weiteren Ausführungen v. Liebig's, der übrigens jetzt die Lösung der Frage über die Quelle der Muskelkraft noch für sehr fernliegend erklärt, lässt sich hier schwer eingehen, um so weniger, als sie keine wesentlich neuen Gesichtspunkte enthalten.

Auch hat C. Voit[1]) die letzten Ausführungen v. Liebig's zum Theil berichtigt, zum Theil widerlegt. Voit sucht die von ihm und v. Pettenkofer aufgestellte Theorie über die Quelle der Muskelkraft und die Ernährung aufrecht zu erhalten. Erstere habe ich oben kurz auseinandergesetzt, auf letztere komme ich ausführlich weiter unten zurück.

Insbesondere hebt C. Voit hervor, dass die Ansicht v. Liebig's, wonach die von Frankland gefundenen Verbrennungswärmen der Nährstoffe wohl für den Dampfkessel, nicht aber als Ausdruck für die Wärmeleistung im lebendigen Körper gelten können, durchaus nicht richtig sei und sich nicht mit dem Gesetz über die Stetigkeit der Kraft vertrage. „Wenn wir mit dem Kalorimeter", sagt C. Voit, „die sogenannte latente Wärme bestimmen, so erfahren wir, wenn anders die Apparate in Ordnung sind, die Differenz der Spannkraft des ursprünglichen Stoffes und der Spaltungsprodukte; sind demnach die **Anfangsglieder und die Endprodukte in chemischer und physikalischer Beziehung die gleichen, so müssen wir die gleiche Wärmemenge erhalten, mag der Uebergang alsbald erfolgt sein, oder Tausende von Zwischenstufen durchlaufen haben, mag er durch eine sog. Verbrennung oder eine Spaltung unter allmählicher Bildung sauerstoffreicher Produkte geschehen sein. Sollte bei dem Uebergang in allerlei Verbindungen auch zur Ueberwindung von Widerständen (in Verbindungsarbeit) Wärme nöthig gewesen sein, so wird diese, weil sie in den Zwischenprodukten als Spannkraft rückständig bleibt, immer wieder gewonnen, sobald schliesslich die gleichen Endprodukte vorhanden sind. Wir suchen ja die Kalorimeter so herzustellen, dass die ganze Spannkraftdifferenz in Wärmebewegung verwandelt wird**" etc.

Wenn daher die Frankland'schen, Danilewsky'schen und Stohmann'schen Zahlen (siehe S. 282) der Wirklichkeit nicht entsprechen, so kann dieses nach C. Voit nur an der Unrichtigkeit des Untersuchungsverfahrens liegen; insonderheit die stickstoffreichen Nährstoffe (Proteïn, Harnstoff etc.) scheinen in Frankland's Versuchen nur unvollkommen verbrannt zu sein.

J. Ranke, der über die Veränderungen, welche bei der Thätigkeit im Muskel vor sich gehen, umfangreiche Untersuchungen angestellt hat, weist[2]) darauf hin, dass allen bisherigen Versuchen und Anschauungen über die Quelle der Muskelkraft der gemeinsame Irrthum zu Grunde liegt, dass man glaubte, von den Enderzeugnissen des Gesammt-Stoffwechsels auf den Stoffwechsel einer Organgruppe, besonders der Muskeln, schliessen zu dürfen. Es ist aber eine bekannte Thatsache, dass unter regelrechten Verhältnissen mit der gesteigerten Thätigkeit eines Organes oder einer Organgruppe eine entsprechend verminderte Thätigkeit eines oder aller anderen Organe verbunden ist. So bedingt eine gesteigerte Nahrungsaufnahme, welche den Verdauungsapparat in volle Thätigkeit setzt, einen Stillstand in der Bewegungsfähigkeit der Muskulatur. Ebenso soll übermässig gesteigerte Arbeitsleistung der Muskeln den Verlauf des Verdauungsvorganges herabsetzen. Daraus erklärt sich auch das Bedürfniss nach Ruhe nach einer Hauptmahlzeit.

J. Ranke ist nun der Ansicht, dass, wie hier Verdauungs- und Bewegungsapparat in

---

[1]) Zeitschr. f. Biologie 1870, **6**, 305.
[2]) J. Ranke: Die Blutvertheilung und der Thätigkeitswechsel der Organe. Leipzig 1871.

Verbindung stehen und gleichsam ihre Thätigkeit austauschen, auch die anderen Organe und Organgruppen in der Weise in Wechselwirkung treten, dass wenn die einen arbeiten, die anderen ruhen, oder ihre Arbeit, Kraftäusserungen auf ein Mindestmass beschränken.

Hierfür spricht der Umstand, dass das im Körper vorhandene Blut zu den arbeitenden, thätigen Organen in erhöhtem Masse hinströmt.

Auf diese Weise liesse sich erklären, dass bei der Arbeit der Gesammt-Stoffwechsel (bezw. die Enderzeugnisse) ganz oder annähernd dieselben bleiben; denn er ist um die Grösse, um welche er in den thätigen Organen gesteigert ist, in den ruhenden Organen herabgesetzt.

J. Ranke glaubt daher, dass die vielfach über diese Frage angestellten Versuche bis jetzt weder etwas für noch gegen die alte Theorie v. Liebig's beweisen.

In vorstehender geschichtlichen Entwickelung habe ich die verschiedenen Ansichten über die Quelle der Muskelkraft darzulegen versucht. Man sieht daraus[1]), dass über diesen wichtigen Gegenstand bis jetzt noch keine Klarheit und Einigkeit erzielt ist. Die Lösung der Frage scheint der Zukunft vorbehalten zu sein, denn wohl keine der entwickelten Ansichten dürfte im Stande sein, alle einschlägigen Thatsachen zu erklären.

In dieser Richtung ist es mit Freuden zu begrüssen, wenn den vielen theoretischen Betrachtungen mal wieder wirkliche Versuche folgen. Ein solcher Versuch wurde von O. Kellner[2]) beim Pferde angestellt. Kellner liess ein Pferd einmal bei einer für gewöhnliche Arbeit ausreichenden Nahrung eine bestimmte gesteigerte Arbeit verrichten, dann erhöhte er einerseits die Proteïngabe, andererseits die an Kohlenhydraten und Fett und liess wiederum eine Steigerung der Arbeitsleistung eintreten.

In den ersten Versuchen mit einer für gewöhnliche Leistungen ausreichenden Futtergabe und bei einseitiger Erhöhung des Nahrungsproteïns fand Kellner, dass mit der Steigerung der Arbeitsleistung eine vermehrte Harnstoffausscheidung Hand in Hand ging. Durch gleichzeitige Steigerung der Gabe von Stärkemehl und Fett konnte jedoch Stickstoff-Gleichgewicht erzielt werden. Kellner zieht aus seinen Versuchen folgende Schlussfolgerungen:

1. Der Bedarf von Kraftwirkungen eines Organismus kann zur Ursache des Zerfalls von Nahrungs- und Körperbestandtheilen werden.
2. Hierbei wird zunächst stickstofffreies Material angegriffen, und wenn letzteres ungenügend oder verschwunden ist, tritt ein Zerfall von organisirtem Proteïn ein.
3. Der Zerfall von Körperproteïn kann nur aufgehoben werden durch Vermehrung der Nahrung, insbesondere der stickstofffreien Nahrungsbestandtheile. Selbst sehr reichliche Proteïnzufuhr kann der Zerstörung von organisirtem Proteïn nicht vorbeugen, wenn die Gesammtmenge der Nährstoffe für den Bedarf von Kraftwirkungen ungenügend ist. Unter normalen Verhältnissen wird es sich bei starken Anforderungen an die Leistungsfähigkeit der Zug- und Lastthiere vornehmlich um eine Vermehrung der stickstofffreien Nährstoffe handeln.
4. Es ist möglich und wahrscheinlich, dass in Folge des gesteigerten Nährstoffbedürfnisses während der Arbeit eine grössere Menge cirkulirendes Proteïn nöthig wird, als der ruhende Organismus im Minimum gebraucht. In diesem Falle müsste die Minimalmenge des Proteïns auch mit der Intensität der Leistung variiren.
5. Bei einem Organismus, dessen Lebensunterhalt gesichert ist, der sich also im Beharrungszustande befindet, wird aus den mehr zugeführten verdaulichen stickstofffreien Nährstoffen fast die Hälfte der in ihnen enthaltenen Spannkräfte für nutzbare Kraftleistungen verwendbar.

---

[1]) Fick hat in einem Vortrage: Ueber die Wärme-Entwickelung (Tagebl. d. deutschen Naturforscher und Aerzte in Cassel 1879, S. 190) nochmals seine Ansichten über die Beziehungen der Entstehung von Wärme und mechanischer Arbeit im Muskel entwickelt, spricht sich aber diesmal nicht klar darüber aus, ob die Wärme- und Kraftquelle allein in der Verbrennung der Fettkörper und Kohlenhydrate zu suchen ist, oder ob sich auch gleichzeitig die Proteïnkörper daran betheiligen.

[2]) Preuss. Landw. Jahrbücher 1879, 8, 701 u. 1880; 9, 651.

Diese Ergebnisse sind durch mehrere Versuche von N. Zuntz[1]) und seinen Mitarbeitern an Thieren wie Menschen bestätigt worden. Auch nach Zuntz werden während der Arbeit hauptsächlich stickstofffreie Nährstoffe und nur unwesentlich Proteïn mehr als bei Ruhe verbraucht. Nur bei Eintritt von Athemnoth (wie beim Bergsteigen) oder durch sonstige Nebenumstände kann eine Steigerung des Proteïnumsatzes eintreten. Für 1 Kilogramm-Meter Arbeit werden 2,01—2,38 ccm Sauerstoff mehr verbraucht.

A. Chauveau[2]) konnte selbst durch eine Arbeitsleistung von 3000 kg-m keine vermehrte Stickstoffausscheidung beobachten; er erblickt nur in dem Umsatz von Kohlenhydraten die Quelle der Muskelkraft; ja er ist sogar der Ansicht, dass bei dem arbeitenden und hungernden Thier die nöthigen Kohlenhydrate wieder aus dem Fett gebildet werden.

Letzterer Ansicht gegenüber ist zu bemerken, dass J. Seegen[3]) nachgewiesen hat, dass nur ein kleiner Theil Verbrennungswärme des im Thierkörper weit verbreiteten Kohlenhydrates, des Glykogens, in mechanische Arbeit umgesetzt wird; dieses soll nur die Quelle für die erhöhte Wärmebildung bei starker Arbeitsleistung sein. N. Zuntz zeigt durch seine obigen Versuche, dass das Fett als Energiequelle sich sogar um 10% günstiger verhält als die Kohlenhydrate. Der respiratorische Quotient (S. 270) war bei Ruhe wie bei Arbeit nahezu der gleiche, nämlich bei:

Proteïn-Nahrung	Fett-Nahrung	Kohlenhydrat-Nahrung
0,80	0,72	0,90.

Auch wenn man annimmt, dass durch die Muskelarbeit der Proteïnumsatz ziemlich erhöht ist, vertreten sich die verschiedenen Nährstoffe für die Muskelarbeit annähernd im Verhältniss ihrer Verbrennungswärme.

Indess wird nach N. Zuntz für vorübergehende grosse Kraftleistungen viel Proteïn, für andauernde mässige Anstrengung viel Kohlenhydrate und Fett erfordert.

J. Munk[4]) hat nachgewiesen, dass in den Zuntz'schen Versuchen durch anstrengende Körperarbeit die Ausscheidung der Aetherschwefelsäuren im Harn nicht beeinflusst wurde; da letztere wesentlich als Umsetzungserzeugnisse der Proteïnstoffe angesehen werden müssen, so lässt sich auch aus dieser Beobachtung auf die Nichtbetheiligung der Proteïnstoffe bei der Arbeitsleistung schliessen. F. Hirschfeld[5]) konnte ebenfalls in 3 Versuchsreihen bei reichlicher Proteïnkost und bei proteïnarmer Nahrung keine Vermehrung der Stickstoffausscheidung im Harn in Folge von Arbeit feststellen. S. Argutinsky[6]) fand zwar in Versuchen an sich selbst, dass bei Muskelarbeit am Arbeitstage eine Stickstoffsteigerung in den Ausscheidungen von 1,4—3,3 g = 12—15% stattfand, aber J. Munk[7]) weist nach, dass die stickstoffhaltigen und wohl auch die stickstofffreien Nährstoffe in der Nahrung Argutinsky's nicht in ausreichender Menge vorhanden waren, sondern den für das Körpergewicht nothwendigen Kalorien-(Energie-)Werth nur zu $2/3$—$4/5$ deckten und aus dem Grunde nur den Beweis lieferten, dass, wenn nicht genügende Mengen stickstofffreier Nährstoffe in der Nahrung vorhanden seien, die stickstoffhaltigen Stoffe als Kraftquelle eintreten können, was mit der obigen gegentheiligen Ansicht von v. Pettenkofer und C. Voit nicht im Widerspruch steht.

Denselben Einwand kann man gegen eine erste Arbeit von O. Krummacher[8]) machen, welcher darin zu ähnlichen Ergebnissen wie Argutinsky gelangte.

---

[1]) Du Bois-Reymond's Archiv d. Anat. u. Physiol. 1894, **33**, 541; 1895, **35**, 379; 1897, **39**, 535.
[2]) Comptes rendus 1896, **122**, 429.
[3]) Centralbl. f. Physiol. 1895, **9**, 193.
[4]) Du Bois-Reymond's Archiv f. Anat. u. Physiol. 1895, **35**, 385.
[5]) Virchow's Archiv f. pathol. Anatomie 1890, **121**, 501.
[6]) Pflüger's Archiv f. d. ges. Physiol. 1890, **46**, 552.
[7]) Du Bois-Reymond's Archiv etc. 1890, **27**, 557.
[8]) Pflüger's Archiv f. d. ges. Physiol. 1890, **47**, 454.

In späteren Versuchen hat O. Krummacher[1]) zwar auch noch eine Steigerung der Stickstoffausscheidung während oder durch die Arbeit gefunden, aber er zeigt, dass die aus dem vermehrten Proteïnumsatz berechnete Energiemenge in 3 Versuchen nur zu 25%, 15% bezw. 3% der zur Deckung für die Arbeit nothwendigen Energiemenge ausreichte (vergl. die Versuche von Fick und Wislicenus S. 290).

Im Gegensatz zu allen diesen Ergebnissen vertritt E. Pflüger[2]) wieder lebhaft die ursprüngliche v. Liebig'sche Anschauung, dass nur in dem Umsatz der Stickstoffsubstanz die Quelle der Muskelkraft liegen könne und wird darin von Verworn[3]) unterstützt. E. Pflüger weist zunächst darauf hin, dass v. Pettenkofer und C. Voit bei ihren Versuchen das selbst in dem magersten Fleisch stets vorhandene Fett und Glykogen unberücksichtigt gelassen haben und dass ihre Berechnungen auf unrichtiger Grundlage beruhen; seine eigenen Versuche weisen darauf hin, dass bei dem Zerfall der Proteïnstoffe mit dem Stickstoff der sämmtliche Kohlenstoff in den Ausscheidungen wieder erscheint, dass deshalb eine Bildung von Fett aus Proteïn, wenn auch an sich möglich, doch für gewöhnlich nicht stattfinde. Auch die sonstigen Gründe für die Möglichkeit der Bildung von Fett aus Proteïn sind nach Pflüger sehr wenig wahrscheinlich (vergl. folgenden Abschnitt). Wohl durch Proteïn, nicht aber durch Fett oder Kohlenhydrate lässt sich der Stoffwechsel weit über das Bedürfniss hinaus steigern und da unter regelrechten Verhältnissen aus Proteïn kein Fett oder Kohlenhydrat im Körper gebildet wird, sondern der stickstofffreie Rest (vergl. S. 266) verbrennt, so geschieht bei Zufuhr einer genügenden Menge Proteïn die Muskelarbeit nur auf Kosten von Proteïn.

Weil aber wohl die Kohlensäure in der Athemluft, nicht aber der Stickstoff im Harn durch die Arbeit vermehrt wird, so müsste man im Sinne Pflüger's annehmen, dass bei der Zersetzung des Proteïns der gebildete Harnstoff oder ein anderes Umsetzungserzeugniss im Körper zurückgehalten wird, während der stickstofffreie Rest verbrennt und Arbeit liefert. Denn eine Rückbildung von Proteïn aus dem ersten Umsetzungserzeugniss, wie es s. Z. Hermann S. 294 angenommen hat, ist sehr unwahrscheinlich oder kaum möglich, weil dazu ebenso viel Wärme (Kraft) aufgewendet werden müsste, als beim Zerfall geliefert worden ist.

Auch Atwater, Woods und Benedict[4]) schreiben wiederum dem Proteïn einen wesentlichen Antheil bei der Arbeitsleistung zu; sie beobachteten nämlich bei anstrengender körperlicher Arbeit ein bedeutendes Wachsen des Proteïn- und Energieverbrauches gegenüber Ruhe und geistiger Arbeit:

Arbeit:	Verbrauchtes Proteïn	Verbrauchte Energie
Strenge geistige Arbeit	79 g	2595 Kal.
Völlige Ruhe	78 „	2715 „
Strenge körperliche Arbeit ...	98 „	4325 „

Nach Joh. Frentzel[5]) äussert zwar Proteïn in kalorisch äquivalenter Menge die Einwirkung auf die Belebung ermüdeter Muskel in derselben Zeit als Zucker; jedoch ist die Wirkung des Proteïns bei den Versuchen am Ergographen erheblich höher als die des Zuckers.

Wenngleich daher über die Quelle der Muskelkraft noch immer keine volle Klarheit herrscht, so hat doch die Ansicht, dass unter regelmässigen Verhältnissen neben Proteïn, als dem bedeutungsvollsten Nährstoff, auch Fett und Kohlenhydrate eine hervorragende Quelle für die Muskelkraft bilden und das Proteïn allein nur dann an deren Stelle tritt, wenn diese nicht in genügender Menge vorhanden sind, die grösste Wahrscheinlichkeit für sich.

---

[1]) Zeitschr. f. Biologie 1896, **33**, 108.
[2]) Pflüger's Archiv f. d. ges. Physiol. 1891, **50**, 98; 1891, **54**, 229.
[3]) Verworn: Allgem. Physiologie 1897, 2. Aufl., 538.
[4]) Storrs Agric. Experim. Station, Storrs Conn. 1896, 85.
[5]) Archiv f. Anat. u. Physiol. 1899. Physiol. Thl. Suppl.bd. 141.

Zum Schlusse will ich noch erwähnen, dass nach Ermittelungen von Helmholz und Fick von der ermittelten Wärme im menschlichen Organismus 20 % bis 30 % in mechanischen Effekt, in Arbeit umgesetzt werden, während diese Menge bei der best eingerichteten Dampfmaschine höchstens 10 % beträgt.

v. Gohren (Naturgesetze der Fütterung 1872. S. 372—379) berechnet sogar, dass von der Nahrung für mechanische Arbeit ausgenutzt werden

Von der Dampfmaschine	Vom Pferd	Vom Ochsen	Vom Menschen
2,8 %	31,9 %	42,8 %	53,5 %

Können diese Zahlen auch nur als ungefähre Schätzung gelten, so zeigen sie doch, dass der thierische Körper durch seine kunstgerechte Einrichtung viel genauer und sparsamer arbeitet, als die beste Dampfmaschine, indem in demselben viel weniger Wärme nutzlos verloren geht, als bei der letzteren.

Die Bildung des Fettes im Thierkörper.

Ebenso wie die Ansicht v. Liebig's über die Quelle der Muskelkraft, so hat auch seine Behauptung über die Bildung des Fettes aus Kohlenhydraten vielfache Angriffe erfahren. Wenngleich diese Frage für den menschlichen Körper von weit untergeordneterer Bedeutung als für den thierischen Körper ist, den wir bei der Mästung recht fettreich zu machen bestrebt sind, so mag dieselbe hier doch ihre Erörterung finden.

Es war eine durch Versuche von Boussingault bei Gänsen und Enten, von Huber bei Bienen längst festgestellte Thatsache, dass das Fett der Nahrung durchweg bei weitem nicht ausreicht, das im Körper angesetzte bezw. das von Bienen gebildete Fett (Wachs) zu decken. Es musste daher das Fett aus irgend welchen anderen Stoffen der Nahrung gebildet worden sein. Man fand, dass das Proteïn allein für sich gefüttert den Körper nicht fett mache, dass dagegen sehr viel Fett im Körper angesetzt wird, wenn gleichzeitig Kohlenhydrate in der Nahrung beigegeben werden. So glaubte man bei Biertrinkern, die durchweg wohlbeleibt werden, die Entstehung des Fettes aus den Kohlenhydraten (Gummi, Dextrin, Zucker), woran das Bier sehr reich ist, herleiten zu müssen. Aehnliche Verhältnisse walten auch in der Thierwelt ob. Lawes und Gilbert fanden durch vielfache Versuche an Schafen und Schweinen, dass die Zunahme an Lebend-Gewicht (Fett) mehr durch die Menge der stickstofffreien als der stickstoffhaltigen Nährstoffe bedingt wird.

Man dachte sich, dass bei einer erhöhten Zufuhr von Kohlenhydraten in der Nahrung der in den Lungen eingeathmete Sauerstoff nicht hinreiche, die Kohlenhydrate zu Kohlensäure und Wasser zu verbrennen, dass dieselben somit unverbrannt blieben und zu Fett umgebildet würden. Bestärkt wurde man in letzterer Ansicht durch die Thatsache, dass Thiere um so mehr Fett ansetzen, je ruhiger sie sich verhalten, je weniger Luft sie einathmen, je weniger also den Kohlenhydraten Veranlassung zur Verbrennung gegeben wird.

Nach v. Liebig kann die Entstehung des Fettes aus Zucker auf zweierlei Weise gedacht werden: Einmal kann sie der Alkoholgährung ähnlich sein, indem das Zuckeratom in Kohlensäure und eine sauerstoffarme, den Fettsäuren nahe verwandte Substanz zerfällt; in dem andern Falle ist sie der Buttersäuregährung ähnlich, indem aus dem Zuckeratom Wasserstoff abgeschieden und Kohlensäure gebildet wird, während eine Fettsäure zurückbleibt.

So entsteht bei der Buttersäure-Gährung aus:

$$C_6 H_{12} O_6 = 2 H_2 + 2 CO_2 + C_4 H_8 O_2$$
Zucker 2 Wasserstoff 2 Kohlensäure Buttersäure.

Bei der Bildung höherer Glieder der Fettsäure-Reihe würden mehrere Atome des Zuckers zusammenwirken und könnte z. B. aus 2 Atomen Zucker Kaprylsäure ähnlich wie bei der Buttersäuregährung entstehen nach der Gleichung:

$$2 (C_6H_{12}O_6) = \quad 2 H_2 \quad + \quad 2 H_2O + \quad 4 CO_2 \quad + \quad C_8H_{16}O_2$$
2 Zucker 2 Wasserstoff 2 Wasser 4 Kohlensäure Kaprylsäure

Für diese Umsetzung (eine Art Gährung) des Zuckers spricht das fast beständige Auftreten von Wasserstoff und Kohlenwasserstoff im Darm; dementsprechend nimmt H. Grouven an, dass die Kohlenhydrate nicht als solche ins Blut übergehen, sondern schon im Dünndarm unter der Einwirkung der alkalischen Verdauungsflüssigkeiten (Galle und Bauchspeichel) durch eine eigentliche Fettsäure-Gährung in Fettsäure und Glycerin zerfallen. Das gleichzeitige Auftreten von Glycerin, dem Paarling in den Fetten (= fettsaurem Glycerin) kann nicht befremden, da Pasteur nachgewiesen hat, dass bei der Alkoholgährung des Zuckers neben Alkohol, Kohlensäure und Bernsteinsäure stets Glycerin auftritt.

F. Hoppe-Seyler[1]) glaubt für diese Ansicht einen direkten Beweis beigebracht zu haben. Wenn man milchsaures Calcium mit Natronkalk und Aetzkalk erhitzt, so entstehen, unter Entwickelung von Wassergas und Wasserstoff, Fettsäuren (Essig-, Propion-, Butter-, Kapronsäure und wenig feste Fettsäuren); in einem Gährungsgemisch von Glycerin, überschüssigem Calciumkarbonat und etwas faulendem Fibrin schienen ferner reichliche Mengen Kapronsäure und Hexylalkohol gebildet zu sein.

Da nun sowohl durch Fäulniss als durch Einwirkung von Aetzalkalien gewisse Kohlenhydrate in Glycerin und Milchsäure übergehen und sich durch dieselben Faktoren aus Milchsäure fette Säuren bilden, so ist damit der Weg offen, auch im Thierkörper aus Kohlenhydraten und Milchsäure fette Säuren von hohem Molekulargewicht entstehen zu lassen. Denn die Fäulnissvorgänge ausserhalb des Thierkörpers sind denen gleich zu erachten, welche bei allen höheren Lebewesen verlaufen.

Hiernach scheint die Bildung des Fettes aus Kohlenhydraten aus den angeführten Versuchen nicht nur als möglich, sondern auch aus chemischen Gründen als sehr wahrscheinlich. Auch galt die v. Liebig'sche Lehre längere Zeit als unanfechtbar. Jedoch lag kein Grund vor, welcher zu der Annahme zwang, dass alles Fett aus den Kohlenhydraten wirklich gebildet wird; es war nur die Möglichkeit der Entstehung des Fettes auf diese Weise ausgesprochen.

Umgekehrt wurden auch verschiedene Gründe für die Entstehung des Fettes aus Proteïnstoffen geltend gemacht, z. B. die erhöhte Milch- (Fett-) Bildung nach reichlicher Proteïnfütterung, die fettige Entartung der Zellen (Muskeln), die starke Fettbildung bei Phosphorvergiftung, die Leichenwachsbildung, die Mästung der Fliegenmaden mit Blut fanden durch Umsetzung der Proteïnstoffe unter Fettbildung ihre Erklärung. Auch zeigten v. Pettenkofer und C. Voit durch viele Versuche, welche unten ausführlicher besprochen werden, sondern zunächst die Verbrennung nicht von der aufgenommenen Menge Sauerstoff abhängt, dass die Sauerstoffaufnahme vielmehr der Nahrungsaufnahme parallel geht, dass um so mehr Sauerstoff aufgenommen und um so grösser die Zersetzung (Verbrennung) wird, je mehr Proteïn dem Körper zugeführt wird. Nicht Fett und Kohlenhydrate werden zuerst von dem Sauerstoff angegriffen, wie man bisher angenommen hatte, sondern die Grösse der Zersetzung richtet sich in erster Linie nach der Menge des eingeführten Proteïns. Dieses versteht sich eigentlich von selbst, da aus dem Proteïn der Nahrung sich die Blutkörperchen bilden, die den Sauerstoff binden und auf sich verdichten. Je grösser also die Anzahl der Blutkörperchen ist, je mehr Sauerstoff wird von dem Blute aufgenommen und in den Körper übergeführt werden. Beim Athmen in reinem Sauerstoff, bei grösster Häufigkeit und Tiefe der Athemzüge wird, wenn die Anzahl der Blutkörperchen gleichbleibt, nicht mehr verbrannt als unter regelrechten Verhältnissen.

---

[1]) Zeitschr. f. physiol. Chemie 1879, 3, 351.

Werden dem Proteïn in der Nahrung Fett und Kohlenhydrate zugesetzt, so ändern diese in der Zahl der Blutkörperchen nichts, es wird daher nicht mehr umgesetzt und verbrannt, als wenn Proteïn allein verzehrt wird. Es muss daher bei Zusatz solcher Nahrung, weil dadurch nicht mehr zerstörender Sauerstoff verfügbar wird, ein Ansatz von Substanz (entweder Wachsthum oder Mastung) eintreten. Diese Aufspeicherung von Substanz im Körper bei der gemischten Nahrung von Proteïn, Fett und Kohlenhydraten, für welche eine richtige Erklärung bis jetzt fehlt, fällt zum Theil auf Ansatz von Fleisch aus dem Nahrungs-Proteïn, zum Theil auf den Ansatz von Fett. Das abgelagerte Fett kann entweder aus dem Nahrungsfett stammen, was aber in den meisten Fällen zur Deckung nicht hinreicht[1]), oder aus den Kohlenhydraten oder aus dem Proteïn der Nahrung. Die Bildung des Fettes aus Kohlenhydraten halten v. Pettenkofer und C. Voit für nicht wahrscheinlich. Zunächst fanden sie in mehreren Versuchen (siehe weiter unten), dass bei einem Hunde bei reichlicher Proteïnzufuhr nicht aller Kohlenstoff im Athem, Harn und Koth wieder zum Vorschein kam, der sich nach der im Harnstoff gemessenen Menge des umgesetzten Proteïns in den anderen Ausscheidungen aus dem Körper hätte ergeben müssen; es war eine kohlen- und wasserstoffhaltige Substanz aus dem umgesetzten Proteïn im Körper zurückgeblieben, derselbe hatte Fett angesetzt.

Dieselbe Schlussfolgerung zieht E. Voit[2]) aus Versuchen, die auf ähnliche Weise wie die vorstehenden angestellt waren. M. Cremer[3]) zeigt durch einen Versuch an einer Katze, dass der aus dem Proteïn zurückgehaltene Kohlenstoff nicht in Form von Glykogen — woraus auch weiter Fett entstehen könnte — sondern in Form von Fett abgelagert wird.

Hiernach scheint die Bildung des Fettes aus Proteïn wenigstens beim Fleischfresser erwiesen zu sein.

Es sind aber auch Gründe geltend gemacht, dass bei dem Pflanzenfresser das Fett aus dem Proteïn seine Entstehung nimmt. So fand R. Fischer[4]), dass bei Bienen durch eine Futtermischung von 1 Thl. Hühnerei und 2 Thln. Kandislösung (oder auch wie 1 : 3) eine erstaunliche Wachserzeugung erzielt wurde. Ein schwaches Völkchen hatte eine grosse Anzahl Brutzellen zu verpflegen; die geringe Volkszahl genügte nicht zur regelrechten Ernährung der ungeheuren Brutmenge; auch fehlte es im Stock nicht an leeren Waben und doch begann das Völkchen den Wachsbau in Folge einer Fütterung mit dem stickstoffhaltigen Hühnerei. Ausserdem macht er darauf aufmerksam, dass 1. die Wachserzeugung der frei im Naturhaushalte sich bewegenden Bienen am höchsten ist zur Zeit der reichsten stickstoffhaltigen Pollenernte z. B. in der Rapsblüthe, 2. sich eine auffallende Wachserzeugung zeigt, wenn die eingesperrten Versuchsbienen neben dem Honig noch Pollen geniessen. Diese Thatsache lässt sich allerdings, wie v. Liebig bemerkt, auch so erklären, dass die Höhe der Wachsbildung von der Ausbildung gewisser Organe abhängt, deren durch grössere Proteïn-Zufuhr gesteigerte Ernährung eine erhöhte Wachserzeugung zur Folge hat. Auch haben neuere und genaue Wägungsversuche von E. Erlenmeyer und v. Planta-Reichenau[5]) gezeigt, dass Bienen aus fast stickstofffreiem Kandiszucker Wachs zu erzeugen vermögen, nämlich aus 18 g Zucker 1,589 g Wachs; bei reiner Honigfütterung entstanden aus 18 g trockenem Honig 0,471 g Wachs; bei Berücksichtigung des Proteïngehaltes des Honigs würden noch 0,822 g Wachs auf den Zucker des Honigs entfallen. Bei einem Futter von 1,18 Thln. Kleberpepton, 100 Thln. Zucker und 60 Thln. Rosenwasser wurde weder Honig noch Wachs abgesetzt; ein Futter von 3,42 g Zuckersyrup und 28 g Hühnereiweiss hatte keine erhöhte Wachserzeugung zur Folge. Diese Forscher sind daher der

---

[1]) V. Subbotin sowohl (Zeitschr. f. Biologie 1870, 6, 73) als auch Radziezewsky (Virchow's Archiv 1868, 268) legen nach ihren Versuchen dem Fettansatz aus Nahrungsfett wenig Gewicht bei.
[2]) Münchener med. Wochenschr. 1892, 39, 460.
[3]) Ebendort 1897, 44.
[4]) Landw. Versuchsststationen 1866, 8, 31.
[5]) Bienenztg. 1880. Nr. 1.

Ansicht, dass das Bienenwachs nicht aus den stickstoffhaltigen, sondern den stickstofffreien Substanzen, vorwiegend aus Zucker erzeugt wird. Zwar haben C. Voit[1]) und G. Kühn in Gemeinschaft mit M. Fleischer[2]) bei Milchkühen nachgewiesen, dass der durch den Stickstoff des Harns gemessene Proteïnumsatz hinreicht, nicht nur den Kohlenstoff zur Bildung des in der Milch abgeschiedenen Fettes zu liefern, sondern auch, wenn das verdaute Nahrungsfett hinzugezogen wird, den für den erzeugten Milchzucker erforderlichen Kohlenstoff zu decken; auch glauben H. Weiske und E. Wildt[3]) selbst bei Schweinen, welche durchweg im Verhältniss zum Proteïn ein an Kohlenhydraten reiches Futter (1 : 6—9) verzehren, nachgewiesen zu haben, dass die in einem proteïnarmen Futter verabreichte Proteïnmenge hinreicht, sowohl das im Körper angesetzte Proteïn wie auch das Fett zu decken; allein bei letzterem Versuch war der Gehalt des Futters (Kartoffeln) an nicht proteïnartigen Verbindungen nicht berücksichtigt, und hat gerade beim Schwein Fr. Soxhlet[4]) durch Fütterung von Reis unter Berücksichtigung aller Vorsichtsmassregeln nachgewiesen, dass 5—6-mal mehr Fett während dieser Fütterung gebildet wurde, als aus dem Proteïn hätte entstehen können. W. Henneberg, Kern und Wattenberg[5]) kommen durch Fütterungsversuche bei Schafen zu dem Ergebniss, dass Proteïn und Fett der Nahrung nicht ausreichen zur Bildung des angesetzten Fettes, dass 42% desselben aus Kohlenhydraten entstanden sein mussten. B. Schulze[6]) hat bei Gänsen nachgewiesen, dass in einem verhältnissmässig proteïn- und fettarmen Futter die Kohlenhydrate sich wesentlich an der Fettbildung betheiligen.

Zu ganz denselben Ergebnissen gelangte Stan. Chaniewsky[7]) bei Gänsen, welche Gerste bezw. Reis als Futter erhielten.

N. Tschiowinsky[8]) stellte mit Schweinen Versuche an, welche mit Gerstenschrot gefüttert wurden; er findet, dass zur Bildung der Mengen Fett während der Fütterungszeit die verabreichten Proteïnstoffe nicht ausreichen, dass die gebildeten Fettmengen weit hinter den Fehlergrenzen lagen und nur unter der Annahme der Theilnahme der Kohlenhydrate an der Fettbildung erklärt werden konnten.

Meissl und Strohmer[9]) haben die Frage der Fettbildung ebenfalls an Schweinen geprüft, aber sich dabei eines anderen Verfahrens bedient, indem sie sämmtliche Futter-Einnahmen und Ausgaben in Koth, Harn und Athmungserzeugnissen während eines längeren Zeitraumes ermittelten und auf diese Weise zahlenmässig die Fetterzeugung am Körper verfolgten. Das Schwein erhielt anfänglich Gerste, später Reis; das für den Tag zum Ansatz gelangte Fett vertheilte sich wie folgt:

Fett aus der Nahrung . . . . 7,9 g im Tage
„ aus dem im Körper zerfallenen Proteïn . . . 33,6 g „ „
„ aus Kohlenhydraten neu gebildet . . . . . 310,3 g „ „

Es ist in diesem Versuch, selbst wenn man alles Fett der Nahrung als verdaut annimmt, und aus dem im Körper zerfallenen Proteïn die grösstmögliche Menge Fett entstehen lässt, immer noch 7—8-mal mehr Fett aus Kohlenhydraten entstanden.

In weiteren Versuchen[10]) fanden Meissl, Strohmer und v. Lorenz, dass beim Schwein bei Reismehlfütterung 82,2—88,3%, bei Gerstenfütterung 71,1% und bei einer proteïnreichen Fleischmehl-Reisfütterung noch 4,6% des Fettes aus Kohlenhydraten gebildet waren.

---

[1]) Chem. Centralbl. 1869, 494.
[2]) Landw. Versuchssstationen 1868, 10, 418.
[3]) Zeitschr. f. Biologie 1874, 10, 1.
[4]) Zeitschr. d. landw. Vereins in Bayern 1881, 1.
[5]) Zeitschr. f. Biologie 1881, 17, 295.
[6]) Landw. Jahrbücher 1882, 11, 57.
[7]) Zeitschr. f. Biologie 1884, 20, 179.
[8]) Landw. Versuchssstationen 1883, 29, 317.
[9]) Sitzungsberichte d. k. k. Akad. d. Wissenschaften. Wien 1883. Juli-Heft.
[10]) Zeitschr. f. Biologie 1886, 22, 63.

Wenn hiermit die Fettbildung aus Kohlenhydraten beim Pflanzen- und Allesfresser erwiesen war, so blieb dieselbe beim Fleischfresser noch eine offene Frage.

Indess zeigen Versuche von Imm. Munk[1]) an einem Hund, welcher, nachdem er während einer 31-tägigen Hungerzeit sein Körperfett eingebüsst hatte, während 25 Tage täglich 200 g Fleisch und 250 g Stärke + Zucker erhielt, dass auch beim Hunde die Bildung von Fett aus Kohlenhydraten statthaben kann. Munk berechnet, dass von den 960 g neugebildetem Fett im allerungünstigsten Falle 162 bezw. 203 g, im günstigsten Falle sogar 692 g aus den gefütterten Kohlenhydraten gebildet sein mussten bezw. konnten.

Ein von M. Rubner[2]) mit einem 6,2 kg schweren Dachshund, welcher nach einer Hungerzeit 100 g Rohrzucker, 85 g Stärke und 4,7 g Fett erhielt und bei welchem die sämmtlichen Ausgaben im Respirationsapparat kontrollirt wurden, angestellter Versuch ergab ebenfalls eine Bildung von Fett aus Kohlenhydraten.

Auch Kumagawa und Kaneda[3]) konnten bei einem abgemagerten Hunde, der reichlich mit Fleisch ernährt wurde, keine Fettbildung aus Proteïn feststellen; dagegen waren das gleichzeitig mitaufgenommene Fett und die Kohlenhydrate fast vollständig als Fett aufgespeichert.

E. Pflüger[4]) nimmt, ebenso wie in der Frage über die Quelle der Muskelkraft, so auch in der über die Fettbildung den ursprünglichen v. Liebig'schen Standpunkt ein. Er hält die ersten Versuche von v. Pettenkofer und Voit aus bereits besagten Gründen nicht für einwandsfrei und die sonst für die Entstehung des Fettes aus Proteïn angegebenen Gründe nicht für stichhaltig. Die reichliche Fettausscheidung in der Milch nach reichlicher Fleischfütterung kann auch vom Körperfett herrühren, das bei der fettigen Entartung der Zellen nachgewiesene Fett von aussen eingelagert worden und das bei Phosphorvergiftung beobachtete Fett auch aus Kohlenhydraten entstanden sein.

Bei der Entstehung des Leichenwachses, der Fütterung der Fliegenmaden, wirken nach Pflüger niedere Pilze mit, so dass bis jetzt kein triftiger Grund für die Entstehung des thierischen Körperfettes aus Proteïn geltend gemacht werden kann.

Nach E. Pflüger wird in erster Linie stets das in der Nahrung zugeführte Proteïn — nach Umwandlung in Zellenproteïn — umgesetzt; reicht die zugeführte Menge Proteïn nicht aus, den nöthigen Bedarf zu decken, dann werden auch gleichzeitig Fett bezw. Kohlenhydrate zersetzt, und wird ein Ueberschuss an letzteren zugeführt, so wird dieser Ueberschuss entweder als solcher oder bei Kohlenhydraten nach Umwandlung als Fett angesetzt. Ein Ueberschuss an Proteïn in der Nahrung wird entweder zersetzt oder als Zellmasse bezw. Fleisch angesetzt; es wird dadurch Fett bezw. Kohlenhydrat am Körper vor Zerfall geschützt, aber es entsteht aus Proteïn selbst kein Fett.

Hiernach ist auch die Frage der Fettbildung im Thierkörper noch nicht völlig aufgeklärt. Am wahrscheinlichsten erscheinen die von M. Kaufmann[5]) aus seinen Versuchen[6]) gezogenen Schlussfolgerungen, welche also lauten:

1. Alle Nährstoffe können im Körper zur Fettbildung beitragen.
2. Bei dem Fleischfresser stammt das Körperfett direkt vom Proteïn und Nahrungsfett.
3. Die Kohlenhydrate können sich unmittelbar in Fett umwandeln; sie tragen aber besonders indirekt zur Fettbildung bei, indem sie die Umsetzung von Proteïn und Fett einschränken und das angesetzte Fett vor Verbrennung schützen.
4. Die Kohlenhydrate liefern die Kraftmengen für die unmittelbaren Bedürfnisse, Proteïn und Fett für die künftigen Bedürfnisse (potentielle Energie).

---

[1]) Archiv f. pathol. Anat. 1885, **101**, 91.
[2]) Zeitschr. f. Biologte 1886, **22**, 272.
[3]) Centralbl. f. Physiol. 1895, 9, 721.
[4]) Pflüger's Archiv f. d. ges. Physiologie 1891, **51**, 229.
[5]) Arch. de Physiologie 1897, [3], 8, 329.
[6]) Kaufmann liess Hunde abmagern und fütterte sie dann mit zuckergesättigter Milch, magerem Fleisch oder Schmalz.

Ueber die Art der Fettbildung aus Proteïn kann man sich nach W. Henneberg[1]) folgende Vorstellung machen:

	C	H	N	O
100 Gewichtsthle. Proteïn enthalten	53,53	7,06	15,61	23,80
Für 33,45 Harnstoff[2]) ab	6.69	2,23	15,61	8,92
Stickstofffreier Rest	46,84	4,83	—	14,88
Dem Kohlenstoff im Rest entsprechen 61,15 Gewichtstheile Fett mit	46,84	7,37	—	6,94
Wasserstoff-Deficit	—	2,54	—	—
Sauerstoff-Ueberschuss	—	—	—	7,94
Zur Deckung des Wasserstoff-Deficits sind 22,86 Wasser erforderlich mit	—	2,54	—	20,32
Der Sauerstoff-Ueberschuss wird somit erhöht auf	—	—	—	28,26

Bei der Unzulässigkeit der Annahme, dass der überflüssige Sauerstoff sich im freien Zustande abspaltet, sind zu den 100 Gewichtsthln. Proteïn, von denen man ausgegangen, noch so viel hinzuzunehmen ist, als erforderlich, um 28,26 Gewichtsthle. Sauerstoff in die Enderzeugnisse des thierischen Stoffwechsels: Harnstoff, Kohlensäure und Wasser überzuführen, nämlich 19,01 Gewichtsthle.; denn 19,01 Proteïn + 28,26 Sauerstoff = 6,36 Harnstoff + 8,28 Wasser + 32,63 Kohlensäure. Demnach können 119,01 Gewichtsthle. Proteïn günstigsten Falles 61,15 Gewichtsthle. oder 100 Proteïn 51,4 Fett liefern.

Ursache des Stoffwechsels.

Nach der Entdeckung des Sauerstoffs und der zuerst von Lavoisier entwickelten Ernährungstheorie nahm man eine Zeit lang an, dass die Umsetzung der Stoffe im Körper durch die direkte Einwirkung des Sauerstoffs veranlasst werde. Man dachte sich den Vorgang wie die Verbrennung im Ofen, wobei sich der Sauerstoff direkt mit dem Kohlenstoff und Wasserstoff verbindet und dieselben in Kohlensäure und Wasser überführt. Diese direkte Verbrennung sollte sogar einzig in dem Feuerheerde der Lungen oder im Blut vor sich gehen.

Da aber der Sauerstoff bei den vorhandenen Körpertemperaturen nicht auf die Proteïnstoffe, Fette und Kohlenhydrate wirkt, ausserdem die Grösse der Umsetzung nicht von der Grösse der Sauerstoffeinnahme, sondern von der Grösse der Nährstoff- bezw. Proteïnzufuhr abhängt, da ferner bei den Insekten der Sauerstoff ohne die Vermittelung des Blutes zugeführt wird und der Vogelembryo schon Kohlensäure entwickelt, bevor weder Blut noch Blutgefässe vorhanden sind, so kann der Sauerstoff nicht als Ursache und das Blut nicht als Ort der Zersetzung angesehen werden.

Ebenso wenig lässt sich, wie das früher wohl geschehen ist, das Ozon als Ursache der Umsetzung ansehen, weil es im Körper nicht nachgewiesen ist.

Aus diesen Gründen führte C. F. Schönbein[3]) die Zersetzungsvorgänge im thierischen Körper zuerst auf Gährungserscheinungen zurück.

Schönbein weist nach, dass alle organischen Stoffe, welche Gährung veranlassen, auch die Fähigkeit besitzen, Wasserstoffsuperoxyd (H_2O_2) in Wasser (H_2O) und Sauerstoff (O) zu zerlegen; da durch die ganze Pflanzen- und Thierwelt Stoffe albuminöser Art vertheilt sind, welche (wie z. B. Blutkörperchen) gleich den Gährungserregern Wasserstoffsuperoxyd zu spalten im Stande sind, so ist die Annahme einer allgemeinen Verbreitung von Enzymen berechtigt, welche in dem Pflanzen- und Thierkörper vielfache, der Gährung ähnliche Vorgänge und Spaltungen von Stoffen veranlassen.

---

[1]) Tagebl. d. 49. Versammlung deutscher Naturforscher und Aerzte in Hamburg 1877, 169.
[2]) Der bei der Spaltung des Proteïns gebildet wird.
[3]) Ueber die katalytische Wirksamkeit organischer Materien und deren Verbreitung in der Pflanzen- und Thierwelt. Zeitschr. f. Biologie 1864, 1, 273; 1865, 2, 1 u. 1867, 4, 367.

Thatsächlich hat G. Hüfner[1]) sowohl für das proteïnspaltende Enzym der Bauchspeicheldrüse wie für das zuckerbildende Enzym des Mundspeichels eine allgemeine Verbreitung im Thierkörper nachgewiesen. E. Brücke[2]) fand das Pepsin des Magens im Muskel und im Harn. Nach v. Wittich[3]) sind die Enzyme durch den ganzen thierischen Organismus verbreitet. Ihre Verbreitung wird wesentlich durch ihre grosse Diffusibilität durch die Gewebe unterstützt. E. Salkowski, Jaquet u. Andere[4]) zeigten, dass alle Organe des Körpers, am stärksten Leber und Milz, ferner auch das von Blutkörperchen befreite Blutserum ein Oxydationsenzym enthalten, welches z. B. Salicylaldehyd in Salicylsäure, Hydrozimmtsäure in Benzoësäure zu oxydiren vermag. P. Grützner[5]) hat festgestellt, dass durch Einführung von Nahrung und den dadurch ausgeübten Reiz die Enzym-Absonderung gesteigert, dagegen unter regelrechten Verhältnissen nie vollständig erschöpft wird.

Da schon durch ganz kleine Stückchen der thierischen Organe das Wasserstoffsuperoxyd gasförmig zersetzt wird, so schliesst O. Nasse[6]), dass das Wesen des Lebensvorganges in allen Organen und deren Elementen, den Zellen, ein Fermentationsvorgang ist.

Nach O. Schultzen und M. Nencki[7]) geht der Zerfall der Proteïnstoffe im Thierkörper in der Weise vor sich, dass sich dieselben unter dem Einfluss der Enzyme, zum Theil schon im Verdauungskanal, zum grössten Theil aber im Kreislauf der Stoffe, unter Aufnahme von Wasser, in Amidosäuren (Leucin, Tyrosin, Glykokoll) und stickstofffreie Körper spalten; erstere zerfallen weiter in Harnstoff, letztere werden unter Einwirkung des Hämoglobins als Sauerstoffträgers zu Kohlensäure und Wasser verbrannt[8]) (vergl. S. 266).

Auch Hoppe-Seyler[9]) ist der Ansicht, dass neben den Oxydationen im Thierkörper fermentative Vorgänge verlaufen, die für den Lebensvorgang unentbehrlich scheinen. Als Beweis hierfür führt er folgende Thatsache an: 1. Im thierischen Organismus entstehen reducirte Stoffe, wie Urobilin, Bernsteinsäure, Hippursäure bei Einnahme von Chinasäure u. s. w.; diese verlassen neben unzweifelhaften Oxydationserzeugnissen den Körper im Harn. 2. Viele für die Oxydation sehr geeignete Stoffe können durch den Thierkörper unoxydirt hindurchgehen. 3. Auch zeigt sich zwischen Kohlensäureausscheidung und Sauerstoffaufnahme im lebenden Körper nicht stets ein beständiges Verhältniss. 4. Obwohl sich im lebenden Organismus Ozon nicht findet und nicht wohl finden kann, findet doch eine vollständige Auflösung verwickelt zusammengesetzter organischer Verbindungen zu Kohlensäure und Wasser statt, während wir durch die kräftigsten Oxydationsmittel, wie unterchlorigsaures Natrium oder übermangansaures Kalium, oft nur langsam und unvollkommen solche Oxydationen künstlich auszuführen im Stande sind. Diese Thatsachen können wir uns nach Hoppe-Seyler nur erklären, wenn wir neben den Oxydationen gleichzeitig fermentative Vorgänge im thierischen Körper annehmen.

Die Oxydationen in den Geweben kommen dadurch zu Stande, dass in den lebenden Zellen Wasserstoff, wie bei der Fäulniss, gebildet wird. Aber nur, wo kein Sauerstoff hinzutritt, findet Wasserstoffentwickelung statt. Bei hinreichendem Sauerstoffzutritt wird kein Wasserstoff frei, sondern er setzt sich mit dem molekularen Sauerstoff zu Wasser und atomistischem Sauerstoff ($H_2 + O_2 = H_2O + O$) um, welcher letztere die Oxydationen bewirkt[10]).

---

[1]) Journ. f. prakt. Chem. 1874, **117**, 372, **118**, 1; 1871, **110**, 53 u. s. f.
[2]) Zeitschr. f. Chem. 1870, 60.
[3]) Pflüger's Archiv f. Physiol. 1870, **4**, 339 u. 1871, **5**, 435.
[4]) Vergl. E. Salkowski: Virchow's Archiv f. Anat. u. Physiol. 1897, **147**, 1.
[5]) Pflüger's Archiv für Physiol. 1878, **12**, 285 u. **16**, 121.
[6]) Ebendort 1877, **11**, 138.
[7]) Zeitschr. f. Biologie 1872, **8**, 124.
[8]) Dieses stickstofffreie Spaltungserzeugniss soll, wie wir oben S. 305 gesehen haben, unter Umständen auch den Stoff zur Fettbildung abgeben.
[9]) Zeitschr. f. physiol. Chem. 1876, **1**, 128.
[10]) Veranlassung zu dieser Annahme gab die Beobachtung, dass Sauerstoff durch Palladiumwasserstoff aktiv gemacht wird.

Die die Zersetzung bewirkenden Enzyme sind nach F. Hoppe-Seyler[1]) vorzugsweise in den Drüsen und Muskeln angehäuft und müssen daher wesentlich hier die Zersetzungen verlaufen. Blut und Lymphgefässe besitzen weder nachweisbare Enzyme noch hervorragende oxydirende Eigenschaften, welche zu der Annahme berechtigen könnten, dass in Blut und Lymphe der Ort der wesentlichen chemischen Lebensvorgänge oder überhaupt der Zerfall der Nährstoffe zu suchen ist.

In Folge der Zersetzungsvorgänge in Muskeln und Drüsen wird die Masse derselben beeinträchtigt; Muskeln und Drüsen sind keine stabilen Apparate, sie verbrauchen sich schnell, während neue Elemente an die Stelle der alten treten. Der Anwachs wird durch die junge, entwickelungsfähige Zelle vermittelt; denn sie allein ist der Aufnahme auch von nicht gelösten Nährstoffen fähig und ihre Vermehrung ist von der reichlicheren oder kärglicheren Ernährung des Organismus abhängig; sie besitzt die Fähigkeit, fermentative Vorgänge und Oxydationen organischer Stoffe bei Zutritt atmosphärischen Sauerstoffs auszuführen.

Die Ansicht Nasse's und Hoppe-Seyler's findet eine Stütze in den Untersuchungen von E. u. H. Salkowski, E. Baumann und L. Brieger; nach diesen entstehen bei der Fäulniss der Proteïnstoffe ausserhalb des Organismus eine Reihe Stoffe, welche wie Indol, Phenol, Skatol und aromatische Säuren, auch im thierischen Organismus (bei der Verdauung) bezw. in den Ausscheidungen vorkommen.

Wenngleich nun auch nach Nencki ein Freiwerden von Wasserstoff und eine Aktivirung des Sauerstoffs d. h. Zerlegung in Atome ($O_2 = O + O$) auf diese Weise[2]) in lebendigen Zellen nicht angenommen werden kann, so findet doch nach Radiszewsky's und den Untersuchungen Nencki's allgemein bei der Oxydation organischer Verbindungen in Gegenwart von Alkalien eine Spaltung des indifferenten atmosphärischen Sauerstoff-Moleküls in seine Atome statt. Die Rolle der Alkalien hierbei können nach Radiszewsky auch organische Basen wie Neurin, überhaupt Basen von der Formel $R_2 - N - OH$ übernehmen. Da es ferner eine Reihe organischer Stoffe (wie Aldehyde, mehratomige Phenole, die Leukoverbindungen der Farbstoffe) giebt, welche schon für sich allein, noch leichter aber bei Gegenwart von Alkali durch den molekularen Sauerstoff oxydirt werden, so kann man sich nach M. Nencki die Oxydationsvorgänge in den lebendigen thierischen Zellen durch Spaltung des indifferenten molekularen Sauerstoffs in seine Atome (in aktiven Sauerstoff) denken und erklären, ohne dass man das unwahrscheinliche Freiwerden von Wasserstoff in Folge von fermentativen Vorgängen zu Hülfe zu nehmen braucht[3]).

Noch bestimmter wendet sich M. Traube[4]) gegen die Hypothese Hoppe-Seyler's; er zeigt zunächst, dass die Vorgänge im Muskel durchaus nicht mit Fäulnissvorgängen verglichen werden können, indem z. B. frische Muskeln keine Salpetersäure in salpetrige Säure umzuwandeln vermögen, indem sich kein oder nur Spuren von Ammoniak in denselben findet, also keine Vorgänge vorhanden sind, welche die Fäulnissbakterien begleiten. Dann auch vermag nascirender Wasserstoff nicht den Sauerstoff zu aktiviren, da er kein Ozon zu bilden im Stande ist. Die oxydirenden Wirkungen des Palladiumwasserstoffs, welche Hoppe-Seyler für seine Ansicht geltend macht, beruhen nicht auf einer Aktivirung des Sauerstoffs, sondern darauf, dass Palladiumwasserstoff als autoxydabler Körper den Sauerstoff auf sich verdichtet und alle Mal zunächst nur Wasserstoffhyperoxyd bildet.

---

[1]) Archiv f. Physiol. 1873, 7, 399.
[2]) So beobachtete Nencki einerseits bei der Pankreasfäulniss trotz grosser vorhandener Mengen von Sauerstoff starke Wasserstoffentwickelung, andererseits wurde von Pflüger und Valentin in den Ausathmungsgasen von Fröschen, die längere Zeit ohne Sauerstoffaufnahme leben können, kein Wasserstoffgas gefunden.
[3]) Vergl. M. Nencki: Journ. f. prakt. Chem. 1881, N. F., 23, 87; 24, 498 u. 26, 1; ferner E. Baumann: Zeitschr. f. physiol. Chem. 1880, 4, 339.
[4]) Berichte d. deutschen chem. Gesellsch. 1882, 15, 2421.

Was den Ort der Stoffzersetzung und den Aufbau neuer Zellen anbelangt, so ist C. Voit der Ansicht, dass die Zersetzungsvorgänge vorzugsweise in den Geweben verlaufen, jedoch hält er eine Zerstörung und einen Wiederaufbau der Organe im Sinne Hoppe-Seyler's unter regelrechten Verhältnissen für sehr unwahrscheinlich [1]). Voit leugnet den Untergang organisirter Theile und den Aufbau neuer durch die Nährflüssigkeit nicht, jedoch scheint ihm die Grösse dieses Vorganges nur von untergeordneter Bedeutung gegenüber der Grösse der Zersetzung des Proteïns zu sein; er beschränkt die Zerstörung der Zellen und den Wiederersatz (bei Erwachsenen) auf diejenigen Organe, wo man etwas davon sieht, also auf die Blutzellen, die Epidermis- und Epithelzellen, die Auskleidungszellen einiger Drüsen unter gewissen Umständen u. s. w.

Das in der Nahrung aufgenommene und in den Säftestrom übergegangene Proteïn unterliegt nach C. Voit alsbald und in erster Linie dem Zerfall, ohne vorher zu festen Bestandtheilen der Organe geworden zu sein. Voit unterscheidet daher zwischen circulirendem d. h. im Säftestrom befindlichem und Organ- oder fester gebundenem Proteïn. Zu dieser Unterscheidung wird er durch seine Versuche gezwungen. Wenn nämlich ein Thier mehrere Tage lang hungert, so wird, wie C. Voit fand, nur ein Bruchtheil des an seinem Körper befindlichen Proteïns zersetzt, während alsbald unverhältnissmässig mehr zersetzt wird, sobald Proteïn in der Nahrung zugeführt wird. Alle Umstände, welche den intermediären Säftestrom vermehren, bringen auch eine Vermehrung der Proteïnzersetzung hervor, so namentlich jegliche Zufuhr von Proteïn in der Nahrung; es muss daher zwischen diesem Säftestrom und der Proteïnzersetzung ein Zusammenhang bestehen, aber nicht derart, dass das in der Ernährungsflüssigkeit befindliche Proteïn ohne weiteres zerfällt, sondern dass es an Orte kommt, wo sich die Bedingungen für seine Zersetzung finden, nämlich in der Wechselwirkung mit den Organen, in denen das Organ-Proteïn abgelagert und fester gebunden wird.

Dass zwischen den an den Organen fester gebundenen, sie konstituirenden Stoffen und denen des intermediären Säftestromes oder der Ernährungsflüssigkeit ein Unterschied besteht, geht noch schlagender aus folgenden durch einen Versuch von C. Voit festgestellten Thatsachen hervor:

Bei mehrtägigem Hunger wird nur mehr das an den Organen abgelagerte Proteïn, nachdem es in den Säftestrom gerathen ist, zersetzt; dabei werden auch alle die Bestandtheile frei, welche mit dem Proteïn einen Theil des Zelleninhaltes darstellen, so namentlich die Aschebestandtheile, welche dann als überflüssig im Harn und Koth entfernt werden. Giebt man alsdann nach der Hungerzeit ausschliesslich aschefreien Leim oder aschefreies Proteïn, so werden diese zerlegt und die Zersetzung des Organ-Proteïns wird beschränkt oder aufgehoben; im Harn fehlen aber alsdann auch die vorher darin befindlichen Aschebestandtheile des Gewebes. Der etwaige Einwand, dass die Aschebestandtheile der im Körper zerstörten Zellen zurückgehalten werden und mit dem neuen Proteïn zum Aufbau dienen, ist für den Leim hinfällig, da von ihm erwiesen ist, dass er nicht zum Aufbau von Zellen dienen kann.

Aus diesen Gründen glaubt C. Voit zwischen cirkulirendem und fester gebundenem Organ-Proteïn unterscheiden und annehmen zu müssen, dass das im Säftestrom befindliche, cirkulirende Nahrungs-Proteïn direkt zerfällt, ohne vorher zu Organ-Proteïn geworden zu sein.

B. Schöndorff[2]) dagegen beweist, dass die Grösse der Proteïnzersetzung nicht vom cirkulirenden Proteïn, sondern vom Ernährungszustande der Zellen abhängt.

Da aber Panum und Falck u. A.[3]) nachgewiesen haben, dass bei Hunden die Harn-

---

[1]) Zeitschr. f. Biologie 1874, 10, 202 u. 218. Hier verwahrt sich C. Voit ausdrücklich gegen die Behauptung Hoppe-Seyler's, dass er die Zersetzungen jemals in den Blut- oder Lymphstrom verlegt habe.
[2]) Pflüger's Archiv f. Physiol. 1893, 54, 420.
[3]) Vergl. Hermann's Handbuch der Physiologie, 6, 1, 107.

stoffausscheidung fast unmittelbar nach einer proteïnreichen Nahrung ansteigt und den Höchstbetrag in etwa der 6. Stunde, nämlich etwa die Hälfte der dem verzehrten Proteïn entsprechenden Stickstoffmenge erreicht, so scheint die vermehrte Stickstoffmenge durch eine Zersetzung von dem verdauten und aufgenommenen, nicht aber von dem organisirten Nahrungs-Proteïn herzurühren, es sei denn, dass letzteres das Proteïn der Zellen verdrängt und zum Zerfall gebracht hat.

Auch E. Pflüger[1]) schliesst als Herd der Umsetzungen im Körper das Blut sowie den Säftestrom aus und verlegt denselben ebenfalls in die Zellen der Gewebe, hat aber im übrigen ganz andere Vorstellungen von der Ursache des Stoffzerfalles, als die genannten Forscher. Jede Zelle (thierische und pflanzliche) absorbirt nach Pflüger Sauerstoff und bildet Kohlensäure; diese Oxydation kann sich soweit steigern, dass Leuchten eintritt. Die Phosphorescenz verwesender Lebewesen, das Leuchten des Meereswassers wird durch lebende Zellen bedingt, meist durch Pilze von der Familie der Schizomyceten. Bei Abschluss von Sauerstoff verlieren sie die Eigenschaft zu leuchten. Die thierischen Zellen hängen nun zusammen, sie bilden durch Kontinuität grosse Massen, die sich mit Riesenmolekülen vergleichen lassen. Das ganze Nerven- und Muskelsystem, sowie die übrigen von den Nerven abhängigen Apparate sind durch Kontinuität zu einem einzigen Zellennetz verbunden; mit einem Wort, der ganze empfindende und bewegende Apparat eines Thieres bildet ein einziges Riesenmolekül. Wenn nun in diesem grossen Zellennetz oder Riesenmolekül an irgend einem Punkte eine wenn auch noch so kleine Aenderung in der Gruppirung der Atome, eine Umlagerung entsteht, so wird sich diese der ganzen Masse des Moleküls mittheilen; es entstehen Veränderungen durch die ganze Masse des Moleküls, deren Grösse in gar keinem Verhältniss zur Kleinheit des ursprünglichen Angriffs steht.

Dem Molekül ist aber eine beständige Aenderung in seinem Gefüge eigenthümlich; die Selbstzersetzung geht auch ohne Einwirkung des Luftsauerstoffs vor sich. Bei Fröschen z. B. dauert die Kohlensäurebildung und -Ausscheidung, dauert also das Leben mit allen Funktionen noch viele Stunden lang fort, wenn den Thieren kein Atom freien Sauerstoffs mehr zugeführt wird[2]). Der Sauerstoff bedingt also die chemischen Vorgänge des Lebens nicht; sie sind vielmehr von diesem innerhalb gewisser Grenzen unabhängig; das Leben wird durch die Selbstzersetzlichkeit des lebenden Moleküls unterhalten.

Die Selbstzersetzung ist nichts Widersinniges; sie tritt überall in der Natur dann auf, wenn die intramolekulare Bewegung, welche wir Wärme nennen, so stark ist, dass sie das Gefüge des Moleküls lockert und zerreisst; es nehmen alsdann die Atome eine andere Stellung an, es entstehen neue Anziehungen, welche stärker sind, als die, welche das Molekül zusammenhielten. Dafür, dass die Wärme die Stärke der den Lebensvorgang ausmachenden chemischen Umsetzungen bedingt, spricht der Umstand, dass beim Kaltblüter der Stoffwechsel proportional mit der äusseren (umgebenden) Temperatur steigt und fällt, d. h. Kaltblüter liefern um so mehr Kohlensäure, je wärmer die sie umgebende Luft ist. Beim Warmblüter treten, wie wir gesehen haben, diese Verhältnisse nicht oder umgekehrt hervor; diese besitzen aber besondere Einrichtungen, mittelst deren sie eine gleichbleibende Temperatur des Körpers zu erhalten im Stande sind (vergl. S. 276); eine Abkühlung des Körpers hat einen Reiz auf gewisse Nerven zur Folge, welche durch ihre Erregung reflektorisch den Stoffwechsel in den Muskeln steigern. Wird diese Wärmeregelung durch besondere Kunstgriffe unwirksam gemacht, so steigt und fällt auch hier die Höhe des Stoffwechsels mit der äusseren Temperatur gerade wie beim Kaltblüter.

---

[1]) Pflüger's Archiv f. Physiol. 1876, 10, 468; 11, 263; 18, 217.
[2]) Wurde den scheintodten und kalt gehaltenen Fröschen, welche längere Zeit keinen Sauerstoff aufgenommen hatten, wieder Sauerstoff zugeführt, so kamen sie wieder zu sich; indem der Sauerstoff in die freien Verwandtschaften des Riesenmoleküls, das sich zu zersetzen aufgehört hatte, eintrat, begann das Leben aufs neue.

Aus diesen wie vielen anderen Versuchs-Ergebnissen schliesst Pflüger, dass das Wesen des lebendigen Stoffwechsels auf Selbstzersetzungen in dem Riesenmolekül beruht; es treten in demselben von selbst Umlagerungen in den Atomgruppirungen, ein Dissociationsvorgang auf, der bis zu einer gewissen Grenze auch ohne Zutritt von freiem Sauerstoff unabhängig von diesem verläuft. Zum fortwährenden Verlaufe desselben ist jedoch sowohl die Zufuhr von Sauerstoff als von Nährstoffen nothwendig, welche die zerfallenen und oxydirten Atomgruppen des Riesenmoleküls wiederherstellen.

Besondere Einflüsse auf den Stoffwechsel.

Nachdem wir den Weg und das Schicksal der Nahrung im menschlichen Körper, sowie die Bedeutung der Nährstoffe für die Lebensaufgaben kennen gelernt haben, erübrigt noch einige besondere Einflüsse auf den Stoffwechsel klarzulegen, um genauere Anhaltspunkte für die zweckmässige Zusammensetzung der Nahrung des Menschen zu erhalten.

Auf viele Versuche dieser Art ist schon in vorstehenden Ausführungen Bezug genommen. Behufs genauer Feststellung des Gesammtstoffwechsels bedient man sich allgemein des v. Pettenkofer'schen Respirationsapparates[1]); derselbe ermöglicht nicht nur alle Einnahmen und sichtbaren Ausgaben (Harn und Koth), sondern auch die nicht sichtbaren (insensibelen) Ausgaben (die Gase: Kohlensäure, Sauerstoff und Wasserdampf) vom Körper genau festzustellen.

Die auf diese und andere Weise erhaltenen Ergebnisse über verschiedene Einflüsse auf den Stoffwechsel sind folgende:

1. Stoffwechsel im Hungerzustande. Im Hungerzustande, wenn der Mensch keine oder nur eine sehr unzureichende Nahrung zu sich nimmt, hört der Umsatz der Körperstoffe nicht auf, sondern der Stoffwechsel besteht fort. Die Grösse des Stoffumsatzes muss zwar für denselben Thierkörper mit dem Stoffverlust allmählich geringer werden, indess kann dieselbe, da der hungernde Körper dieselbe Menge Wärme abgibt, wie der gesättigte Körper, für die Gewichtseinheit Körper, 1 kg, nicht wesentlich geringer sein. Der Körper zehrt also von seinem Vorrath, so lange dieser reicht.

Joh. Ranke[2]) fand für einen Mann, der erst 24 Stunden gehungert hatte, in den folgenden 24 Stunden:

1. Körperverlust:		2. Ausgaben in den Ausscheidungen:		
			Stickstoff	Kohlenstoff
Gewicht vor dem Versuch	69,643 kg	In den flüssigen	8,024 g	3,65 g
„ nach „ „	68,513 „	In den gasförmigen	— „	180,85 „
Also Verlust in 24 Stunden	1,130 kg	Im Ganzen	8,024 g	184,5 g

Dem während des Hungers ausgeschiedenen Stickstoff entspricht 50,7 g Proteïn, der Kohlenstoffmenge, die nicht durch Proteïn gedeckt wird, 198,1 g Fett; ausserdem waren noch 7,7 g sonstige feste Stoffe durch den Harn abgeschieden, so dass der Hauptverlust an Körpergewicht aus Wasser, nämlich 1130 — (50,7 + 198,1 + 7,7) = 873,5 Wasser bestand.

---

[1]) Eine genaue Beschreibung eines solchen Apparates findet sich z. B. von W. Henneberg in: Neue Beiträge zur Begründung einer rationellen Fütterung der Wiederkäuer. Göttingen 1870, 5; ferner von G. Kühn und O. Kellner: Landw. Versuchsstationen 1894, 44, 264.
[2]) Joh. Ranke: Die Ernährung des Menschen. München 1876, 210—211.

C. Voit und v. Pettenkofer[1]) fanden z. B. bei einem Manne, der 12 Stunden vor Beginn des Versuchs keine feste Nahrung zu sich genommen hatte, während des Hungers im Vergleich zu der Zeit, wo er eine mittlere Kost zu sich nahm, folgende Zahlen bei Ruhe und Arbeit in 24 Stunden:

	Ausgeschiedene Kohlensäure g	Ausgeathmetes Wasser g	Aufgenommener Sauerstoff g	Ausgeschiedener Harnstoff[2]) g
I. Bei Ruhe:				
1. Im Hungerzustande	738	829	780	26,8
2. Bei mittlerer Kost	912	828	709	37,2
II. Bei Arbeit:				
1. Im Hungerzustande	1187	1777	1072	25,0
2. Bei mittlerer Kost	1285	2042	955	36,3

Hiernach wird bei mittlerer Kost mehr Kohlensäure, Wasser (und Harnstoff) ausgeschieden, als im Hungerzustande und bei Arbeit mehr als bei Ruhe. Während des Hungerns ist aber die Menge des Stoffumsatzes bei Arbeit grösser als bei Ruhe; nur die ausgeschiedene Harnstoffmenge bleibt sich bei Ruhe wie bei Arbeit gleich, einerlei, ob Nahrung eingenommen wird oder nicht.

Die Grösse der Harnstoffausscheidung, Kohlensäureabgabe und Sauerstoffaufnahme ist im Anfange der Hungerzeit zuweilen grösser als im weiteren Verlaufe derselben; so wurde gefunden bei einem Hunde in 24 Stunden:

		Ausgeschiedene Kohlensäure g	Ausgeathmetes Wasser g	Aufgenommener Sauerstoff g	Proteïn- (Fleisch-) Umsatz gemessen nach der Harnstoff-Ausscheidung g
1. In einer 10-tägigen Hungerreihe, nachdem vorher 16 Tage 1500 g Fleisch gefüttert waren.	6. Hungertag	366	400	358	175
	10. Hungertag	289	351	302	154
2. In einer 8-tägigen Hungerreihe nach vorheriger längerer Fütterung mit 2500 g Fleisch.	2. Hungertag	380	281	371	341
	8. Hungertag	334	184	335	138

Dass im 2. Versuch im Anfange der Hungerzeit, nachdem vorher 2500 g Fleisch an den Hund verfüttert waren, mehr Proteïn umgesetzt wurde, als in dem 1. Versuch, bei dem vorher nur 1500 g verabreicht wurden, hat Voit u. v. Pettenkofer zu der Annahme geführt, dass dieser grössere Umsatz nur von dem grösseren noch vorhandenen Vorrath der Proteïnnahrung herrühren könne, dass demnach zwischen letzterem Cirkulations-Proteïn und dem fester gebundenen Organ-Proteïn unterschieden werden müsse[3]) (vergl. S. 308).

---

[1]) Zeitschr. f. Biologie 1867, 2, 307 und Berichte der bayr. Akademie der Wissensch. in München 1867, 1.
[2]) Die Menge des täglich ausgeschiedenen Harnstoffs gilt nach den vorstehenden Ausführungen (S. 266) als Massstab des Proteïn-Umsatzes.
[3]) Hiermit steht auch ein Versuch J. Forsters (Zeitschr. f. Biologie 1875, 11, 496) im Einklang. Derselbe verfütterte an ein Thier einerseits defibrinirtes Blut, welches als lebendes Organ betrachtet werden kann, andererseits injicirte er Proteïnlösungen (Hühnerproteïn und Blutserum) und verfolgte in beiden Fällen die Harnstoffausscheidung. Um letztere deutlicher hervortreten zu lassen, versetzte er das Thier abwechselnd in den Hungerzustand. Es stellte nun heraus, dass bei Verfütterung von Blut, einem lebenden Organ, keine Vermehrung der Harnstoffausscheidung stattfand, dass dieselbe dagegen bald eintrat, sowohl wenn er dem hungernden Thier Proteïnlösungen injicirte, als auch, wenn er Proteïn in der Nahrung verabreichte. Letzteres verhält sich daher von dem fester organisirten Blutproteïn verschieden, es wird schneller und leichter als dieses zersetzt.

Der Stoffumsatz ist aber nicht einzig von dem Vorrath im Körper, sondern noch von verschiedenen anderen Umständen abhängig.

Bei dem Hungerkünstler Cetti machten Senator, Zuntz und Lehmann, Munk u. Müller[1]) während der 11-tägigen Hungerzeit folgende Beobachtungen:

1. Die Stickstoffausscheidung sank allmählich von 12,9 g auf 9,73 g oder der Fleischumsatz von 380 g auf 286 g.
2. Der Sauerstoffverbrauch betrug am 3.—6. Hungertage 4,65 ccm, am 9.—11. Tage 4,73 ccm für 1 kg Körpergewicht und 1 Minute.
3. Dementsprechend bewegte sich auch der respiratorische Quotient (vergl. S. 270) in nur engen Grenzen, nämlich zwischen 0,66—0,68.
4. Die Ausscheidung von Alkalien nahm von 6,5 auf 0,75 g täglich ab, ebenso nahm das Chlor ab, dagegen hielt sich das Verhältniss von Stickstoff : Phosphorsäure in den Ausscheidungen beständig und betrug durchschnittlich 45 : 1; da die Kalkausscheidung stark gesteigert war, so war ein Abschmelzen des Knochengewebes anzunehmen.
5. Das Indikan im Harn ging bis auf Spuren herunter, dagegen erfuhr das Phenol eine Zunahme um das 3—7-fache, das Aceton eine solche um das 48-fache gegenüber regelmässigen Verhältnissen; auch die gepaarten Schwefelsäuren waren wesentlich im Harn vermehrt.
6. An Koth wurden während der 10 Tage im ganzen nur 220 g ausgeschieden, mit 38,2 g Trockensubstanz, 13,5 g Fett und nur 2,0 g Stickstoff.

Aehnliche Ergebnisse erhielten die genannten Forscher[2]) bei einem 21-jährigen Schuhmachergesellen Breithaupt während einer 6-tägigen Hungerzeit; die von diesem im Koth während eines Hungertages ausgeschiedenen Stoffe betrugen:

Trockensubstanz	Stickstoff	Fett	Asche
2,0 g	0,11 g	0,57 g	0,25 g

In Folge des Hungerns wurde die Ausnutzungsfähigkeit für die später wieder zugeführte Nahrung (vergl. auch S. 249) nicht unwesentlich vermindert; die Verluste an Nährstoffen im Koth stellten sich nämlich wie folgt heraus:

Nährstoffe	Zeit vor dem Hunger			Zeit nach dem Hunger		
	in der Nahrung	im Koth	also Verlust	in der Nahrung	im Koth	also Verlust
Stickstoff . .	31,28 g	2,87 g	9,2 %	32,44 g	4,12 g	12,7 %
Fett	357 „	12,65 „	3,5 „	346 „	25,10 „	7,3 „

Luciani[3]) verfolgte die Stickstoffabgabe bei dem Hungerkünstler Succi von 62,4 kg Gewicht mit folgendem Ergebniss:

	1. Tag	10. Tag	29. Tag
Stickstoff . .	13,8 g	6,7 g	4,1 g[4]).

Ferner ermittelten die tägliche Stickstoffausscheidung im Harn durchschnittlich: Klemperer zu 4,0 g, Tuczek[5]) bei 5-tägigen Versuchen zu 4,3 g, Sadooyen[6]) bei je 1-tägigem Versuch zu 8,3 und 12,1 g, Paton und Stockmann[7]) bei je

---

[1]) Berliner klin. Wochenschr. 1887, Heft 24, 425.
[2]) Virchow's Archiv f. pathol. Anatomie 1893, **131**, Supplementheft.
[3]) Luciani: Das Hungern (deutsch von Fränkel). Hamburg 1890.
[4]) Die Stickstoffmengen, nach Hüfner im Harn bestimmt, werden indess als zu niedrig bezeichnet.
[5]) Archiv f. Psychiatrie 1885, **15**, 798.
[6]) Trudi Russ. Obsh. Ochran. Narod. Zdravia 1887, **12**, 18.
[7]) Proc. Roayl Soc. Edinburg 1889, **16**, 127.

5-tägigen Versuchen zu 3,4—5,4 g. W. Prausnitz[1]) stellte fest, dass die am 2. Hungertage ausgeschiedene Stickstoffmenge im Harn bei 12 von 15 verschiedenen Versuchspersonen grösser war als am 1. Hungertage; er fand die Menge des Harnstickstoffs im Durchschnitt wie folgt:

	Normaltag vor dem Hunger	1. Hungertag	2. Hungertag
Stickstoff	14,1 g	9,8 g	12,9 g

Diese Zunahme an Stickstoffumsatz am 2. Hungertage erklärt W. Prausnitz dadurch, dass am 1. Hungertage bereits ein grosser Theil der Stickstoffschützer, nämlich Fett und Kohlenhydrate, verbraucht werden und am 2. Tage an deren Stelle zur Deckung der nöthigen Stoffmenge eine erhöhte Menge Stickstoffsubstanz tritt.

Mit dem Proteïn verliert der Körper auch nach und nach seinen Fettbestand.

Wird während des Hungers ausschliesslich Fett verabreicht, so hört zwar die Fettabgabe vom Körper auf, nicht aber die Abgabe von Proteïn. So beobachteten v. Pettenkofer und E. Voit (l. c.) bei einem Hunde, der mit 1500 g Fleisch ins Stickstoffgleichgewicht[2]) gebracht war, nach 10-tägigem Entzug von Nahrung wiederum 1500 g Fleisch bis zum Stickstoffgleichgewicht erhalten und vor dem Versuch 110,8 bezw. 111,8 g Harnstoff ausgeschieden hatte, folgende Harnstoff-Ausscheidung ohne und mit Fettzugabe (100 g) für den Tag:

Fettzugabe	Hungertag									Im Ganzen
	1.	2.	3.	4.	5.	6.	7.	8.	9.	
0	26,5 g	18,6 g	15,7 g	14,9 g	14,8 g	12,8 g	12,9 g	12,1 g	11,9 g	140,7 g
100 g	27,2 „	16,3 „	14,1 „	12,9 „	12,4 „	10,8 „	10,5 „	10,7 „	11,2 „	126,1 „

Durch die Fettfütterung hat der Proteïnzerfall zwar nicht aufgehört, ist aber nicht unwesentlich herabgesetzt.

Auch hat C. Voit weiter nachgewiesen, dass der Proteïnzerfall des hungernden Thieres wesentlich von der Körperbeschaffenheit d. h. von dem Verhältniss des Proteïns zum Fett abhängig ist.

So lange sich daher noch genügend Fett im Körper befindet, wird nur wenig Körperproteïn umgesetzt; ist aber der Fettvorrath erschöpft, so findet, um den Kalorienbedarf zu decken, eine Steigerung des Proteïnzerfalls statt; solche Steigerung des Zerfalls von Körperproteïn mit der Zeit des Hungerns beobachteten Voit, Falk, Feder und Schöndorff, Schimanski, ferner Rubner[3]). Ist ein Thier an sich fettarm, so tritt nach denselben Versuchsanstellern die Steigerung der Stickstoffausscheidung schon alsbald ein. Die gegentheilige Annahme von Fr. N. Schulz[3]), wonach die Schädigung, welche jede Zelle während der Hungerzeit unabhängig vom Fettgehalt durch den allmählichen Proteïnzerfall erleidet, schliesslich zu einem grossen Absterben vieler Zellen und zur Umsetzung derselben führt, wird von M. Kaufmann[4]) durch eingehende Versuche widerlegt und in vorstehendem Sinne erklärt.

Eine Wasser-Einnahme während des Hungerns bewirkt unter Umständen eine vermehrte Proteïnzersetzung (bezw. Harnstoff-Ausscheidung). So wurde bei einem hungernden Hunde gefunden:

---

[1]) Zeitschr. f. Biologie 1892, **29**, 151.
[2]) Ebendort 1901, **41**, 167.
[3]) Pflüger's Archiv d. ges. Physiologie 1899, **76**, 379.
[4]) Zeitschr. f. Biologie 1901, **41**, 75.

Aufgenommene Wassermenge	Harn	Harnstoff	Aenderung im Gewicht am Körper	Wasserausscheidung durch Haut und Lunge
0 g	177 g	16,7 g	— 385 g	207 g
1957 „	742 „	21,7 „	+ 880 „	335 „

Hier wurde durch die Wasseraufnahme die Harnstoff-Ausscheidung um 4,6 g vermehrt; in solchen Fällen jedoch, in welchen das aufgenommene Wasser dazu gedient hatte, den durch starke Bewegung während des Hungerns herbeigeführten Wasserverlust vom Körper zu decken, konnte keine Zunahme der Harnstoff-Ausscheidung festgestellt werden.

Bei kleinen und jungen Thieren ist der Stoffverlust vom Körper während des Hungerns bedeutender als bei grossen und erwachsenen Thieren. Dieses erhellt aus folgenden Zahlen für Muskelmasse und Harnstoff-Ausscheidung verschiedener Thiere im Hungerzustande:

	Gewicht des Körpers	Harnstoff während des Hungerns für den Tag	Muskelmasse am Körper	Auf 1 kg Muskelmasse: Harnstoff
Mensch	70,00 kg	19,2 g	29400 g = 42 %	0,65 g
Hund	10,12 „	7,4 „	4534 „ = 45 „	1,63 „
Katze	2,50 „	3,8 „	1125 „ = 45 „	3,37 „
Kaninchen . . .	1,00 „	1,8 „	510 „ = 51 „	3,53 „

Aehnlich verhält sich die Kohlensäureabgabe (vergl. S. 269); durchweg kann man beim Menschen auf 1 kg Körpergewicht und 1 Min. im regelrechten Zustande einen Verbrauch von 3—4,5 ccm (3,81 ccm im Mittel) Sauerstoff und eine Abgabe von 2,5—3,5 ccm (Mittel 3,08 ccm) Kohlensäure annehmen.

Der kleinere Organismus verliert daher während des Hungerns verhältnissmässig mehr von seiner Körper- oder Muskelmasse, als der grosse Organismus. Dieses hängt genau mit der Grösse des Stoffwechsels unter gewöhnlichen Verhältnissen zusammen, der bei dem kleinen Organismus im Verhältniss zu dem grossen nicht unwesentlich lebhafter und stärker ist. Der junge und kleine Organismus bedarf für seine verhältnissmässig grösseren Leistungen, nämlich zur Hervorbringung mechanischer Arbeit und Wärme für dasselbe Körpergewicht einer entsprechend grösseren Nahrung als der ausgewachsene und grosse Organismus.

Nach M. Rubner ist, wie die weiter unten folgenden Ausführungen darthun, der Energiebedarf eine Funktion der Körperoberfläche d. h. proportional der Oberflächenentwickelung. Dieses gilt aber nur für Körperruhe, mittlere Aussentemperatur und regelrechten Ernährungszustand. Der Energiebedarf eines Hungerthieres aber nimmt, wie E. Voit[1]) dargethan hat, nicht proportional der Körperoberfläche ab, sondern vermindert sich in dem Maasse, als der Proteïnbestand des Thieres sinkt, sodass der Energiebedarf im Verhältniss zur Zellmasse als Funktion besteht.

Durchweg fallen aber Kinder eher dem Hungertode anheim als Erwachsene.

Auch vertragen Fleischfresser den Hunger durchweg länger als Pflanzenfresser. Im Anfange des Hungerns sind die Ausgaben und die Gewichtsabnahme grösser, als in der späteren Zeit des Hungerns. An der Gewichtsabnahme sind alle Körperorgane, jedoch nicht immer in demselben Verhältniss betheiligt. Kinder sterben

---

[1]) Zeitschr. f. Biologie 1901, 41, 112.

schon, wenn sie $1/4$ des Körpergewichtes, Erwachsene, wenn sie etwa $4/10 - 5/10$ des Körpergewichtes verloren haben.

Die vielfach aufgeworfene Frage, wie lange ein Mensch, ohne Nahrung zu sich zu nehmen, zu leben im Stande ist, erledigt sich hiernach von selbst; sie lässt sich nicht im allgemeinen bestimmen, sondern ist lediglich individueller Natur. Je grösser der Bestand am Körper, je geringer der Stoffwechsel ist, sei es bedingt durch das Alter oder durch besondere krankhafte Zustände, desto länger wird der Mensch dem Hunger widerstehen. Man hat Fälle beobachtet, wo Menschen schon am 3. und 4. Hungertage starben, andere 10—12 Tage dem Tode widerstanden. Wenn aber Wassergenuss freisteht, können Menschen wochenlang, 20—30 Tage, ohne Nahrung leben; ja Tiedemann führt Fälle an, in welchen Hungernde, welche Wasser geniessen konnten, 50 und mehr Tage ausdauerten.

Nur so lässt sich erklären, dass Kranke, welche nur Wasser geniessen, längere Zeit ohne jegliche Nahrung am Leben bleiben.

Durch gewisse krankhafte Zustände, besonders durch Rückenmarksleiden kann das Nahrungsbedürfniss sehr herabgesetzt werden. Gewisse Rückenmarksverletzungen rufen beim Menschen einen sehr geringen Stoffwechsel hervor, der alsdann dem der kaltblütigen Thiere gleicht, welche wie Schlangen und Salamander ein halbes Jahr und darüber ohne Nahrung leben. Mit solchen Leiden behaftete Personen sind nicht selten das Werkzeug religiöser Schwärmerei geworden, indem man in ihnen etwas Uebernatürliches erblicken zu müssen glaubte.

Das Gefühl des Hungers und Durstes entsteht wie alle Empfindungen und Schmerzen, durch gewisse Einwirkungen auf das Nervensystem. Es sind nagende und drückende Gefühle im Magen, verbunden mit Zusammenziehungen, Gasanhäufung und Schmerzen. Die Blutbildung im Körper ist eine geringere, und es strömt den einzelnen Organen weniger Blut zu als bei regelrechter Nahrung. Dadurch ist Wärme- und Kraftbildung im Körper auf einen Mindestbetrag beschränkt und stellt sich bei Hungernden ein starkes Frieren und Frösteln ein.

W. Prausnitz (l. c.) glaubt indess auf Grund mehrerer Beobachtungen, dass das Hungern als solches nicht schmerzhaft bezw. nicht mit einer Störung des Allgemeinbefindens oder einzelner Organe (Magen, Darm) verbunden sei; vielmehr sollen die unglücklichen Verhältnisse derer, die zum Hungern gezwungen sind, einen derartigen niederschlagenden Einfluss auf die Psyche ausüben, dass denselben der Hungerzustand unerträglich erscheint.

2. *Stoffwechsel bei reiner Proteïn- oder Fleischnahrung.*

Man könnte leicht zu der Ansicht verleitet werden, dass eine in der Nahrung eingenommene Menge Proteïn, welche der während des Hungers umgesetzten entspricht, hinreichen müsste, den Verlust vom Körper zu decken. Das ist aber nicht der Fall. Führt man eine dem Umsatz im Hungerzustande entsprechende Proteïnmenge zu, so wird mehr Proteïn umgesetzt, als eingenommen wurde. Denn es ist der Stoffwechsel im Hungerzustande auf ein Mindestmass herabgesetzt, es gehört zur Erhaltung eines kümmerlichen Zustandes in der Regel $2 1/2$-mal so viel Nahrungsproteïn, als Körperproteïn im Hungerzustande zersetzt wird.

Ueberhaupt richtet sich der Proteïnumsatz nach den Versuchen von Bischof, C. Voit und v. Pettenkofer[1]) wesentlich nach der Menge des Nahrungsproteïns.

---

[1]) Zeitschr. f. Biologie 1867, 3, 1 und 1871, 7, 433.

Der Körper setzt bis zu einer gewissen Grenze so viel um, als er einnimmt, er vermag sich fast mit jeder Menge Proteïn ins Gleichgewicht zu setzen.

Dieses kann bei demselben Thiere unter verschiedenen Körperzuständen durch die verschiedensten Mengen Nahrungsproteïn geschehen. War z. B. nach Voit's Versuchen der Körper durch vorhergehende reichliche Fleischnahrung proteïnreich geworden, so genügten 1500 g Fleisch nicht, um den vorher erlangten höheren Proteïnbestand des Körpers zu erhalten; war dagegen durch vorhergehende spärliche Proteïnzufuhr der Körper arm an Proteïn geworden, so reichten 1500 g Fleisch aus, um seinen Proteïnbestand zu erhalten und zu vermehren.

Es giebt aber eine obere und untere Grenze, über und unter die hinaus ein Gleichgewichtszustand des Körpers unmöglich ist.

Die obere Grenze ist in der Aufnahmefähigkeit des Darmes für Proteïn gegeben. Mit 2500 g Fleisch vermochte sich der 35 kg schwere Hund noch ins Stickstoff-Gleichgewicht zu setzen; 2600 g Fleisch konnte er noch verdauen und setzte dabei 126 g Fleisch an; 2900 g Fleisch war er aber nicht mehr zu verdauen im Stande, es trat Erbrechen und Durchfall mit Entleerung von unverändertem Fleisch ein.

Die untere Grenze richtet sich nach dem Bestande des Körpers an Proteïn; ist der Körper reich an Proteïn, so liegt die untere Grenze höher, ist er arm daran, so liegt sie tiefer. Mit 480 g als der geringsten zuzuführenden Menge vermochte sich der 35 kg schwere Hund noch ins Stickstoffgleichgewicht zu setzen. Bei 480 g Fleischzufuhr nahm die Umsetzung des Proteïns so lange ab, bis sie der Zufuhr von 480 g gleich war; bei 2500 g Fleischzufuhr nahm die Umsetzung so lange zu, bis 2500 g zersetzt wurden. Mit einer jeglichen Fleischzufuhr, welche zwischen 480 g oder 2500 g lag, vermochte sich also der Hund ins Stickstoffgleichgewicht zu setzen.

Bei geringer Fleisch- bezw. Proteïnzufuhr giebt der Körper neben Fleisch auch noch Fett von seinem Körper her, bei grösserer Zufuhr dagegen kann Fett angesetzt werden. Dieses erhellt aus folgenden Zahlen:

Nr. des Versuchs	Fleisch verzehrt	Fleisch zersetzt	Fleisch am Körper	Fett am Körper	Sauerstoff aufgenommen	Sauerstoff zur Zersetzung nöthig
I.	0 g	165 g	— 165 g	— 90 g	330 g	329 g
II.	500 „	599 „	— 99 „	— 47 „	341 „	332 „
III.	1000 „	1079 „	— 79 „	— 19 „	453 „	398 „
IV.	1500 „	1500 „	0 „	+ 4 „	487 „	477 „
V.	1800 „	1757 „	+ 43 „	+ 1 „	— „	592 „
VI.	2000 „	2044 „	— 44 „	+ 58 „	517 „	524 „
VII.	2500 „	2512 „	— 12 „	+ 57 „	— „	688 „

Diese Zahlen zeigen wie die obigen, dass der Proteïnumsatz ganz der Proteïneinnahme parallel geht; selbst bei ganz grosser Proteïnzufuhr, die den Proteïnumsatz beim Hunger um das Zehnfache übersteigt, wird nicht nur alle eingeführte Menge Proteïn umgesetzt, es kann sogar noch Proteïn vom Körper, Körperproteïn, wenn auch nur in geringer Menge, abgegeben werden [1]).

---

[1]) Nach O. Hagemann (Landw. Jahrbücher 1891, **20**, 261) wird unter gewissen Verhältnissen (während der Laktation, bei der Umwandlung des Proteïns in Organproteïn des Uterus und der Föten, bei Karcinombildungen) mehr Proteïn zersetzt als der Proteïnmenge in der Nahrung entspricht; es muss also, da im Thierkörper Proteïnabkömmlinge nicht wieder in Organproteïn umgewandelt werden, in diesen Fällen eine besondere, den Proteïnumsatz steigernde Ursache vorhanden sein.

Bei geringer Proteïnzufuhr wird Fleisch und Fett vom Körper zersetzt; diese Menge wird mit steigender Proteïnzufuhr immer geringer, bis bei einer gewissen Menge — hier 1500 g — mehr oder minder Stickstoffgleichgewicht eintritt. Giebt man darüber hinaus noch stetig steigende Proteïn- (Fleisch-) mengen, so wird zwar aller eingenommene Stickstoff im Harn und Koth wieder ausgeschieden, aber ein nicht unerheblicher Theil des Kohlenstoffs erscheint nicht wieder in den Ausscheidungen, sondern bleibt im Körper zurück. Dieser zurückgebliebene Kohlenstoff kann nach den genannten Versuchsanstellern nur in Form von Fett angesetzt sein.

Die Menge des aus dem Proteïn abgelagerten Fettes ist in manchen Fällen nicht unbedeutend; sie betrug in Procenten des zersetzten trocknen Fleisches ausgedrückt 4,3—12,2 %, während sich in dem trocknen Fleische höchstens 3,8 % Fett befanden. Hiernach scheint die Fettbildung aus Proteïn bei dem Fleischfresser erwiesen zu sein.

Ferner lehren die Zahlen, dass mit der Menge der Proteïnzufuhr auch die Menge des eingeathmeten Sauerstoffs proportional ansteigt. Früher nahm man an, dass die Grösse der Umsetzungen im Körper sich nach der Menge des eingeathmeten Sauerstoffs richte, dass erstere durch letzteren bedingt werde. Hier sehen wir jedoch, dass die Menge des eingeathmeten Sauerstoffs sich nach der Menge des aufgenommenen Proteïns richtet, dass die Sauerstoffaufnahme durch die Nahrungsaufnahme, d. h. durch die Menge des zugeführten Proteïns bedingt wird.

Ein grosses Feuer erfordert viel Brennstoff; da der Zutritt von Sauerstoff unbeschränkt ist, so hängt die Grösse der Verbrennung und des Heizerfolges lediglich von der Menge des zugeführten Brennstoffes ab. Soll die Grösse der Flamme forterhalten werden, so ist stets die grössere Menge Brennstoff zuzulegen; geschieht dieses nicht, so geht die Flamme bald auf den niederen Stand zurück. Ganz ähnlich ist es mit der Proteïnzufuhr. Ist durch Proteïnzufuhr der Körper reich an Zellenproteïn, so strömt eine grössere Menge Sauerstoff zu und unterhält eine gesteigerte Umsetzung; soll diese gesteigerte Umsetzung fortbestehen, so muss stets eine grössere Menge Proteïn wieder zugeführt werden; im entgegengesetzten Falle sinkt dieselbe auf eine geringe Grösse herab. In diesem Ergebniss stimmen auch die Versuche E. Pflüger's[1]) mit den vorstehenden überein.

Es mag nun eine Verschwendung sein, ein grosses Feuer zu unterhalten, weil man mit einem geringeren dieselben Zwecke erreichen kann. Ist aber zur Erzielung einer grösseren Wirkung ein mächtigeres Feuer nothwendig, so kann der Verbrauch von grossen Mengen Brennmasse keine Verschwendung genannt werden.

Ebenso ist der durch eine grosse Proteïnzufuhr hervorgerufene Proteïnumsatz nur dann eine Verschwendung, wenn die durch den gesteigerten Umsatz bewirkte grössere Leistungsfähigkeit des Thieres eine Verschwendung ist.

Diese für die Grösse des Proteïnumsatzes beim Fleischfresser gefundenen Gesetzmässigkeiten sind von W. Henneberg, G. Kühn, M. Märcker und E. Schulze[2]) auch für den Pflanzenfresser nachgewiesen; auch hier richtet sich die Menge des Proteïnumsatzes wesentlich nach der Menge der Proteïnzufuhr.

Es ist daher von vornherein anzunehmen, dass dieses beim Menschen nicht minder der Fall sein wird. Allein, wenn es möglich ist, den Fleischfresser auf

---

[1]) Archiv f. d. ges. Physiologie 1892, **52**, 1.
[2]) Journ. f. Landw. in den Jahren 1870 u. 1871.

kürzere oder längere Zeit mit reinem Muskelfleisch völlig zu ernähren, so kann dieses in gleicher Weise nicht beim Menschen geschehen.

Der Mensch nämlich, der civilisirte wenigstens, dessen Verdauungsapparate einer gemischten Kost angepasst sind, kann die übergrossen Mengen Fleisch, welche zu seiner vollkommenen Ernährung nothwendig wären, nicht bewältigen.

Nach den Versuchen von v. Pettenkofer und C. Voit, wie denen von J. Ranke athmet der Mensch im regelrechten Zustande für den Tag etwa 200—210 g Kohlenstoff aus. Um diese in der Nahrung zu decken, müssten etwa 1600 g fettfreies Muskelfleisch genossen werden, da der Kohlenstoffgehalt des frischen Fleisches annähernd 12,5 %, beträgt. Da aber auch gleichzeitig unter der Voraussetzung, dass alles Fleisch verdaut wird, im Harn eine grössere Menge Kohlenstoff abgeschieden wird, so würde diese Menge etwa auf 2000 g Fleisch für den Tag gesteigert werden müssen.

Es leuchtet von selbst ein, dass der Mensch diese grosse Fleischmenge nur mit Widerwillen und Ekel aufzunehmen vermag. Dazu kommt, dass derselbe bei ausschliesslicher Fleischnährung nach Versuchen von J. Ranke[1]) noch stets Fett von seinem Körper hergiebt.

In einem Versuch gelang es neben 3371 g Wasser eine Aufnahme von 1832 g fettfreiem Rindfleisch zu erzielen; dasselbe war mit 70 g Fett und 31 g Kochsalz zubereitet. Der Versuch ergab:

Einnahmen			Ausgaben				
Stickstoff im Fleisch	Kohlenstoff im		Stickstoff im		Kohlenstoff im		
	Fleisch	Fett	Harn	Koth	Harn	Koth	Athem
62,29 g	229,36 g	50,72 g	40,90 g	3,29 g	17,96 g	14,88 g	231,20 g
	280,08 g		44,19 g		264,04 g		

Von dem verdauten Fleisch wurden also 18,1 g Stickstoff zurückbehalten, die 523 g Fleisch entsprechen; diese enthalten 65,5 g Kohlenstoff, die eigentlich im Körper zurückgeblieben sein müssten. Dieses ist aber nicht der Fall, wir sehen, dass von der Kohlenstoff-Einnahme nur 16,04 g nicht in den Ausgaben wieder erscheinen. Es muss somit noch Fett vom Körper zersetzt sein, um diese Mehrausgabe an Kohlenstoff zu decken.

Mit Fleisch allein vermag sich also der Mensch nicht völlig zu ernähren, er bedarf einer gemischten Kost, welche neben Proteïn noch eine gewisse Menge Fett enthält. Auch diejenigen Völker, welche keine Pflanzenkost, sondern nur thierische Nahrungsmittel geniessen, verzehren neben dem reinen Muskelfleisch sehr viel Fett und wissen letzteres wohl zu schätzen. Die Eskimos, welche fast nur vom Fischfleisch leben, trinken viel Thran, das Fett der Leber des Kabliaus. Andere, nur Thierkost verzehrende Völker schätzen das fettdurchwachsene Fleisch am höchsten und legen es als die ersten Leckerbissen zurück.

Andererseits beeinträchtigt Proteïnmangel in der Nahrung nach Th. Rosenheim[2]) die Fettausnutzung — nicht die der Kohlenhydrate —, während nach J. Munk[3]) Proteïnmangel in der Nahrung die ganze Verdauungsthätigkeit schädigt,

---

[1]) J. Ranke: Die Ernährung des Menschen. München 1876, 224—226.
[2]) Chem. Centralbl. 1890, I, 401.
[3]) Archiv f. pathol. Anat. u. Physiol. 1893, **132**, 91.

indem es an Rohstoff zur Wiederersetzung der stetig zerfallenden Verdauungs-Drüsenzellen fehlt und schliesslich überhaupt kaum mehr Neigung zur Nahrungsaufnahme vorhanden ist. Jedoch wird nach Munk bei Proteïnmangel am meisten die Ausnutzung des Fettes, beträchtlich die des Proteïns, am wenigsten die der Kohlenhydrate herabgesetzt.

Kommt es bei einer proteïnarmen, an Fett und Kohlenhydraten reichen Nahrung zum Stickstoff- und Körper-Gleichgewicht, so bedarf es hierzu ausnahmslos grösserer Nährstoffmengen als bei einer Kost von mittlerem Proteïngehalt, nämlich eines um 24—40 % höheren Wärmewerthes.

3. Einfluss der Albumosen und Peptone auf den Stoffwechsel.

Die Frage, wie sich die beiden proteolytischen Umsetzungsgruppen, die Albumosen und Peptone im Thierkörper verhalten, d. h. ob aus diesen wieder Proteïnstoffe (sog. Körperproteïn) zurückgebildet werden können, hat nach einer Reihe von theils an Thieren theils an Menschen angestellten Versuchen eine verschiedene Beantwortung erfahren, was nach obigen Ausführungen (S. 40—46) leicht daraus zu erklären ist, dass es gar verschiedene proteolytische Spaltungserzeugnisse, Albumosen und Peptone, giebt, welche sich weniger oder mehr von der Konstitution der ursprünglichen Proteïnstoffe entfernen, daher auch im thierischen oder menschlichen Organismus verschieden wirken müssen. Während man in der ersten Zeit nach Auffindung[1]) der Peptone dieselben für werthlose Zersetzungserzeugnisse gehalten hatte, lehrten Lehmann[2]) und andere Physiologen, dass die Proteïnstoffe nur nach Ueberführung in Peptone ins Blut übergehen und dort oder in den Organen — nach Neumeister und Hofmeister schon in der Darmwandung — wieder in Proteïnstoffe zurückverwandelt werden. Nach den Untersuchungen von E. Brücke, ferner von C. Voit und Bauer[3]) findet sich jedoch in den Chylusgefässen geronnenes Eiweiss und muss angenommen werden, dass die Proteïnstoffe auch im unveränderten Zustande von den Körpersäften aufgenommen werden können. Die Frage konnte daher nur durch wirkliche Ernährungsversuche entschieden werden, indem ermittelt wurde, ob es möglich ist, durch Verabreichung von Pepton an Stelle von genuinem Proteïn in der Nahrung den Körper auf seinem Proteïn-Bestande zu erhalten. Die ersten Versuche dieser Art wurden von Plósz[4]), Maly[5]), Plósz und Gyergyai[6]), sowie von A. Adamkiewicz[7]) angestellt, indem sie einem Thiere an Stelle von natürlichem Proteïn Pepton in der Nahrung verabreichten und dabei entweder die Zu- und Abnahme des Körpergewichtes verfolgten, oder aus der Stickstoff-Einnahme und -Ausgabe auf Ansatz oder Verlust von Körperproteïn schlossen. Sie folgerten sämmtlich aus ihren Versuchen, dass das Pepton das ursprüngliche Proteïn in der Nahrung zu ersetzen und wieder in Körperproteïn überzugehen vermag. Die Versuche waren aber einmal wegen der Art der Anstellung (zu kurze Dauer, Mangel an Vergleichsversuchen,

---

[1]) Tiedemann u. Gmellin: Die Verdauung nach Versuchen 1826.
[2]) Lehmann: Physiol. Chemie 1850, 2, 50.
[3]) Zeitschr. f. Biologie 1869, 5, 536.
[4]) Pflüger's Archiv f. Physiologie etc. 1874, 9, 323.
[5]) Ebendort 1874, 9, 585.
[6]) Ebendort 1875, 10, 536.
[7]) A. Adamkiewicz: Die Natur und der Nährwerth der Peptone. Berlin 1876.

zu geringe Unterschiede etc.), andererseits desshalb nicht massgebend, weil die Natur des Peptons nicht genügend ermittelt war.

S. Pollitzer[1]) entsprach letzterer Bedingung; er stellte die Albumosen bezw. Peptone nach Kühne's Vorschrift her und gab in einer 25-tägigen Versuchsreihe einem $3^1/_2$ kg schweren Hunde eine aus 70 g stickstofffreier Reisstärke, 20 g Fett und etwas Kochsalz bestehende Nahrung, welcher abwechselnd Fleisch, Albumosen und Pepton in gleichwerthigen Mengen zugesetzt wurden. Die Ergebnisse waren folgende:

Versuchs-reihe	Fütterung mit:	Zahl der Versuchs-tage	I N im Harn g	II Harn + Koth N-Ausfuhr g	III Tägliche N-Einfuhr g	IV N-Ansatz am Körper g	V Körper-gewichtsver-änderungen g
I.	Fleisch	6	1,738	1,908	2,409	+ 0,501	+ 20
II.	Pepton	2	1,659	1,659	2,413	+ 0,584	− 30
III.	Fleisch	3	1,727	1,727	2,409	+ 0,512	+ 50
IV.	Protalbuminose	2	1,733	1,733	2,468	+ 0,665	+ 150
V.	Heteroalbuminose	1	1,498	1,498	2,491	+ 0,823	+ 100
VI.	Fleisch	4	1,501	1,501	2,130	+ 0,459	+ 40
VII.	Gelatine	3	2,598	2,768	2,254	− 0,514	− 110
VIII.	Fleisch	5	1,495	1,665	2,130	+ 0,465	+ 90

Pollitzer schliesst hieraus, dass das Pepton dem Fleisch im Nährwerth nahezu gleich kommt, die Albumosen dagegen dasselbe übertreffen. Das Pepton scheint aber die Schleimhaut des Verdauungstraktus stärker zu reizen und desshalb eine gesteigerte Wasserabgabe vom Körper bezw. diarrhöische Kothentleerungen zu veranlassen.

Auch v. Gerlach[2]) erzielte ungünstige Ergebnisse mit Kühne's Pepton, insofern als die Thiere dasselbe sofort erbrachen. Indess lieferte eine erste 30-tägige Versuchsreihe mit abwechselnd Fleisch- und Albumose-Gaben, ferner eine 15-tägige Albumose- und eine 5-tägige Fleisch-Fütterung an zwei kleine Hunde das Ergebniss, dass bei der Albumose-Fütterung ein fortgesetzter Stickstoff-Ansatz im Körper statt hatte.

N. Zuntz[3]) verwendete in ähnlicher Weise bei einem Hunde zwei käufliche Erzeugnisse dieser Art, nämlich: das Kochs'sche und Kemmerich'sche Pepton, die nur wenig echtes Pepton und viel Albumosen enthalten. Er brachte den 3,07 kg schweren Hund mit 120 g Fleisch und 20 g Fett ins Stickstoff-Gleichgewicht und ersetzte dann abwechselnd das Fleisch durch eines der Peptone; während der Fleischfütterung setzte das Thier im Tage durchschnittlich 0,24 g Stickstoff an, bei der Fütterung mit den Peptonen verlor es jedoch 0,480 bezw. 0,487 g Stickstoff vom Körper.

Als Zuntz jedoch neben 60,6 g Kemmerich'schem und 75,8 g Kochs'schem Fleischpepton für den Tag 70 g Reisstärke und 10 g Schmalz verfütterte, trat Stickstoffgleichgewicht ein. Hiernach besitzen die beiden genannten Erzeugnisse zwar nicht die vollen Wirkungen des Fleisches, indess nehmen sie durch geeignete Zusätze einen dem Fleisch gleichen Nährwerth an. Zu denselben Ergebnissen gelangten Carl Genth und E. Pfeiffer[4]) durch Versuche am Menschen, und fanden weiter,

---

[1]) Pflüger's Archiv f. Physiologie etc. 1885, 37, 301.
[2]) v. Gerlach: Die Peptone in ihrer wissenschaftlichen und praktischen Bedeutung 1891.
[3]) Pflüger's Archiv f. Physiologie 1885, 37, 301 u. 313.
[4]) Repertorium f. analyt. Chem. 1886, 73, 87 u. 104.

dass zwischen den beiden genannten Erzeugnissen bezüglich ihres Nährwerthes kein wesentlicher Unterschied besteht.

J. Munk[1]) prüfte Antweiler's Pepton, welches ursprünglich durch Einwirkung des proteolytischen Emzyms von Carica Papaya auf Fleisch hergestellt wurde und neben 4 % Albumin nur 5,1 % Pepton und 58,7 % Albumosen enthielt, ebenfalls im Vergleich zu Fleisch auf seinen Nährwerth, indem er dieselben einem Hunde abwechselnd neben 75 g Reis, 75 g Fett und 4 g Kochsalz sowie 550 ccm Wasser verabreichte. Das Ergebniss war, dass durch das Albumose-Pepton gerade so gut Stickstoff-Gleichgewicht erzielt wurde als durch das Fleisch. Als Munk[2]) bei einem Versuch am Menschen von 15,93 g Gesammt-Stickstoff 7,63 g Stickstoff in Form von diesem Albumosen-Pepton verabreichte, trat zwar ein täglicher Stickstoffverlust vom Körper von 1,48 g auf, aber auch bei Ersatz des Albumose-Peptons durch eine gleichwerthige Menge Fleisch gab der Körper noch 0,86 Stickstoff im Tage her.

O. Deiters[3]) stellte an zwei weiblichen Kranken von 55 bezw. 58 kg Körpergewicht Versuche mit Denaeyer's sterilisirtem Fleisch-Albumose-Pepton an, welches mittelst Pepsin und Salzsäure aus Rindfleisch gewonnen wird und folgende Zusammensetzung hatte:

Wasser	Leim	Albumin	Albumose	Pepton	Sonstige N-Verbindungen	N-freie organische Stoffe	Asche
80,20 %	0,592 %	0,115 %	5,985 %	5,003 %	6,092 %	0,368 %	1,660 %

Die Versuchspersonen erhielten in einem ersten Versuchsabschnitt von 4 Tagen: 175 g Fleisch, 30 g Liebig's Fleischextrakt, 250 g Reis, 25 g Kakao, 300 ccm Bouillon mit Ei, 300 ccm Suppe, 40—50 g Butter, 100 g Zucker, 15—25 g Salz, 1 Fl. Selterswasser und 120 ccm Wein; in einem zweiten Versuchsabschnitt wurden Fleisch und Extrakt durch 300 ccm des Denaeyer'schen Albumosen-Peptons von gleichem Stickstoffgehalt ersetzt und diesem Abschnitt folgte wieder eine Fleisch- und Extrakt-Gabe wie beim ersten Versuch. Die Ergebnisse waren im Mittel folgende für den Tag:

Nahrung	Versuchsperson 1			Versuchsperson 2		
	N-Einfuhr g	N-Ausfuhr g	N-Bestand am Körper g	N-Einfuhr g	N-Ausfuhr g	N-Bestand am Körper g
I. Fleisch	12,795	13,211	— 0,416	13,145	12,327	+ 0,818
II. Albumose-Pepton .	12,813	13,044	— 0,231	12,481	12,206	+ 0,275
III. Fleisch	12,572	12,279	+ 0,293	12,509	11,351	+ 1,178

Hiernach hat das Albumose-Pepton-Gemisch bei der ersten Versuchsperson vollständig, bei der zweiten nahezu vollständig eine chemisch gleichwerthige Menge Proteïn zu ersetzen vermocht, während nebenher völlig ungenügende Mengen Proteïn in der Nahrung vorhanden waren.

H. Hildebrandt[4]) prüfte ebenfalls am Menschen die Somatose auf ihren Nährwerth; dieselbe wird vermuthlich durch längeres Behandeln von Proteïnstoffen mit verdünntem Alkali gewonnen und besteht nach Hildebrandt aus Hetero- und Deutero-Albumose sowie der Antigruppe vergl. S. 42; die Proto- und Dysalbumose

---

[1]) Therapeutische Monatshefte 1888, II., 276.
[2]) Deutsche medic. Wochenschr. 1889, Nr. 2.
[3]) O. Deiters: Ueber die Ernährung mit Albumose-Pepton in C. v. Norden's: Beiträge zur Physiologie und Pathologie des Stoffwechsels 1892, Heft 1.
[4]) Zeitschr. f. physiol. Chem. 1899, 18, 180.

fehlen darin; die Versuchsperson wog 67—68 kg und erhielt in 2 Zeitabschnitten eine aus Fleisch (Schinken), Milch, Brot, Reis, Butter, 950 ccm Bier und 50 ccm Kognak bestehende Nahrung, in 2 anderen Abschnitten eine dem Fleisch im Stickstoffgehalt gleiche Menge Albumosen und Fleischextrakt mit folgendem Ergebniss:

Nahrung	Einnahmen im Tage				Ausgaben im Tage			Stickstoffbestand am Körper
	Stickstoff	Fett	Kohlenhydrate	Kalorien	im Harn	Stickstoff im Koth	Gesammt-	
	g	g	g	g	g	g	g	
1. Fleisch	23,41	72,65	359,05	3050,65	17,69	2,95	20,94	+ 2,77
2. Somatose	23,73	72,65	359,05	3050,65	15,22	6,45	21,64	+ 2,09
3. desgl. mehr	23,95	72,65	359,05	3050,65	14,71	7,97	22,68	+ 1,27
4. Fleisch etc.	23,41	72,65	359,05	3050,65	17,38	2,64	20,02	+ 3,39

Die Somatose hat daher bezüglich des Stickstoff-Bestandes am Körper dieselbe Nährwirkung wie Fleisch; der in die Körpersäfte eingetretene, im Harn zur Ausscheidung gelangende Stickstoff scheint bei der Somatose sogar besser gewirkt zu haben als der von Fleisch.

Die grössere Stickstoff-Ausscheidung im Koth bei der Somatose-Gabe lässt erkennen, dass dieselbe durch ihren Reiz auf die Schleimhaut des Darmes Durchfall bezw. eine schnellere Entleerung des Kothes und damit eine schlechtere Ausnutzung bewirkt. Auch empfiehlt es sich nach R. Neumeister[1]) nicht, die Albumosen auf dem Wege der subkutanen Einspritzung zur Ernährung zu verwenden, weil sie als solche oder als Peptone wieder im Harn erscheinen, eine Beobachtung, die H. Hildebrandt nicht bestätigen konnte.

Aber auch F. Kuhn und K. Völker[2]) erzielten mit der Somatose dieselben Ergebnisse wie Neumeister; sie halten die Somatose für Nährklystire nicht geeignet.

A. Ellinger[3]) unterzog die Somatose (Albumose) einer vergleichenden Prüfung mit dem Drüsenpepton bezüglich des Nährwerthes, indem er Hündinnen neben Reisstärke, Schweineschmalz, Kochsalz und Wasser einmal mageres Fleisch oder Fleischpulver, dann Albumose ferner Drüsenpepton verabreichte und letztere, weil das Thier das Pepton, durch die Schlundsonde eingeführt, regelmässig erbrach, mit der Stärke und dem Fett zu einem Kuchen verarbeitet zuführte. Ellinger fand im Mittel:

Art der Fütterung	Stickstoff-Einnahme	Stickstoff-Ausgabe	Stickstoffbestand am Körper
	g	g	g
Proteïn (Fleisch)	8,917	5,802	+ 3,115
desgl.	8,917	6,370	+ 2,544
Albumose (Somatose)	8,909	6,422	+ 2,487
Drüsenpepton	8,953	10,476	− 1,533
desgl.	8,953	10,312	− 1,359

Die Somatose hat sich auch in diesen Versuchen als gleichwerthig mit dem Fleisch für die Ernährung erwiesen, dagegen ist das Drüsenpepton nicht im Stande, den Verlust von Körperproteïn zu verhindern. Mit dem Antipepton sind meines Wissens bis jetzt solche Versuche nicht angestellt, indess ist es nach Ellinger wahrscheinlich, dass es sich dem Drüsenpepton gleich verhalten wird.

Auf Grund aller bisherigen Versuche lässt sich schliessen, **dass alle dem ur-**

---

[1]) Deutsche medic. Wochenschr. 1894, **19**, 866, 967, 1169.
[2]) Ebendort 1894, **19**, 793.
[3]) Zeitschr. f. Biologie 1896, **33**, 190.

sprünglichen Proteïn nahestehenden Verdauungserzeugnisse, die Albumosen, das Amphipepton oder Propepton, nicht aber die weiteren Spaltungserzeugnisse, das Antipepton, im Körper sich wieder in Proteïn zurückzuverwandeln und daher das genuine Proteïn der Nahrung zu ersetzen vermögen.

L. Blum[1]) will sogar nur noch den Protoproteosen (S. 41 u. f.) die Eigenschaft zuerkennen, im Thierkörper wieder in Proteïn übergehen zu können, während schon die Heteroproteosen nur wie Leim proteïnersparend sollen wirken können — Heteroproteosen zu $^9/_{10}$, Leim zu $^5/_6$ —. Die Ursache erblickt Blum in dem Gehalt der Heteroproteosen und des Leimes an der Glykokoll-Gruppe, welche den Protoproteosen fehlt und die im Thierkörper sofort zu Harnstoff zerfällt, daher für die Proteïnbildung nicht von Belang ist.

Hierüber dürften weitere Versuche noch Aufklärung bringen müssen.

F. Voit[2]) hält aber die Albumosen wie Peptone wegen ihrer schlechten Bekömmlichkeit und geringen Ausnutzung überhaupt für keine geeigneten Proteïn-Ersatzmittel; für Gesunde sind sie zwecklos, für Kranke von fraglichem Werth; sie schonen den Magendarmkanal nicht, sondern regen ihn im Gegentheil an. Jedenfalls wird es sich empfehlen, dieselben auch bei Kranken im Gemisch mit genuinen Proteïnstoffen natürlicher Nahrungsmittel zu verabreichen.

4. Einfluss des Leimes und der Amidoverbindungen auf den Stoffwechsel.

a) **Die Bedeutung des Leimes**, die schon im allgemeinen an verschiedenen Stellen kurz angegeben ist, muss hier noch eingehender dargelegt werden, da über dessen Nährwerth vielfach Unklarheit geherrscht hat[3]) und noch herrscht. Auch über diese Frage haben die Versuche von C. Voit[4]) zuerst Aufklärung gebracht.

Derselbe zeigte zunächst die Aufnahmefähigkeit des Leimes, indem er nachwies, dass die Einnahme von Leim eine erhöhte Ausscheidung von Harnstoff zur Folge hatte. Dann setzte er denselben abwechselnd einem Nahrungsgemisch von Fleisch und Speck zu und beobachtete, dass unter der Beigabe von Leim die Grösse des Proteïnumsatzes vermindert wurde. Aus den vielen Versuchsreihen mögen nur folgende hier Platz finden:

Nahrung für den Tag:			Fleisch zersetzt	Fleisch am Körper
Fleisch	Speck	Leim		
500 g	200 g	— g	636 g	— 136 g
300 „	200 „	100 „	484 „	— 84 „
300 „	200 „	200 „	268 „	+ 32 „
200 „	200 „	250 „	247 „	— 47 „

[1]) Zeitschr. f. physiol. Chemie 1900, **30**, 606.
[2]) Münchener medic. Wochenschr. 1898, **46**, 172.
[3]) Bekanntlich empfahl Sir Benjamin Tompson, gt. Graf Rumford, in der Meinung, dass der Leim ein ausgezeichneter Nährstoff sei, die Verwendung desselben in den Volksküchen. Er selbst gründete eine solche Volksküche in München, wo Knochen bei höherer Temperatur mit Wasser ausgekocht wurden und als Knochensuppe gegen einen mässigen Preis an Arme und Arbeiter abgegeben wurden. Die gepriesene Nahrhaftigkeit stellte sich aber bald als ein Irrthum heraus und eine von der Pariser Akademie der Wissenschaften niedergesetzte Kommission, die sich mit der Untersuchung der wichtigen Frage befasste, kam zu dem Ergebniss, dass der Leim als solcher ein ungenügender Nährstoff sei, dagegen im Gemisch mit anderen Nahrungsmitteln recht gut als Nährstoff verwerthet werden könne.
[4]) Zeitschr. f. Biologie 1872, **7**, 397.

Aus diesen und vielen anderen Zahlen schliesst C. Voit, dass der Leim stets Proteïn erspart, d. h. das Cirkulations-Proteïn vor Zersetzung schützt und damit den Untergang von Organproteïn verhütet. In dieser Hinsicht wirkt der Leim besser und stärker als Fett und Kohlenhydrate. Auch wird die Zersetzung des Fettes unter seinem Einfluss geringer. Dagegen vermag der Leim nicht Organproteïn zu bilden und das Proteïn der Nahrung vollständig zu ersetzen; er ist kein plastischer Nährstoff im früheren Sinne, er ist nicht nährend, sondern nur nahrhaft.

Dieses beweist ein Fütterungsversuch an einem 50 kg schweren Hunde, der bei einer täglichen Nahrungszufuhr von 200 g Leim, 250 g Stärkemehl, 100 g Fett und 12 g Fleischextrakt am 30. Tage zu Grunde ging.

Der Leim wird durchweg innerhalb 24 Stunden im Körper zersetzt; was in dieser Zeit nicht zerfällt, unterliegt der Zersetzung am folgenden Tage.

Nach Voit's sämmtlichen Versuchen ersparen im Durchschnitt 100 g trockner Leim 31 g Proteïn.

Oerum[1]), Pollitzer[2]) sowie J. Munk[3]) haben die Ergebnisse Voit's im allgemeinen bestätigt. Erstere beiden Versuchsansteller fanden wie C. Voit, dass, wenn man das Nahrungsproteïn (bei einem Hunde) vollständig durch Leim ersetzt, Proteïn vom Körper hergegeben wird, indess war diese Menge (0,4 bezw. 0,51 g) für den Tag geringer als bei den Versuchen Voit's.

Nach Munk's Versuchen lassen sich in einer Nahrung, in welcher 3,7 g Proteïn für 1 Körperkilo (Hund) mit 3,6 g Proteïnumsatz geboten werden, $5/6$ durch Leim ersetzen, ohne dass, wenigstens auf einige Tage, eine wesentliche Aenderung im Stickstoffumsatz eintritt. Ohne gleichzeitige Beigabe einer kleinen Menge Proteïn kann sich aber der Körper nicht auf seinem Bestande erhalten und diese Menge ist etwa die Hälfte oder der dritte Theil von dem, was an Proteïn beim Hunger verbraucht wird. Letztere Menge war nach Munk's Versuchen 1,7 g Proteïn für ein Körperkilo. Wenn man mit solchen Mengen Proteïn (nämlich 1,8—2,0 g für ein Körperkilo) das Stickstoffgleichgewicht erhalten will, muss man grosse Mengen Fett und Kohlenhydrate, nämlich auf 1 Thl. Proteïn 12—14 Thle. Fett + Kohlenhydrate, verabreichen; man sieht hieraus, wie viel grösser die proteïnersparende Wirkung des Leimes ist, als die der Kohlenhydrate und des Fettes.

b) Einfluss der Amidoverbindungen, besonders des Asparagins, auf den Stoffwechsel.

Unter den Amidoverbindungen ist das Asparagin am weitesten verbreitet.

Pfeffer[4]) und E. Schulze[5]) haben nachgewiesen, dass das Asparagin in den keimenden Pflanzen reichlich aus dem zerfallenden Vorrathsproteïn gebildet wird und im Dunkeln oder am Licht, aber in kohlensäurefreier Luft, als solches bestehen bleibt, während es im Licht oder im Dunkeln, aber in kohlensäurehaltiger Luft, in den keimenden Pflanzen verschwindet und wahrscheinlich unter Aufnahme einer aus der Kohlensäure gebildeten kohlenstoffhaltigen Verbindung zu Proteïn zurückverwandelt wird.

---

[1]) Virchow-Hirsch's Jahresbericht 1879, 1, 117.
[2]) Pflüger's Archiv f. d. ges. Physiol. 1885, 37, 301.
[3]) Ebendort 1894, 58, 309.
[4]) Pfeffer: Pflanzenphysiologie I., 298.
[5]) Landw. Jahrbücher 1876, 5, 821 u. 1880, 9, 1.

Diese Beobachtung legte die Vermuthung nahe, dass das Asparagin auch im thierischen Körper bei einem stickstoffarmen, aber an Kohlenhydraten reichen Futter zu Proteïn zurückverwandelt werde oder dass es wenigstens wie Leim, „proteïnersparend" wirke.

In der That hat v. Knieriem[1]) beobachtet, dass Asparagin beim Hunde in Harnstoff, beim Huhn in Harnsäure überging.

Weitere Versuche von H. Weiske, G. Kennepohl und B. Schulze[2]) über diese Frage ergaben in demselben Sinne, dass bei Kaninchen, Hühnern, Gänsen und Schafen, an welche ein an Proteïnstoffen armes Futter verabreicht und die Stickstoffsubstanz bald in Form von Bohnen- und Erbsenschrot, bald in Form von Leim und Asparagin ergänzt wurde, das letztere sowohl den Proteïnansatz, wie die Milcherzeugung (bei Schafen und Ziegen) förderte, also wie Leim, „proteïnersparend" wirkte. Selbst wenn etwa die Häfte des verdaulichen Proteïns im Futter durch eine dem Stickstoffgehalte nach gleiche Menge von Asparagin ersetzt wurde, konnte keine wesentliche Aenderung bezüglich des Körpergewichts und der Milcherzeugung festgestellt werden.

Zu ähnlichen Ergebnissen gelangte N. Zuntz in Gemeinschaft mit Bahlmann[3]) und J. Potthast[4]) durch Versuche an Kaninchen; auch hier übte das Asparagin eine proteïn- bezw. stoffersparende Wirkung aus, während andere Amidkörper, wie Tyrosin, Taurin, Guanidinsulfocyanat, nicht nur nicht proteïnersparend wirkten, sondern sogar einen erheblich stärkeren Stickstoffumsatz im Körper der Versuchsthiere zur Folge hatten.

M. Schrodt[5]) schliesst aus Versuchen bei Milchkühen, bei welchen er durch Ersatz eines an Asparagin und Amiden armen Futters durch ein an diesen Verbindungen reiches Futter, wie z. B. durch Malzkeime, in der Milcherzeugung keine nachweisbare Einbusse beobachtete, indirekt auf die proteïnersparende Wirkung des Asparagins.

M. Chomsky[6]) beobachtete in einem bei einem Hammel ausgeführten Versuch durch Asparaginbeigabe zu einem proteïnarmen Futter nicht nur einen Proteïnansatz im Körper, sondern auch eine wesentliche bessere Ausnutzung der Rohfaser des Futters.

Diesen Ergebnissen stehen aber verschiedene Versuche entgegen, in welchen für das Asparagin keine deutlichen proteïnersparenden Wirkungen beobachtet wurden, so z. B. von G. Politis und C. Voit, sowie von Gabriel[7]) bei Ratten, von J. Munk[8]) bei einem Hunde. Letzterer wurde in einem Versuch nur mit Fleisch, in einem zweiten Versuch mit Fleisch und Kohlenhydraten ins Stickstoffgleichgewicht gebracht, dann der Nahrung täglich 25—30 g Asparagin zugesetzt. Munk[8]) fasst das Ergebniss seiner Versuche dahin zusammen, „dass beim Hunde, der sich, sei es bei

---

[1]) Zeitschr. f. Biologie 1874, 10, 274; 1877, 13, 43.
[2]) Ebendort 1879, 15, 261; 1881, 17, 415.
[3]) Berichte der deutschen chem. Gesellschaft 1883, 16, 94.
[4]) Arch. f. d. ges. Physiologie 1883, 32, 280.
[5]) Mitth. d. milchwirthschaftl. Versuchsstation Kiel 1885, Heft 17.
[6]) Jul. Kühn: Berichte a. d. physiol. Laboratorium u. d. Versuchsanstalt d. landw. Inst. d. Univ. Halle. 1898, 13, Heft 1.
[7]) Zeitschr. f. Biologie 1891, 28, 492; 1892, 29, 115 u. 125.
[8]) Virchow's Arch. f. pathol. Anat. u. Physiol. 1883, 49, 436.

ausschliesslicher Fleischkost oder bei einem aus Fleisch und Kohlenhydraten gemischten Futter, im Stickstoffgleichgewicht befindet, die Zufuhr von Asparagin in einer Gabe bis zu fast 1 g für 1 kg Körpergewicht und Tag keine Herabsetzung des Proteïnumsatzes zur Folge hat, sondern, wie aus der Grösse der Schwefelausscheidung durch den Harn hervorgeht, eher eine mässige, zwischen $3\frac{1}{2}$ und 7% sich bewegende, Steigerung des Proteïnzerfalls bewirkt".

Das Gleiche stellte sich in Versuchen von O. Hagemann[1]) heraus, der die Versuche von Munk bei einem Hunde nicht nur wiederholte, sondern auch proteïnarme Futtergaben verabreichte; der vermehrte Proteïnumsatz blieb auch dann bestehen, wenn er das Asparagin einem Futter zusetzte, welches neben sehr wenig Proteïn grosse Mengen von Kohlenhydraten und Fett enthielt und den Versuchshund im Stickstoffgleichgewicht zu erhalten im Stande war.

Hierzu gesellen sich noch Versuche von O. Kellner[2]) und Mitarbeitern bei Lämmern und von Stan. Tryniszewski[3]) bei einem Kalbe. Kellner folgert aus seinem Versuche, dass bei proteïnreichen, für Produktionszwecke zur Verwendung kommenden Futtergaben das in denselben enthaltene Asparagin eine den Proteïnansatz befördernde Wirkung zumeist nicht äussert, eine solche vielmehr nur erkennen lässt, wenn bei sonst ausreichender Nahrung grosser Proteïnmangel besteht oder, wie im Erhaltungsfutter bei Stallruhe, an sich wenig Proteïn verabreicht wird.

Tryniszewsky lässt dagegen auf Grund seiner Versuche die proteïnersparende Wirkung in einer proteïnreichen Nahrung unentschieden, glaubt aber der indirekten Wirkung des Asparagins eine nicht unwesentliche Bedeutung zuschreiben zu müssen, insofern es die Herabsetzung der Ausnutzung des Proteïns, die durch Kohlenhydrate bewirkt wird, verkleinert und die Ausnutzung der stickstofffreien Stoffe sowie der Rohfaser — wahrscheinlich dadurch, dass es als Nährstoff für die Bakterien des Verdauungsapparates dient — befördert.

Da das Asparagin ferner nach anderweitigen Beobachtungen der Glykogenbildung in der Leber förderlich ist und die Zuckerausscheidung bei Diabetes herabzusetzen vermag, so würde abgesehen davon, dass es unter Umständen in einer proteïnarmen Nahrung bei Wiederkäuern proteïnersparend wirken kann, seine Bedeutung vorwiegend und stets in einer indirekten Wirkung und darin bestehen, dass es gleichsam als Reizstoff die Ausnutzung der Nahrung günstig beeinflusst; und was in dieser Hinsicht vom Asparagin nachgewiesen ist, das dürfte auch von anderen ähnlichen Amidoverbindungen Geltung haben.

P. Bahlmann[4]) giebt über die Umwandlung, welche einzelne Amidkörper und Basen im Thierkörper erleiden, folgende Uebersicht:

Gaben von	Mensch	Hund	Kaninchen	Geflügel
Alanin	—	—	Zum grössten Theil in Harnstoff; ein Theil wird unverändert ausgeschieden (Salkowski)	—

---

[1]) Landw. Jahrbücher 1891, 20, 264.
[2]) Zeitschr. f. Biologie 1900, 39, 313.
[3]) Jul. Kühn: Berichte a. d. physiol. Laboratorium u. d. Versuchsanstalt d. Univ. Halle. 1900, 14. Heft, 109.
[4]) P. Bahlmann: Ueber die Bedeutung der Amidsubstanzen für die thierische Ernährung. Inaugural-Dissertation. Münster 1885. Brunn's Buchdruckerei.

Gaben von	Mensch	Hund	Kaninchen	Geflügel
Amido-benzoësäure	Uramidosäure (bis 20 %), etwas Amidohippursäure, unverändertes Ausscheiden des Restes (Salkowski)		Uramidosäure (bis 20 %), etwas Amidohippursäure, unverändertes Ausscheiden des Restes (Salkowski)	—
Asparagin	Vollständige Zerlegung (v. Longo)	Harnstoff (Knieriem)	—	—
Asparaginsäure	—	desgl.	—	Harnsäure (Knieriem)
Glykokoll	—	Meist Harnstoff; unverändertes Ausscheiden eines kleinen Restes (Salkowski) Harnstoff (Schultzen u. Nencki)	Meist Harnstoff; unverändertes Ausscheiden eines kleinen Restes (Salkowski)	Harnsäure (Knieriem)
Guanin	—	—	Harnstoff (Kerner)	—
Kreatin	Kreatinin (Voit)	Kreatinin und Harnstoff (Munk). Keine Harnstoffvermehrung, nur Kreatin oder Kreatinin (Voit). Theilweise Methylamin (Schiffer)	Zum grössten Theil Methylharnstoff (Schiffer)	—
Leucin	—	Harnstoff (Schultzen u. Nencki)	—	Harnsäure (Knieriem)
Sarkosin	—	Meist unverändertes Ausscheiden; $1/5$—$1/6$ in Methylhydantoïn, sehr wenig Methylharnstoff (Schiffer) Methylhydantoïnsäure (Schultzen) Unveränderte Ausscheidung (Baumann und v. Mering) Harnstoff, vielleicht auch etwas Methylhydantoïn, ein Theil unverändert ausgeschieden (Salkowski)	Meist unverändertes Ausscheiden; $1/5$—$1/6$ in Methylhydantoïn, sehr wenig Methylharnstoff (Schiffer). Meist Harnstoff; ein kleiner Theil unverändert ausgeschieden (Salkowski)	Harnsäure (Salkowski)[1]
Taurin	Grossen Theils in Taurokarbaminsäure umgewandelt (Salkowski)	Ein kleiner Theil zu Taurokarbaminsäure umgewandelt (Salkowski)	Aus dem grössten Theil wird unterschweflige Säure und aus dieser durch Oxydation Schwefelsäure gebildet. Der Stickstoff tritt sehr wahrscheinlich als Harnstoff aus (Salkowski)	Harnsäure (?) (Cech)
Tyrosin	Vermehrte Ausscheidung von Phenol (Brieger, Blendermann)	Vollständige Umwandlung (Jaffé) Zunahme der Oxysäuren (Blendermann)	Steigerung der Phenol- und Oxysäuren-Ausscheidung; in einem Falle Tyrosinhydantoïn und Oxyhydroparacumarsäure (Blendermann)	—

[1]) Zeitschr. f. physiol. Chemie 1880, 4, 112—113.

5. Stoffwechsel bei ausschliesslicher Gabe von Fett oder Kohlenhydraten. Ebenso wenig wie es gelingt, den Menschen ausschliesslich mit Proteïnstoffen zu ernähren, ebenso wenig sind zu einer vollen Ernährung ausschliesslich Fett oder Kohlenhydrate ausreichend. Wir haben schon oben gesehen, dass der thierische Körper während des Hungers beständig Zellenproteïn (Muskelfleisch) und Fett von sich hergiebt.

Wird dem hungernden Thiere ausschliesslich Fett gereicht, so hört zwar die Fettabgabe vom Körper auf, nicht aber die Proteïnabgabe; diese kann höchstens vermindert werden (vergl. S. 313). Es kann alsdann unter Umständen, wenn viel Fett verabreicht wird, Fett im Körper angesetzt werden. So fanden v. Pettenkofer und C. Voit[1]) bei einem Hunde:

Stoffwechsel	Vollständiger Hunger			Proteïnhunger		
				100 g Fett in der Nahrung		350 g Fett in der Nahrung
	2. Tag g	5. Tag g	8. Tag g	8. Tag g	10. Tag g	2. Tag g
Fleischverbrauch vom Körper	341	167	138	159	131	227
Fettverbrauch vom Körper	86	103	99	94	101	164
Sauerstoffaufnahme	371	358	335	262	226	522
Wasserabgabe durch Athmung	281	324	184	223	216	378
Kohlensäureabgabe durch Athmung	380	358	334	302	312	519

Durch die grössere Fettzufuhr von 350 g ist der Fettumsatz zwar erheblich gestiegen, aber doch ein erheblicher Antheil des Fettes zum Ansatz am Körper gebracht.

Die Grösse der Fettzersetzung (Fettverbrennung) ist abhängig von der Menge des in der Nahrung zugeführten Fettes und vom Fettbestande am Körper.

Werden statt des Fettes ausschliesslich Kohlenhydrate (Stärke, Zucker) genossen, so übernehmen diese die Rolle des Nahrungsfettes, indem sie an Stelle der letzteren verbrennen; es kann auf diese Weise auch noch Fett angesetzt werden, während der Körper an Proteïn mehr und mehr verarmt. Denn auch die Kohlenhydrate für sich allein genossen, vermindern zwar den Proteïnumsatz, heben ihn aber nie vollständig auf.

J. Ranke[2]) ernährte einen Menschen nur mit Fett, Stärke und Zucker, und fand Einnahmen und Ausgaben in 24 Stunden wie folgt:

Einnahmen:			Ausgaben:		
	Stickstoff	Kohlenstoff		Stickstoff	Kohlenstoff
150 g Fett	0	109,91 g	In den flüssigen Ausscheidungen	8,16 g	3,61 g
300 „ Stärke	0	114,50 „	„ „ festen „	—	18,79 „
100 „ Zucker	0	38,27 „	„ „ gasförmigen „	—	200,50 „
Im Ganzen	0	254,68 g	Im Ganzen	8,16 g	222,9 g

Trotz der ziemlich bedeutenden Einnahme von Fett und Kohlenhydraten hatte der Körper nicht unerheblich Stickstoffsubstanz hergegeben, nämlich 8,16 g Stickstoff entsprechend 51,8 g Proteïn.

---

[1]) Zeitschr. f. Biologie 1869, 5, 359.
[2]) J. Ranke: Ernährung des Menschen. München 1876, 220.

Von der eingenommenen Menge Kohlenstoff dagegen sind 31,78 g im Körper verblieben; es ist mehr als wahrscheinlich, dass diese in Form von Fett abgelagert wurden.

Wenn es somit auch gelingt, durch ausschliessliche Gabe von Fett und Kohlenhydraten den Körper vor Fettverlust zu schützen, ja unter Umständen Fett zum Ansatz zu bringen, so ist dieses für die stickstoffhaltige Muskelsubstanz nicht möglich. Diese zerfällt fort und fort, auch wenn wir noch so viel Fett und Kohlenhydrate zu uns nehmen [1]).

Eine gleiche Beobachtung machte Graham Lusk[2]) bei einem Diabetiker und bei einem gesunden Arbeiter, indem er diese bald hungern liess, bald mit ausreichender gemischter und dann mit proteïnfreier, nur Fett und Kohlenhydrate enthaltender Kost ernährte; er fand:

1. Bei ausreichender Nahrung:

Menge	Gesunder Arbeiter			Diabetiker		
	Proteïn	Fett	Kohlenhydrate	Proteïn	Fett	Kohlenhydrate
In der Nahrung	137 g	117 g	352 g	137 g	177 g	352 g
In der Ausgabe	137 „	72 „	352 „	188 „	192 „	0 „[3])

2. Bei proteïnfreier Nahrung:

	Proteïn	Fett	Kohlenhydrate	Proteïn	Fett	Kohlenhydrate
In der Nahrung	0 g	79 g	402 g	0 g	105 g	600 g
In der Ausgabe	76 „	45 „	402 „	76 „	103 „	109 „[4])

Der an eine proteïnreiche Nahrung gewöhnte Diabetiker giebt daher bei ausschliesslicher Nahrung mit Fett und Kohlenhydraten ebenso Proteïn vom Körper her, wie der gesunde Arbeiter; weil er aber kein oder nur ein beschränktes Verbrennungsvermögen für die Kohlenhydrate besitzt, sondern diese als Zucker im Harn ausscheidet, so setzt er an deren Stelle mehr Fett und bei proteïnhaltiger Nahrung auch mehr Proteïn um.

R. Laas[5]) fütterte einen Hund in einer Versuchsreihe mit reichlichen Mengen thunlichst fettfreien Fleisches, in einer zweiten Versuchsreihe mit weniger Fleisch unter Zugabe von 50 g Fett und fand im Mittel:

Nahrung	Stickstoff		Nahrung	Stickstoff	
	in der Nahrung	im Harn		in der Nahrung	im Harn
Fleisch	161,5 g	130,8 g	Fleisch und Fett	88,4 g	4,7 g

Auch dieser Versuch lässt die Verminderung des Stickstoffumsatzes bei Fettzugabe gegenüber einer Fleischnahrung erkennen. Weiter stellte Laas fest, dass

---

[1]) Die häufig wiederkehrende Behauptung, Kinder einzig mit Zuckerwasser und Stärke (Arrowroot) ernähren zu können, beruht daher auf einem grossen Irrthum; ebenso unrichtig ist die Behauptung, dass die Negersklaven der Zuckerplantagen sich fast einzig von Zucker ernähren, da die Untersuchung ergeben hat, dass sowohl der Zuckerrohrsaft wie der Rohzucker des Zuckerrohrs mehr oder weniger Proteïn enthalten.
[2]) Zeitschr. f. Biologie 1890, **27**, 459.
[3]) 464 g Zucker im Harn, davon 95 g aus Proteïn.
[4]) 429 g Zucker im Harn, sämmtlicher Zucker aus der Nahrung.
[5]) Zeitschr. f. physiol. Chemie 1895, **20**, 233.

die Fettzugabe die Proteïn-Fäulniss im Darm nicht herabsetzt, wie dieses Krauss[1]) für die Kohlenhydrate glaubte nachgewiesen zu haben und in diesem Umstande die günstige Wirkung der Kohlenhydrate in der Nahrung erblickt hat. Denn wenn durch die Kohlenhydrate die Proteïnfäulniss im Darm verringert oder fast ganz aufgehoben wird, so könnte ihre proteïnersparende Wirkung auch darin beruhen, dass sie eine bessere Ausnutzung der Proteïnstoffe zur Folge hätten und dieselben vor Zerfall schützten, ehe sie ins Blut gelangten.

J. Munk[2]) fand zwar auch, dass die Darmfäulniss — gemessen an den im Harn ausgeschiedenen Aetherschwefelsäuren — durch die Beigabe von Zucker zu Fleisch und Fett um etwa $1/4$ herabgesetzt wurde, aber der unausgenutzte Stickstoff im Koth war während der Zuckerfütterung nicht geringer und schliesst J. Munk, dass die Verwerthung des Proteïns weder bei reiner Fleischkost eine geringere ist, als bei gemischter, kohlenhydrathaltiger Kost, noch dass eine erhöhte Proteïnfäulniss mit einer geringeren Proteïnausnutzung Hand in Hand geht. Eine gesteigerte Proteïnfäulniss ändert innerhalb der Grenzen der üblichen Nahrungsmengen nichts an der Stickstoffausnutzung und an dem Stickstoffumsatz; aus dem Grunde muss die proteïnersparende Wirkung der Kohlenhydrate darauf zurückgeführt werden, dass durch ihre Verbrennung im Körper ein Theil des Nahrungs- oder Körperproteïns vor dem Verbrauche geschützt wird.

Fick[3]) geht in der Deutung des Werthes des Fettes und der Kohlenhydrate für die Ernährung noch weiter, indem er annimmt, dass das Fett in erster Linie die Quelle für die thierische Wärme, die Kohlenhydrate dagegen die Quelle für die thierischen Kraftleistungen (vergl. S. 290) bilden. Hieraus erkläre sich der hohe Fettgehalt der Milch der Säuger, die z. B. bei dem Kaltblüter, dem Wallfisch, bis 40 % Fett aufweise; der kleine Körper liefere nur wenig durch Arbeit entstehende Wärme, verliere aber viel Wärme durch Strahlung und Leitung, zu deren Deckung eben viel Fett erforderlich sei.

Ebenso wie für Fett und Kohlenhydrate glaubt man auch für die einzelnen Kohlenhydrate, besonders zwischen **Hexosen** und **Pentosen** Unterschiede bezüglich ihrer Bedeutung für den Stoffwechsel gefunden zu haben.

W. Ebstein[4]) läugnet nach Versuchen am Menschen sogar jeglichen Nährwerth der ***Pentosen,*** indem er gefunden haben will, dass Arabinose und Xylose, zu 25 g vom Menschen aufgenommen, unverändert wieder im Harn zum Vorschein kamen. E. Salkowski[5]), der in Gemeinschaft mit Jastrowitz[6]) die Pentosen im Harn nachwies, fand bei Kaninchen, dass die aufgenommene Arabinose nur zu etwa $1/5$ unverändert wieder im Harn erschien, dass im Blut der Thiere etwas, im Muskelfleisch reichlich Arabinose vorhanden war, dass letztere auch eine Glykogenbildung in der Leber der 6 Tage dem Hungern ausgesetzten Thiere zur Folge hatte und das Glykogen das gewöhnliche, ohne Beimengung von Pentose, war. Dieses Ergebniss ist von M. Cremer[7]) durch Versuche an Kaninchen und Hühnern bestätigt worden;

---

[1]) Zeitschr. f. physiol. Chemie 1894, **19**, 123.
[2]) Pflüger's Archiv f. d. ges. Physiologie 1894, **58**, 340.
[3]) Naturw. Rundschau 1893, **8**, 82.
[4]) Centralbl. f. d. medizin. Wissenschaften 1892, **30**, 577.
[5]) Ebendort 1893, **31**, 193.
[6]) Ebendort 1892, **30**, No. 19.
[7]) Zeitschr. f. Biologie 1892, **29**, 484.

bei denselben hatten die Pentosen, Arabinose, Xylose und Rhamnose (Methyl-Pentose) die Bildung von gewöhnlichem Glykogen zur Folge. M. Cremer fand auch ferner, dass die Pentosen vom Menschen verwerthet werden, indem von 25,1 g von ihm selbst eingenommener Arabinose nur 9,13 g im Harn wieder ausgeschieden wurden. Auch J. Munk[1]) hat eine Aufnahme der Pentosen beim Menschen nachgewiesen.

Nach den bisherigen Versuchen haben die leicht vergährbaren Zuckerarten (Glukose und Fruktose) eine reichliche Glykogenvermehrung zur Folge, wobei die Fruktose nur eine einfache Umlagerung (eine Verkehrung der Lage der Atomgruppen bei irgend einem asymmetrischen C-Atom in die Spiegelbildung) zu erfahren braucht, um in Glukose überzugehen. Andere Zuckerarten, die wie Galaktose nicht, oder wie Mannose und Sorbose nur mit gewissen Hefearten vergähren, müssten, wenn sie als solche in Glykogen übergehen sollten, eine Sprengung ihres Moleküls erleiden und könnten nur mittelst einer sogen. stereometrischen Umlagerung in Glukose übergehen. Ein solches Zerstören und Wiederaufbauen des Moleküls im Körper ist aber nicht wahrscheinlich, und wenn diese Zuckerarten dennoch — wenn auch eine geringere — Glykogenvermehrung im Körper zur Folge haben, so muss man ebenso, wie für die Glykogenvermehrung bei Verabreichung der Pentosen, an welche sich sogar die Gruppe CH_2O anlagern müsste, um als solche Glykogen liefern zu können, annehmen, dass auch aus anderen Körper- und Nahrungsbestandtheilen Glykogenbildner wie Glukose entstehen, bezw. abgespalten werden, und die genannten Kohlenhydrate nur insofern glykogenvermehrend wirken, als sie die im Körper sich bildende bezw. abspaltende Glukose vor Zerfall schützen. Als solche Muttersubstanz, bei deren Zerfall im Körper Glukose bezw. Glykogen entsteht, sind nach den Versuchen von Minkowsky und von E. Külz[2]) die Proteïnstoffe anzusehen.

Im Gegensatz zu den Versuchen Cremer's hat J. Frentzel[3]) gefunden, dass sich aus den Pentosen (Xylose) weder direkt noch indirekt Glykogen im Thierkörper bilden könne; er glaubt auf Grund seiner an Kaninchen angestellten Versuche, dass die Pentosen in Folge eigener Oxydation auf andere glykogenbildende Stoffe, wie Proteïnstoffe, wirken und auf diese Weise Glykogen zum Ansatz bringen.

E. Salkowski[4]) hat in zwei Fällen von Pentosurie — in einem Falle handelte es sich um einen morphinistischen Neurastheniker — im Harn statt oder neben der Glukose Pentosen gefunden und behauptet, dass letztere nicht direkt von der Nahrung, sondern aus dem Körper herrühren, indem wie für den Diabetes, so auch für die Pentosurie eine gewisse Beziehung zum Pankreas bestehe und das aus dem von Hammarsten im Pankreas gefundenen Nukleoproteïd gewonnene Pentosazon mit dem aus Harn dargestellten Pentosazon wahrscheinlich gleich sei. Möglicher Weise aber beruht die Pentosurie darauf, dass durch irgendwelche Störung von Stoffwechselvorgängen, durch welche unter regelrechten Verhältnissen die aufgenommenen und gebildeten Pentosen wieder zerstört werden, die Oxydation derselben im Körper nicht zu Stande kommt.

Dass die Pentosen bezw. die in den Nahrungs- und Futtermitteln vorhandenen Pentosane in erheblicher Menge von den Thieren verdaut werden, haben W. E. Stone

---

[1]) Centralbl. f. d. medizin. Wissenschaften 1894, **32**, 43.
[2]) E. Külz: Beiträge zur Kenntniss des Glykogens. Festschr. d. med. Fakultät in Marburg 1890, 95.
[3]) Arch. f. d. ges. Physiol. 1894, **56**, 273.
[4]) Berl. klin. Wochenschr 1895, **32**, 364.

und W. J. Jones[1]) nachgewiesen; sie fanden die Verdaulichkeit der in verschiedenen Gramineenheusorten und in Kleie vorhandenen Pentosane bei Schafen zu 44—90 %, während nach einem Versuch von H. Weiske[2]) von den im Wiesenheu (27,64 %) und Hafer (15,55 %) vorhandenen Pentosanen bei Hammeln im Mittel von 3 Versuchsreihen 65,1 % verdaut wurden.

Auch vom Menschen werden die Pentosane oder Furfuroïde (furfurolliefernden Stoffe) in hohem Maasse verdaut. Verfasser liess in Gemeinschaft mit Fr. Reinhardt zwei Laboratoriumsdiener verschiedene Gemüse- und Brotsorten unter Beigabe von Fleisch, Kaffee, Bier etc. verzehren und berechnete in üblicher Weise durch Ermittelung des Gehaltes an Furfuroïden (S. 130) in Nahrung und Koth den ausgenutzten Antheil. Ausser den Gemüse- und Brotsorten enthielt nur das Bier eine nennenswerthe Menge Furfuroïde, die man als ganz ausnutzbar annehmen kann.

Durch den Koth wurden unausgenutzt ausgeschieden:

Furfuroïde:	Grüne Büchsenerbsen	Brei von reifen Erbsen ohne Schalen	Rothkohl	Salatbohnen	Soldatenbrot	Grahambrot
1. Gesammt-Menge	5,08 %	2,55 %	5,00 %	8,75 %	16,45 %	9,84 %
2. Nach Abzug der im Bier enthaltenen Menge	7,47 „	3,24 „	7,75 „	14,32 „	20,24 „	12,97 „

Hiernach vermag auch der Mensch die Pentosane bezw. die furfurolliefernden Stoffe in der Nahrung in hohem Grade auszunutzen, und zwar in den Hülsenfrüchten und Gemüsearten höher als in den rohfaserreichen Brotsorten.

Diese wahrscheinlich in Pentosen übergeführten Pentosane müssen, wie nicht anders angenommen werden kann, im thierischen Körper in ähnlicher Weise wie die Hexosane bezw. Hexosen Verwerthung finden; es ist aber nach den vorstehenden Auseinandersetzungen nicht anzunehmen, dass beide Kohlenhydrat-Gruppen für den thierischen Körper völlig gleichen Nährwerth besitzen.

6. Stoffwechsel bei gemischter Nahrung (Proteïn, Fett und Kohlenhydrate). Zur vollen Ernährung des Menschen gehören, wie wir aus den vorstehenden Versuchen schliessen können, Proteïn, Fett und Kohlenhydrate. Dieselben müssen sogar in einem bestimmten Verhältniss zu einander stehen, wenn sich Einnahmen und Ausgaben das Gleichgewicht halten sollen. Dieses Verhältniss ist verschieden je nach der Individualität (dem Bestande am Körper), dem Alter und der Berufsart.

Am besten wird die Bedeutung der im Gemisch verabreichten Nährstoffe und ihre Beziehung zum Stoffwechsel hervortreten, wenn wir die Ergebnisse von Ernährungsversuchen mit wechselnden Mengen derselben hier wiedergeben.

v. Pettenkofer und C. Voit[3]) fütterten einen Hund bald mit reinem Fleisch, bald unter Zusatz von wechselnden Mengen Fett oder Kohlenhydraten mit folgendem Ergebniss:

---

[1]) Berichte d. deutsch. chem. Gesellsch. in Berlin 1892, S. 563 und nach Agricult. Science 1893, 7, 6 im Centralbl. f. Agrik.-Chem. 1893, 22, 677.
[2]) Zeitschr. f. physiol. Chem. 1895, 20, 489.
[3]) Zeitschr. f. Biologie 1873, 9, 1 u. 435.

1. Fleisch- und Fettnahrung.

Nahrung		Aenderung im Körper				Sauerstoff	
Fleisch	Fett	Fleisch zersetzt	Fleisch angesetzt	Fett zersetzt	Fett angesetzt	Aufgenommen	Erforderlich
g	g	g	g	g	g	g	g
0	100	159	− 159	94	+ 6	262	303
400	200	450	− 50	159	+ 41	—	586
500	0	566	− 66	47	− 47	329	330
500	100	491	+ 9	66	+ 34	375	323
500	200	517	− 17	109	+ 91	317	394
800	250	635	+ 165	136	+ 214	—	584
1500	30	1457	+ 43	0	+ 32	438	480
1500	60	1501	− 1	21	+ 39	503	486
1500	100	1402	+ 98	9	+ 91	456	479
1500	100	1451	+ 49	0	+ 109	397	442
1500	150	1455	+ 45	14	+ 136	521	493

2. Fleisch- und Kohlenhydrat-Nahrung.

Fleisch	Stärke (St) oder Zucker (Z)	Fett	Fleisch zersetzt	Fleisch angesetzt	Stärke oder Zucker zersetzt	Fett aus Nahrung	Fett zersetzt	Fett aus Proteïn	Sauerstoff	
									Aufgenommen	Erforderlich
g	g	g	g	g	g	g	g	g	g	g
0	379 St.	17	211	− 211	379	+ 17	—	24	—	430
0	608 „	22	193	− 193	608	+ 22	—	22	—	—
400	210 „	10	436	− 36	210	+ 10	8	—	—	440
400	227 Z.	—	393	+ 7	227	—	25	—	—	435
400	344 St.	6	344	+ 56	344	+ 6	—	39	467	382
500	167 „	6	530	− 30	167	+ 6	—	8	268	269
500	182 Z.	—	537	− 37	182	—	—	16	255	350
800	379 St.	14	608	+ 192	379	+ 14	—	55	561	472
1500	172 „	4	1475	+ 25	172	+ 4	—	43	—	487
1500	379 „	10	1469	+ 331	379	+ 10	—	112	—	611

Aus diesen Versuchen geht hervor, dass durch Zusatz von Fett oder Kohlenhydraten (Stärke, Zucker) der Proteïnumsatz herabgesetzt wird; was bei reiner Fleischfütterung nur mit grossen Fleischmengen erreicht wird, nämlich Stickstoffgleichgewicht, das sehen wir unter der Beigabe von stickstofffreien Nährstoffen (Fett und Kohlenhydraten) schon bei viel geringeren Fleisch- (oder Proteïn-) Mengen eintreten. Ja, es halten sich bei gewissen Verhältnissen von Fleisch zu Fett oder Kohlenhydraten Einnahmen und Ausgaben nicht nur das Gleichgewicht, sondern es wird auch sowohl Fleisch wie Fett im Körper angesetzt.

Fett und Kohlenhydrate (Stärke, Zucker etc.) wirken daher in erster Linie (ähnlich wie der Leim) Proteïn ersparend.

Der Darm vermag selbst beim Fleischfresser eine grosse Menge Fett und Kohlenhydrate zu resorbiren. Die Kohlenhydrate zerfallen nach ihrem Uebergang ins Blut alsbald und direkt in Kohlensäure und Wasser. Das Fett der Nahrung kann unter

Umständen im Körper abgelagert (angesetzt) werden und zwar um so mehr, je magerer der Körper ist.

Die Grösse des Fettumsatzes richtet sich nach der Menge der Einnahme und des am Körper vorhandenen Fettes; sie steigt und fällt mit dieser. Je grösser die Masse des am Körper befindlichen Proteïns ist, desto mehr Fett wird verbrannt, da mehr Zellen auch mehr zerstören, ein grösserer Körper mehr als ein kleiner.

Die Kohlenhydrate sind im Stande, das Fett in der Nahrung wenigstens zum Theil zu vertreten. Werden sie in gewisser Menge dem Proteïn beigegeben, so wird das aus dem Proteïn sich abspaltende Fett vor Zersetzung geschützt; es erfolgt Ansatz von Fleisch und Fett (vergl. S. 299 die gegentheilige Ansicht von E. Pflüger).

Die Grösse der Verbrennung von Fett (und Kohlenhydraten) bei gemischter Nahrung ist wesentlich abhängig von der zu leistenden Arbeit des Körpers. Denn bei Arbeit wird sowohl mehr Sauerstoff aufgenommen, als Kohlensäure ausgeathmet; da aber die Menge des Proteïnumsatzes bei Ruhe und Arbeit sich wesentlich gleich bleibt, so kann die Menge der mehr erzeugten Kohlensäure nur auf Kosten des Fettes (oder der Kohlenhydrate) entstanden sein (vergl. vorstehend S. 311).

So lieferte ein ausgewachsener Mann bei mittlerer Kost nach den Versuchen von v. Pettenkofer und C. Voit[1]) im Mittel von 2 und 3 Versuchen in 24 Stunden:

	Ausgeschiedene Kohlensäure	Ausgeathmetes Wasser	Aufgenommener Sauerstoff	Harnstoff
1. Bei Ruhe	928 g	931 g	832 g	36,6 g
2. Bei Arbeit	1209 „	1727 „	981 „	36,8 „

Dabei stellte sich heraus, dass der Mann bei Nacht viel mehr Sauerstoff aufnahm, als in der Kohlensäure abgegeben wurde, dass dagegen bei Tage viel mehr Sauerstoff in der Kohlensäure ausgeathmet, als gleichzeitig Sauerstoff eingeathmet wurde. Dieses Verhältniss machte sich sowohl in den Ruhe- als Arbeitstagen geltend. Der Körper besitzt somit die Fähigkeit, Sauerstoff zu gewissen Zeiten (bei Nacht) in sich anzusammeln und davon bei Tage wie von einer aufgespeicherten Kraft zu zehren.

7. Der Stoffwechsel bei Ueberernährung (Mastkuren). Unter Ueberernährung versteht man eine den Bedarf übersteigende Aufnahme von Nährstoffen[2]). Sie pflegt bei einigen Krankheiten wie Phthisis (Schwindsucht), Anämie (Blutarmuth) und Hysterie (weibliche Geschlechtskrankheit) angewendet zu werden. Als geeignetste Nahrungsmittel für die Ueberernährung werden von F. Hirschfeld angegeben: Fleisch, jedoch nur so viel, als es zusagt, Milch oder Rahm oder Kefir, viel Kuhbutter zum Fetten, Brot, viel Zucker bezw. Obst, Trauben etc. Als tägliche Gaben in einer Ueberernährungskost giebt Hirschfeld z. B. an:

---

[1]) Berichte d. bayr. Akademie d. Wissensch. 1867, S. 1.
[2]) Vergl. hierüber u. A.:
F. Hirschfeld: Die Anwendung der Ueber- und Unterernährung. Frankfurt 1897.
Derselbe: Nahrungsmittel und Ernährung. Berlin 1900.
A. Hoffmann in E. v. Leyden's: Handbuch d. Ernährungstherapie. Leipzig 1898. I. Bd. 2. Abth. 535.

Nahrungsmittel	Proteïn	Fett	Kohlenhydrate
250 g Fleisch (roh gewogen und dann gebraten)	50 g	20 g	— g
1 l Milch	33 „	35 „	40 „
¼ l Sahne (mit Kaffee und Thee)	10 „	45 „	10 „
150 g Roggenbrot	10 „	— „	75 „
200 g Weizenbrot	14 „	— „	100 „
40 g Zucker	— „	— „	40 „
Gemüse, Suppen, Kompot, Obst	10 „	10 „	60 „
150 g Butter	— „	127 „	— „
50 g Kognak	— „	— „	25 „ Alkohol
Im Ganzen	127 g	234 g	325 g

Diese Nährstoffmenge entspricht einem Wärmewerth von 4235 Kalorien; letztere sollen überhaupt über 4000 liegen. Neben einer wenig erhöhten Proteïnmenge wird vor Allem mehr Fett genossen.

Anstrengende Muskelthätigkeit ist zu vermeiden; dagegen sind mässige Bewegungen, Fahren im offenen Wagen, Aufenthalt im Freien, Abreibungen und Douchen zu empfehlen, um die Esslust aufrecht zu erhalten.

Es ist einleuchtend, dass bei solcher reichen Ernährungsweise bei gleichzeitiger ruhiger Lebensweise der Körper an Gewicht zunehmen muss. Hirschfeld fand, dass, wenn die Aufnahmen den Bedarf um annähernd das Doppelte übersteigen, in 3 Wochen eine Gewichtszunahme von 3,5—5,0 kg erreicht wird. Im Beginn der Ueberernährung wird der Wassergehalt im Körper ein grösserer, später nimmt derselbe wieder ab und wird dann mehr Proteïn und Fett abgelagert als der Gewichtszunahme entspricht. Die Höhe des Proteïnansatzes richtet sich besonders nach der vorangegangenen Ernährung; war dieselbe unvollkommen, so werden grosse Mengen stickstoffhaltiger Stoffe im Körper zurückbehalten; je länger aber die reichliche Ernährung andauert, desto geringer wird der Proteïnansatz und desto mehr überwiegt die Ablagerung von Fett. Jedoch spielen persönliche Verschiedenheiten hierbei eine grosse Rolle.

8. *Der Stoffwechsel bei Unterernährung* (Entfettungskuren). Während bei der Ueberernährung der Ansatz von Fleisch und Fett am Körper erreicht werden soll, bezweckt man bei der Unterernährung vorwiegend eine Entfettung des Körpers. Für diesen Zweck sind verschiedene Ernährungsverfahren vorgeschlagen.

a) Die Banting-Kur, so genannt, weil sie von dem englischen Arzt Harvey zuerst an Banting, einem fettleibigen Engländer, angewendet wurde: letzterer wünschte magerer zu werden, weshalb Harvey ihm rieth, nur (thunlichst fettfreies) Fleisch aller Art neben geringen Mengen Brot zu geniessen; neben Fleisch können auch Eier, Magerkäse und von pflanzlichen Nahrungsmitteln besonders die Hülsenfrüchte, Kohl, Spinat, Wirsing, Blumenkohl, Rosenkohl, alle Salatarten, Gurken, rothe Rüben etc. in Anwendung kommen; ebenso wie Brot sind Kartoffeln, Reis und sonstige stärkereiche Nahrungsmittel gestattet. Fett als solches soll nur insofern verwendet werden, als es zur Zubereitung von Speisen dient; Milch, Zucker und zuckerreiche Nahrungsmittel sowie Getränke werden streng untersagt. Der Marienbader Speisezettel für Entfettungskuren lautet z. B.:

	Speisen	Proteïn	Fett	Kohlenhydrate	Kalorien
Frühstück	1 Tasse Thee mit Milch, 30 g .	0,1 g	0,1 g	1,5 g	18
	Zwieback, 50 g	4,6 „	0,3 „	37,0 „	153
	Kalter magerer Braten, 25 g .	7,5 „	2,5 „	— „	58
Mittagessen	Bouillon, 200 g	— „	2,0 „	— „	17
	Magerer Braten, 200 g . . .	60,0 „	20,0 „	— „	464
	Gemüse, 50 g	— „	— „	4,0 „	16
	Weissbrot, 25 g	2,3 „	— „	18,0 „	77
	Leichter Weisswein, 150 g . .	— „	— „	7,5 „	30
Abendessen	Kaffee, 120 g	— „	— „	— „	—
	Zwieback, 20 g	1,2 „	0,1 „	15,0 „	60
	Braten, 150 g	45,0 „	15,0 „	— „	448
	Gebäck, 20 g	1,2 „	0,1 „	15,0 „	60
	Im Ganzen	121,9 g	40,1 g	98,0 g	1401

Sonstige Speisezettel dieser Art sind in Hirschfeld's Schriften mitgetheilt. Es ist naturgemäss, dass der Körper bei dieser geringen Gabe von Fett und Kohlenhydraten von seinem Bestande hergeben muss, wenn die aus dem in reichlicher Menge verabreichten Proteïn allein gebildete Energiemenge für die Lebensthätigkeit nicht ausreicht. Indess wird sich der Körper mit der Zeit auch mit solchen Nährstoffmengen ins Stoffgleichgewicht setzen können und die Wirkung der Unterernährung aufhören oder der Körper wird nicht nur von seinem Fett-, sondern auch von seinem Proteïnbestande zehren.

Versuche von v. Noorden und Dapper[1]) zeigen, dass das Stickstoffgleichgewicht bei Entfettungskuren mit proteïnreicher Nahrung sich sehr verschieden gestalten kann. Sie fanden z. B.:

Nahrung		In der täglichen Nahrung			Kalorienwerth für 1 Körperkilo	Stickstoff am Körper für den Tag	Gewichtsabnahme für den Tag
		Proteïn g	Fett g	Kohlenhydrate g	g	g	g
1. Versuch	wenig Proteïn . .	108	66	68	13,5	— 1,5	} 300
	mehr Proteïn . .	125	66	22—45	13,0—13,5	+ 0,8	
2. Versuch	viel Proteïn . .	156	75—80	30—40	15,7	— 1,0	} 360
	noch mehr Proteïn	180	75—80	30—40	17,0	+ 1,3	

Hiernach kann ein fettleibiger Mensch unter Umständen mit einer kärglichen Nahrung von 13—15 Kalorien für 1 Körperkilo bald Proteïn verlieren und sich auch auf seinem Bestande erhalten. Mit einer starken Fettabgabe ist nicht immer eine Proteïnabgabe verbunden, so dass auch hier der Voit'sche Satz, dass ein starkes Fettpolster am Körper ein mächtiger Proteïnschutz ist, seine Gültigkeit behält.

Der proteïnreichen Nahrung wird aber weiter nachgesagt, dass sie eine starke Darmfäulniss im Gefolge hat. Aus dem Grunde hat

b) Ebstein in seinem Kurverfahren die Banting-Kur in der Weise verändert, dass er die Fettmenge erhöht, dagegen die der Kohlenhydrate noch mehr vermindert und Proteïn in gewöhnlicher Menge gestattet.

---

[1]) Du Bois-Raymond's Archiv d. Anatomie u. Physiologie 1893, 31, 375.

Der Ebstein'sche Speisezettel enthält für 70 kg Lebendgewicht etwa:

102 g Proteïn, 85 g Fett, 47 g Kohlenhydrate, mit im Ganzen ungefähr 1300 Kalorien.

Auch hier haben wir es mit einer Unterernährung zu thun, die einen Verlust vom Körperbestande zur Folge haben wird. Dass sie darin die sog. Banting-Kur übertreffen sollte, erscheint jedoch zweifelhaft, da von dem zugeführten Fett an sich dem Körper mehr zu Gute kommt, als von den Proteïnstoffen und Kohlenhydraten; da die Fettleibigen bei freier Wahl eine fettreiche Kost bevorzugen, so pflegt ihnen der Ebstein'sche Speisezettel durchweg mehr zuzusagen als der der Banting-Kur, aber der Verlust vom Körper kann je nach der Konstitution sich ebenso sehr auf den Proteïn- als Fettbestand erstrecken.

c) Die Oertel'sche Kur (auch Schweninger-Kur genannt). Oertel nähert sich in seinem Entfettungsspeisezettel wieder mehr der Banting-Kur; indem seine Kostmaasse je nach der Muskelthätigkeit aufweisen:

156—170 g Proteïn, 25—45 g Fett, 75—120 g Kohlenhydrate.

Reichlicher Wasser- (bezw. Suppen-) Genuss soll nach Oertel die Fettleibigkeit wesentlich unterstützen, weshalb der Wassergenuss auf ein Mindestmaass beschränkt und auf nur 973—1414 g Wasser täglich zugelassen wird. Gleichzeitig soll eine Steigerung der Muskelthätigkeit (Bergbesteigen etc.) stattfinden. Es ist einleuchtend, dass eine Nahrung, die für Ruhe völlig ausreicht, bei kräftiger Arbeit zur Unterernährung wird und ist nach dieser Richtung die Oertel'sche Kurvorschrift durchaus gerechtfertigt. Inwieweit dieses auch für die Einschränkung des Wassergenusses der Fall ist, wird in dem nächsten Abschnitt gezeigt werden.

Ausser diesen sind noch andere Entfettungskuren in Gebrauch; besonders hat sich auch F. Hirschfeld mit dieser Frage beschäftigt und will derselbe in folgenden Nährstoffgaben das richtige Kostmaass gefunden haben, nämlich etwa:

95 g Proteïn, 43 g Fett, 106 g Kohlenhydrate, mit im Ganzen 1224 Kalorien.

Des Weiteren sei auf Hirschfeld's Schriften verwiesen. Ich glaube mich bezüglich der Bekämpfung der Fettleibigkeit im allgemeinen ganz den Vorschlägen von L. Landois[1]) anschliessen zu müssen, der folgende Regeln giebt: 1. Gleichmässige Enthaltung aller Nahrungsmittel; jede einseitige Kostbeschränkung ist nachtheilig. 2. Enthaltung des Genusses von Flüssigkeiten während der Mahlzeiten. 3. Steigerung der Muskelthätigkeit durch Arbeit. 4. Beförderung der Wärmeabgabe durch kühle Bäder, leichte Bekleidung, kühle und kurze Bettruhe. 5. Anwendung schwacher Abführmittel.

9. *Einfluss des Wassers auf den Stoffwechsel.*

Die Bedeutung des Wassers als konstituirenden Bestandtheils der thierischen Gewebe und Organe, sowie als Lösungsmittel der Nährstoffe, als welches es auch die Umsetzungen vermittelt, ferner die für den regelrechten Lebensunterhalt nothwendige Menge Wasser (2—3 l täglich), haben wir bereits kennen gelernt.

Eine über dieses Maass genommene Menge erhöht die Säfteströmung und kann dadurch, wie wir schon S. 312 u. 313 beim Stoffwechsel im Hungerzustande gesehen haben, nicht unwesentlich die Stoffausscheidung erhöhen.

---

[1]) L. Landois: Lehrbuch d. Physiologie d. Menschen. Wien u. Leipzig 1900, 10. Aufl.

So beobachtete A. Gerth[1]) an sich selbst nach Einnahme einer übermässigen Wassermenge eine nicht unbedeutend grössere Menge von Harnstoff im Harn.

	Mittlere Harnstoffmenge	Wasser im Harn
1. Bei regelrechter Kost und Lebensweise	40,2—45,0 g	1187—1260 g
2. Bei derselben und einer Einnahme von 2000—4000 g Wasser	46,6—54,3 „	3101—5435 „

Nach den Untersuchungen von Seegen, Oppenheim, v. Noorden sowie R. O. Neumann[2]) beruht aber die erhöhte Harnstoffausscheidung bei erhöhtem Wassergenuss nicht auf einem erhöhten Proteïnumsatz im Körper, sondern auf einer Auslaugung der Gewebe; denn die in den ersten Tagen nach dem erhöhten Wassergenuss eintretende grössere Harnstoffausscheidung geht allmählich zurück und stellt sich am dritten oder vierten Tage Stickstoffgleichgewicht ein. Vermindert man die Wassergabe, so werden wieder erhebliche Mengen Stickstoff in den Geweben zurückgehalten, die durch einen darauffolgenden hohen Wassergenuss in den ersten Tagen ausgelaugt werden, um einem abermaligen Stickstoffgleichgewicht Platz zu machen. Hiernach bedingt der hohe Wassergenuss keinen erhöhten Proteïnumsatz als solchen.

Eine Wasserentziehung von kurzer Dauer bewirkt nach A. Spiegler[3]) eine Verminderung der Proteïnzersetzung, aber nur in Folge Verzögerung der Resorption; wenn mit aufgehobener Wasserentziehung die Resorption wieder vor sich geht, findet eine erhöhte Ausscheidung von Stickstoff statt. Bei langandauernder Wasserentziehung tritt meist nach vorangegangener, wenn auch nur geringer Verminderung des Proteïnzerfalls eine Steigerung desselben ein. Die Harnmengen nehmen (bei einem Hunde) durch Wasserentziehung nicht wesentlich ab. Das Wachsthum junger Thiere wird dadurch wesentlich beeinträchtigt.

Reichlicher Wassergenuss erfordert eine gewisse Menge Wärme, um das Wasser sowohl auf die Körpertemperatur als auch zur erhöhten Verdampfung durch die Haut zu bringen, wodurch ein erhöhter Stoffverbrauch bedingt sein muss. Wenn Oertel (vorstehend S. 337) einen verminderten Wassergenuss bei Fettleibigen für vortheilhaft hält, so hat das eine besondere Bedeutung und Gültigkeit bei herzschwachen Fettleibigen; denn ein erhöhter Wassergehalt in der Nahrung bedingt aus besagten Gründen eine erhöhte Herzthätigkeit. Auch kann eine verminderte Wasseraufnahme, besonders während des Essens, eine bessere Verdauung und Ausnutzung der Nahrung zur Folge haben, indem die Verdauungssäfte weniger verdünnt werden und besser einwirken können. Im übrigen ist mit einer geringeren Nahrungsaufnahme wie bei der Unterernährung auch das Bedürfniss nach einer erhöhten Wasseraufnahme verbunden, während man umgekehrt in Folge des Durstes auch weniger essen kann. Das Bedürfniss nach Wasser richtet sich wesentlich nach der Wasserverdunstung durch die Haut und ist dieser anzupassen. Eine verminderte Harnausscheidung bei einer geringeren Flüssigkeitsaufnahme kann die Ablagerung von Harnsteinen begünstigen.

Auf der anderen Seite ist wiederum zu berücksichtigen, dass eine übermässige Ablagerung von Wasser in den Geweben und Organen zu Krankheiten veranlagt

---

[1]) A. Gerth: Untersuchungen über den Einfluss des Wassertrinkens auf den Stoffwechsel. Wiesbaden 1856.
[2]) Archiv f. Hygiene 1899, 36, 248.
[3]) Zeitschr. f. Biologie 1901, 41, 239.

und die Widerstandsfähigkeit gegen ansteckende Krankheiten, gegen Krankheitskeime verringert. So hat v. Pettenkofer die Ansicht ausgesprochen, dass Wasserreichthum in den Geweben besonders für die Cholera empfänglich mache. In der That sehen wir ansteckende Krankheiten gerade in den Volksschichten stark auftreten, welche in Folge ihrer Ernährungsweise wasserreiche Gewebe besitzen.

Eine an stickstofffreien Nährstoffen, besonders an Kohlenhydraten reiche Nahrung hat nämlich eine grosse Wasseransammlung in den Organen und Geweben zur Folge. Die vorzugsweise von Kartoffeln sich ernährenden Menschen sehen rund und stark aus und nehmen bei dieser Nahrung nicht selten an Gewicht zu. Diese Gewichtszunahme besteht aber nach den Versuchen J. Ranke's nicht in dem Ansatz von Fleisch und Fett, sondern wird durch eine Ansammlung von Wasser bedingt.

Erhalten solche Menschen alsdann proteïnreiche Nahrung, so wird das Wasser aus den Geweben verdrängt; der Körper verliert viel Wasser und nimmt an Gewicht ab, trotzdem Fleisch angesetzt wird. „Sobald die bessere Fleischnahrung beginnt, sagt J. Ranke, verlässt das Wasser den Körper in Strömen."

Deshalb geniessen Wassersüchtige vorzugsweise eine proteïnreiche Kost; deshalb wird schon seit alter Zeit als bestes Schutzmittel gegen ansteckende Krankheiten eine kräftige, proteïnreiche Nahrung empfohlen. Im Gefolge der Hungersnoth finden sich durchweg ansteckende Krankheiten.

10. Einfluss des Aethylalkohols und Glycerins auf den Stoffwechsel. Ueber den Einfluss des Alkohols auf den Stoffwechsel sind so zahlreiche und sich vielfach widersprechende Versuche angestellt, dass es nicht möglich ist, dieselben hier im einzelnen zu behandeln; ich muss mich vielmehr darauf beschränken, hier die wichtigsten dieser Versuche mit denjenigen Ergebnissen mitzutheilen, die zur Zeit als die richtigeren angesehen werden. Die Uebersicht über diese Versuche wird wesentlich erleichtert, wenn wir sie nach folgenden Gesichtspunkten [vergl. auch R. O. Neumann[1])] anordnen:

a) Umsetzung des Aethylalkohols im Körper.

Während frühere Forscher, wie Tiedemann und Gmelin, Strauch, Duscheck u. A. gefunden haben wollten, dass der Alkohol unverbraucht aus dem Körper ausgeschieden werde, glaubten Bouchardat, Schulinus, Bonne u. A. nachgewiesen zu haben, dass der Alkohol im Körper vollständig oxydirt werde, da er zwar in den verschiedensten Organen, nicht aber in den Ausscheidungen zu finden sei. Subbotin[2]), und besonders Binz[3]) mit seinen Schülern Heubach[4]), A. Schmidt[5]), ferner Bodländer[6]) und Strassmann[7]) haben aber durch genauere Versuche bewiesen, dass keine der vorstehenden Schlussfolgerungen richtig ist. Subbotin fand,

---

[1]) Eine ausführliche Zusammenstellung der einschlägigen Litteratur findet sich in der Arbeit von R. O. Neumann (Archiv f. Hygiene 1899, 36, 1), worauf besonders verwiesen sei.
[2]) Zeitschr. f. Biologie 1871, 7, 361.
[3]) Archiv f. experim. Pathol. u. Pharmakol. 1877, 6, 287 und Vorlesungen über Pharmakologie 1886, 354.
[4]) Archiv f. experim. Pathol. u. Pharmakol. 1878, 8, 446.
[5]) Centralbl. f. d. medic. Wissenschaften 1875, No. 23.
[6]) Zeitschr. f. klin. Medicin 1886, 11, 548.
[7]) Pflüger's Archiv f. d. ges. Physiologie 1891, 49, 315.

dass ein Theil des Alkohols, nämlich in 3 Versuchen 9,7, 10,7 bezw. 16,0 % durch Lungen, Haut und Nieren verloren gehen, dass aber der bei weitem grösste Theil im Körper verbrennt.

Strassmann schätzt letztere Menge etwas höher, nämlich zu 90 %, Bodländer zu rund 95 %; letzterer fand die Verluste wie folgt:

Verluste:	durch Niere	Haut	Lunge	Im Ganzen
1. Beim Hunde	1,576 %	0 %	1,946 %	3,522 %
1. „ Menschen	1,177 „	0,140 „	1,598 „	2,915 „

Binz und Mitarbeiter leugnen die Ausscheidung von unzersetztem Alkohol durch die Lungen überhaupt; bei Aufnahme von 50 ccm Alkohol waren in der Ausathmungsluft keine oder nur so geringe Mengen Alkohol, dass er nicht quantitativ bestimmt werden konnte. Was im Athem des Trinkers riecht, sind nach Binz die schwer oxydirbaren Aetherarten und Fuselöle, nicht der Aethylalkohol.

Auch im Harn von 22 Fiebernden fanden sie bei Gaben von 18—300 ccm absolutem Alkohol entweder keinen Alkohol oder nur Spuren bis 3 % des eingenommenen Alkohols.

Hiernach kann also nicht daran gezweifelt werden, dass der Alkohol bis auf geringe Mengen im Körper verbrennt und wie andere Nahrungsmittel eine Energiequelle abgiebt.

b) Einfluss des Aethylalkohols auf die Verdauung.

R. Fleischer und W. Buchner haben zwar bei künstlichen Verdauungsversuchen (mit Glycerinpepsin, Salzsäure und Proteïn) gefunden, dass in Flüssigkeiten mit 4—8 % Alkohol die Verdauung ein wenig, in solchen mit 8—12 % Alkohol um das Doppelte und bei 14—20 % Alkohol noch mehr verzögert wird, dass ferner in Erlanger Bier und Rothwein, desgl. in Ruster-Ausbruch, Marsala, Tokayer und Champagner keine Verdauung eintrat; aber Parallelversuche am Menschen zeigten, dass die Verdauung im gesunden Magen durch mässige Mengen Bier und Wein nicht verlangsamt wird und auch nicht verlangsamt werden kann, weil dieselben von der regelrechten Schleimhaut viel zu schnell aufgenommen werden.

Nach Orgata[1]), E. Blumenau[2]) und Gluchinski[3]) wirken die alkoholischen Getränke, so lange sie nicht aufgesaugt sind, ebenfalls schädlich auf die Verdauung. Der Alkohol verschwindet indess bald (nach $^{1}\!/_{2}$—2 Stunden) aus dem Magen; sobald dieses geschehen ist, steigt der Säuregrad um das 2—3-fache und schreitet dann die Verdauung um so schneller vorwärts. Mässige Mengen Alkohol, einige Zeit vor dem Essen genossen, würden daher günstig auf die Verdauung wirken.

Wenn man aus zahlreichen Versuchen von Mogilianski[4]); ferner von Kuntz und Levy[5]), Stammreich[6]) sowie Miura[7]) über den Einfluss des Aethylalkohols (in mässigen Mengen) auf die Ausnutzung der Nahrung im Vergleich zu Wasser das Mittel nimmt, so stellt sich folgendes Ergebniss heraus:

---

[1]) Archiv f. Hygiene 1885, **3**, 204.
[2]) Blumenau: Inaug.-Dissertation in Chem. Centralbl. 1891, II, 763.
[3]) Archiv f. klin. Medicin, **39**, 405.
[4]) Mogilianski: Inaug.-Dissertation. St. Petersburg 1889.
[5]) Pflüger's Archiv f. d. ges. Physiologie 1891, **49**, 444.
[6]) Stammreich: Inaug.-Dissertation. Berlin 1891.
[7]) Miura: Beiträge zur Lehre vom Stoffwechsel des gesunden u. kranken Menschen. 1892, **1**, 4.

Nahrung	Stickstoff für den Tag				Stickstoff unausgenutzt im Koth
	in der Nahrung g	im Harn g	im Koth g	am Körper g	%
1. Ohne Alkohol-Beigabe . . .	22,5	19,0	1,9	+ 1,6	8,4
2. Mit Alkohol-Beigabe . . .	23,7	18,4	1,7	+ 3,6	7,2

Hiernach ist die Ausnutzung der Nahrung bei Alkoholgenuss (in mässigen Mengen und wenn der Mensch daran gewöhnt ist) etwas höher als ohne Alkoholgenuss.

Grössere Mengen Alkohol dagegen schaden der Verdauung; auch dürfte es sich empfehlen, während des Essens sich ebenso wie des Wassers so auch der alkoholischen Getränke zu enthalten.

c) Einfluss des Aethylalkohols auf die Athmung.

Ueber den Einfluss des Alkohols auf die Athmung lauten die Angaben ebenfalls verschieden. Boeck und Bauer[1]), Rumpf und G. Bodländer[2]) schliessen aus ihren Beobachtungen, dass der Alkohol die Sauerstoff-Aufnahme und die Kohlensäure-Ausscheidung herabsetzt.

G. Bodländer[3]) findet z. B., dass 35 Vol.-%iger Alkohol die Sauerstoff-Aufnahme bei Hunden um 11,7—19,1 %, bei einem Kaninchen um 3,1 %, die Kohlensäure-Ausscheidung entsprechend bei Hunden um 10,8—19,2 %, beim Kaninchen um 7,7 % herabsetzt.

N. Zuntz und Wolfert[4]) dagegen finden sowohl bei Thieren wie beim Menschen eine Steigerung; 20—30 ccm absoluter Alkohol steigerten z. B. beim Menschen die Athemgrösse um 2 %, den Sauerstoff-Verbrauch und die Kohlensäure-Ausscheidung um 3,5 %. Qualitativ unterscheidet sich nach Zuntz die Wirkung des Aethylalkohols auf die Athmung nicht von derjenigen anderer Nahrungsstoffe. Ein gleiches Ergebniss erhielt Henrijean[5]); nach ihm wirken beim nüchternen Menschen in der Steigerung der Sauerstoff-Aufnahme 35—38 g Alkohol wie 130—190 g Brot. Auch Geppert[6]) bemerkte eine Steigerung des Gaswechsels nach Alkoholaufnahme.

M. Rubner erklärt die verschiedenen Anschauungen über den Einfluss des Alkohols auf den Gaswechsel daraus, dass der Alkohol im Verhältniss zu seiner hohen Verbrennungswärme nur wenig Sauerstoff aufnehme, was aber keine Verringerung des Verbrennungsvorganges an sich bedeute.

Bezüglich des kalorischen Werthes für den Körper steht der Aethylalkohol dem Fett am nächsten, indem 1 g desselben 7184 kalorien liefert (vergl. S. 283).

Das durch Alkoholgenuss hervorgerufene Wärmegefühl wird vielfach als eine durch die Verbrennung des Alkohols verursachte Steigerung der Körpertemperatur aufgefasst. Diese Ansicht ist jedoch wohl nicht stichhaltig; denn die Körpertemperatur (gemessen in der Axilla und im Rektum) pflegt auf Grund vieler

---

[1]) Zeitschr. f. Biologie 1874, 10, 336.
[2]) Pflüger's Archiv f. d. ges. Physiologie 1884, 33, 358.
[3]) Zeitschr. f. klin. Medicin 1886, 11, 548.
[4]) Pflüger's Archiv f. d. ges. Physiologie 1883, 32, 222; ferner Archiv f. Anat. u. Physiol., Physiol. Abth., 1887, 178.
[5]) Bull. de l'acad. belge 1883.
[6]) Archiv f. experim. Pathologie u. Pharmakologie 1887, 22, 368.

Beobachtungen nach reichlichem Alkoholgenuss sogar um ein Geringes zu sinken. Der Grund dieses Wärmegefühls liegt vielmehr wohl darin, dass die **Herzthätigkeit** durch die alkoholischen Getränke eine Steigerung erfährt, und in **Folge** dessen der Blutumlauf an der Körperoberfläche beschleunigt wird; die Blutgefässe der äusseren Haut erweitern sich und es tritt eine stärkere Wasserverdunstung ein; auf diese Weise entsteht ein erhöhtes Wärme- und Kraftgefühl, grössere Energie der Bewegungen und durch die Erregung der Gehirnthätigkeit ein reiches Spiel der Phantasie.

Jeder Mensch kennt einerseits die belebende Wirkung eines Glases Wein oder Branntwein nach übermässiger Anstrengung und grosser Müdigkeit, und wie andererseits ein Glas Wein oder Branntwein zu einer kühnen That und schwierigen Arbeit ermuntert. Die wohlthätige Wirkung eines mässigen Alkoholgenusses (Branntwein) bei kaltem Wetter muss grösstentheils auf die Steigerung des Blutkreislaufes an der Oberfläche zurückgeführt werden[1]).

d) Einfluss des Aethylalkohols auf den Proteïnumsatz im Körper.

Auch über die Wirkung des Alkohols auf den Proteïnumsatz sind die Ansichten lange streitig gewesen und noch wohl immer nicht ganz einig. Die älteren Versuche ergaben meist eine Verminderung des Proteïnumsatzes bezw. der Harnstoffausscheidung. Gleiche Beobachtungen wurden später von Riess und Jaksch[2]) gemacht.

Fr. Strassmann[3]) zieht aus Fütterungsversuchen an Hunden mit und ohne Beigabe von Alkohol den Schluss, dass der Alkohol den Fettansatz im Körper zu erhöhen im Stande ist. C. v. Noorden[4]) verfolgte die Wirkung des Alkohols als Sparmittels für Proteïn an erwachsenen Personen unter verschiedenen Ernährungsverhältnissen und fand, dass „bei proteïnreicher Kost die Kalorien des Alkohols gut, bei proteïnarmer Kost dagegen schlecht verwerthet werden"[5]).

Zülzer[6]), Strübing[7]), ferner Munk[8]) konnten durch Versuche sowohl am Menschen wie am Thier nur bei kleinen Gaben von Alkohol eine Herabsetzung des Proteïnumsatzes feststellen, bei grösseren Gaben trat eine Steigerung der Stickstoff- wie Phosphorsäure-Ausscheidung ein.

Nach Schoumoff[9]) führen jedoch weder kleine noch grosse Gaben von Alkohol eine Aenderung des Proteïnumsatzes herbei, während Weiske und Flechsig[10]) (freilich an Pflanzenfressern) nur eine Steigerung desselben feststellten. Dieses wird

---

[1]) Es ist aber völlig unrichtig, Erfrierende oder solche, die einer langen Kälte ausgesetzt gewesen waren, durch eine reichliche Gabe von Wein oder Branntwein wieder zu erwärmen, da in diesem Falle ein so starker Wärmeverlust vom Körper eintreten kann, dass durch Rückwirkung auf das Gehirn augenblicklich der Tod die Folge ist.

[2]) Zeitschr. f. klin. Medicin 1881, 2, 1.

[3]) Zeitschr. f. Spiritusindustrie 1888, 11, 369; 13, 327.

[4]) Berliner klin. Wochenschr. 1891, No. 23.

[5]) Hieraus erklärt sich vielleicht, dass viele Personen wohlhabender Stände, welche eine proteïnreiche Kost und viel Alkohol zu sich nehmen, sich sehr wohl befinden, dass der Alkohol in diesen Fällen Proteïn erspart und den Fettansatz befördert; dass dagegen bei Menschen, welche sich schlecht, d. h. mit proteïnarmer Kost ernähren und dabei den Alkohol nicht als Zulage, sondern als Ersatzmittel des Fettes zuführen, leicht Organerkrankungen und schliesslich Kachexie auftreten.

[6]) Virchow's Archiv f. Anatomie u. Physiologie 1876, 66, 301.

[7]) Archiv f. experim. Pathologie u. Pharmakologie 1876, 6, 26.

[8]) Du Bois-Reymond's Archiv f. Anatomie u. Physiologie, physiol. Abtheilung 1879, 160.

[9]) Pflüger's Archiv f. d. ges. Physiologie 1884, 33, 351.

[10]) Journ. f. Landwirthschaft 1886, 34, 153.

von Stammreich (l. c.), Miura[1]) wie Schmidt[2]) durch Versuche am Menschen bestätigt; sie fanden sämmtlich die Stickstoffausfuhr aus dem Körper durch die Beigabe von Alkohol zur Nahrung gegenüber einer solchen ohne Alkohol um ein Geringes erhöht. Nur bei grossen Proteïnmengen in der Nahrung konnte nach Strassmann's Versuchen der Alkohol das Fett vollständig, bei mittleren Proteïnmengen nur zum Theil ersetzen. Nach R. O. Neumann[3]) hat dieses Ergebniss aber darin seinen Grund, dass die letzten Versuchsansteller ihre Versuche nicht lange genug (nicht über 4 Tage) ausdehnten, da die fett- bezw. proteïnersparende Wirkung des Alkohols erst vom 4. bezw. 5. Tage an bei dem an Alkohol nicht gewöhnten Körper auftritt.

Neumann hat dann durch eigene Versuche am Menschen diese und andere Mängel und Fehler zu vermeiden gesucht, indem er selbst (68 kg schwer) in einem 1. Versuchsabschnitt eine ausreichende Nahrung genoss, in einem 2. Abschnitt das Fett um 76 g für den Tag verminderte, wodurch der Stickstoffumsatz (Verlust) steigen musste; dann ersetzte er in einem dritten Abschnitt das fehlende Fett durch eine äquivalente Menge von 100 g Alkohol; in einem 4. Abschnitt wurden die 76 g Fett neben 100 g Alkohol wieder zugesetzt und die Nahrung zu einer übergenügenden gemacht; in einem 5. Abschnitt war durch Entzug von Fett und Alkohol die Nahrung wie im 2. Abschnitt wieder ungenügend und in einem 6. Abschnitt durch Beigabe nur des Fettes wieder genügend.

Die Grundnahrung bestand aus Schwarzbrot, Cervelatwurst, Romadourkäse und Schweineschmalz. Die Ergebnisse waren folgende:

Nahrung	In der täglichen Nahrung				Kalorien	Stickstoff für den Tag				Stickstoff unausgenutzt im Koth ausgeschieden
	Proteïn	Fett	Kohlenhydrate	Alkohol		in der Nahrung	im Harn	im Koth	am Körper	
	g	g	g	g		g	g	g	g	%
1. Genügende während 5 Tage	76,2	156	224	—	2681,5	12,19	10,09	1,84	+ 0,26	15,1
2. Ungenügende während 4 Tage	76,0	78,4	224	—	1959,1	12,16	12,14	1,65	— 1,63	13,6
3. Genügende 10 Tage in den ersten 4 Tagen	76,0	78,4	224	100	2677,1	12,16	13,41	1,80	— 3,05	14,8
in den letzten 6 Tagen	76,0	78,4	224	100	2677,1	12,16	11,06	1,42	— 0,32	11,7
4. Uebergenügende, 6 Tage	76,2	156,0	224	100	3401,6	12,19	9,47	1,37	+ 1,35	11,2
5. Ungenügende, 4 Tage	76,0	78,4	224	—	1959,1	12,16	12,63	1,43	— 1,9	11,8
6. Genügende, 6 Tage	76,2	156	224	—	2681,5	12,19	10,89	1,54	— 0,24	12,6

Hieraus erhellt, dass sobald man einer genügenden Nahrung einen Theil des Fettes entzieht, eine grössere Menge Proteïn vom Körperbestande umgesetzt wird und letzterer Proteïn einbüsst. Ersetzt man dann das fehlende Fett durch eine äquivalente Menge Alkohol, so tritt wieder Stickstoffgleichgewicht ein, d. h. erst am 4. oder 5. Tage, nachdem sich der Körper an den Alkohol gewöhnt hat; in den ersten Tagen kann ein erhöhter Zerfall von Körperproteïn stattfinden.

Auch die Ausnutzung der Nahrung ist durch den Alkoholgenuss in diesen Versuchen eher etwas erhöht als erniedrigt.

---

[1]) Zeitschr. f. klin. Medicin 1892, **20**, 137.
[2]) Schmidt: Inaug. Dissert. Greifswald 1898.
[3]) Archiv f. Hygiene 1899, **36**, 1.

Zu wesentlich denselben Ergebnissen gelangte R. Rosemann [1]).

Ohne Zweifel ist nach diesen Versuchen der Aethylalkohol in mässigen Mengen als Nahrungsmittel anzusehen, welches ebenso wie das Fett Proteïn am Körper zu ersparen im Stande ist.

Aus dem Grunde wollen Klemperer [2]), Sarlo und Bernardini [3]) u. A. den Alkohol in mässigen Mengen in der Nahrung zulassen, ja reden ihm wegen seiner diätetischen und die Arbeitsleistung erhöhenden Wirkung sogar das Wort. Ogata [4]), Kräpelin [5]), Smith [6]), Demme [7]), Nothnagel [8]) treten indess diesen Anschauungen entgegen und suchen das Gegentheil zu beweisen.

Mögen auch kleine Mengen Aethylalkohol unter Umständen und bei Kranken anregend und förderlich wirken, so ist doch garnicht zu bezweifeln, dass grössere und übermässige Mengen, regelmässig genossen, von den unheilvollsten Folgen begleitet sind; er wird dann statt eines guten Freundes, wenn er gleichsam als Arznei genossen wird, zum ärgsten Feinde des Menschen. Die anfänglich wohlthätige Erregung des Nervensystems geht in eine allgemeine Erschlaffung über. Sowohl die Thätigkeit der Muskeln, des Herzens wie des Gehirns wird durch den übergrossen Reiz geschwächt, das Bewusstsein getrübt. Durch den übergrossen Reiz auf die Magen- und Darmschleimhaut erschlaffen die die Verdauungssäfte absondernden Organe, es treten katarrhalische Zustände ein, welche den ganzen Verdauungsvorgang und die Ernährung untergraben. Den brummenden Magen sucht man durch Zufuhr neuer Alkoholmengen anstatt durch Zufuhr von Nahrung zu beruhigen und beschleunigt dadurch das Uebel. Die durch den Alkohol vorübergehend gesteigerte Umsetzung wird aus dem Kraftvorrath des Körpers genommen; in allen Organen (Nieren, Leber, Herz, Gehirn, Rückenmark) tritt eine verhängnissvolle Fettablagerung und ein Schrumpfen der Organe ein, die Sinnesorgane leiden, im Gehirn selbst und in seinen Häuten gehen tiefe Veränderungen vor, die geistigen Fähigkeiten nehmen ab, allgemeiner Stumpfsinn ist die Folge. Die Trunksucht vermehrt die Krankheitsursachen und die Sterblichkeit; der Gewohnheitstrinker gräbt sich sein eigenes Grab. Ein grosser Theil der Selbstmorde und ein noch grösserer Theil der Geistesstörungen ist auf den übermässigen Alkoholgenuss zurückzuführen [9]). Auch die Moralität wird untergraben; nach Baer waren 1876 von 32837 Gefangenen 41,7 % dem Trunke ergeben.

Diese nachtheiligen Folgen des Alkoholgenusses sind um so schlimmer und treten um so schneller auf, je geringer die gleichzeitige Nahrungszufuhr

---

[1]) Pflüger's Archiv f. d. ges. Physiologie 1901, **86**, 307.
[2]) Berl. klin. Wochenschr. 1891, **28**, 1554 u. 965 und Zeitschr. f. klin. Med. 1890, **17**.
[3]) Berl. klin. Wochenschr. 1890, **27**, 1016.
[4]) Archiv f. Hygiene 1888, **3**, 204.
[5]) Kräpelin: Ueber die Beeinflussung einfacher psychischer Vorgänge durch einige Arzneimittel. Jena 1892.
[6]) Smith: Ueber desgl. V. internationaler Kongress zur Bekämpfung des Missbrauches geistiger Getränke.
[7]) Demme: Ueber den Einfluss des Alkohols auf den Organismus des Kindes. Stuttgart 1891.
[8]) Verhandlungen des VII. Kongresses für innere Medicin 1888.
[9]) Nach statistischen Angaben über die Krankenbewegungen in Heil- und Irrenanstalten des Deutschen Reiches betrug die Zahl der an Säuferwahnsinn leidenden Kranken 5085 i. J. 1877 und 11974 i. J. 1885. Es starben in Folge von Säuferwahnsinn i. J. 1877 = 1165 (darunter 88 Weiber), i. J. 1886 = 1334 (darunter 121 Weiber) Personen in Preussen allein. Die Zahl der Selbstmorde in Folge von Trunksucht war in Preussen in den Jahren 1873—1876 durchschnittlich 327. i. J. 1885 dagegen 603.

und je alkoholreicher das Getränk ist. Deshalb wirkt der Branntwein am gefährlichsten, darnach der Wein, am langsamsten das Bier mit viel weniger Alkohol- und mehr Extraktgehalt. Der übermässige Branntweingenuss ist vielfach ein Krebsschaden besonders der arbeitenden Klasse geworden. Es muss daher mit Freuden begrüsst werden, dass man zur Zeit durch allerlei Mittel und Wege (durch Bildung von Mässigkeitsvereinen, Einschränken der Schankstuben, scharfes Einhalten der Polizeistunden, Errichtung von Kaffeeschänken etc.) den Branntweingenuss in jeder Weise zu beschränken sucht. Die grossen Fortschritte in der Bierfabrikation tragen ebenfalls dazu bei, den Branntweinverbrauch einzuschränken; denn wenn die Arbeitgeber ihren Arbeitern statt des gebräuchlichen Branntweins ein Glas guten Bieres geben, so kann dadurch dem Uebel immer mehr gesteuert werden.

Man hat die Schädlichkeit des Branntweines vielfach allein dem Gehalt an Fuselöl zugeschrieben, indem man festgestellt hat, dass bei akuten Vergiftungen die tödtliche Gabe beim Amylalkohol niedriger liegt als beim Aethylalkohol. Auch glaubten Dujardin-Beaumetz und Audigé durch 3 Jahre lange Versuche an Schweinen mit verschiedenen spirituösen Getränken die grössere Schädlichkeit des Amylalkohols erwiesen zu haben. Auch Fr. Strassmann[1]) fand durch gemeinschaftlich mit N. Zuntz angestellte Versuche, dass Hunde, welche einen Alkohol mit 3 % Amylalkohol erhielten, schon frühzeitig schwerere nervöse Erscheinungen zeigten und in etwa der Hälfte der Zeit zu Grunde gingen als diejenigen, welchen reiner Alkohol gegeben wurde. Auch bei den Thieren, welche einen Branntwein von 1,5 % Fuselgehalt erhielten, war die Trunkenheit schwerer, die nervösen Erscheinungen stärker. Bei der Sektion fand sich eine stärkere Fettleber, als bei den nur mit reinem Alkohol gefütterten Thieren; jedoch trat der Tod keineswegs bei ihnen früher ein, als bei diesen.

Hiernach war zu erwarten, dass geringere Mengen Fuselöl im Branntwein nicht mehr schädlich wirken würden. Dieses wurde in der That bei einem Rohsprit gefunden, welcher 84,8 Vol.-% Aethylalkohol und 0,314 % Amylalkohol (Fuselöl), Aldehyd und Furfurol enthielt; 20 ccm dieses Sprits wurden gut vertragen, während eine Steigerung auf 22,5 ccm Reinsprit bedrohliche Erscheinungen und schliesslich den Tod hervorrief. Auch konnte Dahlström schon früher bei Hunden keinen Unterschied zwischen rektificirtem und nichtrektificirtem Branntwein finden.

Beim Menschen bewirkt der eigenthümliche Geruch und Geschmack des Fuselöles allerdings leicht eine unangenehme Erregung der Sinnesorgane; wenn man aber das Fuselöl, wie N. Zuntz angiebt, mit geschmacklosen, sich erst im Magen lösenden Gelatinekapseln in den Magen einführt, so wird dasselbe in grösseren Mengen ohne Störung vertragen. Hiernach schliesst Fr. Strassmann: Für die stärkere zerstörende Wirkung eines Spiritus von 0,3—0,5 % Fuselöl (auf 100 % Alkohol berechnet) gegenüber einem völlig fuselölfreien hat bisher weder die klinische Erfahrung, noch der Thierversuch Beweise erbracht; die Versuche lassen im Gegentheil mit Wahrscheinlichkeit annehmen, dass eine solche stärkere Wirkung nicht besteht.

Es scheint also der Alkohol selbst zu sein, welcher, im Uebermaass genossen, für alle Schädigungen des Körpers (d. h. den chronischen Alkoholismus) verantwortlich gemacht werden muss.

Versuche über die Schädlichkeit von Aldehyd im Alkohol haben bis jetzt noch

---

[1]) Zeitschr. f. Spiritusindustrie 1888, **11**, 369 u. **13**, 327.

zu keinem endgültigen Ergebniss geführt, auch ist die Behauptung Albertoni's, dass Aldehyd den Körper unverändert verlasse, noch nicht sicher erwiesen, da auch im regelrechten Harn ohne Aldehydbeigabe reducirende, die Aldehydreaktion gebende Substanzen vorkommen.

Die neben den Alkoholen in den alkoholischen Getränken noch sonst vorhandenen Extraktstoffe sind für die Ernährung wohl nur von gutem Einfluss.

Nur für das in alkoholischen Getränken stets vorhandene Glycerin muss dieses in Zweifel gezogen werden.

J. Munk [1]), L. Levin und N. Tschirwinsky [2]) fanden nämlich, dass das Glycerin als Nährstoff keine Bedeutung für den Körper hat, da es nicht wie Fett, Fettsäuren oder Zucker proteïnersparend wirkt; nach Tschirwinsky gingen bei einem 24 kg schweren Hunde von 100—200 g verabreichtem Glycerin für den Tag 55—124,9 g, also über die Hälfte, als solches in den Harn über; diese Beobachtung lässt es zweifelhaft erscheinen, dass das Glycerin auch Fett im Körper zu ersparen im Stande ist. 300 g Glycerin für den Tag wirkten bei einem 28 kg schweren Hunde giftig.

Mag das chemisch reine Glycerin in Wirklichkeit nicht giftig sein, so enthält doch das käufliche Glycerin des Handels allerlei verunreinigende — z. B. Silbersalze reducirende — Stoffe [3]), welche nicht als unverdächtig für die Gesundheit bezeichnet werden können. Aus dem Grunde sollte wie beim Wein, so auch beim Bier der Zusatz von Glycerin verboten sein.

11. Einfluss der alkaloïdhaltigen Genussmittel (Kaffee, Thee etc.) auf den Stoffwechsel. Dass die alkaloïdhaltigen Genussmittel, trotzdem sie dem Körper nur wenig oder keine eigentlichen Nährstoffe zuführen, von grossem Einfluss in unserer Nahrung sind, ist eine tagtägliche Erfahrung und wird von allen Seiten anerkannt.

Eine Tasse Kaffee oder Thee, nach grosser Anstrengung genommen, lässt uns ebenso wie ein Glas Wein die Müdigkeit, eine Pfeife Tabak oder eine Cigarre für den Augenblick ein starkes Hungergefühl vergessen und beide rufen das Gefühl des Wohlbehagens, welches uns die Sättigung gewährt, hervor. Sie erhöhen die Arbeitsfähigkeit des Körpers und vertreiben ein aus Arbeit oder Krankheit hervorgegangenes Schwächegefühl der Nerven und Muskeln. Um die nach reichlichem Mahl gesteigerte Kraftanstrengung, die zur Verdauung der Nahrung erforderlich ist, zu überwinden und den Körper sofort für andere Arbeiten geschickt zu machen, pflegen wir wie ein Glas Wein, Bier, so auch eine Tasse Kaffee oder Thee zutrinken, oder eine Cigarre zu rauchen (vergl. auch S. 210).

Darüber aber, worin die Wirkung dieser alkaloïdhaltigen Genussmittel für den Stoffwechsel besteht, herrschen noch verschiedene Anschauungen.

Nach Binz und Heerlein [4]) bewirkt Koffeïn bei Kaninchen eine Steigerung des Sauerstoffverbrauches, während Injektionen von Kaffeedestillat ohne Einfluss auf die Sauerstoffaufnahme waren. Auch K. B. Lehmann und Wilhelm [5]) konnten von

---

[1]) Maly's Jahresb. f. Thierchem. 1879, 8, 314.
[2]) Zeitschr. f. Biologie 1879, 15, 243 u. 252.
[3]) Norddeutsche Brauerzeitung 1884, No. 41.
[4]) Pflüger's Archiv f. d. ges. Physiologie 1892, 52, 165.
[5]) Archiv f. Hygiene 1898, 32, 310 u. 327.

den flüchtigen Erzeugnissen der gerösteten Kaffees, dem Koffeöl, irgend eine merkliche Wirkung auf den Menschen nicht feststellen; ebenso dem Theeöl sprechen Lehmann und Tendlau nur eine geschmackverbessernde Wirkung zu. Die gegentheiligen Ergebnisse von Kräpelin und Hoch [1]) hält K. B. Lehmann nicht für einwandsfrei.

Nach diesen Versuchen und den Versuchen von Nicolai [2]) ist anzunehmen, dass nur dem Koffeïn oder Theïn die physiologischen Wirkungen des Kaffees oder Thees zugeschrieben werden müssen.

Edw. Smith giebt an, dass die Einnahme von Kaffee und Thee eine Vermehrung der ausgeathmeten Kohlensäure bewirkt.

Rabuteau [3]) behauptet, dass der Kaffee- und Theegenuss den Stickstoffumsatz d. h. die Harnstoffausscheidung (um 1,3 bezw. 3,2 g Harnstoff im Tage nach 2 Versuchsreihen) herabsetzt, während Roux [4]) umgekehrt bei Kaffee- und Theegenuss eine vermehrte Harnstoffausscheidung festgestellt haben will. Conty, Guimaraes und Niobey [5]) halten die Wirkung des Kaffees für verwickelter, als man bis jetzt annimmt.

In mässigen Gaben soll der Kaffee die Menge der Blutgase vermindern, ohne die Menge der verzehrten stickstofffreien Extraktstoffe zu beeinflussen. Derselbe bildet daher ein Sparmittel, indem er die Lebhaftigkeit der Verbrennung vermindert. Dagegen steigert der Kaffee einerseits die Aufnahme der stickstoffhaltigen Nährstoffe, andererseits die Bildung des Harnstoffs; auf diese Weise soll er die Aufgaben des Körpers im Gleichgewicht halten. Er macht den Körper fähig, grössere Mengen stickstoffhaltiger Nahrung zu verzehren, in Folge dessen er indirekt Arbeit liefert und allen denen nützlich ist, welche viele verfügbare Kraft gebrauchen.

Hoppe-Seyler [6]) stellte zwar in einer 19-tägigen Versuchsreihe bei einem Hund, der mit der gleichen Menge Milch und Fleisch ohne und mit Zusatz von Koffeïn gefüttert wurde, ein allmähliches Absinken der Harnstoffausscheidung fest, aber in so unbedeutender Menge, dass dem Koffeïn eine entschiedene Einwirkung auf die Stickstoffausscheidung nicht zugeschrieben werden konnte. Auch C. Voit [7]) konnte nach Einführung einer gewöhnlichen Menge Kaffeeaufguss in das Futter eines Hundes keine Aenderung der Harnstoffausscheidung nachweisen.

Während H. Ribaut [8]) die Ergebnisse Hoppe-Seyler's leugnet und eine Verminderung der täglichen Harnmenge nach Koffeïngenuss beobachtete, gehören nach anderen Angaben das Koffeïn und Theobromin wiederum zu den harntreibenden Mitteln und hat Katsuyama [9]) nachgewiesen, dass das Koffeïn bezw. Theïn einseitig die Alkalien besonders das Natrium im Harn vermehrt. Mag diese Vermehrung zum Theil auch von der gleichzeitig vermehrten Wasseraufnahme herrühren, hiervon allein aber war dieselbe in diesen Versuchen nicht bedingt. In derselben Weise könnte auch eine unter Umständen vermehrte Harnstoffausscheidung durch Thee- und

---

[1]) Kräpelin und Hoch: Ueber die Wirkungen der Theebestandtheile auf körperliche und geistige Arbeit. Leipzig, 1895 oder Kräpelin: Psychologische Arbeiten, I. Bd., Heft 2 u. 3.
[2]) Deutsche Vierteljahresschrift f. öffentl. Gesundheitspflege 1900, 33, 294.
[3]) Compt. rendus 1873, 77, 479.
[4]) Ebendort 1873, 77, 365.
[5]) Ebendort 1884, 99, 85.
[6]) Hoppe-Seyler: Physiol. Chemie 1884, 958.
[7]) Voit: Hermann's Handbuch d. Physiologie, 6, 174.
[8]) Bull. gén. Thérap. 1900, 139, 485.
[9]) Zeitschr. f. physiol. Chemie 1899, 28, 587.

Kaffeegenuss erklärt werden, dadurch nämlich, dass wie durch Wasser allein (vergl. S. 338) so hier unter dem gleichzeitigen harntreibenden Einfluss von Koffeïn bezw. Theïn im Anfange eine stärkere Ausspülung der Organe und Wegführung des Harnstoffs statthätte, die mit der Zeit nachliesse und ins Gegentheil umschlüge. Trotz der gleichbleibenden oder verminderten Harnstoffbildung bezw. -ausscheidung kann die erhöhte Arbeitsleistung nach Genuss der alkaloïdhaltigen Genussmittel doch dem Einfluss der letzteren zugeschrieben werden, da, wie wir wissen, Stickstoffumsatz und Arbeitsleistung mehr oder weniger von einander unabhängig sind. Ohne Stoffverbrauch findet aber keine Arbeitsleistung statt und muss man sich die Wirkung der alkaloïdhaltigen Genussmittel, die erschlafften Muskeln von neuem zu Arbeitsleistungen anzuregen und zu befähigen, ohne dass denselben Nährstoffe zugeführt werden, wohl in der Weise denken, dass sie in Folge der Nervenerregung eine Neubildung von Spaltungsstoffen in den Geweben veranlassen, die auch ohne Sauerstoffzehrung verbrennen und dadurch Arbeit leisten (vergl. S. 271). Auf diese Weise würde sich auch erklären, dass alle alkaloïdhaltigen Genussmittel (ausser Kaffee, Thee, Tabak auch Opium, Betelnüsse, Kola, Kokablätter etc.) für kurze Zeit zu kaum glaublichen Arbeitsleistungen befähigen, ohne dass gleichzeitig wesentliche Mengen anderer Nährstoffe genossen werden, dass fast jedes Volk seine besonderen alkaloïdhaltigen Genussmittel hat und als unentbehrlich in der Nahrung ansieht.

Wie aber jedes Genussmittel im Uebermaass genossen von den übelsten Folgen ist, so auch hier; und zwar bei diesen um so mehr, als der wirkende Bestandtheil, das Alkaloïd, bei den meisten zu den sehr starken Giften gehört. Abgesehen davon, dass sie also unter Umständen im Uebermaass genossen den Tod zur Folge haben können, schlägt bei einem übermässigen Genuss die wohlthätige, nervenerregende Wirkung in das Gegentheil um; der übergrosse Reiz auf die Nerven zerrüttet dieselben schliesslich, sie werden mehr und mehr unempfindlich für den Reiz.

Ein Auszug von z. B. 6—10 g Thee wird nach K. B. Lehmann (l. c.) meistens ohne Störung gut vertragen; ein Auszug von 20—40 g ruft dagegen mehrere eigenartige Erscheinungen hervor wie: Muskelspannung und Muskelzuckungen, Muskelermüdung, Muskelunruhe und Tremor, Schwindel, Hitzegefühl, Präkordialangst. Dagegen wird die Herzthätigkeit weder in ihrer Zahl noch Stärke noch in ihrer Regelmässigkeit beeinflusst.

Ueber die Folgen eines übermässigen Genusses von Kaffee berichtet auch M. Kohn[1]):

Ein kräftig gebauter Mann hatte 2 Tassen Kaffee genossen, welche aus 5 Loth (80 g) Kaffee bereitet waren. Nach 2 Stunden stellte sich Schwindel und Kopfschmerz ein, es trat Zittern auf, welches sich von den Füssen über den übrigen Körper verbreitete. Dazu gesellte sich in den nächsten Stunden Röthe im Gesicht, Herzklopfen, Angstgefühl und Brechreiz. Erst nach einigen Tagen wichen die Spuren der Vergiftung.

Bei den gewohnheitsgemässen Theetrinkern können[2]) mitunter akute und chronische Krankheiten auftreten, die sich in Blutandrang zum Kopf, Hirnreizung, leichter Erregbarkeit und in einer Störung der Herz- und Gefässfunktionen äussern.

---

[1]) Therapeut. Monatsh. 1889, 3, 139.
[2]) Deutsche medic. Wochenschr. 1888, 14, 492.

Diese Erscheinungen sollen bei Frauen und Leuten mit sitzender Lebensweise eher auftreten, als bei Männern und Leuten mit viel Körperbewegung.

Besonders nachtheilig wirkt auch übermässiges Rauchen.

Die grosse Abspannung und Nervenzerrüttung nach übermässigem Genuss geistiger Getränke in Verbindung mit starkem Rauchen hat schon wohl fast Jeder an sich selbst erfahren. Die dann eintretende Abneigung gegen jede Cigarre oder Pfeife ist der beste Beweis einer eingetretenen schädlichen Nikotinwirkung[1].

„Unter die Wirkungen des Tabaks", sagt Artmann, „wäre ich auch geneigt, eine periodische Deprimirung der Verstandsthätigkeit zu rechnen. Dass dieses bei den Türken der Fall ist, dürfte bekannt sein, aber auch bei uns Europäern wird das Rauchen oft aus ähnlichen Gründen angewendet, indem es dazu dient, die Langeweile zu verscheuchen, welche in der unbefriedigten oder gehinderten Geistesthätigkeit ihren Grund hat. Zwar hängt man während des Rauchens Gedanken nach, aber weniger mit Selbstbewusstsein, als vielmehr wie im Traume, woher es denn geschieht, dass man zuweilen nicht anzugeben vermag, woran man gedacht hat. Hierbei geht das Maass für die Zeitintervalle verloren, d. h. man langweilt sich wohl, aber nur für den Moment, besonders ohne das drückende Gefühl, dass man sich schon gelangweilt habe."

Was das Schicksal der Alkaloïde im Körper anbelangt, so hat M. Krüger[4]) für das Koffeïn nachgewiesen, dass es (beim Hunde) zu den drei Dimethylxanthinen: Theobromin, Paraxanthin und Theophyllin (vergl. S. 60) zerfällt, die neben unverändertem Koffeïn im Harn abgeschieden werden.

Wie die Alkaloïde so sind auch die sog. Narkotika (Einschläferungsmittel) von Einfluss auf den Stoffwechsel; so hat nach E. Salkowski[5]) Chloroform in geringen Mengen eine erhöhte Stickstoffausscheidung zur Folge. Hierauf wie auf die Wirkung verschiedener Heilmittel auf den Stoffwechsel näher einzugehen, muss ich mir versagen[6]).

12. Bedeutung der Mineralstoffe für den Stoffwechsel.

Die Wichtigkeit der Aschenbestandtheile für den thierischen Körper ist zuerst von v. Liebig hervorgehoben worden; derselbe nimmt an, dass dem Körper in der Nahrung reichlich Aschenbestandtheile zugeführt werden müssen, weil bei dem Zerfall von organisirter Körpersubstanz eine Menge Aschenbestandtheile gleichzeitig mit den anderen Zersetzungserzeugnissen aus dem Körper entfernt werden; ohne Anwesenheit der Aschenbestandtheile in der Nahrung ist der Wiederaufbau der zerstörten organisirten Körpersubstanz nicht möglich.

Wenn man nun auch nach den Münchener Ernährungsversuchen annehmen muss, dass die organisirte Körpersubstanz sich nur wenig an dem Zerfall betheiligt, dass für den erwachsenen Körper der Aufbau von Körpersubstanz ein geringer ist, somit auch die Nothwendigkeit der Aschenbestandtheile für Zwecke des Aufbaues als ausgeschlossen betrachtet werden kann, so ist doch die Wichtigkeit der Mineralstoffe selbst für den Stoffwechsel des ausgewachsenen Körpers durch Ernährungsversuche so hinreichend festgestellt, dass sie keinem Zweifel unterliegen kann.

---

[1]) Hellwig erzählt 1858 von zwei Holländern, die wetteten, wer von beiden die meisten Pfeifen hintereinander rauchen könne, dass beide ihren Leichtsinn mit dem Tode büssen mussten. Sie starben fast gleichzeitig, nachdem der eine 17, der andere 18 Pfeifen geraucht hatte.

[4]) Berichte d. deutschen chem. Gesellschaft 1899, 32, 2818.

[5]) Chem. Centralbl. 1889, I, 613; 1890, I, 406.

[6]) Eine ausführliche Zusammenstellung aller dieser Versuche findet sich in W. O. Atwater: A Digest of metabolism experiments. Washington 1897.

Dies zeigen u. a. besonders Versuche von J. Forster[1]) an Tauben und Hunden, die mit einer an Proteïn, Fett und Kohlenhydraten ausreichenden Nahrung aber ohne Aschenbestandtheile ernährt wurden.

Die Vorgänge des Stoffwechsels der Thiere, Zerfall und Zersetzung im Körper, verliefen bei dieser Nahrung wie sonst. Aber mit jedem Tage wurden die Thiere schwächer, stumpfsinniger und theilnahmloser; sie mussten schliesslich zwangsweise gefüttert werden und gingen nach 13 bezw. 30 und 31 Tagen unter heftigem Zittern und grosser Muskelschwäche zu Grunde.

In den flüssigen und festen Ausgaben der Thiere fanden sich die üblichen Mineralstoffe, welche vom Körper abgegeben sein mussten. Wurde den Thieren gar keine Nahrung gegeben, so dauerte die Ausscheidung von Mineralstoffen fort, ja es wurden jetzt sogar mehr Mineralstoffe abgegeben, als wenn gleichzeitig aschenfreies Proteïn, Fett und Stärke gefüttert wurden.

Mit dem Zerfall von Körperproteïn während des Hungers werden auch die dem Proteïn anhaftenden Mineralstoffe aus dem Körper ausgeführt.

Dazu gesellt sich aber nach L. Lanin[2]) die lösende Wirkung der aus dem Schwefel der Proteïnstoffe gebildeten Schwefelsäure, welche Basen bindet und in erhöhter Menge aus dem Körper ausführt.

Von besonderer Bedeutung für den Thierkörper werden **Kalkphosphat, Eisenverbindungen und Kochsalz** angesehen.

a) **Bedeutung des Kalkphosphates.** Für den wachsenden Körper sind in erster Linie Erdphosphate von grosser Bedeutung, weil aus ihnen das Knochengerüst aufgebaut wird. In dem ersten Alter sind die Knochen verhältnissmässig wasserreich, schwammig und elastisch[3]); mit vorschreitendem Alter verlieren sie unter gleichzeitiger Einlagerung von Kalkphosphat und Fett mehr und mehr Wasser und werden fester.

Es ist einleuchtend, dass dieses Wachsthum, diese Einlagerung von Erdphosphaten nicht vor sich gehen kann, wenn dieselben nicht in hinreichender Menge in der Nahrung zugeführt werden. Man hat vielfach behauptet (H. Weiske[4]) und Andere), dass ein Kalkphosphatmangel in der Nahrung eine Knochenerkrankung nicht herbeiführen könne, weil die procentige Zusammensetzung der Knochenasche bei Kalk- und Phosphorsäuremangel im Futter nicht verändert werde. Man suchte in Folge dessen die Ursache der Knochenerkrankung in dem Auftreten von Milchsäure, welche die Erdphosphate aus den Knochen lösen und fortführen sollte.

Nach H. Weiske[5]) wird diese Wirkung auch besonders durch Nahrungsmittel, welche wie Hafer und andere Getreidekörner eine sauer reagirende Asche liefern, ferner durch solche Proteïnstoffe, die in Folge eines hohen Schwefelgehaltes beim Zerfall, viel Schwefelsäure liefern, in erster Linie hervorgerufen und nicht durch Kalkmangel.

Allein vielfache andere Versuche, so besonders von F. Roloff[6]) haben ergeben,

---

[1]) Zeitschr. f. Biologie 1873, 9, 297.
[2]) Zeitschr. f. physiol. Chemie 1883, 5, 31.
[3]) Vergl. E. Wildt: Zusammensetzung frischer Knochen von Kaninchen in verschiedenen Altersstufen. Landw. Versuchsst. 1872, 15, 404.
[4]) Zeitschr. f. Biologie 1871, 7, 149 u. 333; 1872, 8, 541.
[5]) Landw. Versuchsst. 1891, 39, 17 u. 241; 1892, 40, 81; 1894, 43, 457.
[6]) Zeitschr. d. landw. Centr.-Vereins d. Prov. Sachsen 1875, 261.

dass bei jungen wachsenden Thieren bei Kalk- und Phosphorsäuremangel stets Knochenerkrankungen auftreten und zwar um so stärker und schneller, je grösser der Mangel an diesen Bestandtheilen ist; sobald Kalk und Phosphorsäure in der Nahrung wieder zugeführt wurden, konnte die bereits eingetretene Knochenerkrankung wieder geheilt werden.

Auch hat Verf.[1]) gezeigt, dass bei Kalkphosphatmangel im Futter kein Wachsthum der Knochen junger Thiere (Kaninchen) in dem Sinne statthat, dass die Knochen, wie es unter regelrechten Verhältnissen geschieht, unter Aufnahme von Kalkphosphat allmählich Wasser verlieren. Die Knochen bleiben, ohne dass sich die procentige Zusammensetzung der Knochenasche verändert, wasserreich und weich, wie in der ersten Jugend.

Dieselbe Beobachtung machten E. Voit und Fr. Tuczek[2]) an jungen Tauben, die mit ausgewaschenem, d. h. grösstentheils von Kalk und Phosphorsäure befreitem Weizen gefüttert wurden, indem der einen Taube nebenher destillirtes Wasser, der anderen Brunnenwasser, das mit Mörtelstückchen versetzt war, gegeben wurde; ferner erhielten junge Hunde ein kalkarmes Futtergemisch von Fleisch und Speck in einer Reihe mit destillirtem Wasser, in der anderen mit Brunnenwasser unter Zusatz von Knochenasche. Die Folge war, dass die Thiere der ersten Reihe, die mit kalkarmem Futter und destillirtem Wasser ernährt wurden, bald erkrankten und unter Krankheitserscheinungen zu Grunde gingen, welche für die Rhachitis eigenartig sind, während die Thiere, die dasselbe Futter aber unter Zusatz von Kalk und Phosphorsäure erhielten, sich regelrecht entwickelten. Die Organe der mit kalkarmem Futter ernährten Thiere wachsen, wie die der regelrecht gefütterten Thiere, aber es findet keine entsprechende Einlagerung von Kalk in die Skelette statt, es bleiben die Knochen wasserreicher, indem z. B. das Skelett der ohne Kalk ernährten Hunde 71,9 %, das der gleichalterigen mit Kalk ernährten nur 64,9 % Wasser enthielt. Bei Kalkmangel in der Nahrung wird allen Organen Kalk entzogen, geräth in die Säfte und wird zum Theil wieder im Skelett abgelagert; aber indem die organische Grundlage des Skelettes weiter wächst, hält die Kalkablagerung nicht gleichen Schritt, so dass der ältere Knochen weniger Kalk enthält als der jüngere.

J. Forster und J. Bijl[3]) weisen ferner nach, dass die Kalkaufnahme vorwiegend im Magen vor sich geht, dass dieselbe nicht nur individuell (bei den Versuchshunden) verschieden ist, sondern sich auch je nach den Nahrungsmitteln verschieden gestaltet, indem z. B. bei Fütterung mit Brot mehr Kalk aufgenommen wurde, als bei Darreichung von Milch.

Die gegentheiligen Versuche von H. Weiske sind nach E. Voit und Tuczek nicht massgebend, weil die Thiere nicht nur ein an Kalk, sondern auch ein an anderen Nährstoffen ungenügendes Futter erhielten, also an Gesammthunger zu Grunde gegangen sein können[4]).

Auch A. Baginsky[5]) fand bei Hunden, die mit ausgekochtem Pferdefleisch, Speck und destillirtem Wasser einerseits, andererseits mit demselben Futter unter Zu-

---

[1]) Landw. Jahrbücher 1874, 3, 421.
[2]) Zeitschr. f. Biologie 1880, 16, 55.
[3]) Archiv f. Hygiene 1884, 2, 385.
[4]) Verf. hat ferner bezüglich der Weiske'schen Versuche (l .c.) auch eine Wasserbestimmung der Knochen der mit kalkarmem Futter ernährten Thiere vermisst.
[5]) Du Bois-Reymond's Arch., Physiol. Abth. 1881, 357.

satz von 2 g Milchsäure für den Tag gefüttert wurden, den rhachitischen sehr ähnliche Verbildungen der Knochen, während ein unter Zusatz von Calciumphosphat mit demselben Futter ernährter Hund diese Erscheinungen nicht zeigte; dabei waren die Aschenbestandtheile in den Knochen vermindert, aber sonst in ihrer procentigen Zusammensetzung nicht verändert.

Gleichzeitig haben eingehende Untersuchungen von Hofmeister und Siedamgrotzky[1]) an Schafen und Ziegen, die in den einen Abtheilungen ein hinreichend kalkhaltiges Futtermittel (vorwiegend Wiesenheu), in den anderen Abtheilungen dasselbe Futter unter Zusatz von mehr oder weniger Milchsäure erhielten, ergeben, dass die letzteren zwar eine lösende Wirkung auf Kalk und Phosphorsäure (auch Osseïn) der Knochen besitzt, dass aber die Grösse der lösenden Wirkung keine bedeutende ist, dass sie vor allem aber keine Krankheitserscheinungen hervorruft, welche wie beim Kalkmangel für Osteomalacie oder Rhachitis eigenartig sind.

H. Beraz[2]) zeigt endlich, dass Kalkmangel im Futter bei Hunden zwar nicht die Zusammensetzung, aber sehr das Wachsthum der Zähne beeinträchtigt.

Es dürfte hieraus zur Genüge die Wichtigkeit des Kalkphosphats für den wachsenden Körper hervorgehen und wie durchaus unrichtig es ist, Kindern vorzugsweise solche Nährstoffe zu geben, welche, wie die verschiedenen Stärkesorten (Arrowroot, Sago, Tapioca etc.) und Zucker, nur Spuren von Mineralstoffen und Kalkphosphat enthalten. Die nicht selten zu machende Beobachtung, dass Kinder mit Vorliebe an Erd- und Kalkstückchen nagen, hat vielleicht ihren guten Grund in dem Kalkmangel der Nahrung.

Ausser durch Kalkmangel in der Nahrung können auch durch Verdauungsstörungen und Diarrhöen bei wachsenden Körpern Knochenerkrankung und Rhachitis auftreten, indem in Folge von Verdauungsstörungen nicht die nöthige Menge Kalk aus der Nahrung aufgenommen wird.

b) **Bedeutung des Eisens für den Stoffwechsel.** Bei der Blutarmuth (Anämie), sowohl bei der typischen Bleichsucht, der Chlorose, wie auch bei der Blutarmuth nach Blutverlusten, ferner bei der Blutleere (Leukämie) glaubt man die mangelhafte Blutbildung bezw. -beschaffenheit auf Mangel an Eisen in der Nahrung oder mangelhafte Verdauung zurückführen und durch Beigabe von Eisen zur Nahrung heben zu können. Als künstliche Eisennährmittel sind für den Zweck eine ganze Anzahl unorganischer Eisensalze und organischer Verbindungen (Hämoglobin, Hämatogen, Hämatin etc.) in Gebrauch. Die Untersuchungen von G. Bunge[3]), E. Häusermann[4]) und E. Abderhalden[5]) haben aber — unter Uebergehung älterer Versuche — ergeben, dass diese Eisennährmittel zwar vom Körper aufgenommen werden, indess in einer an sich eisenreichen Nahrung nicht nothwendig sind.

Besonders Abderhalden zeigt, dass zwar sowohl das unorganische Eisen (Eisenchlorid in Milch), als auch die organischen Eisenverbindungen Hämoglobin und Hämatin, durch den Mund eingenommen, aufgesaugt werden und denselben Weg im Körper einschlagen, den die Eisenverbindungen der natürlichen Nahrung nehmen, — auch wird durch Zusatz dieser Eisenverbindungen zu einer eisenarmen Nahrung die

---

[1]) Mittheilungen aus d. chem. phys. Versuchsstation d. Thierarzneischule zu Dresden.
[2]) Zeitschr. f. Biologie 1891, 27, 386.
[3]) Zeitschr. f. physiol. Chemie 1892, 16, 173.
[4]) Ebendort 1897, 23, 555.
[5]) Zeitschr. f. Biologie 1900, 49, 113, 193 und 487.

Menge des Hämoglobins im Blut vermehrt —, in einer an natürlichen Eisenverbindungen ausreichenden Nahrung wirkt aber nur das unorganische Eisen noch günstig auf die Blutbildung wie die Körpergewichtszunahme, nicht aber das künstlich eingenommene Hämoglobin und Hämatin. Die aus einer regelrechten, genügend Eisen enthaltenden Nahrung vom Körper aufgenommenen Mengen Eisen sind viel grösser als die aus einer eisenarmen Nahrung + unorganischen Eisenzusatz und auch grösser als die aus einer regelrechten Nahrung + Hämoglobin- bezw. Hämatinzusatz zur Aufnahme gelangenden Mengen.

Die unorganischen Eisensalze haben sich nach diesen Versuchen also besser bewährt, als die organischen Eisenverbindungen in Form von Hämoglobin oder Hämatin. Das aufgenommene Eisen wird vorwiegend in Milz und Leber abgelagert.

Nach vorstehenden Versuchen ist ohne Zweifel eine an natürlichen Eisenverbindungen reiche Nahrung das zweckmässigste Heilmittel gegen Blutarmuth und haben Bunge und Häusermann den Gehalt der Nahrungsmittel an Eisenverbindungen mit folgendem Ergebniss in 100 g Trockensubstanz ermittelt:

	Eisen		Eisen
1. Blutserum und Eiereiweiss . .	0—Spur mg	6. Rothe Kirschen	10,0—10,5 mg
2. Reis, Graupen, Weizenmehl No. 0	1,0—1,9 „	7. Aepfel, Kohl (äussere Blätter)	13,2—16,5 „
2. Milch, Feigen, Himbeeren . .	2,0—4,0 „	8. Rindfleisch	16,6 „
3. Haselnüsse, rohe Gerste, Kohl (innere Blätter), Roggen, geschälte Mandeln	4,0—5,0 „	9. Spargel	20,0 „
		10. Eidotter (Eigelb) . . .	10,4—23,9 „
		11. Spinat	32,7—39,1 „
4. Weizen, Heidelbeeren, Kartoffeln, Erbsen	5,0—6,5 „	12. Schweineblut	226 „
		13. Hämatogen	290 „
5. Kirschen (schwarze), Bohnen, Erdbeeren, Karotten, Kleie, Linsen	7,0—9,5 „	14. Hämoglobin	340 „

Man sieht hieraus, dass Reis und der innere Mehlkern der Getreidearten und Milch zu den eisenärmsten Nahrungsmitteln gehören; hieraus erklärt sich vielleicht, dass Kinder und weibliche Personen, die sich vorwiegend mit Milch und Weissbrot ernähren, häufig an Bleichsucht leiden und dass Milch, die gern hiergegen verordnet wird, die Bleichsucht befördert.

Eisenreich dagegen sind: Rindfleisch, Eigelb, Spinat und alle grüne d. h. chlorophyllhaltige pflanzliche Nahrungsmittel und würden diese bei Bleichsüchtigen in erster Linie in der anzuordnenden Nahrung mit zu berücksichtigen sein [1]).

c) **Bedeutung des Kochsalzes für den Stoffwechsel.** Das Kochsalz, im gewöhnlichen Leben schlechtweg „Salz" genannt, spielt sowohl für die Verdauung, wie wir bereits gesehen haben, als für den Säftestrom, die osmotischen Vorgänge im Körper eine grosse Rolle.

Das Kochsalz hat eine grössere Wasseraufnahme zur Folge und erhöht die Säfteströmung; mit letzterer findet auch eine erhöhte Proteïnumsetzung statt und finden wir nach Kochsalz-Genuss eine vermehrte Harnstoff-Ausscheidung. Aber nicht diese Umstände sind es, welche dem Kochsalz in unserer Nahrung einen hohen Werth beilegen, es hat nach den Untersuchungen von G. Bunge [2]) noch eine weit

---

[1]) Da das Chlorophyll nach S. 38 in naher Beziehung zum Blutfarbstoff steht, so würden chlorophyllhaltige Gemüsearten vielleicht auch noch aus diesem Grunde bei Bleichsüchtigen der Berücksichtigung werth sein.
[2]) Zeitschr. f. Biologie 1873, 9, 104 u. 1874, 10, 111.

wichtigere Aufgabe. Kochsalz ist mehr oder minder in allen Nahrungsmitteln, in den pflanzlichen sowohl wie in den thierischen enthalten. Aber die pflanzlichen Nahrungsmittel enthalten im Verhältniss zum Natron viel mehr Kali als die thierischen Nahrungsmittel. Während z. B. die thierischen Stoffe auf 1 Aequivalent (23) Natrium, 1—3 Aequivalente Kalium (39,1) enthalten, kommen bei den pflanzlichen Nahrungsmitteln (Weizen, Roggen, Bohnen, Erbsen etc.) auf 1 Aequivalent Natrium 10—20 Aequivalente Kalium. Dementsprechend nimmt der Pflanzenfresser in seiner täglichen Nahrung im Verhältniss zum Natron viel mehr Kali auf als der Fleischfresser; nach den Berechnungen G. Bunge's enthält die tägliche Nahrung:

			Kali	Natron	Chlor
1. Für 1 kg Fleischfresser:					
Bei Ernährung mit Rindfleisch			0,1820 g	0,0355 g	0,0310 g
„ „ „ Mäusen			0,1434 „	0,0743 „	0,0652 „
2. Für 1 kg Pflanzenfresser:					
Bei Ernährung mit Klee			0,3575 „	0,0226 „	0,0433 „
„ „ „ Rüben und Haferstroh			0,2923 „	0,0674 „	0,0603 „
„ „ „ Riedgräsern			0,3353 „	0,0934 „	0,0739 „
„ „ „ Wicken			0,5523 „	0,1102 „	0,0596 „

Hiernach nehmen Fleisch- und Pflanzenfresser für dieselbe Gewichtseinheit (1 kg Körpergewicht) annähernd dieselben Mengen Chlor und Natron in der Nahrung zu sich, nur die Kalimengen sind verschieden, sie sind in der Nahrung der Pflanzenfresser bedeutend überwiegend.

G. Bunge nahm eine regelrechte Nahrung (500—600 g Fleisch, 300 g Brot, 100 g Butter, 100 g Zucker, 2 g Kochsalz und $2^1\!/_2 - 3$ l Wasser) zu sich, darauf nach einigen Tagen in Versuch I 18,24 g phosphorsaures Kalium, in Versuch II eine äquivalente Menge citronensaures Kalium und in Versuch III 12 g citronen-saures Natrium. Indem er die Ausscheidung von Natron, Kali und Chlor in den 3 Versuchsreihen verfolgte, fand er, dass im Harn mehr ausgeschieden wurden:

In der Nahrung:			Natron	Chlor	Kali
Versuch I Phosphorsaures Kalium			5,1 g	3,4 g	10,7 g
„ II Citronensaures „			4,5 „	3,7 „	12,2 „
„ III „ Natrium			8,9 „	— „	0,9 „

Hiernach hat die erhöhte Aufnahme von Kalisalzen eine erhöhte Ausscheidung von Natronsalzen zur Folge gehabt, wie umgekehrt die Natronsalze eine Mehrausscheidung von Kalisalzen bewirkten.

Eine erhöhte Zufuhr von Kalisalzen begünstigt somit die Ausscheidung des Kochsalzes, macht den Körper also ärmer daran. Es ist einleuchtend, dass alle Nahrungsmittel, welche dem Körper eine erhöhte Menge Kalisalze zuführen, diese Wirkung äussern müssen. Die pflanzlichen Nahrungsmittel und gerade die, welche der Mensch vorzugsweise geniesst (Getreide, Hülsenfrüchte, Kartoffeln etc.) sind im Verhältniss zu den thierischen Nahrungsmitteln sehr reich an Kali; ihr Gehalt an Kochsalz ist zu gering, um den gesteigerten Verlust zu decken; deshalb muss bei vorwiegender Pflanzenkost dem Körper Kochsalz als solches zugeführt werden, damit er nicht daran verarmt.

Mit diesen lehrreichen Versuchen und Schlüssen G. Bunge's steht die Thatsache im Einklang, dass das Kochsalz als solches vorzugsweise von den Volksklassen beliebt und begehrt wird, welche sich vorwiegend von Pflanzenkost ernähren, dass dagegen die nur von Fleisch und thierischen Stoffen lebenden Volksstämme kein Bedürfniss nach Kochsalz zeigen.

Die nordasiatischen Jäger-, Fischer- und Hirtenstämme [1]) leben vollständig ohne Salz, z. B. die fast ausschliesslich von Rennthierfleisch lebenden Samojeden, die Dolganen und Juraken zwischen Jenisei und Lena, welche von Rennthierfleisch und Fisch leben und niemalz Salz geniessen, obgleich sie es sehr wohl kennen und es in ihrem Lande reiche Salzlager giebt; ebenso ist dieses der Fall bei den Tungusen zwischen der Lena und dem Amur.

Der Reisende Schwarz hielt sich drei Monate bei diesem Volke auf und lebte während dieser ganzen Zeit nur von Rennthierfleisch und Fisch, ohne eine Spur Salz. Er befand sich dabei sehr wohl und empfand nicht das geringste Bedürfniss nach Salz. Die Giljaken und Kamtschadalen geniessen nicht nur kein Salz, sondern haben sogar eine entschiedene Abneigung dagegen. Sie essen lieber gefaulte als gesalzene Fische. Ebenso geht es den Fleischessern in wärmeren Klimaten. Die Toda's, ein Hirtenvolk im Nilgherrygebirge in Indien, kannten, als sie zum ersten Male mit den Europäern in Berührung kamen, keine pflanzliche Nahrung, lebten von ihren Büffeln und genossen niemals Salz. Sallust erzählt von den Numidiern, dass sie nur von Milch und Fleisch lebten und zu letzterem kein Salz fügten. Die afrikanischen Negervölker dagegen leben hauptsächlich von pflanzlicher Kost. Und von ihnen sagt Mungo Park, „im Binnenlande ist Salz der grösste Leckerbissen." Man sieht Kinder an einem Stück Steinsalz lecken, als ob es Zucker wäre. Salz ist da so theuer, dass die Redensart, „er isst Salz" einen reichen Mann bedeutet. Ich selbst, sagt Mungo Park, habe sehr unter diesem Salzmangel gelitten, denn der fortwährende Genuss der pflanzlichen Nahrung hat auf die Dauer ein entsetzliches Verlangen nach Salz zur Folge, so dass die Entbehrung desselben zur höchsten Qual wird.

Auch bei den Thieren zeigen Fleischfresser niemals grosse Vorliebe für Salz; Pflanzenfresser dagegen sind sehr begierig nach Salz. Die Büffel in den nordamerikanischen Prairien versammeln sich bei den Salzquellen und an Stellen, wo Salzlager zu Tage liegen, um Salz zu fressen. Dasselbe gilt von den Rehen, die man mit Vorliebe durch Salzlecksteine auf bestimmte Plätze zu locken pflegt. Die verwilderten Rinder in den südamerikanischen Pampas lecken begierig Salz, wo sie es nur finden. Im Norden von Brasilien kränkelt oder stirbt nach v. Liebig das Vieh, wenn nicht von Zeit zu Zeit der Nahrung Salz zugesetzt wird.

Nach A. Müntz [2]) können die Alpenthiere sogar Kochsalz riechen; er warf denselben verschlossene Papierdüten mit Erde und andere mit Kochsalz vor; sie stürzten regelmässig auf die Düten mit Kochsalz, liessen dagegen die mit Erde liegen. Diese Gier der Alpenthiere nach Kochsalz erklärt sich daraus, dass der Regen und das Futter auf den Alpenhöhen erheblich ärmer an Kochsalz ist, als in den Tiefen; A. Müntz fand z. B. Kochsalz in Regenwasser vom Gebirge 0,34 mg, im Thal (Tiefen) 2,5—7,5 mg NaCl für 1 l; ferner in:

Heu		Klee		Thymian		Roggenstroh	
Gebirge	Thal	Gebirge	Thal	Gebirge	Thal	Gebirge	Thal
0,254 %	1,017 %	0,285 %	0,505 %	0,145 %	0,238 %	0,054 %	0,127 %

Auch die landwirthschaftlichen Hausthiere zeigen zeitweise eine grosse Gier nach Kochsalz.

Diese und andere Thatsachen dürften hinreichend beweisen, welche hohe Bedeutung das Kochsalz besonders für diejenige Volksklasse hat, welche durch fast ausschliessliche Pflanzennahrung ihr Leben fristet. Für diese hält Bunge die Salzsteuer für die Besteuerung einer unentbehrlichen Lebensbedingung.

13. Einfluss der Nahrungsmenge sowie der ein- und mehrmaligen Aufnahme der Nahrung auf den Stoff- und Kraftwechsel.

v. Hoesslin [3]) hat unter Zugrundelegung der Verbrennungswärme (nach Danilewsky) und unter der Annahme, dass mit dem Kothe ein Verlust von 5 %

---

[1]) D. Huizinga: Die Ernährung des Menschen. 1878, 77.
[2]) Comptes rendus 1891, **112**, 447.
[3]) Virchow's Archiv f. pathol. Anat. u. Physiol. 1882.

stattfindet, dass ferner mindestens 20—30 % des gereichten Proteïns als Pepton aufgenommen werden, aus verschiedenen Versuchen die Nahrungsmengen beim Menschen in Kalorien umgerechnet und dabei z. B. folgende Beziehungen gefunden:

Art der Nahrung	Proteïnmenge der Nahrung ausgedrückt in Kalorien der Verbrennungswärme	Gesammtmenge der Nahrung ausgedrückt in Kalorien	Im Körper zersetztes Proteïn ausgedrückt in Kalorien	Gesammtumsatz in Kalorien
31. Juli 1866. Gemischte Nahrung	600	3300	609	2595
11. Dec. 1866. Hunger	—	30 (?)	370	2470
14. „ 1866. „	—	30	360	2320
18. „ 1866. Gemischte Nahrung	600	3120	600	2750
19. „ 1866. Proteïnreiche Nahrung	1190	3290	600	2270
27. „ 1866. Gemischte Nahrung	600	3100	600	2710
2. Jan. 1867. Reichliche Nahrung, bes. Proteïn	1330	4590	880	2780
4. „ 1867. 3. Tag der gleichen Nahrung	1330	4590	1120	2940
13. „ 1867. Stickstofffreie Nahrung	—	2280	400	2350
Mann (Schneider) Gemischte Nahrung	600	3110	600	1860
3. Aug. 1866. Arbeit	600	3300	600	3840
14. Dec. 1866. Arbeit, Hunger	—	30	350	4040
29. „ 1866. Arbeit	600	3110	600	3340

Est ist also der in Wärmekalorien ausgedrückte Verbrauch an spannkrafthaltenden Stoffen bei Nahrungszufuhr, und zwar obwohl die Zufuhr den Verbrauch weit übertraf, so dass bedeutend angesetzt wurde, nur wenig grösser als bei vollständigem Hunger, und er zeigt sich ferner bei proteïnreicher Nahrung nicht grösser als bei vollständig proteïnfreier Nahrung.

Die verhältnissmässig geringen Aenderungen im Stoffumsatze nach Nahrungszufuhr, wie sie sich in den angeführten Versuchsreihen zeigen, deuten nach v. Hoesslin wohl darauf hin, dass zwischen Art und Menge der Nahrung und der Höhe des Stoffumsatzes keine direkte Beziehung steht, etwa derart, dass von den Zellen einfach mehr zersetzt wird, wenn mehr zugeführt wird, ohne dass im Protoplasma selbst eine Aenderung vor sich geht. Der Umstand, dass das Steigen oder Fallen des Kraftwechsels bei Veränderung der Nahrungszufuhr mehrere Tage lang dauert, also allmählich sich vollzieht, ist wohl nur durch eine Zustandsänderung der Zellen erklärbar, die unter dem Einflusse der veränderten Nahrungsverhältnisse allmählich vor sich geht.

Der Vorgang der Verbrennung der Nährstoffe in der Zelle ist vielleicht vergleichbar dem Ausfliessen von Wasser aus einem hohen oben offenen Gefässe, dessen am unteren Ende angebrachte Ausflussöffnung viel enger ist als die Einflussöffnung, so dass das Wasser im Gefässe erst auf eine gewisse Höhe steigen muss, bis sich endlich durch den wachsenden hydrostatischen Druck Einfluss und Ausfluss das Gleichgewicht halten; Vermehrung oder Verminderung des einfliessenden Wassers bringt dann nicht direkt Vermehrung oder Verminderung der ausfliessenden Wassermenge zu Stande, sondern nur ganz allmählich durch Vermittelung des steigenden oder fallenden hydrostatischen Drucks. Die Wassermenge im Gefässe bezw. der hydrostatische Druck würde in diesem Falle dem Ernährungs- und Erregungszustande der Zellen (der intramolekularen Wärme) entsprechen.

Veränderungen im Zustande des Körpers nach Nahrungszufuhr, welche Steigerung des Umsatzes mit sich bringen, kennen wir ja verschiedene, so besonders Veränderung des Ernährungszustandes der Körperzellen selbst, ferner gesteigerte Drüsenthätigkeit, vermehrte Darm- und Herzarbeit, und vielleicht bewirkt auch der durch Vergrösserung der Blutmenge vermehrte Blutumlauf in der äusseren Haut indirekt einen vermehrten Umsatz.

Der Körper verliert auch bei reichlicher Zufuhr von Kohlenhydraten und Fetten stets etwas Stickstoff in Folge der im Protoplasma vor sich gehenden Umsetzungen und giebt auch Salze von sich her. Es muss daher in der Nahrung stets eine gewisse Menge von Salzen und Proteïn oder von Stoffen, aus denen Proteïn gebildet wird, vorhanden sein, und dieses muss bei einem wachsenden Körper grösser als bei einem ausgewachsenen sein; ist aber die zur Erhaltung oder zum Ansatz nothwendige Menge gegeben, so scheint es in Bezug auf die Menge des Stoff- und Kraftwechsels — so weit bis jetzt die Versuche reichen — ziemlich gleichgültig, ob sie aus Fett, Kohlenhydraten oder Proteïn besteht. Eine gegebene Proteïnmenge beeinflusst zunächst nur den Bedarf des Plasmas, nicht aber die Schnelligkeit des Umlaufs; dieses folgt besonders aus dem Verhalten der Proteïnzersetzung bei Arbeit und bei einem wachsenden Körper; im ersteren Falle wird trotz des stark beschleunigten Umlaufs nicht mehr Stickstoff, im zweiten Falle sogar relativ weniger Stickstoff ausgeschieden als bei Ruhe bezw. beim Erwachsenen.

Der Gesammtstoffverbrauch hängt von der Masse des Organbestandes bezw. des lebenden Protoplasmas ab; eine Veränderung in der Stoffzufuhr, in der Menge der zugeführten Spannkräfte bewirkt erst bei länger Dauer eine wesentliche Aenderung in der Menge des Organproteïns bezw. des lebenden Protoplasmas und damit eine Aenderung im Stoffzerfall; das Mehr oder Weniger zwischen Zufuhr und Verbrauch wird grösstentheils am Körperfett ausgeglichen, so dass einem fettreichen Körper in der Zeiteinheit auch mehr Fett für den Stoffwechsel zur Verfügung steht als einem fettarmen etc. (vergl. S. 311 u. 313).

Was den Einfluss der ein- oder mehrmaligen Nahrungsaufnahme auf den Stoffwechsel anbelangt, so glaubt C. Adriani[1]) bei einem Hunde nachgewiesen zu haben, dass bei einer mehrmaligen Aufnahme der Nahrung ein grösserer Theil des Proteïns zur Aufnahme gelangte, als wenn die ganze Nahrung auf ein Mal verzehrt würde. J. Munk[2]) konnte indess einen solchen Unterschied nicht feststellen; nach ihm waren die Ausnutzung der Nährstoffe wie auch die Aenderungen des Körpergewichtes eines Hundes bei ein- wie mehrmaliger Nahrungsaufnahme gleich; für ausschliessliche Fleischfütterung stellte sich der Stickstoffansatz bei einmaliger Futteraufnahme günstiger als bei mehrmaliger Futteraufnahme.

Diese Befunde dürfen aber, wie auch J. Munk hervorhebt, nicht auf den Menschen übertragen werden. J. Ranke[3]) hat an sich selbst nachgewiesen, dass, wenn e. die nöthige Stoffmenge nur in Form von Fleisch (1832 g) in einer Mahlzeit genoss, 12 % der Trockensubstanz unausgenutzt blieben, dagegen nur 5 %, wenn er die Fleischmenge auf 3 Mahlzeiten vertheilte. Smirnow[4]) findet sogar für den Menschen bei 5-maliger Aufnahme der Kost noch günstigere Verhältnisse als bei 3-maliger Aufnahme, nämlich im Mittel von je 8 Versuchen:

Nahrungsaufnahme	Stickstoff für den Tag in			Stickstoff	
	Nahrung g	Harn g	Koth g	am Körper g	unausgenutzt im Koth ausgeschieden %
Dreimalige	28,8	23,9	2,8	+ 2,1	9,7
Fünfmalige	29,5	23,0	2,3	+ 4,2	7,8

---

[1]) Zeitschr. f. physiol. Chem. 1892, 17, 616.
[2]) Pflüger's Archiv f. d. ges. Physiol. 1894, 58, 354.
[3]) J. Ranke: Ernährung des Menschen 1876, 309.
[4]) Smirnow: Inaug.-Dissertation. St. Petersburg 1894.

Die Ausnutzung des Nahrungsproteïns war demnach bei 5-maliger Nahrungsaufnahme um rund 2 %, der Stickstoffansatz um rund 2 g für den Tag grösser, als bei 3-maliger Nahrungsaufnahme.

Hiernach dürfte der beim Menschen erfahrungsgemäss ausgebildete Brauch, die tägliche Kost nicht auf einmal, sondern auf mindestens 3 Mahlzeiten vertheilt aufzunehmen, als durchaus zweckmässig zu erachten sein.

14. Einfluss des Alters bezw. der Körpergrösse auf den Stoffwechsel. An verschiedenen Stellen, so S. 269 und S. 314, ist schon darauf hingewiesen, dass kleine und junge Lebewesen einen lebhafteren und grösseren Stoffwechsel besitzen, d. h. für die Körper-Gewichtseinheit mehr Kohlensäure und Harnstoff erzeugen, als grössere und ältere Lebewesen. Deutlich geht dieses z. B. aus folgender Zusammenstellung für die Körpergewichts- oder Oberflächeneinheit nach W. Camerer[1]), hervor [2]):

Alter (Jahre)	1	3	5	7	9	$12^{1}/_{2}$	15	Erwachsener
Körpergewicht	10 kg	13,0 kg	17,0 kg	20,5 kg	24,0 kg	33,0 kg	45,0 kg	70 kg
	Für je 1 Körperkilo und in 24 Stunden:							in der Ruhe
Harnstoff	1,40 g	0,90 g	0,76 g	0,75 g	0,69 g	0,54 g	0,50 g	0,50 g
Kohlensäure	32,0 „	26,7 „	26,9 „	25,5 „	22,7 „	19,6 „	14,6 „	13,0 „
Wasser durch Haut und Lunge	47,0 „	28,7 „	28,6 „	26,1 „	21,2 „	18,4 „	19,0 „	14,0 „
	Kalorien für 24 Stunden:							
1 Körperkilo	100,4	75,0	72,0	68,0	61,0	50,0	40,0	34,0
1 □Meter Oberfläche	1810	1470	1570	1400	1440	1320	1250	1130

Hiernach haben die Kinder für die Körpergewichtseinheit einen viel regeren Stoffwechsel als Erwachsene; erst vom 15. Lebensjahr an nähert er sich dem der Erwachsenen. Das rührt daher, dass der jugendliche Körper auf 1 kg Körpergewicht viel mehr Körperoberfläche besitzt und der Stoffwechsel nach M. Rubner[3]) sich in erster Linie nach der Körperoberfläche richtet, insofern als je grösser die Oberfläche, um so grösser die Abkühlung ist und in Folge dessen die zu erzeugende Wärme ebenfalls um so grösser sein muss.

Für die Berechnung der Körperoberfläche beim Menschen hat M. Rubner folgende Formel angegeben:

Die Oberfläche in qcm ist $= 12{,}3 \sqrt[3/2]{\text{Körpergewicht}}$.

Hiernach entfallen z. B. auf je 1 kg Körpergewicht rund:

Kind von Gewicht:	2 kg	3 kg	5 kg	10 kg	20 kg	Erwachsener 70 kg	Hund gross	Hund klein	Ratte
Körperoberfläche cm²	950	830	700	555	450	320	344	726	1650

Wenn aber der Stoffwechsel bezw. der Nahrungsbedarf sich wesentlich nach der Körperoberfläche richtet, so muss er für die gleiche Oberfläche in den verschiedenen Altern sich nähern; das trifft auch nach Camerer's und Rubner's Angaben insofern

---

[1]) W. Camerer: Der Stoffwechsel des Kindes. Tübingen 1894.
[2]) Die Zahlen für den Stoffwechsel sind abgerundet und entsprechen sich zum Theil nur annähernd.
[3]) Zeitschr. f. Biologie 1883, **19**, 535.

zu, als die Unterschiede in dem Kalorienbedarf für 1 qm Körperoberfläche bedeutend geringer sind bezw. sich mehr oder weniger mehr nähern als für 1 kg Körpergewicht.

Auch die Wasserdampfabgabe durch Haut und Lungen ist nach den vorstehenden Zahlen nicht solchen Schwankungen unterworfen als der Kalorienbedarf für je 1 kg Körpergewicht und geben der erwachsene Mensch und kleine Thiere für je 1 kg Körpergewicht nahezu gleiche Mengen Wasser (z. B. 12 g beim Menschen und 11,5 g bei einem 4 kg schweren Hund) ab. Hieraus folgt, dass der jugendliche Körper die Fähigkeit besitzt, seine Abkühlung mittelst der Haut auf dem Wege der Wärme-Strahlung und -Leitung zu suchen. Würde der jugendliche oder kleine Körper in demselben Maasse Wasserdampf durch die Haut verlieren, als Wärme durch Strahlung und Leitung, so würde er beständig der Gefahr des Verdurstens ausgesetzt sein; auch erklärt sich aus diesem Umstande nach M. Rubner die grosse Beweglichkeit der Kinder und die Lust an körperlichen Uebungen, welche den Erwachsenen wegen der nur unter Schweissbildung zu erreichenden Wärmeabgabe sehr unbequem werden.

Immerhin bleibt aber nach den Angaben Camerer's der Stoffwechsel für eine gleiche Körperoberfläche in der Jugend des Menschen etwas grösser, als beim erwachsenen Menschen und dürfte wohl mit Tigerstedt und Sonden[1]) anzunehmen sein, dass noch andere Umstände als die blosse Wärmeabgabe in der Jugend, besonders beim Wachsen erhöhend auf den Stoffwechsel wirken; letzterer ist sogar bei den männlichen grösser als bei den weiblichen Individuen von demselben Alter und demselben Körpergewichte. Dieser Unterschied zwischen beiden Geschlechtern scheint sich erst allmählich zu verwischen und verschwindet erst ganz bei herannahendem Greisenalter. Auch hat E. Voit[2]) nachgewiesen, dass das Rubner'sche Gesetz nur unter folgender Fassung Gültigkeit besitzt:

„Der Energiebedarf homoiothermer Thiere richtet sich nach deren Oberflächenentwickelung, wenn Körperruhe, mittlere Umgebungstemperatur und relativ gleicher Proteïnbestand gegeben ist."

15. Einfluss der Arbeit auf den Stoffwechsel. An verschiedenen Stellen ist bereits, so S. 250 und 314, darauf hingewiesen, dass durch Arbeit der Stoffwechsel nicht unwesentlich erhöht wird. Diese Erhöhung betrifft aber, wie S. 297 u. ff. bereits dargethan ist, weniger den Umsatz der Proteïnstoffe als den der Kohlenhydrate bezw. des Fettes.

v. Pettenkofer und C. Voit fanden z. B. den Stoffverbrauch bei Ruhe und Arbeit wie folgt:

Verbrauch am	Stickstoff	Kohlenstoff	Wasser
Ruhetag	17,4 g	248,6 g	828,0 g
Arbeitstag	17,4 „	350,2 „	2042,1 „

Während daher der Verbrauch an Stickstoff bezw. Proteïn bei Ruhe und Arbeit gleich geblieben ist, hat der Kohlenstoffverbrauch am Arbeitstage um 101,6 g oder 41 % gegenüber dem Ruhetag zugenommen.

In theilweiser Ergänzung der obigen Ausführungen und um weiter zu zeigen, ob und in wie weit die Verdauung durch die Arbeit beeinflusst wird, mögen unter anderen noch folgende Versuchsreihen mitgetheilt werden:

---
[1]) Vergl. O. Hamarsten: Lehrbuch der physiol. Chemie 1899, 4. Aufl., 596.
[2]) Zeitschr. f. Biologie 1901, 41, 112.

Versuchs- ansteller	Anzahl der Versuche	Art der Nahrung	Art der Beschäftigung	Stickstoff für den Tag im Mittel				Un- ausgenutzt durch den Koth aus- geschieden %
				Nahrung g	Harn g	Koth g	am Körper g	
Zasietski[1])	je 15	Milch	Ruhe	15,8	14,9	0,9	± 0	5,7
			Gehen	15,9	16,2	0,9	− 1,2	5,7
Burlakow[2])	je 5	Fleisch, Milch, Brot, Thee	Ruhe	13,8	9,8	1,3	+ 2,7	9,4
			Arbeit	12,8	10,9	1,0	+ 0,9	7,8
Krummacher[3])	je 3 bezw. 2	Fleisch, Milch, Brot, Reis, Wein	Ruhe	15,9	15,6	1,0	− 0,7	6,3
			Arbeit	15,9	16,95	1,25	− 2,3	7,9
Derselbe[4])	je 3	Fleisch, Milch, Zwieback, Reis etc.	Ruhe	17,6	14,7	2,4	+ 0,5	13,6
			Arbeit (150,070 bis 401,065 kgm)	17,6	15,1	2,4	+ 0,1	13,6
Punine[5])	je 15	Fleisch, Milch, Schwarzbrot, Haferschleim, Blaubeeren etc.	Ruhe	18,9	14,8	4,1	± 0	21,6
			Reiten	19,9	15,6	4,3	± 0	21,6

Nach den 4 ersten Versuchen ist im Mittel mehrerer Versuche der Stickstoff-umsatz durch die Arbeit zwar um etwas erhöht worden, indess ist der Mehr-Umsatz nicht ausreichend, die für die Arbeitsleistung nöthige Wärmemenge zu liefern (vergl. S. 290 u. 299). Auch die Ausnutzung des Stickstoffs der Nahrung ist im Mittel aller Versuche durch die Arbeit nicht wesentlich beeinflusst worden; die 2. Versuchsreihe lässt im Mittel eine kleine Erhöhung, die 3. dagegen eine kleine Verminderung der Ausnutzung der Nahrung erkennen.

Ch. E. Wait gelangte bezüglich der Ausnutzung der Nahrung zu denselben Ergebnissen (vergl. S. 249); bezüglich der Stickstoffausscheidung fand er, dass bei einer mittleren Arbeitsleistung = 139 Kalorien im Tage, wenn in der vorhergehenden Ruhezeit ein kleiner Stickstoffverlust vorhanden gewesen war, dieser während der Arbeitszeit sich verminderte und ein Stickstoffgewinn während der Ruhe sich während der Arbeit sogar etwas vergrösserte; das erklärt sich nur, wenn, wie Wait sagt, zwischen der Stickstoff-Umsetzung und Stickstoff-Ausscheidung eine gewisse Zeit vergeht.

Dagegen wird naturgemäss die Sauerstoff-Einnahme und Kohlensäure-Abgabe durch die Arbeit wesentlich vermehrt. N. Zuntz und G. Katzenstein[6]) geben die Mehreinnahme an Sauerstoff für 1 kgm Arbeitsleistung je nach Art derselben zu 1,43 ccm (Gehen) bis 1,96 ccm (Dreharbeit) an.

Wolpert[7]) findet die Mehrausgabe an Kohlensäure wie Wasserdampf während der Arbeitszeit gegenüber der Ruhe in Procenten wie folgt:

---

[1]) Wratsch: 1885, 6, 866.
[2]) Ebendort 1888, 9, 66.
[3]) Pflüger's Archiv f. d. ges. Physiologie 1890, 47, 457.
[4]) Zeitschr. f. Biologie 1896, 33, 119.
[5]) Punine: Inaug.-Dissertation. St. Petersburg 1894.
[6]) Du Bois-Reymond's Archiv f. Anat. u. Physiol. 1890, 367 und ferner 1895, 378.
[7]) Archiv f. Hygiene 1896, 26, 32.

	Hand-näherin	Schreiber	Lithograph	Schneider	Maschinen-näherin	Mechaniker	Damen-schuhmacher
Kohlensäure	+ 13 %	17 %	20 %	22 %	37 %	44 %	47 %
Wasser	+ 6 „	—	1 „	—	—	—	114

Kohlensäure-Vermehrung und Wasserdampfabgabe sind daher je nach der Art der Arbeit wie der Personen sehr verschieden. Der Gesammtstoffwechsel und die Wärmeerzeugung ist durch die Arbeitsleistung so gesteigert, dass dagegen die Wirkung der Luftwärme zurücktritt; nur die Wasserdampfabgabe, nicht die der Kohlensäure wird durch die Temperatur der Luft bedingt; so fand M. Rubner[3]) für einen 70 kg schweren Menschen und eine Stunde bei einer stündlichen gleichmässigen Arbeitsleistung:

Temperatur der Luft:	21,1°	20,3°	7,4°	12,7°	16,7°	17,5°	18,8°	25,0°
Relative Feuchtigkeit	gleich und gleiche Bekleidung		81 %	84 %	59 %	87 %	83 %	47 %
Thätigkeit	Ruhe	Schlaf	Arbeit je 15000 kgm in 1 Stunde					
Kohlensäure	33,6 g	27,2 g	84,0	78,5 g	97,0 g	84,5 g	81,2 g	78,7 g
Wasser	42,0 „	48,0 „	58,0 „	70,8 „	138,1 „	90,4 „	112,8 „	230,0 „

Lufttemperatur wie Kleidung wirken weder erhöhend noch vermindernd auf den Stoffwechsel des Arbeitenden; aber sie beeinflussen mehr oder minder stark die Wasserdampfabgabe von Haut und Lunge.

In Folge dieses gesteigerten Stoffwechsels muss auch die Nahrungszufuhr während oder nach der Arbeitsleistung eine entsprechend grössere sein. So verbraucht nach Zuntz und Katzenstein[3]) ein 70 kg schwerer Mann bei ebenem Gehen (3500 m in der Stunde) 12,8 g Fett, beim Steigen (150 m hoch und 3500 m Wegestrecke) 20,2 g, beim Raddrehen (30 Umdrehungen in 1 Min.) 35,6 g Fett mehr als in der Ruhe (7 g Fett).

C. Voit berechnet für eine einstündige Arbeitsleistung von 24,328 kgm einen Mehrverbrauch von 8,2 g Fett = 20,1 g Kohlenhydrate.

Der Körper bezw. die thierische Zelle kann aber ihren Kraftbedarf wie im Ruhezustande so auch bei der Arbeit aus den 3 Gruppen von Nahrungsstoffen: Protein, Fett und Kohlenhydraten entnehmen. Bei der Umsetzung im Körper leistet, da das kalorische Aequivalent der Arbeit nach Danilewski auch für den lebenden Muskel gilt, 1 grosse Kalorie 425 kgm Arbeit oder:

	Protein (Muskelfleisch)	Fett	Kohlenhydrate
Je 1 g bei der Verbrennung	1740 kgm	3995 kgm	1742 kgm
oder 1 l Sauerstoff liefert bei der Verbrennung	1837 „	1900 „	2110 „

Da nach Zuntz und Katzenstein beim Drehen einer Kurbel 20—25%, beim Steigen 35% der theoretisch möglichen Kräfte in Arbeit umgesetzt werden, so muss die Menge Nährstoffe, die behufs Arbeitsleistung zerstört werden müssen, 3—4mal grösser sein, als dem Wärmeäquivalent der Arbeit selbst entspricht.

Von nicht geringer Bedeutung für die Beurtheilung des der Arbeitsleistung entsprechenden kalorischen Wärmeäquivalents ist auch die Frage, wie viel von der Arbeit des Körpers auf die innere, wie viel auf die äussere Arbeitsleistung entfällt.

Diese Verhältnisse sind selbstverständlich ausserordentlich verschieden. Redten-

---

[3]) Vergl. M. Rubner in E. v. Leyden's Ernährungstherapie, Leipzig 1897, 1, 1. Abth., 72.

bacher rechnet für anstrengendere Arbeit in der Stunde 30300 kgm, also für 9 Stunden 272700 kgm ohne die innere Arbeit. Andere rechnen sogar für eine 8-stündige Arbeitszeit 340000 kgm. Das dürfte aber sehr hoch gerechnet sein und im allgemeinen für einen gesunden Mann folgende mittlere Arbeitsleistung für den Tag gerechnet werden können:

1. Für innere Leistung des Körpers (Blutbewegung, Athmung etc.) . 80 000 kgm
2. Für äussere Arbeit . . . . 170 000 „

Im Ganzen 250 000 kgm.

M. Rubner[1]) hat die dem Körper (65,5 kg Gewicht und 1 qm Oberfläche) zugeführte Energiemenge für verschiedene Arbeitsleistung ermittelt und die Vertheilung auf innere und äussere Arbeit wie folgt berechnet:

	Wärmemenge[2])		Kalorien auf 1 qm	Verhältniss der Wärmemenge, wenn die des Hungers = 100 gesetzt wird
	Brutto	Nach Abzug der des Kothes		
1. Hungerzustand, ruhend	2303	2303	1180	100
2. Sehr mässige, körperliche Bewegung (Hausverwalter, Mechaniker etc.)	2631	2445	1220	105
3. Mittlere Arbeit (Schreiner, Dienstmann) .	3121	2868	1420	125
4. Angestrengte Arbeit (Raddreher etc.) . .	3659	3362	1830	146
5. Sehr schwere Arbeit	4800	4410	2400	191

Der mittlere Kraftverzehr der Arbeiter No. 2 bei sehr mässiger Bewegung ist nur unwesentlich höher als im ruhenden Hungerzustand, der der Arbeiter No. 3 bei mittleren Leistungen dagegen um etwa $1/5$, der der angestrengten Arbeiter No. 4 um reichlich $1/3$ höher und der bei sehr schwerer Arbeit um beinahe das Doppelte höher als bei den Arbeitern mit sehr mässiger Körperbewegung.

M. Rubner rechnet die mittlere tägliche Arbeitsleistung zu 201600 kgm, welcher ein Wärmemaass von 474 Kalorien entspricht. Da aber wahrscheinlich nur 25% oder $1/4$ der Wärmeenergie — Danilewsky nimmt, aber ohne Zweifel zu hoch, 50% oder $1/2$, v. Helmholtz dagegen nur $1/5$, Zuntz und Katzenstein $1/5$—$1/3$ an — in Arbeit umgesetzt wird, so werden der Arbeitsleistung von 201600 kgm 474 mal 4 = 1896 Kalorien entsprechen, sodass 2864 — 1896 = 968 Kalorien für die innere Arbeitsleistung, d. h. nicht einmal die Hälfte des Kraftumsatzes eines Hungernden (2303 Kalorien) übrig bleiben. Der Hungernde benutzt ausser für die innere Arbeitsleistung den Kraftwechsel, um die von der Körperoberfläche durch Strahlung, Leitung und Wasserverdunstung verloren gehende Wärme zu decken; geht der Mensch zur äusseren Arbeit über, so fällt ein grosser Theil jener Zersetzung, welche unterhalten wird, um die Abkühlung zu decken, weg, indem die bei der Arbeit entwickelte Wärme den Wärmeverlust vom Körper mit decken hilft.

Zieht man von dem Kraftverzehr der angestrengten Arbeiter No. 4 die Menge, welche nicht gerade durch die zur Arbeit nöthigen Umsetzungen gedeckt werden

---

[1]) Zeitschr. f. Biologie 1885, 21, 250 u. 337.
[2]) M. Rubner hat für die einzelnen Nährstoffe etwas andere Verbrennungswärmen angenommen, als sie oben von F. Stohmann erhalten worden sind (vergl. S. 282). Weil er aber für Fett und Proteïn etwas niedrigere, für Kohlenhydrate etwas höhere Verbrennungswärmen zu Grunde legt, als sich nach Stohmann's Untersuchungen ergeben, so gleicht sich der Unterschied mehr oder weniger aus, und ist die Summe in beiden Fällen nahezu gleich.

muss, nämlich 968 Kalorien ab, so würden 3362 — 968 = 2394 Kalorien übrig bleiben, welchen bei ¼ Ausnutzung für Arbeitsleistung (= 600 Kalorien) ein täglicher Arbeitswerth von 255000 kgm oder ein Zuwachs von 26 % gegenüber den Arbeitern No. 3 bei mittlerer Arbeit entsprechen würde.

Da der Stoffumsatz aber nur eine Vermehrung von 17 % erfahren hat, so müssen vermuthlich die angestrengtesten Arbeiter mit einer grösseren Nutzleistung als 25 % arbeiten, und weil der Kraftwechsel bei mässiger Arbeit nicht viel grösser ist, als in der Ruhe und im Hungerzustand, so kann der Mensch ohne Zweifel unter Umständen noch weit mehr Wärmeenergie in Arbeit oder sonstige Kräfteformen umwandeln.

Wenngleich wir daher noch nicht darüber klar sind, in welchem genauen Verhältniss der Kraftverzehr und der Kraftwechsel zur Arbeitsleistung steht, so sehen wir doch, dass der menschliche Organismus durch eine weise, kunstgerechte Einrichtung sparsamer arbeitet, als eine Dampfmaschine, indem von ihm mindestens 20—35 %, von der best eingerichteten Dampfmaschine aber höchstens 10 % der Wärmeenergie in Arbeit umgesetzt werden (vergl. S. 300).

16. Einfluss des Klimas auf den Stoffwechsel.

Die den Körper umgebende Luft muss naturgemäss auf den Stoffwechsel von Einfluss sein, weil wir unter sonst gleichen Verhältnissen um so mehr Wärme verlieren, je kälter und windiger die Luft ist und wir daher in diesem Falle durch Verbrennung im Körper mehr Wärme erzeugen müssen.

So hat C. Voit[1]) in Gemeinschaft mit Herzog Carl Theodor in Bayern nachgewiesen, dass der Mensch (auch das Thier) bei umgebender kalter Luft mehr Sauerstoff ein- und Kohlensäure ausathmet, als bei umgebender warmer Luft. Sie fanden für einen 71 kg schweren Mann in nüchternem Zustande und bei vollkommener Ruhe für 6 Stunden:

C^0	Kohlensäure	Harnstickstoff	C^0	Kohlensäure	Harnstickstoff
Bei 4,4	210,7 g	4,23 g	Bei 23,7	164,8 g	3,40 g
„ 6,6	206,0 „	4,05 „	„ 24,2	166,5 „	3,34 „
„ 9,0	192,0 „	4,20 „	„ 26,7	160,0 „	3,97 „
„ 14,5	155,1 „	3,81 „	„ 30,0	170,6 „	— „
„ 16,3	158,3 „	4,00 „			

Hier ist also die Kohlensäure-Ausscheidung bei kalter Temperatur nicht unwesentlich höher als bei warmer. Die Athem-Bewegungen sind in der Kälte tiefer und zahlreicher, in Folge dessen mehr Sauerstoff einströmt, der eine erhöhte Stoffzersetzung ermöglicht. Hiermit bringt man in Zusammenhang, dass wir im Winter mehr und fettreichere[2]) Speisen zu uns nehmen als im Sommer und dass aus demselben Grunde die Ernährungsweise des Nord- und Südländers sich verschieden gestaltet.

„Bewunderten wir", sagt H. Grouven, „einmal in der Nähe die Naturschönheiten Grönlands, durchstreiften wir im Schlitten des Kamtschadalen die endlosen Eisfelder seiner Heimath, so müsste sich jenes Bedürfniss noch sonderbarer stellen; wir würden in der Schneehütte des Eskimo eine uns gereichte Tasse Thran ebenso zu würdigen wissen, wie die Gastfreundschaft des Samojeden, der uns ein Dutzend Talgkerzen als Leckerbissen anbietet; wir würden dort behaglich ein Quantum Branntwein verschlucken, das uns hier zum Säufer qualifficirte."

---

[1]) Zeitschr. f. Biologie 1878, **14**, 71.
[2]) Wegen des höheren Wärmewerthes des Fettes gegenüber Proteïnstoffen und Kohlenhydraten.

„In den gemässigten Zonen berühren uns nicht die durch die Verhältnisse gebotenen Extreme des Nordens; wir theilen aber auch nicht die Lebensweise des Südländers. Besonders die viel gerühmte Mässigkeit der dem Aequator nahen Völker kann in unserem Deutschland keinen Anklang finden. Wir müssen thätiger sein, um uns Nahrung zu verschaffen, welche überhaupt dem Südländer weit weniger physisches Bedürfniss ist und ihm obendrein von einer üppigen subtropischen Pflanzenwelt fast unentgeltlich bereitet wird."

Der Stoffwechsel des Südländers ist durch die geringe Wärmeabgabe an die Luft auch ein geringerer als der des Nordländers; seine Hauptnahrung besteht in sauerstoffreichen Kohlenhydraten oder in süssen an Pflanzensäuren reichen Südfrüchten.

Deshalb erholen sich unsere Lungenkranken und schwächlichen Personen sichtbar schnell in wärmeren Klimaten; denn dadurch, dass nur wenig und leichter verdauliche Nahrung aufgenommen und dem entsprechend auch weniger Sauerstoff eingeathmet zu werden braucht, ist sowohl die Thätigkeit des Magens wie der Lungen gemildert.

Um die Unterschiede sehr wechselnder Temperaturen der Luft im Winter und Sommer bezw. im Norden und Süden weniger fühlbar zu machen und die Wärmeabgabe vom Körper zu verschiedenen Zeiten und in verschiedenen Gegenden auszugleichen, besitzen wir zwei Mittel, ein natürliches in der Wärmeregelungsfähigkeit der Haut und ein künstliches in der Kleidung. Wie schon S. 277 auseinandergesetzt ist, tritt als Regeler der Wärmeabgabe von der Haut, wenn dieselbe durch Strahlung und Leitung vermindert wird, die Wasserverdunstung ein und wenn diese Ausgleichsfähigkeit der Haut nicht ausreicht, benutzen wir eine dichtere oder dünnere Kleidung.

Durch die stärkere Bekleidung (Pelz etc.) im Norden wird die Wärmeausstrahlung herabgedrückt, während der Südländer durch möglichst leichte Bekleidung dieselbe thunlichst zu begünstigen sucht. Ausserdem sucht der Südländer durch Fächeln etc. die Wasserverdunstung von der Haut zu erhöhen, wozu ebenfalls Wärme verbraucht wird. Auf diese Weise kommt es, dass das Kostmaass im Norden und Süden, was die eingeführte Menge Kohlenstoff anbelangt, doch nicht sehr wesentlich von einander verschieden ist. Dieses gilt besonders für die Arbeiterkost.

Auf gleiche Weise erklärt sich, dass, wie K. E. Ranke [1]) nachgewiesen hat, das Kostmaass bezw. die dem Körper in der Nahrung zugeführten Wärmeeinheiten im Winter und Sommer auch bei uns nicht wesentlich verschieden sind. Nur bei Temperaturen wesentlich über 20^0 ist die Nahrungsaufnahme durchweg, aber in Folge pathologischer Erscheinungen (Störungen des Allgemeinbefindens) eine verminderte. Aber Kleider-, Luft- und Zimmerwärme allein halten unsern Körper auf die Dauer nicht warm, ebensowenig wie ein Ofen, den wir mit einem Pelz umhängen, ohne Feuer darin zu machen, warm wird. Der warm bekleidete Hungernde friert und fröstelt selbst im Sommer. Die Wärmeausstrahlung wird nämlich selbst durch eine sehr dicke Bekleidung nicht vollständig aufgehoben. Wir bedürfen, um den Wärmeverlust des Körpers zu decken, fortwährend der Nahrung und Heizstoffe und um so mehr, je grösser der Verlust ist.

Der wirksamste Schutz gegen die Kälte ist die Nahrung.

---

[1]) Zeitschr. f. Biologie 1900, **40**, 288.

Die Ernährung des Menschen.

Die vorstehend entwickelten Gesetzmässigkeiten für die Ernährung haben selbstverständlich nur eine allgemeine Bedeutung; wenn schon bei den Thieren individuelle Abweichungen von den allgemeinen Regeln vorkommen, so ist dieses beim Menschen erst recht der Fall. Der Mensch nimmt seine Nahrung aus dem Thier- und Pflanzenreich und benutzt die verschiedenartigsten Wesen beider Reiche zu seiner Ernährung. Dem einen sagt dieses, dem anderen jenes zu und sind die Anforderungen an die Menge wie Zubereitung der Nahrung ebenfalls individuell sehr verschieden. Der Mensch verlangt nicht nur die nöthige Menge Nährstoffe in der Nahrung, sondern auch, dass letztere **schmackhaft und gut zubereitet** sei.

Einseitige und schlecht zubereitete Nahrung, auch wenn sie noch so gehaltreich ist, widersteht dem Menschen und ist auf die Dauer nicht geeignet, ihn vollauf zu ernähren. Davon liefern uns die mageren und blassen Gesichter in Gefängnissen und öffentlichen Anstalten einen deutlichen Beweis. Hier ist es weniger der Mangel an Nährstoffen, welcher die Menschen vielfach körperlich herunterkommen lässt, als die Art und Weise der Zubereitung, der Mangel an Gewürzen und Genussmitteln in der Nahrung.

Wir **würzen unsere Nahrung, kochen und braten** sie, um dieselbe durch angenehme Einwirkung auf Geruchs- und Geschmacksnerven zusagender zu machen. Das Kochen und Braten der Nahrungsmittel sind Behandlungen, welche wir nur bei den gebildeten Völkern finden und die sich mit dem Vorschreiten der Kultur entwickelt haben.

Dieselben bezwecken nicht nur die Nahrung den Geruchs- und Geschmacksnerven zusagender zu machen, sondern bewirken auch mechanische und chemische Umänderungen der Nahrungsmittel.

Die Stärkekörnchen der Pflanzen gehen in einen gallertartigen kleisterähnlichen Zustand über, in welchem sie leichter verdaut werden. Die Zellwandungen werden durch Kochen gesprengt, in Folge dessen der Zellinhalt den Verdauungssäften leichter zugänglich ist.

Die Proteïnstoffe gehen in einen geronnenen Zustand über und werden unlöslich in Wasser. Man sollte meinen, dass sie dadurch schwerer verdaulich würden; das ist aber nicht der Fall, da die in Wasser löslichen Proteïnverbindungen auch durch die Verdauungssäfte erst in den geronnenen Zustand übergeführt und dann wieder gelöst werden. Ein gekochtes Ei wird nicht minder und schwerer verdaut als ein rohes (vergl. S. 216).

Durch das Kochen bezw. Braten werden üble Gerüche und Geschmacksstoffe beseitigt oder an deren Stelle angenehme gebildet.

Die ganze Kochkunst läuft darauf hinaus, die Nahrung so zuzubereiten, dass dieselbe am besten ihrem Zwecke entspricht.

„Eine gut zubereitete Speise", sagt Hamerton, „erhält uns gesund, während eine schlecht zubereitete uns oft nur die Wahl zwischen Hunger und Indigestion übrig lässt."

Eine weitere wichtige Frage für die Bemessung eines richtigen Kostmaasses ist die, ob

a) die **Nahrung aus dem Thier- und Pflanzenreich** entnommen werden soll?

Als Omnivore kann sich der Mensch sowohl von thierischen wie pflanzlichen Nahrungsmitteln ernähren.

Der civilisirte Mensch befriedigt sein Nahrungsbedürfniss aus Nahrungsmitteln sowohl des Thier- wie Pflanzenreiches; Jäger und Hirtenvölker, die noch auf der niedrigsten Kulturstufe stehen, geniessen nur Erzeugnisse der Thierwelt; diesen gegenüber steht eine Gesellschaft Menschen, die sog. Vegetarier (Pflanzenkostesser), welche nur von pflanzlichen Nahrungsmitteln leben und behaupten, dass diese die einzig richtige Nahrung des Menschen bilde.

Die Vegetarier gehen in zwei Richtungen auseinander: die eine geniesst neben den Pflanzen kein Fleisch, aber alle thierischen Erzeugnisse, welche, wie Milch, Käse, Butter, Eier etc., ohne Schlachten der Thiere gewonnen werden; die andere strengere Richtung lebt nur von Pflanzen und hält jegliches thierische Nahrungsmittel streng ausgeschlossen.

Die Vegetarier begründen ihre Ansicht und Lebensweise damit, dass der Mensch dem Affen in der Natur am nächsten stehe, und weil dieser nur von Pflanzen lebe, so seien auch für den Menschen die Pflanzen die naturgemässesten Nahrungsmittel.

Der Genuss von Fleisch (oder thierischen Erzeugnissen) sei unnatürlich für den Menschen, mache ihn wild und dem Thiere ähnlich, ausserdem erzeuge er manche Krankheiten.

Für letztere Behauptung finden sie eine Bestätigung in der Trichinenkrankheit der Schweine, in den Finnen etc. und glauben eine geschichtliche Grundlage für sich zu haben, da schon Moses den Israeliten den Genuss des Schweinefleisches verbot. Auch lässt sich nicht verkennen, dass der Mensch sich ausschliesslich mit pflanzlichen Nahrungsmitteln ernähren kann. Wir wissen, dass ganze Negerstämme ausschliesslich Pflanzenkost geniessen; der chinesische und japanische Arbeiter verzehrt grosse Mengen Reis, ohne wesentliche Zulage thierischer Nahrungsmittel. Auch bei uns in Europa gehört Fleisch zu den grössten Seltenheiten auf den Tischen vieler Volksklassen und doch leben und arbeiten diese Leute. Die Holzknechte des bayerischen Gebirgslandes verzehren nur „Schmalzkost", d. h. mit Schmalz zubereitete Mehlspeisen; sie erhalten nur an hohen Festtagen Fleisch und doch verrichten sie schwere Arbeiten und zeichnen sich sogar durch Rauflust aus.

Das vorwiegendste Nahrungsmittel bei der ärmeren Volksklasse bilden Kartoffeln und Brot, zu denen sich von thierischen Nahrungsmitteln nur das Fett gesellt.

Hier haben wir es allerdings nicht mehr mit rein pflanzlicher Nahrung zu thun, da dieselben durch den Zusatz des thierischen Fettes ein wesentlich anderes Merkmal erhalten. Aber in den wärmeren Gegenden wird auch Butter und Schmalz durch Olivenöl ersetzt und so kann die Möglichkeit der völligen Ernährung durch reine Pflanzenkost nicht geleugnet werden. Freilich man frage in den meisten Fällen nur nicht — wie?

Der Mensch steht bezüglich seines Magens und der Verdauungsorgane zwischen dem Pflanzenfresser und dem Fleischfresser. Der Pflanzenfresser vermag in Folge seines umfangreichen Verdauungssystems eine voluminöse Pflanzennahrung recht gut auszunutzen, was bei dem Fleischfresser mit seinem viel geringeren Magenumfang nicht der Fall ist. Während bei dem Pflanzenfresser die Verdauungsorgane 15—20 % des

Körpergewichtes ausmachen, wiegt der Darmkanal beim Fleischfresser nur 5—6 % des Körpergewichtes und beim Menschen 7—8 %. Der Mensch nähert sich daher in seiner Verdauungs-Einrichtung eher dem Fleisch- als dem Pflanzenfresser.

Dass aber die pflanzlichen Nahrungsmittel eine viel grössere Verdauungsthätigkeit erfordern als thierische Nahrungsmittel, ist allgemein bekannt. Die pflanzlichen Nährstoffe (Proteïn, Stärke etc.) sind, wie bereits bemerkt, durchweg in Zellen mit festen Wandungen eingeschlossen und gestatten den Verdauungssäften nur schwer Zutritt. Dazu kommt, dass die Zellwandungen (Holzfaser) einen Reiz auf die Darmwandungen ausüben und eine schnelle Entleerung des Darminhaltes bewirken.

Diese mechanische Wirkung der pflanzlichen Nahrungsmittel wird noch unterstützt dadurch, dass bei massenhafter Einführung von Stärke und Zucker im Darm leicht eine Art Gährung oder Fäulniss entsteht, welche die Bildung von Säuren (Buttersäure) zur Folge hat. Diese bewirken ebenfalls verstärkte Darmbewegung und damit eine schnellere Entleerung des Inhaltes. Die durch die Kürze des menschlichen Darmes bedingte schlechtere Ausnutzung der pflanzlichen Nahrungsmittel wird also noch durch die kurze Zeit erhöht, während welcher sie im Darm verbleiben. So kommt es, dass die pflanzlichen Nahrungsmittel viel schlechter ausgenutzt werden oder nach Prausnitz richtiger gesagt, viel mehr Koth liefern, als die thierischen Nahrungsmittel (vergl. S. 251).

Dadurch aber ist bedingt, dass wir, um den täglichen Bedarf an Nährstoffen in unserer Nahrung zu decken, grosse Mengen pflanzlicher Nahrungsmittel zu uns nehmen müssen; um z. B. die nöthige Proteïnmenge (118—130 g) zuzuführen, wären erforderlich:

Käse	270 g	Mais	1000 g
Fleisch (mager)	550 „	Schwarzbrot	1800 „
Erbsen	500 „	Reis	2000 „
Weizenmehl	900 „	Kartoffeln	5000 „

Das sind also bei Reis, Kartoffeln, Mais etc. Mengen, die wir kaum bewältigen können; wenn nun auch durch Zusammenstellung proteïnreicher Pflanzenstoffe (wie der Leguminosen, Erbsen, Bohnen etc.) mit proteïnärmeren das Volumen der einzuführenden Pflanzenkost wesentlich herabgemindert werden kann, so folgt doch aus dem Gesagten, dass zur Befriedigung des Nahrungsbedürfnisses aus reiner Pflanzenkost ausgezeichnete Verdauungsorgane erforderlich sind, welche wir nur in den seltensten Fällen beim Menschen antreffen werden.

Traugott Cramer[1]) verfolgte während 3 Tage die Ausnutzung der Nahrung bei einem 64-jährigen Beamten, der bereits seit 11 Jahren Vegetarier war und seine Kost nach Belieben wählte. Derselbe nahm für den Tag in der Nahrung zu sich:

Wasser	Proteïnstoffe	Fette	Kohlenhydrate	Salze
1980,9—2738,9 g	71,2—75,8 g	47,7—74,7 g	349,9—642,2 g	22,1—35,9 g

Von den festen Nahrungsstoffen wurden 28 % in Form von Schrotbrot genossen; 35,15 % der Proteïnstoffe waren in Form von thierischem Proteïn (Milch, Ei) vorhanden; im Ganzen blieben von dem eingeführten Proteïn 21,13 % unverdaut; nimmt man die thierischen Proteïnstoffe in der Milch und im Ei als ganz verdaulich an, so würden 31,96 % der pflanzlichen Proteïnstoffe unverdaut im Koth ausgeschieden worden sein.

---

[1]) Zeitschr. f. physiol. Chemie 1882, 6, 546.

Trotz der geringen Proteïnzufuhr — C. Voit verlangt 118 g für den Tag — bestand Stickstoffgleichgewicht, indem 11,86 g Stickstoff eingenommen und 11,86 g abgegeben wurden. Indessen besass die Versuchsperson eine geringe Widerstandsfähigkeit gegen Krankheiten und ist Cramer der Ansicht, dass diese der unzureichenden und eigenthümlichen Ernährung zuzuschreiben ist. Auch war die Kost nur deshalb ausreichend, weil sie keine **rein pflanzliche war.** Die Kosten der Rohstoffe stellten sich durchschnittlich auf 105 Pfg.; der Preis des pflanzlichen Proteïns der Nahrung verhielt sich zu dem Preise des verdaulichen thierischen Proteïns wie 17 : 10.

Für die Praxis zieht Cramer aus diesem Versuch den Schluss, dass diese Art der Ernährung für eine grössere Anzahl von Menschen einmal zu theuer, dann auch zu unpraktisch ist.

C. Voit[1]) untersuchte die Kost eines 28 Jahre alten, 57 kg schweren Vegetariers, der 3 Jahre lang an diese Kost gewöhnt war, und liess dieselbe Kost von einem nicht daran gewöhnten 74 kg schweren Arbeiter verzehren. Der Vegetarier genoss im Mittel für den Tag: 131 g Pumpernickel, 438 g Grahambrot, 777 g Aepfel, 114 g Feigen, 247 g Datteln, 66 g Orangen, 8 g Oliven und 21 g Oel, im Ganzen 1802 g Nahrung mit 1084 g Wasser, der Arbeiter ungefähr dieselbe Menge dieser Pflanzenstoffe, im Ganzen 1764,8 g mit 1072,3 g Wasser. Die Ergebnisse waren folgende:

Versuchsperson	In der täglichen Nahrung				Unausgenutzt durch den Koth ausgeschieden					Stickstoff für den Tag			
	Stickstoff-Substanz g	Fett g	Kohlenhydrate g	Cellulose g	Trockensubstanz %	Stickstoffsubstanz %	Fett %	Kohlenhydrate %	Cellulose %	in der Nahrung g	im Harn g	im Koth g	am Körper g
Vegetarier . .	54,2	22,0	557,3	16,0	10,4	41,2	30,4	3,1	57,2	8,40	5,33	3,46	— 0,39
Arbeiter . .	53,2	19,9	542,3	16,7	9,2	42,4	32,1	2,3	37,5	8,25	9,70	3,50	— 4,95

Am vollkommensten ist daher die Ausnutzung der Kohlenhydrate (Stärke, einschliesslich Zucker); selbst die Stärke für sich allein blieb nur zu 6 % bezw. 4 % unausgenutzt. Während aber der Vegetarier mit der Kost sich nahezu ins Stickstoffgleichgewicht setzen konnte, verlor der nicht an die Kost gewöhnte Arbeiter 4,95 g Stickstoff oder 31,9 g Proteïn vom Körper; bei dem Vegetarier entfielen nach der aufgenommenen und umgesetzten Nahrung auf 1 qm Körperoberfläche 1401 Kalorien, bei dem Arbeiter 1211 Kalorien. Da bei mittlerer Kost und Arbeit auf 1 qm Körperoberfläche mehr Kalorien zu entfallen pflegen, so hat der Arbeiter wahrscheinlich vom Körper auch noch Fett verloren.

Rumpf und Schumm[2]) erhielten bei einem 18-jährigen Vegetarier von 62,5 kg Körpergewicht und 1,76 qm Körpergrösse ähnliche Ergebnisse wie C. Voit. Dieser Vegetarier verzehrte im Mittel von 8 Tagen täglich:

Grahambrot	Aepfel	Datteln	Hafermehl	Reis	Zucker	Nüsse
333,75 g	1161 g	258,5 g	140,63 g	100 g	7,5 g	27,5 g

Die Stoffwechselverhältnisse waren folgende:

---

[1]) Zeitschr. f. Biologie 1889, **25**, 232.
[2]) Ebendort 1899, **39**, 153.

Tägliche Nahrung				Koth täglich	Durch den Koth unausgenutzt ausgeschieden				Harn täglich		Stickstoff am Körper
					Stickstoff		Fett				
Menge g	Stickstoff g	Fett g	Kohlenhydrate g	g	g	%	g	%	Menge g	Stickstoff g	g
2096,4	11,82	28,64	698,21	370,63	4,01	33,93	7,58	26,47	795	6,91	+ 0,9

Auffallend ist auch in diesem Versuche die geringe Ausnutzung des pflanzlichen Fettes. Indess befand sich auch dieser Vegetarier bei obiger Kost im Stickstoffgleichgewicht und nahm während der 8 Versuchstage sogar um 1,7 kg an Körpergewicht zu. Als besonders auffallend bezeichnen die Versuchsansteller die geringe Pulszahl des Vegetariers, nämlich nur 60—70 in der Minute, in der Ruhe theilweise unter 60.

Auch J. Rutgers[1]) fand, dass es zwar gelingt, durch pflanzliche wie thierische Proteïnstoffe von gleichem Stickstoffgehalt Stickstoffgleichgewicht zu erzielen, dass aber Bohnen und Erbsen als pflanzliche Proteïnstoffquellen den Darmtraktus sehr belästigen, sowohl durch den gasförmigen als festen Inhalt. Der Säuregrad des Magens wie Harns ist bei ausschliesslich pflanzlicher Kost erheblich geringer, als bei thierischer oder gemischter Nahrung.

Es fehlt aber auch nicht an Angaben, wonach den thierischen Proteïnstoffen eine grössere Nährwirkung zugeschrieben werden muss, als den pflanzlichen.

So hat H. Ritthausen darauf aufmerksam gemacht, dass Proteïnstoffe eine um so höhere Nährwirkung besitzen sollen, je kohlenstoffreicher und stickstoffärmer sie sind. Da aber die thierischen Proteïnstoffe sich in dieser Hinsicht vor den pflanzlichen Proteïnstoffen auszeichnen (vergl. S. 25 u. ff.), so würde hieraus ihre Ueberlegenheit bei der Ernährung des Menschen von selbst einleuchten. Dieses wird zum Theil durch Versuche von Joh. Potthast bestätigt[2]), welcher bei einer Hündin fand, dass die Proteïnstoffe der Lupinen, welche nach Ritthausen den höchsten Stickstoffgehalt (nämlich 18,67 %) besitzen, gegenüber den Proteïnstoffen im Fleisch, Fleischmehl, Käse, in den Erbsen (bezw. Linsen) und im Kleber den geringsten Nährwerth (gemessen an dem Stickstoffansatz im Körper) besitzen. Die Proteïnstoffe der letzteren standen sich aber im Nährwerth ziemlich nahe.

Zu ähnlichen Ergebnissen gelangte S. Gabriel[3]), welcher einen Hammel mit derselben Menge Stickstoff(-Substanz), aber mit solcher in verschiedener Form gleichmässig längere Zeit fütterte und durch gleichzeitige Bestimmung des Stickstoffs im Futter, Harn und im Koth den Stickstoffansatz am Körper verfolgte. Er erhielt dabei:

Im Futter in Form von	Stickstoff:				Stickstoff am Körper in g	angesetzt in % des verdauten Stickstoffs
	Im ganzen	Im Harn	Im Koth	Verdaut		
Roggen . . .	11,78 g	6,83 g	4,95 g	7,29 g	0,46	6,31
Erbsen . . .	10,75 „	5,34 „	5,41 „	6,83 „	1,49	21,82
Konglutin . .	10,37 „	4,88 „	5,49 „	6,75 „	1,87	27,72
Fleischmehl .	9,61 „	3,65 „	5,96 „	6,28 „	2,63	41,88
Albumin . .	10,12 „	4,39 „	5,73 „	6,51 „	2,12	32,56
Kaseïn . . .	10,32 „	4,53 „	5,79 „	6,45 „	1,92	29,77

[1]) Zeitschr. f. Biologie 1888, 24, 351.
[2]) J. Potthast: Beiträge zur Kenntniss des Eiweissumsatzes. Dissertation. Münster 1887.
[3]) Journ. f. Landw. 1889, 37, 175.

Auch hier haben sich in der That die thierischen Proteïnstoffe — das Kaseïn war aus Milch, das Albumin aus Eiern gewonnen — den pflanzlichen Proteïnstoffen überlegen gezeigt, indem sie mehr Stickstoff zum Ansatz brachten, als letztere. Nur das Konglutin, welches aus Lupinen gewonnen wurde, bildet eine Ausnahme, da es bei dem höchsten Stickstoff- und niedrigsten Kohlenstoff-Gehalt die geringste Wirkung am Körper geäussert haben müsste. Die Frage ist daher noch einer weiteren Prüfung werth.

Auch mag ein Unterschied darin begründet liegen, dass die Proteïnstoffe beider Nahrungsmittel-Klassen bei der Zersetzung die Spaltungs-Erzeugnisse (Leucin, Tyrosin, Glutamin- und Asparaginsäure und Ammoniak) in verschiedener Menge liefern (vergl. S. 78).

Aber von allem diesen abgesehen, folgt aus zahlreichen Versuchen (vergl. vorstehend u. S. 251), dass Pflanzennahrung erheblich schlechter ausgenutzt wird, bezw. viel mehr Koth liefert, als thierische bezw. gemischte Nahrung[1]). Die grössere Anstrengung zur Bewältigung der Pflanzenkost bedingt einen Verlust an Kraft, die bei leichter verdaulicher Nahrung für andere Zwecke verwendet werden kann.

Dieser Umstand ist nicht zu gering anzuschlagen; denn wenn uns ein voller Magen zu körperlicher und geistiger Anstrengung untauglich macht (Plenus venter non studet libenter!), wenn nach einem reichlichen Mahle die Thätigkeit der Organe wesentlich auf die Verdauung der Nahrung verwendet wird und der Körper sich anderer Thätigkeits-Aeusserungen enthält, so ist einleuchtend, dass der mit voluminöser und schwer ausnutzbarer Pflanzenkost sich ernährende Mensch nicht der Anstrengung fähig ist und das zu leisten vermag, was der Mensch leistet, der sich von leichter ausnutzbarer Kost ernährt. Dass ein Mensch, welcher ausschliesslich von Pflanzenkost lebt, überhaupt noch regelrechter körperlicher Arbeit fähig ist, kann nicht als Grund gegen diese Ansicht aufgeführt werden, weil die Leistungen desselben ja viel grösser sein könnten, wenn er zur Verdauung von leichter ausnutzbarer Nahrung weniger Zeit und Kraft aufzuwenden hätte.

Wenigstens ist es eine allgemein anerkannte Thatsache, dass der Mensch, welcher neben Pflanzenkost auch noch thierische Nahrung geniesst, grösserer Anstrengung fähig ist, als der, welchem nur Pflanzenkost zu Gebote steht.

Unter den afrikanischen Negerstämmen, so erzählt Livingstone, sind diejenigen am meisten geeignet, Anstrengungen und Entbehrungen zu ertragen, welche neben Pflanzenkost gewöhnlich Fleisch verzehren; die ausschliesslich von Pflanzenkost lebenden Neger stehen gegen diese bei weitem zurück.

Auch die viel Fleisch (Beafsteaks) verzehrenden englischen Arbeiter sind wegen ihrer grossen Ausdauer und Zähigkeit bekannt.

„Wenn die Kirgisen und Eskimos," sagt R. Virchow[2]), „ein Beispiel dafür abgeben, dass Gesundheit und Leben sich durch viele Generationen hindurch mit ausschliesslicher stickstoffhaltiger, andere ebenso mit vorwiegend kohlenstoffhaltiger Nahrung erhalten haben und noch erhalten (Hindus),

---

[1]) Recht deutlich tritt dieser Unterschied auch bei dem allesfressenden Hunde und dem Pflanzenfresser hervor; der mit Fleisch ernährte Hund liefert für 100 kg Körpergewicht 30 g, das Rind für 100 kg Körpergewicht bei Fütterung mit Heu 650 g trockenen Koth, also letzteres 22-mal mehr.
[2]) R. Virchow: Ueber Nahrungs- und Genussmittel. Berlin 1868, 35.

so legt die Geschichte Zeugniss davon ab, dass die höchsten Leistungen des Menschengeschlechtes von Völkern ausgegangen sind, welche von gemischter Kost lebten und leben."

Die Fleischnahrung verleiht Energie und Munterkeit, die vorwiegende Pflanzenkost macht schlaff und träge. Fleischfressende wilde Thiere werden durch allmähliche Gewöhnung an Pflanzenkost zahm und umgekehrt nehmen zahme Thiere beim Uebergang zur Fleischnahrung einen mehr und mehr wilden Charakter an. So erzählt v. Liebig, dass ein gefangener Bär in Giessen abwechselnd nur mit Fleisch und dann mit Pflanzenkost ernährt wurde; bei der Fleischnahrung zeigte sich sein wildes Wesen, er wurde unwirsch und gefährlich; bei der Pflanzennahrung dagegen war der Bär zahm wie ein Lamm.

Diese Thatsachen zeigen zur Genüge die Bedeutung des Fleisches und der thierischen Erzeugnisse für die Ernährung des Menschen und wenn wir die Frage, ob reine thierische oder pflanzliche Nahrung vorzuziehen sei, beantworten sollen, so werden wir zu der Antwort gedrängt, dass hier, ähnlich wie in vielen anderen Fällen, die Wahrheit in der Mitte liegt.

Wenn rein thierische Nahrung für den Menschen unnatürlich ist, so ist reine Pflanzenkost unzweckmässig und ebenfalls der Konstitution des Menschen nicht entsprechend; der Mensch ist naturgemäss auf eine gemischte Nahrung aus dem Thier- und Pflanzenreich angewiesen. Dieses geht ausser aus den sonstigen zahlreichen Ernährungsversuchen auch aus denen von Jos. Hartmann[1]) hervor, welcher einen Menschen einerseits mit reiner pflanzlicher und reiner thierischer Kost, andererseits mit einer gemischten Kost ernährte. Die Versuche führten zu dem Ergebnisse, „dass die gemischte Nahrung die natürlichste und zweckmässigste für den Menschen ist." Dem entsprechend finden wir auch, dass die Kulturvölker mit nur wenigen Ausnahmen ihre Nahrung aus thierischen und pflanzlichen Nahrungsmitteln zusammensetzen. In demselben Sinne spricht sich auf Grund von Untersuchungen über die Ernährung in geschlossenen Anstalten A. Schönstadt[2]) aus.

Von diesem Gesichtspunkte ausgehend sind die in nachstehenden Ausführungen folgenden Kostmaasse für die menschliche Nahrung entworfen; es ist nach dem Gesagten auch selbstverständlich, dass sie nicht für alle und jede Fälle passen, sondern nur eine ganz allgemeine Bedeutung haben.

Es bedarf aber noch die weitere Vorfrage der Besprechung, nämlich:

b) ob der Nahrungsbedarf in einzelnen Nährstoffen oder im ganzen nur in Kalorienwerthen ausgedrückt werden soll?

Es ist in den letzten 10 Jahren vielfach gebräuchlich geworden, den Nahrungsbedarf auch in Kalorien anzugeben. Wenn neben denselben auch die nöthige Menge an einzelnen Nährstoffen aufgeführt wird, so ist dieses sehr zweckmässig; wenn aber bloss der Bedarf an Kalorien angegeben wird, so kann dieses leicht zu Irrthümern führen. Zwar können sich die einzelnen Nährstoffe nach S. 285 nach ihrem Verbrennungswerth im Thierkörper vertreten; aber das geht nur bis zu einer gewissen Grenze; denn wir können die Kalorien nicht allein in Proteïnstoffen oder Fett oder Kohlenhydraten oder in einem Gemisch je zweier derselben verabreichen; alle 3 Nährstoffe müssen in einem gewissen Verhältniss zu einander verzehrt werden, wenn sie

---

[1]) Jos. Hartmann: Untersuchungen über die Ernährung des Menschen. Inaug.-Dissertation. Zürich 1885.
[2]) Deutsche Vierteljahrsschr. f. öffentl. Gesundheitspflege 1900, 32, 597.

eine gedeihliche Wirkung haben sollen. Es kann z. B. je nach der persönlichen Anlage, wie wir bei der „Ernährung der Erwachsenen" sehen werden, die Menge des erforderlichen Proteïns in unserer Nahrung erheblichen Schwankungen unterliegen; auch die Menge des Fettes pflegt in der Nahrung ganzer Menschenklassen sehr zu schwanken, aber ohne eine gewisse Menge Proteïn und Fett kommt der Mensch nicht aus. Man kann daher durch Angabe des Kalorienbedarfs die Angabe über die nöthige Menge an den einzelnen Nährstoffen nicht umgehen. Nach zahlreichen Erhebungen über die Zusammensetzung der Nahrung des Menschen bei freier Wahl betheiligen sich die einzelnen Nährstoffe an der Energiezufuhr durchschnittlich in folgendem Procent-Verhältniss des Kalorienwerthes:

Proteïnstoffe : Fett : Kohlenhydrate
20 : 18 : 62

Oder es pflegen je $^1/_5$ des nöthigen Energiebedarfes durch Proteïn und Fett und $^3/_5$ desselben durch Kohlenhydrate gedeckt zu werden. Wenn unter Berücksichtigung dieses Umstandes die Wärme- oder Energiewerthe der Nahrung mit aufgeführt werden, so gewinnen die Kostmaasse an Bedeutung und Sicherheit. Selbstverständlich ist obiges Verhältniss der Betheiligung der einzelnen Nährstoffe an dem Energiebedarf wiederum kein feststehendes; es finden je nach Alter und Berufsthätigkeit sowie nach persönlichen Anlagen nicht unwesentliche Verschiebungen zu Gunsten des einen oder anderen Nährstoffes statt, aber deshalb ist ebenfalls die Angabe über die nöthige oder übliche Menge der einzelnen Nährstoffe für den Bedarf nicht entbehrlich.

Bei der Berechnung des Energiewerthes der Nahrung fragt es sich weiter, welcher Verbrennungswerth den einzelnen Nährstoffen zukommt? Diese Frage lässt sich nicht genau beantworten. Zunächst giebt die gewöhnliche Analyse der Nahrungsmittel bis jetzt nur einen rohen Ausdruck für die wirkliche Zusammensetzung derselben. Was wir unter dem Ausdruck Stickstoffsubstanz (N × 6,25), Fett (Aetherauszug) und besonders unter dem Ausdruck Kohlenhydrate (oder stickstofffreie Extraktstoffe) zusammenfassen, schliesst sehr verschiedenartige Stoffe in sich, nämlich die Stickstoffsubstanz neben wahren Proteïnstoffen noch sonstige Stickstoffverbindungen, das Fett ausser wirklichem Fett noch Wachs, Farbstoffe etc., die Kohlenhydrate ausser Zucker, Dextrin, Stärke noch viele andere stickstofffreie organische Stoffe; auch sind erst nur von einer beschränkten Anzahl der reinen und wirklichen Nährstoffe die Verbrennungswärmen bekannt, so dass wir auch bis jetzt hier nur mit annähernden Mittelwerthen rechnen können[1]). Nach den von F. Stohmann und Mitarbeitern ausgeführten Untersuchungen (vergl. S. 282 u. ff.) kann man für je 1 g:

Proteïnstoffe	Fett	Kohlenhydrate
5,711	9,300	4,000 Kalorien

annehmen, die Proteïnstoffe verbrennen aber im Thierkörper nicht vollständig, sondern setzen sich nur oder fast ausschliesslich zu Harnstoff um; da 1 g Proteïnstoff mit 16 % Stickstoff 0,3428 g Harnstoff und 1 g Harnstoff 2,537 Kalorien liefert, so ist die Verbrennungswärme der Proteïnstoffe in unserer Nahrung nach Abzug der Verbrennungswärme + der Lösungswärme (0,021 Kalorien für je 1 g Proteïnstoffe) also

---

[1]) O. Kellner hat (Untersuchungen über den Stoff- und Energie-Umsatz des erwachsenen Rindes etc. Berlin 1900) angefangen, den Verbrennungswerth auch ganzer Futtermittel festzustellen. Hiermit ist aber bei den Nahrungsmitteln bis jetzt kaum ein Anfang gemacht.

nach Abzug von 0,877 Kalorien (5,711 — 0,877) = 4,834 Kalorien in Abzug zu bringen. Diese Zahlen stellen aber, da die Nährstoffe im menschlichen Körper nicht voll ausgenutzt werden, nur die Energie-**Rohwerthe** dar. Um hieraus die Energie-**Reinwerthe**, d. h. die Wärmemengen zu finden, welche dem Körper wirklich zu gute kommen, muss man die Ausnutzung der Nährstoffe berücksichtigen; denn wenn z. B. von 100 g zugeführten Proteïnstoffen nur 85 % ausgenutzt werden, so kommen von den 4,834 Kal. für 1 g Proteïnstoff dem Körper nur $\frac{4,834 \times 85}{100} = 4,109$ Kal. zu gute, einerlei ob der im Koth ausgeschiedene Stickstoff von den unverdauten Proteïnstoffen des Nahrungsmittels oder von Körpersäften herrührt, welche das Nahrungsmittel mit weggeführt hat (vergl. S. 205 und 252). Die allgemeine Durchführung dieses Grundsatzes stösst aber, weil wiederum nur eine beschränkte Anzahl Nahrungsmittel auf ihre Verdaulichkeit d. h. auf ihre Fähigkeit, mehr oder weniger Koth zu bilden oder Nährstoffe im Koth wegzuführen, untersucht ist, auf weitere Schwierigkeiten; auch hier kann man daher durchweg nur mit annähernden mehr oder weniger wahrscheinlichen Mittelwerthen rechnen. Wenn man die S. 251 aufgeführten mittleren Ausnutzungs-Koëfficienten der Nahrungsmittel zu Grunde legt, würden sich für die einzelnen Nährstoffe folgende Energie-Roh- und Reinwerthe berechnen:

Nahrungsmittel		Ausnutzungs-Koëfficienten			Energie-Rohwerthe für je 1 g			Energie-Reinwerthe für je 1 g		
		Proteïnstoffe	Fett	Kohlenhydrate	Proteïnstoffe	Fett	Kohlenhydrate	Proteïnstoffe	Fett	Kohlenhydrate
		%	%	%	Kal.	Kal.	Kal.	Kal.	Kal.	Kal.
Thierische		97,0	96,0	98,0	4,834	9,300	4,000	4,709	8,928	3,920
Pflanzliche		75,0	70,0	92,0	4,834	9,300	4,000	3,628	6,510	3,680
Gemischte Nahrung mit	wenig thierischen . .	78,0	86,0	93,0	4,834	9,300	4,000	3,784	8,000	3,720
	mittleren Mengen thierischer	85,0	92,0	95,0	4,834	9,300	4,000	4,109	8,556	3,800
	viel thierischen Nahrungsmitteln . . .	91,0	95,0	97,0	4,834	9,300	4,000	4,400	8,835	3,888

Mit diesen Mittelwerthen wird man für die Ermittelung der Energie-Reinwerthe rechnen können, wenn über die Ausnutzung eines Nahrungsmittels keine oder nicht genügende Versuche vorliegen. Selbstverständlich können nur die Energie-Reinwerthe einen richtigen Ausdruck für den Werth einer Nahrung abgeben und verdienen sie daher ebenfalls aufgeführt zu werden, wenn sie auch nur als annähernde anzusehen sind. Auch empfiehlt es sich, die Werthe auf eine gleiche Gewichtseinheit (1 oder 100 kg) Körpergewicht umgerechnet, anzugeben, um sie ohne grosse Mühe für andere Körpergewichte verwenden zu können.

Für die Berechnung der Energie-Reinwerthe einer Nahrung kann man die Rohnährstoffe mit den Energie-Reinwerthen für je 1 g oder die ausnutzbaren (Rein-) Nährstoffe mit den Energie-Rohwerthen für je 1 g multipliciren, um die Gesammtmenge der Energie-Reinwerthe zu finden. Letztere lassen sich dann aber für eine sehr verschieden zusammengesetzte Nahrung direkt mit einander vergleichen, was bei den Energie-Rohwerthen, die ohne Rücksicht auf die Ausnutzungsfähigkeit der Nährstoffe der einzelnen Nahrungsmittel berechnet sind, nicht der Fall ist.

Nach diesen Vorbemerkungen möge die Ernährung des Menschen je nach Alter und Beschäftigung noch näher besprochen werden.

I. Ernährung der Kinder (Säuglinge) im ersten Lebensalter.

Die einzige Nahrung des Kindes in den ersten Lebensmonaten ist die Milch und die Ernährung allein mit Muttermilch die naturgemässeste und beste[1]). Stärkehaltige Nahrungsmittel sind für die ersten Lebensmonate thunlichst schon um deswillen zu vermeiden, weil das Kind in der ersten Lebenszeit noch kein stärkeverdauendes Enzym besitzt.

Die Einsicht in die Ernährungsverhältnisse des Kindes im Säuglingsalter ist in dem letzten Jahrzehnt dank zahlreicher Versuche wesentlich erweitert; mit solchen Versuchen haben sich befasst: vor allem W. Camerer[2]), M. Rubner und Heubner[3]), Fr. Pröscher[4]), Johannessen und Wang[5]) u. m. A.

Nach diesen Untersuchungen ergeben sich folgende Durchschnittswerthe für das Wachsthum, die Ernährungs- und Stoffwechselverhältnisse der Kinder im ersten Lebensjahre, wobei für die Zusammensetzung der Frauen- und Kuhmilch sowie ihre Ausnutzung folgende Mittelwerthe zu Grunde gelegt sind:

	Zusammensetzung					Ausnutzungs-Koëfficienten		
	Wasser	Proteïn	Fett	Milchzucker	Salze	Proteïn	Fett	Kohlenhydrate
Frauenmilch	87,58 %	2,01 %	3,74 %	6,37 %	0,30 %	95,5 %	97,0 %	99,0 %
Kuhmilch	87,52 „	3,35 „	3,55 „	4,88 „	0,70 „	94,0 „	95,0 „	98,0 „

---

[1]) Nach einer Statistik von Berlin zeigten von 1000 Kindern:

Bei Ernährung durch	Gutes Gedeihen	Starben nach einem Jahre
Muttermilch	610	82
Ammenmilch	260	180
Künstliche Nahrung	90	510

Die geringere Sterblichkeit bei Ernährung mit Milch wird darauf zurückgeführt, dass letztere Proteïnstoffe enthält, welche als Antitoxine der Wirkung der gefährlichen Keime für Kinderkrankheiten entgegen wirken.

[2]) Die Versuche sind veröffentlicht „Zeitschr. f. Biologie" durch eine Reihe von Jahrgängen Bd. 14, 16, 18, 20, 24, 29 und dann in der selbständigen Schrift von Camerer: „Der Stoffwechsel des Kindes". Tübingen 1894 zusammengefasst; vergl. ferner noch: Zeitschr. f. Biologie 1899, 39, 37.

[3]) Zeitschr. f. Biologie 1898, 36, 1.

[4]) Zeitschr. f. physiol. Chemie 1898, 24, 285.

[5]) Ebendort 1898, 24, 482.

[6]) Anm. zu S. 375. Für die Verbrennungswärme der Bestandtheile der Frauenmilch hat M. Rubner (l. c.) etwas andereWerthe gefunden, als ich vorstehend im Mittel angenommen habe, nämlich für je 1 g Stickstoffsubstanz 5899 und 5766 kal., Fett = 9263 und 9427 kal., für Milchzucker 3951 kal. Weil es sich aber nur um 2 Frauenmilchproben handelt, die auch noch um etwas von einander abweichen lege ich für die Berechnung obige Mittelwerthe zu Grunde.

Alter	Körper-gewicht kg	Milch-menge für den Tag g	In der täglichen Milchmenge			Kalorien[6]) im Ganzen		Für 1qm Körperoberfläche Kal.		Für je 1 kg Körpergew. Kal.	
			Proteïn g	Fett g	Kohlenhydrate g	Rohe Kal.	Reine Kal.	Rohe Kal.	Reine Kal.	Rohe Kal.	Reine Kal.
1 Tag	3,000	20	0,4	0,7	1,2	13,2	12,9	530	518	4,4	4,3
1 Woche	3,020	350	7,0	13,1	22,3	244,8	238,6	979	954	81	79
2 Wochen	3,040	400	8,0	14,9	25,5	279,2	272,1	1108	1080	91	89
3 „	3,250	480	9,6	17,9	30,6	335,3	326,7	1290	1250	103	100
4 „	3,450	550	11,1	20,6	35,0	385,7	375,4	1430	1390	111	108
5 „	3,800	600	12,1	22,4	38,2	419,6	408,9	1440	1407	110	107
10 „	4,850	800	16,1	29,9	50,9	559,5	545,2	1645	1600	115	112
20 „	6,000	900	18,1	33,7	57,3	630,1	614,0	1600	1555	105	102
30 „	7,300	1000	20,1	37,4	63,7	699,8	681,9	1555	1515	96	93
		Kuhmilch									
40 Wochen	8,800	1300	44,1	45,5	63,4	889,9	855,1	1745	1680	101	98
52 „	9,850	1500	50,8	52,5	73,2	1026,5	984,7	1866	1790	104	101

Die durchschnittliche Gewichtszunahme des Kindes im ersten Jahre beträgt 18 g für den Tag mit Schwankungen von 4—30 g in den einzelnen Wochen.

Im Durchschnitt wird man daher den täglichen Bedarf für den Stoffwechsel des Kindes im ersten Jahre für 1 Körperkilo bei Aufnahme von 140—150 g Muttermilch wie folgt veranschlagen können:

Rohnährstoffe			Reinnährstoffe (verdaulich)			Kalorien		Verhältniss der Kalorien in Form von
Proteïn	Fett	Kohlenhydrate	Proteïn	Fett	Kohlenhydrate	rohe	reine	Proteïn : Fett : Kohlenhydrate
2,8 g	5,5 g	9,5 g	2,6 g	5,3 g	9,4 g	102	99	100 : 380 : 290

Selbstverständlich sind diese Zahlen den mannigfachsten Schwankungen unterworfen; der Stoffbedarf der Knaben ist z. B. für gleiches Körpergewicht durchweg etwas grösser als der der Mädchen; auch richtet er sich nach der Individualität, nach Jahreszeit und anderen Ursachen.

Die Ernährung nur mit Muttermilch aber kann, wenn sie überhaupt erfolgt, selten durch das ganze Säuglingsalter durchgeführt werden. Meistens wird schon nach dem ersten Halbjahr mehr und mehr Kuhmilch nebenher verabreicht, in eben so viel Fällen die Kuhmilch von Anfang an als voller Ersatz der Muttermilch verwendet.

Die vorstehende Zusammenstellung zeigt aber schon, wie sehr verschieden die Zusammensetzung der Kuhmilch von der der Frauenmilch ist und wie demgemäss auch das Verhältniss der Kalorienwerthe der drei Nährstoffgruppen ein sehr verschiedenes sein muss. Man hat daher allerlei Vorschläge gemacht, die Zusammensetzung der Kuhmilch der der Frauenmilch ähnlich zu machen.

a) Der erste und einfachste Vorschlag ist der, dass man der Kuhmilch Milchzucker zusetzt und dieselbe gleichzeitig mit Wasser verdünnt, um sie

---

[6]) Vergl. Anm. 6 S. 374.

auf den Gehalt der Frauenmilch an Proteïnstoffen und Milchzucker zu bringen. Man giebt aber, weil auf diese Weise der Fettgehalt der Frauenmilch nicht erreicht werden kann, in Berücksichtigung, dass 243 Thle. Milchzucker 100 Thln. Fett isodynam sind, an Milchzucker entsprechend mehr.

Wendet man eine 14,3 %-ige Milchzuckerlösung an und setzt davon 1 Thl. zu 2 Thln. Kuhmilch, so erhält man eine Mischmilch von folgender Zusammensetzung:

Wasser	Proteïn	Fett	Milchzucker	Salze
86,91 %	2,23 %	2,37 %	8,02 %	0,48 %

also gegenüber Frauenmilch von obiger Zusammensetzung:

− 0,67 %	+ 0,22 %	− 1,37 %	+ 1,65 %	+ 0,18 %

Durch eine Gabe von 145—150 ccm dieser Mischmilch für 1 Körperkilo lässt sich ebenfalls der Energiebedarf des Kindes decken und ergiebt dieses Gemisch gegenüber reiner Kuhmilch:

Kuhmilch	Rohnährstoffe			Reinnährstoffe			Kalorien für 1 Körperkilo		Verhältniss der Kalorien in Form von
	Proteïn	Fett	Kohlenhydrate	Proteïn	Fett	Kohlenhydrate	rohe	reine	Proteïn : Fett : Kohlenhydrate
1. Unter Zusatz von $1/_3$ Wasser und 5—6 g Milchzucker . . .	3,4 g	3,6 g	12,0 g	3,2 g	3,5 g	11,8 g	98	95	100 : 200 : 300
2. Unverdünnt und ohne Zuckerzusatz . . .	4,9 „	5,2 „	7,3 „	4,6 „	5,0 „	7,1 „	101	97	100 : 200 : 123

Die Gesammtmenge der Kalorienwerthe der Kuhmilch-Milchzuckermischung ist daher nahezu gleich denen einer gleichen Menge Frauenmilch von 145—150 ccm, aber das Verhältniss, in welchem die 3 Nährstoffgruppen an der Deckung des Kalorienbedarfes betheiligt sind, weicht wesentlich von dem in der Frauenmilch ab. Dieses Verhältniss wird bei Verabreichung einer gleichen Menge Kuhmilch noch erheblicher verändert.

Immerhin ist die Beimengung von Milchzuckerlösung zur Kuhmilch ein sachgemässes Verfahren, um der Kuhmilch eine wenigstens annähernd gleiche Zusammensetzung wie der Frauenmilch zu ertheilen.

Heubner und Hofmann schlagen für 1—9-monatliche Kinder eine Verdünnung von 1 Thl. Kuhmilch mit 1 Thl. einer Milchzuckerlösung vor, welche im Liter 69 g Milchzucker enthält, also eine um die Hälfte verdünntere Milchzuckerlösung; dadurch wird das Milchgemisch[1]) nur verdünnter, das Verhältniss der Bestandtheile zu einander bleibt aber dasselbe.

Wenn sich in den ersten Lebensmonaten auch Mischungen von 1 Thl. Kuhmilch mit 1 Thl. einer 6,9 (oder rund 7) %-igen Milchzuckerlösung empfehlen, so wird man doch vom 6. Lebensmonat an Mischungen von 1 Thl. Kuhmilch und $1/_2$ Thl. einer 14 %-igen Milchzuckerlösung, mit fortschreitendem Alter nur $1/_3$ bis $1/_4$ Thl. der letzteren verwenden, um schliesslich nur natürliche Kuhmilch ohne Milchzuckerzusatz zu verabreichen.

---

[1]) Eine Mischung von 100 Thln. Kuhmilch mit 100 Thln. einer 6,9 %-igen Milchzuckerlösung würde z. B. enthalten: 90,36 % Wasser, 1,68 % Proteïn, 1,78 % Fett, 5,87 % Milchzucker, 0,36 % Asche.

Vielfach wird auch zur Ergänzung des Milchzuckers (und Fettes) beim Verdünnen der Kuhmilch Rohrzucker verwendet. Letzterer empfiehlt sich jedoch nicht, ja die Verwendung von Rohrzucker muss sogar als fehlerhaft bezeichnet werden. Denn Milch- und Rohrzucker verhalten sich physiologisch sehr verschieden.

Abgesehen von der verschiedenen Konstitution (vergl. S. 144 u. 145), von dem verschiedenen Verhalten gegen gewöhnliche Hefe, wodurch Milchzucker nicht vergährt (vergl. S. 146), ist Milchzucker nur etwa $1/3$ so süss als Rohrzucker. Der Milchzucker verleidet daher den Genuss der Mischmilch nicht so leicht, als die Anwendung von Rohrzucker. Aus dem Grunde eignet sich auch die mit Rohrzuckerzusatz hergestellte kondensirte Milch nicht für die Kinderernährung, weil sie wegen der zu starken Süssigkeit leicht widersteht.

Nach Lusk, Abbot und Otto[1]) wird der Milchzucker nicht wie Traubenzucker, Rohrzucker und Maltose in Glykogen verwandelt und geht nach anderen Beobachtungen am leichtesten in den Harn über, woraus in Uebereinstimmung mit Beobachtungen von Fr. Voit[2]) beim Diabetiker geschlossen werden muss, dass der Milchzucker im Körper leichter wie die anderen Zuckerarten verbrennt, und weil er nicht zu Glykogen wird, nicht so leicht dem Kreislauf entzogen wird.

Sehr eingehende Untersuchungen über die Verschiedenheit in dem Verhalten der Zuckerarten im Körper hat Albertoni[3]) angestellt. Darnach wird Maltose und Rohrzucker am raschesten, Milchzucker am langsamsten in den Verdauungsorganen aufgenommen, von ersteren innerhalb einer Stunde 70—80 %, von letzterem 20 bis 40 %. Durch die übermässige Anhäufung der Zuckerarten im Blut, die als Reizmittel für das Herz anzusehen sind, steigt aber der Blutdruck, die Gefässe werden erweitert, die Pulsbewegung vermehrt und in Folge dessen auch der Blutumlauf um wo möglich das Doppelte beschleunigt. Der Milchzucker steigert zwar auch, wenn er in übermässiger Menge in das Blut gelangt, den Blutdruck, aber er vermehrt nicht die Pulsbewegung, sondern vermindert sie.

Die anderen Zuckerarten werden fast vollständig schon vom Magen aufgesaugt, vom Milchzucker findet sich dagegen immer noch eine grössere Menge im Dünndarm, der dann gleichzeitig mehr Wasser, Schleim und Galle enthält als gewöhnlich. Hieraus erklärt sich die abführende Wirkung des Milchzuckers und seine Bedeutung für künstlich ernährte Kinder, bei denen der Koth häufig eine feste Beschaffenheit hat.

Endlich unterscheidet sich der Milchzucker auch dadurch von anderen Zuckerarten, dass er ein starkes Reizmittel für gewisse Bakterien sowie für Leukocyten abgiebt, d. h. diese in erhöhtem Maasse anlockt, und wenn die Bedeutung dieser Eigenschaft für die Ernährung des Kindes auch noch nicht klar gelegt ist, so geht doch aus dem ganzen verschiedenen Verhalten des Milchzuckers und der anderen Zuckerarten hervor, dass es nicht gleichgültig ist, ob man als Zuckerzusatz zur Kuhmilch bei der künstlichen Ernährung des Säuglings Rohr- oder Milchzucker nimmt; es **empfiehlt sich unter allen Umständen Milchzucker zu verwenden.**

---

[1]) Zeitschr. f. Biologie 1892, **28**, 245.
[2]) Zeitschr. f. Biologie 1892, **28**, 353.
[3]) Sul contegno e sull azione degli succari nell organismo; Bologna I. Comunicazione 1888, II. Com. 1891 u. III. Com. 1892.

Durch Zusatz von Milchzucker und durch Verdünnung mit Wasser wird jedoch nur eine theilweise Annäherung der Zusammensetzung der Kuhmilch an die der Frauenmilch erreicht; das fehlende Fett kann zwar zum Theil durch die physiologisch-äquivalente Menge Milchzucker vertreten werden, indess hat dieser Umstand zu anderweitigen Vorschlägen Veranlassung gegeben, nämlich:

b) die fettreicheren Antheile der Kuhmilch, den Rahm für die Ernährung der Kinder zu verwenden. Der erste Vorschlag dieser Art rührt wohl von Frankland (1859) her. Er empfahl, etwa $3/5$ l Milch 12 Stunden stehen zu lassen, den Rahm abzunehmen und letzteren mit etwa $2/5$ l frischer Milch zu vermischen. Die abgerahmte Milch dagegen wird mittelst Lab zum Gerinnen gebracht, die Molken vom geronnenen Käsestoff abfiltrirt und schnell zum Kochen erhitzt; in den durch Musselin filtrirten Molken werden 7 g Milchzucker aufgelöst, die Molken der ersten Mischung von Milch und Rahm zugesetzt und das Ganze gekocht. Aehnliche Vorschläge sind von Kehrer, Backhaus und Biedert gemacht. Kehrer schlug (1869) eine Mischung von 5 Thln. Rahm und 22 Thln. Molken vor, während Backhaus in der Weise verfuhr, dass er frisch bereitete süsse Molken im Vakuum eindampfte, bis sie 1,25 % Proteïnstoffe enthielten, dann so viel Rahm zufügte, dass den Molken noch 0,5 % Proteïnstoffe und 3,0—3,5 % Fett zugeführt wurden.

Bekannter geworden ist das Rahmgemenge von Th. Biedert[1]), welches er je nach den Altersstufen und der Entwickelung der Kinder in 5 verschiedenen Mischungsverhältnissen 20 Jahre lang für die künstliche Ernährung der Säuglinge erprobt hat, nämlich:

Bestandtheile:	Mischung I	II	III	IV	V
Rahm	200 ccm	210 ccm	220 ccm	230 ccm	250 ccm
Magermilch	100 „	200 „	300 „	350 „	500 „
Wasser	700 „	590 „	480 „	420 „	250 „
Milchzucker	35 g	30 g	24 g	21 g	13 g

Diese Mischungen sollen enthalten:

Proteïnstoffe	1,05 %	1,40 %	1,80 %	2,00 %	2,60 %
Fett	2,50 „	2,60 „	2,80 „	3,00 „	3,30 „
Milchzucker	5,00 „	5,00 „	5,00 „	5,00 „	5,00 „

Um stets einen Rahm von gleicher Zusammensetzung verwenden zu können, hat Biedert durch Einengen von Rahm — aber unter Zusatz von Rohrzucker, nicht von Milchzucker — eine Rahmdauerwaare mit 8,5 % Proteïnstoffen, 19,5 % Fett und 56,0 % Zucker hergestellt, von welchem behufs Herstellung der Mischung I ein Esslöffel voll mit 15 Esslöffeln Wasser versetzt werden soll etc.

Gaertner-Wien verfährt dagegen, um ein der Frauenmilch im Gehalt an Proteïnstoffen und Fett ähnliches Getränk aus der Kuhmilch herzustellen, in der Weise, dass er die Kuhmilch zunächst mit soviel Wasser verdünnt, bis der Kaseïngehalt des Gemenges sich möglichst dem der Frauenmilch nähert; darauf wird centrifugirt und das Abflussrohr für das kaseïnarme und an Fett reichere Enderzeugniss so eingestellt, dass dieses mit einem der Frauenmilch möglichst entsprechendem Fettgehalt die Centrifuge verlässt.

---

[1]) Th. Biedert: Untersuchungen über die chemischen Unterschiede der Menschen- und Kuhmilch. Stuttgart 1884.

Die auf solche Weise hergestellte Gaertner'sche Fettmilch ergab (Bd. I, S. 295) im Mittel von 50 Analysen folgende Zusammensetzung:

Wasser	Proteïnstoffe	Fett	Milchzucker	Salze
90,00 %	1,62 %	3,11 %	4,83 %	0,34 %.

Auf diese Weise lässt sich also aus der Kuhmilch eine der Frauenmilch in der Zusammensetzung nahekommende Säuglingsmilch herstellen und wird, um auch den Milchzucker auf den Gehalt der Frauenmilch zu bringen, weiter vorgeschlagen, auf $1\frac{1}{2}$ l Fettmilch 1 Esslöffel voll Milchzucker zuzusetzen.

Fr. Soxhlet hält aber alle diese Rahmgemenge aus der Kuhmilch nicht für zweckmässig, weil sie durch Keime von Kleinwesen aus der Luft leicht verunreinigt werden; er schlägt an Stelle dieser eher die zuletzt ermolkene, ebenfalls fettreiche Milch vor (vergl. Bd. I, 233 und weiter unten unter Kuhmilch). Indess hat dieser Vorschlag auch seine Schattenseiten, weil es schwer halten wird, die erste und letzte Milch des Euters so abzutrennen, dass stets eine Milch von beständiger Zusammensetzung erhalten wird. In Wirklichkeit scheint der Vorschlag Soxhlet's keinen Eingang gefunden zu haben.

c) Als sonstige Zusätze zur Kuhmilch sind, um dieselbe der Frauenmilch ähnlicher zu machen, empfohlen: von Lahmann[1]) pflanzliches Fett und Zucker (Mandelmilch), welches Gemenge eine feinflockige Gerinnung des Kuhmilchkaseïns bewirken soll, von Rieth[2]) auf 130° erhitztes und in Albumose umgewandeltes Hühnereiweiss, von Pfund[3]) rohes mit Milchzucker verriebenes Hühnereiweiss, von anderer Seite Somatose, Protogen und sonstige lösliche, aus Fleisch etc. hergestellte Proteïnstoffe. Letztere Zusätze sind an sich nicht naturgemäss, weil sie einerseits eine noch stärkere Verdünnung der an sich proteïnreichen Kuhmilch erforderlich, anderseits zum Theil ein Sterilisiren der Kuhmilch, was durchaus wünschenswerth ist, unmöglich machen. Auch hat Baginsky[4]) keine günstigen Erfahrungen mit den Proteïn-Zusätzen gemacht; die mit solchen ernährten Kinder gedeihen eine Zeit lang, um später schweren Anämien und selbst skorbutischen Krankheiten anheim zu fallen.

W. Hesse[5]) hat daher den Pfund'schen Vorschlag dahin abgeändert, dass er nicht das Eiereiweiss, sondern das ganze Ei, also auch das fettreiche Eigelb, mit verwendet. Die Vorschrift lautet:

Um 2 l Säuglingsmilch zu bereiten, werden $4\frac{1}{2}$ l Kuhmilch $1\frac{1}{2}$ Stunden kühl (aber nicht im Eisschrank) aufbewahrt, dann $3/4$ l der oberen, fettreicheren (Rahm-)Schicht abgeschöpft und diese mit $1\frac{1}{4}$ l Wasser verdünnt; anderseits wird der Inhalt eines Eies von etwa 50 g Gesammtgewicht (Eiweiss + Dotter) mit 84 g sterilisirtem Milchzucker zu einem Brei verrührt, dieser auf befetteter Glastafel in Form eines Rechteckes gleichmässig ausgebreitet, bei etwa 40° eingedickt, in 8 thunlichst gleich grosse Theile getheilt und hiervon je 1 Thl. einer Trinkgabe von je $1/4$ l Rahmmischung zugesetzt.

Bei Bereitung von 1 l Säuglingsmilch im Tage verwendet man selbstverständlich die

---

[1]) A. Stutzer: Die Kuhmilch als Kindernahrung 1895, 27. Lahmann's Pflanzen- (Mandel-) Milch enthält im Mittel von 3 Analysen:
24,08 % Wasser, 10,06 % Proteïn, 26,01 % Fett, 33,84 % Rohrzucker und 1,24 % Asche.
[2]) Hauser: Eine neue Methode der Säuglingsernährung. Berliner klin. Wochenschr. 1893.
[3]) Molkerei-Ztg., Hildesheim 1896, No. 14.
[4]) Baginsky: Lehrbuch der Kinderkrankheiten. 1896, 37.
[5]) Zeitschr. f. Hygiene 1900, 35, 439.

Hälfte obiger Mengen also 2¼ l Kuhmilch, ½ Ei oder ein ganz kleines Ei von 30 g Gesammtgewicht und 42 g Milchzucker.

Die Ergebnisse, welche W. Hesse bei 46 Säuglingen mit dieser Ernährungsweise (Eimilch) gegenüber der mit Eiereiweiss- und Dottermilch allein erhielt, lauten günstig.

d) **Künstliche Vorverdauung der Kuhmilch.** Die Kuhmilch verhält sich nicht nur wegen der abweichenden Zusammensetzung, sondern auch vorwiegend deshalb der Frauenmilch gegenüber ungünstig, weil sie und besonders das Kaseïn derselben schwerer verdaulich ist bezw. vom Kinde schlechter ausgenutzt wird, als die Frauenmilch. Aus dem Grunde sind verschiedene Vorschläge gemacht, die Kuhmilch entweder durch Zusätze, welche die Verdauung unterstützen, oder durch künstliche Vorverdauung für den Säugling bekömmlicher zu machen. Scharlau hat für den Zweck ein Milchpulver, Páulke ein Laktin vorgeschlagen, welche vorwiegend aus Alkalisalzen bestehen und nicht nur säurebindend, sondern auch schwach proteïnlösend wirken sollen. Th. Timpe empfiehlt ein Pankreatin-Milchpulver, welches kurz vor der Verabreichung der Milch zugesetzt werden soll, aber wohl deshalb seine Wirkung einbüssen dürfte, weil das proteolytische Ferment der Pankreasdrüse durch die Salzsäure des Magensaftes abgetödtet und unwirksam wird.

Voltmer kocht für den Zweck die auf ihren Gehalt untersuchte Kuhmilch, setzt Sahne, Zucker und so viel Wasser zu, dass das Gemenge die mittlere Zusammensetzung der Frauenmilch annimmt, behandelt dasselbe alsdann, um ein feinflockiges Gerinnsel des Kaseïns wie bei Frauenmilch zu erzielen, mit Pankreasferment, erhitzt die so behandelte Milch in einem luftdicht verschlossenen Kessel etwa 1 Stunde bei 102—105° und dampft schliesslich im Vakuum ein.

Die solcher Weise dargestellte (nicht kondensirte) Milch enthält nach einer Probe:

Wasser	Stickstoff-Substanz	Fett	Zucker	Asche	Phosphorsäure	In der Trockensubstanz		
						Stickstoff-Substanz	Fett	Zucker
90,9%	1,7%	2,2%	6,1%	0,4%	0,12%	17,35%	22,45%	62,25%

Die grössere Löslichkeit der Stickstoff-Substanz geht aus dieser Analyse nicht hervor, indess lauten die Angaben über Erfolge mit dieser Milch günstig.

Ed. Löfflund hat auch vorübergehend Pepsin zur Löslichmachung der Proteïnstoffe der Milch angewendet. Da aber Pepsin nur in Gegenwart von Salzsäure wirkt, letztere jedoch die Milch zum Gerinnen bringt, so erscheint die Anwendung von Pepsin von vornherein unzweckmässig.

Von besserem Erfolge scheint nach bisherigen Erfahrungen das Verfahren von Backhaus[1]) zu sein; derselbe stellt 3 Sorten Säuglingsmilch nach folgender Vorschrift her:

Von Kühen verschiedener Rassen, welche möglichst rein gehalten und in abgemessenen Zwischenräumen thierärztlich untersucht werden, wird die Milch auf sorgfältige Weise in peinlich rein gehaltene Kübel abgemolken. Die gewonnene Milch kommt zum Zweck der Trennung von Rahm und Magermilch und zugleich der Entfernung des etwa trotz sorgfältigen Melkens vorhandenen Milchschmutzes in eine Centrifuge, deren Trommel 5600 Umdrehungen in der Minute macht.

Zur Herstellung der ersten Sorte wird nun die so vom Rahm — der einstweilen kühl gestellt wird — getrennte Magermilch bei 40° mit einer in solchem Verhältnisse zusammengestellten Mischung

---

[1]) Journ. f. Landw. 1896, 44, 279.

von Lab, Trypsin und Natrium carbonicum versetzt, dass bis zur Zeit von einer halben Stunde das Trypsin 30% des Kaseïns der Milch in einen leicht löslichen Zustand überführt, nach welcher Zeit die zugesetzte Menge Lab den Rest des Kaseïns ausfällt und so die Trypsinwirkung aufhebt. Hierauf wird durch eingeleiteten Dampf auf 80° erhitzt und die Molke 5 Minuten bei dieser Temperatur stehen gelassen. Dann wird dieselbe abgegossen, durch Tücher filtrirt und mit ½ Vol. Wasser, ¼ Vol. Rahm und der entsprechenden Menge Milchzucker versetzt. Zuletzt wird sie in Portionsflaschen zu 125 g gefüllt und sterilisirt.

Die für ältere Säuglinge bestimmte, in Flaschen zu 200 g gefüllte zweite Sorte entsteht durch Mischung von gleichen Theilen Magermilch und Wasser mit der Hälfte Rahm unter entsprechendem Zusatz von Milchzucker.

Die dritte Sorte mit 300 g, eine Mischung von Rahm und Magermilch, stellt eine wegen der sorgfältigen Gewinnung und Sterilisation verlässliche Vollmilch dar.

Die Zusammensetzung ist nach Untersuchungen im hiesigen Laboratorium im Mittel von je 2 Proben folgende:

Sorte	Wasser	Kaseïn	Albumin	Pepton	Fett	Milchzucker	Salze
I	90,15 %	0,93 %	0,07 %	0,25 %	2,73 %	5,54 %	0,33 %
II	90,41 „	1,71 „	0,08 „	0,16 „	2,78 „	4,49 „	0,37 „
III	88,55 „	2,79 „	0,05 „	0,19 „	3,27 „	4,52 „	0,63 „

Wenn nach den Angaben des Herstellers dieser Milch der Gehalt an Albumin zunehmen soll, so muss dasselbe wie in gekochter Milch durch das Sterilisiren unlöslich geworden sein und einen Zustand angenommen haben, in welchem es nach schwachem Ansäuern mit Essigsäure grösstentheils zusammen mit dem Kaseïn unlöslich abgeschieden wird.

e) **Verwendung von Stuten- und Eselinnenmilch.** An Stelle der Kuhmilch wird auch dort, wo solche leicht zu beschaffen sind, Stuten- oder Eselinnenmilch angewendet und hat man sogar (in Dr. Carvick's Fabrik in Orenburg) versucht, Stutenmilch unter Zusatz von 2,33—3,0 % Zucker einzuengen (zu kondensiren), um auf diese Weise letztere den Gegenden, wo Stutenmilch schwer zu beschaffen ist, zuführen zu können.

Die Zusammensetzung dieser Milchsorten ist im Mittel folgende:

Milch von:	Wasser	Kaseïn	Albumin	Fett	Milchzucker	Salze
Eselinnen	90,12 %	0,79 %	1,06 %	1,36 %	6,19 %	0,47 %
Stuten	90,58 „	1,29 „	0,76 „	1,14 „	5,87 „	0,36 „
Kondensirte Stutenmilch	21,87 „	13,65 %		8,28 „	54,46 „	1,74 „

Diese Milchsorten kommen daher, was den Gehalt an Kaseïn und Albumin sowie Milchzucker anbelangt, der Frauenmilch nahe, bleiben aber im Fettgehalt erheblich hinter derselben zurück. Auch steht ihrer allgemeinen Verwendung die schwierige Beschaffung entgegen, indem sich z. B. die Beschaffung von 1 l Eselinnenmilch auf 2—3 Mk. belaufen würde. Die kondensirte Stutenmilch hat sich ferner als schlecht haltbar erwiesen, indem sie leicht in Gährung übergeht.

f) **Verwendung von Kindermehlen.**

Wenn schon nach vorstehenden Ausführungen die einzelnen Zuckerarten (Rohrzucker, Traubenzucker und Maltose) nicht als gleichwerthig für die Kinderernährung mit dem Milchzucker angesehen werden können, so gilt dieses um so mehr für die dextrin- und stärkemehlhaltigen Kindermehle; rohe Mehle sind auch schon deshalb ungeeignet für die Kinderernährung, weil das Kind in den ersten Lebensmonaten kein stärkelösendes Enzym besitzt. Bei Anwendung von Mehlen sollen diese wenigstens aufgeschlossen d. h. die Stärke in Zucker und Dextrin übergeführt werden. Ein unter Zusatz von Milch aus aufgeschlossenen Mehlen durch Eintrocknen hergestelltes Kindermehl von folgender Zusammensetzung:

Wasser	Proteïnstoffe	Fett	Kohlenhydrate		Rohfaser	Asche	Phosphorsäure	Nährstoffverhältniss
			löslich	unlöslich				
6,0%	15,0%	5,0%	50,0%	21,0%	0.5%	2,5%	1,0%	1 : 5,5

würde nach dem 6. Lebensmonat als Ersatz der Muttermilch gelten können. Aber von den zahlreichen Kindermehlen, die weiter unten ausführlich besprochen werden sollen, entsprechen nur sehr wenige dieser Forderung. Dabei steht durchweg der Preis der Kindermehle nicht im Verhältniss zu ihrem Gehalt an Nährstoffen und ist auch nicht durch die Art der Fabrikation gerechtfertigt.

Die Kindermehle können nur als Zusatzmittel zur Kuhmilch nach dem 6. Lebenmonate empfohlen werden und verdienen hier die besonders zubereiteten **Hafermehle** vor allen anderen den Vorzug.

Die Kindermehle haben aber auch wesentlich an Bedeutung verloren, seitdem es durch **Sterilisation der Kuhmilch** nach Fr. Soxhlet's und sonstigen Verfahren gelungen ist, eine haltbare Kuhmilch für die Kinderernährung herzustellen. Das Sterilisiren der Kuhmilch, überhaupt der Nahrungsmittel (auch des zum Verdünnen der Milch verwendeten Wassers durch Abkochen), die für die Kinderernährung dienen, ist eine unerlässliche Bedingung für befriedigende Erfolge bei der künstlichen Ernährung, ja wichtiger als die Anwendung von Milch von nur mit guten und trocknen Futtermitteln ernährten Kühen. Zwar nimmt die Milch von Kühen, die mit unreinen und wasserreichen Futtermitteln (wie Schlempe, Trebern, Küchenabfällen, viel Rüben etc.) gefüttert werden, leicht eine fehlerhafte Beschaffenheit an, aber weniger dadurch, dass die unmittelbar das Euter verlassende Milch schädliche Bestandtheile enthält, als vielmehr dadurch, dass die Milch schädliche Keime aus der alsdann stark verunreinigten Stallluft aufnimmt. Denn es ist eine bekannte Thatsache, dass Kälber, welche an der Mutter saugen, bei weitem nicht den Krankheiten (Diarrhöen etc.) ausgesetzt sind, an welchen Kälber leiden, die mit der ermolkenen und mit Luft in Berührung gekommenen Milch getränkt werden.

Um die Kuhmilch besser bekömmlich und einen schwachen Säuregrad unschädlich zu machen, kann man derselben beim Kochen (oder Sterilisiren) neben einem Körnchen Kochsalz einen Esslöffel voll **Kalkwasser** oder etwas (eine Messerspitze voll) gebrannte **Magnesia** für 1 l zusetzen.

Vielfach wird es für zweckmässig gehalten, die **Milch von einer einzigen Kuh**, die zu gleicher Zeit mit der Geburt des Kindes gekalbt hat, zu verwenden; diese Ansicht ist aber nicht richtig. Die Zusammenziehung der Milch einer einzelnen Kuh ist je nach Witterung, Futter und verschiedenen Umständen grossen Schwankungen unterworfen; letztere aber verwischen sich bei Mischmilch von mehreren Kühen. Es ist daher richtiger, die Milch von mehreren Kühen zu verwenden. **Dass die Kühe gesund sein müssen**, ist eine selbstverständliche Forderung [1]).

Letzteres gilt auch besonders bei Ernährung mit **Ammenmilch**. Hier ist ferner zu berücksichtigen, dass die Amme reichlich aber nicht übermässig ernährt wird. Die Ammen sind meistens nur an minderwerthige Kost gewöhnt, und wenn

---

[1]) Ob die Rindertuberkulose durch Milch bezw. überhaupt auf den Menschen übertragbar ist, wird weiter unten unter „Kuhmilch" auseinandergesetzt werden.

sie dann mit einem Male eine bessere und überreichliche Nahrung erhalten, so nimmt die Milch derselben nicht selten eine ganz unregelmässige Zusammensetzung, besonders einen zu hohen Fettgehalt an, so dass die Kinder nicht gedeihen und das Gegentheil von dem erreicht wird, was erreicht werden soll (vergl. unter Frauenmilch weiter unten).

2. Ernährung der Kinder von der Mitte des 2. Jahres bis zum Ende der Entwickelung.

Im Alter von 1—15 Jahren befinden sich die Kinder im grössten Wachsthum und müssen sie gerade in diesen Jahren eine sehr reichliche und richtig zusammengesetzte Nahrung erhalten.

Die Proteïnstoffe dürfen im Verhältniss zu den Kohlenhydraten weder zu reichlich noch zu kärglich bemessen sein; im ersteren Falle findet ein erhöhter Proteïnumsatz statt, der kein Proteïn zum Ansatz gelangen lässt, im letzteren Falle kann wegen Mangels an Proteïn kein Ansatz oder Wachsthum erfolgen.

Ueber das nöthige Kostmaass für Kinder und das nöthige Verhältniss der Nährstoffe zu einander sind verschiedene Ermittelungen angestellt.

W. Camerer[1]) verfolgte den Stoffwechsel an seinen eigenen 5 Kindern zunächst im Alter von 2—11 Jahren. Dieselben genossen eine aus Milch, Brot, Reissuppe, Braten und Eiern bestehende Nahrung, deren einzelne Bestandtheile sich procentig wie folgt vertheilten:

Kind	Alter, Jahre	Körpergewicht kg	Nahrung		Bestandtheile der Nahrung:						Verhältniss der thierischen zu den pflanzlichen Nahrungsmitteln = 1 :
			Gesammt g	Trockensubstanz g	Milch %	Brot %	Reissuppe %	Braten %	Eier %	Getränke Wasser + Wein %	
1. Mädchen	2	10,8	1185	197	54,7	4,1	18,9	4,7	6,2	9,7	0,35
2. Mädchen	4	13,3	1203	197	55,3	4,9	21,8	4,0	5,1	8,1	0,41
3. Knabe	6	18,0	1510	311	31,6	15,2	19,9	7,5	4,1	20,3	0,81
4. Mädchen	9	22,7	1660	328	32,9	12,4	29,5	5,8	3,7	14,3	0,99
5. Mädchen	11	23,4	1698	397	31,9	18,2	24,6	5,6	3,6	14,6	1,04

Diese Untersuchungen hat W. Camerer dann noch längere Zeit und bis zum Alter von 24 Jahren fortgesetzt. Auch bei diesen Versuchen bestand die Nahrung aus Fleisch, Milch, Eiern, Brot- und Mehlspeisen, sowie Reis; die Menge des thierischen Proteïns im Verhältniss zum pflanzlichen Proteïn wurde mit den Jahren in der Nahrung geringer und ging von 82 % auf 55 % herunter.

Die Ergebnisse erhellen aus folgender Uebersichtstabelle:

---

[1]) Vergl. über Litteratur S. 374, Anm. 2.

Alter	Körpergewicht	Gesammt-Nahrung	In der Nahrung				Auf 1 kg Körpergewicht			Kalorien rohe		Unausgenutzt im Koth ausgeschieden		
			Wasser	Protein	Fett	Kohlen-hydrate	Protein	Fett	Kohlen-hydrate	auf 1 qm Körperoberfläche	1 Körperkilo	Trockensubstanz	Stickstoff	Fett
Jahre	kg	g	g	g	g	g	g	g	g	Kal.	Kal.	%	%	%
Mädchen:														
2—3	12	1175	950	44	38	115	3,7	3,2	9,6	1460	80	5	12	6
4—6	16	1400	1120	48	30	180	3,0	1,9	11,2	1450	70	6	14	8
8—10	22	1638	1315	60	30	220	2,7	1,4	10,0	1390	60	5	12	10
11—14	32	1723	1322	68	44	270	2,1	1,4	8,8	1330	51	4	11	10
15—18	41	1612	1273	60	35	219	1,5	0,9	5,3	930	33	4	10	9
21—24	44	1990	1586	67	71	242	1,5	1,6	5,5	1150	40	4	13	6
Knabe:														
5—6	18	1517	1200	64	46	197	3,6	2,8	10,9	1680	77	8	18	—
7—10	24	1699	1333	67	32	251	2,8	1,3	10,5	1440	61	6	15	9
11—14	34	1909	1510	86	34	262	2,5	1,0	7,7	1250	47	5	10	14
15—16	53	2314	1810	102	73	287	1,9	1,4	5,4	1220	40	4	9	8
17—18	59	2378	1850	100	83	302	1,7	1,4	5,1	1200	38	4	8	5

Die gasförmigen, flüssigen wie festen Auswürfe fielen bezw. stiegen in der Zeit wie folgt:

Kinder:	In 24 Stunden für das Körpergewicht:					In 24 Stunden für je 1 Körperkilo:	
	Harnmenge	Harnstoff	Harn-Stickstoff	Koth im ganzen	Koth-Stickstoff	Kohlensäure	Wasserdampf
Mädchen	680—1130 g	12,0—17,8 g	6,3— 9,4 g	67—91 g	1,0—1,3 g	26,7—14,9 g	28,7—14,8 g
Knabe	740—1060 „	14,6—26,5 „	7,6—14,1 „	134—73 „	2,1—1,3 „	27,3—14,4 „	31,0—18,5 „

Hieraus erhellt, dass die Grösse des Stoffwechsels mit dem Aelterwerden stetig abnimmt und eine beständige Höhe annimmt, wenn bei den Mädchen das Körpergewicht 40—45 kg, bei den Knaben 50—60 kg erreicht hatte. Auch ist nach diesen Versuchen der Stoffwechsel bei den Knaben etwas grösser als bei den Mädchen. Bei Eintritt der Menstruation und Pubertät treten mehr oder weniger Abweichungen auf.

Ganz ähnliche Werthe wurden von anderen Versuchsanstellern gefunden, wie folgende Uebersichtstabelle zeigt:

Geschlecht	Alter	Körpergewicht	Gesammtnahrung	In der Nahrung:				Für 1 Körperkilo:			Kalorien (rohe) für 1 Körperkilo	Versuchsansteller
				Wasser	Protein	Fett	Kohlenhydrate	Protein	Fett	Kohlenhydrate		
	Jahre	kg	g	g	g	g	g	g	g	g	Kal.	
?	1 J. 6 M.	10,0	1180	950	36,0	27,0	150	3,6	2,7	15,0	102	J. Forster.
Mädchen	2 J. 3 M.	11,4	1154	490	44,4	32,3	178	3,9	2,8	15,6	107	Sophie Hasse[1])
	2 " 6 "	15,7	1551	1293	56,4	46,1	134	3,6	2,9	8,5	88	
	3 " 6 "	17,3	1370	1065	50,6	37,5	205	2,9	2,2	11,8	80	
	4 " 6 "	16,8	1612	1296	64,6	58,6	172	3,8	3,5	10,2	91	
	8 " 9 "	31,2	1624	1224	81,7	86,1	219	2,6	2,7	7,0	66	
	10 " 7 "	39,7	1752	1270	87,7	108,7	256	2,2	2,7	6,4	61	
Knaben	2 J. 6 M.	12,2	—	—	50,2	36,6	108	4,1	3,0	8,8	83	Uffelmann[1])
	4 " 3 "	15,2	—	—	55,7	44,7	136	3,7	2,9	8,9	80	
	10 " 6 "	25,0	—	—	64,6	46,0	206	2,5	1,8	8,2	62	
	14 " 9 "	42,6	—	—	83,4	51,0	301	1,9	1,2	7,1	48	
? (Waisen)	6—15	—	—	—	79,0	37,0	250	—	—	—	—	C. Voit[2])
Desgl. Mädchen	6—17	—	—	—	74,0	18,0	424	—	—	—	—	Th. Riedel[1])
Gemischt	8—15	—	1878	—	87,4	49,5	508,2	—	—	—	—	W. Schröder[3])
?	6—10	—	—	—	69,0	21,0	210	—	—	—	—	Hirschwald[1])
?	bis 15	—	—	—	75,0	20,0	250	—	—	—	—	Simler[1]).

Diese Zahlen weichen zwar zum Theil nicht unerheblich von einander ab, indess ist hierbei zu berücksichtigen, dass gerade beim Kinde je nach der Lebhaftigkeit desselben der Stoffwechsel grossen Schwankungen unterliegt; eine gute Uebereinstimmung zeigen die Zahlen für den Bedarf an Proteïn; Fett und Kohlenhydrate schwanken schon deshalb mehr, weil sie sich bis zu gewissen Grenzen physiologisch vertreten können. Es dürfte aber nicht richtig sein, für die Kinder von $1\frac{1}{2}$ Jahren bis zur vollendeten Hauptentwickelung ein einziges Kostmaass zu Grunde zu legen, weil nach den vorstehenden Untersuchungen von Camerer, Hasse und Uffelmann übereinstimmend für die Körpergewichtseinheit (1 kg) sich wesentlich verschiedene Mengen für den Bedarf an Nährstoffen ergeben haben. Nach diesen Erhebungen kann man den Bedarf für 1 Körperkilo und 24 Stunden etwa wie folgt veranschlagen:

Alter	Rohnährstoffe:			Rein- (verdauliche)[4]) Nährstoffe			Kalorien für 1 Körperkilo		Verhältniss der Roh-Kalorien in Form von			Nährstoffverhältniss Nh : Nfr. wie 1 :
	Protein	Fett	Kohlenhydrate	Protein	Fett	Kohlenhydrate	rohe	reine	Proteïn	Fett	Kohlenhydrate	
Jahre	g	g	g	g	g	g	Kal.	Kal.				
$1\frac{1}{2}$—6	3,5	3,0	10,0	3,2	2,8	9,7	85	80	100	: 165	: 237	5,0
6—12	2,5	2,0	9,0	2,2	1,8	8,6	67	62	100	: 150	: 297	5,6
12—18	1,8	1,4	6,0	1,5	1,3	5,7	46	42	100	: 150	: 276	5,3

[1]) Anm. 1—4 vergl. S. 386.

Um weiter zu zeigen, wie die Kost für Kinder vom 6.—12. Jahre im Gewicht von 20—25 kg eingerichtet werden kann, mögen hier nachstehende Kostvorschriften bezw. Gaben aufgeführt werden, nämlich 1. und 2. Kostmaass aus dem Waisenhause in München, No. 3—5 von mir berechnet:

1. Kostmaass (Sonntag):

Frühstück
- 257 g Milch
- 42 „ Semmel (1 Stck.)

Mittag
- Kräutersuppe (52,6 g Kräuter, 17,5 g Mehl, 11,0 g Schmalz, 4,4 g Zwiebeln)
- Ochsenfleisch (170 g mit Knochen)
- Kartoffelgemüse (201,7 g Kartoffeln, 13,1 g Mehl, 8,7 g Schmalz, 4,3 g Zwiebeln)
- Brot (1 Hausbrot 81 g)

Nachmittag 1 Hausbrot (81 g)

Abends
- 1 Hausbrot (81 g)
- Bier (¼ l ?)
- Kartoffelschnitzel (282,9 g Kartoffeln, 13,1 g Schmalz)

2. Kostmaass (Freitag):

Frühstück
- 275 g Milch
- 52 „ Brot (1 Semmel)

Mittag
- Erbsensuppe (39,4 g Erbsen, 24,1 g Mehl, 8,7 g Schmalz)
- Rohr- oder Dampfnudeln (87,6 g Mehl, 145,6 g Milch, 26,3 g Schmalz, 43,8 g Zwetschen)
- Kompott
- 1 Hausbrot (81 g)

Nachmittag 1 Hausbrot (81 g)

Abends
- 1 Hausbrot (81 g)
- Kartoffelsuppe (141,4 g Kartoffeln, 8,7 g Schmalz, 22,1 g Semmel)
- Bier (¼ l).

3. Kostmaass.
- 100 g rohes Fleisch,
- 25 „ Käse,
- 300 „ Brot,
- 180 „ Kartoffeln,
- 20 „ Fett (Butter und Schmalz)
- 250 „ Milch,
- 100 „ Mehl (zu Suppen),
- 180 „ Gemüse.

4. Kostmaass.
- 100 g Eier (2 Stck.),
- 100 „ Erbsen oder Bohnen,
- 250 „ Brot,
- 180 „ Kartoffeln,
- 22 „ Fett (Butter und Schmalz)
- 100 „ Mehl (zu Suppen),
- 180 „ Gemüse,
- 150 „ Milch,
- 150 „ Bier.

5. Kostmaass.
- 170 g rohes Fleisch,
- 300 „ Brot,
- 180 „ Kartoffeln,
- 15 „ Fett (Butter und Schmalz)
- 250 „ (¼ l) Milch,
- 100 „ Mehl (zu Suppen)
- 180 „ Gemüse (aller Art).

Baginsky und Dronke[5]) haben eingehende Untersuchungen über die Ernährung **kranker Kinder** der vorgeschritteneren Altersstufen angestellt und gefunden, dass die Mengen Nährstoffe bezw. der Stoffwechsel der Kinder im allgemeinen mit den vorstehenden Ergebnissen übereinstimmen. (Vergl. auch weiter unten unter Ernährung der Kranken.)

3. Ernährung der Erwachsenen.

Die Ernährung des Erwachsenen richtet sich nicht nur nach dem Körpergewicht desselben, sondern auch nach Grösse und Art der Arbeit, ganz abgesehen davon, dass auch die persönliche Anlage und Gewohnheit, besonders was die Wahl zwischen fett- und kohlenhydratreichen Nahrungsmitteln anbelangt, eine grosse Rolle spielt. Letzteren Einfluss hat J. Ranke[6]) durch einen besonders deutlichen Versuch an sich selbst klargelegt; er erzielte z. B. für sein Körpergewicht (72 kg) durch folgende Nahrung Stoffgleichgewicht:

---

[1]) Anm. 1—4 zu S. 385. Vergl. W. Camerer: Der Stoffwechsel des Kindes. Tübingen 1894, 46—66.
[2]) C. Voit: Untersuchung der Kost in einigen öffentlichen Anstalten. München 1877, 125.
[3]) Archiv f. Hygiene 1886, 4, 39.
[4]) Vergl. S. 251 u. 373; für die erste Entwickelungszeit von 1½—6 Jahren mit reichlicher Milchnahrung können die höheren Ausnutzungs-Koëfficienten für gemischte Kost zu Grunde gelegt werden.
[5]) Archiv f. Kinderheilkunde 1893, 16, 388.
[6]) Joh. Ranke: Die Ernährung des Menschen 1876, 195 u. 230.

Kostmaass:	Nahrung:							In der Nahrung:			Stickstoff	Kohlenstoff
	Wasser g	Fleisch g	Brot g	Stärke g	Eiereiweiss g	Fett g	Salz g	Protein g	Fett g	Kohlenhydrate g	g	g
No. 1	2100	250	400 Bier	70 Zucker	70	100	10	100	100	240	15,9	228,7
„ 2	2000	500	200	125	—	80	10	126	84,5	213	19,6	218,4

Hier ist also einmal durch 100 g Protein und mehr Fett und Kohlenhydrate im anderen Falle durch 126 g Protein und weniger Fett und Kohlenhydrate Stoffgleichgewicht erzielt worden. Berechnet man nach S. 373 die Roh- und Reinkalorien für die Kost mit mittlerem und hohem Gehalt an Fleisch, so erhält man:

	Roh-Kalorien	Rein-Kalorien
1. Kostmaass	2373,4	2208,5
2. „	2249,9	2129,0.

Die Gesammtmenge an Rein-Kalorien ist daher trotz des sehr verschiedenen Gehalts an den 3 Nährstoffen in beiden Fällen nahezu gleich. Man wird daher bei Bemessung des Kostmaasses für Erwachsene neben dem Gehalt an Nährstoffen auch die Kalorien-Roh- und Reinwerthe berücksichtigen müssen, um ein Urtheil über die Richtigkeit der Nahrungsmenge zu erhalten; es ist aber, wie schon S. 371 auseinandergesetzt, nicht richtig, die Kalorienwerthe einer Nahrung als alleinigen Maassstab der Beurtheilung anzusehen.

Als weiterer wichtiger Umstand ist, nachdem S. 366 u. ff. auseinandergesetzt ist, dass eine gemischte Nahrung am zweckmässigsten ist, die Vorfrage zu berücksichtigen, wieviel Fleisch in der Nahrung eines Erwachsenen enthalten sein soll? Nach den Erhebungen von v. Pettenkofer, C. Voit, J. Forster u. A. schwankt der Gehalt der täglichen Nahrung eines Erwachsenen an Fleisch mit Knochen zwischen 92 bis 500 g je nach der Arbeitsleistung, und weil das eingekaufte Fleisch nach mehreren Erhebungen in 100 Thln. zu enthalten pflegt:

15 % Knochen, 10 % Fettgewebe und 75 % Fleisch (mit durchwachsenem Fett),

so fordert C. Voit für die regelrechte tägliche Kost eines Erwachsenen 230 g Fleisch mit Knochen, welches also enthält:

34,5 g Knochen, 23 g Fettgewebe und 172,5 g durchwachsenes Fleisch.

Einer weiteren Berücksichtigung bedarf die Art und Höhe der Arbeitsleistung unter sonst gleichen Verhältnissen (gleiches Körpergewicht etc.) vergl. S. 250 und S. 359.

Unter Berücksichtigung dieser Verhältnisse möge zunächst eine Uebersicht über bis jetzt ermittelte Kostsätze von Erwachsenen gegeben werden:

Stand und Beschäftigung:		Protein g	Fett g	Kohlen-hydrate g	Kalorien (Roh-) Kal.	Nährstoff-Verhältniss Nh : Nfr. wie 1 :
Deutschland:						
Mann bei mittlerer Arbeit nach Moleschott		130	40	550	3200	5,0
Desgl. nach Wolff		125	35	540	3090	5,1
Arbeiter bei mässiger Arbeit	nach v. Petten-	118	56	500	3091	5,4
Desgl. „ starker „	kofer	137	173	352	3678	5,7
Gut bezahlte Handwerker	und C. Voit	151	54	479	3148	4,1
Arbeiter bei mässiger Arbeit		117	68	345	2578	4,4
Schreiner (40 Jahre)		131	68	494	3242	5,1
Dienstmann (36 Jahre)	nach	133	95	422	3214	4,8
Junger Arzt, München	J. Forster	127	89	362	2890	4,6
„ „ „		134	102	292	2764	4,1
Rechtsanwalt, „		80	125	222	2437	6,7
Zimmerleute, Böttcher, Schlosser in Bayern	Mittel von 11 Personen	122	34	570	3206	5,4
Universitätsprofessor in München		100	100	240	2373	4,9
Bayerische Waldarbeiter	nach	135	208	876	6091	10,3
Brauknechte bei schwerster Arbeit	J. v. Liebig	190	73	599	3993	4,1
Bauernknecht nach J. Ranke		143	108	788	4848	7,4
Brauknechte (Mittel von 5 Personen)		149	61	755	4407	6,1
Deutsche Arbeiter (Mittel von 11 Familien) nach Meinert		72	49	451	2608	7,9
Bergleute bei schwerer Arbeit, Preussen, nach Steinheil		133	113	634	4240	6,8
Weberfamilien in Königr. Sachsen, nach v. Rechenberg		65	49	485	2710	9,3
Arbeitsanstalt in Dresden nach Raape	früher	128	21	580	3134	4,9
	jetzt	124	51	510	3113	5,1
Zwei Arbeiterfamilien in Frankfurt a. M. nach O. Rademann		68	49	419	2424	7,9
Arbeiter		98	69	490	3075	6,8
Arzt (76 kg schwer)	nach	112	92	340	2757	5,1
Aermere Frau	F. Hirschfeld	67	61	344	2267	7,4
Wohlhabende Frau	in Berlin	89	84	262	2259	5,3
Desgl.		81	74	220	1960	5,0
Ausland:						
Italienischer Ziegelarbeiter[1]) in München nach J. Ranke		167	117	675	4605	5,8
Französischer Arbeiter	nach	138	80	502	3419	5,1
Englischer „	Payen	140	34	435	2733	3,7
Nordischer „		198	109	710	4811	4,9
Gut ernährter Schneider in England		131	39	525	3096	4,7
Schwer arbeitender Weber, desgl.	nach	151	43	622	3618	4,8
„ „ Grobschmied, desgl.	Playfair	176	71	667	4179	4,8
Näherinnen in London		54	29	292	1699	6,7
Studenten in Japan	nach Eykman	83	14	622	3019	7,9
Ladendiener „	Tawara	55	6	394	1898	7,4

[1]) Vorwiegend von Maismehl und Käse sich ernährend.

Stand und Beschäftigung:	Proteïn g	Fett g	Kohlenhydrate g	Kalorien (Roh-) Kal.	Nährstoff-Verhältniss Nh : Nfr. wie 1 :
Kleine Leute in Neapel nach L. Manfredi	70	32	369	2312	6,4
Schwedische { bei mittlerer Arbeit . .} nach Hultgren	134	79	485	3322	5,1
Arbeiter { „ schwerer „ . .} u. Landergren	189	101	673	4545	4,9
Siebenbürgische Feldarbeiter[1]) nach W. Ohlmüller .	182	93	968	5217	6,6
Fabrikarbeiter in } Männer . . . . } in Kostanstalten	132	80	584	3708	5,9
Centralrussland[2]) } Frauen u. Knaben } (Artele)	98	51	487	2896	6,3
nach Fr. Erismann } Familienkost	106	49	488	2920	5,8
Ländliche Bevölkerung im Moskauer { Männer . . .	129	33	589	3236	5,2
Bezirk nach Sarin { Frauen . . .	102	28	471	2637	5,3
Fischer auf der Wolga nach { Frauen	219	43	463	2909	2,6
Schmidt[3]) { Männer	319	57	486	4369	2,1

C. Voit und M. Rubner[4]) berechneten nach dem Gesammtverbrauch an Nährstoffen unter Berücksichtigung der Mischungsverhältnisse der Bevölkerung den Verzehr für den Tag und den Kopf (Erwachsenen) der Bevölkerung[5]) wie folgt:

Stadt:	Proteïn g	Fett g	Kohlenhydrate g	Kalorien Kal.	Nährstoff-Verhältniss Nh : Nfr. wie 1 :
Mittlere nach M. Rubner	88	56	342	2314	5,4
Königsberg . . . . }	84	31	414	2350	5,8
München . . . . } nach	96	65	492	3036	6,9
Paris . . . . } C. Voit	98	64	465	2929	6,3
London . . . . }	98	60	416	2696	5,8

Die umfangreichsten Erhebungen über die Kost erwachsener Personen in Amerika hat W. O. Atwater[6]) in Gemeinschaft mit mehreren Mitarbeitern (No. 1—14 S. 390) angestellt, indem er nicht nur die Menge der eingekauften, sondern auch die der wirklich verzehrten Nährstoffe ermittelte und den ausgenutzten Antheil derselben abschätzte. A. E. True[7]) und Mitarbeiter (No. 15—21 S. 390) sind unter Leitung von

---

[1]) Dieselben verzehrten im Durchschnitt für den Tag nur 1303 g Mais und 154 g Fisolen (Saubohnen) neben 35 g Salz, als Getränk nahmen sie nur Wasser zu sich.
[2]) Archiv f. Hygiene 1889, 9, 23. Die Kost der männlichen Fabrikarbeiter schwankte im Gehalte an Proteïn zwischen 122—148 g, Fett 55—97 g, Kohlenhydrate 564—641 g. An ausnutzbaren Nährstoffen berechnet Fr. Erismann für den Kopf und Tag:

	Proteïn	Fett	Kohlenhydrate
Artele der Männer	98,6 g	75,7 g	525,5 g
„ „ Frauen und Knaben .	70,3 „	48,8 „	438,0 „
Familienkost	79,7 „	46,7 „	439,6 „

[3]) Vergl. Smolenski: Hygien. Rundschau 1897, 7, 1173. Von dem Proteïn stammten 50,1 bezw. 64,5 % aus Fischfleisch, welches die Arbeiter 3-mal im Tage neben Brot und Thee verzehrten.
[4]) M. Rubner in Handbuch der Ernährungstherapie und Diätetik von E. v. Leyden 1897, Bd. I, 1. Abth., 154.
[5]) Vergl. auch Th. Weyl: Der Stoffwechsel Berlins. Berlin 1894.
[6]) Storrs Agric. Exper. Station, Storrs Conn. Ann. Report 1891—1896; letzte Uebersichtstabelle 1896, 9, 152.
[7]) Nutrition investigations of the University of Illinois. Washington 1900.

Atwater in ähnlicher Weise vorgegangen. Diese Erhebungen mögen daher im Mittel einer Anzahl von Einzeluntersuchungen hier besonders aufgeführt werden.

Stand und Beschäftigung:	Eingekaufte Nährstoffe			Verzehrte Nährstoffe			Ausgenutzte Nährstoffe			Kalorien		
	Protein g	Fett g	Kohlen-hydrate g	Protein g	Fett g	Kohlen-hydrate g	Protein g	Fett g	Kohlen-hydrate g	eingekauft Kal.	verzehrt Kal.	ausgenutzt Kal.
1. Neun Farmer-Familien	101	128	476	97	121	465	88	117	453	3560	3435	3305
2. Neun Handwerker-Familien	113	153	420	106	142	406	97	137	395	3605	3420	3295
3. Neun Chemiker-Familien	110	136	442	107	129	437	99	124	426	3530	3430	3305
4. Fünf Studenten	127	181	402	106	146	363	98	141	354	3880	3305	3170
5. Eine schwedische Familie März	121	116	486	118	112	479	109	107	469	3565	3490	3365
Novbr.	137	129	651	133	123	636	123	119	622	4440	4300	4160
6. Familie in Hartford	87	76	510	87	75	509	77	72	498	3155	3140	3025
7. Beamtenfamilie in Hartford	109	102	434	108	100	432	99	96	422	3175	3145	3030
8. Kosthaus in Middletown, gut bezahlte Arbeiter	126	188	426	103	152	402	—	—	—	4010	3490	—
9. Privat-Speisehaus	96	133	343	92	119	339	86	116	330	3035	2875	2785
10. Ziegelarbeiter bei angestrengtester Arbeit	180	365	1150	—	—	—	—	—	—	8850	—	—
11. Grobschmiede in Massachusetts bei angestrengtester Arbeit	200	304	365	—	—	—	—	—	—	6905	—	—
12. Arbeiter im Adirondacks-Gebirge	—	—	—	200	216	367	190	209	358	—	4335	4190
13. Fussballspieler in der Uebung	181	292	557	—	—	—	—	—	—	5740	—	—
14. Sandow, Athlet	244	151	502	—	—	—	—	—	—	4462	—	—
15. Lehrerfamilie Illinois	124	158	487	101	113	441	—	—	—	3975	3275	—
16. Lehrerfamilie Indiana	111	110	349	106	102	340	—	—	—	2910	2780	—
17. Beamtenfamilie Konnektikut	110	136	442	107	129	437	—	—	—	3530	3430	—
18. bei wenig Arbeit Pensylvania	98	155	396	91	145	380	—	—	—	3465	3280	—
19. Fünf Mechaniker-Familien bei mässiger Arbeit	114	170	436	105	154	407	—	—	—	3826	3524	—
20. Studenten-Klubs[1] Weibliche (Mittel von 4)	101	139	414	—	—	—	—	—	—	3405	—	—
21. Männliche (Mittel von 16)	105	147	465	—	—	—	—	—	—	3705	—	—

Vorstehende ermittelte Kostsätze liessen sich noch um verschiedene vermehren. Indess genügen die aufgeführten Zahlen, um zu zeigen, wie ausserordentlich **verschieden sich die Kost der Erwachsenen bei freier Wahl der Nahrung gestaltet, sowohl was die Menge als auch das Verhältniss der einzelnen Nährstoffe zu einander anbelangt.**

Bekanntlich hat, wie schon erwähnt, C. Voit seiner Zeit auf Grund seiner und anderer Erhebungen in der täglichen Kost von erwachsenen Arbeitern von rund 70 kg Körpergewicht folgende Nährstoffe verlangt:

---

[1] Die Kost in den Klubs bestand zu rund $^2/_3$ aus thierischen und zu $^1/_3$ aus pflanzlichen Nahrungsmitteln.

Bei mässiger Arbeit:			Bei angestrengter Arbeit:		
Proteïn	Fett	Kohlenhydrate	Proteïn	Fett	Kohlenhydrate
118 g	56 g	500 g	145 g	100 g	450 g

Diese Kostsätze sind von den verschiedensten Seiten als zu hoch und unrichtig bezeichnet, besonders was den Proteïngehalt anbelangt. So fanden schon E. Pflüger, K. Boland und L. Bleibtreu [1]) den nach dem ausgeschiedenen Harnstickstoff berechneten Proteïnumsatz im allgemeinen für den Erwachsenen bei mässiger Arbeit niedriger, z. B.:

	im ganzen	für 1 kg Körpergewicht
Erster Fall	92,715 g Proteïn	1,326 g Proteïn
Zweiter „	81,700 „ „	1,249 „ „
Dritter „	96,467 „ „	1,464 „ „

F. Hirschfeld [2]) behauptet sogar, dass ein gesunder Mann sich mit 40 g Proteïn ins Stickstoffgleichgewicht setzen und damit auskommen kann, wenn die sonstigen Nährstoffe entsprechend höher sind (Fett 160—180 g, Kohlenhydrate 380—400 g), so dass die zugeführten Kalorien = 45,2 für 1 kg Körpergewicht betragen.

Auch Klemperer [3]), Breisacher und O. Peschel [4]) gelangten zu dem Ergebniss, dass man, wenn auch nur vorübergehend, mit 33—40 g d. h. einer Proteïnmenge auskommen kann, welche $1/3$ der obigen Durchschnittsmenge von 118 g Proteïn für den Tag entspricht.

Kumagawa [5]) konnte sich für 9 Tage durch japanische Pflanzenkost mit 37,8 g ausnutzbarem Proteïn ins Stickstoffgleichgewicht setzen, wobei er 2478 Kalorien verbrauchte, von denen 93,7 % aus Kohlenhydraten stammten; Nakahama [6]) fand in der Kost von 13 sächsischen Arbeitern, von durchschnittlich 62 kg Körpergewicht, für schwere Arbeit 68 g umgesetztes Proteïn und 17 g Kothproteïn, also im ganzen 85 g Nahrungsproteïn, während C. v. Rechenberg [7]) in der Nahrung der erwachsenen Mitglieder von sächsischen Handweberfamilien (vergl. Tabelle S. 388) im Mittel für den Tag fand:

	Proteïn	Fett	Kohlenhydrate	Kalorien
Roh-Nährstoffe	65 g	49 g	485 g	2728
Ausnutzbare Nährstoffe [8]) . .	47 „	45 „	451 „	2455

Aehnliche Zahlen erhielt L. Manfredi [9]) im Durchschnitt für die Kost der kleinen Leute (8 Personen) in Neapel, nämlich:

Eingeführte Nährstoffe . .	70,27 g	31,9 g	368,9 g	2143
Ausgenutzte „ [8]) . .	56,68 „	28,0 „	308,0 „	1791

---

[1]) Pflüger's Archiv f. Physiol. **16**, 165; **38**, 1.
[2]) Ebendort 1889, **44**, 428.
[3]) Zeitschr. f. klin. Medicin 1889, **16**, 571.
[4]) O. Peschel: Dissertation. Berlin 1890.
[5]) Archiv f. pathol. Anat. u. Physiol. 1889, **116**, 370.
[6]) Archiv f. Hygiene 1888, **8**, 78.
[7]) C. v. Rechenberg: Die Ernährung der sächsischen Handweber. Leipzig 1890.
[8]) C. v. Rechenberg nimmt die mittlere Ausnutzbarkeit wie folgt an:

	Proteïn	Fett	Kohlenhydrate
Für eine fleischarme Kost	72 %	91 %	93 %
„ „ gemischte „	83 „	90 „	93 „
L. Manfredi fand im Mittel für gemischte Kost	81,37 %	87,60 %	95,90 %.

[9]) Archiv f. Hygiene 1893, **17**, 552.

J. Munk[1]) ist der Ansicht, dass man den Proteïnbedarf eines Erwachsenen von 70 kg Körpergewicht bei mässiger Arbeit für hiesige Verhältnisse auf 100 g für den Tag festsetzen kann, während Demuth[2]) 90 g Nahrungs- oder 75 g verdauliches Proteïn bezw. 1,3 g des ersteren und 1,1 g des letzteren für 1 kg Körpergewicht als Mindestmenge zulassen will, es aber für wünschenswerth hält, für gewöhnlich bei Bestimmung eines gemeinsamen Kostmaasses für eine grössere Zahl von Personen über diese Menge hinauszugehen.

Auch die vor- wie nachstehende Uebersichtstabelle (Arbeiter-Ernährung S. 400) weist verschiedene Kostsätze für Erwachsene in allen Ländern auf, welche weniger als 100 g Proteïn für den Tag enthalten.

A. Ritter[3]) aber zeigte in zwei Versuchen, dass es nicht möglich war, einen Mann von 65 kg Körpergewicht mit 34,9 g Proteïn, einen anderen von 86,4 kg Körpergewicht mit 55,1 g Proteïn ins Stickstoffgleichgewicht zu versetzen, auch wenn die Gesammtnahrung über dasjenige Maass erhöht wurde, welches für die beiden Personen zum Ausgleich des Wärmeverlustes durch die Haut nothwendig war.

O. Kellner und Mori[4]) untersuchten die Kost der ärmeren, vorwiegend von Reis sich ernährenden Bevölkerung Japans mit folgendem Ergebniss für den Tag:

| Nahrung: | Proteïn | | | | Bilanz |
	in der Nahrung g	im Koth g	unausgenutzt g	umgesetzt, bezw. nach dem Harnstickstoff berechn. g	g
1. Reine Pflanzenkost	70,87	17,25	53,62	61,50	— 7,88
2. Gemischt zur Hälfte mit Fischen	109,25	13,81	95,44	89,81	+ 5,63
3. Gemischt mit Fleisch und Milch	122,93	7,43	115,50	116,43	— 0,93

Hier ist bei vorwiegender Pflanzenkost der Gehalt an Proteïnstoffen gering; dasselbe hat aber schon C. Voit gefunden, nämlich in der Kost eines Vegetariers 54,2 g, für die der Trappisten 68,0 g Proteïn für den Tag.

Playfair, der nach S. 388 recht hohe Kostsätze ermittelte, fand in der pflanzlichen Kost eines Indiers nur 57 g, in der eines Arbeiters in Dorsetshire nur 83 g Proteïn für den Tag.

Bei richtiger Auswahl der pflanzlichen Nahrungsmittel lässt sich aber auch hiermit ein proteïnreicheres Kostmaass erzielen; so fand de Giaxa[5]) in der Kost von Bauern im venezianischen Gebiet, die sich vorwiegend von Mais und Bohnen mit einem Zusatz von Fett ernähren, folgende Nährstoffmengen:

	Proteïn	Fett	Kohlenhydrate
Eingenommen	117,6 g	64,4 g	619,6 g
Ausgenutzt	87,6 „	64,4 „ (?)	501,4 „

Hamilton C. Bowie fand den täglichen Proteïnverbrauch bei 8 erwachsenen Männern vor ihrem Eintritt in das Heer wie folgt:

---

[1]) Virchow's Archiv f. Anat. u. Physiol. 1893, 132, 91.
[2]) Münchener medic. Wochenschr. 1893, 39, 742, 762 u. 782.
[3]) Ebendort 1894, 31 u. 32.
[4]) Zeitschr. f. Biologie 1888, 35, 108.
[5]) Annali dell' Inst. d'igiene di Roma 1892, II.

Person	1	2	3	4	5	6	7	8
Gewicht	63 kg	64 kg	92 kg	60 kg	72 kg	64 kg	74 kg	112 kg
Stickstoff im Harn	11,9 g	14,7 g	16,1 g	12,9 g	15,1 g	16,7 g	16,5 g	20,6 g
Proteïnverbrauch	92,0 „	110,0 „	119,0 „	97,0 „	112,0 „	122,0 „	121,0 „	147,0 „

Vergl. auch die Kost italienischer, siebenbürgischer und russischer Arbeiter in der Uebersichtstabelle S. 388 u. 389. Diese und andere Nahrungsmengen nähern sich schon mehr oder weniger den Voit'schen Forderungen.

Andere Erhebungen weisen aber noch grössere Mengen auf.

Raape[1]) berechnet den Nährstoffgehalt der Kost in der Arbeitsanstalt in Dresden früher vor 1889 und nach März 1889 mit einer neuen Kostordnung wie folgt:

	Proteïn	Fett	Kohlenhydrate	Preis
Vor 1889	128,2 g	20,6 g	580,0 g	28,2 Pfg.
Seit März 1889	124,4 „	51,1 „	510,0 „	34,6 „

Die früheren Kostsätze litten an Fettarmuth und zu grosser Massenhaftigkeit der Speisen. Durch Erhöhung des Fettes und Veringerung des Volumens (595 g Brot statt 698 g für den Tag) in der neuen Kostordnung wurde nicht nur die Leistungsfähigkeit, sondern auch der Gesundheits- und Kräftezustand der Mannschaften gehoben.

Auch E. O. Hultgren und E. Landergren[2]) fanden in der Nahrung von 12 schwedischen Arbeitern, die bei mittlerem Alter und Körpergewicht eine gemischte Nahrung nach freier Wahl zu sich nahmen, noch höhere Sätze, nämlich auf das mittlere Körpergewicht von 70 kg umgerechnet:

	Proteïn	Fett	Kohlenhydrate	Alkohol	Wärmeeinheiten[3]) mit Alkohol	ohne Alkohol
1. Für den mittleren schwedischen Arbeiter	134,4 g	79,4 g	485,0 g	22,0 g	3466	3322
2. Für den angestrengten Arbeiter	188,6 „	101,1 „	673,1 „	24,2 „	4832	4545

W. O. Atwater (l. c.), der die Kost verschiedener Berufsstände in Amerika besonders reich an Fett und Kohlenhydraten fand, fordert in der täglichen Normal-Nahrung noch grössere Mengen Nährstoffe, als von Hultgren und Landergren gefunden sind, nämlich:

Nahrung eines Mannes:	Proteïn	Fett	Kohlenhydrate	Kalorien	Nährstoff-Verhältniss Nh : Nfr. wie 1 :
Bei geringer körperlicher Arbeit	125 g	125 g	450 g	3520 Kal.	5,9
Bei mittlerer körperlicher Arbeit	150 „	150 „	500 „	4060 „	5,6
Bei angestrengter körperlicher Arbeit	175 „	250 „	650 „	5705 „	6,9
Bei übermässig angestrengter körperl. Arbeit	200 „	350 „	800 „	7355 „	7,9

[1]) Gesundenkost-Ordnung für die städtische Arbeiteranstalt in Dresden von Dr. Raape, 1891.
[2]) Hultgren und Landergren: Untersuchung über die Ernährung schwedischer Arbeiter. Stockholm 1891.
[3]) Diese Zahlen sind von mir selbst berechnet.

Hultgren und Landergren berechnen etwas abweichende Wärmeeinheiten, weil sie als Verbrennungswärmen die von M. Rubner ermittelten Werthe angenommen haben (nach Abzug des Verlustes im Harn und Koth):

Proteïn	Fett	Kohlenhydrate	Alkohol
4,100	9,300	4,100	7,000 Kal.

F. Stohmann giebt (l. c.) hiervon abweichende Zahlen an; die Verbrennungswärme für Kohlenhydrate schwankt nach Stohmann zwischen 3,700—4,100 rund, weshalb ich das ungefähre Mittel 4,000 angenommen habe.

Solchen Gaben gegenüber (vergl. auch andere Angaben in der Uebersichtstabelle) müssen die Voit'schen Kostsätze für einen Erwachsenen bei mittlerer und angestrengter Arbeit noch als mässig bezeichnet werden.

Wenn man daher von örtlichen und persönlichen Abweichungen absieht, dürfte man im allgemeinen den täglichen Bedarf eines Erwachsenen von mittlerem Körpergewicht (70 kg) bei gemischter Kost für deutsche Verhältnisse wie folgt veranschlagen können:

Beschäftigung:	In der täglichen Nahrung							Nährstoffverhältniss Nh : Nfr. wie 1 :
	Roh-Nährstoffe			Ausnutzbare Nährstoffe			Kalorien		
	Proteïn g	Fett g	Kohlenhydrate g	Proteïn g	Fett g	Kohlenhydrate g	rohe Kal.	reine Kal.	
Ruhe und ganz mässige Arbeit	100	50	400	85,0	46,0	380,0	2548	2358	5,3
Mittlere Arbeit	120	60	500	102,0	55,2	475,0	3141	2735	5,4
Schwere Arbeit . . .	140	100	450	119,0	92,0	427,5	3407	3041	5,0

Oder für 1 Körperkilo:

							Verhältniss der Kalorien in Form von			
								Proteïn :	Fett :	Kohlenhydrate
Ruhe und ganz mässige Arbeit	1,4	0,7	5,7	1,2	0,6	5,4	36,1	33,0	100 : 96 : 337		
Mittlere Arbeit	1,7	0,9	7,0	1,5	0,8	6,7	44,6	41,5	100 : 102 : 340		
Schwere Arbeit . . .	2,0	1,4	6,5	1,7	1,3	6,2	48,7	45,1	100 : 135 : 270		

Bei vorübergehend angestrengter Arbeit kann der Bedarf noch wesentlich höher werden und scheint mit der Höhe der Arbeit wesentlich der Gehalt an Proteïn und Fett zuzunehmen, dagegen der an Kohlenhydraten und damit der Rauminhalt, der vorwiegend von kohlenhydratreichen Nahrungsmitteln bedingt wird, abzunehmen. Dieses Verhältniss macht sich auch besonders in der Kost der bemittelten und weniger bemittelten Volksklasse bei freier Wahl der Nahrung geltend.

So fand J. Forster[1]) in der Nahrung zweier Arbeiter und Aerzte in München:

Beruf:	Bestandtheile			Nährstoffgehalt				Proteïn in Form von		Nährstoff-Verhältniss 1 :
	Fleisch g	Brot g	Bier g	Proteïn g	Fett g	Kohlenhydrate g	Wasser g	Fleisch %	Brot %	
1. Junger Arzt .	385	150	1625	131	95	332	2975	64,9	11,2	4,3
2. Arbeiter . .	161	412	1500	132	81	458	2916	26,9	30,6	5,0

Aehnliche Beziehungen fand Chr. Jürgensen[2]) in der Kost eines Kopenhagener Arztes und dessen Frau (Vorsteherin eines Mädcheninstitutes); auch diese Kost war erheblich fettreicher und kohlenhydratärmer als die gewöhnlicher Arbeiter; sie enthielt für den Tag:

---

[1]) Zeitschr. f. Biologie 1873, **9**, 381.
[2]) Ebendort 1886, **22**, 489.

	Proteïn	Fett	Kohlenhydrate	Nährstoffverhältniss 1 :
1. Arzt, 37 Jahre alt, 71½ kg schwer	135 g	140 g	249 g	4,4
2. Dessen Frau, 35 Jahre alt, 58 kg schwer	95 „	107 „	220 „	5,1

Im allgemeinen kann man daher wie in diesem Falle annehmen, dass in der Kost der bemittelten Klasse die thierischen Nahrungsmittel gegenüber den pflanzlichen und ferner die Genussmittel (Bier, Wein etc.) vorwiegen, dass sie ausserdem bei gleichem Proteïngehalt in Folge schmackhafterer und besserer Zubereitung mehr Fett im Verhältniss zu den Kohlenhydraten enthält.

Weiter erhellt aus vorstehenden Erhebungen, dass das Nährstoffbedürfniss bezw. das Kostmaass einer weiblichen Person etwa ³/₄ bis ⁴/₅ von dem eines männlichen Erwachsenen ausmacht.

Wenn wir nach diesen allgemeinen Bemerkungen noch auf die Ernährungsweise einiger Volksklassen im besonderen eingehen, so bedarf zunächst

a) die Ernährung der Soldaten einer besonderen Erwähnung; denn wenn ihnen als dem gesunderen und kräftigeren Theile eines Volkes die Vertheidigung des Vaterlandes und die Beschützung von Hab und Gut eines jeden Staatsbürgers anvertraut ist, dann kann es auch nur im allgemeinen Interesse liegen, ihnen eine gute und ausreichende Kost besonders im Felde zu theil werden zu lassen. Friedrich der Grosse sagt mit Recht: „Wenn man eine Armee aufbauen will, so muss man mit dem Bauch anfangen, denn dieser ist das Fundament davon."

Der Bericht der Königl. Bayer. Special-Kommission fordert in der Nahrung des Soldaten für den Tag:

	Proteïn	Fett	Kohlenhydrate	Kalorien	Nährstoffverhältniss 1 :
1. In der Garnison	120 g	56 g	500 g	3100	5,3
2. Im Manöver	135 „	80 „	500 „	3396	5,2
3. Im Kriege	145 „	100 „	500 „	3630	5,1

Nach den angestellten Erhebungen wurde dagegen in der Kost eines Soldaten gefunden:

Für den Soldaten im Frieden:						Für den Soldaten im Felde:					
Ermittelt von	Proteïn g	Fett g	Kohlenhydrate g	Kalorien	Nährstoffverhältniss 1 :	Ermittelt von	Proteïn g	Fett g	Kohlenhydrate g	Kalorien	Nährstoffverhältniss 1 :
C. Voit	117	26	547	2995	5,2	Hildesheim	146	44	504	3133	4,2
Artmann	100	70	420	2814	5,9	Artmann	124	100	420	3285	5,4
Hildesheim	117	35	447	2678	4,6	Playfair	143	71	566	3616	5,2
Playfair	119	51	530	3170	5,5						
Studemund	113	54	552	3256	5,2						
Mittel	113	47	500	2983	5,3	Mittel	138	72	497	3325	4,9

C. A. Meinert[1]) hat aus den verschiedenen Verpflegungs-Vorschriften der Armeen den mittleren Nährstoffgehalt in der täglichen Kost berechnet und z. B. gefunden:

---

[1]) C. A. Meinert: Armee- u. Volks-Ernährung. Berlin 1880, 1, 286.

Armee und Dienst:	Proteïn g	Fett g	Kohlen-hydrate g	Preis Pfg.	In der täglichen Kost:	
					Fleisch (Rohgewicht) g	Brot g
I. Deutsche Reichsarmee:						
a) Gewöhnliche Friedensportion	107	22[1]	489	33,4	150	750
b) Grosse Friedensportion	135	27	533	45,4	250	750
c) Gewöhnliche Mundportion im Felde:						
α) bei Fleisch und Brot	133	35	471	63,1	375	750
β) bei Speck und Brot	78	146	471	43,1	170 (Speck)	750
γ) bei Fleisch und Zwieback	150	35	471	71,1	375	500 Zwieb.
δ) bei Speck und Zwieback	97	146	471	51,1	170 (Speck)	500 Zwieb.
d) Aussergewöhnliche Portion	192	45	678	85,0	500	1000 Brot
II. Oesterreichisch-Ungarische Armee:						
a) Im Frieden	100	51	474	40,0	187	900
b) Im Kriege:						
α) bei Fleischgabe	146	47	645	?	280	900
β) bei Speckgabe	109	135	645	?	170 (Speck)	714 Mehl / 100 Bisquits
III. Französische Armee:						
a) Im Frieden	130	29	542	43,0	300	1000
b) Im Kriege:						
α) bei Brot	139	31	574	48,0	312	1000
β) bei Zwieback	168	31	574	52,0	312	750 Zwieb.
c) Marine	136	44	478	46,0	330	750 Zwieb.
IV. Italienische Armee:						
a) Im Kriege	113	38	613	48,0	200	918
b) Im Frieden	127	45	613	57,0	300	918
V. Englische Armee:						
a) Landarmee im Frieden	108	48	452	60,0	340	680
b) Marine:						
α) bei frischer Fleischkost	141	417		—	—	—
β) bei Salzfleischkost	165	535		—	—	—

In diesen Kostrationen fehlt es, wie wir sehen, einerseits besonders an Fett, andererseits muss daran ausgesetzt werden, dass der Gehalt an Nährstoffen für die einzelnen Tage zu grossen Schwankungen unterworfen ist.

F. H. Buchholtz[2]) verlangt:

	Proteïn	Fett	Kohlenhydrate
Für die Friedensportion einen Mindest-Kostsatz von	100 g	50 g	500 g
In der nachstehenden Brot- und Frühstückportion S. 397 sind enthalten	40 „	13 „	350 „
Bleiben also für die Mittagskost zu decken	60 „	37 „	150 „
Die vorschriftsmässigen Kostsätze ergeben aber nur:			
1. 150 g Rindfleisch + 90 g Reis	32 „	7 „	70 „
2. 150 g „ + 120 g Graupen etc.	34 „	9 „	91 „
3. 150 g „ + 230 g Erbsen	77 „	11 „	118 „
4. 150 g „ + 1500 g Kartoffeln	51 „	9 „	275 „

---

[1]) In Wirklichkeit ergaben sich in der Kost der Menagen 38—39 g Fett.
[2]) F. H. Buchholtz: Rathgeber für den Menagebetrieb der Truppen. Berlin 1882, 129.

In diesen Kostsätzen fehlt es daher neben Proteïnstoffen vorwiegend wiederum an Fett; der Soldat ist daher gezwungen, dieses durch eigenen Ankauf von Butter, Schmalz, Wurst, Speck etc. durch Bestreitung aus der Löhnung oder eigenen Mitteln zu beschaffen. Die deutsche Verpflegungsbehörde ist aber auch selbst beständig bemüht, die Kost der Soldaten zu verbessern und hat neuerdings auch ein warmes Abendgericht eingeführt.

Zwar spielt die Geldfrage hierbei eine wichtige Rolle, indess haben C. A. Meinert (l. c.) und F. H. Buchholtz (l. c.) in ausführlichster Weise gezeigt, dass sich auch durch zweckmässigere Zusammensetzung der Kost erheblich Besseres leisten lässt, ohne dass die Kosten erhöht werden. Auf diese Werke möge daher besonders verwiesen werden.

Eine besondere Aufmerksamkeit erfordert die Verpflegung der Soldaten im **Manöver** und im **Kriege**, weil alsdann eine besonders gute Kost von nöthen ist und der Soldat alsdann durchweg keine Gelegenheit hat, die Nahrung durch eigenen Zukauf zu ergänzen. Aber auch hierauf pflegt von der Heeresverwaltung Rücksicht genommen zu werden.

Nach den Vorschriften für die Verpflegung der deutschen Armeen im Frieden wie im Kriege soll jeder Soldat für den Tag erhalten:

Garnisonkost:	Manöverkost:	Kriegskost:
750 g Brot (+ 25 g Salz),	750 g Brot (+ 25 g Salz),	750 g Brot (oder 500 g Zwieback + 25 g Salz),
150 g Fleisch (Rohgewicht),	250 g Fleisch (Rohgewicht),	375 g frisches oder gesalzenes Fleisch (bezw. 250 g geräuchertes Fleisch oder 170 g Speck),
dazu:	dazu:	dazu:
90 g Reis, oder	120 g Reis, oder	125 g Reis, Graupen bezw. Grütze, oder
120 g Graupen, Hafer-, Buchweizen-, Gerstenmehl, oder	150 g Graupen (bezw. Grütze), oder	250 g Hülsenfrüchte, oder
230 g Hülsenfrüchte (Erbsen, Linsen bezw. Bohnen), oder	300 g Hülsenfrüchte, oder	250 g Mehl, oder
1500 g Kartoffeln,	2000 g Kartoffeln,	1500 g Kartoffeln,
ferner:	ferner:	ferner:
3 Pfg. für Beschaffung eines Frühstückes.	15 g gebrannte Kaffeebohnen.	25 g gebrannte Kaffeebohnen.

Davon enthält die Grundlage von Brot + Fleisch +:

	Proteïn	Fett	Kohlenhydrate	Proteïn	Fett	Kohlenhydrate	Proteïn	Fett	Kohlenhydrate
1. Reis	89 g	20 g	435 g	110 g	30 g	454 g	130 g	40 g	459 g
oder									
2. Graupen oder Mehl	95 „	22 „	454 „	116 „	32 „	476 „	150 „	42 „	544 „
oder									
3. Kartoffeln	113 „	20 „	664 „	140 „	30 „	764 „	150 „	40 „	664 „

Oder wenn an Stelle von Brot und Fleisch verabreicht wird: Brot + Speck + Hülsenfrüchte:

	Proteïn	Fett	Kohlenhydrate	Proteïn	Fett	Kohlenhydrate	Proteïn	Fett	Kohlenhydrate
4.	116 g	61 g	486 g	135 g	85 g	523 g	131 g	138 g	496 g

Die grosse Menge Brot übertrifft sogar die der Gefangenen um 200 g; ausserdem sind die ersten 3 Tagessätze arm an Fett; auch schwanken dieselben in ihrem Gehalt an Nährstoffen nicht unwesentlich. Indess lässt sich das, um Wechsel in der Ernährung zu schaffen, kaum vermeiden und können die Kostsätze im Durchschnitt als ausreichend angesehen werden. Dass dieses der Fall ist, geht auch daraus hervor, dass die Rekruten allgemein, auch wenn sie nicht in der Lage sind, etwas zukaufen zu können, an Körpergewicht zuzunehmen pflegen.

Im letzten deutsch-französischen Kriege wurde nach dem siegreichen Einrücken der Truppen in Frankreich täglich für den deutschen Soldaten gefordert: 750 g Brot, 500 g Fleisch, 250 g Speck, 1 l Bier (oder ½ l Wein), dazu 30 g Kaffee und 60 g Tabak; darin sind enthalten:

$$171\ g\ \text{Proteïn} \qquad 230\ g\ \text{Fett} \qquad 430\ g\ \text{Kohlenhydrate.}$$

Das ist gewiss eine sehr reichliche Nahrungsgabe, welche für die **angestrengteste Thätigkeit** tauglich macht.

Unzweifelhaft dürfte es für die Ernährung im Felde sich empfehlen, eher eine zu reichliche als zu kärgliche Nahrung zu verabreichen, zumal in diesem Falle der Geldpunkt mehr in den Hintergrund tritt. Leider aber ist eine regelrechte Verpflegung der einzelnen Soldaten nicht immer möglich.

Für Fälle der Noth soll daher der Soldat eine wenig Raum einnehmende, für längere Zeit (3 Tage) ausreichende, unverderbliche Nahrung, den sogen. **eisernen Bestand** mit sich führen.

Derselbe soll recht vielseitigen Bedingungen genügen, nämlich:
1. Soll derselbe eine volle Nahrung bieten, d. h. alle erforderlichen Nährstoffe enthalten.
2. Möglichst wenig Gewicht und Umfang besitzen und leicht zu befördern sein.
3. Muss sich derselbe auf längere Zeit halten und leicht zu einer Speise zubereiten lassen, falls er nicht direkt geniessbar oder zusagend ist.
4. Muss derselbe schmackhaft sein oder eine schmackhafte Speise liefern, aber wiederum nicht so schmackhaft, dass ihn die Mannschaften vorher aufzehren.

Unter Berücksichtigung aller dieser Bedingungen ist, zumal wenn der Preis ein thunlichst niedriger sein muss, die Auswahl für den eisernen Bestand keine sehr grosse. Zunächst sind alle stark wasserhaltigen Nahrungsmittel ausgeschlossen, weil sie leicht verderben, andererseits das Wasser zu sehr das Gewicht und Volumen erhöht. Wenn daher J. Ranke als eiserne Portion 750 g Brot und 300 g geräuchertes Schweinefleisch für den Tag (mit 126 g Proteïn, 112 g Fett und 345 g Kohlenhydraten) empfiehlt, so ist zu bedenken, dass Brot mit 35—40 % Wasser sich aus den verschiedensten Gründen für diesen Zweck schlecht eignet.

In erster Linie muss daher auf Dauerwaaren Rücksicht genommen werden, welche im getrockneten, gepressten bezw. gebackenen Zustande (als Zwieback) nur 10—12 % Wasser enthalten. Da nach S. 395 der Soldat für den Tag 145 g Proteïn $+$ 100 g Fett $+$ 500 g Kohlenhydrate, also im ganzen rund 750 g Nährstoffe erhalten soll, so wird sich unter Hinzurechnung von Wasser und Salzen etc. unter 700—800 g Gewicht eine eiserne Portion nicht herstellen lassen, wenn sie vollauf diesem Kostmaass entsprechen soll; das würde für 3 Tage ein Gewicht von 2—2½ kg ausmachen. Da der französische und englische Soldat für 4 Tage Lebensmittel im Gewicht von etwa 3 kg bei sich zu tragen pflegt, der russische Soldat für 3 Tage solche im Gewicht von sogar 3½ kg, so dürfte diese Gewichtsmenge als zulässig erscheinen.

Eine weitere hauptsächliche Bedingung an die eiserne Portion aber ist die, dass sie, aus thierischen und pflanzlichen Nahrungsmitteln bestehend, die Nährstoffe in einem solchen Verhältniss enthält, wie es einer guten und zweckmässigen Nahrung entspricht. Gerade das Vorhandensein von thierischen Nahrungsmitteln darin ist aus bereits mehrfach geltend gemachten Gründen nicht ausser Acht zu lassen, denn sie befähigen den Körper vorwiegend zu starken und andauernden Kraftanstrengungen.

In dieser Hinsicht würden sich in erster Linie geräucherte Fleischwaaren mit Zwieback aus Getreidemehl empfehlen. Weil aber erstere leicht von den Mannschaften zu früh verzehrt werden dürften, so ist es zweckmässig, die thierischen Nahrungsmittel den pflanzlichen gleich so beizumischen und sie so zuzubereiten, dass beide Bestandtheile in Form von Kuchen oder Zwieback ein Ganzes bilden, so dass diese nur in Wasser aufgeweicht oder mit demselben gekocht zu werden brauchen, um eine schmackhafte Speise zu liefern.

Solcher Weise dargestellter Fleischzwieback ergab z. B. folgende procentige Zusammensetzung:

Wasser	Stickstoff-Substanz	Fett	Kohlenhydrate	Rohfaser	Asche
10,02 %	17,37 %	8,97 %	59,61 %	0,78 %	3,25 %

In einem Gewicht von 750 g solchen Fleischzwiebacks sind also enthalten:

130 g Proteïn   67 g Fett   447 g Kohlenhydrate

also nicht viel weniger als für eine Nahrung bei angestrengter Arbeit erforderlich ist. Auch Hülsenfruchtmehle unter Zusatz von Fleischextrakt und Fett eignen sich sehr für diesen Zweck. Durch Zusatz von Gewürzen werden sich derartige Dauerwaaren hinreichend schmackhaft machen lassen und dadurch, dass man verschiedene Mehle (Getreide- und Leguminosenmehl etc.) verwendet, kann sogar Wechsel in der Kost erzielt werden.

Auch ist es gelungen wie aus Fleisch so auch aus Milch bezw. Käse, Eiern durch Anreicherung der Nährstoffe d. h. durch Entfernung des Wassers ähnliche Dauerwaaren herzustellen, die im Wechsel mit diesen Fleischdauerwaaren dem genannten Zwecke dienen können.

Ganser[1]) schlägt z. B. folgendes Gemisch zur Darstellung des „eisernen Bestandes" vor: 153,3 g (3 Stück) Eier, 55 g trocknes Fleischpulver, 50 g Käse, 208 g Brotpulver, 128 g Weizenmehl, 128 g Rindsschmalz, 77 g Speck; dieses Gemenge lieferte im gebackenen Zustande eine Dauerwaare von 630 g Gewicht mit:

120 g Proteïn, 227 g Fett und 250 g Kohlenhydraten.

Dass derartige Dauerwaaren auch für die Versorgung von Schiffen und Festungen von grösstem Belang sind, braucht kaum hervorgehoben zu werden.

b) Ernährung der Arbeiter.

Von nicht minder grosser Wichtigkeit wie die Ernährung der Soldaten ist die der arbeitenden Klasse, denn es kann keinem Zweifel unterliegen, dass das träge Wesen, die Schwerfälligkeit der Bewegungen und die geringe Leistungsfähigkeit unserer Arbeiter durchweg mit der schlechten und unzureichenden Ernährung derselben zusammenhängt.

Die vorstehende Uebersichtstabelle S. 388 enthält schon einige Beispiele, wie mangelhaft die Kost mancher Arbeiter-Familien zusammengesetzt ist. Nachstehende

---

[1]) Archiv f. Hygiene 1885, 3, 500.

400 Veränderungen der Nährstoffe durch die Verdauung und ihre Aufgabe für die Ernährung.

Tabelle möge dieses aber noch durch einige weitere Beispiele deutlicher veranschaulichen:

Art der Arbeiter	Menge der verzehrten Nahrungsmittel g	In der Nahrung für den Erwachsenen [1]				Kalorien Kal.	Nährstoffverhältniss Nh : Nfr. wie 1 :	Preis Pfg.	Besondere Bemerkungen	Versuchsansteller
		Protein (Gesammt-) g	Verdauliches Protein [2] g	Fett g	Kohlenhydrate g					
Arme Arbeiter Schlesiens	—	79,6	—	16,0	552,0	2723	7,9	—	Kartoffelkost	
Armer Arbeiter . . .	—	86,0	—	13,0	610,0	2977	7,4	—	desgl.	
Arbeiter Berlins, welche sich durch die Volksküche ernähren . .	—	—	68,0	37,0	290,0	1833	5,6	—	Meist pflanzliche Kost	
Ländliche Arbeiter bei Leipzig	1394	80,4	62,4	36,7	504,0	2746	7,4	30,4	desgl.	
Apothekergehülfe in Leipzig	1129	71,1	59,0	69,1	351,4	2392	7,4	46,9	Gemischte Kost	C. A. Meinert [3]).
Buchdruckereimädchen daselbst . . .	1202	65,0	54,3	39,3	503,0	2691	9,2	43,0	desgl.	
Cigarrenarbeiterin daselbst	839	52,1	41,9	52,9	301,4	1948	8,3	34,2	Fast rein pflanzliche Kost	
Strohflechterin daselbst	1504	72,2	56,4	55,7	440,0	2626	8,0	39,6	desgl.	
Näherin und Buchbinderin daselbst .	846	55,5	47,4	51,4	229,2	1663	6,4	35,6	Wenig Fleisch	
Arbeiterin in einer Luxuspapierfabrik .	1062	61,2	49,0	40,8	347,3	2064	7,3	36,3	Gemischte Kost	
Maler in Leipzig . .	1199	86,7	73,3	68,6	366,2	2521	6,2	47,9	desgl.	
Tischler daselbst . .	1281	76,5	60,5	57,2	465,8	2366	8,0	45,9	desgl.	
Arbeiter-Familie in Luckau	2063	83,0	—	17,0	573,0	2941	7,4	—	Vorwiegend Brot und Kartoffeln, 63 g Fleisch	Böhm.
Arbeiter in Leipzig .	—	56,0	—	37,0	290,0	1775	6,8	—	—	Flügge.
30-jährige Arbeitsfrau (60,8 kg) . . .	1910	76,0	—	23,0	334,0	1917	5,2	—	348 g Brot, 60 g Fleisch	Forster.

Weitere Untersuchungen von O. Rademann [4]), C. v. Rechenberg [5]) bestätigen vorstehende Ergebnisse; auch in anderen Ländern hat man in der Nahrung der

---

[1]) Dabei sind in den Fällen, wo auch Kinder mit ernährt wurden, 2 Kinder gleich einer erwachsenen Person gerechnet.
[2]) Diese Menge kann nur als annähernde gelten, geschätzt nach den bis jetzt vorliegenden Versuchen (vergl. S. 251).
[3]) C. A. Meinert: Armee- und Volksernährung. Berlin 1880, II. Thl., 171—260.
[4]) O. Rademann: „Wie nährt sich der Arbeiter?" Frankfurt 1890.
[5]) C. v. Rechenberg: Die Ernährung der Handweber in der Amtshauptmannschaft Zittau. Leipzig 1890.

Arbeiter vielfach wenig Nährstoffe, besonders an Proteïn und Fett gefunden (vergl. Haupttabelle S. 388). Durchweg sind es die übermässig grossen Mengen Brot und Kartoffeln, welche die Kost armer Arbeiterfamilien ungünstig gestalten.

Mag man nun auch mit verschiedenen Forschern annehmen, dass sich ein Körper mitunter mit geringeren als den obigen Mindest-Kostsätzen ins Stoffgleichgewicht zu versetzen und leistungsfähig zu erhalten vermag, so sind doch vorstehende Nährstoffmengen gewiss nicht ausreichend, einen mittleren Arbeiter oder eine mittlere Arbeiterin im allgemeinen und auf die Dauer in erforderlicher Weise leistungsfähig zu erhalten oder zu grösseren Kraftleistungen zu befähigen. Es fragt sich daher, ob sich nicht auch für die Arbeiter bessere Kostsätze beschaffen lassen, ohne dass dafür mehr Mittel in Anspruch genommen zu werden brauchen. Ich habe bereits im Anhang des ersten Theiles auseinandergesetzt, wie sich in vielen thierischen Nahrungsmitteln (Magermilch, Magerkäse, Stockfisch, Häring, Schellfisch und auch in manchen Proteïn-Nährmitteln etc.) die Nährstoffe recht billig und zum Theil nicht viel höher herausstellen als in manchen pflanzlichen Nahrungsmitteln, dass daher die Möglichkeit vorliegt, durch zweckmässige Auswahl selbst armen Arbeiterfamilien thierische bezw. gehaltreichere Nahrungsmittel zuzuführen.

In noch klarerer und praktischerer Weise haben dieses u. A. C. A. Meinert[1]), Fr. Kalle[2]) und L. Moraht[3]) dargethan. Meinert nimmt z. B. 3 Arbeiter-Haushaltungen an, bestehend aus Mann, Frau und 2 Kindern im Alter von 10 bis 12 Jahren, die zusammen im Jahr verdienen:

A	B	C
800 Mark	1100 Mark	1500 Mark.

Bei einer Jahreseinnahme von 800—1100 Mk. pflegen ungefähr 60% des Einkommens (vergl. auch Bd. I, Anhang) zur Beschaffung der Nahrung verwendet zu werden; bei einer Jahreseinnahme von 1500 Mk. etwa 50%.

Es stehen daher diesen Haushaltungen für die Nahrung ungefähr zur Verfügung:

	A	B	C
1. Für das Jahr	480 Mk.	630 Mk.	800 Mk.
2. Für den Tag	132 Pfge.	172 Pfge.	220 Pfge.
3. Für den Tag und Kopf	44 „	57 „	73 „

Eine Familie von Mann, Frau und 2 Kindern von 10—12 Jahren kann man, was das Nährstoffbedürfniss anbelangt, gleich 3 erwachsenen Männern setzen; unter der Annahme, dass diese folgende Nährstoffmengen für den Tag und Kopf erhalten:

	A	B	C
Proteïn	100 g	100 g	120 g
Fett	50 „	50 „	70 „
Kohlenhydrate	500 „	500 „	400 „

berechnet Meinert Nahrungssätze für 14 Tage und zeigt, wie sich bei obigen verfügbaren Mitteln dieser Anforderung genügen lässt. Der Wichtigkeit halber lasse ich einige Kostsätze für die Familien A und B hier folgen:

---

[1]) C. A. Meinert: „Wie nährt man sich gut und billig?" Berlin, E. Mittler & Sohn 1882.
[2]) Fritz Kalle: „Wie nährt man sich gut und billig?" Leipzig 1891 und Ueber Volksernährung. Wiesbaden 1891.
[3]) L. Moraht: Volksernährung in Grossstädten. Hamburg 1893.

Veränderungen der Nährstoffe durch die Verdauung und ihre Aufgabe für die Ernährung.

Kostsätze für Mann, Frau und 2 Kinder von 10—12 Jahren, für die Person 100 g Proteïn, 50 g Fett und 500 g Kohlenhydrate.

Mahlzeit	Familie A.: Jahreseinnahme 800 M.; täglich im Ganzen zu verausgaben 132 Pfge.						Familie B.; Jahreseinnahme 1100 M.; täglich im Ganzen zu verausgaben 172 Pfge.					
	Nahrungsmittel	Gewicht	Preis für 1 kg	Preis der verbrauchten Menge	Gehalt Proteïn	Gehalt Fett	Gehalt Kohlenhydrate	Nahrungsmittel	Gewicht	Preis für 1 kg	Preis der verbrauchten Menge	Gehalt Proteïn	Gehalt Fett	Gehalt Kohlenhydrate
		g	Pfg.	Pfg.	g	g	g		g	Pfg.	Pfg.	g	g	g
Frühstück, Vesper und Abendbrot [1]	Brot	1800	24	43	108	19,8	900	Weissbrot (4 Stck. à 3 Pfge.)	290	—	12	14,5	2	148
	Kaffee	20	240	5	0,5	1,2	3	Roggenbrot	1500	24	36	90	9	750
	Gebrannt. Roggen oder Gerste	30	66	2	3,5	—	20	Kaffee und gebrannte Gerste	50	—	7	4	1	23
	Fett	65	130	8,5	—	63	—	Schmalz	90	170	15	—	85	—
	Magermilch [1] (zu Suppen etc.)	1500	8	12	45	7	60	Magermilch 1 l [2]	1000	8	8	30,5	5	40
	Salz	75	20	1,5	—	—	—	Bier 1 l [2]	1000	12	12	5	—	80
								Salz	75	20	1,5	—	—	—
								Grünes	—	—	0,5	—	—	—
	Hierin zusammen	—	—	72	157	91	983	—	—	—	92	144	102	1041
	Also f. d. Kopf und Tag	—	—	24	52	80	238	—	—	—	30,7	48	34	347
	Es sind daher für die Mittag- und Abendkost noch f. d. Kopf zu liefern	—	—	20	48	20	172	—	—	—	26,3	52	16	153

Diese werden durch folgende Mittag- (und Abend-) Gaben gedeckt:

1. Tag
Mittag: 360 g Rindfleisch, 100 g Brühreis, 2000 g Kartoffeln, 30 g Schweinefett (als Rindfleisch mit Reis und Kartoffeln).
Abend: 200 g Magerkäse.

Mittag: 500 g Rindfleisch, 100 g Fett, 3000 g Kartoffeln, Essig und Oel (als geschmortes Rindfleisch mit Kartoffelsalat).
Abend: Magermilch zu Suppe.

2. Tag
Mittag: 3000 g Kartoffeln, 2000 g Buttermilch, 100 g Speck (als Kartoffeln mit Buttermilch und Speck).
Abend: Fällt aus.

Mittag: 1000 g Sauerkraut, 300 g Erbsen, 200 g Blutwurst (als Blutwurst mit Sauerkraut und Erbsen).
Abend: 1500 g Buttermilch zu Suppe.

3. Tag
Mittag: 3 Stck. = 260 g Häring, 3000 g Kartoffeln, 500 g Magermilch, 30 g Mehl, 50 g Zwiebeln (als Häring und Kartoffeln).
Abend: 1500 g Magermilch.

Mittag: 250 g Stockfisch. 60 g Senf, 50 g Mehl, 30 g Zucker, Essig, 2500 g Kartoffeln (als Stockfisch mit Senfsauce und Kartoffeln).
Abend: Fällt aus.

---

[1]) d. h. an den Abenden, an denen nicht besondere Speisen angesetzt sind.
[2]) Es ist angenommen, dass in 14 Tagen im Ganzen 21 l bezw. 14 l Magermilch bezw. 14 l Bier verbraucht werden, also im Durchschnitt für den Tag obige Mengen.

<table>
<tr><td>4. Tag</td><td>Familie A. Jahreseinnahme 800 M.:
Mittag: 500 g Erbsen, 80 g Speck (als Erbsen mit Speck).

Abend: 1500 g Kartoffeln, 300 g Quarg (Stippmilch).</td><td>Familie B. Jahreseinnahme 1100 M.:
Mittag: 500 g Leber und Lunge, 50 g Schmalz, 156 g Weissbrot, 40 g Mehl, 50 g Zwiebeln, 60 g Grünes und Pfeffer, 2000 g Kartoffeln (als Leberknödel mit Kartoffeln).
Abend: Fällt aus.</td></tr>
</table>

Fr. Kalle (l. c.) hat in derselben Weise einen 14-tägigen Speisezettel für eine aus Mann, Frau und 2 Kindern von 8—12 Jahren (also zusammen = 3 erwachsenen Personen) bestehende Familie, berechnet und gefunden, dass sich für täglich 1,71 M. eine Nahrung beschaffen lässt, die im Mittel 105,5 g Proteïn, 76 g Fett und 500 g Kohlenhydrate für den Kopf und Tag enthält.

Als tägliche Grundnahrung für 1. und 2. Frühstück, sowie Vesper (Brot für den ganzen Tag) dienen für die ganze Familie:

1800 g Brot (Roggen- und Weizenbrot), 1 l Magermilch, 60 g Schmalz, 15 g gebrannter Kaffee, 30 g gebrannte Gerste, 75 g Salz.

Dazu für Mittag- und Abendessen z. B.:

1. Tag
- Mittag: 350 g Solberfleisch, 750 g Erbsen, 500 g Kartoffeln, Zwiebeln (als Solberfleisch mit Erbsen).
- Abend: 1500 g Kartoffeln, 30 g Mehl, 40 g Fett, Zwiebeln (als Kartoffelsuppe).

2. Tag
- Mittag: 750 g Schellfisch, 2500 g Kartoffeln, 70 g Fett, 40 g Mehl (als Schellfisch mit Kartoffeln).
- Abend: 3 l Magermilch und 80 g Zucker zur Suppe.

3. Tag
- Mittag: 200 g Griesmehl, 50 g Fett, 3000 g Kartoffeln, 400 g Mehl, 200 g Fett (Griesmehlsuppe und Kartoffelpfannkuchen).
- Abend: 500 g Leberwurst.

4. Tag
- Mittag: 1000 g Rindslunge, 2000 g Kartoffeln, 60 g Fett, 40 g Mehl, 50 g Semmel, Zwiebeln (als Lungenmus mit Kartoffeln).
- Abend: 250 g Graupen, 40 g Fett (+ Brühe von Rindslunge) als Graupensuppe.

5. Tag
- Mittag: 350 g Kalbsleber, 2000 g Kartoffeln, 80 g Fett, 40 g Mehl (als gebackene Kalbsleber mit Kartoffeln).
- Abend: 200 g Häring, 2000 g Kartoffeln, $1/2$ l Magermilch, 30 g Mehl, 30 g Fett, Zwiebeln (als Häringskartoffeln).

etc.

Auch L. Moraht (l. c.) findet, dass sich für 50—60 Pfge. für den Tag und Kopf eine Nahrung beschaffen lässt, welche genügend Nährstoffe enthält und auch genug Wechsel bietet; er rechnet für 1 Erwachsenen:

Grundnahrung für Frühstück, Vesper und Brot (für den ganzen Tag):

600 g Brot (Roggen-, Weizenbrot), 100 ccm Milch, 20 g Schmalz, 15 g Kaffee, 5 g Cichorien.

Dazu z. B.:

1. Tag
- Mittag: 150 g Schweinefleisch, 500 g Rothkohl, 500 g Kartoffeln (als Schweinefleisch mit Rothkohl und Kartoffeln).
- Abend: 125 g Magerkäse.

2. Tag
- Mittag: 300 g Schellfisch (oder Dorsch), 1000 g Kartoffeln, 70 g Fett, 10 g Mehl (als Fisch mit Kartoffeln).
- Abend: 750 g Kartoffeln, 15 g Mehl, 10 g Butter (als Kartoffelsuppe).

3. Tag
- Mittag: 150 g Schweinefleisch, 100 g Linsen, 750 g Kartoffeln (als Schweinefleisch mit Linsen und Kartoffeln).
- Abend: $1/2$ l Bier, 50 g Syrup, 50 g Brot (als Biersuppe).

4. Tag
- Mittag: 200 g Rindfleisch, 100 g Reis, 750 g Kartoffeln, 10 g Talg (als Rindfleisch mit Reis und Kartoffeln).
- Abend: 200 g Brot, 20 g Mehl, 20 g Syrup (als Brotsuppe).

5. Tag
- Mittag: 200 g Mehl, 100 g Weissbrot, 200 g Vollmilch, 100 g Backobst, 30 g Schmalz (als Klösse mit Backobst).
- Abend: $^1/_2$ l Magermilch.

etc.

Diese und noch neun andere von Moraht berechneten Kostsätze lieferten 1893 für durchschnittlich 56,5 Pfg.[1] täglich im Mittel an Nährstoffen:

45,9 g thierisches Proteïn, 66,7 g pflanzliches Proteïn, 67,7 g Fett, 532,4 g Kohlenhydraten,

also eine für den mittleren Erwachsenen und eine mittelmässige Arbeit völlig genügende Nahrung.

Man sieht daher, dass man durch zweckmässige Auswahl der Nahrungsmittel selbst mit sehr geringen Mitteln eine Arbeiterkost erzielen kann, welche allen Anforderungen einer sachgemäss zusammengesetzten Nahrung entspricht, die bei einem ausreichenden Verhältniss von thierischen zu pflanzlichen Nahrungsmitteln und bei einem hinreichenden Gehalt an Nährstoffen sogar Wechsel genug bietet, um auch einer verwöhnten Zunge gerecht zu werden. Es verlohnt sich daher wohl der Mühe, dieser wichtigen Frage etwas Aufmerksamkeit zuzuwenden.

Leider aber herrschen über den Nährwerth der einzelnen Nahrungsmittel und ihre Bedeutung für die Ernährung noch grosse Unkenntniss und sehr unrichtige Anschauungen. Man pflegt den Gehalt und Nährwerth eines Nahrungsmittels durchweg noch nach seinem Gewicht und Rauminhalt abzuschätzen; man ist vielfach der Ansicht, dass man, wenn man einen grossen Haufen Gemüse oder Kartoffeln etc. vor sich hat, damit auch eine **grosse Menge Nährstoffe** zu sich führt. Hier belehrend und aufklärend zu wirken, ist die **Pflicht** eines jeden wahren Menschenfreundes, dem es vom Schicksal vergönnt ist, sich Kenntnisse über die Lebensvorgänge zu verschaffen. Wir lehren in den Schulen, wie sich die Pflanze und das Thier ernähren, aber daran, was der Mensch zu seinem Lebensunterhalt nothwendig hat und wie er sich ernähren soll, wird noch wenig gedacht.

Gewandte Volksredner sind bemüht, das Volk durch hoch klingende Phrasen über politische und religiöse Fragen aufzuklären, ohne dass sie etwas anderes erreichen und bezwecken als die Gemüther aufzuregen und zu verwirren; man bespricht in den Arbeitervereinen die höchsten aber wohl nie zu lösenden Fragen der Wissenschaft, aber für die elementarste Frage, wovon das eigene physische Leben und damit das eigene leibliche wie geistige Wohl abhängig ist, hat man vielfach kaum etwas mehr als ein mitleidiges Lächeln.

Wer dem Arbeiter einen wirklichen Dienst erweisen will, der lehre ihn, wie er sich und die Seinigen am besten leistungsfähig und arbeitstüchtig erhalten kann, oder was dasselbe bedeutet, wie er sich am zweckmässigsten d. h. am besten und billigsten ernähren soll. Er wird dadurch unsäglich viel Elend aus der Welt schaffen und auch dem Vaterlande einen grossen Dienst erweisen; denn es kann wohl nicht geleugnet werden, dass die durch eine gute Ernährung bedingte Leistungsfähigkeit unserer Arbeiter auch den nationalen Wohlstand mitbedingt (vergl. auch Einleitung S. 2).

---

[1] Die Preise haben sich seit der Zeit etwas erhöht, aber die Löhne sind auch höher geworden, so dass unter Aufwand desselben Procentantheils vom Lohn der Arbeiter doch eine der obigen gleiche Nahrung beschaffen kann.

4. Ernähruug im Alter.

Mit dem Aelterwerden nimmt die Thätigkeit der Sinne und Organe mehr und mehr ab und damit wird auch die Grösse des Stoffwechsels nach und nach herabgedrückt. Der erschlaffenden Verdauungsthätigkeit wird durch Einnahme von leicht verdaulichen Speisen und Genuss- oder Reizmitteln nachgeholfen. Der Wein ist die Milch der Alten.

Was an Menge der Nahrung abgeht, muss durch schmackhafte Zubereitung derselben ersetzt werden.

Ueber die Nahrung älterer Personen hat J. Forster einige Ermittelungen angestellt. In der Kost eines 60 Jahre alten Mannes (Hausmeister an einem wissenschaftlichen Institut) mit verhältnissmässig gutem Einkommen, der die Speisen nach freier Wahl genoss, fand er im Mittel von 3 Tagen folgende Mengen:

	Trockensubstanz	Wasser	Proteïn	Fett	Kohlenhydrate	Kalorien
Morgen	—	—	18,7 g	8,6 g	85,7 g	512
Mittag	—	—	46,2 „	32,0 „	101,3 „	926
Nachmittag ..	—	—	6,5 „	3,8 „	32,1 „	195
Abend	—	—	45,1 „	23,2 „	126,2 „	938
Im Ganzen	574,4 g	2399 g	116,4 g	67,6 g	345,1 g	2571

An Brot verzehrte der Mann 365 g täglich und darin 32,4 % des täglichen Gesammtproteïns und 58,3 % der Kohlenhydrate.

Die Nahrung bestand morgens in Kaffee, Zucker und Brot, mittags in Suppe, Fleisch und Gemüse, abends in Fleischspeisen (Wurst, saure Leber, geräuchertes Fleisch) und Bier.

J. Forster hält diese Nährstoffmenge für eine verhältnissmässig hohe, und bezeichnet sie als die Höchstgrenze für die Bedürfnisse älterer, nicht arbeitender Menschen, über welche hinauszugehen nicht nothwendig erscheint.

Nach anderen in Pfründneranstalten (Versorgungsanstalten alter, arbeitsunfähiger Personen) in München gemachten Erhebungen fand J. Forster erheblich weniger Nährstoffe, es verzehrten für den Tag:

Geschlecht	Fleisch (ohne Knochen) g	Proteïn im Fleisch g	Fleisch-Proteïn in Procenten des Gesammt-Proteïns	Brotmenge g	Proteïn im Brot g = Proc.[1]	Kohlenhydrate im Brot g = Proc.[1]
1. Pfründnerinnen	94	20,7	31	259	26,6 40	149,4 57
2. Pfründner	171	30,8	34	282	34,0 37	163,4 40

Im Mittel kommen auf die Nahrung der Pfründnerinnen und Pfründner für den Tag im Ganzen:

	Proteïn	Fett	Kohlenhydrate	Kalorien	Nährstoffverhältniss, wie 1 :
1. Pründnerinnen					
a) Ohne Zulage	67,0 g	38,2 g	265,9 g	1743	5,4
b) Mit Zulage[2]	79,1 „	48,6 „	265,1 „	1895	4,9
2. Pfründner	91,5 „	45,2 „	331,6 „	2189	4,8

---
[1]) Procente des täglichen Gesammt-Proteïns bezw. der Gesammt-Kohlenhydrate.
[2]) Die Zulage besteht in Bier und Käse, welche sich ein Theil der Pfründnerinnen für geschenktes Geld kauft.

Letztere Zahlen sind in der Pfründneranstalt „Heiliggeistspital" in München gewonnen, welche alte erwerbsunfähige Personen beiderlei Geschlechts aufnimmt.

Von dieser durchschnittlichen Nährstoffmenge wird daher ein grösserer Theil auf die männlichen, ein kleinerer auf die weiblichen Personen fallen.

Die Nahrung bestand des Morgens und Abends aus Suppen aller Art, des Mittags aus Suppe, Fleisch und Gemüse.

L. Meyer[1]) untersuchte die Kost in der städtischen Frauen-Siechenanstalt in Berlin und fand folgende tägliche Nahrungsaufnahme:

	Protein	Fett	Kohlen-hydrate	Kalorien	Nährstoff-verhältniss Nh : Nfr. wie 1 :
Pfründnerin	80,0 g	49,0 g	266,0 g	1906	4,8
Sieche I	75,9 „	38,2 „	335,3 „	2063	5,7
„ II	53,0 „	44,3 „	222,8 „	1559	6,3

Diese und andere Beispiele zeigen, dass das Nahrungsbedürfniss im Alter wesentlich geringer ist, als in jüngeren Jahren.

5. Ernährung der Gefangenen.

Die Kost in den Gefängnissen und Zuchthäusern ist ebenfalls vielfach Gegenstand der Untersuchungen gewesen. Die grosse Sterblichkeit in denselben musste mit der wachsenden Erkenntniss der Wichtigkeit einer richtigen Ernährung des Menschen die Aufmerksamkeit der Aerzte wie der Verwaltungsbehörden von selbst auf die Nahrung lenken. Durch genauere Untersuchungen hat sich denn auch ergeben, dass die Nahrung in den Gefängnissen und Zuchthäusern durchweg mangelhaft und unrichtig zusammengesetzt ist.

Mit der Untersuchung der Kost in Zuchthäusern und Gefängnissen haben sich Ad. Schuster, Richter, Fr. Hofmann, Getsch[2]), ferner auch Baer, Jeserich und Meinert[3]) eingehend beschäftigt, auf welche Arbeiten, besonders die letzteren, ich hier verweisen will.

Richter giebt z. B. folgende Kostsätze für den Tag in der Gefangenanstalt des Kreisgerichts und in dem Zuchthause (für kräftige, arbeitende Männer) in Brandenburg:

1. Gefängnisskost:

92 g Reis	oder	167 g Erbsen	oder	233 g Bohnen
670 g Kartoffeln		720 g Kartoffeln	(1-mal	260 g Fleisch
24 g Talg		42 g Speck	in der	87 g Fettgewebe (am Fleisch)
67 g Mehl		67 g Mehl	Woche)	70 g Kartoffeln
650 g Brot		9 g Talg		67 g Mehl
		650 g Brot		5 g Talg
				650 g Brot

---

[1]) Virchow's Archiv, 84, 155.
[2]) Untersuchung der Kost in einigen öffentlichen Anstalten von C. Voit. München 1877. 142—185.
[3]) Ueber Massenernährung von Baer, Paul Jeserich und C. A. Meinert. Berlin 1885.

2. Zuchthauskost (arbeitende Männer):

67 g Hafergrütze	oder 67 g Gerstenmehl	oder	100 g Milch
15 g Butter	15 g Butter	(2-mal	90 g Reis
230 g Erbsen	230 g Linsen	in der	620 g Kartoffeln
614 g Kartoffeln	655 g Kartoffeln	Woche)	15 g Gerstenmehl
60 g Schweinefleisch	20 g Schmalz		70 g Fleisch
775 g Brot	100 g Hafergrütze		7 g Fettgewebe (am Fleisch)
13 g Mehl	625 g Brot		100 g Gerstengrütze
			8 g Butter
			625 g Brot

u. s. w.

Indem aus diesen und anderen Sätzen der Gehalt an Nährstoffen berechnet wird, erhält Richter folgende durchschnittlichen Mengen in der täglichen Nahrung:

	Protein g	Fett g	Kohlenhydrate g	Kalorien	Nährstoffverhältniss, wie 1 :
1. Für das Gefängniss	109	34	574	3139	7,0
2. Für das Zuchthaus	127	29	639	3439	5,6
In ähnlicher Weise fanden:					
3. Ad. Schuster für das Zuchthaus in München	104	38	521	2940	5,9
4. Derselbe für das Gefängniss an der Badstrasse in München	87	22	305	1994	4,1
5. Derselbe für das Zellengefängniss in Nürnberg	112	34	525	2978	5,4
6. Derselbe für belgische Gefängnisse	106	10	586	2949	5,9
7. Getsch für badische Gefängnisse	121	27	599	3232	5,5
8. Fr. Hofmann für die Kgl. sächsischen Gefängnisse	106	15	600	3052	5,1
9. Baer für das Gefängniss in Naugard . . .	103	22	611	3146	6,4
10. F. Hirschfeld für die Strafanstalt in Moabit[1])	93	31	540	2898	6,6
	107	26	550	2959	5,7

Die Gesammt-Nährstoffmenge der Gefangenen ist hiernach schon ausreichend, und besser als die mancher Arbeiter, nur im Fettgehalt bleibt dieselbe erheblich gegen das Mindest-Kostmaass eines Arbeiters zurück.

Dieses rührt daher, dass durchweg nur geringe Mengen thierischer Nahrungsmittel verabreicht werden; die Nahrung ist eine wesentlich pflanzliche.

Die Folgen der einseitigen Pflanzenkost sind nach Baer: Appetitlosigkeit, Säurebildung, Erbrechen, häufige Durchfälle oder anhaltende Verstopfung. Der Zustand der allmählichen Erschlaffung und Erschöpfung ist dann meistens das disponirende Moment für die Entwickelung chronischer Dissolutionskrankheiten, wie: Phthisis, Hydrops, Skrophulose, Skorbut.

Baer verlangt daher in der Nahrung der Gefangenen durchschnittlich sogar 117 g Fleisch für den Tag.

In den preussischen Gefängnissen werden seit 1872 in der Woche 210 g Fleisch und zwar 3-mal mit dem Mittagessen verkocht, früher nur 88 g verabreicht. Den belgischen Gefangenen werden 4-mal in der Woche je 100 g Fleisch verabreicht; im Genfer Strafhaus 2-mal je 234 g.

---

[1]) Von der Trockensubstanz dieser vorwiegenden Pflanzenkost wurden 10—11 %, von der Stickstoffsubstanz dagegen 25 % als unausgenutzt im Koth ausgeschieden; der tägliche Proteïnumsatz berechnete sich nach dem im Harn ausgeschiedenen Stickstoff zu 72 g.

In Pentonville sind dagegen je 117 g täglich vorgeschrieben, in Portland bei schwerer Arbeit 175 g gekochtes knochenfreies Fleisch.

Aber das ist es nicht allein, was der Kost in Zuchthäusern und Gefängnissen fehlerhaft anhaftet; ein weiterer Hauptfehler liegt nach dem übereinstimmenden Urtheil der Sachkenner in der Art der Zubereitung.

Die fortwährenden Mehl- und Brotsuppen, das stetige Einerlei in der Kost erweckt bei den Gefangenen schliesslich einen Widerwillen gegen die Speisen, sie haben bei lebhaftem Hunger durch den Anblick und den Geruch der Speisen ein Gefühl von Brechneigung.

„Wer das Leben der Sträflinge", sagt Gefängnissdirektor Ehlers, „praktisch kennt, wird wissen, wie furchtbar die monotone, reizlose, wenig thierische Bestandtheile enthaltende Sträflingskost die Leute herunter bringt, wie sie für einen Häring, einen Käse, etwas Butter, eine saure Gurke etc. ihren besten Freund verrathen würden."

C. Voit verlangt daher weiter neben Erhöhung der Fleisch- und Fettgabe den Speisen mehr Gewürz zuzusetzen; durch Zuthat der letzteren, welche in der verschiedensten Form zur Verfügung stehen, kann der Geschmack der Speisen wesentlich erhöht werden. Auch soll mehr Abwechselung in die Kost gebracht, das Mehl zu verschiedenen Gebäcken verarbeitet werden; die Speisen sollen nicht stets breiartige sein. Wie bei der Kost armer Arbeiterfamilien, so würden sich auch durch umfangreiche Verwendung einiger thierischer Nahrungsmittel (wie Magermilch, Magerkäse, Häring, Stockfisch etc.) Verbesserungen erzielen lassen, ohne dass die Kost zu gut würde und der Speiseetat erhöht zu werden brauchte.

Man kann gegen diese Humanitäts-Grundsätze einwenden, dass Gefangene, als Auswurf der Menschheit, gewiss keine reichlichere und besser zubereitete Kost erhalten sollen, als mit welcher sich arme Arbeiterfamilien ernähren. Das erscheint als eine gerechte Forderung und ist auch für viele Fälle richtig.

„Wenn aber", sagt Ad. Schuster, „eine Bevölkerung in so armseligen Verhältnissen lebt, dass sie eben bei vorwaltend pflanzlicher Kost einen dürftigen Körperzustand erhalten kann, so würde eine solche Kost den Gefangenen zu Grunde richten, da er unter viel ungünstigeren Bedingungen existirt als der Freie."

Hier eine allzugrosse Menschheitsfreundlichkeit obwalten zu lassen, wäre gewiss verwerflich, aber andererseits muss die Kost der Sträflinge so bemessen und so zubereitet werden, dass sie nicht einen ständigen Hungertod leben.

6. Ernährung der Kranken.

Ueber die zweckmässigste Nahrung für Kranke bezw. Genesende lässt sich nicht viel sagen. Wenn sich einmal die Menge der Nährstoffe und Nahrungsmittel nach der Art der Krankheit richtet, so ist andererseits die Art der Nahrung und ihrer Zubereitung das wesentlichste Moment, welches hier je nach Krankheit und Individualität in Betracht kommt.

In erster Linie ist die leichte Verdaulichkeit der Speisen bezw. die leichte Umwandlung derselben in Chymus zu beachten (vergl. S. 191); die durch Schmerzen aller Art erschlaffte oder durch Bettruhe auf ein geringes Maass beschränkte Lebensthätigkeit darf nicht dadurch angestrengt werden, dass den Verdauungsorganen durch Einverleibung von schwer zu zerkleinernden oder schwer verdaulichen Nahrungsmitteln viel Arbeit aufgebürdet wird.

Auf diese Weise fällt die Wahl von selbst auf Nahrungsmittel thierischen Ursprungs und einige wenige pflanzliche Nahrungsmittel (Obst, Mehlspeisen in besonderer Zubereitung etc.).

In zweiter Linie kommt das richtige Verhältniss der Nährstoffe zu einander in Betracht; die Kost darf weder zu proteïnreich noch zu proteïnarm sein. Der Kranke, welcher viel von seinen Organen hergegeben hat, bedarf des Proteïns zum Wiederaufbau der Organe und Muskeln. Proteïnreiche Nahrung erhöht, wie wir wissen, den Proteïnumsatz und lässt ebensowenig wie proteïnarme Nahrung Proteïn im Körper zum Ansatz gelangen.

Fr. Renk[1]) hat die Kost in den Münchener Krankenhäusern ermittelt und für die einzelnen Diätsätze gefunden:

Das Frühstück ist in allen gleich, es besteht entweder aus: 200 ccm Kaffeeaufguss, 100 ccm Milch, 15 g Zucker und Semmel, oder $^1/_4$ l Fleischsuppe mit Semmeln.

1. Diät; bei dieser wird ausser dem Frühstück mittags und abends entweder $^1/_4$ l einer Suppe oder Milch mit Semmeln gegeben.
2. Einviertelkost; mittags $^1/_4$ l Suppe oder Milch oder Obstspeise; abends $^1/_4$ l Suppe mit Semmel.
3. Halbe Kost; mittags $^1/_4$ l Suppe und 100 g Kalbfleisch, oder statt letzterer Mehl- oder Milchspeise; abends $^1/_4$ l eingekochte Suppe mit 2-mal in der Woche 70 g Kalbfleisch, 3-mal $^1/_4$ l Kalbfleischsauce, 2-mal Milchspeisen mit Semmeln.
4. Dreiviertelkost; mittags $^1/_4$ l Suppe und 96 g Rindfleisch mit $^1/_4$ l Gemüse oder 100 g Kalbsbraten und Sauce; abends wie bei No. 3.
5. Ganze Kost; mittags $^1/_4$ l Suppe und 150 g Rindfleisch mit $^1/_4$ l Gemüse, oder Suppe und Milch- oder Mehlspeisen; abends eingekochte Suppe mit 2-mal in der Woche 100 g Kalbsbraten, 3-mal 100 g eingemachtem Fleisch, 2-mal Milchspeise und Semmel.

Die Suppen ausser Fleischsuppen werden zubereitet aus Mehl- (Stärke-) Sorten, Milch und Eiern; die Mehlspeisen aus denselben Stoffen unter Zusatz von Fett; die Gemüse aus dem betreffenden Gemüse unter Zusatz von Mehl und Fett.

W. Prausnitz[2]) hat für das städtische Krankenhaus in München links der Isar folgende Kostordnung entworfen:

Die Kostordnung enthält drei Formen:

Erste Form: Ganze Kost für Kranke mit gesundem Verdauungsapparat; die Kostform entspricht der Nahrung, welche ein gut gestellter Arbeiter in München zu sich zu nehmen pflegt.

Erstes Frühstück: 250 ccm Milchkaffee, hergestellt aus 8 g Kaffee, 100 ccm Milch, 15 g Zucker; hierzu eine Semmel von 75 g.

Zweites Frühstück: $^1/_4$ l Bier mit 100 g Brot.

Mittagessen: 250—500 ccm Suppe, 150 g zubereitetes Fleisch mit Beilage und zwar 2-mal gebratenes, 4-mal gekochtes, 1-mal 200 g Fisch anderenfalls hierfür Mehlspeise, $^1/_4$ l Bier.

Nachmittags: Milchkaffee mit 50 g Brot, wie beim ersten Frühstück.

Abendessen: 100 g zubereitetes Fleisch, oder 100—160 g Wurst, oder (1-mal wöchentlich) 100 g Käse, oder (1-mal wöchentlich) eine Mehlspeise oder einen Häring, $^1/_2$ l Bier und 100 g Brot.

Frauen erhalten zum zweiten Frühstück nur 50 g Brot, zum Abendessen nur $^1/_4$ l Bier. Bei dieser Form darf als einzige besondere Speise für besonders kräftige Individuen 100—200 g Brot verordnet werden.

Zweite Form: Ganze Kost für Genesende und Kranke, deren Zustand eine abwechslungsreiche, anregende Ernährung erheischt; gegebenenfalls auch für Privatpatienten.

---

[1]) Fr. Renk: Ueber die Kost im Krankenhause zu München.
[2]) Deutsche Vierteljahrsschrift f. öffentl. Gesundheitspflege 1893. Heft 3.

Erstes Frühstück: Milchkaffe wie bei erster Form, oder Milchthee, oder Kakao, oder Chokolade; hierzu eine Semmel von 75 g oder eine Kaisersemmel zu 50 g, oder zwei Zwieback, oder nur $^1/_4$ l Milch.

Zweites Frühstück: Ein bis zwei Eier oder 30—50 g Schinken oder kalter Braten; hierzu $^1/_4$ l Bier oder Milch.

Mittagessen: 250 ccm Suppe, 150 g Fleisch (zubereitet) oder Geflügel u. s. w. mit Beilage; hierzu $^1/_4$ l Bier oder $^1/_{10}$ l Wein.

Nachmittags: Wie erstes Frühstück.

Abendessen: 250 ccm Suppe, 100 g Braten mit Beilage, oder zwei Eier; hierzu eine Semmel zu 75 g, oder ein bis zwei Kaisersemmeln zu 50 g, oder 100 g Hausbrot mit $^1/_4$ l Milch, oder Bier, oder Wein. Sonderverordnungen sind bei dieser Form nur, soweit dies in der Kostordnung vorgesehen ist, gestattet, z. B. 30 oder 50 g Schinken, ein oder zwei Eier zum zweiten Frühstück gegebenenfalls noch 100 g bis 200 g Brot.

Dritte Form: Kost für fiebernde Kranke, Operirte und Patienten mit Erkrankungen, welche eine besondere Ernährung erfordern. Bei dieser Form können die unter Form 1 und 2 aufgezählten Speisen nach Belieben des Arztes zu den verschiedensten Mahlzeiten verordnet werden; bei der Verordnung sind möglichst solche Speisen zu wählen, welche auf dem Tageszettel der ersten und zweiten Kostform stehen.

F. Hirschfeld hat während mehrerer Jahre die Ernährung im Krankenhaus Moabit in Berlin untersucht und macht darüber folgende Mittheilung:

„Es bestehen hier vier Kostformen:

In der I. Form erhalten die Kranken mittags ein Fleischgericht mit Gemüse, abends Wurst, Häringe, Eier oder Sülze, also thierisches Proteïn 40—45 g, entsprechend 200—220 g reinem Fleisch, ausserdem 250 g Roggenbrot, 150 g Weizenbrot, 50 g Butter, 0,33 l Bier.

In der II. Form sind einige schwer verdauliche Fleischarten und Gemüse gestrichen. Die Gewichtsmengen der einzelnen Gerichte sind auch etwas geringer. Abends überwiegen die Suppen, auch fehlt das Bier; statt 150 g Semmeln werden täglich nur 100 g verabreicht. Zu der sogenannten II. modificirten Diät werden sogar im Ganzen täglich nur 200 g Semmel verabreicht.

Die III. und IV. Form, welche wenig von einander verschieden sind, stellen eine rein flüssige Diät dar. In der IV. Form werden mehr aus Milch bereitete Speisen verabreicht. Bei den beiden letzten Kostsätzen, welche Schwerkranken oder Fiebernden gegeben werden, spielen besondere Zulagen, die sogenannte Extradiät, die Hauptrolle.

Wochentag	Mahlzeit	Kranke in Kostform:			
		I	II	III	IV
Sonntag	Mittags	Rauchfleisch mit Backobst und Klössen	Kalbsbraten mit Milchreis	Brühsuppe mit Einlauf	Milchsuppe mit Chokolade
	Abends	Häringssalat	Milchsuppe mit Semmel	Milchsuppe mit Semmel	Milchsuppe mit Semmel
Montag	Mittags	Rindfleisch mit Nudeln	Rindfleisch mit Nudeln	Brühsuppe mit Sago	Milchsuppe mit Sago
	Abends	Kartoffeln mit Häring	Milchreis mit Gries	Milchsuppe mit Gries	Milchsuppe mit Gries
Dienstag	Mittags	Hammelfleisch mit Weisskohl und Kartoffeln	Hammelfleisch mit Zwiebelsauce und Kartoffelbrei	Brühsuppe mit Reis	Milchsuppe mit Reis
	Abends	Eier	Milchsuppe mit Mehl	Milchsuppe mit Mehl	Milchsuppe mit Mehl

Wochentag	Mahlzeit	Kranke in Kostform:			
		I	II	III	IV
Mittwoch	Mittags	Kalbsbraten mit Kartoffeln	Kalbsbraten mit Kartoffelbrei	Brühsuppe mit Gries	Milchsuppe mit Gries
	Abends	Sülze	Milchsuppe mit Sago	Milchsuppe mit Sago	Milchsuppe mit Sago
Donnerstag	Mittags	Eisbein mit Erbsen und Sauerkohl	Rouletten mit Kartoffelbrei	Brühsuppe mit Leguminose	Weinsuppe mit Sago
	Abends	Warmbier	Milchsuppe mit Reis	Milchsuppe mit Reis	Milchsuppe mit Reis
Freitag	Mittags	Frische Seefische mit holländ. Sauce und Kartoffeln	Frische Seefische mit holländ. Sauce und Kartoffeln	Brühsuppe mit Nudeln	Milchsuppe mit Mehl
	Abends	Gulasch	Milchsuppe mit Hafergrütze	Milchsuppe mit Hafergrütze	Milchsuppe mit Hafergrütze
Sonnabend	Mittags	Rindfleisch mit weissen Bohnen	Rindfleisch mit Graupen und Kartoffeln	Brühsuppe mit Graupen	Milchsuppe mit Graupen
	Abends	Frische Blutwurst	Kartoffelsuppe	Milchsuppe mit Semmel	Milchsuppe mit Semmel

Für diese und andere Diätformen in Krankenhäusern kann man an Nährstoffen rechnen für den Tag:

	Proteïn	Fett	Kohlenhydrate	Kalorien	Nährstoffverhältniss, wie 1:	Geldwerth etwa
I. Kostform, ganze Kost	92 g	78 g	280 g	2234	5,0	65 Pfg.
II. „ ³/₄ „	70 „	55 „	210 „	1689	4,9	50 „
III. „ ½ „	45 „	35 „	140 „	1103	3,5	35 „
IV. „ ¼ „	20 „	18 „	70 „	544	5,7	25 „
Nur Frühstück, Suppe oder Milch mit Semmel	7 „	15 „	40 „	332	11,1	15 „

Dass auf die Zubereitung der Speisen in Krankenhäusern besondere Sorgfalt verwendet und auch dem persönlichen Geschmack des Kranken Rechnung getragen werden muss, bedarf kaum der Erwähnung.

Auch muss die Ernährung der Art der Krankheit angepasst werden; hierüber vergl. u. A. F. Hirschfeld: Nahrungsmittel und Ernährung der Gesunden und Kranken, Berlin 1900 und besonders E. v. Leyden: Handbuch der Ernährungstherapie und Diätetik in II Bänden. Leipzig 1897 und folgende Jahre.

7. Vertheilung der Nahrung auf die einzelnen Mahlzeiten und Temperatur der Speisen.

Die Frage: „Wie oft sollen wir essen?" findet ihre Erledigung in dem allgemeinen durch die Erfahrung eingeführten Gebrauch, dass wir 3—4-mal im Tage Nahrung zu uns nehmen. Ebenso fehlerhaft es ist, zu häufig zu essen, ebenso unrichtig ist es, die ganze nöthige Nahrungsmenge in einem Mahle einzuführen. Im ersteren Falle werden die Verdauungsorgane in fortwährende Thätigkeit versetzt und dadurch die Thätigkeit der anderen Organe zu häufig gestört und beeinträchtigt; im anderen Falle bürden wir den Verdauungsorganen zu viel Arbeit auf einmal auf; sie können die Nahrungsmenge kaum bewältigen und verfällt der Körper in Folge der übergrossen Thätigkeit der Verdauungsorgane in eine Art Betäubung oder Lethargie (vergl. auch S. 370).

Für gewöhnlich aber pflegen wir nur eine Hauptmahlzeit im Tage zu halten und zwar mittags (12—1 Uhr) oder nachmittags (2—4 Uhr).

Nach den Untersuchungen von C. Voit, J. Forster, Hultgren und Landergren (a. a. O.) und Uffelmann[1]) vertheilen sich beim Arbeiter die Nährstoffe auf die einzelnen Mahlzeiten im Durchschnitt wie folgt:

Tageszeit	Von dem Tagesbedarf bei mittlerer Arbeit sind in Procenten vorhanden:				Das macht in Gramm für den Erwachsenen bei mittlerer Arbeit nach dem mittleren obigen Kostmaass:			
	Proteïn %	Fett %	Kohlenhydrate %	Kalorien %	Proteïn g	Fett g	Kohlenhydrate g	Kalorien Kal.
Morgen . . .	20,4	19,2	26,1	23,9	23,8	10,7	130,5	764
Mittag	40,0	47,4	32,2	36,5	47,2	26,5	161,0	1149
Zwischenzeit (Vesper etc.) .	11,6	10,4	11,8	11,2	13,7	5,8	59,0	364
Abend	28,0	23,0	29,9	28,4	33,3	13,0	149,5	897

Hiernach kommen auf das Frühstück durchweg rund $2/10$, auf das Mittagessen $4/10$, auf die Zwischenspeisen $1/10$ und auf das Abendessen $3/10$ des täglichen Nahrungsbedarfs. Von dem Fett wird wenigstens in Deutschland nahezu die Hälfte im Mittagessen eingenommen.

Bei angestrengter Arbeit und wenn die Zwischenspeisen wegfallen, pflegt das Mittagessen mehr Nährstoffe zu enthalten, nämlich nach den Erhebungen von C. Voit, Graf zur Lippe, Uffelmann, sowie Hultgren und Landergren etwa folgende Mengen im Mittel:

Proteïn	Fett	Kohlenhydrate	Kalorien
70 g	35 g	180 g	1434.

Diese Mengen sind auch in dem Mittagessen im Durchschnitt für Erwachsene bei mittlerer Arbeit in den Volks- oder Arbeiterküchen besonders dann zu rechnen, wenn darin nur einmal im Tage die Hauptspeise verabreicht wird; denn der Arbeiter sucht alsdann den Tagesbedarf vorwiegend durch diese eine Mahlzeit zu decken.

Im allgemeinen pflegt das Mittagessen um so reichlicher zu sein, je später es eingenommen wird.

Was die Temperatur der zuzuführenden Speisen anbelangt, so hat die Erwärmung derselben den Zweck, einerseits dem Körper Wärme zu ersparen, andererseits die Absonderung der Verdauungssäfte und die Verdauungsthätigkeit zu unterstützen und zu beschleunigen. Fr. Späth[2]) findet, dass Temperaturen von 40—50° für

---

[1]) Munk und Uffelmann: Die Ernährung des Menschen. S. 346 u. 385.
[2]) Archiv f. Hygiene 1886, 4, 68.

flüssige und feste Speisen im allgemeinen die zuträglichsten sind, bei festen Speisen, die gekaut werden müssen, liegt die Grenze der zulässigen Temperatur bei 55°; bei Flüssigkeiten in kleinen Mengen und bei kühler Zukost können Temperaturen von 60—65° ertragen werden. Für Kinder soll die Temperatur der Speisen die der Muttermilch von 38° nicht überschreiten.

8. Nahrung in der Volksküche.

Seit mehreren Jahren hat man in grösseren Städten und in Industriegegenden Volksküchen errichtet, in welchen den unbemittelten Arbeitern gegen einen mässigen und Selbstkostenpreis Speisen, vorzugsweise Mittagsspeisen verabreicht werden.

C. Voit hat (l. c.) aus den Mittagsgaben mehrerer Volksküchen den Gehalt an Nährstoffen berechnet, aber gefunden, dass in den meisten Fällen der Gehalt dieser Gaben an Nährstoffen bei weitem nicht ausreicht, den Anforderungen zu entsprechen, welche nach vorstehenden Ermittelungen an eine gute Mittagskost gestellt werden müssen. Er hat dann verschiedene Kostsätze aufgestellt, von denen ich hier einige, um zu zeigen, wie eine **genügende** Mittagsmahlzeit in den Volksküchen zusammengesetzt werden kann, wiedergebe.

1. Semmelsuppe, Rindfleisch, Gemüse aus weissen Bohnen und Kartoffeln:

50 g Semmel (1 Stck. = 42 g)
5 „ Fett
150 „ Rindfleisch (163 g mit Knochen)
80 „ Weisse Bohnen
10 „ Mehl
146 „ Kartoffeln
14 „ Fett
81 „ Schwarzbrot.

2. Erbsensuppe, Rindfleisch und Weisskraut mit Kartoffeln:

50 g Erbsen | bei Zusatz von Mehl
9 „ Fett | bleibt eben soviel an Erbsen weg
150 „ Rindfleisch (163 g mit Knochen)
350 „ Weisskraut
30 „ Mehl
10 „ Fett
124 „ Kartoffeln
81 „ Schwarzbrot.

3. Reissuppe mit Käse, Rindfleisch, Gemüse aus sauren Kartoffeln:

50 g Reis
14 „ Käse
5 „ Fett
150 „ Rindfleisch
280 „ Kartoffeln
30 „ Mehl
14 „ Fett
81 „ Schwarzbrot.

4. Erbsensuppe, Kalbsbraten und Kartoffelsalat:

50 g Erbsen
19 „ Fett
140 „ Kalbfleisch (163 g mit Knochen)
380 „ Kartoffeln
12 „ Oel
81 „ Schwarzbrot.

5. Griessuppe, Rindfleisch und Linsengemüse:

40 g Gries
5 „ Fett
150 „ Rindfleisch
80 „ Linsen
10 „ Mehl
14 „ Fett
105 „ Kartoffeln
81 „ Schwarzbrot.

6. Brennsuppe, bœuf à la mode und Knödel:

30 g Mehl
10 „ Fett
150 „ Rindfleisch
23 „ Mehl
10 „ Fett
80 „ Semmel
35 „ Mehl
81 „ Schwarzbrot.

7. Kartoffelsuppe, Schweinefleisch und Sauerkraut mit Spätzeln:

180 g Kartoffeln
9 „ Fett
150 „ Schweinefleisch
350 „ Sauerkraut
30 „ Mehl
10 „ Fett
45 „ Mehl
81 „ Schwarzbrot.

8. Linsensuppe, Rohrnudeln mit gedörrtem Obst (Fastenessen):

100 g Linsen
12 „ Fett
100 „ Mehl
21 „ Fett
20 „ gedörrte Birnen
81 „ Schwarzbrot.

9. Erbsensuppe, Hammelbraten und Spätzeln:

50 g Erbsen
12 „ Fett
155 „ Hammelfleisch
113 „ Mehl
12 „ Fett
81 „ Schwarzbrot.

Diese Kostsätze für das Mittagessen ergeben im Durchschnitt rund:

Proteïn	Fett	Kohlenhydrate	Kalorien
65 g	34 g	160 g	1280

also eine den im vorstehenden Abschnitt geltend gemachten Forderungen im allgemeinen entsprechende Menge Nährstoffe.

Buchholtz und Proskauer haben 1895 die Mittagskost in den Berliner Volksküchen untersucht und darin (d. h. für 1 l) gefunden:

Speise:	Gesammtmenge g	Trockensubstanz g	Proteïn g	Fett g	Kohlenhydrate g	Kalorien Kal.
1. Weisse Bohnen und Kartoffeln mit Rindfleisch	1165	181,0	40,7	7,8	83,7	604
2. Erbsen und Kartoffeln mit Schweinefleisch	1079	225,5	47,9	37,5	83,1	912
3. Fisch mit Kartoffeln	1184	292,7	61,5	39,1	115,6	1123
4. Kohlrüben und Kartoffeln mit Schweinepökelfleisch	1230	191,2	13,6	23,8	101,5	693
5. Schneidebohnen mit Fleischklössen	1358	256,8	24,2	55,0	132,2	1157
6. Fleischbrühe mit Nudeln und Rindfleisch	1395	178,3	35,5	27,4	82,4	756
Mittel für 1 l Speise	1235	220,9	37,2	31,8	99,7	874
„ „ ⁴/₅ l „	988	176,8	25,0	15,0	80,0	575

Diese Kostsätze sind demnach von sehr schwankendem Gehalt und sind im Durchschnitt zu geringhaltig; es ist dieses erst recht der Fall, wenn, wie durchweg, die Kostgänger sich mit $^4/_5$ Portion, die statt 3 Stücke Fleisch nur 1 Stück enthält und 25 Pfg. kostet, begnügen. In anderen Städten sind die Portionen, wie Blaschko an derselben Stelle nachweist, noch erheblich geringer im Gehalt. Mögen auch die fehlenden Kohlenhydrate sich leicht durch zugekauftes Brot ergänzen lassen; für Proteïn und Fett ist dieses weniger leicht möglich und fehlt von dem Proteïn in diesen Mittagsspeisen fast die Hälfte der erforderlichen Menge.

Vorstehende Beispiele dürften genügen, in gegebenen Fällen das Richtige zu treffen.

Dritter Theil.
Thierische Nahrungs- und Genussmittel.

Das Fleisch.

Allgemeines. Unter den thierischen Nahrungsmitteln nimmt das Fleisch die erste Stelle ein. Nach den Erhebungen von H. Lichtenfelt[1]) betrug z. B. 1893 bezw. 1895/96 der Verbrauch für den Kopf der Bevölkerung im Durchschnitt:

	Königsberg	Breslau	Dortmund, Dresden, Leipzig, Chemnitz	Köln, Düsseldorf, Essen, Crefeld	Bremen, Hannover, Braunschweig	Kiel, Strassburg, Metz	Cassel, Wiesbaden, Frankfurt a. M.	Berlin, Karlsruhe, Mannheim	München, Augsburg, Nürnberg
Im Jahr	40,7 kg	41,3 kg	47,2 kg	48,7 kg	54,3 kg	59,0 kg	66,6 kg	70,9 kg	80,2 kg
„ Tag	111 g	113 g	129 g	133 g	148 g	162 g	182 g	194 g	219 g

Kuhna[2]) berechnet den mittleren Verbrauch an Fleisch für den Kopf der Bevölkerung wie folgt:

Bevölkerung:	Fleisch vom				Im Ganzen:	
	Rind	Kalb	Schaf	Schwein	für das Jahr	für den Tag
Städtische	22,2 kg	4,8 kg	2,3 kg	23,1 kg	52,4 kg	146 g
Ländliche	9,7 „	0,8 „	1,2 „	19,9 „	31,6 „	86 „

Nach der Berechnung von Lichtenfelt stellte sich 1893 der durchschnittliche Fleischverbrauch (Nettogewicht) für den Kopf der Bevölkerung Deutschlands folgendermaassen:

    Städtische Bevölkerung . . . . 54,6 kg im Jahr oder 150 g im Tage
    Ländliche   „   . . . . 34,98 „   „   „   „ 96 „ „ „

Diese Zahlen weisen einen erheblichen Unterschied im Fleischverbrauch in den einzelnen Städten, wie in den Städten und auf dem Lande auf; die Landbevölkerung verzehrt vorwiegend Schweinefleisch, aber im Ganzen erheblich weniger als die städtische Bevölkerung. Diese Unterschiede dürften vorwiegend durch die verschiedene Wohlhabenheit der Bevölkerung[3]) bedingt sein.

---

[1]) Landw. Jahrbücher 1897, 26, 129.
[2]) Kuhna: Die Ernährungsverhältnisse der industriellen Arbeiterbevölkerung in Oberschlesien 1895.
[3]) Die Landbevölkerung verzehrt, wie es die Verhältnisse mit sich bringen, reichlich Milch und Milcherzeugnisse und erklärt sich hieraus zum Theil der niedrige Fleischverbrauch.

Wenn oben S. 387 für den Erwachsenen 230 g Fleisch für den Tag verlangt sind, so liegt die Durchschnittszahl in Deutschland ohne Zweifel nicht erheblich unter dieser Menge, weil sich die Durchschnittszahl auch auf die Kinder, welche weniger Fleisch verzehren, mitbezieht.

Für die einzelnen Länder wird folgender Fleischverbrauch [1]) für den Kopf angegeben:

	Australien	Vereinigte Staaten	Grossbritannien	Frankreich	Belgien u. Holland	Oesterreich-Ungarn	Russland	Spanien	Italien
Im Jahr	111,6 kg	64,4 kg	47,6 kg	33,6 kg	31,3 kg	29,0 kg	21,8 kg	22,2 kg	10,4 kg
„ Tag	306 g	149 g	130 g	92 g	86 g	79 g	59 g	61 g	29 g

Wir gewinnen das Fleisch von den verschiedensten Thieren, zum grössten Theil von den landwirthschaftlichen Nutzthieren und von Fischen, zum geringeren Theil von Wild und Geflügel.

Wenn man das in den Muskelorganen abgelagerte Fett unberücksichtigt lässt, hat das Muskelfleisch aller Thiere eine nahezu gleiche mechanische Struktur und chemische Zusammensetzung.

Anatomische Struktur des Fleisches. Das Muskelfleisch besteht aus neben einander liegenden Fasern, den **Muskelfasern**; diese sind bald **glatt und ungestreift**, bald **quergestreift** [2]).

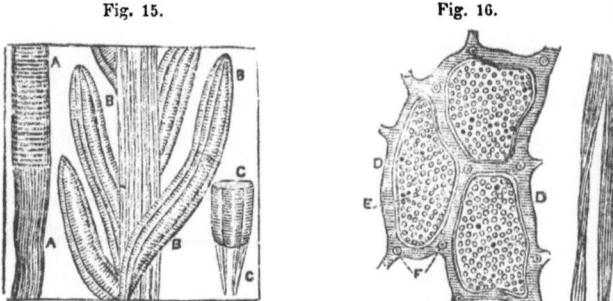

Fig. 15. Willkürliche Muskeln (quergestreift). Fig. 16. Durchschnitt dreier Fasern der Krickente. Fig. 17. Unwillkürlicher Muskel (glatt).
A von der Katze, B und C von der Hausfliege, D Muskelscheide, E runde, lichtbrechende Körperchen, F Kapillargefässe, G Wirkung der Essigsäure auf die glatten Muskelfasern. Die länglichen Kerne sind dadurch sichtbar geworden.

Im Innern sind die Fasern hohl; sie sind einer Röhre, einem Cylinder vergleichbar, welcher im Innern mit **Saft** und **runden Kernen** gefüllt ist. Dieser Inhalt erhält Ab- und Zufluss durch den Blutkreislauf, unterliegt daher fortwährenden Veränderungen.

Die mit blossem Auge nicht sichtbaren Muskelfasern werden durch das sog. **Bindegewebe** zusammengehalten. Durch Zusammenlagern mehrerer Fasern entstehen Bündel.

Zwischen den Fasern im Bindegewebe ist das **Fett** abgelagert.

---

[1]) R. Ostertag: Handbuch der Fleischbeschau. Stuttgart 1899. 4.
[2]) Die Abbildungen sind entnommen: Edw. Smith, Die Nahrungsmittel. Leipzig 1874, 19.

Die **Wandungen der Muskelfaser** (auch „Sarkolemma" genannt) bestehen aus einer stickstoffhaltigen Substanz, „**Myosin**" genannt, welche durch den Einfluss von Salzsäure in **Syntonin** (Muskelfibrin) übergeht und dem Eiweiss (Albumin) sehr nahe steht. Das **Bindegewebe** dagegen gehört zu den sog. **leimgebenden Geweben**, d. h. sein stickstoffhaltiger Stoff geht unter gewissen Einflüssen in Leim über. Das Verhalten des letzteren bei der Ernährung gegenüber dem Eiweiss habe ich S. 323 auseinandergesetzt.

Man unterscheidet **rothes und weisses Muskelfleisch**. Die Muskelfasern der weissen Muskeln, die an den Brustmuskeln der Hühner und Puter am bekanntesten sind, sind dicker und haben zahlreichere Kerne als die rothen Muskelfasern; sie ziehen sich schneller zusammen und ihre Blutgefässe verlaufen gewunden.

In der Jugend ist die Röhrenwandung der Muskelfaser dünn und zart, das Bindegewebe im allgemeinen geringer. Mit dem **Aelterwerden der Thiere**, ebenso wie bei **schlechter Ernährung** werden die Wandungen fester und tritt mehr Bindegewebe auf; der in den Röhren eingeschlossene Saft und Inhalt, welcher vorzugsweise die Beschaffenheit und den Wohlgeschmack des Fleisches bedingt, wird geringer. Daher ist das **Fleisch junger und wohlgenährter Thiere zarter und wohlschmeckender, als das alter und schlecht genährter Thiere**. Das Fleisch alter und schlecht genährter Ochsen ist bekanntlich so zähe, dass es weder durch Kochen oder Braten erweicht, noch durch die Kauwerkzeuge zerkleinert werden kann. Auch körperliche Arbeit macht das Fleisch fest und zähe.

Unter den Säugethieren und Vögeln ist das Fleisch der weiblichen Thiere zarter und fetter, aber meistens weniger schmackhaft als das der männlichen Thiere. Beim Schwein ist das Fleisch der Sau ebenso geschätzt wie das des Ebers; bei der Gans wird dem Weibchen stets der Vorzug vor dem Männchen gegeben.

Durch die **Kastration** wird ein zarteres, fetteres und schmackhafteres Fleisch erzielt und werden aus dem Grunde die zur Mast bestimmten Schweine und Schafe vielfach kastrirt.

Von welchem **Einfluss das Futter** bezw. der Mastzustand der Thiere auf die **Menge des Fleischsaftes** ist, zeigen Versuche von W. Henneberg, E. Kern und H. Wattenberg[1]). Dieselben untersuchten das **von Fett befreite Fleisch gleichalteriger Schafe im nicht gemästeten und hochfetten Zustande**. Als Fleischstücke dienten solche von Hals, Brust, Lappen, Blatt, Karbonade, Karrée, Keule. Diese ergaben im Mittel in Procenten für den fettfreien, frischen Zustand:

	Wasser	Muskelfaser	Gesammte Trockensubstanz	Extraktivstoffe		Asche
				Eiweiss	Nichteiweiss	
1. Nicht gemästet . . .	79,41%	15,85%	4,74%	1,29%	2,18%	1,27%
2. Hochfett	79,02 „	15,73 „	5,25 „	1,39 „	2,17 „	1,15 „

Oder, indem die Untersucher diese Bestandtheile auf die fettfreie Trockensubstanz des ganzen ausgeschlachteten Thieres berechnen, erhalten sie folgende absoluten Mengen.

1. Nicht gemästet . . .	—	1864,9 g	—	167,1 g	282,8 g	150,0 g
2. Hochfett	—	1903,6 „	—	249,1 „	287,0 „	140,8 „

---

[1]) Journal f. Landw. 1878, 26, 449.

Unter dem Einfluss einer reichlichen Ernährung findet demnach eine Vermehrung des Fleischsaftes statt; dieselbe erstreckt sich auf eine Anreicherung von löslichem Eiweiss, während die dem Stoffwechsel entstammenden Erzeugnisse (Nicht-Eiweiss der vorstehenden Zahlen) auf der ursprünglichen Höhe verbleiben.

C. Virchow[1]) hat die Frage geprüft, ob nicht auch die anderen in Wasser löslichen Bestandtheile des Fleischsaftes ausser Eiweiss bei verschieden ernährten, verschieden alten Thieren und bei verschiedenen Fleischstücken desselben Thieres solche Unterschiede zeigen, dass sich hierauf eine wissenschaftliche Fleischkontrolle gründen lässt. Er untersuchte zu dem Zweck eine Reihe Fleischstücke von demselben Thiere und solchen in verschiedenem Alter und verschiedenem Ernährungszustande auf Wasser und in Wasser lösliche Extraktstoffe (ausschl. Eiweiss), fand aber keine so erheblichen Unterschiede, dass auf diese Weise eine Unterscheidung möglich wäre. Er fand z. B. im Mittel von zahlreich untersuchten Fleischstücken:

	Gesundes Rind		Krankes Rind	Kalb
	gut genährt	mager		
Wasser	76,68 %	76,25 %	77,47 %	77,61 %
Extrakt auf feuchte Substanz berechnet	3,73 „	3,53 „	3,87 „	3,82 „
Desgl. auf trockene „ „	15,78 „	15,09 „	17,19 „	17,22 „

In derselben Weise zeigten auch die fettfreien Fleischstücke von einem und demselben Thiere keine nennenswerthen Unterschiede z. B. bei gesunden, gut genährten Rindern (im Mittel von 6—7 Thieren):

	Kopf	Kamm	Bug	Rücken	Bauch	Keule
Wasser	76,49 %	76,31 %	77,02 %	76,65 %	76,74 %	76,38 %
Extrakt	3,54 „	3,69 „	3,70 „	4,11 „	3,59 „	3,77 „

Wenn somit die Art der Fütterung wie das Alter der Thiere keinen Einfluss auf die Menge der eigentlichen Extraktivstoffe (Fleischbasen) zu haben scheint, so wird doch der Wohlgeschmack des Fleisches wesentlich mit durch die Fütterung und das Alter der Thiere bedingt.

Das Fleisch der nur mit Milch gemästeten Kälber ist wohlschmeckender und gesuchter als das der mit Heu und festen Futtermitteln gemästeten Kälber. Thiere, welche reichlich Salz erhalten, sollen ein wohlschmeckenderes Fleisch liefern, als die, welchen wenig Salz im Futter gereicht wird.

Das Fleisch der in der freien Natur lebenden Thiere (des Wildes etc.) verliert seinen Wohlgeschmack, wenn dieselben eingesperrt und durch Menschenhand mit den Hausfuttermitteln ernährt werden.

Ueber die Verdaulichkeit verschiedener und verschieden zubereiteter Fleischsorten vergl. S. 216[2]).

---

[1]) R. Virchow's Archiv 1881, 84, 543. Zu den Versuchen wurde fettfreies (d. h. von mechanisch eingelagertem Fett freies) Fleisch mit einem stumpfen Messer zerschabt und für die Bestimmung des Extraktes erst mit Wasser von 45° ausgelaugt, dann ausgekocht, vom ausgeschiedenen Eiweiss filtrirt und das Filtrat eingedampft, bei 100—105° getrocknet und gewogen. W. Henneberg bemerkt (Zeitschr. f. Biologie 1881, 17, 323) mit Recht zu diesen Versuchen, dass die Zahlen sich: auf kein eigentlich fettfreies Fleisch beziehen, weil selbst das äusserlich von Fett befreite Fleisch noch Fett einschliesst, dass somit wirkliche Unterschiede durch einen verschiedenen Fettgehalt der Stücke verdeckt sein können.

[2]) Vergl. hierzu noch die nachträglich erschienene Arbeit von W. Prausnitz u. H. Poda Zeitschr. f. Biologie 1901, 42, 377.

Chemische Bestandtheile des Fleisches. Die chemischen Bestandtheile des Fleisches sind [1]): **Wasser, stickstoffhaltige Stoffe, Fett** neben äusserst geringen Mengen anderer stickstofffreier Stoffe, und **anorganische Salze.** Denkt man sich das im Bindegewebe zwischen den Muskelfasern abgelagerte Fett vollständig aus dem Muskelfleisch entfernt, so kann man folgende Durchschnitts-Zusammensetzung desselben annehmen:

Wasser	Stickstoff-substanzen	Fett	Salze
76,0 %	21,5 %	1,5 %	1,0 %

I. Das Wasser.

Das den Muskel durchdringende Wasser dient zur Auflösung verschiedener Stoffe und vermittelt die chemischen Vorgänge in demselben. Wird Fett in den Muskeln abgelagert, so nimmt der procentige Wassergehalt und auch der der anderen Bestandtheile ab; fettreiches Fleisch enthält für gleiche Gewichtsmengen weniger Wasser, Stickstoffsubstanzen und Salze, als fettärmeres Fleisch. So fand Siegert [2]) für Fleisch eines fetten Ochsen von verschiedenen Körperstellen:

	Wasser	Stickstoff-substanz	Fett	Salze
Halsstück	73,5 %	19,5 %	5,8 %	1,2 %
Lendenstück	63,4 „	18,8 „	16,7 „	1,1 „
Schulterstück	50,5 „	14,5 „	34,0 „	1,0 „

Mit zunehmendem Fettgehalt treten, wie man sieht, die anderen Bestandtheile, vorzugsweise das Wasser procentig zurück.

Dieses bezieht sich auf gleiche Gewichtsmengen Fleisch; nimmt man jedoch die ganzen Stücke verschiedener Körpertheile von gleichalterigen Thieren einmal ungemästet und dann im gemästeten Zustande, so erhält man nach den eben angeführten Versuchen von W. Henneberg, E. Kern und H. Wattenberg andere Beziehungen. Diese bestimmten in den ganzen Fleischstücken (Hals, Brust, Lappen, Blatt, Karbonade, Karré, Keule) den Gehalt an Fleischfaser, Fett etc. bei ungemästeten und diesen entsprechenden, gemästeten Thieren mit folgendem Ergebnisse (die Fleischstücke enthielten im Ganzen):

	Fleischfaser	Sehnen	Fett	Knochen
1. Nicht gemästet . .	11,891 kg	2,488 kg	3,939 kg	2,530 kg
2. Fett	11,740 „	1,818 „	11,296 „	2,566 „
3. Hochfett	12,740 „	1,992 „	13,373 „	2,902 „

Hiernach wird wenigstens bei erwachsenen Thieren die Fleischsubstanz durch die Mästung nicht oder nur unwesentlich vermehrt; in absoluter Menge nimmt eigentlich nur das Fett zu.

In dem fettfreien d. h. von dem sichtbaren anhängenden Fett- und Zellgewebe befreiten Muskelfleisch ist der Wassergehalt keinen so grossen Schwankungen unterworfen, als man nach dem Gehalt der natürlichen Fleischstücke mit anhaftendem

---

[1]) Wer sich eingehend über die Chemie des Fleisches unterrichten will, den verweise ich auf das ausführliche mit Quellenangaben versehene Werk: „Das Fleisch" von C. Ph. Falck. Marburg 1880.

[2]) Bezüglich der Quelle, wo die Analysen zu finden, verweise ich hier, wie in anderen Fällen, wenn ich nichts Anderes angebe, auf den I. Band.

Fett erwarten sollte. So wurde in dem Muskelfleische verschiedener Thiere von verschiedenen Analytikern gefunden:

Fleisch vom	Wasser	Analytiker	Fleisch vom	Wasser	Analytiker
Rind . . .	76,59 %	Petersen	Hammel . . .	76,67 %	Petersen
„ . . .	76,21 „	Nowack	Schwein . . .	74,24 „	„
„ . . .	75,86 „	Voit	Pferd	74,76 „	„
„ . . .	75,40 „	Ruppert	„	74,04 „	Nowack
Kalb . . .	78,85 „	Petersen	Kaninchen . .	74,90 „	Mayer

Hiernach ist unter den landwirthschaftlichen Nutzthieren das Muskelfleisch vom Kalb wie von den meisten jugendlichen Thieren das verhältnissmässig wasserreichste, das vom Schwein das wasserärmste.

2. Die stickstoffhaltigen Stoffe des Fleisches.

An Stickstoffsubstanzen [1]) finden sich im Muskelfleisch:
 a) Im Fleischsaft: Albumin (Kaseïn?), Kreatin, Kreatinin, Sarkin, Xanthin, Karnosin, Karnin, Inosinsäure, Phosphorfleischsäure, Harnsäure, Harnstoff.
 b) Als unlösliche Verbindungen: die Muskelfaser mit Myosin und das Bindegewebe.

Ueber die allgemeinen Eigenschaften und Trennung dieser Stickstoffverbindungen giebt folgende Darstellung eine Uebersicht:

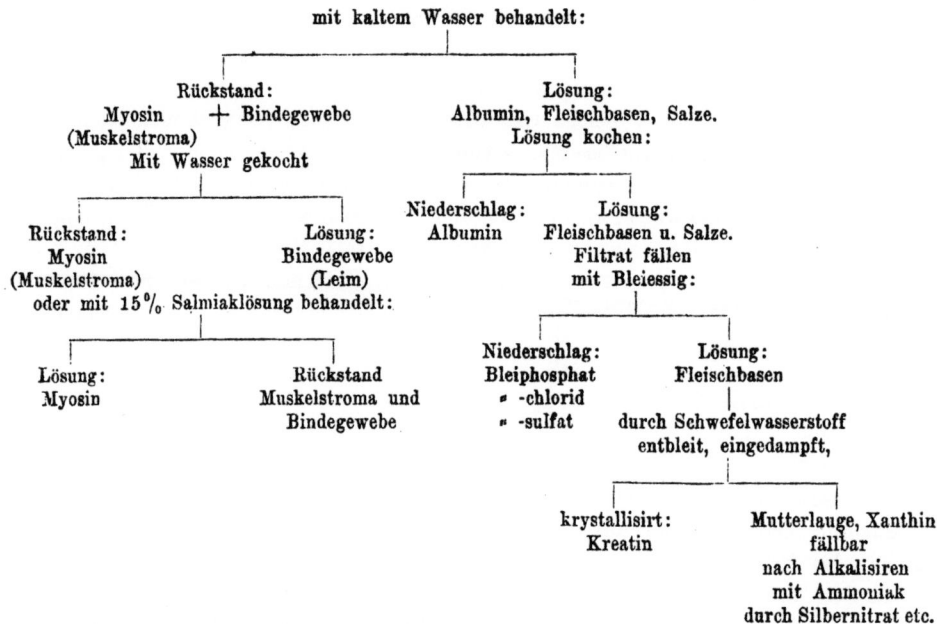

Diese Stickstoffverbindungen vertheilen sich nach E. Salkowski und E. Gieske[2]) in Procenten des Gesammtstickstoffs wie folgt:

---

[1]) Mit der Untersuchung der Stickstoffsubstanzen des Fleisches haben sich vorwiegend v. Liebig (Ann. d. Chem. u. Pharm. 62 u. 73), Schlossberger (Ebendort 64), v. Bibra (Arch. f. physiol. Heilk. 4, 536—577) beschäftigt.
[2]) Centralbl. f. d. medic. Wissenschaften 1899, 833.

In kaltem Wasser unlöslich: 77,4 %

In kaltem Wasser löslich: 22,6 %
Hiervon durch Kochen:

fällbar (Albumin):	nicht fällbar (Basen):
10,08 %	12,52 %

Diese Verhältnisse dürften für die einzelnen Sorten Muskelfleisch und Fleisch von verschiedenen Thieren einigen Schwankungen unterworfen sein.

A. Köhler[1]) fand für asche- und fettfreie Fleischtrockensubstanz verschiedener Thiere folgende Elementarzusammensetzung und Wärmewerthe:

Muskelfleisch vom:	C	H	N	S	O	Wärmewerth für 1 g Substanz:
Rind	52,54 %	7,14 %	16,67 %	0,52 %	23,12 %	5677,6 kal.
Schwein	52,71 „	7,17 „	16,60 „	0,59 „	22,95 „	5675,8 „
Hammel	52,53 „	7,19 „	16,64 „	0,69 „	22,96 „	5638,7 „
Kaninchen	52,83 „	7,10 „	16,90 „	— „	— „	5616,6 „
Huhn	52,36 „	6,99 „	16,88 „	0,50 „	23,28 „	5617,3 „
Pferd	52,64 „	7,10 „	15,55 „	0,64 „	24,08 „	5599,0 „

Frentzel und Schreuer[2]) finden für 1 g fett- und aschefreies Rindfleisch 5629,3 kal. Hiernach hat das wasser-, fett- und aschefreie Muskelfleisch aller Thiere bis auf das des Pferdes eine nahezu gleiche procentige Elementarzusammensetzung und auch einen fast gleichen Wärmewerth. Zu nahezu demselben Ergebniss gelangten Stohmann und Langbein, M. Rubner, Argutinsky[3]) bezüglich des Fleisches verschiedener Muskel vom Ochsen bezw. von der Kuh (Bd. I. S. 30); sie finden, dass auf 1 Thl. Stickstoff 3,18—3,26 im Mittel 3,24 Thle. Kohlenstoff entfallen.

Der Stickstoffgehalt des thunlichst vom anhängenden Fett befreiten Muskelfleisches im wasserhaltigen Zustande schwankt nach verschiedenen Untersuchungen:

	Rind %	Kalb %	Schaf %	Schwein %	Pferd %	Kaninchen %
Schwankungen	2,97—3,84	3,07—3,31	3,03—3,22	3,12—3,36	3,10—4,02	2,94—3,50
Mittel . . .	3,45	3,18	3,15	3,25	3,63	3,20

Ueber die einzelnen Stickstoffverbindungen des Muskelfleisches sei noch Folgendes bemerkt:

a) **Bindegewebe**. Das die einzelnen Muskelröhren (Fasern) zusammenhaltende Bindegewebe gehört zu den leimgebenden Stoffen (vergl. S. 47), d. h. es wird durch anhaltendes Kochen mit Wasser gelöst und hinterlässt beim Verdampfen eine klebrige, gelatinirende Masse (Leim genannt), wie sie besonders beim Braten des an Bindegewebe reichen Kalbfleisches beobachtet wird. v. Liebig giebt die Menge des Bindegewebes im Fleisch zu 5,6 %, v. Bibra im Durchschnitt nur zu 2 % an.

b) **Das Muskelstroma (Sarkolemma)**. Nach Entfernung aller in Wasser und Salmiaklösung löslichen Stickstoffverbindungen des Muskelfleisches bleibt das Muskelstroma (mit dem Sarkolemma, der äusseren Wandung oder Hülle der Muskelröhre bezw. Faser) als ein unlöslicher, in Salmiaklösung nur aufquellender Proteïnstoff

---

[1]) Zeitschr. f. physiol. Chemie 1901, **31**, 479.
[2]) Pflüger's Archiv f. d. ges. Physiologie 1893, **55**, 345.
[3]) Archiv f. Anat. u. Physiol. Physiol. Abtheil. 1901, 284.

zurück, der neben den übrigen unlöslichen Bestandtheilen das „Muskelstroma" genannt wird. Die Natur des Muskelstromas ist noch nicht festgestellt, wahrscheinlich gehört es zu den geronnenen Eiweissstoffen; es löst sich in verdünntem Alkali zu Albuminat.

Durch verdünnte Salzsäure (oder durch Verdauungssäfte) wird die Muskelfaser gelöst und gerinnt bei der Neutralisation zum Theil zu einem gallertartigen Brei, der sich in Alkalien löst und aus dieser Lösung durch Kochen gerinnt wie Eiweisslösung. Die Muskelfaser vom Ochsen und Huhn löst sich fast vollständig auf, vom Hammelfleisch bleibt mehr, vom Kalbfleisch weit über die Hälfte zurück.

Diese so veränderte Muskelfaser heisst „Muskelfibrin" oder „Syntonin" ($C_{72}H_{112}N_{18}O_{21}$); vergl. S. 28.

Die Menge der Stromasubstanz wird von Danilewski zwischen 5,8 bis 13,4 % im Muskelfleisch verschiedener Thiere angegeben.

c) **Myosin** ist ein Gerinnungserzeugniss des Muskelplasmas, welches man durch Auspressen des lebenden Muskels erhält, oder auch der Mutterstoff des Plasmagerinnsels, das Myosinogen selbst, welches dem Fibrinogen des Blutes entsprechen soll. Die aus dem todten Muskel ausgepresste Flüssigkeit heisst Muskelserum.

Neben dem Myosin unterscheidet man noch Muskulin und Myoglobulin, welche drei Proteïnstoffe sämmtlich zu den Globulinen gehören, d. h. in verdünnten Salzlösungen löslich sind, und sich dadurch unterscheiden, dass sie aus der verdünnten Salzlösung bei verschiedenen Temperaturen koaguliren bezw. durch mehr oder weniger Salz wieder ausgefällt werden können. Die Menge des Myosins in den Muskeln verschiedener Thiere wird zu 3,0—11,0 % angegeben.

d) **Albumin.** Das in Wasser lösliche Albumin des Fleisches schwankt in den Grenzen von 0,6—4,56 %; v. Liebig giebt im Mittel 2,96 % an. M. Edelberg[1]) findet den Eiweissgehalt des frischen Fleischsaftes viel höher, nämlich: von Hühnerfleisch zu 11,75 %, Schweinefleisch zu 8,64 %, Rindfleisch zu 6,41 %.

Ueber die Eigenschaften und die procentige Zusammensetzung des Fleischalbumins vergl. S. 25.

e) **Fleischbasen.** Von wesentlicher Bedeutung für den Fleischsaft ist das Kreatin ($C_4H_9N_3O_2$).

Der Gehalt des Fleisches an Kreatin schwankt zwischen 0,07—0,32 %; es wurde z. B. von C. Voit, Creite und Anderen im Fleisch an Kreatin gefunden:

Pferd	Schwein	Rind	Taube	Ente	Huhn	Kaninchen
0,072—0,220%	0,117%	0,186—0,280%	0,197%	0,200%	0,209—0,326%	0,214—0,340%

Wenngleich diese Menge nur sehr gering ist, so spielt sie doch für die Ernährung eine nicht unwichtige Rolle, da das Kreatin, wie alle Fleischbasen selbst in geringer Menge, einen die Nerven erregenden Einfluss besitzt (vergl. S. 210).

In noch geringerer Menge als das Kreatin sind im Fleischsafte das Kreatinin ($C_4H_7N_3O$) und Sarkin (oder Hypoxanthin $C_5H_4N_4O$) enthalten. Der Sarkin-Gehalt[2]) des Fleisches ist wie folgt ermittelt:

Rind	Pferd	Kaninchen	Hund
0,016—0,022 %	0,013—0,014 %	0,026 %	0,025 %

---

[1]) Edelberg: Inaugural-Dissertation. Dorpat 1883.
[2]) K. B. Hofmann, Lehrbuch der Zoochemie 1879, 83.

A. Kossel fand in den Nieren, der Milz, Leber und dem Herzen von Mensch und Hund 0,024—0,096 % Sarkin oder Hypoxanthin.

Auch Xanthin ($C_5H_4N_4O_2$) und Karnin ($C_7H_8N_4O_3 + H_2O$), Harnsäure ($C_5H_4N_4O_3$), Inosinsäure ($C_{10}H_{13}N_4PO_4$) und Harnstoff (CH_4N_2O) sind zwar beständige Bestandtheile des Muskelfleisches, aber nur in untergeordneter Menge vorhanden [1]. Gulewitsch und Amiradzibi [2] haben im Fleischextrakt ferner eine neue, dem Arginin ähnliche Base, das Karnosin ($C_9H_{14}N_4O_3$) nachgewiesen.

Dagegen kommt die Phosphorfleischsäure (vergl. S. 59) in nachweisbaren Mengen im Fleisch vor, nämlich: in den Muskeln des ruhenden Hundes zwischen 0,06—0,24 %, bei erwachsenen Menschen zwischen 0,1—0,2 %, bei Neugeborenen bis zu höchstens 0,057 %.

3. Das Fett des Fleisches.

Das von dem zwischen den Muskelfasern eingelagerten Fett befreite Muskelfleisch enthält stets noch geringe Mengen Fett (0,5—3,5 %).

Dieses Fett hat dieselbe Zusammensetzung wie das im Bindegewebe eingelagerte Fett: es besteht wesentlich aus Oleïn, Palmitin und Stearin (vergl. S. 95).

4. Sonstige stickstofffreie Stoffe des Fleisches.

Von sonstigen stickstofffreien Stoffen tritt im Muskelfleisch stets Milchsäure (sog. Fleischmilchsäure oder Paramilchsäure) ($CH_3 \cdot CH(OH)COOH$) in Mengen von 0,05—0,07 % auf (vergl. S. 173); sie ist zum Theil an Basen gebunden, zum Theil im freien Zustande vorhanden und ertheilt dem Fleischsafte die saure Reaktion. Man nimmt an, dass sie sowohl aus Proteïnstoffen wie Kohlenhydraten gebildet wird.

Ferner sind spurenweise Buttersäure ($C_4H_8O_2$), Essigsäure ($C_2H_4O_2$) und Ameisensäure (CH_2O_2) nachgewiesen. In einigen Fleischsorten (so in dem Fleisch vom Herzmuskel) kommt auch ein nicht gährungsfähiger Zucker, Inosit ($C_6H_{12}O_6$) vor (vergl. S. 164).

In den Muskeln von Kaninchen, Frosch, Hund, Katze und besonders vom Pferd ist von O. Nasse und Anderen auch Glykogen ($C_6H_{10}O_5$) und zwar in nicht unbedeutender Menge (0,3—0,9 %) gefunden worden.

W. Niebel [3] bestimmte den Gehalt der Fleischsorten an Glykogen und Traubenzucker (d-Glukose) mit folgendem Ergebniss:

Gehalt an:	Pferdefleisch	Rindfleisch	Kalbfleisch	Schweinefleisch
Wasser	71,7—75,2, Mittel 73,9 %	75,3 %	78,8 %	73,8 %
Glykogen	0,531—0,940, „ 0,675 „	0—0,164 %	0	0
d-Glukose	0,142—0,417, „ 0,225 „	0,036—0,190 %	0,210—0,250 %	0,100—0,208 %

Auch im Hammelfleisch fand Niebel kein Glykogen und nur Spuren bis 0,171 % d-Glukose.

Hiernach ist Pferdefleisch am reichhaltigsten an Glykogen und kann dieser Umstand zum chemischen Nachweis von Pferdefleisch dienen.

Ed. Polenske [4] findet die Menge des direkt reducirenden und durch Inversion gebildeten Zuckers in frischem Fleisch wie folgt:

---

[1] Beispielsweise ist der Gehalt des Pferdefleisches an Xanthin zu 0,0026 %, der der Ochsenleber zu 0,02 % gefunden.
[2] Berichte d. deutschen chem. Gesellschaft 1900, 33, 1902.
[3] Zeitschr. f. Fleisch- u. Milchhygiene 1891, 1, 185 u. 210.
[4] Arbeiten a. d. Kaiserl. Gesundheitsamte 1898, 14, 149.

Zucker:	Rindfleisch	Kalbfleisch	Schweinefleisch	Pferdefleisch
Vor der Inversion	0,153—0,381 %	Spur—0,255 %	annähernd 0,1 %	0,374 %
Nach „ „	0,070—0,126 „	0,1—0,126 „	0,1 „	0,161 „

Die Bestimmungen wurden nach dem Pavy-Peska'schen Verfahren [1] ausgeführt, nach welchem sich, wie Polenske angiebt, noch ein Zusatz von 0,2—0,3 % Rohrzucker, wie er mitunter in gezuckertem amerikanischen Pökelrindfleisch vorkommt, nachweisen lässt.

5. Die mineralischen Bestandtheile des Fleisches.

Die mineralischen Bestandtheile des Muskelfleisches der Säugethiere machen 0,8—1,8 % des natürlichen, oder 3,2—7,5 % des wasserfreien Fleisches aus. Sie bestehen vorwiegend aus Kalium- und Calciumphosphat sowie Chlornatrium.

Procentig vertheilen sich diese Bestandtheile für die kohlensäurefreie Asche [2]) des Fleisches verschiedener Thiere wie folgt:

Gehalt	Kali %	Natron %	Kalk %	Magnesia %	Eisenoxyd %	Phosphorsäure %	Schwefelsäure %	Chlor %	Kieselsäure %
Mittlerer	37,04	10,14	2,42	3,23	0,44	41,20	0,98	4,66	0,69
Höchster	48,9	25,6	7,5	4,8	1,1	48,1	3,8	8,4	2,5
Niedrigster	25,0	0,0	0,9	1,4	0,3	36,1	0,3	0,6	0,0

L. Jolly [3]) ermittelte die Vertheilung der Phosphate in den Muskeln und Sehnen und fand in 100 Theilen:

	Muskelfleisch:			Sehnen:	
	Kalb	Magerer Ochs	Fetter Ochs	Kalb	Ochs
Alkali-Phosphate	0,971 %	0,201 %	1,201 %	0,480 %	0,185 %
Phosphorsauren Kalk	0,099 „	0,060 „	0,350 „	0,048 „	0,396 „
„ Magnesia	0,135 „	0,093 „	0,430 „	0,060 „	0,136 „
„ Eisenoxyd	0,042 „	0,040 „	0,065 „	0,110 „	0,061 „
	1,247 %	0,394 %	2,046 %	0,698 %	0,776 %

In dem Muskelfleisch herrschen daher die Alkaliphosphate, in den Sehnen beim Ochsen die Erdphosphate, beim Kalb die Alkaliphosphate und das Eisenphosphat vor.

Nach Jul. Katz (Bd. I., 71) vertheilt sich die Phosphorsäure im natürlichen Muskelfleisch der Schlachtthiere wie folgt:

im Ganzen	im wässerigen Auszuge	im alkoholischen Auszuge	im Rückstande
0,389—0,579 %	0,279—0,469 %	0,046—0,110 %	0,030—0,072 %

Hugo Schulz [4]) weist auch nach, dass menschliche und thierische Organe sowie Gewebe stets lösliche Kieselsäure enthalten; er fand z. B. im Mittel mehrerer Bestimmungen:

---

[1]) Das Pavy-Peska'sche Verfahren besteht im wesentlichen darin, dass man zur Bestimmung des Zuckers anstatt der Fehling'schen Lösung eine solche von Kupfersulfat in Ammoniak anwendet (vergl. ausser in Anm. 4 S. 423 Zeitschr. f. Untersuchung d. Nahrungs- u. Genussmittel 1898, 1, 782).

[2]) Bei Angabe der Aschenbestandtheile habe ich mich hier wie in anderen Fällen, wo keine Quelle angegeben ist, nach E. Wolff's Zusammenstellung von Aschenanalysen, I. Th. Berlin 1871 u. II. Th. Berlin 1880, gerichtet.

[3]) Comptes rendus 1879, 89, 958.

[4]) Pflüger's Archiv f. d. ges. Physiologie 1901, 84, 67 u. Zeitschr. f. Untersuchung d. Nahr.- u. Genussmittel 1901, 4, 1028.

Organe bezw. Gewebe	Thierische Gewebe		Organe bezw. Gewebe	Menschliche Gewebe	
	Kieselsäure			Kieselsäure	
	in Procenten der Asche	in 1 kg Trockensubstanz		in Procenten der Asche	in 1 kg Trockensubstanz
Rindfleisch . . .	0,083 %	0,042 %	Muskel	0,053 %	0,024 %
Rindersehnen . .	0,486 „	0,109 „	Haut	0,148 „	0,045 „
Milzpulpa . . .	0,165 „	0,149 „	Sehne	0,338 „	0,064 „
Milzkapsel . . .	0,456 „	0,188 „	Dura mater . .	0,336 „	0,087 „
Gelatine	1,750 „	0,291 „	Fascie	0,246 „	0,106 „

Der Kieselsäuregehalt in den einzelnen Organen hängt direkt von ihrem Gehalt an Bindegewebe ab.

Unter Zugrundelegung der vorstehenden Zahlen lässt sich der procentige Gehalt des von eingelagertem Fett befreiten. reinen Muskelfleisches an den genannten Bestandtheilen durch folgende Uebersicht wiedergeben:

		Proc.			Proc.
Wasser		75,0—77,0 [1])		Milchsäure	0,05—0,07
Stickstoffhaltige Bestandtheile	Stromasubstanz . .	5,8—13,5	Sonstige stickstofffreie Stoffe	Buttersäure . . .	
	Myosin	3,5—11,0		Essigsäure	Sehr geringe Mengen
	Bindegewebe (Leimgebendes Gewebe).	2,0—5,0		Ameisensäure . . .	
				Inosit	
	Albumin	0,6—4,0		Glykogen	0,0—0,2 [2])
	Kreatin	0,07—0,34	Salze		0,8—1,8
	Sarkin	0,01—0,03	In den Salzen:		
	Kreatinin			Kali	0,40—0,50
	Karnin u. Karnosin .	Sehr geringe Mengen		Natron	0,02—0,08
	Xanthin			Kalk	0,01—0,07
	Inosinsäure . . .			Magnesia	0,02—0,05
	Phosphorfleischsäure	0,06—0,24		Eisenoxyd	0,003—0,01
	Harnsäure	—		Phosphorsäure . .	0,40—0,50
	Harnstoff	0,01—0,03		Schwefelsäure . .	0,003—0,04
Fett		0,5—3,5		Chlor	0,01—0,07

Von diesen Bestandtheilen gehen nach obiger Uebersicht durch kaltes Wasser in Lösung die sog. Extraktivstoffe, nämlich Albumin, die Fleischbasen, die stickstofffreien Säuren und fast vollständig die Salze.

Durch kochendes Wasser gerinnt das Eiweiss und wird unlöslich; statt dessen wird alsdann das Bindegewebe z. Th. gelöst, welches in Leim übergeht.

Ausserdem wird durch kochendes Wasser das Fett flüssig und geht zum Theil mit in die Fleischbrühe über.

Die Menge der in Wasser löslichen Bestandtheile des Fleisches beträgt zwischen 4—8%; durch Alkohol (von 80—90%) werden 1,5—3% gelöst.

Ueber die Veränderungen und Verluste, welche Fleisch beim Kochen erleidet, vergl. Anhang über Zubereitung der Nahrungsmittel.

---

[1]) Das Fleisch der frischen Fische enthält durchweg mehr Wasser (bis zu 80%) und weniger Muskelfaser.

[2]) Pferdefleisch enthält bis 0,9 % Glykogen.

Fehlerhafte Beschaffenheit des Fleisches[1]).

Kein anderes Nahrungsmittel ist in solchem Maasse Verunreinigungen und ungewöhnlichen Veränderungen ausgesetzt wie das Fleisch. Theils sind sie Folgen von Krankheiten der Thiere, theils die einer nachlässigen Behandlung des Fleisches nach dem Schlachten. Der Genuss derartig veränderten Fleisches hat oft zu schweren Massenerkrankungen geführt.

Da gesundheitsschädliches Fleisch meist keine für den Laien auffälligen Veränderungen zeigt, andererseits auch durch die übliche Zubereitung häufig nicht in einen unschädlichen Zustand gebracht werden kann, so ist in neuerer Zeit von den meisten Kulturstaaten eine gesetzlich geregelte Fleischbeschau eingeführt worden, deren Ausübung Sachverständigen obliegt. Zweck der Fleischbeschau ist, die Bevölkerung unter möglichster Schonung der Interessen der Fleischlieferer vor Gesundheitsschädigungen zu bewahren.

Von den deutschen Bundesstaaten besitzen die süddeutschen schon längere Zeit eine obligatorische Fleischbeschau, während in Preussen und Norddeutschland die Einführung einer solchen dem Belieben der Ortsbehörden überlassen worden ist. Unter dem 3. Juni 1900 ist ein Fleischbeschaugesetz für das gesammte deutsche Reich erlassen[2]).

Zur Durchführung einer geordneten Fleischbeschau ist die Errichtung von öffentlichen Schlachthäusern, sowie die Einführung des Schlachthauszwanges unumgänglich nothwendig. Die wissenschaftlichen Forschungen auf dem Gebiet der Fleischhygiene haben gelehrt, dass das Fleisch von Thieren, die mit gewissen Krankheiten behaftet waren, durch geeignete Behandlung sehr wohl in verbrauchsfähigen Zustand gebracht werden kann, während es früher der Vernichtung anheimfiel. Der Verkauf desselben muss, um Täuschungen zu vermeiden, auf sog. Freibänken im Schlachthause unter Bezeichnung seines Minderwerthes und nur in kleinen Mengen erfolgen. So konnten z. B. in Sachsen von 0,67 % beanstandeten Thieren 0,42 % zum Verkauf auf der Freibank freigegeben werden.

Die Fleischbeschau unterscheidet zwischen minderwerthigem, verdorbenem und gesundheitsschädlichem Fleisch. Verdorben im Sinne des Nahrungmittelgesetzes ist alles Fleisch, welches, ohne gesundheitsschädlich zu sein, erhebliche Veränderungen in seiner Substanz zeigt oder von Thieren stammt, welche mit einer erheblichen Krankheit behaftet waren. Gesundheitsschädliches Fleisch ist solches, nach dessen Genuss erfahrungsgemäss Erkrankungen beim Menschen auftreten, oder auf dem der begründete Verdacht ruht, dass es möglicherweise schädigend wirken kann.

Die von der Regel abweichenden Verhältnisse bei den Schlachtthieren können eingetheilt werden in:

I. Physiologische Abweichungen.

Als verdorben gilt das Fleisch von Thieren unter 8 Tagen, ferner von solchen Thieren, die in Folge hohen Alters oder krankhafter Ursachen stark abgemagert sind, oder bei denen in Folge zu frühen Schlachtens nach grossen Anstrengungen die Ausblutung mangelhaft war. Das Fleisch vor der Schlachtung gehetzter Thiere, wodurch dasselbe zarter werden soll, geht in Folge seines Blutreichthums leicht in Fäulniss über und ist als verdorben zu bezeichnen. Dagegen ist das Fleisch von zu Tode gehetzten Thieren als direkt gesundheitsgefährlich zu bezeichnen und vom Verkehr auszuschliessen, da nach Postolca und Toscana eine hochgradige Erregung des Nervensystems mit einer Zersetzung des Organproteïns unter Bildung giftiger Stoffe verbunden ist.

---

[1]) Das Kapitel ist im wesentlichen nach dem „Handbuch der Fleischbeschau" von R. Ostertag, 3. Aufl. 1899, bearbeitet.

[2]) Schon bei den Römern war 168 v. Chr. eine Fleischbeschau eingeführt; denn in den Acta populi romani diurna (einer Art Zeitung oder Amtsblatt) heisst es: „Der Konsul Lavinius hat heute die Regierungsformen ausgeübt etc. . . . Der Aedile Tetinius hat die Kleinschlächter bestraft, weil sie Fleisch an das Volk verkauft haben, welches nicht vorher von den Aedilen besichtigt worden war. Die Geldstrafen dienen zur Errichtung eines Göttinnentempels."

Das Fleisch krepirter Thiere ist selbstverständlich für den menschlichen Genuss unbrauchbar. Dagegen ist gegen das Fleisch von Thieren, welche in Folge einer tödtlichen Verletzung an dieser (aber nicht erst nach längerer Zeit!) verendet sind, nichts einzuwenden.

Als minderwerthig ist das Fleisch hochträchtiger Thiere zu bezeichnen.

Unangenehmen Geruch besitzt häufig das Fleisch von Thieren, die mit Fischen, Spülicht und Bockshorn (Trigonella foenum graecum) gefüttert worden sind, ferner das Fleisch geschlechtsreifer Ziegenböcke und der Eber. Durch längeres Aufbewahren und Dämpfen verflüchtigen sich unter Umständen die Riechstoffe.

2. Pathologische Abweichungen.

a) Fleisch von vergifteten Thieren. Im Körper vergifteter oder mit Arzneimitteln behandelter Thiere scheinen sich die Gifte bis zu einem gewissen Grade anzusammeln, aber doch nicht in dem Maasse, dass sie Gesundheitsstörungen beim Genuss verursachen könnten. Nach einiger Zeit werden die Arzneimittel vom Körper völlig ausgeschieden.

Sonnenschein[1] fand in einzelnen Theilen einer Kuh, die in einem halben Jahr in Gaben von 1—4 g für den Tag, im Ganzen 506,5 g arsenige Säure verzehrt hatte, folgende Mengen arseniger Säure:

$1/2$ kg Muskelfleisch	0,000191 g	$1/2$ kg Milz	
$1/2$ „ Leber	0,000064 „	$1/2$ „ Nieren	⎱ ...... 0,001000 g
$1/2$ „ Lunge (nach Abschätzung)	0,000010 „		

Da 5 mg arsenige Säure als Höchstgabe auf einmal verordnet werden dürfen, der Mensch aber selten mehr als $1/2$ kg Fleisch verzehrt, so kann man von dem Genuss des Fleisches einer mit arseniger Säure gefütterten Kuh keine schädlichen Wirkungen erwarten.

Ebenso haben Laho und Mosselmann[2] in den Nieren und der Leber eines mit bleiweisshaltiger Harzfarbe gefütterten Stiers, der am 6. Tag verendete, 40 mg Bleisulfat festgestellt, aber gefunden, dass eine wochenlange Verfütterung des Fleisches von diesem Stier an einen Hund nicht die geringste Störung verursachte.

Aehnliche Ergebnisse haben Spallanzani und Hofmeister, ferner Feser bei Versuchen über die Aufspeicherung von Strychnin und Eserin im Fleische erhalten. Fröhner und Knudsen haben eingehende Versuche mit dem Fleisch von mit Strychnin, Eserin, Pilokarpin und Veratrin vergifteten Thieren angestellt. Niemals zeigten sich nach dem Genuss derselben Krankheitserscheinungen, selbst wenn, wie beim Strychnin, die chemische Reaktion und der physiologische Versuch mit weissen Mäusen positiv ausfielen.

Von anderer Seite sind entsprechende Ergebnisse für Apormorphin, Colchicin und Tartarus stibiatus erhalten worden.

Auch die Organe vergifteter Thiere scheinen meist unschädlich zu sein mit Ausnahme des Euters und Magendarmkanales, welcher letztere seines giftigen Inhaltes wegen stets als gesundheitsgefährlich zu betrachten ist.

Doch scheint die Zeit zwischen Einverleibung des Giftes und dem Genuss des Fleisches, sowie die Art des Giftes und die Form der Einverleibung nicht ganz ohne Bedeutung für die Beschaffenheit des Fleisches zu sein. Janson, Lewin und Gerlach haben besonders beim Verfüttern von Schlachtthieren, welche kurz vor der Schlachtung mit Strychnin behandelt worden waren, Vergiftungserscheinungen beobachtet. Ferner fand Gerlach, dass die Wirkung der organischen Arzneimittel früher verschwindet als die der Metalle und dass die Wirkung auch nach der Form der Darreichung verschieden ist. Pflanzliche Pulver wirken am langsamsten und nachhaltigsten; früher und schneller vorübergehend wirken Lösungen der Giftstoffe; am schnellsten jedoch und auch am wenigsten nachhaltig der reine Giftstoff für sich allein. Pflanzengifte sind nach Gerlach ohne Rücksicht auf die Form der Verab-

---

[1] Chem. Centralbl. 1873, 805.
[2] Zeitschr. f. Fleisch- u. Milchhygiene 1893, 3, Heft 7.

reichung nach 8 Tagen aus dem Thierkörper verschwunden, Metalle erst nach etwa 4 Wochen.

Man wird daher das Fleisch von Schlachtthieren, welche nicht allzu kurze Zeit vor der Schlachtung und nicht mit zu grossen Giftmengen behandelt worden sind, sofern sie keine Anzeichen der überstandenen Krankheit mehr zeigen, als vollwerthig betrachten dürfen. Sind die betreffenden Krankheitserscheinungen noch vorhanden, so ist das Fleisch als minderwerthig zu betrachten; dagegen sind Leber, Nieren, Magen, Darm und Euter von der Verwendung zur menschlichen Ernährung auszuschliessen.

Als verdorben ist auch das Fleisch solcher Thiere zu betrachten, welche wegen zufälliger Vergiftungen nothgeschlachtet werden mussten.

Auch bei der Zubereitung des Fleisches können zuweilen Gifte in dasselbe gelangen. Schmidt-Mühlheim erwähnt einen Fall chronischer Bleivergiftung durch Fleisch, welchem beim Hacken Bleibestandtheile der Maschine sich beigemischt hatten. Fleisch, welches über Holzkohlen geröstet wurde, welche von mit Bleiweiss gestrichenem Holze stammten, soll ebenfalls Bleivergiftung erzeugt haben. F. Günther[1] theilt auch einen Fall mit, nach welchem der Verzehr von 150 g Häringsschnitten mit 0,1030 g Zinn in 100 g und 0,0316 g Zinn in 100 g Sauce heftige, 6 Tage lang anhaltende Leibschmerzen und Brustbeklemmungen bei ihm selbst hervorrief. Dagegen scheint nach den Untersuchungen von Menke, Hehner, Ungar und Bodländer, Selb und Feldkirch eine Vergiftung des Fleisches durch das Zinn der Konservenbüchsen ausgeschlossen zu sein. Die dafür gehaltenen Erkrankungen sollen durch Ptomaïne bezw. Fleischgifte verursacht worden sein.

b) Mit thierischen Parasiten behaftetes Fleisch. Von den zahlreichen thierischen Parasiten der Schlachtthiere kommen für die Fleischhygiene in ernsterer Weise nur wenige in Betracht, welche theils direkt, theils nach Durchgang durch einen anderen Wirth im menschlichen Körper sich weiter entwickeln können, manchmal unter gefährlichen Krankheitserscheinungen. Zu ersteren gehören die Rinder- und Schweinefinne und die Trichine, zu letzteren die Echinokokken und die Larven von Pentastomum taenioïdes.

α) Die **Rinderfinne** (Cysticercus inermis) ist die fast nur beim Rinde vorkommende, gelegentlich auch bei der Ziege und dem Reh aufgefundene Larve eines sich im menschlichen Darm entwickelnden, ziemlich häufigen Bandwurms, der Taenia saginata. Aus den aus dem menschlichen Darm ins Wasser oder auf den Dünger gerathenden Eiern derselben entwickelt sich im Magen des Rindes ein Embryo, der durch die Magen- oder Darmwand in das Bindegewebe oder den Blutkreislauf gelangt und sich dann an geeigneten Stellen des Körpers festsetzt und zur Finne entwickelt. Diese bildet stecknadelknopf- bis erbsengrosse, rundliche Blasen, die aus einer bindegewebigen Hülle und dem Parasiten selbst bestehen, an welchem sich die mit Flüssigkeit gefüllte Schwanzblase und der in diese eingestülpte Scolex (Hals und Kopf) unterscheiden lassen. Nach Hertwig gehört zur völligen Entwicklung der Finne ein Zeitraum von 18 Wochen; sie ist dann 4—8 mm lang und 3 mm breit.

Die Finnenkrankheit tritt vorwiegend bei jüngeren Thieren und zwar häufiger bei den männlichen als den weiblichen Thieren auf.

Die Finne siedelt sich vorwiegend in den Kaumuskeln, seltener im Herzen und in der Zunge und fast nie in den übrigen Eingeweiden und den Muskeln des Rindes an. Bei längerem Verweilen kann dort ihre völlige Rückbildung unter Verkalkung erfolgen. Durch zweistündiges Kochen, 14-tägiges Pökeln in 25%-iger Kochsalzlösung, viertägiges Gefrieren bei —8 bis —10° C. und durch dreiwöchiges Aufbewahren des Fleisches wird der Parasit getödtet.

---

[1]) Zeitschr. f. Untersuchung d. Nahr.- u. Genussmittel 1899, **2**, 915.

Da finnige Thiere sonst durchaus regelrechten Gesundheitszustand aufweisen, so kann derartig (durch Kochen etc.) behandeltes Fleisch als minderwerthig unter Deklaration verkauft werden.

Die Rinderfinne ist am häufigsten in Neisse (3—4% 1891/96), Eisenach (1,91% 1893/94), Ohlau (1,57% 1895), Oels i. Schl. (1% 1897), in anderen deutschen Städten zu 0,15—0,76% gefunden worden.

β) Die **Schweinefinne** (Cysticercus cellulosae, Fig. 18—20) ist die Larve von Taenia solium. Sie unterscheidet sich von der Rinderfinne durch den Besitz eines doppelten Hakenkranzes am Scolex. Ihre Entwickelung gleicht der der Rinderfinne; Sie dauert 10—15 Wochen. Die Finne ist mit freiem Auge erkennbar und erscheint als grauweisses Bläschen von der Grösse einer Erbse; auch den Kopf kann man mit freiem Auge erkennen, er hat die Grösse eines Stecknadelknopfes und ein mattweisses Aussehen.

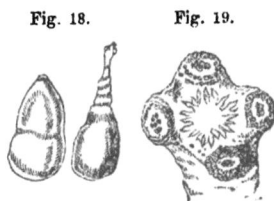

Fig. 18.   Fig. 19.

Schweinefinne (vergr.)   Bandwurm-
Mit einge-   Mit vorge-   oder
stülptem   strecktem   Finnenkopf.
Kopf.   Kopf.

Cysticercus cellulosae lebt vorzugsweise im Zwischenbindegewebe der Muskeln und Organe, am häufigsten in den Bauchmuskeln, den muskulösen Theilen des Zwerchfelles, in der Zunge, im Herzen, in den Lendenmuskeln, in den Kau-, Nacken- und Zwischenrippenmuskeln.

Die Finne entwickelt sich im Darme des Menschen zum Bandwurm (Taenia solium). Letzterer ist nicht selten und pflegt sich vorzugsweise nach dem Genuss von rohem Schweinefleisch einzustellen.

Das Vorkommen der Schweinefinne anlangend, so scheint sie für Preussen im Osten häufiger zu sein, als im Westen; so kamen 1892 je 1 finnenhaltiges Schwein auf:

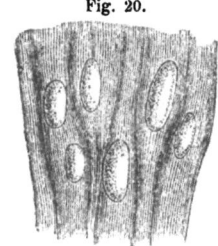

Fig. 20.

Finnen im Schweinefleisch.
Lupenvergrösserung.

Marienwerder	Oppeln	Königsberg	Stralsund	Koblenz	Düsseldorf	Münster i. W. Wiesbaden
28	80	108	187	975	1070	1900
	Ganz Preussen 1290			Ostseeprovinzen 604 Stück Schweine.		

Die Finne hat aber mit dem Bandwurm dank der Fleischbeschau immer mehr abgenommen, indem die finnig befundenen Schweine:

	Für Preussen:	Königr. Sachsen:	Stadt Berlin:
in den Jahren . . .	1876—1896	1884—1896	1883—1896

heruntergegangen sind von 0,324 auf 0,067 %, von 0,157 auf 0,017 %, von 0,577 auf 0,074 %

In anderen Ländern scheinen finnenhaltige Schweine noch häufig vorzukommen; so waren nach Plattner in Prag 3,44% der dort geschlachteten Schweine mit Finnen behaftet.

Nach den Feststellungen von Gerlach werden nur ½- bis ¾-jährige Schweine angesteckt, während ältere Thiere verschont bleiben.

Da, im Gegensatz zur Taenia saginata, die zuweilen durch umgekehrte Peristaltik aus dem Darm in den Magen gelangende Brut der Taenia solium sich dort zur Finne entwickeln kann, welche dann mit Vorliebe Augen und Gehirn befällt, so ist der Genuss rohen und halbgaren finnigen Schweinefleisches direkt gefährlich. Durch Kochen und Pökeln, nicht aber durch blosses Aufbewahren lässt sich solches Fleisch geniessbar machen.

In einigen Gegenden Mitteleuropas, besonders in den russischen Ostseeprovinzen und der französischen Schweiz kommt in Fleisch und Eingeweiden des Hechtes, der Quappe, des Barsches, der Forelle und anderer Fische die Finne eines im Menschen entwicklungsfähigen Bandwurms, des Bothriocephalus latus, vor. Es empfiehlt sich daher, diese Fische nur in völlig garem Zustande zu geniessen.

γ) Die **Trichine** (Trichina spiralis, Fig. 21—23) gehört zu den Nematoden und schmarotzt als geschlechtsreifes Thier im Darm und als eingekapselte Larve in den Muskeln des Schweines und Hundes, manchmal auch in Katzen, Füchsen, Bären, Dachsen.

Die Trichine soll in den dreissiger Jahren des vorigen Jahrhunderts durch chinesische Schweine nach Europa verschleppt sein und wird zur Zeit am häufigsten in Norddeutschland und Nordamerika beobachtet. Doch geht die Zahl der trichinösen Schweine in Deutschland stetig zurück und ist von 1878 bis 1896 von 0,061 auf 0,021 % gesunken. In Berlin betrug die Anzahl der trichinös befundenen Schweine in den Jahren 1883—1893 0,035 bis 0,064 %, 1893—1897 dagegen nur 0,022—0,028 %; im Königreich Sachsen schwankte der Procentsatz in den Jahren 1891—1896 zwischen 0,007—0,014 %.

Oesterreich-Ungarn verhält sich bezüglich der Verbreitung der Trichinen in Schweinen im allgemeinen wie Deutschland; Russland dagegen steht nach einigen Erhebungen wesentlich höher, da von den geschlachteten Schweinen 0,12—0,25 % trichinös befunden wurden. Besonders häufig ist das Vorkommen derselben in Amerika; von den im Jahre 1889 geschlachteten Schweinen ergaben sich nach Salmon 2,7 %, in Boston 1890 10 % der weiblichen und 14,87 % der männlichen Schweine als trichinös; an anderen Orten war der Procentsatz 0,28 bis 16,3 %.

Von eingeführtem amerikanischen Schweinefleisch wurden vor 1891 in den einzelnen Städten Deutschlands 1—8 % desselben als trichinös befunden; im Jahre 1894/95 fanden sich in 1624 Stück amerikanischer Schinken und Speckseiten, die in Preussen untersucht wurden, entwickelungsfähige Trichinen.

Die erste grössere Trichinenepidemie wurde im Jahre 1860 beobachtet, gelegentlich welcher Zencker, Leuckart und Virchow die Trichine entdeckten und ihre pathogene Eigenart nachwiesen. Diese und spätere Epidemien sind die Veranlassung gewesen, dass in den meisten deutschen Bundesstaaten eine obligatorische Trichinenschau eingerichtet worden ist, welche sich auch auf die aus Amerika eingeführten, angeblich schon untersuchten Schweinefleischwaaren zu erstrecken hat.

Das Schwein erwirbt die Trichine vermuthlich meist durch das Verzehren trichinöser Ratten. Aus der sich im Magensaft lösenden Kapsel wandert die Muskeltrichine zunächst in den Darm, wo am zweiten Tage die Begattung der 3—5 mm langen Weibchen durch die 1,2—1,5 mm langen Männchen stattfindet. Jedes Weibchen gebärt dann etwa 1500 Embryonen, welche durch den Lymphstrom in die Blutbahn und dann in die Muskeln gelangen, und sich nach 6—7-tägiger Wanderung an den Sehnen und Aponeurosen festsetzen. Drei Wochen nach der Invasion haben die Thiere ihre endgültige Länge von 0,8—1 mm erreicht und sind gekrümmt oder gewunden. Im Verlaufe des zweiten Monats beginnt die Bildung der Kapsel, welche am Ende des dritten unter allmählicher Verkalkung vollendet ist, ohne dass der Parasit abstirbt. Die Verkalkung des letzteren erfolgt erst nach ungefähr 10 Jahren. In verkalkten Kapseln lässt sich die Trichine durch Behandlung mit Essigsäure wieder sichtbar machen.

Die Zahl der Trichinen beträgt bis zu 1500 in 1 g Muskel.

Das Schwein wird anscheinend durch die Einwanderung der Trichinen nicht berührt; es bleibt äusserlich gesund. Nur selten dürfte der Vorgang so heftig sein, dass es daran stirbt.

Wird die eingekapselte Muskeltrichine im Schweinefleisch vom Menschen gegessen, so wird die kalkartige Kapsel durch den sauren Magensaft gelöst. Die freigewordenen Trichinen begatten sich, das Weibchen gebärt nach 6 Tagen 500—1500 lebendige Junge, die wie beim Schweine die Darmwandungen durchbohren, in die Muskeln wandern und sich hier entwickeln und einkapseln. Die eingekapselte Trichine bleibt eingelagert in den Muskeln.

Die Erscheinungen nach Genuss von trichinenhaltigem Fleisch sind: Appetitlosigkeit und Erbrechen, gedunsenes Anschwellen des Gesichtes und der Extremitäten, heftige Schmerzen in den Muskeln und Schlaffheit in den Gliedern, Athembeschwerden, **Mundklemme und Fieber** etc.

Ist die Menge der eingenommenen **Trichinen gross**, so treten diese Erscheinungen so heftig auf, dass (in 10—40 % der Fälle) der **Tod erfolgt.** Im anderen Falle ist die Erkrankung nach Einkapselung der Trichinen gehoben.

Trichinenepidemien treten nur bei **Genuss von rohem oder ungarem Fleisch** auf. Das beste Mittel, trichinöses Fleisch unschädlich zu machen, ist daher **anhaltendes Kochen.**

Die Trichine stirbt schon bei 56°. Dabei aber muss das Fleischstück ordentlich durchgekocht sein; so weit dasselbe noch röthlich erscheint, oder so weit noch röthlicher Saft heraustritt, sind die Trichinen noch lebendig.

Einsalzen, Räuchern und Austrocknen haben ebenfalls das Absterben der Trichinen zur Folge, wenn die Einwirkung der Agentien lange genug stattgefunden hat; denn es ist eine bekannte Thatsache, dass die heftigen Erkrankungen in Folge Genusses trichinösen Fleisches meist nur nach **Genuss von frisch geschlachtetem Schweinefleisch** auftreten, seltener dagegen bei **eingesalzenen und geräucherten Fleischwaaren.** Es erscheint dadurch wahrscheinlich, dass das Kochsalz die Kalkkapsel in Folge doppelter Zersetzung unter Bildung von Chlorcalcium und Natriumkarbonat zu lösen im Stande ist und die freigelegte Trichine zu Grunde geht; allein nur selten dürfte dieses vollkommen erreicht werden.

Es muss daher als eine stets nothwendige Bedingung die **mikroskopische Untersuchung** des Schweinefleisches bezeichnet werden, da dasselbe meistens in rohem Zustande als Schinken, Wurst etc. zur Verwendung kommt.

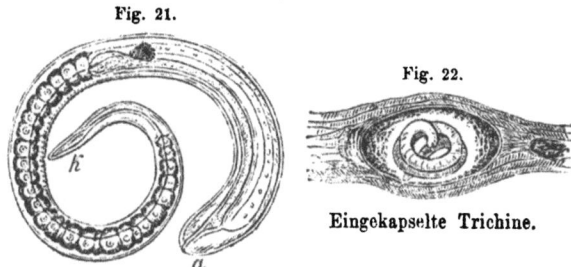

Fig. 21.
Weibliche Trichine.
200 mal vergr.

Fig. 22.
Eingekapselte Trichine.

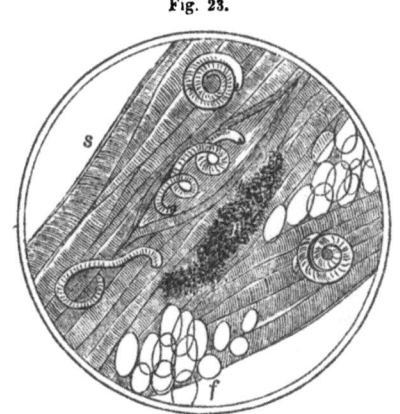

Fig. 23.
Fleischfasern mit wandernden Trichinen und einer sich einkapselnden Trichine.
f Fettbläschen, p Miescher'sche Körperchen, s Muskelfaser.

Die mikroskopische Untersuchung ist im Wesen zwar sehr einfach, erfordert aber in der Ausführung die grösste Vorsicht und Genauigkeit.

Von den Trichinen werden vorzugsweise folgende Muskeln des Schweines befallen: **Muskel am Zwerchfell, Kau- und Augenmuskeln, Nacken-, Zwischenrippen-, Lenden- und Zwillingsmuskel des Hintertheiles**[1].

Von diesen Muskeln nimmt man — vom Schinken am besten die sehnigen und häutigen **Theile vom Rand oder in der Nähe der Knochen** — möglichst kleine Theilchen, indem

---

[1] In den Herzmuskeln sind bis jetzt noch keine Trichinen gefunden.

man mit der Scheere **parallel** (nicht quer) der Muskelfaser möglichst dünne Streifen schneidet, diese zwischen 2 dünnen, weissen Objektgläsern unter Zusatz eines Tropfen Wassers zerquetscht, unter das Mikroskop bringt und bei 80—100-facher Vergrösserung betrachtet.

Bei einiger Vorsicht und Uebung und wenn man einmal trichinenhaltiges Fleisch gesehen hat, können die Trichinen dem Auge nicht entgehen.

Um ein recht durchsichtiges Bild zu erhalten, kann man auch statt des Tropfen Wassers einen Tropfen Kalilauge (1 Thl. Kalihydrat und 15 Thle. Wasser) zusetzen.

Man darf sich aber nie mit einem mikroskopischen Bilde begnügen, sondern soll thunlichst von **5** verschiedenen Körper-(Fleisch-)Stellen je **2—3** Proben zur Untersuchung nehmen.

Die eingekapselten Trichinen können leicht verwechselt werden:

a) mit den sog. Miescher'schen Schläuchen (Fig. 24 a u. b). Es sind ziemlich kurze Schläuche, die fast ausnahmslos länger als die Trichinenkapseln sind, in der Längsachse einer etwas aufgetriebenen Muskelfaser liegen und an den Enden stumpf zugespitzt sind. Die Schläuche sind stellenweise etwas eingeschnürt und enthalten eine dunkelgekörnte Masse. Um die Schläuche liegt noch quergestreifter Inhalt der Muskelfaser. Sie unterscheiden sich von den Trichinenkapseln durch ihre Form, durch den körnigen Inhalt und den quergestreiften Saum, der den Schlauch umgiebt.

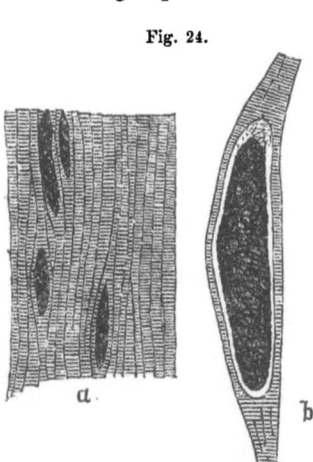

Fig. 24.

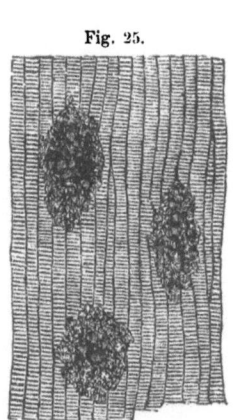

Fig. 25.

Miescher'sche Schläuche (a schwach, b stark vergrössert).

Konkretionen zwischen den Muskelfasern.

b) mit **Konkretionen** (Fig. 25). Letztere sind oft schon mit blossem Auge als kleine weisse Punkte im Fleische zu erkennen. Unter dem Mikroskope sieht man länglichrunde Haufen von der Grösse einer Trichinenkapsel. Es fehlt ihnen aber die für die Trichinenkapsel eigenartige Form und die scharfe Begrenzung; auch erscheinen sie gleichmässig dunkel bei der mikroskopischen Untersuchung.

δ) Die **Echinokokken** (Fig. 26) sind die in den Eingeweiden mehrerer Schlachtthiere vorkommenden Finnenzustände von Bandwürmern des Hundes, der Taenia Echinococcus, deren Brut im menschlichen Körper wieder zur Finne, dem Echinokokkus, auswächst und die sehr gefährliche Echinokokkenkrankheit (Wasserblasen) hervorruft. Die reifen Glieder des Hundebandwurms werden abgestossen und verursachen ein Jucken im After; durch Belecken oder Reiben des Afters bleiben die reifen Bandwurmglieder an der Zunge und Nase des Hundes haften und können, wenn sich der Mensch von Hunden belecken oder wenn derselbe, wie häufig Kinder es thun, die Hunde vom Butterbrot etc. beissen lässt, auf den Menschen übertragen werden. Daher die Gefahr des Spielens der Kinder mit Hunden.

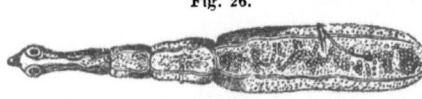

Fig. 26.

Ausgewachsene Taenia (Echinococcus cysticus) bei 12-facher Vergrösserung (Leuckart).

Besonders häufig tritt die Echinokokkenkrankheit in Folge fehlender Fleischbeschau in Mecklenburg und Pommern auf. In Mecklenburg kommt nach Madelung auf 7108, in Rostock auf 1414 und in Vorpommern nach Peiper auf 3336 Einwohner je ein Echinokokkenkranker; in Island sogar auf 61 Bewohner ein Fall.

Die Echinokokken kommen besonders beim Schaf und Rind (in Wismar sogar bis zu 50 % der Rinder), seltener beim Schwein[1]) vor und bilden vorwiegend in Leber, Lunge und Milz, aber fast nie in den Muskeln, erbsen- bis mannskopfgrosse Blasen und Geschwülste, ohne dass der Gesundheitszustand der Thiere darunter sehr leidet, während der Mensch (etwa 50 % der Befallenen) daran in kurzer Zeit (vor Ablauf von 5 Jahren) zu Grunde geht.

Die befallenen Thier-Organe lassen sich durch sorgfältige Entfernung der Echinokokkenblasen verbrauchsfähig machen.

Den bisher angeführten Parasiten gegenüber stehen die 4,5—5 mm langen wurmartigen Larven von Pentastomum taenioïdes an Bedeutung sehr zurück. Sie finden sich häufig in den Gekrösedrüsen von Schafen und Ziegen. Im Hundekörper entwickeln sie sich zu dem zu den Arachnoïden gehörenden geschlechtsreifen Thier, welches in die Nasen- und Stirnhöhlen wandert und durch seine mit dem Nasenschleim nach aussen gelangende Brut auch den Menschen inficiren kann.

Ebenfalls von untergeordneter Bedeutung ist Distomum hepaticum, der Leberegel, der als Parasit bei Thieren und Menschen vorkommt. Bei Thieren wird er meist in den Gallengängen, besonders des Schafes und Rindes, seltener in Lunge und Milz gefunden, und ruft bei diesen Thieren häufig die sog. Leberegelseuche hervor. Die Infektion des Menschen erfolgt aber nicht durch die Schlachtthiere, sondern durch die im Trinkwasser oder rohen Gemüse enthaltene Leberegelbrut. Dementsprechend sind mit Leberegeln durchsetzte Organe nur als minderwerthig zu betrachten.

ε) Ausser diesen thierischen Parasiten enthalten Fleisch und Organe häufig solche von mikroskopischer Kleinheit aus der Klasse der Sporozoën. Zu ihnen gehören diejenigen Organismen, welche die als Miescher'sche Schläuche bekannten Bildungen in den Muskeln hervorrufen. Diese Schläuche bestehen aus einer zwischen den Muskelfasern liegenden zweischichtigen Hülle, welche in zahlreiche Kammern getheilt ist, die mit sichel- und nierenförmigen Parasiten (Sporozoïten) gefüllt sind. Sie sind 0,5—3 mm lang und ohne jegliche pathogene Einwirkung auf die befallenen Muskeln. Im verkalkten Zustande sind sie leicht mit verkalkten Trichinen zu verwechseln (S. 432). Doch löst sich ihre bindegewebige Hülle zum Unterschiede von der der Trichine in Kalilauge auf und die Querstreifung der Muskeln in ihrer Umgebung ist völlig erhalten, während sie bei der Trichine verschwunden ist. Eine Uebertragung des Parasiten auf den Menschen ist bisher nicht beobachtet worden, und in Anbetracht des fast ständigen Auftretens der Schläuche im Fleisch wird dieses durch sie erst dann für ungeniessbar gehalten, wenn ihre Zahl so gross ist, dass makroskopische Veränderungen auftreten.

c) Infektionskrankheiten.

α) Auf den Menschen nicht übertragbare Krankheiten. Die hier in Betracht kommenden Krankheiten sind Rinderpest, Lungenseuche, Wild- und Rinderseuche, Rauschbrand, Kälberdiphtherie und -ruhr, Schweinerothlauf[2]), -seuche, -pest, Geflügelcholera und -diphtherie. Das Fleisch von Thieren, die wegen solcher Krankheiten rechtzeitig geschlachtet wurden, ist unschädlich, aber als minderwerthiges Fleisch zu betrachten. Nach dem Viehseuchengesetz dürfen Thiere, welche an Rinderpest, Wild- und Rinderseuche sowie Rauschbrand gelitten haben, überhaupt nicht in den Verkehr gebracht werden. Wünschenswerth ist, dass Fleisch von Thieren, die an Rothlauf, Schweineseuche und -pest gelitten haben, nur in gekochtem Zustande verkauft werde.

---

[1]) Der durchschnittliche Procentsatz an mit Echinokokken befallenen Thieren beträgt:

	beim Rind	Schaf	Schwein
Mittel von 52 Schlachthäusern	10,39 %	9,83 %	6,47 %
Vorpommern	37,73 „	27,10 „	12,80 „
Greifswald (allein)	64,58 „	51,02 „	4,93 „

[2]) Nach neueren Erfahrungen scheint allerdings der Schweinerothlauf-Bacillus auch beim Menschen von Wunden aus rothlaufartige Erkrankungen hervorrufen zu können.

β) **Auf Menschen mittelbar oder unmittelbar übertragbare Krankheiten.**
1. Von diesen Krankheiten ist die durch den von R. Koch entdeckten Tuberkelbacillus verursachte Tuberkulose die bei weitem wichtigste. Die Verbreitung derselben unter den Schlachtthieren ist eine erschreckend grosse. Von den auf deutschen Schlachthöfen untersuchten Schweinen sind 1—7 %, von den Stallrindern jedes vierte Thier tuberkulös, während Ziegen und Schafe seltener an Tuberkulose erkranken. Seitdem durch Einführung der Tuberkulinimpfung eine sichere Diagnose auch bei lebenden Thieren möglich ist, hat sich herausgestellt, dass in vielen Rinderbeständen $^2/_3$ bis $^3/_4$ der Thiere krank sind.

Die Tuberkulose äussert sich durch Bildung bacillenhaltiger Knoten bis zu Faustgrösse — Tuberkeln — in den Organen, Lymphdrüsen und auf den Schleimhäuten (letztere Form beim Rind als „Perlsucht" bekannt), während die Muskeln fast frei zu sein pflegen. Diese Knoten verkäsen oder verkalken meist, seltener gehen sie in Eiterung über. In den meisten Fällen beschränkt sich der Tuberkelbacillus auf örtliche Affektionen; zuweilen aber findet von den primären Herden aus durch Einbruch der Bacillen in die grosse Blutbahn eine allgemeine Ueberschwemmung des Körpers und die Bildung von Tuberkeln in allen Organen und im Fleische statt — generelle Tuberkulose.

Wenn auch nach den praktischen Erfahrungen der Mensch zur tuberkulösen Infektion vom Darm aus wenig neigt, so sind doch derartige Fälle bei jüngeren Personen sicher festgestellt (vergl. auch unter Milch). Da andererseits sehr wohl eine Infektion von der Haut aus eintreten kann, so sind tuberkelbacillenhaltige Nahrungsmittel als gesundheitsschädlich zu betrachten. Es sind daher tuberkelhaltige **Organe**, auch wenn sie nur eine Affektion der Lymphdrüsen zeigen, vollständig vom Verkehr auszuschliessen. Dagegen ist das **Fleisch von Thieren mit örtlicher Organtuberkulose**, sofern die Tuberkeln verkäst oder verkalkt und nicht vereitert sind, völlig unschädlich. Auch bei **Beschränkung allgemeiner Tuberkulose auf die Organe** ist das Fleisch durchweg ungefährlich. Sind dagegen auch Muskeln, Knochen, Gelenke und Fleischlymphdrüsen ergriffen, so ist das Fleisch als gesundheitsschädlich zu betrachten. Hochgradig verdorben ist es von Thieren, welche in Folge der Krankheit stark abgemagert sind. **Verdächtig** ist das Fleisch von Thieren mit örtlicher Tuberkulose, wenn die Tuberkeln von eiteriger Beschaffenheit sind. Solches Fleisch lässt sich durch Sterilisirung im Dampftopf gebrauchsfähig machen, da nach Forster's Untersuchungen Tuberkelbacillen bei 80° nach 5 Minuten absterben. Dagegen hat sich starkes Salzen, auch mit nachfolgendem Räuchern als unwirksam erwiesen.

2. Die unter Geschwulstbildung einhergehende **Aktinomykose** des Rindes und Schweines, welche durch einen zu den Streptothriceen gehörenden Parasiten, Actinomyces bovis, verursacht wird, tritt fast nur örtlich auf. Eine unmittelbare Uebertragung dieser Krankheit vom Thier auf den Menschen ist nicht beobachtet worden; weil aber eine mittelbare Uebertragung auf anderem Wege möglich zu sein scheint, so sind wenigstens die befallenen Organe zu entfernen.

3. Fleisch von Thieren, die an **Wuth, Milzbrand, Rotz** gelitten haben, ist als gesundheitsschädlich zu betrachten. Ein Verbrauch rotziger und milzbrandiger Thiere ist durch die veterinärpolizeilichen Verordnungen, welche das Verscharren der ungeöffneten Kadaver vorschreiben, ausgeschlossen.

4. Das Fleisch von Rindern und Schweinen, welche an **Maul- und Klauenseuche** erkrankt waren, ist, weil frei von den den Krankheits-Erreger enthaltenden Blasen, unschädlich; indess sind die mit Blasen besetzten Körpertheile zu entfernen.

5. Die **Kuh- und Schafpocken** sind bei uns selten auftretende, meist gutartig verlaufende Krankheiten, welche selten eine Schlachtung der Thiere veranlassen. Das

Fleisch kann je nach dem Stadium der Krankheit als einwandsfreie Waare oder unter Deklaration verkauft werden. Das Fleisch von zur Gewinnung von Lymphe benutzten Kälbern und Bullen wird meist als bankfähige Waare angesehen.

γ) **Wundinfektionskrankheiten.**
1. Die durch die Bakterien des **malignen Oedems** und des **Tetanus** verursachten schweren Wundinfektionskrankheiten der Pferde, Kühe und Ziegen sind rein örtlicher Natur. Das Fleisch solcher Thiere ist unschädlich, aber minderwerthig.
2. Die durch die sog. **Eiterungsbakterien**, besonders den **Staphylococcus pyogenes aureus**, **Streptococcus pyogenes** und einige andere Bakterienarten erzeugten, örtlich begrenzten, abgekapselten Eiterherde sind für die Verwerthung des Fleisches ohne Einfluss. Dagegen wird dasselbe bei allgemeiner Verbreitung der Eiterungserreger im Körper unter Erzeugung von metastatischen Vorgängen oder Osteomyelitis zu einem gesundheitsgefährlichen Nahrungsmittel, da man nach Genuss derartigen Fleisches starken Magendarmkatarrh beobachtet hat.
3. Von hervorragendster Bedeutung für die Fleischbeschau sind die sog. **septikämischen Wunderkrankungen** der Schlachtthiere, d. h. im ganzen Körper verbreitete, gewöhnlich an äussere Verletzungen sich anschliessende, meist tödtlich verlaufende Infektionen. Man bezeichnete derartige Erkrankungen beim Menschen früher allgemein mit „Blutvergiftung". Die septischen Wunderkrankungen der Schlachtthiere verlaufen unter schweren Allgemeinerscheinungen einer Vergiftung, ohne dass an Organen und Muskeln auffällige Veränderungen wahrzunehmen sind. Klinisch wie bakteriologisch sind sie bisher wenig erforscht; doch weiss man, dass sie zuweilen durch die oben erwähnten eiterungerregenden Kokken, häufiger aber anscheinend durch Stäbchenbakterien der Koli-Gruppe verursacht werden. Vom Standpunkt der Fleischhygiene sind die septischen Erkrankungen die gefährlichsten, da einerseits ihre Erkennung medicinisch gut geschulte Sachverständige erfordert, andererseits das Fleisch derartig erkrankter Thiere äusserst gefährlich ist und häufig schwere, tödtlich endende Massenerkrankungen veranlasst, welche unter dem Namen der **Fleischvergiftungen** seit langem bekannt, aber erst in neuerer Zeit eingehender erforscht sind. Nach Schneidemühl[1]) sind in den letzten 20 Jahren 61 derartige Vergiftungen mit mehr als 5000 Erkrankungen und 73 Todesfällen bekannt geworden[2]). Stets handelte es sich in diesen Fällen um Fleisch von Thieren, welche im Anschluss an eine Nabelschnurinfektion septisch erkrankt waren, oder wegen Entzündungen der Geschlechtstheile nach der Geburt oder wegen heftiger Darm- oder Eutererkrankungen unbestimmten Ursprunges nothgeschlachtet wurden; es war unter diesen 61 Fällen der Genuss des Fleisches von:

	Kühen,	Kälbern	Schweinen	Pferden	
in	37	10	2	3	Fällen

die Veranlassung der Erkrankung. Bei den 37 nothgeschlachteten Kühen waren

12 mal Erkrankungen der Geburtswege
16 „ „ des Magens und Darmkanals
3 „ Eutererkrankungen
6 „ allgemeine Erkrankungen

die Ursache der Nothschlachtung. Nur in 2 Fällen war das betreffende Fleisch vom Thierarzt untersucht und in einem derselben, entgegen der Anordnung des Sachverständigen, dem freien Verkehr überwiesen worden.

---
[1]) Schneidemühl: Die animalischen Nahrungsmittel. Berlin u. Wien 1900, 216.
[2]) Zusammenstellungen der sehr umfangreichen Litteratur finden sich: Zeitschr. f. Hyg. u. Inf. 1896, **22**, 53; 1897, **26**. 1. Archiv f. Hyg. 1898, **32**, 219.

Wenn man bedenkt, dass nach Ostertag 1889 in Baden von 129619 gewerbsmässig geschlachteten Thieren 205, von 6139 nothgeschlachteten aber 923 beanstandet werden mussten, und dass nachweislich ⁴/₅ aller Erkrankungen durch Fleisch auf solches von nothgeschlachteten Thieren zurückzuführen sind, so erscheint die Forderung berechtigt, dass derartiges Fleisch der schärfsten thierärztlichen Kontrolle unterworfen, und sein Verkauf nur unter Deklaration an Ort und Stelle gestattet werde.

Die Erscheinungen der Fleischvergiftung beim Menschen bestehen je nach der Schwere des Falles in **Magenkatarrh, Erbrechen, Durchfall, Kopfschmerz, Uebelkeit, Fieber, Exanthemen, grosser Schwäche mit langer Rekonvalescenz.**

Die bakteriologischen Untersuchungen von Johne, Gärtner, Gaffky und Paak, van Ermengem, Basenau u. a. haben ergeben, dass derartig giftiges Fleisch stets Bakterien der Koli-Gruppe enthält, während Kokken bisher nur in einem Falle beobachtet worden sind. Die Fleischbacillen bilden fast alle bis jetzt noch nicht genauer untersuchte Toxine, die durch Kochhitze theils zerstört werden, theils aber auch gegen dieselbe widerstandsfähig sind, sodass auch gekochtes Fleisch unter Umständen giftig wirken kann. Ausserdem scheinen diese Bakterien auch die Darmwand durchdringen zu können und werden meist in den Organen der an Fleischvergiftung Verstorbenen gefunden. Da die Bakterien sich auch bei niederer Temperatur vermehren, so kann durch Aufbewahren die Giftigkeit des sie enthaltenden Fleisches erhöht werden. Pökeln und Salzen verhindert nach Stadler eine Weiterentwickelung der schon im Fleische vorhandenen Bakterien nicht, da es selten mehr als 6% Kochsalz enthalten wird, die Bakterien aber erst bei Koncentrationen von 8—10% in der Entwickelung gehemmt und getödtet werden. Dagegen wird ein normales Fleisch durch die koncentrirte Pökellauge gegen das Eindringen der Bakterien von aussen geschützt.

Basenau schlägt vor, das Fleisch nothgeschlachteter Thiere stets mikroskopisch und nach dem Plattenverfahren auf Fleischbakterien zu untersuchen. Gärtner und Forster sowie neuerdings Presuhn[1]) haben festgestellt, dass das Fleisch gesunder Thiere auch nach dreitägiger Aufbewahrung nur in der äussersten Randzone Bakterien enthält. Ein Einwandern derselben von der Oberfläche her findet nicht statt, selbst wenn dasselbe bis 7 Tage aufbewahrt wird. Trifft man trotzdem im Innern des Fleisches Bakterien, so sind diese schon zu Lebzeiten dort gewesen. Gleichzeitig sollen Fütterungsversuche mit rohem und gekochtem Fleisch an weissen Mäusen angestellt werden. Auf diese Weise liesse sich innerhalb dreier Tage eine Entscheidung treffen. Fleisch, das durch Kochen unschädlich gemacht werden könnte, dürfte nach Sterilisirung in den Handel zu bringen sein, und es könnten so die Interessen von Lieferern und Verzehrern gewahrt werden. Grundsätzlich muss man den Wunsch aussprechen, dass alle Nothschlachtungen vom Thierarzte überwacht werden und dass in allen Fällen, namentlich in solchen, wo der Sachverständige keine Gelegenheit hatte, das Thier noch lebend zu untersuchen, sämmtliche Organe des Thieres zur Untersuchung vorgelegt werden müssen. Ferner sollte die Entscheidung im Sommer nicht vor 24, im Winter nicht vor 48 Stunden nach der Ausschlachtung getroffen werden, da sich bei septischen und toxischen Erkrankungen nach dieser Zeit beim Fleisch so auffällige Veränderungen einstellen, dass dasselbe ohne weiteres zu beanstanden ist.

d) *Postmortale Veränderungen.* Völlig gesundes Fleisch kann durch ungeeignete Behandlung nach dem Schlachten in einen verdorbenen oder gesundheitsschädlichen Zustand übergehen.

---

[1]) Presuhn: Zur Frage der bakteriologischen Fleischbeschau. Inaug.-Diss. Strassburg 1898.

α) Die Ansiedelung von Insektenlarven, Schimmelpilzen, Leuchtbakterien (phosphorescirendes Fleisch), von Bac. prodigiosus und cyanogenes, — welche eine Roth- und Blaufärbung hervorrufen —, ist vom gesundheitlichen Standpunkte aus unbedenklich, da tiefergreifende Veränderungen durch diese Organismen nicht hervorgerufen werden, und einfaches Abwaschen das gewöhnliche Aussehen des Fleisches wieder hervortreten lässt. Doch ist stets zu untersuchen, ob nicht gleichzeitig andere schädliche Organismen sich angesiedelt haben. Die Erscheinung, dass Fleisch, besonders längere Zeit auf Eis aufbewahrtes, beim Kochen eine intensiv rothe Färbung annimmt, ist nach Kisskalt[1]) auf den Gehalt der Brühe an Nitriten zurückzuführen. Es ist dazu erforderlich, dass der Blutfarbstoff nicht vorher durch Kochen zerstört wurde. Graues gekochtes Fleisch lässt sich nachträglich durch salpetrige Säure nicht roth färben. Zuweilen wird die Verwendung salpeterhaltigen Konservirungssalzes an der Rothfärbung Schuld sein, da ein Theil des Nitrates durch das Fleisch zu Nitrit reducirt wird.

β) Stinkende, saure Gährung tritt nach Eber am Fleische von Schlachtthieren und Wild ein, wenn es lebenswarm verpackt wird. Dieser Zustand, der beim Wilde als „verhitzt", bei den Schlachtthieren als „stickig" bezeichnet wird, äussert sich in unangenehm säuerlichem Geruch, grünlicher Verfärbung der Unterhaut, unter Umständen auch der Muskeln und in weicher Konsistenz des Fleisches. Chemisch kann starke Säurebildung, Schwefelwasserstoff, aber kein Ammoniak nachgewiesen werden. Wenn auch bisher Gesundheitsstörungen durch den Genuss solchen Fleisches nicht beobachtet worden sind, so ist dasselbe doch als hochgradig verdorben wenigstens aber als minderwerthig zu bezeichnen.

Nicht zu verwechseln mit dieser stinkenden sauren Gährung ist die regelrechte saure Gährung des Fleisches. Sie beginnt mit der Lösung der Muskelstarre durch Zunahme der Milchsäureabspaltung sowie mit der Entwickelung primären Kaliumphosphats und bewirkt das „Reifen" des Fleisches.

γ) Die bei weitem wichtigste postmortale Veränderung des Fleisches ist die „Fäulniss". Gesundes Fleisch fault auch bei längerer Aufbewahrung zunächst nur an der Oberfläche, dagegen solches von krepirten und septisch erkrankten Thieren auch schnell im Innern. Das Fleisch von Rindern, Pferden, Schweinen bleibt bei zweckmässiger Aufbewahrung in luftigen, kühlen Räumen im Sommer 3—4, im Winter bis 10 Tage frisch, die übrigen Fleischsorten etwas weniger lange.

Bei allen höheren Fäulnissgraden ist das Bindegewebe zwischen den Muskeln graulich verfärbt, theilweise zerfallen und schmierig; das Fleisch erscheint auf der Schnittfläche porös, mit Luftblasen durchsetzt. Das Fett ist grünlich, das Knochenmark weich, grünlich bis braun. Der stark faulige Geruch wird durch Kochen nicht beseitigt. Bei geringeren Graden von Fäulniss lässt sich ihr Nachweis in objektiver Weise nach Eber durch die Erzeugung von Salmiaknebeln erbringen. Von einer Lösung von 1 Thl. reiner Salzsäure, 3 Thln. 96%-igen Alkohols und 1 Thl. Aether wird soviel in ein 2 cm weites Reagenzglas gegossen, dass dessen Boden etwa 1 cm hoch bedeckt ist. Das Glas wird mit einem Gummistopfen, durch welchen ein bis nahe zur Flüssigkeit herabreichender Glasstab gesteckt ist, geschlossen. Hierauf befestigt man an dem Glasstabe ein Stückchen des zu prüfenden Fleisches etc. und führt ihn vorsichtig so in das Reagenzglas ein, dass das untere Ende des Glasstabs 1—2 cm von der Oberfläche des Reagenz absteht. Bei Gegenwart von Ammoniak entstehen graue Nebel, die man am besten sieht, wenn man das Glas bei auffallendem oder durchgehendem Lichte gegen einen dunkeln Hintergrund hält. In den Untersuchungsräumen darf selbstverständlich kein Ammoniak vorhanden sein; auch müssen Reagenzglas und Fleischprobe dieselbe Temperatur haben. Das Verfahren ist bei gesalzenen Fleischwaaren des oft vorkommenden Trimethylamins wegen nicht anwendbar.

---

[1]) Kisskalt: Beiträge zur Kenntniss der Ursachen des Rothwerdens des Fleisches beim Kochen. Würzburg 1899.

Glage hat aber neuerdings darauf aufmerksam gemacht, dass die Bildung von Ammoniak kein besonderes Merkmal der Fäulniss ist und von der Gesundheitsschädlichkeit der Waare keinen thatsächlichen Beweis liefert. Es wird daher häufig eine eingehende bakteriologische Untersuchung durch die Salmiakprobe nicht ersetzt werden können.

Nach Rubner wie Glage[1]) tritt bei der Fäulniss von Organen zuerst Schwefelwasserstoff und dann Merkaptan auf, welche den Waaren einen widerlichen Geruch verleihen, das Fleisch bei gleichzeitiger Anwesenheit von Sauerstoff grün färben und schon in kleinen Mengen giftig sind.

Neuere Mittheilungen von C. Mai[2]) zeigen, dass gerade das Stadium der beginnenden Fäulniss so gut wie gar keine chemischen Merkmale aufweist. Diese treten erst zu einer Zeit auf, wo sich das Verdorbensein schon durch den Geruch und die äussere Beschaffenheit des Gegenstandes zu erkennen giebt. Indol und Skatol liessen sich niemals in den Anfangsstadien der Fäulniss nachweisen, ebensowenig Ptomaïne. Auch die qualitative und quantitative Bestimmung des Ammoniaks hat wenig Werth, da auch normale Waaren Ammoniak enthalten und die Mengen desselben grossen Schwankungen unterworfen sind. Dagegen giebt das Verhältniss zwischen Gesammt- und Ammoniakstickstoff einen gewissen Anhalt, da beide bei ein und derselben Fleischwaare in einem gewissen Verhältnisse zu einander zu stehen scheinen. Die Menge des Ammoniaks steigt schon nach wenigen Tagen erheblich.

So enthielten:

	Rindsleber		Schweinsdärme		Leberkäse	
	Frisch	4 Tage alt	Frisch	4 Tage alt	Frisch	4 Tage alt
Gesammt-Stickstoff	3,1 %	3,1 %	2,2 %	2,2 %	2,0 %	2,0 %
Ammoniak	0,32 „	0,42 „	0,24 „	0,35 „	0,23 „	0,32 „

Die Umhüllungsmembrane des Verdauungsapparates, der Gedärme u. s. w. zeigen schon sehr früh eine deutliche Schwefelwasserstoffbildung, ehe noch ihr Inhalt verdorben ist. Auch Amine, Fettsäuren, Indol und Skatol treten bei ihnen verhältnissmässig früh in grösserer Menge auf. C. Mai unterscheidet bei den Fleischwaaren in chemischer Beziehung folgende Abschnitte der fortschreitenden Zersetzung:

1. Es sind keine chemisch zu kennzeichnenden Körper als Zersetzungserzeugnisse nachzuweisen, doch beginnt nach 3—4 Tagen das Verhältniss des Ammoniaks zum Gesammt-Stickstoff sich zu verschieben.

2. Es treten nachweisbare Mengen von aliphatischen Aminbasen, besonders Trimethylamin auf. Auch Amidosäuren lassen sich leicht nachweisen.

3. Der Zerfall ist schon äusserlich erkennbar. Die Amidosäuren verschwinden wieder, an ihre Stelle treten die flüchtigen Fettsäuren, zuweilen auch Indol und Skatol. Die Amine haben sich stark angereichert; auch Ptomaïne, z. B. Putrescin, sind nachweisbar.

4. Die genannten Körper verschwinden wieder, indem mit fortschreitender Zersetzung immer einfachere basische Körper entstehen, bis schliesslich nur Ammoniak übrig bleibt.

In Nordamerika schützt man Schweinefleisch gegen Fäulniss durch Zusatz von Rohrzucker. Nach Garcia wird die Bildung der Fäulnissbasen in der That durch Zusatz von Kohlenhydraten vermindert.

Faulendes Fleisch hat häufig Krankheitserscheinungen bewirkt und man hat in mehreren Fällen von Darmerkrankungen den Bac. proteus vulgaris als Urheber aufgefunden[3]). Brieger hat aus faulendem Fleisch eine grosse Anzahl von Ptomaïnen (vergl. S. 82) dargestellt, die man früher für die Ursache der Krankheitserscheinungen hielt. Doch ist

---

[1]) Zeitschr. f. Unters. d. Nahrungs- u. Genussmittel 1901, 4, 1169.
[2]) Ebendort 1901, 3, 19.
[3]) Die Litteratur hierüber findet sich in: Zeitschr. f. Hyg. 1898, 28, 484; Centralbl. Bakteriol., II. Abth., 1899, 5, 696; Zeitschr. f. Fleisch- u. Milchhygiene 1896, 6, Heft 10; Archiv f. exper. Pathol. u. Pharmakol., 34.

ihre Giftigkeit meist eine sehr geringe und die durch sie erzeugten Krankheitsbilder sind andere als die nach dem Genuss faulenden Fleisches auftretenden. Es hat sich später herausgestellt, dass die eigentlichen Giftstoffe amorphe Toxine sind, welche aber nur kurze Zeit bestehen und bald in weniger giftige Ptomaïne zerlegt werden. Daraus erklärt sich auch, dass faulendes Fleisch häufig ohne die geringste Schädigung verzehrt wird (Wild!). Die Toxine sind noch nicht genauer untersucht. Gegen Kochhitze sind sie meist widerstandsfähig, sodass faulendes Fleisch unter allen Umständen als gesundheitsschädlich anzusehen ist.

δ) Auf derartige Fäulnissgifte hat man bis vor kurzem auch die sog. **Wurstvergiftungen (Botulismus)** zurückführen wollen. Diese sind von den schon besprochenen „Fleischvergiftungen" scharf zu scheiden und kennzeichnen sich durch folgende Erscheinungen: Erbrechen, Würgen, Schwindelgefühl, Sehstörungen, Schlingbeschwerden, Muskelschwäche, grosse Hinfälligkeit, Verstopfungen, Ab- oder Zunahme der Speichel- und Schleimabsonderung des Mundes und Rachens, Fehlen von Fieber, von Sensibilitäts- und Gehirnstörungen, häufig Athmungs- und Herzstörungen. Die eigenartigen Symptome (Mydriasis, Ptosis u. s. w.) treten frühestens 12—24 Stunden nach dem Genuss auf. Oft sind sie von gastero-intestinalen Erscheinungen eingeleitet; sie entwickeln sich allmählich und verschwinden erst nach Wochen. Ein Drittel der Fälle verläuft in der Regel tödtlich.

Diese Wurstvergiftungen treten seit einem Jahrhundert besonders in Württemberg auf, wo man Würste aus leicht verderblichem Rohstoff als Dauerwürste benutzt. Doch sind sie auch nach dem Genuss von Büchsenfleisch, sonstigen Dauerwaaren und besonders häufig von Schinken beobachtet worden. Auffällig war dabei, dass diese Waaren meistens keine Anzeichen von Fäulniss zeigten und dass andererseits die so eigenartigen Krankheitserscheinungen des Botulismus nach Genuss faulenden Fleisches nie beobachtet wurden. In neuester Zeit ist in diese dunkelen Erscheinungen durch Untersuchungen von van Ermengem[1]) einiges Licht gebracht. Derselbe züchtete aus einem äusserlich völlig unverdorbenen Schinken, dessen Genuss eine Massenerkrankung unter botulinischen Anzeichen hervorgerufen hatte, einen anaëroben, sporenbildenden Bacillus, den Bacillus botulinus, mit dessen Reinkulturen in Fleisch und Bouillon er genau die Erscheinungen des Botulismus bei empfänglichen Versuchsthieren erzeugen konnte. Der Bac. botulinus scheint in der Aussenwelt nicht allzu häufig zu sein; doch wurde er neuerdings auch im Schweinekoth gefunden. Er wächst am besten bei 20—30°, bei Körperwärme nur kümmerlich und vermehrt sich daher im Thierkörper nicht. Seine Wirkung entfaltet er durch ein Toxin, das dem Tetanus- und Diphtherietoxin sehr ähnlich und auch bereits rein dargestellt ist. Dasselbe hält sich in Schinken 17 Monate, in wässeriger Lösung im Dunkeln aufbewahrt 10 Monate lang, ist gegen Fäulniss sehr widerstandsfähig, wird durch Säure nicht, durch Alkali augenblicklich und durch einstündiges Erhitzen auf 70° zerstört. Es ist gelungen, ein Antitoxin[2]) von hoher Werthigkeit herzustellen, welches Meerschweinchen 24 Stunden nach der Infektion, nachdem bereits die botulinischen Erscheinungen aufgetreten waren, rettete. Die Sporen des Bacillus werden schon durch ½-stündiges Erhitzen auf 80° getödtet. Als Prophylaxe ist daher bei der Fabrikation von Wurst aus verderblichen Massen zu empfehlen, die Därme gut zu reinigen, die Würste gehörig zu kochen und zu räuchern, sodass der Wassergehalt nur 30—35 % beträgt. In einer Kochsalzlake von 6 % hört das Wachsthum des Bacillus auf. Durch Anwendung der üblichen Lauge von 10 % ist in gepökelten Waaren das Auftreten des Bacillus überhaupt ausgeschlossen.

ε) Unaufgeklärt ist zur Zeit noch die Ursache der sog. **Hackfleischvergiftungen**, welche nur nach dem Genuss rohen Fleisches, an dem Zersetzungsvorgänge noch nicht zu

---

[1]) Zeitschr. f. Hyg. u. Infekt. 1897, **26**, 1. Hier findet sich auch eine Zusammenstellung der einschlägigen Litteratur.
[2]) Ebendort 1897, **26**. 481.

beobachten waren und das von gesunden Thieren stammte, eingetreten sind. Diese Erkrankungen kommen nur im Sommer bei schwüler Temperatur und längerem Aufbewahren des Hackfleisches vor. Die Krankheitserscheinungen sind: Grosse Schwäche, Kopfschmerzen und Durchfall. Doch verlaufen die Erkrankungen meist nicht tödtlich. Die Krankheitserscheinungen lassen theils auf Toxine, theils auf pathogene Bakterien schliessen. Durch Kochen wird solches Fleisch unschädlich gemacht. Haupt will den Proteus mirabilis darin gefunden haben.

ζ) Auch nach dem Genuss von Fischen sind zuweilen Erkrankungen bezw. Vergiftungen aufgetreten, welche von dem klassischen Bild des Botulismus nicht unterschieden werden konnten. Besonders die Untersuchungen russischer Aerzte haben gezeigt, dass die häufigste Form des „Ichthyosismus" mit der Wurstvergiftung fast gleichartig ist. Auch diese Vergiftung wird durch völlig gesund aussehende, haltbar gemachte Waare erzeugt. von Anrep hat aus gesalzenem Stör, nach dessen Genuss Menschen unter botulinischen Erscheinungen gestorben waren, ein Ptomaïn, das Ptomatropin, dargestellt, das bei Versuchsthieren einige der beobachteten Symptome hervorrief. Wassiljew und Mostalow, Lieventhal und Jakowleff haben in anderen Fällen in gesalzenen Fischen ähnliche Giftstoffe aufgefunden, die aber wahrscheinlich nur Zerfallserzeugnisse des Fischgiftes darstellen. Die eigentliche Natur des primären Giftes ist noch nicht aufgeklärt. Da man häufig beobachtet hat, dass von grösseren Fischsendungen nur einzelne Stücke giftig wirken, so glauben einige Forscher, dass es sich in diesen Fällen um kranke Thiere handele, in denen pathogene Bakterien das Gift schon bei Lebzeiten oder nach dem Tode erzeugt haben. Arustamoff hat in 11 Fällen von Fischvergiftungen aus den verdächtigen Fischen und den Organen der Verstorbenen vier Arten sehr ähnlicher Bakterien gezüchtet, welche anscheinend der Koli-Gruppe angehören und auf Thiere verimpft ähnliche Erscheinungen hervorriefen, wie sie bei den Erkrankten beobachtet wurden. Dieselben bilden ein kochfestes Toxin. Arustamoff nimmt an, dass diese Bakterien für Fische pathogen und die Erzeuger des Fischgiftes seien. Dieser Anschauung muss man entgegenhalten, dass weder mit diesen Bakterien, noch mit den aus verdächtigen Fischen dargestellten Giften der gesammte Symptomenkomplex des Ichthyosismus erzeugt werden konnte, und dass einzelne der eigenartigen Krankheitserscheinungen auch durch andere Gifte hervorgerufen werden. Auch ist es bisher stets unterlassen worden, die Wirkung des ursprünglichen Giftes auf Thiere durch Verfütterung des betr. Fleisches festzustellen. Vermuthlich ist der Erzeuger des eigentlichen Fischgiftes ebenfalls der Bac. botulinus oder eine ihm ähnliche Art. Jakowleff hat z. B. in dem Darm eines daran Verstorbenen Oedembacillen in grosser Menge aufgefunden.

Die nach dem Genuss von Muscheln auftretenden Vergiftungen weisen in den meisten Fällen andere Symptomenkomplexe auf als die botulinischen. Bardet hat bei zahlreichen durch Miesmuscheln und Austern hervorgerufenen Vergiftungen entweder die Erscheinungen von Urticaria und Albuminurie oder die einer schweren toxischen Enteritis beobachtet. Brosch beschreibt eine tödtliche Austernvergiftung mit den Anzeichen des Botulismus. Die Krankheitserscheinungen traten schon wenige Stunden nach dem Genuss der Muscheln auf und endeten nach 12 Stunden tödtlich.

Die Massenerkrankungen, welche 1885 und 1887 nach dem Genuss von Miesmuscheln in Wilhelmshaven auftraten, zeigten ein vom Botulismus sehr verschiedenes Bild. Es waren nicht nur die rohen Muscheln, sondern auch die gekochten und die Brühe giftig. Die Wirkung des Giftes war eine äusserst heftige; sie trat schon $1/4 - 1/2$ Stunde nach dem Genuss hervor und führte in einzelnen Fällen nach 2 Stunden zum Tode. Die Vergiftungserscheinungen erinnerten an die der Kurarevergiftung; das Gift wirkte lähmend, liess die Herzthätigkeit intakt und tödtete durch Asphyxie in Folge Lähmung der Brustmuskeln. Brieger stellte aus den giftigen Muscheln eine widerlich riechende Base her, das „Mytilotoxin", die nach Salkowski eine Temperatur von 110° ohne Schädigung erträgt, durch

Kochen mit Sodalösung aber zerstört wird (vergl. S. 82 u. 83). Der Sitz des Giftes soll vorwiegend die Leber sein.

Die giftigen Muscheln besitzen einen süsslichen ekelerregenden Geruch, die Kochbrühe erscheint bläulich verfärbt, das Fleisch gelblich, während es bei gesunden Thieren weiss ist. Alkohol wird durch giftige Muscheln stark goldgelb gefärbt, durch ungiftige ganz unmerklich.

Die Ursache der Giftbildung ist vermuthlich auf die Lebensthätigkeit von Bakterien zurückzuführen, welche in unreinem Wasser in die Muscheln eindringen. Schmidtmann hat in Wilhelmshaven beobachtet, dass gesunde Muscheln durch Einsetzen in Kanalwasser in giftige verwandelt, dagegen aus dem betr. Kanal kommende giftige Thiere durch Uebertragung in reines Hafenwasser entgiftet werden konnten. Die in reinem Meerwasser lebenden Muscheln sind in frischem Zustande stets ungefährlich, dagegen solche aus stehenden Gewässern verdächtig.

Ueber sonstige Fehler und Verunreinigungen des Fischfleisches vergl. weiter unten unter „Fleisch von Fischen".

Fehlerhafte Behandlung des Fleisches.

Während die vorstehend aufgeführten Fehler und Verunreinigungen des Fleisches, mit Ausnahme der durch die physiologischen Abweichungen (S. 426) bedingten fehlerhaften Eigenschaften sich nicht immer vermeiden oder aber nicht immer wie das nachträgliche Befallen des Fleisches mit Bakterien von aussen auf ein Verschulden des Menschen zurückführen lassen, ist letzteres bei den folgenden Behandlungen der Fall und sollten diese verboten und unter Strafe gestellt werden. Zu diesen Behandlungen gehören:

I. Die falsche Art des Schlachtens und das Aufblasen des Fleisches.

Da das Blut äusserst leicht Zersetzungen ausgesetzt ist, so ist dasjenige Schlachtverfahren für die Fleischaufbewahrung das beste, bei welchem das Blut am vollkommensten aus dem Fleisch und den Körperorganen entfernt wird. Dieses geschieht am besten durch das einfache Verblutenlassen mittels Bruststiches oder Halsschnittes (oder das Schächten), am wenigsten durch den Genickstich oder Genickschlag, bei welchem sich die Thiere gleichsam in die eigenen Blutgefässe verbluten. Da gegen das erstere Verfahren aber eingewendet wird, dass es einen höchst widerlichen Eindruck mache und grausam sei, indem man die Thiere mit vollem Bewustsein allmählich zu Tode quäle, so wird allgemein das dritte Verfahren, nach welchem der Blutentziehung eine Betäubung mittels Keulenschlages, Schusses oder auf sonstige Weise vorhergeht, zur Zeit als das beste angesehen.

Bei Kälbern und Schafen sowie bei den Lungen der Schlachtthiere pflegt auch nicht selten ein Aufblasen des Fleisches stattzufinden, welches bei den Lungen mit dem Munde, bei ganzen Thieren mittelst eines Blasebalges vorgenommen wird; im letzteren Falle wird die zugespitzte Kanüle des Blasebalges durch eine zuvor angelegte Hautwunde in die Unterhaut gepresst und die eingepresste Luft durch Streichen mit der Hand über den ganzen Körper vertheilt. Durch diese Behandlung sollen das Fleisch bezw. die Körpertheile ein umfangreicheres, ansehnlicheres Aussehen annehmen, also der Scheinwerth des Fleisches erhöht werden. Schon aus dem Grunde ist dasselbe verwerflich, noch mehr aber, wenn man bedenkt, dass durch das Einblasen von Luft — von der unappetitlichen Ausathmungsluft des Menschen abgesehen — leicht verderbliche Keime in das Fleisch und die Körpertheile eingeführt werden können, welche dem Fleische unter Umständen sogar eine direkt gesundheitsschädliche Beschaffenheit verleihen können.

Das Aufblasen des Fleisches ist daher in vielen Bezirken mit Recht verboten und wird nach einer Reichsgerichtsentscheidung aufgeblasenes Fleisch im Sinne des § 367[7] des Strafgesetzbuches als verdorben angesehen.

Das Aufblasen lässt sich nach den thierärztlichen Lehrbüchern daran erkennen, dass die Umrisse der aufgeblasenen Körpertheile abgerundet erscheinen und eine mehr oder weniger hervortretende Glätte an dem nach Entfernung der Haut sichtbaren Bindegewebe erkennen lassen. In den bindegewebigen Verbindungen der einzelnen Muskeln finden sich Luftblasen, welche sich verschieben lassen; wenn man mit den Fingern über den aufgeblasenen Theil streicht, nimmt man ein knisterndes Geräusch wahr.

2. Die Frischhaltung und Färbung des Fleisches bezw. der Fleischwaaren durch künstliche Mittel.

Die künstliche Frischhaltung und Färbung des Fleisches und der Fleischwaaren (bezw. der Nahrungs- und Genussmittel überhaupt) hat eine solche Ausdehnung angenommen, dass es nothwendig geworden ist, dieselbe wenigstens zum Theil gesetzlich zu regeln, und ist dieses für Fleisch und Fleischwaaren durch das neue Fleischbeschaugesetz vom 3. Juni 1900 vorgesehen[1]). Trotzdem erscheint es nicht überflüssig, diese Frage, weil sie, abgesehen von dem Gesetz betreffend die Verwendung gesundheitsschädlicher Farben etc. vom 5. Juli 1887, nur erst für einige wenige Nahrungs- und Genussmittel (Fleisch, Wein) gesetzlich geregelt ist, hier einer allgemeinen Besprechung zu unterziehen.

a) Art der Frischhaltungs- und Färbemittel.

Die Art und Menge der Mittel dieser Art richtet sich wesentlich nach der Art der Nahrungs- und Genussmittel, sowie nach dem im Einzelfalle verfolgten Zweck. Für Fleisch und Fleischwaaren hat das Kaiserliche Gesundheitsamt in einer „Denkschrift über das Färben der Wurst sowie des Hack- und Schabefleisches" vom Oktober 1898 die leitenden Gesichtspunkte in so klarer vortrefflicher Weise entwickelt, dass die Frage nicht besser beleuchtet werden kann, als wenn ich diese Ausführungen zum Theil wörtlich hier wiedergebe.

Zur Begründung der Frischhaltung und Färbung werden die schnelle Zersetzung und Entfärbung des Fleisches bezw. der Fleischwaaren geltend gemacht.

„Das von frischgeschlachteten Thieren gewonnene Fleisch unterliegt nämlich bald nach dem Schlachten gewissen physiologischen Veränderungen, die sich im Starrwerden des Gewebes (der sog. Todtenstarre) und einer Säurebildung zu erkennen geben. Die Färbung der Muskulatur wird durch den Luftzutritt gesättigter, scharlachfarben. Dieser Farbenwechsel ist besonders deutlich an frischen Schnittflächen wahrzunehmen. Der Vorgang rührt davon her, dass in den der Luft nicht zugänglichen Fleischtheilen der Muskelfarbstoff reducirt wird, d. h. seines Sauerstoffes verlustig geht und sich dabei in das mehr violettrothe Hämoglobin verwandelt. Bei Luftzutritt entsteht durch Sauerstoffaufnahme das blutrothe Oxyhämoglobin.

An den Vorgang der eben geschilderten einfachen Säuerung schliesst sich dann die saure Gährung an, deren Ursache zur Zeit noch unbekannt ist und die möglicherweise durch die Thätigkeit von Kleinwesen hervorgerufen wird. Das Muskelgewebe verliert seine Starrheit, wird mürbe, wasserreicher und büsst allmählich die Fähigkeit ein, auf den Schnittflächen eine lebhaftrothe Farbe anzunehmen. Die Oberfläche des Fleisches und die Schnittflächen werden dunkelbraunroth, später gelblichbraun oder graubraun. Besonders rasch tritt diese Farbenveränderung beim **Hack- und Schabefleisch** ein. Solches Fleisch kann unter Umständen, — wenn beim Zerkleinern nicht peinliche Sauberkeit waltet und die Aufbewahrung nicht bei niederer Temperatur, also im Eisschrank oder Kühlraum, geschieht, — seine rothe Farbe schon innerhalb weniger Stunden verlieren, während bei grossen Fleischstücken der Farbenumschlag erst nach einigen Tagen eintritt. Diese Vorgänge bezeichnet man als das Reifwerden des Fleisches und derartiges Fleisch als altschlachten.

---

[1]) Die Vorschriften des § 21 des Fleischbeschaugesetzes finden durch Verordnung vom 1. Okt. 1902 an auf die folgenden Stoffe sowie auf die solche Stoffe enthaltenden Zubereitungen Anwendung: Borsäure und deren Salze, Formaldehyd, Alkali- und Erdkali-Hydroxyde und Karbonate, schweflige Säure und deren Salze, sowie unterschwefligsaure Salze, Fluorwasserstoff und dessen Salze, Salicylsäure und dessen Verbindungen und chlorsaure Salze. Dasselbe gilt für Farbstoffe jeder Art, jedoch unbeschadet ihrer Verwendung zur Gelbfärbung der Margarine und Färben der Wursthüllen, sofern diese Verwendung nicht anderen Vorschriften zuwiderläuft.

Unter besonderen Umständen — bei Wildpret, dessen Fleisch noch warm verladen worden ist und nicht hat auskühlen können — verläuft die saure Gährung unter Auftreten von stinkenden Erzeugnissen. Hierbei färben sich die Schnittflächen des Fleisches graugrün bis laubgrün.

Die später eintretende Fäulniss oder ammoniakalische Gährung des Fleisches ist von eigenartigen Farbenveränderungen nicht begleitet, wenn auch nicht selten bräunlich-grünliche Verfärbung, besonders in der Nähe der Knochen, zu beobachten ist.

Auch beim Kochen verliert das Fleisch seine rothe Farbe und wird graubraun. Der Grad der Färbung hängt ab von dem ursprünglichen Gehalt an rothem Muskelfarbstoff. Dieser Farbstoff zerfällt beim Erwärmen zwischen 70 und 80° in Eiweiss und einen braunen Farbstoff Hämatin. War das zum Kochen oder Braten verwendete Fleisch reich an Farbstoff, so bildet sich viel Hämatin und es erhält eine dunkelbraungraue Farbe; dagegen wird Fleisch, das sehr arm an rothem Farbstoff ist, wie Kalbfleisch, manches Schweinefleisch und die weissen Muskeln des Geflügels, beim Kochen und Braten weiss oder höchstens hellgrau. Wenn das Braten des Fleisches nur kurze Zeit andauert, sodass die Wärme im Innern des Fleischstückes nicht bis auf 70° steigt, so bleibt das Fleisch in der Mitte rosaroth gefärbt, weil die dort erreichten Wärmegrade nicht genügt haben, um den Muskelfarbstoff zu zersetzen.

Während die durch das Kochen und Braten hervorgerufene Farbenveränderung des Fleisches vom Publikum als etwas natürlich Gegebenes hingenommen wird, nimmt es an dem grauen Aussehen des Hack- und Schabefleisches, sowie der Rohfleischwurst Anstoss. Es verlangt, dass das Hack- und Schabefleisch keine graue, sondern eine rothe Farbe zeigt, gleich derjenigen der frischschlachtenen Fleischstücke, und dass die Rohfleischwurst beim Anschnitt ebenfalls eine gleichmässige, hellrothe Färbung aufweist, wie sie beim gut gepökelten Fleisch zu beobachten ist.

Diesem Verlangen des Publikums glauben die Fleischer vielfach dadurch Rechnung tragen zu müssen, dass sie einestheils die zur Herstellung der Rohfleischwurst verwendete Fleischmischung direkt mit Farbstoff versetzen, anderentheils dem Hack- und Schabefleisch Substanzen zumischen, die geeignet sind, die naturgemäss nach einiger Zeit auftretende Verfärbung desselben zu verhindern."

Als solche Frischhaltungsmittel sind ausser der Aufbewahrung in der Kälte, durch Gefrieren, wodurch die natürliche Farbe des Fleisches nicht verändert wird, die seit Alters her bekannten und vielfach vereinigten Verfahren des Pökelns und Räucherns in Gebrauch.

Das Pökeln geschieht bekanntlich in der Weise, dass man die mit Kochsalz und Salpeter eingeriebenen Fleischstücke in Fässer schichtet. Zur Haltbarmachung allein würde Kochsalz schon genügen, doch wird dadurch eine Verfärbung des Fleisches nicht verhütet, da mit Kochsalz allein gepökeltes Fleisch sich durch Auslaugung oder Zersetzung des Muskelfarbstoffes grau färbt. Durch die allgemein gebräuchliche Zufügung von Salpeter (auch Zucker wird zu diesem Zweck empfohlen) erzielt man eine schön rothe Färbung des Fleisches. Diese Farbe, die sog. Salzungsröthe, tritt erst allmählich und nach längerer Einwirkung des Salzgemisches ein, nachdem schon vorher die ursprüngliche Färbung des Fleisches verschwunden ist. Ungenügend lange gepökeltes Fleisch zeigt in Folge des unvollkommenen Eintritts der Salzungsröthe in der Mitte des Stückes eine graue Farbe. Es handelt sich somit beim Pökeln nicht um eine Erhaltung des ursprünglichen Fleischfarbstoffes, wie auch aus dem Verhalten des Pökelfleisches beim Kochen hervorgeht. Denn während nicht gepökeltes Fleisch in der Hitze seine rothe Farbe verliert, behält das Pökelfleisch seine Färbung, die nur durch die beim Kochen eintretende Gerinnung der Proteïnkörper einen etwas helleren Ton annimmt.

Das Räuchern ist auf die Farbe des in der Regel vorher gepökelten Fleisches ohne wesentlichen Einfluss; vielleicht wird in Folge der dabei eintretenden Wasserentziehung und des Einflusses der Rauchbestandtheile die Farbe etwas dunkeler.

Bei Wurst (Salami-, Cervelat-, Mett-, Schlack-, Plockwurst etc.) liegen die Verhältnisse ähnlich; auch hier tritt nach dem Zusatz von Salz, Salpeter und zuweilen auch von Zucker zwar anfänglich eine Graufärbung, aber allmählich die Salzungsröthe ein, die von der Mitte aus gegen die Oberfläche fortschreitet, ungefähr 4 Wochen zur Vollendung erfordert und als Gährung (Fermentation) bezeichnet wird.

Die durch die Salzungsröthe bedingte Farbe ist zwar verschieden von der natürlichen Farbe des Fleisches, indess scheint sie mit dem Muskelfarbstoff insofern in Zusammenhang zu stehen, als die Erfahrung gelehrt hat, dass die Salzungsröthe bei Verwendung von kernigem, farbstoffreichem Fleisch besonders schön eintritt.

Hieraus erklärt es sich, dass die Wurstfabrikanten mit Vorliebe das farbstoffreiche, weniger wasserhaltige Fleisch von Bullen und mageren Kühen zur Wurstbereitung verwenden.

Zu den vorstehenden seit Alters her bekannten Mitteln behufs Frischhaltung oder Erzeugung der beliebten schönen rothen Farbe des Fleisches gesellen sich in letzter Zeit eine Reihe neuer Mittel, welche dem Fleisch und den Fleischwaaren entweder direkt eine rothe Farbe ertheilen wie z. B. die rothen Farbstoffe: Fuchsin, Kochenille, Karmin als ammoniakalischer Auszug aus der Kochenille, Azofarbstoffe, Rosalin, Tropäolin, Karmin-Surrogat, Blood-Kouleur, Himbeerroth etc., oder den ursprünglichen rothen Farbstoff erhalten, wie die schweflige Säure und deren Salze. Andere Frischhaltungsmittel enthalten wesentlich Borsäure und Borax. Ich gebe zunächst eine kurze Uebersicht über die gangbarsten, meistens mit hochklingenden Bezeichnungen in den Handel gebrachten Frischhaltungsmittel, und zwar vorwiegend nach den Untersuchungen von E. Polenske[1]):

a) Frischhaltungs-Flüssigkeiten mit schwefliger Säure bezw. deren und anderen Salzen etc.

Bezeichnung	Spec. Gewicht der Flüssigkeit	In 1 l Flüssigkeit				Sonstige Bestandtheile		
		Schweflige Säure (SO_2) g	Kalk (CaO) g	Eisenoxyd u. Thonerde g	Kieselsäure u. Alkali g			
1. The real Australian meat Preserve	1,038	46,33	11,08	0,39	0,52	—		
2. Desgl. (Fr. Hellwig-Berlin)	1,0344	36,32	9,50	0,60	1,70	3,0 g Schwefelsäure (SO_3).		
3. Desgl. (Ohrtmann)	1,0467	61,76	11,10	Spuren		—		
4. Desgl. (Delvendahl u. Küntzel-Berlin)	1,0799	100,00	20,7	—	—			
5. The real Americain meat Preserve	1,0842	89,60	26,42	1,80	1,30	—		
6. Stuttgarter Konservirungsflüssigkeit	1,075	37,44	H_3PO_4 (frei) 6,05	0,44	—	$Ca_3(PO_4)_2$ 41,94	Kochsalz 4,50 g	Arsenige Säure 0,103 g
7. Lakolin (Fleisch-Erhaltungs-Essenz)	1,244	Natriumbisulfit 212,0	Natriumsulfit 96,0	Kaliumsulfat 6,3	Natriumsulfat 17,6	Glycerinborat Glycerin 25,0	Borsäure 6,0 g	Eisenchlorid 3,6 g
8. Präservalin (Schutz gegen Springmaden)	—	185,00			14,20	NaCl 206,7	—	
9. Geruchlose Meat Preserve (C. Dresel-Berlin)	1,228	Schweflige Säure 34,50	171,0	—	73,5	22,0	Eisenchlorid 3,0 g	Vanillin 0,15 g

[1]) Arbeiten a. d. Kaiserl. Gesundheitsamte 1889, 5, 364; 1891, 6, 119; 1893, 8, 352 u. 686; 1895, 11, 508; 1896, 11, 548; 1898, 14, 138 u. 684; 1899, 15, 365.

b) Frischhaltungssalze mit schwefligsauren und anderen Salzen.

Bezeichnung	Natrium-bisulfit %	Natrium-sulfit %	Natrium-sulfat %	Natrium-chlorid %	Natrium-karbonat %	Sonstige Bestandtheile.
1. Sozolith (Fr. M. Schultz-Berlin) .	60,68	37,27	—	—		2,05% Wasser.
2. Meat Preserve-Krystall (C. Dresel-Berlin)	90,00	10,00	—	—		—
3. Karnat (L. Ziffer-Berlin)	—	30,88	18,90	40,12	1,60	5,10% Zucker, 0,70% Calcium- u. Magnesiumkarbonat und 2,00% Wasser.
4. Phlodarit (Magdeburger Konservesalz)	25,00	—	75,00	—	—	—
5. Best Australian meat Preserve (L. Ziffer-Berlin)	16,00	—	48,62	33,12	—	1,70% Kalk, Magnesia, Feuchtigkeit.
6. Fleischpreservenpulver (H. Schramm & Co., Berlin) . .	57,00	—	43,00	—	—	—
7. Konservirungssalz (Dr. G. Langbein & Co. in Leipzig-Sellerhausen) . .	ca. 80,00		20,00	—	—	1,20% Kohlensäure.
8. Minerva (Louis Schulte-Berlin) .	—	9,20	38,84	25,00	—	17,70% Borsäure und 9,40% Wasser.
9. Probat (A. Adamczyk-Berlin) . .	47,50		10,90	35,50	Eisenoxyd u. Kalk 0,25	4,50% Rohrzucker.
10. Chromosot (E. Dresel-Berlin) . . .	SO$_2$ 13,80	SO$_3$ 10,15	Na$_2$O 22,50	—	—	43,60% Wasser u. 8,00% Eiweiss.
11. Karolin-Wurstfarbe	24,55	18,87	38,88	—	—	16,90% Borsäure.

c) Frischhaltungssalze mit vorwiegend Borsäure und Borax.

Bezeichnung	Borsäure B(OH)$_3$ %	Borax %	Natrium-chlorid %	Kalium-nitrat %	Andere Salze %	Wasser %	Sonstige Bestandtheile
1. Präservirungs-Salz (R. Liesenthal-Köln a. Rh.)	28,34	—	9,58	57,35	—	4,50	—
2. Desgl. (Gebr. Gause)	29,70	—	26,70	37,80	—	5,50	—
3. Dreifaches Konservesalz (Hagener Fabrik) . .	29,00	55,50	0,80	—	—	14,70	—
4. Einfaches desgl. . . .	—	21,95	32,04	33,10	—	13,30	—

Bezeichnung	Borsäure B(OH)$_3$ %	Borax %	Natriumchlorid %	Kaliumnitrat %	Andere Salze %	Wasser %	Sonstige Bestandtheile
5. Berlinit (Delvendahl & Küntzel in Berlin) Konc.	9,80	45,75	7,46	—	—	36,80	—
Pökel	19,16	—	45,92	32,20	—	2,28	—
6. Konservesalz (L. Brockmann in Eutritzsch bei Leipzig)	12,00	24,86	34,32	14,04	Kaliumsulfat 15,00	—	—
7. Barmenit (A. Wassmuth & Co. in Barmen)	27,00	—	49,95	—	—	22,50	—
8. Magdeburger Konservesalz (Dr. G. Moeriés-Magdeburg)	33,45	15,00	20,42	—	—	30,00	0,46 % Kalk.
9. Einfaches Konservesalz (Th. Heydrich & Co., Wittenberg)	9,45	—	73,40	15,50	—	1,23	—
10. Dreifaches von demselben	55,50	—	—	44,10	—	—	—
11. Erhaltungspulver (L. Ziffer-Berlin)	70,10	—	20,30	—	—	1,34	—
12. Dreifach. Konservirungssalz (Karl Stern-Wien)	17,00	80,00	3,00	—	—	—	—
13. Wurstsalz . ⎫	60,20	—	7,70	12,80	Salicyls. Natrium 7,60	5,00	6,80 % Rohrzucker.
14. Konservator ⎬ M. Stare-Charlottenburg	—	32,30	42,10	—	—	4,00 „ „ [1]
15. Sanität (zur Pökelung) .⎭	61,00	—	7,10	14,50	7,50	6,00	4,20 „ „
16. Australian Salt (Orthmann)	—	54,0	5,5	—	—	40,8	—
17. Konservirungs- (Pökel-)salz, (E. Dresel-Berlin)	—	8,0	80,0	12,0	—	—	—
18. Präservesalz f. d. Bestreuen der amerikanischen Schinken	—	83,8	3,2	—	—	13,0	—
19. Präservirungssalz (R. Lilienthal in Köln)	—	48,40	3,44	—	Natriumbikarbonat 9,10	39,00	—

d) Sonstige Frischhaltungsmittel.

1. Konservirungs-Flüssigkeit für Wurst { In 1 l von 1,0605 spec. Gewicht: 27,50 g Borsäure [B(OH)$_3$], 33,40 g Kaliumnitrat u. ca. 50,0 g Glycerin.
2. Amerikanische Schinkenpräserve { In 1 l von 1,049 spec. Gewicht: 70,0 g Kalialaun u. 21,4 g Kaliumnitrat.
3. Wickersheimer'sche Konservirungsflüssigkeit { In 1 l von 1,0995 spec. Gewicht: 52,3 g Borsäure, 30,0 g salicylsaures Natrium, 18,25 g Natriumchlorid, 250,0 g Glycerin (annähernd).
4. Monopol (L. Ziffer-Berlin) { 43,32 % Kaliumnitrat, 15,0 % Kaliumkarbonat, 17,25 % Kaliumchlorid, 1,20 % Natriumchlorid, 20,0 % Rohrzucker u. 3,0 % Wasser.

[1] Ausserdem 0,6 % Salicylsäure, 6,0 % schweflige Säure, 7,9 % Schwefelsäure als Natriumsalz.

5. **Stabil, verbessertes Monopol** (A. Adamczyk-Berlin) — 79,6% Kaliumnitrat, 10,1% Natriumchlorid, 9,0% Rohrzucker, 0,5% Wasser.

6. **Pulverisirtes Eiweiss als Bindemittel für Wurst** (H. Schramme-Berlin) — 73,6% Eiweiss, 8,0% stickstofffreie organische Stoffe, 5,0% Asche, 13,0% Wasser.

7. **Chrysoleïn:** Dasselbe besteht aus Fluornatrium [1]).

8. **Thomax:** Das Frischhaltungsmittel enthält 97,27% Fluornatrium.

9. **Zanzibar-Karbon** — Ein schwarzbraunes, süsslich schmeckendes, nach Rauch riechendes Pulver mit 70,5% Kochsalz und 22,5—23,5% eines Farbstoffs, wahrscheinlich Vesuvin oder Bismarckbraun.

10. **Formalin** [2]) (Formaldehyd) — Das Handels-Formalin enthält bei einem spec. Gewicht von 1,052—1,109 neben 0,07—0,11% Ameisensäure und Spuren Aceton 34,6—37,4% Formaldehyd.

11. **Ameisensäure** (nach Wendling) [3]) — Das Fleisch etc. soll mit gekochter Stärke oder Agar-Agar oder Leim überzogen werden, denen 0,5—2,0% Ameisensäure zugesetzt sind.

12. **Schwefel** (nach Wohl u. Heinzerling D. R. P. 97899) — Die Nahrungsmittel werden in geschmolzenen, vorher mit Oel oder Paraffin gemischten Schwefel getaucht und auf die Schwefelschicht noch ein Ueberzug von Leim oder Seife gebracht.

13. **Gelatine und Formaldehyd von Lanwer-Hamburg** [4]) — Die gekochten Fleischstücke werden erst mit Mineralfett bezw. Erdwachs und darauf mit durch Formaldehyd gehärteter Gelatine überzogen.

Aldehyd, Essigäther, Essigsäure, Chloralhydrat, Weinsäure, Milchsäure, Ameisensäure, Gerbsäure, Salicylsäure, Benzoësäure, Gewürzaufguss, Kaffeeaufguss, Senföl, Thymol, Kaliumxanthogenat, Wasserstoffsuperoxyd u. a. m.

Fleisch- und Wurstfarben (ohne und mit Beimengungen von Frischhaltungsmitteln).

1. **Rosaline, Fleischkouleur** (C. H. Rose-Hamburg) — Die Flasche mit 850 ccm Flüssigkeit enthält 24,86 g rothen Karminlack und 20,00 g krystallisirte Borsäure neben sonstigen Mineralstoffen als Verunreinigungen.

2. **Desgl.** (A. Adamczyk-Berlin) — In 1 l von 1,0037 spec. Gewicht: 11,46 g rother Karminlack, 2,21 g Ammoniak und 1,05 g Asche.

3. **Räucherfarbe für Wurst** [5]) — Sie besteht aus Orange II, d. h. aus dem Natriumsalz des Sulfanilsäure-azo-β-Naphtols.

4. **Brillant-Berolina** (H. Behrend & Co., Berlin) — In 1 l von 1,036 spec. Gewicht: 63,8 g Trockenrückstand mit vorwiegend Ponceau 2 G, 0,1 g Vanillin, 34,0 g Asche (mit 4,45 g Cl, 15,0 g SO_3 und 15,5 g Na_2O.

5. **Freeze-Em** — Hellrosa gefärbtes Pulver, in Wasser mit alkal. Reaktion löslich, mit 15,6% Natriumsulfit und -sulfat und wahrscheinlich Tropäolin als rothem Farbstoff.

6. **Albokarnit** [6]) (weisser Fleischsaft) — Eine Lösung von 4,4% Zucker, 1,5% Salpeter neben etwas Kochsalz und Borsäure in Wasser.

7. **Rubrokarnit** [6]) (rother Fleischsaft) — Eine 3,5%-ige Auflösung eines rothen Anilinfarbstoffes in Wasser.

---

[1]) Vergl. Perret: Zeitschr. f. Untersuchung d. Nahrungs- u. Genussmittel 1899, **2**, 897.
[2]) Wahrscheinlich besteht auch das Frischhaltungsmittel „Bonal" vorwiegend aus Formaldehyd.
[3]) Berichte d. deutsch. chem. Gesellsch. 1894, **26**, 776.
[4]) Zeitschr. f. Untersuchung d. Nahrungs- u. Genussmittel 1901, **4**, 1169.
[5]) Vergl. A. Juckenack u. R. Sendtner: Zeitschr. f. Untersuchung d. Nahrungs- u. Genussmittel 1899, **2**, 417.
[6]) Vergl. R. Frühling: Zeitschr. f. öffentl. Chemie 1899, 206.

b) **Die Zulässigkeit der künstlichen Frischhaltungs- und Färbemittel für Fleisch und Fleischdauerwaaren.**

Für die Zulässigkeit der Frischhaltungsmittel, wie Borverbindungen, schwefligsauren Salze, Fluornatrium etc., wird allgemein geltend gemacht, dass sie nicht schädlicher seien als die für zulässig erklärten Salze, das Kochsalz und der Salpeter; ja man führt sogar zu gunsten der ersteren an, dass Kochsalz und Salpeter ebenso gut giftig wirken können, als jene. Das kann nicht geleugnet werden. Auch diese beiden Salze üben ohne Zweifel einen Einfluss auf den Stoffwechsel aus.

Wie nach den verschiedensten Untersuchungen so von Feder[1]), Dubelir[2]), C. Voit[3]), H. Weiske u. a. allgemein bekannt ist, hat ein erhöhter Genuss von Kochsalz eine erhöhte Harn- und Harnstoff-Ausscheidung zur Folge.

Auch Straub[4]) schliesst aus seinen Versuchen über Kochsalz-Wirkung auf die Proteïn-Zersetzung, dass Kochsalz in grossen Gaben an Hunde (0,7—1,15 g für 1 Körperkilo) als allgemeine Salzwirkung eine Steigerung des Proteïnzerfalles in Folge theilweiser Entwässerung des Körpers und eine gesteigerte Wasserzufuhr nach der Wasserverarmung eine wesentliche Mehrausscheidung von Stickstoff verursacht.

Eine gleiche Wirkung äussert wie alle Salze, so auch der Natronsalpeter. E. Salkowski[5]) gab einem 20 kg schweren Hunde 7—10 g Natronsalpeter; die Harnmenge stieg dabei von 490 g auf 695 g, der Stickstoff im Harn von 2,373 g auf 2,790 g. Bei einer Gabe von 10 g „Natriumacetat" für den Tag an einen 20,5 kg schweren Hund beobachtete Salkowski eine Vermehrung des Harnstickstoffs um $3—5^1/_2\%$.

Geringe Gaben von Natronsalpeter beeinflussen nach E. Rost[6]) den Stoffwechsel nicht; grössere Gaben bewirken dagegen eine Wasserentziehung und damit eine Steigerung des Proteïnzerfalles; wird neben dem Salpeter gleichzeitig genügend Wasser gereicht, so wird die Wirkung auf den Stoffwechsel d. h. die Steigerung des Proteïnumsatzes verdeckt.

Kali- wie Natronsalpeter sind aber ohne Zweifel von noch tiefgreifenderer Wirkung auf das thierische Leben als Kochsalz. Liebreich (vergl. weiter unten) beobachtete bei einem 27 kg schweren Hunde, der 36 Tage lang täglich 3 g Kalisalpeter aufnahm, einen Gewichtsverlust von 20% und wenn Versuche von E. Rost im Kaiserl. Gesundheitsamte (l. c.) auch ergeben haben, dass ein 10 kg schwerer Hund Gaben bis zu 10 g Kalisalpeter, und andere Hunde Gaben von 17 und 20 g Natronsalpeter vertrugen, ohne die geringste Schwankung im Körpergewicht zu zeigen oder Schaden zu nehmen, so gehört doch der Salpeter wenigstens für Wiederkäuer bezw. für Pflanzenfresser zu den ausgeprägt giftigen Salzen. Denn Rindvieh und Schafe, welche an Salpetersäcken lecken, gehen unter Aufblähen ein und wird der Chilisalpeter gern benutzt, um in verhassten Wildständen Rehe, die wie Rindvieh grosse Begierde nach Salz haben und ausgestreuten Salpeter nicht verschmähen, zu vernichten.

Derartig akute Wirkungen nach Einnahme grosser Gaben von Kochsalz (vergl. weiter unten) oder Salpeter wollen aber gegen den allgemeinen Gebrauch in den üblichen kleinen Mengen nichts besagen. Wissen wir doch, dass viele Nahrungs- und noch mehr Genussmittel (wie Kaffee, Thee, alkoholische Getränke, Fleischextrakt), die wir in der Nahrung sehr hoch schätzen und nicht entbehren wollen, in grösseren Mengen genossen, giftig wirken.

Bei Prüfung der Frage, ob die Frischhaltungsmittel ohne gesundheitliche Bedenken in unserer Nahrung zulässig sind, sind deren chronische Wirkungen in kleineren aber fortgesetzt zugeführten Mengen in Betracht zu ziehen; und da verhalten sich die seit Alters

---

[1]) Zeitschr. f. Biologie 1878, **14**, 161.
[2]) Ebendort 1892, **28**, 236.
[3]) C. Voit: Untersuchungen über den Einfluss des Kochsalzes. München 1860.
[4]) Zeitschr. f. Biologie 1899, **37**, 527.
[5]) Zeitschr. f. physiol. Chemie 1877, **1**, 46.
[6]) Arbeiten a. d. Kaiserl. Gesundheitsamte 1901, **18**, 78.

her angewendeten und als erlaubt angesehenen Salze, nämlich das Kochsalz und der Salpeter, ganz anders als die neuen in Vorschlag gebrachten Frischhaltungsmittel wie Borverbindungen, schwefligsaure Salze etc.

So gehört das Kochsalz für die nur von Pflanzen- oder gemischter Kost lebenden Menschen geradezu zu den unentbehrlichen Bestandtheilen der Nahrung (vergl. S. 353) und wenn das auch von dem Salpeter (Kali- oder Natronsalpeter) nicht behauptet werden kann, so kommen doch Nitrate in nicht unerheblichen Mengen in unseren pflanzlichen Nahrungsmitteln (vergl. S. 94) sowie im Trinkwasser vor, so dass wir an deren Genuss gewöhnt sind. Zwar sind auch Borverbindungen vielfach in Obst- und Beerenfrüchten (vergl. S. 181) nachgewiesen — auch das Vorkommen von Fluorverbindungen in den Pflanzen ist, wenngleich noch nicht erwiesen, vielleicht nicht ausgeschlossen —, aber ihre Mengen sind gegenüber den Nitraten so gering, dass sie ohne Zweifel vom gesundheitlichen Standpunkt bedeutungslos sind. Die in den Nahrungsmitteln natürlich vorkommenden Mengen Nitrate sind ohne Zweifel ebenso gross als diejenigen Mengen, welche in Folge Anwendung von Salpeter zur Pökelung verwendet werden. Denn durchschnittlich wird zur Pökelung nur $1/_{80}$ des Kochsalzes an Salpeter angewendet und konnte Nothwang in solcherweise gepökeltem Schinken nur 0,328 % Salpeter als Höchstbetrag nachweisen. Dabei ist auch das Verhalten der Nitrate im thierischen und menschlichen Körper ein anderes als das der Borverbindungen. Die Nitrate werden erwiesenermaassen durch die sauerstoffbedürftigen Bakterien des Darmes bis zu freiem Stickstoff[1]) und freiem Alkali, welches nach Bindung durch die stets vorhandene Kohlensäure die Wirkung des alkalischen Darmsaftes erhöht, zersetzt, während von den Borverbindungen die Borsäure diese Wirkung beeinträchtigt und der alkalische Borax, bevor er in den Darm gelangt, auf die Pepsin-Verdauung im Magen, die nur bei gleichzeitig vorhandener Säure verläuft, nachtheilig gewirkt hat (vergl. S. 188).

Wenn weiter für die Zulassung der Frischhaltungsmittel, der Borverbindungen und schwefligsauren Salze, geltend gemacht wird, dass sie bis jetzt deshalb keine Anwendung gefunden haben, weil sie an sich weniger bekannt waren als Kochsalz und Salpeter, so ist zu berücksichtigen, dass auch die Borverbindungen (die Borsäure aus den Fumaroli in Toskana und Kalifornien, der Borax aus den asiatischen Salzseen) seit Jahrhunderten gewonnen werden, ohne dass dieselben von den Einwohnern dieser Gegenden als allgemeine Frischhaltungsmittel angewendet worden sind.

Dazu kommt, dass Kochsalz in den Mengen, in welchen es frischhaltend wirkt, sich deutlich schmecken und deshalb schon durch den Geschmack erkennen lässt, während die neueren Frischhaltungsmittel (Borax, Borsäure, Natriumsulfit, Salicylsäure u. a.) in den angewendeten Mengen wegen ihrer Geschmacklosigkeit sich nicht zu erkennen geben.

Jedenfalls bilden alle oben genannten Frischhaltungs- und Färbungsmittel gegenüber dem Kochsalz und Salpeter fremde und ungewohnte Stoffe für unsere Nahrung und wenn ihre chronische Wirkung auf die menschliche Gesundheit auch nur eine wahrscheinlich schädliche ist, so ist es gerechtfertigt, deren allgemeine Anwendung zur Frischhaltung von Nahrungsmitteln zu verbieten, wie dieses für Fleisch und Fleischwaaren bereits geschehen ist (vergl. S. 442 Anm.). Bei der Wichtigkeit dieser Frage für alle Nahrungs- und Genussmittel möge aber das Verbot noch näher begründet werden.

a) Die Borverbindungen.

1. **Art und Menge der Anwendung.** Die in der Praxis zur Frischhaltung von Fleisch und Fleischwaaren verwendeten Mengen Borax und Borsäure anlangend, so fanden Fresenius und Popp[2]) in frischen Frankfurter Würsten bis zu 0,871 %, das hygie-

---

[1]) Hierauf beruht ohne Zweifel das Aufblähen der Thiere nach Genuss von viel Salpeter.
[2]) Zeitschr. f. öffentl. Chemie 1897, 3, 155.

nische Institut in Berlin[1]) in Krabben 1,0—2,8% Borsäure, während von E. Polenske[2]) in 51 Proben amerikanischen Pökelfleisches folgende Mengen Borax gefunden wurden:

Proben	2	7	19	13	1
(unter 0,5%)	0,5—1,0%	1,0—2,0%	2,0—3,0%	3,36% Borax.	

In Dresden wurden in amerikanischem Pökelfleisch bis 3,87% Borsäure gefunden, während nach den Angaben der einführenden Händler nur 1—2% darin enthalten sein sollten.

Die Borverbindungen dringen nach den Untersuchungen im Kaiserl. Gesundheitsamte verhältnissmässig schnell in das Innere des Fleisches. Frisches, fettreiches Schweinefleisch, welches in Boraxpulver gepackt worden war, wies nach 3-wöchigem Aufbewahren in den innersten Theilen 2,73% Borax auf, während eine Durchschnittsprobe des übrigen Fleisches 4,05% Borax enthielt. Zwei geräucherte Schinken, welche 4 Wochen lang in Borax- bezw. Borsäurepulver eingehüllt gelegen hatten, zeigten in einer Tiefe von der Oberfläche von:

$\frac{1}{2}$ cm 0,45% Borax bezw. 0,273% Borsäure, 4—6 cm 0,096% Borax bezw. 0,025% Borsäure.

Auch in mit Borax bezw. Borsäure bestreuten Speck vermögen die Borverbindungen einzudringen und gelingt es nicht durch anhaltendes Waschen mit Wasser dieselben wieder aus den Fleischwaaren zu entfernen. Beythien und Hempel[3]) fanden in amerikanischem Pökelrindfleisch, welches 1,12% Borsäure enthielt, nach anhaltendem Waschen unter der Wasserleitung und nachdem es 2½ und 12 Stunden gewässert war, noch 0,96% bezw. 0,69% Borsäure. Die leicht eindringenden Borverbindungen können daher nicht wieder aus dem Fleisch ausgewaschen werden.

Eine besonders umfangreiche Anwendung findet die Borsäure zur Zeit in der **Margarine-Fabrikation**.

2. **Die täuschende Wirkung der Borverbindungen.** Vielfache Erfahrungen wie auch Versuche haben ergeben, dass die Borverbindungen nur eine verhältnissmässig geringe antiseptische und damit auch nur eine geringe frischhaltende Wirkung besitzen.

L. Lange[4]) fand, dass ein Zusatz von 0,5 bis sogar 4,0% Borsäure zu Hackfleisch auf die Erhaltung der Farbe so gut wie keinen Einfluss ausübte; denn die Proben zeigten nach 24 Stunden eine derartige graubraune Verfärbung, dass das Fleisch nicht mehr verkäuflich war; Zusatzmengen bis zu 2% verhinderten Bakterienwachsthum und -Vermehrung nicht in bemerkbarer Weise; selbst bei 3—4% Zusatz gediehen noch Hefe- und Schimmelpilze üppig. Ebenso wenig erwies sich Borax als geeignet zur Frischhaltung von Hackfleisch. In Mengen von 0,5—4% Borax-Zusatz zeigten die Fleischstücke nach 24 Stunden schon äusserlich eine solche Farbenveränderung, dass sie in einiger Entfernung als Fleisch kaum zu erkennen waren. Das mit Borax oder Borsäure versetzte Fleisch zeigte eine dicke graue Rinde, während es im Innern roth war. Das Befallen mit und das Wachsthum von Kleinwesen wurde durch Borax-Zusatz bis zu 3% nicht verhütet. Auch bei 4% Zusatz trat, wenn auch noch keine einzelnen Kolonien sichtbar waren, doch schon nach 3 Tagen stinkender Geruch unter gleichzeitiger schmieriger Umwandlung der Oberfläche auf.

Der Borax ist im Stande, Myosin aus dem Fleisch aufzulösen. Aehnlich verhielten sich Borsäure und Borax bei Blut behufs Frischhaltung. Etwas anders war die Wirkung bei Milch; durch Zusatzmengen von 0,125—1,0% Borsäure zur Milch wurde die Spontangerinnung der Milch verzögert, bei 2% Zusatz ganz aufgehoben; die Labgerinnung dagegen wurde in Mengen bis zu 2% unterstützt und erst bei 4% Zusatz aufgehoben. Der Borax wirkt wegen seiner alkalischen Beschaffenheit verzögernd auf die Labgerinnung und zwar bei Zusatzmengen von 0,5—4,0% Borax entsprechend den zugesetzten Mengen.

Auch E. Polenske[5]) findet, dass Borsäure keinen Einfluss auf die Erhaltung der

---

[1]) Zeitschr. f. Hygiene 1901, **37**, 226.
[2]) Arbeiten a. d. Kaiserl. Gesundheitsamte 1900, **17**, 561.
[3]) Zeitschr. f. Untersuchung d. Nahrungs- u. Genussmittel 1899, **2**, 842.
[4]) Archiv f. Hygiene 1901, **40**, 143.
[5]) Arbeiten a. d. Kaiserl. Gesundheitsamte 1900, **17**, 568.

rothen Farbe des Fleisches ausübt, dass sie sich aber monatelang in Wurst unverändert erhält.

Wenn auch die Borverbindungen nicht in dem Maasse wie die schwefligsauren Salze einseitig die rothe Farbe des Fleisches zu erhalten vermögen, so sind sie nach M. Rubner doch im Stande, den Fäulnissgeruch, welcher beim Fleisch ein untrügliches Zeichen für die beginnende Zersetzung ist, zum Theil und anfänglich zu verdecken. Nach Nocard vermag die Borsäure wohl die Milchgerinnung, nicht aber die Zersetzungsvorgänge in der Milch zu verhindern und beobachtete v. Fodor, dass mit Milzbrandbacillen durchsetztes Fleisch nach Bestreuen mit Borax nach 2—3 Tagen noch gut aussah, während eine Kontrollprobe verdorben war[1]).

Eine besondere Nebenwirkung der Borverbindungen beruht nach L. Lange auch noch darin, dass sie das Fleisch länger wasserhaltig erhalten, weich und saftig erscheinen lassen, in Folge hiervon dem Fleisch den Schein einer frischeren und besseren Beschaffenheit ertheilen, als es nach der Zeit der Aufbewahrung ohne Borverbindungen haben würde. Diese Eigenschaften der Borverbindungen bedeuten also eine Vortäuschung und verstossen an sich gegen § 10 des Nahrungsmittelgesetzes.

3. Gesundheitsschädliche Wirkungen der Borverbindungen. Ueber die Gesundheitsschädlichkeit der Borverbindungen in den Nahrungs- und Genussmitteln sind die Ansichten noch getheilt.

E. v. Cyon[2]), dessen Versuche aber nicht als fehlerfrei bezeichnet werden, ferner H. Eulenberg[3]), Polli[4]) und O. Liebreich[5]) neigen auf Grund von Versuchen übereinstimmend der Ansicht zu, dass Borsäure bezw. Borax in denjenigen und selbst grösseren Mengen, als wie sie bei Genuss von Dauerwaaren eingeführt werden, als für den menschlichen und thierischen Körper unschädlich anzusehen sind.

Polli liess 8 Personen 4 Tage lang je 2 g und während 23 Tagen je 3 g Borsäure täglich in Milch nehmen, ohne dass nachtheilige Wirkungen eintraten. Binswanger konnte an sich nach Einnahme von 1,8 g Borsäure keine nachtheilige Wirkung feststellen; erst bei Einnahme von über 3,5 g Borsäure und einer gleichen Menge Borax trat nach 2 Stunden Erbrechen auf.

Kleinere Mengen Borsäure wirken nach Liebreich selbst nach längerem Genuss bei Thieren nicht schädlich; auch grössere Mengen können ohne Störung vertragen werden, jedoch trat dann hier und da Erbrechen ein. Gegenversuche ergaben, dass Natriumbikarbonat und besonders Salpeter schädlicher auf die Darmthätigkeit wirkten, als Borsäure; beim Verfüttern von Salpeter trat eine bedeutende Verminderung des Körpergewichtes (um 19,6%) ein. Auch Borax wurde sogar in grossen Gaben gut vertragen, nur beim Verfüttern in trocknem Zustande traten Reizerscheinungen des Darmes auf. Die Einwirkung auf Enzyme anlangend, so wurde die verzuckernde Wirkung des Speichels, die proteïnverdauende Wirkung des Pepsins, die amygdalinspaltende Wirkung des Emulsins durch Borsäure (selbst in 5%-iger Lösung) nicht, dagegen durch Borax mehr oder weniger stark herabgesetzt; auf die verzuckernde Wirkung des Pankreassaftes waren beide ohne Einfluss. Die ungünstige Wirkung des Borax in ersteren 3 Fällen beruht auf seiner alkalischen Beschaffenheit; Natriumkarbonat wirkt noch ungünstiger; Kalisalpeter wirkt auch stark hemmend auf die Pepsinverdauung.

Für die Schleimhaut des Magens und Darmes wirkt selbst eine 5%-ige Borsäurelösung nicht schädlich; dagegen macht sich die schädliche Wirkung des Borax nach dieser Richtung schon in 1%-iger Lösung geltend; durch eine 2%-ige und stärkere Borax-Lösung findet

---

[1]) Vergl. J. Kister: Zeitschr. f. Hygiene 1901, **37**, 225.
[2]) Vergl. C. Voit: Physiologie d. Gesammt-Stoffwechsels. Leipzig 1881, 164.
[3]) H. Eulenberg: Gewerbehygiene. Berlin 1876, 315.
[4]) Berichte d. deutschen chem. Gesellschaft 1877, **10**, 1382.
[5]) O. Liebreich: Gutachten über die Wirkung der Borsäure und des Borax. Berlin 1899; vergl. Zeitschr. f. Untersuchung d. Nahrungs- u. Genussmittel 1899, **2**, 894.

eine vermehrte Schleimabsonderung und Abstossen von Epithelzellen statt. Liebreich ist der Ansicht, dass ein länger fortgesetzter täglicher Gebrauch von 1,2 g Borsäure und Borax — und gar die doppelte Menge — in den Speisen keine nachtheilige Wirkung auf die Gesundheit ausübt und dass beide um so mehr zur Haltbarmachung von Esswaaren zugelassen werden könnten, als sie nur frische Waaren haltbar zu machen, nicht aber bereits verdorbene Waaren wieder aufzubessern oder scheinbar frisch zu machen im Stande seien.

Auch Henry Leffmann[1]) giebt an, dass Borsäure und Borax, bis zu 3—5 g täglich an einen Hund verabreicht, keinen ungünstigen Einfluss auf die Protein- und Fettverdauung sowie auf die Allgemeinernährung des Körpers ausübten; beide werden innerhalb 24—36 Stunden durch den Harn wieder aus dem Körper fortgeschafft. Neben diesen Frischhaltungsmitteln soll Natriumbenzoat am wenigsten schädlich wirken; dagegen hemmten nach H. Leffmann Salicylsäure, Saccharin und Kieselfluornatrium — Fluornatrium weniger — die stärkelösende Wirkung der Enzyme.

In Uebereinstimmung mit vorstehenden Versuchen finden auch Chittenden und Gies[2]), dass täglich 3 g Borsäure und 5 g Borax bei Hunden selbst nach andauerndem Genuss keinen Einfluss auf die Ernährung hatten; grössere Mengen (5—10 g Borax) jedoch verzögerten die Stickstoff- und Fettausnutzung und vermehrten das Gewicht des Kothes. Borax wie Borsäure wurden innerhalb 24—36 Stunden durch den Harn vollständig abgeschieden; eine Anhäufung in den Organen fand nicht statt.

Tunicliffe und Rosenheim[3]) konnten durch tägliche Gaben von 0,2—2,4 g Borsäure während 7 Wochen bei saugenden Schweinen keine nachtheilige Beeinflussung weder des Wachsthums noch des sonstigen Gesundheitszustandes feststellen und beobachteten bei 2½, 4 und 5-jährigen Kindern trotz 7-tägiger Aufnahme von täglich 0,5—1,0 g Borsäure und trotz 5-tägiger Aufnahme von 0,5 g Borax eine Gewichtszunahme. Irgend ein Einfluss auf die Ausnutzung der Nahrung und den Proteïnstoffwechsel war nicht nachweisbar und der Harn bereits nach 3 Tagen nach den Versuchen frei von Borsäure.

Wildner[4]) nahm mehrere Tage hindurch 0,5—1,0 g Borsäure, auch ein Mal in einer Stunde 2,5 g, ohne eine Wirkung feststellen zu können.

Die Verwendung der Borverbindungen zur Behandlung von Wunden, Mundgeschwüren (Soor der Kinder), gegen Diphtherie, Cholera und andere Krankheiten während einiger Wochen in Mengen bis zu einigen Gramm täglich hat sich nach den Erfahrungen der Aerzte nicht als gefährlich oder von zur Vorsicht mahnenden Nebenwirkungen erwiesen.

Den vorstehenden Versuchen stehen aber eine Reihe anderer gegenüber, woraus geschlossen werden muss, dass die Borverbindungen nach manchen Richtungen nicht unbedenklich sind und Gesundheitsstörungen verursachen können.

Panum[5]) hält den Zusatz von Borsäure für nicht rathsam, ja selbst für gefährlich und R. v. Wagner[6]) ist der Ansicht, dass die Borsäure, welche für Pflanzen sehr schädlich ist, für Menschen nicht von vornherein als unschädlich bezeichnet werden kann.

J. Forster und G. H. Schlenker[7]) haben durch wirkliche Versuche nachgewiesen, dass Borsäure bezw. Borax, bei gemischter wie Fleischnahrung, selbst in Gaben, welche noch keine oder nur eine arzneiliche Wirkung auf den Menschen ausüben, nämlich von 0,5 g im Tage an, eine erhöhte Koth- und Stickstoff-Ausscheidung im Koth zur Folge haben, also die Ausnutzung der Nahrung im Darm beeinträchtigen.

---

[1]) Analyst 1899, 24, 102; Zeitschr. f. Untersuchung d. Nahrungs.- u. Genussmittel 1899, 2, 894.
[2]) Nach Americ. Journ. Physiol. 1898, 1, 1; Zeitschr. f. Untersuchung d. Nahrungs- u. Genussmittel 1898, 1, 855.
[3]) Journ. of hygiene 1891, 1, 855.
[4]) Wildner: Inaug.-Dissertation 1885.
[5]) Nordiskt Med. Arch. 1874, 6, No. 12.
[6]) Jahresbericht d. chem. Technologie 1876.
[7]) Archiv f. Hygiene 1884, 2, 75.

M. Gruber[1]) fand, dass bei einer Gabe von 10 und 20 g Borax an einen grossen Hund, die Wasserausscheidung um 40 % zunahm; die Harnstoffmenge vermehrte sich bei 10 g um 2 %, bei 20 g um 6 %. Der Borax bewirkt somit einen erhöhten Proteïnzerfall.

J. Kister[2]) liess 3 bezw. 6 gesunde erwachsene Versuchspersonen mehrere Tage hindurch in 2 Versuchsreihen je 3 g und 1 g Borsäure in der Weise verzehren, dass die Borsäure mit Butter vermengt auf Brot gestrichen und letzteres mit Braten oder Käse belegt wurde. Nach Genuss von 3 g Borsäure täglich zeigten sich bei 3 Versuchspersonen schon nach kurzer Zeit Gesundheitsstörungen, indem am 4. bezw. 10. Versuchstage Eiweiss im Urin auftrat, welches nach 2 Tagen wieder verschwand; auch Durchfall und Brechreiz wurden beobachtet. Selbst Gaben von 1 g Borsäure täglich sind bei 4 Personen anscheinend nicht ohne Wirkung geblieben. Nach Genuss von 1,0 und 0,5 g Borsäure war letztere schon nach 2 Stunden im Harn nachweisbar, verschwand aber erst am 8. bezw. 5. Tage. Hiernach können selbst kleinere Mengen Borsäure bei täglicher Zufuhr in der Nahrung vom Körper zurückgehalten werden.

Auch bei Thieren fand J. Kister schon wesentlich geringere Mengen, als in den Versuchen beim Menschen, schädlich. Drei Hunde von 7,3 kg, 9,8 kg und 16,5 kg Gewicht zeigten bei einer täglichen Einnahme von 2,5 g bezw. 4,0 g bezw. 6,0 g Borsäure (in Milch vertheilt) Appetitlosigkeit, Erbrechen oder Durchfall unter Abnahme des Körpergewichtes; Hühner gingen nach 3—4-maliger Einnahme von 0,5—1,0 g Borsäure zum Theil ein, ebenso Kaninchen und Meerschweinchen nach Gaben von 0,3—1,0 g; sehr empfindlich waren junge Katzen, die schon bei einem Körpergewicht von 375—690 g nach einer täglichen Einnahme von nur 0,045—0,05 g Borsäure alsbald erkrankten und unter Durchfall und Abmagerung eingingen. Annets[3]) hat dasselbe bei jungen Katzen im Alter von 3—4 Wochen, welche 4 Wochen lang 0,5—1,0 g Borsäure in 1 l Milch erhielten, beobachtet.

Wenn vorstehend gesagt ist, dass selbst einige Gramm Borsäure bei der arzneilichen Verwendung derselben als ungefährlich bezeichnet und selbst 4 %-ige Lösungen weder auf die Augenbindehaut, noch auf die Schleimhäute der Mundhöhle, des Magens, des Darmes und der Blase eine schädliche Wirkung gezeigt haben, so konnte doch Röse[4]) nach Gebrauch einer 2 %-igen Borsäurelösung als Mundspülwasser eine starke Reizwirkung, bestehend in einer vermehrten Absonderung von Schleim und einer gesteigerten Abstossung von Schleimhautzellen feststellen. Binswanger[5]) sah bei verschiedenen Kranken nach Verordnung von Borverbindungen in allerdings grossen Gaben eine bereits bestehende entzündliche Reizung des Darmkanales sich steigern. In Folge Reizwirkung auf die Magenschleimhaut stellte sich nach Liebreich[6]) bei 2 Hunden, die täglich 0,23—0,24 g Borsäure für 1 Körperkilo erhielten, nach 12 und 15 Tagen Erbrechen ein. Aehnliche Beobachtungen wurden im Kaiserlichen Gesundheitsamte an Hunden und Katzen gemacht.

Mattern[7]), der 1 g Borsäure ohne Beschwerde vertrug, verspürte nach 2 g so heftige Magenschmerzen, dass er sich zu einer Wiederholung des Versuches nicht entschliessen konnte. In England sind Fälle von Diarrhoeen bei kleinen Kindern nach Genuss boraxhaltiger Milch beobachtet worden; sie schwanden, wenn reine Milch, sie setzten wieder ein, wenn boraxhaltige Milch von Neuem gegeben wurde.

Die schon von Forster beobachtete Beeinträchtigung der Ausnutzung der Nahrung bezw. des Proteïns ist im Kaiserlichen Gesundheitsamte bei Menschen, von

---

[1]) Zeitschr. f. Biologie 1880, **16**, 198.
[2]) Zeitschr. f. Hygiene 1901, **37**, 225.
[3]) Lancet 1899, 1282.
[4]) Zeitschr. f. Hygiene 1901, **36**, 161.
[5]) Binswanger: Pharmakol. Würdigung der Borsäure 1846.
[6]) Vierteljahresschr. f. gerichtl. Medicin 1900, 83.
[7]) Bericht d. 7. Versammlung d. freien Vereinigung bayrischer Chemiker d. angew. Chem. 1888.

Chittenden und Gies[1]) bei einem Hunde bestätigt worden. Im Kaiserlichen Gesundheitsamte konnte neben einer vermehrten Harnausscheidung eine Abnahme des Körpergewichtes festgestellt werden, nämlich:

Versuchs-person	Körper-gewicht	Versuchsdauer Tage	Bor-Einnahme im Tage	Körpergewichts-Verlust
A	63,4 kg	12	3 g Borsäure	1150 g
B	59,2 „	12	3 g „	1000 g
N	71,6 „	10	3 g Borax	1200 g

Aehnliche Ergebnisse lieferten zwei andere Versuchspersonen und wird ausdrücklich erwähnt, dass die Versuchsperson N durch gleich lang dauernde Stoffwechselversuche mit anderen Stoffen keinen Verlust am Körpergewicht gezeigt hatte.

Der Körpergewichtsverlust ist theilweise durch eine der Borsäure eigenthümliche Mehrausscheidung von Wasser im Harn bedingt, theilweise dürfte er, da der Proteïnumsatz unter dem Borsäure-Genuss nicht leidet, auf Kosten des in vermehrter Menge umgesetzten Körperfettes zu setzen sein.

Im Gegensatz zu den von Leffmann, Chittenden und Gies, Tunicliffe und Rosenheim gemachten Beobachtungen wurde im Kaiserlichen Gesundheitsamte festgestellt, dass die Borverbindungen 18 bis 21 Tage im Körper zurückgehalten und trotz eingestellter Borzufuhr nach dieser Zeit noch im Harn nachgewiesen werden konnten. Auch Johnson[2]) hat 2—3 Wochen und Féré[3]) bei Nierenkranken noch 6—8 Wochen nach der letzten Gabe von Borsäure bezw. Borax im Harn Borverbindungen nachweisen können.

Binswanger beobachtete an sich nach Genuss von grossen Mengen Borsäure Hautausschläge, die auch im Kaiserlichen Gesundheitsamte nach Genuss von grossen Bormengen an einem Menschen festgestellt sind. Handford[4]) erwähnt von einem an Magenerweiterung leidenden Kranken, dass sich bei demselben ein Ausschlag einstellte, wenn der Magen mit Borsäure ausgespült wurde, nicht aber, wenn Wasser verwendet wurde.

In den Beobachtungen über die Wirkung der Borverbindungen auf den Menschen befinden sich nach vorstehenden Darlegungen noch manche Widersprüche; mögen dieselben auch zum grössten Theile in individuellen Anlagen ihren Grund haben, so wird man doch aus vorstehenden Versuchen schliessen müssen, dass kleinere Mengen Borverbindungen nicht frischhaltend wirken, grössere Mengen aber in gesundheitlicher Hinsicht nicht unbedenklich sind, sondern nach mannigfachen Richtungen besonders bei Kranken und Kindern schädlich wirken können.

β) *Schweflige Säure und deren Salze.*

1. Art und Menge der Anwendung. Die grosse Anzahl der vorstehend S. 444 u. 445 aufgeführten Frischhaltungsmittel mit einem Gehalt an schwefliger Säure beweist, dass die Anwendung derselben bezw. ihrer Salze einen grossen Umfang angenommen hat. Die schwefligsauren Salze werden zur Frischhaltung zahlreicher Nahrungsmittel angewendet, spielen aber beim Hackfleisch eine ganz besondere Rolle.

Die im Hackfleisch in verschiedenen Städten (Aachen, Barmen, Bremen, Breslau, Chemnitz, Düsseldorf, Halle, Hamburg, Leipzig, Plauen, Weimar) ausgeführten Untersuchungen haben folgende Mengen schwefliger Säure ergeben:

Anzahl der unter-suchten Proben	Anzahl der Proben mit einem Gehalt an schwefliger Säure (SO_2) von						
	bis 0,1 %	0,1—0,2 %	0,2—0,25 %	0,25—0,30 %	0,30—0,40 %	0,40—0,50 %	0,5—1,0 %
357	223	103	13	6	4	6	2

---

[1]) American Journ. of Physiology 1898, **1**, 1.
[2]) Nord. medic. Archiv 1885, **17**, No. 9.
[3]) La semaine médicale 1894, 997.
[4]) Brit. medic. Journ. 1900, 1495.

Aber noch grössere Mengen schwefligsaure Salze, nämlich 3,2—4,0% vom Fleisch, sind beobachtet worden. Nach den Gebrauchsanweisungen sollen 2 g Präservesalz auf 1 kg Fleisch, d. i. 0,05% schweflige Säure, verwendet werden.

Ausser für Hack- und Schabefleisch werden die schwefligsauren Salze zur Frischhaltung von Wurst, Wildpret, Geflügel, Fischen und weiter von eingemachten Früchten und Gemüsen verwendet. In eingemachten Spargeln wurden z. B. gefunden: in der Brühe 0,16%, in je einem Spargel 0,03 und 0,019 g schweflige Säure.

Die ursprünglich von Braconnot empfohlene Räucherung ganzer Fleischstücke mit schwefliger Säure dürfte jetzt kaum mehr angewendet werden; auch das Eintauchen von Fleisch in eine Lösung von schwefliger Säure und deren Salzen scheint wenig gebräuchlich zu sein. Meistens wird die haltbar zu machende Waare (wenigstens die feste) mit den Salzen in Pulverform bestreut oder eingerieben oder in Lösung vermischt bezw. mit einer solchen abgewaschen.

2. **Die täuschende Wirkung der schwefligsauren Salze.** Die Bedeutung der schwefligen Säure und deren Salze beruht weniger in ihrer antiseptischen Kraft, die nur gering ist, als in der Fähigkeit, den Muskelfarbstoff, das Hämoglobin, zu erhalten[1]).

Thoms konnte nachweisen, dass frisch bereitetes, mit 0,2% Präservesalz versetztes Schabefleisch trotz beginnender Fäulniss roth blieb und selbst nach 4-tägiger Lagerung bei feuchter Wärme noch schweflige Säure enthielt.

Gärtner[2]) versetzte in 12 Versuchen frisches oder altes gehacktes Rindfleisch mit 0,1—0,4% „Meat Preserve-Krystall" und fand, dass letzteres wohl im Stande war, die rothe Farbe des Fleisches, nicht aber das Fleisch frisch zu erhalten, d. h. dass ein solcher Zusatz das Fleisch nicht vor Bakterien-Wachsthum schützte. Dabei hielt sich die schweflige Säure im Fleisch ziemlich lange unzersetzt; von 0,0916% zugesetzter schwefliger Säure waren nach 24 Stunden noch 78,8%, von 0,0229% Zusatz nach 24 Stunden noch 64,3% unzersetzt im Fleisch vorhanden.

E. Polenske[3]) konnte in mit Natriumsulfit versetzten Cervelatwürsten nach 24 Monaten noch 14—15% unveränderte schweflige Säure nachweisen; in grauen Wurstscheiben dagegen waren nur noch Spuren schwefliger Säure vorhanden.

Scholz[4]) versetzte Fleischproben mit 0,1, 0,2, 0,3, 0,6, 0,8 und 1,0% Natriumsulfit (Na_2SO_3) und fand, dass die Proben mit 0,1 und 0,2% Zusatz schon nach 24 bezw. 36 Stunden verdorben und ungeniessbar waren, dass bei den anderen Proben nach 48—88 Stunden Maden, Schimmel und stinkender Geruch auftraten.

Nach L. Lange[5]) übt ein Zusatz von 0,5—4,0% Natriumsulfit (Na_2SO_3) nur 1—2 Tage lang eine Wirkung auf Farbe und Frischhaltung des Fleisches aus, nach höchstens 2 Tagen trat bei allen Proben eine Zersetzung ein, die an Schnelligkeit und Stärke die Zersetzung übertraf, welche bei Frischhaltung mit Borax und Borsäure beobachtet wurden. Dieselben Mengen Natriumsulfit erwiesen sich auch bei Blut nach mehr als 2 Tagen wirkungslos und bei Milch liess ein Zusatz von 0,125—1,0% Natriumsulfit eine wesentliche Einwirkung weder auf die Haltbarkeit noch auf die Spontangerinnung erkennen.

A. Stroscher[6]) findet in voller Uebereinstimmung mit vorstehenden Untersuchungen ebenfalls, dass das Präservesalz bis zu 0,5% Zusatz (= 0,060 g schweflige Säure auf 100 g Fleisch) wohl für 2 Tage die rothe Farbe erhält, nicht aber das Fleisch vor Zersetzung schützt. Ein wesentlich besserer Zustand des Hackfleisches lässt sich nach ihm dadurch gewinnen, dass man die Fleischhackmaschine vor jedem Gebrauch aufs peinlichste reinigt.

---

[1]) Vergl. M. Rubner: Münchener medic. Wochenschr. 1898, No. 18.
[2]) Zeitschr. f. Untersuchung d. Nahrungs- u. Genussmittel 1901, 4. 241.
[3]) Arbeiten a. d. Kaiserl. Gesundheitsamte 1900, 17, 568.
[4]) Deutsche thierärztl. Wochenschr. 1897, 397.
[5]) Archiv f. Hygiene 1901, 40, 143.
[6]) Archiv f. Hygiene 1901, 40, 291.

L. Janke[1]) versetzte 100 g Hackfleisch mit 0,2 g, 0,4 g bezw. 0,6 g Natriumsulfit (Na_2SO_3) und schliesst aus seinen Versuchen ebenfalls, dass das Natriumsulfit das Hackfleisch nur auf kurze Zeit und zwar bei Luftzutritt in seiner Farbe erhält und nicht alle Keime tödtet; ein mit Natriumsulfit versetztes Hackfleisch kann äusserlich einwandsfrei erscheinen und doch bereits im Zustande beginnender Zersetzung sich befinden.

Diese Beobachtungen können fast tagtäglich und überall gemacht werden. Auch bereits grau aussehendes Fleisch, in welchem aber noch nicht alles Hämoglobin zersetzt ist, soll nach vielseitigen Beobachtungen wieder roth, d. h. frisch aussehend gemacht werden können.

Durch die schweflige Säure und deren Salze wird daher vorwiegend nur die rothe Farbe des Fleisches, nicht aber der mit dem ursprünglich frischrothem Aussehen verbundene, höhere Genusswerth des Fleisches erhalten. Daher wird im eigentlichen Sinne eine Vortäuschung hervorgerufen, die strafbar ist.

3. Gesundheitsschädliche Wirkungen der schwefligen Säure und deren Salze. Ueber die schädlichen Wirkungen der schwefligen Säure und deren Salze herrscht kaum ein Zweifel. Die Versuche von Ogata[2]), L. Pfeiffer[3]), H. Kionka[4]), Leuch[5]) u. A. lassen übereinstimmend die schädliche Wirkung der schwefligen Säure sowohl im freien (gasförmigen) als gebundenen Zustande in Form von Salz selbst in geringen Mengen erkennen. Zwar sollen nach früheren Versuchen von Polli[6]) 8—12 g schwefligsaurer Salze bei Erwachsenen und 1,8 g derselben bei Kindern im Tage nicht schädlich gewirkt haben; auch wollen Bernatzik und Braun[7]) nachgewiesen haben, dass täglich 3,75 g Natriumsulfit (= 2,28 g SO_2) bei $^1/_3$ der Wöchnerinnen und 3,75 g Kaliumsulfit (= 1,98 g SO_2) bei $^2/_3$ derselben keine auffällige Belästigung hervorriefen; die übrigen Wöchnerinnen erkrankten aber an Magenstörungen und riefen in anderen Versuchen schon 1,8 g Magnesiumsulfit (mit 0,3 g SO_2) Störungen hervor. Auch ist in den Versuchen von Polli nicht angegeben, welchen Gehalt die Salze an schwefliger Säure hatten, so dass sich hieraus kein sicherer Schluss ziehen lässt.

Nach L. Pfeiffer genügen 0,25—0,4 g Natriumsulfit für 1 kg Körpergewicht bei Kaninchen oder Katzen, um bei intervenöser Injektion diese Thiere zu tödten; bei Fröschen riefen 0,01—0,04 g als tödtliche Gaben Lähmung des Centralnervensystems und Herzmuskels hervor; bei Meerschweinchen, Hunden, Katzen etc. war eine subkutane Einverleibung von 0,6—1,6 g für 1 kg Körpergewicht von tödtlicher Wirkung. Bei innerlicher Darreichung ist natürlich die tödlich wirkende Gabe grösser, aber es gelang nicht, einem Hunde grössere Mengen Natriumsulfit auf dem Verdauungswege beizubringen. Pfeiffer beobachtete an sich selbst und mehreren Bekannten, dass schon 0,5 g Natriumsulfit (mit 0,25 g SO_2) selbst in starker Verdünnung ein Druck- und Schmerzgefühl im Magen, allgemeines Unbehagen und Aufstossen zur Folge hatte.

H. Kionka bestätigt die ersten Versuche Pfeiffer's an Thieren und findet, dass selbst solche geringe Mengen schwefligsaurer Salzen, wie sie zum Frischhalten von Fleisch etc. angewendet werden, genügen, mit der Zeit (9 Wochen bei einem Hunde) schwere Schädigungen an verschiedenen Organen, besonders Lungen und Nieren, hervorzurufen. Die Giftwirkung der schwefligsauren Salze bestehen:

---

[1]) Chem.-Ztg. 1901, 25, 794.
[2]) Archiv f. Hygiene 1884, 2, 223.
[3]) Archiv f. experim. Pathologie u. Pharmakologie 1890.
[4]) Zeitschr. f. Hygiene 1896, 22, 351.
[5]) Korrespondenzbl. f. schweiz. Aerzte 1895, No. 19.
[6]) Wiener medic. Wochenschr. 1868, No. 24.
[7]) Ebendort 1869, No. 29.

1. in einer örtlichen Reizung und Aetzung der Magenwandung in Folge Entwickelung freier schwefliger Säure (Blutungen und Entzündungen an den berührten Stellen);
2. in einer Schädigung des Blutumlaufs (Blutdrucksenkung);
3. in einer Blutgiftwirkung (Blutungen und Entzündungen).

Diesen Schlussfolgerungen Kionka's treten Lebbin und Kallmann[1]) durch weitere Versuche entgegen. Dieselben liessen zunächst 2 Hündinnen 60 Tage lang täglich 258 g bezw. 440 g Hackfleisch, welches einen Zusatz von 0,2% neutralem Natriumsulfit erhalten hatte, verzehren, ohne eine schädliche Wirkung zu beobachten. Die Reizwirkung der einen Hündin in der Tonsille und im Zwölffingerdarm musste auf eine überstandene Staupe katarrhalischer Form zurückgeführt werden. Weitere Versuche an Kaninchen ergaben zunächst die auffallende Thatsache, dass auch gehaltreiche Kochsalzlösungen, durch die Schlundsonde in den Magen eingeführt — in 3 Fällen 10 g Kochsalz in 30 g Wasser auf einmal nach $^3/_4$ und $^1/_2$ Stunden bezw. 5 Tagen, in einem anderen Falle täglich je 5 g Kochsalz in 15 g Wasser nach 8 Tagen — tödlich wirkten. Dagegen konnte nach einer täglichen Gabe von 10 g neutralem Natriumsulfit in 25%-iger Lösung nach 12 Tagen und von täglich je 10 g desselben Salzes in 40%-iger Lösung nach 8 Tagen noch keine schädliche Wirkung beobachtet werden. Als aber einem Kaninchen 5 g saures Natriumsulfit in 50 g Wasser durch die Schlundsonde in den Magen eingeführt wurde, starb dasselbe nach zwei Stunden, ein anderes, welches täglich 2 g saures Natriumsulfit in 20 g Wasser erhielt, erlag 3 Stunden nach der 3. Eingabe. Hiernach besteht ein wesentlicher Unterschied zwischen dem neutralen und sauren Natriumsulfit.

Lebbin und Kallmann liessen dann einen 65 kg schweren, 28 Jahre alten Laboratoriumsdiener je 3 Tage ausschliesslich Schabefleisch verzehren, welches in einem ersten Versuch auf im Ganzen 2325 g 2,33 g neutrales Natriumsulfit (= 0,1%), in dem zweiten Versuch auf im Ganzen 2095 g 4,20 g (= 0,2%) desselben Salzes enthielt. Der Verlust im Koth betrug:

Schabefleisch:	Trockensubstanz	Proteïnstoffe	Fett
Ohne Zusatz von Natriumsulfit	6,15 %	3,34 %	12,09 %
Mit „ „ 0,1 % „	4,84 „	2,85 „	7,09 „
„ „ „ 0,2 % „	4,95 „	3,43 „	4,08 „

Also auch die Ausnutzung des Fleisches hatte bei Zusatz von neutralem Natriumsulfit beim Menschen keine Beeinträchtigung erfahren.

K. B. Lehmann[2]) hat verschiedentlich Gaben von 200 mg Natriumsulfit (= 100 mg SO_2) im Tage ohne Schaden von Erwachsenen nehmen lassen. Leuch dagegen beobachtete, dass 45 mg freie schweflige Säure (SO_2), aber erst 250 mg aldehydschweflige Säure, in 300 ccm Wein nach dem Mittagessen genommen manchmal leichte Krankheitserscheinungen: Kopfschmerz, Halskratzen, leichte Diarrhoe, Speichelvermehrung und Magenbrennen zeitigten und zwar ohne dass die Personen um die Anwesenheit der schwefligen Säure im Wein wussten.

Nach diesen Versuchen kann die Anwendung wenigstens der schwefligen Säure und ihrer sauren Salze zur Frischhaltung der Nahrungs- und Genussmittel schon mit Rücksicht auf ihre gesundheitsschädliche Wirkung nicht als unbedenklich bezeichnet werden, wenn auch die neutralen Salze weniger bedenklich erscheinen mögen. Die gesundheitsschädlichen Wirkungen der schwefligen Säure und deren Salze betreffen wesentlich den Magen und Darm und sind: Ekelgefühl, Magendruck oder -Schmerzen, Erbrechen und Durchfälle.

Der schwefligen Säure und deren Salzen sind die unterschwefligsauren Salze zuzurechnen; denn sie zerfallen durch die Salzsäure des Magensaftes in Schwefel und freie schweflige Säure. Bis jetzt sind die unterschwefligsauren Salze freilich nur vereinzelt zur Frischhaltung von Lebensmitteln angewendet.

---

[1]) Zeitschr. f. öffentl. Chemie 1901, 7, 324.
[2]) K. B. Lehmann: Die Methoden d. prakt. Hygiene. Wiesbaden 1901, 2. Aufl., 306.

γ) *Fluorwasserstoffsäure und deren Salze.*

Das ursprünglich nur in den Gährungsgewerben verwendete Fluornatrium wird jetzt auch unter den verschiedensten Namen „Chrysoleïn", „Thomax", „Remarkol" u. a. zur Frischhaltung von Lebensmitteln empfohlen und zwar bei Fleisch ein Zusatz von etwa 1 °/₀, bei Milch von 3—4 g für 1 l; Butter und Margarine werden anscheinend in die Lösung des Fluornatriums gelegt.

Von einigen Seiten, so vom k. k. Obersten Sanitätsrath in Oesterreich sind die Fluoride in kleinen Mengen als ungefährlich für die Gesundheit bezeichnet [1]).

Auch Perret[2]) giebt an, Butter, die mit 0,3 %-iger Fluornatriumlösung aufbewahrt war, einige Wochen ohne Schaden genossen zu haben.

Wenn man aber bedenkt, dass die Alkalisalze in wässeriger Lösung einerseits wegen ihrer alkalischen Beschaffenheit ähnlich wie Borax direkt schädlich wirken, andererseits durch die Magensalzsäure freie Fluorwasserstoffsäure abspalten können, welche stark ätzt, auch von den Mineralsäuren wohl am heftigsten wirkt und gasförmig selbst in den kleinsten Mengen das Pflanzenwachsthum vernichtet, so müssen die Fluoride von vornherein für die menschliche Gesundheit nicht als unbedenklich erscheinen. Dieses wird auch durch verschiedene Beobachtungen bestätigt.

Nach Rabuteau[3]) bewirkte Fluornatrium schon in einer Menge von 0,25 g Speichelfluss, bei Hunden in einer Menge von 0,5 g, innerlich verabreicht, Erbrechen, während grössere Mengen Krämpfe, Lähmung und den Tod herbeiführten. Ledoux fand die tödtlichen Gaben geringer, nämlich, durch den Mund oder unter die Haut eingeführt, zu 0,1 g für 1 kg Thier-Gewicht.

Tappeiner und Brandl[4]) verfütterten an einen 13 kg schweren Hund 0,1—0,8 g Fluornatrium täglich ohne nachweisbaren Schaden, Gaben von 0,9 und 1,0 g veranlassten jedoch Erbrechen und Diarrhoen; auch stellten sich bei geringeren Mengen nach längerer Zeit eine allmähliche Steifigkeit der Wirbelsäule oder sonstige Allgemeinwirkungen ein. Nach Versuchen im Kaiserlichen Gesundheitsamt konnten bei Verfütterung weder von Salpeter, Soda, noch von schwefligsauren Salzen oder Borax mit so kleinen Mengen deutliche örtliche Reizwirkungen erzielt werden, wie nach Zugabe von Fluornatrium zum Futter. Ein Hund von 30 kg zeigte nach Einnahme von 1,0 g Fluornatrium, unter 900 g Fleisch und 50 g Fett gemischt, diarrhoeische Kothentleerungen, und nach Vermischen des Futters mit 1,5 g des Salzes Erbrechen; ein anderer 10 kg schwerer Hund erbrach das Fleisch, als es mit nur 0,5 g Fluornatrium zu 350 g Fleisch versetzt war.

Nach klinischen Erfahrungen rufen bei Menschen 0,6—1,2 g Natrium- oder Kalium- oder Siliciumfluorid mit Sicherheit Erbrechen hervor. Wie Bourgeois[5]) angiebt, stellten sich bei tuberkulösen Kindern durch tägliche Gaben von mehr als 0,015 g Fluoriden unerwünschte Nebenwirkungen, nach Kolipinski[6]) durch Gaben von 0,012 g Fluoriden Magenschmerzen ein. Bockenham stellte an sich und 3 anderen Versuchspersonen nach Einnahme von nur 0,05 g Fluorsilicium Uebelkeit und Aufstossen, Bloxam nach 1,0 g Fluornatrium deutliche Vergiftungserscheinungen fest, während Waddell auf Grund dreier Versuche behauptet, dass das Fluorkalium auch den Proteïnzerfall beim Menschen zu steigern im Stande ist.

Nach allen diesen Beobachtungen kann an der gesundheitsschädlichen Wirkung der löslichen Fluoride selbst in geringen Mengen nicht gezweifelt werden.

---

[1]) Das Oesterreichische Sanitätswesen 1900, **12**, 53.
[2]) Ann. d'hygiène publique 1898. Juni.
[3]) K. B. Lehmann: Die Methoden d. prakt. Hygiene. Wiesbaden 1901, 2. Aufl., 307.
[4]) Zeitschr. f. Biologie 1891, **27**, 518 u. Archiv f. exper. Pathol. u. Pharmak. 1889, **25**, 203.
[5]) Bull. de l'Academie royale de Belgique 1890.
[6]) Americ. Med. News 1886, 202.

δ) *Alkalien und Erdalkalien, sowie kohlensaure und chlorsaure Salze.*

Fleisch und Fleischwaaren werden besonders für die Ausfuhr mit Gyps umhüllt, wogegen sich kaum etwas erinnern lassen wird.

Die Alkali- und Erdalkalihydroxyde, ebenso die kohlensauren Alkalien dienen dagegen, besonders bei Milch, Bier, Wein etc., entweder zur Abstumpfung von Säure oder um einer ungewöhnlichen Säurebildung vorzubeugen. Aus dem Grunde ist die Anwendung dieser Neutralisationsmittel, die einer Vortäuschung gleichkommt, zu verwerfen — nur bei Wein ist die Anwendung von Calciumkarbonat zur Abstumpfung zu grosser Mengen Weinsäure gesetzlich gestattet.

Die in hohem Grade fäulnisswidrig wirkenden chlorsauren Alkalien sind als Frischhaltungsmittel bis jetzt wohl kaum in Anwendung gekommen und verbieten sich schon wegen ihrer starken Giftigkeit [1] wohl von selbst.

ε) *Formaldehyd (oder Formalin) und Ameisensäure.*

Der als heftiges Gift für die niederen Lebewesen bekannte Formaldehyd wird entweder in Form von Dämpfen, welchen Fleisch, Wurst etc. in besonders dazu eingerichteten Schränken ausgesetzt werden, oder in Form der wässerigen Lösung angewendet; mit letzterer wird jetzt vielfach (England, Amerika) Milch haltbar gemacht und sollen davon bereits 0,02 g für 1 l Milch genügen, um letztere 48 Stunden süss zu erhalten. Diese Angabe erscheint wenig wahrscheinlich, da pathogene Bakterien erst bei einem Gehalt der Flüssigkeit oder Masse von 1 % absterben; solche Mengen verbieten sich aber schon wegen des dem Formaldehyd anhaftenden eigenartigen Geruches und Geschmackes.

Der Formaldehyd geht nach L. Schwarz[2] mit Proteïnstoffen Verbindungen ein, aus welchen er jedoch noch nach Wochen wieder abgeschieden werden kann, während die Verbindung von Serumalbumin selbst vom Enzym der Bauchspeicheldrüse nicht angegriffen wird.

Weigle und Merkel[3] beobachteten, dass Formalin die Milch in ihrer physiologischen Zusammensetzung bezw. die Proteïnstoffe derselben in ihren Lösungs- und Fällungsreaktionen verändert und weiter die künstliche Verdauung des Hühnereiweisses (in einer Menge von 1 : 1000) beeinträchtigt. Fleisch im Verhältniss von 500 : 1 mit Formalin versetzt, war am 4. Tage, im Verhältniss von 1000 : 1 am 5. Tage verdorben; letztere Probe hatte den Formalingeruch verloren und dafür einen süsslichen Geruch angenommen.

Chittenden[4], Mayberg und Goldsmith[5] stellten ebenfalls eine verzögernde Wirkung des Formaldehyds auf die Verdauungsvorgänge fest und konnten Tunicliffe und Rosenheim[6] bei 3 Kindern von 2½–5 Jahren, die Milch mit einem Zusatz von Formaldehyd (auf 5000 bezw. 9000 g Milch bezw. Gesammtnahrung 1 g Formaldehyd) erhielten, eine verminderte Aufsaugung des Phosphors und Fettes im Darm beobachten; bei einem schwächlichen Kinde war unter Vermehrung des Harns die Ausnutzung der gesammten Nahrungsstoffe vermindert.

Von der innerlichen Anwendung des Formaldehyds (dem sog. Holzinol) wird ärztlicherseits allgemein gewarnt und wird der Formaldehyd in alkoholischen Getränken als gesundheitsschädlich angesehen.

Ein 10 kg schwerer Hund erbrach nach Versuchen im Kaiserlichen Gesundheitsamte sein Futter (350 g Fleisch) nach einigen Stunden, wenn demselben 0,4 g, und sofort, wenn demselben 0,6 g Formaldehyd zugesetzt wurden.

---

[1] Das im Chilisalpeter vorkommende überchlorsaure Kalium hat sich auch als ein eigenartiges, äusserst starkes Pflanzengift erwiesen.
[2] Zeitschr. f. physiol. Chemie 1901, **31**, 460.
[3] Forschungen über Lebensmittel 1895, **2**, 91.
[4] Diätetik u. hygienic Gazette 1893. Februar.
[5] Journ. of the Americ. Chem. Soc. 1879, **1**, 889.
[6] Journ. of hygiene 1901, **1**, 321.

Der Formaldehyd muss hiernach als ein selbst in kleinen Mengen schädliches, in grösseren angewendeten Mengen aber ungeeignetes Frischhaltungsmittel bezeichnet werden. Dazu kommt seine täuschende Wirkung, welche darin besteht, dass er durch Einwirkung auf Fäulnissgerüche eine gesundheitswidrige Beschaffenheit der Waaren verdeckt [1]).

Ueber die physiologischen Wirkungen der Ameisensäure liegen meines Wissens bis jetzt keine direkten Beobachtungen vor, indes muss ihre Anwendung schon wegen ihrer stark blasenziehenden Wirkung auf der Haut — besonders Schleimhaut — als bedenklich erscheinen.

ζ) *Salicylsäure und Benzoësäure.*

Die Salicylsäure kommt als Frischhaltungsmittel vorwiegend für alkoholische Getränke — für 1 l Bier sollen 0,05 g Salicylsäure genügen —, für Fruchtsäfte und ähnliche Dauerwaaren in Betracht, für Fleisch und Wurst ist sie schon wegen ihrer schweren Löslichkeit und deshalb weniger geeignet, weil das mit ihr haltbar gemachte Fleisch etc. nach einigen Tagen einen unangenehmen Geschmack annimmt und beim Braten und Kochen einen noch unangenehmeren Geruch verbreitet. Der Entdecker der Salicylsäure, H. Kolbe, genoss 9 Monate lang täglich 1 g Salicylsäure und fühlte sich dabei durchaus wohl.

K. B. Lehmann[2]) liess eine 49-jährige Person 75 Tage lang, eine 37-jährige Person 91 Tage je 0,5 g Salicylsäure für den Tag in Bier geniessen, ohne dass irgend welche Verdauungsstörungen oder nervöse Symptome, wie Kopfschmerzen, auftraten; nur wurde den Versuchpersonen das mit 0,5 g Salicylsäure für $\frac{1}{2}$ l versetzte Bier zuwider.

Lehmann glaubt daher, dass gesunde erwachsene Personen täglich in Speisen und Getränken 0,5 g Salicylsäure geniessen können, ohne dass Beschädigungen an der Gesundheit zu befürchten sind; indess ist zu berücksichtigen, dass Salicylsäure an sich die Verdauung beeinträchtigt und aus dem Grunde bei magenschwachen Personen, längere Zeit genossen, schon in kleineren Mengen schädlich wirken kann.

Eine besondere Schädigung vermag bekanntermaassen die Salicylsäure auf die Nieren auszuüben und beobachtete Goodbody[3]) bei Stoffwechselversuchen an zwei Erwachsenen nach Einnahme von täglich 1—2 g Salicylsäure nicht nur eine vermehrte Harnausscheidung, sondern auch eine geringere Ausnutzung der Nahrung. Auch scheint die Salicylsäure noch längere Zeit (bis zu 16 Tagen) nach der Einnahme im Körper zurückgehalten zu werden.

Die Benzoësäure besitzt ebenso wie die Salicylsäure nur eine geringe haltbarmachende Wirkung und kann wie diese wegen ihrer schweren Löslichkeit in Wasser wohl nur für Flüssigkeiten in Betracht kommen. Ihre physiologischen Wirkungen sind noch nicht ermittelt.

η) *Wasserstoffsuperoxyd.*

Als Desinfektions- und Frischhaltungsmittel wird neuerdings auch Wasserstoffsuperoxyd angewendet. Seine Wirkungen auf den Körper sind noch nicht festgestellt, aber es scheint als Frischhaltungsmittel sehr wenig geeignet. Das Fleisch nimmt nämlich nach A. Trapp[4]) in 5%-iger Lösung von Wasserstoffsuperoxyd alsbald eine grauweisse Farbe, die Flüssigkeit nach 24 Stunden eine rothe Färbung wie Fleischwasser an; nach 48 Stunden trat unangenehmer Geruch und am 3. Tage deutliche Fäulniss ein.

Ebenso ungünstig verhält sich Wasserstoffsuperoxyd für die Frischhaltung von Milch. Nach H. Chick[5]) kann man zwar durch Zusatz von 1 Thl. Wasserstoffsuperoxyd (H_2O_2) zu 1000 Thln. Milch letztere 1 Woche lang süss und ungeronnen erhalten, indess nimmt die Milch

---

[1]) Vergl. Kobert: Intoxikationen 1893, 486.
[2]) Archiv f. Hygiene 1886, 5, 483.
[3]) Journ. of Physiology 1900, 25, 399.
[4]) Aug. Trapp: Die Methoden der Fleischkonservirung. Inaug.-Dissertation. Berlin 1893.
[5]) Centralbl. f. Bakteriologie II. Abth. 1901, 7, 705.

einen unangenehmen Geschmack an, der sich schon bei Zusatz von 1 Thl. Wasserstoffsuperoxyd zu 10000 Thln. Milch bemerkbar macht. Ein Theil des Wasserstoffsuperoxyds wird durch Bakterien aufgezehrt, ein Theil desselben erhält sich aber längere Zeit in derselben und damit auch der unangenehme Geschmack.

ϑ) *Anilinfarbstoffe.*

Die Anilinfarbstoffe dienen vorwiegend zur Färbung von Fruchtsäften, Wein, Wurst und von Fischen (vergl. weiter unten), sowie von Fetten (Butter und Margarine). Als **rothe Farbstoffe** kommen in Betracht: **Karmin** (sog. Roseline, Karminlack, hergestellt aus einer Kochenille-Abkochung durch Fällen mit Alaun und Ausziehen der Fällung mit Ammoniak), **Fuchsin** (Ockerroth, Vesuvian, Salze des Triamidodiphenyltolylkarbinols), **Ponceau R und 2 R** und **Ponceau 4 G B** (als „Blutroth" oder blutrother Fleischsaft bezeichnet), **Orange II** (Darmröthe) und **Orange G** (sog. Krebsfarbe), **Eosin** (Wurstroth) und **Safranin**.

Als **gelbe Farbstoffe** finden unter anderen Verwendung: **Mandarin** und **Metanilgelb**.

Von diesen Farbstoffen sind zur Färbung nur verhältnissmässig geringe Mengen erforderlich. Ihr Färbevermögen verhält sich aber nach E. Polenske[1]) verschieden.

Rother Theerfarbstoff färbte Cervelatwurst anfangs sehr stark, verblasste aber allmählich beim Lagern; Karmin dagegen verhielt sich umgekehrt; zuerst kaum wahrnehmbar, kam dieser Farbstoff mit der Länge der Aufbewahrung der Cervelatwurst immer mehr zur Geltung. Beide Farbstoffe konnten aber selbst in 2 Jahre alten Cervelatwürsten noch nachgewiesen werden.

Die etwaige gesundheitsschädliche Wirkung[2]) anlangend, so gilt das viel verwendete Karmin, selbst in grösseren Mengen, als unschädlich. Auch das reine Fuchsin (Rosalin) ist als unschädlich anzusehen; arsenhaltiges Fuchsin (Salze des Triamidodiphenyltolylkarbinols $(NH_2 \cdot C_6H_4)_2 = C(OH) - C_6H_3(CH_3)NH_2$) kann selbstverständlich auch in Fleisch oder Wurst die Gesundheit schädigen, wird aber jetzt kaum mehr im Handel angetroffen, weil an Stelle der Arsensäure als Oxydationsmittel Nitrobenzol angewendet zu werden pflegt, welches zwar auch schädlich ist, aber sich leicht aus dem Fuchsin entfernen lässt.

Ponceau R und 2 R $\left[C_6H_3 < \genfrac{}{}{0pt}{}{(CH_3)_2}{N = N - C_{10}H_4 < \genfrac{}{}{0pt}{}{\beta OH}{(SO_3Na)_2}} \right]$, sowie Ponceau 4 G B ($C_{16}H_{11}N_2O_4SNa$) können ebenfalls als nicht giftig bezeichnet werden; das Ponceau 4 G B bewirkt anscheinend unter Umständen eine Rothfärbung des Harns. Diese Azofarbstoffe werden nach einem Beschluss des italienischen Ministeriums vom 18. Juni 1900 geradezu zur Färbung von Nahrungsmitteln zugelassen.

Safranin, vorwiegend aus Tolusafranin $C_{18}H_{13}(CH_3)N_4Cl$ als Hauptbestandtheil bestehend, wird dagegen als giftig bezeichnet.

Dasselbe gilt von Orange No. 2 (auch β-Naphtolorange, Tropaeolin 000 No. 2, Chrysaurin, Goldorange genannt, $C_{16}H_{11}N_2O_4SNa$), während das Orange No. 1 (α-Naphtolorange oder Tropaeolin No. 1 = $C_6H_4 < \genfrac{}{}{0pt}{}{SO_3Na}{N = N - C_{10}H_6 \alpha(OH)}$) anscheinend bei einem Hunde nicht giftig gewirkt hat.

Die gelben Farbstoffe Mandarin und Metanilgelb sind nach J. Frentzel[3]) nicht giftig, nur färbte das Metanilgelb den Harn unter Umständen gelb.

G. W. Chlopin[4]) fand dagegen, dass das Mandarin in Gaben von 2 g täglich bei Hunden bedeutende Störungen (Erbrechen, Diarrhoe) hervorrief, während beim Menschen

---

[1]) Arbeiten a. d. Kaiserl. Gesundheitsamte 1900, **17**, 568.
[2]) Ueber die gesundheitliche Wirkung der Anilinfarbstoffe vergl. u. A. Th. Weyl: Die Theerfarben mit besonderer Rücksicht auf Schädlichkeit. Berlin 1889. Aug. Hirschwald 1. u. 2. Lief.
[3]) Zeitschr. f. Untersuchung d. Nahrungs- u. Genussmittel 1901, **4**, 968.
[4]) Ebendort 1902, **5**, 225.

schon Gaben von 0,2 g giftig zu sein schienen. Das Metanilgelb kann auch nach Chlopin's Versuchen als praktisch unschädlich bezeichnet werden.

Wenngleich die Mehrzahl der Anilinfarbstoffe bei der geringen anzuwendenden Menge im allgemeinen nicht als direkt gesundheitsnachtheilig angesehen werden kann, so liegt doch ihre Verwerflichkeit für die Färbung von Nahrungsmitteln behufs Ersatzes oder Verstärkung einer natürlichen Farbe in der damit verbundenen Vortäuschung; wenn an sich missfarbigen Lebensmittel durch Färbung mit diesen Farbstoffen das Aussehen von frischen und natürlichen Waaren ertheilt wird, so versteht sich die Täuschung von selbst. Aber auch dann, wenn dieselben an sich frischen und guten Waaren zugesetzt werden, wird eine Täuschung begangen, da der frischen Waare entweder ein noch besseres Aussehen ertheilt werden soll, als sie von Natur aus hat, oder weil sie diese Farbe für längere Zeit behalten soll, als dieses unter natürlichen Verhältnissen möglich ist. Dieser Umstand fällt aber hier um so mehr ins Gewicht, als die Anilinfarbstoffe für die Frischhaltung selbst völlig werthlos sind.

Aus dem Grunde sollten alle künstlichen Färbungsmittel nicht bloss für Wein und Wurst, sondern für alle Nahrungs- und Genussmittel, sofern dadurch deren natürliche Farbe ersetzt oder verstärkt werden soll, verboten werden.

Selbst die künstliche Färbung von **Umhüllungen (Wursthüllen)** ist zu verwerfen, wenn dadurch eine Täuschung für den Inhalt bedingt wird, wie das z. B. durch Anwendung von sog. Räucherfarbe (Karmin) für geräucherte Wurst zu geschehen pflegt.

In kurzer Zusammenfassung des Gesagten lassen sich gegen die Zulassung der sämmtlichen Frischhaltungs- und Färbemittel — mit Ausnahme von Kochsalz und Salpeter — für alle Nahrungs- und Genussmittel folgende Gründe geltend machen:

1. Wenn seitens der Lieferer von Lebensmitteln behauptet wird, dass die Bevölkerung gut erhaltene und schön aussehende Esswaaren verlangt und sie deshalb gezwungen seien, solche Mittel anzuwenden, so trifft das entschieden nicht allgemein und nur insofern zu, als die Verzehrer gute und unverdorbene Waaren verlangen; denn nur ein Theil der Lieferer verwendet solche künstliche Mittel; von den Metzgern hatten z. B. in Nürnberg nach einer Massenuntersuchung nur 29%, in Dresden nur 52% schwefligsaure Salze behufs Erhaltung der rothen Farbe des Fleisches verwendet. Die Anwendung solcher künstlichen bezw. fremdartigen Mittel zu Nahrungs- und Genussmitteln macht sich durchweg nur nothwendig, wenn unsauber und unvorschriftsmässig gearbeitet wird. Die Verzehrer würden, wenn sie den Zusatz der künstlichen Frischhaltungsmittel kennen würden, ohne Zweifel natürliche, auch schlechter aussehende Waaren den künstlich gefärbten oder künstlich haltbar gemachten vorziehen.

2. Da nicht ausgeschlossen ist, dass solche Mittel auch verwendet werden, um einer bereits theilweise verdorbenen oder einer unansehnlichen Waare ein besseres Aussehen zu verleihen, so wird durch Zulassung derselben der ehrliche Handel mit guten natürlichen Esswaaren geschädigt und zwar sowohl für den, der sie ursprünglich erzeugt, als auch für den, welcher solche im Handel vertreibt.

3. Aber auch dann, wenn derartige Mittel (direkt oder indirekt wirkende Färbemittel) nur dazu dienen, um das ursprüngliche gute und frische Aussehen der Waaren längere Zeit zu erhalten, ohne dass sie dadurch wirklich frisch bleiben, d. h. vor Verderben durch Kleinwesen geschützt werden, wird der Waare eine scheinbar bessere Beschaffenheit bezw. der Schein einer besseren Beschaffenheit verliehen, als sie beanspruchen kann, und wird daher gegen § 10 Abs. 1 des Nahrungsmittelgesetzes verstossen. Die aufgeführten Mittel wirken aber alle direkt oder indirekt in diesem Sinne; sie erhalten nur das ursprüngliche Aussehen, nicht aber den ursprünglichen Genusswerth.

4. Die meisten Frischhaltungsmittel, die als vorwiegend wirkenden Bestandtheil entweder schweflige Säure oder Borsäure oder Borax oder Fluornatrium oder Formaldehyd etc. enthalten, wirken nach den vorstehenden Ausführungen in kleineren Mengen entweder gar nicht oder nur in beschränktem Maasse frischhaltend, in grösseren Mengen aber erscheinen sie in gesundheitlicher Hinsicht nicht unbedenklich.

Selbstverständlich können alle Mittel, welche das Leben der Kleinwesen beeinträchtigen oder vernichten, nicht ohne Wirkung auf die Zelle und die Lebensvorgänge des Menschen oder Thieres bleiben.

Ein Deklarationszwang für die Verwendung solcher Mittel bleibt erfahrungsgemäss ohne Wirkung und die Festsetzung einer zulässigen Höchstmenge ist praktisch nicht durchführbar und auch deshalb unthunlich, weil der Mensch nicht bloss ein, sondern täglich mehrere Nahrungsmittel zu sich nimmt, und wenn die für ein Nahrungsmittel zugelassene Menge eines Frischhaltungsmittels auch nicht gesundheitsnachtheilig sein sollte, so können doch durch Einnahme mehrerer Nahrungs- und Genussmittel, welche dasselbe oder ein anderes fragliches Frischhaltungsmittel enthalten, leicht Gesundheitsschädigungen eintreten. Deshalb kann nur ein allgemeines Verbot dieser Mittel zum Ziele führen und die Bevölkerung vor materiellen oder was am wichtigsten ist, vor gesundheitlichen Schädigungen schützen.

3. Verfälschungen des Fleisches.

Die Verfälschungen des Fleisches bestehen allgemein darin, dass den besseren Fleischsorten minderwerthige untergeschoben werden; so wird Pferdefleisch (auch Büffelfleisch) für Rindfleisch (besonders in den Brüh- und Dauerwürsten), Fohlenfleisch für Kalbfleisch, Ziegenfleisch für Schafffleisch, Rindfleisch für Hirschfleisch, Schafffleisch für Rehfleisch, Hundefleisch für Schweinefleisch, Kaninchen- oder Katzen-, Hundefleisch für Hasenfleisch, Katzenfleisch für Kaninchenfleisch etc. ausgegeben.

Bei diesen Unterschiebungen kommt nicht der Nährwerth des untergeschobenen Fleisches, sondern lediglich der Marktwerth in Betracht; derartige Unterschiebungen sind nach § 263 des Strafgesetzbuches für das Deutsche Reich als Betrug anzusehen (vergl. auch Preussische Kammergerichtsentscheidnng vom 18. Oktober 1886).

Die Feststellung dieser Verfälschungen ist Sache des Thierarztes; in wie weit dabei (z. B. bei Nachweis von Pferdefleisch) der Chemiker mitwirken kann, wird im III. Bande dieses Werkes gezeigt werden.

Die verschiedenen Fleischsorten.

1. Rindfleisch. Das Rind-(Ochsen- oder Kuh-)Fleisch ist von allen Fleischsorten der Schlachtthiere am meisten mit Blut angefüllt; es besitzt ein dichteres Gewebe als andere Fleischsorten und enthält daher in demselben Raumtheil mehr Nährstoffe; aus diesem Grunde und weil ausserdem sein Geschmack voller und reicher als der anderer Fleischsorten ist, hat sich allgemein die Ansicht geltend gemacht, dass es von allen Fleischsorten das nahrhafteste ist.

Völlig ausgewachsene, gut gemästete Ochsen liefern das beste Fleisch von zarter, aber nicht weichlicher Faser; das erwachsene Rind liefert das beste Fleisch bis zum 8. Jahre; vom 12.—14. Jahre ab wird dessen Fleisch minderwerthig. Junges Fleisch giebt saftige und zarte Braten, aber eine schwache Fleischbrühe, während beim Fleisch ausgewachsener Thiere beides gut ist.

Das Fleisch von jungen Rindern hat ein blassrothes, feinfaseriges, das von Ochsen ein hell- bis dunkelrothes und je nach dem Alter derberes, das von abgemolkenen Kühen ein helleres und derberes Aussehen.

Die chemische Zusammensetzung des von anhängenden Fett thunlichst befreiten

Rindfleisches ist, wie schon oben S. 419 gesagt ist, wesentlich gleich, schwankt aber für das wirklich eingekaufte Fleisch von den einzelnen Körpertheilen ausserordentlich je nach dem Ernährungs-(Mast-)Zustande des Thieres. Dieses macht sich auch schon für das Schlachtgewicht geltend. Darunter versteht man beim Rinde das Gewicht der 4 Viertel, d. h. Lebendgewicht nach Abzug von Blut, Haut, Kopf, Füssen und Eingeweiden mit Ausnahme der Niere.

E. Wolff giebt für die einzelnen Theile des Thieres in Procenten des Lebend-Gewichtes folgende Zahlen:

Mastzustand des Ochsen:	Blut %	Kopf %	Zunge und Schlund %	Herz %	Lunge und Luftröhre %	Leber %	Milz %	Därme %	Fleisch ohne Knochen u. Fett %	Knochen %	Fett im Fleisch %	Fett an den Nieren, Netz und Darm %	Abfälle %
1. Mittelgenährt . . .	4,7	2,8	0,6	0,4	0,7	0,9	0,2	2,0	36,0	7,4	2,0	4,3	38,0
2. Halbfett	4,2	2,7	0,6	0,5	0,7	0,8	0,2	1,5	38,0	7,3	7,9	5,4	30,2
3. Fett	3,9	2,6	0,5	0,5	0,6	0,8	0,2	1,4	35,0	7,1	14,7	8,0	24,7

Je fetter daher ein Thier ist, um so verhältnissmässig geringer ist die Menge der Abfälle. Dieses ist durch die einseitige Ein- und Anlagerung von Fleisch bezw. wesentlich Fett bedingt, während die Schlachtabgänge dem Gewicht nach mehr oder weniger gleichbleiben.

Lawes und Gilbert (Bd. I, S. 1) fanden in Uebereinstimmung hiermit im Mittel mehrerer Thiere folgende procentige Zusammensetzung:

Mastzustand	1. Des ganzen Thieres:					2. Des ausgeschlachteten Rumpfes ohne Knochen:			
	Wasser %	Stickstoffsubstanz %	Fett %	Salze %	Magen- und Darminhalt %	Wasser %	Stickstoffsubstanz %	Fett %	Salze %
Halbfett .	51,5	16,6	19,1	4,6	8,2	60,7	16,5	20,0	0,8
Fett . .	45,5	14,5	30,1	3,9	6,0	51,5	13,1	34,7	0,7

Da die Begriffe, was unter Schlachtgewicht zu verstehen ist, nicht überall sich decken, so hat darüber eine aus Vertretern deutscher Schlachthausverwaltungen, der Landwirthschaft, des Fleischergewerbes und des Viehhandels bestehende Kommission 1895 in Berlin für das Rind folgende Bestimmungen beschlossen:

Vor der Ermittelung des Schlachtgewichtes sind beim Ausschlachten der Thiere abzutrennen:

- a) Die Haut, jedoch so, dass kein Fleisch oder Fett an ihr verbleibt; der Schwanz ist auszuschlachten, das sog Schwanzfett darf nicht entfernt werden;
- b) der Kopf zwischen dem Hinterhauptsbein und dem ersten Halswirbel (im Genick) senkrecht zur Wirbelsäule;
- c) die Füsse im ersten (unteren) Gelenke der Fusswurzeln über dem sog. Schienbeine;
- d) die Organe der Brust-, Bauch- und Beckenhöhle mit den anhaftenden Fettpolstern (Herz- und Mittelfett), jedoch mit Ausnahme der Fleisch- und Talgnieren, welche mitzuwiegen sind;
- e) die an der Wirbelsäule und in dem vorderen Theile der Brusthöhle gelegenen Blutgefässe mit den anhaftenden Geweben sowie die Luftröhre und der sehnige Theil des Zwerchfelles;

Das Fleisch.

f) das Rückenmark;

g) der Penis (Ziemer) und die Hoden, jedoch ohne das sog. Sackfett bei den männlichen Rindern; das Euter und Voreuter bei Kühen und über die Hälfte tragenden Kalben.

Im Allgemeinen schwankt das Schlachtgewicht des Rindes zwischen 50—65 % des Lebendgewichtes und betrug z. B. im Durchschnitt mehrerer Jahre auf den einzelnen Schlachthöfen:

Schlachtgewicht von:	Leipzig	Erfurt	Halle a. S.	Zwickau	Kiel
Ochsen und Bullen	359,6 kg	350 kg	404 kg	356,4 kg	240 kg
Kühen und Rindern	276,3 „	275 „	310 „	311,4 „	

Wenn hiernach schon das Schlachtgewicht je nach dem Mastzustande der Thiere sehr verschieden ist, so gilt dieses erst recht für die einzelnen Fleischstücke des Rindes. Aus dem Grunde hat man die Fleischstücke des Rindes in verschiedene Sorten (Klassen) eingetheilt, die leider ebenso wie die Bezeichnung der einzelnen Stücke auf den Schlachthöfen sehr verschieden sind (vergl. Bd. I, S. 5). In Berlin gilt folgende Klasseneintheilung [1]):

Fig. 27.

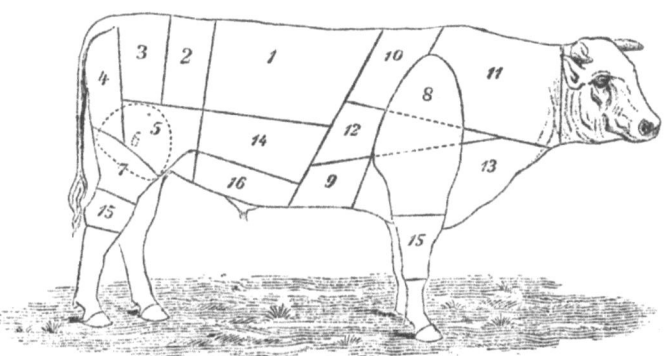

I. Klasse:	II. Klasse:	III. Klasse:	IV. Klasse:
1. Rinderbraten.	7. Unterschwanzstück.	10. Fehlrippe.	14. Querniereustück.
2. Blume.	8. Bug.	11. Kamm.	15. Hessen.
3. Eckschwanzstück.	9. Mittelbrust.	12. Querrippe.	16. Dünnung.
4. Mittelschwanzstück.		13. Brustkern.	
5. Kugel.			
6. Oberschale.			

Ungefähres Werthsverhältniss zu einander:

100 : 75 : 60 : 40

Diese Sortenunterscheidung ist einerseits durch den grösseren oder geringeren Wohlgeschmack, andererseits durch den grösseren oder geringeren Gehalt der Fleischsorten an Abfällen bedingt; denn mit dem Fleisch erhält man neben dem anhängenden Fett noch mehr oder weniger Knochen und Sehnen, die nur einen beschränkten Werth für die Küche haben. Unter Zugrundelegung der umfangreichen Untersuchungen von W. O. Atwater (Bd. I, S. 5 etc.) lassen sich für die vorstehenden 4 Fleischklassen eines mittelfetten Rindes folgende ungefähren Mittelwerthe berechnen:

---

[1]) Vergl. R. Ostertag: Handbuch d. Fleischbeschau. Stuttgart 1899, 3. Aufl., 160.

Fleisch-sorte	Abfälle		Zusammensetzung des essbaren Theiles				In der Trockensubstanz			In 1 kg Nährwertheinheiten		Wärmewerthe für 1 kg	
	Schwankungen	Mittel	Wasser	Stickstoffsubstanz	Fett	Asche	Stickstoffsubstanz	Fett	Asche	Eingekauftes Fleisch	Essbarer Theil	Eingekauftes Fleisch	Essbarer Theil
	%	%	%	%	%	%	%	%	%			Kal.	Kal.
I. Klasse	0—20	10,0	66,0	19,5	13,5	1,0	57,3	39,7	3,0	1260	1400	1978	2198
II. „	5—30	18,0	61,1	18,0	20,0	0,9	46,3	51,4	2,3	1230	1500	2239	2730
III. „	5—40	25,0	55,7	16,5	27,0	0,8	37,3	60,9	1,8	1226	1635	2482	3309
IV. „	15—65	35,0	62,1	18,5	18,5	0,9	48,8	48,8	2,4	962	1480	1700	2615

Diese Zahlen können aber nur im allgemeinen als Anhaltspunkt für die Beschaffenheit der einzelnen Fleischsorten dienen; denn der Gehalt an Abfällen nicht nur, sondern auch der an Fett ist in den einzelnen Fleischklassen selbst wieder erheblichen Schwankungen unterworfen. Wenn man die besseren Fleischsorten ohne Knochen und Sehnen in magere, mittelfette und fette Sorten zerlegt, so ergeben sich unter Nichtberücksichtigung der geringen Mengen Kohlenhydrate nach mehreren Analysen folgende Mittelwerthe:

Beschaffenheit des Fleisches	Zusammensetzung des natürlichen Fleisches				In der Trockensubstanz			In 1 kg Nährwertheinheiten	In 1 kg Wärmewerthe	Nährstoffverhältniss Nh : Nfr. wie 1 :
	Wasser	Stickstoffsubstanz	Fett	Asche	Stickstoffsubstanz	Fett	Asche		Kal.	
	%	%	%	%	%	%	%			
Mager	75,5	20,5	2,8	1,2	83,7	11,4	4,9	1109	1251	0,3
Mittelfett . . .	71,5	20,0	7,5	1,0	70,2	26,3	3,5	1225	1664	0,9
Fett	56,2	18,0	25,0	0,8	41,1	57,1	1,8	1650	3195	3,5

A. Beythien[1]) untersuchte die Fleischstücke vom Rind, wie sie in Dresden in eine Arbeitsanstalt geliefert wurden, auf die einzelnen Bestandtheile, indem er gleichzeitig die Preise mit in Betracht zog. Da diese Erhebungen für viele Verhältnisse werthvolle Anhaltspunkte mitliefern können, mögen die Durchschnittswerthe hier ebenfalls mitgetheilt werden:

Fleisch-sorte	Bestandtheile			Muskelfleisch				Fettgewebe				1 kg eingekauftes Fleisch enthält		1 kg kostet	Für 1 M. Nährwertheinheiten
	Muskelfleisch	Fettgewebe	Knochen	Wasser	Stickstoffsubstanz	Fett	Asche	Wasser	Stickstoffsubstanz	Fett	Asche	Stickstoffsubstanz	Fett		
	%	%	%	%	%	%	%	%	%	%	%	g	g	Pfg.	
1. Derbe Stücke (Keule)	64,26	19,59	16,15	71,96	21,91	5,04	1,09	13,59	4,74	81,46	0,21	150,1	191,9	130	1020
2. Spannrippe	43,04	46,67	10,30	73,98	20,30	4,64	1,08	13,89	3,27	82,63	0,21	102,6	395,6	100	1700
3. Vom Bauch	44,51	51,99	3,50	70,43	19,03	9,54	1,00	18,73	4,97	76,10	0,20	110,5	438,1	100	1867

---

[1]) Zeitschr. f. Untersuchung d. Nahrungs- u. Genussmittel 1901, 4, 1.

Nach den früheren Untersuchungen von v. Bibra, Schlossberger und Siegert würde die Stickstoffsubstanz von 20 % etwa bestehen aus:

Leimgebendem Gewebe	Muskelfaser etc.	Albumin	Fleischbasen etc.
1,7 %	15,7 %	2,1 %	0,5 %

(vergl. auch S. 425). Die vorstehenden Zusammenstellungen lassen deutlich erkennen, dass wir in den mageren Fleischsorten als den proteïnreichsten und schmackvollsten durchweg am wenigsten Nährstoffe erhalten; da diese aber am höchsten bezahlt zu werden pflegen, so erhellt daraus, welchen hohen Werth wir einerseits auf den Geschmack, andererseits auf einen thunlichst hohen Gehalt an Proteïnstoffen im Fleisch legen. Wem dagegen daran gelegen ist, im Fleisch gleichzeitig viel Nährstoffe bezw. Wärmewerthe zu beschaffen, der wird zweckmässig von den fettreichen Stücken Gebrauch machen.

2. *Kalbfleisch*. Das Kalbfleisch gilt meistens als schwer verdaulich; diese Annahme rührt daher, dass die Fleischfaser des Kalbfleisches beim Zerkauen den Zähnen ausweicht, sich also schwerer zerkleinern lässt, als bei anderem Fleisch. Das Sprichwort „Kalbfleisch ist Halbfleisch" beruht auf der Thatsache, dass dasselbe mehr Wasser und Bindegewebe enthält als Rindfleisch. Es zeichnet sich durch seine helle blassrothe Farbe, sowie seine feine, etwas zähe Faser vor dem Fleisch anderer Schlachtthiere aus. Das Fleisch der mit Milch genährten Kälber ist auffallend blass bis rein weiss.

Der Nährwerth des Kalbfleisches hängt wesentlich von der Zeit ab, in welcher das Kalb geschlachtet wird; je jünger das Kalb, desto wässeriger (bis zu 80% Wasser) und von desto geringerer Konsistenz ist das Fleisch. Während in anderen Staaten (in Nordamerika, Niederösterreich) es verboten ist, Kälber unter einem Monat zu schlachten, verfallen sie bei uns nicht selten schon in den ersten Tagen nach der Geburt der Metzgerhand. Unter 10—14 Tagen sollte, wie auch in den meisten Städte-Ordnungen vorgesehen ist, das Kalb nicht als „schlachtfähig" angesehen werden. Das Fleisch „nüchterner" (bezw. unreifer, nur 1—3 Tage alter) Kälber wird allgemein als schädlich für die Gesundheit des Menschen angesehen, zumal wenn, wie häufig, Krankheiten der Kälber die Ursache des frühen Abschlachtens bilden. Das Reichsgericht hat durch Erkenntniss vom 27. Sept. 1883 das Feilhalten von Fleisch von zu früh geborenen Kälbern im Sinne des Nahrungsmittelgesetzes für strafbar erklärt, weil unter „verdorbenen" Nahrungsmitteln auch solche zu verstehen sind, deren naturgemässe Entwickelung gehemmt wurde und welche deshalb den normalen Zustand gleichalteriger Nahrungsmittel nicht erreicht haben.

Das Fleisch unreifer oder zu früh geborener Kälber wird vielfach zu Würsten verwendet, in welchem Zustande es sich am ersten der Erkennung entzieht.

Vielfach dienen die Schneidezähne zur Bestimmung des Alters der Kälber; darnach sollen die Kälber, um bankmässig zu sein, mindestens 6 oder 8 Schneidezähne haben. G. Schneidemühl[1]) giebt aber an, dass Kälber häufig bei der Geburt schon 6—8 Schneidezähne besitzen. Nach ihm ist das Zahnfleisch eher geeignet zur Bestimmung des Alters der Kälber; das Zahnfleisch umschliesst unmittelbar nach der Geburt die Zähne fast vollständig, nach einigen Tagen zieht es sich immer mehr zurück, wird blasser; mit 10 Tagen nach der Geburt ist dasselbe

---

[1]) Milchztg. 1890, 19, 61 u. 81.

soweit zurückgezogen, dass die meisten Zähne freiliegen, und in etwa 4 Wochen befinden sich sämmtliche Zähne ausserhalb des Zahnfleisches, welches sich nun als blassröthlicher Wulst um dieselben gelegt hat. Auch die Beschaffenheit des Nabels kann zur Bestimmung des Alters dienen; derselbe beginnt 4—5 Tage nach der Geburt einzutrocknen und fällt 8—12 Tage nach der Geburt meist ab. Unter allmählicher Verminderung der Anschwellung tritt Vernarbung ein, welche in etwa 4 Wochen nach dem Abfallen des letzten, die Narbe bedeckenden Schorfes ihren Abschluss erreicht hat. Die Klauen sind ferner unmittelbar nach der Geburt weich und zeigen keine Spur von Abnutzung; einige Tage nach der Geburt wird das Horn fest und können an den Klauen deutliche Spuren des Gebrauchs wahrgenommen werden.

An diesen Merkmalen kann nach Schneidemühl selbst der Laie leicht erkennen, ob ein Kalb eben erst geboren oder schon mehrere Tage alt ist.

Auch von der Art und Weise des Schlachtens ist der Nährwerth bedingt. Die einen entziehen dem Fleisch durch starkes Ausblutenlassen möglichst alles Blut, damit das Fleisch recht weiss erscheint, die anderen belassen dem Fleisch möglichst das Blut und darin die werthvollen Salze. Zuweilen pflegt man das eben geschlachtete Kalb in ekelerregender Weise mit dem Athem aufzublasen, um dem Fleisch ein besseres Aussehen zu geben (vergl. S. 441).

Für das Schlachtergebniss und die procentige Zusammensetzung des ganzen Körpers eines fetten Kalbes geben Lawes und Gilbert folgende Zahlen:

1. Schlachtergebniss:	Lebendgewicht	Reines Schlachtgewicht	Gesammt-Schlachtabfälle	Procentiger Gehalt an:				Alter des Thieres
				Knochen	Muskelfleisch	Fett	Eingeweide, Fell etc.	
	kg	%	%	%	%	%	%	Monate
	117,1	62,1	37,9	12,4	45,5	11,0	31,1	6

2. Procentige Zusammensetzung:	Des ganzen Thieres:					Des ausgeschlachteten Rumpfes nach Abzug der Knochen:			
	Wasser	Stickstoffsubstanz	Fett	Salze	Magen- u. Darminhalt	Wasser	Stickstoffsubstanz	Fett	Salze
	%	%	%	%	%	%	%	%	%
	63,0	15,2	14,8	3,8	3,2	67,0	15,8	16,3	0,9

Im allgemeinen ist der Abfall beim Kalb procentig grösser als beim ausgewachsenen Rind. Die S. 464 erwähnte Kommission rechnet beim Kalb als Abfall:

    a) Das Fell nebst den Füssen im unteren Gelenk der Fusswurzeln;
    b) den Kopf zwischen dem Hinterhauptbeine und ersten Halswirbel im Genick;
    c) die Eingeweide der Brust-, Bauch- und Beckenhöhle mit Ausnahme der Nieren;
    d) den Nabel und bei männlichen Kälbern die äusseren Geschlechtsorgane.

Das auf diese Weise sich ergebende Schlachtgewicht der bei uns geschlachteten Kälber beträgt durchschnittlich 30—40 kg, im Mittel etwa 35 kg.

Die Klasseneintheilung der Fleischstücke entspricht im allgemeinen der des Rindes (S. 465); es gilt als Fleisch:

I. Klasse:	II. Klasse:	III. Klasse:	IV. Klasse.
1. Keule (Hinterschenkel, Schwanzstück).	3. Rücken.	6. Hals.	9. Kopf.
2. Nierenbraten (Blume 2 beim Rind).	4. Kamm.	7. Brust.	10. Füsse.
	5. Bug (Vorderoberbein).	8. Bauch (Dünnung beim Rind).	

Nach den vorliegenden Untersuchungen (Bd. I, S. 14—18) ergeben sich für diese Fleischsorten von einem mittelfetten Kalbe folgende Mittelwerthe:

Fleischsorte, Klasse	Abfall		Zusammensetzung des essbaren Theiles				In der Trockensubstanz			In 1 kg Nährwertheinheiten		Wärmewerthe für 1 kg		Nährstoffverhältniss Nh : Nfr wie 1 :
	Schwankungen %	Mittel %	Wasser %	Stickstoffsubstanz %	Fett %	Asche %	Stickstoffsubstanz %	Fett %	Asche %	Eingekauftes Fleisch Kal.	Essbarer Theil Kal.	Eingekauftes Fleisch Kal.	Essbarer Theil Kal.	
I. { Keule	2,0—15,0	10,0	72,5	20,4	6,0	1,1	74,2	21,8	4,0	1080	1200	1390	1544	0,7
{ Nierenstück	13,0—20,0	17,0	69,5	19,5	10,0	1,0	63,9	32,8	3,3	1058	1275	1554	1873	1,3
II. Klasse	11,0—40,0	23,0	70,0	20,0	9,0	1,0	66,7	30,0	3,3	978	1270	1389	1804	1,1
III. „	15,0—45,0	25,0	69,0	19,5	10,5	1,0	62,9	33,9	3,2	967	1290	1439	1919	1,3
IV. „	20,0—64,0	50,0	73,6	19,8	5,5	1,1	75,0	20,8	4,2	577	1155	735	1469	0,7
Ganz mager	—	—	77,8	20,0	1,0	1,2	90,1	4,5	5,4	1030		1060		0,1

Hiernach ist das Kalbfleisch in seiner chemischen Zusammensetzung bei weitem nicht den Schwankungen unterworfen als das Fleisch des Rindes; es liegt dieses vorwiegend an dem geringeren Fettgehalt; derselbe geht selten, selbst bei einem fetten Kalbe, über 20 % hinaus. Für die Preise der verschiedenen Stücke Kalbfleisch ist in erster Linie der Geschmack derselben maassgebend.

Der Wassergehalt des ganz mageren Kalbfleisches geht bis 79 %, der von embryonalem Fleisch bis 85 % hinauf.

Cn. Mène will in Kalbfleisch 12—14 % leimgebende Stoffe neben nur 1,8—6,7 % Muskelfaser und 1,3—2,0 % Albumin gefunden haben; wenngleich das Kalbfleisch mehr leimgebende Stoffe enthält als das Rindfleisch, so ist diese Menge doch offenbar zu hoch und dürfte nach den Untersuchungen von v. Bibra und Schlossberger durchweg nur 2,5—3,0 % neben 1,6 % Albumin und 15,5 % Muskelfaser etc. betragen.

3. Ziegenfleisch. Das Ziegenfleisch gehört bei uns bis jetzt zu den untergeordneten Fleischsorten, dürfte aber mit der zur Zeit angestrebten Hebung der Ziegenzucht eine verbreitetere Verwendung finden. Es ist im allgemeinen heller gefärbt als Schaffleisch, jedoch wechselt die Farbe je nach dem Alter von hell- bis dunkelroth. Eigenartig ist das Fehlen des Fettes in der Unterhaut — das Fett ist mehr in der Bauchhöhle abgelagert — und der eigenthümliche Ziegengeruch, der besonders bei dem Fleisch der Ziegenböcke hervortritt.

Wir fanden für das Ziegenfleisch von einem jungen Thier folgende Zusammensetzung:

Fleischsorte [1]	Abfall (Knochen und Sehnen) %	Zusammensetzung des essbaren Theiles				In der Trockensubstanz			In 1 kg Nährwertheinheiten		Wärmewerthe für 1 kg		Nährstoffverhältniss Nh : Nfr wie 1 :
		Wasser %	Stickstoffsubstanz %	Fett %	Asche %	Stickstoffsubstanz %	Fett %	Asche %	Eingekauftes Fleisch Kal.	Essbarer Theil Kal.	Eingekauftes Fleisch Kal.	Essbarer Theil Kal.	
Keule	22,3	74,20	20,56	3,76	1,29	79,69	14,57	5,00	886	1141	1044	1344	0,4
Rückenstück	28,3	73,98	20,78	3,96	1,24	79,85	15,21	4,76	830	1158	984	1373	0,5
Nierenstück ohne Niere	21,0	73,41	20,99	4,15	1,23	78,94	15,61	4,63	927	1174	1007	1401	0,5
Bruststück	22,0	73,55	20,25	4,83	1,27	76,56	18,26	4,80	902	1157	1118	1428	0,6

[1] 1 kg der Fleischsorten kostete durchschnittlich 120 Pfg.

An sonstigen Bestandtheilen wurde gefunden:

	Keule	Rückenstück	Nierenstück	Bruststück
Albumin	2,61 %	0,68 %	1,11 %	—
Leimgebende Substanz	3,61 „	2,94 „	3,77 „	3,55 %.

In Folge der klebrigen Beschaffenheit der Unterhaut der Ziegen bleiben beim Abhäuten der Ziegen an dem Fleisch vielfach Haare kleben, an welchen die Herkunft leicht erkannt werden kann.

Wenngleich besondere Ziegenkrankheiten nicht bekannt sind, so dürften solche auch bei den in Ställen gehaltenen Ziegen nicht minder vorhanden sein, als bei den anderen Schachtthieren. Bei den alten Römern stand das Ziegenfleisch in schlechtem Rufe; die Priester durften es nicht einmal anrühren. Während der Verkäufer eines sonstigen Schlachtthieres einige Zeit für die Gesundheit des Thieres haften musste, wurde beim Ziegenhandel eine Ausnahme gemacht; denn Plinius sagt:

Capras sanas sanus nemo promittit, nunquam enim sine febre sunt.

Die in einigen Gegenden Libyens häufig auftretende und schwer zu heilende Epilepsie wurde damals auf den starken Genuss von Ziegenfleisch zurückgeführt.

Mögen solche Anschauungen auch von Vorurtheilen herrühren und völlig haltlos sein, so erscheint eine Deklaration des Ziegenfleisches als solches schon wegen der Minderwerthigkeit, gerade wie beim Pferdefleisch, durchaus berechtigt.

4. Schaf- (Hammel-) Fleisch.

Das Schaf-(Hammel-)Fleisch hat feinere Muskelfasern und ein loseres Gewebe als Rindfleisch, ferner eine hell- bis ziegelrothe, bei älteren Thieren dunkelrothe Farbe; es gilt allgemein als leicht verdaulich, weshalb es gern als Krankenkost empfohlen wird. Ein gut zubereiteter, magerer Hammelbraten sieht und schmeckt einem Rehbraten täuschend ähnlich.

Bei grösserem Fettgehalt nimmt das Hammelfleisch jedoch einen eigenthümlich talgigen Geschmack an, der im allgemeinen nicht beliebt wird. Je weisser das Fett, um so besser soll das Fleisch sein. Der Hammel liefert im Alter von 2 bis 4 Jahren das beste Fleisch; dieses ist wieder im Herbst am besten. Lämmer sollen erst im Alter von einigen Monaten geschlachtet werden.

Lawes und Gilbert fanden für ein mittelfettes Schaf:

1. Schlachtergebniss:	Lebendgewicht	Reines Schlachtgewicht	Gesammt-Schlachtabfälle	Procentiger Gehalt an:				Alter der Thiere
				Knochen	Muskelfleisch	Fett	Eingeweide, Fell etc.	
	kg	%	%	%	%	%	%	Jahre
	54,0	55,6	44,4	7,7	32,4	24,1	35,8	3¼

2. Procentige Zusammensetzung:	Des ganzen Thieres:					Des Rumpfes:			
	Wasser	Stickstoffsubstanz	Fett	Salze	Magen- u. Darminhalt	Wasser	Stickstoffsubstanz	Fett	Salze
	%	%	%	%	%	%	%	%	%
	50,2	14,0	23,5	3,2	9,1	57,2	12,3	29,8	0,7

Selbstverständlich ist das Schlachtgewicht wie beim Rind um so grösser, je fetter das Schaf ist und umgekehrt.

Im Mittel kann auf deutschen Schlachthöfen das Schlachtgewicht zu 53 % des Lebendgewichtes angenommen werden.

Nach den obigen Beschlüssen der Kommission (S. 464) soll beim Schafvieh zur Ermittelung des Schlachtgewichtes vom Lebendgewicht abgezogen werden:

a) Das Fell nebst den Füssen im unteren Gelenke der Fusswurzeln;
b) der Kopf zwischen dem Hinterhauptbeine und dem ersten Halswirbel;
c) die Eingeweide der Brust-, Bauch- und Beckenhöhle mit Ausnahme der Nieren;
d) bei Widdern und Hammeln die äusseren Geschlechtstheile, bei Mutterschafen die Euter.

Man pflegt beim Schafvieh 3 Sorten Fleisch zu unterscheiden:

I. Klasse:	II. Klasse:	III. Klasse:
1. Rücken (oder Karré, Karbonade).	3. Bug (Vorderschenkel und Kamm).	4. Brust und Bauch.
2. Keule (Hinterschenkel).		5. Hals.
		6. Kopf.

Henneberg, Kern und Wattenberg (Bd. I. S. 24) fanden für den Gehalt der einzelnen Fleischstücke an Muskelfleisch, Fett, Knochen und Sehnen von mageren, fetten bis hochfetten Schafen folgende Schwankungen:

	Hals	Brust	Lappen	Blatt
Fleisch ohne Fettgewebe	56,8—47,5 %	48,8—32,7 „	54,3—24,9 „	57,0—49,1 %
Fettgewebe mit Fett	14,7—29,1 „	31,2—53,9 „	25,2—64,0 „	12,5—28,9 „
Knochen	14,2—12,6 „	11,7—7,6 „	3,2—1,4 „	15,5—13,5 „
Sehnen	14,3—10,8 „	8,1—4,8 „	17,3—9,7 „	15,0—8,5 „

	Karbonade	Karré mit Nieren	Karré ohne Nieren	Keule
Fleisch ohne Fettgewebe	63,3—47,9 %	53,3—31,3 %	46,2—20,7 %	61,0—44,4 %
Fettgewebe mit Fett	15,0—37,8 „	25,7—54,3 „	35,1—69,6 „	15,3—39,2 „
Knochen	15,8—10,4 „	11,5—8,7 „	10,1—5,8 „	11,7—10,4 „
Sehnen	5,9—3,9 „	9,8—5,9 „	8,6—3,9 „	12,0—6,0 „

Auch bei den einzelnen Fleischstücken ist der Gehalt an Sehnen, Knochen und Fleisch ohne Fettgewebe um so höher, je magerer ein Schaf ist und umgekehrt; die gesuchteren Stücke (Keule und Karbonade) sind aber in allen Fällen die fleischreichsten.

Dieses erhellt auch aus den Untersuchungen Atwater's, die für ein mittelfettes Schaf ergaben:

Fleischsorte:	Abfall		Zusammensetzung des essbaren Theiles				In der Trockensubstanz			In 1 kg Nährwertheinheiten		Wärmewerthe für 1 kg		Nährstoffverhältniss Nh : Nfr. wie 1 :
	Schwankungen %	Mittel %	Wasser %	Stickstoffsubstanz %	Fett %	Asche %	Stickstoffsubstanz %	Fett %	Asche %	Eingekauftes Fleisch	Essbarer Theil	Eingekauftes Fleisch Kal.	Essbarer Theil Kal.	
I. Kl. Rücken	9—15	11,5	47,5	15,2	36,5	0,8	29,0	69,5	1,5	1642	1855	3654	4129	6,0
I. Kl. Keule	5—20	17,5	63,0	18,5	17,5	1,0	50,0	47,3	2,7	1196	1450	2080	2522	2,3
II. Kl. Bug	14—25	21,0	51,0	14,5	33,6	0,9	29,6	68,6	1,8	1369	1733	3022	3825	5,8
III. Klasse	17—35	25,0	58,5	16,5	24,1	0,9	39,7	58,1	2,2	1161	1548	2282	3042	3,6
Fett	—	—	52,3	17,0	29,8	0,9	35,6	62,5	1,9	1744		3593		4,2
Mager	—	—	76,0	17,0	5,8	1,2	70,8	24,2	5,0	1024		1361		0,8

E. Beythien zerlegte wie beim Rindfleisch (S. 466) so auch beim Hammelfleisch die einzelnen eingekauften Stücke in ihre Bestandtheile, indem er gleichzeitig die Preise bezw. Preiswürdigkeit in Betracht zog. Nach diesen Ermittelungen lieferten die für eine Arbeitsanstalt eingekauften Fleischstücke, nämlich einerseits (1.) Hinterkeule und Vorderblatt, andererseits (2.) Hals, Kamm, Rücken und Bauchfleisch, nahezu gleiche Rohbestandtheile und chemische Zusammensetzung, nämlich:

Fleischsorte:	Bestandtheile			Muskelfleisch				Fettgewebe				In 1 kg eingekauftem Fleisch		1 kg kostet	Für 1 M. Nährwertheinheiten
	Muskelfleisch %	Fettgewebe %	Knochen %	Wasser %	Stickstoffsubstanz %	Fett %	Salze %	Wasser %	Stickstoffsubstanz %	Fett %	Salze %	Stickstoffsubstanz g	Fett g	Pfg.	
1. Hinterkeule etc.	55,39	27,87	16,74	74,02	18,76	6,14	1,08	11,16	3,11	85,50	0,23	112,6	272,7	135	1023
2. Hals, Kamm etc.	45,29	44,33	10,38	72,70	20,54	5,75	1,01	8,27	2,92	88,62	0,19	109,4	420,3	130	1400

Das Fleisch des gemästeten, mittelfetten Schafes ist nächst dem des Schweines das fettreichste von den landwirthschaftlichen Nutzthieren; seine Bedeutung für die Fleischversorgung ist aber in Deutschland mit dem Zurückgehen der Schafzucht in den Hintergrund getreten. Ueber den Gehalt desselben an Extraktivstoffen und Muskelfaser vergl. S. 425.

Auch beim Schaffleisch sind, wie aus obigen Berechnungen hervorgeht, die fettreicheren Stücke zur Beschaffung von thunlichst viel Nährstoffen die preiswerthesten.

5. Schweinefleisch. Das Fleisch von Schweinen (Mastschweinen) ist blass- bis rosaroth, zum Theil weiss (blasse Muskeln), stark mit Fett durch- und umwachsen, die Faser ist fein; alte Thiere besitzen ein dunkelrothes, festes und fettarmes Fleisch. Es bildet vorzugsweise das thierische Nahrungsmittel der arbeitenden Klasse; trotz mancher Gefahren, welche mit dem Genuss von Schweinefleisch in dem häufigen Vorkommen von Trichinen und Finnen (S. 429 u. 430) verbunden sind, nimmt es nach dem Rindfleisch unzweifelhaft den ersten Platz ein. Dieses rührt daher, dass sich das Schwein gegenüber anderen Hausthieren sehr leicht und billig mästen, das Fleisch aber bei seinem hohen Fettgehalt sehr leicht aufbewahren lässt. Den Aegyptern, Juden und Mohamedanern war zwar der Genuss des Schweinefleisches verboten, aber von den meisten heidnischen Völkern[1]) wurde dasselbe nicht wenig geschätzt. Besonders auch bei unseren Vorfahren scheint es in hohem Ansehen gestanden zu haben. Sie trieben, wie es noch jetzt hier und da Gebrauch ist, ganze Heerden Schweine in die Eichen- und Buchenwälder, um sie mit den abgefallenen Eicheln und Bucheln zu mästen. In den kleinen Ortschaften Nordwestdeutschlands und in anderen Ländern, wo frisches Rind- und sonstiges Fleisch nur selten zu haben ist, pflegt man noch jetzt in den Haushaltungen im Winter mehrere

---

[1]) Dass bei den Griechen das Schweinefleisch sehr beliebt war, erhellt u. a. aus der Odyssee, wo es z. B. heisst:

„Wandelte dann zu den Kofen, wo scharenweis lagen die Ferkel;
Zwei dort nahm und enttrug er und opferte beide zum Gastmahl,
Sengte alsdann, zerschnitt und steckte das Fleisch um die Spiesse.
Als nun gar es gebraten, da trug er's hin vor Odysseus,
Brätelnd noch an den Spiessen, mit weissem Mehle bestreuet." —

Bei den Römern galten die Geburtstheile und Euter der Mutterschweine am Tage der Geburt oder 2 Tage später als die grössten Leckerbissen; ebenso die Spanferkel. Weil in Folge der Abschlachtung dieser Thiere die Schweine sehr abnahmen, verbot Kaiser Alexander Severus das Schlachten von säugenden Sauen und Milchferkeln.

Den Aposteln bezw. ersten Christen wurde der Genuss des Schweinefleisches gestattet, um ihnen den Verkehr mit den Heiden zu erleichtern.

Schweine zu mästen und zu schlachten, um von dem eingepökelten und geräucherten Fleisch als Vorrath das ganze Jahr hindurch zu zehren. Das Schweinefleisch macht in Form von Schinken, Speck und Würsten den wesentlichen Theil der Fleischdauerwaaren aus; es bildet auf diese Weise sowohl einen Leckerbissen für den Bemittelten als ein wichtiges Nahrungsmittel für den Unbemittelten.

Bei dem Schwein ist gerade die Art des Futters von wesentlichem Einfluss auf den Wohlgeschmack des Fleisches. Ueberwiegende Kartoffelnahrung liefert ein geschmackloses, wässeriges Fleisch, Fleischfuttermehl und Fischmehl in grösseren Mengen, ebenso Bucheckern ein thranig schmeckendes Fleisch. Bis zu 2 Jahren alte und gut genährte Schweine haben eine zarte, helle Haut und ein festes, weisses und körniges Fett; alte und schlecht genährte Thiere dagegen eine harte, zähgelbe Haut, sowie gelbes, schmieriges Fett. Wegen des hohen Fettgehaltes gilt das Schweinefleisch als schwer verdaulich. Das Schwein wird auch zuweilen verhältnissmässig jung, im Alter von 2—3 Wochen geschlachtet (sog. Spanferkel).

Das Schwein hat unter den häuslichen Schlachtthieren bei seinem hohen Fettgehalt das grösste Schlachtgewicht und die geringsten Schlachtabfälle; nämlich nur 15—25 % von letzteren; im Durchschnitt rechnet man etwa 20 % Schlachtabfälle. Als solche gelten nach den Vorschlägen S. 464 folgende:

a) Die Eingeweide der Brust-, Bauch- und Beckenhöhle nebst Zunge, Luftröhre und Schlund, jedoch mit Ausnahme der Nieren und des Schmeeres — Flohmen, Liesen;

b) bei männlichen Schweinen die äusseren Geschlechtstheile.

Lawes und Gilbert fanden:

1. Schlachtergebniss:	Lebendgewicht kg	Reines Schlachtgewicht %	Gesammt-Schlachtabfälle %	Procentiger Gehalt an:			
				Knochen %	Muskelfleisch %	Fett %	Eingeweide, Fell etc. %
Mageres Schwein	42,2	73,7	26,3	8,3	47,6	20,0	24,1
Fettes Schwein	83,4	82,8	17,2	5,6	37,3	39,4	17,7

2. Procentige Zusammensetzung:	Des ganzen Thieres					Des ausgeschlachteten Rumpfes			
	Wasser %	Stickstoffsubstanz %	Fett %	Salze %	Magen- u. Darminhalt %	Wasser %	Stickstoffsubstanz %	Fett %	Salze %
Mageres Schwein	55,1	13,7	23,2	2,7	5,2	57,6	11,1	30,7	0,6
Fettes Schwein	41,3	10,9	42,2	1,6	4,0	38,5	8,6	52,6	0,3

Hiernach besteht bei einem Schwein fast die Hälfte des Lebendgewichtes aus Fett. Man unterscheidet bei demselben folgende durch Fig. 28[1]) veranschaulichte Fleischstücke und Fleischklassen:

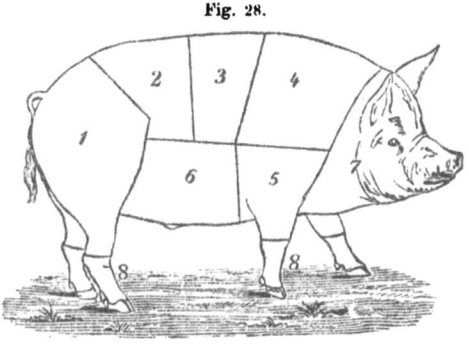

Fig. 28.

---

[1]) Nach R. Ostertag: Handbuch der Fleischbeschau. Stuttgart 1899, 3. Aufl., 164.

I. Klasse:	II. Klasse:	III. Klasse:	IV. Klasse:
1. Schinken (Keulen).	4. Kamm.	6. Bauch.	7. Kopf mit Backen.
2. Rückenstück.	5. Vorderschinken und		8. Beine.
3. Kotelettenstück.	Bruststück.		

Die chemische Zusammensetzung der wesentlichsten Fleischsorten eines mittelfetten Schweines ist folgende:

Fleischsorte	Abfall		Zusammensetzung des essbaren Theiles				In der Trocken-Substanz			In 1 kg Nährwertheinheiten		Wärmewerthe für 1 kg		Nährstoffverhältniss Nh : Nfr wie 1 :
	Schwankungen %	Mittel %	Wasser %	Stickstoff-Substanz %	Fett %	Asche %	Stickstoff-Substanz %	Fett %	Asche %	Eingekaufter Theil Kal.	Essbarer Theil Kal.	Eingekaufter Theil Kal.	Essbarer Theil Kal.	
I. Kl. Schinken	11—58	42,0	62,8	18,5	17,7	1,0	49,8	47,6	2,6	844	1456	1473	2540	2,4
I. Kl. Rücken	11—21	16,0	52,0	16,8	30,3	0,9	35,0	63,1	1,9	1464	1743	3049	3630	4,5
II. Klasse	7—55	45,0	51,5	15,1	32,6	0,8	31,1	67,2	1,7	953	1733	2069	3761	5,4
III. Kl. (Mittelstücke, Bauch)	50—70	55,0	52,5	16,2	30,6	0,7	34,1	64,4	1,5	778	1728	1633	3629	4,7
IV. Kl. Kopf etc.	50—75	65,0	45,3	12,7	41,3	0,7	23,2	75,5	1,3	656	1874	1559	4459	8,2
Fleisch Fett	—	—	47,5	14,5	37,3	0,7	27,6	71,1	1,3	1844		4170		6,4
Fleisch Mager	—	—	72,5	20,1	6,3	1,1	73,1	22,9	4,0	1194		1557		1,5

A. Beythien hat die vorstehenden Untersuchungen dadurch vervollständigt, dass er wie beim Rindfleisch S. 466 auch das Schweinefleisch (frisch und geräuchert), wie es von einer Arbeitsanstalt in Dresden eingekauft wurde, in seine Bestandtheile (Muskelfleisch, Fettgewebe, Knochen und Schwarte) zerlegte, Muskelfleisch und Fettgewebe untersuchte und gleichzeitig die Preiswürdigkeit der einzelnen Stücke ermittelte. Die Ergebnisse waren im Mittel von je 3 Proben folgende:

Fleischsorte	Frisches Schweinefleisch								Geräuchertes Schweinefleisch							
	Bestandtheile				In 1 kg eingekauftem Fleisch		1 kg kostet	Für 1 Mk. Nährwertheinheiten	Bestandtheile				In 1 kg eingekauftem Fleisch		1 kg kostet	Für 1 Mk. Nährwertheinheiten
	Muskelfleisch %	Fettgewebe %	Knochen %	Schwarte %	Stickstoff-Substanz g	Fett g	Pfg.		Muskelfleisch %	Fettgewebe %	Knochen %	Schwarte %	Stickstoff-Substanz g	Fett g	Pfg.	
1. Hinterkeule (Schinken)	48,72	33,85	9,35	8,08	115,7	298,3	140	1047	55,38	35,63	5,24	3,75	127,3	357,1	180	949
2. Vorderblatt	53,22	27,56	11,65	7,57	122,9	247,4	130	1044	52,81	35,76	6,44	4,99	121,8	356,8	150	1120
3. Hals, Kamm	43,54	43,13	9,59	3,74	105,9	425,6	130	1389	68,00	18,93	13,07	—	153,4	235,6	150	916
4. Rücken	36,54	51,79	6,51	5,16	81,7	534,3	140	1437					172,0	221,1	150	1016
5. Bauch- bzw. Rauchfleisch	34,53	54,39	2,54	8,54	95,0	479,4	120	1594	34,42	57,51	2,77	5,30	99,6	530,1	140	1492

Für das abgetrennte Muskelfleisch und das Fettgewebe wurde im Mittel aller Fleischstücke gefunden:

Schweinefleisch	Muskelfleisch				Fettgewebe			
	Wasser %	Stickstoff-Substanz %	Fett %	Asche %	Wasser %	Stickstoff-Substanz %	Fett %	Asche %
1. Frisch	70,25	21,06	7,60	1,09	8,73	2,90	88,22	0,15
2. Gesalzen u. geräuchert .	62,13	22,75	8,34	6,78	7,66	3,11	88,06	1,17

Hiernach sind die mittleren Fleischstücke des Schweines als die fettreichsten durchweg die preiswerthesten. Das von Fett befreite Fleisch verhält sich wie das der anderen Schlachtthiere; nur ist der Gehalt an Muskelfleisch an sich erheblich niedriger als bei den anderen Schlachtthieren.

Durch das Räuchern verliert das Fleisch naturgemäss Wasser, nimmt dagegen durch das Salzen mehr oder weniger Salz auf. Gleiche Gewichtsmengen geräuchertes Schweinefleisch enthalten mehr Nährstoffe als frisches Schweinefleisch, sind aber entsprechend theurer, so dass man in ersterem für 1 Mark weniger Nährwertheinheiten erhält, als im frischen Schweinefleisch.

6. *Pferdefleisch*. Das Pferdefleisch hat im allgemeinen eine dunkelrothe Farbe, die beim längeren Liegen einen bläulichen, fast schwarzen Schimmer erhält. Es findet nur eine beschränkte Verwendung als Nahrungsmittel. So wurden in einem Jahre (1896/97) für den Kopf der Bevölkerung verzehrt:

Stadt Magdeburg   Stadt Königsberg i. Pr.
Fleisch im Ganzen   Pferdefleisch   Fleisch im Ganzen   Pferdefleisch
60,52 kg   1,4 kg oder 2,3 %[1]   40,66 kg   0,64 kg oder 1,6 %[1]

Im Jahre 1896 wurden in Preussen zusammen in den Rossschlächtereien 50 242 Pferde geschlachtet; davon in Berlin allein 5000 Stück.

Die Abneigung gegen das Pferdefleisch liegt zum Theil in dem wenig zusagenden süsslichen Geschmack desselben, vorzugsweise aber daran, dass das Pferd als edles und stolzes Thier dem Menschen sehr erhebliche Dienste leistet, welche eine Verwendung des Fleisches für Zwecke des Essens als eine Herabwürdigung des Thieres erscheinen lassen. Dazu kommt, dass die Aufzucht und Pflege des Pferdes eine den anderen Schlachtthieren gegenüber sehr kostspielige ist, dass daher gesunde und wohlgenährte Pferde wegen der niedrigen Fleischpreise nicht geschlachtet werden können. Meistens gehen nur abgetriebene, alte oder durch Unglücksfälle aller Art (durch Krankheiten) beschädigte Thiere an den Metzger. Der allgemeine Ekel und Widerwillen des Menschen gegen den Genuss von Pferdefleisch hat daher seine Berechtigung[2].

Wenn dagegen das Fleisch von einem jungen und wohlgenährten Pferde, das vielleicht nur wegen Beinbruchs oder einer sonstigen, rein äusserlichen Beschädigung

---

[1] Vom Gesammtverzehr an Fleisch.
[2] Der durchweg bestehende Widerwille gegen das Pferdefleisch hat auch einen geschichtlichen Hintergrund. Dasselbe war bei den alten Deutschen sehr beliebt und wurde stets bei den heidnischen Opfern verzehrt, zu denen Pferde geopfert worden waren. Um die Volkssitte der heidnischen Opfer zu verdrängen, verbot Papst Gregor III. den Genuss des Pferdefleisches.
Im Jahre 1825 erklärte indess eine französische Kommission das Pferdefleisch für ein gutes Nahrungsmittel und nachdem 1856 Geoffroy St. Hilaire für die Verwerthung des Pferdefleisches als Nahrungsmittel eingetreten war, wurde auch in Deutschland das Pferdefleisch wieder zu dem geniessbaren Fleisch gezählt. Auch wirkten die Thierschutzvereine für die Verwendung des Pferdefleisches als Nahrungsmittel, um auf diese Weise zu verhindern, dass alte krüppelhafte Pferde in thierquälerischer Weise bis zum letzten Rest ihrer Arbeitskraft durch die Arbeit erschöpft wurden.

geschlachtet werden musste, herrührt, so dürfte gegen die Verwendung desselben nichts einzuwenden sein, zumal das Fleisch einen hohen Nährwerth besitzt.

So wurde im Mittel von mehreren Analysen gefunden:

Wasser	Stickstoff-Substanz	Fett	Glykogen	Asche	In der Trockensubstanz: Stickstoff-Substanz	Fett	Glykogen	Asche	In 1 kg Nährwerth-einheiten	Wärmewerthe für 1 kg
74,2 %	21,5 %	2,5 %	0,8 %	1,0 %	83,3 %	9,7 %	3,1 %	3,9 %	1150	1272 Kal.

Das Fleisch des Pferdes ist durchweg fettarm[1]) und eignet sich daher besonders zur Herstellung von Rauchfleisch, wozu es auch vorwiegend benutzt wird. Auch dient dasselbe vielfach zur Herstellung von Würsten. Das Pferderauchfleisch zeichnet sich von dem des Rindes durch eine stark hellrothe Farbe aus.

Beim Kochen des Pferdefleisches zeigen sich auf der Fleischbrühe gelbe Fetttröpfchen, nach Zusatz von Schwefelsäure tritt mitunter ein eigenartiger, an Pferdestallluft erinnernder Geruch auf (wahrscheinlich von flüchtigen Fettsäuren herrührend). Dieser eigenartige Pferdegeruch soll den Nieren bei jeder Zubereitung entströmen (Baranski).

Ed. Pflüger[2]) beobachtete in einem Falle bei ausschliesslicher Fütterung von Pferdefleisch an einen Hund das Auftreten starker Durchfälle, die erst verschwanden, als dem Futter geringe Mengen Fett oder Reisbrei zugesetzt wurden. Der schädliche Stoff ging beim Kochen mit in die Fleischbrühe über; nach Eindampfen der Fleischbrühe und nach Ausziehen des Rückstandes mit 96 %-igem Alkohol und Aether verblieb eine dunkelbraune Masse, in welcher sich mit Wahrscheinlichkeit Jekorin, mit Sicherheit Lecithin nachweisen liess.

7. Fleisch von Wild und Geflügel. Das Fleisch von Wild und Geflügel ist feinfaseriger und besitzt ein dichteres Gewebe, als das Fleisch der landwirthschaftlichen Schlachtthiere. Man lässt es daher theilweise vor seiner Anwendung gern eine Art Zersetzung durchmachen, indem man es mehrere Tage nach dem Tödten der Thiere in kühlen und luftigen Räumen hängen lässt.

Gekocht oder gebraten bildet das Fleisch dieser Gruppe allgemein eine zarte, wohlschmeckende und leicht verdauliche Speise. Das Muskelfleisch als solches enthält nur sehr wenig Fett eingelagert; das Fett findet sich vielmehr an verschiedenen inneren Körpertheilen und unter der Haut, jedoch bei den wild in der Natur lebenden Thieren in Folge der stärkeren Bewegung in viel geringerem Grade, als bei den im Hause ernährten Thieren. Das Fleisch der Männchen schmeckt hier, wie auch bei anderen Thieren, voller und kräftiger als das der Weibchen, während letzteres zarter als ersteres ist[3]).

Das Fleisch von Wild und Geflügel bildet aber mehr einen Leckerbissen für den Menschen, als ein Nahrungsmittel. Nur in dem zahmen französischen Kaninchen (sog. Lapins) glaubt man einen billigen Fleischerzeuger erblicken zu müssen, welcher die arbeitende und arme Volksklasse mit Fleisch zu versorgen im Stande ist. In Frankreich und England hat die Zucht dieser Thiere einen hohen Grad der Vollkommenheit erlangt.

---

[1]) Nur im Fleisch vom Brustkern eines wohlgenährten Pferdes fanden wir 15,64 % Fett bei 61,39 % Wasser.
[2]) Pflüger's Archiv d. ges. Physiologie 1900, 80, 111.
[3]) Der Kapaun vereinigt den kräftigen Geschmack des Männchens mit der Zartheit des Fleisches vom Weibchen.

Allein H. Weiske[1]) hat gezeigt, dass die Fleischerzeugung bei diesen Thieren nicht sehr billig ist, so kostete nach mehreren Versuchen die Erzeugung von

    1 kg Lebendgewicht . . . 0,56—1,06 Mark
    1 „ Schlachtgewicht . . . 0,96—1,44 „

Machen wir denselben Geldaufwand bei Fütterung von Schweinen, die ebenfalls Abfälle aller Art fressen, so wird damit für die Fleisch- und Fetterzeugung mehr erreicht. Kleinere Thiere gebrauchen, wie wir gesehen haben, bei einem lebhafteren Stoffwechsel für dasselbe Körpergewicht mehr Nährstoffe, als grosse Thiere (vergl. S. 219 u. 314); dieselbe Menge Nährstoffe kann daher bei ihnen für Fleisch- und Fettansatz nicht dasselbe leisten, als bei grösseren Thieren.

Mehr noch als beim Kaninchen macht bei dem Geflügel die theure Unterhaltung und Erzeugung das Fleisch sehr theuer. „Wer sein Geld los werden will und weiss nicht wie, der halte viel Federvieh."

Die Zahl der hierher gehörigen Thiere ist sehr gross; es würde schwer sein, alle Vögel und alles Wild aufzuzählen, welches vom Menschen in den einzelnen Ländern und Welttheilen verzehrt wird. Was in einer Gegend als Nahrungsmittel widersteht, wird womöglich in einer anderen als Leckerbissen angesehen. Wir Norddeutsche lassen den Sperling unbeachtet oder verschmähen ihn, in Süddeutschland dagegen nimmt derselbe eine Stellung ein, wie bei uns der Krammetsvogel. Vögel, die im vorgerückten Alter uns widerstehen, bilden in der Jugend eine leckere Speise. Von jungen Krähen wird z. B. eine von vielen sehr geschätzte Krähenpastete hergerichtet, während wohl noch keiner daran gedacht hat, alte Krähen als allgemeines Nahrungsmittel zu verwenden.

Mit nur wenigen Ausnahmen — bei uncivilisirten Völkern — werden nur die **gras- und pflanzenfressenden** Thiere vom Menschen genossen; das Fleisch des **fleischfressenden** Wildes und Geflügels hat im allgemeinen einen ekelhaften Geschmack und wird allgemein verschmäht.

Dieser Unterschied im Geschmack des Fleisches zwischen den pflanzen- und fleischfressenden Vögeln macht sich sogar bei den in der Natur lebenden und im Haushalte grossgezogenen Thieren geltend. Das Fleisch der wilden Ente hat durchweg einen angenehmeren Geschmack, als das der mit Küchenabfällen und Fleischresten aufgezogenen zahmen Hausente.

Ueber das Verhältniss von Knochen zu Fleisch bei Thieren dieser Gruppe hat Verf. einige Ermittelungen angestellt, wobei zu bemerken ist, dass das Gewicht der Thiere ohne Fell bezw. Federn, ferner ohne Kopf und Extremitäten festgestellt, also nur das gewogen wurde, was im Haushalte bei der Zubereitung zur Verwendung kommt. Auf diese Weise wurde gefunden:

	Reines Schlachtgewicht g	Knochen g = %	Fleisch + Fett g = %	Innere verwendbare Theile g = %
Hase	1980	— —	— —	156,2 = 7,9
Kaninchen (sog. Lapins) fett	1270	152,0 = 11,9	1006,3 = 79,3	111,7 = 8,8
Haushuhn (fett)	720	101,0 = 15,4	535,6 = 74,4	81,4 = 11,2
Junger Hahn	611	111,0 = 18,1	435,7 = 71,4	64,3 = 10,5
Ente (wild)	840	88,0 = 10,5	667,6 = 79,4	84,4 = 10,1
Gans (fett)	3050	285,0 = 9,3	2473,6 = 81,1	291,4 = 9,6

---

[1]) Der Landwirth, 1876, 46.

Ueber das Schlachtergebniss einiger Gänse und Enten giebt Römer folgende Zahlen:

	Gänse			Enten		
	kg	kg	kg	kg	kg	kg
Die lebenden Thiere wogen	4,937	5,050	4,800	1,760	1,780	1,830
Die bratfähigen Thiere wogen	3,600	3,510	3,535	1,350	1,210	1,320
Die Unterschiede von	1,337	1,540	1,265	0,450	0,530	0,420
entfielen auf:						
Kopf, Blut, Füsse, Flügel	0,747	0,840	0,665	0,225	0,245	0,250
Schweissfedern und Flaum	0,260	0,260	0,210	0,075	0,095	0,090
Därme und Magen mit Inhalt	0,330	0,440	0,390	0,150	0,190	0,170
Gewicht d. bratfertigen Thieres	%	%	%	%	%	%
in Procenten des Lebendgewichts	72,92	69,50	73,65	74,43	70,22	72,13

Atwater fand die Schlachtabfälle (Knochen etc.) bei einem jungen, fast mageren Huhn zu 41,6 %, bei einem mittelfetten Truthahn zu 35,4 %.

Die Zusammensetzung des Fleisches dieser Thiere wurde wie folgt gefunden:

Fleisch von	Wasser	Stickstoff-Substanz	Fett	Sonstige stickstoff-freie Stoffe	Asche	In der Trockensubstanz		
						Stickstoff-Substanz	Fett	Stickstoff
	%	%	%	%	%	%	%	%
Hase	74,16	23,34	1,13	0,19	1,18	90,34	4,37	14,46
Kaninchen (sog. Lapins, fett)[1]	66,85	21,47	9,76	0,75	1,17	64,77	29,74	10,84
Reh	75,76	19,77	1,92	1,42	1,13	81,86	7,92	13,10
Haushuhn, mager	76,22	19,72	1,42	1,27	1,37	82,93	5,97	11,25
desgl., fett[1]	70,06	18,49	9,34	1,20	0,91	61,76	31,19	9,88
Junger Hahn (fett)[1]	70,03	23,32	3,15	2,49	1,01	77,81	10,51	12,44
Truthahn, mittelfett	65,60	24,70	8,50	—	1,20	71,80	24,71	11,49
Ente (wilde)[1]	70,82	22,65	3,11	2,33	1,09	77,59	10,62	12,92
Gans (fett)[1]	38,02	15,91	45,59	—	0,48	38,02	73,55	4,11
Feldhuhn	71,96	25,26	1,43	—	1,39	71,96	5,10	14,14
Taube	75,10	22,14	1,00	0,76	1,00	89,58	4,17	14,23
Krammetsvogel	73,13	22,19	1,77	1,36	1,52	82,58	6,58	13,15

Nach den Untersuchungen von Schlossberger und v. Bibra enthält die Stickstoffsubstanz dieser Thiere nur wenig leimgebende Substanz; sie fanden:

	Wassergehalt des untersuchten Fleisches	In der Stickstoff-Substanz:		
		Albumin	Fleischfaser	Leimsubstanz
Rehfleisch	74,63 %	1,94 %	16,81 %	0,50 %
desgl.	78,30 „	2,30 „	18,00 „	— „
Hühnerfleisch	77,30 „	3,00 „	16,50 „	1,20 „
Fleisch der wilden Ente	71,76 „	2,68 „	17,68 „	1,23 „
Taubenfleisch	76,00 „	4,50 „	17,00 „	1,50 „

Hieraus erklärt sich der hohe Nährwerth dieser Fleischsorten. Da es ausserdem, wie wir S. 422 gesehen haben, durchweg einen hohen Gehalt an Kreatin und anderen Fleischbasen besitzt, so ist es mehr als andere Fleischsorten ein wichtiges Reiz-

---

[1] Fleisch einschl. Fett von der einen Hälfte des Körpers.

und Genussmittel. Der erfrischende und kräftigende Geschmack dieses Fleisches ist bekannt, wie ebenso, dass es wegen der gleichzeitigen leichten Verdaulichkeit eine beliebte Speise der Kranken bildet.

Fehler und Verunreinigungen.

Beim Ankauf von Wild und Geflügel ist grösste Vorsicht anzuempfehlen; denn es kommt zuweilen vor, dass krepirte Thiere auf dem Markt verwerthet werden. Man erkennt diese nach Gerlach zunächst daran, dass die Haut nicht rein weisslich, sondern mehr bläulich und bräunlich gefleckt erscheint. Da das Federvieh durch einen Genickschnitt oder durch Köpfen getödtet zu werden pflegt, indem bei kleineren Thieren der Kopf ohne vorhergehende Hautverletzung abgedreht wird, so ist das Fehlen irgend einer Schlachtwunde ein direkter Beweis, dass ein Schlachten nicht stattgefunden hat. Ist aber einem verendeten Thiere nachträglich zur Täuschung eine Schlachtwunde beigebracht, so erkennt man dieses an dem Fehlen der mit Blut unterlaufenen blauen oder bräunlichen Flecken in den die Schlachtwunde — auch beim Abdrehen des Kopfes — umgebenden Geweben, wie sie — die Flecken — in der Nähe der während des Lebens beigebrachten Schlachtwunden auftreten.

Auch gehört vergiftetes Wild und Geflügel, welches durch Verzehren von zur Vertilgung von Feldmäusen und Ratten ausgestreuten Phosphorpastillen oder Strychnin- oder Arsenikpräparaten verendet ist, nicht zu den Seltenheiten.

Bei Haarwild (Hase, Reh etc.) ist darauf zu achten, ob sie auch eine Schusswunde haben und nicht etwa in Schlingen oder Fallen gefangen worden sind. Letzteres kommt besonders in Betracht, wenn Haarwild etwa während der Schonzeit zum Verkauf angeboten wird.

Beim Ankauf des Geflügelwildes ist besonders auf das Aussehen des Steisses zu achten; derselbe sieht, wenn das Geflügel schon längere Zeit geschossen und nicht mehr ganz frisch ist, grünlich aus; das Alter lässt sich nach den Federn beurtheilen. Bei jüngerem Federwild ist die ausgerissene Feder weich und noch mit Blut gefüllt, bei älteren Thieren hart; bei Gänsen gilt die leichtere oder schwierigere Zerreissbarkeit der Schwimmhaut als Kennzeichen für das Alter derselben, beim Hasen in ähnlicher Weise die der Ohren (sog. „Löffel").

8. Fleisch von Fischen. Die Zahl der vom Menschen genossenen Fische ist sehr gross; das Fleisch der meisten ist weiss von weissem Blut, es giebt aber auch darunter rothblütiges Fleisch, wie das vom Lachs. Durchweg zeichnet sich das Fleisch der Fische durch hohen Wassergehalt aus, der um so höher ist, je weniger Fett es enthält. Letzteres ist sowohl qualitativ wie quantitativ sehr verschieden. Der Geschmack des Fischfleisches ist wesentlich durch die verschiedene Beschaffenheit des Fettes bedingt. Dazu kommen bei einigen Fischsorten noch besondere Bestandtheile, wie das Trimethylamin ($N \cdot [CH_3]_3$) in der Häringslake. Diese und andere Stoffe sind vielen Menschen weniger zusagend[1]), so dass das Fleisch der Säuge- und anderen Thiere von den meisten vorgezogen wird.

Auch quantitativ ist der Fettgehalt der Fische sehr verschieden. Während das Fleisch von Lachs, Häring, Sprotte, Sardellen, Neunaugen, Aal, Meeraal, Makrele, Uklei etc. viel Fett enthält, ist das Fleisch von Schellfisch, Hecht, Seezunge etc. sehr arm daran. Bei diesen suchen wir das Fett durch Butter- oder Oelzusatz zu ergänzen.

Von allen Fischen findet wohl der Häring (Clupea harengus L.) die weiteste Verwendung; wegen seines billigen Preises bildet er vorzugsweise ein Nahrungsmittel der ärmeren Volksklasse. Der geräucherte Häring heisst „Bückling".

---

[1]) Das Trimethylamin, welches ausser in der Häringslake auch in Maikäfern, Flusskrebsen, ferner im Mutterkorn, Fliegenpilz, Rübenblättern nachgewiesen ist, setzt, in verhältnissmässig kleiner Menge genossen, die Temperatur des Körpers herab, in grösseren Mengen bewirkt es auch ein Sinken der Pulsfrequenz und eine Abnahme der Energie des Herzschlages.

Nach ihm folgt, wenigstens in Nordwestdeutschland, als weit verbreitet der gemeine Schellfisch (Gadus aeglefinus L.) und der Kabeljau (Gadus morrhua L.); letzterer heisst jung „Dorsch", frisch „Kabliau", getrocknet „Stockfisch", gesalzen „Laberdan". Mehr geschätzt als diese sind bei uns Lachs oder Salm, Forelle, Seezunge etc., aber sie sind als die seltener vorkommenden Fische auch die theuersten.

Die häufig erhobene Anklage der Schwerverdaulichkeit des Fischfleisches dürfte wohl zum Theil individueller Natur sein, zum Theil auch an dem geringeren Fleischsaft liegen, der von günstigem Einfluss auf die Verdauung ist. Nach vergleichenden Versuchen von Atwater (vergl. S. 217) ist das Fischfleisch nicht minder hoch verdaulich als Rindfleisch.

Die Struktur des Fleisches der Fische ist nicht verschieden von der des Fleisches der Säugethiere; es ist auch nicht minder nahrhaft als dieses. Die Fischzucht ist daher von der grössten wirthschaftlichen Bedeutung. Indem die Fische von den in dem Wasser der Bäche, Flüsse und dem Meere gelösten oder schwebenden Stoffen leben und dieselben zum Aufbau ihres Körpers verwenden, schützen sie eine Menge Stoffe, welche dem Festlande entstammen, vor dem Verschwinden und Niederfall in die Tiefen des Meeres, wo sie sonst für Jahrtausende begraben liegen. Es verdient daher alle Anerkennung, dass man in neuester Zeit der Fischzucht auf dem Festlande wieder grössere Aufmerksamkeit zuwendet und die natürlichen Wasserläufe von schädlichen Verunreinigungen aller Art, welche das Verschwinden der Fische in denselben zur Folge haben, rein zu erhalten bestrebt ist.

Es verdient dies um so mehr Anerkennung, als die Erzeugung von Fleisch überhaupt für die Grösse unserer Bevölkerung nicht mehr ausreicht, die Erzeugung von Fischfleisch aber aus den angegebenen Gründen die billigste von allen ist.

Fr. Lehmann[1] zeigt, dass Fische wie Karpfen auch künstlich gemästet werden können. Die Karpfen sind in gewöhnlichem Wasser durchweg arm an Fett; als Lehmann sie aber mit Mais und Fleischmehl, Mais und Lupinen oder Lupinen künstlich fütterte, nahmen sie unter Gewichtsvermehrung erheblich an Fett zu; er fand nämlich im Mittel:

Karpfen:	Gewicht eines Thieres	Reines Fleisch-Gewicht	Ausbeute an Fett f. 1 Thier	Procentige Zusammensetzung des Fleisches:			
				Wasser	Stickstoffsubstanz	Fett	Asche
Künstlich gefüttert	1000 g	443,4 g	42,9 g	73,47 %	16,67 %	8,73 %	1,13 %
Nicht gefüttert	895 „	409,0 „	10,9 „	78,85 „	17,38 „	2,57 „	1,22 „

Von den Fischen wird durchweg nur das Fleisch verwendet. Die Angaben über den Gehalt hieran bezw. an essbaren Theilen sind noch sehr dürftig und nach Payen, Atwater und Wegel (vergl. Bd. I., S. 43—64) selbstverständlich je nach Gewicht des Fisches sehr schwankend. Soweit hierüber Angaben vorliegen, mögen sie in der nachstehenden Tabelle[2] über die Zusammensetzung des frischen Fleisches einiger Fische mit aufgeführt werden:

---

[1] Allgem. Fischerei-Ztg. 1900, 25, 91.
[2] In dieser Tabelle sind ausser den Analysen im I. Bande die inzwischen veröffentlichten Analysen von A. Balland (Compt. rend. 1898, 126, 1728) mitberücksichtigt.

Das Fleisch.

No.	Nähere Bezeichnung	Anzahl d. Analysen	In der frischen Substanz				In der Trocken-Substanz			Essbarer Theil in Proc. des Fisches
			Wasser %	Stickstoff-Substanz %	Fett %	Asche %	Stickstoff-Substanz %	Fett %	Stickstoff %	Ungefährer Durchschnitt %
	A. Fettreiche Fische.									
1	Lachs oder Salm (Salmo salar L.) ..	9	64,00	21,14	13,53	1,22	58,42	37,31	9,39	64,5
2	Flussaal (Anguilla fluviatilis oder Muraena anguilla L.)	3	58,21	12,24	27,48	0,87	29,29	65,75	4,69	76,0
3	Meeraal (Anguilla rostrata Le Sueur) .	3	72,90	17,96	7,82	1,00	66,35	28,88	10,61	70,0
4	Häring, frisch (Clupea harengus L.) ..	3	75,09	15,44	7,63	1,64	61,98	30,63	9,92	53,5
5	Strömling (Clupea harengus L. var. membras)	3	74,44	19,36	4,92	1,47	75,54	18,95	12,09	—
6	Weissfisch (Uklei) (Leuciscus alburnus) .	1	72,80	16,81	8,13	3,25	61,80	29,89	9,89	—
7	Makrele (Scomber scombrus)	8	70,80	18,93	8,85	1,38	64,83	30,31	10,37	55,5
8	Heilbutte, amerikanische Pferdezunge (Hippoglossus americanus Gill. oder H. vulgaris)	3	75,24	18,53	5,16	1,06	76,54	19,11	12,25	82,0
9	Alse (Alosa oder Clupea sapidissima Wilson)	7	70,44	18,76	9,45	1,35	63,97	31,62	10,24	50,0
10	Gem. Maifisch (Alosa vulgaris) ...	1	63,90	21,88	12,85	1,26	60,62	35,58	9,70	—
11	Karpfen Gefüttert ...	3	73,47	16,67	8,73	1,22	62,83	32,91	10,05	46,0
12	(Cyprinus carpio L.) Nicht gefüttert ..	2	77,91	18,96	1,85	1,28	85,83	8,37	13,79	45,0
13	Brasse (Abramis brama)....	1	78,70	16,18	4,09	1,02	75,94	19,20	12,15	—
	B. Fettarme Fische.									
14	Hecht (Esox lucius L.)	4	79,63	18,42	0,53	0,96	90,59	2,42	14,50	52,5
15	Gemeiner Schellfisch (Gadus aeglefinus L.)	8	81,50	16,93	0,26	1,31	91,51	1,40	14,64	44,5
16	Kabliau oder Dorsch (Gadus morrhua bezw. G. calarias L.)	6	82,42	15,97	0,31	1,29	90,84	1,76	14,53	46,0
17	Flussbarsch (Perca fluviatilis L.) ...	3	79,48	18,93	0,70	1,29	90,34	3,37	14,48	37,0
18	Scholle oder Kliesche (Pleuronectes platessa L. bezw. limanda)	3	80,83	16,49	1,54	1,00	86,02	8,03	13,76	47,5 [1])
19	Seezunge (Pleuronectes solea)	2	82,67	14,60	0,53	1,42	84,24	3,06	13,49	—
20	Rochen (Raja sp.)	2	77,67	19,51	0,91	1,11	92,92	4,31	14,87	—
21	Gründling (Gobio)	2	78,95	16,66	1,86	2,39	79,14	8,84	12,02	—
22	Flunder (Paralichtys dentatus L.) ...	2	84,00	14,03	0,69	1,28	87,61	4,38	14,02	43,0
23	Saibling oder Forelle (Salmo salvelinus bezw. Salvelinus fontinalis Mitch.) .	3	77,51	19,18	2,10	1,21	85,55	9,11	13,69	51,0
24	Lachsforelle (Salmo trutta)	1	80,50	17,52	0,74	0,80	89,82	3,80	14,37	—
25	Stör (Acipenser sturio L.)	1	78,59	18,08	0,90	1,43	84,45	4,20	13,51	85,5
26	Stint (Osmerus eperlanus L.)	1	81,50	15,72	1,00	0,76	84,98	5,40	13,60	—
27	Plötze (Leuciscus erythrophthalmus) ..	1	80,50	16,39	1,08	1,23	84,04	5,52	13,45	45,0
28	Merlan (Merlangus vulgaris L.) ...	1	80,70	16,15	0,46	1,44	83,65	2,36	13,38	—
29	Schwarzer Merlan (Seehecht) (Merluccius communis C.)	1	80,10	17,84	0,36	0,97	89,64	1,80	14,35	—
30	Meeräsche (Mugil cephalus C.). '..	1	79,30	18,32	1,22	1,09	88,50	5,90	14,16	—
31	Schleie (Tinca vulgaris L.)	1	80,00	17,47	0,39	1,66	87,34	1,95	13,97	38,0
32	Steinbutte (Rhombus maximus L.)..	1	77,60	18,10	2,28	0,74	80,82	10,15	12,93	—

---

[1]) Für eine ausgenommene Scholle von 645 g Gewicht.

König, Nahrungsmittel. II. 4. Aufl.

W. O. Atwater untersuchte eine Anzahl Fische auf Abfälle und essbare Theile; ferner bestimmte er im Fleisch Albumin, Leim, unlösliche Stickstoff-Substanz etc.; desgleichen von Mineralstoffen Phosphorsäure, Schwefelsäure, Chlor. Der Gehalt an diesen Bestandtheilen [1]) bei einigen der gangbarsten Fische ist folgender (vergl. Bd. I., S. 57 u. ff.):

Bezeichnung des Fisches	Gewicht des Fisches g	In Procenten des Fisches		In der Trockensubstanz des Fleisches							
		Abfälle, Eingeweide, Gräten, Haut etc. %	Essbarer Theil (Fleisch) %	Kaltwasserextrakt (Extraktivstoffe nicht koagulirbar)[2]) %	Albumin (vom Kaltwasserextrakt koagulirbar) %	Leim (Heisswasserextrakt) %	Unlösliches Proteïn %	Phosphorsäure %	Schwefelsäure %	Chlor %
Lachs oder Salm	5515,7	35,3	64,7	—	—	—	—	1,79	—	—
Meersal	902,0	20,2	79,8	—	—	.	—	1,70	—	—
Häring	1080,8	46,0	54,0	4,51*)	5,23	9,46*)	—	1,77	1,77	0,68
Makrele	1034,5	46,6	55,4	8,61*)	7,27	5,74*)	47,37	2,11	1,55	—
Heilbutte	—	17,7	82,3	7,04*)	0,42	12,89*)	28,14*)	1,81	2,11	0,74
Alse	1615,6	50,1	49,9	6,68*)	6,57	6,31*)	43,60	1,85	1,78	—
Hecht	1617,0	42,7	57,3	9,55*)	6,95	10,20*)	56,71*)	2,21	1,55	—
Schellfisch	2254,2	51,0	49,0	6,18	7,89	16,36*)	65,06	2,49	2,26	—
Kabliau	2181,0	52,5	47,5	—	—	—	—	2,69	—	—
Flussbarsch	1152,0	62,7	37,3	13,14*)	5,87	16,98*)	52,15*)	—	—	—
Flunder	2308,0	57,0	43,0	12,77	6,51	24,07	—	2,28	2,67	—
Saibling oder Forelle	664,7	48,1	51,9	11,44	8,01	9,88	55,74	2,72	2,12	—
Stör	753,0	14,4	85,6	—	—	—	—	—	—	—

Hiernach ist die Zusammensetzung der Stickstoffsubstanz [3]) des Fischfleisches im allgemeinen dieselbe wie die des Fleisches der Säuge- und anderen Thiere, d. h. es enthält in Procenten der Stickstoffsubstanz annähernd dieselbe Menge: Albumin, Fleischfaser und leimgebende Substanz. Auch Aug. Almén und Smolenski fanden ähnliche Ergebnisse, nämlich:

	Stickstoff-substanz[4]) im Ganzen %	Albumin %	Fleischfaser %	Leimbildner %		Stickstoff-substanz[4]) im Ganzen %	Albumin %	Fleischfaser %	Leimbildner %
Rindfleisch	20,80	2,13	14,29	1,46	Barsch	18,05	3,61	9,01	3,74
Aal	13,15	1,46	8,14	2,04	Dorsch	16,71	1,78	9,33	2,69
Makrele	20,15	2,74	11,84	1,01	Hecht	15,11	2,52	7,64	2,81
Lachs	19,39	3,39	11,02	1,50	Verschiedene				
Strömling	18,83	2,64	11,76	2,53	andere Fische	—	—	9,03 bis 16,01	1,29 bis 5,08
Scholle	19,98	1,72	12,31	3,17					

---

[1]) Die Bestimmungen der Einzelbestandtheile, also der Abfälle, des Gehaltes an Albumin, Leim etc., Phosphorsäure etc. beziehen sich nicht immer auf ein und dieselben Individuen; ich gebe der Abkürzung halber aber die Ergebnisse in einer Tabelle zusammen.

[2]) Ueber das Verfahren der Untersuchung vergl. I. Bd. S. 213.

[3]) Ueber die Zusammensetzung des Fettes siehe weiter unten.

[4]) Diese Zahlen sind von mir aus dem Gehalt an Stickstoff durch Multiplikation mit 6,25 berechnet.

*) Diese Zahlen bedeuten asche- und fettfreie Substanz; die übrigen Zahlen beziehen sich nur auf aschefreie Substanz.

Smolenski giebt (I. Bd., S. 64) ferner den Gehalt des frischen Fischfleisches an Extraktivstoffen zu 1,69—4,99 % an.

Der Gehalt des Fischfleisches an Phosphorsäure, Schwefelsäure und Chlor erhellt aus den Analysen von Atwater. Wir fanden für die Asche des Fleisches zweier Fische (Schellfisch und Hecht) folgende procentige Zusammensetzung:

	Asche in der Trockensubstanz %	In Procenten der Asche						
		Kali %	Natron %	Kalk %	Magnesia %	Phosphorsäure %	Schwefelsäure %	Chlor %
1. Schellfisch	11,26	13,84	36,51	3,39	1,90	13,70	0,31	38,11
2. Hecht	6,13	23,92	20,45	7,38	3,81	38,16	2,50	4,74

Es sei bemerkt, dass das Fleisch und dessen Asche in der Weise gewonnen wurden, dass nach Abtrennung des Kopfes und Schwanzes, Reinigen und Entfernen der Eingeweide das Fleisch gekocht, sorgfältig von den Gräten getrennt, mit dem Kochsaft eingetrocknet und die Fleischtrockensubstanz nach dem Pulvern bei gelinder Wärme verbrannt wurde.

Nach vorstehenden Zahlen enthält die Asche des Schellfisches (Salzwasserfisch) erheblich mehr Chlornatrium als die des Hechtes (Süsswasserfisch); gegenüber der Asche des Fleisches der Wiederkäuer ist die des Fleisches bei den Fischen durch einen hohen Gehalt an Natron und niedrigen Gehalt an Kali ausgezeichnet.

Die Phosphorsäure vertheilt sich nach Jul. Katz (Bd. I, S. 71) im natürlichen Fleisch von Schellfisch, Aal und Hecht wie folgt:

Phosphorsäure			
im Ganzen	im wässerigen Auszug	im alkoholischen Auszug	im Rückstand
0,301—0,485 %	0,263—0,392 %	0,029—0,046 %	0,021—0,058 %

Fisch-Dauerwaaren.

Wegen des grösseren Gehaltes an Wasser bei einem durchweg geringeren Fettgehalt ist das Fischfleisch leichter dem Verderben ausgesetzt als das Fleisch der Warmblüter. Es ist daher von Wichtigkeit, die Fische thunlichst frisch zu verwenden. Zu dem Zweck hat man in anerkennenswerther Weise angefangen, die Fische in besonderen Eisenbahnwagen, auf Eis verpackt, thunlichst schnell von den Fangorten nach den Verwendungsorten zu versenden. J. Eckert hat vorgeschlagen, die ausgeweideten frischen Fische in einem geeigneten Apparat 15 Minuten lang mit einer schwachen Salicylsäurelösung zu durcktränken, in Fässer oder Kisten zu verpacken und mit Gelatine zu übergiessen, um sie geschmeidig zu erhalten und vor dem Austrocknen zu schützen. Von anderer Seite ist vorgeschlagen, die Fische in Torfmull — derselbe soll wegen der darin vorhandenen Humussäure stark frischhaltend wirken — zu verpacken und zum Versand zu bringen.

Im übrigen sind die Frischhaltungsverfahren ähnlich wie beim Fleisch der landwirthschaftlichen Hausthiere.

Man macht die Fische entweder durch Einsalzen, durch Salzen und Räuchern, durch Trocknen oder dadurch haltbar, dass man sie nach dem Kochen in Oel (Sardines à l'huile) oder nach dem Sotten bezw. Braten in Essigsäure mit Gewürzen (Mariniren genannt) einlegt. Dabei führt häufig ein und derselbe Fisch je nach dem Frischhaltungsverfahren eine verschiedene Bezeichnung (vergl. oben S. 480).

Im allgemeinen werden die fettreichen Fische, wie das fettreiche Schweinefleisch, durch Einsalzen, Räuchern bezw. Mariniren haltbar gemacht, während die fettarmen, wie fettarmes Fleisch der landwirthschaftlichen Hausthiere, getrocknet zu werden pflegen.

Die Zusammensetzung der wichtigsten Fischdauerwaaren ist folgende:

No.	Nähere Bezeichnung der Fische	Anzahl d. Analysen	In der frischen Substanz						In der Trockensubstanz		
			Wasser %	Stickstoff-Substanz %	Fett %	Stickstofffreie Extraktstoffe %	Asche %	Chlornatrium %	Stickstoff-Substanz %	Fett %	Stickstoff %
	A. Getrocknete Fische.										
1	Stockfisch (getrockn. Schellfisch, Gadus morrhua bezw. G. aeglefinus vereus), ungesalzen	2	16,16	81,54	0,74	—	1,56	0,19	97,26	0,88	15,56
2	Desgl., gesalzen	3	17,21	72,37	2,47	—	8,35	3,56	87,41	2,87	13,99
3	Leng (Gadus molva)	1	28,53	59,11	0,57	—	11,82	9,08	82,71	0,80	13,23
4	Von anderen Gadus-Arten	1	17,12	76,06	0,70	—	8,73	0,60	91,66	0,54	14,67
	B. Gesalzene und geräucherte Fische.										
5	Laberdan, gesalzener Kabeljau (Gadus morrhua)	4	50,54	27,07	0,36	—	22,10	19,68	55,00	0,74	8,80
6	Schellfisch (Gadus aeglefinus), geräuchert	1	72,83	23,38	0,17	—	3,60	2,06	86,11	0,63	13,78
7	Pferdezunge, Heilbutte (Amerikanischer Schellfisch, Hippoglossus americanus), geräuchert und gesalzen	2	49,29	20,72	15,00	—	14,99	12,97	40,76	29,63	6,51
8	Makrele (Scomber scombrus), gesalzen	4	44,45	19,17	22,43	0,13	13,82	11,42	34,64	40,10	5,54
9	Häring (Clupea harengus), gesalzener Pökelhäring	3	46,23	18,90	16,89	1,57	16,41	14,47	35,27	31,20	5,64
10	Sardelle (Clupea sardina), gesalzen	1	51,77	22,30	2,21	—	23,27	20,59	44,17	4,59	7,40
11	Lachs, Salm (Salmo salar), gesalzen und geräuchert	2	51,46	24,19	1,86	0,45	12,04	10,87	49,88	24,44	7,98
12	Kalifornischer Salm (Oncorhynchus chonicha), in Büchsen eingemacht	3	61,78	20,16	15,86	—	2,38	1,33	53,42	40,36	8,55
13	Bücklinge (geräucherter Häring, Clupea harengus)	1	69,49	21,12	8,51	—	1,24	—	69,22	27,89	11,07
14	Kieler Sprotten (Clupea sprattus), geräuchert	1	59,89	22,73	15,94	0,98	0,46	—	56,67	39,74	9,07
15	Neunauge (Petromyzon fluviatilis), geräuchert	1	51,21	20,18	25,59	1,61	1,41	—	41,36	52,45	6,62
16	Anchovis oder Sardines à l'huile (Clupea encras), in Oel eingelegt	3	53,64	25,90	11,27	0,19	9,00	—	54,52	24,92	8,72
17	Desgl. ohne Oel (in Blechbüchsen)	1	57,50	28,40	8,07	—	6,03	0,12	66,82	19,06	10,69
18	Thunfisch in Büchsen eingemacht	1	72,20	21,50	4,10	—	1,70	—	77,34	14,75	12,37
19	Thunfisch desgl. in Oel fett	2	45,98	25,21	21,63	—	6,64	5,49	46,66	40,04	7,47
20	Thunfisch in Oel mager	2	50,26	29,09	12,88	—	7,67	—	58,46	25,88	9,35

W. O. Atwater[1]) bestimmte in derselben Weise wie bei frischen Fischen auch in den Fisch-Dauerwaaren: Abfälle und essbaren Theil, ferner im Fleisch derselben Albumin, Leim etc., desgl. Phosphorsäure, Schwefelsäure und Chlor mit folgendem Ergebniss:

Bezeichnung der Fische	Salz	In Procenten des Fisches		In der Trockensubstanz des Fleisches							
		Abfälle (Eingeweide, Gräten, Haut etc.)	Essbarer Theil	Kaltwasserextrakt (Extraktivstoffe nicht koagulirbar)	Albumin (vom Kaltwasserextrakt koagulirbar)	Leim, (Heisswasserextrakt)	Unlösliches Protein	Phosphorsäure (P_2O_5)	Schwefelsäure (SO_3)	Chlor (Cl)
	g	%	%	%	%	%	%	%	%	%
Stockfisch (getrocknet. Kabliau)	—	2,9	97,1	—	—	—	—	—	—	—
Laberdan (gesalzener Kabliau)	17,2	24,9	57,9	2,88*)	1,57	8,83*)	34,80*)	0,55	1,59	25,69
Schellfisch (gesalzen und geräuchert)	1,4	32,2	66,4	—	—	—	—	—	—	—
Desgl. (desgl. in Büchsen)	—	5,6	94,4	—	—	—	—	—	—	—
Heilbutte (desgl.)	2,1	6,9	81,0	5,60	1,51	3,25*)	26,57*)	0,95	0,89	17,69
Makrele (gesalzen)	7,1	33,3	66,7	6,17*)	0,50	2,91*)	26,81*)	0,61	1,06	—
Desgl. (gesalzen und in Büchsen)	8,3	19,7	72,0	—	—	—	—	—	—	—
Häring (gesalzen u. geräuchert)	8,5	44,4	49,1	13,04*)	0,48	7,84*)	33,14	1,28	1,89	11,01
Sardinen (in Büchsen)	—	5,0	95,0	—	—	—	—	—	—	—
Kalifornischer Salm (in Büchsen)	1,0	3,9	95,1	14,21	—	5,27	42,44	1,77	1,27	—

C. A. Meinert[2]) fand für den gesalzenen und geräucherten Häring folgende Beziehung zwischen Rohgewicht und Abfällen:

	Mittleres Rohgewicht	Abfälle (Kopf, Schwanz, Gräten etc.)	
Häring, gesalzen	135 g	50 g	= 37,0 %
„ geräuchert	70 „	70 „	= 28,6 „

Ueber das Einsalzen des Härings hat S. Schmidt-Nielsen[3]) eingehende chemische und mikrobiologische Untersuchungen angestellt.

Unmittelbar nach dem Fang werden die Häringe mit Salz in Fässer geschichtet und dann mit einer Salzlake übergossen. Nach 14 Tagen ist die Salzung vollendet und der Häring genussreif; er wird alsdann nochmals unter Zugabe von wenig Salz umgepackt. Ueber die Zusammensetzung von Häringen verschiedenen Alters giebt die folgende Tabelle Auskunft:

Zeitdauer des Liegens des Härings in der Lake	Mittleres Gewicht von 1 Häring	100 g Häring geben reines Fleisch	Gehalt des Häringsfleisches an		
			Wasser	Stickstoff	Chlornatrium
0	100 g	63,8 g	63,8 %	3,09 %	0,22 %
3—4 Tage	85 „	53,1 „	50,6 „	3,49 „	5,62 „
5 Tage	—	50,5 „	46,2 „	3,74 „	8,60 „
5 „	118 „	51,7 „	48,3 „	3,59 „	9,50 „
3 Wochen	69 „	48,5 „	45,8 „	3,76 „	17,20 „
1 Jahr	160 „	54,1 „	46,0 „	3,39 „	15,30 „
2½—3 Jahre	190 „	50,7 „	52,3 „	2,76 „	17,90 „
5 Jahre	82 „	45,1 „	55,5 „	2,36 „	16,10 „

[1]) Vergl. Anmerkung 1 u. 2 S. 482.
[2]) C. A. Meinert: Armee- u. Volksernährung 1890. 1. Bd., 186.
*) Vergl. Anmerkung *) S. 482.
[3]) Nach Report on Norwegian Fishery and Marine-Investigations 1900, 1, Nr. 8, in Zeitschr. f. Untersuchung d. Nahrungs- u. Genussmittel 1901, 4, 645.

Die Häringslake hat fast stets das specifische Gawicht von etwa 1,21 und enthält 25—27% Chlornatrium. Der Phosphorsäuregehalt der Lake betrug 14 Tage nach dem Einlegen der Häringe 0,16 %, nach 1 Monat 0,16 %, nach 2½ Jahren 0,19 %, nach 5 Jahren 0,21 %, der Kaligehalt nach 14 Tagen 0,4 %, der Stickstoffgehalt nach 23 Tagen 0,1 %, nach 2½ Jahren 0,9 %, nach 5 Jahren 1,2 %. Die stickstoffhaltigen Bestandtheile der Lake bestehen grösstentheils aus Aminbasen, sie enthalten aber auch kleine Mengen gerinnbare Proteïnstoffe, Globulin, Albumosen, ferner Xanthinbasen; Nukleoproteïde fehlen. Die Zahl der Keime in der Häringslake nimmt allmählich ab (von 100000—1000000 Keime im Kubikcentimeter in den ersten Tagen auf einige 100 Keime nach 2 Monaten); eine 5 Jahre alte Häringslake enthielt noch 200—300 Keime in 1 ccm. Neben zahlreichen Bakterienarten enthält die Häringslake auch Schimmelpilze (Penicillium und Mucor); Hefe war nicht vorhanden.

Bei der Zubereitung der Oel-Sardinen (durch mehrmaliges Kochen und Dämpfen) gehen nach O. Klein[1]) ungefähr 30 % des Fischöles in das Olivenöl über.

Für die Stickstoffsubstanz der Fischdauerwaaren fanden Kostytscheff (vergl. I. Bd. S. 64) und Aug. Almén ähnliche Zahlen wie Atwater, nämlich Almén:

	Stickstoff-Substanz im Ganzen	Albumin	Fleisch-faser	Leimgebende Substanz
a) Eingesalzene Fische:				
Häring	18,28 %	1,71 %	11,31 %	1,41 %
Lachs (geräuchert)	22,38 „	2,73 „	15,10 „	1,41 „
Kabliau	28,59 „	0,60 „	16,07 „	7,06 „
Strömling	19,37 „	1,00 „	13,82 „	1,76 „
Makrele	20,82 „	1,28 „	15,68 „	1,50 „
b) Getrocknete Fische:				
Stockfisch	79,93 „	5,36 „	54,01 „	12,35 „
Fischmehl (von Gadus-Arten)	76,06 „	3,38 „	50,56 „	10,47 „
Lench (Gadus molva)	59,11 „	1,86 „	38,60 „	13,72 „

Hieraus geht hervor, dass das Albumin, welches bei 70° gerinnt und unlöslich wird, durch diese Zubereitungsverfahren nicht (oder nicht vollständig) in den unlöslichen Zustand übergeführt wird, dass die Zubereitungsverfahren auch keine sonstigen wesentlichen Veränderungen des Fleisches, welche den Werth desselben als Nahrungsmittel beeinträchtigen, hervorrufen. Die Fischdauerwaaren dürften daher, um fortwährend von dieser wichtigen Fleischnahrung Gebrauch machen zu können, um so mehr Beachtung verdienen, als der Fischfang nur zu gewissen Jahreszeiten möglich ist.

Fehlerhafte Beschaffenheit des Fischfleisches.

Der Werth des Fischfleisches ist häufig nach Gattung und Art verschieden. So besitzen der Aal und der Salm ein sehr fettes Fleisch; Karpfen, Brachse, Hecht und Schleie liefern ein besseres Fleisch als Fische anderer Arten dieser Gattung.

Ferner wechselt die Güte des Fleisches nach der Grösse der Fische und der Jahreszeit. Am besten ist es in der Zeit, welche in der Mitte zweier Laichperioden liegt. Je mehr sich der Fisch der Laichzeit nähert, desto mehr nimmt das Fett ab. Die Zeit unmittelbar nach dem Laichen ist die ungünstigste.

Physiologische und krankhafte Erscheinungen können das Fischfleisch in einen minderwerthigen oder verdorbenen und selbst gesundheitsschädlichen Zustand versetzen.

---

[1]) Zeitschr. f. angew. Chemie 1900, 559.

a) Eine nicht naturgemässe Ernährung äussert häufig einen schlechten Einfluss auf die Beschaffenheit des Fleisches. Bachforellen, welche längere Zeit mit dem Fleisch von Warmblütern gefüttert werden, verlieren das wohlschmeckende, aromatisch-kernige Fleisch; der Metallglanz der Schuppen wird matt und die Punktirung verschwindet. Karpfen, die in luft- und nahrungsarmem Wasser mit Lupinen gefüttert werden, büssen den Goldglanz ein und nehmen eine messinggrüne Farbe an. Das Fleisch von Raubfischen ist besser als das von solchen, welche sich vorwiegend von Schlamm nähren. Durch Verunreinigung der Flüsse mit Chemikalien nimmt das Fischfleisch häufig einen eigenartigen bezw. widerlichen Geschmack an.

b) Von thierischen Parasiten der Fische, welche auch dem Menschen gefährlich werden können, ist nur die in Hechten und Quappen vorkommende Finne des Bandwurms Bothriocephalus latus von Bedeutung (vergl. S. 429).

c) Giftstoffe kommen theils in lebenden Fischen vor, theils bilden sie sich nach dem Tode während der Aufbewahrung. Die schon bei Lebzeiten giftigen Fische zerfallen in solche, welche das Gift nur als Schutzwaffe in besonderen Drüsen führen, und solche, deren Fleisch und Organe giftig wirken.

Die Giftdrüsen der ersten Klasse liegen in der Haut am Grunde der Flossen, gewöhnlich am Rücken, seltener am Schwanz, und stehen mit hohlen Stacheln in Verbindung. Solche Schutzapparate kommen vorwiegend bei tropischen Arten, aber auch bei einigen Arten europäischer Meere vor. Auch der Flussbarsch besitzt einen Giftapparat in der Rückenflosse und am Stachel des Kiemendeckels. Smolenski[1]) unterscheidet nach Art der Anordnung der Giftapparate 5 Typen: Synanceia, Tracliinus, Thalassophryne, Muraena, Scorpaena.

Die von diesen Fischen bei Angriffen in die Wunde entleerten Gifte wirken nach Art des Fisches, Menge des Giftes und Individualität des Verwundeten sehr verschieden. Die Symptome gehen von rein örtlichen Schmerzen und Entzündungen bis zu allgemeinen Vergiftungen mit Lähmungen, Tollwuthanfällen und tödlichem Ausgang.

Fische, deren Organe oder Fleisch beim Genusse Vergiftungen erzeugen, kommen vorwiegend in tropischen Gewässern vor. Die Giftigkeit beschränkt sich auf bestimmte Körpertheile; doch gehen die Angaben darüber weit aus einander. Einige bezeichnen das Fleisch, andere den Kopf, noch andere die Leber und besonders den Laich als giftig. Die Gifte werden durch Kochen nicht zerstört. Einige Arten sollen auch den Menschen in kurzer Zeit tödten, so der Laich des japanischen Tetrodon „Fugu". Die Vergiftungserscheinungen sind Schwindel, Kopfschmerz, Angst, Krämpfe, Lähmungen und andere nervöse Störungen. Eine Zusammenstellung der hierher gehörigen Arten giebt Smolenski[1]). Von unseren einheimischen Arten zählt Petromyzon und die Gattung Muraena dazu. Bei der letzteren ist das Blut giftig. Mosso hat aus ihm zwei Giftstoffe dargestellt, von denen der eine im Magen zerstört wird. Pennavaria hat Vergiftung bei einem Menschen beobachtet, der Aalblut mit Wein innerlich genommen hatte.

Ueber die Ursachen der Entstehung dieser Giftstoffe sind die Vorstellungen noch nicht geklärt. Wenn auch die Nahrung und die Beschaffenheit des Wassers (hoher Gehalt faulender Stoffe etc.), ferner die Art des Fanges (mit Kokkelskörnern, Strychnin, Dynamit) einen gewissen Einfluss haben mögen, so ist doch wohl die Hauptursache in physiologischen Eigenthümlichkeiten zu suchen.

Die in todten Fischen vorkommenden Gifte sind zu scheiden in die bei der Fäulniss auftretenden Toxine und in das sog. „Fischgift", das zuweilen in konservirten, äusserlich ganz unveränderten Fischen beobachtet wird. Vergiftungen durch faule Fische sind bisher selten beobachtet worden, obwohl in Russland und in tropischen Ländern Fische z. Th.

---

[1]) Hyg. Rundschau 1897, 7, 1105.

mit Vorliebe in halbfaulem Zustande genossen werden. Brieger hat aus faulen Dorschen Neuridin, Aethylendiamin, Muskarin, Gadinin, Triäthylamin, andere Forscher haben ähnliche Fäulnissbasen dargestellt (vergl. S. 82). Es gilt in dieser Beziehung das bereits beim Fleisch der Warmblüter S. 440 über die Fäulniss Gesagte.

Die häufig beobachtete **Rothfärbung der Sardinen** wird nach Auché durch eine dem Bac. prodigiosus ähnliche Bakterie erzeugt, welche auf faulenden Fischen vorkommt. Nach Loir sollen rothgefärbte Sardinen Cholera nostras erzeugen, und der Pigmentbacillus soll neben anderen Fäulnissbakterien an der professionellen Nagelentzündung der mit der Verpackung der Sardinen beschäftigten Arbeiter betheiligt sein.

Das sog. „**Fischgift**" kommt nur in Dauer-, äusserlich unverdorben erscheinender Waare vor und hat mit den Fäulnissgiften nichts zu thun. Nähere Angaben findet man oben S. 440. Von manchen Forschern wird das Fischgift in ätiologischer Hinsicht zu den

Krankheiten der Fische

in Beziehung gebracht, die theils durch Bakterien, Protozoen und höhere Thiere, theils durch chemische Einflüsse hervorgerufen werden.

α) **Bakterienkrankheiten** sind bei Fischen bisher nur in wenigen Fällen mit Sicherheit festgestellt und experimentell erforscht worden. In der Walfischbai hat man wiederholt ein plötzlich auftretendes Massensterben aller Fische beobachtet. Nach den Untersuchungen von Wilmer und Eugen Warning soll eine zuweilen sich massenhaft entwickelnde röthlich gefärbte Bakterie die Ursache sein. Giaxa fand in Ulcerationen der Haut von Muränen einen Mikrokokkus, der in Reinkultur die Krankheit aber nicht erzeugte. Sanarelli entdeckte im Wasser eine Bakterie (Bac. hydrophilus fuscus), die sich als für Kaltblüter pathogen erwies. Fischel und Enoch[1]) züchteten aus einem Karpfen einen für Warm- und Kaltblüter pathogenen Bacillus (Bac. piscicidus), der im Thierkörper Toxine erzeugte. Canestrini[2]) fand in Aalen einen nur für Kaltblüter, Charrin in der Rhone einen für Karpfen und Barben pathogenen Bacillus.

Emmerich und Weibel[3]) beobachteten unter den Forellen einer Fischerei eine **Furunkulose** mit sekundärer Bildung von hämorrhagisch eitrigen Herden in Haut und Muskeln, an der die Thiere in 12 bis 20 Tagen zu Grunde gingen. Als Urheber der Krankheit entdeckten sie einen dem Typhusbacillus an Form ähnlichen Organismus, mit welchem sie dieselbe Krankheit experimentell erzeugen konnten. Dieselbe war vermuthlich durch Bachforellen, welche bis dahin in stark verunreinigtem Flusswasser gehalten worden waren, eingeschleppt worden.

Sieber-Schumow fand bei einer unter Zandern plötzlich auftretenden **Epizootie** eine dem Bac. proteus ähnliche Bakterie (Bac. piscicidus agilis), die vielleicht mit den von Sanarelli, Fischel und Enoch beobachteten Arten identisch ist. Der Organismus tödtete in Reinkultur Fische, andere Kaltblüter und auch Warmblüter in 1 bis 3 Tagen und erzeugte ein kochfestes Toxin. Sehr ähnlich, vielleicht identisch mit diesem Bacillus ist eine von Wyss[4]) im Jahre 1897 gelegentlich einer nur in den heissesten Sommermonaten unter den **Schwalen** (Leuciscus rutilus) im Zürichersee auftretenden Epizootie beobachtete Art, die dieser Forscher für identisch mit Bac. proteus hält. Dieser Krankheitserreger trat in den Muskeln und Organen der befallenen Fische auf, ohne dort eine auffällige Veränderung hervorzurufen. Dagegen verrieth sich die Krankheit äusserlich in gelblichen Flecken in der Haut, an denen die Schuppen leicht abfielen. Diese auch für Warmblüter pathogene Bakterie ist stets im Darm der gesunden Fische enthalten. Wyss glaubt, dass ihre Pathogenität für Fische nur eine zeitweilige ist, wenn durch andere Einflüsse — Saprolegnia-

---

[1]) Allgem. Fischerei-Ztg. 1894, **19**, 202.
[2]) Zeitschr. f. Hyg. 1898, **28**, 167.
[3]) Archiv Hyg. 1894, **21**, 1.
[4]) Zeitschr. f. Hyg. 1898, **27**, 143.

krankheit, zu hohe Wassertemperatur — die Widerstandskraft derselben geschwächt wird. Auch die sog. Fleckenkrankheit des Bachsaiblings ist nach Hofer[1]) vermuthlich auf eine Bakterieninfektion zurückzuführen. Die Oberhaut der daran erkrankten Thiere löst sich stellenweise ab; ausserdem aber beobachtet man stets gleichzeitig eine starke Darmentzündung.

Arustamoff hat in konservirten Fischen (Lachs, Hausen, Stör, Scherg), welche Massenvergiftungen mit tödtlichem Ausgange hervorriefen, vier sehr ähnliche Bakterien aufgefunden, welche kochfeste Toxine erzeugten und mit denen er bei Hunden, Katzen und Kaninchen dieselben Vergiftungserscheinungen hervorrufen konnte. Auch in den Organen eines der Verstorbenen wurde eine dieser Bakterien nachgewiesen. Diese Bakterien stehen den Fäulnisserregern fern und sind völlig verschieden von den oben erwähnten Proteusarten. Arustamoff glaubt, dass sie häufig die Erreger von Fischseuchen sind. Ueber ihre event. Beziehung zum „Fischgift" vergl. S. 440.

Von höheren Pilzen werden den Fischen und der Fischbrut in mit Faulstoffen verunreinigten Gewässern häufig die Saprolegnia-Arten[2]) gefährlich. Auch Mucor mucedo soll zuweilen als Schädling auftreten.

β) Protozoënkrankheiten sind bei Fischen einige Male beobachtet worden. Seit Ende der siebziger Jahre tritt im Sommer in der Mosel regelmässig eine Krankheit unter den Barben[3]) auf, welche durch Myxosporidien verursacht wird, die am Körper später aufbrechende nussgrosse Geschwüre erzeugen. Eine andere im oberen Neckar und seinen Nebenflüssen beobachtete Sporozoënkrankheit der Barbe beschreibt Fickert[4]). Bei dieser werden von den Parasiten die inneren Organe, besonders aber die Muskeln befallen.

Die Pockenkrankheit der Karpfen wird nach Bruno Hofer[5]) ebenfalls durch Myxosporidien erzeugt, welche vom Darm aus in die inneren Organe, besonders in die Nieren eindringen. Der völlig gestörte Stoffwechsel zeigt sich äusserlich in trübweissen, etwas verdickten Flecken in der Haut, in leichteren Fällen in einer leicht weisslichen Hauttrübung. Die erkrankten Thiere magern stark ab.

Auch eine Erkrankung der Teichsalmoniden soll durch eine im Gehirn wuchernde Myxosporidie erzeugt werden.

Eine nicht ungefährliche Hautkrankheit wird besonders bei Schleien und Karpfen, aber auch Forellen und Bachsaiblingen durch ein Infusionsthierchen, Ichthyophtirius cryptostomus[6]) hervorgerufen. Es entstehen auf der Haut sämmtlicher Körpertheile erhabene Pusteln, welche den Parasiten enthalten und später herausfallen, sodass die Haut dann wie gesiebt erscheint. Da die Vermehrung des Parasiten ausserhalb des Fischkörpers auf dem Boden der Teiche erfolgt, so kann man durch Kälken desselben oder aber durch Herbeiführen starker Strömung Abhilfe schaffen.

γ) Von höheren Thieren[7]) kommen als Krankheitserreger kleinere Krebsthiere und Würmer in Betracht. Von ersteren sind von einiger Wichtigkeit nur die sogen. Karpfenläuse, Argulus foliaceus, und Coregoni, welche den Karpfen zuweilen gefährliche Wunden in die Haut nagen. Von den Würmern tritt ein Saugwurm, Gyrodactylus elegans, zuweilen verheerend unter der Karpfen- und Salmonidenbrut auf. Der $1/2$ mm grosse Wurm saugt sich mit einer mit Stacheln besetzten Schwanzscheibe fest in die Haut ein. Ein gutes Gegenmittel soll Permanganatlösung 1 : 100000 sein. Von grösserer wirthschaftlicher Bedeutung ist der 2—4 cm lange Fischegel, Piscicola geometra, der in Karpfenteichen und Salmonidengewässern nicht selten ist und sich sehr tief in die Haut der Fische einsaugt. Durch ein-

---

[1]) Allgem. Fischerei-Ztg. 1902, **27**, 87.
[2]) Maurizio: Zeitschr. f. Fischerei 1895, Heft 6; Allgem. Fischerei-Ztg. 1901, **26**, 454.
[3]) A. Sticker: Archiv f. animal. Nahrungsmittel 1893, **8**, 122.
[4]) Allgem. Fischerei-Ztg. 1894, **19**, 364.
[5]) Ebendort 1896, **21**, 38 u. 182.
[6]) Ebendort 1901, **26**, 474.
[7]) Ebendort 1901, **27**, 454.

stündiges Einsetzen derselben in $2^1/_2\%$-ige Kochsalzlösung kann man sie von diesen Parasiten befreien. In den Teichen selbst hilft am besten Kälken des Bodens.

δ) Verunreinigungen der Gewässer mit Chemikalien verursachen zuweilen Erkrankung und den Tod der Fische. Genauere Angaben hierüber findet man in „König: Die Verunreinigung der Gewässer", 3. Aufl. 1899.

Fehlerhafte Behandlung des Fischfleisches.

Im allgemeinen fault Fischfleisch schneller als das der Warmblüter. Besonders schnell tritt Zersetzung bei Fischen ein, welche eines unnatürlichen Todes gestorben oder mit Kokkelskörnern[1]), Strychnin oder Dynamit gefangen worden sind. Solche Fische verrathen sich durch blasses Aussehen, ausserordentliche Weichheit und einen aussergewöhnlich grossen Bauch.

Nicht selten werden auch verdorbene Fische feilgeboten. Fische, die schon längere Zeit abgestorben sind, zeigen dunkle Kiemen von gelblicher oder grauröthlicher Farbe. Die Augen sind trübe und eingesunken. Das Fleisch ist welk, leicht ablösbar, der Geruch unangenehm, der Leib zuweilen aufgetrieben und von blauer Farbe. Die Haut ist verfärbt und entweder trocken oder mit Schleim bedeckt. Hält man solchen Fisch horizontal, so biegt sich der Schwanz nach unten; im Wasser sinkt der Fisch nicht unter. Um solchen Fischen ein frisches Aussehen zu verleihen, färbt man zuweilen die Kiemen mit Blut oder Anilinfarben; doch lassen sich diese Färbungen durch den Uebergang der Farbe in das Wasser und durch den unnatürlichen Farbenton leicht entdecken.

Faule Fische sind vollkommen welk, sehen sehr blass aus und sind mit einer schleimigen, übelriechenden Masse überzogen. Durch Entfernen der trüben Augen und Färbung der Kiemen versucht man zuweilen die Fäulniss zu verdecken.

Frische Fische dagegen kennzeichnen sich durch die frische rothe Farbe und den frischen Geruch der Kiemen. Die Augen sind durchsichtig und stehen hervor, das Fleisch ist derb und elastisch, die Haut glänzend mit fest haftenden Schuppen. Maul und Kiemendeckel sind geschlossen. Ein solcher Fisch biegt sich horizontal gehalten nicht und sinkt im Wasser unter.

Das Verdorbensein von Fischdauerwaaren erkennt man ebenfalls häufig schon an dem äusseren Ansehen des Fleisches und an dem Geruch. So haben verdorbene Bücklinge, Neunaugen etc. einen widerlich ranzigen Geruch und Geschmack, das Fleisch derselben ist schmierig weich. Guter Kabeljau darf nicht ranzig, nicht fleckig und nicht in zerbröckelten Stücken aus der Tonne kommen; bei Laberdan soll man die kleine, Ragnet genannte Gattung vorziehen, weil sie weniger Neigung zum Verderben besitzt; das Fleisch des Stockfisches muss weiss und nicht röthlich sein, es darf keine Flecken, keinen Schimmel und keine weiche Konsistenz haben. Das Fleisch von verdorbenen, fauligen Fischen zeigt häufig eine alkalische Reaktion, während gesundes Fleisch schwach sauer reagirt; fauliges Fischfleisch zeigt ferner auch verschwommene Muskelquerstreifen.

Verfälschungen der Fische.

Verfälschungen kommen bei Fisch-Dauerwaaren insofern vor, als den theuereren und selteneren Fischsorten geringwerthigere untergeschoben werden, so den Anchovis (Engraulis encrasicholus oder Clupea encras L.) Sardellen, Sprotten und Pilchards. Letztere unterscheiden sich jedoch äusserlich von der Anchovis. Diese ist $10^1/_2$—13 cm lang, oben bläulich und unten weiss; der Oberkieferknochen ist schmal, über den Unterkiefer hervorragend, und bildet eine mit stumpfer Spitze vortretende Schnauze mit tiefgespaltenem Maul; die Kopflänge im Vergleich mit der übrigen Körperlänge verhält sich wie 1 : 3; der Häring dagegen ist oben blaugrau, unten silberweiss, der Kiemendeckel aderig gestreift; Länge 26—31 cm; die Sprotte ebenso, aber nur 10—13 cm lang, Kiemendeckel strahlig

---

[1]) Kokkelskörner sind der Samen des auf Ceylon und Java heimischen Kokkelskörnerstrauches. Anamirta coccolus.

gestreift; die Sardelle ist azurblau, unten silberglänzend, 10 cm lang; auch ist der Unterkiefer bei den Häringsarten etwas länger als der breite Oberkiefer. Ferner unterscheidet sich die Anchovis noch dadurch besonders von den Häringsarten, dass die Bauchflosse stets vor der Rückenflosse, d. h. weiter als jene nach dem Kopfe zu, sich befindet, während sie bei den Häringen, Sprotten, Sardellen, Pilchards gerade unter der Rückenflosse sitzt.

9. *Fleisch von wirbellosen Thieren.* Von den Muschel- und Krustenthieren dient eine grosse Anzahl für die Ernährung des Menschen, die meisten jedoch mehr als Leckerbissen denn als Nahrungsmittel. In dieser Hinsicht steht unter den wirbellosen Weichthieren (Muschelthieren) oben an:

a) Die Auster (Ostrea edulis L.). Die Austern kommen mit Ausnahme der Ostsee an allen Meeresküsten Europas vor; sie siedeln sich haufenweise auf festem Gestein oder Erdreich an und bilden die sog. Austernbänke. Die auf felsigem Grund (die sog. Felsaustern) gelten für besser als die Sand- und Lehmaustern.

An der französischen und englischen Küste sammelt man die Austern in besonders gemauerten, durch Schleusen mit dem Meere zusammenhängenden Gräben, den sog. Austernparks, wo man sie durch die Aufbewahrung der auf den Austernbänken gefangenen Austern gleichsam mästet und wohlschmeckender macht, besonders auch von dem ihnen häufig anhaftenden Geruch nach Schlamm befreit. Hier ertheilt man ihnen auch vielfach durch ein eigenthümliches Verfahren eine grünliche Färbung, weil die grünlich gefärbten Austern den gelblichen oder weiss gefärbten vorgezogen zu werden pflegen.

Die geschätzten Austern von Marennes, die sog. Groenbarden, werden dadurch grün gefärbt, dass man sie unmittelbar nach dem Fange einige Monate im Meere hält, wo sie sich von einer Alge (Navicula Ostrearia) ernähren können; in Folge dessen lagert sich der bläuliche Farbstoff der Alge in den Oberhautzellen der Kiemen ab und verwandelt deren bräunliche oder gelbliche Farbe in Grün um.

Als beste Austern gelten in Deutschland die sog. Natives-Austern aus den englischen Austernparks von Whitestable und Colchester; sie unterscheiden sich von allen anderen Sorten durch eine geringere Grösse und schönere Form der Schale und zeichnen sich durch eine zarte und saftige Beschaffenheit des Fleisches aus. Darnach folgen die holländischen Austern, besonders die aus den Seeländer Austernparks; die Austern von Ostende gehen meistens als holländische Austern durch. Die letzteren sind grösser als die geschätzten englischen Austern; noch grösser sind die holsteinischen Austern von der Westküste Schleswig-Holsteins, welche sich ausser durch Grösse auch durch eine stärkere Schale von anderen Sorten unterscheiden.

Ferner bringt man für Deutschland von Borkum aus eine sog. „Fischauster" in den Handel, welche in der Nordsee ausserhalb der nahe der Küste belegenen Austernbänke vorkommt und ein nicht zartes Fleisch von fischigem Beigeschmack besitzt. Dasselbe ist bei der amerikanischen Auster der Fall, welche jetzt ebenfalls frisch wie eingemacht nach Deutschland gelangt. Auch sie ist wie die holsteinische Auster durch eine grössere und stärkere Schale ausgezeichnet. In Frankreich werden die Austern der Bretagne und Normandie am meisten geschätzt, in Italien die „Arsenalauster", die Pfahlauster von Triest.

Die essbare Auster soll nicht unter drei und nicht über fünf Jahre alt sein; man erkennt das Alter auf der linken stärker gewölbten Schale an der Anzahl der blätterigen Schichten, die sich jährlich um eine vermehren, so dass 4 Ränder um die ursprüngliche Schale herum ein Alter von 5 Jahren bedeuten. Während der Zeit der Fortpflanzung, Mai bis August, ist die Auster am wenigsten schmackhaft oder gilt sogar als giftig bezw. krank.

b) Ausser der Auster werden noch viele andere Muschelarten vom Menschen genossen, so die **Miesmuschel** (Mytilus edulis L.), welche in fast allen Meeren rings um Europa in unzähliger Menge — aber auch im Süsswasser z. B. der Wolga — vorkommt, welche aber ausserordentlich leicht verdirbt und daher meistens gekocht verzehrt wird. Die vielfach genossene **Herzmuschel** (Cardium edule L.) findet sich an den Küsten von Holland, England und Südeuropa. Von den **Kammmuscheln** (Pecten irradiceus) werden verschiedene Arten, so die in allen europäischen Meeren vorkommende **Pilgermuschel**, die um Norwegen und Island sehr verbreitete **Harfenmuschel** etc. gegessen.

c) Unter den **Weichthieren** oder **Mollusken**, die fast alle geniessbar sind, dienen vorwiegend die **Schnirkelschnecken** (Helix L.) als Nahrungsmittel. In Süddeutschland, besonders in der Gegend von Ulm, wird, wie in Frankreich, die grosse **Weinbergsschnecke** in eigens eingerichteten Schneckengärten mit Kohl und Salat gemästet und im Herbst, Winter und Frühjahr, wenn das Gehäuse mit einem Deckel verschlossen ist, verzehrt. Auch in Italien und Sicilien dienen kleinere Arten der Schnirkelschnecke als Nahrungsmittel, wo sie wie in anderen katholischen Ländern eine beliebte Fastenspeise abgeben. Im Sommer hat der Genuss von Schnecken mitunter Erkrankungen hervorgerufen.

d) Unter den **Krustenthieren** dienen als Nahrungsmittel für den Menschen in erster Linie der im Meere, besonders in der Ost- und Nordsee, lebende grösste aller Krebse, der **Hummer** (Homarus vulgaris Edw.), dessen blauschwärzliche Schale durch Kochen roth wird. Der Hummer ist durchweg 18—30 cm lang, kann aber auch eine Länge von 50 cm erreichen; die mittelgrossen gelten als die besten. In der Zeit von April bis October ist das Fleisch des Hummers, welches grobfaserig und schwer verdaulich ist, am wohlschmeckendsten. Der Hummer kommt im verschiedensten Zustande, frisch, gekocht, marinirt und in Büchsen eingelegt in den Handel.

Zu dieser Gruppe von Nutzthieren gehören auch die **Graneelenkrebse** (Crangon vulgaris L.), von denen der gemeine Granatkrebs in der Ost- und Nordsee, die blassblaugrüne, graupunktirte „gemeine Graneele" an den Meeresküsten Nordeuropas, die gepanzerte Graneele und der fleischrothe „italienische Granat" im Mittelmeer vorkommen. Das durchweg wohlschmeckende Fleisch dieser Graneelenkrebse wird bald im frischgekochten, bald im eingesalzenen Zustande gegessen.

In den Süsswässern ist die Klasse der Krustenthiere bezw. die Ordnung der Schalenkrebse durch den **Flusskrebs** (Astacus fluviatilis F.) vertreten. Derselbe ernährt sich von lebenden und todten Thieren, wird etwa 10—15 cm lang und häutet sich im August; das Fleisch ist am wohlschmeckendsten in den Monaten ohne r, also Mai bis August; die grünlichbraun gefärbte Schale wird beim Kochen roth, weil durch die Siedhitze der blaue, das untere Roth verdeckende Farbstoff zerstört wird.

Die Krebse sollen frisch gekocht werden. Nimmt ein Krebs durch Kochen einen gestreckten Körper an, so war derselbe schon vor dem Kochen todt. Der Genuss von Krebsen ruft mitunter Nesselsucht hervor.

Unter den Krustenthieren sind ferner aus der Gattung der Kurzschwänze als essbar die **Krabben** oder **Taschenkrebse** zu nennen, von denen sich der „gemeine oder breite Taschenkrebs" (Platycarcinus pagurus L.), dessen Fleisch und Eier geschätzt werden, ferner die „Strandkrabbe" oder „gemeine Krabbe" (Carcinus maenas L.) an den europäischen Küsten, besonders in der Nordsee finden.

Vom Wasserfrosch (Rana esculenta L.) werden die Schenkel (Froschschenkel) verzehrt.

Im Anschluss hieran mag auch die Riesenschildkröte (Chelonia Mydas L.) erwähnt werden, deren Fleisch unter allen Schildkröten den angenehmsten Geschmack hat und vorwiegend zur Suppenbereitung dient.

Das Fleisch bezw. die Flüssigkeit einiger Muschel- und Krustenthiere hat folgende Zusammensetzung:

Nr.	Bezeichnung	Anzahl der Analysen	In der natürlichen Substanz					In der Trockensubstanz		
			Wasser %	Stickstoff-Substanz %	Fett %	Stickstofffreie Extraktstoffe %	Asche %	Stickstoff-Substanz %	Fett %	Stickstoff %
1	Austern, Fleisch	34	80,52	9,04	2,04	6,44	1,96	46,41	10,47	7,43
2	desgl., Flüssigkeit		95,76	1,42	0,03	0,70	2,09	33,49	0,71	5,36
3	desgl., Fleisch und Flüssigkeit		87,30	5,95	1,15	3,57	2,03	46,85	9,06	7,50
4	Kammmuschel, Fleisch und Flüssigkeit	2	80,32	14,75	0,17	3,38	1,38	75,73	0,87	12,12
5	Klaffmuschel	3	85,91	8,23	1,01	2,15	2,59	58,41	7,17	9,35
6	Miesmuschel	2	83,61	9,97	1,17	3,57	1,61	61,05	7,17	9,77
7	Herzmuschel	1	92,00	4,16	0,29	2,32	1,23	52,00	3,67	8,32
8	Schnirkelschnecke (gekocht, Fleisch)	1	76,17	15,62	0,95	7,26		65,43	3,98	10,47
9	Hummer, frisch	4	81,84	14,49	1,84	0,12	1,71	79,80	10,13	12,77
10	desgl., eingelegt	2	77,75	18,13	1,07	0,58	2,47	81,48	4,81	13,04
11	Flusskrebs, frisch	1	81,22	16,00	0,46	1,01	1,31	85,20	2,45	13,63
12	desgl., eingelegt	1	72,74	13,63	0,36	0,21	13,06	49,99	1,32	8,00
13	Krabbe, frisch	3	78,81	15,83	1,32	2,42	1,62	74,70	6,18	11,95
14	desgl., eingelegt	1	70,80	25,38	1,00	0,24	2,58	86,93	3,43	13,91
15	Riesenschildkröte in Muscheln	1	79,78	18,49	0,53	—	1,20	91,53	2,62	14,64
16	Froschschenkel, eingelegt	1	63,64	24,17	0,91	2,92	8,46	66,47	2,50	10,64
17	Burgunderschnecke	1	79,30	16,10	1,08	1,97	1,55	77,78	5,20	12,44
18	Weinbergschnecke	1	80,50	16,34	1,38	0,45	1,33	83,78	7,10	13,40

Verfälschungen, fehlerhafte Beschaffenheit und Verunreinigungen.

1. Verfälschungen kommen bei dieser Art Nutzthieren ebenso wie bei den Fischen nur insofern vor, als den besseren Sorten schlechtere (besonders bei Austern) untergeschoben werden. Auch den werthvolleren[1]) und wohlschmeckenderen Ostsee-Krabben (Palaemon squilla L.) werden gern die Nordsee-Krabben (Crangon vulgaris L.) untergeschoben. Die Ostsee-Krabben kennzeichnen sich von den Nordsee-Krabben durch die stärker hervortretende Stirnstachel, die länger gestielten Augen, die grössere Anzahl von Fühlfäden, die theilweise mit Scheeren versehenen Gangbeine und die hellrothe Schwanzflosse. Sie nimmt beim Kochen einen rothen Farbenton an; um diesen bei den Nordsee-Krabben zu erzielen, werden sie mitunter in Fuchsinwasser gekocht. Das Fuchsin lässt sich durch Aufkochen der Krabben in Alkohol nachweisen.

---

[1]) Die Ostsee-Krabben kosten 1,60—3,00 Mk., die Nordsee-Krabben nur 0,20—0,60 Mk. für 1 kg.

2. Von grösserer Bedeutung sind die bei dieser Art Thieren vorkommenden Verunreinigungen und Gifte. „Ueber die Natur des Fisch- und Muschelgiftes" vergl. S. 440. Die giftige Wirkung der Austern hat man vielfach einer Färbung mit Grünspan zugeschrieben; das ist aber nicht anzunehmen; die giftigen Austern, von denen häufig ein einziges Stück genügt, um choleraähnliche Erkrankungen hervorzurufen, enthalten einen eigenartigen, wenn auch bis jetzt noch nicht näher festgestellten Giftstoff.

Die kupferhaltigen Austern sind nicht dunkelgrün, sondern grasgrün gefärbt und lässt sich darin das Kupfer auf bekannte Weise nachweisen. Die kranken und giftigen Austern haben ein eigenartiges milchiges Aussehen, ihre Leber ist stark vergrössert, grau und weich.

Der Verkauf von Austern in den Monaten Mai bis August — in heissen Sommern hält die krankhafte Erscheinung bis in den Oktober an — ist mit Recht verboten.

Ausserdem kann man nicht genug vor dem Genuss todter und zersetzter Austern warnen; die Auster soll frisch, d. h. lebend gegessen werden, weil sie nach dem Absterben ausserordentlich schnell in Zersetzung übergeht.

Gute und **frische Austern** schliessen bei Herausnahme aus dem Wasser ihre Schalen, besitzen eine bläuliche Farbe, sowie klares, reines Schalenwasser; bei **todten** Austern klaffen die Schalen auseinander und bleiben offen; verdorbene Austern sind missfarbig und sehr weich, riechen nicht mehr frisch und tragen auf der inneren Schalseite meistens einen schwärzlichen Ring (Springfeld).

Die **giftigen Miesmuscheln** sind nach Schmidtmann und Virchow weniger pigmentirt (heller, radiär, gestreift), ihre Schalen sind zerbrechlicher, als bei den gleichmässig dunkel gefärbten ungiftigen Muscheln; die Leber der giftigen Muscheln ist ferner grösser, mürber und reich an Fett sowie Pigment.

Auch hier muss vor der Verwendung **todter Muscheln,** welche bei Herausnahme aus dem Wasser ihre Schalen nicht schliessen, ebenso wie vor **dem Genuss der Leber** (als dem Sitz des Giftes) **und vor dem der Kochbrühe** gewarnt werden. Ferner wird empfohlen, die Muscheln in Sodalösung, welche das Gift zerstört, zu kochen; den Ueberschuss an Soda (Alkali) soll man durch Zusatz von Salzsäure abstumpfen (Springfeld).

Hummer- und Krebs-Dauerwaaren werden in Blech- wie Glasgefässen leicht schwarz; das rührt nach W. Bückig[1]) daher, dass das Fleisch mit dem Saft eingelegt wird; denn dieser ist, besonders bei Krebsen, die in sumpfigen Wässern leben, sehr leicht dem Verderben ausgesetzt. Legt man das Hummer- und Krebsfleisch auf Gazetuch und lässt es in einem Topf 5 Minuten unter Dampf stehen, so fliesst der Saft aus und das Fleisch, welches allerdings einen gelblichen Schein annimmt, hält sich dann monatelang sehr gut.

Nach Loock[2]) enthalten frische Dauerwaaren von Krustenthieren (Hummern und Seekrebsen) im Gegensatz zu anderen Fischdauerwaaren stets bestimmbare Mengen Ammoniak (0,12—0,16 g NH_4OH in 1 kg); wenn jedoch die Menge 0,2 g NH_4OH in 1 kg übersteigt, so sollen Hummerdauerwaaren überjährig sein.

Schlachtabgänge (Abfälle).

Die Menge der Schlachtabgänge ist bei den einzelnen Thieren, wie wir gesehen haben, nicht unbedeutend; sie beträgt durchweg $1/3$ des Lebendgewichtes und ist procentig um so geringer, je fetter das Thier ist. Die Abgänge bestehen aus: Haut, Magen- und Darminhalt, Blut, Lunge, Herz, Niere, Leber, Milz, Zunge, Knochen und Knorpeln. Diese Abgänge werden jedoch fast ausnahmslos auf irgend eine Weise in der Küche verwerthet, sei es direkt, oder durch Verarbeiten zu Würsten. Die unwillkürlichen Muskelorgane (Lunge, Niere, Milz etc. mit Ausnahme des Herzens) haben zum Unterschiede von den willkürlichen Muskeln (dem Muskelfleisch mit quer-

---

[1]) Conserven-Ztg. 1901, 321.
[2]) Zeitschr. f. öffentl. Chemie 1900, 6, 417.

gestreiften Muskelfasern) glatte Muskelfasern; in Folge dessen erschweren sie das Zerkauen, indem sie den Zähnen ausweichen. Auch besteht die Stickstoffsubstanz vielfach nur zum geringen Theil aus Proteïnstoffen, zum grösseren Theil aus leimgebendem Gewebe, welches nach S. 323 nicht den Nährwerth der Proteïnstoffe besitzt. Ausserdem besitzen sie nicht den frischen, kräftigen Geschmack des Muskelfleisches, sondern alle mehr oder minder einen Beigeschmack. Beide Umstände tragen dazu bei, dass diese Organe und Abgänge bei gleichem Nährstoffgehalt durchweg viel geringer bezahlt werden als das Muskelfleisch.

Was bei den einen Thieren jedoch als ungeniessbar und weniger werthvoll unbeachtet bleibt, wird bei anderen wieder sehr geschätzt. So bildet der muskelreiche Magen der Vögel (mit Inhalt wie bei Schnepfen und Krammetsvögeln) einen Leckerbissen, der Magen der Wiederkäuer dagegen wird nur durch besondere Zubereitung zu einer schmackhaften Speise. Man verarbeitet denselben mit den fettreichen Theilen des Darmes und mit dem Netz zu sog. „Flecken", „Kütten" oder „Kaldaunen" bei Rind und Hammel, oder zu dem schon mehr geschätzten „Gekröse" oder „Inster" bei Kalb und Lamm. Die Gedärme der Widerkäuer dienen als Wurstbehälter und werden in diesem Zustande selten mitgegessen.

Die Haut der Hausthiere findet nur beim Schwein sowie als gefüllter Kalbs- und Schweinskopf (Kalbskopf à la tortue) in der Küche Verwendung.

Die *Schweineschwarte* dient vielfach zur Darstellung von Wurst; ihre Zusammensetzung ist folgende:

In der natürlichen Substanz:				In der Trockensubstanz:		
Wasser	Stickstoffsubstanz	Fett	Asche	Stickstoffsubstanz	Fett	Stickstoff
51,75 %	35,32 %	3,75 %	9,18 %	73,20 %	7,77 %	11,71 %

Durch Behandeln mit kaltem Wasser lösen sich 8,85 % Salze, 0,46 % Eiweiss und 1,75 % sonstige organische Stoffe; durch mehrtägiges Kochen gehen von der Stickstoffsubstanz (35,32 %) 28,37 % in Lösung über; dieselbe besteht daher fast ganz aus leimgebender Substanz.

Von den Drüsen dient nur die *Bauchspeicheldrüse* und die Thymusdrüse des Kalbes (*Kalbsmilch,* Milchfleisch oder Bröschen, Glandula thymus) als Nahrungsmittel. Letztere ist am meisten geschätzt; sie hat nach Maron folgende Zusammensetzung:

Wasser	Lösliches Eiweiss	Unlösliche Proteïnstoffe	Leimbildner	Fett	Salze
70,0 %	14,0 %	8,0 %	6,0 %	0,4 %	1,6 %

Die Thymusdrüse ist reich an Xanthinstoffen, besonders Adenin, wovon sie 0,179 % enthält. Für die Lymphocyten (weissen Blutkörperchen) aus der Thymusdrüse fand Lilienfeld in der Trockensubstanz:

Albumin	Leukonukleïn	Histon	Lecithin	Fette	Cholesterin	Glykogen
1,76 %	68,79 %	8,67 %	7,51 %	4,02 %	4,40 %	0,80 %

Die Kalbsbröschen gelten im allgemeinen als leicht verdaulich und sind daher besonders als Kranken-Nahrungsmittel geschätzt.

Auch das *Kalbsgehirn* pflegt von den Gehirnen besonders gern gegessen zu werden. Die Zusammensetzung ist nach einer hier ausgeführten Untersuchung folgende:

Wasser	Stickstoff-substanz	In Wasser löslich:		Fett	Asche
		Albumin	Sonstige Stick-stoffverbindungen		
80,96 %	9,02 %	2,77 %	1,89 %	8,64 %	1,38 %

Das Kalbsgehirn ist daher verhältnissmässig fettreich; das Gehirn anderer Thiere gilt als noch fettreicher. Als eigenartige Stoffe treten im Gehirn neben Albumin, Globulin und den gewöhnlichen Extraktivstoffen des Fleisches noch besonders auf: Neuridin (vergl. S. 82), Protagon, eine phosphorhaltige Stickstoffsubstanz (mit 66,39 % C, 10,69 % H, 2,39 % N und 1,07 % P), sowie Cerebrin bezw. Cerebrine aus der mit Barytwasser gekochten Gehirnmasse durch Ausziehen mit Alkohol erhalten (mit 69,09 % C, 11,47 % H, 2,13 % N, 17,32 % O). Ferner enthält dasselbe viel Cholesterin.

Zu den Schlachtabgängen, die vielfach gegessen werden, gehört auch das **Kuheuter**; dasselbe ergab nach 2 Proben, von denen die eine stark mit Milch angefüllt, die andere weit wässeriger war, folgende Zusammensetzung:

Euter	Wasser	In Wasser lösliche Stickstoffverbindungen:			Unlösliche Stickstoff-Substanz	Fett	Stickstofffreie Extraktstoffe (Milchzucker)	Salze
		Kaseïn[1])	Albumin[1])	Sonstige Stickstoff-Substanz[1])				
Milchreich	59,45 %	1,40 %	0,75 %	2,06 %	5,94 %	27,93 %	21,39 %	1,08 %
Milcharm	74,36 „	1,33 „	0,55 „	0,68 „	7,12 „	13,42 „	1,58 „	0,96 „

Die Zusammensetzung der Milch kennzeichnet hiernach auch die Zusammensetzung des mit Milch erfüllten Euters.

Da das Euter vielfachen Krankheiten (Entzündungen, Geschwulsten, infektiösen Granulationen) ausgesetzt ist, so ist dasselbe trotz seines hohen Nährstoffgehaltes mit Vorsicht zu verwenden.

Von den anderen Schlachtabgängen sind noch besonders zu erwähnen:

1. Blut. Das Blut als solches wird wohl nur von den Wilden genossen. Wir geniessen dasselbe nur in Gemeinschaft mit anderen Nahrungsmitteln, entweder im Fleisch, das noch immer etwas Blut enthält, oder in der sog. Blutwurst, die aus Blut, Kräutern, Speck und vielfach unter Zusatz von Mehl hergestellt wird. Zur Herstellung von Blutwurst verwendet man fast ausschliesslich Schweineblut.

Das Blut von anderen Thieren lässt man häufig entweder wegfliessen oder trocknet es ein zu sog. Blutmehl, das vorzugsweise als Dünger dient. Aus Blut unter Beimengung von Kleie, Melasse und sonstigen Stoffen hat man auch Futtermittel hergestellt [2]), welche als sog. Kraftfutter für Vieh, besonders für Pferde empfohlen werden.

Die Menge des Blutes beträgt bei den landwirthschaftlichen Schlachtthieren 3—7 Procent des Lebendgewichtes.

Bei dem hohen Nährstoffgehalt verdient die zweckmässige Verwendung des Blutes alle Beachtung.

---

[1]) Das Kaseïn wurde im wässerigen Auszuge durch Fällen mit einigen Tropfen Essigsäure, Albumin im Filtrat von der Kaseïnfällung durch Kochen, die sonstigen löslichen Stickstoffverbindungen aus der Differenz des Kaseïn- + Albumin-Stickstoffs vom gesammten löslichen Stickstoff bestimmt.

[2]) Technisch wird das Blut auch noch zur Darstellung von Albumin und als Klärmittel benutzt.

Nach 21 Analysen hat z. B. Blut verschiedener Thiere folgende Zusammensetzung:

	Wasser	Blutkörperchen	Albumin	Fibrin	Fett	Extraktivstoffe	Salze
Mittel	80,82 %	11,69 %	6,01 %	0,42 %	0,18 %	0,03 %	0,85 %
Schwankungen . .	76,9—83,9	9,8—15,6	2,6—8,1	0,2—0,6	0,1—03	0,0—0,4	0,7—1,3

Ueber die näheren Bestandtheile des Blutes vergl. S. 257—263.

Die Salze des Blutes bestehen vorwiegend aus Chlornatrium und phosphorsaurem Kalium; die einzelnen Bestandtheile sind jedoch ziemlich schwankend, wie folgende von 14 Blutproben der landwirthschaftlichen Schlachtthiere ausgeführte Analysen[1]) zeigen:

	Kali	Natron	Kalk	Magnesia	Eisenoxyd	Phosphorsäure	Schwefelsäure	Chlor
Mittel . . .	10,64 %	41,28 %	1,26 %	0,73 %	8,85 %	8,22 %	2,29 %	32,92 %
Schwankungen	7,1—20,4	30,0—45,0	1,1—1,8	0,2—1,2	3,9—9,6	5,2—26,6	1,2—3,1	24,1—35,7

Diese Unterschiede sind aber wohl mehr durch die Art der Fütterung, als durch die Thierart bedingt. Die Salze des Blutes spielen ohne Zweifel bei der Ernährung eine wichtige Rolle.

Man hat versucht, blutarmen Menschen durch Transfusion Blut anderer Menschen oder Thiere zuzuführen. Dass hierbei die grösste Vorsicht nothwendig ist, dass besonders nur Blut ganz gesunder Thiere verwendet werden darf, braucht kaum erwähnt zu werden.

Das Blut kranker und mit Infektionskrankheiten behafteter Thiere ist unter allen Umständen von der Verwendung als Nahrungsmittel auszuschliessen. Denn wenn schon das Fleisch solcher Thiere zu verwerfen ist, so um so mehr das Blut derselben, welches durchweg in erster Linie die Krankheitskeime in sich birgt. Für einige Bakterien (z. B. Milzbrandbacillen) besitzt das Blut der von dieser Krankheit (dem Milzbrand) befallenen Thiere eine bakterientödtende Wirkung.

2. Zunge. Die Zunge fast aller Schlachtthiere gehört zu den geschätzteren Fleischsorten; sie ist durchweg sehr fett. Um derselben eine schöne rothe Färbung zu ertheilen, wird sie mit Salz und Salpeter eingelegt; sie wird alsdann in diesem Zustande entweder direkt verwendet, oder getrocknet und geräuchert, oder auch zu Wurst verarbeitet.

Der Nährstoffgehalt der Zunge erhellt aus folgenden Zahlen:

Zunge	Gewicht der Zunge g	In der frischen Substanz				In der Trockensubstanz		
		Wasser %	Stickstoff-Substanz %	Fett %	Asche %	Stickstoff-Substanz %	Fett %	Stickstoff %
1. Von einem fetten Hammel, frisch	155	67,44	14,29	17,18	1,00	44,03	54,98	7,05
2. Von einem Ochsen, frisch	—	63,80	17,10	18,10	1,00	47,23	50,00	7,56
3. Von einem Ochsen, geräuchert und gesalzen .	844	35,74	24,31	31,61	8,51	37,83	49,19	6,05

Die Zungen der einzelnen landwirthschaftlichen Hausthiere zeigen äussere Formunterschiede, an denen Unterschiebungen erkannt werden können; z. B. die Rinderzunge zum Unterschiede von der Pferdezunge an ihrem starken Rückenwulst und der schlänkeren Zungenspitze; die Zunge des Schafes ist an der Spitze an der Medianlinie ausgekerbt; der Schweinezunge fehlt der Rückenwulst

---

[1]) Siehe E. Wolff's Aschenanalysen. Berlin 1871, 1, 147 u. 158; Berlin 1880, 2, 148.

der Rinderzunge; ausserdem ist die Zungenspitze länger und besitzt schärfere Ränder als bei den Wiederkäuern bezw. Kälbern und dergl. Unterschiede mehr [1]).

Die Zunge ist auch mit manchen Fehlern und Krankheiten behaftet; am häufigsten kommen auf derselben Entzündungen (bedingt durch ätzende Stoffe und specifische Gifte, von Aphthenseuche, Rinderpest, Skorbut, Diphtherie der Kälber etc.) und infektiöse Granulationen vor; häufig findet sich in den Tonsillen der Strahlenpilz, der das Auftreten aktinomykotischer Erosionen bewirkt; auch Tuberkulose wird angetroffen[1]).

3. Lunge. Die Lunge besteht neben einigen glatten Muskelfasern vorwiegend aus elastischem und Bindegewebe; wegen eines geringen Blutgehaltes enthält sie auch etwas Eiweiss. Sie wird mit dem Herz, Schlund, Milz als sog. „Geschlinge" meist nur von Kalb, Hammel, Schwein und Lamm, seltener von Ochsen verwendet.

Gehalt	In der frischen Substanz					In der Trockensubstanz		
	Wasser	Stickstoff-Substanz	Fett	Sonstige stickstofffreie Stoffe	Asche	Stickstoff-Substanz	Fett	Stickstoff
	%	%	%	%	%	%	%	%
Mittlerer	79,89	15,21	2,47	0,56	1,87	74,82	12,28	11,97
Schwankungen	78,3–81,0	12,4–18,2	2,2–2,9	0,2–1,6	0,9–3,9	63,1–84,8	10,2–15,9	10,1–13,5

Hiernach weist die Zusammensetzung der Lunge der einzelnen Schlachtthiere, besonders was den Fettgehalt anbelangt, nur geringe Schwankungen auf.

Am meisten geschätzt wird die Kälberlunge; an ihrer Stelle werden gern Schweinelungen verkauft; beide haben links 2—3 Lappen, die Wiederkäuerlunge rechts 4—5, die Schweinelunge dagegen rechts 3—4 Lappen. Auch ist bei letzterer das interlobuläre Gewebe stärker entwickelt.

Die Lunge ist, weil sie direkt mit der Aussenluft in Verbindung steht, leicht verschiedenen Verunreinigungen und Fehlern ausgesetzt, nämlich ausser der durch eigenartige Krankheitserreger (Lungenseuche, Lungen-Tuberkulose, infektiöse Pneumonie etc.) erregten Krankheiten solchen, bei denen keine besonderen Krankheitserreger mitwirken wie Bronchopneumonie in Folge Einathmung fremder Stoffe, Wurmpneumonien (vom Lungenwurm, Strongylus), Schimmelmykosen (durchweg von einem pathogenen Aspergillus), traumatische Entzündungen (durch Eindringen von Fremdkörpern) und dergl. Fehler mehr.

Die gesunde Lunge ausgebluteter Thiere hat rosarothe Farbe, eine glatte und glänzende Oberfläche; von der Schnittfläche lässt sich ein heller bezw. nur leicht gerötheter Schaum (finales Lungenödem) abstreichen.

Die gesunde Lunge fällt nach Herausnahme aus dem Brustkorb alsbald zusammen; dieses wird verhindert, wenn man die Lungen nach der Schlachtung mehrere Stunden lang im geschlossenen Brustkorb belässt. Mit Vorliebe aber ertheilt man den Kälberlungen durch Aufblasen — das jetzt überall verboten ist — ein ansehnlicheres, umfangreicheres Aussehen; dieser Unfug ist ziemlich weit verbreitet, weil das Aufblasen sich mit dem Munde ausführen lässt (vergl. S. 441). Aufgeblasene Lungen haben einen grösseren Umfang, schärfere Ränder als die auf natürliche Weise gewonnenen oder künstlich durch längeres Belassen im Brustkorb vergrösserten Lungen; bei letzteren fehlt ferner das interstitielle Emphysem und zeigen die vorderen Lungenlappen eine schlaffe Beschaffenheit.

4. Herz. Das Herz ist der einzige unwillkürliche Muskel, welcher aus quergestreiften Muskelfasern besteht; das Fleisch desselben ist bei gesunden Thieren derb und mager; die Farbe braunroth; der Ueberzug glatt und glänzend; bei gut ausgebluteten Thieren enthält es nur wenig Blut. Je nachdem dasselbe in der Diastole oder Systole (vergl. S. 256) zum Stillstand gekommen ist, hat es eine runde oder kegelförmige Gestalt. Das Herz wird meistens mit dem sog. „Geschlinge" zur Wurstbereitung benutzt; nur aus dem Kalbs- und Schweineherz stellt man selbst-

---

[1]) Vergl. R. Ostertag: Handbuch der Fleischbeschau. Stuttgart 1899, 193 u. 287.

ständige Gerichte her. Die Zusammensetzung des Herzens der Schlachtthiere erhellt aus folgenden Zahlen:

Gehalt	In der frischen Substanz					In der Trockensubstanz		
	Wasser	Stickstoff-Substanz	Fett	Sonstige stickstofffreie Stoffe	Asche	Stickstoff-Substanz	Fett	Stickstoff
	%	%	%	%	%	%	%	%
Mittlerer ..	71,07	17,55	10,12	0,31	0,95	60,66	43,19	9,82
Schwankungen.	65,7-77,6	15,4-19,6	1,6-13,7	0,1-0,8	0,9-1,1	55,9-83,4	7,3-40,0	8,9-13,4

Das Herz der einzelnen Schlachtthiere zeigt in der Zusammensetzung besonders im Fettgehalt grössere Schwankungen als die Lunge.

Bei finnenhaltigen Schweinen finden sich auch im Herzen derselben Finnen. Einen häufigen Fehler des Herzens bilden die Petochine d. h. Blutungen in dem Herzbeutel (Peri- oder Epikardium) als Theilerscheinung toxischer und infektiöser Allgemeinerkrankungen unter den serösen Häuten.

5. Niere. Die Nieren sind von einer mehr oder weniger Fett enthaltenden Kapsel, der Nierenfettkapsel, überzogen.

Die Farbe der Nieren ist rothbraun, nur bei hochgemästeten Rindern, Schafen und besonders bei Schweinen werden sie in Folge von Fetteinlagerung graubraun. Die Nieren sind derb, haben eine glatte, glänzende Oberfläche mit zahlreichen rothen Pünktchen. Das Nierenparenchym zeigt auf der Schnittfläche denselben Glanz wie auf der Oberfläche.

Das Gewicht der Nieren beträgt beim Pferde und Rinde ungefähr $1/300$ (= 1500 g bezw. 950 g), beim Schwein ungefähr $1/150$ (= 420 g) des Körpergewichtes.

Von den Nieren der Schlachtthiere sind besonders die des Kalbes, Schweines, Hammels und auch der Hasen am meisten geschätzt; das Fleisch derselben ist von folgender Zusammensetzung:

Gehalt	In der frischen Substanz					In der Trockensubstanz		
	Wasser	Stickstoff-Substanz	Fett	Sonstige stickstofffreie Stoffe	Asche	Stickstoff-Substanz	Fett	Stickstoff
	%	%	%	%	%	%	%	%
Mittlerer ..	75,55	18,43	4,45	0,38	1,19	75,29	18,21	12,05
Schwankungen.	74,2-78,6	16,6-22,1	1,8-6,7	0,2-1,5	0,9-1,4	66,0-81,5	7,3-28,9	10,6-13,0

Für die Proteïnstoffe der Nieren giebt E. Gottwaldt in Procenten der Nierensubstanz (von Hunden) im Durchschnitt von 6 Analysen folgende Zahlen:

Gesammt-Proteïn	Serum-Albumin	Leim	Globulin nach Hammarsten's Verfahren	Globulin durch Natronlösung ausgezogen	In Natriumkarbonat lösliche Proteïnverbindungen
6,01 %	1,26 %	1,44 %	3,74 %	5,24 %	1,53 %

Nach anderen Untersuchungen sollen indess die Nieren kein Albumin, sondern nur ein bei 52° gerinnendes Globulin enthalten, ferner ein Nukleoproteïd mit 0,37 % Phosphor, Lecithalbumin und eine mucinähnliche Substanz. Unter den Extraktivstoffen sind nachgewiesen: Xanthinkörper, Harnstoff, Harnsäure, Glykogen, Inosit, Leucin, Taurin und Cystin.

Auch die Nieren sind mit manchen Fehlern und Krankheiten behaftet. Ausser Missbildungen, Schrumpfungen, Kalk- und Pigmentablagerungen ist besonders die Nephritis zu erwähnen, die durch das Auftreten zahlreicher, meist kleiner, roth behofter Abscesse in der Rinden- und Markschicht der Niere gekennzeichnet oder als weisse Flecknieren bekannt ist. Die Pyelonephritis bacillosa des Rindes, bedingt durch den Bac. bovis renalis, ruft eine Erweiterung und Verdickung des einen oder beider Harnleiter hervor. Auch gelangen durch hämatogene Infektion Rotzknoten und Tuberkeln in den Nieren zur Entwickelung.

6. Milz. Die Milz besteht vorwiegend aus sehnigem Bindegewebe und wird nur selten in der Küche verwendet; meistens dient sie mit dem Fleisch zur Darstellung von Fleischbrühe. Im Mittel zweier nur wenig unterschiedlicher Proben vom Rind und Schwein wurde gefunden:

In der frischen Substanz					In der Trockensubstanz		
Wasser	Stickstoff-Substanz	Fett	Stickstofffreie Extraktstoffe	Asche	Stickstoff-Substanz	Fett	Stickstoff
75,47 %	17,77 %	4,19 %	1,01 %	1,56 %	72,44 %	17,02 %	11,60 %

Besonders eigenartig für die Milz sind eisenhaltige Albuminate und eisenreiche Ablagerungen, welche aus einer Umwandlung der rothen Blutkörperchen hervorgehen und aus eisenreichen Körnchen von solchen bestehen.

Von Krankheitskeimen wird die Milz wie andere Organe des Körpers befallen; besonders tritt dieses in dem akuten Milztumor (Geschwulst), bei Milzbrand und Stäbchenrothlauf hervor.

7. Leber. Die Leber sämmtlicher Hausthiere hat im gesunden Zustande eine zuerst bläulich schimmernde, dann rothbraune Grundfarbe; sie ist festweich, das Parenchym glänzend. Unter den Lebern sind die des Rehes, der Gans und Ente als Delikatesse berühmt; aus ihnen wie aus den Lebern des Kalbes und Lammes werden selbstständige Gerichte bereitet. Auch die Lebern der Hühner, Tauben, ferner einiger Süsswasserfische, so von Hecht, Aalraupe, sind beliebt. Die Lebern vom Schwein, Hammel und Rind werden durchweg nur zur Wurstbereitung verwendet. Die Lebern der Gänse und Enten werden durch Mästen künstlich vergrössert.

Das Gewicht der Lebern ist bei den einzelnen Thieren sehr schwankend, besonders auch je nachdem die Thiere während der Verdauung oder nach grösserer Hungerpause geschlachtet werden. Es beträgt z. B. das Gewicht der Leber:

	Bei Rindern		Schwein	Schaf	Pferd
	über 250 kg Schlachtgewicht	mit 250 kg			
Vom Körpergewicht	1/85	1/85	1/40	1/53	—
Wirkliches Gewicht	4,5—8,0 kg	2,75—6,0 kg	1,0—2,45 kg	0,375—0,875 kg	3,0—4,0 kg

Die Zusammensetzung der Leber der Schlachtthiere (9 verschiedener) erhellt aus folgenden Zahlen:

Gehalt	In der frischen Substanz					In der Trockensubstanz		
	Wasser	Stickstoff-Substanz	Fett	Stickstofffreie Extraktstoffe	Asche	Stickstoff-Substanz	Fett	Stickstoff
	%	%	%	%	%	%	%	%
Mittlerer	71,55	19,92	3,65	3,33	1,55	70,02	12,82	11,20
Schwankungen	68,7—73,8	17,5—22,0	1,6—5,6	1,1—5,5	1,3—1,7	62,4—83,4	6,0—20,1	10,0—13,3

v. Bibra giebt für die einzelnen Stickstoffverbindungen noch folgende Zahlen:

	Wasser	Eiweiss	Unlösliche Stickstoff-Verbindungen	Leimbildner	Fett	Extraktivstoffe	Salze
Leber der Säugethiere	70,75 %	3,04 %	10,62 %	4,81 %	3,54 %	6,00 %	1,24 %
„ „ Vögel	71,07 „	2,09 „	13,24 „	3,71 „	3,47 „	4,98 „	1,44 „
„ „ Fische	74,19 „	—	9,47 „	2,69 „	3,51 „	8,60 „	1,54 „

Ausser dem bei 45° gerinnenden Albumin werden in der Leber noch ein bei 75° gerinnendes Globulin und ein bei 70° gerinnendes Nukleoalbumin angegeben, ferner ein Nukleoproteïd mit 0,145 % Phosphor und eisenhaltige Proteïnkörper (das Ferratin Schmiedeberg's); in der Rinderleber fand man 0,025—0,028 % Eisen.

Die stickstoffhaltigen Extractivstoffe sind dieselben wie beim Fleisch; Kossel fand in der Trockensubstanz:

0,197 % Guanin, 0,134 % Hypoxanthin und 0,121 % Xanthin.

Unter den in Aether löslichen Bestandtheilen findet sich neben Lecithin (bis 2,35 %) und geringen Mengen Cholesterin vielfach auch ein schwefel- und phosphorhaltiger Körper, das Jekorin Drechsel's, welches dem Protagon ähnlich zu sein scheint.

Besonders beachtenswerth in der Leber ist auch der hohe Gehalt an Glykogen, welches sich vorwiegend aus den Kohlenhydraten, die zu der Hexosengruppe gehören, bildet. Aber auch noch verschiedene andere Stoffe sind von Einfluss auf die Glykogenbildung (vergl. S. 158 u. 331).

Die Menge des gebildeten Glykogens ist bei pflanzlicher Kost grösser als bei thierischer; so beträgt nach K. B. Hofmann (l. c.) die Menge Glykogen bei reiner Fleischkost etwa 7 %, bei gemischter 14,5 %, bei reiner Pflanzenkost 17 % des Lebergewichtes. Weiss fand bei Reis- und Rohrzucker-Fütterung in der Leber eines Huhnes 2,31 % Glykogen, in den Muskeln 0,47 %. Die Leber der Knochenfische enthält von 1,1—6,4 % Glykogen, die der Knorpelfische 0,3—1,6 %.

Von Krankheiten der Leber sind zu nennen:

Die Angiomatosis, welche sich als mehrfache, blutig durchtränkte, blaurothe Heerde von der Grösse eines Hirsekornes bis zu der einer Kirsche zu erkennen giebt; die Muskatnussleber, die in Folge einer Rückstauung des Blutes bei Herz- und Lungenfehlern auftritt; die fettige Metamorphose der Leber — zu unterscheiden von der Fettinfiltration —; Blutungen (Hämorrhagien) in der Leber; die bacilläre Nekrose, wobei die befallenen Stellen trübe, brüchig erscheinen und von einem rothen Hofe umgeben sind; Entzündungen wie bei der interstitiellen Hepatitis, welche einerseits zu erheblicher Umfangs-Vermehrung, andererseits Verminderung führt; Geschwülste (Tumoren); infektiöse Granulationen (Tuberkeln, Rotzneubildungen und Aktinomykome) und weiter von den parasitären Krankheiten vorwiegend die Echinokokken, Leberegel (vergl. S. 432).

8. Gesammte innere Theile des Geflügels.

Vom Geflügel werden vielfach die gesammten inneren Theile verwendet; deren Zusammensetzung erhellt aus folgenden Zahlen:

Innere Theile	Gewicht im Ganzen (essbare Theile) g	In der frischen Substanz					In der Trockensubstanz		
		Wasser %	Stickstoff-Substanz %	Fett %	Sonstige stickstofffreie Stoffe %	Asche %	Stickstoff-Substanz %	Fett %	Stickstoff %
Von einem fetten Huhn .	81,4	59,70	17,63	19,30	2,21	1,16	43,45	47,89	7,06
Von einem mageren Huhn .	64,3	74,52	18,79	2,41	3,00	1,28	73,44	9,45	11,80
Von einer fetten Gans:									
a) Lunge, Leber, Herz .	108,7	70,63	15,13	6,62	6,37	1,25	51,51	22,54	8,24
b) Magen	182,6	71,43	20,84	5,33	1,44	0,96	73,45	18,65	11,75

9. Knochen und Knorpel. Die Knochen bestehen vorwiegend aus einer leimgebenden Grundlage, dem Knochenknorpel, und anorganischen Salzen (Erdphosphaten), welche der leimgebenden Grundlage so eingebettet sind, dass sich die Mengung mikroskopisch nicht nachweisen lässt. In den Lücken und Kanälchen der Knochen befindet sich die Nährflüssigkeit, welche flüssiges Fett (Trioleïn), Kochsalz, Alkalisulfate und geringe Mengen Albumin enthält.

Der Gehalt der Knochen an den gesammten Bestandtheilen ist sehr schwankend, sowohl nach Art der Knochen wie nach dem Alter des Thieres; nämlich:

Wasser	Leimgebende Substanz	Fett	Mineralstoffe
von 5—50 %	15—50 %	0,5—20 %	20—70 %

Für 100 Theile trockene Knochen wurde nach Untersuchungen verschiedener Chemiker gefunden:

	Leimgebende Substanz oder Knochenknorpel %	Fett %	Calcium-phosphat %	Magnesium-phosphat %	Calcium-karbonat %	Sonstige Salze %
Darmbein eines Ochsen	33,50	—	57,35	2,05	3,85	—
Desgl. eines Schafes	43,30	—	50,58	0,86	4,49	—
Schienbein eines Schafes	51,97	—	40,42	0,64	4,88	—
Desgl. eines Rindes	30,23	0,50	69,27			
Rippe eines Rindes	35,94	11,72	52,34			
Beckenknochen eines Rindes	29,85	22,07	48,08			
Unterarm eines Rindes	27,17	18,38	45,45			
Röhrenknochen eines Ochsen	29,68	9,88	60,44			
Desgl. eines Rindes (Unterschenkel)	37,08	2,90	56,55			4,77
Rückenwirbel eines Rindes	31,85	22,65	41,06			4,44

E. Wild[1]) fand beim Kaninchen, dass mit zunehmendem Alter der Wassergehalt der Knochen ab-, der Gehalt an Fett und Kalkphosphat dagegen zunimmt, während der Leimgehalt mehr oder weniger gleichbleibt, nämlich:

	Wasser	Fett	In kaltem Wasser löslich	Leimgebende Substanz	Mineralstoffe
Kaninchen, 3 Tage alt	60,17 %	0,55 %	5,37 %	16,68 %	17,22 %
„ 2 Monate alt	51,36 „	0,54 „	2,19 „	15,78 „	18,62 „
„ 8 Monate alt	26,69 „	17,39 „	1,27 „	15,43 „	39,22 „
„ 2 Jahre alt	24,70 „	17,00 „	1,13 „	15,49 „	41,68 „
„ 3—4 Jahre alt	21,45 „	16,28 „	1,17 „	16,10 „	45,00 „

Auch C. Aeby[2]) hat nachgewiesen, dass Rindsknochen mit zunehmendem Alter reicher an Kalksalzen und ärmer an organischen Stoffen werden; er giebt an:

	2 Jahre alt	4 Jahre alt	6—7 Jahre alt
Organische Substanz	27,75 %	27,14 %	26,34 %
Spec. Gewicht	2,069 „	2,071 „	2,080 „

Doch diese Untersuchungen haben hier nur insofern Bedeutung, als sie zeigen, wie verschiedenwerthig die Knochen für die Küche sind. Für Zwecke der Ernährung sind die fett- und leimreichen Knochen die besten.

---

[1]) Landw. Versuchsstation, 1872, 15, 404.
[2]) Jahresbericht f. Agrik.-Chem. 1870/72, 3, 63.

Wenn nämlich die Knochen gekocht werden, so geht die stickstoffhaltige Knorpelsubstanz zum Theil in Lösung; sie verwandelt sich in eine lösliche Form, welche wir „Leim" oder „Gelatine"[1]) nennen (vergl. S. 47).

Die Gelatine dient zur Bereitung gallertartiger Speisen (Puddings, Gelee, Sülze). Je weicher und schwammiger die Knochen sind, desto mehr Leim enthalten sie.

Die Röhren-(Lenden- und Bein-)Knochen geben nur wenig Leim an kochendes Wasser ab, weil das Wasser nicht in die feste Masse einzudringen vermag. Sollen diese thunlichst ausgenutzt werden, so müssen sie in kleinere Stücke zerlegt (gesägt) werden.

In den Röhrenknochen befindet sich das Knochenmark, welches aus fast reinem Fett besteht und wegen seines angenehmen Geschmackes sehr beliebt ist; es enthält nach Cn. Mène (1.) und einer hier ausgeführten Analyse (2.):

	Wasser	Stickstoff-Substanz	Fett	Asche
1.	3,49 %	1,30 %	92,53 %	2,78 %
2.	5,82 „	5,04 „	87,74 „	1,74 „

Der grösste Theil des Fettes der Knochen geht mit dem Leim geschmolzen in das kochende Wasser über.

Besser als die Röhrenknochen eignen sich die zelligen Knochen (der Rückenwirbel, die Rippen und flachen Knochen) zum Auskochen.

Während nach Edw. Smith durch 7-stündiges Kochen bei den Röhrenknochen 6—19 % ihres Gewichtes in Lösung gehen, werden bei den letzteren in derselben Zeit 16—24 % gelöst.

Wir fanden, dass von 100 g frischer Rindsknochen, die in hausüblicher Weise gekocht wurden, in Lösung gingen:

	1. Rindsknochen	2. Röhrenknochen (6jähr. Ochs)	3. Gelenkknochen (3jähr. Ochs)	4. Röhrenknochen (6wöchentl. Kalb)	5. Schienenbeinknochen (Junges Kalb)
Trockensubstanz (gelöst)	7,289 g	1,389 g[2])	5,634 g	1,641 g	2,834 g
Darin:					
Fett	4,114 „	1,012 „	4,389 „	0,649 „	1,827 „
Stickstoff-Substanz	2,837 „	0,181 „	0,565 „	0,678 „	0,628 „
(Mit Stickstoff	0,454 „	0,029 „	0,091 „	0,108 „	0,100 „)
Sonstige organische Stoffe	0,338 „	0,094 „	0,578 „	0,113 „	0,190 „
Mineralstoffe		0,102 „	0,093 „	0,201 „	0,189 „

Die Knochen lassen sich daher nicht unzweckmässig zur Darstellung von Suppen verwerthen. Sie liefern unter Zusatz von etwas Fleisch oder Fleischextrakt mit Gewürzen meistens kräftig schmeckende Suppen, die besonders für Volksküchen und öffentliche Anstalten Beachtung verdienen.

An den Knochenenden befinden sich meistens die Knorpeln. Diese sind bei den jungen Thieren vorwiegend und enthalten nur wenig Mineralstoffe. Aus den Kalbsfüssen mit viel Knorpelmasse bereitet man ein beliebtes Gericht.

---

[1]) Die reinste Sorte Leim ist die Hausenblase; sie wird aus den Eingeweiden des Hausen gewonnen und viel höher (6-mal höher) als Knochenleim bezahlt. Die im Handel vorkommende rothe Gelatine ist mit Karmin gefärbt.

[2]) Die Knochen (568,8 g) enthielten ferner 26,6 g oder 4,676 % Knochenmark, welche zu 1,389 % zu addiren sind.

Für die Rippen- und Kniegelenksknorpeln giebt K. B. Hofmann[1] folgende Zusammensetzung:

	Rippenknorpel	Kniegelenksknorpel	Kalbsfüsse[2] (Sehnenknorpel + anhaftendes Fett)
Wasser	67,67 %	73,59 %	63,84 %
Organische Stoffe	30,13 „	24,87 „	Leimsubstanz 23,00 „ / Fett . . . 11,32 „
Salze	1,20 „	1,54 „	0,84 „

Die Salze bestehen in 100 Theilen aus:

	Rippenknorpel	Kniegelenksknorpel
Kaliumsulfat	26,66 %	— %
Natriumsulfat	44,81 „	55,77 „
Kochsalz	6,11 „	22,48 „
Natriumphosphat	8,42 „	7,39 „
Calciumphosphat	7,88 „	} 15,51 „
Magnesiumphosphat	4,55 „	

Ueber den Nährwerth des Leimes vergl. S. 323, über die Ausnutzbarkeit der Knorpeln etc. S. 219).

Das Fettzellgewebe und das thierische Fett.

1. Das Fett der landwirthschaftlichen Hausthiere. Ausser dem im Muskelsaft und zwischen den einzelnen Muskelfasern abgelagerten Fett finden wir im Thierkörper (besonders beim gemästeten Thier) grosse Anhäufungen von mehr oder weniger reinem Fett, so um Herz und Nieren, unter der äusseren Haut, im Darmnetz, überhaupt da, wo das die Gefässwandungen umgebende Bindegewebe dem Durchtritt der Fettlösung den geringsten Widerstand entgegensetzt.

Das Fett ist im Bindegewebe abgelagert; in letzteren befinden sich die Fettzellen. Diese bestehen aus einer zarten Membran, welche die Fetttröpfchen so einschliesst, dass die gewöhnlichen Lösungsmittel des Fettes (Schwefelkohlenstoff, Aether etc.) nicht lösend auf dasselbe einwirken. Erst wenn diese Membran zerstört oder zerrissen ist, wird das Fett durch diese Agentien gelöst. Dem sauren Magensaft vermag die Membran keinen Widerstand zu leisten.

Das Bindegewebe wird von der Grundsubstanz „Kollagen" gebildet (vergl. S. 47).

E. Schulze und A. Reinecke[3] haben das Fettgewebe verschiedener Thiere und von verschiedenen Körperstellen (von den Nieren, vom Netz, vom Panniculus adiposus etc.) einer eingehenden chemischen Untersuchung unterworfen und im Mittel gefunden:

---

[1] K. B. Hofmann: Lehrbuch der Zoochemie. Wien 1879, 24.
[2] Kalbsfüsse, wie sie im Haushalt zur Darstellung der sog. gebackenen Kalbsfüsse verwendet werden; die Sehnen, Knorpel und anhaftendes Fett wurden sorgfältig abgetrennt und die gesammte essbare Masse zu dieser Untersuchung verwendet.
[3] Siehe I. Bd., S. 38.

	Zusammensetzung des Fettgewebes			Elementarzusammensetzung des Fettes		
	Wasser	Membran (Stickstoff-Substanz)	Fett	Kohlenstoff	Wasserstoff	Sauerstoff
1. Vom Ochsen	9,96 %	1,16 %	88,88 %	76,50 %	11,90 %	11,59 %
2. Vom Hammel	10,48 „	1,64 „	87,88 „	76,61 „	12,03 „	11,36 „
3. Vom Schwein	6,44 „	1,35 „	92,21 „	76,54 „	11,94 „	11,52 „

Ein wesentlicher Unterschied in der Elementarzusammensetzung des Fettes von verschiedenen Körperstellen der Thiere im verschiedenen Mastzustande trat dabei nicht hervor. Auch zeigte das Fett anderer Thiere (Pferd, Hund, Katze) dieselbe Elementarzusammensetzung.

Die mit Wasser und Salzsäure gereinigte Membran war, wie folgt, zusammengesetzt:

	Kohlenstoff	Wasserstoff	Stickstoff	Sauerstoff	Asche
Vom Ochsen	50,84 %	7,57 %	15,85 %	25,19 %	0,55 %
Vom Hammel	50,44 „	7,19 „	15,38 „	26,09 „	0,89 „
Vom Schwein	51,27 „	7,25 „	15,87 „	24,88 „	0,73 „

Also auch das das Fett umschliessende Gewebe (Membran) ist bei den verschiedenen Thieren von gleicher Zusammensetzung.

H. Grouven fand für das Fettgewebe von Rindvieh folgende Zahlen:

	Wasser	Stickstoff-Substanz	Fett	Asche
Magerer Bulle	20,95 %	4,19 %	73,86 %	1,00 %
Halbfette Kuh	9,41 „	1,66 „	88,68 „	0,25 „
Fette Kuh	5,29 „	0,97 „	93,74 „	—

Wir begegnen auch hier, wie beim Muskelfleisch, der Thatsache, dass das Fettzellgewebe um so mehr Wasser einschliesst, je weniger gemästet das Thier ist und umgekehrt.

Durch Spaltung der thierischen Fette erhält man:
8,0—9,8 % Glycerin und 94—96 % Fettsäuren[1]).

Das Trioleïn ist flüssig, das Tripalmitin und Tristearin fest; je nachdem das erstere oder die letzteren vorwalten, sind die Fette flüssig oder fest.

Die Fette der landwirthschaftlichen Hausthiere sind bei gewöhnlicher Temperatur fest, die Geflügelfette salbenartig bis flüssig; sie enthalten auf etwa $3/4$ Tripalmitin und Tristearin $1/4$ Trioleïn [2]).

Dieses Verhältniss ist jedoch einigen Schwankungen unterworfen, wie sich aus dem verschiedenen Schmelzpunkt der Fette ergiebt; dieselben schmelzen um so niedriger, je mehr Trioleïn sie enthalten. Als Schmelzpunkt der Fette wurde gefunden:

Ochsenfette	41—50°	Menschenfett	41°	Hasenfett	26°
Hammelfette	41—52°	Hundefett	40°	Gänsefett	24—26°
Schweinefette	42—48°	Pferdefett	20—30°		

A. Müntz hat aus dem Schmelzpunkt der Fettsäuren der Fette verschiedener und verschieden gemästeter Thiere den Gehalt an festen und flüssigen Fettsäuren mit Hülfe der von Chevreul aufgestellten Tabelle berechnet und z. B. gefunden:

---

[1]) Das Mehr über 100 erklärt sich aus der Wasseraufnahme.
[2]) Ludw. Lange giebt für das Bindegewebefett des Menschen folgenden Procentgehalt an den 3 Fettsäuren:

	Kind	Erwachsener
Oelsäure	67,75 %	89,80 %
Palmitinsäure	28,97 „	8,16 „
Stearinsäure	3,28 „	2,04 „

Thier	Gewicht des Thieres	Schmelzpunkt der Fettsäuren	Procente an festen Säuren	Procente an flüssigen Säuren
1. Ochs, gemästet	940 kg	40,4°	38 %	62 %
desgl., mager	650 "	49,7°	77 "	23 "
2. Kuh, fett	910 "	39,0°	34 "	66 "
desgl., mager	375 "	47,2°	61 "	39 "
3. Schwein, fett	274 "	36,5°	28 "	72 "
desgl., gewöhnlich	165 "	38,3°	32 "	68 "
4. Hammel				
a) Fett von den Eingeweiden, gemästet	61 "	46,7°	60 "	40 "
a) Fett von den Eingeweiden, ungemästet	49 "	49,2°	74 "	26 "
b) Fett von den Rippen, gemästet	61 "	40,2°	38 "	62 "
b) Fett von den Rippen, ungemästet	49 "	44,7°	52 "	48 "

J. Moser[1]) untersuchte die Fette von verschiedenen Körperstellen zweier Hammel und fand für dieselben:

Fett von	Fett: Schmelzpunkt C°	Fett: Erstarrungspunkt C°	Verseifungszahl nach Koettstorfer	Fettsäuren: Schmelzpunkt C°	Fettsäuren: Erstarrungspunkt C°
Nieren	54,0—55,0	40,7—40,9	194,8—195,2	56,2—56,5	51,9 u. 51,9
Netz und Darm	52,0—52,9	39,2—39,7	194,6—194,8	54,9—55,8	50,4—50,6
Fetthaut	49,5—49,6	34,1—34,9	194,2—194,4	50,7—51,1	43,7—46,2

Das Fett der ungemästeten Thiere ist also durchweg reicher an festen Fetten als das der gemästeten und aus dem Grunde für gewerbliche Zwecke mehr geeignet und mehr werth als das letztere. Auch das Fett von den einzelnen Körperstellen verhält sich in dieser Richtung verschieden.

Da die thierischen Fette Gemische verschiedener Fettverbindungen sind, und nur reine Körper der Fettsäurereihe gleiche Schmelz- und Erstarrungspunkte aufweisen, so fallen hier letztere nicht zusammen. Der Erstarrungspunkt liegt meist erheblich unter dem Schmelzpunkt.

Auf die Elementarzusammensetzung der Gesammtfette hat es keinen grossen Einfluss, ob der eine oder andere Bestandtheil der 3 Triglyceride vorherrscht; denn diese enthalten nach ihrer Formel annähernd die gleichen Mengen Kohlen-, Wasser- und Sauerstoff.

Dagegen kann durch die Aufbewahrung die Elementarzusammensetzung des Fettes eine Aenderung erfahren. Leop. Lewy[2]) bewahrte Pferdefett in einem lichten Raume bei gewöhnlicher Temperatur an der Luft 3 Jahre lang auf und fand die Gewichtszunahme zu:

1. Jahr	2. Jahr	3. Jahr
2,707 g	2,788 g	3,495 g

Die Zusammensetzung war folgende:

	Kohlenstoff	Wasserstoff	Sauerstoff	Unlösliche Fettsäuren	Säuregrad[3])
Frisch	76,72 %	12,17 %	11,17 %	95,68 %	—
Ranzig (nach 2 Jahren)	71,05 "	10,95 "	18,00 "	90,94 "	34,0

---

[1]) Bericht d. Thätigkeit d. Versuchsstation Wien 1882/83. S. 8.
[2]) Zeitschr. f. analyt. Chem. 1889, 28, 441.
[3]) Ausgedrückt in ccm Normalkali, welche 100 g Fett erfordern.

Das Pferdefett erfährt daher beim Aufbewahren wie das Butterfett unter Aufnahme von Sauerstoff eine ziemlich tiefgreifende Zersetzung.

W. C. Young[1]) untersuchte Gänsefett von 4 verschiedenen Thieren mit folgendem Ergebniss:

Spec. Gewicht bei 37,7°	Fettsäuren			Verseifungs-äquivalent	Verseifungszahl
	unlösliche	lösliche	flüchtige		
0,908—0,909	92,4—95,7 %	0,7—3,46 %	0	283—304	183—198

Unter den Fetten der Schlachtthiere (über die Butter siehe weiter unter) finden vorzugsweise der Rindstalg und das Schweineschmalz eine allgemeine Verwendung. Die im Handel vorkommenden Sorten enthalten z. B.:

	Wasser	Stickstoff-Substanz	Fett	Asche
1. Rindstalg, guter	0,71 %	0,12 %	99,10 %	0,07 %
desgl., schlechter	1,96 „	0,76 „	98,10 „	0,08 „
2. Schweineschmalz, I. Sorte	0,14 „	0,11 „	99,75 „	Spuren
desgl., II. Sorte	1,26 „	0,41 „	98,33 „	„

Ueber die Zusammensetzung des vorwiegend aus Fett bestehenden Knochenmarkes vergl. vorstehend S. 503.

Auch der sog. Speck des Schweines besteht vorwiegend aus Fett; er enthält:

	Wasser	Stickstoff-Substanz	Fett	Salze
Speck (gesalzen)	9,15 %	9,72 %	75,75 %	5,38 %

Rindstalg und Schweineschmalz dienen mehr zur Zubereitung (zum Fetten) der Speisen bezw. (Schweinefett) zum Bestreichen des Brotes, während der gesalzene und geräucherte Speck auch als solcher verzehrt wird. Zu den gesuchtesten thierischen Fetten gehört auch das Gänsefett, jedoch tritt es als Handelswaare gegen erstere sehr zurück.

Ueber die Verarbeitung der wichtigsten thierischen Fette sei noch Folgendes bemerkt:

1. **Talg.** Derselbe wird vorwiegend vom Rind (Rindstalg) und Schaf (Hammeltalg) gewonnen. Da das Talgfett nicht bloss mechanisch den Gewebstheilen anhängt, sondern in häutigen Zellen eingeschlossen ist, so muss zur Gewinnung des Talgfettes das Fettzellgewebe vorher zerschnitten, zerrissen bezw. zerquetscht werden, was sowohl im Kleinen durch Handarbeit mittels Messers, als auch durch besonders eingerichtete Maschinen (Fleischhackmaschinen) im Grossen geschehen kann. Darauf wird die zerkleinerte Masse behufs Ausschmelzens des Fettes erwärmt und zwar entweder über offenem Feuer oder mit Wasserdampf, der in den Zwischenraum von doppelwandigen Kesseln geleitet wird. Da bei ersterem Verfahren leicht üble Gerüche auftreten, so wird im Grossen durchweg nur das Ausschmelzen mittels Wasserdampfes ausgeführt. Auch soll zur Erzielung einer guten Waare die Temperatur der Talgmasse thunlichst 50° nicht überschreiten. Nach 2-stündigem Erwärmen pflegt das Fett ausgeschmolzen zu sein; es sammelt sich oben auf, während Hautgewebe und Schmutz sich grösstentheils zu Boden gesenkt haben. Man lässt die Fettschicht abfliessen und bewirkt auf diese Weise eine annähernde Trennung der Bestandtheile; vielfach wird auch das flüssige Fett nebst Bodensatz durch Blechsiebe oder Leinenbeutel gegossen und der Rückstand mittels einer Spindelpresse abgepresst.

Man erhält auf diese Weise als Rückstand die Griefen oder Grieben oder Griebenkuchen von etwa folgender mittleren Zusammensetzung:

Wasser	Stickstoff-Substanz	Fett	Asche
9,52 %	58,25 %	25,49 %	6,74 %

---

[1]) The Analyst. 1888, 13. 87.

Dieser Rückstand wird als Schweine- oder Hundefutter verwendet.

Das abgelassene oder abgepresste Fett ist aber noch trübe und muss weiter gereinigt oder geläutert werden. Dieses geschieht meistens dadurch, dass man Wasser und Kochsalz zusetzt und bei 40° mit dem Fett durchmischt oder indem man Wasserdampf einleitet. Die Kochsalzlösung nimmt die Schmutztheilchen auf und reisst sie mit nieder, während nunmehr das klare (blanke) oben aufschwimmende Fett abgelassen oder abgeschöpft wird und nach dem Erstarren eine körnig-krystallinische Masse bildet, die als „premier jus" bezeichnet wird.

Statt Wasser und Kochsalz wird zur Läuterung auch Wasser und Schwefelsäure, Salpetersäure, Bleizucker, Alaun, Salpeter, Weinstein, Kaliumbichromat oder Soda etc. angewendet.

Die gelbe oder gelbliche Farbe des Talges sucht man durch Zusatz einer blauen Farbe (Indigo) oder durch Farbstoffabsorptionsmittel (z. B. $^3/_4\%$ Thierkohle als bestes Mittel, 5% Bleichpulver, 8% Spodium, 20% Kaolin etc.) oder durch oxydirende Mittel, Oxydationsbleiche (wie durch Ozon, Einleiten heisser Luft, durch Permanganat und Salzsäure bezw. Schwefelsäure, Braunstein und Schwefelsäure, Wasserstoffsuperoxyd etc.) zu beseitigen[1]).

Um aus dem „premier jus" das für die Margarine- (Kunstbutter-) Bereitung wichtige Oleo-Margarin zu gewinnen, wird derselbe bei niedriger Temperatur geschmolzen, in längliche Kästen von verzinntem Eisenblech abgelassen und 24—48 Stunden in einem Raume belassen, der dauernd auf etwa 26—27° erwärmt ist. Während dieser Zeit krystallisiren die schwer schmelzbaren Theile, das Stearin und Palmitin zum Theil aus, während der leicht schmelzbare Theil flüssig bleibt; die halbflüssige Masse wird zwischen Leinentüchern ausgepresst, die ausgepresste flüssige Masse als Oleo-Margarin für die Kunstbutter-Bereitung, der Pressrückstand, der vorwiegend aus Stearin besteht, als Presstalg oder Presslinge (früher nur für die Kerzen-) jetzt auch für die Kunstspeisefett-Bereitung benutzt.

Nach der ursprünglichen Mège-Mourier'schen Vorschrift für die Oleo-Margarin-Gewinnung setzte man behufs Lösung des Fettzellgewebes auf 1000 kg Fettmasse 300 kg Wasser, 1 kg Potasche und zwei zerschnittene Schweins- oder Schafsmägen zu und verfuhr im Uebrigen wie vorher angegeben ist. Diese Aufschliessungsart des Fettzellgewebes scheint aber jetzt nicht mehr ausgeübt zu werden.

Man gewinnt aus dem Talg etwa 50—60% Oleomargarin mit 20—25° Schmelzpunkt und 50—40% Stearin (Presstalg) von 40—50° Schmelzpunkt.

Die Talgsorten von Rind und Schaf, als die am meisten verwendeten, sind nur wenig verschieden; der Rindstalg ist hart und fest, von gelblich-weisser Farbe, und schwachem aber eigenthümlichem Geruch, er schmilzt bei 37—38°. Der Hammeltalg pflegt weniger gefärbt zu sein, ist hart, brüchig, fast geruchlos und schmilzt im Allgemeinen etwas höher, nämlich bei 38—40°.

Talgfette, die von mit ansteckenden Krankheiten behafteten Thieren herrühren, können die Krankheitserreger enthalten und gesundheitsgefährlich sein; Talgfette, die von kranken oder gefallenen Thieren herstammen, pflegen rasch dem Verderben anheimzufallen, sie gelten als mindestens ekelerregend oder verdorben.

2. **Schweineschmalz.** Das Schweineschmalz, als das nach der Kuhbutter beliebteste thierische Fett, wird in Deutschland meistens aus dem im Innern des Schweines befindlichen Fett, dem Eingeweide-(Gekröse-)Fett, dem Netzfett (Liesen-, Flohmen-, Flaumen-, Lünten- oder Schmeerfett), dem Nierenfett, seltener dem Rücken- und Bauchspecke gewonnen; das Ausschmelzen geschieht in Deutschland meistens in Kesseln über freiem Feuer.

Ein erheblicher Theil des in Deutschland verbrauchten Schweineschmalzes jedoch wird von aussen eingeführt, während die Ausfuhr nur gering ist.

---

[1]) Reduktionsmittel wie schweflige, hydroschweflige Säure oder Farbstoff-Fällungsmittel haben sich nach Jolles und Wallenstein (Oesterr. Ungar. Zeitschr. f. Zuckerindustrie u. Landw. 1890, Heft VI) für den Zweck nicht bewährt.

So betrug in Doppelcentnern (100 kg Netto):

	1892	1893	1894	1895	1896	1897	1898	
Einfuhr	988122	724592	792001	781257	919477	972809	1165890	Dctr.
Ausfuhr	1418	3140	1350	1493	728	436	615	„

Von dem Einfuhrschmalz stammt reichlich $^4/_5$ aus den Vereinigten Staaten Amerikas; nur durchschnittlich 50000—150000 Doppelcentner kommen aus anderen Ländern.

Die Gewinnung des Schweineschmalzes geschieht in Amerika zum Theil auch über freiem Feuer theils auch durch Wasserdampf in doppelwandigen Kesseln (wie bei Talg); meistens aber in eisernen Kesseln unter Druck (2,5—2,7 Atm. bei 130°) durch unmittelbare Einwirkung von Dampf. Diese Arbeit wird fast ausschliesslich in grossen Schlächtereien und Packhäusern (packing houses) ausgeführt, und weil das amerikanische Schwein durchweg viel fetter ist als das deutsche Schwein, so benutzt man zum Ausschmelzen, bis auf verhältnissmässig wenig Speck, fast das ganze Schwein. Man unterscheidet folgende Sorten von Schweineschmalz:

a) **Neutral-Lard (Neutralschmalz)** als feinste Sorte, gewonnen aus dem Netz- und Gekrösefett des Schweines (leaf lard), indem das Fettgewebe unmittelbar nach dem Schlachten des Thieres gewaschen, in Eiswasser gelegt, dann mit Hülfe einer Maschine in kleine Stücke zerschnitten und gerade wie vorstehend „premier jus" bei 40—50° ausgeschmolzen wird; der nicht ausgeschmolzene Theil des Fettgewebes wird geringeren Sorten Schmalz zugesetzt. Zur Entfernung des anhaftenden Geruches wird dasselbe nach dem Ausschmelzen 48 Stunden in kaltes Wasser und dann noch 48—72 Stunden in eine auf nahezu 0° abgekühlte Salzlake gelegt, oder man wäscht das Schmalz mit Wasser unter Zusatz von etwas Natriumkarbonat, Chlornatrium oder einer verdünnten Säure. Das Neutral-Lard verdankt seinen Namen dem geringen, nur 0,25 vom Hundert betragenden Säuregehalt und wird fast ausschliesslich zur Darstellung der feinsten Margarinesorten benutzt.

b) **Leaf-Lard (Liesenschmalz)**; dasselbe wird durch Ausschmelzen der ganzen Liesen mittels Dampfes unter Druck hergestellt; der erste ausschmelzende Theil wird auch als Neutral-Lard in den Handel gebracht; der letzte, weniger gute Antheil zu den minderwerthigen Sorten verwendet.

c) **Choice Kettle-rendered-Lard oder Choice-Lard (ausgewähltes Schmalz)**, gewonnen aus den nicht zur Darstellung von „Neutral-Lard" verarbeiteten Liesen und Rückenspeck, welche, nachdem von letzterem die Schwarte entfernt ist, beide zusammen nach Zerreissen in Stücke in doppelwandigen, offenen Kesseln oder auch durch Dampf unter Druck ausgeschmolzen werden.

d) **Prime Steam-Lard (bestes Dampfschmalz)**. Hierzu sollen sämmtliche Fetttheile des Schweines in dem Verhältnisse verwendet werden, in welchem sie sich beim Schwein finden; Liesen und Rückenspeck sind aber häufig davon ausgeschlossen.

e) **Butcher's-Lard (Schlächterschmalz)**; es wird über freiem Feuer ausgeschmolzen, wird aber aus Amerika nicht ausgeführt.

f) **Offgrade-Lard**, aus gesalzenem Speck ausgeschmolzen, ist die minderwerthigste Sorte.

g) Ausser diesen für Speisezwecke dienenden Schmalzsorten werden noch folgende für technische Zwecke dienende Fetterzeugnisse vom Schwein gewonnen, nämlich:

α) **Sead hog Grease, Fett von gefallenen Schweinen**, d. h. von Schweinen, die beim Versand erstickt oder erfroren, nicht die an Krankheiten verendet sind; das aus den Eingeweiden gewonnene Fett heisst „brown grease", das aus sonstigen Theilen „white grease".

β) **Yella Grease**, gelbes Fett, aus den Abfällen der Packhäuser gewonnen.

γ) **Pigs-foot Grease (Schweinefüssefett)**, in den Leimfabriken aus Schweinsfüssen dargestellt.

Von diesen Schmalzsorten wird am meisten das Prime Steam-Lard hergestellt und verwendet, dasselbe ist im rohen Zustande weich, fast ölig und nicht verkaufsfähig; um es dem Geschmacke der Käufer anzupassen, schmilzt man dasselbe und stellt es, ähnlich wie den Rohtalg, bei 10—15° zum Krystallisiren bei Seite; dann presst man es ab und erhält auf diese Weise **Schmalzöl** (Lard-Oil), welches als Schmieröl oder zu Beleuchtungs- oder Speisezwecken dient, und das **Schmalzstearin** (Lard-Stearine), welches mit so viel gewöhnlichem Dampfschmalz gemischt wird, dass die Mischung (das sog. **raffinirte Schmalz**, Refined-Lard) die gewünschte Steifigkeit besitzt.

Seit Jahren wird aber das Raffiniren vielfach ganz umgangen, indem man zur Erzielung der nöthigen Steifigkeit dem Prime Steam-Lards fremde, festere Fette, Rinds- und Hammeltalg, Stearin, Presstalg oder Schmalzstearin, gewonnen zum Theil aus Schweinefett von kranken Schweinen, zusetzt, oder es wird gar kein Schweinefett verwendet, sondern aus **Presstalg** und **Baumwollesaatöl** eine Fettmischung von schmalzartiger Beschaffenheit hergestellt und als raffinirtes Schmalz in den Handel gebracht. An Stelle von Baumwollesaatöl werden auch Baumwollesaatstearin oder andere Pflanzenöle, z. B. Erdnuss-, Sesam-, Palmkernöl und Kokosnussfett verwendet[1]).

Aehnliche Fettmischungen werden auch in Deutschland hergestellt und unter Zusatz von mehr oder weniger Schweineschmalz als „raffinirtes Schmalz", „Bratenschmalz" oder unter ähnlichen Namen verkauft. Auch kommen Abfallfette aus **Speiseresten** in den Handel.

3. **Kunstspeisefett.** Die vorstehenden Fettmischungen dürfen jetzt nur mehr unter dem Namen „Kunstspeisefett" in den Handel gebracht und feilgeboten werden. Da die Kunstspeisefette Nachahmungen des Schweineschmalzes sein sollen, so müssen sie eine weisse Farbe besitzen. Das Baumwollesaatöl wird daher, weil es gelb gefärbt ist, behufs Entfärbung mit 2—3% Walkerde gehörig durchgerührt und abgepresst. Die festen Fette wie Stearin, Talg u. s. w. werden geschmolzen, das farblose flüssige Oel zugegeben, das Ganze bei 50—70° mit Hülfe eines Rührwerkes tüchtig gemischt, die geschmolzene Masse in doppelwandigen Bottichen unter fortwährendem Rühren rasch abgekühlt und zum Erstarren gebracht. Zwei derartige Fettmischungen heissen in Amerika **Kotolene** und **Kotosuet**. Viele Kunstspeisefette erhalten einen grösseren oder kleineren Zusatz von Schweineschmalz. Welche Art Fette alle zu solchen Kunstspeisefetten verwendet werden, ist nicht bekannt und bei den geringen Unterscheidungsmerkmalen der Fette chemisch kaum festzustellen.

Wenn die verwendeten Fette rein sind und die Mischungen unter der richtigen Bezeichnung als „Kunstspeisefett" verkauft werden, so lässt sich gegen deren Vertrieb nichts einwenden. Wenn aber als Rohstoffe Rindertalg, Presstalg, Schweineschmalz oder Fette von sonstigen Thieren, die entweder an gewöhnlichen Krankheiten oder an Infektionskrankheiten verendet sind, zur Verwendung gelangen, so sind auch, abgesehen von der Ekelhaftigkeit, Gesundheitsschädigungen nicht ausgeschlossen. Zwar können die krankheiterregenden Bakterien durch die Schmelztemperatur, besonders wenn es, wie bei dem Dampfschmalz, 12—16 Stunden unter erhöhtem Druck auf 130° erhitzt wird, als vernichtet angesehen werden; aber die Fette können dann immer noch schädliche Umsetzungs- und Stoffwechselerzeugnisse der Bakterien enthalten.

Ueber die Kunstbutter und den Kunstkäse vergl. weiter unten.

2. *Fett der Fische; der Leberthran.* Von den Fetten der Fische kommen 2 Sorten zur Verwendung: der **Fischthran** und der **Leberthran**. Der Fischthran wird durch Ausschmelzen aus dem Speck grosser Seethiere (Walfisch, Haifisch, Seehund, Robben, Delphin etc.) gewonnen.

Berthelot[2]) fand nach Verseifen mit Baryt in 100 Theilen Meerschweinthran (Delphinus Phocaena) 16 % valeriansaures Baryum, 14 % Glycerin, 83,2 % Stearin-, Palmitin- und Oelsäure. In dem von Walrath befreiten Thran des Delphinus globi-

---

[1]) Vergl. weiter K. Windisch: Arbeiten aus dem Kaiserl. Gesundheitsamte 1896, **12**, 607 und ff.

[2]) Gmelin-Kraut, Handbuch d. organ. Chemie. 4. Aufl., **4**, 1243.

ceps wurden durch Verseifen mit Baryt in 100 Theilen gefunden: 34,6 Theile valeriansaures Baryum, 15 Theile Glycerin, nebst Farb- und Riechstoff, 51,7 Theile Fettsäure und 14,3 Theile Cetylalkohol.

Das spec. Gewicht des Fischthraus liegt zwischen 0,924—0,937.

Der Fischthran dient nur im hohen Norden zur Ernährung des Menschen; bei uns findet er nur Verwendung in der Gerberei, als Schmiermittel und zur Darstellung grüner und schwarzer Seifen.

Anders aber ist es mit dem **Leberthran**. Derselbe dient vielfach als ein **Arzneimittel**. Er wird aus der Leber verschiedener Gadusarten, besonders vom Dorsch, Sey und Haifisch dargestellt. Als **bester Leberthran** gilt der vom Dorsch; die feinsten Sorten werden aus **frischen** Lebern gewonnen. Aus den frischen Lebern der lebend ans Land gebrachten Fische wird noch an demselben Tage das Fett mittels Dampfes ausgeschmolzen; sehr feine Sorten schmilzt man auch, um eine Oxydation zu vermeiden, im Kohlensäurestrom aus. In anderen Fällen lässt man das Fett aus der Leber an der Sonne freiwillig ausfliessen.

Durch diese Darstellungsweisen erhaltene Leberthrane bilden den **hellen oder blanken Leberthran**. Wenn man die Lebern mehr oder weniger lange liegen (faulen) lässt, so bekommt man mehr Ausbeute, aber geringwerthigere Sorten; es sind die **braunen Leberthrane**, die in der Lederindustrie Verwendung finden. Wenn der Leberthran einige Zeit bei niedrigen Temperaturen steht, so scheidet er kleine Mengen von Stearin ab, welches durch Filtration entfernt und für die Seifenbereitung verwendet wird.

Der Leberthran ist flüssig und hat bei 17,5° ein spec. Gewicht von 0,9257 bis 0,9300.

Er enthält neben dem Fett (vorzugsweise Oleïn) in geringer Menge Buttersäure (0,07 %), Essigsäure (0,04 %) und einige Gallensubstanzen (0,31 %), ferner mineralische Bestandtheile (Chlor, Brom, Jod etc.). Nach Bd. I, S. 66 wurde die mittlere Zusammensetzung wie folgt gefunden:

Oleïn	Stearin und Palmitin	Schwefel	Phosphor	Jod	Brom	Chlor	Schwefelsäure	Phosphorsäure
98,81 %	0,89 %	0,041 %	0,018 %	0,030 %	0,004 %	0,102 %	0,061 %	0,071 %

Durch Verseifen des Fettes wurden gefunden:

Oelsäuren (Flüssige Säure)	Stearin- und Palmitinsäure	Glycerin
92,7—87,0 %	6,7—12,7 %	10,0—11,0 %

Eine hier verseifte Probe lieferte: 81,96 % flüssige Säure = Oelsäuren.

H. Bull[1] fand in Leber- und sonstigen Fischthranen neben Erukasäure $C_{22}H_{44}O_2$ eine neue bei 20° schmelzende Säure $C_{20}H_{32}O_2$ und stark ungesättigte Säuren von den Formeln $C_{20}H_{32}O_2$ und $C_{24}H_{40}O_2$ in einer Menge von 6,3—17,5 %.

E. Salkowski[2] findet im Leberthran nur 0,24—0,69 % **freie Fettsäuren**[3] als Oelsäure berechnet und ferner 0,3 % **Cholesterin**. Die Menge der unverseifbaren Antheile wird von H. Fahrion[4] zu 0,78—1,91 % angegeben und ganz als

---

[1] Chem.-Ztg. 1899, **23**, 996 u. 1043; 1900, **24**, 814 u. 845.
[2] Zeitschr. f. analyt. Chem. 1887, **26**, 557.
[3] Nur in einer Sorte Leberthran aus einer Apotheke fand Salkowski 6,52 % freie Fettsäuren. Letztere nehmen nach Heyerdahl weder durch die Art der Gewinnung noch beim Stehen zu.
[4] Zeitschr. f. angew. Chemie 1893, 140; Chem.-Ztg. 1899, **24**, 161.

Cholesterin angesehen. Das dürfte aber nicht richtig sein. Die bekannte Reaktion des Leberthrans mit Schwefelsäure — welche man am deutlichsten erhält, wenn man einige Tropfen Leberthran in Chloroform löst, Schwefelsäure zufliessen lässt und schüttelt, wodurch sich die Schwefelsäure zuerst violettblau, dann purpurfarben, braunroth, schliesslich tiefbraun färbt — rührt nicht, wie bisher angenommen wurde, von Gallenfarbstoff, sondern von dem von W. Kühne untersuchten Lipochrom her, welches sich von thierischen Fetten nur im Eidotter — und in geringer Menge im Butterfett, von Pflanzenfetten nur in dem orange gefärbten Palmfett (sog. Palmbutter) findet.

H. Bull fand in Leberthranen 0,8—8,3%, in Haifischleberthran sogar bis 21,3% Unverseifbares.

Die Elementarzusammensetzung des Fischthrans (nach Scharling), des Leberthrans (im hiesigen Laboratorium ermittelt) wurde wie folgt gefunden:

Fischthran (Mittel von 6 Analysen) . . . 78,26% C   12,78% H   8,97% O
Leberthran (Mittel von 2 Analysen) . . . 78,11 „ „   11,61 „ „   10,28 „ „

Die günstige Wirkung des Leberthrans wird meistens dem Gehalt an Jod, Brom etc. zugeschrieben. Ob aber derartig geringe Mengen dieser Stoffe solche Wirkungen hervorzurufen vermögen, wird jetzt durchweg bezweifelt. Jedenfalls wird der Leberthran verhältnissmässig leicht verdaut, da wir von ihm Mengen vertragen können, die uns bei anderen Fetten grosse Belästigung bereiten würden.

Um zu sehen, wie Fett von anderen Fischen zusammengesetzt ist, haben wir Häringsfett einer näheren Untersuchung unterworfen; dieselbe ergab:

Flüssige Säuren (Oelsäure?)   Feste Säuren   Glycerin
71,14%   26,12%   (6,75%)[1]

Die Elementarzusammensetzung war im Mittel von 2 Analysen folgende:
77,21% C   11,77% H   11,02% O

also nicht sehr von der des Leberthrans abweichend.

Die Fischfette enthalten hiernach mehr Kohlenstoff und weniger Wasserstoff, als die Fette der Wiederkäuer.

Verfälschungen des Leberthrans. Der beste Leberthran (vom Dorsch) ist nicht selten Verfälschungen ausgesetzt, einerseits durch Unterschiebung von minderwerthigen Sorten (von Robben- oder Seyfisch, Gadus carbonarius, oder japanischem Leberthran) oder durch Vermischung mit denselben, andererseits durch Zusatz von Pflanzenölen, z. B. von Rüböl, Kottonöl, Leinöl oder wie V. Bischop[2] angiebt, von Erdnussöl.

Der Leberthran wird ferner wie andere Fette und Oele ranzig; auch hier beruht das Ranzigwerden nicht auf der Bildung von freien Fettsäuren sondern wahrscheinlich auf der Bildung von Oxyfettsäuren (vergl. S. 110).

Fleischdauerwaaren.

Zur Haltbarmachung der Fleisch- und Esswaaren überhaupt sind seit Alters her die verschiedensten Verfahren in Anwendung gebracht und werden noch täglich solche verbessert und ersonnen.

Dieselben verfolgen alle den einen Zweck, die Fäulniss und Verwesung der Nahrungsmittel zu verhindern. Da zum Eintreten von Fäulniss 4 Bedingungen erforderlich sind, nämlich: a) Hinreichende Feuchtigkeit, b) Wärme (10—45°), c) Zutritt von Luftsauerstoff, d) Gegenwart von Pilzen (Bakterien)

---

[1] Ohne Zweifel zu niedrig.
[2] Chem.-Ztg. 1889, **13**, Repertorium 306.

oder von einem bereits in Umsetzung begriffenen Fermentkörper, so ist es Aufgabe der Verfahren der Dauerwaarenherstellung, entweder eine oder mehrere dieser Bedingungen aufzuheben.

Die beim Fleisch üblichen Verfahren sind in kurzer Beschreibung folgende:

1. Die Entziehung von Wasser bezw. das Trocknen des Fleisches. Charque, Patentfleischmehl etc. Das Trocknen des Fleisches (Entziehen von Wasser) ist unzweifelhaft das vollkommenste und beste Verfahren zur Haltbarmachung; denn hierbei findet kein Verlust an Nährsubstanz statt. Am meisten ist dieses Verfahren, welches schon von den Aegyptern angewendet wurde, bis jetzt bei den Fischen in Gebrauch. In den Tropen benutzt man zum Trocknen von sonstigem Fleisch die Sonnenwärme; in anderen Gegenden künstliche Wärme. In Brasilien, Uruguay etc. zerschneidet man das frische Fleisch in dünne Schnitte und trocknet dasselbe entweder einfach an der Luft unter Verreibung mit etwas Zucker (Charque dulce), oder man salzt die dünnen Schnitte erst in Fässern ein, übergiesst sie mit einer salzreichen Lösung und trocknet sie (Carne secca), oder endlich man presst das eingesalzene Fleisch erst zwischen Steinen vor dem Trocknen aus (Carne Tessajo). Die letzteren beiden Verfahren entziehen dem Fleisch selbstverständlich den werthvollen Fleischsaft.

Die fettreichen Fleischstücke der Charque sind, weil die selteneren — es werden durchschnittlich $1/4$ fette und $3/4$ magere Charque gewonnen —, die gesuchtesten. Am La Plata kostet 1 kg Charque 20—30 Pfge; fette Stücke etwa 8 Pfge mehr.

Fr. Hofmann[1]) untersuchte magere und fette Charque nach möglichster Entfernung des sichtbaren Fettes mit folgendem Ergebniss:

	In der natürlichen Substanz					In der Trockensubstanz		
	Wasser	Stickstoffsubstanz	Fett	Asche	Kochsalz	Stickstoffsubstanz	Fett	Stickstoff
Fette Charque	40,2%	48,4%	3,1%	8,3%	6,3%	80,93%	5,17%	12,95%
Magere „	36,1 „	46,0 „	2,7 „	15,2 „	14,1 „	71,98 „	4,22 „	11,91 „

An eine Verwendung der Charque in Europa ist nach Fr. Hofmann kaum zu denken, weil sie bei ihrem noch immer verhältnissmässig hohen Wassergehalt leicht dem Verderben zugänglich bleibt und wegen des hohen Salzgehaltes nur in kleinen Mengen genussfähig ist.

Von wesentlichem Belang ist es daher, den Wassergehalt durch künstliche Wärme noch mehr zu vermindern, um länger haltbare Waaren zu erhalten.

Für diesen Zweck sind eine Reihe von Verfahren in Vorschlag gebracht worden, ohne dass sie sich dauernd eingebürgert haben; so das Verfahren von Blumenthal 1817, das von Rollet und Noël 1836, das von Tresca und Payen während der Belagerung von Paris und das von Hassal 1864. Zu Anfang der 80-er Jahre hatte sich auch in Bremen eine Aktiengesellschaft „Carne pura" gebildet, welche die grossen überseeischen Fleischvorräthe in der Weise zugänglich machen wollte, dass sie möglichst fettfreies Muskelfleisch nach einem von Fr. Hofmann und C. A. Meinert erfundenen Verfahren trocknete, pulverte und entweder als gepresste Patentfleischkuchen unter Zusatz von Kochsalz oder nach Vermengen des trockenen Pulvers mit Leguminosenmehl, Getreidemehl unter Zusatz von Fett, Gewürzen und Salz oder gebacken als „Gemüsefleischtafeln" oder Fleischzwieback etc. in den Handel brachte. Diese Gesellschaft hat sich aber nicht lange gehalten.

Ein ähnliches Erzeugniss unter dem Namen „Fleischpulver" wird z. Z. noch von einer Ham-

---

[1]) Fr. Hofmann: Bedeutung der Fleischnahrung etc. Leipzig 1880, 162

burger Firma Mocquera und von einer Carne-Pura-Gesellschaft in Paris hergestellt, welche letztere dem getrockneten Fleischpulver auch Stärkemehl zusetzt.

Auch gehört hierher eine für die russische Armee von der Gesellschaft „Volksernährung" (Narodnoe Prodowolitwo) hergestellte Fleischdauerwaare, für deren Bereitung das Fleisch vor dem Trocknen anscheinend gekocht oder gedämpft wurde.

Wenngleich diese Art Fleischdauerwaaren jetzt im Allgemeinen nur eine geschichtliche und untergeordnete Bedeutung haben, möge doch ihre Zusammensetzung hier mitgetheilt werden, weil ihre Herstellung unter günstigeren Verhältnissen vielleicht wieder aufgenommen oder vergrössert werden kann.

Trocknes Fleischpulver	Im natürlichen Zustande					In der Trockensubstanz		
	Wasser %	Stickstoff-Substanz %	Fett %	Stickstoff-freie Extraktstoffe %	Asche %	Stickstoff-Substanz %	Fett %	Stickstoff %
1. Carne-Pura	10,99	69,50	5,84	0,42	13,25	78,04	6,46	12,49
2. Russisches	12,75	57,18	19,98	1,93	8,16	65,54	22,90	10,49
3. Mit Arrowroot u. Zucker	12,70	57,00	11,00	15,50	3,80	65,29	12,60	10,45
4. Pariser mit Stärke .	5,69	61,96	3,89	21,46	4,23	65,70	4,12	10,51

Der Pemmican oder Pinenkephan der Inder wird ebenfalls in der Weise gewonnen, dass man in schmale Streifen zerschnittenes Fleisch (früher vorwiegend Büffelfleisch, jetzt auch das der verschiedenen Jagd- und Hausthiere) trocknet, dann fein zerstösst und mit gleichen Theilen Fett zu einer breiartigen Masse verarbeitet. Mitunter giebt man getrocknete wildwachsende Früchte und Beeren hinzu; De Chaumont giebt die Zusammenstellung des Pemmikans zu 35 % Stickstoffsubstanz und 56 % Fett an.

Man begegnet wohl der Ansicht, dass das getrocknete Fleisch als Fleischpulver nicht so leicht verdaulich sei, als frisches Fleisch. Diese Ansicht beruht jedoch auf Irrthum. Schon nach der Gleichartigkeit des bei der Fleischextraktfabrikation gewonnenen „Fleischfuttermehles", des trocknen Fischmehles (Fischguano), deren Nährstoffe von den verschiedenen landwirthschaftlichen Nutzthieren zu 95—98 % verdaut werden, lässt sich schliessen, dass das trockene Fleischpulver aus natürlichem Fleisch sich im Magen des Menschen nicht anders verhalten wird. Auch ergaben verschiedene künstliche Verdauungsversuche mit dem Patent-Fleischpulver für die Proteïnstoffe mit der natürlichen Verdauung gleiche oder ähnliche Werthe, indem z. B. nach mehreren Versuchen von der Stickstoffsubstanz 93,61—97,55 % verdaut wurden.

Die Verdaulichkeit der Stickstoffsubstanz des trockenen Fleischpulvers stellt sich daher nicht geringer wie die für frisches Fleisch. Von dem Fett kann dasselbe angenommen werden, da es durch Trocknen keine Veränderung erleidet.

Dass dieses Verfahren vor allen anderen, die darauf hinausgehen, die überseeischen Fleischvorräthe haltbar zu machen und fleischärmeren Ländern zuzuführen, besonders aber die Abfälle von der Darstellung des Fleischextraktes, welcher letztere nur die als Genussmittel wirkenden Stoffe und nicht auch die Nährstoffe des Fleisches enthält, entschieden den Vorzug verdienen würde, braucht kaum hervorgehoben zu werden. Der Erfinder des Fleischextraktes selbst, Justus von Liebig[1]), äussert sich hierzu wie folgt:

---

[1]) The Lancet vom 1. November 1868.

„Wäre es möglich, zu einem annehmbar billigen Preise ein Präparat aus dem Fleisch herzustellen, welches die Proteïnstoffe zusammen mit den Extraktivstoffen in sich vereinigen würde, so würde ein solches Präparat meinem Fleischextrakt vorzuziehen sein, denn ein solches Präparat würde alle nährenden Bestandtheile des Fleisches enthalten. Ich habe wiederholt konstatirt, dass bei der Herstellung des Fleischextraktes die proteïnhaltigen Bestandtheile des Fleisches im Abfall zurückbleiben, daher für die Ernährung verloren gehen, was jedenfalls eine Mangelhaftigkeit des Fleischextraktes genannt werden muss."

In gleicher Weise äusserte sich C. Voit 1869:

„Das Ziel unseres Strebens muss es sein, aus den fleischreichen Ländern nicht nur die ausgelaugten Fleischrückstände und den Fleischextrakt, sondern auch das ganze Fleisch trocken oder frisch auszuführen, womit in Australien bereits ein viel versprechender Anfang gemacht wird" etc.

Aehnlich wie aus Rindfleisch werden schon seit alter Zeit aus dem Fleisch der Fische durch Trocknen Dauerwaaren bereitet, so der Stockfisch, Fischmehl, Leng etc. siehe S. 484.

2. Anwendung von Kälte. Da die Fäulniss nur bei einer gewissen Wärme (10—45°) eintritt, so lässt sich das Fleisch längere Zeit bei niederen Temperaturen (auf Eis oder in Eiskellern) frisch erhalten. Hiervon macht man im Kleinen umfangreichen Gebrauch; aber auch im Grossen hat man vielfach ausgeschlachtete, ganze Thierleiber bei Schafen oder in 4 Theile zerschnitten, wie bei Ochsen in Schiffen, in besonderen Kammern, die durch Schlangenrohre mit durch Eis abgekühltem Wasser (Frigorifik-Verfahren) auf 2—4° Wärme gehalten werden, von Amerika nach Europa eingeführt. Dawis, Bouser, Hopkins wenden durch Kältemischungen von Eis, Kochsalz unter Mitwirkung von schwefliger Säure abgekühlte Luft an; Tellier erzielt die Abkühlung durch Methyläther; neuerdings wird sie durch flüssige Luft, Kohlensäure oder Ammoniak etc. bewirkt.

Nach den bisherigen Erfahrungen hat sich jedoch herausgestellt, dass das auf diese Weise haltbar gemachte und eingeführte Fleisch nicht billiger, sondern reichlich so theuer als frisches Schlachtfleisch an Ort und Stelle zu stehen kommt und beim Aufbewahren in wärmeren Räumen sehr bald in Fäulniss übergeht[1]; aus dem Grunde ist kaum zu erwarten, dass dieses Verfahren vorläufig an Ausdehnung gewinnen wird.

3. Abhaltung von Luft. Die Abhaltung von Luft bezw. der darin enthaltenen zersetzenden Keime kann auf zweierlei Art erzielt werden, nämlich:

a) durch einen luftdichten Ueberzug mit flüssigen, aber bald festwerdenden Massen bezw. Einlegen in Flüssigkeiten, z. B. von Gummi, Zucker, Melasse, Syrup, Kollodium, Harz, Oel, Fett, Leim, Gelatine, Hausenblase, Paraffin, Vaseline, gekochter Stärke, Agar-Agar oder Leim unter Zusatz von $1/2-2\%$ Ameisensäure, ferner durch Einlegen in Lösungen von Kaseïn oder Salzen wie Wasserglas, Calciumborat und Natriumfluorid, endlich durch feste Umhüllungen wie Salzkrystalle, thierische Membrane, Zinnfolie;

b) durch Einschliessen in luftdichte Gefässe (Büchsenfleisch), entweder mit vorhergehender oder nachfolgender Keimtödtung oder unter Entfernung der Luft bezw. Ersatz derselben durch andere Gase wie Kohlensäure, Kohlenoxyd, schweflige Säure, Stickstoffoxyd, Chlor.

---

[1] Dieses beruht vielleicht darauf, dass sich auf das unterkühlte Fleisch, wenn es aus den kalten Räumen in wärmere gebracht wird, Wasserdampf und mit diesem eine erhöhte Menge Fäulnisskeime niederschlagen.

H. Kolbe hat gefunden, dass **Kohlensäure** ein vorzügliches Frischhaltungsmittel ist: Ochsenfleich, in einem luftdicht schliessenden, mit Kohlensäure angefüllten Apparat, aus dem die Luft vollständig durch Kohlensäure verdrängt war, aufgehängt, behielt mehrere Wochen lang den Wohlgeschmack des frischen Fleisches. Merkwürdiger Weise verhielten sich Hammel- und Kalbfleisch ganz anders und nicht so günstig, indem sie durch Kohlensäure bei weitem nicht so lange vor Verderben geschützt wurden.

Aehnlich wie Kohlensäure besitzt auch **Kohlenoxyd** fäulnisswidrige Wirkungen. Gamgee tödtet die Thiere mit Kohlenoxyd und durchtränkt darauf das Fleisch mit diesem und schwefliger Säure.

Am gebräuchlichsten jedoch ist es, das Fleisch nach dem Erhitzen einfach in **luftdichten Büchsen** aufzubewahren; man erhält auf diese Weise das sogen. **Büchsenfleisch**.

Das älteste Verfahren dieser Art ist das von **Appert** (1809); Fleisch und sonstige Esswaaren werden kurze Zeit gekocht, dann in Blech- oder Glasgefässe gebracht, bis diese fast ganz damit gefüllt sind; nachdem die Gefässe bis auf eine kleine Oeffnung verschlossen sind, werden sie in ein kochendes Wasserbad gestellt und wenn der Inhalt 90—100° erreicht hat, luftdicht verschlossen.

Durch das Kochen des Fleisches wird einerseits das lösliche Albumin, welches für die Fäulnissbakterien ein geeignetes Nährmittel abgibt, in den geronnenen unlöslichen Zustand übergeführt, andererseits werden die Fäulnisskeime getödtet. Das Appert'sche Verfahren ist im Laufe der Zeit in der mannigfaltigsten Weise abgeändert worden, jedoch ohne dass der Grundsatz ein anderer geworden ist; so z. B. von Fastier, der durch Anwendung eines Salzbades statt eines Wasserbades die Temperatur des Fleisches etc. in den Büchsen erst auf 110° bringt, ehe er zulöthet; ferner von Angilbert, welcher als Salzbad eine Chlorcalciumlösung anwendet und die Luft mittels Wasserdampfes austreibt. Dieses Verfahren ist jetzt im grossen Massstabe in Australien in Gebrauch; die knochenfreien Fleischstücke kommen in Büchsen von 1—4 kg Gewicht als sog. „Büchsenfleisch" nach Europa. Anstatt die Luft durch Wasserdampf auszutreiben, wählt man neuerdings auch wohl Kohlenoxyd, schweflige Säure oder setzt gleichzeitig Frischhaltungsmittel zu.

Zu dem auf vorstehende Weise haltbar gemachten Büchsenfleisch (vorwiegend aus Australien) mag auch das **Corned-Beef** und **Texas-Beef** aus Nordamerika gerechnet werden, wenngleich das Corned-Beef eher als „gepresstes Pökelfleisch" zu bezeichnen ist.

In letzter Zeit werden auch in Deutschland, wenngleich in anderer Form und Beschaffenheit, nach dem Verfahren von Gierling, von Naumann in Dresden oder L. Lejeune in Berlin, von der Armeeverwaltung durch Einkochen von Rindfleisch unter Zusatz von Gewürzen und durch sonstige Zubereitungsweise verschiedene Sorten Büchsenfleisch dargestellt, dessen Zusammensetzung hier ebenfalls nach je einer Analyse mitgetheilt werden mag.

Fleisch-Dauerwaare.	Inhalt einer Büchse g	In der frischen Substanz					In der Trockensubstanz		
		Wasser %	Stickstoff-Substanz %	Fett %	Stickstofffreie Extraktstoffe[1] %	Asche %	Stickstoff-Substanz %	Fett %	Stickstoff %
I. Ueberseeisches Büchsenfleisch (Corned-Beef) { fettreich, ohne Zusatz,	450 bis 1452	54,64	27,61	12,40	2,83	2,52	60,82	27,32	9,73
fettarm, mit Zusatz von Salzen		55,00	21,68	4,68	2,32	16,32	48,18	10,40	7,69
II. Deutsches Büchsenfleisch (nach Verfahren Gierling etc.)									
1. Gedünstetes Rindfleisch . . .	410[2]	63,06	19,93	13,19	1,43	2,41	53,95	35,71	8,63
2. Bouillonfleisch	—	65,85	18,71	10,07	3,54	1,83	54,68	29,19	8,76
3. Deutscher Rindsbraten . . .	515[2]	52,52	34,56	4,09	3,64	5,17	72,79	8,61	11,67
4. Deutscher Rinds-Goulasch . .	—	65,61	19,19	11,43	1,92	1,85	55,80	33,24	8,93
5. Zunge in Büchsen	245	64,86	15,35	15,14	2,01	2,64	43,68	43,08	6,69

Gegen die Verwendung des überseeischen Büchsenfleisches werden vielfache Gründe geltend gemacht. Fr. Hofmann[3] giebt an, dass das Fleisch in einzelnen Sorten eine sehr derbe Faserung besitzt, welche auf die Beschaffenheit der geschlachteten Thiere zurückgeführt werden muss, indem man zur Gewinnung des Fleisches wild aufgewachsene, meilenweit zusammengetriebene und keine gemästeten und sorgfältig gefütterten Rassethiere verwendet. Infolge des Kochens ist das Bindegewebe in Leim übergeführt und dieser umschliesst als gelatineartige Zwischensubstanz die freigelegten Muskelfasern, durch welche Umwandlung der Wohlgeschmack sehr beeinträchtigt wird.

Die Bezeichnung „2-Pfund- oder 4-Pfundbüchsen" ist nach obigen Zahlen nicht berechtigt, indem der Inhalt der Büchsen dieses Gewicht nicht erreicht, wenngleich sich dasselbe auf englische Pfunde = 453,5 g bezieht. Der Fehlbetrag erklärt sich wohl daraus, dass ursprünglich dieses Gewicht und mehr „frisches Fleisch" hineingefüllt, dass aber während des Kochens Wasser verflüchtigt ist — das Büchsenfleisch enthält etwa 18—20% Wasser weniger als natürliches frisches Fleisch. — Dadurch erleidet zwar der Gehalt an festen Nährstoffen keine Einbusse, aber Fr. Hofmann findet, dass das Büchsenfleisch darum doch gegenüber dem frischen Fleisch sehr theuer ist.

Der Reininhalt von 795 g der 2-Pfundbüchse kostete seiner Zeit z. B. in Leipzig 2,25 bis 2,50 M., der von 1452 g der 4-Pfundbüchse 4,00—4,25 M.

Man erhielt somit in Leipzig 1879/80 im Vergleich zu frischem Rindfleisch im Kleinverkauf für 1 Mark folgende Mengen Nährstoffe:

	Gesammtmenge		Proteïnstoffe und Extrakt	Fett
	Frisch	Trocken		
1. In der 2-Pfundbüchse	353 g	148 g	111 g	26 g
2. „ „ 4- „	341 „	141 „	88 „	40 „
3. Im Rindfleisch frisch im Grosshandel	980 „	221 „	159 „	53 „
4. Desgl. im Kleinhandel	769 „	173 „	125 „	42 „

[1]) Vorwiegend von zugesetzten Gewürzen herrührend.
[2]) Durch Einkochen von je 720 g frischem Fleisch erhalten.
[3]) Fr. Hofmann: Die Bedeutung der Fleischnahrung und Fleischkonserven. Leipzig 1880, 96.

F. Roloff[1]) macht auch darauf aufmerksam, dass das Vieh (Rindvieh wie Schweine) in Amerika vielfachen Krankheiten ausgesetzt und daher mehr als wahrscheinlich ist, dass auch ungesundes Fleisch zu dem Büchsenfleisch genommen wird. Thatsächlich sind nach Genuss von Büchsenfleisch mehrfache Erkrankungen beobachtet, die vollständig mit denen nach Genuss von faulem Fleisch übereinstimmten; auch hat man in Amerika selbst wiederholt auf die Gefährlichkeit dieses Büchsenfleisches aufmerksam gemacht. In England wird dasselbe vorwiegend nur von Arbeitern und in Restaurationen vierten Ranges gegessen. Als ein weiterer und nicht unwichtiger Uebelstand kommt hinzu, dass sich nach den Untersuchungen von A. Mayer in demselben mitunter Metall, Zinn von den Löthstellen befindet. Derselbe fand z. B. in der Asche bezw. den äusseren Fleischresten für die Büchse folgende Menge Metall:

No. 1	No. 2	No. 3
0,099 g	0,026 g	0,027 g

Das Untersuchungsamt in Karlsruhe[2]) fand in der 1 cm dicken 145 g schweren oberen Schicht einer unvorsichtig verlötheten Büchse von Corned-Beef 0,09 g schwere, kleine Metallkügelchen, ferner in der Asche noch 0,01 g Blei; in einer Büchse von Schinken 0,136 g Löthkügelchen. Die Form der Kügelchen weist darauf hin, dass dieselben nur von unvorsichtigem Verlöthen herrühren. Schützenberger und Boutmy geben an, dass ein für die Marine in Büchsen geliefertes Rindfleisch 80 mg bis 1,43 g Metall in 1 kg Fleisch enthielt. F. Wirthle[3]) konnte in 19 Proben Büchsenfleisch 0,0020—0,0325% Zinn, in der Brühe 0,0011—0,014% Zinn nachweisen und fand auch, dass der Zinngehalt mit der Dauer der Aufbewahrung zunimmt. Th. Günther[4]) glaubt aber nach Beobachtungen an sich selbst dem Zinngehalt der Dauerwaaren eine giftige Wirkung zuschreiben zu müssen.

Aus allen diesen Gründen ist durch § 12 des Gesetzes betreffend die Schlachtvieh- und Fleischbeschau vom 3. Juni 1900 die Einfuhr von Fleisch in luftdicht verschlossenen Büchsen oder ähnlichen Gefässen etc. in das deutsche Zollinland verboten.

4. Die Anwendung von fäulnisswidrigen Mitteln, das Einsalzen (Einpökeln) und das Räuchern.

Ueber die neueren fäulnisswidrigen bezw. frischhaltenden Mittel, ihre Anwendungsweise und Zulässigkeit vergl. S. 444. Uralt dagegen ist die Frischhaltung des Fleisches durch Einsalzen bezw. Einpökeln und Räuchern.

a) **Das Einsalzen und Einpökeln des Fleisches.** Zum Einsalzen des Fleisches benutzt man allgemein Kochsalz, dem man für gewöhnlich etwas Salpeter zusetzt[5]), wodurch das Fleisch seine schöne rothe Farbe behält. Man reibt zu dem Zwecke die Oberfläche des Fleisches wiederholt mit Salz ein, oder baut das Fleisch in Fässern oder steinernen Behältern in Schichten auf, zwischen welche man

---

[1]) Milchzeitung 1881, 10, 404.
[2]) Ebendort 1879, 8, 50.
[3]) Chem.-Ztg. 1900, 24, 263.
[4]) Zeitschr. f. Unters. d. Nahrungs- u. Genussmittel 1899, 2, 915.
[5]) Als gute Salzlake wird empfohlen: 70 kg Kochsalz, ½ kg Salpeter und 22 l Wasser. Auch wird der Salzlösung zuweilen Zucker zugesetzt. J. v. Liebig empfiehlt als Pökelflüssigkeit 50 kg Wasser, 18 kg Kochsalz und ¼ kg Natriumphosphat; zu je 5,5 kg dieses Salzwassers werden noch 3 kg Fleischextrakt, 750 g Chlorkalium und 300 g Natriumsalpeter zugesetzt; durch diese Pökelflüssigkeit soll die Auslaugung des Fleisches vermieden werden. Das Fleisch wird längere Zeit in diese Flüssigkeit gelegt, dann in Räucherkammern gebracht und mit Holzessig behandelt.

mehr oder weniger dicke Salzlagen streut[1]). Das Salz wird von dem Wasser des Fleisches gelöst und dringt immer tiefer in dasselbe ein. Das Fleisch wird dadurch ärmer an Wasser; es wird dasselbe wie beim Austrocknen erreicht, nämlich eine Verminderung des Wassergehaltes.

Allein das Einsalzen, wenngleich seit Alters her am weitesten verbreitet, hat manche Schattenseiten. Das Fleisch verliert mehr oder minder seinen Wohlgeschmack und geht eine nicht unwesentliche Menge Stoffe in die Salzlösung oder Pökelflüssigkeit über.

Girardin fand in 100 kg einer solchen Pökelflüssigkeit, welche von ungefähr 250 kg Ochsenfleisch herrührte:

Wasser	Albumin	Extraktivstoffe	Phosphorsäure	Kalisalze	Kochsalz
62,22	1,23	3,40	0,44	3,65	29,00 kg

E. Voit[2]) fand, dass in der Pökelflüssigkeit von 926,0 g frischem Fleisch mit 223,2 g Trockensubstanz, welches mit 60 g Kochsalz eingesalzen wurde, nach 14 Tagen 22,48 g Trockensubstanz enthalten waren; letztere enthielt:

Organische Stoffe	Proteïnstoffe	Extraktivstoffe	Salze	Kochsalz	Phosphorsäure
4,47 g	2,18 g	2,29 g	18,01 g	16,08 g	0,35 g

oder procentig:

| 19,88 % | 9,68 % | 10,18 % | 80,12 % | 71,50 % | 1,56 % |

Hiernach erleiden 1000 g frisches Fleisch folgende Veränderungen beim Einsalzen:

es wird aufgenommen: Kochsalz 43,0 g
es werden entzogen: Wasser 97,7 „ = 10,4 % des vorhandenen Wassers
„ „ „ Organische Stoffe 4,8 „ = 2,1 „ der „ organischen Stoffe
„ „ „ Proteïnstoffe 2,4 „ = 1,1 „ der „ Proteïnstoffe
„ „ „ Extraktivstoffe 2,5 „ = 13,5 „ der „ Extraktivstoffe
„ „ „ Phosphorsäure 0,4 „ = 8,5 „ der „ Phosphorsäure.

E. Polenske[3]) versetzte 3 Stücke Rindfleisch von 965 g, 1035 g und 1050 g mit 1941 g bezw. 1659 g bezw. 1643 g einer Pökellake, welche bestand aus 6 kg Wasser, 1,5 kg Kochsalz, 15 g Kalisalpeter und 120 g Zucker, und liess die Fleischstücke 3 Wochen bezw. 3 Monate bezw. 6 Monate mit der Lake in Berührung. Polenske findet, ebenso wie E. Voit, dass Kochsalz in das Fleisch eindringt und dafür Stickstoffsubstanz, Phosphorsäure etc. in die Pökellake übertreten. Von dem Fleisch waren in die Pökellake übergegangen:

	Fleischstück 1	2	3
Stickstoffsubstanz	7,77 %	10,08 %	13,78 %
Phosphorsäure	34,72 „	54,46 „	54,60 „

Die Salpetersäure war zum Theil zu salpetriger Säure reducirt; Polenske fand in 8 verschiedenen Pökellaken 0—0,51 g N_2O_3 in 100 g Lake; ferner 0,0049—0,0830 g Ammoniak (NH_3).

Fr. Nothwang[4]) verglich die durch Kochen und Dünsten aus frischem Fleisch

---

[1]) Auch hat man versucht, Salzlösung durch das Schlagadersystem in den ganzen Körper eines eben geschlachteten Thieres einzupressen. Morgan hat für diesen Zweck eine Flüssigkeit empfohlen, welche aus 5 kg Salzlake, 125—200 g Salpeter, 1 kg Zucker, 15 g Phosphorsäure und etwas Gewürz besteht.
[2]) Zeitschr. f. Biologie 1879. S. 493.
[3]) Arbeiten aus dem Kaiserl. Gesundheitsamte 1891, **7**, 471.
[4]) Archiv f. Hygiene 1892, **16**, 122; 1893, **18**, 80.

in den Auszug übergehenden Mengen mit den Mengen, welche Pökelfleisch abgiebt und fand, dass von frischem Fleisch durch Kochen und Dünsten (mit Wasserdampf) 50—60% Extraktbestandtheile und 35% Phosphorsäure verloren (d. h. in den Auszug) gehen, während der Verlust beim Pökeln und darauf folgendem Kochen und Dünsten betrug:

	beim Pökeln allein	Kochen und Dünsten des Pökelfleisches	Im Ganzen
Extrakt im Ganzen . . .	42,2—47,3%	20,6—23,4%	65,6—67,9%
Phosphorsäure	20,2—25,4 „	19,1—19,3 „	39,5—44,5 „

Das Pökelfleisch, welches durch Pökeln schon erheblichen Extrakt einbüsst, verliert beim Kochen und Dünsten noch mehr, sodass die Gesammtabgabe an Extraktbestandtheilen und Phosphorsäure grösser ist als beim Kochen und Dünsten des frischen Fleisches allein. Das gekochte und gedünstete Fleisch enthält 58,3 bezw. 54,4%, das gekochte und gedünstete Pökelfleisch dagegen nur 47,2 bezw. 46,2% Wasser.

Das Pökeln in der Lake bedingt einen weit grösseren Verlust an Bestandtheilen, als das Einlegen in Salz. Der Höchstbetrag der Stoffentziehung ist schon nach 2 Wochen erreicht. Von dem Proteïn gehen in der Lake 2,14%, von der Phosphorsäure 50,1% verloren, während bei dem in Salz eingelegten Fleisch der Verlust an Proteïn nur 1,3%, an Phosphorsäure nur 33% betrug. Das Eindringen von Kochsalz in das Pökelfleisch hängt wesentlich von der Menge des verwendeten Kochsalzes ab; die Einpökelung unter Druck scheint weit wirksamer zu sein, als die nach dem gewöhnlichen Verfahren. Beim Kochen oder Dünsten stösst das Pökelfleisch das aufgenommene Kochsalz zum grössten Theile wieder aus, wodurch es weniger unangenehm für den Geschmack wird. Auch Nothwang hat wie Polenske beobachtet, dass ein Theil des verwendeten Kalisalpeters beim Einpökeln reducirt wird; er fand in den mit Salzlösungen haltbar gemachten Fleischsorten:

	Wasser	Kalisalpeter (KNO_3)	Kochsalz ($NaCl$)
Roher Schinken . . .	59,70—61,89 %	0,197—0,328 %	4,15—5,86 %
Gekochter Schinken . .	52,29—65,56 „	Spur —0,142 „	1,85—5,35 „
Kasseler Rippspeer . .	52,58 „	Spur	8,70 „
Corned-Beef	57,32 „	0,082 „	2,04 „
Schlackwurst	49,69 „	Spur	2,77 „

Das Fleisch verliert daher beim Einsalzen neben geringen Mengen von Proteïnstoffen wesentlich seine Extractivstoffe (Fleischbasen), ferner Kali und Phosphorsäure, wodurch sowohl sein Nährwerth als sein Wohlgeschmack beeinträchtigt wird; es wird härter und zäher und gleicht mehr und mehr dem ausgekochten bezw. minderwerthigen Fleisch.

Aus dem Grunde widersteht das Pökelfleisch nach längerem Genuss und steht hiermit vielleicht auch das häufige Auftreten des Skorbut oder des Scharbocks, d. h. der Mund- und Zahnfleischfäule, bei den Schiffsmannschaften in Zusammenhang, die als Fleisch fast ausschliesslich Pökelfleisch verzehren.

b) Das Räuchern des Fleisches; Rauchfleisch, geräucherter Schinken etc.

Das gesalzene Fleisch wird zum Theil noch geräuchert, d. h. in Holzrauch gehängt. Hierdurch wird zweierlei erreicht:

α) Der Wassergehalt des Fleisches wird dadurch wie beim Trocknen vermindert; ³/₄ kg frisches Fleisch liefern etwa ½ kg Rauchfleisch.

β) Das Fleisch wird mit brenzlichen Oelen, Holzessig und Kreosot durchtränkt, welche dem Auftreten von Pilzen und Fermentkörpern entgegenwirken und dadurch das Eintreten von Fäulniss verhindern.

Nach Serafini und Ungaro[1]) besitzen in dem Holzrauch nur die Theererzeugnisse und die in Wasser löslichen Kohlenwasserstoffe eine keimtödtende Wirkung; die anderen Bestandtheile des Rauches, wie Kohlensäure, Essigsäure, Salpetersäure, salpetrige Säure, Ammoniak sind ohne Wirkung oder wirken höchstens verzögernd auf die Entwickelung der Keime.

Die hauptsächlichste Wirkung des Räucherns besteht aber wohl in dem gleichmässigen Austrocknen des Fleisches.

Das gesalzene Fleisch verliert ausserdem durch das Räuchern seinen beissenden Salzgeschmack. Zum Räuchern wird Rauch von Wachholder und Buchenholz am meisten empfohlen.

Zu dieser Art Dauerwaaren gehören:

Rauchwaare	In der frischen Substanz					In der Trockensubstanz		
	Wasser %	Stickstoff-Substanz %	Fett %	Stickstoff-freie Extraktstoffe %	Asche %	Stickstoff-Substanz %	Fett %	Stickstoff %
1. Rauchfleisch vom Ochsen . . .	47,68	27,10	15,35	—	10,59	51,80	29,34	8,29
2. Desgl. vom Pferd	49,15	31,84	6,49	—	12,53	62,61	12,76	10,02
3. Geräucherte Zunge vom Ochsen .	35,74	24,31	31,61	—	8,51	37,83	49,19	6,05
4. Geräucherter Schinken (westfäl.)	28,11	24,74	36,45	0,16	10,54	34,41	50,69	5,50
5. Speck (gesalzen und geräuchert)	10,21	8,95	72,82	—	8,02	9,96	81,10	1,50
6. Gänsebrust (pommersche) . . .	41,35	21,45	31,49	1,15	4,56	36,57	53,69	5,85

Statt des Räucherns durch Holzrauch wird auch vielfach die „Schnellräucherung" angewendet, für welche 2 Verfahren im Gebrauch sind. Nach dem einen taucht man die Fleischwaaren, besonders Rohwürste, in Holzessig, bestreicht sie mit Holztheer oder theerigem Holzessig und hängt sie an einen zugigen Ort zum Abtrocknen; diese Behandlung wird öfters wiederholt. Nach dem anderen Verfahren legt man das Fleisch zuerst in Kochsalzlösung und darauf in eine Lauge von Glanzruss — Würste werden nicht vorher in die Kochsalzlösung gelegt —. Der Glanzruss wird von einer reinen Holzfeuerung, wie er sich in den unteren Theilen einer jeden Esse ansetzt, entnommen; ½ kg desselben wird mit etwa 9 l Wasser gekocht, bis dasselbe fast zur Hälfte verdampft ist; alsdann lässt man erkalten, seiht durch und fügt 2—3 handvoll Kochsalz zu. In diese Flüssigkeit legt man kleine Würste ¼ Stunde, grössere Blut- und Cervelatwürste ½ Stunde, grosse Magen- und Schlackwürste ¾—1 Stunde, Speck je nach Grösse 6—8 Stunden, Schinken 12—16 Stunden. Auf 60 kg Schinken rechnet man ungefähr ½ kg Glanzruss. Das auf solche Weise haltbar gemachte Fleisch soll weicher und saftiger sein, als das auf trockenem Wege geräucherte Fleisch. Auch wird als Vorzug dieses Verfahrens hervorgehoben, dass

---

[1]) Archiv f. animal. Nahrungsmittelkunde 1892, **7**, 95 u. 113.

es sich auch im Sommer, wo sonst nur in besonderen Räucherkammern geräuchert zu werden pflegt, anwenden lässt.

Zum Räuchern sollen auch ferner dienen die Dämpfe von Harz, Benzin, Schwefelkohlenstoff, Aether, Salpetersäureester, Essigsäure, Aldehyd, Chloroform, niederen Kohlenwasserstoffen etc. Ueber die Wirkung dieser Dämpfe liegen meines Wissens keine Erfahrungen vor; auch dürfte die Anwendung zu theuer werden oder sonst bedenklich sein.

Keines der vorstehenden Frischhaltungs-Verfahren ist bis jetzt geeignet, das Fleisch wirklich frisch, d. h. den vollen Genusswerth desselben auf längere Zeit zu erhalten. Am ersten würde noch das Kälte- (oder Frigorifik-) Verfahren dieser Aufgabe entsprechen, aber es ist nicht überall anwendbar und wirkt auch nur für eine verhältnissmässig kurze Zeit.

Pasteten.

Die Pasteten des Handels bilden Gemenge von zerhacktem Fleich mit Fett und Gewürzen; sie stehen daher den Würsten in der Art der Zusammensetzung nahe, unterscheiden sich aber dadurch von letzteren, dass zu ihrer Darstellung nicht die Schlachtabfälle und schlechteren Fleischstücke, sondern die geschätzteren Fleischtheile und Fettsorten verwendet werden. Am weitesten verbreitet ist die Strassburger Gänseleberpastete, ein Gemenge der fein gehackten Gänseleber mit Gänsefett und Gewürzen. Im Elsass wird bei der Gänsemast der grösste Werth auf Erzielung einer grossen Leber gelegt; die Gänse werden einzeln in möglichst enge Käfige an einem dunklen Ort eingesperrt und gestopft.

Die Zusammensetzung einiger Handelspasteten ist folgende:

No.	Nähere Bezeichnung	Gewicht des Inhaltes einer Büchse g	Preis einer Büchse Mark	In der frischen Substanz						In der Trockensubstanz		
				Wasser %	Stickstoff-Substanz %	Fett %	Stickstofffreie Extraktstoffe %	Asche %	Kochsalz %	Stickstoff-Substanz %	Fett %	Stickstoff %
1	Gänseleberpastete (von J. Fischer-Strassburg)	206,5	3,50	46,04	14,59	33,59	2,67	3,11	2,22	27,04	62,25	4,33
2	Rindfleischpastete (Potted beef)	154,0	1,80	32,81	17,17	44,63	3,36	2,03[1]	—	25,57	66,42	4,09
3	Schinkenpastete (Potted Ham)	176,4	1,80	25,57	16,88	50,88	—	6,78	5,72	22,68	68,36	3,63
4	Zungenpastete (Potted Tongue)	177,8	1,80	41,52	18,46	32,85	0,46	6,71	5,98	31,57	56,17	5,05
5	Salmpastete (Potted Salmon)	170,6	1,80	37,64	18,48	36,51	0,70	6,67	5,65	29,63	58,55	4,74
6	Hummerpastete (Potted Lobster)	181,3	1,80	51,33	14,87	24,86	4,04	4,90[1]	2,38	30,55	51,08	4,89
7	Anchovispastete (Anchovy-Paste)	187,8	1,80	36,81	12,33	1,59	5,18	44,09[1]	40,10	19,51	2,52	3,12

(No. 2–7: Von Grosse & Brackwell in London)

[1] Die Proben enthielten ferner . . . . No. 2   No. 6   No. 7
     Phosphorsäure . . . . 0,33 %   0,37 %   0,52 %
     Kali . . . . 0,75 „   0,85 „   0,91 „

Die Pasteten zeichnen sich hiernach durch sehr hohen Fettgehalt aus; der Gehalt an Fleischbestandtheilen tritt dagegen zurück.

Die Anchovispastete enthält statt des Fettes eine grosse Menge Kochsalz.

Verfälschungen dürften bei diesen Erzeugnissen, welche mehr einen Leckerbissen für die wohlhabende Klasse als ein allgemeines Nahrungsmittel bilden, kaum vorkommen. Der hohe Fettgehalt schützt die Pasteten auch vor dem Verderben; falls solches eintritt, gilt dasselbe, was S. 437 u. ff. von verdorbenen Fleischwaaren überhaupt gesagt ist.

Würste.

Die Darstellung von Würsten hat einerseits den Zweck, frisches Fleisch, das nach dem Schlachten der Thiere nicht gleich verzehrt werden kann, als Vorrath aufzubewahren, andererseits die für sich allein nicht zusagenden Schlachtabgänge durch Vermengen mit besserem Fleisch und Fett oder Mehl, sowie durch Zusatz von Gewürzen schmackhafter zu machen. Man verwendet zur Darstellung von Würsten ausser Fleisch die Schlachtabgänge wie Blut, Leber, Lunge, Herz, Schweineschwarte, Gehirn etc.

Letztere werden mit Fleisch und Fett fein zerhackt und die Mischung in den Gedärmen aufbewahrt. Die Würste dienen theils frisch zur Nahrung, theils werden sie getrocknet und geräuchert, oder mit Salzen versetzt, um sie längere Zeit haltbar zu machen.

Bei verschiedenen Würsten ist auch ein Zusatz von Mehl üblich geworden.

Die im Handel vorkommenden Würste sind gar vielfacher Art und führen die verschiedensten Benennungen.

Koch- oder Brühwürste sind zum Unterschiede von Dauerwürsten solche Würste, die aus Fleischbrei unter Zusatz von Wasser hergestellt, in dünnwandige Därme gespritzt, heissem Rauche ausgesetzt und nach dem Kochen oder Aufwärmen in Wasser alsbald nach der Herstellung genossen werden.

Blut- oder Rothwurst wird aus Schweineblut, Speck und Schweinefleisch (Wellfleisch), zuweilen auch Herz und Nieren, mit und ohne Zusatz von Mehl hergestellt; sie ist, weil das Blut leicht in Zersetzung übergeht, nicht lange haltbar. Bei Anwendung von gepökelter oder abgekochter, ganzer Schweinszunge heisst sie Zungenwurst.

Cervelat-, Plock- oder Blasenwurst wird ebenfalls aus Schweinefleisch und Fett, dem man mitunter Rindfleisch (oder auch Pferdefleisch) zusetzt, zubereitet. Um derselben eine schöne rothe Farbe zu ertheilen, wird sie nicht selten mit Karmin etc. gefärbt.

Die Salamiwürste, Hartwürste, Blasenhartwürste bestehen aus denselben Mischungen, sind aber noch wasserärmer als die Cervelatwürste. Die italienischen Salami enthalten einen Zusatz von Rothwein.

Die Knackwürste enthalten dieselben Bestandtheile wie Cervelatwurst, nur ist das Fleisch vorher gebraten. Wird als Gewürz Knoblauch zugesetzt, so heisst sie Knoblauchwurst.

Die weichen Mettwürste, Braunschweiger Schlackwürste, Thüringer Knackwürste unterscheiden sich von den Würsten nach Art der Cervelatwürste nur durch einen höheren Wassergehalt.

Die **Rindfleischdauerwürste**, welche neben Schweinefleisch und Speck mehr oder weniger Rindfleisch enthalten, nähern sich in ihrer Beschaffenheit bald den trockneren Cervelatwürsten bald den weicheren Mettwürsten.

Die **Leberwürste** enthalten die zerhackte Leber, Lunge, Nieren, Sehnen, Häute, Knorpeln, das sog. Geschlinge etc. und Fett des Schweines und Rindes mit und ohne Zusatz von Mehl. Die Leberwürste sind sehr leicht dem Verderben ausgesetzt und wirken dann mitunter giftig (vergl. S. 439).

Unter **Trüffelwurst** versteht man eine aus Fleisch, Fett und Mehl hergestellte Wurst, die einen Zusatz des sehr geschätzten Pilzes „Trüffel" (Tuber cibarium etc.) erfahren hat.

Weisswurst ist eine Mischung von zerhacktem Schweinefleisch und zerriebenem Weissbrot.

Schwartenwurst, **Sülzenwurst** oder **Magenwurst** wird aus weichgekochter Schwarte, ungesalzenem Speck und wenig Blut hergestellt.

Bratwürste bestehen aus frischem, rohem Schweinefleisch und Speck unter Zusatz von Salz, Pfeffer und zuweilen auch von Citronenschale oder Kümmel.

Saucischen, **Frankfurter** oder **Wiener Würstchen**, **Siede-** oder **Gabelwürstchen** sind kleine, in fingerdicke Hammeldärme gefüllte Würstchen aus rohem, nicht zu fettem Schweinefleisch, welche mit Pfeffer, Salz und Salpeter gewürzt und schwach geräuchert werden.

Die in Norddeutschland üblichen **Reis-** und **Grützwürste** werden aus Hafer- oder Buchweizengrütze, Blut, weichgekochten Schwarten, ausgebratenem Speck, z. Th. auch aus Grütze und Rindfleisch sowie verschiedenen Gewürzen zubereitet.

Die im letzten Feldzug gegen Frankreich berühmt gewordene **Erbswurst** besteht aus einer Mischung von Rindsfett, Speck, Erbsenmehl, Zwiebeln, Salz und Gewürz. Das Erbsenmehl wird dabei nach einem patentirten Verfahren zubereitet, das ein Sauerwerden verhindern soll.

Zur Veranschaulichung dieser Zusammensetzung dieser Wurstsorten mögen folgende Zahlen[1]) dienen:

Art bezw. Bezeichnung der Wurst		In der frischen Substanz					In der Trockensubstanz		
		Wasser %	Stickstoff-Substanz %	Fett %	Kohlenhydrate %	Asche %	Stickstoff-Substanz %	Fett %	Stickstoff %
1. Rindfleisch- oder Schlackwurst	nicht gefärbt	48,24	20,34	26,99	—	4,43	39,59	51,86	6,12
	gefärbt	50,61	19,20	25,97	0,42	3,80	39,69	52,63	6,16
2. Weiche Mett- oder Braunschweiger Schlack- od. Knackwurst	nicht gefärbt	35,41	19,00	40,80	0,03	4,76	29,40	63,35	4,53
	gefärbt	33,61	14,35	48,33	—	3,71	21,62	72,78	3,43
3. Cervelat- od. Plockwurst	nicht gefärbt	24,18	23,93	45,93	—	5,96	31,61	60,54	4,88
	gefärbt	22,81	19,34	51,83	—	6,02	25,03	67,15	3,87

[1]) Für die 4 ersten Wurstsorten habe ich die Mittelwerthe aufgeführt, welche von Sendtner und Juckenack (Zeitschr. f. Untersuchung d. Nahrungs- u. Genussmittel 1899, 2, 177) aus einer grösseren Anzahl Sorten gewonnen worden sind.

Art bezw. Bezeichnung der Wurst	In der frischen Substanz					In der Trockensubstanz		
	Wasser %	Stickstoff-Substanz %	Fett %	Kohlen-hydrate %	Asche %	Stickstoff-Substanz %	Fett %	Stickstoff %
4. Salami- oder Hart-wurst nicht gefärbt	17,01	27,84	48,43	—	6,72	33,58	58,31	5,17
gefärbt	16,18	23,30	54,11	0,27	6,14	27,82	64,52	4,31
5. Frankfurter Würstchen	42,80	12,51	39,11	2,49	3,09	21,87	68,37	2,50
6. Blutwurst bessere Sorte	49,93	11,81	11,48	25,09	1,69	23,59	22,90	3,77
schlechtere „	63,61	9,93	8,87	15,83	1,76	27,29	24,37	4,37
7. Leberwurst beste Sorte	42,30	16,03	35,92	2,56	3,19	27,78	62,25	4,44
mittlere „	47,80	12,89	25,10	12,00	2,21	24,70	48,08	3,97
schlechtere „	51,66	10,15	14,60	21,61	1,98	20,99	30,20	3,36
8. Sülzenwurst	41,50	23,10	22,80	—	12,60	39,49	38,96	6,31
9. Schinkenwurst	46,87	12,87	34,43	2,52	3,31	24,22	64,80	3,88
10. Trüffelwurst bessere Sorte	43,29	13,06	41,27	—	2,41	23,03	72,77	3,68
schlechtere „	34,31	11,50	51,39	—	3,36	17,51	78,23	2,80
11. Erbswurst (deutsche)	7,07	16,36	34,00	32,29	9,48	17,60	36,59	2,82

Popp und Fresenius untersuchten auch (vergl. I. Bd. S. 77) die in den Büchsen von Frankfurter Würstchen vorhandenen Flüssigkeiten und fanden:

Gewicht von je 6 Würstchen g	Gesammt-Flüssigkeit in der Büchse ccm	In 100 ccm Flüssigkeit				
		Trocken-substanz g	Stickstoff-Substanz g	Mineral-stoffe g	Kochsalz g	Borsäure g	Salpeter g
306—450	150—200	4,93—7,09	1,08—3,39	2,91—6,01	2,03—4,77	0,18—0,84	0—0,46

Die Würste selbst enthielten 0,30—0,87% Borsäure. Serafini fand in einer ungarischen Salamiwurst 1,10% Borsäure, in anderen Salamisorten 0,05—0,43% Salpeter (vergl. auch S. 520).

Die vorstehenden Zahlen zeigen, dass die Würste selbst derselben Art eine sehr verschiedene Zusammensetzung besitzen und ist dieses nicht zu verwundern, weil hier der Mischungskunst der Metzger fast völlig freier Spielraum gelassen ist.

Während in vorstehenden Proben der Wassergehalt von 16,00—63,61% gefunden worden ist, findet ihn H. Trillich[1]) in Münchener Stockwürsten zu 62,77—76,44%, in dick gesalzten Würsten zu 62,48—74,58%.

G. Heppe untersuchte 3 Sorten Erbswurst mit 7,32% Fleischbestandtheilen; Fr. Hofmann konnte in einer Sorte nur Spuren thierischen Proteïns nachweisen, in einer anderen fand er von 16,45% Gesammtproteïn 2—3% thierisches Proteïn.

Eine andere Sorte Erbswurst enthielt neben 29,15% Wasser auch — wahrscheinlich von grobem Mehl und grobstengeligem oder grobschaligem Gewürz herrührend — mehr Rohfaser (nämlich 4,32%) als deutsche Erbswürste, welche in 5 verschiedenen Proben 0,88 bis 1,08% Rohfaser ergaben.

---

[1]) Bericht über die sechste Versammlung bayerischer Vertreter d. angew. Chem. in München. Berlin 1887, 100.

Der Nährwerth der Würste hängt daher ganz von der Menge und Beschaffenheit der verwendeten Rohstoffe ab; sind dieselben aus gutem Fleisch, Fett und Schlachtabgängen hergestellt, so bilden sie ein gutes und wegen der zugesetzten Gewürze auch ein schmackhaftes Nahrungsmittel. Indess haben sich in der Bereitung gerade von Würsten im Laufe der Zeit so viel Missstände eingebürgert, dass es wichtig genug ist, diese hier noch eingehender zu besprechen.

Verunreinigungen und Verfälschungen der Würste.

1. **Verwendung von schlechtem und verdorbenem Fleisch sowie von schlecht gereinigten Därmen.** Eine regelmässig wiederkehrende grobe Unsitte bei der Wurstbereitung besteht darin, dass man einerseits Fleisch und Fett von allerlei Thieren, andererseits von Schlachtthieren solche Organe verwendet, welche unter gewöhnlichen Verhältnissen wegen ihres ekelhaften Geschmackes vom Menschen nicht genossen werden. Die Unterschiebung von Pferdefleisch an Stelle von Rindfleisch ist bei der Wurstbereitung vielfach an der Tagesordnung; weit schlimmer aber wäre noch, wenn auch, wie es heisst, Fleisch von Thieren (wie Hunden, Katzen) verwendet werden sollte, bei deren Nennung für diesen Zweck wir schon Ekel empfinden. Mag dieses auch in Deutschland nicht vorkommen, so ist doch aus Gerichtsverhandlungen erwiesen, dass das Fleisch zu früh geborener Kälber, Hoden (Testikel), Gebärmutter mit und ohne Früchte, Rinderhäute etc. in den Wurstereien Verwendung gefunden haben, also Organtheile, die für sich allein zu geniessen wohl keinem Menschen in den Sinn gekommen sein dürfte.

Nicht minder verwerflich ist die ebenfalls feststehende Thatsache, dass krankes oder verdorbenes Fleisch (vorwiegend z. B. verdorbener Schinken und selbst verdorbene Würste) in die Wurstereien wandert, um dort wieder neu verarbeitet zu werden. Man vermengt dieselben mit gutem Fleisch und Fett, setzt Gewürze und Farbstoffe zu, um den schlechten Geschmack wie das fehlerhafte Aussehen zu verdecken.

Dass solche nach menschlichem Gefühl verwerfliche Unsitten auch nach § 10 des Nahrungsmittelgesetzes als Verfälschungen strafbar sind, kann keinem Zweifel unterliegen.

Dazu gesellen sich mitunter in Folge mangelhafter Reinigung der Därme Kothreste in letzteren[1]).

2. **Wasser- und Mehlzusatz.** Bezüglich der Zulässigkeit eines etwaigen Wasserzusatzes zur Wurst hat man zwischen den einzelnen Sorten Würsten zu unterscheiden.

Für die Zulässigkeit bezw. Nothwendigkeit eines Wasserzusatzes zu den Brüh- oder Kochwürsten im Gegensatz zu Dauerwürsten wird geltend gemacht, dass sich der Fleischbrei bezw. das Fleischgehäck nur dann in die dünnwandigen Därme spritzen lässt, wenn dem Fleischbrei noch etwas Wasser zugesetzt wird; die dünnwandigen Därme aber müssen bei den Brühwürstchen verwendet werden, weil bei diesen die Wursthülle nicht wie bei den übrigen Würsten abgezogen, sondern meistens mitgenossen wird. Ausserdem wird bei den Koch- oder Brühwürstchen von den Verzehrern eine „saftige" oder „knacksige" Beschaffenheit verlangt, die sich ohne Wasserzusatz zum Fleischbrei nicht erreichen lässt. Denn durch das bei den Koch- und Brühwürstchen angewendete Räuchern geht ein Theil des Wassers verloren; der Wassergehalt würde bei Anwendung von nur Fleischbrei ohne Wasserzusatz von etwa 75 % im natürlichen Fleisch durch das Räuchern auf etwa 50 % heruntergehen und die Würste würden hart, derb und trocken werden, also die verlangte saftige Beschaffenheit verlieren.

Ausserdem pflegt durch das Räuchern dieser Würste nicht nur das künstlich zugesetzte Wasser, sondern auch ein Theil des natürlichen Wassers des Fleischbreies verloren zu gehen; denn Hoffmann fand in den vorschriftsmässig hergestellten Koch- und Dauerwürsten nach dem Räuchern nur mehr 60,6—64,8 % Wasser.

Bei den Dauerwürsten dagegen muss ein künstlicher Wasserzusatz als eine Verschlechterung oder Verfälschung bezeichnet werden.

---

[1]) Vergl. Schilling: Chem.-Ztg. 1900, **24**, 899.

Vielfach wird angenommen, dass die Wasseraufnahme der Würste durch Mehl- bezw. Stärkemehlzusatz erhöht werden kann.

Nach Alex. Naumann und Jul. Lang[1]) soll der Zusatz von Mehl bezw. Stärkemehl, als welches vielfach Kartoffelmehl verwendet wird, zur Folge haben, dass beim nachherigen einstündigen Kochen von der Fleisch-Mehl-Masse in den Därmen weniger Wasser abgegeben wird, sich somit mehr Wasser in die Wurstmasse bringen lässt. Die Stärke kann nach Lintner 40% Wasser binden, ohne nass zu erscheinen.

H. Trillich[2]) weist aber nach, dass ein Zusatz von Mehl bis zu 5% ohne Einfluss auf das Wasserbindungsvermögen der Würste ist, wenn bei der Bereitung nach Münchener Art[3]) verfahren wird. Dagegen liess sich, soweit es die Konsistenz zuliess, der Wassergehalt des Füllsels bei richtiger Verarbeitung auch ohne Mehlzusatz auf eine fast beliebige Höhe bringen. Der Zusatz von 5% des „Brates" an Stärkemehl lieferte Würste von draller Beschaffenheit und glatter Schnittfläche, ein Zusatz von etwa 10% drückte den Wassergehalt herunter. H. Trillich hält daher die Bestimmung des Wassergehaltes einer Wurst für wichtiger als die von 2—3% Stärkemehl und ist der Ansicht, dass der Zusatz von letzterem, weil diese Menge an sich nichts nutzt, überhaupt zu verbieten sei. Um die Wasserschüttung[4]) (Grösse des Wasserzusatzes zum Brat) zu berechnen, ist zunächst erforderlich, den Wassergehalt der verwendeten Fleischmasse, d. h. des sog. „Brats" zu kennen. Derselbe pflegt nach Trillich 60—64% zu betragen. Wird derselbe zu 60% angenommen und ist a = Wassergehalt der Wurst, s = Mehlgehalt der Wurst, so ist:

die Wasserschüttung in Procenten der Wurst $\varphi = a - 1{,}5\,(100 - a - s)$

„ „ in Proc. des stärkefreien Brats $z = \dfrac{100\,[(100 - s) - 2{,}5\,(100 - a - s)]}{2{,}5\,(100 - a - s)}$.

Bei Annahme von 64% Wasser im „Brat" (Fleischfüllsel) wird der Faktor 1,5 in der ersten Gleichung zu $1{,}78 = \dfrac{63}{36}$, in der zweiten Gleichung 2,5 zu 2,78 oder allgemein bei einem Wassergehalt von a Procent des stärkefreien Brats für die erste Gleichung $\dfrac{a}{100-a}$, für die zweite Gleichung $\left(1 + \dfrac{a}{100-a}\right)$.

Auch Schorer und Küstermann[5]) fanden, dass ein Zusatz von 2% Kartoffelmehl zur Füllmasse keinen Einfluss auf das Wasserbindungsvermögen hatte.

Dagegen hat ein Zusatz von 2% Mehl zu dem zu verarbeitenden Fleisch den Zweck, die **mangelnde Bindekraft des Fleisches zu erhöhen** und aus dem Grunde ist der Zusatz besonders zu Brühwürsten allgemeiner Gebrauch geworden.

Der Mehlzusatz ist aber, wie selbst von Metzgern zugegeben wird, durchaus nicht erforderlich, um Wurst von guter Beschaffenheit zu erhalten, und sollte daher entweder ganz verboten oder nur bis zu einer gewissen Grenze und unter Deklarationszwang gestattet werden; denn Leber- und Blutwürste enthalten vielfach mehr Mehl- als Fleisch- und Fett-Bestandtheile.

3. **Anwendung von Frischhaltungs- und Färbemitteln.** Ueber die Art und Zulässigkeit der Frischhaltungs- und Färbemittel im allgemeinen vergl. S. 444 u. ff. Zu den dort auf-

---

[1]) Chem.-Ztg. 1885, 9, 1749.
[2]) Bericht über die sechste Versammlung bayerischer Vertreter d. angew. Chem. in München. Berlin 1887, 95.
[3]) Ein Gemisch von Kalbs- und Schweinefleisch wird fein zerhackt und erhält einen Zusatz von 3—5% Salz und Gewürzen; zu der zerhackten Masse, „Brat" genannt, setzt man so viel Wasser — nämlich 10—20 Thle. Wasser auf 100 Thle. „Brat" —, als zur Herstellung einer normalen Wurst erforderlich ist. Das „Brat" enthält für sich allein durchweg 64% Wasser. Zu demselben setzte Trillich 1—10% Stärke und soviel Wasser, dass die Masse die Konsistenz des stärkefreien Füllsels hatte. Dann wurden die Würste 20—25 Minuten in etwa 70° heisses Wasser eingelegt (Stockwürste), oder ohne vorher gekocht bezw. mit Schnellräucherungsmitteln behandelt zu sein, 1—1½ Stunde in eine Rauchkammer gehängt (geselchte Würste).
[4]) Zeitschr. f. angew. Chem. 1888, 492.
[5]) Vergl. R. Ostertag: Handbuch der Fleischbeschau 1899, 783.

gefährten Wurstfärbemitteln gesellt sich nach J. Fränkel[1]) noch ein unter den Namen „Blutroth" oder „Blassrother Fleischsaft" oder „Krebsröthe" vertriebener rother Anilinfarbstoff, das Natriumsalz einer Amidonaphtoldisulfosäure $C_{10}H_4 {\diagdown \atop \diagup}{NH_2 \atop OH} {SO_3H \atop SO_3Na}$ Bei der Wurst hat die Anwendung dieser Mittel noch eine besondere Bedeutung, als sie nicht nur gestattet, die natürliche Beschaffenheit einer guten Rohwaare zu erhalten, sondern auch minderwerthige Rohstoffe zu verwenden. Gute Rohwaare, in sauberster Weise zubereitet, erhält sich genügend lange in guter zusagender Färbung. Das Grauwerden tritt aber auch hier allmählich ein und schreitet ohne künstliche Hülfsmittel meistens von aussen nach innen fort, ohne dass es einen gesundheitsschädlichen Zustand bedeutet; rascher Wechsel der Temperatur und Feuchtigkeit der Luft in den Lagerräumen begünstigt das Grauwerden. Die künstliche Färbung verhindert aber das Grauwerden nicht immer und wenn dieses bei gefärbten Würsten auftritt, dann bedeutet dieses stets ein Verdorbensein der Würste. Es beginnt bei gefärbten Würsten meistens im Innern und dehnt sich kreisförmig nach den Rändern aus; im Innern der Würste finden sich mit Fäulnissgasen gefüllte sowie mit Schimmel- und Bakterienkolonien ausgekleidete Hohlräume. Wenn das Grauwerden der künstlich gefärbten Würste von aussen nach innen beginnt, dann hebt sich meistens das Füllsel blasenförmig von der Darmwandung ab, so dass beim Aufschneiden der Wurst das Füllsel leicht aus dem Darm herausgleitet. Zwischen Darmwandung und Füllsel werden dann häufig grosse, durch Schimmel- und Bakterienkolonien gebildete schmierige, gelb und grün gefärbte Rasen angetroffen, welche höchst unangenehme Fäulnissgase verbreiten.

G. Fr. Meyer[2]) giebt für das Grauwerden der Schlackwürste eine andere Erklärung; er findet, dass in Folge von Osmose Kochsalz vom Rande der Wurst nach dem Innern wandert, dass ersterer ärmer an Chlornatrium ist, als letzteres; dieser Unterschied ist bei missfarbigen (grau gewordenen) Würsten grösser als bei roth gebliebenen. Durch die Auswanderung des Kochsalzes und durch das stärkere Austrocknen wird der Rand löcheriger, gestattet der Luft einen grösseren Zutritt und wird in Folge hiervon wahrscheinlich grau und missfarbig.

Verdorbenes bezw. in Zersetzung (Fäulniss) befindliches Fleisch lässt sich durch Behandeln mit Kaliumpermanganat oder schwefliger Säure leicht für mehrere Tage geruchlos machen und mit Hülfe von künstlichem Farbstoff zu einem Wurstfüllsel von schönem Aussehen verarbeiten. Das Färben der Würste hat aber nach Juckenack und Sendtner[3]) noch einen anderen Zweck, indem es die **Möglichkeit bietet, mehr minderwerthiges Fett und weniger werthvolles Fleisch zu verwenden.**

Die zur künstlichen Färbung von Wurst verwendeten Farbstoffe lassen sich in 3 Gruppen eintheilen, nämlich:

1. Solche, welche die Fleischtheile gleichmässig färben, während das Fett ungefärbt bleibt; auch das ausgeschmolzene Fett bleibt farblos; diese Farbstoffe sind in Petroläther immer, in Aether fast immer unlöslich.

2. Solche, welche Fleisch und Fett in feingehacktem Zustande vollständig und gleichmässig färben, so dass das Fett als solches in der Wurst kaum mit blossem Auge erkennbar ist; der Farbstoff ist aber in dem Fett nur fein vertheilt, nicht gelöst; in Folge dessen wird beim Ausschmelzen ungefärbtes Fett erhalten; ihr Verhalten gegen Petrolaether und Aether ist gleich dem von No. 1.

3. Solche, welche Fleisch und Fett im gehackten Zustande gleichmässig färben, wobei aber der Farbstoff aufgenommen, d. h. gelöst wird; das ausgeschmolzene Fett erscheint roth; diese Farbstoffe sind in Aether fast immer löslich, in Petroläther jedoch durchweg unlöslich.

Juckenack und Sendtner haben durch Untersuchung einer grösseren Anzahl Proben ungefärbter und gefärbter Würste nachgewiesen, dass letztere stets mehr Fett enthielten als ungefärbte Würste

---

[1]) Arbeiten a. d. Kaiserl. Gesundheitsamte 1902, **18**, 518.
[2]) Chem.-Ztg. 1900, **24**, 3.
[3]) Zeitschr. f. Untersuchung der Nahr.- und Genussmittel 1899, **2**, 177.

(vergl. vorstehende Tabelle S. 524). Wie viel Fett und Wasser sich auf diese Weise durch Färben mehr in die Würste bringen lässt, erhellt noch aus folgenden Zahlen:

Auf die Darstellung von 1000 g der Wurst treffen:

	Mettwurst				Cervelatwurst				Salamiwurst			
	Mageres Schweinefleisch	Fett	Wasserverlust	Salze	Mageres Schweinefleisch	Fett	Wasserverlust	Salze	Mageres Schweinefleisch	Fett	Wasserverlust	Salze
	g	g	g	g	g	g	g	g	g	g	g	g
Ungefärbt	938,2	344,7	320,2	37,2	1181,7	379,4	607,7	46,6	1374,4	391,5	818,3	52,1
Gefärbt	708,6	435,5	173,4	29,3	955,0	453,8	458,5	49,7	1150,6	463,4	662,7	48,7

Da Fett nicht den Marktpreis von Fleisch, d. h. Proteïn besitzt, so liegt also in der künstlichen Färbung der Wurst auch nach dieser Richtung die Vortäuschung einer besseren, werthvolleren Beschaffenheit.

Vermuthlich verhält sich Mehl bezw. Stärkemehl den Farbstoffen gegenüber ähnlich wie Fett.

Da sich aber Dauerwürste, welche auch ohne Zusatz von Frischhaltungs- und Färbemitteln ihr gutes ansprechendes Aussehen beibehalten, herstellen lassen und die Verbraucher ohne Zweifel ausnahmslos gefärbte Würste zurückweisen würden, wenn sie den Grund der Färbung känuten, so ist die Verwendung dieser Mittel auch bezw. gerade bei Wurst zu verwerfen und mit Recht schon nach § 10 des Nahrungsmittelgesetzes vom 14. Mai 1879 strafbar. Ausserdem ist jetzt die Färbung der Wurst ausdrücklich verboten (vergl. S. 442 Anm.).

4. **Das Selbstleuchten der Würste.** Würste aus geklopftem Kalbfleisch (Wellwürste), welche nach oberbayerischer Sitte in den Darm gefüllt, nach der Anfertigung aber wieder herausgestrichen und nur zur Erhaltung der Form oberflächlich gesotten werden, pflegen mitunter nach 1—2 Tagen, bei mittlerer Temperatur aufbewahrt, mit einem stark phosphorescirenden Lichte zu leuchten. J. Ranke ist der Ansicht, dass diese Erscheinung mit dem aus dem Darme stammenden Ueberzug von Schleim zusammenhängt. Aber auch an Leberwürsten hat man zuweilen ein schwaches Leuchten im Dunkeln beobachtet. O. Dietsch[1]) fand in 2 derartigen Fällen bei der Untersuchung an der Oberfläche der Wurst eine Menge leuchtender Sterne, die immer von Fetttheilchen ausgingen. Unter dem Mikroskop zeigten sich zahlreiche grüne Pilze, namentlich aber Margarine-Krystalle, die nur von einer Zersetzung des Fettes herrühren konnten. Das in der Wurst enthaltene Fleisch war gesund, aber der Speck schon ranzig. Wegen des Leuchtens hatte niemand von den Würsten gegessen, weshalb ihr Einfluss auf die Gesundheit nicht beobachtet werden konnte.

Sehr wahrscheinlich dürfte das Leuchten der Würste im Dunkeln mit Zersetzungsvorgängen, bewirkt durch Kleinwesen, zusammenhängen, da nach neueren Untersuchungen z. B. auch das Meerleuchten in der wärmeren Jahreszeit durch Kleinwesen hervorgerufen wird.

5. **Das Wurstgift.** Es sind zahlreiche Fälle festgestellt worden, in denen nach Genuss von Wurst Massenerkrankungen eingetreten sind. Besonders häufig waren diese Fälle früher in Württemberg, weil dort die Wurstbereitung einerseits sehr umfangreich betrieben, andererseits in den geräucherten Eingeweidewürsten, Leberwürsten, Hirnleberwürsten, Schwartenmagen, Presssack und Blunzen Rohstoffe verwendet wurden, welche an sich ausserordentlich leicht der Zersetzung unterliegen. Diese Verhältnisse aber haben sich mit der Verbesserung der Wurstbereitung jetzt wesentlich geändert.

Längere Zeit aufzubewahrende Würste sollen keine Zusätze erhalten, welche wie Milch, Mehl, Semmel, Zwiebeln, Hirn die Zersetzung begünstigen.

Weiche und schmierige Würste mit grünlich oder gelblich gefärbten Fetttheilchen, ferner ranzig oder schwach faulig riechende Würste sind als verdächtig zu meiden.

Ueber die Natur des Wurstgiftes vergl. S. 83 und S. 439, über den Nachweis desselben III. Bd.

---

[1]) O. Dietsch: Die wichtigsten Nahrungs- und Genussmittel.

Proteïn- und Proteosen-Nährmittel.

In den letzten Jahren sind eine Reihe von Proteïn- und Proteosen-Nährmitteln in den Handel gebracht, die theils zur Anreicherung der vorwiegend aus Pflanzen bestehenden Kost mit Proteïn, theils zur Ernährung von Kranken bei gestörter Verdauungsthätigkeit dienen sollen; die ersteren enthalten die Proteïnstoffe in mehr oder weniger natürlichem Zustande, bei den letzteren Nährmitteln sind dieselben aufgeschlossen, d. h. in eine in Wasser lösliche Form übergeführt, so dass sie auch ohne Zuthun der Verdauungssäfte aufgesaugt bezw. vom Blut aufgenommen werden können. Die Herstellung solcher Nährmittel aus Fleisch und Abfällen aller Art ist zu einem besonderen Erwerbszweige geworden, weshalb dieselben hier im Zusammenhang mitgetheilt werden mögen, obschon sie nur zum Theil aus Fleisch, zum Theil aus Milch und zum Theil sogar aus pflanzlichen Abfällen gewonnen werden. Die gleichartige Beschaffenheit und der gleichartige Nutzungszweck rechtfertigen aber, dass dieselben hier zusammen und im Anschluss an Fleischwaaren behandelt werden.

Man kann diese Art Nährmittel in zwei Hauptgruppen eintheilen, nämlich:

A. solche mit unlöslichen oder genuinen Proteïnstoffen,
B. solche mit aufgeschlossenen Proteïnstoffen und zwar aufgeschlossen
   a) durch chemische oder
   b) durch physikalische Hülfsmittel,
   c) durch Enzyme.

A. Proteïn-Nährmittel mit unlöslichen oder genuinen Proteïnstoffen.

Hierzu gehört in erster Linie:

1. **Tropon Finkler's.** Dasselbe wird aus Abfällen aller Art, thierischen sowohl wie pflanzlichen, die sich wegen ihres Beigeschmackes oder grossen Rauminhaltes nicht direkt verwenden lassen und verhältnissmässig billig sind, gewonnen; vorwiegend scheinen bis jetzt die Rückstände von der Fleischextraktbereitung, das sog. Fleischfuttermehl, mit verwendet zu werden.

Ueber die Darstellungsweise im Einzelnen ist nichts bekannt; sie richtet sich nach der Art der Rohstoffe und besteht, so viel sich aus der Patentbeschreibung entnehmen lässt, im Wesentlichen darin, dass die zerkleinerten oder sonst wie aufgeschlossenen Rohstoffe mit sehr verdünntem Alkali (0,2—2%-iger Natronlauge), worin die meisten Proteïnstoffe bis auf die unverdaulichen Nukleine löslich sind, behandelt und aus der Lösung die Proteïnstoffe mit Säure wieder ausgefällt werden.

Den gefällten Proteïnstoffen haften aber noch an: Fett, Farbstoffe sowie Riech- und Geschmackstoffe. Letztere werden durch Kochen der Fällung mit einer 10%-igen Wasserstoffsuperoxydlösung zerstört, dann durch Auswaschen mit Wasser, Alkohol, Aether, Benzin das Fett etc. entfernt und so durch Trocknen reines, geschmack- und fast farbloses, nur aus Proteïnstoffen bestehendes Tropon erhalten. Statt Wasserstoffsuperoxyd soll auch unterchlorige oder phosphorige Säure mit Vortheil verwendet werden können.

Bei den thierischen Rohstoffen bildet auch die Entfernung des Leimes eine wichtige Aufgabe, da dieser nicht den Werth der Proteïnstoffe besitzt, indem er nicht in Körperproteïn umgewandelt werden kann, sondern nur das Proteïn vor Zerfall im Körper zu schützen im Stande ist. Das Tropon ist frei von Leim.

Da ferner die thierischen Proteïnstoffe einen höheren Nähr- und Nutzungswerth im Körper als die pflanzlichen Proteïnstoffe zu besitzen scheinen und das Proteïn der menschlichen Nahrung zu rund $1/3$ aus thierischen Nahrungsmitteln herzurühren pflegt, so werden die aus dem Thier- und Pflanzenreich dargestellten Proteïnstoffe so gemischt, dass das Tropon zu rund $1/3$ aus thierischen und zu $2/3$ aus pflanzlichen Proteïnstoffen besteht.

Die Darstellung des Tropons haben die Tropon-Werke in Mülheim am Rhein übernommen. Dieselben liefern das Tropon sowohl für sich allein als im Gemisch mit anderen Nahrungsmitteln.

Durch Zusatz von etwa $1/8$ Tropon zu Suppenmehlen, besonders zu denen von Hülsenfrüchten, lassen sich Nahrungsmittel herstellen, welche fast zur Hälfte aus Proteïnstoffen bestehen, ohne dass der beliebte eigenartige Geschmack der Suppenmehle dadurch beeinträchtigt wird.

Das Tropon-Sano ist ein Gemisch von 25% Tropon, die Tropon-Kindernahrung ein solches von 18% Tropon mit entschältem, dextrinirtem Gerstenmehl.

2. Soson. Es ist ein unlösliches Proteïn-Nährmittel von weissem Aussehen, welches von der Eiweiss- und Fleischextrakt-Co. in Altona aus Fleischextraktrückständen, ähnlich wie das Tropon, gewonnen wird. Das von den Extraktivstoffen befreite Fleisch (und sonstige Abfälle) wird nach der Entfettung mit dem 3—4-fachen Gewicht von $70-90\%$-igem Alkohol unter Druck, also bei einer über dem Siedepunkt des Alkohols liegenden Temperatur erhitzt, wodurch die Masse eine helle Farbe annimmt und alle unangenehm riechenden und schmeckenden Verunreinigungen der Fleischabfälle beseitigt werden. Letzterer Zweck wird durch Zusatz von Ammoniak oder schwefeliger Säure noch befördert, ohne dass das Enderzeugniss in seiner Beschaffenheit wesentlich verändert wird.

3. Plasmon oder Kaseon. Dasselbe wird aus Magermilch gewonnen. Die Magermilch wird auf 70^0 erhitzt, mit 50%-iger Essigsäure — $2^{1}/_{2}$ l derselben auf 1000 l Magermilch — versetzt, der gebildete Quarg durch ein Seihtuch abgeseiht, in einer Knetmaschine behufs Neutralisation mit einer entsprechenden Menge Natriumbikarbonat vermengt, darauf der lockere schneeige Quarg durch einen trocknen Luftstrom bei $40-50^{0}$ getrocknet und gepulvert. Das Plasmon bildet daher eine dem Magerkäse mehr oder weniger ähnliche, nur Wasser, Stickstoff-Substanz, etwas Fett und Milchzucker enthaltende Masse.

4. Kalk-Kaseïn. Die Gesellschaft für diätische Produkte (A.-G.) in Zürich stellt das Kalk-Kaseïn anscheinend in der Weise her, dass das Kaseïn der Milch entweder in Kalkwasser gelöst und wieder mit einer äquivalenten Menge Phosphorsäure gefällt oder umgekehrt verfahren wird. Jedenfalls enthält das Kalk-Kaseïn eine grosse Menge Calciumphosphat. Es bildet ein gelblich weisses Pulver, welches in Wasser unlöslich ist.

5. Protoplasmin (von Dr. R. Plönnis-Berlin). Es wird nach einer brieflichen Mittheilung aus sorgfältig aufgefangenem Blut in der Weise gewonnen, dass aus dem defibrinirten Blut nach einem neuen Verfahren die Blutkörperchen ausgeschieden, dann das klare Serum erhitzt und das Proteïn zum Gerinnen gebracht wird; letzteres wird durch Waschen gereinigt, bei $105-110^0$ während einer Stunde

sterilisirt, darauf im Vakuum getrocknet, gemahlen und gesiebt; der schwache Geruch und Beigeschmack lässt sich durch Zusatz von Gewürz verdecken.

Das Protoplasmin bildet ein graues Pulver, welches mit Wasser nach kurzer Zeit aufquillt und in diesem Zustande verschiedenen Speisen zugesetzt werden kann.

6. **Hämose.** Sie ist ein aus frischem Rinderblut von Dr. H. Stern in Berlin hergestelltes Erzeugniss ähnlicher Art wie das Protoplasmin; sie hat eine dem Eisenoxyd ähnliche rothbraune Farbe und soll vorwiegend als Mittel gegen Blutarmuth (Bleichsucht etc.) dienen.

Denselben Zweck verfolgt:

7. **Hämatin-Albumin Dr. Niels R. Finsen's**, welches ebenfalls aus frischem Ochsen- oder Schweineblut von der Chem. Fabrik Friedrich Feustell Nachfl. in Hamburg nach D. R.-P. 84551 hergestellt wird. Frisches Blut wird auf die übliche Weise von Fibrin befreit und mit der 6-fachen Menge Wasser, welches 5 g Citronensäure auf je 1 l Blut enthält, verdünnt. Beim Erwärmen auf 90° gerinnt das Albumin; es wird abgeseiht, ausgewaschen, ausgeschleudert, getrocknet und gepulvert. Zur Darstellung von 1 kg Hämatin-Albumin gehören 6 kg frisches Blut. Das Hämatin-Albumin bildet im trockenen Zustande ein rothbraunes Pulver ohne Beigeschmack und Geruch. Es soll wie Kakaopulver in Wasser aufgeschlemmt genommen werden, und zwar von Erwachsenen 3-mal täglich ein Theelöffel voll, von Kindern die Hälfte.

8. **Roborin.** Das Roborin wird von den Deutschen Roborin-Werken in Berlin aus sorgfältig aufgefangenem Blut durch Verarbeitung des letzteren zu Calciumalbuminat gewonnen; es bildet ein dunkelbraunes Pulver von schwach alkalischer Reaktion, welches nur zum geringen Theil in Wasser löslich ist. Das Roborin soll nach ärztlichen Vorschriften in Gaben von täglich 1,5—3,0 g genossen werden, wird aber nach Lebbin auch mit anderen Nahrungsmitteln, wie Milch, in Gaben bis 100 g täglich genossen, gut vertragen.

9. **Hämogallol (Kobert).** Stromafreie konc. Blutlösung vom Rind wird mit konc. wässeriger Lösung von Pyrogallol (Pyrogallussäure) im Ueberschuss versetzt; der sich bildende rothbraune Niederschlag — ein Reduktionserzeugniss vom Blutfarbstoff — wird unter möglichstem Abschluss von Luftsauerstoff auf dem Saugfilter erst mit Wasser gewaschen, bis das Filtrat auf Silberlösung nicht mehr reducirend wirkt, dann noch mit Alkohol gewaschen und schliesslich bei möglichst niedriger Temperatur getrocknet. Das Hämogallol ist ein rothbraunes, in Wasser unlösliches, geschmackloses Pulver, welches 45—50% Hämoglobin enthalten soll.

10. **Hämol.** Stromafreie, nicht zu konc. Blutlösung vom Rind wird mit chemisch reinem Zinkstaub (bezw. Eisenstaub) geschüttelt, wodurch der gesammte Blutfarbstoff gefällt wird; der Niederschlag wird so lange mit Wasser gewaschen, als sich noch etwas löst, dann feucht vom Filter genommen und in destillirtes Wasser eingetragen, worin das eingeschlossene, im Ueberschuss zugesetzte Zink rasch zu Boden sinkt und abgeschlemmt werden kann. Der letzte Rest des vom Hämoglobin gebundenen Zinks (Zinkperhämoglobin) wird durch kohlensaures Ammon und nicht zu wenig Schwefelammonium beseitigt, das ausgefällte Schwefelzink abfiltrirt, das Filtrat durch einen Luftstrom von Schwefelammonium befreit und durch vorsichtiges Neutralisiren mit Salzsäure gefällt. Der ausgewaschene und scharf getrocknete Niederschlag bildet das Hämol des Handels, welches äusserlich dem Hämogallol gleicht und ebenfalls in Wasser unlöslich ist.

11. **Hämoglobin.** Der Blutkörperchenbrei wird bei einer Temperatur von 35—40° getrocknet, dann gelöst und in geeigneter Weise in Lamellenform gebracht. Ein ähnliches Erzeugniss wie No. 8—11 ist

12. **Sanguinin** von F. Raabe in Leipzig-Eutritzsch.

Die Zusammensetzung dieser Nährmittel erhellt aus folgenden Zahlen:

Bezeichnung	In der frischen Substanz					In der Trockensubstanz				Preis für 1 kg	
	Wasser	Stickstoff-Substanz	Fett	Stickstofffreie Extraktstoffe	Asche	Stickstoff-Substanz	Fett	Asche	Stickstoff	Nährmittel	Proteïnstoffe in denselben
	%	%	%	%	%	%	%	%	%	Mark	Mark
1. Tropon	8,41	90,57	0,15	—	0,87	98,89	0,16	0,95	15,82	5,40	5,96
2. Soson	4,82	93,75	0,35	—	1,08	98,50	0,37	1,13	15,76	6,00[1]	6,40
3. Plasmon od. Kaseon	11,94	70,12	0,67	9,73	7,54	80,85	0,77	8,69	12,93	5,25	7,48
4. Kalk-Kaseïn . .	7,69	57,28	1,99	11,40[2]	22,18	62,03	2,15	24,02	9,92	24,00	41,89
5. Protoplasmin . .	6,09	92,20	0,21	0,31	1,19	98,18	0,22	1,27	15,71	5,00	5,42
6. Hämose	11,70	86,62[3]	0,42	—	1,26	98,19	0,48	1,43	15,81	—	—
7. Hämatin-Albumin (Finsen) . . .	8,71	87,60	0,30	2,23	1,16	95,92	0,33	1,27	15,35	16,00	18,26
8. Roborin. . . .	6,74	77,38	0,15	3,37	12,36	82,95	0,16	13,25	13,27	20,00	25,84
9. Hämogallol. . .	10,06	87,78[4]	1,04	—	1,12	97,60	1,16	1,24	15,61	53,00	60,37
10. Hämol	8,85	74,93	0,77	6,24	9,21	82,19	0,84	10,10	13,15	31,00	41,37
11. Hämoglobin . .	5,17	87,37	0,53	0,85	6,08	92,08	0,56	6,41	14,73	19,00	21,74
12. Sanguinin . . .	9,69	89,44	0,10	—	0,77	99,03	0,11	0,86	16,43	—	—

Was die sonstigen Eigenschaften und den Nährwerth dieser Nährmittel anbelangt, so sei noch das Folgende bemerkt:

Tropon. Wir fanden in dem Tropon noch ferner 0,37% in Wasser löslichen Stickstoff, wovon 0,12% Ammoniak-Stickstoff waren, ferner 0,35% Phosphorsäure und 0,22% Kali.

Die Ausnutzungsfähigkeit des Tropons scheint nicht so günstig zu sein, wie die anderer Proteïnnährmittel; vergl. hierüber wie über die Elementarzusammensetzung von thierischem wie pflanzlichem Tropon S. 223 und 224.

Soson. Dasselbe ergab in Wasser lösliche Stoffe: 0,60% organische Stoffe mit 0,14% Stickstoff, 0,39% Mineralstoffe. Ueber die Ausnutzbarkeit des Sosons vergl. S. 225.

Plasmon. Ueber die Ausnutzbarkeit und den Nährwerth des Plasmons vergleiche S. 221.

M. Wintgen[5]) untersuchte auch die Asche des Plasmons mit folgendem Ergebniss in Procenten der Asche:

Kali	Natron	Magnesia	Kalk	Phosphor-säure	Schwefel-säure	Chlor	Kohlen-säure
5,14 %	16,78 %	1,61 %	32,68 %	38,56 %	1,62 %	1,70 %	3,60 %

[1]) Für Krankenhäuser 4,40 Mk. für 1 kg.
[2]) Mit 2,75 % Milchzucker.
[3]) „ 13,96 „ Stickstoff, von denen 1,01 % in Wasser löslich waren.
[4]) „ 14,51 „ „ „
[5]) Zeitschr. f. Untersuchung d. Nahrungs- u. Genussmittel 1899, 2, 761.

Der hohe Gehalt an Natron gegenüber dem Kali (3:1), während das Verhältniss in der Milch umgekehrt ist (1:3), rührt von dem behufs Neutralisation zugesetzten Natriumbikarbonat her.

Kalk-Kaseïn. Dasselbe enthielt in der Asche 10,42% Phosphorsäure und 10,10% Kalk.

Protoplasmin. Von der Stickstoff-Substanz des Protoplasmins waren im Mittel 98,81% durch Pepsin-Salzsäure löslich; dieselbe ist daher so gut wie ganz verdaulich.

Hämose. Dieselbe ergab ferner:

Reinproteïn	Durch Pepsin-Salzsäure löslich	Durch kaltes Wasser löslich			In der Asche		
in Procenten des Stickstoffs		Organische Stoffe	Stickstoff	Unorganische Stoffe	Eisenoxyd	Kali	Phosphorsäure
99,16%	97,06%	1,53%	0,36%	0,88%	0,268%	0,20%	0,17%

Hämatin-Albumin. Von der Stickstoff-Substanz waren nach Hintz und W. Fresenius 86,94% (oder in Procenten derselben 99,14%) durch Pepsin-Salzsäure löslich. In der Asche wurde gefunden:

Kali	Natron	Kalk	Magnesia	Eisenoxyd	Phosphorsäure	Schwefelsäure	Chlor	Kieselsäure
0,028%	0,134%	0,253%	0,047%	0,387%	0,109%	1,615%	0,077%	0,018%

Dem Schwefelsäure-Gehalt von 1,615% entspricht 0,65% Schwefel.

Roborin. Ueber die Ausnutzungsfähigkeit des Roborins vergl. S. 226. An einzelnen Aschenbestandtheilen wurden gefunden:

0,38—1,17% Eisenoxyd, 8,44% Kalk und 1,70% Chlornatrium, oder nach einer Analyse in Procenten der Asche:

Eisenoxyd	Kalk	Magnesia	Natron	Chlornatrium	Chlorkalium	Phosphorsäure	Schwefelsäure
4,75%	51,73%	1,16%	5,05%	14,37%	14,46%	2,47%	6,01%

Hämogallol, Hämol und Hämoglobin. Von diesen 3 Nährmitteln sind die beiden letzten nicht ganz unlöslich in Wasser; es ergaben:

Nährmittel	Löslichen Stickstoff				Aschen-Bestandtheile		
	im Ganzen	als Albumin-Stickstoff	durch Zinksulfat fällbar	durch Phosphorwolframsäure fällbar	Eisen oder	Eisenoxyd	Phosphorsäure
Hämol	4,62%	3,37%	0,66%	0,59%	2,84%	4,06%	0,22%
Hämoglobin	2,38 „	0,26 „	0,76 „	1,36 „	0,35 „	0,35 „	—

Von dem Hämogallol dagegen waren nur Spuren der Stickstoff-Substanz in Wasser löslich; es enthielt 0,52% Eisen = 0,74% Eisenoxyd.

Das **Sanguinin** enthält 5,09% in Wasser lösliche Stickstoff-Substanz und 0,33% Eisenoxyd = 0,23% Eisen.

12. Pflanzliche Proteïn-Nährmittel. Bei der Verarbeitung der Getreide- und Hülsenfrüchte auf Mehl und Stärke bezw. sonstige Stoffe werden vielfach die Proteïnstoffe als Nebenerzeugnisse gewonnen, so besonders bei der Weizen-, Mais- und Reisstärke-Fabrikation. Vielfach wurden bezw. werden diese Proteïnstoffe nur für technische oder Viehfütterungszwecke verwendet; seit einiger Zeit ist man auch bemüht, sie für die menschliche Ernährung nutzbar zu machen.

Der **Weizenkleber** wird nach dem sorgfältigen Auswaschen der Stärke thunlichst frisch, ohne dass er in Säuerung übergeht, in dünne Scheiben ausgewalzt und durch einen warmen Luftstrom oder auf sonstige Weise ausgetrocknet. Ueber die Gewinnung der Proteïnstoffe aus Reis und Mais bei der Stärkefabrikation vergl. weiter unten.

Die hierher gehörenden Proteïnstoffe werden als Aleuronat oder Roborat auch wohl Weizeneiweiss, pflanzliches Eiweiss oder Energin (aus Reis) und dergleichen genannt. Unter Plantose versteht man ein aus Rapskuchen durch Behandeln mit Wasser und Koaguliren der wässerigen Lösung hergestelltes Proteïn-Nährmittel, welches nach Roos[1]) 12—13% Stickstoff enthält, in Wasser unlöslich ist, aber vom Menschen ebenso ergiebig ausgenutzt wird, als Fleisch.

Die Zusammensetzung einiger Nährmittel dieser Art ist folgende:

Bezeichnung	Anzahl der Analysen	In der natürlichen Substanz						In der Trockensubstanz			Preis für 1 kg im Kleinhandel
		Wasser	Stickstoff-Substanz	Fett	Stickstofffreie Extraktstoffe	Rohfaser	Asche	Stickstoff-Substanz	Fett	Stickstofffreie Extraktstoffe	
		%	%	%	%	%	%	%	%	%	Mark
Aleuronat[2]) { rein . . .	1	8,53	86,07	0,51	4,00	—	0,89	94,09	0,55	4,37	2,60
{ weniger rein .	16	9,05	77,72	1,17	10,71	0,20	1,15	85,45	1,28	11,77	—
Roborat[3])	2	9,46	82,25	3,67	3,04	0,19	1,39	90,84	4,05	3,35	—
Weizen-Proteïn[4]) . . .	3	8,59	84,07	1,40	4,84	—	1,10	91,97	1,53	5,29	—
Proteïn-Nährmittel aus Reis[5])	1	6,99	89,95	1,04	1,12	Spur	0,91	96,71	1,12	1,20	—
Energin aus desgl. . .	1	9,09	83,75	4,54	0,67	0,27	1,03	92,08	5,00	0,74	2,40

Aleuronat bezw. Roborat. Ueber die Ausnutzungsfähigkeit und den Nährwerth derselben vergl. S. 229. Hierzu sei noch hinzugefügt, dass M. Wintgen[6]) folgende Ausnutzungs-Koëfficienten für das Proteïn in Procenten der verzehrten Menge berechnet:

Aleuronat	Roborat	Energin
98,75 %	92,84 %	97,82 %

E. Salkowski fand nach einer privaten Mittheilung, dass von 125,74 g Nahrungs-Stickstoff, der zu 100,38 g aus Aleuronat-, zu 23,1 g aus Fleisch- und zu 1,26 g aus sonstigem (Speck-) Stickstoff bestand, nur 4,24 g oder 3,37 % im Koth ausgeschieden wurden. An der hohen Ausnutzungsfähigkeit dieser Art Nährmittel kann daher nicht gezweifelt werden.

Von dem Weizenproteïn waren in Procenten desselben:

Reinproteïn	Verdaulich durch Pepsin-Salzsäure
94,80 %	97,64 %

---

[1]) Deutsche medic. Wochenschr. 1901, 27, 16.
[2]) Von Dr. R. Hundhausen in Hamm i. W.
[3]) Von H. Niemöller in Gütersloh.
[4]) Von Amthor & Co. in Halle a. S. Mit 0,54 % Lecithin, 0,584 % Phosphorsäure = 0,255 % Phosphor.
[5]) Von Dr. Krecke & Co. in Salzuflen.
[6]) Zeitschr. f. Untersuchung d. Nahrungs- u. Genussmittel 1902, 5, 289.

B. Proteïn-Nährmittel mit vorwiegend löslichen Proteïnstoffen.

Die Nährmittel dieser Art sind älter als die unter A. aufgeführten Nährmittel mit unlöslichen Proteïnstoffen. Sie gelten in erster Linie als diätetische Mittel für Kranke. Man bewirkte anfänglich die Löslichkeit der Proteïnstoffe bald durch Magen-, bald durch Pankreassaft, bald durch pflanzliche proteolytische Enzyme und empfahl diese auf verschiedene Art löslich gemachten Proteïnstoffe je nach der Art der Krankheit der Verdauungsorgane (Magen- oder Darmkrankheit, vorwiegend bei Magen-Krankheiten oder auch Blutarmuth, nervösen Leiden etc.). Die Anwendung der proteolytischen Enzyme ist aber verhältnissmässig umständlich und theuer, weshalb solche Erzeugnisse nur mehr selten angetroffen werden; meistens bedient man sich jetzt behufs Ueberführung der Proteïnstoffe in den löslichen Zustand physikalisch-chemischer Hülfsmittel, nämlich des Dampfdruckes mit und ohne Zusatz von Lösungsmitteln oder chemischer Lösungsmittel allein.

a) Durch chemische Hülfsmittel löslich gemachte Proteïn-Nährmittel.

Diese Art Nährmittel entfernen sich am wenigsten von den ursprünglichen Proteïnstoffen. Zum Lösen der letzteren können Säuren wie Alkalien angewendet werden.

Schon J. v. Liebig hatte seiner Zeit vorgeschlagen, für Kranke, denen keine feste Nahrung gereicht werden kann, eine Fleischbrühe herzustellen, welche dem Körper auch die löslichen Proteïnstoffe des Fleisches zuführt. Zu dem Zweck soll das frische Fleisch ($1/_4$ kg Rind- oder Hühnerfleisch) fein zerhackt, mit etwa 100 ccm destillirtem Wasser, dem man 4 Tropfen reine Salzsäure und 0,8—1,6 g Kochsalz zusetzt, gut durchgerührt und etwa 1 Stunde in Berührung gelassen werden. Darauf wird ohne Druck und Pressung durch ein Haarsieb abgeseiht, der zuerst ablaufende trübe Theil zurückgegossen, bis die Flüssigkeit klar abfliesst, der Fleischrückstand mit etwa $1/_4$ l destillirtem Wasser ausgewaschen und die so erhaltene eiweisshaltige Fleischbrühe kalt genossen.

Neuerdings werden zum Lösen einzelner Proteïnstoffe, vorwiegend aus Abfällen, Alkalien bezw. deren Salze angewendet. Als Rohstoff dieser Art eignet sich besonders das Kaseïn der Milch, welches als saure Verbindung leicht Alkali bindet und dadurch löslich wird. Auch wird es an sich, besonders aber in seiner Verbindung mit Alkalien vom Darm leicht aufgenommen und vermag den Stickstoffbedarf des Körpers vollständig zu decken, weshalb es von E. Salkowski[1]) sowie von F. Röhmann[2]) in Form von Kaseïn-Alkali zu Ernährungszwecken bei Kranken an Stelle von Peptonen empfohlen wird.

Zu den Nährmitteln dieser Art gehören:

1. **Nutrose** (oder Kaseïnnatrium). Dieselbe wird von den Farbwerken vorm. Meister, Lucius & Brüning in Höchst a. M. dadurch hergestellt, dass das trockne Kaseïn mit der berechneten Menge Natriumhydroxyd gemischt und das Gemisch mit 94%-igem Alkohol gekocht wird. Die Nutrose bildet ein weisses,

---

[1]) Berliner klin. Wochenschr. 1894, **31**, 1063.
[2]) Ebendort 1895, **32**, 519.

geruchloses und fast völlig geschmackloses Pulver, welches sich wegen seiner Löslichkeit als Zusatzmittel zu Speisen und Getränken verschiedener Art verwenden lässt.

2. **Sanatogen** (aus 95% Kaseïn und 5% glycerinphosphorsaurem Natrium bestehend). Es wird von der Firma Bauer & Co. in Berlin hergestellt. Das Kaseïn wird bei 22—28° aus der mit dem doppelten Raumtheil Wasser verdünnten Magermilch durch 3—4%-ige Essigsäure gefällt und so lange mit Methylalkohol gewaschen, bis die ablaufende Flüssigkeit weniger als 15% Wasser enthält. Darauf wird die feuchte Masse mit 5% glycerinphosphorsaurem Natrium gemischt, mit Aether ausgezogen und bei gelinder Temperatur getrocknet.

Das Sanatogen bildet ein weisses geruchloses Pulver, welches fast ganz in Wasser löslich ist und durch Säuren gefällt wird. Es soll stets mit kalten Flüssigkeiten angerührt genossen werden und zwar täglich 3-mal je ein Thee- oder Esslöffel voll.

3. **Eukasin** (Kaseïn-Ammoniak), hergestellt von der Firma Majert & Ebers, G. m. b. H., Grünau-Berlin nach D. R. P. No. 84682 (E. Salkowski und W. Majert). Ueber fein gepulvertes, trocknes Kaseïn wird Ammoniakgas (oder zur Herstellung des salzsauren Salzes Salzsäure) geleitet, oder das Kaseïn wird in Flüssigkeiten, welche, wie Alkohol, Aether, Ligroin, Benzol dasselbe nicht merklich lösen, vertheilt und in die Flüssigkeit Ammoniakgas (oder Salzsäuregas) bis zur Sättigung eingeleitet.

Das Eukasin ist ein weisses, geruchloses, etwas fade schmeckendes Pulver, welches sich in kaltem Wasser löst und in diesem Zustande den verschiedenen Speisen und Getränken zugesetzt wird.

4. **Galaktogen.** Dasselbe wird von Thiele & Holzhausen in Barleben aus ausgepresstem Quarg gewonnen, indem das Kaseïn in ähnlicher Weise wie vorstehende Erzeugnisse — vielleicht durch ein Kalisalz — löslich gemacht wird. Es ist ein weisses Pulver, welches in Wasser unter Bildung einer milchigen Emulsion fast ganz löslich ist.

5. **Eulaktol.** Es wird nach Dr. Riegel's Vorschrift von den Rheinischen Nährmittelwerken A.-G. in Köln a. Rh. durch Zusatz von Kohlenhydraten und pflanzlichen Proteïnstoffen (Legumin, zum Theil durch Alkalien löslich gemacht) sowie durch Zusatz von Nährsalzen (Kalkphosphat, Chlornatrium und Natriumbikarbonat) zu Milch und Eindampfen des so erhaltenen Gemisches im Vakuum hergestellt. Es ist ein gelbliches Pulver von fettiger Beschaffenheit und schwachem angenehmen Geruch.

6. **Milcheiweiss „Nikol".** Zur Darstellung desselben wird von Oskar Nicolai in Jüchen entrahmte sterilisirte Milch verwendet, indem letztere mit Säure gefällt, der Niederschlag (Kaseïn) in Sodalösung gelöst, die Lösung wieder mit Säure gefällt und letztere ausgewaschen wird. Die ausgefällte und getrocknete Masse soll dann durch abwechselnde Behandlung mit Salzsäure und Natron in den löslichen Zustand übergeführt werden, so dass das fertige „Nikol" eine Kaseïn-Chlornatrium-Verbindung von neutraler bis ganz schwach saurer Reaktion darstellt. Das Nikol wird in Mehl- und Griesform in den Handel gebracht und besitzt eine gelblich-weisse Farbe.

7. **Sanitätseiweiss „Nikol".** Es ist ein Gemisch von Milcheiweiss „Nikol" mit einem aus Rinderblut nach besonderem Verfahren hergestellten eisenhaltigen Proteïn, in welchem das Eisen nur organisch gebunden ist.

8. **Fersan.** Das Fersan wird nach den Angaben des Erfinders A. Jolles in Wien von „Chem. Werke" (vorm. Dr. H. Byk) in Berlin in der Weise hergestellt[1]), dass frisches Rinderblut mit dem doppelten Masstheil einer 1%-igen Kochsalzlösung versetzt und centrifugirt wird. Der sich ausscheidende Blutkörperchenbrei wird mit Aether ausgeschüttelt und die ätherische Lösung mit konc. Salzsäure behandelt, wodurch ein eisen- und phosphorhaltiger Proteïnkörper ausfällt. Dieser wird abfiltrirt, mit absolutem Alkohol gewaschen, im Vakuum getrocknet und gepulvert. Man erhält so das Fersan als ein dunkelbraunes, geruchloses Pulver von säuerlichem Geschmack, das in verdünntem Alkohol völlig, in Wasser nahezu vollständig löslich ist und beim Kochen nicht gerinnt.

Ein ähnliches Erzeugniss ist das **Globon**, das angeblich durch Spaltung eines Nukleoproteïds bezw. Nukleoalbumins mit Alkalien gewonnen wird.

9. **Sicco (Schneider)** oder **Hämatogen sicc.** genannt, wird ebenfalls (von „Sicco" medic. chem. Institut in Berlin) aus frischem Blut gewonnen[2]), indem dasselbe defribinirt, von Fett befreit, gereinigt und im Vakuum eingedampft wird. Das schwarzbraune Pulver ist geschmack- und geruchlos, in kaltem Wasser löslich, die wässerige Lösung gerinnt beim Kochen wie frische Albuminlösung.

10. **Ferratin.** Es ist ein künstliches eisenhaltiges Proteïn-Nährmittel, welches nach D. R. P. No. 72168 von C. F. Boehringer & Söhne in Waldhof bei Mannheim hergestellt wird.

100 Thle. Eiereiweiss oder anderes Eiweiss werden in 2000 Thln. kaltem destillirten Wasser gelöst und nach einander mit:

1. 25 Thln. weinsaurem Eisen (in 250 Thln. destillirtem Wasser gelöst und mit 10%-iger Natronlauge neutralisirt);
2. 100 Thln. einer 10%-igen neutralen weinsauren Natronlauge;
3. 38 Thln. einer 10%-igen Natronlauge

versetzt, auf 90° erwärmt und 2½—4 Stunden bei niedriger Temperatur stehen gelassen. Darauf versetzt man die alkalische Lösung mit 25%-iger Weinsäure-Lösung bis zur sauren Reaktion, beseitigt den Ueberschuss der Weinsäure durch 25%-iges Ammoniak, von dem man so viel zusetzt, bis wieder deutliche alkalische Reaktion eintritt. Die Lösung bleibt längere Zeit sich selbst überlassen (oder wird kurze Zeit auf 90° erwärmt), worauf durch Zusatz von 25%-iger Weinsäure-Lösung das gebildete Eisenalbuminat ausgefällt wird. Der gebildete Niederschlag wird ausgewaschen, durch nochmaliges Lösen und Fällen gereinigt und schliesslich bei hoher Temperatur getrocknet. Das trockene Pulver ist röthlich-gelb gefärbt und kommt in zweierlei Form, als freies, in Wasser unlösliches Ferratin und als in Wasser leicht lösliche Natriumverbindung in den Handel. Letztere ist von uns untersucht.

11. **Hämoglobin-Albuminat** von Dr. Theuer in Breslau. Die Herstellung ist unbekannt; jedoch enthält es die Proteïnstoffe in löslicher Form und neben diesen Alkohol und Zucker.

12. **Hämalbumin (Dahmen).** Es soll aus 49,17% Hämatin + Hämoglobin, 46,23% Serumalbumin + p-Globulin und 4,60% Blutsalzen bestehen. Ueber die Herstellungsweise konnte ich nichts in Erfahrung bringen.

---

[1]) Zeitschr. f. landw. Versuchswesen in Oesterreich 1900, 3, 556; vergl. auch Zeitschr. f. Untersuchung d. Nahrungs- u. Genussmittel 1901. 4, 172.

[2]) Zeitschr. f. landw. Versuchswesen in Oesterreich 1901, 4, 172; nach Allgem. medic. Central-Ztg. 1900, 69, 459.

13. Mutase. Unter diesem Namen gewinnt die Rheinische Nährmittel-Fabrik vorm. Weiler ter Meer in Uerdingen ein Nährmittel in der Weise, dass sie Rohstoffe der verschiedensten Art in durchlöcherten Centrifugen mittels einbrausenden Wassers wäscht und durch Quetsch- und Mahlvorrichtungen zu einem gleichmässig feinen Brei verarbeitet. Dieser Brei wird bei stets niedrig gehaltener Temperatur ohne Zusatz von chemischen Agentien, in besonderen Apparaten weiter verarbeitet und gelingt es durch rein mechanische Hülfsmittel ohne Temperaturerhöhung die löslichen Proteïnstoffe, Kohlenhydrate und Nährsalze von der unlöslichen Stärke, Cellulose etc. zu trennen. Die erhaltene fast klare Flüssigkeit wird im Vakuum eingedunstet und zur Trockne verdampft. Die Mutase bildet ein weiss-gelbes Pulver, welches fast vollständig in Wasser löslich ist.

Bezeichnung	In der natürlichen Substanz						In der Trockensubstanz				Preis f. 1 kg	
	Wasser %	Gesammt-Stickstoff-Substanz %	Lösliche Stickstoff-Substanz %	Fett %	Stickstofffreie Extraktstoffe %	Asche %	Gesammt-Stickstoff-Substanz %	Lösliche Stickstoff-Substanz %	Asche %	Stickstoff %	Nährmittel Mark	Proteïnstoffe Mark
1. Nutrose	10,07	82,81	78,67	0,40	3,04	3,68	92,08	87,48	4,09	14,73	15,00	18,11
2. Sanatogen	8,82	80,87	73,18	0,89	3,85	5,57	88,63	80,19	6,10	14,18	26,00	32,15
3. Eukasin	10,71	77,60	65,63	0,10	6,43	5,16	86,91	73,50	5,78	13,92	25,00	32,20
4. Galaktogen	8,18	75,67	72,59	1,11	8,90	6,14	82,40	79,05	6,69	13,18	5,00	6,61
5. Eulaktol	5,93	30,41	18,18[1])	13,63	43,70[2])	4,31	32,32	19,33	4,58	5,17	15,00	—[3])
6. Nikol (Milcheiweiss)	13,84	77,28	49,10	0,59	2,05	6,14	89,72	57,00	7,26	14,35	5,60	7,24
7. Sanitätseiweiss „Nikol"	12,74	78,48	55,19	0,25	2,28	6,25	89,94	63,25	7,16	14,39	7,00	8,92
8. Fersan	7,98	84,01	71,39	0,27	4,22	3,52	91,32	77,50	3,83	14,61	50,00	59,51
9. Sicco	8,49	88,32	82,12	0,32	—	2,87	96,44	89,67	3,13	15,43	8,00	9,06
10. Ferratin	8,24	68,50	64,75	0,13	8,96	14,17	74,59	70,51	15,43	11,93	—	—
11. Hämoglobin-Albuminat	46,70	9,50	8,61	Alkohol 8,13	Zucker 33,11	0,34[4])	17,86	16,15	0,68	2,85	—	—
12. Hämalbumin (Dahmen)	10,87	81,56	70,06	Fett 0,53	stickstofffreie Stoffe 5,03	2,01	91,51	78,61	2,25	14,64	26,00	31,89
13. Mutase	9,81	54,36	17,75[5])	1,82	25,14[6])	8,07	60,28	19,68	8,96	9,65	12,00	—[3])

Aus sonstigen Untersuchungen über diese Nährmittel sei noch Folgendes bemerkt:
Nutrose. Ueber den Nährwerth der Nutrose vergl. S. 223. In der Asche wurde gefunden:

0,50 % Kali, 1,27 % Natron und 1,12 % Phosphorsäure.

---

[1]) Davon 13,68 % durch Zinksulfat fällbare Albumosen.
[2]) Davon 25,04 % Zucker (als Milchzucker berechnet).
[3]) In den Proben No. 5 und 12 lässt sich wegen der gleichzeitig vorhandenen grösseren Mengen Fett und Kohlenhydrate der Preis für 1 kg Proteïn nicht berechnen.
[4]) Mit 0,047 % Eisenoxyd.
[5]) Davon 3,94 % durch Zinksulfat fällbare Albumosen.
[6]) Mit 11,36 % Zucker.

Die Fabrik giebt die Elementarzusammensetzung der wasserfreien Nutrose wie folgt an:

Kohlenstoff	Wasserstoff	Stickstoff	Schwefel	Phosphor	Sauerstoff	Natrium
51,01 %	6,67 %	14,95 %	0,76 %	0,81 %	23,73 %	2,07 %

Sanatogen. Der Nährwerth des Sanatogens ist ebenfalls schon S. 222 besprochen. Dasselbe enthielt 0,81 % Schwefel und in der Asche 2,32 % Phosphorsäure.

Eukasin. Dasselbe enthielt in je einer Probe 0,77 % Schwefel und 0,53 % Ammoniak, ferner in der Asche 1,26 % Phosphorsäure und 0,98 % Kali. Die Löslichkeit der Stickstoff-Substanz soll allmählich zurückgehen; in einer Probe ergaben sich nur 47,9 % lösliche Stickstoff Substanz.

Galaktogen. Von der löslichen Stickstoff-Substanz (75,03 %) wurden durch Kochen 32,37 % gefällt, 40,22 % blieben in der Siedhitze gelöst; in der Asche waren enthalten 1,60 % Phosphorsäure, 0,35 % Kalk und 2,87 % Kali. Ueber die Ausnutzung desselben vergl. S. 223.

Eulaktol. Von der Stickstoff-Substanz waren in Procenten derselben 96—98 % durch Pepsin-Salzsäure löslich; in der Asche waren 0,15 % Kalk, 0,29 % Phosphorsäure und 1,21 % Kalk enthalten.

Milcheiweiss „Nikol" und Sanitätseiweiss „Nikol". Ersteres ergab in der Asche 0,98 % Chlor = 1,63 % Chlornatrium, letzteres 2,01 % Chlor = 3,32 % Chlornatrium; an Eisenoxyd wurden in dem Sanitätseiweiss 0,12 % = 0,09 % Eisen gefunden.

Fersan. Ueber die Ausnutzung desselben vergl. S. 226; an einzelnen Aschenbestandtheilen wurden gefunden:

0,36 % Eisenoxyd   0,15 % Phosphorsäure   0,12 % Kali.

Für das **Globon**, welches dem Fersan dadurch ähnlich ist, dass 70—80 % davon in Alkohol löslich sind, wird folgende Elementarzusammensetzung angegeben[1]):
53,50 % C, 6,98 % H, 15,89 % N, 0,78 % S, 22,85 % O und nur 0,003—0,005 % Asche.

Sicco, Ferratin, Hämoglobin-Albuminat. Diese ebenfalls als diätetische Eisen-Nährmittel dienenden Erzeugnisse ergaben:

	Sicco	Ferratin	Hämoglobin-Albuminat
Eisenoxyd . . .	0,44 %	7,07 %	0,05 %
Phosphorsäure . .	0,19 „	0,12 „	—

Hämalbumin. Dasselbe ergab 0,87 % Eisen = 1,25 % Eisenoxyd. G. Kottmayer[2]) hält das Hämalbumin für ein mittelst Salzsäure unter theilweiser Neutralisation durch Ammoniak aus Blut hergestelltes Acidalbuminat, indem er in 2 Proben 6,50 % bezw. 7,70 % Salzsäure als an Proteïn gebunden und in der einen Probe 7,43 % Chlorammonium fand. Die hier untersuchte Probe enthielt diese Bestandtheile nicht.

Sanguinol. Dasselbe wird in ähnlicher Weise, wie Fersan, Sicco und andere Nährmittel aus Blut, und zwar aus steril gesammeltem Kalbsblut durch Trocknen desselben bei niedriger Temperatur im Strome steriler Luft gewonnen. Es ist ein dunkelbraunes, geruchloses, in Wasser leicht lösliches Pulver, welches nach H. Andres[3]) 0,48 % Wasser und 42,5 % Hämoglobin enthält und an dunkelen, trockenen Plätzen lange haltbar sein soll.

---

[1]) Zeitschr. f. Untersuchung d. Nahrungs- u. Genussmittel 1901, 4, 171.
[2]) Pharmac. Post 1895, 28, 101 u. 1896, 29, 89.
[3]) Zeitschr. f. Untersuchung d. Nahrungs- u. Genussmittel 1901, 4, 1036.

b) Durch überhitzten Wasserdampf mit und ohne Zusatz von chemischen Lösungsmitteln löslich gemachte Proteïn-Nährmittel.

Ueber die Einwirkung von überhitztem Wasserdampf auf Proteïnstoffe liegen viele Untersuchungen vor.

Die erste diesbezügliche Beobachtung wurde schon von Fr. Wöhler[1]) gemacht. Er erhitzte Fibrin 2—3 Stunden mit Wasser in zugeschmolzenen Röhren und erhielt unter Verflüssigung des Fibrins eine braune Lösung, welche mit Salpetersäure einen Niederschlag gab, während Essigsäure die anfänglich durch sie entstehende Fällung im Ueberschuss wieder löste. Aehnliche Beobachtungen machten Gmelin[2]), Vogel[3]), Mulder[4]), Hoppe-Seyler[5]), W. Schmid[6]) und Meissner[7]) indem sie Fibrin, Eier- und Serumalbumin, Syntonin etc. mit Wasser über 100° im Papin'schen Topfe mehrere Stunden erhitzten. Meissner erwähnt, dass überhitzter Wasserdampf in ähnlicher Weise auf Proteïnstoffe (Syntonin und Fibrin) wirkt, wie Magensaft.

N. Lubovin[8]) fand durch 10—26-stündiges Erhitzen von Proteïnstoffen auf 120—200° unter den Spaltungserzeugnissen auch Tyrosin und Leucin; Koukol-Yasnopolsky[9]) bei ähnlichen Versuchen Tyrosin und ferner Indol.

Fr. W. Krukenberg[10]) erhitzte trockenes Fibrin in zugeschmolzenen Röhren 30 Stunden lang auf 160—170° und erhielt eine mehr oder weniger alkalische Lösung, welche durch Neutralisation zum Theil gefällt wurde. Dieser Niederschlag mit 5 °/₀ Neutralsalzlösung ausgekocht, hinterliess einen in verdünnten Mineralsäuren ganz unlöslichen, für Pepsin unverdaulichen Proteïnkörper, der sich in 2 °/₀-iger Soda-Lösung löste, alle Proteïnreaktionen zeigte und den Krukenberg für „Antialbumid" hält. Die von der reinen Neutralsalzlösung aufgenommenen Proteïnverbindungen zeigten die Eigenschaften der „Hemialbumose", während das Filtrat vom Neutralisationsniederschlag noch Pepton enthielt, welches in Lösung blieb und nicht durch Ammonsulfat gefällt wurde.

Krukenberg schliesst aus seinen Versuchen, dass Serum- und Eieralbumin durch überhitztes Wasser in Stoffe der Antigruppe (Antialbumid) und Hemigruppe (Hemialbumose, Hemipepton, Leucin und Tyrosin) zerfallen und eine ähnliche Spaltung wie durch die verdauenden Enzyme bezw. durch heisse verdünnte Mineralsäuren erleiden.

S. Gabriel[11]) erhitzte von verschiedenen Proteïnstoffen (Albumin, Fibrin, Kasein, Konglutin, Kleber), je 10 g lufttrockene Substanz mit 500 ccm Wasser verschieden lange (1—6 Stunden) sowie bei verschiedenen Temperaturen (100°, 135° und 200°) und verfolgte die Amid- und Pepton[12])-Bildung. Bei 6-stündigem Erhitzen bei 100° zeigten die einzelnen Proteïnstoffe wenig Unterschiede, bei höheren Temperaturen

---
[1]) Ann. d. Chem. u. Pharm. 41, 238.
[2]) Gmelin-Kraut: Handbuch d. organ. Chem. 1870, 2202.
[3]) Vogel's Handbuch unter „Fibrin".
[4]) Ann. d. Pharm. 47, 314.
[5]) Virchow's Archiv 5, 171.
[6]) Zeitschr. f. analyt. Chem. 1870, 9, 130.
[7]) Zeitschr. f. rationelle Medicin 3, 10 u. 18.
[8]) Hoppe-Seyler: Medic. chem. Untersuchungen 1871, 480.
[9]) Pflüger's Archiv 1876, 12, 85.
[10]) Sitzungsberichte d. Jenaischen Gesellsch. f. Medicin u. Naturw. 1886.
[11]) Journ. f. Landw. 1889, 37, 335.
[12]) Unter „Pepton" versteht er das durch Phosphorwolframsäure Fällbare, was aber bekanntlich nicht immer als Pepton allein anzusehen ist.

lieferte der stickstoffreichste Proteïnstoff, das Konglutin, die meisten Amidsubstanzen; das Albumin erwies sich leichter peptonisirbar als das Fibrin und dieses wiederum leichter als das Kaseïn etc.

R. Neumeister[1]) erhitzte ausgekochtes Fibrin ohne und mit Soda 1 Stunde lang in zugeschmolzenen Glaskolben bei 150—160°, neutralisirte die erhaltene Lösung und setzte Kochsalz zu. Hierdurch entstand eine Fällung, aus welcher ein besonderer Proteïnköper, Atmidalbumin, gewonnen werden konnte. Dasselbe wird aus der wässerigen Lösung durch Salpetersäure voluminös zu einem Koagulum gefällt, bei weiterem Zusatz wieder gelöst und, wenn man mit dem Zusatz der Salpetersäure fortfährt, von neuem gefällt, während beim Kochen der Niederschlag verschwindet, beim Abkühlen aber wiederkehrt.

Macht man die neutrale, mit Kochsalz versetzte Fibrinlösung durch Salz- oder Essigsäure sauer, so entsteht ein Niederschlag, der ein anderes Spaltungserzeugniss, nämlich die Atmidalbumose, einschliesst. Sie unterscheidet sich von dem Atmidalbumin durch grössere Löslichkeit und durch ihr Verhalten gegen Säuren (Salpetersäure), indem die durch Ansäuern gefällten Lösungen beim Kochen sich um so mehr einer völligen Klärung nähern, je mehr Säure dem Salzgehalt der Flüssigkeit entsprechend die Fällung in der Kälte bewirkt hat. Im übrigen theilen beide Hydratationserzeugnisse die Reaktion der Proteïnkörper, werden jedoch von den Verdauungsenzymen (Pepsin und Pankreatin) nicht angegriffen und peptonisirt. Auch gehen sie, in das Blut injicirt, unverändert in den Harn über. Neben diesen beiden Spaltungserzeugnissen konnte Neumeister durch die Biuretreaktion nach Ausfällen der Albumosen mit Ammoniumsulfat immer deutlich Pepton nachweisen. Dagegen wurden Tyrosin, Leucin oder ein bei der Pankreasverdauung auftretender, mit Bromwasser violett werdender Körper nicht beobachtet. Wenn verdünnte Sodalösung (0,5 %) statt Wasser auf die Proteïnkörper einwirkte, so kam es zwar zu einer schnelleren Lösung, aber seltener zur Peptonbildung. Um letztere zu erhalten, musste entweder die Temperatur gesteigert oder andauernder erhitzt werden.

Entgegen den Ergebnissen von R. Neumeister hat E. Salkowski[2]) durch 8-stündiges Dämpfen von Fibrin bei 133° unter den Spaltungserzeugnissen neben wenig Atmidalbumin vorwiegend nur Atmidalbumose gefunden. Letztere war von wesentlich anderer Beschaffenheit als die Atmidalbumose Neumeister's; so ergab die Elementarzusammensetzung:

	C	H	N	S	O
Ursprüngliches Fibrin	52,68 %	6,83 %	16,90 %	1,10 %	22,48 %
Neumeister's Atmidalbumin	48,58 „	7,62 „	14,43 „	0,39 „	28,98 „
„ Atmidalbumose	48,40 „	7,55 „	13,58 „	0,37 „	30,10 „
E. Salkowski's Atmidalbumose	52,10 „	7,39 „	16,27 „	0,67 „	23,56 „

Während ferner Neumeister's Spaltungserzeugnisse des Fibrins gegen die Pepsin- und Pankreasverdauung, sowie gegen die Fäulniss sehr widerstandsfähig sich erwiesen und die Biuretreaktion schwächer gaben als die Spaltungserzeugnisse durch Pepsin und Salzsäure, konnte E. Salkowski einen solchen Unterschied gegenüber dem ursprünglichen Fibrin bezw. gegen die Verdauungsalbumosen nicht finden. Der geringere Schwefelgehalt in der Atmidalbumose und dem Atmidalbumin spricht für

---

[1]) Neumeister: Die nächste Einwirkung gespannter Wasserdämpfe auf Proteïn. München 1889.
[2]) Zeitschr. f. Biologie 1896, 34, 190; 1899, 37, 404.

eine wirkliche Spaltung der Proteïnstoffe durch überhitzten Wasserdampf; auch entstehen hierbei reichlich Ammoniumsalze.

Mögen aber auch bei Einwirkung von überhitztem Wasserdampf je nach der Arbeitsweise, wie R. Neumeister[1]) in einer Erwiderung auf die Untersuchungen von E. Salkowski ausführt, mehr oder weniger von den ursprünglichen Proteïnstoffen sich entfernende Spaltungserzeugnisse entstehen, so sind letztere doch ähnlicher Art wie die durch die Verdauungsenzyme gebildeten Erzeugnisse und gilt bezüglich ihres Nährwerthes, was von letzteren S. 319 gesagt ist. Auch konnte R. Neumeister unter den Verdauungserzeugnissen von Papain Atmidalbumin und Atmidalbumose nachweisen.

Zu den Erzeugnissen dieser Art gehören:

1. **Die Leube-Rosenthal'sche Fleischlösung.** Dieselbe wird in folgender Weise bereitet:

1000 g ganz von Fett und Knochen befreiten Rindfleisches werden fein zerhackt, in einen Thon- oder Porzellantopf gebracht und mit 1000 ccm Wasser + 20 ccm reiner Salzsäure versetzt. Das Porzellangefäss wird hierauf in einen Papin'schen Topf gestellt, mit einem festschliessenden Deckel zugedeckt und zunächst 10—15 Stunden zum Kochen erhitzt (während der ersten Stunden unter zeitweiligem Umrühren). Nach dieser Zeit nimmt man die Masse aus dem Topf und zerreibt sie im Mörser, bis sie emulsionsartig aussieht. Hierauf wird sie noch 15—20 Stunden gekocht, ohne dass der Deckel des Papin'schen Topfes gelüftet wird, dann wird eine Saturation bis fast zur Neutralisation mit reinem Natriumkarbonat vorgenommen und endlich zur Breikonsistenz eingedampft, in vier Portionen eingetheilt und in luftdicht schliessende Büchsen gebracht.

Diese Vorschrift Leube-Rosenthal's ist angeblich von Stütz und Hüffner in Jena etwas verbessert worden, jedoch findet Fr. W. Krukenberg[2]), dass diese Erzeugnisse nur etwa $2\,^0/_0$ Albumosen und nur Spuren bis $1\,^0/_0$ Pepton enthalten. Um ein billigeres Erzeugniss für Magenleidende zu erhalten, kocht Krukenberg das zuerst mit Wasser kalt angesetzte und dann zum Sieden erhitzte Fleisch mit $2\,^0/_0$ Salzsäure unter beständigem Umrühren kurze Zeit über freiem Feuer, wäscht die Gallerte auf dem Haarsieb mit Wasser aus und schlägt schliesslich die Fleischgallerte durch die Maschen des Siebes hindurch; die noch anhaftende Säure soll erst vor dem Genuss durch Auswaschen entzogen werden. Zur praktischen Anwendung ist dieses Verfahren, wie es scheint, noch nicht gelangt.

2. **Fleischsaft „Puro".** Derselbe wird von Dr. H. Scholl in Thalkirchen bei München aus fettfreiem Fleisch durch hohen Druck, Sterilisiren und Eindampfen der Flüssigkeit bis zur Syrupdicke gewonnen; der Fleischsaft erhält hierbei einen Zusatz von Suppenkräutern und wird schliesslich geklärt. Der Fleischsaft „Puro" enthält also nicht nur die Fleischbasen, sondern auch einen Theil der löslichen Proteïnstoffe des Fleisches; er bildet eine dunkelbraune syrupdicke Flüssigkeit, die grosse Haltbarkeit zeigt und ähnlich wie Fleischextrakt verwendet oder auch für sich und mit anderen Getränken verwendet werden kann.

3. **Toril.** Eine ähnliche Beschaffenheit wie „Puro" besitzt das von der Eiweiss- und Fleischextrakt-Co. in Altona a. d. Elbe hergestellte Nährmittel „Toril". Die Herstellungsweise wird jedoch geheim gehalten.

4. **Sterilisirter Fleischsaft** von Dr. Brunengräber in Rostock dürfte ebenfalls hierher zu rechnen sein.

---

[1]) Zeitschr. f. Biologie 1898, 36, 420.
[2]) Jenaer Zeitschr. f. Natur. Suppl. Heft I, 60.

5. Johnstone's Fluid beef
6. Valentine's Meat juice
7. Savory und Moore's Fluid beef
8. Brand & Co.'s Fluid beef
9. Kemmerich's Fleischpepton
10. Koch's „
11. Bolero's „
12. Somatose von den Farbenfabriken Friedr. Bayer & Co. in Elberfeld
13. Mietose von der Eiweiss- und Fleischextrakt-Co. in Altona a. d. Elbe
14. Bios, angeblich ein peptonisirtes Pflanzeneiweiss.

dürften sämmtlich entweder aus Fleisch oder aus Fleischextraktrückständen ohne und mit Zusatz von etwas Soda oder Salzsäure durch Wasserdampf unter Druck oder auch, wie wahrscheinlich No. 12, durch längeres Behandeln mit verdünntem Ammoniak (bezw. Alkali) gewonnen werden.

Die Zusammensetzung dieser Erzeugnisse erhellt aus folgenden Zahlen:

Bezeichnung	Anzahl der Analysen	Wasser %	Organische Substanz %	Mit Stickstoff %	Von d. Stickstoffverbindungen					Fett %	Stickstofffreie Extraktstoffe %	Asche %	Kali %	Phosphorsäure %
					unlösliche und gerinnbare Proteinstoffe %	Albumosen %	Pepton %	Basen und sonstige Stickstoffverbindungen %	Ammoniak %					
1. Leube-Rosenthal's Fleischlösung	3	73,44	24,47	2,86	—	10,00	4,15	—		1,51	6,56	2,10	—	0,46
2. Fleischsaft „Puro"	2	50,42	40,93	6,28	12,25	10,50	12,32	4,68	0,27	1,16	—	8,65¹)	2,82	2,14
3. Toril	2	27,55	46,10	6,64	0,19	12,75	33,16		0,22	—	—	26,35²)	—	4,50
4. Sterilisirt. Fleischsaft Brunnengräber	1	89,29	8,76	1,35	—	5,94	1,26		0,04	1,51	—	1,95	0,29	0,28
5. Johnstone's Fluid beef	8	44,27	46,69	6,19	—	18,14	18,57	—		2,04	7,94	9,04	2,94	2,04
6. Valentine's Meat juice	2	62,07	27,41	2,75	—	2,01	12,10	3,07	—	5,76	4,97	10,52	5,11	3,76
7. Savory & Moore's Fluid beef	1	27,01	60,89	8,77	—	5,42	2,74	—		52,73		12,10	4,20	1,49
8. Brand & Co.'s Fluid beef	1	89,19	9,50	1,48	—	2,25	6,21	—		1,04		1,31	0,20	0,19
9. Kemmerich's (Liebig's) Fleischpepton a) fest	7	32,28	58,83	9,95	1,28	27,84	26,79			0,31	2,61	8,89	3,66	2,65
9. b) flüssig		62,19	20,14	3,17	0,18	9,67	7,76			0,97	1,56	17,67³)	1,82	1,63
10. Koch's Fleischpepton (festes)	4	39,75	53,48	7,86	1,45	30,48	14,65	—		0,79	6,11	6,77	—	—
11. Bolero's Fleischpepton	1	27,29	65,96	10,21	1,70	24,77	20,21	17,23	—	1,36	0,69	6,75	2,43	2,46
12. Somatose	4	10,91	83,00	12,94	0	76,59	2,79	1,49		2,13		6,09	—	0,10
13. Mietose	1	9,94	85,95	14,30	0	82,00	3,95	—		—	—	4,11	—	—
14. Bios	1	26,52	53,16	7,05	0,15	1,10	39,00		0,61	—	9,10	20,32⁴)	—	5,82

¹) Mit 1,59 % Chlor = 2,63 % Chlornatrium.
²) „ 9,73 % „ = 16,03 % „
³) „ 7,75 % „ = 12,66 % „
⁴) „ 5,19 % „ = 8,57 % „

Zu dieser Gruppe von Nährmitteln gehören noch:

15. **Sanose**, welche eine Zeit lang im Handel vorkam und angeblich aus 80 % Kaseïn und 20 % Albumose hergestellt wurde; darin wurde gefunden:

Wasser	Stickstoff-Substanz	Von der Stickstoff-Substanz			Schwefel	Asche
		in Wasser löslich	Kaseïn	Albumose		
9,68 %	82,73 %	62,21 %	69,42 %	13,31 %	0,66 %	2,52 %

16. **Alkarnose.** Ueber die Darstellungsweise habe ich nichts erfahren können. A. Hiller fand in der Trockensubstanz derselben:

Albumosen	Fett	Lösliche Kohlenhydrate	Lösliche Asche
23,6 %	17,7 %	55,3 %	3,4 %

Die Alkarnose scheint ein der Mutase (S. 539) ähnliches Erzeugniss zu sein.

c) Die durch proteolytische Enzyme löslich gemachten Proteïn-Nährmittel.

Ueber die Einwirkung der proteolytischen Enzyme auf die Proteïnstoffe vergl. S. 40 und S. 69.

Man kann dreierlei Erzeugnisse dieser Art unterscheiden, nämlich die durch Pepsin und Säuren, durch Pankreatin oder Trypsin und die durch proteolytische Pflanzenenzyme hergestellten Peptone.

a) Pepsin-Peptone. Diese werden entweder mit frischer Magensaftlösung (von Schweinemägen) oder auch mit fertigem trockenen Pepsinpulver unter Zusatz von Säuren (Salzsäure oder auch einer organischen Säure wie Weinsäure) gewonnen. Auch benutzt man Pepsinpulver als solches bezw. Lösungen hiervon direkt, um die verdauende Thätigkeit des Magens zu unterstützen.

Die Darstellung des Pepsins selbst geschieht im Allgemeinen, wie die der Enzyme (vergl. S. 55) überhaupt, nach folgenden Verfahren:

Die Mägen frischgeschlachteter Schweine, Kälber oder Schafe werden zunächst von Schleim und Speiseresten gereinigt, dann durch Aufkratzen der Labdrüsen und durch kräftiges Schütteln mit wenig lauwarmem Wasser ihres Labsaftes entleert, die pepsinhaltige Flüssigkeit verdünnt, filtrirt und mit Quecksilberchlorid oder Bleiacetat ausgefällt. Der entstehende Niederschlag wird auf einem Filter gesammelt, ausgewaschen, in Wasser vertheilt und durch Einleiten von Schwefelwasserstoff zersetzt; das gebildete Sulfid wird abfiltrirt, das Filtrat dagegen bei einer Temperatur von höchstens 50° zur Syrupdicke eingedunstet und aus dem Syrup das Pepsin durch Alkohol abgeschieden.

Nach einer anderen Vorschrift (Scheffer) behandelt man die zerschnittene Schleimhaut des Schweines etwa 7 Tage mit 2 l salzsäurehaltigem Wasser (15 Thle. Salzsäure auf 1000 Thle. Wasser), dekantirt und sättigt mit Kochsalz; hierdurch wird das Pepsin abgeschieden, steigt als feste Masse an die Oberfläche, wird abgeschöpft, durch Pressen thunlichst von Wasser befreit und wie alle Pepsin-Präparate mit Milchzucker oder Stärkemehl etc. verrieben.

Jensen behandelt den zerschnittenen Schweinemagen 6 Stunden lang mit angesäuertem Wasser bei 45°, verdampft die Flüssigkeit rasch bei dieser Temperatur zum Syrup, und bewahrt letzteren in wohlverschlossenen Flaschen auf.

v. Wittich verwendet, wie bei Darstellung anderer Enzyme, Glycerin, womit er die in Alkohol gelegte, getrocknete und zerriebene Magenschleimhaut behandelt und aus der Lösung das Pepsin durch Alkohol fällt.

E. Brücke behandelt die zerriebene Magenschleimhaut mit 5 %-iger Phosphorsäurelösung, fällt mit Kalkmilch, wodurch das Pepsin mit niedergeschlagen wird und gewinnt das Pepsin aus dem Niederschlag nach einem umständlichen Verfahren durch Auflösen in Salzsäure und Wiederfällen.

Ueber die Gewinnung von wirksamem Pepsin für chemische Untersuchungen vergl. Bd. III unter Bereitung der Reagentien.

Die im Handel vorkommenden „Pepsine" sind von sehr verschiedener Beschaffenheit und entsprechen häufig nicht den Anpreisungen. O. Schade[1]) findet die Wirkung des Finzelberg'schen und Witte'schen Pepsinpräparates weit stärker als die des amerikanischen Präparates von Jensen, insofern als erstere so auf Proteïnstoffe wirkten, dass in den Lösungen durch Salpetersäure kein unverändertes Proteïn mehr vorhanden war, letzteres sich aber bei Anwendung des Jensen'schen Pepsins noch deutlich in der Lösung nachweisen liess.

A. Stutzer[2]) löste je 5 g verschiedener Pepsinpräparate in 500 ccm Wasser (bei 40°) und liess hiervon je 100 ccm unter Zusatz von je 2 ccm einer 10 %-igen Salzsäure auf 2 g trocknes Proteïn einwirken; er fand auf diese Weise:

No. des Präparats	a. 100 ccm Pepsinlösung enthalten Stickstoff g	b. 2,000 g Proteïn enthalten Stickstoff g	c. Nach Einwirkung von Pepsin auf Proteïn enthalten die 100 ccm Flüssigkeit Stickstoff g	d. Durch das Pepsin gelöster Stickstoff (c—a) g	e. %	f. 1 g der Präparate löste Stickstoff g	g. Nimmt man an, dass Proteïn in trocknem, reinem Zustande durchschnittlich 16 % Stickstoff enthält, so entspricht der unter f. angegebene Stickstoff g
1. M.	0,00915	0,24900	0,06468	0,05553	22,3	0,11106	0,69 Proteïn
2. S.	0,00705	0,24900	0,14660	0,13955	56,0	0,27910	1,74 „
3. W.	0,00625	0,24900	0,14445	0,13820	55,4	0,27640	1,72 „
4. M.	0,00990	0,24900	0,03357	0,02867	11,5	0,05734	0,35 „
5. F.	0,00710	0,24900	0,13502	0,12792	51,3	0,25584	1,60 „

A. Stutzer ist der Ansicht, dass 1 g trocknes Pepsinpräparat mindestens 0,25 g Proteïn-Stickstoff = 1,56 g Proteïn lösen und für die Wirksamkeit derselben eine feste Garantie geleistet werden soll, damit der Arzt bei Verordnungen sich darnach richten kann.

Für die Darstellung von sog. Peptonen mittels des Pepsins lautet z. B. eine von Petit[3]) gegebene Vorschrift also:

„1 kg Rindfleisch wird nach Entfernung des Fettes und der Sehnen fein zerhackt und 12 Stunden lang bei einer Temperatur von 50° mit 10 l salzsäurehaltigem Wasser (4,0 g HCl für 1 l) und einer genügenden Menge Pepsin (etwa 10 g gutes Pepsinum porci) unter häufigem Umrühren digerirt; nach 12 Stunden wird kolirt und erkalten gelassen, dann durch ein feuchtes Filter filtrirt, um sämmtliches Fett zu entfernen und nachdem man sich überzeugt hat, dass die Flüssigkeit mit Salpetersäure keine Fällung mehr giebt, das Filtrat nach genauer Neutralisation der freien Salzsäure mittels Natriumkarbonats entweder im Wasserbade bis zu einer bestimmten Koncentration oder im Vakuum bis zur Trockne verdampft; 1 kg Fleisch liefert ungefähr 250 g trocknes Pepton".

Eines der ältesten Erzeugnisse dieser Art dürfte das „Fluid meat" Darby's gewesen sein, von welchem M. Rubner[4]) behauptet, dass bei Darstellung desselben tiefgreifende Zersetzungen vor sich gegangen sein müssen, weil nach Abzug des Chlornatriums — herrührend von der Neutralisation der Salzsäure durch Natrium-

---

[1]) Chem. Centralbl. 1886, 734.
[2]) Repertorium f. analyt. Chem. 1885, 89.
[3]) Journ. de Thérapie 8, 242.
[4]) Zeitschr. f. Biologie 1879, 15, 485 u. 1880, 16, 209 u. 212.

karbonat — die Trocken-Substanz eine Zusammensetzung hatte, welche mehr der des Fleischextrakts als der des natürlichen Fleisches nahe kam. Diese Annahme dürfte nicht unbegründet sein; denn es ist jetzt erwiesen (S. 40), dass bei der Spaltung der Proteïnstoffe des Fleisches durch Pepsin bei zu langer Einwirkung ausser Albumosen und Pepton noch weitere Zersetzungsstoffe auftreten.

Weil die Leim-Peptone nicht den Nährwerth der Proteïn-Peptone besitzen, ausserdem die Fleischbasen für die Ernährung mancher Kranken als nachtheilig angesehen werden und die vielen Salze der Peptonerzeugnisse aus ganzem Fleisch diarrhöische Kothentleerungen bewirken, so wird das Fleisch vorher vielfach mit kochendem Wasser ausgezogen und aus dem Rückstand bezw. aus den Rückständen der Fleischextraktfabrikation Peptonlösung hergestellt. Die Salze, so das wichtige phosphorsaure Kalium, und event. auch die Fleischbasen, werden je nach Bedürfniss wieder zugesetzt.

Das eigentliche „Pepton" an sich besitzt einen bitteren, herben Geschmack und schmecken, wie Th. Weyl[1]) angiebt, die Peptonerzeugnisse durchweg um so schlechter, je gehaltreicher an Pepton sie sind. Th. Weyl setzt daher seinem mit E. Merck dargestellten Kaseïn-Pepton — sei es durch Einwirkung von Pepsin in salzsaurer oder durch Einwirkung des Pankreasfermentes in alkalischer Lösung dargestellt — Fleischextrakt zu, um den Geschmack aufzubessern.

Das Handels-Pepton von Cornelis wird angeblich mit Pepsin-Weinsäure, das von Denayer mit Pepsin-Salzsäure gewonnen.

b) Pankreas-Peptone. Wie das Pepsin in saurer Lösung, so vermag das „Pankreatin" oder „Trypsin" in alkalischer Lösung (einer solchen von Natriumkarbonat oder Kalkwasser) Proteïnstoffe zu lösen. Die hierbei entstehenden Erzeugnisse sind aber wesentlich andere, als die durch Pepsin-Verdauung (vergl. S. 197).

Zur Darstellung des Pankreatins im Grossen pflegt man nach dem allgemeinen Verfahren die zerriebene Pankreasdrüse mit Glycerin auszuziehen und aus der Lösung das Enzym durch Alkohol zu fällen, oder man erzeugt in dem mit Wasser verdünnten Saft der Drüse durch Kollodiumlösung einen voluminösen Niederschlag, welcher das Pankreatin mechanisch mit niederreisst, und entfernt aus dem gesammelten Niederschlag das Kollodium durch ein Gemisch von Aether und Alkohol. W. Kühne[2]) entfernt noch das mit dem Enzym im wässerigen Drüsenauszuge vorhandene Proteïn nach einem besonderen, umständlicheren Verfahren und gewinnt so das Enzym in reinerer Form.

Auch das Pankreatin kommt als solches zur Zeit in verschiedenen Präparaten im Handel vor, deren Wirksamkeit — selbstverständlich in alkalischer Lösung — wie die der Pepsinpräparate ermittelt werden kann.

Von den im Handel vorkommenden „Peptonen" sind angeblich das Sanders-Enz'sche und die von E. Merck bezw. Th. Weyl und Merck aus Kaseïn durch Trypsin-Verdauung gewonnen; sie enthalten nur wenig durch Ammoniumsulfat fällbare „Albumosen". Auch die Backhaus'sche Kindermilch (vergl. S. 380) wird durch Zusatz von Pankreatin einer Art Vorverdauung unterworfen.

Weil aber die Proteïnstoffe durch Pankreatin eine tiefergreifende Zersetzung er-

---

[1]) Berliner klin. Wochenschr. 1886, No. 15.
[2]) Verhandl. d. Naturh. Med. Vereins in Heidelberg. [N. F.], 3, 463.

leiden und diese Art Erzeugnisse weniger haltbar und weniger nährend sind, als die Pepsin-Peptone, so begegnet man den Pankreas-Peptonen nur mehr selten im Handel.

c) **Pflanzenpepsin-Peptone.** Durch die in dem Werk: „Die insektenfressenden Pflanzen" von Darwin veröffentlichten Untersuchungen wissen wir, dass auch viele Pflanzen ein pepsinartiges, proteïnlösendes Enzym absondern; dieses findet sich z. B. in den abgezapften Flüssigkeiten aus den Bechern der Sarracenien, aus den kannenartigen Blattschläuchen der Nepenthesarten; auch die Pinguicula-, die Utricularia- und Aldovandraarten gehören hierher, ebenso der „Sonnenthau" (Drosera), an dessen Wimperköpfchen der Blätter deutliche Tröpfchen bemerkbar sind, welche aus einem süssen, klebrigen, die Insekten festhaltenden Saft bestehen. Ist ein Insekt gefangen, so ändert sich sofort die chemische Zusammensetzung der Flüssigkeit; dieselbe wird, indem die Wimperdrüsen Buttersäure, Ameisensäure und Pepsin ausscheiden, stark sauer und nimmt eine dem Magensaft ähnliche Beschaffenheit an. Das Blatt oder die Blüthe schliesst sich dann über der gefangenen Beute fest zusammen und bildet gleichsam einen temporären Magensack, der sich nach beendeter Verdauung wieder öffnet.

K. Goebel und O. Loew[1]) theilen die thierfangenden Pflanzen in zwei Gruppen, von denen die eine wie z. B. Kannenpflanze (Nepenthes), Fettkraut (Pinguicula), Drosophyllum, Sonnenthau (Drosera) und Venusfliegenfalle (Dionaea muscipula) ein wirklich verdauendes Enzym abscheiden, während die andere Gruppe wie z. B. Sarracenia, Cephalotus und Utricularia nur die in Wasser löslichen Proteïnstoffe und Ammoniak aufnehmen, ohne dass Fäulniss auftritt. Sie scheiden einen fäulnisshemmenden Saft aus; bei diesen beruht der Zerfall der gefangenen Insekten auf der Thätigkeit von Bakterien.

Am reichlichsten ist das proteïnlösende Enzym im Melonenbaum, Carica Papaya enthalten, welcher in Ostindien heimisch ist und auch in den Tropenländern des amerikanischen Festlandes angebaut wird. Schon Humboldt beschreibt 1859 die lösende Wirkung des Saftes dieses Baumes, welche den Eingeborenen sehr wohl bekannt ist und von denselben für kulinarische Zwecke insofern benutzt wird, als sie das Fleisch alter Thiere einige Tage vor der Zubereitung in die Blätter der Papaya hüllen oder mit dem Saft der Früchte bestreichen, wodurch das Fleisch mürbe und zart wird, wie von jungen Thieren. Alle Theile der Pflanze enthalten diesen verdauenden Stoff, vorwiegend aber die nicht ganz reifen Früchte, aus denen auch das Enzym, das „Papayotin" oder „Papain" dargestellt wird.

Die Früchte werden zu dem Zwecke ausgepresst, der erhaltene Milchsaft mit Wasser verdünnt zur Abscheidung der harzigen Stoffe einige Tage stehen gelassen, dann filtrirt und das Enzym mit Alkohol gefällt, oder man setzt gleich anfangs so viel Alkohol zu, dass eine geringe Fällung von Papayotin entsteht, welche die Verunreinigungen mit niederreisst und giesst dann die klare Flüssigkeit in die etwa 7-fache Menge 90 %-igen Alkohols. Der Niederschlag wird in leinenen Beuteln gesammelt, gut ausgepresst und bei mässiger Wärme getrocknet. Um ein Verderben der wässerigen Lösung zu vermeiden, kann man etwas Chloroform zusetzen. In solcher Form kommt das Papayotin zu uns. Man pflegt es durch Lösen in Wasser, Wiederfällen mit Alkohol zu reinigen und das Pulver mit Mehl oder Zucker zu vermischen.

---

[1]) K. Goebel: Pflanzenbiologische Schilderungen 1893, II. Thl., 2. Liefer., 161.
[2]) Pharm. Centralhalle, **26**, 268.

Nach den Untersuchungen von O. Schade[2]) verhält sich das „Papain" sehr wesentlich von dem thierischen Pepsin dadurch verschieden, dass es in salzsaurer Lösung nicht wie letzteres wirksam ist, sondern in 0,2 %-iger Salzsäurelösung ohne jeglichen lösenden Einfluss auf Proteïn und Fleisch bleibt, dass es dagegen in 0,15—0,20 %-iger alkalischer (Kali-) Lösung oder in 0,2 %-iger Milchsäurelösung bei 50° in wenigen Stunden das 70—85-fache seines Gewichtes von Fleisch aufzulösen vermag.

Auch das Papain ist vielfach zur Löslichmachung der Proteïnstoffe verwendet worden.

Anfänglich urtheilte man über die durch Papain bewirkten Verdauungserzeugnisse wenig günstig. Man machte vorwiegend gegen dieselben geltend, dass der Saft der Papaya einen öligen, unangenehm riechenden und schmeckenden Stoff enthält, welcher in Dosen von 0,02—0,4 g ein Wurmmittel abgeben und einen tiefgehenden Einfluss auf die Magenschleimhaut ausüben soll. Diese Bedenken scheinen dann aber überwunden worden zu sein; denn von Cibils wurde in Amerika, von Dr. Antweiler in Deutschland das Papain eine Zeit lang im Grossen benutzt, um mit Hülfe desselben Fleisch zu lösen und sog. „Peptone" herzustellen. Diese Erzeugnisse lösten sich in Wasser, Milch, Fleischbrühe etc. und besassen keinen üblen Geschmack und Geruch.

Das fein zerkleinerte Fleisch wurde zuerst mit reichlichem Wasser ausgepresst und der leimfreie Fleischrückstand mit dem eingedickten Saft der Carica Papaya behandelt; zur besseren Haltbarkeit wurde dem Erzeugniss Kochsalz zugesetzt.

Ob das Papain auch jetzt noch in grösserem Umfange zur Darstellung von Handelspeptonen verwendet wird, habe ich nicht in Erfahrung bringen können.

Auch der Saft der Agave besitzt eine stark proteïnlösende Eigenschaft. Wenn man nach V. Marcano[1]) einige Tropfen dieses Saftes bei 35—40° auf zerhacktes und mit Wasser bedecktes Fleisch einwirken lässt, so soll das Fleischfibrin nach Ablauf von 36 Stunden gelöst sein. Marcano hält das Lösungserzeugniss des Fleisches durch Agavesaft für wirkliches Pepton, während R. Neumeister[2]) nach vorläufigen Untersuchungen der Ansicht ist, dass die durch Papain erzielten Verdauungserzeugnisse mehr denen der Einwirkung des überhitzten Wasserdampfes als denen der Pepsinverdauung gleichkommen.

A. Braun[3]) nimmt auch im Sauerteig ein proteolytisches Enzym an und hat sich für die Herstellung folgendes Verfahren patentiren lassen:

2 kg Mehl oder Kleie werden mit Sauerteig und Wasser bei 35—50° zu einem Teig angemacht, mit 1 kg zerhacktem Fleisch durchgeknetet und mehrere Stunden bei 35—50° der Gährung überlassen. Der gegohrene Teig wird mit Wasser gut durchgearbeitet, wobei dieses das Pepton löst. Die Lösung wird zum Sieden erhitzt, filtrirt und entweder als solche verwendet oder eingedampft. Anstatt Fleisch sollen auch andere proteïnhaltige Stoffe wie Milch, Eier verwendet werden können; oder man soll das Ferment aus dem Sauerteig isoliren und damit Proteïnstoffe in Pepton d. h. in Lösung überführen.

Schon v. Gorup-Besanez und H. Will[4]) hatten durch Ausziehen von Wickensamen mit Glycerin ein Enzym erhalten, welches Stärke in Glukose und Fibrin in

---

[1]) Comptes rendus 1884, 99, 813.
[2]) R. Neumeister: Ueber die nächste Einwirkung gespannter Wasserdämpfe auf Proteïne. München 1889.
[3]) Berichte d. deutschen chem. Gesellschaft 1882, 15, Ref. 671.
[4]) Ebendort 1874, 7, 1478.

Peptone verwandeln sollte. C. Krauch [1]) hat dieses Vorkommen von proteolytischen Enzymen in Samen, Keimlingen und Pflanzentheilen allgemein zwar bestritten, aber R. Neumeister [2]) konnte die Beobachtung v. Gorup-Besanez's wenigstens in gewissen Keimlingen (von Gerste, Mohn, Rüben, Mais), wenn deren Halme eine Höhe von 15—20 ccm erreicht haben, — nicht aber in jungen Keimlingen und in ungekeimtem Samen — bestätigen. Das in ersteren Pflanzen gefundene Enzym verhielt sich wie das Papain, es wirkt in Gegenwart einer organischen Säure, während es von Salzsäure langsam zerstört wird. Da auch in den reifen Samen Pepton als Reservestoff vorkommt, so scheinen proteolytische Enzyme in der Pflanzenwelt weit verbreitet zu sein und hier dieselbe Rolle wie im Thierkörper zu spielen.

Die Zusammensetzung der durch proteolytische Enzyme künstlich löslich gemachten Proteïnstoffe richtet sich nicht nur nach der Art der vorhin aufgeführten Enzyme, sondern vor allem auch darnach, in welcher Weise und wie lange die Enzyme auf die Proteïnstoffe eingewirkt haben. Die Zusammensetzung der Erzeugnisse aus einer und derselben Bezugsquelle wird daher immer gewissen Schwankungen unterliegen; dazu aber kommt, dass die Verfahren zur quantitativen Bestimmung der einzelnen Arten Stickstoffverbindungen, besonders die Verfahren zur Bestimmung der Albumosen, Peptone und der Basen keineswegs genau sind; aus dem Grunde geben die nachstehenden Zahlen nur einen annähernden Ausdruck für die wirkliche Zusammensetzung dieser Art Nährmittel.

Bezeichnung	Wasser %	Organische Stoffe %	Gesammt-Stickstoff %	Unlösliche Proteïnstoffe (Stickstoff × 6,25) %	Albumosen (Stickstoff × 6,25) %	Pepton (Stickstoff × 6,25) %	Sonstige Stickstoff-Verbindungen %	Fett = Aetherextrakt %	Asche %	Kali %	Phosphorsäure %	Chlor bezw. Chlornatrium %	In Zucker überführbare Kohlenhydrate %	Sonstige lösliche Kohlenhydrate %
1. Witte's Pepton	6,37	87,15	14,37	—	47,93	39,80	—	—	6,48	—	—	—	—	—
2. Cornelis' „	6,46	87,59	13,56	1,07	6,98	69,52	7,18	1,21	5,95	—	2,33	—	—	—
3. Denayer's „	84,20	13,56	2,19	—	8,10	4,59	0,57	2,24	0,26	0,23	—	—	—	—
4. Mocquera's „	34,57	53,96	6,72	—	11,04	40,44	—	2,48	11,47	—	2,51	—	—	—
5. E. Merck's Peptone:														
a) Syrupform	32,42	63,75	9,01	Spur	10,75	27,94	24,67	0,39	3,83	1,78	1,46	—	—	—
b) Pulverform	6,91	86,76	13,26	0,63	23,00	32,49	30,03	0,61	6,33	2,42	2,42	—	—	—
c) Kaseïn-(Milch-)Pepton, Weyl-Merck	3,87	83,44	12,59	Spur	Spur [3])	68,44 [3])	15,00	—	12,69	—	—	—	—	—
6. Cibils':														
a) Papaya-Fleisch-Pepton	26,77	58,27	9,51	0,27	5,27	39,45	13,20	0,35	14,97	4,10	3,23	Cl 4,55	—	—
b) flüssige Fleisch-Lösung	62,33	18,36	3,16	0,09	2,64	14,45	1,27	—	19,31	2,28	1,72	8,91	—	—

---

[1]) Landw. Versuchsstationen 1882, **27**, 383.
[2]) Zeitschr. f. Biologie 1894, **30**, 447.
[3]) Nach Abscheidung der Albumosen durch Ammoniumsulfat durch Fällen mit phosphorwolframsaurem Natrium bestimmt.

| Bezeichnung | Wasser % | Organische Stoffe % | In den organischen Stoffen ||||||| Asche % | In den Salzen ||| In Zucker überführbare Kohlenhydrate % | Sonstige lösliche Kohlenhydrate % |
			Gesammt-Stickstoff %	Unlösliche Proteinstoffe (Stickstoff × 6,25) %	Albumosen (Stickstoff × 6,25) %	Pepton (Stickstoff × 6,25) %	Sonstige Stickstoff-Verbindungen %	Fett = Aetherextrakt %		Kali %	Phosphorsäure %	Chlor bezw. Chlornatrium %		
Cibil's c) feste Fleischlösung . . .	23,75	49,22	8,45	0,43	3,52	34,76	10,94	—	26,98	7,93	6,11	Cl 5,34	—	—
7. Antweilers's Pepton, pulverförmig .	6,92	89,78	12,85	3,22	14,54	60,15	1,20	0,54	13,31	0,68	0,50	9,63	—	—
8. H. Finzelberg Nachfolger's Pepton-Pulver, trockenes	6,44	76,54	11,81	0,53	9,19	64,23	2,45	0,14	17,02	0,54	0,31	9,14	—	—
9. Benger's Peptonised beef jelly, flüssig .	89,68	9,43	1,55	—	2,41	4,75	2,27		0,89	0,39	0,50	0,16		
10. Maggi's: a) Pepton-Krankennahrung	5,15	85,44	6,60	0,27	5,75	28,90	2,77	—	9,41	1,05	0,22	NaCl 6,55	15,42	32,33
b) Kranken-Bouill.-Extrakt	43,93	44,70	3,16	0,42	3,81	10,98	4,54	0,69	11,37	1,24	0,76	8,96	18,82	5,44
11. Braun's Malto-Peptonpräparate: a) Malto-Fleisch-Pepton . . .	51,64	43,32	2,85	0,47	10,11	0,46	6,77	0,26	5,04	2,18	0,46	—	Glukose 7,57	Sonstige stickstofffreie Stoffe 17,68
b) Malto-Pepton .	44,51	50,41	2,68	0,56	8,89	2,29	5,01	Dextrin 17,20	5,08	1,53	0,71	—	5,39	11,07

Zu den Nährmitteln vorstehender Art kann auch gerechnet werden:

Der Nährstoff Heyden, welcher von der chemischen Fabrik von Heyden in Radebeul bei Dresden aus Eiereiweiss entweder durch eine Art Verdauung oder unter gleichzeitigem Zusatz eines proteolytischen Enzyms hergestellt wird, — er wird nämlich in erster Linie als ein die Verdauung anregendes Mittel bezeichnet, während die nährende Wirkung erst in zweiter Linie in Betracht kommen soll — bildet ein feines, nicht hygroskopisches Pulver von gelblicher Farbe, im gekochten Zustande von schwach brenzlichem Geruch aber ohne wesentlichen Beigeschmack. Derselbe soll — 2—5-mal täglich einen Kaffeelöffel voll — stets gelöst in Getränken oder Speisen genommen und mit diesen 5 Min. lang mitgekocht werden.

Die Zusammensetzung des Nährstoffs Heyden ist folgende:

Wasser	Stickstoff-Substanz	Davon in Wasser löslich	Fett	Stickstofffreie Extraktstoffe	Asche	Kali	Phosphorsäure
7,96 %	79,53 %	42,03 %	0,10 %	7,65 %	4,75 %	1,59 %	Spur

Die Menge der in Wasser löslichen Stickstoff-Substanz scheint grossen Schwankungen zu unterliegen, indem dieselbe in einer Probe 16,06 %, in einer anderen 68,00 % betrug; Ehrmann und Kornauth fanden ferner von 77,37 % Gesammtproteïn nur 57,77 % Reinproteïn; der Gehalt an Schwefel wurde von Bremer zu 1,47 % gefunden.

Vorstehend habe ich eine Uebersicht über die in letzter Zeit viel vertriebenen Proteïn-Nährmittel, welche tagtäglich eine Vermehrung erfahren, gegeben und versucht, sie nach sachgemässen Gesichtspunkten zu ordnen. Die z. Th. marktschreierischen Anpreisungen und die Preise stehen meistens nicht im Verhältniss zu ihrem wirklichen Werth, abgesehen davon dass die Art und Weise ihrer Darstellung und die Freiheit von Bakterien vielfach zu wünschen übrig lassen.

Die Proteïn-Nährmittel, welche die Proteïnstoffe nur in unlöslicher Form enthalten, sind, mit Ausnahme der eisenhaltigen für Blutarme, selbstverständlich nur für Gesunde bezw. Kranke mit gesunden Verdauungswerkzeugen geeignet, ein Umstand, der vielfach bei der Verordnung oder Verwendung nicht beachtet wird. Aus dem Grunde dürfen für diese Nährmittel die Preise nicht höher sein, als sie sich für natürliche Nahrungsmittel stellen. Im Durchschnitt kostet zur Zeit 1 kg Proteïn in:

Fleisch	Milch	Käse
etwa 7,0—8,0 M.	2,5—3,0 M.	3,0—5,0 M.

Wenn daher in den unlöslichen Proteïn-Nährmitteln — mit Ausnahme der eisenhaltigen — der Preis von 1 kg Proteïn die vorstehenden Werthe überschreitet, so empfiehlt sich ihre Verwendung als Proteïn-Ersatzmittel für gesunde Menschen nicht mehr; denn alsdann kann man ebenso zweckmässig die natürlichen und gangbaren Nahrungsmittel verwenden, zumal dieselben wohlschmeckender und zusagender sind, als die künstlichen Proteïn-Nährmittel.

Anders ist es mit den Proteïn-Nährmitteln, welche die Proteïnstoffe in löslicher Form enthalten, und als diätetische oder kräftigende Mittel für Kranke bei Verdauungsstörungen, Blutarmuth etc. bestimmt sind. Hier tritt der Preis bezw. der Nährgeldwerth gegen den höheren Verwendungszweck zurück und da kann es sich nur darum handeln, wie dieser Zweck, die Kräftigung des Kranken ohne Rücksicht auf den Preis am ersten erreicht wird bezw. welches der Nährmittel dieser Art dem Kranken am meisten zusagt. Hierbei muss aber berücksichtigt werden, dass unter den löslichen Proteïn-Nährmitteln diejenigen die grösste Nährwirkung besitzen, deren lösliche Proteïnstoffe am wenigsten von den ursprünglichen Proteïnstoffen sich entfernen. Denn nach neueren Versuchen (S. 226 und 319) ist es zweifelhaft geworden, ob die eigentlichen Peptone zum Unterschiede von den Albumosen im Körper wieder in Proteïn zurückverwandelt werden können; es scheint als wenn sie wie Leim nur proteïnersparend und nicht proteïnbildend im Körper wirken. Die Basen und Amide, welche sich bei starker Zersetzung der Proteïnstoffe durch Einwirkung von Enzymen oder Säuren oder Alkalien bilden, stehen nach S. 323 selbstverständlich noch unter den Peptonen; sie besitzen höchstens eine den Stoffwechsel anregende Wirkung.

Der Fleischextrakt.

Die Darstellung von Fleischbrühe durch Kochen von Fleisch mit Wasser ist schon seit den ältesten Zeiten bekannt. Dieselbe ist als Suppe oder Bouillon ein üblicher Bestandtheil unserer Mahlzeiten geworden.

Schon Hippokrates und der arabische Arzt Avicenna haben starke Fleischbrühen als diätetische Mittel empfohlen[1]); letzterer gab sogar genaue Anweisungen über die Art der zu verwendenden Fleischstücke, wie über die Art der Verarbeitung derselben. Vor etwa zwei Jahrhunderten fing man an, den Fleischauszug durch Wasserdampf einzudicken, was zu den Bouillontafeln bezw. Bouillontabletten führte. Da man zur Bereitung derselben, um eine grössere Ausbeute zu erzielen, das Fleisch anhaltend oder gar unter Druck kochte, so enthielten diese Bouillontafeln neben mehr oder weniger zugesetztem Kochsalz auch viel Proteïn und Leim und hiervon unter Umständen mehr als von den eigentlichen Fleischextraktivstoffen (den Fleischbasen), weshalb sich Proust und Parmentier, welche 1821[2]) den Fleischauszug als besonderes Stärkungsmittel für verwundete Krieger empfahlen, sehr heftig gegen diese Waaren aussprachen.

Vielfach, so besonders in grösseren Haushaltungen, verwendete man neben Fleisch auch Kalbsknochen, indem man beide auskochte, die Brühe eindickte, in flache Formen ausgoss, erstarren liess und bei nicht zu grosser Wärme austrocknete.

Die käuflichen Bouillontafeln wurden dagegen meistens nur aus Knochen gewonnen, welche zur Erzielung einer grösseren Ausbeute in Dampfkochtöpfen einer erhöhten Dampfspannung ausgesetzt wurden. Diese Bouillontafeln bestehen daher vorwiegend aus Leim und sollten daher richtiger „Knochenbouillontafeln" heissen. E. Reichardt fand 1869 für eine echte Knochenbouillontafel folgende Zusammensetzung:

Wasser	Fett	Sonstige organische Stoffe	Asche	In 80%-igem Alkohol löslich
15,13%	0,22%	79,90%	4,75%	38,09%

In anderen Proben von Bouillonextrakt und Bouillontafeln wurden gefunden:

	Wasser	Organ. Stoffe	Stickstoff	Stickstoff-Substanz	Aether-extrakt	Mineralstoffe	Chlornatrium
Extrakt	68,64%	7,56%	1,29%	—	—	23,80%	22,46%
Tafeln	12,48 „	27,00 „	3,49 „	21,81%	2,19%	60,52 „	47,29

Diese Auswüchse in der Herstellung von Fleischextrakt beseitigte Just. v. Liebig, welcher 1847 in seiner Arbeit über das Fleisch die Bedeutung der einzelnen Bestandtheile des Fleisches für die Ernährung darlegte und darnach die Herstellung eines reinen und werthvolleren Fleischextraktes einrichtete. Die durch kaltes Wasser ausziehbaren Bestandtheile besitzen zwar nach Abscheidung des Proteïns keine nährende, d. h. blutbildende aber eine im hohen Grade nervenanregende Wirkung, während die in kaltem Wasser unlöslichen Bestandtheile einschliesslich Proteïn nährend, d. h. blutbildend wirken. Weil aber letztere Nährstoffe in den üblichen Nahrungsmitteln genügend vorhanden sind, so betrachtete Just. v. Liebig in den sog. Extraktivstoffen (den Fleischbasen und Salzen) die eigentlich werthvollen Bestandtheile des Fleisches, die für die Ernährung wichtig genug seien, um auf diese Weise die überseeischen Fleischvorräthe, besonders in dem zahllosen Vieh der grossen Prärien Südamerikas, uns zugänglich zu machen.

Die ersten Anfänge zur Darstellung von Fleischextrakt fallen in den Anfang der fünfziger Jahre; 1850—1852 wurden unter Leitung von v. Pettenkofer in der

---
[1]) Vergl. H. Bremer: Zeitschr. f. Untersuchung d. Nahr.- u. Genussmittel 1899, 2, 793 u. Chem.-Ztg. 1900, 24, 838.
[2]) Ann. de Chim. et Phys. 1881, 18, [1], 177.

Königl. Hofapotheke in München die ersten Versuche gemacht und im Ganzen etwa 1 Ctr. Fleisch verarbeitet. Jetzt geschieht die Darstellung in grossem Massstabe und werden zur Zeit für die Herstellung von Fleischextrakt in Fray Bentos allein 150000—200000 Stück Rinder im Jahr geschlachtet. Hier wird der Fleischextrakt (Extractum carnis Liebig) nach Liebig's Vorschriften von einer englischen Gesellschaft (Extract of meat company) dargestellt, in St. Elena (Argentinien) nach Kemmerich's Verfahren, in Montevideo (Uruguay) nach Buschenthal's Angaben; alle drei Sorten, der Liebig'sche, Kemmerich'sche und Buschenthal'sche Fleischextrakt sind nicht wesentlich verschieden. Die ersten beiden Gesellschaften haben sich meines Wissens jetzt vereinigt. Vor mehreren Jahren wurde auch in Jersitz bei Posen aus einheimischem Fleisch Fleischextrakt hergestellt.

In Australien wird Schaffleisch zur Fleischextraktfabrikation verwendet; der eigenartige Geschmack des Schaffleisches soll sich jedoch auch in dem Extrakt desselben kundgeben.

Ebenso ist versucht worden, aus Pferdfleisch Extrakt herzustellen.

Man gewinnt aus 30—32 kg magerem Fleisch etwa 1 kg albumin- und fettfreien Fleischextrakt; da die Menge des mageren Fleisches des ausgewachsenen Rindes etwa 150 kg beträgt, so werden von einem Stück Vieh nur etwa 5 kg Fleischextrakt gewonnen. Demnach würde bei europäischen Fleischpreisen die Darstellung von Fleischextrakt gar nicht gewinnbringend sein.

Ueber die Art der Herstellung von Fleischextrakt ist Genaues nicht bekannt.

Um einen von Leim und Proteïn freien Fleischauszug zu erhalten, soll man das thunlichst von Fett, Sehnen und Knochen befreite, zerhackte Fleisch mit kaltem Wasser ausziehen, den Auszug kochen, das abgeschiedene Proteïngerinnsel abfiltriren und den Saft im Vakuum eindampfen.

Auf diese Weise erhält man einen leim- und proteïnfreien Fleischextrakt und scheint dieses Verfahren auch bei dem sog. Liebig'schen Fleischextrakt innegehalten zu werden [1]).

Eine ähnliche Zusammensetzung wie Liebig's Fleischextrakt besitzt auch Cibil's flüssiger Fleischextrakt; nur hat derselbe einen Zusatz von Kochsalz erfahren. Andere sog. Fleischextrakte sind entweder auf abweichende Art hergestellt oder enthalten neben viel Kochsalz mehr oder weniger andere Bestandtheile aus Gewürzen oder Suppenkräutern oder Pilzen [2]). Diese werden daher im folgenden Abschnitt besprochen.

Die erstgenannten Fleischextrakte enthalten nach neueren Analysen im Mittel:

---

[1]) Jung behauptet zwar (Chem.-Ztg. 1900, **24**, 732), dass der Liebig'sche Extrakt jetzt in der Weise hergestellt werde, dass man das fein zerschnittene Fleisch mit kaltem Wasser ansetze, das Gemisch auf 90^0 erwärme und bei dieser Temperatur eine Stunde stehen lasse. Auf diese Weise soll Leim aus Bindegewebe etc. gebildet und gelöst werden. Die Angabe Jung's, die er (Chem.-Ztg. 1900, **25**, 140) aufrecht erhält, wird aber von H. Bremer (Chem.-Ztg. 1900, **24**, 838) bestritten. Auch bedarf es im Allgemeinen eines anhaltenden Kochens, um leimgebende Substanz (Kollagen) in nennenswerther Menge in Lösung überzuführen.

[2]) Vergl. R. Sendtner: Archiv f. Hygiene 1887, **6**. 253.

Fleischextrakt	Wasser %	Organische Stoffe %	Gesammt-Stickstoff %	Unlösliches und gerinnbares Protein %	Albumosen %	Ammoniak %	Sonstige Stickstoff-Verbindungen %	In Alkohol von 80% löslich %	Mineralstoffe %	Kali %	Phosphorsäure %	Chlornatrium %
v. Liebig-Kemmerich's	17,70	61,04	9,17	0,36	6,01	0,59	54,08[1]	63,95	21,26	8,98	7,25	3,49
Cibil's (flüssig)	65,80	16,87	3,03	0,29	6,62	0,35	9,61	17,33	17,33	2,28	1,61	13,54

Dieser Gehalt ist aber einigen Schwankungen unterworfen; so schwankt beim ersten Extrakt der Gehalt an Wasser von 16,54%—28,70%, an Stickstoff von 8,55%—9,73%, an Mineralstoffen von 18,24—24,36% etc.

Zu der Zusammensetzung des Fleischextraktes ist noch Folgendes zu bemerken: Der Gehalt desselben an Proteosen (bezw. Albumosen), d. h. an durch Zinksulfat bezw. Ammonsulfat ausfällbaren Proteïnstoffen ist von einigen Seiten angezweifelt bezw. deren Bedeutung missverstanden worden[2]. An dem Vorkommen derartiger, d. h. durch Zinksulfat oder Ammonsulfat aussalzbarer, d. h. fällbarer Proteosen, die also als erstes Umwandlungserzeugniss der Proteïnstoffe anzusehen sind, kann jedenfalls nicht gezweifelt werden. Für das Vorkommen solcher, den Proteïnstoffen noch nahestehender Proteosen spricht auch der in Fleischextrakt vorhandene organisch gebundene Schwefel, der zwischen 0,135—0,48% angegeben wird. Leim und Pepton konnte in den hier untersuchten Sorten vorstehender Fleischextrakte nicht nachgewiesen werden, wenigstens nicht in nennenswerther Menge; die Proteosen müssen sich daher wohl aus den Fleischproteïnstoffen bei der Behandlung des Fleisches bezw. dessen Auszuges, vielleicht durch Einwirkung von organischen Säuren oder mineralischen Salzen auf die Proteïnstoffe, gebildet haben. Hierdurch wird aber der Nährwerth bezw. die Bedeutung des Fleischextrakts weder erhöht noch vermindert. Denn bei der geringen Menge, in welcher Fleischextrakt zur Verwendung gelangt (etwa 5—10 g im Tage), kommen sie für Ernährungszwecke nicht in Betracht, andererseits ist die Menge der Proteosen gegenüber den Fleischbasen und sonstigen Stickstoffverbindungen so gering, dass der Genusswerth dadurch nur um ein Geringes herabgesetzt wird.

Die organische Substanz des Fleischextraktes besteht vorwiegend aus den Fleischbasen oder Alkaloïden: Kreatin, Kreatinin, Sarkin, Xanthin, Inosinsäure, Karnin, Karnosin (S. 423), ferner aus der Phosphorfleischsäure und Fleischmilchsäure (S. 59).

Karmrodt giebt in der organischen Substanz des Fleischextrakts an:

    1,50 % Fett,
    3,50 „ Kreatin (mit 1,13% Stickstoff),
    10,40 „ Leim ? (mit 1,90% Stickstoff),
    47,03 „ Inosinsäure, Kreatinin, Sarkosin etc.

---

[1] Mit 0,21% Aetherauszug (Fett).
[2] Vergl. u. A.: Jung: Chem.-Ztg. 1900, 24, 732; 1901, 25, 2; ferner Fürst: Chem.-Ztg. 1900, 24, 994; H. Bremer, Chem.-Ztg. 1900, 24, 838 u. 1901, 25, 23.

Der Karnin-Gehalt des Fleischextrakts beträgt nach H. Weidel 1%.

K. Micko[1]) fand im v. Liebig'schem Fleischextrakt rund 6% Kreatin (oder 20% des Gesammt-Stickstoffs) und 0,648% Xanthinkörper (oder 6,99% des Gesammt-Stickstoffs). Aber auch Auszüge aus Pflanzen, besonders von Hefe, ergaben grössere Mengen von Xanthinkörper (vergl. folgenden Abschnitt).

Nach den Untersuchungen H. Bremer's sind von dem Phosphor des Fleischextraktes 71,5% unorganisch und 28,5% organisch gebunden; von den 7,25% Phosphorsäure im natürlichen Fleischextrakt würden hiernach 5,18% auf vorgebildete Phosphorsäure, 2,07% (= 0,92% Phosphor) auf organisch gebundenen Phosphor entfallen; diesem Phosphorgehalt würden etwa 2—3% Stickstoff in Form von Phosphorfleischsäure entsprechen. Das erscheint zu viel, indess dürfte mit noch anderen Phosphorverbindungen im Fleisch zu rechnen sein.

Die Salze bestehen nach 13 Analysen in Procenten der Reinasche aus:

Gehalt	Kali %	Natron %	Kalk %	Magnesia %	Eisenoxyd %	Phosphorsäure %	Schwefelsäure %	Kieselerde + Sand %	Chlor %
Niedrigster	32,23	9,53	Spur	2,22	0,06	23,32	0,12	—	7,01
Höchster	46,53	18,53	1,07	4,64	0,77	38,08	3,83	2,97	14,16
Mittlerer	42,26	12,74	0,62	3,15	0,28	30,59	2,03	0,81	9,63

Es ist häufig behauptet worden, dass der Fleischextrakt kein Nahrungsmittel sei und wenig oder gar keinen Werth habe, ja andere sind so weit gegangen, zu behaupten, dass der Fleischextrakt ein Gift sei.

Den Fleischextrakt zu den Nahrungsmitteln zu rechnen, wäre selbst bei dem geringen Gehalt an Proteosen allerdings unrichtig und ist dies auch niemals von dem Erfinder desselben geschehen. Derselbe gehört zu den Genussmitteln; aber diese sind, wie wir S. 208 gesehen haben, ebenso nothwendig in unserer Nahrung wie die direkten Nährstoffe selbst; mit Protein, Fett, Kohlenhydraten, Salzen und Wasser, in dem erforderlichen Verhältniss gemischt, können wir uns auf die Dauer nicht ernähren; um diese zu einer zusagenden und genügenden Nahrung zu machen, bedürfen wir der Genussmittel, welche theils direkt durch ihre Einwirkung auf die Geruchs-, Geschmacks- und Verdauungsnerven die Verdauungsthätigkeit unterstützen, theils indirekt diese Wirkung äussern, indem sie erst nach ihrem Uebertritt in's Blut eine erhöhte Blutcirkulation und Nerventhätigkeit hervorrufen.

Zu den letzteren Genussmitteln gehört auch der Fleischextrakt.

Nichts erfrischt mehr, als eine Tasse Bouillon nach einer anstrengenden Arbeit; der Genuss derselben lässt uns sogar alle Müdigkeit vergessen. Und wenn wir unsere Mahlzeiten stets mit einem Teller Fleischsuppe zu beginnen pflegen, so liegt darin die Bestätigung, dass die in Wasser löslichen Stoffe des Fleisches, die Extraktivstoffe, auch eine wohlthuende Wirkung auf die Verdauungsthätigkeit besitzen.

Nicht nur die organischen Fleischbasen, Kreatin, Sarkin, Karnin etc., von denen erwiesen ist, dass sie für sich genossen wie jedes Alkaloïd die Pulsfrequenz (Blutcirculation) erhöhen, sondern auch die mineralischen Salze, besonders die Kalisalze, besitzen durch ihre Erregung des gesammten Nervensystems einen hohen Werth. Deshalb spornt Fleischsuppe und Fleischextrakt zur Arbeit an und macht zur Ueberwindung grosser Anstrengung fähig. Das hat sich sowohl in Kriegen herausgestellt,

---

[1]) Zeitschr. f. Untersuchung d. Nahrungs- u. Genussmittel 1902, 5, 193.

als auch auf anstrengenden Reisen. So schreibt[1]) der Afrikareisende Rohlfs an J. v. Liebig:

„Was den Fleischextrakt betrifft, so ist er namentlich für uns Afrikareisende eine der grössten Wohlthaten gewesen. Auf meiner Reise durch die grosse Wüste von Tripolis nach dem Tschadsee war er meine tägliche Nahrung. Ohne sonstiges Fleisch nahm ich ihn des Morgens auf Bisquit geschmiert und das schmeckte nicht nur vortrefflich, sondern ersetzte mir auch vollkommen die Fleischkost. Abends stellte ich Bouillon her und mischte eine gute Portion unter Reis, Linsen, Kuskusu oder was wir sonst an Vegetabilien hatten. Ich habe mich übrigens so an den Fleischextrakt gewöhnt, dass ich ihn jetzt immer im Hause haben muss."

Auch der bekannte **Polarreisende Edw. Whymper** äussert sich über den Fleischextrakt, dass der Genuss desselben Spannung und Kraft verleihe.

M. Rubner[2]) hat dem Fleischextrakt jeden Werth für die Ernährung abgesprochen, weil er an einem Hunde gefunden zu haben glaubte, dass der Fleischextrakt den respiratorischen Gaswechsel in keiner Weise beeinflusse und keinen Einfluss auf die Wärmebildung habe. Der Verbrauch an Stoffen wird durch den Fleischextrakt nach Rubner weder angeregt noch unterdrückt; die Bestandtheile des Fleischextraktes verlassen, wie Rubner aus der Untersuchung des Harnes nach Fleischextraktgaben schliesst, im Grossen und Ganzen unverändert, d. h. ohne Spannkraftverlust den Körper; in Folge dessen soll der Fleischextrakt bei Berechnung der Verbrennungswärme des Fleisches unberücksichtigt bleiben.

E. Pflüger[3]) erinnert aber daran, dass unter Umständen bei Fettzufuhr nach einer Hungerzeit ebenfalls keine Aenderung der Gesammtzersetzung hervorgerufen werde und er selbst bei einer hungernden Katze nach Fütterung von Fleischextrakt, Reisbrei und Fett ebenfalls keine Steigerung des Sauerstoffverbrauches beobachtet habe; ausserdem berechnet Pflüger aus den Analysenzahlen Rubner's für den Harn das Gegentheil, nämlich, dass die Extraktstoffe des Fleisches in weitem Umfange am Stoffwechsel theilnahmen und den Harnstoff vermehrten. Zu demselben Ergebniss gelangten **J. Frenzel und N. Toriyama**[4]) durch einen Versuch an einer Hündin, welche eine Nahrung von Schmalz, Reis und Pferdefleisch ohne und mit Fleischextrakt erhielt; sie schliessen aus den Bestimmungen der Wärmewerthe der Einnahmen und Ausgaben (Koth und Harn), dass die proteïnfreien Extraktivstoffe des Fleisches zu einem recht erheblichen Theil — etwa zu $2/3$ ihrer Menge — am Stoffwechsel theilnehmen, d. h. dem Körper Energie liefern.

Die Ansicht, dass der Fleischextrakt sogar giftig wirke, ist durch Versuche von **Kemmerich**[5]) hervorgerufen. Derselbe weist darauf hin, dass die Kalisalze in grösserer Menge gegeben durch heftige Erregung der Muskeln und Nerven sowie durch Beschleunigung des Herzschlages tödtlich wirken. Eine ähnliche Wirkung ruft auch nach seinen Versuchen der Fleischextrakt mit seinem hohen Gehalt an Kalisalzen und organischen Fleischbasen hervor. Er

---

[1]) Siehe v. Pettenkofer: Ueber Nahrungsmittel im Allgemeinen und über den Werth des Fleischextrakts als Bestandtheil der menschlichen Nahrung insbesondere. Ann. d. Chem. u. Pharm. 1873, **166**, 271.
[2]) Zeitschr. f. Biologie 1884, **20**, 265.
[3]) Pflüger's Archiv f. die gesammte Physiologie 1898, **69**, 537.
[4]) Archiv f. Anatomie u. Physiologie. Physiol. Abtheil. 1901, 284 u. 499.
[5]) Archiv f. Phys. **2**, Heft 1.

liess Hunde längere Zeit hungern und gab alsdann dem einen nur Wasser, dem anderen Wasser und Fleischextrakt. Dabei stellte sich heraus, dass die Hunde, welche Fleischextrakt erhielten, nicht nur mehr an Körpergewicht verloren, als die bloss Wasser aufnehmenden Hunde, sondern dass auch ein mit Fleischextrakt in grösserer Menge gefütterter Hund starb.

Auch bei Kaninchen wirkte nach Versuchen von Bunge eine Gabe von 10—15 g Fleischextrakt tödtlich; wurde denselben die gleiche Menge Kaliumphosphat gereicht, wie sie in 10—15 g Fleischextrakt enthalten war, so verendeten sie unter denselben Symptomen, wie bei der Fleischextraktvergiftung.

Aus diesen Versuchen aber folgt nur, dass der Fleischextrakt in grösserer Menge für sich allein gegeben tödtlich wirken kann, dass ferner die Ursache der tödtlichen Wirkung den Kalisalzen zugeschrieben werden muss. Man darf aus diesen Versuchen nicht schliessen, dass der Fleischextrakt nun auch, wenn er in kleineren Mengen und im Gemisch mit Nahrungsmitteln genossen wird, von schädlicher Wirkung ist, denn da müsste ja jeder Bissen Fleisch schädlich wirken, da er dieselben Bestandtheile enthält, als der Fleischextrakt; dann müsste jeder Teller Fleischsuppe als schädlich und giftig verworfen werden, da sie nichts anderes als aufgelöster Fleischextrakt ist.

Jedes Genussmittel wird, wie wir gesehen haben, zu einem Gift, wenn wir es im Uebermass geniessen. Das im Kaffee und Thee vorkommende Alkaloïd (Koffeïn oder Theïn) ist ein starkes Gift; der dem Branntweingenuss im Uebermasse ergebene Mensch stirbt schliesslich an Alkoholvergiftung und doch lassen wir nicht von dem Genuss dieser Genussmittel, da sie in mässiger Menge genommen vortheilhaft wirken, ja für uns unentbehrlich geworden sind.

In ähnlicher Weise verhält sich der Fleischextrakt; er ersetzt uns die Fleischnahrung nicht, aber er verrichtet, richtig angewendet, wie jedes andere Genussmittel wichtige Funktionen im Lebensvorgang und verleiht den gleichzeitig genossenen Nährstoffen in Nahrungsmitteln eine höhere Geltung; er regt die Verdauung an und erhöht die Schmackhaftigkeit der Speisen.

Dieses geht deutlich aus Versuchen von K. B. Lehmann[1]) hervor, welcher den Fleischextrakt in kleineren und grösseren Gaben, für gesunde wie schwache Personen (2 Kinder) bezw. bei ungenügend ernährten oder hungernden Thieren auf seine Wirkung auf Herz- und Pulsthätigkeit sowie Ernährung prüfte und dabei entgegen den Kemmerich'schen Versuchen zu folgenden Ergebnissen gelangte:

1. Weder Fleischbrühe noch Fleischextrakt, noch die Kalisalze äussern beim Gesunden bei einmaligem Einnehmen in grosser Dosis eine spezifische Wirkung auf die Frequenz, die Grösse oder die Regelmässigkeit des Pulses.
2. Die von Kemmerich beobachtete Pulssteigerung nach dem Genuss obiger Substanzen beruht wahrscheinlich auf der von uns ganz allgemein für Salze nachgewiesenen reflektorischen Pulssteigerung vom Magen und Darm aus und nicht auf einer spezifischen Kaliwirkung.
3. Auch bei fortgesetztem Genuss von grossen Extraktmengen bis und über 1% des Körpergewichtes lässt sich weder für sog. hungernde noch für ungenügend oder genügend ernährte Ratten oder Katzen eine schädliche Einwirkung nachweisen.

---

[1]) Archiv f. Hygiene. 1885, 3, 249.

4. Das Gleiche gilt auch für zwei zarte, durch schlechte Ernährung auf das Aeusserste erschöpfte und abgemagerte Kinder.

5. Es ist anzunehmen, dass die günstige Entwickelung der beiden Kinder wesentlich durch den reichlichen Genuss der starken Fleischbrühen mitbedingt war, wenn auch zur Zeit noch nicht klar ist, auf welchem Wege.

Die Frage, ob es nicht zweckmässiger sei, das Fleisch der fleischreichen Gegenden als solches zu verarbeiten und nutzbar für fleischärmere Gegenden zu machen, lässt sich dahin beantworten, dass es unbedingt zweckmässiger und wirthschaftlicher wäre, das Fleisch als Ganzes haltbar zu machen und für die menschliche Ernährung zu verwerthen zu suchen, weil das ganze Fleisch neben den als Reiz- und Genussmittel wirkenden Stoffen auch gleichzeitig noch wichtige Nährstoffe enthält. Aber deshalb werden wir vielleicht von der Darstellung des Fleischextraktes nicht vollständig ablassen. Die Milch bildet als solche eine volle Nahrung des Menschen und lässt sich durch Eindampfen und Verarbeiten zu sog. kondensirter Milch in einen Zustand überführen, in welchem sie lange aufbewahrt werden kann, aber wir werden deshalb die Herstellung einiger besonderer Nährstoffe und Nahrungsmittel aus der Milch wie die der Butter und des Käses nicht aufgeben.

Aus der als Nahrungsmittel zu bezeichnenden Gerste stellen wir das mehr als Genuss- denn als Nahrungsmittel anzusehende Bier her, dessen Herstellung mit vielen Kosten, ja mit einem Verlust an Nährstoffen verbunden ist, indem das aus einer bestimmten Menge Gerste gewonnene Bier viel weniger Nährstoffe enthält als die ursprüngliche Gerste oder daraus gebackenes Brot; dennoch aber würden wir einem Schrei der Entrüstung begegnen, wenn wir aus diesen Gründen die Herstellung von Bier untersagen wollten.

Für den praktischen Gebrauch des festen Fleischextrakts zur Bereitung einer Suppe hat der Erfinder J. v. Liebig folgende Vorschrift gegeben:

Man setzt zu 2,2 l Wasser 250 g grob zerschlagene Knochen (am besten Wirbel- bezw. Schenkelkopfknochen) oder statt der Knochen 33 g Ochsenmark, ferner die entsprechenden Gemüse (gelbe Rübe, weisse Rübe, Lauch, Sellerie, Zwiebel, einige Weisskohlblätter etc.) und kocht bis zum Weichwerden der Gemüse, wozu etwa eine Stunde erforderlich ist. Alsdann nimmt man die Knochen aus dem Kochgefäss und setzt 20 g Fleischextrakt sowie die nöthige Menge Salz zu; die erhaltene Suppe genügt für 7 Personen.

Die Abfälle der Fleischextrakt-Bereitung sind nicht werthlos, sondern werden in der verschiedensten Weise verwendet.

Aus den Schlachtabfällen (Knorpel, Knochen mit anhängendem Fleisch etc.) wird durch Dämpfen mit Wasserdampf und Zermahlen ein trockenes und staubfreies Düngemittel hergestellt, das unter dem Namen „Fleischknochenmehl" wegen seiner Preiswürdigkeit auch in Europa weite Anwendung gefunden hat; der Gehalt des Fleischknochenmehls schwankt

für Stickstoff von 4,5—7,5 %, für Phosphorsäure von 10—18 %.

Das abfallende Fett findet seine Verwendung wie das unserer Schlachtthiere.

Aus dem Rückstand des Fleisches nach Behandeln mit Wasser, welcher aus mehr oder minder reiner Fleischfaser besteht, wird nach dem Trocknen und Pulvern das sog. Fleischfuttermehl gewonnen, das als Viehfutter (besonders für Schweine)[1] dient. Da die mit Wasser ausgezogenen

---

[1] Auch an Rinder und Schafe hat man Fleischfuttermehl in mässigen Mengen mit Vortheil verfüttert.

Fleischrückstände vorzugsweise wegen der mangelnden Salze ein unvollkommenes Futtermittel bilden, das für sich allein oder in grosser Menge gefüttert, schädlich, ja sogar tödtlich wirken kann, so werden die ausgezogenen Salze durch Zusatz von Chlornatrium und Kaliumphosphat wieder ergänzt. Das so hergestellte **Fleischfuttermehl** enthält:

Wasser	Stickstoff-Substanz	Fett	Asche
9—12%	70—75%	9—13%	2—5%

Auch das abfallende **Albumin** wird in dieser Weise verwendet; ich fand in einer solchen Probe:

Wasser	Stickstoff-Substanz	Fett	Asche	Kali	Phosphorsäure
11,79%	63,69%	13,37%	11,45%	4,12%	4,35%

In neuerer Zeit werden die letzteren Abfälle durch Aufschliessen auch wieder als Proteïn-Nährmittel verwerthet (vergl. vorstehenden Abschnitt).

Verfälschung des Fleischextrakts.

Verfälschungen des eigentlichen Fleischextraktes sind bis jetzt noch nicht beobachtet. Allein die Beschaffenheit der vorkommenden Sorten ist sehr verschieden. Guter Fleischextrakt soll nach v. Liebig folgenden Anforderungen genügen:

1. Er soll kein Albumin und Fett (oder letzteres nur bis zu 1,5%) enthalten, 2. der Wassergehalt soll 21% nicht übersteigen, 3. in Alkohol von 80% sollen 60% (56—65%) löslich sein, 4. der Stickstoffgehalt soll 8,5—9,5% betragen, 5. der Aschengehalt soll zwischen 15—25% liegen, die neben geringen Mengen Kochsalz vorwiegend aus Phosphaten bestehen.

Schlimmer aber steht es mit den vielen, jetzt in den Handel gebrachten Ersatzmitteln, die neben vielleicht etwas Fleischextrakt aus Gewürz-, Pilz- und Kräuterauszügen sowie Kochsalz und neuerdings aus Hefe hergestellt werden. Sie haben mit dem wirklichen Fleischextrakt nichts gemein, sondern theilen mit demselben nur den Geschmack.

Speisewürzen und käufliche Saucen.

Neben dem „Fleischextrakt" kommen noch verschiedene Speisewürzen und Saucen in den Handel, welche zum Theil etwas Fleischauszüge enthalten, zum grössten Theil aber aus Pflanzenauszügen unter Kochsalz-Zusatz zubereitet werden.

a) Die Speisewürzen. Dieselben sollen als Ersatz des Fleischextrakts vorwiegend zur Herstellung von Suppen dienen. Als hauptsächlichste Rohstoffe werden **Suppenkräuter, Gewürze** oder **Pilze**, die mit Wasser ausgezogen oder sonstwie verarbeitet werden, angewendet; in den meisten Fällen bildet Kochsalz den hervorragendsten Bestandtheil; die Menge der vorhandenen organischen Stoffe ist gering und ob Fleischauszug (Fleischextrakt) überhaupt mit verwendet ist, erscheint vielfach zweifelhaft. Die Erzeugnisse dieser Art sind daher nur als eigentliche Würz- oder Geschmacksmittel zu bezeichnen, die nur nach dieser Richtung das Merkmal von Genussmitteln besitzen.

Am weitesten verbreitet ist zur Zeit **Maggi's Suppenwürze** oder **Extractum purum**; auch dürften hierher zu rechnen sein **Kietz' Kraftwürze, Herz' Nervin**, verschiedene **Gewürz-Bouillon** (Gusto, Bovos, Vir, Ibbertz etc.), ferner **Ovos** und **Sitogen** oder sog. **Pflanzenfleischextrakt**. Letztere beiden Erzeugnisse werden aus Hefe unter Zusatz von Kochsalz gewonnen (vergl. D. R. P. 120346, 21. Mai 1899 von L. Aubry [1])).

---

[1]) Chem.-Ztg. 1901, 25, 473.

Jean Peters[1]) wäscht die Hefe vor ihrer Verarbeitung auf ein Nährmittel wiederholt mit verdünnter Essigsäure ($^1/_{1000}$) aus. Die Darstellungsweise der anderen Würzen ist unbekannt.

Die Zusammensetzung derselben ist folgende:

Bezeichnung	Wasser %	Organische Stoffe %	Gesammt-Stickstoff %	Von den Stickstoffverbindungen				Fett %	Mineralstoffe %	Von den Mineralstoffen		
				Albumosen[2]) (N × 6,25) %	Pepton + Fleischbasen[2]) (N × 6,45) %	Amid-Stickstoff %	Ammoniak-Stickstoff %			Kali %	Phosphor-säure %	Chlor-natrium %
1. Maggi's a) Suppenwürze	57,07	21,72	3,25	0,63	7,28	1,37	0,65	—	21,22	0,57	0,71	18,30
b) Bouillonextrakt	40,67	47,75	3,22	4,57	6,92		1,38	0,69	11,58	1,24	0,76	9,37
c) Bouillonkapseln	9,97	28,45	3,25	6,14	—	—	—	2,19	61,58	—	2,02	53,13
2. Kietz's Kraftwürze	74,68	10,37[3])	0,85	1,87	2,06 Basen-N	0,19	0,04	—	14,65	0,28	0,44	13,31
3. Herz's „Nervin"	76,67	9,32	1,22	1,38	0,88[4])	—	0,07	—	14,01	—	0,70	9,48
4. Bouillon-Extrakt „Gusto"	65,73	9,68	1,28	0,88	0,86[4])	0,19	0,09	—	24,59	—	0,74	19,64
6. Bovos konc.	28,65	45,43	4,84	3,80	—	—	0,24	—	25,92	—	4,76	15,45
flüssig	61,67	20,82	2,27	1,70	—	—	0,12	—	17,51	—	2,44	11,71
7. Vir	76,60	8,70	0,69	1,50	—	—	0,06	—	14,70	—	0,69	12,67
8. Suppenwürze von Gebr. Ibbertz, Bendix u. Lutz in Köln	67,51	11,93[5])	1,05	Spur	0,32		0,73	1,74	20,56	1,06	0,76	17,51
9. Sitogen[5])	28,28	51,33	6,77	9,58	4,52		0,72	0,74	20,39	2,44	5,85	9,66
10. Ovos	27,36	61,72	6,44	—	—	—	—	—	10,92	—	5,31	—

Diese Erzeugnisse sind zum Theil (die Hefenextrakte) nach den Untersuchungen von K. Micko[6]) reich an Xanthinkörpern; er fand z. B.:

Xanthin-Stickstoff	Maggi's		Bovos konc.	Vir	Sitogen	Ovos
	Suppenwürze	Bouillonkapseln				
In Procenten des Extraktes	0,011 %	0,176 %	0,892 %	0,092 %	1,142 %	0,497 %
" " " Gesammt-Stickstoffs	0,35 "	5,60 "	18,44 "	7,55 "	19,66 "	16,60 "

Kreatinin konnte Micko nur in Maggi's Bouillonkapseln nachweisen; E. Beythien[7]) gelang es nicht, im Sitogen Fleischbasen aufzufinden.

Wenn man den geringen Gehalt dieser Würzen an organischen Stoffen mit den Preisen vergleicht, so erkennt man, wie theuer wir die Geschmacksstoffe in unserer

---

[1]) Zeitschr. f. angew. Chemie 1901, 681.
[2]) Albumosen bestimmt durch Fällen mit Zinksulfat, Peptone + Basen durch Fällen mit phosphorwolframsaurem Natrium im Filtrat der Zinksulfat-Fällung abzüglich Ammoniak-Stickstoff.
[3]) In einer Probe von No. 2 ergab sich 6,05 %, in No. 5 6,29 % Glukose.
[4]) Hierin kein Pepton.
[5]) In einer Probe Sitogen wurden 3,38 % Gesammtsäure (= Milchsäure) und 0,16 % flüchtige Säure = Essigsäure gefunden.
[6]) Zeitschr. f. Untersuchung d. Nahrungs- u. Genussmittel 1902, 5, 193.
[7]) Ebendort 1901, 4, 440.

Nahrung bezahlen, d. h. dass wir unverhältnissmässig viel Mittel aufwenden, um die Geschmacksgelüste zu befriedigen; denn wenn irgendwo, so werden gerade hier die Erzeugnisse durch ausserordentliche Marktschreiereien vertheuert und kann schon aus diesem Grunde ihr wirklicher Nährwerth nicht im Verhältnisse zu ihrem Preise stehen. Die Bezeichnung derartiger Würzen als „Bouillonextrakte" führt zu irrthümlichen Auffassungen; die Bezeichnung als „Pflanzenfleischextrakt", wenn gar kein Fleisch mit verwendet ist, ist an sich unzutreffend und verstösst gegen das Nahrungsmittelgesetz.

b) Käufliche Saucen. Die käuflichen Saucen bestehen im Allgemeinen aus Pflanzen- und Gewürzauszügen, denen man vielfach Auszüge von Fisch- und sonstigem Fleisch sowie Zucker (bezw. Zuckerkouleur) und Mehl zusetzt; durch eine gleichzeitige Beigabe von Kochsalz soll sowohl die Haltbarkeit wie der Geschmack erhöht werden. Zur Herstellung der käuflichen Saucen werden verwendet:

Gold-Liebesäpfel, Knoblauch, Schalotten, Sauerampfer, Champignons, Wallnüsse, Trauben, Tamarinden, Samen von Bockshornklee, Kümmel, Blätter von Dragon, Kerbel, Münze, Thymian, Majoran, die Gewürze Pfeffer (schwarzer und Cayenne-), Senf, Muskatnuss, Gewürznelken, Ingwer, ferner von Fischen Graneelen, Hummer, Anchovis, Shoings, Harvey, Lobster etc.

Die Saucen dieser Art enthalten nach je einer Probe:

Bezeichnung	Inhalt einer Flasche	Preis für die Flasche	Wasser	Gesammt-Stickstoff	Gesammt-Stickstoff-Substanz (Stickstoff × 6,25)	Lösliche Proteïnstoffe	Pepton	Sonstige Stickstoff-Verbindungen	Aetherextrakt (Fett und ätherisches Oel)	Zucker	Sonstige Kohlenhydrate	Mineralstoffe	Kochsalz	Kali	Phosphorsäure
	g	%	%	%	%	%	%	%	%	%	%	%	%	%	%
1. Essence of Anchovis . . .	215,9	1,65	66,09	1,13	7,06	2,07	2,44	2,55	0,94	11,69		24,22	21,72	2,15	0,39
2. Essence of Schrimps . .	218,7	1,60	67,48	1,12	6,97	1,06	2,31	3,60	0,53	12,34		22,68	19,01	1,37	0,14
3. Harvey-Sauce .	214,4	1,50	82,65	0,18	1,13	0,15		0,98	0,84	5,33	0,49	9,56	6,85	0,64	0,16
4. Japanisch Soya	550,4	2,75	73,60	0,74	4,63	0,68	1,79	2,16	0,49		4,25	17,03	12,47	1,92	0,34
5. India Soya .	272,2	1,25	25,68	0,15	0,94	0,58		0,36	0,48	3,36	57,07	12,57	9,84	2,17	0,61
6. Beefsteak-Sauce	219,6	1,50	78,55	0,19	1,19	0,17		1,02	1,18	10,48	1,17	7,43	3,94	0,68	0,22
7. Trüffel-Sauce .	195,0	2,00	80,52	0,42	2,63	0,66		1,97	0,57	2,54	3,98	9,76	5,31	0,75	0,21
Maggi's Suppen u. Speisegewürze:															
8. Concentré de truffes . . .	—	—	72,16	1,65	10,31	0,94	1,71	8,63	1,59	—	—	15,29	12,53	0,72	0,34
9. Aux fines herbes	—	—	68,64	1,26	7,87	0,87	1,28	5,72	1,08	—	—	22,39	20,83	0,81	0,36

Die grösste Bedeutung unter diesen Saucen hat die japanische und chinesische „Soya" oder Shoya oder Soja oder auch das japanische Shoyu genannt. Als Grundmasse für die Darstellung der Soja dienen das Koji und eine kleinkörnige hellgelbe Sojabohne, welche mit wechselnden Mengen Kochsalz und Wasser versetzt werden. Das wirksame, d. h. die Umsetzung bewirkende Wesen ist ein Schimmelpilz, Aspergillus Oryzae Cohn, oder auch Eurotium Oryzae genannt[1]).

Das Koji, welches sowohl zur Bereitung von Soja wie von Miso und Sake dient, wird in der Weise gewonnen, dass man entschälten Reis dämpft, verkleistert, auf Strohmatten ausbreitet und einen Theil davon bei 28° mit Sporen[2]) des Aspergillus — erhalten durch längeres Wachsenlassen des Pilzes in warmen Räumen — vermischt bezw. impft. Die geimpfte Masse bleibt 24 Stunden in einem Raum von etwa 20°, während welcher Zeit die Temperatur der Masse in Folge der Entwickelung des Pilzes bis auf etwa 40° steigt. Die verkleisterte, geimpfte Reiskörnermasse wird dann auf kleine kästchenartige Tabletten vertheilt, welche man in einem wärmeren Theile des Kellers übereinander schichtet und nach je 12 oder 24 Stunden durchknetet. Nach 3—3$\frac{1}{2}$ Tagen, vom Dämpfen des Reises an gerechnet, hat sich der Reis mit einem rein weissen Mycel überzogen und ist in diesem Zustande, in welchem er Koji genannt wird, zum weiteren Gebrauch fertig. Dasselbe enthält ein sehr kräftiges Enzym, welches auch Saccharose und Maltose invertirt und daher in seiner Wirkung weiter geht als die Diastase des Malzes oder das Invertin der Bierhefe.

Bei der Soja-Bereitung impft man mit dem Koji Weizen und zwar etwa $\frac{1}{4}$ der überhaupt verwendeten Menge, die gröblich zerkleinert, vorher gedämpft und nach Impfung in kästchenartigen Tabletten zur Gährung gebracht wird. Der andere Theil des Weizens wird in eisernen Pfannen hellbraun geröstet und auf Handmühlen gemahlen. Die Sojabohnen werden in derselben Weise wie der Reis für die Sakefabrikation in Fässern mit siebartig durchlöchertem Boden halbweich gekocht und grob gestossen. Alle drei Bestandtheile, die in Gährung befindlichen Weizenkörner, das geröstete Weizenmehl und der abgekühlte Sojabohnenbrei werden alsdann gemischt und drei Tage lang in einem 20—25° warmen Raum der Reifung überlassen, während welcher Zeit der Kojipilz die ganze Masse mit seinem Mycel durchsetzt und bedeckt. Diese Masse wird dann mit Kochsalz und Wasser vermischt, in grosse (bis 30 000 l fassende) offene Gährbottiche gebracht und darin täglich, im Sommer zwei- bis viermal umgerührt. In Folge des Kochsalzzusatzes verläuft die Gährung in dem dicken Brei nur sehr langsam und dauert je nach der Mischung und der zu erzielenden Sorte 8 Monate bis 5 Jahre. Die Masse wird allmählich dünnflüssiger, nimmt eine dunkelbraune Farbe und einen feinen lieblichen Geruch an. Sie wird durch baumwollene oder leinene Beutel abfiltrirt und abgepresst, zuletzt unter Zusatz von Salzwasser. Die ersten Filtrate geben die besten Soja-Saucen ab; auch gelten diejenigen als die besten, welche 3—5 Jahre zur Gewinnung erfordert haben.

Die fertige Soja enthält nach O. Kellner bei einem specifischen Gewicht von 1,182—1,193 in einem Liter:

Trocken-Substanz	Organ. Substanz	Stickstoff	Freie Säure = Essigsäure	Asche
287,5—319,2 g	136,3—164,7 g	7,2—14,5 g	5,3—6,5 g	150,8—154,5 g

Von den Umsetzungsstoffen des Proteïns ist ein beträchtlicher Theil Ammoniak; ferner wurden nachgewiesen Leucin, Tyrosin und Glieder der Xanthingruppe.

Nach J. Tahara und M. Kitao[3]) schwankt das specifische Gewicht der Japanisch Shoya zwischen 1,15—1,13 und ergaben 13 Proben in 100 ccm:

Gehalt	Trockenrückstand g	Gesammt-Stickstoff g	Zucker g	Dextrin g	Freie Säure = Essigsäure g	Asche g	Kochsalz g	Phosphorsäure g
Niedrigster	29,24	0,86	1,28	0,69	0,30	14,88	7,64	0,15
Höchster	39,93	1,47	9,31	4,14	0,92	25,25	23,01	0,74
Mittlerer	36,71	1,33	3,80	1,30	0,72	19,45	15,86	0,48

In einer Shoya (von der Firma G. Yamogecki, Prov. Schimosa) bestimmten

---

[1]) Vergl. O. Kellner: Chem.-Ztg. 1895, 19, 97 u. 120.
[2]) Dieselben werden durch Abklopfen gewonnen und lassen sich in einem geschlossenen Gefäss in einem kühlen Raum längere Zeit keimfähig erhalten.
[3]) Revue internationale des falsifications 1889, 2, 159.

Tahara und Kitao auch Alkohol, flüchtige Säure und die Aschenbestandtheile mit folgendem Ergebniss für 100 ccm:

Spec. Gewicht bei 21° C.	Trockenrückstand	Gesammt-Stickstoff-Substanz	Zucker	Dextrin	Alkohol	Flüchtige Säure = Essigsäure	Nichtflüchtige Säure = Milchsäure	Asche
1,216	32,58 g	7,37 g	2,76 g	1,30 g	0,43 g	0,16 g	0,83 g	17,47 g

Nagai und Murai fanden für eine andere Probe derselben Herkunft:

| 1,199 | 35,17 g | 8,93 g | 4,44 g | 4,56 g | 0,14 g | 0,16 g | 1,08 g | 14,67 g |

100 Theile Asche ergaben nach Tahara und Kitao:

Kochsalz	Schwefelsäure	Phosphorsäure	Magnesia	Kalk	Kali
87,26 g	2,84 g	2,65 g	3,90 g	Spur	Spur

Sie fanden in dieser Shoya eine eigenthümliche, krystallisirende, wohlriechende Stickstoffverbindung (mit 49,84% C, 9,66% H, 11,84% N und 28,68% O); dieselbe ist unlöslich in Wasser, Aether, Chloroform, Schwefelkohlenstoff, schwer löslich in absolutem, dagegen leicht löslich in 90%-igem Alkohol; beim Erwärmen mit Kalihydrat liefert die neue Stickstoff-Verbindung ein alkalisch reagirendes Gas mit dem Geruch nach Trimethylamin.

Die Menge der letztgenannten Shoya an dieser Stickstoffverbindung, an Ammoniak und Aminen wie an Proteïn erhellt aus folgenden Verhältnisszahlen:

Gesammt-Stickstoff	Stickstoff in Form von		
	Eiweiss	Ammoniak + Aminen	Wohlriechender Stickstoff-Verbindung
1,18 g	0,55 g	0,17 g	0,46 g

Die Shoya ist in Japan selbst ein hervorragendes Nahrungs- und Genussmittel, welches zu fast allen Speisen genossen wird und zum Theil das Fleisch ersetzen muss. Von derselben werden in Japan 540—720 Millionen Liter hergestellt; der Japaner geniesst durchschnittlich 60—100 ccm Shoya im Tage.

Die chinesische Soja oder Tao-Yu (Bohnenöl) wird nach H. C. Prinsen Geerligs [1]) aus schwarzen Sajabohnen hergestellt, indem die Bohnen gekocht und, nachdem das Wasser abgegossen ist, auf Tellern von geflochtenem Bambus einen halben Tag an der Sonne getrocknet, im Schatten abgekühlt und mit Blättern einer Hibiscusart (Hibiscus tiliaceus) bedeckt werden. Es macht sich auf den Bohnen alsbald ein Aspergillus bemerkbar, der aber auf keinem anderen Nahrungsmittel vorkommt.

Wenn der Pilz Sporen — erkennbar an der bräunlich-grünen Farbe der Konidienträger — gebildet hat, werden die Bohnen während einiger Tage getrocknet und in eine starke kalte Salzlösung gebracht. Das so hergestellte Gemisch wird während acht Tage in die Sonne gestellt und dann gekocht; man giesst die Flüssigkeit ab und hebt sie auf, kocht die Bohnen noch einige Male mit Wasser, bis der Rückstand seinen Salzgeschmack nahezu verloren hat und vereinigt die verschiedenen Auszüge. Dieselben werden durch ein feines Sieb gegeben, gekocht und mit Palmenzucker, Sternanis und gewissen Kräutern (Sojakräuter genannt) versetzt; schliesslich wird die schwarzbraune, angenehm duftende Sauce so lange eingekocht, bis sich an der Oberfläche Salzkrystalle abscheiden, die Flüssigkeit also ganz mit Salz gesättigt ist. Nach dem Abkühlen ist die Soja genussfähig.

Die chinesische Soja, von der es ebenfalls mehrere Sorten von verschiedener Güte — die dickflüssigen gelten als die besten — giebt, bildet eine schwarzbraune klare Flüssigkeit, welche beim Verdünnen mit Wasser trübe, aber auf Zusatz von Salz wieder klar wird; mitunter findet sich in derselben ein zäher Bodensatz.

---

[1]) Chem.-Ztg. 1896, 20, 67.

Eine der bekanntesten Sorten ergab:

Spec. Gewicht	Wasser	Stickstoff-Substanz, in Alkohol löslich	Stickstoff-Substanz, in Alkohol unlöslich	Glukose	Stickstofffreie Extraktstoffe, in Alkohol löslich	Stickstofffreie Extraktstoffe, in Alkohol unlöslich	Chlornatrium	Sonstige Mineralstoffe
1,254	57,12%	4,87%	2,62%	15,00%	0,25%	0,78%	17,11%	1,65%

Die in Alkohol löslichen Stickstoff-Verbindungen bestanden aus Tyrosin, Leucin und Asparaginsäure; der in Alkohol unlösliche Theil aus Legumin (gelöst durch das Salz) neben etwas Pepton.

Hieher sind auch das japanische und chinesische Miso zu rechnen, welche in ähnlicher Weise wie Shoya gewonnen und verwendet werden, nämlich zur Bereitung von Suppen und anderen Speisen.

Zur Darstellung des japanischen Miso oder Nuka Miso verwendet man 5 Raumtheile Sajobohnen, 3,25—6 Theile Reis- oder Gerstenkoji, 1,5—2 Theile Kochsalz und etwa 1 Theil Wasser. Die Bohnen werden wie zur Shoyabereitung gedämpft, gröblich zu Brei zerstossen und dann mit Salz und Wasser gemischt. Je nach der Art des darzustellenden Erzeugnisses lässt man die gedämpften Bohnen mehr oder minder abkühlen. Soll das Miso in kurzer Zeit fertig sein, so lässt man die Temperatur der Bohnen nur auf 70—90° sinken und verwendet verhältnissmässig viel Koji (6 Theile) und wenig Salz (1,5 Theile); in diesem Falle ist das Miso schon in vier Tagen fertig. Umgekehrt lässt man die Bohnen, bevor sie mit Koji gemischt werden, völlig erkalten und nimmt nur wenig Koji und Salz, wenn die Reife des Erzeugnisses erst nach einem halben Jahre eintreten soll. Die Mischung wird in Fässer geschlagen, mit einem Deckel, der mit Steinen beschwert wird, zugedeckt und unter häufigem Umrühren des Inhaltes an einem kühlen Orte aufbewahrt, bis die Reife eingetreten ist.

Von wesentlichem Einfluss auf die Güte des Miso ist auch wie beim Wein das Fass. Dasselbe wird niemals gewaschen und gilt um so werthvoller, je älter es ist.

Im fertigen Zustande bildet das Miso einen steifen, zumeist röthlich gefärbten Brei, in welchem O. Kellner nach 5 verschiedenen Sorten[1]) fand:

Wasser	Rohproteïn	Fett = Aetherauszug	Glukose	In Wasser lösliche Stoffe	Stickstofffreie Extraktstoffe	Rohfaser	Asche	Kochsalz
48,45 bis 59,27%	10,18 bis 14,34%	5,10 bis 7,87%	4,38 bis 11,63%	22,13 bis 34,25%	6,02 bis 17,81%	1,79 bis 2,68%	7,78 bis 15,62%	5,99 bis 12,91%

An Alkohol wurden 0,95—1,92%, an flüchtigen freien Säuren (als Essigsäure berechnet) 0,02—0,05%, an nichtflüchtigen Säuren (als Milchsäure berechnet) 0,14 bis 0,27% gefunden; vom Gesammt-Stickstoff waren 27,5—42,5% in Form von nichtproteinartigen Verbindungen vorhanden.

Auch das Miso wird in Japan, zwar nicht in grossen Mengen auf einmal, aber regelmässig genossen; in ganz Japan beträgt der jährliche Verbrauch etwa 30 Mill. kg. Ueber die Hälfte der jährlichen Sojabohnenernte dient zur Darstellung von Miso.

Zur Bereitung des chinesischen Miso, Tao-tjung oder Bohnenbrei genannt, werden Bohnen der weissen Soja während zweier Tage in kaltem Wasser gequellt, dann werden die Hülsen entfernt, die Bohnen gekocht und behufs Abkühlung auf Bambusteller ausgebreitet. Weiter wird ein Gemisch von gleichen Theilen Reis und Klebreismehl in einer eisernen Schale leicht geröstet, nach dem Abkühlen mit den Bohnen gemischt und das Gemisch in einen Korb gegeben, der inwendig mit Blättern derselben Hibiscusart ausgekleidet ist, die zur Tao-Yu-Bereitung benutzt wird. Man bedeckt den Inhalt des Korbes mit Blättern und einem Deckel und überlässt ihn zwei Tage der

---

[1]) Ueber die verschiedenen Sorten Miso vergl. O. Kellner: Chem.-Ztg. 1895, 19, 265.

Ruhe. Während dieser Zeit hat der Pilz. der viel Aehnlichkeit hat mit dem Aspergillus Oryzae, und überall vorkommt, Gelegenheit, sich zu entwickeln und die Stärke des Reises zu verzuckern; das Gemisch wird wenigstens klebrig, feucht und von süsslichem Geschmack. Man trocknet die feuchte Masse, bringt sie in einen Topf, worin sich schon eine Salzlösung befindet und belässt sie solange darin, bis eine herausgenommene Bohne salzig schmeckt, also bis die Salzlösung bis in das Innere der Bohne gedrungen ist. Auf Verlangen fügt man bisweilen noch ein wenig Palmzucker hinzu und das Gericht ist genussfähig, wenn es die Konsistenz eines steifen Breies angenommen hat und die Bohnen orangefarben erscheinen.

Der Tao-tjung ist ein zäher, gelblicher oder röthlicher Brei, der sehr salzig schmeckt, einen säuerlichen Geruch hat und worin die Bohnenbruchstücke noch deutlich sichtbar sind. Prinsen-Geerlings fand in einer Probe:

Wasser	Proteïn		Fett	Invertirbare Kohlenhydrate		Rohfaser	Unbestimmte Stoffe	Kochsalz
	Gesammt-	wasserlöslich		Gesammt-	wasserlöslich			
62,86%	12,67%	6,93%	1,21%	10,00%	8,74%	3,78%	2,77%	6,71%

In ähnlicher Weise werden auf Java noch andere Pilze verwendet, um **Leguminosensamen** verdaulicher zu machen, z. B. zum Aufschliessen der Pressrückstände von der Erdnussölgewinnung der Pilz Rhizopus Oryzae und eine Oospora-Art. Die Mycelfäden der Pilze dringen durch die Zellhäute und bringen diese unter Ueberführung des Inhaltes der Zellen in den löslichen Zusand zum Zerfall.

Verunreinigung bezw. Verfälschungen der Suppenwürzen. Da es sich bei diesen Erzeugnissen um wässerige Auszüge handelt, bei denen sich nicht mikroskopisch feststellen lässt, welche Rohstoffe (Fleisch, Gemüse, Gewürze etc.) verwendet worden sind und bei denen die chemischen Untersuchungsverfahren behufs Unterscheidung noch sehr unsicher sind, so ist man bezüglich der Entscheidung über die Echtheit ganz auf den eigenen Geschmack und die Rechtschaffenheit des Lieferers angewiesen.

Am meisten soll die beliebte Anchovis-Sauce Verunreinigungen ausgesetzt sein, und mitunter auch Blei, herrührend von einer Färbung mit Mennige, enthalten. Vielfach aber soll zu der einmal beliebten Dunkelrothfärbung der Saucen auch Venetianisch Roth und Bolus verwendet werden.

Gemischte Suppen- und Gemüse-Dauerwaaren.

Durch Vermengen von Mehl, Gemüsen etc. mit Fleisch oder Fleischextrakt unter gleichzeitigem Zusatz von Fett und Gewürzen, so je durch Vermengen von Mehl mit Fett allein und Gewürzen werden zur Zeit eine Anzahl von Dauerwaaren hergestellt, welche dazu dienen sollen, durch einfaches Kochen eine fertige, schmackhafte Suppe oder ein fertiges Gericht zu liefern; sie bezwecken daher eine Erleichterung der Küchenarbeit und sind vorwiegend für die Massenverpflegung sowie für die Soldatenverpflegung im Felde, auf Schiffen etc. berechnet. Man kann die zahlreichen Erzeugnisse dieser Art eintheilen in:

1. Gemische von Fleisch mit Mehl, Gemüsen und Fett. Wie schon unter Fleischdauerwaaren S. 513 bemerkt wurde, hat man vor etwa 10 Jahren angestrebt, die überseeischen Fleischvorräthe durch Trocknen des ganzen Fleisches und Pulvern des Trockenrückstandes für Europa nutzbar zu machen. Durch Vermischen dieses trocknen Fleischpulvers mit den verschiedensten Mehlsorten wurden dann Mehl-Fleischsuppen etc. hergestellt, deren Herstellung jetzt aber ebenso wie die des trockenen Fleischpulvers (Carne pura) wieder eingegangen ist. Ueber die Zusammensetzung solcher Erzeugnisse vergl. I. Bd. S. 78–80.

Aber schon früher und aus inländischem Fleisch sind derartige Mischungen hergestellt. So bestand bezw. besteht die vielfach besprochene Rumfordsuppe aus 13,5% groben Fleischstücken, 31,8% Graupen, 44,7% feinem Mehl und 10% Kochsalz; das Suppenpulver (German Army food) von Dennerlein & Co. in Berlin aus Fleischfasern, Getreide- und Erbsenmehl, Gemüsetheilen und Kochsalz; die Fleischleguminose von Ad. Brandt in Altona aus 86 Theilen Leguminosenmehl und 14 Theilen trocknem Fleischpulver; in ähnlicher Weise werden die Leguminosen-Fleischtafeln, die Fleischbiskuits von der Konservenfabrik L. Lejeune in Berlin, die französische Soupe militaire hergestellt. Hieher gehören auch die Feldmenage-Fabrikate in Büchsen- oder Wurstform von Ferd. Flörken in Mayen, der deutschen Armee-Konservenfabrik in Ansbach und von anderen Firmen.

Die für diesen Zweck verwendeten Leguminosenmehle werden erst für sich besonders behandelt, nämlich erst gar gedämpft, dann gedarrt und gemahlen. Die Gemüse werden entweder mit dem Fleisch gekocht und in Büchsen eingelegt, oder für sich getrocknet und mit dem getrockneten Fleisch vermischt. Als Fett verwendet man durchweg Rinds- und Schweinefett.

Für die Darstellung von Fleischteigwaaren giebt Scheurer-Kestner schon 1872 folgende Vorschrift:

Man rührt 550—575 g Mehl mit 50 g Sauerteig und 300 g frischem, gehacktem Ochsenfleisch zusammen, setzt das zur Teigbildung nöthige Wasser hinzu und lässt das Gemisch 2—3 Stunden an einem warmen Ort stehen. Darauf formt und bäckt man das Brot wie gewöhnlich; um eine zu starke Säuerung zu vermeiden, setzt man dem Teig 1 g Natriumbikarbonat zu.

Durch Zusatz von Speck kann der Geschmack verbessert werden. Bei der Gährung eines derartigen Brotteiges soll sich nach Scheurer-Kestner ein Enzym bilden, welches ähnlich wie das Verdauungsenzym von Carica papaya und die Enzyme der sog. „fleischfressenden" Pflanzen eine vollständige Verdauung des Fibrins und der dasselbe begleitenden Substanzen bewirkt.

J. Nessler stellt Fleischteigwaaren in der Weise her, dass er rohes oder gedämpftes Fleisch fein zerhackt, mit Mehl und Eiern vermischt, aus dem Teig dünne Scheiben formt und diese rasch trocknet. Auch die deutsche und andere Militärverwaltungen lassen aus Weizenmehl, frischem Fleisch, Fleischextrakt, Schweinefett etc. (vergl. Bd. I S. 80) einen Fleischzwieback bereiten.

Nach anderen Vorschriften werden dem Mehl 10—25% trocknes Fleischpulver zugesetzt, für besondere Sorten auch Gewürz, wie Kümmel oder Citronensäure (für Marinezwecke). Nachdem der Teig fertig gestellt ist, wird derselbe in die gewünschte Form gepresst oder (für kleine Biskuits) ausgestochen und diese auf Horden bei hoher Temperatur getrocknet und gebacken.

Auch ist es gebräuchlich geworden, dem Kakao wegen der geringen Verdaulichkeit seines Proteïns besser ausnutzbare Stickstoff-Substanz, entweder in Form von Proteïn-Nährmitteln (vergl. vorstehenden Abschnitt) oder von Fleischpepton zuzusetzen.

Die Zusammensetzung einiger solcher Dauerwaaren ist folgende:

No.	Bezeichnung	Zeit der Untersuchung	In der natürlichen Substanz							In der Trockensubstanz		
			Wasser %	Stickstoff-Substanz %	Fett %	Kohlen-hydrate %	Rohfaser %	Asche %	Stickstoff-Substanz %	Fett %	Stickstoff %
1	Erbsenfleischsuppe oder Erbsenfleischtafel von L. Léjeune in Berlin	1884	17,01	21,87	17,98	32,60	1,47	9,07	26,35	21,67	4,22
2	Fleischbiskuits	1884	6,62	14,69	1,07	74,23	0,74	2,65	15,72	1,15	2,51
3	Fleischzwieback	18 91/92	6,55	26,89	16,05	47,05	0,47	2,99	28,78	17,18	4,60
4	Suppenpulver (German Army food) von Dennerlein & Cie. in Berlin	18 78/79	11,27	19,51	2,14	78,07	1,71	17,33	22,00	2,41	3,52
5	Rumfordsuppe	1879	11,73	16,18	1,87	56,33	1,15	12,74	18,33	2,12	2,93
6	Soupe militaire	1884	7,21	23,41	1,40	43,06	6,80	18,32	25,23	1,51	4,04
7	Fleischgemüse: 400 g Fleisch+Gewürz+100 g Gemüse-Conserve	1888	37,74	12,50	7,97	31,40	2,00	8,39	20,07	12,80	3,19
8	Goulyas (roh) mit Kartoffelwürfeln	1888	57,25	17,62	5,36	15,10	0,81	3,86	42,75	12,54	6,63
9	Feldbeefsteaks mit Kartoffelfrittes	1888	50,34	16,68	21,31	5,58	1,20	4,89	33,59	42,91	5,37
10	Trockene deutsche Feldmenage (in Pergamentpapier, Wurstform) Fleisch, Erbsen, Kartoffeln, vom 1. März 1885	1888	13,22	31,25	28,59	15,74	3,80	7,40	36,01	32,94	5,76
11	Fleisch, Erbsen, Möhren, vom 1. Okt. 1884	1888	15,93	32,56	27,06	13,82	1,90	8,73	38,73	32,18	6,19
12	Fleischpepton-Puder-Kakao	1888	6,92	21,12[1]	10,86	54,58	3,15	3,37	22,69	11,67	3,63

(No. 7–11: Von Ferd. Flörken in Mayen)

2. Gemische von Fleischextrakt mit Mehl, Fett und Gewürzen.

An Stelle des natürlichen Fleisches bezw. des trockenen Fleischpulvers verwendet man zur Darstellung dieser Art Dauerwaaren auch Fleischextrakt. Selbstverständlich dürfen diese mit den Dauerwaaren aus ganzem Fleisch nicht verwechselt werden, denn sie enthalten nur die als Genussmittel dienenden Stoffe des Fleisches und nicht auch die Nährstoffe desselben, unterscheiden sich also von ersteren wie Fleischextrakt vom natürlichen Fleisch.

Derartige Dauerwaaren, sog. kondensirte Suppentafeln, werden schon lange von verschiedenen Konservenfabriken, z. B. L. Léjeune in Berlin und C. H. Knorr in Heilbronn, hergestellt, wobei die Leguminosenmehle die unter 1. erwähnte vorbereitende Behandlung erfahren. Die russische Armee verwendet Hafer- und Kartoffeldauerwaaren mit Fleischextrakt, welche von der Aktiengesellschaft „Volksernährung" (Narodnoe Prodowolstwo) dargestellt werden.

---

[1] In der Gesammt-Stickstoff-Substanz wurden gefunden: 5,64% Albumosen, 4,25% Pepton, 0,41% Theobromin.

Ebenso hat man schon mehrfach versucht, **Fleischextraktzwiebacke** herzustellen. Gail Booden kocht 25,5 kg Fleisch 5½ Stunden lang in 24 l Wasser mit 10 kg Gemüse und 250 g Zucker; er erhält so 11 l Fleischbrühe, die, mit 49,8 kg Weizenmehl vermischt und verbacken, 237 Zwiebacke liefern.

Thiel zerhackt frisches Fleisch, zieht es mit Wasser aus, stellt mit diesem Auszug Brotteig her und verbäckt denselben zu Zwieback.

Nach Falck enthält dieser Fleischextraktzwieback 19,25 % Wasser, 14,68 % Stickstoff-Substanz (2,35 % N) und 1,42 % Mineralstoffe.

Verschiedene solche Fleischextrakt-Suppentafeln ergaben folgende Zusammensetzung:

No.	Bezeichnung	Zeit der Untersuchung	In der natürlichen Substanz						In der Trockensubstanz		
			Wasser %	Stickstoff-Substanz %	Fett %	Kohlenhydrate %	Rohfaser %	Asche %	Stickstoff-Substanz %	Fett %	Stickstoff %
1	Bohnensuppe mit Fleischextrakt	—	10,76	18,92	18,58	37,77	1,69	12,28	21,19	20,81	3,39
2	Erbsensuppe mit desgl.	—	9,11	19,61	17,89	39,68	1,45	12,26	21,58	19,68	3,45
3	Linsensuppe mit desgl.	—	10,91	19,87	17,61	38,74	1,23	11,64	22,30	19,76	3,57
4	Griessuppe mit Fleischextrakt	1888	10,67	10,81	10,99	52,68	0,92	13,93	12,10	12,30	1,93
5	Gerstensuppe mit desgl.	1888	8,31	10,56	11,23	54,43	0,76	14,71	11,51	12,24	1,84
6	Reissuppe mit desgl.	1888	9,80	9,00	10,09	56,46	0,79	13,86	9,98	11,18	1,59
7	Tapioca-Julienne-Suppe mit Bouillonextrakt	1887	10,65	4,25	10,61	59,44	1,82	13,19	4,76	12,44	0,76
8	Curry-Suppe mit desgl.	1887	6,59	17,81	20,84	39,54	2,15	13,07	19,07	22,31	3,05
9	Grünkernsuppe mit desgl.	1887	6,54	10,44	12,04	53,07	1,43	16,48	11,17	12,88	1,76
10	Mock-Turtle-Suppe, sog. Schildkrötensuppe	1887	4,97	18,37	17,31	40,27	3,23	15,85	19,31	18,21	3,09

(No. 1–3 Kondensirte, Heilbronn; No. 4–9 von H. Knorr in Heilbronn; No. 10 von C.)

Hierzu sei bemerkt, dass unter „Tapioca-Julienne" ein Gemisch von Reis mit Suppenkräutern, unter „Grünkern" unreifer Spelz zu verstehen ist, während „Curry" ein indisches Gewürz bedeutet, dessen Zusatz obige Bezeichnung bedingt.

3. Gemische von Mehl mit Fett allein und Gewürzen. Zu dieser Art von Dauerwaaren sind die sog. kondensirten Suppentafeln zu rechnen, welche bloss aus Mehl unter Beimengung von Fett nebst Gewürzen und Salz bestehen. Solche Dauerwaaren werden z. B. von Rud. Scheller in Hildburghausen, Alex. Schörke & Co. in Görlitz und anderen Firmen hergestellt. Verschiedene Analysen dieser Fabrikate lieferten im Mittel folgende Zusammensetzung:

No.	Bezeichnung		In der natürlichen Substanz						In der Trockensubstanz		
			Wasser %	Stickstoff-Substanz %	Fett %	Kohlen-hydrate %	Rohfaser %	Asche %	Stickstoff-Substanz %	Fett %	Stickstoff %
1	Von Rud. Scheller	Griessuppe	9,30	7,05	15,04	55,76	1,40	11,45	7,76	16,72	1,21
2		Gerstensuppe	10,99	6,07	15,87	51,19	1,23	14,65	6,82	17,83	1,11
3		Erbsensuppe	8,50	17,79	24,45	35,99	1,63	11,64	19,43	26,78	3,11
4	Von Alex. Schörke & Co.	Erbsentafel	8,03	17,54	20,77	40,25	1,65	11,76	19,08	22,59	3,05
5		Bohnentafel	7,04	17,75	20,67	39,90	1,59	13,05	18,95	22,26	3,03
6		Linsentafel	6,92	20,75	20,64	37,66	1,81	12,22	22,28	22,16	3,57

Ueber die ebenfalls hierher zu rechnende **Erbswurst** vergl. S. 525.

Diese und andere Dauerwaaren haben zur Zeit ziemlich weite Verbreitung gefunden. Wenngleich sich im Allgemeinen empfiehlt, die Speisen in der Küche aus den Rohstoffen selbst zuzubereiten, weil man auf diese Weise die Güte der Esswaaren besser beurtheilen kann, als in fertigen, zerkleinerten Gemischen, so lässt sich doch die Bedeutung dieser wie aller anderen Dauerwaaren nicht verkennen, z. B. zur Versorgung von Schiffen und Festungen, zur Verpflegung im Kriege, für die Massenernährung der Fabrik- und ländlichen Bevölkerung, in öffentlichen Anstalten, überhaupt für alle solche Fälle, in denen es gilt 1. auf möglichst billige Weise eine volle, richtig bemessene Nahrung dort zu beschaffen, wo die Nahrungsmittel im frischen Zustande nicht immer zu Gebote stehen; 2. thunlichst rasch eine kräftige und volle Speise zuzubereiten. Diese Vortheile sind ferner auch in den Arbeiterfamilien, in denen häufig Mann, Frau und Kinder auswärts arbeiten und bei denen Mittags in einer Stunde eine Mahlzeit zubereitet und eingenommen werden muss, nicht zu unterschätzen.

Sollen aber die fertigen Waaren diesen Zwecken entsprechen, so ist, abgesehen davon, dass sie aus reinsten Rohstoffen in sauberster Weise hergestellt sein müssen, unbedingt weiter erforderlich, dass die Art und Weise ihrer Mischung und ihre Zusammensetzung angegeben wird. Denn es ist ein grosser Unterschied, ob diese Art Dauerwaaren ganzes Fleisch oder nur die Fleischextraktstoffe oder keines von beiden enthalten. Letztere Dauerwaaren können zwar ebenso gut und kräftig schmecken, haben aber bei gleichem Gehalt an roher Stickstoff-Substanz, Fett und Kohlenhydraten nicht denselben Nährwerth. In dieser Hinsicht ist es erfreulich, dass einige Fabriken dieser Art angefangen haben, für ihre Erzeugnisse eine feste Gehaltsgarantie zu leisten.

Wenn die Erzeugnisse ferner zur Massenernährung gerade der Arbeiterbevölkerung dienen sollen, so muss der Preis ein angemessener sein und im Verhältniss zu dem Nährstoffgehalt stehen.

Verfälschungen. Verfälschungen kommen bei diesen Dauerwaaren nur insofern vor, als einerseits schlechte und verdorbene Rohstoffe verwendet werden, deren schlechter Geschmack durch Gewürze aller Art verdeckt wird, andererseits in Art und Menge schädliche Frischhaltungsmittel zugesetzt und weiter den Gemischen Bezeichnungen beigelegt werden, welche sie nach ihrer Zusammensetzung nicht beanspruchen können. Bei feuchter und warmer Aufbewahrung können sie auch leicht ranzig werden.

Eier.

Von den Eiern verwenden wir als Nahrungsmittel die **Fischeier** oder den **Rogen** (**Kaviar**), die Eier von **Krebsen** und **Hummer** und besonders die **Vogeleier**. Wenngleich Fisch- und Vogeleier in ihrer äusseren Beschaffenheit sehr verschieden sind, so gleichen sie sich doch durch den Gehalt an im Allgemeinen denselben chemischen Bestandtheilen und gehören daher in eine Gruppe.

1. Fischeier oder Rogen (Kaviar). Von den Fischeiern (oder Rogen oder Laich) kommen vorwiegend die von **Hausen**, **Sterlet**, **Stör**, **Karpfen**, **Hecht**, **Barsch**, **Lachs**, **Forelle**, **Meeraesche**, **Häring** etc. in Betracht; die Indianer verzehren auch die Eier der **Schildkröten** und des **Kaimans**. Der Rogen anderer Fische, so der **Barben** und **Weissfische**, erregt dagegen Uebelkeit, Erbrechen und Durchfall.

Die von Häuten und Fasern befreiten und eingesalzenen Eier des Störs heissen **Kaviar**.

Es giebt **flüssigen oder körnigen** und **gepressten** oder sog. Servietten-Kaviar (Paionsnaja).

Der **flüssige oder körnige Kaviar** wird in der Weise hergestellt, dass man den Rogen auf schräge Bretter legt, mit Salz bestreut, die Lake ablaufen lässt und ihn dann in Tonnen verpackt. Um die Häute zu entfernen, drückt man den Rogen auch durch Siebe.

Den **gepressten Kaviar** gewinnt man in der Weise, dass man den Rogen in eine Salzlake fallen lässt und dann die Kochsalzlösung wieder abpresst.

In Deutschland ist fast nur der körnige Kaviar in Gebrauch und unterscheidet man davon drei Sorten, nämlich:

1. **Russischen Kaviar**, der am unteren Lauf der Wolga, am Ural, Uralsee, Kaspischen See vorwiegend aus dem Rogen der drei Störarten Stör, Hausen und Sterlet gewonnen wird. Er ist **voll- und grosskörniger** als die zwei folgenden Sorten, frei von Häuten und schleimigen Beimengungen und wird am meisten geschätzt.

Im frischen Zustande sieht der Rogen der genannten drei Fische weiss aus, nimmt aber durch die Behandlung und Aufbewahrung eine schwärzliche und dunkelgraue Farbe an. Die Körner, von der Grösse eines Koriandersamens, sind um so durchscheinender, je frischer der Kaviar ist. In Russland selbst wird auch frischer Kaviar gegessen. Grosse Störe liefern bis zu 50 kg Kaviar.

2. **Deutschen oder Elbkaviar**; derselbe wird an der Nordsee und dem unteren Lauf der Elbe gewonnen; ebenfalls aus dem Rogen des Störs, aber auch vieler anderen minderwerthigen Fische. Er ist nicht nur kleinkörniger als der russische Kaviar, sondern hat auch eine schmierigere Beschaffenheit und schmeckt schärfer als dieser.

3. **Amerikanischen Kaviar**; er stammt aus dem Alaska- und Oregongebiete, gleicht dem Elbkaviar und schmeckt häufig salzig und sauer.

Ein Unterschied in der chemischen Zusammensetzung zwischen diesen genannten drei Kaviarsorten lässt sich nach den bis jetzt vorliegenden Analysen nicht angeben; der gepresste Kaviar enthält naturgemäss etwas weniger Wasser und mehr Trockensubstanz als der frische oder körnige Kaviar.

Diese beiden Sorten haben unter Hinzuziehung des sog. **Fischrogenkäses**, der in den Dardanellen von den Fischern aus dem Rogen einiger Fische durch Pressen und Trocknen an der Luft hergestellt und genossen wird, folgende Zusammensetzung:

Bezeichnung	Anzahl d. Analysen	Im natürlichen Zustande						In der Trockensubstanz		
		Wasser %	Stickstoff-Substanz %	Fett %	Stickstofffreie Extraktstoffe %	Asche %	Kochsalz %	Stickstoff-Substanz %	Fett %	Stickstoff %
Körniger Kaviar . . .	16	47,86	29,34	13,98	1,30	7,42	6,18	56,38	26,86	9,02
Gepresster „ . . .	3	37,79	38,01	15,52	1,08	7,60	6,22	61,09	24,95	9,77
Fischrogenkäse	1	19,38	38,81	28,87	(6,33)	10,61	—	43,18	25,81	6,91

Gobley untersuchte wie Geflügeleier so auch **Karpfeneier** auf verschiedene nähere Bestandtheile und giebt an:

Wasser	Paravitellin (Stickstoff-Substanz)	Palmitin u. Oleïn	Cholesterin	Lecithin	Cerebrin	Membran-Substanz	Extraktstoffe	Pigmente	Asche
%	%	%	%	%	%	%	%	%	%
64,08	14,06	2,57	0,27	3,04	0,21	14,53	0,39	0,03	0,82

Der Fischrogen, besonders der Kaviar, ist mehr ein Genuss- als ein Nahrungsmittel; er gilt als ein leicht verdauliches, die Verdauung anregendes und beförderndes Mittel.

Die Einfuhr an fremdländischem Kaviar in Deutschland betrug:

	1895	1896	1897
Menge	3973 Dz.	4026 Dz.	4314 Dz.
Geldwerth	4 117 000 M.	4 367 000 M.	5 609 000 M.

Der Handel mit Kaviar hat daher immerhin einige Bedeutung.

Verdorbenheit und Verfälschung. Beim Einkauf des Kaviars ist darauf zu achten, dass derselbe weder sauer, ranzig noch schimmelig ist, noch unangenehm, faulig riecht — guter Kaviar riecht gar nicht — oder sich in Gährung befindet. Die Eier von 2,5—3,5 mm Durchmesser dürfen weder eingeschrumpft, noch zerflossen. noch schmierig sein. Die Farbe kann dunkelgrau bis schwarz sein.

Nach W. Niebel[1]) unterscheiden sich obige drei Kaviarsorten noch durch folgenden Gehalt an freien Fettsäuren und Kochsalz:

Kaviar:	Russischer	Deutscher	Amerikanischer
Freie Fettsäuren . .	0,16—0,51 %	0,98— 4,31 %	1,24— 6,76 %
Kochsalz	6,21—7,20 „	9,30—11,18 „	9,88—11,40 „

In obigen Analysen treten so hohe Kochsalzgehalte nicht auf und muss einstweilen dahingestellt bleiben, ob der grössere Gehalt an freien Fettsäuren dem deutschen und amerikanischen Kaviar als solchem anhaftet oder sich erst in Folge der rascheren Zersetzung gegenüber dem russischen Kaviar beim Aufbewahren gebildet hat; der an sich scharfe und sauere Geschmack des deutschen und amerikanischen gegenüber dem angenehmen und milden Geschmack des russischen Kaviars lässt allerdings vermuthen, dass die freien Fettsäuren in den ersten beiden Kaviar-Sorten vorgebildet vorhanden sind oder sich doch schnell bilden. Im Uebrigen macht der Säuregehalt den Kaviar noch nicht zu einer **verdorbenen Waare**, sondern setzt nur seinen Werth herunter.

---

[1]) Zeitschr. f. Fleisch- und Milch-Hygiene 1893, 5.

Fauliger, in Gährung übergegangener, schimmeliger und gallig-bitter schmeckender Kaviar ist dagegen als verdorben zu bezeichnen.

Was in Deutschland als Elbkaviar verkauft wird, soll vielfach zersetzter amerikanischer Kaviar sein.

Als Zusätze zum Kaviar werden von Niebel genannt: Bouillon, Oel, Sago, Weissbier etc. Solche Zusätze gelten selbstverständlich als Verfälschungen.

2. Vogeleier. Es giebt wohl kaum einen Vogel, dessen Eier nicht zur Ernährung des Menschen verwendet werden könnten. Glücklicherweise aber ist der öffentliche Verkauf und Gebrauch der Eier nützlicher Vögel nicht gestattet. Als Nahrungsmittel kommen vorzugsweise nur die Hühnereier in Betracht; hie und da auch Enten-, Gänse- und Puter-Eier; an den Küsten die Eier der Seevögel, von denen die Eier z. B. der Seemöve sehr gesucht sind, während bei uns die Eier der Kibitze als grosser Leckerbissen gelten.

Der Geschmack der Eier ist sehr verschieden, je nach dem Futter der Thiere; die Eier der im Freien lebenden, von Körnern und Würmern sich ernährenden Hühner sind wohlschmeckender, als die, welche in Zwangsräumen mit allerlei Abfällen gefüttert werden.

Die chemische Zusammensetzung der Eier aller Vögel ist aber wesentlich gleich. Dieses kann nicht befremden, wenn man bedenkt, dass das Ei ein Sekretionserzeugniss des Chylus und Blutes ist, die in ihrer Zusammensetzung bei den einzelnen Vögeln von keiner wesentlichen Verschiedenheit sind.

Am eingehendsten ist das Hühnerei untersucht; die Ergebnisse dieser Untersuchung lassen sich aber aus dem besagten Grunde auf die Eier anderer Vögel übertragen.

Die Eier zerfallen in 3 äusserlich sehr verschiedene Theile, nämlich in die Schalen, das Eiweiss (Eiklar) und das Eigelb.

Das Verhältniss dieser 3 Bestandtheile ist sowohl bei verschiedenen Vögeln als auch bei den einzelnen Individuen derselben Art einigen Schwankungen unterworfen. Es enthält z. B.:

	Hühnerei		Entenei	Kibitzei
	1 Stück	Mittel	1 Stück	1 Stück
Gewicht eines Eies[1]	30,0—72,0 g	53,0 g	60,0 g	25,0 g
Schalen	3,0— 7,0 „	6,0 „	6,0 „	2,5 „
Eiweiss	15,0—43,0 „	31,0 „	30,0 „	} 22,5 „
Eigelb	10,0—23,0 „	16,0 „	24,0 „	

Darnach vertheilen sich die Bestandtheile procentig folgendermassen:

	Hühnerei	Entenei	Kibitzei
Schalen	11,5 %	10,0 %	10,0 %
Eiweiss	58,5 „	50,0 „	} 90,0 „
Eigelb	30,0 „	40,0 „	

Haushühner pflegen zwischen 250—300 Stück, Enten zwischen 220—250 Stück Eier im Jahr zu legen.

Die Schalen der Eier bestehen vorwiegend aus Calciumkarbonat; sie enthalten:

Calciumkarbonat	Magnesiumkarbonat	Calcium- und Magnesiumphosphat	Organische Stoffe
89—97 %	0—2 %	0,5—5 %	2—5 %

---

[1] Ein Ei der Gans wiegt 120—180 g, das der Seemöve 90—120 g.

Für den Gesammtinhalt (Eiweiss + Eigelb) eines Eies wurde folgende chemische Zusammensetzung gefunden:

Ei von	Abfall (Schalen) %	In dem frischen Ei-Inhalt					In der Trockensubstanz			
		Wasser %	Stickstoff-Substanz %	Fett %	Stickstoff-freie Extraktstoffe %	Asche %	Stickstoff-Substanz %	Fett %	Asche %	Stickstoff %
Haushuhn	11,4	73,67	12,57	12,02	0,67	1,07	47,46	45,67	4,06	7,64
Ente	13,3	70,81	12,77	15,04	0,30	1,08	43,76	51,54	3,70	7,00
Gans	14,2	69,50	13,80	14,40	1,30	1,00	45,25	47,22	3,28	7,24
Truthuhn	13,8	73,70	13,40	11,20	0,80	0,90	50,94	42,58	3,42	8,13
Perlhuhn	16,9	72,80	13,50	12,00	0,80	0,90	49,52	44,11	3,31	7,92
Regenpfeifer . .	9,6	74,40	10,70	11,70	2,40	1,00	41,79	45,70	3,91	6,68
Kiebitz	9,6	74,43	10,75	11,66	2,19	0,98	42,04	45,60	3,83	6,72

Hiernach zeigt die Zusammensetzung der Eier verschiedener Vögel nur geringe Unterschiede. Dass die weissschaligen Hühnereier eine andere Zusammensetzung besitzen sollen, als die braunschaligen, hat sich nach den Untersuchungen von Langworthy[1]) nicht bewahrheitet.

Für Eiweiss und Eigelb vertheilen sich die Nährstoffe wie folgt:

Ei von	Eiweiss					Eigelb				
	Wasser %	Stickstoff-Substanz %	Fett %	Stickstoff-freie Extraktstoffe %	Asche %	Wasser %	Stickstoff-Substanz %	Fett %	Stickstoff-freie Extraktstoffe %	Asche %
Haushuhn . . .	85,61	12,77	0,25	0,70	0,67	50,93	16,05	31,70	0,29	1,02
Ente	87,00	11,10	0,03	1,07	0,80	45,80	16,80	36,20	—	1,20
Gans	86,30	11,60	0,02	1,28	0,80	44,10	17,30	36,20	1,10	1 30
Truthuhn . . .	86,70	11,50	0,03	0,97	0,80	48,30	17,40	32,90	0,20	1,20
Perlhuhn . . .	86,60	11,60	0,03	0,97	0,80	49,70	16,70	31,80	0,60	1,20
Mittel	86,44	11,71	0,07	1,01	0,77	47,47	16,85	33,76	0,44	1,18
Desgl. für die Trockensubstanz . . .	—	86,36	0,52	7,44	5,68	—	32,26	64,65	0,83	2,26

Da das Eiweiss und Eigelb aller Vögel nahezu gleich zusammengesetzt ist, so ist es zulässig, aus vorstehenden 5 Analysen von verschiedenen Eiern das Mittel zu nehmen.

Auf ein Hühnerei berechnet vertheilen sich die Nährstoffe in Eiweiss und Eigelb wie folgt:

		Wasser	Trocken-Substanz	Stickstoff-Substanz	Fett	Stickstofffreie Extraktstoffe	Salze
Von einem Hühnerei	31 g Eiweiss	26,54 g	4,46 g	3,96 g	0,07 g	0,22 g	0,21 g
	16 „ Eigelb	8,15 „	7,85 „	2,57 „	5,07 „	0,05 „	0,16 „

---

[1]) Ausser den in Bd. I S. 98 aufgeführten Analysen sind auch die in „Eggs and their uses as food" „Farmers Bulletin" No. 128 Washington 1901 von C. F. Langworthy mitgetheilten Analysen berücksichtigt.

Nahezu dieselben Zahlen für die Zusammensetzung des Hühnereies und seiner Bestandtheile

Das Weisse der Vogeleier besteht hiernach fast ausschliesslich aus Albumin[1]) (S. 25) neben vielleicht einem Globulin (S. 29) und Mukoïd (S. 37) in geringerer Menge; Fett, Seifen, Lecithin und Cholesterin sind darin nur in Spuren enthalten; die Menge einer gährenden Zuckerart soll 0,5—8,0 % der Trocken-Substanz betragen.

Nach H. Scholl[2]) enthält das frische Hühnereiweiss Kohlensäure, welche zum geringen Theil in Form von Mono-, zum bei weitem grössten Theil in Form von Bikarbonaten vorhanden ist; durch Erwärmen auf 60° entweicht ein Theil der Kohlensäure und tritt in Folge dessen allmählich Gerinnung ein. Durch Sättigen von nicht gerinnbarem Alkali-Albuminat, welches eine stark bakterienvernichtende Wirkung besitzt, mit Kohlensäure lässt sich wieder ursprüngliches gerinnbares Eiweiss herstellen.

Für das Eigelb geben Gobley und Loebisch noch folgende eingehendere Zusammensetzung an:

Bestandtheile	Gobley	Loebisch	Bestandtheile	Gobley	Loebisch
Wasser	51,8	51,8	Glycerinphosphorsäure	1,2	—
Vitellin	15,8	15,8	Lecithin	7,2	8,4
Nukleïn	1,5	1,5	Cerebrin	0,3	—
Palmitin, Stearin u. Oleïn	20,3	23,2	Farbstoffe	0,5	0,5
Cholesterin	0,4	0,4	Salze	1,0	1,5

Das Eigelb oder der Dotter hat daher eine vielseitigere Zusammensetzung als das Eiweiss. Ausser dem hauptsächlichsten Proteïnstoff Vitellin (S. 29), welches als Globulin aufgefasst wird, aber auch ein Nukleoalbumin sein kann, kommen darin noch in geringen Mengen als Proteïnstoffe Albumin (bezw. Alkalialbuminat) und Nukleïn (oder ein Pseudonukleïn) vor, welches nach Bunge[3]) in naher Beziehung zum Blutfarbstoff stehen soll und von ihm Hämatogen genannt wird; seine Elementarzusammensetzung ist folgende:

42,11 % C, 6,08 % H, 14,73 % N, 0,55 % S, 5,19 % P, 0,29 % Fe, 31,05 % O.

Das Hämatogen soll ein Zersetzungserzeugniss von Vitellin sein.

Nach anderen Angaben soll im Eidotter auch die Gehirn-Substanz, das Protagon (mit 66,39 % C, 10,69 % H, 2,39 % N und 1,07 % P) vorkommen, welches bei der Zersetzung Cerebrin (ebenfalls eine Gehirnsubstanz, mit 69,08 % C, 11,47 % H, 2,13 % N, 17,32 % O) und Lecithin liefert.

Das Lecithin (auch wohl Protagon genannt; vergl. S. 88) kommt im Eigelb in ziemlich grosser Menge vor; ferner von sonstigen Stickstoff-Verbindungen das Neuridin (S. 82) in Spuren. J. Müller und M. Masuyama[4]) haben im Hühnereigelb und wahrscheinlich auch in dem Weissen desselben ein diastatisches Enzym nachgewiesen. Der gelbe und rothe Farbstoff des Eigelbes gehört zu

---

(Eiweiss und Eigelb) sowie für die Vertheilung der Nährstoffe in letzteren fand auch Lebbin (Zeitschr. f. öffentl. Chemie 1900, 6, 148 und Therapeutische Monatshefte 1901, 15, 552).

[1]) Das in den Eiern der Nesthocker vorkommende Eiweiss, welches sich wie ein Alkalialbuminat verhält, nennt Tarchanoff „Tatateiweiss".
[2]) Archiv f. Hygiene 1893, 17, 535.
[3]) Zeitschr. f. physiol. Chemie 1885, 9, 49.
[4]) Zeitschr. f. Biologie 1900, 39, 547.

den im Thierkörper viel verbreiteten Luteïnen oder Lippochromen (S. 261). Das Fett besteht aus den Tri- (vielleicht auch Di- und Mono-) Glyceriden der Oel-, Palmitin- und Stearinsäure; Liebermann fand darin 40% Oelsäure, 38,04% Palmitin- und 15,21% Stearinsäure, M. Kitt[1]) 10,4% Glycerin. Das Fett schliesst ziemlich viel Cholesterin ein, nach Juckenack 0,91% = 1,92% der Eigelb-Trockensubstanz, nach Kitt 1,5% im Eieröl (S. 104); A. Bömer.[2]) fand im Eieröl 4,50% Cholesterin.

Auch soll das Eigelb in sehr geringer Menge Glukose enthalten.

Für die procentige Zusammensetzung der Asche des Eies und seiner Bestandtheile werden folgende Zahlen angegeben:

Bestandtheile des Eies	Reinasche in der Trockensubstanz %	Kali %	Natron %	Kalk %	Magnesia %	Eisenoxyd %	Phosphorsäure %	Schwefelsäure %	Kieselsäure %	Chlor %
Gesammt-Inhalt des Hühnereies	3,48	17,37	22,87	10,91	1,14	0,39	37,62	0,32	0,31	8,98
Hühner-Eiweiss	4,61	31,41	31,57	2,78	2,79	0,57	4,41	2,12	1,06	28,82
Hühner-Eigelb	2,91	9,29	5,87	13,04	2,13	1,65	65,46	—	0,86	1,95

Während also das Eiweiss vorzugsweise reich ist an den Chloriden von Kalium und Natrium, finden sich im Eigelb vorwiegend phosphorsaure Salze. Die Phosphorsäure des letzteren ist 1. als Lecithinphosphorsäure, 2. als Glycerinphosphorsäure (von der Zersetzung des Lecithins herrührend), 3. als Nukleïnphosphorsäure und 4. als unorganisch gebundene Phosphorsäure vorhanden.

Die nach vorstehender Aschen-Analyse für das natürliche Eigelb sich berechnende Menge Phosphorsäure ist aber nach A. Juckenack[3]) zu gering, weil bei der üblichen Veraschung des Eigelbes ein erheblicher Theil der Phosphorsäure verloren geht. Er fand nämlich im Eigelb durch Veraschen mit Soda und Salpeter 1,279% Phosphorsäure, dagegen durch direkte Veraschung nur 0,673%; für das Eiweiss und das ganze Ei, worin er 0,031% bezw. 0,443% Phosphorsäure durch Veraschung unter Zusatz von Soda und Salpeter fand, macht sich ein solcher Unterschied d. h. Verlust nicht geltend.

Die in 100 g Eidotter im Durchschnitt vorhandenen 1,279 g Phosphorsäure vertheilen sich auf die einzelnen Verbindungsformen wie folgt:

Von 1,279 g Phosphorsäure sind:

In siedendem Alkohol löslich:		In siedendem Alkohol unlöslich:	
0,823 Phosphorsäure = 9,35 g Distearyllecithin.		0,456 g	
Hiervon waren:		Hiervon treffen:	
direkt aus dem Dotter in Aether löslich 0,478 g = 5,42 g freies Distearyllecithin	nach der Aether-Ausziehung in Alkohol löslich 0,345 g = 3,93 g an Vitellin gebundenes Distearyllecithin	auf Nukleïne 0,178 g	auf unlösliche Phosphate oder auf Glycerinphosphorsäure oder deren Verbindungen 0,278 g

[1]) Chem.-Ztg. 1897, **21**, 303; dort sind auch die sonstigen Eigenschaften des Eieröles mitgetheilt.
[2]) Zeitschr. f. Untersuchung d. Nahr.- u. Genussmittel 1898, **1**, 81.
[3]) Ebendort 1899, **2**, 905.

Hiernach sind von dem Phosphor des Eidotters nur rund 20% in unorganischer Form (bezw. als Glycerinphosphorsäure) vorhanden.

Die Gewichtsveränderungen des Hühnereies beim Kochen ermittelte Lebbin[2]) und fand, dass unter 22 Eiern nur 1 Ei im Gewicht unverändert blieb, 3 Eier eine Gewichtsabnahme, die übrigen aber eine schwache Gewichtszunahme zeigten; im Mittel ergab sich:

Gewicht des Eies		Gewichtszunahme	Gewicht der Schale	
vor	nach		Absolute Menge	In Procenten des ganzen Eies
dem Kochen				
53,45 g	53,90 g	0,45 g	5,61 g	10,45%

Die geringe Gewichtszunahme des Eies beim Kochen kann wohl nur darauf beruhen, dass Luft aus dem Ei ausgetrieben wird und dafür Wasser eindringt.

Die Ausnutzung des Hühnereies ist bereits S. 216 mitgetheilt. Lebbin hat den dort mitgetheilten einzigen Versuch Rubner's durch einen neuen Versuch an einem 65 kg schweren und 28 Jahre alten Laboratoriumsdiener erweitert, indem er denselben während zweier Tage nur Eier (22 Stück = 1178,84 g mit 123,41 g Schalen) verzehren liess und den Koth mit Milch abgrenzte. Von den Nährstoffen der Eier wurden durch den Koth unausgenutzt ausgeschieden:

Trocken-Substanz	Organische Substanz	Stickstoff-Substanz	Fett (Aetherauszug)	Lecithin	Neutralfett	Asche
4,99%	4,00%	2,41%	4,23%	8,97%	2,00%	29,62%

Auch aus diesem Versuch ergiebt sich die hohe Ausnutzungsfähigkeit der Eier.

Der Verbrauch an Eiern ist nicht unwesentlich; derselbe wird für den Tag und Kopf der Bevölkerung angegeben:

Von Schiefferdecker und Mayer in früheren Jahren:

	München	Paris	London
zu	25 g	18 g	10 g

Von Ph. Weyl 1890 für Berlin:

0,519 Stück Ei = 23 g

Die Einfuhr an Eiern nach Deutschland betrug:

	1895	1896	1897
Menge	835 650 Dz.	890 298 Dz.	995 902 Dz.
Geldwerth	74 373 000 M.	76 566 000 M.	67 167 000 M.

Die Ausfuhr dagegen bewegte sich nur rund um 7000 Dz.

Das Eiweiss dient technisch zur Herstellung der lichtempfindlichen Glasplatten für photographische Zwecke, wobei das Eigelb abfällt, welches getrocknet und für die menschliche Ernährung verwendet wird.

Andererseits wird das Eigelb zur Bereitung von Nudeln etc. verwendet und als Abfall Eiweiss gewonnen und in derselben Weise wie das im ersten Falle abfallende Eigelb verwendet.

Die auf diese Weise aus Eiweiss und Eigelb hergestellten Dauerwaaren haben folgende Zusammensetzung:

---

[1]) Therapeut. Monatshefte 1901, 15, 552.

Dauerwaare	Wasser %	Stickstoff-Substanz %	Fett %	Stickstoff-freie Extraktstoffe %	Asche %	In der Trockensubstanz Stickstoff-Substanz %	Fett %	Stickstoff %
Eiweiss	11,65 %	73,20 %	0,30 %	8,65 %	6,20 %	82,50 %	0,34 %	13,20 %
Eigelb	5,88 „	33,32 „	51,54 „	5,73 „	3,53 „	33,32 „	54,73 „	5,66 „

Wenn diese Dauerwaaren rein sind, muss ihre Zusammensetzung im wasserfreien Zustande der der Trockensubstanz von Eiweiss und Eigelb (vergl. S. 574) gleich sein, was hier bis auf einen etwas höheren Aschengehalt beim Eiweiss — wahrscheinlich in Folge Zusatzes von etwas Kochsalz — der Fall ist.

Von dem Eiweiss, Albumin oder auch Eierklar genannt, gewinnt man 4,5 g, von dem Dotter 8,5 g und von dem ganzen Ei, aus welchem ebenfalls vereinzelt durch Trocknen und Pulvern eine Dauerwaare hergestellt wird, 12,5 g Dauerwaaren für je ein Stück.

Verderben und Aufbewahren der Eier.

Da die Zeit des Eierlegens vorzugsweise in das Frühjahr fällt, so muss ein grosser Theil der Eier für die anderen Jahreszeiten aufbewahrt werden. Dieses ist aber mit manchen Schwierigkeiten verbunden, da die Eier sehr leicht in Zersetzung und Fäulniss übergehen. Besonders ist dieses mit dem an der Luft aufbewahrten natürlichen Ei der Fall und sind z. B. nach Genuss von einem auf diese Weise aufbewahrten und für Bereitung einer Puddingsauce verwendeten Eiweiss Vergiftungserscheinungen beobachtet worden[1]).

a) Das Verderben der Eier. Die Keime zum Verderben können dem Ei schon im Eileiter zugeführt werden.

Nach den Untersuchungen von O. E. R. Zimmermann[2]) kommen für das Verderben der Eier Schimmelpilze und Bakterien in Betracht. Die Schimmelpilze dringen durchweg von aussen durch die Schale in das Ei, können aber auch im Eileiter dem Eiweiss beigemischt werden. Die Infektion der Eier mit Bakterien geht in der Regel im Eileiter vor sich; die Keime, welche die sog. spontane Verderbniss herbeiführen, werden hauptsächlich beim Begattungsakt in den Eileiter übertragen. Vielleicht hat hierin die Erfahrung ihre Begründung, dass befruchtete Eier viel schneller in Verwesung übergehen, als unbefruchtete.

Die Bakterien, welche die Eier verderben, sind nach Zörckendörfer[3]) stark sauerstoffbedürftig und zerfallen in

1. Schwefelwasserstoff-bildende Bakterien,
2. Farbstoff-bildende Bakterien; der Farbstoff fluorescirt blau und grün.

Die Bakterien dringen beim Aufbewahren an schwachen Stellen der Schalen in das Innere ein und bewirken dort unter Sauerstoffzutritt die Zersetzung; Feuchtigkeit der Luft begünstigt, Trockenheit derselben hält die Zersetzung auf; schon durch längeres Erwärmen der Eier bei 50° wird ein Theil der Bakterien getödtet; Abhaltung von Luftzutritt schützt am besten vor der Zersetzung.

Nach M. Rubner[4]) ist an der schmutzig-grünen Färbung der Eier beim Verderben wie beim Kochen — in letzterem Falle spaltet sich stets etwas Schwefelwasserstoff oder Methylmerkaptan aus dem schwefelhaltigen Eiweiss ab — der Schwefelwasserstoff betheiligt, indem er sich mit dem im Vitellin oder Hämatogen vorhandenen Eisen verbindet.

---

[1]) Archiv f. animal. Nahrungsmittelkunde 1893, 8, 119.
[2]) Landw. Jahrbücher 1878, 7, 755.
[3]) Archiv f. Hygiene 1893, 16, 369.
[4]) Hygien. Rundschau 1896, 6, 761.

b) **Aufbewahren der Eier.** Die Verfahren zur Frischhaltung der Eier beim Aufbewahren laufen alle darauf hinaus, Luft- und Bakterien-Zutritt sowie feuchte Luft von denselben fern zu halten. Dieses wird auf verschiedene Weise zu erreichen gesucht, nämlich durch:
1. **Einhüllen** z. B. in Papier oder Einlegen in Sägespähne, Häcksel, Kleie, Oelsamen, Holzasche etc. Von diesen Umhüllungsmitteln hat sich Holzasche am besten bewährt. Nach einem anderen Vorschlage soll man die rein gewaschenen Eier vorher eine Stunde in eine Lösung von übermangansaurem Kali (2 g desselben in 2 l Wasser gelöst) legen, sie abtrocknen und dann in Seiden- oder Löschpapier wickeln. Unbedingt nothwendig für diese Aufbewahrung ist ein trockner und kühler Raum.
2. **Einlegen in Flüssigkeiten.** Als solche sind eine ganze Reihe in Vorschlag gebracht. Die am längsten bekannten Flüssigkeiten sind: Kalkwasser und Kochsalzlösung; durch ersteres aber werden die Schalen leicht brüchig, so dass sich die Eier mit Schalen nicht mehr kochen lassen; von der Kochsalzlösung dringt leicht Kochsalz in das Ei ein und wenn W. Hanna[1]) behauptet, dass bei vierwöchiger Aufbewahrung der Eier in 1—5%-iger Kochsalzlösung das Eiweiss nur 1,5%, das Eigelb nur 1,1% Kochsalz aufgenommen hatte und beide keinen Salzgeschmack zeigten, so kann doch nach anderweitigen Beobachtungen bei achtmonatiger Aufbewahrung der aufgenommene Kochsalzgehalt so gross werden, dass der Inhalt ungeniessbar wird.

Als sonstige Flüssigkeiten sind vorgeschlagen Lösungen von: Salicylsäure, Salicylsäure + Glycerin, ferner Wasserglas. Von diesen wird das Wasserglas besonders gerühmt, während die ersten beiden Lösungen sich nicht bewährt haben. 1 l Wasserglas wird mit 10 l Wasser gemischt und die verdünnte Lösung über die Eier gegossen[2]). Auch die Schale der solcherweise aufbewahrten Eier zerspringen leicht beim Kochen, indess soll dieses durch vorsichtiges Anbohren derselben mit einer starken Nadel verhindert werden können.
3. **Ueberziehen mit einem luftundurchlässigen Schicht** z. B. von Wasserglas, Paraffin, Kollodium, Lack, Fett (von Speckschwarte) und Vaseline, welches letztere sich anscheinend am besten bewährt hat.
4. **Anwendung von antiseptischen Mitteln** z. B. Einlegen in siedendes Wasser während 12—15 Sekunden, Behandeln (bezw. Bestreichen) mit Lösungen von Alaun, Salicylsäure und Glycerin, Kaliumpermanganat, Borsäure und Wasserglas etc. Von diesen antiseptischen Mitteln haben sich die beiden letzten am besten bewährt, stehen aber dem Ueberziehen mit Vaseline und dem Einlegen in Wasserglaslösung in der Wirkung nach.

Von einigen Seiten ist auch das Baden in einer antiseptischen Flüssigkeit im Frischhaltungsapparat „Ovator" empfohlen worden.

Die Milch.

Die Milch ist eines der wichtigsten Nahrungsmittel des Menschen. Nicht nur bildet sie in den ersten Lebensmonaten die ausschliessliche Nahrung des Kindes (vergl. S. 374), sie nimmt auch beim erwachsenen Menschen bald als solche, bald in Form von aus ihr hergestellter Butter oder Käse etc. unter den Nahrungsmitteln eine hervorragende Stellung ein.

Man kann den Verbrauch an Milch im Durchschnitt der Bevölkerung zu $1/4$—$3/10$ l, den Verbrauch an Butter zu 20—30 g, den an Käse zu 8—15 g für den Tag und Kopf der Bevölkerung veranschlagen.

---

[1]) Archiv f. Hygiene 1897, **30**, 341.
[2]) Die Wasserglaslösung lässt sich zur Eieraufbewahrung nicht wieder, dagegen sehr zweckmässig zum Putzen von Holzsachen etc. benutzen.

Wegen dieser grossen Bedeutung als Nahrungsmittel wird sowohl der Erzeugung seitens der Viehhalter als auch dem Vertrieb der Milch und der daraus hergestellten Erzeugnisse seitens der Verwaltung die grösste Aufmerksamkeit geschenkt, zumal dieselben manchen Verunreinigungen (Krankheiten) bezw. Verfälschungen ausgesetzt sind.

Wesen und Entstehung der Milch. Die Milch ist das Absonderungserzeugniss der Milchdrüsen der Säuger. In der Regel tritt die Absonderung nur bei geschlechtsreifen weiblichen Thieren nach dem Gebären auf, kann aber auch durch Reizung der Drüsen unter Umständen bei jugendlichen (nicht geschlechtsreifen) und jungfräulichen sowie männlichen Thieren[1]) hervorgerufen werden.

Die Zellen der Milchdrüsen sind reich an Proteïn und Nukleoproteïden, von denen eines beim Kochen mit verdünnten Mineralsäuren eine die Fehling'sche Lösung reducirende Substanz liefert, die noch nicht näher erforscht ist, aber Pentose-Reaktionen giebt. Ob diese Substanz zu dem Milchzucker in Beziehung steht und das Nukleoproteïd vielleicht als Muttersubstanz desselben angenommen werden kann, ist noch nicht entschieden. Unter den Extraktivstoffen der Milchdrüsen finden sich auch nicht unbedeutende Mengen Xanthinkörper und scheint Fett ein nie fehlender Bestandtheil der Zellen der absondernden Drüsen zu sein, indem es als grössere oder kleinere Kügelchen von dem Aussehen der Milchfettkügelchen in dem Protoplasma der Zellen beobachtet wird. Im Uebrigen sind die Bestandtheile der Milchdrüsen noch wenig erforscht; über die procentige Zusammensetzung des Kuheuters vergl. S. 496.

Die Milch aller Säuger bildet eine weisse bis gelblichweisse, in dickeren Schichten undurchsichtige, in dünnen Schichten bläulich durchscheinende Flüssigkeit, welche neben gequollenen und gelösten Proteïnstoffen, Milchzucker und Salzen sehr fein vertheiltes Fett in der Schwebe enthält, also eine Emulsion darstellt, und einen milden süsslichen Geschmack sowie durchweg eine amphotere, d. h. sowohl eine schwach saure als auch schwach alkalische Reaktion besitzt.

Das spec. Gewicht der verschiedenen Milchsorten schwankt zwischen 1,008 bis 1,045. Die höchste Dichte der Kuhmilch liegt nicht wie die des Wassers bei $+4,0°$, sondern bei $-0,3°$; der Ausdehnungsquotient derselben wächst mit der Temperatur sowie mit dem Gehalte an Trockensubstanz und ist bei $5-15°$ grösser als der des Wassers.

Die spec. Wärme der Milch beträgt nach Fleischmann[2]), wenn sie bei Temperaturen, die über dem Schmelzpunkt des Butterfettes liegen, aufbewahrt und untersucht wird, im Vergleich zu Magermilch, Rahm und Butter im Mittel:

Vollmilch	Magermilch	Rahm	Butterfett
0,9351 (bei 28,2°)	0,9455 (bei 27,7°)	0,8443 (bei 27,6°)	0,5207 (bei 31,2°)

Der Gefrierpunkt liegt nach Beckmann und Jordis[3]) um $0,54-0,58°$ tiefer als der Gefrierpunkt des Wassers; die elektrische Leitfähigkeit ent-

---

[1]) So wird (Milchztg. 1881, 10, 516 u. 626; 1893, 22 359) über milchliefernde Kalbinnen und (Ebendort 1886, 15, 801) über ein 4 Monate altes weibliches Füllen mit stark entwickeltem Euter berichtet, dem bei einem Gemelk 0,5 l Milch entzogen werden konnte. Auch bei einem neugeborenen Kinde, sowie bei einer jungfräulichen Hündin hat man Milchabsonderung beobachtet, desgleichen verschiedentlich bei Ziegenböcken (Zeitschr. d. landw. Centralver. d. Prov. Sachsen 1890, 278 u. 279) und ähnliche Fälle mehr.

[2]) Landw. Versuchsstationen 1874, 17, 251 u. Journ. f. Landw. 1902; 50, 33.

[3]) Jordis: Inaug.-Dissertation. Erlangen 1894.

spricht einem Widerstande von im Mittel 210,4 Ohm; der Brechungsindex beträgt 1,3440—1,3515.

Lässt man Milch einige Zeit ruhig stehen, so steigt das specifisch leichtere Fett an die Oberfläche und bildet die sog. Rahmschicht (Sahne), während die untere Schicht eine fettärmere und daher durchscheinendere Flüssigkeit (Magermilch, abgerahmte oder blaue Milch) darstellt. Auch ist es eine gemeinsame Eigenschaft der meisten Milcharten, dass der wässerige Theil der Milch bei längerem Stehen an der Luft unter dem Einfluss eines von den Milchsäure-Bakterien abgeschiedenen Fermentes zu einer gallertartigen Masse erstarrt oder wie man sagt gerinnt; Kaseïn nebst Fett scheiden sich hierbei aus, während in der durchsichtigen Flüssigkeit, Milch-Serum genannt, die anderen Bestandtheile der Milch, Albumin und sonstige Proteïnstoffe, Milchzucker und Salze gelöst bleiben. Tritt die Gerinnung der Milch alsbald nach Verlassen der Milchdrüse auf, so nennt man sie spontane Gerinnung; sie wird wahrscheinlich durch ein in der Milchdrüse erzeugtes, nicht organisirtes Enzym hervorgerufen [1]).

Hierbei entsteht nach Y. Kozai [2]) im Anfange immer Milchsäure und nicht, wie Blumenthal angenommen hat, häufiger Bernsteinsäure. Kozai findet bei der Gährung der Milch, bei welcher ausser Milchsäure Aethylalkohol, Essigsäure und Bernsteinsäure und weiter Ammoniak und Trimethylamin auftreten, vorwiegend drei Bakterien thätig, nämlich den Bacillus acidi paralactici, B. acidi laevolactici und B. acidi paralactici liquefaciens.

Ueber die Entstehung der Milch sind die Ansichten noch getheilt.

Man hat vielfach angenommen, dass die Milch einfach ein Ausseiherzeugniss des Blutes sei oder in der Hauptsache in dem Zerfall weisser Blut- oder Lymphkörperchen, die in grosser Anzahl in die Endbläschen der Brustdrüse einwandern, ihren Ursprung habe (Rauber); hiernach wäre die Milch eine Art „Eiter", wie schon Empedokles sich ausdrückte. Diese Ansicht ist aber als unhaltbar bezeichnet, weil einmal verschiedene Bestandtheile der Milch, wie Kaseïn, Milchzucker und die Glyceride der niederen Fettsäuren, im Blute nicht vorhanden sind oder wie Kali und Natron in demselben in einem anderen Verhältniss als in der Milch, also durch eine besondere Thätigkeit der Milchdrüsenzellen aus den Stoffen des Blutes gebildet werden müssten, und weil andererseits die Milch stets eine verhältnissmässig gleichmässige Zusammensetzung besitzt. Würde die Milch einfach in den Milchdrüsen aus dem Blut abgeseiht, so müsste sie mit der wechselnden Zusammensetzung des Blutes ebenfalls eine sehr schwankende Zusammensetzung annehmen und wie die Zusammensetzung des Blutes sehr von der Art der Ernährung abhängig sein, was in Wirklichkeit nach vielfachen Erfahrungen nicht der Fall ist (siehe weiter unten die Fütterungsversuche mit Milchkühen).

Aus diesen Gründen nehmen andere Forscher (Fürstenberg, Voit) an, dass die Milch ein Erzeugniss des Stoffwechsels der Drüsenzellen ist.

Die Bestandtheile des Blutes sollen zunächst zum Aufbau der Alveolarzellen des Drüsengewebes dienen und diese alsdann unter rascher, fettiger Degeneration zerfallen, sich verflüssigen und die Milch bilden. Das Wasser des Blutes soll zur Bildung der Milch einfach durchgeschwitzt werden, die anderen Bestandtheile, das

---

[1]) Vergl. Levy: Jahresbericht d. Thierchemie 1887, 157.
[2]) Zeitschr. f. Hygiene 1901, 38, 386.

Kaseïn und Albumin, das Fett und der Milchzucker durch den Zerfall der Milchdrüsenzellen, der Hauttalgdrüsen und durch die Metamorphose ihres Inhaltes entstehen. Die in den Milchgängen und der Milchcisterne angesammelte Milch wird alsdann, beim Saugen des Jungen oder beim Melken, durch Ausführungsgänge nach aussen geleitet. Eine Stütze für diese Ansicht erblickt man in der Thatsache, dass sich in der Milch kurz vor und nach der Geburt die in Zerfall begriffenen Drüsenzellen mikroskopisch deutlich erkennen lassen.

Nach Haidenhain[1]) und Reininghaus[2]) findet jedoch nicht eine vollständige Verflüssigung der Zellen statt, sondern es wird nur der vordere, der in die Alveolen hineinragende Theil der Zellen abgestossen; der zerfallende Theil löst sich, die darin enthaltenen Fetttröpfchen werden unter Zerfall der Zellkerne frei.

R. Martiny[3]) verwirft aber die Ansicht, dass die Milch flüssig gewordene Zellmasse bildet, ganz und führt z. B. aus, dass man sich wohl denken könne, dass Nervenreiz und Blutdruck auf die Absonderungsthätigkeit, nicht aber auf den Zerfall der Milchdrüse einen Einfluss ausüben. Die Menge wie Beschaffenheit der Milch sind von einer Reihe Faktoren (von der Fütterung, den Witterungsverhältnissen etc.), welche mitunter plötzlich ihren Einfluss äussern, in gewissem Grade abhängig; es ist aber bis jetzt nicht erwiesen, dass diese Faktoren so schnell und tiefgreifend die Zellmasse der Milchdrüse als solche beeinflussen können. Die Gesammtdrüsenmasse des Euters beträgt bei der Kuh etwa 5 kg oder, wenn man darin 75 % Wasser annimmt, 1,25 kg Trockensubstanz. Eine Kuh mit solchem Euter kann täglich 20 kg Milch oder 2,5 kg Milchtrockensubstanz liefern; wenn die Kuh zweimal täglich gemolken wird, so müsste sich die Drüsenmasse täglich zweimal erneuern, was unwahrscheinlich ist. Wenngleich eine ununterbrochene Absonderung von Milch anzunehmen ist, welche sich im Euter ansammelt und das Euter — z. B. wenn man eine Melkzeit überschlägt — strotzend anfüllt, so ist es doch unwahrscheinlich und unerwiesen, dass die gesammte Milch eines Gemelkes schon vorher im Euter aufgespeichert wird. Es scheint vielmehr wahrscheinlich, dass, wenn die Zerfallerzeugnisse der Drüsenzellen in die Milch übergehen bezw. zu Milch werden, hierdurch nur ein kleiner Theil der Milch geliefert werden kann, dass die weitaus grössere Menge der Milch durch Absonderung aus dem durch die Arteria pudenda zugeführten Blute gebildet wird, von welcher Roehrig[4]) nachgewiesen hat, dass deren Abklemmung die Milchabsonderung aufhebt.

Die Entstehung der Milch ist ohne Zweifel noch nicht völlig aufgeklärt; vielleicht hat die Ansicht Martiny's die grösste Wahrscheinlichkeit für sich.

Bestandtheile der Milch. Neben Wasser enthält die Milch aller Säuger Kaseïn, Albumin und geringe Mengen sonstiger Proteïnstoffe, Fett, Milchzucker, geringe Mengen sonstiger stickstofffreier Stoffe, Salze sowie geringe Mengen Gase, nur ist das Verhältniss der Bestandtheile zu einander bei den einzelnen Milcharten wie auch in der Milch desselben Säugers je nach Individualität und Ernährung etc. verschieden.

---

[1]) Vergl. L. H. Hermann: Handbuch d. Physiologie 1880. 5, 1. Thl., 381.
[2]) Jahresbericht d. Thierchemie 1889, 166.
[3]) Milchztg. 1885, 14, No. 52.
[4]) Virchow's Archiv f. pathol. Anat. 1876, 68, 119.

1. Wasser (bezw. Trockensubstanz).

Der Wassergehalt der Milch verschiedener Säuger schwankt im Allgemeinen von 50—91 % und dementsprechend die Trockensubstanz zwischen 50—9 %: der Wassergehalt wird in hervorragender Weise von dem Fettgehalt einer Milch, weniger von den anderen Bestandtheilen derselben bedingt, in der Art, dass eine Milch um so reicher oder ärmer an Wasser ist, je mehr oder weniger Fett dieselbe enthält. Die Einflüsse, von denen der Wasser- bezw. Trockensubstanz-Gehalt bei einem und demselben Säuger abhängig ist, werden weiter unter besprochen.

2. Proteïnstoffe.

Den wichtigsten Proteïnstoff der Milch bildet

a) das Kaseïn, welches zu den Nukleoalbuminen gerechnet wird (vergl. S. 34, wo auch schon einige wichtige Eigenschaften des Milchkaseïns mitgetheilt sind). Das Kaseïn befindet sich in der Milch nicht in gelöstem, sondern in stark gequollenem Zustande, in Folge dessen sich in Berührung mit Wasser Wassermoleküle in grösserer oder geringerer Menge an und zwischen die Moleküle des quellbaren Kaseïns lagern. Deshalb kann das Kaseïn aus dem scheinbar gelösten Zustande durch Wasser entziehende Mittel (wie Alkohol, viele Salze, z. B. Kochsalz, Magnesiumsulfat u. A.) oder durch gebrannte, poröse Thon-Cylinder oder -Platten bezw. Teller (Zahn, Lehmann) fest abgeschieden werden. Eine viel umstrittene Frage ist die, durch welche Bestandtheile der Milch das Kaseïn in dem gequollenen Zustande bezw. in der Schwebe gehalten wird. Die frühere, besonders von Fr. Soxhlet vertretene Anschauung, wonach das Kaseïn durch Alkali als Alkalialbuminat in der Milch gelöst enthalten sei und daher durch Säuren wie Milchsäure, die sich bei der Labwirkung erst bilden solle, gefällt werde, konnte nicht mehr aufrecht erhalten werden, nachdem O. Nasse, Hammarsten, Kappeler, Schmidt u. A. gezeigt hatten, dass das Kaseïn aus der Milch durch reines Lab auch dann zum Gerinnen gebracht werden kann, wenn die Reaktion der Milch noch amphoter oder gar alkalisch ist und sich keine Spur Milchsäure gebildet hat. Auch ist das durch Säuren gefällte Kaseïn verschieden von dem durch Lab ausgeschiedenen.

<small>Eine Lösung von mit Säure gefälltem Kaseïn in Kalkwasser[1]) kann durch Phosphorsäure zu einer milchigen, keinen Niederschlag absetzenden Flüssigkeit neutralisirt werden, weil das Kaseïn durch Calciumphosphat gelöst wird oder quillt. Eine Lösung von durch Lab gefälltem Kaseïn in Kalkwasser giebt dagegen beim Neutralisiren einen reichlichen Niederschlag. Durch Ausfällen mit Säuren erhaltenes Kaseïn wird durch Lab nicht koagulirt, da der zur Wirkung des Labes nöthige Kalk fehlt; setzt man die ausreichende Menge Calciumphosphat zu, so erfolgt Gerinnung. Das durch Lab gefällte Kaseïn kann auf diese Weise nicht wieder durch Lab gefällt werden.</small>

Aus dem Grunde wird jetzt nach den Untersuchungen von W. Eugling[2]), Fr. Söldner[3]), Courant[4]), Schaffer[5]) u. A. allgemein angenommen, dass das Kaseïn entweder durch das Calciumphosphat oder durch Kalk allein im gequollenen Zustande in der Milch schwebend gehalten wird. Daraus, dass Ammoniumoxalat mit natürlicher Milch keinen, mit Molken dagegen einen Niederschlag von Calciumoxalat

---

[1]) Zur Lösung von 1 g Kaseïn genügen 0,008 g Kalk.
[2]) Landw. Versuchsstationen 1885, 31, 391.
[3]) Ebendort 1888, 35, 351.
[4]) Archiv d. Physiologie, 50, 124.
[5]) Landw. Jahrbuch d. Schweiz 1887.

giebt, schliesst **Eugling**, dass das Calciumphosphat in der Milch in einer organischen Verbindung vorhanden und durch die Wirkung des Labenzyms gespalten werden muss, indem ein Theil des Kaseïns bezw. Proteïnkörpers hydrolysirt, gelöst wird und Verbindungen des Calciumphosphats mit dem neuen Proteïnkörper entstehen, welche saurer Natur (Acidalbuminat) sind und gleichfalls mit in Lösung gehen.

Söldner und **Courant** sind dagegen der Ansicht, dass das Calciumphosphat weder das Kaseïn, noch letzteres das Calciumphosphat in Lösung hält, dass das Kaseïn vielmehr direkt mit Kalk verbunden als Mono-, Di- oder Tricalciumkaseïn in der Milch vorhanden sei, während sich das Calciumphosphat als Dicalciumphosphat oder als ein Gemenge von Di- und Tricalciumphosphat schwebend in der Milch befinde.

Auf die Fällung von Kaseïn durch Labenzym sollen vorwiegend die löslichen Calciumsalze von Einfluss sein, weil alle Umstände, welche wie Kochen oder Alkalizusatz die löslichen Kalksalze in der Milch vermindern, das Gerinnungsvermögen beeinträchtigen oder gar aufheben, dagegen Säurezusatz, welcher den Gehalt an löslichen Calciumsalzen erhöht, auch die Gerinnungsfähigkeit begünstigt. Das Calciumkaseïn kann bei der Gerinnung, wenn Dicalciumphosphat in Lösung enthalten ist, einen Theil desselben als Tricalciumphosphat mit niederreissen, wobei in dem Labserum Monocalciumphosphat gelöst bleiben soll.

Danilewski und **Radenhausen**[1]) halten das Kaseïn für keinen einheitlichen Körper, sondern für ein Gemisch von Albumin und Kaseoprotalbinstoffen. **E. Duclaux**[2]) nimmt für das Kaseïn der Milch drei verschiedene Zustände, einen festen, kolloïdalen und gelösten Zustand an, von denen die beiden ersten Formen durch Zusatz von Wasser und durch die Wirkung eines Enzyms in die lösliche Form übergehen sollen; die anderen Proteïnstoffe der Milch, Albumin, Galaktin, Pepton etc., sollen nur verschiedene Formen des Kaseïns sein. Auch **H. Struve**[3]) unterscheidet drei verschiedene Formen des Kaseïns in der Milch. **Peters**[4]) und **E. Pfeiffer**[5]) dagegen sehen mit **Hammarsten** in dem Kaseïn der Milch nur einen Proteïnkörper, den **Peters** Kaseïnogen nennt; dieses spaltet sich durch Lab in einen löslichen und unlöslichen Proteïnstoff; während aber nach **Hammarsten** das in Kalkwasser gelöste Parakaseïn erst nach Neutralisiren mit Phosphorsäure durch Lab zur Gerinnung zu bringen ist, soll nach **Peters** die Gerinnung durch Lab auch ohne Zusatz von Phosphorsäure eintreten. **Hammarsten**[6]) glaubt aber, dass diese Beobachtung von **Peters** durch Anwendung eines unreinen, Chlornatrium enthaltenden Labs veranlasst worden ist.

Unter diesen widersprechenden Anschauungen dürften die von **Hammarsten**[7]), welcher sich am eingehendsten mit den Eigenschaften und der Gerinnung des Kaseïns befasst hat, die grösste Wahrscheinlichkeit für sich haben. Hiernach gerinnt das Kaseïn mit Lab (auf 800000 Thle. Kaseïn genügt 1 Thl. Chymosin) bei Gegenwart einer genügend grossen Menge von Kalksalzen; in einer kalksalzfreien Lösung gerinnt

---

[1]) Petersen: Forschungen auf dem Gebiete der Viehhaltung 2, 11.
[2]) Comptes rendus 1884, **98**, 373, 438 u. 526.
[3]) Journ. f. prakt. Chemie 1884, [N. F.], **27**, 70.
[4]) Peters: Untersuchungen über das Lab etc. Preisschrift. Rostock 1894.
[5]) Jahresbericht d. Thierchemie 1887, 177.
[6]) Zeitschr. f. physiol. Chem. 1896, **22**, 103.
[7]) O. Hammarsten: Lehrbuch d. physiol. Chemie. Wiesbaden 1899, 4. Aufl., 397.

das Kaseïn mit Lab nicht, aber es wird hierbei derart verändert, dass die Lösung selbst nach Zerstörung des vorher zugesetzten Enzyms durch Zusatz von Kalksalzen eine geronnene Masse von den Eigenschaften des Käses liefert. Das Labenzym wirkt also auch bei Abwesenheit von Kalksalzen verändernd auf das Kaseïn, die Kalksalze sind nur für die Gerinnung, d. h. für die Ausscheidung des Käses nothwendig.

Diese Ansicht Hammarsten's ist von anderer Seite (Arthus, Pages) bestätigt.

Der chemische Vorgang bei der Labgerinnung ist noch nicht völlig aufgeklärt; indess sprechen nach Hammarsten mehrere Beobachtungen für die Annahme, dass hierbei das Kaseïn zum grössten Theil in einen schwerer löslichen, in seiner Zusammensetzung dem Kaseïn noch nahestehenden Stoff, das Parakaseïn (oder Käse) und zum sehr geringen Theil in einen leichter löslichen Stoff, das Molkeneiweiss, sich spaltet, welches letztere den Albumosen gleicht und nach Köster nur 50,3 % Kohlenstoff und nur 13,2 % Stickstoff enthalten soll.

Das Parakaseïn, welches von dem Labenzym nicht weiter verändert wird, unterscheidet sich von dem ursprünglichen Kaseïn (auch Kaseïnogen genannt) dadurch, dass es nicht wie letzteres Kalkphosphat in Lösung zu halten vermag.

Ausser im Labmagen findet sich noch in anderen thierischen Organen, wie Pankreas, Hoden (vergl. S. 190), ein Enzym, welches Milchkaseïn zum Gerinnen bringt; ferner äussern eine gleiche Wirkung Auszüge aus einer Reihe von Pflanzen bezw. Pflanzentheilen z. B. von Feigen, Ackerdisteln, Saflor, von Stengeln, Blättern und Blüthen des Labkrautes (Galium moluga L.), von Carica papaya, von frischen Blättern von Cynara Scolymus, Carduus-Arten, von Samen von Whitania coagulans, Datura stramonium, Clematis vitalba, Pinguicula vulgaris; die Artischokenblüthen von Cynara scolymus und Carlina corymbosa werden noch jetzt in Italien vielfach zum Dicklegen der Milch benutzt.

Auch manche Bakterien, besonders die der Milch, ferner Bacillus pyocyaneus, Mesentericus vulgatus, Bacillus prodigiosus, manche Tyrothrix-Arten u. A. scheiden ein Enzym mit Labwirkung aus.

Bei den Pflanzen wie Rumex acetosa und Oxalis acetosella, welche Milch ebenfalls zum Gerinnen bringen, handelt es sich nicht um eine Enzym-, sondern um eine Säure-Wirkung.

Die Enzyme Pepsin und Trypsin scheiden aus Kaseïn bei der Verdauung Pseudonukleïn mit schwankendem Gehalt an organisch gebundenem Phosphor ab (vergl. S. 34, 57 und 215); bei langandauernder Verdauung oder bei Einwirkung von viel Enzym auf wenig Kaseïn wird letzteres mehr oder weniger ganz gelöst und der organisch gebundene Phosphor als Orthophosphorsäure abgeschieden.

Das Kaseïn der Milch nimmt wahrscheinlich aus dem Serumalbumin des Blutes seine Entstehung.

b) Laktoglobulin und Opalisin. Wenn aus amphoter reagirender Milch durch Sättigen mit Kochsalz alles Kaseïn ausgefällt ist, so scheidet sich in der abfiltrirten Flüssigkeit nach Erwärmen auf 35° fast stets in geringen Flocken ein mit Kalkphosphat gemischter Proteïnstoff aus, den Sebelien für ein Globulin (Laktoglobulin vergl. S. 29) hält und welcher die grösste Aehnlichkeit mit dem Paraglobulin des Blutes haben soll.

A. Wróblewski[1]) hat in Milch einen Proteïnstoff nachgewiesen, welcher ebenfalls den Globulinen nahe steht und aus den Mutterlaugen der Essigsäurefällung durch Aussalzen mit Magnesium- und Ammoniumsulfat sowie Natriumchlorid gewonnen wird. Der Proteïnstoff, der 45,01 % C, 7,31 % H, 15,07 % N, 0,80 % P, 4,70 % S und 27,11 % O enthalten soll, ist in Wasser nur theilweise, in Alkalien leicht, in Säuren (besonders Essigsäure) nur schwer löslich und theilt alle Reaktionen der Proteïnstoffe. Wróblewski nennt den Proteïnstoff, weil seine Lösungen opalisiren, „Opalisin"; das Opalisin ist reichlich in der Frauenmilch und auch ziemlich reichlich in der Stutenmilch, dagegen in der Kuhmilch nur in geringerer Menge enthalten. (Ueber das Laktoglobulin des Kuhmilch- und das Mucin des Frauenmilch-Kolostrums vergl. diese Abschnitte.)

c) **Albumin, Laktalbumin.** Wird das von Kaseïn und Laktoglobulin befreite Filtrat weiter bis auf 75—76° erwärmt, so tritt eine starke Trübung von ausgeschiedenem Albumin ein, welches nach dem Kaseïn der wichtigste Proteïnstoff der Milch ist. Hat man zur Abscheidung des Kaseïns Essigsäure — Milch wird mit dem 20-fachen Volumen Wasser verdünnt und mit einer Mischung von 2 Thln. 30%-iger Essigsäure und 100 Thln. Wasser bis zur Abscheidung von groben Flocken versetzt — verwendet, so braucht man die Milch behufs Abscheidung des Albumins in Folge des geringen Salzgehaltes nur auf 72° zu erwärmen. Das Laktalbumin theilt die S. 24 angegebenen allgemeinen Eigenschaften der Albumine und steht dem Serumalbumin (S. 25) am nächsten, unterscheidet sich von diesem nur dadurch, dass es ein niedrigeres optisches Drehungsvermögen besitzt, indem $[\alpha_{(D)}] = -37^0$ ist. Seine Elementar-Zusammensetzung ist folgende:

52,19 % C, 7,18 % H, 15,77 % N, 1,73 % S, 23,13 % O.

d) **Laktoproteïn oder Molkenproteïn (Galaktin, Pepton).** Wenn man durch Zusatz von Essigsäure und durch Aufkochen Kaseïn, Albumin und Fett aus der Kuhmilch abgeschieden hat und das Filtrat mit salpetersaurem oder schwefelsaurem Quecksilberoxyd versetzt, so entsteht ein weissflockiger, beim Erwärmen sich röthender Niederschlag, der nach Millon und Commaille[2]) die Quecksilberverbindung eines Proteïnstoffs, des Laktoproteïns von der Zusammensetzung $C_{35}H_{62}N_{10}O_{18} \cdot HgO$ sein soll, und aus welchem durch Behandeln mit Schwefelwasserstoff der Proteïnstoff gewonnen werden könne. Hoppe-Seyler[3]) und Hammarsten[4]) halten aber das Laktoproteïn entweder für Kaseïn und Laktalbumin, die sich der Abscheidung entzogen, oder für einen durch die Behandlung gebildeten peptonartigen Körper, während Eugling[5]) als Laktoproteïn diejenige Stickstoff-Substanz ansieht, welche nach Abscheidung von Kaseïn und Laktalbumin aus der Milch durch Alkohol oder durch Gerbsäure gefällt wird.

Selmi[6]) hat einen in ähnlicher Weise gewonnenen Proteïnkörper **Galaktin** genannt; die Milch wurde durch Porzellan filtrirt, mit $\frac{1}{5}$ ihres Volumens an absolutem Alkohol versetzt und nach Absonderung des Gefällten mit noch $\frac{4}{5}$ Volumen Alkohol vermischt; die letztere Abscheidung verhält sich aber wie Albumin.

---

[1]) Zeitschr. f. physiol. Chemie 1898, **26**, 308.
[2]) Jahresbericht d. Chemie 1864, 622.
[3]) Zeitschr. f. analyt. Chemie 1864, **3**, 427.
[4]) Jahresbericht d. Thierchemie 1876, 13.
[5]) Petersen: Forschungen a. d. Gebiete d. Viehhaltung **1**, 97.
[6]) Berichte d. deutschen chem. Gesellschaft 1874, **7**, 1463.

Nicht minder zweifelhaft ist das Vorkommen von Pepton als regelmässigem Bestandtheil der Milch.

Bei der Gerinnung des Kaseïns durch Lab bildet sich nach Hammarsten, wie schon gesagt, regelmässig ein peptonartiger Körper, das sog. Molkenproteïn; W. Kirchner[1]) nimmt aber an, dass das Pepton ein regelmässiger und stetiger Bestandtheil der Milch ist, und die vorgenannten Stickstoffverbindungen, das Laktoproteïn und Galaktin, nichts anderes wie dieses Pepton sind. Auch Schmidt-Mülheim[2]) hält das regelmässige Vorkommen von Pepton in der Milch für erwiesen und giebt den Gehalt desselben zu 0,08—0,19 % an.

Von Hofmeister[3]), A. Vogel und Dogiel[4]), Sebelien[5]) u. A. wird aber das regelmässige Vorkommen von Pepton in der Milch bestritten und erscheint die Anwesenheit eines dritten Proteïnkörpers neben Kaseïn und Albumin zweifelhaft; entweder besteht ein solcher Proteïnkörper aus Resten von nicht ausgefälltem Kaseïn bezw. Albumin oder aus Umwandlungserzeugnissen aus letzteren in Folge der Behandlung.

e) **Nukleon oder Phosphorfleischsäure.** Zu den regelmässigen stickstoffhaltigen Bestandtheilen der Milch gehört dagegen nach Siegfried[6]) die Phosphorfleischsäure (vergl. S. 59), welche als Spaltungserzeugnisse Gährungsmilchsäure (statt Paramilchsäure) und eine besondere Fleischsäure, die Orylsäure, liefert. Nach Wittmaack[7]) enthalten im Mittel:

Frauenmilch	Kuhmilch	Ziegenmilch
0,124 %	0,057 %	0,110 % Nukleon.

f) **Sonstige Stickstoffverbindungen.** Unter den sonstigen stickstoffhaltigen Körpern der Milch haben Lefort[8]), Morin[9]) u. A. zeitweise auch Spuren bis 0,008 % Harnstoff gefunden (vergl. auch Frauenmilch).

A. W. Blyth giebt an, dass in der Kuhmilch 2 Alkaloïde vorkommen, nämlich Galaktin zu 0,17 % der natürlichen Milch, dessen Bleisalz die Formel $Pb_2O_3 \cdot C_{54}H_{18}N_4O_{25}$, und Laktochrom, dessen Quecksilbersalz die Formel $HgO \cdot C_6H_{18}NO_6$ besitzen soll. Indess scheint diese Beobachtung bis jetzt von keiner Seite bestätigt zu sein.

Schmidt-Mülheim[10]) vermochte Lecithin (S. 86) in der Milch nachzuweisen. R. Burrow[11]) giebt den Gehalt verschiedener Milchsorten an Lecithin für 100 ccm Milch, wie folgt, an:

Kuhmilch	Hundemilch	Frauenmilch
0,049—0,058 %	0,16—0,18 %	0,058—0,058 %

Nach Burrow ist der Gehalt der Milch an Lecithin abhängig vom Gehalt der Milch an Stickstoff-Substanz und steht im Verhältniss zum Hirngewicht des Säug-

---

[1]) W. Kirchner: Beiträge zur Kenntniss der Kuhmilch etc. Dresden 1877, 42.
[2]) Pflüger's Archiv f. d. ges. Physiologie **28**, 287.
[3]) Zeitschr. f. physiol. Chemie 1877, **2**, 293.
[4]) Ebendort 1885, **9**, 590.
[5]) Ebendort 1889, **13**, 153.
[6]) Ebendort 1895. **21**, 373.
[7]) Ebendort 1896, **22**, 567 u. 575.
[8]) Jahresbericht d. Chemie 1866, 747.
[9]) Ebendort 1867, 811.
[10]) Archiv d. Physiologie **30**, 381, 383.
[11]) Zeitschr. f. physiol. Chemie 1900, **30**, 495.

lings, d. h. je grösser das relative Hirngewicht ist, um so höher ist auch der procentige auf Stickstoff-Substanz berechnete Lecithingehalt der Milch.

Schmidt-Mülheim machte auch das Vorkommen von Hypoxanthin oder Sarkin (S. 62) wahrscheinlich, während Commaille[1]) und Weyl[2]) die Anwesenheit von Kreatin (S. 68) in derselben für wahrscheinlich halten. Nach Musso[3]) findet sich in der Milch Schwefelcyannatrium (0,0021—0,0046 g in 1 l); das von Hoppe-Seyler[4]) in längere Zeit gestandener Milch aufgefundene Leucin (S. 73) muss wohl als ein Zersetzungserzeugniss aufgefasst werden. —

Die Häutchenbildung in der Milch. Wenn man Milch erwärmt, so bildet sich, wenn die Temperatur 50° erreicht hat, auf der an Gasräume — nicht bloss an einen Sauerstoff-Gasraum — angrenzenden Milchfläche ein Häutchen, welches allgemein als eine Albumin-Abscheidung angesehen wird. Ph. Sembritzky[5]) weist aber nach, dass an der Häutchenbildung vorwiegend das Kaseïn betheiligt ist. Er konnte von einer, 3,5 % Kaseïn und 0,4 % Albumin enthaltenden Milch durch Erhitzen von 200 ccm in einem Becherglase nach und nach 50 Häutchen (1,02 % der Milch) entfernen und fand, dass die enthäutete Milch nur mehr 2,55 % Kaseïn enthielt. Die Häutchenbildung erfolgt auch in reinen Kaseïnlösungen und ist ähnlich wie auch in Leimflüssigkeiten dadurch bedingt, dass an der Oberfläche der Flüssigkeit Wasser rascher verdunstet, als durch Diffusion aus den unteren Schichten der viskosen Flüssigkeit aufsteigen kann [6]).

Beim Erhitzen der Milch auf 130—150 ° tritt vollständige Gerinnung ein, indem das Kaseïn ähnlich wie bei der Labwirkung in Parakaseïn umgewandelt wird.

3. Fett.

Das Fett befindet sich in der Milch in Form äusserst feiner, mikroskopisch kleiner Tröpfchen (Milchfettkügelchen genannt, Fig. 29), deren Grösse in den einzelnen Milcharten von einem äusserst kleinen (nicht mehr messbaren) Durchmesser bis zu einem solchen von 0,0309 mm (letztere Grösse bei Schafmilch) schwankt. Auch bei einem und demselben Säuger ist die Grösse der Milchkügelchen je nach Rasse, Laktationszeit und Fütterung Schwankungen unterworfen. Der Duchmesser der Fettkügelchen in der Frauenmilch schwankt zwischen 0,001—0,020 mm (oder 1,0 bis 20,0 μ), in der Kuhmilch zwischen 0,2—10,0 μ und beträgt im Durchschnitt etwa 2,0—3,0 μ. Eines der grössten Fettkügelchen in der Kuhmilch wiegt nach den angestellten Berechnungen 0,00000049 mg, das mittlere Volumen derselben ist nach Gutzeit[7]) im Rahm mit 23,5 % Fett $= 14,1\ \mu^3$, in der Magermilch mit 0,12 % Fett nur $= 0,6\ \mu^3$ ($1\ \mu^3 = 0,000000001$ ccm), weil beim Aufrahmen die grössten Fettkügelchen in den Rahm übergehen, die kleineren in der Magermilch verbleiben. Die Angaben über die in 1 l Kuhmilch enthaltene Anzahl Fettkügelchen lauten

---

[1]) Jahresbericht d. Chemie 1868, 828.
[2]) Berichte d. deutschen chem. Gesellschaft 1878, 11, 2176.
[3]) Jahresbericht d. Thierchemie 1877, 168.
[4]) Archiv d. pathol. Anatomie u. Physiologie 17, 434.
[5]) Ph. Sembritzky: Beitrag zur Chemie der Milch. Inaug.-Dissertation. Königsberg 1886.
[6]) Das Kaseïn verliert auf diese Weise zum Theil sein Quellungsvermögen und seine Löslichkeit, wie alle Proteïnstoffe beim Erhitzen. Aus dem Grunde ist es noch nicht gelungen, aus Milch, selbst durch Eintrocknen derselben im luftleeren Raum bei gewöhnlicher Temperatur, ein Milchpulver von genügender Löslichkeit herzustellen.
[7]) Milch-Ztg. 1893, 22, 439.

sehr verschieden, Schellenberger[1]) berechnet sie bei den einzelnen Kuhrassen zu 1944—6308 Milliarden, Soxhlet[2]) bei einem Fettgehalt von 3,5 % zu 691 bis 2291 Billionen mit einer Oberfläche von 512—710 qm.

Beachtenswerth aber ist, dass nach den Untersuchungen Gutzeit's[3]) die **Fettkügelchen aller Grössenordnung in dem Gemelk einer Kuh dieselbe chemisch-physikalische Beschaffenheit besitzen,** Joh. Siedel[4]) bestätigt dieses durch den Nachweis, dass die Reichert-Meissl'sche Zahl bei Rahmbutter wie Magermilchbutter gleich ist.

Hierdurch ist die mehrfach ausgesprochene Behauptung widerlegt, dass die Fettkügelchen von verschiedener Grösse ganz verschiedene Zusammensetzung haben sollen.

Die Meinungen über den Bau der Fettkügelchen sind getheilt. Während auf der einen Seite (so von Mitscherlich, Wöhler, Henle, Alex. Müller, Hoppe-Seyler, Fleischmann und Anderen) angenommen wird, dass die Milchkügelchen von einer sehr feinen, unsichtbaren Hülle aus unlöslichem Käsestoff (Haptogenmembran) oder wie Babcock[5]) annimmt, von einem Faserstoff „Fibrin" umschlossen sind, stellen Andere (so Bouchardat und Quevenne, Baumhauer, Fraas etc. und neuerdings in erster Linie Fr. Soxhlet) das Vorhandensein einer solchen Hülle in Abrede.

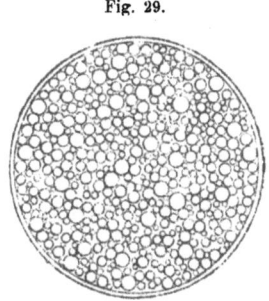

Fig. 29.

Ganze Milch.

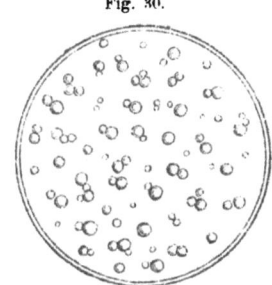

Fig. 30.

Mit Wasser verdünnte Milch.

Die Vertreter der ersten Ansicht machen geltend, dass man der Milch das Fett nicht durch Aether allein entziehen kann, wohl aber, wenn man vorher durch Zusatz von Essigsäure oder Kalilauge die Kaseïnhülle zerstört und die Fettkügelchen freigelegt hat. Schwämme das Fett frei ohne Hülle in der Milch, so müsste der Rahm aus reinem Fett bestehen und kein Kaseïn einschliessen, wie es wirklich der Fall ist. Auch der Butterungsvorgang spricht nach ihnen für die Annahme einer Haptogenmembran. Durch die mechanische Bewegung des Rahmes wird die Kaseïnhülle zerrissen oder gesprengt, in Folge dessen es den Fettkügelchen ermöglicht ist, sich an einander zu legen.

Diese Anschauungen sucht aber Fr. Soxhlet[6]) mit vielem Scharfsinn zu widerlegen. Er weist darauf hin, dass man der Milch alles Fett entziehen kann, wenn man neben Aether Alkohol (3 Vol. Aether und 1 Vol Alkohol) zusetzt. Da der Alkohol keine lösende Wirkung auf das Kaseïn besitzt, kann diese Thatsache nur so erklärt werden, dass der Alkohol dem Kaseïn sein Quellungswasser entzieht und dasselbe zum Koaguliren bringt. Ebenso löst der Aether alles Fett, wenn die Milch

---

[1]) Milch-Ztg. 1893, 22, 817.
[2]) Münchener medic. Wochenschr. 1891, No. 19 u. 20.
[3]) Landw. Jahrbücher 1895, 24, 539.
[4]) Zeitschr. f. Untersuchung d. Nahrungs- u. Genussmittel 1902, 5, 461.
[5]) Compt. rend. 1888, 107, 772.
[6]) Landw. Versuchsst. 1876, 19, 118.

mit Lablösung versetzt und koagulirt wird. Auch hier kann man keine lösende Wirkung des Labs für die Haptogenmembran annehmen. Wenn die Vertreter der ersten Ansicht in dem Alkohol ein Sprengmittel für die Kaseïnhaut annehmen, so ist diese Annahme im letzteren Falle ausgeschlossen.

Uebereinstimmend mit diesen Thatsachen muss daher das Verhalten des Milchfettes gegen Aether nach vorherigem Zusatz von Essigsäure oder Kali- oder Natronlauge so erklärt werden, dass durch diese Reagentien (einmal durch die Essigsäure, das andere Mal durch das Alkali) dem Kaseïn das Quellungswasser entzogen, die **Emulsion der Milch aufgehoben wird, in Folge dessen das Fett gelöst wird.**

Die Milch ist nämlich nach Soxhlet nichts weiter als eine **Emulsion**, und künstliche Emulsionen von Alkalialbuminaten mit Fett oder Oel zeigen das gleiche Verhalten gegen Aether wie die Milch. Sollen die Fettkügelchen in Aether und anderen Lösungsmitteln löslich werden, so ist eine **Störung des Emulsionszustandes die erste Bedingung.**

Auch der Butterungsvorgang lässt sich sehr gut ohne Annahme einer Kaseïnmembran um die Fettkügelchen erklären.

Letztere kommen nämlich in der thierwarmen Milch (37—38°)[1] im flüssigen Zustande aus dem Euter und behalten diesen Zustand, auch wenn man die Milch bis auf Null Grad abkühlt. Dass die flüssigen Fetttröpfchen sich, ohne zu erstarren, bedeutend tiefer abkühlen lassen, als man nach ihrer Schmelzpunktstemperatur erwarten sollte, hat nach ähnlichen Erscheinungen nichts Auffallendes. So kann Wasser, wenn es in kleinen Tropfen in Chloroform und Süssmandelöl vertheilt wird, nach Dufour auf — 4° bis — 12° abgekühlt werden, ohne dass es erstarrt. Wird aber diese Mischung heftig erschüttert oder giebt man ein schon erstarrtes Wassertröpfchen hinzu, so erstarren mit einem Male die sämtlichen unterkühlten Wassertröpfchen.

Dieser Versuch bildet eine vollständige Aehnlichkeit mit dem Butterungsvorgang. Wird nämlich die Milch bis auf 3—4° unter Null abgekühlt, so erfolgt durch mechanische Bewegung dieser Milch eine viel raschere Abscheidung des Fettes (der Butter) als bei solcher Milch, die bei gewöhnlicher Temperatur verbuttert wurde. Die Fettkügelchen der auf 3—4° unter Null abgekühlten Milch haben ihre runde Form verloren, zeigen Ein- und Ausbuchtungen, ein Beweis, dass sie ihren **flüssigen Zustand verloren haben.** Auch durch heftige Bewegung der Milch beim Verbuttern nehmen die Fetttröpfchen diese Gestaltungen an, während sie in der Milch bei gewöhnlicher Temperatur bis zu Null Grad rund und kugelig sind. Hieraus geht hervor, dass auch durch mechanische Bewegung der Milch das flüssige Milchfett bei gewöhnlicher Temperatur zum Erstarren gebracht werden kann; durch die Bewegung wird ein Zusammenfliessen und Aneinanderhaften der Fetttröpfchen veranlasst. Hieraus erklärt sich auch, dass, wenn die Abscheidung des Milchfettes als Butter, das Erstarren des Fettes plötzlich erfolgt, alsdann nur mehr eine schwache Bewegung nothwendig ist, um eine Vereinigung der kleineren Klümpchen in zusammenhängende Massen zu bewirken.

Diese und andere von Soxhlet beigebrachten Beweise sind so schlagend, dass die Annahme einer Kaseïnhülle (Haptogenmembran um die Fettkügelchen) fast all-

---

[1] Das Butterfett schmilzt schon bei 31—33°.

gemein fallen gelassen worden ist. Wenn das im Rahm ausgeschiedene Fett der Milch auch stets Kaseïn einschliesst, so braucht dieses noch nicht als Membran die Kugeloberfläche der Fetttröpfchen zu überziehen; es sind neben dem Kaseïn auch stets Milchzucker und Salze im Rahm, die jedenfalls keine Membran bilden. Es ist sehr leicht denkbar, ja wahrscheinlich, dass diese Stoffe durch **Molekular-** oder **Flächenattraktion** auf der Oberfläche der Fettkügelchen verdichtet werden, ein Zusammenfliessen der Fettkügelchen verhindern und so mit in den Rahm gehen.

Alle Einflüsse, welche, wie der Zusatz von Alkalien, Säuren oder Lab die physikalische Beschaffenheit des Kaseïns in der Milch verändern, müssen nach dieser Anschauung auch bewirken, dass das Fett durch Aether gelöst wird. Fettkügelchen in einer mit Gummi bereiteten Emulsin verhalten sich nach Quincke[1]) ähnlich.

Duclaux[2]) und Schischkoff[3]) sprechen sich ebenfalls gegen das Vorhandensein einer Haptogenmembran aus.

De Sinéty[4]) glaubt die Abwesenheit einer Haptogenmembran um die Fettkügelchen dadurch direkt nachgewiesen zu haben, dass er eine wässerige Fuchsinlösung zu ganz frischer Milch setzte; hierdurch färben sich alle koagulirten Proteïnstoffe roth; um die Fettkügelchen dagegen ist keine rothe Hülle zu beobachten.

Ganz im Gegensatz hierzu will V. Storch[5]) gerade durch Färbung mit gewissen Farbstoffen (z. B. Pikrokarmin) nachgewiesen haben, dass die Milchkügelchen mit einer Membran von besonderer schleimiger Natur umgeben sind; die Substanz ist weder Kaseïn noch Laktalbumin, schwer löslich, enthält 14,79 % Stickstoff, giebt beim Sieden mit Salzsäure Zucker oder doch einen reducirenden Stoff und soll mit der von Radenhausen und Danilewsky[5]) nachgewiesenen „Stromasubstanz" gleich sein.

Die Frage über das Vorhandensein einer Haptogenmembran um die Milchkügelchen muss daher noch immer als streitig angesehen werden.

Die Fetttröpfchen steigen beim Stehen der Milch, weil sie ein geringeres specifisches Gewicht als Wasser — nämlich spec. Gewicht bei $15^0 = 0,9228$ bis $0,9369$ — besitzen, an die Oberfläche (Rahmbildung) und zwar mit um so grösserer Geschwindigkeit, je grösser ihr Durchmesser oder mit anderen Worten je kleiner ihre Oberfläche im Verhältniss zu ihrer Masse ist. Im Rahm (bezw. Sahne) finden sich daher vorwiegend die grösseren Fettkügelchen, in der abgerahmten Milch die kleineren und kleinsten, je nach der Dauer der Aufrahmung. Eine vollständige Aufrahmung des Fettes findet unter gewöhnlichen Verhältnissen niemals statt, weil die Milch allmählich gerinnt und dadurch das Aufsteigen der Fettkügelchen unmöglich macht. Durch Centrifugiren der Milch kann eine vollständigere Aufrahmung erzielt werden.

Die chemische Zusammensetzung des Fettes aller Milcharten ist im Wesentlichen gleich. Die bis jetzt im Milchfett nachgewiesenen Fettsäuren[6]) sind:

---

[1]) Pflüger's Archiv f. d. ges. Physiologie 19, 129.
[2]) Ann. de l'institut national agron. 1879/80, 26.
[3]) Berichte d. deutschen chem. Gesellschaft, 1879, 12, 1490.
[4]) Hermann: Lehrbuch d. Physiologie 5, I, 375.
[5]) Nach Jahresbericht d. Kgl. Veterinär- landw. Laboratoriums Kopenhagen 1897 in Zeitschr. f. Untersuchung d. Nahrungs- u. Genussmittel 1898, 1, 131.
[6]) Ueber das Vorkommen von Ameisen-, Essig- und Arachinsäure in der Milch vergl. Wein: Inaug. Dissertation. Erlangen 1876; Gottlieb: Landw. Versuchsstationen 1892, 40, 14; Kuppel: Zeitschr. f. Biologie 1894, 31, 1.

Ameisensäure	CH_2O_2	Kaprylsäure	$C_8H_{16}O_2$	Stearinsäure	$C_{18}H_{36}O_2$
Essigsäure	$C_2H_4O_2$	Kaprinsäure	$C_{10}H_{20}O_2$	Arachinsäure	$C_{20}H_{40}O_2$
Buttersäure	$C_4H_8O_2$	Myristinsäure	$C_{14}H_{28}O_2$	Oelsäure	$C_{18}H_{34}O_2$
Kapronsäure	$C_6H_{12}O_2$	Palmitinsäure	$C_{16}H_{32}O_2$		

Diese Säuren sind sämmtlich an Glycerin (eine sehr geringe Menge vielleicht an Cholesterin) gebunden als Triglyceride (vielleicht zum Theil als gemischte Triglyceride S. 108) in dem Milch- (bezw. Butter-) Fett vorhanden; nur schwankt das Verhältniss der einzelnen Triglyceride je nach der Säugerart, der Individualität, der Ernährung und Haltung. So fanden in der Butter:

Untersucher:	Festes Fett (Tripalmitin und Tristearin)	Flüssiges Fett (Trioleïn)	Glyceride der flüchtigen Fettsäure
A. Völcker für Butter	68 %	30 %	2 %
Boussingault für Sommerbutter	40 "	60 "	—
Boussingault für Winterbutter	65 "	35 "	—

Pellegrino Spalanzani[1]) findet folgendes Verhältniss für die Glyceride der einzelnen Fettsäuren:

Butyrin	Kapronin	Kaprylin und Kaprinin	Glyceride der höheren Fettsäuren
5,080 %	1,020 %	0,307 %	93,593 %

Der Gehalt des Milchfettes an Cholesterin beträgt nach A. Börner[2]) rund 0,3—0,4 %.

Im Allgemeinen schwankt der Gehalt an den Glyceriden der höheren Fettsäuren (Stearin, Palmitin, Oleïn u. a.) zwischen 92—93 %, der an den Glyceriden der niederen Fettsäuren zwischen 7—8 %. Die verschiedenen Umstände, welche auf dieses Verhältniss, besonders auf den Gehalt des Kuhmilchfettes an flüchtigen Fettsäuren von Einfluss sind, werden weiter unten und in Band III besprochen.

4. Kohlenhydrate und sonstige stickstofffreie Stoffe.

Die Gruppe der Kohlenhydrate in der Milch ist fast einzig durch die Laktose oder den Milchzucker vertreten, dessen Konstitution und Eigenschaften schon S. 144, 146 und 148 besprochen sind.

H. Ritthausen[3]), F. A. W. Blyth und Béchamp[4]) haben in der Milch in sehr geringen Mengen noch ein anderes Kohlenhydrat, welches sie für ein Dextrin halten, nachgewiesen.

Herz[5]) fand in derselben einen Körper, welcher in seiner äusseren Form wie auch in seinem Verhalten gegen Jod der Stärke auffallend ähnlich ist, eiförmige und runde Gebilde von 10—35 μ Grösse oder auch längliche Fetzen von 115 μ darstellt und durch heisses Wasser nicht verkleistert wird. Herz nennt den Körper Amyloïd.

E. Marchand will in der frischen, Hoppe-Seyler[6]) in der ½ Stunde nach dem Melken untersuchten Milch Milchsäure (nach Marchand 0,079—0,282 %)

---

[1]) Le Stazioni sperim. agrar. Italiani, 4, 417.
[2]) Zeitschr. f. Untersuchung d. Nahrungs- u. Genussmittel 1898, 1, 81.
[3]) Journ. f. prakt. Chemie 1877, (N.F), 15, 348.
[4]) Jahresbericht d. Thierchemie 1891, 132.
[5]) Chem.-Ztg. 1892, 16, 1594.
[6]) Archiv f. pathol. Anat. u. Physiol. 17, 433.

gefunden haben; Henkel[1]) bestreitet aber die Anwesenheit von Milchsäure in frischer Milch.

Ebenso fraglich erscheint die Behauptung Béchamp's[2]), dass in der Milch der Pflanzenfresser Alkohol und Essigsäure vorkommen, wie ebenso die Angabe von Duval[3]), wonach in der Pferdemilch das Salz einer organischen Säure enthalten sein soll, welche er Equinsäure nennt.

Dagegen haben Soxhlet und Henkel[4]) in der Kuhmilch, A. Scheibe[4]) in der Ziegen- und Frauenmilch Citronensäure mit Sicherheit nachgewiesen; die Kuhmilch enthält zwischen 0,54—0,57 g Citronensäure im Liter. Die in kondensirter Milch häufig auftretenden Konkretionen bestehen aus fast reinem citronensauren Calcium.

In dem Milchserum ist durchweg erheblich mehr Kalk enthalten, als dem Verhältniss von Mineralsäuren entspricht. Dieses Missverhältniss findet durch den Citronensäuregehalt seine Erklärung.

Die Citronensäure stammt nach Scheibe nicht aus etwa im Futter vorhandener Citronensäure oder von der Cellulose-Gährung im Darm des Pflanzenfressers her; denn sie wird in der Milch durch Beigabe von Citronensäure zum Futter nicht vermehrt, wird auch im Hungerzustande oder bei wenigstens sehr beschränkter Nahrungszufuhr in derselben Menge in der Milch ausgeschieden als unter regelrechten Verhältnissen, und findet sich auch in der Frauenmilch. Die Citronensäure ist ebenso wie Kaseïn, Milchzucker und die Glyceride der niederen Fettsäuren ein besonderes Erzeugniss der Milchdrüse.

5. Mineralstoffe.

Die Asche der Milch enthält qualitativ dieselben Bestandtheile wie die Asche sonstiger thierischer und pflanzlicher Nahrungsmittel, jedoch in einem anderen Verhältniss; so fand Bunge[5]) in Procenten der Asche:

Asche von	Kali	Natron	Kalk	Magnesia	Eisenoxyd	Phosphorsäure	Chlor
Säugendem Hund	8,49 %	8,21 %	35,84 %	1,61 %	0,34 %	39,84 %	7,34 %
Hundemilch	10,70 „	6,10 „	34,40 „	1,50 „	0,14 „	37,50 „	12,40 „
Hundeblut	3,1 „	45,60 „	0,90 „	0,40 „	9,40 „	13,20 „	35,60 „
Hundeblutserum	2,4 „	52,10 „	2,10 „	0,50 „	0,12 „	5,90 „	47,60 „

Die Asche des Blutes enthält daher die Bestandtheile in einem ganz anderen Verhältniss als die Milchasche und muss daraus geschlossen werden, dass die mineralischen Bestandtheile der Milch, wie schon oben S. 581 gesagt ist, nicht durch einfache Ausseihung aus dem Blut stammen. Die Epithelzelle der Drüse scheint vielmehr, worauf auch Pages[6]) hinweist, aus dem völlig verschieden zusammengesetzten Blut alle Mineralstoffe in dem Gewichtsverhältniss zu sammeln und auszuscheiden, in welchem der Säugling ihrer bedarf, um zu wachsen und dem mütterlichen Körper gleich zu werden.

Aus dem Grunde ist auch vielleicht die procentige Zusammensetzung der Asche

---

[1]) Landw. Versuchsstationen 1891, 39, 144.
[2]) Jahresbericht d. Chemie 1873, 875.
[3]) Compt. rendus 1876, 82, 419.
[4]) Landw. Versuchsstationen 1891, 39, 143 u. 153.
[5]) Zeitschr. f. Biologie 1874, 10, 322 u. Jahresbericht d. Thierchemie 1889, 147.
[6]) Milch-Ztg. 1896, 25, 86.

der gesunden Milch der einzelnen Säuger, die weiter unten unter Milch derselben mitgetheilt werden soll, nicht unwesentlich verschieden; so betragen die procentigen Schwankungen für[1]):

Kali	Natron	Kalk	Magnesia	Eisenoxyd	Phosphor-säure	Chlor	Schwefel-säure
6,22—38,05	3,38—17,94	14,79—34,76	0,21—4,61	0,05—1,67	19,11—39,54	6,76—19,06	1,07—4,69
(Sw) (F)	(P) (K)	(F) (Sa)	(Sa) (Ka)		(F) (Z)	(Sa) (F)	(Sa) (K)

In welcher Verbindungsform die einzelnen mineralischen Bestandtheile in der Milch enthalten sind, ist bislang noch nicht für alle Bestandtheile mit Sicherheit erwiesen; jedoch dürfte Chlor vorwiegend an Natrium, Phosphorsäure vorwiegend an Kalk und Kali gebunden sein.

Fr. Söldner (Bd. I, S. 398) berechnete die einzelnen mineralischen Bestandtheile der Milch auf Salze und denkt sich die Bindung derselben in Gramm für ein Liter Milch wie folgt:

Dicalciumphosphat	0,671 g	Monokaliumphosphat	1,156 g
Tricalciumphosphat	0,806 „	Dikaliumphosphat	0,835 „
Calciumcitrat	2,133 „	Kaliumcitrat	0,495 „
Calciumoxyd (an Kaseïn gebunden)	0,465 „	Chlorkalium	0,830 „
Dimagnesiumphosphat	0,336 „	Chlornatrium	0,962 „
Magnesiumcitrat	0,495 „		

Die etwaige Schwefelsäure ist bei dieser Berechnung auf Salze nicht berücksichtigt.

Filtrirt man Milch durch poröse Thonzellen, so theilen sich die Bestandtheile in eine dünne Gallerte (Kaseïngerinnsel etc.) und in ein wasserhelles Serum; die Salze vertheilen sich hierbei nach Fr. Söldner[2]) für 1 l wie folgt:

Mineralstoffe	Ganze Milch g	Gelöst im Serum g	Gelöst im Serum oder Proc.	Ungelöst (suspendirt) g	Ungelöst (suspendirt) oder Proc.
Chlor	0,98	0,98	100,0	—	—
Gesammt-Phosphorsäure	2,40	—	—	—	—
davon fertig gebildete Phosphorsäure	1,82	0,96	52,7	0,86	47,3
Kali	1,72	1,73	100,0	—	—
Natron	0,51	0,46	90,2	0,05?	9,8?
Kalk	1,98	0,80	40,4	1,18	59,6
Magnesia	0,20	0,13	65,0	0,07	35,0

Ein grosser Theil des Calciumphosphats geht beim Verkäsen mit in den Käse über.

Zwischen der Phosphorsäure und den Proteïnstoffen in der Milch scheint ein ähnliches Verhältniss zu bestehen, wie bei den Getreidearten (vergl. weiter unten), indem nämlich in der Ziegenmilch nach Fr. Stohmann[3]) auf 1 Gewichttheil Phosphorsäure annähernd 2 Gewichttheile Stickstoff kommen, also ebenso wie z. B. im Weizenkorn.

---

[1]) Es bedeutet F = Frau, K = Kuh, P = Pferd, Sw = Schwein, Sa = Schaf, Ka = Kameel, Z = Ziege.
[2]) Landw. Versuchsstationen 1888, 35, 351.
[3]) Fr. Stohmann: Biologische Studien. Braunschweig 1873, 106.

Das Vorkommen von fertig gebildeter Schwefelsäure in der Milch ist von verschiedenen Seiten bestritten, aber von Musso[1]), von F. Schmidt[2]) sowie H. Weiske[2]) nachgewiesen worden; ersterer fand in einem Liter Milch 0,048 bis 0,102 g Schwefelsäure (H_2SO_4) in Form von Salzen, ohne Zweifel aus dem Futter, besonders aus dem Trinkwasser herrührend. Sartori[3]) will in einer Milch auch freien Schwefel gefunden haben.

Der Gehalt an Chlornatrium steigt und fällt nach verschiedenen Beobachtungen ganz mit dem Gehalt der Nahrung an demselben und sind auch die anderen mineralischen Bestandtheile in geringerem Grade von der Beschaffenheit der Nahrung, von der Laktation etc. abhängig.

Im gesunden Zustande ist die absolute Menge der Mineralstoffe bei einem und demselben Säuger nur geringen Schwankungen unterworfen.

Bei Krankheiten des Säugers bezw. der Milch dagegen kann das Verhältniss der einzelnen mineralischen Bestandtheile zu einander vollständig verändert werden.

W. Fleischmann (Bd. I, S. 397) untersuchte die Asche von Vollmilch, Rahm, Magermilch, Butter und Buttermilch der Radener Heerde und fand in der Asche:

Milcherzeugniss	Kali	Natron	Kalk	Magnesia	Eisenoxyd	Phosphorsäure	Chlor	Schwefelsäure
Vollmilch	23,54 %	11,44 %	22,57 %	2,84 %	0,31 %	27,68 %	15,01 %	—
Rahm	27,65 „	8,46 „	22,81 „	3,25 „	2,84 „	21,18 „	14,51 „	2,57 %
Magermilch	31,58 „	9,93 „	21,19 „	3,02 „	0,89 „	18,84 „	14,59 „	3,26 „
Butter	19,39 „	7,74 „	23,16 „	3,30 „	Spur	44,40 „	2,61 „	Spur
Buttermilch	24,65 „	11,59 „	19,82 „	3,58 „	Spur	30,03 „	13,34 „	Spur

Bei der Analyse der Asche der Vollmilch ist die Kohlensäure und Schwefelsäure, als beim Verbrennen entstanden, in Abzug gebracht.

Hiernach unterscheidet sich die Asche des Rahmes und der Magermilch durch einen höheren Gehalt an Kali und Eisenoxyd sowie durch einen niedrigeren Gehalt an Phosphorsäure, die der Butter durch einen höheren Gehalt an Phosphorsäure, dagegen durch einen niedrigeren Gehalt an Chlor sowie durch das Fehlen von Eisenoxyd und Schwefelsäure von der Asche der Vollmilch. Die sonstigen mineralischen Bestandtheile (Kalk und Magnesia, auch Natron) vertheilen sich in Procenten der Asche ziemlich gleichmässig in die einzelnen Milcherzeugnisse.

6. Gase.

Die Milch enthält stets geringe Mengen Gase, die vorwiegend aus Kohlensäure und Stickstoff bestehen; die Angaben über Menge und Zusammensetzung der Gase weichen aber nicht unwesentlich von einander ab; so fanden:

---

[1]) Jahresbericht d. Thierchemie 1877, 168.
[2]) Journ. f. Landwirthschaft 1878, **26**, 405 u. 1881, **29**, 458.
[3]) Chem.-Ztg. 1893, **17**, 1070.

Untersucher und Milchart:	Gesammt-menge Gase in 100 ccm Milch ccm	In der gefundenen Menge Gase:			In Procenten der gefundenen Menge:		
		Sauerstoff ccm	Kohlensäure ccm	Stickstoff ccm	Sauerstoff %	Kohlensäure %	Stickstoff %
1. Hoppe-Seyler[1]) für Kuhmilch	—	—	—	—	9,57	9,00	81,43
2. Setschenow[2]) für desgl. Gase von 0° und 1000 mm Druck	6,7—8,3	0,24	5,87	1,48	3,17	77,32	19,51
3. Thörner[3]) für desgl.	57—86	—	—	—	4,4—11,0	55,0—73,0	23,0—33,0
Derselbe für Kuhmilchserum	114—172	—	—	—	0,7—4,0	77,0—91,0	8,0—20,0
Derselbe für Centrifugenmagermilch	27—54	—	—	—	2,0—10,0	30,0—67,0	31,0—59,0
4. E. Külz[4]) für Frauenmilch (Mittel von 5 Versuchen)	7,41	1,27	2,60	3,54	17,14	35,09	47,77

Die ersten Zahlen von Hoppe-Seyler über die procentige Zusammensetzung der Milchgase weichen so erheblich von denen der anderen Untersucher ab, dass sie nicht richtig erscheinen.

Beim Kochen wie Sterilisiren der Milch nehmen die Gase naturgemäss ab. Die Kohlensäure ist im freien Zustande vorhanden oder doch nur zum sehr geringen Theil an Basen gebunden.

Die Säureabnahme der Milch beim Kochen muss nach A. Kirsten auf eine Verflüchtigung von Kohlensäure zurückgeführt werden.

Die einzelnen Milcharten.

Frauenmilch.

Die Frauenmilch reagirt amphoter, z. B. gegen Lackmoïd regelmässig alkalisch, gegen Phenolphthaleïn jedoch sauer, ebenso wie Kuhmilch, nur übertrifft in der Frauenmilch verhältnissmässig die alkalische Beschaffenheit die saure. Das Verhältniss von Alkalität zur Acidität ist nach Courant in der Frauenmilch wie 3 : 1, in der Kuhmilch wie 2,1 : 1; der Grad der Alkalität und Acidität ist jedoch im Ganzen in der Frauenmilch geringer als in der Kuhmilch. Die Hauptunterschiede zwischen Frauen- und Kuhmilch aber sind folgende:

1. Das Kaseïn ist nicht nur der Menge nach an sich, sondern auch im Verhältniss zum Albumin in der Frauenmilch geringer als in der Kuhmilch. Dazu zeigt das Kaseïn der Frauenmilch wesentlich andere Eigenschaften, nämlich: a) Dasselbe lässt sich durch Säuren und Salze nur schwierig und durch Labzusatz nicht regelmässig fällen bezw. zum Gerinnen bringen; das etwaige Gerinnsel ist dann lockerer und feinflockiger als beim Kuhkaseïn, welches bei der Fällung durch Lab derbe Massen bildet; auch durch Trichloressigsäure wird das Kaseïn der Frauen-

---

[1]) Archiv f. pathol. Anat. u. Physiol. **17**, 485.
[2]) Zeitschr. f. ration. Medicin [3], **10**, 285.
[3]) Chem.-Ztg. 1894, **18**, 1845.
[4]) Zeitschr. f. Biologie 1893, **32**, 183.

milch nicht, dass der Kuhmich dagegen vollständig ausgefällt (H. Lajoux); b) der durch Säuren und Magensaft bewirkte Niederschlag des Frauenmilchkaseïns löst sich in einem Ueberschuss von Säuren wieder leichter auf als Kuhmilchkaseïn. Auch soll das Frauenmilchkaseïn bei der Pepsin-Verdauung kein Para- oder Pseudonukleïn bilden, daher kein Nukleoalbumin sein (S. 35). Diesen Unterschieden schreibt man mit Recht die leichtere Verdaulichkeit bezw. Bekömmlichkeit des Frauenmilchkaseïns gegenüber dem Kuhmilchkaseïn beim Kinde zu.

Weder eine Verdünnung der Kuhmilch noch eine Behandlung derselben mit Alkalien vermag die Schwerverdaulichkeit des Kaseïns derselben nach Biedert[1]) zu heben und letzteres dem Frauenmilchkaseïn gleich zu machen, wie umgekehrt das letztere durch Behandeln mit Säuren nicht die Eigenschaften des Kuhmilchkaseïns annimmt. P. Radenhausen[2]) behauptet sogar, dass die Frauenmilch gar kein Kaseïn, sondern nur ein Albumin mit geringen Beimengungen von Protalbstoffen und Pepton, wie sich solche schon im Blut finden, enthält. Diese Ansicht ist jedoch von E. Pfeiffer[3]) u. A. widerlegt worden.

2. Die Frauenmilch ist reicher an Opalisin (S. 586), Nukleon (S. 587) und Milchzucker als Kuhmilch.

3. Die Fettkügelchen in der Frauenmilch pflegen grösser zu sein als in der Kuhmilch, sie besitzen in der Frauenmilch einen Durchmesser von 0,001—0,02 mm, in der Kuhmilch einen solchen von 0,0016—0,01 mm. Das Frauenmilchfett ist nach Laves[4]) und Kuppel[5]) verhältnissmässig arm an flüchtigen Fettsäuren; an Fettsäuren überhaupt wurden darin nachgewiesen: Buttersäure, Kapron-, Kaprin-, Myristin-, Palmitin-, Stearin- und Oelsäure. Pizzi fand die Reichert-Meisslsche Zahl (flüchtige Fettsäuren) für Frauenmilchfett zu nur 1,42 gegen 20—33 bei Kuhmilchfett; Sauvaitre zwar zu 15,8 gegen 26,3 bei Kuhmilchfett, aber auch noch erheblich niedriger als bei letzterer.

4. Die Frauenmilch ist ärmer an Mineralstoffen, besonders an Kalk, von dem sie nur etwa $1/3$ von der in der Kuhmilch vorhandenen Menge enthält.

Die Elementar-Zusammensetzung der ganzen Frauenmilch und des Fettes derselben ist nach Camerer und Söldner (Bd. I, S. 111) folgende:

	Trockensubstanz	mit	C	H	O	N	Asche
Ganze Frauenmilch	12,52 %		6,31 %	0,97 %	4,61 %	0,22 %	0,23 %
Frauenmilchfett	—		71,1 „	11,0 „	17,9 „	—	—

Die Elementar-Zusammensetzung des Frauenmilchfettes weicht nach diesen Zahlen so erheblich von der anderer Fette (S. 114) ab, dass die Zahlen unwahrscheinlich erscheinen.

Die Menge der von den Frauen abgesonderten Milch ist sehr von der Individualität abhängig. Da das Kind im ersten Halbjahr bei 5—6 kg Lebendgewicht etwa 1000—1250 ccm (1—$1\frac{1}{4}$ l) zur vollen Ernährung nothwendig hat und die meisten Frauen in der Lage sind, das Kind zu stillen, so dürfte auch durchweg diese

---

[1]) Ph. Biedert: Die Kinderernährung im Säuglingsalter. Stuttgart 1880 u. Untersuchungen über Menschen- u. Kuhmilch. Stuttgart 1884.
[2]) Zeitschr. f. physiol. Chemie 1881, 5, 13.
[3]) Berliner klin. Wochenschr. 1882, No. 44 u. Jahrb. f. Kinderhlkde. [N. F.] 19, 470.
[4]) Zeitschr. f. physiol. Chemie 1894, 19, 369.
[5]) Zeitschr. f. Biologie 1895, 31, 1.

Menge Milch von den Frauen abgesondert werden. In einzelnen Fällen — und dieses vorzugsweise nach der ersten Geburt — ist allerdings die Absonderung der Milch so gering, dass sie zur Ernährung des Kindes nicht hinreicht; in anderen Fällen wiederum so stark, dass ein Kind allein die Milchmenge kaum bewältigen kann. Lampèriere führt an, dass eine 28-jährige Amme mit zwei Säuglingen täglich 2,144 kg Milch absonderte.

Ebenso wie die Menge ist auch die Beschaffenheit der Frauenmilch sehr verschieden.

Die Schwankungen und das Mittel der chemischen Zusammensetzung stellten sich nach 173 Analysen wie folgt:

Gehalt	Spec. Gewicht	In der natürlichen Milch							In der Trockensubstanz			
		Wasser %	Kaseïn %	Albumin %	Gesammt-Stickstoff-Substanz %	Fett %	Milchzucker %	Asche %	Stickstoff-Substanz %	Fett %	Milchzucker %	Stickstoff %
Niedrigster	1,0200	83,88	0,20	0,28	0,68	1,27	3,68	0,13	5,44	10,19	29,65	0,87
Höchster	1,0364	91,40	1,85	2,48	5,02	6,20	8,76	1,87	40,40	49,88	65,14	6,46
Mittlerer	1,0298	87,58	0,80	1,21	2,01	3,74	6,37	0,30	16,22	30,11	51,28	2,60

Hiernach ist die Zusammensetzung der Frauenmilch ausserordentlich grossen Schwankungen unterworfen; wenn auch einzelne Zahlen durch eine unrichtige Ausführung der Analysen oder durch eine fehlerhafte Probenahme bedingt sein mögen, so folgt doch mit Sicherheit aus den Zahlen, dass die persönliche Anlage, Nahrung und andere Umstände die Zusammensetzung der Frauenmilch mehr beeinflussen, als die der Milch anderer Säuger. Das Verhältniss von Kaseïn zu Albumin ist in der Frauenmilch nach vorstehenden Analysen rund wie 40 : 60, in der Kuhmilch dagegen wie 85 : 15.

B. Schöndorff[1] fand in der Frauenmilch 0,048 % Harnstoff.

Die Asche (Salze) der Frauenmilch hat im Mittel von vier Analysen folgende procentige Zusammensetzung:

Kali	Natron	Kalk	Magnesia	Eisenoxyd	Phosphorsäure	Schwefelsäure	Chlor
33,78 %	9,16 %	16,64 %	2,16 %	0,25 %	22,74 %	1,89 %	18,38 %

Oder für den mittleren Aschengehalt von 0,3 %, in 1 l Frauenmilch:

| 1,083 g | 0,275 g | 0,499 g | 0,065 g | 0,007 g | 0,682 g | 0,057 g | 0,551 g |

Die Kaliumsalze (Chlorkalium und Kaliumphosphat) sind daher in der Frauenmilch vorherrschend und übertreffen die Natriumsalze (Chlornatrium) bedeutend; die Frauenmilch gleicht in dieser Hinsicht den Blutkörperchen, in denen ebenfalls die Kaliumsalze vorwiegen, während das Blutserum bedeutend mehr Natriumsalze als Kaliumsalze enthält. Jolles und Friedjung[2] fanden in 1 l Frauenmilch 3,5 bis 7,2 mg, im Mittel 5,1 mg Eisen, in Kuhmilch dagegen nur 1,4—2,6 mg Eisen.

Von den vielfachen Umständen, welche die Zusammmensetzung der Milch beeinflussen, mögen folgende noch näher besprochen werden:

1. Die Zeit nach der Geburt. Wie bei anderen Säugern, so ist auch das

---

[1] Pflüger's Archiv. f. d. ges. Physiologie 1900, 81, 42.
[2] Archiv f. experiment. Patholog. u. Pharmak. 1901, 46, 241.

Kolostrum der Frauenmilch von anderer Zusammensetzung, als die Milch in der späteren Zeit; so würde im Mittel von fünf Analysen (Bd. I, S. 100) für das Frauenmilch-Kolostrum gefunden:

In der natürlichen Substanz:					In der Trockensubstanz:			
Wasser %	Stickstoff-Substanz %	Fett %	Milchzucker %	Salze %	Stickstoff-Substanz %	Fett %	Michzucker %	Stickstoff %
86,70	3,07	3,34	5,27	0,40	23,12	22,51	39,62	3,70

Durchweg ist im Kolostrum der Gehalt an Stickstoffsubstanz (vorwiegend Eiweiss) höher als in der späteren Milch; mitunter ist der Gehalt an Stickstoff-Substanz im Kolostrum noch bedeutend höher wie hier gefunden; so giebt E. Pfeiffer[1]) für den Gehalt an Stickstoff-Substanz in der Frauenmilch an:

1. Tag	3. bis 7. Tag	2. Woche	2. Monat	7. Monat nach der Geburt
8,60%	3,40%	2,28%	1,84%	1,52%

Nach H. Lajoux[2]) enthält das Kolostrum der Frauenmilch ein Mucin (Laktomucin), also ein Glykoproteïd (S. 35), welches wahrscheinlich mit dem von Bert im Harn von Milchkühen aufgefundenen Laktogen identisch ist.

Weitere Analysen von E. Pfeiffer und Hähner, Mendes de Leon, sowie von Camerer und Söldner (vergl. Bd. I, S. 105—107) zeigen die Veränderungen, welche die Frauenmilch in ihrer Zusammensetzung mit der Entfernung von der Geburt erleidet.

Hiernach nimmt die Stickstoff-Substanz mit der Entfernung von der Geburt immer mehr ab. Der Zucker verhält sich nach E. Pfeiffer's Untersuchungen umgekehrt; die Menge desselben ist am ersten Tage gering, nimmt anfangs stark, dann langsamer zu. Der Fettgehalt, von welchem wesentlich spec. Gewicht und Trockensubstanz abhängen, schwankt während der Milchabsonderungszeit; er scheint im allgemeinen anfangs zu steigen, um später wieder zu fallen[3]). Die Menge der Milchabsonderung steigt vom ersten Tage an stetig bis zur 28. Woche und sinkt von da an.

2. Die Brustdrüse, ob aus der rechten und linken Brustdrüse. Die Milch aus beiden Brustdrüsen ist nicht immer gleich zusammengesetzt und bekanntlich auch nicht gleich schmackhaft. A. Molt fand z. B. in zwei Fällen:

Brustdrüse:	Wasser		Stickstoff-Substanz		Fett	
	rechte	linke	rechte	linke	rechte	linke
Nicht sehr dunkele, 23 Jahre alte Frau	86,25 %	87,90 %	3,35 %	3,29 %	4,02 %	2,67 %
Schwarze, 22 Jahre alte Frau . . .	82,52 „	85,44 „	4,20 „	4,11 „	5,51 „	4,59 „

Hier ist in beiden Fällen die Milch der rechten Brust gehaltreicher, vorzugsweise an Stickstoff-Substanz und Fett, als die der linken Brust. Ob sich dieses Verhältniss stets geltend macht, kann selbstverständlich aus diesen zwei Fällen nicht geschlossen werden.

---

[1]) Jahrbuch f. Kinderheilkunde, 20, Heft 4.
[2]) Journ. Pharm. et Chim. 1901 [6], 14, 145 u. 197.
[3]) N. J. Umikoff (vergl. N. Sieber, Zeitschr. f. physiol. Chemie 1900, 30, 101) will durch Erwärmen von 5 ccm Frauenmilch mit 2,5 ccm 10%-igem Ammoniak während 15—20 Min. bei 60° durch die auftretende violett-röthliche Färbung, die mit der Dauer der Laktation zunimmt, das Alter der Frauenmilch bestimmen können. Kuhmilch giebt, auf diese Weise behandelt, nur eine gelbe bis gelblichbraune Färbung.

3. Erste und letzte Milch aus der Drüse. J. Forster hat in fünf Fällen die Milch aus der Drüse in den unter sich nahezu gleichen Antheilen gesammelt und die Zusammensetzung des ersten, mittleren und letzten Antheils wie bei anderen Säugern wesentlich verschieden gefunden, nämlich im Mittel der ersten vier Fälle:

Bezeichnung des Antheils	Milchmenge g	In der natürlichen Milch					In der Trockensubstanz			
		Wasser %	Stickstoff-Substanz %	Fett %	Milchzucker %	Asche %	Stickstoff-Substanz %	Fett %	Milchzucker %	Stickstoff %
Erster Antheil	37,7	90,26	1,28	1,85	6,34	0,27	13,13	19,00	65,09	2,10
Zweiter „	31,1	88,99	0,95	3,08	6,72	0,26	8,63	27,97	61,03	1,38
Dritter „	37,8	87,09	1,18	5,22	6,26	0,25	9,14	40,43	48,39	1,46

Aus ferneren Untersuchungen, so auch von Radenhausen[1]) (im Ganzen 29 Fälle), ergiebt sich als Gesammtmittel für den Fettgehalt der Frauenmilch bei unterbrochener Milchabsonderung:

Erster Antheil	Zweiter Antheil	Dritter Antheil
2,62%	4,23%	6,02%

In allen Fällen nimmt daher bei einer und derselben Absonderung aus der Drüse das Fett erheblich zu, während Stickstoff-Substanz und Milchzucker absolut und relativ abnehmen. Hieraus muss man mit Forster schliessen, dass die Ausscheidung einzelner Stoffe, besonders des Fettes, aus dem Drüsengewebe unter der Mitwirkung nervöser Apparate erfolgt, die durch verschiedene Reize, z. B. das Saugen, in wechselnde Bewegung gesetzt werden können. Aus diesem Verhalten erklären sich auch vielleicht die anscheinenden Widersprüche, die in den Angaben verschiedener Analytiker über die Zusammensetzung der Frauenmilch bestehen. Jedenfalls soll man die ganze Menge einer Milchabsonderung zu Untersuchungen verwenden.

4. Die Haarfarbe und das Alter. Man begegnet vielfach der Behauptung, dass die Zusammensetzung der Frauenmilch je nach der Haarfarbe der Frauen verschieden ist, dass die mit gleichfarbigem Haar auch annähernd eine gleich zusammengesetzte Milch führen.

Die Untersuchungen von L'Hertier und Molt (Bd. I, S. 102) haben indess ergeben, dass die Milch von Frauen mit verschiedenen Haarfarben allerdings verschieden zusammengesetzt ist, dass aber die Milch gleichfarbiger, aber verschiedener Frauen ganz denselben Schwankungen unterworfen ist. Es dürfte hiernach unzulässig sein, die Zusammensetzung der Milch mit der Haarfarbe in Zusammenhang zu bringen.

Dagegen scheint das Alter der Frauen von Einfluss auf die Zusammensetzung der Milch zu sein, indem nach E. Pfeiffer die Milch älterer Frauen weniger Fett, dagegen mehr Stickstoff-Substanz, Zucker und Salze enthält, als die jüngerer Frauen.

5. Die Ernährung. Bei Milchkühen hat sich ergeben, dass das Futter im allgemeinen das Verhältniss der Milchbestandtheile zu einander nicht wesentlich zu verändern im Stande ist. Zwar vermag reichliche Nahrung mehr Milch und Milch von höherem Gehalt (d. h. geringerem Wasser- und höherem Trockensubstanz-

---

[1]) Zeitschr. f. physiol. Chemie 1881, 5, 16.

gehalt) zu liefern, als bei ärmlicher Nahrung abgesondert wird; indess ist es nicht möglich, durch die Nahrung z. B. aus einer kaseïnreichen eine fettreiche Milch zu machen.

Bei der Frauenmilch scheint indess die Nahrung von viel grösserem und tiefer gehendem Einfluss auf deren Zusammensetzung zu sein, wie bei Kuhmilch.

Im Mittel aller Versuche (Bd. I, S. 110) ergiebt sich die Zusammensetzung der Frauenmilch bei ärmlicher und reichlicher Nahrung wie folgt:

Nahrung:	In der natürlichen Milch					In der Trockensubstanz			
	Wasser %	Stickstoff-Substanz %	Fett %	Milch-zucker %	Asche %	Stickstoff-Substanz %	Fett %	Milch-zucker %	Stickstoff %
Mangelhafte oder ärmliche	88,95	1,86	2,99	6,00	0,20	16,78	27,06	54,29	2,69
Reichliche	87,06	2,14	4,65	5,94	0,21	16,53	35,93	45,90	2,50

Hiernach ist bei reichlicher und genügender Nahrung nicht nur der Gehalt an Fett wesentlich erhöht, sondern auch das Verhältniss von Proteïnstoffen zu Fett nicht unwesentlich verändert, indem es bei mangelhafter Nahrung 1 : 1,6, bei reichlicher Nahrung dagegen 1 : 2,2 beträgt.

Proteïnreiche Nahrung vermehrt nach E. Pfeiffer den Proteïn- und Fettgehalt, vermindert dagegen den Zucker- und Salzgehalt, während eine proteïnarme Kost sich umgekehrt verhält.

Bier scheint vielfach nicht nur die Milchabsonderung als solche zu befördern, sondern auch eine fettreichere Milch zur Folge zu haben. Ammen, die an eine gewöhnliche oder spärliche Nahrung gewöhnt sind, liefern mitunter, wenn sie eine reichliche, an Fett und Kohlenhydraten reiche Nahrung erhalten, eine so fettreiche und im Verhältniss zum Fett so proteïnarme Milch, dass die Kinder nur eine mangelhafte Entwickelung zeigen. A. Stift[1]) beobachtete in einem Falle in einer neutral reagirenden Frauenmilch 8,03 % Fett, bei welcher das Kind nicht gedeihen wollte. Nicht minder üben fehlerhafte, verdorbene Nahrungsmittel, ranzige Butter, gesäuerte Speisen etc. wie bei anderen Säugern einen wesentlichen Einfluss auf die Beschaffenheit der Frauenmilch aus, der sich auch bei dem Säugling in Magen- und Darmerkrankungen geltend macht.

Für das Gedeihen und die gute Entwickelung des Säuglings ist daher von grösstem Belang, auf eine richtig bemessene und gut beschaffene Nahrung Rücksicht zu nehmen, wenngleich für die Beschaffenheit der Frauenmilch in erster Linie die persönliche Anlage mit massgebend sein mag.

6. Sonstige Einflüsse. Dass übermässige körperliche Anstrengungen, Gemüthserregungen aller Art bei den stillenden Frauen von grösstem Einfluss auf die Beschaffenheit der Milch sind, ist eine ganz bekannte Thatsache. Ob die Menstruation von Einfluss ist, ist noch nicht sicher festgestellt. Dagegen wirken Krankheiten gewiss nachtheilig.

Auch können Krankheitsstoffe durch die Milch übertragen werden, gerade wie

---

[1]) Chem. Centralbl. 1894, I, 1004.

bei Kuhmilch. Selbst **Arzneimittel** können in die Milch übergehen (vergl. Kuhmilch).

Ueber den Ersatz der Muttermilch durch Kuhmilch, vergl. unter Ernährung der Kinder (Säuglinge) im ersten Lebensjahre, S. 375.

Kuhmilch.

Die in der Einleitung zu diesem Abschnitt, S. 579—596, beschriebenen allgemeinen Eigenschaften der Milch beziehen sich vorwiegend auf Kuhmilch bezw. sind den Untersuchungen über Kuhmilch entlehnt und kann ich mich bezüglich der allgemeinen Eigenschaften der Kuhmilch auf diese Angaben beziehen.

Die Zusammensetzung der Kuhmilch erhellt aus folgenden Zahlen, die sich aus 705 Einzelanalysen ergeben:

Gehalt	Spec. Gewicht	In der natürlichen Milch							In der Trockensubstanz			
		Wasser %	Kasein %	Albumin %	Stickstoff-Substanz %	Fett %	Milchzucker %	Asche %	Stickstoff-Substanz %	Fett %	Milchzucker %	Stickstoff %
Niedrigster	1,0264	80,32	1,91	0,23	2,07	1,48	3,23	0,50	16,06	14,20	25,37	2,57
Höchster	1,0368	90,22	4,65	1,61	6,40	6,47	5,68	1,45	50,12	50,20	44,62	8,50
Mittlerer	1,0313	87,27	2,88	0,51	3,39	3,68	4,94	0,72	26,60	28,94	38,80	4,26

Den Schwankungen sind vorzugsweise Wasser, Kaseïn + Albumin und Fett unterworfen; Milchzucker und Salze sind in der Kuhmilch viel beständiger. Die niedrigsten und höchsten Gehalte in der Kuhmilch sind aber fast stets durch ganz besondere Umstände und Unregelmässigkeiten, sei es in der Sonderart, der Fütterung, sei es in plötzlichen Temperaturschwankungen etc. (vergl. weiter unten), bedingt.

Wenn man von solchen Unregelmässigkeiten absieht, so enthält die Milch im Allgemeinen mindestens 2,5—3,0 % Fett, 10,5—12,0 % Trockensubstanz und ein spec. Gewicht von 1,0285—1,0325 bei 15°.

Es ist daher vollauf begründet, dass nach dem Preuss. Ministerial-Runderlass vom 27. Mai 1899 eine Milch, welche als ganze d. h. von der Kuh stammende Milch verkauft wird, mindestens 2,7 % Fett und mindestens 1,028 spec. Gewicht haben soll.

Indess wäre es nicht richtig, diese Grenzwerthe als stets geltende Grundzahlen anzunehmen. Denn einerseits lässt sich durch Verdünnen einer fettreichen Milch mit Wasser bezw. einer ganzen Milch von mittlerem Fettgehalt mit Wasser und theilweise entrahmter Milch leicht ein Gemisch herstellen, welches obigen Grenzzahlen entspricht; andererseits kann in einem Viehstapel vorübergehend infolge plötzlichen Uebergangs von einer Fütterung zur anderen (besonders von einer trockenen zur nassen Fütterung), infolge plötzlichen Temperaturwechsels und Eintretens von Regen nach Dürre etc. Milch von sehr hohem Wasser-, niedrigem Fettgehalt und niedrigem spec. Gewicht gewonnen werden, welche obigen Grenzwerthen nicht mehr entsprechen, ohne dass die Milch eine Verfälschung erfahren hat.

Die niedrigsten und Durchschnittsgehalte der Kuhmilch sind in den einzelnen Ländern und Gegenden je nach der Viehrasse — Gebirgsschläge liefern eine fettreichere Milch als Niederungsschläge (S. 607) —, je nach dem Futter sehr verschieden, weshalb die Niedrigstgrenzen für jeden Bezirk auf Grund mehrjähriger Erfahrungen festgesetzt werden sollen, wie andererseits, wenn eine verdächtige Milch vorliegt und der unregelmässige Gehalt irgend eine natürliche Ursache haben kann, die sog. Stallprobe entscheiden soll (vergl. weiter unten).

Die Asche (Salze) der Kuhmilch hat im Mittel von 16 Analysen folgende procentige Zusammensetzung:

Kali	Natron	Kalk	Magnesia	Eisenoxyd	Phosphorsäure	Schwefelsäure	Chlor
24,65 %	8,18 %	22,42 %	2,59 %	0,29 %	26,28 %	2.52 %	13,95 %

Oder in 1 l Kuhmilch:

1,775 g	0,589 g	1,614 g	0,186 g	0,021 g	1,892 g	0,181 g	1,004 g

Hiernach ist die Kuhmilch ärmer an Kali und Chlor (bezw. Chlorkalium), dagegen reicher an Phosphorsäure und Kalk (Di- und Tricalciumphosphat), als die Frauenmilch.

Wenn, wie schon oben (S. 583) ausgeführt wurde, das Kaseïn der Kuhmilch in irgend einer Beziehung zu dem Gehalt an Kalk und Phosphorsäure steht, so würde dieser höhere Gehalt an Kalk und Phosphorsäure durch den Mehrgehalt der Kuhmilch an Kaseïn gegenüber der Frauenmilch oder umgekehrt bedingt sein.

Betrachten wir hiernach die Einflüsse, welche die Menge und Zusammensetzung der Kuhmilch bedingen, so sind als die wesentlichsten folgende zu nennen:

1. Die Dauer des Milchendseins. Die Milch gleich nach dem Kalben, die Kolostrummilch, ist von ganz anderer Zusammensetzung, als die Mich in der späteren Melkzeit. So ergab Kolostrummilch im Mittel von 51 Analysen:

In der natürlichen Substanz						In der Trockensubstanz:			
Wasser	Kaseïn	Albumin + Globulin	Fett	Milchzucker	Asche	Stickstoff-Substanz	Fett	Milchzucker	Stickstoff
75,07 %	4,19 %	12,99 %	3,97 %	2,28 %	1,53 %	68,80 %	15,94 %	9,14 %	11,01 %

Die Kolostrummilch ist daher der gewöhnlichen Kuhmilch gegenüber besonders reich an Globulin und Albumin, während der Gehalt an Kaseïn und Fett dem der gewöhnlichen Milch mehr oder weniger gleichkommt, und der Milchzucker erheblich zurücktritt.

A. Emmerling verfolgte das Verhältniss der drei Stickstoffverbindungen, Kaseïn Globulin und Kaseïn sechs Tage lang im Kolostrum und fand:

		Trockensubstanz	Kaseïn	Globulin	Albumin
1. Tag	Morgens . . .	23,86 %	4,705 %	8,320 %	0,580 %
	Abends	12,80 „	2,865 „	0,930 „	0,440 „
6. „	Morgens . . .	12,88 „	2,290 „	0,040 „	0,200 „

Das Globulin nimmt daher sehr rasch ab und pflegt die Kolostrumzeit im Allgemeinen etwa acht Tage anzuhalten (vergl. Bd. I, S. 114).

Aehnliche Beziehungen zwischen den einzelnen Stickstoffverbindungen im Kolostrum fand G. Simon[1]); es schwankte:

Kaseïn von 4,50—6,09 % und Albumin von 11,94—13,89 %.

Die Behauptung Grotenfeld's, dass das Kuhkolostrum überhaupt kein Kaseïn enthalte, trifft nicht zu. Dagegen übersteigt nach H. Tiemann[2]) die Globulin-

---

[1]) Zeitschr. f. physiol. Chemie 1901, 33, 466.
[2]) Ebendort 1898, 25, 363.

menge die des Kaseïns im Kuhkolostrum um das 2—4-fache und ist das Globulin darin ebenso wie das Kaseïn in unlöslicher Form vorhanden. Das Globulin gerinnt bei 72° und hat eine von dem Blutserumalbumin (S. 17) abweichende Elementarzusammensetzung, nämlich:

$$49,83\% \text{ C}, 7,77\% \text{ H}, 15,28\% \text{ N}, 1,24\% \text{ S und } 25,88\% \text{ O},$$

Kurze Zeit nach dem Kalben erreicht die Menge der abgesonderten Milch ihren Höhepunkt und geht von da an allmählich bei der einen Kuh langsamer, bei der anderen rascher herunter.

So fand M. Kühn (Bd. I, S. 164) die Menge und Zusammensetzung der Milch von frisch- und altmilchenden Holländer Kühen im Mittel von je 11 Kühen wie folgt:

Dauer des Milchendseins	Milchmenge kg	Spec. Gewicht	In der natürlichen Milch						In der Trockensubstanz			
			Wasser %	Kaseïn %	Albumin %	Fett %	Milchzucker %	Asche %	Stickstoff-Substanz %	Fett %	Milchzucker %	Stickstoff %
Frisch (½—2 Mon.)	12,12	1,0304	88,70	2,20	0,30	3,19	4,65	0,77	23,72	28,23	41,15	3,80
Alt (6—9½ Mon.)	7,50	1,0303	88,43	2,43	0,35	3,35	4,63	0,75	24,72	28,95	40,02	3,96

In derselben Weise verfolgten Fleischmann und Hittcher die Milchabsonderung bei 16 Kühen während der Zeit vom Kalben bis gegen Ende des Milchendseins und fanden z. B. im Mittel von 10 Kühen (Holländer Schlag):

Zeit nach d. Kalben:	1 kg	2 kg	3 kg	4 kg	5 kg	6 kg	7 kg	8 kg	9 kg Monate
Milchertrag (täglicher)	17,07	15,17	14,50	11,59	11,34	10,17	8,20	6,95	6,05
	%	%	%	%	%	%	%	%	%
Trockensubstanz	11,44	11,34	11,38	11,35	11,46	11,69	11,58	11,97	12,22
Fett der Milch	3,00	2,94	2,98	3,09	3,19	3,32	3,24	3,37	3,60
	%	%	%	%	%	%	%	%	%
Fett in Procenten der Trockensubstanz	26,22	25,97	26,19	27,22	28,13	28,40	28,00	28,15	29,46

Aus diesen und anderen Untersuchungen erhellt, dass der Milchertrag schrittweise von Monat zu Monat nach dem Kalben heruntergeht; die procentige Zusammensetzung der Milch ändert sich in der Weise, dass der Gehalt an Trockensubstanz und Fett in den ersten vier Monaten nach dem Kalben sich auf ungefähr gleicher Höhe erhält, oder wie vielfach das Fett im 2., 3. und 4. Monat eine ganz geringe Abnahme erfährt, um vom fünften Monat sowohl in Procenten der natürlichen Milch als der Trockensubstanz (also im Verhältniss zu den anderen Milchbestandtheilen), besonders in den letzten Monaten, deutlich zu steigen; dementsprechend müssen die anderen Bestandtheile, Kaseïn, Albumin etc. procentig etwas abnehmen. Aus früheren Untersuchungen von nur wenigen Kühen hatte man das Gegentheil geschlossen und mag dieses auch bei anderen Thieren oder Rassen vorkommen. So beobachteten auch Fleischmann und Hittcher bei einer der von ihnen verwendeten Kühe eine derartige Abweichung von der Regel, nämlich:

Zeit nach dem Kalben	Kuh I				Kuh II			
	Milchertrag	In der Milch		Fett in der Trocken-Substanz	Milchertrag	In der Milch		Fett in der Trocken-Substanz
		Trocken-Substanz	Fett			Trocken-Substanz	Fett	
1. Monat (April)	11,55 kg	11,17 %	3,03 %	27,15 %	19,84 kg	11,06 %	2,79 %	25,25 %
9. „ (Dez.)	5,11 „	12,88 „	4,27 „	33,11 „	7,71 „	10,53 „	2,52 „	23,88 „
10. „ (Jan.) (Schluss d. Milchabsonderung)	1,40 „	16,44 „	7,48 „	45,50 „	3,60 „	9,27 „	2,48 „	26,76 „

Nach G. Simon (l. c.) bleibt auch das Verhältniss von Kaseïn : Albumin : den stickstoffhaltigen Extraktivstoffen in der Milch während der Laktation nicht beständig; es ist im Anfang derselben für die regelrechte Milch wie 4—5 : 1 : 0,5, um gegen Ende der Laktation in ein engeres Verhältniss z. B. wie in einem Falle in 2 : 1 : 1,2 überzugehen d. h. die Gesammt-Stickstoff-Substanz nimmt allmählich ab, um sich gegen Ende stark zu erhöhen und zwar wächst das Albumin rascher als das Kaseïn, während das Verhältniss der stickstoffhaltigen Extraktivstoffe zu dem der Gesammt-Stickstoff-Substanz bezw. des Kaseïns gleichbleibt.

Die Dauer der Milchabsonderung nach dem Kalben ist sehr verschieden; viele Kühe liefern von einem Kalben bis zum anderen fortgesetzt Milch; bei anderen schwankt die Absonderungszeit von 270—400 Tagen; im Durchschnitt beträgt sie rund 300 Tage. Durch reichliches Futter lässt sich die Zeit der Milchabsonderung verlängern.

2. **Einfluss der Rasse und Individualität.** Von grösstem Einfluss auf die Menge und Zusammensetzung der Milch ist die Rasse der Kühe.

Die Menge der Milch anlangend, hat Abl[1]) einige Erhebungen angestellt; er giebt folgende Zahlen an:

Rasse	Für das Jahr	Für den Tag	Rasse	Für das Jahr	Für den Tag
Ansbacher	1284 l	3,55 l	Pinzgauer	2338 l	6,10 l
Mürzthaler	1500 „	4,11 „	Schweizer	2665 „	7,19 „
Voigtländer	1600 „	4,38 „	Allgäuer	2710 „	7,42 „
Simmenthaler	1690 „	4,63 „	Oldenburger	2751 „	7,54 „
Sächsisches Landvieh	2093 „	5,57 „	Holländer	2906 „	7,96 „
Walzthaler Vieh	2272 „	6,22 „			

Kirchner[2]) findet bei 3 verschiedenen Rasse-Kühen z. B. folgende Zahlen:

Kuh	Milchmenge auf 500 kg berechnet		Zusammensetzung			
	Für das Jahr	Für den Tag	Trocken-Substanz	Fett	Stickstoff-Substanz	Milchzucker und Asche
Badische Simmenthaler	2281 kg	6,22 kg	12,68 %	3,73 %	3,47 %	5,48 %
Ostfriesische	3096 „	8,48 „	11,21 „	3,04 „	2,88 „	5,29 „
Jersey	2005 „	5,49 „	15,84 „	5,99 „	3,78 „	6,07 „

Für die Holländer Rasse wurden von Backhaus in Weende, sowie Fleischmann und Hittcher in Tapiau im Mittel einer Anzahl Kühe beobachtet:

---

[1]) Deutsche landw. Presse 1875, 200 u. 210.
[2]) Milch-Ztg. 1890, 39, 731.

Ort	Milchertrag			Gehalt an						In Procenten der Trockensubstanz Fett		
				Trockensubstanz			Fett					
	Geringster	Höchster	Mittlerer	Geringster	Höchster	Mittlerer	Geringster	Höchster	Mittlerer	Geringster	Höchster	Mittlerer
	kg	kg	kg	%	%	%	%	%	%	%	%	%
1. Weende {Jahr / Tag}	2172,5 / 5,95	5570,9 / 15,26	3760,0 / 10,30	10,80	13,52	12,00	2,73	4,34	3,27	24,13	32,09	27,33
2. Tapiau {Laktationszeit / Tag}	2031,9 / 8,26	4897,7 / 12,01	3748,7 / 11,36	10,75	11,65	12,41	2,65	3,52 kg	3,07 kg	23,83	28,37	26,35
Laktationstage	270	408	330	Im Jahr in der Milch 64,2	151,7	114,7				—	—	—

Ferner ergaben:

Rasse der Kühe	Milchertrag für Jahr	Milchertrag für Tag	Trocken-Substanz in der Milch	Fett	Fett in der Trocken-Substanz
Radener [1]	2404,4 kg	6,56 kg	12,03 %	3,28 %	27,24 %
Angler (Kiel)	2934,6 „	8,04 „	12,08 „	3,39 „	28,06 „
Allgäuer (Memmingen)	3743,2 „	10,25 „	12,71 „	3,59 „	28,33 „

Beste Kühe verschiedener Rassen (also mit höchstem Milchertrag) lieferten:

Shorthorn	—	17,66 kg	12,60 %	3,70 %	29,37 %
	—	24,60 „	12,94 „	3,78 „	29,21 „
Jersey	—	13,85 „	13,50 „	4,10 „	30,37 „
	—	15,22 „	14,86 „	5,40 „	37,01 „
Guernsey	—	16,59 „	14,09 „	4,80 „	34,14 „
Ayrshire	—	16,18 „	13,50 „	4,20 „	31,11 „
	—	20,73 „	13,47 „	4,27 „	31,70 „
Polls	—	21,48 „	12,81 „	3,75 „	29,27 „
Kerry	—	14,15 „	13,69 „	4,69 „	33,14 „

Diese aus vielen Einzelbestimmungen sich ergebenden Zahlen zeigen, wie ausserordentlich verschieden sich die Menge wie der Gehalt der Milch der verschiedenen Kuhrassen verhält.

Als den höchsten Milchertrag einer Kuh bezeichnet Benno Martiny (in seinem Buch: Die Milch etc. 1871, S. 223) nach bis jetzt bekannt gewordenen Erhebungen 8470 l im Jahr oder durchschnittlich 23,2 l im Tage. Der Ertrag sehr milchergiebiger Kühe beträgt etwa 10—14 l im Tage, der der Kühe von mittlerer Milchergiebigkeit 6—8 l im Tage.

Vielfach wird angenommen, dass Kühe, welche viel Milch liefern, eine fettarme Milch abscheiden und umgekehrt; dieses trifft aber nach den vorstehenden Untersuchungen nicht zu, da die Milch von Kühen mit sehr hohem Milchertrag vielfach auch viel und bei reichlichem Futter sogar mehr Fett enthält, als die Milch von weniger ertragreichen Kühen.

Die Unterschiede in den Rassen machen sich allerdings in der Weise geltend, dass das Niederungsvieh durchweg mehr aber fettärmere Milch, das Höhenvieh dagegen wenn auch nicht weniger, so doch eine fettreichere Milch liefert, wie nachstehende Tabelle zeigt:

---

[1] Kreuzung des Mecklenburger Landschlages mit Angler und Wilstermarschvieh.

Rasse	Anzahl d. Analysen	In der frischen Milch						In der Trockensubstanz			
		Wasser %	Kasein %	Albumin %	Fett %	Milchzucker %	Salze %	Stickstoff-Substanz %	Fett %	Milchzucker %	Stickstoff %
a) Niederungsvieh:											
1. Jütisches und Angler	12	88,15	—	—	3,14	—	—	—	26,52	—	—
2. Holsteinsches, Breitenburger	24	88,08	3,01	0,39	3,17	4,58	0,77	28,54	26,60	38,42	4,57
3. Holländisches und Oldenburger	53	88,00	3,02		3,18	5,19	0,61	25,18	26,52	43,24	4,03
4. Ostfriesisches	19	87,99	2,62	0,48	3,36	4,83	0,76	25,68	27,97	40,21	4,11
5. Mittel- und Norddeutsches	11	87,71	3,12		4,51	4,89	0,77	25,37	28,23	39,79	4,06
6. Französisches, Normänner	8	86,42	2,98	0,85	4,17	4,87	0,71	28,20	30,71	35,86	4,50
7. Desgl., Auvergne	6	87,07	5,01		3,43	3,67	0,82	38,78	26,53	28,38	6,20
8. Englisches (Durham und Shorthorn)	86	87,06	3,26		3,58	5,40	0,70	25,18	27,70	41,73	4,03
9. Desgl., Ayrshire	43	86,96	3,41		3,57	5,42	0,64	26,15	27,37	41,56	4,18
Mittel	—	87,49	2,90	0,57	3,46	4,86	0,72	27,74	27,73	37,24	4,90
b) Höhenvieh:											
1. Jersey und Aldernay	31	85,76	3,42		4,43	5,65	0,74	24,00	31,12	39,68	3,84
2. Guernsey	24	85,39	3,96		5,11	4,42	1,12	27,13	34,96	30,25	4,34
3. Allgäuer	60	87,48	3,26		3,61	4,98	0,67	26,04	28,83	39,77	4,17
4. Mürzthaler, steirisches	12	87,04	2,76	0,48	4,16	4,83	0,73	25,00	32,11	37,27	4,00
5. Zillerthaler, Tyroler	23	87,45	2,64	0,43	3,71	5,09	0,70	24,42	29,53	40,56	3,91
6. Vorarlberger	19	87,38	2,32	0,59	3,54	5,40	0,77	23,00	28,08	42,79	3,68
7. Miesbacher, Voigtländer	5	86,79	2,87	0,53	4,16	4,97	0,68	25,74	31,48	37,62	4,12
8. Simmenthaler	11	87,33	3,15		3,83	4,98	0,71	24,89	30,21	39,30	3,98
Mittel	—	86,83	2,79	0,51	4,07	5,04	0,76	25,06	30,90	38,27	4,01

Hiernach liefert das Höhenvieh eine durchweg fettreichere Milch als Niederungsvieh. Hiervon giebt es aber auch Ausnahmen, insofern als das Allgäuer, Zillerthaler und Vorarlberger Vieh -- auch die Milch von 8 Schwyzer Kühen ergab im Mittel nur 3,05 % Fett -- keinen höheren Fettgehalt aufweist, als mitteldeutsches und französisches Vieh. Die Ergebnisse haben ohne Zweifel zum Theil ihren Grund darin, dass die Milch der einzelnen Rassen nicht unter den gleichen Verhältnissen, Entfernung von der Zeit des Kalbens an, Futter, Auswahl von Kühen mit mittlerer Milchergiebigkeit etc., untersucht worden ist.

Denn auch die einzelnen Kühe einer und derselben Rasse verhalten sich bezüglich der Milchabsonderung, sowohl was Menge als Beschaffenheit anbelangt, sehr verschieden. Hierfür sind schon vorstehend einige Beispiele für Holländer Kühe angegeben; nach anderen Untersuchungen z. B. bei Allgäuer Kühen in Memmingen schwankte der Milchertrag der 10 besten Kühe durchschnittlich zwischen 8,87—11,64 kg für den Tag, der Fettgehalt zwischen 2,32 - 4,12 %; E. Ramm beobachtete bei 5 Guernsey-Kühen einen procentigen Fettgehalt von 3,25—9,50 %, also Schwankungen, wonach der Höchstgehalt fast das 3-fache vom Niedrigstgehalt beträgt, so dass man in manchen Fällen in der That von Sahnenkühen sprechen kann[1]).

---

[1]) Vergl. auch Martiny, Molkerei-Ztg., Berlin 1900, 10, 205. Auffallende Schwankungen bei einzelnen Kühen theilt auch K. Hittcher (Bd. I S. 218 u. Gesammtbericht etc. Berlin 1899, 361) mit, z. B. bei einer Kuh eine Schwankung von 0,15—6,00 % Fett in der Milch und ähnliche Schwankungen mehr.

Sowohl wenn man die Milch für das aufgelöste Milchdrüsenorgan selbst hält, als auch wenn man annimmt, dass sie aus dem Blut durch eine besondere Thätigkeit der Drüsenzellen gebildet wird, lässt sich die Verschiedenheit der Milch der einzelnen Rassen wie Individuen recht wohl erklären. Denn es lässt sich wohl denken, dass bei ersterer Annahme die Menge wie Beschaffenheit der Mich von der Grösse der entwickelten Milchdrüse und ihrer Eigenschaft, bei ihrer Verflüssigung die Bestandtheile der Milch in einem bestimmten Verhältniss entstehen zu lassen, abhängig ist; bei letzterer Annahme würden Nervenreiz und Blutdruck auf die Absonderungsgrösse und -Art von Einfluss sein und diese können sich sowohl für die einzelnen Rassen wie für die einzelnen Kühe derselben Rasse verschieden gestalten.

3. **Zeitliche Schwankungen.** Sogar von Tag zu Tag ist die Zusammensetzung der Milch nicht unbedeutenden Schwankungen unterworfen. So fand C. v. Borries (Bd. I, S. 225) bei 2 einzelnen Kühen:

	Zahl der Untersuchungen u. Tage	Spec. Gewicht	Fett	Trockensubstanz
Kuh I	13	1,0263—1,0297	3,94—5,44%	11,83—14,25%
Kuh II	9	1,0276—1,0311	2,90—3,70 „	10,96—11,83 „

In derselben Weise fanden Fleischmann und Hittcher an einzelnen aufeinander folgenden Tagen, ja zwischen den einzelnen Gemelken eines und desselben Tages für einzelne Kühe folgende tägliche Schwankungen:

Kuh:	Trockensubstanz Schwankungen, Jahresmittel		Fett in der Milch Schwankungen, Jahresmittel		Fett in der Trockensubstanz Schwankungen, Jahresmittel	
No. 1	10,66—13,44%	11,76%	2,62—4,70%	3,52%	24,53—35,06%	29,93%
„ 12	11,34—14,49 „	11,89 „	2,50—5,51 „	3,81 „	22,11—37,97 „	29,64 „
„ 16	10,81—12,90 „	11,64 „	2,33—4,64 „	3,05 „	21,53—33,65 „	26,16 „

Diese Beispiele mögen genügen, um zu zeigen, dass es nicht zulässig ist, aus einer vereinzelten Untersuchung der Tagesmilch und noch viel weniger eines einzelnen Gemelkes einen Rückschluss auf die Milchergiebigkeit und Milchbeschaffenheit einer Kuh zu ziehen.

Bei einer einzelnen Kuh können diese Schwankungen allerdings kaum befremden; aber auch bei ganzen Heerden kommen sie vor. So fand W. Fleischmann für die 103 Stück grosse Radener Heerde in den einzelnen Wochen des Jahres 1885 folgende Schwankungen:

Milchmenge für den Kopf (Mittel)	Spec. Gewicht	Wasser	Fett
2,59—8,11 kg	1,0304—1,0324	87,41—88,63%	2,82—3,89%

In der Proskauer Heerde schwankte vom 21. bis 26. Oktober 1878 der Fettgehalt der Morgenmilch von 2,09—2,59%, der der Abendmilch von 2,90—3,68%.

Dieselbe Heerde ergab nach wöchentlichen Untersuchungen im Mittel von 5 Jahren (1892/96) folgenden Gehalt in den einzelnen Monaten (vergl. Bd. I, S. 229):

In der Milch:	Jan. %	Febr. %	März %	April %	Mai %	Juni %	Juli %	Aug. %	Sept. %	Okt. %	Nov. %	Dec. %
Trockensubstanz	11,50	11,49	11,43	11,48	11,41	11,50	11,64	11,74	11,72	11,74	11,74	11,69
Fett	2,94	2,93	2,86	2,90	2,84	2,87	3,04	3,11	3,10	3,11	3,10	3,13

Wenngleich diese Unterschiede nur gering und wesentlich von der Kalbezeit sowie von der Fütterung etc. mit bedingt sind, so lässt sich mit Rücksicht auf die grosse Anzahl von Untersuchungen während mehrerer Jahre aus diesen Zahlen doch schliessen, dass unter sonst gleichen Verhältnissen die Milch in der letzten Hälfte des Jahres etwas reicher an Trockensubstanz und Fett zu sein pflegt, als in der ersten Hälfte des Jahres, so dass sich übereinstimmend die Monate März, April und Mai am ungünstigsten verhalten.

4. **Einfluss der Melkzeit, d. h. der verschiedenen Tagesmilch.** Wie die erste, zweite und dritte Milch bei gebrochenem Melken (S. 611) und einer einzelnen Melkung, so sind auch im gleichen Sinne die Morgen-, Mittag- und Abendmilch eines Tages verschieden. Auch hier ist die zweite und dritte Milch am Tage, die Mittag- bezw. Abendmilch, im Durchschnitt nicht unerheblich fettreicher als die Morgenmilch.

So ergaben nach Bd. I S. 319 eine Anzahl von an denselben Tagen entnommenen und untersuchten Milchproben im Mittel:

Tagesmilch	Anzahl der Analysen	In der natürlichen Substanz							In der Trockensubstanz		
		Wasser	Kasein	Albumin	Stickstoff-Substanz	Fett	Milchzucker	Asche	Stickstoff-Substanz	Fett	Stickstoff
		%	%	%	%	%	%	%	%	%	%
Morgenmilch	139	87,70	—	—	3,61	3,38	4,64	0,67	29,33	27,44	4,69
Abendmilch		87,29	—	—	3,64	3,58	4,81	0,69	28,69	28,15	4,59
Morgenmilch	52	88,28	2,81	0,43	3,05	3,05	4,69	0,74	27,65	26,00	4,42
Mittagmilch		87,43	2,80	0,46	3,81	3,81	4,75	0,75	25,92	30,03	4,15
Abendmilch		87,60	2,79	0,41	3,59	3,59	4,87	0,74	25,78	28,97	4,12

Hiernach ist bei zweimaligem Melken die Abendmilch, bei dreimaligem Melken die Mittagmilch am fettreichsten, indem der Fettgehalt in der Abendmilch wieder etwas heruntergeht[1]). Unter Umständen kann bei einzelnen Kühen besonders in der Morgenmilch der Fettgehalt unter 1 % heruntergehen (vergl. S. 607 und Bd. I, S. 218).

Diese Unterschiede haben aber nach W. Fleischmann nur darin ihren Grund, dass zwischen den einzelnen Melkzeiten verschieden lange Zwischenräume liegen. Wenn nämlich zwischen den Melkzeiten gleiche Zeiträume liegen und sich auch alle für das Befinden der Kühe massgebende Einflüsse annähernd gleich bleiben, so lassen sich bestimmt ausgeprägte, nur auf die Tageszeiten zurückzuführende Unterschiede zwischen Morgen- und Abendmilch nicht nachweisen; wenn dagegen die Zwischenräume zwischen den Melkzeiten ungleich sind, so wird nach der längeren Pause mehr Milch, aber Milch mit etwas weniger Trockensubstanz und Fett, und nach der kürzeren Pause weniger Milch, aber dann mit etwas höherem Gehalt an Trockensubstanz und Fett entleert. Dementsprechend sind bei dreimaligem Melken die Unterschiede zwischen Mittag- und Morgenmilch grösser, als zwischen Abend- und Mittagmilch.

Die Beziehungen zwischen der Menge der Milch und dem Zwischenraum zwischen den einzelnen Melkzeiten treffen aber nicht immer zu; so wurde nach Bd. I, S. 220 und ff. der Milchertrag im Mittel ganzer Heerden gefunden:

---

[1]) Ueber den Unterschied im Fettgehalt der Tagesmilch einzelner Kühe und ganzer Heerden vergl. auch Boy-Esens: Milch-Ztg. 1900, 29, 593.

	In Kiel:		In Kleinhof-Tapiau				
	Bei 2-maligem Melken		Bei 2-maligem Melken		Bei 3-maligem Melken		
	Morgen-milch	Abend-milch	Morgen-milch	Abend-milch	Morgen-milch	Mittag-milch	Abend milch
Zeit des Melkens .	—	—	4—5 Uhr	7 Uhr	4 Uhr	12½ Uhr	7 Uhr
Zwischenzeit in Stunden . . .	—	—	9—10 Std.	14—15 St.	9 Std.	8½ Std.	6½ Std.
Milchertrag . . .	5,76 kg	5,33 kg	4,25 kg	4,79 kg	3,88 kg	3,04 kg	2,33 kg
Trockensubstanz .	11,78 %	12,24 %	11,99 %	11,83 %	11,51 %	11,72 %	12,44 %
Fett	3,13 „	3,53 „	3,36 „	3,23 „	2,79 „	3,05 „	3,76 „

Hier treffen zwar in den Meiereien in Kiel und Kleinhof-Tapiau die Beziehungen zwischen der Menge der Milch und dem Gehalt derselben an Trockensubstanz und Fett zu, d. h. je grösser der Zwischenraum zwischen den Melkzeiten, um so mehr Milch und um so geringer der Gehalt an Trockensubstanz sowie Fett und umgekehrt, aber bei der Milch in der Molkereiwirthschaft in Kiel verhalten sich die Beziehungen zwischen Morgen- und Abendmilch umgekehrt; die Menge der Morgenmilch ist grösser und der Gehalt geringer, während in Kleinhof-Tapiau die Menge der Morgenmilch geringer und der Gehalt etwas grösser als bei der Abendmilch ist. Die Melkstunden in Kiel sind nicht angegeben und müsste man im Sinne der Schlussfolgerungen Fleischmann's annehmen, dass hier der Zwischenraum zwischen Abend- und Morgen-Melkzeit grösser gewesen ist, als der zwischen Morgen- und Abend-Melkzeit. Im Allgemeinen pflegt aber, wo nur zweimal gemolken wird, der Zwischenraum zwischen Morgen- und Abend-Melkzeit ungefähr gleich lang, und wo dreimal gemolken wird, nur der Zwischenraum zwischen Abend- und Morgen-Melkzeit grösser, der zwischen Mittag- und Abend-Melkzeit dagegen nahezu gleich lang zu sein, wie zwischen Morgen- und Mittag-Melkzeit.

Der durchschnittliche höhere Gehalt der Abendmilch, oder der Mittag- und Abendmilch gegenüber der Morgenmilch bezw. der Unterschied zwischen Mittag- und Abendmilch muss daher noch wohl auf andere, bis jetzt noch unbekannte Ursachen als allein auf die verschieden lange Pause zwischen den einzelnen Melkzeiten zurückgeführt werden.

Was den Unterschied im Milchertrage bei zwei- und dreimaligem Melken anbelangt, so fanden im Mittel mehrerer Tage Lami (No. 1), Schmöger (No. 2) und R. Jones (No. 3):

	1. Schwyzer, Milchertrag in 10 Tagen	Holländ. Kuh	2. Zwei Holländ. Kühe Milchertrag im Tage		3. Zwei Holländer Kühe	
			I	II	Trockensubstanz im Tage	Fett im Tage
Bei dreimaligem Melken	84,19 l	102,28 l	9,31 kg	10,21 kg	91,27 Loth	21,67 Loth
Bei zweimaligem Melken	79,55 l	99,33 l	8,47 kg	8,70 kg	89,24 Loth	17,88 Loth

Man erhält daher durch dreimaliges Melken 5—20% Milch und 10—20% feste Stoffe mehr, als durch zweimaliges Melken. Nach Versuchen von Kaull wurden bei verschiedenen Zwischenräumen zwischen den Melkungen an Milch erhalten:

Zwischenraum	12 Stdn.	6 Stdn.	4 Stdn.	2 Stdn.	65 Min.	50 Min.
Milchmenge	3,81 kg	2,46 kg	2,06 kg	1,11 kg	0,66 kg	0,07 kg
Desgl. in einer Minute erzeugt .	5,29 g	6,83 g	8,58 g	9,25 g	10,15 g	1,40 g

Bei Pausen bis zu einer Stunde zwischen den einzelnen Melkzeiten nimmt daher, offenbar in Folge des häufigen Reizes der Milchdrüse, die Milchabsonderung zu, um bei noch kleineren Pausen rasch, bei längeren Pausen langsam zu fallen.

Die Frage, ob man recht häufig, z. B. dreimal und nicht zweimal im Tage melken soll, hängt ausser von der Milchergiebigkeit wesentlich davon ab, ob der durch dreimaliges Melken bedingte Mehrertrag den Mehraufwand an Arbeitskosten zu decken im Stande ist; frischmilchende Kühe von hoher Milchergiebigkeit sollen unter allen Umständen dreimal im Tage gemolken werden.

5. **Gebrochenes Melken.** Die letzte ermolkene Milch pflegt bei weitem fettreicher zu sein, als die erste. Dieses erhellt aus folgenden Mittelzahlen mehrerer Untersuchungen (Bd. I S. 233):

Antheile der Melkung:	In der natürlichen Milch					In der Trockensubstanz			
	Wasser	Stickstoff-Substanz	Fett	Milchzucker	Asche	Stickstoff-Substanz	Fett	Milchzucker	Stickstoff
Erster Antheil .	89,84	2,88	1,78	4,81	0,69	28,35	17,52	47,43	4,53
Zweiter „ .	88,12	2,94	3,34	4,92	0,68	24,75	28,11	41,41	3,96
Dritter „ .	86,29	2,59	4,54	5,86	0,72	18,89	32,97	42,74	3,02

Für die Milchtrockensubstanz verhällt sich das Fett umgekehrt wie die Proteïnstoffe, d. h. mit der erhöhten Fettabsonderung nimmt die der Proteïnstoffe ab.

Cotta und Clark fingen ein Gemelk in einzelnen Theilen auf und fanden Unterschiede im Fettgehalt von 1,33 % (erster Antheil) bis 9,70 % (letzter Antheil). Aehnliche Unterschiede, selbst für jede einzelne Zitze wurden von E. Ackermann[1]) gefunden. Dieser Umstand verdient besonders Beachtung, wenn die Milch, wie in Kuranstalten, direkt aus dem Euter genossen wird. Die ersten Geniesser erhalten eine wesentlich fettärmere Milch, als die, welche die letzten Antheile des Gemelkes erhalten.

Um ferner für eine Stallprobe eine gute Durchschnittsmilch von einer Kuh und von einer ganzen Heerde zu erhalten, ist es nothwendig, darauf zu achten, dass die sämmtlichen Zitzen des Euters der Kühe vollständig ausgemolken werden.

6. **Die einzelnen Striche oder Zitzen und die Art des Melkens.** Nach den Untersuchungen von S. P. Scharpless (Bd. I S. 227) ist die Milch der vier Zitzen eines und desselben Euters bei vollständigem Ausmelken von verschiedener Zusammensetzung; er fand z. B. bei einer 11 Jahre alten Ayrshire-Kuh:

	Vordere Zitzen		Hintere Zitzen	
	rechte	linke	rechte	linke
Fett in der Milch	4,48 %	6,58 %	5,00 %	5,59 %

In derselben Weise fanden Lajoux und Sturtevant für Milch aus der vorderen rechten Zitze 2,54 % Fett, für die aus der hinteren rechten Zitze 3,27 % Fett.

Dieser Unterschied machte sich nach Fr. Hofmann (Bd. I S. 228) auch bei gebrochenem Melken aus den Vorder- und Hinterzitzen geltend:

	Erste Milch		Zweite Milch		Dritte Milch	
	Menge	Fett	Menge	Fett	Menge	Fett
Vordere Zitzen	575 cc	1,63 %	1090 cc	3,70 %	1060 cc	4,92 %
Hintere Zitzen	890 „	2,77 „	980 „	4,29 „	890 „	5,63 „

---

[1]) Chem.-Ztg. 1901, 25, 1160.

Nach Stefan Richter[1]) und Friedr. Albert wird durch kreuzweises Melken der Zitzen nicht nur mehr Milch, sondern auch mehr Fett erhalten, als durch einseitiges bezw. gleichzeitiges Ausmelken; sie fanden im Mittel von je sechs bezw. vier Einzelversuchen:

	Milchertrag für den Tag	Rahm nach Chevallier's Cremometer	Milchertrag für den Tag	In der Milch Trockensubstanz	Fett
Einseitiges bezw. gleichzeitiges Melken	10,4 kg	12,2 Vol. %	14,12 kg	11,48 %	2,90 %
Kreuzweises Melken	11,0 „	13,2 „ „	14,44 „	11,97 „	3,28 „

Richter erklärt diesen Unterschied daraus, dass bei kreuzweisem Melken der Reiz auf die Milchdrüsen doppelt so lange dauert, als bei einseitigem Melken.

7. **Die Menge des Futters.** Wenn man berücksichtigt, dass eine Milchkuh von 500 kg Lebendgewicht bei einem mittelguten Milchertrage von 10 l durchschnittlich täglich in letzteren absondert:

350 g Proteïnstoffe, 355 g Fett und 490 g Milchzucker,

so ist einleuchtend, dass sie täglich eine entsprechend grössere Menge Futter nothwendig hat, als ein gleich schweres Thier bei voller Ruhe und ohne Milchabsonderung. Die zahlreichen Versuche (vergl. Bd. I, S. 166–201) nach dieser Richtung lassen auch den Einfluss des Futters auf die Menge wie Beschaffenheit der Milch deutlich erkennen. Dieselben haben zu folgenden Ergebnissen geführt:

a) **Die Grösse der Milchabsonderung und die Beschaffenheit der Milch ist zunächst durch den Gehalt der Nahrung an Stickstoff-Substanz bedingt.**

So fand G. Kühn im Mittel zahlreicher Einzelversuche:

	Stickstoff-Substanz im Futter	Trocken-Substanz der Milch	In der Milch Fett	Kaseïn	Albumin	Zucker
Kuh I.	0,880 kg	11,13 %	2,98 %	2,21 %	0,28 %	4,84 %
	1,249 „	12,37 „	3,15 „	2,27 „	0,25 „	4,96 „
	1,641 „	11,83 „	3,35 „	2,46 „	0,25 „	4,91 „
Kuh II.	0,880 „	11,61 „	3,12 „	2,47 „	0,55 „	4,40 „
	1,621 „	12,30 „	3,45 „	2,66 „	0,52 „	4,60 „
	1,641 „	12,37 „	3,42 „	2,74 „	0,46 „	4,56 „

In derselben Weise fand M. Fleischer:

				Stickstoff-Substanz	Menge der täglichen Milch
Reiche Fütterung	2,125 %	12,31 %	3,46 %	2,80 %	13,25 kg
Arme Fütterung	1,160 „	12,00 „	3,50 „	2,60 „	9,05 „
Sehr reiche Fütterung	2,388 „	12,28 „	3,64 „	2,81 „	10,10 „
Arme Fütterung + Oel	2,090 „	11,84 „	3,40 „	2,50 „	8,85 „

Diese Versuchszahlen liessen sich noch um sehr viele vermehren; sie alle liefern das Ergebniss, dass mit der Menge des im Futter vorhandenen Proteïns sowohl die Menge der Milch, als auch der Gehalt an Trockensubstanz, Kaseïn und Fett steigt und fällt.

Wenn man auf 500 kg Lebendgewicht für einen mittleren Milchertrag 1,25 kg

---

[1]) Wiener landw. Ztg. 1887, 47.

verdauliches Proteïn rechnet, kann man durch Fütterung von 2,00 kg verdaulichem Proteïn den Milchertrag noch erheblich steigern.

Eine einseitige Vermehrung von Oel (Fett) oder Kohlenhydraten im Futter war dagegen in den meisten Versuchen ohne jeglichen Einfluss auf die Menge und Beschaffenheit der Milch.

Wenn man annimmt, dass die Milch nichts anderes, als das aufgelöste Milchdrüsenorgan selbst ist, so lässt sich diese Thatsache sehr leicht erklären. Denn vor allem muss die Milchdrüsenzelle, wenn sie als Sekret entleert worden ist, neu aufgebaut werden, und den Rohstoff zu diesem Wiederaufbau vermögen nur die Proteïnstoffe des Futters zu liefern, nicht aber Fett und Kohlenhydrate. Letztere sind nur insofern von Belang, als ihr Zusatz zum Futter einen grösseren Zerfall der Proteïnstoffe im Körper verhütet und dadurch entweder einen erhöhten Fleischansatz im Körper oder eine erhöhte Bildung von Milchdrüsen-Substanz bewirkt.

So ist es zu erklären, dass das Kaseïn der Milch und das durch fettige Degeneration der Drüsen-Substanz entstehende Fett mit der Proteïnzufuhr im Futter steigt und fällt. Das Albumin der Milch dagegen ist nach G. Kühn's Versuchen unabhängig von der Ernährungsweise; es pflegt im Zusammenhange mit der Laktationsdauer zu sinken.

Ganz im Gegensatz zu diesen Ergebnissen hat Fr. Soxhlet[1]) eine erhebliche Erhöhung des Fettes in der Milch durch eine einseitige Gabe von Oel (Sesam-, Leinöl, Talgstearin) im Futter gefunden, nämlich dann, wenn er das Oel in Form einer feinen Emulsion verabreichte; so ergab sich, als er täglich neben 9—12,5 kg Heu die Oele bezw. Fette, in der ganzen Menge des Tränkwassers zu einer milchartigen Flüssigkeit vertheilt, verabreichte, Fett in der Milch:

Gabe von	0,750—1,0 kg Leinöl	0,5—1,0 kg Talgstearin
Fett in der Milch	5,24%	4,70%

Das Fett des Futters soll aber nicht als solches in die Milch übergehen, sondern es ist, da der Schmelzpunkt des Milch- bezw. Butterfettes während der Oelfütterung von 36^0 auf $41,5^0$ stieg und das Milch- bezw. Butterfett weniger flüchtige Säuren enthielt, als bei gewöhnlicher Heufütterung, anzunehmen, dass das Futterfett als solches nicht in die Milch übergeht, sondern Körperfett, also Rindstalg, verdrängt, gleichsam in die Milch abgeschoben wird und auf diese Weise indirekt die Menge des Milchfettes vermehrt.

Dieses überraschende Ergebniss aus Soxhlet's Versuchen konnte aber von G. Baumert und Fr. Falke[2]) nicht bestätigt werden. Sie verfütterten an zwei Kühe neben Heu und Rapsmehl täglich je 520—900 g Sesamöl, 550 bezw. 700 g Kokosöl und 500 g Mandelöl auf 500 kg Lebendgewicht, indem das auf 45^0 erwärmte Fett mit heissem Wasser in einem Butterfass emulgirt wurde. Die Ergebnisse waren folgende:

Im Durchschnitt:	Kuh I (Schwyzer) Futter + Zusatz von				Kuh II (Holländer) Futter + Zusatz von			
	0	Sesamöl	Kokosöl	Mandelöl	0	Sesamöl	Kokosöl	Mandelöl
Milchmenge	11,32 kg	9,39 kg	7,16 kg	5,83 kg	12,85 kg	9,03 kg	9,59 kg	9,38 kg
Fettgehalt	3,47%	3,69%	4,34%	3,71%	2,50%	2,95%	2,97%	2,86%
Fett im Ganzen ausgeschieden	392,8 g	346,0 g	310,3 g	216,4 g	321,4 g	266,5 g	285,6 g	267,7 g

---

[1]) Milch-Ztg. 1896, 25, 652.
[2]) Berichte a. d. physiol. Laboratorium u. d. Versuchsanstalt d. landw. Instituts d. Universität Halle, 1900, Heft 14, 1; ferner Zeitschr. f. Untersuchung d. Nahr.- u. Genussmittel, 1898, 1, 665.

Die beiden Kühe verhalten sich daher in etwa verschieden, aber man sieht, dass die Aenderungen im procentigen Fettgehalt nach der Oelfütterung im Wesentlichen von dem Vorschreiten in der Laktationszeit und von den hierdurch bedingten Veränderungen abhängig ist. Auch hatte sich das Milch- bezw. Butterfett bei der Oelfütterung stets in dem Sinne geändert, dass es ganz im Gegensatz zu den Soxhlet'schen Versuchen bezüglich der Refraktion, der Köttstorfer'schen, Reichert-Meissl'schen Zahl und Hübl'schen Jodzahl sich den verfütterten Oelen näherte; durch die Sesam-, Kokos- und Mandelölfütterung sind Butterfette erzielt worden, welche sich bei der Analyse wie künstliche Gemische von Butterfett mit den betreffenden Fremdfetten verhielten. Trotzdem war die dem Sesamöl eigenartige Reaktion (mit Furfurol und Salzsäure) in der Butter nach Sesamöl-Fütterung nicht nachweisbar.

Die von A. Bömer vorgenommenen Untersuchungen der von Baumert und Falke gewonnenen Butterfette ergab, dass in keinem Falle Phytosterin in das Butterfett übergegangen war.

Auch Ramm und Mintrop[1], ferner H. Weigmann[2] finden, dass weder bei Fütterung von Sesamkuchen noch von emulgirtem Sesamöl als solchem in der zugehörigen Butter die Sesamöl-Reaktion auftritt. Die Fütterung von Sesamöl hatte nach den Versuchen von Ramm und Mintrop ausserdem auf den Fettgehalt der Milch nicht den geringsten Einfluss ausgeübt.

Mag daher auch das Futterfett in gewissem Grade die Beschaffenheit des Milch- bezw. Butterfettes beeinflussen können, so geht es doch als solches nicht in die Milch über, da gewisse Theile des Futterfettes, z. B. das Phytosterin sowie der die Baudouin'sche Reaktion bedingende Bestandtheil des Sesamfettes, vorher im Körper bezw. in der Milchdrüsenzelle ausgeschieden werden und nicht wieder in der Milch zum Vorschein kommen.

b) Wenn somit die Menge des Futters, d. h. die Menge des in demselben vorhandenen Proteïns die Zusammensetzung in der Weise zu verändern im Stande ist, dass Trockensubstanz und damit Kaseïn und Fett in der Milch zunehmen, so gilt dieses jedoch nicht für Milch von gleicher Trockensubstanz, d. h. Kaseïn- und Fettgehalt bleiben für Milch von gleichem Trocken-Substanzgehalt bei proteïnreicher wie proteïnarmer Fütterung im wesentlichen gleich; es ist nicht möglich, durch die Fütterung den einen Bestandtheil der Milch gegenüber den anderen einseitig zu erhöhen.

So fand G. Kühn:

Im Futter		Milch von 12% Trockensubstanz:							
		Kuh I				Kuh II			
Trocken-Substanz	Proteïn-Substanz	Milch-menge	Fett	Stickstoff-Substanz	Zucker	Milch-menge	Fett	Stickstoff-Substanz	Zucker
kg	kg	kg	%	%	%	kg	%	%	%
10,44	0,880	11,85	3,21	2,71	5,24	7,55	3,21	3,00	4,99
11,66	1,249	12,15	3,33	2,65	5,21	7,85	3,24	2,99	4,64
13,08	1,641	12,85	3,40	2,74	4,97	7,45	3,24	3,09	4,48
10,74	0,902	9,70	3,28	2,71	5,03	6,55	3,27	3,05	4,46

[1] Milch-Ztg. 1898, **27**, 257.
[2] Ebendort 1898, **27**, 529.

Hieraus und aus vielen anderen Versuchen G. Kühn's geht hervor, dass bei einer sehr verschiedenen Fütterungsweise in dem Verhältniss der Milchbestandtheile zu einander im allgemeinen keine Veränderung eintritt. Zwar spielt hier die Individualität eine gewisse Rolle, indem bei 2 Kühen von 30 das Futter eine Beschaffenheitsänderung, wenn auch nur in sehr geringem Masse, hervorrief. Die bei weitem meisten Versuchskühe aber haben gezeigt, dass es nicht möglich ist, den einen oder anderen Bestandtheil der Milch, wie Kaseïn, Fett etc. gegenüber-den anderen Bestandtheilen einseitig zu erhöhen oder, wie G. Kühn sagt, aus einer „Kaseïn"-Kuh eine „Butter"-Kuh zu machen. Das Verhältniss der Milchbestandtheile zu einander wird mehr von der Rasse und Individualität, als von dem Futter beherrscht.

8. Die Art der Futtermittel und Fütterung sowie der Futterwechsel. In welcher Weise zunächst Weidegang und Stallfütterung auf die Menge und Zusammensetzung der Milch wirken, haben W. Fleischmann und Hittcher in Kleinhof-Tapiau ermittelt; sie fanden im Mittel von 12 Jahren und 121—137 Kühen für die Tagesmilch:

Fütterung:	Milchmenge	In der Milch Trocken-Substanz	Fett	Fett in der Trocken-Substanz
Stall-(Winter-)fütterung .	8,99 kg	11,71 %	3,11 %	26,56 %
Weidegang (Sommer) . .	9,25 „	11,87 „	3,27 „	27,54 „

Hier ergiebt sich eine geringe Erhöhung der Milchmenge wie des Gehaltes an Trockensubstanz und Fett der Milch zu Gunsten des Weideganges. Etwas anders aber lauten die Ergebnisse, welche an der Versuchsstation Kiel (Bd. I, S. 220) im Mittel von 4 Jahren erhalten wurden, nämlich:

Fütterung:	Morgenmilch:				Abendmilch:			
	Milchmenge	In der Milch		Fett in der Trocken-Substanz	Milchmenge	In der Milch		Fett in der Trocken-Substanz
		Trocken-Substanz	Fett			Trocken-Substanz	Fett	
	kg	%	%	%	kg	%	%	%
Stallfütterung	6,56	11,71	3,12	26,65	5,92	12,04	3,32	27,57
Weidegang	5,00	11,85	3,11	26,24	4,73	12,43	3,69	29,68

Hier ist der Milchertrag bei Weidegang durchweg geringer gewesen, als bei Stallfütterung und sehen wir nur in der Abendmilch eine wesentliche Erhöhung des Gehaltes an Trocken-Substanz und Fett sowie eine deutliche Erhöhung des Fettes in der Trocken-Substanz.

Im Allgemeinen wird Weidegang als vortheilhaft für die Menge wie Beschaffenheit der Milch angesehen. Ob hierbei Stoffe aus dem Grünfutter in die Milch übergehen, ist noch zweifelhaft. Aetherische Oele gehen nach Backhaus[1] garnicht, Farbstoffe erst nach vorheriger Reduktion in die Milch über. Die gelbe Farbe des Butterfettes bei Grünfütterung ist indess nach Coreano[2] auf das Chlorophyll des Grünfutters zurückzuführen.

---

[1] Bericht d. landw. Instituts d. Universität Königsberg, 1900.
[2] Zeitschr. f. Fleisch- u. Milch-Hygiene 1900, 10, 270.

G. Kühn hat seiner Zeit angegeben, dass von vorstehenden Regeln auch einzelne Futtermittel eine Ausnahme machen, da nach seinen Versuchen z. B. Palmkernkuchen und Palmkernmehl — auch vielfach in der Praxis beobachtet —, Malzkeime und Roggenkleie den Gehalt der Milch an Fett einseitig d. h. in Milch von derselben Trockensubstanz um einige Zehntel-Procente erhöht hatten, während die anderen Bestandtheile gleich geblieben waren.

In derselben Weise wirken nach R. Heinrich Kokosnusskuchen, nach W. Kirchner Kokosnusskuchen und Erdnusskuchen, nach Girard Leinkuchen, nach M. Schrodt und v. Peter Baumwollesaatmehl — grössere Mengen Baumwollesaatmehl (2—3½ kg) sollen der Butter einen talgigen margarineartigen Geschmack ertheilen —; Fleischmehl erhöht nach letzteren zwar den Milchertrag, bewirkt aber keine einseitige Erhöhung des Fettgehaltes; in gleicher Weise verhalten sich von thierischen Futtermitteln Häringskuchen bezw. -mehl und Walfischfleischmehl (vergl. Bd. I, S. 182 u. 183).

E. Ramm rechnet a) zu den entschieden günstig wirkenden Futtermitteln: Melasse und Palmkernkuchen (1:1), Gerstenschrot, Malzkeime, Leinmehl, Maisschrot, Weizenkleie und Haferschrot; b) zu den entschieden ungünstig wirkenden Futtermitteln: Kokoskuchen, Mohnkuchen, Sonnenblumenmehl, Erdnussmehl, Baumwollesaatmehl und Roggenkleie; c) zu den indifferenten Futtermitteln: Rübsenkuchen, Weizenschrot, Roggenschrot, Palmkernkuchen und Trockentreber.

Wir finden hier also recht verschiedenartige und zum Theil sich widersprechende Ergebnisse über die Wirkung der Futtermittel auf die Erhöhung des Fettgehaltes in der Milch; nach verschiedenen Versuchen haben hierauf übereinstimmend nur günstig gewirkt Leinkuchen oder -mehl, Malzkeime und Melasse und für diese wird daher solche einseitige Erhöhung des Fettgehaltes der Milch allgemein angenommen werden können. Als gutes Milchviehfutter gelten auch die Biertreber.

Die Widersprüche in den Angaben über die Wirkung der einzelnen Futtermittel haben nach Ramm ohne Zweifel in der individuellen Anlage der Kühe ihren Grund, insofern als ein und dasselbe Futtermittel bei dem einen Thiere gerade die entgegengesetzte Wirkung hervorruft, als bei dem anderen Thiere. Wenn die Beobachtung auf eine grössere Anzahl ausgedehnt wird, so zeigt sich, dass dort, wo die grössten Unterschiede in der Wirkung auftreten, auch die grösste Uebereinstimmung unter den Versuchsthieren herrscht.

Die günstige Wirkung der Melasse auf die Absonderung von Milch und Milchfett ist nicht durch den Gehalt der Melasse an Zucker und Salzen bedingt; vielleicht hat diese in den Amiden der Melasse als Reizmittel auf die Drüsenorgane ihre Ursache und würde sich daraus auch die günstige Wirkung der an Amiden reichen Malzkeime (vergl. S. 324) erklären.

Einer besonderen Erwähnung bedürfen auch noch die wasserreichen Futtermittel, wie Schlempe, Rüben, Sauerfutter etc. Es ist allgemein bekannt, dass diese, in reichlicher Menge verfüttert, zwar den Milchertrag erhöhen, aber die Beschaffenheit der Milch beeinträchtigen.

In besonders schlechtem Rufe steht die Kartoffelschlempe, weniger die Roggenschlempe; in mässigen Mengen, bis etwa 25 kg für den Tag und Kopf verabreicht, ist sie jedoch besser als ihr Ruf; sie beeinträchtigt dann weder die Beschaffenheit der Milch (als Kindermilch) noch die der Butter. So konnten Beck[1]) bei Verabreichung von 22,5 kg Kartoffelschlempe, Schmoeger und Neubert bei Verabreichung von sogar 40 l Kartoffel- oder Maisschlempe wohl eine kleine Erhöhung des Milchertrages, aber keine nachtheilige Veränderung im Fettgehalte feststellen. Als Beck dagegen 45 kg Schlempe für den Kopf

---

[1]) Beck: Inaug.-Dissertation. Leipzig 1895.

und Tag verfütterte, trat eine merkliche Steigerung der Milchabsonderung ein, aber ausnahmslos auch eine Verminderung des Trockensubstanz- und Fettgehaltes der Milch.

Kirchner und Woll[1]) (Bd. I, S. 192) ermittelten den Einfluss, den die Beifütterung von Sauermais[2]) im Vergleich mit Runkelrüben auf die Milch ausübt. Während Woll durch die Sauermaisfütterung keine Veränderung in der Zusammensetzung der Milch gegenüber Trockenfutter von Maisstroh, Maismehl etc. feststellen konnte, fand Kirchner, dass bei einem Ersatz von 20 kg Rüben durch eine nahezu gleiche Menge von eingesäuertem Mais der Milchertrag etwas grösser, aber der Gehalt der Milch an Trockensubstanz und besonders an Fett geringer war. Die absolute Menge der gesammten festen Stoffe war nahezu dieselbe geblieben, die des Fettes hatte jedoch abgenommen. Der Geschmack der bei der Sauermaisfütterung erhaltenen Milch war nicht ganz rein, der Geschmack, die Konsistenz und die Haltbarkeit der betreffenden Butter sehr mangelhaft. Der Schmelzpunkt des Sauermaisbutterfettes lag um 7—8° tiefer als bei dem Rübenbutterfett.

Es liegt nahe, diese Wirkung des Sauermaises und ähnlicher saurer Futtermittel darauf zurückzuführen, dass aus dem Futter die organischen Säuren und sonstige Einsäuerungs- bezw. Gährungserzeugnisse mit in die Milch übergehen. Indess verfütterte H. Weiske[3]) an eine Ziege täglich 1 g Buttersäure, ohne dass die Milch an Reinheit des Geruches und Geschmackes einbüsste; auch war die Milch vollständig frei von freier Buttersäure. Es scheint daher, wenn nicht grössere Mengen von organischen Säuren längere Zeit hindurch gefüttert werden und wenn keine Verdauungsstörungen eintreten, ein Uebergang dieser Säuren in die Milch nicht stattzufinden.

Nach Armsby erniedrigte Maisgrünfutter gegenüber Roggen- und Kleegrünfutter den Milchertrag und Trockensubstanzgehalt der Milch.

Gesäuerte Diffusionsschnitzel (41,8 kg) hatten nach O. Kellner ebenso wie getrocknete Schnitzel (4,4 kg) gegenüber Rüben (27,5 kg) eine geringe Erhöhung des Milchertrages um 1,72 bezw. 0,95 kg zur Folge, ohne dass die Beschaffenheit der Milch eine wesentliche Aenderung erfahren hatte[4]).

Kroon[5]) beobachtete nach Fütterung von Diffusionspülpe eine sauer reagirende, aber süss schmeckende Milch.

Rütti[6]) giebt an, dass rohe Kartoffeln (bis zu 10 kg für den Kopf und Tag) die Milchmenge und das Körpergewicht günstig beeinflussen, dass aber, wenn die Milch zur Bereitung von Emmenthaler Käse dienen soll, letzterer einen unangenehmen, bitteren Geschmack annimmt, der mit der Zeitdauer und der Menge der verfütterten Kartoffeln zunimmt.

Von Runkelrüben, mehr aber von Kohlrüben, Erdkohlrabi, Wrucken, Rübenblättern, Küchenabfällen (Pülpe) und ähnlichen Futtermitteln ist allgemein bekannt, dass sie bei starker Verfütterung (über 30 kg für den Tag und Kopf) der Milch ausser hohem Wassergehalt auch einen Beigeschmack (nach Rüben etc.) ertheilen, welcher auch auf die Butter übergeht. Es ist aber fraglich, ob dieser Beigeschmack daher rührt, dass Bestandtheile (Säure etc.) der Rüben mit in die Milch übergehen. Denn nach Fjord und Storch[7]), nach Jensen[8]) sowie Siedel[9]) kann der Rübengeschmack auch unter Um-

---

[1]) Milch-Ztg. 1888, 17, 125 u. s. f.
[2]) Der Mais wird zu Häcksel geschnitten und dann in tiefen wasserdichten Gruben fest eingetreten. Es tritt eine saure Gährung ein, welche ebenso wie beim Pressfutter (erhalten durch Pressen der ganzen Futtermasse in Futterpressen) das Auftreten von mehr oder weniger flüchtigen Säuren zur Folge hat.
[3]) Der Landwirth 1888, 24, 562.
[4]) Die meisten Wirthschaften aber, in welchen andauernd saure Rübenschnitzel verfüttert werden, zeichnen sich durch Erzeugung einer schlechten Butter aus.
[5]) Zeitschr. f. Fleisch- u. Milch-Hygiene 1900, 10, 241.
[6]) Milch-Ztg. 1896, 25, 779 u. 797.
[7]) Ebendort 1890, 19, 807.
[8]) Ebendort 1892, 21, 36.
[9]) Ebendort 1896, 25, 149.

ständen auftreten, wenn gar keine Rüben gefüttert worden sind. Hiernach erscheint es sehr wahrscheinlich, dass der Rübengeschmack, wenn auch nicht immer, so doch unter Umständen durch Bakterien[1]) hervorgerufen wird, wofür auch der Umstand spricht, dass der Beigeschmack durch Pasteurisiren der Milch oder des Rahmes beseitigt werden kann.

Ueberhaupt neigen die meisten Fachmänner jetzt der Ansicht zu, dass der schlechte Geschmack und die geringe Haltbarkeit der bei Verfütterung obiger wässerigen Futtermittel erhaltenen Milch dadurch bewirkt werden, dass hierbei die Stallluft stark mit Spaltpilzen aller Art angefüllt ist, welche beim Melken mit in die Milch gelangen und so diese Erscheinungen hervorrufen.

Dafür, dass es nicht diese Futtermittel als solche sind, welche fehlerhafte Milch bedingen, spricht auch die Thatsache, dass die grösste Sterblichkeit der mit Kuhmilch ernährten Säuglinge nicht zu der Zeit herrscht, in welcher diese Art Futtermittel, nämlich im Herbst und Winter, gefüttert werden, sondern nach Flügge[2]) im Juni und August, wo es diese Art Futtermittel durchweg nicht giebt. Aus dem Grunde wird jetzt im Allgemeinen die Sterilisation der für Kinder bestimmten Kuhmilch für wichtiger gehalten, als die Art der Fütterung.

Indess sind alle in Fäulniss und Gährung befindlichen Futtermittel für die Milchviehfütterung zu vermeiden und die zu Fäulniss und Gährung leicht neigenden Futtermittel aus dem oben besagten Grunde mit grösster Umsicht zu verfüttern und ist wie im Gährungsgewerbe so auch im Milchviehstall und Molkereibetriebe die grösste Reinlichkeit von Wichtigkeit.

Eine besondere Beachtung verdient für die Nahrungsmittel-Kontrolle die Thatsache, dass durch die Art der Fütterung auch der Gehalt des Milch- bezw. Butterfettes an flüchtigen Fettsäuren wesentlich (bis auf 13,5 statt 30 Reichert-Meissl'sche Zahl) heruntergehen kann, so nach Ad. Mayer durch Fütterung von Sauerfutter, Leinkuchen, Mohnkuchen, nach R. Sendtner durch Fütterung von Maisstärkefabrikabfällen, nach Karsch und Swaving bei Weidegang, besonders bei spätem Weidegang und spärlicher Weide etc. (vergl. Bd. III unter Untersuchung der Butter).

Das Tränkwasser übt nach Backhaus (Bd. I, S. 196) in der Weise einen Einfluss aus, dass bei einer Tränke nach Belieben (Selbsttränke) etwas mehr Milch (9,74 kg) als ohne Selbsttränke (9,41 kg) abgesondert wird, in der Zusammensetzung der Milch aber keine Aenderung eintritt.

Die Beigabe von Calciumphosphat zum Milchviehfutter hat nach J. Neumann keine Erhöhung des Phosphorsäure-Gehaltes der Milch zur Folge.

Von wesentlichem Einfluss auf die Zusammensetzung der Milch ist auch der Futterwechsel. Bei jedem Futterwechsel, besonders beim plötzlichen Uebergang von der Trocken- zur Grünfütterung oder umgekehrt, bei Einschaltung eines fremdartigen Kraftfuttermittels in die Futtergabe auf einmal etc. kann die Milch für mehrere Tage eine unregelmässige schlechte Beschaffenheit annehmen, die sich häufig erst nach 14 Tagen wieder ganz verliert. Um daher eine in Menge und Beschaffenheit thunlichst gleichmässige Milch zu erhalten, soll man stets allmählich von einer Fütterungsweise zur anderen übergehen.

Alle diese Umstände dürfen bei der Milch-Kontrolle, besonders bei der sog. Stallprobe nicht ausser Acht gelassen werden.

---

[1]) Vergl. auch H. Weigmann: Chem.-Ztg. 1901, **25**, 846.
[2]) Zeitschr. f. Hygiene 1894, **17**, 277.

9. **Einfluss der Temperatur, Witterung und Pflege.** Die Temperatur kann im Allgemeinen nur insofern einen Einfluss auf den Milchertrag äussern, als bei kalter Witterung die Wärmeabstrahlung vom Körper grösser ist als bei warmer Witterung, daher die Milchkühe, wenn sie denselben Milchertrag liefern sollen, entsprechend mehr Nährstoffe zur Deckung des Wärmeverlustes einführen müssen. Gegen die weiteren, stärkeren Wirkungen der durch die Fütterung sowie die Laktationszeit bedingten Einflüsse treten, wie wir gesehen haben, die Unterschiede in der Zusammensetzung der Milch, die durch die verschiedene Temperatur während der kalten und warmen Jahreszeit verursacht sein könnten, zurück. Aber **plötzlicher Witterungs- und Temperatur-Wechsel** können unter Umständen eine ganz ungewöhnliche Beschaffenheit der Milch hervorrufen. So fand Verf., dass bei Weidegang in einer Viehheerde, deren Mischmilch durchschnittlich rund 3,00 % Fett enthielt, bei Eintritt von nasser und kalter Witterung der Fettgehalt auf 1,78 % herunterging. Aber auch bei Stallfütterung kann plötzlicher Witterungswechsel störend wirken; W. Kirchner theilt z. B. mit, dass im Versuchsstall in Kiel nach einem heftigen Schneesturm während der Nacht der Milchertrag von 5 Kühen von 29,53 kg (abends vorher) auf 27,88 kg am anderen Morgen, der Fettgehalt von 3,19 % auf 2,98 % herunterging, um bis zum Abend des anderen Tages wieder die ursprüngliche Höhe zu erreichen.

Aus dem Grunde sucht man allgemein in Milchviehställen eine thunlichst gleichmässige Temperatur zu erhalten.

Sogar ein **Ortswechsel** oder **plötzliche Beunruhigungen** können die Menge wie die Zusammensetzung der Milch ungünstig beeinflussen, während Backhaus beobachtete, dass durch **Körperpflege (Putzen)** d. h. wohl durch Unterhaltung einer regelmässigen physiologischen Hautthätigkeit, der Milchertrag nicht unerheblich gesteigert werden kann.

10. **Einfluss der Bewegung und Arbeit.** Während mässige Bewegung auf Weiden und Wiesen einen günstigen Einfluss auf die Milchabsonderung ausübt, beeinträchtigt starke Bewegung und grosse Arbeitsleistung die Menge und Beschaffenheit der Milch in nicht geringem Grade.

So fand Th. Henkel (Bd. I, S. 239) z. B. bei einem Eisenbahn-Versand und gleichzeitigem Marsch bei 7 Kühen der Allgäuer Rasse:

Zeit des Versuches 1893	Milchmenge kg	In der natürlichen Milch					In der Trockensubstanz	
		Wasser %	Stickstoff-Substanz %	Fett %	Milchzucker %	Asche %	Stickstoff-Substanz %	Fett %
18./9. Morgens vor dem Marsch etc.	20	86,68	3,32	4,58	4,75	0,67	24,92	34,38
18./9. Abends nach desgl.	16	86,42	3,53	4,92	4,36	0,80	26,06	36,23
19./9. Morgens nach desgl.	13,5	85,82	3,40	5,27	4,70	0,74	24,08	37,32

Aehnliche Ergebnisse lieferten andere Untersuchungen von Henkel und auch solche von P. Dornic (Bd. I, S. 242).

Naturgemäss nimmt die Menge der Milch je nach dem Grade der Anstrengung ab; denn die Stoffe, welche sonst in der Milch zur Ausscheidung gelangen, werden für die Arbeitsleistung verbraucht. Kühe, als Arbeitsthiere verwendet, verlieren durchweg ihre Eigenschaften als Milchvieh.

Auch die Beschaffenheit der Milch wird durch die Arbeitsleistung verändert; der Wassergehalt im ersten und zweiten Gemelk nach der Arbeit nimmt ab, während der Gehalt an Stickstoff-Substanz und Fett in Procenten sowohl der natürlichen Milch als der Trockensubstanz fällt, um erst am zweiten oder dritten Tage nach der Arbeitsleistung die ursprüngliche Höhe wieder zu erreichen und beständig zu bleiben. Diese Verhältnisse haben ohne Zweifel in der während der Arbeitsleistung gesteigerten Wasserverdunstung von der Haut ihren Grund.

11. **Einfluss der sexuellen Erregung und Kastration.** Die Milch von rindrigen Kühen scheint nach mehreren Untersuchungen (Bd. I, S. 242) besonders reich an Fett zu sein, indem sich in 9 verschiedenen Proben bei einem spec. Gewicht von 1,0321—1,0346 ein Fettgehalt von 4,15—5,75 % in derselben herausstellte. F. Schaffer fand in der Milch einer an fortdauernder Brunst (Stiersucht) leidenden Kuh 14,78 % Trockensubstanz, 5,72 % Stickstoff-Substanz, 3,80 % Fett und ein spec. Gewicht von 1,0383.

In anderen Fällen konnte jedoch, so von G. Kühn, keine besondere Veränderung der Milch von brünstigen Kühen festgestellt werden und scheint ein bestimmter Einfluss des Rinderns auf die Milchbildung nicht vorhanden zu sein; in erster Linie ist die Veränderung anscheinend von der Eigenart der einzelnen Kuh abhängig.

Die Kastration (Entfernung der Eierstöcke) der Kühe, welche allerdings wegen ihrer Gefährlichkeit selten ausgeführt wird, scheint mitunter eine einseitige Steigerung des Fettgehaltes der Milch zur Folge zu haben. So wurde (I. Bd., S. 243) im Mittel mehrerer Analysen gefunden:

Milch nicht kastrirter Kühe				Milch kastrirter Kühe			
Wasser	Kaseïn	Albumin	Fett	Wasser	Kaseïn	Albumin	Fett
87,63 %	3,12 %	1,18 %	3,10 %	86,59 %	3,11 %	1,04 %	4,01 %

Die einseitige Steigerung des Fettgehaltes soll nach Lajoux jedoch nur eintreten, wenn die Kastration während der Rindrigkeit vorgenommen wurde. Zu anderen Zeiten bleibt die Kastration bei gesunden Kühen ohne Einfluss auf den Fettgehalt; eine fettreiche Milch bleibt fettreich, eine fettarme bleibt fettarm.

Die Milch kastrirter Kühe soll ferner einen angenehmeren Geschmack besitzen. Die tägliche Milchabsonderung wird durch die Kastration nicht merklich verändert, aber sie ist eine mehr geregelte, und in Folge dessen eine jährlich erhöhte.

Dass auch jungfräuliche Rinder, sogar Kalbinnen, Milch absondern können, ist schon S. 580 erwähnt. Diese Milch hat bald eine regelrechte, bald eine aussergewöhnliche Zusammensetzung (Bd. I, S. 254).

12. **Einfluss des Gefrierens.** Im Winter kommt es mitunter vor, dass Milch auf dem Versand gefriert. Es findet dann ähnlich wie beim Gefrieren des Zucker- und Salzwassers eine Entmischung statt. Es bilden sich in der Milch Eistäfelchen, die zwar von allen Milchbestandtheilen etwas einschliessen, aber in geringerem Verhältniss, als ihrem Wassergehalt entspricht, während sich zwischen den Eistäfelchen eine koncentrirtere Milch ansammelt.

P. Vieth fand in einem Falle in gefrorener Milch 1,2 % Eistäfelchen und 98,8 % abgeseihte flüssige Milch; das aufgethaute Eis hatte eine Zusammensetzung wie gewässerte Milch (Bd. J, S. 249), während der flüssige Theil besonders mehr Fett enthielt.

Kaiser und Schmieder finden ebenfalls, dass der beim Gefrieren der Milch flüssig bleibende Theil durchgehends reicher an Kaseïn, Milchzucker und Salzen ist, dass dagegen der Fettgehalt des gefrorenen und flüssigen Theiles ganz von der Art des Gefrierens abhängt. Gefriert die Milch schnell, so dass ihr zum Aufrahmen keine Zeit gelassen ist, so wird der flüssige Theil durchweg etwas mehr Fett enthalten, weil die zwischen den Eisplättchen ablaufende Flüssigkeit stets eine gewisse Menge Fett mit fortreisst. Gefriert dagegen die Milch langsam, so dass die Milch aufrahmt d. h. das Fett in die Höhe steigt, so können die Eisplättchen leicht Fett mechanisch mit einschliessen und umgekehrt einen höheren Fettgehalt annehmen, als der flüssige Theil.

So fand auch P. Vieth in einem durch Abkühlen von Milch in einer Salzlösung von — 10° angestellten Versuch, dass der gebildete, aus feinen Krystallblättchen bestehende Eisblock in seinem oberen Theil eine scharf abgegrenzte Rahmschicht (mit 25,30 % Trockensubstanz und 18,94 % Fett), in seinem unteren Theil eine Magermilch-Eisschicht (mit 7,86 % Trockensubstanz und 0,68 % Fett) enthielt, während der inwendig in dem Eisblock eingeschlossene flüssige Theil 19,58 % Trockensubstanz und 5,44 % Fett ergab.

Ganz ähnliche Beziehungen fanden Bordas und Raszkowski[1]) für eine Milch, die 48 Stunden einer Kälte von — 10° ausgesetzt worden war, nämlich:

	Peripherie	Oberer Theil	Centrum	Unterer Theil
Trockensubstanz	6,53 %	32,21 %	26,75 %	41,53 %
Fett	1,54 „	21,68 „	1,58 „	0,79 „
Milchzucker	2,81 „	3,52 „	10,68 „	18,65 „
Proteïnstoffe	1,72 „	6,40 „	12,43 „	19,31 „

Jedenfalls folgt hieraus für den Ankauf wie nicht minder für die Untersuchung von gefrorener Milch, dass man dieselbe vorher völlig aufthauen lassen und dann gehörig mischen soll, um einen richtigen Durchschnitt der ursprünglichen Milch zu erhalten.

13. **Einfluss des Kochens, Filtrirens und Versandes.** Mitunter wird Milch, welche für den Versand bezw. Marktverkauf bestimmt ist, auf 70—80° erhitzt oder gekocht und dann durch Leinewand geseiht, um sie, besonders im Sommer, haltbarer zu machen. Wenn die Erhitzung in geschlossenen Dampftöpfen unter Druck geschieht, so kann dieselbe keinen merklichen Einfluss auf den Gehalt äussern; erfolgt jedoch das Erhitzen bezw. das Kochen in offenen Gefässen, so bewirkt dasselbe nach Ch. Girard und Späth (Bd. I, S. 250) in Folge der Wasserverdunstung eine geringe procentige Zunahme an allen Bestandtheilen, z. B. nach der Untersuchung von E. Späth im Mittel zweier Proben:

Milch	Spec. Gewicht	In der Milch			Fett in der Trockensubstanz
		Wasser	Fett	Milchzucker	
1. Ungekocht	1,0330	87,13 %	3,59 %	5,13 %	27,89 %
2. 5—10 Min. gekocht und zum ursprünglichen Gewicht aufgefüllt	1,0324	87,33 „	3,51 „	5,02 „	27,70 „
3. Desgl. aber nicht aufgefüllt	1,0351	86,51 „	3,76 „	5,40 „	27,87 „

---

[1]) Comptes rendus 1901, **133**, 759.

Von dem Fett geht beim Kochen etwas mit in die Kaseïnhaut über.

Einen noch unbedeutenderen Einfluss auf die Zusammensetzung hat die Filtration der gekochten Milch.

Dagegen verändert sich die Zusammensetzung der Milch durch den Versand in der Weise, dass eine mehr oder weniger starke Aufrahmung statthat und die oberen Milchschichten in den Milchgefässen fettreicher sind als die unteren. Die Milch muss daher in den Gefässen nach dem Versand, um beim Einzelverkauf eine gleichmässig zusammengesetzte Milch zu vertheilen oder um eine richtige Durchschnittsprobe zu erhalten, vorher gehörig durchgemischt werden, was zweckmässig und erfolgreich mit dem sog. Rahmvertheiler erreicht werden kann (vergl. Bd. I, S. 251).

14. **Uebergang von Arzneimitteln und Giften in die Milch.** Auch die von kranken Kühen eingenommenen Arzneimittel sind nach Untersuchungen von Stumpf[1]), die zwar vorwiegend an Ziegen angestellt wurden, aber auch für andere Säuger Geltung haben dürften, nicht ohne Einfluss auf die Beschaffenheit der abgesonderten Milch und können anscheinend als solche in die Milch übergehen.

a) **Jodkalium** geht, an Kaseïn gebunden, verhältnissmässig rasch in die Milch über, verschwindet beim Menschen sofort nach Beendigung der Jodzufuhr, hält dagegen beim Pflanzenfresser längere Zeit an. Es bewirkt eine beträchtliche Verminderung der Milchabsonderung, verändert dagegen nicht das Verhältniss der einzelnen Bestandtheile zu einander.

b) **Alkohol** und **Blei** beeinflussen die Beschaffenheit der Milch in verschiedener Weise. Der Alkohol (bezw. alkoholische Getränke bezw. Schlempe, die stets noch etwas Alkohol enthält), der nach Beobachtungen H. Weller und K. Teichert[2]) beim Pflanzenfresser auch in die Milch übergeht, vermehrt den relativen Fettgehalt; Blei, in kleinen Gaben (0,02—0,04 g Bleizucker für den Tag und Ziege) verabreicht, gelangt nur spurenweise in der Milch zur Absonderung, vermindert in diesen Gaben den Eiweiss- und Fettgehalt nur in sehr geringer Weise, dagegen beträchtlich den Milchzuckergehalt, der erst nach mehreren Tagen (20 Tagen bei einem Versuch) nach der letzten Bleizufuhr zu dem geregelten Verhältniss ansteigt.

Von Arsen, Kupfer, Antimon, Quecksilber und Aloë können angeblich kleine Mengen, wenn sie in Arzneimitteln verabreicht werden, in die Milch übergehen.

Aus Rom wurde 1885 [3]) über Erkrankungen nach Genuss der Milch von Ziegen berichtet, welche auf mit Zeitlose (Colchicum autumnale) bewachsenen Wiesen weideten.

c) **Salicylsäure** wird selbst bei grossen Gaben nur in sehr geringer Menge (beim Menschen mehr als beim Pflanzenfresser) als solche in der Milch ausgeschieden; sie scheint die Menge der Milch wie den Gehalt an Zucker etwas zu vermehren. Salicylsäure und Jodkalium scheinen während der Zufuhr ferner die spontane Gerinnung der Milch hinauszuschieben.

---

[1]) Deutsch. Arch. klin. Med. 1882, 30, Heft 3 und 4.
[2]) Milch-Ztg. 1901, 30, 148.
[3]) Jahresbericht f. Pharm. 1885, 487.

Diese Beobachtungen von Stumpf sind von verschiedenen Seiten bestätigt worden. Nach Winternitz[1]) wird sowohl nach Gaben von Jodkalium als Jodfetten ein Theil des Jods — in letzterem Falle 5 % desselben — in der Milch als Jodfett-Verbindungen ausgeschieden. Baum und Seeliger[2]) fanden, dass von dem thierischen Körper selbst in kleinen Gaben einverleibtem Blei nach 2—3 Tagen nach der ersten Verabreichung qualitativ nachweisbare Mengen und wenn die grössten zulässigen Tagesgaben verabreicht werden, quantitativ nachweisbare Mengen, nämlich 0,0009—0,002 % Blei in der Milch erscheinen. Die bleihaltige Milch soll aber beim Genuss keine schädliche Wirkungen äussern. Hueppe und Scholl[3]) sowie Friedberg und Fröhner[4]) nehmen auf Grund dieser und eigener Versuche an, dass von den verabreichten Arzneimitteln: Aether, Asa foetida, Arsen, Alkohol, Blei, Colchicum, Euphorbin, Jod, Morphium, die verschiedensten Salze, Salicylsäure, Schierling, Quecksilber, Terpentinöl, Brechweinstein, Veratrin, grössere oder geringere Mengen durch die Milch ausgeschieden werden können.

Hierdurch sucht man zu erklären, dass milchende Kühe, weil sie einen Theil der aufgenommenen Gifte in der Milch wieder ausscheiden, nicht so stark unter der Aufnahme von giftigem oder schädlichem Futter (z. B. an Schlempemauke nach Schlempefütterung) leiden, als Ochsen und Mastkühe. R. Braungart[5]) führt eine Reihe giftiger Unkräuter auf Wiesen und Futterfeldern an, und glaubt, dass behufs Verhütung der grossen Kindersterblichkeit bei künstlicher Ernährung die Beseitigung giftiger Pflanzen aus dem Futter wichtiger sei, als die Sterilisation der Milch.

15. Milch kranker Kühe und Milch als Trägerin von Krankheitserregern. Die Milch kann zur Entstehung ansteckender Krankheiten Anlass geben, wenn sie von Thieren herrührt, welche an auf den Menschen übertragbaren Krankheiten leiden, oder wenn sie nach dem Melken auf irgend eine Weise inficirt wird. Ferner zeigt die Milch kranker Thiere oft aussergewöhnliche, chemische und physikalische Veränderungen.

Die Verunreinigung der Milch durch für den Menschen ebenfalls ansteckende Thierseuchenerreger kann entweder in Folge Ausscheidung derselben durch die Milchdrüse oder durch nachträgliche Infektion bei äusserlichem Sitz der betreffenden Organismen oder durch sie enthaltende Ausscheidungen erfolgen.

Ueber die Ausscheidung von Krankheitserregern durch die Milchdrüse liegen bisher nur wenige Untersuchungen vor. Basenau[6]) fand, dass bei Infektion von Kühen mit Bac. bovis morbificans die Krankheitserreger in der Milch erst in den letzten Krankheitsstadien auftreten, wenn vermuthlich die Zellwände in Folge schlechter Ernährung für die Bakterien durchlässig werden. Nach Basch und Weleminski[7]) treten nur diejenigen Krankheitserreger in die Milch über, welche Hämorrhagien oder solche Veränderungen in der Drüse erzeugen, dass der normale Zusammenhang der Organe zerstört wird. Dies war für Meerschweinchen der Fall bei Bac. pyocyaneus, Bac. bovis morbificans, nicht aber bei Milzbrand-, Typhus-, Diphtherie- und Cholerabakterien.

Im Folgenden sollen die für die Milchhygiene vorwiegend in Betracht kommenden Thierseuchen kurz besprochen werden.

---

[1]) Zeitschr. f. physiol. Chem. 1898/99, **24**, 425.
[2]) Milch-Ztg. 1896, **25**, 87.
[3]) Scholl: Die Milch, ihre häufigen Zersetzungen etc. mit spec. Berücksichtigung ihrer Beziehungen zur Hygiene 1891.
[4]) Friedberg u. Fröhner: Handbuch d. spec. Pathol. d. Hauthiere 1892, 3. Aufl.; vergl. auch Sonnenberger-Worms: Ueber Intoxikationen durch Milch.
[5]) Fühling's landw. Ztg. 1901, **50**, 796.
[6]) Arch. f. Hyg. 1895, **23**, 44.
[7]) Ebendort 1899, **35**, 205.

a) Die durch den Bac. tuberculosis Koch erzeugte Tuberkulose nimmt auch in der Milchhygiene die erste Stelle ein. In Deutschland sind rund 20% aller Rinder mit Tuberkulose beobachtet. Auch die Ziegen, die man lange als immun gegen diese Seuche betrachtete, sind nach neueren Erfahrungen[1]) nicht selten davon befallen.

Der Mensch ist nach den bisherigen praktischen Erfahrungen für eine Infektion durch Tuberkelbazillen vom Darm aus weniger empfänglich als auf dem Athmungswege. Auch bei Thieren ist nachgewiesen, dass zur Erzeugung der Tuberkulose durch Fütterung ganz erheblich grössere Mengen infektiösen Materials als bei subkutaner Verimpfung nöthig sind. Nach Bollinger tödtete Sputum Meerschweinchen bei subkutaner Impfung noch in Verdünnungen von 1:100000, während es bei Verfütterung schon in Verdünnungen von 1:8 unwirksam blieb. Ostertag[2]) konnte mit der Milch einer eutertuberkulösen Kuh, von welcher subkutan verimpft schon $1/_{100000}$ g Meerschweinchen tuberkulös machte, Fütterungstuberkulose nur bei Verabreichung von mindestens 20 g erzeugen. Ist also eine Infektion beim gesunden kräftigen Menschen durch gelegentlichen Genuss tuberkulösen Materials nicht so sehr zu befürchten, so sind andererseits doch unzweifelhafte Fälle primärer Darmtuberkulose besonders bei Kindern bekannt geworden. Demme fand Darmtuberkulose bei mit tuberkulöser Milch ernährten Kindern; Hermsdorf[3]) beobachtete durch Milch erzeugte Unterleibstuberkulose. In einem Pariser Mädchenpensionate starben die meisten Zöglinge an Darmtuberkulose in Folge täglichen Genusses der Milch einer hochgradig tuberkulösen Kuh. Auch bei Thieren sind in den letzten Jahren zahlreiche Beobachtungen über Fütterungstuberkulose gemacht werden. Auf dem Hamburger Schlachthof[4]) wurden fast sämmtliche Ferkel, die mit roher Magermilch gefüttert waren, tuberkulös befunden. Aehnliche Beobachtungen machten Borgeaud[5]), Rieck[6]) und Blaine[7]) bei mit tuberkulösen Schlachtabfällen gefütterten Thieren. Galtier[8]) konnte durch Verfütterung von mit Tuberkelbazillen versetzter Milch, Molken und Käse, Tuberkulose erzeugen.

Unter diesen Umständen ist es eine Frage von höchster Bedeutung, ob die Milch aller tuberkulösen Kühe zu jeder Zeit Bacillen enthalten kann, oder ob der Uebertritt derselben in die Milch auf bestimmte Formen der Tuberkulose, besonders auf die Eutertuberkulose und hochgradige allgemeine Tuberkulose beschränkt ist. Diese Frage ist besonders eifrig geprüft worden, seitdem man in dem bekannten Tuberkulin Koch's ein Mittel besitzt, durch welches die Anwesenheit tuberkulöser Herde auch beim Fehlen äusserer Krankheitserscheinungen zu erkennen ist, und seitdem man in verschiedenen Staaten, besonders in Dänemark und Schweden, ernstlich versucht, die Tuberkulose der Rinder durch Entfernung der kranken Thiere zu beseitigen. Einige Thesen[9]), welche den derzeitigen Stand der Wissenschaft in dieser wichtigen Frage kennzeichnen und das Ergebniss zahlreicher, unten eingehender zu besprechender Untersuchungen sind, mögen hier vorangestellt werden.

1. Die Milch von Kühen, welche an Eutertuberkulose oder hochgradiger allgemeiner Tuberkulose leiden, enthält fast stets Tuberkelbazillen in grosser Zahl und ist im Stande, Fütterungstuberkulose zu erzeugen.
2. Die Milch von lediglich auf Tuberkulin reagirenden Kühen, welche noch keine klinischen Erscheinungen der Tuberkulose zeigen, kann gelegentlich in Folge Einbruches eines Herdes in die Blutbahn

---

[1]) Bulling, Centrbl. Bakteriol., I. Abth., 1896, 20, 198; Hess, Matthis, Mousser, vergl. Zeitschr. Fleisch- u. Milchhyg. 1898, 8, 132.
[2]) Zeitschr. Fleisch- und Milchhyg. 1899, 9, 193.
[3]) Centrbl. Bakteriol., I. Abth., 1890, 7, 377.
[4]) Zeitschr. Fleisch- und Milchhyg. 1898, 8, 139; 1899, 9, 196.
[5]) Ebendort 1898, 8, 34.
[6]) Ebendort 1898, 8, 35.
[7]) Medic. rec. 1887.
[8]) Compt. rend. 1887, 104.
[9]) Vergl. Ostertag, Zeitschr. Fleisch- und Milchhyg. 1899, 9, 231.

Tuberkelbazillen enthalten, ohne dabei nothwendigerweise Fütterungstuberkulose erzeugen zu müssen. Da die Bakterien, ohne sich zu vermehren, aus der Blutbahn bald verschwinden, so schliesst ein derartiges Vorkommniss keine erhebliche Ansteckungsgefahr in sich. Solche Milch kann als unschädlich bezeichnet werden.

Nach weiteren in Gemeinschaft mit Schütz angestellten Versuchen glaubt Rob. Koch nachgewiesen zu haben, dass die Rindertuberkulose nicht auf den Menschen übertragbar ist. Sie schliessen dieses vorwiegend aus folgenden drei Gründen:

1. Die Bacillen der Rindertuberkulose sind für andere vierfüssige Hausthiere viel virulenter, als die vom Menschen stammenden Bacillen.

2. Dieser Unterschied tritt so merkbar und so beständig auf, dass er als Merkmal der Verschiedenheit des Bacillus der Rindertuberkulose und Menschentuberkulose dienen kann, selbst wenn der Bacillus der Rindertuberkulose als Ursache einer Erkrankung des Menschen gefunden werden sollte.

3. Bei der überaus häufigen Uebertragungsmöglichkeit des Tuberkelbacillus vom Rinde auf den Menschen müssten, wenn der Tuberkelbacillus fähig wäre, die Tuberkulose des Menschen zu verursachen, Fälle von primärer Darmtuberkulose, hervorgerufen durch den Genuss von tuberkulöser Milch, recht häufig vorkommen, was aber nicht der Fall ist. Denn die primäre Darmtuberkulose kommt beim Menschen sehr selten vor und kann daraus geschlossen werden, dass der Mensch, wenn überhaupt, so gering empfänglich für die Ansteckung durch den Rinderbacillus ist, dass es nicht nothwendig erscheint, dagegen Massnahmen zu ergreifen.

Diese Anschauungen R. Koch's sind von MacFadyean, Nocard[1]), Karlinski[2]), Arloing[3]), Jensen[4]), de Jong[5]) und Behring[6]) durch zahlreiche Infektionsversuche widerlegt worden. Besonders de Jong und Arloing haben bei umfangreichen Impfungen an Rindern, Schafen und Kälbern, Ziegen und Eseln mit aus dem Menschen stammenden Tuberkelbacillen Erkrankungen erzeugen können. Allerdings erwies sich der aus dem Rinde stammende Tuberkelbacillus für Thiere als bösartiger, während der menschliche Bacillus zuweilen nur örtliche Erkrankungen hervorrief. Arloing wie Behring haben darauf hingewiesen, dass die Virulenz des Tuberkelbacillus eine sehr veränderliche ist, und dass der Bacillus sich bei mehrfachen Durchgängen durch eine Thierart dieser besonders anpasst. Alle diese Versuche lassen es angebracht erscheinen, dem Vorkommen des Tuberkelbacillus in der Milch nach wie vor die allergrösste Aufmerksamkeit zu widmen.

Das Vorkommen von Tuberkelbacillen in der Milch euterkranker Kühe stellte zuerst Bollinger[7]) durch den Thierversuch fest. May[8]) fand Tuberkelbacillen in der Milch einer an Miliartuberkulose leidenden Kuh, nicht aber in der von 5 anderen, nicht am Euter erkrankten Thieren. Stein[9]) wies in 4 Fällen hochgradiger Tuberkulose ohne Erkrankung des Euters Tuberkelbacillen in der Milch nach. Ein umfangreiches Material hat Bang[10]) gesammelt. Von 63 zum Theil hochgradig kranken Thieren gaben nur 9 eine bacillenhaltige Milch, die entweder von euterkranken oder hochgradig allgemein erkrankten Thieren stammte. Bang wies besonders darauf hin, dass geringere Grade der Eutertuberkulose

---

[1]) Berliner thierärztl. Wochenschr. 1901, 587 u. 589.
[2]) Ebendort 1901, 699.
[3]) Ebendort 1902, 18 u. 81.
[4]) Ebendort 1901, 673.
[5]) Ebendort 1902, 164.
[6]) Ebendort 1902, 330.
[7]) Münchener ärztl. Intelligenzbl. 1885.
[8]) Arch. f. Hygiene 1883, 1, 121.
[9]) Stein: Inaug.-Diss. Berlin 1884.
[10]) Deutsche Zeitschr. f. Thiermedic. 1885; Centralbl. f. Bakteriol., I. Abth., 1889, 9, 144; Münch. medic. Wochenschr. 1890.

leicht übersehen werden und daher die Milch einer jeden tuberkulösen Kuh als verdächtig zu betrachten ist. Nocard[1]) fand unter 54 tuberkulösen Kühen nur bei dreien, welche an Eutertuberkulose litten, infektiöse Milch.

Lucas, Schmidt-Mühlheim, Fiorentini, Friis[2]), Douglas[3]), Smith und Schroeder[4]) kamen zu demselben Ergebniss.

Gegenüber diesen Befunden fand Hirschberger[5]) bei 11 von 20 tuberkulösen Kühen auch bei untergeordneter Erkrankung Tuberkelbacillen in der Milch, ebenso Ernst[6]) bei Untersuchungen amerikanischer Milch von anscheinend eutergesunden Thieren.

Von Untersuchungen, welche das Vorkommen von Tuberkelbacillen in der Milch auf Tuberkulin reagirender Kühe betreffen, sind folgende bemerkenswerth: Rabinowitsch und Kempner[7]) fanden bei 10 von 15 reagirenden Kühen Tuberkelbacillen in der Milch. Von diesen 10 Thieren waren 2 euterkrank, 3 litten an vorgeschrittener, 2 an beginnender Tuberkulose und 3 zeigten keine klinischen Anzeichen. Gegenüber diesen auffallenden Befunden stellte Ostertag[8]) fest, dass die Einzelmilch von 50 reagirenden Thieren ohne klinische Merkmale während 4 Wochen niemals Tuberkelbacillen enthielt, während von 14 Proben Mischmilch derselben Herde, die in 2- bis 14-tägigen Pausen entnommen wurden, eine Probe einzelne Tuberkelbacillen enthielt, sodass von drei damit geimpften Meerschweinchen eines tuberkulös erkrankte. Fütterungsversuche verliefen stets erfolglos. Weitere Versuche[9]) an 10 anderen Kühen verliefen ebenso günstig. Auch Müller[10]) fand in der Milch von 9 reagirenden Kühen auch bei Entnahme der letzten Striche niemals Tuberkelbacillen, ebenso wenig Ascher[11]) bei 7 reagirenden Kühen. Entsprechende Beobachtungen machte Délépine[12]). Ravenel[13]) konnte mit der Mischmilch von 5 reagirenden Kühen 10 von 88 Meerschweinchen tuberkulös machen.

Eine wirkliche Gefahr für den Milchverkehr bilden daher nur die Kühe mit Euter- oder hochgradiger allgemeiner Tuberkulose, welche mit ihrer Milch beständig grosse Mengen von Tuberkelbacillen abscheiden. Da die Eutertuberkulose bei 2—4 % aller tuberkulösen Kühe auftritt, so ist die Gefahr der Infektion grösser bei der Mischmilch der grossen Sammelmolkereien als der der kleineren Betriebe. Andererseits aber darf nicht verkannt werden, dass in den Sammelmolkereien stark bacillenhaltige Milch meist sehr verdünnt und damit ihrer gefährlichen Beschaffenheit zum guten Theil beraubt wird.

Das Vorkommen virulenter Tuberkelbacillen in der Milch und den Molkereierzeugnissen des Handels ist durch zahlreiche Untersuchungen festgestellt worden. Obermüller[14]) fand in 61 % der mehrere Monate lang aus einer Berliner Milchhandlung entnommenen Milchproben Tuberkelbacillen. Aehnliche, wenn auch nicht ganz so ungünstige Ergebnisse erzielten Petri[15]) (Berlin), Bay[16]), Büge[17]) (Halle), MacFadyean[18]), Eastes[19]), Jäger[20])

---

[1]) Réc. méd. vét. 1855.
[2]) Zeitschr. f. Fleisch- u. Milchhygiene 1899, 9, 229.
[3]) Ebendort 1899, 9, 53.
[4]) U. S. Departm. of Agric. 1893 u. 1894
[5]) Arch. f. klin. Med. 1889; Centralbl. f. Bakteriol., I. Abth., 6, 323.
[6]) Centralbl. f. Bakteriol., I. Abth., 1895, 17, 650.
[7]) Zeitschr. f. Hygiene 1899, 31, 137; Centralbl. f. Bakteriol., I. Abth., 1899, 26, 195 u. 289.
[8]) Zeitschr. f. Fleisch- u. Milchhyg. 1899, 9, 168 u. 221; vergl. auch die Kritik der Arbeiten von Rabinowitsch-Kempner ebendort 193.
[9]) Ebendort 1902, 12, 1.
[10]) Ebendort 1899, 9, 53.
[11]) Zeitschr. f. Hygiene 1899, 32, 328.
[12]) Ebendort 1899, 31, 141.
[13]) Hyg. Rundschau 1900, 10, 217.
[14]) Hyg. Rundschau 1895, 5, 877; 1897, 7, 712.
[15]) Arbeiten a. d. Kaiserl. Gesundheitsamte 1898, 14, 1.
[16]) Centralbl. f. Bakteriol., I. Abth., 1897, 21, 63.
[17]) Ebendort 70.
[18]) Lancet 1894.
[19]) Brit. med. Journ. 1899.   [20]) Hyg. Rundschau 1899, 9, 801.

(Königsberg), Ott¹) (Schwäbisch-Gmünd und Berlin), Rabinowitsch-Kempner²), Massone³), Fiorentini⁴) (Mailand), Zacharbekow⁵) (Petersburg), Beck⁶) (Berlin) u. A. Dagegen fand Tonzig⁷) in 66 Proben Paduaner Milch keine Tuberkelbacillen, trotzdem Padua in Italien die höchste Zahl von Tuberkulosefällen aufweist.

Ueber die Lebensdauer der Tuberkelbacillen in Milch liegen nur wenige Untersuchungen vor. Heim⁸) fand für Tuberkelbacillen die Grenze der Lebensdauer in Milch mit 10 Tagen, in Molken mit 14 Tagen.

V. Storch (Bd. I, S. 245) untersuchte die Milch von Kühen mit Euter-Tuberkulose und fand, dass die Milch aus kranken Drüsen stetig dünner und dünner wurde, und zuletzt gänzlich das Aussehen von Milch verlor, während umgekehrt die Milch aus gesunden Drüsen gleichzeitig an Trockensubstanz und besonders an Fett zunahm. So ergab sich schliesslich im Mittel zweier Kühe:

	Wasser	Proteïnstoffe	Fett	Asche
1. Kranke Drüsen	93,48 %	5,54 %	0,14 %	0,92 %
2. Gesunde Drüsen	73,62 „	11,34 „	12,77 „	1,04 „

Die Reaktion der Milch aus den gesunden Drüsen blieb amphoter, die der Milch der kranken Drüsen wurde deutlich alkalisch, indem von den Mineralstoffen in der Asche Kali, Kalk und Phosphorsäure bedeutend ab-, Natron und Chlor dagegen stark zunahmen.

b) Maul- und Klauenseuche. Milch von Kühen, welche an Maul- und Klauenseuche leiden, hat schon öfter ähnliche schwere Erkrankungen⁹) beim Menschen verursacht. Die Infektion der Milch erfolgt vermuthlich nicht durch die Milchdrüse, sondern durch den überall verspritzenden Geifer und die Flüssigkeit der Aphthenblasen, welche den bisher unbekannten Seuchenerreger enthalten.

Bei an Maul- und Klauenseuche erkrankten Kühen scheint die Zusammensetzung der Milch ausserordentlichen Schwankungen zu unterliegen. Während sie in einigen Fällen einen mehr oder weniger regelrechten Gehalt an Proteïnstoffen und Fett hatte, fand A. Winter-Blyth (Bd. I, S. 245; dort auch weitere Analysen) in anderen Fällen an den einzelnen Krankheitstagen Schwankungen von 9,14—14,38 % im Albumin-, und 0,39—7,80 % im Fettgehalt.

c) Die Rinderpest äusserte nach Mon in einem Falle einen Einfluss dahin, dass die Milch bei einem fast regelrechten Gehalt an Fett (1,77—3,55 %) und Albumin (0,49 bis 0,85 %) ausserordentlich viel Kaseïn, nämlich 8,20—10,12 % enthielt.

d) Scharlach ist häufig durch die Milch verschleppt worden. Nach einigen Beobachtungen muss man annehmen, dass der bisher unbekannte Erreger dieser Krankheit auch beim Rinde am Euter Blasen erzeugen kann und beim Melken von dort in die Milch gelangt. Power¹⁰) sowie Casper¹¹) berichten über derartige Fälle.

e) Ob die Milch an Milzbrand erkrankter Thiere Erkrankungen beim Menschen verursachen kann, ist noch nicht festgestellt. Nach Caro¹²) schwindet die Virulenz der Milz-

---

¹) Zeitschr. f. Fleisch- u. Milchhygiene 1898, 8, 69.
²) Zeitschr. f. Hygiene 1899, 31, 137.
³) Zeitschr. f. Fleisch- u. Milchhygiene 1898, 8, 35.
⁴) Centralbl. f. Bakteriol., I. Abth., 1896, 20, 313.
⁵) Ebendort 1895, 18, 129.
⁶) Viertelj. öffentl. Gesundheitspflege 1900, 32, 430.
⁷) Arch.- f. Hygiene 1901, 41, 46.
⁸) Arbeiten a. d. Kaiserl. Gesundheitsamte 1889, 5, 294.
⁹) Siegel u. Bussenius, Milch-Ztg. 1897, 26, 74. Edelmann, Zeitschr. f. Fleisch- u. Milchhygiene 1898, 8, 18.
¹⁰) Centralbl. Bakteriol., I. Abth., 1882, 2, 217.
¹¹) Ebendort 1886, 6, 183.
¹²) Ebendort 14, 308.

brandbacillen in Milch bei 15° nach 24 Stunden. Dagegen sind die Sporen beständig; doch können diese vom kranken Thier aus nicht in die Milch gelangen.

f) Ob die Milch von an Tollwuth[1]) erkrankten Thiere schädlich wirken kann, ist noch unentschieden, praktisch auch kaum von Bedeutung.

g) Bei Lungenseuche im höchsten Grade beobachtete Fraas (Bd. I, S. 245) in der Milch einen ausserordentlich hohen Gehalt an Kaseïn und Albumin (8,74—9,10 %), ebenso an Fett (15,23—19,23 %); Klinger dagegen in einem anderen Falle sehr wenig Fett, nämlich 1,64 %.

h) Erkrankungen durch Milch, welche von an Euterentzündungen (Mammitis, gelbe Galt, Mammite contagieuse und ähnlichen) oder Darmerkrankungen leidenden Thieren stammte, sind verschiedentlich beobachtet worden. Schwere Darmerkrankungen werden besonders bei Rindern zuweilen durch die Streptokokken der Mastitis catarrhalis hervorgerufen. Derartige Milch ist selbst in gekochtem Zustande noch giftig. Lameris und Harrevelt[2]) haben durch solche Milch entstandene Massendiarrhöen beobachtet. Diese Milch ist häufig auch schleimig, grauweiss, übelriechend (salzige oder rässe Milch). Der betreffende Streptokokkus kann sich auch im geheilten Euter noch 8 Tage lang halten. Eastes[3]) hat Streptokokken in 106 von 186 Milchproben gefunden, welche vielleicht hierher gehören, ebenso Roth und Beck[4]).

Guillebeau[5]) glaubt, dass eine Anzahl Kokken, die er aus entzündeten Eutern züchtete, bei der Sommerdiarrhöe der Säuglinge eine Rolle spielen.

In chemischer Beziehung scheinen durch Entzündungen des Euters besonders der Fett- und Zuckergehalt der Milch abzunehmen.

Schaffer (Bd. I, S. 247) fand in der Milch einer an gelber Galt erkrankten Kuh, deren Milch tiefgelbe Farbe hatte, beim Stehen einen flockigen Niederschlag von Proteïnstoffen bildete und mit Lab nicht gerann, 1,99 % Fett und 1,84 % Zucker. Die Milch von an einfacher und doppelter Mammitis leidenden Kühen zeigte nach Léjoux einen sehr geringen Fettgehalt, 0,95—1,71 %. In der Milch aus den mehr oder minder erkrankten Zitzen derselben Kuh schwankte der Gehalt an Fett von 2,50—4,61 %, an Eiweiss von 3,02—7,26 %, an Zucker von 1,89—5,22 %. Fürstenberg fand in der Milch einer an Mastitis leidenden Kuh 0,42 % Fett und 0,29 % Zucker.

Gaffky[6]) beobachtete die Erkrankung dreier Personen an Enteritis durch eine Koli-Art in Folge des Genusses roher Milch einer an hämorrhagischer Enteritis erkrankten Kuh. Die Bakterie war aus dem Koth in die Milch gelangt. Zammit[7]) hat auf Malta häufig tödtlich verlaufende Gasterointestinalkatarrhe beobachtet, welche auf den Bacillus enteritidis sporogenes zurückzuführen war.

i) Die Verschleppung der Erreger menschlicher Seuchen durch die Milch kommt häufig vor.

α) Besonders häufig ist dies beim Typhus-Bacillus beobachtet worden. Derselbe gelangt in die Milch wohl meist durch Verunreinigung beim Melken seitens der Pfleger typhöser Kranken oder durch Benutzung von Wasser aus verseuchten Brunnen. Er findet in der Milch einen sehr guten Nährboden und vermehrt sich darin. Nach Heim[8]) waren Typhusbacillen in Milch noch nach 35 Tagen, nicht

---

[1]) Marx: Viertelj. f. öffentl. Gesundheitspflege 1890, 20, 44; Bordach: ebendort 1888, 82.
[2]) Zeitschr. f. Fleisch- u. Milchhygiene 1901, 11, 114.
[3]) Brit. med. Journ. 1899.
[4]) Viertelj. f. öffentl. Gesundheitspflege 1900, 32, 430.
[5]) Centralbl. f. Bakteriol., I. Abth., 1892, 12, 101.
[6]) Ebendort 1892, 12, 389.
[7]) Zeitschr. f. Fleisch- u. Milchhygiene 1901, 11, 181.
[8]) Arbeiten a. d. Kaiserl. Gesundheitsamte 1889, 5, 274.

mehr nach 48 Tagen lebendig. Bolley und Field[1]) fanden Typhusbacillen noch nach 3—4 Monaten in Milch, Fränkel und Kister[2]) nach 48 Stunden in Buttermilch entwickelungsfähig. Rowland[3]) stellte in einer indischen Milchspeise „Dahi" lebende Typhusbacillen fest. Wenn auch die von verschiedenen Beobachtern festgestellten Grenzen der Lebensdauer der Bacillen in Milch sehr schwanken, so steht doch fest, dass angesichts des schnellen Verbrauches der Milch eine Verschleppung der Seuche durch dieselbe sehr wohl möglich und thatsächlich verschiedentlich vorgekommen ist. Am bekanntesten und auffälligsten ist der von Ballard 1870 in Islington beobachtete Fall, wo in 67 Häusern 167 Menschen durch die Milch eines verseuchten Bauernhofes angesteckt wurden. Weitere Fälle beschrieben Schmidt[4]), Reich[5]), Riedel[6]), Smith[7]), Rassmund[8]), Schlegtendal[9]), Pfuhl[10]), Almquist[11]), Roth[12]), Wilkens[13]). Schlegtendal giebt an, dass in der Zeit von 1891—1901 mindestens 27 grössere und kleinere Typhusepidemien auf Sammelmolkereien zurückführbar waren.

β) Auch der Cholera-Bacillus kann, wie Simpson[14]) in Calcutta beobachtet hat, durch die Milch verschleppt werden. Zwar ist die Lebensdauer dieses ziemlich empfindlichen Organismus in Milch nur eine kurze, aber immerhin ausreichend, um unter günstigen Verhältnissen eine Verschleppung zu bewirken. Kitasato[15]) fand bei Einimpfung ungeheurer Mengen Bakterien in ganz frisch gemolkene Milch diese $1—1^{1}/_{2}$ Tage lebensfähig. Nach Heim[16]) verschwinden auch sehr grosse Mengen Vibrionen meist nach 2 Tagen völlig aus der Milch. Basenau[17]) beobachtete, dass Cholerabakterien in roher und auch sehr unreiner Milch mindestens 38 Stunden leben blieben. Uffelmann[18]) fand nach $30^{1}/_{2}$ Stunden, in einem den natürlichen Verhältnissen mehr angepassten Versuch nach 6 Stunden, Friedrich[19]) nach 24 Stunden keine lebenden Vibrionen mehr. Weigmann[20]) stellte fest, dass die Choleravibrionen in süsser wie in saurer Milch bald absterben; nach 22 Stunden waren bei einem ursprünglichen Mischungsverhältnisse der Milchbakterien zu den Choleravibrionen wie 9 : 1 alle Vibrionen sicher vernichtet. Nach den Mittheilungen des Reichsgesundheitsamtes sollen die Bakterien in roher Milch nach 24 Stunden todt, in abgekochter bis zu 10 Tagen haltbar sein. Hesse's[21]) Beobachtungen, wonach rohe Milch Cholerabakterien tödte, während gekochte[22]) ein guter Nährboden für sie sei, sind von Basenau widerlegt worden.

---

[1]) Centralbl. f. Bakteriol., II. Abth., 1898, 4, 881.
[2]) Ebendort, I. Abth., 1898, 23, 752.
[3]) Ebendort 1895, 18, 204.
[4]) Ebendort 1892, 8, 63.
[5]) Ebendort 1895, 18, 204; 1894, 16, 704.
[6]) Ebendort 1898, 23, 704.
[7]) Ebendort 1895, 18, 691.
[8]) Ebendort 1897, 22, 552.
[9]) Zeitschr. f. Fleisch- u. Milchhygiene 1901, 11, 121.
[10]) Centralbl. f. Bakteriol., I. Abth., 1896, 19, 225.
[11]) Ebendort 1889, 5, 772.
[12]) Ebendort 1892, 8, 84.
[13]) Zeitschr. f. Hygiene 1898, 27, 264.
[14]) Mitth. a. d. Kaiserl. Gesundheitsamte 1888, 4, 494.
[15]) Zeitschr. f. Hygiene 1889, 5, 491.
[16]) Arbeiten a. d. Kaiserl. Gesundheitsamte 1889 5, 294.
[17]) Arch. f. Hygiene 1895, 23, 170.
[18]) Centralbl. f. Bakteriol., I. Abth., 1894, 15, 289.
[19]) Ebendort.
[20]) Milch-Ztg. 1894, 23, 491.
[21]) Zeitschr. f. Hygiene 1894, 17, 273.
[22]) Ebendort 1889, 5, 527.

γ) **Diphtheriebacillen** gedeihen nach **Löffler**[1]) und **Schottelius**[2]) in roher Milch ausgezeichnet, weniger gut in gekochter. Nach **Power**[3]) und **Dangers**[4]) sind einige der grössten Diphtherieepidemien in England durch verseuchte Milch verursacht worden.

16. **Die Milchfehler.** Als **Milchfehler** im weiteren Sinne bezeichnet man alle unter natürlichen Verhältnissen auftretenden aussergewöhnlichen Veränderungen der Milch, welche ihre Verwendung als Nahrungsmittel in ihrer ursprünglichen Form ausschliessen oder ihre Verarbeitung zu Molkereierzeugnissen unmöglich machen oder erschweren. Es gehören demnach dazu alle **aussergewöhnlichen chemischen und physikalischen Veränderungen**, sowie das **Vorhandensein gesundheitsschädlicher Keime**. Zuweilen zeigt schon die ermolkene Milch fehlerhafte Eigenschaften, die dann auf allgemeine Störungen des Gesundheitszustandes der Kühe, oder auf krankhafte Vorgänge im Euter zurückzuführen sind. Häufig treten aber die Fehler erst nachträglich in der gesund ermolkenen Milch auf; dann handelt es sich um nachträgliche Verunreinigungen. Die grösste Zahl der Milchfehler ist auf **Bakterienwirkung** zurückzuführen.

Im Folgenden sollen die wichtigsten Milchfehler kurz besprochen werden. Ueber das Vorkommen von Krankheitskeimen in der Milch, sowie über die ungewöhnliche Zusammensetzung der Milch kranker Kühe vergl. No. 15, S. 623 u. ff.

a) **Das Schleimig- oder Fadenziehendwerden** ist ein nicht seltener Milchfehler, der in den verschiedensten Graden auftritt. Zuweilen lässt sich solche Milch zu meterlangen Fäden ausziehen. Es ist jetzt sicher, dass diese Veränderung der Milch stets auf die Wirksamkeit von Bakterien zurückzuführen ist, und zwar scheint die Fähigkeit, in Milch Schleim zu bilden, vielen Arten zuzukommen. Die Schleimbildung tritt entweder in der gemolkenen gesunden Milch durch **nachträgliche Infektion** mit schleimbildenden Bakterien ein oder sie erfolgt schon im **Euter** durch gewisse, Euterentzündungen erregende Keime. Zu der ersten Gruppe gehören folgende Bakterien: Micrococcus von **Schmidt-Mühlheim**[5]), Actinobacter polymorphus und du lait visqueux von **Duclaux**[6]), Micrococcus von **Hüppe**[7]), Bacillus lactis pituitosi von **Löffler**[8]), der Kokkus von **Schütz** und **Ratz**[9]), das Bacterium von **Leichmann**[10]), der von **Adametz**[11]) in Bachwässern bei Wien und im Sornthal, sowie von **Ward**[12]) auch in Nordamerika beobachtete Bacillus lactis viscosus, der anscheinend häufiger als Schädling in Meiereien auftritt, und die von v. **Freudenreich**[13]) in der Schweiz aufgefundenen Pilze Bacterium Hessii und Micrococcus Freudenreichii. Letztere Art macht Milch bei 22^0 schon in 5 Stunden schleimig und hat oft grossen Schaden angerichtet. Auch Bacterium lactis aërogenes sowie der von van Laer aus fadenziehendem Bier gezüchtete Bacillus bruxellensis sind im Stande, Milch fadenziehend[14]) zu machen.

Boekhout[15]) hat aus einer gallertig gewordenen, mit 8 % Saccharose versetzten, haltbar gemachten Milch einen Streptokokkus, Streptococcus hornensis, gezüchtet, der im Wasser und im Centrifugenschlamm fast stets zu finden ist und nur in saccharosehaltigen Lösungen eine starke Gallerte bildet, die aus Dextran bestehen soll. Daneben entsteht wenig Gas und Säure.

---

[1]) Centralbl. f. Bakteriol., I. Abth., 8, 665.
[2]) Ebendort 1896, 20, 897.
[3]) Ebendort 2, 217.
[4]) Ebendort 2, 218.
[5]) Landw. Versuchs-Stationen 1883, 28, 91.
[6]) Encyclop. Chim. par Fremy 1887, 10, 556 u. 562.
[7]) Deutsche med. Wochenschr. 1884, 77.
[8]) Berl. klin. Wochenschr. 1887, No. 33.
[9]) Arch. f. wissensch. u. prakt. Thierheilkunde 1890, 16, 100.
[10]) Landw. Versuchs-Stationen 1894, 43, 373.
[11]) Landw. Jahrb. 1891, 20, 105.
[12]) Centralbl. f. Bakteriol., II. Abth., 1900, 6, 406.
[13]) Landw. Jahrb. d. Schweiz 1891; Centralbl. f. Bakteriol., I. Abth., 11, 1438.
[14]) Zeitschr. f. Untersuchung d. Nahrungs- u. Genussmittel 1902, 5, 897.
[15]) Centralbl. f. Bakteriol., II. Abth., 1900, 6, 161.

Für die Praxis nicht von Belang sind Bacillus mesentericus vulgatus [1]), Bacillus liodermus, einige der Flügge'schen peptonisirenden Bakterien und zwei von van Laer in fadenziehendem Bier gefundene Arten, Bacillus viscosus I und II. Diese Arten machen die Milch nicht eigentlich fadenziehend, sondern bilden auf der Oberfläche eine schleimige Zooglöe.

Zu den pathogenen Arten gehören die Streptokokken, welche die als „gelbe Galt" oder als Mammite contagieuse bezeichnete gefährliche Euterentzündung erzeugen und welche von Nocard und Mollerau [2]), Hess und Borgeaud [3]) in der Milch gefunden worden sind. Weitere Untersuchungen über ähnliche Bakterien sind von Hess u. Guillebeau [4]) ausgeführt worden. Solche Milch ist schon beim Verlassen des Euters schleimig und ungeniessbar. Zu dieser Gruppe gehört ferner der bei Euterentzündungen von v. Freudenreich [5]) aufgefundene Bacillus Guillebeau c.

Die chemischen Veränderungen von Milch, welche anscheinend gesund aus dem Euter kommend, bald darauf schleimig wurde, bestanden nach Girardin (Bd. I, S. 244) in einer aussergewöhnlichen Herabminderung des Kaseïns, einer sehr starken Erhöhung des Albumins, einer starken Verminderung des Fettes, Milchzuckers und der Asche. Es wurde gefunden:

	Kaseïn	Albumin	Fett	Zucker u. Asche
In gesunder Milch	4,79 %	0,39 %	4,46 %	4,46 %
In fadenziehender Milch von 13 Kühen	0,24—3,23 %	4,79—11,02 %	0,05—1,44 %	0,20—2,78 %

Der Fehler wurde hier angeblich durch das Verfüttern von Hopfenklee und blühendem Weissklee erzeugt.

Schleimige Milch von an Euterentzündungen leidenden Kühen zeichnete sich durch höheren Fettgehalt, aber sehr viel geringeren Milchzuckergehalt aus. Es enthielt:

	Fett	Zucker
Die Milch aus zwei gesunden Strichen	1,49 %	4,85 %
„ „ „ „ kranken „	3,25 „	1,73 „

Ueber weitere Analysen schleimiger Milch von kranken Kühen vergl. Bd. I, S. 244.

Die Veränderungen, welche die nicht pathogenen Bakterien der fadenziehenden Milch in dieser erzeugen, sind bei den einzelnen Arten durchaus verschieden. Einige derselben sind daraufhin von König, Spieckermann und Tillmans [6]) untersucht worden.

Ueber die Entstehung des Schleimes liegen eingehende Untersuchungen noch nicht vor. Nach den bisherigen Beobachtungen entsteht die Viskosität bei allen Arten durch Verquellung der Zellmembran. Nur Leichmann will eine wirkliche schleimige Gährung beobachtet haben. Doch sind die betreffenden Angaben nicht ganz überzeugend.

Auch über die chemische Natur der Schleimkörper liegen nur wenige Angaben vor. Nach O. Emmerling [7]) enthält der Schleim des Bacterium lactis aërogenes ein Galaktan. Nach qualitativen Untersuchungen von König, Spieckermann und Tillmans enthalten auch die Schleimkörper einiger anderer Arten Anhydride der Kohlenhydrate. Dagegen soll der Schleim der Bakterie der sog. langen Wei, ein eiweissartiger Körper sein. Die lange Wei ist ein seit 1887 auf das Anrathen von Boekel bei der Herstellung des Edamer Käses in Holland angewendete, absichtlich schleimig gemachte Molke. Weigmann [8]) hat aus langer Wei einen Streptokokkus gezüchtet, der sterilisirte Milch in 15 bis 20 Stunden schleimig und sauer machte. Die schleimige Molke soll ein vorzügliches Vorbeugungsmittel gegen Käsefehler sein. Henzold [9]) hat die schleimige Substanz der Bakterien untersucht. Sie enthielt 53,4 % C, 8,2 % H, 14,4 % N, 1,5 % S, 22,5 % O, drehte in wässeriger Lösung im 100 mm-Rohr 60,88° nach links und gab die Reaktionen der Eiweisskörper.

---

[1]) Flügge: Die Mikroorganismen, II. Aufl. 1886, 323.
[2]) Ann. Inst. Pasteur 1887, No. 3; Centralbl. Bakteriol., I. Abth., 3, 15.
[3]) Schweiz. Arch. f. Thierheilkunde 1888, No. 4.
[4]) Landw. Jahrbuch d. Schweiz 5, 30; Milch-Ztg. 1892, 21, 291.
[5]) Ann. micrograph. 1890; Landw. Jahrbücher 1891, 20, 185.
[6]) Zeitschr. f Untersuchung d. Nahrungs- u. Genussmittel 1902, 5, 897.
[7]) Berichte d. deutschen chem. Gesellschaft 1900, 33, 2777.
[8]) Milch-Ztg. 1889, 18, 982.
[9]) Ebendort 1901, 30, 262.

Ein ähnliches beabsichtigtes Schleimerzeugniss ist die schwedische Zähmilch, die sog. „Tätmelk", eine saure schleimige Milch, welche nach Weigmann denselben Streptokokkus enthalten soll. Dagegen hat Troili-Petersson[1]) aus derselben eine dem Bacterium lactis acidi Leichmann morphologisch völlig gleichartige Bakterien-Art gezüchtet, welche Milch viskös macht. Die Zähmilch wird durch Einreiben der Gefässe mit den Blättern von Pinguicula vulgaris erzeugt, auf denen die betreffenden Organismen vorkommen sollen.

b) **Seifige Milch.** Seifig nennt man nach Herz eine Milch, welche einen laugigen Geschmack besitzt, bei längerem Stehen nicht gerinnt, nur einen schleimigen Bodensatz abscheidet und sich schlecht verbuttern lässt. Dieselbe besitzt ein hohes spec. Gewicht. Weigmann und Zirn[2]) haben daraus den Bacillus lactis saponacei gezüchtet, der aus verdorbener Einstreu dorthin gelangt war.

c) Das **Käsigwerden der Milch**, eine Gerinnung ohne entsprechende Säurebildung, soll durch labbildende Buttersäurebakterien hervorgerufen werden.

d) **Aussergewöhnliche Färbungen der Milch.**

α) **Rothfärbung** der Milch kann entstehen:

1. durch Beimengungen von Blutgerinnsel aus verletzten Gefässen des Euters oder von Blutfarbstoff in Folge des Genusses stark reizenden Futters. In ersterem Falle beschränkt sich die Färbung auf einzelne Stellen, in letzterem geht sie durch die ganze Milch, verschwindet aber beim Stehen unter Absatz eines rothen Bodensatzes.

    M. Schrodt fand in einer röthlichgelben Milch vereinzelte Blutzellen; die Milch hatte eine flockig schleimige Beschaffenheit und folgende Zusammensetzung:

Spec. Gewicht	Wasser	Kaseïn	Albumin	Fett	Zucker	Salze
1,0208	91,58 %	1,17 %	4,02 %	1,14 %	1,02 %	1,07 %

    Die Milch war daher an Albumin und Salzen sehr reich, während alle anderen Bestandtheile gegen gewöhnliche Milch erheblich zurücktraten; sie stammte aus dem einen, allmählich versiegenden Strich einer anscheinend kranken Kuh während des Weideganges.

2. Durch das Futter, wenn z. B. Rubia tinctorum oder Galium verum von den Kühen verzehrt worden sind.

3. Durch gewisse Bakterien. Während die durch Blut oder Pflanzenfarbstoffe gefärbte Milch schon roth ermolken wird, färbt sich die durch Bakterien veränderte meist erst nach längerem Stehen. Zuweilen ist der Bacillus prodigiosus der Urheber der Färbung. Grotenfeldt[3]) hat den Bacillus lactis erythrogenes Hüppe beobachtet, der unter Abscheidung des Kaseïns einen allmählich die ganze Milch durchtränkenden sattrothen Farbstoff bildet. Baginski[4]) hat einen ähnlichen Bacillus aufgefunden. Menge[5]) und Adametz fanden in rother Milch Sarcinen, ersterer die Sarcina rosea Menge, letzterer die in der Luft häufig vorkommende Sarcina rosea Schroeder. Sarcina Menge ist gegen Säure sehr empfindlich und tritt daher besonders in der Rahmschicht hervor, Sarcina Schroeder fällt gleichzeitig das Kaseïn. Keferstein[6]) beobachtete einen nur bei Luftzutritt wachsenden Micrococcus. Eichert[7])

---
[1]) Zeitschr. f. Hygiene 1899, **32**, 960.
[2]) Centralbl. f. Bakteriol., I. Abth., **8**, 463.
[3]) Fortschr. d. Medicin. 1889, No. 2.
[4]) Deutsche Medicinal-Ztg. 1889, No. 9; Centralbl. f. Bakteriol., I. Abth., **6**, 137.
[5]) Centralbl. f. Bakteriol., I. Abth., **6**, 596.
[6]) Ebendort 1897, **21**, 777.
[7]) Zeitschr. f. Fleisch- u. Milchhygiene 1898, **8**, 86.

fand in einer schon roth ermolkenen Milch als Urheber den Bacillus erythrogenes Hüppe, ohne dass das Euter Entzündungen zeigte. Während sonst rothe Milch keine Krankheitserscheinungen hervorruft, erzeugte diese bei einem Kinde Durchfall.

β) **Gelbfärbung der Milch** wird nach Ehrenberg und Schroeter durch den Bacillus synxanthus erzeugt; dieselbe soll nur in gekochter Milch auftreten. Da Schroeter sicher nicht mit Reinkulturen gearbeitet hat, so sind hier weitere Untersuchungen nöthig. Conn[1]) hat mehrere Arten gelbfärbender Milchbakterien beobachtet.

γ) **Blaufärbung der Milch** ist ein in der wärmeren Jahreszeit häufig auftretender, wirthschaftlich nicht bedeutungsloser Fehler. Das Blauwerden tritt 24 bis 72 Stunden nach dem Melken und zwar zuerst an der Oberfläche auf. Hüppe[2]) fand in solcher Milch den sog. Bacillus lactis cyanogenes, eine streng aërobe Bakterie, die auf Milch verimpft, zunächst blaue Flecken auf der Oberfläche bildet. Durch einen stärkeren Säuregrad wird der Bacillus im Wachsthum gehemmt. Der Farbstoff ist nur bei einem gewissen Säuregrade blau, bei neutraler Reaktion schwarz. Erdmann hielt ihn für Triphenylrosanilin. Doch gehört er nach Hüppe und Neelsen nicht zu den Anilinfarben. Er ist sehr unbeständig und seiner Natur nach noch nicht erkannt. Eine eingehende Untersuchung über den Bacillus hat Heim[3]) ausgeführt. Zangemeister[4]) hat aus blauer Milch einen dem Bacillus cyanogenes ähnlichen Organismus, den Bacillus cyaneo-fluorescens gezüchtet. Blaue Milch ist entgegen älteren Angaben nicht giftig.

Eine Bekämpfung dieser Schädlinge, die sich in kleineren Wirthschaften oft jahrelang halten, ist nur durch peinlichste Säuberung sämmtlicher Milchgeräthschaften und Milchräume möglich.

Milch, welche schon blau ermolken wird, verdankt diese Färbung meist einem blauen Farbstoff, der z. B. in Butomus umbellatus enthalten ist, und unverändert in die Milch übergeht.

e) **Bittere Milch** wird ausser durch die „peptonisirenden" Bakterien (S. 638) auch durch andere Bakterien erzeugt, welche specifische Bitterstoffe bilden. Von Freudenreich[5]) hat zwei solche Arten in Milch und Käse aufgefunden. Krüger[6]) fand in bitterer Milch Proteus vulgaris. Auch ein Buttersäure bildender Mikrokokkus von Conn[7]) gehört hierher. Nach den Angaben von Weigmann[8]) wird die gewöhnliche bittere Milch der Praxis vorwiegend durch Bakterien der Koli-Gruppe erzeugt, welche das Kaseïn in geringem Grade peptonisiren. Solche Milch schmeckt laugig bitter und hat unangenehmen Stallgeruch. Ferner soll die Milch altmelkender Kühe[9]) zuweilen bitter sein. Auch sollen Bitterstoffe aus Futterkräutern in sie übergehen können.

f) **Unangenehme Gerüche** entstehen in der Milch theils durch Absorption von Riechstoffen, theils durch Bakterienwirkung. Milch nimmt schlechte Gerüche sehr leicht an und zwar nach Russell[10]) warme Milch schneller als kalte. Friis[11]) beobachtete in

---

[1]) Conn: Fermentat. of milk 1892, 61.
[2]) Mitth. a. d. Kaiserl. Gesundheitsamte **2**, 355.
[3]) Arbeiten a. d. Kaiserl. Gesundheitsamte 1889, **5**, 518.
[4]) Centralbl. f. Bakteriol., I. Abth., **18**, 321.
[5]) Ebendort, II. Abth., 1895, **1**, 507.
[6]) Molkerei-Ztg., Berlin 1890, **1**, No. 30.
[7]) Conn: Fermentat. of milk, 1892, 42.
[8]) Milch-Ztg. 1896, **25**, 826.
[9]) Ebendort 1885, **14**, 10.
[10]) Zeitschr. f. Untersuchung d. Nahrungs- u. Genussmittel 1900, **3**, 637.
[11]) Zeitschr. f. Fleisch- u. Milchhyg. 1899, **9**, 9.

einem Falle starken Karbolgeruch in einer in einem frisch desinfizirten Stalle gemolkenen Milch. Kroon[1]) berichtet über eine süss schmeckende, sauer riechende Milch, welche sich durch einen grossen Gehalt an sauren Salzen auszeichnete. Er führte diesen auf die verfütterte Pülpe zurück.

Der Rübengeschmack und -geruch wird in der Milch theils durch Absorption des Rübengeruches beim Melken[2]), theils auch, nach Weigmann[3]), Jensen[4]) und Gruber[5]) (vergl. auch den Abschnitt „Butter") durch gewisse Bakterien erzeugt zu einer Zeit, wo keine Rüben verfüttert werden. Weigmann hat auch Bakterien aufgefunden, welche in Milch ausgesprochenen Malz- und Stallgeruch hervorrufen. Auch Thörner[6]) führt den fauligen Geruch einer Milchprobe auf einen Schimmel aus der Stallluft zurück.

g) Sandige Milch und Milchsteine werden durch Ausscheidung unlöslicher Salze, besonders Kalksalze, im Euter hervorgerufen.

h) Wässerige Milch tritt zuweilen ohne erkennbare Gründe bei einzelnen Thieren auf. Der Fettgehalt solcher Milch sinkt oft bis auf 1% herab, während die Trockensubstanz in entsprechendem Masse abnimmt.

i) Giftige Milch. C. Vaugham[7]) berichtet über einen Fall, in welchem der Genuss von Eiscrème bei Personen Krankheitserscheinungen hervorgerufen hatte; desgleichen Newton und Wallace[8]) über einen Fall, in welchem 40 Personen nach Genuss einer Milch gleichzeitig erkrankt sind. Die betreffende Milch war um Mitternacht gemolken, ohne Kühlung in eine Kanne gegossen und dann 8 engl. Meilen während der wärmsten Tagesstunden in einem sehr heissen Monat gefahren worden.

Newton und Wallace konnten aus dieser Milch nach dem Stass'schen Verfahren eine in Nadeln krystallisirende Substanz gewinnen, welche auf der Zunge eine brennende Empfindung verursachte und Alkaloïd-Reaktionen zeigte. Auch C. Vaugham will in einer Milch, welche 3 Monate in einer mit Glasstöpsel verschlossenen Flasche aufbewahrt worden war, denselben „ptomaïnähnlichen" Stoff, das „Tyrotoxikon" oder „Tyrotoxin" nachgewiesen haben, welchen er in einem giftigen Käse gefunden hatte (vergl. S. 84). Er filtrirte behufs Nachweises dieses Körpers die Milch nach der Koagulation, machte das saure Filtrat mit Kalilauge alkalisch und durchschüttelte mit reinem Aether. Beim Verdunsten des Aethers soll der Stoff in der kleinen aufgenommenen Menge Wasser gelöst bleiben und sich durch Vergiftungserscheinungen bei Thieren nachweisen lassen. Die Reindarstellung des Körpers ist jedoch bis jetzt nicht gelungen.

Ueber durch Fütterung giftig gewordene Milch vergl. S. 622.

17. Gehalt der Milch an gewöhnlichen Bakterien (bezw. Schmutz). Die von gesunden Thieren erzeugte Milch ist keimfrei. Da aber die am Euter stets haftenden, aus dem Koth oder von den Händen des Melkers stammenden Bakterien in den in den Milchkanälen zurückbleibenden Milchresten einen günstigen Nährboden finden und von dort allmählich bis in die Milchcisternen vordringen können, so sind die ersten Striche der ermolkenen Milch ziemlich bakterienreich. Schultz[9]) fand in 1 ccm Milch der ersten Striche 50—60000 Keime, während die letzten keimfrei waren. Zu ähnlichen Ergebnissen kam Harrison[10]). Nach Untersuchungen von Bolley und Hall[11]) sowie von Ward[12]), Har-

---

[1]) Zeitschr. f. Fleisch- u. Milchhyg. 1900, **10**, 241.
[2]) Ritland: Molkerei-Ztg. Berlin 1899, **9**, 100.
[3]) Milch-Ztg. 1896, **25**, 149.
[4]) Ebendort 1892, **21**, 36.
[5]) Landw. Presse 1902, **29**, 446.
[6]) Centralbl. f. Bakteriol., I. Abth., 1894, **16**, 123.
[7]) Analyst 1886, **11**, 213 u. 230.
[8]) Medic. Centralbl., **25**, 185 u. Chem. Centralbl. 1887, **413**.
[9]) Arch. f. Hygiene 1892, **14**, 250.
[10]) Zeitschr. f. Untersuchung d. Nahrungs- u. Genussmittel 1898, **1**, 655.
[11]) Centralbl. f. Bakteriol., II. Abth., 1895, **1**, 795.
[12]) Ebendort 1899, **5**, 411.

ding und Hart[1]) kann sich eine in den Zitzen einmal angesiedelte Bakterienart unter Umständen ziemlich lange dort halten. Es handelt sich dabei um einige Kokken-Arten, welche anscheinend im Euter ein ausgezeichnetes Fortkommen finden.

Der Keimgehalt der frischen Milch ist in hohem Masse abhängig von der Sorgfalt und Sauberkeit, mit der das Melken besorgt wird, von der Reinlichkeit der Stallung, der Art des Futters und des Fütterns, dem Keimgehalt des im Betriebe verwendeten Wassers und der Behandlung der Milch nach dem Melken. So fand Backhaus[2]) in 1 cbm Luft im Freien 7500, im gereinigten Stalle 29500, im ungereinigten 69000 Keime. Ferner enthielt 1 ccm Milch bei Anwendung von Torfstreu 3500, von Strohstreu 7330, bei Trockenmelken 5600, bei Nassmelken 9000 Keime. Nach Harrison fielen während des Fütterns 12000 bis 42000 Keime in den Eimer, ausser der Futterzeit 483—2300. Die Hauptquelle der Verunreinigung ist der dem Euter anhaftende Koth. Nach Leufvén[3]) fielen je nach Reinlichkeit des Euters bei Beginn des Melkens auf 1 qdm in 1 Sekunde 47—1210 Keime herab. Freemann[4]) fand in 1 cbm Luft im Freien 6, im Stall 111, unter dem Euter 1800 Keime, Backhaus desgleichen in 1 ccm Milch bei gewaschenem Euter 2200, bei ungewaschenem 2800 Keime. Die Menge des Milchschmutzes bestimmte Renk[5]) für 1 l Marktmilch in Halle zu 75 mg, in Berlin zu 10 mg, in München zu 9 mg. Nach Uhl stehen Schmutz- und Bakteriengehalt in direktem Verhältniss:

Schmutz mg in 1 l	Keime in 1 ccm
36,8	12 897 600
20,7	7 079 820
5,2	3 338 775

Beythien und Bohrisch[6]) ermittelten den Gehalt der Marktmilch Dresdens an Schmutz (nach Renk), an Säuregraden (Verbrauch an ccm $^1/_{10}$-N-Kalilauge für 100 ccm Milch nach Thörner und Pfeiffer) und an Bakterien (auf Agar nach 3 Tagen) mit folgendem Ergebniss:

Gehalt	Abendmilch			Morgenmilch		
	Schmutz mg in 1 l	Säuregrade	Bakterien in 1 ccm	Schmutz mg in 1 l	Säuregrade	Bakterien in 1 ccm
1. Wintermilch:						
Mittel . . .	6,9	15,7	1 104 213	5,6	14,2	250 770
Schwankungen	3,0-24,6	14,2-17,7	80 000-7 020 500	2,7-7,5	12,4-16.8	95 400-761 400
2. Sommermilch:						
Mittel . .	2,3	14,9	5 478 100	2,9	14,4	1 131 215
Schwankungen	0,9-4,2	12,2-28,6	61 500-54 721 800	0,6-6,5	12,2-17,3	62 100-11 114 000

Hier tritt allerdings eine Beziehung zwischen Schmutzgehalt, Säuregraden und Bakterienanzahl nicht auf, weil ohne Zweifel auf das Bakterienwachsthum die Temperatur von hervorragendem Einfluss ist; aus dem Grunde ist die Milch im Sommer bedeutend reicher an Bakterien als im Winter.

Betreffs der Art der Keime haben Bolley und Hall[7]) sowie Weigmann[8]) gezeigt, dass die Milchflora der einzelnen Kühe eines Stalles wohl ähnlich, aber nicht vollkommen gleich ist. In sauber gehaltenen Ställen konnte Weigmann einen unmittelbaren qualitativen Zusammenhang zwischen Koth- und Milchflora nicht nachweisen. Die Kothflora ist nach Wüthrich und von Freudenreich[9]) quantitativ wie qualitativ von der Art des Futters abhängig.

---

[1]) New-York Agric. Experm. Stat. 1901, Bull. No. 203, 233.
[2]) Zeitschr. f. Untersuchung d. Nahrungs- u. Genussmittel 1898, 1, 339.
[3]) Centralbl. f. Bakteriol., II. Abth., 1895, 1, 824.
[4]) Milch-Ztg. 1896, 25, 684.
[5]) Münch. med. Wochenschr. 1891, No. 6 u. 7.
[6]) Zeitschr. f. Untersuchung d. Nahrungs- u. Genussmittel 1900, 3, 319.
[7]) Centralbl. f. Bakteriol., II. Abth., 1895, 1, 795.
[8]) Milch-Ztg. 1896, 25, 48.
[9]) Centralbl. Bakteriol., II. Abth., 1895, 1, 873.

Von grosser Bedeutung für den Keimgehalt der Marktmilch ist die Art und Dauer der Aufbewahrung der ermolkenen Milch. Durch schnelles Abkühlen und Kühlhalten lässt sich die Bakterienzahl verhältnissmässig niedrig erhalten. Von Freudenreich fand in einer Milch, welche ursprünglich in 1 ccm 9300 Keime enthielt:

	bei 15°	25°	35°
nach 3 Stunden	10 000	18 000	30 000
„ 6 „	25 000	172 000	12 000 000
„ 9 „	46 500	1 000 000	35 280 000
„ 24 „	5 700 000	577 500 000	50 000 000

Loveland und Watson[1]) fanden in 1 ccm:

Milch		Rahm	
2—6 Stunden alt .	11 000— 8 452 000 Keime	frisch . . .	4 060 000 Keime
mehrere Tage „ .	200 000 000—900 000 000 „	2 Tage alt .	346 040 000 „

Der Bakteriengehalt der Marktmilch schwankt unter diesen Umständen nach Herkunft, Ort und Zeit in den weitesten Grenzen. Im Folgenden seien einzelne Zahlen aufgeführt:

Ort	Zahl der Keime in 1 ccm Milch	Beobachter
Halle	6 000—30 700	Renk
Würzburg . . .	1 900—7 200	Lehmann
München	1 000—4 000	Escherich
Giessen	83 100—169 320	Uhl
München	20 000—6 000 000	Cnopf

Weitere Angaben bringen Schmelck[2]), Miquel[3]), Gernhardt[4]), Sacharbekoff[5]). Harrison[6]) u. A. m.

Zu den in jeder Milch regelmässig vorkommenden Bakterien gehören:

a) Die Milchsäurebakterien. Dass die freiwillige Gerinnung der Milch, d. h. die Ausfällung des Kaseïns aus seiner Kalkverbindung, in Folge der Bildung von Milchsäure aus der Laktose auf die Wirkung von Bakterien zurückzuführen sei, hat zuerst Pasteur nachgewiesen. Lister hat 1877 die erste wirkliche Reinkultur eines Milchsäurebakteriums durch das Verdünnungsverfahren erhalten. Hüppe[7]) züchtete zuerst mittels des Plattenverfahrens eine Bakterie aus gesäuerter Milch, die als Bacillus acidi lactici lange Zeit als der Haupterreger der Milchsäuregährung gegolten hat. Hüppe fand ausser dieser noch vier andere Arten, denen später Maddox, Beyer, Fokker, Krüger, Marpmann, Grotenfelt, Leichmann, Weigmann, Conn, Kayser u. A. zahlreiche andere hinzugefügt haben. Von allen diesen Arten aber kommen nach den neueren Erfahrungen in der unter natürlichen Verhältnissen gerinnenden Milch allein oder fast ausschliesslich Formen vom Typus der von Leichmann[8]) als Bacterium lactis acidi beschriebenen Art vor, welche sich morphologisch und kulturell nicht unterscheiden lassen, physiologisch aber gewisse Verschiedenheiten in Bezug auf Schnelligkeit und Grad der Säurebildung, Geschmack und Geruch der gesäuerten Milch zeigen und vielleicht als Rassen einer Hauptart anzusprechen sind, da nach Schierbeck[9]) das Bacterium lactis acidi Leichmann zur Rassenbildung neigt. Weig-

---

[1]) Centralbl. f. Bakteriol., II. Abth., 1895, 1, 758.
[2]) Milch-Ztg. 1894, 23, 478.
[3]) Centralbl. f. Agrik. Chem. 1890, 19, 575.
[4]) Centralbl. f. Bakteriol., I. Abth., 8, 313.
[5]) Ebendort, II. Abth., 1896, 2, 545.
[6]) Zeitschr. f. Untersuchung d. Nahrungs- u. Genussmittel 1898, 1, 655.
[7]) Mitth. a. d. Kaiserl. Gesundheitsamte, 2, 337.
[8]) Centralbl. f. Bakteriol., II. Abth., 1896, 2, 777; Milch-Ztg. 1896, 25, 67; Hyg. Rundschau 1900, 10, 769; Zeitschr. f. Hygiene 1899, 31, 336.
[9]) Arch. f. Hygiene 1900, 38, 294.

mann[1]) unterscheidet unter den in der Kieler Milchw. Versuchstation gezüchteten Säuerungsbakterien vom Typus des Bacterium lactis acidi nach den angeführten Merkmalen folgende Gruppen: 1. Kräftig saurer Geschmack mit Obstaroma; 2. schwache Säuerung nach Geschmack und Säuregrad mit Obstaroma; 3. und 4. dieselben Säuerungserscheinungen wie 1 und 2 ohne Aroma; Geschmack bei 3 von rein sauer bis beissend sauer (Grasgeschmack), bei 4 oft milchig laugig; 5. eigenartiger, oft muffiger Beigeschmack; 6. Malzgeschmack.

Eppstein[2]) hat bei verschiedenen morphologisch nicht unterscheidbaren Säuerungsbakterien theils reine Milchsäuregährung, theils gleichzeitige Bildung geringer Mengen Ameisen-, Essig-, Buttersäure, Pepton und aromatisch riechender Ester beobachtet. Barthel[3]) fand bei einem Vertreter dieses Typus neben Milchsäure stets geringe Mengen Essigsäure.

Die Milchsäurebakterien vom Typus des Bacterium lactis acidi Leichmann, die man wegen ihres steten Vorkommens in freiwillig gesäuerter Milch auch als echte Milchsäurebakterien bezeichnen kann, wachsen am besten anaërob und bilden kein Gas. Zu ihnen gehören Bacterium lactis acidi Leichmann, die Milchsäurebakterien von Storch, Günther und Thierfelder, Esten, der Streptococcus acidi lactici Grotenfeld und einige Säuerungsbakterien der Kieler Station. Sie sind sämmtlich als eine Art anzusprechen.

Eine zweite Gruppe[4]) in Milch nicht in so grosser Zahl vorkommender Säuerungsbakterien lässt sich unter dem Typus des Bacillus acidi lactici Hüppe oder des Bacterium lactis aërogenes Escherich zusammenfassen. Sie wachsen aërob und säuern Milch unter Gasentwickelung. Zu ihnen gehören Bacterium lactis aërogenes Escherich, Bacillus acidi lactis Hüppe, Bacillus und Bacterium acidi lactici I und II Grotenfeld. Nach Leichmann[5]) kommen diese sauerstoffbegierigen Arten, die man (besonders das Bacterium aërogenes) bisher in bakteriologischen Lehrbüchern als die Haupterreger der Milchsäuregährung bezeichnet hat, nur in den oberen Schichten der Milch vor, wo das mehr anaërobe Bacterium lactis acidi Leichmann nicht gedeihen kann.

Die Bakterien der Gruppe 1 und 2 erzeugen in Milchreinkulturen reine r-Milchsäure. Dagegen enthält freiwillig geronnene Milch nach den Untersuchungen von Günther und Thierfelder[6]), Leichmann und Kozai entweder reine r- oder i-Milchsäure oder ein Gemisch beider. Nach Kozai[7]) ist die Art der gebildeten Säure von der Temperatur abhängig, sodass bei Zimmertemperatur vorwiegend r-Milchsäure, bei Bruttemperatur vorwiegend i-Milchsäure entsteht. Günther und Thierfelder[8]) haben diese Abhängigkeit nicht immer bestätigt gefunden. Sie beobachteten in drei Proben Milch, die sie bei 20°, 28° und 37° gerinnen liessen, stets nur r-Milchsäure; von fünf anderen Proben, die bei 18° und 37° gerannen, enthielten zwei stets r-Milchsäure, zwei ein Gemisch von r- und i-Milchsäure und nur eine bei 18° r-Milchsäure, bei 37° i-Milchsäure.

Da das Bacterium lactis acidi Leichmann nur r-Milchsäure erzeugt, so muss das Vorkommen von i-Milchsäure auf eine gleichzeitige Wirksamkeit l-Milchsäure erzeugender Bakterien zurückgeführt werden. In der That hat man solche aufgefunden; doch entsprechen diese nicht wie die r-Milchsäurebakterien einem einheitlichen Typus, sondern bilden wohl von einander unterschiedene Arten. Ihr Wachsthumsoptimum liegt bei 40—50°, sodass sie unter natürlichen Verhältnissen in der Milch nur zu schwacher Entwickelung kommen können.

---

[1]) Centralbl. f. Bakteriol., II. Abth., 1899, **5**, 825; vergl. auch MacDonnell: Zeitschr. f. Untersuchung d. Nahrungs- u. Genussmittel 1901, **4**, 79.
[2]) Arch. f. Hygiene 1900, **37**, 329.
[3]) Centralbl. f. Bakteriol., II. Abth., 1900, **6**, 417.
[4]) Vergl. Weigmann: Ebendort 1899, **5**, 825.
[5]) Ebendort, 1899, **5**, 344.
[6]) Arch. f. Hygiene, 1895, **25**, 164.
[7]) Zeitschr. f. Hygiene 1899, **31**, 336; 1901, **38**, 386.
[8]) Hyg. Rundschau 1900, **10**, 769.

Es gehören zu ihnen der Bacillus acidi laevolactici Schardinger, der Micrococcus acidi laevolactici und der Bacillus laevolactici Leichmann, der Bacillus acidi laevolactici Hallensis Kozai. Diese letztere von Kozai stets wiedergefundene Art gehört in die Gruppe des Bacterium lactis aërogenes.

Ausser diesen Milchsäurebakterien kennt man noch eine ganze Reihe anderer, die seltener vorkommen, theils auch eine stärkere Säuerung erst bei höherer Temperatur einleiten, wie z. B. der von Kozai bei Brutwärme stets gefundene Micrococcus acidi paralactici, und für die Milchwirthschaft von geringerer Bedeutung sind, als die oben aufgeführten Bakterien. Eine gründliche kritische Bearbeitung der Milchsäurebakterien wäre sehr erwünscht.

Für die Herstellung von Butter und Käse sind die Milchsäurebakterien, wie an anderer Stelle gezeigt werden wird, nicht zu entbehren. Dagegen können sie bei zu schneller Vermehrung in der Milch durch starke Säurebildung grossen Schaden anrichten, da solche Milch beim Kochen sofort gerinnt. Der Milchlieferer muss daher ihre Entwickelung nach Kräften hemmen und erreicht das am einfachsten durch saubere Gewinnung und kühle Aufbewahrung der Milch.

In gesundheitlicher Beziehung sind die Milchsäurebakterien insofern von Bedeutung, als gesäuerte Milch besonders von Kindern nicht gut vertragen wird. Eine grosse Zahl der Brechdurchfälle ist auf den Genuss gesäuerter Milch zurückzuführen. Andererseits scheint nach Bienstock[1]) die häufig beobachtete Widerstandsfähigkeit der Milch gegen faulige Zersetzung auf einem seinem Wesen nach nicht aufgeklärten Antagonismus zwischen Milchsäurebakterien und Eiweissfäulniss hervorrufenden Anaërobiern zu beruhen.

b) Die peptonisirenden Bakterien. Mit dem Milchschmutz gelangen gewisse im Erdboden, im Mist und auf den Futtermitteln stets vorkommende Bakterien, welche in den Formenkreis der Heu-, Kartoffel- und Buttersäurebacillen gehören, in die Milch. Besonders hoch ist der Gehalt der Milch an ihnen im Sommer, wenn in Folge der Grünfütterung die Entleerungen dünnflüssiger sind und die Reinhaltung des Euters erschweren. Die Bakterien sind theils obligate Anaërobier, theil Aërobier oder fakultative Anaërobier und zeichnen sich durch den Besitz äusserst widerstandsfähiger Sporen aus, welche selbst durch fünf- bis sechsstündiges Kochen nicht getödtet werden. Sie sind daher auch fast in jeder aufgekochten Milch enthalten und finden gerade hier, wo sie dem Wettkampf anderer Bakterien, besonders der Säuerungsbakterien, entrückt sind, bei geeigneter Temperatur ein vorzügliches Fortkommen. Bei Temperaturen unter 18° stellen sie das Wachsthum ein. Die meisten derselben haben die Fähigkeit, das Milchkaseïn zu peptonisiren und weiter zu zersetzen. Nach Russell und Bassett[2]) greifen sie zuerst das Albumin und dann nach 20 Stunden auch das Kaseïn an.

Flügge hat sie wegen ihrer eiweisslösenden Wirkung unter dem Namen der „peptonisirenden Milchbakterien" zusammengefasst. In Folge ihres Peptongehaltes schmeckt die von ihnen zersetzte Milch unangenehm bitter. Flügge[3]) hat 7 verschiedene Arten, Sterling[4]) 5 weitere aufgefunden. Auch Weigmann[5]), Bleisch[6]) und von Freudenreich[7]), sowie Conn[8]) haben hierher gehörige Arten beobachtet. Weber[9]) hat in 150 Proben sterilisirter Milch des Handels 2 anaërobe, 3 thermophile und 18 aërobe Arten gefunden. Nach Kalischer's[10]) Untersuchungen bildet eine der fakultativ anaëroben Arten in Milch aus den

---

[1]) Arch. f. Hygiene 1900, 39, 397.
[2]) Zeitschr. f. Untersuchung d. Nahrungs- u. Genussmittel 1900, 3, 648.
[3]) Zeitschr. f. Hygiene 1884, 17, 272.
[4]) Centralbl. f. Bakteriol., II. Abth., 1895, 1, 473.
[5]) Milch-Ztg. 1890, 19, 881.
[6]) Zeitschr. f. Hygiene 1893, 13, 81.
[7]) Ann. micr. 1888, No. 1.
[8]) Centralbl. f. Bakteriol., I. Abth., 9, 653.
[9]) Arbeiten a. d. Kaiserl. Gesundheitsamte 1900, 12, 108.
[10]) Arch. f. Hygiene 1900, 37, 1.

Proteïnkörpern Albumosen, Pepton, Leucin, Tyrosin, Ammoniak, flüchtige Säuren und aromatische Oxysäuren. Die Laktose wird zum Theil zersetzt. Weber unterscheidet unter den von ihm gezüchteten aëroben Bakterienarten drei Gruppen, nämlich 1. solche, welche die Milch schnell, in 24—48 Stunden, zersetzen, indem sie das Kaseïn fällen und wieder peptonisiren, 2. solche, welche die Milch nur langsam, in 5—7 Tagen, peptonisiren und 3. solche, welche die Milch nicht verändern. Die meisten dieser Arten bildeten Schwefelwasserstoff, besonders die der Gruppe 1.

Ueber die Bedeutung, die diese Bakterien vermuthlich für die Käsereifung haben, wird dort eingehender berichtet werden.

Auf die gesundheitliche Bedeutung der peptonisirenden Bakterien für die Säuglingsernährung hat zuerst Flügge hingewiesen. Er fand unter seinen aëroben Arten drei, welche in Milch giftige Stoffe erzeugten, die Meerschweinchen bei intraperitonealer Impfung tödteten und bei jungen Hunden schwere Diarrhöen erzeugten. Flügge nimmt an, dass die im Sommer in den engen, heissen Wohnungen der ärmeren Bevölkerung unter den Säuglingen so mörderisch auftretenden Darmerkrankungen, die als Brechdurchfall, Cholera nostras, Sommerdiarrhöe bekannt sind, zum guten Theil auf durch diese Bakterien zersetzte Milch zurückzuführen sind, zumal nur die obligat anaëroben Arten die Milch in kurzer Zeit so stark zersetzen, dass dieselbe ohne Weiteres als verdorben erkannt werden kann, während die aëroben Arten sich sehr stark vermehren können, ohne sichtliche Veränderungen hervorzurufen. Weber hat in 3 der von ihm untersuchten 150 Proben sterilisirter Milch zwei giftige Arten gefunden. Dieselben scheinen also besonders häufig nicht zu sein. Ueber die Art der Giftwirkung hat Lübbert[1]) genauere Untersuchungen angestellt. Er hat gefunden, dass die Bakterien nicht ein in die Milch übertretendes Gift erzeugen, sondern ein solches in ihrer Leibessubstanz enthalten. Durch Verfütterung der Bakterienkulturen konnten bei jungen Hunden und Meerschweinchen dieselben tödtlich endenden Diarrhöen erzeugt werden, wie mit geimpfter Milch; ältere Thiere wurden nicht geschädigt. Die Verhältnisse liegen also auch bei Thieren ähnlich wie beim Menschen, der diesen Erkrankungen nur in den ersten Lebensjahren unterliegt. Das Gift ist sehr unbeständig. Schon durch Chloroform wird es vernichtet, noch sicherer durch Aufkochen. Dieses letztere ist für das praktische Leben von grösster Bedeutung, da es nämlich nur einer Aufkochung der Milch vor dem jedesmaligen Genuss bedarf, um den Säugling vor jeder Schädigung zu schützen. Weber hat Lübbert's Befunde zum Theil bestätigen können. Nur ist es ihm nie gelungen, durch Verfütterung der Bakterienkulturen Krankheitserscheinungen hervorzurufen. Er glaubt, dass die Giftigwirkung der peptonisirenden Bakterien weniger auf die Giftigkeit ihrer Leibessubstanz als auf die ihrer Stoffwechselerzeugnisse zurückzuführen sei.

i) Ausser diesen beiden Gruppen von Bakterien, die für die Milchwirthschaft und -Hygiene von Bedeutung sind, kommen noch verschiedene Arten regelmässig in der Milch vor, die bei der Butter- und Käsebereitung eine wichtige Rolle spielen und in diesen Abschnitten (weiter unten) besprochen werden sollen.

Die Haltbarmachung der Milch und die Beseitigung der Krankheitserreger aus derselben.

a) **Haltbarmachung durch Entfernung des Schmutzes.**

Da eine schmutz- und bakterienreiche Milch nicht nur unappetitlich, sondern auch weniger haltbar ist und unter Umständen sogar gesundheitsschädlich wirken kann, so liegt es im Interesse des Milchlieferers und des Käufers, Verunreinigungen und Bakterien aus der Milch möglichst fern zu halten, bezw. letztere unschädlich zu machen. Soweit es sich dabei um die Entfernung von Schmutztheilen und den diesen anhaftenden Bakterien handelt, bedient man sich der Filtration oder der Centrifugirung. Durch eine saubere Stall-

---

[1]) **Zeitsch. f. Hygiene** 1896, **12**, 1.

haltung und vorsichtiges Melken kann der Schmutz- und Keimgehalt der Milch sehr niedrig gehalten werden. Andererseits darf nicht verkannt werden, dass besonders im Sommer beim Weidegang eine gewisse Verschmutzung der Milch nicht zu vermeiden ist. Es wird daher wohl überall die Milch vor dem Verkauf einer Filtration unterworfen. In kleineren Wirthschaften bedient man sich dazu einfacher Metallsiebe oder Seihtücher, in grossen Molkereien der Sand-, Cellulose- und ähnlicher Filter verschiedenster Einrichtung. Neuerdings kommt auch schwaches Ausschleudern zur Anwendung. Diese vollkommeneren Verfahren der grösseren Betriebe bewirken zwar eine sehr gute Reinigung der Milch von den Schmutztheilen, dagegen, wie Backhaus[1]) gezeigt hat, nicht von den Bakterien, da diese noch bedeutend kleiner sind, als die durch die Poren hindurchgehenden Milchfettkügelchen.

Dunbar und Kisten[2]) fanden bei Versuchen mit der Reinigungs-Centrifuge von Heine und den dänischen Kiesfiltern, dass erstere in ihrer Schmutz entfernenden Wirkung dem Kiesfilter sehr nahe kam und den Schmutzgehalt von 2,5—18,0 mg auf 0—2,0 mg für 1 l verminderte, dass dagegen der Keimgehalt der centrifugirten und filtrirten Milch, wahrscheinlich in Folge Zertrümmerung grösserer, bakterienhaltiger Schmutztheile oder bei den Filtern in Folge Auslaugens durch die nachtretende Milch, grösser war, als der der ursprünglichen Rohmilch. Der Fettgehalt der centrifugirten und filtrirten Milch sank ganz wenig, nämlich um 0,02–0,05%; die Aufrahmungsfähigkeit wurde nicht beeinträchtigt; der Säuregrad der gereinigten Milch hielt gleichen Schritt mit dem der Rohmilch.

R. Weil[3]) hat bei der Fortsetzung dieser Versuche die Ergebnisse im Allgemeinen bestätigt. Es fand nur eine Entschmutzung der Milch, keine Verminderung der Keime, selbst nicht durch sterilen Sand von 1—3 mm Korngrösse statt. Dagegen tritt während der Filtration eine Vermehrung der Bakterienzahl nicht ein, sondern muss die anfängliche Erhöhung derselben auf die aus den nicht sterilen Filtern auswaschbaren Keime zurückgeführt werden. Es sollen nur offene, keine geschlossenen Filter angewendet werden; die Reinigung der Filter soll mit Sodalösung erfolgen.

Auch Weigmann u. Eichloff[4]) erhielten mit dem Kröhnke-Sandfilter im Wesentlichen die gleichen Ergebnisse; die Entschmutzung stand im umgekehrten Verhältniss zur Filtrationsgeschwindigkeit und war im Allgemeinen eine sehr gute. Die Keime wurden um 17,5% vermindert. Unter Umständen kann die zu Anfang filtrirte Milch mehr Keime als die unfiltrirte Milch enthalten und müssen diese bei der Reinigung des Filters im Sande zurückgeblieben sein. Dieses erkennt man daran, dass die beim Dämpfen aus dem Apparate austretende Luft einen fauligen Geruch besitzt. Aus dem Grunde müssen derartige Filter täglich gereinigt werden.

Bei der Sandfiltration findet ein Verlust an Milch statt; jedoch ist derselbe meistens nicht gross.

b) Haltbarmachung durch Abkühlen.

Durch schnelle Abkühlung der frisch gemolkenen Milch, wie sie in grösseren Betrieben jetzt überall durch besondere Milchkühler durchgeführt wird, und durch kühle Aufbewahrung kann die Entwickelung der Zersetzungen bewirkenden Bakterien gehemmt werden. Gefrorene Milch, die in neuester Zeit von einigen grossen Milchversorgungsanstalten hergestellt wird, hält sich lange Zeit frisch; keimfrei aber ist sie nicht.

c) Haltbarmachung durch Pasteurisiren bezw. Sterilisiren.

Die Abtödtung der meisten Milchbakterien und besonders der Seuchenerreger lässt sich mit Sicherheit nur durch Erhitzen auf höhere Temperaturen erzielen. Das Erhitzen der

---

[1]) Milch-Ztg. 1897, 26, 358.
[2]) Ebendort 1899, 28, 753, 771 u. 787.
[3]) Ebendort 1901, 30, 739.
[4]) Ebendort 1901, 30, 289, 305, 323 u. 342.

in den Handel gelangenden Milch durch die Milchlieferer hat sich bisher wenig eingebürgert, da einerseits die Milch so schnell in den Verkehr gelangt, dass ein Verderben unter regelrechten Verhältnissen ausgeschlossen ist, andererseits der Käufer im Allgemeinen die rohe Milch vorzieht, und jeder in der Lage ist, durch Aufkochen der Milch nicht nur ihre Haltbarkeit zu erhöhen, sondern auch alle etwaigen Krankheitserreger zu tödten. Nur einzelne grosse Meiereien, welche die Versorgung grösserer Städte mit Milch übernommen und dieselbe oft auf grosse Entfernungen zu versenden haben, erhitzen ihre gesammte Milch und erreichen damit nicht nur eine grössere Haltbarkeit derselben, sondern auch ihre Befreiung von allen Krankheitserregern. Die erhitzte Milch dieser Anstalten wird mittels Eismaschinen bei sehr niedriger Temperatur aufbewahrt und verschickt, im Sommer unter Zugabe eines Stückes Milcheis. Es ist ein erfreuliches Zeichen, dass diese „Eismilch" in den grossen Städten vielfach zur Stillung des Durstes an die Stelle der alkoholischen Getränke getreten ist[1]).

Bei den als „Kindermilch" in den Handel kommenden Milchsorten handelt es sich stets um erhitzte Milch.

Die Erhitzung der Milch erfolgt in den Meiereien in besonderen Apparaten entweder auf 100° oder wenige Grade darüber oder nach dem von Pasteur für die Haltbarmachung des Weines vorgeschlagenen Verfahren auf Temperaturen von möglichst nicht über 70° bis 75°, da nach Duclaux's Untersuchungen Milch, die über diese Temperaturen erhitzt wird, Kochgeschmack annimmt. Jedoch tritt dieser nach neueren Untersuchungen auch bei kurzdauernder Erhitzung auf Temperaturen von 100° und darüber nicht auf, wenn die Milch sofort nach dem Erhitzen stark gekühlt wird. Der Geschmack so behandelter Milch unterscheidet sich nicht wesentlich von dem nicht erhitzter Milch.

Die Milcherhitzer sind theils auf Dauererhitzung, theils auf ununterbrochenen Betrieb eingerichtet, d. h. die Milch fliesst bei letzteren ohne Unterbrechung in langsamem Strome durch den Apparat. Zur Zeit werden wohl ausschliesslich Erhitzer mit ununterbrochenem Betrieb verwendet. Die älteren Einrichtungen dieser Art entsprachen den hygienischen Anforderungen nach Untersuchungen von van Geuns[2]) Bitter[3]), Petri[4]) und Maassen wenig. Sie gewährleisteten keine genügend lange Erhitzung aller Milchtheile, da sich die zufliessende Milch mit der schon erhitzten Milch mischte. Indessen scheinen nach Untersuchungen Weigmann's[5]) diese Befürchtungen doch etwas übertrieben zu sein. Er konnte auch mit Apparaten einfachster Einrichtung bei Anwendung von Temperaturen von 85—90° die Milch von sämmtlichen lebensfähigen Pilzkeimen befreien.

Die in neuerer Zeit in den Verkehr gelangenden Milcherhitzer zeigen wesentliche Verbesserungen. Die Grundlagen ihrer Einrichtung sind trotz verschiedener Form und Anordnung dieselben, nämlich 1. ununterbrochener Betrieb, 2. zwangsweise Führung der Milch an den Heizflächen entlang in dünner Schicht, 3. Wiedergewinnung der Wärme durch Entgegenleitung der frischen und erhitzten Milch in getrennten Bahnen. Die Vorzüge dieser Systeme sind von einer Kommission des Kaiserlichen Gesundheitsamtes[6]) durch eingehende Untersuchungen an vier verschiedenen, im Grossbetriebe häufig benutzten Einrichtungen festgestellt worden. Es waren dies der Bergedorfer Hochdruckerhitzer, der Ahlborn'sche Regenerativerhitzer, der Regenerativerhitzer „Mors" von Lehfeldt und Lentsch und der Hochdruckregenerativerhitzer von Kleemann & Co. Während die drei erstgenannten Einrichtungen aus nur einem Apparat bestehen, vertheilt die vierte Erhitzen und Wiederge-

---

[1]) Helm: Vierteljahresschr. f. öffentl. Gesundheitspflege 1900, 32, 446.
[2]) Arch. f. Hygiene 1889, 9, 369.
[3]) Zeitschr. f. Hygiene 1890, 8, 53.
[4]) Arbeiten a. d. Kaiserl. Gesundheitsamte 1898, 14, 53.
[5]) Milch-Ztg. 1901, 30, 417.
[6]) Arbeiten a. d. Kaiserl. Gesundheitsamte 1901, 18, 219.

winnen der Wärme auf zwei Apparate, die, völlig gleich gebaut, als Heizmittel einerseits Dampf, andererseits die erhitzte Milch verwenden.

Diese sämmtlichen Apparate gestatten, im ununterbrochenen Betriebe grosse Mengen Milch auf Temperaturen von 100° und darüber zu erhitzen. Durch die bessere Ausnutzung der Wärme ist der Dampfverbrauch in ihnen trotz der höheren Temperatur geringer, als in den älteren Apparaten bei Erhitzung auf nur 85°. Schwankungen in der Erhitzungstemperatur lassen sich leicht vermeiden. Durch die zwangsweise Führung der Milch in dünner Schicht längs grosser Heizflächen und durch die mittels eines selbstthätigen Rührwerkes ausgeführte kräftige Durcheinandermischung der Milch wird die Berührung eines jeden Milchtheilchens mit der Heizfläche gewährleistet. Andererseits wird durch das Umrühren, sowie durch das Vorwärmen der frischen Milch ein Anbrennen derselben vermieden. Wird die Milch sofort gekühlt, so zeigt weder sie noch die aus ihr hergestellte Butter Kochgeschmack. Voraussetzung für ein tadelloses Arbeiten dieser Apparate ist freilich, dass die angelieferte Milch nicht sauer ist, da solche bei den hohen Temperaturen gerinnt. Doch kann dies höchstens als Vorzug der Erhitzer betrachtet werden. Ueber das Verhalten der neueren Apparate gegen verseuchte Milch vergl. S. 644.

Im Haushalte wird die Abtödtung der Bakterien am einfachsten durch kurzes Aufwallenlassen der Milch erzielt. Zur Kinderernährung hat sich für den häuslichen Gebrauch vielfach das sog. Soxhlet-Verfahren eingebürgert, welches kurz folgendes ist:

Die Flaschen, welche die für das betreffende Alter des Kindes nöthige, mit Wasser entsprechend verdünnte Milchmenge fassen und mit einem durchbohrten Gummipfropfen (oder einer Gummiplatte) versehen sind, werden in einem bis zu $^1/_3$ mit Wasser gefüllten bedeckten Kochtopf auf das Feuer gebracht, zum Sieden erhitzt und 20 Minuten im Sieden erhalten. Sodann werden, nach Entfernung des Deckels, in die Durchbohrung der Gummipfropfen die in dieselben passenden und vorher durch Eintauchen in das kochende Wasser steril gemachten Glasstäbchen eingesteckt (oder die Gummiplatten aufgelegt) und dann das Kochen noch 20 Minuten fortgesetzt.

Auf diese Weise erhält man eine, einige Tage lang haltbare und hinreichend keimfreie, besonders eine von den für die Kinderernährung sehr gefährlichen, Milchsäure erzeugenden Bakterien freie Milch, welche den im Allgemeinen zu stellenden Anforderungen genügen dürfte.

Die Leistungen der Pasteurisir-Apparate in Bezug auf die Verminderung der Zahl der Bakterien sei hier an einigen Beispielen gezeigt.

Nach Lehmann[1]) sank der Keimgehalt der Milch bei 10 Minuten langem Erhitzen auf 85° von im Mittel 10 Millionen auf 7000 in 1 ccm. Russell[2]) fand bei über ein Jahr sich erstreckenden Untersuchungen mit Vollmilch folgende Zahlen:

	Nicht pasteurisirt			Pasteurisirt		
	Niedrigstmenge	Höchstmenge	Mittel	Niedrigstmenge	Höchstmenge	Mittel
In 1 ccm	25 300	15 827 000	3 674 000	0	37 500	6140

Weigmann hat bei Temperaturen von 85—90° mit verschiedenen Einrichtungen beständig arbeitender Apparate Milch so gut wie keimfrei machen können. Die Abnahme der Keimzahl ist also eine sehr erhebliche; doch wird völlige Keimfreiheit nur bei sehr keimarmer, also sehr sorgfältig gewonnener Milch erzielt.

Da die pasteurisirte Milch also fast immer noch lebensfähige Bakterien enthält, so ist, um eine Vermehrung derselben bei geeigneten Wärmegraden zu vermeiden, eine sehr schnelle Abkühlung der erhitzten Milch auf Temperaturen von möglichst unter 15° von grösster Wichtigkeit.

---

[1]) Arch. f. Hygiene 1899, **34**, 261.
[2]) Centralbl. f. Bakteriol., II. Abth., 1895, **1**, 741.

Die Haltbarkeit der Milch wird durch das Pasteurisiren erheblich erhöht. So fand Weigmann[1]) folgende Zahlen für die Haltbarkeit der auf 85—90° erhitzten Milch:

	Rohe Milch	Pasteurisirte Milch	
		Erster Theil	Apparat einige Zeit im Gange
Haltbarkeit . . .	14 Stunden	29 Stunden	46 Stunden

Die zuerst aus dem Apparat kommende Milch wird auf dem Kühler stets von Luft- und Wasserkeimen neu inficirt und ist daher weniger haltbar.

Ueber den Einfluss der beim Pasteurisiren und Sterilisiren erreichten Temperaturen auf die wichtigsten Milchbakterien ist Folgendes bekannt: Die Säuerungsbakterien werden durch die Temperaturen der Pasteurisirapparate getödtet. Dagegen widerstehen die Sporen der „peptonisirenden" Bakterien (S. 638) auch Temperaturen von 100° und darüber und sterben erst bei 110—120° ab. Da bei diesen Temperaturen tiefgehende chemische Veränderungen in der Milch eintreten, die sie für den Genuss unbrauchbar machen, so ist ihre Anwendung ausgeschlossen. Wenn nun auch das Ueberleben dieser Keime für die zu baldigem Verbrauch bestimmte Milch belanglos ist, so wird doch die Haltbarkeit der Milchdauerwaaren, also besonders der zahlreichen Kindermilchpräparate, durch sie sehr gefährdet. Man hat daher vielfach versucht, dieser Keime mittels der sog. unterbrochenen Sterilisirung Herr zu werden. So arbeitet z. B. das wissenschaftlich verschiedentlich geprüfte Verfahren von Neuhauss, Gronewald und Ohlmann, dem die anderen im Wesen gleichen, in folgender Weise: Die Milch wird in Flaschen zunächst ein- bis zweimal eine halbe Stunde auf 80—95° erhitzt und dann langsam erkalten gelassen. Hierbei durchläuft dieselbe auch diejenigen Temperaturen, die dem Auskeimen der Sporen am günstigsten sind. Nach 24 Stunden erfolgt dann die Hauptsterilisirung bei 102°. Es hat sich aber herausgestellt, dass es auch auf diese Weise nicht gelingt, eine völlig sterile Milch zu erzeugen, da nicht alle Sporen sofort auskeimen, und dass die sog. „sterile" Milch des Handels stets Keime enthält[2]). Zieht man in Betracht, dass die die Sterilisirung überdauernden Keime in die Gruppe der peptonisirenden Bakterien gehören, so müssen die Vorzüge dieser pasteurisirten oder sterilisirten Kindermilch ziemlich fragwürdig erscheinen. Werden solche Präparate nicht sehr kühl gehalten, so bilden sie bei längerer Aufbewahrung in Folge der Entwickelung der giftigen Keime eine direkte Gefahr für den Säugling. In der That sind Erkrankungen[3]) bei Kindern durch verdorbene sterilisirte Milch öfters beobachtet worden.

Es empfiehlt sich in Hinblick auf die Untersuchungen Flügge's über die Natur dieser Bakterien, nicht die theuren und unzuverlässigen Milchdauerwaaren für die Kinderernährung zu benutzen, sondern frische Milch morgens aufzukochen und tagsüber kühl — unter 18° — aufzubewahren. Wo, wie in den Wohnungen der ärmeren Klassen letzteres nicht möglich ist, muss das Aufkochen vor jedesmaliger Verabreichung wiederholt werden.

Es ist im Uebrigen gleichgiltig, ob die Milch nach dem Vorschlag von Flügge in grösseren Mengen oder nach dem Soxhlet'schen Verfahren auf kleinere Portionen vertheilt erhitzt wird. Auch das bei letzterem Verfahren vorgeschriebene längere Kochen ist unwesentlich, da es für die Tödtung der Krankheitserreger und sonstigen Milchkeime nicht mehr leistet, als das übliche kurze Aufkochen. Da die Luftinfektion ohne Belang ist, so kann

---

[1]) Milch-Ztg., 1901, 30, 417.
[2]) Petri u. Maassen: Arbeiten a. d. Kaiserl. Gesundheitsamte 1891, 7, 131; Pictet u. Weyl: Berl. klin. Wochenschr. 1891, No. 41; Hüppe: Ebendort 1881, No. 2; Hesse: Zeitschr. f. Hygiene 1893, 13, 42; Kramsztyk: Centralbl. f. Bakteriol., I. Abth., 8, 880; Sior: Jahrbuch f. Kinderkrankheiten 1892, 39.
[3]) Heubner: Verhandlg. d. Gesellsch. f. Kinderheilkde. 1887; Penzoldt: Ber. d. ärztl. Bez.-Ver. Erlangen 1888; Carstens: Arb. d. päd. Klinik. Leipzig 1893.

auch der luftdichte Soxhlet'sche Verschluss fortfallen. Von entscheidender Bedeutung ist nur die schnelle Abkühlung und kühle Aufbewahrung der Milch.

Es kann nicht geleugnet werden, dass das Soxhlet'sche Verfahren die Sterblichkeit der Säuglinge in Krankenhäusern vermindert hat. Nach Baginsky[1]) sank sie bei mit Verdauungsstörungen eingelieferten Kindern unter 1 Jahr von 78,1 auf 68,5 %/₀. Nach Berlioz[2]) liess in Grenoble, seitdem (1894) in den Sommermonaten sterilisirte Milch an die ärmere Bevölkerung vertheilt wurde, die Kindersterblichkeit erheblich nach. Es starben von 1000 Kindern:

	1894	1895	1896
Ernährt mit sterilisirter Milch	25,6	42,2	16,1
„ „ nicht „ „	66,8	86,9	54,1

Dagegen ist die Bedeutung des Soxhlet'schen Verfahrens für die Kindersterblichkeit im Allgemeinen wohl überschätzt worden, da der Apparat in den besonders heimgesuchten ärmeren Volksschichten sicherlich wenig benutzt wird.

In neuester Zeit wird zur Aufbewahrung der für die Kinderernährung bestimmten Milch im Haushalte auch der sog. Thermophor empfohlen. Derselbe besteht aus einem Blecheimer mit doppelten Wänden, zwischen denen eine beim Krystallisiren langsam Wärme abgebende Salzmischung (vermuthlich unterschwefligsaures und essigsaures Natrium) sich befindet. Wird der Thermophor für einige Minuten in siedendes Wasser getaucht, so wird eine in ihn gestellte Milchflasche längere Zeit auf hohe Temperatur erwärmt. So zeigte nach Kobrak[3]) Milch von 75° im Thermophor nach 8 Stunden noch 45°, solche von 18° nach einer Stunde noch 60°, nach 6 Stunden noch 52°. Die Zahl der Milchkeime, besonders der peptonisirenden, stieg in dem Apparat niemals höher als bei Aufbewahrung der Milch im Eisschrank. Tuberkelbacillen wurden in roher Milch durch vierstündiges Verweilen im Thermophor sicher getödtet. Dunbar und Dreyer[4]) sowie Sommerfeld[5]) haben die gleichen Erfahrungen gemacht und mit dem Thermophor Milch so gut wie keimfrei machen können. Der Thermophor ist demnach als Pasteurisirapparat im Haushalt mit Vortheil zu verwenden und erlaubt er ferner die für die Kinderernährung bestimmte Milch zu jeder Zeit bei trinkbarer Temperatur vorräthig zu halten, ohne eine Vermehrung der giftigen peptonisirenden Bakterien befürchten zu müssen. Die Keimfreimachung der Milch durch die in diesem Apparat entstehenden verhältnissmässig niedrigen Temperaturen ist insofern noch von besonderem Werth, als die Milch nicht die bei höheren Temperaturen eintretenden chemischen Veränderungen erleidet, welche anscheinend doch nicht ohne Einfluss auf die Ernährung der Säuglinge sind.

Weniger günstig allerdings lauten die Berichte von Hagemann[6]) und Verney[7]). Zwar beobachteten auch sie eine anfängliche Abnahme der Keimzahl; aber nach 4—5 Stunden stieg dieselbe und waren diese Milchbakterien dann vorwiegend Vertreter der peptonisirenden Gruppe. Es scheint, dass die im Handel befindlichen Thermophore von sehr verschiedener Güte sind, so dass jedenfalls Vorsicht geboten ist.

Ueber das Verhalten der Krankheitserreger gegen verschiedene Temperaturen liegen zahlreiche Untersuchungen vor.

Besonders das Verhalten der Tuberkelbacillen ist eingehend verfolgt worden. Die betreffenden Versuche lassen sich in zwei Gruppen theilen, in solche, die mit natürlich inficirter, bacillenhaltiger Milch angestellt wurden, und solche, bei denen Reinkulturen

---

[1]) Berl. klin. Wochenschr. 1894, No. 34 u. 44.
[2]) Zeitschr. f. Fleisch- u. Milchh. 1898, 8, 172.
[3]) Zeitschr. f. Hygiene 1900, 34, 518.
[4]) Deutsche med. Wochenschr. 1900, 26, 413.
[5]) Berliner klin. Wochenschr. 1900, 37, 916.
[6]) Centralbl. f. Bakteriol., Abth. II, 1901. 7, 640.
[7]) Ebendort 1901, 7, 646.

von Tuberkelbacillen, Sputum oder ähnliche Massen für sich oder in Milch vertheilt, erhitzt wurden. Für die Milchhygiene von Bedeutung ist nur die erstgenannte Gruppe von Versuchen; denn es ist klar, dass der vereinzelte Tuberkelbacillus in der Milch eher der Hitze erliegen wird, als der in schlecht leitenden Mitteln wie Schleim, Eiter etc. eingeschlossene Bacillus. Es wird daher an dieser Stelle auch nur auf die mit natürlich inficirter Milch angestellten Versuche Rücksicht genommen werden. Aber auch die Ergebnisse dieser Versuche sind erheblich von der Natur der Milch abhängig, und hieraus erklären sich vermuthlich die verschiedenen Angaben mehrerer Beobachter. Mit natürlich inficirter Milch haben gearbeitet Bang[1]), Forster[2]) und de Man[3]), Morgenroth[4]), Beck[5]) sowie Tjaden, Koske und Hertel[6]).

Bang erhitzte Milch von euterkranken Kühen; 15 Minuten langes Erhitzen auf 70° war ohne Erfolg; bei 80° genügte bei einer Probe 1 Minute, bei einer andern aber noch nicht 5 Minuten; durch kurzes Erhitzen auf 85° wurden die Bacillen stets getödtet.

Forster und de Man verwendeten den Milchsaft aus tuberkulösen Eutern, der allerdings erheblich zähflüssiger war, als Milch. Es wurden die Bacillen getödtet:

bei 55°	60°	65°	70°	80°	90°	95°	100°
nach 4 Stdn.	1 Stdn.	15 Min.	10 Min.	5 Min.	2 Min.	1 Min.	augenblicklich.

Auf Grund dieser Ergebnisse wird nach Angaben von Forster in Strassburg und Amsterdam „krankheitskeimfreie" Milch hergestellt, welche in verschlossenen Flaschen 25 bis 30 Minuten auf 65° erwärmt worden ist[7]).

Morgenroth giebt an, dass Tuberkelbacillen in der Milch bei 70° erst nach 30 Min. und bei 100° erst nach 3—5 Minuten abgetödtet werden.

Beck konnte Tuberkelbacillen in der Milch auch durch halbstündiges Erhitzen auf 80° nicht tödten.

Tjaden, Koske und Hertel erhitzten unverdünnte Milch von 4 euterkranken Kühen in kleinen Proben. Ihre Ergebnisse schwankten sehr. Zuweilen starben die Tuberkelbacillen schon bei Erhitzen auf 75° (innerhalb 138 Sekunden; sofort gekühlt), zuweilen auch noch nicht bei längerem Erhitzen auf 98°. Diese Schwankungen sind auf die Beschaffenheit der Milch euterkranker Thiere zurückzuführen. Dieselbe enthielt zuweilen Gewebefetzen aus dem Euter mit zahlreichen Bacillen, zuweilen gerann sie auch in frischem Zustande beim Kochen und das Gerinnsel entzog natürlich Bacillen der Einwirkung der Wärme. Dagegen wurden bei Versuchen in Molkereien mit den vorhin beschriebenen Milcherhitzern im ununterbrochenen Betriebe bei 85° die Tuberkelbacillen in der Rohmilch stets getödtet, ein Beweis, wie vorsichtig man bei der Uebertragung der Ergebnisse von Laboratoriumsversuchen auf die Praxis sein muss. Diese leichtere Sterilisirung der Milch im Grossbetriebe ist darauf zurückzuführen, dass Tuberkelbacillen in der Rohmilch immer nur in grösserer Verdünnung vorhanden sind und dass durch die lebhafte Durchmischung der Milch sämmtliche Theilchen hoch genug erhitzt werden. Dennoch schlagen die Versuchsansteller vor, die Erhitzung auf 90° für die Grossbetriebe obligatorisch zu machen, da einerseits die üblichen Molkereibediensteten eine aufmerksame Bedienung der Apparate nicht gewährleisten, andererseits damit gerechnet werden muss, dass aus schwach saurer, oder von manchen euterkranken Thieren stammender Milch beim Erhitzen Gerinnsel ausfallen, welche Tuberkelbacillen einschliessen. Werden diese auch durch die kurze Erhitzung auf 90° nicht getödtet, so werden sie doch in ihrer Lebensfähigkeit mehr geschwächt, als durch eine solche

---

[1]) Deutsche Zeitschr. f. Thiermedic. u. vergl. Pathol. 1885, 11 u. 1891, 17.
[2]) Hyg. Rundschau 1892, 2, 869 u. 1893, 3, 669.
[3]) Ebendort 1900, 10, 865.
[4]) Arch. f. Hygiene 1893, 18, 133.
[5]) Vierteljahresschr. f. öffentl. Gesundheitspflege 1900, 23, 430.
[6]) Arbeiten a. d. Kaiserl. Gesundheitsamte 1901, 18, 219.
[7]) Vergl. auch Levy u. Bruns: Hyg. Rundschau 1901, 11, 669.

auf 85°. Für den Haushalt dürfte das übliche **Aufwallenlassen der Milch** für die Abtödtung der Tuberkelbacillen ausreichen. Nach den Untersuchungen von Tjaden u. A. ist die Milch dabei ungefähr 15 Minuten einer Temperatur von über 80° und 10 Minuten einer solchen von über 90° auszusetzen. Die Beobachtung Beck's steht ganz vereinzelt. Wünschenswerth ist allerdings dabei, dass die Bildung einer Haut auf der Milch möglichst vermieden werde, denn diese schützt die Tuberkelbacillen.

Nach Smith[1]) sterben Tuberkelbacillen in Milch bei 60° in 15—20 Minuten, wenn man die Bildung einer Haut vermeidet; meist sind dieselben schon nach 5—10 Minuten getödtet. Farrington und Russel[2]) kamen zu demselben Ergebniss.

Im Thermophor behielten die Tuberkelbacillen bei Versuchen von Morgenroth und Tjaden u. A. 2—3 Stunden ihre Lebensfähigkeit. Dann nahm dieselbe allmählich ab.

Die Tödtungstemperaturen liegen für andere Krankheitserreger tiefer, als für Tuberkelbacillen. Nach Geuns[3]) starben die Erreger von

	Cholera	Typhus	Milzbrand (sporenfreie Stäbchen)
nach 1 Minute bei	59°	60°	80°
„ 5 Minuten „	54°	51°	—

Für Cholera ist Kitasato[4]) zu gleichen Ergebnissen gekommen. Für den Erreger der Maul- und Klauenseuche hat Löffler[5]) nachgewiesen, dass derselbe schon durch $^1/_2$-stündiges Verweilen bei 70° getödtet wird. Nach Hesse[6]) werden auch Typhus-, Cholera-, Diphtherie- und Pestbacillen schon durch 15—20 Minuten langes Erhitzen auf 60° getödtet.

Es kann demnach sowohl durch **Pasteurisiren** wie durch **einfaches Aufkochen** eine Verschleppung von Seuchen durch Milch sicher vermieden werden. Das Erhitzen seitens der Meiereien ist schon jetzt zu verlangen, sobald unter den Dienstpersonen oder den Milchlieferern ansteckende Krankheiten auftreten. Für die Milch aus mit Maul- und Klauenseuche behafteten Beständen ist seit 1894 in Preussen $^1/_4$-stündiges Erhitzen auf 90—100° vorgeschrieben[7]).

Angesichts der durchaus befriedigenden Leistungen der neueren Pasteurisirapparate ist es wünschenswerth, dass im Interesse der Volkswohlfahrt die Erhitzung aller, auch der nicht als solcher in den Verkehr gelangenden Milch gesetzlich festgelegt werde. Wirthschaftliche Hindernisse liegen nicht vor, seitdem es gelungen ist, aus erhitztem Rahm tadellose Butter herzustellen und in neuester Zeit auch die Schwierigkeiten, welche der Verkäsung erhitzter Milch bisher entgegenstanden, zum grossen Theil überwunden sind.

Für die Bekämpfung der für die Milchhygiene bedeutsamsten Seuche, der **Rindertuberkulose**, ist die obligatorische Erhitzung aller Magermilch, welche in die landwirthschaftlichen Betriebe zur Fütterung der Schweine und Kälber zurückgeht, anzustreben, da nur auf diese Weise der in den letzten Jahren erschreckend um sich greifenden Fütterungstuberkulose dieser Thiere Einhalt gethan werden kann. So ist nach Bang[8]) in Dänemark seit Einführung der Pasteurisirung der Magermilch bei 85° in der Zeit von 1894—99 die Kälbertuberkulose von 15—18% auf 5—8% gesunken, die Schweinetuberkulose ganz verschwunden.

---

[1]) Hyg. Rundschau 1899, **9**, 972.
[2]) Chem.-Ztg. 1900, **24**, 1051.
[3]) Arch. f. Hygiene 1889, **9**, 369.
[4]) Zeitschr. f. Hygiene, 1888, **5**, 154.
[5]) Med. Wochenschr. 1898, No. 5 u. 6.
[6]) Zeitschr. f. Hygiene 1900, **34**, 346.
[7]) Neuere landespolizeiliche Verordnungen in mehreren Preussischen Regierungsbezirken setzen die Temperatur auf 85° herab.
[8]) Zeitschr. f. Fleisch- u. Milchhygiene 1899, **9**, 52.

Ferner ist auf das **Verbrennen** des meist stark tuberkelbacillenhaltigen Centrifugenschlammes hinzuwirken.

Die wichtigste Massregel aber ist die **Säuberung der Rinderbestände** von den erkrankten Thieren. In Dänemark[1]) und Schweden[2]) ist man seitens der Regierung in den letzten Jahren auf diesem Wege gesetzgeberisch vorgegangen. Die dortigen gesetzlichen Bestimmungen umschliessen: Erhitzung der Magermilch, Verbrennung des Centrifugenschlammes, Tödtung der euterkranken Thiere unter staatlicher Beihilfe, Prüfung aller Bestände mittels der Tuberkulinprobe und Trennung der gesunden von den kranken Thieren (Verfahren von Bang), Untersuchung des eingeführten Viehes. In Deutschland wird privatim ebenfalls vielerorts nach diesem Verfahren vorgegangen. Eine durchgreifende Besserung wird sich aber auch hier nur auf gesetzgeberischem Wege erreichen lassen. Eine hervorragende Stelle wird hierbei die stetige Ueberwachung der Milchkühe, besonders der der Grossbetriebe, welche unter dem Namen von „sanitären" Molkereien Kindermilch und andere für Schwache berechnete Präparate erzeugen, durch Thierärzte einnehmen müssen. Wie nöthig eine solche Aufsicht ist, mag man aus der Thatsache entnehmen, dass Rabinowitsch[3]) in 3 von 8 Proben Berliner „Kindermilch", ferner in 2 Proben Kefir echte Tuberkelbacillen aufgefunden hat.

Ueber die **chemischen Veränderungen der Milch durch das Pasteurisiren und Sterilisiren** liegen mehrere, sich theilweise widersprechende Untersuchungen vor, die vielleicht in dem verschiedenen Verhalten der Milch der einzelnen Rassen ihre Erklärung finden. Das spec. Gewicht nimmt in Folge der Wasserverdunstung ein wenig zu, die Viskosität nach Woll und Steiner ab und zwar anscheinend am stärksten schon bei Temperaturen unter 60°. Das Albumin[4]) gerinnt schon bei Temperaturen von 60° an, und es tritt eine Zunahme des nur anorganisch gebundenen Phosphors[5]) ein. Das Kaseïn wird zum Theil gefällt, zum Theil in einen durch Säure leicht fällbaren Zustand übergeführt. Die löslichen Calciumphosphate gehen beim Kochen nach Courant[6]) in das Triphosphat über. Die Labfähigkeit der Milch nimmt mit der Höhe und der Dauer des Erhitzens, aber nicht parallel der Veränderung der Proteïnsubstanzen ab. Der Milchzucker wird zum Theil karamelisirt und es entstehen geringe Mengen Milchsäure.

Die **Aufrahmfähigkeit** wird nach Weigmann[7]) durch 10 Minuten langes Erhitzen auf 70° der Dauer nach kaum merklich vermindert, erheblich dagegen durch Erhitzen auf 85°; doch ist dieselbe auch dann schliesslich quantitativ der der rohen Milch gleich. Nach Farrington und Russel[8]) wird dieselbe durch längeres Erhitzen der Milch auf 60° nicht, dagegen durch solches auf 68° vermindert.

Das **Ausbuttern des Milchfettes** aus sterilisirter Milch bei längerem Stehen[9]) lässt sich nach Flügge vermeiden, wenn die Gefässe so gefüllt werden, dass ein Durchschütteln der Milch ausgeschlossen wird. So tritt es z. B. bei der bekannten, in Blechbüchsen eingelötheten sterilisirten Milch der Warener Natura-Milch-Export-Gesellschaft nie ein.

Was die **Bekömmlichkeit und Verdaulichkeit** der pasteurisirten bezw. sterilisirten Milch anbelangt, so ist bereits S. 216 angeführt, dass die Ausnutzung der Stickstoff-Substanz roher Milch sich günstiger herausgestellt hat, als die von gekochter oder sterili-

---

[1]) Zeitschr. f. Fleisch- u. Milchhygiene 1899, **9**, 177.
[2]) Ebendort 1898, **8**, 160.
[3]) Ebendort 1900, **10**, 240.
[4]) Wroblewski: Oester. Chem.-Ztg. 1898, **1**, 5; Steiner: Milch-Ztg. 1901, **30**, 401; Babcock: Ebendort: Solomin: Arch. f. Hygiene 1896, **28**, 43.
[5]) Baginsky: Berl. klin. Wochenschr. 1894, No. 44.
[6]) Pflüger's Archiv f. d. ges. Physiologie **50**.
[7]) Milch-Ztg. 1901, **30**, 417.
[8]) Chem.-Ztg. 1900, **24**, 1051.
[9]) Renk: Arch. f. Hygiene 1893, **17**, 312 und 1895, **22**, 153.

sirter Milch. Heubner und Starke[1]) geben sogar an, dass bei längere Zeit mit sterilisirter Milch ernährten Kindern anämische Zustände (auch die Barlow'sche Krankheit) aufgetreten seien. Bendix[2]), Wroblewski[3]), ferner Rodet[4]) konnten zwischen der Ausnutzung von roher, pasteurisirter und sterilisirter Milch keine Unterschiede feststellen. Drane und Price[5]) finden dagegen bei Kälbern, denen je 3 Tage lang rohe, bei 80° pasteurisirte und bei 102—105° ½ Stunde gekochte Milch verabreicht wurde, recht erhebliche Unterschiede sowohl in der Ausnutzung wie auch Verwerthung der Milch, nämlich auf Grund von 18 Einzelversuchen:

Milch	Ausgenutzt in Proc. der verzehrten Mengen				Durchschnittl. Zunahme an Lebend-Gewicht während 3 Tagen
	Proteïn		Fett		
	Schwankungen	Mittel	Schwankungen	Mittel	
Rohe	89,76—97,79 %	94,79 %	92,69—99,04 %	96,82 %	1,215 kg
Pasteurisirte .	88,33—98,59 „	92,99 „	91,02—98,59 „	94,27 „	0,720 „
Gekochte . . .	80,30—98,64 „	87,27 „	92,12—98,64 „	95,40 „	0,450 „

Von dem Proteïn in der rohen Magermilch wurden 94,34 % ausgenutzt.

Diese Unterschiede sind sehr gross und würden die allgemeine Annahme, dass rohe Milch besser bekommt und vortheilhafter wirkt, als pasteurisirte und sterilisirte Milch, rechtfertigen. Weil aber in einzelnen Fällen bei vorstehenden Versuchen die Höchstmenge des verdauten Proteïns und Fettes von pasteurisirter und gekochter Milch entweder gleich ist oder höher liegt, als von roher Milch, so scheint es nicht zulässig, die Ueberlegenheit der rohen Milch in allen Fällen annehmen zu wollen. Dazu aber kommt, dass rohe Milch wegen des anhaftenden Geruches und Geschmackes nicht jedem zusagt.

d) Frischhaltung durch Frischhaltungsmittel.

Die Frischhaltung der Milch durch Zusatz chemischer Frischhaltungsmittel ist selbst mit grösseren Mengen derselben schwer zu erreichen. Andererseits ist sie auch aus dem Grunde durchaus verwerflich, weil der Käufer dadurch über den Zustand einer schon stark zersetzten Milch getäuscht werden kann.

R. Lazarus[6]) prüfte verschiedene Frischhaltungsmittel, welche der Milch zugesetzt zu werden pflegen, um sie haltbarer bezw. inficirte Milch unschädlich zu machen. Er wendete als Höchstmenge für 1 l an:

    3 g Natrium carbonicum   0,75 g Salicylsäure
    3 g Natrium bicarbonicum   4,00 g Borax
    1—2 g Borsäure   1,50 g Aetzkalk.

Das Ergebniss dieser Versuche war folgendes:

a) Natrium carbonicum und bicarbonicum wirken auf keine der untersuchten Bakterienarten hemmend; die Gerinnung der Milch wird nicht verzögert, die Vermehrung mancher pathogener Bakterien, z. B. der Cholerabacillen, vielmehr begünstigt. — Diese Zusätze scheinen um so bedenklicher, als sie durch Neutralisation der Säure die Gerinnung der Milch hemmen sollen und uns damit des einfachsten Mittels zur Erkennung ihrer mangelhaften Beschaffenheit berauben.

---

[1]) Verhandl. d. Gesellsch. f. Kinderheilkunde, Düsseldorf 1898.
[2]) Jahrb. f. Kinderheilkunde 1894, 38.
[3]) Zeitschr. f. Fleisch- u. Milchhygiene 1899, 9, 151.
[4]) Centralbl. f. Bakteriologie I. Abth., 1895, 17, 50.
[5]) Maryland Agricultural Experiment-Station 1901, Bull. No. 77. Vergl. Milch-Ztg. 1901, 30, 711.
[6]) Zeitschr. f. Hygiene 1890, 8, 207.

b) Aetzkalk entfaltet in den zulässigen Dosen keine, Borax geringfügige bakterienhemmende Eigenschaften; Borsäure ist in der Milch und gegenüber den untersuchten Bakterien-Arten von geringster, kaum merklicher Wirkung.

c) Salicylsäure zeigt zwar wesentlich stärkere Bakterien-Hemmung, als die bereits genannten Mittel, unter Umständen sogar Tödtung mancher Bakterien-Arten. Andere Arten dagegen, darunter die Typhusbacillen, werden von denselben Mengen Salicylsäure so gut wie gar nicht beeinflusst.

Nach Riddeal und Foulerton[1]) bedarf es zur Frischhaltung von Milch für 24 Stunden eines Zusatzes von mindestens 0,05 % Borsäure oder 1 Theil Formalin auf 50 000 Theile Milch (vergl. S. 450 und 459).

d) Neuerdings wird auch Wasserstoffsuperoxyd zum Sterilisiren der Milch empfohlen. Jablin-Gounet[2]) hält die Anwendung desselben zu diesem Zwecke für einwandsfrei. Dagegen hat Chick[3]) nachgewiesen, das zur Sterilisirung 2 %, zum Haltbarmachen 1 % Wasserstoffsuperoxyd (H_2O_2) erforderlich sind, dass aber die geringsten, unzersetzt bleibenden Mengen desselben der Milch einen widerlichen Geschmack verleihen und auch durch Erwärmen aus der Milch nicht entfernt werden können.

Beseitigung von Milchfehlern.

Andere Massregeln sind zu ergreifen, wenn es sich um Bekämpfung oder Beseitigung von den S. 630 besprochenen Milchfehlern handelt. Um hier mit Erfolg vorgehen zu können, muss zunächst die Ursache der fehlerhaften Beschaffenheit der Milch festgestellt werden. Rührt diese nur von einer oder einzelnen Kühen her, so sind letztere von der Milchgewinnung einfach auszuschliessen; wenn schlechtes, verdorbenes Futter oder die Einstreu die fehlerhafte Beschaffenheit verursachen, so können diese ausgeschlossen werden.

Schwieriger gestaltet sich die Beseitigung der Milchfehler, wenn dieselben ihre Ursache in Verunreinigungen des Stalles, der Milchaufbewahrungsräume und der Milchgeräthschaften haben. Es muss dann eine gründliche Reinigung und Desinfektion derselben vorgenommen werden. Wo man über gespannten Dampf verfügt, wird man diesen als das wirksamste Desinfektionsmittel verwenden, indem man alle Milchgeräthschaften (Milchseiher, Kühler, Milchsatten, Versandgefässe etc.) so lange dem überhitzten Dampf aussetzt, bis sie genügend heiss geworden sind. In Ermangelung von gespanntem Dampf brüht man die Geräthschaften wiederholt mit kochendem Wasser unter Zusatz von Soda oder Natronlauge aus oder reinigt sie mit Kalkwasser (bezw. Kalkmilch) unter Anwendung einer Bürste, so dass alle Ecken und Fugen mitberührt werden. Ebenso lassen sich die Futtertröge und Futterkrippen behandeln. Eine vollständige Desinfektion des ganzen Stalles wie des Milchaufbewahrungsraumes ist aber kaum möglich. Die Abwaschung mit Chlorkalklösung (bezw. mit 3%-iger Phenollösung) oder ein frischer Kalkanstrich kann hier unter Umständen gute Dienste leisten, wenn dabei alle Fugen und Ritzen mitberücksichtigt werden. Auch hat man für den Zweck Verstäubungsapparate (so von Messter, Japy) eingerichtet, bei denen als Desinfektionsmittel Karbol-, Kreolin- oder Lysolwasser verwendet werden. Man wird aber von solcher Stall- bezw. Milchraum-Desinfektion nur eine Einschränkung, kaum aber eine vollständige Beseitigung des Uebels erwarten dürfen. Wie gegen alle Milchverunreinigungen, so wirken auch gegen die Milchfehler am besten die Vorbeugungsmittel, welche in der grössten Reinlichkeit bezw. Reinhaltung der Thiere, des Stalles nebst Futter und Streu, der Futtertröge und Milchgeräthschaften, wie nicht minder auch in der Reinlichkeit der Dienstpersonen bestehen.

---

[1]) Zeitschr. f. Untersuchung d. Nahrungs- u. Genussmittel 1900, 3, 640.
[2]) Ann. chimie analyt. 1901, 6, 129.
[3]) Centralbl. f. Bakteriol., II. Abth., 1901, 7, 705.

Verfälschungen der Kuhmilch.

Die Verfälschungen der Milch — und hier kommt als Handelsmilch fast ausschliesslich die Kuhmilch in Betracht — ist nach den angestellten Ermittelungen in den grösseren Städten vielfach an der Tagesordnung. Sie ist um so folgenschwerer, als die Milch (die käufliche Kuhmilch) nicht selten das ausschliessliche Nahrungsmittel der Kinder bildet, die in Folge schlechter und fehlerhafter Beschaffenheit der Milch einem frühen Siechthum anheimfallen und zu Tausenden dahinsterben (S. 374). Mit Recht wendet man daher gerade dem Milchverkauf seitens der Polizeibehörden gegenwärtig die grösste Aufmerksamkeit zu.

Die hauptsächlichsten Verfälschungen der Milch sind folgende:

1. **Der Zusatz von Wasser zu frischer und guter Milch**, die häufig auf dem Wege vom Erzeugungsort zum Verbrauchsort und durchweg häufiger von den Dienstboten und Fuhrunternehmern bezw. von den Wiederverkäufern, als von den Milchviehhaltern selbst, vorgenommen wird.

2. **Ein mehr oder minder starker Fettentzug** durch vorherige Entrahmung und Vermischung der entrahmten Milch entweder mit Wasser, um das spec. Gewicht der Vollmilch wieder herzustellen, oder mit Vollmilch.

3. **Die gleichzeitige Anwendung beider vorstehenden Verfälschungen**, nämlich Vermischen der entrahmten Milch mit Vollmilch unter gleichzeitiger Wässerung.

Letztere beiden Verfälschungen können im Allgemeinen nur in den Wirthschaften selbst oder an den Verkaufsstellen und nicht während des Versandes vorgenommen werden.

Am meisten wird theilweise abgerahmte Abendmilch mit frischer Morgenmilch vermischt und dann des Morgens zur Stadt gefahren. Dieses Verfahren ist nach den Verordnungen für die Milchkontrolle mancher Städte erlaubt, jedoch muss diese Milch dem Namen nach von der ganz frischen Milch, direkt aus dem Stall, unterschieden werden. Man hat vielfach für das Gemisch der halbentrahmten Abend- und frischen Morgenmilch den Namen „Marktmilch", für die natürliche Milch direkt aus dem Stall den Namen „ganze Milch", „Vollmilch" oder „Stallmilch" eingeführt.

Vielfach kommt auch theilweise entrahmte Milch unter dem Namen „Halbmilch" in den Handel. Auf die Entfernung dieses Begriffes aus dem Milchhandel sollte seitens der massgebenden Behörden mit allen möglichen Mitteln hingearbeitet werden.

Wie sehr die Marktmilch von der Vollmilch (der Stallmilch) verschieden zu sein pflegt, möge unter vielen anderen Untersuchungen an folgenden Untersuchungen von L. Janke gezeigt werden, welche sich über eine grosse Anzahl von Proben Marktmilch und von den dieser entsprechender Stallmilch (d. h. im Stalle selbst ermolken) erstrecken; Janke fand im Mittel:

Milchsorte		1. Untersuchungsreihe			2. Untersuchungsreihe		
		Spec. Gewicht	Trockensubstanz	Fett	Spec. Gewicht	Trockensubstanz	Fett
Marktmilch	von denselben	1,0302	11,02 %	2,84 %	1,0309	11,28 %	2,85 %
Stallmilch	Kühen	1,0301	11,40 „	3,13 „	1,0305	11,84 „	3,31 „

4. **Die Auffärbung.** Der mit Wasser verdünnten Milch wird durch Zusatz von gelben Farben (Orleans etc.) die Farbe der natürlichen Milch ertheilt. In Amerika hat man für den Zweck Karamel oder eine Lösung von Annato in Kali („Benefit" genannt) verwendet; nach Perron soll hierzu auch eine Emulsion von Olivenöl mit Borax oder Eigelb dienen. H. Thoms berichtet über eine Färbung der Kuhmilch mit Ultramarin.

Sonstige Angaben von Verfälschungen der Milch, wie Zusatz von Stärke, Getreidemehl, Zucker, Eiweiss, Kochsalz, Gyps, Kreide, Zumischen einer alkalischen Emulsion von Fett, oder einer Emulsion von Kaseïn in Kalkphosphat behufs Herstellung des Aussehens und des spec. Gewichtes der natürlichen Milch, gehören ohne Zweifel z. Th. in das Gebiet der Fabel; denn sie würden nicht nur eine grosse Kunstfertigkeit voraussetzen, sondern auch nicht die Kosten decken.

5. **Die Anwendung von Frischhaltungsmitteln.** Diese kommt recht häufig vor, besonders im Sommer, um die Säuerung und Gerinnung, namentlich die Spontan-Gerinnung, hintanzuhalten. Ueber die Unzulässigkeit solcher Frischhaltungsmittel habe ich mich schon S. 442—463 ausgesprochen.

Für die Frischhaltung der Milch kommen vorwiegend in Betracht Borax und Borsäure (S. 449 u. 649), Alkalikarbonate (S. 459 u. 648), Fluornatrium (S. 458), Formaldehyd (S. 459 u. 649) und wohl seltener Salicyl- und Benzoësäure (S. 460), Wasserstoffsuperoxyd (S. 460 u. 649).

Grundsätze für die Regelung des Verkehrs mit Kuhmilch.[1]

Eine besondere reichsgesetzliche Regelung des Verkehrs mit Milch hat wegen der Verschiedenheit der örtlichen Verhältnisse bis jetzt nicht stattgefunden. Man hat sich vielmehr seitens der Landes-Centralbehörden, der Magistrate oder Polizeibehörden verschiedener Städte in den einzelnen Bundesstaaten darauf beschränkt, Anweisungen und Verordnungen zur Ueberwachung des Verkehrs mit Milch zu erlassen. Der erste Runderlass dieser Art war der vom 28. Januar 1884 seitens der Preussischen Regierung, welchem, weil nicht mehr zeitgemäss, neue Erlasse vom 27. Mai 1899 und vom 29. Mai 1900 gefolgt sind. Dem ersten Runderlass liegen „allgemeine Gesichtspunkte" zu Grunde, welche im Jahre 1882[2] vom Kaiserlichen Gesundheitsamte aufgestellt worden sind.

Ich beschränke mich darauf, die beiden letzten Runderlasse in der Zusammenfassung hier aufzuführen, weil sich die anderen Bundesstaaten im Wesentlichen diesen angeschlossen haben.

I. Gesundheitspolizeiliche Ueberwachung.

1. Der Verkehr mit frischer, abgekochter und sterilisirter Kuhmilch, saurer und Buttermilch ist der gesundheitspolizeilichen Ueberwachung zu unterstellen.

Zu diesem Zwecke ist der Handel mit Milch der Ortspolizeibehörde anzumelden.

2. Frische Kuhmilch darf als Vollmilch, Halbmilch und Magermilch in den Verkehr gelangen. Soweit die örtlichen Verhältnisse es gestatten, ist die Halbmilch wegen der Schwankungen ihrer Eigenschaften (spec. Gewicht, Fettgehalt) allmählich vom Verkehr auszuschliessen.

    a) Als Vollmilch ist eine nach dem Abmelken in keiner Weise entrahmte oder sonst veränderte Milch zu erachten, welche ein spec. Gewicht von mindestens 1,028 und einen Fettgehalt von mindestens 2,7 % hat.

    b) Halbmilch, welche durch Mischen von voller mit entrahmter Milch oder durch theilweise bewirktes Entrahmen hergestellt wird, soll ein spec. Gewicht von mindestens 1,030 und einen Fettgehalt von 1,5 % haben.

    c) Magermilch, durch Abnehmen des durch längeres Stehen ausgeschiedenen Rahms oder mittelst Centrifugen entrahmte Vollmilch soll ein spec. Gewicht von mindestens 1,032 und einen Fettgehalt von mindestens 0,15 % haben.

3. Alle Bestimmungen des spec. Gewichts müssen bei einer Wärme der Milch von 15° stattfinden und auf diesen Wärmegrad zurückgeführt werden.

Die Umrechnung wird am zweckmässigsten auf einer mit der Milchwaage verbundenen Tafel (Skala) angegeben oder durch Benutzung einer Umrechnungsübersicht ausgeführt.

Da das spec. Gewicht der Milch je nach dem Fettgehalt schwankt und zwar bei Vollmilch zwischen 1,028 und 1,034, bei Halbmilch zwischen 1,030 und 1,036, bei Magermilch zwischen 1,032 und 1,037, muss stets auch der Fettgehalt der untersuchten Milch festgestellt werden.

Durch Stehen der Milch im Gefässe, Erschüttern beim Tragen, Fahren etc. steigt das leichtere Fett (der Rahm, die Sahne) nach oben.

Zur Vermeidung von Täuschungen ist deshalb die zu untersuchende Milch vor der Probeentnahme zur Gewichts- und Fettbestimmung durch Umrühren im Standgefäss oder durch Umgiessen von Gefäss zu Gefäss sorgfältig zu mischen, um eine gleichmässige Vertheilung des Rahms herbeizuführen.

Die so gewonnene Probe wird im Aufnahmegefässe der Milchwaage (Aräometer) zuerst grobsinnlich auf Farbe, Geruch und Geschmack untersucht. Zeigt sich dabei eine aussergewöhnliche Farbe, ungewöhnlicher, namentlich fauliger Geruch oder Geschmack, so ist die Milch aus dem Ver-

---

[1] Anmerkung: Auf den Verkehr mit Schaf-, Ziegen-, oder Eselsmilch können die Grundsätze insoweit Anwendung finden, als nicht Besonderheiten dieser Thiergattungen dagegen sprechen.
[2] Arbeiten a. d. Kaiserl. Gesundheitsamte 1886, **1**, 24 bezw. 40.

kehr zu ziehen und ohne Säumen chemisch und bakteriologisch zu untersuchen. Zu diesem Zwecke werden Proben der zweifelhaften Milch in zuverlässig reine Flaschen von $^1/_2$ l Inhalt gefüllt, welche mit einem neuen Korken verschlossen, mit dem Dienstsiegel versehen und entsprechend bezeichnet ohne Säumen einem geprüften Nahrungsmittelchemiker zuzustellen sind. Die chemische und bakteriologische Untersuchung muss schleunigst ausgeführt und beendet werden, damit polizeilich beanstandete Milch event. vor dem Verderben freigegeben werden kann.

4. Angesäuerte Milch kann nur durch den Geschmack und daran erkannt werden, dass bei der Prüfung des spec. Gewichtes der in der Probe geronnene Käsestoff an der Milchwaagen-Spindel als unregelmässiger krümlicher Belag hängen bleibt.

Nach der grobsinnlichen Prüfung ist die Milchwaage langsam und vorsichtig in die entnommene Milchprobe einzusenken und mindestens zwei Minuten darin zu belassen, bevor das spec. Gewicht abgelesen wird. Während des Ablesens der Temperatur der Milch von dem an der Milchwaage befindlichen Thermometer muss die Quecksilberkugel unter der Milchoberfläche verbleiben.

5. In allen zweifelhaften Fällen, auch letzterer Art, ist die chemische Untersuchung der Milch durch einen geprüften Nahrungsmittelchemiker vorzunehmen [1]).

6. Der Fettgehalt der Sahne soll den örtlichen Verhältnissen entsprechen; es kann ein Mindestfettgehalt nicht über 10 % vorgeschrieben werden. Der Fettgehalt der Milch sowie der Sahne wird am besten nach Gerber's acidobutyrometrischer Methode ermittelt, kann aber wegen der Schwierigkeit der Untersuchung nur geprüften Chemikern oder erprobten Marktpolizeibeamten überlassen werden.

7. Abgekochte und sterilisirte Milch ist nur unter dieser Bezeichnung in den Verkehr zu bringen.

Lediglich abgekochte Milch darf nicht als sterilisirte Milch bezeichnet werden. Als abgekocht gilt diejenige Milch, welche bis auf 100° erhitzt oder einer Temperatur von 90° durch mindestens 15 Minuten ausgesetzt worden ist.

Als sterilisirt darf solche Milch bezeichnet werden, welche sofort nach dem Melken von Schmutztheilen befreit und spätestens 12 Stunden nach dem Melken in von geeigneten Sachverständigen als wirksam anerkannten Apparaten ordnungsmässig behandelt und während des Erhitzens mit luftdichtem Verschluss versehen worden ist, welcher bis zur Abgabe der Milch an den Konsumenten unversehrt bleiben muss.

8. Vom Verkehr auszuschliessen ist:
   a) Milch von Kühen, die wenige Tage vor dem Abkalbe-Termin und bis zum 6. Tage nach dem Abkalben abgemolken worden ist.
   b) Milch von Kühen, welche an Milzbrand, Lungenseuche, Rauschbrand, Tollwuth, Pocken, Krankheiten mit Gelbsucht, Ruhr, Euterentzündungen, Blutvergiftung, namentlich Pyämie, Septikämie, fauliger Gebärmutterentzündung oder anderen fieberhaften Erkrankungen leiden, sowie von Kühen, bei denen die Nachgeburt nicht abgegangen ist, oder bei denen krankhafter Ausfluss aus den Geschlechtstheilen besteht.
   c) Milch von Kühen, die mit giftigen Arzneimitteln, welche in die Milch übergehen (Arsen, Brechweinstein, Niesswurz, Opium, Eserin, Pilokarpin, anderen und gleichwirkenden Alkaloïden) behandelt werden.
   d) Milch von Kühen, welche an Eutertuberkulose oder an mit starker Abmagerung oder Durchfällen verbundener Tuberkulose leiden.
   e) Milch, welche fremdartige Stoffe, wie Eis, insbesondere irgend welche chemische Konservirungsmittel enthält;

---

[1]) Der Wortlaut: „In allen zweifelhaften Fällen, ‚auch' letzterer Art, ist die chemische Untersuchung . . . . . vorzunehmen", ergiebt unzweideutig, dass in allen Fällen zweifelhafter Art auf Antrag des Betroffenen die Untersuchung durch einen Nahrungsmittel-Chemiker erfolgen muss. Dass auf Verlangen eine amtlich verschlossene Probe in den Händen des Betroffenen verbleiben muss, ergiebt sich aus den Bestimmungen des Nahrungsmittelgesetzes.

f) Milch, welche blau, roth oder gelb gefärbt, mit Schimmelpilzen besetzt, bitter, faulig, schleimig oder sonstwie verdorben ist, Blutreste oder Blutgerinnsel enthält.

9. Milch von Kühen, welche an Maul- und Klauenseuche oder an Tuberkulose, welche nicht unter Ziffer 8a fällt, erkrankt sind, darf nur abgekocht oder sterilisirt in Verkehr gebracht werden.

10. Alle Kühe, namentlich aber Thiere zur Gewinnung von Kindermilch, sind sauber zu halten; ihre Euter müssen vor dem Melken sorgfältig gereinigt werden.

Die melkenden Personen haben sich grösster Sauberkeit zu befleissigen, also vor dem Melken Hände und Arme mit Seife zu waschen und saubere Schürzen anzulegen. Mit Ausschlägen behaftete oder an ansteckenden Krankheiten leidende Personen dürfen nicht melken.

Kindermilch.

Besondere Gewinnungs- und Verkaufsstätten für Kindermilch, welche in neuerer Zeit sich mehren und verschiedene Bezeichnungen, wie Sanitätsmolkereien, Verkauf von Gesundheitsmilch, Kindermilch, Vorzugsmilch und dergl. führen, sind gesundheitspolizeilich besonders zu überwachen. Der Betrieb, die Reinhaltung der Stallräume, sowie der Aufbewahrungsräume und Gefässe, der Gesundheitszustand, die Fütterung und die Haltung der Kühe sind der thierärztlichen Ueberwachung zu unterwerfen.

Hierfür sind seitens der Preussischen Regierung folgende Anweisungen erlassen:

Die Stallräume sollen geräumig, hell, luftig sein, mit undurchlässigen, leicht zu reinigenden Fussböden und ebensolchen Krippen mit Wasserspülung und guten Abflussvorrichtungen versehen sein. In dem Stalle dürfen nur Kindermilchkühe aufgestellt werden, welche als solche in unauslöschlicher Weise bezeichnet werden müssen.

Eine Fütterungsvorschrift für das Milchvieh zu erlassen, empfiehlt sich nicht; wohl aber kann auf die erwiesenen Nachtheile einzelner Futtermittel für die mit so gewonnener Milch genährten Kinder hingewiesen werden.

Allgemein zu verbieten ist die Fütterung mit Molkerei-Rückständen, welche die Verbreitung der Tuberkulose durch ihren Bacillengehalt wesentlich begünstigen.

Der Gesundheitszustand von Kühen für Kindermilchgewinnung ist vor ihrer Einstallung durch einen für das Deutsche Reich approbirten Thierarzt zu untersuchen. Die Untersuchung ist nach je drei Monaten zu wiederholen.

Ueber die Untersuchungen ist Buch zu führen. Der zur Ueberwachung zuständige Beamte ist befugt, jederzeit Einsicht in das Buch zu nehmen.

Jede Erkrankung von Kühen einer Sondermolkerei an den in Ziffer 8 und 9 genannten Krankheiten ist, unbeschadet der zur Bekämpfung der Viehseuchen vorgeschriebenen Anzeige an die Polizeibehörde, dem zuständigen, beamteten Thierarzt anzuzeigen. Derartige Kühe, sowie an Verdauungsstörungen, an Durchfall und Lecksucht erkrankte oder der Tuberkulose verdächtige Kühe sind sofort aus dem Stalle bis zur Entscheidung des beamteten Thierarztes zu entfernen.

Kindermilch von solchen Kühen darf unbeschadet der Bestimmungen zu 1 Ziffer 8 und 9, nicht als Vorzugsmilch verwerthet werden. Die Benutzung von Bett- oder sonst gebrauchtem Stroh und Abfallstoffen als Streumaterial in solchen Stallungen ist zu untersagen. Wird die Milch für solche Sondergeschäfte von auswärts bezogen, so ist zu fordern, dass die Milch in den Fördergefässen keine höhere Temperatur als $10°$ und beim Abgeben an die Konsumenten keinen höheren Säuregrad als $2—4°$ nach Soxhlet hat.

II. Behandeln der Milch nach dem Abmelken bis zur Abgabe an die Konsumenten.

1. Gefässe aus Kupfer, Messing, Zink, gebranntem Thon mit schlechter oder schadhafter Glasur, Eisen mit bleihaltigem, rissigem oder brüchigem Email oder verrostete Gefässe eignen sich weder als Transport- noch als Standgefässe zur Aufnahme von Milch, weil die Milch aus solchen Gefässen gesundheitsschädliche Stoffe aufnehmen kann. Standgefässe sollen mit einem Deckel versehen sein.

2. Kindermilch soll nur in ungefärbten (weissen oder halbweissen) Glasgefässen in den Handel gebracht werden.

3. Milchgefässe von 2 l und mehr Inhalt sollen eine so weite Oeffnung haben, dass die Hand eines Erwachsenen behufs Reinigung bequem eingeführt werden kann.

4. Lappen, Papiere und dergl. sind als Verschluss- und Dichtungsmittel bei Milchgefässen auszuschliessen; Stroh ist für diese Zwecke zu vermeiden und wo es, wie oft bei hölzernen Gefässen, nicht zu entbehren ist, nur in reinem Zustande und nicht öfter als einmal zu verwenden. Gummiringe als Dichtungsmaterial sollen kein Blei enthalten. Gesetz vom 25. Juni 1887 § 2 (R.-Ges.Bl. S 273).

Hölzerne Milchgefässe aus Kiefern- oder anderem Holz, welches durch seine Weichheit der Verschmutzung und damit der Zersetzung und Inficirung der Milch Vorschub leistet, sollen in Zukunft aus dem Verkehr verschwinden.

Hölzerne Milchgefässe aus festeren Holzarten (Eichenholz) können auch in Zukunft im Verkehr beibehalten werden, wenn sie eine Form haben, welche völlige Säuberung ermöglicht und den Einblick in alle Theile des Innern des Gefässes gestattet.

Eine Reinigung der Milchgefässe mit Sodalösung kann nicht gestattet werden.

5. Die aus Milchgefässen und aus geschlossenen Milchwagen führenden Zapfhähne sollen nur aus einwandfreiem Material bestehen (Ziffer 1) oder gut verzinnt sein und inwendig stets sauber gehalten werden.

6. Die Transportgefässe müssen wie die Standgefässe mit unabnehmbarer, dem Inhalt entsprechender Schrift versehen sein. Aufgeklebte und angebundene Zettel sind nicht zulässig. Die Erfüllung dieser Vorschrift ist für Transport- und Verkaufsgefässe unbedingt zu fordern.

Standgefässe müssen in den Verkaufsstätten so aufgestellt sein, dass der Käufer die Bezeichnung lesen kann. Gefässe, in denen Milch auf Bestellung an Einzelkunden ausgetragen wird, können mit abnehmbarer Bezeichnung versehen werden.

Bei geschlossenen Milchwagen werden die Bezeichnungen nebst Preisangaben am zweckmässigsten auf der Wagenwand und zwar unmittelbar über der betreffenden Auslassöffnung angebracht.

7. Die Verwendung von Milchgefässen jeder Art zu anderen Zwecken ist bei Strafe zu untersagen.

Beim Melken in den Stallungen wie auf der Weide, bei der Beförderung der Milch im Wagen wie auf der Eisenbahn ist die grösste Sauberkeit geboten. Unterlassungen sind von der zuständigen Behörde zu rügen und im Wiederholungsfalle zu bestrafen.

8. Die für den Verkauf bestimmte Milch soll in Räumen aufbewahrt werden, welche stets sauber und ordentlich, insbesondere möglichst staubfrei gehalten, täglich ohne Ausnahme ausgiebig gelüftet und kühl gehalten, nicht als Schlaf- oder Krankenzimmer benutzt werden, mit solchen auch nicht in offener Verbindung stehen.

Eine zwischen Verkaufs- und Schlaf- oder Krankenzimmer vorhandene Thür muss verschlossen gehalten werden.

In wieweit Erkrankungen, namentlich an ansteckenden Krankheiten in der Haushaltung des Milchgewinners oder Verkäufers gesundheitspolizeiliche Massregeln erfordern, muss von dem zuständigen beamteten Arzt im Einzelfalle bestimmt, durch die berufenen Ausführungsbehörden angeordnet und die Ausführung der Massregeln überwacht werden.

III. Die Stallprobe.

Die Stallprobe tritt ein, wenn behauptet wird, dass die beanstandete Milch dieselbe Beschaffenheit habe, wie sie am Ursprungsort gewonnen sei. Zu dem Zwecke sind spätestens innerhalb dreier Tage nach der Beanstandung einer Handelsmilch die Kühe, welche die fragliche Milch geliefert haben, zu der gleichen Zeit, zu welcher die beanstandete Milch gewonnen wurde, in Gegenwart der beanstandenden Beamten zu melken. Es kann sich hierbei immer nur um Vollmilch handeln. Ob Milch von einer oder mehreren Kühen in Frage kommt, muss zunächst ermittelt werden.

Die Milch von denjenigen Kühen, welche die beanstandete Milch geliefert haben, muss in ein einziges Gefäss sorgfältig ausgemolken, gut gemischt, vollständig abgekühlt und schaumfrei gemacht werden, um Irrthümer zu vermeiden, bevor die wiederholte Prüfung im Stalle stattfindet.

Der Entlastungsbeweis der Stallprobe kann als misslungen gelten, wenn
1. seit dem Melken der beanstandeten Probe nachweislich zu einer Fütterungsmethode übergegangen worden ist, welche notorisch eine Verschlechterung der Milch zur Folge hat, und wenn
2. zwischen der Beschaffenheit der beanstandeten und der aus dem Stalle gewonnenen Proben Differenzen in der Weise sich ergeben, dass das spec. Gewicht der Stallprobe um 2 Laktodensimeter-Grade von demjenigen der beanstandeten Probe abweicht und wenn
3. der Fettgehalt der Stallprobe um mehr als 0,3 %, die Trockensubstanz derselben um mehr als 1 % höher gefunden wird, als in der beanstandeten Probe.

In zweifelhaften Fällen kann eine wiederholte Ausführung der Stallprobe für nothwendig erachtet werden.

Die Bestrafung für Verfehlungen gegen die erlassenen Bestimmungen zu veröffentlichen, erscheint nur geboten, wenn der Richter dahin erkannt hat.

Ziegenmilch.

Die Ziegenmilch ist im Allgemeinen der Kuhmilch ähnlich; durchweg pflegt sie indess mehr Fett und Albumin zu enthalten als Kuhmilch; sie ist in Folge dessen dichter. Ihre Farbe hat einen Stich in's Gelbliche. Sie hat durchweg einen eigenartigen Geruch und Geschmack; derselbe tritt im Allgemeinen bei gehörnten Ziegen mehr hervor, als bei zahmen ungehörnten; wenn die Ziegenböcke, die einen besonderen Geruch verbreiten, aus den Ställen ferngehalten werden, so macht sich der eigenartige Geruch nicht oder weniger geltend, ein Beweis, dass der Geruch vorwiegend auf die Beschaffenheit der Stallluft zurückzuführen ist.

Der Milchertrag der Ziegen schwankt von 0,3—3,0 l im Tage und beträgt durchschnittlich im Jahre etwa das 10—12-fache des Lebendgewichtes (30 kg), nämlich 300—360 kg, während er bei mittelguten Kühen durchschnittlich nur das 5—6-fache des Lebendgewichtes (500 kg), nämlich 2500—3000 kg ausmacht. Daraus folgt aber nicht, dass die Erzeugung von 1 l Ziegenmilch nur halb mal so viel kostet als 1 l Kuhmilch; denn die Ziege als kleines Thier verzehrt auch für die Körpergewichtseinheit mehr Futter als die Kuh und bedarf, um einen guten Milchertrag zu liefern, einer besonders reichlichen Gabe von Proteïn.

Auf je ein Körper-Kilo kann man im Durchschnitt veranschlagen:

	Täglicher Milchertrag	Tägliche Menge an verdaulichen Nährstoffen im Futter	
		Proteïn	Fett und stickstofffreie Extraktstoffe
Kuh	16 g	2,5 g	13,5 g
Ziege	30 „	5,2 „	20,0 „

Die Zusammensetzung der Ziegenmilch erhellt nach etwa 100 Analysen aus folgenden Zahlen:

Gehalt	Spec. Gewicht	In der natürlichen Milch						In der Trockensubstanz			
		Wasser	Kaseïn	Albumin	Fett	Milchzucker	Asche	Stickstoff-Substanz	Fett	Milchzucker	Stickstoff
		%	%	%	%	%	%	%	%	%	%
Niedrigster	1,0280	82,02	2,54	0,78	2,29	2,80	0,35	19,88	17,89	21,34	3,18
Höchster	1,0360	90,16	4,24	2,26	7,55	5,72	1,36	46,30	52,85	43,59	7,41
Mittlerer	1,0305	86,88	2,87	0,89	4,07	4,64	0,85	28,66	31,05	33,84	4,59

Hiernach ist die Ziegenmilch im Durchschnitt etwas wasserärmer als die Kuhmilch und der Gehalt der natürlichen Milch wie der Trockensubstanz an Proteïn und Fett etwas höher, der an Milchzucker dagegen etwas niedriger als bei dieser (vergl. S. 602). Aus dem Grunde pflegt auch das spec. Gewicht der Ziegenmilch um ein Geringes höher zu sein, als das der Kuhmilch.

Auch das **Kolostrum** der Ziege scheint von dem der Kuh in etwa abzuweichen; es enthält nach Analysen von Henry und Steinegger in 2 Fällen zwar auch wie das Kuh-Kolostrum eine erhöhte Menge Kaseïn und Albumin (bis 12,02% bei 77,23% Wasser), aber noch in erhöhterem Maasse mehr Fett (bis 24,50% bei 64,10% Wasser): in anderen Fällen nähert sich die Zusammensetzung des Kolostrums mehr oder weniger der der gewöhnlichen Milch (vergl. Bd. I, S. 254).

Im Uebrigen wird die Zusammensetzung im Allgemeinen durch dieselben Umstände beeinflusst, wie die der Kuhmilch.

1. **Die Dauer des Milchendseins.** Hier tritt allerdings nach den bisherigen Untersuchungen von Fr. Stohmann das umgekehrte Verhältniss wie bei der Kuhmilch hervor, nämlich der Art, dass mit dem Nachlassen der Milch in der Laktationszeit der Gehalt an Stickstoff-Substanz steigt und der an Fett sinkt z. B.:

	Ziege I						Ziege II				
		Natürliche Milch		Trockensubstanz				Natürliche Milch		Trockensubstanz	
Zeit nach dem Lammen	Milchmenge	Stickstoff-Substanz	Fett	Stickstoff-Substanz	Fett	Zeit nach dem Lammen	Milchmenge	Stickstoff-Substanz	Fett	Stickstoff-Substanz	Fett
	g	%	%	%	%		g	%	%	%	%
4. Woche . . .	1282	3,91	7,14	23,3	42,5	5. Woche . . .	1774	3,44	4,11	26,0	31,0
10. „ . . .	625	4,90	6,23	29,2	37,1	15. „ . . .	1395	3,67	2,98	30,6	24,9
15. „ . . .	1203	4,17	4,17	30,4	30,3	24. „ . . .	976	3,87	2,68	31,9	22,1

Hier hat bei Ziege I die Steigerung des Milchertrages von der 10. zur 15. Woche wieder ein Fallen der Stickstoff-Substanz zur Folge gehabt und scheint der Gehalt an letzterer um so höher zu sein, je geringer die Milchmenge ist und umgekehrt.

2. **Einfluss der Rasse und Individualität.** Der jährliche Milchertrag schwankt je nach Rasse und Individualität zwischen 160—960 kg oder im Tage unter Berücksichtigung der Laktationszeit und des Körpergewichts zwischen 10—60 g Milch für 1 Körper-Kilo (vergl. auch vorstehend S. 655).

Bezüglich der chemischen Zusammensetzung der Ziegenmilch je nach Rasse und Individualität fand A. Völcker für eine Schwyzer und Thibet-Ziege, Fr. Stohmann für 2 Ziegen derselben Rasse (vergl. Bd. I, S. 255 u. 260) folgenden Gehalt:

Verschiedene Rasse	Trocken-Substanz	In der Trockensubstanz			Dieselbe Rasse	Trocken-Substanz	In der Trockensubstanz	
		Kaseïn	Albumin	Fett			Kaseïn + Albumin	Fett
Schwyzer Rasse .	12,19 %	20,10 %	13,12 %	31,50 %	Ziege I	14,87 %	28,01 %	33,50 %
Thibet-Rasse . .	18,35 „	17,07 „	9,20 „	38,68 „	„ II	12,40 „	29,33 „	26,16 „

Die Zahlen für den Gehalt der Milch von Ziege I und II im letzteren Falle bilden das Mittel von einer Anzahl Analysen während mehrerer Wochen unter gleichen Fütterungsverhältnissen.

Andere Untersuchungen, so von Kohlschmidt, lieferten für den Fettgehalt der Milch von Schweizer (Saanen-) Ziegen im Mittel 3,06 %, von Landziegen (von Sebnitz) 3,07 %, also im Durchschnitt gleiche Fettgehalte.

3. **Einfluss der Fütterung.** Ueber den Einfluss der Fütterung auf die Zusammensetzung der Milch liegt eine Reihe von Versuchen vor (vergl. Bd. I, S. 260). Aus den Versuchen von Fr. Stohmann und Mitarbeitern geht hervor, dass die Ziege durch ein **sehr reiches**, besonders durch ein an **Proteïn sehr reiches** Futter zu einer möglichst hohen Milchabsonderung gebracht werden kann. Bei einem an sich reichen Futter ist eine weitere Erhöhung von Proteïn in der Nahrung ohne Einfluss auf die Menge und Beschaffenheit der Milch. Dagegen hatte ein **Zusatz von Oel zum Futter** (sowohl zu einem an Nährstoffen armen wie reichen) in einigen Fällen eine erhöhte Milchabsonderung zur Folge, wie auch eine **Zunahme der Milch an Trockensubstanz und Fett.** Wenigstens hatte in 2 Fällen ein fettarmes Futter auch eine Verminderung des Fettgehaltes der Milch zur Folge.

Aehnliche Beziehungen zwischen Futter und Zusammensetzung der Milch bei Ziegen fanden H. Weiske und Imm. Munk. Das proteïnreichste Futter lieferte den höchsten Milchertrag, aber auch in einigen Versuchen einen erhöhten Fettgehalt. Mehr jedoch noch als Proteïn wirkte in den Versuchen von Weiske eine Beigabe von Oel und selbst von Stearinsäure auf die Steigerung von Fett und Trockensubstanz in der Milch. Bei einem proteïnarmen Futter beobachtete Munk eine Abnahme des Milchzuckers sowohl relativ, wie absolut. Eine Beigabe von Salz hatte eine Erhöhung des Salzgehaltes der Milch um 7 % zur Folge.

Auch A. Morgen[1]) und Mitarbeiter finden, dass bei Ziegen und Schafen das Futterfett — etwa bis 1 g für 1 Körper-Kilo — eine wesentliche Erhöhung des Milchfettes zur Folge hat; vermindert man diese Menge Fett etwa auf 0,2 g für 1 Körper-Kilo, so nimmt der procentige Fettgehalt der Milch um 34 % bezw. 19 % von dem bei gewöhnlichem Futter und der Fettgehalt der Milch-Trockensubstanz um 7,1 % ab, während der Gehalt an den anderen Bestandtheilen eine kleine Erhöhung erfährt. Das Futterfett wirkt daher bis zu einer gewissen Grenze — 1,5 g für 1 Körper-Kilo wirkten nicht mehr — einseitig auf die Fettabsonderung, nicht aber auf die der anderen Bestandtheile.

Auch das in der Tränke oder wasserreichen Futtermitteln (wie Schlempe, Grünfutter) aufgenommene Wasser beeinflusst die Menge und Zusammensetzung der Milch der Ziege in derselben Weise wie bei der Kuh (vergl. S. 615—618).

4. **Einfluss der Melkzeit.** Der Einfluss der Melk-(Tages-)Zeit macht sich bei der Ziege in derselben Weise wie bei der Kuh geltend, indem z. B. bei denselben Ziegen und an gleichen Tagen im Mittel von 9 Untersuchungen gefunden wurde:

---

[1]) Chem.-Ztg. 1901, 25, 951.

Bezeichnung der Milch.	In der natürlichen Milch							In der Trockensubstanz		
	Wasser %	Kaseïn %	Albumin %	Fett %	Zucker %	Asche %	Kaseïn %	Albumin %	Fett %
Morgenmilch	86,99	3,26	0,29	4,09	4,46	0,91	25,06	2,23	31,44
Mittagmilch	86,18	3,47	0,42	4,69	4,50	0,74	25,11	3,04	33,94
Abendmilch	86,26	3,58	0,18	4,52	4,72	0,74	26,06	1,31	33,90

Bei zweimaligem Melken ist die Abendmilch nicht unwesentlich fettreicher als die Morgenmilch, während bei dreimaligem Melken die Mittagmilch am fettreichsten ist und der Gehalt der Abendmilch an Fett gegenüber der Mittagmilch, wie bei der Kuh, etwas abnimmt.

Der Milchertrag ist nach Hucho bei zweimaligem Melken um 20% höher als bei einmaligem, und bei dreimaligem Melken um 15% höher als bei zweimaligem Melken; der Fettgehalt verhielt sich in ersterem Falle wie 4,15 : 4,25%, in letzterem Falle wie 3,03 : 3,35%, war also in beiden Fällen bei dem öfteren Melken höher.

5. **Einfluss des gebrochenen Melkens.** Auch bei der Ziege ist die zuletzt ermolkene Milch bedeutend fettreicher, als die zuerst ermolkene; Weiske fand z. B. für die zuerst ermolkene Milch 2,30%, für die zuletzt ermolkene 4,46% Fett.

Auch die einzelnen Zitzen der Ziege liefern eine verschiedene Milch (vergl. Bd. I, S. 265).

6. **Einfluss der Arbeit.** Angestrengte Bewegung äussert sich nach Th. Henkel (Bd. I, S. 264) bei der Ziege etwas anders wie bei der Kuh. Uebereinstimmend nimmt bei beiden Säugern der Milchzucker der Milch im ersten Gemelk nach angestrengter Bewegung ab, das Fett dagegen deutlich (und Proteïn sowie Asche wahrscheinlich) zu; abweichend jedoch ist die Erscheinung, dass bei der Ziege die Milch des zweiten Gemelkes nach der Bewegung — bis auf den Milchzucker — wieder annähernd die regelmässige Zusammensetzung annimmt, dass insbesondere die auch hier auffallende einseitige Zunahme des Fettgehaltes der Milch sich nicht mehr auf das zweite Gemelk erstreckt. Der Einfluss der Bewegung scheint sich bei der Ziege wieder eher zu verwischen, als bei der Kuh.

7. **Beziehungen zwischen den einzelnen Bestandtheilen der Ziegenmilch.** Fr. Stohmann fand in der Ziegenmilch eine Beziehung einerseits zwischen Fett und Kalk, andererseits zwischen Stickstoffsubstanz und Phosphorsäure. So ergab sich:

	11.—14. Mai	23.—29. Mai	25.—31. Juli	22.—28. August	
Fettgehalt der Milch . .	7,14 %	5,86 %	5,49 %	4,17 %	3,93 %
Kalkgehalt der Asche .	30,82 „	28,32 „	28,02 „	22,50 „	20,89 „

Mit dem Fettgehalt der Milch nimmt proportional der Kalkgehalt der Asche ab. Zwischen Stickstoffsubstanz und Phosphorsäure stellte sich nach 21 Ermittelungen eine Beziehung in der Weise heraus, dass auf 1 Theil Phosphorsäure 1,92 Theile Stickstoff kamen, also annähernd ein Verhältniss, wie es von W. Mayer für die Getreidesamen nachgewiesen ist.

Verfälschungen und Verunreinigungen der Ziegenmilch.

Die Ziegenmilch bildet nur selten eine Handelswaare; sie wird vorwiegend von den wenig begüterten Leuten, denen genügendes Futter für eine Kuh fehlt, selbst genossen.

Sie wird aber vielfach aus dem Grunde besonders für die Ernährung von Säuglingen empfohlen und theurer bezahlt, weil die Ziegen weniger mit Krankheiten, besonders mit Tuberkulose, behaftet sein sollen, als das Rindvieh. Das scheint jedoch nicht richtig zu sein (vergl. auch Ziegenfleisch S. 469). Ohne Zweifel wird die Ziegenmilch von Krankheiten der Ziegen in ihrer Zusammensetzung (vergl. Bd. 1, S. 265) ebenso verändert, wie die der Kühe und kann auch nicht minder die Trägerin von Krankheitskeimen bilden. Sie muss daher für den Gebrauch gerade so behandelt werden wie die Kuhmilch.

Wo sie eine Handelswaare bildet, wird sie gern mit der wohlfeileren Kuhmilch oder mit Wasser versetzt; eine Entziehung des Fettes, eine Entrahmung, dürfte seltener sein, weil das Ziegenmilchfett als solches nicht oder nur selten für die Butterbereitung etc. verwendet wird.

Schafmilch.

Die Schafmilch dient vorzugsweise in Gebirgsgegenden (Apenninen, Karpathen) als menschliches Nahrungsmittel, hat aber auch in Deutschland (Ostfriesland) und Holland, wenngleich hier das Schaf als Wollerzeuger und Fleischthier zurückgedrängt ist, wegen des Marsch- oder friesischen Milchschafes noch einige Bedeutung behalten. Letzteres zeichnet sich nämlich durch hohe Milchergiebigkeit aus, vereint mit grosser Fruchtbarkeit — mitunter wirft es vier Lämmer — und mit rascher Entwickelung (Frühreife); das halbjährige Thier erreicht 40—50 kg Lebendgewicht, mit $1\frac{1}{4}$ Jahr 75 bis 90 kg (auf reichen Weiden). Mit einem Jahre wird das Milchschaf schon geschlechtsreif und liefert neben einer reichlichen Menge Wolle unmittelbar nach dem Absetzen der Lämmer während 2—3 Monaten täglich 4—6 l, von da an bis zum Oktober 2 l Milch; von Oktober an nimmt der Milchertrag rasch ab und hört 2—3 Monate vor dem Lammen ganz auf.

Für den Milchertrag, auf je 1 Körper-Kilo bezogen, giebt an:

	Für das Jahr		Für den Tag	
	Milch	Fett	Milch	Fett
v. Mendel[1] . .	15,8 l	1,015 kg	45,0 g	2,78 g
Ramm[2]	2,49 kg	0,154 „	6,8 „	0,42 „

Das sind erhebliche Schwankungen, welche zum Theil daran liegen mögen, dass Ramm das Milchschaf nur im Stalle hielt, während dasselbe sonst jahraus jahrein auf die Weide geht und selbst im Winter nicht selten das Futter unter der Schneedecke hervorkratzt. Im Allgemeinen dürften für gleiches Körpergewicht die Milcherträge von Ziege und Schaf unter regelrechter Haltung gleich sein, wobei die Milch des Milchschafes nur wesentlich mehr Fett enthält.

Hucho erhielt von fünf Nichtmilchschafen bis 5 Monate nach dem Lammen im Durchschnitt täglich 0,551 l Milch. Zuweilen werden die Mutterschafe (Nichtmilchschafe) im Juli, nachdem die Lämmer abgesetzt sind, noch einige Tage gemolken und die Milch zur Käsebereitung verwendet. Solche Schafe liefern nach Fleischmann's Erhebungen während 8 Jahren zwischen 6,75—82,8 g Milch für den Tag und Kopf. Letztere Milch ist mitunter sehr fettreich (bis 12,87 % Fett in der Milch bei 72,51 % Wassergehalt), für gewöhnlich aber scheint die Milch der Nichtmilch-

---

[1] Milchztg. 1882, 11, 801.
[2] Landw. Jahrbücher 1895, 24, 937.

schafe nicht so fettreich zu sein, als die der eigentlichen Milchschafe, wie aus folgenden Durchschnittszahlen (von 71 bezw. 27 Analysen) hervorgeht (Bd. I, S. 268 u. 269):

Gehalt	Spec. Gewicht	In der natürlichen Milch						In d. Trockensubstanz		
		Wasser %	Kaseïn %	Albumin %	Fett %	Milch-zucker %	Salze %	Stickstoff-Substanz %	Fett %	Milch-zucker %
Niedrigster	1,0287	72,51	3,59	0,83	2,16	3,26	0,52	21,73	14,64	19,84
Höchster	1,0443	87,72	7,25	1,77	12,78	6,62	1,20	63,75	52,67	40,29
Mittlerer { Milchschaf	1,0355	83,57	4,17	0,98	6,18	4,17	0,93	31,33	37,60	25,38
Mittlerer { Nichtmilchschaf	1,0399	85,44	5,13		3,74	4,73	0,96	35,23	25,69	32,49

Hiernach schwankt die Zusammensetzung der Schafmilch in weiteren Grenzen, als die der Kuh- und Ziegenmilch. Das deutet darauf hin, dass sich beim Schaf die **Rasse wie Individualität** auf die Zusammensetzung der Milch noch stärker geltend macht, wie bei der Kuh und Ziege.

Das **Kolostrum** ist sehr reich an Trockensubstanz, besonders an Albumin und Fett — in einem Falle enthielt dasselbe am ersten Tage 18,56—2,93% Albumin und 25,02—8,87% Fett —, aber es findet auch hier ein verhältnissmässig schneller Uebergang des Kolostrums zur gewöhnlichen Milch statt, nämlich wie bei Kuhmilch in 3—4 Tagen. Die Milchmenge steigt rasch an und erreicht am 10. Tage nach dem Lammen ihren Höhepunkt, um eine Zeitlang beständig zu bleiben und dann wieder abzunehmen (vergl. Bd. I, S. 265).

Die Zusammensetzung der Schafmilch wird von denselben Umständen beeinflusst, wie die Kuh- und Ziegenmilch. Auch beim Schaf scheint eine reichliche **Fettgabe** im Futter einseitig den Fettgehalt der Milch zu erhöhen; (vergl. die Versuche von Weiske und Kennepohl Bd. I, S. 266, sowie unter Ziegenmilch S. 657).

Die **Mittag- und Abendmilch** ist in einzelnen Fällen, wie bei Kuh und Ziege, gehaltreicher an Fett gefunden als die **Morgenmilch**, indess ist diese Beziehung nicht immer aufgetreten.

Das **Scheeren** der Schafe äussert sich in ähnlicher Weise auf die Zusammensetzung der Milch derselben, wie Bewegung und Arbeit bei Kühen und Ziegen; die Milchmenge nimmt ab, während der Fettgehalt derselben zu steigen pflegt (vergl. Bd. I S. 270).

Die **Asche** der Schafmilch hat folgende prozentige Zusammensetzung:

Kali	Natron	Kalk	Magnesia	Eisenoxyd	Phosphorsäure	Schwefelsäure	Chlor
24,28%	4,45%	31,12%	1,44%	1,03%	30,23%	1,44%	7,63%

Die Schafmilch wird als **Heilmittel** in Kuranstalten für Erwachsene und nach ausgiebiger Verdünnung als Kindermilch empfohlen. Meistens, wie in Frankreich, (Larzack), Holland, Karpathen und Italien, dient sie zur Bereitung von **Käse** (vergl. weiter unten).

Nach Fleischmann's Versuchen werden aus 100 Theilen Milch bei 1,8—4,2% Verlust 27—36 Theile Käse und 61—71 Theile Käsemilch erhalten.

Milch von sonstigen Wiederkäuern.

Ausser von den Wiederkäuern Rind, Ziege und Schaf wird auch noch die Milch von Büffel, Zebu, Kameel, Lama und Rennthier zur menschlichen Ernährung verwendet — ohne Zweifel auch noch von sonstigen Thieren dieser Gruppe, indess ist bis jetzt nur die Milch der genannten Thiere untersucht —.

1. Büffelmilch. Das Büffelrind wird in Ungarn, Siebenbürgen, China und Ostindien vielfach behufs Gewinnung von Milch gezogen; auch liefert die Büffelkuh bei guter Weide ziemlich hohe Milcherträge, nämlich bis zu 2000 l im Jahre (nach einer anderen Angabe in 459 Tagen 2753 kg), aber die Milch (von rein weisser Farbe) besitzt ebenso wie das Fleisch der Büffelkuh einen unangenehmen (moschusartigen) Geruch und Geschmack; die aus der Milch gewonnene Butter wird jedoch gerühmt.

2. Zebumilch. Das Zeburind — von der Grösse unserer stärksten Ochsen — wird in ganz Indien und in Afrika als Hausthier bezw. als Milchthier gehalten; es liefert nach d'Abzac in der Laktationszeit von 471 Tagen 2279 kg Milch.

3. Kameelmilch. Das Kameel dient in Asien und Afrika vorwiegend als Last- und Zugthier und leistet grosse Dienste bei nur geringer Nahrung (Mimosen und andere dornige Sträucher der Wüste). Das Mutterthier liefert aber auch Milch, welche wegen ihres süssen, reinen und angenehmen Geschmackes gerühmt wird und dadurch der Frauenmilch gleicht, dass sie durch Lab oder Säuren ein feinflockiges Gerinnsel liefert; aus dem Grunde wird sie auch als Ersatz der Frauenmilch empfohlen. Auch dient dieselbe den Kirgisen ebenso wie die Stutenmilch zur Darstellung des Kumys (vergl. weiter unten).

4. Lamamilch. Das Lama oder Schafkameel dient in Peru und Chili ebenfalls vorwiegend als Lastthier, liefert den dortigen Einwohnern aber auch Fleisch und Milch, vertritt also hier die Stelle, welche das Rennthier im hohen Norden Europas und Asiens einnimmt.

5. Rennthiermilch. Das Rennthier ist als Zug-, Milch- und Schlachtthier für die Polarvölker, Lappen, Samojeden und Tungusen, unentbehrlich; Fleisch und Milch des Rennthieres liefern ihnen wohlschmeckende Nahrung, die Haut festes Leder und Pelzwerk; aus den Sehnen machen sie Zwirn, aus den Gedärmen Stricke und aus den Knochen Löffel. Man rechnet für die nothwendigsten Bedürfnisse einer Familie 200 Rennthiere. Dieselben nähren sich von allerlei Pflanzen, im Winter nur von Flechten, fressen Pilze und sogar Fliegenschwämme. Zur Deckung des Milchbedarfs im Winter wird die Rennthiermilch des Sommers gekocht, in Rennthierblasen gefüllt, zum Gefrieren gebracht und auf Eis aufbewahrt.

Die Zusammensetzung der Milch der genannten 5 Wiederkäuer erhellt aus folgender Tabelle:

Milchsorte	Anzahl der Analysen	In der natürlichen Milch						In der Trockensubstanz			
		Wasser %	Kaseïn %	Albumin %	Fett %	Milchzucker %	Asche %	Stickstoff-Substanz %	Fett %	Milchzucker %	Stickstoff %
Büffelmilch	13	82,16	4,26	0,46	7,51	4,77	0,84	26,44	42,09	26,74	4,23
Zebumilch	1	86,13	3,03		4,80	5,34	0,70	21,85	34,61	38,61	3,50
Kameelmilch	4	87,13	3,49	0,38	2,87	5,39	0,74	30,07	22,30	41,89	4,81
Lamamilch	3	86,55	3,00	0,90	3,15	5,60	0,80	29,00	23,42	41,63	4,64
Rennthiermilch	2	67,20	8,38	1,51	17,09	2,82	1,49	30,15	52,10	8,59	4,82

Hiernach sind, soweit dieses aus den wenigen Analysen geschlossen werden kann, die Büffel- und Rennthiermilch ausserordentlich fettreich, während sich die Zusammensetzung der Milch von Zebu, Kameel und Lama der der Kuhmilch nähert.

Das Fett der Büffelmilch zeigt auch in seinem sonstigen Verhalten Abweichungen von dem der Kuhmilch; Pappel und Droop-Richmond (Bd. I S. 272) fanden darin:

Reichert-Meissl'sche Zahl	Verseifungszahl	Jodzahl	Unlösliche Fettsäuren	Glycerin	Citronensäure	Schwefel	Phosphor
25,4	254,6	35,0	87,5%	12,0%	0,30%	0,05%	0,01%

Der Zucker der Büffelmilch soll mit dem Milchzucker der Kuhmilch nicht gleich sein.

Die Asche der Büffel- und Kameelmilch ergab im Mittel von zwei Analysen:

	Kali	Natron	Kalk	Magnesia	Eisenoxyd	Phosphorsäure	Schwefelsäure	Chlor
Büffelmilch	14,16%	6,12%	33,77%	3,24%	0,18%	34,04%	2,93%	7,39%
Kameelmilch	18,57 „	3,54 „	27,02 „	4,77 „	—	30,24 „	3,63 „	14,14 „

In der Rennthiermilch fand Werenskiöld ausser Kaseïn und Albumin noch 0,46% Globulin, 0,56% Amidsubstanz und 0,51% andere Bestandtheile; nach Solberg enthält dieselbe 0,21% Lecithin; das Fett derselben hat einen höheren Schmelz- und Erstarrungspunkt, als das der Kuh- und Ziegenmilch.

Milch von Einhufern.

Von der Milch der Einhufer dienen vorwiegend die des Pferdes (Stutenmilch) und die des Esels als menschliches Nahrungsmittel; vereinzelt gelangt auch die Milch des Maulthieres für diesen Zweck zur Verwendung.

1. Die Stutenmilch. Die Steppenvölker des südöstlichen Russlands, die Tataren, Kalmücken, Mongolen und Kirgisen, welche Völker so zu sagen fast ganz auf Pferden leben, benutzen auch das Fleisch und die Milch des Pferdes als Hauptnahrungsmittel. Die Stutenmilch ist von weisser Farbe, von aromatischem, süssem und zugleich etwas herbem Geschmack; sie liegt leichter auf der Zunge als Kuhmilch. Das gefällte Kaseïn ist feinflockig, wie bei der Frauenmilch. Die Reaktion der Stutenmilch ist durchweg alkalisch; sie behält diese Reaktion bei kühler Witterung oft mehrere Tage, ohne zu gerinnen. Bei warmer Witterung tritt dagegen häufig innerhalb der ersten 24 Stunden nach dem Melken eine spontane Alkohol- oder Milchsäuregährung ein. Die Stutenmilch wird vielfach zur Bereitung von Kumys oder Milchbranntwein (vergl. weiter unten unter „Molkereierzeugnisse") verwendet, welcher ein beliebtes geistiges Getränk der Tataren bildet und neuerdings als Heilmittel für Schwindsüchtige und Magenkranke empfohlen wird.

2. Die Eselmilch. Die Eselmilch, welche in ihrem Nährstoffverhältniss der Frauenmilch am nächsten steht, wird an manchen Orten, so besonders in Frankreich, als Ersatz der Muttermilch für Kinder verwendet. Sie gilt ebenso wie die Pferdemilch als heilsames Nahrungsmittel für Schwindsüchtige und sonstige Kranke (Skrophulose etc.)[1]. Die Eselmilch hat angeblich die kleinsten Milchfett-

---

[1] Diese Anschauung stammt wahrscheinlich aus dem Alterthum von Varro her, welcher der Eselmilch heilkräftige Wirkung zuschrieb. Bei den Römern galt sie nach Plinius auch als Verschönerungsmittel, weshalb Poppaea, die Gemahlin des Domitius Nero, stets 500 Eselinnen mit sich geführt haben soll, um in deren Milch zu baden.

kügelchen und eine weisse Farbe mit einem Stich ins Bläuliche. Sie schmeckt fade süsslich, ähnlich wie gewässerte Kuhmilch.

3. **Maulthiermilch.** Die Maulthiermilch gleicht in der Beschaffenheit und Zusammensetzung der Stuten- und Eselmilch; ihre Farbe ist weiss mit einem Stich ins Gelbliche; sie hat nach Aubert und Colby eine alkalische Reaktion, die sie erst nach 8-tägigem Stehen verliert; auch sie gerinnt mit Säuren wie erstere beiden Milcharten schwer und feinflockig.

Die Zusammensetzung dieser Milcharten ist folgende:

Milchart	Anzahl der Analysen	Spec. Gewicht	In der natürlichen Milch						In der Trockensubstanz			
			Wasser	Kasein	Albumin	Fett	Zucker	Asche	Stickstoff-Substanz	Fett	Milchzucker	Stickstoff
			%	%	%	%	%	%	%	%	%	%
Stutenmilch	72	1,0347	90,58	1,30	0,75	1,14	5,87	0,36	21,72	13,16	3,47	62,31
Eselmilch	25	—	90,12	0,79	1,06	1,37	6,19	0,47	18,70	13,91	2,99	62,65
Maulthiermilch	3	1,0325	89,23	2,63		1,92	5,69	0,53	24,46	17,86	3,91	52,83
Kolostrum der Stutenmilch	3	—	84,86	7,34		2,25	4,37	0,65	48,48	14,86	7,75	28,86

Diese Zahlen sind selbstverständlich grossen Schwankungen unterworfen; so schwankt bei der Stutenmilch das spec. Gewicht zwischen 1,0276—1,0310, Stickstoff-Substanz zwischen 0,12—2,45%, Fett zwischen 0,12—2,45%, Milchzucker zwischen 3,62—9,19%. Die Stickstoff-Substanz der Eselmilch ist zwischen 1,01—3,46%, Fett zwischen 0,2—2,82% gefunden.

Das Kolostrum der Stutenmilch ist wie das anderer Säuger durch einen hohen Gehalt an Stickstoff-Substanz ausgezeichnet. Von letzterer sind zwischen 1—9% (in Procenten derselben) durch Gerbsäure nicht fällbar; die absolute Menge der nicht durch Gerbsäure fällbaren Stickstoff-Verbindungen ist aber fast stets gleich und schwankt nur zwischen 0,026—0,040% Stickstoff für die natürliche Milch (vergl. Bd. I, S. 276).

Die Asche der Stutenmilch ergab folgende procentige Zusammensetzung:

Kali	Natron	Kalk	Magnesia	Eisenoxyd	Phosphorsäure	Chlor
25,14%	3,38%	30,09%	3,04%	0,37%	31,86%	7,50%

Schlossmann fand in der Eselmilch 0,081% Laktoproteïn und 0,1205% Phosphorfleischsäure (vergl. S. 59).

Milch von sonstigen Thieren.

Ausser den aufgeführten Milcharten sind noch mehrere andere untersucht, welche wohl kaum für menschliche Ernährungszwecke verwendet werden, deren Zusammensetzung aber des allgemeinen Interesses wegen hier mitgetheilt werden möge; es sind dies die Milch von: Kaninchen, Elefanten, Katze, Hund, Schwein, Meerschwein (Delphinus phocaena), Grind (Globicephalus Melas) und Nilpferd (Hippopotamus amphibius). Die Zusammensetzung derselben ist folgende:

Milch von:	Anzahl d. Analysen	In der natürlichen Milch						In der Trockensubstanz			
		Wasser %	Kaseïn %	Albumin %	Fett %	Milchzucker %	Asche %	Stickstoff-Substanz %	Fett %	Milchzucker %	Stickstoff %
Kaninchen	1	69,50	15,54		10,45	1,95	2,56	50,95	34,26	6,39	8,15
Elefant	2	68,14	3,45		20,58	7,18	0,65	10,83	64,59	64,59	1,7
Katze (Kolostrum) in 100 ccm g	1	81,63	3,12	5,96	3,33	4,91	0,58	—	—	—	—
Hund	46	77,00	4,15	5,57	9,26	3,11	0,91	42,26	40,25	13,52	6,76
Schwein	8	84,04	7,23		4,55	3,13	1,05	46,44	27,68	19,61	7,33
Meerschwein	1	41,11	11,19		45,80	1,33	0,57	19,01	77,77	2,26	3,04
Grindwal	1	48,67	—		43,76	—	0,46	—	85,25	—	—
Nilpferd	1	90,43	—		4,51	—	—	—	47,13	—	—

Diese Milcharten sind nicht unwesentlich von den vorstehenden verschieden. Auch scheint die Zusammensetzung der Milch von Fleisch- und Allesfressern mehr durch die Nahrung beeinflusst zu werden, als die der Milch von Pflanzenfressern.

So fand Subotin (Bd. I, S. 281) in der Hundemilch im Mittel mehrerer Bestimmungen:

	Wasser	Kaseïn	Albumin	Fett	Milchzucker	Asche
Bei Fleischnahrung .	77,26 %	5,19 %	3,97 %	10,64 %	2,49 %	0,44 %
Bei Kartoffelnahrung	82,95 „	4,25 „	3,92 „	4,98 „	8,41 „	0,47 „
Bei Fettnahrung . .	77,37 „	5,92 „	4,25 „	10,11 „	2,14 „	0,39 „
1 Tag ohne Nahrung .	79,45 „	4,28 „	3,97 „	9,82 „	2,06 „	0,42 „

Die durch die verschiedene Nahrung hervorgerufenen Veränderungen beziehen sich, wie ersichtlich, vorzugsweise auf das Fett der Milch. Dass durch einseitige Fettzufuhr in der Nahrung die Milch erheblich fettreicher wird, steht mit den bei der Ziege und dem Schaf gefundenen Ergebnissen im Einklang.

Die Menge der Milch einer 34 kg schweren Hündin wird von C. Voit zu 115—168 g für den Tag angegeben.

Die gewöhnliche Schweinemilch enthält nach Petersen 2,37—12,09 % und im Mittel von 30 Analysen 7,20 % Fett (vergl. Bd. I, S. 278).

Die prozentige Zusammensetzung der Asche von Hunde- und Schweinemilch wurde wie folgt gefunden:

	Kali	Natron	Kalk	Magnesia	Eisenoxyd	Phosphorsäure	Schwefelsäure	Chlor
Schweinemilch . .	6,22 %	6,73 %	39,22 %	1,77 %	0,87 %	37,21 %	1,28 %	9,32 %
Hundemilch . .	12,98 „	5,37 „	33,44 „	1,66 „	0,10 „	36,08 „	—	13,91 „

Die Schweine- und Hundemilch enthalten demnach erheblich weniger Kali, dagegen mehr Kalk und Phosphorsäure als Schaf- und Kameelmilch; diese Unterschiede sind noch grösser gegenüber der Frauen- und Kuhmilch.

Molkerei-Erzeugnisse.

Aus der Milch werden eine Reihe von Erzeugnissen hergestellt, welche alle den Zweck verfolgen, derselben eine allgemeine und jederzeitige Verwendbarkeit zu verschaffen. Man benutzt zu dem Zweck entweder die ganze Milch als solche z. B. zur Bereitung der sog. präservirten und kondensirten Milch, von Kumys bezw. Kefyr, oder Theile derselben, wie das Fett zur Butter-, das Kaseïn und Fett zur Käsebereitung, während die Abfälle hiervon noch wieder besonders verwerthet werden.

Die präservirte und kondensirte Milch.

1. **Präservirte Milch.** Das Wesen der sog. Präservirung, d. h. der Frischhaltung der Milch beruht auf Abtödtung der darin enthaltenen Keime von Kleinwesen durch Erhitzen, sei es durch einfaches Kochen oder nach dem Pasteurisir- bezw. Sterilisir-Verfahren. Die Art der Einrichtung und Wirkung dieser Verfahren ist schon S. 640 u. ff. besprochen.

Es erübrigt hier nur noch hervorzuheben, dass die gut „präservirte" Milch selbstverständlich, weil sie im Wesen keine Veränderung erleidet, dieselbe Zusammensetzung wie Voll- und Magermilch haben muss. Dieses ergiebt sich auch aus folgenden Zahlen:

Präservirte:	In der natürlichen Milch					In der Trockensubstanz			
	Wasser	Stickstoff-Substanz	Fett	Milchzucker	Asche	Stickstoff-Substanz	Fett	Milchzucker	Stickstoff
Vollmilch	88,97 %	3,34 %	3,21 %	4,74 %	0,74 %	27,76 %	26,68 %	39,40 %	4,44 %
Magermilch	90,52 „	3,52 „	0,56 „	4,32 „	0,79 „	37,13 „	5,91 „	45,57 „	5,94 „

E. Meissl untersuchte ein und dieselbe Milch im frischen und im präservirten Zustande 8 Tage später, ohne bei letzterer irgend welche Aenderung in der Reaktion und im Gehalt feststellen zu können; er fand z. B.:

Art der Milch	Geruch und Geschmack	Reaktion	Pepton-Reaktion	Procentige Zusammensetzung				
				Wasser %	Stickstoff-Substanz %	Fett %	Milchzucker %	Asche %
1. Frische Milch	gut	amphoter	schwach	86,50	3,84	4,01	4,98	0,74
2. Dieselbe, präservirt, 8 Tage später	„	„	„	86,44	3,87	4,06	4,94	0,73

Wenn die Abtödtung der Keime in der Milch durch die Frischhaltungs-Verfahren nicht gelungen ist, so erleidet die sog. präservirte Milch alsbald ähnliche Zersetzungen wie Milch bei gewöhnlicher und fehlerhafter Aufbewahrung. Sie nimmt einen ranzigen, bitteren Geschmack an, Kaseïn und Albumin gehen in Pepton über, und dieses zerfällt weiter in Leucin, Tyrosin und Ammoniak (O. Loew fand in so verdorbener Milch einen Bodensatz, den er für das Anhydrid des Tyrosins hält); der Milchzucker wird mehr oder weniger in seine hydrolytischen Spaltungsstoffe (Galaktose und Glukose) umgewandelt; das sich an der Oberfläche ansammelnde Fett hat einen ranzigen und talgigen Geschmack, ohne dass sich der Schmelzpunkt und der Gehalt an flüchtigen Fettsäuren geändert haben. Die Reaktion bleibt entweder unverändert oder wird schwach sauer.

Aber auch in gut präservirter Milch findet beim längeren Stehen durchweg eine **Entmischung der Milch**, entweder eine **Aufrahmung** oder **Ausbutterung** statt[1]). Wenn nur eine Aufrahmung vor sich gegangen ist, so lässt sich das abgeschiedene Fett durch Einstellen der Flasche in etwa 40—50° warmes Wasser und Schütteln wieder gleichmässig mit dem Inhalt vermischen; gelingt dieses nicht, bleibt das Fett vielmehr zu Klümpchen vereinigt, so war die Milch **aufgebuttert** und fehlerhaft.

Aus dem Grunde empfiehlt es sich nicht, den Bedarf an Milch auf längere Zeit durch Ankauf von präservirter Milch zu decken.

2. **Kondensirte Milch.** Die Entziehung von Wasser oder die Kondensirung der Milch besitzt vor dem vorstehenden Haltbarmachungsverfahren den Vorzug, dass die Milch dadurch weiter versandfähig wird. Die Entziehung des Wassers wird auf verschiedene Weise zu erreichen gesucht, entweder dadurch, dass man die Milch durch häufiges Umgiessen in ganz flache Schalen an der Luft eindunstet, oder sie durch künstliche Wärme über offenem Feuer oder im Vakuum eintrocknet. Letzteres Verfahren ist unbedingt das empfehlenswertheste, weil dabei die Milchbestandtheile weder eine Zersetzung erleiden, noch auch durch Bestandtheile der Luft etc. verunreinigt werden können.

Die ersten Bestrebungen, Milch auf diese Weise haltbar zu machen, rühren schon vom Jahre 1835 her, in welchem Jahre Newton[2]) ein diesbezügliches englisches Patent erhielt. Auch stellte 1849 C. N. Horsford bereits aus Milch unter Zusatz von Milchzucker kondensirte Milch her. Die jetzigen Verfahren gleichen noch mehr oder weniger den damaligen Vorschlägen und sind zu uns von Amerika aus gekommen, wo Borden 1856 die erste Fabrik für Darstellung von kondensirter Milch ohne Zusatz von Zucker unter Anwendung einer Vakuumpfanne herstellte. Das nach diesem ausgebildete Verfahren in Cham (Schweiz) besteht[3]) darin, dass die Milch sofort nach der Anlieferung und Wägung auf 80° angewärmt und mit dieser Temperatur in die 5000 l fassenden Vakuumverdampfapparate gefüllt wird, in welchen in Folge der Luftverdünnung und Verdichtung des Wasserdampfes die Temperatur auf 45—55° sinkt; bei dieser Temperatur wird die Eindampfung auf $1/5$—$1/4$ des ursprünglichen Volumens fortgesetzt und gleichzeitig eine Zuckerlösung im Verhältniss von 10—12 Theilen Zucker auf 100 Theile Milch zugesetzt, wenn kondensirte Milch mit Rohrzucker-Zusatz hergestellt werden soll; das Eindampfen nimmt 3—4 Stunden in Anspruch. Die eingedickte Milch wird in kleine Blechbüchsen gefüllt, die im Wasserbade bis 100° erwärmt und dann luftdicht zugelöthet werden. Die Erwärmung hat den Zweck, alle verderblichen Pilzkeime zu tödten.

Die nach dem Scherff'schen Verfahren sterilisirte und dann kondensirte Milch von Drenkhan in Stendorf wird nicht so weit eingedickt, als sonstige kondensirte Milchsorten; sie ist daher wasserreicher, als letztere.

Auch wird in Gossau (Schweiz) durch vollständiges Eindunsten der Voll- wie abgerahmten Milch ein **Milchpulver** hergestellt, welches nur mehr etwa 4% Wasser enthält und anscheinend einen Zusatz von Kochsalz erfahren hat. Auch Drenkhan-Stendorf verarbeitet neuerdings Magermilch zu einem trockenen weissen Pulver, welches, mit heissem Wasser wieder angerührt, eine milchige Emulsion giebt. Für

---

[1]) Vergl. Renk: Archiv f. Hygiene, 1893, **17**, 312.
[2]) Polytechn. Journ. 61, 223.
[3]) Milch-Ztg. 1884, **13**, 381.

den Zweck wird anscheinend die zum Syrup eingedickte Milch auf Walzen dünn ausgebreitet und im Vakuum vollends eingetrocknet.

Wie ganze Kuhmilch hat man auch versucht, Magermilch und Molken einzudicken; ferner kommt vereinzelt kondensirte Stuten- und Ziegen-Vollmilch im Handel vor.

Eine Hauptbedingung für die Gewinnung einer guten kondensirten Milch ist die, dass die Milch möglichst frisch, ohne Säuerung, zur Eindampfung gelangt. Selbstverständlich muss die frische Milch auch sonst fehlerfrei sein.

Diese Milcherzeugnisse werden vorwiegend in den Ländern hergestellt, in welchen, wie in der Schweiz, England, Norwegen und Schweden die Verwerthung der frischen natürlichen Milch nicht oder nur in beschränktem Masse möglich ist.

Die procentige Zusammensetzung dieser kondensirten Milchsorten ist folgende:

Art der Erzeugnisse	Anzahl der Analysen	In der natürlichen Substanz						In der Trockensubstanz		
		Wasser %	Stickstoff-Substanz %	Fett %	Milch-zucker %	Rohrzucker %	Asche %	Stickstoff-Substanz %	Fett %	Stickstoff %
1. Kondensirte Kuh-Vollmilch ohne Zusatz von Rohrzucker:										
a) Nach Scherff präservirte und kondensirte Milch	6	71,72	8,18	6,89	11,45	—	1,76	28,92	24,35	4,63
b) Sonstige stärker kondensirte Milch	45	61,46	11,17	11,42	13,96	—	1,99	28,97	29,64	4,64
c) Milchpulver	3	6,08	23,09	23,14	42,39	—	5,30	24,58	24,64	3,93
2. Kondensirte Kuh-Vollmilch mit Zusatz von Rohrzucker	108	26,44	10,47	10,07	14,16	36,87	2,00	14,24	13,69	2,28
3. Kondensirte Ziegenmilch mit Rohrzucker-Zusatz	1	20,98	17,00	16,95	15,72	26,75	2,60	21,51	21,45	3,44
4. Kondensirte Stutenmilch	4	21,87	13,65	8,28	54,46		1,74	17,50	10,49	2,80
5. Kondensirte Kuh-Magermilch:										
a) Mit Rohrzucker-Zusatz	7	28,94	12,71	2,63	13,99	39,49	2,24	17,83	3,70	2,85
b) Als trockenes Pulver	4	7,55	30,81	1,73	53,43	—	6,48	33,33	1,87	5,33
6. Kondensirte Molken	1	20,64	11,06	0,38	61,06	—	6,86	13,94	0,48	2,23

Selbstverständlich schwankt die Zusammensetzung der kondensirten Kuh-Vollmilch je nach der Stärke der Eindunstung und des Zusatzes von Rohrzucker innerhalb sehr weiter Grenzen, nämlich:

Bezeichnung	Wasser %	Stickstoff-Substanz %	Fett %	Milch-zucker %	Rohrzucker %	Asche %
a) Ohne Zusatz von Rohrzucker	46,4—76,2	5,0—14,9	8,5—15,3	5,1—17,3	—	1,3—2,6
b) Mit Zusatz von Rohrzucker	12,4—35,7	5,9—18,7	5,2—17,5	7,2—18,6	26,2—45,0	1,3—3,2

Die sonstigen kondensirten Milchsorten bezw. Molkereiabfälle haben für den Handel bis jetzt nur eine geringe Bedeutung.

Wenn die kondensirte Milch aus reiner, natürlicher Kuhmilch, sei es mit oder ohne Zusatz von Rohrzucker, hergestellt wird, so bildet sie gewiss ein vorzügliches Nahrungsmittel nicht nur für Seereisende und kriegführende Heere, sondern auch für Kinder und Bewohner grösserer Städte, die sich nur schwer mit frischer Milch versorgen können. Zum Gebrauch wird dieselbe einfach mit heissem Wasser aufgelöst bezw. aufgeweicht; man nimmt je nach der Koncentration, d. h. je nach dem Wassergehalt der kondensirten Milch 2—5 Theile Wasser; bei einem Wassergehalt von 62% wie bei der kondensirten Vollmilch ohne Zuckerzusatz würde man durch Zusatz von 2 Theilen Wasser zu 1 Theile kondensirter Milch, bei einem Wassergehalt von 26% wie bei der mit Zucker hergestellten kondensirten Milch durch Zusatz von 5 Theilen Wasser zu 1 Theile kondensirter Milch eine Emulsion erhalten, welche der natürlichen Kuhmilch im Wassergehalt ziemlich nahe käme.

Verfälschungen der kondensirten Milch. Eine Verfälschung der kondensirten Milch kommt wohl nur in der Richtung vor, dass man statt Vollmilch theilweise oder ganz entrahmte Milch verwendet.

Die Art und Weise der Fabrikation, ob aus Voll- oder Magermilch hergestellt, lässt sich leicht durch eine Bestimmung des Fettes und der Stickstoff-Substanz feststellen. Da in der natürlichen Kuhmilch auf 100 Theile Stickstoff-Substanz 100 bis 110 Theile Fett kommen, so muss dieses Verhältniss auch in der kondensirten Milch vorhanden sein, wenn sie als natürliche ganze Kuhmilch bezeichnet und in den Handel gebracht wird. Ist dagegen weniger Fett als Stickstoff-Substanz vorhanden, so ist der Verdacht, dass abgerahmte oder doch sehr fettarme Milch verwendet worden ist, um so grösser, je erheblicher dieser Unterschied ist.

Andererseits können der kondensirten Milch Frischhaltungsmittel, wie Salicylsäure, Borsäure, Borax, Benzoësäure zugesetzt sein; W. Fleischmann fand z. B. in einer Probe kondensirter Milch 1,74% Benzoësäure.

Auch können, wie bei anderen Dauerwaaren, aus den Gefässen, in welchen die kondensirte Milch dargestellt und aufbewahrt wird, Metalle, wie Kupfer und Zink etc., in die kondensirte Milch gerathen, zumal wenn dieselbe in Folge einer Säuerung Milchsäure enthält.

Magermilch (Abgerahmte Milch).

Lässt man Milch an der Luft in offenen Gefässen ruhig stehen, so steigen die Fettkügelchen nach oben; es bilden sich zwei Schichten, die obere, der Rahm, und die untere, welche aus der mehr entfetteten oder abgerahmten Milch besteht. In dieser Hinsicht verhalten sich alle Milchsorten gleich, wenn auch die Zeit des Aufrahmens, bis wann sich die meisten Fettkügelchen oben angesammelt haben, verschieden ist.

Dass die Fettkügelchen nach oben steigen, beruht einfach darauf, dass sie specifisch leichter sind, als die anderen Milchbestandtheile. Aus diesem Grunde ist in Milch-Gefässen nach einigem Stehen die Milch der oberen Schichten stets fettreicher, als die der unteren Schichten.

Die Fettkügelchen verdichten auf ihrer Oberfläche durch einfache Attraktion die sonstigen Milchbestandtheile, und so kommt es, dass der Rahm nie aus reinem Milchfett allein besteht, sondern auch stets Kaseïn, Albumin, Milchzucker und Salze eingeschlossen enthält.

Da der Inhalt einer Kugel mit dem Kubus des Durchmessers, die Oberfläche aber nur mit dem Quadrat desselben wächst, so verdichten die grösseren Fettkügelchen durch Flächenanziehung verhältnissmässig nicht so viel Kaseïn, Milchzucker etc. auf ihrer Oberfläche als die kleineren; sie werden daher eher und rascher in die Höhe steigen als die letzteren. Thatsächlich enthält die abgerahmte Milch auch nur mehr wenige grosse Fettkügelchen und giebt dieses ein Mittel ab, mikroskopisch abgerahmte Milch von der natürlichen ganzen Milch zu unterscheiden. Aus diesen Gründen machen sich bei der Aufrahmung folgende Einflüsse geltend:

a) Der Fettgehalt der Milch selbst. Eine fettreiche und kaseïnarme Milch rahmt unter sonst gleichen Verhältnissen vollkommener aus, als eine fettarme und kaseïnreiche Milch.

b) Bei höheren Temperaturen verdichten die Fettkügelchen nicht so viel Milchbestandtheile auf ihre Oberfläche, als bei niederen Temperaturen und muss daher bei ersteren die Aufrahmung schneller erfolgen und der Rahm verhältnissmässig fettreicher sein, als bei letzteren. Dieses ist, wie U. Kreusler (vergl. Bd. I, S. 357) nachgewiesen hat, auch thatsächlich bei Temperaturen von $2-10^0$ der Fall.

Eine weitere Steigerung der Temperatur ist aber nicht angezeigt, da bei hohen Temperaturen die Milch alsbald sauer wird und gerinnt. Deshalb sucht man die Aufrahmung bei möglichst niedrigen Temperaturen zu bewerkstelligen.

Tollens erklärt die grössere Aufrahmung bei niederen Temperaturen daraus, dass durch die rasche Abkühlung der Milch langsame Strömungen oder Bewegungen in der Milch entstehen, in Folge deren die specifisch leichteren Fettkügelchen sich leichter durch die sonstigen Milchbestandtheile durchdrängen und an die Oberfläche steigen können, als bei weniger starken und raschen Abkühlung der Milch, in ähnlicher Weise, wie man sich durch einen in Bewegung befindlichen Menschenstrom in Folge der entstehenden Lücken leichter durchdrängen könne, als durch eine ruhende Menschenmasse.

c) Die Zeitdauer der Aufrahmung macht sich in der Weise geltend, dass zwar um so mehr Fett in den Rahm gelangt, je länger die Aufrahmung — Nichtdickwerden der Milch vorausgesetzt — dauert, dass aber im Beginn der Aufrahmung weit mehr Fett ausgeschieden wird als später, z. B. in den ersten 12 Stunden etwa 50%, in den folgenden 28 Stunden nur mehr 25% des vorhandenen Fettes.

d) Die Höhe der Aufrahmegefässe beeinflusst die Ausrahmung insofern, als letztere um so schneller vor sich geht, je kleiner der von den Fettkügelchen zurückzulegende Weg, d. h. je flacher das Milchgefäss ist. Die Weite der Gefässe sowie der Rohstoff, woraus dieselben gefertigt sind, spielen dabei keine oder nur eine untergeordnete Rolle (vergl. Bd. I, S. 355 u. ff.).

e) Das Kochen der Milch verzögert zwar die Gerinnung der Milch, aber auch die Aufrahmung, weil durch das Kochen die Milch eine schleimige Beschaffenheit annimmt, in Folge deren das Aufsteigen der Fettkügelchen behindert wird.

f) Der Einfluss des Luftdruckes äussert sich in der Weise, dass bei niedrigem oder vermindertem Luftdruck der Aufrahmungsgrad ein höherer ist oder die abgerahmte Milch einen etwas niedrigeren Fettgehalt aufweist, als bei höherem Luftdruck; das erklärt sich einfach daraus, dass die Fettkügelchen im ersteren Falle leichter in die Höhe steigen können, als im letzteren Falle.

Unter Aufrahmungsgrad versteht man das Verhältniss der absoluten Menge des in der ursprünglichen Milch enthaltenen Fettes zu der Menge des in den Rahm übergegangenen Fettes; er wird meistens in Procenten ausgedrückt und giebt daher an, wie viele Theile Fett von 100 Theilen des in der Milch enthaltenen Fettes in den Rahm übergegangen sind.

Man kann die verschiedenen Aufrahmverfahren eintheilen in

A. Die Aufrahmeverfahren bei freiwilligem Auftriebe.

Diese Verfahren haben zur Zeit nur mehr eine geringe Bedeutung; sie sind grösstentheils durch das Centrifugalverfahren (B) verdrängt worden. Man unterscheidet bei den Verfahren mit freiwilligem Auftriebe wieder zweierlei Arten, je nachdem die Aufrahmung ohne oder mit Abkühlung der Milch vorgenommen wird.

a) **Aufrahmverfahren ohne andauernde künstliche Abkühlung der Milch.** Hierzu gehören:

1. **Das alte oder sog. holländische bezw. holsteinische oder Satten-Verfahren.**

Man bringt die frische Milch entweder direkt in flache, 12 cm hohe, 4—8 l fassende Gefässe oder Satten von Holz und stellt sie in kalte unterirdische Räume, in denen die Temperatur im Sommer und Winter höchstens zwischen 10—15° C. schwankt (holsteinsches Verfahren), oder man kühlt die kuhwarme Milch vorher rasch durch Einstellen grösserer Gefässe in kaltes Brunnenwasser auf etwa 15° ab und behandelt sie dann nach Umfüllen in flachere, 8—12 cm hohe, 4—6 l fassende Satten von Kupfer, Holz oder Thon (holländisches Verfahren).

Das Gussander'sche Verfahren, bei welchem 7,5 l fassende Weissblechsatten von 5 cm Höhe angewendet werden und bei 16—24° C. aufgerahmt wird, zeigt hiervon nur geringe Unterschiede. Destinon nimmt statt der vielen kleinen Satten eine grosse flache emaillirte gusseiserne Wanne von 200 cm Länge, 60 cm Breite und 10 cm Höhe mit etwa 60 l Inhalt und verwendet zum Abschöpfen des Rahmes eine besondere Vorrichtung.

2. **Das Devonshire-Verfahren.** Die angewendeten Gefässe sind den ersten der unter No. 1 genannten Verfahren gleich und unterscheidet sich das Verfahren nur dadurch von den ersteren, dass das an einem kühlen Ort zum Aufrahmen hingestellte Gefäss in ein Wasserbad gestellt und hierin auf einer Herdplatte so lange erhitzt wird, bis der Rahm kleine Blasen mehr aufzuwerfen beginnt; darauf wird das Gefäss wieder 12 Stunden an den früheren Ort gestellt und nach dieser Zeit der sehr zähe Rahm (Clotted cream) abgenommen, um sofort zur Buttergewinnung verwendet zu werden. Die Magermilch scheint nach diesem Verfahren stets sehr fettreich zu bleiben, indem darin 1,24—2,60 %, im Mittel 1,69 % Fett gefunden wurden.

b) **Verfahren mit andauernder künstlicher Kühlung.**

1. **Das Swartz'sche Abrahmverfahren.** Dieses Verfahren unterscheidet sich von den ersteren grundsätzlich dadurch, dass die sofort nach dem Melken mit dem Lawrence'schen Milchkühler abgekühlte Milch in 57 cm hohe Gefässe aus Weissblech oder verzinntem Stahlblech, die zwischen 20—50 l fassen, gefüllt und dann in kaltes Wasser gestellt wird, welches durch Eis oder fortwährend zufliessendes Wasser auf einer Temperatur von 2° bis höchstens 10° gehalten wird. Das Verfahren erfordert nicht nur weniger Arbeitsaufwand, sondern liefert auch eine stets süsse Abrahmmilch, was bei den anderen Verfahren nicht der Fall ist.

Bei dem Swartz'schen Kaltwasserverfahren ist die Milch nach 18—24 Stunden aufgerahmt, bei den anderen erst nach 36—48 Stunden. Dabei lässt sich die abgerahmte Milch bei den erstgenannten Verfahren, weil sie durchweg, besonders im Sommer, sauer und geronnen ist (dicke Milch), nicht so hoch verwerthen, als beim Swartz'schen Verfahren. Freilich liefert das Swartz'sche Verfahren nicht so viel Butterfett, als die erstgenannten Verfahren. Eine vollständige Aufrahmung der Milch, d. h. eine vollständige Entfettung derselben, findet nie statt, es scheint dieselbe vielmehr eine vielleicht durch die Natur und Grösse der Fettkügelchen bedingte Grenze zu haben.

2. Das Cooley'sche Verfahren. Cooley hat das Swartz'sche Kaltwasserverfahren dahin abgeändert, dass er mit der Seitenkühlung eine Oberflächenkühlung verbunden hat. Cylindrische Blecheimer werden mit einem ziemlich stark übergreifenden Blechdeckel geschlossen und in das Wasser des Kühlbeckens untergetaucht, so dass das Kühlwasser auch von oben abkühlend wirken kann. Hierbei wird der Deckel durch Holzleisten festgehalten.

Nach Versuchen von M. Schrodt hat das Cooley'sche Abrahmverfahren eine etwas grössere Abrahmung bewirkt als das Swartz'sche, indess sind diese Versuche insofern nicht ganz massgebend, als sie in ungleich hohen Satten ausgeführt wurden. Ein weiterer Vortheil des Cooley'schen Verfahrens dürfte aber darin liegen, dass die Milch bezw. der Rahm durch die Bedeckung während der Abrahmzeit vor Zutritt von Mikroorganismen aus der Luft geschützt wird.

3. Das Becker'sche Verfahren gleicht den beiden vorigen dadurch, dass es ebenfalls bei Luftabschluss von den Abrahmgefässen ausgeführt wird, unterscheidet sich aber dadurch von denselben, dass die Milch in luftdicht schliessenden Gefässen erst auf $50—70^0$ erhitzt, dann in kaltes Wasser ($5—18^0$) gestellt und 24—72 Stunden aufrahmen gelassen wird. Die Untersuchungen von W. Fleischmann haben ergeben, dass der Aufrahmungsgrad nach diesem Verfahren, wenn die Milch nur bis 55^0 erwärmt wird, im Mittel $86^0/_0$ beträgt; die Aufrahmung verläuft daher befriedigend, aber nicht besser wie nach irgend einem der älteren Aufrahmungsverfahren. Dagegen bleibt die nach Becker entrahmte Milch länger süss und verändert sich das Kaseïn in der Weise durch das Erwärmen, dass es nicht mehr in dicken Klumpen, sondern als feinflockiges Gerinnsel ausgeschieden wird, welcher Umstand als günstiger für die Verdauung bezeichnet werden kann.

Diese und andere Verfahren der Aufrahmung haben aber zur Zeit kaum mehr eine Bedeutung, indem sie fast ganz durch das Centrifugalverfahren verdrängt sind.

B. Entrahmung der Milch durch unfreiwilligen Auftrieb mittels Centrifugalkraft.

Die Entrahmung durch Centrifugen beruht auf dem bekannten physikalischen Gesetz, dass Körper von ungleichem specifischen Gewicht, wenn sie der Centrifugalkraft unterworfen werden, sich trennen, indem die specifisch leichteren Antheile sich zunächst der Centrifugalachse ansammeln, während die specifisch schwereren Antheile sich um so weiter von dieser entfernen, je specifisch schwerer sie sind. Bei Milch hat das Fett ein geringeres specifisches Gewicht, als die anderen Bestandtheile der Milch; wird dieselbe daher in einer Trommel in drehende Bewegung versetzt, so wird in Folge der Centrifugalkraft das Fett bezw. der Rahm sich zunächst der Trommelachse abscheiden, während die abgerahmte Milch den äusseren Raum der Trommel einnimmt. Um nach diesem Grundsatz die Milch zu entrahmen, sind schon in früheren Zeiten vielfache Versuche angestellt, aber erst 1877 gelang es dem Maschinenbauer Lefeldt, das Verfahren durch eine geeignete Centrifuge zu einem praktisch durchführbaren zu gestalten. Seit der Zeit sind eine Reihe derartiger Centrifugen hergestellt, welche zwar alle auf demselben Grundsatz beruhen, aber in der praktischen Handhabung einige Unterschiede aufweisen. Man unterscheidet zunächst

a) **Centrifugen für den Kraftbetrieb** und zwar

1. solche, bei denen Rahm und Magermilch durch nachfliessende Vollmilch fortgesetzt an getrennten Stellen abfliessen; hierzu gehören z. B. G. de Laval's Patent-Separator, die Milchcentrifuge von Lefeldt und Lentsch, die Balance-Centrifuge der Holler'schen Karlshütte und der Viktoria-Separator von Watson, Laidlaw & Co. in Glasgow u. a.;

2. solche, bei denen, wie bei der dänischen Milchcentrifuge von Burmeister & Wains, Rahm und Magermilch herausgeschält werden.

Bei anderen, älteren Centrifugen, z. B. der von Fesca, fliesst nur die Magermilch beständig ab, der Rahm verbleibt bis zum Stillstande der Centrifuge in der Trommel; sie gestatten daher nur einen unterbrochenen Betrieb. Einige Centrifugen haben ferner eine senkrechte, andere eine wagerechte Umdrehungsachse.

b) **Centrifugen für den Handbetrieb.** Diese haben in der letzten Zeit eine grosse Verbreitung gefunden und gehören hierher die Handcentrifugen von Lefeldt und Lentsch, der Bergedorfer Alfa-Laval-Hand-Separator, Alfa-Colibri, Alfa-Baby, Handbalance der Holler'schen Karlshütte, Viktoria-Separator von Watson, Laidlaw & Co., Ludloff's Handmilchcentrifuge, Centrifuge Westfalia u. a.

Ueber die Vor- oder Nachtheile dieser verschienenen Centrifugen vergl. die Lehrbücher von W. Fleischmann, W. Kirchner und Fr. Stohmann über Milchwirthschaft. Bei sonst gleicher Arbeitsweise, d. h. gleich scharfer Entrahmung, sind Einfachheit der Bedienung, leichte Reinigung bezw. Reinhaltung sowie Schnelligkeit und Grad der Entrahmung als wesentliche Vorzüge mit in Betracht zu ziehen. Ueber die Leistungsfähigkeit der einzelnen Centrifugen (d. h. über den zu erzielenden Entrahmungsgrad) unter verschiedenen Versuchsbedingungen sind Bd. I, S. 366—383 eine Reihe von verschiedenen Versuchen mitgetheilt, aus denen hervorgeht, dass die Entrahmung der Milch durch Centrifugen unter folgenden Bedingungen um so vollkommener gelingt,

1. Je wärmer die zu entrahmende Milch ist,
2. Je grösser die Umdrehungsgeschwindigkeit der Trommel, d. h. je grösser die Tourenzahl derselben (meistens für eine Minute gemessen) ist,
3. Je weniger Milch in einer bestimmten Zeit durch die Trommel geht.

W. Fleischmann[1]) hat auf Grund seiner Versuche für diese Beziehungen folgende Formel aufgestellt:

$$\text{Fettgehalt der Magermilch } f = C \cdot \frac{\sqrt{M}}{u^2} \cdot 1{,}035^{40-t}$$

worin bedeutet:

---

[1]) W. Fleischmann: Lehrbuch d. Milchwirthschaft 1893, 132.

C eine Konstante, die für jede Centrifuge bestimmt werden muss,
M die in der Stunde entrahmte Milchmenge,
u die Drehungsgeschwindigkeit der Trommel,
t die Entrahmungswärme.

Diese Formel besagt also, dass der procentige Fettgehalt der Magermilch umgekehrt proportional ist dem Quadrat der Masszahl u für die Drehungsgeschwindigkeit und direkt proportional der Quadratwurzel aus der Masszahl M für die in der Stunde entrahmte Milchmenge; die Abhängigkeit der Grösse f von der Entrahmungswärme t ergiebt sich in der Weise, dass, wenn f' den procentigen Fettgehalt der Magermilch bei $40°$ bedeutet, zwischen den Temperaturen $13-40°$ folgende Beziehung, nämlich $f = f' \cdot 1{,}035^{40-t}$ statt hat. Wenn man daher die Konstante C festgestellt hat und unter M', u' und f' die mittleren vorgeschriebenen Werthe dieser 3 Grössen versteht, so lässt sich der Werth f für alle Werthe von u' zwischen $\frac{1}{2}$ u' und 2 u', für alle Werthe von M zwischen $\frac{1}{2}$ M' und $2 \cdot$ M' und für alle Werthe von t zwischen 20 und 40 genau berechnen.

Unter Einhaltung der richtigen Bedingungen wird man daher mit jeder Centrifuge einen gleich hohen Entrahmungsgrad erzielen können. Nur lässt sich nicht jede Milch gleich gut entfetten. Lange gestandene oder weit versandte, sog. „träge" Milch wird auch durch Centrifugiren in geringerem Grade entrahmt, als frische Milch. Im Uebrigen hat das Centrifugiren vor den alten Aufrahmverfahren nicht geringe Vorzüge, nämlich Ersparung an Zeit und Arbeit und weiter die Gewinnung einer stets süssen Magermilch, die sich besonders für Fütterungs- oder Ernährungszwecke höher verwerthen lässt, als die durchweg saure oder leicht zur Säuerung neigende Magermilch nach den alten Aufrahmverfahren.

Sind in der Milch Fremdkörper enthalten, so werden dieselben, wenn sie ein höheres spec. Gewicht als Magermilch haben und die Reibungswiderstände des Serums überwinden können, gegen die Gefässwandung getrieben und lagern sich hier als schmierige Schlammschicht ab. W. Fleischmann fand für die chemische Zusammensetzung des Centrifugenschlammes im Mittel von 5 Analysen folgende Zahlen:

Wasser	Stickstoff-Substanz	Fett	Milchzucker	Asche
67,03 %	26,86 %	1,20 %	1,34 %	3,57 %

Die Asche des Centrifugenschlammes ergab im Mittel zweier Analysen von Fleischmann und Engström:

Kali	Natron	Kalk	Magnesia	Eisenoxyd	Phosphorsäure	Chlor
4,21 %	1,73 %	45,47 %	2,18 %	0,94 %	44,97 %	1,28 %

Der Schlamm besteht hiernach ausser aus Schmutz (Koth) wesentlich aus Kaseïn und Albumin, die in unvollkommen gequollenem Zustande in der Milch enthalten sind; mit diesen wird nach Bany[1] und Scheurlen[2] auch ein Theil der Bakterien, besonders Tuberkelbacillen, ausgeschleudert und im Schlamm abgeschieden. Die anderen — gewöhnlichen wie pathogenen — Bakterien, welche ein geringeres spec. Gewicht als Milch haben, gehen in den Rahm über oder verbleiben in der Magermilch.

Weil aber die Tuberkelbacillen sich vorwiegend im Schlamm ansammeln und letzterer auch sonstige mechanisch mitgerissene Bakterien enthalten kann, so soll der Centrifugenschlamm durch Verbrennen unschädlich gemacht werden.

---

[1] Milch-Ztg. 1893, 22, 672.
[2] Arbeiten a. d. Kaiserl. Gesundheitsamte 1891, 7, 269.

Die nach vorstehenden Verfahren erhaltenen Sorten Magermilch ergaben im Mittel einiger Analysen:

Magermilch, gewonnen durch:	Anzahl d. Analysen	In der natürlichen Milch					In der Trockensubstanz			
		Wasser %	Stickstoff-Substanz %	Fett %	Milch-zucker %	Asche %	Stickstoff-Substanz %	Fett %	Milch-zucker %	Stickstoff %
1. Centrifugiren	6	90,57	3,61	0,27	4,80	0,75	36,46	4,96	50,90	5,83
2. Satten-Verfahren (verschiedene) . .	56	90,43	3,26	0,87	4,74	0,70	34,09	9,09	49,53	5,45
3. Gussander's Verfahren (flache Satten) .	5	90,21	3,18	0,74	5,12	0,75	32,53	7,57	52,40	5,20
4. Swartz'sches Verfahren	13	90,68	3,03	0,70	4,84	0,75	32,53	7,56	51,93	5,20

Dabei sind selbstverständlich die Schwankungen im Fettgehalt besonders nach dem alten Sattenverfahren sehr hoch und betragen von 0,2—2,5 %, je nachdem sich die oben erwähnten Einflüsse auf die Grösse der Entrahmung mehr oder weniger geltend machen. Der Fettgehalt der Centrifugen-Magermilch schwankt in viel engeren Grenzen, als der der Satten-Magermilch, nämlich durchweg zwischen 0,1 bis 0,3 %; auch ist der Fettgehalt der Centrifugen-Magermilch durchweg noch geringer, als sich nach obigen wenigen Analysen berechnet; er schwankt bei gut ausgeschleuderter Milch nur zwischen 0,1—0,2 %. In Folge des niedrigeren Fettgehalts hat die Centrifugen-Magermilch durchweg ein etwas höheres spec. Gewicht (nämlich um 0,002—0,003 höher), als die Satten-Magermilch.

Die süsse Magermilch wird jetzt vielfach direkt als Nahrungsmittel verwendet und verdient wegen der in derselben verbliebenen Kaseïn- und Zuckermenge für diesen Zweck alle Beachtung, da sie zu einem verhältnissmässig niedrigen Preise abgegeben werden kann und abgegeben wird. Freilich hat sie wegen des fehlenden Fettes nicht den Nährwerth und Wohlgeschmack der Vollmilch und soll für Kinderernährung keine Verwendung finden. Auch muss sie ausdrücklich nur unter dem Namen „Magermilch" feilgeboten werden; ferner empfiehlt es sich, dieselbe, wenn sie für den direkten Verbrauch bestimmt ist, mehr noch als Vollmilch sorgfältigst zu sterilisiren (vergl. S. 640 u. ff.). Letzteres ist in den jetzt weit verbreiteten Sammelmolkereien leicht zu ermöglichen und kann die Centrifugen-Magermilch stets thunlichst frisch und in süssem Zustande abgegeben werden.

Trotzdem findet die Magermilch für Ernährungszwecke nur eine spärliche direkte Verwendung; man hat daher vielfache Versuche gemacht, sie auf sonstige Weise für die menschliche Ernährung nutzbar zu machen, so durch Eindampfen als kondensirte Magermilch (S. 667), zur Käsefabrikation (vergl. unter „Käse"), zur Bereitung von Nährmitteln (S. 536 u. ff.) und zur Brotbereitung etc. G. Sartori und Weibull untersuchten unter Zusatz von Centrifugen-Magermilch (auf 24 kg Mehl 7 kg bezw. auf 1 kg Mehl 642 g derselben) gewonnenes Brot gegenüber solchem nur aus Mehl und Wasser (im Verhältniss wie Mehl und Magermilch) bereitetem Brot mit folgendem Ergebniss:

Brot unter Zusatz von	In dem natürlichen Brot							In der Trockensubstanz		
	Wasser %	Stickstoff-Substanz %	Fett %	Zucker und Dextrin %	Stärke %	Rohfaser %	Asche %	Phosphorsäure %	Stickstoff-Substanz %	Fett %	Zucker und Dextrin %
1. Wasser	35,46	7,53	0,67	7,90	45,39	2,18	0,87	0,32	11,66	1,04	12,24
2. Magermilch	35,06	8,53	0,82	8,97	43,25	2,17	1,10	0,46	13,12	1,26	13,82

Hier hat durch den Zusatz von Magermilch statt Wasser zum Mehl der Gehalt des Brotes an Stickstoff-Substanz, Zucker + Dextrin nicht unwesentlich zugenommen und verdient die Verwendung von Magermilch an Stelle von Wasser zur Brotbereitung alle Beachtung.

Rahm.

Unter Rahm verstehen wir die von der Magermilch getrennte fettreiche Milchschicht (Emulsion), in welche der grössere Theil der Fettkügelchen neben geringen Mengen der übrigen Bestandtheile der Milch bezw. des Serums derselben übergeführt ist. Die Menge wie Zusammensetzung des Rahmes hängt nicht nur von dem Fettgehalt der Milch, sondern noch ebenso sehr von der Art der Aufrahmung ab. Beim Centrifugiren der Milch lässt sich das Fett durch Verminderung der zufliessenden Menge der Milch oder durch Erhöhung der Umdrehungszahl der Trommel sowie durch stärkere Vorwärmung der Milch nicht nur fast ganz ausschleudern, sondern auch ein fettreicherer Rahm gewinnen. Je grösser die procentige Menge des Rahmes, je niedriger der Fettgehalt der Vollmilch und je kleiner der Aufrahmungsgrad, um so ärmer an festen Stoffen ist der Rahm und umgekehrt.

Der Centrifugenbetrieb wird meistens so eingerichtet, dass von 100 Theilen Vollmilch 15 Theile Rahm entfallen, welcher dann bei einem mittleren Fettgehalt der Milch 18—20% Fett enthält. Beträgt der Fettgehalt einer Vollmilch 3,4%, der Aufrahmungsgrad 93,5%, die Rahmmenge 15,5%, so lässt sich der Fettgehalt des Rahmes nach der Gleichung: $\frac{3,4 \times 93,5}{15,5} = 20,5\%$ berechnen.

P. Vieth[1]) hat über die Beziehungen zwischen Fettgehalt der Vollmilch, Rahmmenge und Fettgehalt des Rahmes eine Tabelle entworfen und weiter gezeigt, dass zwischen Fett- und Trockensubstanz-Gehalt eine feste Beziehung besteht derart, dass, je höher der Fettgehalt des Rahmes, desto geringer die sonstigen Beimengungen aus der Milch sind, z. B.:

| Trockensubstanz | 21,0 % | 25,0 % | 30,0 % | 35,0 % | 40,0 % | 50,0 % | 60,0 % |
| Fett | 12,1 „ | 16,5 „ | 22,0 „ | 27,5 „ | 33,0 „ | 44,0 „ | 55,0 „ |

Nach 47 Analysen schwankt die Zusammensetzung des Rahmes wie folgt:

---

[1]) Milch-Ztg. 1888, **17**, 673 und Petersen: Forschungen auf dem Gebiete der Viehhaltung Heft 2, 343.

Gehalt	Im natürlichen Rahm					In der Trockensubstanz		
	Wasser %	Stickstoff-Substanz %	Fett %	Milch-zucker %	Asche %	Stickstoff-Substanz %	Fett %	Stickstoff %
Niedrigster	43,04	1,75	15,78	0,62	0,11	5,40	48,72	0,86
Höchster	83,23	8,19	30,19	6,23	1,10	25,28	93,22	4,04
Mittlerer	67,61	4,12	23,80	3,92	0,55	12,72	73,47	2,04

Die durch Centrifugiren der Milch zuweilen sich bildenden Rahmstücke haben einen viel höheren Fettgehalt; W. Fleischmann fand z. B. für ein solches Rahmstück:

| Aus Lefeldt's Centrifuge . . . . | 29,55 | 1,42 | 67,63 | 2,25 | 0,12 | 2,02 | 96,00 | 0,32 |

während der Rahm im Durchschnitt nur 17,29% Fett ergab.

Mit der Petersen'schen Schälcentrifuge gelingt es auch, einen solchen koncentrirten Rahm zu gewinnen, dass sich derselbe, ohne Bearbeitung in einem Butterfasse, durch Kneten auf einer Knetmaschine direkt zu Butter verarbeiten lässt. Die so gewonnene Rahmbutter pflegt zwar etwas mehr Stickstoff-Substanz als auf die übliche Weise gewonnene Butter zu enthalten, auch scheint sie nicht so haltbar zu sein; im Uebrigen unterscheidet sie sich nach W. Fleischmann in der procentigen Zusammensetzung nicht von anderer Butter.

Der Rahm wird durchweg zur Butterbereitung verwendet, aber auch vielfach als Kaffee- oder Schlagsahne direkt verkauft. Solche Sahne hat, wie kaum anders zu erwarten ist, einen viel geringeren Gehalt; so fand R. Sendtner von je 2—17 Sorten:

	Kaffee-Sahne				Schlagsahne		
Preis für 1 l .	40 Pfg.	50 Pf.	60 Pf.	80 Pf.	100 Pfg.	120 Pf.	200 Pfg.
Trockensubstanz	15,95%	—	18,57%	20,13%	17,15—18,69%	21,55%	23,09—56,99%
Fett	7,28 „	11,80%	10,17 „	12,50 „	8,77—10,48 „	13,46 „	15,00—52,42 „

Bei der Kaffee-Sahne betrug der Fettgehalt in einigen Fällen nur 4,85 und 4,88%, also nicht viel mehr, wie bei fettreicher Milch; auch stand der Preis nicht immer im Verhältniss zum Fettgehalt.

In London hat der Handelsrahm, der durchweg nach dem Devonshire-Verfahren (Clotted cream) gewonnen wird, nach den Untersuchungen von P. Vieth (vergl. Bd. J, S. 293) eine viel bessere Beschaffenheit, indem 278 Proben ergaben:

	Wasser	Fett	Stickstoff-Substanz + Milchzucker	Asche	Fett in der Trocken-Substanz
Mittel	35,69%	57,37%	6,39%	0,55%	89,21%
Schwankungen .	25,16—45,55%	45,78—68,59%	4,61—10,73%	0,42—0,85%	—

In sauerem Rahm der Londoner Ayresbury Dairy Company wurden durchschnittlich 67,64% Trockensubstanz und 59,16% Fett gefunden.

Wenngleich der Rahm keine ausgedehnte Handelswaare bildet, so erscheint es doch zweckmässig, den Begriff „Rahm" oder „Sahne" als Handelswaare näher festzulegen und zu verlangen, dass der Rahm bei einem bestimmten Preise auch einen bestimmten Gehalt an Fett aufweist.

Ein kleiner Theil des Rahmes dient auch zur Käsebereitung, der bei weitem grösste Theil desselben zur Butterbereitung; für diesen Zweck wird er jetzt vielfach mit dem „Rahmsauer" versetzt (vergl. den folgenden Abschnitt).

Kuhbutter.

Unter Kuhbutter oder einfach „Butter"[1]) versteht man „das erstarrte, aus der Milch abgeschiedene Fett, welchem etwa 10—20 %, durchweg 15 % süsse oder saure Magermilch in gleichmässiger und feinster Vertheilung beigemischt sind"[2]).

Beim Schmelzen tritt eine Trennung der Butter in ihre beiden Bestandtheile ein; die vom Fett eingeschlossene Magermilch sinkt zu Boden, darüber steht eine klare Fettschicht. Das von den Milchbestandtheilen durch Schmelzen getrennte klare Fett bildet erkaltet, die Schmelzbutter oder das Butterschmalz (in Süddeutschland auch Rindsschmalz oder einfach Schmalz genannt). Butterschmalz und Butter unterscheiden sich demnach wesentlich. Butterschmalz ist das reine Milchfett, Butter dagegen ein Gemisch von 85 Thln. Milchfett mit 15 Thln. emulsionsförmig vertheilter Magermilch, oder, was dasselbe ist, ein sehr fettreicher, 85 %-iger Rahm, dessen Fett nicht mehr flüssig, sondern erstarrt ist.

Die vom Butterfett eingeschlossene Milch ist durchaus nicht ein zufälliger Bestandtheil oder gar eine Verunreinigung, sondern ein ganz wesentlicher Bestandtheil der Butter, der erst das Butterfett zu Butter macht.

Während die Milch als eine gleichförmige Emulsion von Milchplasma mit wenig flüssigem Butterfett bezeichnet werden kann, die sich in die fettreichere Emulsion, den Rahm, und in die fettarme Emulsion, die Magermilch, zerlegen lässt, in welchen beiden Emulsionen aber das Fett noch flüssig ist, bildet die Butter gleichsam die fettreichste Emulsion aus Rahm, in welcher aber das Fett gänzlich — in der Buttermilch nur zum Theil — erstarrt d. h. fest ist. Auch das Kaseïn wird durch die mechanische Bewegung aus dem flüssigen kolloïdalen Zustande in den festen übergeführt. Die Ueberführung des flüssigen Fettes des Rahmes oder direkt der Milch in den festen Zustand der Butter wird ausnahmslos durch kräftige Bewegung bewirkt, wodurch die einzelnen, im unterkühlten Zustande vorhandenen Fetttröpfchen unter Freiwerden ihrer Schmelzwärme fest werden und dadurch, dass ein Zusammenballen von erstarrten mit flüssigen Tröpfchen unter gleichzeitigem Erstarren der letzteren eintritt, zu grösseren Körnchen oder Klumpen ausgeschieden werden. Letztere schwimmen in der Buttermilch, halten aber immer noch einen Theil des Milchserums so eingeschlossen, dass es auf mechanischem Wege nicht vollständig entfernt werden kann.

Für die Buttergewinnung aus Rahm, für das sog. Rahmbuttern, giebt es zwei Hauptverfahren, nämlich Verbuttern von süssem Rahm und sauerem Rahm. Welches von diesen Verfahren man anwenden will, hängt wesentlich vom Geschmack

---

[1]) Die Butter ist nach den Veda-Hymnen den Indern schon 1400 Jahre vor Christus, den alten Juden anscheinend aber nicht bekannt gewesen; denn das mit „Butter" übersetzte hebräische Wort „Chemah" bedeutet richtiger „geronnene Milch".
[2]) Diese Begriffserklärung und die folgenden Erläuterungen rühren von Fr. Soxhlet: „Ueber Margarine, München 1895, 63" her und ist erstere Erklärung auch von der auf Anregung des Kaiserlichen Gesundheitsamtes einberufenen Kommission deutscher Nahrungsmittel-Chemiker (vergl. deren Vereinbarungen 1896, Heft I, 91) zu der ihrigen gemacht worden.

der Käufer ab, da sich nach beiden Verfahren eine gute und schmackhafte Butter erzielen lässt.

1. **Das Verbuttern von süssem Rahm** setzt voraus, dass beim Aufrahmen auch die Magermilch süss geblieben ist, was zwar nach jedem Aufrahmverfahren erreicht werden kann, in der Regel aber nur bei dem Swartz'schen und dem Centrifugal-Verfahren der Fall ist. Beim Verbuttern von süssem Rahm wird unter Vermeidung aller Uebelstände bei der Rahmsäuerung eine Butter von stets gleicher Beschaffenheit, aber eine etwas geringere Ausbeute an Butter erhalten.

Durch Anwendung einer richtigen Temperatur ($11-12^0$ Anfangs- und $15-16^0$ Endtemperatur) lässt sich zwar die geringere Ausbeute auf einige wenige Procente herabmindern, aber die Süssrahmbutter erreicht nicht den vielseitig beliebten, eigenartigen aromatischen Geruch und Geschmack, der nur durch die Säuerung des Rahmes hervorgerufen wird; auch besitzt dieselbe im Allgemeinen nicht die Haltbarkeit der aus gesäuertem Rahm hergestellten Butter.

2. **Das Verbuttern von sauerem Rahm.** Die Säuerung bezw. Reifung des Rahmes wird allgemein durch eine Gährung bewirkt. Man hat auch versucht, die Gährung durch künstlichen Zusatz von Säuren, Milchsäure oder Salzsäure zu ersetzen, aber wie es scheint, bis jetzt ohne wesentlichen Erfolg. C. Bolle verwendet z. B. auf 100 l Rahm 250 g Handelsmilchsäure[1]) (mit 133,9 g reiner Milchsäure), C. Fr. Müller auf 100 kg Rahm 552 ccm einer 27,6 %-igen Salzsäure etc. Die Versuche von Hittcher und Tiemann (vergl. Bd. I, S. 315—317) haben ergeben, dass der Ausbutterungsgrad des Rahmes nach diesen Verfahren zwar hoch und der Geschmack der Butter durchweg gut ist, dass letzterer aber das Aroma fehlt und die Buttermilch bei Verwendung von Salzsäure einen eigenartigen Geschmack und Geruch (nach Schwefelwasserstoff) annehmen kann.

Wenn man berücksichtigt, dass man die Butter gerade wegen des ihr innewohnenden Aromas allen anderen Fetten vorzieht, das Aroma sich aber gerade oder nur beim Stehen durch eine Art Gährung bildet, so wird man noch lange der **natürlichen Reifung des Rahmes den Vorzug geben**. Erst durch die Rahm-Säuerung oder -Gährung wird das Butterfett in den für die Verarbeitung nöthigen „sähmigen" Zustand übergeführt.

Die Rahmreifung besteht, wie durch die Untersuchungen verschiedener Forscher in den letzten 10 Jahren nachgewiesen worden ist, hauptsächlich in einer Milchsäuregährung, welche durch die in der Milch stets vorhandenen Milchsäure-Bakterien hervorgerufen wird. Auch die sog. Süssrahmbutter wird aus gesäuertem Rahm hergestellt; doch wird in diesem Falle die Säuerung schon nach kurzer Zeit unterbrochen. Gleichzeitig mit der Säuerung findet im Rahm die Bildung von aromatischen Stoffen statt, welche der Butter den eigenartigen Geschmack und das Butteraroma verleihen.

Eingehende Untersuchungen über den bakteriologischen Verlauf der Rahmreifung hat in neuester Zeit Conn[2]) angestellt. Wirklich frischer Rahm enthielt je nach der Behandlung in 1 ccm 34 000—36 000 000 Keime. Während der ersten 48 bis

---

[1]) Diese Menge wird als zu gering bezeichnet; es sollen 1000 g Handelsmilchsäure mit 535,5 g reiner Milchsäure auf 100 l Rahm angewendet werden.
[2]) Centralbl. f. Bakteriologie, II. Abth., 1901, 7, 743.

60 Stunden der Reifung fand eine starke Vermehrung der Bakterien bis auf 1½ Billionen in 1 ccm statt. Nach dieser Zeit sank die Zahl schnell und war nach 70 Stunden ziemlich gering. Die verschiedenen Bakteriengruppen waren bei Beginn der Reifung ungefähr in folgendem Verhältniss vorhanden: Peptonisirende: 2—10 %; Bakterien, welche nicht peptonisiren und nicht säuern: 5—75 %; Bacterium lactis acidi: wenige; Bacterium lactis aërogenes: wenige. Die peptonisirenden Bakterien vermehrten sich nur in den ersten 12 Stunden, nahmen dann ab und waren in späteren Reifungsstufen ganz verschwunden; die nicht verflüssigenden und nicht säuernden Bakterien verschwanden ebenfalls; die Zahl des Bacterium lactis aërogenes nahm weder zu noch ab; dagegen stieg die Zahl des Bacterium lactis acidi in der Hauptreifungszeit nach etwa 48 Stunden auf über 90 %. Der reife Rahm enthielt fast ausschliesslich — 98 % — zwei Rassen von Milchsäure-Bakterien. Wenn aber auch die Nichtsäure-Bakterien procentig erheblich abnahmen, so fand doch immerhin eine Vermehrung derselben statt, und wenn die Säuerungs-Bakterien bei der Reifung auch die Hauptrolle spielen, so sind sie doch nicht als die einzigen Reifungs-Bakterien zu betrachten.

Die Untersuchungen, welche Storch[1]) und besonders Weigmann[2]) über die Natur der in gesäuertem Rahm vorkommenden Milchsäure-Bakterien angestellt haben, haben ergeben, dass es sich anscheinend nur um eine Art handelt, welche in zahlreichen Rassen auftritt, die sich physiologisch durch die neben der Hauptsäuregährung gebildeten Nebenerzeugnisse unterscheiden. Ueber die von Weigmann aufgestellten Gruppen der Säuerungs-Bakterien der Kieler Station vergleiche man die Angaben unter „Milch" S. 636 u. ff.

Bis zu Ende der achtziger Jahre überliess man den Eintritt und den richtigen Verlauf der Rahmsäuerung überall mehr oder minder dem Zufall. Da die Milch nicht nur Säuerungs-Bakterien, sondern je nach der Gewinnung und Behandlung auch andere Bakterien der verschiedensten Art in grosser Menge enthält, welche für den Butterungsvorgang nachtheilige Zersetzungen herbeiführen, so traten oft unangenehme Butterfehler auf, welche sich hartnäckig hielten und grossen Schaden anrichteten. Weigmann's Bemühungen sind daher von Anfang an darauf gerichtet gewesen, durch Einführung von Reinkulturen eine ähnliche Betriebssicherheit in das Molkereigewerbe zu bringen, wie sie die Gährungsgewerbe durch Verwendung der Reinzuchthefe schon länger besassen. Zu diesem Zwecke bringt die Kieler Station Reinkulturen von Säuerungs-Bakterien in sterilisirter Milch in den Handel. Das „Sauer" wird damit in folgender Weise hergestellt: Magermilch wird auf etwa 60° erwärmt und dann schnell möglichst tief abgekühlt. Dann wird dieselbe mit der Reinkultur versetzt bei Zimmertemperatur stehen gelassen, bis sie gut sähmig ist, was meist nach 24 Stunden eintritt. Mit diesem, die Säuerungs-Bakterien in Unmasse enthaltenden Sauer wird dann der Rahm versetzt und bei 16—20° der Säuerung überlassen.

Für die Herstellung von Dauerbutter haben sich besonders die kräftig säuernden Arten bewährt, welche keine aromatischen Nebenerzeugnisse bilden und eine rein, aber nicht sehr eigenartig schmeckende Butter liefern. Die schwächer säuernden Arten mit gleichzeitiger Aromabildung erzeugen eine feiner schmeckende, aber weniger haltbare Butter.

---

[1]) Milch-Ztg. 1890, 19, 304.
[2]) Landw. Wochenbl. f. Schleswig-Holstein 1890, No. 29 u. 48.

Die Rahmsäuerung mit Reinkulturen hat sich sehr bewährt. Besonders beim Auftreten von Butterfehlern leistet sie unschätzbare Dienste. Es wäre im Interesse unserer heimischen Milchwirthschaft sehr zu wünschen, wenn das Verfahren möglichst allseitig angewendet würde, wenigstens in den Jahreszeiten, wo sich beim Futterwechsel die Butterfehler stets unliebsam bemerkbar machen. Für die Vorzüge desselben spricht wohl am besten der Umstand, dass in Dänemark, einem der Hauptbutterländer, auf den alljährlichen Ausstellungen im Jahre 1891 nur 4 %, im Jahre 1894 dagegen 84 % aller ausgestellten Proben künstlich gesäuert waren.

Die künstliche Rahmsäuerung lässt sich sowohl bei gewöhnlichem, wie bei pasteurisirtem und sterilisirtem Rahm mit Erfolg anwenden. Dies ist insofern von grosser Bedeutung, als die in der Milch zuweilen enthaltenen Krankheitserreger auch in die Butter gelangen und man daher zur Zeit eifrig darauf hinstrebt, möglichst nur pasteurisirten Rahm zu verarbeiten. Butter aus solchem Rahm ist nach den Untersuchungen verschiedener Forscher (vergl. S. 686) viel dauerhafter, als solche aus nicht erhitztem. Auch besitzt solche mit Reinkulturen aus erhitztem Rahm hergestellte Butter einen sehr reinen, aber nicht eigenartigen Geschmack, während ihr das für gute Butter eigenthümliche Aroma abgeht. Dies ist darauf zurückzuführen, dass die Säuerungs-Bakterien nicht gleichzeitig Aroma-Bakterien sind und deshalb die durch das Erhitzen getödteten Vertreter dieser Klasse nicht ersetzen können. Doch tritt dieser kleine Mangel solcher Butter gegen ihre erheblichen Vorzüge ziemlich zurück, und es ist ferner nicht ausgeschlossen, dass es der bakteriologischen Forschung gelingen wird, die der natürlichen Rahmreifung eigene Aromabildung ebenfalls künstlich herbeizuführen.

Das Aroma der Butter wird einerseits bedingt durch aromatische Stoffe, welche besonders zur Weidezeit in Folge des Genusses aromatischer Pflanzen in die Milch gelangen, andererseits durch solche, welche von Bakterien während der Rahmreifung gebildet werden. Für Süssbutter kommt dieser letztere Faktor kaum, für Sauerbutter dagegen sehr stark zur Geltung.

Ueber die Entstehung des Geschmackes und Aromas der Butter sind erschöpfende Untersuchungen noch nicht vorhanden. Immerhin haben die umfangreichen Untersuchungen von Conn und Weigmann auch über diesen Punkt schon einiges Licht verbreitet. Weigmann[1] ist der Ansicht, dass Butter-Geschmack und -Aroma nicht das Erzeugniss einzelner, besonderer Bakterien-Arten, sondern der Summe aller gewöhnlich in der Milch vorkommenden Bakterien ist. Als Haupterreger des Aromas regelrechter Butter glaubt er zwei Gruppen ansprechen zu sollen, nämlich Säure- und Fruchtester-erzeugende Milchsäure-Bakterien sowie proteïnzersetzende Bakterien. Beide Gruppen müssen sich in ihren Wirkungen gegenseitig ergänzen und in einem gewissen Mengenverhältniss vorhanden sein, wenn nicht Geschmack und Aroma nachtheilig beeinflusst werden sollen. Als die hierbei thätigen proteïnzersetzenden Bakterien betrachtet Weigmann die zahlreichen, in jeder Milch vorkommenden Koli-Arten, welche nur eine sehr geringfügige Peptonisirung bewirken.

Weigmann hat mit Rein- und Mischkulturen verschiedener Bakterien-Arten praktische Versuche angestellt, die des Interesses halber kurz angeführt seien. Milchsäure-Bakterien, welche geringe Mengen Alkohol, Aldehyd und Fruchtester bildeten, erzeugten in Butter zwar verschiedenen Geschmack, aber kein eigentliches

---

[1] Milch-Ztg. 1896, 25, 793; Centralbl. f. Bakteriologie, II. Abth., 1897, 3, 497.

Aroma. Ebenso ergab eine „Aromabakterie", welche Alkohol und Buttersäure bildete, kein Butteraroma. Adametz und Wilckens[1]) haben durch Zusatz einer Milchhefe, des Saccharomyces lactis, welche Alkohol, Essigsäure und Fruchtester in Milch bildete, ebenfalls kein eigentliches Butteraroma erzeugen können, ein Befund, den Weigmann bestätigen konnte. Mit einer stark peptonisirenden Bakterie gelang es Weigmann zuweilen, Butter von angenehmem Aroma zu erzeugen. Bei Anwendung älterer Kulturen und zu grosser Mengen aber wurde die Butter ölig und nahm Futtergeschmack an. Dieselben Erfahrungen machten Adametz und Wilckens mit einer ähnlichen Art, der Tyrothrix tenuis. Auch Eckles[2]) hat beobachtet, dass peptonisirende Arten, wie Bacillus subtilis und mesentericus, auf Geschmack und Aroma der Butter sehr nachtheilig wirkten. Dagegen erzielte Weigmann bei Verwendung einer Mischkultur von Säuerungs-Bakterien, Koli-Arten und einer wilden Milchhefe eine Butter von gutem Aroma.

Einen etwas anderen Standpunkt als Weigmann hat anfangs Conn eingenommen. Während ersterer das Aroma unter gewöhnlichen Verhältnissen als Erzeugniss einer gemeinschaftlichen Wirkung verschiedener Bakterien-Arten auffasst, von denen die eine stets ein Säurebildner ist, glaubte Conn nachgewiesen zu haben, dass die Bildung des Aromas unabhängig von der Säuerung ist und vorwiegend von einzelnen, Eiweiss zersetzenden Arten bewirkt wird, ein Fall, den Weigmann ausnahmsweise auch nicht bestreiten will. So fand Conn[3]), dass von 55 aus Rahm gewonnenen Bakterien-Arten nur 14 in pasteurisirtem Rahm guten Geschmack erzeugten. Davon waren 8 Säurebildner, während die übrigen 6 die Reaktion nicht veränderten oder alkalisch machten. Die 8 gutartigen Säurebildner gehörten zu insgesammt 18 Säuerungs-Bakterien, von denen andere 6 schlechten Geschmack erzeugten; die 6 Alkalibildner zu 35 ihrer Art. Auf das Aroma wirkten von den 55 Arten nur 15, und zwar im günstigen Sinne nur 6. Diese erzeugten sämmtlich neutrale bezw. alkalische Reaktion, während die übrigen 9 Säurebildner waren. Ein wirkliches vorzügliches Butteraroma gaben von diesen 6 Arten nur 2, welche Alkali erzeugten und peptonisirten. Säure-, Geschmacks- und Aroma-Bildung vereinigt, gab keine der Bakterien. Eine der beiden guten Aroma-Bakterien entstammte einer präservirten Milch aus Uruguay und ist nach Angaben Conn's[4]) in zahlreichen Molkereien Nordamerikas mit dem günstigsten Erfolge angewendet worden. Dagegen haben Farrington und Russel sowie Weigmann mit dieser als No. 41 in der Litteratur bezeichneten Bakterie keine günstigen Erfolge erzielt; die damit hergestellte Butter schmeckte fischig und talgig. Indessen spricht dieses Ergebniss durchaus nicht gegen die Richtigkeit der Angaben Conn's, da solche Bakterien, wie Milchbakterien überhaupt, bei fortgesetzter künstlicher Kultur ihre Eigenschaften schnell ändern, wie Conn[5]) dies auch in einer späteren Arbeit selber ausführt. Im Uebrigen stellt sich Conn neuerdings mehr auf den Weigmann'schen Standpunkt, dass typisches Butteraroma unter gewöhnlichen Verhältnissen kaum von einer Bakterien-Art erzeugt wird.

Zu einer Einführung von Aroma-Bakterien in die Praxis ist es bisher nicht ge-

---

[1]) Landw. Jahrb. 1892, 21, 131.
[2]) Centralbl. Bakteriol., II. Abth., 1898, 4, 730.
[3]) Ebendort 1896, 2, 409 und 1895, 1, 759.
[4]) Ebendort 1895, 1, 385.
[5]) Ebendort 1897, 3, 177.

kommen. Dieselbe wird ausserordentlich erschwert durch die grosse Veränderlichkeit dieser Arten in Bezug auf die Aromabildung und die Abpassung der richtigen quantitativen Verhältnisse, ohne welche leicht das Gegentheil der beabsichtigten Wirkung erzielt werden würde.

Um die Säure-(Milchsäure-)Bakterien, sowie die Aroma-Bakterien voll und rein zur Wirkung gelangen zu lassen, empfiehlt es sich, den Rahm behufs Abtödtung der sonstigen und womöglich schädlich wirkenden Bakterien vorher zu pasteurisiren, zu lüften und darauf auf 12—20° abzukühlen, bei welchen Wärmegraden die Entwickelung der reingezüchteten Bakterien am günstigsten verläuft. Nach 2—3 tägiger Säuerung wird der Rahm auf Butter verarbeitet und zwar durch heftige Bewegung desselben; diese wird bald in Stossbuttergefässen, bald in Butterfässern mit Rühr- oder Schlagvorrichtung (mit stehender oder liegender Welle), bald in Buttergefässen mit Schüttelbewegung bewirkt.

Als günstigste Temperatur für die Verbutterung von gesäuertem Rahm wird im Allgemeinen 16° angegeben. Durch den Uebergang des flüssigen Butterfettes in den festen Zustand wird dieselbe Menge Wärme frei, welche nothwendig ist, um das feste Butter in den flüssigen Zustand überzuführen; hierdurch und in Folge der Umwandlung der mechanischen Bewegung in Wärme findet eine Erwärmung Inhalts im Butterfass statt und zwar um etwa 4—5° je nach der Zeit der Butterung, die in der Regel zwischen 30—50 Minuten zu liegen pflegt. Gesäuerter Rahm verbuttert sich durchweg leichter d. h. ohne Aufwand von so viel mechanischer Bewegung, als süsser Rahm oder ganze Milch; ganz frische süsse Vollmilch lässt sich kaum ausgiebig verbuttern.

Mitunter verbuttert sich auch Rahm sehr schlecht oder gar nicht; das hat dann meistens seinen Grund in Mangel an Aufmerksamkeit bezw. in der Nichtbeachtung der verschiedenen, beim Buttern zu befolgenden Vorschriften (wie Mangel an Reinlichkeit, zu starke Säuerung und besonders unrichtige Temperatur des Rahmes bezw. der Milch). Die zur Abhilfe empfohlenen Butterpulver, die durchweg aus Natriumbikarbonat oder auch Natriumkarbonat, Alaun, Borsäure, Kurkumapulver etc. bestehen, haben sich von gar keinem Einflusse auf das Buttern erwiesen.

3. Das Milchbuttern. Wie schon gesagt, kann auch schwach gesäuerte Milch direkt auf Butter verarbeitet werden; hierbei wird die Milch erst behufs Zerlegung in Magermilch und Rahm centrifugirt und der Rahm nach Abkühlung direkt auf Butter weiter verarbeitet. Derartige Vorrichtungen bilden der Butterextraktor von Johansen und der Butterseparator von de Laval. Bei diesen Verfahren kommt also die Rahmgewinnung in Wegfall; erforderlich ist, wie schon gesagt, eine etwas höhere Temperatur des verwendeten Rahmes und eine kräftige Bewegung desselben. Auch wird hierbei keine süsse, höher verwerthbare Magermilch gewonnen.

Dabei ist die Ausbeute an Butter etwas geringer; so wurden nach Versuchen von Schrodt und du Roi[1] beim Milchbuttern im Durchschnitt 82,49 %, beim Rahmbuttern 87,39 % des Milchfettes in der Butter erhalten.

4. Die Ausbeute an Butter nach den sonstigen Verfahren anlangend, so rechnet man im Allgemeinen auf 1 kg Butter 25—35 l Milch. Diese Schwankungen sind selbstverständlich in erster Linie von dem Fettgehalt der Milch abhängig; denn

---

[1] Milch-Ztg. 1879, 8, 558.

je reicher die Milch an Fett ist, um so weniger Milch wird naturgemäss zur Erzielung von 1 kg Butter erforderlich sein. Ferner aber hängt die Ausbeute ab:

a) **Vom Abrahmverfahren.** So waren im Mittel von 8 Jahren in Proskau (vergl. Bd. I, S. 319) zur Gewinnung von 1 kg Butter aus einer gleichen Sorte Milch erforderlich:

Nach dem Abrahmverfahren:	Swartz'sches,	Holsteinisches,	Centrifugal-Milch
	33,48 l	34,35 l	28,37 l

Da durch das Centrifugiren der Milch nicht unwesentlich mehr Fett entzogen wird als durch die älteren Abrahmverfahren, so ist bei letzteren Verfahren naturgemäss zur Erzielung von 1 kg Butter mehr Milch erforderlich, als bei dem Centrifugalverfahren.

b) **Von der Beschaffenheit des Rahmes.** Dass saurer Rahm durchweg eine grössere Butterausbeute liefert als süsser Rahm, ist schon erwähnt; Babcock[1]) erhielt z. B. aus 100 Thln. süssem Rahm 11,69 Thle., aus dem gleichen aber sauerem Rahm 13,31 Thle. Butter. J. Sebelien (vergl. Bd. I, S. 317) fand ausserdem, dass die Ausbeute aus **gehaltreichem Rahm** grösser war, als aus **verdünntem**, nämlich im Mittel von je 6 Versuchen:

Art des Rahmes	Gehaltreicher Rahm			Verdünnter Rahm		
	Fettgehalt		Ausbutte-rungsgrad	Fettgehalt		Ausbutte-rungsgrad
	Rahm	Buttermilch		Rahm	Buttermilch	
Gesäuerter	20,48 %	0,48 %	98,11 %	12,29 %	0,37 %	97,36 %
Süsser	22,01 „	1,57 „	94,79 „	9,32 „	0,87 „	91,24 „

c) **Von der Butterungs-Vorrichtung.** So ergaben (vergl. Bd. I, S. 319 und 320):

	Je 3 Versuche von Wüthrich und Streit:				Je 5 Versuche von Nilson:	
Butterfass:	Mühlstein	Viktoria	Holstein	Lefeldt	Radiator	Separator und Butterfass
Ausbutterungsgrad	88,5 %	89,8 %	92,8 %	88,9 %	91,3 %	94,0 %

Das durch das Buttern festgewordene Fett schwimmt in der Buttermilch als kleinere oder grössere Körperchen bezw. Klumpen und muss von dieser getrennt werden, was entweder durch einfaches Abseihen oder Centrifugiren geschieht. Die Körnchen oder Klümpchen werden dann weiter, um die anhängende oder eingeschlossene Buttermilch thunlichst zu entfernen, ohne oder mit Zusatz von Wasser geknetet. Die beim Kneten austretende Flüssigkeit hat nicht die Zusammensetzung der Buttermilch; denn während A. Müller in letzterer auf 1 Thl. Proteïnstoffe 1,48 Thle. Milchzucker fand, ergab sich in der abgekneteten Flüssigkeit ein Verhältniss von 1 : 5,24 bis 6,48, woraus geschlossen werden muss, dass das Kaseïn durch das Buttern fest geworden ist und den festen Fettkügelchen so anhaftet, dass es nicht ganz entfernt werden kann.

Beim Kneten wird der Butter, je nach dem Geschmack der Käufer, mehr oder weniger **Kochsalz** — mittelfein gerieben und thunlichst frei von Bittersalz — zugesetzt, während die zum künstlichen Färben verwendeten **Farbstoffe** vor dem Verbuttern dem Rahm zugesetzt zu werden pflegen.

---

[1]) Milch-Ztg. 1889, 18, 7.

5. **Die chemische Zusammensetzung** der Butter kann je nach der Bereitung, besonders je nach dem Auswaschen beim Verkneten grossen Schwankungen unterliegen, die sich naturgemäss grösstentheils nur auf Wasser- und Fettgehalt beziehen.

Nach 351 Analysen schwankte die Zusammensetzung der Markt-Kuhbutter wie folgt:

Gehalt	In der natürlichen Substanz						In der Trockensubstanz		
	Wasser	Fett	Kaseïn	Milchzucker	Milchsäure	Asche	Fett	Kaseïn	Stickstoff
Niedrigster .	4,15 %	69,96 %	0,19 %	0,45 % .		0,02 %	80,96 %	0,22 %	0,04 %
Höchster . .	35,12 „	90,92 „	4,78 „	1,63 „		15,08 „	99,70 „	5,53 „	0,88 „
Mittlerer . .	13,45 „	83,70 „	0,76 „	0,50 %	0,12 %	1,59 „[1])	96,71 „	0,88 „	0,14 „

Wassergehalte von 4,15 und 35,12 % in einer Butter sind allerdings sehr selten und kann ein so niedriger Wassergehalt nur durch theilweises Ausschmelzen, ein so hoher Wassergehalt nur durch sehr geringes Auskneten der Buttermasse bedingt sein. Die häufiger beobachteten Schwankungen im Wassergehalt betragen 8—18 %.

Die Unterschiede im Wassergehalt je nach dem Butterungsverfahren erhellen aus folgenden vergleichenden Untersuchungen:

	Butter gewonnen:						Präservirte	Dauer-
	aus süssem Rahm	aus sauerem Rahm	durch Milchbuttern	durch Rahmbuttern	durch Centrifugiren des Butterrahmes	durch Verkneten	Butter für den Schiffsbedarf	
Wasser	12,96 %	13,27 %	16,44 %	14,07 %	13,30 %	13,86 %	12,22 %	11,13 %

Die für den Schiffsbedarf bestimmte Butter pflegt bei niederem Wassergehalt einen etwas grösseren Gehalt an Salz zu enthalten, nämlich für obige beiden Sorten 3,00 bezw. 2,23 % Salz. In Folge dieser Umstände und weil für diese Art Butter pasteurisirter Rahm verwendet zu werden pflegt, ist dieselbe sehr haltbar und verträgt weite Seereisen, ohne zu verderben. Ueber den Wassergehalt der Butter verschiedener Länder vergl. Bd. I, S. 306 und 310 u. ff.

Der Geschmack und Geruch der Butter richtet sich wesentlich nach denen der Milch, ferner darnach, ob die Butter aus süssem oder gesäuertem Rahm hergestellt, ob sie gesalzen oder ungesalzen ist.

Von grossem Einfluss auf Farbe, Geruch und Geschmack ist auch die Wirkung von Licht und Luft. Durch Belichtung der Butter während nur einiger Stunden wird das gelbe Butterfett weiss und nimmt eine talgige Beschaffenheit an. Diese Wirkung wird vorwiegend von blauen und violetten Lichtstrahlen ausgeübt [2]), weshalb für Molkereien, in welchen feine Butter hergestellt werden soll, die Verwendung von gelben oder rothen Glasfenstern empfohlen wird.

Auch nimmt die Butter aus der Luft begierig alle riechenden Stoffe auf und verändert dadurch ihren Geruch und Geschmack. Einer aus im Stalle gekühlter Milch gewonnenen Butter haftet der Stallgeruch an, eine im Schrank neben Obst etc. aufbewahrte Butter nimmt den Geruch der betreffenden Gegenstände und zwar häufig in unangenehmster Art auf.

---

[1]) Bei der Mittelwerths-Berechnung des Salzgehaltes sind nur Butterproben von weniger als 2 % Salzen berücksichtigt.
[2]) Vergl. Fr. Soxhlet: Berichte über d. ausserordentl. Wanderversammlung bayr. Landwirthe. München 1884.

Ueber die Ursache des Ranzigwerdens der Butter vergl. S. 110.

Ueber die Zusammensetzung des Butterfettes vergl. S. 592, über den Einfluss des Futters auf die Zusammensetzung bezw. Beschaffenheit desselben vergl. S. 612 u. ff.

Die Bedeutung der Kuhbutter für den Handel erhellt aus folgenden Zahlen für die Ein- und Ausfuhr (in Dz. = 100 kg Netto) und für die Durchschnittspreise (auf dem Berliner Markte):

	1875	1886	1888	1892	1894	1895	1896	1897	1898
Einfuhr	77515	111320	130350	64704	70449	63932	76697	100858	105276
Ausfuhr	124000	183049	211210	75141	78204	66568	69437	28304	28304
Preis für 1 kg	2,51 M.	2,16 M.	1,98 M.	2,02 M.	2,05 M.	1,95 M.	2,07 M.	2,02 M.	2,00 M.

Während in den 70- und 80-er Jahren die Ausfuhr die Einfuhr bedeutend überschritt und bis 1895 anhielt, hat von da an das umgekehrte Verhältniss Platz gegriffen, indem gleichzeitig die Einfuhr gestiegen ist und sich die Preise von 1886 an auf nahezu gleicher Höhe gehalten haben.

Im Anschluss an Kuhbutter mag erwähnt sein, dass vereinzelt auch Ziegen-, Büffel- und Schafmilch zur Bereitung von Butter verwendet wird; einige Analysen dieser Buttersorten (vergl. Bd. I, S. 313) ergaben im Mittel:

Butter:	In der natürlichen Butter					In der Trockensubstanz		
	Wasser	Fett	Kaseïn	Milchzucker	Asche	Fett	Kaseïn	Stickstoff
Ziegenbutter	13,94 %	82,11 %	1,33 %	0,68 %	1,94 %	95,40 %	1,55 %	0,55 %
Büffelbutter	16,50 „	81,64 „	1,60 %		0,17 „	96,89 „	—	—

Schaffer, Fleischmann und Strohmer untersuchten die Fette dieser und der Schafbutter mit folgendem Ergebniss:

	Kuhbutterfett	Büffelbutter	Ziegenbutter	Schafbutter
Schmelzpunkt des Fettes	31,0—31,5°	31,3°	35,4°	—
Spec. Gewicht „ „ (bei 100°)	0,8665	0,8660	—	—
Reichert-Meissl'sche Zahl	24,0—32,8	30,4	24,6	—
Köttstorfer'sche Zahl	227,7	222,4	226,0	—
Unlösliche Fettsäuren nach Hehner	88,57—89,15	—	84,40—86,2	85,25
Schmelzpunkt derselben	39,08—40,00	—	38,08	40,50
Lösliche flüchtige Fettsäuren	4,45	—	4,51	4,77
Das Fett besteht aus { Butyrin	5,00		5,50	6,00
Oleïn	60,00	—	64,00	58,00
Margarin	25,00	—	30,50	36,00

N. Petkow[1]) fand für Büffel- und Schafbutter im Mittel von 14 bezw. 12 Analysen folgende Werthe:

Butter	Zusammensetzung der Butter			Konstanten des Fettes						
	Wasser %	Fett %	Nichtfett %	Spec. Gewicht bei 100°	Refraktometerzahl bei 40°	Reichert-Meissl'sche Zahl	Köttstorfer'sche Zahl	Jodzahl	Unlösliche Fettsäuren	Freie Säuren (Grade nach Burstyn)
Büffel-	14,39	83,88	1,74	0,8692	44,2	34,20	229,0	36,75	88,19	4,51
Schaf-	12,72	84,68	2,53	0,8693	44,4	26,68	227,8	35,14	88,50	2,01

[1]) Zeitschr. f. Untersuchung d. Nahrungs- u. Genussmittel 1901, 4, 826.

Hiernach haben die Fette der Büffel-, Ziegen- und Schafbutter eine annähernd gleiche Konstitution und gleiche Eigenschaften, wie die Kuhbutter, nur die Reichert-Meissl'sche Zahl ist für Büffelbutter durchweg höher als für Kuhbutter.

6. **Verunreinigungen und Fehler der Butter.**

a) **Keimgehalt der Butter.** Die Butter ist entsprechend der Art ihrer Herstellung das bakterienreichste Nahrungsmittel. Nach Untersuchungen, die zuerst Lafar[1]) angestellt hat, enthielt 1 g frischer Münchener Butter 10—20 Millionen Bakterien. Loveland und Watson[2]) fanden in 1 g ganz frischer amerikanischer Butter 20—100 Millionen Keime, Lorenz[3]) in Dorpater Butter 83 000—49 Millionen. Die Bakterienzahl einer Butter schwankt nach der Beschaffenheit des dazu verwendeten Rahms, der Art ihrer Herstellung und Aufbewahrung und nach ihrem Alter erheblich. Untersuchungen, welche Schmidt[4]) in dieser Richtung angestellt hat, haben ergeben, dass im Allgemeinen sowohl in gesalzener wie ungesalzener Butter zunächst ein Steigen der Keimzahl stattfindet, welche zwischen dem 20. und 40. Tage nach der Herstellung ihren Höhepunkt erreicht und dann allmählich wieder abnimmt. So waren die betreffenden Zahlen z. B. bei einer Butter, die bei 13—18° im zerstreuten Tageslicht an der Luft aufbewahrt wurde, folgende: Frisch: 8 Millionen; nach 12 Tagen: 23 Millionen; nach 26 Tagen: 17 Millionen; nach 63 Tagen: 600 000. Butter aus pasteurisirtem und nicht erhitztem Rahm verhielt sich gleich, doch waren die Keimzahlen bei ersterer stets etwas niedriger. Der Höhepunkt der Keimzahl wurde in Butter aus nicht erhitztem Rahm schneller erreicht, als in solcher aus pasteurisirtem Rahm; dementsprechend war auch der Abfall der Zahl ein schnellerer — dies letztere ist auch von Hellström[5]) bestätigt worden. Gesalzene Butter zeigte stets eine erheblich niedrigere Keimzahl als nicht gesalzene; dagegen glauben Hellström sowie Loveland und Watson, dass der Salzgehalt auf die Keimzahl weniger Einfluss hat, während andererseits nach Lorenz Salzgehalt und Keimzahl umgekehrt proportional sein sollen.

Eine sofortige Abnahme der Bakterienzahl in frischer Butter hat Schmidt nur bei Aufbewahrung derselben im Sonnenlichte beobachtet. In diesem Falle waren alle Proben nach 73 Tagen keimfrei. Dagegen hatten Aufbewahrung in zerstreutem Tageslicht und in der Dunkelheit keinen wesentlichen Einfluss auf den Verlauf der Keim-Zu- und -Abnahme. Bruttemperatur bewirkt ein sehr schnelles Ansteigen, dann aber auch ein sehr schnelles Abfallen der Keimzahl. Im Eisschrank bei 3—12° wurde die Bakterienentwickelung etwas zurückgehalten. Abschluss der Luft hatte keinen Einfluss. Parallel mit der Zunahme der Keimzahl ging stets eine Erhöhung des Säuregehaltes der Butter. Die Säuremenge nahm auch während der Abnahme der Keimzahl noch zu. Einen sehr niedrigen Säuregehalt zeigte die im Sonnenlicht aufbewahrte Butter. Butter aus erhitztem Rahm wird, wie die Untersuchungen von Weigmann, Popp und Becker, Schaffer, Schmidt u. A. ergeben haben, weniger schnell ranzig, als solche aus nicht erhitztem Rahm. Schaffer[6]) fand, dass Butter aus bei 85° pasteurisirtem Rahm nach zweiwöchiger Aufbewahrung ohne Kühlung einen kaum höheren Säuregehalt als frische Butter zeigte. Die Aldehydreaktion fiel sehr schwach aus. Dagegen erwies sich diese Butter als ein guter Nährboden für Schimmelpilze.

Das Pasteurisiren des Rahmes ist nicht nur behufs Erzeugung einer Butter von grösserer Haltbarkeit und besserer Beschaffenheit, sondern auch aus hygienischen Gründen wünschens-

---

[1]) Arch. f. Hygiene 1891, **13**, 1.
[2]) Centralbl. f. Bakteriol., II. Abth., 1895, **1**, 759.
[3]) Zeitschr. f. Untersuchung d. Nahrungs- u. Genussmittel 1901, **4**, 981.
[4]) Zeitschr. f. Hygiene 1898, **28**, 163.
[5]) Centralbl. f. Bakteriol., I. Abth., 1900. **28**, 542.
[6]) Molkerei-Ztg. Berlin 1900, **10**, 382.

werth. Technische Schwierigkeiten verursacht dasselbe nach der Einführung der künstlichen Säuerung (vergl. oben S. 680). nicht mehr.

b) **Die Butter als Trägerin von Krankheitserregern.** Die in der Milch zuweilen enthaltenen Krankheitserreger können auch in die Butter übergehen. Wenn dieselben auch in der Butter keinen sehr geeigneten Nährboden für eine weitere Entwickelung finden, so können sie sich doch grösstentheils einige Zeit darin lebend erhalten. Es fällt dies um so schwerer ins Gewicht, als Butter vorwiegend in unerhitztem Zustande auf Brot gestrichen tagtäglich in grösseren Mengen verzehrt wird. Es ist daher sehr zu wünschen, dass die Pasteurisirung des Rahmes, wie sie in grösseren Meiereien schon vielfach ausgeführt wird, allgemeiner eingeführt werde, zumal das Säuerungsverfahren mit Reinkulturen es gestattet, auch aus erhitztem Rahm eine tadellose Butter zu erzeugen.

Auch unter den in der Butter häufiger vorkommenden Krankheitserregern nimmt der Tuberkelbacillus die erste Stelle ein. Es sind zahlreiche Untersuchungen in den verschiedensten Gegenden Deutschlands ausgeführt worden, welche häufig, wenn auch in sehr schwankendem Procentsatz, Anwesenheit von Tuberkelbacillen ergeben haben. Einige dieser Ergebnisse seien hier aufgeführt.

Ort	Zahl der untersuchten Proben	davon tuberkelbacillenhaltig	Beobachter
Halle	42	0	Schuchardt[1]
„	17	8	Groening[2]
Berlin	14	14	Obermüller[3]
Zürich	20	2	Roth[4]

Indessen sind diese vor 1897 angestellten Untersuchungen nicht mehr ganz einwandfrei, seitdem Koch und Petri festgestellt haben, dass in der Butter häufig Bakterien vorkommen (in der Literatur meist kurz als „säurefeste" Bakterien, auch als Pseudotuberkelbacillen bezeichnet), welche sich färberisch und der Form nach ähnlich den Tuberkelbacillen verhalten und zum Theil auch bei dem üblichen Versuchsthier, dem Meerschweinchen, Erkrankungen erzeugen, welche in den ersten Stufen event. mit beginnender Tuberkulose verwechselt werden können, dagegen für den Menschen nicht pathogen sind. Es sind daher neuerdings unter Berücksichtigung dieser Verhältnisse weitere Untersuchungen ausgeführt worden, die aber eine wesentliche Einschränkung der früheren Befunde nicht zur Folge gehabt haben. Das für die Prüfung von Butter auf Tuberkelbacillen geeignetste Verfahren ist das von Obermüller angegebene. Die Butter wird bei möglichst niedriger Temperatur geschmolzen, stark centrifugirt und der Bodensatz und das sich abscheidende Serum gemischt Meerschweinchen intraperitonal einverleibt.

Die Ergebnisse einiger der wichtigsten neueren Untersuchungen sind folgende:

Ort	Untersuchte Proben	Tuberkelbacillen	Säurefeste Bakterien	Beobachter
Berlin	80	0	23	Rabinowitsch[5]
„	14	1	—	„ [6]
„	10	7	—	Obermüller[7]
„	über 100	30 %	60 %	Petri[8]
„	13	4	—	Hormann u. Morgenrot[9]

---

[1] Centralbl. f. Bakteriol., I. Abth., 1897, **21**, 354.
[2] Ebendort 1897, **22**, 352.
[3] Hyg. Rundschau 1897, **7**, 712; Centralbl. f. Bakteriol., I. Abth., 1897, **22**, 353.
[4] Centralbl. f. Bakteriol., I. Abth., 1895, **17**, 376.
[5] Ebendort 1897, **22**, 352.
[6] Ebendort 1899, **25**, 77.
[7] Hyg. Rundschau 1899, **9**, 57; Centralbl. f. Bakteriol., I. Abth. 1899, **26**, 194.
[8] Arbeiten a. d. Kaiserl. Gesundheitsamte 1898, **14**, 1.
[9] Hyg. Rundschau 1898, **8**, 1081; Centralbl. f. Bakteriol., I. Abth., 1899, **25**, 84.

Ort	Untersuchte Proben	Tuberkelbacillen	Säurefeste Bakterien	Beobachter
Holland	16	0	2	Spronck[1]
Zürich	12	2	—	Tobler[2]
Königsberg	27	2	—	Ascher[3]
Bonn	32	3	7	Weissenfeldt[4]

Auch Jäger[5]) in Königsberg und Korn[6]) in Freiburg fanden Tuberkelbacillen in der Butter. Zu den älteren Angaben Obermüller's, der in 14 Proben Berliner Butter stets Tuberkelbacillen fand, ist zu bemerken, dass diese Proben sämmtlich aus einer grossen Butterhandlung stammten. Rabinowitsch hat ferner festgestellt, dass die Butter dieser Handlung bei sämmtlichen sich über ein Jahr erstreckenden Untersuchungen tuberkelbacillenhaltig gefunden wurde.

Ueber den Einfluss des Alters und der Art der Herstellung der Butter auf den Gehalt an Krankheitserregern, besonders Tuberkelbacillen, liegen Untersuchungen nicht vor. Die ausserordentliche Verschiedenheit der oben angeführten Befunde ist vielleicht zum Theil auf diese Umstände zurückzuführen.

Bezüglich der Lebensdauer verschiedener Krankheitserreger in Butterfett fand z. B. Heim[7]), dass in Butter noch lebensfähig waren:

Cholerabakterien	Typhusbakterien	Tuberkelbacillen
Nach 32 Tagen	21 Tagen	30 Tagen

Dagegen starben bei Versuchen von Lafar[8]) Tuberkelbacillen in Butter nach 12 Tagen, Typhusbakterien nach 6 Tagen, Cholerabakterien nach 5 Tagen ab. Gasperini[9]) fand Tuberkelbacillen noch nach 102 Tagen lebend; doch nahm ihre Lebensfähigkeit schon nach 30 Tagen ab. Bolley und Field[10]) wiesen Typhusbakterien in Butter noch nach 10 Tagen nach.

Die ausserordentlichen Abweichungen dieser Ergebnisse sind wohl auf die verschiedene Natur der verwendeten Butterarten zurückzuführen. Im Allgemeinen kann man annehmen, dass gerade in den schlechteren, bakterienreichen Buttersorten die Krankheitserreger schneller absterben werden, als in guten. Heim fand, dass Cholerabakterien in besonders guter Butter bis zu 32 Tagen lebten, in schlechter schon nach 24 Stunden todt waren.

Einen Fall von Uebertragung der Maul- und Klauenseuche durch Butter auf Menschen hat Ostertag beobachtet.

c) **Butterfehler.** Butterfehler werden verursacht durch schlechte chemische Zusammensetzung des Rahms, oder durch das Ueberwiegen schädlicher Bakterien bei der Rahmreifung oder durch mangelhafte Betriebsführung. Die meisten Fehler äussern sich in unangenehmem Geschmack und Geruch der Butter.

Auf eine fehlerhafte chemische Zusammensetzung des Rahms ist die als speckig, talgig und käsig bezeichnete Butter zurückzuführen.

Die bei weitem häufigsten Butterfehler werden durch Bakterien verursacht. Dabei braucht es sich nicht um specifische Schädlinge zu handeln, sondern es kann eine in geringer Zahl für die Rahmreifung günstige und nöthige Bakterie durch ihr Ueberwiegen die ihr eigenen chemischen Zersetzungen gegenüber anderen zu sehr in den Vordergrund stellen.

---

[1]) Molkerei-Ztg. Berlin, 1899, 55.
[2]) Zeitschr. f. Hygiene 1901, 36, 120.
[3]) Ebendort 1899, 32, 328.
[4]) Chem.-Ztg. 1899, 23, 1031.
[5]) Hyg. Rundschau 1899, 9, 801.
[6]) Arch. f. Hygiene 1899, 36, 57.
[7]) Arbeiten a. d. Kaiserl. Gesundheitsamte 1889, 5, 294.
[8]) Zeitschr. f. Hygiene 1891, 10, 513.
[9]) Centralbl. f. Bakteriol., I. Abth., 1890, 7, 641.
[10]) Ebendort, II. Abth., 1898, 4, 81.

Das in nordischen Gegenden sehr häufig auftretende Oeligwerden der Butter, das besonders sich in Meiereien einstellt, in denen die Säuerung bei zu hoher Temperatur vor sich geht, wird, wie Weigmann[1]) annimmt, wohl vorwiegend durch das Ueberwiegen stark peptonisirender Bakterien herbeigeführt. Auch Erfahrungen, die Adametz und Wilckens[2]) mit einer hierher gehörigen Bakterie, der Tyrothrix tenuis Duclaux, gemacht haben, sprechen dafür. Doch scheint das Oeligwerden zuweilen auch auf rein chemische Einwirkungen zurückzuführen zu sein. Weigmann[3]) beschreibt z. B. einen Fall, wo ölige Butter durch das Verwenden schlecht verzinnter Eisengefässe beim Säuern entstand, indem sich grössere Mengen milchsauren Eisens bildeten.

Der Rübengeschmack der Butter (vergl. S. 634) wird theils durch Verfütterung von Rüben, theils aber auch durch Bakterien erzeugt. Ritland[4]) beobachtete, dass Milch beim Melken den Rübengeruch annahm und ihn auf die Butter übertrug. Jensen[5]) züchtete in Dänemark aus Milch, welche derartig fehlerhafte Butter lieferte, verschiedene Bakterien, welche in Milch Rübengeruch erzeugten und gleichzeitig eine stinkende Zersetzung derselben bewirkten. Weigmann[6]) hat als Urheber ferner auch eine Milchsäure-Bakterie aufgefunden, welche eine an Sauerklee erinnernde scharfe Säure erzeugte. Auch die im Erdboden überall vorkommende, den Erdgeruch hervorrufende Streptothrix odorifera ist nach seiner Ansicht bei der Erzeugung des Rübengeruches der Butter betheiligt. Ueber die Natur des Riechstoffes ist nichts bekannt. Ein Senföl scheint er nicht zu sein, da die betreffenden Bakterien solche Körper nicht bilden.

Die fischige und thranige Butter ist vielleicht auch auf Bakterienwirkung zurückzuführen; doch liegen darüber entscheidende Untersuchungen noch nicht vor. So erhielt z. B. Weigmann[7]) bei der Impfung von Rahm mit Bacillus 41 Conn (vergl. Rahmreifung S. 681) „fischige und talgige" Butter, sodass anscheinend auch dieser Fehler durch das Ueberwiegen einer sonst nicht schädlichen Butterbakterie entsteht.

Aus einer käsigen Butter, welche sich gleichzeitig durch faulen Geruch und gelbe Farbe auszeichnete, züchtete Krüger[8]) den Bacillus fluorescens non liquefaciens und eine Saccharomyces-Art, von denen letztere die Gelbfärbung, erstere die faulige Zersetzung verursachte.

Sauere Butter entsteht nach Weigmann[9]) vermuthlich durch das Ueberwiegen wilder Hefen im Rahm.

Stallgeruch und Rauchgeschmack der Butter sind theils auf nachlässige Betriebsführung, theils aber anscheinend auch auf bestimmte Bakterien zurückzuführen. So sind nach Weigmann[10]) die in der Milch stets vorkommenden Koli-Arten zum Theil im Stande, in Milch einen laugig bitteren Geschmack und Stallgeruch zu erzeugen.

Zur Bekämpfung der Butterfehler ist in erster Linie reinliche Betriebsführung, dann die Einführung der künstlichen Rahmsäuerung zu empfehlen, durch welche man im Stande ist, die fehlerhaften Gährungen vollständig zu unterdrücken. Gerade auf diesem Gebiete hat die künstliche Rahmsäuerung volkswirthschaftlich schon den grössten Nutzen gebracht.

Oberflächliche Verunreinigung der Butter wird zuweilen durch die Ansiedelung von Schimmelpilzen verursacht. Gripenberg[11]) beobachtete vorwiegend Mucor, Penicillium

---

[1]) Milch-Ztg. 1896, **25**, 793.
[2]) Landw. Jahrbücher 1892, **21**, 131.
[3]) Milch-Ztg. 1891, **20**, 1020.
[4]) Molkerei-Ztg. Berlin 1899, **9**, 100.
[5]) Centralbl. f. Bakteriol., I. Abth., 1894, **11**, 409.
[6]) Zeitschr. f. Untersuchung d. Nahrungs- u. Genussmittel 1901, **4**, 125; vergl. auch Milch-Ztg. 1896, **25**, 149.
[7]) Milch-Ztg. 1896, **25**, 149.
[8]) Centralbl. f. Bakteriol., I. Abth., 1890, **7**, 425.
[9]) u. [10]) Milch-Ztg. 1896, **25**, 149.
[11]) Ebendort 1899, **28**, 620.

und Trichosporium, die sämmtlich vorzüglich in dem Butterserum gedeihen. Besonders bei Ausfuhrbutter ist daher eine gründliche Sterilisirung der Fässer und des Pergamentpackpapiers zu empfehlen. Butter aus pasteurisirtem Rahm soll nach Schaffer[1]) leichter schimmeln als gewöhnliche. Hanus und Stocky[2]) fanden, dass in verschimmelter Butter die Säurezahl erheblich zugenommen hatte, sonst aber nennenswerthe Veränderungen nicht eingetreten waren.

7. Verfälschungen der Butter.

In Deutschland darf auf Grund des § 11 des Gesetzes betreffend den Verkehr mit Butter, Käse etc. vom 15. Juni 1897 gemäss Beschluss des Bundesrathes vom 1. März 1902 Butter, welche in 100 Gewichtstheilen weniger als 80 % Fett oder im ungesalzenen Zustande mehr als 18 %, im gesalzenen Zustande mehr als 16 % Wasser enthält, gewerbsmässig nicht verkauft und feilgehalten werden.

Dieser und anderen Forderungen wird aber vielfach nicht genügt, indem man einerseits durch mangelhafte Bearbeitung von Rahmbutter oder durch künstliche Zusätze dieselbe entweder verschlechtert oder gar verfälscht. Als Mittel dieser Art sind zu nennen:

a) **Hoher Wassergehalt der Butter.** Derselbe kann durch schlechte Verarbeitung des Butterrahmes oder durch künstlichen Wasserzusatz bedingt sein. Die auf dem Kneter trocken gearbeitete Butter nimmt nach Siedel und Hesse[3]) wieder leicht Wasser auf, welches auf dem Kneter liegen bleibt; die durch Ueberarbeiten weich gewordene Butter giebt kein Wasser mehr ab, sondern nimmt solches nur noch auf; die überarbeitete trockene Butter enthält mehr Wasser, als harte, feucht erscheinende Butter.

b) **Hoher Salzgehalt der Butter.** In Norddeutschland pflegt, um dem Geschmack der Käufer zu entsprechen, der Butter allgemein Kochsalz (25—30 g pro 1 kg Butter), hie und da auch etwas Salpeter zugesetzt zu werden; die für die Ausfuhr bestimmte Butter erhält vielfach einen noch stärkeren Kochsalz-Zusatz. In Süddeutschland wird die Butter nicht gesalzen. Das Salzen giebt manchen Butterlieferern eine Handhabe, einmal an sich schlecht zubereitete Butter länger haltbar zu machen, mitunter aber auch derselben eine solche Menge Salz zuzusetzen, dass sie mehr zur Erhöhung des Gewichtes als des Geschmackes dient. Gute Tafelbutter braucht nicht gesalzen zu werden, und wer Salz darin beliebt, kann es beim Gebrauch zusetzen.

c) **Färben der Butter.** Ebenso wie das Salzen muss auch das Färben als eine Unsitte bezw. als ein durch verkehrte Geschmacksrichtung der Käufer nothwendig gewordenes Uebel bezeichnet werden. Wenn auch zum Färben nur geringe Mengen ganz unschuldiger Farbstoffe [Safran, Safflor, Gelbholz, Kurkuma, Saft der Mohrrübe, Ringelblume, Martiusgelb, Anilinazodimethylanilin (Buttergelb), Viktoriagelb (Safransurrogat oder Anilinorange) und Roucon oder Anatto, ein Farbstoff von dem Baum Bixa orellana in Ostindien, Peru etc.] verwendet werden, so kann es den Geschmack einer Butter doch nicht erhöhen, wenn man weiss, dass diese Farbmittel vorhanden sind. Die Winterbutter sieht weiss aus und jeder, welcher dieses kennt, soll um diese Zeit keine anders aussehende Butter erwarten und verlangen. Zwar will das Auge bei unseren Mahlzeiten auch etwas haben und suchen wir anderen Speisen auf unseren Tafeln durch dieselben Farbstoffe (wie Safran) ein schön gelbes Aussehen zu geben, aber hier handelt es sich nicht um Handelswaaren. Auch müsste dann folgerichtig das Färben bei anderen Nahrungs- und Genussmitteln ebenfalls gestattet werden. In den Gegenden, wo ungesalzene, aus süssem Rahm gewonnene Butter genossen wird, legt man auch auf die Farbe keinen besonderen Werth. Die auf natürliche Weise gelb gefärbte Grasbutter zeichnet sich auch durch einen besonderen Geruch vor der künstlich gefärbten vortheilhaft aus.

Die Verwendung giftiger Farbstoffe wie Chromgelb etc. ist nach dem Nahrungsmittelgesetz strafbar.

---

[1]) Molkerei-Ztg., Berlin 1900, **10**, 382.
[2]) Zeitschr. f. Untersuchung d. Nahrungs- u. Genussmittel 1900, **3**, 606.
[3]) Jahresbericht d. milchw. Instituts Wreschen 1899 u. Milch-Ztg. 1900, **29**, 659 und 675.

d) **Zusatz fremder Fette.** Am häufigsten wird Kuhbutter mit Margarine vermischt; aber auch andere minderwerthige thierische (z. B. Schweineschmalz) und pflanzliche Fette (z. B. Kokosnussfett) werden zugesetzt.

Vereinzelt mag auch **Mehl** (oder Kartoffelbrei) oder frischer Quarg zugesetzt worden sein. Solche Zusätze sind selbstverständlich als Verfälschungen anzusehen.

e) **Wieder aufgefrischte Butter.** Mitunter (besonders in Amerika) wird verdorbene oder ranzige Butter ausgeschmolzen, das überstehende Fett vom Bodensatz getrennt und dieses mit frischer Milch in ähnlicher Weise, wie bei der Margarine-Fabrikation, verarbeitet (gekirnt etc.) und so eine wieder aufgefrischte (renovated) Butter erhalten.

f) **Zusatz von Frischhaltungsmitteln.** Als solche werden angewendet: Borax, Borsäure, Fluornatrium, Salicylsäure, Benzoësäure und Formaldehyd; von diesen gilt dasselbe, was S. 442 bis 463 gesagt ist.

Butter-Ersatzstoffe.

1. *Margarine*. Unter „Margarine" (auch Kunstbutter, oder früher Sparbutter, Kochbutter, holländische, Wiener Butter, Butterine etc. genannt) versteht man nach dem Gesetz sowohl vom 12. Juli 1887 als vom 15. Juni 1897 „diejenigen der Milchbutter bezw. dem Butterschmalz ähnlichen Zubereitungen, deren Fettgehalt nicht ausschliesslich der Butter entstammt".

Bedingungen für das Wesen der Margarine sind nach dieser Erklärung folgende: 1. Die stoffliche Beschaffenheit derselben muss der der Milchbutter ähnlich sein, d. h. sie muss eine erstarrte Emulsion eines oder mehrerer Fette mit einer wässerigen Flüssigkeit sein, 2. die Fettzubereitung muss einen butterähnlichen Geruch und Geschmack besitzen, 3. die Fettzubereitung muss eine butterähnliche Farbe haben [1]).

Weil aber aus Mandelmilch und Oleomargarin eine Fettemulsion, die sog. Sana, hergestellt werden kann, welche weder eine Spur thierischer Milch noch Milchfett enthält, so wird obige negative Begriffserklärung vielfach nicht für genügend gehalten.

Fr. Soxhlet [2]) hält z. B. folgende Fassung für richtiger:

„Margarine ist eine der Milchbutter oder dem Butterschmalz ähnliche Zubereitung, deren Fettsubstanz neben dem Milchfett noch andere Fette enthält oder aus letzteren allein besteht."

Fr. Stohmann [3]) dagegen giebt folgende Begriffs-Erklärung: „Margarine ist eine erstarrte, aus dem leichter schmelzbaren Antheile von Rindertalg, unter Umständen auch aus anderen Fetten, meist unter Zusatz von Pflanzenölen und Milchserum bereitete, gesalzene und gefärbte, starre Emulsion, welche die wesentlichen Eigenschaften der Butter besitzt."

Zu wesentlichen Unzuträglichkeiten hat aber bis jetzt die obige im Gesetz festgelegte Begriffs-Erklärung noch nicht geführt.

Für die Herstellung von Margarine werden ausser Milch folgende Fette verwendet:

1. **Oleomargarin.** Die Darstellung desselben rührt von dem französischen Chemiker Mège-Mouriès her, welcher mehrere Jahre vor dem deutsch-französischen Kriege 1870/71 von Napoleon III. den Auftrag erhielt, eine billige Butter (bezw. Speisefett) für die Marine und arme Bevölkerung herzustellen. Das von ihm angegebene Verfahren hat sich im Wesentlichen bis heute erhalten und ist S. 508 beschrieben.

Ursprünglich setzte man zu 30 kg flüssigem Oleomargarin 25 l Kuhmilch und 25 l Wasser, welches die löslichen Theile von 100 g zerkleinerter Milchdrüse ent-

---

[1]) Vergl. K. Windisch: Arbeiten a. d. Kaiserl. Gesundheitsamte 1896, 12, 551.
[2]) Milch-Ztg. 1901, 30, 675.
[3]) Fr. Stohmann: Die Milch und Molkereiprodukte 1898, 75.

hielt. Das Ganze wurde dann in einem Butterfass verarbeitet, der Oleomargarin-Butterrahm wie üblich verarbeitet, gesalzen und gefärbt; das Erzeugniss unterschied sich in Farbe, stofflicher Beschaffenheit, Geruch und Geschmack nur wenig von der reinen Kuhbutter, durfte aber von Anfang an in allen Staaten nicht unter dem einfachen Namen „Butter" verkauft werden.

Neuerdings werden aber neben dem Oleomargarin noch verschiedene andere Fette verwendet, nämlich:

2. **Neutral-Lard (S. 509), gereinigter Talg (Premier jus), Presstalg (S. 508).**

3. **Pflanzenfette:** Baumwollesamenöl, Sesamöl, Erdnussöl, ferner auch Palmöl, Kokosnussöl, Maisöl und vielleicht noch sonstige pflanzliche Oele (über die Eigenschaften dieser Oele vergl. S. 107—115 und weiter unten unter „Oelgebende Samen").

Indess werden Oleomargarin und Neutral-Lard jetzt nur für die besseren Sorten Margarine verwendet (nämlich etwa 70 % Oleomargarin neben höchstens 10 bis 20 % Pflanzenölen); für die geringwerthigeren Sorten verwendet man die verschiedensten Talgsorten, den Presstalg neben verschiedenen Pflanzenölen (auch Baumwollestearin S. 510) in solchem Gemisch, dass eine thunlichst geschmacklose Fettmasse entsteht.

Um einen Zusatz von Margarine zur Naturbutter leicht nachweisbar zu machen, muss nach der Bekanntmachung des Reichskanzlers vom 4. Juli 1897 seit dem Inkrafttreten des Margarine-Gesetzes vom 15. Juni 1897 (d. h. vom 1. Oktober 1897 an) **alle Margarine in 100 Gewichtsthln. der angewendeten Fette mindestens 10 Gewichtstheile Sesamöl, bei Margarinekäse mindestens 5 Gewichtstheile Sesamöl enthalten** [1]).

Die festen Fette werden zunächst bei möglichst niedriger Temperatur geschmolzen, mit den flüssigen Oelen, der vorgeschriebenen Menge Milch oder dem Rahm etc. und Butterfarbe (in Oel gelöst) in ein Butterfass (Kirne) gebracht und das Ganze mittelst maschineller Vorrichtung mehrere Stunden heftig durcheinander gerührt (gekirnt). Die hierdurch dickflüssig gewordene, rahmähnliche Emulsion (vom Aussehen der Mayonnaisentunke) wird in eine flache Rinne abgelassen, worin sie eiskalten Wasserstrahlen einer Brause ausgesetzt wird, in Folge dessen erstarrt und die Beschaffenheit der ausgekirnten Butter annimmt. Die erstarrte lockere Fettmasse gelangt hierauf in ein Gefäss, in welchem sie nach Bestreuen mit Salz durch geriefte Walzen, die sich gegeneinander bewegen, ausgeknetet wird, um schliesslich nach längerem Stehen auf einer Knetmaschine nochmals ausgeknetet, zu würfelförmigen Stücken geformt oder in Kübel bezw. Fässer verpackt zu werden.

Die chemische Zusammensetzung der **Margarine** ist im Mittel von 21 Analysen folgende:

---

[1]) Das Sesamöl enthält nämlich einen Stoff (ein unverseifbares Oel), welcher in grösster Verdünnung mit Salzsäure und Furfurol noch eine deutliche Rothfärbung giebt. Soxhlet hatte für den leichten Nachweis von Margarine und von dieser in Kuhbutter das ebenso empfindliche und noch leichter nachweisbare Phenolphthaleïn, das Kaiserl. Gesundheitsamt Dimethylamidoazobenzol vorgeschlagen; von anderer Seite ist Stärke empfohlen. Das Sesamöl ist indess allen diesen latenten Färbungsmitteln schliesslich vorwiegend deshalb vorgezogen, weil es bereits in der Margarine-Fabrikation verwendet wurde und nicht einen vollständig fremden Stoff darstellt. In Oesterreich ist neuerdings ebenfalls ein Zusatz von 10 % Sesamöl vorgeschrieben, in Belgien ein Zusatz von 5 % Sesamöl und 0,1 % getrockneter Kartoffelstärke.

Wasser	Fett	Stickstoff-Substanz + Milchzucker	Asche	Kochsalz	Fett in der Trockensubstanz
9,07 %	87,59 %	0,99 %	2,35 %	2,15 %	96,33 %

Hiernach pflegt die Margarine etwas wasserärmer und fettreicher als Kuhbutter zu sein.

A. Molt giebt für das Verhältniss der einzelnen Fette in der Kuh- und Kunstbutter folgende Zahlen:

	Wasser	Palmitin	Stearin	Oleïn	Butyrin, Kaproin, Kaprin etc.	Kaseïn etc.	Asche
1. Reine Kuhbutter . .	11,83 %	16,83 %	35,39 %	22,93 %	7,61 %	0,18 %	5,22 %
2. Kunstbutter . . .	12,01 „	18,31 „	38,50 „	24,25 „	0,26 „	0,74 „	5,22 „

Dem Aussehen und Geschmack nach ist gute Margarine kaum von Kuhbutter zu unterscheiden; nur die billigeren Sorten, die meistens zum Kochen, Braten und Backen verwendet werden, mögen hiervon eine Ausnahme machen. Im Allgemeinen pflegt die Kunstbutter unklar oder doch bei weitem nicht so klar auszuschmelzen wie Kuhbutter.

Ueber die Verdaulichkeit der Margarine gegenüber anderen Fetten vergl. S. 230.

Der Verbrauch an Margarine betrug in Deutschland im Jahre 1897 etwa 910000 Dz. und dürfte jetzt (1902) rund 1000000 Dz. betragen.

Verfälschungen und Verunreinigungen der Margarine.

Gegen eine aus reinen Fetten (Oleomargarin, Neutral Lard und Pflanzenölen) hergestellte Margarine lässt sich gewiss nichts erinnern; aber schon die Verwendung von rohen Talgen aller Art, noch mehr aber die Verwendung von Presstalg erregt Bedenken; noch mehr aber:

a) Die Verwendung der Fette von an infektiösen bezw. toxischen Krankheiten verendeten Thieren. Bei gewissen infektiösen bezw. toxischen Krankheiten (Milzbrand, Rauschbrand des Rindes, Stäbchenrothlauf der Schweine, Schweineseuche, Pyämie, Ichorämie, Vergiftungen der Schweine durch Küchenabfälle (Ptomaine), ferner Wuth, starke Gelbsucht, zu spätes Schlachten nach schwerer Geburt oder bei Aufblähung und schwerer Darmentzündung) erleidet das Fettgewebe der Thiere erfahrungsgemäss Veränderungen, welche nach Eugen Sell[1]) den Genuss des zum Zwecke der Kunstbutterbereitung ausgelassenen Fettes höchst gefährlich machen können.

Bei anderen inneren Krankheiten der Thiere (z. B. fieberhafte Infektionskrankheiten, innere Entzündungen durch äussere Beschädigung) entstehen derartige schädliche Bestandtheile als Zersetzungs- und Fäulnisserzeugnisse erst später in dem Fett nach dem Abschlachten bezw. nach dem Tode der Thiere.

Die bei Verarbeitung der Thierfette zu Kunstbutter angewendeten Temperaturen (nämlich 40—52°) sind nicht hoch genug, um die in solchen Fetten enthaltenen Krankheitskeime zu zerstören; denn die thierischen Parasiten werden erst bei 100° getödtet, während die pflanzlichen Krankheitserreger auch z. Th. sogar dieser Hitze widerstehen.

Thatsächlich konnte R. W. Pieper in Chicago in einer Anzahl Oleomargarinproben neben Muskelgewebe verschiedene Pilze und lebende Organismen nachweisen. Der Umstand, dass in denselben auch häufig Muskelsubstanz vorkommt, lässt die Möglichkeit eines Ueberganges von Trichinen in die Kunstbutter zu. Die in Chicago 1881 aufgetretene „Wintercholera" wurde von den Aerzten auf den dort stark ausgebreiteten Genuss von „Butterine" zurückgeführt, weil die bei deren Fabrikation in den Schmalzraffinerien angewendete Temperatur nicht hoch genug gewesen sei, die Krankheitserreger zu tödten.

Nach Scala und Alessi[2]) werden bei 24-stündigem Erhitzen des filtrirten Margarinefettes auf 40—50° die Bacillen des Rotzes und von Streptococcus pyogenes abgetödtet, die Milzbrandbacillen bleiben bis 46 Tage und Staphylococcus pyogenes aureus bis 23 Tage entwickelungsfähig.

---

[1]) Arbeiten a. d. Kaiserl. Gesundheitsamte 1886, 1, 404.
[2]) Atti della Reale Academia medica di Roma 1890/91, 16, 5, 75.

b) **Verwendung von schlechten, verdorbenen Fetten.** Als solche kommen in Betracht: Fette von gefallenen Thieren, aus Abdeckereien, Seifensiedereien. Dass solche wirklich Verwendung finden, lässt sich schon daraus schliessen, dass in Patentgesuchen (D. R. P. No. 19011) die Verwendung solcher Fette aus Abdeckereien aufgeführt ist.

Besonders steht Amerika in Verdacht, in Bezug auf die Auswahl der Rohstoffe nichts weniger als wählerisch zu sein. Nach dem Sanitary Record vom 15. April 1884, S. 499 zeigten in New-York von 30 dort untersuchten Butterproben zwei Drittel nur annähernd Spuren natürlicher Bestandtheile. Häufig war verdorbenes Fett verwendet, welches man mit Salpeter- und Schwefelsäure geruchlos gemacht und gebleicht hatte, ein Verfahren, welches, wenn die Säuren nicht auf's Sorgfältigste wieder ausgewaschen werden, direkt gesundheitsschädigend werden kann. Wie weit aber derartige unsauberen Vorgänge ihren Einfluss auf die Gesundheit der Bevölkerung äussern können, mag daraus erhellen, dass aus New-York im Monat Februar 1884 annähernd eine Million Pfund Kunstbutter ausgeführt wurden.

Aus dem Grunde sollte man zur Kunstbutterfabrikation die Verwendung von nur solchem Fett zulassen, welches auf den Viehhöfen von unter Aufsicht von Thierärzten geschlachteten Thieren gewonnen ist. Auch empfiehlt es sich, jede Kunstbutterfabrik, wie dies in Deutschland der Fall ist, einer staatlichen Ueberwachung zu unterstellen.

c) **Verwendung von fehlerhafter oder kranker Milch.** Hierdurch kann die Margarine dieselbe schlechte oder schädliche Beschaffenheit annehmen, wie Naturbutter (vergl. S. 686). In Folge der geringeren Verwendung gerade von Milch pflegt die Margarine erheblich ärmer an Bakterienkeimen zu sein, als Naturbutter; so fand Fr. Lafar[1]) in 1 g Kuhbutter 10—47 Millionen Bakterienkeime (in anderen Fällen auch weniger), in 1 g Margarine dagegen nur 747000 Keime; diese bestanden aus Bakterien, Schimmel- und Sprosspilzen.

Jolles und Winkler[2]) erhielten folgende Anzahl Keime in 1 g Substanz:

Premier jus	Oleomargarin		Fertige	
	frisch	nach 2 Monaten	Margarine	Margarineschmalz
1994	1363	19656	4—6 Mill.	500000

Für die gesundheitliche Wirkung entscheidet zwar nicht die Menge, sondern die Art der Bakterien; wenn auch bezüglich der Menge der Bakterien die Margarine sich etwas günstiger gestalten mag als die Naturbutter, so ist doch die Möglichkeit der Verbreitung pathogener Keime durch Margarine nicht minder gross, als durch die Naturbutter.

d) **Zusatz fremder Stoffe.** Als fremde Zusätze werden mineralische Pulver, besonders Seifenstein (oder Talkum = kieselsaure Magnesia) in einer Menge von 2 kg für 1 Fässchen Butter angegeben; auch soll die Verwendung von Bleikarbonat nicht ausgeschlossen sein.

e) **Färben und Frischhalten der Kunstbutter.** Zum Färben der Margarine werden dieselben Farbstoffe wie bei der Kuhbutter verwendet. Bezüglich der Frischhaltungsmittel (wie Borax, Borsäure etc.), welche vorwiegend im Sommer angewendet werden, vergl. S. 442—463.

2. Sana. Die Kunstbutter Sana stellt eine Margarine vor, welche anstatt mit Kuhmilch oder deren Erzeugnissen mit Mandelmilch zubereitet ist. Süsse Mandeln werden nach dem Patent von Liebreich und Michaelis mit sterilem Wasser so lange gewaschen, bis letzteres klar abläuft, darauf in gekochtes und auf 75° wieder abgekühltes Wasser gebracht, wodurch die Haut abgelöst wird. Nach Trennung der Samen von den Schalen und kurzer nochmaliger Waschung der ersteren mit sterilem Wasser gelangen die Samen auf ein Metallsieb und von hier aus auf einen Walzenstuhl mit Porzellanwalzen, um zu einem Brei verarbeitet zu werden. Der ausgepresste Brei liefert die Mandelmilch, die in einer Kirne nach und nach mit einem Gemisch von 70 Thln. niedrig schmelzendem (vorher auf 75° erwärmtem)

---

[1]) Archiv f. Hygiene 1891, 13, 1.
[2]) Zeitschr. f. Hygiene 1895, 20, 60.

Oleomargarin, 15 Thln. Neutral Lard und 15 Thln. Sesamöl versetzt und bei 35° mit demselben verarbeitet wird. Die Emulsion geht bei dieser Temperatur innerhalb einer Stunde vor sich. Die erstarrte Emulsion bleibt 12 Stunden bei 18,7° stehen, kommt dann auf die Knetmaschine, woselbst sie gleichzeitig gesalzen wird. Nach abermaligem, 6-stündigem Stehen wird nochmals durchgeknetet und hierbei 2 % einer koncentrirten Mandelmilch nebst etwas Eigelb zugesetzt — der Zusatz des letzteren hat den Zweck, dass die Sana beim Erhitzen sich bräunt —. Nach nochmaliger gründlicher Durchknetung ist die Sana für den Gebrauch fertig.

Mandelmilch-Extrakt enthält nach Schweissinger (Bd. I, S. 618):

Wasser	Stickstoff-Substanz	Fett	Zucker	Sonstige stickstoff-freie Extraktstoffe	Mineralstoffe
35,58%	2,92%	7,45%	49,89%	3,82%	0,34%

H. Lührig[1] fand für die chemische Zusammensetzung der Sana:

7,02% Wasser, 90,88% Fett, 2,10% Nichtfett

und die Ausnutzung des Fettes zu 97,5 % (oder nach Abzug von Lecithin und unverseifbaren Stoffen im Aetherauszug zu 98,13 %). Das ist eine gleich hohe Ausnutzung wie bei anderen Fetten (vergl. S. 232).

Geruch und Geschmack der Sana (als milde und nussartig) werden gerühmt; auch ist einleuchtend, dass, wenn die verwendeten Fette rein und keimfrei waren, dieses für die Sana ebenfalls erwartet werden kann, weil die Quelle für Bakterienkeime, Milch oder Rahm für die Margarine, hier in Wegfall kommt, da die Mandelmilch nach ihrer Bereitungsweise als keimfrei angenommen werden kann. Thatsächlich fand H. Lührig in einigen älteren Proben nur 40000 und 200000 Keime für 1 g.

L. Rabinowitsch[2] hat in mehreren untersuchten Sanaproben lebende Tuberkelbacillen nachweisen können. Gottstein und Michaelis[3] weisen zwar darauf hin, dass bei 87° Tuberkelbacillen in Fetten absterben; aber so hohe Temperaturen dürften bei der Sana-Bereitung kaum angewendet werden.

Der Preis der Sana ist bis jetzt aber fast so hoch, wie Kuhbutter, nämlich 1,80 Mk. für 1 kg., während 1 kg Margarine nur 0,80—1,50 Mk. kostet. Weil die Sana der Butter ähnlich ist, unterliegt sie den Bestimmungen des Margarine-Gesetzes (vergl. S. 692).

3. *Palmin*, *Kokosnussbutter* oder *Kokosbutter* (und Peanussbutter). Schon lange ist man bemüht, aus festen Pflanzenfetten allein ein butterähnliches d. h. streichbares Fett herzustellen. Hierzu ist vorwiegend das Kokosfett geeignet und wird dasselbe auch seit etwa 12 Jahren für den Zweck verwendet.

Das Kokosnussfett wird aus den Samenschalen der Kokospalme (Cocos nucifera L.) gewonnen, welche in allen Küstengebieten der Tropen, besonders auf Ceylon, in Ostindien, Java, auf den Inseln des stillen Oceans etc. angebaut wird. Die Kokosnuss liefert die Kokosfaser, die fettreiche Samenschale (auch „Kopra" genannt) und die sog. Kokosmilch im Innern der Samenschale. Die Kokosschale und Kokosmilch, welche beide menschlichen Ernährungszwecken dienen, haben folgende Zusammensetzung:

---

[1] Milch-Ztg. 1900, **29**, 789.
[2] Zeitschr. f. Untersuchung d. Nahrungs- u. Genussmittel 1900, **3**, 801.
[3] Deutsche med. Wochenschr. 1901, **27**, 162.

Bestandtheile:	Menge g	Spec. Gewicht	In der frischen Substanz							In der Trockensubstanz		
			Wasser %	Stickstoff-Substanz %	Fett %	Stickstofffreie Extraktstoffe %	Rohfaser %	Asche %	Stickstoff-Substanz %	Fett %	Stickstoff %
Kokosnussschale . . .	—	—	5,81	8,88	67,00	12,44	4,06	1,81	9,43	71,13	1,51
Kokosnussmilch { aus reifem Samen	130,8	1,0441	91,37	0,38	0,11	Spur Saccharose	4,42 Glukose	1,12	4,40	1,27 Saccharose 51,22 Glukose	
„ unreifem „	338,7	1,0228	95,00	0,13	0,12	„	3,97	0,63	2,60	2,40	79,40

Die Eingeborenen gewinnen das Fett aus der fettreichen Samenschale entweder dadurch, dass sie dieselbe nach dem Zerquetschen in grossen Holzbütten mit kochendem Wasser übergiessen und das nach oben gestiegene Fett nach dem Erstarren abziehen, oder dass sie, wie auf Ceylon und in Cochin auf Malabar die Samenschale erst trocknen und dann zwischen erwärmten Metallplatten auspressen. Das von Ceylon und Cochin kommende Kokosöl ist das gesuchteste und beste.

Die Kokosnuss bezw. die Samenschale derselben (Kopra) kommt aber auch als solche nach Europa und wird hier das Fett daraus nach dem Zerkleinern mittels Kollergänge entweder durch hydraulische Pressen ausgepresst, oder durch Lösungsmittel (wie Aether, Schwefelkohlenstoff, Kanadol oder Benzin) auf chemischem Wege ausgezogen.

Das rohe Kokosnussfett, von schwach gelblicher Farbe und Salbenkonsistenz, besitzt im frischen Zustande einen süsslichen Geruch, wird aber leicht ranzig und ist in diesem Zustande ungeniessbar. Um es daher für menschliche Ernährungszwecke verwendbar zu machen, kommt es darauf an, die den schlechten Geruch und Geschmack bedingenden Beimengungen und leicht zersetzlichen Bestandtheile zu entfernen.

Schon Anfang der 80-er Jahre nahmen P. Jeserich und C. A. Meinert ein Patent (No. 19 819), aus Kokos- und Palmkernöl etc. dadurch ein Speisefett zu gewinnen, dass sie diese Oele mit überhitztem Wasserdampf behandelten, und darauf zur Bindung etwa noch vorhandener freier Fettsäuren mit 0,25 % Magnesia versetzten. Nach längerem Rühren und sorgfältigem Waschen sollte ein geruchloses Fett von nicht ranzigem Geschmack erhalten werden.

Dieses Verfahren scheint indess keinen weiteren Eingang gefunden zu haben. Erst später ist es dem Chemiker Dr. Schlinck in Ludwigshafen a. Rh. gelungen, nach einem bis jetzt geheim gehaltenen Verfahren[1]) aus dem rohen Kokosöl ein reines, neutrales Fett zu gewinnen, welches zur Zeit schon eine weit verbreitete Verwendung für Speisezwecke gefunden hat. Die Kokosnussbutter-Fabrik von P. Müller & Söhne in Mannheim hat wenigstens früher nach diesem Verfahren gearbeitet und wird die von ihr hergestellte Kokosnussbutter besonders gegenüber anderen derartigen, in England unter dem Namen „Lactine", „Cocosbutter" dargestellten Fabrikaten vielfach gerühmt.

Das gereinigte Kokosnussfett enthält nur Spuren Wasser und Salze, nämlich:

0,0008—0,15 % Wasser, 99,84—99,98 % Fett und 0,001—0,006 % Salze.

Für das reine Palmin giebt H. Lührig[2]) folgende Konstanten:

---

[1]) Beim Erkalten einer heissen alkoholischen Lösung des Fettes bleiben die freien Säuren vorwiegend in Alkohol gelöst, während die Neutralfette ausfallen.
[2]) Zeitschr. f. Untersuchung d. Nahrungs- und Genussmittel 1899, 2, 629.

	Schmelz-punkt	Erstarrungs-punkt	Jod-zahl	Verseifungs-zahl	Reichert-Meissl'sche Zahl	Refraktion bei 40°
Palmin	25°	22,4°	7,27	260,7	7,85	35,1
Unlösl. Fettsäuren desselben	25,0—25,3°	22,8°	6,90	271,1	—	18,1

Ueber die Ausnutzungsfähigkeit des Palmins gegenüber anderen Fetten vergl. S. 232. Mit der hohen Ausnutzungsfähigkeit beim Menschen verbindet das Palmin eine grosse Haltbarkeit, da es nach Lührig und Zerner (l. c.) so gut wie frei von Bakterienkeimen ist.

Das Palmin unterliegt selbstverständlich den Bestimmungen des Gesetzes vom 15. Juni 1897.

In Amerika wird unter dem Namen Peanussbutter und Peanolia aus Erdnüssen und Salz ein Erzeugniss von folgender Zusammensetzung hergestellt:

	Wasser	Proteïn	Fett	Stärke	Zucker + Dextrine	Sonstige N-freie Stoffe	Roh-faser	Kochsalz	Sonstige Mineral-stoffe
Peanussbutter	2,10%	28,66%	46,41%	6,15%	6,13%	4,22%	2,30%	3,23%	0,80%
Peanolia	1,98 „	29,94 „	46,68 „	5,63 „	5,63 „	2,06 „	2,10 „	4,95 „	1,08 „

Beide Erzeugnisse sind daher im Wesentlichen von gleicher Zusammensetzung und ohne Zweifel nichts anderes, als eine aus etwa gereinigten, zerkleinerten Erdnüssen hergestellte Masse, die auf den Namen „Butter" keinen Anspruch machen kann.

Buttermilch.

Die beim Ausscheiden des Fettes aus dem Rahm im Butterfass verbleibende Buttermilch bildet das mehr oder weniger veränderte Serum des Rahmes und enthält theilweise geronnenes Kaseïn, mehr oder weniger Fett theils in Form kleinster Butterklümpchen, theils in Form von Fetttröpfchen neben den sonstigen Milchbestandtheilen. Der Milchzucker ist zum Theil in Milchsäure übergeführt, welche der Buttermilch einen angenehm säuerlichen Geschmack ertheilt. Die Buttermilch giebt daher vorzugsweise im Sommer ein angenehmes Getränk ab.

56 von nicht gewässerter Buttermilch ausgeführte Analysen ergaben (Bd. I, S. 384–386):

Gehalt:	In der natürlichen Buttermilch							In der Trockensubstanz		
	Wasser	Stickstoff-Substanz	Fett	Milch-zucker	Milch-säure	Asche	Stickstoff-Substanz	Fett	Stick-stoff
Niedrigster	82,22%	1,66%	0,02%	2,47%	0,11%	0,37%	16,97%	0,25%	2,68%
Höchster	93,30 „	6,21 „	5,39 „	5,62 „	0,62 „	0,94 „	62,88 „	54,57 „	10,06 „
Mittlerer	90,09 „	3,91 „	1,02 „	3,90 „	0,34 „	0,74 „	39,46 „	10,27 „	6,31 „

Die in der Buttermilch noch verbleibende Menge Fett hängt wesentlich von der Beschaffenheit des verwendeten Rahmes (ob fettreich oder fettarm, ob süss oder sauer etc.), von der beim Verbuttern eingehaltenen Temperatur des Rahmes etc. ab.

So fanden:

	Schmoeger im Mittel von je 5 Proben		Sebelien Schwankungen	Mittel
	Trockensubstanz	Fett	Fett	Fett
Buttermilch aus sauerem Rahm	8,82%	0,46%	0,32—0,70%	0,48%
„ „ süssem „	9,28 „	0,72 „	1,15—1,97 „	1,59 „

Da aus sauerem Rahm mehr Butter gewonnen zu werden pflegt, wie aus süssem Rahm, so muss die Buttermilch aus ersterem auch entsprechend fettärmer sein, als die aus letzterem Rahm. Dasselbe ist der Fall, wenn den beiden Rahmsorten vorher Magermilch zugesetzt wird.

Mitunter wird der Buttermilch Wasser zugesetzt, unter welchen Umständen sie selbstverständlich mehr Wasser und weniger Fett etc. enthält, als im ungewässerten Zustande.

Auch bedingt es einen nicht unwesentlichen Unterschied, ob der Rahm während der Butterung gekühlt wird oder nicht; so fand V. Storch im Mittel je zweier Proben:

	Rahm gekühlt			Rahm nicht gekühlt		
	Wasser	Stickstoff-Substanz	Fett	Wasser	Stickstoff-Substanz	Fett
Buttermilch . .	89,76 %	4,15 %	0,96 %	86,78 %	3,93 %	4,84 %

Hier enthält die Buttermilch bei Kühlung des Rahms während des Butterns erheblich weniger Fett, als wenn nicht gekühlt wird.

Beim Milchbuttern gehen nach Fjord[1]) 11,17 % des Milchfettes in die Buttermilch über; der mittlere Gehalt derselben an Fett war 0,38 %.

Wegen des Gehaltes an Milchsäure wird die Buttermilch als diätetisches Mittel gern von Magenkranken zur Förderung der Verdauung genossen.

In den meisten Fällen dient dieselbe zur Käsebereitung oder als Viehfutter (besonders für Schweine).

In den Alpen verwendet man sie auch als Zusatz bei der Darstellung von „Ziger" aus den Molken.

Käse.
1. Milchkäse.

Die Bereitung des Käses war schon den Alten bekannt; bei den Hebräern wird er schon zu David's Zeiten 1050 v. Chr. erwähnt; die Griechen kannten ihn schon zu Homer's Zeiten; Aristoteles und Hippokrates beschreiben das Laben der Milch mit Feigensaft; Plinius berichtet über mehrere in Rom verzehrte fremdländische Käsesorten und Caesar über die Käsebereitung bei den alten Deutschen. Die Bereitung desselben ist also sehr alt und im Wesen dieselbe geblieben. Der ganze Vorgang geht darauf hinaus, den Käsestoff aus der Milch, sei es durch Lab oder Säuerung, zu fällen, von den Molken (der zurückbleibenden Milchflüssigkeit) zu trennen und die ausgefällte Masse unter dem Einfluss von Bakterien und Pilzen eine Umwandlung bezw. Reifung durchmachen zu lassen. Je nachdem man Voll- oder Magermilch verwendet, und je nach der Art der Abscheidung durch Lab oder spontane Säuerung, des Würzens, Färbens, Formens, Pressens, Reifenlassens und des Salzens, werden zahlreiche Käsesorten gewonnen, welche nach Ansehen, Dichtheit und Geschmack sehr verschieden sind.

Zur Bereitung des Käses aus süsser (sei es ganzer oder abgerahmter) Milch wird die letztere nach Erwärmen auf 31—35° mit Labflüssigkeit — über die Bereitung derselben vergl. S. 699 — versetzt, wodurch das Kaseïn in 25 bis 30 Minuten in den geronnenen Zustand übergeführt wird (siehe S. 583 u. ff.); das gerinnende Kaseïn schliesst das Fett ganz, den Milchzucker zum geringen Theil mit ein und setzt sich zu Boden. Die überstehende Molke lässt man abfliessen oder abschöpfen, knetet die geronnene Masse (z. Th. unter Zusatz von Salz) wiederholt aus und beschwert sie schliesslich zwischen Pressen nach und nach mit

---

[1]) Landw. Versuchsstationen 1888, 35, 323.

einem Gewicht (bis zu 25 kg), um den letzten Theil der Molke auszupressen. Fliesst keine Molke mehr ab, so zerkleinert man den Quark mit den Händen oder der Käsemühle, setzt Salz (etwa 25 g für 1 kg) zu, und giebt der Masse durch heftiges Stossen oder Pressen in Käseformen eine besondere Form. Nachdem die geformte Masse durch längeres Verbleiben (12—14 Stunden) in der Käsepresse die nöthige Festigkeit erlangt hat, wird dieselbe entweder gleich oder nach 3-tägigem Liegen in einer gesättigten Kochsalzlösung unter täglichem Umwenden 14 Tage lang auf Käsebrettern getrocknet und kommt dann zum Reifen in den Käsekeller. Dieses ist schon nach 4—6 Wochen so weit gediehen, dass der Käse genossen werden kann, jedoch wird derselbe bei manchen Sorten um so schmackhafter, je älter er wird.

Bei der Darstellung des Käses aus saurer Milch wiederholen sich im Allgemeinen dieselben Behandlungen, nur mit dem Unterschiede, dass wegen der vorhandenen freien Milchsäure, welche das Kaseïn bereits geronnen gemacht hat, ein Zusatz von Labflüssigkeit nicht nothwendig ist. Um eine festere Vereinigung des feinflockigen Kaseïns zu bewirken, genügt es, die sauere Milch auf 31—50° zu erwärmen.

Der aus saurer Milch hergestellte Käse wird meistens als sog. Wirthschaftskäse in den Haushaltungen selbst verbraucht; nur der Mainzer Handkäse, Harzer und Nieheimer Käse, der Glarner Käse und einige andere bilden auch Handelswaare.

Aus 9—14 l Milch gewinnt man 1 kg Käse.

Die aus süsser (sowohl ganzer als abgerahmter) Milch dargestellten Käse lassen sich in 2 grosse Gruppen zerlegen, in Weich- und Hartkäse.

Der Weichkäse wird in der Weise hergestellt, dass man die Fällung der Milch durch Lab bei niederen Temperaturen vornimmt und die Käsemasse keinem oder nur einem sehr gelinden äusseren Druck aussetzt, während man zur Bereitung von Hartkäse bei höheren Temperaturen labt und eine mehr oder weniger starke Pressung anwendet.

Zur Vorprüfung der Milch auf ihre Beschaffenheit für die Käsebereitung dient Eugling's Alizarinprobe, die Kaseïnprobe von Schaffer, Walter's Gährprobe und Diethelm's Käsegährprobe (vergl. Bd. III).

Ein Eisengehalt der Milch, welcher durch Sauerfutter, das in eisernen Geräthschaften gestanden hat, in die Milch gerathen kann, soll den Käse blau färben.

Zur Prüfung der Milch auf Eisen wird der Zusatz von einigen Tropfen Gerbsäure empfohlen, wodurch bei Gegenwart von Eisen eine bläuliche Färbung entsteht.

Das zur Gerinnung bezw. zum Dicklegen der Milch nothwendige Lab wird aus dem Labmagen von Kälbern gewonnen, der während der Zeit, wo die Thiere noch kein festes Futter aufnehmen, am gehaltreichsten an Labenzym ist. Das Lab wird in dreierlei Formen angewendet: 1. Als Natur- und Käselab, erhalten durch Ausziehen des frischen oder getrockneten Labmagens mit salzhaltigem Wasser — vielfach unter Zusatz von Gewürzen — und direkte Verwendung dieses Auszuges. Weil aber diese Auszüge von wechselndem Gehalt an Enzym und wechselnder Wirkung sind, so wird jetzt 2. Labessenz bezw. Labextrakt vorgezogen. Für die Darstellung desselben giebt es mehrere Vorschriften; nach Soxhlet wird der Labmagen, um schleimärmere und gehaltreichere Auszüge zu erhalten, mindestens 3 Monate vorher getrocknet, dann zerschnitten; auf 100 g zerschnittene Masse verwendet man 1 l Wasser, dem 50 g Kochsalz und 40 g Borsäure zugesetzt sind; hiermit bleibt die Masse unter öfterem Umschütteln 8 Tage in Berührung; nach dieser Zeit setzt man noch 50 g Kochsalz zu und filtrirt. Statt der Borsäure kann auch Alkohol als Frischhaltungsmittel angewendet werden. 3. **Labpulver** d. h. getrocknete, entfettete, fein zerschnittene Magenschleimhaut, aus welcher für den jedesmaligen Gebrauch ein Auszug gemacht wird.

Alle drei Labsorten sollen thunlichst frei von Bakterien sein. Die günstigste Temperatur für die Labwirkung ist die Blutwärme (37—40°), über 45° (nach anderen erst bei 56°) wird die Wirkung aufgehoben. Vorheriges Kochen der Milch sowie ein auch nur geringer Zusatz von Wasser zur Milch verzögern, ein geringer Kochsalzzusatz sowie eine beginnende Milchsäuregährung begünstigen die Labwirkung; Borsäure ist ohne Einfluss auf dieselbe, Alkali dagegen und alkalisch reagirende Alkalisalze verzögern bezw. schädigen ebenso wie direktes Sonnenlicht die Enzymwirkung.

Herstellung von Käsen aus erhitzter Milch. Versuche, die in neuester Zeit ausgeführt worden sind, haben ergeben, dass die Schwierigkeiten, welche dem Verkäsen erhitzter Milch bisher entgegenstanden, auf einfache Weise zu beheben sind, wenn der Milch etwas Chlorcalcium zugesetzt wird. Dieses Verfahren, das in eine praktisch brauchbare Form zuerst von Klein und Kirsten gebracht worden ist, stützt sich auf die Thatsache, dass erhitzte Milch, deren Gerinnungsfähigkeit durch Lab verringert oder aufgehoben ist, diese durch Zusatz löslicher Calciumsalze wiedererlangt. Klein und Kirsten[1]) verfahren in folgender Weise: Die Milch wird vorsichtig auf 90° oder auf 100° erhitzt, dann mit Chlorcalcium (entsprechend 25 g CaO auf 100 kg Milch) versetzt und bei 40° gelabt. Um die abgetödteten Reifungspilze zu ersetzen, wird mit etwas roher Milch oder mit $1/4$-reifem Käse geimpft. Auf diese Weise gelingt es, vorzügliche Weichkäse aus Magermilch herzustellen, während das Verfahren für Vollmilchkäse und Hartkäse vorläufig noch nicht ausreicht. Günstige Erfolge sind mit demselben in der Praxis[2]) schon vielfach erzielt worden und es ist zu hoffen, dass es gelingen wird, für die grössere Zahl der Käsesorten entsprechende Abänderungen aufzufinden.

Der Herstellung von Sauermilchkäsen aus erhitzter Milch steht, wie Hamilton[3]) gleichzeitig mit Klein und Kirsten gezeigt hat, keine Schwierigkeiten entgegen, wenn man mit Rahmsauer aus Reinkulturen ansäuert.

Vorgänge beim Reifen des Käses.

Von grösster Bedeutung für den Wohlgeschmack und die Güte des Käses ist das Reifen desselben. Das Reifen geht bald von aussen nach innen, bald umgekehrt, bald durch die ganze Masse gleichmässig vor sich (Bd. I, S. 344).

a) Die chemischen Umsetzungen beim Reifen.

Beim Reifen des Käses gehen namhafte Veränderungen in der Käsemasse vor sich.

α) Der Gewichtsverlust. Alex. Müller giebt den letzteren für einen 1 Jahr alten Käse zu 15,7 % an. Dieser Verlust ist zum grössten Theil der Wasserverdunstung, zum geringen Theil einer Gährung, wodurch ein Theil der organischen Substanz in gasige

---

[1]) Milch-Ztg. 1900, **29**, 177; 1901, **30**, 6.
[2]) Ebendort 1901, **30**, 386; Molkerei-Ztg. Berlin 1901, **11**, 313.
[3]) Ebendort 1900, **29**, 145.

Erzeugnisse übergeführt wird, ferner zum geringen Theil einer mechanischen Abreibung und Abschabung zuzuschreiben. Alex. Müller fand z. B.:

	Im natürlichen Käse					In der Trockensubstanz		
	Wasser	Stickstoff-Substanz	Fett	Milchzucker	Asche	Stickstoff-Substanz	Fett	Stickstoff
1. Für frischen Käse . .	40,42 %	24,80 %	28,00 %	1,65 „	5,43 %	41,62 %	46,99 %	6,66 %
2. „ 1 Jahr alten Käse	33,12 „	27,35 „	31,70 „	2,96 „	4,87 „	40,89 „	47,40 „	6,54 „

Beim Emmenthaler Käse nahm nach E. Schulze und Benecke (Bd. I, S. 328) der Wassergehalt bei 7-monatiger Lagerung im Keller um $1/5$ ab; R. Krüger (Bd. I, S. 347) ermittelte die Gewichts- und Wasserabnahme bei der Reifung eines camembertartigen Weichkäses mit folgendem Ergebniss:

	3 Tage alt	14 Tage später	6 Wochen alt
Gewicht des Käses . . .	278,43 g	247,59 g	206,43 g
Wassergehalt des Käses . .	54,67 %	48,93 %	37,70 %

Der Gewichtsverlust des Käses beim Reifen wird daher nach diesen und vielen anderen Untersuchungen vorwiegend durch Wasserverdunstung bewirkt. Dieses ist um so mehr anzunehmen, als durch nachstehende chemische Umsetzungen Wasser gebildet wird, daher, wenn kein Wasser verdunstet würde, eher eine Wasser-Zunahme als -Abnahme vorausgesetzt werden könnte.

β) **Die Stickstoff-Substanz.** Die Stickstoff-Substanz des Käses erleidet beim Reifen desselben eine mehr oder weniger tiefgreifende Zersetzung. Zunächst ist die Art der Gerinnung von Einfluss auf die Kaseïn-Abscheidung. Bei der Gerinnung durch Säuren (Milchsäure) wird Kaseïn, bei welchem nur ein Theil der zum Lösen desselben erforderlichen Calciumsalze verbleibt, dagegen durch Lab Parakaseïn ausgeschieden, welches die Gesammtmenge des in der Milch enthaltenen Calciumphosphats mit einschliesst.

E. Brussier[1]) verfolgte wohl als erster die Umsetzungen der Stickstoff-Substanz beim Reifen des Käses quantitativ und fand, dass der Gewichtsverlust von 25 % zwar vorwiegend aus Wasser bestand, dass aber auch die Stickstoff-Substanz und das Fett hieran nicht unwesentlich betheiligt waren, nämlich Stickstoff-Substanz zu 20 %, Fett sogar zu 30 % in Procenten der Bestandtheile. Dabei hatten sich aus dem Kaseïn eine erhebliche Menge Leucin und andere in Alkohol lösliche Stickstoff-Verbindungen sowie Ammoniak gebildet.

Indess haben spätere Untersuchungen weder so tiefgreifende Umsetzungen des Kaseïns, noch so grosse Stickstoff-Verluste ergeben.

Nach der vorstehenden Untersuchung von Alex. Müller hatte der schwedische, nach dem Cheddar-Verfahren hergestellte Käse nach einjährigem Ausreifen nur unwesentlich weniger Stickstoff-Substanz, als der frische Käse.

E. Schulze in Gemeinschaft mit U. Weidmann[2]) und F. Benecke[2]) bestätigen zwar die Bildung von Ammoniak im reifenden Käse und halten einen Stickstoff-Verlust durch Verflüchtigung des letzteren für möglich, aber der Verlust macht nur einen sehr geringen Bruchtheil der vorhandenen Stickstoffmenge aus. Sie fanden z. B. für den reifenden Emmenthaler Käse:

---

[1]) Ann. de Chim. et Phys. 5, 270 u. Chem. Centralbl. 1865, 888.
[2]) Landw. Jahrbücher 1882, 11, 587 u. 1887, 16, 317.

No.	Datum der Probenahme 1880	Gehalt des natürlichen Käses			In der kochsalzfreien Trockensubstanz						
		Wasser %	Fett %	Entfetteter Rückstand %	Fett %	Eiweiss durch Essigsäure fällbar %	Amid-Stickstoff %	Ammoniak %	Stickstoff im eiweiss- und peptonfreien Extrakt %	Asche %	Phosphorsäure %
I.	25. Mai	43,09	25,28	30,73	45,13	42,45	0,05	0,01	0,05	5,16	2,49
II.	23. Juni	41,07	26,14	32,79	44,96	39,77	0,30	0,09	—	5,19	2,47
III.	20. Juli	37,66	27,31	35,03	44,46	38,84	0,53	0,17	1,05	—	2,48
IV.	3. September	36,93	27,38	35,69	44,84	34,21	0,88	—	—	—	2,39
V.	25. Oktober	32,10	29,42	38,48	45,05	32,96	1,08[1]	0,16[1]	1,35[1]	5,44	2,33

In einem späteren Versuch fanden Schulze und Benecke: Im frischen Käse 1539 g Stickstoff, im reifen Käse 1486 g Stickstoff, also einen Verlust von 53 g Stickstoff. Von letzteren gehen noch 9 g Stickstoff im Abschabsel ab, so dass die verloren gegangene Stickstoffmenge 44 g betragen würde (2,9 % der ursprünglich vorhandenen Menge). Jedoch schiebt Schulze diesen Verlust zum grössten Theil auf eine Verflüchtigung des Ammoniaks beim Vortrocknen des Käses für die Analyse.

Wenngleich somit der Stickstoff-Verlust während des Reifens des Käses nur ein geringer sein kann, so gehen doch nach vorstehenden Zahlen mit den Proteïnstoffen im reifenden Käse mehr oder weniger grosse Umwandlungen vor sich, indem ein Theil des Kaseïns in Amide etc. übergeführt wird.

Schulze und Benecke fanden z. B. unter Berücksichtigung des unverdaulichen (Nukleïn-) Stickstoffs für reifen Emmenthaler Fett- und Magerkäse folgende procentige Mengen:

Käse:	Wasser	Fett	Stickstoff-Substanz	Proteïn-stoffe	Proteïn-Zersetzungsstoffe	Nukleïn	Von 100 Theilen Stickstoff fallen auf	
							Proteïn-stoffe	Proteïn-Zersetzungsstoffe
1. Emmenthaler Fett-Käse.	30—37	28—35	26—31	19—25	55—69	0,12—0,23	78—85,5	14,5—22
2. Emmenthaler Mager-Käse	43—48	6—7	37—38	31	61—63	0,15	84	16

Bei anderen reifen Käsesorten stellte sich letzteres Verhältniss wie folgt:

Von 100 Thln. Stickstoff fallen auf:	Spalenkäse	Greyerzer Käse	Vacherin-Käse	Bellelay-Käse	Glarner Schabziger
Proteïnstoffe	89 %	85 %	88 %	95 %	86 %
Proteïn-Zersetzungsstoffe	11 „	15 „	12 „	5 „	14 „

E. Duclaux zerlegte ebenfalls die Stickstoff-Substanz im reifen Käse und fand z. B.:

	Unlösliches Kaseïn	Lösliches Kaseïn	Kaseïn-Pepton (filtrirbar)	Ammoniak freies	Ammoniak gebundenes
1. Greyerzer Käse	24,54 %	6,30 %	4,33 %	0,029 %	0,056 %
2. Brie-Käse	11,75 „	5,65 „	3,71 „	0,089 „	0,056 „
3. Camembert-Käse	18,96 „	3,60 „	4,92 „	0,005 „	0,530 „

Musso, Menozzi und Bignamini bestimmten die einzelnen Stickstoff-Verbindungen mit folgendem Ergebniss:

---

[1] In der inneren Partie, die 41,38 % vom Gesammtgewicht betrug.

Käse		Wasser	Kaseïn	Albumin	Pepton	Amide	Ammoniak	Fett	Asche
1. Strachino-Käse	frisch	55,02 %	14,26 %	1,28 %	0,79 %	1,54 %	0,05 %	24,51 %	2,34 %
	reif	40,37 „	14,93 „	0,71 „	0,86 „	8,15 „	0,42 „	30,83 „	3,75 „
2. Emmenthaler, reif		37,59 „	20,38 „	0,63 „	0,75 „	4,20 „	0,11 „	31,47 „	4,15 „

In Gorgonzola-Käse stieg der Ammoniakgehalt bis zur völligen Reife von 0,036 auf 0,612 % in der Trockensubstanz. In überreifem Gorgonzola-Käse wurde von denselben Verfassern 1,28 %, von Maggiora 2,31 und 3,67 % Ammoniak in der Trockensubstanz gefunden.

J. Klein[1]) verfolgte die Zersetzung im reifenden Backsteinkäse und fand:

Reifungsalter	1 Woche %	3 Wochen %	5 Wochen %	7 Wochen %	9 Wochen %	41 Wochen %
Wasser	57,42	56,41	56,02	55,20	55,48	54,70
In der kochsalzfreien Trockensubstanz:						
Reinfett	17,81	19,38	20,44	19,33	19,56	20,99
Gesammt-Stickstoff	10,44	10,66	10,92	11,07	11,16	11,22
Gesammt-Stickstoff-Substanz	65,30	65,50	66,69	65,49	64,36	64,80
Reinproteïn	62,24	58,63	53,89	60,80	54,04	61,10
Kaseïn	55,57	44,85	38,68	43,70	48,55	55,81
Löslicher Stickstoff	—	4,72	4,27	8,72	8,00	9,04
Löslicher Eiweissstickstoff	—	26,71	3,01	54,45	50,01	3,13
Lösliches Reinproteïn	—	18,81	18,81	16,73	14,81	19,34
Stickstoff in Form von Ammoniak	—	0,18	0,26	0,59	0,86	0,86
Cholesterin	0,74	0,86	0,55	0,44	0,70	0,65
Milchsäure	3,26	2,84	2,82	3,09	3,30	2,99
Reinasche	6,34	5,75	5,84	5,34	5,97	5,46
Phosphorsäure	2,72	2,42	2,51	2,50	2,46	2,54
Kalk	2,31	1,83	1,84	1,73	1,73	1,85
Magnesia	0,13	0,12	0,13	0,12	0,12	0,13

Hiernach gehen 5—20 % des Kaseïns und mehr während des Reifungsvorganges des Käses in Amidoverbindungen bis hinab zu Ammoniak über; ein anderer Theil des Kaseïns erfährt sonstige Veränderungen.

O. Laxa[2]) fand in 2 Sorten von reifem böhmischen Backsteinkäse 0,72 % bezw. 0,28 % Ammoniak in der Trockensubstanz.

St. Bondzynski (Bd. I, S. 345) ermittelte die Stickstoffumsetzungserzeugnisse in verschiedenen Käsesorten (Emmenthaler, Allgäuer, Romadour, Roquefort, Spalen) in Procenten des Gesammtstickstoffs wie folgt:

Im Ganzen löslicher Stickstoff	in Form von Proteïnstoffen	in Form von Proteïnumsetzungsstoffen	100 Thle. der letzteren enthalten Stickstoff
31,93—81,16 %	11,30—77,71 %	3,45—20,63 %	10,91—14,16 %

Ketel und Antusch fanden für den Gehalt verschiedener Käsesorten (Edamer, Leidenscher, Friesischer) an Stickstoffverbindungen folgende Zahlen:

Wasser %	Gesammt-Stickstoff %	Stickstoff in Form von				In Proc. des Gesammtstickstoffs Stickstoff in Form von			
		Ammoniak %	Amiden %	Albumosen + Pepton %	Kaseïn Albumin %	Ammoniak %	Amiden %	Albumosen + Pepton %	Kaseïn %
25,5—43,3	3,29—6,35	0,08—0,26	0,10—1,10	0,09—0,44	1,82—5,05	2,9—7,7	2,3—24,2	2,1—13,0	53,7—80,2

---

[1]) Bericht über d. Thätigkeit d. milchw. Inst. Proskau 1886/88, 17.
[2]) Zeitschr. f. Untersuchung d. Nahrungs- u. Genussmittel 1899, 2, 851.

Ausser diesen Untersuchungen liegen noch eine Reihe von Bestimmungen über den Ammoniakgehalt von reifen Käsesorten vor [1]); von besonderem Werth hierbei ist auch die Frage, wie viel von dem Ammoniak in freiem und gebundenem Zustande vorhanden ist. Hierüber hat E. Duclaux [2]) Untersuchungen angestellt und für verschiedene Käsesorten (Holländer-, Gruyère-, Parmesan-, Grana-, Kantal-, Camembert- etc. Käse) im Mittel von 18 Proben gefunden Ammoniak:

Im frischen Käse:				In der Trockensubstanz:			
Schwankungen		Mittel		Schwankungen		Mittel	
frei	gebunden	frei	gebunden	frei	gebunden	frei	gebunden
0—0,50 %	0—1,90 %	0,064 %	0,341 %	0—1,01 %	0—3,85 %	0,124 %	0,659 %

K. Windisch [3]) fand in der Trockensubstanz der reifen Käse an Ammoniak:

Frühstückkäse		Camembert-Käse		Neuchâteller Käse		Roquefort-Käse	
290 Tage alt		291 Tage alt		291 Tage alt		674 Tage alt	
frei	gebunden	frei	gebunden	frei	gebunden	frei	gebunden
1,237 %	1,017 %	1,088 %	0,722 %	0,709 %	0,938 %	0,366 %	0,505 %

Desgleichen ferner an Milchsäure:

2 Tage alt	9 Tage alt	2 Tage alt	18 Tage alt	4 Tage alt	20 Tage alt	5 Tage alt	20 Tage alt
2,200 %	0,729 %	2,201 %	0,409 %	2,841 %	0,891 %	2,119 %	0,970 %

Hiernach ist durchweg mehr Ammoniak in — wahrscheinlich durch Milchsäure oder durch Fettsäuren — gebundenem, als in freiem Zustande vorhanden, indem freies wie gebundenes Ammoniak mit dem Alter der Käse stetig zunehmen.

In den Lehrbüchern werden als weitere Umsetzungserzeugnisse im Käse auch Aminbasen (wie Methyl-, Aethyl-, Amyl-, Butylamin, auch Trimethylamin) angegeben. Wie indess Weidmann sowie Musso und Menozzi, ferner K. Windisch [3]) nachweisen, konnten dem Ammoniak im Emmenthaler, Gorgonzola-, Stracchino-, Camembert- und Neuchâteller Käse nur sehr geringe Mengen organischer Basen beigemischt sein.

In den Analysen von Duclaux und von Musso etc. ist unter den Umsetzungserzeugnissen des Kaseïns auch Pepton aufgeführt, E. Schulze und U. Weidmann konnten dagegen eigentliches Pepton im gereiften Emmenthaler Käse nicht oder nur in sehr geringer Menge nachweisen; dagegen gelang es Schulze und Röse [4]) unter den Proteïn-Zersetzungserzeugnissen Phenylamidopropionsäure, Leucin und Tyrosin als einzige Amidoverbindungen zu gewinnen.

Ferner gewannen sie durch Behandeln der entfetteten Käsemasse mit Weingeist von 50—60 Vol.-% in der Kälte eine in letzterem lösliche Stickstoff-Verbindung, welche ihren Eigenschaften nach zwischen den ursprünglichen Proteïnstoffen und den Peptonen steht und welche sie „Kaseoglutin" nennen; die Elementar-Zusammensetzung derselben ist:

54,40 % C, 7,34 % H, 15,29 % N, 0,95 % S, 22,02 % O.

Der Hauptsache nach aber besteht die Stickstoff-Substanz des reifen Käses aus der durch Lab gefällten, unveränderten Modifikation des Milch-Kaseïns, welche Hammarsten „Käse" nannte, für welche Schulze und Röse aber den Namen „Para-Kaseïn" vorschlagen. Dasselbe ist in Alkohol von 50—60 Vol.-% unlöslich und enthält in der aschefreien Trockensubstanz:

54,34 % C, 7,20 % H, 15,21 % N, 0,96 % S und 22,29 % O + P,

während die aus frischer Käsemasse dargestellte Verbindung ergab:

53,94 % C, 7,14 % H, 15,14 % N, 1,01 % S und 22,27 % O + P.

---

[1]) Vergl. K. Windisch: Arbeiten a. d. Kaiserl. Gesundheitsamte 1900, 17, 355, wo sich eine ausführliche Zusammenstellung der Litteratur findet.
[2]) E. Duclaux: Le Lait., Paris 1887 u. Principes de Laiterie.
[3]) Arbeiten a. d. Kaiserl. Gesundheitsamte 1900, 17, 367.
[4]) Landw. Versuchsstation 1885, 31, 115.

Als letztere Verbindung mit künstlichem Magensaft (und Salzsäure) (vergl. S. 26) behandelt wurde, blieben 4,97 bezw. 5,01 % der aschefreien Trockensubstanz als sog. „Nukleïn" ungelöst, während von der aus reifem Käse dargestellten Stickstoff-Substanz nur ungefähr die Hälfte ungelöst (unverdaut) zurückblieb. Ketel und Antusch (Bd. I, S. 347) fanden in verschiedenen reifen Käsesorten ebenfalls nur wenig (0,03—0,04%) unverdaulichen Stickstoff.

Hiernach könnte man annehmen, dass bei der Käsereifung das Nukleïn allmählich zersetzt wird.

Ohne Zweifel beruht auf der Umsetzung der Proteïnstoffe bis zu Ammoniak die Erscheinung, dass der Käse mit dem Aelterwerden mehr und mehr seine ursprüngliche saure Reaktion verliert, dass Weichkäse und überreifer Käse sogar alkalisch reagiren.

γ) Das Fett. Das Fett erfährt beim Reifen des Käses ebenfalls namhafte Veränderungen, sowohl was Menge wie Beschaffenheit anbelangt.

1. Veränderungen des Fettes der Menge nach. Vielfach ist behauptet, dass beim Reifen des Käses mehr oder weniger Fett aus dem Kaseïn gebildet werde und hierauf das Speckigwerden des reifenden Käses beruhe.

Veranlasst ist diese Annahme durch eine Untersuchung von Blondeau[1]), der gefunden haben wollte, dass die frische Käsemasse des Roquefort-Käses nur 1,85 % Fett enthielt, während der reife Käse erheblich mehr ergab; Blondeau schloss hieraus, dass sich die erhöhte Menge Fett im reifen Roquefort-Käse nur auf Kosten des Kaseïns gebildet haben könnte. Bestärkt wurde diese Annahme durch eine Beobachtung von Kemmerich[2]), wonach beim Stehen der Milch, wie Hoppe-Seyler und Subotin fanden, die absolute Fettmenge zunahm. Auch M. Fleischer[3]) beobachtete beim Stehen von Kolostrum eine Bildung von Fett. Dann glaubten Musso und Menozzi[4]) beim Stracchinokäse die Bildung von Fett aus Kaseïn indirekt nachgewiesen zu haben.

Sie untersuchten Stracchinokäse verschiedenen Alters und fanden bei der Addition der einzelnen Bestandtheile stets mehr als 100, nämlich 0,543—3,430 % mehr. Die Kaseïnmengen waren hierbei aus dem Stickstoffgehalt nach Abzug des Ammoniaks durch Multiplikation mit 6,4 berechnet. Da bei der Zersetzung der Proteïnstoffe Wasser gebunden wird und unter den nichtflüchtigen Bestandtheilen auftritt, da ferner die an Basen gebundene Milchsäure nicht quantitativ bestimmt wurde und unter den Summanden nicht einbegriffen ist, so hätten die Analysen weniger als 100 ergeben müssen und schliessen Musso und Menozzi hieraus, dass das Mehr daher rührt, dass die durch Zersetzung des Kaseïns freigewordenen stickstofffreien Atomgruppen, neugebildete Fette, in der Summe zweimal auftreten, einmal als Fett und dann in der berechneten Kaseïnmenge.

Diese Schlussfolgerung aber ist irrig; denn weil im reifenden Käse (besonders im Stracchino- und Gorgonzola-Käse) ein lebhaftes Schimmelwachsthum, welches mit einer starken Verathmung von stickstofffreien organischen Stoffen verbunden ist, statthat, so können die durch die Spaltung des Kaseïns entstandenen stickstofffreien Stoffe ebenso gut verathmet, als in Fett umgewandelt worden sein.

Viele reifen Käsesorten, besonders die Weichkäse, weisen eine Vermehrung des procentigen, auf kochsalzfreie oder bloss auf Trockensubstanz berechneten Fettgehaltes auf; ausser aus älteren Analysen (Bd. I, S. 322 u. ff.) folgt dieses aus verschiedenen neueren Untersuchungen, so von J. Klein[5]) für Backsteinkäse, von A. Kirsten[6]) für Neuchâteller Käse, Tilsiter Fettkäse und Holländer Käse, von A. Laxa[7]) für 2 Arten böhmischer

---

[1]) Ann. de chimie et de phys. 1, 208.
[2]) Pflüger's Archiv f. d. gesammte Physiologie 1869, 409.
[3]) Virchow's Archiv f. pathol. Anatomie u. Physiologie 1871, 51, 40.
[4]) Le stazioni sperimentali agrarie italiane 1877, 6, 201.
[5]) Bericht über d. Thätigkeit d. milchwirthschaftl. Instituts Proskau 1886/87, 17.
[6]) Zeitschr. f. Untersuchung d. Nahrungs- u. Genussmittel 1898, 1, 742.
[7]) Ebendort 1899, 2, 851.

Backsteinkäse, von K. Windisch[1]) für Frühstücks-, Camembert-, Neuchâteller und Roquefort-Käse. O. Laxa fand auch, dass auf Trockensubstanz berechnet die äussere, reifere und speckige Schicht stets mehr Fett enthielt, als die innere, weniger reife, kreidige Schicht. Diese procentige Vermehrung des Fettgehaltes in der Trockensubstanz des reifen Käses kann aber recht wohl darauf zurückgeführt werden, dass andere organische Stoffe durch Schimmelpilze und Bakterien, die besonders im Weichkäse reichlich wuchern, in grösserer Menge verathmet werden. Dafür spricht der Umstand, dass bei Hartkäsen, z. B. nach den Untersuchungen von Scala und Jacoangeli[2]) für italienischen harten Schafmilchkäse, sowie von F. J. Lloyd[3]) für amerikanischen Cheddarkäse, bei deren Reifung kein so lebhaftes Pilzwachsthum thätig ist, in der (kochsalzfreien) Trockensubstanz eine Verminderung des procentigen Fettgehaltes beobachtet wurde.

Alex. Müller[4]) fand für frischen und 1 Jahr alten Gudhemer Käse, beide auf gleichen Wassergehalt berechnet, nahezu gleichen Gehalt an Protein und Fett.

N. Stieber[5]) hat die Untersuchungen Blondeau's über den Reifungsvorgang des Roquefort-Käses aufs Neue geprüft und findet z. B. folgende procentige Zusammensetzung:

	Im natürlichen Käse					In der Trockensubstanz	
	Wasser	Kaseïn	Lösliches Eiweiss	Fett	Asche	Stickstoff-Substanz	Fett
1. Frischer Roquefort-Käse	49,66 %	13,72 %	6,93 %	27,41 %	1,74 %	40,80 %	53,91 %
2. Derselbe nach 1-monatl. Liegen im Keller	36,93 „	5,02 „	20,77 „	31,23 „	4,78 „	40,53 „	49,94 „
3. Ganz alter Käse	23,54 „	8,53 „	18,47 „	40,13 „	6,27 „	37,78 „	56,14 „

Hier zeigt der ganz alte Roquefort-Käse, auf Trockensubstanz berechnet, allerdings auch mehr Fett und weniger Kaseïn, als der frische Käse, indess muss diese Differenz, wie N. Stieber hervorhebt, darauf zurückgeführt werden, dass die Proben für die Untersuchung von verschiedener und verschieden verarbeiteter Milch herrührten, dass ferner durch Zersetzung des Kaseïns sich flüchtige Stoffe bilden, wodurch der Procentgehalt desselben sich vermindert, der des Fettes dagegen erhöht.

O. Kellner[6]) verfolgte die Veränderungen des Fettgehaltes im Allgäuer Backsteinkäse, wobei er die äussere speckig gewordene Schicht von dem inneren noch kreidigen Kern trennte. In beiden Partien stellte er das Verhältniss von Kalk und Phosphorsäure zum Fett fest, indem er von der Annahme ausgeht, dass in dem ganzen Käse während des Reifens weder das Fett noch diese beiden Mineralstoffe einen Ortswechsel erleiden. Er untersuchte 2 Backsteinkäse, von denen No. 1 etwas älter als No. 2 war, und fand:

	Auf 1 Thl. Phosphorsäure		Auf 1 Thl. Kalk
	No. 1	II	III
1. In dem wenig veränderten Kern	10,73 Fett	23,30 Fett	77,76 Fett
2. In der gereiften Schicht	10,46 „	22,60 „	77,12 „

Hiernach kann beim Reifen des Backsteinkäses eine Neubildung von Fett nicht angenommen werden, vielmehr zeigt die absolute Menge Fett eine kleine, wenn auch unwesentliche Abnahme.

E. Schulze und U. Weidmann[7]) berücksichtigten ebenfalls diese Frage und fanden z. B. beim reifenden Emmenthaler Käse für die kochsalzfreie Trockensubstanz:

---

[1]) Arbeiten a. d. Kaiserl. Gesundheitsamte 1900, 17, 398 u. ff.
[2]) Annali dell' Istituto d'Igiene sperim. della Università di Roma 1892, [2], 2, 135.
[3]) Lloyd: Report on the Results of Investigations into Cheddar Cheese-making in the Years 1891—1898. London 1899, 126.
[4]) Landw. Jahrbücher 1872, 1, 68.
[5]) Journ. f. prakt. Chem. 1880, [N. F.], 21, 203.
[6]) Landw. Versuchsstat. 1880, 25, 39.
[7]) Landw. Jahrbücher 1882, 11, 587.

	25. Mai	23. Juni	20. Juli	3. September	25. Oktober
Fett	45,13 %	44,96 %	44,46 %	44,84 %	45,05 %

es kamen auf 1 Thl. Phosphorsäure (P_2O_5) im Käse:

18,12   18,20   17,93   18,76   19,33 Thle. Fett.

Hiernach enthält der reife Käse auf 1 Thl. Phosphorsäure etwas mehr Fett, als der frische Käse, und würde dieses für eine wenn auch nur geringe Fettbildung sprechen. Indess findet U. Weidmann, dass der procentige Phosphorsäuregehalt der kochsalzfreien Käse-Trockensubstanz einerseits während des Reifens etwas abnimmt (von 2,49 auf 2,33 %), dass andererseits die Phosphorsäurebestimmung im reifen Käse etwas zu niedrig ausgefallen ist, weil sich während des Reifens saure Phosphate bilden.

E. Schulze und F. Benecke[1]) haben daher letzteren Versuch ergänzt, indem sie genau die Gewichtsmenge des frischen und des reifen Käses unter Berücksichtigung der Kochsalzaufnahme und Abfälle für Abschabsel ermittelten; sie fanden auf diese Weise:

	Trockensubstanz	Fett
Im frischen Käse	22757 g	10812 g
„ reifen Käse	22428 „[2])	10927 „[3])
	Abnahme 329 g	Zunahme 145 g
	oder „ — 1,5 %	„ + 0,38 %

vom frischen Käse.

Hiernach hätte allerdings eine schwache Zunahme an Fett stattgehabt; E. Schulze glaubt aber, dass dieselbe nicht durch die Bildung von eigentlichem Fett (Glyceriden), sondern dadurch bedingt ist, dass sich beim Reifen des Käses aus dem Milchzucker und dem Kaseïn in Aether lösliche Verbindungen bilden, welche den Aetherauszug fehlerhaft erhöhen. E. Schulze hält die Bildung von eigentlichem Fett auf Kosten der Proteïnstoffe während des Reifens der Käse nicht für erwiesen und, falls sie statthaben sollte, so erfolgt sie in so geringem Masse, dass sie in praktischer Hinsicht ohne Bedeutung ist.

K. Windisch hält auch die letzten Versuche noch nicht für entscheidend, weil Phosphorsäure und Kalk in Folge Wanderung aus dem Innern in die Rinde ebenfalls einer Veränderung unterliegen, daher aus dem Verhältniss derselben zum Fett ebenso wenig wie aus dem des Kaseïns zum Fett auf eine Vermehrung oder Verminderung des letzteren geschlossen werden kann. Auch ist die Art der Fettbestimmung für die Entscheidung dieser Frage von Belang, weil sich einerseits beim Reifen erwiesenermassen Seifen bilden, welche durch die übliche Aetherbehandlung nicht mitgelöst werden, andererseits auch bei der Ausziehung nicht fettartige Verbindungen mit in den Aether übergehen. Dazu kommt, dass nach anderen und hiesigen Versuchen[4]) Schimmelpilze nicht unwesentliche Mengen Neutralfette zu verathmen im Stande sind und daher bei den Weichkäsen, bei denen trotz lebhaften Schimmelwachsthums eine Vermehrung des procentigen Fettgehaltes in der Trockensubstanz beobachtet ist, eine wirkliche Neubildung von Fett nicht als ausgeschlossen erscheinen kann. Die ganze Frage der Neubildung von Fett bei der Käsereifung ist hiernach noch nicht aufgeklärt und wird sich nur durch quantitative Feststellung der absoluten Mengen unter gleichzeitiger Berücksichtigung aller Umsetzungserzeugnisse, auch der gasförmigen, und der Menge nach wirklich lösen lassen.

2. **Ueber die qualitativen Veränderungen des Fettes beim Reifen des Käses.**
Ueber diese Frage liegt eine Reihe von Untersuchungen vor, welche K. Windisch[5]) in eingehender Weise zusammengestellt und durch eigene Untersuchungen erweitert hat.

---

[1]) Landw. Jahrbücher 1887, **16**, 318.
[2]) Die Gesammt-Trockensubstanz im reifen Käse war 23078 g; hiervon gehen ab 1483 g aufgenommenes Kochsalz, während 156 g Abschabsel hinzukommen.
[3]) Das Fett im reifen Käse betrug 10942 g, wozu 15 g Fett im Abschabsel kamen.
[4]) Vergl. Zeitschr. f. Nahrungs- u. Genussmittel 1901, **4**, 721.
[5]) Arbeiten a. d. Kaiserl. Gesundheitsamte 1898, **14**, 506 u. 1900, **17**, 281.

Von 219 auf Reichert-Meissl'sche Zahl untersuchten ächten Milchkäsen ergaben:

Reichert-Meissl'sche Zahl	24 oder weniger	24,1—26,0	26,1—28,0	28,1—33,0	über 33,0
Proben	35	40	38	85	21
Oder in Procenten	16 %	18 %	17 %	39 %	10 %

Die Refraktometerzahl, welche für normales Butterfett bis 44,2° bei 40° beträgt, wurde unter 130 Käseproben bei 62 Proben = 48 % bei 40° höher — und zum Theil erheblich höher — als 44,2°, bei den übrigen unter 44,2 gefunden. Aehnliche Abweichungen wurden bei 139 im Hygienischen Institut in Hamburg untersuchten Käsefetten (aus Milch) beobachtet[1]. P. Soltsien[2] fand in einer Anzahl von reifen Käsen für das ausgeschmolzene Fett Schwankungen für die Reichert-Meissl'sche Zahl von 24,1—29,9 und für die Refraktometerzahl bei 40° von 42,6—45,3. Die Erniedrigung der Refraktometerzahl der Käsefette beim Reifen der Käse lässt sich sehr wohl durch Anwachsen der freien Fettsäuren[3] erklären, weil diese die Refraktometerzahl der Fette stark herabdrücken. Die bei Käsefetten beobachteten hohen Refraktometerzahlen lassen sich indess auf diese Weise nicht erklären, es sei denn, dass man wie beim Ranzigwerden des Butterfettes mit Spaeth eine Polymerisation der ungesättigten Fettsäuren annehmen will, wodurch die Erhöhung bedingt sein soll.

Die meisten Untersucher stimmen darin überein, dass beim Reifen der Käse eine allmählich fortschreitende Spaltung der Glyceride stattfindet, die einen hohen Grad erreichen kann. Die im Käsefette enthaltenen freien Fettsäuren (vorwiegend nicht flüchtige) entstehen, wie beim Ranzigwerden der Butter, unter Mitwirkung von Schimmelpilzen und Bakterien bezw. von Enzymen durch eine Zersetzung des Fettes, nicht aber des Milchzuckers und der Proteïnstoffe.

O. Henzold[4] und A. Kirsten[5] leugnen dagegen mehr oder weniger jegliche Zersetzung des Käsefettes beim Reifen der Käse und nehmen mit anderen Untersuchern eine Bildung von freien Säuren aus Milchzucker und Parakaseïn an.

O. Laxa, welcher in einer ersten Arbeit[6] mit Kirsten eine Betheiligung des Milchzuckers und Kaseïns an der Bildung freier flüchtiger Fettsäuren annimmt, hält in einer zweiten Abhandlung die Entstehung der freien Fettsäuren aus den Proteïnstoffen des Käses wenigstens für ausgeschlossen. Penicillium glaucum, Oïdium lactis, Mucor, eine Hefenart (Torula-Art 2), Bacillus fluorescens liquefaciens, sämmtlich aus Käse gezüchtet, vermochten die Fette zu spalten; die Milchsäure-Bakterien und zwei Tyrothrix-Arten waren unwirksam. Die Fettspaltung geht nicht bei allen Fetten gleichmässig vor sich, sondern richtet sich einerseits nach der mit steigendem Molekulargewicht zunehmenden Schädlichkeit der freigewordenen Fettsäuren für die Pilze, andererseits nach der leichteren Spaltbarkeit der Glyceride höherer Fettsäuren; die freigewordenen flüchtigen Fettsäuren — nach hiesigen Versuchen auch die höheren Fettsäuren und ohne Zweifel auch Glycerin — werden durch die Schimmelpilze weiter zerlegt. In Penicillium und Mucor befinden sich, wie auch hiesige Versuche ergaben, Enzyme, welche Monobutyrin sowie Butterfett zu spalten vermögen.

Die Untersuchungen von Kirsten werden weiter von H. Weigmann und A. Backe[8], die in den Fetten reifer Käse bis zu 7 % freie, nicht flüchtige Fettsäuren fanden und als

---

[1] II. Bericht d. Hygien. Instituts über d. Nahrungsmittelkontrolle von Dunbar u. Farnsteiner, Hamburg 1898, 29.
[2] Zeitschr. f. öffentl. Chemie 1898, 4, 790.
[3] E. Späth beobachtete (Forschungsberichte über Lebensmittel 1894, 1, 23 u. 344) im Gegensatz hierzu beim Ranzigwerden der Butter, welches ebenfalls mit dem Auftreten von freien Fettsäuren verbunden ist, eine Erhöhung der Refraktometerzahl.
[4] Milch-Ztg. 1895, 24, 729.
[5] Zeitschr. f. Untersuchung d. Nahrungs- u. Genussmittel 1898, 1, 742.
[6] Ebendort 1899, 2, 851.
[7] Archiv f. Hygiene 1901, 41, 119.
[8] Landw. Versuchsstationen 1898, 51, 1.

aus Fett gebildet annehmen, widerlegt, während K. Windisch die Untersuchungen von Henzold und Laxa nicht als beweiskräftig beurtheilt.

Einen ganz aussergewöhnlich hohen Gehalt an flüchtigen Fettsäuren in reifen und überreifen Weichkäsen (Backstein- und Limburger Käsen) stellte E. v. Raumer[1]) fest, indem er für die reifen Käse eine Reichert-Meissl'sche Zahl bis zu 40,3, für die überreifen Käse eine solche bis zu 75 und sogar 158,4 fand. E. v. Raumer schliesst hieraus, dass bei der Spaltung des Fettes in freie Fettsäuren und Glycerin eine Neubildung von grossen Mengen flüchtiger Fettsäuren statthaben müsse.

Diesen und anderen Ergebnissen tritt K. Windisch mit eigenen eingehenden Untersuchungen bei 4 Käsesorten in 12—15 Reife-Stufen entgegen, indem er hierfür selbst folgende Uebersicht[2]) giebt:

No.	Bezeichnung und Alter der Käse		Säuregrad	Reichert-Meissl'sche Zahl	Freie flüchtige Fettsäuren	Verseifungszahl nach Köttstorfer	Refraktometerzahl bei 40°	Jodzahl nach Hübl
I.	Frühstückskäse	2 Tage	5,2	27,56	0,15	227,5	43,4	30,89
		290 „	267,6	4,40	1,60	210,0	36,0	36,12
II.	Camembertkäse	2 Tage	4,4	27,87	0,11	228,6	43,6	30,62
		291 „	85,5	20,56	2,15	218,7	41,2	35,03
III.	Neuchâteller Käse	4 Tage	5,2	28,76	0,16	228,8	43,8	30,83
		291 „	200,1	13,41	2,75	214,8	36,8	35,95
IV.	Roquefortkäse	5 Tage	4,7	28,98	0,10	229,1	43,2	30,42
		676 „	180,9	15,09	3,32	221,1	38,6	32,61

Die Versuche ergaben im Verlaufe der Reifung und namentlich bei der Ueberreife der Käse eine starke Zersetzung des Fettes, insbesondere eine Spaltung des Fettes in freie Fettsäuren und Glycerin. In Folge dessen tritt eine ausserordentlich starke Vermehrung der freien Fettsäuren auf. Die freien flüchtigen Fettsäuren bleiben nur in geringem Masse in dem Käse erhalten, ihre grösste Menge verdunstet oder wird durch Bakterien aufgezehrt. Daher erklärt sich die Abnahme der Reichert-Meissl'schen Zahl und der Verseifungszahl der Fette beim Reifen der Käse. In Folge des Anwachsens der freien, nicht flüchtigen Fettsäuren nimmt die Refraktometerzahl der Käsefette erheblich ab. Die Jodzahlen der Fette nehmen zuerst etwas ab (wohl durch die Spaltung von Oelsäuren), alsdann aber stetig zu. Als Ursache für letztere Thatsache dürfte die Bildung von aldehyd- und ketonartigen Stoffen aus dem bei der Spaltung der Fette frei werdenden Glycerin anzusprechen sein. In den reifen Käsen konnte keine Spur Glycerin nachgewiesen werden, wohl aber flüchtige Stoffe, die Silbernitrat reducirten.

Zur Entscheidung dieser Frage, ob sich im Sinne v. Raumer's flüchtige, freie Fettsäuren aus Neutralfetten bilden, wurden von K. Windisch selbst hergestellte Margarinekäse, deren Fett nur kleine Mengen flüchtiger Fettsäuren enthielt, herangezogen. Das Fett von Margarine-Edamerkäse hatte nach einer Aufbewahrung von 926 Tagen einen Säuregrad von 157,6 und eine Reichert-Meissl'sche Zahl von 1,21, das Fett von Margarine-Romadurkäse nach 484 Tagen einen Säuregrad von 241,2 und eine Reichert-Meissl'sche Zahl von 1,34; in beiden Fällen fand sich also bei starker Vermehrung der freien Säuren die Unveränderlichkeit der flüchtigen Fettsäuren. Erst als der Margarine-Romadurkäse im Alter von 645 Tagen untersucht wurde, ergab sich eine geringe Erhöhung der Reichert-Meissl'schen Zahl auf 3,57, die durch die Bildung von freien flüchtigen Fettsäuren be-

---

[1]) Zeitschr. f. angew. Chemie 1897, 77.
[2]) Vergl. Zeitschr. f. Untersuchung d. Nahrungs- u. Genussmittel 1901, 4, 1146.

wirkt wurde; der Säuregrad des Fettes betrug in diesem Alter 297,6. Hand in Hand mit der Erhöhung des Säuregrades geht die Erniedrigung der Refraktometerzahl von 51° auf 43,8° bei dem Margarine-Edamerkäse und auf 40,0° bei dem Margarine-Romadurkäse (alle Zahlen auf 40°. bezogen). Des Weiteren stellt der Verfasser im Einzelnen eine weitgehende Analogie zwischen dem Ranzigwerden der Fette (S. 110), insbesondere der Wasser und Kaseïn enthaltenden Streichbutter, und dem Reifen der Käse fest. Als Quelle der freien Fettsäuren in den reifen Käsen wurde das ursprünglich neutrale Fett der frischen Käse erkannt, das unter dem Einflusse von Bakterien oder Enzymen in Fettsäuren und Glycerin gespalten wird; Milchzucker und Proteïnstoffe sind an der Bildung der freien Fettsäuren nur in geringem Grade betheiligt.

Bei Betrachtung der Beschaffenheit des in den reifen Käsen noch enthaltenen Neutralfettes kommt Windisch ebenfalls zu praktisch wichtigen Ergebnissen. Die Untersuchungen lehrten nämlich, dass das von der freien Säure getrennte Neutralfett der reifen Käse reicher an flüchtigen Fettsäuren ist, als das die freien Fettsäuren enthaltende Gesammtkäsefett, weil die freien flüchtigen Fettsäuren aus dem Käse verschwinden. Weiter ergab sich, dass die Glyceride der flüchtigen Fettsäuren des Käsefettes beim Reifen der Käse stärker gespalten werden, als die der nicht flüchtigen Säuren. In Folge dessen sind die Konstanten des Neutralfettes der Käse nach dem Reifen nicht ganz gleich denen des Fettes der frischen Käse, vielmehr sind die von dem Gehalte der Fette an flüchtigen Fettsäuren abhängenden Konstanten, Reichert-Meissl'sche Zahl und Verseifungszahl, etwas niedriger, sie kommen ihnen aber weit näher als die Konstanten des sauren Fettes. Folgende Beispiele zeigen dies beim Vergleich mit den vorher mitgetheilten Anfangswerthen für die Fette der frischen Käse deutlich:

No.	Bezeichnung und Alter der Käse		Reichert-Meissl'sche Zahl		Verseifungszahl		Refraktometerzahl bei 40°		Jodzahl	
			des sauren Fettes	des neutralen Fettes	des sauren Fettes	des neutralen Fettes	des sauren Fettes	des neutralen Fettes	des sauren Fettes	des neutralen Fettes
I.	Camembertkäse	96 Tage	22,39	25,88	222,8	227,1	42,0	43,6	33,67	31,27
		291 „	20,56	25,41	218,7	227,0	41,2	43,4	35,03	31,36
II.	Neuchat. Käse	140 Tage	19,68	25,96	220,6	228,0	40,4	43,1	33,48	28,67
		291 „	13,41	21,57	214,8	225,7	36,8	43,1	35,95	27,68
III.	Roquefortkäse	99 Tage	24,31	27,56	225,1	228,2	42,4	43,3	29,65	29,17
		338 „	22,04	25,41	223,3	228,2	40,0	42,8	30,30	27,41
		674 „	15,09	21,86	221,1	226,3	38,6	42,9	32,61	27,26

Für die analytische Praxis, in der es darauf ankommt, festzustellen, ob ein vorliegender Käse echter Milchfettkäse oder Margarinekäse ist, muss man hiernach die neutralen Käsefette prüfen, die in ihrer Zusammensetzung dem Fette der frischen Käse näher kommen. Man kann zu dem Zwecke entweder gleich die Neutralfette abscheiden oder erst die sauren Fette gewinnen und diese dann entsäuern (durch Titriren mit Lauge in alkoholisch-ätherischer Lösung).

Die Thatsache, dass beim Ausschmelzen von Käsen, die erhebliche Mengen von freiem Ammoniak enthalten, Fette erhalten werden, die reich an freien Fettsäuren sind, dass also im Käse freies Ammoniak und freie Fettsäure nebeneinander bestehen, erklärt K. Windisch durch die Annahme, dass in dem frischen Käse die einzelnen Fettkügelchen mit einer Hülle von Parakaseïn umgeben sind, die ihrerseits wieder mit Milchzucker-Lösung durchtränkt ist, und dass die Bildung von freiem Ammoniak und freien flüchtigen Fettsäuren auf zwei verschiedenen Schauplätzen verläuft, nämlich die Ammoniak-Bildung in der Parakaseïn-Schicht und die gleichzeitige Bildung der freien flüchtigen Fettsäuren — als

Erzeugnisse der gleichen Zersetzung — in den erstarrten Fetttröpfchen. Während das entstandene Ammoniak die in der Parakaseïnhülle oder in deren Nähe entstehende freie Säure neutralisirt, aber nicht in die festen Fettkügelchen eindringt, können im Innern derselben freie Fettsäuren und in der Parakaseïnhülle auch freies Ammoniak bestehen bleiben, wenn die in dieser entstandenen freien Säuren zur Neutralisation nicht ausreichen.

δ) Der Milchzucker. Dass der Milchzucker schon beim Dicklegen der Milch mit Lab zum Theil in Milchsäure übergeführt wird und in der ersten Zeit der Reifung erheblich ansteigt, bestätigen eine Reihe von Untersuchungen; mit dem vorrückenden Reifen des Käses nimmt die freie Milchsäure, sei es in Folge theilweiser Neutralisation durch Ammoniak oder theilweiser Verathmung, wieder ab (vergl. S. 704); immerhin weisen die meisten reifen Käse noch freie Milchsäure (0,1—2,0 %) auf. Weil in den Käsen unter den Kleinwesen sich auch Hefearten befinden, so ist auch eine theilweise Umwandlung des Milchzuckers beim Reifen des Käses in Alkohol und Kohlensäure, welche sich verflüchtigen, nicht ausgeschlossen.

Ueber die quantitativen Veränderungen des Milchzuckers beim Reifen des Käses liegen meines Wissens bis jetzt keine Untersuchungen vor.

ε) Die Mineralstoffe. E. Schulze und F. Benecke (l. c.) untersuchten die Rinde und das Innere des reifenden Emmenthaler Käses und fanden in der Trockensubstanz:

	Fett	Gesammt-Stickstoff-Substanz	Proteïn-stoffe	Proteïn-Zersetzungs-stoffe	Gesammt-asche	Koch-salz	Kochsalz-freie Asche
1. Rinde (mit 27,06 % Wasser)	44,60 %	45,77 %	38,97 %	6,81 %	9,63 %	3,97 %	5,66 %
2. Inneres (mit 35,93 % Wasser)	46,54 „	42,78 „	34,25 „	8,53 „	10,68 „	6,61 „	4,07 „

Die Rinde enthält daher etwas weniger Fett und mehr Stickstoff-Substanz, als das Innere, während die letztere in der Rinde eine geringere Umsetzung erfährt, als im Innern des Käses.

Auffallend ist das Verhalten der Mineralstoffe. Es wandert während des Reifens des Käses Kochsalz in das Innere desselben, dagegen andere lösliche Aschenbestandtheile (Phosphate) in die Rinde, wo sie auf eine noch nicht aufgeklärte Weise unlöslich zu werden scheinen. In Folge dessen ist das Abschabsel verhältnissmässig reich an kochsalzfreier Asche, es wurden in der Trockensubstanz 15,25 % der letzteren gefunden. Im Uebrigen tritt ein Verlust an Mineralstoffen nicht ein.

b) Biologische Vorgänge bei der Käsereifung.

α) Als Ursache der Käsereifung bezw. der bei der Reifung vor sich gehenden Veränderungen der frischen Käsemasse werden nach zahlreichen Untersuchungen jetzt allgemein verschiedene Pilzarten und nach neueren Erfahrungen zum Theil auch einige in der Milch vorhandene oder mit dem Lab in den Bruch gebrachte Enzyme angenommen. Man ist, wie Adametz[1]) gezeigt hat, im Stande, durch geringe Mengen pilztödtender Mittel die Reifung zu unterdrücken.

Der Erste, der die Käsereifung als einen biologischen Vorgang, als eine Gährung auffasste, war Cohn[2]), der sie als eine Buttersäuregährung des Milchzuckers betrachtete. Seitdem sind zahlreiche Untersuchungen der verschiedensten Käsearten ausgeführt und eine grosse Anzahl im Käse vorkommender Pilze bekannt geworden. Wenn wir trotzdem noch keinen klaren Einblick in den Reifungsvorgang haben, was sich vielleicht am deutlichsten in der Thatsache ausprägt, dass sich zur Zeit mindestens drei Theorien über die Reifung

---

[1]) Landw. Jahrbücher 1889, 18, 227.
[2]) Cohn: Beiträge z. Biologie d. Pflanzen 1875, 1, 191.

zum Theil schroff und unvermittelt gegenüberstehen, so ist dies in den verschiedenen, erheblichen Schwierigkeiten begründet, welche diese Frage einer experimentellen Bearbeitung entgegenstellt. Zunächst sind unsere Pilzzüchtungsverfahren noch nicht so ausgebildet, dass es möglich ist, mit Sicherheit ein klares Bild über die Pilzflora so völlig von Pilzen durchsetzter Körper wie des Käses zu gewinnen. Abgesehen davon, dass manche Pilze auf den üblichen Nährböden nicht oder nur kümmerlich gedeihen, kann es sehr leicht geschehen, dass in geringer Zahl vorkommende Arten, die in Folge ihrer physiologischen Eigenschaften für die Reifung ausserordentlich wichtig sind, von unwesentlichen, aber zahlreich vorhandenen und vielleicht auf der Platte schneller wachsenden Arten verdeckt werden. Ferner ist die Prüfung, ob eine gefundene Art wirklich die Reifung der Käsemasse bewirken kann, insofern kaum einwandsfrei angängig, als es unmöglich ist, keimfreie frische Milch zu erhalten. Erhitzte Milch eignet sich zu derartigen Versuchen nicht, da, wie Boekhout (s. u.) nachweisen konnte, das Kaseïn durch das Erwärmen in einen für die Reifung sehr ungeeigneten Zustand gebracht wird. Ausserdem ist selbst hocherhitzte Milch selten keimfrei. Alle derartigen Versuche können daher nur mit äusserster Vorsicht für weitere Folgerungen verwendet werden. Ein weiterer schwieriger Punkt bei Käsungsversuchen mit Reinkulturen ist die richtige Gabe der verschiedenen Pilzarten, die für den richtigen Verlauf der Geruch- und Geschmackbildung unerlässlich ist. Dass daher, selbst wenn der Reifungsvorgang bei verschiedenen Käsesorten völlig aufgeklärt werden sollte, auch bald eine Verwendung von Reinkulturen im Betriebe eintreten sollte, wie dies für die Rahmreifung schon mit grossem Erfolge geschehen ist, scheint wenig wahrscheinlich. Die Erzeugung des richtigen Aromas, besonders der feineren Arten, dürfte an denselben Schwierigkeiten scheitern, wie bei der Rahmreifung, wobei dieser Umstand aber nicht so entscheidend ins Gewicht fällt. Die völlige Beherrschung so zusammengesetzter und langsam verlaufender Gährungen wie die Käsereifung, bei der sich die verschiedenen Pilzarten in längeren Zwischenräumen ablösen dürften, ist vorläufig, wenigstens soweit es sich um die Herstellung höchstwerthiger Waare handelt, kaum möglich. Für geringere Sorten dagegen ist, wie verschiedene Erfahrungen gezeigt haben, das Arbeiten mit Reinkulturen nicht so ganz aussichtslos.

β) Die Frage nach der Verschiedenheit der in verschiedenen Käsesorten vorkommenden Arten ist zur Zeit im Wesentlichen dahin entschieden, dass eine grosse Anzahl von gleichen oder ähnlich wirkenden Pilzen in allen Käsesorten vorkommt, wenn auch feinere Unterschiede bestehen werden, die sich in den besonderen Feinheiten des Aromas ausprägen, dass dagegen, wie z. B. Ditten[1] annahm, ein für jede Käseart specifischer Reifungserreger nicht besteht. Die Thatsache, dass es gelingt, aus derselben Milch an einem Ort verschiedene Käsesorten mit specifischem Aroma herzustellen, deutet darauf hin, dass es wohl weniger qualitative als quantitative Unterschiede der Pilzflora sind, welche durch die verschiedene Herstellungsweise bedingt werden. Die Flora der Milch eines Ortes scheint nach den Untersuchungen von Baier[2] sich zu verschiedenen Zeiten qualitativ und quantitativ gleich zu verhalten, denn er beobachtete in gleich behandelten Proben zu verschiedenen Zeiten dieselben Veränderungen, dasselbe Aroma u. s. w. Je nachdem durch verschiedene Behandlung des Bruches die Zahl der Pilze verringert oder erhöht oder auch einzelne Arten ganz getödtet werden, wird die Reifung eine verschiedene Richtung einnehmen. Die Zahl der Pilze wird besonders durch alle die Behandlungen bedingt, welche den Wassergehalt des Bruches erhöhen oder erniedrigen, also Grösse des Kornes, Pressen, Nachwärmen u. s. w. Letzteres wirkt auch, wie v. Freudenreich[3] gezeigt hat, bestimmend auf die Beschaffenheit und Anzahl der Arten. Schon bei 45° starben unter Umständen $^4/_5$ aller in der Milch enthaltenen Bakterien ab.

---

[1] Milch-Ztg. 1888, 17, 13.
[2] Centralbl. f. Bakteriol., II. Abth., 1897, 3, 530.
[3] Ebendort 1895, 1, 760.

Betreffs der in verschiedenen Käsesorten aufgefundenen Pilzarten sei auf die Angaben an anderer Stelle verwiesen. Hier sei nur das Ergebniss einer Untersuchung von Henrici[1]) angegeben, die sich auf 20 Sorten erstreckt hat. Er fand, dass die Artenzahl in den verschiedenen Käsesorten sehr gross ist (er isolirte allein 70 verschiedene Bakterienarten), ferner dass meist auch Hefearten und höhere Pilze in wechselnder Menge auftreten. So waren die Schweizer Käse reich an Bakterien, arm an Hefen, dagegen die amerikanischen Käse reich an Hefen, arm an Bakterien. Gouda-, Cantal-, Limburger-, Münsterkäse u. a. enthielten gar keine Hefen. Obligate Anaërobier fand Henrici niemals. Schlussfolgerungen aus derartigen Analysen reifer Käse ziehen zu wollen, ist sehr gewagt; es spielen dabei zu viel Zufälligkeiten mit. Es wird sich weiter unten zeigen, dass die Befunde anderer Untersucher von denen Henrici's zum Theil erheblich abweichen.

γ) **Bei der Reifung eines jeden Käses lassen sich zwei Abschnitte unterscheiden.** Der erste ist gekennzeichnet durch die Milchsäuregährung des Milchzuckers, wobei gleichzeitig die Lochung beginnt, der zweite durch die Zersetzung des Kaseïns in lösliche Proteïnstoffe oder Proteïn-Zersetzungsstoffe unter gleichzeitiger Geschmacks- und Geruchsbildung. Der letztere Vorgang in seiner Gesammtheit ist die eigentliche Reifung.

1. **Die Milchsäuregährung** tritt bei allen Käsen ein. Je nach der Menge der eingeschlossenen Molken erreicht sie einen grösseren oder geringeren Umfang. Ob diese Gährung für die Reifung unbedingt nöthig ist, erscheint fraglich. An sich hat sie mit derselben nichts zu thun. Ihre Bedeutung scheint mehr eine prophylaktische zu sein, insofern, als sie die Reifung in die richtige Bahnen leitet und schädliche Pilze unterdrückt oder vernichtet. Freudenreich[2]) hat beobachtet, dass in Bruch, aus dem der Milchzucker durch Auswaschen völlig entfernt war, Bakterien der Koli- und Aërogenes-Gruppe die Oberhand gewannen, von denen erstere dem Käse bitteren Geschmack verliehen, während die zuckerhaltigen Käse normal wurden. Campbell[3]) hat in Schottland zur Bekämpfung von Käsefehlern, die sich in weisslichen Flecken äusserten, mit Erfolg die Impfung der zu verkäsenden Milch mit Milchsäurebakterien angewendet. Weinzierl[4]) und Rosengren[5]) berichten Gleiches. Auch die in Holland bei der Herstellung des Edamer Käses verwendete sog. lange Wei, welche nichts als eine schleimige, saure Molke ist, wirkt zum grossen Theil in Folge ihres Gehaltes an Säure und Säuerungsbakterien vortheilhaft auf die Käsereifung. Besonders zur Bekämpfung der in Holland häufigen Blaufleckenkrankheit der Käse (vergl. unter „Käsefehler") ist sie mit Erfolg verwendet worden. Dagegen kann, wie Steinegger[6]) gezeigt hat, ein zu hoher Milchzuckergehalt des Bruches der Reifung sehr hinderlich werden. In solchen Käsen entstehen Risse und ein stark säuerlicher Geschmack.

Eine mit der anfänglichen Milchsäuregährung Hand in Hand gehende Veränderung der Käsemasse ist die Lochbildung, d. h. die Entstehung mit Gas gefüllter, meist kugelrunder Hohlräume in derselben. Duclaux führt dieselbe auf die Vergährung des Milchzuckers durch verschiedene gaserzeugende Bakterien und Hefen zurück. Weigmann[7]) betrachtet als Urheber der Lochbildung alle diejenigen Pilze, welche im Stande sind, Milchzucker unmittel- oder mittelbar zu Kohlensäure zu vergähren. Adametz[8]) hält in demselben Sinne die verschiedensten Pilze, sowohl Sprosspilze wie Bakterien, welche den Zucker verathmen oder vergähren können, für die Urheber der Lochbildung. Dieselben finden sich unter den gewöhnlichen und besonderen, Milchzucker vergährenden, Torula- und Saccharomyces-

---

[*]) Centralbl. f. Bakteriol., II. Abth., 1895, **1**, 40.
[1]) Molkerei-Ztg., Berlin 1891, **11**, 542.
[2]) Centralbl. Bakteriol., II. Abth., 1898, **4**, 593.
[3]) Ebendort 1900, **6**, 785.
[4]) Milch-Ztg. 1901, **30**, 577.
[5]) Molkerei-Ztg. Berlin 1901, **11**, 567.
[6]) Milch-Ztg. 1890, **19**, 741.
[7]) Ebendort 1893, **22**, 187.

Arten, unter den Milchsäurebakterien, sowie unter den eigentlichen Käsereifungsbakterien. Auch Erreger der Käseblähuug (s. d.) können unter Umständen, wenn sie nur vereinzelt oder in geschwächtem Zustande vorhanden sind, regelrechte Lochung bewirken. Dagegen nimmt Baumann[1]) an, dass die Lochung nur durch eine bestimmte Bakterienart, Bacillus diatrypeticus casei, erzeugt werde. Indessen steht er mit dieser wenig wahrscheinlichen Annahme allein.

Einen ganz anderen Standpunkt nimmt neuerdings Jensen[2]) betreffs der Lochbildung ein. Jensen nimmt an, dass die Löcher beim Emmenthaler Käse nicht von Blähungserregern, Hefen oder anaëroben Bakterien gebildet werden, sondern von normalen Reifungsbakterien, d. h. in diesem Falle von Milchsäurebakterien. Ferner entstehen nach ihm die in Löchern enthaltenen Gase nicht aus dem Milchzucker, sondern aus stickstoffhaltigen Körpern. Schaffer[3]) hat die Lochbildung mittels Röntgen-Strahlen verfolgt. Er stellte fest, dass in der Käsemasse zunächst durchsichtigere Stellen entstehen. Die grössere Durchsichtigkeit der Stellen beruht auf ihrem Gehalt an löslichen Proteïnstoffen. Es bilden sich dann aus ihnen unregelmässige Aushöhlungen, die eher auf eine Kontraktion der Masse, als auf Gasentwickelung zurückzuführen sind. Erst später scheint Gasentwickelung einzutreten, die dann diesen Höhlungen die kugelige Form verleiht.

2. **Die Zersetzung des Kaseïns.** Die wichtigste chemische Veränderung bei der Reifung der Käse ist die Zersetzung des Kaseïns. Dieselbe wird durch verschiedene Pilzarten, Bakterien und höhere Pilze, zum Theil aber auch durch einige nicht von Pilzen ausgeschiedene Enzyme bewirkt, welche, wie die Galaktase, in der Milch vorhanden sind, oder, wie das Pepsin, mit dem Naturlab in den Bruch gelangen.

Die Zersetzung des Kaseïns unter gleichzeitiger Bildung specifischer Geruchs- und Geschmacksstoffe wird von allen Untersuchern als der eigentliche Reifungsvorgang betrachtet und die sie hervorbringenden Pilze als die eigentlichen Reifungserreger.

Ferd. Cohn[4]), sowie später Benecke[5]), welche lediglich mikroskopische Untersuchungen von Käsen ausgeführt haben, betrachteten den Bacillus subtilis bezw. den Hüppe-schen Bacillus butyricus als die Reifungserreger.

Duclaux[6]) hat zuerst grössere Experimental-Untersuchungen über die Zersetzung des Kaseïns im Cantalkäse angestellt. Er züchtete aus diesem verschiedene unter der Gattung Tyrothrix zusammengefasste Bakterienarten, welche, theils Aërobier, theils Anaërobier, sämmtlich die Fähigkeit besitzen, das Milchkaseïn zu peptonisiren, allerdings in verschiedenem Grade, sodass einzelne Arten das unveränderte Kaseïn anzugreifen vermögen, andere erst, nachdem es durch ein von den ersteren ausgeschiedenes Enzym „Kasease" in „Kaseon", ein Spaltungserzeugniss, übergeführt worden ist. Die aus Kaseïn entstehenden Zersetzungsstoffe wechseln bei den verschiedenen Arten etwas. Es entstehen neben peptonartigen Stoffen Leucin, Tyrosin, Ammoniak, Essigsäure, Butter- und Valeriansäure, Aethyl- und höhere Alkohole, Kohlensäure und Wasserstoff. Einige dieser Arten zersetzen auch den Milchzucker und milchsauren Kalk. Dagegen hat sich Winkler's Behauptung[7]), dass die Tyrothrix-Arten sehr leicht Varietäten bildeten, welche theils ein stärker peptonisirendes, theils ein stärker säurebildendes Vermögen besitzen sollten, als ein Irrthum erwiesen[8]). Dass durch Zusatz von Reinkulturen Kasease ausscheidender Bakterien oder des Enzyms selbst die Reifung beschleunigt werden kann, hat Weigmann[9]) bestätigen können.

---

[1]) Landw. Versuchs-Stationen 1893, **42**, 181.
[2]) Centralbl. f. Bakteriol., II. Abth., 1898, **4**, 217.
[3]) Zeitschr. f. Untersuchung d. Nahrungs- u. Genussmittel 1899, **2**, 430.
[4]) Cohn: Beiträge z. Biologie d. Pflanzen 1875, **1**, 191.
[5]) Milch-Ztg. 1887, **16**, 591.
[6]) Duclaux: Le lait. Paris 1887.
[7]) Centralbl. f. Bakteriol., II. Abth., 1901, **1**, 609.
[8]) Ebendort 1896, **2**, 475.
[9]) Milch-Ztg. 1891, **20**, 227.

Betreffs der Reifung der zu den **Hartkäsen** zählenden **Emmenthaler-** und **Gruyère-Käse** giebt **Duclaux** an, dass auch bei diesen nach der anfänglichen kurzen Milchsäuregährung die peptonisirenden Bakterienarten die Hauptreifung durch die Zersetzung des Kaseïns bewirken. Die langsamere Reifung der Hartkäse gegenüber den Weichkäsen führt er darauf zurück, dass erstere die Bakterien in geringerer Zahl und weniger gleichmässig durch die Masse vertheilt enthalten, als jene. Die Reifung wird vorwiegend durch die von den einzelnen Bakterienherden durch die übrige Masse diffundirende Kasease bewirkt. Der Reifungsvorgang schreitet gleichmässig durch die ganze Masse fort.

Anders gestaltet sich nach **Duclaux** der Reifungsvorgang bei den unter Einwirkung von Schimmelpilzen reifenden **Weichkäsen**, von denen er den **Roquefort-** und **Briekäse** untersucht hat. Der erstere reift lediglich durch Penicillium glaucum, während bei letzterem nach der Einwirkung dieses Schimmelpilzes in einer zweiten Reifungsstufe aërobe peptonisirende Bakterien die Hauptreifung, das „Speckigwerden", bewirken. Bei diesen Käsen erfolgt die Reifung von der Rinde her nach innen, wie man es an jedem unreifen Weichkäse leicht beobachten kann.

Die Arbeiten **Duclaux**'s geben, so werthvoll und grundlegend sie auch sind, keinen entscheidenden Beweis für die Bedeutung der von ihm aufgefundenen Bakterienarten für die Käsereifung, weil er die Einwirkung seiner Pilze nur auf Milch, nicht auf Käse selbst untersucht hat. Ferner aber konnten sie deshalb keine ausschlaggebenden Ergebnisse liefern, weil die bakteriologischen Untersuchungen der betreffenden Käse nach dem unvollkommenen Verdünnungsverfahren angestellt wurden. Es ist sehr zweifelhaft, ob **Duclaux** Reinkulturen vor sich gehabt hat.

Adametz[1]) hat umfangreiche Untersuchungen über die quantitativen und qualitativen Veränderungen der bakteriologischen Flora bei der Reifung im Emmenthaler- und Hauskäse angestellt. Beim Emmenthaler Käse wuchs die Zahl der Bakterien während des Reifungsvorganges von 90000 auf 850000 in 1 g Käse, während der Hauskäse bis zu 5600000 davon in 1 g enthielt. In letzterem fanden sich auch mehr Bakterienarten (11 gegen 7 beim Emmenthaler Käse) und weniger die Gelatine verflüssigende Kolonien (1 : 90 bis 200 gegen 1 : 300 bis 600). Beim Hauskäse enthielt wieder die äussere sog. „Speckschicht" mehr Spaltpilze (bis zu 5600000 für 1 g), als der mittlere Theil (bis zu 2000000 für 1 g).

Aus beiden Käsesorten wurden 19 verschiedene Bakterien- und 3 Torulahefe-Arten gezüchtet, die zum grossen Theil in beiden Sorten vorkamen und sich nach ihrem Einfluss auf die Käsereifung in folgende drei Gruppen theilen liessen:

 a) solche, welche das Parakaseïn entweder zu lösen oder aber in einen eigenthümlichen Quellungszustand zu versetzen vermögen. Es entstehen dabei stets lösliche Proteïnkörper und Peptone, meist begleitet von Spuren von riechenden und schmeckenden Verbindungen;

 b) solche, welche sich in sterilisirter Milch nur mangelhaft entwickeln und für welche unverändertes Parakaseïn kein geeigneter Nährboden ist. Leicht assimilirbar sind für sie dagegen die aus dem Parakaseïn durch die Thätigkeit der Gruppe a erzeugten Körper;

 c) solche, welche ohne Einfluss auf die Käsereifung sind.

Bacillus subtilis und der **Hüppe**'sche Buttersäure-Bacillus wurden von **Adametz** nie gefunden. Auch **Weigmann** hat, wie hier erwähnt sei, den Bacillus subtilis als bei der Käsereifung unbetheiligt gefunden.

Nach der Ansicht von **Adametz** kommt den peptonisirenden Bakterien beim Reifungsvorgang der Käse die Hauptrolle zu. Dieselben fällen das Kaseïn der Milch und lösen es dann wieder oder führen es in einen weichgallertartigen Zustand, welcher der sog. Speck-

---

[1]) Landw. Jahrbücher 1889, **18**, 227.

schicht reifer Käse sehr ähnlich ist, über. Zur Bildung dieser Speckschicht ist Zutritt der Luft unbedingt erforderlich, da die peptonisirenden Bakterien obligate Aërobier sind.

In Paraffin eingebettete Käse zeigten keine Speckschicht. Die Bakterien der Gruppe b zersetzen die von Gruppe a erzeugten Stoffe weiter. Adametz glaubt, dass sie auch die Bildung der den Geschmack und Geruch verschiedener Käse bedingenden Körper bewirken. In jüngster Zeit hat Adametz[1]) seine Befunde auch praktisch zu verwerthen gesucht. Er hat aus Emmenthaler Käse eine zur Tyrothrix-Gruppe gehörende Bakterienart, Bacillus nobilis, gezüchtet, welche nach seiner Ansicht der Hauptreifungserreger dieser Käsesorte ist. Mit Reinkulturen dieser Art hat Adametz aus sehr schlechter Milch ausserordentlich guten Emmenthaler herstellen können. v. Freudenreich allerdings ist bei Versuchen mit dem als „Tyrogen" in den Handel gelangenden Präparat zu wenig günstigen Ergebnissen gekommen, sodass ein endgültiges Urtheil vorläufig nicht möglich ist.

Einen ganz abweichenden Standpunkt nimmt in der Käsereifungsfrage v. Freudenreich[2]) ein. Bei der bakteriologischen Untersuchung verschiedener Emmenthaler Käse im Verlaufe der Reifungszeit fand er, dass von Anfang an Milchsäure-Bakterien vorherrschen, und dass peptonisirende Arten, besonders auch die Tyrothrix-Arten Duclaux's, nur vereinzelt und unregelmässig vorkommen und gegen Ende der Reifung ganz verschwinden. Auch in Weichkäsen (Brie, Camembert, Strachino) traten peptonisirende Bakterien fast gar nicht, dagegen stets grosse Mengen von Milchsäure-Bakterien, Hefen und Oidium lactis auf.

Duclaux's abweichende Befunde erklären sich wohl so, dass er nicht mit Plattenkulturen, sondern mit flüssigen Bouillonkulturen gearbeitet hat, so dass einzelne Tyrothrix-Bakterien die Oberhand gewinnen konnten. v. Freudenreich hat ferner festgestellt, dass die von Duclaux und Adametz als die Hauptreifungsbakterien auch der Hartkäse angesprochenen peptonisirenden Tyrothrix-Arten in damit geimpften Käsen aus pasteurisirter und gewöhnlicher Milch überhaupt kaum zur Entwickelung gelangen und nach wenigen Tagen vor den Milchsäurebakterien verschwinden. Ferner ergaben seine Untersuchungen, dass diese peptonsirenden Arten für gewöhnlich in Milch nur in ganz geringer Zahl enthalten sind. Dass auch nicht etwa die von ihnen während ihrer kurzen Lebenszeit im Käse erzeugte „Kasease" nach ihrem Absterben die Reifung weiterführe, konnte er durch Impfung der zur Käsebereitung verwendeten Milch mit grossen Mengen dieser Bakterien feststellen. Er kam daher zu der Ansicht, dass die Tyrothrix-Arten für die Reifung der Käse keine bedeutende Rolle spielen und dass bei der Reifung der Emmenthaler Käse in hervorragender, wenn auch nicht ausschliesslicher Weise die Milchsäurebakterien betheiligt seien, bei der der Weichkäse dagegen auch Hefen und Oidium lactis. Letzteren Pilz hält er für den Hauptreifungserreger des Camembertkäses. v. Freudenreich hat dann im Laufe weiterer Untersuchungen seine Ansichten verschiedentlich geändert. Zunächst gelang es ihm, aus Emmenthaler Käse zwei Anaërobier[3]) zu züchten, von denen besonders der eine, von ihm Clostridium foetidum lactis genannt, das Kaseïn der Milch völlig löste unter Erzeugung eines Geruches nach Limburger Käse, während der andere anscheinend Buttersäure bildete. Clostridium foetidum lactis hat sich später als gleich mit dem Bacillus des malignen Oedems herausgestellt. v. Freudenreich hielt es deshalb nicht für ausgeschlossen, dass unter Umständen auch Anaërobier bei der Reifung betheiligt seien.

Diese Ansicht hat v. Freudenreich neuerdings ganz fallen gelassen und betrachtet jetzt die im Emmenthaler Käse stets in überwiegender Menge vorkommenden Milchsäurebakterien als die Hauptreifungsbakterien dieser Käseart. Die Schwierigkeit, die für diese Hypothese darin lag, dass eine proteïnzersetzende Kraft bei derartigen Bakterien bisher nicht bekannt war, hat er durch zahlreiche Versuche[4]) überwunden, welche zeigten, dass

---

[1]) Molkerei-Ztg., Berlin 1900, 10, 613; Milch-Ztg. 1900, 29, 753.
[2]) Centralbl. f. Bakteriol., II. Abth., 1895, 1, 168.
[3]) Centralbl. f. Bakteriol., II. Abth., 1895, 1, 854.
[4]) Ebendort 1897, 3, 340, 349.

die von ihm im Emmenthaler Käse gefundenen Milchsäurebakterien im Stande sind, das Milchkaseïn langsam zu zersetzen, wenn für die Neutralisirung der entstehenden Milchsäure mit kohlensaurem Kalk gesorgt wird. Er fand, dass die geimpfte Milch nach 2—3 Monaten 5—6-mal soviel löslichen Stickstoff enthielt wie die Kontrollmilch. Und zwar bestanden die gelösten Stickstoffkörper vorwiegend aus Aminverbindungen.

Die in Lösung gegangene Menge Stickstoff, sowie die Menge des Amidstickstoffes betrugen ungefähr $^1/_{10}$ der von Bondscynski für Emmenthaler Käse gefundenen Werthe. Es entspricht dies der Thatsache, dass 10 kg Milch 1 kg Käse geben. v. Freudenreich hat diese Versuche oftmals wiederholt[1]). Ferner hat er Käse aus pasteurisirter, sowie möglichst aseptisch aufgefangener roher Milch hergestellt, welche mit anaëroben, aëroben peptonisirenden Bakterienarten (Tyrothrix-Arten) und seinen Käse-Milchsäurebakterien theils in Rein-, theils in Mischkultur geimpft waren. Eine Reifung beobachtete er stets nur bei den mit Milchsäurebakterien geimpften Käsen.

Was diese Bakterienarten anbetrifft, so sind sie nicht gleich mit den Erregern der spontanen Milchsäuregährung, dem Bacterium lactis acidi Leichmann, sondern werden nur im Käse gefunden. Bacterium lactis acidi wirkt nur schwach zersetzend auf Kaseïn ein. v. Freudenreich hat seine Milchsäurebakterien auch in grosser Zahl im Naturlab[2]) gefunden und schreibt dessen dem Kunstlab überlegene Wirkung bei der Nachreifung der Anwesenheit dieser Arten zu. Dieselben werden durch die beim Nachwärmen angewendeten Temperaturen von 55° nicht getödtet und gehen daher in den Käse über. In das Lab gelangen die Bakterien mit dem „Sauer", einer der spontanen Säuerung im Käsekeller überlassenen Molke, welche dem Labauszug zugesetzt wird.

Die Befunde v. Freudenreich's sind zum Theil von verschiedenen anderen Beobachtern bestätigt worden; dagegen haben die von ihm gezogenen Schlussfolgerungen, dass die Reifung der Hartkäse ausschliesslich durch Milchsäurebakterien bewirkt werde, fast überall heftigen Widerspruch hervorgerufen.

Russell und Weinzierl[3]) fanden, dass im amerikanischen Cheddarkäse während der Reifung folgende Gruppen von Bakterien zu beobachten sind: 1. säurebildende ohne Gaserzeugung; 2. gasbildende, meist gleichzeitig säurebildende; 3. peptonisirende; 4. gleichgiltige. Die Zahl der Bakterien nahm nach dem Pressen etwas ab, stieg dann aber wieder. Eine starke Vermehrung trat nur bei der Gruppe 1 ein. Die peptonisirenden Bakterien verschwanden schon vor dem Beginn der Zersetzung des Kaseïns. Weinzierl[4]) hat diese Untersuchungen später auf 50 Proben Cheddarkäse, ferner auf Emmenthaler Käse sowie andere Sorten ausgedehnt und stets vorwiegend Milchsäurebakterien von der Art des Bacterium lactis acidi Leichmann, dagegen peptonisirende nur vereinzelt gefunden. Er nimmt daher an, dass den Säuerungsbakterien eine bedeutsame Rolle bei der Käsereifung zukomme, wenn sie auch nicht das Kaseïn zersetzen.

Leichmann und Bazarewski[5]) haben aus Emmenthaler, Gouda- und Chesterkäse 5 Stämme Milchsäurebakterien gezüchtet, welche in physiologischer Beziehung dem Bacterium lactis acidi Leichmann glichen. Dieselben wuchsen nur bei Gegenwart gährfähigen Zuckers.

Boekhout und de Vries[6]) fanden mittels des Plattenverfahrens im Edamerkäse nur Milchsäurebakterien. Von grosser Bedeutung für die experimentelle Prüfung der Reifungsfrage, zugleich ein Beweis für die ausserordentlichen Schwierigkeiten, die einer solchen ent-

---

[1]) Centralbl. f. Bakteriol., II. Abth., 1898, 4, 170; 1899, 5, 241; 1900, 6, 12; Landw. Jahrbuch d. Schweiz 1898, 279; Zeitschr. f. Untersuchung d. Nahrungs- u. Genussmittel 1899, 2, 426; Molkerei-Ztg. Berlin, 1901, 11, 181.
[2]) Centralbl. f. Bakteriol., II. Abth., 1897, 3, 545; 1899, 5, 14.
[3]) Ebendort 1897, 3, 456.
[4]) Ebendort 1900, 6, 785.
[5]) Ebendort 1900, 6, 245.
[6]) Ebendort 1899, 5, 304.

gegenstehen, ist ihre Beobachtung, dass sich aus bei 70° pasteurisirter Milch auch nach Impfung mit Rohmilch oder Käse keine regelrecht reifenden Käse herstellen liessen, und dass schon Erwärmen der Milch auf 55° hindernd wirkte. Möglichst aseptisch gewonnene Milch liess sich nach Impfung mit Käse oder Rohmilch zu regelrecht reifenden Käsen verarbeiten. Dagegen gelang dies nicht bei Impfung mit den aus Edamer Käse gezüchteten Milchsäurebakterien.

In einer neueren Arbeit[1] theilen Boekhout und de Vries mit, dass es ihnen gelungen ist, aus Edamer Käse mittels einer Käseauszug-Gelatine Stäbchenbakterien zu züchten, welche Milchzucker zu Milchsäure vergähren, zu ihrer Ernährung aber nicht auf die Gegenwart von Milschzucker angewiesen sind. Dieselben scheinen für die Reifung des Edamer Käses von grosser Bedeutung zu sein.

Besonders heftigen Angriff hat die v. Freudenreich'sche Ansicht von Duclaux und Adametz erfahren, welche die Ursache der Käsereifung in der Tyrothrix-Wirkung erblicken.

Schirokich[2] giebt an, dass Milchsäurebakterien das Kaseïn in sterilisirter Milch nicht zersetzen, wohl aber Tyrothrix-Arten, allerdings ohne Erzeugung von Käsegeruch. Bei gleichzeitiger Impfung der Milch mit Vertretern beider Gruppen wurde das Kaseïn nur in geringem Grade verändert; dagegen trat deutlicher „Käsegeruch" auf. Schirokich betrachtet die Tyrothrix-Arten als die eigentlichen Reifungsbakterien, während die Milchsäurebakterien die Enzymausscheidung der ersteren zu regeln hätten.

Chodat und Hoffmann-Bang[3] haben v. Freudenreich's Versuche in der Weise nachgeprüft, dass sie mit Lab gefälltes, bei hoher Temperatur sterilisirtes Kaseïn bei Luftabschluss ohne Zugabe von Zucker mit Milchsäurebakterien impften. Eine Zersetzung trat bei diesen nicht ein, während die Tyrothrix-Arten kräftig peptonisirten. Auch durch Kasease etwas verändertes Kaseïn wurde durch die Milchsäurebakterien nicht weiter zersetzt. Allerdings zweifelt v. Freudenreich die Beweiskraft dieser Versuche nicht mit Unrecht an, nachdem sowohl er wie Boekhout nachgewiesen haben, dass erhitztes Milchkaseïn eine regelrechte Hartkäsereifung überhaupt nicht mehr zulässt.

Auch Babcock, Russel und Vivian[4] konnten eine Zersetzung des Kaseïns durch Milchsäurebakterien nicht feststellen.

Adametz selbst nimmt an, dass die Milchsäurebakterien lediglich den Reifungsvorgang regeln, dass aber die eigentlichen Reifungserreger Tyrothrix-Arten und zwar im Emmenthaler Käse die von ihm als Bacillus nobilis bezeichnete Art sei. Er ist der Ansicht[5], dass der Hartkäse wie der Weichkäse hauptsächlich von aussen nach innen reife. Gegen v. Freudenreich's ältere und neuere[6] Versuche, welche zeigen, dass Emmenthaler Käse auch bei Aufbewahrung unter Paraffin oder Quecksilber regelrecht reifen, führt er an[7], dass die frische Käsemasse genügend Luft enthalte, um den Tyrothrix-Arten Wachsthum und Bildung von Enzym zu gestatten, das später ohne die Bakterien die Reifung bewirke. Die Behandlung der Emmenthaler Käse mit Salz und Salzwasser, welche nach v. Freudenreich gerade die Bakterienentwickelung in der Rinde, also auch die der stark aëroben Tyrothrix-Arten hindern soll, ist nach Adametz ohne Einfluss auf letztere, da sie selbst noch bei 10% Kochsalz gut gedeihen. v. Freudenreich betont ferner, dass Tyrothrix-Arten in den Randschichten von Emmenthaler Käse kaum vorkommen und dort auch wegen des hohen Säuregehaltes dieser Theile nicht bestehen können. Ferner weist er darauf hin, dass Jensen im Innern der reifen Käse stets mehr zersetzte Stickstoffverbindungen gefunden habe, als in den Randschichten,

---

[1] Centralbl. f. Bakteriol., II. Abth., 1901, 7, 816.
[2] Ann. Inst. Pasteur 1898, 12, 400.
[3] Ebendort 1901, 15, 36.
[4] Zeitschr. f. Untersuchung d. Nahrungs- u. Genussmittel 1900, 3, 648.
[5] Centralbl. f. Bakteriol., II. Abth., 1900, 6, 343.
[6] Ebendort 1900, 6, 685; Molkerei-Ztg. Berlin 1901, 11, 26, 181.
[7] Molkerei-Ztg. Berlin 1900, 10, 613.

wogegen Adametz anführt, dass am Orte der stärksten Proteïnzersetzung das meiste Ammoniak gebildet werde, welches aber aus den Randtheilen natürlich schneller verdunste, als aus dem Innern.

Wenn also auch von allen Seiten (vergl. darüber auch noch den folgenden Abschnitt) den Milchsäurebakterien ein wesentlicher Antheil an der Käsereifung zukommt, so steht doch v. Freudenreich mit seiner Anschauung, dass sie die Hauptreifungsbakterien wenigstens der Hartkäse seien, zur Zeit ziemlich allein; nur Boekhout und de Vries (s. o.) scheinen, so weit sich dieses aus ihren noch im Gange befindlichen Untersuchungen schliessen lässt, bezüglich des Edamer Käses zu ähnlichen Ergebnissen zu gelangen.

Eine dritte Theorie über die Käsereifung hat Weigmann aufgestellt. Weigmann hält es für verfehlt, einzelne bestimmte Pilzarten als die Reifungserreger der verschiedenen Käsearten zu betrachten [1]). Nach seiner Ansicht sind bei der Reifung eine grosse Anzahl der ständigen Milchbewohner betheiligt. Darauf weist auch hin, dass sich dieselbe Käseart überall herstellen lässt, wenn auch feinere Aromaunterschiede bestehen bleiben, die durch gewisse örtliche Unterschiede der Milchflora bedingt sein werden. Die Differenzirungen im Geschmack verschiedener Käsearten aus einer Milch sind vorwiegend durch die Herstellungsweise bedingt, besonders durch den auf die verschiedenste Weise beeinflussten Wassergehalt, wodurch die Anzahl der Pilze beschränkt oder gewisse Arten begünstigt werden, sodass ihre Wirkung mehr oder weniger hervortritt. Weigmann nimmt an, dass bei der Reifung der Käse, d. h. der Zersetzung des Kaseïns und der Bildung der besonderen Geruchs- und Geschmacksstoffe, folgende Pilzgruppen betheiligt sind:

1. „Kaseasepilze", d. h. ganz allgemein peptonisirende Arten, einerlei ob aërobe oder anaërobe;
2. Käsepilze, d. h. Kaseasepilze mit der Wirkung auf das Kaseïn, dass gleichzeitig Käsegeruch und -geschmack entstehen;
3. Käsepilze mit specifischem Käsecharakter, d. h. Käsepilze, welche einen ausgeprägten, einer bestimmten Käseart eigenthümlichen Geruch und Geschmack erzeugen;
4. Aroma erzeugende Pilze, d. h. Pilze der verschiedensten sonstigen Wirkung, welche aromatische Stoffe bilden.

Pilze, die theils einen allgemeinen, theils specifischen Käsegeruch erzeugen, hat Weigmann verschiedentlich aufgefunden. So züchtete er aus auf 55° erwärmter Milch (Nachwärmungstemperatur des Emmenthaler Käses) eine Kokken-Art, die auch von v. Freudenreich stets im Emmenthaler aufgefunden worden ist, welche Milch ohne Gerinnung peptonisirt und ihr Käsegeruch verleiht. Impfte er mit dieser Art Käse, der aus pasteurisirter Milch nach Gouda-Art hergestellt war, so erhielt er ein Erzeugniss mit ausgesprochenem Schweizerkäse-Geschmack. Eine andere stark peptonisirende Art, welche aus sterilisirter Milch gewonnen wurde, gab Käse mit Geruch und Geschmack der Wilstermarschkäse. Zwei andere Arten, welche vielleicht mehr zu der 2. Gruppe der Käsepilze zu zählen sind, sind das von ihm in Weichkäsen stets gefundene Clostridium licheniforme [2]) und das Paraplectrum foetidum. Ersteres eine aërobe, letzteres eine streng anaërobe Art, welche in Milch unter Peptonisirung des Kaseïns einen starken Geruch nach Limburger Käse hervorruft. Beide Arten kommen meist vergesellschaftet vor. In Schweizerkäse hat Weigmann nur das Clostridium gefunden, doch ist die von v. Freudenreich in dieser Käseart oft beobachtete anaërobe Art Clostridium foetidum lactis (vergl. oben) wohl mit Weigmann's Paraplectrum gleich. Auch in der Jauche und im Kuhkoth kommen beide stets vor.

Eine Bestätigung dieser Befunde Weigmann's bieten die Untersuchungen von Burri [3]), der aus 6 Proben Emmenthaler Käse eine peptonisirende Bakterienart aus der Gruppe der Heubacillen züchtete, die in Milch Aroma von Emmenthaler Käse erzeugte.

---

[1]) Centralbl. f. Bakteriol., II. Abth., 1896, 2, 150.
[2]) Ebendort 1898, 4, 820.
[3]) Ebendort 1897, 3, 609.

Das feinere Aroma einer Käsesorte wird nach **Weigmann**'s Ansicht vermuthlich nicht durch einzelne Pilzarten, sondern durch die Gesammtwirkung mehrerer in der Milch bestimmter Gegenden stets vorkommenden Arten erzeugt.

Als ein Beispiel für das Vorkommen solcher symbiotisch wirkenden Aromapilze führt **Weigmann** die sog. lange Wei an, eine fadenziehende, saure Molke, welche bei der Herstellung des Edamer Käses verwendet wird. **Weigmann** hat in verschiedenen Proben derselben stets Käsearoma erzeugende Bakterien gefunden. Eine Uebertragung derartiger für gewisse Gegenden specifischer Arten in andere ist natürlich nicht leicht und es treten auch bei ihrer Verwendung, wie **Höfelmeyer** bei der Herstellung von Camembert-Käse mit den Originalpilzen beobachten konnte, oft genug Rückfälle in die heimische Reifungsrichtung ein. **Weigmann** glaubt, dass besonders die feineren Unterschiede im Aroma durch die symbiotische Wirkung mehrerer Pilzarten erzeugt werden. Eine besondere Bedeutung für die Reifung der Käse misst **Weigmann** den Buttersäure bildenden Pilzarten bei. Sowohl sein Paraplectrum foetidum wie drei andere von ihm gezüchtete Arten[1], die sich an der Lochbildung des Edamer- und Backsteinkäses betheiligen, bilden Buttersäure. **Weigmann** hält sie besonders für die Aromabildung wichtig. **Baier**[2] hat bei Untersuchungen mit Buttersäuregährern in der Milch ähnliche Beobachtungen gemacht. Auch von anderer Seite ist in früherer und späterer Zeit auf die Bedeutung der Buttersäurebahterien für die Käsereifung hingewiesen worden. Schon **Cohn**[3] hat die Käsereifung vorwiegend als eine Buttersäuregährung des Milchzuckers aufgefasst. **Duclaux** giebt für sein Tyrothrix catenula, einen Anaërobier, Buttersäuregährung an. **Adametz** beschreibt 3 Bakterienarten, die das Kaseïn theilweis zersetzen, Buttersäure bilden und Käsegeruch erzeugen. **v. Klecki**[4] hat im Quargelkäse eine obligat anaërobe Art, Bacillus saccharobutyricus, aufgefunden, welche das Kaseïn nur in geringem Masse zerstört, dagegen aus Milchzucker grosse Mengen Buttersäure bildet neben erheblichen Gasmengen, die aus Kohlensäure, Wasserstoff und Methan bestehen. v. Klecki hat sowohl durch Versuche mit sterilisirter Milch, als auch durch Käsungsversuche direkt nachweisen können, dass diese Art bei der Aromabildung in hervorragendem Masse betheiligt ist. Besonders interessant ist es, dass **Burri**[5] auch im Emmenthaler Käse ausser den schon erwähnten aromabildenden Bakterien der Heubacillen-Gruppe häufig anaërobe Clostridium-Arten gefunden hat, welche milchsaure Salze in Buttersäuregährung versetzten.

Betreffs der Milchsäurebakterien nimmt **Weigmann** den Standpunkt ein, dass dieselben eine rektificirende Rolle bei der Reifung spielen, an derselben aber selbst nicht betheiligt sind. Für Weichkäse ist dies schon aus dem Grunde ausgeschlossen, weil die Säuregährung eine so starke ist, dass die Milchsäurebakterien an weiterem Wachsthum gehindert werden und die Reifung nur langsam von aussen nach innen durch andere Pilze erfolgen kann.

Auch Sauermilchkäse reifen, trotzdem sie wie der Emmenthaler sehr molkenarm sind, nur von aussen nach innen. **Weigmann** glaubt, dass allenfalls für den Emmenthaler Käse die von v. **Freudenreich** gefundenen besonderen Milchsäurebakterien-Arten eine Rolle spielen könnten, obwohl dies nach allen bisherigen Erfahrungen wenig wahrscheinlich ist, dass sie aber auf keinen Fall die Reifungserreger dieser Käse seien. Viel wichtiger sind nach seiner Ansicht die Buttersäurebakterien, vielleicht auch Tyrothrix-Arten.

Den gesammten Reifungsvorgang zerlegt **Weigmann** in folgende Stufen[6]: Es findet zunächst eine **Vergährung des Milchzuckers** zu Milchsäure statt, wodurch geeignete Lebensbedingungen für die eigentlichen Reifungsbakterien hergestellt werden, indem manche Arten

---

[1] Milch-Ztg. 1890, **19**, 741.
[2] Centralbl. f. Bakteriol., II. Abth., 1895, **1**, 40.
[3] Cohn: Beiträge z. Biologie d. Pflanzen 1875, **1**, 191.
[4] Centralbl. f. Bakteriol., II. Abth., 1896, **2**, 169.
[5] Ebendort 1897, **3**, 609.
[6] Ebendort 1899, **5**, 630.

durch die Säuren getödtet, anderseits den säurevergährenden Schimmeln und peptonisirenden Bakterien (vorwiegend Koli-Arten) Gelegenheit zur Entwickelung gegeben wird. Nach Vernichtung der Säure kommen dann die eigentlichen „Käsebakterien" zur Entwickelung. Weigmann hat auch Käsungsversuche angestellt, welche diese Ansicht zu bestätigen scheinen. Er erhielt aus pasteurisirter Milch nur dann Käse mit ausgesprochenem, wenn auch nicht immer ganz regelrechtem Käsegeschmack, wenn er Vertreter sämmtlicher 3 Gruppen (Milchsäurebakterien, Schimmel [Penicillium, Mucor, Oïdium lactis], Käsebakterien [Clostridium licheniforme, Paraplectrum foetidum]) einimpfte. Eine Bestätigung dieser Anschauung ergaben die Untersuchungen, welche Laxa[1]) an zwei Weichkäsen nach Limburger Art, dem Harrach- und Konopisterkäse, angestellt hat. Er fand in ihnen Saccharomyceten, Oïdium lactis, Milchsäurebakterien, peptonisirende und aromabildende Bakterien. Oïdium lactis wirkt bei der Reifung einerseits als Säureverzehrer, andererseits erzeugt es das Aroma der schleimigen Schicht dieser Käse, eine Ansicht, die auch Weigmann betreffs der Rolle dieses Pilzes bei der Reifung des Camembert vertritt, während v. Freudenreich denselben als den Reifungserreger des letzteren Käses betrachtet, als welcher er auch die Peptonisirung bewirken soll. Dagegen wird nach Laxa das Aroma der speckigen Schicht der von ihm untersuchten Käsesorten durch die Symbiose verschiedener Bakterienarten erzeugt.

Eine von den bisher angeführten abweichende Anschauung über die Käsereifung vertritt Johann Olsen[2]), der die Reifungspilze nicht unter den Bakterien, sondern vorwiegend unter höheren Pilzen sucht. Er hat sich besonders mit der Herstellung des norwegischen „Gammelost", eines Sauermilchkäses, beschäftigt. Nach seiner Ansicht kommt die Reifung desselben durch das Zusammenwirken vieler Pilze zu Stande, unter denen die Bakterien aber eine untergeordnete Rolle spielen. Die Herstellung des Gammelost mit Reinkulturen erfolgt in folgender Weise: Milch wird mit Gammelost-Milchsäurebakterien, Mucor und Penicillium gesäuert und dann gekocht. Der Bruch wird mit Chlamydomucor casei, Mucor casei I und Penicillium aromaticum casei geimpft. Je nach der Aufbewahrungstemperatur oder durch Eintauchen der Käse in Kulturen anderer Pilze kann Geschmack und Aroma nach Belieben geregelt werden. Johann Olsen will bei diesem Verfahren bis zu 90 % Primawaare erhalten haben. Ebenso sollen sich Gorgonzola, Camembert, Roquefort, Fromage norvegien herstellen lassen.

An diese Anschauung Johann Olsen's, zum Theil auch an die Weigmann's, erinnert eine Mittheilung von Marchal[3]), der im belgischen Weichkäse „Cassette" nur 3 Oïdiumarten, in dem belgischen Limburger Käse Oïdium lactis, eine Hefenart, eine Milchsäurebakterienart und eine stark peptonisirende Bakterienart fand. Beim Limburger Käse betrachtete er letztere als den Hauptreifungserreger.

δ) Eine grössere Bedeutung misst man neuerdings bei der Reifung der Käse auch der Wirkung der Enzyme bei, sei es, dass dieselben von Pilzen erzeugt werden, sei es, dass dieselben mit dem Naturlab in den Käse gelangen oder in der Milch vorhanden sind. Jensen[4]) hat darauf hingewiesen, dass bei der Nachgährung der Käse die Zersetzungsvorgänge in derselben Weise verlaufen wie bei der Hauptgährung, trotzdem die Bakterien beständig abnehmen. Dass in der That Enzyme unabhängig von Pilzen an der Reifung der Käse mitwirken können, hat er dadurch bewiesen, dass mit Trypsinlösung hergestellte Käse mehr gelöste Proteïnstoffe enthielten, als die gewöhnlichen Kontrollkäse.

Ein besonderes Interesse hat die Enzymfrage gewonnen, seitdem Babcock und Russell[5]), nachgewiesen haben, dass Milch, welche mit Chemikalien versetzt, vor Pilz-

---

[1]) Centralbl. f. Bakteriol., II. Abth., 1899, 5, 755.
[2]) Ebendort 1898, 4, 161.
[3]) Ebendort 1895, 1, 506.
[4]) Ebendort 1897, 3, 750.
[5]) Ebendort 1897, 3, 615; 1900, 6, 17.

einwirkung gesichert ist, beim Aufbewahren nach einiger Zeit trotzdem zersetzt wird, indem das Kaseïn flockig gerinnt und dann peptonisirt wird. Diese Zersetzung wird durch ein in der Milch stets vorhandenes Enzym, die Galaktase, verursacht. Dasselbe tritt während der ganzen Dauer der Laktation auf[1]). Es lässt sich in Lösung leicht aus Centrifugenschlamm gewinnen. In reiner Form ist die Galaktase noch nicht dargestellt. Es scheint vielleicht die Vermuthung nicht unbegründet, dass die beobachtete peptonisirende Wirkung weniger auf ein eigenartiges Enzym der Milch als auf von Bakterien vorher erzeugte proteolytische Enzyme zurückzuführen ist. Keimfreie Milch aus dem Euter zu gewinnen, ist so gut wie ausgeschlossen und enthält der Centrifugenschlamm besonders unzählige Bakterien. Nach Babcock und Russel entfaltet die Galaktase die stärkste proteolytische Kraft bei 37—42°; bei 76° wird sie zerstört. Sie wirkt am besten in neutraler oder schwach saurer Lösung. Durch Sublimat, Formalin, Phenol, Schwefelkohlenstoff wird sie zerstört; dagegen hebt Chloroform die Wirkung derselben nicht auf. In ihrer chemischen Wirkung auf das Kaseïn ähnelt die Galaktase den Enzymen der peptonisirenden Bakterien. Sie erzeugt Albumosen, durch Tannin und Phosphorwolframsäure fällbare Peptone, Amide und Ammoniak. Dagegen erzeugen Trypsin, Pankreatin und Pepsin nur Albumosen und durch Tannin fällbare Peptone. Pepsin wirkt nur bei Gegenwart von Säuren. Babcock und Russel haben ferner beobachtet[2]), dass die Menge der löslichen Stickstoffverbindungen im Käse mit der Menge des verwendeten Naturlabs steigt. Diese proteolytische Wirkung des Labextraktes ist ebenfalls eine Folge der Anwesenheit von Enzym, dem Pepsin, in demselben. Da die Wirkung des Pepsins schon bei einem Gehalt von 0,3 % Milchsäure oder einer entsprechenden Menge saurer Salze einsetzt, so glauben Babcock und Russel, dass Pepsin bei der Reifung der Käse betheiligt sei. Eine Hauptrolle aber spielt dabei nach ihrer Ansicht die Galaktase. Sie nehmen an, dass der Cheddar- und der amerikanische Bauernkäse[3]) vorwiegend durch sie reife.

v. Freudenreich[4]) ha dtie Versuche von Babcock und Russel über die Galaktase nachgeprüft und bestätigt. Ausser Formalin hob auch Milchsäure die Wirkung der Galaktase auf. Für die Reifung des Emmenthaler Käses ist die Galaktase nach seiner Ansicht ohne Belang, da er unter den Abbaustoffen des von ihr zersetzten Kaseïns die für diese Käseart eigenartigen Amidverbindungen nie gefunden hat. Boekhout und de Vries (s. o.) halten die bisherigen Beweise für das Vorhandensein der Galaktase nicht für zwingend. Nach ihren Versuchen findet in mit Aether versetzter, ausserordentlich bakterienarmer Milch keine Peptonisirung des Kaseïns statt. Dagegen wird dasselbe durch den Aether allmählich gefällt. Der Umstand, dass erhitzte Milch, mit Aether versetzt, keine Veränderung erleidet, beweist auch nichs für das Vorhandensein von Galaktase. Denn durch das Erhitzen treten wesentliche Veränderungen der Proteïnstoffe ein, welche von grossem Einfluss auf die Wirksamkeit von Enzymen sein müssen.

Ausführliche Untersuchungen über die Betheiligung der Galaktase, des im Labextrakt enthaltenen Pepsins und der von Pilzen erzeugten Enzyme bei der Käsereifung hat Jensen[5]) angestellt. In der frischen Käsemasse sind in den Molken stets genügende Mengen Galaktase und Pepsin vorhanden, um das Kaseïn in bemerkbarem Grade zu zersetzen und zwar enthält der molkenreiche Weichkäse besonders viel von ihnen. Die Wirkung der Galaktase wird in den Weichkäsen anfangs durch den zu hohen Säuregehalt sehr gehindert, dagegen die des Pepsins, das schon bei 4 %/₀₀ Milchsäure stark proteolytisch wirkt, begünstigt. Es enthielt die

innere Masse eines 9 Tage alten Limburger Käses 6,6 %/₀₀ Milchsäure,
äussere „ „ 1 Monat „ Romadour- „ 4,5 „ „
ganze „ „ 14 Tage „ Emmenthaler „ 3,2 „ „

---

[1]) Zeitschr. f. Untersuchung d Nahrungs- u. Genussmittel 1900, 3, 636.
[2]) Centralbl. f. Bakteriol., II. Abth., 1900, 6, 817.
[3]) Zeitschr. f. Untersuchung d. Nahrungs- u. Genussmittel 1900, 3, 648.
[4]) Centralbl. f. Bakteriol., II. Abth., 1900. 6, 332.
[5]) Ebendort 1900, 6, 734.

In den Hartkäsen ist die Säuremenge nicht gross genug, um die Wirkung des Pepsins auf Kosten der Galaktase zu begünstigen. Nach späteren Versuchen[*]) ist Jensen zu der Ansicht gekommen, dass keines dieser beiden Enzyme für die Reifung des hoch nachgewärmten Emmenthaler Käses von Bedeutung sei.

Für die weitere Reifung der Weichkäse liegt der Hauptbildungsherd der Enzyme in der bakterien- und hefereichen sog. „Schmiere", die durch sorgfältige Behandlung seitens des Käsers stets feucht zu erhalten gesucht wird. Diese und die Speckschicht zeigen, mit 1 °/$_{00}$ Formalin versetzt, die stärkste Selbstverdauung und zwar werden bei 35° sehr viel Proteïnzersetzungsstoffe und Ammoniak, bei Zimmertemperatur vorwiegend lösliche Proteïnkörper gebildet. Die Ammoniakbildung verläuft bei dieser Temperatur erheblich langsamer, die Säurebildung schneller als bei 35°. Erwärmen auf 80° unterdrückt zwar die Lösung der Proteïnkörper, nicht aber die Proteïnzersetzung, ein Beweis, dass hierbei verschiedene Enzyme betheiligt sind. Auch die Ammoniak- und Säurebildung scheinen enzymatische Vorgänge zu sein, da sie durch Erwärmen aufgehoben werden. Die Speckschicht wird nur durch Enzymwirkung, nicht durch Oxydation gebildet, da sie auch beim Einschmelzen der Käse entsteht, wenn man nicht die Oberfläche vorher abschält. Im Kerne der Weichkäse sind ebenfalls von Anfang an Enzyme thätig, wenn auch schwächer als in der Rinde. Da der Kern über 6 °/$_{00}$ freie Säure enthält, die Bakterienenzyme aber ihre Thätigkeit schon bei 2 °/$_{00}$ einstellen, so kann es sich dabei nur um Pepsin handeln. In Folge der in der Rinde vor sich gehenden starken Buttersäuregährung spielt in den späteren Zeiten der Reifung auch hier vielleicht das Pepsin noch eine Rolle. Jensen stellt für den Reifungsvorgang der Weichkäse folgende Stufen auf: In den ersten Tagen ist in Folge des hohen Säuregehaltes das Pepsin das einzige Reifungsenzym in der ganzen Masse. Dann wird es von der Oberfläche her allmählich durch die Bakterien- und Hefenenzyme verdrängt, welche in dem Masse, wie mit der Ammoniakbildung die Säure abnimmt, in die Tiefe dringen. Dagegen treten die Bakterienenzyme in der Rinde später mit der zunehmenden Buttersäuregährung gegen das Pepsin, soweit dies noch vorhanden ist, wieder zurück.

In den Hartkäsen scheint die einzige Reifungsursache die proteolytische Wirkung der Milchsäurebakterien zu sein, während Pepsin und Galaktase nicht in Betracht kommen.

Es stehen sich in der Käsereifungsfrage zur Zeit also drei Anschauungen gegenüber: die Tyrothrix-Hypothese von Duclaux und Adametz, die Milchsäurebakterien-Hypothese von v. Freudenreich und die Hypothese von Weigmann, welcher die Reifung nicht als einen von einer bestimmten Bakteriengruppe bewirkten Vorgang, sondern als die Gesammtwirkung aller in der Milch gewöhnlich vorkommenden Arten auffasst. Nach den bisherigen Erfahrungen, sowie auf Grund theoretischer Ueberlegungen darf man wohl die Weigmann'sche Anschauung für die der Wirklichkeit nächstkommende betrachten.

c) Käsefehler und Käse-Verunreinigungen.

α) Die Blähung der Käse ist der gefürchtetste aller Käsefehler; der Fehler äussert sich darin, dass die Käsemasse nicht die regelrechte mässige Lochbildung zeigt, sondern von grossen, unregelmässigen Hohlräumen zerrissen ist. Solche Käse schmecken meist schlecht und verderben leicht. Die Käseblähung ist die Folge einer ungewöhnlich schnell und stark verlaufenden Gasgährung, welche durch Pilze eingeleitet wird. Diese Pilze können theils zu den schon aufgeführten Urhebern der regelrechten Lochbildung gehören, wenn dieselben in Folge von Fabrikationsfehlern (ungleichmässiger Bruch, schlechte Pressung, zu hohe Temperatur u. s. w.) die Oberhand gewinnen, theils sind es besondere Arten, wie schon daraus hervorgeht, dass die Gase der geblähten Käse meist eine andere Zusammensetzung haben, als die der gewöhnlichen, vor allem erhebliche Mengen Wasserstoff enthalten.

Von grosser Bedeutung ist, dass, wie v. Freudenreich[1]) zuerst nachgewiesen hat, einige pathogene Bakterienarten, welche Euterentzündungen oder infektiöse Enteritis hervorrufen, in Folge

---

[*]) Molkerei-Ztg. Berlin 1901, 11, 302.
[1]) Centralbl. f. Bakteriol., I. Abth., 8, 300.

ihrer starken Gährkraft auch stets Käseblähung verursachen. v. Freudenreich konnte mit drei von Guillebeau bei Euterentzündungen aufgefundenen Bakterienarten, welche Zucker unter Gasbildung vergährten, geblähte Emmenthaler Käse herstellen.

Auch die Streptokokken der gelben Galt und der Mammite contagieuse, sowie ein von Hüppe aus einer Mastitis gezüchteter Kokkus gehören nach Adametz[1]) hierher. Letzterer hat ferner im Sornthal in geblähtem Käse und in Milch häufig eine stark gährende Kokkenart, Micrococcus Sornthalii[2]), gefunden, welche vielleicht unter Umständen pathogen werden kann. Als Blähungserreger kommen nach Adametz wohl auch die Vertreter der Koli- und Aërogenes-Gruppe in Betracht, zu denen wohl der von v. Freudenreich gefundene Bacillus Schafferi gehört.

Von anderen blähenden Organismen sind noch zu erwähnen zwei von Weigmann[3]) gefundene stark gährende, Buttersäure erzeugende Bakterienarten, sowie eine Milchzucker vergährende Hefenart. Aus gebähtem lombardischen Granakäse hat Bochicchio[4]) ebenfalls eine Hefenart gezüchtet. Köster[5]) hat Blähung durch eine im Wasser vorkommende, Fruchtäther bildende Bakterienart beobachtet. Auch Actinobacter polymorphus Duclaux kann nach Adametz wohl als Blähungserreger auftreten.

Nach v. Freudenreich[6]) soll ein Zusatz von 3% Kochsalz zum Bruch das Blähen verhindern können, eine Annahme, die von Bächler[7]) als unrichtig bezeichnet wird.

β) **Abweichende Färbungen der Käse** kommen theils durch rein chemische Einflüsse, theils durch Pilzwirkung zu Stande.

Rothfärbung entsteht zuweilen durch Einwirkung der in reifem Käse vorhandenen Rhodanverbindungen, wenn angeschnittene Käse an der Luft liegen.

Stellenweise Rothfärbung der Käsemasse und zwar nur in den oberen Schichten wird durch Pilze bewirkt. Diese Erscheinung tritt seltener in Hartkäsen als in Weichkäsen auf. Adametz[8]) hat aus solchen rothen Stellen zwei Kokkenarten züchten können, welche in Milch und Käse rothen Farbstoff erzeugten. Demme[9]) hat in Quarg eine rothfärbende Hefenart gefunden. Häufiger sind an der Rothfärbung höhere Pilze schuld. Adametz fand auf Emmenthaler Käse einen rothbraunen Hyphenpilz. Auf Weichkäsen kommt zuweilen eine rothgelbe Oïdiumart vor.

Das Blauwerden ist ein häufig auftretender Fehler, unter dem besonders die holländischen Käsereien zu leiden haben. Entweder wird die ganze Masse blau oder es treten einzelne Flecken in ihr auf oder sie ist völlig mit 1—2 mm grossen Punkten durchsetzt. Die Färbung tritt meist nach vollendeter Reifung auf.

Schmoeger[10]) und Klarverweiden haben als Urheber dieses Fehlers zuweilen Schwefeleisen nachgewiesen, welches durch den während der Reifung entstehenden Schwefelwasserstoff gebildet wird, wenn der Bruch Eisen enthielt. Je nachdem dieses in Lösung oder in Form von Rost als Flocken vorhanden ist, wird die Färbung eine allgemeine oder örtlich begrenzte. Das Eisen stammt theils aus den Roststellen der Centrifugen, theils vielleicht auch aus dem Wasser. Klarverweiden will beobachtet haben, dass die Häufigkeit der Blaufärbung des Käses mit dem häufigeren Auftreten von Crenothrix Kühniana zusammenfällt. Hehle[11]) glaubt in einem Falle den übermässigen Eisengehalt des Futters für die Blaufärbung der Käse verantwortlich machen zu dürfen. Auch Pilze sind oft die Urheber des Fehlers. Beyerinck hat aus den blauen Punkten des Edamer Käses eine auch im Wasser und Boden nicht seltene Bakterienart, Bacillus cyaneo-fuscus, gezüchtet, welche einen blauen Farbstoff

---

[1]) Milch-Ztg. 1893, **22**, 187.
[2]) Centralbl. f. Bakteriol., II. Abth., 1895, **1**, 465.
[3]) Milch-Ztg. 1890, **19**, 741.
[4]) Centralbl. f. Bakteriol., I. Abth., **8**, 546.
[5]) Ebendort, II. Abth., 1897, **3**, 679.
[6]) Ebendort, I. Abth., 1894, **16**, 519.
[7]) Ebendort, II. Abth., 1897, **3**, 194.
[8]) Milch-Ztg. 1891, **20**, 250.
[9]) Centralbl. f. Bakteriol., I. Abth., **9**, 270.
[10]) Milch-Ztg. 1883, **12**, 483.
[11]) Centralbl. f. Bakteriol., II. Abth., 1897, **3**, 25.

ausscheidet. Gegen Säure ist diese Art sehr empfindlich, sodass man durch Verwendung der langen Wei bei der Käserei ein gutes Vorbeugungsmittel besitzt. Der in Form von Körnern ausgeschiedene Farbstoff wird durch Oxydation leicht entfärbt. Es hat daher de Vries[1]) vorgeschlagen, solche blaufleckigen Käse durch Einschliessen in verdichteten Sauerstoff zu entfärben.

Der Bacillus cyanogenes (vergl. S. 633) ist nach den Untersuchungen von Beyerinck und Adametz[2]) nicht im Stande, blaue Käse zu erzeugen.

Grünfärbung der Käse wird durch einen Gehalt an Kupfer erzeugt. Nach Carlo Besana tritt diese Erscheinung besonders an den in der Lombardei erzeugten Parmesankäsen auf, welche eines hohen Säuregehaltes bedürfen und in Kupfergefässen hergestellt werden. Nach Mariani enthält 1 kg Lodisaner Käse im Mittel 100—110 mg Kupfer.

Schwarzfärbung kann in Käsen nach Carlo Besana[3]) durch Entstehung von Schwefeleisen hervorgerufen werden. Solche Käse enthielten auch stets Phosphorwasserstoff.

Meist ist die Schwarzfärbung auf die Wirksamkeit von Pilzen zurückzuführen. Grotenfeldt[4]) fand in solchem Käse eine schwarze „Hefe", vermuthlich eine Fumago- oder Cladosporium-Art. Adametz[5]) hat drei schwarze Hyphenpilze, ferner die Grotenfeldt'sche Hefenart und Dematium pullulans in schwarzem Käse gefunden. Marpmann[6]) glaubt, dass auch einige von ihm gefundene Bakterienarten, welche in der Zelle Schwefeleisen abscheiden, Schwarzfärbung im Käse verursachen können. Die Schwarzfärbung tritt an einzelnen Stellen, meist nur bei frischem Käse, und bei niedriger Temperatur auf. Herz[7]) giebt an, dass man das Wachsthum der Schwärzepilze im Limburger Käse, das besonders im Winter auftritt, durch Verbringen der Käse in wärmere Keller hemmen kann.

Andere abweichende Färbungen treten zuweilen in Form grauweisser oder brauner Punkte auf. Evêquoz[8]) fand in den grauweissen Stellen eines sog. „frätzigen" Käses eine Hefenart. Burri[9]) beobachtete in Emmenthaler Käse braune Punkte, die sich als die aussergewöhnlich grossen Kolonien einer Milchsäure-Bakterienart erwiesen. Nach Campbell (s. Käsereifung) hat man in Schottland das Auftreten grauweisser Flecken in der Käsemasse mit Erfolg durch Hervorrufung einer starken Milchsäure-Gährung bekämpft.

γ) Bitterer Käse wird nach v. Freudenreich[10]) durch den Micrococcus casei amari erzeugt, welcher Milchsäure bildet und in Milch und Käse bitteren Geschmack hervorruft.

δ) Krankheitskeime können, da zur Käserei nicht erhitzte Milch verwendet werden muss, leicht aus verseuchter Milch in den Käse übergehen. Im Allgemeinen aber ist wohl die Ansteckungsgefahr nicht sehr gross, da die meisten Krankheitserreger im Käse kaum geeignete Lebensbedingungen finden werden und vielleicht während der langen Reifungsdauer an Virulenz einbüssen. Bedenklicher ist in dieser Beziehung der Quarg, der frisch verzehrt wird. Rabinowitsch[11]) fand in 3 von 5 Proben Quarg virulente Tuberkelbacillen. Ueber die Lebensdauer verschiedener Krankheitserreger in Quarg und Käse giebt Heim[12]) an, dass Cholerabakterien im Quarg sich nicht einen Tag lebendig hielten, im Käse nach einem Tage abstarben, Typhusbakterien nach 1 bezw. 3 Tagen verschwunden waren und Tuberkelbacillen nach 14 Tagen noch vorhanden, nach 4 Wochen aber abgestorben waren. Weigmann und Zirn[13]) konnten in regelrecht hergestelltem Weichkäse Cholerabakterien, auch bei Impfung mit ungeheuren Mengen, nach 24 Stunden nicht mehr auffinden.

---

[1]) Milch-Ztg. 1888, **17**, 861.
[2]) Ebendort 1893, **22**, 187.
[3]) Chem.-Ztg. 1897, **21**, 265.
[4]) Fortschr. d. Medic. 1889, 121.
[5]) Milch-Ztg. 1892, **21**, 205.
[6]) Centralbl. f. Bakteriol., II. Abth., 1898, **4**, 21.
[7]) Molkerei-Ztg., Berlin 1900, **10**, 87.
[8]) Zeitschr. f. Untersuchung d. Nahrungs- u. Genussmittel 1898, **1**, 211.
[9]) Centralbl. f. Bakteriol., II. Abth., 1898, **4**, 608.
[10]) Ebendort 1895, **1**, 507.
[11]) Zeitschr. f. Fleisch- u. Milchhygiene 1900, **10**, 240.
[12]) Arbeiten a. d. Kaiserl. Gesundheitsamte, 1889, **5**, 294.
[13]) Centralbl. f. Bakteriol., I. Abth., 1894, **15**, 286.

Die nach dem Genuss von sog. „Knetkäse" in Norwegen nicht selten auftretenden vergiftungsähnlichen Darmerkrankungen werden nach Holst[1]) durch eine in dem Käse vorkommende Bakterienart der Koli-Gruppe hervorgerufen. Doch scheint die Krankheit weniger toxischer als infektiöser Natur zu sein.

ε) **Käsegift.** Nach Genuss von Käse, besonders von Weichkäse, sind mitunter Vergiftungs-Erscheinungen, die sich in Erbrechen, Durchfall, verbunden mit Magenschmerzen, weiss belegter, dann roth und trocken werdender Zunge, schwachem und unregelmässigem Pulse etc. äussern, beobachtet worden, so z. B. in den Jahren 1883/84 in Michigan nicht weniger als 300 Fälle nach Genuss von 12 verschiedenen Käsen, von denen 9 aus derselben, 3 aus verschiedenen Meiereien stammten[2]). Diese Käse zeigten weder einen besonderen Geruch noch Geschmack, dagegen auf ihrer Schnittfläche opalisirende Tropfen von stark saurer Reaktion. Auffallender Weise erwiesen sich die Käse bei Verfütterung an Hunde und Katzen nicht giftig. C. Vaughan[3]) hielt das Gift für ein Ptomain (vergl. S. 81) und belegte es mit dem Namen Tyrotoxikon. Er konnte durch Ausziehen mit Alkohol (Chloroform oder Aether) und Verdampfen der letzteren bei niedriger Temperatur nadelförmige Krystalle (aus 16 kg Käse 0,5 g des Giftes) darstellen, welche auf der Zungenspitze eine scharfe, brennende Empfindung, Trockenheit und Konstriktion im Schlunde, sowie Diarrhoe hervorriefen. Das Gift gab mit Ferricyankalium und Ferrichlorid Berlinerblau und reducirte Jodsäure. Vaughan stellte ferner einen wässerigen Auszug aus dem Käse her, versetzte mit Natronlauge im Ueberschuss, durchschüttelte mit Aether, liess diesen in der Kälte verdunsten, löste den Rückstand in Wasser und durchschüttelte abermals mit Aether; beim Verdunsten dieses Aetherauszuges im Vakuum hinterblieben dieselben nadelförmigen Krystalle, welche die obigen Wirkungen hervorriefen.

Wurde der wässerige Auszug verdunstet, so wirkte der Rückstand nicht giftig; mithin scheint das Gift bei oder unter 100° flüchtig zu sein.

C. Vaughan und Perkins[4]) haben dann aus diesen Käsen einen Bacillus rein gezüchtet, mit dem sie auf verschiedenen Nährböden ein Gift erzeugen konnten, welches zwar nicht dem der Käse, dem fraglichen Tyrotoxikon, gleich war, aber doch beim Menschen stark giftige Wirkungen, wie Erbrechen und besonders Schwächung der Herzthätigkeit, hervorrief. Der Bacillus bildet gewöhnlich Stäbchen, die 2—3-mal so lang (1,72 μ) als breit (0,86 μ) und einzeln sind, bei denen sich nur zuweilen ein der Länge nach fortlaufendes Wachsthum von 2—4 Bacillen beobachten lässt. In anderen Fällen nähert sich die Bildung der Kokkusform; Sporenbildung ist nicht beobachtet. Von dem Tyrotoxikon unterschied sich das mit dem Bacillus dargestellte Gift besonders dadurch, dass es aus sauren oder alkalischen Lösungen durch Chloroform oder Aether nicht ausgezogen werden konnte; vielleicht war das von dem Bacillus erzeugte Gift ein Proteïdgift oder ein mit den Proteïnen niedergeschlagenes Toxin.

Malenchini[5]) fand sogar in frischem Käse, wenn derselbe aus in Zersetzung übergegangener Milch hergestellt war, Giftstoffe. Lepierre[6]) hat aus Schafkäse ein giftiges Alkaloïd von der Zusammensetzung $C_{16}H_{24}N_2O_4$ gewonnen; dasselbe ist geruchlos, bitter, schwach sauer, in Wasser wenig, in Alkohol leicht löslich; das leicht lösliche salzsaure Salz, die Doppelsalze mit Platin- und Goldchlorid sind krystallisirbar; die Lösungen werden durch Phosphormolybdänsäure und durch Pikrinsäure, dagegen nicht durch Gerbsäure gefällt. L. Dokkem[7]) erhielt aus faulendem Käse ebenfalls einen giftigen Stoff, welcher besonders bezüglich der Alkaloïd-Reaktionen mit dem vorstehenden Körper grosse Aehnlichkeiten zeigte — Tyrotoxikon Vaughan's giebt nicht die Alkaloïd-Reaktionen — ferner bei Fröschen, unter die Haut gespritzt, Lähmungserscheinungen und nach ½ Stunde den Tod durch Herzlähmung bewirkte.

---

[1]) Centralbl. f. Bakteriol., I. Abth., 1896, **20**, 160.
[2]) Milch-Ztg. 1882, **11**, 407; 1885, **14**, 616.
[3]) Zeitschr. f. physiol. Chemie 1882, **10**, 146 u. Chem. Centralbl. 1886, 70 u. 405.
[4]) Archiv f. Hygiene 1896, **27**, 308.
[5]) Milch-Ztg. 1893, **22**, 20.
[6]) Ebendort 1894, **23**, 591.
[7]) Chem. Centralbl. 1894, II, 485.

Die bisherigen Untersuchungen geben über die Bedingungen, unter denen das Käsegift entsteht, noch keinen Aufschluss; da aber die giftigen Käse durchweg weder besonderen Geruch noch Geschmack zeigen und Malenchini die Giftwirkung auch für frischen Käse beobachtete, so scheint ein Zusammenhang zwischen der Bildung des Giftes und dem Fäulnissvorgange nicht vorhanden zu sein.

ζ) Käsefliege und Käsemilbe.

1. Die Käsefliege[1]) (Piophila casei) ist der jungen Stubenfliege ähnlich, glänzend schwarz und vermehrt sich rasch bei 15—18°, indem das Weibchen seinen 3—4 mm langen Legestachel in die an Käsen befindlichen Stiche, Spalten, Risse oder Löcher steckt und je mehrere Hundert Eier legt, woraus sich in kurzer Zeit Maden entwickeln. Die Maden fressen nur Käse und arbeiten sich immer tiefer in denselben hinein. Nach 2—3 Wochen verlässt die Made, welche sich inzwischen zu einem weisslichgelben, zähen, mit einem schwarzen Köpfchen versehenen, ungefähr 1 cm langen Wurme entwickelt hat, den Käse, und bleibt, indem sie sich unter Zusammenbiegen von Kopf und Hintertheil streckend und in die Höhe schnellend fortbewegt, auf oder unter den Käsebänken liegen, wo sie sich binnen 3—6 Tagen zu einer 4 mm langen, rothbraunen, länglich eirunden Larve verpuppt. Aus dieser Larve fliegt schon nach 8—10 Tagen die vollständig entwickelte sog. Käsefliege aus und beginnt das gleiche Spiel von Neuem.

Um das Eindringen der Käsefliege von aussen zu verhindern, soll man alle Zuglöcher und Fenster an den Käseräumen mit staubsiebartigen Gittern versehen und die Räume über Tag dunkel halten. Schon vorhandene Käsefliegen können nur durch sorgfältiges Wegfangen und wenn schon Würmer und Larven vorhanden sind, nur durch Sammeln und Verbrennen beseitigt werden. Luftzug und Kälte beseitigen ebenfalls die Käsefliege, indess schädigen diese auch die Käsereifung.

2. Die Käsemilbe (Acarus siro L. oder Acarus domesticus Deg.) richtet im Allgemeinen nicht so viel Schaden an, als die Käsefliege; sie ist weisslichgrau gefärbt, hat bräunliche Beine und Schnabel; der Rücken ist zuweilen mit 2 dunkleren Flecken, der Kopf mit 2 Borsten versehen, die Vorderfüsse sind verdickt. Die Käsemilben finden sich besonders an älteren, längere Zeit nicht gereinigten Käsen, an Käseabfällen und in gebrauchten Käselagern, aber auch an alten Käsesorten mit Ausnahme der ganz feucht gehaltenen Weichkäse. Auch die Käsemilben vermehren sich bei warmer und trockener Kellertemperatur sehr rasch. Sie fressen sich ebenso wie die Maden der Käsefliege in den Käse hinein und indem sie sich von einem Käse auf den anderen fallen lassen und an geeigneten Stellen festsetzen, kann ein ganzer Käsekeller von der Milbe befallen werden, ohne dass sie fliegen oder von aussen in den Keller gelangen können. Die Käsemilben kann man durch sorgfältiges Abwaschen mit Salzwasser oder Essig oder Ausbürsten der Risse etc. mittels einer Bürste vernichten. Auch werden zur Vertilgung beider Insekten Räucherung mit Chlor oder brennendem Schwefel (schwefliger Säure) empfohlen.

d) Verfälschungen des Käses.

Verfälschungen des Käses sind im Allgemeinen selten. Zu berücksichtigen sind folgende Vorkommnisse:

α) Das Färben der Käse. Wie bei der Butter, so ist auch beim Käse das Färben mit gelbem Farbstoff (in alkalischer Lösung, während bei der Butter meistens in Oel gelöst), allgemein in Gebrauch, hat aber hier nicht die Bedeutung wie bei der Butter und kann zu den erlaubten Zusätzen gerechnet werden, wenn unschädliche Farbstoffe zur Verwendung kommen. Durchweg werden auch dieselben unschädlichen Farbstoffe angewendet, wie bei der Butter (S. 690).

Ausser den bei der Butter angegebenen Färbemitteln müssen hier noch hervorgehoben werden: Salbeiblätter, wodurch man einige Käsesorten grün färbt; ferner wird die Rinde des Edamer Käses und anderer Sorten meistens mit einem rothen Farbstoff überstrichen (vergl. unter Edamer Käse). Auch hat man Theerfarben (Chryséoline II oder Jaune II) als künstliche Käsefarben gefunden.

---

[1]) Archiv f. animal. Nahrungsmittelkunde 1892, 8, 135.

β) **Zusatz von Mehl oder Stärke, Kartoffelbrei oder Mehl.** Diese Zusätze sind vereinzelt für bestimmte Käsesorten gebräuchlich und mögen für andere in betrügerischer Absicht gemacht werden; sie lassen sich am leichtesten bei dem marktgängigen Sauermilchquarg ausführen.

γ) **Mineralische Zusätze** (wie Gyps, Schwerspath, Kreide etc.) dürften noch seltener, als Mehlzusatz sein.

Durch die Art der Verpackung in Stanniol, oder durch Aufbewahrung in metallenen Gefässen etc. können als zufällige Bestandtheile: Kupfer, Blei, Zinn etc. in den Käse gerathen. Besana fand z. B. in 25 Proben Parmesankäse 5,4—21,5 mg Kupfer für 100 g Käse und erklärt aus dem Kupfergehalt die grünliche Färbung derselben (vergl. vorstehend S. 725).

δ) **Unterschiebung von Kunst- (Margarine-) Käse für Naturkäse,** von Mager- oder Halbfettkäsen für Fettkäse.

Die einzelnen Käsesorten.

Ueber die **Ausnutzung des Käses bei der Verdauung** vergl. S. 214 u. 215.

Die Bedeutung für den **Handel** erhellt aus folgenden Ein- und Ausfuhrzahlen in 100 kg netto:

	1890	1891	1892	1893	1894	1895	1896	1897	1898
Einfuhr	88348	83921	82707	84872	88167	93483	101956	119319	140442
Ausfuhr	14809	18834	13589	17346	20964	22118	18400	13597	11480

Während also bis zum Jahre 1894 die Ein- und Ausfuhr mehr oder weniger gleich geblieben ist, ist von da an die Einfuhr regelmässig gestiegen, die Ausfuhr dagegen gefallen. Das deutet auf eine allgemeinere Verwendung des Käses für die Ernährung; nach einigen Erhebungen scheint der Verbrauch in den grösseren Städten zwischen 10—20 g für den Kopf und Tag zu liegen, eine Menge, die mit Rücksicht auf den hohen Nährwerth und die Preiswürdigkeit des Käses nur gering ist.

Die vielfachen, im Handel vorkommenden Käsesorten lassen sich in 4 grosse Gruppen: in die **Rahm-, Fett-, Halbfett-** und **Magerkäse** theilen; hierzu gesellen sich noch von untergeordneter Bedeutung der **Molkenkäse,** sog. Ziger, und **Sauermilchquarg**.

Von den Käsen aus anderen Milcharten als Kuhmilch hat vorwiegend der **Schaf-** oder **Roquefort-Käse** eine Handels-Bedeutung; dem Ziegenmilch-, Rennthiermilch- und Stutenmilch-Käse kommt wohl nur eine ganz örtliche Bedeutung zu.

a) Rahmkäse (oder überfetter Käse). Der Rahmkäse wird entweder ganz aus Rahm oder aus letzterem unter Zusatz von Milch hergestellt; ich nenne ihn zum Unterschiede von den anderen Sorten auch „überfetten" Käse, weil derselbe erheblich mehr Fett enthält, als der gewöhnliche Käse aus ganzer Milch etc.

Die bekanntesten Vertreter dieser Gruppe sind der **Neuchâteller-** und **Gervais**käse, ferner kann man hierzu auch den **Stilton-, Stracchino-** und **Briekäse** rechnen, wenngleich bei letzteren beiden mehr Milch als Rahm angewendet zu werden scheint.

Zur Bereitung des **Neuchâteller Käses** z. B. wird die thierwarme Milch bei einer Lufttemperatur von 15° in Steinguttöpfe geseiht, mit Lab versetzt, 24 Stunden unter Bedecken mit wollenen Decken stehen gelassen; darauf wird der Bruch in einen mit einem feinen Tuch ausgekleideten Korb von Weidengeflecht gegeben, 12 Stunden abtropfen gelassen und so weiter verarbeitet; das Reifen dauert 5—6 Wochen.

Für den **Briekäse** wird die Milch und etwas Rahm im Sommer bei 25°, im Winter bei 30° in 30 Minuten bis 2 Stunden dick gelegt, der Bruch in Binsentellern geformt, nach 24 Stunden in Strohteller oder in Zinkreifen gelegt und gesalzen; dann kommen die letzteren 8 Tage in den Trockenraum bei 15—16°, in welchem die einzelnen Käse sich mit Schimmel überziehen, 14 Tage in den

Reifungsraum bei 12—14°, wo die Schimmelung bis zur blaugrünen und röthlichen Färbung weiter fortschreitet, bis sie etwa 4 Wochen nach Beginn der Fabrikation fertig sind.

Der Stiltonkäse wird vorwiegend in den Grafschaften Huntingdon, Rutland und Northampton in England zubereitet und von Stilton aus verkauft; man legt ein Gemisch von Milch und Rahm bei Thierwärme in 60 Minuten dick, bringt den Bruch mittels eines Tuches in Körbe, lässt einige Stunden abtropfen, salzt, bringt die Masse 3—4 Tage lang in Formen, aus diesen zum Abtrocknen in Tücher und zuletzt in den Reifungsraum, wo sie nach 18 Monaten tischreif werden.

Der italienische Stracchinokäse wird im Allgemeinen wie der Gorgonzolakäse (s. den folgenden Abschnitt) und zwar in 2 Sorten, nämlich aus ganzer Milch und aus dieser unter Zusatz von Rahm, bereitet.

Der serbische Rahmkäse „Kajmak" wird durch einfaches Gerinnenlassen der Milch und Salzen des abgeschöpften Rahmes gewonnen (vergl. Bd. I, S. 323).

Dass das Reifen dieser „Weichkäse" im Allgemeinen anders verläuft als das der Hartkäse, ist schon S. 705 und 715 auseinandergesetzt.

Die Zusammensetzung dieser Käse ist folgende:

No.	Bezeichnung:	Anzahl der Analysen	In der frischen Substanz					In der Trockensubstanz		
			Wasser %	Stickstoff-Substanz %	Fett %	Milchzucker und Milchsäure %	Asche %	Stickstoff-Substanz %	Fett %	Stickstoff %
1.	Neuchâteller und Gervaiskäse	11	42,65	14,20	42,33	0,20	1,10	24,56	73,17	3,93
2.	Briekäse	11	49,79	18,97	26,87	0,88	4,54	37,91	51,55	6,07
3.	Englischer Rahmkäse	4	30,66	2,84	62,99	2,03	1,15	4,13	91,14	0,66
4.	Stiltonkäse	9	29,17	25,73	36,87	4,63	3,60	36,33	52,06	5,81
5.	Stracchinokäse	11	38,01	23,39	34,04	—	4,70	39,35	54,92	6,30
6.	Serbischer Rahmkäse „Kajmak"	10	31,55	6,25	55,79	2,01	4,50	9,13	81,50	1,46

Musso und Menozzi fanden in dem Stracchinokäse 0,064—2,041 % (?) Ammoniak und 0,907—2,079 % Milchsäure; P. Vieth desgl. in englischem Rahmkäse, welcher reinem Rahm entspricht, 0,14—0,31 % Milchsäure.

β) *Fettkäse.* Der Fettkäse wird im Allgemeinen aus natürlicher, ganzer Milch gewonnen; er enthält daher Kaseïn (d. h. Stickstoff-Substanz) und Fett in annähernd demselben Verhältniss, wie sie in der natürlichen Milch vorkommen; nur der Milchzucker und ein Theil der Salze der letzteren fehlen in ihm, sonst würde der Fettkäse einer koncentrirten Milch gleichkommen. Wegen des höheren Fettgehaltes besitzen die Fettkäse nicht nur einen grösseren Nährwerth, sondern auch einen besseren Wohlgeschmack, als die Halbfett- und Magerkäse.

Bei einigen Käsen dieser Art wird der frischen Milch etwas Sahne, bei anderen etwas entsahnte Milch zugesetzt.

Die Käse haben ihren Namen durchweg von einzelnen Ortschaften oder auch Wirthschaften erhalten, in welchem sie zuerst nach besonderem Verfahren in hervorragender Güte dargestellt wurden.

Zu den bekanntesten Sorten dieser Gruppe gehören bei uns in Deutschland bezw. Holland: der **holländische** oder sog. **Edamer**, der **Schweizer** und **Limburger Käse**; in der Schweiz: der **Emmenthaler Käse**; in Italien: der **Gorgonzolakäse**; in England: der **Cheddar-, Chester-, Gloucesterkäse**; in Frankreich: der **Roquefortkäse** (aus Schaf- und Ziegenmilch) etc.

Bei Bereitung des **Edamer** (oder **Eidamer**) **Käses** (vorwiegend in **Nordholland** betrieben) wird die Milch im Sommer bei 32—34°, im Winter bei 34—36° in 8—15 Minuten unter Zusatz von Orleansfarbstoff dick gelegt, der Bruch unter schwachem Salzen in die Form gebracht, hierin 4—5 Minuten d. h. so rasch gepresst, dass die Temperatur der Masse nicht unter 28° sinkt, die feste Käseform 1—2 Minuten in 52—55° warme Käsemilch gelegt, weiter gepresst und die festen Käse unter Bestreuen mit Salz in eine Salzlake gebracht. Am zweiten Tage wälzt man die Käse in feuchtem Salz, bringt sie in die Standformen zurück und setzt das Salzen 9—10 Tage fort, bis die Käse ganz von Salz durchdrungen sind und sich hart anfühlen. Nachdem sie wieder einige Stunden in die Salzlake gelegt und mit Wasser abgewaschen sind, werden sie in einem luftigen Raume, dessen Temperatur nicht unter 6° sinken und nicht über 22° steigen soll, auf Holzgestelle gelegt, wo sie 1 Monat unter täglichem Umwenden liegen bleiben; dann weicht man sie 1 Stunde in 20—25° warmem Wasser ein, bürstet sie ab, legt sie 20—40 Minuten zum Trocknen in die Sonne, bringt sie in den Lagerraum zurück, wiederholt diese Behandlung nach 14 Tagen, reibt sie mit Leinöl und lässt sie im Käseraum ausreifen. Das Ausreifen dauert 2—3 Monate, häufig werden sie schon mit 6 Wochen verkauft. Käse, welche nicht versendet werden, färbt man entweder gar nicht (weisse Edamer) oder nur mit Colcothar; die Exportkäse werden gewöhnlich gelb (mit einer Lösung von Orleans in Leinöl) oder roth gefärbt mit einer Farbe, welche besteht aus: 36,5 % Turnesol, 2,5 % Berlinerroth und 61,0 % Wasser. 16,5 kg dieser Mischung genügen, um 1000 Stück Käse zu färben.

Die unter dem allgemeinen Namen „**Holländischer Käse**" bekannte Käseart stammt meistens aus **Südholland** bezw. aus der dort gelegenen Stadt **Gouda**, weshalb er auch **Gouda-Käse** genannt wird; derselbe wurde früher nur aus Vollmilch, jetzt vereinzelt auch aus halbfetter und Magermilch gewonnen.

Die Bereitung des **Limburger** und **Allgäuer Backsteinkäses** ist, was Dicklegen, Salzen und Ausreifen anbelangt, im wesentlichen die gleiche wie beim Edamer Käse.

Bei der Bereitung des weltbekannten **Emmenthaler** oder **Schweizer Käses** wird die ganze Morgenmilch unter Zusatz des Rahmes der vorhergehenden Abendmilch auf 40—42° erwärmt, darauf mit der kühlen Abendmilch versetzt und bei etwa 33—35° in 20—25 Minuten dick gelegt. Die weitere Verarbeitung des Bruches, das Pressen, Salzen ist eine mannigfaltige, deren nähere Beschreibung hier zu weit führen würde. Die Käse gebrauchen etwa 2 Monate zum Ausreifen.

Die **Chester-**, **Gloucester-** und **Cheddarkäse** werden durchweg ebenfalls aus ganzer Morgen- und Abendmilch — auch aus theilweise entrahmter Milch — dargestellt, indem man die Milch bei 27—32° in 45—75 Minuten dick legt, und den Bruch im Allgemeinen wie sonst weiter behandelt. Der Chesterkäse erfordert 6—10 Monate, der Gloucester 4—6 Wochen und der Cheddarkäse 2—3 Monate zum Ausreifen.

Der in Oberitalien dargestellte **Gorgonzolakäse** wird ebenfalls aus ganzer Milch gewonnen; die Abendmilch wird bei 25° dick gelegt und der Bruch über Nacht in einem Tuche abtropfen gelassen; mit der folgenden Morgenmilch verfährt man in derselben Weise, nur lässt man den Bruch nicht so lange abtropfen. Letzterer wird in Formen gebracht, welche abwechselnd mit einer Lage kalten und warmen Bruches gefüllt und deren zwei aufeinander gelegt werden. Nach 6 Stunden wird die Masse mit den Händen weiter verarbeitet, darauf 3—4 Tage in einen 20° warmen Raum gestellt, die Käse aus den Formen herausgenommen, gesalzen, auf Stroh gelegt und diese Behandlung unter täglichem Wenden 8—10 Tage fortgesetzt. Von da ab werden die Käse etwa einen Monat lang täglich abgerieben, indem man sie während dieser Zeit 3—4-mal mit Salzwasser abwäscht, dann in einen kühlen Raum gebracht, wo sich die Käse im Innern wie an der Oberfläche mit Schimmel überziehen und nach 4—5 Monaten reif werden.

Der **Romadur-Käse** wird auch Romatour-, Réaumatour-, Rahmatour- (von Rahm), Ramandoud-, Raumatour-, Romandoux-, Romandour- (so in Allgäu ausgesprochen) und **Remoudou-Käse** genannt; letztere Bezeichnung gilt als die richtigere, weil der Käse in der Provinz Lüttich aus der letzten fettreichen Milch gewonnen wurde und sich der Name von *remoudre* = nachmelken ableitet; jetzt wird dieser Käse auch im Allgäu in derselben Weise wie Backsteinkäse aus Vollmilch oder aus einem Gemisch dieser und schwach entrahmter Milch hergestellt.

Dasselbe ist mit dem **Spalen-Käse** — der Name rührt von dem Fässchen = Spalen her, worin er versandt wird — der Fall; er gleicht dem Greyerzer Käse und wird vorwiegend im Kanton Tessin, in Vorarlberg und Piemont hergestellt.

In Vorarlberg wird ausser diesem noch eine andere Sorte Fettkäse hergestellt, der nicht mit dem weiter unten erwähnten Vorarlberger Sauerkäse verwechselt werden darf.

Bezüglich einer weiteren Beschreibung dieser und anderer Käsesorten sei auf die Lehrbücher für Molkereiwesen, so von W. Fleischmann, v. Klencke, Fr. Stohmann und Kirchner hingewiesen.

Die procentige Zusammensetzung dieser und anderer Sorten Fettkäse stellt sich im Mittel mehrerer Analysen wie folgt:

No.	Bezeichnung	Anzahl der Analysen	In der frischen Substanz							In der Trockensubstanz		
			Wasser %	Stickstoff-Substanz %	Fett %	Milch-zucker %	Asche %	Kochsalz %	Stickstoff-Substanz %	Fett %	Stickstoff %
1.	Backsteinkäse	2	40,52	23,79	32,78	—	2,91	—	40,16	54,84	6,42
2.	Cheddarkäse	37	34,06	27,26	31,75	3,36	3,75	1,01	41,33	47,87	6,61
3.	Chesterkäse	4	33,96	27,68	27,46	5,89	5,01	1,75	41,91	41,77	6,70
4.	Edamerkäse	8	36,64	25,68	29,03	3,54	5,11	2,57	40,53	45,81	6,48
5.	Emmenthaler Käse . . .	18	34,38	29,49	29,75	1,46	4,92	2,43	45,03	45,35	7,20
6.	Gloucesterkäse	20	34,39	28,49	28,30	3,86	4,55	1,30	44,05	43,13	7,05
7.	Gorgonzolakäse	7	37,54	25,98	30,57	1,65	4,26	2,34	41,60	48,95	6,66
8.	Holländer (Gouda-) Käse	5	36,80	28,34	26,46	3,22	5,19	2,60	44,83	41,87	7,17
9.	Romadourkäse	2	49,65	22,78	20,66	0,40	6,51	—	45,24	41,30	7,24
10.	Russischer Käse (nach Schweizer Art) . . .	5	32,74	24,85	32,26	4,37	5,78	2,67	37,07	48,19	5,93
11.	Schwedischer Käse . , .	14	32,54	26,05	32,50	5,06	3,85	—	38,62	48,17	6,19
12.	Spalenkäse	1	28,14	28,24	33,69	2,55	7,38	4,46	39,30	46,88	6,29
13.	Vorarlberger-Käse . . .	4	34,37	28,09	29,76	2,13	5,55	—	42,84	45,39	6,85
	Gesammt-Mittel	178	36,31	26,21	29,53	3,39	4,56	1,80	41,28	46,37	6,60

Die nach demselben Verfahren hergestellten und mit demselben Namen belegten Käse sind fast nie von derselben Zusammensetzung, sondern zeigen häufig ebenso grosse Schwankungen in ihrem Gehalt, als die mit verschiedenen Namen belegten Sorten unter sich. Ich verweise dieserhalb auf die Einzelanalysen in Bd. I, S. 324 bis 331. Zur Entscheidung der Frage, ob ganze, d. h. Vollmilch oder theilweise entrahmte Milch bezw. ein Gemisch beider verwendet ist, kann wie bei der kondensirten Milch das Verhältniss von Stickstoff-Substanz zu Fett dienen; letzteres muss wie in der natürlichen Milch die Stickstoff-Substanz an Menge übertreffen.

γ) *Halbfette Käse.* Die halbfetten Käse werden im Allgemeinen aus theilweise oder ganz entrahmter Milch und Vollmilch zu gleichen Theilen hergestellt. Zu den wichtigsten und bekanntesten Sorten dieser Art gehören der Greyerzer oder Gruyèrekäse, der Battelmatt-, Parmesan-, und der nach holländischer Art zubereitete Käse.

Der Greyerzer Käse wird im Allgemeinen wie der Emmenthaler Rundkäse dargestellt. Man legt die mit Safranpulver versetzte Milch bei 32—34° in 30—35 Minuten dick, wärmt auf 57° bis zu 69° nach, verrührt den Bruch zu Erbsengrösse, bringt ihn in die Formen und presst 24 Stunden lang unter allmählicher Steigerung des Druckes bis zu 18 kg. Die gepressten Käse werden durch Verreiben mit Salz von aussen gesalzen und darauf in den Käsekeller mit 10—12° Lufttemperatur gebracht, wo sie in 4—6 Monaten ausreifen.

In ähnlicher Weise werden die Battelmattkäse, sowohl der Vorarlberger als die schweizerischen Käse gewonnen; man pflegt nur bei etwas höherer Temperatur (38—40°) dick zu legen, nicht so stark nachzuwärmen (50—54°) und schwächer zu pressen; in Folge der geringeren Pressung reifen diese Käse etwas schneller aus.

Ueber die Bereitung der Parmesankäse vergl. den folgenden Abschnitt.

Die bekannteren Halbfettkäse enthalten:

No.	Bezeichnung	Anzahl der Analysen	In der frischen Substanz						In der Trockensubstanz		
			Wasser	Stickstoff-Substanz	Fett	Milchzucker	Asche	Kochsalz	Stickstoff-Substanz	Fett	Stickstoff
			%	%	%	%	%	%	%	%	%
1.	Greyerzer Käse	9	36,41	30,14	28,72	0,74	3,99	1,23	47,39	45,17	7,58
2.	Granakäse	3	37,01	34,41	19,97	3,87	4,74	1,71	54,62	31,70	8,74
3.	Nach holländischer Art bereitet	5	37,35	32,40	24,61	—	5,65	2,84	51,75	39,32	8,28
4.	Vorarlberger Battelmattkäse	7	47,71	22,99	24,08	2,35	2,87	—	43,88	45,97	7,02
	Gesammt-Mittel	25	40,22	29,07	24,41	2,06	4,24	1,81	48,63	40,84	7,78

Der Wassergehalt schwankt von 32,05—50,53 %, der an Stickstoff-Substanz von 21,22—38,42 %, der an Fett von 19,02—30,64 %.

δ) **Magerkäse.** Unter „Magerkäse" versteht man die aus Mager- d. h. abgerahmter Milch dargestellten Käse; für die in den Handel gebrachten Sorten nimmt man süsse Magermilch, während die aus saurer Magermilch meistens nicht auf den Markt kommen, sondern in den Haushaltungen selbst Verwendung finden. Der Magerkäse enthält bedeutend weniger Fett, als Kaseïn. Zu den bekanntesten Sorten dieser Art gehören der dänische Exportkäse, der Ober-Engadiner (Simmenthaler), der schwedische Kümmel- und Nögelostkäse und ferner der italienische Parmesankäse. Letzterer wie der Ober-Engadiner Käse werden auch als „halbfette Käse" bezeichnet und verdienen auch insofern diese Bezeichnung, als neben der entrahmten Milch theilweise Vollmilch verwendet wird. Da die nachstehenden Analysen einen bedeutend geringeren Fettgehalt aufweisen, als vorstehende Analysen von „halbfetten" Käsen, so mögen sie hier unter den Magerkäsen aufgeführt werden.

Zu dem in der Umgegend von Mailand, Lodi etc. dargestellten „Parmesankäse", welcher der „König der italienischen Käse" genannt wird, wird nämlich im Sommer 12-stündige Magermilch vom Abend vorher und die folgende ganze Morgenmilch verwendet, im Winter dagegen lässt man die Milch behufs Aufrahmens längere Zeit stehen, so dass die Winterkäse weniger fettreich sind, als die Sommerkäse. Die Behandlung der Milch wie des Bruches ist die im Allgemeinen übliche; es mag nur erwähnt sein, dass die Käse mehrere Jahre zum Ausreifen gebrauchen, sich aber vorzüglich halten und bis zu 20 Jahren aufbewahren lassen, ohne an Güte zu verlieren.

Der dänische Exportkäse wird aus süsser Abrahmmilch zubereitet, indem man auf 100 kg der letzteren nach Erwärmen auf 36,5° 15 kg Buttermilch, 25 g Hansen'sche Käsefarbe und 30 g Labflüssigkeit zusetzt.

Der schwedische Nögelostkäse wird wie der holländische Magerkäse (Kümmelkäse) aus ganz magerer Milch gewonnen; es mag von letzterem nur erwähnt sein, dass derselbe nach Formen und Behandeln des Bruches in einem im Kuhstall aufgestellten Salztrog gesalzen wird und, nachdem er im Salzwasser hinreichend fest geworden und mit einer Abkochung von Orleans in Potasche gefärbt ist, eine Zeit lang auf Gestellen im Kuhstall zum Abtrocknen unter täglichem Wenden liegen bleibt, um darauf in den Käsekeller zu kommen. Wird dieser Käse im Trockenofen getrocknet, so wird er steinhart.

Diese Käse enthalten im Mittel mehrerer Analysen:

Nr.	Bezeichnung	Anzahl der Analysen	In der natürlichen Substanz					In der Trockensubstanz		
			Wasser %	Stickstoff-Substanz %	Fett %	Milch-zucker %	Asche %	Stickstoff-Substanz %	Fett %	Stickstoff %
1.	Dänischer Exportkäse . . .	9	45,99	30,01	13,41	5,10	3,63[1]	55,55	24,56	8,88
2.	Ober-Engadiner Käse . . .	3	43,99	44,62	7,74	—	3,64	79,66	13,92	12,74
3.	Schwedischer Kümmelkäse .	2	43,83	31,45	12,11	9,32	3,29	56,00	21,14	8,96
4.	„ Nögelostkäse .	4	45,05	34,17	8,84	7,95	3,39	62,19	16,08	9,95
5.	Parmesankäse	13	31,82	40,56	19,34	1,99	6,29	60,96	28,36	9,75
6.	Vorarlberger Sauerkäse . .	5	49,89	33,69	6,84	5,14	4,46	67,21	13,71	10,76
	Gesammt-Mittel	48	43,06	35,59	12,35	4,22	4,68	62,51	21,86	10,00

Die halbfetten und Magerkäse enthalten bei einer geringeren Menge Fett durchschnittlich mehr Wasser, als der Fettkäse; die Käse gleichen daher in dieser Hinsicht dem Muskelfleisch, welches auch um so weniger Wasser enthält, je reicher es an Fett ist.

Die procentige Zusammensetzung der Asche von einigen der vorstehenden Käse ist folgende:

	Kali	Natron	Kalk	Magnesia	Eisenoxyd	Phosphorsäure	Schwefelsäure	Chlor
1. Reifer Parmesankäse .	2,73 %	14,65 %	34,72 %	1,21 %	0,22 %	36,11 %	0,94 %	11,43 %
2. Holsteiner Meiereikäse	13,26 „	1,40 „	35,43 „	2,38 „	0,80 „	38,37 „	0,17 „	7,44 „
3. Handkäse	4,85 „	45,74 „	2,55 „	—	0,11 „	13,68 „	—	43,94 „
4. Schweizerkäse . . .	2,46 „	33,01 „	17,82 „	0,81 „	0,17 „	20,42 „	—	33,61 „

Die Zusammensetzung der Asche der Käse ist hiernach grossen Schwankungen unterworfen und ist in erster Linie von dem grösseren oder geringeren Zusatz von Kochsalz bedingt. Bei einem mittleren Kochsalzgehalt wie in der Milch sehen wir in dem Käse eine bedeutende Anhäufung von Kalk und Phosphorsäure, während die Kalisalze mehr in die Molken übergehen (vergl. auch Bd. I, S. 350).

ε) *Ziger, Sauermilchkäse, Molkenkäse etc.* Zur Gewinnung des Zigers versetzt man die Molken (Sirte) oder ein Gemisch von diesen mit Buttermilch und Sauermilch mit völlig sauer gewordener Zigermolke (Molkenessig, Etscher auch Schotten genannt) und erhitzt bis zum Sieden. Hierdurch wird die in den Molken gelöst gebliebene Stickstoff-Substanz (Albumin) unlöslich und scheidet sich als geronnener Zigerquarg (Serai genannt) ab. Bei dem Glarner Schabziger (oder grüner Kräuterkäse genannt) lässt man den unter Zusatz von Buttermilch ausge-

---

[1] Mit 1,86 % Kochsalz.

schiedenen Quarg eine Gährung durchmachen. Der ausgeschiedene abgekühlte Zigerquarg wird in mit Löchern versehene Bütten oder Säcke gefüllt, ausgepresst und dann längere Zeit bei 15—18° stehen gelassen.

Der Ziger wird vielfach als arzneiliches Wurmmittel empfohlen.

Von ganz ähnlicher Zusammensetzung ist der **Sauermilchkäse** oder **Sauermilchquarg** (Quargeln in Sachsen oder Topfen in München genannt).

Die Zusammensetzung dieser Käsesorten ist folgende:

	Wasser	Stickstoff-Substanz	Fett	Milchzucker und sonstige stickstofffreie Stoffe	Asche	In der Trockensubstanz		
						Stickstoff-Substanz	Fett	Stickstoff
1. Vorarlberger Ziger	63,78 %	25,98 %	4,58 %	3,07 %	2,50 %	71,73 %	12,65 %	11,47 %
2. Glarner Ziger	46,02 „	37,06 „	6,60 „	—	10,10 „	69,95 „	12,46 „	11,16 „
3. Sächsische Quargeln	76,39 „	17,17 „	3,07 „	2,35 „	1,04 „	72,27 „	13,00 „	11,64 „
4. Münchener Topfen	60,27 „	24,84 „	7,33 „	3,54 „	4,02 „	62,52 „	18,45 „	10,00 „

Durch Zusatz von Salz, Gewürzen, durch Durchkneten, Formen und Trocknen des Quarges erhält man wasserärmere **Sauermilchkäse**, zu denen z. B. die **Olmützer Quargeln** gehören.

Hierher gehören ferner die bekannten **Nieheimer** und **Mainzer Handkäse**. Die gesäuerte Magermilch wird bei ersterem auf 45—50°, bei letzterem auf 26—28° erwärmt, der ausgeschiedene Quarg in Leinwandtüchern abtrocknen gelassen, gesalzen, mit Kümmel versetzt, durchgeknetet und so entweder mehrere Tage stehen gelassen oder gleich in Laibchen geformt und dem Reifen überlassen. Um die Quargmasse besser formen zu können, setzt man in Nieheim etwas Milch und Bier zu; die Mainzer Käschen werden, wenn sie sich mit Schimmel überzogen haben, mit Molken, Wein oder Bier abgewaschen und dieses 3—4 Wochen fortgesetzt; sie sind nach 3 bis 4 Monaten reif. Der Nieheimer Käse wird in ausgebrautem Hopfen ausreifen gelassen. Diese Quargeln bezw. Käse enthalten:

	Wasser	Stickstoff-Substanz	Fett	Milchzucker etc.	Asche	In der Trockensubstanz		
						Stickstoff-Substanz	Fett	Stickstoff
1. Olmützer Quargeln	48,51 %	39,53 %	5,53 %	0,09 %	6,34 %	77,01 %	11,14 %	12,32 %
2. Mainzer Handkäse	53,74 „	37,33 „	5,55 „	—	3,38 „	80,70 „	12,00 „	12,91 „
Sauermilchkäse Gesammt-Mittel	52,36 %	36,64 %	6,03 %	0,90 %	4,07 %	76,91 %	12,66 %	12,30 %

Der Kirgisische Sauermilchkäse „**Krutt**" wird aus saurer abgerahmter Kuh-, Ziegen-, Schaf- und Kameelmilch gewonnen, indem man dieselbe mit Kochsalz versetzt, in Säcken unter Beschweren mit Steinen auspresst, die Käsemasse in kleine Kugeln formt und auf Matten in der Sonne trocknet; der Krutt enthält nach zwei Analysen von W. Leutner:

Wasser	Stickstoff-Substanz	Fett	Milchzucker etc.	Asche	Kochsalz	In der Trockensubstanz:		
						Stickstoff-Substanz	Fett	Stickstoff
9,37 %	74,21 %	1,38 %	1,37 %	13,65 %	10,67 %	81,88 %	1,52 %	13,10 %

Der **Molkenkäse** (oder **Mysost**) wird durch einfaches Eindampfen der Molken unter beständigem Umrühren gewonnen.

Die Zusammensetzung desselben ist je nach der Verarbeitung der Milch verschieden; so fanden Dahl und Werenskiold (Bd. I, S. 336):

Nr.	Molkenkäse	Anzahl der Analysen	In der natürlichen Substanz							In der Trockensubstanz		
			Wasser %	Stickstoff-Substanz %	Fett %	Milchzucker und sonstige stickstofffreie Stoffe %	Milch-säure %	Asche %	Stickstoff-Substanz %	Fett %	Stickstoff %
1.	Aus Kuhmilch	3	22,86	7,16	13,83	48,82	1,23	5,65	9,83	17,94	1,57
2.	„ centrifugirter Milch	6	30,85	8,37	0,92	53,79	0,10	5,98	12,10	1,34	1,96
3.	„ Satten-Magermilch	8	30,38	8,14	2,11	53,63	0,13	5,86	11,69	3,03	1,87
4.	„ Vollmilch	8	27,41	6,42	8,19	52,64	0,03	5,48	8,84	11,28	1,41

Diese und andere Molkereierzeugnisse, welche einen verhältnissmässig niedrigen Preis besitzen, verdienen als Volksnahrungsmittel Beachtung; sie scheinen aber bis jetzt nur eine enge örtliche Verbreitung gefunden zu haben:

ζ) *Schaf-, Ziegen- etc. Käse.* Von anderen Milcharten liefert besonders die Schafmilch sehr geschätzte Käsesorten, von denen der Roquefort-Käse, so benannt nach dem Herstellungsort, dem Dorfe Roquefort auf der Hochebene von Larzai im Departement Aveyron, weltbekannt ist. Der Roquefort-Käse ist ein Hartkäse; er wurde früher aus Schaf- und Ziegenmilch, wird aber jetzt nur aus Schafmilch in folgender Weise bereitet:

Die Abendmilch der Schafe (Larzackschafe) wird nach dem Abschäumen und ³/₄-stündigem Stehen bis fast zum Kochen erhitzt, abgekühlt und über Nacht in glasirten Thonsatten aufgestellt. Am anderen Morgen wird der Rahm, welcher verbuttert wird, abgeschöpft, die 12-stündige Magermilch mit der ganzen Morgenmilch vermischt und bei 33—35° durch Lab — zuweilen auch durch die Waldartischocke (Cinara scolymus) — dick gelegt. Der Bruch wird zerkleinert und nach Entfernung der Käsemilch durch gelindes Drücken in cylindrische, unten durchlöcherte Näpfe von 9 cm Höhe und 21 cm Weite gebracht, in welche man 3 gleich dicke Schichten des Bruches bildet und zwischen je zwei derselben eine Lage von scharf gebackenem und dann der Schimmelung ausgesetztem Brot, sog. „Schimmelbrot" (bereitet aus gleichen Theilen Weizen- und Gerstenmehl unter Zusatz von Sauerteig und starkem Essig), streut. Die Käsemasse in den Formen wird 10—12 Stunden lang schwach gepresst, aus denselben herausgenommen, in Tücher eingeschlagen und 10—12 Tage in eine Trockenkammer gelegt. Von dem Trockenraum kommen die Käse zur Nachtzeit in die Felsenhöhlen, welche in die 3 Abtheilungen: „Grotte" (la cave) als „Reifungsraum", in den „Salzraum" (le saloir) und den „Wägeraum" (le poids) zerfallen. Letztere beiden Räume liegen über der Grotte. In dem Wägeraum werden die Käse sortirt, indem die schadhaften entfernt werden; in dem Salzraum werden sie gesalzen, indem man erst die eine Seite, dann die andere mit Salz bestreut und jedesmal 24 Stunden stehen lässt; nach sorgfältigem Reinigen und abermaligem Sortiren werden die Käse in die Grotten gebracht, in welche aus zahlreichen Spalten fortwährend feuchte kalte Luft einströmt und die Temperatur zwischen 4—8° schwankt. Die Käse bedecken sich hier allmählich mit einer gelben und röthlichen Kruste, auf welcher alsbald ein weisses dichtes Schimmelwachsthum emporwuchert. Wenn letzteres 5—6 cm erreicht hat, wird der Schimmel abgekratzt und dieses alle 8—14 Tage wiederholt; auf diese Weise verlieren die Käse 28—30 % an Gewicht. Der Reifungsvorgang nimmt 30—50 Tage in Anspruch.

In Mecklenburg, auf der holländischen Insel Texel (Tessel) in der Nordsee, in Skanno (Apenninen) und in der Provinz Ancona in Italien, ferner in den Karpathen werden ebenfalls aus Schafmilch gesuchte Käse bereitet.

Der in den mährisch-schlesischen Karpathen hergestellte „Briesenkäse", der serbische „Katschkawalj", der im gerösteten Zustande genossen zu werden pflegt, die italienischen Schafkäsesorten (Skanno, Viterbo und Rikotta) haben auch eine grössere Bedeutung für den Handel. Der italienische Schafkäse wurde früher mit dem Rundstosse, wird aber jetzt mit der englischen Käsepresse hergestellt. Der „Rikotta" ist eine Art „Quarg", aber zum Unterschiede von dem Kuhmilchquarg „sehr fettreich".

Ebenso dient Ziegenmilch zur Bereitung von Käse, so in Deutschland im Riesengebirge, in Frankreich in Mont d'Or, St. Claude und in Savoyen, ferner in der Schweiz, Italien etc.

In Calabrien und Sicilien wird auch Büffelmilch, im Norden von Schweden und Norwegen auch Rennthiermilch zur Käsebereitung verwendet. Das Dicklegen dieser Milchsorten erfolgt wie bei der Kuhmilch durch Lab; auch die Behandlung des Bruches ist ähnlich wie bei Kuhmilchkäse. Der Büffelmilchkäse wird geräuchert, indem man ihn dem Rauch angezündeter, wohlriechender Kräuter aussetzt.

Die Zusammensetzung dieser Käsesorten ist folgende:

No.	Bezeichnung	Anzahl der Analysen	In der natürlichen Substanz							In der Trockensubstanz		
			Wasser %	Stickstoff-Substanz %	Fett %	Milch-zucker %	Asche %	Kochsalz %	Stickstoff-Substanz %	Fett %	Stickstoff %
1.	Schafkäse Roquefort . .	7	31,61	26,47	33,13	3,20	5,59	—	38,70	48,44	6,19
2.	„ Katschkawalj	10	35,72	24,24	31,00	2,74	6,28	4,01	37,42	47,85	5,99
3.	„ Viterbo . .	5	29,54	33,64	31,19	—	6,27	4,95	47,74	44,26	7,65
4.	„ Rikotta (Quarg)	3	43,27	11,73	33,31	10,85	0,84	—	20,66	58,76	3,31
5.	Rennthierkäse	1	27,70	23,79	43,11	2,97	2,43	—	32,90	59,63	5,26
6.	Stutenkäse	2	20,93	36,43	36,31	—	5,70	3,21	46,70	45,92	7,47
7.	Ziegen-Molkenkäse . .	8	20,90	7,60	19,70	45,74	6,06	—	9,61	24,90	1,54

Für den Schweizer Ziegenkäse geben Coster und Mazure (Bd. I, S 343) bei 40,0 und 33,0 % Wasser 14,0 bezw. 7,4 %, Fett an; das sind aber offenbar keine Käse aus natürlicher Ziegenmilch. Die Reifungsvorgänge bei diesen Käsearten sind die gleichen, wie beim Kuhmilchkäse.

2. Margarine- (Kunstfett-) Käse.

Wie bei der Butter so wird auch beim Käse das Milchfett durch andere Fette ersetzt; das der Margarine (Kunstbutter) entsprechende Erzeugniss ist der Margarinekäse. Die ersten Versuche zur Herstellung von Kunstkäse sind in Amerika (1873) gemacht worden und bestanden dort 1881 23 Anstalten, die sich hiermit befassten. Von dort verbreitete sich die Kunstkäse-Fabrikation nach England, Dänemark und zuletzt auch (1883) nach Deutschland; eine grosse Ausdehnung aber hat dieselbe hier bis jetzt nicht angenommen. Die Ein- und Ausfuhr betrug für das deutsche Zollgebiet in 100 kg netto:

```
                1896   1897   1898  |                 1896   1897   1898
Einfuhr . . . . 1877   2404   2828  | Ausfuhr . . . . 1569   1120   1039
```

Die Hauptaufgabe bei der Darstellung des Margarinekäses besteht in der Bereitung der künstlichen Vollmilch aus Magermilch und Fett. Für den Zweck wird zunächst aus Magermilch und Fett eine Art künstlicher Fettrahm hergestellt und dieser mit weiteren Mengen Magermilch so weit verdünnt, dass die künstliche Fettmilch mehr oder weniger den Fettgehalt der natürlichen Kuhmilch erreicht. Als Fettzusatz benutzte man anfänglich Schweineschmalz, jetzt wohl nur Oleomargarin. Das Oleomargarin muss nicht nur gleichmässig in Emulsion in der Magermilch vertheilt, sondern die Grösse der einzelnen Fetttröpfchen auch auf die der Fetttröpfchen der Milch gebracht werden; denn wenn dieses nicht erreicht wird, so fliessen die Fetttröpfchen beim Dicklegen zu grösseren Fettmassen zusammen, welche entfernt werden müssen und damit die Gleichmässigkeit des herzustellenden Kunstkäses beeinträchtigen.

Zur Herstellung der Emulsion scheint sich der sog. dänische Emulsor [1]) bis jetzt am besten bewährt zu haben [2]).

Derselbe besteht aus einer Metallscheibe, deren Oberflächen mit strahlenförmig (radial) vom Mittelpunkt ausgehenden Rillen bedeckt sind. Die Scheibe dreht sich mit grosser Geschwindigkeit um ihren Mittelpunkt als Achse in einem Metallmantel, dessen Innenraum der Metallscheibe angepasst und nur wenig grösser als diese ist, so dass die Oberflächen der Metallscheibe die Wände des Metallmantels beinahe berühren. Oberhalb des Emulsors sind zwei mässig grosse, durch Dampf heizbare Bottiche mit doppelten Wandungen angebracht; in den einen Bottich wird das Zusatzfett, in den anderen Magermilch gegeben. Die Menge des Fettes wird so bemessen, dass auf 100 l Magermilch 3 kg Fett kommen. Sollen z. B. 1000 l Magermilch verkäst werden, so stellt man zunächst den Fettrahm in der Weise her, dass man auf 1 Thl. Fett 2—3 Thle. Magermilch oder für Verarbeitung von 1000 l Magermilch auf 30 kg Fett 60 kg oder auch 90 kg Magermilch nimmt, diese in den genannten Bottichen auf 60—70° erwärmt, dann beide — die Magermilch nach Zusatz von Käsefarbe in doppelter Menge wie das Fett — in den in Gang gesetzten Emulsor fliessen lässt und dort bei 50000 Umdrehungen in der Minute aufs Innigste mit einander vermischt.

Die erhaltene schaumige, gleichmässige Flüssigkeit giebt man alsdann zu der übrigen Magermilch (940 kg), die unterdessen auf 33° erwärmt ist, mischt und verkäst das Gemisch (mit etwa 3% Fett) in üblicher Weise, indem man die für die einzelnen Käsesorten (Edamer, Holländer (Gouda-), Limburger, Romadur- und Münsterkäse) üblichen Verfahren auch bei den entsprechenden Margarinekäsen innezuhalten pflegt.

Dementsprechend gleicht auch die Zusammensetzung des Kunst- oder Margarinekäses der des Milchkäses; so wurde nach 31 Analysen gefunden:

Gehalt	In der natürlichen Substanz						In der Trockensubstanz		
	Wasser	Stickstoff-Substanz	Fett	Milchzucker	Asche	Chlornatrium	Stickstoff-Substanz	Fett	Stickstoff
Niedrigster	23,49 %	19,77 %	17,66 %	0,01 %	2,77 %	0,59 %	33,43 %	29,82 %	5,35 %
Höchster .	55,25 „	34,06 „	32,75 „	9,55 „	12,19 „	3,59 „	57,58 „	55,36 „	9,21 „
Mittlerer .	40,85 „	26,14 „	24,00 „	4,51 „	4,96 „	2,44 „	44,19 „	40,58 „	7,07 „

K. Windisch hat beim Kunstkäse auch die Frage geprüft, ob sich beim Reifen des Fettes desselben in gleicher Weise flüchtige Fettsäuren (Erhöhung der Reichert-Meissl'schen Zahl) bilden, wie v. Raumer beim Milchkäse (vergl. S. 709) beobachtet haben will. Er fand für zwei nach Art der Edamer und Romadourkäse bereitete Margarinekäse, für deren Herstellung ein Fettgemisch von 55 % Oleomargarin, 40 % Neutral-Lard und 5 % Sesamöl verwendet worden war, folgende Werthe:

---

[1]) Angefertigt von der Maschinenfabrik Geldborg bei Nykjöbing auf Falsten.
[2]) Vergl. hierzu die grundlegende Arbeit von K. Windisch: Ueber Margarinekäse, Arbeiten a. d. Kaiserl. Gesundheitsamte 1898, 14, 506.

	Edamer Kunstkäse			Romadour-Kunstkäse		
Alter	51 Tage	106 Tage	223 Tage	54 Tage	109 Tage	226 Tage
Säuregrad	25,0	24,3	59,1	40,3	47,4	44,1
Reichert-Meissl'sche Zahl	1,5	1,2	1,4	1,5	1,5	1,2
Refraktometerzahl	50,4	49,9	48,7	50,3	50,0	49,7

Die freien Säuren nehmen daher auch wie beim Milchfettkäse beim Reifen zu und dementsprechend die Refraktometerzahl ab; indess konnte nach diesen wie anderen Untersuchungen eine Neubildung freier flüchtiger Fettsäuren nicht beobachtet werden. Die Zersetzung des Kaseïns im Romadour-Margarinekäse beim Reifen war aber so weit gegangen, dass derselbe schon in der Kälte nach Ammoniak roch und beim Erwärmen grosse Mengen von Ammoniak entwickelte.

Der Margarinekäse hat, wie K. Windisch richtig bemerkt, neben dem Milchfettkäse nur dann eine wirthschaftliche Berechtigung, wenn er zu einem entsprechend niedrigeren Preise als Milchfettkäse verkauft wird. Bis zum Jahre 1898 war aber gerade das Umgekehrte der Fall, indem z. B. je 1 kg Käse kostete:

Echter Edamer	Kunst-Edamer	Echter Romadour	Kunst-Romadour
1,04 M.	1,15 M.	1,27 M.	1,35 M.

Bei solchen Preisverhältnissen wird jeder Käufer die echten Käsesorten den Kunsterzeugnissen vorziehen. Aus dem Grunde haben auch die Margarine-Käse noch keine Bedeutung für den Handel gefunden; man begegnet ihnen bis jetzt kaum auf dem Lebensmittelmarkte.

Molken.

Die bei der Käsefabrikaten nach Dicklegen der Milch etc. gewonnenen Flüssigkeiten, welche für gewöhnlich unter dem Namen „Molken" zusammengefasst werden, lassen sich nach W. Fleischmann unterscheiden in:

1. „Käsemilch", d. i. die Flüssigkeit, welche bei Verarbeitung der Labkäse zunächst zurückbleibt,
2. „Molken", d. i. die Flüssigkeit, welche man aus Käsemilch erhält, nachdem aus derselben der Zigerkäse oder auch die sog. Käsemilchbutter ausgeschieden wurde,
3. „Quargserum", d. i. die Molke der Sauermilchkäserei.

Hierzu kommt die Molke im engeren Sinne, die sog. Apotheker- oder medicinische Molke, welche auf künstlichem Wege bereitet wird.

v. Pettenkofer giebt z. B. zur Darstellung der letzteren folgende Vorschrift: 1 kg Milch wird mit 0,1 g Citronensäure und 0,6 g Labmagen versetzt, 15 Minuten lang gekocht und dann durch dichte Leinwand abgeseiht.

Die drei natürlichen Molkenflüssigkeiten enthalten als wesentlichsten Bestandtheil den Milchzucker und die aus einem Theile desselben entstandene Milchsäure. Die Stickstoff-Substanz besteht vorwiegend aus dem Milchalbumin neben Kaseïn in besonderer Modifikation, die als „Pepton" bezeichnet werden kann (S. 586). Fett ist nur in sehr geringer Menge in den Molken enthalten.

Wegen des Milchsäure- und Peptongehaltes müssen die Molken als ein leicht verdauliches und die Verdauung beförderndes Mittel bezeichnet werden. Neben der Milchsäure und dem Pepton kann auch den Salzen der Molken eine diätetische Wirkung zugeschrieben werden.

Der Säuregrad der frischen Molken hängt nach H. Höft[1]) in erster Linie von dem der verwendeten Milch ab und ist immer niedriger, als der der Milch. Wird die Milch durch Lab dickgelegt, so ist der Unterschied zwischen dem Säuregehalt der Milch und dem der daraus gewonnenen Molken geringer, als bei spontaner Gerinnung der Milch. Mit zunehmendem Säuregehalt der Milch steigt auch der Unterschied zwischen dem Säuregrad der Milch und der daraus gewonnenen Molken. Die Temperatur beim Einlaben und die Schnelligkeit der Labwirkung sind ebenso wie die Art der Abscheidung (kalte oder warme) ohne Einfluss auf den Säuregehalt der Molken.

Die mittlere Zusammensetzung der in den Käsereien gewonnenen Abfallflüssigkeiten erhellt aus folgenden Zahlen:

Bezeichnung	Anzahl der Analysen	In der natürlichen Substanz					In der Trockensubstanz		
		Wasser %	Stickstoff-Substanz %	Fett %	Milchzucker %	Asche %	Stickstoff-Substanz %	Fett %	Stickstoff %
Käsemilch aus Kuhmilch . .	55	93,36	0,85	0,32	4,83	0,64	12,86	4,82	2,06
Molken „ „ . .	11	93,79	0,60	0,07	5,10	0,44	9,59	1,18	1,53
Quargserum „ „ . .	6	93,52	1,07	0,15	4,48	0,78	16,53	2,31	2,65
Käsemilch aus Ziegenmilch .	4	93,81	0,62	0,11	4,88	0,58	9,94	1,73	1,59
Desgl. aus Schafmilch . . .	1	91,96	2,13	0,25	5,07	0,59	26,49	3,11	4,24

Die bei der Labkäserei gewonnene Käsemilch ist von den Molkenflüssigkeiten durchweg am gehaltreichsten, wiewohl auch ihr Gehalt grossen Schwankungen unterworfen ist; so schwankte der Wassergehalt in den 55 Analysen von 91,40—97,10 %, der Gehalt an Stickstoff-Substanz von 0,43—1,34 %, der an Fett von 0,03—0,61 %.

A. Völker fand in der Käsemilch 0,12—0,60 %, Manelli und Musso in den Molken (Schotten) 0,08—0,19 % freie Milchsäure, V. Storch giebt den Gehalt an Molkenproteïn (fällbar durch Gerbsäure) zu 0,40—0,89 % an. W. Fleischmann zerlegte die Stickstoff-Substanz durch Fällen mit Essigsäure in der Siedhitze, darauf mit Gerbsäure und fand z. B. im Mittel je zweier Proben:

	Gesammt-Stickstoff-Substanz	Fällbar durch Siedhitze (Albumin)	Fällbar durch Gerbsäure (Pepton)
Käsemilch	1,05 %	0,59 %	0,46 %
Quargserum	1,05 „	0,48 „	0,55 „

Die Asche der Molken aus Kuh- und Ziegenmilch hat nach einigen Analysen folgende procentige Zusammensetzung:

	Kali	Natron	Kalk	Magnesia	Eisenoxyd	Phosphorsäure	Schwefelsäure	Chlor
Aus Kuhmilch (Schotten)	30,77 %	13,75 %	19,25 %	0,36 %	0,55 %	17,05 %	2,73 %	15,15 %
„ Ziegenmilch . . .	39,25 „	9,53 „	6,39 „	4,68 „	0,58 „	12,90 „	4,11 „	29,15 „

Die Salze der Molken bestehen daher vorwiegend aus Chlorkalium (49,94 %) und Kaliumphosphat (21,04 %).

---

[1]) Milch-Ztg. 1901, 30, 179.

Die in den Molkereien bei der Käsebereitung gewonnenen Molken dienen ausser zur Zigerbereitung meistens als **Schweinefutter** und werden als solches neben Körnern (Gerste, Mais etc.) mit Vortheil verwendet.

Wegen des hohen Milchzuckergehaltes werden die Molken auch (vorzugsweise in der Schweiz) zur **Darstellung von Milchzucker** benutzt. Für diesen Zweck werden die Molken einfach durch Erhitzen und Eindampfen unter Zusatz von etwas Essigsäure vom Ziger (Albumin) befreit; aus der eingedampften Flüssigkeit krystallisirt alsdann der Milchzucker aus; derselbe wird durch Filtration über Knochenkohle und wiederholtes Umkrystallisiren gereinigt. Aus 200 l ursprünglicher Milch gewinnt man etwa 4 kg reinen Milchzucker (vergl. Zusammensetzung unter Süssstoffen).

Auch verwendet man die Molken zur **Darstellung von Molken-Champagner** oder von **Essig (Molkenessig)**. Man lässt die von Ziger befreiten Molken (Schotten) einige Zeit in lauwarmem Zustande stehen; die in denselben vorhandene Milchsäure verwandelt den unzersetzten Milchzucker in gährungsfähigen Zucker, welcher unter selbständiger Hefebildung oder nach Zusatz von Hefe in weinige Gährung übergeht und Alkohol bildet. Dadurch, dass man die gährende Flüssigkeit mit Zucker und aromatischen Substanzen versetzt, dann in Flaschen abzieht und längere Zeit liegen lässt, soll man ein angenehm schmeckendes, gesundes, moussirendes Getränk (den **Molkenchampagner**) erhalten. Andererseits liefert der Alkohol den Stoff zu der im weiteren Verlaufe eintretenden Essigsäuregährung. Der Molkenessig besteht vorwiegend aus einem sehr verdünnten Gemisch von Milch- und Essigsäure, welches, wie schon erwähnt, zur Gewinnung des Zigers und Molkenkäses dient. Ueber die Gewinnung des **Molkenkäses** siehe S. 734. Auch hat man versucht, aus den Molken ein **Molkenbrot** herzustellen. Man verdampft zu dem Zweck die Molken auf etwa $1/7$ ihres Volumens, rührt mit Mehl an und verfährt unter Zusatz von Hefe wie bei der Brotbereitung.

Kumys.

Der **Kumys**[1]) (Milchwein oder auch Milchbranntwein genannt) ist nach **Herodot** schon den alten Skyten als beliebtes Getränk bekannt gewesen und spielt noch heute im Leben der sibirischen und russischen Völker eine grosse Rolle. Der Kumys ist ihr Ein und Alles und wird den ganzen Tag von Gross und Klein getrunken. Zur Darstellung dient vorwiegend Stuten- oder Kameelmilch; vereinzelt wird auch wohl Kuhmilch von den Tataren, und anderswo Eselmilch verwendet.

Die **Darstellungsweise** bei den Tataren wird schon im 13. Jahrhundert von Deutschen beschrieben. Die in der Petersburger Heilanstalt (einige Meilen von Petersburg) für die Kumysbereitung gehaltenen Stuten werden niemals zur Arbeit verwendet, erhalten im Sommer ausschliesslich Gras, im Winter Heu und Mehl; sie werden im Sommer 6-mal, im Winter 4-mal gemolken und liefern 1—6 l Milch für den Kopf und Tag. Die ermolkene, noch warme Milch wird sofort mit einem durchlöcherten Brett stark geschlagen. Die sonstige Behandlung ist folgende:

Man setzt zu etwa 10 Theilen frisch gemolkener, noch warmer Stutenmilch (oder auch theilweise abgerahmter Stuten- oder Kuhmilch unter Zusatz von Rohrzucker oder auch Molken) 1 Theil

---

[1]) Man leitet das Wort „Kumys" von dem Namen eines asiatischen Volkes „Kumanen" (Komanen) ab; von diesem Volke wurde er im Jahre 1215 den Tataren bekannt. W. Rubrik nennt ihn in seiner Beschreibung des Tataren-Volkes 1253 „Kosmos".

fertigen Kumys und lässt unter wiederholtem Umrühren 2—3 Stunden stehen. Das in dem fertigen Kumys enthaltene Milchsäureferment führt zunächst den Milchzucker der frischen oder theilweise abgerahmten Milch zum Theil in Milchsäure über und diese verwandelt den grösseren, übrig bleibenden Theil des Milchzuckers in gährungsfähigen Zucker. Letzterer wird alsdann unter dem Einfluss hefenhaltiger Milchreste in Alkohol übergeführt. Nachdem die Mischung von frischer Milch mit fertigem Kumys 2—3 Stunden gestanden hat, wird sie in Flaschen gefüllt und auf Eis oder in einem kühlen Raum einer schwachen Nachgährung überlassen. Nach 3—7 Tagen beginnt der gegohrene Kumys stark zu schäumen und nimmt einen angenehmen, süsssäuerlichen Geschmack an. Die Tataren unterscheiden frischen, eintägigen oder schwachen Kumys (Kumys-Saumal) und älteren, theils 3—5-tägigen oder mittelstarken, theils 5—7-tägigen oder starken Kumys (Kumys-su); am meisten wird dreitägiger Kumys getrunken.

Die grossen Erfolge, welche man mit dem Kumys in den russischen Steppengegenden erzielt hat, haben Veranlassung gegeben, dass derselbe zur Zeit auch in anderen Ländern, in Oesterreich (Wien), in der Schweiz (Graubünden), in Deutschland (Wiesbaden) und in England dargestellt wird, und dass man nicht bloss die seltenere und theuerere Stutenmilch, sondern die überall zu beschaffende Kuhmilch zu seiner Darstellung verwendet.

Zur Darstellung eines solchen künstlichen Kumys giebt unter anderen Levschin folgende Vorschrift:

500 g Milchzucker werden in 3 l Wasser gelöst; 1 l dieser Lösung wird mit 3 l abgerahmter, aber nicht saurer Kuhmilch vermischt und mit einer halben oder ganzen Flasche fertigem Kumys versetzt. Diese Fermentmischung bleibt bei einer Temperatur von 20—23° C. 6—8 Stunden stehen, bis sich an der Oberfläche eine Kohlensäure-Entwickelung bemerkbar macht; alsdann werden die noch übrig gebliebenen 2 l Milchzuckerlösung und weiterhin noch 6—9 l gut abgerahmter Milch hinzugegossen. Das Ganze wird in einen Brutapparat geschüttet und während 24 Stunden in Pausen von jedesmal 15—20 Minuten durchgearbeitet, wobei die Temperatur des Raumes auf 20—23° C. zu erhalten ist.

Auch lässt sich die Gährung anstatt durch fertigen Kumys durch Bierhefe erzielen. Eine solche Vorschrift lautet:

100 g Milchzucker, 100 g Stärkezucker, 300 g Rohrzucker und 36 g Kaliumkarbonat werden in 600 g heisser Molke gelöst und nach dem Erkalten mit 100 g 85%-igen Alkohols und 100 g flüssiger, kolirter (nicht saurer) Bierhefe vermischt. Von dieser Mischung giebt man auf je ½ l abgerahmte lauwarme Kuhmilch 5—6 Löffel in eine Flasche, so dass letztere bis auf 3—4 cm unter dem Pfropfen angefüllt ist. Die Flasche wird ½ Tag in einem Raum mit 16—19° C. Temperatur gestellt, bisweilen umgeschüttet, dann an einen noch kühleren Ort gebracht, wo der Kumys in einigen Tagen reif wird.

Oder nach W. Fleischmann:

100 kg Centrifugenmagermilch werden mit 72 kg Wasser, 1,75 kg Rohrzucker, 0,75 kg Milchzucker und 160—180 g Presshefe bei 37° angestellt, 2 Stunden stehen gelassen und während dieser Zeit 6-mal umgerührt, darauf in Schaumweinflaschen umgefüllt und höchstens 6 Tage bei 12° aufbewahrt.

Eine weite Verbreitung hat aber die Kumysbereitung aus Kuhmilch nicht gefunden. Es scheint daher der Kumys aus Stutenmilch trotz seines strengen Geruchs und rohen Geschmacks gewisse Eigenschaften zu besitzen, welche dem Kumys aus anderen Milchsorten abgehen.

Bei der Bereitung des Kumys aus Stutenmilch sind vorwiegend zwei Enzyme bezw. Gährungspilze thätig, nämlich der Milchsäurepilz, welcher die Ueberführung des Milchzuckers in Milchsäure und darnach die Umsetzung desselben in gährungsfähigen Zucker durch die Milchsäure bewirkt, ferner die Hefe, welche den Zucker in Alkohol und Kohlensäure umsetzt. Nach G. Vogeler ist ausser Torula cerevisiae auch Penicillium glaucum bei der Kumysbildung mit thätig.

Schipin[1]) hat im Kumys als Kleinwesen den Bacillus acidi lactici, eine Saccharomyces-Art und eine für den Kumys eigenartige Bacillen-Art gefunden. Letztere gehört zu den obligaten Anaërobiern, bewirkt Milchsäure- und Alkohol-Gährung und peptonisirt Proteïn. Die Thätigkeit derselben beginnt erst, nachdem die erstgenannten Arten von Kleinwesen die geeigneten Entwickelungs-Bedingungen geschaffen haben.

Jedenfalls nimmt, wie nicht anders zu erwarten ist, die Menge des Alkohols (und auch der Milchsäure) im Kumys mit der Dauer der Gährung und so lange noch Milchzucker vorhanden ist, zu, der Milchzucker dementsprechend ab.

Diese Beziehungen erhellen aus mehreren Untersuchungsreihen (Bd. I, S. 391 bis 394); so fand P. Vieth im Mittel von je 5 Untersuchungsreihen:

Alter des Kumys Tage	Wasser %	Alkohol %	Milchsäure %	Milchzucker %	Stickstoff-Substanz %	Kaseïn %	Albumin %	Laktoproteïn + Pepton %
1	90,14	1,69	0,64	4,34	2,20	1,15	0,30	0,75
8	91,02	2,14	1,10	2,80	2,16	1,18	0,26	0,72
22	91,08	2,21	1,37	1,72	2,16	1,13	0,21	0,81

Die Zunahme an Alkohol sowie Milchsäure einerseits und die Abnahme an Milchzucker andererseits hängt aber ganz vom Verlaufe der Gährung ab; mitunter ist schon nach 1—2 Tagen die vorhandene Menge Milchzucker verbraucht und die Höchstmenge an Alkohol und Milchsäure gebildet, mitunter hält die Gährung 8 Tage und länger an. Vogeler glaubt, dass die Menge der gebildeten Milchsäure eine Grenze habe, da er am 16. Tage nicht mehr Milchsäure fand, als am 2. Tage der Gährung (nämlich 0,69 bezw. 0,62 %). Die meisten Untersuchungen weisen aber eine mit dem Alkohol ansteigende Vermehrung der Milchsäure auf.

Nach vorstehenden Untersuchungen Vieth's zeigt die Gesammt-Stickstoff-Substanz und das Kaseïn keine Veränderung während der Gährung; nur das Albumin zeigt eine schwache Ab-, Laktoproteïn + Pepton eine schwache Zunahme. J. Biel und Dochmann konnten aber eine deutliche Abnahme des Kaseïns (+ Albumins) und eine Zunahme des Acidalbumins, der Hemialbumose und des Peptons nachweisen, z. B. im Mittel von je 3 Versuchen:

Alter des Kumys Tage	Kaseïn	Albumin	Acid-albumin	Hemi-albumose	Pepton
1	1,16 %	0,41 %	0,097 %	0,45 %	0,09 %
2	1,05 „	0,38 „	0,115 „	0,58 „	0,16 „
3	0,85 „	0,35 „	0,154 „	0,52 „	0,26 „

Allik konnte dagegen eigentliches Pepton (im Sinne Kühne's) im fertigen Kumys nicht nachweisen, fand aber ebenfalls eine deutliche Abnahme des Kaseïns (nicht des Albumins) und eine schwache Zunahme an Acid- und Hemialbumose.

Nach J. Biel[2]) befindet sich das Kaseïn im Kumys wie im Kefir zum grössten Theil emulsionsartig in der Flüssigkeit in der Schwebe und lässt sich durch Filtra-

---

[1]) Centralbl. f. Bakteriol., II. Abth., 1900, 6, 775.
[2]) J. Biel: Studien über die Eiweissstoffe im Kumys und Kefir. St. Petersburg. 1886.

tion — nach Verdünnen mit Essigsäure und 0,5 %-igem kochsalzhaltigen Wasser — leicht davon trennen. Der verminderte Gehalt daran wird nicht ganz von den entstandenen Umwandlungserzeugnissen gedeckt; jedoch ist der durch die Gährung entstehende Verlust nicht so bedeutend, als ihn manche Untersuchungen aufweisen. Die Menge des Acidalbumins vergrössert sich im Kumys nach Massgabe der vorhandenen Milchsäure. Die in vom Kaseïn befreitem Filtrat nach Neutralisation und Aufkochen noch vorhandenen Proteïnkörper sind Hemialbumose und Pepton. Letzteres lässt sich im Kumys wie im Kefir von den übrigen Proteïnstoffen quantitav nur durch Ferriacetat trennen.

Die verschiedenen Angaben über das Verhalten der Stickstoff-Substanz beim Reifen des Kumys sind ohne Zweifel durch die Unsicherheit der Trennungsverfahren bedingt. Es ist aber mehr als wahrscheinlich, dass im fertigen Kumys ausser Kaseïn und Albumin noch Acid- und Hemialbumose sowie Pepton vorhanden sind.

Das Fett erleidet anscheinend keine Veränderungen im Kumys.

Die Zusammensetzung des Kumys ist nach mehreren Analysen folgende:

Kumys aus	Anzahl der Analysen	Wasser %	Alkohol %	Milchsäure %	Milchzucker %	Stickstoff-Substanz %	Fett %	Asche %	Kohlensäure %
Stutenmilch	65	91,29	1,72	0,87	1,98	2,27	1,46	0,41	0,73
Kuhmilch	10	89,20	1,14	0,55	4,09	2,66	1,83	0,43	0,86
Abgerahmter Milch	9	89,55	1,38	0,82	3,95	2,89	0,88	0,53	0,77
Molken	1	91,07	1,38	1,26	4,34	1,01	0,15	0,79	—

Selbstverständlich ist die Zusammensetzung des Kumys je nach dem Rohstoff, aus welchem er dargestellt wurde, wie auch je nach dem Alter desselben grossen Schwankungen unterworfen; so schwankt der Alkoholgehalt in dem Kumys aus Stutenmilch von 0,15—3,29 %, der Gehalt an Milchsäure von 0,34—2,92 %, der an Milchzucker von 0—6,80 %, der an Stickstoff-Substanz von 1,12 bis 3,73 %, der an Kohlensäure von 0,133—1,860 %.

Es ist anzunehmen, dass, wie bei jeder alkoholischen Gährung so auch hier, mehr oder weniger Glycerin entsteht; Landowsky fand z. B. in 2 Proben Kumys aus Kuhmilch 0,14 bezw. 0,19 % Glycerin.

Dem Kumys werden viele heilende Wirkungen zugeschrieben. Weil in den Steppen, wo viel Kumys getrunken wird, die Schwindsucht fehlt, so hat man ihn vielfach als Heilmittel für Schwindsüchtige empfohlen. Aber auch gegen eine Reihe anderer Krankheiten wird er als Heilmittel angesehen. „Iss Hammel und trink' viel Kumys, dann wirst du gesund bleiben," lautet in Krankheitsfällen der Rath der Baschkiren. Man hat daher sogar in den unwirthlichen Gegenden der Kirgisen Sanatorien errichtet, wo die reichsten Leute Russlands — man zahlt 20—40 M. Pension für den Tag — Heilung von Krankheiten, besonders von der Schwindsucht suchen. Es ist aber nicht abzusehen, wie in dieser Hinsicht der Kumys eine Wirkung haben soll; die Immunität der Steppen von Schwindsucht und der gute Erfolg von Kurorten in der Schweiz und Italien für Schwindsüchtige, die dort viel Kumys trinken, muss wohl der guten und reinen (staubfreien) Luft daselbst zugeschrieben werden. Freilich wird der Kumys eine Kur in letzteren Ländern wesentlich unterstützen, indem derselbe wegen seines Gehaltes an Pepton, Milchsäure und Alkohol ein sehr leicht verdauliches und die Verdauung beförderndes Nahrungs- und Genussmittel ist. Aus dem Grunde empfiehlt er sich aber ebenso als Mittel gegen Magenkrankheiten, Bleichsucht, Skrophulose. Denn indem er alle Nährstoffe in leicht verdaulicher Form enthält, wird er den Stoffansatz befördern — „Kumys ist", so heisst es, „der grösste Feind der Magerkeit" — nnd dadurch entweder eine volle Genesung bewirken oder aber zehrende Krankheiten wie die Schwindsucht hintanhalten.

Kefir.

Der Kefir[1]) (auch Kyfir oder Kapir von den Kabardinen und Kyppe von den Kaukasiern genannt) bildet ein aus Milch bereitetes, dem Kumys ähnliches Getränk, welches an den Abhängen des Elbrus und Kasbek seit undenklichen Zeiten zubereitet wird und nach einer dortigen Sage der Menschheit von Mohamed geschenkt worden ist. Während aber der Kumys vorwiegend aus Stutenmilch und in besonderen Anstalten zubereitet wird, kann der Kefir leicht in jeder Haushaltung aus Kuhmilch dargestellt werden, wenn man einmal im Besitz des Kefirfermentes ist.

Die Ur- oder Grundmasse für die Herstellung des Kefirs bilden die sog. **Kefirkörner**, gelbliche, harte, etwa erbsengrosse Klümpchen (im Kaukasus auch Müschelchen oder Steinchen oder „Hirse des Propheten" genannt), welche, mit Milch übergossen, blumenkohlartig aufquellen einen eigenthümlichen, nicht unangenehmen Geruch besitzen, und in der Milch eine Gährung hervorrufen.

Die Natur der Gährungserreger ist noch nicht völlig aufgeklärt, jedoch ist aus den bisherigen Untersuchungen über die Kefirkörner mit Sicherheit zu entnehmen, dass in denselben verschiedene Mikroorganismen in Symbiose wirksam sind.

E. Kern[2]), welcher sich zuerst mit der mikroskopischen Untersuchung der Kefirkörner befasste, unterschied zwei Formen, einen Sprosspilz bezw. eine Hefe, die er als gewöhnliche Bierhefe (Saccharomyces cerevisiae Meyer) bezeichnete, und einen Spaltpilz, der im wachsenden Zustande die grösste Aehnlichkeit mit Bacillus subtilis Cohn zeigte, den er aber wegen seiner eigenthümlichen Sporenbildung als eine neue Gattung ansah und Dispora caucasica nov. gen. nannte.

Arcangeli[3]) hält die Kefirkörner für ein Gemenge von Saccharomyces minor, Bacillus subtilis und Bacillus acidi lactici. Adametz fand ausser den genannten auch noch einen grünen Schimmelpilz und eine orangegelbe Sarcine; von anderen Forschern wurde ferner Bacillus acidi lactici Hüppe und Bacillus butyricus Hüppe gefunden. Indess können diese Pilze mehr oder weniger in jeder Milch vorkommen, ohne mit der eigentlichen Kefirgährung etwas zu schaffen zu haben. Als deren Erreger scheinen vielmehr nur die immer gefundene Dispora, die, wie Milchsäurebacillen wirkend, den Milchzucker in gährfähigen Zucker und zum Theil in Milchsäure verwandelt, und zweitens ein Sprosspilz, der den gährfähigen Zucker in Alkohol und Kohlensäure spaltet, nothwendig zu sein.

Klein hält die Hefe mit E. Kern für Saccharomyces cerevisiae, während Beyerinck nachweist[4]), dass dieselbe keine Maltose vergährt, aber den Milchzucker

---

[1]) Das Wort „Kef" wird in der türkischen und tatarischen Sprache als Vorsilbe benutzt und heisst Wonne, Vergnügen.
[2]) Bulletin de la Société impériale des naturalistes de Moscou 1881, No. 3.
[3]) Milch-Industrie 1889, 130.
[4]) Beyerinck: Sur le Kefir, Archives néerlandaises des sciences exactes et naturelles 1889, 23, 428 u. Centralbl. f. Bakteriologie 1890, 6, 44.

invertirt; er nennt die Hefe Saccharomyces Kefir. Die Labbildung dürfte wohl dem Milchsäurebildner zuzuschreiben sein, ebenso die theilweise Peptonisirung des Kaseïns.

H. Krannhals[1]) unterscheidet in den Kefirkörnern nicht weniger als 10 verschiedene Bakterienformen (drehrunde Stäbe etc.), Scholl[2]) und Essauloff[3]) dagegen nur 3 Formen, die letzterer als Saccharomyces, Bacillus acidi lactici und Bacillus subtilis bezeichnet. Nach Scholl enthält die Hefe kein Enzym (Laktase), welches Milchzucker zu spalten im Stande ist; die Spaltung geschieht vielmehr durch ein Milchsäure-Bakterium, welches Milchsäure bildet; nach Essauloff bewirken die Saccharomyces-Art und Bacillus acidi lactici zusammen in Symbiose die Kefirbildung; der Bacillus subtilis ist dabei nur insofern mitwirkend, als er beim Wachsthum ein Häutchen oder Gewirr von Fäden bildet, welches die ersten beiden Lebewesen aufnimmt.

Ed. v. Freudenreich[4]) hat diese verschiedenen Anschauungen über die Arten und die Wirkung der Kleinwesen bei der Kefirwirkung durch weitere eingehende Untersuchungen wesentlich geklärt und in den Kefirkörnern für gewöhnlich vier verschiedene Kleinwesen gefunden, nämlich: 1. Eine Hefenart, Saccharomyces Kefir, die der Bierhefe zwar ähnlich aber nicht gleich ist, keine Laktase enthält, also den Milchzucker für sich allein nicht zu spalten vermag, sondern hierin von anderen Kleinwesen unterstützt wird, um dann den gespaltenen Milchzucker zu Alkohol und Kohlensäure zu vergähren. 2. Grosse in Kettenform geordnete Kokken, ein Streptococcus a, welcher anscheinend die Milchsäurebildung einleitet. 3. Kleinere Kokken, ein Streptococcus b, welchem anscheinend die Aufgabe zufällt, den Milchzucker zu spalten und für den Angriff der Hefe vorzubereiten; statt dieser Streptococcus-Arten können unter Umständen auch andere Milchsäureferemente in den Kefirkörnern vorkommen und die Rolle der Strepptokokken übernehmen. 4. Einen besonderen Bacillus, den Bacillus caucasicus (Breite 1 μ, Länge 5—6 μ), der auf gewöhnlichen Gelatineplatten und in Nährbouillon nicht wächst, wohl aber regelmässig auf Milchagar-Oberflächenplatten; dieser Bacillus und die Hefenart finden sich stets in den Kefirkörnern; dennoch scheint der Bacillus bei der Kefirgährung keine ausschlaggebende Rolle zu spielen; denn v. Freudenreich konnte mit der Hefe und den beiden Streptokokken in Reinkulturen ohne diesen Bacillus Kefirgährung erzielen. Die Art der Wirkung des Bacillus caucasicus (oder der Dispora caucasica) bei der Kefirgährung ist noch nicht aufgeklärt; wahrscheinlich spielt derselbe bei der Entstehung der Kefirkörner eine Rolle.

Ohne Zweifel bildet aber eine Symbiose verschiedener Kleinwesen die Grundlage der Kefirgährung. Die Gährung ist zweierlei Art. Zunächst wird durch Säureerreger (Säuregährung) ein Theil des Milchzuckers in Milchsäure verwandelt, welche letztere anscheinend das Kaseïn in äusserst feinen Flöckchen zur Gerinnung bringt und wobei weiter ein Theil desselben in eine lösliche Form (als Hemialbumose, Acidalbumin und Pepton) übergeführt wird. Die zweite Gährung ist eine alkoholische, bewirkt durch die Kefirhefe, welche einen weiteren Theil des Milchzuckers in Alkohol und Kohlensäure umsetzt, während ein dritter

---

[1]) Deutsches Archiv f. klin. Medicin 1884, 35, 18.
[2]) Scholl: Die Milch, 1894, 18.
[3]) Essauloff: Inaug.-Dissertation, Moskau 1895 u. Molkerei-Ztg. 1895, 283.
[4]) Centralbl. f. Bakteriol., II. Abth., 1897, 3, 47, 87 u. 135.

Theil des Milchzuckers (etwa ¹/₃ bis ¹/₂ des ursprünglichen) unverändert in der Kefirmilch verbleibt. Das Fett wird auch bei der Kefirbereitung ebenso wie bei der des Kumys nicht in Mitleidenschaft gezogen.

Die Art dieser Umsetzungen erhellt aus den in Bd. I, S. 395 mitgetheilten Analysen im Mittel wie folgt, wobei indess zu bemerken ist, dass nicht in jedem Kefir alle Bestandtheile bestimmt sind, sich daher die Zahlen unter sich streng genommen nicht direkt vergleichen lassen:

Alter des Kefirs Tage	Milchzucker	Milchsäure	Alkohol	Kaseïn	Albumin	Acidalbumin	Hemialbumose	Pepton
1	3,08 %	0,94 %	0,37 %	2,66 %	0,23 %	0,095 %	0,102 %	0,10 %
2	2,79 „	1,05 „	0,69 „	2,48 „	0,13 „	0,107 „	0,147 „	0,16 „
3	1,78 „	1,09 „	1,00 „	2,34 „	0,09 „	0,250 „	0,204 „	0,36 „

Die Angaben über den Gehalt an Pepton rühren von Schwanow, die über den Gehalt an Acidalbumin von Biel allein her; Hammarsten giebt die Menge an Pepton gleich Null an und sind die Zahlen für den Gehalt an Acidalbumin, Hemialbumose und Pepton wegen der Unsicherheit der Bestimmungsverfahren auch hier wie beim Kumys mit Vorsicht aufzunehmen.

Die Darstellung des Kefirs anlangend, so sind darüber von Ch. Haccius[1]) und J. Biel[2]), Bremer[3]), H. Weidemann[4]) u. A. Vorschriften gegeben, die im Wesen sich wie folgt zusammenfassen lassen:

Die gelblichen (bis grünlichen) Kefirpilzklümpchen, welche einen eigenthümlichen, entfernt an Käse und ranzige Butter erinnernden Geruch besitzen, werden ¹/₂ Stunde in lauwarmes Wasser von 30—35° (auf 50 g Pilze etwa 1 l Wasser) gelegt, alsdann das stark gelblich gefärbte Wasser abgegossen, wieder frisches Wasser von 20° zugegeben, womit sie 24 Stunden stehen bleiben. Die Pilze sind dann weisslich von Farbe, nöthigenfalls wäscht man sie auf einem feinen Siebe mit etwas Wasser nach und legt sie in ¹/₂—1 l frische Milch von 20°, welche alle 24 Stunden erneuert wird. Die Milch wird nach B. Niederstadt[5]) zweckmässig durch Auskochen vorher sterilisirt, weil sich in roher Milch leicht auch andere schädliche Pilze ansiedeln; durch die Sterilisirung der Milch soll die peptonisirende Eigenschaft des Kefirpilzes und die Bildung von Hemialbumose befördert werden.

Auch muss die Milch während des Tages wiederholt mit den Pilzen umgeschüttelt werden; ferner sind beim jedesmaligen Wechsel der Milch die Pilze sorgfältig in kaltem Wasser zu waschen und von anhaftenden Kaseïntheilchen zu reinigen.

Nach 3—4 Tagen, mitunter auch erst nach einer Woche, fangen die Pilze, welche bis dahin am Boden des Gefässes lagen, an, an die Oberfläche zu steigen, der unangenehme käsige Geruch verschwindet und das Aussehen geht in ein gelbliches über; beim Schütteln hört man ein eigenartiges, von Kohlensäure herrührendes Knistern, ein Beweis, dass Gährung stattgefunden hat. Aber erst nach 10—12 Tagen pflegen die Pilze für die Kefirbereitung tauglich zu werden. Sie steigen dann viel schneller an die Oberfläche, das Knistern lässt sich beim Schütteln schon nach einigen Stunden hören, in der Milch tritt nach 24 Stunden ein lockeres Gerinnsel auf.

Nachdem man sich so von der Lebensthätigkeit der Pilze überzeugt hat, giebt man ein Glas voll dieser frischen Pilze in ein grösseres Glasgefäss, giesst darüber 3—5 Glas frischer (gekochter und wieder abgekühlter) Milch, bedeckt zur Abhaltung des Luftstaubes mit Mull, und stellt das Gefäss 12—24 Stunden in einen hellen Raum mit guter Luft und einer Temperatur von 16—18°, in-

---

[1]) Milch-Ztg. 1885, 14, 19.
[2]) J. Biel: Ueber die Eiweissstoffe des Kumys und Kefir St. Petersburg 1886, S. 47.
[3]) Milch-Ztg. 1887, 16, 223.
[4]) Zeitschr. f. Untersuchung d. Nahrungs- u. Genussmittel 1901, 4, 57.
[5]) Zeitschr. f. angew. Chemie 1890, 304.

dem man den Inhalt allstündlich schüttelt. Nach durchweg 20—24 Stunden ist die Milchhefe oder „Sakwaska", wie sie die Kaukasier nennen, fertig; sie ist rahmähnlich, von angenehmem, süsssäuerlichem Geruch. Man trennt die Pilze von der Milch mittels eines Siebes und wäscht sie gut ab, um sie von neuem zu gebrauchen. Die in Gährung befindliche Hefenmilch giesst man dagegen in Champagnerflaschen und zwar bis zu etwa $1/3$ derselben und füllt die anderen $2/3$ mit gekochter und wieder abgekühlter Milch oder auch zu gleichen Volumtheilen. Die Flaschen, welche nicht ganz vollgefüllt sein dürfen, werden darauf verkorkt, zugebunden und in Räumen mit 14—15° Lufttemperatur hingelegt, indem man sie alle zwei Stunden tüchtig durchschüttelt. Nach 24 Stunden erhält man schwachen, nach 48 Stunden mittleren und später starken Kefir. Man kann denselben 8—10 Tage bei beliebiger Stärke erhalten. Soll die Gährung gehemmt werden, so legt man die Flaschen auf Eis. Wenn sich beim Schütteln der Flaschen ein fester Schaum bildet, welcher nicht leicht zergeht, so ist es Zeit, den Kefir zu geniessen. Je mehr Hefenmilch man nimmt und je weniger frische Milch, desto eher wird der Kefir reif; ebenso tritt der Zeitpunkt der Reife bei höheren Temperaturen eher ein, aber in beiden Fällen nicht zum Vortheil des Kefirs.

Die Hauptsache ist, den Gährungsvorgang so zu leiten, dass nicht die Milchsäure-, sondern die Alkohol- und Kohlensäurebildung vorherrscht. Es dürfen daher die Flaschen während der Gährung nicht geöffnet werden.

Die Pilze müssen jede Woche nach dem Abwaschen 2 Stunden lang unter öfterem Umrühren in eine 1%-ige Sodalösung gelegt und gereinigt werden. Finden sich nach einiger Zeit unter den Pilzen kranke vor, welche halbdurchsichtig, blasig aufgetrieben und beim Drücken mit den Fingern nicht derb, sondern schleimig anzufühlen sind, so müssen dieselben ausgesucht und entfernt werden. Eine Salicylsäurelösung von 0,2 g in 1 l Wasser, 24 Stunden mit den kranken Pilzen in Berührung gebracht, vernichtet die schleimige Beschaffenheit und stellt die reine Alkoholgährung wieder her.

Will man keinen Kefir mehr herstellen, so wäscht man die Pilze gut aus, lässt sie völlig an der Sonne austrocknen und bewahrt sie unter Luftabschluss an einem trocknen Ort auf; sie sind alsdann nach einem Jahre noch zu verwenden. Zur Darstellung von Kefir kann man ganze und abgerahmte Milch verwenden.

Im Mittel von 33 Analysen wurde für den so zubereiteten fertigen Kefir gefunden:

Wasser	Gesammt-Stickstoff-Substanz	Kasein	Albumin	Acid-albumin	Hemi-albumose	Pepton	Fett	Milchzucker	Milchsäure	Alkohol	Asche
88,86 %	3,39 %	2,80 %	0,38 %	0,25 %	0,18 %	0,03 %	2,76 %	2,52 %	0,98 %	0,84 %	0,65 %

Guter Kefir muss nach J. Biel wie Lagerbier schäumen und soll nicht saurer sein, als frische dicke Milch; der Säuregehalt soll 1 % nicht überschreiten. In altem und fehlerhaft zubereitetem Kefir kommen bis zu 2 % Milchsäure vor.

Der Kefir besitzt dieselbe diätetische Wirkung als der Kumys, d. h. die Stickstoffverbindungen sind leicht verdaulich und die Milchsäure befördert die Verdauungsthätigkeit. Er ist daher wie der Kumys besonders angezeigt bei Magen-, Skropheln- und Lungenleiden, bei Bleichsucht und nach langwierigen entkräftenden Krankheiten.

Wegen seines angenehmeren Geschmackes und der leichten Darstellungsweise wird der Kefir dem Kumys vorgezogen; der Kefir hat sich in den letzten Jahren auch ausserhalb seiner Ursprungsgegenden bereits eine weite Verbreitung verschafft.

Verfälschung von Kumys und Kefir.

Beim Kumys sind, ausser einer mangelhaften Beschaffenheit, Verfälschungen nur insofern möglich, als dem geschätzteren Kumys aus Stutenmilch der aus abgerahmter Kuhmilch untergeschoben wird. Wenngleich letzterer für den Sachkundigen leicht durch den Geschmack von ersterem zu unterscheiden ist, so sollte doch für diese Getränke, wenn sie Handelswaaren bilden, die Bestimmung gelten, dass durch deutliche Aufschriften angegeben wird, aus welchem Rohstoff das Getränk dargestellt wurde.

Beim Kefir ist das aus Kaukasien zu beziehende **Ferment** (Kefirkörner etc.) zur Zeit wegen der starken Nachfrage bei hohen Preisen häufig von schlechter Beschaffenheit, vereinzelt auch mit Kartoffelbrei verfälscht gefunden.

Auch hat man versucht, den echten Kefir durch **Pseudo-Kefir** zu ersetzen. So giebt Kogelmann[1]) zu $1/3$ saurer Milch $2/3$ süsse Milch, schüttelt öfters um und lässt 3 Tage stehen; man erhält auf solche Weise ein Getränk, welches sehr reich an Milchsäure, aber frei von Alkohol und Kohlensäure ist, also mit echtem Kefir nicht verglichen werden darf.

Ein ähnliches Erzeugniss soll durch Zersetzung der Milch mit Cryptococcus cerevisiae erhalten werden.

Auch ist versucht worden, durch einfaches Einleiten von **Kohlensäure** in die Milch ein dem echten Kefir ähnliches Getränk herzustellen. Dass letzteres aber mit dem echten Kefir nur den prickelnden Geschmack und nicht die chemische Zusammensetzung gemein hat, beweisen folgende vergleichende Analysen:

	Kaseïn	Albumin	Laktosyntonid	Hemialbumose	Pepton	Milchzucker	Milchsäure	Alkohol
1. Echter Kefir	3,65 %	0,15 %	0,08 %	0,20 %	0,048 %	1,80 %	0,60 %	0,50 %
2. Pseudo-Kefir aus saurer Milch nach Kogelmann	3,50 „	—	0,04 „	0,09 „	Spur	0,90 „	1,85 „	—
3. Desgl. mit Kohlensäure	3,80 „	—	—	Spur	—	1,30 „	1,10 „	—

Da die günstigen diätetischen Wirkungen des Kefirs nur durch das gleichzeitige Vorhandensein der Kaseïn-Umsetzungserzeugnisse (Albumose, Pepton etc.) mit Alkohol, Kohlensäure und einem eine gewisse Grenze nicht übersteigenden Gehalt an Milchsäure bedingt werden, so können derartige Pseudo-Getränke keinen Ersatz für die echten bilden.

Skyr.

Unter „Skyr" versteht man in Island ein aus Milch durch sauere Gährung und Lab hergestelltes Erzeugniss, welches eine syrupartige Beschaffenheit besitzt und nach Bd. I, S. 397 enthält:

Wasser	Stickstoff-Substanz	Fett	Milchsäure	Asche
81,07 %	11,09 %	3,28 %	2,69 %	1,74 %

Vegetabile Milch. Kalf room. Mielline.

Unter dem Namen „**Lahmann's vegetabile Milch**" kommt eine unter Zusatz von Zucker aus Mandeln und Nüssen hergestellte milchartige Emulsion im Handel vor, welche im Mittel von 3 Analysen enthält:

Wasser	Stickstoff-Substanz	Fett	Saccharose	Sonstige stickstofffreie Stoffe	Asche
24,08 %	10,06 %	27,97 %	33,84 %	2,81 %	1,24 %

Als Vortheil dieser Emulsion wird angegeben, dass dieselbe mit Magensaft ein sehr feinflockiges Gerinnsel giebt; im Uebrigen hat dieses Erzeugniss mit thierischer Milch nichts gemein (vergl. auch unter Sana, S. 665).

Zum Gebrauch soll die vorstehende Emulsion mit der 7-fachen Menge Wasser verdünnt werden.

Ueber die Zusammensetzung der Asche und **Lahmann's Nährsalz** s. Bd. I, S. 397.

Einen ähnlichen Zweck, nämlich als Ersatzmittel der Kuhmilch zu dienen, verfolgen die Erzeugnisse „**Kalf room**" (Kälberrahm) und „**Mielline**".

---

[1]) Milch-Ztg. 1887, 16, 223.

Der Kalfroom wird nach A. Bömer[1] anscheinend aus frisch gefälltem Kaseïn, Rohrzucker und Baumwollesaatöl oder nach Boekhout[1] in der Weise hergestellt, dass man ungebrannte geschälte Erdnüsse mit 4 Thln. Wasser zerreibt und in dieser der Mandelmilch ähnlichen Flüssigkeit unter Erwärmen auf 50° Rohrzucker auflöst und in dieser Lösung Erdnussöl emulgirt.

Die Mielline scheint eine Emulsion von Fett in einer Lösung von Natronseife und Zucker zu sein.

Diese Erzeugnisse ergaben:

	Wasser	Proteïn	Fett	Saccharose	Sonstige Stoffe	Asche
Kalfroom	15,29 %	4,56 %	45,47 %	31,94 %	2,50 %	2,50 %
Mielline	8,90 „	0,75 „	33,90 „	51,40 „	4,30 „[2]	3,00 „

Beide Erzeugnisse bilden eine zähe, gelbe Masse; der Kalfroom soll als Zusatz zur Magermilch für die Kälber-Ernährung, die Mielline dagegen für die Herstellung von Backwaaren, besonders Zwieback, dienen.

Kindermehle.

Unter „Kindermehle" versteht man im Allgemeinen Gemische von eingedampfter (kondensirter) Milch mit besonders zubereiteten Mehlen (Getreide- oder Hülsenfruchtmehl). Die Zubereitung der Mehle verfolgt den Zweck, die Stärke derselben in eine lösliche Form (Dextrin und Zucker) überzuführen; dieses wird in sehr verschiedener Weise zu erreichen gesucht.

Justus v. Liebig gab z. B. seiner Zeit folgende Vorschrift zur Darstellung eines Kindermehles:

16 g Weizenmehl werden mit 160 g Kuhmilch gekocht; wenn ein gleichmässiger Brei entstanden ist, lässt man auf 35° erkalten, fügt 16 g fein zerstossenes Gerstenmalz hinzu, welches mit 16 g eines 18 % Natriumkarbonat enthaltenden warmen Wassers angerührt ist. Das Gefäss wird alsdann 15 bis 20 Minuten in ein warmes Wasser gestellt, einige Zeit kochen gelassen, die Masse schliesslich durch ein Sieb geschlagen und eingetrocknet.

Andererseits werden die Mehle mit verdünnten, nicht sehr flüchtigen Säuren durchfeuchtet und einer Temperatur von 100—125° ausgesetzt, wodurch die Stärke in Dextrin übergeführt wird. Die Säure pflegt nach dem Rösten durch Zusatz einer hinreichenden Menge von Natriumbikarbonat wieder abgestumpft zu werden.

Da die Aufschliessung der Mehle mit Malz das Auftreten von mehr oder weniger freier Säure (Milchsäure) bedingt und die Abstumpfung dieser wie der in letzterem Falle angewendeten Säure umständlich und schwierig ist, so pflegt man die Mehle auch wohl in der Weise aufzuschliessen, zu dextriniren, dass man die Körner (Weizen-, Hafer- und Leguminosenkörner) mit Wasser durchfeuchtet, unter 2 Atmosphären Druck im Wasserdampf kocht, mehr oder weniger stark darrt, von Schalen befreit, zermahlt und siebt. Das Hafermehl wird dann noch vielfach mit Wasser (event. unter Zusatz von Phosphaten, Rohr- oder Milchzucker) zu einem Teig verarbeitet, der Teig in dünne Scheiben geknetet und diese abermals bei etwa 200° in mit überhitztem Wasserdampf geheizten Backöfen geröstet bezw. gebacken. Die gebackenen Scheiben werden zu feinstem Mehl gemahlen, gebeutelt und letzteres entweder als solches oder mit Zusatz von eingedickter Milch zu Kindermehlen verwendet. In anderen Fällen dickt man die Milch erst ein, rührt mit Mehl zu einem

---

[1] Zeitschr. f. Untersuchung d. Nahrungs- u. Genussmittel 1901, 4, 366 u. 781.
[2] Als wasserfreies fettsaures Natron bezeichnet.

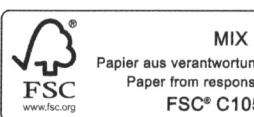

If you have any concerns about our products,
you can contact us on
ProductSafety@springernature.com

In case Publisher is established outside the EU,
the EU authorized representative is:
**Springer Nature Customer Service Center GmbH
Europaplatz 3, 69115 Heidelberg, Germany**

Printed by Libri Plureos GmbH
in Hamburg, Germany

Chemie
der
menschlichen Nahrungs- und Genussmittel.

Von

Dr. J. König,

Geh. Reg.-Rath, o. Prof. an der Kgl. Universität und Vorsteher
der agric.-chem. Versuchsstation Münster i. W.

Zweiter Band.

Die menschlichen Nahrungs- und Genussmittel,
ihre Herstellung, Zusammensetzung und Beschaffenheit,

nebst einem Abriss über die Ernährungslehre.

Vierte verbesserte Auflage.

Mit in den Text gedruckten Abbildungen.

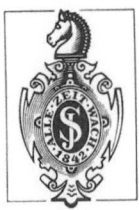

Springer-Verlag Berlin Heidelberg GmbH
1904

Die menschlichen Nahrungs- und Genussmittel,

ihre Herstellung, Zusammensetzung und Beschaffenheit,

nebst einem Abriss über die Ernährungslehre.

Von

Dr. J. König,

Geh. Reg.-Rath, o. Prof. an der Kgl. Universität und Vorsteher
der agric.-chem. Versuchsstation Münster i. W.

Vierte verbesserte Auflage.

Mit in den Text gedruckten Abbildungen.

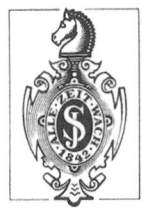

Springer-Verlag Berlin Heidelberg GmbH
1904

Alle Rechte vorbehalten.

ISBN 978-3-642-89061-1   ISBN 978-3-642-90917-7 (eBook)
DOI 10.1007/978-3-642-90917-7
Softcover reprint of the hardcover 4th edition 1904

Vorrede zur vierten Auflage.

Der grosse Umfang auch des II. Bandes der Chemie der menschlichen Nahrungs- und Genussmittel trotz der Zurückstellung der darin früher behandelten Untersuchungsverfahren für den III. Band ist naturgemäss durch die rege allseitige Thätigkeit der Fachgenossen auf dem umfangreichen Gebiete seit dem Erscheinen der 3. Auflage (1893), ferner auch dadurch hervorgerufen, dass ich einerseits den Abschnitt »Ernährungslehre« aus dem I. Bande in den II. übernommen, andererseits die Eigenschaften bezw. die Konstitution der in den Nahrungs- und Genussmitteln vorkommenden chemischen Verbindungen sowie die Gewinnung und Herstellung der Nahrungs- und Genussmittel, die Einflüsse auf ihre Beschaffenheit und Zusammensetzung eingehender als früher behandelt habe. Die Verunreinigungen, Verfälschungen sowie die Beurtheilung auf Grund der bestehenden Gesetze, Verordnungen oder Vereinbarungen haben ebenfalls thunlichst volle Berücksichtigung gefunden. Ueber den Werth dieser Erweiterung kann bezw. wird man verschiedener Ansicht sein. Die einen Vertreter dieses Gebietes fassen die Chemie der Nahrungs- und Genussmittel mehr vom Standpunkte der Physiologie, die anderen mehr oder fast ausschliesslich von dem der Waaren-(bezw. Drogen-)Kunde auf und bringen ihre Auffassung auch in den Vorlesungen und praktischen Uebungen zum Ausdruck. Die spätere Berufsthätigkeit des praktischen Nahrungsmittelchemikers erheischt aber die Unterrichtung auf beiden Gebieten.

Ohne Zweifel bildet die Chemie der Nahrungs- und Genussmittel als Waarenkunde den wichtigsten Theil für den praktischen Nahrungsmittelchemiker, aber er kann die Fortschritte auf diesem Gebiete nur richtig verfolgen und beurtheilen, wenn er auch in der allgemeinen Chemie, besonders des Theiles derselben, welcher die in den Nahrungs- und Genussmitteln vorkommenden chemischen Verbindungen behandelt, gut unterrichtet ist. Ebenso gewinnt das Gebiet für ihn erst ein höheres Interesse, wenn er von der physiologischen Bedeutung der Nahrungs- und Genussmittel sowie ihrer Bestandtheile Kenntnisse erworben hat. Aus dem Grunde gehört auch die Ernährungslehre in das Gebiet der Chemie der Nahrungs- und Genussmittel.

Von diesen Gesichtspunkten aus ist der vorliegende II. Band bearbeitet worden und glaube ich auf Grund einer zwölfjährigen Erfahrung behaupten

zu dürfen, dass sich die Anordnung des Stoffes in der jetzigen Form auch für Vorlesungen gut bewährt. Das Werk soll daher sowohl für Vorlesungen sowie Berechnungen von Kostsätzen den Gang und Stoff bieten, als auch für die technische Beurtheilung der Nahrungs- und Genussmittel nach dem heutigen Stande der Gesetzgebung und Wissenschaft eine Grundlage bilden.

In Verfolgung dieser Aufgaben habe ich mich bemüht, alle einschlägige Litteratur thunlichst zu verwerthen; wenn vereinzelte Lücken geblieben sein sollten, so wolle man diese der Vielseitigkeit des Gebietes und dem Umstande zu Gute halten, dass der Druck des Werkes bereits vor nahezu 4 Jahren begonnen hat. Einige besonders wichtige Untersuchungen der letzten Jahre habe ich noch in die »Berichtigungen und Ergänzungen« aufgenommen.

Bei der Verwerthung der einschlägigen Litteratur sowie beim Lesen der Korrekturen hat mir Herr Dr. A. Bömer, Privatdocent an der Universität und stellvertretender Vorsteher der Versuchs-Station hierselbst wesentliche Dienste geleistet. Herr Dr. A. Spieckermann, Vorsteher der bakteriologischen Abtheilung der Versuchs-Station, hat die fehlerhafte Beschaffenheit der Nahrungsmittel durch Auftreten von Kleinwesen z. B. bei Fleisch, Milch, Butter, Käse, Bier, Wein, ferner die biologischen Vorgänge bei der Rahmsäuerung, Käsereifung, Gährung (Abschnitt Hefe) selbständig bearbeitet, während der Abtheilungsvorsteher der Versuchs-Station Herr Dr. A. Scholl bei den Berechnungen in der Uebersichtstabelle behülflich gewesen ist. Es drängt mich, allen drei Mitarbeitern auch an dieser Stelle meinen aufrichtigen Dank auszusprechen.

In der Hoffnung, dass das Werk in der vorliegenden Anordnung und Bearbeitung dieselbe günstige Aufnahme finden möge wie die früheren Auflagen, werde ich mich bemühen, den III. Band, der die Untersuchung der Nahrungs- und Genussmittel, Nachweis der Verfälschungen nebst einem Anhang über die Untersuchung von Gebrauchsgegenständen behandeln soll, in nicht zu ferner Zeit folgen lassen zu können.

Münster i. W., Januar 1904.

Der Verfasser.

Inhalts-Uebersicht.

	Seite
Einleitung	1
1. Die Bedeutung der Nahrungsmittelchemie	1
2. Vorbegriffe	7

Erster Theil.
Die chemischen Verbindungen der Nahrungs- und Genussmittel.

	Seite
Wasser	12
Stickstoffhaltige Verbindungen	12
A. Proteïnstoffe und deren Abkömmlinge	13
Allgemeine Eigenschaften der Proteïnstoffe	15
Konstitution der Proteïnstoffe	17
Entstehung der Proteïnstoffe	20
Künstliche Darstellung der Proteïnstoffe	21
Eintheilung der Proteïnstoffe	22
I. Klasse. Einfache Proteïnstoffe	24
1. Albumine	24
a) Thierische Albumine	25
α) Ovalbumin, β) Serumalbumin, γ) Muskelalbumin	25
b) Pflanzliche Albumine	26
2. Globuline	26
a) Thierische Globuline	27
α) Serumglobulin, β) Fibrinogen 27. γ) Muskelglobulin 28. δ) Eierglobulin, ε) Laktoglobulin 29.	
b) Pflanzliche Globuline	29
α) Edestin, β) Myosin, γ) Sonstige Globuline	30
3. In Alkohol lösliche Proteïnstoffe	32
a) Glutenfibrin 32. b) Gliadin 32. c) Mucedin 33.	
II. Klasse. Zusammengesetzte Proteïnstoffe	34
1. Nukleoalbumine 34. 2. Nukleoproteïde 35. 3. Glukoproteïde 35.	
a) Thierische Glukoproteïde 35. α) Echte Mucine 35. β) Chondroproteïde	36
b) Pflanzliche Glukoproteïde	37
4. Chromoproteïde 37. a) Blutfarbstoff 37. b) Chlorophyll 38.	
III. Klasse. Denaturirte Proteïnstoffe	38
1. Koagulirte Proteïnstoffe. a) thierische, b) pflanzliche	38
2. Acid- und Alkalialbuminate	39
3. Proteosen bezw. Albumosen und Peptone	40
4. Giftige Proteïnstoffe, die Toxproteosen oder Peptotoxine, Ptomaïne etc.	46

Seite

IV. Klasse. Proteïnähnliche Stoffe oder Proteïde (bezw. Albuminoïde) ... 47
    1. Die Gerüstsubstanzen 47
        a) Kollagen 47.   b) Chondrogen und Chondrin 48.   c) Elastin 49.
    2. Enzyme und Fermente 50
        a) Hydratisirende Enzyme . . . . 50 u. 54
        b) Oxydirende Enzyme (Oxydasen) . . . . 51 u. 55
        c) Enzyme, welche eine molekulare Spaltung bewirken, ... 51 u. 55
Spaltungserzeugnisse der Proteïnstoffe[1]) 57
    1. Die Nukleïne 57.   a) Echte Nukleïne,   b) Pseudonukleïne 58.
    2. Nukleïnsäuren (Phosphorfleischsäure) 58
    3. Nukleïnbasen oder Xanthinstoffe 60
        a) Xanthin 61.   b) Guanin 61.   c) Hypoxanthin 62.   d) Adenin 62.
        e) Theobromin 63.   f) Theophyllin 64.   g) Koffeïn 64.
    4. Harnstoffgruppe 64
        a) Harnsäure 65.   b) Allantoin 66.   c) Harnstoff 66.   d) Kreatin 68.
        e) Kreatinin 68.   f) Karnin 69.   g) Guanidin 69.
    5. Hexonbasen (durch Säuren und Enzyme entstehend) 69
        a) Lysin 70.   b) Lysatin[1]) u. Lysatinin 71.   c) Arginin 71.   d) Histidin 72.
    6. Amidoverbindungen 73
        a) Amide der aliphatischen Reihe 73
            α) Leucin 73.   β) Asparaginsäure 74.   γ) Glutaminsäure 75.
        b) Amide der aromatischen (homocyklischen) Reihe 76
            α) Tyrosin 76. β) Phenylamidopropionsäure, γ) Skatolamidoessigsäure 77.
    7. Sonstige durch Alkalien und Fäulniss aus den Proteïnstoffen entstehende Stickstoff-Verbindungen 79
        a) Indol 79.   b) Skatol 80.   c) Fäulnissalkaloïde, Ptomaïne 81.
B. Sonstige Stickstoffverbindungen des Thier- und Pflanzenreiches   86
    1. Lecithin   86 | 6. Lupinen-Alkaloïde 88
    2. Cholin   .   87 | a) Lupanin 88.   b) Lupinin 89.   c) Lupinidin 90.
    3. Betaïn   .   88 | 7. Glukoside 90
    4. Trigonellin 88 | a) Amygdalin 91.   b) Glycyrrhizin 91.   c) Myronsäure 92.   d) Sinalbin 92.   e) Solanin 93.   f) Vicin 93.
    5. Stachydrin 88 | g) Konvicin 94.
                | 8. Ammoniak und Salpetersäure 94

Fette und Oele 95
  A. Säuren derselben 96
    1. Säuren der gesättigten Reihe 96
    2. desgl. der ungesättigten Reihen 97
  B. Alkohole 101
    1. Alkohole von der Formel $C_n H_{2n+2} O_3$, Glycerin . . . 101
    2. Alkohole von der Formel $C_n H_{2n+2} O$ 104
    3. Alkohole der aromatischen Reihe 104
        a) Cholesterin 104.   b) Phytosterin 105.   c) Phasol 105.   d) Lupeol 105.
  C. Sonstige Bestandtheile und Eigenschaften der Fette und Oele . . 107
    1. Gehalt der Fette und Oele an Glycerin und freien Fettsäuren . . 108
    2. Das Ranzigwerden der Fette und Oele 110
    3. Gehalt der Fette und Oele an unverseifbaren Bestandtheilen . . 113
    4. Elementarzusammensetzung der Fette 113
  D. Allgemeine Eigenschaften der Fette, Oele und Wachsarten 115
  E. Entstehung bezw. Bildung der Fette und Oele 116

---

[1]) Vergl. auch Berichtigungen und Ergänzungen S. 1499.

Stickstofffreie Extraktstoffe bezw. Kohlenhydrate 117
Konstitution der Kohlenhydrate 118
Synthese der Zuckerarten 121
Abbau der Zuckerarten 122
Allgemeine Eigenschaften der Zuckerarten 123
 1. Die alkoholische Natur derselben 123
 2. Die Aldehyd- und Ketonnatur derselben 124
  a) Verbindungen mit Phenylhydrazin 124
  b) Reduktionsvermögen 125
  c) Verhalten gegen polarisirtes Licht 125
  d) Vergährbarkeit derselben 125
   α) Alkoholische Gährung 125
   β) Säure-Gährungen 127. 1. Milchsäure-Gährung 127.
    2. Buttersäure-Gährung 127. 3. Citronensäure-Gährung 128.
   γ) Schleimige Gährung 128. δ) Cellulose-Gährung 128.
A. Pentosen 128
 Arabinose, Xylose, Ribose 129
 Unterschiede der Pentosen und Hexosen 130
B. Hexosen 130
 I. Monosaccharide oder Monohexosen (Monosen) 131
  1. d-Mannose 132. 2. d-Glukose (oder Dextrose) 133, Glukoside 135.
  3. d-Galaktose 142. 4. d-Fruktose (oder Lävulose) 143.
 II. Disaccharide oder Saccharobiosen (Biosen) 144
  1. Saccharose oder Rohrzucker 146 | 5. Melibiose 149
  2. Laktose oder Milchzucker . 148 | 6. Turanose 149
  3. Maltose oder Maltobiose . 148 | 7. Lupeose 150
  4. Mykose oder Trehalose . . 149 | 8. Agavose 150
 III. Trisaccharide oder Saccharotriosen 150
  1. Raffinose . . . . . . 150 | 3. Stachyose 151
  2. Melezitose . . . . . . 151 | 4. Gentianose und 5. Laktosin . . 151
 IV. Polysaccharide 151
  1. Die Stärke und die ihr nahestehenden Polysaccharide, welche durch
   Hydrolyse d-Glukose bilden, ... 153
   a) Stärke 153. b) Dextrine 157. c) Gallisin oder Amylin 158.
   d) Glykogen 158. e) Lichenin 159.
  2. Das Inulin und andere Kohlenhydrate, welche zur d-Fruktose-Gruppe
   zu gehören scheinen, ... 159
   a) Inulin 159. b) Lävulin 160. c) Triticin, d) Irisin, e) Scillin 160.
  3. Saccharo-Kolloïde, Gummi und Pflanzenschleime 161
   a) Galaktane 161. b) Karragheen-Schleim 161. c) Gummi oder Arabin 161.
   d) Pflanzenschleime 162.
  4. Stoffe, welche den Glukosen nahe stehen, aber nicht die Zusammensetzung derselben besitzen oder aus anderen Gründen nicht dazu gerechnet werden dürfen, ... 164
   a) Inosit (Skillit, Quercin) 164. b) Quercit 164.
Pektinstoffe 165. Bitterstoffe 165. Farbstoffe 166. Gerbstoffe 168.
Organische Säuren 169.
 1. Ameisensäure 169. 2. Essigsäure 169. 3. Buttersäure 170. 4. Valeriansäure 171. 5. Oxalsäure 171. 6. Glykolsäure 172. 7. Milchsäure 172. 8. Malonsäure 173. 9. Fumarsäure 174. 10. Bernsteinsäure 174. 11. Aepfelsäure 174. 12. Weinsäure 175. 13. Citronensäure 176.

	Seite
Cellulose und sog. Holz- oder Rohfaser	177
Salze oder Mineralstoffe der Nahrungsmittel	181

Zweiter Theil.
Veränderungen der Nährstoffe durch die Verdauung und Aufgabe derselben für die Ernährung. Die Ernährungslehre.

Die Verdauung 183
   1. Einspeichelung und Speichel 183 | 3. Galle 191
   2. Verdauung im Magen und | 4. Bauchspeichel oder Pankreassaft . . 196
      Magensaft . . . . 186 | 5. Darmsaft 198
Der unverdaute Theil der Nahrung (der Koth bezw. die Fäces) 204
Verdauung befördernde Mittel (Genussmittel) 208
Verdauung schädigende Mittel 210
Grösse der Ausnutzung der Nahrungs- und Genussmittel 211
   1. Thierische Nahrungsmittel 212
      a) Milch 212. α) bei Kindern 212. β) bei Erwachsenen 214.
      b) Eier 216. c) Fleisch 216. d) Schlachtabgänge 219.
   2. Ausnutzung einzelner, besonders zubereiteter Nährmittel 221
      a) Kaseon oder Plasmon . . 221 | g) Fersan und Roborin 226
      b) Sanatogen . . . . 222 | h) Proteosen (Albumosen und Peptone) 226
      c) Nutrose . . . . 223 | i) Kumys und Kefir 227
      d) Galaktogen . . . . . . 223 | k) Alkalialbuminate 228
      e) Tropon . . . . 223 | l) Weizenkleber, Aleuronat und Roborat 229
      f) Soson . . . . 225 | m) Thierisches und pflanzliches Fett . 230
   3. Pflanzliche Nahrungsmittel 233
      a) Getreidearten 233
         α) Brot und Backwaaren aus Weizenmehl 233
           1. aus feinem Weizenmehl 233, 2. aus mittelfeinem Weizenmehl 234,
           3. aus ganzem Weizenkorn (Grahambrot) 235.
         β) Brot aus Roggenmehl 237
           1. aus feinem Roggenmehl 237, 2. aus mittelfeinem Roggenmehl 238,
           3. aus ganzem Roggenkorn 238.
         γ) Reis und Mais 240. δ) Sonstige Getreidearten 240.
      b) Hülsenfrüchte 241. c) Kartoffeln 243. d) Gemüse 243. e) Kakao 244.
      f) Essbare Pilze 245.
   4. Gemischte Nahrung 246. 5. Einfluss der Arbeit auf die Ausnutzung 249.
   6. Einfluss des Fastens bezw. unzureichender Nahrung auf die Ausnutzung . 249
   7. Einfluss von Magenkrankheiten auf die Ausnutzung der Nahrung . . . 250
Mittlere Ausnutzungs-Koëfficienten der Nahrungsmittel 251
Uebergang der Nahrungsbestandtheile in das Blut 252
Der Kreislauf des Blutes 255
Das Blut und seine Bedeutung für die Lebensvorgänge 257
   1. Die rothen Blutkörperchen 258
      a) Der Blutfarbstoff 259. b) Das Stroma 260.
   2. Das Blutplasma 260. 3. Das Blutserum 261, Die Gase des Blutes 261.
Zersetzungsvorgänge in den Geweben 263
Ausscheidung der Stoffwechselerzeugnisse 267
   1. Ausscheidung der gasförmigen Stoffwechselerzeugnisse durch die Lungen.
      Das Athmen 267

2. Ausscheidung der festen Stoffwechselerzeugnisse durch den Harn 271
   a) Regelrechte (physiologische) Bestandtheile des Harns 273
      α) Harnstoff, β) Harnsäure, γ) Kreatinin, δ) Xanthinstoffe, ε) Allantoin, ζ) Hippursäure, η) Aetherschwefelsäuren 273. ϑ) Aromatische Oxysäuren, ι) Harnfarbstoffe, ϰ) Enzyme, λ) Organische Säuren, μ) Kohlenhydrate 274. ν) Unorganische Bestandtheile 275.
   b) Pathologische Harnbestandtheile 275
      α) Proteïnstoffe, β) Blut und Blutfarbstoff, γ) Gallenbestandtheile, δ) Zucker 275
3. Gaswechsel und Verdunstung durch die Haut (Perspiration) 276

Grösse des Stoffwechsels 278
Entstehung und Erhaltung der thierischen Wärme 280
  1. Die durchschnittliche Wärmeabgabe vom Körper 280
    a) Erwärmung der Athemluft 280. b) Erwärmung der Nahrung 280. c) Wasserverdunstung von der Haut 281. d) Desgl. durch die Lungen 281. e) Wärmestrahlung der Haut 281.
  2. Erhaltung der thierischen Wärme durch die Nahrung 281
  3. Wärmewerth der einzelnen Nährstoffe 282
    a) Proteïnstoffe 282. b) Den Proteïnstoffen nahestehende Stickstoffverbindungen, c) Abkömmlinge der Proteïnstoffe 283. d) Fette, Fettsäuren u. Ester 283. e) Kohlenhydrate 284. f) Organische Säuren 284.

Quelle der Muskelkraft. (Geschichte der Ernährungslehre) 286
Bildung des Fettes im Thierkörper 300
Ursache des Stoffwechsels 305
Besondere Einflüsse auf den Stoffwechsel 310
  1. Stoffwechsel im Hungerzustande 310
  2. Stoffwechsel bei reiner Proteïn- oder Fleischnahrung 315
  3. Einfluss der Albumosen und Peptone auf den Stoffwechsel 319
  4. Einfluss des Leimes und der Amidoverbindungen auf den Stoffwechsel . . 323
  5. Stoffwechsel bei ausschliesslicher Gabe von Fett oder Kohlenhydraten . . 328
  6. Stoffwechsel bei gemischter Nahrung 332
  7. Stoffwechsel bei Ueberernährung (Mastkuren) 334
  8. Stoffwechsel bei Unterernährung (Entfettungskuren) 335
    a) Die Banting-Kur 335. b) Die Ebstein-Kur 336. c) Die Oertel-Kur 337.
  9. Einfluss des Wassers auf den Stoffwechsel 337
  10. Einfluss des Aethylalkohols und Glycerins auf den Stoffwechsel 339
    a) Umsetzung des Aethylalkohols im Körper 339. b) Einfluss auf die Verdauung 340. c) Einfluss auf die Athmung 341. d) Einfluss auf den Proteïnumsatz 342.
  11. Einfluss der alkaloïdhaltigen Genussmittel (Kaffee, Thee etc.) auf den Stoffwechsel 346
  12. Bedeutung der Mineralstoffe für den Stoffwechsel 349
    a) Bedeutung des Kalkphosphats 350. b) Bedeutung des Eisens 352. c) Bedeutung des Kochsalzes 353.
  13. Einfluss der Nahrungsmenge sowie der ein- und mehrmaligen Nahrungsaufnahme auf den Stoff- und Kraftwechsel 355
  14. Einfluss des Alters und der Körpergrösse auf den Stoffwechsel 358
  15. Einfluss der Arbeit auf den Stoffwechsel 359
  16. Einfluss des Klimas auf den Stoffwechsel 363

Die Ernährung des Menschen 365
  Allgemeines 365
    a) Ob gemischte oder nur pflanzliche Nahrung? 366
    b) Ob der Nahrungsbedarf nach einzelnen Nährstoffen oder bloss in Wärme- (Kalorien-) Werthen angegeben werden soll? 371

1. Ernährung der Kinder (Säuglinge) im ersten Lebensalter	374
a) Ersatz der Muttermilch durch Kuhmilch unter Zusatz von Zucker und Wasser	375

b) desgl. durch Anwendung von Rahm 378. c) desgl. durch sonstige Zusätze 379. d) desgl. durch Vorverdauung 380. e) Verwendung von Stuten- und Eselinnen-Milch 381. f) Verwendung von Kindermehlen 381.

2. Ernährung der Kinder von der Mitte des zweiten Jahres bis zum Ende der Entwicklung	383
3. Ernährung der Erwachsenen	386

a) Ernährung der Soldaten 395. b) Ernährung der Arbeiter 399.

4. Ernährung im Alter 405. 5. Ernährung der Gefangenen 406. 6. Ernährung der Kranken 408. 7. Vertheilung der Nahrung auf die einzelnen Mahlzeiten und Temperatur der Speisen 411. 8. Nahrung in der Volksküche 413.

Dritter Theil.
Thierische Nahrungs- und Genussmittel.

Fleisch (Muskelfleisch)	415
Allgemeines	415
Anatomische Struktur	416
Chemische Bestandtheile des Fleisches	419
1. Das Wasser	419
2. Die stickstoffhaltigen Stoffe des Fleisches	420
a) Bindegewebe. b) Muskelstroma. c) Myosin. d) Albumin. e) Fleischbasen	421—423
3. Das Fett des Fleisches	423
4. Sonstige stickstofffreie Stoffe des Fleisches	423
5. Die mineralischen Bestandtheile des Fleisches	424
Fehlerhafte Beschaffenheit des Fleisches	426
1. Physiologische Abweichungen	426
2. Pathologische Abweichungen	427
a) Fleisch von vergifteten Thieren	427
b) Mit thierischen Parasiten behaftetes Fleisch	428

α) Die Rinderfinne 428. β) Die Schweinefinne 429. γ) Die Trichine 430. δ) Die Echinokokken 432. ε) Sonstige Kleinwesen 433.

c) Infektionskrankheiten	433
α) Auf den Menschen nicht übertragbare Krankheiten	433
β) Auf den Menschen übertragbare Krankheiten	434

1. Tuberkulose 434. 2. Aktinomykose 434. 3. Wuth, Milzbrand, Rotz 434. 4. Maul- und Klauenseuche 434. 5. Kuh- und Schafpocken 434.

γ) Wundinfektionskrankheiten	435

1. Bakterien des malignen Oedems 435. 2. Eiterungsbakterien 435. 3. Septikämische Wunderkrankungen 435.

d) Postmortale Veränderungen	436
α) Ansiedelung von Insektenlarven, Schimmelpilzen und Leuchtbakterien	437

β) Stinkende, saure Gährung 437. γ) Fleisch-Fäulniss 437. δ) Wurstgift 439. ε) Hackfleischgift 439. ζ) Fischgift 440.

Fehlerhafte Behandlung des Fleisches	441
1. Die Art des Schlachtens und das Aufblasen des Fleisches	441
2. Die Frischhaltung und Färbung des Fleisches bezw. der Fleischwaaren	442
a) Art der Frischhaltungs- und Färbemittel	442
b) Zulässigkeit der künstlichen Frischhaltungs- und Färbemittel	**448**

Inhalts-Uebersicht.

Seite

α) Borverbindungen 449
   1. Art und Menge der Anwendung 449. 2. Täuschende Wirkung der Borverbindungen 450. 3. Gesundheitsschädliche Wirkungen der Borverbindungen 451.
β) Schweflige Säure und deren Salze 454
   1. Art und Menge der Anwendung 454. 2. Die täuschende Wirkung der schwefligsauren Salze 455. 3. Gesundheitsschädliche Wirkungen derselben 456
γ) Fluorwasserstoffsäure und deren Salze 458
δ) Alkalien und Erdalkalien, sowie kohlensaure und chlorsaure Salze . 459
ε) Formaldehyd (oder Formalin) und Ameisensäure 459. ζ) Salicylsäure und Benzoësäure 460. η) Wasserstoffsuperoxyd 460. ϑ) Anilinfarbstoffe 461.

Verfälschungen des Fleisches 463
Die verschiedenen Fleischsorten 463
   1. Rindfleisch 463   5. Schweinefleisch 472
   2. Kalbfleisch 467   6. Pferdefleisch 475
   3. Ziegenfleisch 469   7. Fleisch von Wild und Geflügel . . 476
   4. Schaf-(Hammel-)fleisch . 470   8. Fleisch von Fischen 479
   Fischdauerwaaren 483
   Fehlerhafte Beschaffenheit des Fischfleisches 486
      a) Eine nicht naturgemässe Ernährung 487. b) Thierische Parasiten 487. c) Giftstoffe 487.
   Krankheiten der Fische 488
      α) Bakterienkrankheiten. β) Protozoënkrankheiten. γ) Krankheiten durch Verunreinigungen der Gewässer 488—490.
   Fehlerhafte Behandlung des Fischfleisches 490
   Verfälschungen der Fische 490
   9. Fleisch von wirbellosen Thieren 491
      a) Auster 491. b) Miesmuschel 492. c) Schnirkelschnecke 492. d) Krustenthiere (Hummer, Graneelenkrebs, Flusskrebs, Krabbe, Wasserfrosch) 492.
   Verfälschungen, fehlerhafte Beschaffenheit und Verunreinigungen des Fleisches von wirbellosen Thieren 493
Schlachtabgänge (Abfälle) 494
   1. Blut 496. 2. Zunge 497. 3. Lunge 498. 4. Herz 498. 5. Niere 499. 6. Milz 500. 7. Leber 500. 8. Gesammte innere Theile 501. 9. Knochen und Knorpel 502.
Fettzellgewebe und thierisches Fett 504
   1. Talg 507
   2. Schweineschmalz 508
      a) Neutral-Lard. b) Leef-Lard. c) Choice Kettle-rendered-Lard. d) Prince steam-Lard. e) Butcher's-Lard. f) Off grade-Lard 509
   3. Kunst-Speisefett 510
   4. Fett der Fische, Leberthran 510
Fleischdauerwaaren 512
   1. Entziehung von Wasser bezw. Trocknen des Fleisches 513
   2. Anwendung von Kälte 515
   3. Abhaltung von Luft 515
      a) Durch einen luftdichten Ueberzug 515
      b) Durch Einschliessen in luftdichte Gefässe (Büchsenfleisch) 515
   4. Anwendung von fäulnisswidrigen Mitteln 518
      a) Das Einsalzen oder Einpökeln (Pökelfleisch) 518
      b) Das Räuchern (Rauchfleisch) 520

	Seite
Pasteten	522
Würste	523
Verunreinigungen und Verfälschungen der Würste	526
1. Verwendung von schlechtem und verdorbenem Fleisch	526

2. Wasser-u. Mehlzusatz 526. 3. Anwendung v. Frischhaltungs- u. Färbemitteln 527. 4. Das Selbstleuchten der Würste 529. 5. Das Wurstgift 529.

Proteïn- und Proteosen-Nährmittel 530
 A. Proteïn-Nährmittel mit unlöslichen oder genuinen Proteïnstoffen 530
  1. Tropon. 2. Soson. 3. Plasmon. 4. Kalk-Kaseïn. 5. Protoplasmin. 6. Hämose. 7. Hämatin-Albumin. 8. Roborin. 9. Hämogallol. 10. Hämol. 11. Hämoglobin. 12. Pflanzliche Proteïn-Nährmittel . . . . 530—535
 B. Proteïn-Nährmittel mit löslichen Proteïnstoffen 536
  a) Durch chemische Hilfsmittel löslich gemachte Proteïn-Nährmittel 536
   1. Nutrose. 2. Sanatogen. 3. Eukasin. 4. Galaktogen. 5. Eulaktol. 6. Milcheiweiss „Nikol". 7. Sanitätseiweiss „Nikol". 8. Fersan. 9. Sicco. 10. Ferratin. 11. Hämoglobin-Albuminat. 12. Hämalbumin. 13. Mutase . . . . . 536—540
  b) Durch überhitzten Wasserdampf mit und ohne Zusatz von chemischen Lösungsmitteln löslich gemachte Proteïn-Nährmittel 541
   1. Leube-Rosenthal'sche Fleischlösung. 2. Fleischsaft „Puro". 3. Toril. 4. Sterilisirter Fleischsaft von Dr. Brunengräber. 5. Johnstone's Fluid beef. 6. Valentine's Meat juice. 7. Savory & Moore's Fluid beef. 8. Brand & Co.'s Fluid beef. 9. Kemmerich's Fleischpepton. 10. Koch's Fleischpepton. 11. Bolero's Fleischpepton. 12. Somatose. 13. Mietose. 14. Bios. 15. Sanose. 16. Alkarnose . . . . 541—545
 C. Durch proteolytische Enzyme löslich gemachte Proteïn-Nährmittel 545
  a) Pepsin-Peptone 545. b) Pankreaspeptone 547. c) Pflanzenpepsin-Peptone 548. (Nährstoff Heyden 551.)

Fleischextrakt[1] 552
 Verfälschungen des Fleischextrakts 560
Suppenwürzen und käufliche Saucen 560
 a) Speisewürzen[1]) 560
  1. Maggi's Würze. 2. Kietz's Kraftwürze. 3. Herz's Nervin. 4. Bouillon-Extrakt „Gusto". 6. Bovos. 7. Vir. 8. Suppenwürze von Gebr. Ibbertz, Bendix u. Lutz in Köln. 9. Sitogen. 10. Ovos 561
 b) Käufliche Saucen (Soja, Miso etc.) 562
Gemischte Suppen- und Gemüse-Dauerwaaren 566
 1. Gemische von Fleisch mit Mehl, Gemüsen und Fett 566
 2. Gemische von Fleischextrakt mit Mehl, Fett und Gewürzen 568
 3. Gemische von Mehl mit Fett allein und Gewürzen 569

Eier 571
 1. Fischeier oder Rogen (Kaviar) 571. 2. Vogeleier 573.
  Verderben und Aufbewahren der Vogeleier 578

Milch 579
 Wesen und Entstehung der Milch 580
 Bestandtheile der Milch 582
  1. Wasser (bezw. Trockensubstanz) 583
  2. Proteïnstoffe 583
   a) Kaseïn. b) Laktoglobulin u. Opalisin. c) Albumin, Laktalbumin d) Laktoproteïn. e) Nukleon oder Phosphorfleischsäure. f) Sonstige Stickstoffverbindungen 583—588
  3. Fett 588. 4. Kohlenhydrate 592. 5. Mineralstoffe 593. 6. Gase 595.

---

[1]) Vergl. auch Uebersichtstabelle am Schluss S. 1475 u. 1476.

Inhalts-Uebersicht.

Seite

Die einzelnen Milcharten 596
Frauenmilch 596
   Einflüsse auf deren Zusammensetzung 598
     1. Die Zeit nach der Geburt 598. 2. Die Brustdrüse 599. 3. Erste und letzte Milch aus der Drüse 600. 4. Die Haarfarbe und das Alter 600. 5. Die Ernährung 600. 6. Sonstige Einflüsse 601.
Kuhmilch 601
   Einflüsse auf deren Zusammensetzung 602

1. Dauer des Milchendseins	603	9. Temperatur, Witterung und Pflege	619
2. Rasse und Individualität	605	10. Bewegung und Arbeit	619
3. Zeitliche Schwankungen	608	11. Sexuelle Erregung und Kastration	620
4. Einfluss der Melkezeit	609	12. Gefrieren	620
5. Gebrochenes Melken	611	13. Kochen, Filtriren und Versenden	621
6. Die einzelnen Striche oder Zitzen	611	14. Uebergang von Arzneimitteln und Giften in die Milch	622
7. Die Menge des Futters	612		
8. Die Art des Futters	615		

     15. Milch kranker Kühe und Milch als Trägerin von Krankheitserregern . . . 623
        a) Tuberkulose 624. b) Maul- und Klauenseuche 627. c) Rinderpest 627. d) Scharlach 627. e) Milzbrand 627. f) Tollwuth 628. g) Lungenseuche 628. h) Euterentzündungen 628.
        i) Verschleppung der Erreger menschlicher Seuchen durch die Milch . . 628
           α) Typhus 628. β) Cholera 629. γ) Diphtherie 630.
     16. Milchfehler 630
        a) Das Schleimig- oder Fadenziehendwerden 630.
        b) Seifige Milch 632. c) Käsigwerden der Milch 632.
        d) Aussergewöhnliche Färbungen der Milch 632.
           α) Rothfärbung 632. β) Gelbfärbung 633. γ) Blaufärbung 633.
        e) Bittere Milch 633. f) Milch mit unangenehmen Gerüchen 633.
        g) Sandige Milch 634. h) Wässerige Milch 634. i) Giftige Milch 634.
     17. Gehalt der Milch an gewöhnlichen Bakterien (bezw. Schmutz) 634
        a) Milchsäure-Bakterien 636. b) Peptonisirende Bakterien 638.
   Die Haltbarmachung der Milch und die Beseitigung der Krankheitserreger aus derselben 639
     a) Haltbarmachung durch Entfernung des Schmutzes 639
     b) Haltbarmachung durch Abkühlen 640
     c) Haltbarmachung und Abtödtung der Krankheitskeime durch Pasteurisiren bezw. Sterilisiren 640
     d) Frischhaltung durch Frischhaltungsmittel 648
   Beseitigung von Milchfehlern 649
   Verfälschungen der Kuhmilch 650
   Grundsätze für die Regelung des Verkehrs mit Kuhmilch 651
Ziegenmilch 655
   Einflüsse auf deren Zusammensetzung 656

1. Dauer des Milchendseins	656	5. Gebrochenes Melken	658
2. Rasse und Individualität	656	6. Arbeit	658
3. Fütterung	657	7. Beziehungen zwischen den einzelnen Bestandtheilen der Ziegenmilch	658
4. Melkzeit	657		

   Verfälschungen der Ziegenmilch 659
Schafmilch 659
Milch von sonstigen Wiederkäuern (Büffel-, Zebu-, Kameel-, Lama-, Rennthiermilch) 661

Inhalts-Uebersicht.

Seite

Milch von Einhufern (Pferde-, Esel-, Maulthiermilch) 662
Milch von sonstigen Thieren (Kaninchen, Elefant, Katze, Hund, Schwein,
  Meerschwein, Grindwal, Nilpferd) 663
Milch-(bezw. Molkerei-)Erzeugnisse 665
  Präservirte und kondensirte Milch 665
  Magermilch (abgerahmte Milch) 668
    A. Aufrahmverfahren bei freiwilligem Auftrieb 670
      a) Ohne dauernde künstliche Abkühlung 670
        1. Das alte oder holsteinsche bezw. holländische Verfahren 670
        2. Das Devonshire-Verfahren 670
      b) Mit andauernder künstlicher Kühlung 670
        1. Das Swartz'sche Verfahren 670
        2. Das Cooley'sche Verfahren 671
        3. Das Becker'sche Verfahren 671
    B. Aufrahmverfahren bei unfreiwilligem Auftrieb durch Centrifugalkraft . 671
      a) Centrifuge für den Kraftbetrieb 672. b) Desgl. für den Handbetrieb. 672
Rahm 675
Kuhbutter 677
  1. Verbuttern von süssem Rahm 678.
  2. Desgl. von sauerem Rahm. Die Rahmsäuerung durch Reinkulturen 678.
  3. Das Milchbuttern 682.   4. Die Ausbeute an Butter 682.
  5. Die chemische Zusammensetzung 684.
  6. Verunreinigungen und Fehler der Butter 686.
    a) Keimgehalt der Butter 686. b) Die Butter als Trägerin von Krankheiten 687. c) Butterfehler 688.
  7. Verfälschungen der Butter 690.
Butter-Ersatzstoffe 691
  1. Margarine 691. Verfälschungen und Verunreinigungen derselben 693.
  2. Sana 694. 3. Palmin, Kokosnussbutter oder Kokosbutter 695.
Buttermilch 697
Käse 698
  1. Milchkäse 698
    a) Chemische Umsetzungen beim Reifen 700
      α) Gewichtsverlust 700.   β) Stickstoff-Substanz 701.   γ) Fett 705.
      1. Veränderungen der Menge nach 705. 2. Desgl. der Beschaffenheit nach 707
      δ) Milchzucker 711.   ε) Mineralstoffe 711.
    b) Biologische Vorgänge bei der Käsereifung 711
      α) Die als Reifung bezeichneten Veränderungen des frischen Käses . . 711
      β) Verschiedenheit der in verschiedenen Käsesorten vorkommenden Arten
        von Kleinwesen 712
        1. Die Milchsäure-Gährung 713. 2. Die Zersetzung des Kaseïns 714.
    c) Käsefehler und Käseverunreinigungen 723
      α) Die Blähung . . . . 723 | δ) Krankheitskeime 725
      β) Abweichende Färbungen 724 | ε) Käsegift 726
      γ) Bitterer Käse . . . . 725 | ζ) Käsefliege und Käsemilbe 727
    d) Verfälschungen des Käses 727
      Die einzelnen Käsesorten 728
      α) Rahmkäse . . . . . 728 | δ) Magerkäse 732
      β) Fettkäse . . . . . . 729 | ε) Ziger, Sauermilchkäse, Molkenkäse etc. 733
      γ) Halbfette Käse . . . 731 | ζ) Schaf- und Ziegenmilchkäse etc. . . 735
  2. Margarine-(Kunstfett-)Käse 736
Molken . . . . 738 | **Skyr** 748
Kumys . . . . 740 | Vegetabile Milch, Kalf room, Mielline 748
Kefir . . . . 744 | Kindermehle 749

Vierter Theil.
Die pflanzlichen Nahrungs- und Genussmittel.

Seite

Pflanzliche Nahrungsmittel 755
Getreidearten (Cerealien) 755
  1. Weizen 756. a) Nacktweizen 756. b) Spelzweizen 763.

2. Roggen . .	764	5. Mais	773	8. Rispen- u. Kolbenhirse	780
3. Gerste . . .	767	6. Reis	776	9. Buchweizen . . .	781
4. Hafer . . .	771	7. Sorgho- od. Mohrenhirse	779		

Hülsenfrüchte (Leguminosen) 783

1. Bohnen . .	783	3. Linsen	787	5. Lupinen	791
2. Erbsen . .	786	4. Sojabohnen . . .	788		

Ölgebende Samen und die Pflanzenöle 793
  a) Die ölgebenden Samen 793

1. Leinsamen .	793	8. Sesamsamen . . .	795	17. Wallnuss . . .	797
2. Kohlsaat . .	793	9. Nigersamen . . .	795	18. Mandeln	798
3. Leindottersamen . . .	794	10. Baumwollesamen .	795	19. Paranuss . . .	798
		11. Erdnuss	795	20. Kandlenuss . . .	798
4. Mohnsamen .	794	12. Kokosnuss . . .	796	21. Cedernuss . . .	799
5. Sonnenblumensamen . .	794	13. Palmfrucht . . .	796	22. Ricinussamen . .	799
		14. Olivenfrucht . . .	796	23. Purgirstrauchsamen	799
6. Hanfsamen .	794	15. Bucheckern . . .	797	24. Purgirkörner . .	799
7. Saat- od. Oelmadie . . .	794	16. Haselnuss oder Lambertsnuss . . .	797	25. Sonstige ölgebende Samen	799

    Zusammensetzung der Oelsamen 801
  b) Verarbeitung der Oelsamen 802
  c) Die einzelnen Pflanzenöle und besondere Bestandtheile der Oelsamen 802

1. Leinöl . . .	803	10. Baumwollesaat- oder Kottonöl	806	18. Mandelöl	810
2. Kohlsaatöl .	803			19. Paranussöl . . .	810
3. Leindotteröl .	804	11. Erdnuss- oder Arachisöl	807	20. Kandlenussöl . .	810
4. Mohnöl . .	804			21. Cedernussöl . . .	811
5. Sonnenblumensamenöl . .	804	12. Kokosnussöl . . .	807	22. Ricinusöl	811
		13. Palmöl	808	23. Kurkasöl	811
6. Hanföl . .	805	14. Olivenöl	808	24. Krotonöl	812
7. Madiaöl . .	805	15. Bucheckernöl . .	809	25. Sonstige Pflanzenöle	812
8. Sesamöl . .	805	16. Haselnussöl . . .	809		
9. Nigeröl . .	805	17. Wallnussöl . . .	809		

    Zusammensetzung der Asche der Oelsamen 812
Sonstige seltene Samen, Früchte und Pflanzentheile 813

1. Samen der Quinoa oder Reismelde	813	4. Eicheln	813	9. Hagebutten oder Rosenäpfel . . .	814
2. Kastanien oder Maronen . .	813	5. Johannisbrot . . .	813	10. Wassernuss . . .	814
		6. Zuckerschotenbaum .	814	11. Erderbse	814
3. Rosskastanien	813	7. Banane	814		
		8. Dschugara	814		

Unkrautsamen (Taumellolch, Quecke, Spergel, Kornrade, Wegerich, weisser Gänsefuss, Feld-Pfennigkraut, Hederich, Knöterich) 817
Mehle 819
  a) Anatomischer Bau des Getreidekornes 819. b) Mahlverfahren 822. c) Entschälungsverfahren 824. d) Die verschiedenen Mahlerzeugnisse 827.

Inhalts-Uebersicht.

Die verschiedenen Mehle.   Seite
  1. Weizenmehl 828   7. Sonstige Getreidemehle 838
  2. Roggenmehl 830   8. Buchweizenmehl 838
  3. Gerstenmehl 832   9. Hülsenfrucht- (Leguminosen-) Mehle 839
  4. Hafermehl 833   10. Sonstige Mehle (Haselnuss-, Kasta-
  5. Maismehl 834   nien-, Eichel-, Bananen-, Staubmehl) 841
  6. Reismehl bezw. Kochreis . 836
 11. Besonders zubereitete Mehle und Suppenmehle 842
    a) Backmehl 843   d) Polenta 844
    b) Pudding-Pulver u. Crême-   e) Suppenmehle 844
       Pulver 843   f) Dextrinmehl 845
    c) Nudeln, Makkaroni . . 843   g) Mehlextrakte 846

Stärkemehle 848
  1. Kartoffelstärke 848   4. Reisstärke 850
  2. Weizenstärke 849   5. Arrowroot 851
  3. Maisstärke 849   6. Palmenstärke, Sago 853

Brot und Backwaaren 856
  1. Die Lockerungsmittel des Brotes 857
    a) Hefe. b) Sauerteig. c) Kohlensäure aus mineralischen Salzen 857—861
  2. Backen des Mehles bezw. des Teiges 861
  3. Verschiedene Brotzubereitung 862
  4. Menge des gewonnenen Brotes 863
  5. Verhältniss zwischen Krume und Kruste 863
  6. Veränderungen der Mehlbestandtheile beim Brotbacken 864
  7. Substanzverlust beim Brotbacken 865
  8. Veränderungen des Brotes beim Aufbewahren 865
  9. Fehlerhafte Beschaffenheit, Krankheiten und Verderben des Brotes . . . 867
    a) Verwendung fehlerhaften Mehles 867. b) Unrichtige Art der Einteigung 868.
    c) Einwirkung von Schimmelpilzen und Bakterien 868
       α) Verschimmelung des Brotes 868. β) Rothgeflecktes Brot 869.
       γ) Fadenziehendes Brot 869.
 10. Verunreinigungen und Verfälschungen von Mehl und Brot 871
    a) Durch Unkrautsamen 871
    b) Durch fremde Zusätze 874
       α) Von geringwerthigen Mehlen 874. β) Alaun, Kupfer- und Zinksulfat 874.
       γ) Gehalt an Blei 877. δ) Zusatz von Mineralstoffen 877. ε) Brotöl 877.
       ζ) Seife 877. η) Sand 877.
 11. Zusammensetzung und Verhalten der einzelnen Brotsorten 877
    a) Chemische Zusammensetzung der Brotsorten 877
      α) Weizen- und Roggenbrot 878   δ) Dari-, Erdnuss- und Haselnussbrot . 881
      β) Hafer- und Gersten-Brot   ε) Brote mit besonderen Zusätzen . . . 881
        und -Zwieback . . . 880   ζ) Hungersnothbrote 883
      γ) Maisbrot 880
    b) Physikalische Eigenschaften des Brotes (Specifisches Gewicht, Poren-
       Volumen, Trocken-Volumen, Poren-Grösse) 884

Konditorwaaren (Zuckerwaaren, Kanditen) 885
  Herstellung und Zusammensetzung der verschiedenen Sorten . . . . . . 885—890
  Verunreinigungen und Verfälschungen 890

Wurzelgewächse 891
  1. Kartoffel . . 892   6. Zucker-, Eierkartof-   Mangold oder
  2. Topinambur . 900   feln 904   Dickwurz . . 905
  3. Batate . . 901   7. Cichorie . . . 904   b) Zuckerrübe . . 907
  4. Japan-Knollen 902   8. Runkelrübe . . 905   9. Möhren . . . 912
  5. Kerbelrübe . 903   a) Futterrunkel oder   10. Kohlrübe . . . 913

Inhalts-Uebersicht. XIX

Seite

Gemüse 914
  1. Wurzelgewächse, Knollen und knollige Wurzelstöcke . . 916
  2. Zwiebeln 918
  3. Früchte, Samen und Samenschalen 920
  4. Spargel 923
  5. Artischocke 924
  6. Rhabarber 925
  7. Kohlarten (Spinat, Rübenstengel) . . 925
  8. Salatkräuter 927

Gemüse-Dauerwaaren 928
  1. Das Eintrocknen und Pressen 929. 2. Luftabschluss nach Appert's, Weck's und anderen Verfahren 930. 3. Einsäuern mit und ohne Salzzusatz 932. 4. Anwendung von frischhaltenden Mitteln 934.
  Verunreinigungen und Verfälschungen 935

Flechten und Algen 936
Pilze und Schwämme 938
  1. Blätterschwämme 939
  2. Löcherpilze 941
  3. Stachelpilze 942
  4. Hirschschwämme 942
  5. Morcheln 942
  6. Staubschwämme 942
  7. Trüffeln 943

  Zusammensetzung der Pilze und Schwämme 944

Obst- und Beerenfrüchte 947
  a) Entstehung des Zuckers und Reifungsvorgänge 949
  b) Nachreifen der Obst- und Beerenfrüchte 952
  1. Frische Obst- und Beerenfrüchte 955
    Zusammensetzung 956. Verunreinigungen und Verfälschungen 960.
  2. Getrocknete Früchte 960
    Zusammensetzung 961. Verunreinigungen 961.
  3. Kandirte und eingelegte Früchte . . . . 962 u. 1503
  4. Marmeladen, Jams, Mus oder Pasten . . . . 962 u. 1503
    Zusammensetzung 963. Verunreinigungen und Verfälschungen 963.
  5. Fruchtsäfte, Fruchtkraute, Fruchtsyrupe, Fruchtgelees . . . 964 u. 1504
    a) Natürliche Fruchtsäfte 965. b) Fruchtkraut 967. c) Fruchtsyrupe 970. d) Fruchtgelees 971.
    Verunreinigungen und Verfälschungen 972
    e) Limonaden, Limonade-Essenzen, Brause-Limonaden 974

Süssstoffe 975
  1. Rohrzucker und Rübenzucker 976
    a) Anbau und Zusammensetzung der Rohstoffe 977
    b) Verarbeitung der Zuckerrübe wie des Zuckerrohrs 979
      α) Gewinnung des Rohzuckers 979
        1. Gewinnung des Saftes (Diffusionsverfahren) 980
        2. Reinigung und Eindampfen des Saftes (Scheidung, Saturation, Entschlammung, Filtration, Einkochen des Dünnsaftes, Filtration des Dicksaftes, Verarbeitung der Füllmasse), Abfälle (Melasse) . . 981—983
      β) Reinigung des Rohzuckers bezw. Herstellung des Gebrauchszuckers . . 984
      γ) Zusammensetzung des Gebrauchszuckers aus Rüben 985
      δ) Mais-, Hirse-, Palmenzucker und Milchzucker (Laktose) 986
      ε) Verarbeitung der zuckerreichen Abfälle (Osmose-, Kalksaccharat-, Elutions-, Substitutions-, Ausscheidungs-, Strontian-Verfahren) . . . 986—988
      ζ) Erzeugnisse aus dem Rohrzucker 988
    Verunreinigungen und Verfälschungen des Zuckers 988
  2. Stärkezucker (Glukose) und Stärkesyrup (Darstellung und Zusammensetzung) 989
    Verunreinigungen derselben 993
  3. Zucker-Couleur 993

Inhalts-Uebersicht.

Seite
4. Bienenhonig 994
    Entstehung (Nektar, Pollen) und Zusammensetzung . . . . 994—998
       a) Wassergehalt 998
       b) Verhalten gegen polarisirtes Licht (Rohrzucker-, Koniferen-, Honigthau-Honig) 998—1000
       c) Gehalt an Nichtzuckerstoffen 1000
       d) Die Pollenkörner 1000
       e) Eukalyptus-Honig . . . 1001
       f) Tagma-Honig 1001
       g) Giftiger Honig 1001
       h) Rosen-Honig 1002
       i) Borax-Honig 1002
    Verfälschungen des Honigs 1002
5. Sonstige natürliche Süssstoffe 1003
    a) Dattelhonig 1003. b) Manna 1003. c) Milch des Kuhbaumes 1004.
Künstliche Süssstoffe 1004
    1. Saccharin (Fahlberg) Sykose oder Sukramin 1004. 2. Dulcin und Sukrol 1010
    3. Glucin 1012.

Gewürze 1012
A. Gewürze von Samen 1013
    1. Senf 1013. 2. Muskatnuss 1016. 3. Macis oder Muskatblüthe 1018.
B. Gewürze von Früchten 1022
    a) Sammelfrüchte 1022. Sternanis 1022.
    b) Kapselfrüchte 1023
       1. Vanille 1023. 2. Kardamomen 1027.
    c) Beerenfrüchte 1028
       1. Pfeffer (schwarzer u. weisser) 1028
       2. Langer Pfeffer 1035
       3. Nelkenpfeffer 1036
       4. Paprika 1037
       5. Cayenne- oder Guineapfeffer . . . 1040
       6. Mutternelken 1041
    d) Spaltfrüchte 1041
       1. Kümmel 1041. 2. Anis 1042. 3. Koriander 1044. 4. Fenchel 1045.
C. Gewürze von Blüthen und Blüthentheilen 1046
    1. Gewürznelken 1046. 2. Safran 1048. 3. Kapern (oder Kappern) 1052.
    4. Zimmtblüthe 1054.
D. Gewürze von Blättern und Kräutern 1055
    1. Dill. 2. Petersilie. 3. Beifuss. 4. Bohnen- oder Pfefferkraut. 5. Becherblume.
    6. Garten-Sauerampfer. 7. Lorbeerblätter. 8. Majoran . . . . . . 1055—1057
E. Gewürze von Rinden 1057
    Zimmt 1057
F. Gewürze von Wurzeln 1060
    1. Ingwer 1060. 2. Zittwer 1063. 3. Galgant 1063. 4. Süssholz 1064.

Alkaloïdhaltige Genussmittel 1065
Kaffee 1067
    a) Kaffeesorten und Verarbeitung derselben 1068
    b) Rösten des Kaffees 1070
    c) Glasiren des Kaffees 1073
    d) Veränderungen des Kaffees beim Rösten und Zusammensetzung desselben . 1073
       1. Wasser 1074. 2. Stickstoff-Substanz 1075. 3. Fett 1076. 4. Gerbsäure 1077. 5. Zucker 1077. 6. Sonstige Kohlenhydrate 1077. 7. Rohfaser 1078. 8. Mineralstoffe 1078.
    e) Verluste beim Kaffeerösten 1078
    f) Rösterzeugnisse (Kaffeearoma) 1080
    g) Die in Wasser löslichen Bestandtheile 1882
    h) Fabrikmässig hergestellte Kaffee-Extrakte 1083
    i) Verfälschungen und Missbräuche im Kaffeehandel 1084
       1. Bei rohem Kaffee 1084. 2. Bei geröstetem Kaffee 1085.

Inhalts-Uebersicht.

	Seite
Kaffee-Ersatzmittel	1087
a) Kaffee-Ersatzmittel aus Wurzelgewächsen	1088

    1. Cichorien-Kaffee 1088. 2. Rüben-Kaffee 1089. 3. Löwenzahn-Kaffee 1090.

b) Kaffee-Ersatzmittel aus zuckerreichen Rohstoffen 1090

    1. Gebrannter Zucker 1090. 2. Feigen-Kaffee 1090. 3. Karobe-Kaffee 1091. 4. Datteln-Kaffee 1091. 5. Kaffee aus sonstigen zuckerreichen Rohstoffen 1091.

c) Kaffee-Ersatzmittel aus stärkereichen Rohstoffen 1091

    1. Aus geröstetem rohen Getreide 1091. 2. Aus gemälztem Getreide, Malz-Kaffee 1092. 3. Aus Hülsenfrüchten 1093. 4. Aus sonstigen stärkereichen Samen (Eichel-, Mogdad- oder Neger-Kaffee) 1094.

d) Kaffee-Ersatzmittel aus fettreichen Rohstoffen 1094

    1. Erdmandel-Kaffee 1094. 2. Dattelkern-Kaffee 1095. 3. Wachspalmen-Kaffee 1095. 4. Spargelbeeren-Kaffee 1095.

e) Kaffee-Ersatzmittel aus sonstigen Rohstoffen 1095

f) Kaffee-Ersatzmittel aus Gemischen verschiedener Rohstoffe 1096

    Gehalt der Kaffee-Ersatzmittel an Mineralstoffen . . . . . . 1096 u. 1097

    Verunreinigungen und Verfälschungen der Kaffee-Ersatzmittel 1096

Thee 1097

    Allgemeines über die Gewinnung und Beschaffenheit der Theesorten 1098

    Sorten-Bezeichnung 1101

        Chinesischer Thee (schwarzer, grüner und gelber Thee) 1101

        Ceylon-Thee 1101. Java-Thee 1102. Ostindischer Thee 1102.

    Chemische Zusammensetzung des Thees 1102

        1. Stickstoff-Substanz 1103. 2. Fett 1105. 3. Stickstofffreie Extraktstoffe 1105. 4. Mineralstoffe 1105.

    Verunreinigungen und Verfälschungen des Thees 1105

Paraguay-Thee oder Mate 1108

Kakao und Chokolade 1110

    1. Kakaobohnen (Sorten, Verarbeitung und Zusammensetzung) 1110

    2. Kakaomasse, Puder-Kakao, entölter Kakao etc. 1115. 3. Chokolade 1118.

    Verfälschungen und Verunreinigungen des Kakaos 1118

Kolanuss 1120

Tabak 1121

    Allgemeines über Sorten und Anbau 1121

    1. Einfluss von Boden und Düngung auf die Zusammensetzung 1122

    2. Desgl. von Pflanzung und Pflege 1123

    3. Ernte der Tabakblätter 1124

    4. Trocknen und Fermentiren 1125

    5. Umsetzungen beim Trocknen und Fermentiren 1126

        a) Stickstoff-Substanz 1126. b) Fett und Harz 1128. c) Zucker und Stärke 1129. d) Organische Säuren 1129. e) Mineralstoffe 1130.

    6. Die einzelnen Tabaksorten und die chemische Zusammensetzung des Tabaks 1130

    7. Verarbeitung des fermentirten Tabaks 1132

        a) Rauchtabake 1132. b) Cigarren 1132. c) Kautabak und Schnupftabak 1133.

    8. Umstände, welche die Güte eines Tabaks bedingen, ... 1134

    9. Physiologische Wirkung und Bestandtheile des Tabakrauches 1138

    Verfälschungen und Verunreinigungen des Tabaks 1140

Koka 1141

Areka-Samen und Betelblätter 1142

XXII Inhalts-Uebersicht.

	Seite
Alkoholische Getränke	1143
Bier	1143
Rohstoffe für die Bierbereitung	1145

1. Gerste 1145
   a) Gehalt an Stärke und Proteïn 1145. b) Farbe, Geruch und Reinheit 1146. c) Korngrösse und Hektolitergewicht 1146. d) Beschaffenheit des Mehlkernes u. der Spelzen 1146. e) Keimfähigkeit u. Keimungsenergie 1147
2. Hopfen 1147
   a) Morphologische Bestandtheile 1148. b) Chemische Zusammensetzung 1149. c) Besondere Bestandtheile (Stickstoff-Verbindungen, Hopfen-Oel, -Harz, -Gerbsäure etc.) 1150—1154.
   Aufbewahrung und Ersatzmittel des Hopfens 1154.
3. Hefe (Alkoholische Gährung überhaupt) 1155
   a) Stellung der Saccharomyceten im botanischen System 1155
   b) Gestalt der Saccharomycetenzellen 1156
   c) Bau und chemische Zusammensetzung der Hefenzelle 1157
   d) Widerstandskraft der Hefe gegen verschiedene Einflüsse . . . 1162
   e) Kennzeichnung der Saccharomyceten 1163
      α) Wachsthum der vegetativen Zellformen auf verschiedenen Nährböden 1163. β) Askosporen-Bildung 1164. γ) Die Enzyme der Hefenzelle 1166. δ) Die Nährstoffe der Hefen 1171. ε) Die Vergährbarkeit verschiedener Kohlenhydrate 1173. ζ) Der Vergährungsgrad durch verschiedene Hefen 1174.
   f) Die alkoholische Gährung 1175
      α) Erzeugnisse des Stoffwechsels und der Gährthätigkeit der Hefe 1176. β) Wirkung verschiedener physikalischen Einflüsse auf Gährung und Hefe 1177. γ) Einfluss der Ernährung auf Gährung und Hefe 1179. δ) Einfluss der Stoffwechsel-Erzeugnisse auf Gährung und Hefe 1181. ε) Einwirkung giftiger Stoffe auf Gährung und Hefe 1182. ζ) Einfluss des Wachsthumszustandes der Hefe auf die Gährung 1185. η) Wettstreit der Hefen und Mischgährungen 1186.
   g) Theorie der Gährung 1186
   h) Die Selbstgährung und Selbstverdauung der Hefe 1189
   i) Die Variation der Saccharomyceten 1190
   k) Der Kreislauf der Hefen in der Natur 1191
   l) Die wichtigsten Hefenarten des Brauerei- und Brennereibetriebes und der Weinbereitung 1191
   m) Die bei der Herstellung anderer alkoholischen Getränke thätigen Hefen 1192
   n) Die Reinzucht der Hefe und die Anwendung der Reinhefe in der Praxis 1195
   o) Die Milchsäuregährung in den Gährungsgewerben 1197
   p) Die Buttersäuregährung 1198
4. Wasser 1198

Brauerei-Vorgang 1201
1. Malzbereitung 1201
   a) Einweichen der Gerste 1201. b) Keimen der Gerste 1204. c) Darren des Malzes 1206.
2. Das Brauen 1211
   Gewinnung der Würze 1211. Chemische Vorgänge beim Maischen 1212. Kochen der Würze 1216. Kühlen der Würze 1217. Zusammensetzung der Würze 1218.
3. Die Gährung 1219. a) Untergährung 1220. b) Obergährung 1222.

Die einzelnen Biersorten . . . . 1223—1225
Chemische Zusammensetzung des Bieres . . . . 1226—1229
    Veränderungen des Bieres beim Aufbewahren 1229. Eigenschaften eines guten Bieres 1229. Bierfehler und Bierkrankheiten 1231. Klärung und Haltbarmachung des Bieres 1235. Verwendung von Ersatzstoffen für Malz und Hopfen 1236.

Wein 1239
  1. Der Weinstock und die Weintraube 1240
    a) Einfluss der Sorte 1240. b) Einfluss des Klimas und der Lage 1241. c) Einfluss von Boden, Bodenbearbeitung und Düngung 1242. d) Ertrag und Zusammensetzung 1244. e) Weinlese 1246.
    Krankheiten des Weinstockes 1247
  2. Bereitung des Mostes 1249
  3. Vergährung des Mostes 1254
    Weinhefe 1254. Handhabung der Gährung 1254. Abfälle bei der Weingährung 1257.
  4. Reifen des Weines 1259
  5. Kellermässige Behandlung des Weines 1264
    a) Das Schwefeln, Einbrennen 1264. b) Das Klären und Schönen 1266. c) Das Gypsen 1269. d) Das Filtriren 1271. e) Das Pasteurisiren 1272. f) Das Elektrisiren 1273. g) Behandlung mit Kohlensäure 1273.
  6. Chemische Bestandtheile des Weines 1273
  7. Eintheilung der Weine 1282
  Trockne oder gewöhnliche Tisch- oder Trinkweine 1283
    Verbessern, Vermehren und Verfälschen derselben 1289
    I. Erlaubte Weinbehandlung zur Verbesserung und Vermehrung 1290
    II. Unerlaubte bezw. verbotene Herstellungsverfahren für Traubenweine . . . 1295
    Tresterwein 1295. Hefenwein 1296. Rosinenwein 1296. Zusatz von fremden Stoffen 1298.
  III. Verbotene Zusätze zu Wein, weinhaltigen und weinähnlichen Getränken . 1298
    Krankheiten und Fehler des Weines 1300
  Dessertweine (Süd-, Süss- und Likörweine) 1303
    1. Deutsche Süssweine (Ausbruchweine) 1305
    2. Süssweine aus stocksüssen Cibeben (Essenzen, echte und imitirte Ausbruchweine) 1305
    3. Südliche Süssweine (griechische, italienische, spanische, portugiesische) 1307
    4. Sonstige Süssweine 1310
    Nachmachungen und Verfälschungen der Süssweine 1311
    1. Süssweine aus künstlichen Trockenbeeren 1311. 2. Desgl. aus eingekochtem Most 1313. 3. Darstellung von Kunstsüssweinen 1313.
  Gewürzte Weine 1315
  Schaumweine (Champagner) 1316
    Nachmachungen und Verfälschungen 1320
  Obst- und Beerenweine 1321
    1. Herstellung des Mostes 1321
    2. Gährung 1324
    3. Kellermässige Behandlung und Vorgänge beim Lagern und Reifen . . 1325
    4. Bestandtheile und chemische Zusammensetzung 1326
    5. Herstellung von Obst-Schaumwein 1327
    6. Sonstige Obstwein- bezw. Obstmost-Erzeugnisse 1329
    7. Beerenweine 1329
    Nachmachungen und Verfälschungen der Obst- und Beerenweine . . . 1331

	Seite
Sonstige Weine	1331

Branntweine und Liköre ... 1333
  1. Verzuckerung der Rohstoffe und Ueberführung des Zuckers in Alkohol ... 1333
  2. Destillation der vergohrenen Maische ... 1334
  3. Reinigung des Rohspiritus (Rektifikation) ... 1335
    A. Gewöhnliche Trinkbranntweine (Korn- und sonstige Branntweine) ... 1337
      Nachmachungen und Verfälschungen derselben ... 1341
    B. Edelbranntweine ... 1341
      1. Fruchtbranntweine ... 1341
        a) Aepfel- u. Birnenbranntwein ... 1342
        b) Kirschbranntwein ... 1342
        c) Zwetschenbranntwein, Slivowitz ... 1344
        d) Sonstige Fruchtbranntweine ... 1345
      2. Trester- und Hefenbranntwein ... 1346
      3. Kognak ... 1347
        Nachmachungen u. Verfälschungen ... 1350
      4. Rum ... 1352
        Nachmachungen u. Verfälschungen ... 1354
      5. Arrak ... 1355
        Nachmachungen u. Verfälschungen ... 1357
  Liköre und Bittere ... 1358

Essig ... 1361
  1. Gewinnung durch Oxydation des Aethylalkohols (Gährung) ... 1361
  2. Desgl. durch Holzdestillation ... 1365
    Verunreinigungen und Fälschungen ... 1366

Kochsalz ... 1368

Wasser ... 1373
  Trinkwasser ... 1373
    a) Verunreinigung durch häusliche Abgänge ... 1373
    b) Verunreinigung durch industrielle Abgänge ... 1375
    c) Verunreinigung durch Mikroorganismen ... 1376
    d) Die einzelnen Quellen der Wasserversorgung ... 1377
      1. Regen- oder Meteorwasser 1378
      2. Bach-, Fluss- u. Seewasser 1381 (Thalsperrenwasser 1505)
      3. Grundwasser ... 1382
      4. Quellwasser ... 1386
    e) Reinigung des Trinkwassers ... 1389
      1. Reinigung in Absatzbehältern ... 1389
      2. Reinigung durch Filtration ... 1390
        α) Filtration im Grossen ... 1390
          a) Natürliche Sandfiltration 1390. b) Künstliche Sandfiltration 1390. c) Schnellfiltration 1392.
        β) Filtration im Kleinen ... 1394
      3. Enteisenung ... 1396
      4. Sterilisation durch Kochen ... 1397
      5. Sterilisation auf chemischem Wege ... 1398
      6. Sterilisation durch Ozon ... 1400
    f) Zusammensetzung von Leitungswässern einiger Städte ... 1403—1405
    g) Verunreinigung des Leitungswassers aus Rohrleitungen ... 1403
      Anforderungen an ein Trinkwasser und Anhaltspunkte zur Beurtheilung ... 1409
  Eis ... 1414
  Mineralwasser ... 1415
  1. Natürliches Mineralwasser ... 1415
  2. Veränderte natürliche Mineralwässer ... 1415

		Seite
3. Künstliche Mineralwässer		1420
4. Physiologische Wirkung der Mineralwässer		1421
5. Beurtheilung und Verunreinigung der Mineralwässer		1421

Luft . . . 1424

1. Bestandtheile der Luft . . . 1424

a) Sauerstoff	1425	e) Wasserstoffsuperoxyd	1429
b) Kohlensäure	1425	f) Salpetersäure	1429
c) Wasserdampf	1427	g) Ammoniak	1430
d) Ozon	1428	h) Staub	1430

2. Verunreinigung der Luft . . . 1431

a) Durch Staub	1431	e) Durch künstliche Beleuchtung	1437
b) Durch Rauch u. industrielle Gase	1433	f) Durch Oefen und Heizanlagen	1439
		g) Durch Tapeten od. Papier od. Kleider	1439
c) Durch Abortgruben	1435	h) Durch Ausathmungsluft des Menschen	1440
d) Durch Bodenluft	1436		

Zubereitung der Nahrungsmittel und Zusammensetzung zubereiteter Speisen . . . 1442

1. Kochen und Braten der thierischen Nahrungsmittel (des Fleisches) . . . 1444
    a) Kochen derselben und Zusammensetzung der gekochten Speisen . . . 1444
    b) Braten derselben und Zusammensetzung der gebratenen Speisen . . . 1448
2. Kochen und Rösten der pflanzlichen Nahrungsmittel . . . 1450
    Zusammensetzung von Suppen . . . 1453
    Zusammensetzung von breiigen Speisen . . . 1454
    Zusammensetzung von gekochtem Gemüse und Obst . . . 1455
    Zusammensetzung von gebackenen und gerösteten pflanzlichen Speisen . . . 1456
    Abgänge bei der Zubereitung der Speisen . . . 1457

Uebersichtstabelle über Zusammensetzung, Ausnutzungsfähigkeit, Wärmewerth und Preiswerth der menschlichen Nahrungs- und Genussmittel . . . 1459—1498

Berichtigungen und Ergänzungen . . . 1499—1505

Alphabetisches Inhaltsverzeichniss . . . 1506—1557

Der **Kalfroom** wird nach A. Bömer[1]) anscheinend aus frisch gefälltem Kaseïn, Rohrzucker und Baumwollesaatöl oder nach Boekhout[1]) in der Weise hergestellt, dass man ungebrannte geschälte Erdnüsse mit 4 Thln. Wasser zerreibt und in dieser der Mandelmilch ähnlichen Flüssigkeit unter Erwärmen auf 50° Rohrzucker auflöst und in dieser Lösung Erdnussöl emulgirt.

Die **Mielline** scheint eine Emulsion von Fett in einer Lösung von Natronseife und Zucker zu sein.

Diese Erzeugnisse ergaben:

	Wasser	Proteïn	Fett	Saccharose	Sonstige Stoffe	Asche
Kalfroom . . .	15,29 %	4,56 %	45,47 %	31,94 %	2,50 %	2,50 %
Mielline	8,90 „	0,75 „	33,90 „	51,40 „	4,30 „[2])	3,00 „

Beide Erzeugnisse bilden eine zähe, gelbe Masse; der Kalfroom soll als Zusatz zur Magermilch für die Kälber-Ernährung, die Mielline dagegen für die Herstellung von Backwaaren, besonders Zwieback, dienen.

Kindermehle.

Unter „Kindermehle" versteht man im Allgemeinen Gemische von eingedampfter (kondensirter) Milch mit besonders zubereiteten Mehlen (Getreide- oder Hülsenfruchtmehl). Die Zubereitung der Mehle verfolgt den Zweck, die Stärke derselben in eine lösliche Form (Dextrin und Zucker) überzuführen; dieses wird in sehr verschiedener Weise zu erreichen gesucht.

Justus v. Liebig gab z. B. seiner Zeit folgende Vorschrift zur Darstellung eines Kindermehles:

16 g Weizenmehl werden mit 160 g Kuhmilch gekocht; wenn ein gleichmässiger Brei entstanden ist, lässt man auf 35° erkalten, fügt 16 g fein zerstossenes Gerstenmalz hinzu, welches mit 16 g eines 18 % Natriumkarbonat enthaltenden warmen Wassers angerührt ist. Das Gefäss wird alsdann 15 bis 20 Minuten in ein warmes Wasser gestellt, einige Zeit kochen gelassen, die Masse schliesslich durch ein Sieb geschlagen und eingetrocknet.

Andererseits werden die Mehle mit verdünnten, nicht sehr flüchtigen Säuren durchfeuchtet und einer Temperatur von 100—125° ausgesetzt, wodurch die Stärke in Dextrin übergeführt wird. Die Säure pflegt nach dem Rösten durch Zusatz einer hinreichenden Menge von Natriumbikarbonat wieder abgestumpft zu werden.

Da die Aufschliessung der Mehle mit Malz das Auftreten von mehr oder weniger freier Säure (Milchsäure) bedingt und die Abstumpfung dieser wie der in letzterem Falle angewendeten Säure umständlich und schwierig ist, so pflegt man die Mehle auch wohl in der Weise aufzuschliessen, zu dextriniren, dass man die Körner (Weizen-, Hafer- und Leguminosenkörner) mit Wasser durchfeuchtet, unter 2 Atmosphären Druck im Wasserdampf kocht, mehr oder weniger stark darrt, von Schalen befreit, zermahlt und siebt. Das Hafermehl wird dann noch vielfach mit Wasser (event. unter Zusatz von Phosphaten, Rohr- oder Milchzucker) zu einem Teig verarbeitet, der Teig in dünne Scheiben geknetet und diese abermals bei etwa 200° in mit überhitztem Wasserdampf geheizten Backöfen geröstet bezw. gebacken. Die gebackenen Scheiben werden zu feinstem Mehl gemahlen, gebeutelt und letzteres entweder als solches oder mit Zusatz von eingedickter Milch zu Kindermehlen verwendet. In anderen Fällen dickt man die Milch erst ein, rührt mit Mehl zu einem

---

[1]) Zeitschr. f. Untersuchung d. Nahrungs- u. Genussmittel 1901, **4**, 366 u. 781.
[2]) Als wasserfreies fettsaures Natron bezeichnet.

Teig an, verbackt zu Zwieback und verarbeitet diesen weiter. **Dextrinirte Mehle ohne Zusatz von Milch sind mit Ausnahme des Hafermehles arm an Fett.**

In zahlreichen Fällen erfährt indess der Mehlbestandtheil der Kindermehle gar keine Aufschliessung, die Kohlenhydrate bestehen fast ganz aus roher Stärke (unlöslichen Kohlenhydraten).

Welche verschiedene Zusammensetzung die Kindermehle je nach den verwendeten Rohstoffen und deren Verarbeitung haben, möge folgende Uebersichts-Tabelle zeigen:

No.	Bezeichnung des Kindermehles	In der natürlichen Substanz									In der Trockensubstanz			
		Wasser	Stickstoff-Substanz	Fett	Kohlenhydrate, in kaltem Wasser		Rohfaser	Asche	Phosphorsäure	Kalk	Stickstoff-Substanz	Fett	Lösliche Kohlenhydrate	Stickstoff
					löslich	unlöslich								
		%	%	%	%	%	%	%	%	%	%	%	%	%
1.	W. Nestlé in Vevey[1])	6,01	9,94	4,53	42,75	34,70	0,32	1,75	0,59	0,32	10,64	4,82	45,48	1,69
2.	Gerber & Co. in Thun	4,96	13,01	4,58	44,58	32,93	0,50	1,40	0,47	—	13,69	4,82	46,91	2,19
3.	Anglo Swiss & Co., Cham	6,48	11,23	5,96	47,01	26,95	0,50	1,87	0,57	—	11,99	6,37	50,26	1,92
4.	Giffey, Schill & Co., Rohrbach	5,37	11,71	4,29	47,11	29,75	—	0,77	—	—	12,37	4,53	49,78	1,96
5.	Faust & Schuster, Göttingen . . .	6,54	10,79	4,55	43,21	32,99	—	1,92	0,51	—	11,55	4,87	46,23	1,85
6.	Oetli, Vevey & Co., Montreux	6,89	10,11	5,16	42,30	33,29	0,50	1,75	—	—	10,85	5,54	45,89	1,74
7.	Muffler's Kindermehl[2])	5,63	14,37	5,80	27,41	44,22	0,34	2,39	0,95	0,91	15,19	6,14	29,09	2,43
8.	Th. Timpe, Magdeburg	7,32	19,96	5,45	35,34	29,11	—	2,82	0,72	—	21,54	5,88	38,13	3,45
9.	Dr. W. Stelzer, Berlin	6,96	10,27	4,17	51,43	24,49	0,27	2,41	0,90	—	11,03	4,48	55,26	1,76
10.	C. Heinroth, Berlin	5,63	9,91	5,63	65,57	10,89	0,65	1,72	0,63	—	10,50	5,97	69,47	1,52
11.	Henri Epprecht	10,51	15,19	10,47	60,80	Spur	Spur	3,01	0,51	0,68	16,97	11,70	67,94	2,72
12.	Stratmann & Meyer, Bielefeld	6,92	11,74	8,49	36,20	34,35	0,96	1,34	—	—	12,61	9,12	36,40	2,02
13.	Dr. F. Frerichs & Co., Leipzig . . .	6,42	11,96	6,02	28,76	44,48	—	2,36	0,52	—	12,81	6,43	30,75	2,05
14.	Grob & Anderegg . .	9,47	15,78	5,48	21,23	46,95	—	1,09	—	—	17,42	6,05	23,47	2,79
15.	A. Wahl, Neuwied	10,14	1,96	1,28	12,24	74,13	—	0,33	0,14	—	2,18	1,42	13,62	0,35
16.	Kufeke's Kindermehl .	8,37	13,24	1,69	23,71	50,17	0,59	2,23	0,69	0,11	14,45	2,07	25,88	2,31
17.	von Uslar & Polstorff	6,73	11,51	—	79,97		—	1,79	—	—	12,34	—	—	1,96
18.	Dr. N. Gerber's Lakto-Leguminose . .	6,33	16,67	5,58	43,17	24,46	1,01	2,78	—	—	17,82	5,96	46,07	2,85
19.	Dr. Theinhardt's lösl. Kindernahrung . .	4,65	16,35	5,18	52,60	16,87	0,81	3,54	0,98	0,67	17,15	5,43	55,16	2,74
20.	Rademann's Kindermehl	5,58	14,15	5,58	17,29	52,74	0,73	3,93	1,72	1,04	14,99	5,91	18,31	2,40
21.	Hampel's Kindernährmittel	7,13	8,66	3,99	12,57	59,14	0,54	1,61	0,23	—	9,32	4,29	13,54	1,49
22.	Lehr's Kindermehl .	6,68	14,58	6,95	10,90	59,50	0,15	0,85	0,46	—	15,62	7,45	11,68	2,50
23.	Herzig's „ .	1,40	9,91	4,08	43,56	33,35	0,11	1,67	0,35	—	10,10	4,12	44,18	1,62
24.	Pfeifer's „ .	9,55	10,62	5,23	28,51	43,10	0,25	0,89	0,31	—	11,74	5,78	31,52	1,88
25.	K. Ehrhorn, Harburg	6,35	17,60	8,32	45,15	18,32	1,13	3,13	0,79	—	18,79	8,88	48,21	3,00
26.	Von C. Rogge, Lehe .	6,81	14,55	4,69	35,67	35,22	0,89	2,17	0,73	0,42	15,61	5,03	38,28	2,50

[1]) Nestlé's Kindermehl wird aus bei 50° im Vakuum eingedickter Milch und der feingemahlenen Kruste eines bei 115° gerösteten Weizenbrotes unter Zusatz von Zucker hergestellt.

[2]) Das Muffler'sche Kindermehl besteht angeblich aus Milch, Eiern, Milchzucker, Aleuronat und bestem dextrinirten Weizenmehl.

Molkerei-Erzeugnisse.

No.	Bezeichnung des Kindermehles	In der natürlichen Substanz									In der Trockensubstanz			
		Wasser	Stickstoff-Substanz	Fett	Kohlenhydrate, in kaltem Wasser		Rohfaser	Asche	Phosphorsäure	Kalk	Stickstoff-Substanz	Fett	Lösliche Kohlenhydrate	Stickstoff
					löslich	un-löslich								
		%	%	%	%	%	%	%	%	%	%	%	%	%
27.	Disqué's Albumin-Kindermehl ...	5,55	22,51	5,16	24,22	41,10	0,39	1,07	—	—	23,83	5,46	25,64	3,81
28.	Aichler's Kindermehl .	11,95	11,74	1,27	12,27	60,30	1,05	1,42	—	—	13,33	1,44	13,94	1,83
29.	Punzmann's „ .	4,97	20,90	0,19	30,70	41,75	0,15	1,34	—	—	21,99	0,20	32,31	3,52
30.	Klopfer's „	7,19	27,85	2,65	56,42	2,71	0,81	2,37	—	—	30,01	2,85	60,79	4,80
31.	Wiener „ .	3,18	11,38	4,36	47,01	30,00	0,25	3,82	1,14	1,34	11,75	4,50	48,55	1,88
32.	Stollwerck's „ .	6,87	12,83	6,96	50,52	18,81	0,71	2,52	0,78	—	13,77	7,47	54,24	2,20
33.	Dr. Ridge - London. Patent food (grösstentheils aus Hafermehl)	7,06	8,70	1,38	5,79	75,75	0,68	0,64	0,29	0,06	9,34	1,49	6,20	1,49
34.	Mellin's Food ...	6,15	7,80	0,29	75,65		6,93	3,17	0,58	0,16	8,21	0,37	80,61	1,31
35.	Franco Swiss & Co., Milk food ...	4,11	12,94	3,23	43,06	34,82	0,92	1,44	0,51	0,36	13,50	3,37	44,93	2,16
36.	Carnrick's soluble food	5,17	16,69	5,53	28,11	41,32	0,18	3,00	0,87	0,64	17,67	5,83	29,63	2,83
37.	Neave's farrinaceous food	4,27	13,20	1,70	4,71	74,14	0,89	1,09	0,42	0,12	13,79	1,78	4,92	2,20
38.	Horlick's food . . .	5,08	9,67	0,34	66,39	15,95	0,55	2,02	0,92	0,06	10,20	0,36	69,94	1,64
39.	Savory & Moore's food	5,81	10,79	1,06	28,27	50,34	0,82	0,91	0,47	0,06	11,43	1,13	30,03	1,84
40.	Berger's self digestive food	11,29	10,43	1,10	9,90	65,72	0,60	0,96	0,29	0,05	11,75	1,24	11,16	1,88
41.	Wells Richardson & Co., lactated food . .	6,52	9,05	2,19	25,52	52,92	1,54	2,26	0,69	0,39	9,68	2,34	27,29	1,55
42.	Imperial Granum .	11,50	10,91	0,64	5,73	70,02	0,20	1,00	—	—	12,33	0,72	6,47	1,97
43.	Robison's Patent-Burley	10,10	5,13	0,97	4,11	77,76	1,93	1,93	—	—	5,71	1,08	4,56	0,91
44.	Baby Sup, No. 1 . .	6,54	9,60	1,08	14,55	60,80	(6,25)	1,18	—	—	10,27	1,15	15,57	1,64
45.	Hawley's food . . .	6,60	5,38	0,61	76,54	10,97	—	1,50	—	—	5,76	0,65	81,95	0,92
46.	Keasby, Matthinson's food	28,40	0,20	—	70,50		—	0,90	—	—	0,28	—	—	0,04
47.	Lobb, London . . .	9,47	11,29	6,81	35,81	34,59	0,50	1,53	0,42	—	12,47	7,52	39,55	1,99
48.	Dr. Coffin, New York	8,29	17,15	1,59	35,12	34,82	—	3,02	—	—	18,70	1,73	38,29	2,99
49.	Arrowroot Kinderzwieback von H. Schmidt	6,66	8,17	2,32	81,96		—	0,89	—	—	8,75	2,49	—	1,40
50.	Rademann's Kinderzwieback	7,11	11,31	3,58	74,18		0,97	2,85	1,28	0,75	12,17	3,85	—	1,95
51.	Zwieback von Huntley & Palmers . . .	6,53	7,36	12,21	70,05	3,64	—	0,88	0,24	—	7,87	13,06	74,94	1,26
52.	do. von Fr. Coers, Massen	10,99	10,50	1,15	18,95	56,87	0,62	0,92	0,23	0,14	11,78	1,29	21,29	1,88
53.	Schnessl's Kinderzwieback	9,02	19,62	3,21	31,69	39,00	0,23	1,78	0,29	—	21,56	3,53	34,83	3,45
54.	Milchzwieback von Ed. Löfflund, Stuttgart [1])	5,65	12,87	6,49	31,75	40,02	0,30	2,79	0,72	0,61	13,69	6,88	33,51	2,13

[1]) Zur Herstellung von Löfflund's Milchzwieback wird angeblich peptonisirte Alpenmilch im Vacuum zu einer teigartigen Masse eingedickt, dann mit feinstem Weizenmehl zu einem Zwieback verbacken und fein gerieben.

Andere Kindernahrungsmittel besitzen eine syrupartige Beschaffenheit und bestehen aus Mehlextrakten; so wird Löfflund's Kindernahrung und Liebe's Nahrungsmittel aus Weizenmehl und Malz (unter Zusatz von doppeltkohlensauren Alkalien) hergestellt; Löfflund verwendet dann ferner für peptonisirte Kindermilch sterilisirte und peptonisirte Alpenmilch, versetzt diese mit Weizenmehlextrakt und verdampft zum Syrup.

Liebig's Kindersuppe in Extraktform wurde in ähnlicher Weise gewonnen.

Diese Kindernahrungsmittel enthalten mit Ausnahme von Löfflund's Kindermilch wesentlich mehr Wasser als die in Mehlform, ausserdem wenig Proteïnstoffe und nur Spuren von Fett; ihre Zusammensetzung ist folgende:

Bezeichnung des Kinder-Nahrungsmittels	In der natürlichen Substanz							In der Trockensubstanz			
	Wasser %	Stickstoff-Substanz %	Fett %	Lösliche Kohlenhydrate %	Asche %	Phosphorsäure %	Kalk %	Stickstoff-Substanz %	Fett %	Lösliche Kohlenhydrate %	Stickstoff %
1. Liebig's Kindersuppe in Extraktform	27,43	4,01	Spur	67,10	1,46	—	—	5,53	Spur	92,46	0,88
2. Liebe's Nahrungsmittel in löslicher Form	23,81	4,99	Spur	69,66	1,54	0,33	0,05	6,55	Spur	91,43	1,04
3. Löfflund's Kindernahrung . . .	30,59	3,64	Spur	63,99	1,69	0,54	0,14	5,24	Spur	92,19	0,84
4. Löfflund's Kindermilch	22,52	10,11	9,89	54,80	2,68	0,76	0,64	13,05	12,76	70,73	2,09

Ueber die durch Vorverdauung hergestellte Kindermilch vergl. S. 380 und über sonstige Kindermehle weiter unten unter „Besonders zubereitete Mehle".

Von verschiedenen Kindermehlen sind auch die Proteïnstoffe auf ihre Löslichkeit in Wasser und Pepsin-Salzsäure mit folgendem Ergebniss untersucht:

Kindermehl von	In Procenten des Stickstoffs		Kindermehl von	In Procenten des Stickstoffs	
	wasserlöslich (Amide etc.) %	verdaulich %		wasserlöslich (Amide etc.) %	verdaulich %
Nestlé	4,54	95,90	Ridge	—	90,99
Faust & Schuster . . .	3,76	95,67	Mellin	—	88,48
Th. Timpe	6,98	96,75	Franco Swiss & Co. . .	—	94,56
Wahl	—	96,86	Carnrick	—	90,28
F. Frerich	4,76	97,20	Neave	—	90,89
Hampel	1,39	80,52	Horlick	—	96,02
Gebr. Stollwerck . . .	10,15	81,54	Savory & Moore	—	90,70
Punzmann	—	93,72	Benger	—	85,61
Löfflund	11,02	—	Well Richardson & Co. .	—	92,26
Liebe	18,80	—	Huntley & Palmers . . .	17,80	92,05

M. Blauberg[1]) fand in einigen Kindermehlen ausser den angegebenen noch folgende Bestandtheile:

No.	Bezeichnung der Kindermehle	Gesammt-Kohlenhydrate %	Lösliche Kohlenhydrate direkt reducirend (als Maltose) %	Lösliche Kohlenhydrate nach der Inversion reducirend (als Invertzucker) %	Wasserlösliche Stoffe im Ganzen %	Mineralstoffe %	Mineralstoffe in verdünnter Salzsäure löslich; in % der Asche %	Kalk (CaO) %	Magnesia (MgO) %	Kali (K_2O) %	Natron (Na_2O) %	Schwefelsäure (SO_3) %	Phosphorsäure (P_2O_5) %	Chlor (Cl) %	Nährstoffverhältniss 1:
1	Henri Nestlé's Kindermehl	75,64	6,75	34,52	44,70	1,51	98,90	0,258	0,011	0,600	0,106	0,072	0,812	0,175	8,08
2	Henri Epprecht's Kindermehl	60,41	28,84	34,13	62,88	2,04	98,86	0,676	0,053	0,418	0,291	0,045	0,513	0,235	5,69
3	Muffler's sterilisirte Kindernahrung	72,54	2,33	—	26,08	1,16	99,39	0,906	0,012	0,129	0,040	Spur	0,953	0,025	6,2
4	Löflund's Kindernahrung	68,60	58,73	—	74,63	—	91,63	0,023	0,080	9,475	0,053	0,025	0,491	0,045	18,9
5	Löflund's Kindermilch, peptonisirt	57,53	38,00 Milchzucker	19,53	79,61	—	97,90	0,373	0,104	0,622	0,586	0,105	0,863	0,396	6,7
6	Voltmer's Muttermilch	51,52	43,52	17,00	77,90	—	99,58	0,744	0,087	0,656	0,596	0,115	0,450	0,425	5,6
7	Liebe's Nahrungsmittel in löslicher Form	68,80	60,89 Maltose	—	77,66	—	91,10	0,054	0,007	0,674	0,021	0,164	0,379	0,087	10,8
8	R. Kufeke's Kindermehl	78,51	6,70	28,72	32,95	1,89	97,36	0,046	0,101	0,658	0,268	0,092	0,609	0,057	7,2
9	Rademann's Kindermehl	66,43	3,81	18,08	19,81	1,47	96,42	1,080	0,182	0,441	0,194	0,078	1,100	0,018	5,4
10	Robinson's Patent Groatz	66,20	0,324	—	7,64	1,15	97,15	0,112	0,107	0,380	0,017	0,011	0,949	Spur	6,88
11	Löflund's Milchzwieback	71,77	22,19	10,77	33,35	1,60	98,66	0,612	,0057	0,365	0,436	0,058	0,721	0,146	6,8

Die vorstehende Zusammenstellung zeigt, wie ausserordentlich verschieden die Kindermehle zusammengesetzt sind. Schon S. 382 habe ich die Anforderungen an ein Kindermehl auseinandergesetzt. Nur sehr wenige der aufgeführten Erzeugnisse entsprechen diesen Anforderungen. Die einen enthalten zu wenig Proteïnstoffe, die anderen zu wenig Fett oder zu wenig wasserlösliche Kohlenhydrate, andere sind zu arm an Mineralstoffen (besonders an Phosphorsäure und Kalk), wiederum andere weisen eine zu geringe Verdaulichkeit mit künstlichem Magensaft auf.

Diejenigen Kindermehle, welche nicht mit Milch hergestellt sind, können nur als Nebennährmittel neben Milch empfohlen werden. Für den Zweck steht dann aber meistens ihr hoher Preis in keinem Verhältniss zu ihrem Gehalt an Nährstoffen,

---

[1]) Archiv f. Hygiene 1896, **27**, 119 (vergl. auch Bd. I, S. 408).

zumal jetzt gute und fehler-(keim-)freie Milch durchweg zu mässigen Preisen beschafft werden kann. Dass die Kindermehle in sauberster Weise hergestellt werden, thunlichst frei von Keimen und thunlichst haltbar sein sollen, versteht sich bei der leichten Empfänglichkeit gerade der Kinder für Infektionen aller Art von selbst. In dieser Hinsicht werden diejenigen Kindermehle, welche bei höheren Temperaturen gedarrt sind und nur wenig Feuchtigkeit besitzen, vor denen in Extrakt- oder Syrupform den Vorzug verdienen, weil letztere leicht Bakterienkeime aufnehmen und für dieselben einen geeigneten Nährboden abgeben.

Vierter Theil.

Die pflanzlichen Nahrungs- und Genussmittel.

Die pflanzlichen Nahrungsmittel unterscheiden sich vorwiegend dadurch von den thierischen, dass die Gruppe der Proteïnstoffe und Fette meistens gegen die der Kohlenhydrate zurücktritt; nur die Hülsenfrüchte und ölliefernden Samen sind verhältnissmässig reich an Proteïnstoffen und letztere auch an Fett. Dazu sind die Proteïnstoffe (S. 12—95) und Fette (S. 95—117) von theilweise anderer Art und verschiedener Konstitution.

Die stickstofffreien Extraktstoffe bezw. Kohlenhydrate schliessen sehr verschiedenartige chemische Verbindungen in sich (vergl. 117—177). Hierzu gesellt sich die Cellulose oder Rohfaser (S. 177—181), die in den vom Menschen genossenen thierischen Nahrungsmitteln ganz fehlt.

Die einzelnen Mineralstoffe (S. 181—182) sind in den pflanzlichen Nahrungsmitteln ferner in einem von den thierischen Nahrungsmitteln verschiedenem Verhältniss vorhanden (vergl. auch S. 354).

In der Nahrung des Menschen nehmen die pflanzlichen Nahrungsmittel einen grösseren Umfang ein als die thierischen; bei einzelnen Völkern und Menschen wird die Nahrung nur aus dem Pflanzenreich gedeckt (vergl. S. 366 u. ff.).

Die menschlichen Genussmittel werden fast einzig oder doch zum bei weitem grössten Theil aus dem Pflanzenreich gewonnen (vergl. S. 208).

Die Getreidearten (Ceralien).

Wenngleich die Körner der Ceralien als solche nicht zur menschlichen Ernährung dienen, sondern in Form von daraus dargestelltem Mehl, Stärke, Brot oder von geschältem Korn, Graupen etc. verwendet werden, so sind doch wegen der grossen Bedeutung derselben für die Ernährung allgemeine Bemerkungen über die Kultur dieser Pflanzen und die Zusammensetzung der Samen am Platze, um so mehr, als dadurch der Werth der daraus für die Küche hergestellten Erzeugnisse anschaulicher wird.

Die zu dieser Gruppe gehörenden Getreidearten zeichnen sich vor allem durch einen hohen Stärkegehalt aus bei einem mittleren Gehalt an Proteïnstoffen, welche letztere grösstentheils der Klebergruppe (S. 32) angehören. Die sog. stickstofffreien Extraktstoffe schliessen neben Stärke nur geringe Mengen Zucker, Dextrin und Gummi ein.

Der jährliche Verbrauch an Getreide bezw. Mehl kann auf 100—130 kg für den Kopf der Bevölkerung oder auf 125—200 kg für den Kopf eines Erwachsenen veranschlagt werden.

Ueber die Grösse des Anbaues der Getreidearten in Deutschland sowie über die Grösse der Einfuhr vergl. S. 4.

Rossmässler nannte Weizen, Roggen, Gerste, Hafer die vier Ernährer der Menschheit; das gilt aber vorwiegend nur für die gemässigte Zone Europas, in den Tropenländern, Italien und Amerika nehmen von den Getreidearten Reis und Mais dieselbe Stelle ein, wie bei uns Weizen und Roggen.

1. Weizen. Der Weizen (Triticum[1]), seit den geschichtlichen Zeiten als Kulturpflanze bekannt, bildet von den Getreidefrüchten in der gemässigten Zone das unzweifelhaft wichtigste pflanzliche Erzeugniss für die menschliche Ernährung (vergl. S. 4). Von seinem Gedeihen hängt das Wohl und Wehe der Menschen in diesen Gegenden ab. Man unterscheidet zunächst 2 Gruppen Weizen, den nackten mit zäher Aehrenspindel und den bespelzten Weizen mit brüchiger Aehrenspindel. Der Nacktweizen umfasst 3 Unterarten:

1. Triticum vulgare muticum (gemeiner Weizen), 2. Triticum turgidum L. (englischer Weizen), 3. Triticum durum L. (Glas- oder Hartweizen).

Von den bespelzten Weizen giebt es ebenfalls 3 Unterarten, nämlich 1. Triticum spelta L. (Spelz- oder Dinkelweizen), 2. Triticum amylaceum oder dicoccum (Emmer, Gerstendinkel oder Sommerspelz) und 3. Triticum monococcum (Einkorn).

Jede dieser Species hat wieder unzählige Spielarten[2]), die bald lang begrannt, halb begrannt oder grannenlos sind, bald durch ein weisses, gelbes oder rothes Korn sich unterscheiden, bald als Winter-, bald als Sommerfrucht angebaut werden.

Der Weizen gedeiht noch bis zum 58.—60.° n. Br., jedoch nicht mehr sicher, wo die Winterkälte — 27° übersteigt. Unter dem 45. Breitengrade wird er noch bis zu 1500 m, am nördlichen Alpenrande bis zu 1100 m und in den Tyroler Centralalpen bis 1400 m Meereshöhe angebaut. Für den Winterweizen nimmt man in unseren Breiten 300, für den Sommerweizen 140 Wachsthumstage an. Jedoch ist die Wachsthumszeit sehr von der durchschnittlichen Temperatur der Gegend abhängig. Während nach Boussingault bei Paris der Weizen bei 17° mittlerer Sommertemperatur in 160 Tagen zur Reife gelangt, gebraucht derselbe in Turmero mit 30° mittlerer Temperatur nur 92 Tage.

Der Weizen verlangt zum Gedeihen einen thon- und humusreichen, oder schweren Boden, der nicht arm an Kalk sein darf. Er bringt einen 8—12-fachen Ertrag.

Das spec. Gewicht des Weizens beträgt etwa 1,4131 im Mittel, mit Schwankungen von 1,3766—1,4896.

Die chemische Zusammensetzung des Weizenkornes ist neben der Species und Spielart vorwiegend von dem Boden und Klima etc. abhängig.

a) Nacktweizen. Nach einer Anzahl Analysen hat der Nacktweizen verschiedener Länder folgende Zusammensetzung (vergl. folgende Seite oben).

Wie die Weizensorten der einzelnen Länder, so zeigen auch die eines und desselben Landes grosse Schwankungen im Gehalt; so schwankte auf den gleichen Wassergehalt von 13,37 % bezogen, der Proteïngehalt für Winterweizen aus Nord- und Ostdeutschland von 7,74—20,31 %, desgl. aus Süddeutschland von 8,83—19,01 % etc. (vergl. weiter Bd. I, S. 413 bis 450).

Im Uebrigen ist die Zusammensetzung des Weizens vorwiegend abhängig:

1. Von Klima und Jahreszeit (ob Winter- oder Sommerweizen). Im Allgemeinen pflegt der Weizen südlicher Gegenden proteïn- (kleber-) reicher, als der nördlicher Gegenden zu sein. Dieses tritt, wie aus vorstehender Tabelle ersichtlich ist, deutlich zwischen den in Nord-, Ost-, und Mitteldeutschland und den in Süd- und Westdeutschland

---

[1]) Triticum von tero (tritum) dreschen = Dreschfrucht.
[2]) England hatte auf die Wiener Weltausstellung 212 verschiedene Weizensorten geliefert.

Die Getreidearten.

No.	Ursprung	Zahl der Analysen	In der natürlichen Substanz						In der Trockensubstanz					Stickstoff in der Trockensubstanz
			Wasser %	Stickstoff-Substanz %	Fett %	Stickstofffreie Extraktstoffe %	Rohfaser %	Asche %	Stickstoff-Substanz %	Fett %	Stickstofffreie Extraktstoffe %	Rohfaser %	Asche %	%
1	Nördliches, östliches und mittleres Deutschland:													
	a. Winterweizen . . .	90	13,37	10,93	1,65	70,01	2,12	1,92	12,62	1,90	80,81	2,45	2,22	2,02
	b. Sommerweizen . .	8	13,37	11,23	2,03	68,61	2,26	2,52	12,96	2,34	79,18	2,61	2,91	2,07
2	Südliches und westliches Deutschland:													
	a. Winterweizen . . .	42	13,37	12,29	1,71	67,96	2,82	1,85	14,19	1,97	78,46	3,25	2,13	2,27
	b. Sommerweizen . .	30	13,37	14,95	1,56	67,93		2,19	17,26	1,80	78,41		2,53	2,76
3	Oesterreich-Ungarn, Winterweizen. . . .	18	13,37	12,66	1,99	66,94	3,29	1,75	14,61	2,30	77,16	3,91	2,02	2,34
4	Russland, Sommerweizen .	33	13,37	16,75	1,58	64,40	2,19	1,71	19,33	1,82	74,35	2,53	1,97	3,09
5	England, Winterweizen (?)	15	13,37	10,99	1,86	69,21	2,90	1,67	12,69	2,15	79,88	3,35	1,93	2,03
6	Schottland, Winterweizen (?)	16	13,37	10,58	1,73	72,77		1,55	12,21	2,00	84,00		1,76	1,95
7	Frankreich	70	13,37	12,64	1,41	68,92	2,00	1,66	14,59	1,62	79,56	2,31	1,92	2,33
8	Dänemark, Winterweizen (?)	29	13,37	11,50	1,89	69,59	2,19	1,46	13,28	2,18	80,33	2,53	1,68	2,12
9	Spanien, Sommerweizen (?)	9	13,37	12,45	1,92	70,46		1,80	14,37	2,22	81,33		2,08	2,30
10	Afrika	34	13,37	10,99	2,08	70,19	1,92	1,45	12,66	2,40	81,06	2,21	1,67	2,03
11	Asien (ausschl. Sibirien), Indien, Sommerweizen(?)	8	13,37	10,97	2,08	70,31	1,92	1,45	12,66	2,40	81,05	2,22	1,67	2,03
12	Australien	4	13,37	10,16	1,39	—	—	—	11,73	1,60	—	—	—	1,88
13	Japan	4	13,37	13,31	1,72	67,13	2,91	1,56	15,36	1,98	77,51	3,35	1,80	2,47
14	Nordamerika:													
	a. Winterweizen . . .	504	13,37	11,61	2,07	69,46	1,70	1,79	13,40	2,39	80,18	1,96	2,07	2,14
	b. Sommerweizen . .	40	13,37	12,92	2,15	67,98	1,72	1,86	14,92	2,48	78,46	1,99	2,15	2,39
15	Gesammt-Mittel aller Länder (1—14) . . .	948	13,37	12,03	1,85	68,67	2,31	1,77	13,89	2,13	79,27	2,67	2,05	2,22

gewachsenen Weizen hervor; auch der in Oesterreich-Ungarn, Frankreich und Spanien gewachsene Weizen enthält mehr Proteïn, als der englische, schottische und dänische Weizen.

Am proteïn-(kleber-)reichsten ist der Weizen aus Südrussland. Laskowsky hat diese Thatsache mit den klimatischen Verhältnissen in Verbindung gebracht und glaubt dieselbe durch die hohe Sommertemperatur und den Regenmangel in Südrussland erklären zu können.

Die Hauptmerkmale des kontinentalen Klimas im östlichen Europa sind nach Laskowsky: Niedere Temperatur des Winters, hohe Temperatur des Sommers und Regenmangel; je weiter von den westlichen Gestaden Europas nach Osten, desto höher die Temperatur des Sommers, desto geringer der jährliche Regenfall.

Hieraus allein aber scheint der Kleberreichthum des russischen Weizens nicht erklärt werden zu können. Denn auch der in Deutschland angebaute Sommerweizen pflegt einen dem russischen Weizen gleichen Proteïn-Gehalt zu besitzen; so fanden Ritthausen, Ditmar und Pott im Mittel von je 8 Proben Sommerweizen 1870 = 20,06 %, 1871 = 17,93 % Proteïn (auf Trockensubstanz berechnet).

Eine Anzahl von Analysen von Winter- und Sommerweizen ergab z. B.:

Weizensorte	Anzahl der Analysen	In der natürlichen Substanz							In der Trockensubstanz				
		Wasser %	Stickstoff-Substanz %	Fett %	Stickstoff-freie Extraktstoffe %	Rohfaser %	Asche %	Stickstoff-Substanz %	Fett %	Stickstoff-freie Extraktstoffe %	Rohfaser %	Stickstoff %
Winterweizen . . .	503	13,37	11,64	1,72	69,07	2,34	1,86	13,44	1,99	79,72	1,95	2,15
Sommerweizen . .	91	13,37	13,59	2,00	67,29	1,81	1,94	15,69	2,31	77,67	2,11	2,51

Hiernach enthält der Sommerweizen im Mittel 2% Proteïn mehr und 2% Stärke weniger als Winterweizen, und glaubt H. Ritthausen die Kürze der Wachsthumszeit als eine der Ursachen bezeichnen zu müssen, von welcher der Stickstoffreichthum der Samen hauptsächlich, aber nur indirekt, abhängt, indem in Folge der Verkürzung der Wachsthumszeit die Bildung von grösseren Mengen Stärke beeinträchtigt ist, also eine geringere Menge davon, als unter anderen Verhältnissen in den Samen zur Ablagerung gelangt. Die Samen sind demgemäss geringhaltiger an Stärke, das Verhältniss der Stickstoff-Substanz zu dieser ist grösser und der procentige Gehalt an Stickstoff daher höher.

Hieraus würde gefolgert werden können, dass in trockenen und heissen Sommern, wo die Wachsthumszeit abgekürzt wird, stickstoffreichere Samen gebildet werden, als unter regelrechten Verhältnissen oder in feuchten Sommern, was der Erfahrung nicht widerspricht.

Wenngleich Laskowsky in seiner Abhandlung nicht bemerkt, ob der von ihm untersuchte russische Weizen Sommerweizen war, welcher Umstand den Stickstoffreichthum zu erklären im Stande ist, so ist dieses doch sehr wahrscheinlich, weil in Russland durchweg Sommerweizen angebaut wird.

2. Von Witterung, Boden und Düngungszustand desselben.

In dem regenreichen Sommer 1886 (mit 2,66 mm täglicher Regenhöhe) hatten die Körner von ungedüngtem Weizen im Mittel von mehreren Proben 12,70% Stickstoff-Substanz und 1,98% Asche, in den trockeneren Sommern 1885 und 1887 (mit 1,86 bezw. 1,73 mm täglicher Regenhöhe) nur 11,73% bezw. 11,28% Stickstoff-Substanz und 1,74% bezw. 1,90% Asche. Bei gleichzeitiger Stickstoff-Düngung war das Verhältniss umgekehrt.

H. Ritthausen und U. Kreusler fanden bei verschiedener Düngung im Mittel in der Trockensubstanz:

	Ungedüngt	Phosphorsäure-düngung	Stickstoff-düngung	Phosphorsäure- + Stickstoffdüngung
Stickstoff	2,60 %	2,82 %	2.43 %	3.58 %
Stickstoff-Substanz .	16,25 „	17,62 „	21.43 „	22,37 „

In derselben Weise fanden U. Kreusler und E. Kern:

	Ungedüngt	Stickstoffdüngung		Phosphorsäure-düngung	Phosphorsäure- + Stickstoffdüngung		
		schwache	starke		schwache	stärkere	noch stärkere
Stickstoff . . .	2,60 %	3,20 %	3,25 %	2,75 %	3,33 %	3,41 %	3.50 %
Stickstoff-Substanz	19,00 „	20,00 „	20,31 „	17,18 „	20,71 „	21,11 „	21,87 „

Wir sehen, dass hier die Stickstoff-Substanz im Weizen mit der Düngung von Stickstoff sowie Phosphorsäure steigt, und bei Düngung mit Stickstoff + Phosphorsäure (Superphosphat + Ammoniaksalz) am höchsten wird.

In derselben Weise muss der Boden als solcher je nach seinem natürlichen Gehalt an assimilirbaren Nährstoffen, wie Stickstoff und Phosphorsäure, die Zusammensetzung der Weizenkörner beeinflussen.

Aber auch die sonstigen (physikalischen) Eigenschaften des Bodens werden nicht ohne Einfluss sein, da der Weizen vielfach auf gewissen Bodenarten, selbst bei hinreichendem Nährstoffvorrath, nicht gedeiht. Indess fehlt es bis jetzt an Untersuchungen, welche diese Beziehungen zu den einzelnen Bodenarten darlegen. Anscheinend spielt hierbei der Wassergehalt des Bodens eine nicht unwichtige Rolle, indem bei genügendem Wassergehalt der Weizen auch auf leichteren (Sand-) Bodenarten gedeiht. Auf S. 461, Bd. I ist zwar die mittlere Zusammensetzung von auf verschiedenen Bodenarten gewachsenen Körnern mitgetheilt, und treten bei denselben auch Unterschiede hervor, indess ist nicht ausgemacht, ob letztere durch die Bodenart allein, oder auch gleichzeitig durch andere Ursachen, wie angebaute Spielart, Düngungszustand der Böden etc. mitbedingt sind.

3. Von der Beschaffenheit der Körner (ob hart oder weich, klein oder gross?).

Harte oder glasige Weizenkörner sind protein- (kleber-) reicher und stärkeärmer, als weiche Körner; so ergab sich im Mittel mehrerer Analysen:

Weizensorte	Anzahl der Analysen	In der natürlichen Substanz						In der Trockensubstanz				
		Wasser	Stickstoff-Substanz	Fett	Stickstofffreie Extraktstoffe	Rohfaser	Asche	Stickstoff-Substanz	Fett	Stickstofffreie Extraktstoffe	Rohfaser	Stickstoff
		%	%	%	%	%	%	%	%	%	%	%
Harter, glasiger W.	239	13,37	12,67	2,07	68,41	1,69	1,79	14,61	2,39	78,98	1,95	2,34
Weicher, mehliger W.	146	13,37	11,38	1,93	69,71	1,83	1,78	13,14	2,23	80,46	2,11	2,10

Ebenso sind kleine Körner durchweg reicher an Stickstoff-Substanz, als grosse Körner. So fand G. Marek für die Trockensubstanz:

	Stickstoff-Substanz	Fett	Stickstofffreie Extraktstoffe	Rohfaser	Asche
Grosse Körner	14,35 %	2,62 %	76,12 %	4,79 %	2,12 %
Kleine „	15,53 „	2,51 „	72,26 „	7,36 „	2,34 „

In derselben Weise fanden v. Gohren, A. Wels und W. Tod für Vorder- und Hinterkörner unter anderen Analysen:

Ungedüngt	Vorderkörner	13,14 %	2,37 %	77,83 %	4,44 %	2,22 %
	Hinterkörner	18,33 „	2,48 „	72,30 „	4,44 „	2,45 „
Aschendüngung	Vorderkörner	12,16 „	2,17 „	78,98 „	4,28 „	2,46 „
	Hinterkörner	18,16 „	2,07 „	73,19 „	4,00 „	2,58 „

etc.

Mit der erhöhten Menge Stickstoff-Substanz geht ein Mehrgehalt an Aschenbestandtheilen parallel.

Die Stickstoff-Substanz des Weizens besteht nach den Untersuchungen Ritthausen's aus: Pflanzenalbumin, Glutenkaseïn und den Kleberproteïnstoffen (Glutenfibrin, Gliadin und Mucedin), vergl. S. 32; etwa 89—95 % der Stickstoffverbindungen sind in Form von Reinproteïnstoffen vorhanden, 5—11 % bestehen aus Amid- oder sonstigen Stickstoffverbindungen.

Ueber das Vorkommen und die Zusammensetzung des Albumins (bezw. Leukosins) vergl. S. 26.

Der Gehalt des Weizens an sonstigen Proteïnstoffen lässt sich nach H. Ritthausen nicht entfernt genau angeben; die in der Litteratur hierüber vorhandenen Angaben entbehren nach demselben der Glaubwürdigkeit, weil die Präparate unrein waren.

Der Klebergehalt des Weizens ist ein sehr schwankender; er wird bekanntlich im rohen Zustande erhalten durch Kneten und Auswaschen des gemahlenen Weizens bezw. des Weizenmehls, wobei er als dehnbare und elastische Masse zurückbleibt, die nach dem Trocknen eine bröckliche und hornartige Beschaffenheit annimmt. E. Millon fand im Weizen 0,0—17,4 % Kleber, v. Bibra selten über 8 %, H. Ritthausen in 33 Weizensorten aus sehr verschiedenen Gegenden 8,36—21,85 % rohen oder 7,08—18,54 % reinen Kleber etc.

Kleberfreie Weizen hat H. Ritthausen bis jetzt nicht gefunden, bezweifelt aber nicht deren Vorkommen. Der kleberfreie Weizen ist nicht auch frei von den Kleberproteïnstoffen, sondern enthält vielleicht diese in einem anderen Mengenverhältniss, als die kleberreichen Weizen (vergl. S. 32—33).

H. Ritthausen fand im Korn und Mehl der harten und kleberreichen Weizen sowohl einen höheren Gehalt an Asche, wie auch an Kali und Phosphorsäure, als in weichen und kleberarmen Weizen, nämlich:

	Korn von		Mehl von	
	hartem,	weichem,	hartem,	weichem Weizen
Asche	2,18 %	1,94 %	1,23 %	0,97 %
Mit Kali	0,719 „	0,724 „	0,364 „	0,307 „
Mit Phosphorsäure	1,129 „	0,900 „	0,627 „	0,494 „

Mit dieser Thatsache, dass weiche, kleberarme Weizen weniger Aschenbestandtheile und besonders weniger Phosphorsäure enthalten, steht vielleicht die Beobachtung im Einklang, dass man aus solchen Weizensorten durch Anwendung eines salzreicheren (gypshaltigen) Wassers den Kleber vollständiger und besser zur Abscheidung bringen kann, als mit weichem Wasser.

H. Ritthausen findet ferner, dass der Gehalt an Kleber im Allgemeinen mit dem an Gesammtstickstoff bezw. Stickstoff-Substanz parallel geht; z. B.

Stickstoff des Mehles	1,60 %	1,65 %	2,53 %	2,75 %	3,56 %
Roher Kleber	9,11 „	10,65 „	15,56 „	17,00 „	21,35 „
Reiner „	7,68 „	8,16 „	12,54 „	12,78 „	18,42 „

Im Mittel sämmtlicher Bestimmungen findet H. Ritthausen bei 14,82 % Wasser im Weizen 37,30 % frischen und 14,45 % trocknen Kleber (mit 13,67 % Stickstoff), ferner vom Gesammtstickstoff des Weizens 78,3 % in Form von Kleber und 21,7 % in Form von anderen Proteïnsubstanzen bezw. Amiden.

Th. Dietrich[1]) bestätigt bei indischem Weizen die Beobachtung Ritthausen's, dass harte Weizenkörner ebenso wie an Proteïn überhaupt, so auch an Kleber reicher sind, als weiche Weizenkörner; er fand nämlich in der Trockensubstanz:

	Gesammt-Proteïn	Kleber	
		trocken	aus dem Stickstoff-Gehalt berechnet
Harter Weizen	13,83 %	16,21 %	10,42 %
Weicher „	10,80 „	12,12 „	8,44 „

Nach M. Märcker[2]) steht der Gehalt an feuchtem und trockenem Kleber in einer gewissen Beziehung zu Korngrösse bezw. -gewicht, indem die grössten Körner durchweg den niedrigsten Klebergehalt besitzen: er fand z. B.:

Winterweizen		Sommerweizen	
Anzahl Körner auf je 10 g	Gehalt an trocknem Kleber	Anzahl Körner auf je 10 g	Gehalt an trocknem Kleber
218 Körner	5—6 %	189 Körner	6,83 %
231 „	6—7 „	277 „	8,60—9,18 %
297 „	7—8 „		

Dagegen konnte M. Märcker die von Dietrich und Ritthausen beobachtete Beziehung zwischen Gesammtstickstoff- und Klebergehalt nicht bestätigen, insofern als die kleberreichsten Weizenkörner nicht immer den grössten Antheil Kleberstickstoff vom Gesammtstickstoff enthielten.

---

[1]) Landw. Versuchs-Stationen 1888, **35**, 309.
[2]) Nach Magdeburger Ztg. 1887 vom 26. Mai u. 3. Juni in Centralbl. f. Agric.-Chem. 1887, **16**, 460.

Auch die Untersuchungen von Heinrich und Meyer[1] ergaben, dass zwar im Allgemeinen der Klebergehalt mit dem Gesammt-Proteïngehalt steigt und fällt, dass aber im Einzelnen auch Abweichungen vorkommen.

Von der Grösse des Klebergehaltes der Weizenkörner hängt im Allgemeinen die grössere oder geringere Backfähigkeit des Mehles (Steighöhe des Gebäckes) ab; in dieser Hinsicht findet M. Märcker, dass die relative und absolute Steighöhe des Klebers um so grösser zu sein pflegt, je mehr Kleberstickstoff auf den Gesammtstickstoff entfällt; wenn z. B. von Gesammtstickstoff waren:

Kleber-Stickstoff	78 %	78—80 %	80—81 %	81—82 %	82—83 %	über 83 %
so betrug:						
Die relative Steighöhe	6,48 %	6,60 %	7,15 %	7,25 %	7,85 %	8,90 %
Die absolute „	19,4 „	24,9 „	26,9 „	29,2 „	31,3 „	34,6 „

Wie der Sommerweizen im Allgemeinen einen höheren Klebergehalt als Winterweizen besitzt, so ist auch die relative wie absolute Steighöhe des Klebers aus ersterem eine grössere, als die des Klebers aus letzterem; so fand M. Märcker:

	Gehalt an feuchtem Kleber	Steighöhen von je 7 g feuchtem Kleber		Volum von 100 g Gebäck
		relative	absolute	
Winterweizen	26,3 %	7,56 ccm	28,4 ccm	282,6 ccm
Sommerweizen	33,1 „	8,43 „	37,0 „	323,2 „

Die geringste Backfähigkeit pflegt das Mehl aus dem englischen Rivett's Bearded-Weizen, aus Saumur- und Green Mountain-Weizen zu besitzen; man kann dieselbe ebenso wie bei sonstigen schlecht backfähigen Weizen dadurch erhöhen, dass man denselben das Mehl von kleberreichem Sommer- oder russischem etc. Weizen beimengt.

Auch der indische Weizen liefert nach der Mittheilung Th. Dietrich's ein schlecht backfähiges Mehl; jedoch scheint dieses nicht allein an einem niedrigen Klebergehalt zu liegen, wie denn überhaupt, worauf schon Dafert hingewiesen hat und was auch Heinrich und Meyer fanden, weder die absolute Menge, noch die Steighöhe des Klebers in einem regelmässigen Zusammenhange mit der Backfähigkeit des Mehles stehen; es müssen noch sonstige, bis jetzt noch unbekannte Einflüsse auf die Backfähigkeit des Mehles von verschiedenen Weizensorten vorhanden sein. Heinrich und Meyer glauben, dass man für die Brauchbarkeit verschiedener Weizensorten zu Backzwecken durch Multiplikation des Gehaltes an trockenem Kleber mit der beim Backen eintretenden Volumvermehrung des Klebers vergleichbare Werthe erhält; sie fanden z. B.:

Weizen:	Stickstoffgehalt	Klebergehalt (trocken)	Backfähigkeit des Klebers (Volumvermehrung)	Produkt aus Kleber und Backfähigkeit
Shireff's Squarehead (Dänische Saat)	1,84 %	15,0 %	5,8 %	87,6 %
Desgl. (Inländische Saat)	1,64 „	10,7 „	6,2 „	66,3 „
Galizischer	1,85 „	13,4 „	5,3 „	71,0 „
Frankensteiner	1,61 „	11,1 „	5,0 „	55,5 „
Clever Hochland	1,62 „	10,4 „	5,5 „	67,2 „
Saumur	1,55 „	8,4 „	2,1 „	17,6 „
Green Mountain	1,46 „	6,4 „	2,4 „	15,4 „

Nach G. Barth[2] giebt der Gehalt an Kleber in Verbindung mit dessen Wasseraufsaugungsvermögen einen Anhalt für die Beurtheilung eines Weizenmehles, besonders aber die Glasigkeit des Weizens; je glasiger ein Weizen ist, desto grösser ist im Allgemeinen die Backfähigkeit des daraus hergestellten Mehles.

---

[1] Landw. Ann. d. mecklenb. patriot. Vereins 1890, 89.
[2] Zeitschr. f. Nahrungs- und Genussmittel 1902, 5, 449.

G. Fleurent[1]) will durch Versuche festgestellt haben, dass weniger die absolute Menge des Klebers als das Verhältniss von Glutenin zu Gliadin (S. 33) für die Backfähigkeit eines Weizenmehles massgebend sei. Als Glutenin bezeichnet er den Antheil des Weizenklebers, der in kaliumkarbonathaltigem Alkohol (3 g KOH in 1 l 70%-igem Alkohol) löslich, mit Gliadin den Theil des Klebers, der hierin unlöslich ist. Das Glutenin soll in einem gut backfähigem Mehl 25%, das Gliadin 75% des Klebers ausmachen.

Fr. Reichert[2]) hat das Fleurent'sche Verfahren dahin abgeändert, dass er das Kali durch Salzsäure anstatt durch Kohlensäure neutralisirt und empfiehlt zur Bestimmung des Gesammtklebers nach dem Vorschlage von M. Fischer die Behandlung des Mehles mit 1%-iger Milchsäure; er hält zur Beurtheilung der Backfähigkeit eines Weizenmehles, wenn man keinen Backversuch anstellen will, die Bestimmung des Protein-, Kleber- und Gliadin-Gehaltes für nothwendig. A. Maurizio[3]) verwirft mehr oder weniger alle bisherigen Verfahren zur Bestimmung der Backfähigkeit eines Weizens bezw. Mehles aus demselben und hält das spec. Gewicht des daraus regelrecht gebackenen Brotes für ein vorzügliches Mittel hierzu; Brot bester Sorte hat ein spec. Gewicht von 0,23—0,28, mittlerer Sorte ein spec. Gewicht bis 0,35 und Brot geringer Sorte ein spec. Gewicht von 0,46 und mehr.

Das Fett (bezw. der Aetherauszug) des Weizens schliesst nach H. Ritthausen geringe Mengen Phytosterin ein. E. Ritter[4]) erhielt aus Oel von Weizenkeimen 5,0—6,6% Phytosterin. Töpler (Bd. I, S. 602) fand den Lecithin-Gehalt in Procenten des Weizenfettes zu 6,61% und 7,07% (= 0,25—0,28% Phosphor); Schulze und Steiger fanden in Procenten des natürlichen Weizens 0,65% Lecithin. Ueber die Elementarzusammensetzung des Fettes siehe S. 115.

Besonders der Keim des Weizens ist reich an Fett; denn die nach dem neuen Mahlverfahren fast rein, (neben etwas Kleie) gewonnenen Weizenkeime enthalten 8—12% Fett bezw. flüssiges Oel, welches zu den schnell trocknenden Oelen gehört.

Die stickstofffreien Extraktstoffe des Weizens bestehen fast ganz aus Stärke; neben dieser sind mehr oder weniger Zucker, Gummi und Dextrin vorhanden.

Poehl[5]) bestreitet zwar, dass im Weizenkorn fertig gebildeter Zucker vorkommt, da Weizen an 95%-igen Alkohol keinen Zucker abgiebt; nach ihm soll der Zucker erst beim Verreiben oder Befeuchten mit Wasser entstehen. Dieses mag sein, da das Weizenkorn ebenso wie das Gerstenkorn ein beim Keimen sich bildendes, diastatisches Enzym besitzt. Thatsächlich aber ist von verschiedenen Analytikern (vergl. Bd. I, S. 416—448) in den Weizenkörnern mehr oder weniger Zucker, Gummi und Dextrin (durch Ausziehen derselben mit Wasser) gefunden worden, z. B.:

	Deutscher	Englischer und schottischer	Indischer	Amerikanischer	Mittel aller Untersuchungen
Anzahl der Sorten	1	7	7	46	61
Zucker	1,16 %	1,51 %	5,59 %	3,51 %	3,25 %
Dextrin + Gummi	4,20 „	2,82 „	8,12 „	2,49 „	2,54 „

Besonders reich an Zucker ist der Weizenkeim; Richardson und Crampton[6]) fanden darin 15—18% Zucker verschiedener Art, welcher nach Entfernung des Oeles durch heissen Alkohol ausgezogen werden kann und zu 80—90% aus Saccharose besteht, während der übrige Theil des Zuckers aus Raffinose zu bestehen scheint.

Hiernach würden die im Mittel von 1358 Weizensorten vorhandenen Procente an stickstofffreien Extraktstoffe bestehen aus:

---

[1]) Compt. rendus 1896, 123, 755.
[2]) Fühling's landw. Ztg. 1902, 51, 565, 605 u. 645.
[3]) Landw. Jahrbücher 1902, 31, 179.
[4]) Zeitschr. f. physiol. Chemie 1901, 34, 430.
[5]) Wagner's Jahresbericht 1874, 67.
[6]) Berichte d. deutschen chem. Gesellschaft 1886, 19, 1180.

In der natürlichen Substanz			In der Trockensubstanz		
Zucker	Dextrin, Gummi	Stärke etc.	Zucker	Dextrin, Gummi	Stärke etc.
3,25 %	2,54 %	63,28 %	3,75 %	2,93 %	73,07 %

Den Gehalt an Pentosanen fanden Tollens und Glauditz in der Trockensubstanz von Squarehead-Weizen zu 10,44 %.

Die Asche des Weizens hat nach E. Wolff folgende mittlere Zusammensetzung:

a) Winterweizen (110 Analysen):

Reinasche in der Trockensubstanz	Kali	Natron	Kalk	Magnesia	Eisenoxyd	Phosphorsäure	Schwefelsäure	Kieselsäure	Chlor
1,96 %	31,16 %	3,07 %	3,25 %	12,06 %	1,28 %	47,22 %	0,39 %	1,96 %	0,32 %

b) Sommerweizen (16 Analysen):

| 2,14 % | 30,51 % | 1,74 % | 2,82 % | 11,96 % | 0,51 % | 48,94 % | 1,32 % | 1,46 % | 0,47 % |

Schwankungen: Gesammtasche von 1,6—2,5 %, Kali 23,2—41,1 %, Kalk 0,9—8,2 %, Phosphorsäure 39,2—53,7 %.

Der Sommerweizen ist hiernach etwas reicher an Gesammt-Asche und Phosphorsäure, als der Winterweizen. Hiermit steht vielleicht auch der stets etwas höhere Gehalt des ersteren an Stickstoff-Substanz im Zusammenhang.

W. Mayer[1]) hat nämlich gefunden, dass im Weizen wie in anderen Getreidearten auf 1 Theil Phosphorsäure 2 Theile Stickstoff kommen, dass sich beide im Mittel wie 1 : 2 verhalten, bei Schwankungen von 1 : 1,83 bis 1 : 2,19.

Diese Verhältnisszahlen beziehen sich auf Weizen mit 1,93—2,32 % Stickstoff in der Trockensubstanz.

H. Ritthausen, U. Kreusler und Pott haben aber gefunden, dass bei stickstoffreicheren Weizen (mit 2,50—3,58 % Stickstoff) dieses Verhältniss ein weiteres wird; dasselbe war wie 1 Phosphorsäure : 2,58—3,40 Stickstoff.

Hiernach ist es unzulässig, mit Laskowsky zu schliessen, dass stickstoffreiche Weizen den Boden mehr an Phosphorsäure erschöpfen, als stickstoffarme Weizen.

In der Müllerei gelten in Uebereinstimmung mit vorstehenden Ausführungen, weisse, gelbe und viele rothe Weizen als sehr mehlig d. h. als reich an Stärke und verhältnissmässig arm an Kleber; glasige bezw. wenigstens halbglasige und kleinkörnige Weizen werden daher wegen des grösseren Klebergehaltes ersteren Sorten vorgezogen. Die Backfähigkeit ermittelt der Müller durch Zerkauen der Körner; kleberreicher Weizen lässt sich wie Gummi kauen.

Verfälschung des Weizens. Eine Verfälschung der Weizenkörner ist zunächst insofern möglich, als den gesuchteren Sorten, welche ein gutes, backfähiges Mehl liefern, schlechtere Sorten von geringerer Backfähigkeit untergemischt oder ganz als solche ausgegeben werden. Mag dieses auch, weil es von den erfahrenen Händlern und Müllern leicht erkannt wird, selten vorkommen, so gehört doch das Oelen des Weizens zu den häufiger auftretenden Ungehörigkeiten.

Das Oelen hat den Zweck, das Hektoliter-Gewicht eines Weizens geringerer Güte zu erhöhen; denn durch Oelen fügen sich die Weizenkörner leichter an einander; es gehen mehr Körner in das Hektoliter, und wenn dieses 78 kg statt 75 kg wiegt, wird der Weizen verhältnissmässig höher bezahlt. Behufs Oelens des Weizens taucht man Schaufeln in ein flüssiges Oel und wirft mit den geölten Schaufeln den Weizen mehrmals um; auf 1000 kg Weizen verwendet man etwa $1/_2$—1 kg Oel.

b) **Spelzweizen.** Von den 3 Spelzweizen bedarf der Dinkel (Triticum spelta) längerer Zeit zu seiner Entwickelung; er wird daher vorzugsweise als Winterkorn angebaut; der Emmer (Triticum amylaceum) dagegen reift auch als Sommerkorn. Diese beiden werden

---

[1]) Ann. d. Chem. u. Pharm., **104**. 129.

mehr in den wärmeren Ebenen Süddeutschlands angebaut, während das Einkorn (Triticum monococcum) auch auf steinigem und kälterem Boden fortkommt, sich daher mehr auf den Höhen findet.

Von diesen 3 Weizensorten, besonders vom Emmer und Einkorn, liegen bis jetzt nur wenige und unvollständige Analysen vor; die vorhandenen Analysen ergaben im Mittel:

Spelzweizen	Anzahl der Analysen	In der natürlichen Substanz							In der Trockensubstanz		
		Wasser	Stickstoff-Substanz	Fett	Stickstofffreie Extraktstoffe	Rohfaser	Asche	Stickstoff-Substanz	Stickstofffreie Extraktstoffe	Stickstoff
	%	%	%	%	%	%	%	%	%	%
Spelz- oder Speltweizen (enthülst)	18	13,37	11,84	1,85	68,22	2,65	2,07	13,67	79,90	2,19
Emmer	4	13,37	12,28	—	—	—	—	14,18	—	2,27
Einkorn	2	13,37	10,39	—	—	—	—	12,00	—	1,92

W. Pillitz[1]) fand im Mittel zweier Speltz- bezw. Dinkelsorten:

Lufttrockne Substanz						Trockensubstanz			
Wasser	In Wasser lösliches Albumin	Zucker	Dextrin	Stärke		Lösliches Albumin	Zucker	Dextrin	Stärke
12,96 %	2,35 %	0,99 %	1,72 %	61,67 %		2,72 %	1,15 %	1,99 %	71,37 %

Die Asche hat nach E. Wolff folgende procentige Zusammensetzung:

	Reinasche in der Trockensubstanz %	Kali %	Natron %	Kalk %	Magnesia %	Eisenoxyd %	Phosphorsäure %	Schwefelsäure %	Kieselsäure %	Chlor %
Spelz mit Hülsen	4,29	15,55	0,99	2,61	6,46	1,60	20,65	2,94	46,73	0,64
Spelz ohne Hülsen	1,66	35,63	3,59	3,09	12,01	1,81	42,07	—	1,00	—

Die Spelzweizen haben als menschliche Nahrungsmittel nur eine örtliche Bedeutung. Spelz und Emmer liefern zwar nach dem Schälen, ein sehr feines und backfähiges Mehl; dieses wird aber meistens mit Weizenmehl vermischt.

Der unreife Spelz dient gedörrt als sog. Grünkorn meistens nur zur Darstellung von Graupen und Kochmehl für Bereitung von Suppen.

2. *Roggen.* Der Roggen (Secale cereale L.) kommt nur in einer Species vor; aber diese besitzt viele Spielarten, welche hauptsächlich als gewöhnlicher Roggen und Staudenroggen unterschieden werden. Sie werden als Winter- und Sommerfrucht angebaut. Erstere hat etwa 270—290, letztere 140—150 Wachsthumstage.

Der Roggen ist weiter nach Norden verbreitet, als der Weizen; er gedeiht bis zum 70° n. Br. und in den Centralalpen bei einer Meereshöhe bis zu 1600 m. Derselbe ist den Deutschen als Getreideart später (wahrscheinlich während der Völkerwanderung der Slaven und Hunnen) bekannt geworden, als der Weizen. Der letztere hat zwar bei uns im Allgemeinen eine grössere Bedeutung als Nahrungsmittel, jedoch bildet der Roggen in den nördlicheren Gegenden die fast ausschliessliche Brotfrucht.

An den Boden stellt derselbe nicht die Anforderung, wie der Weizen; er gedeiht im Allgemeinen auf leichterem oder trockenem Boden. Das specifische Gewicht des Roggenkornes ist 1,33—1,58.

Die Zusammensetzung des Roggens erhellt aus folgenden Analysen:

---

[1]) Zeitschr. f. analyt. Chem. 1872, 11, 46.

Bezeichnung	Anzahl der Analysen	In der natürlichen Substanz							In der Trockensubstanz		
		Wasser %	Stickstoff-Substanz %	Fett %	Stickstofffreie Extraktstoffe %	Rohfaser %	Asche %	Stickstoff-Substanz %	Stickstofffreie Extraktstoffe %	Stickstoff %
1. Winterroggen Deutschland	119	13,37	11,17	1,63	69,12	2,62	2,09	12,89	80,30	2,06
Amerika	61	13,37	12,03	1,84	69,64	1,36	1,76	13,89	80,37	2,22
aus allen Ländern	185	13,37	11,19	1,68	69,36	2,16	2,24	12,91	80,23	2,07
2. Sommerroggen: Deutschland	11	13,37	12,90	1,98	68,11	1,71	1,93	14,89	78,62	2,38

Die Schwankungen im Gehalt betragen: Wasser 6,85—18,68 %, Stickstoff-Substanz 7,27—19,71 %, Fett 0,21—3,01 %, stickstofffreie Extraktstoffe 60,68—73,71 %, Rohfaser 1,05—5,10 %, Asche 0,53—4,18 %.

Auf die Zusammensetzung des Roggens machen sich ähnliche Einflüsse, wie auf die des Weizens geltend. So pflegt der Roggen aus Süddeutschland im Durchschnitt etwas proteïnreicher und stärkeärmer als der aus Norddeutschland zu sein.

Auch enthält der Sommerroggen (allerdings nur nach 11 Analysen) etwas mehr Proteïn und weniger Rohfaser, als der Winterroggen.

Dass der Roggen je nach der Lage und der Bodenart sehr verschieden in der Zusammensetzung und Beschaffenheit sein kann, beweist eine an der hiesigen Versuchsstation von A. Stood[1]) ausgeführte Untersuchung von Roggen des linken und rechten Weserufers im Kreise Minden, welche im Mittel der Jahre 1888/89 für die Trockensubstanz ergab:

Roggen	Anzahl der Analysen	Stickstoff-Substanz %	Fett %	Glukose %	Dextrin %	Stärke %	Sonstige Stickstofffreie Extraktstoffe %	Rohfaser %	Asche %	Reinprotein %
Vom rechten Weserufer	14	12,26	1,65	2,59	3,90	58,85	15,17	3,34	2,24	11,25
Vom linken Weserufer	17	13,41	1,63	1,63	4,35	61,15	12,96	2,79	2,08	12,80

Der Roggen vom linken Weserufer ist dunkelfarbig, dickhülsig und rauhschalig; er besitzt ferner eine geringere Backfähigkeit, als der vom rechten Weserufer in dortiger Gegend, weshalb letzterer für Backzwecke vorgezogen wird. Ob vielleicht der durchschnittlich höhere Gehalt des Roggens vom rechten Weserufer an Zucker eine bessere Gährung (Säuerung), der geringere Gehalt an Proteïnstoffen ein weniger dichtes Gebäck bewirkt, so dass durch beide Umstände eine bessere Backfähigkeit gegenüber dem Roggen vom linken Weserufer bedingt ist, muss einstweilen dahingestellt bleiben; denn der Roggen liefert keinen eigentlichen Kleber, und wenn dieser bezw. die Stickstoff-Substanz die Ursache der verschiedenen Backfähigkeit sein sollte, so müsste der Roggen vom linken Weserufer wegen seines höheren Proteïngehaltes sich womöglich besser, als der vom rechten Weserufer verhalten.

Russischer Roggen enthält nach M. Fischer (Bd. I, S. 470) ähnlich wie russischer Weizen mehr Stickstoff-Substanz als deutscher Roggen; ersterer ergab 14,76 %, letzterer 11,15 % Proteïnstoffe in der Trockensubstanz.

Dass auch die Düngung die Beschaffenheit des Roggens beeinflusst, zeigen einige Versuche von Fr. Zöller; derselbe fand in der Trockensubstanz:

---

[1]) Landw. Versuchs-Stationen 1890, 38, 89.

	Ungedüngt	Superphosphat	Superphosphat + Ammoniaksalz	Superphosphat + Kalisalpeter
Stickstoff-Substanz	13,63 %	14,48 %	14,65 %	15,30 %

Hier hat durch die Zufuhr von Phosphorsäure und Stickstoff der Gehalt des Roggens an Stickstoff-Substanz entsprechend zugenommen.

E. Heiden und Fr. Voigt konnten indess (Bd. I, S. 476) bei ungedüngtem und mit Ammoniaksalz gedüngtem Roggen solche Beziehungen nicht finden; auch nach M. Fischer (Bd. I, S. 477 und 478) hat die Düngung keinen deutlich erkennbaren Einfluss auf die Zusammensetzung und Vertheilung der einzelnen Stickstoffverbindungen im Roggenkorn; er fand im Mittel von je 5-jährigen Versuchen folgende Zusammensetzung der Roggenkörner:

Art der Düngung	Wasser %	In der natürlichen Substanz					In der Trockensubstanz				
		Stickstoff-Substanz %	Fett %	Stickstofffreie Extraktstoffe %	Rohfaser %	Mineralstoffe %	im Ganzen %	Reinprotein-Stickstoff %	Amid-Stickstoff %	Nuklein-Stickstoff %	Verdaulicher Stickstoff %
Mist	13,02	12,31	1,71	81,71	2,17	2,10	1,97	1,69	0,28	0,13	1,56
Mineralstoffe . . .	13,28	11,44	1,67	82,66	2,14	2,09	1,83	1,58	0,25	0,12	1,46
Desgl. und Stickstoff	13,10	11,81	1,68	82,23	2,22	2,06	1,89	1,60	0,29	0,12	1,48
Stickstoff	13,25	12,06	1,69	82,25	2,23	1,96	1,93	1,61	0,32	0,13	1,49
Ungedüngt	13,25	12,06	1,67	82,02	2,19	2,06	1,93	1,64	0,29	0,13	1,51

Hiernach scheint der Roggen für eine künstliche Düngung, wie auch allgemein angenommen wird, nicht so dankbar zu sein, als andere Getreidearten.

Dagegen spielt die Farbe der Roggenkörner nach M. Fischer in der Weise eine Rolle, dass von demselben Roggen die — in Folge eines blauen Farbstoffes in den Kleberzellen — grünen Körner reicher an Gesammtproteïn, Reinproteïn, Glutenkaseïn etc. sind, als die gelben Körner; so ergaben:

Farbe der Körner:	Gesammt-Stickstoff-Substanz	Rein-proteïn	Glutenkaseïn (in Wasser unlöslich)	In 70 %-igem Alkohol unlösl. Proteïnstoffe	Stickstoff-Substanz (in 1 %-iger Essigsäure unlöslich)	(in 1 %-iger Sodalösung unlöslich)
Gelbe Körner	8,56—12,89 %	6,38 %	5,19 %	5,77 %	5,09 %	2,83 %
Grüne „	7,88—8,94 „	7,30 „	5,54 „	6,32 „	5,92 „	3,03 „

Die schwereren Körner sind nach Nothwang und Gwallig (Bd. I, S. 479) reicher an Stickstoff-Substanz, als die leichteren; sie fanden in der Trockensubstanz:

	Leipziger Roggen				Schlanstädter Roggen		
Korngewicht	20–30 mg	30–40 mg	40–50 mg	über 50 mg	20–30 mg	30–40 mg	40–50 mg
Stickstoff-Substanz	14,37 %	15,50 %	15,97 %	18,66 %	13,73 %	14,49 %	14,85 %

Ueber die Proteïnstoffe des Roggens, das Leukosin (Albumin) vergl. S. 26, das Gliadin S. 32.

Kleber lässt sich aus dem Roggen bezw. dessen Mehl nach H. Ritthausen nicht abscheiden, wahrscheinlich, weil einer der Bestandtheile des Weizenklebers dem Roggen fehlt. Die Stickstoffverbindungen bestehen zu durchweg 80—90 % aus Reinproteïn; 10—20 % pflegen in Form von Amiden etc. vorhanden zu sein.

Das Fett besteht nach S. 115 zum Theil aus freien Säuren. H. Ritthausen konnte keine Stearin-, sondern nur Oel- und Palmitinsäure darin nachweisen; es enthält nach demselben auch geringe Mengen Phytosterin. Töpler fand in Procenten des Roggenfettes 8,07 % Lecithin (= 0,31 % Phosphor), Schulze und Steiger fanden in Procenten der Roggenkörner 0,57 % Lecithin.

Die stickstofffreien Extraktstoffe bestehen, wie beim Weizen, vorwiegend aus Stärke; jedoch scheint der Roggen im Allgemeinen etwas mehr Zucker, Dextrin, Gummi und sonstige Kohlenhydrate zu enthalten als der Weizen; so ergab ausser den vorstehend von A. Stood untersuchten Proben:

	Deutscher Roggen	Amerikanischer Roggen	Gesammt-mittel
Anzahl der untersuchten Proben .	5	15	52
Zucker	3,84 %	7,56 %	3,90 %
Dextrin, Gummi	5,89 „	4,76 „	4,70 „

Darnach würden die stickstofffreien Extraktstoffe bestehen aus:

In der natürlichen Substanz			In der Trockensubstanz		
Zucker	Dextrin, Gummi	Stärke[1]) etc.	Zucker	Dextrin, Gummi	Stärke[1]) etc.
3,90 %	4,72 %	59,49 %	4,33 %	5,45 %	68,84 %

H. Ritthausen fand im Roggen ein in Weingeist lösliches Gummi von der Zusammensetzung des gewöhnlichen Pflanzengummis ($C_6H_{10}O_5$). An Pentosanen wurden von Tollens in der Trockensubstanz einer Probe 13,01 %, vom Verf. desgl. in der einer anderen Probe 10,45 % gefunden.

Ueber Zusammensetzung von verdorbenem Roggen vergl. Bd. I, S. 480.

Die Asche der Roggenkörner (Winterroggen) ist nach E. Wolff im Mittel von 36 Analysen procentig wie folgt zusammengesetzt:

Reinasche in der Trockensubstanz	Kali	Natron	Kalk	Magnesia	Eisenoxyd	Phosphorsäure	Schwefelsäure	Kieselsäure	Chlor
2,09 %	32,10 %	1,47 %	2,94 %	11,22 %	1,24 %	47,74 %	1,28 %	1,37 %	0,48 %

Schwankungen: Gesammtasche 1,6—3,5 %, K_2O 27,8—37,5 %, CaO 1,3—6,3 %, P_2O_5 39,9 bis 51,0 %.

Das Verhältniss von Phosphorsäure zu Stickstoff ist wie beim Weizen annähernd wie 1:2.

3. **Gerste**[2]). Man unterscheidet 3 Arten: 1. die **vielzeilige**[3]) Gerste (Hordeum polistichon) mit der **sechszeiligen** (H. hexastichon) und **gemeinen Gerste** (H. vulgare), 2. die **vierzeilige Gerste** (H. tetrastichon) und 3. die **zweizeilige Gerste** (H. distichon); letztere Sorte wird auch **grosse**, erstere beiden Sorten **kleine Gerste** genannt.

Diese haben wieder viele Spielarten und werden bald als Sommer-, bald als Winterfrucht angebaut. Die Gerste gedeiht noch bis zu 71° n. Br. und in den Gebirgen bis zu 1100—1200 m Höhe.

Die Wintergerste hat 270—300 Wachsthumstage, die Sommergerste reift meistens schon in 100 Tagen.

Ein sand- und kalkhaltiger Lehmboden in gutem Düngungszustande sagen der Gerste am meisten zu.

Die Spelze ist bei der Gerste mit dem Korn verwachsen, jedoch giebt es auch **nackte Gersten**, die indess nur selten angebaut werden. Die Gerste hat wie der Roggen blau gefärbte Kleberzellen.

Das specifisches Gewicht des entspelzten Gerstenkornes ist 1,29—1,49.

---

[1]) A. Stood findet in den Roggensorten aus dem Kreise Minden neben Zucker, Dextrin und Stärke noch eine erhebliche Menge sonstiger stickstofffreier Extraktstoffe, welche aus der Differenz berechnet sind; es ist aber möglich, dass die Zahlen für Stärke, welche auf einer direkten Bestimmung beruhen, wegen mangelhaften Aufschliessens derselben zu niedrig ausgefallen sind.

[2]) Ueber die Entwickelung des Gerstenkornes vergl. A. Koebl in: Allgem. Zeitschr. f. Bierbrauereien u. Malzfabrikation 1890, ferner A. Koebl: Der anatomische Bau der Fruchtschale der Gerste (Hordeum distichon L.). Brünn 1889.

[3]) D. h. die Körner der Aehre sind in mehreren Zeilen oder Reihen angeordnet.

Die Gerste liefert von den Getreidearten selbst in Jahren mit ungünstiger Witterung einen ziemlich sicheren Ertrag, weshalb sie in manchen Gegenden den Namen „Rettema" (rette den Mann) führt.

Die Gerste ist wegen ihrer grossen Bedeutung für die Bier-, Spiritus- und Hefenfabrikation von den Getreidearten nach dem Weizen am eingehendsten untersucht. Eine Anzahl Analysen der Gerste verschiedener Länder ergab im Mittel:

Gerste aus	Anzahl der Analysen	In der natürlichen Substanz						In der Trockensubstanz		
		Wasser %	Stickstoff-Substanz %	Fett %	Stickstofffreie Extraktstoffe %	Rohfaser %	Asche %	Stickstoff-Substanz %	Stickstofffreie Extraktstoffe %	Stickstoff %
Mittel- und Norddeutschland	98	12,95	10,01	1,87	67,88	4,23	3,06	11,50	77,98	1,84
Süd- und Westdeutschland	115	12,95	10,12	1,78	66,68	5,60	2,77	11,63	76,60	1,86
Böhmen	31	12,95	9,93	1,78	67,63	5,24	2,47	11,41	77,16	1,83
Mähren	61	12,95	9,03	1,50	69,97	4,09	2,46	10,37	80,38	1,66
Ungarn	45	12,95	9,60	2,08	69,03	4,00	2,34	11,03	79,29	1,76
Russland	30	12,95	12,21	2,35	65,48	4,51	2,50	14,03	75,19	2,24
Norwegen und Schweden	7	12,95	9,37	—	—	—	2,27	10,76	—	1,72
Dänemark	3	12,95	9,22	—	—	—	2,32	10,59	—	1,69
England und Schottland	8	12,95	9,16	2,51	69,40	3,50	2,48	10,52	79,72	1,68
Frankreich	16	12,95	9,24	2,53	65,14	7,41	2,73	10,61	74,83	1,69
Nordamerika	81	12,95	10,25	2,51	68,22	3,38	2,69	11,77	78,39	1,88
Mittel aller Länder	510	12,95	9,68	1,96	68,51	4,40	2,50	11,12	78,70	1,78

Die Zusammensetzung der Gerste verschiedener Länder ist daher nicht unwesentlich verschieden; aber auch die Gerstensorten eines und desselben Landes sind grossen Schwankungen in der Zusammensetzung unterworfen.

So ergaben deutsche Gerstesorten 8,70—21,59 % Wasser, 10,70—15,81 % Stickstoff-Substanz, 0,80—3,08 % Fett, 59,35—72,14 % stickstofffreie Extraktstoffe, 3,31—9,63 % Rohfaser, 1,56 bis 6,50 % Asche.

Wie verschieden die Zusammensetzung einzelner Gerstenarten unter sonst gleichen Anbauverhältnissen sein kann, zeigt ein vergleichender Anbauversuch von v. Liebenberg (Bd. I, S. 529) mit Hanna-, Chevalier- und Imperialgerste; er fand:

Gerstesorte:	Wasser	Stickstoff-Substanz	Fett	Maltose	Dextrin	Stärke	Sonstige stickstofffreie Extraktstoffe	Rohfaser	Extraktausbeute der Trockensubstanz
Hanna	13,80 %	9,50 %	3,12 %	1,68 %	2,68 %	72,03 %	4,88 %	3,69 %	81,73 %
Chevalier	13,88 „	11,89 „	3,02 „	2,23 „	1,75 „	69,85 „	4,41 „	3,73 „	78,83 „
Imperial	13,82 „	11,85 „	2,42 „	2,30 „	1,36 „	70,43 „	5,17 „	3,39 „	81,20 „

Hier ist besonders der Gehalt der Hannagerste an Stickstoff-Substanz von dem der anderen beiden Sorten verschieden.

Aehnliche, wenn auch keine so grossen Unterschiede in der Zusammensetzung der einzelnen Gerstenarten fanden M. Märcker, A. Emmerling, O. Pitsch, Fr. Krantz und Schultz (vergl. Bd. I, S. 512—515).

Wie bei Weizen, so pflegen auch bei Gerste die glasigen Körner reicher an Stickstoff-Substanz zu sein, wie die mehligen; so ergaben in der Trockensubstanz:

                          25 Proben glasiger Gerste   52 Proben mehliger Gerste
Stickstoff-Substanz . . .   11,27 %   10,73 %

A. Emmerling und G. Loges[1]) fanden in derselben Weise bei 3 verschiedenen Gerstenarten:

Anzahl der glasigen Körner	6-zeilige Gerste	Dänische Gerste	Schottische Gerste	Gesammt-mittel
10—30 %	10,4 %	9,5 %	9,4 %	9,7 %
30—50 „	10,3 „	9,8 „	9,7 „	9,9 „
über 50 „	10,6 „	11,5 „	11,1 „	10,9 „

Die Gerstenkörner von mittlerer Grösse und Schwere sind nach Untersuchung von W. Hoffmeister (Bd. I, S. 518) anscheinend reicher an Stickstoff-Substanz und Asche als die grösseren und kleineren Körner; es ergaben im Mittel von je 13 Sorten:

Körner:	Gewicht von 100 Körnern	In der Trockensubstanz	
		Stickstoff-Substanz	Asche
Grosse . . .	5,29 g	12,72 %	2,04 %
Mittlere . . .	4,04 „	14,22 „	2,28 „
Kleine . . .	2,77 „	12,91 „	2,07 „

In Uebereinstimmung mit diesen Untersuchungen fanden Just und Heine (Bd. I, S. 517) im Mittel von 7 Sorten:

Körner:	Gewicht von 100 Körnern	Spec. Gewicht	In der Trockensubstanz	
			Stickstoff-Substanz	Asche
Mehlige . . .	5,014 g	1,205	9,58 %	2,82 %
Glasige . . .	4,648 „	1,260	11,48 „	2,90 „

Es erscheint aber fraglich, ob diese Beziehungen auf alle Gerstensorten unter verschiedenen Anbauverhältnissen übertragen werden dürfen.

Aus den Analysen über die Zusammensetzung der Gerste auf verschiedenen Bodenarten lassen sich bis jetzt keine bestimmten Schlüsse ableiten (vergl. Bd. I, S. 517).

Die von Etienne Jentys (Bd. I, S. 516) gemachte Beobachtung, wonach Gerste, die 10—28 Tage später ausgesät ist, um 0,9—3,9% Stickstoff-Substanz mehr enthält, als früher ausgesäte Gerste, erklärt sich vielleicht daraus, dass in Folge Verkürzung der Wachsthumszeit sich verhältnissmässig weniger Stärke bilden konnte (vergl. unter Weizen S. 758).

Auch die Düngung ist von Einfluss auf die Zusammensetzung, besonders auf den Stickstoffgehalt der Gerste; U. Kreusler und E. Kern fanden z. B. bei verschiedener Düngung in der Trockensubstanz:

	Ungedüngt	Stickstoffdüngung		Phosphor-säuredüngung	Phosphorsäure- + Stickstoffdüngung		
		schwach	stark		schwach	stärker	noch stärker
Stickstoff-Substanz	14,43 %	16,50 %	19,93 %	13,18 %	15,49 %	19,43 %	20,25 %

Auch Lintner, Emmerling, M. Märcker und Kraus (vergl. Bd. I, S. 510—512) haben durch zahlreiche vergleichende Düngungsversuche festgestellt, dass durch Stickstoffdüngung, besonders in Form von Chilisalpeter, der Gehalt der Gerste an Stickstoff-Substanz vermehrt wird.

Weil aber Gersten mit niedrigem Gehalt an Stickstoff-Substanz im Allgemeinen als die besseren für Brauerei-Zwecke gelten, so empfiehlt sich eine reichliche und einseitige Stickstoffdüngung für Brauereigerste nicht. So fand M. Märcker[2]) für die zu Brauerei-Zwecken abgeschätzten Gerstensorten:

	Hochfein	fein	gut	Mittel	unter Mittel
Anzahl der Proben . .	5	22	27	48	62
Stickstoff-Substanz . .	7,5 %	8,4 %	8,5 %	9,9 %	9,5 %
Hektolitergewicht . . .	69,6 kg	68,8 kg	68,5 kg	67,8 kg	66,3 kg

---

[1]) Landw. Wochenbl. f. Schleswig-Holstein 1890. No. 33 u. 34.
[2]) Zeitschr. f. Spiritus-Industrie 1885.

Hier besassen die besten Brauereigersten auch das höchste Hektolitergewicht; auch **van den Berghe** (Bd. I, S. 518) fand für Gerste mit dem höchsten Hektolitergewicht den geringsten Gehalt an Stickstoff-Substanz und den höchsten Gehalt an stickstofffreien Extraktstoffen. Dieses trifft aber nicht immer zu, da nach vorstehenden Untersuchungen die für Brauereizwecke weniger geeigneten glasigen Gersten ein hohes, die geeigneten mehligen Sorten ein niedrigeres Hektolitergewicht besitzen.

A. **Emmerling** und G. **Loges** konnten auch eine sichere Beziehung zwischen dem **Proteïngehalt** und den äussern Eigenschaften, welche eine gute Beschaffenheit für Brauereizwecke bedingen, nicht immer nachweisen, indem z. B. die guten Sorten schottischer Gerste einen höheren Proteïngehalt zeigten, als die weniger geeigneten Sorten.

Dagegen nahm nach ihren Untersuchungen der **Wassergehalt** mit der schlechteren Beschaffenheit der Gerste zu; z. B.;

Gerste:	gut bis sehr gut	mittelgut	unter Mittel
Wasser (1887)	12,1 %	13,1 %	13,7 %
„ (1889)	15,7 „	16,6 „	17,7 „

A. **Belohoubeck**[1] macht auf die immer mehr um sich greifende **Degeneration der Gerste** aufmerksam, welche durch Anbau auf den durch Zuckerrübenbau stark erschöpften Böden, durch unrichtigen Fruchtwechsel und unzureichende Düngung, durch schlechte Saatgerste etc. verursacht werden kann.

Dass Gerste, welche auf dem **Felde beregnet und gar auswächst**, eine wesentliche Veränderung in der Zusammensetzung erfährt, bedarf kaum der Erwähnung; eine solche Gerste zeigt eine mehr oder weniger starke Zunahme an Amiden, Maltose (Zucker) und dementsprechend eine Abnahme an unlöslichem Proteïn und an Stärke (vergl. Bd. I, S. 518).

Ueber die Zusammensetzung von **geschälter Gerste** siehe unter Mehl.

Die Gerste enthält im Wesentlichen dieselben **Proteïnstoffe**, wie Weizen und Roggen vergl. S. 27, 30 und 34). An Proteïn (Leukosin) werden in der Gerste 0,5—1,77 % angegeben. Kleber kann daraus ebensowenig wie aus Roggen abgeschieden werden. Vom Gesammtstickstoff der Gerste wurden im Mittel 2,5 % (1,4 und 4,4 %) in Form von Nichtproteïnverbindungen gefunden.

Ueber die Elementarzusammensetzung des **Gerstenfettes** (vergl. S. 115).

Stellwaag[2] findet in dem Gerstenfett: 13,62 % freie Fettsäuren, 71,78 % Neutralfett, 4,24 % Lecithin und 6,08 % Phytosterin. Töpler giebt den Lecithingehalt des Gerstenfettes zu 7,29 % (= 0,28 % Phosphor), E. Schulze den der Gerstenkörner zu 0,74 % an.

Neben Stärke als hauptsächlichstem Bestandtheil der **stickstofffreien Extraktstoffe** sind noch mehr oder weniger **Zucker** (Maltose) und **Dextrin** etc. vorhanden; so ergaben im Mittel:

9 Proben deutscher Gerste		12 Proben amerikanischer Gerste	
Zucker	Dextrin etc.	Zucker	Dextrin etc.
1,51 %	6,39 %	6,90 %	3,65 %

In der natürlichen amerikanischen Gerste würde der Zucker vor dem Dextrin bedeutend vorwalten, während sich die deutsche Gerste umgekehrt verhält[3]. Nimmt man die Zahlen für letztere als die richtigeren an, so würden die im Mittel von 510 Proben gefundenen stickstofffreien Extraktstoffe bestehen aus:

In der lufttrockenen Substanz			In der Trockensubstanz		
Zucker (Maltose)	Dextrin etc.	Stärke etc.	Zucker (Maltose)	Dextrin etc.	Stärke etc.
1,51 %	6,39 %	59,09 %	1,76 %	7,43 %	67,75 %

Tollens und **Glaubitz** fanden in der Trockensubstanz der Pfannen-Gerste 9,09 % Pentosane.

---

[1] Zeitschr. f. Spiritus-Industrie 1885.
[2] Zeitschr. f. d. ges. Brauereiwesen 1886, 9, 176.
[3] Vielleicht ist dieser Unterschied auch durch die Art der Untersuchung bedingt.

Die Zusammensetzung der Asche ist für Sommergerste (57 Analysen) folgende:

Reinasche in der Trockensubstanz	Kali	Natron	Kalk	Magnesia	Eisenoxyd	Phosphorsäure	Schwefelsäure	Kieselsäure	Chlor
2,61 %	20,92 %	2,39 %	2,64 %	8,83 %	1,19 %	35,10 %	1,80 %	25,91 %	1,02 %

Schwankungen: Gesammt-Asche 1,9—3,1 %, K_2O 11,4—32,2 %, CaO 1,2—5,6 %, P_2O_5 26,0—46,0 %.

Der hohe Kieselsäuregehalt ist durch die **Spelzen** (Schalen) bedingt, mit denen das eigentliche Gerstenkorn bei den meisten Gerstenarten dicht verwachsen ist und wovon es 12,55—16,94 % enthält; einige Gerstenarten stehen dem Weizen und Roggen dadurch nahe, dass die Körner bei der Reife aus den Spelzen sich loslösen. Die Zusammensetzung der Asche des entspelzten Gerstenkornes ist fast gleich mit der des Weizens und Roggens.

Die Gerste dient vorwiegend für **Brauerei-** und **Brennereizwecke**, ferner auch zur **Graupenfabrikation**. Der Brenner zieht **glasige** Gerste vor, weil sie nach obigen Ausführungen mehr Protein enthält und daher mehr Diastase liefert; der Brauer wünscht dagegen eine Gerste, die viel Extrakt liefert, also wie durchweg bei der grossen Gerste stärkereich ist. Die Mehligkeit der Gerste hängt aber weniger von der Sorte, als von der Düngung, Witterung und dem Klima ab.

Die Glasigkeit der Gerste wird mittels der Gerstenprobe oder des Farinotoms[1]) festgestellt.

4. Hafer. Von dem Hafer wird nur eine Art, nämlich der gemeine oder Rispenhafer (Avena sativa), von dem es jedoch viele Spielarten giebt, angebaut; der Fahnen-, Kamm- oder Stangenhafer (Avena orientalis) gilt nur als Unterart des ersteren. Das Haferkorn ist von den Spelzen umschlossen, aber nicht mit ihnen verwachsen. Es giebt auch nackten Hafer; indess wird derselbe nur selten angebaut.

Der Hafer geht in Europa bis zum 67° n. Br., gedeiht in den Alpen noch in einer Höhe von 1700 m; er hat eine längere Wachsthumszeit als die Sommergerste, nämlich 150—160 Tage. Der Hafer war schon den alten Deutschen als Getreideart bekannt; er nimmt mit jedem Boden, leichtem und schwerem, vorlieb und liefert sogar auf Boden in mittelmässigem oder schlechtem Düngungszustand noch einigen Ertrag.

Nach vergleichenden Anbauversuchen verschiedener Hafersorten (16) von M. Märcker und F. Heine (Bd. I, S. 546) schwankte der Ertrag von 3165—4207 kg für 1 ha, das Hektolitergewicht von 35,0—56,1 kg.

Das spec. Gewicht des Haferkorns ist 1,28—1,42.

Die Zusammensetzung des Hafers verschiedener Länder ergiebt sich aus folgenden Mittelzahlen:

Hafer aus	Anzahl der Analysen	In der natürlichen Substanz						In der Trockensubstanz		
		Wasser %	Stickstoff-Substanz %	Fett %	Stickstofffreie Extraktstoffe %	Rohfaser %	Asche %	Stickstoff-Substanz %	Stickstofffreie Extraktstoffe %	Stickstoff %
Mittel- und Norddeutschland	109	12,81	10,17	4,55	58,76	10,43	3,28	11,66	67,01	1,87
Süd- und Westdeutschland	42	12,81	11,43	5,25	56,12	11,02	3,37	13,07	65,00	2,11
Oesterreich-Ungarn	34	12,81	11,34	5,82	55,88	10,94	3,21	12,98	63,73	2,08
Frankreich	122	12,81	9,41	5,81	60,08	8,60	3,29	10,79	68,51	1,73
Amerika	7	12,81	10,87	4,50	59,95	9,12	2,75	12,47	68,76	2,00
Mittel von Hafer aller Länder	347	12,81	10,25	5,27	59,68	9,97	3,02	11,75	68,44	1,88

---

[1]) Solche Prober liefern: Emil Prinz in Karlsruhe, Paul Grobecker in Artern (Thüringen) u. P. Heinsdorf in Hannover.

Die Schwankungen betragen: Wasser 6,21—20,80%, Stickstoff-Substanz 6,0—18,84%, Fett 2,11—10,65%, Rohfaser 4,45—20,08%, stickstofffreie Extraktstoffe 48,69—64,63%.

Die Zusammensetzung der Haferkörner ist von denselben Umständen beeinflusst, wie die der anderen Getreidearten.

Der Boden beeinflusst die Zusammensetzung insofern, als der Hafer von Lehm- und Sandboden 1,3—1,5% Stickstoff-Substanz mehr enthält, als der von Thonboden (vergl. Bd. I, S. 533).

M. Märcker fand bei vergleichenden Anbauversuchen von 16 verschiedenen Hafersorten die Schwankungen im Proteïngehalt von 9,9—13,8%, im Gehalt an Fett von 4,0—5,1%, an stickstofffreien Extraktstoffen von 50,4—59,7%, an Rohfaser von 10,2—16,8%.

Der Hafer ist von den Getreidearten am dankbarsten gegen eine Düngung und verträgt auch eine einseitige Stickstoffdüngung, wodurch die Ernte, wie nicht minder der Gehalt der Körner an Proteïn gehoben wird. So fand M. Märcker[1]:

Ertrag und Gehalt	Düngung							
	Nur Phosphorsäure			Nur Stickstoff			Stickstoff und Phosphorsäure	
	Ungedüngt	Superphosphat für 1 ha		Ungedüngt	200 kg	300 kg	400 kg	200 kg Superphosphat + Salpeter	
		200 kg	400 kg		Salpeter für 1 ha			300 kg	400 kg für 1 ha
Mehrertrag an Körnern für 1 ha	kg —	kg +176	kg +92	kg —	kg +644	kg +656	kg +1138	kg +916	kg +1136
Proteïngehalt der Körner	% 7,7	% 8,7	% 8,0	% 7,7	% 9,3	% 9,9	% 10,5	% 9,6	% 10,4

L. Grandeau hat von einer grossen Anzahl Hafersorten die chemische Zusammensetzung und das Vol.-Gewicht ermittelt, aber zwischen beiden keine bestimmte Beziehung gefunden.

Dagegen verhalten sich nach Mitrakew (Bd. I, S. 535) grosse und kleine Körner in derselben Weise verschieden, als bei anderen Getreidearten, im Mittel von 4 Sorten, auf gleichen Wassergehalt bezogen, ergaben:

Körner:	Wasser	Stickstoff-Substanz	Fett	Stickstofffreie Extraktstoffe	Rohfaser	Asche
Grosse	14,00%	10,75%	4,99%	56,92%	10,14%	3,20%
Kleine	14,00 „	12,61 „	5,80 „	56,28 „	8,67 „	2,64 „

Die Stickstoff-Substanz des Hafers besteht nach H. Ritthausen und U. Kreussler nur aus Pflanzenleim (Gliadin mit sehr hohem Schwefelgehalt 1,66% statt 0,85% beim Weizen) und Pflanzenkaseïn, welches die Zusammensetzung des Legumins, sonst aber die Eigenschaften des Glutenkaseïns besitzt. Gliadin ist nur in verhältnissmässig geringer Menge vorhanden. Durch den hohen Gehalt an Pflanzenkaseïn bezw. Legumin soll der Hafer den Hülsenfrüchten sehr nahe stehen.

Chittenden und Osborne fanden jedoch für das in Alkohol lösliche Hafer-Proteïd eine ganz andere Zusammensetzung als Ritthausen und Kreusler (vergl. S. 34). Das früher im Hafer mit 0,46—2,17% angenommene Albumin wird von Chittenden und Osborne als Globulin (Edestin und Myosin) bezeichnet (vergl. S. 30).

Etwa 3—8%, im Durchschnitt 5,0% des Gesammtstickstoffs der Haferkörner bestehen aus Nichtproteïnstoffen.

Janson[2] will eine in Alkohol lösliche, alkaloïdähnliche Substanz, „Avenin" genannt, im Hafer gefunden haben, welche die Eigenschaft besitzen soll, die Bewegungszellen der Nerven zu erregen; wenn die Substanz unter 0,9% im Hafer vorhanden ist, soll der Hafer

---

[1] Zeitschr. d. landw. Centr. Vereins d. Prov. Sachsen 1883, 93 u. 1884, 128.
[2] Comptes rendus 1883, 96, 75.

diese Erregungsfähigkeit nicht mehr besitzen. Die Menge der Substanz ist in den Hafersorten je nach der Bodenart, auf welcher sie gewachsen, ferner nach der Farbe der Hafersorten verschieden, indem die hellen Sorten weniger Avenin enthalten sollen, als die dunkeln. Von anderer Seite ist aber das Vorkommen einer solchen Substanz im Hafer bestritten.

Der Hafer zeichnet sich vor den anderen Getreidearten durch einen höheren **Fettgehalt aus**. Töpler fand im Haferfett 11,49% **Lecithin** (= 0,44% Phosphor). Ueber die Elementar-Zusammensetzung des Fettes vergl. S. 115.

An **Zucker** wurden im Hafer nach 6 Bestimmungen 0,32—2,61% gefunden, an **Gummi + Dextrin** nach 31 Bestimmungen 1,25—5,27%.

Hiernach würden die im Mittel angegebenen stickstofffreien Extraktstoffe zerfallen in:

In der natürlichen Substanz:			In der Trockensubstanz:		
Zucker	Dextrin etc.	Stärke etc.	Zucker	Dextrin etc.	Stärke etc.
1,72%	1,89%	54,76%	1,95%	2,15%	62,31%

Der Gehalt an **Pentosanen** wurde von Tollens in der Trockensubstanz einer Probe zu 16,04% gefunden.

Die **Asche** der Haferkörner hat im Mittel von 57 Analysen folgende procentige Zusammensetzung:

Reinasche in der Trockensubstanz	Kali	Natron	Kalk	Magnesia	Eisenoxyd	Phosphorsäure	Schwefelsäure	Kieselsäure	Chlor
3,12%	17,90%	1,66%	3,60%	7,13%	1,18%	25,64%	1,78%	30,18%	0,94%

Schwankungen: Gesammtasche 2,3-4,3%, K_2O 12,6-26,2%, CaO 1,3-8,4%, P_2O_5 15,6-35,1%

Nach H. Weiske besitzt die Asche des Hafers wie die anderer Getreidekörner eine **saure Beschaffenheit** und wirkt bei ausschliesslicher Gabe ohne Beigabe einer **alkalisch** reagirenden Asche (wie der von Heu etc.) nachtheilig auf die Entwickelung der Knochen von Pfanzenfressern (vergl. S. 350).

Das Verhältniss der Phosphorsäure zu Stickstoff ist annähernd wie 1 : 2.

Das Haferkorn ist, wie schon oben angegeben, von den Spelzen dicht umschlossen, aber mit ihnen nicht verwachsen. Von den Spelzen befreit (oder geschält) dient der Hafer[1]) vorzugsweise zur Darstellung der Hafergrütze, welche zur Bereitung von Suppen benutzt wird. In Norwegen, Schweden, und auch im Spessart wird aus Hafermehl Brot bereitet. Vergl. hierüber unter „Mehle".

5. Mais. Der Mais (Zea Mais), auch türkischer Weizen, Welschkorn etc. genannt, ist die Brotfrucht von Südamerika. Von dort kam er im 16. Jahrhundert nach Europa, in dessen südlicherem Theil er jetzt vielfach angebaut wird. Auch in Süddeutschland findet er zur Körnergewinnung immer mehr Verbreitung. Jedoch sind dieser grössere Schranken, als bei den anderen Getreidearten, gesetzt, da der Mais bei uns nur in sehr warmer, sonniger Lage zur Reife gelangt. In Norddeutschland kennt man denselben kaum anders, denn als Grünfutter. Er liebt einen guten, stark gedüngten Boden. Der Ertrag ist je nach dem Boden und dem Standort ein 16—32-facher.

Der Mais kommt in vielen Varietäten vor; von diesen unterscheiden wir vorzugsweise den **grossen gelben amerikanischen**, den **kleinen gelben italienischen** (Cinquantino) und den **Pferdezahnmais** (auch aus Amerika). Der Mais besitzt halbgetrennte Blüthen. Die Varietäten unterscheiden sich bald nach Form und Grösse der Kolben, bald durch Anordnung, Gestalt und Farbe (gelb und roth, weiss, selten blau in Folge blauer Kleberzellen) der Körner.

Der **Zuckermais** besitzt Körner, die im reifen Zustande ganz verschrumpft aussehen; in ihnen ist die Stärke in einem amorphen Zustande vorhanden und giebt die Reaktion des Amylodextrins. Die Glasigkeit des Maismehlkörpers ist nicht wie beim Weizen und bei

---

[1]) Dass der Hafer das vorwiegende Futter für Pferde abgiebt, ist bekannt. In dieser Hinsicht hat er bis jetzt keinen vollen Ersatz gefunden.

der Gerste durch einen höheren Proteïngehalt, sondern durch die dichtere Aneinanderlagerung der Stärkekörner bedingt, welche im äusseren Theile eckig, im Innern mehr abgerundet und mit einer centralen Höhlung versehen sind.

Das spec. Gewicht der Körner ist 1,26—1,39.

Für die Zusammensetzung des Maises verschiedenen Ursprungs wurden im Mittel folgende Zahlen gefunden:

Mais aus	Anzahl der Analysen	In der natürlichen Substanz							In der Trockensubstanz		
		Wasser	Stickstoff-Substanz	Fett	Stickstoff-freie Extraktstoffe	Rohfaser	Asche	Stickstoff-Substanz	Stickstoff-freie Extraktstoffe	Stickstoff
		%	%	%	%	%	%	%	%	%
Südöstlichem Europa	19	13,32	9,42	4,13	69,40	2,34	1,39	10,87	80,05	1,74
Südwestlichem „	8	13,32	8,84	5,80	65,82	4,16	2,09	10,20	75,93	1,62
Italien	34	13,32	9,97	4,12	68,04	2,69	1,86	11,50	78,49	1,84
Amerika {Flint Corn	82	13,32	10,18	4,78	68,64	1,68	1,40	11,75	79,19	1,88
Dent Corn	78	13,32	9,36	4,95	68,70	2,20	1,47	11,50	78,55	1,84
Sweet Corn (Sugar Corn)	28	13,32	11,40	7,77	62,85	2,85	1,81	13,16	72,50	2,11

Die Schwankungen im Gehalt betragen hierbei für Wasser 4,68—22,20 %, Stickstoff-Substanz 5,55—14,31 %, Fett 1,73—8,87 %, stickstofffreie Extraktstoffe 52,08—74,57 %, Rohfaser 0,76 bis 7,71 %, Asche 0,82—3,93 %.

Die vorstehenden Zahlen für die Zusammensetzung des Maises verschiedener Länder und Samenarten zeigen nicht unwesentliche Unterschiede; besonders ist die Zusammensetzung des Sweet-(Sugar-) Corn von der des Flint- und Dent Corn sehr verschieden.

Tollens und Washburn (Bd. I, S. 559) untersuchten den amerikanischen Zucker- oder Süssmais in verschiedenen Reifestufen und fanden in der Trockensubstanz des reifen Süssmaises:

Stickstoff-Substanz	Fett	Glukose	Saccharose (+ Dextrin)	Gummi + Verlust	Stärke	Rohfaser	Asche
12,94 %	8,98 %	9,03 %	7,81 %	20,40 %	20,28 %	11,96 %	5,65 %

Die Zuckerarten und Gummi, sowie Fett, Rohfaser und Asche nehmen beim Reifen stetig zu, die Stärke und Stickstoff-Substanz dementsprechend ab.

Der Einfluss des Klimas bezw. Bodens auf die Zusammensetzung des Maises erhellt aus einer Untersuchung Harrington's (Bd. I, S. 560), der dasselbe Saatkorn in drei verschiedenen Staaten anbaute und unter anderem in der Trockensubstanz fand:

	Saatkorn	Ernte im Staate		
		Connecticut	New-York	Georgia
Stickstoff-Substanz	11,29 %	9,07 %	12,24 %	11,60 %
Fett	4,76 „	5,59 „	4,62 „	5,43 „

P. Collier (Bd. I, S. 557) untersuchte das beste und geringste Drittel der Maiskörner und fand in ersteren durchweg etwas mehr Stickstoff-Substanz, sowie entsprechend weniger Kohlenhydrate, während bei den anderen Bestandtheilen keine wesentlichen Unterschiede hervortraten.

Die Proteïnstoffe des Maises bestehen vorwiegend aus dem Pflanzenfibrin (vergl. S. 82). Die grosse Menge des vorhandenen Fibrins ertheilt dem Maiskorn die hornartige Beschaffenheit. Ausser dem Fibrin enthält der Mais neben wenig Legumin nur „Albumin" (vergl. S. 26) und Myosin (vergl. S. 30). Vom Gesammtstickstoff des Maises sind rund 5 % in Form von Nichtproteïnstoffen vorhanden.

Die Elementar-Zusammensetzung des Fettes siehe S. 115.

Die stickstofffreien Extraktstoffe sind mehrfach auf Zucker, Dextrin und Gummi untersucht worden und zerfallen hiernach bei obigen Sorten wie folgt:

Mais aus	Anzahl der untersuchten Proben	In der natürlichen Substanz			In der Trockensubstanz		
		Zucker %	Dextrin, Gummi %	Stärke etc. %	Zucker %	Dextrin, Gummi %	Stärke etc. %
Südöstlichem Europa	8	1,76	2,83	61,20	2,03	3,26	70,64
Italien	22	2,22	1,09	64,41	2,56	1,26	74,45
Amerika { Flint Corn	23	2,29	2,30	64,04	2,64	2,65	73,91
Amerika { Dent Corn	11	2,64	3,62	62,39	3,04	4,17	71,32
Amerika { Sweet Corn	10	4,62	14,67	43,47	5,33	16,92	50,18

Das Sweet (Sugar) Corn enthält daher neben der Stärke die grössten Mengen und verhältnissmässig viel lösliche Kohlenhydrate (Zucker, Dextrin, Gummi etc.)

An Pentosanen wurden von Tollens für amerikanischen Mais 7,08 % in der Trockensubstanz gefunden.

Im Mittel von 15 Analysen hat die Asche der Maiskörner folgende procentige Zusammensetzung:

Reinasche in der Trockensubstanz	Kali	Natron	Kalk	Magnesia	Eisenoxyd	Phosphorsäure	Schwefelsäure	Kieselsäure	Chlor
1,45 %	29,78 %	1,10 %	2,17 %	15,52 %	0,76 %	45,61 %	0,78 %	2,09 %	0,91 %

Schwankungen: Gesammtasche 1,0—1,7 %, K_2O 24,2—38,1 %, CaO 0,6—3,8 %, P_2O_5 37,6 bis 53,7 %.

Das Verhältniss von Phosphorsäure zu Stickstoff wurde von W. Mayer in einer Bestimmung wie 1 : 1,9 gefunden.

Der Mais dient in unserer Gegend vorzugsweise[1]) zur Gewinnung von Stärke; aus dem Maismehl werden aber auch allerlei Speisen bereitet; die Italiener bereiten daraus ihre „Polenta" (Maisgrütze mit Milch), die Amerikaner ihre „Puddings", die Serben[2]) verschiedene Brotsorten, „Proja" und „Ladnjatscha" (aus mit warmem oder kaltem Wasser eingeteigtem Maismehl), „Projara" (süsses Maisbrot aus Maismehl, Schweinefett, Eiern und Käse), „Katschamak" (Brei aus Maismehl und Salzwasser mit und ohne Zusatz von Schweinefett), „Bosa" (ein aus Mais bereitetes alkoholisches Getränk) etc.; einige halbwilde Volksstämme essen die noch milchigen Körner mit Fett gebraten. Sweet Corn dient auch als Gemüse (vergl. diese).

Der Mais ist von den verschiedensten Seiten wegen des angenehmen Geschmackes und der leichten Verdaulichkeit der daraus zubereiteten Speisen als menschliches Nahrungsmittel empfohlen; auch sollen in den Gegenden, wo viel Mais genossen wird, Blasenkrankheiten, Epilepsie und Schwindsucht unbekannte Leiden sein.

In Italien wird zwar vielfach dem Genuss von Mais die Entstehung der Pellagra (einer Art Hautkrankheit, welche schliesslich auch zur Entzündung der inneren Organe und nach 3—5 Jahren zum Tode führt) zugeschrieben.

In der Bukowina beginnt nach den Beobachtungen von Basil Kluczenko[3]) die Erkrankung mit gastrischen und intestinalen Symptomen, denen bald die cerebralen Symptome, heftige Kopfschmerzen, rauschartige Betäubung, Denkträgheit und wirklicher Irrsinn folgen. Hiermit halten die Erscheinungen an der Haut gleichen Schritt. Bei den Männern werden die Altersklassen von 40 bis

---

[1]) Manche Maissorten (wie der Pferdezahnmais) werden viel zur Fütterung der Hausthiere verwendet.
[2]) Vergl. Zega u. Majotovoiric: Chem.-Ztg. 1899, 23, 544.
[3]) Nach Oesterreich. Sanitätswesen 1898, No. 18 in Hygien. Rundschau 1898, 8, 1210.

45 Jahren, bei den Frauen die Altersklassen von 26—40 Jahren, besonders wenn dieselben durch häufige Geburten geschwächt sind, am meisten befallen.

Allgemein wird die Erkrankung mit der einseitigen und mangelhaften Ernährung durch Mais in Zusammenhang gebracht und soll der Mais besonders oder nur dann diese schädliche Wirkung äussern, wenn er der Träger von Schimmelpilzen (Penicillium-, Aspergillus- und Mucor-Arten) geworden ist. Der sich bei dieser Zersetzung bildende giftige Stoff (Lombroso's Pellagroïn) ist nach den Untersuchungen von Brugnatelli und Zenoni, sowie von Th. Husemann ein Alkaloïd, welches alle chemischen und physiologischen Eigenschaften des Strychnins theilt und wahrscheinlich zu den Ptomaïnen gehört (vergl. S. 84). D. Tivoli[1]) fand in verdorbenem Mais bezw. Maismehl die Säurezahl und das Reduktionsvermögen wesentlich erhöht, dagegen den Fettgehalt vermindert.

Babes und Manicatide[2]) haben mit wässerigen oder alkoholischen Auszügen aus verdorbenem Mais, der aus dem Pellagragebiete stammte, bei Meerschweinchen der menschlichen Pellagra ähnliche Erkrankungen hervorgerufen; mischten sie die Auszüge mit Blut von genesenen Menschen, so blieb die Vergiftung aus. Blut von gesunden Menschen liess keine Gegenwirkung erkennen.

6. Reis. Der Reis ist die Brotfrucht der südlichen Erdtheile, hat aber auch bei uns eine grosse Bedeutung als Nahrungsmittel. Nach einer Sage auf der Insel Madagaskar[3]) ist der Reis den Menschen von Gott geschenkt, indem er einen Hahn und eine Henne schickte, deren Kropf nach dem Oeffnen mit ungeschälten Reiskörnern gefüllt waren; die Einwohner pflanzten die Körner und pflegten die neue Pflanze sorgfältig als „Gottesgabe". Wahrscheinlich aber ist China das Vaterland der eigentlichen Reiskultur; erst später scheint sie in Indien aufgetreten zu sein. Jedenfalls hat von China und Indien aus die Verbreitung nach anderen Gegenden stattgefunden, so nach dem inneren Asien, Korea, Japan, ferner nach Persien, Ost-Afrika, Italien, Spanien und Portugal; die Einwohner letzterer beiden Länder brachten den Reis nach Westindien, Brasilien, Kolumbien, Mexiko, von wo er in das südliche Gebiet der Vereinigten Staaten überging. In Australien wird der Reis nur auf den Hawai-Inseln und auf Neukaledonien angebaut. Aber hiermit ist der Verbreitung des Reises noch keine Grenze gesetzt; so ist der Reisbau in Afrika und Amerika noch einer weiteren Ausdehnung fähig.

Der Reis verlangt, mit Ausnahme von Bergreis, neben einer mittleren Temperatur von 20° C. zum Gedeihen einen sumpfigen, wasserreichen Boden, welcher entweder auf natürliche Weise durch häufigen und regelmässigen Regen (z. B. durch die Monsunregen in Süd- und Ostasien) oder künstlich durch Berieselung zeitweise angefeuchtet werden kann.

In Asien geht der Reis nicht über den 42. Grad n. Br. hinaus, in Europa steigt er bis zum 46. Grade n. Br. hervor, berührt in Amerika den 36. Grad n. Br., während er auf der südlichen Halbkugel schon bei dem 26. Grad s. Br. seine äusserste Grenze findet.

Man unterscheidet zwei wildwachsende Reissorten und den Kulturreis (Oryza sativa L.) mit einer grossen Anzahl von Spielarten[4]).

Zu den ersteren gehört der Wasserreis (Zizania aquatica und Hydropyrum esculentum), welcher in den seeartigen Ausweitungen des Mississippigebietes und auf Kanada in abflusslosen Seen vorkommt und im September geerntet wird. Der getüpfelte Reis (Oryza punctata) wächst in den sumpfigen Stellen der breiten Zone, welche sich südlich der Sahara von Senegambien bis nach Abessinien hinzieht, wild. Auch im ganzen Nigerthale kommt wildwachsender Reis vor. Der wildwachsende Reis steht an Güte dem Kulturreis weit nach und wird nur wenig geschätzt; man geniesst ihn als einfachen Brei oder zur Bereitung einiger gewürzreicher und süsser Speisen.

---

[1]) Chem. Centrbl. 1898, I. 855.
[2]) Hygien. Rundschau 1900, 10. 1114.
[3]) Vergl. über diese und sonstige Verhältnisse des Reisanbaues die Schrift von Dr. Alwin Oppel: Der Reis, Bremen 1890.
[4]) Das Museum zu Kalkutta soll 1104 einheimische und 300 fremde Arten enthalten.

Von dem Kulturreis unterscheidet man vorwiegend 4 Sorten: 1. die edelste Sorte (Oryza sativa L.) verlangt zu ihrem Gedeihen natürliches Sumpfgebiet oder künstlich überschwemmtes Land und gebraucht zu ihrer Entwickelung ungefähr ein halbes Jahr; 2. der frühreifende Reis (Oryza praecox) ist ebenfalls Sumpfreis, reift in etwa 5 Monaten, giebt aber geringere Erträge als ersterer; 3. der Bergreis (Oryza montana) wächst auf trocknen Ländereien in beträchtlicher Meereshöhe (im Himalaya bei 6500 engl. Fuss), und begnügt sich mit der gewöhnlichen Befeuchtung durch Regen; er reift in 4 Monaten, seine Halme aber sind kürzer, seine Körner kleiner und die Erträge geringer, als beim Sumpfreis; 4. der Klebreis (Oryza glutinosa) wächst nass und trocken; er unterscheidet sich von den anderen Arten durch weissröthliche Farbe der mehr länglichen und weniger durchscheinenden Körner, sowie ferner durch die Eigenthümlichkeit, beim Kochen sehr klebrig zu werden. Infolgedessen eignet er sich weder zur Ausfuhr, noch zur Herstellung der gewöhnlichen orientalischen Reisspeise; man verwendet ihn in den Produktionsorten vornehmlich zur Bereitung von Backwerk und als Klebmittel.

Das Reiskorn ist, wie das anderer Getreidearten, von Spelzen (oder Hülsen) ähnlich wie das Gerstenkorn eingeschlossen, aber nicht mit diesen fest verwachsen.

Das Verhältniss zwischen Korn und Spelze ist annähernd wie $79:21\%$.

J. Rein und O. Kellner fanden das Gewicht von je 100 Korn:

Ungeschält:			Geschält:			Japanischer Reis
Klebreis	Sumpfreis	Bergreis	Klebreis	Sumpfreis	Bergreis	
2,672 g	2,560 g	2,209 g	2,188 g	2,189 g	1,908 g	1,869—2,700 g

Das spec. Gewicht des entspelzten Reiskornes ist $1,37-1,44$.

Für die Zusammensetzung der 3 hauptsächlichsten ungeschälten Reissorten von Japan giebt O. Kellner[1]) folgende Durchschnittszahlen:

Reissorte		Anzahl der Analysen	In der natürlichen Substanz						In der Trockensubstanz		
			Wasser %	Stickstoff-Substanz %	Fett %	Stickstoff-freie Extraktstoffe %	Rohfaser %	Asche %	Stickstoff-Substanz %	Stickstoff-freie Extraktstoffe %	Stickstoff %
Sumpfreis	nicht enthülst	10	12,58	6,13	2,00	74,10	4,00	1,16	7,00	84,76	1,12
Bergreis		2	12,58	7,65	2,25	74,77	1,72	1,03	8,75	85,53	1,40
Klebreis		3	12,58	5,13	3,01	73,43	4,54	1,31	5,87	83,89	0,94
Japanischer	enthülst	32	11,11	8,47	1,92	76,01	1,01	1,48	9,53	85,66	1,52
Ostindischer		16	12,99	7,92	0,78	76,80	0,58	0,93	9,10	87,85	1,46
Amerikanischer		16	12,16	7,76	0,43	78,87	0,27	0,51	8,83	89,84	1,41

Der Gehalt an Protein schwankt im gewöhnlichen (Sumpf-) Reis von $5,85-11,12\%$, der an Stärke von $72,01-80,00\%$ für die lufttrockene Substanz; an Rohfaser wurde für den unenthülsten Reis bis zu $9,73\%$ gefunden.

Auch der Reis ist dankbar gegen Düngung; so fand O. Kellner in der Trockensubstanz von Satsuma-Reis:

	Volle Düngung	Ohne Kali	Ohne Stickstoff	Ohne Phosphorsäure
Stickstoff-Substanz	10,82 %	10,46 %	9,60 %	12,81 %

Weiter giebt O. Kellner für einige sonstige Bestandtheile folgende Zahlen an:

---

[1]) In Bd. I. S. 569—578 sind diese Analysen aus Versehen zum Theil mit unter „geschälter oder enthülster Reis" aufgeführt.

Reissorte	Zucker, Dextrin und ähnliche stickstofffreie Extraktstoffe %	Stärke %	Gesammt-Stickstoff %	Proteïn-Stickstoff %	Nichtproteïn-Stickstoff (nicht fällbar d. Kupferhydroxyd) %	Stickstoff fällbar durch Phosphorwolframsäure %	Proteïnstickstoff in Proc. des Gesammtstickstoffs %
Sumpfreis . . .	10,17	77,86	1,57	1,44	0,13	0,047	91,72
Bergreis	5,91	77,34	1,80	1,34	0,46	—	74,44
Klebreis	6,81	76,02	0,94	—	—	0,055	—

In sonstigen Reissorten wurde in Procenten des Gesammt-Stickstoffs an Nichtproteïn-(Amid-)Stickstoff zwischen 5,1—14,0% gefunden.

An wirklichem Zucker und Gummi wurden von J. Berger[1]) nur 0,86—1,45%, an Gummi von H. Semmler (Bd. I. S. 564) 1,05—1,85%, an sonstigen stickstofffreien Extraktstoffen 0,57—0,93%, neben 75,40—78,29% Stärke in der lufttrocknen Substanz verschiedener Reissorten gefunden. Andererseits geben U. Kreusler und Dafert (Bd. I. S. 565) den Gehalt an Zucker und Dextrin für den Klebreis (entschält) höher an, nämlich zu 8,65% Zucker, 3,35% Dextrin und 67,98% Stärke in der Trockensubstanz[2]). Die einzelnen Reissorten scheinen daher nicht minder schwankend in der Zusammensetzung zu sein, wie andere Getreidearten.

Für die Zusammensetzung der Asche wurde im Mittel zweier nicht entschälter Reissorten (aus Ostindien und Karolina) gefunden:

Gesammtasche	Kali	Natron	Kalk	Magnesia	Eisenoxyd	Phosphorsäure	Schwefelsäure	Kieselsäure	Chlor
4,41%	17,51%	5,53%	4,00%	10,76%	1,84%	40,64%	0,86%	18,26%	0,86%

Die obigen unentschälten Reissorten aus Japan enthalten viel weniger Gesammtasche. Aber O. Kellner macht darauf aufmerksam, dass der japanische Reis überhaupt sehr arm an Asche ist; er fand im Mittel von 12 Sorten unentschältem Reis nur 1,15% Reinasche und in Procenten derselben 22,7% Kali und 51,5% Phosphorsäure (vergl. auch Bd. I. S. 562 und 563). Die Spelzen sind besonders reich an Asche (16—18%), und enthalten in Procenten derselben 80—90% Kieselsäure.

Der Reis dient bei uns vorwiegend im entschälten Zustande als Reisgries zur Ernährung (vergl. weiter unten unter „Mehle"); ferner wird er zur Darstellung von Branntwein (Arak) und Bier (Reisbier) verwendet und in Japan auch zur Darstellung eines Reisweines „Sake" oder „Saki" genannt), vergl. weiter unten unter Bier, Wein und Branntwein.

Als Verfälschung des Reises wird das Oelen[3]) (vorwiegend mit Vaselinöl) angegeben, um trübe geschälte Reissorten durchscheinend und glänzend zu machen.

Wie dem einseitigen Genuss von Mais die Pellagra, so wird dem einseitigen Genuss des Reises die Krankheit Beriberi, bei den Japanern „Kakke" genannt, zugeschrieben. Die Krankheit äussert sich in grosser Mattigkeit und in einer von den unteren Gliedmassen ausgehenden Lähmung und Gefühllosigkeit, in Athmungsbeschwerden und Ansammlung von Wasser in verschiedenen Körpertheilen; nach anderen Angaben ist die Krankheit verbunden mit Schluchzen, häufiger Uebelkeit. Schwindel-

---

[1]) Chem.-Ztg. 1890, 14, 1440.
[2]) Nach den Untersuchungen W. Dafert's (Landw. Jahrbücher 1885, 14, 837 u. 1886, 15, 259) verdankt der Klebreis indess seine klebenden Eigenschaften nicht dem allerdings verhältnissmässig hohen Gehalt an Dextrin und Zucker, sondern der Beschaffenheit der Stärke, bei welcher die Granulose durch Erythrogranulose (vermuthlich Erythrodextrin) ersetzt sein soll. Diese Art Stärke (Erythroamylen) unterscheidet sich von der gewöhnlichen Stärke hauptsächlich dadurch, dass sie sich mit Jod braun färbt. Arthur Meyer widerlegt aber diese Annahme (vergl. S. 154).
[3]) Vergl. Morpurgo: Zeitschr. f. Nahrungsmittel-Untersuchung, Hygiene 1895, 8, 201.

gefühl, starkem Druck in den Nieren, einer tiefbraunen Färbung der unbedeckten Hautstellen, Entzündungen der Nieren und sonstigen Erscheinungen; man bezeichnet die Krankheit auch als eine endemische Polyneuritis. Dieselbe tritt endemisch in Japan, Australien, Indien, auf Ceylon etc. auf und kommt endemisch und epidemisch fast nur an den Meeresküsten vor. Sie befällt nicht nur Eingeborene, sondern nach den Berichten von Chantemesse und Ramond[1]), B. Scheube[2]) und P. Schmidt[3]) auch Fremde ausserhalb der genannten Länder. Man hält die Krankheit für kontagiös und glauben Chantemesse und Ramond als Ursache eine Mikrobenart, die in ihrem Aussehen an Proteus vulgaris erinnert, in den Organen der Kranken gefunden zu haben, während Schmidt der Ansicht ist, dass das den Beriberi erzeugende Gift vielleicht, ähnlich wie bei der Malaria, verschiedene Entwickelungsstufen durchläuft. Eine mangelhafte und unzureichende Ernährung soll das Auftreten bezw. die Verbreitung wesentlich unterstützen und geben Vordermann[4]) wie Eijkmann[5]) an, dass Gefangene (bezw. Hühner), welche ungeschälten Reis verzehren, nicht oder weniger von der Krankheit zu leiden haben, als Gefangene (bezw. Hühner), welche sich vorwiegend von geschältem Reis ernähren; auch indischer Reis soll sich dem ungeschälten gleich verhalten. Es scheint das Silberhäutchen (bezw. indischer Reis) Stoffe zu enthalten, welche die Wirkung von anderen unbekannten schädlichen Stoffen im Reise hemmen bezw. aufheben.

7. Sorghohirse oder **Mohrenhirse**. Die gemeine Mohrenhirse (Holcus Sorghum oder Sorghum vulgare Pers., auch Besen-, Guinea- oder Negerkorn und Durrha genannt) ist eine einjährige Gramineenart, welche in dem tropischen Afrika die Hauptbrotfrucht[6]) bildet, aber auch in Arabien und Ostindien, in Italien, Südtyrol, Ungarn, Rumänien und Südfrankreich angebaut wird. Sie geht bis zum 48° nördl. Breite hinauf, dient aber in den nördlich gelegenen Gegenden nicht mehr zur Körnergewinnung, sondern als Futterpflanze. Die Reifezeit beträgt etwa 5 Monate (von Anfang Mai bis Oktober).

Ausserdem werden noch die in Ostindien und Arabien einheimische Zuckermohrenhirse (Sorghum saccharatum Pers. oder Holcus Saccharatus L. oder Andropogon Sorghum Alfd.), ferner der Dari (Sorghum tataricum) und Sorghum halapense angebaut.

Die Mohrenhirse kommt meistens ohne Spelzen in den europäischen Handel; sie ist dann verkehrt eiförmig, an der Spitze abgerundet, mit den etwas seitlich stehenden Griffelresten gekrönt; bei anderen Sorten ist das Korn breitlanzettlich, bei noch anderen oval etc.; stets ist das Korn matt; der Mehlkörper ist wie beim Mais im äusseren Theil mehlig, im inneren glasig.

Die Grösse und Schwere der Samen erhellt aus folgenden Zahlen:

Je 100 Korn wiegen		Auf je 1 kg kommen Körner	
Sorghum vulgare	S. saccharatum	S. vulgare	S. saccharatum
1,709 g	2,174 g	58 500	46 000

Das spec. Gewicht der Körner beträgt nach v. Bibra 1,25—1,32.

Die Zusammensetzung der 3 ersten Sorten Sorghohirse ist folgende:

---

[1]) Hygienische Rundschau 1899, **9**, 532.
[2]) Ebendort 1899, **9**, 1095.
[3]) Ebendort 1900, **10**, 939.
[4]) A. G. Vordermann: Onderzoek naar het verband tusschen been Aard der Rijstvoeding. Batavia 1897.
[5]) J. Forster: Warum u. was wir essen? Rede gehalten am 27. Januar 1901, 28.
[6]) Die Hirse gilt als die älteste Getreide- bezw. Brotfrucht; der Hirsebrei wird schon von Herodot erwähnt. Dass sie ehemals eine grosse Bedeutung hatte, geht u. a. aus den Volksmärchen hervor, in denen der Hirsebrei eine wichtige Rolle spielt. Als Neujahrspeise gab man ihr die Deutung: Wie die Hirse quillt im Topf, soll alles im Jahre wachsen und gedeihen. Heute ist ihre Kultur bedeutungslos.

No.	Hirseart	Anzahl der Analysen	In der natürlichen Substanz							In der Trockensubstanz		
			Wasser %	Stickstoff-Substanz %	Fett %	Stickstoff-freie Extraktstoffe %	Rohfaser %	Asche %	Stickstoff-Substanz %	Stickstoff-freie Extraktstoffe %	Stickstoff %
1.	Sorghum vulgare, Durrha	15	12,32	9,00	4,05	68,99	3,56	2,08	10,27	77,27	1,64
2.	S. saccharatum, Zucker-Mohrenhirse	43	14,58	9,44	3,18	68,55	2,54	1,71	11,05	80,25	1,77
3.	S. tataricum, Dari	7	11,09	9,77	3,82	70,98	1,92	2,42	10,77	80,05	1,72

Die Stickstoff-Substanz besteht bei allen 3 Sorten zu rund 95 % aus Reinproteïnstoffen. Die stickstofffreien Extraktstoffe enthalten nach einigen Bestimmungen:

		In der lufttrocknen Substanz:			In der Trockensubstanz:		
		Zucker	Dextrin, Gummi	Stärke	Zucker	Dextrin, Gummi	Stärke
1.	Sorghum vulgare	1,46 %	3,30 %	64,23 %	1,65 %	3,72 %	72,68 %
2.	S. saccharatum	2,03 „	1,74 „	64,78 „	2,38 „	2,04 „	75,83 „
3.	S. tataricum		3,68 %	67,30 „		4,14 %	75,91 „

Die 3 Sorghohirsen haben daher im wesentlichen eine gleiche Zusammensetzung.

Die Untersuchung der Asche der Körner ergab nach je einer Analyse:

No.	Hirseart	Reinasche in der Trockensubstanz %	Kali %	Natron %	Kalk %	Magnesia %	Eisenoxyd %	Phosphorsäure %	Schwefelsäure %	Kieselsäure %	Chlor %
1.	Sorghum vulgare	1,86	20,34	3,25	1,29	14,84	1,87	50,89	—	7,25	—
2.	S. saccharatum	2,72	14,93	8,35	0,74	13,16	0,40	24,78	0,81	36,76	0,97

Das Korn der Sorgho wird entweder als Brot oder Kuchen verbacken, oder als Grütze genossen, während der Dari bei uns auch in der Spiritusfabrikation Verwendung findet.

8. Rispen- und Kolbenhirse. Die Hirse kommt vorzugsweise in 2 Species vor: die graue Rispenhirse (Panicum miliaceum) und die Kolbenhirse (Panicum italicum). Das Vaterland der Hirse ist Indien. Sie wird aber auch jetzt in Deutschland, in der Schweiz, Frankreich und Italien etc. vielfach angebaut. Sie geht bis zum 52. Breitengrade, gedeiht aber sicher nur im Wein-Klima; die bis zur Reife erforderliche Wärmesumme beträgt 1500° C.

Die Rispenhirse hat eine Spielart „Klebhirse" (P. m. var. Bretschneideri Kcke.), welche wie der Klebreis stark klebende Eigenschaften besitzt, und wie dieser in Japan und China als Klebmittel und zu Gebäcken benutzt wird.

Die Hirse liebt einen trocknen Boden im guten Düngungszustande und in warmer, sonniger Lage. Sind diese Bedingungen erfüllt und wird dieselbe durch Jäten von Unkraut rein gehalten, so giebt sie sehr hohe Erträge.

Die Frucht dieser Hirsen ist eng von den pergamentartigen Spelzen umschlossen und bildet eine Art Scheinfrucht, auch Korn genannt; in diesem Zustande ist die Rispenhirse eiförmig, vom Rücken her zusammengedrückt, spitzlich, stark glänzend weiss oder roth; die entspelzte eigentliche Frucht ist breit oval, abgerundet, glatt und weiss.

Das spec. Gewicht des Kornes der Rispenhirse ist 1,23—1,25.

100 Korn wiegen 0,483 g oder auf 1 kg gehen 205 000 Korn.

Die chemische Zusammensetzung der ungeschälten Körner der Kolben- und Rispenhirse erhellt aus folgenden Zahlen:

No.	Hirseart	Anzahl der Analysen	In der natürlichen Substanz							In der Trockensubstanz		
			Wasser %	Stickstoff-Substanz %	Fett %	Stickstoff-freie Extraktstoffe %	Rohfaser %	Asche %	Stickstoff-Substanz %	Stickstoff-freie Extraktstoffe %	Stickstoff %
1.	Panicum germanicum, kleine Kolbenhirse	3	8,60	11,81	3,12	61,44	12,38	2,65	12,92	66,69	2,07
2.	P. italicum, grosse Kolbenhirse	1	13,05	13,04	3,03	57,42	10,41	3,05	14,99	66,00	2,50
3.	P. miliaceum, Rispenhirse	6	12,50	10,61	3,89	61,11	8,07	3,82	12,13	69,84	1,94

Die Stickstoffsubstanz besteht zu etwa 95% aus Reinproteïnstoffen. Der Gehalt an Albumin wird zu 0,15—0,87% angegeben.

Ueber den Gehalt an Zucker und Dextrin liegen bei den ungeschälten Hirsen meines Wissens keine Untersuchungen vor, sondern nur bei geschälten Hirsen, deren Zusammensetzung im Abschnitt „Mehle" mitgetheilt werden wird.

Die procentige Zusammensetzung der Asche der ungeschälten Hirse ist folgende:

No.	Hirseart	Reinasche in der Trockensubstanz %	Kali %	Natron %	Kalk %	Magnesia %	Eisenoxyd %	Phosphorsäure %	Schwefelsäure %	Kieselsäure %	Chlor %
1.	Panicum miliaceum	3,48	9,95	1,95	0,86	9,84	1,32	18,56	0,31	56,02	0,69
2.	„ italicum	3,83	14,28	—	1,04	9,22	0,60	28,64	0,10	45,06	0,10

Die Asche der ungeschälten Hirsekörner ist daher sehr reich an Kieselsäure; diese ist jedoch wie bei den anderen Getreidearten vorwiegend in den Schalen (Spelzen) abgelagert.

Die Hirse wird meistens im geschälten Zustande mit Milch zu Brei gekocht, oder als gröberes Backwerk genossen; eine Herstellung von Mehl oder Brot aus derselben dürfte selten sein.

9. Buchweizen. Der Buchweizen gehört zwar nicht zu den Cerealien oder Halmfrüchten, sondern zu einer ganz anderen Pflanzenfamilie, den Polygonaceen. Weil aber aus ihm vielerorts Mehl, welches hie und da als ein beliebtes Nahrungsmittel gilt, gewonnen wird, so kann er zu den Getreidearten im weitesten Sinne gerechnet werden und mag hier seinen Platz finden.

Der Buchweizen wird vorzugsweise in 2 Arten angebaut, nämlich: der gemeine Buchweizen (Polygonum fagopyrum, Fagopyrum esculentum), auch Haidekorn, Haidegrütze etc. genannt, und der tatarische oder sibirische Buchweizen (Polygonum tataricum), auch türkisches Haidekorn genannt. Der erste ist zur Zeit der Kreuzzüge aus Asien nach Europa gekommen und wird jetzt gewöhnlich angebaut; den tatarischen Buchweizen findet man als Kulturpflanze bei uns wenig, dagegen kommt die Frucht häufig in eingeführtem russischem Buchweizen vor, in welchem er durch die ausgeschweiftgezähnten Kanten von dem ersten Buchweizen unterschieden werden kann.

Der Buchweizen wird nur als Sommerfrucht angebaut; er geht neben der Gerste am weitesten nach Norden und wird noch unter dem 70.° n. Br. angebaut; er ist sehr empfindlich gegen Kälte und verfriert nicht selten schon bei + 1,5 bis 2,5° C. Er hat aber eine sehr kurze Wachsthumszeit (100 Tage) und kann daher in nördlichen Gegenden in frostfreier Zeit gezogen werden; er verlangt zum Ausreifen eine Wärmesumme von 1000° C,

Der Buchweizen hat den Vorzug, dass er auf leichtem, sandigem Boden noch gut gedeiht und zwar besser als auf schwerem Boden. Wir finden ihn daher vorzugsweise in den sandigen Haidegegenden Nordwest-Deutschlands und Hollands. In den Moorgegenden bildet er mit dem Hafer die fast einzige Brotfrucht. Die Moore werden abgestochen, eingeäschert und der Buchweizen in die ausgestreute, noch warme Asche gesäet.

In den letzten Jahren hat diese im Allgemeinen verwerfliche Kultur der Moore, welche auch den in Nordwest-Deutschland im Frühjahr häufig lästigen Moorrauch im Gefolge hat, nachgelassen und einer rationellen Kultur Platz gemacht.

In guten Jahren liefert der Buchweizen einen 12—14-fachen Ertrag.

Je 100 Korn wiegen etwa:		Auf je 1 kg kommen Körner:	
P. fagopyrum	P. tataricum	P. fagopyrum	P. tataricum
2,353 g	1,923 g	42 500	52 000

Die Zusammensetzung erhellt aus folgenden Zahlen:

No.	Buchweizenart	Anzahl der Analysen	In der natürlichen Substanz						In der Trockensubstanz		
			Wasser %	Stickstoff-Substanz %	Fett %	Stickstoff-freie Extraktstoffe %	Rohfaser %	Asche %	Stickstoff-Substanz %	Stickstoff-freie Extraktstoffe %	Stickstoff %
1.	Polygonum fagopyrum	17	13,27	11,41	2,68	58,79	11,44	2,38	13,19	68,15	2,11
2.	„ tataricum	2	12,42	9,76	2,61	52,19	19,73	3,29	11,14	59,59	1,78

Hiernach würde der tatarische Buchweizen, wenn die 2 Analysen überhaupt als massgebend angesehen werden können, wesentlich reicher an Rohfaser (Schale) als der gemeine Buchweizen sein.

Nach H. Ritthausen ist der Buchweizen in der Beschaffenheit der Stickstoff-Substanz dadurch den Leguminosen ähnlich, dass er keine oder nur sehr geringe Mengen in Weingeist löslicher Proteïnkörper enthält. Was sich in Weingeist löst, theilt die Eigenschaften des Legumins.

Den vorwiegenden Proteïnstoff (5,65% und noch mehr) rechnet H. Ritthausen wegen des hohen Schwefelgehaltes nicht zum Legumin, sondern zum Gluten-Kaseïn.

v. Bibra giebt im Buchweizenmehl 0,34—0,44% Albumin an, während W. Pillitz von 10,55% Proteïnstoffen 4,08% in Wasser löslich fand. Vom Gesammtstickstoff sind durchschnittlich etwa 93,0% in Form von Reinproteïn vorhanden.

Pasqualini fand im Mittel zweier Proben von gewöhnlichem Buchweizen 1,55% Zucker und 4,50% Dextrin + Gummi.

W. Pillitz und C. de Leeuv fanden für geschälten Buchweizen, dass von 71,24% bezw. 72,15% stickstofffreien Extraktstoffen 67,82% bezw. 63,81% Stärke waren; hiernach würden die stickstofffreien Extraktstoffe des Buchweizens zu 88—95% aus Stärke und zu 5—12% aus sonstigen Kohlenhydraten bestehen.

Die Asche des ungeschälten Buchweizens ist im Mittel von 2 Analysen procentig wie folgt zusammengesetzt:

Reinasche in der Trockensubstanz	Kali	Natron	Kalk	Magnesia	Eisenoxyd	Phosphorsäure	Schwefelsäure	Kieselsäure	Chlor
1,37%	23,07%	6,12%	4,42%	12,42%	1,74%	48,67%	2,11%	0,23%	1,30%

Der Buchweizen dient theils im geschälten Zustande als Grütze, theils als Mehl für die Zubereitung von Suppen, Gebäcken (Pfannkuchen), wie auch von Würsten.

Die Hülsenfrüchte (Leguminosen).

Die Hülsenfrüchte sind in erster Linie durch einen hohen Gehalt an Stickstoff-Substanz ausgezeichnet; sie sind unter allen pflanzlichen Nahrungsmitteln die stickstoffreichsten. Während bei den Getreidearten die Stickstoff-Substanz vorwiegend aus den Kleberproteïnstoffen besteht, waltet hier die Gruppe der Pflanzenkaseïne, besonders das Legumin vor, welches zu den Globulinen gerechnet wird (S. 39); ob in den Hülsenfrüchten auch Albumin vorhanden ist, erscheint zweifelhaft.

Ueber das Vorkommen sonstiger Stickstoffverbindungen in den Hülsenfrüchten, so des Vicins und Convicins vergl. S. 93 und 94, des Lecithins S. 86, des Cholins S. 86.

Die stickstofffreien Extraktstoffe bestehen auch hier vorwiegend aus Stärke, jedoch scheint diese schwer aufschliessbar zu sein, da sie sich nicht so leicht und vollständig, wie bei den Getreidearten durch Diastase verzuckern lässt.

Als sonstige lösliche Kohlenhydrate hat M. Maxwell[1]) Saccharose, Galaktan und Dextrin nachgewiesen; er fand im Samen von Phaseolus vulgaris 5,36 % dieser löslichen Kohlenhydrate, welche beim Keimen auf 3,35 % heruntergingen.

Das Fett der Hülsenfrüchte enthält verhältnissmässig mehr Lecithin, als das der Getreidearten.

Die Asche der Hülsenfrüchte ist durchweg reicher an Kali und Kalk, dagegen ärmer an Phosphorsäure als die der Getreidearten; dabei sind die Hülsenfrüchte überhaupt ascherreicher, als die Getreidearten.

Nach verschiedenen Versuchen (vergl. S. 241) sind die Hülsenfrüchte (Erbsen, Bohnen) schwerer verdaulich, als die Getreidearten und sonstige pflanzliche Nahrungsmittel; dieses bezieht sich vorwiegend auf die Stickstoff-Substanz.

Dennoch bilden die Hülsenfrüchte wegen ihres hohen Gehaltes an Stickstoff-Substanz sehr wichtige und geschätzte Nahrungsmittel; sie dürfen nur nicht einseitig und in zu grossen Mengen genossen und müssen auch besonders (zu feinstem Mehl, Suppe oder Gebäck) zubereitet werden. Auch finden wir das eine oder andere Glied dieser Gruppe, als Nahrungsmittel dienend, in allen Ländern und Welttheilen. Bei ihrer kurzen Wachsthumszeit (3—4 Monate) und weil sie eine kalte und hohe Temperatur gut ertragen, ist es möglich, sie in niederen wie höheren Breitegraden anzubauen.

1. Bohnen. Wir bezeichnen mit dem Namen „Bohnen" zwei ganz verschiedene Hülsenfrucht-Arten, nämlich: Vicia Faba L. (Sau-, Futter-, Feld-, Puff-, Pferde-, Esels- oder endlich Ackerbohne genannt), welche zu den Wicken gehört, und die eigentliche Gartenbohne: Phaseolus (auch Schminkbohne, Vitsbohne, Speck-, Stangen- oder Buschbohne etc. genannt). Beide Species haben viele Spielarten.

Die Bohnen verlangen zum Gedeihen einen sehr guten Boden in gutem Düngungszustande; am meisten sagt ihnen wie allen Hülsenfrüchten ein kalkreicher Boden zu.

a) Puff- oder Feldbohne. Von diesen kennen wir bei uns vorzugsweise 2 Unterarten: die Sau-, Pferde- oder kleine Ackerbohne (Vicia Faba minor Lob.) und die Puff- oder Gartenbohne (Vicia Faba major Lob.). Die erste finden mir meistens in den Feldern, die letztere in den Gärten. Die kleine Pferdebohne dient zwar vorwiegend als Futtermittel, jedoch wird sie auch hier und da im gekochten Zustande, mit Fett (Speck) zubereitet, als Nahrungsmittel verwendet.

Die Puff- oder grosse Gartenbohne wird selten im reifen Zustande genossen; dagegen bildet sie im unreifen Zustande in vielen Gegenden ein sehr beliebtes Gemüse[2]).

Die hierher gehörigen Bohnen haben im Mittel von 50 Analysen folgende procentige Zusammensetzung:

---

[1]) Chem. Centralbl. 1890, II, 9.
[2]) Zesammensetzung derselben siehe unter „Gemuse".

Gehalt	In der natürlichen Substanz						In der Trockensubstanz:		
	Wasser	Stickstoff-Substanz	Fett	Stickstoff-freie Extraktstoffe	Rohfaser	Asche	Stickstoff-Substanz	Stickstoff-freie Extraktstoffe	Stickstoff
Niedrigster	7,87 %	18,06 %	0,81 %	40,99 %	5,19 %	2,12 %	21,00 %	47,66 %	3,27 %
Höchster	19,94 „	29,80 „	3,29 „	58,66 „	12,34 „	4,67 „	34,88 „	68,21 „	5,83 „
Mittlerer	14,00 „	25,68 „	1,68 „	47,29 „	8,25 „	3,10 „	29,86 „	54,99 „	4,68 „

Dass die Puff- oder Ackerbohne auch gegen die Düngung nicht unempfänglich ist, beweist ein Versuch von Rudolfi; derselbe fand in der Trockensubstanz:

Bei einer Düngung mit	Stickstoff	Stickstoff + Phosphorsäure	Phosphorsäure	Ungedüngt
Stickstoff-Substanz	36,10 %	33,79 %	31,30 %	28,78 %

Während G. Marek (Bd. I, S. 580) fand, dass entsprechend dem Verhalten der Getreidearten kleine Bohnensamen mehr Stickstoff enthalten, als grosse Samen, erhielt W. A. Gwallig (Bd. I, S. 582) das umgekehrte Verhältniss, nämlich im Mittel von je 8 Proben für die Trockensubstanz:

	Durchschnitts-Gewicht von je 1 Korn	Stickstoff-Substanz	Fett	Stickstofffreie Extraktstoffe	Rohfaser	Asche
Grosse Samen	0,997 g	33,69 %	1,09 %	54,42 %	7,51 %	3,29 %
Kleine „	0,472 „	30,27 „	1,02 „	56,27 „	9,08 „	3,36 „

H. Ritthausen fand in den Pferdebohnen 10,0 % Legumin, in den Saubohnen 18,7 %. Neben dem Legumin ist in der wässerigen oder mit verdünnter Kalilauge bereiteten Lösung noch eine Menge anderer Proteïnstoffe vorhanden, die aber weder mit dem Eiweiss, noch mit dem Legumin gleich sind[2]).

In Procenten des Gesammtstickstoffs der Ackerbohnen sind 6—11 % in Form von Nichtproteïn-Verbindungen vorhanden.

Die Zusammensetzung des Fettes siehe S. 115.

A. Völker giebt für eine Sorte Ackerbohnen an, dass die 46,5 % stickstofffreien Extraktstoffe aus 36,0 % Stärke, 2,0 % Zucker, 4,0 % Pektinstoffen und 4,5 % Gummi bestehen; Pasqualini findet in 42,46 % stickstofffreien Extraktstoffen 33,62 % Stärke, 1,80 % Zucker und 7,54 % sonstige Kohlenhydrate; A. Stift fand für die ganzen Pferdebohnen 3,23 % Pentosane.

E. Schulze und Mitarbeiter (Bd. I, S. 601) ermittelten für die Trockensubstanz der Ackerbohnen noch folgende einzelnen Bestandtheile:

Proteïn-stoffe	Nukleïn	Lecithin	Cholesterin	Fett	Lösl. organ. Säuren	Saccharose	Galaktan	Stärke	Unbestimmte Stoffe	Rohfaser	Asche
22,81 %	1,91 %	0,81 %	0,04 %	1,26 %	0,88 %	4,23 %		42,66 %	15,33 %	7,15 %	2,92 %

Die Asche enthält nach 19 Analysen in Procenten:

Reinasche in der Trocken-substanz	Kali	Natron	Kalk	Magnesia	Eisenoxyd	Phosphorsäure	Schwefelsäure	Kieselsäure	Chlor
3,63 %	41,48 %	1,06 %	4,99 %	7,15 %	0,46 %	38,86 %	3,39 %	0,65 %	1,78 %

Schwankungen: Gesammt-Asche 3,3—4,3 %, K_2O 32,6—47,4 %, CaO 2,9—8,9 %, P_2O_5 27,5 bis 45,5 %.

b) **Schmink- oder Vitsbohne.** Wir unterscheiden vorzugsweise 5 Arten. 1. Phaseolus multiflorus Willd. (arabische oder türkische Bohne oder Feuerbohne), 2. Phaseolus vulgaris L. (gemeine Bohne oder Schmink-, Vitsbohne), 3. Phaseolus genospermus Schübl.

---

[2]) Für die Zusammensetzung dieser Proteïnverbindung fand H. Ritthausen:
54,33 % C, 7,19 % H, 16,37 % N, 0,89 % S, 21,22 % O.

(Eckbohne, Salatbohne), 4. Phaseolus oblongus Schübl. (Dattelbohne), 5. Phaseolus sphaericus (Eierbohne). In Japan wird eine Bohne Phaseolus radiatus als Speisebohne angebaut. Jede dieser Arten kommt wieder in vielen Spielarten, bald als Stangen-, bald als Buschbohne vor

Weil diese Bohnen leicht erfrieren, werden sie meistens nicht vor Mitte Mai gelegt: sie reifen alsdann im September.

Die Zusammensetzung dieser Bohnen ist folgende:

No.	Bohnenart	Anzahl der Analysen	In der natürlichen Substanz						In der Trockensubstanz		
			Wasser %	Stickstoff-Substanz %	Fett %	Stickstoff-freie Extraktstoffe %	Rohfaser %	Asche %	Stickstoff-Substanz %	Stickstoff-freie Extraktstoffe %	Stickstoff %
1.	Phaseolus vulgaris . .	20	11,24	23,66	1,96	55,60	3,88	3,66	26,66	62,64	4,29
2.	Ph. radiatus	3	12,87	18,61	1,06	56,79	7,97	2,70	21,36	65,17	3,42

Die gemeinen Phaseolus-Bohnen sind daher vor den Wickenbohnen durch einen niedrigeren Gehalt an Rohfaser (durch eine zartere und dünnere Schale) unterschieden; dies mag der Grund sein, dass sie den Pferde- oder Saubohnen als Nahrungsmittel vorgezogen werden. Phaseolus radiatus gleicht indess in dieser Hinsicht der Wickenbohne.

Aus den weissen Gartenbohnen erhielt H. Ritthausen 11 % Legumin bezw. Phaseolin, aus den gelbschaligen 3,6 %.

Ueber die Elementarzusammensetzung der verschiedenen Leguminarten vergl. S. 30 u. 31.

P. Collier findet das Verhältniss von Stickstoffverbindungen im Mittel zweier Sorten für die lufttrockene Substanz wie folgt:

Gesammt-Stickstoff-Substanz	Legumin	Albumin	Sonstige Stickstoffverbindungen
24,28 %	20,47 %	0,71 %	3,10 %

Im Durchschnitt besteht die Gesammt-Stickstoff-Substanz zu 89—94 % aus Reinproteïnstoffen und zu 6—11 % aus Nichtproteïn-Verbindungen.

Die stickstofffreien Extraktstoffe zerlegte P. Collier im Mittel zweier Sorten für die lufttrockne Substanz wie folgt:

Zucker	Gummi + Dextrin	Stärke
3,65 %	9,40 %	48,15 %

Die procentige Zusammensetzung der Asche der Schmink-, Vits- oder Gartenbohne ist im Mittel von 13 Analysen folgende:

Reinasche in der Trockensubstanz	Kali	Natron	Kalk	Magnesia	Eisenoxyd	Phosphorsäure	Schwefelsäure	Kieselsäure	Chlor
3,22 %	44,01 %	1,49 %	6,38 %	7,62 %	0,32 %	35,52 %	4,05 %	0,57 %	0,86 %

Die Gartenbohne wird sowohl als reifer Samen genossen, als auch ebenso häufig im unreifen Zustande als Schnitt- oder Salatbohne (siehe Abschnitt „Gemüse").

Die Schminkbohne dient vorwiegend in Serbien als allgemeines Volksnahrungsmittel, welches dem Verbrauch von Mais nahezu gleichkommt.

Die Serbier bereiten daraus durch Weichkochen mit Wasser unter Zusatz einer Zwiebel und nach Abgiessen des Wassers unter Beimengung von feingeschnittenem Lauch oder Knoblauch einen Brei, der, Pratrljanik genannt, morgens zubereitet und für den ganzen Tag verwendet wird; bessere Sorten des Breies werden mit in Oel gerösteten Zwiebeln zubereitet, und dieser Brei heisst Papula.

Zu einer anderen, noch besseren Bohnenspeise, Prebanaz genannt, werden die Bohnen nicht so weich gekocht, aber in derselben Weise mit Zwiebeln und Oel, ferner mit Paprika (ganzen Schoten) und Petersilienblättern gewürzt. Zega und Knez-Milojkovié[1]) untersuchten diese Erzeugnisse mit folgendem Ergebniss:

Bezeichnung	Anzahl der Analysen	In der natürlichen Substanz						In der Trockensubstanz	
		Wasser %	Stickstoff-Substanz %	Fett %	Stickstoff-freie Extraktstoffe %	Rohfaser %	Asche %	Stickstoff-Substanz %	Fett %
Natürliche Schminkbohne Serbiens	27	10,19	19,71	1,41	62,00	3,22	3,47	21,94	1,57
Pretrljanik	2	71,09	7,29	0,60	18,21	1,40	1,41	25,21	2,07
Papula	2	69,02	6,86	3,72	17,42	1,10	1,88	22,14	12,08
Prebanaz	2	66,96	3,10	7,01	19,60	2,21	1,12	9,38	21,22

Die serbische Schminkbohne, deren Hektoliter-Gewicht zwischen 21,42—102,50 kg schwankte, scheint hiernach proteïnärmer zu sein, als anderswo gewachsene Schminkbohnen; die daraus zubereiteten Speisen zeigen, welchen Werth man auf den Fettzusatz legt.

2. Erbsen. Die Erbsen bilden unter den Hülsenfrüchten das unzweifelhaft wichtigste Nahrungsmittel. Von den vielen Arten kommen bei uns nur die gemeine Saaterbse (Pisum sativum L.) und deren zahlreiche Spielarten in Betracht. Im Allgemeinen ist die Erbse nicht so empfindlich gegen Frost als die Gartenbohne. Sie geht bis zum 28° n. Br., entwickelt sich bei 9—17° Wärme und reift in 110—140 Tagen.

Nach 56 Analysen haben die Erbsen folgende Zusammensetzung:

Gehalt	Wasser	Stickstoff-Substanz	Fett	Stickstofffreie Extraktstoffe	Rohfaser	Asche	In der Trockensubstanz:		
							Stickstoff-Substanz	Stickstofffreie Extraktstoffe	Stickstoff
Niedrigster	6,50 %	18,39 %	0,64 %	46,34 %	2,23 %	1,86 %	21,25 %	53,83 %	3,40 %
Höchster	22,12 „	28,35 „	5,53 „	60,10 „	10,02 „	3,93 „	32,94 „	69,05 „	5,27 „
Mittlerer	13,80 „	23,35 „	1,88 „	52,65 „	5,57 „	2,75 „	27,09 „	60,98 „	4,33 „

Ueber den Einfluss der Düngung auf die Zusammensetzung der Erbsen sind verschiedene Versuche von E. Wein, E. Heiden sowie von P. Wagner (vergl. Bd. I, S. 578) angestellt worden. P. Wagner findet z. B. in der Trockensubstanz:

Bei Düngung mit	Stickstoff	Kali	Phosphorsäure	Ungedüngt
Stickstoff-Substanz	27,68 %	26,12 %	27,31 %	23,12 %

Hier wie vorstehend bei der Puffbohne hat also die Stickstoffdüngung eine wesentliche Erhöhung der Stickstoff-Substanz in den Erbsen zur Folge gehabt, obgleich die Hülsenfrüchte zu den sog. „Stickstoffsammlern" gehören, d. h. sich den freien Stickstoff der Luft aneignen können und auch ohne Stickstoffdüngung gedeihen.

Während G. Marek (Bd. I, S. 575) in kleinen Erbsenkörnern mehr Proteïn fand, als in den grossen Körnern, erhielt Gwalig (Bd. I, S. 577) wie bei Feldbohnen so auch bei Erbsen das umgekehrte Ergebniss, nämlich im Mittel von 8 Proben für die Trockensubstanz:

Samen:	Durchschnittl. Gewicht eines Kornes	Proteïn	Fett	Stickstofffreie Extraktstoffe	Rohfaser	Asche
Grosse	0,589 g	26,69 %	1,03 %	64,27 %	4,69 %	3,32 %
Kleine	0,185 „	24,71 „	0,96 „	65,18 „	5,68 „	3,47 „

---

[1]) Chem.-Ztg. 1901, **25**, 396.

Die in den Erbsen vorkommende Menge Legumin fand H. Ritthausen wie folgt:

	gelbe	grüne	graue		gelbe
Felderbsen . .	9,45 %	8,95 %	7,30 %	Gartenerbse . .	5,40 %

Die Nichtproteïn-Verbindungen in der Erbse betragen 8—11,5 % vom Gesammt-Stickstoff.

Aus der vom Legumin befreiten Flüssigkeit scheidet sich beim Kochen eine bedeutende Menge einer Proteïnsubstanz ab, welche für Eiweiss gehalten wird. Aber weder die Elementarzusammensetzung (52,94 % C, 7,13 % H, 17,14 % N, 1,04 % S), noch die chemischen Eigenschaften stimmen mit denen des Eiweisses überein. So löst sich die ausgeschiedene Proteïnsubstanz in verdünnter Kalilauge klar auf, während koagulirtes Eiweiss darin unlöslich ist. Dieselbe lässt sich durch Kupfersalzlösung in 2 verschiedene Proteïnverbindungen zerlegen.

Ueber das Vorkommen von Cholin in den Erbsen vergl. S. 87.

Die Zusammensetzung des Fettes siehe S. 115.

R. Sachse fand in 62,70 % stickstofffreien Extraktstoffen von Erbsen:

Stärke	Dextrin	Sonstige stickstoff-freie Extraktstoffe
42,44 %	6,50 %	13,76 %

E. Schulze und Mitarbeiter (Bd. I, S. 601) giebt für die Trockensubstanz der Erbsen noch folgende besondere Bestandtheile an:

Proteïnstoffe	Nukleïn	Lecithin	Cholesterin	Fett	Lösliche organ. Säuren	Saccharose + Galaktan	Stärke	Unbestimmte Stoffe	Rohfaser	Asche
21,50 %	1,91 %	0,81 %	0,06 %	1,87 %	0,73 %	6,22 %	40,49 %	17,39 %	6,03 %	3,46 %

Verfasser fand in reifen ungeschälten Erbsen 4,21 %, in geschälten Erbsen 5,17 % Pentosane.

Die Asche der Erbsen hat nach 29 Analysen folgende procentige Zusammensetzung:

Reinasche in der Trockensubstanz	Kali	Natron	Kalk	Magnesia	Eisenoxyd	Phosphorsäure	Schwefelsäure	Kieselsäure	Chlor
2,73 %	41,79 %	0,96 %	4,99 %	7,96 %	0,86 %	36,43 %	3,49 %	0,86 %	1,54 %

Schwankungen: Gesammt-Asche 2,36—4,27 %, K_2O 35,8—51,4 %, CaO 2,21—7,9 %, P_2O_5 29,3—44,4 %.

Die Erbsen finden als solche und im geschälten Zustande zur Bereitung von Suppen, ferner als Mehl zur Darstellung von Dauerwaaren die mannigfaltigste Verwendung.

Ueber Erbsenmehl-Dauerwaaren vergl. S. 566—570, über Erbswurst S. 525.

Die Erbsensamen bilden auch im unreifen Zustande eine beliebte Speise (vergl. weiter unten unter „Gemüse").

3. Linsen. Die Linsen werden in Deutschland seltener genossen, dagegen in anderen Ländern (z. B. Frankreich) den Bohnen und Erbsen vorgezogen.

Die Saatlinse, gemeine oder gute Linse (Ervum Lens L.) ist gegen Frost ziemlich unempfindlich; sie gedeiht bis zum 60.° n. Br., reift in 140—150 Tagen und liebt einen trockenen, kalkigen Boden.

14 von Linsen ausgeführte Analysen ergaben im Mittel:

In der natürlichen Substanz						In der Trockensubstanz:		
Wasser	Stickstoff-Substanz	Fett	Stickstofffreie Extraktstoffe	Rohfaser	Asche	Stickstoff-Substanz	Stickstofffreie Extraktstoffe	Stickstoff
12,33 %	25,94 %	1,93 %	52,84 %	3,92 %	3,04 %	29,59 %	60,27 %	4,74 %

H. Ritthausen fand in den Linsen 5,2 % Legumin (Myosin).

Die procentige Zusammensetzung der Asche ist nach einer Analyse folgende:

Reinasche in der Trockensubstanz	Kali	Natron	Kalk	Magnesia	Eisenoxyd	Phosphorsäure	Chlor
2,07 %	34,76 %	13,50 %	6,34 %	2,47 %	2,00 %	36,30 %	4,63 %

Die Linse findet nur als reifer Samen Verwendung; sie dürfte im Nährwerth den Bohnen und Erbsen nicht nachstehen.

Ueber sonstige Samen von Hülsenfrüchten, die vielleicht vereinzelt für die menschliche Ernährung dienen, wie Sanderbse, Linsenwicke, Ervenlinse, Kichererbse und Platterbse vergl. Bd. I, S. 579 u. 587.

4. Sojabohnen. Die Heimath der zu den Hülsenfrüchten gehörigen Sojabohne ist China, Japan, Mongolei, Transkaukasien und Indien; die Sojabohne war von diesen Ländern 1873 auf der Wiener Weltausstellung ausgestellt, wo sie Fr. Haberlandt[1]) chemisch untersuchte und ihren hohen Nährwerth erkannte. Seit der Zeit sind vielfache Anbauversuche mit derselben in Deutschland ausgeführt, die sehr zufriedenstellende Ergebnisse geliefert haben.

Die Sojabohne kommt in ausserordentlich mannigfaltigen Arten und Abarten vor; die Varietäten sind durch die verschiedensten Formen und Farben bedingt; man unterscheidet zwei Rassengruppen: die Soja platycarpa Hrz. (die flachfruchtige Sojabohne) und die Soja tumida Hrz. (die gedunsenfruchtige Sojabohne); diese beiden Gruppen haben wieder zahlreiche Untervarietäten. Bei den Anbauversuchen wurden nach E. Wein[2]) die besten Ergebnisse bei Soja pallida, S. atrosperma und S. castanea (zur zweiten Gruppe gehörig) erzielt, dagegen lieferten die Versuche mit der schwarzen, der schwarzsamigen länglichen Varietät (Soja melanosperma) keine so guten Ergebnisse. Die eingequollenen Samen werden am besten von Ende April bis Mitte Mai in einer solchen Entfernung, dass etwa 25 Pflanzen auf 1 qm kommen, ausgelegt; die Blüthezeit fällt von Anfang Juli bis Ende August, die Zeit der Reife von Ende September bis Ende Oktober.

Die Sojabohne gedeiht auf jedem Boden; kalkigthoniger Boden, humoser Sandboden und Torfboden scheinen ihr besonders zuzusagen; für eine Düngung mit Phosphorsäure und Stickstoff (und Kaliumsulfat auf Torfboden) ist sie nicht minder dankbar, als andere Kulturpflanzen.

Im Durchschnitt liefert dieselbe einen Ertrag von 2000 kg Samen für 1 ha; so gross ist auch ungefähr der Ertrag von Bohnen und Erbsen; da aber die Sojabohne erheblich reicher an Protein und Fett ist, so ist die Ernte an diesen beiden wichtigsten Nährstoffen für 1 ha bedeutend höher. So berechnet E. Wein den Ertrag an Protein und Fett für 1 ha wie folgt:

	Bohnen	Erbsen	Sojabohne
Protein	454 kg	498 kg	686 kg
Fett	40 „	34 „	366 „

Bei gleichem Körnerertrage ist daher für die Sojabohne die Ernte an Protein um mehr denn $1/_3$, die an Fett um das 10-fache höher, als bei Bohnen und Erbsen.

100 Körner von Soja hispida tumida var. pallida Hrz. wiegen 8,2—17,5 g; ein Hektoliter 67,4—75,0 kg; das spec. Gewicht beträgt 1,17—1,25.

Die Zusammensetzung einiger Sorten Sojabohnen erhellt aus folgenden Zahlen:

---

[1]) Fr. Haberlandt: Die Sojabohne 1878.
[2]) E. Wein: Die Sojabohne als Feldfrucht. Ergänzungsheft zu Journ. f. Landw. 1881, **29**.

No.	Sojabohnenart (Soja hispida)	Anzahl der Analysen	In der natürlichen Substanz						In der Trockensubstanz		
			Wasser %	Stickstoff-Substanz %	Fett %	Stickstoff-freie Extraktstoffe %	Rohfaser %	Asche %	Stickstoff Substanz %	Stickstoff-freie Extraktstoffe %	Stickstoff %
1.	platycarpa var. melanosperma Harz, schwarze	3	12,71	32,18	14,03	31,97	4,40	4,71	36,87	16,07	5,90
2.	tumida var. pallida Harz, gelbe	29	10,14	33,74	19,15	27,05	4,68	5,24	37,55	21,31	6,01
3.	tumida var. castanea Harz, braun	13	9,25	32,90	18,03	30,17	4,76	4,89	36,25	19,87	5,80
4.	tumida var. atrosperma Harz, schwarze runde	5	11,23	33,97	17,11	28,41	4,55	4,73	38,26	19,28	6,12
5.	Fasel - Heilbohne (Dolichos-Arten)	6	16,10	21,44	1,82	53,11	4,41	3,12	25,55	2,17	4,09

Der Gehalt an Stickstoff-Substanz schwankt von 27,7—43,4 %, der an Fett von 15,2—22,7 % in der Trockensubstanz; die einzelnen Spielarten zeigen aber keine grossen Unterschiede im Gehalt.

Auch bei der Sojabohne bewirkt eine Düngung mit Stickstoff eine Erhöhung der Stickstoff-Substanz (Bd. I, S. 600).

Von der Gesammt-Stickstoff-Substanz sind 85—90 % in Form von Reinproteïnstoffen und 10—15 % in Form von nichtproteïnartigen Verbindungen vorhanden.

Weitere eingehende Untersuchungen über die einzelnen Bestandtheile der Sojabohne liegen meines Wissens bis jetzt nicht vor.

E. Meissl und Böcker (Bd. I, S. 599) führen für die einzelnen Bestandtheile folgende abgerundete Zahlen an:

Lösliches Kaseïn	Albumin	Unlösliches Kaseïn	Fett	Cholesterin, Lecithin, Harz, Wachs	Dextrin	Stärke
30 %	0,5 %	7 %	18 %	2 %	10 %	5 %

Die Stärkekörner sind noch kleiner als die des Reises.

Nach J. Stingl und Morawski[1] enthält die Sojabohne nur wenig Stärke und Dextrin; was als Dextrin bezeichnet wird, ist ein Gemenge von verschiedenen Zuckerarten, von denen im Ganzen etwa 12 % vorhanden sind; die Zuckerarten sind leicht vergährbar.

Auch enthält die Sojabohne nach Stingl und Morawski ein wirksames diastatisches Enzym, worin sie jede bis jetzt bekannte Rohfrucht übertreffen soll. Dieser Eigenschaft dürfte die Sojabohne ihre Verwendbarkeit zur Bereitung von Speisen, welche auf Gährungsvorgängen beruht, zu verdanken haben.

Die Sojabohne wird wegen ihrer schweren Verdaulichkeit direkt nicht genossen, sondern zur Bereitung von verschiedenen Erzeugnissen aus derselben verwendet. Ueber die Bereitung von Soja oder Shoja, sowie von „Miso" (vergl. S. 562—566).

Ein weiteres, viel verwendetes Nahrungsmittel, welches aus den Sojabohnen zubereitet wird, ist der Natto bezw. Tofu (Japan) bezw. Tao-hu (China) oder „Bohnenkäse".

Zur Bereitung des Nattos werden in Japan nach K. Yabe[2] die Sojabohnen zuerst 5 Stunden in Kochsalzlösung gekocht, dann in Theilen von je 500 g in Stroh gewickelt, einen oder mehrere Tage in einem warmen Raume belassen, und in Strohbündeln verpackt, in den Handel gebracht. Während der Lagerung im Stroh erleidet die Masse der Sojabohnen durch verschiedene Kleinwesen — 3 Mikrokokken-Arten und einen Bacillus, ähnlich dem Bacillus fluorescens liquefaciens — eine wesentliche Umsetzung, die eine zähe Beschaffenheit und einen eigenthümlichen Geruch bedingt. Die Stickstoff-Substanz bestand in Procenten des Gesammt-Stickstoffs (7,54 % für die Trockensubstanz) aus Stickstoff in Form von:

---

[1] Chem. Centralbl. 1886, 734.
[2] Landw. Versuchsstationen 1895, 45, 438.

Reinproteïn	Pepton	Amiden[1] Leucin, Tyrosin etc.
53,45 %	21,45 %	24,26 %

Der Natto-Käse wird roh und auch, zu einer Suppe verkocht, verzehrt.

Der Tofu bezw. Tao-hu wird ausschliesslich aus der weissen (bezw gelben) Sojabohne nach N. C. Prinsen-Geerlings in der Weise bereitet, dass man die Bohnen während 3 Stunden in Wasser aufquellen lässt, darauf zwischen zwei harten Steinen unter stetigem Aufguss von etwas Wasser, zermahlt, den weissen Brei in einer grossen Pfanne auf einem Holzfeuer kocht und die gekochte Masse durch ein grobes Tuch giesst, um die Hülsen und groben Bohnenstiele von der milchweissen Flüssigkeit (Legumin und Fett) zu trennen. Nachdem das Filtrat erkaltet ist, bringt man dasselbe entweder durch Gypswasser oder chlormagnesiumhaltiges Kochsalz oder durch den sauer gewordenen, milchigen, vorher nicht gekochten Brei[2] derselben Bohnen zum Gerinnen, schlägt das halb fest gewordene Gerinnsel — nach etwa 2 Stunden — in ein feines Tuch, presst zwischen Brettern und zerschneidet die Masse in Stücke von 150 g; für den Verzehr werden die Stücke noch einige Augenblicke in einer salzhaltigen Abkochung von Kurkuma-Rhizom gekocht.

Die filtrirte und gekochte milchige Flüssigkeit reagirt alkalisch und enthält das Legumin wahrscheinlich durch Kaliumphosphat in Lösung, das Fett in Emulsion. Das durch die Salze oder die Milchsäure gefällte und gepresste Gerinnsel, der Käse, schliesst das Fett mit ein. Dieser Käse ist sehr wasserreich und muss noch an demselben Tage, an welchem er bereitet ist, verzehrt werden. Um ihn haltbar zu machen, wird er in China entweder an der Sonne getrocknet, oder in Pfannen gebraten; in Japan heisst der entwässerte Tofu auch gefrorener Bohnenkäse, welche Bezeichnung auf eine Entwässerung durch Ausfrieren hindeutet. Die Zusammensetzung dieser Erzeugnisse (Bd. I, S. 652) ist folgende:

Bezeichnung:	In der frischen Substanz					In der Trockensubstanz	
	Wasser %	Protein %	Fett %	Stickstofffreie Extraktstoffe %	Asche %	Protein %	Fett %
Milchweisse gekochte Flüssigkeit . . .	93,10	3,13	1,89	1,37	0,51	45,39	27,39
Käse Tao-hu daraus, frisch	76,15	13,15	7,09	1,40	2,21[3]	55,13	29,73
Tofu frisch	84,81	7,41	5,25	1,25	1,08	48,76	34,56
dergl., gefroren	17,01	45,05	26,08	8,02[4]	1,70	54,28	31,42

Durch das Kochen der ersten milchweissen Flüssigkeit wird auch ein Theil des Proteïns (Albumin? oder Globulin) unlöslich und verbleibt wie auch ein Theil des Fettes mit den Hülsen auf dem Seihtuch. Dieser Rückstand dient als Schweinefutter und enthält in der Trockensubstanz:

29,38 % Proteïn, 12,81 % Fett, 42,90 % stickstofffreie Stoffe, 10,25 % Rohfaser und 4,66 % Asche.

Die Sojabohnen werden ferner auch durch Auspressen auf Oel verarbeitet; die Pressrückstände dienen wie früher bei uns die Oelkuchen zur Düngung; sie enthalten:

13,4 % Wasser, 40,3 % Proteïn, 7,5 % Fett, 28,1 % stickstofffreie Stoffe, 5,5 % Rohfaser, 5,2 % Asche.

Nach E. Wein lassen sich aus den Sojabohnen leicht wohlschmeckende Gerichte zubereiten, welche dem deutschen Geschmacke zusagen, so z. B. eine Suppe wie aus Bohnen und Erbsen, ein Salat gleich dem aus der Gartenbohne, oder durch Verkochen mit Kartoffeln

---

[1] Ausser diesen waren noch geringe Mengen Guanin, Sarkin u. Xanthin vorhanden.

[2] Von dem gemahlenen, aber nicht gekochten Brei der Sojabohne wird täglich eine gewisse Menge zur Seite gestellt; hierin entwickelt sich schnell eine Milchsäure-Gährung, wodurch der Milchsäure-Gehalt bis 1,5 % steigen kann.

[3] Mit 0,97 % Chlornatrium.

[4] Dazu noch 1,45 % Rohfaser.

oder Reis ein Purée, welches der italienischen „Polenta" gleichkommt und nach Haberlandt „Sojenta" genannt zu werden verdient. Der Geschmack der Gerichte aus Sojabohnen erinnert etwas an Mandeln oder Kastanien, sonst ist er ähnlich dem der Gartenbohne. Auch hat man bereits angefangen, aus der Sojabohne wie aus Bohnen und Erbsen ein „Mehl" für den Küchengebrauch darzustellen (siehe unter „Mehl").

5. Lupinen. Die Lupinen dienen nur in sehr beschränktem Maasse als menschliches Nahrungsmittel; in getreidearmen Jahren pflegt man das Mehl derselben wohl behufs Brotbereitung dem Roggenmehl zuzusetzen; neuerdings finden die Lupinen auch zur Darstellung von Kaffeeersatz Verwendung. Die Lupine, deren ursprüngliche Heimath die Küsten des Mittelmeeres zu sein scheinen, wird vorwiegend in Deutschland, Frankreich, Italien und Spanien in 3 Varietäten, nämlich der gelben Lupine (Lupinus luteus), der blauen Lupine (Lupinus angustifolius) und der weissen Lupine (Lupinus albus) angebaut, wozu sich in der letzten Zeit auch die schwarze Lupine gesellt. Sie gedeiht auf leichten Sandböden besser, als auf schweren Böden, und bildet deshalb für erstere eine kaum zu ersetzende Futterpflanze.

Die Wachsthumsdauer beträgt 20—24 Wochen; wenn man daher reife Samen erzielen will, muss die Aussaat für das nördliche Deutschland schon im April erfolgen. Der nördliche Anbaubezirk zur Samengewinnung geht bis Nordschleswig und dem südlichen Theil von Schweden. Mässige Nachtfröste (von —2,5 bis —3,75°) erträgt die Lupine sehr gut.

Je 100 Samen wiegen		1 hl wiegt	
Gelbe Lupinen	Blaue Lupinen	Gelbe Lupinen	Blaue Lupinen
10,16 g	13,96 g	84 kg	73 kg

Die Zusammensetzung der 4 genannten Varietäten ist im Mittel folgende:

No.	Lupinenart	Anzahl der Analysen	In der natürlichen Substanz						In der Trockensubstanz		
			Wasser %	Stickstoff-Substanz %	Fett %	Stickstofffreie Extraktstoffe %	Rohfaser %	Asche %	Stickstoff-Substanz %	Stickstofffreie Extraktstoffe %	Stickstoff %
1.	Lupinus luteus (gelbe)	52	14,71	37,79	4,25	25,48	14,23	3,54	44,31	29,88	7,09
2.	L. angustifolius (blaue)	18	14,28	29,74	5,31	35,55	12,20	2,92	34,69	41,47	5,55
3.	L. albus (weisse)	11	15,90	28,78	6,79	33,65	11,92	2,96	34,28	40,01	5,48
4.	Schwarze Lupinen	3	14,30	38,82	4,59	23,89	14,53	3,89	45,30	27,88	7,25

Die Körner der gelben und schwarzen Lupine sind daher wesentlich reicher an Stickstoff-Substanz und ärmer an stickstofffreien Extraktstoffen, als die der blauen und weissen Lupine; die Schwankungen für erstere betragen: 9,45—19,90% Wasser, 27,68—52,70% Stickstoff-Substanz, 1,82—7,52% Fett, 18,05—41,22% stickstofffreie Extraktstoffe und 7,79—19,0% Rohfaser. Ueber die Zusammensetzung sonstiger Lupinenkörner vergl. Bd. I, S. 593—594.

Die Proteïnsubstanz der Lupinen ist fast ausschliesslich aus Konglutin (vergl. S. 30 und 31) zusammengesetzt. E. Schulze fand in der Trockensubstanz von geschälten Lupinen 40,32% in Wasser unlösliches, 3,25% in Wasser lösliches Konglutin und 1,50% Albumin. Die Lupinen enthalten aber mehr nichtproteïnartige Stickstoffverbindungen, als die vorstehenden Hülsenfruchtsamen. In Procenten des Gesammt-Stickstoffs sind 10—20% in Form von Nichtproteïnstoffen vorhanden. Letztere bestehen zum Theil aus Alkaloïden; die Menge der letzteren schwankt von 0,4—1,8% in der Trockensubstanz. E. Flechsig, Täuber und Hiller (Bd. I, S. 590—594) geben die Menge an Alkaloïden für die Trockensubstanz im Mittel wie folgt an:

		Gesammt-Alkaloïd	Festes Alkaloïd	Flüssiges Alkaloïd
1.	Lupinus luteus (gelbe) .	0,66 %	0,35 %	0,31 %
2.	L. angustifolius (blaue) .	0,26 „	0,22 „	0,04 „
3.	L. albus (weisse) . .	0,36 „	0,34 „	0,02 „

Ueber die Natur dieser Alkaloïde vergl. S. 88—90. Hier sei noch erwähnt, dass R. Willstätter und E. Fourneau[1] das Lupinin ebenfalls für eine tertiäre Base halten, deren Sauerstoff als Hydroxyl vorhanden ist und die an Stickstoff keine Methylgruppe gebunden enthält; nach ihnen entspricht die Zusammensetzung des krystallisirenden Lupininalkaloïds der einfachen Formel $C_{10}H_{19}ON$ und enthält die Base ein dem Cinchonin und Chinin ähnliches Ringsystem.

Ueber die Elementarzusammensetzung des **Lupinenfettes** vergl. S. 115.

Für die **stickstofffreien Extraktstoffe** werden nach je 1 Analyse angegeben:

	Im lufttrocknen Zustande			In der Trockensubstanz		
	Saccharose	Gummi + Pektinstoffe	Stärke etc.	Saccharose	Gummi + Pektinstoffe	Stärke etc.
1. Lupinus luteus .	2,35 %	15,90 %	7,21 %	2,72 %	18,38 %	8,49 %
2. L. angustifolius	1,73 „	13,76 „	20,88 „	2,01 „	15,96 „	24,22 „

E. Schulze und Mitarbeiter (Bd. I, S. 594 und 601) zerlegten aber die einzelnen Bestandtheile der Lupine noch weiter; die von Merlis zu 11,04 % in der blauen Lupine nachgewiesene **Lupeose** (β-Galaktan) ist ein Disaccharid, welches durch Kochen mit verdünnter Schwefelsäure in d-Fruktose und Galaktose gespalten wird; die in der Trockensubstanz ermittelten Bestandtheile sind folgende:

Lupinen		Protein-Stoffe %	Nuklein %	Alkaloïde %	Lecithin %	Cholesterin %	Fett %	Lösl. organ. Säuren %	β-Galaktan %	Para-galaktan %	Rohfaser %	Asche %	Unbestimmte Stoffe %
Gelbe	ganze . .	36,79	0,67	1,08	1,58	0,13	4,61	1,59	7,63	11,73	18,21	3,64	12,13
	entschälte .	48,39	0,60	1,46	2,14	0,18	6,13	2,15	8,39	9,58	5,52	4,51	11,07
									Lupeose	Hemi-cellulose			
Blaue, entschälte[2] .		36,18	0,88	0,31	2,19	0,20	7,48	—	11,34	27,85	1,57	3,52	8,49

Die Asche dieser 3 Lupinenarten hat folgende Zusammensetzung:

No.	Lupinenart	Anzahl der Analysen	Gesammt-Asche in der Trockensubstanz %	Kali %	Natron %	Kalk %	Magnesia %	Eisenoxyd %	Phosphorsäure %	Schwefelsäure %	Kieselsäure %	Chlor %
1.	Lupinus luteus	10	4,46	30,52	0,74	7,11	12,77	0,73	38,61	8,73	0,25	0,77
2.	L. angustifolius . . .	3	3,53	30,94	0,97	10,56	9,66	0,56	37,07	7,83	0,95	0,45
3.	L. albus	1	—	33,74	17,85	7,75	6,18	—	25,69	6,80	0,87	2,11

Der Gehalt an Phosphorsäure geht mit dem Gehalt an Stickstoff-Substanz parallel.

Man hat dem Gehalt des Lupinensamens bezw. des Strohes und Heues an Alkaloïden (Lupinin) vielfach die Entstehung der gefürchteten „Lupinose" (einer Art Gelbsucht, die alljährlich halbe Schafheerden dahinrafft) zugeschrieben; nachdem man aber vielseitig nach-

---

[1] Berichte d. deutschen chem. Gesellsch. 1902, **35**, 1910.
[2] In dem ganzen Samen sind 74 % Samen u. 26 % Schalen angenommen.

gewiesen hat, dass gesundes und krankes Futter denselben Alkaloïdgehalt haben, kann diese Ansicht nicht länger aufrecht erhalten werden. J. Kühn und G. Liebscher haben in der That durch Ausziehen mit Wasser und Glycerin einen Stoff aus kranken Lupinen dargestellt, welcher, an Thiere verfüttert, die ausgeprägteste Lupinose bewirkte, während die Rückstände unschädlich waren; sie nennen diesen Stoff „Ichtrogen" und sind der Ansicht, dass das Auftreten dieser giftigen Substanz im engsten Zusammenhang mit den Pilzbildungen steht. Durch mehrstündiges Dämpfen von kranken Lupinen bei 1 Atmosphäre wird das Ichtrogen d. h. der Krankheitserreger zerstört. Roloff vermuthet, dass die giftige Substanz eine organische Säure oder ein Glycosid ist; er giebt entgegen den Ergebnissen von Kühn und Liebscher an, dass dieselbe in Glycerin nicht löslich ist, auch nicht in Alkohol, Aether oder angesäuertem Wasser, dagegen leicht löslich in alkalischen Flüssigkeiten. Die Natur der giftigen Substanz ist somit noch nicht genau festgestellt, nur soviel geht aus den bisherigen zahlreichen Untersuchungen hervor, dass die Alkaloïde nicht als die Träger der Lupinose angesehen werden können; sie wirken in grösseren Gaben wohl giftig und tödtlich, aber die Krankheitserscheinungen sind ganz anderer Art, als bei der sog. Lupinose.

Zur Entbitterung der Lupinen hat man verschiedene Verfahren in Vorschlag gebracht, z. B. Darren oder Rösten, Ausziehen mit schwefelsäurehaltigem Wasser und Auswaschen bis zum Verschwinden der saueren Reaktion, längere Behandlung mit heissem Wasser, ferner Einquellen mit Wasser, einstündiges Dämpfen im Wasserbade und Auswaschen etc. Bei letzterem Verfahren gehen nach O. Kellner die Alkaloïde fast ganz (93—95 % derselben) in Lösung, von der Gesammttrockensubstanz 15—20 %, von der eigentlichen Proteïnsubstanz dagegen nur 3,0—4,5 %. Dieser Verlust wird nach Kellner einigermassen dadurch wieder ausgeglichen, dass die entbitterten Lupinenkörner höher verdaulich sind, als die nicht entbitterten.

Die ölgebenden Samen und die Pflanzenöle.

a) Die ölgebenden Samen. Die ölgebenden Samen bezw. deren Kerne werden nur zum Theil, wie Mohn-, Sonnenblumensamen, Samenschale der Kokosnuss, Bucheckern, Wall- und Haselnuss, Mandeln etc., direkt von den Menschen genossen, der grössere Theil ist nur dadurch von Bedeutung, dass das Oel derselben menschlichen Ernährungszwecken dient. Es mögen aber auch letztere ölgebenden Samen, d. h. die wichtigsten hier kurz mit aufgeführt werden.

Ich lasse zunächst eine kurze Beschreibung der Samen vorauf gehen und gebe die Zusammensetzung in einer Uebersichtstabelle, an welcher sich weitere Mittheilungen über spezifische Bestandtheile der Samen und der Oele anschliessen.

1. **Leinsamen** (Linum usitatissimum L.). Man unterscheidet 2 Varietäten, den weiss- und den blaublühenden Lein.

Der Lein verlangt feuchte Wärme mit häufigem Wechsel zwischen Wärme und Feuchtigkeit; er verträgt weder grosse Hitze, noch Dürre, ebenso keine Winter- und Spätfröste; daher gedeiht er am besten an Seeküsten, in Niederungen und Gebirgen mit vielen Niederschlägen oder reichlichem Thau und Nebel, und sagt ihm ein flachgründiger, aber Feuchtigkeit enthaltender Boden mehr zu, als ein tiefgründiger, aber trockner Boden. Der Lein reift in 70—98 Tagen; er wird in fast allen Ländern angebaut, seine Haupterzeugungsländer sind Russland und Indien. Der von dort zur Gewinnung von Leinöl eingeführte Leinsamen enthält durchweg grosse, bis zu 50 % betragende Beimengungen von allerlei anderen Samenarten, besonders von Kruciferen, Leindotter, Getreidearten. Dieser Umstand verdient bei Untersuchung des Leinöls auf Reinheit berücksichtigt zu werden; geringe Mengen Kruciferenöl dürften in fast jedem Leinöl vorkommen, ohne dass eine direkte Verfälschung des Oeles selbst angenommen werden kann.

2. **Kohlsaat.** Unter dem Namen Kohlsaat versteht man sowohl den Rapssamen (Winterraps, Brassica napus oleifera biennis, und Sommerraps, Brassica campestris), als auch den Rübsensamen (Brassica rapa oleifera), von welchem ebenfalls 2 Varietäten, Winter- und Sommerrübsen angebaut werden. Raps wie Rübsen sind die in Europa verbreitetsten Oelpflanzen.

Der Raps liebt ein gemässigtes, mehr warmes und feuchtes Klima, während der Rübsen auch in einem trocknen, selbst rauhen Klima gedeiht. Der Winterraps reift in 300—350 Tagen, der Sommerraps in 140—182 Tagen; die Reifezeit des Rübsens ist etwas kürzer. Der Raps verlangt ferner einen kräftigen, bindigen, stark gedüngten, tiefgründigen Boden mit durchlässigem Untergrunde, der Rübsen nimmt dagegen mit leichterem, weniger kräftigem Boden vorlieb, liefert dagegen auch durchweg 10 % Ertrag weniger als Raps.

Zu der Kohlsaat gehört auch der Samen des Oelrettigs (Rettig Raphanus sativus oleiferus L.), welcher, aus China stammend, bei uns in den verschiedensten Spielarten angebaut wird.

Der zu dieser Gruppe gehörende Senfsamen wird unter „Senf" im Abschnitt „Gewürze" besprochen werden.

3. Leindottersamen (Camelina sativa L.); der zur Familie der Kruciferen gehörende Leindotter wird vorwiegend im südlichen und mittleren Europa, im Kaukasus und in Sibirien angebaut; es giebt auch hiervon verschiedene Varietäten.

4. Mohnsamen (Papaver somniferum L.). Der Mohn wird in vielen Varietäten angebaut; ausser den zwei Hauptgruppen, nämlich „Schliess-" oder „Dreschmohn" mit geschlossenen Köpfen und dem „Schüttelmohn" mit offenen Köpfen, unterscheidet man in beiden Gruppen je nach der Farbe und Grösse des Samens verschiedene (weisse, rothe, braune und blaue) Varietäten. Der Mohn gedeiht überall, wo noch Wintergetreide fortkommt; er liebt indess warme und windstille Lage; er hat eine kurze Wachsthumsdauer von 120—140 Tagen und wird ausschliesslich als Sommerfrucht angebaut.

Der Mohn dient bekanntlich auch zur Gewinnung des Opiums, des eingedickten Milchsaftes, welcher beim Anritzen der Mohnköpfe, kurz vor der Blüthe derselben, ausfliesst. Opium wird vorwiegend in Kleinasien, Persien, Aegypten und Indien, in geringerer Menge auch in Griechenland, Italien, Algier und Südfrankreich gewonnen. Als beste Sorte Opium gilt die von Smyrna.

5. Sonnenblumensamen. Die Sonnenblume oder Sonnenrose, so genannt, weil sie sich stets nach dem Stande der Sonne richtet, wird in zwei, verschiedenen Zwecken dienenden Arten angebaut, nämlich: 1. die einjährige oder indische Sonnenblume (Helianthus annuus L.), deren Samen zur Oelgewinnung dient, und 2. die knollige Sonnenblume, oder Erdapfel oder Topinambur (Helianthus tuberosus L.), deren Kraut wie Knollen zur Fütterung dienen (über diese vergl. weiter unten unter „Wurzelgewächse").

Die einjährige Sonnenblume (H. annuus) stammt wahrscheinlich aus Peru und Mexiko, wird aber schon seit langer Zeit als Zierpflanze in Gärten in ganz Europa und Russisch-Asien und behufs Samen- und Oelgewinnung vorwiegend in Südrussland, vereinzelt auch in Deutschland, Ungarn, Italien, England und China angebaut. Die Sonnenblume verlangt einen kräftigen, nicht zu losen Boden und starke Düngung. 100 Stück Samen wiegen mit der Schale 5,76 g, ohne Schale 3,00 g.

6. Hanfsamen (richtiger Hanffrucht). Der Hanf (Cannabis sativa L.) wird schon seit uralter Zeit wie der Lein als Gespinnstpflanze angebaut; seine Heimath ist Ostindien. Er wird dort, sowie in China, Persien, Russland, Ungarn, Deutschland (vorwiegend in Baden und den Rheinlanden) und in Nordamerika angebaut. Er hat viele Varietäten; der indische Hanf (C. indica Lam.) ist durch eine grössere Menge narkotischer Bestandtheile und durch schlechtere Bastfasern ausgezeichnet. Der Hanf liebt ein nicht zu nasses warmes Klima und eine geschützte Lage; er verlangt einen kräftigen, tiefgründigen Boden, gedeiht am besten auf Steinbrüchen und in trocken gelegten moderigen Teichen. Die Blüthen des Hanfs sind zweihäusig; man unterscheidet daher männliche Pflanzen (Staubhanf, Hanfhahn oder fälschlich auch Fimmel oder Femel von femina, Weib genannt) und weibliche Pflanzen (Samenhanf, Hanfhenne oder fälschlich „Mastel" von mas, Mann genannt). Der Hanf reift in 13—14 Wochen und welkt nicht eher, als die Früchte gereift sind; der männliche Hanf reift 3—6 Wochen vor dem weiblichen.

7. Saat- oder Oelmadie (Madia sativa Modin.). Dieselbe stammt aus Chile, ist dann in den 1830-er Jahren auch in Süd-, Mitteldeutschland und Frankreich mit gutem Erfolg angebaut worden, aber ohne sich dort dauernden Eingang zu verschaffen. Die Pflanze hat eine klebrige Beschaffenheit, riecht unangenehm und gilt im grünen Zustande als giftig.

8. **Sesamsamen.** Der orientalische Flachsdotter oder Sesam, von welchem 2 Varietäten, eine hell- und eine dunkelsamige (Sesamum indicum L. und Sesamum orientale L.) vorkommen, wird in den meisten tropischen und wärmeren Ländern, in China, Indien, Kleinasien, Griechenland, Sicilien, Algier, Aegypten, Brasilien, den Südstaaten von Nordamerika etc. als Oelpflanze angebaut. Der in den verschiedensten Färbungen (weiss, gelblich, röthlich, braun bis schwarz) vorkommende Samen hat einen süssichöligen Geschmack und gehört zu den gehaltreichsten Oelsamen. Das Sesamöl nimmt unter den zu Speise- und technischen Zwecken dienenden Oelen jetzt einen hervorragenden Platz ein.

9. **Nigersamen.** Der Niger- oder Ramtillasamen (richtiger Frucht), Guizotia oleifera, wird vorwiegend in Ost- und Westindien, sowie Afrika gewonnen. Die zu den Kompositen gehörige Pflanze ist in Abessinien heimisch.

10. **Baumwollesamen.** Derselbe wird von der zu den Malvengewächsen gehörenden Baumwollestaude (Gossypium L.) gewonnen, von welcher man etwa 20 Arten kennt. Die wichtigsten Arten sind die krautartige (G. herbaceum L.), die baumartige (G. arboreum L.), die westindische (G. barbadense L.) Baumwolle, und G. religiosum L.

Die Baumwollestaude, welche wild in Asien, Afrika und Amerika vorkommt, wird dort überall angebaut, wo die mittlere Jahrestemperatur $20-25°$ beträgt, gedeiht aber auch noch bei einer mittleren Jahrestemperatur von $17,5°$. Die Kultur erstreckt sich auf der nördlichen Halbkugel bis zum 40., auf der südlichen bis zum 33. Breitengrade und geht in der heissen Zone (in Südamerika) an den Bergen bis 1500 m über dem Meeresspiegel hinauf.

Der 6—9 mm lange und 4—5 mm breite Baumwollesamen von eiförmiger Gestalt ist mehr oder weniger fest von Baumwolle umgeben. Bei dem ägyptischen Samen, welcher als der ölreichste gilt und vorwiegend in Deutschland, England, Frankreich und Italien verarbeitet wird, trennt sich die Wolle ziemlich leicht, bei dem amerikanischen schwer von dem Samen ab. Die Entwollung geschieht mittels einer Egrenirmaschine. Weil aber die Haare nicht vollständig zu entfernen sind und beim Pressen Oel zurückhalten, so pflegt man die Samen jetzt allgemein vor dem Pressen zu entschälen. Die Baumwollesamen werden trotz tausendjähriger Kultur der Baumwollestaude erst seit 1852 zur Oelgewinnung verwendet, geben aber jetzt ein hervorragendes Material zur Oelgewinnung ab. Im Süden der Vereinigten Staaten von Nordamerika lassen die Pflanzer noch heute nicht ab, den Samen zur Düngung zu verwenden; in früheren Zeiten blieben die Samen sogar ganz unbeachtet, indem man sie einfach in Haufen durch Fäulniss zerstörte.

11. **Erdnuss.** Mit dem Baumwollesamen findet zur Zeit die Erdnuss die umfangreichste Verwendung zur Oel- bezw. Fettgewinnung. Die Erdnuss (Arachis hypogaea L.), auch Erdmandel, Erdeiche oder Mandubibohne genannt, ist eine einjährige, krautartige, zu den Leguminosen gehörende Pflanze, deren Heimath unbekannt, aber wahrscheinlich Afrika ist; sie ist zuerst von Ferd. de Oviedo auf Haiti (San Domingo) im Anfange des 16. Jahrhunderts beschrieben und wird jetzt in allen Tropenländern Südamerikas, Asiens und Afrikas angebaut. Nur die unteren Blüthen am Stengel sind fruchtbar; nach dem Abblühen verlängert sich der Blüthenstand bedeutend und senkt den sich ausbildenden Fruchtknoten so, dass er 5—6 cm in den Boden eindringt und erst hier die Frucht zur Reife gelangt (daher der Name Erdnuss).

Die Samen, deren Geschmack an den der weissen Bohnen, im gerösteten Zustande an den der Mandeln erinnert, werden in den südlichen Ländern als Volksnahrungsmittel verwendet und auch bei uns im gerösteten Zustande genossen; in Spanien vermischt man die nicht gerösteten Presskuchen auch mit Kakaomasse zur Erzielung einer gewöhnlichen Chokolade. Reichlicher Genuss von Erdnüssen soll Kopfweh verursachen.

Die besten ungeschälten Erdnüsse kommen aus dem nördlichen Senegambien (Rufisque, Kapor, Galam); dieselben liefern durch kaltes Auspressen ein hochfeines, fast farbloses, mildschmeckendes Salatöl. Als Sorte mittlerer Beschaffenheit gelten die hiervon südlicher bis zu den Vissagos-Inseln gewachsenen (Gambien, Kapamanze, Bulama), noch geringer sind die von der Sierra-Leone-Küste (Lagos). Die im geschälten Zustande aus Indien, Kongo, Loango, Mozambique, Sansibar und der

Koromandelküste verschifften Erdnüsse sind nicht selten verschimmelt und liefern nur ein geringwerthiges Oel sowie schlechte Pressrückstände, welche mitunter von den Thieren verweigert werden.

12. **Kokossamen.** Die Kokospalme (Cocos nucifera L.) hat kindskopfgrosse, eiförmige (einsamige) Steinfrüchte, welche aus einer 4—6 mm dicken Faserhülle, einer Steinschale und dem mit Flüssigkeit gefüllten Samenkern bestehen. Die Faserhülle (mittlere Fruchthaut) liefert die in der Textilindustrie benutzte Kokosfaser, auch Coir genannt, während die unter dieser liegende harte Steinschale (innere Fruchthaut) zur Herstellung von Drechsler- und Schnitzwaaren benutzt wird. Der von der Steinschale eingeschlossene Samenkern dagegen dient zur Gewinnung des beliebten Kokosnussöles bezw. -fettes, welches jetzt auch zur Darstellung der Kokosnussbutter (vergl. S. 695) verwendet wird.

Der im Innern der Kokossamen eingeschlossene Milchsaft wird in der Heimath der Kokospalme von den Eingeborenen als Nahrungsmittel genossen. Derselbe hat folgende Zusammensetzung:

Wasser	Stickstoff-Substanz	Fett	Stickstofffreie Extraktstoffe	Asche
91,50 %	0,46 %	0,07 %	6,78 %	1,19 %

v. Ollech fand in einer lufttrocknen Kokosfrucht von 1133 g Gesammtgewicht 30,45 % Kokosfaser, 19,59 % Steinschale und 46,96 % Samenkern. Der Kern ergab z. B.:

	1 Exemplar (1133 g)	im Mittel zweier Exemplare
Festes Albumen (nebst Samenhaut und Keimling)	428 g = 37,78 %	417,9 g
Flüssiges Albumen (Kokosmilch)	138 „ = 12,18 „	151,9 „
	566 g = 49,96 %	

Die Kokospalme wird in zahlreichen Varietäten in allen Ländern zwischen den Wendekreisen auf beiden Halbkugeln angepflanzt und bildet dort an niedrigen Meeresufern oft meilenlange Wälder; sie verlangt zu ihrem Gedeihen die Ausdünstungen des Meeres, weshalb sie auch die wandernde Seeuferpalme genannt wird.

13. **Palmfrucht.** Die Oelpalme, sowohl die afrikanische (Elais guineensis Sacq.), als auch die schwarzkernige (Elais melanococca Gaeot.), liefert Steinfrüchte, von denen sowohl das Fruchtfleisch wie der Kern oder Samen sehr ölreich sind. Das Fruchtfleisch wird in den Erzeugungsländern auf Oel verarbeitet, indem die Früchte entweder in Trögen der Sonnenhitze ausgesetzt, auf diese Weise eine Trennung der beiden Schichten bewirkt und das abgetrennte Fruchtfleisch durch Auskochen mit Wasser von Oel befreit wird, oder indem man die Früchte in Haufen faulen lässt, entkernt, das zerstossene Fruchtfleisch in Säcke füllt, erwärmt und auspresst. Das aus dem Fruchtfleisch gewonnene gelbrothe Oel heisst „Palmöl" oder auch „Palmbutter", das aus den Kernen gewonnene „Palmkernöl". Letzteres wird meistens in Europa aus den verschifften Palmkernen gewonnen.

Die Palmenarten sind beide in Afrika einheimisch, werden aber auch jetzt in Südamerika (Neugranada, Brasilien), den Antillen etc. angebaut; besonders reichlich findet sich die Oelpalme an der Westküste von Afrika zwischen dem 10. Grad nördlicher und dem 10. Grad südlicher Breite.

14. **Olivenfrucht.** Der gemeine Oelbaum oder Olivenbaum (Olea europaea L.) hat wie die Oelpalme fleischige Steinfrüchte, welche ähnlich wie die Kokosfrucht zerfallen in: 1. die äussere Fruchthaut (Schale = Exocarpium), welche aus dickwandigen, Farbstoff enthaltenden Zellen besteht, 2. das Fruchtfleisch (Mesocarpium), welches ein schlaffes Parenchym bildet und dessen Zellen in einer Flüssigkeit granulose Materie und Tropfen von fettem Oel enthalten, 3. die Steinschale (Endocarpium), welche aus gewöhnlichen Steinzellen gebildet wird, und 4. den Embryo. Fruchtfleisch, Stein wie Samen enthalten Oel, jedoch vorwiegend das Fruchtfleisch (50—70 %), welches auch ausschliesslich zur Darstellung des feinsten Olivenöles, des „Jungfernöles", verwendet wird. Für letzteren Zweck lässt man die mit der Hand gepflückten Oliven behufs Nachreifung 4—5 Tage auf leinenen Tüchern ausgebreitet liegen, schält sie dann sorgfältig Stück für Stück, so dass auch nicht das kleinste Stückchen Haut am Fleische sitzen bleibt, trennt später das Fleisch vom Steine, zerreibt die Fleischmasse in Mörsern und presst das Oel in Leinwandtüchern aus. Durch stärkeres Pressen des noch ölreichen Rückstandes erhält man eine zweite Sorte Olivenöl. Für die Darstellung sonstiger Sorten Olivenöl werden die Früchte nicht abgeschält und entkernt, sondern als solche direkt zerquetscht

und gepresst; je nachdem man kalt oder warm oder stärker presst und den Rückstand noch mit Wasser auskocht, erhält man 4 Sorten Olivenöl, von denen das durch kalte Pressung erhaltene als das bessere, das durch Auskochen des Rückstandes erhaltene als das schlechtere Oel gilt.

Die besseren Oliven-Speiseöle heissen auch „Provenceröl", die schlechten, trüben und nicht geniessbaren „Baumöl" (Nachmühlenöl, Höllenöl). Auch das Olivenkernöl kommt neuerdings als solches in den Handel.

Das Verhältniss der einzelnen Theile für 1000 g Früchte erhellt aus folgenden Zahlen:

	Nach Schädler		Vom Verf. gefunden
	frisch	trocken	frisch
Fleisch mit Schale	714,29 g	572,62 g	80,44 %
Stein	232,25 „	380,15 „	17,34 „
Samen	53,46 „	47,23 „	2,22 „

Der Olivenbaum nimmt unter den ölgebenden Pflanzen für menschliche Ernährungszwecke den ersten Platz ein.

Derselbe wurde schon im grauen Alterthum hoch geschätzt und angebaut; er galt in Palästina neben dem Feigenbaum und Weinstock als Bild des Wohlstandes und bürgerlichen Glückes. Die Oelfrucht war den Juden im gelobten Lande verheissen, während der Oelbaum in Griechenland der Athene geweiht war, deren Früchte nur von keuschen Jünglingen und Jungfrauen gesammelt werden sollten.

Der Olivenbaum wird vorwiegend in den Ländern um das Mittelländische Meer, in Spanien, Portugal, Südfrankreich, Italien, Istrien, Dalmatien, Griechenland, in der Krim, Palästina und seit einigen Jahrhunderten auch in Amerika (Peru und Chile) angebaut; er gedeiht in der Ebene selbst auf schlechterem Boden, geht aber in Südspanien bis 1000 m hoch über den Meeresspiegel.

Er wird 8—13 m hoch und erreicht ein hohes Alter; es wird angenommen, dass die 8 grossen 6 m im Umfange haltenden Olivenbäume am Fusse des Oelberges bei Jerusalem noch aus Christi Zeiten herrühren.

Die Oliven werden auch wohl eingemacht genossen; weil aber das Fruchtfleisch einen faden, bitteren Geschmack besitzt, werden sie für den Zweck erst ausgewässert und dann mit Salz und Gewürzen eingelegt (marinirt).

15. **Bucheckern.** Die Früchte der gemeinen Buche oder Rothbuche (Fagus sylvatica L.) werden sowohl als solche genossen, oder vereinzelt (so in der Provinz Hannover, in Thüringen und Frankreich etc.) zur Gewinnung von Oel, welches in seinen besseren Sorten als feines Speiseöl gilt, verwendet.

Die Buche ist einer der schönsten deutschen Waldbäume; sie wird gegen 20 m hoch. Die männlichen Blüthen stehen in langgestielten, hängenden, kugeligen Kätzchen in den Blattachseln, die weiblichen, weniger langgestielten Kätzchen in den Blattachseln junger Triebe. Die spitzdreikantigen Früchte sitzen zu zwei in einer kapselartigen, mit zahlreichen Weichstacheln besetzten Hülle — Scheinfruchthülle —, welche bei der Reife in 4 Klappen aufspringt. Die Buche trägt nur alle 4—5 Jahre Früchte.

Die Früchte enthalten rund 67 % Samenkern und 33 % Schale.

16. **Haselnuss oder Lambertsnuss.** Die Haselnuss ist der mit einer braunen Schale umgebene Samen von Corylus avellana L. oder Corylus tubulosa Wildt, welcher in verschiedenen Spielarten auf der ganzen nördlichen Halbkugel, besonders in Europa, vorkommt. Die Dicknuss oder türkische Nuss (Corylus colurna L.) findet sich in der Türkei, in Kleinasien und am Himalaya. Die walzenförmigen schlaffen Kätzchen des Nussstrauches sind die männlichen Blüthen, während die weiblichen Blüthen, an denselben Zweigen sitzend, nicht kätzchenförmig sind, sondern zerschlitzte, roth gefärbte Hüllen bilden, welche zu krautartigen Fruchthüllen (Fruchtbechern) auswachsen.

Die Haselnuss wird vereinzelt auch zur Oelgewinnung benutzt; das Oel ist hellgelb, geruchlos, von angenehmem, mildem Geschmack und gleicht dem Mandelöl.

17. **Wallnuss.** Die Wallnuss ist die Steinfrucht des Wallnuss- oder welschen Nussbaumes (Juglans regia L.); derselbe ist in Persien und am Himalaya einheimisch, wird aber jetzt in ganz

Europa, besonders in der Schweiz, im badischen Oberland und im südlichen bis mittleren Frankreich, angebaut. Wie bei Corylus bilden die männlichen Blüthen lange herabhängende Kätzchen, während die weiblichen Blüthen als rothe Narben an denselben Zweigen sitzen. Die fleischige Fruchtschicht ist mit einer dünnen grünen Oberschicht überzogen und springt bei der Reife auf; unter derselben liegt die zweiklappige, einsamige, braune Steinschale, in welcher sich der ölreiche Samen (Nuss) befindet. Auch letzterer wird nach 2—3-monatlichem Lagern vereinzelt gepresst und zur Oelgewinnung benutzt; zu lange gelagerte und warm gepresste Nüsse liefern jedoch ein scharfes, schlecht schmeckendes Oel; auch wird das Nussöl sehr leicht ranzig.

18. **Mandeln.** Unter Mandeln versteht man die trockne, mit filzig behaarter Fruchtschale (Perikarp) umgebene Steinfrucht des Mandelbaumes (Amygdalus communis L. oder Prunus Amygdalus Stokes), wovon eine süssfrüchtige (var. dulcis) und eine bitterfrüchtige (var. amara) Art angebaut wird. Diese beiden Arten unterscheiden sich morphologisch nur wenig von einander, haben aber wieder je nach Form und Grösse der Blätter, Farbe der Blüthe, oder je nach einer dickeren oder dünneren, härteren oder zarteren, leicht zerbrechlicheren (Krachmandeln) inneren Steinschale viele Unterarten.

Der Mandelbaum, seit den ältesten Zeiten bekannt, ist in Kleinasien und Nordafrika einheimisch; er wird dort, in Griechenland, Italien, Spanien und Südfrankreich jetzt in grosser Ausdehnung angebaut; er gedeiht auch noch in nördlicheren Gegenden, sogar im südlichen Norwegen, aber er liefert dort und selbst im mittleren Europa keine lohnenden Erträge mehr. Auf dem Antilibanon in Syrien kommt er noch in bedeutender Höhe, bis zu 3200 m über dem Meeresspiegel, vor. Die Mandelbäume werden in Mandelgärten, ähnlich wie unsere Obstbäume, gezogen, indem man die 3—4-jährigen Wildlinge mit Reisern von guten, bitteren, süssen, hart- oder weichschaligen Varietäten pfropft.

Der äussere Theil der Fruchtschale (das Exokarp) ist im unreifen Zustande grün und hartfleischig, im reifen Zustande trocknet er zu einer lederartigen, aussen graufilzigen Haut ein, welche am Rande der Frucht aufreisst und sich von der Steinschale (Endokarp), zu welcher sich die inneren Partien der Fruchtschale entwickeln, loslösen lässt. Die Steinschale ist je nach der Spielart mehr oder weniger hart und dick und umschliesst den Samen oder die Mandel. Für gewöhnlich findet sich in der Frucht nur ein, selten zwei Samen.

Von den **süssen Mandeln** gelten die spanischen (Valencia- und Alikantemandeln) als die grössten und besten, die aus Südfrankreich, Italien (Apulien und Sicilien) in den Handel gebrachten Mandeln sind kleiner und dicker. Die **bitteren Mandeln** stammen hauptsächlich aus Nordafrika, Südfrankreich und Sicilien.

Zur Gewinnung des Mandelöles werden meistens süsse und bittere Mandeln gemischt, indem dieselben vorher von Staub befreit, im Mörser etc. zerkleinert und dann in Zwillich-Säcken gepresst werden; sollen die Pressrückstände zur Darstellung von Bittermandelwasser oder -Oel benutzt werden, so verwendet man nur bittere Mandeln und presst diese vorher kalt; sollen die Rückstände (Mandelmehl oder Mandelkleie) ferner als Cosmeticum dienen, so werden die Mandeln vorher geschält.

19. **Paranuss.** Die Paranuss liefert der Para- oder Juvianussbaum (Bertholletia excelsa H.), welcher als König der Wälder von Para gegen 30 m hoch wird, am Orinoco und Amazonenstrom wild wächst, und in fast ganz Südamerika (Guayana und Brasilien) angebaut wird. Die Frucht ist eine grosse, kugelrunde, lederartig holzige, innen fleischige Kapsel, die sich mit einem kleinen Deckel öffnet und 16—20 Samen von mandelartigem Geschmack enthält. Die Samen werden unter den Namen: Paranüsse, Juvianüsse, Steinnüsse, brasilianische Kastanien, Maranhonkastanien, Amazonenmandeln nach Europa eingeführt und als Dessertnüsse gegessen. Die verdorbenen, mulstrigen Nüsse werden in England und Deutschland gepresst und das gewöhnliche Oel wie Baumöl zu technischen Zwecken verwendet. Das in Südamerika aus frischen Nüssen gewonnene Oel dient auch als Speiseöl.

20. **Kandlenuss.** Die Kandlenuss oder Bankulnuss ist der Samen des Bankulnuss- oder Lack- oder richtiger Weizenmehlbaumes (Aleurites triloba F. oder Al. moluccana W. oder Jatropha moluccana L.), welcher besonders auf den Südseeinseln (Oceanien), Sandwichsinseln (Tahiti) und Gesellschaftsinseln wächst, dort überall grosse Waldgebiete einnimmt und in Thälern wie an Abhängen bis zu 800 m Höhe gedeiht; aber auch in Indien, Südamerika, Réunion etc. wird er angebaut. Der

Bankulnussbaum wird bei 1—1,5 m Umfang 12—15 m hoch und hat fleischige Kapselfrüchte; letztere sind 2—4-furchig und 1—2-samig. 100 kg Samen geben etwa 65—70 kg Samenschalen und 30—35 kg Samenkerne.

Die Bankulnuss wird von den Molukken als solche gegessen.

Von einer anderen Aleurites-Art, Aleurites cordata oder Elaeococca vernicia (Oelfirnissbaum) wird in China und Japan das schnell trocknende Holzöl gewonnen. Die Kerne enthalten etwa 53 % Oel, von dem nur 40 % ausgepresst werden.

21. Cedernuss. Samen von der in den Alpen, Karpathen und Sibirien wachsenden Zirbelkiefer, Pinus Cembra, aus deren Rindenschnitten auch der wachholderähnlich riechende Karpathenbalsam oder Terpentin gewonnen wird. Die Cedernüsse werden in Sibirien viel gegessen.

22. Ricinussamen. Der Ricinussamen wird vorwiegend in 2 Varietäten angebaut, nämlich: 1. Ricinus communis minor L., deren etwa 12 mm lange Samen vorwiegend zu medicinischen Zwecken gepresst werden; 2. Ricinus communis major L., deren 18—20 mm lange Samen zur Gewinnung eines technisch verwendbaren (Firniss-) Oeles dienen.

Ausserdem werden noch viele andere, dem R. communis unterzuordnende Ricinusarten (als R. viridis W., R. ruber R., R. inermis Jacq. etc.) zur Oelgewinnung angebaut.

Die Ricinuspflanze, eine strauch- und baumartige Krautpflanze von bis 12 m Höhe, war als Industrie- und Heil-Oelpflanze in Aegypten schon zu Herodot's Zeiten bekannt. Von da kam sie nach Griechenland und wird jetzt auch in Italien, Algier, Ostindien, Malabar, Ceylon sowie Amerika angebaut. Der Samen ist von einer fleischstacheligen Kapsel umgeben, deren Gehäuse sich bei der Reife 3-klappig trennt. Derselbe besteht aus rund 75 % innerem Fettkern und 25 % äusserer Schale.

23. Purgirstrauchsamen. Die Samen des Purgirstrauches (Jatropha curcas L. oder Curcas purgans Ad.) stehen den Ricinussamen nahe, sind aber grösser; sie sind unter den Namen Pulguera-Erdnüsse, Purgirnüsse oder Brechnüsse bekannt, haben einen mandelartigen, hinterher brennenden Geschmack, erregen Erbrechen und führen ab. Der Purgirstrauch (bezw. -Baum) ist in Afrika einheimisch und wird in Südamerika angebaut. Das Oel wird sowohl medicinisch (innerlich und gegen Hautausschläge), als auch technisch (zu Firniss) verwendet.

24. Purgirkörner. Die Purgirkörner sind die Samen des Granatill- oder Purgirbaumes, Purgir-Croton (Croton Tiglium L. = Tiglium officinale Kl.); die Samen sitzen einzeln (1 cm lang und $^{1}/_{2}$ cm breit) in einer 3-fächerigen Fruchtkapsel und liefern das wegen seiner stark purgirenden Wirkung schon zu Herodot's Zeiten bekannte Krotonöl. Der Purgirbaum ist an der Malabarküste einheimisch; er wird jetzt im südlichen Asien und dem indischen Archipel (China) angebaut.

25. Von sonstigen ölgebenden Pflanzen seien unter anderen noch genannt:

a) Oelmoringie (Moringia oleifera), welche in Aegypten, Arabien, Syrien, Ostindien einheimisch, seit langer Zeit auch im tropischen Amerika angebaut wird und deren Samen das Behenöl, (Benöl) liefert.

b) Kürbissamen (Cucurbita Pepo L.) dient dort, wo der Kürbis viel gezogen wird, zur Gewinnung von Oel; die Samenkerne enthalten in der Trockensubstanz:

36,07 % Proteïn, 51,43 % Fett, 6,15 % stickstofffreie Extraktstoffe, 1,74 % Rohfaser, 4,61 % Asche.

c) Pfirsichbaum (Amygdalus Persica L. oder Prunus Persica B.), deren Kerne ebenso wie die Kerne von Aprikosen (Armeniaca vulgaris Lam. oder Prunus armeniaca L.), von Pflaumen (Prunus domestica L.), von Kirschen (Prunus cerasus) zur Gewinnung des Aprikosenkern-, Pflaumenkern- und Kirschkernöles dienen.

Es enthält nach H. Micko (Bd. I, S. 618) die Trockensubstanz der Samen von:

	Aprikosen	Kirschen	Pflaumen	Pfirsich
Fett . . .	41,70 %	37,61 %	44,47 %	47,88 %

d) Rosskastanie (Aesculus hippocastanum L.), deren 3—8 % betragendes Samenöl zum äusserlichen Gebrauch gegen Gicht, Rheumatismus, Neuralgien angewendet wird. Ueber die Zusammensetzung des Rosskastaniensamens vergl. den folgenden Abschnitt.

e) **Fingerblättriger Stinkbaum** oder **Stinkmalve** (Sterculia foetida L.), dessen Frucht 10—15 Samen mit ungefähr 25 % Oel enthalten, welches das Stinkbaumöl abgiebt.

f) **Theestrauch** (Thea chinensis L.), dessen Samen mit 30—35 % Oelgehalt das Theesamenöl liefern.

g) **Mais** (Zea Mais L.), dessen Körner nach S. 774 5—8 % Oel enthalten; das Maisöl wird aber nicht direkt aus den Körnern, sondern aus den bei der technischen Verarbeitung abfallenden ölreichen **Maiskeimen** gewonnen, welche durch Pressen etwa 15 % Oel liefern.

Ebenso dienen:

h) die ölreichen **Sojabohnen** (vergl. S. 789) und **Waldsämereien, Kiefern- und Fichtensamen**, zur Oelgewinnung.

i) **Makassaröl** aus den Samen der zur Familie der Sapindiaceen-Pflanze Schleichera trijuga Willd. (auch Cassambium spinosum genannt) gewonnen; der Samen enthält 40 % Schalen und 60 % Kerne; letztere ergaben [1]) in der Trockensubstanz 12,43 % Proteïn und 73,05 % Fett.

Ferner enthalten verschiedene Pflanzen bezw. Bäume, ebenso wie die Kokos- und Oelpalme, **feste Fette**, die mit dem Namen Butter oder Talg belegt werden; hierzu gehören:

k) **Dikafett** aus dem 60—65 % Fett enthaltenden Samen des Iba-, Oba- oder afrikanischen Mangobaumes (Mangifera gabonensis Aubry oder Irvingia Burteri Hock), welcher an der Westküste von Afrika vorkommt; aus dem gepulverten und gekneteten Samen wird von den Eingeborenen auch durch Rösten ein Brot zubereitet.

l) **Stillingiatalg** aus dem Samen des chinesischen Talgbaumes (Stillingia sebifera Juss. = Croton sebiferum L.)[1]), dessen Anbau seit langer Zeit in China betrieben wird; die Samen enthalten 20—30 % Talg, welcher vorwiegend zur Bereitung von Kerzen dient.

m) **Seifenbaumfett**, welches der im südlichen Indien einheimische, jetzt in der Bretagne (Frankreich) angebaute Seifenbaum (Sapindus trifoliatus L. oder Sapindus emarginatus Roxb.) liefert; derselbe trägt fleischige Steinfrüchte; der fleischige Theil der Frucht ist reich an Saponin ($C_{32}H_{54}O_{18}$), welches auch in der Seifenwurzel (Saponaria officinalis), Kornradesamen (Agrostemma Githago L.) vorkommt, und mit Wasser angerührt, eine schäumende Flüssigkeit liefert; die Fruchthaut, der holzige Stein und der Samen enthalten kein Saponin; das bei gewöhnlicher Temperatur feste, weisse Fett kommt bis zu 30 % in den Kotyledonen vor.

n) **Malabartalg** aus dem Samen des ostindischen Kopalbaumes (Vateria indica L. = Elaeocarpus copaliferus Retz.); das Fett besteht aus etwa 75 % Palmitin und 25 % Oleïn.

o) **Kokumbutter** aus dem Samen der indischen Mangostane oder Brindonia (Mangostana indica L. = Brindonia indica Du Pet. = Garcina purpurea Roxb.). Das Fett des Samens der afrikanischen Guttifere Garcinia indica Choisy besteht [2]) wie das des Samens der verwandten Pflanze Stearodendron Stuhlmanni Engl., aus **Oleodistearin**. Die Kokumbutter dient zur Verfälschung der Kuhbutter.

p) **Muskatbutter** aus dem Samen des Muskatnussbaumes (Myristica officinalis L. = Myristica moschata Thunb.). Der Muskatnussbaum ist auf den Molukken einheimisch und wird in vielen Tropenländern (Ost- und Westindien, Brasilien etc.) angebaut. Vergl. unter Abschnitt „Gewürze": Muskatnuss und Muskatblüthe.

q) **Sheabutter**, welche die Samen des im nördlichen tropischen Afrika verbreiteten Butterbaumes (Bassia Parkii De C. = Butyrospermum Parkii Kotschy) liefern.[7] Der Butterbaum führt gelben Milchsaft, eine Art Kautschuk liefernd. Die zerkleinerten und ausgekochten Samen geben eine Fettausbeute von etwa 40 %.

Aus den Samen einer anderen Art Bassia (Bassia latifolia Roxb., breit- oder langblätterige Bassie) wird in Frankreich und England die **Mahwabutter** gewonnen, welche wie die Sheabutter vorwiegend aus Stearin und Oleïn besteht.

---

[1]) Vergl. J. A. Wijs: Zeitschr. f. Untersuchung d. Nahrungs- u. Genussmittel 1900, 3, 781.
[2]) R. Heise: Arbeiten a. d. Kaiserl. Gesundheitsamte 1897, 13, 302.

r) **Kakaobutter** aus dem Samen des Kakaobaumes (Theobroma Cacao L.); vergl. weiter unten unter Abschnitt „Kakao".

Ueber die Zusammensetzung einiger sonstigen Oelsaaten verschiedener Abstammung vergl. Bd. I, S. 617.

Die von den zuerst aufgeführten 24 Oelsamen ausgeführten Analysen ergaben im Durchschnitt:

No.	Oelsaat		Anzahl der Analysen	In der natürlichen Substanz						In der Trockensubstanz		
				Wasser %	Stickstoff-Substanz %	Fett %	Stickstoff-freie Extraktstoffe %	Rohfaser %	Asche %	Stickstoff-Substanz %	Fett %	Stickstoff %
1	Leinsamen		61	8,96	22,77	34,38	22,86	6,78	4,25	25,01	37,76	4,08
2	Kohlsaat	a) Raps	23	7,28	19,55	42,23	20,78	5,95	4,21	21,08	48,55	3,37
		b) Indischer Raps	6	5,90	22,67	41,20	15,66	10,08	4,49	24,09	43,78	3,95
		c) Rübsen	6	7,86	20,48	33,53	24,41	9,91	3,81	22,23	36,39	3,55
		d) Oelrettig	2	7,68	21,36	38,16	29,22		3,58	23,13	41,33	3,70
3	Leindottersamen		3	7,75	23,92	29,86	21,68	8,86	7,93	25,93	32,37	4,15
4	Mohnsamen		9	8,15	19,53	40,79	18,72	5,58	7,23	21,26	44,41	3,40
5	Sonnenblumensamen	ganz	5	8,58	13,67	31,32	18,03	25,35	3,05	14,95	34,26	2,39
		entschält	4	6,70	26,28	44,31	16,44	2,81	3,46	28,17	47,09	4,50
6	Hanfsamen		5	8,92	18,23	32,58	21,06	14,97	4,24	20,01	35,77	3,20
7	Oelmadiesamen		4	7,46	19,36	38,44	12,78	17,69	4,27	20,92	41,54	3,35
8	Sesamsamen		12	5,50	20,30	45,60	14,98	7,15	6,47	21,48	48,25	3,44
9	Nigersamen		2	6,72	19,42	43,08	12,86	14,38	3,54	20,82	46,18	3,33
10	Baumwollesamen	a) nicht entschält	10	9,29	19,09	19,95	23,41	23,75	4,51	21,05	21,99	3,37
		b) entschält	5	7,28	29,55	27,23	24,07	4,62	7,25	31,87	29,37	5,10
11	Erdnuss, enthülst		14	7,48	27,52	44,49	15,65	2,37	2,49	29,75	48,09	4,76
12	Kokosnuss, Samenkern		5	5,81	8,88	67,00	12,44	4,06	1,81	9,43	71,13	1,51
13	Palmkernfrucht	a) Fruchtfleisch	2	4,29	4,44	66,74	8,64	9,75	6,14	4,64	69,73	0,73
		b) Kerne	6	8,40	8,41	48,75[2]	26,87	5,82	1,75	9,13	53,22	1,47
14	Olivenfrucht	a) Fruchtfleisch	2	30,07	5,24	51,90	10,49		2,34	7,49	74,22	1,19
		b) Steinschale	2	9,22	3,50	2,84	83,32		1,12	3,85	3,68	0,61
		c) Samen	2	10,58	18,63	31,88	36,75		2,16	20,83	35,65	3,33
15	Bucheckern	a) nicht entschält	2	7,94	15,00	26,12	28,19	19,22	3,53	16,30	28,37	2,62
		b) entschält, Kern	2	9,80	22,84	31,80	27,88	3,69	3,99	25,32	35,25	4,05
16	Haselnuss		2	7,11	17,41	62,60	7,22	3,17	2,49	18,73	67,39	3,00
17	Wallnuss, Kerne	frisch	10	23,53	13,80	48,17	10,69	2,45	1,36	18,04	62,99	3,09
		lufttrocken	10	7,18	16,74	58,47	12,99	2,97	1,65			
18	Mandeln, Samen	a) süsse	15	6,27	21,40	53,16	13,22	3,65	2,30	22,83	56,71	3,65
		b) bittere	1	5,50	34,36[2]	42,80	14,14		3,20	35,98	44,82	5,75
19	Paranuss, Kerne		2	5,94	15,48	67,65	3,83	3,21	3,89	16,45	71,89	2,63
20	Kandlenuss, Samen		5	5,90	21,38	61,74	4,88	2,83	3,27	22,72	65,61	3,64
21	Cedernuss		1	9,00	6,00	56,00	26,40		2,60	6,59	61,53	1,05
22	Ricinussamen	a) nicht entschält	2	6,46	18,78	51,37	1,50	18,10	3,10	20,22	55,33	3,23
		b) entschält, Kern	1	6,46	19,24	66,03	2,91	2,47	2,89	20,57	70,59	3,29
23	Purgirstrauchsamen		1	7,20	16,24	37,50	34,30	4,80	17,50	40,41	2,80	
24	Purgirkörner		3	5,71	18,77	36,81	9,95	25,23	3,53	19,91	39,04	3,19

[1]) 22 Sorten Palmkerne verschiedener Herkunft ergaben nach H. Nördlinger (Zeitschr. f. angew. Chemie 1895, 19) 46,1—52,3 % Fett.

Der Gehalt der Oelsamen an Oel ist jedoch grossen Schwankungen unterworfen; so schwankt der Oelgehalt in der Trockensubstanz der Leinsamen zwischen 24,66—44,46%, der Rapssamen zwischen 38,47—56,20%, der Rübsensamen zwischen 25,43—45,70%, der Mohnsamen zwischen 24,71—61,02% u. s. w., also um fast das Doppelte.

b) **Verarbeitung der Oelsamen.** Die Oelsamen werden jetzt, wenn man von der ureinfachen Gewinnungsweise (durch Ausschmelzen, Auskochen vergl. unter Kokosbutter S. 696 und über Palmöl S. 796) in den überseeischen Ländern absieht, sämmtlich auf rationelle Weise fabrikmässig auf Oel verarbeitet. Die Gewinnung des Oeles geschieht entweder auf mechanischem oder chemischem Wege; mechanisch gewinnt man das Oel oder Fett entweder durch Zerquetschen mittels Stampf- oder Schlagwerke, durch Walzwerke und Kollergänge etc., oder durch Pressen mittels Keil- und hydraulischer Pressen. Hierbei wird der Samen bald kalt, bald warm der Quetschung oder Pressung unterworfen. Bei der kalten Pressung gewinnt man weniger, aber durchweg reineres Oel und behalten die Pressrückstände einen höheren Futterwerth.

Das chemische Oelgewinnungsverfahren besteht darin, dass die zerkleinerten Oel-Rohstoffe mit Lösungsmitteln des Oeles ausgezogen werden. Als solche sind Schwefelkohlenstoff und Petroleumäther (Kanadol) in Gebrauch. Auf diese Weise ist die Fettausbeute grösser, als nach irgend einem mechanischen Verfahren; die Oele sind reiner und wenn auch die ausgezogenen Rückstände bedeutend weniger Fett als die Pressrückstände (2—4% gegen 8—12%) enthalten und desshalb einen geringeren Futterwerth als letztere besitzen, so gereicht den Rückständen, welche zum Unterschiede von den Presskuchen als „Mehl" bezeichnet werden, zum Vortheil, dass denselben ausser Oel und Farbstoff nichts entzogen ist, also kein Eiweiss und Schleim, welche besonders bei der heissen Pressung mit in das Oel übergehen.

Die Presskuchen bezw. die ausgezogenen Rückstände dienen jetzt, wenn sie nicht wie Ricinuskuchen giftig oder schädlich sind, allgemein zur Verfütterung, während sie in früheren Zeiten gar keine Verwendung fanden oder höchstens zur Düngung verwendet wurden. (Ueber die Zusammensetzung dieser Rückstände vergl. Th. Dietrich und J. König: „Die Zusammensetzung und Verdaulichkeit der Futtermittel". Berlin 1891 und E. Pott: „Die landwirthschaftlichen Futtermittel". Berlin 1889.)

Die durch Stampfen, Schlagen, Pressen oder durch chemische Ausziehung gewonnenen Oele und Fette sind jedoch noch nicht verwendungsfähig, sondern müssen noch raffinirt d. h. geklärt und gereinigt werden. Behufs Klärung lässt man die Fette in Bottichen absetzen oder centrifugirt sie; ferner setzt man $^3/_4$—1% Schwefelsäure zu, durchmischt damit, lässt die sich ausscheidenden Flocken absitzen, entfernt die Schwefelsäure durch Waschen und filtrirt.

Die festen (Talg-) Fette werden durch Erhitzen mit Wasser oder Wasserdampf oder durch Umschmelzen mit Salz, Alaun, Salmiak gereinigt, ferner entweder durch Filtration durch Thier- oder Holzkohle (also mittels Absorption) oder durch schweflige Säure, Magnesiumpulver und Wasserdampf, Eisen und Salzsäure (also mittels Reduktion) oder durch Chromsäure, Baryumsuperoxyd, Wasserstoffsuperoxyd, Ozon, Chlor, Chlorkalk, Kaliumpermanganat (also mittels Oxydation) gebleicht. Ad. Jolles und F. Wallenstein[1]) halten von allen chemischen Bleichungsmitteln das Kaliumpermanganat für das geeignetste, weil es neben grosser Wirksamkeit auf die Farbstoffe am wenigsten die Fette selbst angreift.

c) **Die einzelnen Pflanzenöle[2]) und besondere Bestandtheile der Oelsamen.** Ueber die allgemeinen Eigenschaften der Fette und Oele, vergl. S. 95—113 und 115, über die Elementarzusammensetzung S. 114 und 115; über die

---

[1]) Oesterr.-Ungar. Zeitschr. f. Rübenzuckerindustrie u. Landw. 1890, Heft 6.
[2]) Vergl. hierzu Benedikt-Ulzer: Analyse der Fette u. Wachsarten. Berlin 1897, 2. Aufl.

chemischen Konstanten der Oele, soweit sie für deren Unterscheidung von Belang sind, vergl. Bd. III.

1. Leinöl. Das Leinöl (Oleum Lini; Huile de Lin; Linseed Oil; Olio di Lino) besitzt einen eigenthümlichen Geruch und Geschmack, kalt geschlagen, eine hellgelbe, warm gepresst, eine bräunlichgelbe Farbe. An der Luft wird es bald ranzig und dickflüssig; in dünner Schicht trocknet es zu einem neutralen, in Aether unlöslichen Körper, dem Linoxyn, ein; es nimmt, an der Luft dünn ausgebreitet, nach Livache in 2 Tagen 14,3 % Sauerstoff aus der Luft auf. Das Leinöl besteht aus 10—15% Glyceriden der festen Fettsäuren, Stearin- und Palmitinsäure, sowie 85—90% Glyceriden flüssiger Fettsäuren; letztere setzen sich nach Hazura und Grüssner zusammen aus 5% Oelsäure, 15% Linolsäure, 15% Linolensäure und 65% Isolinolensäure. Das Leinöl hat 1,09—1,28% unverseifbare Antheile; es enthält 0,41—4,19% freie Fettsäure als Oelsäure berechnet, und besitzt als das am stärksten trocknende Oel die höchste Jodzahl (150—180); spec. Gewicht bei 17,5° ist 0,930; Erstarrungspunkt bei —16 bis —27°. Es dient nur selten z. B. in der Mark Brandenburg für die menschliche Ernährung, sondern hauptsächlich für die Firnissbereitung und Herstellung von Kautschukersatzstoffen. Der Werth für letztere Zwecke wird vorwiegend durch den Grad seiner Trockenfähigkeit bedingt. Unter Leinölfirniss versteht man ein Erzeugniss, welches durch Erhitzen von Leinöl bei Luftzutritt auf 200—260° mit oder ohne Zutritt eines Sikkatives (Mangansuperoxyd, Manganborat, Manganoxalat, Mennige, Bleisuperoxyd, Zinkoxyd, harzsaure Metalloxyde) hergestellt wird; Linoleum ist dagegen ein durch Oxydation von Leinöl durch den Sauerstoff der Luft oder mittels Salpetersäure hergestelltes, kautschukähnliches, braungelb gefärbtes Erzeugniss, welches in Alkohol, Aether, Schwefelkohlenstoff und Chloroform unlöslich ist und ein höheres spec. Gewicht als 1 besitzt.

Verfälschungsmittel des Leinöles sind: Thran, Rüböl, Hanföl, Leindotteröl, Harzöl und Mineralöl. Ueber die natürliche Verunreinigung mit Kruciferenöl, vergl. unter Leinsamen S. 793.

Der Leinsamen enthält ferner noch einen eigenartigen Schleim ($C_6H_{10}O_5$), der nach Thomé durch Konversion der Epidermalzellen bei Verdickung der Zellwände gebildet wird und etwa 6% des Samens ausmacht; Darstellung und Eigenschaften dieses Schleimes, vergl. S. 163.

Die Stickstoff-Substanz des Leinsamens besteht fast vollständig aus Reinproteïnstoffen (vergl. S. 31), nur 2—4% derselben sind in Form von Nichtproteïnstoffen vorhanden. Unter letzteren befindet sich auch eine grössere oder geringere Menge „Amygdalin" (vergl. S. 91).

2. Kohlsaatöl oder Kolzaöl (Oleum Brassicae), Raps- oder Repsöl (Oleum Napi), Rüb- oder Rübsenöl (Oleum Raparum). Das Oel aller Kruciferensamen ist im Wesentlichen gleich zusammengesetzt, im rohen Zustande dunkelgelb, im raffinirten Zustande hellgelb gefärbt; es besitzt einen eigenartigen Geruch und enthält nach Reimer und Will (vergl. S. 97 und 98) statt der Oelsäure Rapinsäure, Erukasäure (als Dierucin), Behensäure (bei 75° schmelzend) und nach Ponzio 0,4% Arachinsäure; löst man das Oel in wenig Aether, filtrirt und versetzt das Filtrat mit Alkohol, so krystallisirt das Dierucin in Form farbloser, bei 47° schmelzender Nadeln aus. Der Gehalt an freien Fettsäuren schwankt nach verschiedenen Angaben zwischen 0,52—6,64%; die Kruciferenöle sind durchweg schwefelhaltig (143—240 mg Schwefel in 1 l Oel), jedoch sollen kaltgepresste und gut raffinirte Rüböle keinen

Schwefel enthalten, während umgekehrt mit Schwefelkohlenstoff gewonnene, an sich schwefelfreie Samenöle (Olivenkernöl etc.) auch schwefelhaltig werden können. Die Kruciferenöle enthalten ferner 1,0% unverseifbare Stoffe mit 0,58—0,70% Phytosterin; spec. Gewicht bei $15^0 = 0,911—0,917$; 100 Thle. Alkohol lösen 0,534 Thle. Rüböl; in Eisessig ist es schwer löslich.

Unter den in einer Menge von 3—5% der Gesammt-Stickstoffsubstanz vorhandenen 'nicht proteïnartigen Verbindungen kommt bei allen Kruciferensamen mehr oder weniger das stickstoffhaltige Glykosid „Myronsäure" und das Ferment „Myrosin" vor, unter dessen Einfluss sich aus ersterer „Senföl" bildet (vergl. S. 92).

Als Verfälschungsmittel der Kruciferenöle werden angegeben: Leinöl, Hanföl, Mohnöl, Leindotteröl, Hederichöl, Baumwollesamenöl, Harzöl, Paraffinöl und Thran.

3. Leindotteröl (Oleum Camelinae, Oleum Myagri). Das Leindotteröl, von goldgelber Farbe und eigenartigem Geruch wie Geschmack, besteht aus den Glyceriden der Linolsäure, Oelsäure, Palmitinsäure und Erucasäure; es nähert sich in seiner Eigenschaft — auch mit der Jodzahl 135 — den trocknenden Oelen und enthält, weil es ein Kruciferenöl ist, zuweilen Schwefel. Spec. Gewicht bei 15^0 $= 0,9228—0,9329$; Erstarrungspunkt bei -18 bis -19^0. Es wird vereinzelt als Speiseöl, meistens für die Herstellung weicher Seifen und als Brennöl verwendet; weil es sehr billig ist, dient es vielfach zur Verfälschung anderer Oele.

Der Leindottersamen ist ferner noch durch einen Schleim ausgezeichnet, der beim Einlegen des Samens in Wasser letzteren als farblose, gallertartige Masse umgiebt.

4. Mohnöl (Oleum Papaveris); Huile d'oeilette; d'oliette, de pavot du pays, Huile blanche). Das Mohnöl (weisses) ist farblos bis schwach goldgelb, das rothe Mohnöl rührt von der 2. Pressung her. Es besteht neben den Glyceriden der Oel-, Palmitin- und Stearinsäure vorwiegend aus dem Glycerid der Linolsäure und geringen Mengen Glyceriden der Linolen- und Isolinolensäure und gehört — mit der Jodzahl 139 — zu den trocknenden Oelen.

Der Gehalt des als Speiseöl verwendeten Mohnöles an freien Fettsäuren schwankt zwischen 0,70—2,86%; der Gehalt des technisch verwendeten Mohnöles an freien Fettsäuren ist viel höher und ist bis zu 17,73% gefunden. Spec. Gewicht bei 15^0 $= 0,924—0,937$, Erstarrungspunkt bei -18^0. Das Mohnöl wird nur selten und dann meistens mit Sesamöl verfälscht.

Die reifen Mohnköpfe enthalten weder Milchsaft noch Morphin; da jedoch die reifen Mohnsamen einschläfernde Wirkungen besitzen, so scheint es, dass dieselben wenigstens anderweitige Opiumalkaloïde, von denen man 16 im Opium nachgewiesen hat, in geringer Menge enthalten. Von 100 Thln. Stickstoff sind 4,5—10 Thle. in Form von Nichtproteïnstoffen vorhanden.

Die Samenschale des Mohnsamens enthält reichlich Calciumoxalat eingelagert; Weiss fand die Menge desselben zu 8,7% der Samenschale; dasselbe kann durch Ausziehen mit Salzsäure, Fällen des Filtrats mit Ammoniak und Auswaschen mit verdünnter Essigsäure rein gewonnen werden.

5. Sonnenblumenöl (Oleum Helianthi annui; Huile de turnesol; Sunflower oil; Olio digirasole). Das Sonnenblumenöl gleicht dem Mohnöl, ist hellgelb gefärbt, angenehm riechend, von mildem Geschmack und langsam trocknend; es besteht nach Benedikt-Ulzer aus Linoleïn, Oleïn, Palmitin und wenig Arachin (?), enthielt in einer Probe keine freien Fettsäuren und nur 0,31% Unverseifbares. Spec. Gewicht

bei $15^0 = 0{,}924$—$0{,}926$; Erstarrungspunkt bei -16^0; Sauerstoffaufnahmevermögen in 2 Tagen $1{,}97\,^0/_0$, in 7 Tagen $5{,}02\,^0/_0$. Es dient ausser als Speiseöl (in Ostrussland) für die Seifen- und Firnissfabrikation, ferner als Brennöl. Nach Jolles und Wild[1]) wird es auch an Stelle von Baumwollesaatöl zur Margarinefabrikation verwendet.

Der Sonnenblumensamen soll nach einigen Angaben schwach opiumhaltig sein.

6. **Hanföl** (Oleum Cannabis; Huile de chanvre; de chènevis; Hemp seed oil; Olio di canape). Das frisch gepresste Hanföl ist hellgrün bis grünlichgelb gefärbt und wird mit der Zeit braungelb; es enthält neben den Triglyceriden der Stearin- und Palmitinsäure vorwiegend das Glycerid der Linolsäure neben wenig Linolen- und Isolinolensäure. Aus einer Lösung in 12 Thln. kochenden Alkohols scheidet sich beim Erkalten Stearin aus; es trocknet sehr leicht, wird bei -15^0 dick und bei $-27{,}5^0$ fest. Das Hanföl wird vorwiegend zur Herstellung von geringwerthigen Firnissen und von Seifen verwendet.

Die Hanfpflanze enthält Alkaloïde, besonders der indische Hanf; man hielt die Alkaloïde früher für gleich mit Nikotin, bezeichnete sie später mit „Canabinin" und „Tetano-Canabinin", bis neuerdings E. Jahns[2]) die Ansicht vertritt, dass die Hanfalkaloïde nichts anders als Cholin sind (vergl. S. 87).

7. **Madiaöl** (Oleum Madiae). Das Madiaöl besitzt eine dunkelgelbe Farbe, einen eigenthümlichen, nicht unangenehmen Geruch und steht nach seinen Eigenschaften zwischen den trocknenden und nicht trocknenden Oelen. Spec. Gewicht des rohen Oeles bei $15^0 = 0{,}935$, des raffinirten $= 0{,}9286$; Erstarrungspunkt des warm gepressten Oeles bei -10 bis -11^0, des kalt gepressten bei -25^0. Die Konstitution des Oeles ist noch nicht ermittelt. Das kalt gepresste Oel dient als Speiseöl, das warm gepresste als Brenn-, Schmieröl und für die Seifenfabrikation.

8. **Sesamöl** (Oleum Sesami; Huile de Sésame; Gingelly, Sesamé, Jingili, Bènné, Til, Teel oil; Olio di Sesamo). Das Sesamöl ist von gelber Farbe, geruchlos, von angenehmem Geschmack, nicht trocknend und wird schwer ranzig; es besteht aus den Glyceriden der Stearin-, Palmitin-, Oel- und Linolsäure; das kalt gepresste Sesamöl enthält $0{,}47$—$5{,}75\,^0/_0$, das technisch verwendete Oel bis $33{,}13\,^0/_0$ freie Fettsäuren. Es ist rechtsdrehend und enthält als unverseifbare Bestandtheile ausser Phytosterin zwei eigenartige Stoffe, das krystallinische Sesamin und ein flüssiges Oel, von denen ersteres (Sesamin) die Ursache der Rechtsdrehung, letzteres der Träger der Baudouin'schen Reaktion (mit Furfurol und Salzsäure oder Zucker und Salzsäure) ist (vergl. S. 113). Spec. Gewicht bei $15^0 = 0{,}921$—$0{,}923$; Erstarrungspunkt bei -4 bis -6^0. Das Sesamöl ist neuerdings durch die vorschriftsmässige Verwendung zur Kunstbutter (S. 692) und Kunstkäse-Bereitung (S. 736) besonders wichtig geworden.

Das kalt gepresste Sesamöl findet auch direkt als Speiseöl, geringwerthigere Sorten als Brennöl und für die Seifenfabrikation Verwendung.

Das Sesamöl wird mit geringwerthigeren Pflanzenölen (Arachisöl etc.) verfälscht.

In der Samenschale des Sesamsamens ist reichlich oxalsaures Calcium abgelagert.

9. **Nigeröl.** Hierüber wie über die näheren Bestandtheile des Nigersamens ist wenig bekannt; das Nigeröl hat einen nussartigen Geschmack, gehört zu den schwach

---

[1]) Chem.-Ztg. 1893, **17**, 879.
[2]) Archiv d. Pharm. [3], **25**, 479.

trocknenden Oelen und soll als Ersatz des Leinöles sowie zur Verfälschung von Rüböl dienen.

10. **Baumwollesaatöl** oder **Kottonöl** (Oleum Gossypii; Huile de coton; Cotton oil; Olio di cotone). Das rohe Baumwollesaatöl ist roth bis schwarz, das gereinigte bezw. raffinirte Oel röthlichgelb bezw. strohgelb gefärbt; erstere beiden Oele haben keinen besonderen Geruch und Geschmack, letzteres einen nussartigen Geschmack. Das raffinirte Kottonöl enthält, weil es schon mit Alkali behandelt ist, nur 0,15—0,50 % freie Fettsäuren; im übrigen besteht das Fett aus den Triglyceriden der Stearin-, Palmitin-, Oel-, Linol- und Linolensäure; nach Fahrion[1]) enthält älteres Baumwollesaatöl bis 3,6 % in Petroläther unlösliche Oxyfettsäuren, welcher Gehalt durch Erhitzen des Oeles bei Luftzutritt erhöht wird (geblasenes Oel); Papasogli[2]) nimmt darin eine besondere „Kottonölsäure" genannte Säure an, welche der Reihe der Ricinölsäuren angehören soll.

Der etwa 1,6 % betragende **unverseifbare Antheil** des Kottonöles, ein wegen seines Phytosterin-Gehaltes zu Nadeln erstarrendes Oel, besitzt aldehydartige Eigenschaften, indem er Silbernitratlösung stark reducirt und hierdurch die Bechi'sche Reaktion verursacht (vergl. S. 113). Dem Vorkommen von aldehyd- und ketonartigen Verbindungen im Baumwollesaatöl schreibt P. N. Raikow[3]) auch die Ursache der Halphenschen Reaktion zu, indem sich Sulfoaldehyde oder Sulfoketone bilden, die nach einiger Zeit, besonders bei Einwirkung des Sonnenlichtes unter Abscheidung von Schwefel- oder Schwefelwasserstoff zersetzt werden. Dupont[4]) will aus Kottonöl eine geringe Menge eines mit Wasserdämpfen flüchtigen, öligen, schwefelhaltigen und in Aether löslichen Körpers erhalten haben. Das Kottonöl nimmt, an der Luft dünn ausgebreitet, nach Livache in 2 Tagen 5,9 % Sauerstoff auf, die Fettsäuren dagegen nur 0,8 %; das Oel gehört daher zu den schwach trocknenden Oelen, während sich die Fettsäuren wie die aus nicht trocknenden Oelen verhalten.

Spec. Gewicht bei $15^0 = 0,922—0,930$; schon bei 12^0 scheidet sich Stearin oder Kottonölmargarin genannt ab, bei 0 bis 1^0 wird das Oel fest; das vom Stearin abgepresste Oel erstarrt erst bei 12^0.

Das gereinigte Kottonöl wird direkt als Speiseöl, oder, wie besonders das Stearin daraus, zur Verfälschung des Schweineschmalzes oder zur Bereitung von Kunstspeisefett (S. 510) oder Kunstbutter (S. 692) verwendet.

Nach Allen wird das im Handel vertriebene Baumwollestearin auch ausser durch Abkühlen in der Weise gewonnen, dass man den bei der Raffination des Kottonöles mit Natronlauge sich absetzenden schwarzen Niederschlag mit Säuren zersetzt, die dunkele Fettmasse mit koncentrirter Schwefelsäure auf 120^0 erhitzt, die mit Wasser ausgekochte Masse mit überhitztem Wasserdampf destillirt und durch Abpressen in Baumwollestearin und Oelsäure trennt.

Diese Art Baumwolleölstearin darf indess mit dem durch Abkühlen des Fettes erhaltenen Neutralfett, dem eigentlichen Baumwolleölstearin oder Kottonölmargarin[5]) nicht verwechselt werden.

---

[1]) Zeitschr. f. angew. Chemie 1892, 172.
[2]) Publicazione del laboratorio chimica delle Gabelle 1893, 90.
[3]) Chem.-Ztg. 1902, **26**, 10.
[4]) Bull. Soc. Chim. 1895 [3], **13**, 696.
[5]) Hierüber vergl. De Negri u. Fabris: Zeitschr. f. analyt. Chemie 1894, **33**, 563 u. Hart: Chem.-Ztg. 1893, **17**, 1520.

Das Baumwollesaatöl unterliegt wegen seines billigen Preises keinen Verfälschungen, sondern wird selbst viel ausser zur Verfälschung von Schweineschmalz auch zur Verfälschung von Olivenöl und anderen theureren Pflanzenölen verwendet.

Der Baumwollesamen enthält ferner die sonst nur in der Manna nachgewiesene Zuckerart „Melitose" ($C_{12}H_{22}O_{11} + 3H_2O$); vergl. S. 150.

Die Baumwollesamen sind auch vielfach als menschliches Nahrungsmittel empfohlen. Die Pressrückstände derselben wirken aber mitunter giftig. Ob dieses durch den Gehalt an „Cholin" (S. 87) oder durch andere, infolge einer Zersetzung sich bildende giftige Stoffe (etwa Ptomaïne S. 81) verursacht wird, ist noch nicht erwiesen. Wir konnten bei der Fäulniss eines normalen Baumwollesaatmehles besondere giftige Stoffe nicht nachweisen.

11. **Erdnussöl** oder **Arachisöl** (Oleum Arachidis; Huile d'arachide, de pistache de terre; Ground-nut, Earth-nut, Pea-nut oil; Olio di arachide).

Das Erdnussöl wird je nach Pressung in 3 verschiedenen Sorten gewonnen; das erste, kalt gepresste Oel ist farblos und liefert ein Speiseöl von angenehmem Geschmack; eine 2. kalte Pressung liefert Brennöl und eine 3. warme Pressung das zur Seifenfabrikation verwendete Nachlauföl.

Man hat in dem Erdnussöl die Glyceride von 3 Fettsäuren: Arachinsäure, Palmitinsäure und Hypogaeasäure angenommen. L. Schöne[1]) konnte aber weder nach dem Verfahren von Gössmann und Scheven[2]), noch nach dem von Schröder[3]) in dem Erdnussöl Hypogaeasäure nachweisen; nach Schöne enthält das Erdnussöl als einzige Säure der Oelsäurereihe nur die gewöhnliche Oelsäure. Hazura[4]) hält aber das Vorkommen von Hypogaeasäure neben Oelsäure für wahrscheinlich. Nach Kreiling[5]) soll der feste Antheil des Erdnussöles aus den Triglyceriden der Lignocerinsäure (Schmelzp. 81°) und Arachinsäure (Schmelzp. 74,5°) bestehen, während Cladwell[6]) darin auch Palmitinsäure gefunden hat. Nach anderen Angaben soll der flüssige Antheil des Erdnussöles aus Triolein und ziemlich viel Trilinolein bestehen.

Benard, ferner De Negri und Fabris geben den Gehalt an Arachinsäure, die erst bei 75° schmilzt und in 70%-igem Alkohol fast unlöslich ist, zu 4,37—4,98% an.

Das als Speiseöl verwendete Erdnussöl enthält nach Nördlinger zwischen 0,85—3,91%, das technisch verwendete Oel bis 10,61% freie Fettsäuren. Spec. Gewicht bei 15° = 0,9163—0,9200; Erstarrungspunkt bei —3° bis —7°.

Das Erdnuss-Speiseöl wird zuweilen mit Mohnöl, Sesamöl und Kottonöl verfälscht.

Die Erdnuss ist von anderen Oelsamen verhältnissmässig reich an Stärke und enthält viel Aleuronkrystalle. Von der Stickstoffsubstanz sind in Procenten derselben 4—5% in Form von Amiden vorhanden. Der Pentosan-Gehalt beträgt nach Wittmann 4,12%.

12. **Kokosöl, Kokosnussöl, Kokosbutter** (Oleum Cocois; Huile, Beurre de coco; Cocoanut oil). Ueber die Gewinnung, Eigenschaften und Zusammensetzung des Kokosnussöles (vergl. S. 695).

---

[1]) Berichte d. deutschen chem. Gesellsch. 1888, **21**, 878.
[2]) Ann. Chem. u. Pharm. 94, 340.
[3]) Ebendort 143, 22.
[4]) Monatshefte f. Chemie 1889, 10, 242.
[5]) Berichte d. deutschen chem. Gesellschaft 1888, **21**, 880.
[6]) Liebig's Ann d. Chem. u. Pharm. 101, 97.

13. **Palmöl**; Palmfett, Palmbutter (Oleum Palmae; Beurre, Huile de palme; Palm oil) und **Palmkernöl** (Huile de pepin de palme; Palm seeds; Palm ceruel oil).

Das **Palmöl** aus dem Fruchtfleisch der Palmfrucht hat eine butterartige Konsistenz (Schmelzpunkt $27^0 — 42,5^0$ je nach Alter), eine von Lipochrom herrührende dunkel- bis orangegelbe Farbe, veilchenwurzelähnlichen Geruch und süsslichen Geschmack. Das Palmöl ist durch einen hohen Gehalt an freien Fettsäuren ausgezeichnet, der in frischem Palmöl 12%, in altem auf $70—100\%$ steigen kann. Die Hauptbestandtheile des Palmöles sind freie Palmitinsäure, Palmitin und Olein; Hazura und Grüssner wollen darin auch Linolsäure, Nördlinger Heptadekylsäure (1%) nachgewiesen haben. Die Palmöle des Handels enthalten zwischen $0,5—17,0\%$ Wasser und Verunreinigungen. Sie dienen vorwiegend zur Seifen- und Kerzenfabrikation.

Das **Palmkernöl** aus den Samenkernen der Palmenfrucht ist ebenfalls fest, schmilzt aber bei niedrigerer Temperatur, nämlich $23—28^0$, ist weiss bis gelblich gefärbt, von angenehmem Geruch und Geschmack. Es besteht nach Oudemanns[1]) aus $26,6\%$ Triolein, $33,0\%$ festen Glyceriden (Tristearin $+$ Palmitin $+$ Myristin) und $44,4\%$ Glyceriden der niederen Fettsäuren (Laurin-, Kaprin-, Kapryl- und Kapronsäure). Es enthält durchweg viel weniger freie Fettsäuren als das Palmöl, nämlich nach Nördlinger $3,30—17,65\%$; in altem Oel steigt der Gehalt hieran nach Valenta auf 58%; spec. Gewicht des Palmöles (bei 15^0) $= 0,945$, des Palmkernöles $= 0,952$. Das Palmkernöl gleicht dem Kokosnussfett und wird wie dieses zur Bereitung der Pflanzenbutter verwendet (vergl. S. 695).

14. **Olivenöl**. Baumöl, Provenceröl, Aixer Oel (Oleum Olivarum; Huile d'olive de Provence; Olive-, Sweet-, Salad-, Virginoil; Olio d'oliva). Die Güte des Olivenöles hängt ab von der Sorte der Oliven, dem Grade der Reife, der Art des Einsammelns, der Stärke des Pressens etc. (vergl. S. 796); die besten Sorten (Jungfernöl, Provencer- oder Aixer Oel) werden als Speiseöle, die weniger feinen (Baumöl, Nachmühlenöl, Höllenöl, Sottochiari u. a.) zur Beleuchtung und Seifenfabrikation verwendet.

Das Olivenöl ist je nach der Gewinnungsweise von heller, goldgelber oder (von Chlorophyll herrührender) grünlicher Farbe, von mildem und angenehmem Geschmack; besteht aus 28% festen Triglyceriden (Palmitin, Stearin und etwas Arachin) und 72% flüssigen Triglyceriden (Olein und etwa 6% Linolein). Der Gehalt an freien Fettsäuren schwankt je nach der Güte des Olivenöles in ziemlich weiten Grenzen, nämlich zwischen $1,0—27,0\%$; Oele mit mehr als 5 bezw. 8% freien Fettsäuren werden nicht mehr als geeignete Maschinenschmieröle angesehen.

Das **Olivenkernöl** (Panello) unterscheidet sich durch seine dunkelgrünlichbraune Farbe, sowie durch seine leichte Löslichkeit in Alkohol und Eisessig vom Olivenöl (aus Fruchtfleisch); spec. Gewicht des ersteren (bei 15^0) $= 0,9202$, des letzteren $= 0,914—0,919$; das Olivenöl fängt bei $+2^0$ an sich zu trüben; bei -6^0 scheidet es 28% Stearin ab.

Als das gesuchteste Pflanzenfett wird das Olivenöl vielfach verfälscht, nämlich mit Sesamöl, Rüböl, Mohnöl, Kottonöl und Arachisöl; ein mit letzterem versetztes Olivenöl kommt unter dem Namen „Nut-sweet-oil" in den Handel; unter „Malagaöl" versteht man ein mit Grünspan gefärbtes Olivenöl.

---

[1]) Vergl. auch Zeitschr. f. angew. Chemie 1889, 334; u. 1895, 19.

Die unreife Olivenfrucht enthält Mannit, von welchem man annimmt, dass er beim Reifen in fettes Oel übergeht, weil in den reifen Früchten kein Mannit mehr vorgefunden wird.

Tolomei[1]) hat in dem Fleisch der Oliven auch ein Enzym „Olease" (vergl. S. 55) nachgewiesen, welches bei Gegenwart von Sauerstoff auch die sog. Gährung hervorrufen, auch in das Olivenöl übergehen und bewirken soll, dass das Oel, besonders im Lichte, unter Abscheidung gefärbter Massen sich fast völlig entfärbt. Im Uebrigen neigt das Olivenöl von allen Pflanzenölen am wenigsten zum Ranzigwerden.

15. **Bucheckernöl**, **Buchenkernöl** (Oleum Fagi sylvaticae; Huile de paines de fruits du hêtre; Beech oil; Olio di faggio). Das Bucheckernöl hat eine hellgelbe Farbe, keinen Geruch und einen faden Geschmack; es wird nicht leicht ranzig und als Speise- wie Brennöl verwendet; es soll hauptsächlich aus Oleïn neben Stearin und Palmitin bestehen; spec. Gewicht bei $15^0 = 0{,}920 — 0{,}9225$; Erstarrungspunkt bei -17^0.

Im Kern wie in der Samenhaut der Bucheckern kommt ein eigenartiger Körper, „Fagin" genannt, vor, welchen Brandt und Rakowiecki für „Trimethylamin" halten, von welchem J. Haberlandt[2]) aber die Alkaloïd-Natur nachgewiesen hat. Diesem Körper werden die giftigen Eigenschaften zugeschrieben, welche man nach Verfüttern der Bucheln bezw. deren Pressrückstände an Pferde, Esel und Maulthiere beobachtet hat; Rinder, Schafe und besonders Schweine sollen gegen dieses Gift weniger empfindlich sein; denn Schweine werden durch Bucheln sogar fett gemästet, indem man sie in die Buchenwälder treibt; nach starker Buchelnfütterung soll jedoch der Speck weich werden. Bei den Hühnern sollen Bucheln das Eierlegen befördern.

16. **Haselnussöl** (Huile de noisette). Das Oel ist von goldgelber Farbe und hat den eigenartigen Geruch der Haselnüsse; über die Konstitution desselben ist nichts Näheres bekannt; es soll aus den Glyceriden der Oel-, Palmitin-, Stearin- und Arachinsäure bestehen. Spec. Gewicht bei $15^0 = 0{,}9146 — 0{,}9243$; Erstarrungspunkt bei -17^0 bis -20^0. Es dient wegen seines hohen Preises nur als Speiseöl und in der Parfümerie, wird aber meistens durch Süssmandelöl ersetzt; nach Filsinger[3]) wird es auch der Chokolade zugesetzt.

17. **Wallnussöl** auch einfach **Nussöl** (Oleum Iuglandis, Oleum Nucum Iuglandis; Huile de noix; Wal nut oil; Nut oil; Olio di nove). Das Wallnussöl — über die Gewinnung (vergl. S. 798) — besteht vorwiegend aus den Glyceriden der Leinölsäure, Oel-, Myristin- und Laurinsäure, und löst sich in 100 Thln. kalten, in 60 Thln. warmen Alkohols; es wird bei -15^0 dick und gefriert bei $-27{,}5^0$ zu einer weissen Masse; spec. Gewicht bei $15^0 = 0{,}9250 — 0{,}9265$. Es wird vorwiegend zur Herstellung von Firnissen verwendet.

Die Wallnussschalen enthalten nach Wittmann $5{,}92\%$, die Kerne $1{,}51\%$ Pentosane.

Die für den direkten Verzehr bestimmten Nüsse und zwar besonders die „Grenobler" und „französischen", werden, um ihnen eine schöne weisse Farbe zu ertheilen, nach Kratschmer[4]) durchweg geschwefelt.

---

[1]) Atti. Acc. d. Lincei udct. 1896, I. Sem. 122.
[2]) Nach Verhandl. d. naturforsch. Ver. in Brünn in Chem. Centrbl. 1884, 789.
[3]) Chem.-Ztg. 1892, 16, 792.
[4]) Hygien. Rundschau 1894, 4, 373.

18. **Mandelöl** (Oleum Amygdalarum; Huile diamandes; Almond oil; Olio di mandorlo). Das aus süssen wie bitteren Mandeln gewonnene Oel ist dünnflüssig, hellgelb, von angenehmem, mildem Geschmack; wird aber leicht ranzig. Hat das Oel einen Geruch und Geschmack nach Bittermandelöl, so ist beim Stossen oder Pressen Wasser verwendet worden. Das Mandelöl soll aus fast reinem Trioleïn bestehen und kein Stearin enthalten; eine von E. Salkowski untersuchte Probe ergab 0,75% freie Fettsäuren (als Oelsäure berechnet).

Spec. Gew. bei $15^0 = 0{,}9175 - 0{,}9195$; Erstarrungspunkt bei -10 bis -20^0. Besonders kennzeichnend für Mandelöl ist der niedrige Schmelz- und Erstarrungspunkt seiner Fettsäuren, nämlich Schmelzpunkt $14{,}0^0$, Erstarrungspunkt $5{,}0^0$.

Verfälschungsmittel sind: Mohnöl, Sesamöl, Nussöl, Baumwollesamenöl, Pfirsich- und Aprikosenkernöl.

Die Mandeln enthalten ferner Asparagin, etwa 3% gummiartige Stoffe, 6% Glukose, aber keine Stärke.

Die bitteren Mandeln sind ausserdem durch einen 3—4% betragenden Gehalt an in Wasser löslichem, fast geschmacklosem und nicht giftigem Amygdalin ausgezeichnet (vergl. S. 91 u. 136).

Die Giftigkeit der bitteren Mandeln ist durch das Benzaldehydcyanhydrin und die freie Blausäure bedingt; der bittere Geschmack nur durch letztere.

Nach den Untersuchungen von Thomé und Johannsen[1]) scheint das Emulsin nur in den Gefässbündeln, das Amygdalin in allen Theilen der bitteren Mandel enthalten zu sein.

Wie die Wallnüsse, so werden auch die Krachmandeln, um ihnen eine schöne weisse Farbe zu ertheilen, nach Kratschmer, regelmässig geschwefelt; Kratschmer fand in 100 g Kernen 13,0 mg, in 100 g Schalen solcher geschwefelten Krachmandeln 117 mg schweflige Säure.

19. **Paranussöl** (Huile de châtaignes du Brésil; Brazil nut oil). Das Paranussöl soll aus Trioleïn, Tristearin und Tripalmitin bestehen; es ist nur wenig gefärbt und fast geruchlos; es erstarrt schon bei $+1^0$ bezw. bei 0^0 und setzt bei längerem Stehen Glyceride der festen Fettsäuren ab. Es wird als Speiseöl und für die Seifenfabrikation verwendet.

20. **Kandlenussöl oder Bankulnussöl** (Huile de noix de chandelle; Candle nuts oil). Das Kandlenussöl gehört, wie das Leinöl, zu den schnell trocknenden Oelen; es besteht aus den Glyceriden, vorwiegend der Leinölsäure (etwa 30%) und verwandter Säuren, ferner der Oel-, Stearin-, Palmitin- und Myristinsäure; es besitzt, wie das Ricinusöl, schwach abführende Eigenschaften und ist aus dem Grunde als Speiseöl nicht verwendbar, wie auch die Pressrückstände mit Vorsicht zu verfüttern sind.

Das von dem Oelfirnissbaum (Aleurites cordata und Elaeococca veruicia) herrührende sog. Holzöl — nicht zu verwechseln mit den minderwerthigen Holzölen, welche in Cochinchina durch Einschnitte in verschiedene, zu den Dipterocarpeen gehörenden Bäume gewonnen wird —, kommt von China und Japan in 2 Sorten, als Kantonöl und Hankowöl, in den Handel, ist verseifbar und enthält nach F. Jean und A. Zucker[2]) 72% Fettsäuren, die bei 72^0 schmelzen. Das spec. Gewicht beträgt bei 15^0 0,937—0,940, die Verseifungszahl 197, die Jodzahl 163; an freien

---

[1]) Arthur Meyer: Wissenschaftl. Drogenkunde 1891, I, 137.
[2]) Zeitschr. f. Untersuchung d. Nahrungs- und Genussmittel 1899, **2**, 958 u. 959.

Säuren enthält es 0,78—2,06 % (als Oelsäure berechnet). Beim Erhitzen bis zu 200° wird es plötzlich fest und bildet eine durchscheinende, nicht mehr am Finger klebende Gallerte. Das gelbe Oel erinnert in Konsistenz und Geruch an Ricinusöl, trocknet, an der Luft ausgebreitet, sehr schnell und kann daher als Ersatz des Leinölfirnisses dienen.

21. Cedernussöl. Das sibirische Cedernussöl stellt nach D. Kryloff[1]) eine strohgelbe, dicke Flüssigkeit dar, die bei —20° erstarrt; es enthält nach der Elaïdinprobe nur eine geringe Menge Oleïn, und unter den Fettsäuren, Leinölsäuren und Palmitinsäure; die Jodzahl beträgt 149,5—150,5, Verseifungszahl 191,8, Säurezahl 1,09 %. Das Oel gleicht in seinen Eigenschaften dem Leinöl.

22. Ricinusöl (Oleum Ricini, Ol. Palmae Christi, Ol. kervinum; Huile de ricin, de castor; Palma christi oil, Castor oil). Das Ricinusöl ist dickflüssig, verdickt sich beim Stehen an der Luft allmählich so, dass es in eine zähe Masse übergeht; der Geschmack ist anfänglich milde, nachträglich kratzend. Es besteht aus den Glyceriden der Stearin- und Ricinusölsäure (Ricinolsäure), welche letztere nach Kraft[2]) aus 2 isomeren Säuren, der Ricinusölsäure und Ricinosolsäure besteht; es enthält keine Palmitin-, dagegen vielleicht etwas Sebacinsäure; Juillard[3]) will in dem Ricinusöl auch Oxystearinsäure (Schmelzpunkt 141—143°) gefunden haben. Der Gehalt an unverseifbaren Antheilen beträgt etwa 0,35 %, der an freien Fettsäuren schwankt nach Nördlinger zwischen 0,68—14,61 %.

Das Ricinusöl unterscheidet sich von allen anderen Oelen 1. durch seine Mischbarkeit mit Alkohol und Eisessig in jedem Verhältniss, 2. durch sein hohes spec. Gewicht (0,960—0,973 bei 15°), 3. durch seine, durch eine grosse Menge von Oxyfettsäuren bedingte hohe Acetylzahl (153—156) — nur Traubenkernöl hat eine ähnliche hohe (144,5) Acetylzahl — 4. dadurch, dass es die Ebene des polarisirten Lichtes stark nach rechts dreht.

Dasselbe giebt beim Erhitzen mit Kalilauge Kaprylalkohol ($C_8H_{18}O$), Methyloenanthol ($C_7H_{13} \cdot CH_3 \cdot O$) und sebacylsaures Kalium ($C_{10}H_{16}K_2O_4$).

Wegen der stark abführenden Wirkung besitzt das Ricinusöl nur eine therapeutische Bedeutung; ausserdem wird es zur Herstellung von Türkischrothöl und zur Seifenfabrikation verwendet.

Die Ricinussamen enthalten als besondere Bestandtheile gummiartige Stoffe, Harz, Bitterstoffe, ferner nach Tuson einen eigenthümlichen scharfen Stoff „Ricinin", ein Alkaloïd, welches jedoch keine giftigen Eigenschaften besitzen soll. Die giftigen Eigenschaften der Samen wie Pressrückstände werden einerseits der infolge von vorhandenem Amygdalin sich bildenden Blausäure, anderseits der stark abführenden Wirkung des Oeles zugeschrieben.

23. Kurkasöl, Purgirstrauchsamenöl (Oleum infernale; Huile de pignon d'Inde; Purgir nut oil; Olio di curcas). Das Kurkasöl ist wahrscheinlich wie Ricinusöl zusammengesetzt, nur dünnflüssiger und von geringerem spec. Gewicht (0,915), besitzt ferner eine geringere Löslichkeit in Alkohol und eine höhere Jodzahl als Ricinusöl; es wirkt noch stärker abführend als Ricinusöl (10 bis 12 Tropfen desselben sollen 30 g Ricinusöl entsprechen).

---

[1]) Zeitschr. f. Untersuchung d. Nahrungs- u. Genussmittel 1899, **2**, 680.
[2]) Berichte d. deutschen chem. Gesellsch. 1888, **21**, 2730.
[3]) Bull. Soc. Chim. 1895 [3], **13**, 238.

24. **Krotonöl**, Purgirkörneröl (Oleum Crotonis, Tiglii; Huile de croton, de tilly; Croton oil). Das Krotonöl, von 0,942—0,955 spec. Gewicht, ist gelb bis braun gefärbt, sehr dickflüssig, von unangenehmem Geruch, brennt auf der Zunge und wirkt stark abführend. Es ist ein Gemenge der Glyceride von Stearin-, Palmitin-, Myristin- und Laurinsäure, ferner von Oenanthyl- (oder Pyroterebinsäure), Kapron-, Baldrian-, Butter-, Essig- und Ameisensäure; Schlieper nimmt im Krotonöl eine der Oelsäure homologe Krotonsäure ($C_4H_6O_2$) und Angelikasäure ($C_5H_8O_2$) an; Geuther und Fröblich[1]) leugnen aber das Vorkommen von Krotonsäure, sie nehmen höhere Glieder der Oelsäurereihe und die mit der Angelikasäure isomere, aber nicht gleiche Tiglinsäure ($C_5H_8O_2$) an. Schlieper will ferner in dem Krotonöl bis zu 4% einen wie Terpentin zähen Körper, das Krotonol ($C_4H_4O_2$) nachgewiesen haben, welches die Hautreizungen bewirken soll. Nach Dunstan und Boole[2]) soll es ein Harz von der Formel $C_{13}H_{18}O_4$ enthalten. Das Krotonöl dreht wie Ricinusöl die Ebene des polarisirten Lichtes nach rechts.

Gewisse Sorten Krotonöl sind wie Ricinusöl in Alkohol in jedem Verhältniss löslich.

25. **Sonstige Pflanzenöle**, wie z. B. aus Kürbiskernen, Pfirsich-, Aprikosen-, Pflaumen-, Kirschkernen, u. a. besitzen als Speiseöle nur eine beschränkte Bedeutung und sind auch bis jetzt nur wenig untersucht. Näheres findet man darüber in Benedikt-Ulzer: Analyse der Fette und Wachsarten, Berlin 1897. Ueber einige feste Pflanzenfette vergl. S. 800.

Die Zusammensetzung der Asche einiger Oelsamen ergiebt sich nach bis jetzt vorliegenden Analysen aus folgenden Zahlen:

Oelsamen	Anzahl der Analysen	Gesammt-Reinasche %	Kali %	Natron %	Kalk %	Magnesia %	Eisenoxyd %	Phosphorsäure %	Schwefelsäure %	Kieselsäure %	Chlor %
1. Leinsamen	5	3,69	30,63	2,07	8,10	19,29	1,12	41,50	2,34	1,24	0,16
2. Kohlsaat a) Raps . .	13	4,44	24,50	1,63	14,18	11,80	1,56	42,33	2,39	1,42	0,16
b) Rübsen . .	1	3,97	22,02	—	14,96	13,43	0,48	42,52	6,60	—	—
3. Leindottersamen . . .	1	—	(13,30)	5,60	21,00	3,20	1,40	40,10	4,20	7,00	(4,20)
4. Mohnsamen	1	6,04	13,62	1,03	35,96	9,49	0,43	31,36	1,92	3,24	4,58
5. Sonnenblumensamen . .	1	—	16,23	7,41	7,63	12,29	1,60	35,43	2,34	14,65	2,42
6. Hanfsamen	2	5,27	20,28	0,78	23,64	5,70	1,00	36,46	0,19	11,90	0,08
7. Oelmadiesamen . . .	1	4,20	12,66	6,09	16,34	13,38	1,12	45,28	1,62	2,13	1,38
8. Nigersamen	1	3,61	18,64	11,28	15,50	14,32	0,62	23,25	4,00	8,16	(4,23)
9. Baumwollesamen . . .	6	3,66	32,15	8,75	5,61	16,63	1,95	31,16	2,16	0,31	1,62
10. Kokosnuss (Kern) . .	2	1,82	42,05	5,72	4,82	5,72	1,80	20,70	3,79	2,36	13,97
11. Olivenfrucht a) Fleisch	1	2,68	80,90	7,53	7,46	0,18	0,72	1,33	1,05	0,65	0,18
b) Stein .	1	4,16	58,80	6,60	7,45	0,36	0,81	16,74	3,27	1,25	4,72
c) Samen	1	2,16	30,25	1,96	30,39	1,15	0,11	28,24	2,43	5,36	0,11
12. Bucheckern a) Kern .	1	3,65	17,15	5,21	18,39	14,15	0,98	30,52	2,45	2,70	2,44
b) Schale	1	1,42	1,32	24,44	49,57	3,50	0,96	2,17	1,81	2,94	0,52
13. Wallnuss, Kern[3]) . .	1	2,13	31,11	2,25	8,59	13,03	1,32	43,70	—	—	—
14. Mandel, süsse[3]) . .	1	4,90	27,95	0,23	8,81	17,66	0,55	43,63	0,37	—	—
15. Kandlenuss	1	3,52	17,25	—	13,06	15,13	—	49,93	—	4,63	—
16. Cedernuss	1	2,60	24,16	9,35	17,40	5,13	0,68	33,11	0,98	0,31	Spur

[1])—[3]) Anmerkung 1—3 vergl. S. 813.

Sonstige seltene Samen, Früchte und Pflanzentheile.

Unter den sonstigen Samen, Früchten etc., welche nur eine spärliche oder mehr örtliche Verwendung für die menschliche Ernährung finden, ist zu nennen:

1. Samen von **Quinoa** oder **Reismelde** (Chenopodium Quinoa). Die Reismelde wird auf den Hochebenen (bis zu 4000 m über dem Meeresspiegel) von Peru, Ecuador, Neu-Granada, Bolivia und Chile neben Kartoffeln und Reis als wichtigste Kulturpflanze angebaut; sie wird bis 2 m hoch und liefert grosse Erträge. Der Samen, von der Grösse des Spörgelsamens, ersetzt in Südamerika zur Herstellung von Suppen, Brei etc. vielfach den ostindischen Reis. In den Erzeugungsländern wird aus den Samen ein geistiges Getränk „Chica de Quinoa" bereitet. Die spinatartigen Blätter dienen sowohl als Gemüse wie auch als Grünfutter für Wiederkäuer und Schweine.

2. **Kastanien** oder **Maronen**. Die Schalenfrucht der kultivirten oder essbaren Kastanie (Castanea vesca L.) wird sowohl roh, als auch im gerösteten und gekochten Zustande (im Kohl, Gefüllsel, Mehlspeisen etc.) genossen. Das Heimathland des Kastanienbaumes ist Italien; auch kommen von dort, Südfrankreich, Spanien und Portugal die grössten und besten Früchte; in diesen Ländern bilden dieselben ein wirkliches Volksnahrungsmittel; die bei uns wachsenden Kastanien sind durchweg kleiner. Dieselben werden vereinzelt auch auf Mehl verarbeitet, oder bei der Herstellung von billigen Chokoladen sowie als Kaffee-Surrogat verwendet. Das Verhältniss der Schalen und Samenhülle zu dem Kern beträgt 14,5—18,0 : 82,0—85,5.

3. **Rosskastanien.** Die Rosskastanien, die Schalenfrucht von Aesculus Hippocastanum, welcher Baum meistens in Alleen angebaut wird, werden wegen des bitteren scharfen Geschmackes nicht direkt zur menschlichen, wohl aber zur thierischen Ernährung[4]) verwendet. Flügge gewinnt durch Ausziehen der gepulverten Samen mit Alkohol ein weissliches geschmackloses Kraftnährmittel. Am zweckmässigsten benutzt man die Rosskastanien wegen des Stärkereichthums zur Stärkefabrikation und in Branntweinbrennereien. E. Laves giebt an, durch vollständige Umsetzung der Kohlenhydrate einschliesslich der Glukoside aus 100 kg Rosskastaniensamen 25 l Alkohol gewinnen zu können.

4. **Eicheln.** Die Eicheln d. h. die nussartigen Früchte der Stiel- oder Sommereiche (Quercus pedunculata), sowie der Stein- oder Wintereiche (Qu. sessiliflora) geben ein beliebtes Schweinefutter ab. Aber auch für die menschliche Ernährung werden sie verwendet, indem sie wegen des vorhandenen Gehaltes an Gerbsäure etc. als diätetisches Mittel oder als Stomachicum dienen. Besonders im gerösteten Zustande werden sie für sich allein oder im Gemisch mit Getreidemehlen etc. zum Zweck der Bereitung eines Kaffeeextraktes verwendet; oder man macht einen wässerigen Auszug aus den Eicheln und vermischt diesen mit anderen Stoffen, z. B. mit Kakaopulver zu Eichelkakao etc.

Die Eicheln bestehen aus etwa 14—18% Schalen und 82—86% Kernen.

5. **Johannisbrot.** Als Johannisbrot (Bockshorn, Karoben) bezeichnet man die süsse, fleischige Schotenfrucht des zur Familie der Papilionaceen gehörenden Baumes (Ceratonia siliqua), welcher in den Küstenländern und auf vielen Inseln des Mittelmeeres angepflanzt wird. Die Früchte werden in unreifem Zustande vorsichtig von den Bäumen — ein Baum liefert mitunter 40—50 kg trockne Früchte — abgeschlagen, an der Sonne getrocknet und nachreifen gelassen, wobei sie gleichzeitig eine Gührung durchmachen und einen Gehalt an

---

Anmerkung 1—3 von S. 812.
¹) Zeitschr. f. Chemie 1870, 26 u. 549.
²) Pharm. Journ. 1895, 55, 5.
³) Colby theilt über die Zusammensetzung der Asche der Kerne von Wallnuss u. Mandeln Zahlen mit, welche besonders bezüglich des Kaligehaltes wesentlich von den in der Tabelle aufgeführten Zahlen abweichen (vergl. Bd. I, S. 611).
⁴) Aber auch für die Thierernährung werden die Rosskastanien wegen des bitteren Geschmackes durch Auslaugen mit Wasser entbittert.

Buttersäure (bis zu 1,5 %) annehmen. Der Werth des Johannisbrotes hängt wesentlich von dem Gehalt an Zucker ab; derselbe schwankt je nach der Gegend, Witterung und Gewinnungsweise in weiten Grenzen (zwischen 30—46 %); die zuckerreichsten Sorten kommen aus dem Küstengebirge von Algarve, aus der Levante, Kleinasien und von Cypern. Wegen des hohen Zuckergehaltes wird das Johannisbrot auch zur Fabrikation von Feinsprit verwendet (z. B. in Portugal und auf den Azoren), oder zur Bereitung eines Syrups. In den Erzeugungsländern giebt das Johannisbrot eine beliebte Volksspeise ab; ferner dient es zur Bereitung von Tabaksaucen, während die Samen im gerösteten Zustande als Kaffee-Ersatzmittel (sog. Karobbe-Kaffee) benutzt werden (vergl. unter Kaffee-Ersatzmitteln).

Die geringeren Sorten Johannisbrot finden als Zusatz zu Mastfutter — viele Viehmastpulver, so das Thorley'sche u. a. bestehen zum Theil aus Johannisbrot — bei der Fütterung von Mastthieren Verwendung.

Die Johannisbrotfrucht enthält 10—12 % Kerne und 88—90 % Fruchtfleisch.

6. *Zuckerschotenbaum.* Der Zuckerschotenbaum (Gleditschia glabra), ein Leguminosenbaum, wächst im Kaukasus und in Nordamerika; von den Früchten desselben werden die Körner für menschliche Ernährungszwecke benutzt; das Verhältniss derselben zu den Schoten ist wie 3 : 2.

7. *Banane,* Frucht von Musa paradisiaca; der innere Theil der Frucht dient nach dem Entschälen in Brasilien zur menschlichen Ernährung; durch Trocknen und Pulvern der vor der Reife gepflückten Frucht erhält man das „Bananenmehl".

Die Frucht enthält etwa 40 % Schalen und 60 % Fleisch.

8. *Dschugara,* ein in Mittelasien angebautes Körnergewächs, dessen Mehl denselben Zwecken dient, wie bei uns das Getreidemehl; der Ertrag dieser Frucht wird als ein hoher bezeichnet; von 100 kg Samen soll man 2800 kg Samen und viel Stroh ernten, welches letztere von Thieren gern gefressen wird.

9. *Hagebutten* oder *Rosenäpfel.* Darunter versteht man die aus dem fleischig gewordenen Fruchtknoten hervorgegangene Scheinfrucht der Rosen, besonders der Hundsrosen. Die scharlachrothen, süss-säuerlichen, herb schmeckenden Früchte werden im Herbst gesammelt, der Länge nach aufgeschnitten, von den inneren Kernen und den äusseren Borsten befreit, entweder in Zucker eingemacht oder getrocknet und zu Saucen, Mehlspeisen etc. verwendet.

10. *Wassernuss.* Die Fruchtkerne der Wassernuss (Trapa nataus L.), deren Kultur in Vergessenheit gerathen ist, wird in einigen Ländern (Serbien, Russland) sowohl im grünen als reifem Zustande, theils roh, theils gekocht oder gebraten als menschliches Nahrungsmittel verwendet; sie gelten aber auch als gutes Futtermittel, besonders für Schweine [1]).

11. *Erderbse.* Die Samen von Voandzou (Voandzeia subterranea), einer im tropischen Afrika angebauten Hülsenfrucht, werden von den dortigen Eingeborenen genossen [2]). Die Samen sind fast eirund, dunkelroth mit schwarzen, marmorähnlichen Flecken, der Nabel ist weiss; dieselben geben ein sehr weisses Mehl vom Geschmack der Hülsenfruchtmehle.

Die Zusammensetzung dieser mehr oder weniger seltenen Nahrungsmittel ist folgende: (siehe Tabelle S. 815 oben.)

Weitere Untersuchungen über die besonderen Bestandtheile ergaben für:

1. den Quinoa-Samen:

	In der Trockensubstanz:			
Stärke	Zucker + stickstofffreie Extraktstoffe	Gummi	Kaseïn + Proteïn	In Wasser unlösliches Proteïn
46,10 %	6,10 %	4,60 %	8,91 %	13,95 %

---

[1]) Vergl. Zega und Milojkovié: Chem.-Ztg, 1901, **25**, 45.
[2]) Vergl. Balland: Zeitschr. f. Untersuchung d. Nahrungs- u. Genussmittel 1902, **5**, 1156.

No.	Samen oder Frucht		Anzahl der Analysen	In der natürlichen Substanz							In der Trockensubstanz		
				Wasser %	Stickstoff-Substanz %	Fett %	Stickstoff-freie Extraktstoffe %	Rohfaser %	Asche %	Stickstoff-Substanz %	Stickstoff-freie Extraktstoffe %	Stickstoff %
1	Quinoasamen		1	16,01	19,18	4,81	47,78	7,99	4,23	22,87	56,82	3,66
2	Kastanien, essbare	ungeschält	4	39,82	3,80	2,49	43,71	8,09	2,09	6,31	72,61	1,01
		geschält frisch	4	47,03	6,14	4,12	39,67	1,61	1,43	11,60	74,34	1,86
		geschält trocken	8	7,22	10,76	7,22	69,29	2,84	2,67			
3	Rosskastanien (lufttrocken)		14	14,83	6,83	5,14	68,25	2,73	2,22	8,02	80,12	1,28
4	Eicheln frisch	ungeschält	10	37,12	4,11	3,05	45,27	8,95	1,50	6,54	72,02	1,05
		geschält	9	34,90	4,67	4,03	50,36	4,17	1,87	7,17	77,34	1,15
	Eicheln gedörrt	ungeschält	5	15,00	4,82	3,91	62,12	12,14	2,01	6,43	73,08	1,03
		geschält	2	15,00	6,02	4,22	67,92	4,87	1,97	7,09	79,89	1,13
5	Johannisbrot		13	15,36	5,65	1,12	69,04	6,35	2,48	6,67	81,57	1,07
6	Körner des Zuckerschotenbaumes		1	10,90	20,94	2,96	51,68	10,66	2,88	23,50	58,00	3,76
7	Banane	Fruchtfleisch	5	74,95	1,40	0,43	21,57	0,60	1,05	5,59	86,91	0,89
		Mehl	1	14,90	2,90	0,50	77,90	1,60	2,20	3,41	91,54	0,54
8	Dschugara, Körner		1	11,60	19,50	2,80	64,20		1,90	22,06	72,62	3,53
9	Hagebutten (halbtrocken)		1	25,47	2,99	1,41	55,62	9,87	4,64	4,01	74,62	0,64
10	Wassernuss-Kern (frisch)		3	38,45	10,78	0,69	47,34	1,20	1,54	17,51	76,98	2,80
11	Erderbse		1	9,80	18,60	6,00	58,30	4,00	3,30	20,62	64,63	3,30

Die Blätter der Quinoa sind ähnlich wie Rübenblätter sehr reich an Oxalsäure; Berthelot und André geben den Gehalt hieran zur Blüthezeit in der Trockensubstanz der Stengel zu 3,69 %, der Blätter zu 12,81 % und der Blüthen zu 6,98 % an.

2. Kastanien (essbare). Dieselben enthalten etwas Harz, Bitterstoff und Gerbstoff; der Gehalt an Zucker und Stärke wird sehr verschieden angegeben. Moleschott giebt im Mittel auf 13,65 % Stärke 8,58 % Zucker und 11,22 % Dextrin an, Zahlen, welche sehr unwahrscheinlich sind. Th. Dietrich findet auf 29,92 % Stärke nur 0,42 % Zucker und 15,91 % andere stickstofffreie Extraktstoffe einschliesslich Rohfaser; Antonielli auf 47,18 % Stärke 5,21 % Zucker in den ungeschälten Kastanien; wir dagegen zerlegten die in den geschälten Kastanien bezw. Mehl vorhandenen 76,53 % stickstofffreie Extraktstoffe in 9,44 % Zucker + Dextrin, 38,67 % Stärke und 28,42 % sonstige stickstofffreie Extraktstoffe.

3. Rosskastanien. Als eigenartige Bestandtheile der Rosskastanien werden angegeben das dem Githagin ähnliche Glykosid Saponin ($C_{32}H_{54}O_{18}$), ferner das durch starke blaue Fluorescenz ausgezeichnete Aesculin ($C_{15}H_{16}O_9$), ebenfalls ein Glykosid, welches unter Aufnahme von Wasser in Glukose ($C_6H_{12}O_6$) und Aesculetin ($C_9H_6O_4$) zerfällt. Jacquelin zerlegte die stickstofffreien Bestandtheile der Rosskastanien noch wie folgt:

Wasser	Fett	Harz und Oel	Zucker	Dextrin	Stärke	Cellulose + Proteïn
42,0 %	0,1 %	4,0 %	1,6 %	12,0 %	28,0 %	11,0 %

E. Laves[1]) findet dagegen in 77 % stickstofffreien Extraktstoffen 50 % Stärke, 14 % Rohrzucker, 13 % Glukoside und 0,2 % Gerbstoff; unreife Samen enthalten nach ihm statt des Rohzuckers Invertzucker.

4. Eicheln. In den Eicheln findet sich neben gewöhnlichem, gährungsfähigem Zucker eine dem Inosit ähnliche Zuckerart, der sog. Eichelzucker oder Quercit ($C_6H_{12}O_5$

---

[1]) Zeitschr. f. angew. Chemie 1902, 1013.

oder $C_6H_7 \cdot OH_5$), welcher durch sein Verhalten gegen Reagentien als ein zu den aromatischen Körpern in Beziehung stehender 5-atomiger Alkohol aufgefasst werden kann (vergl. S. 164); ferner Eichengerbsäure ($C_{17}H_{16}O_9$ oder $C_{14}H_{14}O_7$), Eichenroth ($C_{14}H_8O_6$) und ein Bitterstoff. Der Gehalt der Eicheln an Gerbsäure beträgt 6—9 %; von einigen Forschern wird dieselbe als Glukosid aufgefasst.

Nach einigen Untersuchungen würden die stickstofffreien Extraktstoffe in der Trockensubstanz zerfallen in:

	Gesammte stickstofffreie Extraktstoffe	Zucker	Stärke	Sonstige stickstofffreie Extraktstoffe
1. Ungeschälte Eicheln	72,00 %	8,24 %	39,29 %	24,47 %
2. Geschälte Eicheln	77,37 „	10,26 „	54,16 „	12,95 „

5. **Johannisbrot.** Das Johannisbrot nimmt, wie schon bemerkt, während der Gährung einen geringen Gehalt an Buttersäure an; als weitere besondere Bestandtheile werden Zucker (Glukose und Saccharose), Gummi, Schleim, Gerb- und Farbstoff angegeben. Nach einigen Bestimmungen würde z. B. die Trockensubstanz an diesen Bestandtheilen enthalten:

Gesammt-Aetherextrakt	Fett	Buttersäure	In 81,57 % stickstofffreien Extraktstoffen:		
			Zucker	Gerbstoff	Stärke und sonstige stickstofffreie Stoffe
2,92 %	1,04 %	1,88 %	55,43 %	2,50 %	23,64 %

Bourquelot und Hérissey[1]) haben in dem Kohlenhydrat des Albumens des Johannisbrotsamens, in dem sog. Karoubin bei der Hydrolyse nicht, wie Effront angiebt, Karoubinose, auch nicht, wie Marlière behauptet, Glukose, Fruktose und Galaktose, sondern nur Galaktose und Mannose gefunden.

6. **Zuckerschotenbaum.** In den Körnern des Zuckerschotenbaumes soll keine Stärke, dagegen 21,24 % Glukose neben sonstigen, in Zucker überführbaren Kohlenhydraten enthalten sein.

7. **Banane.** Für die stickstofffreien Extraktstoffe der Trockensubstanz der entschälten Frucht und des Bananenmehles, welches durch Trocknen und Pulvern der vor der Reife gepflückten Frucht erhalten wird, werden angegeben:

	Gesammte stickstofffreie Extraktstoffe	Saccharose	Invertzucker	Stärke	Sonstige stickstofffreie Extraktstoffe
1. Entschälte reife Frucht	86,91 %	40,08 %	27,62 %	1,85 %	17,36 %
2. Bananenmehl (aus unreifen Früchten)	91,54 „	1,78 „	3,89 „	77,67 „	8,20 „

Das Mehl der unreifen Frucht ist gegenüber der entschälten reifen Frucht auffallend reich an Stärke, letztere dem Mehl gegenüber dagegen reich an Zucker. Hiernach wäre eine Bildung von Zucker aus Stärke während des Reifens der Frucht anzunehmen.

8. **Dschugara und 9. Hagebutten.** Die stickstofffreien Extraktstoffe der Dschugarakörner und der Hagebutten bestehen nach je 1 Analyse aus:

Natürliche Substanz:	Trockensubstanz:
Dschugara 10,70 % Zucker + Dextrin, 53,50 % Stärke	12,15 % Zucker + Dextrin, 60,47 % Stärke
Hagebutten 16,16 „ Glukose, 3,28 % Saccharose	21,69 „ Glukose, 4,40 % Saccharose.

Letztere enthalten nach Wittmann 4,25 % Pentosane.

10. **Wassernuss.** P. Neumann[2]) fand in der Trockensubstanz der Wassernusskerne 3,59 % Glukose und 58,25 % Stärke.

Die Asche einiger dieser Samen bezw. Früchte hat folgende procentige Zusammensetzung:

---

[1]) Zeitschr. f. Untersuchung d. Nahrungs- u. Genussmittel 1900, 3, 369.
[2]) Chem.-Ztg. 1899, 23, 22 u. 38.

Sonstige seltene Samen, Früchte und Pflanzentheile. — Unkrautsamen.

Frucht		Anzahl der Analysen	Reinasche %	Kali %	Natron %	Kalk %	Magnesia %	Eisenoxyd %	Phosphor- säure %	Schwefel- säure %	Kieselsäure %	Chlor %
Kastanie, essbare	Kern	1	2,38	56,69	7,12	3,87	7,47	0,14	18,12	3,85	1,54	0,52
	Schale	1	1,68	2,53	14,21	19,74	24,07	0,87	9,39	3,39	3,51	4,54
Rosskastanie, Kern		8	2,16	60,23	Spur	4,49	5,84	Spur	24,92	2,22	0,18	0,84
Eicheln		2	2,18	64,14	0,63	6,91	5,29	1,01	14,89	4,17	1,07	1,76
Wassernuss	Kern	1	3,29[1])	38,22	1,24	6,22	12,33	0,36	39,16	1,43	0,21	0,62
	Schale	1	2,20[1])	26,71	13,82	24,15	27,29	2,45	5,86	4,77	3,78	9,77

Die Asche der Kastanien, Rosskastanien und Eicheln gehört hiernach zu den kalireichsten unter den Samen und Früchten. Der von v. Gorup-Besanetz gefundene hohe Gehalt der Schalen alter Wassernüsse an Eisenoxyd (68,8 %) erklärt sich nach Thoms[2]) durch die Bildung von gerbsaurem Eisen in dem abgestorbenen Gewebe.

Unkrautsamen.

Die Unkrautsamen haben für die menschliche Ernährung nur insofern Bedeutung, als viele derselben häufig als Verunreinigungen im Getreide vorkommen und mit diesem vermahlen in das Mehl und Brot gelangen, andere dagegen auch in Hungernothszeiten zur Brotbereitung (vergl. unter Brot) verwendet werden.

Die Zusammensetzung einiger häufigen Unkrautsamen ist folgende:

Unkrautsamen	In der frischen Substanz						In der Trockensubstanz		
	Wasser %	Stickstoff- Substanz %	Fett %	Stickstoff- freie Ex- traktstoffe %	Rohfaser %	Asche %	Stickstoff- Substanz %	Fett %	Stickstoff %
1. Taumellolch, Lolium temulentum	10,90	7,70	—	—	—	2,24	8,64	—	1,38
2. Quecke, Triticum repens	14,12	8,89	2,12	63,36	7,21	4,30	10,53	2,47	1,69
3. Spergel, Spergula maxima	11,13	13,50	9,90	55,03	7,44	3,00	15,19	11,14	2,43
4. Kornrade, Agrostemma Githago	12,71	14,35	5,32	57,73	6,18	3,71	16,44	6,09	2,63
5. Wegerich, Plantago lanceolata	11,58	16,53	8,56	36,76	23,52	3,05	18,65	9,68	3,04
6. Weisser Gänsefuss (Ackermelde), Chenopodium album	12,22	15,29	6,51	40,73	20,31	4,94	17,42	7,42	2,79
7. Feld-Pfennigkraut, Thlaspi arvense	7,58	22,28	34,75	7,72	22,85	5,00	24,11	37,60	3,86
8. Hederich, Raphanus Raphanistrum	7,12	23,60	25,56	22,17	10,13	11,42	25,42	27,49	4,07
9. Knöterich, Polygonum Persicaria	10,07	24,81	1,97	29,02	27,61	6,52	27,54	2,19	4,41

Einige dieser Unkrautsamen sind durch besondere Stoffe ausgezeichnet, z. B.

1. Taumellolchsamen bezw. dessen Mehl im Brot soll nach O. Becker[3]) Zittern, Schwindel und Schweissausbruch bewirken; Gampf[4]) glaubte sogar die Ursache eines Todesfalles auf den Genuss eines Taumellolchsamen enthaltenden Brotes zurückführen zu müssen, während Wilson solches Brot ohne Schaden genossen haben will.

---

[1]) In der Trockensubstanz.
[2]) Landw. Versuchsstationen 1898, 49, 165.
[3]) Archiv f. Pharm. 1872, 178.
[4]) Jahresbericht f. Pharm. 1878, 636.

Früher nahm man im Taumellochsamen einen Bitterstoff „Loliin" an; Antze[1]) bezeichnet mit „Loliin" ein darin vorkommendes flüssiges, widerlich riechendes, amorphes Alkaloïd, dessen schwefelsaures Salz krystallinisch ist; ferner will er darin eine narkotische, taumelerregende Base „Temulentin", deren essigsaures Salz schön krystallisirt, und drittens eine nicht sublimirbare, bei 234° schmelzende giftige Säure, die „Temulentinsäure", gefunden haben. Fr. Hofmeister[2]) bezweifelt aber das Vorhandensein dieser drei Körper und fand in dem Samen in einer Menge von 0,07% eine Base „Temulin", welche der Pyridinreihe angehört, in Wasser leicht löslich ist, alkalisch reagirt und deren salzsaures Salz die Formel $C_7H_{12}N_2O \cdot 2HCl$ besitzt. Das Temulin ist ein eigenartiges Nervengift, dessen tödtliche Gabe für einen Frosch 0,02 g, für ein kg Körpergewicht bei einer Katze 0,25 g betrug. Ausserdem gewann Hofmeister aus den wässerigen Auszügen eine Säure, deren Verbindung mit Platinchlorid auf die Formeln $C_{16}H_{27}N_3O \cdot Pt_2Cl_4$ und $C_{16}H_{29}N_3O_3 \cdot Pt_2Cl_4$ hinwies. Der Samen enthält ferner einen sauren Schleim, einen braunen Huminkörper, ein bitterschmeckendes Glukosid, neben Fett, Fettsäuren, Wachs, Zucker und Gerbstoff. Den Fetten soll eine Reizwirkung auf den Darm zukommen.

2. Queckensamen ist bis jetzt auf eigenartige Stoffe nicht untersucht, dagegen enthält die Wurzel der Quecke das links drehende Gummi „Triticin" (S. 160).

4. Kornradesamen enthält ein Saponin bezw. Sapotoxin, welches nach R. Kobert[3]) von den Saponinen anderer Pflanzen (S. 137) verschieden ist, und in der Kornrade von 4,1—6,6% gefunden wurde.

Das nach Angabe von H. Schulze im Kornradesamen angenommene Alkaloid „Agrostemmin" besteht nach Medicus und Kober[4]) aus einem Gemisch von Sapotoxin und Cholin — letzteres als Abkömmling vom Lecithin, von dem die Samen 0,75% enthalten —. Dem Kornradesamen im Mehl oder Brot werden wie dem Taumellochsamen schädliche Wirkungen nachgesagt.

Nach Versuchen von K. B. Lehmann und Mori[5]) genügen 4—5 g Kornradesamen, in einem Brot verbacken, um beim Menschen schon leichtere Reizerscheinungen der Schleimhäute (Rachen, Bronchien, Magen) hervorzubringen; die Erscheinungen decken sich mit einer Saponinvergiftung[6]) Kälber werden durch 250 g getödtet; alle Hausthiere leiden von dem Genuss, nur Schafe und Kaninchen nicht. Lehmann und Mori fanden zwar, dass Kornrade durch einfaches Rösten im gepulverten Zustande die Giftigkeit verliert und, geröstet, dem Mehle unbeschadet bis zu 20—30% beigemischt werden kann; indess dürfte dieser Vorschlag weder für radehaltiges Getreide noch radehaltiges Mehl anwendbar sein.

Kornauth[7]) behauptet im Gegensatz zu vorstehenden Ergebnissen, dass selbst 40% Kornrade in einem Brot oder Mehl weder bei Erwachsenen noch bei 6 und 12 Jahre alten Kindern geschadet haben. Schafe können nach Kornauth grosse Mengen Kornrade vertragen, wesshalb sie an Vieh verfüttert werden solle.

Kobert hält indess das Agrostemma-Sapotoxin, welches sowohl vom subkutanen Gewebe als auch vom Magendarmkanal aus resorbirt werde, ebenfalls für ein gefährliches Gift und empfiehlt, die Samen, um sie dennoch verwerthen zu können, durch geeignetes Schroten von der Schale und dem Embryo, als den alleinigen Trägern des Giftes, zu befreien.

Die Kornrade enthält nach Medicus und Kober zwei Farbstoffe, welche mit den Farbstoffen des Mutterkornes „Sklererythrin" und „Sklerojodin" grosse Aehnlichkeit haben und vorwiegend in den Hülsen des Kornradesamens vorkommen. Da die Hülsen beim Mahlen des Getreides in die Kleie übergehen, so kann der Farbstoff nicht zum Nachweise von Kornrade im Mehl dienen. Dagegen

---

[1]) Archiv f. experim. Pathologie u. Pharmakologie 1890, **26**, 126.
[2]) Ebendort 1894, **36**, 202.
[3]) Arbeiten d. pharmakol. Instituts d. Univ. Dorpat 1891, 6; Chem. Centrbl. 1891, II, 1876.
[4]) Zeitschr. f. Untersuchung d. Nahrungs- u. Genussmittel 1902, **5**, 1077.
[5]) Archiv f. Hygiene 1889, **9**, 256.
[6]) Arbeiten des pharmak. Instituts in Dorpat von Kobert. Heft I.
[7]) Hygien. Rundschau 1893, **3**, 618.

lässt sich durch ein Gemisch von 80 g Chloroform und 20 g Alkohol das Sapotoxin aus dem Mehl ausziehen; der Rückstand dieses Auszuges giebt mit koncentrirter Schwefelsäure erst eine gelbe, dann braunrothe Färbung, wenn Sapotoxin vorhanden ist, während bei reinem Weizenmehl die Lösung fast farblos bleibt. Es lässt sich bei Verwendung von 20 g Mehl noch 1 % Kornrade in demselben nachweisen.

5. In den häufig im Getreide vorkommenden Rhinanthus-Arten ist das Glukosid Rhinanthin ($C_{29}H_{52}O_{29}$), ein indigoartiger Farbstoff, nachgewiesen, welches in Wasser und Alkohol löslich ist, in seidenglänzenden Nadeln krystallisirt, bittersüss schmeckt, und durch Erhitzen mit verdünnten Säuren in gährungsfähigen Zucker und in das in schwarzbraunen Flocken sich abscheidende Rhinanthogenin ($C_{12}H_{10}O_4$) gespalten wird. Eine Menge von 1 % Rhinanthussamen im Getreide soll dem Brot bereits eine violette Farbe ertheilen.

6. Der Knöterichsamen enthält nach P. Horst[1] ferner 1,52 % Tannin, 0,31 % Ammoniak, 3,24 % Zucker, 2,18 % Calciumoxalat, ferner gelb färbendes Quercitin, welchem er seine Anwendung in der Technik verdankt. Das Fett (Wachs) enthält Oleïnsäure, Phytosterinester und freie Fettsäuren.

Die sonstigen Unkrautsamen sind bis jetzt nicht näher untersucht.

Mehle.

Die Getreide- und Hülsenfruchtsamen, welche für die menschliche Ernährung von grösster Bedeutung sind, werden selten als solche im ungekochten oder gekochten Zustande genossen, sondern vorher entweder geschält oder gemahlen. Diese Verarbeitung hat den Zweck, einerseits die Körner in einen pulverförmigen Zustand überzuführen, andererseits die feinen Mehltheilchen von dem holzigen, schwer verdaulichen Theil des Kornes zu trennen.

a) Anatomischer Bau des Getreidekornes.

Um den Mahlvorgang besser zu verstehen, wird es nothwendig sein, den anatomischen Bau des Kornes näher in's Auge zu fassen. Ich wähle zur Erläuterung das Weizenkorn, von dem die anderen Getreidekörner nicht wesentlich abweichen[2].

Fig. 31, S. 820 giebt ein Bild von den verschiedenen Theilen des Weizenkornes. Die rechte Seite stellt einen Längsschnitt dar, auf der linken Seite sind die über dem Mehlkorn liegenden Schichten aufgerollt angedeutet.

Hiernach besteht das Weizenkorn im Wesentlichen aus 4 Schichten bezw. Bestandtheilen: a) der äusseren Haut, b) der Kleberschicht, c) dem Mehlkern, d) dem Keim. Während erstere 3 Bestandtheile schichtweise übereinanderliegen, befindet sich der Keim seitlich in einer Mulde des Mehlkernes.

Fig. 32, 34 und 35 geben die Theile des Weizenkornes in stärkerer (etwa 500-facher) Vergrösserung. Fig. 33 ist ein Querschnitt durch das Roggenkorn.

a) Die äussere Haut oder Oberhaut besteht im Wesentlichen wieder aus 4 Schichten mit leeren Zellen:

1. Die das ganze Korn begrenzende Oberhaut (500-fach vergrössert) ist von hellbräunlicher Farbe, besteht aus längsgestreckten, tafelförmigen Zellen (Fig. 35), welche am Scheitel der Frucht polygonale Gestalt annehmen und aus sich spitze, dickwandige Haare (Fig. 36. ist nicht genau, sondern nur schematisch gezeichnet) hervortreten lassen.

2. Die Mittelschicht mit ähnlichen Zellen wie die Oberhaut; jedoch sind dieselben erst nach dem Aufquellen mit Wasser oder Kalilauge recht erkennbar.

---

[1] Chem.-Ztg. 1901, 25, 1055.
[2] Ich folge hierbei im Wesentlichen der Darstellung in: Das Brotbacken von K. Birnbaum. 8. Theil von Otto Birnbaum. Landw. Gewerbe. Braunschweig 1878. S. 45 u. ff.

820 Die pflanzlichen Nahrungs- und Genussmittel.

Fig. 31.

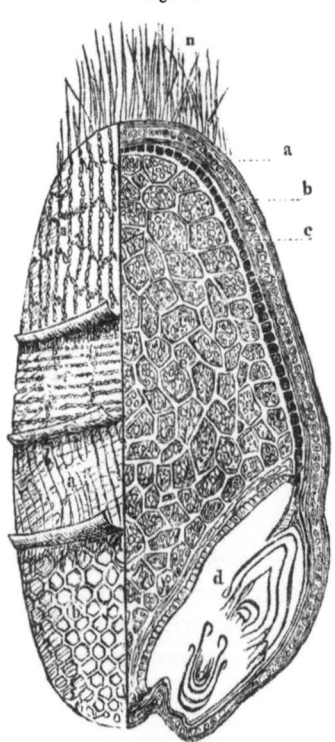

Weizenkorn:
Rechte Seite: Längsschnitt.
Linke Seite: Die über dem Mehlkern liegenden Schichten aufgerollt.
a) Aeussere Haut. b) Kleberschichten.
c) Mehlkorn. d) Keim.

Fig. 34.

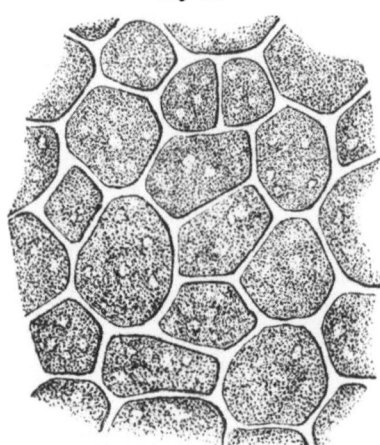

Kleberzellen; Flächenansicht.

Fig. 32.

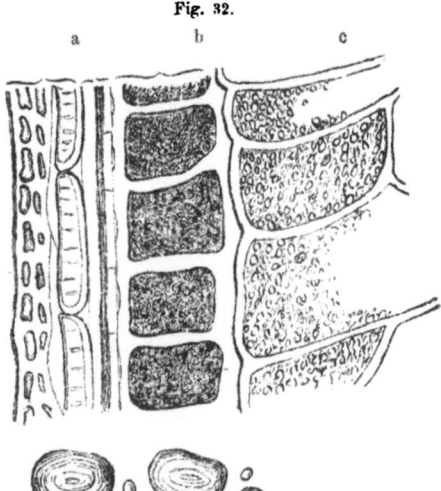

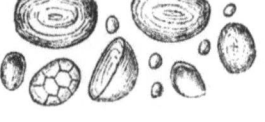

Querschnitt durch das Weizenkorn mit unten liegenden Stärkemehlkörnchen bei 500-facher Vergrösserung.

Fig. 33.

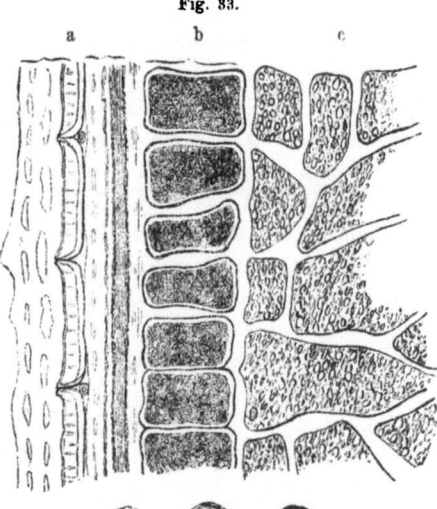

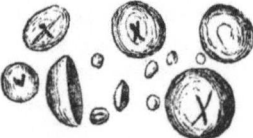

Querschnitt durch das Roggenkorn mit unten liegenden Stärkekörnchen bei 500-facher Vergrösserung.

Fig. 35.

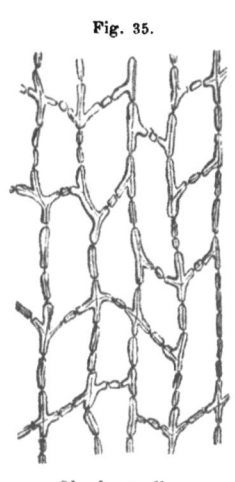

Oberhautzellen.

Fig. 36.

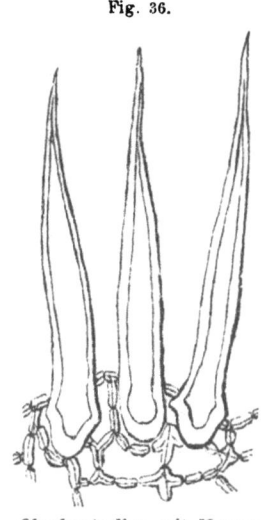

Oberhautzellen mit Haaren.

Fig. 37.

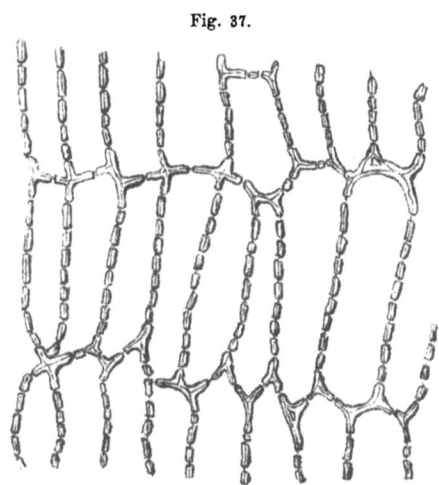

Mittelschichten der Oberhaut.

Fig. 38.

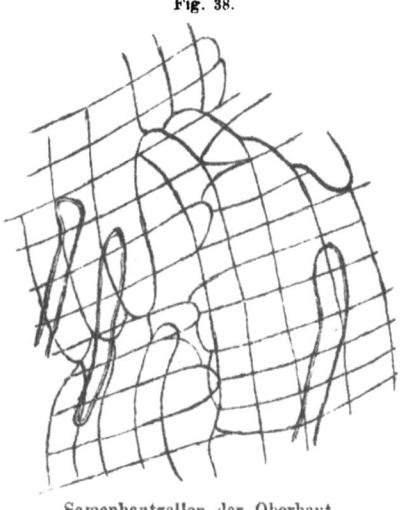

Samenhautzellen der Oberhaut.

3. Die **Querzellen** (Fig. 37), deren lauggestreckte Zellen quer gegen die Hauptachse des Kornes gerichtet sind, haben eine Länge von 0,088—0,1982 mm, eine Höhe von 0,0220—0,0264 mm.

4. Die letzte Schicht der äusseren Haut bildet die **Samenschicht** oder **Samenhaut**; sie erscheint im Querschnitt als gelbe, rothbraune Linie, besteht aber aus 2 übereinander liegenden Zellenschichten, die in ihrer Längsrichtung senkrecht zu einander stehen.

b) Die **Kleberschicht** (Fig. 32 Querschnitt, Fig. 34 Flächenansicht) besteht aus einer einfachen Reihe von Zellen, welche im Querschnitt fast quadratisch (Länge der Seitenlinie 0,066 mm), von der Fläche gesehen, polygonal erscheinen. Die Wandungen der Kleberzellen bestehen aus Cellulose, der Inhalt aus Proteïnsubstanzen (Kleber beim Weizen), welche schwach gelbgefärbte, rundliche Körnchen bilden. Jodlösung färbt dieselben braun, Kochenilleauszug roth.

c) Der **Mehlkern** schliesst sich unmittelbar an die Kleberschicht an. Derselbe wird aus grossen, farblosen, dünnwandigen Zellen gebildet, die neben feinkörnigem Protoplasma als wesentlichen Bestandtheil **Stärkekörnchen** enthalten.

Kochenilleauszug färbt die Protoplasmakörnchen roth, die Stärkekörnchen und Zellwandungen dagegen nicht. Die Stärkekörnchen werden durch Jodlösung, die Zellwandungen durch Chlorzink-Jodlösung (S. 179) blau gefärbt. Die Stärkekörnchen haben bei den einzelnen Getreidearten und sonstigen Pflanzen eine verschiedene Grösse und Form (siehe Bd. III).

d) Der **Keim** besteht aus sehr zarten Zellen, die neben einem Zellkern Protoplasma enthalten. In demselben sind schon die Theile der künftigen Pflanze zu erkennen; Wurzelkeim und Blattkeim liegen nebeneinander. Die Masse des **Keimes** ist, wie wir weiter unten sehen werden, besonders reich an **Stickstoff-Substanz und Fett**.

Auf die mehr holzige und cellulosehaltige äussere Haut, die auch vorzugsweise wie beim Reiskorn Fett einschliesst, folgt die stickstoffhaltige Kleberschicht und dann der weisse stärkereiche Mehlkern. Der stickstoff- und fettreiche Keim, von gelber hyaliner Farbe, schliesst sich dem Mehlkern an.

b) Die Mahlverfahren.

Durch das Mahlen der Getreidekörner soll, wie gesagt, einerseits der Mehlkern von dem holzigen Theil des Kornes getrennt, andererseits ein thunlichst feines Mehl gewonnen werden. Dieser Trennung kommt zugute, dass die äussere Haut, die Kleberschicht und der Keim zähe und elastisch, der Mehlkern dagegen hart und spröde zu sein pflegt.

Der Mehlkern zerfällt daher durch Reiben und Mahlen eher in Pulver als die sonstigen Theile, und kann durch Sieben und Beuteln von dem zurückbleibenden Theil der Kleberschicht, der äusseren Haut und dem Keim abgetrennt werden. Letztere Theile gehen in die Kleie über.

Für die gewöhnlichen älteren Mühlen ist indess die Schale des Kornes noch zu spröde, als dass sie sich glatt von dem Mehlkorn trennen lassen sollte; es wird daher für diese Mühlen das Korn angefeuchtet d. h. für sehr trockene Körner mit Wasser übergossen, für weniger trockene oberflächlich mit Wasser besprengt. Hierdurch wird einerseits das Getreidekorn gleichzeitig gereinigt, andererseits aber eine ungünstigere Beschaffenheit des Mehles erzielt, indem es einen höheren Wassergehalt annimmt und leichter verdirbt. Die besseren neuen Mühlen erfordern dieses Anfeuchten nicht und besitzen besondere Vorrichtungen, um fremde Samenkörner, Staub, Schmutz etc. durch eigenartige Einrichtungen z. B. Schrollensiebe behufs Entfernung von Stroh, Spagat etc., Tarar (Aspirator) behufs Wegblasens von gebrochenen, tauben Körnern, Staub, Trieurs behufs Absiebens vom Ausreuter (Unkrautsamen) zu beseitigen. Dieser ersten Reinigung folgt eine zweite, welche die vollständige Entfernung des Staubes und eine solche der Fruchtsamenschale, der Haare und des Keimlings bezweckt. Die abgelösten Schalenstücke und der Staub werden durch einen Luftstrom in angehängte Säcke abgeblasen; der alsdann folgende Spitzengang entfernt auf der Koppenmühle das Bärtchen (den Schopf) und den Keim; hierdurch werden die Flug- und Keimkleie gewonnen.

Das so gereinigte Korn unterliegt alsdann der eigentlichen Mahlung.

Das Mahlen des Getreides wird vorwiegend nach zwei Systemen vorgenommen. Bei dem einen, dem **Flachmahlverfahren** (oder Flachmüllerei) sind die Mahlsteine oder Walzen nahe zusammengerückt und wird das gereinigte Korn durch eine Mahlung zerquetscht, worauf die erhaltene Masse durch verschiedene Siebcylinder und Separationstrommeln in Mehl, Dunst, Gries und Kleie zerlegt wird. Nach diesem Verfahren wird daher im Wesentlichen nur eine Mehlsorte gewonnen.

Bei dem anderen System, dem Hochmahlverfahren bezw. der Hochmüllerei, stehen die Mahlsteine oder Walzen weiter von einander ab; das Korn durchläuft nach und nach Mahlvorrichtungen mit näher gestellten Steinen bezw. Walzen, indem eine stufenweise Zerkleinerung des Kornes angestrebt wird.

Das geputzte und geschälte Korn wird zunächst durch Annäherung der Mahlsteine in Schrot, Gries, Dunst und Mehl zerlegt, welche durch Sortircylinder getrennt werden. Das erhaltene Mehl besitzt noch viele Schalentheilchen, eine dunkele Farbe und heisst „Bollmehl". Der Gries und Dunst, welche noch mit Kleietheilchen vermengt sind, werden in Putzmaschinen einem Luftstrome ausgesetzt, wodurch die leichtere Kleie entfernt wird und die schweren Griese und Dunste zurückbleiben.

Diese letzteren liefern bei weiterer Zerkleinerung das feinste Mehl, auch „Auszugsmehle" genannt.

Das bei der ersten Zerkleinerung verbliebene Schrot wird weiter vermahlen und in die Theile Mehl, Dunst, Gries und feines Schrot zerlegt, die wie vorhin behandelt werden und so zum 3. und 4. Male etc. in 8 verschiedenen Stufen.

Zum Zerkleinern bedient man sich der Steinmühlen, deren Muster die alte deutsche Mühle ist, oder der Walzmühlen, welche für Flach- wie Hochmüllerei geeignet, aber vorwiegend bei letzterer und für harten Weizen verwendet werden und bei welchen nur eine oder gleichzeitig beide Walzen Antrieb erhalten, oder drittens der Desintegratoren oder Dismembratoren, welche im Wesentlichen aus zwei, sich in entgegengesetzter Richtung mit grosser Geschwindigkeit drehenden, eisernen Scheiben bestehen, von denen eine jede an ihrer der Mahlbahn zugerichteten Fläche mit zahlreichen Bolzen oder Hervorragungen so besetzt ist, das letztere, bei der Umdrehung der Scheiben, alle zwischen den Bolzen befindlichen Körner mit heftigen Schlägen treffen und sie dadurch zertrümmern. Am meisten in Gebrauch sind die Walzenmühlen.

Bei der Flachmüllerei erhält man mehr Ausbeute an Mehl, bei der Hochmüllerei dagegen feineres Mehl.

Nach den Ermittelungen von Thiel[1]) werden beim Weizen gewonnen:

Hochmüllerei	%		Flachmüllerei	1 %	2 %	3 %	
Kaiserauszugsmehl . .	23,3						
Mehl No. 00 . . .	5,6						
„ „ 0 . . .	5,8		Mehl No. 0 . .	65,0	65,0	75,05	
„ „ 1 . . .	8,3	69,4	„ „ 1 . .	6,0 74,0	8,0 80,0	4,90	79,95
„ „ 2 . . .	11,2		„ „ 2 . .	3,0	7,0	—	
„ „ 3 . . .	15,2						
Nachgang	2,1		Bollmehl . . .	2,5	—	—	
Grieskleie	0,8		Grieskleie . . .	3,0	—	6,70	
Feine Kleie	8,8		Feine Kleie . .	—	12,5	—	
Grobe Kleie	10,1		Grobe Kleie . .	15,5	5,5	11,15	
Spitzkleie	1,7		Spitzkleie . . .	5,0	2,0	2,20	
Abgang	3,9						
Verlust	4,2						

[1]) Amtlicher Bericht der Centralkommission des Deutschen Reiches über die Weltausstellung in Wien 1873, 1, 161 und K. Birnbaum (l. c. S. 51—53).

Nach meinen Ermittelungen betragen bei der Hochmüllerei die Mahlerzeugnisse von 100 Thl. Weizen:

Feines Mehl No. 0	Geringeres Mehl	Bollmehl und Grand	Grobkleie	Mahlverlust	Reinigungsverlust
70,0 %	1,1—2,0 %	5,0 %	18,0 %	4,0—6,0 %	1,0—2,0 %

Ed. Hanausek[1]) giebt nach österreichisch-ungarischen Bezeichnungen für 100 Thln. Weizen an:

Kaiserauszug No. 00 u. Auszugsmehl No. 0	Bäckerauszug No. 1	Bäckerauszug No. 2	Mehl No. 2½	Mundmehl No. 3	Semmelmehl No. 4	Weisses Bollmehl No. 5	Schwarzes Bollmehl No. 6	Kleie u. Fussmehl	Verlust
18,9 %	13,8 %	8,6 %	4,5 %	12,6 %	11,9 %	7,3 %	4,5 %	16,4 %	1,5 %

Naturgemäss müssen sich diese Verhältnisszahlen in jeder Mühle je nach der Einrichtung und Handhabung des Betriebes verschieden gestalten.

Der Roggen wird noch meistens nach dem Verfahren der Flachmüllerei verarbeitet. Die Ausbeute an Gesammtmehl ist annähernd der aus Weizen gleich. So fanden[2]) in Procenten:

Kick		Knapp		Thiel			
					1	2	3
Mehl a .	5,3	Feines Mehl . .	40	Mehl No. 0 . .	43,80	37,5	32,5
„ b .	61,6	Griesmehl . . .	20	„ „ 1 . .	23,90	27,0	32,5
„ c .	8,8	Mittelmehl . . .	10	„ „ 2 . .	5,05	10,5	7,5
„ d .	2,0	Schwarzmehl . .	5	„ „ 3 . .	—	—	2,5
Kleie . .	19,0	Kleie und Verlust .	25	Futtermehl . .	9,45	10,0	—
Verlust .	3,3			Kleie	14,25	12,5	21,5
				Abfall	3,55	2,5	3,5

Falcke[3]) ermittelte die Ausbeute an einzelnen Mahlerzeugnissen von 19 Mahlgängen einer grossen Handels-Roggen-Mühle nach dem Hochmahlverfahren, indem er die einzelnen Erzeugnisse gleichzeitig auf Gehalt an Proteïn und Asche untersuchte; er fand:

	Ursprünglicher gereinigter Roggen	Verkaufsmehl				Kleie
		No. 0	I	I b	II	III	
Ausbeute	—	25—30%	30—35%		5—7%	1—2%	27,29 %
Gehalt an { Proteïn .	9,64 %	4,81 %	7,51 %	9,00 %	11,48 %	16,69 %	14,31 %
Asche .	2,00 „	0,49 „	1,14 „	1,46 „	2,11 „	2,43 „	5,59 „

Ueber die Beziehungen zwischen der Feinheit der Mahlerzeugnisse und dem Gehalt derselben an Nährstoffen vergl. auch weiter unten bei den einzelnen Mehlen.

c) Die Entschälung (oder Dekortikation) des Getreides sowie sonstige Mehlbereitungsverfahren.

Ueber die Bedeutung des Mahlverfahrens ist viel gestritten worden. Weil die nährstoffreiche Kleberschicht den weissen Mehlkern umgiebt, so pflegt im Allgemeinen ein Mehl um so ärmer an Proteïnstoffen zu sein, je weisser und feiner es ist. Umgekehrt gehen, wenn man auch die ganze Kleberschicht dem Mehl erhalten will, leicht holzige Theile der äusseren Schale mit in das Mehl über, welche die Ver-

---

[1]) Ed. Hanausek: Erdmann-König's Grundriss d. allgem. Waarenkunde, Leipzig 1901, 13. Aufl. 235.
[2]) K. Birnbaum: Das Brotbacken, 1878, 64.
[3]) Vergl. Veröffentlichnngen a. d. Gebiete d. Militär-Sanitätswesens, Heft 12; Untersuchungen über das Soldatenbrot von Plagge u. Lebbin. 1897, 81.

daulichkeit des Mehles beeinträchtigen; denn ein grobes Mehl bezw. ein Brot aus grobem Mehl ist nach S. 234—239 um so weniger verdaulich, je mehr Rohfaser es enthält. Es fragt sich daher, welche Verarbeitungsweise ist die volkswirthschaftlich richtigste?

M. Rubner findet durch seine Versuche (vergl. S. 234), dass bei einer Ausmahlung des Weizens bis zu 95 % auf 1 ha berechnet 157 kg ausnutzbare Nährstoffe mehr gewonnen werden, als bei einer Ausmahlung von nur 80 %. Nichtsdestoweniger empfiehlt M. Rubner die geringere Ausmahlung des Weizens bezw. der Getreidearten und die Verwendung des grösseren Abfalles der kleberreichen Kleie zur Fütterung des Viehes, welches dieselbe besser als der Mensch ausnutzt.

Andererseits aber fehlt es nicht an Stimmen, wenn auch nicht das ganze Getreidekorn, so doch das nur von der äusseren Schale (Frucht- und Samenhaut) befreite, das entschälte Korn zur Brotbereitung zu verwenden.

Hierfür sind mehrere Verfahren in Vorschlag gebracht, welche als Dekortikations-Verfahren bezeichnet sind. Weiss empfiehlt behufs Entfernung der äusseren Schale eine Befeuchtung des Getreides mit verdünnter Natronlauge, Girond-Dargon schlägt Kalkmilch, Lemoine konc. Schwefelsäure vor; Henkel und Sak, Glas, Nolden haben besondere Schälmaschinen hergestellt; aber alle diese Vorschläge scheinen bis jetzt wegen vieler ihnen anhaftenden Unvollkommenheiten keine weite Verbreitung gefunden zu haben.

Erst in den letzten Jahren haben verschiedene Firmen, wie D. Uhlhorn jr. in Grevenbroich (Rheinpreussen), Stefan Steinmetz in Leipzig-Gohlis, Nagel u. Kaemp in Hamburg, A. Schmidt in Mühlrose, V. Till in Bruck a. Mur, Lehe in Stralsund u. a. Verfahren eingeführt, welche diese Aufgabe zu lösen im Stande sind. Sie beruhen auf einer Reibung der Körner unter einander und besteht das Verfahren von Uhlhorn in Folgendem:

„Der zu schälende Roggen wird zunächst durch die bekannten Maschinen, Sandcylinder, Aspirator und Trieur von verunreinigenden Beimischungen befreit, alsdann gleichmässig mit etwa 3 % Wasser durchfeuchtet, um die Holzfaserhülle zu erweichen; darauf durchläuft der Roggen den ersten Schälgang, welcher die Schale fast vollständig ablöst. Nach Verlassen des ersten Schälganges wird der Roggen über einen Aspirator geführt, welcher die abgeschälte feuchte Schale ausbläst, durchläuft darauf einen zweiten Schälgang und einen zweiten Aspirator, um schliesslich noch längere Zeit einem kräftigen Luftstrom ausgesetzt zu werden. Das so gereinigte und entschälte Korn wird gemahlen."

Die bei dieser Dekortikation sich ergebenden Abfälle betragen nach einigen Angaben zwischen 4—5 %, während rund 95 % verwerthbare Mehlbestandtheile gewonnen werden, eine Menge, welche von der „Bread reform League" in London bei der Entschälung des Weizenkornes erhalten zu werden pflegt.

Plagge und Lebbin haben eine grosse Anzahl von Versuchen über die Mehlausbeute nach dem Schälverfahren bei feiner (32—34 Fäden auf 1 cm) und grober (17—18 Fäden auf 1 cm) Vermahlung ausgeführt und im Mittel an Ausbeute gefunden:

Vermahlung	1. Bei Roggen				2. Bei Weizen			
	Mehl	Mahl-kleie	Schäl-kleie	Mahl-abgang	Mehl	Mahl-kleie	Schäl-kleie	Mahl-abgang
Feine	84,1 %	7,7 %	3,0 %	5,2 %	86,0 %	6,7 %	2,7 %	4,6 %
Grobe	90,4 „	4,6 „	2,2 „	2,8 „	91,8 „	2,0 „	2,9 „	3,3 „

Für ungeschälten und geschälten Roggen bei verschiedener Vermahlung und für ungeschälten und für geschälten Roggen mit derselben Vermahlung ergab sich:

Ungeschälter, gespitzter Rogggen bei feiner Vermahluug und 25 % Kleieauszug				Geschälter Roggen bei grober Vermahlung und 15 % Kleieauszug			
Mehl	Mahlkleie	Schälkleie	Mahlabgang	Mehl	Mahlkleie	Schälkleie	Mahlabgang
72,3 %	23,7 %	1,3 %[1]	2,7 %	83,0 %	12,0 %	3,0 %	2,0 %
Bei feiner Vermahlung (Kunstmühlensiebe mit 32—34 Fäden auf 1 cm)							
84,0 %	11,0 %	1,8 %[1]	3,2 %	84,0 %	10,5 %	2,5 %	3,0 %

Bei feiner Vermahlung des Roggens hat es daher keinen Einfluss auf die Ausbeute an Mehl, ob der Roggen vorher geschält ist oder nicht.

Andere Verfahren suchen eine noch vollständigere Verwerthung des Getreidekornes für die Brotbereitung zu erzielen, indem sie die vorherige Darstellung von Mehl ganz umgehen.

Nach dem Patent Gelinck wird das Getreide-(Roggen-)Korn erst gereinigt, mit Wasser gewaschen, bis dieses klar abläuft, dann eingeweicht, und das weiche Korn in einer Maschine (Walzen) so zerquetscht und zerrieben, dass die Masse durch ein 2 mm-Sieb (bezw. Scheibe) geht; der erhaltene Teig wird nochmals in derselben Weise durch Schnecken verarbeitet, dann aber ein Sieb (bezw. Scheibe) von 1,5 mm Maschenweite angewendet, wodurch die Kleie grösstentheils entfernt wird. Der zuletzt erhaltene Brotteig wird einfach mit Sauerteig verbacken.

Aehnlich lautet ein Patent (D. R. P. 109877) von O. Schiller in Plauen i. V. Der durch Aspirator, Magnet, Trieur und Bürstenmaschine gereinigte Roggen wird auf 500 kg mit 15 l Wasser angefeuchtet und etwa 6 Stunden sich selbst überlassen. Der eingeweichte Roggen geht durch einen Walzenstuhl, von dort auf einen Vorsichter von 11 Fäden auf 1 cm, der die Schalen von Mehl und Gries trennt. Letztere beiden Antheile werden mittels einer Centrifugalsichtemaschine mit einem Sichteblatt von 43 Fäden auf 1 cm in Mehl und Gries getrennt, der Gries entweder auf einem Feinriffelstuhl oder Mahlgang noch weiter gemahlen und so nach einem Versuch[2]) aus 500 kg Roggen gewonnen:

Mehl von Schrot- u. Griesmehl	Schalen (zum Einweichen)	Grieskleie	Verlust
280 kg = 56 %	180 kg = 36 %	33,5 kg = 6,7 %	6,5 kg = 1,3 %

Die Schalen werden weiter auf 18 kg mit 40 l Wasser vermischt, 1 Stunde sich selbst überlassen und dann in einer Centrifuge ausgeschleudert. Das gewonnene nasse Schleudermehl wird mit gewissen Antheilen des ersten Mehles und Sauerteig durchgemischt und zur Brotbereitung verwendet.

Dem Verfahren der Mehlbereitung durch einfache Entschälung steht entgegen, dass es nie gelingen wird, mit der Schale gleichzeitig Bart und Keim sowie allen Schmutz, welche die Haltbarkeit des Mehles beeinträchtigen, zu entfernen; ausserdem ist das aus bloss entschältem Korn gewonnene Brot wie nicht minder das Gelinck'sche und Schiller'sche Brot schwer ausnutzbar bezw. liefert viel Koth (vergl. S. 235 und 239).

Auch beim Mais müssen behufs Gewinnung eines feineren, weissen Mehles die äussere Hülle, der Keim und das schwarze Häutchen entfernt werden. Newton[3]) lässt für den Zweck das Korn in Wasser quellen, vermahlt es dann durch Mühl-

---

[1]) Spitzkleie.
[2]) Hygien. Rundschau 1900, 10, 409.
[3]) Dingler's Polytechn. Journ. 151, 467.

steine und siebt das Mehl von den genannten, weniger zerkleinerten Massen ab. Cavayé[1]) benutzt zur Trennung der fettreichen Keime vom Mehlkern das geringere spec. Gewicht der ersteren; er richtete hierfür besondere Maschinen ein.

Etwas verschieden von vorstehenden beiden Verfahren ist das von Sheppard für Mais behufs Verarbeitung des Kornes angewendete Verfahren. Die Maiskörner werden oberflächlich zerkleinert, dann angefeuchtet und in einem sich drehenden Dämpfer unter Druck bei 105—110° gedämpft; hierdurch lösen sich Schale und Keim vom Korn ab, während ein Theil der Stärke verkleistert wird. Das Erzeugniss wird rasch zwischen Mühlsteinen von schmaler Mahlfläche und hoher Umdrehungsgeschwindigkeit durchgeführt, wodurch Schale und Keim abgestossen, der Mehlkern dagegen in Form von Nudeln erhalten wird.

Die Leguminosen- (und auch Hafer-) Mehle werden durchweg in der Weise gewonnen, dass man die Körner entweder mit Wasser durchfeuchtet oder dämpft, entschält, dann darrt und erst nach dem Darren vermahlt. Nur so lässt sich der meist zähe Mehlkern in ein feines Mehl überführen.

d) Die verschiedenen Mahlerzeugnisse.

Die durch den Mahlvorgang zerkleinerten Getreidekörner werden je nach dem Grade der Feinheit mit verschiedenen Namen belegt; so versteht man unter der Bezeichnung [2]):

Schrot: ungeschälte oder geschälte, aber zu grösseren kantigen Bruchstücken zertheilte Körner (Weizen-, Roggen-, Buchweizenschrot);

Grütze: meist nur enthülste, gebrochene Körner (Gersten-, Hafer-, Hirse-, Buchweizengrütze);

Graupen: geschälte, polirte, rundliche Theilkörner (Roll-, Perlgerste, wobei Mehl und Kleie abfallen);

Griese: gröbere oder feinere rundliche oder kantige Bruchstücke von verschiedener Feinheit, die aus harten, hornartigen Rohstoffen abgesiebt werden;

Dunste: Zwischenerzeugnisse beim Mahlverfahren, welche noch nicht den Feinheitsgrad der Mehle besitzen, sondern feine Griese vorstellen;

Mehle: aus den Rohstoffen hergestellte, feine bis feinstpulverige Erzeugnisse, die von Gewebsresten ganz oder doch grösstentheils frei sind.

Man unterscheidet bei den Mehlen zwischen feinem (oder glattem) und griffigem Mehl [3]). Unter ersterem versteht man ein feinstkörniges Mehl (No. 1), welches sich zwischen den Fingern flaumig, schlüpfrig und ausserordentlich weich anfühlt, während das griffige (einfach und doppelt griffiges) Mehl aus gröberen und grösseren Mehlkörnern besteht und sich deshalb zwischen den Fingern mehr oder weniger rauh, körnig und feingriesig anfühlt. Für die Bäckereien gilt das griffige Mehl im Gegensatz für den Küchengebrauch im Allgemeinen als das bessere, weil es leichter Wasser aufnimmt und einen leichter aufgehbaren Teig liefert; bei den glatten Mehlen, auch geschliffene Mehle genannt, kommen beim Backen öfters Misserfolge vor, was vielleicht darauf zurückgeführt werden muss, dass in Folge Heissmahlens die Stärkekörner gequollen oder zerstört sind.

Die Getreidemehle bestehen in den hochfeinen Sorten nur aus dem Nährgewebe (Endosperm), die Hülsenfruchtmehle dagegen aus den Keimlappen, weil bei ihnen ein besonderes Nährgewebe fehlt.

Futtermehl (Bollmehl) sind die gewebereichen Mehle; Kehrmehl (Fussmehl) ist das in den Mühlen am Fussboden gesammelte Mehl; Kleie sind die abfallenden Gewebsreste (Hülsen, Schalentheile) mit noch anhaftenden Mehlbestandtheilen; Grandkleie ist feinpulveriger und mehl-

---

[1]) Dingler's Polytechn. Journ. **226**, 538.
[2]) Vergl. Ed. Hanausek: Erdmann-Königs Grundriss d. allgem. Waarenkunde, Leipzig 1901, 232.
[3]) Vergl. T. F. Hanausek: Oesterr. Chem.-Ztg. 1900 3, 54.

reicher als Schalenkleie; Keimkleie enthält neben Schalen den Keim; Flugkleie besteht fast nur aus der äusseren Oberhautschicht und dem Bart. Während Futtermehl und die ersten Kleiearten werthvolle Futtermittel bilden, kann Flugkleie wegen ihres geringen Nährstoff- und hohen Schmutzgehaltes nicht mehr als solches bezeichnet werden.

1. Weizenmehl. Das Weizenkorn erfährt von allen Getreidekörnern durch den Mahlvorgang die weitgehendste Zerlegung in einzelne Mahlerzeugnisse, welche sowohl nach ihrem äusseren Aussehen wie nach der chemischen Zusammensetzung wesentlich verschieden sind. In Deutschland unterscheidet man meistens Kaiserauszugsmehl No. 000 als feinste Sorte und Mehl No. 00, 1, 2, 3, 4 und Nachgang in absteigender Reihe als feine, mittelfeine und gröbere Sorten; in Oesterreich-Ungarn dagegen hat man von Kaiserauszug 00 anfangend mit den weiteren No. 0 bis No. 9 (Futtermehl) 12 verschiedene Weizenmehl-Typen eingeführt.

Weiche Weizen werden meistens in der Flachmüllerei verarbeitet und besitzen die Flachmühlenmehle wegen des „Nassmahlens" (vergl. S. 822) durchweg einen höheren Wassergehalt, nämlich 12—14 %, als die Mehle der Hochmüllerei, welche vorwiegend harte Weizen verarbeitet und Mehle mit 9—12 % Wasser liefert.

Die Verschiedenheit in der Zusammensetzung der gewöhnlich unterschiedenen Sorten feinstes, gröberes Weizenmehl und Griesmehl erhellt aus folgenden Mittelzahlen:

No.	Weizenmehl-Sorte	Anzahl der Analysen	In der natürlichen Substanz							In der Trockensubstanz		
			Wasser %	Stickstoff-Substanz %	Fett %	Zucker %	Gummi + Dextrin %	Stärke %	Rohfaser %	Asche %	Stickstoff-Substanz %	Stickstofffreie Extraktstoffe %	Stickstoff %
1.	Feinstes	26	12,63	10,68	1,13	2,35	3,06	69,33	0,30	0,52	12,22	85,54	1,96
2.	Gröberes ...	35	12,58	11,60	1,59	1,86	4,09	66,34	0,92	1,02	13,27	82,69	2,12
3.	Weizen-Griesmehl .	5	13,05	9,43	0,24	75,92			0,64	0,72	10,85	87,31	1,74

Die diesen Mittelwerthen zu Grunde liegenden Einzelanalysen der Mehle sind indess nicht von einem und demselben Weizen gewonnen und können daher streng genommen nicht mit einander verglichen werden. S. Weinwurm dagegen hat (Bd. I, S. 656) die einzelnen Mahlerzeugnisse aus einer und derselben Mühle von denselben Weizensorten untersucht und z. B. unter Eintheilung der 15 verschiedenen Mahlerzeugnisse in nur 5 Gruppen im Mittel die S. 829 oben aufgeführten Werthe gefunden.

Die Mehle sind hiernach um so ärmer an Stickstoff-Substanz, Fett und Mineralstoffen, je feiner und stärkereicher sie sind; das ist nach dem Bau des Getreidekornes, wonach die äusseren Theile (Schale und Kleberschicht) vorwiegend reich an Stickstoff-Substanz und Fett, der Mehlkern dagegen reich an Stärke ist, nicht anders zu erwarten.

Umgekehrt nimmt wie bei der natürlichen Verdauung (S. 234), so auch hier mit künstlichen Verdauungsflüssigkeiten, die Löslichkeit (Verdaulichkeit) der Stickstoff-Substanz wie der Stärke mit der Feinheit des Mehles zu.

Auffallend ist, dass nach den Untersuchungen Weinwurm's die feinen Mehle reicher an Amid-Stickstoff sind, als die gröberen Mehle, während G. Wigner[1] fand, dass die Reinproteïn-Verbindungen vorwiegend in das Mehl übergehen. Diese

---

[1] Der österr.-ungar. Müller 1879, 52.

Mahlerzeugnisse	Ausbeute %	Wasser %	In der Trockensubstanz					In Procenten des Gesammt-Stickstoffs			Von den stickstofffreien Stoffen löslich durch Diastase[1] %
			Stickstoff-Substanz %	Fett %	Stickstofffreie Extraktstoffe %	Rohfaser %	Asche %	Gesammt-Stickstoff %	Protein-Stickstoff %	Amid-Stickstoff %	Verdaulicher Stickstoff[1] %	
Weizenkorn, ursprüngliches	—	13,37	14,00	1,98	80,03	1,90	2,09	2,24	76,3	23,7	93,3	74,0
Weizenmehl { Feinstes (No. 0, 1, 2)	26	12,53	11,93	0,91	86,66	Spur	0,50	1,91	71,4	28,6	96,6	87,1
Feines (No. 3, 4, 5)	15	12,49	12,25	1,10	86,11	Spur	0,54	1,96	72,6	27,4	97,1	86,4
Mittelmässiges (No. 6, 7, 8)	22	12,38	13,25	1,25	84,76	0,06	0,70	2,12	73,7	26,3	95,6	84,5
Grobes [Futtermehl] (No. 8 1/2, 8 3/4, 9)	13	11,59	17,12	3,14	76,83	0,88	2,03	2,74	81,8	18,2	95,4	75,8
Kleie	20	11,76	16,81	3,99	62,85	9,20	7,15	2,69	80,0	20,0	81,3	35,33

Widersprüche im Befunde müssen wohl auf die Unvollkommenheit der Untersuchungsverfahren zurückgeführt werden.

Die Untersuchungen von O. Dempwolf (Bd. I, S. 517) stimmen bezüglich der ersteren Ergebnisse vollständig mit denen von Weinwurm überein.

Auch die Bestandtheile der Asche zeigten nach Dempwolf ein beachtenswerthes Verhalten. Kali- und Kalkgehalt ist in den feineren Mehlen am höchsten, er verhält sich fast wie die Stärke; Magnesia und Phosphorsäure sind in den feineren Mehlen am niedrigsten und gehen fast mit der Stickstoffsubstanz parallel. Kali und Kalk nehmen mit dem geringeren Grad der Feinheit und der weissen Farbe des Mehles ziemlich beständig ab, Magnesia und Phosphorsäure dagegen zu.

V. Vedrödi[2] benutzt sogar den Aschengehalt der Mehle zur Bestimmung des Feinheitsgrades, während S. Cerkez[3] für diesen Zweck den Fettgehalt bestimmt, weil wie die Asche, so auch das Fett mit dem Feinheitsgrad abnimmt bezw. um so mehr zunimmt, je gröber das Mehl ist. Sie stellen für die Bestimmung des Feinheitsgrades folgende procentige Grenzwerthe auf:

Mehl No.	0	1	2	3	4	5	6	7	8
Asche	0,24–0,34	0,35–0,39	0,40–0,43	0,44–0,52	0,53–0,60	0,61–0,70	0,71–1,16	1,17–1,80	1,81–3,15
Fett	0,60–0,95	0,95–1,05	1,06–1,15	1,16–1,25	1,26–1,45	1,46–1,62	1,63–1,84	1,85–2,50	2,51–3,45

Die nach diesen Grenzwerthen ermittelten Feinheitsgrade der Mehle stimmten mit den üblichen Bezeichnungen und Eintheilungen der Mühlen ziemlich gut überein.

Der Gehalt der Weizenmehle an Kleber richtet sich ganz nach dem der Weizenkörner (vergl. S. 759).

Ueber die Ausnutzung des Weizenbrotes aus verschieden feinem Mehl vergl. S. 232—237.

Die bei der Weizenmehlfabrikation gewonnenen Abfälle sind vorwiegend gröbere oder Schalenkleie und feinere oder Grand- oder Grieskleie. Diese und ebenso die schlechteren Mehlsorten (Schwarz-, Boll- oder Futtermehle) werden als Futtermittel benutzt und zwar mit Vortheil, da sie ausser den holzigen Schalen noch mehr oder weniger Kleber und sonstige Stickstoff-Substanzen, ferner

---

[1] Der verdauliche Stickstoff ist durch Behandeln mit künstlichem Magensaft, der lösliche Antheil der stickstofffreien Extraktstoffe durch Behandeln mit Diastaselösung bestimmt.
[2] Zeitschr. f. analyt. Chem. 1893, 32, 691; 1898, 37, 87.
[3] Ebendort 1895, 34, 663.

auch noch geringe Mengen Stärke etc. einschliessen, welche der Assimilation durch den Magen des Menschen allerdings widerstehen, von dem langen Magen des Wiederkäuers jedoch selbst in dieser holzigen Masse bis ⅘ und mehr verdaut werden. Nur die äussere Haut, die **Flugkleie**, ist, wie schon oben hervorgehoben ist, auch für die Fütterung nicht mehr geeignet.

Nach dem neuen, oben erwähnten Mahlverfahren mit rotirenden Cylindern oder Walzen gelingt es, den Keim fast vollständig und ohne grosse Beimengung von Kleietheilchen aus dem Weizenkorn loszutrennen. Diese Abfälle haben im Mittel folgende Zusammensetzung:

	Anzahl der Analysen	Wasser	Stickstoff-Substanz	Fett	Stickstofffreie Extraktstoffe	Rohfaser	Asche
1. Weizenfuttermehl	24	12,6 %	14,3 %	3,2 %	62,9 %	4,3 %	2,7 %
2. Weizenkeime	2	15,4 „	28,6 „	10,3 „	37,3 „	3,1 „	5,3 „
3. Desgl. mit Grieskleie	7	16,1 „	21,0 „	7,2 „	46,3 „	5,0 „	4,4 „
4. Grand- oder Grieskleie	40	13,2 „	15,5 „	4,6 „	55,7 „	6,5 „	4,5 „
5. Schalenkleie (grobe)	93	13,2 „	14,1 „	3,7 „	56,0 „	7,2 „	5,8 „
6. Flugkleie	2	14,7 „	6,6 „	1,0 „	56,1 „	18,8 „	2,8 „

Hiernach besitzen der Weizenkeim und die mit demselben vorzugsweise vermischte Grieskleie einen wesentlich höheren Stickstoff- und Fettgehalt, als die anderen Abfälle.

E. Schulze[1]) hat in der Weizen- wie Roggenkleie ein Kohlenhydrat (wahrscheinlich „Metarabin") nachgewiesen, welches die Muttersubstanz der **Arabinose** und des **Furfurols** ist, welches Arabinose wie Xylose bei der Destillation der Kleien mit Salzsäure liefern. Die Weizenmehle enthalten 2—6 %, die Weizenkleien dagegen bis 18 % Pentosane in der Trockensubstanz.

Die procentige Zusammensetzung der Asche der Mahlerzeugnisse des Weizens ist im Durchschnitt mehrerer Analysen folgende:

Mehlsorte	Reinasche in der Trockensubstanz %	Kali %	Natron %	Kalk %	Magnesia %	Eisenoxyd %	Phosphorsäure %	Schwefelsäure %	Kieselsäure %	Chlor %
1. Feinstes Weizenmehl	0,51	34,42	0,76	7,48	7,70	0,61	49,38	—	—	—
2. Gröberes Weizenmehl	0,84	30,98	0,98	6,32	11,22	0,44	50,18	—	—	—
3. Weizenkleie	5,50	27,88	0,59	2,97	16,95	0,68	50,58	0,25	0,89	—

Das Verhalten der Aschenbestandtheile beim Mahlvorgang leuchtet hiernach von selbst ein und ist auch schon vorhin auseinandergesetzt.

2. Roggenmehl. Aus Roggen lässt sich nie ein so feines, weisses Mehl herstellen, als aus Weizen; selbst das feinste Roggenmehl gleicht noch immer den mittleren Sorten Weizenmehl.

S. Weinwurm hat in derselben Weise wie beim Weizen (S. 828) auch beim Roggen die Vertheilung der einzelnen Bestandtheile in den verschiedenen Mahlerzeugnissen näher verfolgt und die S. 831 oben aufgeführten Werthe gefunden.

Im Allgemeinen vertheilen sich die Nährstoffe des Roggens auf Mehl und Kleie wie beim Weizen; von der Stickstoff-Substanz des Roggenkornes gehen etwa 40 %, vom Fett 52 %, von den stickstofffreien Extraktstoffen 23 %, von der Rohfaser 78 %, von der Asche 64 % in die Kleie über.

Auch bei den Mahlerzeugnissen des Roggens nimmt mit dem geringeren Feinheitsgrade und dem geringeren weissen Aussehen des Mehles der Gehalt an Stickstoff-

---

[1]) Berichte d. deutschen chem. Gesellsch. 1890, **23**, 3110.

Mahlerzeugniss des Roggens	Ausbeute %	Wasser %	In der Trockensubstanz					In Procenten des Stickstoffs			Von den stickstofffreien Stoffen löslich durch Diastase %
			Stickstoff-Substanz %	Fett %	Stickstofffreie Extraktstoffe %	Rohfaser %	Asche %	Gesammt-Stickstoff %	Protein-Stickstoff %	Amid-Stickstoff %	Verdaulicher Stickstoff %	
Korn, ursprüngliches ..	—	11,74	12,18	1,94	82,12	1,66	2,10	1,95	71,8	28,2	89,2	74,7
Extramehl	5,0	13,38	5,69	0,45	93,25	0,09	0,52	0,91	67,0	33,0	94,5	90,4
Weissmehl	58,0	13,04	9,18	1,14	88,47	0,41	0,80	1,47	66,7	33,3	95,2	86,0
Schwarzmehl	8,0	12,32	17,12	2,65	76,75	1,37	2,11	2,74	75,2	24,8	91,3	72,8
Kleie	27,0	10,90	17,94	3,72	68,56	4,80	4,98	2,87	73,9	26,1	82,2	48,7

Substanz, Fett, Rohfaser und Mineralstoffen zu, der Gehalt an Stärkemehl wie der Grad der Verdaulichkeit dagegen ab.

Für gewöhnlich unterscheidet man im Handel nur eine Roggenmehlsorte, welche im Mittel von 35 Analysen enthält:

In der natürlichen Substanz							In der Trockensubstanz:		
Wasser	Stickstoff-Substanz	Fett	Zucker	Gummi + Dextrin	Stärke	Rohfaser	Asche	Stickstoff-Substanz	Stickstofffreie Extraktstoffe	Stickstoff
%	%	%	%	%	%	%	%	%	%	%
12,58	9,62	1,44	3,00	5,89	64,95	1,35	1,17	11,00	84,46	1,76

Diese Zahlen sind selbstverständlich je nach dem verwendeten Roggen und dem Mahlverfahren grossen Schwankungen unterworfen.

In Nordwestdeutschland wird meistens nur die allergröbste Kleie aus dem Roggenmehl abgesiebt und aus dem so erhaltenen Mehle das Schwarzbrot und der sog. Pumpernickel hergestellt. In einigen Orten wird sogar die Kleie mit dem Mehl verbacken, d. h. das Schrot, wie es nach dem Zerquetschen von der Mühle kommt, verwendet.

Neuerdings hat man auch für den Roggen besondere Schälverfahren eingeführt (vergl. S. 824).

Plagge und Lebbin sowie Verf. (Bd. I, S. 659—665) fanden durch vergleichende Versuche im Mittel von je 4 bezw. 3 zusammengehörigen Proben folgende Zusammensetzung für ungeschälten und geschälten Roggen.

Roggen	Wasser %	Stickstoff-Substanz %	Fett %	Stickstofffreie Extraktstoffe %	Rohfaser %	Asche %	Roggen, geschält	Wasser %	Stickstoff-Substanz %	Fett %	Stickstofffreie Extraktstoffe %	Rohfaser %	Asche %
Ungeschält	12,10	9,59	1,87	69,79	4,93	1,72	Schwach	11,17	10,85	1,26	72,11	3,05	1,56
Geschält	12,00	9,23	1,15	72,46	3,41	1,75	Stark	9,47	9,53	1,11	76,56	1,93	1,40

Hiernach bedingt das Schälen allerdings naturgemäss eine Abnahme an Rohfaser, ist aber auch mit einer Abnahme an Stickstoff-Substanz und Fett verbunden, ein Beweis, dass selbst durch einfaches Entfernen der äusseren Schale vom Korn ein Theil der Kleberschicht mit entfernt wird.

Ueber die Ausnutzung des Roggenbrotes aus verschieden feinem Mehl vergl. S. 237—239.

Die bei der Roggenmehlfabrikation gewonnenen Abfälle (Futtermehl, Keim und Kleie) haben folgende Zusammensetzung:

	Anzahl der Analysen	Wasser %	Stickstoff-Substanz %	Fett %	Stickstofffreie Extraktstoffe %	Rohfaser %	Asche %
1. Futtermehl	15	12,50	14,50	2,80	63,60	3,60	3,00
2. Keim	1	8,34	27,78	7,76	44,96	6,59	4,57
3. Kleie	140	12,50	14,50	3,40	59,00	6,00	4,60

Auch bei den Abfällen des Roggenkornes zeigen sich dieselben Beziehungen wie beim Weizen.

Die procentige Zusammensetzung der Asche des Roggenmehles und der Roggenkleie ist nach v. Bibra folgende:

	Reinasche in der Trockensubstanz %	Kali %	Natron %	Kalk %	Magnesia %	Eisenoxyd %	Phosphorsäure %	Schwefelsäure %	Kieselsäure %	Chlor %
1. Mehl	1,97	38,44	1,75	1,02	7,99	2,54	48,26	—	—	—
2. Kleie	8,22	27,00	1,34	3,47	15,82	2,50	47,48	—	1,99	—

Diese Untersuchung ergiebt, wie beim Weizen, dass das Mehl viel weniger Asche enthält, als die Kleie, dass die Asche desselben reicher an Kali und ärmer an Magnesia ist; dahingegen zeigen Kalk und Phosphorsäure nicht das beim Weizen beobachtete Verhältniss.

3. Gerstenmehl. (Griesmehl.) Die Gerste wird nur selten auf Mehl verarbeitet; das im Handel verkommende Gerstenmehl (richtiger Gerstenfuttermehl oder Graupenschlamm genannt) ist ein Nebenerzeugniss bei der Gerstegries- oder Gerstegraupen-Fabrikation (Rollgerste). Neben diesen findet man im Handel auch ein sehr feines Gerstenmehl, ein sog. Gerstenschleimmehl. Die im Spitzgang beim Schälen oder Koppen losgetrennten Spitzen und Hülsen enthalten Mehltheilchen des Mehlkernes, die durch einen Mahlgang von der Kleie losgelöst und durch Sieben abgetrennt werden. Für die deutsche Küche wird das Gerstenmehl fast ausschliesslich als feiner Gries oder grobkörnige Graupen (Rollgerste) zur Bereitung von Suppen verwendet. In Amerika wird die Gerste auch blos einfach entschält und als geschälte Gerste in den Handel gebracht.

Nur sehr selten dient das Gerstenmehl in Deutschland (mehr jedoch in Schweden und Norwegen) zur Brotbereitung; es liefert nämlich, für sich allein, verbacken einen leicht fliessenden Teig und ein dichtes Brot. Auch dem Weizen- und Roggenmehl, zu deren Verfälschung es verwendet wird, ertheilt es, in grösseren Mengen zugesetzt, diese Eigenschaften.

Das Verhältniss zwischen Mehl und Kleie im Gerstenkorn ist ungefähr dasselbe, wie beim Weizen und Roggen, nämlich:

Mehl 69,0—73,0 %   Kleie 17,0—19,0 %

Nach Cl. Richardson liefert das rohe Gerstenkorn im Mittel 84,78 % geschältes Korn und 15,22 % Schalentheile.

Die Zusammensetzung der erwähnten Mahlerzeugnisse der Gerste ist folgende:

No.	Mahlerzeugniss	Anzahl der Analysen	In der natürlichen Substanz							In der Trockensubstanz	
			Wasser %	Stickstoff-Substanz %	Fett %	Zucker %	Gummi + Dextrin %	Stickstoff-freie Extraktstoffe %	Rohfaser %	Asche %	Stickstoff-Substanz %	Stickstoff-freie Extraktstoffe %
1	Geschälte Gerste . . .	15	6,26	11,77	2,66		74,53		1,60	2,18	12,56	79,51
2	Gerstengriesmehl . . .	9	14,06	12,29	2,44	3,11	6,52	58,84	0,89	1,85	14,30	79,67
3	Gerstenschleimmehl . .	4	11,63	9,09	1,44	4,63		70,69	1,00	1,52	10,28	85,34

Von 100 Thln. Stickstoff-Substanz des Gerstenschleimmehles waren 2,7% in Form von Amiden vorhanden; 90,4% erwiesen sich als durch künstlichen Magensaft verdaulich.

Die bei der Gerstengries-Fabrikation gewonnenen Abfälle sind in den einzelnen Fabriken sehr verschieden; sie kommen bald als Gerstenfuttermehl, Gerstenfuttergries, Graupenfutter, Graupenschlamm und Gerstenkleie in den Handel. Die Zusammensetzung dieser als Futtermittel dienenden Abfälle ist im Mittel mehrerer Analysen folgende:

	Anzahl d. Analysen	Wasser	Stickstoff-Substanz	Fett	Stickstofffreie Extrakstoffe	Rohfaser	Asche
1. Gerstenfuttermehl .	16	13,2 %	12,6 %	2,9 %	63,4 %	5,0 %	2,9 %
2. Gerstenfuttergries .	21	12,5 „	12,2 „	3,3 „	60,2 „	7,2 „	4,6 „
3. Graupenfutter . .	3	13,5 „	11,2 „	3,2 „	57,1 „	11,0 „	4,0 „
4. Graupenschlamm .	4	12,9 „	11,3 „	3,7 „	56,2 „	11,0 „	4,9 „
5. Gerstenkleie . . .	21	12,3 „	10,3 „	3,4 „	50,6 „	16,4 „	7,0 „

Die procentige Zusammensetzung der Asche des Gerstenmehles und einiger Abfälle ist nach v. Bibra (1 u. 2) und Anderson (3 u. 4) folgende:

	Reinasche in der Trockensubstanz %	Kali %	Natron %	Kalk %	Magnesia %	Eisenoxyd %	Phosphorsäure %	Schwefelsäure %	Kieselsäure %	Chlor %
1. Gerstenmehl . .	2,33	28,77	2,54	2,80	13,50	2,00	47,29	3,10	—	—
2. Feinerer Gerstenabfall	2,32	28,64	1,99	2,39	12,05	1,42	50,15	0,06	2,81	—
3. Gerstenkleie . .	2,53	23,30	1,74	3,09	14,05	2,93	52,08	2,83	—	—
4. Gerstenhülsen (grober Abfall) .	5,63	16,81	1,40	3,71	6,27	1,69	18,45	1,92	48,73	1,25

Die Aschenbestandtheile des Mehles und der Kleie (1 u. 3) verhalten sich daher ähnlich, wie beim Weizen. Der procentige Gehalt der Mehlasche an Kali ist grösser, an Magnesia und Phosphorsäure geringer, als der der Kleienasche. Der Gehalt an Gesammtasche jedoch ist bei der Kleie grösser, wie beim Mehl.

4. Hafermehl. (Hafergrütze). Das Hafermehl hat ebensowenig wie das Gerstenmehl eine Bedeutung für die Brotbereitung; nur in einigen Gegenden, im Spessart, Schwarzwald, schottischen Hochland, wird es im Gemisch mit anderen Mehlen zur Brotbereitung verwendet. Der Hafer findet vielfach als Grütze oder Grützemehl für die Bereitung von Suppen Verwendung; ferner werden daraus beliebte Kindermehle hergestellt (vergl. S. 749 u. ff.). Auch wird das Haferkorn einfach entschält und als geschälter Hafer verwendet.

Die das Korn umschliessende Spelze oder Hülse ist beim Hafer bedeutender, als bei anderen Getreidefrüchten; die Ausbeute an Mahlerzeugnissen schwankt:

Mehl   Spelzen
66—76 %   24—34 %

Nach anderen (164) Bestimmungen liefert das rohe Haferkorn 70,1 % geschältes Korn und 29,9 % Schalentheile mit Schwankungen von 55,4—75,8 % für ersteres und 24,2—44,6 % für letztere.

Die in der letzten Zeit vertriebenen Haferflocken oder gewalzte Haferkerne oder Quäker-Oats werden aus geschälten, mit Maschinen zerquetschten Haferkörnern gewonnen; Hafermaltose ist ein mit Diastase oder sonstwie durch Dämpfen theilweise aufgeschlossenes Hafermehl.

Die Zusammensetzung der Hafermehlsorten ist folgende:

No.	Mahlerzeugniss	Anzahl der Analysen	In der natürlichen Substanz								In der Trockensubstanz	
			Wasser %	Stickstoff-Substanz %	Fett %	Zucker %	Gummi + Dextrin %	Stickstoff-freie Extraktstoffe %	Rohfaser %	Asche %	Stickstoff-Substanz %	Stickstoff-freie Extraktstoffe %
1	Hafermehl (russisches)	27	8,59	14,56	9,13		64,55		1,26	1,91[1]	15,92	70,61
2	Geschälter Hafer	501	12,79	13,24	7,47		63,13		1,35	2,02	15,17	72,39
3	Hafergrütze	11	9,65	13,44	5,92	2,26	3,08	61,67	1,86	2,12	14,88	74,16
4	Hafermehl (Flocken, Oats)	21	9,75	14,42	6,78	1,90	2,03	62,58	0,99	1,65	15,98	73,69
5	Hafermaltose	6	10,51	12,16	5,84	28,38	12,85	27,13	1,47	1,66	13,59	76,39

Die Stickstoff-Substanz zerfällt für 100 Theile nach 3 Bestimmungen wie folgt:

Reinproteïn   Lösliches Nichtproteïn   Unlösliche Stickstoff-Substanz
88,9 %   6,9 %   4,2 %

Das Hafermehl zeichnet sich bei einem höheren Rohfasergehalt vor allen anderen Mehlen durch einen hohen Gehalt an Stickstoff-Substanz und Fett aus.

Ueber sonstige besondere Bestandtheile des Hafermehles vergl. unter Haferkörner S. 772.

Die procentige Zusammensetzung der Asche des Hafermehles berechnet sich nach einigen Analysen (Bd. I, S. 642 u. 643) etwa wie folgt:

Kali	Natron	Kalk	Magnesia	Eisenoxyd	Phosphorsäure	Schwefelsäure	Kieselsäure	Chlor
23,73 %	4,30 %	7,42 %	7,76 %	0,85 %	48,19 %	0,68 %	1,95 %	5,33 %

Die bei der Hafergrützefabrikation gewonnenen Abfälle werden unter dem Namen „Haferweissmehl", „Haferrothmehl" und „Haferhülsen" (Kleie) in den Handel gebracht und als Futtermittel verwendet. Sie enthalten:

	Anzahl d. Analysen	Wasser	Stickstoff-Substanz	Fett	Stickstofffreie Extraktstoffe	Rohfaser	Asche
1. Haferweissmehl	6	10,0 %	16,2 %	6,6 %	54,5 %	7,7 %	5,2 %
2. Haferrothmehl	6	10,0 „	11,7 „	4,7 „	52.4 „	15,0 „	6.2 „
3. Haferkleie	4	11,0 „	8,4 „	3,4 „	47,3 „	21,6 „	8,3 „

Letztere Hülsen (Spelzen) haben daher ebensowenig wie die Reis- oder Erbsenschalen einen nennenswerthen Futterwerth.

5. Maismehl. Ueber die Verarbeitung des Maiskornes zu Mehl vergl. S. 826, über die zu Stärke und die hierbei gewonnenen Nebenerzeugnisse vergl.

---

[1] Mit 0,09 % in Salzsäure Unlöslichem.

den Abschnitt „Stärkemehle" S. 848 u. ff.. Bei der Verarbeitung des Maiskornes auf Mehl werden etwa erhalten:

Keime	Schalen	Mehlkern
10—14 %	5—11 %	72—82 %

In der Trockensubstanz derselben fanden Plagge und Lebbin[1]) folgenden procentigen Gehalt:

Proteïn	Fett	Asche	Proteïn	Fett	Asche	Proteïn	Fett	Asche
14,77 %	25,81 %	7,71 %	8,79 %	5,37 %	1,71 %	7,62 %	0,73 %	0,29 %

Auch beim Maiskorn vertheilen sich die Nährstoffe auf die einzelnen Theile des Kornes, ähnlich wie bei den anderen Getreidekörnern; hier ist der Keim besonders reich an Fett und werden aus dem Grunde die Maiskeimabfälle durch Pressen vielfach auf Fett (Maisöl) verarbeitet.

Die Mahlerzeugnisse des Maises werden unterschieden als geschroteter Mais, Zea genannt, Polentagries, Polentamehl, Kukuruzschrot oder Maismehl (letzteres mit den amerikanischen Marken „Best", Topeka", „Dekatur") etc.

Die Mahlerzeugnisse des Maiskornes fallen je nach dem Verfahren sehr verschieden aus; im Allgemeinen haben die einzelnen Theile des Maiskornes und die Mahlerzeugnisse folgende procentige Durchschnitts-Zusammensetzung:

Theile des Kornes und Mahlerzeugnisse	In der natürlichen Substanz						In der Trockensubstanz		
	Wasser %	Stickstoff-Substanz %	Fett %	Stickstoff-freie Extraktstoffe %	Rohfaser %	Asche %	Stickstoff-Substanz %	Fett %	Stickstoff-freie Extraktstoffe %
Ganzer Mais	13,32	9,86	4,56	68,58	2,18	1,51	11,39	5,26	79,12
Schalen	14,50	5,77	1,41	60,20	16,85	1,27	6,75	1,65	70,41
Keim	15,50	16,34	25,03[2])	32,83	2,75	7,55	21,71	29,62	38,85
Mehlkern	12,50	8,21	1,35	76,61	0,65	0,68	9,50	1,54	87,55
Maismehl	12,99	9,62	3,14	71,70	1,41	1,14	11,06	3,69	82,44
Maisgries	11,03	8,84	1,05	78,04	0,36	0,68	9,94	1,18	87,71
Maiskeimkleie	13,50	12,85	8,55	55,93	6,32	2,85	14,85	9,89	64,65
Maisschalenkleie	13,50	10,16	4,75	58,80	10,50	2,29	11,74	5,49	67,95

Der Mais wird ausser auf Mehl vorwiegend auf Stärke, Glukose etc. verarbeitet; über die Zusammensetzung der hierbei abfallenden Rückstände, Gluten-Feed und Gluten-Meal, Maiskeimkuchen vergl. den Abschnitt „Stärkemehle".

Von der Asche des Maismehles liegt bis jetzt nur eine Analyse von Stepf vor; diese ergab:

Reinasche	Kali	Natron	Kalk	Magnesia	Eisenoxyd	Phosphorsäure
0,68 %	28,80 %	3,50 %	6,32 %	14,90 %	1,51 %	44,97 %

E. B. Vorghees[3]) giebt die Vertheilung an Asche, Kali und Phosphorsäure in den einzelnen Maiskorntheilen für die Trockensubstanz wie folgt an:

---

[1]) Veröffentlichungen a. d. Gebiet d. Militär-Sanitätswesens 1897. 12. Heft, 191.
[2]) In einzelnen Fällen werden bis 50 % Fett in den Maiskeimen angegeben.
[3]) New Jersey Agric. Experiment. Station. 1899, Bulletin 105, 5.

	Ganzes Korn	Schalen	Keim	Mehlkern
Gesammt-Asche	1,73 %	1,27 %	11,13 %	0,68 %
Kali	0,47 „	0,38 „	2,91 „	0,17 „
Phosphorsäure	0,83 „	0,23 „	6,16 „	0,35 „

Ueber die im Mais bezw. Maismehl auftretenden Zersetzungen durch Mikroorganismen und deren schädliche Wirkung vergl. S. 775.

6. *Reismehl* bezw. *Kochreis*. In den Produktionsländern wird durchweg das ganze Reiskorn nach dem einfachen Entschälen verwendet. In Hinterasien (d. h. in den Ländern östlich vom Indus) wird der Reis bloss in Wasser ohne Zusatz von Fett gekocht, indem man denselben vorher in Körbchen mit fliessendem Wasser reinigt, alle gebrochenen Körner entfernt, und darauf mit sehr wenig Wasser oder im Wasserdampf so lange erhitzt, bis die Körner quellen, ohne aneinander zu kleben oder auseinander zu fallen. Der so einmal für den Tag frühmorgens zubereitete Reis wird erkaltet genossen, weil der Glaube herrscht, dass warmer Reis Anlass zu Augenkrankheiten giebt. Als Zusatzspeisen dienen Fleisch und Fisch, allerlei Grünes, spanischer Pfeffer und ein Gewürz, „Kerri" genannt, welches aus einem Gemisch von Kokosnuss, Kurkuma, Ingwer, Zwiebeln, Pfeffer, Koriander etc., abgekocht in der Brühe von Hühnerfleisch, Krabben etc., besteht.

In Vorderasien erhält der Reis bei der Zubereitung einen grösseren Zusatz von Fett, Fleisch und Früchten; in Persien bereitet man aus demselben drei Gerichte, nämlich: den Tschillaw, einen körnig gesotteten, wenig fetten Reis, welcher nur als Beigabe zu Ragouts dient; den Pillaw (Plow gesprochen), welcher auch körnig gekocht wird, aber einen grösseren Zusatz von Butter erhält, ferner von Früchten, wie Quitten, Berberis, Aepfeln, Mandeln, Rosinen, Datteln, Bacharapflaumen, oder von Gemüse, als Bohnen, Linsen, Erbsen, gerösteten Wicken, Saubohnen, Fenchel und Petersilienkraut, endlich von Gewürzen, wie Zierkümmel, Orangeschalen, Safran etc.; auch wird der Pillaw mit verschiedenen Fleischsorten zusammengekocht. Das dritte persische Reisgericht ist eine dick eingekochte Reissuppe mit Gemüse- und Fruchtzusatz.

Eine eigentliche Reismühlenindustrie besteht in den Produktionsländern nicht; die Enthülsung und Polirung der Frucht, die Verarbeitung derselben zu verschiedenartigen Getränken wird vorwiegend von den Reisbauern selbst ausgeführt. Nur in Birma und Indien wird seit einiger Zeit der für die Ausfuhr bestimmte Reis in besonderen Mühlen der ersten Enthülsung unterzogen. Meistens wird aber die Reisfrucht roh oder nur im enthülsten Zustande ausgeführt, weil das polirte Korn auf der Seereise seinen süssen Geschmack einbüsst.

In Folge dessen hat sich eine eigentliche Reismühlenindustrie bis jetzt nur in den Nichtproduktionsländern entwickelt; sie nahm Anfang des vorigen Jahrhunderts ihren Ursprung in England und wird zur Zeit für Deutschland vorwiegend in Bremen betrieben. Sie besteht darin, dass in den Mühlen zunächst die Hülsen entfernt und dann durch geeignete Schälmaschinen das unter der äusseren Hülse befindliche Häutchen, die sog. Silberhaut, abgeschält und so das Reiskorn ganz glatt geschliffen wird; das so behandelte Korn bildet den polirten Reis des Handels, aus welchem vereinzelt auch ein sehr feines, weisses Reismehl hergestellt wird.

Die abfallenden Bruchkörner (Bruchreis) werden zu sog. Gries verarbeitet und entweder als Ersatz der Gerste zur Bier-Fabrikation oder noch mehr zur Reisstärke-Fabrikation verwendet.

Die beim Poliren gewonnenen Abfälle dienen als Reisfuttermehle der verschiedensten Art zur Fütterung des Viehes, während die äusseren Hülsen des Reiskornes gar keinen oder doch kaum einen Futterwerth besitzen, aber im gemahlenen Zustande vielfach sowohl zur Verfälschung der besseren Polirabfallmehle wie auch der Getreidekleien, Oelkuchen, Gewürze etc. dienen.

Da das Fett vorwiegend in den äusseren Schichten des Reiskornes unter der Hülse wie bei den anderen Getreidearten abgelagert ist, so enthalten die Reisfuttermehle erheblich mehr Fett (bis zu 16 % und mehr), als das Reiskorn, ferner um so mehr Rohfaser, je mehr äussere Hülsentheilchen denselben beigemengt sind.

Für die einzelnen Mahlerzeugnisse des Reiskornes wurde im Mittel mehrerer Analysen folgende Zusammensetzung gefunden:

Reiserzeugnisse	Anzahl der Analysen	In der natürlichen Substanz							In der Trockensubstanz		
		Wasser %	Stickstoff-Substanz %	Fett %	Stickstofffreie Extraktstoffe %	Rohfaser %	Asche %	Stickstoff-Substanz %	Stickstofffreie Extraktstoffe %	Stickstoff %
1. Gewöhnlicher Kochreis (polirt)	35	12,55	7,88	0,53	77,79	0,47	0,78	9,01	88,95	1,44
2. Geschälter Klebreis . .	2	14,08	9,10	1,31	73,99	0,76	0,76	10,59	86,11	1,59
3. Klebreismehl	4	13,76	8,08	0,95	75,57	0,57	1,12	9,31	87,62	1,49
4. Feinstes Reismehl (zum Kochen)	4	12,29	7,39	0,69	78,95	0,10	0,58	8,47	90,01	1,34
Reisfuttermehle:										Fett
5. Polirabfall I	6	12,90	11,20	7,85	62,10	1,60	4,35	12,85	71,32	9,00
6. „ II	6	11,60	12,40	12,40	51,00	4,80	7,80	14,00	57,73	14,00
7. Reisfuttermehl, beste Sorte	85	10,70	13,60	14,70	44,00	8,00	9,00	15,23	49,26	16,46
8. Desgl. mittlere Sorte II .	200	10,30	12,30	12,00	47,80	8,60	9,00	13,71	53,29	13,38
9. Desgl. geringere Sorte . .	47	11,20	9,44	7,36	54,10	10,00	7,90	10,63	60,90	8,30
10. Reisschalen	7	10,20	4,46	2,16	35,29	34,95	12,94	4,97	39,19	2,41

In den stickstofffreien Extraktstoffen des Kochreises (No. 1) wurden im Mittel von 12 Analysen 1,34 % Zucker, Gummi etc. und 0,66 % sonstige stickstofffreie Extraktstoffe neben 75,79 % Stärke gefunden. Das entschälte Reiskorn enthält daher am meisten reine Stärke von allen Getreidearten.

Die Stickstoff-Substanz des Kochreises schwankt von 5,92—11,21 %, Fett von 0,09—2,33 %, Stärke etc. von 72,65—80,59 %, Rohfaser von 0,10—1,05 %, Asche von 0,15—1,80 % in der natürlichen Substanz.

Die Stickstoff-Substanz des geschälten Reises besteht zu etwa 98 %, die der Reismehle zu rund 95 % aus Reinproteïn.

Die Asche der Mahlerzeugnisse des Reiskornes hat nach einigen Analysen folgende procentige Zusammensetzung:

Reistheile	Reinasche in der Trockensubstanz %	Kali %	Natron %	Kalk %	Magnesia %	Eisenoxyd %	Phosphorsäure %	Schwefelsäure %	Kieselsäure %	Chlor %
1. Geschälter Reis	0,39	21,73	5,50	3,24	11,20	1,23	53,68	0,62	2,74	0,10
2. Reisfuttermehl	5,23	11,47	—	2,59	17,52	7,63	43,64	0,22	16,93	—
3. Reisschalen	17,40	1,60	1,58	1,01	1,96	0,54	1,86	0,92	89,71	—

Wie bei den anderen Getreidearten, so geht auch beim Reis die Stickstoff-Substanz, Fett, Rohfaser uud Asche vorwiegend in die Reisfuttermehle über. Die Reisschalen (Spelzen) bestehen vorwiegend aus Rohfaser und die Asche derselben vorwiegend aus Kieselsäure. Aus dem Grunde haben die Reisschalen kaum einen Futterwerth; im Gegentheil wirken sie, selbst im feingemahlenen Zustande, durchweg schädlich, indem sie durch ihren Reiz auf die Darmwandungen eine schnelle Entleerung des Darminhaltes (Durchfälle) und damit eine geringere Ausnutzung auch des übrigen beigegebenen Futters bewirken.

7. Sonstige Getreidemehle. Von sonstigen Getreidemehlen bezw. Mahlerzeugnissen ist das der Rispenhirse (Panicum miliaceum L.) und das der Mohrhirse, Dari (Sorghum tataricum) zu nennen.

Das Korn der Rispenhirse wird bei uns ähnlich wie der Reis, fast nur in geschältem und polirtem Zustande, als Hirse-Gries oder Hirse-Grütze verwendet, während der Dari fast ausschliesslich in den Branntwein-Brennereien Verwendung findet.

Die geschälten Körner der Rispen- und Klebhirse (Panicum miliaceum var. Bretschneideri), ferner Sorghumsamen- und Zuckerhirsemehl etc. enthalten:

No.	Mehlsorte bezw. Abfall	Anzahl der Analysen	In der natürlichen Substanz							In der Trockensubstanz	
			Wasser %	Stickstoff-Substanz %	Fett %	Zucker %	Dextrin, Gummi %	Stärke etc. %	Rohfaser %	Asche %	Stickstoff-Substanz %	Stickstoff-freie Extraktstoffe %
1	Rispenhirse, geschält	9	11,79	10,51	4,26	0,47	1,17	66,52	2,48	2,80	11,91	77,27
2	Klebhirse „	1	9,04	11,82	3,89	4,67	0,24	69,28	0,14	0,92	13,02	81,41
3	Sorghohirse, geschält	—	15,01	11,18	4,51	65,31			2,48	1,51	13,15	76,95
4	Sorghohirsemehl	3	12,62	8,76	3,68	71,75			1,32	1,87	10,02	82,11
5	Darimehl	2	13,15	7,96	3,01	69,00			4,61	2,27	9,17	79,67
6	Hirseschalenkleie	5	10,62	4,43	3,62	—	28,21	—	41,57	11,55	4,95	31,56
7	Klebhirseschalen	1	8,71	10,94	6,24	4,27	0,89	55,08	4,55	9,32	11,98	65,99

Für Rispen-Hirsemehl giebt v. Bibra bei 20,30 % Wasser, 9,81 % Stickstoff-Substanz, 8,80 % Fett, 1,30 % Zucker und 10,60 % Dextrin + Gummi an.

Ueber sonstige Mahlerzeugnisse der Hirsearten liegen meines Wissens bis jetzt keine Untersuchungen vor.

8. Buchweizenmehl. Das Buchweizenkorn wird entweder nur von der äusseren starken Schale befreit und als geschältes Korn bezw. als Gries in den Handel gebracht, oder es wird wie die eigentlichen Getreidekörner gemahlen und zu mehr oder weniger feinem Mehl verarbeitet. Letzteres, von grauer Farbe, wird vorwiegend zur Bereitung von Suppen, Würsten, Pfannekuchen etc. verwendet.

Die Zusammensetzung der Mahlerzeugnisse des Buchweizens ist folgende:

No.	Mahlerzeugniss	Anzahl der Analysen	In der natürlichen Substanz								In der Trockensubstanz	
			Wasser %	Stickstoff-Substanz %	Fett %	Zucker %	Dextrin, Gummi %	Stärke etc. %	Rohfaser %	Asche %	Stickstoff-Substanz %	Stickstoff-freie Extraktstoffe %
1	Geschälter Buchweizen	2	12,68	10,18	1,90	3,20		68,53	1,65	1,86	11,65	82,14
2	Buchweizengries	8	13,97	10,58	2,39		70,12		1,03	1,91	12,29	81,51
3	Buchweizenmehl (feines)	18	13,84	8,28	1,49	1,06	2,95	70,57	0,70	1,11	9,61	86,56
4	Buchweizenkleie	4	16,50	8,78	2,00	33,90			35,97	2,85	10,51	40,59

Nach einigen älteren Analysen ergab gröberes Buchweizen- (Futter-) Mehl in der Trockensubstanz 22,39 % Stickstoff-Substanz und 9,37 % Rohfaser; hiernach würden sich die Mahlerzeugnisse des Buchweizens' ähnlich verhalten, wie die der Getreidefrüchte.

Die Asche des Buchweizen-Grieses ist nach 2 Analysen v. Bibra's und die der Kleie nach 1 Analyse von Krocker wie folgt zusammengesetzt:

Mahlerzeugniss	Reinasche in der Trockensubstanz %	Kali %	Natron %	Kalk %	Magnesia %	Eisenoxyd %	Phosphorsäure %	Schwefelsäure %	Kieselsäure %	Chlor %
1. Buchweizengries	0,72	25,43	5,87	2,30	12,89	1,80	48,10	1,68	—	1,91
2. Buchweizenkleie (bessere Sorte)	3,46	32,43	2,11	9,74	13,25	1,53	36,01	2,86	2,07	Spur

9. *Hülsenfruchtmehle* (Leguminosenmehle). Die Hülsenfrüchte werden durchweg als solche verwendet und durch Kochen, Durchrühren und Absieben in der Küche zu Speisen zubereitet. Erst in der letzten Zeit hat man angefangen, daraus feinere Mehle für den Handel herzustellen. Da sich die Samen im natürlichen trockenen Zustande nicht leicht zu feinem Pulver vermahlen lassen, so werden dieselben, wie schon oben gesagt ist, vorher in Wasser eingeweicht, gedarrt und die groben Schalen durch Siebvorrichtungen entfernt. Dadurch wird der Gehalt an Rohfaser verringert, und in Folge der theilweisen Aufschliessung unzweifelhaft die Ausnutzungsfähigkeit im Magen erhöht. Die Erbsen kommen auch in einfach entschältem Zustande in den Handel.

Mehrere von solchen Hülsenfruchtmehlen ausgeführte Analysen ergaben im Mittel:

Mehlsorte	Anzahl der Analysen	In der natürlichen Substanz						In der Trockensubstanz		
		Wasser %	Stickstoff-Substanz %	Fett %	Stickstoff-freie Extraktstoffe %	Rohfaser %	Asche %	Stickstoff-Substanz %	Stickstoff-freie Extraktstoffe %	Stickstoff %
1. Bohnenmehl	8	10,57	23,23	2,14	58,92	1,78	3,36	25,98	65,88	4,15
2. Erbsenmehl	14	11,28	25,72	1,78	57,18	1,26	2,78	29,00	64,45	4,64
3. Linsenmehl	7	10,96	25,71	1,86	56,79	2,10	2,58	28,51	63,78	4,62
4. Sojabohnenmehl	1	10,23	25,69	18,83	38,12	2,75	4,36	28,88	42,47	4,58
5. Desgl., entfettet	1	11,64	51,61	0,51	29,12	2,10	5,02	58,41	32,96	9,35
6. Erdnussmehl	9	6,67	48,92	14,61	22,99	3,91	4,90	57,34	23,58	8,21
7. Erdnussgrütze	4	6,26	47,46	17,50	21,01	3,90	3,87	50,63	22,41	8,10

Während daher Bohnen-, Erbsen- und Linsenmehl in ihrer Zusammensetzung als wesentlich gleich angesehen werden können, sind Erdnuss- und Sojabohnenmehl ausser durch einen höheren Proteïngehalt auch durch einen hohen Fettgehalt ausgezeichnet. Würden daher letztere beiden Erzeugnisse sich auch bei uns für die menschliche Ernährung in grösserem Umfang nutzbar machen lassen, so könnte das nur vortheilhaft sein.

Auch aus den Lupinen lässt sich bei etwa 11—12 % Kleie- (Schalen-) Abfall ein Mehl gewinnen, welches 51,25 % Proteïn in der Trockensubstanz enthält.

Aus den Leguminosenmehlen werden unter allerlei Zusätzen eine Reihe Nahrungsmittelpräparate und Dauerwaaren hergestellt, deren Anwendung die der reinen Mehle übertreffen dürfte.

Ueber Mischungen von Leguminosenmehl mit Fleisch bezw. Fleischextrakt und Fett (Erbswurst) siehe S. 525 u. 566.

Hier bleiben noch zu erwähnen die unter dem Namen „Leguminosen" im Handel vorkommenden Leguminosenpräparate (z. B. von Hartenstein & Co. in Chemnitz, C. H. Knorr in Heilbronn), die durch Vermengen von feinstem Leguminosenmehl mit Getreidemehl hergestellt werden und zwar in 3 Sorten, die sich durch einen steigenden Gehalt an Getreidemehl unterscheiden.

Die weiter unter dem Namen „Kraftsuppenmehl", Suppentafeln", „sog. Kraft und Stoff" vertriebenen Handelswaaren sind nach ihrer Zusammensetzung nichts weiter als einfaches Leguminosenmehl mit Salz und Gewürzen.

Auch dürfte hierher die „Revalescière" (von Du Barry in London) zu rechnen sein; ferner werden unter dem Namen „Revalenta arabica", „Ervalenta" (von Ervum) aus den Leguminosen Waaren dargestellt, welche mehr oder weniger die Zusammensetzung der obigen Mehle besitzen.

Die Leguminosenmehlpräparate von Jul. Maggi & Co. in Kempthal (Schweiz) werden in mehreren Sorten (vergl. Bd. I, S. 647) durch Vermischen von Leguminosenmehlen mit kleberreichen Getreidesorten hergestellt und unter den Bezeichnungen Leguminose-Maggi A, B, C, AA etc. in den Handel gebracht; man unterscheidet fettarme und fettreiche Sorten; das Fett der letzteren rührt aus Sojabohnenmehl her.

Die unter der Bezeichnung „Leguminose", „Bisquit-Leguminose", „Malto-Legumin", „Malto-Leguminose" von verschiedenen Fabriken angefertigten Nährmittel haben dieselbe Zusammensetzung und scheinen in derselben Weise, nämlich durch mehr oder weniger starkes Dämpfen, gewonnen zu werden. Leguminosen-Malzmehl ist ohne Zweifel ein Gemisch von Hülsenfruchtmehl mit Malzmehl; Hygiama ein Gemisch von aufgeschlossenem Leguminosenmehl und Kakao.

Diese Art Leguminosenmehle haben nach einigen Analysen die in der Tabelle S. 841 angegebene procentige Zusammensetzung.

Die lösliche Leguminose etc. No. 11 ergab im Mittel 11,04 %, das Leguminosen-Malzmehl 31,60 %. Hygiama 47,91 % in Wasser lösliche Kohlenhydrate. Ueber ähnliche Erzeugnisse dieser Art vergl. unter Kindermehlen S. 750 u. ff.

A. Stift[1]) fand in verschiedenen Hülsenfruchtmehlen und Erzeugnissen daraus in Procenten des Gesammt-Stickstoffs 11,8—17,5 %, A. Stutzer in derselben Weise 11,4—22,3 % Nichtproteïnstoffe.

---

[1]) Zeitschr. f. Nahrungsmittel-Unters., Hygiene u. Waarenkunde 1889, 3, 163; 1890, 4, 217.

Bezeichnung der Erzeugnisse	Anzahl der Analysen	In der natürlichen Substanz						In der Trockensubstanz		
		Wasser %	Stickstoff-Substanz %	Fett %	Stickstofffreie Extraktstoffe %	Rohfaser %	Asche %	Stickstoff-Substanz %	Stickstofffreie Extraktstoffe %	Stickstoff %
1. Leguminose, Mischung I . .	4	10,99	25,49	1,85	57,79	0,82	3,06	28,63	65,67	4,53
2. „ „ II .	2	11,65	20,38	1,89	63,06	0,98	2,04	23,07	71,37	3,69
3. „ „ III .	4	11,88	17,83	1,34	66,43	0,70	1,82	20,24	75,28	3,28
4. Leguminose-Maggi A, mager[1])	1	11,46	25,87	2,00	55,95	1,05	3,67	29,22	63,21	4,67
5. „ „ AA, fett[1])	1	10,65	29,66	6,54	47,46	1,60	4,09	33,19	53,12	5,31
6. „ „ AAA, fett[1])	1	12,00	28,60	14,60	38,46	1,12	5,22	32,49	43,70	5,20
7. Revalescière von Du Barry	1	10,56	23,56	1,55	62,02		2,31	26,34	69,26	4,21
8. Kraftsuppenmehl oder Suppenmehl	2	9,03	20,63	2,47	60,24		7,63	22,68	66,22	3,62
9. Sparsuppenmehl von Knorr	1	10,54	23,00	2,20	61,84		2,42	25,71	69,11	4,11
10. Sog. Kraft und Stoff. . .	1	10,00	21,04	1,55	62,22		3,19	23,38	71,38	3,74
11. Leguminose (lösliche Malto-L., oder Malto-Legumin) . . .	5	11,62	22,04	1,50	59,73	1,25	3,86	24,99	67,58	3,99
12. Leguminosen-Malzmehl von Gebhard	1	12,00	19,32	1,50	63,36	1,80	2,02	21,95	72,00	3,51
13. Dr. Theinhardt's Hygiama	6	4,27	21,88	9,61	59,23	1,49	3,52[2])	22,85	61,87	3,66

Da die Leguminosensamen nach einigen Bestimmungen nur 6—10 %, Getreidekörner nur 3—8 % des Gesammt-Stickstoffs in Form von Nichtproteïn-Stickstoff enthalten, so scheinen durch die Art der Zubereitung der Leguminosen (durch Anfeuchten, Kochen und Darren) die Proteïnstoffe zum Theil gespalten und in nichtproteïnartige Stickstoff-Verbindungen übergeführt zu werden.

Ueber den Einfluss der Zubereitung der Hülsenfruchtmehle auf die Ausnutzung derselben vergl. S. 242.

Wenn die künstlichen Verdauungsversuche auch nicht als ganz massgebend angesehen werden können, so folgt doch aus diesen vergleichenden Untersuchungen, dass von der Stickstoff-Substanz der besonders zubereiteten Leguminosenmehle nicht viel mehr unverdaut bleibt, als bei den Getreidemehlen.

Die Schwerverdaulichkeit der natürlichen Leguminosenmehle, besonders von deren Stärke, hat Veranlassung gegeben, dieselben ausser durch Befeuchten, Kochen und Darren auch dadurch aufzuschliessen bezw. leichter verdaulich zu machen, dass man sie mit Diastase oder Malzmehl behandelt oder versetzt.

10. Sonstige Mehle. Ausser den vorstehenden Mehlen sind vereinzelt oder doch nur örtlich einige Mehle in Gebrauch, welche hier kurz erwähnt sein mögen.

a) Das Haselnussmehl, von Corylus avellana, wird um den Fettgehalt des Brotes zu erhöhen, als Zusatz für die Brotbereitung empfohlen, ist oder wird aber wegen des hohen Fettgehaltes leicht ranzig und ertheilt nach Plagge und Lebbin (l. c. S. 67) bei 10 % Zusatz dem Brot leicht einen widerlichen Geschmack; für die Zwieback-Bereitung ist es eher geeignet; ein Zusatz von 10—15 % beeinträchtigt nicht den Wohlgeschmack, wohl aber anscheinend die Haltbarkeit.

---

[1]) Die Sorten B, BB und BBB, sowie C etc. folgen in derselben Weise mit steigendem Fettgehalt.
[2]) Darin 1,02 % Phosphorsäure.

b) **Kastanienmehl**, aus der Frucht von Castanea vesca durch Dämpfen (Kochen) besonders zubereitet, dient vorwiegend, wie die reife Frucht selbst, im Süden Europas als Volksnahrungsmittel, kommt aber auch bei uns im Handel vor.

c) **Eichelmehl** aus den gerösteten und gemahlenen Keimlappen des Samens von Quercus sessiliflora Sm. (Winter-Eiche) und Quercus pedunculata (Sommer- oder Stieleiche) wird, wie schon S. 813 gesagt, ausser zur Bereitung von Eichelkaffee in Zeiten der Noth auch als Zusatzmittel für die Brotbereitung verwendet.

d) **Bananenmehl** wird aus der unreifen, stärkereichen Frucht von Musa paradisiaca (S. 814) gewonnen.

e) **Staubmehle**. Hierunter versteht man die in der Bäckerei zum Bestreuen des Teiges beim Umwenden oder Einbringen desselben in den Backofen verwendeten Mehle; es sind grossentheils geringwerthige Weizen-, Mais- oder Kartoffelmehle; unter Umständen verwendet man auch gepulvertes Holz oder die Abfälle von der Bearbeitung des sog. „vegetabilischen Elfenbeins", das sog. **Korossusmehl**.

Die Zusammensetzung dieser Mehle erhellt (Bd. I, S. 638 und 639) aus folgenden Zahlen:

Berzeichnung der Mehle	Anzahl der Analysen	In der natürlichen Substanz						In der Trockensubstanz		
		Wasser %	Stickstoff-Substanz %	Fett %	Stickstofffreie Extraktstoffe %	Rohfaser %	Asche %	Stickstoff-Substanz %	Fett %	Stickstofffreie Extraktstoffe %
Haselnussmehl	1	2,76	11,72	65,57	17,77		2,18	12,05	67,43	—
Kastanienmehl	2	9,21	2,80	3,40	75,77	2,45	2,37	7,49	3,74	83,47
Eichelmehl, nicht entschält . .	1	13,78	5,23	4,00	62,10	12,20	2,20	6,07	4,64	72,59
Bananenmehl	9	11,61	3,51	0,89	79,98	1,20	2,81	3,97	1,07	90,48
Staubmehle {Weizenmehl (Kleie) . . .	1	10,20	14,81	4,50	61,79 [1])	4,80 [1])	3,90	16,49	5,01	68,81
Maismehl (Kleie)	1	10,40	9,92	4,10	66,43	6,95	2,20	11,07	4,57	74,14
Kartoffelmehl	2	12,49	3,61	0,30	75,17	6,87	1,60	4,12	0,34	85,86
Holzmehl	2	9,24	1,17	0,68	48,83	38,78	1,30	1,29	0,75	53,80
Korossusmehl	1	10,40	4,02	0,15	79,18	5,05	1,20	4,49	0,16	88,39

Bei einer Probe Kastanienmehl wurden in den stickstofffreien Extraktstoffen 10,96 % Zucker + Dextrin und 34,17 % Stärke gefunden; bei der anderen Probe ergaben sich in Procenten der Gesammt-Stickstoff-Substanz nur 68,11 % Reinproteïn.

Als nähere Bestandtheile der stickstofffreien Extraktstoffe im Bananenmehl werden im Mittel angegeben:

4,65 % Glukose, 1,63 % Saccharose und 1,93 % Dextrin.

Die Staubmehle als die Schalen-(Kleie-)Abfälle von Weizen, Mais oder Kartoffeln haben keinen wesentlich höheren Nährwerth, als das völlig werthlose Holzpulver und Korossusmehl; sie sollen offenbar auch nur die unmittelbare Berührung des Teiges mit der Unterlage verhindern.

11. Besonders zubereitete Mehle und Suppenmehle. Ausser den vorstehend erwähnten Mehlen kommen noch eine Reihe Mehlpräparate und Mehl-

---

[1]) Für die Staubmehle schliessen die stickstofffreien Extraktstoffe die in Zucker überführbaren Antheile der Cellulose mit ein.

dauerwaaren im Handel vor, welche meistens den Zweck verfolgen, die Arbeit in der Küche und Bäckerei zu erleichtern. Als solche Fabrikate sind zu nennen:

a) **Backmehl.** Dieses ist Weizenmehl, welchem das Liebig'sche Backpulver (Natriumbikarbonat und saures phosphorsaures Calcium) zu etwa 1% zugemischt ist. Eine Probe desselben ergab 0,49% Kohlensäure und enthielt:

Wasser	Stickstoff-Substanz	Fett	Stickstofffreie Extraktstoffe	Rohfaser	Asche
13,82 %	8,81 %	0,44 %	74,55 %	0,50 %	1,88 %

Das Liebig'sche Backpulver ersetzt bekanntlich die Hefe; das Mehl braucht daher nur mit Wasser oder Milch angerührt zu werden, um gleich einen backfähigen Teig zu liefern. Wenn man aber bedenkt, dass solches Backmehl für 1 kg 70—80 Pfg. kostet, Weizenmehl für sich allein aber nur 30—40 Pfg., also nur die Hälfte, so wird der Zusatz von etwa 1,0 g des Backpulvers für 1 kg sehr theuer bezahlt.

b) **Pudding-Pulver und Crême-Pulver.** Erstere sind Gemische von Stärkemehl mit Gewürzen (Vanille, Zimmt etc.), vielleicht mit etwas Mandelmehl und Eierpulver; die Crême-Pulver dagegen Gemische von Maisstärke mit Streuzucker, trocknem Leimpulver und entsprechendem Pflanzenaroma (z. B. Himbeer, Citronen etc.), gefärbt mit rothen bezw. gelben etc. Anilinfarbstoffen. Dieselben enthalten:

	Wasser %	Stickstoff-Substanz %	Fett %	Zucker %	Stickstofffreie Extraktstoffe %	Rohfaser %	Asche %
1. Probe (Vanille-Pudding)	12,54	1,81	3,07	—	78,45	3,63	0,50
2. Probe ?	13,35	2,37	3,73	—	80,32	0,44	0,79
3. Himbeer-Crême-Pulver	4,43	5,56	0,55	59,88	29,40	wenig	0,18
4. Citronen- " "	4,43	6,00	0,42	59,84	29,16	wenig	0,15

Da 1 kg dieser Gemische bis zu 5 Mark kostet, so dürfte es sich empfehlen, diese Mischung in der Küche selbst vorzunehmen.

c) **Nudeln, Makkaroni (Vermicelli).** Diese werden aus besonders kleberreichem Weizenmehl hergestellt, indem man dasselbe mit wenig aber heissem Wasser (34 Thle. Gries mit 10—12 Thln. kochenden Wassers) mit und ohne Zusatz von Eiern und Salz zu einem steifen Teig anknetet, durch entsprechend geformte Oeffnungen oder in verschiedene Formen (Sternchen, Kreuze, Faden, Röhren etc.) presst und scharf trocknet. Als die besten Sorten gelten bekanntlich die in Italien (Neapel, Livorno, Genua, Turin) und in Frankreich (in der Auvergne) dargestellten Nudeln.

In neuester Zeit werden jedoch auch in Deutschland durch Verwendung von nur Gries aus Tangarockweizen ebenbürtige Makkaroni hergestellt.

In Italien verwendet man meistens den kleberreichen harten, glasigen Weizen. In Frankreich werden die Nudeln auch vielfach durch Zusammenkneten von Weizenmehl mit dem bei der Stärkefabrikation aus Weizen gewonnenen Kleber (50 Thle. Mehl, 10 Thle. frischer Kleber und 5—6 Thle. kochenden Wassers) hergestellt. In anderen Fällen verwendet man auch Reis- und Maismehl an Stelle von Weizenmehl.

Verschiedene Nudel-(Makkaroni-)Sorten des Handels ergaben nach 19 Analysen:

Wasser	Stickstoff-Substanz	Fett	Zucker	Dextrin	Stärke	Rohfaser	Asche
11,89 %	10,88 %	0,62 %	1,36 %	2,10 %	72,09 %	0,42 %	0,64 %

Die Nudeln (Makkaroni) werden für Suppen und als Mehlspeise aller Art benutzt. Echte (Eier-) Nudeln sollen ihre gelbe Farbe nach allgemeiner Voraussetzung dem zugesetzten Eigelb verdanken. A. Juckenack (Bd. I, S. 640) ermittelte, welchen Einfluss dieser Zusatz auf die Zusammensetzung, besonders auf den Lecithingehalt der Nudeln (vergl. S. 86) hat und fand in der Trockensubstanz:

Art der Nudeln		Stickstoff-Substanz	Gesammt-Phosphorsäure	Lecithin-Phosphorsäure	Asche
Auf ½ kg Weizen-mehl zugesetzt	1 Ei	11,58 %	0,268 %	0,0547 %	—
	3 Eier	15,00 „	0,355 „	0,0926 „	—
	6 Eier	16,75 „	0,449 „	0,1699 „	—
	10 Eier	18,74 „	0,574 „	0,2634 „	—
Wassernudeln	des Handels im Mittel von	11,54 „	0,261 „	0,0228 „	0,526 %
Eiernudeln	je 12 Proben	15,16 „	0,392 „	0,1212 „	0,986 „

Durch den Eigelb-Zusatz wird vorwiegend der Gehalt an Stickstoff-Substanz, Fett und Lecithin-Phosphorsäure in den Nudeln erhöht.

Nach den von Juckenack und Sendtner[1]) gemachten Vorschlägen, die von der Freien Vereinigung deutscher Nahrungsmittelchemiker in der Versammlung in Eisenach 1902 angenommen wurden, sollen Eierteigwaaren, die als solche verkauft werden, auf 1 kg Mehl mindestens 4 Eier enthalten und mindestens 0,045 % Lecithin-phosphorsäure aufweisen. Anderswie gefärbte bezw. nachgefärbte Nudeln sollen sowohl auf den Rechnungen, als den Umhüllungen bezw. Gefässen deutlich als solche deklarirt werden.

Nicht selten werden nämlich auch Kurkuma, Tropäolin, Pikrinsäure, Dinitrokresol (Viktoriagelb), Dinitronaphtol (Martiusgelb) und auch das Gelb NS (Dinitronaphtolsulfonsaures Kalium) zum Färben der Nudeln verwendet. Ueber den Nachweis der Färbungen vergl. Bd. III.

d) Polenta. Die in Italien gebräuchliche Polenta wird aus Maisgrütze hergestellt, die unter Zusatz von geronnener Milch zu einem Brei verarbeitet wird; der erkaltete steife Brei wird in Stücke zerschnitten und in Butter gebacken. Die Zusammensetzung von Polenta aus gutem und verdorbenem Maismehl im Vergleich zu natürlichem Maismehl erhellt aus folgenden Zahlen:

Erzeugniss	Gesammt-Stickstoff %	Löslicher Stickstoff %	Fett (Aetherauszug) %	Reduktionsver-mögen, ccm Feh-ling'sche Lösung	Säure, ccm ¹/₁₀ Normal-Natronlauge	Wässeriger Auszug %	Asche %	In Wasser lösliche Asche %	Kochsalz %
Maismehl (natürliches)	1,95	0,125	4,78	555,5	61,3	13,28	1,57	1,20	—
Polenta aus gutem Maismehl	1,87	0,104	3,22	88,0	54,5	11,70	5,18	4,67	3,53
Polenta aus verdorbenem „	1,67	0,117	1,19	176,9	145,6	17,48	3,25	2,95	1,11

Die Polenta aus verdorbenem Maismehl enthält daher erheblich mehr in Wasser lösliche Stoffe und freie Säuren, als Polenta aus gutem Maismehl; darin kann aber die Ursache der schädlichen Wirkung derselben nicht liegen; vergl. hierüber S. 775.

e) Suppenmehle. Verschiedene Suppendauerwaaren als Gemische von Mehl mit Fleisch oder Fleischextrakt oder Fett nebst Gewürzen sind bereits S. 566—570 besprochen. Ausser diesen giebt es noch eine Reihe Suppenmehle, welche bloss aus besonders zubereitetem Mehl und Gewürzen bestehen. Solche Suppenmehle haben

---

[1]) Zeitschr. f. Untersuchung d. Nahrungs- u. Genussmittel 1902, 5, 998.

nach einigen von Strohmer und Stift [1]), sowie hier ausgeführten Analysen folgende Zusammensetzung:

Erzeugniss und Herkunft		Anzahl der Analysen	Wasser %	Gesammt-Stickstoff-Substanz %	Reinprotein %	Nicht-proteinartige Stickstoff-Substanz %	Fett %	Stickstoff-freie Extraktstoffe %	Rohfaser %	Asche %	Von 100 Thln. Stickstoff sind verdaulich
Von C. H. Knorr	1. Eiergerstel	1	11,16	12,22	8,56	3,66	1,96	72,56	0,60	0,57	87,29
	2. Tapioca Julienne	2	11,92	4,44	1,73	2,71	0,71	79,59	1,81	1,53	(36,73)
	3. Julienne, feine Mischung	1	7,33	11,16	6,63	4,53	1,79	73,00	1,20	5,35	92,99
	4. Grünkernsuppe	1	9,53	10,41	8,56	1,85	3,28	72,94	1,80	1,68	86,54
	5. Grünkernextrakt	2	8,81	8,96	6,31	2,67	1,74	63,77	0,53	16,19	92,07
Maggi & Co.	6. Grünerbsen-Kräutersuppe	1	14,43	10,44	9,35	1,09	7,49	50,46	1,50	14,56	84,55
	7. Grünerbsen mit Grünzeug	1	9,87	25,25	21,69	3,56	1,64	57,35	1,70	2,88	95,17
	8. Golderbsen mit Reis	1	11,19	17,31	14,50	2,81	1,01	68,01	0,76	1,57	92,24
	9. Bohnen mit Erbsen	1	10,55	18,50	16,56	1,94	7,22	60,28	1,43	2,46	90,51
	10. Klopfer's Kraftsuppenmehl	1	8,82	29,18	—	—	1,12	59,21	0,67	1,00	—
	11. Disqué's Kraftsuppenmehl	1	9,03	28,51	—	—	0,66	58,81	0,53	2,46	—
	12. Amthor & Co. Eiweiss-Suppenmehl	1	6,46	26,14	—	—	1,06	64,25	0,79	1,30	—

Die Tapioca Julienne besteht aus Reis und Suppenkräutern; die Grünkernsuppe bezw. der Grünkernextrakt wird aus unreifem Spelz bereitet; bei den anderen Suppenmehlen giebt die Bezeichnung die Mischung an. Klopfer's Kraftsuppenmehl ist wahrscheinlich ein mit stickstoffreichen Abfällen vermischtes, zum Theil aufgeschlossenes Mehl, welches als in Wasser lösliche Stoffe enthielt:

5,00 % Stickstoff-Substanz, 20,50 % Kohlenhydrate und 0,57 % Mineralstoffe.

In ähnlicher Weise ist Disqué's Kraftsuppenmehl als ein Abfall von der Stärkefabrikation anzusehen.

Das diesem ähnliche Eiweissuppenmehl van Amthor & Co. in Halle a. S. wird wenigstens bei der Weizenstärke-Fabrikation in der Weise gewonnen, dass aus bestem Weizenmehl 00 die grossen und schweren Stärkekörner entfernt werden und alles Uebrige, was im Weizenmehl enthalten ist, nämlich Eiweiss, kleine und leichte Stärke und Mineralstoffe durch Trocknen in der Luftleere auf Eiweisssuppenmehl verarbeitet wird [2]).

Auffallend ist der zum Theil hohe Gehalt an nichtproteïnartigen Stickstoffverbindungen gegenüber den einfachen Mehlen; derselbe dürfte einerseits von den Beimengungen der an diesen Verbindungen reichen Kräuter und unreifen Samen, andererseits daher rühren, dass die Proteïnstoffe der Mehle bei der Zubereitung eine theilweise Zersetzung erfahren.

Hierzu gehören auch die verschiedenen Leguminosenmehle S. 568 u. 840, Aleuronat und Roborat S. 535 und Mutase S. 539.

f) **Dextrinmehl.** Unter Dextrinmehl versteht man ein besonders zubereitetes Mehl, in welchem nach verschiedenen Verfahren die Stärke in Dextrin und zum Theil in Glukose übergeführt ist.

---

[1]) Zeitschr. f. Nahrungsmittel-Unters., Hygiene u. Waarenkunde 1889, 3, 133 u. 1890, 4, 217.
[2]) 1 kg desselben kostet im Kleinverkauf 1,10 Mk.

Die Darstellung der Dextrinmehle beruht darauf, dass die Stärke schon durch längeres Erwärmen auf 212—275⁵ in Dextrin (Röstgummi, Leiokome oder Leiogomme) umgewandelt wird. Da das letztere aber meist eine gelbliche Farbe besitzt, so wird die Umwandlung der Mehlstärke auf diese Weise nicht vorgenommen. Für diesen Zweck wird das Mehl (bezw. die Stärke) mit Wasser, dem eine geringe Menge einer nicht sehr flüchtigen Säure beigemengt ist, durchfeuchtet, die Masse getrocknet und dann einer Temperatur von 100—125° ausgesetzt. Dabei ist zu beachten, dass nicht zu viel Säure zugesetzt wird und kein flüssiger Brei entsteht, wodurch eine weitere Umwandlung des Dextrins in Glukose erfolgen würde. Auch benutzt man zur Darstellung solcher Mehle die Diastase im Malz, welche bekanntlich Stärke in Dextrin und Maltose überführt. Um auch hier die Bildung zu grosser Mengen Zuckers zu vermeiden, müssen bestimmte Vorsichtsmassregeln innegehalten werden. Es giebt eine grosse Anzahl derartiger Vorschriften, auf welche ich hier nicht näher eingehen kann [1]).

Diese Mehle weichen von der Zusammensetzung der gewöhnlichen Mehle nur insofern ab, als sämmtliche oder ein grosser Theil der Stärke in Dextrin und auch in Glukose bezw. Maltose — denn die Bildung der letzteren in geringer Menge neben dem Dextrin kann nie vermieden werden — übergeführt ist. Ueber das Verhältniss von Dextrin, Zucker und Stärke zu einander in derartigen Erzeugnissen können uns einige Analysen von R. Forster über käufliche, aus Stärkemehl dargestellte Dextrinsorten Aufschluss geben. Er fand:

	Wasser	Dextrin	Zucker	Unlösliche Stoffe (Stärke, Stickstoff-Substanz etc.)
Prima Dextrin von Langensalza	5,64 %	72,45 %	8,77 %	13,14 %
Dunkelgebrannte Stärke	7,68 „	70,43 „	1,92 „	19,97 „
Braunes Dextrin	14,23 „	63,60 „	7,67 „	14,51 „
Gommelin	13,89 „	59,71 „	5,76 „	20,64 „
Aelteres Dextrin	18,09 „	49,78 „	1,42 „	30,80 „
Hellgebrannte Stärke	7,98 „	5,34 „	0,24 „	86,47 „

Für ein aus Getreidemehl hergestelltes Dextrinmehl wurde im Mittel gefunden:

Wasser	Stickstoff-Substanz	Fett	Stickstofffreie Extraktstoffe löslich	Stickstofffreie Extraktstoffe unlöslich	Asche
6,46 %	10,36 %	0,75 %	57,96 %	23,84 %	1,03 %

g) **Mehlextrakte.** Diese haben mit den Dextrinmehlen insofern grosse Aehnlichkeit, als darin ebenfalls die Stärke in Dextrin und Zucker umgewandelt ist; sie unterscheiden sich aber von denselben wesentlich durch die Art der Darstellung. Man gewinnt sie nämlich durch Ausziehen der gekeimten Samen der Gerste, mit

---

[1]) Frerichs, Bote und Stromfeld haben sich z. B. folgendes Verfahren zur Darstellung von Dextrin und glukosehaltigen Mehlen patentiren lassen: 100 kg Mehl werden mit 40 l Wasser, welches 0,5—1,0 % einer starken Säure enthält, bei gewöhnlicher Temperatur verknetet. Die Masse wird in Fäden gepresst, welche mehrere Male durch einen auf 70—100° erwärmten langen Offenraum geführt werden. Das getrocknete Material wird in Trommeln, welche sich in einem Oelbade befinden, durch überhitzten Dampf auf 110—145° 10—15 Stunden lang erwärmt. Alsdann ist die Dextrinirung vollendet. Um auch noch Zucker in das Erzeugniss zu bringen, werden 100 kg Mehl mit 40 l eines sehr dünnen Malzauszuges (6—8 kg zerquetschtes Malz auf 100 l Wasser) bei 50 bis 60° verknetet. Nach kurzer Zeit ist die Stärke in Dextrin und Zucker umgewandelt. Der dünnflüssige Teig wird nochmals mit 50—70 kg Mehl verknetet, deren Stärke ebenfalls noch umgewandelt wird. Das die Knetmaschine umgebende Oelbad wird dann auf 100—110° erwärmt, um die Diastase zu zerstören.

Wasser und Eindunsten der wässerigen Lösung im Vacuum. Beim Keimen der Gerste bildet sich die Diastase, welche nach Anrühren des Malzschrotes mit warmem Wasser (60—65°) die Stärke in Dextrin und Maltose umwandelt. Um auch bei anderen Mehlen eine Umwandlung der Stärke zu bewirken, pflegt man denselben Malzaufguss zuzusetzen.

Auf diese oder ähnliche Weise werden verschiedene Mehlextrakte hergestellt.

Die hierher gehörigen Gerstenmehl- oder „Malzextrakte" in fester Form dürfen jedoch nicht mit den flüssigen Malzextrakt-Bieren verwechselt werden; denn bei letzteren ist ein Theil der durch die Diastase gebildeten Maltose bezw. Glukose zu Alkohol vergohren (siehe unter „Bier"), während bei den Malzextrakten dieser Art eine Gährung nicht stattgefunden hat, sondern die Zuckerlösung direkt im Vacuum zur Trockne verdampft ist.

Einige solcher Fabrikate haben folgende Zusammensetzung:

Art des Erzeugnisses	Wasser %	Stickstoff-Substanz %	Fett %	Stickstofffreie Extraktstoffe		Unlöslich %	Asche %	Phosphorsäure %	In der Trockensubstanz		
				Löslich					Stickstoff-Substanz %	Stickstofffreie Extraktstoffe %	Stickstoff %
				Glukose %	Dextrin %						
1. Gerstenmehl oder Malzextrakt	2,02	7,02	0,22	32,02	56,00	0,42	1,64	0,55	7,13	89,74	1,14
2. Weizenmehlextrakt	4,06	6,53	0,20	25,06	60,06	0,61	2,10	0,81	6,75	78,31	1,08
3. Aus Klebreis	15,15	1,16	0,05	50,06	33,29	—	0,29	—	1,36	98,21	0,22
4. „ gewöhnl. Reis	17,41	1,57	0,05	58,11	22,41	—	0,45	—	1,90	97,49	0,30
5. Malzextrakt	26,32	3,34	—	48,02	21,04	0,24	1,04	0,35	4,53	94,05	0,72
6. Leguminosenextrakt	1,95	13,45	0,30	28,08	47,95	2,00	5,30	0,88	13,69	76,62	2,19

W. Klinkenberg[1]) hat einige derartige Malzextrakte mit aktiver Diastase bezw. solche unter gleichzeitigem Zusatz von Pepsin auf ihre stärke- und proteïnlösende Kraft untersucht, ferner den Gehalt an den verschiedenen Stickstoffverbindungen ermittelt und gefunden:

Art des Erzeugnisses	Wasser %	Gesammt-Stickstoff %	Proteïn-Stickstoff %	Pepton-Stickstoff %	Amid-Stickstoff %	Proteïn %	Pepton %	Kohlenhydrate %	Asche %	100 Thle. Malzextrakt lösen:	
										Stärke %	Proteïn %
1. Löfflund's Kindernahrung	30,75	0,57	0,19	0,06	0,31	1,22	0,39	65,76	1,88[2])	—	—
2. Desgl. Malzextrakt mit aktiver Diastase	25,39	0,58	0,19	0,05	0,34	1,18	0,33	72,09	1,01[2])	13,4	—
3. Desgl. desgl. und Pepsin	23,74	0,53	0,15	0,06	0,32	0,95	0,38	73,78	1,15[2])	9,9	32,3
4. Liebe's Diastase-Extrakt	23,32	0,58	0,15	0,08	0,35	0,91	0,52	74,09	1,16[2])	2,4	—

Die Stickstoffverbindungen bestehen nur zu etwa 20—30 % aus wirklichem Proteïn, zu 10—12 % aus Pepton und zu 50—60 % aus Amiden; letztere hat Klinkenberg den Kohlenhydraten zugerechnet.

Ueber sonstige Mehlerzeugnisse siehe unter Kindermehlen S. 749 u. ff.

---

[1]) Repertorium f. analyt. Chemie 1882, 2, 373.
[2]) In der Asche: No. 1   2   3   4
Phosphorsäure 0,52 %   0,32 %   0,48 %   0,47 %

Stärkemehle.

Das Stärkemehl des Handels wird in Deutschland vorwiegend aus Kartoffeln, Weizen, Mais und Reis gewonnen. Die Fabrikationsverfahren haben alle das gemeinsam, dass man die Rohstoffe vorher zerreibt oder zerquetscht und aus dem milchigen Brei die kleinen Stärkekörnchen durch feine Haarsiebe von den anhaftenden Schalen und Zellen des Rohstoffes absieht und die sog. Stärkemilch durch häufiges Absetzenlassen in Bottichen (Dekantiren) oder durch Schlämmen mit Wasser auf einer schiefen Ebene (in langen Rinnen) oder in der Centrifuge reinigt. Die gereinigte feuchte Stärkemasse wird dann in Trockenkammern getrocknet.

1. Kartoffelstärke. Ihre Gewinnungsweise ist sehr einfach und kurz folgende: Die gewaschenen Kartoffeln werden durch besondere Reiben in einen Brei verwandelt, der durch Breimühlen noch weiter zerkleinert wird. Hierdurch erhält man ein Gemenge von nicht zerrissenen, stärkeführenden Zellen (sehr kleine Kartoffelstückchen), Fasern und Gewebe der zerrissenen Zellen, freie Stärkekörner und Fruchtwasser. Die ersten gröberen Bestandtheile von unzerrissenen Zellen werden durch Waschen des Reibsels auf Sieben entfernt, die Rohstärkemilch durch weitere feinere Siebvorrichtungen von den mitgeführten Fasertheilchen befreit (feingesiebt oder raffinirt) und schliesslich die reine Stärke von dem Fruchtwasser durch Absitzenlassen (entweder nach dem einfachen Absatzverfahren oder dem Fluthen- bezw. Rinnenverfahren) getrennt. Das Absitzenlassen muss thunlichst schnell bewirkt werden, damit das Fruchtwasser nicht nachtheilig auf das Aussehen und die Beschaffenheit der Stärke wirkt. Die so gewonnene Rohstärke wird noch mehrmals mittels einer Schnecke und eines Rührquirls in Wasser aufgerührt, gereinigt und entweder als **feuchte oder trockene Kartoffelstärke oder Kartoffelmehl** in den Handel gebracht. Die feuchte Kartoffelstärke enthält nach O. Saare[1]) ohne wesentliche (3—4 %) betragende) Schwankungen im Durchschnitt:

48,5 % Wasser, 50,5 % Stärke, 0,12 % Fruchtwasserreste, 0,22 % Sand und 0,15 % Fasern.

Die feuchte Kartoffelstärke geht leicht in saure Gährung und Schimmelung über; sie muss daher thunlichst rasch verwendet werden und wird daher meistens an die Stärkezucker- und Stärkesyrup-Fabriken, geringere Menge auch an die Dextrin- und Kartoffelsago-Fabriken abgegeben. Das Trocknen der Stärke d. h. die Verminderung des Wassergehaltes auf 12 bis 18 % geschieht durch das Vortrocknen (entweder an der Luft, oder durch Absaugen bezw. Abpressen oder durch Abschleudern bezw. Centrifugiren eines Theiles des Wassers) und durch das Nachtrocknen (entweder in Trockenstuben oder Trockenkammern mittels Handarbeit oder in besonderen Vorrichtungen [auf Tüchern ohne Ende etc.] mittels Maschinenarbeit, wobei zu beachten ist, dass die Temperatur in den Räumen 37,5° nicht übersteigt). Wird die trockne Kartoffelstärke, die noch mit mehr oder weniger grossen Stücken durchsetzt ist, in den Stärkemühlen noch besonders gemahlen, so dass sie ein weisses, glänzendes, zwischen den Fingern knirschendes Pulver darstellt, so wird das Erzeugniss **Kartoffelmehl** genannt. Die trockene Kartoffelstärke und das trockene Kartoffelmehl des Handels unterscheiden sich daher nur durch den Feinheitsgrad.

Aus dem beim Reinigen der Rohstärke erhaltenen Stärkeschlamm (und sonstigen Abfällen, z. B. der Pülpe durch saure Gährung[2])) wird ebenfalls noch Stärke von geringerer Güte gewonnen. Man kann annehmen, dass im Ganzen je nach der Art der Verarbeitung 80—90 % Prima-Stärke (bezw. Mehl) und 10—20 % Nacherzeugnisse gewonnen werden.

---

[1]) O. Saare: Die Fabrikation der Kartoffelstärke. Berlin 1897, 345.
[2]) Diese in Gruben vorgenommene saure Gährung der Pülpe gleicht dem früher von Völcker zur Gewinnung von Stärke aus Kartoffeln vorgeschlagenen Verrottungsverfahren, welches sich aber nicht eingeführt hat.

Die Kartoffelstärke wird in der verschiedensten Weise (zur Bereitung von Mehlspeisen, von Gemüsen, Brot und Konditorwaaren, von Nudeln und Makaroni unter Vermengung mit Weizenkleber, von Wurst und Chokolade etc.) zur menschlichen Ernährung verwendet; auch wird daraus ein sog. Kartoffelsago (vergl. diesen) hergestellt; eine ebenso umfangreiche Verwendung findet sie in der Technik.

2. *Weizenstärke*. Die Gewinnung der Weizenstärke bietet wegen des das Stärkemehl durchsetzenden Klebers, der in Wasser nicht löslich ist, grössere Schwierigkeiten als die der Kartoffelstärke und wird vorwiegend nach zwei Verfahren bewirkt, nämlich 1. nach dem sog. Halle'schen oder Gährungsverfahren und 2. nach dem Verfahren ohne Gährung bezw. Säuerung. Nach dem ersten Verfahren, welches sich nur für kleberarmen Weizen eignet, wird der Weizen unter zeitweiser Erneuerung des Wassers eingequollen, bis sich die Körner zwischen den Fingern leicht zerdrücken lassen, darauf zerquetscht, in Bottichen mit Wasser zu einem dünnen Brei angerührt, darauf unter Zusatz von früher erhaltenem Sauerwasser der Gährung überlassen, die je nach der Lufttemperatur im Sommer 10—12 Tage, im Winter bis 20 Tage dauert, anfänglich eine alkoholische Gährung ist und später in eine sauere (Essig-, Milch- und Buttersäure-Gährung) übergeht, aber nie in Fäulniss übergehen darf. Die Säure löst den Kleber und wird darauf die freigelegte Stärke in ähnlicher Weise wie aus dem Kartoffelbrei gewonnen. Dieses Verfahren wird aber, weil dabei einerseits der Kleber verloren geht oder nur als Schweinefutter verwendet werden kann, andererseits die übelriechenden Abwässer lästig werden, jetzt nur mehr selten angewendet, sondern hat allgemein dem Verfahren ohne Gährung Platz gemacht. Hierbei wird entweder der ganze Weizen wie bei dem Gährungsverfahren eingeweicht, zerquetscht und dann die zerquetschte Masse gleich unter Zufluss von viel Wasser verarbeitet (elsässisches Verfahren), oder man verwendet nach dem Martius'schen Verfahren Weizenmehl, welches mit Wasser in einer Knetmaschine zu einem zähen Teig verarbeitet und eine halbe oder ganze Stunde als Teig der Ruhe überlassen wird, um den Kleber genügend zum Quellen zu bringen; die Teigstücke gehen dann in die Auswaschapparate, in welchen der Kleber von der Stärke getrennt wird. Der Vortheil des Verfahrens ohne Gährung beruht vorwiegend mit in der Gewinnung des ganzen säurefreien Klebers, der sich nach dem Vorgehen von J. Hundhausen in Hamm i. W. u. A. als trockenes Pulver (Aleuronat oder Roborat etc.) für die menschliche Ernährung wieder gewinnen lässt.

Fesca gewinnt auch Weizenstärke durch direkte Behandlung des Mehles ohne Teigbereitung, J. Keil hat vorgeschlagen, das Mehl mit alkalisch gemachtem Wasser zu durchrühren und die Stärke aus der zähflüssigen Masse durch Centrifugen auszuschleudern.

Die Weizenstärke erscheint im Handel in verschieden grossen Tafeln, in runden oder prismatischen Stengelchen (Zettelstärke), oder als Krystall- bezw. Strahlenstärke oder in Brocken oder als Mehl. Man unterscheidet: feinste, mittelfeine, ordinäre Weizenstärke, feinste Patentstärke, Tüllanglaisstärke u. a. Für die menschliche Ernährung findet sie dieselbe Anwendung wie die Kartoffelstärke. Die technisch verwendete Glanzstärke ist Weizenstärke mit 7 % Stearin oder Borax, Feuersicherheitsstärke ist Weizenstärke mit Zusatz von Ammoniumsulfat und anderen Salzen, Lazula ist gebläute Weizenstärke, um den Gebrauch des Waschblaus entbehrlich zu machen.

3. *Maisstärke*. Früher wurde die Maisstärke wohl durch Gährung des eingequollenen Kornes etc. wie beim Weizen gewonnen. Jetzt wird in zweierlei Weise verfahren; nach dem einen Verfahren wird das Maiskorn vor der Verarbeitung auf Stärke der Länge nach von der breiten Seite nach der spitzen, der keimführenden Seite gespalten und dadurch der Keim mechanisch abgetrennt, der weiter auf Maisöl verarbeitet wird, während die keimfreien Hälften des Maiskornes wie bei dem zweiten Verfahren weiter verarbeitet werden.

Nach diesem wird das Maiskorn von Anfang an vor Entfernung des Keimes durchschnittlich 60 Stunden mit etwa 60° warmem Wasser, welches $1/4$ bis $1/2 \%$ schweflige Säure (SO_2) enthält, eingeweicht und gequetscht, wobei Keim und Schale nicht mit zerkleinert werden. Der Brei, auch Maische genannt, gelangt in Separatoren, wo ihm fertige Stärkemilch zugesetzt wird, um die mechanische Abscheidung von Schalen und Keim zu erleichtern; erstere als die specifisch leichtesten Bestandtheile schwimmen oben, dann folgt der Keim; beide werden abgeschöpft, getrocknet und zur Fütterung verwendet, nachdem aus dem Keim vielfach noch Oel gewonnen und der Rückstand als Maisölkuchen vertrieben wird. Der Mehlkern bezw. dessen Theile werden durch französische Mühlsteine nass gemahlen, weiter zerkleinert und durch Sieben von Fasern etc. gereinigt. Die rohe Stärkemilch erhält dann, um die Proteïnstoffe, das sog. Gluten zu entfernen, nach dem Säureverfahren einen weiteren Zusatz entweder von ganz verdünnter wässerigen Lösung von schwefliger Säure, oder, wenn von Anfang an keine schweflige Säure verwendet ist, nach dem Alkaliverfahren einen Zusatz von sehr verdünnter Natronlauge (etwa $1/10 \%$ Natron enthaltend). Die Stärkemilch wird dann in Rinnen (Fluthen) sofort mit Wasser gewaschen, wodurch das gelöste Gluten fortgeführt wird, während sich die reine Stärke in den Rinnen absetzt und in üblicher Weise weiter behandelt wird.

Das abfliessende Gluten wird nach dem Säureverfahren durch Filterpressen, nach dem Alkaliverfahren durch Fällen mit Säuren aus dem abfliessenden Wasser entfernt, getrocknet und mit oder ohne Zusatz von Schalen zur Fütterung verwendet.

Man unterscheidet hiernach zur Zeit als Abfälle bei der Maisstärkefabrikation die Maiskleie (Chop Feed) mehr oder weniger reine Schalen, das Glutenmeal vorwiegend das Gluten neben wenig Schalen enthaltend, und das Glutenfeed mit einem grösseren Gehalt an Schalen, ferner die Maisölkuchen oder Maiskeimkuchen als Rückstände von der Verarbeitung der Keime auf Oel.

Die Maisstärke (Maizena der Amerikaner oder Mondamin aus den vom Keim befreiten Maiskörnern, daher die Bezeichnung entfettete Stärke hierfür) wird in der verschiedensten Weise direkt und indirekt für die menschliche Ernährung verwendet; indirekt nämlich insofern, als aus derselben eine Reihe Erzeugnisse, wie Glukose (durch Behandeln mit verdünnter Salzsäure bei 60—80°), Maltose (durch Behandeln mit Malz), Syrup (durch Behandeln mit schwefliger Säure[1]) und Abstumpfen derselben mit Soda), Dextrine etc., die zur Bereitung von Nahrungs- und Genussmitteln aller Art Verwendung finden, hergestellt werden. Auch dient die Maisstärke als Ersatzstoff für Arrowroot. Der für technische Zwecke aus ihr dargestellte Kleister besitzt aber nicht den Glanz der sonstigen Stärkearten.

4. Reisstärke. Im Reiskorn ist das Stärkemehl mit dem Proteïn innig verkittet, so dass es zur Freilegung der Stärke besonderer chemischer Mittel bedarf; als solches wird allgemein eine $0,3-0,5 \%$-ige Natronlauge (bezw. eine entsprechende starke Sodalösung) angewendet, in welcher das entschälte und polirte Reiskorn (meistens Bruchreis von der Tafelreis-Fabrikation S. 837) in hölzernen Bottichen etwa 18 Stunden unter 3-maligem Umrühren eingequollen wird; dann wird die Flüssigkeit abgezogen und durch neue Lauge ersetzt, mit welcher der Reis noch etwa 12 Stunden in Berührung bleibt.

Nach einem anderen (Stoltenhoff's) Verfahren behandelt man die Reiskörner auch im Vakuum — damit die Lauge völlig ins Innere eindringt — mit fliessender Natronlauge, wodurch eine schnellere Auslaugung des Proteïns, nämlich in 6—8 Stunden erreicht wird. Die in beiden Fällen abgezogene Natronlauge wird, um das für Ernährungszwecke verwendungsfähige Proteïn wieder zu gewinnen, mit Säure gefällt. Dasselbe kommt unter dem Namen „Energin" in den Handel (vergl. S. 535).

---

[1] Daher rührt der häufige Gehalt der amerikanischen Syrupe an schwefliger Säure.

Das eingeweichte Reiskorn wird dagegen unter Zusatz dünner Natronlauge gemahlen und aus dem Mahlgut durch Benutzung von Sieben, Centrifugen, Absatzbecken und Filterpressen etc. die Stärke gewonnen.

Durch die Natronlauge wird nicht alles Proteïn gelöst, sondern der letzte Theil muss durch Centrifugiren oder Pressen entfernt werden. Die hierdurch erhaltene proteïnreiche unreine Stärke wird als Pressfutter (oder auch Reisschlempe genannt) besonders für die Fütterung der Schweine verwendet. Die Abwässer sind auch hier sehr lästig und werden am erfolgreichsten durch Berieselung gereinigt.

Die Reisstärke ist wegen des grossen Steifungsvermögens ihres Kleisters besonders zur Appretur der Gewebe geeignet; Silberglanzstärke ist Reisstärke mit 10—15 % Borax, Crêmestärke eine mit Anilinfarbe oder Goldocker gefärbte Reisstärke. Doppelstärke enthält neben Reisstärke auch Kartoffelstärke, dann 6—7 % Borax und 2—2,5 % Stearin.

Von sonstigen einheimischen Rohstoffen werden zur Stärkefabrikation noch Rosskastanien, deren Stärke indess Gerbstoff anhaftet und hiervon behufs Verwendung für die Küche durch Behandeln mit Soda befreit werden muss, vereinzelt ferner Roggen und Gerste verwendet, deren Verarbeitung nach den allgemein üblichen Verfahren geschieht.

Mehr Bedeutung für den deutschen Lebensmittelmarkt haben verschiedene Stärkesorten aus überseeischen Rohstoffen, nämlich:

5. Arrowroot. Die Arrowrootstärke wird aus verschiedenen knolligen Wurzelstöcken tropischer und subtropischer Pflanzen gewonnen. Sie bildet ein sehr feines Mehl, giebt einen geruchlosen Kleister und ist leicht löslich. Wegen dieser Eigenschaften wird sie mit Vorliebe sowohl für medicinische Zwecke, als auch zu Speisen und Backwerken und als Kindernahrungsmittel verwendet.

Man unterscheidet:

a) **Westindisches Arrowroot**, welches am weitesten verbreitet ist. Dasselbe wird aus den Wurzelstöcken der dort heimischen, zu den Cannaceen gehörigen Marantaarten (Maranta arundinacea L., Maranta indica Tuss. und Maranta nobilis) gewonnen und gewöhnlich unter dem Namen Marantastärke in den Handel gebracht. Auch wird in Westindien zur Stärkegewinnung Sechium edule — eine kürbisartige Frucht —, die sehr viel Stärke in ihren Früchten führt, kultivirt.

Die Wurzeln der Maranta haben nach Macdonald[1]) folgende Zusammensetzung:

Wasser	Stickstoff-Substanz	Fett	Stärke	Zucker, Gummi etc.	Rohfaser	Asche
62,96 %	1,56 %	0,26 %	27,07 %	4,10 %	2,82 %	1,23 %

Die Bereitung der Stärke hieraus ist einfach und dient das Verfahren auch im Allgemeinen für die folgenden Arrowroot-Sorten. Die 10—12 Monate alten Maranta-Knollen werden nach sorgfältigem Waschen in einem tiefen Mörser zu einem Brei zerstampft, der Brei in einen grossen Behälter mit reinem Wasser geworfen und darin aufgerührt; die Stärkemilch wird abgegossen, der Bodensatz nach dem Auspressen als werthlos beseitigt. Die erhaltene milchige Flüssigkeit wird behufs Reinigung durch Seiden- oder Haarsiebe gegossen, durch Ruhe geklärt und der Bodensatz durch zwei- oder mehrmaliges Aufrühren mit Wasser weiter gereinigt, bis ganz weisses Satzmehl sich abgesetzt hat.

---

[1]) Journ. Soc. chem. Ind. 1887, 6, 334.

b) **Ostindisches Arrowroot** aus den Wurzelstöcken dreier ostindischer Zingiberaceen (Curcuma rubescens Roxb., Curcuma angustifolia Roxb. und Curcuma leukorrhiza Roxb.). Auch verwendet man dort zur Arrowroot-Gewinnung die rübenartigen Knollen von Dolichos bulbosus L., einer zu den Papilionaceen gehörenden Pflanze.

c) **Brasilianisches Arrowroot** oder **Cassavastärke** (oder **Manihot**) aus den Wurzeln des zu den Euphorbiaceen gehörenden Strauches Manihot utilissima. Neben dieser wird auch dort Marantastärke aus Maranta arundinacea gewonnen. Ein sehr feines Arrowroot liefern die unterirdischen Theile von Sisyrinchium galaxioïdes, einer südamerikanischen Iridee, ferner unter dem Namen „Chataigne de la Guiana" aus den Früchten von Pachira oder Carolinea aquatica. Die Cassavawurzel, deren Brei in Jamaika zur Heilung von Abscessen benutzt wird, hat nach E. Leuscher[1]) im Mittel von 6 Analysen folgende Zusammensetzung:

Wasser	Stickstoff-Substanz	Fett	Stärke	Zucker	Rohfaser	Asche
70,25 %	1,12 %	0,41 %	21,44 %	5,13 %	1,11 %	0,59 %

d) **Arrowroot der englischen Kolonie British-Guyana**, auch unter dem Namen **Bananen-** oder **Pisangstärke** aus der Bananenfrucht (Musa paradisiaca).

e) **Nordamerikanisches Arrowroot**, aus den bereits erwähnten Marantapflanzen gewonnen.

f) **Arrowroot der Südseeinseln**. Auf letzteren verwendet man zur Stärkegewinnung Arum macrorhizon L. und Arum esculentum L., ferner aber die Yam-Wurzel (Dioscorea alata), deren Stärke unter dem Namen **Ignamen-** oder **Dioscoreenstärke** in den Handel kommt.

g) **Afrikanisches Arrowroot**, vorwiegend aus Canna indica, und endlich

h) **Australisches Arrowroot** aus Canna edulis.

Die Gewinnung der Stärke aus den genannten Pflanzen ist der aus Kartoffeln in Europa ganz ähnlich. Man zerreisst die Pflanzen und Pflanzentheile durch eine rasch rotirende Sägeblätterreibe zu einem Brei, wäscht die Stärke durch Wasser aus, trennt die Stärkemilch von den Pflanzentheilen durch feine Siebe, reinigt sie durch wiederholtes Waschen mit Wasser und Absetzenlassen in Gruben oder Gefässen, bringt sie alsdann auf ein Filter und trocknet sie an der Luft. Diese Behandlungen müssen so schnell wie möglich ausgeführt werden, weil sonst die Farbe und Beschaffenheit des Erzeugnisses leiden.

Die Tapiokastärke wird aus Marantastärke in ähnlicher Weise, wie Sago aus Palmenstärke, aus feuchter Manihot-Stärke durch Trocknen auf heissen Platten bereitet, wodurch eine gekörnte und theilweise verkleisterte und in Wasser lösliche Stärke erhalten wird. In Europa (Frankreich) macht man auch aus Stärke einheimischer Pflanzen und Pflanzentheile Tapioka.

Die Tapioka erfährt behufs Bereitung von Suppen und Mehlspeisen allerlei Zusätze; so besteht „Tapioca Crecy" aus Tapioka und gepulverten gelben Möhren, „Tapioca Julienne" (vergl. S. 845) aus Tapioka und Suppenkräutern, während der „Tapioca au Cacao" entfettetes Kakaopulver beigemischt ist.

---

[1]) Zeitschr. f. öffentl. Chemie 1902, 8, 10.

6. Palmenstärke, Sago. Die Palmenstärke wird in Ost- und Westindien, Brasilien und Australien etc. aus dem Stammmarke mehrerer Palmen (Sagus Königii, S. laevis Rumphii, S. farinifera L., der Palmyrapalme Borassus flabelliformis L., der Zuckerpalme Arenga saccharifera etc.), wenn sie eine gewisse Höhe erreicht haben, gewonnen. Die Bäume, von denen 7—8 Stück so viel Stärke liefern sollen, wie 1 ha Weizenfeld, werden in Stücke geschnitten, gespalten und aus dem Mark nach dem Zerstossen die Stärke ähnlich wie bei der Kartoffelstärke-Fabrikation ausgeschlemmt und gereinigt. Die getrocknete Stärke wird wieder mit etwas Wasser angerührt und hieraus (wie aus Cassava- und Marantastärke Tapioka) der Sago gewonnen, indem man den Teig durch ein Metallsieb reibt, welches unmittelbar über erhitzten, mit einem pflanzlichen Fett bestrichenen kupfernen, und eisernen Pfannen angebracht ist. Beim Erhitzen schwillt ein Theil der Stärke an, wird in Kleister verwandelt, wodurch die übrigen Stärkekörnchen zusammenkleben, während das Wasser entweicht. Der Sago besteht daher aus theils unveränderten, theils verkleisterten Stärkekörnchen. Die braune Farbe des Sagos rührt von gebranntem Zucker oder Bolerde, die rothe Farbe von einem Farbstoff der Palme her. Guter Sago muss staubfrei und hart sein, nicht dumpfig (Seegeruch) riechen und in Wasser quellen, ohne zu zerfliessen. Der inländische oder Kartoffelsago als Ersatz des echten Sagos wird in ähnlicher Weise wie dieser aus Kartoffelstärke hergestellt.

Verschiedene Analysen von Stärkemehlsorten des Handels ergaben:

Art der Stärke	In der natürlichen Substanz						In der Trockensubstanz		
	Wasser %	Stickstoff-Substanz %	Fett %	Stärke %	Rohfaser %	Asche %	Stickstoff-Substanz %	Stärke %	Stickstoff %
1. Weizenstärke	13,94	1,13	0,19	84,11	0,17	0,46	1,31	97,71	0,21
2. Maisstärke (Maizena od. Mondamin)	13,31	1,20	0,01	85,11	Spur	0,37	1,38	98,19	0,22
3. Reisstärke	13,71	0,81	Spur	85,18	Spur	0,30	0,94	98,71	0,15
4. Kartoffelstärke oder Kartoffelmehl	17,76	0,88	0,05	80,68	0,06	0,57	1,02	98,13	0,16
5. Arrowrootstärke (Tapioka)	14,47	0,74	0,16	84,36	0,06	0,21	0,87	98,63	0,15
6. Sagostärke oder Sagomehl	15,85	2,16	—	81,51	—	0,48	2,57	97,18	0,41

Weizen- und Kartoffelstärke pflegen häufig sauer zu reagiren und zwar meistens in Folge eines Gehaltes an Milchsäure (aus Zersetzungsvorgängen bezw. aus von vorneherein sauren Pflanzensäften wie bei der Kartoffel herrührend).

Fr. Soxhlet fand z. B. in 5 Sorten Kartoffelstärke im Mittel 0,331 % (0,108 bis 0,765 %), in 3 Sorten Weizenstärke 0,141 % und in 2 Kartoffelmehlen 0,099 % freie Säure auf Milchsäurehydrat berechnet. Reisstärke reagirt wegen der bei der Fabrikation verwendeten Natronlauge oder Soda mehr oder weniger stark alkalisch, Maisstärke je nach Verwendung von schwefliger Säure oder Natronlauge behufs Reinigung derselben bald sauer bald alkalisch. Säure wie Alkali lassen sich aus der Stärke durch Waschen nur äusserst schwer entfernen.

Einen Beitrag über die saure und alkalische Beschaffenheit etc. von verschiedenen Weizen- und Maisstärkesorten liefert O. Saare[1]); er fand im Mittel:

---

[1]) Zeitschr. f. Spiritusindustrie 1901, **24**, 502 u. 512.

Stärkesorte		Anzahl der untersuchten Proben	In der natürlichen Substanz						In der Trockensubstanz		
			Wasser %	Protein %	Fett %	Stärke (u. Cellulose) %	Asche %	Säure = ccm $^1/_{10}$ Normal-Natronlauge	Protein %	Stärke (u. Cellulose) %	Säure = ccm $^1/_{10}$ Normal-Natronlauge
1. Weizenstärke	beste	4	13,86	0,21	0,08	85,72	0,13	1,0	0,24	99,52	1,2
	geringere	10	12,98	0,44	0,09	86,47	0,22	1,4	0,51	99,35	1,6
2. Maisstärke	bessere	7	12,91	0,44	0,06	86,45	0,14	7,0	0,50	99,24	8,0
	geringere	4	13,61	1,04	0,12	85,09	0,18	21,7	1,20	98,45	25,1
	deutsche	4	15,08	0,54	0,04	84,20	0,14	3,0	0,64	99,10	3,5
	ausländische	4	13,48	0,32	0,03	85,73	0,44	Alkali = ccm $^1/_{10}$ N.-Säure 42,4	0,37	99,10	Alkali = ccm $^1/_{10}$ N.-Säure 49,0

Die beste Weizenstärke war aus Kaisorauszugmehl hergestellt und zeichnete sich durch die überwiegende Menge grosser Stärkekörner aus; die geringeren Sorten waren theils nach dem saueren, theils nach dem süssen Verfahren hergestellt, ohne dass sich ein durchgreifender Unterschied im Säuregehalt nach den beiden Verfahren herausstellte.

Der hohe Säuregehalt der 3 ersten Maisstärkesorten besonders der geringeren Sorte gegenüber der Weizenstärke erklärt sich aus der bei ihrer Darstellung verwendeten schwefligen Säure bezw. Schwefelsäure; der Alkaligehalt aus der bei der Reinigung verwendeten Natronlauge (S. 850). Auch sind die deutschen Maispuder (Maismon, Panin, Sirona), die vorwiegend als Nahrungsmittel dienen, sorgfältiger gereinigt und von grösserer Reinheit, als die ausländischen Sorten (Maizena, Mondamin).

Durch das Bleichen der Stärke mit Chlor, Ozon oder Wasserstoffsuperoxyd können ebenfalls mitunter fremdartige Bestandtheile in die Stärke gelangen.

Zur Kennzeichnung der einzelnen Stärkesorten mag die **Verkleisterungstemperatur**, wie sie von Th. Lippmann durch allmähliches Erwärmen derselben in Wasser nach der mikroskopischen Prüfung festgestellt wurde, dienen:

Art der Stärke	Deutliches Aufquellen C°	Beginn der Verkleisterung C°	Vollkommene Verkleisterung C°	Art der Stärke	Deutliches Aufquellen C°	Beginn der Verkleisterung C°	Vollkommene Verkleisterung C°
Roggenstärke	45	50	55	Hermodattelstärke	—	61,2	65
Rosskastanienstärke	52,5	56,2	58,7	Weizenstärke	50	65	67,5
Reisstärke	53,7	58,7	61,2	Tapioka	—	62,5	68,7
Gerstenstärke	37,5	57,5	62,5	Arrowroot (Maranta arundinacea)	66,2	66,2	70
Kartoffelstärke	46,2	58,7	62,5				
Maisstärke	50	55,0	62,5	Sago (Sagus Rumphii)	—	66,2	70
Kastanienstärke	52,5	58,7	62,5	Buchweizenstärke	55	68,7	71,2
Arrowroot (Arum maculatum)	50	58,7	62,5	Eichelstärke	57,5	77,5	87,5

Die verschiedene Verkleisterungs-Temperatur kann z. B. zur Unterscheidung von Roggen- und Weizenstärke (vergl. Bd. III) dienen.

C. J. Lintner[1]) hat gezeigt, dass die vollständige Verkleisterung der Getreidestärkearten erst bei 75—80° liegt, also bei Temperaturen, bei welchen die

---

[1]) Wochenschr. f. Brauerei, 8, 22 u. Chem. Centralbl. 1890, 1, 500.

Diastase nur noch eine geringe Wirkung ausüben kann. Hieraus folgt, dass die Stärkearten schon unterhalb der völligen Verkleisterungstemperatur von der Diastase angegriffen und umgewandelt werden. C. J. Lintner giebt an, dass von 100 Thln. Stärke-Trockensubstanz bei verschiedenen Temperaturen von 50—65° durch Diastase umgewandelt werden:

	bei 50.°	55°	60°	65°
Kartoffelstärke	0,13 %	5,03 %	52,68 %	90,34 %
Reisstärke	6,58 "	9,68 "	19,68 "	31,14 "
Gerstenstärke	12,13 "	53,30 "	92,81 "	96,24 "
Grünmalzstärke	29,70 "	58,56 "	92,13 "	96,26 "
Darrmalzstärke	13,70 "	56,02 "	91,70 "	93,62 "
Weizenstärke	—	62,23 "	91,08 "	94,58 "

Kartoffel- und Reisstärke werden daher erst nahe der Verkleisterungstemperatur umgewandelt; von den übrigen Stärkesorten wird schon bei 55° 11-mal soviel umgewandelt, als von der Kartoffelstärke. Ueber die Art der Umsetzung vergl. S. 155 u. 156. Die Verwendungsweisen der Stärke sind bei den einzelnen Arten angegeben.

Abfälle. Die bei der Stärkefabrikation gewonnenen Abfälle werden als Viehfutter (bezw. zum Düngen) benutzt. Sie sind je nach dem verwendeten Rohstoffe verschieden. Bei der Fabrikation der Kartoffelstärke verbleibt die sog. **Kartoffelfaser** oder die etwas mehr Wasser enthaltende **Kartoffelpülpe** und **Kartoffelalbuminschlamm**; bei der Fabrikation der Weizen-, Mais- und Reisstärke zunächst die Schalen oder Kleien als **Treber**, ferner unreiner, d. h. ein mehr oder weniger stickstoffreicher **Stärkeschlamm**, der unter dem Namen „Schlempe" bald frisch verwendet, bald zum längeren Aufbewahren getrocknet wird; endlich Weizen- und Reiskleber.

Einige Analysen solcher Abfälle ergaben:

Art der Abfälle[1]	Anzahl der Analysen	In der natürlichen Substanz							In der Trockensubstanz		
		Wasser %	Stickstoff-Substanz %	Fett %	Stickstoff-freie Extraktstoffe %	Rohfaser %	Asche %	Stickstoff-Substanz %	Stickstoff-freie Extraktstoffe %	Stickstoff %
1. Kartoffelalbuminschlamm	8	94,60	2,16	0,04	2,80	0,06	0,34	40,00	51,80	6,40
2. Kartoffelfaser (Pülpe), frisch	38	86,00	0,90	0,10	11,20	1,40	0,40	6,30	80,00	1,01
Desgl. trocken	38	15,00	5,40	0,60	68,00	8,50	2,50			
3. Weizentreber (Hülsen)	7	74,50	3,95	1,78	15,20	3,84	0,73	15,50	59,60	2,48
4. Weizenschlempe, frisch	10	84,60	2,00	0,94	10,54	1,55	0,37	13,00	68,50	2,40
5. Desgl., trocken	7	12,90	8,65	1,74	74,63	0,84	1,28	9,90	85,67	1,58
6. Maistreber, trocken	8	12,80	14,00	5,70	61,30	4,30	1,90	16,10	70,30	2,57
7. Gluten-Feed	22	8,68	26,31	2,95	51,18	8,23	2,65	28,81	56,04	4,61
8. Gluten-Meal	18	8,68	38,26	2,87	46,78	2,40	1,01	41,89	51,21	6,74
9. Maiskeimkuchen	232	9,43	26,60	9,25	52,12	6,68	1,92	22,74	57,54	3,64
10. Reispressfutter	26	73,13	10,07	1,15	13,30	1,44	0,91	37,47	49,49	6,00

Die Abfälle enthalten daher noch eine Menge werthvoller Nährstoffe und werden mit Vortheil zur Fütterung (Reispressfutter am besten an Schweine) verwendet. Hierbei ist jedoch zu beachten, dass die Rückstände durchweg sehr arm an Salzen (besonders an Kali und Phosphorsäure) sind

---

[1] Diese Art Abfälle sind selbstverständlich je nach dem verwendeten Rohstoff und der Arbeitsweise sehr schwankend in ihrer Zusammensetzung.

und leicht wie jedes salzarme Futter Knochenkrankheiten und sogar das Absterben der Thiere zur Folge haben können.

Diesem Uebelstande wird durch Beimengung von Holzasche und Knochenasche (3—4 kg Holzasche und 1—2 kg Knochenasche auf 100 kg trockne Schlempe etc.) vorgebeugt. Der Kleber wird bald für technische Zwecke, bald als Viehfutter, bald aber auch für menschliche Ernährungszwecke benutzt.

Das zum Auswaschen oder Ausschlämmen der Stärke benutzte Wasser enthält nach Verf.'s Untersuchungen Pflanzen-Nährstoffe in nicht zu unterschätzender Menge; die Reinigung desselben macht, um Verunreinigungen der Flüsse zu vermeiden, vielfach Schwierigkeiten, da sich durch Klären und chemische Fällungsmittel nur ein geringer Theil der fäulnissfähigen organischen Stoffe entfernen lässt. Am zweckmässigsten wird das Abwasser durch Benutzung zur Berieselung gereinigt.

Brot und Backwaaren.

Unter Brot und Backwaaren verstehen wir die aus den verschiedenen Mehlen in der Bäckerei unter Anwendung von Lockerungsmitteln hergestellten Erzeugnisse.

Wir begnügen uns nämlich nicht allein mit der mechanischen Zerkleinerung der Getreidekörner, sondern suchen die in Zellen eingeschlossenen Nährstoffe (vorwiegend Stärke), welche in diesem Zustande den Verdauungssäften noch immer schwer zugänglich sind, weiter durch Kochen und Backen für die Verdauung vorzubreiten. Durch Kochen der Mehle mit Wasser oder Milch zerreissen oder platzen die Zellwandungen, in Folge dessen die Verdauungssäfte ungehindert auf die freigelegten Nährstoffe (Stärke, Kleber) einwirken können. Auch beim Brotbacken findet ein ähnliches Zerreissen der Stärkehüllen statt und insofern gleicht das Brotbacken dem Kochen der Mehle. Die ursprüngliche Brotbereitung bestand sogar nur darin, dass entweder das ganze, in Wasser eingeweichte Getreidekorn oder das vorher gemahlene Korn, das Mehl, mit Wasser zu einem Teig angerührt, zu Kuchen gepresst und einfach an der Sonne getrocknet oder später durch künstliche Wärme gebacken wurde. So hergestelltes „ungesäuertes" Brot (sog. Mazzen) wird noch heute in Afrika, in Schottland und von den Juden genossen; bis um die Mitte des 16. Jahrhunderts kannte man in Schweden und Norwegen nur die ungesäuerten Brotkuchen. Eine Vervollkommnung in der Aufschliessung des Brotteiges wurde dann durch den erst viel später eingeführten Sauerteig erzielt. Die Anwendung desselben rührt angeblich von den Aegyptern her; sie ist durch die Römer zu uns gekommen und hat sich trotz aller maschineller Fortschritte in der Brotbereitung wesentlich in der altrömischen Art bei uns bis auf den heutigen Tag erhalten. An Stelle des Sauerteiges, der von einem Gebäck zum anderen aufbewahrt und frischem Brotteig zugesetzt zu werden pflegt, trat dann die bei der Bereitung des obergährigen Bieres bezw. bei der Branntweinbereitung gewonnene Hefe.

Sauerteig wie Hefe äussern sich aber noch in anderer Weise, als in der blossen Aufdeckung des Zellinhaltes, und üben eine vortheilhafte Wirkung auf die Brotmasse aus, nämlich durch die Lockerung derselben. Durch die im Sauerteig wie in der Hefe vorhandenen Kleinwesen wird nämlich eine theilweise Verzuckerung der Stärke und eine theilweise Vergährung des Zuckers zu Kohlensäure und Alkohol bewirkt, die schon im Teig, vorwiegend aber beim Backen zu entweichen suchen, hieran aber wegen der zähen Beschaffenheit des Teiges gehindert werden und letzteren in Folge seiner Elasticität ausdehnen, lockern, indem sie ihm eine schwammartige Beschaffenheit verleihen. Das so gelockerte Gebäck ist leichter zerkaubar, bietet den Verdauungssäften eine grössere Oberfläche zum Angriff dar und wird höher ausgenutzt als feste bezw. kleisterartige Nahrungsmittel (vergl. S. 242).

Ausser den Gährungs-Enzymen, die eine theilweise Verzuckerung der Stärke bezw. eine Umsetzung derselben in Alkohol, Kohlensäure und organische Säuren (Buttersäure, Milchsäure) bewirken, soll nach Scheurer-Kestner[1]) bei der Gährung des Brotteiges auch ein Enzym thätig sein, welches ähnlich wie das Verdauungsenzym aus dem Saft von Carica papaya und die Fermente der sog. fleischfressenden Pflanzen eine vollständige Verdauung des Fibrins und der dasselbe begleitenden Substanzen zu Stande bringt. A. Brunn benutzt dieses angebliche Ferment sogar zur Darstellung eines sog. Malto-Peptons (vergl. S. 549).

Die Brotbereitung zerfällt in wesentlich zwei Abschnitte, nämlich: 1. **Lockerung des Mehlteiges**, 2. **Backen desselben behufs Aufschliessung der Stärkekörner**.

1. Die Lockerung des Brotes.

Als Lockerungsmittel des Brotteiges verwendet man:

a) **Die Hefe.** Die hier in Betracht kommende Sprosshefe (Saccharomyces cerevisiae) spaltet nach der S. 51 mitgetheilten Gleichung auch im Brotteig den gebildeten Zucker (Glukose) in Kohlensäure und Alkohol.

Der neben der Kohlensäure entstehende Alkohol unterstützt die erstere in ihrer Wirkung der Teig- bezw. Brotauflockerung, indem er sich beim Backen grösstentheils verflüchtigt.

Der zu zersetzende Zucker (Maltose bezw. Glukose) ist theils fertig gebildet im Mehl vorhanden, theils wird er unter dem Einfluss eines in den Getreidefrüchten vorhandenen diastatischen Enzyms (Cerealin)[2]), bezw. unter dem Einfluss der neben der Alkoholgährung verlaufenden Säure- (Butter- und Milchsäure-) Gährung gebildet. Letztere wird durch verschiedene Bakterien, wie Milchsäure-, Buttersäure-Bacillus (vergl. S. 127), hervorgerufen, welche entweder die angewendete Hefe begleiten oder aus der Luft in den Mehlteig gerathen. Sie sind für die eigentliche Brotgährung belanglos[3]), bewirken aber ausser der Verzuckerung der Stärke in Folge der theilweisen Verflüchtigung beim Backen des Teiges eine weitere Lockerung des Brotes.

Als Hefe verwendete man früher fast ausschliesslich obergährige Bierhefe; weil aber obergähriges Bier nur wenig gebraut wird, die obergährige Bierhefe auch

---

[1]) Compt. rend. 90, 369.
[2]) Vergl. Carl Dünnenberger in Zeitschr. f. Nahrungsmittel-Untersuchungen, Hygiene u. Waarenkunde 1888, 2, 84.
[3]) Im Gegensatz zu dieser seit jeher herrschenden Ansicht behauptet G. Chicaudard (Comptes rendus 1883, 96, 1585), dass nicht Saccharomyces, sondern eine Bakterie die Brotgährung veranlasse. Aber Mousette widerlegt diese Ansicht (Comptes rendus 1883, 96, 1865) mit der einfachen Beobachtung, dass die an den Metallwänden eines Bolland'schen Backofens kondensirte Flüssigkeit 1,60 Vol. % Alkohol und 0,06 % Essigsäure enthielt, wonach also bei der Brotgährung eine wirkliche Alkoholgährung angenommen werden muss (vergl. weiter unten). Nach Laurent (Chem. Centralbl. 1887, 118) soll nur ein Spaltpilz (Bacillus panificans) — in Form längerer oder kürzerer Stäbchen — thätig sein, indem er die Proteïnstoffe löst und die Bildung von Kohlensäure, sowie von Essig-, Butter- und Milchsäure bewirkt. Auch diese Ansicht erscheint sehr unwahrscheinlich und höchstens für den Sauerteig zutreffend.

leicht einen bitteren Geschmack (nach Hopfen) besitzt, von dem sie sich durch Waschen schwer reinigen lässt, da ferner die bei der langsamen Gährung gewonnene Hefe des untergährigen (oder Lager-) Bieres nur langsam wirkt, so wird jetzt die für Backzwecke erforderliche Hefe als Kunst- oder Presshefe besonders hergestellt.

Die angesäuerte, mit Mutterhefe versetzte Hefemaische bildet, in Folge stürmischer Gährung, reichlich Hefeschaum, der abgeschöpft, durch feine Seidengaze abgeseiht, gewaschen, gewässert und in Filterpressen oder Centrifugen entwässert wird.

Die Lufthefe wird aus der abfiltrirten verzuckerten Hefemaische von 8—10% Extraktgehalt unter Anstellung der Mutterhefe in grossen Gährbottichen gewonnen, indem man durch ein bis auf den Boden reichendes Rohr einen kräftigen möglichst sterilisirten Luftstrom einbläset. Die in etwa 20 Stunden — Zeit der Reife-Entwickelung — gewonnene Hefe wird in Filterpressen gewaschen und abgepresst. Nach dem Lüftungsverfahren werden in Folge kräftigeren Wachthums der Hefe aus 100 kg Rohstoff 20—30 kg Hefe d. h. etwa doppelt so viel als ohne Lüftung (10—15 kg) gewonnen; indess pflegt die Lufthefe, weil sie 25—30% Naturhefe einschliesst, eine geringere Gährkraft, als die ohne Lüftung gewonnene Hefe zu besitzen.

Gute Presshefe sieht lichtgelb aus, fühlt sich krümelig, nicht speckig an und riecht angenehm, nicht leimartig. Sie muss behufs Erhaltung ihrer Wirksamkeit vor Licht- und Luftzutritt geschützt und bei niederen Temperaturen aufbewahrt werden.

Reine Presshefe enthält 50—75% Wasser, (6—8% Asche in der Trockensubstanz) und 2,0—3,5% Stickstoff; sie schliesst naturgemäss noch Reste der Rohstoffe, aber nicht über 2% Stärke derselben ein.

Vielfach wird die Presshefe, um ihr die nöthige Steifigkeit ohne Abpressung des Wassers zu geben, mit Stärkemehl (gewöhnlich Kartoffelmehl) vermischt. Dieser Zusatz ist aber für die Erhöhung der Haltbarkeit nicht mehr nothwendig, weil die jetzigen Maschinen eine genügende Entwässerung bezw. die Erzielung einer genügend haltbaren wasserärmeren Masse auch ohne Stärkemehlzusatz gestatten. Statt Stärke oder Mehl hat man auch wohl Gips und Kreide als Zusatzmittel verwendet, die selbstverständlich noch verwerflicher sind. Ferner wird der Presshefe wohl entbitterte (Bier-)Unterhefe zugesetzt, die durch die fehlenden Sprosskolonien und durch die Reste organischer Hopfentheile (Hopfendrüsen) etc. erkannt werden kann. Ueber diesen Nachweis und die Untersuchung von Presshefe vergl. Bd. III.

b) Sauerteig. Die Hefe bewirkt nicht bloss eine Zersetzung des Zuckers in Alkohol und Kohlensäure, sondern vermehrt sich auch und wächst auf Kosten der stickstoffhaltigen und stickstofffreien Mehlbestandtheile. Man kann daher mit gegohrenem Mehlteig stets neue Mengen Mehlteig in derselben Weise in Gährung versetzen[1]). Von dieser Eigenschaft macht man bei der Brotbereitung Gebrauch, indem man gegohrenen Mehlteig von einem Gebäck bis zum anderen aufbewahrt und den aufbewahrten Mehlteig, Sauerteig, mit warmem Wasser und frischem Mehl anrührt.

W. L. Peters[2]) fand im Sauerteig 4 Sprosspilzformen (Hefen), von denen eine kleine, wahrscheinlich mit Saccharomyces minor Engel gleiche Form, am reichlichsten

---

[1]) Auch Mehlteig an einem warmen Ort (15—18° C.) aufbewahrt, geräth allmählich von selbst in Gährung, indem er die Hefepilze aus der Luft aufnimmt.

[2]) Botan. Ztg. 1889, 405 u. Centralbl. f. Agrik.-Chem. 1889, 18, 713.

vertreten ist; eine zweite Hefenart ist dieser in Grösse ziemlich gleich, jedoch sind die Zellen nicht rund, sondern eiförmig; in altem Sauerteig kommt vorwiegend Mycoderma vini vor, welche Hefe schon mehr als Verunreinigung aufgefasst werden muss; die vierte Art, wahrscheinlich Saccharomyces cerevisiae, ist als die wichtigste Form anzusehen.

Ferner konnte W. L. Peters 5 Arten von Bakterien nachweisen, von denen Bakterium B Milchsäure, Bakterium C Essigsäure zu erzeugen, Bakterium D Stärke zu lösen, Bakterium E[1]) Proteïn zu peptonisiren im Stande war.

A. Wolffin[2]) findet, dass im Sauerteig vorwiegend nur eine Hefenart (Saccharomyces minor) und nur ein dem Bacterium coli commune ähnlicher Bacillus (Bacillus levans) thätig ist. Letzterer erzeugt Kohlensäure und Wasserstoff, aber nur aus Zucker; da letzterer bei der Gährung verbraucht wird, so pflegt bei der Sauerteig-Gährung Wasserstoff nicht aufzutreten. Das schliesst aber nicht aus, dass Bacillus levans auch an der Kohlensäure-Bildung betheiligt ist, weil er auch ohne Anwesenheit von Zucker Essigsäure und Milchsäure zu bilden im Stande ist.

Nach neueren Untersuchungen von Holliger[3]) scheint im Sauerteig Bacterium levans keine Rolle zu spielen. Holliger fand bei der spontanen Gährung von aus Mehl und Wasser bereitetem Teig stets zwei gasbildende Bakterienarten, von denen eine mit Bacterium levans gleich war. Dagegen hatten diese beiden Arten bei der Teiggährung, die durch Sauerteig oder Presshefe eingeleitet wurde, keine Bedeutung. Das Aufgehen ist in beiden Fällen auf die Kohlensäurebildung durch Hefe zurückzuführen. Die Säurebakterien des Sauerteiges sind Milchsäurebakterien und gehören zu der Gruppe der echten, nicht gasbildenden Milchsäurebakterien vom Typus des Bacterium lactis acidi Leichmann; sie stehen dem Bacillus acidificans longissimus Lafar nahe. Denselben kommt im Sauerteig und bei der Gährung nur eine konservirende Rolle zu, indem sie schädliche Nebengährungen unterdrücken. Auch im Presshefeteig treten dieselben stets auf.

Der Hefe scheint beim Aufbewahren des Sauerteiges auch eine hemmende Wirkung auf Schimmelbildung zuzukommen.

Die im Sauerteig verlaufenden sauren Gährungen übertragen sich auf den mit ihm vermengten frischen Mehlteig; auch dieser und das hieraus gebackene Brot nimmt einen säuerlichen Geschmack an, indem in demselben grössere Mengen der genannten Säuren entstehen, als bei dem Hefenteig bezw. Hefenbrot.

Wird jedoch der gegohrene Teig nur kurze Zeit, etwa von einem Tag zum anderen aufbewahrt, so tritt nur eine geringere Säurebildung auf, und man kann mit solchem Sauerteig ebensogut ein ungesäuertes Brot herstellen als mit frischer Hefe.

Das mit Sauerteig hergestellte Brot besitzt durchweg eine dunklere Farbe als das mit Hefe zubereitete. Diese rührt nach Mêge-Mourier daher, dass die gebildeten Säuren den Kleber des Mehles lösen, wodurch letzterer die Eigenschaft, sich rasch dunkel zu färben, annimmt.

---

[1]) Letzteres Bakterium scheint gleichzeitig mit dem von Laurent aufgefundenen Bacillus panificans an der Brotverderbniss Theil zu haben, welche darin besteht, dass das Brot im Sommer zähe (viskös) wird (vergl. weiter unten).
[2]) A. Wolffin: Bakteriol. u. chem. Untersuchung über Sauerteig-Gährung. Inaug-Dissertation. München 1894.
[3]) Centralbl. f Bakteriol., II. Abth., 1902, 9, 305.

Von dem Sauerteig macht man vorzugsweise Gebrauch bei der Bereitung des Roggen- und Schwarzbrotes, die aus dem genannten Grunde auch stets einen säuerlichen Geschmack besitzen.

c) **Die Kohlensäure aus mineralischen Salzen als Lockerungsmittel.** Bei der Gährung des Mehlteiges durch Hefe oder Sauerteig geht mehr oder weniger organische Substanz verloren (siehe weiter unten); man hat daher sich vielfach bemüht, die Lockerung des Mehlteiges durch Kohlensäure aus mineralischen Salzen ohne Hefe zu bewirken. Das älteste Mittel dieser Art ist das Horsford-Liebig'sche Backpulver, das aus saurem phosphorsaurem Calcium (gemischt mit Stärkemehl) und Natriumbikarbonat (892 g) unter Zusatz von Chlorkalium (790 g) besteht. Das Alkalipulver wird dem Mehle trocken — auf 100 kg Mehl 1682 g Alkalipulver — zugefügt, das Säurepulver in der zum Teige nöthigen Menge gelöst. Auch bringt man ein Liebig'sches „Backmehl" in den Handel, welches obige Salze in richtigem Verhältniss fertig beigemengt enthält (siehe S. 843).

Statt dieses ersten Backpulvers kommen jetzt unter dem Namen „Schnellhefe" „Hefenmehl", Backmehl" eine Reihe von Backpulvern in den Handel, bei welchen die Kohlensäure-Quelle durchweg dieselbe und nur die Säure bezw. die Kohlensäure-Entwickelung verschieden ist.

So enthält:

1. Die Wiener „Schnellhefe" 33,0 % Natriumbikarbonat, 18,7 % Weinsäure, 47,3 % Stärke bezw. Mehl (von Weizen und Reis mit 0,5 % Stickstoff = 3,22 % Proteïn).
2. Das Berliner Hefenmehl 2 Thle. Natriumbikarbonat, 4 Thle. Weinstein und 1 Thl. Mehl oder: 16 Thle. Natriumbikarbonat, 2 Thle. Ammoniumkarbonat, 15 Thle. Weinsäure und 16 Thle. Stärkemehl.

   Aus derartigen Gemischen von Natriumbikarbonat, Weinstein, Weinsäure mit und ohne Zusatz von verschiedenen Stärkearten bestehen eine ganze Anzahl Backpulver u. a. auch Oetker's Backpulver etc.
3. Andere Vorschriften lauten:

   Natriumbikarbonat und Alkalibisulfat; Calcium- und Magnesiumkarbonat sowie Alkalibisulfat; Alkalikarbonat, Schleimsäure und Stärke; Natriumbikarbonat, Weinsäure und Alaun oder Alkalisulfat und Alaun; Natriumbikarbonat, Weinsäure und Reismehl gefärbt mit Kurkuma als Eiermehl u. dergl. Mischungen mehr.

Die Anwendung von Alaun in den Backpulvern verfolgt auch noch die Aufbesserung von Kleber bezw. schadhaften Mehlen, was ebenso wie die Verwendung von Kupfer- oder Zinksulfat verwerflich ist. Das Gleiche gilt von der giftigen Oxalsäure, die von Wyath und Weingärtner[1]) in Backpulvern gefunden ist.

Statt der trockenen mineralischen Pulver, aus denen sich die Kohlensäure im Teig entwickelt, verwendet man nach Dauglisch auch in Wasser gelöste freie Kohlensäure, die aus Calciumkarbonat und Salzsäure entwickelt wird.

Das nach diesem Verfahren bereitete Brot ist unter dem Namen „aëreted bread" bekannt; es erhält, um den faden Geschmack zu beseitigen, eine grössere Menge Kochsalz zugesetzt, als dieses beim gewöhnlichen Brot gebräuchlich ist.

d) **Sonstige Lockerungsmittel.** Als sonstige Lockerungsmittel von Mehlteigen benutzt man auch wohl Ammoniumkarbonat (Hirschhornsalz, Riechsalz), welches wegen seiner leichten Flüchtigkeit bezw. Zersetzbarkeit beim Erwärmen des

---

[1]) Chem.-Ztg. 1890, **14**, 1006.

Teiges verdunstet und letzteren auftreibt. Rum, Arrak etc. wirken durch Verflüchtigung des darin enthaltenen Alkohols ähnlich als Lockerungsmittel.

Der aus Eiweiss geschlagene Schaum schliesst viel Luft ein; wird solcher Schnee in den Mehlteig gemischt und letzterer erhitzt, so bewirkt die eingeschlossene Luft des Eiweisses durch Ausdehnung eine Lockerung des Gebäckes.

Auch Fett wird zur Lockerung benutzt. Bei der Herstellung des Blätterteiges (Butterteig, spanischer Teig) wird Mehl zunächst innig mit Fett zu Krümeln vermischt, dann mit Wasser zu einem Teig angerührt und wiederholt durchgeknetet. Beim Backen dieses durch Fett zusammengehaltenen Teiges setzt das Fett dem Entweichen der Wasserdämpfe Widerstand entgegen, in Folge dessen der Teig gelockert wird.

Zur Lockerung von Lebkuchen und derartigen Gebäcken verwendet man Potasche. Diese Art Backwerk besteht aus Honig oder Syrup und Mehl; der Mehlteig geht wegen zu hohen Zuckergehaltes durch Hefe nicht in Gährung über. Wird aber der Teig längere Zeit (Wochen und Monate lang) aufbewahrt, so tritt allmählich unter dem Einfluss der aus der Luft hineingelangenden Pilze eine Säuerung ein. Die gebildeten Säuren treiben die in der beigemengten Potasche vorhandene Kohlensäure aus, welche auf diese Weise den Mehlteig lockert.

Bei der Teigbereitung durch Hefe oder Sauerteig sind gewisse Vorsichtsmassregeln zu beachten, um ein schönes Brot zu erhalten.

Zunächst darf die Gährung nicht zu rasch verlaufen; deshalb vermengt man erst einen kleinen Theil des Mehles mit dem gährungserregenden Mittel (Hefe oder Sauerteig) und erst, wenn dieses in Gährung ist, setzt man neue Mengen zu und wiederholt dieses mehrere Male. Je öfter man neue Mengen Mehl zusetzt, je sorgfältiger man eine innige Vermischung der einzelnen Theile, eine Durchknetung bewirkt, desto besser wird im Allgemeinen der Teig und auch das Brot.

Auch die Temperatur ist von Belang. Das zu verwendende Mehl soll etwa 20^0, das zum Einteigen benutzte Wasser etwa 42^0 besitzen. Der daraus entstandene Teig hat alsdann etwa 33^0.

Das Einteigen mit Sauerteig geschieht gewöhnlich abends; dann dauert die Gährung bis zum andern Morgen oder Mittag. Beim Hefenbrot ist die gleichmässige Gährung des Teiges früher, meistens in einigen Stunden erreicht.

Die Art der Einteigung ist jedoch in den einzelnen Ländern und Städten verschieden. Zweckmässige Knetmaschinen erleichtern die Arbeit.

Die Menge des zuzusetzenden Wassers ist verschieden; Weizenmehl mit einem zähen, wasserbindenden Kleber verträgt einen höheren Wasserzusatz als das kleberarme Roggenmehl; bei letzterem darf das zuzusetzende Wasser $2/3$ des Gewichtes des Mehles nicht überschreiten.

2. Das Backen des Mehles bezw. des Teiges.

Das Backen bezweckt einerseits, wie bereits erwähnt, ein Aufschliessen (Verkleistern) der Stärkekörnchen, andererseits eine Austreibung des Wassers und der Gase, wodurch eine grössere Lockerung entsteht, ferner eine Vernichtung (Tödtung) der Hefenfermente, die sonst eine weitere Zersetzung der Mehlbestandtheile verursachen würden.

Die zum Backen verwendeten Oefen werden bald durch Innenfeuerung, bald durch Aussenfeuerung (Muffelöfen), bald durch Heissluft, Heisswasser oder Dampfheizung auf die erforderliche Temperatur gebracht.

Das Backen soll nicht zu rasch bei einer zu hohen Temperatur, aber auch nicht zu langsam bei einer zu niedrigen Temperatur erfolgen. In ersterem Falle werden das Wasser und die Gase zu schnell ausgetrieben, das Brot platzt und erhält eine brenzliche Kruste; im letzteren Falle entweicht zu viel Wasser und Gas aus dem Innern des Brotes, man erhält ein sehr dichtes Brot.

Die Hitze des Backofens soll bei grossen Broten (Roggenbrot) 250—270°, bei kleinen Broten (Weissbroten) 200° nicht übersteigen[1]). Grosse Brote von 4 kg brauchen etwa 60—80 Minuten, solche von 3 kg 60 Minuten, solche von 1,5 kg 50 Minuten, kleineres Gebäck verhältnissmässig kürzere Zeit zum Garwerden.

3. Verschiedene Brotzubereitung.

Die Brotgebäcke der einzelnen Länder und Landestheile sind sehr verschieden, nicht allein bezüglich der verwendeten Mehle, sondern auch bezüglich der Art der Zubereitung.

Der Umstand, dass, wie wir bei der Mehlfabrikation gesehen haben, ein grosser Theil der Kleberproteïnstoffe der Getreidekörner in die Kleie übergeht und dem feinen Mehl entzogen wird, hat Veranlassung gegeben:

a) **die ganzen gemahlenen Körner zur Brotfabrikation zu verwenden.** Ein solches Brot ist z. B. das sog. Grahambrot, welches aus geschrotenem Weizen oder Roggen- und Maisschrot, durch einfaches Einteigen mit Wasser ohne Hefe oder Sauerteig bereitet wird. Dieses ungesäuerte Brot ist dicht, aber nicht frei von Poren, da der Wasserdampf den Teig in geringem Grade gelockert hat.

Besser ist das aus dem ganzen Korn des Roggens in Nordwestdeutschland bereitete Schwarzbrot (oder Pumpernickel), das unter Zusatz von „Sauerteig" und das schwedische Knäckebrot, welches unter Zusatz von Hefe eingeteigt wird.

Letzteres wird durch Vermengen von 50 kg ungesiebtem Roggenmehl, 15—20 l Wasser, 1 l frischer Hefe unter Zusatz von Salzen und Gewürzen hergestellt.

Der Pumpernickel wird vielfach aus dem ganzen Korn des Roggens gewonnen, häufig aber wird der gröbste Theil abgesiebt.

In der Krupp'schen Fabrik in Essen benutzt man folgende Mischung zur Bereitung 6-pfündiger Brote: 80 kg Roggenschrot, 100 kg Roggenmehl, 35 kg Grandkleie, 30 kg Salz und 6 l Oel.

b) **Brotbereitung aus kleiefreiem Mehl.** Aus kleiefreiem Mehl wird ebenfalls bald ungesäuertes, bald gesäuertes Brot hergestellt.

Zu der ersteren Klasse gehört der „Schiffszwieback", der vorzugsweise in England aus einem wasserarmen Teig (1 Thl. Wasser, 6 Thle. Mehl) und Backen des kaum aufgegangenen Teiges gewonnen wird. Dieser Schiffszwieback hält sich lange Jahre; er wird vor dem Gebrauch in Wasser aufgeweicht.

Neuerdings werden derartig zubereitete Gebäcke unter dem Namen „englische Bisquits" in den Handel gebracht. Sie werden aus feinem Mehl unter Zusatz von Fett, Zucker, Eiern und Gewürzen zubereitet. Zusammensetzung siehe unter „Zuckerwaaren".

---

[1]) Zur Erkennung der richtigen Heizung des Ofens wendet man zweckmässig „Pyrometer" an.

Aus dem gröberen, aber kleiefreien Mehl wird durchweg unter Zusatz von Sauerteig sog. gesäuertes Brot hergestellt. Der Sauerteig wird für diesen Zweck einige Zeit vor der Teigbereitung mit Mehl und warmem Wasser angerührt, dann mit grösseren Mengen Mehl portionsweise vermengt. Bald benutzt man Roggen- und Weizenmehl für sich allein, bald ein Gemenge beider. So wird in der Kruppschen Fabrik aus 270 kg Roggenvorschussmehl, 100 kg Weizenmehl (2. Sorte), 6 kg Salz, 2 kg Buchweizenmehl, 1 l Oel und 6 kg Sauerteig das sog. Paderborner Brot erhalten.

Die feineren Weizenmehle werden meistens unter Hefezusatz und anstatt mit Wasser theilweise oder ganz mit Milch eingeteigt. So wird in genannter Fabrik das „Weissbrot" (Stuten von 1,3 kg Gewicht) aus einem Gemisch von 230 kg Weizenmehl (1. Sorte), 120 l Milch, 3 kg Hefe, 3 kg Salz und 2 kg Buchweizenmehl gewonnen.

Zu den Wasser-, Milchwecken oder Semmeln verwendet man das feinste Weizenmehl, das unter Anwendung von Hefe als Lockerungsmittel bald nur mit Wasser allein (100 kg Mehl, 0,25 kg Hefe und 60 l Wasser), bald auch mit Milch eingeteigt wird.

4. Die Menge des gewonnenen Brotes.

Die gewonnene Brotmenge ist je nach der Art des Brotes verschieden. Da Mehl 10—12 % Wasser, Brot dagegen 36—47 % Wasser enthält, so werden 100 Thle. Mehl um 22—35 Gewthle. vermehrt, und man erhält im Allgemeinen aus 100 Thln. Mehl etwa 120—134 Thle. Brot.

Hierbei sind jedoch die durch Gährung bewirkten Substanzverluste zu berücksichtigen, welche 1—4 %, durchschnittlich etwa 2 % betragen; aus 88—90 % Mehltrockensubstanz werden daher nur 86—88 % Brottrockensubstanz erhalten werden.

Mit reinem Wasser angerührte und gebackene Teige oder Zwiebacke besitzen einen mehr oder weniger dem Mehl gleichen Wassergehalt; man erhält daher auch eine mehr oder weniger dem Mehl gleiche Gewichtsmenge Zwieback.

5. Das Verhältniss zwischen Krume und Kruste.

Das Verhältniss zwischen Krume und Kruste d. h. zwischen dem weicheren Innern und der härteren Kruste, ist nur geringen Schwankungen unterworfen. Es fanden:

		Rivot in 21 Broten:	v. Fehling in 10 Broten:	Fischer, Kohlmann, Holz in 163 Graubroten:	Mittel
Gewicht der Brote		398—2011 g	—	—	Mittel
In 100 Thln. Brot	Krume	55,28—77,52 %	—	12.4—35,3 %	23,48 %
	Rinde	22,48—44,72 „	—	64,7—87,6 „	76,52 „
Wasser in 100 Thln.	Krume	40,45—47,11 „	48.49 %	37,0—50,3 „	43,93 „
	Rinde	16,40—27.44 „	16,23 „	15,8—25,5 „	19,56 „
Desgl.	ganzes Brot	30,00—40,44 „	44,30 „	33,8—45,3 „	38,10 „

Hiernach ist die Rinde, die beim Weizenbrot durchweg eine lichtbraune, beim Roggenbrot eine kastanienbraune Farbe besitzt, erheblich wasserärmer als die Krume des Brotes. Dieses ist nicht anders als zu erwarten, da die äussere Schicht des Teiges stärker als das Innere erhitzt wird. Das Verhältniss zwischen Krume und Kruste sowie der Wassergehalt derselben hängt aber wesentlich von der Grösse der Brote und der Stärke des Erhitzens ab; so fand Balland[1]):

	Runde Brote					Lange Brote				
	1	2	3	4	5	1	2	3	4	5
Durchmesser	0,28 m	0,24 m	0,22 m	0,17 m	0,12 m	Länge 0,62 m	0,60 m	0,50 m	0,32 m	0,22 m
Teig angewendet	2,00 kg	1,50 kg	1,00 kg	0,50 kg	0,25 kg	2,00 kg	1,50 kg	1,00 kg	0,50 kg	0,25 kg
Brot erhalten	1,70 „	1,26 „	0,80 „	0,36 „	0,19 „	1,62 „	1,19 „	0,75 „	0,37 „	0,75 „
Desgl. i. Proc. des Teiges	85 %	84 %	80 %	78 %	76 %	81 %	79 %	75 %	73 %	70 %

Die Brote verlieren hiernach um so mehr Wasser, bezw. man erhält aus 100 kg Teig unter sonst gleichen Verhältnissen um so weniger Brot in absoluter Gewichtsmenge — nicht Trockensubstanz —, je kleiner die Brote sind und je geringer die Kruste im Verhältniss zur Krume ist. Grosse Brote haben in der Krume nahezu denselben Wassergehalt als der Teig, nämlich 45 %, bei kleineren Broten geht er auf 38—43 % herunter. Die braune Farbe der Rinde (Kruste) rührt theils von einer Veränderung des Klebers, theils von der Umwandlung der Stärke in Dextrin und einer Karamelisirung des letzteren her.

6. Veränderungen der Mehlbestandtheile beim Brotbacken.

Einige dieser Veränderungen sind bereits angeführt.

Die Proteïnstoffe des Mehles erfahren durch das Backen eine theilweise Veränderung. Das in Wasser lösliche Pflanzenalbumin wird in den geronnenen unlöslichen Zustand übergeführt, die Kleberproteïnstoffe erleiden eine derartige Umänderung, dass sich der Kleber aus dem Brot nicht mehr wie aus dem Mehl auswaschen bezw. von der Stärke trennen lässt. Das Glutenkaseïn und Glutenfibrin scheinen mit den gequollenen Stärkekörnchen ein inniges Gemenge zu bilden. Das Gliadin (Pflanzenleim) jedoch lässt sich noch aus dem Brot wie aus dem Mehl durch Alkohol ausziehen. Auf eine Veränderung der Proteïnstoffe durch das Backen scheint auch der Umstand hinzudeuten, dass nach den Untersuchungen Barral's in der Rinde 7 bis 8 %, in der Krume dagegen nur 2—3 % des Gesammt-Stickstoffes in Wasser löslich sind. Nach den Untersuchungen v. Bibra's scheint in der Rinde in Folge der stärkeren Erwärmung eine theilweise Zersetzung der Stickstoff-Substanz und eine Verflüchtigung von Stickstoff stattzufinden. Er fand im Mittel mehrerer Bestimmungen in der Trockensubstanz:

	Weizenbrot		Roggenbrot	
	Krume	Rinde	Krume	Rinde
Stickstoff	1,448 %	1,363 %	1,476 %	1,293 %

Die aus gleichem Teig bereitete Rinde enthält, wenn auch nicht erheblich, so doch beständig, etwas weniger Stickstoff (bezw. Stickstoff-Substanz) als die Krume.

Das Fett, die Cellulose und Aschenbestandtheile des Mehles erleiden bei der Brotbereitung keine nennenswerthe Veränderung. Der Aschengehalt des Brotes ist naturgemäss in Folge des meist üblichen Kochsalzzusatzes nur etwas höher als beim Mehl.

Anders aber ist es mit den sog. stickstofffreien Extraktstoffen oder der Stärke. Wie bereits S. 857 hervorgehoben, wird ein Theil der Stärke durch den Einfluss der Hefe und der bei der Gährung nebenher auftretenden Säuren in Zucker

---

[1]) Comptes rendus 1901, **133**, 251.

und dieser in Alkohol und Kohlensäure übergeführt. Ein Theil des Alkohols geht während der Gährung des Teiges in Essigsäure, ein Theil des Zuckers in Milchsäure über. Der wässerige Auszug des Brotes (besonders des mit Sauerteig bereiteten) reagirt daher immer sauer.

Ueber den Alkoholgehalt des Brotes geben einige Untersuchungen von Th. Balas[1]) Aufschluss; er fand in 6 frischen Brotsorten:

1. Frisches Brot   0,245 %   0,221 %   0,401 %   0,368 %   0,249 %   0,399 % Alkohol
2. Nach 1 Woche   —   —   0,132 „   —   —   0,120 „   „

Der grösste Theil des bei der Gährung sich bildenden Alkohols verflüchtigt sich beim Erhitzen im Backofen, aber auch beim Aufbewahren des Brotes wird noch, wie wir sehen, ein Theil des Alkohols an die Luft abgegeben.

Jedoch wird nicht aller Zucker des Teiges in Alkohol und Kohlensäure bezw. Essigsäure und Milchsäure umgewandelt. Ein grosser Theil verbleibt bei richtiger Behandlung des Teiges in dem Brot, da letzteres durchweg mehr Zucker als das Mehl enthält.

Eine weitere Veränderung der Stärke beim Brotbacken beruht in der Sprengung der Stärkekörnchen, in der Verkleisterung derselben. Dabei wird ein Theil der Stärke in Amylodextrin bezw. Dextrin (besonders in der Rinde) übergeführt. Das Brot enthält durchweg mehr in Wasser lösliche stickstofffreie Extraktstoffe (Zucker, Dextrin, Gummi) als das Mehl.

7. Substanzverlust beim Brotbacken.

Die Gährung des Mehlteiges bedingt nach den vorstehenden Ausführungen einen theilweisen Verlust an Mehlsubstanz (an Stärke). Dieser Verlust ist nicht zu unterschätzen; es fand:

v. Bibra   Heeren   Fehling   Graeger
2,1 %   1,57 %   4,21 %   2,144 % Verlust.

v. Liebig berechnet, dass man bei einer Annahme von nur 1 % Substanzverlust im Brot im Deutschen Reich mit damals 40 Millionen Einwohnern, die täglich etwa 20 Millionen Pfd. Brot essen mögen, 2000 Ctr. Brot ersparen könnte, die im Stande wären, noch täglich 400000 Menschen mit Brot zu versorgen. Deshalb redete v. Liebig der Verwendung des obigen mineralischen Backpulvers, das jeden Substanzverlust ausschliesst, sehr warm das Wort.

Graham hat berechnet, dass beim Brotbacken allein in London jährlich 300000 Gallonen (1362900 l) Alkohol in die Luft entsendet werden. Man hat vielfache Versuche angestellt, in grossen Bäckereien diesen Alkohol zu gewinnen, aber bis jetzt ohne Erfolg.

8. Veränderungen des Brotes beim Aufbewahren.

a) Veränderungen bezüglich des Wassergehaltes. Das Brot verliert beim Aufbewahren mehr und mehr Wasser, es wird trockner oder, wie man sagt, „altbacken". So fand v. Bibra:

---

[1]) Dingler's polytechn. Journal, 209, 399.

	Gewicht des frisches Brotes	Wasserverlust in Procenten des Brotgewichtes				
		nach 1 Tag	nach 3 Tagen	nach 7 Tagen	nach 15 Tagen	nach 30 Tagen
Roggenbrot	43,44 g	0,02 %	0,30 %	2,10 %	5,58 %	9,78 %
Weizenbrot	79,00 „	7,71 „	8,86 „	14,05 „	17,84 „	18,48 „

Das Weizenbrot verliert also unter gleichen Verhältnissen schneller und mehr Wasser als das Roggenbrot. Nach 80-tägigem Aufbewahren hatten beide Brote gleich viel Wasser, nämlich 21 % ihrer Gewichte verloren.

J. Boussingault konnte aber einen so hohen Wasserverlust beim Brot nicht feststellen; er fand bei einem 3,76 kg schweren Brote in 6 Tagen nur einen Verlust von 1,86 % Wasser. Boussingault ist der Ansicht, dass das Hart- oder Altbackenwerden des Brotes auch nicht auf einem Wasserverlust beruht, sondern auf einer Aenderung im Molekularzustand der Brotmasse. Hierfür spricht der Umstand, dass das altbackene Brot wieder frisch schmeckend wird, wenn es auf 70° erwärmt wird, wobei dasselbe noch Wasser — Boussingault fand 3,25 % — verliert.

v. Bibra huldigte ebenfalls dieser Ansicht, fand aber, dass das Wiederauffrischen des altbackenen Brotes nur möglich ist, wenn der Wassergehalt desselben nicht unter eine gewisse Grenze gesunken ist. Eine solche Grenze liegt nach ihm bei 30 %. Sinkt der Wassergehalt unter diese Grenze, so muss das Brot vor dem Wiederauffrischen in Wasser eingetaucht werden. v. Bibra nimmt an, dass das Wasser beim Aufbewahren mit der Stärke oder dem Kleber eine chemische Verbindung eingeht und auf diesem Vorgange das Altbackenwerden beruht. Beim abermaligen Erwärmen des Brotes auf 70—80° soll das gebundene Wasser wieder frei werden und das Brot seine Geschmeidigkeit, wie seinen frischen Geschmack wieder erhalten.

Nach Boutroux und L. Lindet[1]) dagegen wandert beim Aufbewahren des Brotes Wasser aus der Krume in die Kruste und beruht das Altbackenwerden auf der unlöslichen Abscheidung von vorher gelöstem Amylodextrin.

b) Veränderungen bezüglich des Säuregehaltes. Ueber die Säuren des Brotes, sowohl was die Art wie Menge derselben anbelangt, liegen verschiedene Angaben vor. Schon das Mehl enthält unter Umständen etwas freie Säure und will Fr. Günther[2]) in Weizen- und Roggenmehl Milchsäure und Ameisensäure nachgewiesen haben; die Menge derselben für 100 g Mehl entsprach 0,2—1,4 ccm Normal-Alkali. Graeger fand in frischem Roggenbrot aus 4 Stunden gegohrenem Teig 0,267 %, aus 8 Stunden gegohrenem Teig 0,411 % Säure auf Essigsäure berechnet. In der Krume von englischen Broten — wahrscheinlich Weizenbroten — wurden nur 0,054—0,18 % freie Säure, als Essigsäure berechnet, gefunden. M. Popoff[3]) giebt den Säuregehalt in russischen Broten, ohne die Berechnungsweise der Säure mitzutheilen, wie folgt an:

Weizenbrot	Feinstes Weizenbrot	Gewöhnl. Weizenbrot	Roggenbrot aus Städten	Desgl. vom Lande
0,16 %	0,20 %	0,65 %	0,62 %	1,01 %

Weibull[4]) bestimmte in mit Wasser zubereitetem Brot den Säuregehalt, auf Schwefelsäure berechnet, zu 0,1—0,15 %.

Nach B. Kohlmann (Bd. I, S. 698) schwankte der Säuregehalt (auf Milchsäure berechnet) in der Rinde von 15 Roggenbroten Leipzigs zwischen 0,371—0,502 %

---

[1]) Zeitschr. f. Untersuchung d. Nahrungs- u. Genussmittel 1903, 6, 173.
[2]) A. Hilger: Mittheilungen a. d. pharmazeut. Institut etc. d. Universität Erlangen 1889. II. Heft, 13.
[3]) Zeitschr. f. angew. Chemie 1888, 476.
[4]) Chem.-Ztg. 1893, 17, 502.

und betrug im Mittel 0,444 %; M. Holz fand diesen Gehalt für das in Metz verbrauchte Roggenbrot zu 0,74 %, für Roggen-Weizenbrot zu 0,61 % und für Weizenbrot zu nur 0,41 %, während M. Mansfeld in 5 Roggen-Weizenbroten einen Säure-(Milchsäure-)Gehalt von 0,27—0,51 % ermittelte.

J. Nessler verfolgte den Säuregehalt des Brotes beim Aufbewahren und fand auf Milchsäure berechnet:

	Zwieback	Wecke	Milchbrot	Schwarzbrot
Säuregehalt am 29. Juli	0,09 %	0,10 %	0,11 %	0,14 %
„ „ 30. „	0,31 „	0,11 „	0,13 „	0,14 „
„ „ 1. Aug.	0,52 „	0,13 „	0,17 „	0,14 „
„ „ 3. „	0,52 „	0,23 „	0,27 „	0,25 „

Die stärkere Säurezunahme in den 3 ersten Gebäcken, besonders beim Zwieback, soll von der beim Einteigen mit verwendeten Milch herrühren.

K. B. Lehmann[1]), der sehr eingehende Untersuchungen über die Säuren des Brotes anstellte, konnte indess eine Steigerung des Säuregehaltes beim Aufbewahren nicht nachweisen. Er fand als Säuren im Brot stets Essigsäure, Milchsäure und eine geringe Menge einer höheren Fettsäure; zuweilen auch Ameisensäure und Aldehyd, dagegen keine Buttersäure, die aber auch unter Umständen vorkommen dürfte.

Das Verhältniss der ersten 3 Säuren zu einander schwankte in ziemlich weiten Grenzen und betrug im Mittel von 12 verschiedenen Broten in Procenten der Gesammtsäure etwa wie folgt:

Flüchtige Säuren = Essigsäure	Nicht flüchtige Säuren, in Wasser:	
	löslich (= Milchsäure)	unlöslich (= höhere Fettsäuren)
61,35 %	26,74 %	11,91 %

K. B. Lehmann ist der Ansicht, dass,

wenn 100 g Brotkrume erfordern[2])	1—2	2—4	4—7	7—10	10—15	15—20 ccm Normal-Alkali
ein Brot zu nennen ist	nicht sauer	schwach säuerlich	schwach sauer	kräftig sauer	stark sauer	sehr stark sauer.

Die Schrotbrote, Schwarz- und Graubrote erreichen stets mehr oder weniger die höchsten Säuregrade; die Weissbrote und Semmel gehen selten über den Säuregrad von 4—7 ccm Normal-Alkali für 100 g Brotkrume hinaus.

9. Fehlerhafte Beschaffenheit, Krankheiten sowie Verderben des Brotes.

a) Eine fehlerhafte Beschaffenheit des Brotes kann unter Umständen direkt von dem verwendeten Mehle herrühren: solche fehlerhafte Eigenschaften des Mehles sind z. B. dumpfiger Geruch, Ranzigkeit etc. Die mangelnde Backfähigkeit kann bedingt sein:

α) durch schlechtes Einbringen des Getreides bei Regenwetter, durch Auswachsen des Getreides,

β) durch Fehler im Mühlenbetriebe (z. B. „Verbrennen" des Mehles bei zu starker Mahlung, Verschmieren),

γ) durch fehlerhafte, besonders zu feuchte Aufbewahrung des Getreides oder Mehles, in Folge dessen Bakterien, Schimmel- und Sprosspilze aller Art, sowie Milben etc. auftreten;

δ) durch die Art des Getreides; englischer Weizen ist ebenso wie Gerstenmehl und Buchweizen etc. schlecht backfähig.

---

[1]) Archiv f. Hygiene 1893, 16, 362, wo auch die Untersuchungsverfahren und die Litteratur besprochen sind.
[2]) Zur Neutralisation unter Anwendung von Phenolphtaleïn als Indikator.

b) Eine fehlerhafte Beschaffenheit des Brotes kann verursacht werden durch eine unrichtige Art der Einteigung, des Gährungs- und Backvorganges, in Folge dessen Wasserstreifen, Losreissen der Krume, zu feuchte, dichte und porenarme Beschaffenheit, sowie zu viel Säure auftreten können.

c) Fehlerhafte Beschaffenheit und Krankheiten des Brotes, verursacht durch Schimmel und Bakterien.

α) Verschimmelung des Brotes. Das Brot ist sehr leicht dem Verschimmeln ausgesetzt und nimmt dadurch bald eine schimmelig weisse, bald röthliche, bald gelbröthliche, bald schwarze, bald grüne Farbe an. Die weissliche Färbung wird nach Rochard und Legros meistens durch Mucor mucedo oder Botrytis grisea, die bläulichgrüne Färbung durch Aspergillus glaucus und Penicillium glaucum, die gelbröthliche Färbung durch Oïdium auranticum bezw. durch das Thamnidium von Mucor mucedo, die schwarzen Flecken durch Rhizopus nigricans verursacht.

A. Hebebrand[1]) und ebenso G. Welte[2]) haben nachgewiesen, dass durch den Schimmelungsvorgang gleichzeitig eine namhafte chemische Veränderung in der Brot-Substanz vor sich geht.

Hebebrand liess z. B. eine Reinkultur von Penicillium glaucum 3 Wochen lang auf Brot wachsen und fand für die procentige Zusammensetzung der Trockensubstanz sowie für Verluste folgende Zahlen:

Brot	Trockensubstanz %	Proteïn			Maltose %	Dextrin %	Stärke %	Fett %	Rohfaser %	Asche %
		Roh- %	Rein- %	wasserlösliches %						
Ursprüngliches . . .	—	11,94	11,67	1,92	1,54	8,02	76,75	0,26	0,05	1,44
Verschimmeltes . . .	—	17,13	14,92	5,15	0,50	11,86	63,52	2,11	2,47	2,41
Ab-(−) bzw. Zunahme (+)	—	−18,68	−0,11	—	—	−0,72	—	−20,03	+0,71	+0,98	—

In einem anderen Versuch stellte Hebebrand folgende Ab- (−) bezw. Zunahmen (+) in Procenten der Bestandtheile fest:

Brot nach 14-tägiger Schimmelung:	Trockensubstanz	Proteïn	Fett	Kohlenhydrate	Rohfaser
Stark verschimmelt	−32,98 %	−0,12 %	+0,76 %	−34,56 %	+0,76 %
Mässig „	−12,98 „	−0,26 „	+0,20 „	−13,26 „	+0,34 „

G. Welte konnte aus spontan verschimmeltem Brote Penicillium glaucum, Aspergillus nidulans und Mucor stolonifer reinzüchten und erhielt mit letzteren beiden Schimmelpilzen im Wesentlichen dieselben Ergebnisse wie Hebebrand; nur konnte er unter den Umsetzungsstoffen Alkohol und Salpetersäure nachweisen, während Hebebrand der Nachweis von Alkohol nicht gelang. Ammoniak und Pepton traten in beiden Versuchen nicht auf.

Von der Zersetzung durch Schimmelpilze werden, wie auch A. Scherpe[3]) für Roggen und Weizen festgestellt hat, vorwiegend nur die Kohlenhydrate betroffen, d. h. sie werden zu Kohlensäure und Wasser verathmet und weil die Proteïnstoffe bezw. der Stickstoff keinen Verlust erleiden, so kann, wie Th. Dietrich zuerst nachgewiesen hat, das stark verschimmelte Brot zuletzt eine procentige Zu-

---

[1]) Landw. Versuchsstationen 1893, 42, 421.
[2]) Archiv f. Hygiene 1895, 24, 84.
[3]) Zeitschr. f. Untersuchung d. Nahrungs- u. Genussmittel 1899, 2, 550.

sammensetzung von gleich hohem Stickstoffgehalt annehmen, als wenn Hülsenfruchtmehl zu seiner Bereitung gedient hat.

Sind nicht genügend Kohlenhydrate vorhanden und enthält der Nährboden gleichzeitig reichlich Fett, so sind die Schimmelpilze nach hiesigen Versuchen[1]) auch im Stande, das Fett zu zersetzen und zu verathmen.

Bemerkenswerth ist ferner aus obigen Versuchen, dass Welte an sich selbst nach Genuss von 0,5 g reiner Sporen von Penicillium glaucum auf Semmel trotz nüchternen Magens keinerlei Gesundheitsstörungen wahrnehmen konnte.

β) **Rothgeflecktes Brot.** Mitunter zeigt Brot (Hostien) rothe Punkte, die man vielfach in abergläubischer Weise für Blut gedeutet hat. Aber Ehrenberg erkannte schon 1848, dass die rothe Masse des Brotes aus einem Haufwerk von Kleinwesen, die er für thierische hielt, mit selbstständiger Bewegung bestand; er gab ihnen den Namen Monas prodigiosa, während Cohn dieselben als pflanzliche Gebilde erklärte und dafür den Namen Micrococcus prodigiosus vorschlug (vergl. unter Milch S. 632).

γ) **Fadenziehendes Brot.** Diese zuerst (1883) von Laurent[2]) beobachtete Brotkrankheit tritt vorwiegend im Sommer an schwülen Tagen bei 20—30° und meistens 36—48 Stunden nach dem Backen auf, und äussert sich darin, dass die Krume eines solchen Brotes klebrig und meistens etwas bräunlich verfärbt ist; wenn man den Finger in die Krume drückt und dann wieder herauszieht, lässt sich dieselbe zu langen Fäden ausziehen. Dabei nimmt das fadenziehende Brot einen äusserst unangenehmen, muffig säuerlichen Geruch und widerlichen Geschmack an; ersterer haftet den Räumen, worin solches Brot aufbewahrt wurde, oft noch wochenlang an und in den Bäckereien, wo sich die Krankheit einmal eingestellt hat, und wo mit Sauerteig-Gährung gearbeitet wird, muss mitunter die Brotbereitung besonders von Weizenbrot, welches am empfindlichsten für die Krankheitserreger zu sein scheint, ganz aufgegeben werden.

Schon Laurent erkannte als Krankheitserreger einen Organismus, den er Bacillus panificans nannte; Kratschmer und Niemilowicz[3]) züchteten aus fadenziehendem Brot den sog. Kartoffelbacillus, Bacillus mesentericus vulgatus Fl.; Uffelmann[4]) fand denselben Organismus und ferner eine als Bacillus liodermos bezeichnete Art; J. Vogel[5]) konnte aus solchem Brot (in Hamburg) zwei Bakterienarten züchten, die er Bacillus panis viscosus I und II nannte und die auch von Swoboda[6]) und Thomann[7]) in fadenziehenden Broten gefunden worden sind, während Russel[8]) in Amerika wieder den Bacillus mesentericus vulgatus als Krankheitserreger beobachtet hat. König, Spieckermann und Tillmans[9]) haben aus fadenziehendem Brot hiesiger Gegend zwei Bakterien gezüchtet, welche mit den vorigen nicht gleich zu sein scheinen, und wenn man bedenkt, dass J. Vogel unter 26 in sterilisirter Milch gezüchteten Bakterienarten 9 fand, welche nach Verimpfen auf Brot solches schleimig zu machen im Stande waren, so lässt sich aus den bisherigen Beobachtungen wohl schliessen, dass es eine Anzahl Bakterien giebt, welche diese Wirkung äussern; eine Hauptbedingung für dieselben

---

[1]) Vergl. Zeitschr. f. Untersuchung d. Nahrungs- u. Genussmittel 1901, **4**, 721 u. 769.
[2]) Bull. de l'Académie royale des sciences de Belgique. 1883 [3], **10**, 765; vergl. J. Vogel: Zeitschr. f. Hygiene 1897, **26**, 398.
[3]) Vierteljahresschr. f. Chem. d. Nahrungs- u. Genussmittel 1889, **4**, 305.
[4]) Centralbl. f. Bakteriologie, I. Abth., 1893, **8**, 481.
[5]) Zeitschr. f. Hygiene 1897, **26**, 398.
[6]) Oesterr. Chem.-Ztg. 1901, **4**, 417.
[7]) Centralbl. f. Bakteriologie, II. Abth., 1900, **6**, 740.
[8]) Wisconsin St. Rpt. 1898 ref. in Experiment. Station Record 1900, 565.
[9]) Zeitschr. f. Untersuchung d. Nahrungs- und Genussmittel 1902, **5**, 737.

aber ist es, dass sie hitzebeständige Sporen bilden. In der Regel werden die Sporen im Mehl vorhanden sein, zumal wenn letzteres von gelagertem oder mit Erde beschmutztem Getreide herrührt, und dieses feucht aufbewahrt wird etc.; es ist aber auch die Möglichkeit nicht ausgeschlossen, dass die Keime durch die Hefe — besonders wenn Sauerteig angewendet wird — oder durch das Wasser in den Teig gelangen. Juckenack[1]) glaubt nach einem ermittelten Fall annehmen zu müssen, dass die Sporen dieser Bakterien in geringer Menge fast regelmässig in einem Mehl vorkommen und sich darin nur bei ungünstiger (feuchter) Aufbewahrung verderblich entwickeln.

Die günstigste Temperatur für die Thätigkeit der Bakterien ist 26—28°, jedoch hört letztere bei 6—8° noch nicht auf. Hoher Wassergehalt, niedrige Backtemperatur und grosse Porosität des Brotes begünstigen das Wachsthum der Bakterien; die meisten der hier in Betracht kommenden Arten wachsen bei Luftzutritt am besten, der Bacillus panis viscosus II Vogel wächst aber auch vorzüglich in dichten Broten. Der Säuregehalt des Brotes scheint in einigen Fällen hemmend auf das Fadenziehendwerden gewirkt zu haben; in anderen Fällen liess sich aber dieser hemmende Einfluss nicht feststellen und zeigten die fadenziehenden Brote einen mit dem Grad der Krankheit ansteigenden Säuregehalt.

Die beim Fadenziehendwerden vor sich gehenden chemischen Veränderungen der Brotsubstanz hat Verf. in Gemeinschaft mit A. Spieckermann und Tillmans in der Weise ermittelt, dass gesundes Mehl (bezw. Brot) einerseits mit den aus fadenziehendem Brot rein gezüchteten Bakterien geimpft wurde, andererseits ungeimpft blieb und beide Proben unter sonst völlig gleichen Verhältnissen längere Zeit (8—14 Tage) nebeneinander aufbewahrt wurden. Aus verschiedenen Untersuchungsreihen möge nur die folgende hier (vergl. Bd. I, Nachträge S. 1492) mitgetheilt werden, welche sich auf Roggenmehl bezw. -brot, berechnet für die Trockensubstanz, bezieht:

a) Ursprüngliches gesundes Mehl. b) Daraus hergestelltes gesundes d. h. ungeimpftes Brot.
c) Mit einem aus fadenziehendem Brot reingezüchteten Bacillus II geimpftes Brot, schwach fadenziehend.
d) Desgl. geimpftes Brot, stärker fadenziehend. e) Desgl. geimpftes Brot, sehr stark fadenziehend.
f) Mit Bacillus panis viscosus I Vogel geimpftes Brot, zu gleicher Zeit mit Probe c angesetzt.

Probe	Gesammt-Stickstoff %	Reinprotein-Stickstoff %	Fett %	Gesammt organische %	Gesammt unorganische %	Gesammt-Stickstoff %	Albumosen %	Basen und Pepton %	Amiden %	Ammoniak %	Zucker direkt reducirend %	Zucker nach Inversion %	Dextrin %	Sonstige Kohlenhydrate %	Säuren = Milchsäure %	Stärke etc. %	Pentosane %	Rohfaser %	Asche %
a)	2,31	2,02	1,13	12,41	0,71	0,68	0,43	0,022	0,21	0,018	1,30	2,77	3,55	0,17	0,37	68,56	5,38	1,61	0,73
b)	2,30	1,95	1,37	16,66	0,72	0,61	0,13	0,068	0,39	0,022	2,77	3,20	5,94	0,51	0,42	62,95	5,92	1,69	0,85
c)[2]	2,47	1,79	1,43	38,98	0,83	0,56	0,15	0,340	0,03	0,040	7,87	3,05	13,32	10,06	1,19	42,91	3,94	0,91	1,30
d)	2,38	1,80	1,46	52,03	0,95	1,18	0,12	0,044	0,59	0,027	17,74	10,19	12,58	3,36	0,79	39,63	6,65	1,66	1,07
e)	2,45	1,78	1,51	65,78	1,02	1,12	0,26	0,036	0,46	0,035	24,37	10,41	13,11	8,78	2,01	15,92	5,68	1,67	1,13
f)[2]	2,55	1,84	1,54	54,49	0,96	0,81	0,21	0,520	0,03	0,050	15,37	3,56	17,34	11,39	1,77	27,00	3,48	1,21	1,41

[1]) Zeitschr. f. Untersuchung d. Nahrungs- u. Genussmittel 1899, 2, 786.
[2]) Das zu den Versuchen c und f verwendete Mehl war etwas anders zusammengesetzt als das zu den Versuchen a, b, d und e verwendete Mehl, besonders etwas ärmer an Rohfaser.

Aus diesen und anderen hiesigen Versuchen geht hervor, dass die Bakterien, welche das Fadenziehendwerden des Brotes bewirken, eine gleichartige chemische Wirkung äussern, welche vorwiegend in einer Diastasirung der Stärke, d. h. Ueberführung derselben in Zuckerarten und Dextrine besteht; Dextran oder Galaktan werden jedoch nicht gebildet. Neben der Verzuckerung geht eine Säurebildung einher.

Aber auch die Proteïnstoffe unterliegen einer tiefgreifenden Zersetzung, welche bis zur Bildung von Ammoniak hinabgeht. Der in Wasser lösliche Stickstoff erfährt eine beträchtliche Vermehrung und liess sich in den nicht gefärbten wässerigen Auszügen nach Ausfällung der Albumosen auch deutlich Pepton nachweisen.

Fett, Pentosane und Rohfaser scheinen weniger angegriffen zu werden.

Mit der Verzuckerung, Dextrinirung und Säurebildung ist auch eine Verathmung von Substanz verbunden und fanden wir bei einem Brote mit schwach fadenziehender Beschaffenheit 6,79 %, in einem anderen mit stark fadenziehender Beschaffenheit 38,02 % Verlust an Trockensubstanz: daran waren die Kohlenhydrate mit 5,59 % bezw. 35,02 % betheiligt, während die anderen Bestandtheile nur wenig eingebüsst hatten.

Die genannten Veränderungen bezw. Zersetzungen treten in um so stärkerem Masse auf, je länger und in je grösserer Menge die Bakterien einwirken.

Was die Schleimbildung als solche bezw. die Natur des Schleimes anbelangt, so haben die hiesigen Versuche ergeben, dass die Entstehung des Schleimes nicht, wie früher angenommen worden ist, in den Zersetzungsstoffen der Stärke oder des Klebers gesucht werden darf, dass vielmehr die äusseren Schichten der Membran dieser Bakterienarten schleimig verquellen und schleimige Zooglöen bilden, welche ohne Zweifel die Ursache des Fadenziehens sind.

Von Kornauth und v. Cadeck[1]) wird, um Mehl, welches schleimbildende Bakterien enthält, nicht ganz zu verlieren, empfohlen, dem Teig auf 17 kg 4 g Milchsäure zuzusetzen oder das Mehl mit einem Gemisch von Wasser und sauren Molken anstatt nur mit Wasser einzuteigen. Die Milchsäure verhindert dann das Wachsthum der Bakterien.

10. Verunreinigungen und Verfälschungen von Mehl und Brot.

a) Zu den Verunreinigungen des Mehles und Brotes werden gerechnet:

α) Die Unkrautsamen, von denen Agrostemma, Lolium und Rhinanthus bezüglich ihrer Bestandtheile und Eigenschaften schon S. 817—819 besprochen sind. Der häufig im Getreide vorkommende bittere Samen von Wachtelweizen (Melampyrum arvense L.) enthält den 6-werthigen Alkohol „Melampyrit" oder Dulcit (S. 131); er giebt ein bläuliches Mehl, macht das Brot bitter und soll ein aus wachtelweizenhaltiger Gerste bereitetes Bier Kopfschmerzen verursachen. K. B. Lehmann[2]) genoss zweimal 10 g, einmal 35 g Rhinanthussamen, sowie einmal je 15 g Samen von Melampyrum arvense und M. sylvaticum zu Brot verbacken, ohne irgend welche schädliche Wirkung an sich beobachtet zu haben. In Frankreich will man allerdings die Krankheit „Melampyrisme" auf den Genuss von Melampyrum-Samen enthaltendem Brot zurückführen; Lehmann glaubt indess, dass auch andere Unkrautsamen wie Delphinium consolida, Adonis oder Ranunculus, welche wirkliche Gifte enthalten, hierfür verantwortlich gemacht werden können. Nach Balland[3]) enthält ägyptisches Getreide oft 2 % des 5—7 mm langen, kaum 0,03 g schweren Unkrautsamens Cephalaria syriaca (Scabiosa syriaca L.) beigemengt, welcher dem Mehl eine eigenthümliche Bitterkeit und dem Brot eine dunkele Farbe ertheilt. In den häufig vorkommenden Unkrautsamen Polygonum aviculare L., Wicken-, Ervum- und Lathyrus-Arten, ferner in Bifora radians M. B. (in Oesterreich) sind anscheinend eigenartige Bestandtheile bis jetzt nicht aufgefunden; letztere Pflanze riecht nach Wanzen.

---

[1]) Zeitschr. f. Landw. Versuchswesen in Oesterreich 1902, 5, 885.
[2]) Archiv f. Hygiene 1886, 4, 149 u. K. B. Lehmann: Methoden d. prakt. Hygiene 1901, 2. Aufl., 431.
[3]) Journ. d. pharm. et chim. 1888, 156.

Der Genuss der rundlich-eckigen, röthlich-aschgrauen Samen von Ervum Ervilia L. soll Menschen und Thieren (Schweinen nach Beobachtungen in Griechenland) nachtheilig sein und sollen die Samen von Lathyrus Cicera L. nervöse Symptome, Konvulsionen und Lähmungen, doch nicht Leiden der Verdauungsorgane, ferner Fieber hervorrufen; auch Lathyrus Clymenum und L. sativus L. sollen nach Schuchardt[1]) im Süden häufig schwere Erkrankungen des Rückenmarkes (spastische Spinalparalyse) durch Beimischung zum Brot verursacht haben. K. B. Lehmann (l. c.) glaubt aber wohl mit Recht, dass diese Wirkungen nur gewissen bezw. verdorbenen Samen anhaften, ähnlich wie auch Lupinen (vergl. S. 793) nur zeitweilig unter gewissen Umständen giftig wirken.

Ohne Zweifel dürften die Unkrautsamen in den Mengen, in welchen sie gewöhnlich im Getreide vorkommen und mit in das Mehl und Brot übergehen, wohl selten giftige Wirkungen hervorrufen.

Von grösserer Bedeutung dürften jedoch

β) die Parasiten des Getreides, die Brandarten und das Mutterkorn sein, die bei mangelhafter Reinigung des Getreides noch eher wie die Unkrautsamen mit in das Mehl gelangen können.

1. Das Mutterkorn enthält verschiedene giftige Bestandtheile. Wiggers giebt für die Zusammensetzung des Mutterkornes folgende Zahlen (auf Trockensubstanz berechnet):

Proteïn %	Ergotin %	Osmazoïm %	Fettes Oel %	Fettige Substanz und Cerin %	Zucker %	Gummi %	Sonstige organ. Stoffe %	Kaliumphosphat %	Calciumphosphat %	Kieselsäure %
1,46	1,25	7,76	35,00	1,79	1,55	2,33	44,01	4,42	0,29	0,14

Das Mutterkorn enthält mehrere Alkaloïde, unter denen Wenzel das „Ecbolin" und „Ergotin", Tanret das „Ergotinin" ($C_{35}H_{40}N_4O_6$) aufführt. Ergotin und Ecbolin, die zu 0,2—0,4 % im Mutterkorn vorkommen, scheinen ein und derselbe Körper zu sein. Nach Kobert[2]) ist das Ergotinin wirkungslos, dagegen die von ihm isolirte Base „Kornutin" sehr giftig, indem es ausser heftiger Magendarmreizung die sog. „Kriebelkrankheit", Muskelkrämpfe und Abortus verursacht; die zu 2—4 % vorkommende „Ergotinsäure" (oder Sclerotinsäure) bewirkt Lähmungen, während die von Kobert isolirte „Sphacelinsäure" (ein saures Harz) die Ursache der typhösen Form der Mutterkornvergiftung, der Gangrän, ist. Die eigenartigen, durch Mutterkorn verursachten Krankheiten werden auch Ergotismus gangränosus oder Erg. convulsivus genannt.

C. C. Keller[3]) fand in verschiedenen Mutterkornsorten folgenden Alkaloïdgehalt:

Russisches	Oesterreichisches	Spanisches	Deutsches	Schweizerisches
0,245 %	0,225 %	0,205 %	0,130 u. 0,157 %	0,095 %

Durch das Reinigen des Getreides wird das Mutterkorn zum grossen Theile entfernt, aber Hanausek konnte in wirklich gereinigtem Getreide noch 0,01 %, K. B. Lehmann[4]) in 7 Proben noch 0,01—0,11 % Mutterkorn nachweisen; in rheinischen Schrotmehlen fand letzterer 0,08—0,10 %, in rheinischen Schrotbroten 0,09—0,9 %[5]) Mutterkorn.

Ein stark mutterkornhaltiges Mehl liefert ein fleckiges, violett gefärbtes, schlecht riechendes Brot. Nach Gaben von 4 g, sicher von 8—10 g reinem Mutterkorn treten akute und schwere Vergiftungen auf. Der Genuss von mutterkornhaltigem Brot mit geringerem Gehalt ruft durchweg nur chronische Vergiftungen hervor; Franqué will nach 4-tägigem Verzehr von Brot aus Getreide, welches 3,5 % Mutterkorn enthielt, bei 4 Mädchen Kriebelkrankheit beobachtet haben; nach K. B.

---

[1]) Deutsches Archiv f. klin. Medicin 1887, 40.
[2]) Archiv f. exper. Pathol. 1884 u. Chem. Centralbl. 1885, 66 u. R. Kobert: Wirkungen des Mutterkornes, Monographie 1884, ferner Arbeiten d. pharmakol. Instituts in Dorpat. Stuttgart 1892, 8, 109—170, wo sich auch die Gesammt-Litteratur über diese Frage findet.
[3]) Schweizer. Wochenschr. f. Chem. u. Pharm. 1894, 32, 121.
[4]) K. B. Lehmann: Die Methoden d. prakt. Hygiene 1901, 2. Aufl., 429 u. 430.
[5]) Jedenfalls nicht aus denselben Mehlen hergestellt.

Lehmann sollen jedoch schon 0,01 %, sicher aber 0,25—1,00 % im Brot, besonders bei Kindern[1], zu chronischen Vergiftungen führen.

2. Ebenso häufig sind Verunreinigungen des Mehles bezw. Brotes mit den Brandarten, nämlich dem Stein-, Schmier- oder Faulbrand (Tilletia caries), Kornbrand (Tilletia secalis) und von Staub-, Flug- oder Russbrand (Ustilago carbo).

Die Ansichten über die Giftigkeit der Brandsporen gehen auseinander. Im Ustilago Maidis soll eine der Ergotinsäure ähnliche Harzsubstanz, ferner Cholin (vergl. S. 87) vorkommen, welches letztere durch Erwärmen mit Kalilauge „Trimethylamin" liefert. Kobert konnte indess aus Ustilago Maidis keine giftig wirkende Substanz gewinnen. Rademaker und Fischer[2] berichten über eine Uterus-kontrahirende Wirkung der Ustilagineen-Sporen, während Brefeld's Fütterungsversuche an Wiederkäuern ohne schädigendes Ergebniss blieben.

Nur von Tilletia caries geben mehrere Berichte übereinstimmend an, dass nach dem Genuss eines sporenhaltigen Mehles Thiere schwer erkrankten oder starben[3]. Möglicherweise beruht bei diesen Brandsporen die giftige Wirkung auf einer Ptomaïn-Bildung und weil diese nur unter gewissen Bedingungen auftritt, so erklären sich die verschiedenen Angaben über deren Giftigkeit. Jedenfalls ist ein brandsporenhaltiges Mehl zu beanstanden. Wenngleich dieselben auch in unabsichtlicher Weise in das Mehl gelangen können, so zeugt doch ihr Vorkommen, ebenso wie das der Unkrautsamen, für eine strafbare Nachlässigkeit, indem der Müller beim Reinigen und Sortiren des Getreides nicht die nöthige Sorgfalt hat obwalten lassen.

Schimmel und Bakterien können auch nach dem Mahlen in das Mehl gelangen, nämlich dann, wenn dasselbe in feuchten, warmen Räumen aufbewahrt wird; dass sich auf diese Weise in den Mehlen auch giftige Stoffe bilden können, habe ich schon S. 84 bemerkt. In der That konnte Balland[4] aus verdorbenem Mehl und das Untersuchungsamt in Erlangen[5] aus Mehl, nach dessen Genuss Hühner verendet waren, durch Ausziehen mit Aether eine alkaloïdartige Substanz gewinnen, welche folgende physiologische Wirkungen äusserte: Beginnende Mattigkeit in den Extremitäten bis zur späteren Lähmung, Verzögerung des Herzschlages und der Athembewegungen, konvulsivische Zuckungen, Krämpfe und schliesslich Eintreten des Todes unter Herz- und Athmungsstillstand.

Prilleux hat in Frankreich, Woronin und Sorokin haben in Russland schwere narkotische Erscheinungen nach Genuss von Getreide beobachtet, welches mit Pilzen aller Art bedeckt war.

Auch konnten Laurent, Kretschmer und Niemilowicz[5] in verdorbenem Brot Stäbchenbakterien nachweisen, welche sich als gleich mit dem gewöhnlichen Kartoffel-Bacillus, Bacillus mesentericus vulg. Fl., erwiesen (vergl. S. 869).

In gewisser Anzahl können Schimmelsporen und Bakterien in Folge der Verarbeitung aus der Luft in das Mehl gerathen — Bernheim fand in frischem Mehl 35—200 Keime von Mikrophyten mit vielen Schimmelpilzen für 1 g Mehl —; sind sie indess in sehr reichlicher Menge vorhanden und zeigt das Mehl einen muffig-schimmeligen Geruch, so ist nach diesen Beobachtungen ein Mehl für den Genuss gewiss als bedenklich zu bezeichnen. Die normalen Pflanzensamen sind nach K. B. Lehmann[6] im Innern pilzfrei.

---

[1] Wenn im Gegensatz hierzu erzählt wird, dass in manchen Gegenden Kinder frisches Mutterkorn auf den Feldern in grossen Mengen als Naschwerk ohne jede schädlichen Folgen verzehren, so lässt sich dieser Widerspruch nur so erklären, dass frisches bezw. nicht ganz ausgereiftes Mutterkorn entweder die genannten Gifte noch nicht, oder gleichzeitig Antigifte enthält, welche beim völligen Reifen oder Lagern entweder gebildet oder wie die Antigifte zerstört werden.
[2] Pharmac. Journ. 1887.
[3] Vergl. Friedberger und Fröhner: Spec. Pathol. u. Therap. der Thierkrankheiten. 2. Aufl., 1, 219.
[4] Vierteljahresschr. f. Chem. d. Nahrungs- u. Genussmittel 1886, 1, 61.
[5] Ebendort 1889, 4, 305.
[6] Ebendort 1889, 4, 162.

b) **Verunreinigungen durch fremde Zusätze.**

α) **Zusatz geringwerthiger Mehle zu werthvollerem und umgekehrt.** Hier muss man mehrere Beimengungsarten unterscheiden:

1. Nicht selten glaubt man ein verdorbenes Mehl dadurch aufbessern zu können, dass man demselben gutes, unverdorbenes Mehl derselben Art beimischt. C. W. Kowalskowsky[1]) hat aber nachgewiesen, dass dieses Verfahren keine Verbesserung, sondern eher eine Verschlechterung ist, indem auch der Nährwerth des zugesetzten guten Mehles herabgedrückt wird; denn die aus den gemischten Mehlen dargestellten Brote enthielten um so mehr Wasser, um so weniger Eiweiss-Stickstoff und um so mehr Amid-Stickstoff, auch schimmelten sie um so rascher und stärker, je höher der Antheil an verdorbenem Mehl war.

Immerhin richtiger wird es daher nach dem Vorschlage von J. Lehmann[2]) sein, derartiges schlechtes Mehl, wenn es überhaupt noch zur menschlichen Ernährung geeignet ist, durch Zusatz von Kochsalz (etwa 30 g Kochsalz auf 1500 g Mehl) back- und genussfähiger zu machen.

2. Eine andere Art sog. Verbesserung des Mehles besteht in manchen Gegenden darin, dass man schlecht backfähigem Weizenmehl kleine Mengen (etwa 5 %) Bohnenmehl (von der Pferdebohne Vicia Faba minor) zusetzt, wodurch die Backfähigkeit gehoben wird. Wenn solches Mehl zum Unterschiede von unvermischtem Mehl eine besondere Bezeichnung wie „Kastormehl" führt, so kann gegen diesen Zusatz nichts eingewendet werden.

3. Verwerflich und strafbar dagegen ist der Zusatz geringwerthiger Mehle zu höherwerthigen, um dadurch einen Vortheil zu erzielen; so wird Roggen-, Mais- und Gerstenmehl dem höher bezahlten Weizenmehl, umgekehrt werden, wenn der Roggen theurer als Weizen ist, dem Roggenmehl die geringeren Sorten Weizenmehl, desgleichen Reismehl dem theureren Buchweizenmehl zugesetzt etc. Ebenso verhält es sich mit den Stärkemehl-Sorten.

β) **Zusätze zur Verdeckung einer schlechten Beschaffenheit des Mehles, wie Alaun, Kupfer- und Zinksulfat.**

Der Zusatz von Alaun (etwa 3 g auf 1 kg Mehl), Zinkvitriol, Kupfervitriol (etwa 0,05—0,10 g auf 1 kg Mehl) und ähnlichen Salzen verfolgt den Zweck, verdorbenes, „muffig" oder „mulstrig" gewordenes Mehl wieder für die Bäckerei geeignet zu machen oder aus unverdorbenem Mehl ein besonders ansehnliches, weisseres Gebäck herzustellen. Diese Salze machen den Brotteig leichter verarbeitbar, das Brot lockerer, vermitteln in dem letzteren einen höheren Wassergehalt und erhalten es länger frischbacken. Nach Bruylants[3]) beträgt das Mehr an Feuchtigkeit im Brot bei Anwendung von Alaun $6^{1}/_{2}$ kg, bei Anwendung von Kupfervitriol $7^{1}/_{2}$ kg auf 100 kg Mehl. Bruylants nimmt an, dass diese Zusätze entweder die Bildung des Brotfermentes begünstigen, oder die Entwickelung schädlicher Mikroorganismen verhindern.

Die Bleichwirkung des Alauns soll darauf beruhen, dass durch den Kleber des Mehles Schwefelsäure frei wird; die unlösliche Thonerdeverbindung des Klebers soll, durch Magensaft gelöst, zu $^{1}/_{5}$ des Alauns im Harn, zu $^{4}/_{5}$ desselben mit dem Koth ausgeschieden werden.

Bezüglich der physiologischen Wirkungen dieser Salze sei Folgendes bemerkt:

1. **Alaun- bezw. Aluminiumsalze.** J. W. Mallet[4]) beobachtete an sich nach Genuss von Thonerdehydrat und -Phosphat Verdauungs-Störungen, welche er darauf zurückführt, dass ein Theil des Aluminiumoxyds einen Theil der Magensäure in Anspruch nimmt, hierdurch gelöst wird, während der Rest desselben bezw. des Phosphats das Verdauungsferment in unlöslicher und daher unwirksamer Form niederschlägt. Ein Theil der Thonerde des zugesetzten Alauns wird aber in Hydroxyd oder Phosphat übergeführt.

---

[1]) Vierteljahresschr. f. Chem. d. Nahrungs- u. Genussmittel 1890, **5**, 299.
[2]) Ebendort 1890, **5**, 177.
[3]) Revue internat. d. falsifications 1889, **2**, 161 u. Chem. Centralbl. 1889, I, 733.
[4]) Chem.-Ztg. 1888, **12**, Rep 342.

H. A. Molt[1]) hält den Zusatz von Alaun ebenfalls für gesundheitsschädlich; er fütterte Hunde mit alaunhaltigem Zwieback und mit Fleisch, welchem Thonerde und phosphorsaure Thonerde beigemengt waren; auch injicirte er Thonerdehydrat direkt in den Magen; in allen Fällen stellte sich Schwäche, Unruhe und starkes Erbrechen ein; Blut, Leber, Milz, Nieren und Herz enthielten reichliche Mengen Thonerde. Weitere Versuche mit Magensaft unter Zusatz von Thonerde und Alaun ergaben, dass die Auflösung des Fibrins und gekochten Eiereiweisses fast vollständig gehindert war, während in Parallelversuchen ohne Zusatz von Thonerdepräparaten die Auflösung in kurzer Zeit vor sich ging.

Auch Bigelow und Hamilton[2]) behaupten auf Grund künstlicher Verdauungsversuche mit Pepsin und Salzsäure, dass Alaun in den Mengen, in welchen es in Backpulvern enthalten zu sein pflegt, und Aluminiumhydroxyd (beide in äquivalenten Mengen gleichmässig) und selbst das unlösliche Aluminiumphosphat die Verdaulichkeit des Brotproteïns beeinträchtigen.

Wibmer[3]) konnte nach Einnahme von 3,65 g Alaun in 350 ccm Wasser während $1^{1}/_{2}$ Tage nur eine schwache Verstopfung beobachten. Nach Kobert[4]) wirken 0,23—0,30 g Aluminiumoxyd in Form von milchsaurem Aluminium-Natrium für 1 kg Kaninchen, Hund oder Katze sogar tödtlich. Ohlmüller und Heise[5]) dagegen konnten bei einem 9,25—9,55 kg schweren Hunde, welchem täglich steigende Mengen von 0,1—10 g basisch-essigsaurem Aluminium (= 0,0148—1,480 g Aluminium) verabreicht wurden, keine Veränderungen bezüglich der Munterkeit, Fresslust, des Durstgefühles und der Darmentleerungen wahrnehmen; nur nach 10-tägiger Einnahme von täglich 5 und 10 g des Salzes zeigte sich eine Störung der Blutcirkulation in der Darmschleimhaut. Auch bei zwei Menschen, die 30 Tage lang täglich 1,0 g Aluminiumtartrat (mit 8,1 % Aluminium) einnahmen, konnte nur eine Verzögerung des Stuhlganges, welche sich weniger durch eine zeitliche Verschiebung der Darmentleerungen, als durch ein Festwerden derselben äusserte, festgestellt werden.

Auch Plagge[6]) hat zwei Menschen fast ein Jahr lang Speisen, die in Aluminiumgefässen zubereitet waren, geniessen lassen, ohne dass üble Folgen hervorgetreten sind.

Wenn nun auch Aluminiumsalze subkutan giftig wirken, so ist doch nach letzteren Versuchen anzunehmen, dass Alaun und sonstige Aluminiumsalze in den Mengen, in welchen sie als Zusatzmittel zu Mehl angewendet zu werden pflegen, keinerlei gesundheitliche Störungen hervorrufen, dass die Verwerflichkeit ihrer Anwendung bei der Brotbereitung nur in der Vortäuschung einer besseren Beschaffenheit des Mehles liegt.

2. **Kupfer- und Zinksulfat.** Für die Beurtheilung der Zulässigkeit eines Zusatzes hiervon zu Mehl ist zu berücksichtigen, dass Kupfer wie Zink, in Folge des Vorkommens im Boden, sehr weit verbreitet im Pflanzen- und naturgemäss auch im Thierreich in geringen Mengen vorkommen. So wurden nach K. B. Lehmann[7]) in 1 kg frischer bezw. lufttrockener Substanz gefunden Kupfer:

Getreide	1,5—12,5 mg Cu	Niedere Thiere (Auster, Häring, Hummer)	2,5—16,0 mg Cu
Brot	2,5—11,5 „ „	Warmblütige Thiere in den verschiedenen	
Gemüse und Obst	0,5— 9,0 „ „	Organen	0,003—33,6 „ „

Vedrödi[8]) will in ungarischen Getreide- und Hülsenfruchtarten zwischen 320—3120 mg Kupfer in 1 kg gefunden haben, welche Mengen jedoch K. B. Lehmann bezweifelt und die ohne Zweifel nur in Pflanzen, die auf einem stark kupferhaltigem Boden gewachsen sind, vorkommen dürften; eine spätere Untersuchungsreihe[9]) von Vedrödi ergab auch nur 10—680 mg Kupfer. Zu diesen natürlichen aus dem

---

[1]) Nach Journ. Amer. Chem. Soc. 2, 13 in Chem.-Ztg. 1880, 4, No. 28.
[2]) Nach Journ. Amer. Chem. Soc. 1894, 16, 587 in Chem.-Ztg., 1894, 18, Rep. 260.
[3]) K. B. Lehmann: Die Methoden der prakt. Hygiene 1901, 2. Aufl., 627.
[4]) Zeitschr. f. Nahrungsmittel-Untersuchung, Hygiene u. Waarenkunde 1892, 6, 293.
[5]) Arbeiten a. d. Kaiserl. Gesundheitsamte 1892, 8, 377.
[6]) Nach Deutsche Militärärztl. Ztg. 1892 in Chem. Centralbl. 1892, II, 599.
[7]) Archiv f. Hygiene 1895, 24, 18, wo sich auch eine Zusammenstellung der gesammten Litteratur bis dahin findet.
[8]) Chem.-Ztg. 1893, 17, 1932; 1896, 20, 399 u. 584. An letzter Stelle rechtfertigt Vedröd seine Ergebnisse damit, dass das von ihm angewendete gewichtsanalytische Verfahren richtigere Ergebnisse liefert, als das von Lehmann angewendete kolorimetrische Verfahren.

Boden aufgenommenen Kupfermengen gesellen sich bei den Koch-, Dauerwaaren, alkoholischen Getränken und Essig etc. noch diejenigen Mengen Kupfer, welche aus den verwendeten Gefässen bezw. durch die Behandlung aufgenommen oder bei Dauerwaaren (vergl. diese) absichtlich zugesetzt werden.

Nach Kuhlmann[1]) äussert Kupfersulfat in einer Menge von 1 Thl. in 15 000—30 000 Thln. Brot die beste Wirkung auf das Aufgehen und enthält dabei 1 kg Brot 8—16 mg Kupfer.

Nach K. B. Lehmann kann die tägliche Nahrung des Menschen in Folge des natürlichen Kupfergehaltes der Nahrungs- und Genussmittel leicht bis 53 mg Kupfer enthalten, während die durchschnittliche Menge meistens nicht über 10—20 mg hinausgehen dürfte. Durch künstlichen Zusatz lassen sich bei geschickter Zubereitung 200 mg Kupfer in Form von Kupfersulfat in der täglichen Nahrung unterbringen, ohne dass es gemerkt wird; 300 mg Kupfer, auf den ganzen Tag vertheilt, verrathen sich aber sicher durch den schlechten Geschmack.

Bezüglich der Gesundheitsschädlichkeit der Kupferverbindungen schliesst J. Brandl[2]) aus seinen und anderen Versuchen, dass längere Aufnahme derselben durch den Mund in nicht Brechen erregenden Gaben eine subchronische, wahrscheinlich auch eine chronische Vergiftung herbeiführen kann. Als eigenartige Befunde einer solchen Erkrankung gelten die von Filehne beschriebenen Organveränderungen der Leber und Niere, sowie die grosse Anämie sämmtlicher Organe und Gewebe. Derartige, den Menschen betreffende Fälle dürften aber kaum vorkommen, weil die hierzu erforderlichen Mengen Kupfer in den Nahrungs- und Genussmitteln sich schon durch den unangenehmen Geschmack, der eine Aufnahme derselben unmöglich macht, verrathen würden. Die Allgemeinwirkung tritt nach Thierversuchen um so rascher und bedeutender ein, je leichter die Salze resorptionsfähig sind (z. B. weinsaures Kupferoxydnatron als erstes, dem essig-, öl- und stearinsaures Kupfer folgen); weniger bedenklich sind die schwer resorptionsfähigen Kupferproteïnverbindungen. Von dem aufgenommenen Kupfer geht nur wenig in den Speichel und die Milch über und wird auch nur wenig durch den Harn und die Epithelien des Darmes ausgeschieden; dasselbe wird vielmehr durch die Pfortader der Leber zugeführt, hier ab und zu aufgespeichert, für gewöhnlich aber durch die Galle ausgeschieden.

Aehnlich wie das Kupfer verhält sich das Zink in seinen Salzen. Auch das Zink kommt, ziemlich verbreitet im Boden (durch Düngung mit zinkhaltigen Abfällen oder aus natürlichen Vorkommnissen), wie im Pflanzen- so auch im Thierreich vor.

Die Pflanzen nehmen Zink, wenn es in Form von kohlensaurem oder humussaurem Zink, und nicht in Form löslicher ätzender Salze wie Zinksulfat vorhanden ist, auf und können Pflanzen, die auf zink- (galmei-haltigen Böden gewachsen sind, 0,056—0,136 % Zinkoxyd in der Trockensubstanz enthalten, während die sog. Erzblume (Arabis Halleri) sogar 1,969—2,683 % Zinkoxyd enthält[3]).

Ausser zu Mehl als Zinksulfat wird Zink ebenso häufig als Zinkoxyd den Aepfelschnitten (Ring- oder Scheibenäpfeln) künstlich zugesetzt und sind darin (vorwiegend in amerikanischen, aber auch in deutschen Waaren) Mengen von 10—2560 mg in 1 kg gefunden worden.

Gaben von einigen Grammen Zinkoxyd können akute Wirkungen (Erbrechen, Durchfall und schwere Erkrankungen) zur Folge haben.

Kleine Mengen von einigen bis 10,0 mg Zinkoxyd in Form von Zinksulfat im Trinkwasser scheinen selbst auf die Dauer ohne Einfluss auf das Befinden von Menschen oder Thieren zu sein[3]); selbst Gaben von 1,0 g Zinkoxyd längere Zeit bei Nervenleiden genommen, sind ohne schädliche Wirkung geblieben und wenn nach täglichen Gaben von einigen Decigrammen Zinkoxyd auch chronische Verdauungsstörungen (Kachexie) aufgetreten sind, so verloren sich diese doch alsbald wieder, wenn mit der Zink-Aufnahme ausgesetzt wurde.

K. B. Lehmann[4]) gab einem 10,5 kg schweren Hunde 335 Tage 44 mg Zink in Form von Zinkkarbonat für 1 Körperkilo, wobei sich der Hund tadellos entwickelte und bei der Sektion als

---

[1]) Ann. d'hygiène publ. 1831, 3, 342 in Poggendorf's Annalen 1831, 21, 447.
[2]) Arbeiten a. d. Kaiserl. Gesundheitsamte 1897, 13, 104.
[3]) J. König: Die Verunreinigung d. Gewässer. 1899, II., 428 u. 439.
[4]) Archiv f. Hygiene 1897, 28, 292.

ganz gesund zeigte. Brandl, Scherpe und Jacoby[1]) stellten ähnliche Versuche an Kaninchen und Hunden an, indem sie den Thieren 14—20 Tage lang äpfelsaures Zink verabreichten; sie fanden u. A. in folgenden Versuchen:

	1	2	3
Zink eingeführt	0,4200 g	0,9950 g	0,3000 g
Durch den Koth ausgeschieden	0,4190 „	0,9850 „	0,2127 „

Das äpfelsaure Zink wird hiernach ebenso wie die therapeutisch verwendeten Zinksalze, das essig-, milch- und valeriansaure Zink, fast ganz durch den Koth wieder ausgeschieden; nur ein verhältnissmässig kleiner Theil geht in den Säftestrom über und wird in Leber, Nieren und Milz abgelagert; mässige Mengen werden längere Zeit ohne schädigende Wirkung vertragen; grössere Mengen wirken jedoch reizend und zusammenziehend auf die Schleimhaut oder werden, wenn die Thiere erbrechungsfähig sind, zum Theil mit dem Erbrochenen ausgeschieden.

Man kann hiernach auch von den Zinksalzen in den Mengen, die gegebenen Falles dem Mehl zugesetzt zu werden pflegen, keine Gesundheitsstörungen erwarten; auch hier muss wie bei den Kupfersalzen die Verwerflichkeit der Verwendung in der Vortäuschung einer besseren Beschaffenheit, als sie Mehl beanspruchen kann, gesehen werden.

γ) Augier und Bertrand[2]) berichten über eine Bleivergiftung durch Mehl; Theile des Mühlenwerkes, welche mit dem Getreidekorn in Berührung kamen, bestanden aus bleihaltigem Eisenblech und war das Blei als Schwefelblei, welches sich leicht mit Mehl mischt, in das letztere gerathen. Auch wird Blei häufig zum Ausbessern der Mühlsteine verwendet.

Fr. Ecklund[3]) fand in Griesmehl in Schweden als aussergewöhnliche Verunreinigung chromsaures Blei.

δ) Zusätze von Mineralstoffen zum Mehl; als solche werden genannt: gemahlener Gips, Schwerspath, Kreide, Magnesit, Magnesiasilikat (sog. holländisches Kunstmehl), Thon und Infusorienerde. Diese Zusätze dürften indess ebenso selten sein, wie der Zusatz von Holzmehl (gepulvertem Pappelholz etc.). Ueber die Verwendung von Holzmehl als Unterlage für den Brotteig vergl. S. 842.

ε) Als Brotöl oder Patent-Brotöl ist vereinzelt „Mineralöl" an Stelle von Schmalz oder Butter empfohlen[4]). Mit letzteren werden entweder die Backbleche oder die Brote an den Seiten, welche im Backofen fest aneinander geschoben werden, bestrichen, um ein Fest- und Zusammenbacken zu vermeiden. Für den Zweck ist natürlich Mineralöl völlig ungeeignet.

Ein für gleichen Zweck empfohlenes amerikanisches Palmöl bestand ebenfalls aus Mineralöl.

ζ) Auch wird den feineren Gebäcken, Bisquits etc. mitunter Seife[5]) zugesetzt, um denselben die beliebte Leichtigkeit und Saftigkeit zu ertheilen; hierin liegt also ebenfalls eine Vortäuschung und ist aus dem Grunde der Zusatz unerlaubt.

η) Sandgehalt des Brotes; Fischer und Grünhagen[6]) fanden, dass 0,4 % feiner Sand. H. Kreiss[7]) desgleichen, dass schon 0,18 % Sand im Brot ausreichen, ein Knirschen zwischen den Zähnen zu verursachen und das Brot ungeniessbar zu machen.

II. Zusammensetzung und Verhalten der einzelnen Brotsorten.

a) Chemische Zusammensetzung der Brote. Die Herstellung der Brotsorten ist je nach den angewendeten Mehlen und den Backverfahren in den einzelnen Ländern und Ortschaften so verschieden, dass es schwer hält, hier richtige Zahlen für die in jedem Falle passende chemische Zusammensetzung aufzuführen.

---

[1]) Arbeiten a. d. Kaiserl. Gesundheitsamte 1899, **15**, 185 und 204.
[2]) Revue sanitaire de Bordeaux 1888. No. 103/104.
[3]) Chem.-Ztg. 1888, **12**, Rep. 270.
[4]) Vergl. L. Hanemann: Chem.-Ztg. 1896, **20**, 1023.
[5]) Vergl. D. Crispo: Zeitschr. f. Nahrungsmittel-Untersuchung, Hygiene u. Waarenkunde 1893, **7**, 200 u. 253.
[6]) Zeitschr. f. Untersuchung d. Nahrungs- u. Genussmittel 1901, **4**, 757.
[7]) Ebendort 1902, **6**, 667.

Ich muss mich vielmehr auf die Berücksichtigung der hauptsächlichsten Muster von Brotsorten beschränken und verweise bezüglich weiterer Sorten und Einzelheiten auf Bd. I, S. 672—703.

a) **Weizen- und Roggenbrot.** Diese mögen hier zusammengestellt werden, weil sie unter den Brotsorten den ersten Platz einnehmen und Weizen- und Roggenmehl häufig im Gemisch mit einander als Graubrot etc. verbacken werden. Die Weizenbrote werden durchweg mit Hefe, die Roggenbrote meistens mit Sauerteig hergestellt; die Weizenbrote erhalten in den feineren Sorten ferner auch vielfach einen Zusatz von Milch (Vollmilch oder Magermilch) an Stelle von Wasser und werden dann Milchbrote genannt.

Die durch Trocknen der zerbrochenen oder zerschnittenen Brote durch weiteres Trocknen oder auch durch scharfes Ausbacken dünner Teigschnitte hergestellten Gebäcke heissen Zwieback (oder Hartbrot). Die aus gewöhnlichem Brot hergestellten Zwiebacke müssen für die Trockensubstanz mehr oder weniger die Zusammensetzung des Brotes besitzen; die feineren Weizenzwiebacke werden aber aus Milchbrot zubereitet, die feinsten Weizenzwiebacke (Bisquits, Kakes oder Kabins genannt) aus Milch-Mehlteig unter Zusatz von mehr oder weniger Rohrzucker und Fett; sie gehören daher schon mehr unter die Klasse der Konditorwaaren.

Die Zusammensetzung dieser Art Gebäcke ist im Durchschnitt etwa folgende:

Bezeichnung	Anzahl der Analysen	In der natürlichen Substanz							In der Trockensubstanz		
		Wasser %	Stickstoff-Substanz %	Fett %	Zucker %	Stärke etc. %	Rohfaser %	Asche %	Stickstoff-Substanz %	Kohlen-hydrate %	Stickstoff %
Brotsorten											
Weizen- feineres	24	33,66	6,81	0,54	2,01	55,79	0,31	0,88	10,27	87,12	1,65
brot gröberes	17	37,27	8,44	0,91	3,19	47,80	1,12	1,27	13,46	81,28	2,15
Weizen-Ganzbrot (Grahambrot)	4	41,08	8,10	0,72		47,56		1,02	1,52	13,75	80,72	2,20
Roggenbrot (feineres)	39	39,70	6,43	1,14	2,51	47,93	0,80	1,49	10,67	83,65	1,71
Kommissbrot (mit 15% Kleieauszug)	18	38,88	6,04	0,40	3,05	48,51	1,55	1,57	9,88	84,36	1,58
Pumpernickel¹) (kleiehaltig)	10	42,22	7,16	1,30	3,28	43,16	1,48	1,40	12,39	80,37	1,98
Weizen-Roggenbrot	10	38,46	7,47	0,30		51,78		0,58	1,41	12,13	84,14	1,94
Zwiebacksorten:											
Weizen- gewöhnl. (Schiffszwieback, Hartbrot)	21	9,54	9,91	2,55	2,20	73,25	0,85	1,70	10,96	83,74	1,75
Zwie- feinerer	3	9,28	12,53	4,44	4,15	67,90	0,58	1,20	13,81	79,42	2,21
back feinster (Bisquits, Kakes)	4	7,48	8,80	9,07	17,80	55,64	0,39	0,82	9,51	79,38	1,52
Roggen-Zwieback (Hartbrot, Plätzchen)	14	11,54	10,85	1,06	3,42	68,37	3,02	1,74	12,26	81,15	1,96

¹) Das Wort „Pumpernickel" ist verschieden, so von „bon pour Nickel" und „Nikolaus Pumper" als Urheber abgeleitet worden; es soll aber folgenden Ursprungs sein: Während einer Theuerung und Hungersnoth im Jahre 1540 liess der Magistrat von Osnabrück unentgeltlich Brot backen und vertheilen, welches „bonum paniculum" genannt wurde. Nach Aufhören der Hungersnoth backten die Leute das Brot

Die Zusammensetzung der Weizen- und Roggenbrote schwankt selbstverständlich in derselben Weise wie die der Mehle (vergl. diese) und je nach der Zubereitung; über den Unterschied von der Zusammensetzung zwischen dem mit Wasser und mit Magermilch hergestellten Brot vergl. S. 675; über den Säuregehalt von Weizen- und Roggenbrot S. 866.

Der Wassergehalt der Roggenbrote und der aus Roggen- und Weizenmehl-Gemischen hergestellten Brote ist im Allgemeinen höher als der der Weizenbrote, und bei den Broten aus gröberen Mehlen durchweg höher als bei den aus feineren Mehlen.

In dem nach Gelinck's Verfahren (S. 826) hergestellten Brot wurden 32,59 bis 51,57 % Wasser gefunden, im Mittel von 5 Proben (Bd. I, S. 701) 45,22 %, also noch mehr wie durchschnittlich bei den gewöhnlichen Roggenbroten. Im Uebrigen richtet sich die chemische Zusammensetzung auch dieser Art Brote natürlich ganz nach der des verwendeten Getreidekornes.

Prausnitz und Menicanti (Bd. I, S. 700) fanden in den Broten aus ganzem und bloss entschältem Korn sogar 63,05—64,73 %, im Mittel 63,84 % Wasser, welcher Gehalt ausserordentlich hoch erscheint und wohl zufällig sein dürfte.

Die Zusammensetzung und Ausnutzung von Brot aus ungeschältem und geschältem (dekorticirtem) Getreide ergab sich nach den Versuchen von Wicke, sowie Prausnitz und Menicanti wie folgt:

Brot aus Getreide	In der Trockensubstanz des Brotes					Von den aufgenommenen Nährstoffen wurden ausgenutzt			
	Stickstoff-Substanz %	Fett %	Stickstoff-freie Extraktstoffe %	Rohfaser %	Asche %	Trockensubstanz %	Stickstoff-Substanz %	Stickstoff-freie Extraktstoffe %	Rohfaser %
Ungeschält	13,40	1,23	81,05	1,44	2,88	87,37	73,30	87,30	44,56
Geschält	14,27	1,05	80,69	1,14	2,95	89,43	77,25	86,50	46,99

Ueber die Ausnutzung der verschiedenen Weizen- und Roggenbrote je nach ihrer Herstellung aus feinem, mittelfeinem Mehl und ganzem Korn vergl. S. 233 bis 239, sowie je nach Anwendung von Hefe oder Sauerteig S. 236.

Plagge und Lebbin[1]) haben auch versucht aus Kleie Brot herzustellen, aber aus natürlicher Kleie nur ein ungeniessbares Gebäck erhalten; letzterer Uebelstand konnte zwar durch äusserst feines Mahlen der Kleie behoben werden, indess lieferte solches Brot aussergewöhnlich viel Koth und gingen in diesen 42,35 % der Trockensubstanz, 56,32 % der Stickstoff-Substanz und 37,34 % der Kohlenhydrate über, so dass eine Verwerthung der Kleie als menschliches Nahrungsmittel in Form von Brot als ausgeschlossen erscheinen muss. Ebensowenig hat sich ein Vorschlag Bernegau's, durch Vermischen von 100 Thln. Roggenmehl mit 15 Thln. Kleie, 7 Thln. Hefe, 5 Thln. flüssigem Schmalz, 12½ Thln. Wasser und 25 Thln. Dextro-Saccharat-Extrakt

---

weiter und nannten es ebenfalls so, wodurch der Name „Pumpernickel" verbreitet wurde. Der Magistrat hatte den Backofen nebst einem stattlichen Thurme neben der sog. Hasenmühle erbaut Jener Thurm soll noch bis vor kurzem, bis 1883, vorhanden gewesen sein, und zwar unter dem Namen „Pernikel im Osten der Stadt am Walle".

[1]) Veröffentlichungen a. d. Gebiete des Militär-Sanitätswesens 1897. Heft 12, 62 u. 147.

ein Dauerbrot herzustellen, bewährt. Auch dieses Brot lieferte ähnliche grosse Mengen Koth wie das Kleiebrot.

Souvant (Bd. I, S. 701) hat für den Zweck einen anderen Vorschlag gemacht, indem er aus der Kleie einen wässerigen Auszug herstellt (30 g Kleie mit 1 l Wasser während 45 Min. und Abseihen durch ein Sieb) und diesen Auszug statt des Wassers zum Einteigen des Mehles benutzt, wodurch 15 % Brot mehr erhalten werden sollen, als nach dem gewöhnlichen Verfahren; der Kleieauszug enthielt in 1 l 8,675 g Trockensubstanz, während das zugehörige Brot im Vergleich zu gewöhnlichem Brot ergab:

Verfahren	In der frischen Substanz				In der Trockensubstanz		
	Wasser	Stickstoff-Substanz	Säure (= H_2SO_4)	Asche	Stickstoff-Substanz	Säure (= H_2SO_4)	Asche
Souvant'sches	46,15 %	14,78 %[1]	0,393 %	2,13 %	27,45 %[1]	0,730 %	3,96 %
Gewöhnliches	38,68 „	14,51 „	0,363 „	1,95 „	23,66 „	0,592 „	3,18 „

Dass durch die Verwendung eines wässerigen Kleie-Auszuges an Stelle von gewöhnlichem Wasser zum Einteigen das Brot einen etwas höheren Gehalt an Proteïn und auch löslichen Kohlenhydraten annehmen muss, unterliegt wohl keinem Zweifel; ob dieser Gewinn aber dem Mehraufwand an Arbeit etc. gleich gestellt werden kann, erscheint sehr zweifelhaft, zumal auch durch eine derartige Behandlung der Kleie diese für die Viehfütterung entwerthet wird (vergl. auch S. 237).

β) **Hafer- und Gersten-Brot und -Zwieback.** Hafer- und Gerstenmehl dienen in Deutschland nur in Zeiten der Noth zur Brotbereitung; nur im Spessart, ferner in Norwegen, Schweden und Russland (Bd. I, S. 1492) findet man häufiger aus reinem Hafer- oder Gerstenmehl hergestellte Brote; in England wird der Hafer erst gedarrt, dann geschält und gemahlen; man erzeugt 2 Hafermehlsorten, ein feineres für Kuchen, ein gröberes für gewöhnliches Haferbrot. Das Mehl wird mit lauwarmem Wasser unter Zusatz von Malz geknetet und aus dem Teig Kuchen bis zu 60 cm Durchmesser ausgewalzt. Die Analysen einiger derartiger Brote und Zwiebacke ergaben:

Bezeichnung	Anzahl der Analysen	In der natürlichen Substanz							In der Trockensubstanz		
		Wasser %	Stickstoff-Substanz %	Fett %	Zucker %	Stickstoff-freie Extraktstoffe %	Rohfaser %	Asche %	Stickstoff-Substanz %	Stickstoff-freie Extraktstoffe %	Stickstoff %
Brot { Hafer-	1	47,43	7,61	1,52		40,67	0,38	2,39	14,47	77,36	2,31
Brot { Gersten-	7	49,77	6,41	2,13		38,36	1,32	2,01	12,77	76,37	2,04
Zwieback { Hafer- (Kakes)[2]	8	9,98	8,58	10,40	11,03	55,65	2,42	1,94	9,53	74,01	1,52
Zwieback { Gersten-	3	12,44	9,33	1,09	4,66	64,40	4,29	3,79	10,67	80,71	1,72

Mehr als für sich allein werden aus Gemengen von Gersten- und Hafermehl mit den besseren Backmehlen, Weizen- und Roggenmehl Brote, bereitet.

γ) **Maisbrot.** Das Maismehl eignet sich sehr wenig zur Herstellung von Gebäcken. In Serbien wird Maismehl mit Wasser zu einem Teig angerührt und letzterer

---

[1] Diese Zahlen erscheinen für gewöhnliches Brot ausserordentlich hoch und unwahrscheinlich, wenn nicht ein sehr kleberreicher Weizen verwendet ist.

[2] Diese Hafer-Kakes erhalten einen Zusatz von Milch und Zucker, woraus sich der höhere Gehalt an Fett und Zucker erklärt; die nur aus Hafermehl hergestellten Zwiebacke müssen selbstverständlich dem Hafermehl in der Zusammensetzung nahezu gleich sein.

nach Bedecken mit Krautblättern entweder in heisser Asche oder nach Einsetzen in grosse, flache irdene Schüsseln im Backofen gebacken; durch Backen im Bratofen erhält man aus dem Maismehl mit und ohne Zusatz von Butter „Maiskuchen" oder sog. „Städtisches Maisbrot", durch Zusatz von Eiern und Käse oder auch von Schichten von in Milch gekochtem Spinat die sog. Projaca, ein süsses Maisbrot.

Um ein dem deutschen Geschmack zusagendes Maisbrot zu erhalten, muss dem Maismehl Roggen- oder Weizenmehl zugesetzt werden; in diesen Gemischen, die alsdann mit Sauerteig eingeteigt werden, macht das Maismehl durchweg nur 10 bis 33 % aus. Die Zusammensetzung solcher Brote erhellt aus folgenden Zahlen:

Brotsorte	Anzahl der Analysen	In der natürlichen Substanz						In der Trockensubstanz		
		Wasser %	Stickstoff-Substanz %	Fett %	Stickstoff-freie Extraktstoffe %	Rohfaser %	Asche %	Stickstoff-Substanz %	Stickstoff-freie Extraktstoffe %	Stickstoff %
Maisbrot	5	43,82	5,83	1,73	45,73	1,25	1,64	10,20	80,00	1,63
Brot aus Mehlgemischen:										
¼ Maismehl ⎧ ¾ grobes Roggenmehl No. 3	3	38,31	12,78[1])	1,39	43,90	1,63	1,99	20,71[1])	71,16	3,31
⎨ ¾ feines Roggenmehl .	3	40,44	7,50	1,11	49,44	0,60	0,91	12,60	83,01	2,02
⎩ ⅔ Weizenmehl . . .	4	37,19	7,31	0,35	53,70		1,45	11,64	85,49	1,86

In dem Nothjahr 1892 wurde aus einer Mehlmischung von 60 Thln. Roggen-, 30 Thln. Weizen- und 10 Thln. Maismehl ein ansehnliches Brot (das Caprivibrot) hergestellt. Ueber die Zusammensetzung dieses Brotes und solcher aus anderen Maismehl-Gemischen vergl. Bd. I, S. 682, 690 u. 1491.

δ) Dari-, Erdnuss-, Haselnussbrot. Bei den theueren Weizen- und Roggenpreisen 1892 wurde auch Darimehl im Gemisch mit Roggenmehl 1 : 2 oder 1 : 1) zur Brotbereitung verwendet; von anderer Seite ist Brot aus theilweise entfettetem Erdnussmehl für sich allein und im Gemisch mit Roggen- und Weizenmehl hergestellt worden; auch hat man zur Anreicherung des Brotes mit Fett einen Zusatz von 10—15 % Haselnussmehl zu Roggen- und Weizenmehl empfohlen.

Das „Asiatische Brot" wird aus Sojabohnenmehl zubereitet (Bd. I, S. 691). Diese Art Brote ergaben z. B. umstehende Zusammensetzung (vergl. S. 882).

Hiernach gelingt es allerdings aus theilweise entfettetem Erdnussmehl für sich allein ein lockeres und protein- wie fettreiches Brot herzustellen; indess hat das Erdnussmehl ebenso wie das Haselnussmehl im Gemisch mit Weizen-Roggenmehl einen bitteren Nachgeschmack; dieses rührt daher, dass alle fettreichen Mehle leicht ranzig werden. Als Zwiebacke, d. h. als scharf ausgebackene Backwaaren sind sie nach Plagge und Lebbin eher geeignet. Im Uebrigen werden derartige, dem Geschmack weniger zusagende Brote vorwiegend nur in Zeiten der Noth, d. h. in getreidearmen Jahren in Betracht kommen können.

ε) Brote mit besonderen Zusätzen. N. Zuntz hat vorgeschlagen, den Getreidemehlen Kartoffelstärkemehl zuzusetzen, und das Gemisch, um den dem

---

[1]) Das Brot aus alleinigem Roggenmehl No. 3 enthielt bei 38,68 % Wasser 12,06 % Stickstoff-Substanz, woraus sich auch der verhältnissmässig hohe Gehalt an Stickstoff-Substanz des Mais-Roggenbrotes erklärt.

No.	Brotsorte	Anzahl der Analysen	In der natürlichen Substanz							In der Trockensubstanz		
			Wasser %	Stickstoff-Substanz %	Fett %	Zucker %	Stickstofffreie Extraktstoffe %	Rohfaser %	Asche %	Stickstoff-Substanz %	Fett %	Stickstofffreie Extraktstoffe %
1	Dari-Roggenbrot . . .	2	38,43	7,32	2,31	4,42	43,61	1,88	2,33	11,89	3,67	78,01
2	Erdnuss- Brot . . . (rein) Zwieback .	3	24,56	33,56	12,76	5,17	14,65	5,52	3,78	44,49	16,91	26,27
		7	3,96	35,70	25,38	28,17		3.77	3,02	37,17	26,43	29,33
3	Haselnuss-Roggenbrot .	4	32,10	7,51	3,15		55,72		1,52	11,06	4,69	—
4	Desgl. Zwieback mit Wasser . .	5	6,39	12,02	5,55		73,96		2,17	12,83	5,92	—
	mit Magermilch	5	6,69	12,96	6,15		71,58		2,62	13,89	6,59	—

letzteren fehlenden Gehalt an Stickstoff Substanz zu ergänzen, mit Magermilch einzuteigen. Dieser Vorschlag scheint sich bis jetzt ebenso wenig eingeführt zu haben, wie ein von anderer Seite empfohlener Zusatz von entbitterten **Lupinen**.

Dagegen erfreuen sich andere Zusätze einer weiteren Verbreitung.

So wird der deutsche **Armee-Fleischzwieback** vorschriftsmässig aus 80,830 kg Weizenmehl, 88,580 kg gehacktem, fett- und sehnenfreiem Fleisch, 5,540 kg Speckfett, 1,120 kg Salz, 0,120 kg Kümmel, 2,210 kg Hefe und 8,880 kg Wasser hergestellt, welches Gemisch etwa 120 kg Zwieback liefert. Dieser Fleischzwieback soll als eine volle Nahrungsration im Felde (als sog. eiserner Bestand; vergl. S. 399) dienen; es kommen aber derartige Mehl-Fleischgebäcke (Fleischbisquits etc.) auch in den Handel; auch hat man versucht, das Fleisch theils durch das vorstehend erwähnte, theilweise entfettete Erdnussmehl, durch Aleuronat, Roborat, Albumin, Energin oder auch durch Milch zu ersetzen; statt des Fleisches verwendet man auch Fleischextrakt; jedoch können diese Art Zwiebacke bezüglich des Nährwerthes nicht mit den ersten Sorten verglichen werden.

Noch weiter verbreitet sind Gebäcke, die unter Zusatz von **Abfallproteïnstoffen** wie **Kleber** und **Albumin** hergestellt und als **Aleuronat-** oder **Albumin-Kraftbrot** bezw. **-Zwieback** vorwiegend für Diabetiker, aber auch behufs Zuführung des nöthigen Nahrungsproteïns als Ersatz des Fleisches in der Nahrung dienen sollen.

Als Grundmasse für **Diabetiker-Brot** wird vielfach entfettetes **Mandelmehl** verwendet; ein aus diesem unter Zusatz von Roborat von L. Sarason hergestelltes Gebäck heisst „**Anamyl-Brot**".

Degener's Kraftbrot besteht aus einem Gemisch von Getreide-, Hülsenfruchtmehl und der zum Einteigen verwendeten **Braunschweiger Mumme** (einem gehaltreichen, alkoholfreien Malzauszug).

Auch ist versucht worden, für Magenkranke ein **peptonhaltiges Brot** herzustellen.

Die Zusammensetzung einiger solchen Brote bezw. Gebäcke ist folgende:

No.	Bezeichnung des Gebäckes		Anzahl d. Analysen	In der natürlichen Substanz							In der Trockensubstanz		
				Wasser %	Stickstoff-Substanz %	Fett %	Zucker %	Stickstofffreie Extraktstoffe %	Rohfaser %	Asche %	Stickstoff-Substanz %	Fett %	Stickstoff %
1	Armee-Fleisch-Zwieback mit Fleisch	wenig	4	10,80	14,47	4,51	65,94		1,24	3,04	16,22	5,09	73,92
		reichlich	3	5,81	23,05	8,14	60,17		0,64	2,19	24,47	8,64	63,88
2	Fleischbisquits		2	6,62	14,69	1,07	74,23		0,74	2,65	15,72	1,15	79,49
3	Aleuronat-	Brot mit wenig Kleber	8	39,62	17,29	0,34	3,87	36,64	0,64	1,60	28,63	0,54	67,09
		Zwieback mit wenig Kleber	13	6,50	22,86	8,61	9,43	50,12	0,84	1,64	24,45	9,21	63,64
		Zwieback mit viel Kleber	6	8,53	66,19	4,99	17,67			2,62	72,80	5,45	—
4	Albumin-Kraft-	Brot	4	31,50	16,69	0,36	2,39	46,44	1,12	1,50	24,37	0,52	71,28
		Zwieback	5	8,68	17,63	7,85	14,64	49,46	0,46	1,28	19,31	8,59	70,19
5	Degener's Kraftbrot		2	26,87	11,25	0,32	14,69	42,51	1,57	2,99	15,39	0,44	77,94
6	Peptonbrot		1	39,41	7,64[1]	0,37	19,80	28,99	0,76	4,03	12,69	0,61	80,52

Derartige Backwaaren giebt es noch verschiedene andere, bezüglich deren Zusammensetzung auf Bd. I, S. 683—692 verwiesen sei.

ζ) **Hungersnothbrote.** In Zeiten der Noth, d. h. einer Getreide-Missernte; pflegt man den Getreidemehlen ausser den genannten noch allerlei sonstige Zusätze zu machen, um die nöthige Brotmenge für die Ernährung zu erhalten. Th. Dietrich und v. Bibra untersuchten Ende der 1850-er Jahre eine Reihe derartiger Brote, die durch Vermengen von Weizen- und Roggenmehl mit Hafer- und Gerstenmehl, mit Sauerrampfersamen, gemahlenem Stroh, mit Kiefer- oder Föhrenrinde, Knochenmehl oder Blut vorwiegend in Norwegen und Schweden hergestellt wurden.

E. Rouma (Bd. I, S. 692 u. 693) fand russische Hungersnothbrote zusammengesetzt aus Spreu von Roggen, Hafer und Buchweizen nebst einem Grase, aus Chenopodium viride für sich allein und im Gemisch mit Roggenmehl und Kartoffeln. Am nächsten liegt es in solchen Fällen die Kleien der verschiedenen Getreidearten zur Brotbereitung zu verwenden. A. Maurizio[2]) fand aber ausserdem darin die verschiedensten Unkräuter (Kornrade, Gänserich, Wicken, Rübsen), ferner eine Grasart, die Wurzel einer Schilfsorte und in einigen Fällen sogar 4,77% bis 64,0% Thon. Wir haben in einigen Sorten von russischem Hungersnothbrot neben mehr oder weniger Roggen, Mais, Buchweizen die Unkrautsamen Chenopodium album und Atriplex hortensis. Eichelmehl und -schalen, Hirsepelzen etc. gefunden. Nach Janecek bestand kroatisches Hungersnothbrot aus Roggen-, Mais- und Buchenholzmehl.

Für die Zusammensetzung solcher Brote wurden folgende Zahlen gefunden:

Wasser	Stickstoff-Substanz	Fett	Stickstofffreie Extraktstoffe	Rohfaser	Asche
4,18—13,33%	4,35—17,88%	0,85—5,88%	34,00—70,20%	2,95—28,85%	1,30—64,00%

---

[1]) Mit 2,73% Pepton.
[2]) Zeitschr. f. Untersuchung d. Nahrungs- u. Genussmittel 1901. 4, 1017 u. 1019.

Dass derartige Brote bei dem durchweg hohen Gehalt an Rohfaser, selbst wenn sie einen regelrechten Gehalt an Stickstoff-Substanz aufweisen sollten, nur einen äusserst geringen Nährwerth besitzen, ist S. 236—239 schon genügend begründet. Aus dem Umstande, dass in solchen Hungersnothzeiten sogar zu Erde (Thon) als Zusatzmittel gegriffen wird, lässt sich ermessen, welchen hohen Werth der Mensch auf die Beschaffung des täglichen Brotes legt.

b) Die physikalischen Eigenschaften des Brotes. Im Allgemeinen pflegt man ein Brot für um so besser zu halten, je leichter (für gleiche Raumtheile), je lockerer und je grösser (bis zu einer gewissen Grenze) die Hohlräume in demselben sind. Diese allgemein verbreitete Ansicht hat ohne Zweifel ihren Grund darin, dass ein lockeres leichtes Brot, z. B. Weissbrot, Semmel, den Verdauungssäften leichter zugänglich ist und weniger Beschwerde bei der Verdauung bereitet, als ein dichtes, porenfreies Brot (z. B. Schwarzbrot oder ein nicht völlig ausgebackenes und hierdurch oder durch sonstige Ursachen mit Wasserstreifen versehenes Brot). Diese im täglichen Leben geltende Anschauung wird auch durch die S. 233—239 mitgetheilten wissenschaftlichen Versuche bestätigt.

K. B. Lehmann[1]) hat die physikalischen Eigenschaften der verschiedenen Brotsorten zuerst aufgeklärt. Er fand u. A.:

α) Specifisches Gewicht bei 15 verschiedenen Brotsorten:

Porenhaltiges Brot	Porenfreies, frisches Brot	Porenfreie Trockensubstanz
0,24 (Semmel) —1,0 (Pumpernickel)	1,37—1,42[2])	1,93—2,17

Nur das frische, porenhaltige Brot zeigt nennenswerthe Unterschiede im spec. Gewicht; das der wasserhaltigen (42—46 % Wasser) porenfreien Brotsubstanz beträgt durchschnittlich 1,40, das der porenfreien Trockensubstanz 2,05.

β) Das Porenvolumen. Bezeichnet S das spec. Gewicht des porenhaltigen, S_1 das des porenfreien Brotes, so ist das Porenvolumen d. h. die in einem Volum Brot enthaltene Luftmenge in Proc. des Brotvolumens $P_0 = \frac{(S_1 - S) \, 100}{S_1}$; oder wenn $S_1 = 1,31$, $S = 0,375$, so ist $P_0 = \frac{(1,31 - 0,375) \, 100}{1,31} = 70,7 \%$.

Das Porenvolumen schwankte nach K. B. Lehmann auf diese Weise in 15 Brotsorten von 28,5 % (Westfälischer Pumpernickel) bis 82,8 % (Würzburger Semmel). Die Schrot- und die Roggenbrote haben durchweg ein geringeres Porenvolumen, als die Mehl- und Weizenbrote; so ergaben:

Brotsorte	Porenvolumen	Brotsorte	Porenvolumen
Roggenschrotbrot	28,5—49,2 %	Weizenschrotbrot	64,3 %
Roggenmehlbrot	55,7—70,7 „	Weizenmehlbrot	73—83 %

γ) Das Trockenvolumen. Hierunter versteht K. B. Lehmann das Volumen der Trockensubstanz von 100 ccm frischem Brot; es verhält sich durchweg umgekehrt wie das Porenvolumen und betrug z. B. 7,1 % bei Würzburger Semmel und

---

[1]) Archiv f. Hygiene 1894, **21**, 215; vergl. auch W. Prausnitz ebendort 1893, **17**, 636.
[2]) In verschiedenen Broten wurden auch Zahlen von 1,29—1,31 für das spec. Gewicht des porenfreien Brotes gefunden; das beruhte dann darauf, dass das Brot nicht mehr frisch war; denn altbackenes Brot, wenn es einzutrocknen beginnt, verliert seine plastischen Eigenschaften eher, als seinen Wassergehalt.

29,5 % bei Westfälischem Pumpernickel; es wird also die Mehlmasse durch die Brotbereitung auf das 14-fache bei den Semmeln und das 3,5-fache beim Schwarzbrot gebracht.

δ) Die Porengrösse entspricht im Allgemeinen dem Gesammt-Porenvolumen; die kleinporigen Brote haben das kleinste, die grossporigen Brote das grösste Porenvolumen.

Mit diesen Eigenschaften hängen auch die Durchlässigkeit des Brotes für Luft und Wasser sowie das Wasseraufsaugungsvermögen desselben zusammen. Die Durchlässigkeit für Luft und Wasser sowie das Wasseraufsaugungsvermögen sind um so grösser, je grösser die Poren nach Anzahl und Umfang sind. Hieraus kann geschlossen werden, dass die Poren eines Brotes keine von einander unabhängige Hohlräume bilden, sondern wenigstens theilweise untereinander zusammenhängen.

Konditorwaaren (Zuckerwaaren, Kanditen).

Unter diesem Namen fasst man nicht nur eine Menge aus Mehl, Zucker und Gewürzen aller Art auf besondere Weise hergestellte Backwaaren, sondern auch die verschiedensten anderen Sachen wie Konfekt (Marzipan, kandirte Früchte, Chokoladeplätzchen), ferner Bonbons aller Art, Pasteten, Gefrorenes, Crêmes, Fruchtsäfte, Liköre etc. zusammen.

Es hält schwer, diese verschiedenerlei Sachen unter einheitliche Gesichtspunkte zu bringen. Die zweckmässigste Eintheilung und Kennzeichnung giebt nach den Arbeiten von Strohmer und Stift[1]) der Codex alimentarius austriacus, welchem ich hier unter Ausschluss von Fruchtsäften und Likören, die später besprochen werden sollen. im Allgemeinen folgen will

I. Gruppe. Dieselbe umfasst solche Zuckerwaaren, welche neben Zuckerarten noch andere Nahrungs- und Nährstoffe, die für die Eigenart des betreffenden Erzeugnisses mitbestimmend sind, in grösserer Menge enthalten. Diese Zuckerwaaren im engeren Sinne werden meistens handwerksmässig aus Mehl, Eiern, Butter, essbaren Samen, Früchten, Gewürzen und alkoholischen Flüssigkeiten mit oder ohne Backverfahren hergestellt.

a) Mittels des Backverfahrens werden hergestellt:

1. Hefe-(Germ-)Teigwaaren: sie bestehen aus Butter, Eiern, Milch und mehr oder weniger Zucker; als Lockerungsmittel dient Hefe oder Backpulver. Der Zucker wird hierbei entweder untergemischt, aufgestreut, oder mit Fruchtwasser als Fülle benutzt.

2. Weiche Backwaaren: Hauptbestandtheile sind: Mehl, Butter, Eier, Zucker, Milch mit verschiedenen essbaren Samen, Früchten oder Fruchtmassen und Gewürzen (wie Rouladen, Fruchtschnitten etc.).

3. Thee-Backwaaren: Hauptbestandtheile: Mehl, Zucker, Eier, Butter und Gewürze, in manchen Fällen auch geniessbare Samen, wie Mandeln, Haselnüsse etc. Hierzu gehören Waffeln, Kakes, Bisquits etc.

Ueber die Zusammensetzung von Weizenmehl-Kakes vergl. S. 878, über die von Hafermehl-Kakes S. 880.

4. Butter-Teigwaaren nur aus Mehl und Butter bestehend; der Zucker dient hauptsächlich nur zum Bestreuen oder zur Bereitung von Füllmitteln (Pasteten, Schaumrollen etc.).

---

[1]) Zeitschr. f. Nahrungsmittel-Untersuchungen, Hygiene u. Waarenkunde 1897, 11, 81.

5. **Mandeln- und Nuss-Backwaaren** (hart). Diese enthalten als Hauptbestandtheile geniessbare Samen (Mandeln, Haselnüsse etc.), Zucker, Eiweiss, Mehl und Gewürze (Marzipanwaaren, Mandelbrot, Makronen, Haselnussbisquits etc.).

In 9 Sorten des weitverbreiteten **Marzipans** wurde z. B. gefunden:

9,90 % Wasser. 28,50—32,64 % Fett, 28,00—44,00 % Saccharose.

6. **Patience-Backwaaren** sind Gemische von Mehl, Eiweiss, Zucker mit oder ohne Gewürze.

7. **Windbackwaaren** (Baisers) bestehen aus Eiweiss und Zucker.

8. **Schaum- und Rahm-Backwaaren.** Sie werden aus Mehl, Zucker, Eiern mit oder ohne Zusatz von Gewürzen hergestellt und dienen zum Einhüllen von Crême oder von aus Eiweiss und Zucker oder aus Rahm und Zucker hergestelltem Schaum.

9. **Kuchen und Torten.** Diese enthalten die mannigfaltigsten Bestandtheile u. A. Mehl, Zucker, Eier, geniessbare Samen (Mandeln, Nüsse etc.), Butter, Gewürze, Früchte, Fruchtmassen, alkoholische Flüssigkeiten etc. Sie erhalten häufig einen Ueberzug (Glasur), bestehend aus parfümirtem bezw. gefärbtem Zucker (mit und ohne Eiweiss) oder aus Chokolade und etwas Zucker.

Der hierher gehörige **Krinolinkuchen** enthält z. B.:

Wasser	Stickstoff-Substanz	Fett	Invertzucker	Rohrzucker	Stärke etc.	Rohfaser	Asche
10,39 %	6,90 %	0,85 %	9,48 %	29,43 %	41,50 %	0,41 %	1,04 %

10. **Lebkuchen** (Pfeffer- oder Honigkuchen, Lebzelt). Die echten Lebkuchen werden aus Mehl und Honig bereitet, indem der Teig (vielfach durch Citronenschalen gewürzt) durch kohlensaures Ammon oder Backpulver gelockert und im Backofen bezw. auf Backblechen gebacken wird; dieselben erhalten einen Ueberzug von Zucker oder werden mit gefärbten Zuckermassen oder auch mit Mandeln verziert.

Einige Backwaaren dieser Art (Lebkuchen, Pfeffernüsse, Schützenkuchen, Honigkuchen und Pumpernickel-Kakes genannt) ergaben nach Bd. I, S. 696:

Wasser	Stickstoff-Substanz	Fett	Invertzucker	Rohrzucker	Stärke etc.	Rohfaser	Asche
5,0-17,2 %	4,0-7,4 %	0,6-4,9 %	12,5-20,3 %	14,6-24,2 %	32,0-46,6 %	0,4-1,5 %	0,7-2,0 %

Diese Sorten enthielten daher neben Invert-(Honig-)Zucker noch wesentliche Mengen Rohrzucker. M. Mansfeld fand (Bd. I, S. 1492) in Lebkuchen: 9,50 % Wasser, 55,55 % Zucker, 1,09 % Fett (Wachs) und 1,04 % Asche. Andere ebenfalls mit Honigkuchen etc. bezeichneten Backwaaren enthalten statt Honig nur Speisesyrupe.

11. **Früchtebrote**; Hauptbestandtheile: Zuckerreiche Früchte (Birnen, Datteln, Feigen, Korinthen) mit Samen.

b) **Ohne Backvorgang werden hergestellt:**

12. **Gefrorenes** und zwar:
    a) **Milchgefrorenes**, bestehend aus Zucker, Milch (Rahm), Gewürzen oder Fruchtsäften, event. geniessbaren Samen (Vanille-, Kaffee-, Nuss-Gefrorenes etc.).
    b) **Obstgefrorenes**, aus Zucker und Fruchtsäften bestehend.

13. **Crêmes und Sulzen.** Die Crêmes bestehen aus Zucker, Eiweiss und Fruchtsäften mit oder ohne Rahmzusatz, die Sulzen aus Zucker, Fruchtsäften und Gelatine.

II. Gruppe. Bei dieser bildet der Zucker den Hauptbestandtheil, andere Beimengungen dagegen, welche die Bezeichnung bedingen, nur Nebenbestandtheile.

Diese Erzeugnisse sind daher die Kanditen im engeren Sinne des Wortes; sie werden jetzt meistens durch Fabrikbetrieb hergestellt. Hierzu gehören:

1. **Karamelbonbons** (oder auch kurz **Karamellen** genannt). Sie bestehen fast ausschliesslich aus geschmolzenem und parfümirtem Zucker, dem zumeist etwas Stärkezucker zugesetzt wird; sie bilden feste glasartige Massen, die im Munde nur langsam zerfliessen.

Behufs Herstellung derselben wird Zucker in wenig Wasser gelöst[1]) und in offenen Kesseln oder auch in Vakuumapparaten bei einer 113° nicht übersteigenden Temperatur gekocht, die erhaltene geschmolzene Zuckermasse auf meist mit Kühl- und Anwärmevorrichtungen versehenen Metall- oder Marmorplatten ausgegossen und in der Weise weiter verarbeitet, dass die gleichmässig vertheilte Masse entweder mit Walzen- oder Rollmessern oder in Schneidemaschinen (Boltjen- oder Berlingotform) in gleichartige Stücke zerschnitten oder zwischen gravirten Stahlwalzen oder Pressen in verschieden geformte Stücke zerlegt wird; auch wird die gekochte Zuckermasse in Formen (Figuren, Pfeifen, Thiergestalten etc.) gegossen; man spricht daher von **gerollten, gepressten, geschnittenen, gehackten und gegossenen Karamellen.**

Um das Ankleben und Trübwerden der fertigen Bonbons, welches letztere auf eine nachträgliche Krystallisation der geschmolzenen Zuckermasse zurückzuführen ist, zu vermeiden, wird dem Zucker beim Verkochen bis zu 10% seines Gewichtes **Stärkezuckersyrup** zugesetzt.

Durchweg wird die Zuckerlösung oder die ausgegossene Masse mit ätherischen Oelen, Tinkturen, Fruchtäthern, Frucht- oder Pflanzenextrakten **parfümirt** oder **aromatisirt** und mit künstlichen Farbstoffen **gefärbt**; andere erhalten einen Zusatz von Citronensäure, Weinsäure oder Essigsäure.

Die fertigen Karamellen werden häufig, um das Aroma zu erhalten, entweder mit einem Gemisch von feinstem Zucker- und Stärkemehl überstreut (gepudert) oder kandirt d. h. mit einer Zuckerlösung — aus welcher der Zucker auf den Bonbons auskrystallisirt — oder mit Gelatinelösung überzogen.

Zu den Karamellen sind zu rechnen: der sog. **Gerstenzucker** (eine einfach geschmolzene und gefärbte Zuckermasse, meist in Stangen), die gewöhnlichen **Bonbons, Eibischzucker, Malzzucker** etc. (geschmolzene, feste Zuckermassen von verschiedener Gestalt, mit Zusätzen von ätherischen Oelen, Tinkturen oder **Pflanzenextrakten** und verschiedenen Farbstoffen), die **Rocksdrops** (Zuckermassen mit Fruchtäthern parfümirt, mit oder ohne Zusatz von Fruchtsäften, gefärbt und ungefärbt, in Stangen- oder Fruchtformen).

Die **gefüllten Karamellen** enthalten im Innern entweder Fruchtmarmelade oder Liköre.

Strohmer und Stift, ferner Verf. fanden für solche Karamellen (Bd. I, S. 912—914):

Karamellen	Wasser	Saccharose	Glukose bezw. Invertzucker	Sonstige Stoffe	In Wasser unlöslich	Asche
Ungefüllt, 12 Sorten	2,9—9,7%	60,8—96,0%	Spur-30,2%	0,3—4,5%	0-Spur	0,07—0,17%
Gefüllt, Punsch-	5,92%	69,01%	21,07%	3,83%	0,23%	0,17%
„ Himbeermarmelade	7,89 „	wenig	91,06 „	—	0,50 „	0,27 „
Brust-Bonbons	4,63 „	9,86 „	84,39 „	—	0,16 „	0,33 „
Gummi- „	7,23 „	53,89 „	—	Gummi 33,73%	0,88 „	2,09 „

An Stickstoff-Substanz wurden Spuren bis 2,12%, an Fett (Aetherauszug) Spuren bis 0,55% gefunden; Stickstoff-Substanz wie Fett können selbstverständlich nur in den mit Zusatz von Fruchtsäften und ätherischen Oelen bezw. Gewürzauszügen zubereiteten Karamellen vorhanden sein.

---

[1]) Sauer gewordene Zuckerlösungen werden vorher durch Schlemmkreide oder doppeltkohlensaures Natrium neutralisirt.

Bei den **Honigkaramellen** (**Honigbonbons**) soll der Rohrzucker in der Masse zum Theil durch Bienenhonig ersetzt sein.

2. **Fondantbonbons.** Bei diesen wird der Rohrzucker unter event. Zusatz von Traubenzucker und Milch ebenfalls in wenig Wasser gelöst, aber die Lösung nicht auf 113°, sondern nur auf 90° erwärmt und die erhaltene Masse, welche beim Abkühlen erstarrt, in verschiedenartiger Weise weiter verarbeitet. Das Färben und Parfümiren wird in derselben Weise und mit denselben Stoffen vorgenommen, wie bei den Karamellen; die Fondantbonbons haben nur eine weichere Konsistenz als die Karamellen, so dass sie im Munde rasch zerfliessen. Für die Herstellung der geformten Fondants benutzt man mit Stärkepuder ausgekleidete Gipsformen oder auch Formen aus Gummiplatten.

Zwei Sorten Fondantbonbons ergaben:

Wasser	Saccharose	Glukose bezw. Invertzucker	Sonstige Stoffe	In Wasser unlöslich	Asche
6,31 %	86,54 %	5,61 %	1,44 %	0,65 %	0,11 %

3. **Konservebonbons.** Dieselben werden aus Zucker ohne Kochen und ohne Erhitzen auf höhere Temperatur in der Weise hergestellt, dass man Zuckerpulver mit Wasser oder besser Zuckerlösung zu einem Brei verrührt, diesen mit ätherischen Oelen oder Fruchtsäften parfümirt, darauf - gefärbt oder ungefärbt — in Papier- oder Blechformen giesst und dann erstarren lässt. Die Konservebonbons sind von harter Beschaffenheit und nicht durchscheinend; zwei untersuchte Sorten derselben ergaben:

Wasser	Saccharose	Glukose bezw. Invertzucker	Sonstige Stoffe	In Wasser unlöslich (Stärke)	Asche
0,05—4,39 %	95,0—99,7 %	0	0,15—0,58 %	0	0,03—0,12 %

4. **Morsellen.** Es sind dieses Konservebonbons, deren Masse vor dem Giessen mit fein zerkleinerten Samen wie Haselnüssen, Mandeln etc. vermengt wird.

5. **Plätzchen.** Dieselben werden aus halberstarrtem, gefärbtem oder ungefärbtem Zucker, in welchen aromatisirter (d. h. mit ätherischen Oelen, Fruchtessenzen, Rum, Kognak, Ratafia, Punschextrakt versetzter) Staubzucker eingerührt wird, und durch Aufgiessen oder Auftropfen der so erhaltenen Masse auf dünne Bleche — event. mit eingestanzten Formen — hergestellt. Ein Punsch-Plätzchen dieser Art ergab:

15,88 % Wasser + Alkohol, 83,70 % Saccharose, 0,16 % Invertzucker, 0,26 % sonstige Stoffe und 0,02 % Asche.

8. **Pastillen.** Dieselben werden aus gefärbtem oder ungefärbtem, aromatisirtem, geschmolzenem oder ungeschmolzenem Zucker unter Zusatz von Stärkemehl durch Anwendung von Prägepressen hergestellt und nach dem Trocknen mit Gummi oder Dextrin glasirt. Die hierher gehörigen englischen Pfefferminz-Pastillen enthalten nach einer Probe:

0,93 % Wasser, 95,80 % Saccharose, 3,21 % Stärke und Traganth, 0,06 % Asche.

9. **Pralinées.** Darunter versteht man verschiedenartig hergestellte Bonbons, die einen Ueberzug von entweder aromatisirtem, gefärbtem bezw. ungefärbtem Zucker oder einen solchen von Chokolade erhalten. Zwei Proben hiervon ergaben z. B.:

Sorte	Wasser	Stickstoff-Substanz	Fett	Zucker	Stickstofffreie Extraktstoffe	Rohfaser	Asche
Dessert-Bonbons	7,47 %	3,60 %	12,36 %	64,00 %	10,75 %	1,21 %	0,61 %
Chokolade- „	6,41 „	6,56 „	19,95 „	49,60 „	15,12 „	1,36 „	1,00 „

10. **Dragées.** Dieselben bestehen aus einem inneren Theil, nämlich entweder einer Frucht bezw. einem Samen (Mandeln, Koriander etc.) oder einer Bonbonmasse, und aus einer Umhüllungsmasse, die aus Zucker, Traganth und Stärkemehl zubereitet und meist nur äusserlich gefärbt wird; diejenigen Dragées, welche im Innern Früchte und Samen enthalten, heissen **Kesseldragées**, die mit Bonbonmassen im Innern **Siebdragées**. Strohmer und Stift fanden für solche Erzeugnisse z. B.:

Kessel-Dragées { Wurmsamen[1]) . 5,60 % Wasser, 53,60 % Zucker, 33,40 % Stärke, 0,68 % Asche
{ Koriandersamen . 6,58 „   „   55,40 „   „   25,30 „   „   0,55 „   „
Siebdragées . . . . 11,91 „   „   81,55 „   „   —   „   0,21 „   „

III. Gruppe. Hierzu gehören die mit Zucker überzogenen, sog. kandirten frischen Früchte oder andere frische Pflanzentheile, bei denen der Zucker als Frischhaltungsmittel dient.

Der Zucker überzieht die Früchte entweder nur in dünner, glasiger, gleichförmiger Schicht (glasirte Früchte) oder in einer mehr oder weniger starken Krystallkruste (kandirte Früchte im eigentlichen Sinne).

Strohmer und Stift fanden für kandirte Orangeschalen, Verf. für Citronat, kandirte Schalen der Cedratfrüchte (einer Abart der Citronen, Citrus medica macrocarpa cedra) folgende Zusammensetzung:

Kandirte Orangeschalen 15,43 % Wasser, 0,23 % Fett, 78,86 % Zucker, 1,23 % Rohfaser, 0,36 % Asche
Citronat . . . . . 29,01 „   „   29,89 „ Invertzucker, 1,01 % Rohrzucker, 3,69 % Rohfaser.

Die Zusammensetzung der hier verwendeten Früchte erleidet nur durch den Zusatz von Rohrzucker eine gewisse Veränderung; die Zusammensetzung der vom Zuckerüberzug befreiten Masse muss der der verwendeten natürlichen Frucht etc. gleich sein (vergl. unter Obst- und Beerenfrüchte).

Im Anschluss hieran mögen einige ausländische Kanditen erwähnt sein (Bd. I, S. 912 u. 913), nämlich orientalische Kanditen (untersucht von Strohmer und Stift) und amerikanische Kanditen (untersucht von Atwater und Bryant).

Unter türkischem Honig (bezw. Türkenbrot) versteht man eine weisse, harte, an der Oberfläche zerfliessliche Masse, welche aus theilweise invertirtem Rohrzucker, Mandeln, Nüssen und essbaren Früchten hergestellt wird. Das sog. Sultanbrot (Ruschuck, Sutschuck) enthält als Kern Mandeln und weiter ebenfalls zum Theil invertirten, mit Himbeer- und Orangen-Auszug versetzten Rohrzucker; die feinere Sorte ist in eine Gelatinehülle eingehüllt.

Die Zusammensetzung dieser und einiger amerikanischen Kanditen war folgende:

	Kanditen:	Wasser	Stickstoff-Substanz	Invertzucker	Rohrzucker	Unlösliche Stoffe	Asche
Orientalische	Türkenbrot	5,73 %	1,63 %	67,50 %	22,95 %	—	0,18 %
	Sultan- gewöhnliches	11,79 „	0,21 „	29,86 „	43,90 „	14,26 %	0,20 „
	brot feines . .	17,84 „	0,19 „	32,36 „	40,10 „	9,41 „	0,30 „
Amerikanische	Karamellen	3,30 „	—	15,20 „	37,50 „	32,20 „	1,40 „
	Brokenkandy . . .	4,60 „	—	14,00 „	75,30 „	—	2,70 „
	Cream	5,30 „	—	8,70 „	77,10 „	—	0,10 „
	Marshmallows . . .	5,60 „	—	24,10 „	33,30 „	27,00 „	1,10 „

Auf Java wird nach Prinsen-Geerligs (Bd. I, S. 914) eine Zuckerwaare „Brem" in der Weise hergestellt, dass man Raggi (ein Ferment aus Reisstroh) 3 Tage auf gekochten Klebreis einwirken lässt, bis nahezu alle Stärke verzuckert ist, darauf die abfiltrirte Zuckerlösung an der Sonne zum Syrup eintrocknen, letzteren in kegelförmige Dütchen von Bananenblättern bringen und darin erstarren lässt. Die weisse Masse von süssem, schwach säuerlichem Geschmack enthält:

18,75 % Wasser, 69,03 % Glukose, 10,63 % Dextrin, 0,39 % sonstige Stoffe und 1,2 % Asche.

Mit vorstehendem Ueberblick ist jedoch weder die Anzahl der überhaupt gebräuchlichen Zuckerwaaren erschöpft, noch ihre Zusammensetzung genügend gekennzeichnet. Denn nicht nur die Art der Verwendung des Zuckers, sondern auch die grosse Anzahl der zum

---

[1]) Innerer Theil aus Semen Cinae levanticum.

Aromatisiren und Parfümiren verwendeten Stoffe bedingen die verschiedenartigsten Erzeugnisse. In letzterer Hinsicht und zwar als erlaubte Zusätze werden verwendet:

1. **Aetherische Oele**: Anisöl, Orangenblüthen- und Orangenschalenöl, Citronenöl, Korianderöl, Fenchelöl, blausäurefreies Bittermandelöl, Pfefferminzöl, Kümmelöl, Ingweröl, Rosenöl, Geraniumöl und Zimmtöl.

2. **Tinkturen**: Man versteht darunter alkoholische Auszüge von Pflanzentheilen, und zwar von Anis, Angelicawurzel, Baldrianwurzel, Basilicumblättern, Bergamotteschalen, Kalmuswurzeln, Kardamomen, Citronenschalen, Kakao, Kuraçaoschalen, Fenchel, Veilchenwurzel, gebranntem Kaffee, Krauseminze, Kümmel, Lavendel, Melissen, Muskatblüthe, Gewürznelken, Orangeschalen, Pfefferminz, Rosenblätter, Rosmarinkraut, Salbei, Selleriesamen, Sternanis, Thymian, Tonkabohnen und Zimmt.

3. **Frucht- und Pflanzensäfte** und zwar von solchen Früchten und Pflanzentheilen, welche zum menschlichen Genuss geeignet sind, wie Eibischwurzel, oder **Malzauszug**, Rettigsaft.

4. **Künstliche Fruchtäther**: Ameisensäure-Aethyläther, Ameisensäure-Amyläther, Essigsäure-Aethyläther, Essigsäure-Amyläther (Birnäther), Buttersäure-Aethyläther (Ananasäther), Buttersäure-Amyläther (Aprikosenäther), Valeriansäure-Aethyläther und Valeriansäure-Amyläther (Aepfeläther), jeder für sich und in Gemengen mit einander und die daraus hergestellten Fruchtessenzen.

Ausser den hier genannten Stoffen können zum Zwecke des Aromatisirens von Zuckerwaaren noch verwendet werden: Chemisch reines Kumarin und Vanillin.

5. **Organische Säuren**: Essigsäure, Weinsäure, Citronensäure und Aepfelsäure.

Verunreinigungen und Verfälschungen der Konditorwaaren.

Als Verunreinigungen und Verfälschungen können bei denjenigen Konditorwaaren, bei denen Mehl und Stärkemehl angewendet werden, alle bei Mehl bezw. Brot S. 871 u. ff. aufgeführten Verunreinigungen etc. in Betracht kommen. Die dort schon als selten bezeichneten mineralischen Beschwerungsmittel, wie Schwerspath, Gips, Kreide, Infusorienerde, Pfeifenerde, Thon, Sand dürften auch hier nur vereinzelt vorkommen. Erwähnt werden sie als Mittel zum Bestreuen an Stelle von Zucker- und Stärkemehl.

Ernste Beachtung verdienen jedoch:

1. In Zersetzung übergegangene und verdorbene Konditorwaaren; so sind die mit Milch, Rahm, Eiweiss und Fruchtsäften hergestellten Erzeugnisse, ferner auch solche mit flüssigem Inhalt sehr leicht dem Verderben ausgesetzt.

2. Theilweiser Ersatz des Honigs in den als Honig-, Lebkuchen bezeichneten Zuckerwaaren durch Stärkesyrup sowie die Anwendung von unreinem Stärkesyrup überhaupt; in dieser Hinsicht kommt vorwiegend der Gehalt der Krystallsyrupe (besonders der amerikanischen) an schwefliger Säure in Betracht.

Ferner theilweiser Ersatz des Zuckers durch künstliche Süssstoffe (Saccharin, Dulcin, Glucin), der nach dem Gesetz vom 6. Juli 1898 jetzt, soweit die betreffenden Waaren nicht für Kranke bestimmt sind, überhaupt verboten ist.

3. Verwendung von Zinnchlorür[1]) bei der Herstellung von Pfefferkuchen (besonders in Belgien und Nordfrankreich üblich), um schlechtes Mehl aufzubessern und Melasse an Stelle von Honig verwenden zu können.

4. Verwendung unreiner mineralischer Lockerungsmittel: so ist das verwendete kohlensaure Ammon (Hirschhornsalz) zuweilen als bleihaltig befunden. In hiesiger Gegend wurden nach Genuss von Kuchen heftiges Erbrechen und Leibschmerzen beobachtet, weil statt des Weinstein versehentlich Brechweinstein verwendet worden war.

5. Verwendung von gesundheitsschädlichen Aromastoffen z. B blausäurehaltigem Bittermandelöl oder von Nitrobenzol an Stelle von reinem Bittermandelöl.

---

[1]) Hygienische Rundschau 1898. 8, 412.

6. Verwendung von gesundheitsschädlichen Farbstoffen sowohl zum Färben der Zuckermasse, besonders bei den Schaumbackwaaren, als zur Verzierung der Zuckerwaaren. Als unerlaubte und erlaubte Farbstoffe gelten:

Unerlaubte Farbstoffe	Erlaubte Farbstoffe
Roth: Mennige (Bleioxyd und Bleisesquioxyd) und mennigehaltiger Zinnober, Chromroth, Florentiner Lack (arsenhaltig), ferner Oxyazofarbstoffe.	Kochenille, Karmin, Krapproth, Saft von rothen Rüben und Kirschen.
Grün: Grünspan und Schweinfurter Grün (kupfer- und arsenhaltig).	Saft von Spinat und Mischungen von erlaubten gelben Farbstoffen mit blauen (Indigo).
Blau: Smalte (arsenhaltig), Mineralblau, Königsblau, Bremerblau (sämmtlich kupferhaltig).	Indigolösung, Lackmus, Saftblau.
Gelb: Bleigelb, Chromgelb, Neapelgelb (sämmtlich bleihaltig), Auripigment (Schwefelarsen), Gummi-Gutti und Pikrinsäure.	Safran, Saflor, Kurkuma, Ringelblumen, Gelbbeeren (Avignon, persische).
Weiss: Blei- und Zinkweiss.	Stärkemehl und Weizenmehl (feinstes).
Schwarz: Roher Spiessglanz (antimonhaltig).	Chinesische Tusche etc.
Violett: Mischungen aus den rothen und blauen Farben.	Mischungen von unschädlichen blauen und rothen Farben.
Braun: — — — — — — —	Gebrannter Zucker, Lakritzensaft.

Die schädlichen und unerlaubten Farbstoffe werden meistens aus Unkenntniss angewendet, aber die häufigen Erkrankungen der Kinder nach Genuss von Zuckerwaaren, besonders zur Weihnachtszeit, deuten darauf hin, dass sie noch immer viel angewendet werden.

Die unschädlichen Konditorfarbstoffe werden jetzt vielfach in Teigform fabrikmässig hergestellt. Ueber schädliche Anilinfarbstoffe vergl. S. 461.

7. Bei den Verpackungsstoffen sind gesundheitsschädliche Metalle und ebenfalls die obigen gesundheitsschädlichen Farben zu berücksichtigen (vergl. das Gesetz vom 5. Juli 1887).

Wurzelgewächse.

Die Wurzelgewächse sind durch einen hohen Wassergehalt (70—90 %) ausgezeichnet.

Neben Eiweiss und sonstigen Proteïnstoffen (Globulin) enthalten sie Amide aller Art in nicht unerheblicher Menge, nämlich bis zu 50 % des Gesammt-Stickstoffs. Einige derselben (die Rüben) sind auch mitunter reich an Salpetersäure und enthalten Ammoniak (vergl. S. 94).

Die Wurzelgewächse werden vorwiegend von uns wegen ihres hohen Gehaltes an Kohlenhydraten geschätzt. Dieselben sind in einigen (Kartoffeln, Bataten) fast ausschliesslich durch Stärke, in den Rüben (Zucker-, Mangoldrübe und Möhren) durch Zucker (Saccharose und Glukose) vertreten; in den Topinambur-, Schwarzwurz-, Cichorienwurzeln findet sich an Stelle von Stärke Inulin und Lävulin (vergl. S. 159 u. 160). Gummi und Dextrin fehlen, wie in keiner Pflanze oder deren Theilen, so auch hier nicht.

Die Wurzelgewächse enthalten durchweg in der Trockensubstanz mehr Asche als die Getreidearten und in dieser bedeutend mehr Kali.

1. Kartoffel. Die Kartoffel (Solanum tuberosum L.) kam erst Ende des 16. Jahrhunderts aus ihrer Heimath, den mittel- und südamerikanischen Höhenzügen (namentlich von Peru und Chili) nach Europa und erst im Anfange des 17. Jahrhunderts nach Deutschland. Trotz vielfacher Anstrengungen und Massregeln gelang es Friedrich Wilhelm I. und Friedrich II. kaum, die Kartoffel zu einer allgemeinen und viel verbreiteten Kulturpflanze zu erheben. Erst die Hungersnoth von 1745 und die Theuerungen von 1771 und 1772 beseitigten die vielfachen Vorurtheile. Die Pflanze, welche man früher nur mit Widerstreben und zwangsweise angebaut hatte, wurde allmählich eine der wichtigsten landwirthschaftlichen Nutzpflanzen, ohne die kein Ackergut mehr bestellt wurde. Seitdem ist die **Kartoffel** eine Volksnahrungspflanze im eigentlichen Sinne des Wortes geworden. Denn wir finden jetzt kaum eine Arbeiterfamilie, welche nicht ihr Kartoffelfeld hat. Und sie verdient diese weitgehende Beachtung, weil sie nicht nur hohe Erträge liefert, sondern auch ein vorzügliches Nahrungsmittel bildet.

In Paraguay wächst — in den dortigen Wintermonaten März bis August — an Hecken und auf Aeckern eine Knollenpflanze wild, welche „wilde Kartoffel" genannt wird und nach Fr. Nobbe's Ansicht [1]) wahrscheinlich mit Solanum tuberosum gleich oder doch nahe verwandt ist. Die steinharten Knollen haben eine der essbaren Kartoffel fast gleiche Zusammensetzung (vergl. Bd. I, S. 718), sind aber wegen der schleimig-glasigen Beschaffenheit ungeniessbar.

Auch die hier und da angebaute Cetewayo-Kartoffel (Solanum tuberosum Cetewayo), die beim Kochen eine violette und in Berührung mit Essig eine rothe Farbe annimmt, hat eine mit der gewöhnlichen Kartoffel fast gleiche chemische Zusammensetzung (Bd. I, S. 719).

Die von der essbaren, kultivirten Kartoffel angebauten Spielarten zählen nach Hunderten. Man kann dieselben sowohl aus Samen, wie auch aus den Knollen ziehen. Letzteres ist das übliche Verfahren.

Die Kartoffel gedeiht auf jedem Boden, jedoch zeichnen sich die auf leichtem (lehmigem Sand-) Boden mit durchlassendem Untergrund gewachsenen Kartoffeln durch Wohlgeschmack etc. vor den auf schwerem, nassem Boden gewachsenen aus.

Dieselbe reift noch bis zum 70.° n. Breite, jedoch sagt ihr vornehmlich warmes, trockenes Klima zu; die Frühkartoffel reift in 70—90, die Spätkartoffel in 180 Tagen.

Die Kartoffel liefert, wie bereits bemerkt, einen sehr hohen Ertrag, nämlich 11700—19000 kg für 1 ha.

Die Zusammensetzung der Kartoffel ist nach 239 Analysen folgende:

Gehalt	In der natürlichen Substanz						In der Trockensubstanz		
	Wasser	Stickstoff-Substanz	Fett	Stickstofffreie Extraktstoffe	Rohfaser	Asche	Stickstoff-Substanz	Stickstofffreie Extraktstoffe	Stickstoff
Niedrigster	68,03 %	0,69 %	0,04 %	19,45 %	0,28 %	0,53 %	4,41 %	77,75 %	0,53 %
Höchster	(84,90) „	3,67 „	0,96 „	22,57 „	1,57 „	1,87 „	14,64 „	90,20 „	2,34 „
Mittlerer	74,93 „	1,99 „	0,15 „	20,86 „	0,98 „	1,09 „	7,94 „	83,16 „	1,27 „

Ein Wassergehalt von 84,90 % kommt in den auf gewöhnlichem Ackerboden gewachsenen Kartoffeln nicht vor, ist aber für die Moorboden-Kartoffeln besonders

---

[1]) Landw. Versuchs-Stationen 1887, **33**, 447.

in regnerischen Jahren recht wohl möglich; ich fand für Kartoffeln, welche 1890 auf Moorboden gewachsen waren, im Mittel von 12 Sorten 80,63 % und als höchsten Gehalt 83,97 % Wasser.

Ordnet man die Kartoffeln nach dem Trockensubstanz-Gehalt in 3 Gruppen, so erhält man folgende Beziehungen für die Zusammensetzung:

Kartoffeln	Anzahl der Analysen	In der natürlichen Substanz				In der Trockensubstanz		
		Wasser	Stickstoffsubstanz	Stickstofffreie Extraktstoffe	Rohfaser	Stickstoffsubstanz	Stickstofffreie Extraktstoffe	Rohfaser
1. mit 21 % Trockensubstanz	53	79,00 %	1,95 %	17,47 %	0,53 %	9,29 %	83,19 %	2,52 %
2. „ 26 „ „	107	74,00 „	2,09 „	21,86 „	0,78 „	7,96 „	83,24 „	2,97 „
3. „ 32 „ „	13	68,00 „	2,50 „	27,30 „	0,90 „	7,81 „	85,30 „	2,81 „

Hiernach scheint mit der besseren Beschaffenheit, d. h. mit der Höhe an Trockensubstanz, der Gehalt an Stickstoff-Substanz im Verhältniss zu den anderen Bestandtheilen zu sinken, Stärke etc. und Rohfaser dagegen zu steigen; die Zunahme an Trockensubstanz wird daher vorwiegend durch eine Vermehrung der stickstofffreien Bestandtheile der Knollen bedingt.

Für die Zusammensetzung der Kartoffel, besonders für den Stärkegehalt, ist in erster Linie die Spielart von Wichtigkeit.

So fand Th. Dietrich im Mittel mehrerer Sorten auf demselben Boden und unter denselben Wachsthums-Bedingungen:

		Stärke			Stärke
1. Gelbschalige Sorten	runde	17,8 %	3. Roth- und gelbschalige Sorten		18,0 %
	länglich-runde	16,6 „	4. Blauschalige Sorten	runde	15,6 „
2. Rothschalige Sorten	runde	17,5 „		lange	18,5 „
	länglich-runde	18,4 „	5. Mäusekartoffel		16,7 „

In derselben Weise zeigte L. Raab, dass der Stärkegehalt verschiedener Kartoffelsorten auf demselben Boden zwischen 9,5—26,7 % schwanken kann.

E. Wollny und E. Pott fanden in rauhschaligen grossen Knollen 22,64 %, in desgl. kleinen 21,14 %, in glattschaligen grossen Knollen 18,55 %, in desgl. kleinen 18,05 % Stärke.

Auch Gilbert (Bd. I, S. 728) fand in grossen Knollen mehr Trockensubstanz als in kleinen, nämlich 22,52—26,95 % in grossen und 21,65—25,12 % in kleinen Knollen, während sich der Proteïngehalt der Trockensubstanz umgekehrt verhielt, nämlich 3,88—4,16 % bei den grossen und 4,16—4,71 % bei den kleinen Knollen.

Die innere Schicht der Knollen ist nach Coudon und Bussard ärmer an Trockensubstanz und Stärke, dagegen reicher an Stickstoff-Substanz als die mittlere Schicht und letztere wieder ärmer bezw. reicher an den genannten Bestandtheilen, als die äusserste Schicht.

Dieses erhellt auch aus einer vergleichenden Untersuchung von Waterstadt und Wilner (Bd. I, S. 1494), die im Mittel von je 3 Sorten fanden:

Kartoffelart. Typische:	Rindenschicht					Mark				
	Trocken-Substanz %	In der Trockensubstanz				Trocken-Substanz %	In der Trockensubstanz			
		Gesammt-Stickstoff %	Protein-Stickstoff %	Stärke %	Rohfaser %		Gesammt-Stickstoff %	Protein-Stickstoff %	Stärke %	Rohfaser %
Esskartoffel	24,3	1,40	0,78	75,03	1,86	19,8	1,85	0,86	74,50	0,88
Massenkartoffel	26,9	1,34	0,71	75,67	1,89	23,1	1,55	0,72	76,87	0,99

Ausser den Beziehungen zwischen der Zusammensetzung des Markes und der Rindenschicht in genanntem Sinne lassen diese Zahlen auch erkennen, dass die typischen Esskartoffeln reicher an Stickstoff und etwas ärmer an Stärke und Rohfaser sind, als die für die Fütterung oder technischen Zwecke bestimmten Massenkartoffeln; auch ist in ersteren demnach das Verhältniss von Gesammt- wie Protein-Stickstoff zu Stärke ein engeres als bei letzteren.

Ebenso sehr hängt die Güte der Kartoffel von Boden und Witterung ab; H. Grouven fand z. B., dass bei gleicher Kartoffelsorte in demselben Jahr, aber auf verschiedenen Bodenarten und in verschiedener Meereshöhe, der Stärkegehalt 1867 von 15,3—25,4 % und 1869 von 18,3—26,8 % schwankte. Im Allgemeinen war der Stärkegehalt um so höher, je geringer die Höhe über dem Meer war.

Th. Dietrich hat nachgewiesen, dass der Ertrag wie der procentige Gehalt an Stärke ganz mit der während der Wachsthumszeit herrschenden Wärme parallel geht; er giebt im Durchschnitt von 24 Kartoffelsorten an:

	1865	1867	1866
Wärmesumme	1734° R.	1530° R.	979° R.
Ertrag an Knollen für 1 Stock	991 g	740 g	490 g
Procentiger Stärkegehalt	19,0 %	18,5 %	17,4 %
Ertrag an Stärke für 1 Stock	188 g	137 g	85 g

Die Bodenfeuchtigkeit ist in der Weise von Einfluss auf den Kartoffelertrag, dass, wenn die Kartoffel auch einen trocken gelegenen Boden liebt, eine mittlere Bodenfeuchtigkeit (50—80 % der wasserhaltenden Kraft) ihr Wachsthum am meisten begünstigt.

Ueber die Wirkung des Düngers (des mineralischen) liegen eine ganze Anzahl von Versuchen vor. Wenn man aus denselben das Gesammt-Ergebniss zieht, so lässt sich zunächst behaupten, dass Kalisalze, besonders Chlorkalium, sich durchweg bei der Kartoffel nicht bewährt haben, obschon man nach dem hohen Kaligehalt derselben das Gegentheil erwarten sollte. Die Kalisalze sind meistens nicht im Stande, die Menge zu erhöhen, vermindern aber die Beschaffenheit und den Stärkegehalt. Man sollte daher schon thunlichst die Vorfrucht von Kartoffeln mit Kalisalzen düngen und zwar mit 40—80, im Mittel etwa mit 60 kg Kali für 1 ha. Anders ist es mit stickstoff- und phosphorsäurehaltigen Düngemitteln und zwar bei ihrer gleichzeitigen Anwendung. Reine Phosphatdüngung ist ohne Einfluss auf Menge und Beschaffenheit der Kartoffelernte. Am stärksten wirkt auf den Ertrag eine reichliche Stickstoffdüngung, aber eine zu hohe und einseitige Gabe beeinträchtigt die Güte der Kartoffeln. Man rechnet an Phosphorsäure 30—70 kg, im Mittel 50 kg; an Stickstoff 20—45 kg, im Mittel 30 kg für 1 ha. Beide werden mit Vorliebe in Form von Peru-Guano oder Ammoniak-

Superphosphat gegeben, können aber auch in Form von Salpeter und Thomasmehl gegeben werden, wobei letzteres einige Zeit vorher, möglichst schon im Herbst untergepflügt werden soll.

Eine Düngung mit Stallmist, besonders mit frischem, wird nicht gern angewendet, weil derselbe ebenso wie Jauche wegen des vorhandenen freien bezw. kohlensauren Ammoniaks die Schorfbildung der Kartoffel begünstigt.

Auch gewissen eisenoxydulhaltigen Mergeln wird eine Begünstigung der Schorfbildung zugeschrieben.

In manchen Gegenden ist es Gebrauch, die Kartoffel zu entlauben; dass dieses auf Ertrag und Güte derselben von grösstem Nachtheil sein muss, liegt auf der Hand, da wir durch Entlauben den Pflanzen diejenigen Organe (Blätter) rauben, in welchen die Bildung neuer organischer Substanz, besonders der Stärke, vor sich geht. So sank nach Versuchen von Nobbe und Siegert durch einmaliges Entlauben (am 6. August) das Gewicht eines Stockes von 629 g auf 481 g, der procentige Gehalt an Stärke von 22,71 % auf 20,03 %.

Die durchwachsenen Kartoffeln, die sich bei ungewöhnlicher (feucht-warmer) Witterung unter Umständen in demselben Jahre aus der bereits gereiften Mutterknolle im Boden bilden, haben nach J. Kühn (Bd. I, S. 725) nahezu dieselbe Zusammensetzung als die regelrechten Knollen der ersten Generation, z. B. 27,9 % Trockensubstanz und 20,3 % Stärke gegen 29,4 bezw. 21,6 % bei letzteren; daraus folgt, dass die zweite Generation nicht auf Kosten der ersten gebildet wird.

Die Kartoffeln müssen trocken, kühl und luftig aufbewahrt werden, wenn sie nicht einem allmählichen Zersetzungsvorgange anheim fallen sollen.

Fr. Nobbe fand z. B., dass von der ursprünglichen Stärkemenge nach Aufbewahrung vom 12. December 1864 bis 7. Juni 1865 noch vorhanden waren:

	trocken-kühl	trocken-warm	feucht-kühl	feucht-warm aufbewahrt.
1. In einem hellen Raum	87,8 %	59,0 %	65,0 %	50,8 %
2. In einem dunkelen Raum	60,4 „	63,9 „	64,6 „	54,4 „

Bei trocken-warmer wie feuchter Aufbewahrung ist daher der Verlust an Stärke bedeutend grösser als bei trocken-kühler Aufbewahrung.

E. Schulze und M. Märcker[1]) fanden folgenden procentigen Gehalt an Einzelbestandtheilen:

| Zeit | Wasser % | Proteïnstoffe | | Fett % | Stärke % | Zucker % | Gummi etc. % | Rohfaser % | Sonstige Bestandtheile % | Mineralstoffe | |
		löslich %	unlöslich %							löslich %	unlöslich %
1. Im December . . .	76,69	1,02	0,61	0,05	15,40	1,22	0,36	0,90	2,88	0,84	0,04
2. Im Frühjahr . . .	76,16	0,78	0,89	0,05	16,20	1,52	1,61	0,92	1,18	0,81	0,07

Der hier unter dem Namen „Sonstige Bestandtheile" aufgeführte Rest schliesst das „Mark" bezw. dessen Bestandtheile ein, da ein Theil desselben bei der üblichen Bestimmung der Rohfaser mit in Lösung geht.

Im Frühjahr pflegen die Kartoffeln, namentlich wenn sie warm lagern, Keime zu treiben. Beim Keimvorgang geht in Folge Bildung eines diastatischen Enzyms

---

[1]) Journ. f. Landw. 1872, 20, 61 u. s. w.

— die ausgereifte Knolle enthält kein solches[1] — eine Umwandlung der Stärke in Zucker vor sich und bildet sich gleichzeitig eine grössere Menge Solanin.

Auch beim Aufbewahren der Kartoffeln wird ein Theil der Stärke in lösliche Form (Zucker, Gummi etc.) übergeführt.

Diese Umwandlung wird durch Kälte, d. h. durch Frost, wesentlich befördert. H. Müller-Thurgau[2]) und W. Bersch[3]) haben jedoch gefunden, dass beim schnellen Gefrieren der Kartoffeln keine merkbare Zuckerbildung stattfindet, sondern nur, wenn man sie sehr langsam gefrieren lässt, dass das Süsswerden der Kartoffeln nicht durch das Gefrieren, sondern durch längeres Abgekühltsein auf Temperaturen unter 0^0 verursacht wird; sogar, wenn Kartoffeln längere Zeit in einem Raum von 0^0 aufbewahrt werden, häufen sich in denselben beträchtliche Zuckermengen (Glukose und Saccharose) an. Kartoffeln derselben Sorte zeigen bezüglich des Süsswerdens bezw. der Zuckerbildung grosse Unterschiede; so enthielten 4 Kartoffeln, 32 Tage lang auf 0^0 abgekühlt, $2,5\%$, $2,4\%$, $1,9\%$ bezw. $1,8\%$ Zucker; ein höherer Wassergehalt begünstigt das Süsswerden; der Zuckeranhäufung entspricht eine Stärkeabnahme. Werden Kartoffeln, die bei 0^0 süss gemacht wurden, auf eine höhere Temperatur gebracht, so verschwindet der Zucker rasch und rascher als bei niederen Temperaturen; so athmete 1 kg Kartoffeln bei 20^0 für 1 Tag 0,36 g, bei 0^0 dagegen nur 0,12 g Kohlensäure aus. Der Zuckergehalt ging dabei in einem Falle von $2,76\%$ auf $0,66\%$ herunter. Müller-Thurgau ist der Ansicht, dass die Umwandlung der Stärke in Zucker durch ein diastatisches (chemisch wirkendes) Ferment bewirkt wird, welches sich vorwiegend bei niederen Temperaturen anhäuft und ausgiebiger wirkt; das Verschwinden des Zuckers beruht dagegen auf einer Verathmung des Zuckers durch das Protoplasma, die von der Lebensenergie des letzteren beeinflusst wird und wie alle Lebensvorgänge in der Wärme stärker verläuft als in der Kälte.

Um süss gewordene Kartoffeln wieder geniessbar zu machen, soll man sie mehrere Tage vor dem Gebrauch in einen warmen Raum (Küche) bringen, wo alsdann der Zucker rasch zersetzt wird.

Was die einzelnen chemischen Bestandtheile der Kartoffeln anbelangt, so sind die unter dem Namen „Stickstoff-Substanz" zusammengefassten Stoffe am ausführlichsten von E. Schulze und J. Barbieri[4]) untersucht.

Dieselben fanden im Mittel von 5 Kartoffelsorten:

Gesammt-Stickstoff	Davon im Saft	Saft-Stickstoff in Procenten des Gesammt-Stickstoffs
0,335	0,274	81,1

Die Gesammt-Stickstoff-Substanz von $1,88\%$ mit $0,30\%$ Stickstoff zerfällt im Mittel in folgende Bestandtheile:

Unlösliches Protein	= Stickstoff	Lösliches Protein	= Stickstoff	Asparagin	= Stickstoff	Stickstoff in Form von Amidosäuren
$0,384\%$	$0,061\%$	$0,802\%$	$0,128\%$	$0,320\%$	$0,062\%$	$0,049\%$

Oder in Procenten des Gesammt-Stickstoffs:

$20,33\%$		$42,67\%$		$20,67\%$		$16,33\%$

---

[1]) Vergl. A. Mayer: Journ. f. Landw. 1900, 48, 67.
[2]) Centralbl. f. Agrik.-Chem. 1882, 11, 832.
[3]) Chem. Centralbl. 1896, II, 1121.
[4]) Landw. Versuchs-Stationen 1878, 21, 63; 1882, 27, 357.

Unter den Amidosäuren hat E. Schulze mit Bestimmtheit Glutaminsäure nachgewiesen; ferner fand er in dem Kartoffelsaft Spuren von Pepton, Leucin, Tyrosin und Xanthinkörpern, wahrscheinlich Hypoxanthin (0,0034 % und 0,0037 %).

J. H. Gilbert (Bd. I, S. 729) fand, dass von dem Gesammt-Stickstoff der Knollen in Procenten vorhanden waren:

	als Proteïnstoffe		als Amide
im Mark	Saft	zusammen	
15,0 %	48,6 %	63,6 %	36,4 %

Die Stickstoff-Substanz der Kartoffeln enthält daher einen nicht unerheblichen Theil solcher Verbindungen, welche nicht den Proteïnstoffen angehören. Nach den Untersuchungen von E. Schulze sind von dem Gesammt-Stickstoff 35—56 %, nach O. Kellner 43,9—58,3 %, nach A. Morgen 30,34—51,66 % im Mittel etwa 45 % in Form von Asparagin und Amidosäuren etc. vorhanden.

Ferner ist in den Kartoffeln das stickstoffhaltige, als giftig geltende Glukosid „Solanin" bis zu 0,032—0,068 % nachgewiesen. Nach Meyer und Schmiedeberg[1]) ist das Solanin vorwiegend in den Schalen enthalten; bei schwarzgefleckten Kartoffeln, die 0,134 % Solanin enthielten, glauben sie Pilze gefunden zu haben, welche, auf gesunde Kartoffeln verimpft, letztere an Solanin anzureichern im Stande sind. Kurze Kartoffel-Keime von 1 cm Länge enthalten bis 0,5 % Solanin und gekeimte, aber von Keimen befreite Kartoffeln 3-mal mehr als normale Kartoffeln; die Verf. halten die giftige Wirkung von solaninreichen Kartoffeln für wahrscheinlich. Schnell[2]) fand in verdächtigen Kartoffeln, die Massenerkrankungen bei Soldaten hervorgerufen haben sollten, 0,038 % Solanin und zwar in den grauen Punkten und Flecken dieser Kartoffeln mehr, als in den gesunden Stellen.

Ueber die Elementarzusammensetzung des Kartoffelfettes siehe S. 115.

Baup will in den Kartoffeln auch Citronen- und Bernsteinsäure gefunden haben.

Die stickstofffreien Extraktstoffe der Kartoffeln bestehen vorwiegend aus Stärke.

Der Gehalt an Zucker in frischen Kartoffeln schwankt nach 27 Analysen von 0—0,90 %, an Dextrin und Gummi von 0,21—1,63 %, ausserdem verbleibt neben der reinen Stärke noch ein Rest sonstiger stickstofffreier Extraktstoffe, welcher 1,0—4,5 % betragen kann; im Mittel würden daher nach 27 Analysen die stickstofffreien Extraktstoffe der frischen Kartoffeln zerfallen in:

Für die natürliche Substanz				Für die Trockensubstanz			
Zucker	Dextrin, Gummi	Stärke	Sonstige stickstofffreie Extraktstoffe	Zucker	Dextrin, Gummi	Stärke	Sonstige stickstofffreie Extraktstoffe
0,33 %	0,64 %	17,07 %	2,97 %	1,32 %	2,56 %	68,28 %	11,88 %

Dass Zucker und Dextrin, d. h. die in Wasser löslichen Kohlenhydrate, beim Lagern der Kartoffeln mehr und mehr zunehmen, ist schon vorstehend erwähnt.

E. Schulze fand in 5 Kartoffelsorten durchschnittlich 3,7 % Mark; dasselbe wird durch die übliche Behandlung mit verdünnter Schwefelsäure bei der Analyse theilweise gelöst und den sog. stickstofffreien Extraktstoffen zugerechnet.

---

[1]) Chem. Centralbl. 1896, I, 277.
[2]) Zeitschr. f. Untersuchung d. Nahrungs- und Genussmittel 1899, 2, 727.

Die procentige Zusammensetzung der Asche stellt sich nach E. Wolff im Mittel von 59 Analysen wie folgt:

Reinasche in der Trockensubstanz	Kali	Natron	Kalk	Magnesia	Eisenoxyd	Phosphorsäure	Schwefelsäure	Kieselsäure	Chlor
3,79 %	60,06 %	2,96 %	2,64 %	4,93 %	1,10 %	16,86 %	6,52 %	2,04 %	3,46 %

Schwankungen: Gesammtasche 2,2—5,8 %, Kali 44,0—73,6 %, Kalk 0,4—7,2 %, Phosphorsäure 8,8—27,1 %.

Weil die Kartoffeln sich nur ein Jahr aufbewahren lassen, in feuchten und warmen Räumen, z. B. auf Schiffen des Weltverkehrs, aber noch viel schneller verderben, hat man verschiedentlich versucht, dieselben durch Trocknen etc. haltbar zu machen. Eine solche Kartoffeldauerwaare (Chunnos genannt) wird in Peru schon lange durch einfaches Pressen und Trocknen an der Luft hergestellt.

Anderswo sind eine Reihe von Vorschlägen zur Aufbewahrung der Kartoffeln gemacht. Nach Parkes werden dieselben geschält, in Scheiben geschnitten und schichtenweise (abwechselnd) mit Zuckersyrup (Melasse) in Fässern eingelegt.

Edward trocknet und granulirt dieselben; Dewart legt sie erst stundenlang in eine wässerige Lösung von schwefliger Säure (1,012 spec. Gew.) ein und bewahrt sie in hermetisch verschlossenen Gefässen oder trocknet sie. Von allen vorgeschlagenen Verfahren scheint aber nur das von Carstens in Lübeck eingeführte eine grössere Bedeutung zu haben. Die Kartoffeln werden geschält, in Scheiben geschnitten, in einen Korb gelegt und in einem Kessel nicht vollständig gar gekocht; darauf werden die Scheiben auf einen Drahtrahmen gebracht und in einem Trockenofen vollständig hart gedörrt. Um den Scheiben die Farbe zu erhalten, werden sie vor dem Kochen mit 1 % schwefelsäure- oder 1—2 % salzsäurehaltigem Wasser gewaschen und in reinem Wasser abgespült. Das Erzeugniss ist von lichter, citronengelber Farbe, gummiartig, durchscheinend und soll in seinem Stärkegehalt keine Beeinträchtigung erfahren. Beim Einweichen und Aufkochen erhalten die Scheiben ihre ursprüngliche Faserstruktur wieder und sind angeblich im Geschmack von frischen Kartoffeln nicht zu unterscheiden. Nach diesem oder einem ähnlichen Verfahren werden jetzt schon mehrfach Kartoffeldauerwaaren hergestellt, so von Johann Lange-Aumund bei Vegesack und C. Seidel & Co.-Münsterberg (Schlesien) u. A., sowohl in Scheibenform wie als Kartoffelmehl und -gries.

Die letzteren Dauerwaaren und die Chunnos haben folgende Zusammensetzung:

Bezeichnung	Wasser	Stickstoff-Substanz	Fett	Zucker	Dextrin	Stärke	Rohfaser	Asche
Chunnos (nach Meissl)	13,03 %	2,31 %	0,13 „	0,40 „	0,60 „	82,04 %	1,13 „	0,36 %
Kartoffelscheiben . . .	11,10 „	5,36 „	0,29 „	1,22 „	1,16 „	76,78 „	1,82 „	2,29 „
Kartoffelgries	12,20 „	7,16 „	0,35 „	3,36 „	1,54 „	69,10 „	2,76 „	3,53 „
Kartoffelschnitte . . .	7,14 „	8,49 „	0,42 „	79,27 %			1,60 „	3,08 „

In den letzten Dauerwaaren waren natürliche Stärkekörner nicht mehr zu erkennen; die Struktur derselben war zerstört, wie in gekochten Kartoffeln, der Geschmack, besonders des Kartoffelgrieses, war ein natürlicher und guter.

Ueber kalifornische Dauerwaaren dieser Art vergl. Bd. I, S. 1494.

Wenn die Kartoffeln in Mieten aufbewahrt werden, so sind dafür eine Reihe Gesichtspunkte zu beachten[1]). Zunächst darf der Boden, auf dem die Mieten angelegt werden, nicht undurchlässig,

---

[1]) Vergl. O. Appel: Untersuchungen über das Einmieten der Kartoffeln. Arbeiten a. d. biolog. Abtheil. f. Land- u. Forstw. im Kaiserl. Gesundheitsamte, Berlin 1902, 2, 373.

aber auch nicht zu stark durchlässig (wie leichter Sandboden) sein; die Kartoffeln selbst sollen thunlichst trocken und frei von kranken Kartoffeln sein; die Sohlenbreite betrage 1,2—1,5 m, die Kammhöhe 1 m; die Fussdurchlüftung kann durch Einlegen eines Lattendreieckes in den unteren Theil der Miethe unterstützt werden, während sich oben im Kamm ein Firstrohr befindet. Die Mieten werden zunächst zweckmässig mit einer 10—15 cm dicken Strohschicht und dann mit 15—20 cm Erde (je nach der obwaltenden Kälte) bedeckt. Wenn die Mieten zum Theil durch Ausheben von Erde sich im Boden befinden, so muss das spitz zulaufende Dach unten mit der Erdoberfläche abschliessen und darf nicht in die innere Grube hineinragen.

Kartoffelkrankheiten. Der wichtige Kartoffelbau erleidet nicht selten sowohl durch pflanzliche wie thierische Parasiten erhebliche Einbusse. Zu den gefürchtetsten bezw. unangenehmsten Krankheiten der Kartoffel gehören:

1. Die Kartoffelfäule. Diese kann verschiedene Ursachen haben; eine Art Fäule wird durch den Pilz Phytophthora infestans verursacht, wie ihn Fig. 39 an den Knollen darstellt. Die Sporen dieses Pilzes setzen sich auf den Blättern fest und gelangen dort unter günstigen Bedingungen zum Keimen; die Keimschläuche dringen in die Spaltöffnungen ein oder durchbohren die Membranen, verbreiten ihr Mycel in den Geweben, fruktificiren in diesen und senden Myriaden neuer Sporen aus, welche die Pflanze allmählich ganz zum Absterben bringen. Von den Blättern verbreitet sich der Pilz durch die Stengel oder von aussen zu den Knollen, wo er, wie in den Blättern, die einzelnen Zellen aussaugt, die Stärke löst, zum Theil in Wasser und Kohlensäure zersetzt, zum Theil gleichzeitig mit Eiweiss, Fett und Mineralstoffen zur Bildung seines Gewebes etc. benutzt.

Feuchte und warme Witterung, wie ebenso ein feuchter undurchlässiger Boden sind der Entwickelung des Pilzes und der Verbreitung der Krankheit besonders günstig. Ausser dieser Fäule unterscheidet man Rhizoctonia-Fäule, Phellomyces-Fäule, Fusarium-Fäule, Bakterien-Fäule und Nematoden- oder Wurm-Fäule.

2. Als eine fernere unangenehme Krankheit der Kartoffeln muss der sog. Schorf oder Grind bezeichnet werden. Derselbe besteht in der aussergewöhnlich starken Umwandlung der äusseren Schicht in Korksubstanz oder in eine korkige Masse, die nicht mehr mit dem weissfleischigen Theil zusammenhängt, sondern ein todtes, braunes, mürbes Gewebe bildet. Man nimmt an, dass letztere durch

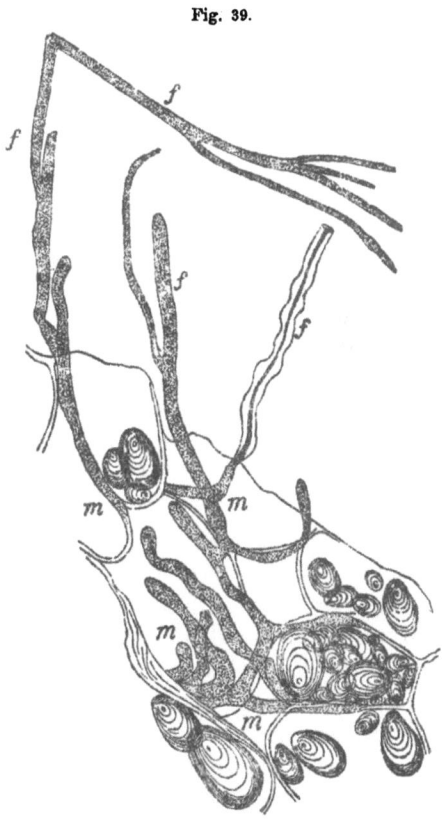

Fig. 39.

Phytophthora infestans an den Knollen. Durchschnitt durch eine kranke Knolle. m m m Mycelschläuche zwischen den mit Stärke erfüllten Zellen; f f f Konidienträger als Fortsetzung der Mycelschläuche. Vergrösserung 150/1.

das natürliche Bemühen der Pflanze entsteht, einen irgendwie erlittenen Schaden durch eine sekundäre Bildung von Kork zu heilen. Solche Fälle scheinen aufzutreten, wenn das Wachsthum, sei es durch feuchte Witterung nach Dürre oder durch starke Düngung, plötzlich gesteigert wird und kein gleichmässiges bleibt. Auch ammoniakhaltige, frische Stallmistdüngung, ferner einige Mergelsorten sollen die Schorfbildung begünstigen. Brunchorst glaubt die Ursache dieser Krankheit in einem Schleimpilz (Myxomyces Spongospora Solani Br.) gefunden zu haben, welcher mit der die Kohlhernie verursachenden Plasmodiophora Brassicae verwandt zu sein scheint. Andere Forscher (Bolley, Thaxter) halten den Schorf für eine Bakteriose, d. h. für eine Krankheit, bei welcher die Bakterien die erste Ursache sind. Frank und Krüger[1]) unterscheiden mehrere Schorfarten. Allgemein wird angenommen, dass die Schorferreger im Boden ruhen und durch Düngemittel, welche wie Jauche, Mergel, Holzasche etc. die alkalische Beschaffenheit des Bodens erhöhen, in ihrem Umsichgreifen begünstigt werden. Man soll daher zur Einschränkung des Schorfes die saure Reaktion zu erhöhen suchen, was z. B. durch Düngung mit Ammoniak-Superphosphat geschehen kann.

3. Hierher gehört auch die Pockenkrankheit oder der Grind der Schale, bei welchem sich an einzelnen Stellen stecknadelkopfgrosse, anfangs weissliche, später dunkelbraune Pusteln (Grind) auf der Schale bilden, die durch den Pilz Rhizoctonia Solani Kühn verursacht werden; ferner die Fleckenkrankheit der Schale mit dem Phellomyces sclerotiophorus Frank.

4. Ferner sind zu erwähnen die Kräuselkrankheit, verursacht durch Sporidesmium exitiosum var. Solani, die Stengelfäule oder Schwarzbeinigkeit, verursacht durch Fusarium pestis Sorauer (vergl. die Lehrbücher über Pflanzenkrankheiten und C. Wehmer in Centralbl. f. Bakteriologie, II. Abth. 1898, 4, No. 13—24 u. s. w.)

5. Als ein gefährlicher Feind der Kartoffeln hat sich der Koloradokäfer (Doryophora decemlineata) erwiesen. Derselbe wurde zuerst 1874 in Amerika beobachtet. Als Heimath desselben werden die „Rocky Mountains" angenommen, wo er auf einer Art wilder Kartoffel lebt. Von dort hat er sich mit grosser Schnelligkeit nach dem Osten Amerikas verbreitet, so dass die Befürchtung, er könne sich von dort zu uns übertragen, bereits 1877 zur Wirklichkeit wurde. Glücklicherweise ist es dem Preuss. Landw. Ministerium durch energisches Vorgehen gelungen, das erste sporadische Auftreten im Keime zu ersticken, so dass der Käfer seit dieser Zeit in Deutschland nicht wieder beobachtet wurde.

Der Kartoffelkäfer erzeugt gewöhnlich dreimal jährlich eine Brut. Die erste erscheint, je nach der Milde des Winters, im April oder Mai; das Weibchen legt etwa 1000 Eier. Nach weniger als einer Woche kriechen die Larven aus, setzen sich an dem Kraut der Kartoffeln fest und zerstören dasselbe vollständig. Nachdem sie ungefähr 14 Tage an demselben gelebt, graben sie sich in den Boden und kommen nach 14 Tagen vollkommen als Käfer entwickelt zum Vorschein, worauf die Weibchen von Neuem Eier legen etc.

2. Topinambur.

Der Topinambur (Helianthus tuberosus L., Erdbirne, Erdapfel oder Erdartischocke genannt), ein zu den Kompositen gehörendes Wurzelgewächs, ist wie die Kartoffel aus Amerika (1617) zu uns herübergekommen. Er wird nur durch Knollen vermehrt, weil die Kürze unseres Sommers niemals zur Reife seiner Fruchtkerne hinreicht. Als perennirende Pflanze kann der Topinambur mehrere Jahre hindurch (meistens 3 Jahre) angebaut werden. Derselbe liebt einen tiefgründigen und warm gelegenen Boden, gedeiht dann aber auf jedem leichten Boden. Der Ertrag an Knollen kommt in besserem Boden dem der Kartoffeln sehr nahe.

Die Knollen, von süsslichem Geschmack, eignen sich nicht zu Gemüse, sind aber als Zuthat in Fleischsuppen vortrefflich. Vorzugsweise allerdings werden die Topinambur als Futtermittel für Vieh verwendet und zwar sowohl die Knollen wie das Kraut.

Die Zusammensetzung der Topinamburknollen ist ähnlich der der Kartoffeln, nämlich im Mittel von 37 Analysen folgende:

In der natürlichen Substanz:						In der Trockensubstanz:		
Wasser	Stickstoff-Substanz	Fett	Stickstofffreie Extraktstoffe	Rohfaser	Asche	Stickstoff-Substanz	Stickstofffreie Extraktstoffe	Stickstoff
79,12 %	1,89 %	0,18 %	16,40 %	1,25 %	1,16 %	9,04 %	78,54 %	1,45 %

---

[1]) Zeitschr. f. Spiritus-Industrie 1896, Ergänzungsheft 1, 3.

Die Stickstoff-Substanz besteht aus rund 55% Reinproteïn und 45% Nichtproteïn.

Am eingehendsten von diesen Bestandtheilen sind die stickstofffreien Extraktstoffe untersucht; nimmt man von einigen Bestimmungen des Zuckers und Inulins nach J. Nessler, B. Tollens und Anderen das Mittel, so zerfallen dieselben in:

	Zucker	Inulin	Sonstige stickstofffreie Extraktstoffe
In der natürlichen Substanz . . .	3,65%	1,25%	11,79%
In der Trockensubstanz	17,58 „	6,02 „	56,79 „

Diese sonstigen stickstofffreien Extraktstoffe bestehen fast ganz aus einem Kohlenhydrat, welches früher mit dem Namen „Synanthrose" bezeichnet, nach B. Tollens und C. Dieck (S. 160) aber besser mit dem Namen „Lävulin" belegt wird. Sie fanden im rothen Topinambursaft 12,64%, im weissen 7,53% Lävulin. Inulin, Lävulin und Fruktose der Topinamburknollen stehen nach Tollens und Dieck in demselben Verhältniss zu einander wie Stärke, Dextrin und Glukose.

Ch. Tanret[1]) unterscheidet zwischen folgenden Kohlenhydraten im Topinambur: Inulin $C_{36}H_{62}O_{31}$, Pseudoinulin $C_{96}H_{162}O_{81}$, Inulenin $C_{60}H_{104}O_{52}$, Helianthenin $C_{72}H_{126}O_{63}$ und Synanthrin $C_{48}H_{82}O_{41}$; das Lävulin hält er für ein Gemisch von Saccharose und Synanthrin.

Die Asche des Topinamburs ist nach 2 Analysen procentig wie folgt zusammengesetzt:

Reinasche in der Trockensubstanz	Kali	Natron	Kalk	Magnesia	Eisenoxyd	Phosphorsäure	Schwefelsäure	Kieselsäure	Chlor
4,88%	47,77%	10,16%	3,28%	2,93%	3,74%	14,00%	4,91%	10,03%	3,87%

Hiernach enthält die Asche der Topinamburknolle mehr Kieselsäure und Natron, dagegen weniger Kali als die der Kartoffelknolle.

Wegen der grossen Menge gährungsfähiger Kohlenhydrate hat man auch mehrfach den Versuch gemacht, die Topinamburknollen zur Spiritusfabrikation zu verwenden; die Ausbeute ist nach Tollens und Dieck eine recht erhebliche und grösser, wenn der Saft vorher mit verdünnter Schwefelsäure behandelt wird.

3. Batate. Die Batate oder Igname (Dioscorea batatas Decaisne, Ipomaea batatas oder Convolvulus batatas) dient in der heissen Zone vielfach als Ersatz der Kartoffel. Ausser dieser Art werden noch mehrere andere angebaut, wie Dioscorea alata, D. edulis, D. japonica bulbifera, D. sativa etc. Als im Jahre 1844 und in den nächstfolgenden Jahren in Deutschland die Kartoffelkrankheit den Anbau der Kartoffel in Frage stellte, glaubte man auch bei uns in der Batate einen Ersatz zu finden und stellte seit der Zeit viele Anbauversuche mit derselben an. Die auf die Batate gesetzten Hoffnungen sind aber bis jetzt nicht in Erfüllung gegangen; man findet sie in Deutschland nur noch spärlich. Auch dürfte sie sich wegen ihres süsslichen Geschmackes, der an den von gefrorenen Kartoffeln erinnert, bei uns kaum allgemeinen Eingang verschaffen (vergl. Bd. I, S. 731 u. 1495).

Die Zusammensetzung einiger Dioscoreen-Arten ist folgende:

---

[1]) Compt. rendus 1892, **116**, 514 und 1893, **117**, 50; vergl. Berichte d. deutschen chem. Gesellschaft 1893, **26**, 233 u. 691.

No.	Bezeichnung der Art	Anzahl der Analysen	In der natürlichen Substanz						In der Trockensubstanz		
			Wasser %	Stickstoff-Substanz %	Fett %	Stickstoff-freie Extraktstoffe %	Rohfaser %	Asche %	Stickstoff-Substanz %	Stickstoff-freie Extraktstoffe %	Stickstoff %
1	D. batatas Dec.	45	71,66	1,57	0,50	24,11	0,97	1,19	5,55	85,07	0,89
2	D. edulis	7	69,16	1,71	0,43	25,93	1,62	1,12	5,55	84,16	0,89
3	Batate (Sweet Potato) Kalifornien	17	69,00	2,08	1,00	24,15	2,62	1,15	6,25	78,70	1,00
	Batate (Sweet Potato) Texas	20	70,27	2,41	0,99	23,97	1,26	1,14	8,10	80,73	1,30

Die Batate hat daher eine der Kartoffel ähnliche Zusammensetzung; der Stärkegehalt in den Batatenarten schwankt von 3,5—24,5 %; im Mittel mehrerer Bestimmungen wurde für die stickstofffreien Extraktstoffe gefunden:

Art:	In der natürlichen Substanz				In der Trockensubstanz			
	Zucker	Gummi, Dextrin	Stärke	Sonstige stickstoff-freien Extraktstoffe	Zucker	Gummi, Dextrin	Stärke	Sonstige stickstoff-freien Extraktstoffe
1. D. batatas	6,62 %	1,38 %	17,09 %	3,02 %	9,24 %	4,86 %	60,33 %	10,65 %
2. D. edulis	5,26 „	—	17,79 „	2,88 „	17,15 „	—	57,78 „	9,23 „

Ähnliche Zahlen lieferten die Sweet Potato aus Kalifornien und Texas (Bd. I, S. 1495).

Die Stickstoff-Substanz besteht zu etwa $^2/_3$ aus Reinproteïnstoffen und zu $^1/_3$ aus Amiden.

Die Asche der Batate enthält im Mittel von 3 Analysen:

Reinasche in der Trocken-substanz	Kali	Natron	Kalk	Magnesia	Eisenoxyd	Phosphorsäure	Schwefelsäure	Kieselsäure	Chlor
3,07 %	50,31 %	6,53 %	9,93 %	3,40 %	0,91 %	10,60 %	5,56 %	3,45 %	12,74 %

Wegen des hohen Stärkemehlgehaltes wird die Batate auch ähnlich wie die Kartoffel auf Stärke verarbeitet. Letztere kommt gewöhnlich unter dem Namen „Brasilianisches Arrowroot" aus Britisch-Guyana in den Handel (vergl. S. 852).

4. Japanknollen. Ebenfalls als Ersatz der Kartoffeln und wie diese in mannigfacher Art zubereitet, dienen die Knollen der in Japan einheimischen Gemüsepflanze Stachys Sieboldi Miqu.[1]), welche zur Familie der Labiaten gehört und in Frankreich „Crosues du Japon" heisst; auch in Deutschland werden zur Zeit Anbauversuche mit derselben gemacht. Die Japanknollen gedeihen angeblich in jedem Boden; die Pflanzzeit ist Ende April. Man pflanzt die Knollen in Reihen mit 30 cm Zwischenraum, und in den Reihen 45 cm von einander entfernt, indem man in 10 cm tiefe Löcher 1 grosses und 2 kleinere Knöllchen legt. Mit dem Absterben des Krautes (Anfang November) werden sie gebrauchsfähig; die geernteten Knollen werden den Winter über unter Sand im Keller aufbewahrt, sollen aber auch im freien Lande, mit Laub bedeckt, nicht erfrieren. Die Knollen, welche im Geschmack an den der Artischocken, Spargel oder Scorzoneren erinnern, sind

---

[1]) Nach Th. F. Hanausek ist Stachys Sieboldi Miqu. und nicht St. tuberifera Naud. der richtige Name für diese Pflanze.

korkzieherartig gewunden, nach beiden Enden sich zuspitzend, 6—7 cm lang und 2 cm dick; man will von einer Pflanze bis zu 330 Stück Knollen geerntet haben.

Die Zusammensetzung ist im Mittel von 6 Analysen folgende:

In der natürlichen Substanz						In der Trockensubstanz		
Wasser	Stickstoff-Substanz	Fett	Stickstofffreie Extraktstoffe	Rohfaser	Asche	Stickstoff-Substanz	Stickstofffreie Extraktstoffe	Stickstoff
78,62 %	2,73 %	0,12 %	16,63 %	0,73 %	1,17 %	12,77 %	77,78 %	2,04 %

Die Zusammensetzung dieser Knollen ist daher gleich derjenigen anderer Wurzelgewächse. Nach v. Planta[1]) besteht die Stickstoff-Substanz in Procenten des Gesammt-Stickstoffs aus 40,0 % Proteïnstoffen, 54,2 % Amiden und 5,8 % Nukleïn; nach Strohmer und Stift[2]) dagegen aus nur 19,01 % Proteïn, 42,96 % Amido-Säureamiden, 16,26 %, Amidosäuren, 7,84 % Ammoniak, 8,13 % Nukleïn und 5,80 % unbekannten Stickstoff-Verbindungen.

Unter den Amidverbindungen konnte v. Planta[3]) Glutamin und Tyrosin, sowie eine organische Base nachweisen, welche in ihren Eigenschaften dem Betaïn gleicht und welche E. Schulze Stachydrin nennt (vergl. S. 88).

In den stickstofffreien Extraktstoffen ist Stärke nicht vorhanden, dagegen nach E. Schulze und v. Planta[5]) ein Trisaccharid, die Stachyose (vergl. S. 151). Strohmer und Stift geben die Menge der Stachyose zu 63,50 % der Trockensubstanz an.

5. Kerbelrübe. Von der Kerbelrübe (auch Kälberkropf, Knollenknobel, Rimperlimping genannt) kommen 2 Spielarten, die gemeine oder deutsche (Chaerophyllum bulbosum L.) und die sibirische Kerbelrübe (Ch. Prescottii D. C.) vor, deren Wurzeln in einigen Gegenden, ähnlich wie Kartoffeln, im geschmorten Zustande besonders zu Kohl und Spinat gegessen werden. Die sibirische Kerbelrübe ist die ertragreichere und kann wie Schwarzwurzeln und Pastinak benutzt werden, während die gemeine Kerbelrübe die Mitte zwischen Kastanien und Kartoffeln hält. Dieselbe gedeiht am besten in sandigem Lehm, kann aber an jedem schattigen Ort angebaut werden, wo sonst kein Gemüse gedeiht; sie kann erst Ende Oktober gegessen werden, weil sie bis dahin einen unangenehmen Geschmack besitzt.

Die Zusammensetzung ist folgende:

No.	Art der Kerbelrübe	Anzahl der Analysen	In der natürlichen Substanz						In der Trockensubstanz		
			Wasser %	Stickstoff-Substanz %	Fett %	Stickstofffreie Extraktstoffe %	Rohfaser %	Asche %	Stickstoff-Substanz %	Stickstofffreie Extraktstoffe %	Stickstoff %
1	Gemeine	3	65,84	3,89	0,32	27,83	0,94	1,68	11,23	80,46	1,80
2	Sibirische	1	76,00	3,20	0,60	19,30	—	0,90	13,33	—	2,13

Wir fanden in Procenten der Stickstoff-Substanz der gemeinen Kerbelrübe rund 70 % Reinproteïn und 30 % Amide.

---

[1]) Landw. Versuchs-Stationen 1888, **35**, 473.
[2]) Oesterr.-Ungar. Zeitschr. f. Zuckerind. u. Landw. 1891, Heft VI.
[3]) Berichte d. deutschen chem. Gesellsch. 1890, **23**, 1699.
[4]) Ebendort 1890, **23**, 1692.

Die stickstofffreien Extraktstoffe derselben bestehen aus etwa:

In der natürlichen Substanz			In der Trockensubstanz		
Zucker	Stärke	Sonstige stickstofffreie Extraktstoffe	Zucker	Stärke	Sonstige stickstofffreie Extraktstoffe
1,80 %	19,81 %	6,22 %	5,18 %	57,09 %	18,19 %

Für die natürliche Wurzel der sibirischen Kerbelrübe werden 17,3 % Stärke angegeben.

6. Zucker-, Eierkartoffel und sonstige seltenere **Wurzelgewächse.** Unter den weniger verbreiteten Wurzelgewächsen seien genannt: die Zuckerkartoffel (Colocassia antiquorum), die Eierkartoffel (Solanum melongea), Bambusschösslinge (Bambusa puerula), Konophollus Konjak und Distel (Arctium lappa), die vorwiegend in Japan unter dem Namen Sato-imo, Nasumi, Takenoko, Konyaku bezw. Gobo als Nahrungsmittel dienen.

Die Zuckerkartoffel verdankt ihren Namen nicht etwa einem süssen Geschmack; ihr Zuckergehalt ist nicht höher wie der anderer Wurzelgewächse. Sie wird in Japan feldmässig angebaut und wie Bambusschösslinge gedüngt.

Aus der Wurzel von Konophollus Konjak bereitet man in Japan eine gelatinöse, zähe Speise, indem man die geschälten, zerschnittenen, getrockneten und gepulverten Knollen mit heissem Wasser zu einem Teig anrührt, darauf mit Kalkmilch (oder mit dem in Wasser löslichen Theil von Holzasche) versetzt und erwärmt; hierdurch wird der Teig zu einer zähen Masse, aus welcher man die Lauge zum Theil auspresst.

Diese Wurzelgewächse haben folgende Zusammensetzung:

No.	Bezeichnung	Anzahl der Analysen	In der natürlichen Substanz						In der Trockensubstanz		
			Wasser %	Stickstoff-Substanz %	Fett %	Stickstofffreie Extraktstoffe %	Rohfaser %	Asche %	Stickstoff-Substanz %	Stickstofffreie Extraktstoffe %	Stickstoff %
1	Colocassia antiquorum	3	82,52	1,78	0,14	14,04	0,64	0,88	10,16	80,51	1,63
2	Solanum melongea	3	93,24	1,08	0,09	3,94	1,15	0,50	15,98	57,79	2,55
3	Bambusa puerula	3	91,58	2,38	0,16	3,88	1,05	0,95	28,33	45,95	4,55
4	Konophollus Konjak	1	91,76	1,03	0,08	6,47	0,30	0,36	12,50	78,49	2,00
5	Arctium lappa	2	73,81	3,49	0,18	19,40	2,24	0,88	13,34	74,07	2,13

An weiteren Bestandtheilen wurden in der Trockensubstanz gefunden:

	Colocassia antiquorum	Solanum melongea	Bambusa puerula	Konophollus Konjak
Zucker	0,81 %	—	13,55 %	—
Stärke	70,27 „	—	14,44 „	—
Reinproteïn in Proc. der Gesammt-Stickstoff-Substanz	—	74,51 %	30,19 „	21,00 %

Ueber einige sonstige seltenere Wurzelgewächse vergl. Bd. I, S. 733—739, ferner über die zur Stärkemehl-Herstellung verwendeten Wurzeln diesen Band S. 851.

7. Cichorie. Die Cichorie (Cichorium Intibus L.) wird bei uns vorzugsweise nur angebaut, um durch Trocknen und Rösten aus der Wurzel ein Kaffeesurrogat zu gewinnen. Die jungen Blätter der Cichorie dienen auch (vorwiegend in Frankreich) zur Bereitung von Salat.

Die Cichorie liebt einen tiefgründigen kalkigen Boden in freier, sonniger Lage. Sie wird vorzugsweise in Mitteldeutschland angebaut.

Die frische Cichorie ergab im Mittel von 4 Analysen:

In der frischen Substanz							In der Trockensubstanz		
Wasser	Stickstoff-Substanz	Fett	Zucker	Inulin etc.	Rohfaser	Asche	Stickstoff-Substanz	Zucker	Inulin etc.
78,76 %	1,03 %	0,35 %	2,62 %	15,30 %	1,09 %	0,85 %	4,86 %	12,45 %	72,72 %

Ueber die Zusammensetzung von gerösteten Cichorien vergl. unter „Kaffee-Ersatzmittel".

J. Wolff[1]) fand in der Cichorienwurzel, auf Fruktose berechnet, 41,7 % direkt gährungsfähiges und 24,3 % invertirbares, nicht direkt gährungsfähiges Inulin.

Die Asche der Cichorienwurzeln ist procentig im Mittel von 15 Analysen wie folgt zusammengesetzt:

Reinasche in der Trockensubstanz	Kali	Natron	Kalk	Magnesia	Eisenoxyd	Phosphorsäure	Schwefelsäure	Kieselsäure	Chlor
3,85 %	38,30 %	15,68 %	7,02 %	4,69 %	2,51 %	12,49 %	7,93 %	0,91 %	8,04 %

Ausser dieser Species wird noch Cichorium Endivia L. (Endivie) angebaut, deren Blätter als beliebtes Salatgemüse dienen. Ueber die Zusammensetzung derselben siehe unter „Gemüse".

8. *Runkelrübe*. Die Runkelrübe (Beta vulgaris L.) kommt in vielen Varietäten vor. Man kann mit Langethal unterscheiden:

1. Beta vulgaris rapacea mit
   a) Beta alba oder rubra, gewöhnliche Futterrunkel, und
   b) Beta altissima, Zuckerrübe;
2. Beta vulgaris cicla, Runkelrübe mit veredeltem Blatt (Mangold).

Jede dieser Arten hat wieder zahlreiche Spielarten.

a) Futterrunkel oder Mangold oder Dickwurz. Wie schon der Name anzeigt, dient diese Runkelrübe vorwiegend als Viehfutter. Da jedoch auch einige Spielarten als menschliches Nahrungsmittel verwendet werden, so mag auch sie hier Erwähnung finden, besonders um den Unterschied mit der aus ihr gezüchteten Zuckerrübe zu zeigen.

Die Runkelrübe gedeiht bis zum 71.° n. Br., in Deutschland bis zu 1400 m Meereshöhe und reift in 150—180 Tagen. Sie verlangt im Allgemeinen ein warmes, weder zu feuchtes noch zu nasses Klima.

Der Normalboden für die Runkelrübe ist ein humoser, tiefgründiger kalkiger Lehm mit durchlassendem Untergrunde in alter Kraft und sonniger Lage.

Der Ertrag übersteigt unter günstigen Verhältnissen bei weitem den der Kartoffeln; er beträgt für 1 ha:

Futterrüben 29 300—59 000 kg, Zuckerrüben 23 500—35 000 kg.

Die Zusammensetzung der Futterrunkelrübe erhellt aus folgenden Zahlen:

---

[1]) Zeitschr. f. Untersuchung d. Nahrungs- u. Genussmittel, 1900, 8, 593 u. 1902, 5, 81.

Gehalt:	In der natürlichen Substanz							In der Trockensubstanz		
	Wasser	Stickstoff-Substanz	Fett	Zucker	Sonstige stickstoff-freie Stoffe	Roh-faser	Asche	Stick-stoff	Zucker	Sonstige stickstoff-freie Stoffe
Niedrigster	75,40 %	0,47 %	0,02 %	2,75 %	1,44 %	0,47 %	0,56 %	0,62 %	22,83 %	12,00 %
Höchster	94,34 „	3,65 „	0,45 „	10,75 „	8,28 „	0,21 „	2,45 „	4,71 „	—	69,00 „
Mittlerer	88,00 „	1,26 „	0,13 „	6,33 „	2,35 „	0,89 „	1,04 „	1,68 „	52,75 „	19,58 „

Durch starke Düngung lassen sich sehr grosse Rübenkörper und hohe Erträge erzielen; indess sind solche Rüben arm an Trockensubstanz und Kohlenhydraten, dagegen reich an Stickstoff-Substanz und Rohfaser; so fand H. Ritthausen für grosse und kleine Rüben wie für Rüben von verschiedenem Wassergehalt:

Gehalt an:	Rüben: grosse	kleine	sehr wasser-reich	wasser-reich	wasser-arm	In 5%-iger Kochsalz-lösung	
						schwimmend	unter-sinkend
Trockensubstanz .	10,45 %	14,17 %	7,18 %	8,82 %	12,81 %	7,25 %	9,20 %
In letzterer:							
Stickstoff-Substanz	7,38 „	5,57 „	15,50 „	13,38 „	7,87 „	13,69 „	9,29 „
Kohlenhydrate .	74,45 „	77,48 „	60,00 „	65,95 „	77,71 „	62,15 „	70,66 „
Rohfaser . . .	9,00 „	3,45 „	10,43 „	8,64 „	7,28 „	10,89 „	11,21 „
Asche	8,90 „	6,42 „	14,08 „	12,03 „	7,14 „	13,27 „	8,84 „

Grosse Rübenkörper — vorwiegend bedingt durch starke Stickstoff-Düngung — sind hiernach holziger und in Folge des hohen Gehaltes an Stickstoff-Substanz leichter dem Verderben ausgesetzt als kleinere bezw. mittelgrosse Rüben.

Für die wasser-, proteïn- und aschefreie Substanz des Markes und des Saftes der Futterrübe fanden H. Schultze und E. Schulze folgende Elementarzusammensetzung:

Mark ($C_{24}H_{38}O_{19}$) . . . . 45,55 % C   6,12 % H   48,33 % O
Saft ($C_{24}H_{42}O_{40}$) . . . . 43,99 „   6,47 „   48,59 „

Nach P. Behrend und A. Morgen stellt sich die Vertheilung des Stickstoffs im Mittel von 4 Proben wie folgt:

Gesammt-Stickstoff	Davon:		Vom Saft-Stickstoff war:			Vom Gesammt-Stickstoff:	
	unlöslich im Mark	löslich im Saft	Proteïn-Stickstoff	Amid-Stickstoff	N als NH_3, N_2O_5 etc.	Proteïn-Stickstoff	Nichtproteïn-Stickstoff
0,187 %	0,030 %	0,157 %	0,053 %	0,082 %	0,022 %	46,3 %	53,7 %

Die Runkelrüben sind, wie alle Wurzelgewächse, verhältnissmässig reich an Nichtproteïnverbindungen; die Stickstoff-Substanz besteht nur zum Theil aus Reinproteïn. Unter den nichtproteïnartigen Verbindungen sind zu nennen: Salpetersäure, Ammoniak, Betaïn, Glutamin und Asparagin.

Der Gehalt an Betaïn betrug in Proc. der Rübe 0,0226—0,1359 %; in Proc. des Gesammt-Stickstoffs 1,35—6,71 %; im Mittel von 4 Rüben ergaben sich 0,109 % Betaïn ($C_5H_{11}NO_2$) mit 0,0132 % Stickstoff (in der frischen Substanz). Vergl. auch unter Zuckerrübe.

Die Runkelrüben enthalten unter den Nichtproteïn-Verbindungen besonders viel Salpetersäure und Ammoniak.

Unter Zusammenfassung der Untersuchungen von H. Schultze und E. Schulze, von Gottlieb und Pitsch (Bd. I, S. 753 und 754) vertheilen sich die Stickstoff-verbindungen der Runkelrübe etwa wie folgt:

In Procenten	Gesammt-Stickstoff-Substanz	Reineiweiß	Amide	Salpetersäure	Ammoniak
der frischen Substanz	0,60- 1,95 %	0,36- 1,55 %	0,07-0,30 %	0,007-0,28 %	0,007-0,031 %
der Trockensubstanz	5,01-16,19 „	3,12-13,38 „	0,60-2,50 „	0,06-2,25 „	0,05-0,25 „
des Gesammt-Stickstoffs (rund) —		48 %	36 %	12 %	4 %

In einigen Fällen (z. B. Rüben von Rieselfeldern) sind bis zu 13,89 % Salpetersäure in der Trockensubstanz gefunden.

Die procentige Zusammensetzung der Asche ist im Mittel von 16 Analysen folgende:

Reinasche in der Trockensubstanz	Kali	Natron	Kalk	Magnesia	Eisenoxyd	Phosphorsäure	Schwefelsäure	Kieselsäure	Chlor
6,44 %	54,02 %	15,90 %	4,12 %	4,54 %	0,82 %	8,45 %	3,17 %	2,36 %	8,40 %

b) Zuckerrübe. Die Zuckerrübe ist eine durch besondere Kultur aus der Runkelrübe hervorgegangene zuckerreiche Varietät. Die Kultur derselben ist nachgerade wie die der Getreidepflanzen und Kartoffeln eine Lebensfrage geworden.

Bis Ende des vorigen Jahrhunderts pflegten wir den Zucker nur aus dem orientalischen Zuckerrohr einzuführen. Zwar entdeckte Marggraf schon 1747 den Zucker des Zuckerrohres in der Rübe und wurde schon 1796 von C. Achard die erste Zuckerfabrik in Cunern (Schlesien) errichtet, allein die Zuckerfabrikation aus Zuckerrüben nahm erst in den Jahren 1840/50 bei uns einen grossen Aufschwung. Die von Napoleon I. verfügte Kontinentalsperre, welche dem Kolonialzucker die Häfen des Kontinents verschloss, hatte das Entstehen einer Reihe von Rübenzuckerfabriken in Deutschland wie Frankreich zur Folge, aber diese Fabriken gingen wegen mangelhafter Einrichtung nach Aufhebung der Sperre allmählich wieder ein. Von 1840 an hat die Rübenzuckerfabrikation eine stetige Verbesserung erfahren, so dass jetzt die procentige Ausbeute an Zucker auf 11—14 % geschätzt werden kann, während sie 1835 bis 1840 nur 5—7 % betrug.

Die Entwickelung des Zuckerrübenanbaues und der Zuckerfabrikation erhellen aus folgenden statistischen Angaben[1]):

	1840	1850	1860	1870	1880	1890	1899
Rüben-Verarbeitung in Millionen Dz.	2	5	17	25	48	98	121
Auf 1 Dz. (100 kg) Rohzucker erforderlich Dz. Rüben	17,4	13,6	11,8	11,9	11,7	8,0	7,5
Ausbeute an Rohzucker in Procenten	5,7 %	7,4 %	8,5 %	8,4 %	8,5 %	12,5 %	13,3 %

	1880	1885	1890	1895	1899
Ausfuhr in Doppelcentner (Dz.)	2 775 021	6 616 937	7 239 993	9 118 919	9 295 627
Einfuhr „ „		35 306	38 503	64 574	12 294	11 563

Die Hauptausfuhrländer für Deutschland sind England und die Vereinigten Staaten Nordamerikas; die Gesammtausfuhr an Rübenzucker betrug im Jahre 1899 z. B. nach England 4 971 977 Dz., nach Nordamerika 2 587 204 Dz., also rund 4/5 der Gesammtausfuhr.

Die gesammte Zuckergewinnung der Erde wurde 1900 zu 6 036 000 t (à 1000 kg) Rübenzucker und 3 235 000 t Rohrzucker geschätzt, also an ersterem fast doppelt so viel wie an Rohrzucker und an der augenblicklichen Rübenzucker-Gewinnung ist Deutschland mit 1 950 000 t, also nahezu mit 1/3 betheiligt.

---

[1]) Vergl. Bock, Jahresbericht der Zuckerfabrikation 1901. Etwas abweichende Zahlen finden sich in Görz, Handel und Statistik des Zuckers. Berlin 1884.

Entsprechend der grösseren Erzeugung ist auch der Verbrauch an Zucker im Deutschen Reiche in der Zeit von 1840—1900 von 2,6 kg auf 14,0 kg auf den Kopf der Bevölkerung im Jahre gestiegen.

Aus vorstehenden Angaben erhellt einerseits die hohe Bedeutung des Zuckerrübenbaues, andererseits der grosse Aufschwung der Fabrikation. Letzterer ist wiederum sowohl durch die stets vervollkommnete Zucht einer zuckerreichen Rübe, als durch die Verbesserung der Maschinen bedingt. Nach 76 älteren und neueren Analysen enthält die Zuckerrübe im Mittel:

In der natürlichen Substanz							In der Trockensubstanz		
Wasser	Stickstoff-Substanz	Fett	Rohrzucker	Sonstige stickstofffreie Extraktstoffe	Rohfaser	Asche	Stickstoff-Substanz	Rohrzucker	Sonstige stickstofffreie Extraktstoffe
81,34 %	1,24 %	0,10 %	13,25 %	1,92 %	1,16 %	0,99 %	6,64 %	71,10 %	10,29 %

Naturgemäss schwankt bei einer so hoch entwickelten Kulturpflanze der Gehalt zwischen sehr weiten Grenzen, z. B. der an Wasser zwischen 88,0—74,8 %, an Zucker zwischen 5,0—18,0 %, der an Rohfaser zwischen 0,6—2,1 %. Der obige Durchschnittsgehalt an Zucker ist aber noch gering, weil er verschiedene ältere Analysen von weniger zuckerreichen Rüben einschliesst. Zur Zeit enthalten die Zuckerrüben gewöhnlich zwischen 14—18 %, und durchschnittlich 15—16 % Zucker.

Die Zuckerbildung beginnt nach J. Strohmer[1]) schon in dem jugendlichen Blatt, erreicht Anfang August bis Mitte September die Höchstmenge, hält aber auch dann noch an, wenn das Blatt noch unversehrt und die Witterung günstig ist. Von Anfang Juli an ist die Summe von Wasser- + Zuckergehalt beständig und wird von da an Wasser durch Anhäufung von Zucker mehr und mehr ersetzt, woraus folgt, dass der in der Wurzel angesammelte Zucker auch dieser erhalten bleibt. Die Wirkung der verschiedenen Lichtstrahlen auf die Zuckerbildung anlangend, so ergaben Rüben unter dem Einfluss verschiedenartigen Lichtes:

	Gelbes	Rothes	Blaues Licht
Trockensubstanz	am höchsten	nahezu $1/_3$ so hoch als bei Gelb	
Zuckergehalt der Rübe	7,4—8,1 %	6,4—7,4 %	8,0—8,4 %

Auf die Erzeugung der Gesamtmenge der organischen Substanz übt daher gelbes Licht d. h. Strahlen mittlerer Wellenlänge den günstigsten Einfluss aus, während blaues Licht mit vorwiegend chemischen Strahlen die Umwandlung der Assimilationserzeugnisse in Zucker besonders begünstigt.

Im Uebrigen ist die Beschaffenheit wie Entwickelung der Zuckerrübe abhängig:

1. Von dem verwendeten Samen bezw. von dem Zuckergehalt der Samenrüben. Die verbreitetsten Zuckerrübensorten sind: Die Knauer'sche Imperial- und Elektoralrübe, die Kleinwanzlebener, die von Bestehorn, Vilmorin und die weisse schlesische Rübe. Die einzelnen Spielarten weisen Unterschiede bis zu 3 % Zucker in der Rübe auf. Jedoch kann auch hier wie bei anderen Wurzelgewächsen von einer einzigen besten Sorte nicht die Rede sein; es muss vielmehr die geeignetste Zuckerrübe für die jeweiligen klimatischen und Bodenverhältnisse jedesmal gezüchtet werden, was dadurch geschieht, dass man in den betreffenden Anbaugegenden die zuckerreichste und die in Form und Grösse am meisten zusagende Rübe zur Samenzucht auswählt.

---

[1]) Oesterr.-Ungar. Zeitschr. f. Zucker-Industrie u. Landw. 1896, **25**, 589.

2. **Von Boden, Klima und Witterung.** Die Zuckerrübe liebt einen tiefgründigen, warm gelegenen Boden von mittlerer wasserhaltender Kraft und nach der ersten Entwickelungszeit ein sonniges, warmes Wetter mit abwechselnden Niederschlägen. Aus dem Grunde hört die Gedeihlichkeit des Zuckerrübenbaues im Allgemeinen mit dem 53.--54. Grade nördlicher Breite auf.

Bei kühler und regnerischer Witterung ist nach dem oben Gesagten die Bildung des Zuckers naturgemäss eine geringe und nimmt die Menge von Zucker in 100 Gewichtstheilen Safttrockensubstanz ab, d. h. der Reinheitsquotient wird geringer und giebt die Rübe in Folge dessen ebenfalls weniger Ausbeute an Zucker, weil die Nichtzuckerstoffe der Rübe die Krystallisation des Zuckers beeinträchtigen.

Die Unterschiede, welche im Zuckergehalt der Rübe je nach Boden, Klima und Witterung bedingt sind, können bis zu 4 % Zucker und mehr betragen.

3. **Von der Düngung.** Die Zuckerrübe stellt an die Bodenbearbeitung die grössten Anforderungen und ist naturgemäss als eine hochentwickelte Kulturpflanze für eine starke Düngung besonders dankbar. Jedoch ist nicht jede Düngung von günstiger Wirkung.

Frische Stallmistdüngung, Jauche- oder Latrinendüngung sind nicht zu empfehlen; man soll die Zuckerrübe in zweite Gahre bringen oder doch nur verrotteten Stallmist anwenden. Von grösstem Einfluss auf Güte und Menge der Zuckerrüben ist die Verwendung von künstlichen Düngemitteln. Eine einseitige Stickstoffdüngung, z. B. mit Chilisalpeter, ist nach Märcker zu verwerfen, weil dadurch, dass er reifeverzögernd wirkt, die Beschaffenheit der Zuckerrübe zu sehr herabgedrückt wird; eine einseitige Phosphorsäuredüngung bewirkt zwar durchweg eine bessere Beschaffenheit, bleibt aber ohne Einfluss auf den Ertrag. In einigen älteren Rübenwirthschaften Sachsens hat sich eine Düngung mit Phosphorsäure neben Salpeterdüngung als vollständig wirkungslos erwiesen. Märcker erklärt dieses aus einer Uebersättigung des Bodens mit Phosphorsäure.

In den bei weiten meisten Fällen empfiehlt sich jedoch, ein Gemisch von stickstoff- und phosphorsäurehaltigen Düngemitteln anzuwenden; als bestes Verhältniss gilt z. B. und ist auch am weitesten verbreitet, nämlich 5 Thle. Stickstoff: 10 Thle. löslicher Phosphorsäure (oder 1:2); man wendet aber vielfach ein Verhältniss von 1:1, ja sogar von 2:1 an; letztere starke Stickstoffdüngung entspricht dem Verhältniss, wie Stickstoff und Phosphorsäure in den Pflanzen vorzukommen pflegen, nämlich durchweg wie 2:1. Früher war eine Verwendung von Chilisalpeter seitens der Fabriken streng verboten, weil man behauptete, dass derselbe die Beschaffenheit der Zuckerrübe verschlechtere; es durften nur Ammoniak-Superphosphate (bezw. Peruguano) verwendet werden. Diese Vorschrift ist jedoch nach den vielen Versuchen von M. Märcker nicht gerechtfertigt; er erhielt nämlich durch starke Chilisalpeter-Düngung neben Phosphorsäure bei höheren Erträgen Zuckerrüben, welche den ohne Düngung oder mit Ammoniaksalz erhaltenen Zuckerrüben an Beschaffenheit nicht oder nicht wesentlich nachstanden. Auch zeigten die mit mässiger Chilisalpeter-Düngung neben Phosphorsäure erhaltenen Zuckerrüben keine geringere Haltbarkeit als die nach Düngung mit Ammoniak-Superphosphat geernteten. Die frühere Annahme, dass Kalisalze für Zuckerrüben schädlich wirken, scheint sich bei richtiger Anwendung der Kalisalze nicht zu bewahrheiten. Ueber die Wirkung besonders über die beste Form derselben, haben indess die bisherigen Versuche noch zu keinen bestimmten Schlussfolgerungen geführt; in Gemeinschaft mit reichlichen Mengen von Stickstoff und Phosphorsäure scheinen sie günstige Erfolge zu zeigen, wobei vielfach die schwefelsauren Kalisalze die Chloride in ihrer Wirkung übertroffen haben; bei Anwendung von Kalisalzen empfiehlt es sich, dieselben schon im Herbst unterzubringen oder gar zur Vorfrucht anzuwenden.

Auch eine **Kalkdüngung** bezw. **Mergelung** (je nach dem Gehalt des Mergels 2000—4000 kg für 1 ha) ist von günstigem Einfluss auf Güte wie Ertrag der Zuckerrüben.

Man düngt für 1 ha mit 20—75 kg (im Mittel 50 kg) Stickstoff (sei es in Form von Ammoniaksalz oder Chilisalpeter), mit 40—90 kg (im Mittel mit 60 kg) löslicher Phosphorsäure bezw. neuerdings mit 100—120 kg Thomasmehl-Phosphorsäure und mit 50—120 kg (im Mittel 80 kg) Kali.

Schwer lösliche und schwer aufschliessbare künstliche Düngemittel (wie Hornmehl, Ledermehl, Knochenmehl etc.) sind für die Zuckerrübe nicht geeignet, weil die Bodenbearbeitung, Pflege und Düngung darauf hinauslaufen muss, das Wachsthum derselben thunlichst zu beschleunigen, letztere Düngemittel jedoch in Folge der noch durchzumachenden Verwitterung nur langsam und allmählich zur Wirkung gelangen. Aus dem Grunde ist es auch vortheilhaft, obige Düngemittel schwach unterzupflügen, anstatt einzueggen, weil die Nährstoffe in ersterem Falle den Wurzeln sicherer zugänglich werden.

4. **Von der Grösse der Rübe.** Auch bei der Zuckerrübe gilt wie bei der Runkelrübe die allgemeine Thatsache, dass kleine Rübenkörper von derselben Spielart einen um mehrere Procent höheren Gehalt an Zucker besitzen, als grosse Rübenkörper. Letztere sind durchweg stockig oder holzig, besitzen ausserdem einen niedrigen Reinheitsquotienten und eine geringe Haltbarkeit, sodass sie von den Rübenbauern mit Recht zu vermeiden gesucht werden.

Von einer guten Zuckerrübe verlangt man:

a) Einen möglichst hohen Zuckergehalt bei mittelgutem, d. h. nicht zu geringem Ernteertrag.

b) Eine regelmässige, kegel- und birnförmige Gestalt mit möglichst wenig Seitenwurzeln und geringen Vertiefungen; denn letztere enthalten Erde und Sand und erschweren die Reinigung oder bedingen Verluste.

c) Ein dichtes und weisses Fleisch; sie lassen sich bei hohem Zuckergehalt leicht verarbeiten.

d) Einen möglichst kleinen, nur wenig aus der Erde hervorragenden Kopf. Der oberirdische grüne Theil der Zuckerrübe ist nämlich viel ärmer an Zucker als der unterirdische Theil, muss daher vor der Verarbeitung abgeschnitten werden, womit Verluste verbunden sind.

e) Das mittlere Gewicht einer Zuckerrübe soll aus oben angeführten Gründen $^1/_2$—$^3/_4$ kg nicht übersteigen, der Ertrag zwischen 280—300 Dz. für 1 ha liegen.

In dem aus der Erde gehobenen Rübenkörper geht die Zellenthätigkeit weiter fort und spielen sich in ihm fortwährend chemische Vorgänge ab. Denn sonst würde der Rübenkörper als todter Organismus bald der Zersetzung anheimfallen. Die geernteten Rüben müssen daher bis zu ihrer Verarbeitung, gegen Witterungseinflüsse geschützt, so aufbewahrt werden, dass die Zersetzung auf das geringste Maass beschränkt wird. Frost wie Temperatur-Erhöhung beim Aufbewahren sind gleichmässig zu vermeiden, was wie bei den Kartoffeln am besten in den sog. Mieten d. h. in etwa 30 cm tiefen Erdgruben in dachförmigen Haufen unter Bedecken mit einer etwa $1/_3$ bis 1 m dicken Erdschicht erreicht wird. Trotzdem sind kleine Verluste an Zucker (0,5—2,0 %), der verathmet wird, nicht zu vermeiden, und gilt jetzt die allgemeine Regel, die Zuckerrüben nach der Ernte so schnell wie möglich zu verarbeiten.

Die einzelnen Bestandtheile der Zuckerrübe anlangend, so sind im Durchschnitt rund enthalten:

In 100 Thln. Rübe			In 100 Thln. Saft			
Mark		Saft	Wasser	Zucker	Nichtzuckerstoffe	
Trockensubstanz	Gebundenes Wasser				Organische	Unorganische
4,7 %	5,0 %	90,7 %	82,0 %	15,5 %	1,8 %	0,7 %

Unter den stickstoffhaltigen Bestandtheilen ist in erster Linie das von C. Scheibler nachgewiesene „Betaïn" ($C_5H_{11}NO_2$) zu nennen, welches in den Zuckerrüben von 0,1—0,25 %, in den Füllmassen von 0,234—1,100 %, in den Melassen von 1,732—2,785 % vorkommt. Junge Rüben sind reicher (0,25 %) an Betaïn als reife Rüben; der Betaïn-Gehalt nimmt mit dem vorschreitenden Wachsthum in dem Maasse ab, als der an Zucker zunimmt. E. Schulze wies im Zuckerrübensaft „Asparagin", H. Bodenbender und M. Pauly wiesen „Glutaminsäure" nach. Ausser diesen Bestandtheilen gelang es von Lippmann[1]), noch folgende Stickstoffverbindungen nachzuweisen: von den Xanthinkörpern neben Xanthin das Guanin, Hypoxanthin und Adenin, ferner noch Karnin, Arginin, Guanidin, Allantoïn, Vernin und möglicher Weise auch Vicin.

Nach Zöllner beträgt der Salpetersäure-Gehalt des Zuckerrübensaftes 0,324—0,926 %; es ist somit anzunehmen, dass von dem Gesammtstickstoff der Zuckerrüben wie bei den Kartoffeln und Futterrunkeln nur etwa 40—50 % in Form von Reinproteïn vorhanden sind.

Unter den stickstofffreien Extraktstoffen der Zuckerrübe erkannte H. Scheibler in den Zuckerrüben Arabinsäure; O. v. Lippmann Vanillin und Coniferin; ferner sind nachgewiesen Pflanzensäuren in Form saurer und neutraler Salze, wie Citronensäure, Oxalsäure, Aepfelsäure, Gerbsäure und Weinsäure. Die im Betriebe der Zuckerfabriken störende Raffinose ist nach von Lippmann bereits in der Rübe und zwar zu 0,02 % enthalten. A. Stift fand in der sandfreien Trockensubstanz der Zuckerrübe 9,16—11,94 % Pentosane.

Die procentige Zusammensetzung der Asche ist im Mittel von 149 Analysen folgende:

Reinasche	Kali	Natron	Kalk	Magnesia	Eisenoxyd	Phosphorsäure	Schwefelsäure	Kieselsäure	Chlor
3,88 %	53,13 %	8,92 %	6,08 %	7,86 %	1,14 %	12,18 %	4,20 %	2,98 %	4,81 %

Schwankungen: Gesammtasche in der Trockensubstanz 2,5—6,6 %, K_2O 26,9—78,1 %, CaO 1,6 bis 17,8 %, P_2O_5 3,4—27,1 %.

---

[1]) Berichte d. deutschen chem. Gesellschaft. 1896, 29, 2645.

Krankheiten der Zuckerrübe. Die Zuckerrübe ist vielfachen Krankheiten durch pflanzliche wie thierische Parasiten ausgesetzt. So werden die Blätter von Rost, verursacht durch Uromyces betae Tulasne, von Russthau, verursacht durch Peronospora Schachtii Fuckel Sch., Helminthosporium rhyzoctonon, befallen.

Die Blattläuse richten häufig an Blättern und Wurzeln, die Engerlinge an jungen Wurzeln grossen Schaden an. Die Zuckerrübe hat ferner eine Schorfkrankheit, welche mit dem Tiefschorf der Kartoffeln (S. 899) gleichartig sein soll; auch sonstige gewöhnliche Pflanzenkrankheiten treten bei der Zuckerrübe auf. Zu den der Zuckerrübe eigenartigen Pflanzenkrankheiten gehören: die Gelbfleckigkeit der Rübenblätter verursacht durch Bakterien, die anscheinend viel wasserlösliche Oxalate in den Blättern bilden; die sog. bakteriose Gummosis oder Bakteriose, nach Sorauer u. A. verursacht durch Bakterien, deren Wirkung vorwiegend darin besteht, dass sie den Rohrzucker invertiren und in eine gummiartige Masse überführen; die gefährliche Herz- und Trockenfäule sowie der Wurzelbrand der Zuckerrübe, nach A. Frank hervorgerufen durch Phoma betae Frank, welcher Pilz in verschiedenen Entwickelungsformen auftritt, und ausser in den genannten Formen auch in sich bräunenden Flecken, in einer Form Blattfleckenkrankheit erscheint, wobei das Herz der Rübenpflanze gesund bleibt. Eine andere Blattfleckenkrankheit wird durch Cercospora beticola Sacc. verursacht; ferner die Blattbräune verursacht durch Sporidesmium Fuckel. Für den Wurzelbrand der Zuckerrübe werden ausser Phoma noch verschiedene Erreger wie Pythium de Baryanum Hesse, Enchytraeus, Dorylaimus, Tylenchus u. a. angegeben; nach Stocklasa sollen auch Spaltpilze wie Bacillus subtilis, B. mycoides, B. liquefaciens, B. fluorescens liquefaciens, B. mesentericus vulgatus, die Ursache des Wurzelbrandes sein können und in den Knäueln ihren Sitz haben. Die Wurzelfäule ist eine durch Rhicoctonia Betae Kühn hervorgerufene Krankheit, welche ihren Ausgang von der Basis der Blattstiele nimmt, diese schwärzt, von da aus Krone und Wurzel befällt und schliesslich eine völlige Verrottung des Rübenkopfes bewirkt.

Unter den thierischen Feinden ist der gefährlichste die Rübennematode, Heterodora Schachtii Schmidt, ein zu der Klasse der Fadenwürmer zählender Parasit, und auch das Wurzelgallen-Aelchen, Heterodora radicicola. Sie schmarotzen an der Wurzel; die trächtigen Weibchen sitzen als weisse, den Sandkörnern ähnliche Körperchen dicht an den Wurzelfasern.

Sehr besorgnisserregend ist die Rübenmüdigkeit, d. h. die Eigenschaft des Bodens, in seinem Zuckerrübenertrage mehr oder weniger ganz zu versagen, wenn er längere Zeit der Zuckerrübenkultur gedient hat. Man glaubte anfangs die Ursache in einem Mangel von stark ausgeführtem Kali suchen zu müssen, fand aber, dass reichliche Kalidüngung die Krankheit nicht zu beseitigen vermochte. Jetzt wird die Rübenmüdigkeit allgemein mit den Rübennematoden in Verbindung gebracht, womit der rübenmüde Boden stark inficirt ist. Jul. Kühn hat in der That die Rübenmüdigkeit in vielen Fällen dadurch beseitigt, dass er auf den rübenmüden Böden sog. Fangpflanzen (Brassica-Arten) anbaute, in welche die Nematoden einwandern und dadurch aus dem Acker entfernt werden können, dass die Fangpflanzen rechtzeitig ausgerupft und mit den eingewanderten Nematoden vernichtet werden. Neuerdings wird zu dem Zweck auch Zuckermais vorgeschlagen.

9. Möhren. Die Möhre (Daucus carota L.) wird in vielen Spielarten angebaut, die bald eine weisse, bald eine gelbe oder röthliche Wurzel (gelbe Rübe) haben und als Feld- oder Riesenmöhre bezeichnet werden. Ich verstehe hier unter Möhre die grosse Varietät, die theils als menschliches Nahrungsmittel, theils als Viehfutter verwendet wird.

Die Möhre gedeiht bis zum 71.° n. Br. und im südlichen Deutschland bis zu 1600 Meter Meereshöhe. Der Trockenheit und Kälte widersteht sie eher, als anhaltender Nässe. Sie liebt einen tiefgründigen, reinen und lockeren Boden, wächst eben so gut auf Sand-, wie auf Lehmboden, doch sagt ihr ein kalkhaltiger und trockener Boden mehr zu, als ein Boden mit entgegensetzten Eigenschaften.

Die Möhren besitzen einen angenehmen, süssen Geschmack.

Die Analysen verschiedener (64) Sorten Möhren, unter verschiedenen Verhältnissen gewachsen, ergaben im Mittel:

In der natürlichen Substanz								In der Trockensubstanz		
Wasser	Stickstoff-Substanz	Fett	Saccharose	Glukose	Sonstige stickstofffreie Stoffe	Rohfaser	Asche	Stickstoff-Substanz	Stickstofffreie Extraktstoffe	Stickstoff
86,77 %	1,18 %	0,29 %	2,11 %	4,03 %	2,92 %	1,67 %	1,03 %	8,92 %	68,48 %	1,43 %

Der Gehalt an Wasser schwankt von 80,5—90,5 %, der an Saccharose von 10,8—34,6, der an Glukose von 13,3—45,3 % in der Trockensubstanz.

Die Möhren enthalten daher neben der Saccharose nicht unerhebliche Mengen Glukose.

Auch hier sind die grösseren Wurzeln wie bei den Runkelrüben durch einen höheren Wassergehalt vor den kleineren ausgezeichnet; so fand H. Ritthausen in den sog. belgischen röthlichen Möhren:

	Grössere	Mittlere	Kleinere Wurzeln
Wasser	87,78 %	86,37 %	84,84 %

Die procentige Zusammensetzung der Asche ist im Mittel von 11 Analysen folgende:

Reinasche in der Trockensubstanz	Kali	Natron	Kalk	Magnesia	Eisenoxyd	Phosphorsäure	Schwefelsäure	Kieselsäure	Chlor
5,57 %	36,99 %	21,17 %	11,34 %	4,38 %	1,01 %	12,79 %	6,45 %	2,38 %	4,59 %

Die Asche der Möhren enthält daher weniger Kali, dagegen mehr Natron und Kalk als die bis jetzt genannten Wurzelgewächse.

Ueber die Zusammensetzung der kleinen Varietät Möhren, die durchweg in Gärten angebaut werden, siehe unter „Gemüse".

In den Möhren kommt ein rother Farbstoff „Karotin" vor, welcher nach A. Arnaud[1]) ein Kohlenwasserstoff von der Formel $C_{26}H_{38}$ ist. Der Körper soll als Erzeugniss der Lebensthätigkeit auch in vielen Pflanzenblättern vorkommen.

A. Stift fand in 2 Proben frischer Möhren 0,99 bezw. 1,23 % Pentosane.

10. Kohlrübe. Die Kohlrübe, Stoppelrübe, Wrucke, weisse Rübe, Unterkohlrabi oder auch Turnips etc. genannt, wird von den beiden Abarten des Kohls Brassica Napus und Brassica rapa in vielfachen Spielarten mit bald länglicher oder rundlicher, bald weisser oder gelblicher Wurzel angebaut. Sie liebt mehr Feuchtigkeit und verträgt die Kälte besser als die Runkelrübe, weshalb sie vorwiegend in Gegenden mit feuchtem, kühlem Klima angebaut wird; in Gegenden mit warmem Klima wird sie leicht holzig.

Die weissen oder Kohlrüben haben einen wässerigen Geschmack.

Im Mittel von 105 bezw. 52 Analysen haben die in diese Gruppe fallenden Rüben folgende procentige Zusammensetzung:

---

[1]) Compt. rend. 1887, **104**, 1293.

No.	Brassica-Art	In der natürlichen Substanz							In der Trockensubstanz		
		Wasser %	Stickstoff-Substanz %	Fett %	Zucker %	Stickstofffreie Extraktstoffe %	Rohfaser %	Asche %	Stickstoff-Substanz %	Stickstofffreie Extraktstoffe %	Stickstoff %
1	Brassica Napus esculenta DC	88,88	1,39	0,18	3,02	4,35	1,44	0,74	12,46	66,28	1,99
2	Brassica rapa rapifera Metzger	90,67	1,12	0,24	2,55	3,55	1,11	0,76	12,00	65,88	1,92

Der Wassergehalt der ersten Sorte schwankt von 82,2—95,8, der der zweiten Sorte von 85,4—95,4 %.

Auch diese Rüben enthalten mehr Glukose als Sacharose; so fand Werenskiold (Bd. I., S. 770 und 774) in der Trockensubstanz von Rüben 1894-er Ernte:

Brassica Napus esculenta		Brassica rapa rapifera	
Saccharose	Glukose	Saccharose	Glukose
9,09—13,09 %	42,08—60,72 %	5,94—17,38 %	28,89—53,05 %

Die weissen Rüben sind daher von den bis jetzt betrachteten Wurzelgewächsen die wasserreichsten. Th. Anderson fand, dass die in einem milden Klima (Warwickshire) gewachsenen Rüben (schwedische Turnips) weniger Wasser enthielten als die, welche in Ayrlshire, einem Ort mit vielem Regen und niedriger Sommertemperatur, angebaut waren. Es enthielten Rüben:

	Mildes Klima	Regnerisches Klima
Wasser	93,75 %	95,28 %

Auch diese Wurzelgewächse enthalten in der Stickstoff-Substanz viel nichtproteïnartige Stickstoff-Verbindungen, nämlich in Proc. des Gesammt-Stickstoffs 35—55 %; E. Schulze fand an Salpetersäure in der weissen Rübe 0,047—0,051 % der natürlichen Substanz oder 0,58—0,65 % der Trockensubstanz.

Die Asche der weissen Rübe hat im Mittel von 32 Analysen folgende procentige Zusammensetzung:

Reinasche in der Trockensubstanz	Kali	Natron	Kalk	Magnesia	Eisenoxyd	Phosphorsäure	Schwefelsäure	Kieselsäure	Chlor
8,01 %	45,40 %	9,84 %	10,60 %	3,69 %	0,81 %	12,71 %	11,19 %	1,87 %	5,07 %

Schwankungen: Gesammtasche 4,9—14,0 %, K_2O 26,6—62,6 %, CaO 5,5—15,9 %, P_2O_5 5,5 bis 18,9 %.

Eine besondere Art dieser Rüben kommt unter dem Namen „Teltower" Rübe vor und ist als feines Gemüse sehr geschätzt. Sie ist infolge besonderer Kultur durch einen höheren Gehalt an Trockensubstanz und Stickstoff-Substanz vor den vorstehenden Rübensorten ausgezeichnet. Siehe den folgenden Abschnitt „Gemüse".

Die Gemüse.

Die Gemüsearten enthalten sämmtlich viel Wasser. Sie sind aber durchweg durch einen hohen Gehalt an Stickstoff-Substanz ausgezeichnet, d. h. das Verhältniss dieser zu den stickstofffreien Nährstoffen ist ein engeres als bei anderen pflanzlichen Nahrungsmitteln. Sie verlangen durchweg einen tiefgründigen, humosen, stickstoffreichen Boden, wie er nur in der Gartenkultur gewonnen werden kann. Ihre Kultur und Pflege erfordern viel Aufmerksamkeit und Arbeit, wodurch die hohen Preise derselben im Verhältniss zu ihrem Nährstoffgehalt bedingt sind. Die meisten Gemüse dienen mehr als Reiz- und Genussmittel, denn als Nahrungsmittel.

Viele derselben sind durch besondere, gewürzhaft riechende oder schmeckende Stoffe ausgezeichnet. In den Spargeln finden wir das Asparagin, im Knoblauch das Knoblauchöl, Schwefelallyl, $(C_3H_5)_2S$, in den Rettigen, Radieschen, Zwiebeln, Meerrettig das Senföl, $C_3H_5 \cdot NCS$ und $C_4H_9 \cdot NCS$, im Gartensauerampfer saueres oxalsaures Calcium, im Lattig und Kopfsalat citronensaures Kalium etc. Ueber die Grösse der Ausnutzung einiger Gemüsearten (Möhren, Kohl, Sellerie, Wirsing) vergl. S. 243.

Die Kenntniss über die Zusammensetzung der Gemüsepflanzen verdanken wir vorwiegend den eingehenden Untersuchungen von W. Dahlen[1]) und R. Pott[2]).

C. Böhmer[3]) suchte in einigen Gemüsearten und Pilzen die Stickstoff-Verbindungen näher zu zerlegen und fand z. B.:

No.	Gemüseart	In der Trockensubstanz					In Procenten des Gesammt-Stickstoffs		
		Gesammt-Stickstoff %	Protein-Stickstoff %	Säureamido-säure-Stickstoff %	Amidosäure-Stickstoff %	Ammoniak-Stickstoff %	Protein-Stickstoff %	Amidosäure-Stickstoff %	Sonstige Stickstoff-Verbindungen %
1	Spinat (Spinacia oleracea)	4,56	3,51	0,123	0,068	0,021	76,9	4,1	19,0
2	Erbse (Pisum sativum)	4,69	3,56	0,052	0,361	0,020	76,1	8,8	15,1
3	Buffbohne (Vicia faba)	5,57	4,39	0,027	0,059	0,013	78,8	1,5	18,7
4	Spargel (Asparagus officinalis) . .	4,13	3,33	—	—	—	80,6	—	(19,4)
5	Steckrübenstengel (Brassica Napus rapifera)	4,76	1,69	—	—	—	35,3	—	(64,7)
6	Kopfsalat (Lactuca sativa viriceps) . .	4,85	2,97	0,155	0,154	0,024	61,2	6,4	32,4
7	Möhre (Daucus carota)	1,91	1,57	0,013	0,142	0,006	82,2	8,1	9,7
8	Kohlrabe (Brassica oleracea caulorapa)	4,64	2,05	0,151	0,231	0,018	44,2	8,2	47,6
9	Blumenkohl (Brassica oleracea botrytis)	5,11	2,60	0,104	0,566	0,017	50,9	13,1	36,0
10	Schnittbohne (Phaseolus vulgaris) . .	4,32	2,67	0,061	0,442	0,010	61,8	11,1	27,1
11	Zuckerhut (Brassica oleracea conica) .	4,89	2,51	0,158	0,178	0,015	51,2	6,9	41,9
12	Champignon (Agaricus campestris) . .	4,68	3,34	0,092	0,416	0,011	71,4	10,8	17,8
13	Trüffel (Tuber cibarium)	4,50	3,63	0,072	0,202	0,008	80,1	11,1	8,8

Die Gemüsearten enthalten daher wie die Wurzelgewächse und die thierischen Grünfutterstoffe zum Theil recht erhebliche Mengen von Nicht-Proteïnverbindungen; es ist daher nicht zulässig, bei Berechnung von Nahrungssätzen den Gesammtstickstoff als Proteïnstickstoff in Rechnung zu setzen.

An Pentosanen enthalten die Gemüsearten nach C. Wittmann[4]) durchweg nur 0,5—1,5 %; einige Sorten ergaben mehr, andere noch weniger Pentosane z. B.:

Blätterkohl	Meerrettig	Sellerie	Wasserrübe	Gurke	Zwiebel
2,05 %	3,11 %	1,65 %	0,36 %	0,19 %	0,28 %

---

[1]) Landw. Jahrbücher 1874, 3, 321 u. 723; 1875, 4, 613.
[2]) Untersuchungen über die Stoffvertheilung in verschiedenen Kulturpflanzen. Jena 1876.
[3]) Landw. Versuchs-Stationen 1882, 28, 247.
[4]) Zeitschr. d. landw. Versuchswesens in Oesterreich 1901, 4, 131.

M. Rubner[1]) fand durch Zusammenschmelzen mit Kalihydrat in der Trockensubstanz an Merkaptan ($CH_3 \cdot HS$):

	Merkaptan (Gesammt-)	Methyl-Merkaptan
1. Thierische Nahrungsmittel	0,157—0,855 %	0,050—0,279 %
2. Gemüsearten	0,230—0,895 „	0,074—0,286 „

Aber nicht bloss beim Zusammenschmelzen mit Kali oder bei der trockenen Destillation, sondern beim Kochen, ja schon beim Trocknen unter 100° spalten viele Gemüse neben Schwefelwasserstoff Merkaptan ab und bedingen dadurch den schlechten Geruch beim Kochen, so z. B. Wirsingkohl, Blumenkohl, Teltower Rübchen, Rosenkohl, Blaukraut; dagegen liefern Rüben und andere Nahrungsmittel, wie Eier, Schwefelwasserstoff beim Kochen, aber kein Merkaptan.

1. Wurzelgewächse (Knollen und knollige Wurzelstöcke).

Einige der hier aufgeführten Gemüse sind nur besondere Varietäten der im vorigen Abschnitt aufgeführten Wurzelgewächse; so gehört die Einmach-Rothrübe (Beta vulgaris conditiva) zu der gewöhnlichen Runkelrübe, die kleine Gartenspeisemöhre zu der grossen Möhre (Daucus carota L.), die Teltower Rübe (Brassica rapa teltoviensis) zu der weissen Rübe (Brassica rapa L.).

Diese Gemüse hätten daher im vorigen Kapitel abgehandelt werden können. Da aber die ersteren Wurzelgewächse mehr im Grossen auf dem Felde angebaut werden und auch als Viehfutter dienen, diese dagegen als Gartengewächse nur im Kleinen und ausschliesslich als menschliches Nahrungsmittel gezogen werden, so mögen sie hier unter den „Gemüsearten" Platz finden.

Ich habe in diese Gruppe folgende Gemüsearten aufgenommen und gebe gleichzeitig die von W. Dahlen ermittelten durchschnittlichen Gewichte einer Wurzel sowie die Erntezeiten:

Gemüseart	Erntezeit	Durchschnittl. Gewicht einer frischen Wurzel bezw. Knolle
1. Einmach-Rothrübe (Beta vulgaris conditiva)	Anf. August	116 g
2. Kleine Garten-Speisemöhre (Daucus carota L.)	Mitte Juli	5,5—6 g
	Anf. August	45 g
	Ende August	84 g
3. Teltower Rübchen (Brassica rapa teltoviensis)	Ende November	1—15 g
4. Kohlrabe, a) Oberkohlrabe (Brassica oleracea caulorapa)[2])	Ende August	45 g
b) Späte Rothkohlrabe (Brassica oleracea opsigongyla)[3])	Anf. November	51 g
5. Rettig, a) Schwarzer Sommerrettig (Raphanus sativus tristis)	Mitte Oktober	108 g
b) Weisser Frührettig (Raphanus sativus angustanus)	Anf. Oktober	96 g
6. Radieschen (Raphanus sativus radicula DC.)	Anfang Mai u. Ende Oktober	1,6—2,9 g
7. Schwarzwurz (Scorzonera hispanica glastifolia)	Anf. December	16 g
8. Sellerie (Apium graveolens L.)[4])	Mitte Oktober	144 g
9. Meerrettig (Cochlearia armoracia vulgaris n.)	Anf. December	204 g
10. Pastinak (Pastinaca sativa)	Mitte Oktober	500—1500 g

---

[1]) Archiv f. Hygiene 1893, 19, 136.
[2]) Die ganzen Pflanzen enthielten 52,77 % Knollen, 25,62 % Blätter und Stengel, 21,62 % zarte Blatttheile.
[3]) Die ganzen Pflanzen enthielten 55,13 % Knollen, 20,67 % Blätter und Stengel, 24,20 % zarte Blatttheile.
[4]) Die ganzen Pflanzen enthielten 61,14 % Knollen, 17,92 % Stengel und 19,94 % Blätter.

W. Dahlen hat neben den gewöhnlichen Nährstoffen auch den Gehalt der Gemüse an Phosphorsäure und organisch gebundenem Schwefel bestimmt.

Die mittlere Zusammensetzung derselben ist folgende:

No.	Gemüseart	Anzahl der Analysen	In der natürlichen Substanz									In der Trockensubstanz	
			Wasser %	Stickstoff-Substanz %	Fett %	Zucker %	Sonstige stickstofffreie Extraktstoffe %	Rohfaser %	Asche %	Phosphorsäure %	Schwefel (organ. gebunden) %	Stickstoff-Substanz %	Stickstofffreie Extraktstoffe %
1	Einmachrothrübe	1	88,05	1,50	0,10	0,50	7,78	1,07	1,00	0,090	0,008	12,55	69,29
2	Kl. Speisemöhre	6	88,84	1,07	0,21	1,58	6,59	0,98	0,73	0,131	0,015	9,38	73,05
3	Teltower Rübchen	2	81,90	3,52	0,14	1,24	10,10	1,82	1,28	0,190	0,079	19,44	62,68
4	Kohlrabe[1]	8	85,89	2,87	0,21	0,38	7,80	1,68	1,17	0,127	0,060	20,63	57,97
5	Rettig	3	86,92	1,92	0,11	1,53	6,90	1,55	1,07	0,132	0,072	14,46	64,48
6	Radieschen	3	93,34	1,23	8,15	0,88	2,91	0,75	0,74	0,073	0,017	18,79	56,67
7	Schwarzwurz	1	80,39	1,04	0,50	2,19	12,61	2,27	0,99	0,120	0,041	5,31	75,47
8	Sellerie	1	84,09	1,48	0,39	0,77	11,03	1,40	0,84	0,740	0,210	9,31	74,17
9	Meerrettig	2	76,72	2,73	0,35	Spur	15,89	2,78	1,53	0,199	0,078	11,60	67,99
10	Pastinak	2	80,68	1,27	0,53	2,88	11,77	1,73	1,14	—	—	6,59	75,83

Dass der scharfe Geschmack der Rettige, Radieschen und des Meerretig vorwiegend von Senföl (Allyl- oder Butyl-Senföl $C_3H_5 \cdot NCS$ und $C_4H_9 \cdot NCS$) herrührt, ist schon erwähnt. Im Uebrigen sind die Stoffe dieser Gemüse noch wenig untersucht. In den Sellerie-Knollen fand W. Dahlen grössere Mengen Stärke. In der Schwarzwurz ist Inulin vorhanden.

Ueber die Stickstoff-Verbindungen in Möhren und Kohlrabe siehe S. 915.

W. Dahlen untersuchte die kleine Garten-Speisemöhre in drei verschiedenen Entwickelungsstufen und im verholzten Zustande; er fand in der Trockensubstanz:

	I Klein (Mitte Juli)	II Mittelgross (Anfang August)	III Gross (Ende August)	IV Verholzt
Stickstoff-Substanz	12,37 %	6,94 %	7,00 %	4,15 %
Glukose	16,43 „	14,06 „	9,94 „	2,38 „
Rohfaser	8,69 „	7,79 „	7,27 „	24,54 „

In der ersten Entwickelungszeit sind die Möhren anscheinend am reichsten an Stickstoff-Substanz und Glukose; beide nehmen mit fortschreitendem Wachsthum im Vergleich zu den anderen Bestandteilen ab. In verholzten Möhren ist der Gehalt an Glukose sehr gering; statt dessen finden wir eine grössere Menge Rohfaser, wie nicht anders zu erwarten ist.

Von einigen dieser Knollengewächse (wie Sellerie und Kohlrabe) werden auch die Blätter und Stengel als gewürzhafter Zusatz zu Speisen oder auch als Gemüse benutzt. Diese enthalten:

---

[1] W. Dahlen fand in der späten Rothkohlrabe 85,97 %, in der Oberkohlrabe 90,43 % Wasser, R. Pott giebt 71,17 % an; es scheint daher der Wassergehalt der Kohlrabe grossen Schwankungen zu unterliegen.

Gemüseart	Wasser	Stickstoff-Substanz	Fett	Zucker	Sonstige stickstofffreie Extraktstoffe	Roh-faser	Asche	Phosphor-säure	Schwefel (organ. gebunden)
1. Sellerie:									
Blätter [1])	81,57 %	4,64 %	0,79 %	1,26 %	7,87 %	1,41 %	2,46 %	0,870 %	0,360 %
Stengel [1])	89,57 „	0,88 „	0,34 „	0,62 „	5,94 „	1,24 „	1,41 „	0,005 „	—
2. Kohlrabe [2]) (Stengel u. Blätter)	86,04 „	3,03 „	0,45 „	0,51 „	6,77 „	1,55 „	1,65 „	0,137 „	0,081 „

Die Asche der vorstehenden Gemüse ist bis jetzt noch wenig untersucht; die der Einmach-Rothrübe, der kleinen Möhre und der Teltower Rübchen dürfte mehr oder weniger mit der der Runkelrübe bezw. grossen Möhre, bezw. weissen Kohlrübe gleich zusammengesetzt sein.

Die procentige Zusammensetzung der Asche der anderen Gemüse ist nach je einer bis zwei Analysen folgende [3]):

Gemüseart	Reinasche in der Trocken-substanz %	In Procenten der Asche								
		Kali %	Natron %	Kalk %	Mag-nesia %	Eisen-oxyd %	Phos-phor-säure %	Schwefel-säure %	Kiesel-säure %	Chlor %
1. Knollen:										
Kohlrabe . . .	8,17	35,31	6,53	10,97	6,84	3,02	21,90	8,84	2,48	4,94
Rettig	15,67	21,98	3,75	8,78	3,53	1,16	41,12	7,71	8,17	4,90
Radieschen . .	7,23	32,00	21,14	14,94	2,60	2,34	10,86	6,46	0,91	9,14
Sellerie . . .	11,04	43,19	—	13,11	5,82	1,41	12,83	5,58	3,85	15,87
Meerrettig . .	7,09	30,76	3,96	8,23	2,91	1,94	7,75	30,79	12,72	0,94
2. Blätter:										
Kohlrabe, Blätter	16,48	19,53	4,85	31,05	4,64	6,05	8,25	11,92	9,07	7,97
Kohlrabe, ess-barer Theil .	10,55	17,53	11,57	14,21	8,53	1,57	26,02	13,01	2,23	5,83

Die Knollengewächse sind hiernach sehr reich an Asche überhaupt; die Bestandtheile der Asche scheinen jedoch grossen Schwankungen unterworfen zu sein. So fand R. Pott in der Asche der Kohlrabeknollen 30,21 % Kali und 28,81 % Phosphorsäure, während Way und Ogston 40,41 % Kali und nur 14,99 % Phosphorsäure angeben; in der Asche der Radieschen fand R. Pott den Natrongehalt zu 10,46 %, Herapath dagegen zu 31,83 %.

2. Zwiebeln. Von den Zwiebeln werden sehr verschiedenartige Sorten angebaut; von einigen werden nur die Blätter, von anderen nur die Knollen, von anderen wieder beide benutzt. Durchweg dienen sie nur zur Zubereitung von Speisen.

Nachstehende Sorten sind bis jetzt untersucht:

---

[1]) Je 1 Analyse.
[2]) Mittel von 9 Analysen.
[3]) Die Analysen der Asche der Kohlrabepflanze sind von R. Pott, Way und Ogston, die der Radieschen von R. Pott und Herapath ausgeführt.

Die Gemüse.

Zwiebelart	Erntezeit	Durchschnittl. Gewicht einer Knolle
1. Perlzwiebel (Allium cepa lutea n.)	Mitte Juli	6,2 g
2. Blassrothe Zwiebel (Allium cepa rosea n.)[1]	Ende November	45,1 „
3. Lauch, Porree (Allium porrum latum n.)[2]	Mitte Oktober	13,6 „
4. Knoblauch (Allium sativum vulgare)	Anfang December	19,7 „
5. Schnittlauch (Allium Schoenoprasum vulgare)	desgl.	—

Die chemische Zusammensetzung dieser Zwiebeln bezw. der Blätter erhellt aus folgenden Zahlen:

No.	Zwiebelart	Anzahl der Analysen	In der natürlichen Substanz									In der Trockensubstanz	
			Wasser %	Stickstoff-Substanz %	Fett %	Zucker %	Sonstige stickstofffreie Extraktstoffe %	Rohfaser %	Asche %	Phosphorsäure %	Schwefel (organ. gebunden) %	Stickstoff-Substanz %	Stickstofffreie Extraktstoffe %
	a) Wurzelknollen:												
1	Perlzwiebel	1	70,18	2,68	0,10	5,78	19,91	0,81	0,54	0,170	0,119	9,00	86,15
2	Blassrothe Zwiebel	3	86,51	1,60	0,15	2,70	7,68	0,71	0,65	0,112	0,032	11,86	76,95
3	Lauch, Porree	2	87,62	2,83	0,29	0,44	6,09	1,49	1,24	0,173	0,062	23,21	51,89
4	Knoblauch[3]	1	64,65	6,76	0,06	Spur	26,31	0,77	1,44	0,452	0,166	19,13	74,45
	b) Blätter:												
1	Blassrothe Zwiebel	1	88,17	2,58	0,58	—	5,65	1,76	1,25	—	—	21,81	47,74
2	Lauch, Porree	2	90,82	2,10	0,44	0,81	3,74	1,27	0,82	0,081	0,056	23,13	49,52
3	Schnittlauch	2	82,00	3,92	0,88	—	9,08	2,46	1,66	0,258	—	21,44	50,85

W. Dahlen hat ausserdem die äusseren Schalen der Zwiebeln (No. 1, 2 und 4) untersucht und gefunden, dass sie sehr reich an Rohfaser sind; sie enthielten in der Trockensubstanz: 3,3—3,9 % Stickstoff-Substanz, 0,5—2,1 % Fett, 28,8—46,5 % Rohfaser und 3,5—8,5 % Asche.

Die procentige Zusammensetzung der Asche ist nach je einer Analyse[4] von R. Pott folgende:

Zwiebelart	Reinasche in der Trockensubstanz %	In Procenten der Asche								
		Kali %	Natron %	Kalk %	Magnesia %	Eisenoxyd %	Phosphorsäure %	Schwefelsäure %	Kieselsäure %	Chlor %
a) Knollen:										
1. Blassrothe Zwiebel	5,28	25,05	8,18	21,97	5,29	4,53	15,08	5,46	16,72	2,77
2. Lauch, Porree	6,28	30,71	14,15	10,37	2,91	7,60	16,69	7,39	7,36	3,11
b) Blätter:										
1. Blassrothe Zwiebel	10,59	29,45	5,66	34,23	4,10	3,17	4,05	4,17	9,93	5,24
2. Lauch, Porree	8.18	40,73	6,85	21,73	4,43	0,62	7,64	4,10	7,27	6,63
3. Schnittlauch	5,49	33,29	4,19	20,69	5,34	1,47	14,93	12,28	3,46	4,38

[1] Für Pflanzen, Ende August geerntet, fand R. Pott ein durchschnittl. Gewicht von 19,9 g.
[2] Eine Pflanze wog durchschnittlich 45 g mit 15,09 % Wurzeln, 30,18 % Zwiebeln und 54,73 % Blättern.
[3] Nach Abtrennung der äusseren Schalen.
[4] Nur die Zahlen für Lauch, Porree, bilden das Mittel aus zwei Analysen, von denen die zweite von Richardson ausgeführt wurde.

Der eigenthümliche Geschmack und Geruch des Knoblauchs rührt von dem Knoblauchöl, dem Schwefelallyl $(C_3H_5)_2S$ her. Fr. W. Semmler[1]) hat in dem Coirlauch (Allium ursium L.) Vinylsulfid $(C_2H_3)_3S$ neben einem Polysulfid des Radikals Vinyl und neben etwas Merkaptan, sowie einem Aldehyd nachgewiesen.

Ob derartige oder dem Senföl ähnliche Stoffe auch in anderen Zwiebeln vorkommen, welche den scharfen Geruch und Geschmack derselben bedingen, muss dahin gestellt bleiben.

3. Früchte, Samen und Samenschalen. a. Kürbisartige Pflanzen (Cucurbitaceae). Hierzu gehören Cucurbita (Kürbis) und Cucumis (Gurke), zu welcher letzteren auch die Melone als besondere Species zu rechnen ist. Von jeder Art werden sehr viele Spielarten angebaut.

Die Kürbispflanzen gehören den wärmeren Gegenden an. Die Kürbisse verwenden wir als reife Frucht, die Gurken als unreife.

Wir schätzen die Kürbisfrüchte als Gemüse wegen der darin enthaltenen Säure, die mitunter durch Zucker eine angenehme Abstumpfung erfährt.

Kürbisart	Erntezeit	Durchschnittl. Gewicht einer Frucht
1. Kürbis (Cucurbita Pepo L.)	Anfang Oktober	2000—3000 g [2])
2. Gurke (Cucumis sativus L.)	Ende Juli-August	100—200 g
3. Melone (Cucumis melo L.)	Oktober	578 g

Die mittlere Zusammensetzung ist folgende:

No.	Kürbisart	Anzahl d. Analysen	In der natürlichen Substanz									In der Trockensubstanz	
			Wasser %	Stickstoff-Substanz %	Fett %	Zucker %	Stickstoff-freie Extraktstoffe %	Rohfaser %	Asche %	Phosphorsäure %	Schwefel, organ. gebunden %	Stickstoff-Substanz %	Stickstoff-freie Extraktstoffe %
1	Kürbis (Fruchtfleisch)	8	90,32	1,10	0,13	1,34	5,16	1,22	0,73	0,097	0,021	11,11	67,15
2	Gurke	5	95,36	1,09	0,11	1,12	1,09	0,78	0,45	0,094	0,005	23,27	47,63
3	Melone (Fruchtfleisch)	6	91,50	0,84	0,13	3,45	2,90	0,66	0,52	0,113	0,009	9,88	74,71

Die Kürbisfrüchte enthalten daher im Durchschnitt nur wenig Trockensubstanz, sie gehören unter den Gemüsepflanzen mit zu den wasserreichsten. Der Gehalt an Wasser ist aber sehr schwankend, nämlich zwischen 79,7—95,4%.

R. Ulbricht untersuchte (vergl. Bd. I, S. 713) die einzelnen Theile der Kürbisfrucht von 12 verschiedenen Sorten; das absolute Gewicht eines Kürbis schwankte von 3,625—20,100 kg; an einzelnen Theilen ergab sich:

Gehalt	Frucht-schalen	Frucht-fleisch	Samen-gehäuse	Ganze Samen	Samen-schalen	Samen-inneres	In 100 Thln. Saft des Fruchtfleisches:		
							Glukose	Saccharose	Gesammt-zucker
Niedrigster	8,8 %	6,2 %	6,1 %	58,1 %	56,0 %	60,1 %	1,90 %	0,57 %	3,85 %
Höchster	26,4 „	15,7 „	13,0 „	80,8 „	72,5 „	85,5 „	5,19 „	5,57 „	8,03 „
Mittlerer	16,3 „	10,6 „	9,2 „	72,8 „	67,5 „	75,1 „	3,70 „	2,20 „	5,90 „

---

[1]) Liebig's Ann. d. Chem. 1887, **241**, 90.
[2]) Mit 2000 Kernen.

Für die einzelnen Theile des **Schweins-** und **Herrenkürbis** wurde im Mittel gefunden:

Kürbistheile	In der natürlichen Substanz						In der Trockensubstanz				
	Wasser %	Stickstoff-Substanz %	Fett %	Stickstofffreie Extraktstoffe %	Rohfaser %	Asche %	Stickstoff-Substanz %	Fett %	Stickstofffreie Extraktstoffe %	Rohfaser %	Asche %
Fruchtschalen . . .	85,00	2,08	0,60	7,79	3,70	0,83	13,87	4,00	51,81	24,66	5,66
Fruchtfleisch . . .	91,85	0,80	0,10	5,75	0,95	0,55	9,81	1,23	70,55	11,66	6,75
Samengehäuse . . .	91,80	1,40	0,20	4,75	0,85	1,00	17,07	2,44	57,93	10,37	12,19
Samenschalen . . .	32,30	11,40	1,10	11,45	43,00	0,75	16,83	1,62	25,93	54,51	1,11
Sameninneres . . .	25,50	26,90	38,90	3,92	1,83	3,45	36,09	52,19	5,25	1,78	4,69
Ganze Frucht . . .	88,83	1,55	0,80	6,37	1,75	0,70	13,88	7,16	57,02	15,67	5,90

Der hohe Gehalt des Kürbisfruchtfleisches an Zucker — es wurden in 100 Thln. Fruchtfleischsaft im Mittel 5,90% Zucker gefunden — hat R. Ulbricht veranlasst, dasselbe zur alkoholischen Gährung zu verwenden, indem der Saft desselben mit Bierunterhefe angestellt wurde. Er erhielt aus 1000 kg:

	Fruchtfleisch	Ganze Kürbisfrucht
Schweinskürbis . .	137 Lit.-Proc.	116 Lit.-Proc. Alkohol
Herrenkürbis . . .	330 „ „	224 „ „ „

Die Kürbiskerne (Samen) dienen wegen ihres hohen Oelgehaltes zur Gewinnung von Oel; aus geschälten Kürbiskernen können 20—30% Oel gewonnen werden, welches zu den trocknenden Oelen gehört, frisch bereitet aber auch als Speiseöl Verwendung findet.

B. Heinze[1]) findet einen nennenswerthen Unterschied im Zuckergehalt der Gurke je nach deren Grösse; es enthielten z. B. im Mittel von 3 bezw. 7 Proben:

Gurken	Gewicht	Wasser	Stickstoff-Substanz	Fett	Glukose	Saccharose	Sonstige stickstofffreie Extraktstoffe	Rohfaser	Asche
Kleine	85 %	96,64 %	0,81 %	0,09 %	0	0,10 %	1,44 %	0,58 %	0,34 %
Grosse	175 „	95,82 „	0,67 „	0,09 „	0,66 %	0,09 „	1,60 „	0,65 „	0,42 „

Da für das Einmachen der Gurken, wie wir weiter unten sehen werden, der Zuckergehalt von wesentlicher Bedeutung ist, so eignen sich hierzu, wie auch die Erfahrung bestätigt hat, die grossen Gurken besser als die kleinen. Die Samengurken waren nach 2 Proben den grossen Gurken nahezu gleich zusammengesetzt.

Kremla fand in 100 g Melonensaft 9,95 g Extrakt mit 4,14 g Invertzucker und 0,173 g Säure (= Aepfelsäure).

Die Asche[2]) des Kürbis und der Gurke hat folgende procentige Zusammensetzung:

---

[1]) Zeitschr. f. Untersuchung d. Nahrungs- u. Genussmittel 1903, **6,** 529.
[2]) Die Asche des Kürbis ist von Wandersleben, die der Gurke von Richardson und R. Pott untersucht. Richardson erhielt in der Trockensubstanz der Gurke 26,52% Reinasche, welche Menge als sehr hoch bezeichnet werden muss.

Kürbisart	Reinasche in der Trockensubstanz %	In Procenten der Asche							
		Kali %	Natron %	Kalk %	Magnesia %	Eisenoxyd %	Phosphorsäure %	Schwefelsäure %	Kieselsäure %	Chlor %
1. Kürbis	4,41	19,48	21,13	7,74	3,37	2,60	32,95	2,37	7,34	0,43
2. Gurke	8,79	51,71	4,19	6,97	4,50	0,75	13,10	5,70	4,25	9,16

Wegen des hohen Ertrages wird der Kürbis auch zum Anbau als Futterpflanze empfohlen; jedoch gehen die Ansichten über den Werth als Futtermittel auseinander.

b) Der Liebesapfel (Lycopersicum esculentum vulgare oder Solanum Lycopersicum Tournefort). Der Liebesapfel (Tomate oder Psomodoro) ist wahrscheinlich von Peru nach Europa gekommen und wird vorwiegend in Italien und Sicilien angebaut. Die Früchte dienen zur Darstellung einer sehr beliebten Sauce zum Fleisch, werden aber auch eingemacht und kommen in Form von Mus (Dauerwaaren, Saucen) nach nördlichen Gegenden.

Der Liebesapfel liebt eine sonnige, warme Lage und wird bei uns zweckmässig an einem gegen Süden gelegenen Spalier gezogen.

Die im Oktober geernteten Früchte wiegen etwa 55 g. Sie enthalten nach vier Analysen:

Wasser	Stickstoff-Substanz	Fett	Zucker	Sonstige stickstofffreie Extraktstoffe	Rohfaser	Asche	Phosphorsäure	Schwefel (organisch gebunden)
93,42%	0,95%	0,19%	3,51%	0,48%	0,84%	0,61%	0,081%	0,018%

Die gesammte frische Frucht (Mus und Samen) haben Briosi und Gigli (Bd I, S. 784) wie folgt zerlegt:

Ganze Frucht			Fruchtmus			
Fruchthaut	Samen	Fruchtmus	Wasser	Wasserlösliche Stoffe:		Wasserunlösliche Stoffe:	
				organische	mineralische	organische	mineralische
3,7%	10,9%	85,4%	95,31%	3,22%	0,38%	1,01%	0,08%

An einzelnen chemischen Bestandtheilen wurden im Mittel gefunden:

Substanz:	Gesammt-Stickstoff-Substanz	Proteinstoffe	Amide	Glukose	Fruktose	Saccharose	Säure = Aepfelsäure	Farbstoffe
Wasserhaltig	0,95%	0,48%	0,47%	1,09%	1,09%	1,65%	0,47%	0,19%
Wasserfrei	14,44 „	7,29 „	7,15 „	16.56 „	16,56 „	25,38 „	7,14 „	2,89 „

Die Säure ist zum grössten Theile als Citronensäure vorhanden; Weinsäure konnte neben dieser nicht nachgewiesen werden. Der in Wasser unlösliche Rückstand ist von rother Farbe, d. h. er schliesst einen rothen Farbstoff ein, welcher durch Aether, Alkohol, Chloroform und auch durch wässerige Alkalien ausgezogen werden kann. Der Farbstoff hat die grösste Aehnlichkeit mit denen des Safrans und Orleans. Er wird bei den Tomaten-Dauerwaaren vielfach mit Eosin aufgebessert.

c) Wickenartige Samen und Hülsen (Viciaceae). Von den wickenartigen Gewächsen, den Bohnen (Phaseolus und Faba) und den Erbsen (Pisum) dienen uns theils die unreifen Samen theils die ganzen unreifen Hülsen zu Gemüse.

    1. Von den Erbsen (Pisum sativum) mit zahlreichen Spielarten verwenden wir meistens nur die unreifen Samen; jedoch giebt es auch Varietäten (z. B. Zuckererbse), von denen die ganze unreife Schote oder, richtiger gesagt, die Hülse, genossen wird.

W. Dahlen fand für den Mitte Juli geernteten Samen ein durchschnittliches Gewicht von 0,50 g.

2. Von den Bohnen benutzen wir
   a) die Vicia Faba und deren Varietäten (z. B. vulgaris picea Al.), Buff- oder Saubohne, als unreifen Samen zu Gemüse, während
   b) Phaseolus vulgaris, die Schmink- oder Vitsbohne, in ihren zahlreichen Spielarten mit den unreifen Hülsen als Gemüse dient, und zwar bald im ganzen Zustande als Salatbohnen oder, nachdem sie vorher in feine Streifen zerschnitten sind, als Schnittbohnen.

Das Gewicht der Samen der unreifen Buffbohne ist im verwendeten Zustande durchschnittlich 2,5 g. Die unreifen Hülsen der Schminkbohnen etc. haben bei einer Länge von 10—14 cm ein Gewicht von 4—5 g.

Die Zusammensetzung dieser Gemüse ist nach einigen Analysen folgende:

No.	Unreifer Samen (No. 1 u. 2) bezw. unreife Hülse (No. 3)	Anzahl d. Analysen	In der natürlichen Substanz								In der Trockensubstanz	
			Wasser %	Stickstoff-Substanz %	Fett %	Zucker %	Sonstige stickstofffreie Stoffe %	Rohfaser %	Asche %	Phosphorsäure %	Schwefel (organ. gebunden) %	Stickstoff-Substanz %	Stickstofffreie Extraktstoffe %
1	Grüne Gartenerbsen . . .	5	77,67	6,59	0,52	12,43		1,94	0,85	0,331	0,054	29,51	55,66
2	Grüne Buffbohnen. . .	3	84,07	5,43	0,33	7,35		2,08	0,74	0,178	0,020	33,08	46,69
3	Schnittbohnen .	7	88,75	2,72	0,14	1,16	5,44	1,18	0,61	0,146	0,039	24,25	58,66

Die unreifen Samen bezw. Hülsen sind daher ebenso stickstoffreich als die reifen Samen; jedoch besteht $1/4$—$1/3$ der Stickstoff-Verbindungen aus Nichteiweiss-Verbindungen (siehe S. 915).

Der Aetherauszug der unreifen Samen der Erbsen und Buffbohnen ist ziemlich phosphorhaltig (Lecithin).

4. *Spargel.* Der Spargel (Asparagus officinalis L.) wächst an den Meeresküsten in lockerem, sandigem, aber feuchtem, salzhaltigem Boden wild. Auch im kultivirten Zustande sagt ihm ein lockerer Boden am meisten zu, jedoch bedarf er einer starken Düngung; behufs Anbaues pflegt man den Boden auf etwa 1 Meter zu rajolen und, um ihn recht locker zu erhalten, mit Stallmist etc. zu durchsetzen.

Man hat 2 Spielarten in Kultur, nämlich den weissen Spargel mit weissen Sprossen und den grünen Spargel mit lichtgrünen Sprossen.

Der Spargel bildet ein sehr geschätztes Gemüse und werden auf dessen Kultur viel Arbeit und Kosten verwendet.

Eine Sprosse wiegt 10—25 g.

Der eigentliche Nährstoffgehalt ist nach folgenden Zahlen (Mittel von 26 Analysen) wegen des hohen Wassergehaltes nur ein geringer:

In der natürlichen Substanz									In der Trockensubstanz:	
Wasser	Stickstoff-Substanz	Fett	Zucker	Sonstige stickstofffreie Extraktstoffe	Rohfaser	Asche	Phosphorsäure	Schwefel (org. geb.)	Stickstoff-Substanz	Stickstofffreie Extraktstoffe
93,72 %	1,95 %	0,14 %	0,37 %	2,03 %	1,15 %	0,64 %	? %	0,041 %	31,05 %	38,31 %

Die Stickstoff-Substanz schliesst sehr viel **Asparagin** ein. Wir fanden im Mittel von **21 Proben** in Procenten des Gesammt-Stickstoffs nur **44,00 %** Reinproteïn und **56 %** Amide etc. (vergl. S. 915).

Thumbach will gefunden haben, dass der untere Theil der Spargelsprossen 1—2% Zucker enthält, während die Köpfe davon frei sind. Die Spargel enthalten in der frischen Substanz etwa 0,66%, in der wasserfreien Substanz 10,62% Pentosane.

Die Asche ist nach 4 Analysen im Mittel wie folgt zusammengesetzt:

Reinasche in der Trockensubstanz	Kali	Natron	Kalk	Magnesia	Eisenoxyd	Phosphorsäure	Schwefelsäure	Kieselsäure	Asche
7,26%	24,04%	17,08%	10,85%	4,32%	3,38%	18,57%	6,18%	10,09%	5,93%

Die Bestandtheile der Asche scheinen jedoch nach diesen und einigen anderen Analysen sehr erheblichen Schwankungen zu unterliegen. Wir fanden in 21 Proben erheblich mehr Asche und Kali, nämlich 10,19 % Asche in der Trockensubstanz und in Procenten der Asche 42,19 % Kali und 17,26 % Phosphorsäure.

Verf. hat (Bd. I, S. 787) neben den Sprossen auch das **Kraut** und die **Beeren** vom Spargel näher untersucht, um das Düngebedürfniss der Spargel zu ermitteln; hiernach werden dem Boden für 1 ha jährlich entzogen durch eine Mittelernte:

65,9 kg Stickstoff, 16,7 kg Phosphorsäure, 79,5 kg Kali.

Bei einer Mittelernte kann man auf 1 ha 4000 kg Sprossen, 600 kg Spargelbeeren und 9000 kg Spargelkraut rechnen; diese Mengen sind bei einer Niedrigsternte um etwa $1/3$ niedriger, bei einer sehr hohen Ernte um $1/3$ höher.

Der **Genuss** des **Spargels** vermehrt die Absonderung des Harns, welchem er einen eigenthümlichen Geruch verleiht.

5. *Artischocke.* Der fleischige Blüthenboden (sog. Käse) und der verdeckte untere Theil der Hüllschuppen von Cynara Scolymus L. in verschiedenen Spielarten werden in der mannigfaltigsten Zubereitung als Gemüse genossen. Dieselben ergaben für mehrere, etwas abgewelkte Pflanzen:

No.	Pflanzentheile:	In der frischen Substanz								In der Trockensubstanz		
		Wasser %	Stickstoff-Substanz %	Fett %	Glukose %	Saccharose %	Dextrin %	Sonstige stickstofffreie Extraktstoffe %	Rohfaser %	Asche %	Stickstoff-substanz %	Zucker %	Dextrin %
1	Blüthenboden . . .	86,49	2,54	0,09	0,21	0,83	2,06	5.21	1,27	1,30	18,82	7,71	15,26
2	Unterer Teil der Hüllschuppen	79,60	1,68	0,12	0,57	1,64	2,84	9,40	3,31	0,84	8,25	10,80	13,92

Die Stickstoff-Substanz besteht in Procenten des Gesammt-Stickstoffs bei dem Blüthenboden aus 49,64%, bei dem unteren Theil der Hüllschuppen aus 43,16% Nichtprotein-Verbindungen. Im frischen, nicht abgewelkten Zustande der Pflanzen dürfte der Wassergehalt höher als in vorstehenden Proben sein.

6. Rhabarber. Die Blatt-Rippen (Stiele) von dem zu den Polygonaceen gehörigen, dem Ampfer nahestehenden Rhabarber, Rheum officinale Baill., oder sonstigen Rhabarber-Arten dienen vielfach als Gemüse oder zur Kompott-Bereitung; F. Schaffer (Bd. I, S. 791) fand im Mittel zweier Proben:

	In der frischen Substanz							In der Trockensubstanz		
Wasser	Stickstoff-Substanz	Fett	Zucker	Sonstige stickstofffreie Stoffe	Rohfaser	Asche		Stickstoff-Substanz	Zucker	Sonstige stickstofffreie Stoffe
94,52%	0,52%	0,57%	0,18%	3,00%	0,59%	0,62%		9,49%	3,28%	54,74%

Von der Trockensubstanz 5,48% waren 3,08% oder in Procenten derselben 56,21% in Wasser löslich; an Säure (Oxalsäure) wurden in der frischen Substanz 0,78% oder in der Trockensubstanz 14,23% gefunden.

Die Stengel und Blattstiele der Rhabarberpflanze enthalten indess, wie N. Castoro[1] nachgewiesen hat, auch Aepfelsäure.

7. Die Kohlarten (Spinat und Rübenstengel). Die Kohlblattgemüse sind sämmtlich aus der Species Brassica oleracea hervorgegangen. Es giebt wohl kaum Pflanzen, welche durch Kultur so vielen Aenderungen unterworfen sind als die Kohlarten. Man hat für den Gemüsebau eine Unzahl von Spielarten.

Als hoch entwickelte Blattpflanzen verlangen die Kohlarten mehr als andere Gemüse einen tiefgründigen, humus- und stickstoffreichen Boden in feuchter, warmer Lage. Ihre Kultur erfordert viel Pflege und Aufmerksamkeit, zumal sie von allen Garten- und Gemüsepflanzen am meisten dem Insektenfrass ausgesetzt sind.

Man pflegt vorwiegend folgende Kohlarten anzubauen:

Kohlart	Erntezeit	Durchschnittl. Gewicht eines Kopfes
1. Blumenkohl (Brassica oleracea var. botrytis L.)	Anfang August	300—630 g
2. Butterkohl (Brassica oleracea var. luteola L.)[2]	Anfang December	285 g
3. Winterkohl (Krauser Grünkohl) (Brassica oleracea var. percrispa Al.)[3]	—	— "
4. Rosenkohl (Brassica oleracea var. gemmifera Al.)	—	— "
5. Savoyerkohl (Herzkohl) (Brassica oleracea var. bullata DC.)[4]	Mitte Mai	600 "
6. Rothkraut (Brassica oleracea var. rubra Al.)[5]	Mitte Juli	750 "
7. Zuckerhut (Brassica oleracea var. conica Al.)[6]	Mitte Juni	700 "
8. Weisskraut (Kabbes) (Brassica oleracea capitata alba Al.)[7]	Mitte Juni	700—2500 g

An diese Kohlarten reihe ich: 9. die Blattrippen (Stengel) der Steckrüben (Brassica napus rapifera M.) und 10. Spinat (Spinacia oleracea L.) an. Erstere werden nämlich in einigen Gegenden (Westfalen) im jungen Zustande ebenfalls gern als Gemüse benutzt.

Die Zusammensetzung der vorstehenden Gemüse erhellt aus folgenden Zahlen:

---

[1] Landw. Versuchsstationen 1902, 56, 423.
[2] Die Köpfe enthielten 57,54% gelbgrüne Blatttheile und 42,46% langfaserige Blattrippen.
[3] Die Pflanze enthielt 62,40% zarte Blatttheile und 37,60% Stiele und Rippen.
[4] Die Köpfe enthielten 64,20% zarte Blatttheile und 35,80% langfaserige Rippen.
[5] " " " 55,70 " " " 44,30 " " "
[6] " " " 51,30 " " " 48,70 " " "
[7] " " " 69,70 " " " 30,30 " " "

No.	Kohlart	Anzahl der Analysen	Wasser %	Stickstoff-Substanz %	Fett %	Zucker %	Sonstige stickstofffreie Extraktstoffe %	Rohfaser %	Asche %	Phosphorsäure %	Schwefel (organ. gebunden) %	In der Trockensubstanz	
												Stickstoff-Substanz %	Stickstofffreie Extraktstoffe %
1	Blumenkohl	5	90,89	2,48	0,34	1,21	3,34	0,91	0,83	0,150	0,089	27,63	49,94
2	Butterkohl	1	86,96	3,01	0,54	1,47	5,72	1,20	1,10	0,152	0,070	23,06	55,14
3	Winterkohl	2	80,03	3,99	0,90	1,21	10,42	1,88	1,57	0,263	0,102	18,46	61,04
4	Rosenkohl	2	85,63	4,83	0,46	—	6,22	1,57	1,29	0,282	0,138	33,44	47,22
5	Savoyerkohl	4	87,09	3,31	0,71	1,29	4,73	1,23	1,64	0,207	0,088	25,67	47,41
6	Rothkraut	1	90,06	1,83	0,19	1,74	4,12	1,29	0,77	0,112	0,062	18,44	58,95
7	Zuckerhut	3	92,60	1,80	0,20	1,39	2,40	0,97	0,64	0,111	0,029	24,49	51,21
8	Weisskraut (Kabbes)	8	90,11	1,83	0,18	1,92	3,13	1,65	1,18	0,125	0,038	18,50	51,06
9	Steckrübenstengel	2	92,88	2,00	0,14	—	1,94	1,17	1,87	—	—	28,35	26,94
10	Spinat[1])	3	89,24	3,71	0,50	0,10	3,51	0,94	2,00	—	—	34,49	33,55

Die Kohlarten sind daher alle verhältnissmässig stickstoffreich, jedoch bestehen nach S. 915 die Stickstoff-Verbindungen bei Blumenkohl und Zuckerhut nur zur Hälfte, bei Steckrübenstengeln sogar nur zu $1/3$ aus reinem Proteïn.

Das Weisskraut lässt man durchweg eine Säuerung durchmachen, indem man es in faserig-geschnittenem Zustande unter Zusatz von etwas Kochsalz in Fässer einstampft und eine Zeitlang gähren lässt. Hierbei bildet sich auf Kosten des Zuckers vorwiegend Milchsäure; man erhält das sog. Sauerkraut, welches in Deutschland zu den beliebtesten Wintergemüsen gehört (vergl. unter Gemüse-Dauerwaaren).

Den Winterkohl geniesst man durchweg erst, nachdem er gefroren ist.

F. A. Pagel[2]) hat gefunden, dass der gefrorene Kohl bei einem etwas geringeren Wassergehalt mehr in Wasser lösliche Stoffe ergiebt als der nicht gefrorene Kohl.

Kohlpflanzen	Wasser	In 100 ccm Saft					
		Trockensubstanz	Glukose	Dextrin	Sonstige stickstofffreie Extraktstoffe	Stickstoff-Substanz	Rohasche
Gefroren	84,43 %	7,96 g	4,17 g	0,80 g	0,50 g	0,86 g	1,63 g
Nicht gefroren	85,47 „	4,01 „	1,41 „	0,58 „	0,54 „	0,85 „	0,97 „

Die Hauptveränderung des Kohles beim Gefrieren beruht daher auf einer Zuckerbildung. Der Zucker scheint erst beim Aufthauen aus dem Stärkemehl des Kohles gebildet zu werden, also nicht eine direkte, sondern nur eine indirekte Folge des Frostes zu sein.

Ueber die procentige Zusammensetzung der Asche hat R. Pott einige Untersuchungen angestellt und gefunden:

---

[1]) A. Stift fand in 2 Proben frischem Spinat 0,90 und 1,02 % Pentosane.
[2]) Zeitschr. d. landw. Vereins d. Provinz Sachsen 1877. S. 19.

Die Gemüse.

Kohlart	Reinasche in der Trockensubstanz %	Kali %	Natron %	Kalk %	Magnesia %	Eisenoxyd %	Phosphorsäure %	Schwefelsäure %	Kieselsäure %	Chlor %
1. Blumenkohl[1] . .	11,27	26,37	10,24	18,68	2,30	0,36	13,08	11,41	12,84	6,09
2. Savoyer Herzkohl {Aeussere Blätter	16,65	16,11	5,97	29,45	4,18	—	2,78	15,43	13,00	13,08
Herzblätt.	10,84	26,82	13,86	14,83	4,19	1,56	13,19	12,85	5,17	7,53
3. Weisskraut {Aeussere Blätter .	20,40	22,14	12,10	27,88	4,44	0,10	3,88	15,31	0,50	13,65
Herzblätter	10,83	37,82	14,42	9,36	3,52	0,15	12,30	15,46	—	6,97
4. Spinat[2] . . .	16,48	16,56	35,29	11,87	6,38	3,35	10,25	6,87	4,52	6,29

Die Kohlpflanzen sind daher sehr reich an Aschenbestandtheilen und ist es daher leicht erklärlich, dass sie mehr als andere Pflanzen zum Gedeihen eine starke Düngung erfordern.

8. Salatkräuter. Von den verschiedenen Salatkräutern giebt es viele Spielarten. Wir unterscheiden:

1. Endiviensalat (Cichorium Endivia var. crispa L., var. pallida, krause und glatte Varietät); W. Dahlen fand das Gewicht der Ende August und Mitte Oktober geernteten Köpfe zu 70—80 g.
2. Kopfsalat oder Gartenlattich (Lactuca sativa vericeps n.) in vielen Varietäten: frühe, späte, braune, grüne, gelbe etc. Die Köpfe wiegen 100—125 g. W. Dahlen fand in denselben 67,76 % zarte Blatttheile und 32,24 % Blattrippen.
3. Feldsalat oder Rapunzel (Valerianella Locusta olitoria L.).
4. Der sog. römische Salat.

Dieselben haben folgende procentige Zusammensetzung:

No.	Salatart	Anzahl der Analysen	In der natürlichen Substanz									In der Trockensubstanz	
			Wasser %	Stickstoff-Substanz %	Fett %	Zucker %	Sonstige stickstofffreie Stoffe %	Rohfaser %	Asche %	Phosphorsäure %	Schwefel (organ. gebunden) %	Stickstoff-Substanz %	Stickstofffreie Extractstoffe %
1	Endiviensalat . .	2	94,13	1,76	0,13	0,76	1,82	0,62	0,78	0,078	0,053	30,44	43,51
2	Kopfsalat . . .	5	94,33	1,41	0,31	0,10	2,09	0,73	1,03	0,093	0,012	24,31	38,62
3	Feldsalat . . .	1	93,41	2,09	0,41	—	2,73	0,57	0,79	0,128	0,036	31,69	41,43
4	Sog. röm. Salat .	2	92,50	1,26	0,54	—	3,55	1,17	0,98	—	—	16,81	47,34

Die Asche des Kopfsalats hat R. Pott in 3 Varietäten, die des römischen Salats in einer Probe untersucht; die procentige Zusammensetzung derselben — wobei von den ersten 3 Analysen das Mittel genommen ist — ist folgende:

Salatart	Reinasche in der Trockensubstanz %	Kali %	Natron %	Kalk %	Magnesia %	Eisenoxyd %	Phosphorsäure %	Schwefelsäure %	Kieselsäure %	Chlor %
1. Kopfsalat . .	18,03	37,63	7,54	14,68	6,19	5,31	9,19	3,76	8,14	7,65
2. Römischer Salat	13,11	25,30	35,30	11,86	4,33	1,26	10,90	3,86	2,99	4,19

[1] Diese Zahlen bilden das Mittel von je einer Analyse von Herapath und R. Pott; dieselben weichen aber unter sich erheblich von einander ab; so giebt Pott in Procenten der Asche 22,14 % Phosphorsäure, Herapath nur 4,03 % an.

[2] Mittel aus 2 Analysen von Saalmüller und von Richardson.

Die Salatkräuter haben wegen der darin vorhandenen organischen Säuren (als saure Salze) einen erfrischenden Geschmack und bilden daher im heissen Sommer ein beliebtes Gemüse. Im Saft des Lattich- oder Kopfsalats ist citronensaures Kalium nachgewiesen.

Ausser diesen kultivirten Salatkräutern werden auch hier und da einige wildwachsende Unkräuter als Salatpflanzen benutzt.

Hierzu gehören:
1. Die Blätter vom Löwenzahn (Leontodon taraxacum), die am Rhein und in Frankreich zu einem wohlschmeckenden Salat zubereitet werden.
2. Nesselblätter und Stengel (Urtica dioïca).
3. Blätter vom Wegebreit (Plantago major).
4. Gemüseportulak (Portulaca oleracea).
5. Weisser Gänsefuss (Chenopodium album).

Die procentige Zusammensetzung dieser Salatunkrautpflanzen ist nach F. H. Storer und D. S. Lewis[1]) folgende:

No.	Salat-Unkraut	Erntezeit	In der natürlichen Substanz						In der Trockensubstanz	
			Wasser %	Stickstoff-Substanz %	Fett %	Stickstofffreie Extraktstoffe %	Rohfaser %	Asche %	Stickstoff-Substanz %	Stickstofffreie Extraktstoffe %
1	Löwenzahnblätter	8. Mai, Blüthenknospen entwickelt	85,54	2,81	0,69	7,45	1,52	1,99	19,43	51,52
2	Nesselblätter u. Stengel	22. Mai	82,44	5,50	0,67	7,13	1,96	2,30	31,32	40,60
3	Wegebreitblätter	25. Mai	81,44	2,65	0,47	11,19	2,09	2,65	14,28	60,29
4	Portulak	14. Juli (v. d. Blüthe)	92,61	2,24	0,40	2,16	1,03	2,24	30,31	29,23
5	Gänsefuss	1. August (v. mittl. Grösse)	80,81	3,94	0,76	8,93	3,82	3,94	20,52	46,51

Diese Salatunkräuter sind demnach wie alle Blätter verhältnissmässig reich an Stickstoff-Substanz und Mineralstoffen.

Gemüse-Dauerwaaren.

Da die meisten Gemüse nur während einer verhältnissmässig kurzen Zeit des Jahres (im Sommer) frisch zu haben sind, so ist man von jeher bemüht gewesen, dieselben durch zweckmässige Verfahren haltbar zu machen.

Manche Gemüsearten, wie krauser Kohl, Rosenkohl überwintern als solche, andere, wie Weisskohl, Rothkohl, Möhren etc. halten sich für den Winter hinreichend frisch, wenn sie einfach in Erde eingeschlagen und vor Frost geschützt werden. Bei anderen Gemüsen ist die Haltbarmachung umständlicher.

Die Verfahren für die Herstellung von Gemüse-Dauerwaaren beruhen im Wesentlichen auf denselben Grundsätzen, wie die für Fleisch und Fleischwaaren (vergl. S. 512). Man kann vorwiegend vier Verfahren unterscheiden:

---

[1]) Bulletin of the Bussey Institution 1877, 2, II., 115.

1. Eintrocknen und Pressen.

Schon im 18. Jahrhundert wurden Gemüse in der Weise haltbar gemacht, dass man sie mehrmals in kochendes Wasser eintauchte, darin bewegte und dann auf einer Hürde über einem Ofen trocknete; ein Verfahren, welches noch heute in Russland üblich ist. Eine praktische Bedeutung gewann dieses Verfahren jedoch erst, als Masson die getrockneten Gemüse noch presste. Die Gemüse werden nach der Reinigung und Entfernung aller holzigen Theile, sowie nach Zerlegung von trockenen und dicken Stücken auf Hürden, die aus mit Leinen überspannten Rahmen bestehen, bei 48—60° in Trockenkammern, die durch einen Röhrenofen geheizt werden, getrocknet, doch darf das Trocknen nicht zu weit getrieben werden, weil sich sonst die Gemüse nicht pressen lassen. Für die verschiedenen Gemüse hat Masson abweichende Behandlungen vorgeschlagen; einige sollen mit Essig eingetrocknet werden, andere, wie Kohl, sollen zu Pulver gemahlen und dann gepresst werden, wieder andere, wie Bohnen, Erbsen, erst in kochendes Wasser getaucht, dann gekocht und gepresst werden. Man bringt die Gemüse unter hydraulische Pressen, schichtet sie in die Form von etwa 1 cm dicken Platten aufeinander und presst sie von neuem; man formt die Platten entweder gleich in Täfelchen von bestimmter Grösse oder stanzt sie aus; die Täfelchen sind meistens so gross, dass die Menge des Gemüses im gekochten Zustande für eine Person ausreicht; 1 cbm gepresstes Gemüse umfasst 25000 Mundportionen. Da jedoch die in vorstehender Weise getrockneten und gepressten Gemüse beim längeren Aufbewahren einen heuähnlichen Geruch und scharfen Geschmack annehmen, so haben Morel-Fatio, Dolfus und Verdeil vorgeschlagen, die Gemüse vor dem Eintrocknen in einem geeigneten Apparat der Wirkung des Wasserdampfes von 4—5 Atmosphären auszusetzen, bis sie hinlänglich gekocht sind, dann herauszunehmen und in Kammern durch einen 32—40° warmen Luftstrom zu trocknen.

Nach anderen Verfahren, so nach dem von C. H. Knorr in Heilbronn, werden die Gemüse sorgfältigst geputzt, darauf vermittels besonders hierzu eingerichteter Maschinen in entsprechende Streifen geschnitten, in einem Vakuumapparat leicht gedämpft, in besonderen Trockenöfen mit durch Dampf erwärmter Luft, welche durch einen sehr kräftig wirkenden Ventilator fortwährend erneuert wird, getrocknet und darauf in Packetchen etc. gepresst. Die durch den Ventilator zugeführte Luftmenge beträgt 10000 l in der Stunde, die Trockendauer 6—8 Stunden.

Die Hauptsache bei der Einrichtung der Trockenöfen ist, dass die mit Wasserdampf angereicherte Luft thunlichst schnell abgeführt wird.

Derartige Gemüse-Dauerwaaren werden jetzt in grossem Umfange von einer Reihe von Fabriken hergestellt.

Einige Dörrgemüse ergaben:

No.	Gemüseart	Anzahl der Analysen	In der natürlichen Substanz						In der Trockensubstanz	
			Wasser %	Stickstoff-Substanz %	Fett %	Stickstofffreie Extraktstoffe %	Rohfaser %	Asche %	Stickstoff-Substanz %	Stickstofffreie Extraktstoffe %
1	Lauch, Allium porrum latum n.	1	17,19	16,07	2,83	64,49	10,66	8,76	19,41	77,90
2	Zwiebeln, Allium cepa rosea n.	1	26,88	10,02	0,72	55,05	4,24	3,09	13,70	75,25

No.	Gemüseart	Anzahl der Analysen	In der natürlichen Substanz						In der Trockensubstanz	
			Wasser %	Stickstoff-Substanz %	Fett %	Stickstoff-freie Extraktstoffe %	Rohfaser %	Asche %	Stickstoff-Substanz %	Stickstoff-freie Extraktstoffe %
3	Sellerie-Wurzeln, Apium graveolens L.	1	12,80	12,85	2,17	55,06	8,73	8,39	14,74	63,15
4	Sellerie-Blätter, Apium graveolens L.	1	14,99	18,81	4,31	36,33	9,78	15,78	22,12	42,72
5	Kohlrabe (Kohlrübe)	2	9,67	13,25	1,58	58,14	10,11	7,25	14,66	64,36
6	Karotten in Scheiben, Daucus carota L.	3	14,58	9,27	1,50	61,40	7,93	5,32	10,85	71,79
7	Grüne Schnittbohnen, Phaseolus vulgaris	5	14,24	18,88	1,74	48,93	10,37	5,84	22,13	57,05
8	Spargelbohnen	1	14,60	18,07	0,85	52,03	8,61	5,83	21,13	60,81
9	Wirsing, Brass. oler. var. bull. DC.	2	19,47	19,47	1,47	43,68	8,63	7,28	24,18	49,13
10	Blumenkohl, Brassica oleracea var. botrytis L.	5	21,48	29,97	3,00	30,43	8,34	6,78	38,18	38,77
11	Winterkohl, Brassica oleracea var. percrispa Al.	1	9,76	22,53	4,29	45,55	8,48	9,39	24,97	50,46
12	Rosenkohl, Brassica oleracea var. gemmifera Al.	1	17,05	28,11	2,64	36,44	8,91	6,35	33,88	43,81
13	Rothkohl, Brassica oleracea var. rubra Al.	2	16,48	16,28	1,68	47,81	10,08	7,67	19,49	57,12
14	Weisskohl, Brassica oleracea capitata alba Al.	3	11,80	15,76	1,44	51,83	11,14	8,03	17,87	58,87
15	Suppenkräuter (sog. Julienne)	1	17,44	8,23	1,04	44,89	5,62	2,81	9,98	54,41
16	Kohl mit Grütze (Russische Armee-Konserve)	1	5,40	12,82	5,53	67,58		8,67	13,58	—

Die Zusammensetzung der Dörr- und Press-Gemüse entspricht daher bis auf den Wassergehalt, welcher wesentlich vermindert ist, dem der natürlichen Gemüse.

Bei der Verwendung werden die Dörr-Gemüse 30—40 Minuten in laues Wasser und 2 Stunden in kaltes Wasser gelegt, wodurch sie quellen und mehr oder weniger ihre ursprüngliche Biegsamkeit und Farbe wieder annehmen. Für den Verbrauch in den Städten kommen die Dörr-Gemüse auch noch in Büchsen oder in Papier verpackt in den Handel.

Ueber gedörrte Kartoffeln vergl. S. 898.

2. Luftabschluss nach Appert's, Weck's und anderen Verfahren.

Dieses Verfahren ist vorwiegend bei den feineren Gemüsen, wie: Grüne Erbsen, grüne Bohnen, Spargel, Blumenkohl, Rosenkohl etc. in Gebrauch. Die sorgfältig gereinigten Gemüse werden in Blech- oder neuerdings auch in Glasgefässe eingefüllt und mit Wasser, dem bei einigen Gemüsen, z. B. Blumenkohl, Spargel etc. etwas Kochsalz zugesetzt wird, übergossen, dann in ein Salzbad gestellt, erst 1½ bis 2 Stunden unter dem Siedepunkt des Wassers und zuletzt etwa ⅓ Stunde bis zum Sieden erwärmt. Die Temperatur muss einige Zeit auf 108° erhalten werden, um alle Mikrophytenkeime mit Sicherheit zu tödten. Nach einer Abkühlung auf 60° werden die Büchsen verlöthet oder sonstwie luftdicht verschlossen.

Nach anderem Verfahren werden die Gemüse erst aufgekocht, dann mit dem Kochwasser in Blechbüchsen gefüllt, noch warm zugelöthet und die ganzen Büchsen nach dem Zulöthen noch 2 Stunden in kochendem Wasser erhitzt.

Weck hat letzteres Verfahren noch dadurch vervollkommnet, dass er statt der Blechbüchsen dünnwandige, hitzebeständige Gläser anwendet, welche gestatten, dass die Gemüse und alle sonstigen frisch zu haltenden Nahrungsmittel direkt in den Gläsern mit einer genügenden Menge Wasser gekocht und nach dem Kochen sofort luftdicht abgeschlossen werden können. Letzteres wird durch einen Gummiring und einen aufpassenden Deckel erreicht, die nur aufgelegt zu werden brauchen, um den Inhalt der Gläser bei dem Abkühlen in Folge der eintretenden Luftleere bezw. -Verdünnung in den Gläsern selbstthätig in ähnlicher Weise, wie bei den Milchfrischhaltungsflaschen mit Gummiplatten, luftdicht abzuschliessen. Die Form der Gläser und der Deckel sowie die Art der Gummiringe werden den frischzuhaltenden Gegenständen angepasst. Für Gemüse, die nach einfachem Kochen einen bitteren, unreinen Geschmack besitzen, wird ein Gemüsedämpfer angewendet, der einen siebartigen Boden bezw. siebartige Seitenwände besitzt; derselbe wird mit dem eingefüllten Gemüse so lange in entwickelte Wasserdämpfe gehängt, bis die Masse gar ist, und die bitteren Stoffe, die durch den siebartigen Boden etc. abfliessen können, entfernt sind. Die so vorgedämpften Gemüse werden dann in die Gläser gefüllt.

Dieses Verfahren hat vor den bisher üblichen Verfahren manche Vorzüge insofern, als es an sich sauberer ist, den Verschluss der Büchsen noch während oder gleich nach der Kochhitze gestattet, die Verunreinigung durch Metall vermeidet und leicht durch blossen Augenschein erkennen lässt, ob die Haltbarmachung gelungen bezw. der Inhalt noch gut ist. Auch behalten die Nahrungsmittel (wie Fleisch, Gemüse, Obst- und Beerenfrüchte etc.), für welche alle es eben gut geeignet ist, weil sie gleichsam in ihrem eigenen Saft ohne Zusätze aufbewahrt werden können, ihre eigenartige, natürliche Beschaffenheit.

Zwar stellt sich das Verfahren für den Anfang durch Beschaffung der nöthigen Gläser etc. theurer als andere Verfahren; indess gleicht sich dieser Unterschied mit der Zeit dadurch aus, dass die Gläser[1]) etc. wiederholt wieder benutzt werden können.

Da die solcher Art haltbar gemachten Gemüse sich leicht entfärben, so sucht man sie häufig künstlich zu färben. Zu dem Zwecke sind ausser Kupfersulfat verschiedene Mittel in Vorschlag gebracht. Guillemare und Secourt stellen zu diesem Zweck aus Spinat und Nesseln etc. durch Zerkleinern und Behandeln mit Wasser, Kochen mit Natronlauge von 12,05° Bé. und Fällen der Lösung mit Alaun einen Chlorophylllack her, der zur Lösung für etwa je 15 kg mit 7,5 kg Alkaliphosphaten oder Citraten versetzt wird; in diese Flüssigkeit (von 2—5° Bé.) werden die Gemüse 2 bis 15 Minuten eingetaucht. Collineau und Savigny haben sich zur Darstellung von blauen, rothen und grünen Farbstoffen aus Kohl behufs Färbens der Gemüse eine Reihe Verfahren patentiren lassen, bezüglich deren Einzelheiten auf Chem. Industrie Bd. I, S. 90 verwiesen wird.

Als wirksamstes Mittel empfiehlt W. Ruess (D. P. 70698) eine Lösung von Nickolosulfat (0,250 g) in 10 ccm einer 2%-igen Ammoniaklösung oder 2 ccm einer 3%-igen Methylenblau-Lösung und 10 ccm vorstehender Ammoniaklösung auf je 1 kg Erbsen.

Die Zusammensetzung einiger (vorwiegend amerikanischer) Büchsen-Gemüse erhellt aus folgenden Zahlen:

---

[1]) Die Gläser wie die sonstigen Frischhaltungsgegenstände werden bis jetzt von J. Weck, Ges. m. beschr. Haftpflicht, in Oeflingen (Baden) geliefert.

No.	Gemüse	In einer Büchse		In der frischen Substanz							In der Trockensubstanz	
		Gesammt-Inhalt g	Einbettungs-flüssigkeit g	Wasser %	Stickstoff-Substanz %	Fett %	Stickstoff-freie Extraktstoffe %	Rohfaser %	Asche %	Chlor-natrium %	Stickstoff-Substanz %	Stickstoff-freie Extraktstoffe %
1	Spargel	1008	284	94,35	1,49	0,08	2,31	0,55	1,22	0,83	26,40	40,88
2	Artischocken . . .	421	178	92,46	0,79	0,02	4,43	0,58	1,72	1,27	10,52	58,75
3	Tomaten	1004	451	93,59	1,29	0,23	3,71	0,52	0,66	0,14	20,10	57,88
4	Kürbis	1013	192	92,72	0,66	0,14	4,89	1,08	0,51	0,03	9,00	67,17
5	Frucht vom essbaren Eibisch	722	118	94,35	0,71	0,10	2,95	0,66	1,23	0,83	12,50	52,21
6	Junge Erbsen . . .	510	159	85,39	3,61	0,21	8,40	1,18	1,21	0,67	24,74	57,49
7	Schnittbohnen . . .	569	231	94,47	1,05	0,07	2,61	0,59	1,21	0,83	19,00	47,19
8	Salatbohnen . . .	510	140	82,44	4,12	0,13	10,96	1,06	1,29	0,66	23,46	62,41
9	Zuckermais	603	—	75,59	2,86	1,25	18,58	0,79	0,93	0,36	11,70	76,12
10	Mais und Bohnen .	615	43	76,17	3,53	0,87	17,55	0,95	0,93	0,24	14,82	70,37
11	Mais und Tomaten .	570	29	87,55	1,69	0,39	9,01	0,50	0,86	0,37	13,60	72,37
12	Eibisch und Tomaten	740	—	91,80	1,17	0,24	4,68	0,52	1,59	0,94	14,27	57,07
13	Macédoine	419	144	93,06	1,31	0,02	3,92	0,65	1,04	0,76	18,85	56,48

Das letzte Büchsengemüse „Macédoine" besteht aus Erbsen (etwa 10%), Bohnen (etwa 23,5%), Turnips, Rüben und Steckrüben (19%) und Karotten (36%). Selbstverständlich richtet sich die Zusammensetzung der Büchsengemüse ganz nach dem Entwickelungszustande, in welchem das Gemüse geerntet worden ist und können daher obige Zahlen nur als allgemeiner Anhalt für deren Zusammensetzung gelten.

Dabei ist weiter zu berücksichtigen, dass ein Theil der Gemüse-Nährstoffe in die Einbettungsflüssigkeit übergeht, die nicht verwerthet wird.

So fanden wir in 100 ccm der letzteren gelöst:

Flüssigkeit von Büchsengemüse:	Organische Stoffe	Mit Stickstoff	Mineralstoffe
Erbsen	2,657 g	0,257 g	0,306 g
Schnittbohnen . . .	1,645 „	0,068 „	0,192 „
Salatbohnen	2,395 „	0,114 „	0,323 „

3. Einsäuern mit und ohne Salzzusatz.

Das Einsäuern mit und ohne Salzzusatz pflegt vorwiegend bei Kohl (Weisskraut), Schnittbohnen, Gurken, Rüben, vereinzelt auch bei Tomaten, Aepfeln und Kartoffeln angewendet zu werden. Die Gemüse werden zerschnitten und mit oder ohne Zusatz von Kochsalz und Gewürzen in ein Fass eingestampft. Das Salz entzieht den Stoffen einen Theil des Wassers, indem sich wie beim Einpökeln des Fleisches (S. 518) eine Salzlauge bildet. Der Zusatz von Salz ist jedoch nicht so hoch, dass dadurch jegliche Gährung verhindert wird; es findet in der Regel eine Milchsäure-Gährung statt, wobei die entstandene Milchsäure fäulnisshemmend wirkt.

a) Sauerkraut. Bei der Sauerkraut-Gährung sind nach E. Conrad[1]) Hefen und ein dem Bacterium coli ähnliches Bacterium brassicae acidae thätig, die in Symbiose wirken. Das Bacterium erzeugt die Säure, die Hefe die aromatischen

---

[1]) Archiv f. Hygiene 1900, 39, 56.

Stoffe (wahrscheinlich Ester aus dem gebildeten Alkohol und der Säure); denn ein durch das Bakterium allein gesäuertes Kraut besass einen unangenehmen, stinkenden Geruch. Die gebildete Säure ist vorwiegend inaktive Aethylidenmilchsäure (S. 173) neben wenig Essig- und Buttersäure. An Gasen erzeugt das Bacterium Kohlensäure, Wasserstoff und Methan.

Für die Zusammensetzung des Sauerkrautes wurde im Mittel von 5 Analysen gefunden:

	In der frischen Substanz						In der Trockensubstanz		
Wasser	Stickstoff-Substanz	Fett	Säure = Milchsäure	Stickstofffreie Extraktstoffe	Rohfaser	Asche	Stickstoff-Substanz	Säure = Milchsäure	Stickstofffreie Extraktstoffe
91,41 %	1,25 %	0,54 %	1,15 %	2,70 %	1,31 %	1,64 %	14,55 %	13,39 %	31,44 %

Krause[1]) giebt ähnliche Zahlen für den Säuregehalt (auf Milchsäure berechnet) an, nämlich im Mittel von 10 Proben 1,37 %, mit Schwankungen von 0,90—1,87 % der natürlichen Substanz   A. Stift fand in 2 Proben Sauerkraut 0,85 und 0,96 % Pentosane.

b) **Saure Gurken**. In ähnlicher Weise wie bei Sauerkraut verläuft nach R. Aderhold[2]) die Säuerung beim Einlegen von Gurken.

Die gesunden gut gereinigten Gurken werden mit verschiedenen als Gewürz dienenden Zusätzen (Dill, Sauerkirschblätter, Esdragon, Lorbeerblätter, Meerrettig etc.) in geeignete Gefässe zusammengeschichtet und dann entweder mit reinem Brunnenwasser oder mit Salzwasser (unter Umständen auch 0,05 %iger Weinsäure-Lösung) übergossen.

Wenn die Gurken bald gegessen werden sollen, lässt man sie in offenen Gefässen, aber untergetaucht stehen; die für einen späteren Gebrauch einzusäuernden Gurken legt man in Fässer ein, die man nach Beendigung der Gährung und nach Auffüllung mit Salzwasser (auch Essig) zuschlägt. Die kurz nach dem Einfüllen der Gurken noch klare Flüssigkeit wird bei geeigneter Temperatur — Wärme unterstützt den Vorgang — schon am folgenden Tage trübe und schwach sauer; am zweiten und dritten Tage zeigt sich auf der Oberfläche ein weissgrauer bis brauner, blasiger Schaum, der in den folgenden Tagen einer dicken, weissgrauen Kahmhaut Platz macht; nach 14 Tagen bildet sich allmählich ein grauweisser, schleimiger Bodensatz, der auch die untergetauchten Gurken stellenweise bedeckt.

Man kann 3 Abschnitte der Säuerung unterscheiden, nämlich die Jungsäuerung, äusserlich gekennzeichnet durch die Schaumbildung, die Reifesäuerung, d. h. die Zeit, wo der höchste Säuregrad erreicht wird, und die Ueberreife, d. h. den Abschnitt, wo die Säure wieder abzunehmen beginnt.

Auch hier ist wie beim Sauerkraut die Gährung eine Milchsäure-Gährung, indem sich optisch inaktive Aethylidenmilchsäure neben etwas Essigsäure und Bernsteinsäure bildet. Als beständige und hervorragende Milchsäureerreger erkannte Aderhold zunächst Bacterium Güntheri, ferner Bacterium acidi lactici und B. coli, von denen das erstere auch höhere Säuregrade als 0,5 % hervorbringen kann. Neben den Milchsäureerregern kommen noch 3 Gruppen von Kleinwesen vor, nämlich 1. Hyphenpilze wie Penicillium glaucum und Aspergillus glaucus in der Kahmdecke, in der Brühe Sporidesmium mucosum Sach. var. pluriseptatum Karst. und Harris und eine Verticilliumart (Verticillium cucumerinum), 2. Sprosspilze, wie 2 Torula-Arten und eine Mycoderma-Art, 3. Bakterien, am häufigsten fluorescirende Bakterien, öfters in

---

[2]) Apotheker-Ztg., 1897, **12**, 188.
[4]) Landw. Jahrbücher 1899, **28**, 69; vergl. auch B. Heinze in Zeitschr. f. Untersuchung d. Nahrungs- u. Genussmittel 1903, **6**, 529.

den Jung- und Reifesäuerungen Bacillus mesentericus vulgaris, Bacillus subtilis Cohn und 3 neue noch nicht näher gekennzeichnete Bakterien. Die neben den Milchsäureerregern noch vorhandenen Kleinwesen sind nach Aderhold für den Vorgang, der als ein Fäulnissvorgang aufzufassen ist, aber durch die Milchsäurebildung ein eigenartiges Gepräge erhält, entweder gleichgültig oder gar schädlich.

Die Milchsäurebakterien greifen in erster Linie die Glukose an und verbrauchen diese neben vielleicht noch anderen Bestandtheilen der Gurken zur Milchsäurebildung; die Saccharose nimmt zwar auch ab, hat aber anscheinend für die Milchsäurebildung keine Bedeutung. Aus dem Grunde sind glukosereiche Gurken für die Einsäuerung am geeignetsten (vergl. S. 921).

Das Weichwerden der Gurken beruht wahrscheinlich auf einer theilweisen Lösung oder Verquellung der Zellwand.

Das Kochsalz verzögert in einer Menge von 2—4% die Säuerung nicht wesentlich, wohl aber in einer Menge von 6—8%; geringe Mengen Kochsalz sichern den Verlauf der Gährung und erhöhen die Haltbarkeit des Erzeugnisses.

Der Säurevorgang unter Oel verläuft eben so schnell wie ohne Oel; jedoch wird bei Luftabschluss etwas mehr Säure gebildet als bei Luftzutritt und sind unter Luftabschluss eingemachte Gurken haltbarer als bei den offen vergohrenen und aufbewahrten Früchten, weil durch den Luftabschluss weniger Säure zerstört wird.

Die Untersuchung von 7 Proben eingesäuerter Gurken ergab im Mittel:

In der frischen Substanz										In der Trockensubstanz	
Wasser	Stickstoff-Substanz	Fett	Glukose	Saccharose	Säure = Milchsäure	Sonstige stickstofffreie Extraktstoffe	Rohfaser	Asche	Kochsalz	Stickstoff-Substanz	Säure = Milchsäure
96,03%	0,38%	0,14%	0	0,028%	0,26%	0,98%	0,45%	1,73%	1,45%	9,57%	6,55%

Der Zucker ist daher in den eingesäuerten Gurken fast ganz verschwunden und scheint der Wassergehalt derselben gegenüber den natürlichen Gurken noch etwas zuzunehmen (vergl. S. 920 u. 921).

Für ein gutes Gelingen der Gurkensäuerung ist es von Belang, dass bei Zeiten genügend Zucker in die Flüssigkeit gelangt, — was durch Warmstellen und auch unter Umständen durch Zusatz von etwas Weinstein und Stärkezucker unterstützt werden kann —, dass ferner kräftige Milchsäureerreger vorhanden sind, wozu in erster Linie Bacterium Güntheri zu rechnen ist. Letzteres ist nicht im Sauerteig, wohl aber in saurer Milch enthalten, weshalb Zusatz von Sauerteig werthlos ist, während vielleicht Zusatz von etwas saurer Milch zur eben angesetzten Gurkensäuerung einen guten Erfolg haben kann.

Der Gurkenanbau zum Zwecke der Einsäuerung ist in einigen Gegenden recht erheblich; er beträgt z. B. in Liegnitz allein jährlich 400 000 Ctr; in Lübbenau wurden 1896 60 420 Ctr. Gurken für Zwecke des Einlegens verfrachtet; aus Znaim in Mähren wurden 1896 800 Waggons eingesäuerte Gurken versandt.

4. Anwendung von frischhaltenden Mitteln.

Zum Einmachen von Gurken, rothen Rüben etc. wird auch Essig, vorwiegend Weinessig, mit und ohne Zusatz von Gewürzen benutzt. Die Gurken pflegt man vorher in dem Essig auf 80—90° zu erhitzen oder zu kochen und nach dem Kochen den durch

Verdunstung von Essigsäure und durch Wasseraufnahme verdünnten Essig abzugiessen und durch frischen zu ersetzen. Rothe Rüben werden vorher gekocht, geschnitten, dann einfach mit Essig übergossen. Nach diesem Verfahren werden in England die bekannten „Mixed Pickles" dargestellt.

Die „Mixed Pickles" bestehen aus kleinen Gurken, jungen Zwiebeln, jungen Maiskolben, Möhrenschnitten, unreifen Vitsbohnenschoten etc.; dem Essig pflegt man noch scharfes Gewürz, Spanischen Pfeffer, Ingwer, Meerfenchel etc. zuzusetzen.

Verunreinigungen und Verfälschungen.

1. Verderben der Gemüse-Dauerwaaren.

Die Trockengemüse sind, wenn sie nicht genügend getrocknet sind oder feucht lagern, sodass der Wassergehalt 14% übersteigt, sehr häufig der Verschimmelung ausgesetzt, ähnlich wie Brot (S. 868). Auch Käfer, Milben etc. können darin schadhafte Veränderungen hervorrufen. Die Büchsen-Gemüse unterliegen nicht selten einer Säuerung; die Brühe wird trübe und nimmt einen unangenehmen Geruch und Geschmack an, ohne dass die Gemüse selbst schadhafte Veränderungen zeigen oder ungeniessbar werden. R. Aderhold[1]) fand in der Brühe solcher Gemüse einen Säuregrad, der für je 10 ccm Brühe folgenden Mengen (ccm) $1/_{15}$ N.-Natronlauge entsprach:

3 Proben Spargel	1 Probe Schnittbohnen	1 Probe Möhrrüben	5 Proben Erbsen
1,6, 2,3 u. 2,8 ccm	4,5 ccm	2,3 ccm	1,5, 2,5, 2,6, 2,8, 9,6 ccm.

Einen bestimmten Organismus als Gemüsezerstörer konnte Aderhold nicht auffinden, weil die Bakterien wie Sporen abgestorben waren; indess glaubt er, dass der Organismus bei allen Büchsengemüsen mit Ausnahme von Möhren derselbe ist.

Unter Umständen tritt bei den Büchsengemüsen, wenn sie nicht genügend sterilisirt sind und luftdicht aufbewahrt werden, Fäulniss ein. Diese Erscheinung macht sich in der Regel durch Auftreiben der Büchsen (sog. Bombage) bemerkbar.

2. Anwendung künstlicher Färbungsmittel.

Die künstliche Färbung soll einerseits die ursprüngliche Farbe erhalten, oder die beliebte Farbe hervorrufen, z. B. alte fast reife Gemüse grün färben, um ihnen das Aussehen von den geschätzteren jungen und chlorophyllreichen Gemüsen zu ertheilen. Letzteres pflegt vorwiegend bei Büchsenerbsen vorzukommen. Nach Elroy und Bigelow (Bd. I. S. 797) waren von 80 untersuchten Proben Büchsenerbsen verschiedener Herkunft 65 Proben, also 81% kupferhaltig; der Kupfergehalt schwankte von 1,6—157,7 mg und betrug im Mittel 43,6 mg in 1 kg. Von 42 untersuchten Schnittbohnen in Büchsen waren 31% kupferhaltig; der Kupfergehalt schwankte von 3,3—90,7 mg und war im Mittel 24,0 mg in 1 kg. Zwei Proben Artischocken ergaben 4,3 und 6,6 mg Kupfer in 1 kg. Als wirksames Färbungsmittel wird allgemein Kupfervitriol angewendet; auch Kochen in kupfernen Kesseln bewirkt die Grünfärbung, weil durch die fast stets vorhandene geringe Menge organischer Säuren etc. etwas Kupfer gelöst wird. Die in Essig eingelegten Gemüse nehmen ebenfalls leicht Kupfer auf, wenn sie mit solchem in Berührung kommen. Der Zusatz von Kupfersalzen zur Grünfärbung ist aber abgesehen von der Vortäuschung nach § 1 des Farbengesetzes vom 5. Juli 1887 nicht zulässig. Ganz geringe Mengen Kupfer können auch aus dem Boden in die Pflanze gelangen (vergl. S. 875). Den Kupfersalzen dürften Nickel- und andere Metallsalze gleich zu erachten sein.

Die Grünfärbung mit unschädlichen Theerfarbstoffen ist jedenfalls nur insoweit zulässig, als durch deren Anwendung keine Vortäuschung einer besseren Beschaffenheit bewirkt wird.

Zum Bleichen bezw. zur Ertheilung einer hellen, weissen Farbe bedient man sich mitunter der bekannten Reduktionsmittel wie der löslichen Salze der schwefligen und unterschwefligsauren Säure, Schwefelalkalien etc.; die Anwendung dieser ist nach S 454—457 zu beurtheilen.

3. Metallgehalt der Büchsen-Gemüse.

Die Büchsen-Gemüse enthalten ausser Kupfer häufig Blei, Zink und Zinn, herrührend von den Löthstellen oder den Gefässen. Gautier fand im Büchsen-Gemüse nach einem Jahr 1,2 mg,

---

[1]) Central-Bl. f. Bakteriologie, II. Abth., 1899, 5, 17.

nach 2 Jahren 2,1 mg, nach 3 Jahren 4,2 mg Blei für 1 kg Gemüse. Ungar und Bodländer[1]), ferner Buchner[2]) haben in Büchsenspargel 0,0333—0,0404 %, in Aprikosen- und Erdbeeren-Dauerwaaren 0,0175—0,0245 % Zinn nachgewiesen, und zwar weder im gelösten noch im metallischen Zustande, sondern in einer unlöslichen Verbindungsform. Das Zinn soll erst durch die Brühe gelöst und dann durch eine in den Spargeln enthaltene Substanz wieder unlöslich geworden sein. Elroy und Bigelow (Bd. 1. S. 797 u. ff.) fanden in verschiedenen Büchsen-Gemüsen in je einer Büchse von durchschnittlich ½ kg Gewicht:

Metall:	Erbsen (80)		Bohnen (71)		Zuckermais (41)		Spargel (13)	
	Metallhaltige Proben	Metall-Menge mg	Metallhaltige Proben	Metall-Menge mg	Metallhaltige Proben	Metall-Menge mg	Metallhaltige Proben	Metall-Menge mg
Blei . .	22	Spur—29,2	26	Spur—186,0	20	Spur—55,2	7	Spur—104,5
Zinn . .	17	Spur—50,0	—	—	—	—	—	—
Zink . .	16	3,1—380,0	6	2,0—5,6	12	2,1—73,2	—	—

Auch in sonstigen Büchsen-Gemüsen sind vielfach Metalle bezw. Metallverbindungen nachgewiesen; ihr Vorkommen ist wie in anderen Nahrungsmitteln zu beurtheilen, vergl. S. 518 und S. 875.

4. Zusatz von Frischhaltungsmitteln. Als solche werden angewendet Salicylsäure, schweflige Säure, Borsäure und Borate u. a. Elroy und Bigelow fanden z. B. in 245 untersuchten Proben Büchsen-Gemüse:

Salicylsäure   Schweflige Säure   Salicylsäure und schweflige Säure zugleich
94 Proben   6 Proben   14 Proben.

Ueber die Beurtheilung der Frischhaltungsmittel vergl. S. 448 u. ff.

5. Verfälschungen in dem Sinne, dass werthlose oder minderwerthige Ersatzmittel an Stelle der echten Waare gesetzt werden, kommen hier wohl nicht vor, weil sich die Natur der Waare schon nach dem äusseren Aussehen zu erkennen giebt. Nur das Grünfärben, um alten oder missfarbigen Gemüsen das Aussehen von jungem Gemüse zu geben, kann als Fälschung angesehen werden.

Flechten und Algen.

1. Das isländische Moos (Cetraria islandica) ist diejenige Flechte, welche vorwiegend zur menschlichen Ernährung dient; es ist eine Schildflechte, deren Thallus beim Kochen in eine gallertartige Masse umgewandelt wird; sie ist nicht allein auf den Norden beschränkt, sondern kommt auch auf deutschen Gebirgen stellenweise in solchen Mengen vor, dass sie mit Vortheil gesammelt werden kann.

Man verwendet das isländische Moos in Form von Thee, Gelee oder vermischt es mit Chokolade, Salep und Zucker zu Moos-Chokolade etc. Auch wird es in der Medicin angewendet. Es besitzt einen bitteren Geschmack.

2. Das irländische oder *Caragheen-Moos* (Chondrus crispus) ist eine Alge; es theilt mit dem isländischen Moos die Eigenschaft, in kochendem Wasser zu einer Gallerte aufgelöst zu werden; dasselbe wird in Irland und England von der armen Bevölkerung gegessen, findet auch mitunter als schleimiges und einhüllendes Mittel in der Arznei Verwendung.

---

[1]) Chem.-Ztg. 1884, 8, 22.
[2]) Ebendort 1886, 10, 398.

3. Meeresalgen. In England werden unter dem Namen Meerlattig verschiedene Algen (so Ulva lactuca und Porphyra) genossen; ebenso sind in Japan verschiedene Meeresalgen in Gebrauch, so z. B. Porphyra vulgaris, Enteromorpha compressa, Cystoreira species, Capea elongata, Laminaria japonica etc.; aus Gelidium cornuum, Euchema spinosum Ag. und Gracilaria lichenoïdes wird der auch bei uns bekannte Agar-Agar (Ceylonmoos, Jaffa- oder Taffeamoos) gewonnen, eine Masse, welche, der Knochengelatine ähnlich, sich in Wasser zu einer Gallerte auflöst, und daher als pflanzliche Hausenblase bezeichnet werden kann. Agar-Agar kann daher, wenn man dem Körper nicht wirklich Knochenleim zuführen will (wie bei Ernährung der Kranken), an Stelle der leimgebenden Gewebe (Kalbsfüsse, Hausenblase etc.) und an Stelle der Knochengelatine benutzt werden; er dient vorwiegend zur Darstellung von Puddings.

Wie es heisst, baut die Salangaschwalbe (Colloculia fuciphaga oder esculenta L.) ihre bei den Chinesen als Leckerbissen beliebten Nester, welche auch bei uns unter dem Namen indische oder essbare Vogelnester in den Handel kommen, zum Theil aus vorstehenden und anderen Seetangen auf.

Weil aber nach Greshoff, Sack und Eck (Bd. I, S. 1472) die essbaren Vogelnester im Mittel von 2 Analysen 18,63 % Wasser, 55,57 % Proteïn, 0,60 % Fett und 7,16 % Asche enthalten, also vorwiegend aus Stickstoff-Substanz bestehen, so scheint, wie von anderer Seite angenommen wird, der Speichel der Schwalbe bei der Bereitung der Nester eine wesentliche Rolle mitzuspielen.

Hieran anschliessend mag auch noch erwähnt sein:

4. Das indianische Brot (Puntsaon oder Tuckahon genannt); es ist eine schwammartige Wurzelanschwellung, welche an grösseren Bäumen durch die Thätigkeit eines Pilzmycels gebildet und in China unter dem Namen „Fühling" bekannt ist. In botanischen Katalogen wird die Masse als Lycoperdon solidum, Sclerotium cocos oder giganteum aufgeführt; dieselbe soll von den Indianern verspeist werden.

Die Zusammensetzung dieser Art Nahrungsmittel ist folgende:

No.	Gegenstand	Anzahl d. Analysen	In der natürlichen Substanz							In der Trockensubstanz		
			Wasser %	Stickstoff-Substanz %	Fett %	Stickstofffreie Extraktstoffe %	Rohfaser %	Asche %	Stickstoff-Substanz %	Stickstofffreie Extraktstoffe %	Stickstoff %
1	Isländisches Moos	2	15,96	2,33	1,12	77,63	1,90	1,06	2,77	92,37	0,44
	Meeresalgen:										
2	Porphyra vulgaris (beste Sorte)	2	14,19	29,95	1,29	39,45	5,52	9,60	34,84	45,92	5,58
3	Enteromorpha compressa	2	13,57	16,07	1,73	43,23	10,58	14,82	18,58	50,02	2,98
4	Cystoreira species	2	16,07	10,01	0,49	39,49	17,06	16,88	11,67	47,05	1,85
5	Alavia pinnatifolia	2	17,01	10,07	0,32	38,90	2,11	32,59	22,19	46,87	1,95
6	Laminaria japonica	2	23,95	6,64	0,87	43,68	4,97	19,89	8,72	57,43	1,39
7	Euchema spinosum	1	49,80	2,88	0,24	19,16	3,20	18,96	5,73	38,16	0,91
8	Gelidium (trocken)	2	7,10	16,68	0,86	53,39	13,32	8,65	17,94	57,47	2,87
9	Isinglas (Gelidium cornuum)	1	22,80	11,71	—	62,05		3,44	14,06	—	2,25
10	Agar-Agar	3	19,56	2,53	0,51	73,50	0,45	3,45	3,15	91,37	0,50
11	Indianisches Brot	2	12,61	1,08	0,35	77,24	6,78	1,94	1,24	88,27	0,20

Die Flechten und Algen sind daher sehr verschieden im Gehalt an Nährstoffen; während einige, wie Porphyra vulgaris, sehr reich an Stickstoff-Substanz sind, enthalten andere, wie isländisches Moos, Agar-Agar, nur sehr wenig Stickstoff-Substanz und bestehen vorwiegend aus stickstofffreien Extraktstoffen. Aber selbst eine und dieselbe Art scheint sehr in der Zusammensetzung zu schwanken; so ergab eine gewöhnliche Sorte der Porphyra vulgaris nur 5,56 %, eine mittlere Sorte 20,72 %, eine beste 39,25 % Stickstoff-Substanz in der Trockensubstanz: auch Agar-Agar aus Gelidium cornuum erreichte 12,02 % Stickstoff-Substanz in der Trockensubstanz.

Dasselbe gilt von den Mineralstoffen; so enthielten die verschiedenen Sorten Porphyra vulgaris in Procenten der Asche 0,60—7,80 % Kieselsäure, 6,05—14,07 % Phosphorsäure und 11,15—34,50 % Kali. Die anderen Meeresalgen sind durchweg sehr reich an Mineralstoffen und ergaben in Procenten derselben 21,00—32,55 % Kali, also einen ähnlichen Kaligehalt wie Landpflanzen.

An sonstigen eigenartigen Bestandtheilen enthält das isländische Moos Lichenin oder Moosstärke (vergl. S. 159), an welcher wir 55,65 % von 76,12 % stickstofffreien Extraktstoffen fanden; das isländische Moos enthält ferner eine besondere Art Schleim, den Caragheen-Schleim (vergl. S. 161), und nach A. Hilger und O. Buchner[1] zwei, schon früher bekannte eigenartige Säuren, die Lichenstearinsäure ($C_{13}H_{76}O_{13}$) und die Cetrarsäure ($C_{30}H_{30}O_{12}$). R. W. Bauer[2] hat in Agar-Agar ein dem Galaktan (vergl. S. 161) ähnliches Kohlenhydrat nachgewiesen, welches beim Kochen mit verdünnten Säuren in Galaktose übergeht.

Wir fanden in Porphyra (trocken) 2,26 %, in Gelidium (trocken) 2,32 %, in Agar-Agar 3,06 % Pentosane.

Pilze und Schwämme.

Ueber die Bedeutung der Pilze und Schwämme für die menschliche Ernährung ist viel geschrieben worden. Diejenigen, welche sich wie Kohlrausch, O. Siegel, A. v. Loesecke, J. N. Pahl und Andere (vergl. Bd. I, S. 809—819) zuerst mit der Untersuchung derselben befassten, haben allgemein, vorwiegend wegen des hohen Gehaltes an Stickstoff-Substanz, den hohen Nährwerth derselben hervorgehoben; ja F. W. Lorinser[3] rechnet sie sogar „zu den der Fleischnahrung nahestehenden Speisen". Man hegt vielfach die Ansicht, dass die Pilze und Schwämme, welche überall verbreitet und Jedermann unentgeltlich zugänglich sind, eine nicht geringe volkswirthschaftliche Bedeutung besitzen, d. h. gerade eine billige Nahrung für die niederen Volksklassen abgeben können. Es haben sich sogar Vereine zu dem Zweck gebildet, um den Pilzen und Schwämmen als Nahrungsmittel allseitige Anerkennung zu verschaffen.

Diese Bestrebungen haben aber in der letzten Zeit durch eingehendere Untersuchungen einen gewissen Stoss erfahren, indem sich herausgestellt hat, dass die Pilze und Schwämme, wie wir S. 245 gesehen haben, schwer verdaulich sind, daher für die menschliche Ernährung nicht die Bedeutung besitzen, welche ihnen nach dem

---

[1] Berichte d. deutschen chem. Gesellsch. Berlin 1890, 161.
[2] Journ. f. prakt. Chem. [N. F.], 30, 367.
[3] F. W. Lorinser: Die wichtigsten, essbaren, verdächtigen und giftigen Schwämme. Wien 1883.

Gehalt an Rohnährstoffen zuerkannt worden ist. Dazu kommt, dass einige Pilze und Schwämme giftig sind. Immerhin bilden dieselben in manchen Gegenden beliebte Gerichte; einige derselben, wie Champignon und Trüffel, gelten sogar für die Zubereitung von Speisen und Saucen entweder als solche, oder in Form von Extrakten als besondere Feinkost.

Eine kurze Belehrung über die essbaren Pilze und Schwämme, sowie über ihren Nährwerth, ist daher nach wie vor von Belang.

Man theilt die Pilze und Schwämme nach Röll[1]) ein in:

I. Blätterschwämme.

Diese besitzen auf der Unterseite dünne Blättchen (Lamellen), zwischen denen die Sporen reifen. Hierzu gehört die grosse Familie der Agaricus-Arten.

1. *Feld-Champignon* (Agaricus campestris, Psalliota campestris L.). Der Hut ist erst kugelig, dann glockenförmig, zuletzt ausgebreitet; die Farbe: weiss, ins Gelbliche oder Bräunliche spielend, etwas seideglänzend, nicht schmierig; Blättchen (d. h. die an der Unterseite des Hutes befindlichen, zarten, fächerartig angeordneten Blättchen): erst weiss, sehr bald blass rosa (kennzeichnend), später rothbraun bis schwärzlich; Stiel: voll, weiss, glatt, mit häufigem, weissem Ring; Fleisch: weiss, zuweilen röthlichbraun, von angenehmem, anis- und nussartigem Geschmack; Standort: in Wäldern (besonders Laubwäldern), auf Triften, Grasplätzen, Pferdeweiden, unter Obstbäumen; Zeit: Juni bis Oktober.

Von dem Feld-Champignon etwas verschieden, aber stets mit blass rosenrothen, oder fleischfarbigen Blättchen, sind folgende Unterarten, ebenfalls gute Speiseschwämme: Acker- oder Schaf-Champignon (Agaricus arvensis Schäff.), Wiesen Champignon (Agaricus pratensis), Wald-Champignon (Agaricus sylvaticus), Kreide-Champignon (Agaricus cretaceus Schäff.), sämmtlich mit hohlem Stiel.

Alle Champignon-Arten gleichen in der Jugend dem giftigen Knollenblattschwamm (Agaricus phalloides, Amanita phall. Fries); im ausgebildeten Zustande unterscheidet er sich jedoch von demselben dadurch, dass der Hut gelblich bis grünlich angelaufen ist, dass er stets weisse, nie röthliche Blättchen, ferner einen knollig verdickten Stiel und weisse Sporen hat; letztere erhält man, wenn man den Hut über Nacht auf Glas oder Papier legt. Die echten Champignons haben schwarzbraune Sporen. Der giftige Knollenblätterschwamm hat nicht den angenehmen Geruch des Champignons.

2. *Der grosse Parasol-, Schirm- oder Lerchenschwamm* (Agaricus procerus oder Lepiota procerus Scop.), hand- bis fusshoch, oft 30 cm hoch und 30 cm breit. Hut: hellgraubraun, mit vielen, grossen, dunkelbraunen Hautlappen, in der Mitte mit dunkelbraunem Buckel (kennzeichnend); Blättchen: weiss bis hellgrau, Stiel: oben mit einem grossen, braunen, verschiebbaren Ring (ebenfalls kennzeichnend), unten knollig verdickt, hohl, beim Zerbrechen faserig, hellbraun mit vielen dunkelbraunen, anliegenden Schuppen; Fleisch: weiss, nach Nusskern und frischer Milch riechend; Standort: an Waldrändern, auf Waldblössen, in jungen Waldanpflanzungen; Zeit: April bis Oktober:

In der Jugend ist der Hut des Parasolschwammes geschlossen, eiförmig oder walzig, dann breitet er sich glockenförmig aus und erscheint zuletzt schirmförmig und flach.

3. *Der grosse Stock-, Heckenschwamm* oder ***Buchenpilz*** (Agaricus melleus Vahl), mittelgross, meist büschelig zusammenwachsend. Hut: dünn, honigfarben, mit vielen kleinen, dunkleren, angedrückten Haarbüschelchen; Blättchen: weisslich bis blassgelblich, später bräunlich gefleckt, nicht eng stehend; Stiel: fingerlang, fest, biegsam, oft etwas gedreht, oft blass, dann braungelb, mit hinfälligem, flockigem Ring, an welchem der Stiel etwas angeschwollen ist; Fleisch: dünn, gleich den Sporen weiss, mit süsslichem Geruch und säuerlichem, etwas herbem Geschmack; Standort: an Baumstämmen im Laub- und Nadelholz, seltener im Gebüsch; Zeit: August bis Oktober.

---

[1]) Vergl. Röll in Dammer's Lexikon der Verfälschungen 1887, 757.

4. Der Stockschwamm oder **Schübling** (Agaricus mutabilis, Psalliota mut. Schäff.), nicht büschelig zusammenwachsend. Hut: lederfarbig bis zimmetbraun, in der Mitte oft heller, ein wenig fettig anzufühlen; Blättchen: gelblich, später bräunlich, dicht stehend, ein wenig am Stiel herablaufend, oft fast bis zum Ring feinstreifig fortgesetzt; Stiel: oben blassbraun, unten dunkelrostbraun, im Alter zähe, mit sparrigen Hautschüppchen und mit gelblichen Flöckchen bestreut, Ring weissflockig; Fleisch: dünn, riecht obstartig; Sporen: purpurbraun; Standort: im Laubwald, meist an Buchen- und Erlenstämmen bezw. Strünken; Zeit: Juni bis Oktober.

Der ähnliche giftige Schwefelkopf (Agaricus fascicularis Huds.) hat einen schwefelgelben Hut, schwefelgelbe, bald schwarz werdende Blättchen, am Stiel weder Ring noch Schüppchen, ferner einen bitteren Geschmack.

5. Der Mehlschwamm oder **Musseron** (Agaricus prunulus, Clitopilus prun. Scop.), mittelgross, an Gestalt dem Eierschwamm ähnlich, weissfarbig. Hut: unregelmässig, buchtig, am Rand nach unten gebogen, etwas fettig anzufühlen; Blättchen: theilweise am Stiel herablaufend, durch die ausfallenden Sporen oft rosenroth angehaucht; Stiel: nach unten verdünnt, meist schief, oft etwas weichfilzig; Fleisch: weiss, längsfaserig, deutlich nach frischem Mehl riechend (kennzeichnend), von etwas säuerlichem Geschmack; Standort: in Wäldern und Büschen, an feuchten schattigen Stellen, nicht sehr häufig; Zeit: März bis Oktober.

Mit „Musseron" bezeichnet man auch: den Pomona-Maischwamm (Agaricus Pomona) in Nadelwäldern, mit blassgelbem, regelmässigerem Hut, oder den stark riechenden Maischwamm (Agaricus graveolens, Tricholoma grav. Pers.), auf Grasplätzen und im Gebüsch, dessen nicht bräunlicher Hut am Rande bachartige Riefen hat, ferner den Ritterling (Tricholoma equestre Fr.), gelbroth bis braunroth mit schwefelgelben Blättchen und Stiel.

Von ungeniessbaren weissen Pilzen unterscheidet sich der Musseron durch den nach unten sich verjüngenden Stiel, durch die bald rosenroth sich färbenden Blättchen und durch den eigenthümlichen Geruch.

6. Der Eierschwamm, Pfifferling, Gelbling, Gelbmännchen etc. (Agaricus cantharellus oder Cantharellus cibarius Fries), mittelgross, überall dottergelb und fettig anzufühlen. Hut: unregelmässig buchtig, zuletzt trichterförmig, am Rande abwärts gebogen; Blättchen: am Stiel weit herablaufend, derb, hie und da verzweigt, am Rande des Hutes im Alter netzförmig; Stiel: nach unten verdünnt, nach oben in den Hut verlaufend; Fleisch: roh, etwas scharf und pfefferartig; Standort: in Nadelholzwäldern, sehr häufig; Zeit: Juli bis September.

Der auf Waldblössen, Waldäckern und an Waldrändern wachsende schädliche, falsche Eierschwamm unterscheidet sich von dem echten durch einen regelmässigeren, trocknen, sammetartigen, oft gebleichten oder nach der Mitte zu rauchig gebräunten Hut und durch einen dünnen, im Alter bräunenden Stiel; die Blättchen sind gewöhnlich stärker gelb gefärbt als der Hut und am Rande nicht netzförmig.

7. Der Reizker, Herbstling oder Wacholderschwamm (Agaricus deliciosus oder Lactarius deliciosus L.), mittelgross. Hut: mattorangefarbig, später in der Mitte vertieft, meist mit koncentrischen, meist hochorangefarbigen Ringen; Blättchen: schön blassorange, meist etwas heller als der Hut; Stiel: orangefarbig, kurz, nach unten nicht verdickt, im Alter hohl; Fleisch: derb, zerbrechlich, roh etwas bitter und scharf; beim Zerschneiden oder Zerbrechen giebt der Pilz eine schön orangefarbige Milch, welche später grünspanfarbig wird — Unterschied von allen Pilzen —; Standort: trockner Nadelwald und im Wacholdergebüsch; Zeit: Juni bis Oktober.

Der ähnliche giftige Birken-Reizker (Lactarius torminosus Schäff.) hat zwar auch einen vertieften und mit Ringen versehenen Hut, aber einen zottigen Rand an letzterem, ferner eine weisse Milch.

Wiewohl es auch essbare Pilze mit weisser Milch giebt, wie der Pfefferschwamm (Lactarius piperatus Scop.) und der Breitling (Lactarius volemus Fries), so werden doch zweckmässig alle Pilze mit weisser Milch vom Gebrauch ausgeschlossen.

8. Der Nelkenschwindling, Krösling (Marasmius Oreades Bolt.). Hut: lederbraun; Blättchen: schmutzig-gelbweiss; Stiel: dünn und überall zottig; Standort: auf Grasplätzen im Frühjahr. Er wird wie der etwas kleinere Küchenschwindling (Marasmius scorodorius Fr.) mit bräunlichem, papierdünnem, durchscheinendem Hut als Gewürz und zu Saucen verwendet; aber meist in getrocknetem Zustande, weil er im frischen Zustande Blausäure aushauchen soll.

II. Löcherpilze.

Sie tragen auf der Unterseite des Hutes zahlreiche Röhrchen. Hierzu gehören die vielen Boletus-Arten.

1. Der Steinpilz, Edel- oder Herrenpilz (Boletus edulis Bull.), bis fusshoch, dick und plump. Hut: gross, dick, oft etwas unregelmässig, leder- bis rothbraun; Röhrchen: weiss, später gelblich, im Alter gelbgrün, am Stiel kürzer; Stiel: nach unten stark verdickt, seltener walzenförmig, voll, blassbraun, niemals roth, oben mit feinem, weissem Adernetz (kennzeichnend); Fleisch: weiss, nur unter der Oberhaut etwas gebräunt, derb, von unveränderlicher Farbe, von süsslichem, nussartigem Geruch und Geschmack; Standort: in dichten Laub- und Nadelwäldern, auf feuchtem, schwerem Boden; Zeit: Juni bis Oktober.

Mit dem Steinpilz haben Aehnlichkeit: der schwammige und bitter schmeckende Gallenpilz (Boletus felleus Bull.) mit weissen Röhrchen und weissem Fleisch, welches beim Zerbrechen roth anläuft; ferner: der verdächtige Hexenpilz (Boletus luridus Schäff.), der giftige Dickfuss (Boletus pachypus Fr.) und der sehr giftige Satanspilz (Boletus Satanas Lewy), welche alle drei dicke, geröthete bezw. rothgestreifte Stiele haben und deren Fleisch und rothe Röhrchen beim Verletzen blau anlaufen; die beiden letzten haben schmutzig-blassgelbe Hüte.

2. Der Kapuzinerpilz, rauher Röhrenpilz (Boletus scaber Fr.), schlank, oft über fusshoch. Hut: grauorange, lehmfarbig, roth oder braunroth, verhältnissmässig klein; Röhrchen: weiss, später weissgrau; Stiel: lang, nach unten dicker werdend, weiss, durch dunkele, zuweilen röthliche Erhabenheiten und Fasern runzelig-rauh; Fleisch: weiss, beim Zerschneiden oft schwach graubläulich oder schwärzlich anlaufend; Standort: in Wäldern und Gebüsch; Zeit: Juni bis Oktober.

3. Der Ringpilz oder **Butterpilz** (Boletus luteus L.), mittelgross. Hut: dick, schmutzigbraun bis braungelb, schleimig-schmierig, mit leicht abziehbarer Haut; Röhrchen: sehr fein, schön blassgelb; Stiel: fingerdick, voll, blassgelb, mit weissem, später bräunlichem Halsring; Fleisch: weich, weiss bis gelblich, von obstartigem Geruch und etwas säuerlichem Geschmack; Standort: in Nadelwäldern, mit Vorliebe auf Thonboden; Zeit: August bis Oktober.

Ferner sind von Boletus-Arten essbar und den vorstehenden ähnlich: der Schmerling oder Körnchen-Röhrling (Boletus granulatus L.), der Kuhpilz (Boletus bovinus L.), der Sandpilz (Boletus variegatus Sw.) und die Ziegenlippe (Boletus subtomentosus L.), welche letztere an angefressenen Stellen oder unter der abgerissenen Oberhaut schön roth erscheint und einen roth angelaufenen Stiel hat. Andere Pilze mit rothem Stiel, deren Fleisch bei Verletzung blau anläuft, sind giftig.

4. Der Semmelpilz (Polyporus confluens F.). Hut: aus unregelmässig zusammengeflossenen, dicken Lappen gebildet, oft über 20 cm breit, semmelgelb, glatt, zerbrechlich; Röhrchen: fein, weiss, am Stiel herablaufend; Stiel: sehr kurz, dick, in den Hut übergehend, weiss; Fleisch: derb, weiss, von kräftigem Geruch und etwas bitterem Geschmack; Standort: in sandigen Nadelhölzern; Zeit: Herbst.

5. Das essbare Schafeuter (Polyporus ovinus Schäff.) ist dem Semmelpilz ähnlich. Hut: rissig und an der Oberhaut stückweise abziehbar; Stiel: deutlich, meist unregelmässig gekrümmt; meist wachsen wie beim Semmelpilz mehrere Exemplare in einander.

6. Der Leberpilz, Rindszunge (Fistulina hepatica Fr.); er ist fleischroth, kaum gestielt, wächst an Laubbäumen, ist selten.

III. Stachelpilze.

Sie tragen auf der Unterseite des Hutes zahlreiche weisse Stacheln. Von diesen ist:

Der mittelgrosse Stoppelschwamm, Süssling (Hydnum repandum L.), am häufigsten. Hut: flach, gebuchtet, gelbweiss bis hellorange, brüchig, etwas fettig anzufühlen; Stacheln: blassgelb, zerbrechlich; Stiel: meist nicht in der Mitte des Hutes stehend, nicht regelmässig, walzenförmig, derb, weiss bis weisslich-gelb, nach unten zuweilen etwas verdickt; Fleisch: gelblich-weiss, oft etwas bitter und beissend; Standort: in Buchen- und Nadelwäldern; Zeit: August bis September.

Der von Juni bis Oktober in Nadelwäldern wachsende Habicht- oder Hirsch- oder Stachelschwamm (Hydnum imbricatum L.) mit rehfarbenen Stacheln und mit von dreieckigen Schuppen besetztem Hut ist nicht sehr häufig. Der stinkende Stachelschwamm (Hydnum squamosum Schäff.) unterscheidet sich von diesem durch seinen widerlichen Geruch.

IV. Hirschschwämme.

Sie sind geweihartig verzweigt.

1. Der rothe Hirschschwamm, rother Hahnenkamm, Ziegenbart etc. (Clavaria Botrytis Pers.), mittelgross, mit vielen gelbrothen, zerbrechlichen Aesten, deren Spitzen meist roth sind. Stiel: sehr dick und fleischig, derb, weiss; Standort: in Wäldern auf sandigem Boden; Zeit: Juni bis Oktober; von Geruch und Geschmack unbedeutend.

2. Der gelbe Hirschschwamm, gelber Hahnenkamm, Aestling, Blumenkohlschwamm etc. (Clavaria flava Pers.), mittelgross, vielästig, gelb bis blassrosa, mit stumpfen, oft röthlichen Astspitzen, im Alter blassgelb. Stiel: weniger dick als bei dem vorigen, weiss bis gelbweiss, zäh, elastisch, etwas wässerig; Geschmack: oft etwas bitter; Standort: in sandigen Wäldern; Zeit: Juni bis Oktober.

Beide Hirschschwämme gelten im alten, weichen Zustande als schädlich. Auch sind die zähen Arten der Hirschschwämme mit bräunlicher, bläulicher und russgrauer Farbe ungeniessbar.

V. Morcheln.

Der Hut ist gefeldert, gerippt oder gelappt.

1. Die Speise-Morchel (Morchella esculenta Pers.), mittelgross. Hut: rundlich-eiförmig, gelbgrau bis dunkelbraun, hohl, durch Rippen in netzförmige, vertiefte Felder getheilt; Stiel: daumendick, unregelmässig längsstreifig oder flachgrubig, hohl, weiss bis schmutzig fleischröthlich; Standort: auf schwerem, sandig-lehmigem Boden in Wäldern, Gebüsch, auf Bergwiesen, Feldern und in Gärten; Zeit: April, Mai, seltener im Herbst.

Ausser dieser Morchel werden noch gegessen: Die Spitzmorchel (Morchella conica Pers.) mit spitzerem, kegelförmigerem Hut und mehr länglichen Feldern, die Käppchen-Morchel (Morchella Mitra Lenz) und die Glocken-Morchel (Morchella patula Pers.).

2. Die Speise-Lorchel, Frühlorchel, Steinlorchel, Laurchen (Helvella esculenta Pers.), der Speise-Morchel in Grösse und Gestalt ähnlich, meist dunkelbraun. Hut: unregelmässig grubig gewunden, faltig runzelig, aber nicht gefeldert wie bei den Morcheln, mit überhängenden, zerbrechlichen Lappen, innen weissfilzig und von vielen Höhlungen durchzogen; Stiel: dick, weiss bis blassviolett, unregelmässig höckerig oder flachgrubig, innen unregelmässig hohl; Standort: in sandigen Nadelwäldern, auf Wiesen und an Wegrändern; Zeit: März bis Juni, seltener im Herbst.

Die Speise-Lorchel gilt im frischen Zustande als giftig; sie soll daher vorher gekocht, ausgepresst, abgespült und ohne die Brühe genossen, oder mindestens einen Monat vorher getrocknet werden.

Die der Speise-Lorchel ähnliche Bischofsmütze (Helvella infula Schäff.) und Herbstlorchel (Helvella crispa Fr.) sind ebenfalls essbar.

VI. Staubschwämme.

Sie sind meist ungestielt und kugelförmig. Von diesen sind der Hasenstäubling, Staubschwamm (Lycoperdon caelatum Schäff.), der bis kopfgrosse Riesenstäubling (Lycoperdon Bovista L.), der gestielte und mit Körnchen oder Warzen besetzte **Flaschenstäubling** (Lycoperdon gemmatum Batsch), der hühnereigrosse **Eierbovist** (Bovista nigrescens Pers.) geniessbar, so lange das Fleisch noch weiss ist; sobald dieses grünlich zu werden beginnt, sind sie nicht mehr geniessbar. Das Fleisch wird weiter braun und zerfällt schliesslich in Staub, welcher an der Spitze austritt.

Die schädlichen, einer Kartoffel ähnlichen **Kartoffelboviste** oder **Härtlinge** (Scleroderma vulgare Fr., Scleroderma aurauticum Bull. und Scleroderma Bovista Fr.) werden mitunter in Scheiben geschnitten und zur Untermischung unter Trüffelscheiben verwendet, unterscheiden sich aber von denselben durch ihren weissen Rand und durch ihr blauschwarzes, nicht marmorirtes Fleisch.

VII. Trüffeln.

Sie sind knollenförmig und wachsen unter der Erde. Die Trüffeln nehmen nach den Champignons für die menschliche Ernährung unter den Pilzen den ersten Platz ein.

Man unterscheidet je nach der Farbe des Fleisches weisse und schwarze Trüffeln. Unter den weissen Trüffeln besitzen die **italienische Trüffel** (Tuber magnatum Pico, oder Tuber album Balb. oder Tartufo bianco) und die **schlesische** oder **deutsche weisse Trüffel** (Tuber album Bull. oder Chaeromyces maeandriformis Vitt.) einen geringen Werth; nur die **weisse afrikanische Trüffel** (Tuber niveum Desf. oder Terfezia Leonis Tul.) kommt der französischen Trüffel an Werth gleich. Unter den schwarzen Trüffeln ist die beste und theuerste:

1. Die französische Trüffel (Tuber melanospermum Vitt., Truffe violette); sie ist wallnuss- bis apfelgross, schwarz mit vieleckigen Warzen und durch die röthlichen Spitzen der letzteren röthlich angehaucht. Fleisch: braunroth bis violettschwarz, mit schwarzen und weiss glänzenden Adern, deren Ränder geröthet sind; Geruch und Geschmack: sehr aromatisch; Fundort: in Laubwäldern Südfrankreichs, Oberitaliens, seltener in Deutschland und England; Zeit: November bis Februar.

2. Die Winter-Trüffel (Tuber brumale Vitt., Truffe d'hiver; die unreifen heissen Truffes caïettes, die reifen Truffes nègres), kugelförmig, ganz schwarz, mit grossen, rauhen Warzen. Fleisch: grauschwarz, von vielen dunkelen und wenigen weissen Adern durchzogen; Geruch: stark, aber nicht so aromatisch als bei der französischen Trüffel; Fundort: Frankreich und Italien; Zeit: November bis Februar.

3. Die Sommer-Trüffel, deutsche schwarze Trüffel (Tuber aestivum Vitt., Tuber bohemicum Corda, Tuber nigrum All. oder Truffes de maï, Truffes blanches), rundlich, unten faltig, schwarzbraun, mit grossen vieleckigen, zugespitzten, feinstreifigen Warzen. Fleisch: weisslich, mit weisslichen und bräunlichen, gewundenen Adern; Fundort: Frankreich, Italien, auch in Deutschland auf thonig-kalkigem Lehmboden; Zeit: von Juli und September an.

Die Sommer-Trüffel ist unter den schwarzen Trüffeln die geringwerthigste.

Die Trüffel des Kaukasus, die **Tubulane** sind nach Chatin[1]) weniger mit den europäischen Trüffeln als mit den **Tecfas** in Algerien und den **Kamés** in Arabien verwandt; sie reifen in Folge der Winter- und Frühjahrsregen schon im Frühjahr. Die Tubulane sind unregelmässig rund oder birnförmig, von Nussgrösse; das ziemlich gleichmässige, dunkelgefärbte Fleisch enthält nach 2 Monaten nach der Ernte nur freie Sporen, kein Sporangium mehr. Eine Probe Tubulane ergab in der Trockensubstanz: 23,75 % Stickstoff-Substanz und in Procenten der Asche: 17,00 % Phosphorsäure, 14,00 % Kali, 7,40 % Kalk und 3,60 % Magnesia.

Die Trüffeln werden entweder frisch in locker geflochtenen Körben oder in Schweineschmalz eingelegt, oder getrocknet, oder gekocht und dann entweder in Olivenöl eingemacht oder in luftdicht verschlossenen Büchsen in den Handel gebracht.

Die Verfälschung der Trüffeln mit Scheiben von dem Kartoffelbovist und die Erkennung derselben ist schon vorstehend erwähnt. Ausserdem kommen die Trüffeln häufig in einem durch Insektenlarven beschädigten oder durch Stoss oder Verwundung verletzten Zustande in den Handel; solche Trüffeln faulen leicht und nehmen einen käsigen Geruch an. Man soll daher alle fleckigen

---

[1]) Revue intern. des falsific. 1893, 14.

Trüffeln vom Kauf ausschliessen. Den beschädigten Trüffeln wird nicht selten durch Bestreichen mit einer entsprechend gefärbten Erde ein besseres Aussehen verliehen; auch sollen sie mitunter durch Eindrücken von Steinchen oder Bleistückchen künstlich beschwert werden.

Die Zusammensetzung der wesentlichsten essbaren Pilze ist folgende:

No.	Art des Pilzes	Anzahl der Analysen	In der natürlichen Substanz									In der Trockensubstanz	
			Wasser %	Stickstoff-Substanz %	Fett %	Mannit %	Glukose %	Stickstofffreie Extraktstoffe %	Rohfaser %	Asche %	Stickstoff-Substanz %	Stickstofffreie Extraktstoffe %
	A. Im frischen Zustande:											
1	Feld-Champignon, Agaricus campestris L.	20	89,70	4,88	0,20	0,40	0,71	2,46	0,83	0,82	47,42	34,66
2	Eier-Schwamm, Agaric. Cantharellus L.	3	91,42	2,64	0,43	0,71	0,28	2,82	0,96	0,74	30,89	44,41
3	Sonstige Agaricus-Arten	17	88,77	3,04	0,35	—	—	5,90	1,04	0,90	24,73	53,33
4	Reizker, Lactarius deliciosus L.	1	88,77	3,08	0,76	(2,18)?		0,91	3,63	0,67	27,42	24,31
5	Nelkenschwindling, Marasmius Oreades Bolt.	3	83,37	6,83	0,67	2,03		4,03	1,52	1,55	40,99	36,44
6	Steinpilz, Boletus edulis Bull.	4	87,13	5,39	0,40	0,43	2,29	2,60	1,01	0,95	42,05	39,58
7	Butterpilz, Bol. luteus L.	2	92,63	1,48	0,27	1,95		2,00	1,22	0,45	20,32	52,52
8	Sonstige Boletus-Arten	3	90,32	1,66	0,23			6,48	0,71	0,60	16,73	66,94
9	Schafeuter, Polyporus ovinus Schaeff.	3	91,63	0,96	0,58	2,61		1,66	1,80	0,76	11,96	51,01
10	Leberpilz, Fistulina hepatica Fr.	1	85,00	1,59	0,12	—		11,40	1,95	0,94	10,63	76,00
11	Stoppelschwamm, Hydnum repandum L.	3	92,68	1,79	0,34	1,08		2,39	1,03	0,69	24,44	47,40
12	Rother Hirschschwamm, Clavaria Botrytis Pers.	1	89,35	1,31	0,29	—		7,66	0,73	0,66	12,31	71,92
13	Gelber Hirschschwamm, Clavaria flava Pers.	1	21,43	19,19	1,67	6,13	—	40,87	5,45	5,26	24,44	59,82
14	Gyromitra esculenta Fries.	3	90,50	3,09	0,25	—	0,67	3,81	0,94	0,74	32,52	47,07
15	Speise-Morchel, Morchella esculenta Pers.	4	89,95	3,28	0,43	0,68	0,11	3,70	0,84	1,01	32,67	44,68
16	Spitzmorchel, Morchella conica Pers.	3	90,00	3,38	0,15	0,96	0,04	3,63	0,87	0,97	33,81	46,30
17	Speise-Lorchel, Helvella esculenta Pers.	2	89,50	3,17	0,21	0,68	0,10	4,65	0,71	0,98	30,13	51,78
18	Riesenstäubling, Lycoperdon Bovista L.	2	86,97	7,23	0,39	—	1,34	1,16	1,88	1,03	55,50	19,54
19	Trüffel, Tuber cibarium Bull.	7	77,06	7,57	0,51	—		6,58	6,36	1,92	33,00	28,66
	B. Im lufttrocknen Zustande:											
1	Feld-Champignon	20	11,66	41,69	1,71	3,43	6,09	21,23	7,16	7,03	47,19	34,69
2	Steinpilz	5	12,81	36,66	2,70	2,91	1,90	29,70	6,87	6,45	42,05	39,58
3	Speise-Morchel	1	19,04	28,48	1,93	4,98	0,82	25,82	5,50	7,63	55,19	39,06
4	Speise-Lorchel	2	16,36	25,22	1,65	5,46	0,79	37,06	5,63	7,84	30,13	51,78
5	Trüffel	9	4,35	33,89	2,01	—	—	24,88	27,07	7,80	35,41	26,01

Die Zusammensetzung einer und derselben Art dieser Pilze und Schwämme ist erheblichen Schwankungen unterworfen; so schwankt die Stickstoff-Substanz in einer und derselben Art mitunter um das Doppelte; auch die Zahlen für den Gehalt an Rohfaser zeigen grosse Abweichungen. Diese Schwankungen werden einerseits von dem Entwickelungszustande (Zeit der Ernte) und der Beschaffenheit des Nährbodens, andererseits zum Theil auch von dem Untersuchungsverfahren abhängig sein.

Die Stickstoff-Verbindungen anlangend, so haben die Untersuchungen verschiedener Pilze in Procenten des Gesammt-Stickstoffs ergeben:

Proteïn-Stickstoff	Amidosäure-Stickstoff	Säureamid-Stickstoff	Ammoniak-Stickstoff
62,88 – 80,7 %	6,10 – 13,8 %	11,70 – 17,57 %	0,18 – 0,23 %.

C. Ph. Mörner giebt (Bd. I, S. 818) für die einzelnen Stickstoff-Verbindungen von 17 verschiedenen Pilzen folgende Zahlen an:

Gehalt	Stickstoff						In Procenten des Gesammt-Stickstoffs		
	Gesammt- %	Proteïn- %	Extraktiv- %	durch Pankreas verdaulich %	durch Magensaft verdaulich %	Unverdaulicher Proteïn-Stickstoff %	Verdaulicher Proteïn-Stickstoff %	Unverdaulicher Stickstoff %	Extraktiv-Stickstoff %
Mittel	3,89	2,80	1,09	0,16	1,51	1,13	41,0	33,0	26,0
Schwankungen	1,18–8,19	0,97–5,79	0,21–2,49	0,08–0,35	0,42–3,29	0,40–2,70	27,8–54,5	16,0–46,6	16,1–36,9

Von den Stickstoff-Verbindungen der Pilze sind daher 16—37 % in Form von Nichtproteïn vorhanden und von dem Rein-Proteïn 16—47 %, im Mittel 33 % unverdaulich (vergl. auch S. 245).

Der Fliegenschwamm (Agaricus muscarius L.), der Speiteufel oder Hutpilz (Agaricus emeticus Fr.), der Büschelschwamm (Agaricus fascicularis Huds.) und der Satanspilz, Hutpilz (Boletus Satanas Lenz) etc. sind mehr oder weniger stark giftig.

Das Gift des Fliegenschwammes besteht neben Cholin aus dem dem Bataïn isomeren „Muskarin" $CH(OH)_2 \cdot CH_2 N(CH_3)_3 \cdot OH$, dessen giftige Wirkung der der Fäulnissgifte (S. 82) gleichkommt.

Nach R. Böhm und E. Külz[1]) enthält die Speise-Lorchel (Helvella esculenta) im frischen Zustande ebenfalls einen giftigen Bestandtheil, welcher in einer Säure, Helvellasäure ($C_{12}H_{20}O_7$), bestehen soll. Neben der Hevellasäure fanden sie auch Cholin (vergl. S. 87).

R. Böhm[2]) hat ferner in Boletus luridus eine schwache, nicht giftige Säure, die Luridussäure, und in einem anderen Hutpilz, Amanita pantherina, eine dieser ähnliche Säure, die Pantherinussäure, nachgewiesen.

Die Pilze sind zum Theil reich an Lecithin; A. Lietz (Bd. I, S. 819) findet z. B. in 19 verschiedenen Sorten für die Trockensubstanz:

Lecithin	Phosphorsäure (Gesammt.)
0,080—1,641 %	0,11—3,08 %.

---

[1]) Archiv f. experimentelle Path., **19**, 403.
[2]) Ebendort, 19, 60.

Ueber die Konstitution des Fettes der Pilze und Schwämme ist bis jetzt wenig bekannt; Fr. Strohmer bestimmte in dem Fett (Aetherextrakt) des Steinpilzes (Boletus edulis) die freien Fettsäuren sowie das Neutralfett und fand für die Pilz-Trockensubstanz:

	Hut	Stiel	Ganzer Schwamm
Freie Fettsäuren	3,23 %	2,14 %	2,90 %
Neutralfett	2,43 „	1,82 „	2.25 „

Hiernach besteht das Fett des Steinpilzes aus etwa 56% freien Fettsäuren und 44% Neutralfett.

In den stickstofffreien Extraktstoffen der Pilze und Schwämme finden sich zwei Zuckerarten, nämlich: Mannit (vergl. S. 131) und Trehalose (vergl. S. 149), welche letztere auch als Glukose angesehen worden ist.

Der Mannit bildet sich nach Bourquelot[1]) beim Nachreifen oder Trocknen aus der Trehalose, während letztere aus einem den Dextrinen ähnlichen Kohlenhydrat der Gewebe als Grundsubstanz ihre Entstehung nimmt. Je nach der Entwicklung und der Art des Trocknens findet sich neben Mannit bald mehr, bald weniger Trehalose.

Als chlorophyllfreie Pflanzen können die Pilze und Schwämme keine Stärke enthalten, dagegen soll nach Hackenberger Inulin darin vorhanden sein. Fr. Strohmer[2]) hat zum Nachweis eines stärkeähnlichen Kohlenhydrats die gepulverte Substanz des Steinpilzes (Boletus edulis) durch wiederholtes Auswaschen mit kaltem Wasser zuerst von Zucker und Mannit befreit, darauf den Rückstand mit Glycerin-Diastase-Lösung behandelt und den gebildeten Zucker bestimmt.

Er hat auf diese Weise gefunden:

	In der Trockensubstanz			In dem frischen ganzen Schwamm
	Hut	Stiel	Ganzer Schwamm	
Durch Diastase in Zucker überführbare Kohlenhydrate, als Stärke berechnet	20,22 %	34,95 %	24,64 %	2,45 %

Pentosane scheinen die Pilze nur in sehr geringen Mengen zu enthalten; der Steinpilz enthält nach Wittmann nur 0,17%, der Champignon nur 0,11—0,14%.

Die Asche einiger dieser Pilze ist nach Analysen von O. Kohlrausch und A. v. Loesecke procentig, wie folgt, zusammengesetzt:

Pilz	Reinasche in der Trockensubstanz %	Kali %	Natron %	Kalk %	Magnesia %	Eisenoxyd %	Phosphorsäure %	Schwefelsäure %	Kieselsäure %	Chlor %
1. Champignon	5,31	50,71	1,69	0,75	0,53	1,16	15,43	24,29	1,42	4,58
2. Trüffel	8,69	54,21	1,61	4,95	2,34	0,51	32,96	1,17	1,14	—
3. Speise-Lorchel	9,03	50,40	2,30	0,78	1,27	1,00	39,10	1,58	2,09	0,76
4. Speise-Morchel	9,42	49,51	0,34	1,59	1,90	1,86	39,03	2,89	0,87	0,89
5. Kegelförmige Morchel	8,97	46,11	0,36	1,73	4,34	0,46	37,18	8,35	0,09	1,77
6. Boletus-Arten	8,46	55,58	2,53	3,47	2,31	1,06	23,29	10,69	—	2,02

Hiernach sind die Pilze und Schwämme sehr reich an Kali, während der Gehalt an Phosphorsäure grossen Schwankungen unterworfen ist. Neuere Analysen der

---

[1]) Compt. rend. 108, 568 u. Bull. de la Soc. mycol. de France 1893, 7, 5 u. 1894, 9, 11.
[2]) Archiv f. Hygiene 1886, 5, 322.

Trüffelasche von Chatin und Pizzi (Bd. I, S. 815) ergeben indess wesentlich weniger Kali, nämlich im Mittel von 6 Analysen:

Pilz	Reinasche in der Trockensubstanz %	Kali %	Natron %	Kalk %	Magnesia %	Eisenoxyd %	Phosphorsäure %	Schwefelsäure %	Kieselsäure %	Chlor %
Trüffel	8,33	37,78	1,80	9,82	1,33	5,60	33,23	6,00	0,25	1,36

Offenbar ist die Zusammensetzung der Pilze und Schwämme sehr wesentlich vom Nährboden abhängig.

Von verschiedenen Seiten ist auch Thonerde als Bestandtheil der Pilzasche gefunden bezw. angegeben worden; so giebt Pizzi in der Asche der schwarzen Trüffel 5,77%, in der Asche der weissen Trüffel 7,17% und in der der Morchel 3,17% Thonerde an.

Aus einigen Pilzen und Schwämmen werden auch in Form von Saucen etc. Extrakte bereitet; über Trüffel-Sauce vergl. z. B. S. 195.

Aus Agaricus edulis wird (von R. Ressler-Majeuvre?) ein Extrakt hergestellt, welcher nach einer hiesigen Anlayse folgende Zusammensetzung hat:

Wasser	Stickstoff-Substanz	Fett	Kohlenhydrate	Asche	Kali	Phosphorsäure
53,01 %	21,43 %	0,60 %	34,19 %	8,77 %	5,14 %	2,02 %

Verfälschung. Die Verfälschung des gesuchtesten Vertreters dieser Gruppe, nämlich die der Trüffeln, habe ich schon vorstehend S. 943 erwähnt.

Weit schlimmer als die Beimengung werthloser Pilze und Schwämme unter die geschätzteren ist die Unterschiebung von giftigen Sorten.

Wie die giftigen Sorten sich von den ungiftigen äusserlich unterscheiden, habe ich vorstehend bereits angegeben.

Diese Unterscheidungen erfordern aber durchweg eine eingehende Sachkenntniss. Um daher den Marktinspektoren die Kontrolle zu erleichtern sollte es, wie K. Giesenhagen[1]) darlegt, in den Polizei-Verordnungen nicht heissen z. B.: „Der Verkauf von giftigen oder diesen ähnlichen Schwämmen ist verboten", sondern es sollten, weil der Nachweis der Giftigkeit immerhin schwierig und zweifelhaft ist, ausschliesslich nur die allgemein und bestimmt als unschädlich erkannten Arten für den öffentlichen Verkehr zugelassen werden.

Obst- und Beerenfrüchte.

Die Obst- und Beerenfrüchte spielen wegen ihres Gehaltes an Zucker als Nahrungsmittel und wegen ihres Gehaltes an aromatischen Stoffen und Säuren neben Zucker als Genussmittel in der Nahrung des Menschen eine nicht geringe Rolle. Diese Bedeutung erhellt auch daraus, dass wir jährlich nicht geringe Summen Geld für mehr eingeführtes Obst an das Ausland abführen. So betrug:

Obst-Ein- und Ausfuhr in Dz.	1894		1895		1896		1897		1898	
	Einfuhr	Ausfuhr	Einfuhr	Ausfuhr	Einfuhr	Ausfuhr	Einfuhr	Ausfuhr	Einfuhr	Ausfuhr
Obst, frisch	1160334	183877	1174516	130977	1056748	105878	1413728	211541	1807954	172539
„ -Dauerwaaren	343387	1269	376454	1171	415057	1311	491220	1264	576175	1965

Obst-Ein- und Ausfuhr in Geldwerth in 1000 M.:

	Einfuhr	Ausfuhr	Einfuhr	Ausfuhr	Einfuhr	Ausfuhr	Einfuhr	Ausfuhr	Einfuhr	Ausfuhr
Obst, frisch	22177	6112	24646	4679	22763	4037	36368	10438	26290	8675
„ -Dauerwaaren	9728	43	13453	49	14559	54	21249	62	22164	87

[1]) Zeitschr. f. Untersuchung d. Nahrungs- u. Genussmittel 1902, 5, 593.

Hiernach sind unter Zugrundelegung eines Preises von 15—30 M. für 1 Dz. frisches Obst und eines solchen von 40—50 M. für 1 Dz. Obst-Dauerwaaren in den Jahren 1896—1898 jährlich für 40—45 Millionen M. Obst in Deutschland mehr ein- als ausgeführt.

Dabei findet man die Obst- und Beerenfrüchte bis jetzt vorwiegend nur auf den Tischen der bemittelten Klasse, während der unbemittelte Theil der Bevölkerung dieses werthvollen Nahrungsmittels noch fast vollständig entbehren muss oder sich desselben nur spärlich bedienen kann. Aus dem Grunde verdient der Anbau von Obst- und Beerenfrüchten in Deutschland eine fortgesetzte Ausdehnung, zumal er sich an Stellen betreiben lässt, die jetzt nicht ausgenutzt werden.

Die Obst- und Beerenfrüchte entstammen Bäumen, Sträuchern, Halbsträuchern sowie Stauden und bilden durchweg das Erzeugniss einer tausendjährigen Kultur, indem sie aus wildwachsenden Arten mit für den Menschen ungeniessbaren oder kleinen, wenig wohlschmeckenden Früchten gezüchtet oder zum Theil auch durch Zufall entstanden sind. In Folge dessen giebt es hiervon unzählige Arten und Spielarten, die sich nur durch Veredelung oder Ableger weiter verbreiten lassen. Man unterscheidet:

1. Steinobst, dessen Frucht eine Steinfrucht ist; hierzu gehören Kirsche, Pflaume einschliesslich der Reineclaude und Zwetsche, Aprikose und Pfirsich einschliesslich Nektarinen.

2. Kernobst, dessen Frucht eine mit einem 5-theiligen, in der Reife vertrocknenden Kelch gekrönte Scheinfrucht bildet, in deren Inneren die Samen (Kerne) in 5 mit einer pergamentartigen Hülle ausgekleideten Fächern liegen; hierzu gehören Apfel, Birne, Quitte und Mispel.

3. Beerenobst oder **Beerenfrüchte,** bei denen die eigentliche Beere d. h. das ganze, aus dem Fruchtblattgewebe (Carpidium) entstandene Fruchtgewebe (Pericarpium), fleischig, breiig und saftig ist; hierzu gehören alle echten Beerenfrüchte wie Wein-, Johannis-, Stachel- und Moosbeeren, ferner die ihrer äusseren Form nach einer Beere ähnlichen, aber ihrem Bau und ihrer Entwickelung nach verschiedenen, zusammengesetzten Früchte wie Himbeere, Maulbeere und Brombeere, sowie weiter die Scheinfrüchte Erdbeere und Feige.

4. Schalenobst, deren äussere dicke Schale ungeniessbar und deren Samen allein genossen werden; hierzu gehören Wallnuss, Haselnuss, Kastanie und auch Mandel (Steinobst). Diese sind bereits S. 797 und 798 besprochen.

Die ersten drei Obstfrüchte, so verschiedenartig sie auch im Aussehen und Geschmack sind, haben, was die Art der chemischen Bestandtheile anbelangt, eine ähnliche Zusammensetzung und Beschaffenheit.

Den vorwiegendsten Bestandtheil der Obst- und Beerenfrüchte bilden die Zuckerarten, die aus Glukose, Fruktose und Saccharose bestehen.

Neben diesen ist von wesentlichem Belang die Fruchtsäure, die bei Aepfeln, Birnen, Pflaumen, Aprikosen, Kirschen u. a. aus Aepfelsäure, bei Weintrauben aus Aepfelsäure und Weinsteinsäure, bei Johannis- und Stachelbeeren aus Aepfelsäure und Citronensäure, bei Citronen aus Citronensäure besteht. Diese Säuren sind zum Theil in freiem Zustande, zum Theil an Basen gebunden als saure Salze vorhanden.

Als weiterer eigenartiger Bestandtheil der Obst- und Beerenfrüchte sind die Pektinstoffe (S. 165) anzusehen.

Die Stickstoff-Substanz tritt gegen den Zucker sehr zurück; dieselbe besteht vorwiegend aus Pflanzeneiweiss, welches den Schaum beim Kochen der Obstfrüchte bildet.

Ueber die Entstehung des Zuckers, sowie über die Vorgänge beim Reifen und Nachreifen des Obstes sind eine Reihe von Untersuchungen angestellt, die hier kurz besprochen werden mögen.

a) Entstehung des Zuckers und Reifungsvorgänge beim Obst.

Nachdem man gefunden hatte, dass die Obst- und Beerenfrüchte durchweg und zum Theil recht erhebliche Mengen Saccharose enthalten, glaubte man, dass sich die Glukose und Fruktose in Folge Inversion der Saccharose durch die vorhandene freie Säure bilden. Diese Annahme erscheint aber nicht wahrscheinlich, wenigstens nicht als die einzige Möglichkeit der Bildung von Glukose und Fruktose, weil Früchte mit sehr hohem Gehalt an Säure (wie Aprikosen, Citronen) verhältnissmässig mehr Saccharose enthalten, als Früchte mit niedrigem Säuregehalt. Auch sehen wir aus Analysen von P. Kulisch (Bd. I, S. 855 und 856), dass mitunter bei einer und derselben Frucht, z. B. Apfel, der Säuregehalt mit dem Saccharosegehalt ansteigt, während man unter vorstehender Annahme bei hohem Gehalt an Säure in Folge einer kräftigeren Inversion eine geringere Menge Saccharose erwarten sollte. Aus dem Grunde ist man auch geneigt, die Inversion der Sacharose von einem Enzym, ähnlich wie sonst in der Pflanzenwelt abhängig zu machen.

Mit der Bildung von Glukose und Fruktose aus Saccharose durch Inversion ist eben die Entstehung der Saccharose noch nicht erklärt. Da in den Obst- und Beerenfrüchten selbst keine Assimilation statthat, so müssen die Zuckerarten und auch die Saccharose entweder als solche einwandern oder aus sonstigen Bestandtheilen als Grundstoffen gebildet werden.

Bei den Weintrauben, bei denen die Reifungsvorgänge am eingehendsten verfolgt sind, hat man wohl, weil bei deren Reifung die freie Säure immer mehr abnimmt, angenommen, dass die zunehmenden Zuckerarten aus der Säure ihre Entstehung nehmen. Diese Annahme ist aber durch verschiedene Untersuchungen widerlegt worden. So stellte C. Neubauer[1]) unter mehreren Versuchsreihen folgende Beziehungen bei Rieslingtrauben für je 1000 Beeren fest:

Zeit der Ernte	Gewicht von 1000 Beeren	Frucht-zucker	In Wasser lösliche Stoffe:					Im Wasser unlösliche Stoffe:			Wasser	Phosphor-säure	Kali
			Freie Säure	Stickstoff-Substanz	Sonstige organ. Stoffe	Mineral-stoffe	Im Ganzen	Im Ganzen	darin Cellulose				
	g	g	g	g	g	g	g	g	g	g	g	g	g
12. Juli	729,5	4,4	19,6	1,6	2,8	2,8	31,2	52,9	14,6	645,4	0,39	1,67
17. Aug.	1050,7	23,7	30,0	1,5	5,7	3,9	64,8	73,7	17,8	912,2	0,60	2,49
17. Septbr.	1444,3	266,2	13,7	3,6	12,1	6,8	302,4	74,7	15,5	1067,2	0,99	4,82
28. „	1708,9	298,7	13,8	4,0	25,0	9,1	350,6	82,9	17,1	1275,4	1,27	5,59
5. Octbr.	1634,8	276,4	13,3	3,8	22,5	9,4	325,4	84,8	16,8	1224,6	1,42	6,18
12. „	1259,2	234,6	11,9	3,1	25,2	7,5	282,3	71,2	15,2	905,7	1,04	4,92
22. „	1045,2	186,7	6,2	2,7	24,3	5,6	225,2	63,5	18,5	756,0	0,73	4,32

Man sieht, wie bis zum 28. September die Beeren beständig an Gesammtgewicht und einzelnen Bestandtheilen (Zucker etc.) zunehmen und von da eine beständige Abnahme eintritt. Der Gewichtsverlust besteht nicht allein in Wasser, sondern

---

[1]) Landw. Versuchsstationen 1869, 11, 416.

erstreckt sich auch auf die anderen Bestandtheile, vorwiegend auf den Zucker. Der Gehalt an Säure nimmt beständig bis zur vollen Reife ab und mit dieser Abnahme geht eine erhebliche Zunahme an Kali (auch Phosphorsäure in geringem Maasse) parallel. Die freie Säure wird also einfach z. Th. durch Kali gebunden.

Statt der Säure hat man auch wohl, da Stärke in den Beeren fehlt, die Cellulose als Bildungsstoff für den Zucker bezeichnet.

Es folgt aber aus diesen und anderen Zahlen desselben Forschers, dass der Cellulosegehalt keine derartige Veränderung erfährt, um die Zu- bezw. Abnahme der Zuckers zu erklären. C. Neubauer ist vielmehr der Ansicht, dass der Zucker durch irgend eine Funktion der entwickelten Beerenzellen als ein directes Lebenserzeugniss gebildet wird. Ist während des Reifens der Saftzufluss etwa in Folge einer Verletzung des Stieles gestört, so findet keine Zuckerbildung auf Kosten vorhandener Stoffe statt.

E. Mach und K. Portele[1]) gelangen bei ihren umfangreichen Untersuchungen über das Reifen der Weintrauben zu folgenden Schlussfolgerungen: Die Weintraube unterscheidet sich in der ersten Zeit der Entwickelung in ihrer Zusammensetzung wenig von jener der Blätter und Triebe. Ein bedeutungsvoller Wendepunkt in der Entwickelung der Trauben tritt erst in der Zeit des mit dem Färben der Beeren zusammenfallenden Weichwerdens derselben ein. Bis zum Zeitpunkt des Färbens vergrössert sich schnell das Volumen wie das Gewicht der Beeren; die Zunahme an Zucker — nur aus rechtsdrehender Glukose bestehend — ist eine geringe; die anfangs in grösster Menge vorhandene Gerbsäure verschwindet immer mehr, so dass zur Zeit des Färbens keine Spur davon mehr vorhanden ist. Die Menge der Weinsäure (der freien wie der im Weinstein) nimmt ebenso wie die der Aepfelsäure, welche nur als freie Säure vorhanden ist, stetig zu.

Vom Beginn des Weichwerdens bis zur Reife erfährt der Durchmesser der Beeren wie das absolute Gewicht nur mehr eine sehr geringe Zunahme; der Gehalt des Zuckers wächst fortwährend und bedeutend, wahrscheinlich durch Einwanderung aus grünen Organen der Rebe; in den Kämmen ist kein Zucker, aber viel Stärke nachweisbar; das Verhältniss der Glukose zur Fruktose verändert sich immer mehr zu Gunsten der letzteren. Die absolute und procentige Menge des Weinsteins nimmt durch einwanderndes Kali beständig bis zur Reife zu; die Gesammtmenge der freien Weinsäure und im Weinstein, also die Gesammtweinsäure bleibt dagegen vom Zeitpunkt des Weichwerdens an gleich, dagegen erfährt die freie Aepfelsäure sowohl absolut wie procentig eine stetige Abnahme.

Mit dem Eintreten der völligen Reife ist die Stärke in den Beerenstielchen verschwunden, die absolute wie procentige Zuckervermehrung hört auf, Glukose und Fruktose finden sich zu gleichen Theilen im Most, in letzterem fehlt völlig die freie Weinsäure, indem sie gänzlich in Weinstein umgewandelt zu sein scheint.

M. Barth verfolgte (Bd. I, S. 1279) die Bildung der Zucker- und Säurearten in den reifenden Trauben (Elbing, Gutedel und Trollinger) noch etwas eingehender und fand im Mittel von 5 Probenahmen der 1892- und 93-er Ernte für 100 ccm Traubensaft:

---

[1]) Die Weinlaube 1878, No. 18, 19 u. s. w., 1879, S. 207.

Reife-zustand	Glukose	Fruktose	Gesammt-Säure = Weinsäure	Weinstein	Weinsäure halbgebunden	Weinsäure frei	Aepfelsäure halbgebunden	Aepfelsäure frei	Mineralstoffe	Kali
Unreif	1,93 g	0,92 g	2,91 g	0,34 g	0,49 g	0,45 g	0	1,62 g	0,31 g	0,118 g
Halbreif	4,29 „	3,12 „	2,13 „	0,45 „	0,61 „	0,33 „	0	1,77 „	0,43 „	0,152 „
Reif	7,53 „	7,77 „	0,82 „	0,51 „	0,51 „	0,04 „	0,08 g	0,43 „	0,46 „	0,172 „

In den unreifen Trauben sind nur geringe Mengen Fruktose vorhanden; diese vermehrt sich dann aber verhältnissmässig stärker, als die Glukose, so dass die anfängliche Rechtsdrehung des Saftes (+ 0,40 bis + 1,02°) immer mehr in Linksdrehung übergeht, welche in den reifen Trauben — 6,10 bis — 8,70° und mehr beträgt (vergl. auch Bd. I, S. 1274 die Untersuchungen von B. Haas). Bezüglich der Weinsäure folgt dasselbe wie aus den vorstehenden Versuchen; nur die freie Aepfelsäure bleibt zum Theil in den reifen Trauben bestehen.

Bei dem Kernobst (Aepfel, Birnen etc.) liegen die Verhältnisse etwas anders, aber ähnlich wie bei den Weintrauben. Die Aepfel enthalten z. B. nach den Untersuchungen von L. Lindet (Bd. I, S. 858) Stärke und da diese bis zur Reife beständig ab-, der Zucker aber zunimmt, so kann hier ein Theil des Zuckers aus der Stärke durch Inversion derselben gebildet werden; Lindet fand u. a.:

Zeit	Procentiger Gehalt				Ein Apfel mittlerer Grösse enthält		
	Invertzucker	Saccharose	Stärke	Aepfelsäure	Invertzucker	Saccharose	Stärke
24. Juli	6,4 %	1,1 %	4,8 %	0,5 %	1,4 g	0,2 g	1,0 g
7. Septbr.	8,3 „	2,3 „	5,8 „	0,3 „	4,2 „	1,2 „	2,9 „
4. Oktbr.	8,2 „	3,2 „	3,3 „	0,2 „	5,6 „	2,2 „	2,2 „
3. Nov. (reif)	9,4 „	2,9 „	0,8 „	0,2 „	7,2 „	2,2 „	0,6 „

In diesem Falle scheint auch eine absolute Abnahme an Säure stattgefunden zu haben, welche E. Mach und K. Portele früher nicht feststellen konnten; sie fanden u. a. bei Aepfeln:

Zeit der Ernte	Gewicht von 100 Früchten g	Trockensubstanz %	Asche %	Aepfelsäure %	In Wasser unlösl. Rückstand %	Zucker Glukose %	Zucker Fruktose %	Absolute Menge für 100 Früchte Säure g	Absolute Menge für 100 Früchte Zucker g	Zunahme in Procenten der Gesammtmenge Säure %	Zunahme in Procenten der Gesammtmenge Zucker %
2. Juli	3773,0	13,9	0,18	0,75	4,5	1,44	1,68	28,29	117,72	100	100
13. Aug.	7120,0 Fruchtfleisch	14,4	0,32	0,61	5,1	2,10	4,50	43,43	469,92	153	399
11. Sept.	9790,0	12,0	0,33	0,40	2,9	3,40	5,70	39,16	890,89	138	757
9. Okt.	11304,0	12,3	0,31	0,44	2,3	3,10	5,27	49,74	946,15	176	804

Die Aepfel — und dasselbe war bei den Birnen der Fall — nehmen daher bis zur Reife stetig an Gewicht zu, während der procentige Trockensubstanzgehalt abnimmt oder schliesslich unveränderlich bleibt. Auf absolute Mengen berechnet, erfahren alle Bestandtheile eine Zunahme (auch die Säure), jedoch nimmt der Zucker verhältnissmässig bedeutend mehr zu als die Säure.

E. Mach und K. Portele schliessen daher, dass bei Kernobst (Aepfeln und Birnen) eine Vermehrung der einzelnen Bestandtheile durch beständigen Hinzutritt neuer Stoffe aus den wachsenden Organen der Pflanzen so lange fortdauert, als die Früchte überhaupt im Zusammenhang mit der Mutterpflanze stehen.

b) **Nachreifen der Obst- und Beerenfrüchte.**

Bekanntlich nehmen die Obst- und Beerenfrüchte beim Liegen, dem sog. Nachreifen, einen süsseren Geschmack an und liegt die Annahme nahe, dass die grössere Süssigkeit auf einer Zuckerbildung beim Nachreifen beruhe. In der That glauben O. Pfeiffer und F. Tschaplowitz eine solche Vermehrung des Zuckers in nachreifendem Obst und zwar auf Kosten d. h. unter Abnahme anderer Stoffe, nämlich des Dextrins, der Säure, Pektinstoffe und Cellulose nachgewiesen zu haben. E. Mach und K. Portele konnten aber eine solche Neubildung von Zucker nicht nachweisen. Nach ihren Untersuchungen nehmen Aepfel beim Aufbewahren bis gegen 10%, Birnen sogar bis 26% an Gewicht ab, ohne dass der procentige Trockensubstanzgehalt sich wesentlich ändert. Dabei geht der Gehalt an Säure und in Wasser unlöslichem Rückstand bis auf die Hälfte herunter; jedoch findet keine Zunahme an Gesammtzucker (eher eine Abnahme) statt; die Glukose erfährt anfänglich eine Ab-, die Fruktose eine entsprechende Zunahme. Später scheint sich der umgekehrte Vorgang zu vollziehen. Nicht in der Zunahme an Zucker also, sondern in der Abnahme an Säure und Rohfaser, gegenüber einer geringeren Verminderung des Gesammtzuckers und in der Umwandlung der Glukose in die süssere Fruktose bestehen die hauptsächlichsten Veränderungen bei der Nachreife des Kernobstes und bilden die Ursache, dass gelagertes, nachgereiftes Obst süsser schmeckt als frisches.

Spätere Untersuchungen von E. Mach und Portele[1]) lieferten ganz ähnliche Ergebnisse; jedoch wurde bei diesen Untersuchungen auch die Saccharose berücksichtigt und in der Aufbewahrungszeit vom 22. Okt. 1889 bis 10. März 1890 folgende Ab- bezw. Zunahmen für 100 ccm Saft gefunden:

Apfelsorte	Mittleres Gewicht für 1 Apfel	Gewichts-verlust	In 100 ccm Saft			
			Glukose + Fruktose	Saccharose	Gesammtzucker (als Invertzucker)	Säure = Aepfelsäure
Champ.-Reinette	105,4 g	bis 13,30%	7,10–10,57 g	3,07–0 g	10,34–10,50 g	0,65–0,43 g
Rhein. Bohnapfel	110,1 „	„ 11,61 „	8,02–11,08 „	2,19–0 „	10,33–11,08 „	0,41–0,30 „

In derselben Weise fand P. Kulisch (Bd. I, S. 857) beim Aufbewahren zweier Aepfelsorten vom 10. Okt. 1891 bis 11. April 1892:

			In Procenten der frischen Aepfel			
					Stärke	
Goldparmäne A	—	bis 37,0%	5,70–6,96%	5,70–1,27%	1,16–0%	0,74–0,14%
desgl. B	—	„ 27,2 „	5,17–6,92 „	4,15–1,43 „	1,72–0 „	0,75–0,18 „

Noch deutlicher zeigen diese Beziehungen eingehende Versuche von P. Behrend (Bd. I, S. 854 u. ff); er fand bei 6-monatiger Aufbewahrung im Mittel von 12 Aepfelsorten, indem er die procentige Zusammensetzung der 6 Monate aufbewahrten Aepfel auf Procente der frischen Aepfel berechnete:

---

[1]) Landw. Versuchsstationen 1892, 41, 288.

Aepfel	Durchschnittsgewicht von 1 Apfel	Wasser	Trockensubstanz	Glukose + Fruktose	Saccharose	Gesammtzucker	Säure	Sonstige Stoffe
Frisch	82,0 g	82,46 %	17,52 %	8,26 %	3,66 %	11,92 %	0,83 %	4,77 %
6 Monate alt . . .	67,8 „	68,04 „	14,70 „	9,63 „	1,26 „	10,89 „	0,37 „	3,52 „
Ab- (—) bezw. Zunahme (+) in Procenten der { frischen Aepfel / der ursprüngl. Bestandtheile	}—14,2 % }—17,3 „	—14,42 % —17,63 „	—2,82 % —15,98 „	+1,37 % +18,5 „	—2,40 % —66,7 „	—1,03 % —8,65 „	—0,46 % —55,7 „	1.24 % —25,3 „

In allen drei Versuchsreihen beruht die Zunahme an Glukose und Fruktose (bezw. Invertzucker) vorwiegend auf Inversion der Saccharose, die in dem ersten Versuch bei 19-wöchiger Aufbewahrung sogar ganz verschwunden ist; vielleicht ist auch die Stärke an der Neubildung von Zucker mit betheiligt, da sie in den Versuchen von P. Kulisch schon nach 2—3-wöchiger Aufbewahrung nicht mehr nachweisbar war. Die Säure nimmt verhältnissmässig mehr ab, als der Gesammtzucker und die sonstigen Stoffe; in Folge dessen wird das Verhältniss von Zucker und Säure in der nachgereiften Frucht ein weiteres; so kommen auf 100 Thle. Gesammtzucker in den Versuchen von Behrend bei frischen Aepfeln rund 7,0 Thle., bei den nachgereiften Aepfeln nur 3,4 Thle. Säure. Durch die Verschiebung dieses Verhältnisses ist daher ohne Zweifel wesentlich der süssere Geschmack der nachgereiften Aepfel bedingt.

Aus einer Untersuchung von R. Otto[1]), welcher die vorstehenden Ergebnisse vollständig bestätigt, mag noch hervorgehoben werden, dass beim Reifen und Nachreifen von Aepfeln (Kasseler Reinette) der Stärkegehalt von 3,99 g auf 0, die Saccharose von 3,27 g auf 1,51 g in 100 ccm Saft ab-, der Stickstoffgehalt dagegen von 0,997 auf 1,542 % der Trockensubstanz desselben zunahm.

Aehnlich den Vorgängen beim Nachreifen des Obstes sind die beim sogen. Schwitzenlassen der Aepfel; dasselbe wird besonders gern bei nicht ganz reif gewordenen — aber auch bei baumreifen —, zur Weinbereitung bestimmten Aepfeln angewendet, indem man dieselben auf einer dünnen Strohunterlage in lange, zugespitzte Haufen schichtet und sowohl im Freien wie in Kammern 3—4 Wochen liegen bezw. schwitzen lässt. Hierdurch gehen, wie R. Otto[2]) nachweist, dieselben Veränderungen vor sich wie beim Nachreifen unter gewöhnlichen Verhältnissen, nur verhältnissmässig schneller; die Stärke geht in 3—4 Wochen von z. B. 4 % auf Null herunter, der Säuregehalt nimmt ab, dagegen der Gehalt an Zucker und Trockensubstanz zu, so dass das Verfahren für die Obstweinbereitung entschieden Vortheile gewährt.

Beim Nachreifen der Weintrauben, die zum Unterschiede von den sonstigen Obst- und Beerenfrüchten keine Stärke enthalten, sind noch besondere Verhältnisse, das Verschimmeln und die Edelfäule, zu berücksichtigen. Unter letzterer versteht man den Zustand der Ueberreife der Trauben, worin dieselben noch am Stock sehr dünnschalig und weich werden.

Nach Entfernung der reifen Trauben vom Stock findet, wie E. Mach und K. Portele gefunden haben, zunächst eine Verdunstung von Wasser statt; die absolute Menge Zucker hält sich für ein bestimmtes Beerengewicht lange Zeit

---

[1]) Zeitschr. f. Untersuchung d. Nahrungs- u. Genussmittel 1902, 5, 467 u. 468.
[2]) Landw. Versuchsstationen 1902, 56, 427.

unverändert, nur bei einer tiefgreifenden Zersetzung, bei beginnendem Schimmeln und Welken verschwindet allmählich ein Theil des vorhandenen Zuckers. Ebenso wie der Zucker bleibt auch die Gesammtweinsäure unverändert, während die Aepfelsäure allmählich abnimmt; bei geschimmelten Beeren ist die Aepfelsäure bis zur Hälfte verschwunden.

Die gewöhnliche Schimmelung und Edelfäule müssen aber wohl auseinander gehalten werden. Die Edelfäule wird nach H. Müller-Thurgau[1]) durch einen besonderen braunen Schimmelpilz, Botrytis cinerea, hervorgerufen, welcher auf absterbenden und todten Theilen des Weinstockes wächst, das Absterben und Faulen der Stiele bewirkt, an abgefallenen Blättern, jungen Trieben und auch auf Beeren zu schwarzen Sclerotien auswächst, welche bestimmt sind, den Pilz zu überwintern. Derselbe dringt am leichtesten in durch Thiere oder auf künstliche Weise verletzte Trauben ein; er vermag aber auch in unverletzte Trauben einzudringen und zwar an den Korkwärzchen oder von der Anhaftungsstelle der Beeren aus oder auch direkt durch die Haut. Er breitet sein Mycelium sowohl an der Oberfläche, auf der Haut, wie im Innern der Beere aus, und wohin das Mycelium gelangt, bräunen sich die Zellen und sterben ab. Alle Umstände, welche die Reife begünstigen, ermöglichen eine frühe Thätigkeit des Pilzes; auch ist dieselbe von der Rebsorte — am geeignetsten ist der Riesling —, von dem Bau der Trauben, der geringeren Zahl der Kerne in den Beeren, der Witterung, der Pflege der Weinstöcke, Bodenbeschaffenheit und Düngung abhängig. Die durch den Pilz hervorgerufene Edelfäule verdient diesen Namen mit Recht, insofern einerseits nur die reifen edelsten Trauben von dem Pilz befallen, andererseits durch denselben veredelt werden.

Diese Veredelung besteht zunächst in einer durch die erleichterte Wasserverdunstung bedingten grösseren Koncentrirung des Mostes, ferner in einer Verringerung des Gehaltes an Säure gegenüber dem an Zucker, weil der Pilz die Säure (am meisten Gerbsäure, dann freie Weinsäure und Aepfelsäure) in verhältnissmässig stärkerem Grade verzehrt als den Zucker. Unter Umständen bei zeitweisem Sonnenschein und Lufttrockenheit geht die Wasserverdunstung so weit, dass die Beeren einschrumpfen, in einen rosinenartigen Zustand bezw. zu edelfaulen Rosinen werden, welche sonst nur unter der Mitwirkung einer südlichen Wärme entstehen.

Der stärkere Wasserverlust bei der Edelfäule bedingt ferner, dass eine geringere Menge Most, aber von grösserer Koncentration erhalten wird, wie unter vielen anderen folgende Untersuchungsreihe zeigt:

Most von Beeren	Menge des Mostes von		Zucker		Säure		Stickstoff		Vom Gehalt der Beeren sind im Most	
	100 Stck. Beeren ccm	100 g Beeren ccm	in 100 ccm Most g	im Most von 100 Beeren g	in 100 ccm Most g	im Most von 100 Beeren g	in 100 ccm Most g	im Most von 100 Beeren g	Zucker %	Säure %
1. Gesund	237,5	72,96	18,24	43,32	0,690	1,639	0,054	1,285	87,6	87,1
2. Edelfaul . . .	175,0	70,76	20,56	35,98	0,709	1,241	0,062	1,086	84,1	84,9
3. Edelfaule Rosinen	64,0	53,38	33,47	21,42	1,046	0,669	0,119	0,759	67,1	64,1

---

[1]) Landwirthsch. Jahrbücher 1888, 17, 83.

Ferner bewirkt der Edelfäulepilz ähnlich wie die Hefe eine raschere Zersetzung der Glukose als der Fruktose.

Um den Unterschied der Wirkung des Edelfäulepilzes (Botrytis cinerea) von der des gewöhnlichen Pinselschimmels (Penicillium glaucum) auf die Trauben-Bestandtheile festzustellen, impfte H. Müller-Thurgau Most mit Reinkulturen beider und fand:

	Ursprünglicher Most	Tage nach der Aussaat					
		18	21	23	25	28	30
Versuche mit Botrytis (Edelfäule)							
Zucker %	12,55	11,80	9,26	8,48	7,93	6,09	4,13
Säure %	1,30	0,85	0,47	0,38	0,32	0,17	0,11
Stickstoff %	0,12	0,08	0,05	—	0,04	0,03	0,02
Versuche mit Penicillium (Pinselschimmel)							
Zucker %	12,55	7,77	7,30	5,52	3,33	1,70	0,84
Säure %	1,30	1,17	1,16	1,09	0,75	0,51	0,35
Stickstoff %	0,12	0,04	0,04	0,03	0,02	—	0,01

Wie man sieht, verzehrt bezw. verathmet der Pilz Botrytis die Säure schneller und mehr, den Zucker dagegen langsamer und weniger als Penicillium.

Bouquet- und Farbstoffe werden aber auch von Botrytis zerstört bezw. zersetzt, sowie nicht minder die Stickstoffverbindungen, von welchen letzteren die Entwickelung der Hefe und der Verlauf der Gährung bedingt ist.

Letztere ungünstige Wirkung lässt sich nach Müller-Thurgau dadurch einigermaassen aufheben, dass man die zerstampften Trauben vor dem Keltern angähren lässt oder eine gewisse Menge edelreifer, aber nicht fauler Beeren zugiebt oder vor dem ersten Abstich die Hefe mehrmals aufschlägt bezw. aufrührt.

Die Frage der Vor- und Nachtheile der Edelfäule hängt wesentlich von den Witterungsverhältnissen der einzelnen Jahre ab; in guten Weinjahren mit anhaltend schöner Herbstwitterung kann die Edelfäule, die richtiger als ein Verwesungs- oder Gährungsvorgang bezeichnet wird, nur günstig wirken; je länger man in solchen Jahren die Lese hinausschieben kann, desto edler wird der Wein. In Jahren mit später Blüthezeit und nicht sehr günstigem Sommer sind die Trauben im Herbst zuckerarm und säurereich; alsdann bewirkt die Edelfäule wohl eine stärkere Abnahme der Säure als des Zuckers, aber es geht auch ein Theil des spärlich vorhandenen werthvollen Zuckers und mit diesem ein Theil der Bouquetstoffe verloren. In diesem Falle soll daher die Lese nicht zu weit hinausgeschoben werden. In Jahren mit ungünstiger, d. h. feuchter und regnerischer Spätherbst-Witterung kann die Edelfäule sogar ganz verhängnissvoll werden, indem der Zucker aus den verletzten Beeren durch den Regen mehr oder weniger ausgewaschen wird. Im Allgemeinen empfiehlt es sich, auch in den besseren Jahren, die edelfaulen Trauben getrennt und für sich auszulesen und die gesunden hängen zu lassen, weil sie bei eintretender ungünstiger Witterung nicht so stark zu leiden haben.

I. Frische Obst- und Beerenfrüchte.

Im Mittel mehrerer Analysen wurde für frische Obst- und Beerenfrüchte die in Tabelle S. 956 aufgeführte Zusammensetzung gefunden.

Die freie Säure bezieht sich für die ersten 23 Früchte auf Aepfelsäure, für No. 24 und 25 auf Citronensäure.

Vergl. hierzu auch Bd. I, Anhang, S. 1499 und über einige sonst hierher zu rechnende zuckerreiche Früchte, wie Banane, Johannisbrot, Zuckerschotenbaum, Hagebutten vergl. S. 814 und Bd. I, S. 820—853.

No.	Bezeichnung	Anzahl der Analysen	In der natürlichen Substanz									In der Trockensubstanz	
			Wasser %	Stickstoff-Substanz %	Freie Säure %	Invertzucker %	Saccharose %	Sonstige stickstofffreie Stoffe %	Rohfaser + Kerne %	Asche %	Stickstoff-Substanz %	Zucker %
1	Aepfel	55	84,37	0,40	0,70	7,97	0,88	3,28	1,98	0,42	2,32	56,62
2	Birnen	42	83,83	0,36	0,20	7,11	1,50	3,37	2,82	0,31	2,23	56,34
3	Zwetschen	5	81,18	0,82	0,92	5,92	1,84	3,12	5,57	0,63	4,34	41,10
4	Pflaumen	33	78,60	1,01	0,77	8,78	—	4,04	5,81	0,49	4,72	41,03
5	Reineclaude . . .	5	82,13	0,55	0,82	5,92	4,71	2,06	3,40	0,41	3,08	59,48
6	Mirabellen	3	80,68	0,79	0,56	4,97	4,48	2,88	4,98	0,56	4,08	48,91
7	Pfirsiche	10	81,96	0,93	0,72	3,66	4,45	1,17	6,53	0,58	5,46	47,59
8	Aprikosen	21	84,15	0,86	1,05	2,61	4,05	1,35	5,37	0,56	5,42	42,02
9	Kirschen	22	80,57	1,21	0,72	8,94	0,51	1,76	5,77	0,52	6,23	48,63
10	Weintrauben . . .	20	79,12	0,69	0,77	14,96	—	1,90	2,18	0,48	3,30	71,65
11	Erdbeeren a) deutsche	53	86,99	0,59	1,10	5,13	1,11	2,80	1,56	0,72	4,54	48,00
	b) amerikan.	20	89,72	0,99	1,37	4,78	0,58	0,42	1,54	0,62	9,63	58,14
12	Himbeeren	8	85,02	1,36	1,48	3,38	0,91	0,99	6,37	0,49	8,40	28,60
13	Heidelbeeren . . .	5	80,85	0,78	1,37	5,29	—	0,71	10,29	0,71	4,07	27,62
14	Brombeeren . . .	2	85,41	1,31	0,77	5,24	0,48	1,10	5,21	0,48	9,46	32,54
15	Maulbeeren . . .	1	84,71	0,36	1,86	9,19	—	2,31	0,91	0,66	2,61	60,10
16	Stachelbeeren . .	34	85,61	0,47	1,37	7,10	0,85	0,64	3,52	0,44	3,26	55,28
17	Johannisbeeren . .	11	84,31	0,51	2,24	6,38	0,06	1,21	4,57	0,72	3,25	41,07
18	Preisselbeeren . .	2	89,59	0,12	2,34	1,53	—	6,27		0,15	1,13	14,71
19	Wacholderbeeren .	1	78,50	0,90	2,79	7,07	—	6,67	3,43	0,64	4,18	32,88
20	Mispeln	2	74,66	0,50	—	10,57	—	6,13	7,51	0,63	1,99	41,85
21	Persimonen . . .	1	66,12	0,83	—	13,54	1,03	15,97	1,78	0,86	2,44	43,05
22	Granatäpfel . . .	3	79,29	1,17	0,77	11,01	0,65	3,79	2,79	0,53	5,65	56,30
23	Feigen	41	78,93	1,35	—	15,55	—	—	—	0,58	6,47	73,32
24	Apfelsinen (Orangen) .	90	84,26	1,08	1,35	2,79	2,86	7,23		0,43	6,86	35,90
25	Citronen (Limonen) .	33	82,64	0,74	5,39	0,37	—	10,30		0,56	4,26	2,13

Die Menge der in Wasser löslichen Stoffe ist im Mittel bei den auf Saft verarbeiteten frischen Früchten annähernd folgende:

Aepfel	Birnen	Pflaumen	Kirschen	Erdbeeren	Himbeeren	Johannisbeeren	Heidelbeeren	Wacholderbeeren
13,0 %	11,5 %	9,8 %	11,8 %	8,2 %	7,4 %	9,3 %	9,63 %	9,61 %

Selbstverständlich sind die vorstehenden Zahlen über den Wasser-, Zucker- und Säuregehalt nicht unerheblichen Schwankungen unterworfen, die einerseits durch die Sorte, andererseits durch klimatische und Witterungsverhältnisse bedingt sind. Sonnenwärme und -Licht üben hier um so mehr einen grossen Einfluss aus, als es sich um durch hohe Kultur veredelte Früchte handelt; Wärme und Licht erhöhen den Zucker- und erniedrigen den Säure- wie Wasser-Gehalt.

Dieses gilt bei Weintrauben sogar für die vom Boden zurückstrahlende Sonnenwärme (vergl. Bd. I, S. 860 und über die Schwankungen in der Zusammensetzung des Mostos weiter unten unter Wein).

Bei den Obstfrüchten sind diese Schwankungen zwar nicht so gross, machen sich aber auch hier geltend; so fand P. Kulisch (Bd. I, S. 859) in 100 ccm Most von je 6 Aepfelsorten im Mittel:

Jahr	Direkt reducirenden Zucker	Saccharose	Säure = Aepfelsäure
1889	8,23 g	3,32 g	0,63 g
1890	7,68 „	3,91 „	0,81 „

Höhere Sonnenwärme bedingt nach R. Otto (Bd. I, S. 1500) höheren Gehalt an Zucker, geringeren Gehalt an Säure und das mehr oder weniger gänzliche Fehlen von Stärke in den Aepfeln.

Die Grösse der Früchte äussert nach Kulisch's Untersuchungen in der Weise ihren Einfluss, dass z. B. grössere Aepfel durchweg weniger direkt reducirenden Zucker, aber mehr Gesammtzucker, also mehr Saccharose, aber auch mehr Säure enthalten, als kleine Aepfel, während letztere für gewöhnlich für säurereicher gehalten werden; Kulisch fand z. B. für die Frucht (ohne Stiele und Kerne) von Ananas-Reinette desselben Baumes und Jahres:

Mittleres Gewicht der Frucht	Direkt reducirender Zucker	Gesammtzucker	Saccharose	Säure = Aepfelsäure
27,5 g	6,96 %	7,77 %	0,77 %	0,29 %
50,8 „	6,63 „	8,91 „	2,17 „	0,43 „
70,3 „	6,84 „	9,83 „	3,31 „	0,47 „
101,8 „	6,35 „	10,04 „	3,51 „	0,50 „

Sogar die Baum-Form scheint unter sonst gleichen Verhältnissen neben der Grösse der Frucht bei einer und derselben Sorte Einfluss auf den Gehalt an Zucker etc. zu haben (vergl. Bd. I, S. 859).

C. Wittmann[1]) untersuchte die Obst- und Beerenfrüchte auf Pentosane mit folgendem Ergebniss für die natürlichen Früchte:

Kernobst	Steinobst				
	Kirsche	Pflaume	Reineclaude	Aprikose	Pfirsich
1,20 %	0,61—1,07 %	0,54 %	0,77 %	0,62 %	0,77 %

Die wildwachsenden Sorten (Quitten, Holzbirnen) enthalten mehr Pentosane, als die veredelten, was darauf schliessen lässt, dass durch die Veredelung die Pentosane durch die Hexosane, die eigentlich zuckerbildenden Stoffe, ersetzt werden.

Für die Beerenfrüchte ergab sich:

	Wachholder	Himbeere	Hollunderbeere	Jap. Weinbeere	Brombeere	Erdbeere	Preisselbeere	Heidelbeere	Stachelbeere	Johannisbeere
Wasser ..	23,86 %	69,54 %	81,87 %	75,58 %	83,42 %	79,35 %	83,00 %	85,46 %	85,93 %	82,64 %
Rohfaser ..	16,09 „	9,38 „	6,62 „	5,51 „	4,00 „	4,55 „	4,34 „	2,39 „	2,20 „	3,88 „
Pentosane .	6,00 „	2,68 „	1,20 „	1,60 „	1,16 „	0,91 „	0,75 „	0,76 „	0,51 „	0,41 „

Hier steigt und fällt also, wie kaum anders zu erwarten ist, der Gehalt an Pentosanen im Allgemeinen mit dem an Rohfaser.

In Erdbeeren kommt anscheinend regelmässig Salicylsäure wahrscheinlich in Form eines Esters vor. L. Portes und A. Desmoulières[2]) fanden in 1 kg 1 mg; K. Windisch fand in 1 l Saft 2,5 mg. R. Hefelmann[3]) hat die Salicylsäure in der Himbeere (in den Kernen und 1 mg in 1 kg Himbeersaft) nachgewiesen,

---

[1]) Zeitschr. f. d. landw. Versuchswesen in Oesterreich 1901, 131.
[2]) Zeitschr. f. Untersuchung d. Nahrungs- u. Genussmittel 1902, 5, 468.
[3]) Zeitschr. f. öffentl. Chemie 1897, 3, 171.

K. Windisch[1]) fand in 1 l Himbeersaft 1,1 mg Salicylsäure; auch kommt sie als natürlicher Bestandtheil nach verschiedenen Untersuchungen[2]) mitunter in den Weintrauben bezw. im Wein in geringen Mengen vor.

Die Preisselbeeren enthalten anscheinend regelmässig Benzoësäure (Bd. I, S. 886).

Von den Obst- und Beerenfrüchten wird meistens nur das Fruchtfleisch genossen; die Menge desselben richtet sich nach dem Gehalt an Kernen und Schalen und ist bei den kleinen Früchten (Pflaumen, Kirschen etc.) verhältnissmässig geringer als bei den grossen Früchten (Aepfeln, Birnen etc.).

Die Zusammensetzung des Fruchtfleisches ergiebt sich im Allgemeinen in der Weise, dass man den Gehalt an Schalen (Rohfaser + Kerne) von 100 abzieht und den verbleibenden Rest für die anderen Bestandtheile auf 100 umrechnet. Hierdurch steigt dann der Zuckergehalt durchweg nur um 0,2—0,6 %, der an Säure um 0,02—0,06 %, also nicht erheblich, weil die grösste Zunahme naturgemäss auf den Wassergehalt entfällt.

Für den Gehalt der frischen Früchte an Kernen bezw. Steinen werden angegeben:

Aepfel	Birnen	Zwetschen (Pflaumen)	Reineclaude	Mirabellen	Pfirsiche	Aprikosen	Kirschen	Stachelbeeren	Johannisbeeren
0,1—0,4 %	0,4 %	3,1—4,2 %	3,1 %	5,8 %	4,6—6,8 %	3,6 %	3,2—5,5 %	2,5 %	4,5 %

Bei Apfelsinen (Orangen) und Citronen (Limonen) gesellt sich zu den Kernen noch eine grössere Menge Schalen, z. B. im Mittel von 76 bezw. 33 Analysen:

Frucht	Gewicht einer Frucht g	Schale %	Kerne %	Fruchtfleisch %	Fleisch ohne Saft %	Saft %	Im Saft					
							Extrakt %	Invertzucker %	Saccharose %	Citronensäure %	Stickstoff-Substanz %	Asche %
Apfelsinen . . .	188,4	27,82	1,19	70,99	27,16	43,83	12,95	4,06	4,96	1,35	0,38	0,34
Citronen	153,1	38,49	2,29	59,22	22,07	37,15	10,44	1,42	0,52	5,83	0,32	0,20

Für die Zusammensetzung der Schalen und Kerne sind nach je einer bezw. zwei Analysen folgende Zahlen angegeben:

	Anzahl der Analysen	Wasser	Stickstoff-Substanz	Fett	Stickstofffreie Extraktstoffe	Rohfaser	Asche
1. Aepfelschalen	2	70,77 %	1,04 %	1,99 %	20,56 %	5,15 %	0,49 %
2. Birnen { Schalen	1	72,50 „	0,17 „	1,32 „	18,28 „	7,45 „	0,28 „
Kerne	1	45,30 „	17,01 „	16,04 „	13,96 „	6,24 „	1,45 „
3. Pflaumenkerne (nur äussere Schale)	1	10,93 „	0,31 „	0,72 „	38,87 „	48,71 „	0,46 „
4. Pfirsichkerne (desgl.) . .	1	5,53 „	0,58 „	0,09 „	22,81 „	70,63 „	0,36 „
5. Sauere Kirsche, Kern der Steine	1	41,00 „	6,94 „	14,13 „	33,42 „	3,54 „	0,97 „
6. Weintrauben { Schalen . .	1	76,50 „	1,50 „	0,92 „	18,35 „	2,07 „	0,66 „
Kerne[3]) . .	1	38,70 „	5,46 „	8,58 „	18,94 „	27,58 „	0,74 „

---

[1]) Zeitschr. f. Untersuchung d. Nahrungs- u. Genussmittel 1903, 6, 447.
[2]) Vergl. K. Windisch· Zeitschr. f. Untersuchung d. Nahrungs- u. Genussmittel 1902, 5, 653.
[3]) Nur mit der Hand abgepresst.

	Anzahl der Analysen	Wasser	Stickstoff-Substanz	Fett	Stickstofffreie Extraktstoffe	Rohfaser	Asche
7. Stachelbeeren Schalen	1	87,30 „	0,73 „	0,61 „	9,07 „	2,08 „	0,21 „
Kerne	2	55,45 „	8,49 „	12,49 „	20,40 „	2,12 „	1,05 „
8. Granatäpfel Schalen	1	32,80 „	0,88 „	0,46 „	40,01 „	15,25 „	1,00 „
Kerne	1	60,60 „	4,50 „	5,87 „	11,73 „	11,94 „	0,96 „
9. Apfelsinen Schalen	1	70,40 „	0,88 „	0,58 „	22,34 „	3,23 „	2,57 „
Kerne	1	48,40 „	6,57 „	11,76 „	20,21 „	3,05 „	10,01 „
10. Dattelkerne	1	7,71 „	5,16 „	8,95 „	53,06 „	24,07 „	1,05 „
11. Desgl., Schale + Embryo	1	10,83 „	5,75 „	8,05 „	52,29 „	12,06 „	1,02 „

Die Kerne der Obst- und Beerenfrüchte zeichnen sich daher allgemein durch hohen Gehalt an Stickstoff-Substanz und Fett vor den sonstigen Theilen der Früchte aus.

Für die procentige Zusammensetzung der Asche wurden nach einigen Analysen folgende Zahlen gefunden:

Obst- oder Beerenfrüchte	Reinasche in der Trockensubstanz %	Kali %	Natron %	Kalk %	Magnesia %	Eisenoxyd %	Phosphorsäure %	Schwefelsäure %	Kieselsäure %	Chlor %
Apfel ganze Frucht	1,44	35,68	26,09	4,08	8,75	1,40	13,59	6,09	4,32	—
Fruchtfleisch	1,75	41,85	—	8,85	5,05	—	9,70	—	—	—
Birnen ganze Frucht	1,97	54,69	8,52	7,98	5,22	1,04	15,20	5,60	1,49	—
Fruchtfleisch	1,62	58,60	—	6,50	5,60	—	11,80	—	—	—
Zwetschen, Fruchtfleisch	2,38	57,50	—	6,40	3,80	—	11,60	—	—	—
Pflaumen ganze Frucht	1,98	63,83	2,65	4,66	5,47	2,72	14,08	2,68	3,07	0,34
Fruchtfleisch	2,08	69,36	2,30	4,05	4,86	1,02	12,95	2,46	2,73	0,34
Kerne	1,82	23,08	4,00	11,35	12,52	5,86	29,46	4,72	6,21	0,36
Aprikosen ganze Frucht	3,17	59,36	10,26	3,17	3,68	1,68	13,09	2,63	5,23	0,45
Fruchtfleisch	4,21	62,80	10,72	2,95	3,10	0,87	11,04	2,55	5,29	0,43
Kerne	2,51	17,02	4,95	6,67	11,40	11,23	37,36	3,61	4,84	1,08
Kirsche ganze Frucht	2,35	54,75	4,45	5,85	5,47	1,55	15,64	5,43	5,08	1,61
Fruchtfleisch	2,25	50,10	—	7,00	5,20	—	12,85	—	—	—
Weintrauben ganze Frucht	3,95	52,99	3,68	6,91	3,29	1,19	21,27	5,00	3,57	1,82
Schalen	4,03	44,22	1,87	21,02	5,73	1,54	17,62	3,68	3,01	0,62
Kerne	2,81	28,66	—	33,87	8,56	0,55	24,04	2,51	1,10	0,30
Erdbeeren, ganze Frucht	3,40	49,24	4,71	12,30	6,40	2,89	13,06	3,15	6,05	1,69
Stachelbeeren „ „	3,39	45,48	6,92	12,53	4,72	2,56	14,82	5,89	2,58	0,75
Johannisbeeren, Fruchtfleisch	4,03	40,73	—	9,70	6,30	—	17,00	—	—	—
Heidelbeeren, ganze Frucht	2,87	57,11	5,16	7,96	6,11	1,12	17,38	3,11	0,89	—
Feigen, ganze Frucht	2,92	55,83	2,38	10,90	5,60	2,19	12,76	3,91	4,31	2,05
Apfelsinen, ganze Frucht	2,73	47,09	2,84	22,81	5,72	1,36	12,63	5,14	1,28	0,81
Citronen, ganze Frucht	3,22	45,23	2,73	30,24	5,15	0,77	13,62	3,08	0,75	0,48

Ueber die Zusammensetzung der Asche von Fruchtfleisch einiger sonstigen Obst- und Beerenfrüchte vergl. Bd. I, S. 862. Einige Obst- und Beerenfrüchte enthalten auch nicht unwesentliche Mengen Mangan; so wurde in Procenten der Asche an Manganoxydoxydul (Mn_3O_4) gefunden:

	Pflaumen			Aprikosen			Kir-	Wein-	Heidel-	Feigen	Apri-	Citro-
	Ganze Frucht	Fruchtfleisch	Kerne	Ganze Frucht	Fruchtfleisch	Kerne	schen	trauben	beeren		kosen	nen
	0,39%	0,23%	2,20%	0,37%	0,24%	1,93%	0,82%	0,24%	2,02%	0,21%	0,40%	0,45%

Ebenso gehört Borsäure nach neueren Untersuchungen zu den fast regelmässigen Bestandtheilen der Asche der Obst- und Beerenfrüchte; so fand E. Hotter (Bd. I, S. 863) in Früchten aus Steiermark an Borsäure:

In Procenten der	Herbst-Reinette	Eisapfel	Taffetapfel	Wilder Apfel	Birnen		Mispel	Feigen aus Smyrna
					Salzburger	Herbst-Butter-		
Trockensubstanz	0,0120%	0,0050%	0,0028%	0,0047%	0,0114%	0,0060%	0,0075%	0,0022%
Asche	0,58 „	0,24 „	0,13 „	0,17 „	0,53 „	0,33 „	0,29 „	0,06 „

Edm. O. v. Lipmann[1]) konnte auch in Orangen und Apfelsinen, sowohl in den Schalen wie Säften regelmässig Borsäure nachweisen. A. Hebebrand[2]) fand in je 1 l Stachelbeersaft 10 mg, Apfelsinensaft 4 mg und Citronensaft 6 mg Borsäure.

Im Uebrigen sind alle Obst- und Beerenfrüchte einseitig reich an Kali und enthält davon das Fruchtfleisch durchweg mehr als die ganze Frucht, während es in den Kernen zurücktritt und darin einem höheren Gehalt an Phosphorsäure und Kalk Platz macht. Beachtenswerth ist auch der hohe Gehalt an Eisenoxyd (vergl. S. 353).

Verunreinigungen und Verfälschungen. Verunreinigungen kommen beim Verkauf der frischen Obstfrüchte insofern häufig vor, als der guten Waare unreife, wurmstichige und faulige Stücke untergemischt werden, was sich aber meistens schon durch den blossen Augenschein erkennen lässt.

Die von Zeit zu Zeit auftauchende Behauptung, dass Blutapfelsinen durch künstliche Färbung aus den gelben hergestellt werden, ist von K. Micko und Pum[3]) als nicht möglich widerlegt worden.

Angeblich werden australische Früchte in den Versandkisten, um sie haltbar zu machen, mit Blausäuregas behandelt. H. Schmidt[4]) hat nachgewiesen, dass die Früchte hierdurch je nach Länge und Stärke der Einwirkung 0,01—0,30% Blausäure aufnehmen und dieselbe — wahrscheinlich an Zucker gebunden — hartnäckig festhalten. Weichschalige Früchte werden durch die Behandlung auch leicht weich, fallen zusammen und ändern ihre Farbe. Eine Behandlung mit einer verdünnten Blausäure-Luft (0,3%-ig), die mitunter behufs Abtödtung thierischer Schmarotzer auf lebenden Pflanzen angewendet wird, bewirkt zwar kein Eindringen von Blausäure in die Früchte und keine Veränderung derselben, hat dann aber auch keinen Einfluss auf die Frischhaltung, indem dadurch z. B. Schimmelsporen nicht abgetödtet werden. Hiernach ist die Behandlung des Obstes mit Blausäure entweder wirkungslos oder wirkt schädlich.

Zu demselben Zwecke wird anscheinend auch Schwefelkohlenstoff verwendet. Derselbe bildet nach F. Sestini[5]) ein eigenthümliches ätherisches Aroma mit dem Obst, indess wirken 10 ccm Schwefelkohlenstoff auf 1 l Obst fäulnisserregend, 2 und 1 ccm Schwefelkohlenstoff wirken nur bei gequetschtem Obst, nicht bei ganzen Früchten in dieser Richtung, zerstören aber das Obstaroma. Also auch dieses Mittel verbietet sich von selbst.

2. Getrocknete Früchte.

Die Aufbewahrung der leicht der Zersetzung und Fäulniss anheimfallenden Früchte durch Trocknen ist wohl hier das älteste Frischhaltungsmittel.

---

[1]) Chem.-Ztg. 1902, 26, 465.
[2]) Zeitschr. f. Untersuchung d. Nahrungs- u. Genussmittel 1902, 5, 1044.
[3]) Ebendort 1900, 3, 729.
[4]) Arbeiten a. d. Kaiserl. Gesundheitsamte 1902, 18, 490.
[5]) Zeitschr. f. Untersuchung d. Nahrungs- u. Genussmittel 1901, 4, 701.

Zum Trocknen des Obstes genügt im Süden die natürliche Sonnenwärme, bei uns muss künstliche Wärme (60—65°) angewendet werden.

Hierbei ist ein zu scharfes Trocknen zu vermeiden; aus dem Grunde hat das Trocknen im heissen Luftstrome verschiedene Vorzüge vor dem Trocknen mit strahlender Wärme, weil durch letztere leicht ein Ueberhitzen des Obstes stattfinden kann. Die feineren Obstsorten werden vor dem Dörren geschält und von Kernen befreit. Damit das Darrobst eine gewisse Weichheit behält, bringt man das frische Obst (Aepfel, Birnen) gleich anfangs in den heissesten Theil der Darre, ohne zu ventiliren; hierauf wird dasselbe, weil die Luft mit Dampf gesättigt ist, vollständig erweicht. Darauf wird in einem Luftstrome bei 60—65° rasch ausgetrocknet und damit das Obst seinen Glanz behält, in einem kalten Luftstrome rasch abgekühlt.

Die Zusammensetzung von getrocknetem Obst ist folgende:

No.	Bezeichnung der getrockneten Frucht	Anzahl der Analysen	Wasser %	Stickstoff-Substanz %	Fett %	Freie Säure %	Invertzucker %	Saccharose %	Sonstige stickstofffreie Stoffe %	Rohfaser + Kerne %	Asche %	In der Trockensubstanz	
												Stickstoff-Substanz %	Zucker %
1	Aepfel	4	31,28	1,42	1,94	3,51	40,88	3,90	9,38	6,10	1,59	2,07	65,16
2	Birnen	3	29,41	2,07	0,35	0,84	24,14	4,99	29,66	6,87	1,67	2,91	41,24
3	Pflaumen (Zwetschen) . .	11	28,07	1,97	0,37	2,03	36,03	0,19	10,98	18,90	1,46	2,74	50,35
4	Aprikosen ...	2	32,42	3,09	—	2,52	29,59	—	—	—	1,39	4,57	43,78
5	Trauben (Rosinen)	44	24,46	2,37	0,57	1,16	59,35	(2,07)	(1,31)	7,05	1,66	3,14	81,31
6	Korinthen (Cibeben)	10	25,35	1,15	—	1,52	61,85	—	5,94	2,35	1,84	1,54	82,85
7	Feigen	10	28,75	3,58	1,27	0,71	51,43	—	5,29	6,19	2,75	5,02	72,21
8	Datteln	3	18,51	1,89	0,60	1,26	47,16	—	24,99	3,76	1,83	2,32	57,99

Durch das Trocknen der Früchte scheint eine wesentliche Inversion der Saccharose nicht stattzufinden; denn die Menge derselben verhält sich ähnlich wie in frischen Früchten. Von der Stärke ist noch weniger eine Inversion anzunehmen; so wurden für obigen mittleren Wassergehalt gefunden:

                Getrocknete Aepfel   Birnen   Zwetschen
Stärke . . . .   5,56 %   10,33 %   0,22 %

Verunreinigungen. Das getrocknete Obst wird recht häufig von Schimmel befallen; aber nicht jeder weisse Anflug deutet auf Schimmel; dieser kann auch aus auskrystallisirtem Zucker bestehen, abgesehen davon, dass das getrocknete Obst unter Umständen auch mit etwas Zucker überstreut wird.

Bei unzweckmässiger Aufbewahrung sammelt sich auf getrocknetem Obst Staub mit Kleinwesen aller Art an und bleibt hier wegen der klebrigen Beschaffenheit fest haften (auch manche Insekten, besonders Fliegen, werden von demselben angelockt), weshalb man das Obst mindestens ebenso sorgfältig vor Zutritt von schädlichen Keimen und Insekten geschützt aufbewahren soll, als andere Nahrungsmittel.

Eine besondere Beachtung verdient auch der Gehalt an Zink bezw. Zinkoxyd und schwefliger Säure. Bis in die letzte Zeit hinein gehörte das Zinkoxyd zu den regelmässigen Vorkommnissen besonders auf trockenen amerikanischen Aepfelschnitten (oder Ringäpfeln); in einer grossen Anzahl von Proben derselben sind Spuren (0,001 %) bis sogar 2,5 % Zinkoxyd gefunden worden[1]; angeblich soll das Zink von den Zinkhorden herrühren, auf denen das Obst getrocknet zu werden

---

[1]) Vergl. eine Zusammenstellung dieser Untersuchungen von Brandl und Scherpe, Arbeiten a. d. Kaiserl. Gesundheitsamte 1899, 15, 186.

pflegt und mag dieses auch zum Theil der Fall sein: aber grössere Mengen bis zu 2,5 % Zink in den Aepfelschnitten können wohl nur durch künstliches Bestreuen der Aepfelschnitte mit Zinkoxyd in dieselben gelangen und verfolgen offenbar den Zweck, den Aepfelschnitten eine thunlichst weisse Farbe zu ertheilen. Nachdem wiederholt auf diese Unsitte aufmerksam gemacht ist, sind die zinkhaltigen Aepfelschnitte seltener geworden, indem man angeblich Horden von verzinntem Eisendraht — solche von Rohr oder Aluminium sollen sich nicht eignen — anwendet. (Ueber die Schädlichkeit des Zinks vergl. S. 876). An Stelle des Zinkoxyds scheint aber behufs Erhaltung der hellen Farbe jetzt **schweflige Säure** angewendet zu werden; A. Beythien und P. Bohrisch[1]) fanden nämlich in getrocknetem Obst nicht unwesentliche Mengen derselben, sowie auch weiter, dass die schweflige Säure durch Kochen des Obstes und durch vorheriges Auslaugen mit Wasser — Stehenlassen mit Wasser über Nacht — nicht beseitigt wird. Es ergaben:

Gehalt des Obstes an schwefliger Säure	Kalifornische			Italienische Brünellen	Görtzer Birnen
	Aprikosen (5 Proben)	Pfirsiche	Birnen		
Gesammt	0,055—0,294 %	0,252 %	0,061 %	0,067 %	0,074 %
Freie	0,042—0,252 „	0,233 „	0,011 „	0,057 „	0,067 „
Desgl. des Kompotts nach dem Kochen	0,018—0,100 „	0,100 „	0,018 „	0,024 „	—
Desgl. desgl. nach vorherigem Behandeln mit Wasser . .	0,015—0,087 „	0,059 „	0,016 „	—	—

Selbst eine vor dem Kochen stattfindende Behandlung des Obstes mit der 10-fachen Menge siedenden Wassers, wodurch der Genusswerth des Obstes naturgemäss beeinträchtigt werden muss, konnte nicht alle schweflige Säure beseitigen. (Ueber die Schädlichkeit der schwefligen Säuren vergl. S. 454).

3. Kandirte und eingelegte Früchte.

Verschiedene Früchte werden auch dadurch haltbar gemacht, dass sie mit Zuckerlösung durchtränkt oder überzogen (**kandirt**) werden (vergl. S. 889).

Ein anderes Frischhaltungsverfahren besteht darin, dass man die gekochten Früchte in eine gehaltreiche Zuckerlösung in luftdicht schliessenden Gefässen einlegt oder darin direkt nach dem **Appert'schen Verfahren** auf 100° und mehr erhitzt und dann zulöthet. Die Früchte nehmen aber auf diese Weise einen vielfach nicht zusagenden süssen Geschmack an. Aus dem Grunde wird das **Weck'sche Verfahren** jetzt allgemein vorgezogen (vergl. hierüber S. 930).

4. Marmeladen, Jams, Mus oder Pasten.

Mit diesen Namen bezeichnet man Erzeugnisse, die auf mehr oder weniger gleiche oder doch ähnliche Weise aus dem Brei und Saft der Früchte unter Zusatz von Zucker und Kapillärsyrup hergestellt werden. Unter Marmeladen versteht man vielfach nur die aus Orangen und Citronen zubereiteten Erzeugnisse. Die Früchte werden durch besondere Entstielungs- und Durchlassmaschinen von Stielen, Schalen, Kernen etc. (von dem Pips) befreit, der Fruchtbrei und Saft in kupfernen Pfannen mit Doppelboden für 4 Atmosphären Druck sowie mit Rührwerk zur gewünschten Bindigkeit gebracht und darauf mit der nöthigen Menge Rohrzucker — im Allgemeinen auf 60 Thle. Fruchtfleisch 56 Thle. Rohrzucker oder 2 Thle. Fruchtfleisch und 1 Thl. Rohrzucker — vermischt. Um das Auskrystallisiren des Rohrzuckers zu verhüten, erhält der fertige Jam vielfach einen Zusatz von etwa 10 % seines

---

[1]) Zeitschr. f. Untersuchung d. Nahr.- u. Genussmittel 1902, 5, 401.

Obst- und Beerenfrüchte.

Gewichts an Kapillärsyrup. Für Apfelsinenmarmelade lautet z. B. eine Vorschrift: „620 g Apfelsinen geschält, 800 g Rohrzucker und 250 g Kapillärsyrup."

Nach der sog. kalten Zubereitungsweise vermischt man den ersten natürlichen Fruchtbrei sofort mit Zucker, erwärmt, um den letzteren zu lösen, zunächst bei 30 bis 40°, und dann, um eine vollständige Sterilisation zu erzielen, noch kürzere oder längere Zeit bei 100°. Letzteres Verfahren lässt sich nur bei reifen, ersteres auch bei unreifen Früchten, die durch den Versand nicht leiden, anwenden.

Bei Apfelsinen und Citronen werden auch die Schalen in der Weise mitverwendet, dass man dieselben auf Zucker abreibt und den Saft derselben abpresst.

Die Bereitung des sog. „Mus" im Haushalt — besonders bei Pflaumen in Anwendung — erfolgt in ähnlicher Weise durch einfaches Einkochen des Fruchtfleisches bis zum dicken Brei; das Mus erhält hierbei meistens keinen Zusatz von Zucker, dagegen unter Umständen von Gewürzen. Wird das Einkochen so weit getrieben, dass die Masse beim Erkalten ganz fest wird, so heissen die Erzeugnisse auch „Pasten".

Unter Latwerge versteht man ein Erzeugniss aus Birnenmost und Aepfeln; die Masse wird — unter Zusatz von Gewürzen — wie bei Mus so lange gekocht, bis sie klumpt.

Die Zusammensetzung derartiger Erzeugnisse erhellt aus folgenden Zahlen:

No.	Bezeichnung (Marmelade oder Jams)	Anzahl der Analysen	Wasser %	Stickstoff-Substanz %	Invert-zucker %	Saccharose %	Säure = Aepfelsäure %	Pektin-stoffe etc. %	In Wasser unlöslich (Cellulose) %	Asche %
1	Aepfel-	2	37,85	0,28	15,56	40,74	0,52	1,06	1,31	0,27
2	Birnen-	1	38,48	0,31	13,20	33,74	0,28	—	—	0,28
3	Pflaumen-	3	40,16	0,59	41,56	11,59	1,14	2,35	1,84	0,49
4	Pflaumen-Mus	5	54,94	2,21	24,49	8,87	1,57	1,69	4,48	1,75
5	Johannisbeer-	3	36,10	0,59	39,54	18,00	2,46	1,88	0,59	0,84
6	Erdbeer-	2	30,50	0,70	16,40	37,00	13,48		1,30	0,62
7	Brombeeren-	1	44,58	0,74	18,77	29,00	1,42	—	—	0,48
8	Himbeer-	6	30,18	0,47	43,03	15,72	1,17	7,00	1,71	0,72
9	Tutti-Frutti	2	31,66	0,84	55,16	7,00	1,18	1,99	1,71	0,57
10	Ananas-	1	26,08	0,31	14,05	46,40	0,52	—	—	0,30
							Citronensäure	Dextrin		
11	Apfelsinen-Marmelade (engl.)	2	32,50	—	28,62	20,14	0,64	3,53	—	—

Die Menge an zugesetztem Rohrzucker zu dem Fruchtbrei und Saft schwankt hiernach in weiten Grenzen und wird ganz dem Geschmack der Käufer bezw. Verzehrer angepasst. Hierauf beruht wesentlich die Kunst der Jams- bezw. Marmeladen-Bereitung.

Verunreinigungen und Verfälschungen. Die Marmeladen etc. sind bei fehlerhafter Aufbewahrung leicht dem Schimmeln ausgesetzt. Angeblich erfahren dieselben unter Umständen einen Zusatz von Gelatine oder Agar-Agar, um ihnen eine höhere Konsistenz zu verleihen. Diese Zusätze sind daher, weil sie eine bessere Beschaffenheit vortäuschen, nicht zulässig[2]).

---

[1]) Mit 0,19 % Phosphorsäure.
[2]) Vergl. A. Bömer, Chem.-Ztg. 1895, 19, 552.

5. Fruchtsäfte, Fruchtkraut, Fruchtsyrup, Fruchtgelees.

Unter Fruchtsäften versteht man die klaren Flüssigkeiten, welche durch freiwilliges Ausfliessen oder durch Auspressen der ungekochten oder gekochten Früchte erhalten werden. Um sie haltbar zu machen und direkt verwenden zu können, erhalten sie ohne Kochen und Gährung wohl einen Zusatz von 15 % der Saftmenge an 96-procentigem Spiritus. Meistens werden sie aber nicht direkt verwendet, sondern werden, wenn sie nicht zur Bereitung von Weinen dienen, entweder

α) im natürlichen Zustande oder auch nach schwachem Vergähren — letzteres besonders bei Himbeersaft gebräuchlich — mit Rohrzucker versetzt, damit in der Kälte gesättigt oder eingekocht[1]). Je nach dem Grade des Zuckerzusatzes bezw. Einkochens unterscheidet man Fruchtsyrupe, die eine dickflüssige bis syrupartige Beschaffenheit, oder Fruchtgelees, die bei einem geringeren Wassergehalt eine feste, gallertartige Beschaffenheit besitzen. Von den in ähnlicher Weise gewonnenen Marmeladen bezw. Jams unterscheiden sich die Fruchtsyrupe bezw. Fruchtgelees dadurch, dass sie nur aus Fruchtsaft zubereitet werden, nicht aber gleichzeitig Fruchtfleisch einschliessen.

Mischungen von Fruchtsäften mit Wasser und Zucker heissen Limonaden; Brauselimonaden enthalten ausserdem noch Kohlensäure.

β) oder die Fruchtsäfte werden auch ohne Zusatz von Rohrzucker für sich allein eingedunstet; diese Erzeugnisse werden, wenn sie eine syrupartige Beschaffenheit besitzen, als Kraut, z. B. Aepfel-, Birnen- oder Obstkraut bezeichnet. Hier und dort ist es auch gebräuchlich, diese Erzeugnisse mit dem Namen „Mus" zu belegen, es ist aber richtiger, letzteren Namen ausschliesslich für die auch das Fruchtfleisch enthaltenden Obstdauerwaaren anzuwenden.

Wie aus Obst, so wird auch aus Zuckerrüben, Möhren ohne Zusatz von Rohrzucker ein ähnlicher Syrup hergestellt, der als Zuckerrübenkraut oder Möhrenkraut von dem Obstkraut unterschieden wird, aber hier mit aufgeführt werden soll, weil er eine gleiche Verwendung, wie der Obstsyrup bezw. das Obstkraut, nämlich zum Bestreichen von Brot an Stelle der hierzu sonst verwendeten Butter findet. Auch das Malzkraut dient zu diesem Zweck; alle drei werden aber auch zur Verfälschung des theureren Obstkrautes verwendet.

Die Darstellungsweise dieser Syrupe, des sog. Krautes bezw. Gelees ist im Wesen sehr einfach; die Früchte werden entweder zu einem Brei zerkocht oder in ähnlicher Weise, wie beim Keltern des Weines die Trauben, zerquetscht, ausgepresst und entweder für sich allein oder unter Zusatz von Rohrzucker eingedunstet; statt des Rohrzuckers wird auch häufig zum Theil oder ganz Stärkesyrup verwendet. Ein Zusatz von 5—10 % Stärkesyrup verhindert bei den Fruchtsyrupen und -Gelees das Auskrystallisiren von Rohrzucker, was aber auch durch genügendes Einkochen und zweckmässige (nicht zu kalte) Lagerung verhindert werden kann. Die Eindunstung geschieht durchweg mittels überhitzten Wasserdampfes in doppelwandigen offenen Kesseln oder auch über freiem Feuer; vereinzelt mögen auch Vakuumkessel

---

[1]) Weil Erdbeeren und ähnliche Früchte bezw. deren Saft durch Kochen viel an Aroma verlieren, so wird bei diesen die Herstellung des Syrups auch in der Weise ausgeführt, dass man die Zuckerlösung einkocht, bis sie körnt (deckt), darauf die Erdbeeren in die Zuckerlösung wirft, einige Zeit damit in Berührung lässt, die Erdbeeren wieder abseiht und die gemischte Lösung nur mehr kurz aufkocht.

als zweckmässigere Einrichtung verwendet werden. (Ueber die Darstellung der Stärkesyrupe und des Malzkrautes vergl. weiter unten).

Die Zusammensetzung dieser Art Erzeugnisse ist folgende:

a) **Natürliche Fruchtsäfte.** Die reinen Fruchtsäfte im natürlichen Zustande d. h. ohne Eindunstung und Zusätze haben von einer und derselben Frucht wie diese selbst eine sehr schwankende Zusammensetzung. Im Mittel kann dieselbe etwa wie folgt angenommen werden:

No.	Bezeichnung	Anzahl der Analysen	Spec. Gewicht	In 100 ccm Saft								
				Extrakt g	Stickstoff-Substanz g	Invert-zucker g	Saccharose g	Säure = Aepfelsäure g	Durch Alkohol fällbarer Gerbstoff g	Asche g	Kali g	Phosphor-säure g
1	Aepfelsaft . .	273	1,0566	15,16[1])	0,125	9,46	3,11	0,321	0,105	0,44	0,209	0,019
2	Birnensaft . .	43	1,0611	15,85	0,133	9,54	0,99	0,328	0,038	0,36	0,168	0,016
3	Kirschensaft .	29	1,0737	19,35	0,420	12,81		0,750	0,088	0,45	0,097	0,021
4	Erdbeersaft . .	2	1,0348	9,00	—	5,33		1,040[2])	Pektin 0,560	0,66	0,097	0,026
5	Himbeersaft .	20	1,0184	4,27	—	—	—	1,836	0,960	0,50	0,086	0,032
6	Heidelbeersaft .	4	1,0378	10,60	—	6,27		1,130	—	0,29	—	—
7	Stachelbeersaft .	4	1,0395	10,19	0,061	6,12		1,650	Gerbstoff 0,061	0,27	—	—
8	Johannisbeersaft	54	1,0539	14,02	0,280	8,35		2,920	Pektin 0,750	0,59	0,128	0,036
9	Preisselbeersaft	8	1,0574	14,12	0,069	8,57		2,200	Gerbstoff 0,224	0,30	—	—
10	Pfirsichsaft . .	—	1,0540	—	—	3,35	1,98	0,684	Pektin 0,76	0,47	0,076	0,046
11	Quittensaft . .	3	1,0525	—	—	9,85	0,66	1,498	0,68	0,37	0,181	0,037

In Preisselbeersaft wurden ferner 0,075% Benzoësäure gefunden; in 11 Erdbeeren fand Süss 2—3 mg Salicylsäure (vergl. auch S. 957). Letztere konnte dagegen von ihm weder in den Säften noch daraus bereiteten Weinen von Johannisbeeren, Stachelbeeren, Brombeeren, Kirschen, Pflaumen, Reineklauden, Aepfeln und Birnen nachgewiesen werden.

Ueber die Zusammensetzung von Apfelsinen- und Citronensaft vergl. S. 958, über die sonstiger Fruchtsäfte auch Bd. I, S. 880—887.

C. Mestre giebt für die Zusammensetzung des Apfelsinen- (Orangen-)Saftes noch folgende ausführlichere Untersuchung:

Spec. Gewicht	Wasser	Glukose	Saccharose	Freie Säure	Mannit und Pektinstoffe	Citronensaures Kalium	Calcium	Sonstige Salze
1,070	85,04 %	5,43 %	5,39 %	1,93 %	0,50 %	1,39 %	0,25 %	0,06 %

Von den Fruchtsäften werden direkt im Kleinhandel wohl nur Citronen- (Limonen-) Saft für die Limonaden-Bereitung verwendet. Ueber die Zusammensetzung desselben mögen ausser der S. 958 erwähnten noch folgende Analysen von H. Hassall

---

[1]) Dem spec. Gewicht würde nach der Weinextrakt-Tabelle ein Extraktgehalt von nur 14,67 g entsprechen.
[2]) Mit 0,359 g flüchtiger Säure (= Essigsäure).

über den Saft von Citrus limonum und Citrus limetta, sowie von A. Bornträger über den Saft aus unreifen und reifen Citronen mitgetheilt werden:

In 100 ccm Saft von	Spec. Gewicht	Extrakt	Invertzucker	Saccharose	Citronensäure	Asche	Schwefelsäure
Citrus limonum	1,0321	8,597 g	—	—	6,822 g	0,259 g	0,002 g
„ limetta	1,0348	9,222 „	—	—	7,201 „	0,419 „	0,002 „
Unreifen Citronen	—	9,30 „	0,21 g	0,78 g	7,52 „	0,486 „	—
Reifen Citronen	—	8,87 „	0,75 „	0,19 „	7,28 „	0,384 „	—

Ausführliche Untersuchungen über den Citronensaft haben E. Spaeth und R. Sendtner[1]) sowie K. Farnsteiner[2]) ausgeführt. Erstere fanden im Mittel für reine, z. Th. selbst dargestellte Citronensäfte (g in 100 ccm):

Extrakt	Citronensäure Gesammt-	Citronensäure Gebunden	Zucker	Asche	Alkalität der Asche = ccm N-Säure	Phosphorsäure	Extraktrest nach Abzug Säure u. Asche	Extraktrest nach Abzug Säure, Asche u. Zucker	Polarisation in 200 mm-Rohr (Schmidt u. Haensch)
9,85 g	8,30 g	1,57 g	0,88 g	0,382 g	4,5 ccm	0,101 g	1,168 g	0,288 g	— 0,28°

Dagegen ergab eine verfälschte Probe des Handels von 1,0253 spec. Gewicht:

| 6,26 g | 6,04 g | — | 0 | 0,084 g | 0,22 ccm | — | 0,136 g | — | — |

K. Farnsteiner berücksichtigte in selbst dargestellten und verfälschten Citronensäften ausser vorstehenden Bestandtheilen auch andere mit folgendem Ergebniss (g in 100 ccm):

Citronensaft	Spec. Gewicht bei 15% Natürlicher Saft	Spec. Gewicht bei 15% Entgeisteter Saft	Extrakt[3]) (indirekt)	Citronensäure (wasserfreie)	Zucker (Gesammt-)	Alkohol	Stickstoff	Mineralstoffe	Alkalität der Asche (ccm N-Säure)	Phosphorsäure	Extraktrest[5]) nach Abzug von Zucker u. Säure	Extraktrest[5]) nach Abzug von allen Bestandtheilen
Nicht vergohren	1,0268	1,0371	8,89	5,61	1,37	(6,56)[4])	0,075	0,484	5,8	0,0218	1,90	1,09
Vergohren	1,0205	1,0336	8,03	5,66	0,35	7,46	0,082	0,471	5,9	0,0275	2,02	1,58
Verfälschte Sorten	1,0133 bis 1,0653	1,0284 bis 1,0896	6,18 bis 22,40	4,43 bis 10,13	Spur bis 11,95	Spur bis 14,55	Spur bis 0,035	0,04 bis 0,59	0 bis 7,25	0 bis 0,046	0,32 bis 2,62	0,12 bis 0,62

Ein Unterschied in der Zusammensetzung zwischen Citronensäften aus reifen und unreifen Citronen war nach einer Vergleichsprobe nicht vorhanden. Chlor wurde in einer Probe vergohrenen Citronensaftes zu 0,06 g, Schwefelsäure zu 0,008 g, Glycerin (d. h. das, was nach der üblichen Bestimmung als Glycerin angesehen wird) in vergohrenen und unvergohrenen Proben reiner Citronensäfte zu 0,17—0,37 g in 100 ccm gefunden.

Eine verfälschte Probe Citronensaft ergab 0,014 g Chlor, 0,069 g Schwefelsäure, während in anderen Proben an Glycerin 0—1,81 g, an flüchtiger Säure (Essigsäure)

---

[1]) Zeitschr. f. Untersuchung der Nahrungs- und Genussmittel 1901, 4, 529 und 1133.
[2]) Ebendort 1903, 6, 1.
[3]) Aus dem spec. Gewicht der entgeisteten Flüssigkeit nach einer besonders entworfenen Tabelle berechnet.
[4]) Für die unvergohrenen Proben künstlich zugesetzt.
[5]) Extraktrest = Extrakt — (Citronensäure [$C_6H_8O_7$] + Zucker + Mineralstoffe + an letztere gebundene Citronensäure + Glycerin).

in einem Falle 0,89 % in 100 ccm gefunden wurden. Die Menge Citronensäure die als Ester gebunden war, ergab sich zu 0—0,48 g.

Der Alkohol wird den Citronensäften des Handels zugesetzt, um die Haltbarkeit zu erhöhen. Häufig findet sich darin auch aus demselben Grunde Salicylsäure.

R. Sendtner ermittelte in einem mit Alkohol und Zucker versetzten Citronensafte von 1,0664 spec. Gewicht (in 100 ccm):

14,08 g Alkohol, 22,93 g Extrakt, 10,50 g Citronensäure, 12,20 g Zucker, 0,017 g Asche.

Citronensäfte, die durch gleichzeitige Mitverwendung der Schalen (und auch Kerne) gewonnen sind, nehmen mit der Zeit einen unangenehmen Geschmack an, weil das ätherische Oel allmählich verharzt.

Selbstverständlich sind vorstehende Zahlen über die Zusammensetzung der Fruchtsäfte grossen Schwankungen unterworfen; so fand P. Behrend für 100 ccm Saft aus 18 Aepfelsorten:

Gesammtzucker		Saccharose		Saccharose in Proc. des Gesammtzuckers	
Schwankungen	Mittel	Schwankungen	Mittel	Schwankungen	Mittel
9,25—18,64 g	12,69 g	1,36—6,51 g	3,78 g	11,2—51,2 %	29,8 %

Nach P. Kulisch betrugen für 9 Aepfelsaftsorten die Schwankungen für Gesammtzucker 6,82—13,12 % und für Saccharose 1,28—5,46 %.

Eine grössere Reihe von Johannisbeersäften ergab nach L. Weigert in 100 ccm 2,3—4,4 g Säure und 5,4—12,9 g Zucker.

E. Hotter (Bd. I, S. 888) hat gefunden, dass in Aepfel- und Birnensaft (Most) beim Aufbewahren schon nach einigen Tagen die Gerbsäure abnimmt, indem der Gehalt an Gerbsäure im Mittel mehrerer Sorten für 100 ccm betrug:

Aepfelmost 1892		Aepfelmost 1893		Birnenmost 1893	
Anfang	Nach 14 Tagen	Anfang	Nach 5 Tagen	Anfang	Nach 9 Tagen
0,064 g	0,041 g	0,071 g	0,044 g	0,043 g	0,022 g

Die Mineralstoffe der Fruchtsäfte anlangend, so sind darüber ausser obigen Angaben nur bei Johannisbeer- und Kirschsaft einige Analysen ausgeführt; danach enthalten 100 ccm Saft:

	Kali	Kalk	Magnesia	Phosphorsäure	Schwefelsäure
Kirschsaft . . .	0,396 g	0,027 g	0,017 g	0,033 g	0,006 g
Johannisbeersaft .	0,252 „	0,047 „	0,014 „	0,051 „	0,005 „

Im Allgemeinen kann man annehmen, dass von den Mineralstoffen des Fruchtfleisches $5/10$—$8/10$ in den Saft übergehen oder dass nahezu die Hälfte von den Aschenbestandtheilen der Fruchtsäfte aus Kali besteht bezw. bestehen soll. K. Windisch fand an Borsäure, in Procenten der Asche:

	Zwetschensaft	Reineklaudesaft	Kirschsaft
Borsäure	0,27 %	0,21 %	0,34 %

A. Hebebrand desgleichen in 100 ccm Saft:

	Kirschen	Stachelbeeren	Apfelsinen	Citronen
Borsäure	0,4 mg	1,0 mg	0,4 mg	0,6 mg

b) **Fruchtkraut.** Die für sich allein ohne Rohrzucker-Zusatz bis zum Syrup eingedickten Fruchtsäfte bilden das sog. Kraut, auch wohl Gelee genannt, obwohl unter letzterer Bezeichnung nur die unter Zusatz von Rohrzucker eingedickten

Säfte verstanden werden bezw. verstanden werden sollten. Zur Obstkraut-Bereitung werden in Deutschland vorwiegend Aepfel und Birnen verwendet und die Erzeugnisse als Aepfel- und Birnenkraut unterschieden. Das Obstkraut ist sehr beliebt und sucht man dasselbe durch andere Fruchtsäfte bezw. Erzeugnisse zu ersetzen. Als solche Ersatzmittel dienen das Zuckerrübenkraut, Möhrenkraut und Malzkraut; hiervon werden die ersten beiden in derselben Weise hergestellt, wie das Obstkraut.

Das Malzkraut dagegen wird in ganz anderer Weise gewonnen, nämlich dadurch, dass man die Stärke in billigen stärkereichen Rohstoffen, wie Mais, Reis, Kartoffeln etc. durch Zusatz von Gerstenmalz (auf 100 Thle. Stärke 25—30 Thle. Malzmehl) verzuckert und die erhaltene Lösung eindunstet.

Je nach der Einwirkung bei verschiedenen Temperaturen (60—70°) und je nach verschieden langer Einwirkung (60—72 Stunden) erhält man dextrin- bezw. maltosereichere bezw. -ärmere Lösungen (Patent von Leplay und Cuisinier). Nach einem anderen Patent (Société anonyme générale de Maltose) setzt man dem zur Einwirkung von Malzaufguss auf stärkehaltige Rohstoffe benutzten Wasser etwas Säure zu (7—29 g 25 %-ige Salzsäure auf 1 hl Maische). Die betreffenden Rohstoffe werden zuerst in Procenten der Stärke mit 5—10 % eines Aufgusses von 1 Thl. Malz in 2—3 Thln. Wasser bis 80° erwärmt, dann mit 1½ Atmosphären-Ueberdruck 30 Minuten gekocht, auf 48° abgekühlt, mit 5—20 % Malzaufguss, etwas Säure versetzt und filtrirt. Das klare Filtrat bleibt 12—15 Stunden bei 48° stehen und wird entweder in offenen Kesseln oder im Vakuum abgedampft. In letzterem Falle erhält man mehr oder weniger glanzhelle Maltose- bezw. Dextrinlösungen.

Die nach letzterem Verfahren dargestellten Maltose-Präparate ergaben nach mehreren Analysen z. B. folgende Zusammensetzung:

No	Mais-Maltose	Anzahl der Analysen	Wasser %	Stickstoff-Substanz %	Maltose %	Dextrin %	Sonstige stickstofffreie Stoffe %	Asche %	Phosphorsäure %	Kali %	In der Trockensubstanz Maltose %	Dextrin %
1	Maltosereich . . .	5	23,57	1,85	61,04	12,16	0,40	0,98	0,38	0,32	79,85	18,52
2	Dextrinreich . . .	3	26,33	1,97	28,84	40,16	1,84	0,86	0,28	0,20	39,15	54,51
3	Sirop cristal . . .	3	19,62	Spur	59,63	20,11	0,40	0,24	0,082	0,049	74,17	24,27

Das in den Handel gebrachte sog. „Malzkraut" als Ersatz des Obstkrautes wird in ähnlicher Weise dargestellt.

An die Zusammensetzung dieser Erzeugnisse möge gleich die von Mischungen des echten und theureren Obstkrautes mit Rübenkraut, Rohrzucker, Stärkesyrup, Malzkraut und Mehl angeschlossen werden, um die Unterschiede für den Nachweis von Verfälschungen klar zu legen (vergl. Tabelle S. 969).

Man sieht hieraus, dass die Saccharose der Zuckerrüben beim Eindunsten des Saftes zum Syrup in nicht unerheblicher Menge in Invertzucker übergeführt wird. Immerhin bleibt der grösste Theil als Saccharose bestehen, wodurch sich dieses Kraut von dem Obst- und Malzkraut unterscheidet; letztere sind dagegen durch eine grössere Menge Glukose bezw. Maltose (d. h. direkt reducirenden Zucker) ausgezeichnet. Auch das Möhrenkraut enthält zum Unterschiede von Zuckerrübenkraut verhältnissmässig viel Glukose und wenig Saccharose, was mit der Zusammensetzung der Möhren (vergl. S. 913) übereinstimmt.

No.	Erzeugniss	Anzahl der Analysen	Wasser %	Fruchtzucker (Glukose) %	Saccharose %	Säure = Aepfelsäure %	Stickstoff %	Nichtzucker[1] %	Mineralstoffe %	Phosphorsäure %	Kali %	Kalk %	Magnesia %	Drehung der Lösung 1 : 10 im Halbschattenapparat 200 mm-Rohr
	a) Reine Erzeugnisse ohne Zusätze:													
1	Obstkraut	10	34,88	52,94	2,77	2,264	0,200	5,23	1,92	0,160	0,96	0,139	0,070	− 4° 45′
2	Zuckerrübenkraut	5	28,01	17,85	43,63	1,409	0,727	5,30	3,80	0,419	1,49	0,104	0,202	+ 5° 36′
3	Möhrenkraut	1	31,19	40,30	12,64	2,363	0,612	7,66	5,85	0,481	2,18	0,296	0,123	+ 0° 45′
				Maltose	Dextrin	Milchsäure								
4	Malzkraut	2	25,63	50,23	6,75	1,570	0,516	21,30	1,37	0,709	0,19	0,102	0,209	+19° 48′
	b) Gemischte Erzeugnisse:													
				Glukose	Saccharose									
1	Von Obst- und Rübenkraut zu gleichen Thln. (α)	1	26,83	36,10	20,74	1,348	0,374	12,51	2,47	0,324	1,01	0,118	0,155	− 0° 20′
	(β)	1	29,09	38,08	22,38	1,876	0,389	5,63	2,94	0,347	1,08	0,086	0,185	+ 0° 27′
2	Gemisch von Malzkraut zu gleichen Theilen mit:													
	α) Obstkraut	1	26,63	48,75	2,01	1,435	0,324	19,50	1,68	0,571	0,68	0,176	0,169	+ 7° 53′
	β) Rübenkraut	1	29,15	27,81	21,76	1,333	0,538	17,73	2,22	0,652	0,69	0,100	0,204	+11° 44′
3	Mit Stärkesyrup gemischte Krautsorten:													
	α) Aepfelkraut	1	30,83	50,40	2,89	0,250	0,323	13,09	1,47	0,170	0,72	0,080	0,045	+ 2° 58′
	β) Rübenkraut	1	26,99	30,80	20,77	0,243	0,768	18,05	2,62	0,091	1,01	0,250	0,025	+13° 45′
4	Aepfelkraut mit Kreide abgestumpft unter Zusatz von 75 g Rohrzucker auf 1 kg Saft:													
		1	37,81	44,00	13,41	2,889	0,170	0,46	1,43	0,068	0,53	0,184	Spur	− 2° 50′
5	Birnenkraut mit Mehl eingekocht:													
		1	23,86	21,48	0,69	1,407	0,239	51,44	1,12	0,171	0,59	0,088	0,079	− 1° 13′

Ferner sind die einzelnen Krautsorten durch einen verschiedenen Gehalt an Stickstoff, Phosphorsäure, Kali und besonders durch ihr Drehungsvermögen gekennzeichnet. Der Zusatz von Rohrzucker zu Obstkraut vermehrt den Gehalt an Saccharose, vermindert aber die Linksdrehung; der Zusatz von Stärkesyrup zu Obst- und Rübenkraut vermehrt nicht nur den Gehalt an Nichtzucker, sondern verwandelt die Linksdrehung des Obstkrautes in Rechtsdrehung und erhöht die Rechtsdrehung des Rübenkrautes. Der Zusatz von Mehl zu Obstkraut vermehrt selbstverständlich die Menge an Nichtzucker, vermindert die Linksdrehung und lässt sich mikroskopisch nachweisen. Diese Unterschiede können zur Feststellung der Abstammung der Krautsorten wie auch zum Nachweise von Verfälschungen dienen.

Die bei der Kraut-Bereitung verbleibenden Extraktions- und Pressrückstände haben folgende Zusammensetzung:

No.	Abfälle	Anzahl der Analysen	In der natürlichen Substanz						In der Trockensubstanz	
			Wasser %	Stickstoff-Substanz %	Fett %	Stickstofffreie Extraktstoffe %	Rohfaser %	Asche %	Stickstoff-Substanz %	Stickstofffreie Extraktstoffe %
1	Obstkrautpresslinge	1	66,30	4,46	0,39	24,65	1,05	3,15	13,23	73,19
2	Rübenrückstände	7	76,00	2,02	0,38	11,00	7,18	3,44	8,41	45,08
3	Mais-Maltose-Treber (getrocknet)	4	8,00	32,80	16,40	29,70	10,40	2,70	35,65	32,28

[1] Differenz zwischen Summe (Wasser + Zucker + Säure + Mineralstoffe) von 100.

c) **Fruchtsyrupe.** Von den unter Zusatz von Rohrzucker gekochten bezw. eingedickten Fruchtsäften sind die wichtigsten: der Himbeer-, Johannisbeer-, Erdbeer- und Kirschsyrup.

Dieselben haben folgende Zusammensetzung:

Syrup	Anzahl der Analysen	Wasser %	Stickstoff %	Invertzucker %	Saccharose %	Gesammt-Säure = Aepfelsäure %	Flüchtige Säure = Essigsäure %	Zuckerfreier Extrakt %	Asche %	Kali %	Phosphorsäure %
Himbeersyrup [1]) . . .	16	32,41	—	22,29	42,25	0,629	0,014	1,82 [2])	0,278	—	0,013
Erdbeersyrup	2	42,09	0,44	23,55	32,92	0,255	—	0,284 [3])	0,160	0,065	0,023
Johannisbeersyrup . .	3	49,78	0,81	30,16	15,90	1,594	—	0,523	0,232	0,117	0,031
Kirschsyrup	2	42,89	0,33	13,70	42,51	0,368	—	0,707	0,194	0,085	0,021

Das optische Verhalten der Fruchtsyrupe hängt ganz von dem Gehalt an Saccharose ab. Bei dem stark saueren Johannisbeersyrup wird die Saccharose schneller und stärker invertirt, als bei den anderen säureärmeren Syrupen. Wir fanden die Polarisation eines Johannisbeersyrups, der 41,98 % Invertzucker und nur 1,59 % Saccharose enthielt, in 10 %-iger Lösung und im 200 mm-Rohr vor der Inversion zu $-1°8'$, nach der Inversion zu $-1°35'$. Dagegen drehten Erdbeer- und Kirschsyrup, in derselben Weise untersucht, die Ebene des polarisirten Lichtes wie folgt:

Erdbeersyrup		Kirschsyrup	
Vor	Nach	Vor	Nach
der Inversion		der Inversion	
$+2°46'$	$-1°37'$	$+7°5'$	$-0°40'$

Die von E. Späth untersuchten 16 Proben von echten Himbeersyrupen drehten in 10 %-iger Lösung die Ebene des polarisirten Lichtes von $0°$ bis $+8°15'$ nach rechts, dagegen nach der Inversion sämmtlich nach links, nämlich von $-2°08'$ bis $-2°45'$, während die Polarisation nach der Vergährung gleich 0 oder eine Spur links war. Die **Alkalität der Asche** von 100 ccm Saft war, ausgedrückt in ccm Normal-Säure, bei Himbeersyrup 2,20—3,30, im Mittel 2,74; nach hiesigen Untersuchungen bei Erdbeersyrup 1,8 ccm, bei Johannisbeersyrup (mit 0,323 % Asche) 3,5 ccm, bei Kirschsyrup 1,2 ccm.

Amthor und Zink (Bd. I, S. 891) fanden für 20 echte, nach dem deutschen Arzneibuch hergestellte Himbeersyrupe, in denen das Verhältniss von Saft zu Zucker etwa wie 7 : 13 war, folgende Zahlen:

Gesammt-Säure (= Aepfelsäure)		Asche		Phosphorsäure	
Schwankungen	Mittel	Schwankungen	Mittel	Schwankungen	Mittel
0,206—1,079 %	0,718 %	0,152—0,409 %	0,210 %	0,007—0,031 %	0,013 %

R. Hundrieser verfolgte (Bd. I, S. 892) bei Syrupen, bei denen auf 5 Thle. Saft etwa 9 Thle. Rohrzucker angewendet waren, die Bildung von Invertzucker sowie die Abnahme der Säure beim Kochen und nach 14-tägigem Stehen der verschieden lange gekochten Proben im Keller mit folgendem Ergebniss:

---

[1]) Aus rein vergohrenem Rohsaft nach der Vorschrift der deutschen Pharmakopöe hergestellt.
[2]) Gesammtextrakt weniger Gesammtzucker (als Invertzucker berechnet).
[3]) Fällbar durch 90 %-igen Alkohol.

Bestandtheil:	Kirschsyrup		Himbeersyrup		Rother Johannisbeersaft		Schwarzer Johannisbeersaft	
	Nach dem Kochen	Nach 14 Tagen	Nach dem Kochen	Nach 14 Tagen	Nach dem Kochen	Nach 14 Tagen	Nach dem Kochen	Nach 14 Tagen
Invertzucker nach 5 Minuten Kochen	6,17 %	7,57 %	8,33 %	9,25 %	17,86 %	20,23 %	20,00 %	21,74 %
„ 30 „ „	30,33 „	30,33 „	50,00 „	51,20 „	53,65 „	54,94 „	62,50 „	62,50 „
Säure = Aepfelsäure nach 5 Minuten Kochen	0,78 „	0,77 „	1,00 „	0,98 „	1,34 „	1,32 „	1,72 „	1,71 „
„ 30 „ „	0,71 „	0,71 „	0,90 „	0,85 „	1,17 „	1,16 „	1,57 „	1,56 „
Ursprünglicher Säure-Gehalt des Saftes war	1,59 %		2,08 %		2,91 %		3,48 %	

Hiernach erfolgt die Bildung des Invertzuckers um so mehr und schneller, je säurereicher der Saft ist, ferner vorwiegend beim Kochen, indem er bei 30 Minuten langem Kochen den Höhepunkt erreicht; es findet dann durch längeres Stehen in der Kälte keine oder nur eine geringe Invertzucker-Bildung mehr statt; ein 5 Minuten langes Kochen hat nur eine geringe Invertzucker-Bildung zur Folge; hier schreitet dieselbe beim Aufbewahren, aber nur langsam, fort.

Die Säure erfährt nur beim Kochen und entsprechend der längeren Dauer desselben eine Abnahme; beim Aufbewahren in der Kälte ist die Abnahme gleich Null oder doch nur sehr gering.

Die Fruchtsyrupe dienen als Saucen bezw. zur Bereitung derselben, ferner zur Bereitung von Limonaden und Zuckerwaaren; die sonst in den Zuckerbäckereien verwendeten Syrupe, wie Orangeblüthen-, Mandel-, Veilchen-Syrup sind Zuckerlösungen mit Auszügen der betreffenden aromatischen Pflanzen.

d) **Fruchtgelees.** Unter dieser Bezeichnung versteht man auch vielfach die Krautsorten (S. 964) oder gar die Marmeladen (S. 962); am meisten ist der Name für die unter Zusatz von Rohrzucker bis zur steifen oder festen Paste eingedickten Fruchtsäfte in Gebrauch und sollten nur solche Erzeugnisse mit diesem Namen belegt werden. Zu ihrer Bereitung werden die verschiedensten Fruchtsäfte benutzt. Von einigen der gangbarsten haben wir nach je einer Analyse folgende Zusammensetzung ermittelt:

No.	Bezeichnung	Wasser %	Stickstoff-Substanz %	Invertzucker %	Saccharose %	Gesammt-Säure = Aepfelsäure %	Fällbar durch 90 % igen Alkohol %	Asche %	Kali %	Phosphorsäure %	Polarisation in 10 %-iger Lösung u. im 200 mm-Rohr vor der Inversion	nach der Inversion
1	Aepfel-Gelee	39,27	0,44	22,00	33,97	0,468	0,58	0,185	0,078	0,008	+ 4° 25'	— 1° 5'
2	Erdbeer- „	42,98	0,34	35,64	18,06	0,769	0,88	0,342	0,138	0,011	+ 2° 6'	— 0° 42'
3	Johannisbeer-Gelee	41,49	0,16	30,40	25,18	1,539	0,85	0,384	0,141	0,032	+ 2° 36'	— 0° 50'
4	Pflaumen- „	49,50	0,21	24,11	22,18	1,929	—	0,550	—	—	—	—
5	Pfirsich- „	30,02	0,17	8,75	56,59	0,413	—	0,210	—	—	—	—
6	Ananas- „	19,72	0,39	22,13	56,70	0,643	—	0,430	—	—	—	—
7	Heidelbeer- „	36,21	0,12	28,28	31,62	0,637	—	0,375	—	—	—	—
8	Brombeer- „	40,37	0,24	12,51	44,90	0,811	—	0,330	—	—	—	—

Die Fruchtgelees gleichen daher in ihrer Zusammensetzung wie in dem optischen Verhalten den Fruchtsyrupen.

Verfälschungen und Verunreinigungen der Fruchtsäfte, Kraute, Fruchtsyrupe und Fruchtgelees.

Die Verfälschungen dieser Art Erzeugnisse ist nach den umfangreichen Untersuchungen der letzten Jahre eine sehr vielseitige; die häufiger wiederkehrenden Verfälschungen sind folgende:

1. **Zusatz von fremden Säuren.** Dieser ist besonders bei den natürlichen Fruchtsäften, in erster Linie beim Citronensaft üblich und kommen als Säuren Citronensäure, Weinsäure, seltener Oxalsäure in Betracht; vereinzelt sind auch als Zusatz zur Erhöhung des Säure-Gehaltes unorganische Säuren (Schwefelsäure) beobachtet worden, die ebenso wie die Oxalsäure als direkt gesundheitsschädlich bezeichnet werden müssen.

2. **Zusatz von Aromastoffen und fremden Farbstoffen.** Als Aromastoffe kommen vorwiegend die Aethyl- und Amyl-Ester der niederen Fettsäuren, Aldehyde etc. in Betracht (vergl. den nachstehenden Abschnitt). Aus Citronensäure und solchen Aromastoffen allein werden mitunter künstliche Citronensäfte hergestellt; solche Erzeugnisse gelten, wenn sie nicht als solche bezeichnet werden, selbstverständlich als Nachmachungen. Bei einigen Fruchtsyrupen ist es gebräuchlich, aromatisirende Gewürze (Zimmt, Vanille, Nelken etc.) in geringen Mengen zuzusetzen. Derartige aromatisirte Fruchtsyrupe werden vielfach als solche (vergl. vorstehend) bezeichnet; im Verschweigungsfalle können diese Zusätze als zulässige angesehen werden, wenn damit keine Vortäuschung in gewinnsüchtiger Absicht verbunden ist.

Zur Auffärbung werden Anilinfarbstoffe (vergl. S. 461) angewendet und zwar vorwiegend bei Himbeersyrup. Als Grund der Auffärbung wird gern vorgeschützt, dass die natürlichen Fruchtfarbstoffe leicht verblassen und die Abnehmer schön gefärbte Fruchtsäfte und deren Erzeugnisse verlangen. Diese Auffärbung ist aber stets als Vortäuschung aufzufassen; denn selbst wenn nur reine Fruchtsäfte und Rohrzucker verwendet sind, soll dem Erzeugniss ein besseres Aussehen (ein höherer Gehalt an färbendem, natürlichem Fruchtsaft) verliehen werden, als es seiner Natur nach beanspruchen kann. Gesundheitsschädliche Farbstoffe sind selbstverständlich schon nach § 12 des Nahrungmittel-Gesetzes vom 14. Mai 1879 unzulässig.

3. **Zusatz von Zucker-Ersatzstoffen.** Als solche kommen in Betracht: Stärkezucker und Stärkesyrup, Maltose (sog. Malzkraut), Melasse (Zuckersyrup), Glycerin und die künstlichen Süssstoffe (Saccharin, Dulcin, Glucin etc.).

Besonders gebräuchlich ist der Zusatz von Stärkezucker oder meistens von Stärkesyrup neben Rohrzucker bei der Bereitung von Fruchtsyrupen im Grossen; es wird, wie schon oben gesagt ist, geltend gemacht, dass dieser Zusatz nothwendig sei, um das Auskrystallisiren der Fruchtsyrupe zu vermeiden. Wir haben aber schon S. 971 gesehen, dass sich durch genügend (30 Minuten) langes Kochen der Fruchtsäfte mit Rohrzucker-Zusatz die Saccharose nahezu ganz in Invertzucker überführen lässt, der oder dessen Glukose nicht mehr auskrystallisirt; dieser Zusatz läuft daher nur darauf hinaus, die Herstellungsweise zu vereinfachen, das längere Kochen zu umgehen und das sog. kalte Mischen zu ermöglichen. Dann auch besitzen Stärkezucker- bezw. -syrup-Lösungen eine grössere Zähflüssigkeit, ein dickflüssigeres Aussehen, als Rohrzucker- bezw. Invertzucker-Lösungen von gleichem Gehalt an Trockensubstanz; man kommt bezüglich dieser Eigenschaft, auf Trockensubstanz bezogen, mit 46 Gew.-Thln. Stärkesyrup und 49 Gew.-Thln. Stärkezucker so weit als mit 54 Gew.-Thln. Rohrzucker[1]). Der Zusatz von Stärkezucker bezw. -syrup an Stelle oder neben Rohrzucker giebt daher dem Fruchtsaft-Erzeugniss ein gehaltreicheres Aussehen, als wenn nur, wie sonst üblich, Rohrzucker verwendet ist, bedingt daher auch, abgesehen davon, dass die Stärke-Erzeugnisse mitunter unrein sind (vergl. weiter unten), eine Vortäuschung, die nach § 10 des Nahrungsmittel-Gesetzes vom 14. Mai 1879 strafbar ist.

Maltose (Malzzucker, Malzkraut) dürfte wohl kaum in Anwendung kommen, weil sie zu theuer ist und sich leicht durch den Geschmack verräth; andererseits ist sie auch dann zu beanstanden, wenn man in dem Fruchtsaft-Erzeugniss neben Fruchtzucker als Versüssungs- und Verdickungsmittel Rohrzucker voraussetzt.

---

[1]) Vergl. J. König: Zeitschr. f. Untersuchung d. Nahrungs- u. Genussmittel 1900, 3, 217.

Melasse (Rohrzucker-Syrup oder die sog. Nachprodukte der Rohrzucker-Fabrikation) ist wegen der dem Rohrzucker darin mehr oder weniger beigemengten Bestandtheile (lösliche Stickstoffverbindungen, Salze etc.) zu beanstanden und würde sich zum Theil ebenfalls durch den Geschmack leicht verrathen.

Der Zusatz von Glycerin kann als völlig fremdartiger Stoff für die Fruchtsäfte ebenfalls nicht geduldet werden (vergl. S. 346).

Der Zusatz von künstlichen Süssstoffen ist jetzt gesetzlich verboten.

Nach den Vereinbarungen deutscher Nahrungsmittel-Chemiker[1]) sollen, abgesehen von gesetzlichen Verboten, alle unter 1—3 genannten Zusätze für alle Fruchtsaft-Erzeugnisse, die als rein bezeichnet oder mit dem Namen einer bestimmten Fruchtart belegt sind, nicht gestattet sein.

Bei den als „Obstkraut" bezeichneten Erzeugnissen — bei denen als Versüssungs- und Verdickungsmittel auch nicht mal Rohrzucker angewendet zu werden pflegt — soll ein Zusatz von Rohrzucker deklarirt werden.

4. Zusatz von gelatinirenden Mitteln, wie Agar-Agar, Gelatine etc. Letztere pflegen vorwiegend bei der Bereitung von Marmeladen etc. (vergl. S. 963), aber auch bei den Gelees aus solchen Früchten, deren Saft bei geeignetem Einkochen mit Zucker nicht von selbst gallertartig erstarrt, angewendet zu werden. Für letztere soll dieser Zusatz nach genannten Vereinbarungen statthaft sein; indess soll bei Himbeer-, Johannisbeer-, Apfelgelee etc. und bei Gelees mit der allgemeinen Bezeichnung „Fruchtgelee" oder dergl. ein Zusatz gelatinirender Mittel deklarirt werden.

5. Zusatz von Frischhaltungsmittel. Also solche sind zu nennen: Alkohol, schweflige Säure, Borsäure, Salicylsäure, Benzoësäure, Fluor-Verbindungen etc.

Der zur Frischhaltung in den Erzeugnissen dieser Art vorhandene Alkohol rührt theils von einer absichtlichen, schwachen Vergährung der Fruchtsäfte vor ihrem Einkochen mit Rohrzucker — zum Zwecke der Klärung besonders gebräuchlich bei Himbeersaft bezw. -syrup —, theils von einem künstlichen Zusatz von Sprit oder Rum, Kognak etc. her, indem man in letzterem Falle auf den in Gefässe eingefüllten Saft diese alkoholischen Flüssigkeiten aufschichtet. Diese Verfahren können als zulässig angesehen werden, da sie sich nur in mässigen Grenzen bewegen können. Wenn die Fruchtsäfte mit Rohrzucker nicht genügend stark eingedickt sind, so stellt sich nach dem Oeffnen der Gefässe mitunter nachträglich eine Gährung ein, die also immer auf eine mangelhafte Bereitungsweise hindeutet.

Die schweflige Säure bezw. der sauere schwefligsaure Kalk dient einerseits zur Frischhaltung, andererseits aber auch besonders für die Gelees zur Ertheilung einer hellen, durchsichtigen Farbe. Ueber die Unzulässigkeit ihrer Verwendung vergl. S. 454, über die der Borsäure S. 449, der Fluor-Verbindungen S. 458, der Salicyl- und Benzoësäure S. 460.

Hierbei ist zu berücksichtigen, dass viele Früchte einen kleinen natürlichen Borsäure-Gehalt haben (S. 181 u. S. 960), dass in den Himbeeren und Erdbeeren geringe Mengen Salicylsäure vorkommen (vergl. S. 957), und dass die Preisselbeeren im natürlichen Zustande Benzoësäure enthalten[2]).

6. Gehalt an Metallen, wie Kupfer, Zink, Eisen etc., die aus den zur Bereitung oder Aufbewahrung dienenden Gefässen aufgenommen werden können.

7. Gährung, Schimmelbildung und Dünnflüssigwerden (bei Gelees) sind Zeichen fehlerhafter Darstellung oder Aufbewahrung.

Stark und über offenem Feuer eingekochte Erzeugnisse können auch angebrannt sein.

Zum Klären der Fruchtsäfte werden wie beim Wein mitunter Hausenblase, Gelatine, Eiweiss, Kaolin, Klärerde und Tannin verwendet; sofern von diesen Klärmitteln keine Bestandtheile (vergl. unter „Wein") in die Fruchtsäfte übergehen oder letztere in ihrer Zusammensetzung nicht wesentlich verändert werden, lässt sich gegen diese Anwendung nichts erinnern.

---

[1]) Vergl. Vereinbarungen z. einheitlichen Untersuchung u. Beurtheilung von Nahrungs- u. Genussmitteln. Berlin 1899. Heft II, S. 108.

[2]) E. Mach u. K. Portele, Landw. Versuchs-Stationen 1890, 38, 68.

c) **Limonaden, Limonade-Essenzen, Brause-Limonaden.** Unter Limonaden versteht man nach bisherigem Gebrauch Mischungen von Fruchtsäften mit Wasser und Rohrzucker und unter Brause-Limonaden solche Mischungen, die gleichzeitig Kohlensäure enthalten. Diese Begriffs-Erklärung galt bis jetzt wenigstens für Citronen-Limonade. Bei anderen Frucht-Limonaden, z. B. Himbeer-Limonade, wird dem reinen oder mit Kohlensäure gesättigten Wasser der unter Zusatz von Rohrzucker hergestellte Syrup (Himbeer-Syrup) und zwar zur Zeit und am Ort des Verbrauchs zugesetzt. Indess ist diese Hand- und Haus-Bereitung der Limonaden wie so viele andere Zubereitungen in einen Fabrik-Betrieb übergegangen, indem die kohlensauren Wässer im Grossen fabrikmässig mit den Fruchtsäften gemischt und als Brause-Limonaden in den Handel gebracht werden. Weil aber die Fruchtsäfte wegen ihres Gehaltes an Pektinstoffen die Limonaden leicht trübe und missfarbig machen, ausserdem in reinem Zustande verhältnissmässig theuer sind, so werden für diese Bereitung statt der Fruchtsäfte jetzt meistens Limonaden-Essenzen angewendet.

Die Limonaden-Essenzen bilden im Allgemeinen (bezw. sollen bilden) alkoholische Auszüge aus der betreffenden Pflanze oder Frucht, welche entweder direkt verwendet oder vorher einer Destillation unterworfen werden. Einige Essenzen werden aus vergohrenen, entweder ganzen oder vorher zerkleinerten Früchten hergestellt. Die weit verbreitete Citronen- und Pomeranzen-Essenz wird aus den Fruchtschalen durch Ausziehen mit Alkohol gewonnen.

Wender und Gregor[1]) fanden in einer Pomeranzen-Essenz 66,2 Vol.-% Alkohol und 0,4—8% ätherisches Oel; der Gehalt an letzterem lag bei 5 Proben Citronen-Essenzen zwischen 0,1—0,5%, während eine nach bewährten Vorschriften selbst dargestellte Essenz 0,8% ätherisches Oel ergab. Der Werth dieser Essenzen hängt auch von der Löslichkeit in Wasser ab; denn je vollkommener sich die Essenz in Wasser löst, um so haltbarer ist die daraus hergestellte Limonade. Von Wender und Gregor selbst dargestellte Citronen- und Pomeranzen-Essenzen erforderten für 1 ccm 350—420 ccm Wasser zur vollständigen Lösung. Zur Lösung der Essenzen des Handels war viel weniger Wasser erforderlich, nämlich 25—240 ccm für 1 ccm Essenz.

Diese Unterschiede sind durch den verschiedenen Terpen-Gehalt der ätherischen Oele bedingt; denn je mehr diese von Terpen befreit sind, um so vollkommener lösen sich die ätherischen Oele in Wasser.

Wie wenig von den Handels-Essenzen zur Darstellung der Limonaden erforderlich ist, mag aus einer Vorschrift erhellen, welche eine Fabrik für die Bereitung einer Citronen-Limonade mit Hülfe der von ihr gelieferten Essenz giebt; es soll nämlich genommen werden:

1000 g Zuckersyrup, 5 g Citronen-Essenz, 40 g Weinsäure-Lösung.

Wenn man auf eine Flasche = 300 g Limonade 30 g Syrup rechnet, so kommen auf 1 Flasche 0,25 g Essenz, die bei einem Preise von 11 Mk. für 1 kg 0,28 Pfge. kosten.

Diese Ergiebigkeit der Limonade-Essenzen des Handels[2]) verdanken dieselben

---

[1]) Zeitschr. f. Untersuchung der Nahrungs- und Genussmittel 1900, 3, 449.
[2]) Ausser den beiden genannten Essenzen giebt es noch eine Reihe anderer dieser Art, z. B. Ananas-, Aepfel-, Aprikosen-, Erdbeer-, Himbeer-, Kirsch-, Maitrank-, Vanille- etc. Essenzen.

dem Umstande, dass sie entweder künstlich verstärkt oder überhaupt künstlich ohne Zuhülfenahme von Früchten hergestellt werden.

1. **Verstärkungsmittel.** Als solche dienen für Citronen- und Pomeranzen-Essenz: Citronen- und Pomeranzenöl, Citral, Citronellal, Vanillin etc. Damit derartige Zusätze die Löslichkeit der Essenz in Wasser nicht beeinträchtigen, und um die sog. „wasserlöslichen Essenzen" zu erhalten, werden die verwendeten Oele vorher von Terpen oder die fertige Essenz von den schwer löslichen Antheilen dadurch befreit, dass sie mit Wasser fraktionirt gefällt werden.

Für andere Limonaden-Essenzen verwendet man als Verstärkungsmittel die künstlichen Fruchtäther des Handels, welche z. B. bestehen: der Ananasäther, hauptsächlich aus Buttersäuremethylester, der Kirschenäther aus Essigsäure- und Benzoësäuremethylester, der Erdbeeräther aus Essigsäureäthylester, Essigsäureamylester und Buttersäureäthylester. So lässt sich durch Mischen der verschiedenen Ester in entsprechendem Verhältniss das Aroma der verschiedenen Früchte künstlich herstellen.

2. **Künstliche Limonade-Essenzen.** Auch werden ganz ohne Anwendung von natürlichen Früchten durch Mischen von vorstehenden Estern mit sonstigen organischen Stoffen künstliche Limonaden-Essenzen hergestellt, z. B. lautet die Vorschrift für die Herstellung einer Citronen-Essenz:

10 Thle. Chloroform, 10 Thle. Salpeteräther, 20 Thle. Aldehyd, 100 Thle. Essigsäureäthylester, 100 Thle. Citronenöl und 10 Thle. Bernsteinsäure;

desgleichen für Ananas-Fruchtessenz:

10 Thle. Chloroform, 10 Thle. Aldehyd, 50 Thle. Buttersäuremethylester, 100 Thle. Buttersäureamylester und 30 Thle. Glycerin in 1 l Alkohol von 90°.

Man sieht, dass derartige künstliche Frucht-Essenzen auch in gesundheitlicher Hinsicht nicht ohne Bedenken sind.

Statt dieser Frucht-Essenzen kommen auch sog. feste Brause-Limonaden in den Handel, welche nur in Wasser aufgelöst zu werden brauchen, um ein limonadenartiges Getränk zu erhalten. Wir fanden für solche Brause-Limonade mit Geschmack von 5 verschiedenen Früchten (vergl. Bd. I, S. 895) folgende procentige Zusammensetzung:

Wasser	Saccharose	Citronensäure	Aetherisches Oel etc. (aus d. Differenz)	Doppeltkohlensaures Natron
2,84—4,15 %	66,10—69,35 %	15,03—16,79 %	0,74—1,55 %	10,70—12,85 %

Diese festen Brause-Limonaden sind daher trockene Gemische von Citronensäure, doppeltkohlensaurem Natrium mit Rohrzucker, der mit den entsprechenden Fruchtestern durchtränkt ist.

Süssstoffe.

Zu der Gruppe der Süssstoffe gehören eine Reihe Lebensmittel, die sich durch süssen Geschmack auszeichnen und entweder ausschliesslich oder als Hauptbestandtheil Zucker (Invertzucker, Rohrzucker, Milchzucker oder Glukose) enthalten. Aus dem Grunde können auch Konditor-Waaren, Fruchtsaft-Erzeugnisse, Süssweine etc. unter diese Gruppe gerechnet werden. Diese Art Süssstoffe sind aber wegen ihrer Zubereitungsweise, oder weil sie noch andere wesentliche Bestandtheile enthalten, in anderen Abschnitten besprochen (vergl. über Milchzucker S. 740, Konditorwaaren S. 885, Fruchtsaft-Erzeugnisse S. 964, Süssweine weiter unten). Hier erübrigt noch zu besprechen 1. den **Rohrzucker** (Saccharose), 2. den **Stärkezucker** (Glukose) und im Anschluss hieran die Syrupe und Zucker-Kouleur, 3. den Honig. Die künstlichen Süssstoffe sollen als Anhang in einem besonderen Abschnitte behandelt werden.

Die natürlichen Süssstoffe sind gleichzeitig Nahrungs- und Genussmittel, sie werden nicht nur leicht ins Blut übergeführt, sondern als Wärmequellen leicht zersetzt (verbrannt); sie spielen daher in unserer Nahrung eine nicht geringe Rolle.

Die Bedeutung des Zuckers bezw. der natürlichen Süssstoffe als Genussmittel ist schon S. 209 auseinandergesetzt. Die nährende Wirkung des Zuckers ist besonders auch bei Soldaten[1]) geprüft worden. Es hat sich herausgestellt, dass schon 50—60 g Zucker für den Kopf und Tag das Hunger- und Durstgefühl der Mannschaften auf dem Marsche länger zurückhalten bezw. zu vermindern vermögen; die Soldaten nahmen unter dem Einfluss der Zucker-Nahrung mehr an Gewicht zu, zeigten eine grössere Ausdauer, litten weniger an Magen und Darmerkrankungen; die Athmungs- und Pulszahl war während der Muskelbewegungen eine geringere und sonstige günstige Wirkungen mehr.

Ueber die Wirkung des Zuckers bezw. der Kohlenhydrate auf die Proteïnfäulniss im Darm vergl. S. 329.

Eine eigenartige Heilwirkung des Zuckers bezw. seiner Verbindung mit Natrium, des sog. Natrium-Saccharats will Schücking[2]) gefunden haben. Danach soll ähnlich wie die Verbindung des Globulins mit Natrium, das Globulin-Natrium, auch das Zucker-Natrium (Natrium-Saccharat) Kohlensäure aus dem Blut wegnehmen, unter Bildung von Natriumkarbonat Zucker als Spannkraft lieferndes Mittel an dasselbe abgeben und so die Herzthätigkeit, selbst die nahezu erschöpfte, aufs Neue anzuregen vermögen. Die Zuckerlösung muss nur dem Blut isotonisch sein, d. h. denselben osmotischen Druck ausüben wie das Blutserum und eine solche Flüssigkeit erzielte Schücking durch eine Lösung von 3% Fruchtzucker, 0,3% Natrium-Saccharat und 0,6% Kochsalz.

Auch bei Thieren hat sich der Zucker auch in Form von Melasse[3]) sehr bewährt. Er bewirkt (bei Melasse bis zu einer Menge von 1—2 kg für den Tag und Kopf Grossvieh) nicht nur eine grössere Futteraufnahme, besonders von Rauhfutter, sondern auch eine gedeihlichere Wirkung, indem bei Milchkühen die Milchabsonderung, bei Mastthieren aller Art der Ansatz von Fleisch und Fett, bei Arbeitsthieren (Pferden) die Arbeitsleistung gefördert wird.

1. Rohrzucker und *Rübenzucker.* Ueber das Vorkommen und die Eigenschaften der Saccharose, des Hauptbestandtheiles des Rohr- und Rübenzuckers, welche für gewöhnlich im praktischen Leben nur Zucker genannt werden, vergl. S. 146.

Der Verbrauch an Rohr- bezw. Rübenzucker stellte sich[4]) für Deutschland in den Jahren von 1840—1900 und für andere Länder im Jahre 1899 für den Kopf der Bevölkerung und das Jahr in kg wie folgt:

---

[1]) Vergl. Leitenstorfer und Leistikow, Deutsche militärärztliche Zeitschr. 1898, 307 und 1899, 129.
[2]) Schücking, Physiolog. Wirkungen über Alkalisaccharate in Verhandlungen des 19. Kongresses für innere Medicin 1901.
[3]) Von 100 kg Rüben entfallen etwa 3 kg Melasse, welche ungefähr rund 1,5 kg Zucker enthalten.
[4]) Jahrbuch der Zuckerfabrikation 1901.

1840	1845	1850	1855	1860	1865	1870	1875	1880	1885	1890	1895
bis 45	bis 50	bis 55	bis 60	bis 65	bis 70	bis 75	bis 80	bis 85	bis 90	bis 95	bis 99
2,56	2,90	3,38	4,17	4,55	4,63	6,80	6,42	7,60	9,02	11,76	13,78 kg

England	Dänemark	Frankreich	Deutschland	Schweiz	Belgien	Schweden	Oestereich	Holland	Russland
40,0	17,3	14,9	13,8	13,6	9,6	9,5	8,2	8,1	4,6 kg

In Deutschland ist daher der Zucker-Verbrauch von 1840—1900 um das 5-fache gestiegen, steht aber bezüglich des Verbrauches gegenüber anderen Ländern nach den Erhebungen von 1899 erst an vierter Stelle; in England ist der Zucker-Verbrauch im Jahre 1899 am höchsten und etwa dreimal so hoch wie in Deutschland gewesen.

Der Rohrzucker wird im Grossen aus verschiedenen Pflanzen gewonnen, nämlich Zuckerrohr, Zuckerrübe, Zuckerhirse, Zuckermais und einigen Palmenarten; im Allgemeinen aber kommt für den Handel nur der aus Zuckerrohr und Zuckerrübe dargestellte sog. Rohrzucker in Betracht.

a) **Anbau und Zusammensetzung der Rohstoffe.** Der in Deutschland und in Ländern mit gemässigtem Klima erzeugte Rohrzucker entstammt ausschliesslich der Zuckerrübe, deren Anbau, Zusammensetzung etc. schon S. 907 besprochen ist.

In der tropischen und subtropischen Zone mit einer mittleren Jahrestemperatur von 24—25° dient fast ausschliesslich das zur Familie der Rispengräser gehörende Zuckerrohr (Sorghum saccharatum L.) zur Gewinnung des Zuckers und rührt von diesem für letzteren der Name[1] Rohrzucker her. Der Anbau des Zuckerrohrs in Ostindien und China ist schon uralt, hat sich aber lange auf diese Länder beschränkt; denn Alexander der Grosse lernte den Zucker erst 327 v. Chr. auf seinem Zuge nach Indien kennen und kannten die alten Juden und Babylonier nur den Honig als Versüssungsmittel. Jetzt ist der Anbau des Zuckerrohrs über das ganze Tropengebiet verbreitet, da es sich den verschiedenen klimatischen und Bodenverhältnissen anzupassen vermag.

Das Zuckerrohr liebt einen lockeren, durchlüfteten, mässig feuchten Boden, aber ein feuchtes warmes Klima, weshalb der Anbau auf Inseln, an Meeresküsten und Flussläufen am lohnendsten ist. Die Vermehrung desselben geschieht ausnahmslos durch Stecklinge[2]; der Wurzelstock ist sehr ausdauernd und treibt bis 20 und mehr Jahre hindurch immer neue Halme (Stengel), die, durch Internodien gegliedert, eine Höhe von 2—6 m, ja bis 9 m bei einem Durchmesser von 3—7 cm erreichen; das Durchschnittsgewicht eines Rohrstengels beträgt 3 kg. Ein Steckling treibt bis zu 25 und mehr Stengel. Einer besonderen Düngung bedarf das Zuckerrohr meistens nicht, aber einer eben so guten Pflege wie die Zuckerrübe; auch ist es manchen Krankheiten ausgesetzt, die aber noch wenig untersucht sind. Die Wachsthumsdauer beträgt je nach der Lage 9—20 Monate; in Java wird nur einmal geschnitten, in den meisten anderen Ländern 4—5-mal, in Cuba, Jamaika und Guadeloupe sogar 6—7-mal.

In Folge hiervon, sowie der angebauten Art, des Bodens, der Düngung, Witterung etc.

---

[1] Der Name Zucker leitet sich in allen Sprachen von demselben Ursprung ab; er heisst im Sanskrit „sarkura", persisch „schakar", arabisch „sukhar", lateinisch „saccharum", französisch „sucre", englisch „sugar", italienisch „zucchero" etc.

[2] Das Zuckerrohr liefert aber nach Kobus auch keimfähige Samen, durch die es fortgepflanzt werden kann.

schwankt der Ertrag zwischen weiten Grenzen und wird z. B. in Doppelcentnern (100 kg) für 1 ha und Jahr angegeben[1]):

        Zuckerrohr zwischen 420—900 Dz.
        Zucker „ 61—132 „

Der gesammte Zuckerertrag aller Zuckerrohr anbauenden Länder wird in Tonnen (1000 kg) wie folgt, angegeben:

1892/93	1894/95	1895/96	1896/97	1897/98	1898/99	1899/1900	1900/01	1901/02
3165286	3480480	2909111	2872956	2859050	3095450	2864959	3502390	3850000 t

Hiernach beträgt die Gewinnung von Zucker aus Zuckerrohr allerdings nur gut die Hälfte von der aus Zuckerrüben; wenn man aber berücksichtigt, dass der Anbau des Zuckerrohrs[2]) wie die Verarbeitung desselben[3]) noch sehr der Vervollkommnung fähig sind, dass der Ertrag auf 150 Dz. für 1 ha und die jetzige durchschnittliche Ausbeute von 6—10% leicht auf 12—13% und mehr gesteigert und schon jetzt vielerorts wegen der billigen Gewinnungskosten in Folge niedriger Arbeitslöhne etc. 1 Dz. Rohrzucker zu 11—12 Mk. und noch weniger an den Hafen gelegt werden kann, so hat die Rübenzucker-Industrie, wenn obige Uebelstände, welche zur Zeit die Zuckerrohr-Industrie noch ungünstig beeinflussen, gehoben werden, in Zukunft vielleicht einen ernsten Wettkampf mit letzterer zu bestehen[4]).

Das Zuckerrohr enthält ausser Rohrzucker (Saccharose) als Zuckerarten nur noch geringe Mengen (0,1—0,5%) Glukose und keine Fruktose; letztere kommt vielleicht neben Glukose nur im kranken Zuckerrohr vor.

Im Mittel von 14 älteren Analysen hat das Zuckerrohr folgende Zusammensetzung:

Wasser	Stickstoff-Substanz	Fett	Saccharose	Glukose	Rohfaser	Asche	In der Trockensubstanz	
							Stickstoff-Substanz	Saccharose
%	%	%	%	%	%	%	%	%
75,41	1,49	0,55	14,32	0,49	7,04	0,69	6,08	58,24

Krüger giebt (l. c.) für das in Java angebaute Cheribon-Zuckerrohr folgende Zusammensetzung an:

Wasser	Saccharose	Glukose	Mark	Asche
69—73%	15—17%	0,3—0,5%	9—12%	0,45—0,70%

J. Walther Leather fand (Bd. I, S. 896) in 100 ccm Zuckerrohrsaft 11,5 bis 17,1 g Saccharose und 0,1—1,8 g Glukose; nach anderen Angaben geht der Zuckergehalt der Presssäfte über 22% hinaus. Der Reinheits-Quotient[5]) des Zucker-

---

[1]) Vergl. Fr. Strohmer: Mittheilungen d. chem.-techn. Versuchsstation d. Centralvereins für Rübenzuckerindustrie in Oesterreich-Ungarn, Wien 1902, Mittheil. 142 u. 143, S. 9 u. ff.

[2]) Nach Kobus (Die chemische Selektion des Zuckerrohres' in Extrait des Ann. du jardin botanique de Buitenzorg, 2 Sect. Vol. III, 17—81) ist auch beim Zuckerrohr wie bei der Zuckerrübe durch Auswahl der Nachzucht eine Veredelung möglich, indem auch hier zuckerreichere Pflanzen zuckerreichere Nachkommen liefern.

[3]) Wie sehr der Betrieb der Fabriken die Ausbeute heben kann, möge aus einem Vergleich der Ausbeute an Zucker in Fabriken von Louisiana, von denen kaum die Hälfte mit den neueren Vakuumapparaten, die andere Hälfte mit offenen Pfannen arbeitet, hervorgehen: danach betrug die Ausbeute:

                                  1894/95   1895/96   1896/97
        Bei Fabriken mit Vakuumpfannen   7,5%   6,8%   7,2%
        „   „   „ offenen Pfannen   5,3 „   5,0 „   5,3 „

[4]) Ueber diese und andere Verhältnisse vergleiche: W. Krüger, Das Zuckerrohr und seine Kultur, Magdeburg und Wien 1899. Ferner H. C. Prinsen-Geerligs in Zeitschr. d. Vereins für Rübenzuckerindustrie im Deutschen Reiche 1898, I. Thl. 96.

[5]) Unter Reinheits-Quotienten versteht man die Zahl, welche angiebt, wie viel Procente Zucker in 100 Gewthln. Trockensubstanz des Saftes enthalten sind. Ein Rübensaft ist daher um so besser, je grösser der Quotient ist, und umgekehrt.

rohr-Saftes beträgt 85—90%; der Gehalt an Asche und Stickstoffverbindungen in demselben ist meist geringer als beim Zuckerrübensaft, so dass ersterer meistens weniger melassebildende Bestandtheile enthält als letzterer.

b) **Die Verarbeitung der Zuckerrübe wie des Zuckerrohrs auf Rohrzucker** zerfällt in vorwiegend 3 Abschnitte: *α*) **Gewinnung des Rohzuckers**; *β*) **Reinigung des Rohzuckers**; *γ*) **Verarbeitung der Abfälle, der Melasse** etc.

α) **Die Gewinnung des Rohzuckers.** Die Gewinnung des Rohzuckers d. h. des noch nicht völlig reinen Rohrzuckers aus dem Zuckerrohr war und ist zur Zeit durchweg noch eine sehr unvollkommene. Ueberaus einfache Pressen und Filtervorrichtungen, offene Pfannen und Thonformen waren bis in die Gegenwart das einzige Rüstzeug dieser Art Fabriken; dabei war bis jetzt eine chemische Kontrolle für den Betrieb vollständig unbekannt. In Folge dessen ging nicht selten ¼ des Zuckers des Zuckerrohrs verloren und wurden die Herstellungskosten wesentlich vertheuert. Neuerdings werden aber die grossen Fortschritte, welche die technische Verarbeitung der Zuckerrüben genommen hat, auch für die Verarbeitung des Zuckerrohres mehr und mehr nutzbar gemacht, indem man für diese die gleichen Verfahren anwendet. Es sollen daher hier nur die zur Herstellung des Zuckers aus Zuckerrüben verwendeten Verfahren in kurzen Umrissen mitgetheilt werden.

Für die Gewinnung des Zuckers bezw. des Saftes aus der Zuckerrübe sind 4 Verfahren in Anwendung gebracht worden, nämlich 1. das **Auspressen** des Rübenbreies, 2. das **Ausschleudern (Centrifugiren)** desselben, 3. das **Auslaugen** desselben mit Wasser (Maceration) und 4. das **Auslaugen** der Schnitzel in geschlossenen Zellen mit Wasser nach dem **Diffusionsverfahren**.

Letzteres Verfahren hat die 3 ersten jetzt wohl vollständig verdrängt; denn schon 1890/91 arbeiteten von 401 Zuckerfabriken 398 nach dem Diffusionsverfahren. Dasselbe beruht auf dem Vorgang, dass zwei Flüssigkeiten von ungleichem Gehalt, wenn sie übereinander geschichtet werden, ihre Bestandtheile so lange austauschen, d. h. es treten Bestandtheile der einen Flüssigkeit in die andere und umgekehrt so lange über, bis Gleichgewicht in beiden Flüssigkeiten eingetreten ist. Dasselbe ist der Fall, wenn die verschiedenen Flüssigkeiten durch eine poröse thierische oder pflanzliche Membran getrennt sind; diese Erscheinung nennt man **Membran-Diffusion** oder **Osmose** und unterscheidet die beiden Bewegungen als **Endosmose** und **Exosmose**. Die Membran sättigt sich nicht nur mit Wasser, sondern auch mit den in demselben gelösten Stoffen; sind letztere auf beiden Seiten verschieden, so sucht sie sich mit denselben auf beiden Seiten zu sättigen und können die verschiedenen Stoffe ihre Anziehungskräfte entfalten; es findet zunächst eine Mischung innerhalb der Membran statt; in Folge dessen gelangen die Bestandtheile der Flüssigkeit auf der einen Seite der Membran in den Anziehungsbereich der Bestandtheile auf der anderen Seite derselben und gehen in diese über und umgekehrt. Das dauert so lange, bis Gleichgewichtszustand eingetreten ist. Je grösser das Aufsaugungsvermögen der Membran für eine Flüssigkeit ist, und ferner je grösser die Verschiedenheit in dem Gehalt an gelösten Stoffen in den beiden durch die Membran getrennten Flüssigkeiten ist, desto rascher geht die Diffusion vor sich; auch eine höhere Temperatur, wenn sie die Membran nicht schädigt, unterstützt wie die Molekularbewegung überhaupt so auch die Diffusion.

Aber nicht alle in Wasser löslichen Stoffe vermögen eine Membran zu durchdringen; im Allgemeinen sind nur **krystallisirende Körper** diffusionsfähig und werden solche diffusiblen Stoffe „**Krystalloïde**" genannt, während die nicht oder doch schwer diffusionsfähigen Stoffe, wie Proteïnstoffe, Gummi, Pektinstoffe etc., als „**Kolloïde**" bezeichnet werden.

Auch besitzen nicht alle Krystalloïde gleiches Diffusionsvermögen; von Kochsalz- und Zucker-Lösungen mit dem gleichen Gehalt diffundirt in gleichen Zeiträumen durch die gleiche Membran vom Zucker nur halb so viel wie vom Kochsalz.

Auf der Membran-Diffusion beruht auch die Gewinnung des Zuckers aus der Rübe nach dem Diffusions-Verfahren. Die entsprechend zerkleinerten Rüben werden mit heissem Wasser übergossen, worauf der Zucker aus den Zellen in das umgebende Wasser und letzteres in die Zellen übertritt, selbstverständlich zuerst aus den nächstgelegenen Zellen und wenn diese zuckerärmer und wasserreicher geworden sind, diffundirt Zucker aus den darunter befindlichen Zellen in die äusseren und so pflanzt sich die Bewegung von Zelle zu Zelle fort, bis die Flüssigkeit ausserhalb und in allen Zellen den gleichen Gehalt hat. Ersetzt man die äussere Flüssigkeit wiederholt durch neues Wasser, so kann man der Rübe allen Zucker entziehen, während Wasser an dessen Stelle in die Zellen tritt.

Der Gang der Fabrikation ist kurz folgender:

1. **Gewinnung des Saftes.** Die Rüben werden in der Rübenwäsche von anhängendem Schmutz gereinigt (gewaschen), und gegebenen Falles noch von Faserwurzeln, Rübenköpfen sowie faulen Stellen befreit. Darauf[1]) werden die Rüben in der Rübenschnitzel-Maschine zu Schnitzeln von verschiedener Form zerschnitten und gelangen in dieser Form in die sog. **Diffuseure** (eiserne Cylinder von 2,0—2,5 m Höhe und 1 m Durchmesser), die reihenweise zu durchweg 9—10 Stück zu einer sog. Batterie vereinigt sind. Wenn die Diffuseure mit Schnitzeln gefüllt sind, lässt man in den ersten Cylinder warmes Wasser eintreten; wenn es genügend lange mit den Schnitzeln in Berührung gewesen ist, wird es durch frisches warmes Wasser verdrängt und in den 2., von da in den 3. Diffuseur u. s. w. gepresst; damit das Wasser auf diesem Wege sich nicht abkühlt, sind zwischen den einzelnen Diffuseuren Kalorisatoren angebracht, welche den Saft auf der Temperatur von 50—70° erhalten. Wenn das zuckerhaltige Wasser bezw. der Saft den 9. oder 10. Diffuseur durchlaufen hat, hat es einen Gehalt von 8—10% Zucker (also annähernd so hoch wie der Rübensaft) angenommen und wird dann weiter verarbeitet; die Schnitzeln im 1. Diffuseur, durch den 9—10-mal frisches warmes Wasser hindurchgegangen ist, sind alsdann vollständig ausgezogen, fast zuckerfrei. Man entleert sie unten durch eine Oeffnung und ersetzt sie durch frische Schnitzeln. Das frische, warme Wasser tritt unterdess in den 2. Diffuseur, um hier die letzten Reste Zucker aus den Schnitzeln zu lösen, während der abgepresste Saft vom letzten Diffuseur in den 1. Diffuseur mit frischen Schnitzeln geleitet wird, um sich thunlichst mit Zucker anzureichern. So geht die Auslaugung unausgesetzt fort.

Die Ausbeute an Rohzucker schwankt je nach dem Zuckergehalt der Rüben im Allgemeinen zwischen 12—14 kg aus 100 kg Rüben.

Von den bei der Saftgewinnung erhaltenen Abfällen haben zur Zeit nur noch die Diffusionsschnitzeln, die 80—90% vom Gewichte der Rüben ausmachen und nur mehr 0,2—0,4% Zucker enthalten dürfen — ein Gehalt von 0,5% und mehr Zucker deutet schon auf Unregelmässigkeiten im Betriebe hin — eine praktische Bedeutung; sie werden entweder frisch, oder nach dem Pressen, oder nach dem Einsäuern, oder nach dem Trocknen verfüttert; in anderen Fällen tränkt man auch die getrockneten Schnitzel mit der abfallenden Melasse und verwendet dieses Gemisch zur Fütterung (vergl. S. 983).

Die Rückstände von der Verarbeitung des Zuckerrohres lassen sich, obschon sie in Folge der mangelhaften Entziehung des Saftes mitunter noch nennenswerthe Mengen (1—2%) Zucker enthalten, nicht zur Fütterung verwenden; sie dienen meistens zur Heizung und ihre Asche zur Düngung.

Die Zusammensetzung dieser Abfälle ist folgende:

---

[1]) Die gewaschenen Rüben wurden früher behufs Ermittelung der zu entrichtenden Steuer erst gewogen; jetzt wird in Deutschland die Steuer vom fertigen Zucker erhoben.

Bezeichnung:	Anzahl der Analysen	Wasser	Stickstoff-Substanz	Fett	Stickstoff-freie Ex-traktstoffe	Roh-faser	Asche
1. Rübenpresslinge, frisch	35	74,10 %	1,76 %	0,26 %	16,35 „	4,97 „	2,56 %
2. Desgl., gesäuert	14	80,20 „	1,71 „	0,13 „	11,20 „	4,21 „	2,55 „
3. Diffusionsschnitzeln, frisch	20	93,00 „	0,61 „	0,07 „	4,07 „	1,42 „	0,83 „
4. Desgl., gepresst	16	89,77 „	0,89 „	0,05 „	6,32 „	2,39 „	0,58 „
5. Desgl., „ und gesäuert	25	88,52 „	1,07 „	0,11 „	6,41 „	2,80 „	1,09 „
6. Desgl., getrocknet	12	10,53 „	7,83 „	1,27 „	55,05 „	18,71 „	6,61 „
7. Macerations-Rückstände	11	78,93 „	1,48 „	0,11 „	12,30 „	4,40 „	2,78 „

2. **Reinigung und Eindampfung des Saftes.** Der auf vorstehende Weise erhaltene Saft ist, weil er nicht oder nur in geringer Menge die Kolloïde (Proteïnstoffe, Gummi, Pektin etc.) einschliesst, reiner als der durch Pressen oder Centrifugiren erhaltene Saft, bedarf aber doch noch verschiedener Reinigungsbehandlungen, bevor er reinen Zucker liefert. Zu dem Zweck folgt:

a) **Die Scheidung**; der Saft wird mit viel Kalk (bis 3 % der Rüben) langsam erwärmt, wobei unter Bildung von Calciumsaccharat ein grosser Theil der neben Zucker vorhandenen fremden Stoffe (Stickstoffverbindungen, organische Säuren, Farbstoffe, Mineralstoffe) niedergeschlagen bezw. zersetzt wird und ein Theil des Kalkes gelöst bleibt.

b) **Die Saturation.** Der überschüssige Kalk bezw. Zuckerkalk wird durch Einleiten von Kohlensäure (aus selbstgebranntem reinem Kalkstein) bis zur Sättigung ausgefällt bezw. zersetzt, wobei der ausfallende Niederschlag von Calciumkarbonat noch weitere Verunreinigungen des Saftes mit niederreisst. Statt der Kohlensäure wird auch ein Gemisch von dieser und schwefliger Säure oder von letzterer allein zur Saturation angewendet, nämlich besonders dann, wenn die weitere Reinigung des Saftes (Entfärbung) durch mechanische Filtration erfolgen soll. Die Reaktion des saturirten Saftes bleibt wegen vorhandenen Ammoniaks und vorhandener Alkalien meistens alkalisch.

c) **Die Entschlammung (Pressung).** Der ausgeschiedene Kalkschlamm wird meistens durch Filterpressen abgepresst und kann wegen seines gleichzeitigen geringen Gehaltes an Stickstoff (0,1—0,5 %) und Phosphorsäure (1,2 %) zur Düngung verwendet werden.

d) **Die Filtration.** Der abgepresste Saft, der Dünn- oder Grünsaft, wird in den älteren Fabriken mittels Filtration durch Knochenkohle weiter gereinigt, besonders entfärbt; dieselbe befindet sich in 4—5 m hohen, 0,5—1,0 m weiten eisernen Cylindern — 3 bis 6 Stück eine Batterie bildend — und wird nach dem Gebrauch entweder durch Waschen mit Wasser bezw. Sodalösung oder durch Glühen bei Luftabschluss oder wie meistens nach vorherigem Behandeln mit Salzsäure durch Gähren gereinigt (wieder belebt, regenerirt), um weiter benutzt werden zu können. Die Knochenkohle hält nämlich ausser Farbstoff auch Zucker und sonstige organische Stoffe zurück; es tritt daher beim nassen Aufbewahren in Behältern erst eine alkoholische, dann eine sauere und zuletzt eine faulige Gährung ein. Die frischgeglühte Knochenkohle hat folgende Zusammensetzung:

Kohlen-stoff	Calcium-phosphat	Magnesium-phosphat	Calcium-karbonat	Calcium-sulfat	Lösliche Salze	Silikate, Sand etc.	Schwefel- u. Stickstoff-Verbindungen
7,5—12,0 %	75,0—80,0 %	0,8—1,5 %	6,0—8,0 %	0,1—0,3 %	0,2—0,6 %	0,5—1,5 %	0,5—1,5 %

Statt der Filtration durch die theuere Knochenkohle wird jetzt fast allgemein, sowohl für den Dünn- als Dicksaft die rein mechanische Filtration angewendet, zu der unter vorheriger Saturirung mit schwefliger Säure anstatt Kohlensäure und nach Erhitzen bis zum Kochen entweder sehr gutes, dichtes und gleichmässiges Gewebe und Filterpressen mit 1—2 m Drucksteigerung oder auch einfach Kies etc. in den früheren Kohlefiltern angewendet werden.

e) **Das Einkochen des Dünnsaftes zu Dicksaft.** Dasselbe wird in Vakuumapparaten vorgenommen; in Folge der Luftleere siedet der Saft schon bei 60—80° und erleidet bei dieser niedrigen Temperatur keine Zersetzung; der abziehende Wasserdampf wird in den Heizapparat geleitet und dessen Wärme wieder ausgenutzt.

f) **Filtration des Dicksaftes und Eindampfen bis zur Füllmasse.** Wenn der eingekochte Saft einen Trockensubstanz-Gehalt von 50 Saccharometergraden erreicht hat, wird er behufs weiterer Entfärbung wie der ursprüngliche Dünnsaft nochmals filtrirt und dann in den Vakuumapparaten bis zu der sog. Füllmasse eingedampft; dieselbe stellt je nach der Arbeitsweise entweder einen Krystallbrei — daher die Bezeichnung auf Korn verkochen — oder eine übersättigte Zuckerlösung von 90—94 % Trockensubstanzgehalt dar.

g) **Verarbeitung der Füllmasse.** Die Füllmasse wird nach Erreichung des genügenden Gehaltes aus dem Vakuumkessel in die warme Füllstube abgelassen, in eisernen Kästen aufgefangen und hierin der Krystallisation überlassen; nach 12—24 Stunden ist die Masse fest geworden; sie wird dann mit etwas dünnerem Syrup vermischt — das Maischen genannt — und darauf centrifugirt, um die Saccharose-Krystalle von dem Syrup zu trennen. Die vom Syrup befreite Masse heisst I. Produkt; sie ist aber noch kein reiner Zucker, sondern ein Rohzucker, der noch fast stets schwach gelblich gefärbt ist. Der abgeschleuderte Syrup wird im Vakuumapparat weiter (bis zur Fadenprobe) verkocht — Blankkochen genannt — und in einem 30—40° warmen Raum der Krystallisation überlassen; diese nimmt etwa 2 Wochen in Anspruch; der Krystallbrei wird dann mit vorhandenem Syrup wieder gemaischt und geschleudert, um so das II. Produkt zu erhalten, welches natürlich noch mehr Nichtzuckerstoffe enthält, als das I. Produkt.

Der vom II. Produkt abgeschleuderte Syrup wird vielfach noch einmal verkocht und auf III. Produkt verarbeitet. Der hiervon entfallende Syrup bezw. der Syrup, der nicht mehr verkocht wird, heisst Melasse.

Die Ausbeute aus 100 kg Füllmasse beträgt 68—70 kg I. Produkt (von 95—96° Polarisation) und 8—10 kg II. und III. Produkt (von 90—92° Polarisation); der Rest von etwa 20—24 kg besteht aus Melasse; aus 100 kg Rüben erhält man ungefähr 3 kg Melasse.

Die Zusammensetzung dieser Erzeugnisse ist selbstverständlich je nach der Arbeitsweise verschieden, im Mittel etwa folgende:

Bezeichnung:	Wasser	Saccharose	Organ. Nichtzucker	Asche	Rendement [1])	Saccharose in der Trockensubstanz
Füllmasse	6,00 %	85,50 %	4,50 %	4,00 %	—	90,05 %
I. Produkt	1,80 „	96,20 „	1,00 „	1,00 „	91,2 %	98,00 „
II. „	2,80 „	91,90 „	2,50 „	2,80 „	77,9 „	94,55 „
III. „	2,50 „	92,00 „	2,60 „	2,90 „	77,5 „	94,36 „
Melasse	19,31 „	49,66 „	19,36 „ [2])	11,67 „	—	61,54 „

J. Walther Leather (Bd. I, S. 898) fand für den in Indien hergestellten Zuckerrohr-Rohzucker „Gur" vor und nach dem Centrifugiren:

Zuckerrohr-Rohzucker	Wasser	Saccharose	Glukose	Asche
Natürlicher	5—15 %	60—65 %	10—15 %	1,5—4,0 %
Centrifugirt	0,5—2,0 „	90—95 „	1—12 „	0,8—1,5 „

Der Zuckerrohr-Rohzucker zeichnet sich daher durch einen hohen Gehalt an Glukose aus.

---

[1]) Unter „Rendement" oder Raffinationswerth (Ausbeute) versteht man die Zahl, welche angiebt, wie viel an krystallisirtem Zucker bei dem Raffinationsvorgang aus einem Rohzucker zu gewinnen bezw. „auszubringen" ist.
Hierbei nimmt man an, dass durch 1 Gew.-Thl. der in einem Rohzucker enthaltenen löslichen Salze (also ausschl. Sand etc.) 5 Gew.-Thle. Saccharose am Krystallisiren verhindert und der Melasse zugeführt werden.

[2]) Darin 10,42 % Stickstoff-Substanz (N × 6,25) mit 2,14 % Betaïn.

Die Asche des Rübenrohzuckers hat nach F. Heidepriem im Mittel von 3 Analysen folgende procentige Zusammensetzung:

Gesammt-Asche in der Trockensubstanz	Kali	Natron	Kalk	Magnesia	Eisenoxyd + Thonerde	Phosphorsäure	Schwefelsäure	Kieselsäure	Kohlensäure	Chlor
0,97—1,55%	46,88%	10,12%	4,51%	0,26%	0,28%	0,25%	7,41%	0,36%	24,31%	6,01%

Die Asche der Melasse dagegen nach K. Stammer im Mittel von 3 Analysen folgende:

| 12,14% | 49,92% | 9,24% | 4,92% | 0,15% | 0,48% | 0,43% | 1,42% | 0,06% | 28,51% | 7,06% |

Die neben der Saccharose in der Melasse verbleibenden organischen Stoffe sind: Asparaginsäure, Glutaminsäure, Betaïn (etwa 2%), Dextrin, Abkömmlinge der Saccharose, Arabinsäure, Huminsubstanzen, veränderte Proteïnstoffe etc.

Die Rüben-Melasse wird zur Zeit, weil der aus ihr zu gewinnende Zucker auch wie der aus den Rüben versteuert werden muss, daher die Verarbeitung derselben auf Zucker nicht mehr lohnt, fast ausschliesslich zur Fütterung verwendet.

O. Kellner[1]) untersuchte die Melasse auf ihren Futterwerth noch etwas eingehender, als in obigen Zahlen zum Ausdruck gelangt, und fand im Mittel von 8 Proben:

Spec. Gewicht	Wasser	Saccharose	Invertzucker	Stickstoff in Form von			Salpetersäure	Organische Nichtzuckerstoffe	Asche
				Gesammt	Proteïn	Nichtproteïn	Proteïn (durch Tannin fällbar)		
1,412	22,50%	51,45%	0,19%	1,64%	0,12%	1,52%	0,75%	0,13%	18,73%	7,10%

Die Melasse wird aber selten für sich allein zur Fütterung verwendet, sondern zu dem Zwecke mit den mannigfachsten trocknen Futtermitteln wie ursprünglich Palmkernmehl, Biertrebern, Malzkeimen, Rübenschnitzeln, ebenso aber mit fast werthlosen Abfällen, wie Erdnusskleie, Getreide- (Reis-) Spelzen, Torfpulver etc. vermischt, um sie leichter versand- und gebrauchsfähig zu machen. Da letztere Melasseträger, besonders das Torfpulver, die Ausnutzung der Nährstoffe auch aus anderen Futtermitteln beeinträchtigen, so kann deren Verwendung selbstverständlich nicht empfohlen werden. Dazu tragen derartige Gemische meistens hochklingende Phantasie-Namen, welche eine Täuschung bedingen. So besteht die sog. Blutmelasse vorwiegend aus Erdnusskleie und Getreidespelzen als Melasseträger neben nur etwas Blut.

Einige dieser Erzeugnisse haben folgende Zusammensetzung:

Bezeichnung	Wasser	Stickstoff-Substanz	Fett	Zucker	Sonstige Stickstofffreie Extraktstoffe	Rohfaser	Asche
Palmkernmelasse	20,0%	10,4%	1,8%	27,1%	28,8%	4,4%	7,5%
Rübenschnitzelmelasse	15,3 „	9,1 „	0,3 „	26,1 „	32,1 „	10,6 „	6,5 „
Trebermelasse	15,5 „	13,5 „	2,5 „	26,5 „	24,0 „	12,9 „	5,1 „
Blutmelasse (sog.)	11,5 „	16,3 „	1,4 „	22,3 „	16,0 „	23,4 „	9,1 „
Torfmelasse	24,9 „	8,3 „	0,7 „	29,5 „	24,8 „	5,8 „	6,0 „

Die Melasse kann als solche in mässigen Mengen (bis zu 2 kg für den Tag und Kopf Grossvieh) recht gut zur Fütterung verwendet werden; sie erhöht die Fresslust, besonders die Aufnahme von Rauhfutter und wirkt gedeihlich sowohl auf die Mast wie Milchergiebigkeit (vergl. S. 616). Dasselbe gilt von den Melasse-Gemischen; indess muss man bei letzteren verlangen, dass die Handels-Bezeichnung den Melasseträger deutlich zum Ausdruck bringt.

Die bei der Verarbeitung des Zuckerrohrs abfallende Melasse (Syrup) geht, da sie nicht den unangenehmen Geruch und Geschmack der Rübenmelasse besitzt, vielfach direkt in den Gebrauch über oder wird auf Rum verarbeitet.

---

[1]) Landw. Versuchs-Stationen 1900, 54, 117.

β) **Reinigung des Rohzuckers bezw. die Herstellung des Gebrauchszuckers.** Der in vorstehender Weise gewonnene Rohzucker ist wegen des geringen Gehaltes an Syrup, der ihm eine gelbe Farbe und unangenehmen Geschmack verleiht, noch nicht genussfähig, sondern muss noch weiter gereinigt werden. Unter Umständen wird zwar schon dadurch, dass man auf ein sehr reines I. Produkt hinarbeitet, direkt genussfähiger Gebrauchszucker erhalten, indess pflegt letzterer meistens noch in besonderen Raffinerien hergestellt zu werden. Zu dem Zweck wird der Rohzucker meistens wieder mit einem dünnflüssigen, besseren Syrup gemaischt und centrifugirt.

Der ausgedeckte Zucker wird in besonderen Schmelzpfannen unter Erwärmen aufgelöst, mit etwas Kalkmilch als Klärmittel — Blut, Spodiumpulver etc. sind nicht mehr in Gebrauch — versetzt, durch Zeugfilter oder Schlammpressen und schliesslich über Knochenkohle filtrirt. Der filtrirte Dicksaft — Klärsel genannt — wird im Vakuum verkocht und dieses, je nachdem man grosse oder kleine Krystalle erzielen will, verschieden ausgeführt.

Nach einem anderen Verfahren (von Steffen und Racymäcker) wäscht man, um ganz weissen Zucker zu erhalten, den Rohzucker systematisch mit Zuckerlösungen von verschiedener Reinheit und zuletzt mit völlig reiner Zuckerlösung aus.

Man unterscheidet meistens 4 Sorten bezw. Formen Zucker im Handel, nämlich:
1. den Krystallzucker in losen, schön ausgebildeten Kryställchen,
2. den Melis, ein Haufwerk von dicht unter einander verwachsenen Krystallen darstellend; hierzu werden der Hut-, Platten-, Brot-, Würfelzucker und Pilé (Zucker in unregelmässigen Bruchstücken) gerechnet,
3. den Farin, feingemahlenen Zucker von mehr oder weniger weisser Farbe,
4. den Kandiszucker, schön, gut ausgebildete, grosse Krystalle von weisser oder auch brauner Farbe.

Strohmer und Stift theilen (Bd. I, S. 901) die Zucker-Erzeugnisse in 6 Klassen, nämlich:
1. Brot- und Hutzucker mit a) Raffinade- und b) Concassé- und c) Melis-Broten,
2. Würfelzucker mit a) Raffinade- und b) Melis-Würfel.
3. Pilé mit a) Raffinade- und b) Melis-Pilé.
4. Zuckermehl (Raffinade-Farin).
5. Krystallzucker (Granulated).
6. Kandiszucker.

Diese Zuckersorten unterscheiden sich meistens nur durch die Krystallform, nicht durch die chemische Zusammensetzung und werden durch die verschiedene Art des Kochens und Krystallisirenlassens gewonnen.

Für die Gewinnung des Krystallzuckers wird das Verkochen des sehr reinen Saftes im Vakuum langsam, bei starker Druckverminderung und möglichst niedriger Temperatur vorgenommen, unter welchen Umständen die Krystallisation meistens schon im Vakuum vollendet ist; die stramm gekochte Füllmasse wird mit Syrup gemaischt, centrifugirt, gedeckt und getrocknet.

Zur Herstellung von Melis wird ebenfalls bei möglichst niedriger Temperatur verkocht, aber dafür Sorge getragen, dass sich nur kleine Krystalle bilden können. Die weniger stark entwässerte Füllmasse, der man zur Verdeckung des gelblichen Farbentones während des Verkochens durchweg etwas Ultramarin zugesetzt hat, aus dem Vakuum in Anwärmepfannen abgelassen, durch einströmenden Dampf unter Umrühren auf 85—90° erwärmt, in Formen (Hutformen etc.) von lackirtem Eisenblech (Raffinade-Formen) gegossen und in der Füllstube bei 35—40° der allmählichen Krystallisation überlassen. Wenn nach 12—24 Stunden die ganze Masse erstarrt ist, wird nach Entfernung der oberen harten Kruste unten an der Spitze ein Verschluss geöffnet, das Gefäss wo möglich mit einem luftleer gemachten Rohr verbunden und der noch eingeschlossene Syrup ablaufen gelassen bezw. abgesaugt. Darauf folgt das sog. Decken, welches darin besteht, dass man den zwischen den Krystallen befindlichen Syrup durch reine Zuckerlösungen verdrängt; dieses ist erreicht, wenn die ablaufende Zuckerlösung (Deckkläre) dieselbe Zusammensetzung besitzt, wie die aufgegossene. Die unter Druckverminderung durch Absaugen von den letzten Resten Deckkläre befreiten Brote werden aus der Form gestürzt (gelöscht) und bei 50—56° getrocknet. Um das Ablaufenlassen und Decken zu beschleunigen, werden beim Hutzucker wie bei den anderen Melisarten (Pilé-, Würfel- und Platten-Zucker) Syrup und Deckkläre auch durch Centrifugiren entfernt.

Der Farin, feingemahlener Zucker, wird aus Ausschussbroten, aus Abfällen von weissem Zucker aller Art bezw. aus dem aus den schlechteren Syrupen dargestellten und auf Brot verarbeiteten Zucker gewonnen.

Die reinen Decksyrupe werden entweder für neue Brote verwendet oder wieder verkocht, um daraus verkaufsfähige Brote zweiter Sorte zu gewinnen.

Schliesslich verbleibt auch in der Raffinerie eine Melasse, die wie die bei der Rohzuckerfabrikation abfallende Melasse Verwendung findet.

Die Herstellung von Kandiszucker d. h. von Zucker in grossen Krystallen erfordert ein vollständig blankes Klärsel, ein Verkochen bei ziemlich hoher Temperatur und eine geringere Wasserentziehung (Verdampfung). Die blank gekochte Füllmasse wird in Wärmepfannen abgelassen, darin rasch auf 112—115° erwärmt und dann in Krystallisirgefässe (Kandispotten) aus lackirtem Eisenblech, von konischer Form mit flachem Boden ausgegossen. An zwei gegenüberliegenden Seiten befinden sich Oeffnungen, durch welche Zwirnsfäden gezogen und die dann durch Papier verklebt werden. An diesen Fäden und den Wandungen des Gefässes setzen sich bei langsamer Abkühlung in der 50° warmen Krystallisirstube mehr oder weniger grosse Krystalle an. Nach beendigter Krystallisation wird die oberste Kruste entfernt und der Syrup abgelassen. Die Krystalle, die 50—60 % vom Gewichte des angewendeten Zuckers ausmachen, werden mit schwach erwärmtem Wasser abgewaschen und getrocknet; der zurückbleibende Syrup wird entweder auf weissen Zucker verarbeitet oder gereinigt und nochmals auf Kandis verkocht.

Aus Rüben-Rohzucker lässt sich nur farbloser, wasserheller Kandis herstellen, weil jede Spur von färbendem Syrup den Geschmack ungünstig beeinflusst; aus Zuckerrohr-Rohzucker kann man dagegen wohlschmeckenden Kandis von weisser oder dunkler Farbe gewinnen. Will man einen dunkelen Kandis aus Rübenzucker darstellen, so muss man eine künstliche Färbung mit Zuckerkouleur oder indischer Melasse vornehmen.

Die Ausbeute an Raffinerie-Erzeugnissen beträgt im Durchschnitt 88—92 kg weissen Verkaufszucker und 5—8 kg Melasse aus 100 kg Rohzucker von 95—97 % (Polarisation).

γ) Die Zusammensetzung des Gebrauchszuckers aus Rüben ist folgende:

Gehalt:	Wasser	Saccharose	Organischer Nichtzucker	Sulfatasche	Karbonatasche
Mittlerer	0,06 %	99,73 %	0,15 %	0,05 %	0,04 %
Schwankungen . .	0,02—0,50 %	98,05—99,90 %	0,02—0,35 %	0,01—1,39 %	0,01—1,35 %

Mit Ausnahme des Farins sind die anderen Zuckersorten im Allgemeinen in der Zusammensetzung fast gleich; die grössten Verunreinigungen entfallen durchweg auf den gemahlenen Zucker (Farin), indess zeigen auch die anderen Marken unter Umständen noch ebenso grosse Verunreinigungen (vergl. Bd. I, S. 901).

Die Raffinerie-Melasse ist mit der Rohzucker-Melasse (S. 983) nahezu gleich zusammengesetzt; O. Kellner fand darin:

Wasser	Stickstoff-Substanz	Gesammt-Zucker	Organischer Nichtzucker	Asche
22,5 %	11,1 %	50,8 %	19,4 %	7,3 %

Der Wassergehalt bei den Melassen schwankt zwischen 18—28 %.

Von dem Zucker des Zuckerrohrs liegen nur ältere Analysen vor; diese ergaben im Mittel:

Wasser	Stickstoff-Substanz	Saccharose	Glukose	Gummi	Extraktivstoffe	Schwebestoffe organische	un-organische
2,16 %	0,35 %	93,33 %	1,78 %	0,30 %	0,91 %	0,21 %	0,20 %

Der Zuckerrohr-Zucker ist hiernach wesentlich unreiner, als der Rüben-Zucker, indess dürften die neuesten Vervollkommungen in der Verarbeitung wesentliche Verbesserungen gebracht haben.

δ) Die Zucker aus anderen Pflanzen zeigen noch grössere Verunreinigungen:

Bezeichnung:	Wasser	Saccharose	Glukose	Organischer Nichtzucker	Asche	Saccharose in der Trockensubstanz
Maiszucker . . .	2,50 %	88,42 %	3,07 %	4,54 %	1,47 %	90,86 %
Hirsezucker . . .	1,71 „	93,05 „	0,41 „	4,15 „	0,68 „	94,67 „
Palmzucker . . .	1,86 „	87,97 „	1,71 „	7,96 „	0,50 „	89,64 „

Diese Zucker haben aber für den Handel kaum eine Bedeutung.

Dagegen findet der **Milchzucker (die Laktose)** als Süssstoff eine grössere Anwendung; auch dessen Zusammensetzung möge hier mitgetheilt werden, obschon er von einem thierischen Nahrungsmittel herrührt und seine Darstellung bereits S. 740 kurz angegeben ist. Auch bei seiner Gewinnung entfällt eine Art Melasse; beide enthalten:

	Wasser	Laktose	Stickstoff-Substanz	Sonstige organische Stoffe	Asche
Milchzucker	0,23 %	99,13 %	—	0,43 %	0,21 %
Milchzucker-Melasse . .	54,49 „	23,29 „	8,06 %	3,39 „	10,78 „

Ueber die Eigenschaften des Milchzuckers vergl. S. 148, über seine physiologische Bedeutung gegenüber Rohrzucker S. 377.

ε) **Verarbeitung der zuckerreichen Abfälle.** Ueber die jetzige Verwendung der Melasse vergl. S. 983. Früher, als der aus Melasse gewonnene Zucker nicht versteuert zu werden brauchte, wurde dieselbe in Deutschland wie jetzt noch noch in anderen Ländern auf Zucker verarbeitet und bediente man sich hierzu folgender Verfahren:

1. **Das Osmose-Verfahren.** Es beruht darauf, dass Zucker durch poröse Membran (Pergamentpapier) langsamer gegen Wasser diffundirt, als die löslichen Salze und dass, wenn letztere entfernt sind, durch Eindunsten der Melasse aus letzterer wieder Zucker auskrystallisirt und als solcher gewonnen werden kann. Die Melasse befindet sich in Pergamentsäcken bezw. -Schläuchen, die von Wasser in entgegengesetzter Richtung umspült werden; das Wasser nimmt vorwiegend die Salze auf und lässt eine immer reinere Zuckerlösung zurück.

2. **Kalksaccharat-Verfahren.** Hierfür giebt es dreierlei Ausführungsarten:

a) **Das Elutionsverfahren.** Die Melasse wird mit frisch gebranntem, völlig trocknem und feingemahlenem Kalk bei 30—35° vermischt; nach dem Erkalten nimmt die Masse eine bimsteinartige Beschaffenheit an und wird darauf mit Alkohol ausgewaschen (eluere); derselbe nimmt die Nichtzuckerstoffe auf, während der gebildete Zuckerkalk ungelöst bleibt. Letzterer wird mittels Wasserdampfes in Zuckerkalkmilch übergeführt und diese durch Einleiten von Kohlensäure in Zucker und Calciumkarbonat zerlegt.

b) **Das Substitutions-Verfahren.** Die Melasse wird auf einen Zuckergehalt von 7% gebracht und in der Kälte mit Kalk versetzt, wodurch sich lösliches Monocalciumsaccharat bildet; durch Erwärmen der Lösung auf 100° scheidet sich Tricalciumsaccharat aus, welches durch Filterpressen von der Lauge getrennt und wie vorstehend behandelt wird. Da aber das Monocalciumsaccharat beim Erhitzen sich nach der Gleichung:

$$3\, C_{12}H_{22}O_{11} \cdot CaO = C_{12}H_{22}O_{11} \cdot 3\, CaO + 2\, C_{12}H_{22}O_{11}$$

zersetzt, so erhält man nur $1/3$ des vorhandenen Zuckers als Tricalciumsaccharat.

c) **Das Ausscheidungsverfahren.** Es hat daher seinen Namen, dass Aetzkalkpulver, wenn es in verdünnte Zuckerlösung eingetragen wird, sich anfänglich löst, bei weiterem Zusatz aber allen Zucker als Trisaccharat ausfällt. Die Melasse wird zu dem Zweck auf 7% Zuckergehalt verdünnt, in Kühlmaischern bei 15° mit staubfeinem Aetzkalk in kleinen Gaben solange versetzt, bis aller Zucker ausgefällt ist — auf 100 kg Melasse sind 60—70 kg Kalk erforderlich —. Der ausgefällte Zuckerkalk wird in üblicher Weise durch Filterpressen von der Lauge abgepresst und weiter verarbeitet.

3. **Das Strontian-Verfahren.** Dieses liefert die grösste Ausbeute an Zucker aus der Melasse. Das letzte, von Scheibler ausgebildete Verfahren beruht auf der Bildung von Monostrontiumsaccharat. Die Melasse wird mit so viel heiss gesättigter Strontiumoxydlösung versetzt, dass auf 1 Thl. des durch Polarisation bestimmten Zuckers der Melasse mindestens 1 Thl. Strontiumoxyd entfällt; die Mischung, deren Temperatur etwa 70° beträgt, wird auf einem Berieselungskühler durch kaltes Wasser abgekühlt, dann in Behältern der Krystallisation überlassen, indem etwas krystallisirtes Monostrontiumsaccharat, welches von einer früheren Behandlung herrührt, darin vertheilt wird. Nach etwa 3—6 Stunden verwandelt sich der Inhalt in eine anscheinend feste Masse von krystallisirtem Monostrontiumsaccharat ($C_{12}H_{22}O_{11} \cdot SrO + 5\, H_2O$), welche durch Nutschen (Absaugefilter) oder Filterpressen entfernt und durch eine kalt gesättigte Lösung von Monostrontiumsaccharat ausgewaschen wird. In den Filterkuchen erhält man 75—80% des Zuckers, die übrigen 20—25% bleiben in den Abfalllaugen. Um auch diese Zuckermengen zu gewinnen, setzt man weitere Mengen und so viel Strontiumoxyd zu, dass sich Bistrontiumsaccharat bilden kann; dasselbe setzt sich nach dem Kochen rasch ab und wird, nachdem man die Mutterlauge abgelassen hat und ohne gewaschen zu werden, mit so viel Melasse gemischt, als zur Ueberführung des Bisaccharats in das Monosaccharat nöthig ist. Letzteres wird dann gemeinschaftlich mit dem zuerst erhaltenen Monosaccharat mit so viel Wasser eingemaischt, dass eine 20%-ige Zuckerlösung entsteht, und der Saccharatbrei darauf mit Kohlensäure zerlegt. Die durch Filterpressen abgepresste Lauge, die Zuckerlösung wird in üblicher Weise wie dünner Saft auf Zucker verarbeitet, während aus den Presskuchen (kohlensaurem Strontium) wieder Strontiumoxyd hergestellt wird; auch die Mutterlaugen enthalten noch gelöstes Strontiumoxyd; dieses wird nach Zusatz von etwas Natriumkarbonat — zur Zersetzung der organisch-sauren Strontiumsalze — durch Kohlensäure ausgefällt und das Strontiumkarbonat mit ersterem verarbeitet.

Die bei der Verarbeitung der Zuckerlösung aus dem Strontiansaccharat entfallende Melasse — also Melasse aus Melasse — hat eine etwas andere Zusammensetzung als die Rüben- bezw. Raffinerie-Melasse, nämlich nach O. Kellner im Mittel von 4 Analysen:

Wasser	Saccharose	Raffinose	Stickstoff	Organischer Nichtzucker	Asche
24,92%	47,36%	11,38%	0,48%	12,35%	3,99%

Diese Melasse ist daher ärmer an Stickstoff und Asche, dagegen reicher an Raffinose, als die sonstige Melasse (vergl. S. 983).

Zu demselben Zweck, der Gewinnung des Zuckers aus der Melasse, sind an Stelle von Strontian auch **Baryt** und **Bleioxyd**, die auch schwer lösliche Saccharate bilden, vorgeschlagen; sie haben aber wegen ihrer giftigen Eigenschaften nicht geringe Bedenken.

Die Endlaugen (Restmelasse) der verschiedenen Melassenentzuckerungsverfahren enthalten neben organischen Stoffen mit Stickstoff hauptsächlich Kalisalze. Sie können daher zweckmässig zur Düngung verwendet werden; oder man entfernt aus denselben den Kalk mit Kohlensäure, verdampft den Rückstand, verascht und stellt durch weitere Reinigung aus der Asche ziemlich reines Kaliumkarbonat (Potasche) her.

ζ) **Erzeugnisse aus dem Rohrzucker.** Aus der Zuckerrübe selbst wird ausser Zucker das S. 968 beschriebene Rübenkraut hergestellt, welches direkt ebenfalls als menschliches Nahrungs- und Genussmittel dient. Zu demselben Zweck wird auch die Melasse bezw. unreiner Zuckersyrup aus dem Zuckerrohr, der sog. Kolonial- oder Melassezucker, verwendet, weil sie nicht den unangenehmen Geschmack der Rübenmelasse besitzt. Dieses Erzeugniss scheint durch Verkochen oder Invertiren gewonnen zu werden und enthält nach früheren Analysen:

35,68 % Wasser   18,30 % Saccharose   34,86 % Schleim-(Invert-)Zucker   2,80 % Asche.

Die **Speisesyrupe** des Handels scheinen bessere Kolonialzucker-Melassen zu sein; neuere Analysen ergaben für deren Zusammensetzung im Mittel von 7 Proben folgende Zahlen:

Wasser	Saccharose	Inaktiver Zucker	Invertzucker	Sonstige organische Stoffe	Asche	Gesammtzucker in der Trockensubstanz
25,76 %	40,05 %	13,99 %	11,13 %	3,96 %	3,96 %	87,78 %

Von diesen Speisesyrupen verschieden ist der **Invertzuckersyrup** (flüssiger Raffinadezucker), der durch wirkliche Inversion von reinem Rohrzucker (Gebrauchszucker) mit Säuren (Kohlensäure, Ameisensäure, Oxalsäure oder sonstige organische Säuren, die sich leicht entfernen lassen) hergestellt wird und neben Invertzucker noch wechselnde Mengen (0—40%) Saccharose enthält. Die Zusammensetzung derselben wurde im Mittel von 13 Analysen wie folgt gefunden:

Wasser u. Nichtzucker	Saccharose	Invertzucker	Asche	In der Trockensubstanz	
				Saccharose	Invertzucker
28,84 %	23,19 %	47,83 %	0,14 %	32,58 %	67,21 %

Diese Invertzuckersyrupe dienen vorwiegend zur Bereitung von Wein, vielleicht auch zur Herstellung feiner Zuckerwaaren. Ueber letztere vergl. S. 885 u. ff.

Verunreinigungen und Verfälschungen des Zuckers.

Um dem Melis- und Raffinadezucker seine gelbliche Farbe (Stich ins Gelbe) zu nehmen, setzt man dem Zuckersaft bei der Krystallisation eine geringe Menge eines blauen Farbstoffes (meistens Ultramarin oder Berlinerblau) zu. Bei der geringen Menge, in welcher diese Farbstoffe angewendet zu werden pflegen, ist zwar eine gesundheitsnachtheilige Wirkung von diesem Verfahren nicht anzunehmen, indess ist dasselbe insofern verwerflich, als man dadurch schlechteren, weniger reinen Fabrikaten ein besseres, nicht verdientes Aussehen ertheilen kann.

Als weitere Verunreinigungen kommen in dem Handelszucker Invertzucker und Raffinose vor. Besonders der Zucker aus dem Zuckerrohr pflegt Invertzucker zu enthalten, nämlich bis zu 7—9 %, während er in den besseren, reineren Sorten auf 0,4 % herabgeht.

Die Rohzuckersorten aus der Zuckerrübe, besonders solche Sorten, welche aus der Melasse durch Entzuckerung mittels Osmose oder durch Kochen mit Strontian gewonnen sind, pflegen Raffinose (vergl. S. 150) zu enthalten. Derartige Zuckersorten zeichnen sich durch mehr in die Länge gezogene spitze Krystallformen und durch eine grössere Rechtsdrehung aus, als der vorhandenen Saccharose entspricht. Deshalb wurde die verunreinigende Zuckerart längere Zeit „Pluszucker" genannt, bis Tollens ihre Gleichheit mit der Raffinose nachwies.

In Amerika soll Kornzucker oder Raffineriezucker auch vielfach mit **Stärkezucker** (bis zu 20 %) versetzt werden

Giftige Stoffe können unter Umständen durch die Fabrikation in den Zucker gelangen. So sind einige Verfahren zur Abscheidung des Zuckers aus den Säften oder aus der Melasse auf der Anwendung von **Barytverbindungen** (Baryumhydroxyd, Chlorbaryum, Schwefelbaryum etc.) begründet, deren Giftigkeit bekannt ist; Baryumkarbonat ist z. B. ein starkes Rattengift; aber auch für die Menschen sind Barytverbindungen giftig[1]). Auch **Strontium**verbindungen, die noch häufiger angewendet werden, dürften nicht indifferent sein. Noch verwerflicher sind **Bleiverbindungen**, welche zur Abscheidung von Raffinose und anderen Nichtzuckerstoffen empfohlen sind. Auch **Zinkverbindungen** werden zur Entfärbung von Zuckersyrupen verwendet.

Mögen auch bei sorgfältiger Fabrikation nur kaum nachweisbare Spuren dieser Metalle in die reineren Zuckersorten (harte Zucker in Hut-, Würfel- oder Plattenform) übergehen, in den Nachprodukten, in den gemahlenen, weniger reinen Zuckerfabrikaten können sie jedoch leicht in grösserer und schädlicher Menge vorkommen, abgesehen davon, dass auch die Arbeiter, welche täglich mit solchen Verbindungen umgehen, der Gefahr von chronischen Vergiftungen ausgesetzt werden. Eine Patentirung derartiger Hülfsstoffe für die Zucker-Fabrikation sollte daher nicht gestattet werden.

Neben diesen durch die Fabrikation bedingten Verunreinigungen sollen in den gepulverten Zuckerformen auch Verfälschungen mit Schwerspath, Gyps, Kreide und Mehl seitens der Zwischenhändler beobachtet worden sein.

2. Stärkezucker (Glukose und Stärkesyrup).

Der Traubenzucker (Glukose oder Krümelzucker) wird nur in sehr geringer Menge aus Weintrauben oder Rosinen gewonnen. Der gewöhnlich im Handel vorkommende Traubenzucker (Glukose) wird aus Kartoffel- und Maisstärke (Stärkezucker genannt) dargestellt. Beide besitzen dieselben Eigenschaften, sind aber in der im Handel vorkommenden Form von sehr ungleicher Reinheit.

Zur Darstellung des Traubenzuckers aus Weintrauben oder Rosinen versetzt man den Saft (Most) erst mit Witherit oder Kreide, um die vorhandene Säure zu neutralisiren, lässt die unlöslichen Salze absitzen, versetzt mit Rinderblut und dampft bis auf 26° Bé. ein. Die eingedampfte Flüssigkeit lässt man einige Zeit zum Klären und Absitzen stehen, dampft die geklärte Flüssigkeit bis auf 34° Bé. ein und lässt den Traubenzucker auskrystallisiren. Man gewinnt aus 1000 Thln. frischen Trauben = 800 Thln. Most = 200 Thln. Syrup ungefähr 60—70 Thle. reinen Traubenzucker. Dieser enthält gegen 12—15 % Wasser und 85—88 % Traubenzucker. Der auf diese Weise hergestellte natürliche Traubenzucker (Glukose) ist aber für eine allgemeine Anwendung zu theuer.

Für die technische Verwendung, besonders für die Bereitung und Verfälschung des Weines, Bieres etc. dient allgemein die aus Kartoffel- oder Maisstärke hergestellte Glukose oder der Stärkezucker.

Die Stärke geht bekanntlich durch Behandeln mit mineralischen Säuren in Glukose über; im Grossbetriebe wird hierzu fast ausschliesslich Schwefelsäure verwendet, welcher man etwas Salpetersäure zusetzt, um den Vorgang zu beschleunigen.

---

[1]) L. Lewin führt in seinem „Lehrbuch der Toxikologie" 15 Vergiftungen mit Barytverbindungen auf, von denen 9 tödtlich endeten; vergl. auch C. Scheibler in Chem.-Ztg. 1887, 9, 1464.

Im Allgemeinen rechnet man auf 100 kg Stärke 200—250 kg Wasser und 3—4 kg Schwefelsäure. Die verdünnte Säure wird in mit Bleiplatten ausgefütterten Holzbottichen entweder durch direkten Dampf oder durch Heizschlangen zum Sieden erhitzt, darauf die Stärke als Stärkemilch allmählich zufliessen gelassen und das Kochen noch 5 Stunden fortgesetzt. Den Verlauf der Zuckerbildung prüft man erst mit Jodlösung und später mit Alkohol; wenn auf Zusatz von 2 Vol. absolutem Alkohol zu 1 Vol. der abgekühlten Flüssigkeit sich kein Dextrin mehr ausscheidet, wird das Kochen noch $1/2$ Stunde fortgesetzt. Das Kochgefäss ist, weil die sich entwickelnden Dämpfe einen widerlichen Geruch besitzen, mit einem Deckel und Dunstabzugsrohr versehen, durch welches die Dämpfe, nachdem sie durch ein mit Wasser gefülltes Kühlgefäss geleitet sind, entweder in den Schornstein oder unter die Dampfkesselfeuerung geleitet werden.

Nach beendetem Kochen wird mit bemessenen Mengen Kalkmilch oder Kreide oder reinem Kalkstein neutralisirt, 24 Stunden behufs Klärens der Ruhe überlassen, die Zuckerlösung von 15° Bé (21—27% Trockensubstanz) zuerst durch einfaches Abfliessen, zuletzt entweder durch Filter oder Filterpressen vom Niederschlage getrennt, behufs Entfärbung über Knochenkohle filtrirt und dann zunächst in offenen, mit Dampfheizung versehenen Pfannen auf etwa 32° Bé (58° Brix oder Trockensubstanz) eingedampft. Statt der Abdampfpfannen bedient man sich auch der Ueberrieselungsapparate, bei denen die Zuckerlösung über Eisenröhren rieselt, durch welche Dampf geleitet wird. Die so erhaltene Zuckerlösung wird nochmals über Knochenkohle filtrirt und dann in Vakuumapparaten auf 40—45° Bé (75 bis 86° Brix) bei 60—70° C verdampft.

Dieser Stärkezucker enthält noch viel Dextrin; um daraus reine Glukose zu erzielen, kann man sich der Raffinirungsverfahren von Fr. Soxhlet (D. R. P. 17465 und 17520) bedienen. Statt dieser wendet man aber jetzt meistens, um reinere Erzeugnisse zu gewinnen, ein anderes Verfahren von Fr. Soxhlet an, welches darin besteht, dass man mit einer schwachen Säure unter Ueberdruck arbeitet, nämlich auf 1 Thl. wasserfreier Stärke 4,5 bezw. 9,0 Thle. 0,5%-iger Schwefelsäure bei 1 Atm. Ueberdruck $4^{1}/_{2}$ Stunde lang erhitzt. Hierdurch erzielt man eine Zuckerlösung von 90 bezw. 95—96% Reinheitsquotienten, welche nach dem Eindampfen bis zum spec. Gewicht von 1,37—1,42 (bei 90° C.) bezw. bis zum sog. Korn krystallinisch erstarrt und aus welcher sich reiner fester Stärkezucker wie Rohrzucker aus der Füllmasse gewinnen lässt.

Während die **Stärkezuckerfabrikation** dahin strebt, ein thunlichst **glukosereiches** Erzeugniss zu gewinnen, wird die Darstellung von **Stärkezuckersyrup (Kapillärsyrup)** so geleitet, dass, um ein Krystallisiren bezw. Festwerden zu vermeiden, neben der Glukose grössere Mengen **Dextrin** in der Masse verbleiben. Zu dem Zwecke verwendet man einerseits weniger Säure zur Verzuckerung (auf 100 kg Stärke 3 l Wasser mit 2—3 kg Schwefelsäure), andererseits kocht man ohne Ueberdruck nur so lange, bis mit Jod keine Blaufärbung mehr eintritt. Je koncentrirter der Syrup in den Handel gebracht werden soll, um so mehr Dextrin muss er enthalten. Im übrigen verläuft die weitere Darstellung wie beim Stärkezucker. Das Eindampfen der neutralisirten Flüssigkeit wird unter jedesmaliger vorheriger Filtration über Knochenkohle ebenfalls in 2 Stufen vorgenommen. Das zweite Verdampfen im Vakuum wird so lange fortgesetzt, bis der Syrup, heiss geprüft, 40—42° Bé (74—78° Brix) zeigt. Der auf 44° Bé eingedickte Syrup heisst „**Syrop kapillair**" oder „**Syrop imponderable**"; erstere Bezeichnung rührt davon her, dass sich der Syrup zu langen Fäden ausziehen lässt, letztere davon, dass in dem abgekühlten Syrup ein Aräometer nicht mehr untersinkt.

Dieser Syrup ist vollkommen klar und farblos und trübt sich selbst bei längerem Aufbewahren nicht; die leichteren Syrupe dagegen sind hell bis blassgelb oder dunkelbraun gefärbt.

Die Zusammensetzung dieser Erzeugnisse ist im Mittel etwa folgende:

Bezeichnung	Anzahl der Analysen	In der natürlichen Substanz					In der Trockensubstanz	
		Wasser	Glukose	Dextrin (unvergährbare Stoffe)		Asche	Glukose	Dextrin
Stärkezucker	52	16,27%	68,25%	14,91%		0,57%	81,52%	17,81%
Stärkezuckersyrup	58	18,47 „	44,86 „	35,55 „		0,99 „	55,02 „	43,60 „
				Dextrin				
				alkohollöslich	alkoholfällbar			
Kapillärsyrup	8	19,72 „	32,56 „	22,21%	25,27%	0,24 „	40,55 „	59,14 „

A. Gawalowsky (Bd. I, S. 909 u. 910) will in 3 Stärkezuckersyrupen 0,10, 0,38 und 1,40% Achroodextrin gefunden haben; wir fanden in solchen aus deutschen Fabriken 0,09—0,50% Stickstoff-Substanz und die Polarisation der Lösung 1 : 10 im 100 mm-Rohr von $+ 9^{0}30'$ bis $+ 11^{0}38'$. Stone und Dickson bestimmten in amerikanischen Glukosesyrupen die specifische Drehung mit folgendem Ergebniss:

Natürlicher Syrup   Nach der Inversion   Nach der Gährung
$+ 79,76 - 99,37$ $+ 72,78 - 93,67$ $+ 9,00 - 13,36$

Den unvergährbaren Stoffen im Stärkezucker und -syrup ist neben einem bitteren, widerwärtigen Geschmack eine nachtheilige Wirkung zugeschrieben worden. So wollen J. Nessler und M. Barth[1]) nach Einnahme der unvergohrenen Stoffe von 100 g Stärkezucker, an sich selbst kalte Schweissbildung, Brustbeklemmungen und, anhaltende Kopfschmerzen wahrgenommen haben. A. Schmitz[2]) beobachtete bei zwei Hunden, von denen er dem einen 100 ccm Extrakt von mit Stärkezucker gallisirtem Wein, dem anderen 15 ccm Extrakt aus reinem Neroberger Most subkutan injicirte, dass letzterer keine auffälligen Erscheinungen zeigte, während bei ersterem grosse Unruhe, Jammer und Erbrechen eintrat. Auch glaubt er an sich selbst und einem Freunde nach Genuss von mit Stärkezucker gallisirtem Wein nachtheilige Folgen festgestellt zu haben. J. Nessler, wie auch Schmitz lassen es dahin gestellt, ob die unvergährbaren Stoffe als solche schädlich sind oder sich während der Gährung gerade wie bei der Kartoffelbranntwein-Bereitung ein dem Fuselöl ähnliches und giftiges Gährungserzeugniss bildet.

Diesen Versuchen und Behauptungen gegenüber tritt v. Mering[3]) für die Unschädlichkeit des Stärkezuckers ein; er führte bei Hunden, Kaninchen, Katzen die unvergährbaren Stoffe bald durch die Schlundsonde, bald durch die subkutane Injektion ein, ohne eine wesentliche Wirkung beobachten zu können; ebensowenig trat bei ihm und einem Fachgenossen nach Genuss der unvergährbaren Stoffe von 250 g derselben Stärkezuckersorte, die J. Nessler in seinen Versuchen verwendet hatte, trotz des ekelerregenden Geschmacks irgend welches Uebelbefinden ein. v. Mering hält die unvergährbaren Bestandtheile des Stärkezuckers nicht nur nicht für gesundheitsschädlich, sondern schreibt ihnen sogar einen geringen Nährwerth zu. Letzterer kann bei der geringen Menge, in welcher diese Stoffe in den Gährerzeugnissen verbleiben, wohl nicht in Betracht kommen.

C. Schmitt und A. Cobenzl[4]) haben unter den unvergährbaren Stoffen des Stärkezuckers durch Fällen und wiederholtes Durchschütteln mit 90%-igem Alkohol, schliessliches Reinigen mit Aether einen Körper dargestellt, den sie „Gallisin"

---

[1]) Landw. Versuchs-Stationen, 1880, 26, 207.
[2]) Die deutsche Zuckerindustrie 1880, Nr. 50.
[3]) Deutsche Vierteljahresschrift f. öffentl. Gesundheitspflege 1882, 14, 2. Heft.
[4]) Berichte d. deutschen chem. Gesellsch. 1884, 16, 1000.

($C_{12}H_{24}O_{10}$) nennen, der Fehling'sche und Knap'sche Lösung (zum Unterschiede von Dextrin) reducirt, durch Säuren in Glukose übergeht und eine stark rechtsdrehende Eigenschaft besitzt. Sie fanden die unvergährbaren Stoffe des Stärkezuckers nicht schädlich.

C. Scheibler und H. Mittermaier[1]) kommen bezüglich der Konstitution des Gallisins zu anderen Ergebnissen als Schmitt und Coblenzl. Auch sie reinigten die konc. Lösung der unvergährbaren Stoffe wiederholt mit absolutem Alkohol; die erhaltene weisse, amorphe, dextrinartige, bei längerem Liegen in absolutem Alkohol festwerdende, stark hygroskopische Masse löste sich leicht in Wasser, war gegen Lackmuspapier indifferent — reagirt nicht sauer —, und reducirt alkalische Kupferlösung sehr leicht.

Nach der Analyse des Osazons — erhalten durch Erwärmen der Lösung von genanntem Körper mit einer Lösung von essigsaurem Phenylhydrazin — hat das „Gallisin" eine Zusammensetzung $C_{12}H_{22}O_{11}$, setzt sich also aus zwei Glykoseresten zusammen, von welchen der eine noch eine unveränderte Aldehydgruppe enthält. Das Gallisin bildet nicht eine Uebergangsstufe der Stärke zu Glukose, sondern entsteht, wie Scheibler und Mittermaier durch Versuche wahrscheinlich machen, umgekehrt aus letzterem durch weitere Einwirkung der Säure. Es ist als ein Reversionserzeugniss der Glukose aufzufassen und wahrscheinlich gleich mit der „Isomaltose", welche E. Fischer durch Kondensation der Glykose mit Hülfe von Säuren erhielt. Denn die mit essigsaurem Phenylhydrazin dargestellten Osazone von Isomaltose, Glukose und Gallisin verhalten sich im Wesentlichen gleich.

M. Hönig[2]) zerlegte die neben Glukose im Stärkesyrup vorkommenden Dextrine ebenfalls in 2 Arten, in in Alkohol lösliches und unlösliches Dextrin. Das letztere besteht nach Hönig aus einem Gemisch von Erythro- und Achroodextrin, während das alkohollösliche Dextrin ein geringeres Reduktionsvermögen besitzt, als das Achroodextrin und wahrscheinlich ein Reversionserzeugniss bildet. Beide Dextrine sind schwer vergährbar und verhalten sich gegen verschiedene Hefen verschieden[3]). Durch Bierhefe werden sie nicht oder nicht vollständig, am wenigsten durch reingezüchtete Weinhefe vergohren; dagegen sind sie durch Presshefe vergährbar und werden auch durch den Kahmpilz des Weines zersetzt, Eigenschaften, die für den Nachweis von Stärkezucker bezw. -syrup in Nahrungs und Genussmitteln von Bedeutung sind.

Die Verwendung des Stärkezuckers für die Wein-Bereitung (zum Gallisiren und Petiotisiren) ist zur Zeit fast vollständig durch den Rohrzucker bezw. Invertzuckersyrup verdrängt worden und ist auch durch das neue Weingesetz verboten. Dagegen findet er viel Verwendung in der Bierbrauerei, in den Konditoreien zur Herstellung von Zuckerwaaren und in den Haushaltungen als sog. Kochzucker.

Der Stärkezuckersyrup dient vorwiegend zum Einsieden der Früchte, zur Herstellung (bezw. Verfälschung) verschiedener Fruchtsyrupe (S. 964), ferner als Ersatzmittel für Honig und Kolonialzuckermelasse in den Konditoreien (S. 890).

---

[1]) Berichte d. deutschen chem. Gesellsch. 1884, 24, 301.
[2]) Zeitschr. f. Untersuchung d. Nahrungs- u. Genussmittel 1902, 5, 641.
[3]) Vergl. Medicus u. Immerheiser, Zeitschr. f. analyt. Chemie 1891, 30, 665, W. Fresenius, Ebendort 1891, 30, 669 u. E. v. Raumer, Zeitschr. f. angew. Chemie 1890, 421.

Auch wird Stärkezuckersyrup mit besonderen Geschmack- und Geruchstoffen, mitunter mit Saccharin versetzt und an Stelle von Fruchtkraut zum direkten Verzehr in den Handel gebracht. W. Bersch (Bd. I, S. 911) fand für solche Erzeugnisse im Mittel von 4 Analysen folgende Zusammensetzung:

Spec. Gewicht	Wasser	Glukose	Dextrin	Organischer Nichtzucker	Asche	Chlornatrium	Drehung der Lösung 1:10 im 200 mm-Rohr vor der Inversion	nach der Inversion
1,4303	17,66 %	38,30 %	30,42 %	11,66 %	1,44 %	0,52 %	+ 49,8 °	+ 20,5 °

Der Gehalt an freier Säure entsprach für 100 g 2,87—4,56 ccm Normal-Kalilauge; der Preis betrug 0,30—0,50 Mk. für 1 kg. Ueber die Zusammensetzung des eigentlichen Fruchtkrautes vergl. S. 969.

Die Grösse der Fabrikation von Stärkezucker bezw. -syrup betrug 1889/90: 177890 Dz. festen Stärkezucker (z. Th. krystallisirter, nämlich 2088 Dz.), 346841 Dz. Stärkezuckersyrup und 27480 Dz. Zuckercouleur. Die Herstellung von Stärkezuckersyrup war hiernach fast doppelt so hoch als die von festem Stärkezucker.

Verunreinigungen des Stärkezuckers bezw. -syrups. Verfälschungen kommen bei diesen Erzeugnissen, die zu den billigsten Süssstoffen gehören, wohl nur insofern vor, als die Süsskraft derselben (besonders vom Syrup) durch Zusatz der künstlichen Süssstoffe (Saccharin etc.) erhöht wird. Um so häufiger dagegen ist ein Gehalt an schwefliger Säure, besonders in amerikanischen Syrupen; dieselbe rührt theilweise von der zur Gewinnung der Stärke (Maisstärke) verwendeten schwefligen Säure (vergl. S. 849 u. 850), theilweise aber auch von einem nachträglichen Zusatz her, um ein recht blankes Erzeugniss zu erzielen. Wir fanden in 1 kg Erzeugnissen dieser Art 198,0—928,2 mg schweflige Säure, aber auch in 2 Proben aus deutschen Fabriken konnten wir 106,8 und 164,8 mg schweflige Säure für 1 kg nachweisen.

Auch ist in Folge mangelhaften Neutralisirens das Vorkommen von freier Schwefelsäure nicht ausgeschlossen; Loock fand in 3 Proben Stärkezuckersyrup 0,088—0,115 % freie Schwefelsäure.

Dass diese Erzeugnisse auch noch mehr oder weniger Gyps einschliessen, kann nach der Art der Herstellung vorausgesetzt werden.

3. Zucker-Couleur.

Im Anschluss an den Stärkezucker und Stärkesyrup mag auch die Zucker-Couleur erwähnt sein, die früher aus Rohrzucker, jetzt aber durchweg aus dextrinarmem[1]) Stärkezucker dargestellt wird. Man unterscheidet 2 Sorten: 1. Spirituosen- oder Rum-Couleur, welche dextrinfrei ist und zum Färben von Branntwein (Arrak, Rum) und Likören dient, und 2. Bier-Couleur, welche dextrinhaltig ist und zum Färben von Bier, Wein, Essig, Braten-Saucen und selbst von Kaffee[2]) verwendet wird. Man erhält die Zucker-Couleur neben anderen Erzeugnissen durch Erhitzen von Zucker auf 150—200° in eisernen Kesseln mit Rührwerk. Brennt man den Zucker nur schwach, so steht sie, wie man zu sagen pflegt, in hochprocentigem Spiritus (z. B. von 80 %), färbt aber dann schwächer; brennt man den Zucker kräftiger, so färbt sie besser, bleibt aber nur in 75 %-igem Spiritus blank und klar. Man unterscheidet daher 2 Sorten Rum- oder Spirituosen-Couleur, solche, die in 75 %-igem, und solche, die in 80 %-igem Spiritus löslich ist.

Die beim Brennen des Zuckers sich bildende Säure wird zur Darstellung der Spirituosen-Couleur mit Soda, zur Darstellung von Bier-Couleur mit Ammonium-

---

[1]) Das Dextrin würde in zu färbenden alkoholischen Flüssigkeiten eine Trübung verursachen.
[2]) Die zum Färben von Kaffee verwendete Couleur kommt durchweg in fester Form (als sog. Kaffee-Essenz oder unter sonstigem Namen) in den Handel.

karbonat neutralisirt und damit gekocht. Oder man setzt auch von Anfang an auf 100 kg Stärkezucker 3 kg Soda oder Aetznatron zu; nur zur Bereitung von Essig-Couleur darf solcher Zusatz nicht erfolgen. Zucker-Couleur in Plattenform erhält man durch Ausgiessen der Zuckerschmelze auf flache Blechpfannen; die Platten werden noch warm in Stanniol eingeschlagen, weil sie sehr leicht Wasser anziehen. Zucker-Couleur in Pulverform wird dadurch gewonnen, dass man die Schmelze in dünnem Strahl auf kaltes Eisenblech oder auf Stein ausgiesst; die schnell erhärtende Masse lässt sich leicht pulvern.

Ed. Matejcek fand im Mittel von 4 Sorten für Zucker-Couleur folgende Zusammensetzung:

Spec. Gewicht	Wasser %	Saccharometergrade %	Polarisation als Saccharose %	Glukose %	Asche als Na_2CO_3 %	Sulfate %	Millim. des Stammer'schen Kolorimeters %	Farbe %
1,3620	28,26	71,74	20,40	31,75	2,86	3,84	19,1	99,2

Zur Prüfung der Güte der Zucker-Couleur kann ihr obiges Verhalten gegen verschieden starken Spiritus dienen.

Ed. Polenske[1]) untersuchte einen Zucker-Kouleur-Ersatz von folgender Zusammensetzung:

Wasser	Natriumoxyd	Eisenoxyd	Schwefelsäure (SO_3) aus Sulfosäuren	Chlor
5,06 %	29,68 %	0,84 %	13,40 %	25,50 %

Dieser Ersatz bestand somit aus 42 % Chlornatrium und den Natriumsalzen verschiedener Sulfosäuren.

4. Honig (Bienenhonig). Honig ist der zuckerreiche Saft, welchen die Arbeiterbienen aus den verschiedensten Blüthen (dem Blüthenstaub oder Pollen und dem Nektar) aufsaugen, im Honigmagen — nach anderen Annahmen auch bloss durch die Speicheldrüsen — besonders verarbeiten und in den Waben zum Zwecke der Ernährung der jungen Brut wieder von sich geben[2]).

Ueber die Zusammensetzung des Pollens und Nektars, aus welchem die Bienen den Honig bereiten, liegen verschiedene Untersuchungen, besonders von v. Planta vor, welche in Bd. I, S. 926 u. ff. mitgetheilt sind.

Hiernach enthält der Blüthenstaub von Kiefern und Haselstaude zwischen 9 bis 10%, die Nektare dagegen zwischen 59—93% Wasser; da der Honig nur 17 bis 25% Wasser zu enthalten pflegt, so müssen die Bienen in letzterem Falle, während sie den Nektar im Honigmagen aufbewahren, einen erheblichen Theil des Wassers wegschaffen.

Die Stickstoff-Substanz des Blüthenstaubes (17—32% im wasserfreien Kiefern- bezw. Haselpollen) besteht aus Globulin, Pepton, Nukleïn, Albumin (1,61 %), Hypoxanthin (z. B. 0,05—0,15 % im Hasel- und 0,04—0,06 % im Kieferpollen), Xanthin (0,015%), Guanin (0,021%), Lecithin (0,895%) und Vernin (z. B. 1 g in 1300 g Haselpollen). Die Nektare scheinen fast frei von Stickstoff-Substanz zu sein, im Nektar von Protea mellifera wenigstens konnte v. Planta keinen Stickstoff nachweisen.

Das Fett anlangend, so giebt v. Planta 4,20—10,63% Fettsäuren und 3,67 bis

---

[1]) Arbeiten a. d. Kaiserl. Gesundheitsamte 1895, 11, 507.
[2]) Vergl. Schönfeld, Zeitschr. f. physiol. Chemie 1888, 12, 328 und N. Ludwig, Natur und Offenbarung 1898, 705.

3,56% wachsartige Körper für Hasel- und Kiefernpollen an; K. Kressling findet für letzteren 11—12% Fett (bezw. Aetherextrakt), welches in Procenten desselben 6,16% unverseifbare Bestandtheile (Cholesterin, Myricylalkohol und wahrscheinlich einen noch niedriger schmelzenden Fettalkohol), 5,24% Glycerin und 87,85% Fettsäuren enthält — letztere wiederum aus 77,35% Oelsäure und 22,65% festen Fettsäuren, vorwiegend Palmitin- und Cerotinsäure bestehend —. Das Fett in der Bienennahrung ist insofern von Interesse, als wiederholt die Frage geprüft worden ist, ob die Bienen das Wachs aus den stickstoffhaltigen oder stickstofffreien Bestandtheilen der Nahrung bereiten (vergl. S. 302).

Von noch grösserem Interesse sind die stickstofffreien Extraktstoffe der Nahrung, aus welchen der Zucker des Honigs gebildet wird. Der Honig enthält als Zuckerarten Glukose, Fruktose und Saccharose. Der Blüthenstaub und Nektar enthalten aber den Zucker durchweg nicht gleichzeitig in allen diesen 3 Formen; Hasel- und Kiefernpollen scheinen nur Saccharose (14,70 bezw. 11,24%) zu enthalten; die Nektararten dagegen bald vorwiegend Glukose, bald vorwiegend Saccharose; so ergaben z. B. in der Trockensubstanz:

	Protea-Nektar	Bignonia-Nektar	Hoya-Nektar
Glukose	96,60 %	97,00 %	12,24 %
Saccharose	?	2,84 „	87,44 „

Ferner wurde in dem Nektar einer Blüthe gefunden:

	Erbsenart	Claytonia almoides	Fuchsia-Blüthe	Rhododendron hirsutum	Robinia viscosa	Onobrychis sativa
Glukose	9,93 mg	0,41 mg	1,69 mg	6,2 mg	0,5 mg	0,4 mg
Saccharose	—	—	5,90 „	—	—	—

Um daher den Zucker für 1 kg Honig zu gewinnen, müssen die Bienen 100000 bis 2000000 Stück Blüthen besuchen.

Da in den Blüthen bezw. dem Pollen häufig nur oder vorwiegend Saccharose vorkommt, der Honig aber nur eine geringe Menge Saccharose gegenüber Invertzucker enthält (nämlich nur Spuren bis 12,91% des ersteren auf 64,10—79,37% des letzteren), so muss derselbe in dem Honigmagen oder von den Speicheldrüsen der Bienen eine Umwandlung in Invertzucker erfahren.

In der That enthalten nach den Untersuchungen Erlenmeyer's und v. Planta's sowohl der Pollen wie der Speichel der Bienen kräftig wirkende Fermente, welche Saccharose und Stärke sehr rasch invertiren.

Von einigen Seiten ist auch angenommen, dass die im Honig vorkommende Ameisensäure, welche im Blüthenstaub und Nektar fehlt, die also von den Bienen erzeugt wird, die Inversion bewirke. Indess scheint eine solche Annahme nicht berechtigt, weil die Bienen mittels ihres Giftstachels die Ameisensäure erst in den Honig hineinbringen, wenn sie die Honigzellen zudecken. Da die Ameisensäure stark antiseptische Eigenschaften besitzt, so dürfte sie wohl den Zweck haben, die Haltbarkeit des Honigs zu erhöhen.

An sonstigen stickstofffreien Extraktstoffen sind in dem Pollen vorhanden: harzartige Bitterstoffe, Farbstoff, Stärke und Cellulose, von welchen nur die Stärke (5,3—7,4% im Kiefernpollen) nach Umwandlung durch diastatische Fermente für die Honigbereitung in Betracht kommen dürfte.

Mitunter sammeln die Bienen auch den klebrigen, süss schmeckenden Ueberzug an der Oberfläche verschiedener Bäume und Sträucher, den sog. Honigthau, der für das Absonderungserzeugniss aus dem After der Blattläuse gehalten wird, mit ein und sondern ihn im Honig mit aus. Dieser Honigthau von den verschiedensten Blättern hat nach Bd. I, S. 925 folgende schwankende Zusammensetzung:

Wasser	Stickstoff-Substanz	Zucker vor der Inversion (Glukose)	nach reducirend (Saccharose)	Dextrin	Asche
15,92—24,88%	0,75—3,17%	16,70—43,80%	29,14—48,86%	8,59—39,40%	2,86—3,02%

Die vom Nektar abweichende Zusammensetzung des Honigthaues theilt sich auch dem daraus von den Bienen bereiteten Honig mit.

Ausser dem Honig bereiten die Arbeiterbienen den **Futtersaft** (oder Futterbrei), unter welcher Bezeichnung man jene breiartige, weissliche Substanz versteht, welche die fütternden Arbeiterbienen in die Zellen der Larven von Königinnen, Drohnen und Arbeiterinnen einlegen. v. Planta untersuchte diesen Futterbrei der 3 Larvenarten, Königin, Drohne, Arbeiterbiene, mit folgendem Ergebniss für die Trockensubstanz:

Bestandtheil	Königin Mittel %	Drohnen-Larven			Arbeiterinnen-Larven		
		unter 4 Tagen %	über 4 Tage %	Mittel %	unter 4 Tagen %	über 4 Tage %	Mittel %
Stickstoff-Substanz	45,14	55,91	31,67	43,79	53,38	27,87	40,62
Fett	13,55	11,90	4,74	8,32	8,38	3,69	6,03
Glukose	20,39	9,57	38,49	24,03	18,09	44,93	31,51

Der Wassergehalt des Futterbreies betrug 69,4—72,8%. Ameisensäure konnte v. Planta im Futterbrei nicht nachweisen. Letzterer ist für die einzelnen Larvensorten verschieden. Die Larven von Königinnen erhalten einen durch die ganze Entwickelungszeit fast gleichmässig zusammengesetzten Futterbrei; die Larven der Drohnen und Arbeiterinnen in den ersten 4 Tagen einen besonders proteïnreichen, nach den ersten 4 Tagen einen an Glukose reicheren Futterbrei, während Proteïn und Fett abnehmen. Die Bienen geben daher dem Futterbrei je nach dem Nährzweck, den er erfüllen soll, eine bestimmte Zusammensetzung.

Ganz anders ist die Zusammensetzung des von den Arbeiterbienen zubereiteten **Honigs**. Während der Futterbrei reich an Proteïn und Fett ist, enthält der Honig nur sehr geringe Mengen hiervon und besteht fast ausschliesslich aus Zucker.

Die Grösse der Honigerzeugung[1] anlangend, so waren nach amtlichen Ermittelungen im Jahre 1900 in Deutschland 2 605 350 Bienenstöcke vorhanden, die 149 501 Dz. Honig, also für den Stock 5,74 kg lieferten; im Allgemeinen dürfte der Ertrag für den Stock je nach den Blütheverhältnissen der Jahre zwischen 5,0—7,5 kg und mehr schwanken. Die Ein- und Ausfuhr betrug:

	Honig			Wachs		
	1890	1895	1900	1890	1895	1900
Einfuhr . . .	32 202 Dz.	35 507 Dz.	19 117 Dz.	6 701 Dz.	8 620 Dz.	28 068 Dz.
Ausfuhr . . .	226 „	795 „	3 218 „	3 039 „	2 703 „	20 764 „

Die Einfuhr an Honig hat hiernach in den letzten Jahren ab-, die Ausfuhr zugenommen, woraus auf eine erhöhte Honigerzeugung in Deutschland in den letzten Jahren geschlossen werden kann.

---

[1] Vergl. die vom Kaiserl. Gesundheitsamte ausgearbeitete „Denkschrift über den Verkehr mit Honig", Berlin 1902.

Die Beschaffenheit des Honigs (Farbe, Geruch und Geschmack) hängt ganz von den Blüthen ab, von denen der Honig gesammelt ist. Als bester Honig gilt der von Lindenblüthen, Heidekraut und Buchweizen, weniger geschätzt ist Koniferenhonig; derselbe ist dunkeler gefärbt und erstarrt wegen seines Gehaltes an Dextrin schwieriger als die ersteren Honige, ist weniger süss und besitzt mitunter einen eigenartigen (terpentinartigen) Geruch und Geschmack.

Auch die überseeischen sog. Havannahonige gelten wegen ihrer durchweg grossen Unreinheit, wegen der schmutzig gelben bis braunen Farbe und auch wegen ihres meistens schwachen, weniger angenehmen Geruches und Geschmackes zu den geringen Sorten.

Ferner ist von Einfluss auf die Beschaffenheit des Honigs die Art der Gewinnung. Man unterscheidet vorwiegend zwei Verfahren. Man stellt entweder die aus dem Stock genommenen Waben so, dass ein Theil des Honigs von selbst ausfliessen kann, oder man schleudert den Honig mit einer Centrifuge aus den Waben aus. Der auf die eine oder andere Weise gewonnene Honig heisst „Jungfern-Honig"; er ist der reinste Honig, hat eine weisslich- bis blassgelbe Farbe, einen angenehmen, aromatischen Geschmack und wird bald körnig.

Von geringerer Beschaffenheit ist der durch Auspressen und Erwärmen gewonnene, gemeine oder ausgelassene Honig, welcher dickflüssig, von gelber bis braungelber Farbe ist und durchweg Blumenstaub und Wachstheilchen mit einschliesst. Letztere Honige werden dann wohl durch Erwärmen und Filtriren (Seimen) gereinigt; oder man löst den Honig in $1\frac{1}{2}$ Thln. Wasser, setzt weisse Thonerde zu (auf 1000 Honig etwa 15 Thonerde), kocht die Lösung, schäumt ab, filtrirt durch einen Spitzbeutel und dampft wieder auf das ursprüngliche Gewicht des Honigs ein. Reagirt der rohe Honig sauer, so soll vor der Klärung mit Calciumkarbonat neutralisirt werden, und falls Thonerde zur Klärung nicht ausreicht, wendet man Tannin an. Auch hat man sogar Alkohol zur Reinigung vorgeschlagen: 5 Thle. Honig werden in 3 Thln. Wasser gelöst, mit 2 Thln. Alkohol versetzt, einige Tage stehen gelassen, filtrirt und das Filtrat zum Syrup eingedampft.

Am höchsten bezahlt werden ganze, mit bestem Honig vollgefüllte Waben; indess entstammen solche auch zuweilen Korbstücken, deren Inhalt theils aus Bienenbrot oder gar aus abgestorbener Brut besteht.

Frisch ausgelassener Honig ist klar und dünnflüssig, trübt sich aber allmählich und erstarrt entweder ganz oder theilweise früher oder später zu einer mehr oder weniger krystallinischen Masse. Die festen Krystalle bestehen vorwiegend aus Glukose, der flüssige Antheil aus Fruktose, welche letztere im natürlichen Honig durchweg etwas überwiegt.

An sonstigen Bestandtheilen enthält der Honig ferner: Saccharose, Dextrine (Achroodextrin), geringe Mengen Stickstoff-Verbindungen, gummiähnliche Stoffe, Wachs, Farbstoffe, aromatische Stoffe (Oele bezw. Terpene), organische Säuren (vorwiegend Ameisensäure, nach anderen Angaben unter Umständen auch Milch-, Aepfel- und Weinsäure und in älteren Honigen auch Oxalsäure?), Mineralstoffe (vorwiegend aus Phosphaten bestehend), und pflanzliche Gewebselemente, besonders Pollenkörner.

Für gewöhnlich dreht der Honig die Ebene des polarisirten Lichtes nach links, es giebt aber auch in Folge besonders beschaffener Nahrung der Bienen rechtsdrehenden (Tannen-, Rohrzucker- und Honigthau-) Honig.

Die chemische Zusammensetzung dieser Honigsorten erhellt aus folgenden Zahlen:

Bezeichnung	Anzahl der Analysen	Wasser %	Stickstoff-Substanz %	Glukose %	Fruktose %	Invertzucker %	Saccharose %	Dextrine %	Ameisensäure %	Sonstige organ. Stoffe %	Asche %	Phosphorsäure %
a) **Linksdrehender Honig:**												
Niedrigster Gehalt		(8,30)	0,30	22,23	27,36	63,91	0,10	1,20	0,03	—	0,02	0,006
Höchster „	173	(33,59)	2,42	44,71	49,25	79,12	8,22	8,50	0,21	—	0,68	0,088
Mittlerer „		18,96	1,08	36,20	37,11	73,51	2,63	2,89	0,11	0,58	0,24	0,028
b) **Rechtsdrehende Honige:**												
Rohrzucker-Honig	9	21,44	—	—	—	62,51	14,66	1,30 (zusammen)			0,09	—
Tannen- „	5	17,49	0,41	—	—	65,79	6,14	7,58	2,16		0,43	—
Honigthau- „	13	17,51	2,45	—	—	69,05	6,28	3,12	0,99		0,60	—

Diese Zahlen bedürfen noch einiger Erläuterungen:

a) **Wassergehalt.** Unter 297 Honiganalysen findet sich eine mit obigem Höchstgehalt von 33,59 % Wasser und eine andere mit 30,44 %₀ Wasser; das sind aussergewöhnlich hohe Gehalte, die ebenso wie der Niedrigst-Gehalt von 8,30 % irgend eine unregelmässige Ursache haben müssen. Der Honig mit 33,59 % wird als Schleuderhonig bezeichnet und ist nicht ausgeschlossen, dass Wasser zugesetzt ist, um die Arbeit zu erleichtern und die Ausbeute zu erhöhen; bei dem Niedrigst-Gehalt von 8,30 % handelt es sich dagegen um einen Presshonig. Der Honig mit 30,44 % Wasser stammte aus Aegypten und kann dessen Gewinnungsweise ebenfalls regelwidrig gewesen sein. Wie sehr auch der Wassergehalt durch die Art der Wasserbestimmung beeinflusst werden kann, hat J. Campbell Brown (Bd. I, S. 916) gezeigt; er findet durch Trocknen bei 100° in 9 Honigen 15,50—19,46 % Wasser, durch Trocknen bei höheren Temperaturen 4,95—11,00 %₀ mehr und in einem Falle im Ganzen 30,11 % statt 19,11 % bei 100°.

Jedenfalls schwankt der Wassergehalt des Honigs unter regelrechten Verhältnissen nur zwischen 15—25 %, was darüber oder darunter ist, zeugt von irgendwelchen aussergewöhnlichen Umständen und ist es ganz gerechtfertigt, wenn in den Vereinbarungen für das deutsche Reich, Heft II, S. 120 für Wasser eine Höchstgrenze von 25 % und dementsprechend für das spec. Gewicht der wässerigen Lösung 1:2 eine Niedrigstgrenze von 1,11 festgesetzt ist.

Das specifische Gewicht des natürlichen Honigs schwankt nach 25 von M. Mader untersuchten Proben zwischen 1,406—1,478 und beträgt im Mittel 1,442.

b) **Verhalten gegen polarisirtes Licht.** Für gewöhnlich dreht Honig die Ebene des polarisirten Lichtes mehr oder weniger nach links und zwar je nach dem geringeren oder grösseren Vorwalten der Fruktose von minus wenigen Minuten bis — 10° in einer Verdünnung von 1:5 und im 200 mm-Rohr im Halbschattenapparat. Es giebt aber auch rechtsdrehende Honige und zwar nach Bd. I, S. 923:

α) **Rohrzucker- (Saccharose-) Honige**, welche in der Nähe von Rübenzucker- (bezw. Rohrzucker-) Fabriken oder -Lagern gesammelt worden sind.

R. Hefelmann fand in einem solchen Honig von nur mit Rohrzuckersyrup gefütterten Bienen bis 29,98 % Saccharose und für eine Lösung von 1:2 im 200 mm-Rohr eine Rechtsdrehung von $+15{,}2^0$. E. O. v. Lippmann stellte in einem in der Nähe von Zuckerfabriken gesammelten Honig bis 16,38 % Saccharose fest. Geringe Mengen Saccharose verwandeln die Linksdrehung nicht in Rechtsdrehung und beobachtete z. B. W. Mader bei einem Honig, der 8,0 % Saccharose enthielt, in einer Verdünnung von 15 : 100 noch eine Linksdrehung von $-1{,}74^0$, während ein Honig mit nur 0,66 % Saccharose unter denselben Verhältnissen $-4{,}80^0$ ergab.

E. v. Raumer[1]) liess künstlich an Bienen ein wechselndes Gemisch von Kapillärsyrup und Kandiszucker verfüttern und fand in den Honigproben nur 0—15,54 % Saccharose, 1,48—10,98 % durch Presshefe unvergährbares Dextrin sowie bei vier Proben eine Rechtsdrehung, sowohl vor als nach der Inversion des Honigs; bei zwei Proben ging die Rechtsdrehung nach der Inversion in Linksdrehung über. In einem Versuch fanden sich von 456 g Saccharose nur 16,9 g ($= 3{,}7$ %), von 532 g Kapillärsyrup-Dextrin nur etwa 249,98 g ($= 47{,}0$ %) im Honig wieder. v. Raumer schliesst aus diesen Versuchen, dass von den Bienen nicht nur die Saccharose in erheblicher Menge in Invertzucker, sondern auch ein grosser Theil des Fehling'sche Lösung nicht reducirenden, aber vergährbaren Dextrins in Fehling'sche Lösung reducirenden Zucker verwandelt wird. Weiter ergab sich, dass die Bienen auf die Dauer dextrinhaltige Nahrung nicht vertragen, wenn sie dieselbe auch vorübergehend aufnehmen.

Wenn daher die Vereinbarungen für das deutsche Reich als Höchstgrenze 10 % Saccharose im Honig zulassen, so ist diese Zahl gewiss nicht zu niedrig; denn in einem unter gewöhnlichen Verhältnissen gesammelten Honig wird man gewiss nicht mehr Saccharose finden. Sollte aber mehr gefunden werden und sich auf sonstige Weise ein künstlicher Zusatz nicht nachweisen lassen, so wird sich immer empfehlen, dem Ursprunge des Honigs nachzugehen.

β) Koniferen- (Tannen-) Honig. Der in Nadelholzwaldungen von Pollen der Nadelhölzer gesammelte Honig dreht die Ebene des polarisirten Lichtes ebenfalls nach rechts und konnten Amthor und Stern für solchen Honig in einer Verdünnung von 1 : 10 bis $+10{,}70^0$ (Grade Laurent) feststellen. Diese Rechtsdrehung wird vorwiegend von eigenartigen Dextrinen neben verhältnissmässig hohem Gehalt an Saccharose verursacht. Das Honig-Dextrin ist von anderen Dextrinen, besonders denen des Stärkezuckers, verschieden; es wird z. B. nach E. Beckmann[2]) durch Barytwasser und Methylalkohol (5 ccm einer 20%-igen Honiglösung mit 3 ccm eines 2%-igen Barytwassers und 17 ccm Methylalkohol) oder durch Bleiessig und Metylalkohol (1 g Substanz in Bleiessig zu 1 ccm gelöst und sodann mit 17 ccm Methylalkohol versetzt) nicht oder nur in äusserst geringer Menge gefällt, während die Dextrine des Stärkezuckers bezw. -syrups hiermit einen um so grösseren Niederschlag geben, je höher ihr Molekulargewicht ist. E. Beckmann hält das Honig-Dextrin nach den Estern, welche es mit Benzoylchlorid, Benzoylsulfochlorid und m-Nitrobenzoylchlorid bildet, für ein Disaccharid, wonach sich die leichtere Diffundirbarkeit (nach Haenle) und die nicht zu schwere Vergährbarkeit gegenüber den Stärkesyrup-Dextrinen erklären lässt. Das Honig-Dextrin zeigt manche Aehnlichkeit mit dem Gallisin; W. Mader fand den Drehungswinkel $\alpha_{[D]}$ zu ungefähr

---

[1]) Zeitschr. f. analyt. Chemie 1902, 41, 333.
[2]) Zeitschr. f. Untersuchung d. Nahrungs- u. Genussmittel 1901, 4, 1065.

+ 82°. Durch Aethylalkohol nach dem Verfahren von König und Karsch[1]) (20 g Honig mit Wasser bis zu 40 ccm gelöst und in einem 250 ccm-Kolben allmählich unter stetigem starkem Schütteln mit absol. Alkohol versetzt) wird auch das Honig-Dextrin gefällt.

γ) **Honigthau-Honig.** Auch die aus Honigthau gesammelten Honige zeigen regelmässig Rechtsdrehung: R. Hefelmann (Bd. I, S. 934) beobachtete für einen solchen Honig in einer Lösung 1:2 und im 200 mm-Rohr bis + 13,4° (Wild); ob hier dieselben Dextrine wie beim Tannen-Honig vorliegen, oder die Rechtsdrehung vorwiegend bezw. gleichzeitig durch den höheren Gehalt an Saccharose bedingt ist, muss noch festgestellt werden.

Während die Rechtsdrehung, die durch Saccharose verursacht wird, nach der Inversion verschwindet und in Linksdrehung übergeht, bleibt die durch Dextrine verursachte Rechtsdrehung nach der Inversion bestehen.

Die Vereinbarungen für das deutsche Reich (Heft II, S. 121) setzen fest, dass ein Honig, dessen 10%-ige vergohrene Lösung im 200 mm-Rohr mehr wie + 3 Kreisgrade Rechtsdrehung zeigt und ausserdem die Dextrin-Reaktionen giebt, als mit Stärkezucker bezw. -syrup versetzt anzusehen ist, wie ebenso, wenn nach dem Vergähren (mit rein gezüchteter Weinhefe) die Dextrinmenge mehr als 10% beträgt.

Diese Vereinbarungen sind jedenfalls nach dem Verhalten des Tannenhonig-Dextrins gegenüber den Stärkezucker-Dextrinen gerechtfertigt.

c) **Gehalt an Nichtzuckerstoffen.** Nach denselben Vereinbarungen ist bei einem Honig, der weniger als 1,5% Nichtzucker (berechnet aus dem Unterschiede von Gesammtzucker und Trockensubstanz) enthält, auf einen Zusatz von künstlichem Invertzucker, Rohrzucker oder Glukose zu schliessen.

Dieser Forderung kann, wie wir aus obigen Mittelzahlen sehen, unter Umständen ein Honig, der von Bienen vorwiegend in der Nähe von Rohrzucker-Fabriken bezw. -Lagern gesammelt ist, nicht entsprechen. Man wird daher im Falle einer Abweichung von der Grenzzahl 1,5% dem Ursprunge des Honigs nachgehen müssen.

d) **Die Pollenkörner.** Kennzeichnend für die Herkunft eines Honigs sind unter Umständen die Pollenkörner. R. Pfister[2]) hat die Form der in vielen Honigen vorkommenden Pollenkörner festgestellt und gefunden, dass dieselben recht gute Unterscheidungsmerkmale aufweisen, dass die Honige meistens, wie nicht anders erwartet werden kann, Pollen von mehreren Pflanzen enthalten. Indess darf man, wenn der Honig nur eine Pollenart enthält, nicht schliessen, dass die Bienen nur diese Pflanze besucht haben. Denn es giebt Pflanzen, die viel Nektar, aber wenig oder gar keine Pollen an die Bienen abgeben, während andererseits in den Honig Pollen von solchen Blüthen gelangen, die keinen Nektar liefern. Auch ist die Zeit des Sammelns von Einfluss auf den Pollengehalt; am Morgen sammeln die Bienen vorwiegend Pollen, in den Nachmittagsstunden vorwiegend Nektar.

Enthält ein Honig jedoch unterschiedlich Pollenkörner von ganz besonderen Pflanzen, die nur in bestimmten Gegenden oder Ländern vorkommen, so kann man auf seine Herkunft aus diesen Gegenden oder Ländern schliessen.

Umgekehrt beweist das Vorkommen von Pollenkörnern in einem Honig noch nicht seine Echtheit als Bienenerzeugniss; denn die Pollen können auch künstlich zugesetzt

---

[1]) Zeitschr. f. anal. Chemie 1895, 34, 1.
[2]) Forschungsberichte über Lebensmittel etc. 1895, 2, 1 u. 29.

sein. Ueber den mikroskopischen Nachweis der Pollenkörner im Honig vergl. Bd. III.

Eukalyptus-Honig. Ebenso wie von Tannen-, Linden-, Heide-Honig spricht man von Eukalyptus-Honig.

Ueber die Frage, ob es Eukalyptus-Honig giebt und wovon er abstammt, ist viel geschrieben worden. Nach französischen Schriftstellern, so von Guilmeth[1]), wird im Innern des australischen Kontinents in Höhlungen von Eukalyptusbäumen von einer gewissen Bienenart (Apis mellifica nigra) ein eigenartiger Honig erzeugt, der gegen 17,1 % Eukalyptol, Eukalypten, Terpen, Cymol etc. enthalten soll und von Aerzten als Heilmittel gegen Diphtheritis, Skropheln, Tuberkulose etc. empfohlen worden ist. Weil aber in Australien selbst ein nach Kajaput- oder Eukalyptusöl riechender Honig nicht bekannt ist, vielmehr ein derartig riechender Honig als eine künstliche Mischung von gewöhnlichem Honig mit Eukalyptusöl angesehen wird, hat man längere Zeit an dem Vorkommen von Eukalyptushonig ganz gezweifelt, bis neuere Berichte[2]) darthun, dass doch in Australien von 2 Varietäten einer schwarzen, stachellosen Biene (Trigona carbonaria), welche im Kampfe mit der dort hingebrachten europäischen Biene untergeht, von Eukalytus-Blüthen in Höhlungen von Bäumen ein Honig erzeugt wird, und dass man insofern von einem Eukalyptus-Honig sprechen kann, als wir von einem Linden-, Heide-, Tannen-Honig etc. sprechen.

Dieser Honig besitzt zwar einen eigenthümlichen, unangenehmen Geruch und Geschmack, enthält aber keine Spur von Eukalyptol oder sonstigem flüchtigen Oel und Harz von Eukalyptus. Stuart und Maiden (l. c., S. 785, Anm. No. 2) fanden die Zusammensetzung dieses Honigs wie folgt:

Wasser	Glukose und Fruktose	Wachs, Pollen etc.	Unbestimmte Stoffe	Asche
13,63 %	78,98 %	2,15 %	4,93 %	0,31 %

Eine besondere therapeutische Bedeutung dürfte also dem sog. Eukalyptus-Honig nicht beizulegen sein.

Der **Tagma-Honig** wird in Aethiopien von einer Art Mosquitos in Höhlen, ohne Wachs erzeugt und hat nach Vilmorin folgende Zusammensetzung:

Wasser	Fruchtzucker	Mannit	Dextrin	Sonstige Stoffe	Asche
25,5 %	32,0 %	3,0 %	27,9 %	9,1 %	2,5 %

Der **giftige Honig**, welchen schon Xenophon in seiner Anabasis (Bd. 4, S. 8) erwähnt, stammt von den Blumen von Rhododendron maximum bezw. ponticum oder Azalea pontica, welche einen giftigen Stoff, das Glukosid Andromedotoxin — auch in den Blättern und dem Holz von Andromeda japonica — enthalten. Da dieses Glukosid auch in Andromeda polifolia, Azalea indica, Calmia angustifolia, C. latifolia vorkommt, so werden diese Pflanzen ebenfalls giftigen Honig liefern, wie Barton in der That für New-Jersey nachgewiesen hat. Die europäischen Alpenrosen sind dagegen frei von Andromedotoxin und liefern keinen giftigen Honig. Uebrigens besuchen die Bienen viele giftige Pflanzen, z. B. Bilsenkraut (Hyoscyamus niger L.), Schierling (Conium maculatum), Oleander (Nerium oleander L.) und andere giftige Pflanzen, ohne dass der davon gesammelte Honig giftig ist. Die Pflanzen müssen daher in den Blüthentheilen kein oder nur wenig Gift enthalten, oder sie

---

[1]) Vergl. L. Reuter, Archiv d. Pharm. 1889, S. 873.
[2]) Vergl. Druggist Bulletin 1889. Vol. III, 12. Dec., und ferner Anderson Stuart und J. H. Maiden in Pharm. Journ. a. Transact. 1890, 21, 513.

werden von den Bienen unter vielen anderen Pflanzen nur spärlich besucht, so dass der giftige Stoff wirkungslos ist.

Rosen-Honig stellt man dar aus 975 g gereinigtem Honig und 25 g Rosen-Extrakt (Extr. ros. fluid.). Oder man übergiesst einen Thl. Rosenblätter mit 5 Thln. verdünntem Weingeist, lässt 24 Stunden stehen, presst ab, erhitzt die abgepresste Flüssigkeit mit 9 Thln. gereinigtem Honig, 1 Thl. Glycerin im Dampfbade, filtrirt nach dem Erkalten und koncentrirt das Filtrat.

Der Borax-Honig besteht aus 90 Thln. Rosen-Honig und 10 Thln. Borax, der Salicyl-Honig aus 98 Thln. Rosenhonig und 2 Thln. Salicylsäure, der Tannin-Honig aus 95 Thln. Rosen-Honig und 5 Thln. Tannin.

Auch hat man vorgeschlagen, aus Honig Bier, Meth, darzustellen; zu dem Zweck sollen 12 kg Honig mit 60 l Wasser gelöst, unter Zusatz von 20 g Thonerde und 300 g Hopfen gekocht, die Flüssigkeit durch ein weitmaschiges Tuch filtrirt, rasch abgekühlt, mit 1 l obergähriger Bierhefe verrührt und in einem Fass, welches ganz damit angefüllt ist, der Gährung überlassen werden.

Auch die Darstellung von Honig-Wein ist vorgeschlagen worden, z. B. durch Lösen von 15 kg Honig, 15 kg Zucker und 60 g Weinsäure in 60 l Wasser, Vermischen mit 60 l frischem Weinmost etc. Dzierdzon[1]) löst $12\frac{1}{2}$ kg Honig in 55 l Wasser, kocht und entsäuert durch Calciumkarbonat, versetzt mit 3 kg Holzkohle, um den Wachsgeschmack zu entfernen, kocht wiederum, klärt mit Hühnereiweiss und überlässt schliesslich in einem nicht ganz damit gefüllten Fass der Selbstgährung.

Verfälschungen des Honigs.

Der Bienenhonig ist vielfachen Verfälschungen ausgesetzt.

Die nächstliegende Verfälschung besteht darin, dass man dem Honig beim Auslassen aus den Waben Wasser zusetzt.

Sehr häufig ist der Zusatz von Kunsthonig (Zuckerhonig), Invertzucker, Glukosezucker, Stärkezucker bezw. -syrup, Rohrzucker, Melasse etc. Unter diesen Misch-Präparaten spielt besonders der sog. Tafel-Honig eine Rolle. Derselbe wird durch Vermischen von bis zu 70% Stärkesyrup mit 30% Bienenhonig oder durch Vermischen von Honig mit Invertzucker hergestellt und vom kaufenden Publikum, besonders von Gastwirthen, nicht nur wegen des niedrigen Preises, sondern auch deshalb dem reinen Honig vorgezogen, weil er stets klar und flüssig bleibt, während der echte Bienen-Honig bald dick und körnig wird.

Neuerdings wird sogar ein Kunst- oder Zucker-Honig hergestellt, welcher nach dem Reichspatent 57368 von Wohl & Kollrepp durch Invertiren von Rohrzucker mittels verdünnter Säuren, sowie anscheinend durch Vermischen mit Stoffen, die den Bienenhonig-Geruch und -Geschmack besitzen, gewonnen wird; die Zusammensetzung desselben ist folgende:

Wasser	Glukose	Fruktose	Dextrin etc.	Stickstoff-Substanz	Asche	Drehung in 12-proc. Lösung im 200-mm-Rohr
19,21%	39,73%	39,34%	1,60%	Spur	0,12%	— 1° 23'

In anderen Sorten Kunsthonig wurden noch 3,90—7,80% (Mittel 4,21%) Saccharose und 1,20 bis 12,95% (Mittel 6,28%) durch Alkohol fällbare Stoffe gefunden; zwei andere Proben enthielten 0,071 bezw. 0,074% Ameisensäure.

Der Kunsthonig unterscheidet sich in seinem chemischen und optischen Verhalten bei den jetzigen Untersuchungsverfahren durch nichts vom Bienenhonig.

---

[1]) Industrie-Bl. 22, 262; Chem. Central.-Bl. 1885, 813.

Der sog. türkische Honig hat nach A. Fajans[1]) folgende Zusammensetzung:

Wasser	Invertzucker	Saccharose	In 80 %-igem Alkohol unlöslich	Asche
7,97 %	56,78 %	31,02 %	3,92 %	0,31 %

Dieser sog. Honig ist nach Fajans ebenfalls nichts anderes, als ein theilweise invertirter Rohrzucker, welchem Erzeugniss nach dem Abstumpfen der Säure eine Abkochung der Wurzeln von Saponaria officinalis und etwas Naturhonig beigemischt wird.

Als sonstige Zusätze des Bienen-Honigs sind vereinzelt beobachtet: Mehl, Tragant oder Leim, ferner Mineralstoffe, wie Gyps und Kreide oder Thon. Die Kunsthonige werden vielfach auch künstlich (gelb) gefärbt[2]).

5. Sonstige natürliche Süssstoffe.

Ausser dem Honig giebt es mehrere Flüssigkeiten bezw. Säfte, welche Erzeugnisse von Pflanzen bilden und sich ebenfalls durch mehr oder weniger reinen süssen Geschmack auszeichnen. Hierzu sind zu rechnen:

a) **Dattelhonig.** Der Dattelhonig wird im Innern von Algerien am Djedi-Flusse aus einer Dattelart — Gharz genannt — gewonnen; die Dattelart ist bei der Reife so sehr mit Saft angefüllt, dass das Uebermass desselben, um einer Gährung vorzubeugen, entfernt werden muss. Zu dem Zweck häuft man die Datteln auf Hürden, welche aus Palmblättern angefertigt sind, und setzt sie so dem Sonnenlichte aus; der Saft fliesst durch den eigenen Druck der Masse aus, wird in Behältern gesammelt und bildet den sog. Dattelhonig. Er ist ein Syrup, welcher vollständig in Wasser löslich ist; aus der Lösung fällt Alkohol Pektinstoffe. Die wässerige Lösung im Verhältniss von 1 : 2 dreht nach Karl Gaab[3]) 20° nach links und röthet schwach Lackmuspapier.

Grimbert fand die Zusammensetzung des Dattelhonigs nach 2 Proben wie folgt:

Glukose	Fruktose	Pektinstoffe	Asche	Wasser und sonstige Stoffe
29,72 %	22,13 %	2,85 %	1,38 %	43,92 %
39,34 „	32,46 „	3,35 „	1,55 „	23,30 „

Eine aus Dattelhonig auskrystallisirte Zuckermasse ergab 83,40 % Glukose, 11,05 % Fruktose und 0,76 % Asche. Saccharose konnte im Dattelhonig nicht nachgewiesen werden.

Gaab fand in einer Sorte 0,95 % Chlor = 1,53 % Chlornatrium, ferner 0,186 % Schwefelsäure.

Der Dattelhonig soll nach einigen Angaben einen unangenehmen Geruch und Geschmack besitzen, welcher an den von Melasse-Syrup erinnern soll; der Geschmack nach Datteln soll erst nach dem Verschlucken hervortreten. Nach anderen Angaben gleicht der Dattelhonig in Geruch und Geschmack dem Bienenhonig.

Im Innern von Algerien gilt der Dattelhonig als Universalheilmittel, besonders gegen Brustkrankheiten.

b) **Manna.** Darunter versteht man den süssen Saft, der entweder durch Einschnitte in manche Bäume ausfliesst, oder durch Insektenstiche auf den Blättern sich ansammelt. Der aus dem verwundeten Stamm von Fraxinus Ornus L. (Mannaesche) ausfliessende Saft enthält 60—80 % Mannit; die Sinaimanna besteht aus der durch eine Schildlaus (Coccus manniparus Ehrbg.) auf dem Tarfastrauch (Tamarix gallica) bewirkten Ausschwitzung und enthält Zucker und Dextrin.

Die Manna, welche zuweilen die Blätter von Eucalyptus dumosa in Australia felix bedeckt und von den Einwohnern „Serup" genannt wird, ferner die Manna von Myoporum

---

[1]) Chem.-Ztg. 1893, 17, 1826.
[2]) Vergl. Zeitschr. f. Untersuchung d. Nahrungs- u. Genussmittel 1901, 4, 364, 543 u. 818.
[3]) Chem.-Ztg. 1891, 15, 118.

platicarpium, ebenfalls in Südwestaustralien weit verbreitet, haben nach Th. Anderson und I. H. Maiden folgende Zusammensetzung:

Manna von	Wasser	Zucker	Gummi	Stärke	Inulin	Cellulose etc.	Asche
Eucalyptus	15,00 %	49,06 %	5,77 %	4,29 %	13,80 %	12,04 %	—
Myoporum	3,50 „	Mannit 3,38 %	89,65 %	—	—	—	1,10 %

Der Zucker der letzteren Manna bestand aus 2,87% direkt reducirendem und 0,51% invertirbarem Zucker; ausserdem enthielt die Manna 2,37% durch Bleiessig fällbare Stoffe.

c) *Milch des Kuhbaumes.* Der Milchbaum (Galactodendron utile Hb.), aus der Familie der Urticaceen, an der nördlichen Cordillere von Südamerika vorkommend, liefert aus Einschnitten in den Stamm wohlschmeckenden Milchsaft, der nach Heintz u. Boussingault folgende procentige Zusammensetzung hat:

	Wasser	Caseïn + Albumin	Fett + Wachs	Zucker + Gummi etc.	Asche
Nach Heintz	57,3 %	0,4 %	0,8 %	4,7 %	0,4 %
„ Boussingault	58,0 „	1,7 „	35,2 „	4,6 „	0,5 „

Diese Zahlen weichen bezüglich des Fettgehaltes erheblich von einander ab; Heintz aber versteht darunter nur Fett, Boussingault Fett + Wachs.

Künstliche Süssstoffe.

Ausser den wahren Kohlenhydraten (den Mono-, Di- und Trisacchariden, S. 125—150) besitzen noch verschiedene andere organischen Stoffe einen süssen Geschmack, z. B. das den Kohlenhydraten nahestehende Glycerin $CH_2(OH) \cdot CH(OH) \cdot CH_2(OH)$, das Glykokoll $CH_2(NH_2) \cdot COOH$ (Amidoessigsäure), Orthoamidobenzoësäure $C_6H_4(NH_2) \cdot COOH$, Orthonitrobenzoësäure $C_6H_4(NO_2) \cdot COOH$, der äthylirte Phenylharnstoff $CO < {NH_2 \atop N \cdot C_6H_4 \cdot C_2H_5}$, Dimethylharnstoff $CO < {NH(CH_3) \atop NH(CH_3)}$, Nitrogyruvinureïd, Amidokampher u. a. Von diesen süss schmeckenden organischen Stoffen haben bis jetzt folgende drei eine praktische Bedeutung erlangt, nämlich:

1. *Saccharin* (Fahlberg), Sykose, Sukramin und sonstige Bezeichnungen. Der Name „Saccharin" wurde bereits früher einer chemischen Verbindung beigelegt, die durch Kochen von Invertzucker mit Kalkmilch erhalten wird und die Zusammensetzung $C_6H_{10}O_5$ besitzt.

Mit dem aus dem Invertzucker erhaltenen Körper, der nebenbei gesagt unangenehm bitter schmeckt, hat aber das hier zu erwähnende Saccharin nichts weiter gemein, als den Namen.

Das Saccharin wurde im Jahre 1879 von C. Fahlberg und Ira Remsen in Baltimore zuerst dargestellt. Im Jahre 1884 wurde dann von Ad. List in Leipzig mit der Herstellung dieses Körpers im Grossen begonnen und zwar nach folgendem Verfahren: Als Ausgangskörper dient das Toluol $C_6H_5 \cdot CH_3$.

    a) Durch Lösen desselben in rauchender Schwefelsäure entsteht daraus die Toluolsulfosäure $C_6H_4 < {CH_3 \atop SO_3H}$,

    b) durch Behandeln der letzteren mit Natriumkarbonat das toluolsulfosaure Natrium $C_6H_4 < {CH_3 \atop SO_3Na}$;

    c) hieraus entsteht durch Behandeln mit Phosphortrichlorid und Chlor das Ortho-, Meta- und Paratoluolsulfochlorid $C_6H_4 < {CH_3 \atop SO_2Cl}$. Von den drei Chloriden bleibt das erstere beim Erkalten flüssig, das Meta- und Paratoluolsulfochlorid scheiden sich krystallinisch aus. Nachdem diese abgeschieden sind, wird

d) über das flüssige Orthotoluolsulfochlorid Ammoniakgas geleitet, wodurch das Orthotoluolsulfamid $C_6H_4 < ^{CH_3}_{SO_2NH_2}$ entsteht; und hieraus

e) durch Oxydation mit Kaliumpermanganat das orthosulfaminbenzoësaure Kalium $C_6H_4 < ^{COOK}_{SO_2 \cdot NH_2}$, welches durch Zersetzung mit Salzsäure

f) das Orthosulfaminbenzosäureanhydrid oder Orthobenzoësäuresulfimid oder das Saccharin $C_6H_4 < ^{CO}_{SO_2} > NH$ liefert.

Das solcherweise hergestellte Saccharin ist aber nicht rein, sondern schliesst noch das Anhydrid des Parabenzoësäuresulfimids und auch Orthosulfobenzoësäure ein; das käufliche Saccharin enthält mitunter noch 30—40 % nicht süss schmeckende Beimengungen der genannten Art[1]).

Eine noch grössere Süsskraft als das Saccharin besitzt das isomere Toluolsulfosäureimid $C_6H_3 \cdot CH_3 < ^{CO}_{SO_2} > NH$.

Neben dem unter dem Namen Saccharin bekannten Präparat kommt als lösliches Saccharin das Natriumsalz des Saccharins $(C_6H_4 < ^{CO}_{SO_2} > NNa + 2H_2O)$ in den Handel.

Es löst sich in Wasser leicht und vollständig zu einer schwach alkalisch reagierenden Flüssigkeit von äusserst süssem Geschmack. Dieses Präparat scheint eine grössere Reinheit zu besitzen, als das Saccharin selbst.

Das Sukramin scheint ein Ammoniak-Abkömmling des Saccharins zu sein.

Um das Rohsaccharin von dem p-Benzoësäuresulfimid zu reinigen, kann man sich nach Jaffé und Darmstädter (D. R. P. 87287) des Xylols bedienen. In heissem Xylol ist die Paraverbindung fast unlöslich, die Orthoverbindung, das Saccharin, dagegen leicht löslich; beim Erkalten der Lösung krystallisirt es wieder fast vollkommen aus.

Das gewöhnliche Saccharin des Handels ist ein gelblichweisses Pulver, welches sich in Wasser ziemlich schwer, nämlich 3 g in 1 l, löst. Leichter löslich ist es in Alkohol und Aether. Es wirkt sehr stark antiseptisch und gährungshemmend; auch scheint es aus diesem Grunde eine gewisse hemmende Wirkung auf die Verdauung auszuüben.

Die Haupteigenschaft, welche ihm zukommt, ist jedoch sein ausserordentlich süsser Geschmack; denn eine Lösung des Saccharins in destillirtem Wasser, welche in 70 l 1 g enthält, schmekt noch süss, während der süsse Geschmack des Raffinadezuckers in gleicher Stärke nur noch wahrgenommen wird, wenn 1 l mindestens 4 g Zucker enthält. Das gewöhnliche Saccharin ist demnach 280—300-mal so süss als Zucker.

Das reine Saccharin hat aber eine noch viel höhere Süsskraft, nämlich die 550-fache des Rohrzuckers. Einige Sorten desselben und im Gemisch mit Zusätzen ergaben folgende Zusammensetzung (vergl. folgende Seite).

In derselben Weise bestimmte R. Hefelmann[2]) für 300-mal süssende Saccharine 0,23 bis 0,28 % Wasser, 60,75—67,66 % Saccharin, 32,47—36,37 % p-Sulfaminbenzoësäure, 0,32 bis 0,82 % Asche und 203—253° Schmelzpunkt; für reines 500-mal süssendes Saccharin, dagegen 0,28—0,50 % Wasser, 90,9—98,49 % Saccharin, 0—1,7 % p-Sulfaminbenzoësäure, 0,22—1,17 % Asche und 210—222° Schmelzpunkt. Die Süsskraft ist hiernach um so höher, je grösser der Gehalt an Saccharin bezw. an Saccharinnatrium ist.

Ueber die physiologische Wirkung des Saccharins liegen sehr verschiedene Ergebnisse vor. Zunächst scheint dasselbe auf dem Wege durch den Körper weder eine Ver-

---

[1]) Vergl. E. Salkowski: Archiv f. pathol. Anatomie 1890, **120**, Heft 2.
[2]) Pharm. Centr.-Halle 1894, **35**, 105.

No.	Bezeichnung	Wasser %	Saccharin[1] %	Saccharin-natrium %	Parasulfamin-benzoësäure[1] %	Parasulfamin-benzoësaures Natrium %	Natrium-bikarbonat %	Saccharose %	Laktose %	Asche %
1	Raffinirtes Saccharin oder Sykose (rein, 550-fach)	0,33	97,45	—	0,43	—	—	—	—	0,28
2	Reines Saccharin oder Sykose, 350-fach	—	62,35	—	38,26	—	—	—	—	0,27
3	Sykose, leicht löslich, raffinirt, 475-fach	5,10	—	86,49	—	7,81	—	—	—	—
4	Desgl. leicht löslich, 300-fach	3,78	—	54,76	—	40,72	—	—	—	—
5	Saccharin-Tabletten	4,82	—	78,58	—	1,27	15,56	—	—	—
6	Grosse, desgl. (N)	17,02	—	40,39	—	2,38	—	—	—	—
7	Randolin	0,43	—	3,84	—	1,28	—	93,38	—	—
8	Saccharin-Tabletten (M) (mit Milchzucker)	5,58	—	21,41	—	0,95	—	—	34,88	—

änderung zu erleiden, noch von der Körpersubstanz festgehalten zu werden. Bruylants[2] nahm 4-mal Dosen von 0,5—2,0 g Saccharin und fand nach 24 Stunden 80—88 % desselben im Harn wieder. In der Milch eines Schafes wurde nach Dosen von 1 g kein Saccharin, bei 2 g Spuren, bei 5 g grosse Mengen von Saccharin nachgewiesen.

Auch E. Salkowski (l. c.) und Stift fanden nach Verfütterung von Saccharin bei einem Hund bezw. Kaninchen einen stark süss schmeckenden Stoff im Harn der Thiere bezw. reichliche Mengen Saccharin. C. Kornauth[3] konnte nach Verfütterung von Saccharin an ein Schwein im Harn desselben 98,3 % des gereichten Saccharins nachweisen.

Von anderer Seite ist beobachtet worden, dass Thiere an sich einen natürlichen Widerwillen gegen Saccharin besitzen, so z. B. die Ameisen nach Hager, die Wespen nach Fischer und Rabow, die Hunde nach Liebreich und Stift. Offenbar handelt es sich hier wenigstens bei Hunden um individuelle Erscheinungen; denn in anderen eben so häufigen Fällen haben Hunde das Saccharin ohne Anstand verzehrt und giebt es auch Hunde, die sogar den höchst wertvollen Nährstoff Rohrzucker verschmähen, wenn sie nicht daran gewöhnt sind. Dass Insekten das Saccharin nicht nehmen, hat vielleicht darin seinen Grund, dass sie darin nicht die ihnen nöthige Nahrung finden.

Sogar giftige Wirkungen sind dem Saccharin zugeschrieben.

In erster Linie sind hier die Versuche zu nennen, welche im Auftrage der französischen Regierung[4] eine Kommission von Gelehrten an Thieren, und zwar an Hunden, anstellte. Man fand bei fast allen Versuchsthieren, dass dieselben während des Genusses von Saccharin bei sonst gleicher Fütterung wie vorher an Körpergewicht erheblich verloren, ja sogar, dass verschiedene Hunde während der Versuchsdauer zu Grunde gingen.

Auf Grund dieser Ergebnisse wurde die Schädlichkeit des Saccharins von der Kommission als erwiesen angesehen. Indess sind diese Versuche nicht einwurfsfrei, weil den Thieren verhältnissmässig grosse Mengen Saccharin gegeben wurden, welche die Nahrung

---

[1] Die Bestimmung des Saccharin-Stickstoffs neben dem der Parasulfaminbenzoësäure beruht darauf, dass der erstere (der Imid-Stickstoff) durch Kochen mit Salz- oder Schwefelsäure als Ammonsalz abgespalten wird und durch Destillation mit Magnesia bestimmt werden kann. Der Unterschied zwischen dem Gesammt- und Saccharin-Stickstoff ergiebt den der Para-Säure.
[2] Journ. de Pharm. et de Chim. 1888 [5], 18, 292.
[3] Landw. Versuchs-Stationen 1891, 38, 241.
[4] Bull. de l'acad. de med. 1888, 313.

derartig versüssten, dass die Thiere die Nahrung verschmähten und selbst beim quälendsten Hunger nicht zu bewegen waren, die Nahrung zu sich zu nehmen.

A. Stift[1]) fand eine tägliche Gabe von 0,4 g Saccharin bei Kaninchen schädlich bezw. tödtlich, während C. Kornauth[2]) beobachtete, dass 1100 g schwere Kaninchen nach täglichen Gaben von 3 g reinem Saccharin am dritten Tage unter diarrhöischen Erscheinungen erkrankten und am siebenten Tage verendeten. J. Huygens[3]) fand die giftig wirkende Gabe des Saccharins bei intravenöser Injektion zu 1—2 g für 1 kg Körpergewicht Kaninchen. In anderen Fällen vertrugen aber Kaninchen ohne Anstand täglich 2—6 g Saccharin und konnte Bouchard Kaninchen 1,25 g Saccharin ohne Nachtheil direkt in die Blutbahn einführen und 5 g täglich ohne Nachtheil verfüttern.

Auch hier scheinen also für die ersten giftigen Wirkungen besondere Ursachen, ausser Individualität (vielleicht zu grosse Gaben im Anfange oder auch die verschiedene Form bezw. der Reinheitsgrad des Saccharins), mitgespielt zu haben.

Für den Menschen werden als besondere Nebenwirkungen von A. Stift (l. c.), Bornstein[4]) u. a. diarrhöische Entleerungen hervorgehoben. J. Huygens (l. c.), sowie K. B. Lehmann und Fr. Jessen[5]) u. a. leugnen aber auch solche Wirkungen beim Menschen. Tägliche Gaben von 0,1—0,2 g Saccharin — Saccharinnatrium — äusserten während eines dreimonatigen Gebrauches weder bei kräftigen Männern noch bei Kindern schädliche Wirkungen; selbst grosse einmalige Mengen von 5 g hinterliessen weder bei Menschen noch bei Thieren irgend welche Störungen.

In umfangreichster Weise ist die Wirkung des Saccharins auf Enzyme untersucht, aber ebenfalls mit sich z. Th. widersprechenden Ergebnissen. A. Stutzer[6]) beobachtete anfänglich keine, später eine nicht unerhebliche Beeinträchtigung der Pepsin-Verdauung bei einer Menge von 0,25—0,5 g Saccharin in 500 ccm Magensaftlösung; 0,05 g waren ohne Wirkung.

Zu denselben Ergebnissen gelangte A. Stift (l. c.) sowohl bei der künstlichen Verdauung mit Pepsin und Pankreatin, als auch in natürlichen Ausnutzungsversuchen mit Kaninchen. Durch tägliche Gaben von 0,1—0,4 g Saccharin an ein rund 1300 g schweres Kaninchen wurde die Ausnutzung sämmtlicher Nährstoffe, besonders die des Fettes beeinträchtigt. Die von Jaksch angestellten und von C. Bornstein[7]) wiederholten Stoffwechselversuche lassen ebenfalls eine Schädigung der Ausnutzung und der Arbeitsleistung erkennen. Nach Bruylants (l. c.) dagegen wird die Pepsin-Verdauung durch Saccharin nicht, die Pankreas-Verdauung erst bei mehr als 1 % herabgesetzt bezw. verlangsamt. Die alkoholische, Essigsäure- und Milchsäure-Gährung wird nach Bruylants durch Saccharin in Mengen unter 2,5 % nicht verhindert.

Auch S. Savitzki[8]), ebenso K. B. Lehmann und Jessen (l. c.), glauben aus ihren Versuchen schliessen zu müssen, dass das Saccharin keinen Einfluss auf die Verdauung, besonders der Milch, ausübt. Dasselbe war nach letzteren Versuchsanstellern ohne Einfluss auf die Verzuckerung der Stärke durch Ptyalin und nur von geringer verzögernder Wirkung auf die Peptonisirung des Proteïns. Das reine Saccharin dagegen äusserte in geringem Grade die Fähigkeit, Lebens- und Fäulnisspilze in ihrer Lebensthätigkeit zu hemmen.

Im Gegensatz zu diesen Versuchsergebnissen behauptet Plugge[9]) wieder, dass das Saccharin schon in 0,3 procentiger Lösung die Wirkung des Ptyalins vollständig aufhebt und

---

[1]) Oesterr.-Ungar. Zeitschr. f. Zuckerindustrie und Landw. 1899, Heft 1 und Heft VI.
[2]) Landw. Versuchs-Stationen 1891, 38, 241.
[3]) Hygien. Rundschau 1891, 1, 234.
[4]) Klin. therap. Wochenschr. 1898, 587.
[5]) Archiv f. Hygiene 1890, 10, 64.
[6]) Landw. Versuchs-Stationen 1891, 38, 63.
[7]) Zeitschr. d. Vereins f. Rübenzucker-Ind. 1899, 315.
[8]) Journ. de Pharm. et de Chim. 1888 [5], 18, 327.
[9]) Weeckbl. von het Nederl. Tijdschr. vor Geneesk. 1888, 2, No. 25.

auch die Magenverdauung bedeutend verlangsamt, indem Proteïn bei Gegenwart von Saccharin erst nach 4 Tagen gelöst wurde, während ohne dasselbe schon nach 4 Stunden eine Veränderung bemerkbar wurde.

Plugge beobachtete aber auch, dass in dem Gemisch von Stärke und Speichel, wenn er neutralisirtes Saccharin anwendete, sich ebenso schnell Zucker nachweisen liess, als in der saccharinfreien Mischung. Diese Beobachtung hat durch weitere Untersuchungen Bestätigung gefunden.

Petschek und Zerner[1]) zeigten nämlich, dass reines Saccharin die Umwandlung der Stärke durch Ptyalin beeinträchtigt; die schwächende Wirkung auf die Amylolyse beginnt schon bei Gegenwart von 0,05 % Saccharin — bei Diastase scheint die Grenze noch um 0,01 – 0,02 % niedriger zu sein —, bei Gegenwart von 0,25 % hört der Hydrolisirungsvorgang vollständig auf; bei Anwendung von neutralisirten Saccharinlösungen dagegen oder bei Anwendung des Saccharinnatriums tritt keine Hemmung ein. Ebenso zeigten Versuche über Pepsin-Verdauung an Lebenden, wie über die Wirkung des Pankreasextraktes auf Stärke bezw. über die Wirkung des Trypsins, dass nur die saure Reaktion des Saccharins von Einfluss ist. Die Versuchsansteller beobachteten ferner keinen Einfluss des Natriumsalzes auf Respiration, Puls oder Niere und fordern, dass das Saccharin nur in Form des Natriumsalzes angewendet werden soll.

Mit diesen Ergebnissen stehen Versuche von E. Salkowski[2]) in vollem Einklange.

Zum Nachweis, dass die Gegenwart von Säuren überhaupt die Lösung der Stärke verhindert, stellte Salkowski Versuche mit Salzsäure, Essigsäure und Weinsäure an. Derselbe findet, dass von einer 0,28 procentigen Salzsäure ½ ccm auf 10 ccm Stärkekleister, dem 1 ccm Speichel zugesetzt war, die Wirkung des Speichels vollkommen aufhebt. Mit organischen Säuren wurden ähnliche Ergebnisse erhalten, jedoch auch festgestellt, dass die hemmende Wirkung der Säuren eine verschiedene ist, und dass diese nicht von der Acidität und der Grösse des Molekulargewichtes abhängt, sondern von der Natur der Säure bedingt ist.

Bei Vergleich des Saccharins mit Weinsäure, d. h. unter Anwendung gleicher Mengen dieser Körper auf Stärke bei Gegenwart von Speichel, wurde gefunden, dass das Saccharin in der Verdünnung von 1:6000 kaum noch hemmend einwirkt, während die Weinsäure in dieser Verdünnung sich noch von erheblichem Einfluss zeigt.

Nach diesen Versuchen ist die hemmende bezw. verzögernde Wirkung des Saccharins auf die Stärkeverdauung eine reine Säurewirkung, und manchen Säuren in unseren Nahrungs- und Genussmitteln kommt diese Wirkung in höherem Grade zu, als einer ziemlich koncentrirten Saccharinlösung.

Auch auf die Pepsin-Verdauung erwies sich das lösliche Saccharin (Saccharinnatrium) wirkungslos oder sogar von geringerem störenden Einfluss als eine Zuckerlösung von gleicher Süssigkeit.

In derselben Weise äussert sich C. Kornauth[3]); er konnte nach Verfütterung von löslichem, d. h. Saccharinnatrium, an einen Hund, eine Ente und an ein Schwein selbst während längerer Zeit und in grossen, unnatürlichen Mengen weder eine allgemeine Schädigung des Organismus, noch eine Beeinträchtigung der Ausnutzung des Futters feststellen, aber ebensowenig eine Erhöhung derselben, wie sie Neham in der Königl. Ungar. Akademie d. Wissenschaften (nämlich um 20 % für die Proteïn-Verdauung) behauptet hat. Dagegen kommen dem Saccharinum purum Fahlberg nach C. Kornauth schwache antiseptische Wirkungen zu, z. B. für Bierhefe bei 0,1 % Saccharinum purum und 0,2 % Sacch. solubile, während nach Versuchen in der Versuchs-Station Klosterneuburg die Gährung der Weinhefe schon mit 0,05 % Saccharin unterdrückt werden soll. Nach J. Huygens (l. c.) vermag reines Sac-

---

[1]) Centr. Bl. f. ges. Therap. 1899, Heft 6.
[2]) Archiv f. pathol. Anatomie 1890, **120**, 325.
[3]) Landw. Versuchs-Stationen 1891, **38**, 241.

charin in Mengen, wie es zur gewöhnlichen Versüssung von Speisen und Getränken nöthig ist, weder die diastatische Wirkung von Speichel noch die peptonisierende Wirkung des Magensaftes zu beeinträchtigen. Eine gleiche Wirkungslosigkeit behaupten Burkard und Seifert[1]), welche das Verhalten des Saccharins gegen Hefe prüften. Reinstes, 100 procentiges Saccharin wirkte 5-mal schwächer antiseptisch als Salicylsäure und zeigte weder die p-Sulfaminbenzoësäure noch deren Natriumsalz noch das lösliche Saccharin (das Saccharinnatrium) eine für die Praxis in Betracht kommende antiseptische Wirkung. E. Riegler[2]) dagegen gelangt zu folgenden Ergebnissen: 1. 0,05 % Saccharinum purum oder solubile beeinflussen die Pepsin-Verdauung nicht, 0,5 % schwächen dieselbe, heben sie aber nicht auf; 2. 0,5 % Saccharinum purum, nicht aber die gleiche Menge Sacch. solubile hebt die Ptyalinwirkung auf; 3. 0,05 % Sacch. purum hebt die Wirkung der Diastase nicht auf, wohl aber 0,1 % desselben, während selbst 0,4 % Sacch. solubile ohne Einfluss sind.

Nach J. Saleski[3]) vermindern die wässerigen Lösungen von allen künstlichen Süssstoffen, wie Zuckerin, Sulfimid und Krystallose die verdauende Wirkung des Magensaftes bedeutend, dagegen die des Pankreassaftes weniger. Die Lösung der Stärke durch Enzyme wird nicht beeinflusst; die fettzersetzende Wirkung des Pankreassaftes wird erhöht.

L. Nencki[4]) sowie F. Belioh[5]) leugnen wiederum jede schädliche Einwirkung des Saccharins auf die Verdauung; sowohl die Pepsin- wie die Pankreatin-Verdauung wird nach diesen Versuchen durch Saccharin in geringerem Grade beeinträchtigt, als durch eine Zuckermenge von gleicher Süssigkeit.

Wie wir aus dieser Litteratur-Uebersicht ersehen, haben die über die physiologische Wirkung des Saccharins angestellten Versuche zu sehr verschiedenen Ergebnissen geführt. Ein Theil der Widersprüche findet ohne Zweifel darin seine Erklärung, dass man mit verschiedenen Saccharin-Präparaten, nämlich dem gewöhnlichen Saccharin von saurer Beschaffenheit und mit dem neutralen Saccharinnatrium gearbeitet hat. In anderen Fällen, wo man die Versuche an Menschen oder Thieren angestellt hat, mag die Individualität eine Rolle mitgespielt haben. Jedenfalls lässt sich soviel aus den Versuchen schliessen, dass

1. das Saccharin bezw. Saccharinnatrium nicht in den Stoffwechsel eintreten, sondern als solche, vorwiegend im Harn, wieder ausgeschieden werden. Aus dem Grunde kann das Saccharin bezw. das Saccharinnatrium, abgesehen davon, dass wegen der grossen Süssigkeit nur äusserst geringe Mengen aufgenommen werden können, nicht als Nährstoff, wie der Zucker angesehen werden.

2. schädliche Nebenwirkungen unter Umständen nicht ausgeschlossen sind, besonders die Verdauung, wenn auch nur in geringem Grade, nachtheilig beeinträchtigt werden kann. In dieser Hinsicht wirkt ohne Zweifel das einfache, schwer lösliche Saccharin nachtheiliger, als das leicht lösliche Saccharinnatrium.

Das Saccharin bezw. das Saccharinnatrium ist in erster Linie als Medikament aufzufassen und mag bei verschiedenen Erkrankungen des Verdauungskanals, bei Diabetes und Fettleibigkeit, in welchen Fällen Zucker in der Nahrung nicht angezeigt ist, als Versüssungsmittel gute Dienste leisten; wenn man es aber allgemein als Versüssungs-, gleichsam als Genussmittel ohne weiteres zulassen wollte, so würde das zu grossen Täuschungen und Uebervortheilungen, besonders bei den Speisen und Getränken, in denen man als Süssmittel allgemein Zucker vorauszusetzen gewohnt ist, Veranlassung geben.

Mit vollem Recht ist daher, das Gesetz vom 6. Juli 1898, wonach der Zusatz künstlicher Süssstoffe bei gewerbsmässiger Herstellung von Bier, Wein oder weinähnlichen Getränken, von Fruchtsäften, Konserven und Likören, sowie von Zucker- oder

---

[1]) Pharm. Centralhalle 1895, 36, 365.
[2]) Arch. des Soc. biolog. St. Petersburg 1895, 35, 306.
[3]) Nach Pharm. Journ. 1898, 20, 341 in Chem.-Ztg. 1898, 22, Rep. 236.
[4]) Zeitschr. f. Untersuchung der Nahrungs- und Genussmittel 1900, 3, 362.
[5]) Chem.-Ztg. 1900, 24, 416.

Stärkesyrupen verboten war, durch das Gesetz vom 7. Juli 1902 und die Ausführungsbestimmungen vom 3. März 1903 noch wesentlich verschärft und für alle Nahrungs- und Genussmittel mit Ausnahme von Kranken- und Kurmitteln verboten worden. Der gesammte Fabrikbetrieb für künstliche Süssstoffe einschliesslich sämmtlicher Geschäftsbücher unterliegen der ständigen staatlichen Kontrolle; die Fabrik darf nur gegen Vorlegung eines amtlichen Bezugsscheines und nur gegen vorschriftsmässig ausgestellte Bestellzettel künstliche Süssstoffe an Inländer abgeben. Auch für den Handel bezw. die Verwendung der Süssstoffe in den Gewerben sind die strengsten Massnahmen getroffen. So heisst der § 16 des neuen Gesetzes:

Die im § 4 Abs. 2 zu b des Gesetzes benannten Gewerbetreibenden dürfen den bezogenen Süssstoff nur zur Herstellung der in dem amtlichen Bezugsscheine bezeichneten Waaren verwenden. Soweit es sich hierbei um Nahrungs- oder Genussmittel handelt, müssen diese Waaren in den Verkaufsräumen an besonderen Lagerstellen aufbewahrt werden, welche von den Lagerstellen für die ohne Verwendung von Süssstoff hergestellten Waaren getrennt und durch eine entsprechende Aufschrift gekennzeichnet sind.

Die unter Verwendung von Süssstoff hergestellten Nahrungs- oder Genussmittel dürfen zum Wiederverkaufe nur an Apotheken, im übrigen nur an solche Abnehmer, welche derart zubereitete Waaren ausdrücklich verlangen, und nur in äusseren Umhüllungen oder Gefässen abgegeben werden, welche an in die Augen fallender Stelle die deutliche, nicht verwischbare Inschrift

„Mit künstlichem Süssstoffe zubereitet. Wiederverkauf ausserhalb der Apotheken gesetzlich verboten."

tragen.

Die Ausfuhr der unter Verwendung von Süssstoff hergestellten Waaren unterliegt keiner Beschränkung.

2. Dulcin und Sukrol. Die unter diesem Namen vertriebenen Süssstoffe sind gleiche Körper; sie sind nur nach verschiedenen Verfahren hergestellt. Berlinerblau[1] erhielt das Dulcin als Para-Aethoxyphenylharnstoff oder Paraphenolkarbamid $CO < \genfrac{}{}{0pt}{}{NH_2}{NH \cdot C_6H_4 \cdot O \cdot C_2H_5}$ durch einfaches Behandeln von salzsaurem Amidophenatol (Amidophenoläthyläther) mit einer Lösung von Kaliumcyanat nach der Gleichung:

$$(C_6H_4 \cdot NH_2 \cdot O \cdot C_2H_5) \cdot HCl + KOCN = CO < \genfrac{}{}{0pt}{}{NH_2}{NH \cdot C_6H_4 \cdot O \cdot C_2H_5} + KCl.$$

| Salzsaures Amidophenatol | Kaliumcyanat | Para-Aethoxyphenylharnstoff | Chlorkalium |

Diese Darstellungsweise des Dulcins ist aber für die Verwendung als Versüssungsmittel zu theuer und wegen der Anwendung von Kaliumcyanat nicht ungefährlich. Deshalb hat Berlinerblau später[2] zur Darstellung Paraphenetidin (Aethoxyanilin) $C_6H_4 < \genfrac{}{}{0pt}{}{O \cdot C_2H_5}{NH_2}$ und Kohlenoxychlorid (Phosgengas) vorgeschlagen; durch Einwirkung beider Körper entsteht eine intermediäre Verbindung, welche mit Ammoniak Dulcin oder Para-Aethoxyphenylharnstoff nach folgenden Gleichungen liefert:

$$C_6H_4 < \genfrac{}{}{0pt}{}{O \cdot C_2H_5}{NH_2} + COCl_2 = C_6H_4 < \genfrac{}{}{0pt}{}{O \cdot C_2H_5}{NH \cdot COCl} + HCl$$

| Paraphenetidin | Phosgengas | Intermediäre Verbindung |

$$C_6H_4 < \genfrac{}{}{0pt}{}{O \cdot C_2H_5}{NH \cdot COCl} + NH_3 = C_6H_4 < \genfrac{}{}{0pt}{}{O \cdot C_2H_5}{NH \cdot CO \cdot NH_2} \text{ oder } CO \genfrac{}{}{0pt}{}{NH_2}{NH \cdot C_6H_4 \cdot O \cdot C_2H_5} + HCl$$

---

[1] Journ. f. prakt. Chem. 1884, [N. F.], **30**, 97.
[2] Berichte der deutschen chem. Gesellschaft 1892, **25**, 824.

Das Diphenatolkarbamid $CO < \begin{matrix} NH \cdot C_6H_4 \cdot O \cdot C_2H_5 \\ NH \cdot C_6H_4 \cdot O \cdot C_2H_5 \end{matrix}$, welches von Thoms in ähnlicher Weise, aber unter anderen Versuchsbedingungen erhalten wurde, besitzt keinen süssen Geschmack, sondern ist geschmacklos. Wendet man statt Paraphenetidin Paraanisidin $C_6H_4 < \begin{matrix} O \cdot CH_3 \\ NH_2 \end{matrix}$ an, so erhält man das ebenfalls süss schmeckende Paraanisolkarbamid.

Das auf vorstehende Weise aus Paraphenetidin, Kohlenoxychlorid und weiter durch Behandeln mit Ammoniak erhaltene „Paraphenatolkarbamid" ist das „Sukrol" des Handels.

Thoms[1]) hat aber auch durch Erhitzen des obigen Diparaphenetolkarbamids mit der äquimolekularen Menge gewöhnlichen Harnstoffes im Autoklaven auf 160° ebenfalls das Monosubstitutionserzeugniss nach folgender Gleichung erhalten:

$$CO < \begin{matrix} NH \cdot C_6H_4 \cdot O \cdot C_2H_5 \\ NH \cdot C_6H_4 \cdot O \cdot C_2H_5 \end{matrix} + CO < \begin{matrix} NH_2 \\ NH_2 \end{matrix} = 2\,CO < \begin{matrix} NH_2 \\ NH \cdot C_6H_4 \cdot O \cdot C_2H_5 \end{matrix}$$

und wird das so gewonnene Paraphenetolkarbamid unter dem Namen „Dulcin" in den Handel gebracht.

Das Sukrol wie Dulcin bilden krystallinische Pulver von mehr oder weniger weisser Farbe, die sich fettig anfühlen; unter dem Mikroskop zeigen beide Körper schön ausgebildete, schmale, rhombische Tafeln und Nadeln; der Schmelzpunkt der ganz reinen Präparate liegt bei 172—174°, der der weniger reinen Handelssorten bei 160—162°. Je 1 g Sukrol oder Dulcin lösen sich:

In Wasser von			In Alkohol bei gewöhnlicher Temperatur von Gehalt:	
8—10°, in 800 Thln.	15—18°, 700 Thln.	100°, 50 Thln.	90 % 25 Thln.	45 % 80 Thln.

Nach Neumann-Wender[2]) lösen 100 Theile Wasser von:

	20°	30°	40°	50°	60°	70°	80°
Sukrol	0,160	0,216	0,380	0,480	0,520	0,600	0,650 Thle.

Diese Schwerlöslichkeit in Wasser steht der allgemeinen Anwendbarkeit desselben entgegen. Die wässerige Lösung wird durch längeres Stehen und durch Kochen nicht verändert. Sukrol und Dulcin sind nach Paschkis leicht löslich in Aether und heisser Salzsäure, ferner 1 Thl. derselben in 460—480 Thln. Glycerin. Durch Erhitzen auf 200° gehen sie unter Entwickelung von Ammoniak in das Disubstitutions-Erzeugniss über.

Die Süsskraft (Dulcidität) dieser Süssstoffe ist 175—200-mal grösser als die des Rohrzuckers; dabei der Geschmack reiner und angenehmer als der des Saccharins, sodass dieser Süssstoff als der gefährlichste Feind der Rübenzuckerindustrie bezeichnet worden ist.

Nach Neumann-Wender (l. c.) u. a. meiden Insekten das Sukrol bezw. Dulcin ebenso beharrlich wie Saccharin; dagegen wurde es von Hunden, Hühnern, Enten und Sperlingen ohne merklichen Widerwillen und ohne schädliche Folgen verzehrt. Bei Einnahme von 0,3—0,5 g Dulcin konnte Neumann-Wender keine Spur davon im Harn nachweisen; es wird daher, wie auch Paschkis[3]) fand, im Körper zersetzt. Bei Einnahme von 0,6 g dagegen fanden sich Spuren Dulcin im Harn und stellte sich ein Unbehagen mit Druck in der Magengegend ein. A. Kossel und Ewald[4]) konnten selbst bei täglichen Gaben von 1,5 g und von 0,4 g während dreier Wochen keine nachtheiligen Nebenwirkungen des Dulcins bei Patienten beobachten. Sie verfütterten an 20—25 kg schwere Hunde täglich 2,0 g Dulcin ohne wesentliche Störungen; erst als 4 g im Tage gereicht wurden, frassen die Hunde überhaupt nicht mehr, fielen sehr ab und trat im Harn derselben Gallenfarbstoff auf. Ein-

---

[1]) Berichte der pharm. Gesellschaft Berlin 1890, 3, 137.
[2]) Zeitschr. f. Nahrungsm.-Untersuchung, Hygiene und Waarenkunde 1893, 7. 237.
[3]) Therapeut. Blätter 1892, No. 8.
[4]) Du Bois-Reymond's Archiv 1893, 389.

malige, grössere Gaben z. B. von 10 g bewirken Erbrechen, ohne aber dauernde Schädigungen zu hinterlassen. Auch Stahl[1]) und R. Kobert[2]) halten das Dulcin, in den Fällen, in denen es praktisch verwendet wird und verwendet werden kann, für unschädlich.

G. Treupel[3]) dagegen hat gefunden, dass wirksame Anilin- und p-Amidophenolabkömmlinge im Körper p-Amidophenol bezw. Acidylamidophenol bilden, zwei fieberheilende (antipyretische) Verbindungen, die als Blutgifte wirken, indem sie unter anderem eine starke Methämoglobinbildung verursachen. Dulcin spaltet aber nach Treupel unter Umständen (bald mehr bald weniger) im Körper ebenfalls Amidophenol bezw. Acidylamidophenol ab und erklärt sich hieraus, dass dasselbe unter Umständen giftig wirken kann.

3. Glucin. Der Ausgangspunkt dieses Süssstoffes ist nach E. Noelting und F. Wegelin[4]) das Chrysoïdinchlorhydrat (Diamidoazobenzol $C_6H_5 \cdot N : N \cdot C_6H_3 \cdot (NH_2)_2$) und Benzaldehyd ($C_6H_5 \cdot CHO$); dieselben werden in Methylalkohol gelöst, unter Zusatz von konc. Salzsäure gekocht und die Flüssigkeit nach dem Kochen in kaltes Wasser gegossen. Hierbei scheidet sich eine harzige Masse ab, während das Chlorhydrat des Triazins in Lösung bleibt; erstere wird abfiltrirt und in dem Filtrat nach Entfärben mit Thierkohle die Base ($C_{19}H_{16}N_4$) mit Ammoniak gefällt; sie kann weiter durch Ueberführen in das schwer lösliche Sulfat gereinigt werden. Löst man das Triazin in rauchender Schwefelsäure, so erhält man ein Gemenge

$$SO_3H - C_6H_4 - N - N$$
$$H - C - N \quad > C_2H_6 - NH_2$$
$$C_6H_5$$

von Sulfosäuren der Base (wahrscheinlich Di- und Trisulfosäuren), deren Alkalisalze ausserordentlich süss schmecken.[5])

Der süsse Geschmack wird durch die Amido- wie auch Sulfogruppe bedingt; denn wenn die Amidogruppe durch Jod ersetzt wird, so bleibt der süsse Geschmack; ebenso zeigte es sich, dass bei Anwesenheit von nur einer Sulfogruppe der Geschmack bereits entwickelt ist. So wurden aus sulfonirten Chrysoïdinen 3 isomere Triazinmonosulfosäuren dargestellt, welche alle drei den süssen Geschmack zeigen; besonders ist dieser den leicht löslichen Alkalisalzen eigen.

Das Glucin des Handels, das Natriumsalz der Di- bezw. Trisulfosäuren des Triazins, bildet ein hellbräunliches Pulver, welches in heissem Wasser leicht löslich ist. Aus der wässerigen Lösung scheiden andere Säuren (verd. Salzsäure) ein Gemisch der Sulfosäuren ab. In Aether und Chloroform ist es unlöslich; über 250° erhitzt, zersetzt es sich — auch im Vakuum —, ohne zu schmelzen. Die Süsskraft soll 300-mal grösser als die des Rohrzuckers sein.

Ueber die physiologischen Wirkungen des Glucins sind bis jetzt keine Versuche bekannt geworden.

Bezüglich der Anwendung des Glucins wie Dulcins gilt dasselbe, was S. 1010 vom Saccharin gesagt ist.

Gewürze.

Unter „Gewürze" im weiteren Sinne verstehen wir alle diejenigen Stoffe, welche den Geschmacks-, Geruchs- und Gesichtssinn bei Zubereitung unserer Speisen in stärkerem Grade zu erregen im Stande sind. Insofern gehören Kochsalz, Zucker, Säuren und Bitterstoffe, ferner alle bei der Zubereitung der Speisen, durch Braten,

---

[1]) Berichte d. deutschen pharm. Gesellschaft 1893, **3**, 141.
[2]) Pharm. Zeitschr. f. Russland 1895, **34**, 405.
[3]) Münchener medic. Wochenschr. 1897, **44**, 12.
[4]) Berichte d. deutschen chem. Gesellschaft 1897, **30**, 2595.
[5]) Das Triazin liefert ausserdem Azofarbstoffe, welche wegen der vorhandenen Sulfogruppe in Wasser löslich sind und mit Salicylsäure den Farbstoff „Chromechtgelb" abgeben.

Backen etc. aus Proteïnstoffen, Fetten und Kohlehydraten sich bildenden, aromatischen (empyreumatischen) Stoffe, wie ebenso die zur Verschönerung des Aussehens verwendeten unschädlichen bezw. erlaubten Farbmittel etc. zu den Gewürzen.

Unter „Gewürze" im engeren Sinne dagegen werden jedoch nur einige besondere Pflanzentheile, Wurzeln, Rinden, Blätter, Blüthentheile, Früchte, Samen und Schalen, verstanden, welche einerseits den Speisen einen angenehmen und zusagenden Geruch und Geschmack verleihen, andererseits die Absonderung der Verdauungssäfte befördern.

Bei den meisten Gewürzen sind es flüchtige ätherische Oele, bei einigen, wie beim Pfeffer und Senf, scharf schmeckende Stoffe (das Piperin bezw. Senföl etc.), welchen sie diese Wirkungen verdanken. Von welcher Bedeutung diese Stoffe für die Verdauung und menschliche Ernährung sind, habe ich bereits S. 209 auseinandergesetzt.

Die Gewürze im engeren Sinne werden zweckmässig nach den Pflanzentheilen, von denen sie stammen, eingetheilt; als solche werden verwendet[1]):

A. Samen: Senf, Muskatnuss mit der Macis, der sog. Muskatblüthe, dem Samenmantel der Muskatnuss.

B. Früchte: a) Sammelfrüchte: Sternanis (Badian);
b) Kapselfrüchte: Vanille, Kardamomen;
c) Beeren: Pfeffer, Langer Pfeffer, Nelkenpfeffer, Spanischer und Cayennepfeffer, Mutternelken;
d) Spaltfrüchte der Doldenblüthler: Kümmel, Fenchel, Anis, Koriander.

C. Blüthen und Blüthentheile: Gewürznelken, Safran, Kapern.

D. Blätter und Kräuter: Lorbeerblätter, Majoran, Bohnenkraut, Dill, Petersilie, Estragon u. a.

E. Rinden: Zimmt.

F. Wurzeln: Ingwer, Zittwer, Gilbwurz, Galgant, Süssholz.

A. Gewürze von Samen.

Als Samen-Gewürze werden bei uns 2 Sorten verwendet, der Senf und die Muskatnuss mit dem zugehörigen Samenmantel, der Macis oder der sog. Muskatblüthe. Hiervon findet der Senf die umfangreichste Verwendung.

1. Senf. Der Senf (Tafelsenf, Mostrich) wird aus den Senfsamen gewonnen und zwar meistens aus den Pressrückständen der geschroteten Samen; zur Gewinnung der letzteren werden vorwiegend 3 Sorten angebaut:

1. der weisse Senf (Sinapis Brassica alba L.) mit gelben, kugeligen, 1,5 mm langen und etwa 1 mg schweren Samenkörnern;
2. der schwarze Senf (Sinapis nigra L.) mit rothbraunen, beinahe schwarzen, grubig punktirten Samenkörnern, welche kleiner als die ersten sind, aber auch etwa 1 mg für 1 Stück wiegen;
3. der russische oder Sarepta-Senf (Sinapis juncea Mayer), dessen Samenkörner in Grösse und Farbe zwischen denen der beiden ersten Senfarten liegen.

Vereinzelt (im Westen der nordamerikanischen Union) wird auch der Ackersenf (Sinapis arvensis L.), ein gemeines Ackerunkraut, zur Senfbereitung verwendet, während in Ostindien für den

---

[1]) Bei der botanischen Beschreibung der Gewürze habe ich mich im Nachstehenden, wenn keine anderen Quellen angegeben sind, im Wesentlichen nach T. F. Hanausek: Die Nahrungs- und Genussmittel aus dem Pflanzenreich, Kassel 1884, gerichtet.

Zweck auch Sinapis ramosa Boxb. und S. rugosa Boxb. angebaut wird. Der Senf gehört zu den Kreuzblüthlern (Cruciferen) und wird vorwiegend in der gemässigten Zone angebaut.

Die Zusammensetzung des Senfsamens und des daraus gewonnenen Mehles ist folgende:

No.	Bezeichnung	Anzahl der Analysen	Wasser %	Stickstoff-Substanz %	Flüchtiges Oel %	Fett %	Stickstoff-freie Extraktstoffe %	Rohfaser %	Asche %	Myrosin, Albumin %	Myronsaures Kalium %	Rhodan-Sinapin %	Schwefel %
1	Weisser Senfsamen	8	7,18	27,59	0,87	28,79	22,55	8,55	4,47	26,28	2,35	11,40	1,05
2	Schwarzer Senfsamen	7	7,57	29,11	0,93	27,28	19,27	10,15	4,98	27,03	2,81	11,25	1,34
3	Senfmehl (reines)	11	5,63	32,55	0,66	32,21	18,70	5,85	4,40	28,87	2,17	11,12	1,33

Sarepta- und sonstige Senfarten haben eine dem weissen und schwarzen Senf völlig ähnliche Zusammensetzung (vergl. Bd. I, S. 963).

Die natürlichen oder entfetteten Senfsamen dienen nur in den seltensten Fällen durch einfaches feines Vermahlen unter Zusatz von etwas Weinessig als reines Senfmehl zur Bereitung des Haushaltungssenfes; letzterer erfährt vielmehr allerlei Zusätze; so hat z. B. der bekannte Düsseldorfer Senf noch einen geringen Zusatz von Zimmt, Nelken, Zucker und etwas Rheinwein; einige Sorten haben auch eine Beimischung von Sardellen. Wieder andere Sorten (Frankfurt a. d. O.) erhalten einen Zusatz von Zucker, Gewürznelken und Piment (Englisches Gewürz), oder von Weizenmehl, Kochsalz, Cayennepfeffer (Englischer Senf), oder von Zimmt, Gewürznelken, Zwiebeln, Knoblauch, Thymian, Majoran, Ingwer, Estragon etc. (Französischer Senf).

Infolge dieser Zusätze, besonders von Mehl, haben die Handelssenfmehle eine mehr oder minder von den natürlichen Samen abweichende Zusammensetzung; so wurde in solchen gefunden:

Wasser %	Stickstoff-Substanz %	Flüchtiges Oel %	Fettes Oel %	Stickstoff-freie Extraktstoffe %	Rohfaser %	Asche %	Myrosin + Albumin %	Myronsaures Kalium %	Schwefel %
3,25	13,31	0,10	5,54	18,66	1,23	1,90	13,89	0,39	0,88
bis 9,73	bis 33,06	bis 2,32	bis 32,26	bis 66,99	bis 14,98	bis 9,70	bis 23,24	bis 3,14	bis 1,06

Für das bekannte feine englische Senfpulver erhielten wir folgende Zahlen:

| 7,94 | 27,05 | — | 27,48 | 26,15 | 8,34 | 3,04 | — | 5,09 | — |

Dasselbe ergab einen Weizenmehlzusatz von 16—18 %. In anderen Sorten beträgt der Mehlzusatz bis zu 40 %.

Der aus den Senfmehlen durch Vermengen mit Wasser, Weinessig etc. bereitete Speisesenf (Mostrich, Moutardo, Mustard) enthält selbstverständlich mehr Wasser und infolgedessen weniger von den übrigen Bestandtheilen; so wurde im Mittel von 8 Proben Speisesenf gefunden:

Wasser	Stickstoff-Substanz	Aetherisches Oel	Fett	Säure = Essigsäure	Zucker	Asche	Kochsalz
77,62 %	6,23 %	0,21 %	4,89 %	2,73 %	2,48 %	3,74 %	2,66 %

Der Senf verdankt seinen scharfen Geschmack und Geruch dem Senföl ($C_3H_5.N:CS$); der Gehalt an diesem schwankt von 0,3—1,0 %. Das Senföl kommt im Senfsamen nicht natürlich vor, sondern bildet sich erst beim Verreiben desselben mit warmem Wasser aus dem vorhandenen myronsauren Kalium oder Sinigrin ($C_{10}H_{16}KNS_2O_9 + H_2O$), indem letzteres (vergl. S. 137) durch Myrosin als Ferment in Senföl, Zucker und saueres schwefelsaures Kalium gespalten wird nach der Gleichung:

$$C_{10}H_{18}KNS_2O_{10} = C_3H_5.N:CS + C_6H_{12}O_6 + KHSO_4$$

Myronsaures Kalium = Senföl + Zucker + Saueres schwefelsaures Kalium.

Das myronsaure Kalium (Sinigrin) bildet nach Gadamer[1]), gereinigt, linksdrehende, glänzende Nadeln, welche erst nach 20-stündigem Erhitzen im Vakuum ein Molekül Wasser verlieren. Bei der Hydrolyse durch Myrosin soll sich erst eine Zwischen-Verbindung $C\begin{smallmatrix}OH\\-SH\\NC_3O_5\end{smallmatrix}$ bilden.

In dem weissen Senfsamen soll nach H. Will statt des myronsauren Kaliums im schwarzen Senf eine ähnliche Verbindung, das Sinalbin ($C_{30}H_{44}N_2S_2O_{16}$) vorkommen, das wie jenes durch Myrosin gespalten wird und in Zucker ($C_6H_{12}O_6$) saures schwefelsaures Sinapin ($C_{16}H_{24}NO_5, HSO_4 + 2H_2O$) und Schwefelcyan-Akrinyl bezw. Sinalbinsenföl ($C_7H_7O.SCN$) zerfällt. Das Sinapin ist nach Gadamer ein Ester des Cholins und der Sinapinsäure ($C_{11}H_{12}O_5$). H. Salkowski[2]) hat versucht, dasselbe künstlich darzustellen.

Nach R. Ulbricht[3]), Schuster und Mecke[4]) liefern alle Brassica-Arten (Raps und Rübsen) mehr oder weniger Senföl, nämlich 0,032 bis 0,452 % — letztere höchste Menge für indischen Raps —; die zugehörigen Oelkuchen liefern erheblich mehr, nämlich 0,23—0,79 % Senföl, welche Zunahme durch Erwärmen der zerkleinerten Saat auf 70° vor dem Pressen bewirkt wird.

Die Zusammensetzung der Asche der Senfsamen ist im Mittel von 3 Analysen folgende:

Reinasche	Kali	Natron	Kalk	Magnesia	Eisenoxyd	Phosphorsäure	Schwefelsäure	Kieselsäure	Chlor
4,20 %	16,15 %	5,34 %	19,24 %	10,51 %	0,99 %	39,92 %	4,92 %	2,48 %	0,53 %

Verfälschungen des Senfs. Wie schon erwähnt ist, werden dem Senf für den Hausgebrauch eine Reihe anderer Gewürze, ferner Zucker, Wein, Essig zugesetzt, welche den Geschmack desselben verbessern bezw. zusagender machen sollen. Diese Art Zusätze wird man daher nicht als Verfälschungen auffassen können. Auch fragt es sich, ob der übliche Zusatz von Mehl (Weizen- und Maismehl) als Verfälschung bezeichnet werden darf, da er die physikalischen Eigenschaften des Senfteiges verbessern soll. Jedenfalls aber wäre es wünschenswerth, dass hier eine Grenze, bis zu welcher dieser Zusatz zulässig sein soll, festgesetzt würde, oder aber dass die so vermischten Senfmehle von den reinen unvermischten durch irgend einen kennzeichnenden Namen im Handel unterschieden würden.

Als Verfälschung muss jedoch der Zusatz von ähnlichen Oelsamen (wie Raps- und Rübsensamen), Ackersenfsamen, ferner von Leinsamen etc. bezw. deren entfetteten Rückständen bezeichnet werden, wie ebenso der Zusatz von Kurkumapulver, oder von Bolus, um die matte Farbe wieder aufzubessern; nicht minder ist natürlich ein etwaiger Zusatz von Kreide oder Ziegelmehl als Verfälschung anzusehen.

---

[1]) Pharm.-Ztg. 1896, 41, 668.
[2]) Berichte d. deutschen chem. Gesellsch. 1889, 22, 2137.
[3]) Centralbl. f. Agric. Chem. 1890, 19, 53.
[4]) Chem.-Ztg. 1892, 16, 1954.

Nach H. Steffeck[1]) kommt seit einiger Zeit unter dem Namen „Gelbsaat" ein weisser Rapssamen (Brassica indica, Napus oleifera annua) in den Handel, welcher als „weisser Senf" ausgegeben und verkauft wird. C. O. Harz[2]) beschreibt einen ähnlichen „falschen Senf", welcher mit der 1877 von L. Wittmack beschriebenen „Guzerat-Saat", von Sinapis glauca herrührend, nicht gleich ist, sondern nach der Beschaffenheit der Stabzellen der Brassica Rapa L. nahe steht und von ihm als Brassica iberifolia bezeichnet wird.

Die chemische Zusammensetzung dieser und anderer hierher gehörigen Samen ist folgende:

Bezeichnung	Wasser	Stickstoff-Substanz	Fett	Stickstofffreie Extraktstoffe	Rohfaser	Asche
1. Guzerat-Raps	5,60 %	15,50 %	45,51 %	14,58 %	15,31 %	3,50 %
2. Brassica indica	6,10 „	22,63 „	44,19 „	19,31 „	4,17 „	3,60 „
3. „ iberifolia	6,02 „	22,76 „	45,14 „	12,42 „	9,54 „	4,12 „
4. Sinapis arvensis L.	8,93 „	28,22 „	26,41 „	21,38 „	9,46 „	5,60 „

Ueber die Zusammensetzung der zur Verfälschung dienenden Samen von Raps, Rübsen vergl. S. 801.

1000 Korn des echten weissen Senfsamens wiegen 4,885 g
1000 „ „ falschen Senfsamens No. 2 u. 3 „ 4,973 „

Auch die Grösse ist nahezu gleich; echter weisser Senf ist 1,7—2,45, selten bis 2,75 mm, falscher Senf 1,8—2,6 mm, selten bis 2,9 mm lang.

Verrührt man den gepulverten echten weissen Senfsamen mit Wasser, so tritt, weil derselbe, wie schon angegeben, kein myronsaures Kalium enthält, kein Senfölgeruch auf; auch liefert derselbe bei der Destillation kein flüchtiges Oel. Der gepulverte falsche weisse Senfsamen giebt dagegen, mit Wasser angerührt, sofort einen scharfen Geruch nach Senföl; er enthält ungefähr 1,91 % myronsaures Kalium und 6,58 % Sinapin.

Bringt man die echten weissen Senfsamen in Wasser, so scheidet sich eine Gallerte ab; bei dem falschen Senfsamen ist dieses nicht der Fall.

Der aus dem weissen Senfsamen dargestellte Mostrich zeigt einen widerlichen, bitteren, weniger scharfen Geschmack als der aus echtem Senfsamen gewonnene Mostrich.

Der Senfsamen bezw. das Senfmehl soll in der lufttrocknen Substanz nach den Vereinbarungen deutscher Nahrungsmittelchemiker[3]) nicht mehr wie 4,5 % Gesammtasche und 0,5 % in Salzsäure Unlösliches (Sand, Thon etc.) enthalten.

2. Muskatnuss. Die Muskatnuss bildet den von dem Samenmantel (sog. Muskatblüthe) und der glänzenden, braunen, zerbrechlichen Samenschale befreiten, nur mit der innersten Schicht der letzteren bekleideten Samenkern des Muskatnussbaumes. Man unterscheidet im Handel zwei Sorten Muskatnüsse[4]), nämlich:

a) Die echten Muskatnüsse von dem zu den Myristicaceen gehörenden, den Laurineen nahestehenden Baum Myristica fragrans Houtt. (= M. officinalis L. f.) oder M. moschata Thunberg (= M. aromatica Lam.). Der Muskatnussbaum wird grösstentheils auf den Molukken, besonders auf den Inseln der Bandagruppe, ferner in der Minahassa auf Celebes, auf den Sanhiriinseln und auf Sumatra u. s. w. angebaut.

Der Muskatnussbaum ist zweihäusig (diöcisch); die männlichen Bäume tragen Blüthen in Trauben, die weiblichen einzelstehende Blüthen; man pflegt in den Pflanzungen nur so viel männliche Bäume stehen zu lassen, als zur Befruchtung (1 : 20) nothwendig sind. Die Frucht ist eine kapselartige, kugelig-eirunde, ocker-

---

[1]) Landw. Versuchs-Stationen 1886, **33**, 411.
[2]) Botan. Centralbl. 1887, **8**, 249.
[3]) Vergl. hier wie bei den anderen Gewürzen „Vereinbarungen zur einheitlichen Untersuchung und Beurtheilung von Nahrungs- und Genussmitteln", Berlin 1899, **2**, 55 u. 56.
[4]) Vergl. W. Busse, Arbeiten a. d. Kaiserl. Gesundheitsamte 1895, **11**, 390 und O. Warburg, Die Muskatnuss, ihre Geschichte, Botanik, Kultur etc., Leipzig 1897.

gelbe Beere (von der Grösse einer Aprikose), deren lederartiges, derbes Fruchtfleisch bei der Reife aufspringt und den braunen Samen mit der netzartigen, karminrothen Hülle (Samenmantel == Arillus) entlässt.

Der Muskatnussbaum trägt während des ganzen Jahres Blüthen und liefert auch jederzeit Früchte; doch wird meistens nur 3-mal im Jahre geerntet, Frühjahr, Sommer (Juli und besonders August) und im Herbst.

Zur Erlangung guter, vollwerthiger Waare dürfen nur vollkommen reife Früchte gesammelt werden. Die Reife erkennt man an dem Aufspringen der fleischigen Fruchtschale und an dem Sichtbarwerden des leuchtend rothen Samenmantels (Macis). Dieser Zeitpunkt muss sogleich benutzt werden, da schon etwa 24 Stunden nach dem Aufbrechen der reifen Früchte die Nüsse mit oder ohne Schalen abfallen und durch längeres Liegen auf dem Boden, besonders des Nachts, leiden und den Insekten zum Opfer fallen.

Ein weiteres Erforderniss zur Erzielung guter Nüsse ist schnelles Trocknen derselben. Wenn der Samenmantel abgeschält ist, werden die Samen erst mehrere Wochen über Feuer getrocknet, bis die Kerne in der Schale rappeln; dann werden die Schalen mit hölzernen Knütteln zerschlagen, die schadhaften Kerne ausgelesen, die guten dagegen in Kalkmilch umgerührt oder auch längere Zeit in solche eingelegt und hierauf an der Luft unter Dach getrocknet. Durch das Kalken erhalten die Muskatnüsse einen kreidigen Anflug; es bezweckt, einerseits die Keimkraft zu vernichten, andererseits die Nüsse vor Insektenfrass zu schützen, besonders vor dem Muskatwurm, welcher durch Anbohren der Nüsse, schon auf dem Baume, eine ganze Ernte verderben kann.

Nach Deutschland werden fast ausschliesslich Banda-Nüsse und nur in geringer Menge solche von Penang und Java eingeführt. Nur ein kleiner Theil wird für den Versand in den Schalen belassen.

Der Werth bezw. Preis der Nüsse richtet sich nach deren Grösse, Schwere und Härte; je härter eine Nuss ist, desto höher wird sie geschätzt. Auf 1 kg gehen zwischen 150—400 und mehr Nüsse und schwankt demgemäss der Preis zwischen 480—120 Mk. für 100 kg.

b) Die langen Muskatnüsse von Myristica argentea Warb., die vorwiegend aus Neu-Guinea stammen und in Deutschland ausser als „lange" Nüsse auch „wilde" Nüsse „Makassar"-Nüsse, seltener „Papua"-Nüsse, Neu-Guinea-Nüsse genannt werden.

Ein botanischer Unterschied, den man besonders zwischen Makassar- und Papua-Nüssen angenommen hat, besteht zwischen diesen Sorten nicht; sie stammen alle von Myristica argentea ab. Von den langen Muskatnüssen gehen 130—140 Stück auf 1 kg und kosten 100 kg 280—250 Mk. Die Einfuhr von langen Muskatnüssen nach Holland beträgt durchweg $1/5$—$1/10$ (30000—77000 kg), von der an echten Nüssen (370000—800000 kg).

c) Ausser diesen beiden Sorten Muskatnüssen kommen nach J. Moeller noch einige andere minderwerthige Sorten in den Handel, nämlich:

α) Myristica fatua Houtt. (M. tomentosa Thbg.), deren lange oder männliche Muskatnüsse denen der echten Muskatnuss ziemlich nahe kommen; sie stammen ebenfalls von den Molukken;

β) Myristica officinalis Mart., in Brasilien einheimisch, deren Nüsse aber vollständig geruchlos sind;

γ) Myristica sebifera Sw. (oder Vicola sebifera Lublet, von Guyana), deren Samen nur zur Darstellung des Vicolafettes verwendet werden;

δ) die kalifornischen Muskatnüsse, welche von einem Nadelbaum (Torreya californica [T. Myristica Hook]) stammen, in ihrem äusseren Ansehen zwar den echten etwas ähnlich sind, aber sich durch ihren Terpentingeruch sofort von denselben unterscheiden.

d) Von dem wilden Muskatnussbaum (Myristica malabarica Lam.) scheint nur der Samenmantel der Nuss (Macis als Bombay-Macis, vergl. folgenden Abschnitt), nicht aber der Samen in den Handel gebracht zu werden.

Die Zusammensetzung der echten und langen Muskatnüsse ist folgende:

Bezeichnung	Anzahl der Analysen	Wasser %	Stickstoff-Substanz %	Flüchtiges Oel %	Aetherextrakt %	Stärke %	Stickstofffreie Extraktstoffe %	Rohfaser %	Asche %	Von der Asche in Wasser lösl. %	Sand (in Salzsäure unlöslich) %	Alkoholextrakt %
Myristica fragans Houtt.	24	10,62	6,22	3,5?	34,35	23,67	12,92	5,60	3,02	0,94	0,08	11,98
Myristica argentea Warb.	7	9,92	6,95	4,70	35,47	29,25	8,93	2,07	2,74	1.35	0,08	16,78

Die Samen beider Arten Muskatnüsse zeigen daher nur geringe Unterschiede in der chemischen Zusammensetzung.

Die langen Muskatnüsse sind indess weicher als die echten und oft bröcklich, von milderem Geruch und etwas anderem, weniger feinem Aroma.

Die Muskatnüsse liefern auch die sog. „Muskatbutter" (Muskatnussfett), welche in der Medicin und Parfümerie Verwendung findet. Die Muskatnüsse werden zur Gewinnung des Fettes gedörrt, gepulvert und dann entweder zwischen erwärmten Platten gepresst oder sie werden erst der Einwirkung heisser Wasserdämpfe ausgesetzt und hierauf gepresst.

Meistens benutzt man zur Gewinnung von Muskatbutter die angestochenen Nüsse („Rompen"), oder geschrumpfte Nüsse und Bruch und bewirkt die Entfettung mit chemischen Lösungsmitteln.

Das stark aromatische Muskatnussfett hat die Konsistenz des Talges, ist weisslich bis gelbröthlich gefärbt und besteht aus ätherischem Oel, einem flüssigen und festen Fett, aus dem Glycerid der Myristinsäure bestehenden, 40—45% betragenden Fett und ferner aus einem butterartigen, weissen, unverseifbaren, noch nicht näher untersuchten Antheil.

Verfälschungen. 1. Die Unterschiebung von sogen. wilden, nicht aromatischen Samen anderer Myristicaceen unter echte Muskatnüsse dürfte wohl nicht vorkommen.

2. Dagegen werden mitunter insektenstichige Nüsse bezw. deren Oeffnungen mit einem Teig aus Mehl, Muskatnusspulver und Oel oder mit Kalk ausgebessert und in den Handel gebracht.

3. Auch künstliche Muskatnüsse — aus kleinen Muskatnussstücken, Mehl und Thon, oder aus Thon allein — Chevalier und Baudrimont erwähnen sogar solche aus Holz — sind schon im Handel beobachtet worden.

4. Der Gehalt an Gesammtasche soll nach den Vereinbarungen deutscher Nahrungsmittelchemiker in der lufttrocknen Substanz höchstens 3,5 %, der an Sand nur 0,5 % betragen.

5. Gepulverte Muskatnüsse sollten im Handel nicht gestattet sein oder doch nicht gekauft werden, da sie überhaupt nur aus minderwerthiger, verdorbener Waare hergestellt werden können.

3. *Macis* oder *Muskatblüthe* (Flores Macis oder Arillus Myristicae). Die Macis — mit Unrecht Muskatblüthe genannt — mag den Samen-Gewürzen angeschlossen werden, weil sie aus der fleischigen, lappen- und zweigartigen Umhüllung (Samenmantel, Arillus) der Muskatnuss besteht.

Man unterscheidet die echten oder Banda-Macis von Myristica fragrans Houtt. und die dieser an Aroma nahekommenden Papua-Macis, Makassar-Macis (oder die Macisschalen)[1] von Myristica argentea Warb. (vergl. unter No. 2 S. 1017).

Hierzu gesellt sich aber zum Unterschiede von den Muskatnüssen die „wilde" oder Bombay-Macis von Myristica malabarica Lam., die sich durch einen wesentlich höheren Fettgehalt und das gänzliche Fehlen aromatischer Bestandtheile von der echten Macis unterscheidet. Es ist jedoch zu berücksichtigen, dass von Bombay aus auch eine echte Macis vertrieben wird.

Der lange Samenmantel, der nach dem Pflücken der Nüsse behutsam von den Kernen gelöst wird, wird an der Sonne getrocknet, wodurch er bernsteinfarbig bis orangegelb, fettglänzend, brüchig und schwach durchscheinend wird.

Die echte Macis des Handels[2] ist flach zusammengepresst, gut erhaltene Stücke lassen am Grunde eine kreisrunde Oeffnung deutlich erkennen. Aus ursprünglich becherförmigem Grunde spaltet sich der Samenmantel in zahlreiche Lappen („Lacinien"), welche die Nuss umklammern und nach der Spitze zusammenstrebend, diese als ein dichtes Flechtwerk bedecken. An der trocknen Waare sind die Lacinien entweder wie vordem an der Spitze verschlungen geblieben oder sie haben sich bei der Loslösung der frischen Arillen bei der Ernte entwirrt und liegen frei; Zahl, Grösse und Form der Lacinien können sehr ungleich sein. Die Länge des Samenmantels beträgt 3,5—4,0 cm. Die Farbe wechselt vom hellen und rötlichen Gelb bis zum dunkelen Braun; je hellgelber die Macis bezw. deren Pulver ist, desto höher wird sie geschätzt, je dunkeler die Macis oder das Pulver ist und je mehr die Farbe zum Roth neigt, desto wohlfeiler ist die Waare.

Von der Banda-Macis unterscheidet man durchweg 4—5 Sorten (C, D, E, F, G), von denen die besten (C und D), welche nur ausgesuchte Stücke umfassen, seit einigen Jahren nicht mehr im Handel vorkommen. Eine gute Waare (E) soll fleischig und fett, lebhaft in der Farbe, ohne Flecken und ungebrochen sein; alte Waare ist heller, trocken und dünn.

Der Samenmantel von Myristica argentea, die Papua- und Makassar-Macis, besitzt nur 4 Lacinien, von denen die vorderen unweit der Insertionsfläche des Mantels, die hinteren etwas höher aus dem becherförmigen Grunde entspringen und welche sich oben wieder in mehrere feine Streifen auflösen, die über der Spitze der Nuss zu einem konischen Deckel verschlungen sind. Zwischen sich lassen die Lacinien grössere Felder frei. Die Länge des unverletzten Arillus erreicht 5 cm, seine Farbe ist gelbbraun, rothbraun oder graubraun; die Stücke erscheinen aussen meist schmutzig, matt, bestaubt, innen heller und glatt.

Die Einfuhr an Papua-Macis ist ungefähr $1/_{12}$ von der der echten Macis und betrug:

1893	1894	1893	1894
Echte Macis 188 700 kg	197 600 kg	Papua-Macis 14 370 kg	13 160 kg.

Der Preis der echten Macis schwankt je nach der Beschaffenheit zwischen 307 bis 372 Mk., der der Papua-Macis beträgt nur etwa 80—100 Mk. für 100 kg.

Der Samenmantel von Myristica malabarica, der wilden Macis, ist länger (1—6 cm und die Zahl der brüchigen Lacinien ist bedeutend grösser, als bei der echten Macis. Ausserdem ist die Farbe dunkeler, sie wechselt zwischen braungelb, braun und roth. Der Preis der wilden, völlig geruchlosen Macis ist sogar etwas höher, als der der Papua-Macis, was darin seinen Grund hat, dass sie sich besser zur Verfälschung des Pulvers der echten Macis eignet, als die Papua-Macis.

---

[1] Unter Macisschalen hat man sich wohl irriger Weise die Samenschale der langen Muskatnüsse vorgestellt; es soll mit dieser Bezeichnung aber auch der Samenmantel (Arillus) gemeint sein, weshalb die Bezeichnung zweckmässig vermieden werden soll.

[2] Vergl. W. Busse, Arbeiten a. d. Kaiserl. Gesundheitsamte 1896, 12, 628.

Die Zusammensetzung der 3 Macissorten ist folgende:

Bezeichnung	Anzahl der Analysen	Wasser %	Stickstoff-Substanz %	Gesammt-Aether-extrakt (Fett + Harz etc.) %	Aetherisches Oel %	Fett = Petroläther-Extrakt[1] %	Harz[1]), löslich in Aether %	Alkohol %	Stärke[1] %	Sonstige Stickstoff-freie Extraktstoffe %	Rohfaser[1] %	Asche[2] %	Von der Asche in Wasser löslich %
Echte Macis	20	10,48	6,33	23,25	7,43	21,85	2,59	3,89	24,54	29,12	4,20	2,11	1,03
Papua- „	6	9,18	6,68	54,28	5,89	52,72	0,88	1,92	8,78	14,41	4,57	2,10	1,11
Wilde „	5	7,04	5,05	60,06	Spur?[3])	32,64	30,99	3,19	14,51	3,79	8,17	1,38	0,97

Hiernach unterscheiden sich die Papua- und wilde Macis von der echten zunächst durch einen wesentlich höheren Fettgehalt (Gesammt-Aether-Extrakt); der wilden Macis dagegen fehlt fast vollständig das ätherische Oel[3]), sie enthält dagegen eine erheblich grössere Menge an in Aether löslichem Harz als die echte und Papua-Macis.

Weiterhin unterscheidet sich die wilde Macis von den beiden anderen Sorten durch den Farbstoff. Bei der echten und Papua-Macis findet sich die färbende Substanz nach Pfeiffer[4]) im Zellsafte des ganzen Grundgewebes gelöst und wird erst nachträglich, beim Absterben des Organs, vom ätherischen Oel aufgenommen, indem er von schön Dunkelroth in Rothgelb oder Gelbbraun übergeht. In Folge dessen färbt sich das ätherische Oel der echten Macis mit Ammoniak röthlich, mit Barytwasser röthlichbraun, Kali- und Natronhydrat lösen es mit rothgelber Farbe, färben dagegen die „resinogene" Schicht der Oelzellen rothbraun; mit Kaliumchromat wird das Oel bräunlich, durch Ferriacetat grünlich gefärbt. Aehnlich verhält sich Papua-Macis.

Bei der wilden Macis dagegen lassen sich weder direkt noch mit Hülfe vorstehender Reagentien innerhalb des Grundgewebes Spuren eines ehemals im Zellsaft vorhandenen Farbstoffes entdecken; unter dem Mikroskop erscheint das Parenchym bis auf einige, den Oelzellen unmittelbar benachbarte, gelblich oder gelbbraun gefärbte Zellen völlig farblos. Die Färbung des Arillus wird ausschliesslich durch den Inhalt der Sekretbehälter bedingt und dieser ist in den einzelnen Theilen des Arillus sehr verschieden gefärbt, so dass in einem und demselben Arillus helle und dunkele, gelbe und rothe Lacinien vorkommen; durchweg sind die Arillusstreifen auf der Innenseite gelb, auf der Aussenseite roth gefärbt, welche rote Färbung der Einwirkung des Lichtes bei der Nachreife zuzuschreiben ist. Da die Rothfärbung des Sekretes als Begleiterscheinung bei dessen zunehmender Verharzung auftritt, ist anzunehmen, dass auch sie durch Sauerstoffaufnahme verursacht wird und die Art

---

[1]) Die Bestimmungen des Petroläther-Extraktes, Harzes, der Stärke und Rohfaser sind nicht in allen Proben ausgeführt, daher entsprechen diese Zahlen nicht ganz denen für die anderen Bestandtheile. Die Stärke ist nach dem Diastase-Verfahren bestimmt.

[2]) Die Macissorten ergaben ferner:
                    Echte   Papua-   Wilde Macis
    Sand . . . 0,09 %   0,11 %   0,13 %

[3]) Winton, Ogden und Mitchell geben (Bd. I, S. 966) in der wilden Macis zwar 4,65 % ätherisches Oel an; da aber die wilde Macis völlig geruchlos ist, so kann dieselbe schwerlich so grosse Mengen ätherisches Oel enthalten.

[4]) Engler's Botanisches Jahrbuch 1891, 524.

der Uebergangsfarben von dem Grade der Oxydation abhängig ist. Der in der nicht roth gefärbten wilden Macis enthaltene Farbstoff lässt sich schon durch Luftzutritt — beim Schütteln oder Filtriren der alkoholischen Lösung, noch mehr aber durch künstliche Oxydationsmittel wie Wasserstoffsuperoxyd, Kaliumchromat — in eine Oxydationsstufe überführen, in welcher der Farbstoff mit Alkalien, Ammoniak und besonders mit Barytwasser die prachtvoll rothe bezw. rubinrothe Färbung giebt, während die lichtgelben Stellen des Arillus mit diesen Reagentien in der Kälte grün und erst beim Erwärmen roth gefärbt werden. Hilger u. Held[1]) haben durch Ausziehen des Alkohol-Extraktes der wilden Macis mit Benzol einen in Alkohol, Aether, Eisessig löslichen gelben Farbstoff dargestellt, dessen alkalische Lösung unter Einwirkung des Luftsauerstoffs allmählich eine orangerothe Farbe, die auch durch Kaliumpermanganat erhalten wird, annimmt. Sie fanden für den gelben Farbstoff die Molekularformel $C_{29}H_{42}O_5$, für den rothen die Formel $C_{29}H_{38}O_7$ und denken sich die Entstehung des letzteren unter Sauerstoff-Aufnahme wie folgt:

$$C_{29}H_{42}O_5 + 2\,O_2 = C_{29}H_{38}O_7 + 2\,H_2O.$$

Man muss daher annehmen, dass der Farbstoff der wilden Macis, der sich in ähnlicher Weise wie Kurkumafarbstoff verhält, zum Theil in derselben fertig gebildet vorhanden ist, zum Theil aber sich erst beim Ausziehen — mit Alkohol etc. — durch nachträgliche Oxydation bilden kann.

Am sichersten und schärfsten gelingt der Nachweis mit Barytwasser in der Weise[2]), dass man in die alkoholischen Auszüge 15 mm breite Streifen von schwedischem Filtrirpapier 10—12 mm tief eintauchen lässt, trocknet, dann in zum Sieden erhitztes gesättigtes Barytwasser taucht und dann sofort auf reinem Filtrirpapier zum Trocknen ausbreitet. Zunächst tritt bei allen, auch bei den mit wilder Macis gemischten Proben starke Braunfärbung der Streifen auf, welche jedoch abblasst und röthlich wird; wenn aber die Streifen — etwa nach Verlauf mehrerer Stunden — völlig trocken geworden sind, so sind bei echter und Papua-Macis die Gürtel der Streifen bräunlichgelb, der untere Theil blassröthlich gefärbt, bei der wilden (Bombay-)Macis dagegen — selbst wenn in einer Mischwaare nur 5% derselben vorhanden sind — erscheinen die Streifen ziegelroth; nur die Gürtel sind bei 95% echtem oder Papua-Macis entsprechend dunkler gefärbt als die unteren Teile des Papierstreifens.

F. W. Semmler[3]) konnte in dem hochsiedenden Antheil des Macisöles das Myristikol ($C_{10}H_{16}O_2$) Wright's, das bei 300° nicht übergehende Harz ($C_{40}H_{56}O_5$) Schacht's und ein Stearopten (Benzolderivat) von der Formel $C_{12}H_{14}O_3$ nachweisen, welchem letzteren Semmler den Namen „Myristin" beilegt.

Verfälschungen der Macis. Die Verfälschungen der Macis bestehen zunächst in der Beimengung oder Unterschiebung der werthloseren und unechten Sorten zu der echten. In gepulverten Handels-Sorten fand R. Frühling[4]): Muskatnusspulver, gemahlenen Zwieback, Stärkemehl von Getreide und Hülsenfrüchten, Arrowroot, Tikmehl, Maismehl, Kartoffel-Dextrin, gestossenen Zucker, gelbgefärbte Olivenkerne, Holz- und Rindentheile, Kurkuma und das tieforange Pulver einer „wilden" Macis.

Einige Vorschriften zur Verfälschung der gepulverten Macis lauten z. B. nach E. Späth[5]):

---

[1]) Forschungsberichte über Lebensmittel 1894, 1, 136.
[2]) Vergl. Fr. Goppelsröder, Ueber Kapillar-Analyse, Basel 1901.
[3]) Berichte d. deutschen chem. Gesellsch. 1890, 23, 1803.
[4]) Chem.-Ztg. 1886, 10, 525.
[5]) Forschungsberichte über Lebensmittel 1896, 3, 308.

Macis I. Qual.: 300 g Macisblüthe; 300 g Nüsse, 25 g Bombay-Macis, 100 g Zwieback.
Macis II. Qual.: 3000 g Macisblüthe, 2500 g Nüsse, 3000 g Bombay-Macis, 750 g Zwieback.
Macis präparirt: 300 g Panirmehl, 100 g Nüsse, 70 g Maisblüthe, 70 g Bombay-Macis, 30 g Zwieback.

Der Gehalt der Macis an Gesammtasche soll nach den Vereinbarungen deutscher Nahrungsmittelchemiker höchstens 3 %, der an Sand nur 1 % betragen.

B. Gewürze von Früchten.

Zu den Früchten, die Gewürze liefern, gehören Sammel- und Kapselfrüchte, ferner Beeren und Spaltfrüchte.

a) **Sammelfrüchte**. Diese sind als Gewürz nur durch eine Art vertreten, nämlich:

Sternanis (Badian). Nicht zu verwechseln mit der Anisfrucht, Pimpinella anisatum L., ist der Sternanis, die Sammelfrucht eines kleinen, im südlichen China (Kuangsi) heimischen, weiss blühenden Baumes Illicium anisatum L., einer Magnoliacee. Die Früchte bestehen aus je 8 rosettenförmig um ein 8 mm langes Mittelsäulchen gelagerten Fruchtblättern (Karpellen), welche 0,6—1,0 cm breit, 3—4 mm dick, seitlich etwas zusammengedrückt, an der Bauchnaht etwas aufgesprungen sind und einem Nachen bezw. einem chinesischen Sonnenschirm ähnlich sehen. Die Fruchtblätter verlaufen in eine nur wenig geschnäbelte, glatte, schief aufsteigende Spitze; sie sind aussen grau- oder rothbraun, unten grobrunzelig, oben längsnervig; die Innenseite ist gelblich-braun, glatt und bildet eine Höhlung, welche den 8 mm langen, 5 mm breiten, glänzenden, rothbraunen (einem Apfelkern ähnlichen) Samen umschliesst; jedes kahnförmige Theilfrüchtchen ist 15—20 mm lang und gegen 6 mm hoch.

Dem echten chinesischen Sternanis sind die Früchte des japanischen Sternanisbaumes (Illicium religiosum Siebold) sehr ähnlich; sie kommen auch unter dem Namen „Shikimi" oder „Shikimi-no-ki" in den Handel; sie sind etwas kleiner als die des echten Sternanis; die Fruchtblätter bilden jedoch ebenfalls einen 6—8-strahligen Stern und besitzen einen gewöhnlich nach aufwärts gebogenen Schnabel. Die 10 mm lange Bauchnaht ist S-förmig oder zweimal S-förmig gebogen und tiefer eingebuchtet als beim echten Sternanis. Die Innenseite des 5 mm breiten Karpells ist rein hellgelb, der Samen rundlich und durchweg auch hellgelb.

Ebenso zeigen beide Sternanis-Sorten geringe Unterschiede im Gehalt an ätherischem Oel und Fett; die Zusammensetzung ist nach je 1 Analyse folgende:

No.	Bezeichnung	In der natürlichen Substanz							In der Trockensubstanz		
		Wasser %	Stickstoff-Substanz %	Aetherisches Oel %	Fett %	Stickstofffreie Extraktstoffe %	Rohfaser %	Asche %	Stickstoff-Substanz %	Aetherisches Oel %	Fett %
1.	Illicium anisatum	13,16	5,15	4,79	5,85	37,51	30,89	2,65	5,93	5,53	6,74
2.	Illicium religiosum	11,94	6,35	0,66	2,35	48,01	27,91	2,78	7,24	0,74	2,67

Der Geruch des echten chinesischen Sternanis (Ill. anisatum) ist anis-fenchelartig; der Geschmack angenehm gewürzhaft. Das ätherische Oel enthält neben Anethol geringe Mengen eines Terpens $C_{10}H_{16}$, etwas Safrol $C_{10}H_{10}O_2$, Spuren von Anissäure $C_8H_8O_3$ und von Phenolhydrochinon $C_6H_4(O \cdot C_2H_5)OH$. Der echte **Sternanis** wird jedoch nicht oder nur selten als Gewürz zu Speisen, sondern zur Likör-

Fabrikation, in der Parfümerie und Medicin — in Deutschland und anderen Ländern ist er officinell — verwendet.

Der Geruch des japanischen Sternanis (Ill. religiosum) erinnert an den des Kamphers und Lorbeeröles; der Geschmack an den der Kubeben und des harzreichen Tannenholzes. Das ätherische Oel besteht aus einem bei 170° siedendem Terpen $C_{10}H_{16}$, aus Safrol $C_{10}H_{10}O_2$ und Eugenol $C_{10}H_{12}O_2$.

Der japanische, unechte Sternanis enthält aber ein heftig wirkendes Gift, dessen Natur noch nicht ermittelt ist; es begleitet weder das ätherische Oel, noch das Fett; nach Eykmann[1]) ist es eine krystallinische, in Wasser schwer lösliche Substanz („Shikimin" genannt), welche heftige Muskelzuckungen, tetanische Krämpfe und sogar den Tod verursacht.

Das fette Oel des unechten Sternanis dient in Japan als Leucht- und Schmieröl, nie aber als Speiseöl.

b) **Kapselfrüchte.** Von Kapselfrüchten dienen zwei als Gewürze, nämlich **Vanille** und **Kardamom**.

1. Vanille. Die echte Vanille, seit der Mitte des 16-ten Jahrhunderts als Gewürz bekannt, bildet die 16—24 cm lange, 6—8 mm breite, 2,3—3,0 mm dicke, langgestreckte, meist etwas flachgedrückte, weiche und biegsame Kapselfrucht (nicht Schote) von einem den Orchideen angehörigen Kletterstrauche (Vanilla planifolia Andrew), welcher ursprünglich in Mexiko einheimisch ist, an den Küsten von Vera-Cruz, in Oaxaca, an der Westseite der Kordilleren, in Tabasco und Yucatan angebaut wird, aber auch mit Erfolg nach Reunion, Mauritius, Madagaskar, Java und Ceylon verpflanzt ist. Die Vanille-Sorten letzteren Ursprungs erreichen aber nicht die Güte der **mexikanischen** Vanille, welche als die beste gilt; die gangbarste Sorte unseres Handels ist die **Bourbon-Vanille**. Auch diese ist noch eine der besseren Sorten Vanille. Ihr kommt die **deutsch-ostafrikanische Vanille** — seit einiger Zeit mit Erfolg angebaut — völlig gleich.

Ausser der V. planifolia Andr., der alleinigen Stammpflanze der echten Vanille, werden noch eine Reihe anderer Vanille-Arten[1]) angebaut, die mehr oder weniger aromatische Früchte liefern, wie z. B. Vanilla pompona Schiede, V. guaynensis Splitg., V. palmarum Lindl. etc. Die Früchte dieser und anderer Vanille-Arten enthalten neben dem Vanillin noch Piperonal $C_6H_3(CHO)<\!\!{\overset{O}{\underset{O}{}}}\!\!>CH_2$ (künstliches Heliotrop, erhalten durch Oxydation der Piperinsäure), besitzen in Folge dessen ein heliotropartiges, an Tonkabohne und Benzoëharz erinnerndes Aroma, sind daher für Speisezwecke unbrauchbar, und werden auch „Vanillons" oder „Vanilloes" genannt.

Diese Sorten unterscheiden sich auch durch Länge und Breite von der Vanille. So ist die Kapselfrucht der Pompona- oder La Guayra-Vanille 14—15 cm lang und bis 2,5 cm breit, die Guayana-Vanille erreicht die Länge der Früchte der echten Vanille (15—20 cm), ist aber 2—3 cm breit und stumpfdreieckig, während die Palmen-Vanille nur 5 cm lang, 1,5 cm breit und cylinderförmig ist.

In Mexiko unterscheidet man noch unter dem Namen Cimarrona oder La silvestre-Vanille die Früchte von wildwachsenden Sträuchern von Vanilla, die naturgemäss bedeutend geringwerthiger sind.

---

[1]) Mittheil. d. deutsch. Gesellsch. f. Natur- und Völkerkunde Ostasiens 1881, **23**.
[2]) Ausführliche Angaben hierüber von W. Busse: Arbeiten a. d. Kaisers. Gesundheitsamte 1899, **15**, 1.

Die Vanilla aromatica Sw., deren Heimath Westindien ist, die aber auch in Mexiko und Brasilien viel vorkommt, ist wegen der Aehnlichkeit der Früchte häufig mit der echten Vanille (V. planifolia) verwechselt worden und dient vielfach zur Untermischung unter echte Vanille, hat aber gar kein Aroma, wird daher auch häufig Vanilla inodora genannt. Ihre Früchte sollen viel Gallussäure enthalten.

Der Vanillestrauch lebt, mit Luftwurzeln klimmend, schmarotzend auf Bäumen, unter welchen man vorwiegend den Kakaobaum wählt, um einen doppelten Nutzen zu ziehen; man bindet die Sprossen des Vanillestrauches an die Kakaobäume, in deren Rinde sie sich alsbald einwurzeln.

Die Früchte reifen erst im 2. Jahre; bevor sie reif sind, nämlich wenn sie eben anfangen, sich zu bräunen (April bis Juni), werden sie gesammelt und sorgfältig getrocknet, indem man sie auf Tüchern oder Strohmatten der direkten Sonnenwirkung aussetzt, d. h. zunächst durchwärmt, dann in Wolltücher einschlägt und nun vollends in der Sonne oder bei Regenwetter über einem nicht rauchenden Feuer austrocknet. Sie werden dann mit Bast zu je 50 Stück in Bündel (Mazos) gebunden und in Blechkistchen verpackt.

In früheren Zeiten ist die Vanillefrucht nach der Ernte häufig mit Oel eingerieben bezw. bestrichen, um ein Aufspringen der Kapsel zu verhindern. Letzteres ist aber bei richtiger Wahl der Erntezeit nicht zu befürchten und scheint das Oelen zur Zeit überhaupt nicht mehr ausgeübt zu werden.

Das vorstehende, trockne Verfahren der Vanille-Bereitung (auch das mexikanische Verfahren genannt) wird auch durch das Heisswasser-Verfahren ersetzt; nach diesem Verfahren taucht man die Früchte, in Körben oder an Fäden aufgereiht, ein oder mehrere Male einen Augenblick (15—20 Sek.) in kochend heisses, oder 85—90° heisses Wasser, um dieselben zum Absterben zu bringen, darauf schichtet man sie behufs eines Schwitzvorganges in Haufen und trocknet sie, in Wolle eingeschlagen, an der Sonne.

Nach einem dritten Verfahren bringt man die Früchte dadurch, dass man sie in mit Wolle ausgeschlagene Blechkästen giebt und diese in einen mit heissem Wasser angefüllten Bottich stellt, zum Welken, breitet sie, mit wollenen Tüchern bedeckt, einige Zeit lang an der Luft aus oder setzt sie der Sonne aus und bewirkt das völlige Austrocknen dadurch, dass man die Früchte, auf Hürden ausgebreitet, in einem Schrank aus galvanisirtem Eisenblech einschliesst, in welchem sich zwei flache, horizontale Kästen zur Aufnahme von Chlorcalcium befinden. Diese und andere Bereitungsverfahren haben aber bis jetzt keine wesentliche Verbreitung gefunden.

Die Zusammensetzung der echten Vanille ist nach einigen Analysen folgende:

In der natürlichen Substanz								In der Trockensubstanz		
Wasser	Stickstoff-Substanz	Flüchtiges Oel	Fett (Wachs)	Zucker	Stickstoff-freie Extraktstoffe	Rohfaser	Asche	Stickstoff-Substanz	Fett	Zucker
28,39 %	3,71 %	0,62 %	8,19 %	7,72 %	29,78 %	17,48 %	4,78 %	5,12 %	11,43 %	10,78 %

Der wichtigste aromatische Bestandtheil der Vanille ist das Vanillin, welches auch den krystallinischen Ueberzug der Kapseln bildet, jedoch mit dem ätherischen Oel nicht zu verwechseln ist.

Das in vielen Pflanzen, Siambenzoë, auch Kork, vorkommende Vanillin ist, wie zuerst Tiemann und Haarmann[1]) nachgewiesen haben, als Methylprotokatechualdehyd $C_6H_3\begin{cases} O \cdot CH_3 \\ OH \\ CHO \end{cases}$ aufzufassen, jedoch ist noch nicht ermittelt, in

---

[1]) Berichte d. deutschen chem. Gesellschaft Berlin, 7, 613; 8, 509, 1115, 1127, 1135; 9, 52, 409, 824 u. 1278.

welcher Form es in der Vanille vorkommt und woraus es seinen Ursprung nimmt. Es scheint sich vorwiegend während der Erntebereitung zu bilden.

Tiemann und Haarmann[1]), ferner W. Busse fanden in einigen Vanille-Sorten:

	Mexikanische Vanille beste Sorte	Bourbon-Vanille beste	Bourbon-Vanille geringere	Java-Vanille beste	Java-Vanille geringere	Deutsch-Ostafrika
Vanillin . . .	1,78 %	2,34 %	1,16 %	2,75 %	1,56 %	2,16 %

Andere Sorten ergaben nach Peckolt[2]), so von Goyaz 1,25 %, Santa Katharina 1,34 %, Pará 0,95 %, Rio de Janeiro 1,50 und 1,68 %; nach W. Busse solche von Ceylon 1,48 %, von Tahiti 1,55 und 2,02 % Vanillin.

Das Vanillin bedingt aber nicht allein das natürliche Aroma der Vanillefrucht; es scheinen noch andere aromatische Stoffe in der Vanille den Werth derselben mitzubedingen; jedoch ist es noch nicht ausgemacht, welcher Art diese sind, da sie nur in verschwindend kleiner Menge darin vorhanden sind. Jedenfalls kann das aromatische Harz als solcher Stoff nicht angesehen werden. Ebensowenig das Piperonal $C_6H_3 \diagdown_{CHO}^{O \cdot CH_2 \diagup OH}$ (Methylenprotokatechualdehyd), weil es, wie schon gesagt, den an der Vanille nicht beliebten Heliotrop-Geruch besitzt. Das Piperonal bildet sich vielleicht in Folge veränderter Kulturbedingungen[3]) an Stelle eines Theiles des Vanillins[4]).

W. Busse fand in 3 Sorten Vanille (Vanillon aus Brasilien, Guayana- und Tahiti-Vanille) 0,016 %, 0,026 % und 0,073 % Piperonal (bezw. unreine Piperonylsäure)[5]), allerdings nur geringe Mengen, die aber immerhin hoch genug sind, diese Erzeugnisse für Genusszwecke unbrauchbar zu machen.

Das Vanillin wird jetzt künstlich dargestellt, und zwar zunächst nach Tiemann und Haarmann durch Oxydation von Koniferylalkohol, der seinerseits aus dem im Kambialsaft der Koniferen vorkommenden Koniferin $C_{16}H_{22}O_8 \cdot 2H_2O$ gewonnen wird; letzteres zerfällt nach S. 137 durch die Einwirkung von Emulsin unter Aufnahme von 1 H_2O in Glukose und Koniferylalkohol $C_{10}H_{12}O_3$, der durch Oxydation mit Chromsäure-Gemisch Vanillin liefert:

$$C_6H_3 \diagdown_{C_3H_4OH}^{O \cdot CH_3 \diagup OH} + 6\,O = C_6H_3 \diagdown_{CHO}^{O \cdot CH_3 \diagup OH} + 2\,CO_2 + 2\,H_2O$$

Koniferylalkohol   Vanillin.

---

[1]) Dass hier Java- und Bourbon-Vanille etwas mehr Vanillin enthalten als die geschätztere mexikanische Vanille, liegt nach Verf.'n an den das Vanillin begleitenden Stoffen. Dieselben berechnen, dass 1 g Vanillin in den käuflichen Sorten 6,10—12,57 Mark kostet.

[2]) Peckolt: Historia das plantas medicinaes e uteis do Brazil. Rio de Janeiro 1888, 776.

[3]) Unter solchen veränderten Bedingungen (besonders von Bodenverhältnissen) kann auch in der echten Vanille, V. planifolia Andr., so z. B. von Tahiti, etwas Piperonal vorkommen.

[4]) Vanillin und Piperonal kommen zusammen noch in anderen Pflanzen vor, z. B. in Spiraea ulmaria, Nigritella suaveolens etc.

[5]) W. Busse bestimmte das Piperonal in der Weise, dass er die ätherische Lösung der Vanille erst mit Natriumbisulfit, welches das Vanillin bindet, behandelte, die Mischung mit Magnesiumkarbonat schüttelte, etwas eineengte und darauf mit 1/4 %-iger Natronlauge ausschüttelte. Hierdurch wird sämmtliches Vanillin entfernt und verbleibt nur das Piperonal in der ätherischen Lösung. Es bleibt nach Verdunsten des Aethers als gelbliche Tröpfchen zurück und kann durch Behandeln mit Kaliumpermanganat in die eigenartig krystallisirende Piperonylsäure übergeführt und als solche gewogen werden.

Ferner bildet sich das Vanillin aus Guajakol (Brenzkatechinmonomethyläther), Chloroform und Kalilauge nach der Gleichung:

$$C_6H_4 {<}^{O \cdot CH_3}_{OH} + CHCl_3 + 3\,KOH = C_6H_3 {<}^{O \cdot CH_3}_{\substack{OH\\CHO}} + 3\,KCl + 2\,H_2O$$

Guajakol.   Vanillin.

Auch entsteht das Vanillin durch Oxydation von Eugenol $(C_6H_3OH)(O \cdot CH_3)$. (C_3H_5) mit alkalischer Chamäleonlösung.

Das Vanillin geht nach C. Preusse nur in sehr geringer Menge nach dem Genuss in den Harn über; dasselbe wird im Organismus zu Vanillinsäure oxydirt, die zum geringen Theil als solche, zum grössten Theil als Aethersäure ausgeschieden wird. Vanillin in Gaben von 2 g für den Tag an Kaninchen gegeben, bewirkten nach Verabreichung von 13 bezw. 20 g im Ganzen den Tod. Indess kann der Vanille als solcher eine giftige Wirkung nicht zugeschrieben werden. Wenn solche nach Genuss von Vanille-Speisen, besonders von Vanille-Eis, beobachtet ist, so muss die Ursache in den schadhaften Veränderungen der Hauptbestandtheile solcher Speisen (Eier, Rahm, Milch) liegen [1]).

Ebenso unhaltbar sind die Annahmen einer Kardolvergiftung [2]) bei der Vanille. Die krankhaften Erscheinungen (Kopfschmerzen, Betäubung, Schwindel, Hautaffektionen, die sog. „Vanille-Krätze" etc.), die bei den Vanille-Arbeitern auftreten, müssen auf den starken Geruch und den Staub zurückgeführt werden.

Neben dem Vanillin findet sich in der Vanille

$$\text{Benzoësäure } C_6H_5 \cdot COOH \text{ und Vanillinsäure } C_6H_3 {<}^{OCH_3}_{\substack{OH\\COOH}}.$$

Die Mexiko-Vanille enthält nach Tiemann und Haarmann keine Bezoësäure, sondern nur Vanillinsäure oder ein Gemisch von dieser mit ihrem Aldehyd, dem Vanillin. Ausserdem kommen in der Vanille nach v. Leutner [3]) ein in Alkohol lösliches, 8—14 % betragendes Harz, Stärke, Dextrin, Gerbsäure, Oxalsäure, Weinsäure, Citronensäure, Aepfelsäure und Schleim vor.

Für die kohlensäurefreie Asche der Vanille fand v. Leutner folgende procentige Zusammensetzung:

Kali	Natron	Kalk	Magnesia	Eisenoxyd	Phosphorsäure	Schwefelsäure	Kieselsäure	Chlor
22,59 %	9,31 %	27,41 %	13,39 %	0,34 %	17,16 %	0,14 %	0,23 %	0,69 %

v. Leutner giebt in der 28,27 % Kohlensäure enthaltenden Asche auch 4,66 % phosphorsaure Thonerde an, welcher Gehalt kaum wahrscheinlich erscheint.

Verfälschung der Vanille. Die Verfälschungen der Vanille haben, wie der Verbrauch derselben überhaupt, in der letzten Zeit wesentlich nachgelassen, seitdem nach Tiemann und Haarmann künstliches Vanillin hergestellt wird, welches die natürliche Vanille zum Theil ersetzen kann.

Sonst bestehen die Verfälschungen wesentlich darin, dass man der echten Vanille die minderwerthigen und erwähnten unechten Sorten unterschiebt oder letztere bezw. die ihres Aromas beraubten Vanille-Kapseln mit Benzoëtinktur tränkt und mit feinem Glaspulver bestäubt oder mit Perubalsam bestreicht und mit Benzoësäure-Krystallen bestreut.

---

[1]) Vergl. A. Hirschberg: Archiv d. Pharm. 1874, 250, 437.
[2]) Kardol stammt aus dem ätzenden Saft der Fruchtschale von Anacardium occidentale und soll unter Umständen in dem zum Oelen der Vanille verwendeten Oel der Samenkerne als Verunreinigung vorkommen, vergl. Schroff: Archiv d. Pharm. 1864, 168, 287.
[3]) Pharmaz. Zeitschr. f. Russland 1871, 10, 642.

2. Kardamomen.

Unter Kardamomen versteht man die Früchte verschiedener süd- und ostasiatischen, schilfartigen Pflanzen, welche zu den Zingiberaceen gehören. Die Früchte sind dreifächerige, mit zarten Scheidewänden versehene Kapseln, welche zahlreiche, in jedem Fach in zwei Reihen geordnete, scharfkantige, kleine, von einem häutigen Samenmantel umgebene Samen enthalten. Die Fruchtstände werden im Oktober bis December gesammelt, erst in der Sonne getrocknet, bis sich die Früchte abstreifen lassen, darauf über schwachem Feuer vollständig ausgetrocknet. Man unterscheidet nach T. F. Hanausek vorwiegend 4 Sorten:

1. Die kleinen oder Malabar-Kardamomen von Ellettaria Cardamomum White und Maton (Alpinia Cardam. Roxb.), einer im südöstlichen Theil Vorderindiens angebauten Pflanze. Die trockne Frucht ist eirund oder länglich, stumpf dreikantig, nach oben verschmälert und in einen kurzen, an der Spitze ausgehöhlten Schnabel auslaufend, dreifurchig; 1,5—2 cm lang, 6 mm breit; die Fruchtschale ist gelbbraun bis strohgelb, nicht gewürzhaft. Die Scheidewände sind dünnhäutig, farblos; jedes Fach ist 5-samig; die Samen sind unregelmässig kantig, 2—3 mm lang, röthlichbraun und quergerunzelt. Man theilt diese Sorte Kardamomen noch wieder in 3 Untersorten: Malabar-Kardamomen (die theuerste Sorte), Aleppy-Kardamomen und Madras-Kardamomen.

2. Die langen oder Ceylon-Kardamomen, von Ellettaria major Smith, einer Spielart der vorigen Species, stammend, welche auf Ceylon in grossem Massstabe angebaut wird. Die Frucht ist 2,5—3,5 cm lang, 6—8 mm breit, scharf dreikantig, länglich, häufig sichelförmig gekrümmt, an der Basis abgerundet, nach oben verschmälert und in das umgelegte, zusammengeschrumpfte, bis 1 cm lange, häutige Perigon auslaufend. Die Oberfläche ist bräunlich grau oder graubraun, matt und stark gerippt; jedes Fach ist vielsamig; die Samen sind gelbbraun oder blass röthlichgelb, 2,3—3 mm lang, höchstens 2 mm breit, scharfkantig, quergerunzelt.

3. Die runden Kardamomen, von Amomum Cardamomum L., auch A. verum oder Cardamomum rotundum genannt, auf Java und Sumatra wachsend, haben 8—12 mm lange und ebenso breite, konvex 3-fächerige, blass bräunliche Kapseln, welche mit 3 tiefen Furchen versehen sind und 9—12 Samen enthalten. Letztere sind violettbraun, keilförmig eckig und von kampferartigem Geschmack. Die chinesischen runden Kardamomen (Amomum globosum) sind als kugelige Kapseln ohne Furchen diesen ähnlich.

4. Die grossen Kardamomen stammen von verschiedenen Amomum-Arten ab, so die bengalischen oder Nepal-Kardamomen von Amomum subulatum Roxb., die Java-Kardamomen von A. maximum Roxb.; ferner gehören hierzu Madagaskar- und Guinea-Kardamomen. Die wilden oder Bastard-Kardamomen (Amomum anthioïdes Wal.) sind den Malabar-Kardamomen ähnlich.

Dazu gesellt sich nach W. Busse[1]) eine neue Amomum-Art aus Kamerun, deren Früchte äusserlich denen von Amomum Danielli sehr ähnlich, deren Samen aber hiervon bestimmt verschieden sein sollen. Die kapselartigen Früchte sind von schlankflaschenförmiger Gestalt, am unteren Ende etwas blasig aufgetrieben, rothbraun bis rehfarben gefärbt, 4—7 cm lang und 1,2—2,0 cm dick. Die zahlreichen, vertikal gelagerten, mit dunkelgrünlichblauer bis schwarzbrauner Schale versehenen Schalen sind zu drei, den Fächern der Frucht entsprechenden Ballen vereinigt, 4—5 mm lang und 1,5—2,2 mm dick.

Für den europäischen Handel kommen fast nur die zwei ersten Sorten in Betracht; vorwiegend dienen die Ceylon-Kardamomen als Gewürz, so zu feinem Backwerk, Nürnberger Lebkuchen, Marzipan, Likören etc. Die Verwendung hat aber gegenüber früheren Zeiten abgenommen.

Die chemische Zusammensetzung ist für Malabar- und Ceylon-Kardamomen nicht wesentlich verschieden und nach je 3 Analysen folgende:

---

[1]) Arbeiten a. d. Kaiserl. Gesundheitsamte 1898, 14, 139.

Kardamomen	In der natürlichen Substanz									In der Trockensubstanz		
	Wasser %	Stickstoff-Substanz %	Aetherisches Oel %	Fett %	Zucker %	Stärke %	Stickstoff-freie Extraktstoffe %	Rohfaser %	Asche %	Stickstoff-Substanz %	Aetherisches Oel %	Stärke %
Samen . . .	14,29	12,97	3,49	1,64	0,58	31,13	12,96	14,03	8,91	15,13	4,07	36,32
Schalen . .	9,01	7,75	0,31	2,63	0,98	19,73	29,92	16,60	13,07	8,52	0,34	21,68

Die Kardamomenfrucht enthält durchweg 25—40 % Schalen und 60—75 % Samen.

Zur Darstellung pharmazeutischer Präparate (wie Spiritus aromaticus, Tinctura Rhei vinosa etc.) sollen nur die Samen verwendet werden; es hält aber schwer, die Samen vollständig von den Schalen zu trennen, und das im Handel vorkommende Semen Cardamomi minoris enthält noch immer erhebliche Schalenfragmente beigemengt.

Das Kardamomenöl enthält ein bei 170—178° siedendes Terpen und ein bei 179—182° siedendes Terpinen ($C_{10}H_{16}$), ferner einen sauerstoffhaltigen, bei 205 bis 206° siedenden, vielleicht mit Terpineol gleichen Körper $C_{10}H_{18}O$.

Die Kamerun-Kardamomen enthalten 1,6 % ätherisches Oel, dessen specifischer Drehungswinkel α [D] nach Hänsel —23,5° beträgt; die Refraktion bei 25° ist 62,5, Brechungsindex 1,4675, spec. Gewicht 0,9071, Jodzahl 152,1.

Verfälschungen der Kardamomen. Dieselben kommen zunächst in der Weise vor, dass den besseren Sorten die schlechteren untergeschoben werden. Hierzu dient besonders der wilde Kardomomen, in welchem Niederstadt 4,04 % Fett + ätherisches Oel, 28,84 % Zucker + Stärke und 7,30 % Asche fand. Letzterer besitzt einen ausgesprochenen kampferartigen Geschmack sowie Geruch und hinterlässt auf der Zunge ein kratzendes Gefühl. Die Farbe desselben ist grau, die des echten Kardamomens, in Folge Bleichens mit schwefliger Säure, gelblichweiss.

Nach den Vereinbarungen deutscher Nahrungsmittelchemiker soll die Höchstgrenze für Gesammtasche und in Salzsäure Unlösliches derselben betragen:

	Ganze Frucht	Kerne für sich
Asche	6 %	10,0 %
In Salzsäure Unlösliches .	2 „	2,5 „

In dem gepulverten Kardamomen, wozu nur der Samen benutzt werden sollte, finden sich auch die gepulverten werthlosen Schalen, ferner Mehl der Getreide und Hülsenfrüchte. Auch ist ausgezogenes Ingwer-Pulver darin gefunden worden.

c) Beeren. Von den Beeren dienen als Gewürze Pfeffer, langer Pfeffer, Nelkenpfeffer, Spanischer und Cayenne-Pfeffer, ferner Mutternelken.

1. Pfeffer. Wir unterscheiden schwarzen und weissen Pfeffer; beide stammen von derselben Pflanze. Der schwarze Pfeffer (Piper nigrum L.) ist die unreife, getrocknete, der weisse Pfeffer (Piper album) ist die reife, von dem äusseren Theile der Fruchtschale befreite Frucht. Zur Gewinnung des schwarzen Pfeffers werden die kugeligen, erbsengrossen, rothen Beeren, die zu 20—30 Stück in einer Aehre sitzen, abgepflückt und rasch an der Sonne oder am Feuer getrocknet, wobei sie schwarz und runzelig werden. Der schwarze Pfeffer gilt um so werthvoller, je dunkeler, schwerer und härter die Körner sind. Der weisse Pfeffer, welcher gleichsam aus den ihrer Fruchthaut beraubten Pfefferfrüchten besteht, bildet die Samen der letzteren. Man legt die reife Frucht in Meer- oder Kalkwasser, trocknet sie alsdann, worauf die Fruchthautschichten mit Leichtigkeit abgerieben werden können. Der weisse Pfeffer wird aber auch in grossen Mengen durch Schälen des schwarzen Pfeffers, entweder auf nassem Wege — in derselben Weise wie der reife Pfeffer durch Aufweichen und Abreiben der Schalen mit den Händen — oder auf trockenem Wege durch Abrollen mittels eigener Schälmaschinen, hergestellt.

Das eigentliche Vaterland des Pfeffers ist Malabar, die Pfefferküste, wo er eben so wie auf den Inseln des indischen Meeres und in Ostindien an Stangen, ähnlich wie in Deutschland der Hopfen, besonders gezogen wird. Auch gilt der Pfeffer von Malabar als der geschätzteste. Der Sumatra-Pfeffer dient meistens zur Gewinnung des enthülsten weissen Pfeffers. Zu den leichteren Sorten, deren Güte mehr oder weniger von der Reife, dem spec. Gewicht, der Sorgfalt der Einsammlung, Trocknung etc. abhängt, gehören der Singapore- und Penang-Pfeffer, ferner Lampong-, Aleppi-, Cochin-, Goa-, Sumatra- (Gambea-, holländischer) und Tellichery-Pfeffer.

Das Gewicht von 100 Pfefferkörnern beträgt rund 4,8 g mit Schwankungen bei schwarzem Pfeffer von 2,12 g (Acheen-Pfeffer) bis 8,57 g (Mangalore-Pfeffer); bei weissem Pfeffer von 4,21—6,67 %. Das Korn des weissen Pfeffers ist durchweg etwas schwerer als das des schwarzen.

Die Zusammensetzung des schwarzen und weissen Pfeffers ist im Mittel mehrerer Analysen [1]) folgende:

Gehalt	Wasser %	Stickstoff-Substanz %	Aetherisches Oel %	Fett (Aether-extrakt [2]) %	Stärke [3]) %	Sonstige stick-stofffreie Extrakt-stoffe %	Rohfaser %	Asche %	Von der Asche		Alkohol-Extrakt [4]) %	Harz %	In Zucker über-führbare Stoffe [2]) %	Piperin %	Piperidin %
									in Wasser un-löslich %	in Salzsäure unlöslich (Sand) %					
Schwarzer Pfeffer:															
Niedrigster	8,15	6,63	0,65	5,71	22,05	—	8,74	2,91	—	0,04	6,38	0,82	28,15	4,60	0,39
Höchster	15,65	15,81	1,87	10,37	44,83	—	19,04	(9,00)[5])	—	(4,00)[5])	16,63	2,08	45,01	13,08	0,77
Mittlerer	13,04	12,22	1,27	7,77	33,46	14,83	12,94	4,47	2,31	0,42	11,03	1,60	38,27	6,61	0,56
Weisser Pfeffer:															
Niedrigster	9,47	5,62	0,49	2,57	53,11	—	3,49	0,79	—	Spur	5,60	0,69	40,61	4,63	0,21
Höchster	17,32	14,44	1,41	7,94	60,41	—	7,82	2,97	—	1,50	12,60	2,05	62,67	9,15	0,42
Mittlerer	13,72	11,73	0,81	6,58	55,70	5,38	4,39	1,69	0,38	0,13	9,08	1,37	57,75	6,67	0,32

[1]) Bei der Mittelwerthsberechnung habe ich auch die im Anhang zu Pfeffer Bd. I, S. 936—952 aufgeführten Untersuchungen berücksichtigt. Die Zahl der Bestimmungen für die einzelnen Bestand-theile ist auf diese Weise nicht gleich und beziehen sich die Mittelzahlen nicht auf gleiche Pfeffer-sorten. Sie dürften aber doch vergleichbar sein, weil sie aus einer grossen Anzahl von Analysen berechnet worden sind.

[2]) Im nichtflüchtigen Aetherextrakt fanden Winton, Ogden und Mitchell:
   Schwarzer Pfeffer   Weisser Pfeffer
   Stickstoff . . . . 0,24—0,40 %, Mittel 0,32 %   0,26—0,34 %, Mittel 0,30 %.

[3]) Die hier angegebene Menge Stärke ist nach dem Dämpfen der entfetteten Substanz durch Diastase bestimmt; die in Zucker überführbaren Stoffe dagegen durch Kochen mit verdünnter Salzsäure nach dem Verfahren von W. Lenz.

[4]) W. Johnstone giebt in einer Probe schwarzem Pfeffer (Acheen) nur 0,84 %, in einer an-deren Probe (Tellichery) nur 2,50 %, in 3 Proben weissem Pfeffer 0,11 % (Siam), 0,36 % (Penang) und 1,76 % (Singapore) Alkohol-Extrakt an; diese Zahlen sind sehr unwahrscheinlich und daher bei der Mittelwerthsberechnung nicht berücksichtigt.

[5]) Ein solcher hoher Gehalt an Asche und Sand (in Salzsäure Unlöslichem) kommt nur in einem mit anhängender Erde stark verunreinigten Pfeffer vor (vergl. Verfälschungen des Pfeffers).

Von der Gesammt-Stickstoff-Substanz beider Pfeffersorten sind 80—85 % in Form von Reinproteïn und 15—20 % in Form sonstiger Stickstoffverbindungen (Piperin etc.) vorhanden.

Der Pfeffer verdankt seinen **scharfen Geschmack** einmal dem **ätherischen Oele**, welches nach Dumas die Formel $C_{10}H_{16}$ besitzen soll, und dem **Piperin** ($C_{17}H_{19}NO_3$), einer schwachen organischen Base, welcher die Konstitutionsformel

$$CH_2 <^{CH_2 - CH_2}_{CH_2 - CH_2}> N \cdot CO \cdot CH : CH \cdot CH : CH - C_6H_3 <^O_O> CH_3$$

beigelegt wird und welches durch Kochen mit Kalihydrat in piperinsaures Kalium (3,4-Methylendioxycinnamenylakrylsaures Kalium, $KOOC \cdot CH : CH \cdot CH \cdot CH - C_6H_3 <^O_O> CH_2$)

und Piperidin (Pentamethylenimid) $C_5H_{11}N = CH_2 <^{CH_2\ CH_2}_{CH_2\ CH_2}> NH$ zerfällt.

Der Gehalt des Pfeffers an diesen Bestandtheilen erhellt aus obigen Zahlen.

Das Piperin ist in Wasser nur wenig löslich; von kaltem Weingeist erfordert es 30 Theile, von kochendem nur sein gleiches Gewicht, von Aether 60—100 Theile zur Lösung. Man findet daher das Piperin, wenigstens grösstentheils, in dem als „Fett" bezeichneten Aetherauszug.

W. Johnstone glaubt in dem Pfeffer ein **flüchtiges Alkaloïd** nachgewiesen zu haben, dessen Platinsalz mit der Formel des Piperidins übereinstimmt; er hält das Vorkommen des letzteren im Pfeffer für erwiesen. Der schwarze Pfeffer enthält nach Johnstone 0,39—0,77 %, im Mittel von 9 Proben 0,56 % dieser flüchtigen Base, weisser Pfeffer 0,21—0,42 %, langer Pfeffer 0,34 %, Pfefferabfälle 0,74 %, wonach also das Alkaloïd vorwiegend in der Hülse enthalten zu sein scheint.

A. Hilger und F. E. Bauer[1]) bestimmten den Gehalt an **Pentosanen** in der Trockensubstanz mit folgendem Ergebniss:

	Schwarzer Pfeffer	Weisser Pfeffer	Pfeffer-Bruch, -Staub und Schalen
Pentosane	4,0—5,5 %	1,0—1,2 %	8,5—11,3 %

Die Untersucher sind der Ansicht, dass diese Unterschiede dazu dienen können, in gemahlenem Pfeffer eine etwaige grössere Beimengung von Schalen, Bruch etc. nachzuweisen.

W. Busse[2]) glaubt ein solches Hülfsmittel in den Pigmentkörpern erblicken zu dürfen, die nur in den Schalen, nicht in dem Fruchtinnern vorkommen und durch Fällen mit Bleiacetat bestimmt werden können[2]).

Die den Pigmentkörpern entsprechenden Bleimengen, die sog. **Bleizahl** beträgt für je 1 g Substanz:

	Schwarzer Pfeffer	Weisser Pfeffer	Pfeffer-Bruch, -Staub und Schalen
Bleizahl	0,043—0,075	0,006—0,027	0,100—0,157 g

---

[1]) Forschungsberichte über Lebensmittel 1896, **3**, 113. Dort sind die Mengen als Furfurolphenylhydrazon in 5 g Trockensubstanz angegeben; ich habe die Zahlen nach dem Vorschlage von Tollens auf Pentosane in 100 Thln. Trockensubstanz umgerechnet.

[2]) Arbeiten a. d. Kaiserl. Gesundheitsamte 1894, **9**, 509. Das Pfeffer-Pulver (5 g) wird erst mit Alkohol ausgezogen, darauf mit 50 ccm Wasser und 25 ccm einer 10%-igen Natronlauge 5 Stunden am Rückflusskühler gekocht, nach Abstumpfen des Natrons mit Essigsäure bis zur schwach alkalischen Reaktion auf 250 ccm gebracht, hiervon werden 50 ccm mit einer 10%-gen Bleilösung gefällt und die Menge des ausgefällten Bleies bestimmt. Diese Menge heisst die **Bleizahl**.

Die Asche des schwarzen Pfeffers ist im Mittel von 4 Analysen, die des weissen Pfeffers im Mittel von 2 Analysen (vergl. Bd. I, S. 946), wie folgt, zusammengesetzt:

Pfeffer	Kali	Natron	Kalk	Magnesia	Eisenoxyd	Manganoxyd	Phosphorsäure	Schwefelsäure	Chlor	Kieselsäure	Kohlensäure
	%	%	%	%	%	%	%	%	%	%	%
1. Schwarzer	29,74	3,77	14,06	7,08	1,07	0,51	8,03	5,43	7,03	3,17	17,62
2. Weisser	6,15	0,79	33,10	10,60	1,54	0,55	30,05	8,50	0,71	2,05	10,97

Die Aschen unterscheiden sich daher wesentlich dadurch, dass der schwarze Pfeffer bedeutend mehr Kali, aber weniger Kalk und Phosphorsäure als der weisse Pfeffer enthält.

Verunreinigungen und Verfälschungen des Pfeffers.

Der schwarze und weisse Pfeffer sind als die verbreitetsten Gewürze den mannigfachsten Verunreinigungen und Verfälschungen ausgesetzt; letztere kommen vorwiegend bei dem gepulverten Pfeffer vor. Aus dem Grunde soll man den Pfeffer thunlichst als ganze Körner einkaufen und das Pulvern im Haushalt selbst besorgen. Die Verunreinigungen bezw. Verfälschungen sind theils fahrlässiger, theils wissentlicher Art.

1. Verunreinigungen und Verfälschungen fahrlässiger Art.

Zu den Ungehörigkeiten dieser Art gehört die zu geringe Reinigung der Pfefferkörner von anhaftendem Staub, von Sand, Stielen und Aehren. Die eingeführten Pfeffersorten enthalten nach Bd. I, S. 951 zwischen 80,0—91,5 %, im Mittel 88,8 % reine Pfefferkörner, 8,0—13,5 %, im Mittel 10,3 % Pfefferstaub und 0,6—1,3 %, im Mittel 0,9 % Stiele. Der Sandgehalt schwankt zwischen Spuren bis zu 10 % und mehr. A. Rau fand durch Absieben von 1000 Sack schwarzen Pfeffers im Mittel folgende Staubmengen:

I. Siebung 2,15 %   II. Siebung 2,92 %   III. Siebung 4,39 %.

Die Singapore-Pfeffer sind durchweg sorgfältiger gepflückt und kommen in reinerem Zustande zu uns, als die Lampong- und andere Pfeffersorten. Dadurch, dass man diese Verunreinigungen vor dem Mahlen nicht entfernt, können bis zu 15 % natürliche Verunreinigungen in den gemahlenen Pfeffer gelangen, welche in eine Handelswaare nicht hineingehören.

H. Trillich[1]) untersuchte die einzelnen Mahlerzeugnisse des Pfeffers in einer grösseren Gewürzmühle, deren Mahlstuhl für Pfeffer wie folgt eingerichtet ist:

Der Mahlstuhl besteht aus 2 gerippten, sich gegeneinander bewegenden Stahlwalzen, denen durch eine Holzrinne mit Zuführungswalze der ganze Pfeffer oder das Mahlgut zugeführt wird. Der zerdrückte Pfeffer gelangt durch einen Elevator in ein höher gelegenes Schüttelsieb mit Bespannung No. 11, wird darin in ein Fass abgesiebt, während der Siebrückstand wieder auf die Walzen gebracht wird. Dieser Vorgang muss häufig 10 Mal wiederholt werden, bis der Pfeffer in ein feines Pulver verwandelt ist. Der letzte Rest, welcher nicht durch das Sieb geht, wird durch eine Schrotmühle zerkleinert.

Man erhält auf diese Weise bis zu 12 verschiedene Sorten von gemahlenem und gesiebtem Pfeffer, welche sich in ihrem äusseren Ansehen wesentlich von einander unterscheiden. Das erste und zweite Absiebsel zeigt eine ziemlich gleichmässige Vertheilung der schwarzen (Schalen-) und weisslichen (Innen-) Theile, dann wird das Mahlgut immer heller, schliesslich wieder umgekehrt dunkler, so dass das letzte Mahlgut fast nur aus schwarzen Schalentheilchen besteht. Um ein einheitliches Mahlgut zu erhalten, werden die einzelnen Mahlerzeugnisse wieder innig mit einander vermischt, was in der erwähnten Anlage in einem viereckigen Kasten geschieht, in welchem durch eine horizontale Scheibe das aus 4 Zuläufen darauffallende Mahlgut durcheinander gewirbelt wird.

---

[1]) Zeitschr. f. angew. Chemie 1891, 316.

Wie die Farbe, so ist auch der Gehalt der einzelnen Mahlerzeugnisse an Asche und Sand verschieden.

Trillich untersuchte dieselben bei einem Singapore- und Lampong-Pfeffer, welche für 1000 g ursprüngliches Mahlgut enthielten:

Pfeffer	Staub mit: Asche	Sand	Aehren bzw. Stiele	mit: Asche	Sand	Steine	In den Körnern Asche	Sand
1. Singapore-	0,275 g 0,080 g	—	4,980 g und Hülsen	0,665 g	—	—	3,54 g	0,09 g
2. Lampong-	6,004 „ 2,704 „	1,957 g	11,721 „	—	—	4,877 g	4,50 „	0,52 „

Die einzelnen Mahlzeugnisse ergaben:

No. der Mahlung	Singapore-Pfeffer (vermahlen 1250 kg)						Lampong-Pfeffer (vermahlen 543 kg)					
	Gewicht kg	Wasser %	Gesammtasche %	Reinasche %	Sand %		Gewicht kg	Wasser %	Gesammtasche %	Reinasche %	Sand %	
1	284	22,7	13,89	3,71	3,34	0,37	72,5	13,4	12,72	10,92	5,26	5,66
2—3	209	16,9	14,16	2,95	2,81	0,14	103,5	19,1	12,91	6,64	4,25	2,40
4—7	338	27,1	13,24	3,44	3,28	0,16	199,5	36,7	13,24	5,45	4,65	0,80
8—10	198	15,8	12,95	4,29	4,17	0,12	120,5	22,2	13,47	5,37	4,95	0,42
11—12	218	17,5	12,70	7,51	7,41	0,10	27,0	5,0	11,83	7,34	6,90	0,44

Man sieht, dass, abgesehen von der Verschiedenheit der einzelnen Pfeffersorten, die einzelnen Mahlerzeugnisse desselben Pfeffers im Aschen- und Sandgehalt verschieden ausfallen, und dass hierdurch die Verkaufswaare einer und derselben Mahlung eine verschiedene sein kann, wenn die nachherige Mischung keine vollkommene ist; so ergaben die durchmischten Proben:

	Singapore-Pfeffer	Lampong-Pfeffer erster Theil der Mischung	zweiter Theil
Wasser	12,87 %	13,87 %	—
Asche	3,97 „	6,94 „	6,36 %
Sand	0,15 „	2,05 „	1,65 „

Die Zusammensetzung der beim Vermahlen des Pfeffers entstehenden Abfälle ist nach einigen Analysen etwa folgende:

Pfeffer-Abfall	Wasser %	Stickstoff-Substanz %	Aetherisches Oel %	Fett %	Stärke %	Sonstige stickstofffreie Stoffe %	Rohfaser %	Asche %	Sand %	Alkohol-Extrakt %	In Zucker überführbare Stoffe %	Piperin %
Schalen	11,51	14,33	0,97	3,04	7,42	15,83	35,55	11,85	4,73	10,19	11,75	1,95
Staub	9,36	13,53	1,04	4,37	14,71	16,75	30,08	10,16	3,06	6,30	21,34	0,96

Selbstverständlich sind diese Zahlen, weil die Abfälle von grösster Verschiedenheit sind, sehr beträchtlichen Schwankungen unterworfen. So enthielten nach verschiedenen Untersuchungen

Pfeffer-	Stärke	In Zucker überführbare Stoffe	Rohfaser	Asche	Sand
Schalen	2,3—13,8 %	11,5—13,0 %	30,0—45,5 %	8,2—16,0 %	0,9—4,7 %
Staub	14,0—15,3 „	17,5—23,6 „	24,0—48,0 „	9,6—51,4 „	2,7—41,7 „

Ueber die sonstigen Unterschiede im Gehalt an Bestandtheilen zwischen ganzem Pfeffer und Abfällen vergl. vorstehend S. 1030.

Bezüglich des Aschen- und Sandgehaltes soll nach den deutschen Vereinbarungen nicht überschreiten:

	Schwarzer Pfeffer	Weisser Pfeffer
Asche	7,0 %	4,0 %
Sand	2,0 „	1,0 „

eine Forderung, die nach vorstehenden Ausführungen nicht zu hoch sein dürfte.

2. **Verfälschungen wissentlicher Art und Nachmachungen.**

a) **Zusatz von Surrogat zu ganzem Pfeffer.** Den ganzen Pfefferkörnern werden wohl untergemischt die Früchte des Kubeben- oder Stielpfeffers, die Seidelbastbeeren, Kellerhalsfrüchte, Deutscher Pfeffer, Bergpfeffer von Daphne Mezereum, von Nelkenpfeffer etc., Langem Pfeffer (Piper longum), Paradieskörnern (Amamum Melegeta Roscoe).

Auch sucht man schlechten, leichten Pfeffersorten durch Behandeln mit Gummi, mit Russ und Frankfurter Schwarz ein besseres und vollwerthigeres Aussehen zu geben.

Die Früchte des Kubeben-Pfeffers sind denen des echten Pfeffers ziemlich ähnlich, nämlich ebenfalls rund, ebenso stark und netzförmig gerunzelt; sie unterscheiden sich jedoch dadurch, dass jedes Korn ein bis 6 mm langes, nicht leicht abzubrechendes Stielchen besitzt. Schneidet man das Korn auseinander, so findet sich in einer grossen Höhlung als schwarzer zusammengeschrumpfter Ballen der nicht ausgebildete Samen.

Auch die giftigen Beeren des Seidelbastes haben in Grösse und Form Aehnlichkeit mit dem echten Pfeffer; sie sind im frischen Zustande roth, im getrockneten graubraun und an der Oberfläche runzelig; sie haben jedoch eine harte Steinschale, in welcher lose ein braungelber Samen liegt. Weil indess die Beeren des Seidelbastes nur verhältnissmässig wenig vorkommen, so dürfte diese Verfälschung auch nur selten sein.

Die Paradieskörner enthalten (Bd. I, S. 940) 19,02 % Alkohol-Extrakt, 29,60 % in 1 %-iger Schwefelsäure unlöslichen Rückstand und 3,06 % Asche.

Ueber die Erkennung von Nelkenpfeffer (Piment) und Langem Pfeffer vergl. die folgenden Abschnitte.

b) **Beimengung von Abfällen aller Art in Pulverform.** In erster Linie ist hier die Beimengung der bei der Reinigung für die besseren Pfeffersorten abfallenden Verunreinigungen, wie Staub, Stiele, Aehren, Hülsen und Schalen, sog. Pfefferbruch, zu den geringwerthigeren Handelssorten zu nennen.

Hierzu gesellen sich die noch verwerflicheren Zusätze von Getreidemehl, Maismehl, Schwarzmehl, Kleien der Getreide- wie Hülsenfruchtarten, Mandelschalen, Hirse-, Nuss- und Buchweizen-Schalen, Rückstände der Oelfabrikation, wie Palmkernmehl, Raps- und Rübsenkuchen, Mohnmehl, Olivenrestern bzw. Olivenkernen, Dattelkernen, Korianderfrüchten, Dattelkernen, Wacholder, Eicheln etc. Der Zusatz von Palmkernmehl und Oliventrestern bzw. Olivenkernen, letztere unter dem Namen „Somsa" in den Handel gebracht, ist besonders häufig.

Die Vermengung mit Palmkernmehl wird sogar fabrikmässig im Grossen betrieben und so hergerichteter Pfeffer als G. M. (gemischt) bezeichnet, um nicht gegen das Nahrungsmittelgesetz zu verstossen.

Als weitere Verfälschungsmittel sind beobachtet: Paradieskörner, die Samen von Sorghum vulgare, Matta (Schalen der Kolbenhirse), Galanga, Anis.

Unter „Matta" versteht man nach Hanausek eine im Drogenhandel vorkommende pulverige Masse, welche aus verschiedenen minderwerthigen oder ganz werthlosen, künstlich gefärbten Stoffen besteht. Man unterscheidet Pfeffermatta, Pimentmatta und Cassiamatta.

Die Pfeffermatta besteht nach J. Möller vorwiegend aus den bei der Schälung der Hirsen gewonnenen Abfällen, die Pimentmatta aus gedörrten und gepulverten Birnen.

Einige Vorschriften für derartige Zusätze zu gemahlenem Pfeffer lauten nach Ed. Späth:

Reingewaschener Pfeffer: 50 kg Penang, 2½ kg Mohnkuchen.

Pfeffer präparirt: 1. 1000 g Surrogat (nämlich 9 kg Palmkernmehl, 3 kg eines Gemisches von Eichelschalen, Anis, Mohnkuchen, dazu ferner 350 g schwarze Farbe bezw. Russ), 700 g reiner

Pfeffer, 100 g Stiele, 7 g Cayenne-Pfeffer oder 12 kg Surrogat (wie vorstehend), 5½ kg reiner Pfeffer, 900 g Stiele, 8 g Cayenne-Pfeffer.

Mitunter tauchen im Handel auch sog. Universalgewürze auf, welche den Speisen einen allgemeinen Gewürzgeschmack verleihen sollen. Ein wesentlicher Bestandtheil dieser Universalgewürze ist dann auch der schwarze Pfeffer. T. F. Hanausek[1]) fand z. B. in einem solchen Universalgewürz: Schwarzen Pfeffer, Cayennepfeffer (nicht Paprika), geringe Mengen Stärke (wahrscheinlich Maisstärke), Muskatnuss, Gewürznelken, thierisches Bindegewebe und Blattgewebe von Satureja hortensis.

Die Zusammensetzung einiger dieser Zusatzmittel ist folgende:

Bezeichnung	Wasser %	Stickstoff-Substanz %	Fett (Aetherauszug) %	In Zucker überführbare Stoffe %	Sonstige stickstoff-freie Stoffe %	Rohfaser %	Asche %	Alkohol-Extrakt %
Wacholderbeeren	24,26	4,16	11,22	20,61	16,49	20,55	2,71	—
Leinmehl	8,71	31,81	6,42	21,15	17,89	8,30	5,72	9,46
Palmkernmehl	10,87	17,43	4,45	19,60	18,35	24,92	4,38	—
Dattelkerne	10,62	5,41	7,81	23,03	36,34	13,74	3,05	16,72
Oliventrester	8,38	8,25	15,25	13,59	14,92	37,05	2,56	2,46
Nussschalen	8,91	2,71	1,06	16,13	18,16	51,74	1,29	1,43
Mandelschalen	9,65	2,08	1,15	16,74	18,50	48,76	3,17	5,16
Kakaoschalen	11,14	13,61	4,09	8,68	35,48	17,12	9,88	4,77
Kokosnussschalen . . .	7,36	1,13	0,25	20,88	14,65	56,19	0,54	1,12
Erdnussschalen	8,20	5,68	2,50	25,92		53,20	4,50	—
Reisschalen	10,32	4,52	2,17	36,78		35,46	10,75	—
Buchweizenschalen . . .	7,63	3,06	0,45	20,51	22,75	43,76	1,84	2,17
Sägemehl	7,25	1,09	0,85	16,29	17,87	55,91	0,74	3,88
Rothes Sandelholz . . .	4,42	3,06	12,68	6,79	20,05	52,30	0,70	19,37
Ausgezogene Kubeben . .	5,60	11,25	9,90	8,55	26,68	27,64	10,38	10,8

Die Wacholderbeeren enthalten nach Bd. I, S. 957:

Wachsähnliches Fett	Harz im Alkohol-Auszug	Harz im Aether-Auszug	Bitterstoff, Juniperin	Pektinartige Stoffe durch Alkohol fällbar	Ameisensäure	Essigsäure	Aepfelsäure
0,33 %	1,27 %	8,34 %	0,81 %	1,19 %	1,68 %	0,76 %	0,32 %

Wenn man die in vorstehender Tabelle aufgeführten Zahlen mit den für reinen Pfeffer S. 1029 angegebenen Zahlen vergleicht, so sieht man, dass die Verfälschungsmittel sich wesentlich durch den Gehalt an in Zucker überführbaren Stoffen und an Rohfaser vom reinen Pfeffer unterscheiden; es mögen für Oliventrester und Palmkernmehl die Schwankungen und für einige andere Verfälschungsmittel auch der Gehalt an diesen beiden Bestandtheilen im lufttrocknen, natürlichen Zustande mitgetheilt werden:

	Palmkernmehl %	Oliventrester %	Getreidekleie Schwank. %	Mittel %	Buchweizenschalenkleie Schwank. %	Mittel %	Durrha-Korn (Mohrhirse) Schwank. %	Mittel %
In Zucker überführbare Stoffe	11,1—22,7	11,5—15,5	37,5—56,0	48,5	13,9—19,6	17,1	69,0—73,0	70,2
Rohfaser . . .	18,5—38,5	35,5—50,0	5,0—11,0	7,5	28,3—44,2	37,6	1,5— 8,7	3,6

Die Olivenkerne enthalten durchschnittlich 54,0 % Rohfaser, Reisschalen 30,0—42,0 %, im Mittel 35,0 % Rohfaser, Wallnussschalen 17,7 % in Zucker überführbare Stoffe.

---

[1]) Chem.-Ztg. 1893, 17, 653.

c) **Mineralische Zusätze.** Ausser Sand, welcher den eingeführten ganzen Körnern anhängt oder mit dem Pfefferstaub bezw. Bruch in erhöhter Menge zugesetzt wird, sind als Beimengungen gefunden: Kreide, Gyps, Schwerspath, Graphit, Braunkohle, Ziegelstaub, Hochofenschlacke und Bohnerz (mit 81,53 % Eisenoxyd, 11,95 % Thonerde etc.). F. W. Steddert fand als Verfälschungsmittel ein Gemisch, welches aus Stärke, Schwerspath, Calciumkarbonat und Bleichromat bestand, welche Mischung bei einem Zusatz von 5 % auch die Farbe des natürlichen Pfeffers verbessern soll.

Eine verschmitzte Verfälschung besteht auch darin, dass schwarzer Pfeffer mit Thon überzogen und entweder für sich allein oder im Gemisch mit dem theureren echten weissen Pfeffer als **weisser Pfeffer** ausgegeben wird. B. Fischer und C. Grünhagen[1]) fanden in solchem Pfeffergemisch 32,8 % Asche, von der sich 28,4 % als Thon ablösen liessen. In einem andern Falle (Elberfeld) wurden von C. Heckmann[2]) in einem fraglichen Pfeffer 55,7 % unverfälschte, 43,8 % verfälschte Körner und 0,5 % Senfsamen gefunden. Die verfälschten Samen enthielten 53,65 % Asche und davon 51,06 % in Salzsäure Unlösliches, nämlich Schwerspath neben etwas Thon.

d) **Kunst-Pfeffer.** Auch hat man nach T. F. Hanausek versucht, aus Weizenmehlteig unter Zumischen von Paprikapulver und vielleicht etwas Pfefferextrakt einen Kunstpfeffer herzustellen, dessen Körner die Form von gerippten Pillen hatten. Die Oberfläche der Kunstpfefferkörner ist grau- bis bräunlichschwarz und den echten Pfefferkörnern so ähnlich, dass es sehr wohl begreiflich ist, dass diese Verfälschung längere Zeit unentdeckt blieb. Die Farbe lässt sich aber nach Anfeuchten der Körner mit Wasser leicht abwischen, das Innere ist schmutzig grauweiss oder gelblich und mit dem Messer leicht zu durchschneiden. Die Körner zerfallen durch Aufweichen in Wasser oder lassen sich leicht zerdrücken. Die Mehlbestandtheile sind unter dem Mikroskop leicht erkennbar; dagegen ist die Auffindung der Elemente des Paprikas schon schwieriger.

In England ist unter dem Namen „Pepperette" oder Poivrette ein sog. Pfeffer vertrieben worden, welcher aus Mandelschalen, Olivenkernen, Pfefferbruch und etwas echtem Pfeffer bestand. A. Bertschinger[3]) beobachtete in einem Falle, dass der Kern des Kunst-Pfefferkornes aus durch ein wässeriges Bindemittel zusammengehaltener, unveränderter Stärke (Weizenstärke), die Umhüllung aus Oliventrestern bestand. Taxeira und Ferruccio[4]) geben für einen Kunstpfeffer folgende Zusammensetzung an:

Wasser	Piperin	Fett	Harz	Alkoholextrakt	Stärke	Holzsubstanz	Asche
9,44 %	1,07 %(?)	4,92 %	0,23 %	4,20 %	8,58 %	70,25 %	8,87 %

2. *Langer Pfeffer* (Piper longum L., Piper officinarum C. oder Chavica officinarum Mig. oder Chavica Boxburghii oder Fructus Piperis longi). Unter „Langer Pfeffer" versteht man die getrockneten, walzenförmigen, kätzchen- oder kolbenartigen Fruchtstände von Piper officinarum DC., welche von Java, seltener von Bengalen, Nepal und den Philippinen in den Handel kommen. Der Fruchtstand ist matt aschgrau bis graubraun, 4—6 cm lang mit einem Durchmesser von 6—8 mm; an der Basis ragt noch ein 2 cm langes dünnes Stielchen hervor. Die kleinen, 1—2 mm langen verkehrteiförmigen Beeren sitzen zu 100—200 sehr dicht in Spirallinien geordnet an der Spindel und sind von kleinen schildförmigen Deckblättchen gestützt.

Eine andere, noch weniger geschätzte Sorte „Langer Pfeffer" ist die von Bengalen (Chavica Boxburghii Mic.), welche weit kürzere, nur 2—3 cm lange, plumpe und dunklere Fruchtkolben als die erste Sorte besitzt.

Der lange Pfeffer hat einen milden Geschmack und denselben Geruch wie schwarzer Pfeffer; seine Bedeutung als Gewürz ist jedoch nur gering.

---

[1]) Zeitschr. f. Untersuchung d. Nahrungs- u. Genussmittel 1901, 4, 782.
[2]) Ebendort 1902, 5, 302.
[3]) Ebendort 1901, 4, 782.
[4]) Ebendort 1901, 4, 382.

Die Zusammensetzung desselben ist im Mittel von 6 Analysen folgende:

Wasser	Stickstoff-Substanz	Aetherisches Oel	Fett	In Zucker überführbare Stoffe	Rohfaser	Asche	Von der Asche		Alkohol-Extrakt	Piperin
							in Wasser löslich	in Salzsäure unlöslich (Sand)		
10,69 %	12,87 %	1,56 %	7,16 %	42,88	5,47 %	7,11 %	3,83 %	1,10 %	8,60 %	4,47 %

Hilger und Bauer fanden nach einer Probe in Procenten der Asche:

Kalk	Magnesia	Eisenoxyd	Alkalien (KCl + NaCl)	Phosphorsäure	Schwefelsäure	Chlor
13,97 %	4,08 %	2,19 %	62,06 %	8,36 %	3,02 %	9,03 %

Der lange Pfeffer gleicht in seiner Zusammensetzung ganz dem schwarzen Pfeffer; auch der mikroskopische Bau des langen Pfeffers ist dem des schwarzen Pfeffers ähnlich; der Nachweis einer Verfälschung des letzteren mit dem ersteren ist daher kaum möglich. Nur in den ganzen Körnern lassen sich beide von einander unterscheiden und kommt der lange Pfeffer glücklicherweise als Pulver selten in den Handel.

3. Nelkenpfeffer (auch Piment, Jamaikapfeffer, Gewürzkörner, Neugewürz, Englisch Gewürz genannt). Der im Jahre 1605 in Europa bekannt gewordene Nelkenpfeffer besteht aus den Früchten des kleinen, 10—13 m hohen, immergrünen, myrthenähnlichen Baumes Pimenta officinalis Berg (Myrtus Pimenta L., Eugenia Pimenta DC.), welcher vorwiegend in Jamaika, ferner in Mexiko und auf den Antillen angebaut wird.

Die Früchte, kugelige Beeren, pflegen vor der völligen Reife gepflückt und in der Sonne getrocknet zu werden; sie haben einen Durchmesser von 5—6 mm, an der Basis nur einen schwachen Ansatz des Stieles, am Scheitel dagegen den vertrockneten Kelch, an welchem noch 4 Theile zu unterscheiden sind; das Fruchtgehäuse, 0,5—0,7 mm dick, umschliesst durchweg zwei Fächer mit je einem dunkelbraunen Samen von 3—5 mm Durchmesser.

Die Zusammensetzung des natürlichen Nelkenpfeffers ist im Mittel von 10 Analysen, die des erschöpften nach einer Analyse folgende:

Nelkenpfeffer	Wasser %	Stickstoff-Substanz %	Aetherisches Oel %	Fett %	Stärke[1] %	Sonstige stickstofffreie Extraktstoffe %	Rohfaser %	Asche %	Von der Asche		In Zucker überführbar %	Alkoholextrakt %
									in Wasser löslich %	in Salzsäure unlöslich %		
Natürlicher	9,69	5,19	4,07	6,37	3,04	46,04	20,90	4,75	2,62	0,23	18,03	12,68
Erschöpfter	7,69	6,44	0,42	6,07	7,42	44,57	22,89	4,50	2,59	—	—	8,64

Das Nelkenpfefferöl besteht aus einem Kohlenwasserstoff ($C_{10}H_{16}$) und der Nelkensäure oder dem Eugenol, $C_{10}H_{12}O_2$, Allyl-4-3-guajakol $C_6H_3(OH)(O \cdot CH_3)(CH_2 \cdot CH \cdot CH_2)$, welches auch in den Gewürznelken vorkommt. Das Eugenol entsteht aus Koniferylalkohol durch Natriumamalgam und wird durch Kaliumpermanganat zu Vanillin und Vanillinsäure oxydirt. Die polyedrischen Parenchymzellen des

---

[1] Nach dem Diastase-Verfahren bestimmt.

Keimes sind entweder vollständig mit kleinkörniger Stärke erfüllt oder durch Farbstoffzellen ersetzt, welche ein rothbraunes oder violettes, wesentlich aus Gerbstoff bestehendes Piment enthalten; letzteres färbt sich wenigstens mit Eisensalzen tiefblau, wie alle Theile der Fruchtwand.

Cl. **Richardson** bestimmte das Tannin-Aequivalent des Nelkenpfeffers zu 9,31—13,10% oder den Sauerstoffverbrauch zu 2,39—3,36%; Winton, Ogden und Mitchell geben 8,06—12,48% Tannin als Eichengerbsäure an.

Verfälschungen. Die Verfälschungen des Nelkenpfeffers bestehen vorwiegend darin, dass den besseren Sorten schlechtere untergemischt oder untergeschoben werden, welche von anderen Bäumen der Myrtenfamilie herrühren. Als beste Sorte gilt der Jamaika-Piment; schlechtere Sorten sind:

1. Der spanische Piment oder das grosse englische Gewürz, mexikanischer Piment von Myrtus Tabasco Schlechtd., aus Mexiko und Westindien stammend.
2. Der kleine mexikanische oder kleine spanische oder Kron-Piment, von verschiedenen Amomum-Arten stammend; die Früchte sind länglich eiförmig und haben einen 5-theiligen Kelch.
3. Der brasilianische Piment von Calyptranthus aromatica St. Hil.; die Frucht dieser Pimentart unterscheidet sich von den anderen durch einen freien, abgestutzten, cylindrischen Unterkelch und die blattartigen Samenlappen.

Ausser diesen untergeschobenen Ersatz-Pimentarten finden sich in dem gepulverten Piment alle Beimengungen, welche bei schwarzem und weissem Pfeffer, S. 1033 u. ff. angegeben sind; besonders erwähnenswerth sind Beimengungen von gepulverten Nelkenstielen, Sandelholz, Wallnussschalen, gefärbten Olivenkernen, Malzausputz, Kakaoschalen, Cichorienmehl etc.

Auch hat man aus Thon und Nelkenöl einen Kunst-Nelkenpfeffer hergestellt.

Als Piment-Matta ist nach T. F. Hanausek vorwiegend ein Gemisch von Hirsekleie und Birnenmehl in Gebrauch; eine zweite Probe bestand aus Steinzellen und Bastfasern, welche denen des echten Piments sehr ähnlich waren, eine dritte Probe aus brandigem Gersteschrot, eine vierte aus Getreidemehl etc.

Eine Vorschrift für die Darstellung von sog. „feingemahlenem" Piment lautet nach E. Späth: 750 g Jamaika-Piment und 250 g extrahirte Wacholderbeeren.

Nach den Vereinbarungen deutscher Nahrungsmittelchemiker soll die Asche in Piment 4% und der in Salzsäure unlösliche Antheil (Sand etc.) 1% nicht übersteigen.

4. Paprika oder Spanischer, Türkischer Pfeffer oder **Lange Beissbeere** (Capsicum annuum L., lange Beissbeere, mit der Unterart Capsicum longum, Fingerhut). Diese grossfrüchtige Capsicum-Art wird vorwiegend in Spanien, Südfrankreich, Italien und Südungarn auf kräftigem Boden angebaut.

Man säet die Samen von völlig ausgereiften Früchten in Töpfe oder Mistbeete und setzt die etwa fingerlangen Pflänzchen Mitte bis Ende Mai ins freie Land aus. Die Frucht ist eine kahle Beere von Kegel- und Walzenform von 6,0—9,5 cm Länge und 2,5—3,0 cm Querdurchmesser; die Oberfläche der Frucht ist rothgelb, scharlach- und zinnoberroth.

Im Basistheile ist die Frucht drei-, selten zweifächerig, am Scheitel dagegen nur einfächerig. Die zahlreichen Samen sitzen im Basistheile an einem mittelständigen Samenträger, im Scheiteltheile dagegen an zwei gegenüberliegenden, leistenartig vorspringenden Fruchtwandpartien. Die Samen, von 4 mm Länge und 0,5 mm Dicke, sind gelblichweisse, flache, scheibenrunde bis nierenförmige, feinwarzige Körper mit spitz vorspringendem Nabel.

Die Samen haben bei Weitem nicht den scharfen, brennenden Geschmack der ganzen Frucht; vielfach werden sie als geschmacklos bezeichnet.

Die Frucht enthält meistens noch einen Theil des Stieles und Fruchtbodens, welche mit in die gepulverte Frucht gelangen.

Im Durchschnitt enthält die Frucht mit Stiel etwa 5 % Stiele, 60 % Fruchtschale, 26 % Samen und 9 % Samenlager.

Eine Frucht wiegt etwa 6—7 g. Für die Zusammensetzung des Paprikas und seiner Theile wurde im Mittel mehrerer Analysen gefunden:

Theile der Frucht	In der natürlichen Substanz							In der Trockensubstanz		
	Wasser %	Stickstoff-Substanz %	Flüchtiges Oel %	Fett %	Stickstofffreie Extraktstoffe %	Rohfaser %	Asche %	Stickstoff-Substanz %	Stickstofffreie Extraktstoffe %	Stickstoff %
Samen	8,66	17,57	—	25,35	27,14	17,56	3,72	19,23	27,75	3,08
Samenlager	12,40	26,05	—	6,82	33,90	10,80	10,03	29,73	7,78	4,75
Fruchtlager	14,45	11,49	—	4,95	40,41	22,96	5,74	13,48	5,79	2,16
Ganze Frucht	11,21	15,47	1,12	12,49	34,78	20,76	5,17	17,42	14,07	2,79

Die ganze Frucht ergab (Bd. I, S. 954 und 955) ferner:

In Procenten des Gesammt-Stickstoffs Stickstoff in Form von				Alkohol-Extrakt	Petroläther-Extrakt	Wasser-Extrakt	Von 6,47 % Asche	
Rein-Protein	Amiden	Ammoniak	Sonstigen Verbindungen				in Wasser löslich	in Salzsäure unlöslich
73,3 %	2,9 %	6,9 %	16,9 %	31,82 %	9,38 %	21,24 %	5,15 %	0,42 %

A. Beythien[1]) untersuchte 32 gepulverte Rosenpaprika-Sorten des Handels mit folgendem Ergebniss:

	Preis für 1 kg Mark	Wasser %	Gesammt-Stickstoff %	Alkohollöslicher Stickstoff %	Aether-Extrakt %	Alkohol-Extrakt %	Rohfaser %	Asche %
Mittel	—	10,03	2,42	0,42	14,97	28,94	23,37	6,34
Schwankungen	1,60—8,00	7,8—13,5	2,2—2,6	0,36—0,47	12,5—19,7	26,5—35,7	21,1—26,8	5,4—7,8

Béla von Bittó[2]) hat in dem Paprika-Samen Kohlenhydrate der Pentosan- (4,79 %) und wahrscheinlich auch der Galaktosegruppe nachgewiesen, ferner 1,82 % Lecithin. Das Oel enthielt 76,35 % Kohlenstoff und 11,35 % Wasserstoff; es bestand vorwiegend (zu 95,23 %) aus Olein neben 2,75 % freien Fettsäuren, die gewöhnlich eine von Chlorophyll herrührende grüne Farbe besitzen.

F. Strohmer[3]) fand in dem Paprika:

1. Ein fettes Oel ohne scharfen Geschmack und Geruch; dasselbe kommt fast ausschliesslich in den Samen vor und verbraucht für 1 g = 201,9 mg KHO zur Verseifung.
2. Einen kampherartigen Körper, welcher scharf schmeckt und riecht und den eigentlich würzenden Stoff des Paprikas ausmacht (Kapsicin); die Schalen enthalten mehr von diesem Stoff als die Kerne.
3. Einen harzartigen Körper, den rothen Farbstoff (Capsicum-Roth), welcher nur in den Schalen enthalten ist.

---

[1]) Zeitschr. f. Untersuchung d. Nahrungs- u. Genussmittel 1902, 5, 858.
[2]) Landw. Versuchs-Stationen 1896, 46, 309.
[3]) Chem. Centralbl. 1884, 577.

Auch Thresh[1]) hat bereits 1876 nachgewiesen, dass der scharfe Geschmack des Paprikas von einem nur zu etwa 0,01% der ganzen Frucht vorhandenen besonderen Körper herrührt, welchen er Kapsaicin nennt. Nach Arthur Meyer[2]) ist dieser scharfe Stoff weder in den Samen, noch in der rothen Fruchtwand — letztere schmeckt sogar süss —, sondern in den hellgelbrothen, dünnen Placenten enthalten. Meyer verfährt zur Darstellung des Kapsaicins wie folgt:

Aus 5000 g Pfeffer werden mittels einer Pincette die Placenten herausgenommen, deren Gewicht 110 g beträgt; letztere werden in einem auf dem Dampfbade stehenden, mit Rückflusskühler versehenen Kolben so lange wiederholt mit 95-procentigem Alkohol ausgezogen, bis der letzte Auszug nicht mehr scharf schmeckt. Von der Tinktur wird der Alkohol abdestillirt und der rückständige Extrakt am Rückflusskühler so lange und so oft mit frischen Mengen Aether ausgekocht, bis er seinen scharfen Geschmack verloren hat. Das Kapsaicin geht mit anderen Stoffen in den Aether über. Nach dem Abdestilliren des Aethers bleiben 20 g des dünnen Extraktes, welcher mit 40 g Mandelöl versetzt wird, um den rothen Farbstoff zurückzuhalten, und dann so oft mit kaltem 70%-igen Spiritus ausgeschüttelt wird, bis alles Kapsaicin in den letzteren übergegangen ist. Den braunen Verdampfungsrückstand des filtrirten alkoholischen Auszuges löst Meyer in 100 g kohlensäurefreier Kalilauge (spec. Gew. = 1,144), filtrirt die Lösung und leitet in das Filtrat mehrere Stunden lang Kohlensäure ein. Nach 6 Tagen scheiden sich Krystalle von Kapsaicin aus, die, auf einem Filter gesammelt, mit Wasser und kaltem Benzin gewaschen werden. Die Lösung von Kaliumkarbonat schmeckt noch scharf und wird deshalb mit siedendem, reinem Petroleumbenzin am Rückflusskühler wiederholt ausgekocht. Von den Benzinauszügen wird das Benzin fast völlig abdestillirt und so scheidet sich aus den Rückständen noch Kapsaicin aus. Das direkt gewonnene Material war völlig rein und wurde durch einmaliges Umkrystallisiren aus heissem Benzin in absolut weissen und schönen Kryställchen erhalten.

Ueber sonstige Verfahren zur Darstellung des Kapsaicins vergl. K. Micko[3]) und J. Mörbitz[4]).

Die Placenten lieferten danach 0,9% Kapsaicin, was auf die Frucht berechnet, etwa 0,02% ausmacht; K. Micko fand etwa 0,03%.

Flückiger hat seiner Zeit dem Kapsaicin die empirische Formel $C_9H_{14}O_2$ zugelegt; K. Micko weist aber nach, dass Flückiger in der Analyse den Stickstoff übersehen hat; er findet die empirische Formel $C_{18}H_{28}NO_3$ und weist nach, dass das Kapsaicin eine Hydroxyl- und eine Methoxylgruppe enthält, so dass ihm etwa folgende Konstitutionsformel $(C_{17}H_{24}NO){<}{OCH_3 \atop OH}$ zukommt. Es schmilzt bei 63,0—63,5°, ist schwer löslich in Wasser und Petroläther, dagegen leicht löslich in Aether, Alkohol, Chloroform und Benzol. Mit Schwefelsäure, Salpetersäure, Eisenchlorid giebt es keine kennzeichnende Reaktion, mit Jodjodkalium in alkalischer Lösung einen gelben Niederschlag; versetzt man eine alkoholische Kapsaicinlösung mit überschüssigem Platinchlorid, so entsteht selbst auf Zusatz von Salzsäure kein Niederschlag; lässt man aber die Lösung freiwillig verdunsten, so bildet sich eine kleine Menge eines Platindoppelsalzes und tritt nach mehreren Stunden gleichzeitig ein deutlicher Vanillingeruch auf, eine bis jetzt einzig kennzeichnende Reaktion des Kapsaicins.

Das reine Kapsaicin ist zwar an sich ohne Geruch, aber der einzige wirksame Bestandtheil des Paprikas. Ein Tropfen einer alkoholisch-wässerigen Lösung mit

---

[1]) The Pharm. Journal and Transactions 1876, 259, 479 und 1877, 187.
[2]) Pharm.-Ztg. 1889, 34, S. 130.
[3]) Zeitschr. f. Untersuchung d. Nahrungs- und Genussmittel 1898, 1, 818 u. 1899, 2, 411.
[4]) Pharmac. Zeitschr. f. Russland 1897, 36, 299 u. ff.

0,01 g Kapsaicin. 1 l, der also etwa $^{1}/_{2000}$ mg enthält, erzeugt auf der Zunge ein starkes, anhaltendes Brennen.

J. Mörbitz nennt die scharfe Substanz Kapsaicitin und giebt die empirische Formel $C_{35}H_{54}N_3O_4$; sie (allerdings aus Cayennepfeffer dargestellt) äusserte ihre scharfe Wirkung noch in einer Verdünnung von 1 : 11 000 000.

Ausser dem Kapsaicin kommen in dem Paprika noch andere flüchtige Stickstoff-Verbindungen, z. B. ein flüchtiges, den Koniin ähnliches Alkaloïd, vor, auch das Vorkommen von giftigen Alkaloiden hält Micko nicht für ausgeschlossen.

Die Asche der ganzen Paprikafrucht hat im Mittel von 4 Analysen folgende procentige Zusammensetzung:

Kali	Natron	Kalk	Magnesia	Eisenoxyd	Thonerde	Phosporsäure	Schwefelsäure	Chlor
51,17 %	4,74 %	6,17 %	5,59 %	1,53 %	0,28 %	15,92 %	7,00 %	3,22 %

Der Paprika dient als Gewürz vorwiegend zur Darstellung der Mixed Pikles, des englischen Senfs, des ungarischen Gulyas (Fleischspeisen mit Paprika), der mexikanischen Torillas (eines Gebäckes aus feinem Maismehl und Paprika) etc.

Auch werden dem Spanischen Pfeffer schon von Galenus heilende Wirkungen zugeschrieben; in Ungarn wird er allgemein als Hausmittel gegen Wechselfieber verwendet, sonst meistens äusserlich bei Anthrax, Zahnschmerzen, Lähmung der Zunge und Schlingorgane etc.

Für die Darstellung des Paprika-Pulvers sollen nur gute, bestentwickelte, schön rothe Beeren (Schoten) angewendet, hieraus Samen und Samenträger entfernt, dieselben dann gewaschen und getrocknet werden; man erhält so den sog. Rosenpaprika als beste Sorte. Durch Mitvermahlen der Samenlager und Mitverwenden schlechter Früchte kommen aber auch minderwerthige Sorten in den Handel, die sich durch einen höheren Gehalt an Stickstoff und Asche sowie durch missfarbige (von Mangan grüngefärbte) Asche auszeichnen. Die guten Sorten Paprika-Pulver enthalten 5,0—6,5 %, die minderwerthigen Sorten bis 7 % und mehr Asche. Nach den Vereinbarungen deutscher Nahrungsmittelchemiker soll Paprika nicht mehr als 6,5 % Asche und nicht mehr als 1 % in Salzsäure Unlösliches enthalten.

Verfälschungen des Paprikas. Diese kommen vorwiegend nur bei dem gemahlenen Paprika vor. Ausser der Verwendung von mangelhaften oder ungenügend gereinigten Früchten werden künstliche Zusätze gemacht, wie z. B. Mais- und Wickenmehl, Roggen-, Gerste-, Mandel-, Hirsekleie, Pulver von Baumrinde, Koniferen, Sandelholz, Sägemehl, Oelkuchen, Zwieback, Kurkuma, Eisenfeilspähnen, Ocker, Mennige, Ziegelmehl, Schwerspath, sog. Chromroth (d. h. Chrysaurein-Sulfoazobenzol-β-Naphtol) mit 60 % Schwerspath.

Der gepulverte Paprika des Handels stammt aber meistens nicht von den grossfrüchtigen, sondern von den kleinfrüchtigen Capsicum-Arten ab.

5. Cayenne- oder Guinea-Pfeffer (Capsicum baccatum, C. fastigiatum Bl. [C. minimum Boxburghi], C. frutescens L.).

Der Cayenne-Pfeffer stammt von strauchartigen, ausdauernden, bis 1 m hohen Pflanzen, die vorwiegend in Ostindien, Afrika und Amerika angebaut werden. Die Farbe schwankt zwischen Goldgelb bis Orangeroth; die orangegelben Sorten heissen Gold-Pepper oder, grün (unreif) in Essig eingemacht, Chilly (z. B. von Madras).

Die Früchte des Cayenne-Pfeffers sind bedeutend kleiner als die der grossfrüchtigen Beissbeere; sie sind nur 1,25—2,0 cm lang und 4—5 mm dick, schmal eiförmig oder länglich, cylindrisch, der Kelch röhrig, sehr undeutlich fünfzähnig. Die Samen sind weit schmäler, 3—4 mm lang, 2 mm breit und 0,4—0,5 mm dick, dabei etwas wulstig. Bau und Anordnung der Gewebe ist die gleiche wie bei der grossfrüchtigen Art, nur die Aussenepidermis der Frucht zeigt eine geringe Abweichung.

Auch die chemische Zusammensetzung ist mehr oder weniger gleich der von Paprika; im Mittel von 11 Analysen enthält der Cayenne-Pfeffer:

Wasser %	Stickstoff-Substanz %	Aetherisches Oel %	Fett %	Stärke %	Sonstige stickstofffreie Extraktstoffe %	Rohfaser %	Asche %	Von der Asche		In Zucker überführbare Stoffe %	Alkohol-Extrakt %
								in Wasser löslich %	in Salzsäure unlöslich %		
8,02	13,97	1,12	19,06	1,13	29,11	21,98	5,61	4,20	0,12	8,47	24,49

Auch in dem Cayennepfeffer ist nach K. Micko (l. c.) dasselbe Kapsaicin der wirksame Bestandtheil wie in der Paprika; nur enthält derselbe ungleich mehr Kapsaicin, wie er denn auch thatsächlich schärfer schmeckt als letzterer. Micko fand 0,55 % Rohkapsaicin, also 20-mal soviel als in Paprika, Mörbitz giebt 0,05 bis 0,07 % davon an.

Verfälschungen. Die Verfälschungen des Cayennepfeffers sind dieselben wie beim Paprika. Nur eine Ungehörigkeit scheint hier eigenartig zu sein, nämlich dass man aus Cayennepfeffer und Mehl einen Teig macht, denselben backt, mahlt und als amerikanischen Cayennepfeffer, sog. „Papperpot", in den Handel bringt.

6. *Mutternelken* (Anthophylli).

Unter Mutternelken versteht man die nicht völlig ausgereiften Früchte des Gewürznelkenbaumes (Caryophyllus aromaticus L.); sie werden viel weniger oder nur dann (und vorwiegend zur Verfälschung) verwendet, wenn sie billiger sind als die Blüthen dieses Baumes (vergl. Gewürznelken).

Die Frucht stellt, weil sich von den beiden Fruchtfächern der Gewürznelken nur eines und von den zahlreichen Samenknospen ebenfalls nur eine entwickelt, eine einfächerige und meist einsamige Beere dar, welche der vergrösserte bauchige Unterkelch ist (25 mm lang, 8 mm dick). Der untere, nicht vergrösserte Theil bildet den Stiel der Frucht, ihr Scheitel ist von den gegen einander gekrümmten Kelchzipfeln gekrönt, zwischen denen der quadratische Wall und die Griffelsäule noch erkennbar sind, während das Köpfchen (Blumenblätter und Staubfäden) abgefallen ist.

d) Spaltfrüchte. Von Spaltfrüchten verwenden wir die der Doldenblüthler Kümmel, Anis, Fenchel und Koriander als Gewürze.

1. *Kümmel.*

Der Kümmel (Carum Carvi L., Umbellifere) wächst in Europa und Asien auf allen Wiesen wild, wird aber besonders in Mähren, Thüringen, Holland und Russland angebaut und liefert lohnende Erträge. Die Ernte erfolgt dann, wenn die obersten Früchte reif geworden sind; man zieht die Pflanzen vorsichtig aus und schüttelt sie über einem ausgespannten Tuche, wodurch die reifsten Körner abfallen (Primawaare). Darauf werden die Pflanzen in Bündel gebunden, behufs Nachreifens der Sonnenwärme ausgesetzt und die letzten Früchte durch Dreschen gewonnen.

Der Handels-Kümmel besteht aus den 4—5 mm langen, 1 mm starken, sichelförmig gebogenen Theilfrüchten, in welche die Frucht bei der Reife zerfällt. Die

Theilfrüchte sind im Querschnitt regelmässig fünfeckig, nach beiden Enden verjüngt, mit konvexem Rücken und konkaver Berührungsfläche; die wenig hervortretenden Hautrippen sind stroh- oder weissgelb; dazwischen liegen vier doppelt so breite, dunkelbraune, glänzende Thälchen.

Je dunkeler die Waare, desto geringer wird sie im Allgemeinen geschätzt. Der Geruch des Kümmels ist nur schwach' aromatisch, der Geschmack scharf, fast beissend gewürzhaft.

Die Zusammensetzung des natürlichen und des durch Destillation mit Wasser, oder auf chemischem Wege von ätherischem Oel erschöpften Kümmels ist folgende:

Kümmel	Wasser %	Stickstoff-Substanz %	Aetherisches Oel %	Fett %	Zucker %	Stärke %	Sonstige stickstoff-freie Extraktstoffe %	Rohfaser %	Asche %	Alkohol-Extrakt %
Natürlicher	13,15	19,84	2,23	16,50	3,12	4,53	14,36	20,07	6,20	10,55
Erschöpfter	9,64[1]	20,88	0,10	17,48		25,93		18,17	7,80	12,00

Von 6,20 % Asche sind 2,15 % in Wasser löslich und 0,35 % in Salzsäure unlöslich.

Das ätherische Oel des Kümmels besteht aus einem leicht flüchtigen, schon bei 176° siedenden Bestandtheil, dem Carven $C_{10}H_{16}$, welches mit Salzsäure die krystallisirende Verbindung $C_{10}H_{16} \cdot HCl$ eingeht, und dem höher siedenden, sauerstoffhaltigen Bestandtheil Carvol $C_{10}H_{14}O$.

Die Asche ist nach einer Analyse wie folgt zusammengesetzt:

Gesammt-Asche	Kali	Natron	Kalk	Magnesia	Eisenoxyd	Phosphorsäure	Schwefelsäure	Kieselsäure	Chlor
5,33 %	26,31 %	6,54 %	18,04 %	8,27 %	3,57 %	24,29 %	5,39 %	4,98 %	3,10 %

Der Kümmel wird in viel grösserem Umfange als Gewürz zu Brot und Fleischwaaren, sowie zur Likör-Fabrikation verwendet als die ähnlichen Gewürze, Fenchel, Anis und Koriander.

Mit „Römischer Kümmel" oder „Mutter-Kümmel" bezeichnet man die Früchte einer anderen, in Nordafrika einheimischen und in den Mittelmeerländern angebauten Umbellifere Cuminum Cyminum L., deren Früchte nicht in ihre Theilfrüchte zerfallen und durch feine, kurze, spröde, auf den Haupt- und Nebenrippen sitzende Borsten gekennzeichnet sind.

Das ätherische Oel dieses Kümmels (etwa 0,5 %) besteht aus dem kampherartig riechenden Cymol $C_{10}H_{14}$ und dem nach Kümmel riechenden Cuminol (Cuminaldehyd) $C_{10}H_{12}O$.

Verfälschungen. Dem Kümmel werden hie und da die Früchte wildwachsender Doldengewächse oder erschöpfter Kümmel zugesetzt.

Der Gehalt an Asche soll beim Kümmel 8 %, der an in Salzsäure Unlöslichem (Sand) 2 % nicht übersteigen.

2. Anis. Das Gewürz Anis besteht aus den Früchten der Anispflanze (Pimpinella Anisum L.), einer Umbellifere, welche in Kleinasien und Aegypten einheimisch ist,

---

[1] Dieses ist der Wassergehalt der gepressten und getrockneten erschöpften Rückstände; im natürlichen Zustande wurden darin 34,69 % Wasser gefunden.

aber jetzt in zahlreichen, durch Grösse und Farbe verschiedenen Sorten vielerorts, so in Deutschland, Russland, Italien, Spanien, Frankreich und Südamerika, im Grossen angebaut wird. Als beste Sorte gilt Italienischer Anis.

Die ganze, von kurzen, angedrückten Borsten rauhe Theilfrucht ist von dem Stempelpolster und 2 Griffeln gekrönt, im Umriss verkehrt spatelförmig, rundlich eiförmig, 3—5½ mm lang (deutsche und russische Sorte nicht über 3 mm lang, unter der Lupe kurzhaarig), graugrün und graugelb; sie zerfällt nicht in ihre Theilfrüchte. Die Hauptrippen (5) bilden feine, nur schwach hervortretende, hell gefärbte Streifen; die flachen Thälchen enthalten je 6—8 Oelstriemen.

Die chemische Zusammensetzung der natürlichen und erschöpften Anisfrucht erhellt im Mittel von 3 bezw. 6 Proben aus folgenden Zahlen:

Anis	In der natürlichen Substanz									In der Trockensubstanz	
	Wasser %	Stickstoff-Substanz %	Aetherisches Oel %	Fett %	Zucker %	Stärke %	Sonstige stickstofffreie Extraktstoffe %	Rohfaser %	Asche %	Stickstoff-Substanz %	Aetherisches Oel + Fett %
Natürlicher	12,33	17,52	2,24	9,58	4,27	5,13	26,18	14,31	8,44	19,97	13,84
Erschöpfter	7,40[1]	18,05	—	(19,89)		27,30		16,52	10,84	19,49	—

Das Anisöl enthält etwa 90 % festes Anethol $C_{10}H_{12}O$ und etwa 10 % eines Gemisches von einem flüssigen Anethol $C_{10}H_{12}O$ mit einem festen, dem Terpentinöl isomeren Terpen $C_{10}H_{16}$.

Das feste Anethol kann aus dem erstarrten Anisöl durch wiederholtes starkes Auspressen zwischen Fliesspapier oder durch Umkrystallisiren des Pressrückstandes aus warmem Weingeist erhalten werden.

Bei der Rektifikation geht das Anisöl zwischen 230—234° über; es bildet weisse, glänzende, anisartig riechende Krystalle, welche bei + 21 bis 22° schmelzen und bei 25° ein spec. Gewicht von 0,985 haben. Man kann das feste Anethol als Methyläther des Para-Allylphenols oder als p-Propenylanisol (Anisol-Phenolmethyläther), also als $C_6H_4(O.CH_3)(CH:CH.CH_3)$ auffassen.

Der Anis, welcher erst unter Karl dem Grossen nach Deutschland kam, ist neben Kümmel eins der beliebtesten Backwerkgewürze; sein ätherisches Oel dient zur Likör-Fabrikation.

Verfälschungen. Der Anis kommt nach T. F. Hanausek fast niemals rein im Handel vor; man findet in der Handelswaare mehr oder weniger grosse Mengen Doldenstückchen, Steinchen, Erde. Die sog. Aniserde, welche bei Wischau und Rausnitz in Mähren gesammelt wird, besteht aus kleinen, thonhaltigen (von Regenwürmern herrührenden) Körnern. Auch werden die Rückstände der Anisöl-Fabrikation der frischen Waare untergemischt. Weit bedenklicher aber ist die durchweg zufällige Beimengung der giftigen Früchte des gefleckten Schirlings (Conium maculatum L.), die sich häufig in Italienischem Anis finden. In Russland und Holland sollen sie auch künstlich zugesetzt werden. Die Theilfrüchte des gefleckten Schirlings sind im Umriss oval, im Mittel 2¾ mm lang und 1½ mm breit, kahl, hochgewölbt, mit 5 hervortretenden Rippen versehen.

Diese Beimengung lässt sich auch durch Untersuchung der fraglichen Waare auf Koniin, das eigenartige Gift des Schirlings, nachweisen.

---

[1]) Vergl. Anm. 1 auf voriger Seite.

1044 Die pflanzlichen Nahrungs- und Genussmittel.

Der Anis soll höchstens 10% Asche und darin höchstens 2,5% in Salzsäure Unlösliches (Sand etc.) enthalten.

3. Koriander.

Der Koriander ist die Frucht der einjährigen Doldenpflanze Coriandrum sativum L., welche im ganzen gemässigten Asien, im Mittelmeergebiet, in Frankreich, Holland, Deutschland etc. angebaut wird, deren Anbau bei uns schon im 15. und 16. Jahrhundert betrieben wurde, jetzt aber dem von Anis nachsteht.

Die Früchte stellen ziemlich regelmässige, hellbraune bis strohgelbe Kügelchen von 4—5 mm Durchmesser dar, welche von 5 kleinen Kelchzähnchen und von einem geraden, kegelförmigen Stempelpolster sowie 2 Griffeln gekrönt sind. Durch Druck zerfallen sie in die zwei konvex-konkaven, ausgehöhlten Theilfrüchtchen.

Die Zusammensetzung des natürlichen und erschöpften Korianders ist nach je 2 Analysen folgende:

Koriander	In der natürlichen Substanz									In der Trockensubstanz	
	Wasser %	Stickstoff-Substanz %	Aetherisches Oel %	Fett %	Zucker %	Stärke[1] %	Sonstige stickstofffreie Extraktstoffe %	Rohfaser %	Asche %	Stickstoff-Substanz %	Aetherisches Oel + Fett %
Natürlicher	11,37	11,49	0,84	19,15	1,92	10,53	11,29	28,43	4,98	12,95	22,55
Erschöpfter	9,66[2]	12,50	18,94			29,88		21,45	7,67	13,83	20,93

Das Korianderöl hat die Zusammensetzung $C_{10}H_{18}O$ und ist nur bei 150° unzersetzt flüchtig. Durch Destillation bei 165—170° liefert es ein Kondensationserzeugniss $C_{20}H_{34}O$ — entstanden aus 2 Mol. $C_{10}H_{18}O$ unter Abspaltung eines Mol. H_2O — und ein bei 190—196° siedendes Oel ($C_{10}H_{18}O$). Natrium löst sich in Korianderöl unter Bildung von $Na . C_{10}H_8O$, welches auf Zusatz von Salzsäure das Kondensationserzeugniss $C_{20}H_{34}O$ abscheidet. Erhitzt man Korianderöl mit Natrium auf 150—170°, so entsteht ein Harz, aus welchem durch Salzsäure Terpen ($C_{10}H_{16}$) und Polyterpene abgeschieden werden. Durch Oxydation mit verdünnter alkalischer Chamäleonlösung entstehen Kohlensäure, Essigsäure und Oxalsäure; durch Destillation mit wasserfreier Phosphorsäure ein widerlich riechendes Camphen bezw. Terpen.

Die Asche des Korianders hat nach einer Analyse folgende procentige Zusammensetzung:

Gesammtasche (rein)	Kali	Natron	Kalk	Magnesia	Eisenoxyd	Phosphorsäure	Schwefelsäure	Kieselsäure	Chlor
4,76%	35,16%	1,28%	22,10%	21,21%	1,18%	18,55%	6,54%	1,03%	2,51%

Der Koriander, von eigenthümlichem, gewürzhaftem Geschmack, wird als Gewürz dem Brot, verschiedenen Fleischspeisen und anderen Gewürzen zugesetzt. Frische und unreife (kleine, schwärzliche) Früchte riechen stark nach Wanzen, welcher Geruch häufig beim Genuss von mit Koriandersamen bestreutem Brot auftritt.

Die Menge an Asche soll beim Koriander höchstens 7%, die an in Salzsäure unlöslichen Bestandtheilen der Asche höchstens 2% betragen.

---

[1] D. h. durch Säure in Zucker überführbar.
[2] Im gepressten und getrockneten erschöpften Koriander; die frischen erschöpften Rückstände ergaben 37,10% Wasser.

4. Fenchel. Der Fenchel ist die Frucht des Fenchelkrautes (Foeniculum officinale All. [Gaertn.] oder Foeniculum vulgare Gerarde oder Foeniculum capillaceum Gilb.), einer einjährigen Umbellifere. Man unterscheidet **Deutschen** (oder gemeinen) und **Römischen** (oder süssen) Fenchel. Der erstere wächst auf steinigem, kalkreichem Boden des westlichen und südlichen Europas, in Nordafrika und im Kaukasus wild; er wird in Deutschland (Württemberg, Franken, Sachsen) und in Galizien im Grossen angebaut. Der Römische Fenchel (Foeniculum dulce DC.) ist wahrscheinlich nur eine Varietät der gemeinen Fenchelpflanze; er kommt aus dem südlichen Europa zu uns.

Die Früchte der kultivirten Fenchelpflanze sind stielrund länglich, cylindrisch und zerfallen leicht in die 6—8 mm langen Mericarpien, welche von einem Stempelpolster gekrönt sind. Die fünf Hauptrippen, von denen die zwei randständigen flügelartig vortreten, sind strohgelb, die Theilchen dagegen dunkelgrün oder braun, je einen Oelgang enthaltend.

Der römische Fenchel unterscheidet sich durch die grössere Länge (8—14 mm) und durch die Rippenform von ersterem; auch ist noch der 8—12 mm lange Fruchtstiel an der Frucht befestigt.

Die von den Stielen befreite Waare heisst „Kammfenchel", die gewöhnliche Sorte „Strohfenchel"; bei uns ist der Sächsische und Galizische Fenchel am meisten in Gebrauch.

Juckenack und Sendtner bestimmten (Bd. I, S. 959) die Reinheit etc. der einzelnen Fenchelsorten mit folgendem Ergebniss im Mittel:

Fenchel	Gute Körner	Verkümmerte Körner	Erdige Beimengungen	Fremde Samen	Abwaschbare Theile im Ganzen	Mineralstoffe	Keimfähigkeit des reinen Samens
Deutscher . . .	94,48 %	5,52 %	0	0	0,54 %	0,36 %	78 %
Italienischer . .	—	—	—	—	1,12 „	0,90 „	76 „
Macedonischer . .	83,63 „	12,73 %	4,53 %	—	0,99 „	0,77 „	79 „
Galizischer . . .	74,84 „	17,37 „	5,32 „	2,47 %	4,33 „	3,83 „	70 „

Die Zusammensetzung des natürlichen und erschöpften Fenchels erhellt aus folgenden Zahlen:

Fenchel	Wasser	Stickstoff-Substanz	Aetherisches Oel	Fett	Zucker	Stärke [1])	Sonstige stickstofffreie Extraktstoffe	Rohfaser	Asche	Wasser-Extrakt	Alkohol-Extrakt
	%	%	%	%	%	%	%	%	%	%	%
Natürlicher	12,26	17,15	3,96	9,17	4,79	14,89	15,40	14,50	7,88	22,78	13,45
Erschöpfter	8,64	17,64	11,94		31,41			21,19	9,18	6,40	4,23

Das Fenchelöl besteht aus einem Terpen $C_{10}H_{16}$ und Anethol $C_{10}H_{12}O$.

Die Asche hat nach einer Analyse folgende procentige Zusammensetzung.

Rein-asche	Kali	Natron	Kalk	Magnesia	Eisenoxyd	Phosphorsäure	Schwefelsäure	Kieselsäure	Chlor
7,09 %	31,96 %	2,38 %	19,54 %	14,03 %	2,12 %	16,47 %	9,98 %	0,87 %	3,41 %

---

[1]) D. h. durch Säuren in Zucker überführbar.

Der Fenchel ist vorwiegend als Gewürz zu Brot und Backwerk beliebt oder dient zur Theebereitung; das ätherische Oel wird zur Likör-Fabrikation verwendet.

Verfälschungen. Der echten und guten Waare werden erschöpfte oder künstlich gefärbte Früchte zugesetzt. Zum Färben werden benutzt rother oder grüner Eisenocker, Chromgelb für sich und unter Zusatz von Schwerspath, Schüttgelb (Farbstoff der Gelbbeeren und Quercitrinrinde) mit Alaun, Kreide und einem Klebmittel.

Fenchel soll nur 10% Asche mit 2,5% in Salzsäure Unlöslichem enthalten.

C. Gewürze von Blüthen und Blüthentheilen.

Von dieser Art Gewürzen sind bei uns Gewürznelken, Safran und Kapern in Gebrauch.

1. Gewürznelken. Unter Gewürznelken (Nägelchen oder Gewürznagerl) versteht man die nicht ganz aufgebrochenen und entfalteten, getrockneten Blüthen, also die Blüthenknospen des echten, myrthenartigen, bis 12 m hohen Gewürznelkenbaumes (Caryophyllus aromaticus L. oder Jambosa Caryophyllus Ndz. oder Eugenia Caryophyllata), welcher auf den Mollukken (Gewürzinseln) einheimisch ist, aber jetzt auch auf Amboina, den Uliasser-Inseln, Sumatra, den Westindischen Inseln (Trinidad und Jamaika), im Osten von Afrika (Sansibar und Pemba), in Brasilien und Cayenne angebaut wird. Im deutschen Handel kommen vorwiegend die Seychellen- und Sansibar-Gewürznelken vor.

Der Baum blüht 2-mal im Jahre (Juni und December). Die Blüthen bilden eine 3-fach dreigabelige Trugdolde und besitzen einen dunkelrothen, beim Trocknen dunkelbraun werdenden sog. Unterkelch (Hypanthium) und weisse Blumenblätter, welche beim Trocknen gelb werden. Die Trugdolden werden vor dem Aufblühen abgepflückt, auf Matten ausgebreitet und an der Sonne getrocknet.

Die Gewürznelken des Handels sind 10—16 mm (grösste Sorte) oder 4—10 mm (kleinste Sorte) lang und haben einen gerundet oder 2-schneidig 4-kantigen Stiel von 1 cm Länge und 3 mm Durchmesser. Nach oben hin verdickt sich der Stiel ein wenig und endigt in 4 abstehende, stumpf 3-eckige Lappen, die eigentlichen Kelchblätter, während der Stiel selbst, mit fein runzeliger Oberfläche, den Fruchtknoten darstellt. Die Kelchblätter tragen ein gerundetes, 4-seitiges, kaum erbsengrosses Köpfchen, welches aus den 4 übereinander gewölbten Blumenblättern besteht und eine Kapsel bildet, in deren Innern sich zahlreiche Staubgefässe mit dem Griffel in der Mitte befinden.

Das Gewicht von 100 Nelken schwankt zwischen 7,6—10,8 g.

Die reinen Gewürznelken (Blüthenknospen) und deren Stiele enthalten im Mittel:

Gewürznelken	Wasser %	Stickstoff-Substanz %	Aetherisches Oel %	Fett %	Stärke¹) %	Eichengerbsäure %	Sonstige stickstofffreie Extraktstoffe %	Rohfaser %	Asche %	Von der Asche in Wasser löslich %	in Salzsäure unlöslich %	In Zucker überführbare Stoffe %	Alkohol-Extrakt %
Blüthenknospe	7,86	6,06	17,61	7,16	2,67	18,24	25,85	8,37	6,18	2,55	0,06	8,90	15,01
Stiele	9,22	5,84	4,80	3,89	2,10	18,79	30,72	17,00	7,64	4,26	0,60	14,13	6,79

¹) Nach dem Diastase-Verfahren bestimmt.

Die Gewürznelken sind von allen Gewürzen am gehaltreichsten an ätherischem Oel; der Gehalt schwankt aber je nach der Art und der Reinheit in weiten Grenzen, nämlich zwischen 10,2—26,6 %.

Zwischen den Gewürznelken verschiedenen Ursprungs konnte Gill (Bd. I, S. 969) keine solchen Unterschiede nachweisen; er fand im Mittel mehrerer Sorten Gewürznelken von:

	Penang	Amboina	Sansibar
Aetherisches Oel	16,2 %	19,2 %	16,0 %
Fett	10,8 „	9,0 „	9,5 „

Der Gehalt an Alkohol-Extrakt schwankt zwischen 14,0—25,0%, der an Eichengerbsäure zwischen 11,7—22,0%, der an Asche zwischen 4,4—8,0%.

Das Nelkenöl besteht aus der „Nelkensäure" oder dem Eugenol ($C_{10}H_{12}O_4$, vergl. S. 1036) und einem Kohlenwasserstoff ($C_{10}H_{24}$). Man kann beide dadurch trennen, dass man das mit Kalilauge versetzte Oel so lange mit Wasserdämpfen destillirt, bis kein indifferentes Nelkenöl (Kohlenwasserstoff) mehr übergeht, dann mit Schwefelsäure das nelkensaure Kalium zerlegt und wieder destillirt, wobei die Nelkensäure als farbloses Oel übergeht.

Neben diesen Verbindungen kommt in den Gewürznelken das in Aether lösliche Karyophyllin ($C_{10}H_{16}O$) vor; Bonastre fand 3% Karyophyllin in den Nelken.

A. Jorissen und Hairs haben in den Gewürznelken bezw. in dem Nelkenöl „Vanillin" (siehe unter Vanille S. 1024) nachgewiesen; sie durchschütteln den Aetherextrakt oder das Nelkenöl mit Natriumbisulfit, zersetzen die Bisulfitverbindung mit einer Mineralsäure, verjagen die schweflige Säure und schütteln wieder mit Aether aus; der Rückstand des Aetherauszuges bestand aus Krystallen mit starkem Vanillingeruch.

In dem Parenchym der Unterkelch-Oberhaut sind auch erhebliche Mengen Gerbstoff enthalten; Winton, Ogden und Mitchell geben den Gehalt an Stärke (Bd. I, S. 968) zu 1,9—3,1 % an; nach anderen Angaben soll sich in keinem Theile der Gewürznelken „Stärke" finden.

Verfälschungen. Verfälschungen der Gewürznelken kommen vorwiegend nur bei den gepulverten Gewürznelken vor. Die nächstliegende Verfälschungsweise besteht darin, dass man die besseren Sorten theilweise oder ganz des ätherischen Oeles beraubt und als solche, oder wieder mit natürlichen Gewürznelken vermischt, in den Handel bringt.

Eine weitere Verfälschung besteht in der Beimengung der bei der Ernte der Trugdolden abfallenden Blüthenstiele (Nelkenholz, Stipites oder Festucae Caryophyllorum), welche sonst zur Gewinnung von Nelkenöl durch Destillation dienen.

Die sog. Mutternelken (Anthophylli, S. 1041) dienen nur selten und nur dann zur Verfälschung, wenn sie billiger als die Gewürznelken sind.

An sonstigen Zusätzen zu gepulverten Gewürznelken können allerlei, schon bei Pfeffer genannte Abfälle vorkommen, nämlich: Piment, Getreide- und Leguminosenmehle, Brotrinde, Birnenmehl, Palmkernmehl, Mandelkleie, Haselnussschalen, Reisspelzen, Unkrautsamen (Kornrade, Wicken), Sandelholz, Rindenpulver, verkohlte Pflanzentheile, Kurkumawurzeln etc. Eine Vorschrift zur Darstellung von reingemahlenen Nelken lautet z. B. nach Ed. Späth: 1 kg Sansibar-Nelken, 1 kg extrahirte Nelken und 1 kg Nelkenstiele. Das unter dem Namen „Speziol" in den Handel gebrachte Gewürz ist ein feines Pulver von Zimmtfarbe und besteht nach Volpino[1] vorwiegend aus Nelken, ferner Zimmt,

---

[1] Chem. Centralbl. 1902, II, 1517.

Muskatnuss, etwas Maisstärke, sowie Olivenschalen. Es ergab: 8,81% Wasser, 19,11% Aether-, 27,96% Alkohol-Auszug und 6,84% Asche.

Auch hat man versucht, aus Stärke, Holz, Gummischleim und Nelkenöl Kunstgewürznelken herzustellen.

T. F. Hanausek erwähnt solche, welche der Hauptmasse nach aus Weizenmehl, gemahlener Eichenrinde (beide vorher zu einem Teig verarbeitet) und aus etwas echten gemahlenen Gewürznelken bestanden.

Der Gehalt an Asche soll bei den Gewürznelken 8%, der an in Salzsäure unlöslichen Bestandtheilen der Asche 1% nicht übersteigen.

2. Safran. Der Safran des Handels besteht aus den getrockneten, ihres Farbstoffes und ätherischen Oeles noch nicht beraubten Blüthennarben der echten, der Familie der Schwertlilien (Irideae) nahestehenden, kultivirten Safranpflanze (Crocus sativus L.), eines Zwiebelgewächses, welches in den Heimathländern (Persien, Kleinasien und Griechenland) wild wächst und zur Zeit in grösstem Massstabe in Spanien und Frankreich angebaut wird. In Deutschland und Oesterreich ist der Anbau von Safran um deswillen zurückgegangen, weil die Ernte zu viel Arbeit (Hände-Arbeit) erfordert.

Die Anbauweise ist folgende: Die „Kiele" (Külle = Zwiebel) werden im August und September in Abständen von 8 cm in den Boden eingesetzt, nachdem der Boden vorher $\frac{1}{3}$ m tief umgegraben war. Hier bleiben sie 3 Jahre, nach welchen der Acker 15—16 Jahre Ruhe haben muss. Im Juni und Juli werden sie herausgenommen, einen Monat am Dachfenster getrocknet, inzwischen der Boden kräftig gedüngt und die Pflanzen wieder eingesetzt. Im Oktober erscheinen die Blüthen („Wutzel"), welche mehrere Wochen Tag für Tag einzeln gepflückt werden. Im ersten Jahre wird nur wenig geerntet, der Hauptertrag wird im zweiten und dritten Jahre erzielt, nämlich etwa 10—30 kg von 1 ha; auf 100 g Safran kommen 45520—64310 trockne Narben.

Die Blüthen bestehen aus einer etwa 10 cm langen und 2—3 mm breiten, von einer häutigen Scheide umgebenen Röhre, welche sich nach oben trichterförmig erweitert und in 6 grosse, schön violett gefärbte Blumenblätter spaltet. Auf dem 3-fächerigen Fruchtknoten erhebt sich der fadenförmige Griffel, welcher sich oben in drei purpur- bis dunkelorangerothe Narben theilt. Letztere sind der einzig werthvolle Bestandtheil der Pflanze und bilden den Safran des Handels. Sie werden jedes Mal gleich nach der Ernte abgezupft und auf Haarsieben rasch über Feuer getrocknet.

Für den Handel Deutschlands kommen nach T. F. Hanausek folgende 4 Sorten in Betracht:

1. Oesterreichischer Safran (Crocus austriacus), die feinste und theuerste, nur selten im Grosshandel vertretene Sorte, von gleichförmiger, tiefpurpurbrauner Farbe und betäubendem Geruch.
2. Französischer Safran (Crocus gallicus), die gewöhnlich verkaufte Sorte, bei welcher die meisten Narben noch an dem gelben Griffel sitzen, weshalb sie zweifarbig — purpurbraun, gemischt mit gelb — erscheint.
3. Spanischer Safran (Crocus hispanicus) mit 3 Qualitäten, einer Prima-Sorte oder Escogida superior de Cunoca und Albaruta, einer Secunda-Sorte oder Media von Teruel und einer Tertia-Sorte von Baja, Manzanares und Ciudad Real; der spanische Safran gleicht in seinem Aussehen dem französischen und wird auch als solcher verkauft.
4. Orientalischer Safran (Crocus orientalis), zur Zeit bei uns die schlechteste Sorte, ein roth- oder schwarzbraunes, zusammengeklebtes Haufwerk, welches aus Fruchtschalenstückchen, aus sehr kleinen runden, farblosen, durch Jod sich gelb färbenden Körnern

(Pollen?), farblosen, dünnwandigen Haaren, Schimmelpilzen, Parenchymgewebsresten, Blüthennarben (von Crocus vernus?) und Sand zusammengesetzt sowie durch gebrannten Zucker braun gefärbt ist. In Folge dessen besitzt diese Sorte nur ein geringes Färbungsvermögen, schwachen Geruch und Geschmack.

Der Safran (persisch Safâran, arabisch assfar = gelb) ist eines der kostbarsten Gewürze, dessen Gebrauch in der letzten Zeit aber abgenommen hat; er dient vorwiegend zum **Färben von allerlei Speisen und Nahrungsmitteln** (Butter, Käse etc.).

Die Zusammensetzung des Safrans ist folgende:

	In der natürlichen Substanz							In der Trockensubstanz	
Wasser	Stickstoff-Substanz	Flüchtiges Oel	Fett	In Zucker überführbare Stoffe	Sonstige stickstofffreie Extraktstoffe	Rohfaser	Asche	Stickstoff-Subsstanz	Flüchtiges Oel + Fett
15,62 %	12,41 %	0,60 %	5,63 %	13,35 %	43,64 %	4,48 %	4,27 %	14,71 %	7,38 %

Nach Hilger und Kuntze, sowie nach Bremer schwanken einzelne Bestandtheile des Safrans in folgenden Grenzen:

					Von der Asche	
Wasser	Aether-Extrakt	Petroläther-Extrakt	Alkohol-Extrakt	Asche	in Wasser löslich	in Salzsäure unlöslich
8,89—16,82 %	3,5—14,4 %	1,1—10,7 %	46,8—52,4	4,5—6,9	59,0 %	12,4 %

Das deutsche Arzneibuch verlangt nicht über 14 % Wasser und nicht über 7,5 % Asche.

Der echte Safran hat einen betäubenden gewürzhaften Geruch und einen in heissem Wasser, Alkohol und Oelen, weniger in Aether löslichen dunkelrothen **Farbstoff „Krocin"**, welcher durch Schwefelsäure anfänglich schön blau, später Lila wird. Durch die Säuren wird der Farbstoff, wie Hilger und Kuntze[1]) nachgewiesen haben, gespalten nach der Gleichung:

$$C_{56}H_{86}O_{31} + 4 H_2O = C_{34}H_{46}O_{11} + 4 C_6H_{12}O_6$$
Krocit oder   Krocetin   Krokose
Polychroit

Da diese Umsetzung fast quantitativ verläuft und das „Krocetin" annähernd quantitativ bestimmt werden kann, so kann die Menge des letzteren zur Feststellung von Verfälschungen dienen.

In der Asche des echten Safrans wurde in Procenten derselben gefunden:

Kali	Natron	Phosphorsäure	Schwefelsäure	Chlor
34,46 %	8,60 %	13,53 %	8,54 %	1,89 %

Die Asche des echten Safrans enthält gegenüber der von Ersatzmitteln verhältnissmässig viel Phosphorsäure; so ergaben Calendula officinalis nur 0,37 %, Carthamus tinctoria 1,99 % Phosphorsäure in Procenten der Asche.

Verfälschungen. Für die Frage, was beim Safran als Verfälschung angesehen werden muss, ist die Vorfrage von Wichtigkeit, ob „der Safran als Gewürz oder bloss als Farbmittel" zu bezeichnen ist?

Hierüber gehen nämlich die Ansichten auseinander[2]). Im Handel findet sich der Safran auf den Preislisten meistens unter den Drogen und nicht unter den Gewürzen aufgezählt. In Nürnberg wurde in den Jahren 1441—1656 zwischen einer „Safran- und Gewürzschau" unterschieden,

---

[1]) Archiv f. Hygiene 1888, 8, 468.
[2]) Vergl. J. Herz: Repertorium f. analyt. Chem. 1887, 1.

später aber beide vereinigt. Medicinischerseits ist hervorgehoben, dass Safran nicht mehr als Arzneimittel anzusehen ist.

Auf der anderen Seite pflegt aber Safran von den Schriftstellern über Nahrungs- und Genussmittel allgemein zu den Gewürzen gerechnet und in der Küche ausser zum Färben von Käse auch als Gewürz verwendet zu werden. In Nürnberg sind für Safran-Verfälschungen schwere Strafen verhängt worden. So wurde im Jahre 1444 ein Findeker und im Jahre 1456 der Bürger Kölbele und ein Mitgenosse Frey wegen Safranfälschung lebendig verbrannt, zwei andere Mithelfer lebendig begraben. Thatsächlich wirkt auch der Safran ausser durch den Farbstoff auf die Sehnerven durch den starken Geruch auf die Gruchsnerven und besitzt in Folge dessen die Eigenschaften eines menschlichen Genussmittels. Die Verfälschungen des Safrans sind in Folge des hohen Preises — 1 kg kostet gegen 150—250 Mark — sehr mannigfaltige und erstrecken sich theils auf Entwerthung des echten Safrans, theils auf Unterschiebung von Ersatzmitteln.

1. **Entwerthung und Verfälschung des echten Safrans.**

a) Durch Beimengung der Griffel der echten Safranblüthe. Die Griffel der Safranblüthe werden den Narben beigemengt und weil sie nicht roth, sondern gelb sind, häufig künstlich roth gefärbt.

b) Durch Entziehung des Farbstoffes mittels Alkohol und Wiederauffärbung durch künstliche Farbstoffe, wie Dinitrokressolnatrium, Hexanitrodiphenylamin (Aurantia), Dinitronaphtolcalcium (Viktoriagelb), Dinitronaphtol (Martiusgelb), Tropäolin 000 No. 2, Korallin, Pikrinsäure, Phenylamidoazobenzolsulfosäure, Rocellin (Echtroth), Fuchsin, Eosin, Türkischroth, chromsaure Salze, die Farbstoffe der Ringelblume, des Saflors, Kampecheholzes etc.

Von dem Safran-Ersatzmittel, dem Dinitrokressol, hat Th. Weyl[1]) nachgewiesen, dass es in Gaben von 0,25 g für 1 kg Lebendgewicht Kaninchen — durch die Schlundsonde in den Magen eingeführt — für diese Thiere ein schnell tödtendes Gift bildet. Die Thiere liessen den Kopf bald zu Boden fallen, bekamen Streckkrämpfe, Pupillenlähmung, hochgradige Athemnoth und gingen schliesslich an Erstickung zu Grunde. Aehnliche Beobachtungen machte Val. Gerlach[2]).

c) Durch künstliche Beschwerung. Man taucht den Safran in Oel, Glycerin, Syrup, Honig (bis zu 11%) oder in Gelatine und beschwert ihn dann mit Mehl und Stärke, Mineralstoffen aller Art, wie: Kochsalz, Kreide, Gyps, Schwerspath (bis zu 50%), Salpeter, Glaubersalz, Borax, Weinstein. In solcher Weise verfälschtem Safran sind bis zu 70% Mineralstoffe gefunden; auf 100 Thle. echten Safrans waren in einem Falle nach M. Adrian[3]) zugesetzt: 13,99% Borax, 11,29% Natriumsulfat, 10,99% neutr. Kaliumtartrat, 0,12% Kochsalz und 3,19% Ammoniumnitrat.

Mit Oel behandelter Safran hinterlässt auf Papier einen Fettflecken; nach H. Bremer soll der Petrolätherauszug 5% nicht übersteigen.

Echter Safran enthält ferner, wenn in der Asche keine Kreide und keine Baryumverbindungen enthalten sind, höchstens 4,5% Asche und 0,5% in Salzsäure Unlösliches.

d) Durch Untermischung ähnlicher Pflanzenstoffe. Zu solcher Untermischung dienen in erster Linie die unter b angeführten und beschriebenen Safran-Ersatzmittel, desgl. Frühlings-Safran (Crocus vernus L.) und Crocus luteus, Saflorblüthen, Ringelblumen, Cap-Safran, ferner aber auch noch sonstige Pflanzenstoffe, wie Kurkumawurzel, Kampecheholz, die Blüthen des Granatbaumes, der Spanischen Golddistel (Scolymus hispanicus), die zerschnittenen Blätter der Pfingstrose (Paeonia), der Arillus von Evonymus (Pfaffenhütchen), die Blüthenblätter von Klatschrose, Carex-Halme, Grasblätter, Algenfäden, Griffel einer Spanischen Nelke, Maisnarben, gemahlene Kiefernborke etc. Auch Fleischfasern hat man als Zusatzmittel gefunden. Diese Zusatzmittel pflegen vorher mit einem oder anderem der aufgeführten Farbmittel aufgefärbt, ferner noch mit Mineralstoffen (z. B. Maisnarben mit 50% Calciumkarbonat) beschwert zu werden.

---

[1]) Vierteljahresschr. über die Fortschritte d. Chem. d. Nahr.- u. Genussmittel 1888, 3, 26.
[2]) Zeitschr. f. angew. Chem. 1888, 290.
[3]) Vierteljahresschr. über die Fortschritte d. Chem. d. Nahr.- u. Genussmittel 1889, 4, 26.

E. Lehmann[1]) führt an, dass z. B. in Tomsk (Sibirien) und im europäischen Russland ein „Orientalischer Safran" verkauft wird, welcher nur zu $^1/_{15}$ aus echtem Safran und fast ganz aus Calendula-Blüthen besteht.

T. F. Hanausek[2]) beschreibt einen in Amsterdam vertriebenen Safran, welcher neben geringen Mengen echten Safrans einen durch Eosin und einen Azofarbstoff gefärbten, künstlich mit Schwerspath beschwerten Faserstoff enthält; die entfärbten Fasern haben Aehnlichkeit mit den Fasern der Lauchwurzel, ohne solche zu sein; wahrscheinlich sind es Wickenkeimlinge.

Kirdby[3]) fand in einem Safran 41%, türkischroth gefärbter Pflanzenfasern, welche von einer Cyperacee, wahrscheinlich von einer Carex-Art, abstammten.

Der Aquila-Safran aus Florenz besteht nach Hilger und Kuntze zu nur 2% aus echtem Safran, im Uebrigen aus der Blumenkrone von Crocus luteus.

2. Safran-Ersatzmittel.

Man begnügt sich nicht allein damit, echten Safran mit allerlei Ersatzmitteln zu vermengen, sondern letztere allein für sich als Safran unterzuschieben.

Als solche sind zu nennen:

a) Cap-Safran. Der Cap-Safran ist keine Crocus-Art, sondern besteht aus den Blüthen eines am Cap verbreiteten, zu den Scrophularineen gehörigen Strauches (Lyperia crocea Eckl. oder L. atropurpurea Benth.), welche in Geruch, Geschmack und Färbungsvermögen dem echten Safran annähernd gleichen und im Capland auch als solcher verwendet werden.

Die Blüthen besitzen nach T. F. Hanausek einen bauchigen, fünftheiligen, grünlichen Kelch mit linealen Zipfeln und eine oberständige, etwa 25 mm lange Blumenkrone mit langer, dünner, im oberen Theile etwas schiefer Röhre und einem flachen, fünfspaltigen Saum, dessen fast gleiche Zipfel vorn ausgerandet und eingerollt sind. Der Blumenröhre sind zwei kurze und zwei längere Staubgefässe angeheftet, während auf der Blumenkrone und theilweise auch auf dem Kelche grosse, regelmässig gestaltete Drüsenschuppen sitzen.

Nach Vogl sind die getrockneten Blüthen schwarzbraun, hellen in Wasser auf und ertheilen demselben eine gelbe, braungelbe und röthlichbraune Farbe.

b) Ringelblumen (Calendula officinalis L.), auch Feminell genannt[4]). Die Blüthen der zu den Kompositen gehörigen Ringelblumen (auch Flores calendulae genannt), werden im Drogenhandel als unechter Safran oder Feminell vertrieben; sie sehen dem echten Safran auch sehr ähnlich, haben aber gar keinen Geruch und Geschmack. Von den zweifachen Blüthen (Blüthenkörbchen), Scheiben- und Strahlen- oder Randblüthen kommen nur die letzteren zur Verwendung. Sie bestehen aus einem kleinen, spindelförmigen Fruchtknoten und einem einzigen, zungenförmigen, viernervigen, gegen 25 mm langen, orangegelben Blumenblatt.

Dasselbe wird, um es dem Safran sehr ähnlich zu machen, der Länge nach gespalten, anscheinend gedreht und mit Karmin, Anilinroth oder Safrantinktur etc. gefärbt.

Die chemische Zusammensetzung der Ringelblumen ist nach einer Analyse folgende:

In der natürlichen Substanz								In der Trockensubstanz	
Wasser	Stickstoff-Substanz	Aetherisches Oel	Fett	Zucker	Stickstofffreie Extraktstoffe	Rohfaser	Asche	Stickstoff-Substanz	Fett
29,15%	12,82%	0,08%	14,98%	Spur	22,58%	11,27%	9,12%	18,12%	21,14%

[1]) Vierteljahresschr. über die Fortschritte d. Chem. d. Nahr.- u. Genussmittel 1887, 2, 157.
[2]) Ebendort 1887, 2, 378 u. 587, ferner 1888, 3, 29.
[3]) Ebendort 1890, 5, 442.
[4]) Auch die Griffel der Safranpflanze werden wohl „Feminell" genannt. A. Hilger macht aber in der Zeitschr. f. Untersuchung d. Nahrungs- und Genussmittel 1901, 4, 1141 darauf aufmerksam, dass diese Bezeichnung nur für Calendula-Blüthen und vielleicht auch für Blüthen von sonstigen Kompositen gebräuchlich ist.

c) **Saflor.** Der Saflor besteht aus den Blüthen des in den Tropen verbreiteten, zu den Kompositen gehörigen Farbkrautes (Carthamus tinctorius L.). Aus den Blüthenköpfchen werden, wenn sie zu welken beginnen, die rothen Blüthen herausgenommen, mit Wasser gewaschen und gepresst, um den gelben Farbstoff zu entfernen, dann wieder getrocknet. In Folge dieser Behandlung erscheint der Saflor des Handels als kleine, aus einem Haufwerk zarter, orangerother oder ziegelrother Blüthen geballte Kuchen. Wenn man sie in Wasser aufweicht, tritt der Bau der Blüthen wieder hervor. Sie bestehen aus fadenförmigen, 25 mm langen hochrothen Blumenröhren, welche sich in 5 linienförmige, 6 mm lange Zähne spalten; aus der Blumenröhre ragen die zu einer etwa 5 mm langen Röhre verwachsenen gelben Staubbeutel mit dreiseitigen, 0,07 mm messenden Pollenkörnern hervor; zwischen den Staubbeuteln befindet sich der keulenförmig verdickte Griffel.

Die Saflorblüthen sind wie die Ringelblumen geruchlos, ferner dünnhäutig und glanzlos, durch welche Eigenschaften sie sich von dem stark riechenden, derben, brüchigen und fettglänzenden echten Safran unterscheiden.

Der Saflor enthält 20—30 % eines in Wasser löslichen gelben Farbstoffes (Saflorgelb $C_{21}H_{30}O_{15}$) und 0.3—0,6 % eines rothen, in Wasser unlöslichen, in Alkohol und noch mehr in Alkalien löslichen Farbstoffes (Saflorroth, Carthamin $C_{14}H_{16}O_7$).

Für die chemische Zusammensetzung des Saflors fanden wir nach einer Analyse:

In der natürlichen Substanz								In der Trockensubstanz	
Wasser	Stickstoff-Substanz	Aetherisches Oel	Fett	Zucker	Sonstige stickstofffreie Extraktstoffe	Rohfaser	Asche	Stickstoff-Substanz	Aetherisches Oel + Fett
10,66 %	17,57 %	0,71 %	4,37 %	6,83 %	37,09 %	13,32 %	9,45 %	18,55 %	5,68 %

d) **Blüthen von Tritonia aurea Popp** (Babiana aurea Ketsch, Crocosma aurea Pl) Der gelbe, in wässerigem Alkohol leicht lösliche Farbstoff dieser im südlichen Afrika heimischen Pflanze zeigt nach Heine[1]) beim Behandeln mit koncentrirter Schwefelsäure ein ähnliches Verhalten, wie das Krocin des Safrans. Auch beim Kochen der Blüthen mit Wasser wird eine tief gelb gefärbte, stark nach Safran riechende Flüssigkeit erhalten.

e) „**Chemischer Safran**". Unter diesem Namen ist oder wird nach Hager ein Farbstoffpulver in den Handel gebracht, welches aus 4 Thln. Weizenmehl, 2 Thln. echtem Safran, 2 Thln. gepulverter Kurkuma, 1 Thl. gepulvertem, rothem Sandelholz, Zimmt- und Pimentpulver etc. besteht. Diese Bestandtheile werden mit Wasser und Weingeist zu einem Teig verarbeitet, zu Kuchen ausgewalzt, getrocknet und gepulvert.

Wenn dieses Gemisch, sagt T. F. Hanausek, ausdrücklich unter der Bezeichnung „chemischer Safran" von dem echten Safran unterschieden wird, und wenn keine giftigen Farbstoffe verwendet sind, so mag ein derartiges Surrogat als zulässig im Handel gelten. In Wirklichkeit ist aber diese Bezeichnung an sich widersinnig.

f) **Algier-Safran.** Unter dem Namen „Safran Algeri" (extra) wird nach G. Posetto[2]) in Frankreich ein Safran-Ersatzmittel in den Handel gebracht, welches zum Färben von Eiernudeln etc. dient und aus einem Gemenge von Martiusgelb, Tropaeolin 000 No. 2 und einer geringen Menge Krocin besteht.

3. Kapern (oder Kappern).

Die Kapern sind die in Essig oder Salz eingelegten oder auch getrockneten, noch geschlossenen Blüthenknospen des den Mohn- und Kreuzblüthlern nahe verwandten dornigen Kapernstrauches (Capparis spinosa L.), welcher seit den ältesten Zeiten in zahlreichen Spielarten in Nordafrika, Spanien, Sicilien, Italien, Griechenland, auf den balearischen und liparischen Inseln angebaut wird; er nimmt mit einem steinigen, unfruchtbaren Boden vorlieb, wenn seine Lage nur eine sonnige ist.

---

[1]) Vierteljahresschr. über d. Fortschritte d. Nahr.- u. Genussmittel 1896, **11**, 36.
[2]) Chem.-Ztg. 1891, **15**, Rep., 96.

Die frisch eingelegten, mit einem 1—2 mm langen Stielchen versehenen Kapern sind graugrün bezw. licht olivengrün mit grünen Flecken und Punkten, später werden sie bräunlich-grün und weich; die Länge beträgt etwa 1 cm, der Querdurchmesser 0,5—0,7 cm.

Die echten Kapern besitzen nach Arth. Meyer und Hanausek 4 Kelchblätter, welche in zweigliedrigen Wirteln stehen, von denen zwei sich kreuzen; die zwei äusseren (bauchig gewölbten, nachenförmigen) Kelchblätter umschliessen ganz die inneren. Auf die vier Kelchblätter folgen die vier zarten, breiteirunden Kronenblätter, von denen die zwei äusseren an ihrem inneren Rande verwachsen sind. Die Kronen- (Blumen-) Blätter umschliessen zahlreiche (60—100) Staubgefässe, deren Staubbehälter viel kleiner als die Staubfäden sind und einen länglich walzenförmigen und weiten, in der Mitte schwach eingeschnürten **Fruchtknoten** besitzen, welcher auf einem dicken, in ein bis zwei Schlangenwindungen zusammengelegten Stielchen aufsitzt. In der offenen Blüthe erreicht er die Länge der Staubfäden.

Die Kelchblätter erscheinen meist an jeder Knospe schon für das blosse Auge sichtbar weissgefleckt oder punktirt. Diese weissen Stellen werden durch Zellen hervorgebracht, welche mit einer krystallinischen Masse gefüllt sind.

In der Mitte der Zellen befindet sich eine Spaltöffnung; der Inhalt der Zellen erscheint unter dem Mikroskop gelb; er besteht aus dem gelben Farbstoff „Rutin", welcher sich kaum oder nur schwer in kaltem Alkohol, Wasser, auch nicht in Salzsäure oder Chloroform, wohl aber in Natron- oder Kalilauge löst, so dass die Zellen nach Behandlung mit letzteren farblos erscheinen.

Für die Blüthenblätter sind die keulenförmigen, eingebuchteten Haare kennzeichnend, welche sie auf der Innenseite bekleiden.

Der Fruchtknoten ist ferner durch einen je nach dem Alter der Knospe längeren oder kürzeren Stiel, welcher in der entwickelten Blüthe sehr lang ist, ausgezeichnet.

Man unterscheidet eingemachte Sorten Nonpareilles, Superfines, Capucines und Capotes, die sich in der allgemeinen chemischen Zusammensetzung wenig unterscheiden.

Man schäzt die Kapern um so höher, je kleiner und fester sie sind; die kleinste Sorte heisst „Nonpareilles" (auch minores im Gegensatz zu majores); in Deutschland ist die Marke „Lipari" die gewöhnlichste.

Die Zusammensetzung der echten eingemachten Kapern ist folgende:

Kapern eingemacht in	In der natürlichen Substanz						In der Trockensubstanz		
	Wasser	Stickstoff-Substanz	Fett	Stickstofffreie Extraktstoffe	Rohfaser	Asche	Stickstoff-Substanz	Fett	Asche
Kochsalz	87,76 %	2,66 %	0,54 %	4,81 %	1,24 %	2,99 %	21,73 %	4,41 %	24,42 %
Essig	86,95 „	3,79 „	0,51 „	6,07 „	1,45 „	1,23 „	29,04 „	3,91 „	9,42 „

Der erwähnte, in den Drüsenzellen vorkommende gelbe Farbstoff Rutin ($C_{25}H_{28}O_{15} + 2\frac{1}{2}H_2O$) wird zu den Glukosiden gerechnet; er zerfällt nach P. Foerster[1]) durch verdünnte Säuren in 47,84 % eines gelben, nicht näher untersuchten Körpers und in 57,72 % Zucker, der wahrscheinlich „Isodulcin" ist. Das „Rutin" kommt auch in der Gartenraute (Ruta graveolens) vor; es kann daraus durch Auskochen mit Essigsäure, Eindampfen der Lösung und Krystallisation gewonnen werden. Das auskrystallisirte Rutin wird in Alkohol gelöst, die Lösung mit

---

[1]) Berichte d. deutschen chem. Gesellsch. 1882, 15, 214.

Bleizucker und etwas Essigsäure gefällt, filtrirt, durch Schwefelwasserstoff entbleit und eingedampft. Man wäscht die Krystalle mit Aether ab und krystallisirt häufig aus Wasser um.

Ueber die in den Kapern vorkommende Menge Rutin liegen bis jetzt keine sicheren Angaben vor, P. Foerster giebt (l. c.) 0,5% an.

Die Asche der Kapern enthält in Procenten:

Kapern eingemacht in	Kali	Natron	Kalk	Magnesia	Phosphorsäure	Schwefelsäure	Chlor
Kochsalz	10,61%	34,26%	6,21%	1,80%	2,48%	3,64%	43,81%
Essig	20,48 „	5,34 „	13,48 „	2,82 „	11,61 „	22,36 „	10,02 „

Verfälschungen der Kapern. Die Verfälschungen der Kapern bestehen darin, dass man denselben Ersatzmittel unterschiebt; als solche werden von A. Meyer und T. F. Hanausek angegeben:

1. Die Blüthenknospen des gemeinen Besenpfriemens oder Ginsters (Spartium scoparium L., Papilionacee), welche am Oberrhein (Holland) gesammelt und „Deutsche Kapern" genannt werden. Diese Blüthenknospen sind länglich und bestehen aus einem in zwei kurze, breite Lippen gespaltenen Kelch, welcher 5 Blumenblätter, 10 in ein Bündel verwachsene Staubgefässe und einen kreisförmig eingerollten Griffel umschliesst.

2. Die in Essig eingemachten Blüthen der Sumpfdotterblume (Caltha palustris L., Ranunculacee); diese Knospen sind leicht an den 5-porigen Blättern — gegenüber den 8 der Kapern — durch die verschiedene Stellung der Kelchblätter und durch die grössere Anzahl der Fruchtknoten — 5 bis 10 gegenüber 1 bei den Kapern — von den letzteren zu unterscheiden.

Die Knospen der Sumpfdotterblume gelten als giftig, wie ebenso die Früchte einer Wolfsmilchart (Euphorbia lathyris L.), die in England als Kapern-Ersatz beobachtet worden ist.

Die allgemeine Zusammensetzung dieser 2 Kapern-Ersatzmittel im getrockneten Zustande erhellt aus folgenden Zahlen:

Blüthenknospen von	Wasser	Stickstoff-Substanz	Fett	Zucker	Sonstige stickstofffreie Extraktstoffe	Rohfaser	Asche
Besenpfrieme	5,01%	29,56%	4,53%	3,15%	33,96%	16,53%	7,26%
Sumpfdotterblumen	8,00 „	—	3,94%	5,91 „	—	12,90 „	5,94 „

3. Die Knospen bezw. unreifen Früchte der Kapuzinerkresse (Tropaeolum majus L.), einer aus Peru stammenden, in unseren Gärten angebauten Tropaeoliacee. Die Blüthenknospen der Kapuzinerkresse erkennt man leicht an dem kurzen Sporn, welcher neben dem Stielchen steht; die Früchte sind rundlich, dreiseitig, auf dem Rücken gefurcht; sie sind aus drei in der gemeinsamen Achse verwachsenen, einsamigen Schliessfrüchtchen gebildet.

Das in den Knospen, bezw. den Früchten von Tropaeolum vorkommende ätherische Oel scheint mit dem Senföl gleich zu sein.

4. Zimmtblüthe (Flores cassiae deflorati). In China werden auch die Blüthen des Zimmtbaumes (vergl. weiter unten) zur Herstellung eines Gewürzes verwendet. Man benutzt hierzu meistens nur die verblühten Blüthen alter Bäume, die auch zur Gewinnung von Samen dienen. Die getrockneten Blüthen stellen nach T. F. Hanausek „keulen-, kreisel-, selbst flaschenförmige, harte Körper von grobrunzeliger, schwarz- oder graubrauner Oberfläche dar; ihre Länge ohne Stielchen beträgt 6—10 mm, der Durchmesser des Köpfchens 3—4 mm. Das einzelne Stück besteht aus einem kurzen Stielchen und einem gleichlangen Unterkelch, der aufwärts in sechs, mitunter recht deutliche Lappen sich aufwölbt und mit diesen einen hellbraunen, an älteren Blüthen glänzenden, linsenförmigen, von einem Griffelüberrest kurz genabelten, einfächerigen Fruchtknoten derart einschliesst, dass eine kleine, kreisförmige Fläche des letzteren unbedeckt bleibt."

Die Zimmtblüthen, welche einen schwachen Zimmtgeruch — einige riechen nach Kampher — besitzen, werden nur selten dem Zimmtpulver beigemengt, sondern dienen meistens für Destillationszwecke. Sie lassen sich im Zimmtpulver an den zahlreichen Haaren der Stielchen und an den grossen Steinzellen erkennen. Die Zimmtblüthen werden im Handel höher als der Holz-Zimmt bezahlt.

Ueber die chemische Zusammensetzung ist bisher nichts bekannt.

D. Gewürze von Blättern und Kräutern.

Zu den hierher zu rechnenden Gewürzen werden die Blätter der verschiedensten Pflanzen gerechnet, die nur zum Theil Handelswaaren bilden.

Einige derselben, wie Lauch (Allium porrum latum n.), Schnittlauch (Allium Schoenoprasum vulgare L.) und Sellerieblätter (Apium graveolens L.) sind bereits unter „Zwiebeln" etc. S. 919 aufgeführt.

Hier mögen noch erwähnt sein:

1. Dill (Anethum graveolens); von ihm werden sowohl die zerschnittenen Blättchen zu Sauerkraut und anderen saueren Speisen, als auch die unreifen, platten Samen zum Einmachen der Essiggurken gebraucht. Hier und da wird der Samen, ähnlich wie Kümmel auf Brot gestreut.
2. Petersilie (Petroselinum sativum Hoffm.); die Petersilie, schon im Alterthum als Gewürz bekannt, hat 3-fach gegliederte Blätter mit keilförmig verschmälerten, 3-lappigen, oben glänzenden Blättchen. Es werden von ihr verschiedene Sorten angebaut; die krausblätterige Sorte dient auch zur Verzierung von Speiseschüsseln. Die Blätter dienen meistens als Suppenkraut; die Wurzel wird seltener verwendet; eine Varietät hat jedoch möhrenartige, rundliche Wurzeln, die ein beliebtes Gemüse abgeben.
3. Beifuss, Estragon, Draganth (Artemisia dracunculus sativus) dient als Küchenkraut zu Suppen, Salat und Saucen; auch vom gemeinen Beifuss (Artemisia vulgaris L.) werden Kraut und Blüthen zu diesem Zweck verwendet.
4. Bohnen- oder Pfefferkraut (Satureja hortensis), ein bekanntes Gewürzkraut für das Gemüse der grünen Samen der Buffbohnen oder als Zusatz zu Würsten. Man baut ein Sommer- und ein Winterbohnenkraut an.
5. Becherblume oder Bimbernell (Poterium sanguisorba glaucescens), ein sehr beliebtes Blattkraut; es wächst in gebirgigen Orten wild.
6. Garten-Sauerampfer oder Gemüseampfer (Rumex patientia L.). Die unteren flachen Blätter sind eilanzettlich, zugespitzt, am Grunde abgerundet oder wenig verschmälert, die übrigen Blätter lanzettlich; alle haben rinnenförmige Blattstiele. Die Pflanze ist in Südeuropa heimisch.
7. Lorbeerbaum (Laurus nobilis L.). Derselbe, zu den Lauraceen gehörig, ist in allen Mittelmeerländern einheimisch und tritt in Folge tausendjährigen Anbaues in vielen Spielarten auf; man unterscheidet botanisch den breitblättrigen (L. latifolia), den kleinlanzettblättrigen (L. communis), den krausblättrigen (L. crispa) und den schmallanzettblättrigen Lorbeer (L. angustifolia).

Die bei uns im Handel vorkommenden Lorbeerblätter (getrocknet) stammen durchweg aus Oberitalien (Gardasee) und Südtirol. Die Länge der ei- oder schmallanzettlichen, zugespitzten Blätter schwankt zwischen 8,0—9,5 cm, die Breite zwischen 3,0—5,0 cm; sie sind meistens mit kurzen, bis 1 cm langen, röthlichen Stielen versehen. Die Blätter sind lederartig hart, zerbrechlich, von grüner bis brauner Farbe, auf der Oberseite lebhaft glänzend, auf der Unterseite matt. Der Rand ist glatt oder häufiger wellig gekraust; von der gelben oder röthlichen Hauptrippe gehen unter einem Winkel von etwa 62° 6—8 ziemlich kräftige Nebenrippen aus, die wie die Hauptrippe auf der Unterseite des Blattes stark hervortreten.

Die Lorbeerblätter haben einen angenehmen gewürzhaften Geruch, einen bitteren, aromatischen Geschmack; sie werden vorwiegend als Gewürz zu Saucen, Essig, Likören, zum Einmachen von Fischen, Feigen etc. verwendet und sollen thunlichst frisch verwendet werden.

Die Blätter des zu den Amygdaleen gehörenden Kirschlorbeerbaumes (Prunus Laurocerasus L.) sind denen des echten Lorbeerbaumes ähnlich; sie sind jedoch geruchlos, dicklicher, haben einen gesägten, stets umgeschlagenen Rand und an jeder Seite der Mittelrippe an der Blattunterfläche 1—4 Drüsen. Diese Blätter dienen zur Darstellung des Kirschlorbeerwassers.

8. **Majoran.** Der Majoran (Mairan, Magran) bildet die getrockneten Blumenähren und Stengelblätter von der zu den Labiaten gehörigen Pflanze Origanum Majorana L. oder Majorana hortensis Much., welche in Asien und Nordafrika einheimisch ist, aber jetzt allgemein in Küchengärten, meist einjährig, aber auch halbstrauchig als Wintermajoran gezogen wird. Der Majoran, von starkem, angenehm würzigem, fast kampherartigem Geruch, kommt sowohl im ganzen Zustande (in Bündeln) als auch in gerebeltem, zerschnittenem und gepulvertem Zustande in den Handel und unterscheidet man bei uns vorwiegend Deutschen und Französischen (weniger häufig Schweizer) Majoran.

Die chemische Zusammensetzung dieser Blattgewürze ist nach einigen Analysen folgende:

No.	Bezeichnung	In der natürlichen Substanz									In der Trockensubstanz	
		Wasser %	Stickstoff-Substanz %	Fett %	Zucker %	Sonstige stickstofffreie Extraktstoffe %	Rohfaser %	Reinasche %	Phosphorsäure %	Schwefel (organ. gebunden) %	Stickstoff-Substanz %	Stickstofffreie Extraktstoffe %
1	Dill, Blüthen, Blätter und Blattstiele	83,84	3,48	0,88	—	7,30	2,08	2,42	—	—	21,56	45,14
2	Petersilie	85,05	3,66	0,72	0,75	6,69	1,45	1,68	0,193	0,058	24,88	49,76
3	Beifuss	79,01	5,56	1,16	—	9,46	2,26	2,55	0,235	0,076	26,50	45,07
4	Bohnenkraut (Pfefferkraut)	71,88	4,15	1,65	2,45	9,16	8,60	2,11	0,335	0,079	14,75	41,29
5	Becherblume (Bimbernell)	75,36	5,65	1,23	1,98	11,05	3,02	1,72	0,192	0,068	22,94	52,88
6	Garten-Sauerampfer . .	92,18	2,42	0,48	0,37	3,06	0,66	0,82	0,099	0,028	30,94	43,86
7	Lorbeerblätter (getrocknet)	9,73	9,45	5,34	3,09 (Aether. Oel)	36,94	29,91	4,35	— (Sand)	—	10,47	40,90
8	Majoran (desgl.) . .	7,61	14,31	5,60	1,72	35,62	22,06	9,69	3,39	—	15,49	39,65

Die Blattgewürze sind wegen einer geringen Menge ätherischer Oele und sonstiger pikant riechenden und schmeckenden Stoffe, die bis jetzt noch nicht näher untersucht sind, beliebt. In dem Dillöl ist ebenso wie im Petersilienöl von v. Gerichten ein Kohlenwasserstoff (Terpen oder Kampher $C_{10}H_{16}$) nachgewiesen. Blanchett und Sell fanden für die Elementarzusammensetzung des Petersilienöles: 69,5 % C, 7,8 % H und 22,7 % O. Das Beifuss- oder Estragonöl enthält neben Anethol ($C_{10}H_{12}O$, Aniskampher) geringe Mengen von leicht flüchtigen Kohlenwasserstoffen.

Der Garten-Sauerampfer verdankt seinen säuerlichen Geschmack einem Gehalt an saurem oxalsaurem Kalium ($C_2HKO_4 + aq$).

Ueber die Bestandtheile des ätherischen Oeles der Lorbeerblätter und des Majorans liegen anscheinend bis jetzt keine Untersuchungen vor. Jedoch dürfte das Oel der Lorbeerblätter dem aus den **Früchten** des Lorbeerbaumes gleichen; für dieses werden 25 % vorwiegend aus Laurostearin bestehendes Fett und 1 % ätherisches Oel angegeben, welches letztere aus 3 verschiedenen Terpenen (Pinen, $C_{10}H_{16}$, Cineol oder Eukalyptol $C_{10}H_{18}O$ und dem Terpen $C_{15}H_{29}$) bestehen soll. Die Lorbeerblätter ergaben 19,97 % in Wasser und 24,31 % in Alkohol lösliche Stoffe.

Der Majoran des Handels enthält durchweg viel Erde (Sand etc.) beigemengt und zwar der Französische meistens mehr als der Deutsche Majoran; so fanden G. Rupp und Ed. Späth (Bd. I, S. 982 u. 983):

Majoran	Alkohol-Extrakt		Asche		In Salzsäure Unlösliches (Sand etc.)	
	Schwankungen	Mittel	Schwankungen	Mittel	Schwankungen	Mittel
Deutscher . . .	13,0—23,0 %	17,0 %	6,5—22,8 %	12,0 %	0,7— 9,7 %	3,4 %
Französischer . .	13,8—26,0 „	19,1 „	6,8—31,2 „	16,3 „	1,0—18,3 „	5,3 „

Aus dem Grunde hat die Kommission deutscher Nahrungsmittel-Chemiker die Höchstgrenze an Asche und in Salzsäure Unlöslichem für deutschen und französischen Majoran verschieden festgesetzt, indem höchstens enthalten soll:

	Majoran, allgemein	1. Geschnittener und getrockneter Majoran		2. Blätter-Majoran	
		Deutscher	Französischer	Deutscher	Französischer
Asche	14 %	10,5 %	13,0 %	15,0 %	17,0 %
In Salzsäure unlöslicher Theil	3,5—4,0 %	2,0 „	2,5 „	2,8 „	3,8 „

Die procentige Zusammensetzung der Asche von Dill (Blüthen, Blätter und Blattstiele) und Majoran ist folgende:

	Kali	Natron	Kalk	Magnesia	Eisenoxyd	Phosphorsäure	Schwefelsäure	Kieselsäure	Chlor
1. Dill . .	20,22 %	8,90 %	22,52 %	8,13 %	0,69 %	14,28 %	14,14 %	1,70 %	10,42 %
2. Majoran .	20,76 „	0,72 „	22,85 „	6,19 „	7,20 „	9,70 „	5,34 „	24,77 „[1])	1,92 „

Ausser den genannten werden noch einige andere Gewürzpflanzen, wie „Thymian" (Thymus vulgaris L.), „Salbei" (Salvia officinalis L.), „Ysop" (Hyssopus officinalis L.) etc. angebaut; sie sind jedoch bis jetzt noch nicht näher untersucht. Das ätherische Oel des Thymians enthält Thymiankampfer ($C_{10}H_{14}O$).

E. Gewürze von Rinden.

Von Rinden verwenden wir nur eine Art als Gewürz, nämlich:

Zimmt (Zimmet, Kanehl, Kaneel, Cassia etc.). Der Zimmt ist eines der verbreitetsten und beliebtesten Gewürze und besteht aus der gewürzigen, braunrothen, von der Oberhaut (Periderm) und dem unterliegenden Schleimgewebe mehr oder weniger befreiten Rinde (Astrinde) mehrerer Arten der zu den Lorbeergewächsen (Laurineen) gehörigen Gattung Cinnamomum.

Es werden vorwiegend 3 Sorten Zimmt im Handel unterschieden:

1. Der edle oder Ceylon-Zimmt, Kaneel, die Rinde von Cinnamomum acutum seu verum. C. ceylanicum Breyne, Canella vera (Cortex Cinnamomi Ceylanici), einer auf Ceylon heimischen Art, welche als die feinste und gewürzreichste gilt.
2. Der gemeine oder chinesische Zimmt (auch Zimmt-Cassia genannt) von Cinnamomum Cassia Bl. (Cinnamomum Cassiae, Cortex Cassiae cinnamomi, von den Drogisten Cassia

---

[1]) Einschliesslich Sand.

lignea, Holz-Zimmt genannt); es ist die von den Pharmakopöen neben der ersten geforderte Sorte, welche von einem kleinen immergrünen, in mehreren Varietäten in den südöstlichen Provinzen Chinas wild wachsenden Baum stammt. Sie ist ebenfalls sehr gewürzreich, schmeckt jedoch zugleich schleimig und adstringirend. Hierher ist auch wohl der Zimmt von Cinnamomum Burmanni Bl. var. chinensis zu rechnen.

3. Der Holz-Zimmt, Holz-Cassia (Cortex Cinnamomi Malabarici, Cassia lignea), welcher im Drogenhandel als Cassia vera bezeichnet wird; hierzu gehören mehrere geringwerthige, scharf, schleimig und zusammenziehend schmeckende Sorten, welche einerseits von den ostindischen Varietäten des Ceylon-Zimmts, andererseits von dem nach den Sunda-Inseln und den Philippinen verpflanzten chinesischen Zimmtbaume, sowie anderen Zimmtbäumen stammmen. Aus diesen Sorten wird meistens das im Kleinhandel vertriebene, gepulverte Zimmt-Gewürz gewonnen. Man unterscheidet Malabar-, Batavia-, Saigon-, Penang-Cassia und andere Sorten.

Die feinste und gewürzhafteste dieser Sorten, der Ceylon-Zimmt, wird wegen ihres hohen Preises nur selten als Küchen-Gewürz verwendet; sie gilt in vielen Staaten (so in Deutschland, der Schweiz, Frankreich, den Niederlanden, Grossbritannien, Russland, Schweden und Norwegen) als officinell.

Der Ceylon-Zimmt wird an der südwestlichen Küste Ceylons in Gärten, ähnlich wie bei uns die Korbweide, gezogen. Man verwendet nur die jugendlichen Sprösslinge, weshalb man die Stammbildung durch Zurückschneiden unterdrückt. Die etwa 2-jährigen, bis 2 m langen und 15 mm dicken Stockausschläge werden 2-mal im Jahre geschnitten, entlaubt und dann in etwa 30 cm langen Stücken entschält, indem die Rinde ringsum durchschnitten und dann der Länge nach aufgeschlitzt wird. Man schabt alsdann die Oberhaut und Korkschicht weg, steckt sie auf einen Stock und lässt im Schatten trocknen. Hierbei rollt die Rinde ein und bräunt sich. Dieselbe ist nach dem Trocknen kaum über 0,5 mm dick, aussen glatt, gelblichbraun, längsstreifig, innen etwas dunkeler matt und mitunter warzig. Der Bruch ist kurzfaserig.

Man unterscheidet 3 Sorten Ceylon-Zimmt, nämlich: C.-Z. 00 mit 7 Röhren und meist doppelt gewunden, kaum 0,5 mm dick; C.-Z. 0 mit 10 fest aneinanderliegenden starken, faserigen Röhren von 0,5 mm Querschnitt und darüber; C.-Z. 1 mit 10 nicht fest aneinanderliegenden, häufig mit Astlöchern versehenen Röhren von 1 cm Querschnitt.

Der chinesische Zimmt wird von jungen und älteren Zweigen wildwachsender Bäume, die meistens aus Samen gezogen werden, im 10-jährigen Wechsel gewonnen, die Rinde ist daher im Allgemeinen dicker, 1—2 mm dick; die Röhren, welche sich weniger einrollen, haben einen Durchmesser von 1—2 cm; in Folge der geringeren Reinigung sind sie noch an vielen Stellen mit Kork behaftet und haben ein mattes, grau- bis braunscheckiges Aussehen. Die Röhre ist hart und dichter als bei Ceylon-Zimmt, am Bruche oben oder höchstens innen kurzfaserig.

Der Holz-Zimmt des Handels ist meistens ein Gemenge von Rinden verschiedener Zimmtbäume; die Rinden sind durchweg noch schlechter geschabt, daher gröber als der chinesische Zimmt; die Farbe ist aussen gelbbraun, mitunter auch fahl gelbbraun und grünlich braun.

Ueber Zimmtblüthe vergl. S. 1054.

Die chemische Zusammensetzung der Zimmt-Sorten ist im Mittel mehrerer Proben folgende:

Bezeichnung des Zimmts	Anzahl d. Analysen	Wasser %	Stickstoff-Substanz %	Aetherisches Oel %	Fett %	In Zucker überführbare Stoffe %	Sonstige stickstofffreie Extraktstoffe %	Rohfaser %	Asche %	Von der Asche		Alkohol-Extrakt %
										in Wasser löslich %	in Salzsäure unlöslich %	
Ceylon-	12	8,87	3,71	1,53	1,73	19,64	25,64	34,44	4,44	1,69	0,12	12,85
Chinesischer Rinde	11	10,88	3,56	1,31	1,96	27,08	28,84	21,82	4,55	1,14	1,32	5,32
Chinesischer Sprossen	3	6,88	7,35	3,78	5,71	10,71	48,86	11,76	4,95	2,88	0,27	10,88
Holz-Cassia Batavia	7	10,49	4,86	1,79	1,33	21,55	35,17	19,35	5,46	1,72	0,05	13,50
Holz-Cassia Saigon	10	8,00	4,22	3,69	2,75	21,84	30,85	23,43	5,22	2,06	0,37	6,60
Holz-Cassia Malabar	1	8,57	4,50	3,25	1,30	23,22	32,08	22,27	4,80	1,79	0,03	11,97

Hiernach ist der Holz-Zimmt durchweg reicher an ätherischem Oel als Ceylon- und chinesischer Zimmt; die absolute Menge an diesem kann daher nicht die Güte des Zimmts bedingen, sondern nur die Beschaffenheit des ätherischen Oeles.

Der Ceylon-Zimmt zeichnet sich vor den anderen Zimmtsorten durch einen höheren Gehalt an Rohfaser aus.

In dem Parenchym und den Steinzellen der Zimmtrinde ist auch reichlich Stärke abgelagert; über die Menge derselben liegen bis jetzt keine Angaben vor. Die in Zucker überführbaren Stoffe bestehen nur zum Theil aus Stärke. Die Stärkekörnchen des chinesischen Zimmts besitzen einen Durchmesser von 0,01 bis 0,02 mm; die des Ceylon-Zimmts sind meistens kleiner.

E. Späth fand im Ceylon-Zimmt 0,5—1,56 %, im chinesischen Zimmt 0,25 % und im Holz-Zimmt nur Spuren Invertzucker. Saccharose konnte er im Ceylon-Zimmt nicht nachweisen.

Das Zimmtöl, welches aus dem von der verkorkten Rinde befreiten Baste des Ceylon-Zimmts durch Destillation mit Salzwasser gewonnen wird, besteht aus dem Zimmtaldehyd ($C_9H_8O = C_6H_5.CH:CH.CHO$) und einem Kohlenwasserstoff. Aus dem chinesischen Zimmt oder Zimmt-Cassia will Rochleder ein Stearopten ($C_{28}H_{30}O_5$?) dargestellt haben. Behufs Reinigung des Zimmtöles schüttelt man das Oel mit 3—4 Vol. einer konc. Lösung von Kaliumbisulfit, wäscht den Niederschlag mit kaltem Alkohol aus und zerlegt ihn durch verdünnte Schwefelsäure. Durch Oxydationsmittel geht das Zimmtöl zunächst in Zimmtsäure ($C_6H_5CH:CH_2.COOH$), dann in Bittermandelöl ($C_6H_5.COH$) und Bezoësäure ($C_6H_5.COOH$) über.

Die Asche des Ceylon-Zimmts hat nach Hehner (Bd. I, S. 974) im Mittel von 3 Analysen, die der anderen Zimmtsorten nach je 1 Analyse, auf sand- und kohlensäurefreie Asche berechnet, folgende Zusammensetzung:

No.	Bezeichnung	Reinasche %	Kali %	Natron %	Kalk %	Magnesia %	Eisenoxyd %	Manganoxydoxydul %	Phosphorsäure %	Schwefelsäure %	Chlor %	Kieselsäure %
1	Ceylon-Zimmt	6,88	20,22	5,67	57,55	4,81	0,81	0,95	4,27	3,91	0,81	0,41
2	Cassia vera	6,42	8,81	1,42	82,98	1,73	0,21	1,77	1,77	1,12	0,14	0,31
3	Cassia lignea	2,69	30,08	5,81	36,97	8,01	1,79	5,36	5,36	0,29	0,20	1,31

Die natürliche Asche der Zimmtrinden enthält zwischen 27—36% Kohlensäure; sie ist, wie ersichtlich, reich an Kalk und Mangan (vergl. auch noch weiter Bd. I, S. 974).

Verfälschungen des Zimmts. Die gangbarste Verfälschung des Zimmts besteht darin, dass man ihm durch Destillation mit Wasser oder durch Hineinhängen in Alkohol einen Theil des ätherischen Oeles entzieht und den Rückstand nach dem Trocknen noch als echten Zimmt in den Handel bringt.

Die meisten Verfälschungen erleidet wiederum der gepulverte Zimmt, Kaneel oder Cassia des Handels. Nicht nur verwendet man hierzu die Rinden von allerlei dem Zimmt-Lorbeerbaume verwandten Bäumen mit den in den Originalbündeln enthaltenen Abfällen, dem „Zimmtbruch", die aber ein minderwerthiges und weniger aromatisches Oel besitzen, sondern man vermengt dieselben auch mit dem parfümirten Pulver von Mahagoni, Cigarren- und Zuckerkistenholz, verschiedener Baumrinden, Eicheln, Brot, Mehl aller Art, Zucker, entöltem Mohnsamen, Mandelkleie, Sandelholz, Eisenocker etc. Der im Handel zur Beimischung vertriebene „Zimmt-Matta" besteht nach Hanausek grösstentheils aus Hirse-, Gerstenkleie und Maismehl.

Zwei Vorschriften für Darstellung von „reingemahlenem Zimmt" lauten nach E. Spaeth: 1. Vorschrift: 700 g extrahirter Zimmt, 500 g Zucker; 2. Vorschrift: 270 g Kaneel, 20 g Zucker, 50 g Bruch.

Beim Sieben der Originalballen Zimmt erhielt A. Rau bei der 1. Siebung 12,56%, bei der 2. Siebung 17,35% Abgang im Mittel; letzterer enthielt 48,7% Asche.

Der ohne vorherige Siebung, aus den Originalballen direkt vermahlene Zimmt, der Zimmt-Bruch, enthält daher durchweg grössere Mengen Sand; so fand G. Rupp[1]) im Vergleich zu vorher gereinigtem und dann vermahlenem Zimmt im Mittel von je 3 Proben:

Zimmt	Gemahlene Handelswaare		Vom Originalballen selbst vermahlen		Gereinigt und selbst vermahlen	
	Asche	Sand	Asche	Sand	Asche	Sand
Ceylon-	6,10%	2,37%	4,92%	1,07%	4,03%	0,59%
China-	6,03 „	3,13 „	5,79 „	2,86 „	4,86 „	0,84 „

In dem durch Sieben gereinigten Zimmt betrug nach Rau der Aschengehalt in 142 Proben bis 7,43%, im Mittel 6,35%.

Mit Recht fordern daher die Vereinbarungen deutscher Nahrungsmittelchemiker in den einzelnen Zimmtsorten als Höchstmengen:

	Ceylon-Zimmt		Zimmt-Cassia		Zimmtblüthen
	Röhren	Bruch	Röhren	Bruch	
Gesammt-Asche	5,0%	7,0%	5,0%	8,5%	4,5%
In Salzsäure unlöslicher Theil	2,0 „	2,5 „	2,0 „	4,5 „	0,5 „

K. Micko[2]) hat auch eine falsche Zimmtrinde im Handel nachgewiesen, die nach der anatomischen Struktur zwar den Rinden der Laurineen nahe steht und wahrscheinlich von einer Cinnamomum-Art abstammt, aber kein Gewürz liefert. Die Rinde ergab viel (nämlich 4,50%) Schleim, ferner 1,87% Invertzucker, 2,60% Aetherextrakt und 4,0% Asche.

F. Gewürze von Wurzeln.

Hierzu gehören:

1. Ingwer. Der Ingwer (Ingber, Ingwerklauen) wird aus den an dem knolligen Hauptwurzelstock seitlich entspringenden, platt gedrückten Nebenwurzelstöcken (Rhizomen) der im heissen Asien und Amerika wachsenden, echten schmalblätterigen Ingwerpflanze (Zingiber officinale Roscoe, Zingiberaceae) gewonnen.

---

[1]) Zeitschr. f. Untersuchung d. Nahrungs- u. Genussmittel 1899, **2**, 209.
[2]) Ebendort 1900, **3**, 305.

Die staudenartige Ingwerpflanze, früher im südlichen Asien wildwachsend, passt sich innerhalb der tropischen Zone leicht vielfachen Abstufungen des Klimas an und wird jetzt in allen heissen Erdstrichen, besonders in Westindien, an der Westküste von Afrika, auf Queensland sorgfältig und kunstgerecht angebaut. Die einzig werthvollen Wurzelstöcke der Ingwerstaude sind reif, sobald die oberirdischen Theile vollständig verwelkt sind[1]); das ist im Januar und Februar der Fall; die nach Art der Kartoffelernte aus der Erde gehobenen Rhizomstücke werden gewaschen und entweder ganz als solche (wie der Afrikanische Ingwer) unter Umständen nach vorherigem Abbrühen in Kalkwasser und Abwaschen mit Wasser an der Sonne getrocknet, oder wie der Jamaika-, Bengal-, Cochin-Ingwer durch Schütteln der trocknen Rhizome in Körben oder durch Reiben zwischen Ziegelsteinen vorher von der Korkschicht und Rinde befreit. Man unterscheidet daher im Handel ungeschälten oder bedeckten Ingwer mit einer gelblich braunen, gerunzelten Korkschicht und geschälten Ingwer von gelblichem, längsstreifigem und besserem Aussehen, aber von geringerer Güte, weil gerade die Rinde am reichsten an ätherischem Oel und Harz ist. Der geschälte Ingwer wird ferner noch häufig mit schwefliger Säure oder Chlorkalk gebleicht, oder mit Gyps und Kreide eingerieben bezw. überstrichen; letzteres Verfahren pflegt auch zuweilen bei verdorbenem Ingwer angewendet zu werden, es ist daher von höchst fraglichem Werth. Mitunter wird der Ingwer auch mit einer Zuckerschicht überzogen (kandirter Ingwer).

Im Allgemeinen erscheint der Ingwer nach T. F. Hanausek als ein verschieden langes, meist einseitig zusammengedrücktes, zweizeilig oder handförmig verästeltes Rhizom, dessen Zweige schief aufwärts streben und einen elliptischen Querschnitt besitzen.

Als beste Sorte gilt der Jamaika-Ingwer, der geschält und ungeschält in den Handel kommt. Die jährliche Ausfuhr betrug in den 80er Jahren ungefähr 900000 kg; den allergrössten Theil für den Weltmarkt liefert Indien, und zwar den meistens geschälten, aber nicht geweissten Cochin-Ingwer und den entweder geschälten oder ungeschälten Bengal-Ingwer. Die Gesammtausfuhr aus Indien betrug 1894 2357102 kg. Die Grösse der Rhizomstücke der 3 genannten Ingwer-Sorten beträgt etwa:

	Jamaika-,	Cochin-,	Bengal-Ingwer
Länge	9 cm	7 cm	7 cm
Querschnitt	$1,5 \times 1$ cm	$1,3 \times 1$ cm	$2 \times 3/4$ cm

Die Rhizomstücke des Chinesischen Ingwers sind dicker und sukkulent, so dass sie nicht getrocknet werden können, sondern meistens als Canditum Zingiberis, in Zuckersyrup eingemacht, auf den Weltmarkt gelangen. Die Ausfuhr betrug 1887 nur 350000—500000 kg. Ungefähr gleiche Ausfuhrmenge hat Sierra Leone in Westafrika. Diese Rhizomstücke sind kleiner, als obige Sorten, etwa 6 cm lang, selten verzweigt und im Querschnitt $1,5 \times 1$ cm dick.

Auch kommt der Ingwer in gepulvertem Zustande in den Handel; das aus geschälten Sorten hergestellte Ingwerpulver hat eine gelbliche helle Farbe, das aus ungeschälten Sorten hergestellte Pulver zeigt dagegen eine mehr oder weniger braune Färbung.

---

[1]) Vergl. J. Buchwald: Arbeiten a. d. Kaiserl. Gesundheitsamte 1899, **15**, 229.

Der Ingwer war schon in den frühesten Zeiten ein beliebtes Gewürz (sein indischer Name ist „Scingavera", die Griechen nannten ihn ζιγγίβερι).

Die Zusammensetzung des reinen Ingwers ist im Mittel von 95 Proben verschiedener Herkunft, die der Abfälle nach 2, die des gebrauchten Ingwers nach 12 Analysen folgende:

Ingwer	Wasser %	Stickstoff-Substanz %	Aetherisches Oel %	Fett (Aetherauszug) %	Stärke %	Sonstige stickstofffreie Extraktstoffe %	Rohfaser %	Asche %	Von der Asche		In Zucker überführbare Stoffe %	Wasser-Extrakt %	Alkohol-Extrakt %	Petroläther-Extrakt %
									in Wasser löslich %	in Salzsäure unlöslich %				
Reiner . .	11,84	7,07	1,35	3,68	54,53	12,81	4,16	4,56	2,52	0,90	57,45	12,02	5,79	1,79
Abfall . .	4,09	—	(6,56)	6,16	25,25	—	10,97	8,63	3,97	1,35	35,81	16,18	10,50	—
Gebrauchter	11,73	8,00	0,40	2,75	54,57	14,96	5,17	2,42	0,50	—	59,86	8,46	3,20	0,76

Der Gehalt an ätherischem Oel schwankt bei den einzelnen Ingwersorten zwischen 0,4—3,1 %, der an Stärke zwischen 49,0—64,0 %.

Das ätherische Ingweröl scheint im Wesentlichen aus einem Terpen von der Formel $C_{15}H_{24}$ zu bestehen.

Die Stärke ist in den Zellen des gesammten Grundgewebes vertheilt, viel in den Parenchymzellen enthalten, aber die Stärkekörner liegen lose und nicht dicht aneinander gepresst; ihr Umriss ist meist länglich oval; die grössten Körner haben eine Länge von 32,4—41,4 μ und eine Breite von 15,0—28,8 μ. Ihre Form weicht bei den einzelnen Ingwersorten in etwas von einander ab; sie verquellen (verkleistern) erst vollständig bei 85°.

Der Kalkgehalt nicht gekalkter Ingwersorten beträgt etwa 0,37 %, der der gekalkten dagegen 1,86 %.

Ueber den Einfluss der verschiedenen Art des Ausziehens des Ingwers auf die Zusammensetzung (Aether-, Alkohol- und Wasser-Extrakt etc.) vergl. Bd. I, S. 980.

Verfälschungen des Ingwers. Zur Verfälschung des ganzen Ingwers dienen:

1. Die Beimengung der Wurzelstöcke verwandter Pflanzen, so des in Indien, Bengalen und auf Ceylon angebauten breitblätterigen Ingwers (Zingiber Zerumbet Rosc.), dessen Blätter auch als Gemüse dienen, ferner des in Japan einheimischen Zingiber Mioga Rosc., des Zingiber Cassumunar Roxb. (Blockzittwer, gelber Zittwer genannt). Die Rhizome dieser Ingwerpflanzen sind aber weniger gewürzhaft oder haben wie die von letzterer Pflanze einen kampherartigen, gewürzhaften Geruch sowie scharf bitteren Geschmack und einen an Kurkumin erinnernden Farbstoff.

Als Mango-Ingwer bezeichnet man die Rhizome von Curcuma Amada Roxb., die in Bengalen einheimisch ist und dort wie Ingwer benutzt wird. Auch die Rhizome der Gilbwurz oder Gelbwurz oder Turmerik (Curcuma longa Roxb.) dienen als Ersatzmittel des Ingwers. Die Gilbwurz ist ebenfalls im südöstlichen Asien einheimisch und wird hier wie in China, auf Java, Reunion etc. in grösserem Massstabe angebaut. Die Pflanze entwickelt kurze, kegelförmige Hauptwurzelstöcke (früher als Curcuma rotunda im Handel) und gestreckte Seitenknollen (Curcuma longa), welche meist Gegenstand des Handels sind.

Die Gilbwurz findet wegen ihres schönen, gelben Farbstoffes (Kurkumagelb oder Kurkumin, $C_{14}H_{14}O_4$) fast ausschliesslich in der Technik Verwendung, wird aber in England unter dem Namen „Curry-powder" (Gemenge von Kurkuma, Pfeffer, Ingwer, Koriander, Kardamomen etc.) an Stelle des Ingwers als Gewürz benutzt, welchem sie in Geruch und Geschmack ähnlich ist. Auch dient die Gilbwurz, wie bereits angegeben ist, vielfach zur Verfälschung anderer Gewürze.

Die Untersuchung zweier Sorten Gilbwurz ergab:

No.	Gilbwurz	In der natürlichen Substanz									In der Trockensubstanz		
		Wasser %	Stickstoff-Substanz %	Flüchtiges Oel %	Fett (Aether-extrakt) %	Zucker %	Stärke %	Sonstige stickstoff-freie Extraktstoffe %	Rohfaser %	Asche %	Stickstoff-Substanz %	Flüchtiges Oel + Fett %	Stärke %
1	Aus Bengalen	15,82	7,96	3,64	7,02	1,52	31,27	18,08	7,15	7,54	9,45	12,66	37,15
2	Aus Madras	13,76	6,61	1,98	4,92	3,70	39,73	15,77	5,91	7,62	7,66	8,00	46,19

Auch die Wurzeln von Aristolochia canadensis werden als Ersatzmittel des Ingwers angegeben.

2. Sonstige Beimengungen. Die sonstigen Verfälschungen erstrecken sich fast ausschliesslich auf den gepulverten Ingwer, welcher aber nur selten im Handel vorkommt. Als Beimengungen zum gepulverten Ingwer werden angegeben: Ausgezogener Ingwer, Kartoffel- und Sagostärke, Farinamehl, Cerealien- und Hülsenfruchtmehle, Rückstände der Oelfabrikation, Lein, Raps und Senf, ferner Mandelkleie, Cayenne-Pfeffer und Mineralstoffe, vorwiegend Thon.

Der Ingwer soll nach den Vereinbarungen deutscher Nahrungsmittelchemiker höchstens 8 % Asche und darin höchstens 3 % in Salzsäure Unlösliches enthalten.

2. Zittwer-Wurzel. Die Zittwer-Wurzel wird von der ebenfalls zu den Zingiberaceen gehörenden Pflanze Curcuma Zedoaria Roscoe gewonnen, welche aus Südasien und Madagaskar stammt. Sie besteht nach T. F. Hanausek aus einer geringelten, mit dicken Nebenwurzeln besetzten Hauptknolle von Wallnuss- oder Taubeneigrösse. Die im Handel vorkommende Waare enthält nur Theilstücke und zwar Querscheiben von 4 cm Durchmesser und 4—5 mm Dicke, auch Längsstücke von 4—6 cm Länge, welche an den Schnittflächen schmutzig weissgelb bis röthlich grau gefärbt sind. Die unversehrte Oberfläche ist runzelig, gelblich grau oder gelbbraun; die Stücke sind hornig, hart, riechen aromatisch und schmecken gewürzhaft bitter, wie Ingwer bezw. Kurkuma.

Die mittlere Zusammensetzung ist nach 3 Analysen folgende:

In der natürlichen Substanz:								In der Trockensubstanz:		
Wasser	Stickstoff-Substanz	Aether. Oel	Fett	Zucker	Stärke	Sonstige stickstofffreie Extraktstoffe	Rohfaser	Asche	Stickstoff-Substanz	Aether. Oel + Fett	Stärke
16,39 %	10,83 %	1,12 %	2,46 %	1,18 %	49,90 %	8,89 %	4,82 %	4,41 %	12,94 %	4,28 %	59,68 %

Die Zittwer-Wurzel gleicht daher in der Zusammensetzung der Ingwer-Wurzel und wird auch wie diese verwendet.

Verfälschungen scheinen bei der Zittwer-Wurzel bis jetzt nicht beobachtet zu sein; sie dürften auch wohl nur bei dem etwa gepulverten Zittwer vorkommen und dann ähnliche sein, wie bei der Ingwer-Wurzel.

3. Galgant. Eine dritte bezw. vierte, zu den Zingiberaceen gehörige, auf der Insel Hainan und der gegenüberliegenden chinesischen Küste angebaute Pflanze (Galanga oder Alpinia officinarum Hance) liefert das Gewürz „Galgant" oder „Siam-Ingwer", welches aus den eingetrockneten Wurzelstöcken dieser vorwiegend in Siam angebauten Pflanze besteht. Die Handelswaare besteht aus fingerlangen und fingerdicken Cylindern, welche häufig knieförmig gebogen, an den Enden kopfig angeschwollen sind und durch gefranzte Blätternarben verursachte Querrunzeln besitzen. Der Geruch des Galgants erinnert an den des Ingwers bezw. Kardamomens, der

Geschmack ist bitter aromatisch, schwach brennend, die Farbe innen und aussen braunroth, zimmtfarbig.

Durch holzige, zähe, uneben brüchige Beschaffenheit und durch die Mächtigkeit — die Wurzelstöcke sind grösser und 3-mal so dick, als die des Ingwers —, unterscheidet sich der Galgant von den anderen Wurzelgewürzen.

Die Zusammensetzung des Galgants ist nach zwei Analysen folgende:

In der natürlichen Substanz:									In der Trockensubstanz:		
Wasser	Stickstoff-Substanz	Aether. Oel	Fett	Zucker	Stärke	Sonstige stickstofffreie Extraktstoffe	Rohfaser	Asche	Stickstoff-Substanz	Aether. Oel + Fett	Stärke
13,65%	4,19%	0,68%	4,75%	0,95%	33,33%	21,27%	16,85%	4,33%	4,85%	5,82%	38,58%

Der Galgant enthält hiernach weniger Stickstoff-Substanz und mehr Rohfaser als die Wurzelgewürze Ingwer und Zittwer.

Seine Anwendung als Gewürz wie als Heilmittel ist zur Zeit nur mehr eine beschränkte.

Verfälschungen. Als Verfälschung des Galgants wird von T. F. Hanausek angegeben, dass statt seiner der „grosse Galgant" auf den Markt (so in London) gelangt, welcher nach einer Annahme von der auf den Sunda-Inseln (Java) einheimischen Alpinia Galanga Willdenow herrühren, nach Flückiger aber von einer anderen Alpinia abstammen soll.

Auch die Erdmandeln (Cyperus longus) sollen dem Galgant untergeschoben werden, sich aber leicht durch die abweichende Gestalt von demselben unterscheiden lassen.

4. Süssholz. Das Süssholz des Handels bildet die Wurzeln der zu den Papilionaceen gehörenden, 2 m hohen Staude Glycyrrhiza glabra L.; unter Radix Liquiritiae glabra versteht man Spanisches, unter Radix Liquiritiae mundata Russisches Süssholz; letzteres stammt von einer Spielart der genannten Pflanze, nämlich Glycyrrhiza glabra Var. glandulifera, dagegen nicht von Gl. echinata, deren Wurzeln nicht süss schmecken und kein Süssholz liefern.

Das Süssholz wird in Spanien, Italien, Südfrankreich und besonders in Russland, kleine Mengen auch in Deutschland, Mähren und England angebaut. Zum Anbau dient tiefgepflügter, gut gedüngter Boden, in welchen die Ausläufer einer geernteten Pflanze eingegraben werden. Die daraus erwachsenen Wurzel- und Ausläufersysteme werden im 3. Jahre ausgegraben; die jungen Ausläufer dienen zu neuen Anpflanzungen, während die älteren Ausläufer (unterirdische Achsen) und die Wurzeln in Stücke zerschnitten und zum Theil von der äusseren Rinde befreit werden. Die Süssholz-Kultur wurde im 15. Jahrhundert in Deutschland (Bamberg) eingeführt.

Bei uns werden vorwiegend nur 2 Sorten, Spanisches und Russisches — neuerdings auch Kleinasiatisches — Süssholz in den Handel gebracht. Die beste Sorte kommt aus Tortosa in Katalonien — es sind fast gleichmässig cylindrische unterirdische, gut ausgewachsene Achsen —; andere spanische Sorten sind unansehnlicher und weniger gut gewachsen. Das Kleinasiatische Süssholz, welches sich in der Güte dem Spanischen nähert, wird von wildwachsenden Pflanzen gesammelt.

Auch das Russische Süssholz, welches meist geschält in den Handel kommt, stammt zum Theil von wildwachsenden Pflanzen (z. B. von den Ufern des Ural); grösstentheils aber wird es angebaut; es schmeckt gegenüber dem Spanischen Süssholz etwas bitterlich.

Die Zusammensetzung des spanischen und russischen Süssholzes ist nach je einer Analyse folgende:

No.	Süssholz	In der natürlichen Substanz								In der Trockensubstanz		
		Wasser %	Stickstoff-Substanz %	Fett %	Glukose[1] %	Saccharose[2] %	Sonstige stickstofffreie Extraktstoffe %	Rohfaser %	Asche %	Stickstoff-Substanz %	Glukose %	Saccharose %
1	Spanisches . . .	8,82	12,92	3,71	7,44	2,13	42,98	17,66	4,40	14,17	8,16	2,34
2	Russisches . . .	8,68	9,25	3,06	6,01	10,38	38,44	18,80	5,38	10,13	6,58	11,36

Das Süssholz enthält den sog. Süssholzzucker, das Glycyrrhizin, eine Ammoniak-Verbindung der Glycyrrhizinsäure $C_{44}H_{63}NO_{18} \cdot NH_4$, welche etwa 8% des Süssholzes ausmacht. Man zieht das Süssholz mit kaltem Wasser aus, kocht zur Abscheidung des Eiweisses, filtrirt und fällt das Glycyrrhizin mit verdünnter Schwefelsäure. Letzteres scheidet sich in hellgelben Flocken aus, welche bald zu einer dunkelbraunen, zähen Masse zusammenfliessen. Löst man die ausgeschiedenen, durch Waschen mit Wasser von Schwefelsäure befreiten Flocken in verdünntem Ammoniak, verdampft zur Trockne, so erhält man das Glycyrrhinum ammoniacale oder „Glicirine", welches zur Versüssung der ärztlicherseits verordneten Mixturen dient.

Durch Fällen der wässerigen oder ammoniakalischen Lösung mit Bleiessig erhält man das Bleisalz der Glycyrrhizinsäure; indem man letzteres in Wasser vertheilt und durch Schwefelwasserstoff zerlegt, kann man die Glycyrrhizinsäure rein gewinnen. Dieselbe verhält sich wie eine Säure (3-basische), schmeckt aber süss; sie ist in Aether und Alkohol kaum, dagegen in alkalischen Flüssigkeiten leicht löslich; sie reducirt Fehling'sche Lösung beim Erwärmen; beim Kochen mit verdünnter Säure zerfällt sie in Zucker und „Glycyrrhetin", ein braungelbes Harz.

Das Süssholz enthält ferner einen gelben Farbstoff und verhältnissmässig viel Asparagin (nämlich 1—2%, nach anderen Angaben sogar 4%).

Eine naheliegende Verfälschung besteht darin, dass bereits entsüsstes Süssholz als natürliches verkauft oder dem natürlichen untergemischt wird. Diese Verfälschung lässt sich durch eine quantitative Bestimmung des Zuckers feststellen.

Die alkaloïdhaltigen Genussmittel.

Die alkaloïdhaltigen Genussmittel sind von vorstehend besprochenen Genussmitteln, den Gewürzen, in ihrer Zusammensetzung und Wirkung wesentlich verschieden. Während bei den Gewürzen vorwiegend ätherische Oele oder einige scharf schmeckende und riechende Stoffe den wirksamen Bestandtheil bilden, übernimmt hier neben geringen oder doch zurücktretenden Mengen ätherischen Oeles ein Alkaloïd diese Rolle. Erstere, die ätherischen Oele der Gewürze, wirken direkt erregend auf die Geruchs- und Geschmacksnerven und unterstützen dadurch die Verdauungsthätigkeit; die alkaloïdhaltigen Genussmittel wirken dagegen vorwiegend indirekt, d. h. erst nach dem Uebergang ins Blut, indem nach v. Pettenkofer und Anderen das Alkaloïd erst das Centralnervensystem erregt und von diesem aus auf weiten Umwegen andere Nerven beeinflusst (vergl. S. 210 und 346). Der Kakao bezw. die Chokolade ist auch gleichzeitig ein Nahrungsmittel.

---

[1] Direkt Fehling'sche Lösung reducirender Zucker.
[2] Nach der Inversion Fehlings'sche Lösung reducirender Zucker.

Die in diese Gruppe fallenden Genussmittel sind **Kaffee, Thee, Kakao** (bezw. **Chocolade), Tabak, Kolanuss, Kokablätter, Betelblätter** und **Opium**.

Das eine oder andere dieser Genussmittel finden wir in jedem Lande oder bei jedem Volke verbreitet.

Während in England der Thee sowohl in den grossen Palästen wie in den kleinen Hütten verwendet wird, sehen wir in Deutschland bei Reichen und Armen vorwiegend den Kaffee in Gebrauch. Der Türke schläfert sich durch Tabak ein, der Perser und Inder versetzt sich durch den Haschisch (Auszug aus dem indischen Hanf) in eine tolle, wollüstige Heiterkeit. Den Fakiren gelingt es, durch Genuss des Haschisch den Stoffumsatz im Körper derart herunterzusetzen, dass sie mehrere Wochen ohne alle Nahrung in einem todähnlichen Zustande leben.

Eine gleiche Wirkung wie diese Genussmittel haben auch die **Kokablätter**, der **Stechapfel, Fliegenschwamm**, die **Betelnuss** und das **Opium**, in denen ebenfalls die wirksamen Stoffe **Alkaloïde** sind.

Das Opium setzt den Menschen, wie Artmann erzählt, in den Stand, Mühen und Anstrengungen zu ertragen, unter denen er sonst erliegen würde. „So verrichten die indischen Halcarras, die Sänfte- und Botengänge leisten, mit nichts anderem, als einem kleinen Stück Opium und einem Beutel Reis versehen, fast unglaubliche Reisen. Die tatarischen Kouriere durchziehen, mit wenigen Datteln, einem Laib Brot und Opium versehen, die pfadlose Wüste, und aus demselben Grunde führen die Reisenden in Kleinasien regelmässig Opium mit sich in Gestalt kleiner Kuchen mit der Aufschrift: „Mash Allah" (Gottesgabe). Selbst die Pferde werden im Orient durch den Einfluss des Opiums bei Kräften erhalten. Der Kutcheereiter theilt seinen Opiumvorrath mit dem ermüdeten Ross, welches, obwohl der Erschöpfung nahe, dadurch eine unglaubliche Anregung erhält." Die Betelnüsse (Röllchen, die durch Umwickeln der Arekanuss [Areca Catechu L.] mit den Blättern der Betelpflanze [Piper Betle L.] angefertigt werden) finden sich bei südasiatischen Völkern in jedem Hause und werden den ganzen Tag von Jung und Alt, Weibern und Männern, gegessen (gekaut). Das Kauen soll — ein gleiches wird vom Thee behauptet — die Hautausdunstung herabsetzen und die üblen Folgen der Opiumschwelgerei beseitigen, ähnlich wie der Kaffee jene der alkoholischen Getränke.

In derselben Weise sind gegen 8 Millionen Indianer Perus und Bolivias dem Kokagenuss ergeben; jeder derselben führt trockene Kokablätter mit sich, dazu gepulverten gebrannten Kalk in einem besonderen Behälter oder etwas Quinoaasche, die mit Wasser zu einem Stäbchen geformt ist. Der Genuss der Koka soll Nahrung und Schlaf entbehren und selbst die grössten Strapazen ertragen helfen. Die Eingeborenen preisen nach H. Grouven die Koka als ein Geschenk des Sonnengottes, welches den Hunger stillt, den Erschöpften stärkt und den Unglücklichen seinen Kummer vergessen lässt.

E. Merck[1]) giebt an, dass Kokagenuss das Athmen erleichtert, die Magenthätigkeit anregt, die Esslust erhöht und Verdauungsstörungen hebt.

---

[1]) Vergl. Zeitschr. „Humboldt" 1885, S. 341.

Kaffee.

Die sog. **Kaffeebohnen** des Handels sind die von der Fruchtschicht, der äusseren und zum Theil auch der inneren Samenhaut befreiten **Samenkerne** gewisser Arten der Kaffeestaude (Coffea), eines Strauches aus der Familie der Rubiaceen, die wild wachsend eine Höhe von 9—10 m erreicht, aber in Kultur genommen, behufs Begünstigung der Fruchtbildung so zugeschnitten wird, dass sie nur 2—2½ m hoch wird. Der Ertrag einer Staude, die gleichzeitig Blüthen und Früchte trägt, schwankt zwischen 1—5 kg Samen.

Die Frucht des Kaffeebaumes ist eine Steinbeere und hat die grösste Aehnlichkeit mit unserer Kirsche. Sie ist von einer saftigen, fleischigen Hülle umgeben, die **zwei mit ihren platten Seiten aneinander liegende Kerne, oder nur einen Kern**, den Samen, einschliesst.

Für gewöhnlich versteht man unter Kaffee die Samenkerne der **echten Kaffeestaude, Coffea arabica L.**; hierzu gesellen sich in der letzten Zeit auch die von **Coffea liberica Ball.** (Liberia-Kaffee), während die Samenkerne sonstiger Coffea-Arten (C. microcarpa D. C., C. Mauritiana Lam., C. Zanguebariae Lourv. u. a.) für den Verkehr wenig Bedeutung haben.

Die **Form** der sog. Kaffeebohnen, die in das Gewebe der inneren Schicht der **Samenschale (Silberhaut), das Endosperm und den Keim** zerfallen, ist sehr verschieden; die fast ausschliesslich aus dem Nährgewebe (Endosperm) bestehenden Samen der zweisamigen Kaffeefrüchte sind meistens plankonvex; das Nährgewebe ist hart, hornartig, bald bläulich, bald grünlich, bald gelblich, bald bräunlich gefärbt und umschliesst den kleinen Keimling[1]). Auf der flachen Seite der Kaffeebohne ist eine von der Samenschale (Silberhaut) ausgekleidete Längsfurche (Naht) erkennbar. Die von in Folge Fehlschlagens eines Samens **einsamigen** Kaffeefrüchten stammenden Bohnen sind nicht flach, sondern beiderseits **gerundet**, weshalb sie allgemein **Perlkaffee** (Rodondo) genannt werden.

Der **Liberia-Kaffee** (von einer Tiefpflanze in Guinea, Westafrika) hat grössere Samen als der arabische Kaffee; sie ist gegen die Kaffee-Krankheiten widerstandsfähiger, als der arabische Kaffee, gilt aber trotz nahezu gleicher chemischen Zusammensetzung für minderwerthiger als letzterer, weshalb er nicht unter einer Bezeichnung verkauft werden soll, welche den Schein erweckt, als ob es sich um arabischen Kaffee handelt. Man hat versucht, den Liberia-Kaffee durch Kreuzungen mit arabischem Kaffee aufzubessern, aber anscheinend ohne Erfolg. Dagegen scheint das Pfropfen von arabischem Kaffee auf Liberia-Kaffee erfolgreich zu werden. H. Trillich[2]) berichtet über einen Kaffee mit **thränenförmigen Bohnen**, den Café marron, der nach T. F. Hanausek[3]) den Samen von Coffea mauritiana (bourbonica) Lam. vorstellt und auch Bourbonkaffee genannt wird. Die Samen sind verkehrt eilänglich, nach unten (Keimlage) zugespitzt, am Scheitel abgerundet oder wenig spitz, mit einer planen Bauch- und einer gewölbten Rückenfläche versehen, viel schmächtiger und dünner, als echte Kaffeebohnen, in den Grössenverhältnissen ziemlich verschieden. Perl-Bohnen kommen häufig vor und diese sind „thränenförmig" gebildet. Die gerösteten Bohnen zeigen eine bedeutende Volumenzunahme, liefern einen kaffeeartigen Auszug, jedoch von

---

[1]) Vergl. hierzu und zu den folgenden Ausführungen auch: Vereinbarungen zur einheitlichen Untersuchung und Beurtheilung von Nahrungs- und Genussmitteln sowie Gebrauchsgegenständen für das Deutsche Reich. Berlin 1902, Heft III, 24.
[2]) Zeitschr. f. öffentl. Chemie 1898, 4, 542.
[3]) Zeitschr. f. Untersuchung d. Nahrungs- u. Genussmittel 1899, 2, 545, vergl. auch Albr. Frohner, Die Gattung Coffea und ihre Arten. Inaug.-Dissert. Rostock 1898.

rauhem, herbem und scharfem Geschmack. Auch unterscheidet sich dieser Kaffee durch das vollständige Fehlen von Koffeïn von echtem Kaffee. Kreuzungen zwischen Coffea arabica L. und C. Mauritiana Lam. sollen Samen liefern, welche denen des ersteren Kaffees entsprechen.

a) Kaffeesorten und Verarbeitung derselben.

Die von Coffea arabica L. abstammenden **echten Kaffeesorten** werden nach den Ursprungsländern wie folgt eingetheilt:

1. **Arabischer**[1]) **oder levantinischer Kaffee (Mokka).** Dieser gilt als die beste Sorte, hat sehr kleine, flache, eirunde, harte Bohnen von blassgelblicher bezw. gelbgrünlicher Farbe, die fast immer unzerbrochen und sehr rein sind. Der arabische Mokka stammt vom Sannagebirge (Yemen, beste Sorte) bezw. von Aden, der afrikanische (äthiopische) Kaffee von Härar.

2. **Französisch-indischer Bourbon-Kaffee (Réunion)**, welcher als die zweitbeste Sorte gilt und in der Form etwas länglicher als der arabische Kaffee ist.

3. Nach Mokka und Bourbon liefern **Java, Ceylon, das Festland von Indien** und **Celebes** die feinsten Kaffeesorten.

Braune und hochgelbe Java-Kaffees werden am meisten geschätzt. **Dadap-Kaffee** heisst derjenige, welcher von im Schatten der dazu besonders gepflanzten Dadap- oder Korallenbäume stehenden Kaffeebäumen stammt.

Die besten Sorten Ceylon-Kaffee heissen auch **Plantations-Kaffee**, im Gegensatz zu den als **Native** benannten mittleren oder geringeren Sorten.

Die vom Festlande Vorderindiens stammenden Kaffee-Bohnen (Neilherry, Mysore, Coorg, Neidobatuum u. a.) sind breit mit konkaver Innenfläche und mehr oder weniger grün, mitunter silberhäutig gefärbt.

Bei den von Celebes stammenden Sorten unterscheidet man den grossbohnigen, meist gelben und blanken **Menado-Kaffee** von durchweg vorzüglichem Geschmack und den fast gleich aussehenden, aber minderwerthigeren **Makassar-Kaffee**.

4. **Amerikanischer Kaffee:**
   a) **Westindischer Kaffee**; **Kuba-** und **Portorico-Kaffee** gelten unter den westindischen Sorten als die besten; ersterer hat gelbe, grüne, schmale und lange Bohnen mit stark gewölbter Innenfläche, Portorico-Kaffee gelblichgrüne, verschieden grosse Bohnen mit schief gewölbter Innenfläche. Hierher gehören ferner **Jamaika-** und **Domingo-Kaffee**, welcher letztere selten frei von kleinen, schmierigen, schwarzen und gebrochenen Bohnen ist.
   b) **Mittelamerikanischer Kaffee**, wozu der Kaffee von Mexiko, Costarica, Guatemala und Nikaragua gehören.
   c) **Südamerikanischer Kaffee.**
   α) **Venezuela** mit den Sorten Marakaibo, Ecuador, Surinam u. a.
   β) **Brasilien** mit den Sorten Santos, Rio u. a., von denen der Santos Campinos den besseren Kaffeesorten nahe kommt. Brasilien weist die grösste Kaffeeerzeugung (jährlich etwa 480 Mill. Kilogramm) auf.

---

[1]) Man nimmt vielfach an, dass die Heimath der Kaffeestaude Arabien ist. Aller Wahrscheinlichkeit nach aber stammt dieselbe aus den Landschaften Caffa und Narea im nordöstlichen Theile des afrikanischen Hochlandes, wo sie wie in dem angrenzenden Aethiopien und Abessynien wild wächst und dichte Waldungen bildet. Von hier scheint sie um das 15. Jahrhundert nach Arabien gelangt zu sein, wo die Stadt Mokka (daher der Name Mokka für Kaffee) der Stapelplatz für die gewonnene Kaffeebohne wurde. Gegen 1700 wurde die Kaffeestaude von den Holländern nach Java verpflanzt und ging von dort schnell nach Ost- und Westindien. Gegenwärtig beziehen wir Kaffee aus allen tropischen Welttheilen. Vergl. auch die Schrift von Brougier: Der Kaffee, dessen Wesen, Kultur und Handel. München, Oldenbourg's Verlag. 1889.

Man unterscheidet bei allen amerikanischen Kaffeesorten naturelle oder Trillado- und gewaschene oder Deszerezado-Kaffees. Der gewaschene Brasil-Kaffee (Kaffee levado) ist meist erbsengrün gefärbt, gleichmässig, nahezu frei von schlecht aussehenden (braungefleckten) Bohnen, von mildem, süsslichem Geschmack; der nicht gewaschene Kaffee (Kaffee do terreiro) ist dagegen von scharfem Geschmack, verschieden grünlich gefärbt, oft schuppig und gesprenkelt.

Triage oder Brennwaare besteht aus schlechten, zerbrochenen, oft mit Schalen gemischten Bohnen und auch aus den Kaffeeresten von den Schiffs- und Lagerräumen. Havarirter oder marinirter Kaffee ist durch Eindringen von Seewasser verdorben.

Die Gesammtmenge des gewonnenen Kaffees[1]) betrug in den letzten Jahren 670—725 Millionen Kilogramm, an welcher Erzeugung betheiligt ist:

Brasilien	Central-Amerika und Antillen	Asien	Afrika
Mit etwa 435—510 Mill.	186—198 Mill.	67—70 Mill.	13—16 Mill. Kilogr.

Die durch Schütteln (Arabien) oder Pflücken (Westindien) im Mai bis August oder December geernteten Kaffeebeeren werden auf dreierlei Art geschält, nämlich entweder nach dem trocknen oder nassen oder Wäsche-Verfahren. Nach dem vorwiegend in Arabien und Ostindien üblichen trockenen Verfahren werden die etwas getrockneten Früchte durch Quetschen zwischen Walzen von Frucht- und Samenhüllen befreit, darauf die Samen getrocknet und durch Schleudern oder Schwingen von den noch anhaftenden Schalen, der Pergamentschale oder dem Endokarp befreit.

Das nasse Verfahren besteht darin, dass man die Kaffeefrüchte entweder einen Tag gähren lässt, dann trocknet und durch Zerquetschen sowie Schwingen von den Frucht- und Schalenresten befreit oder dass man wie in Westindien das frische Fruchtfleisch so schnell wie möglich entfernt, die noch mit der Pergamentschale versehenen Samen der Gährung unterwirft, wäscht, trocknet, darauf in Schälmaschinen die Pergamentschale beseitigt.

Das Waschen des Kaffees beginnt in Brasilien damit, dass man die Früchte in grosse Wasserbehälter wirft, wodurch die grünen und tauben, obenauf schwimmenden Früchte von den vollen, untersinkenden getrennt werden. Letztere gelangen sodann in den „Despolpador", durch den die Fruchtschalen auf mechanischem Wege losgetrennt werden. Nach abermaligem Waschen werden die Samen entweder durch natürliche Sonnen- oder künstliche Wärme getrocknet und mit dem „Deskador" enthülst[2]). Dem Enthülsen folgt dann häufig noch ein Scheuern in eisernen Cylindern (Brunidor); das Sortiren geschieht durch Sieben.

Den Perlkaffee trennt man dadurch von dem anderen Samen, dass man die enthülsten Samen auf ein rauhes, schief gespanntes, sich bewegendes Tuch bringt und von oben aufschüttet; die flachen Samen bleiben liegen, die runden rollen abwärts.

Ausser vorstehender Zubereitung erfährt der Kaffee in den Erzeugungsländern vielfach ein sog. „Schönen" und „Appretiren". Das Schönen besteht in der Aufbesserung der Farbe z. B. durch Bestreuen mit Ocker (ockern) zur Ertheilung einer gelben Farbe (wie bei Menado-Kaffee), oder durch Bestreuen mit Linkenkohle und etwas Indigo für grüne Schattirungen. Unter Appretiren versteht man das Anrösten oder Aufquellen in Wasserdampf, um grössere Bohnen zu erzielen.

Das bei der Kaffee-Zubereitung abfallende Fruchtfleisch dient zur Herstellung einer geringhaltigen alkoholischen Flüssigkeit (Kischer oder Gischer der Araber); die Fruchtschalen werden entweder direkt zur Verfälschung des Kaffees oder zur Herstellung eines Extraktes verwendet, der beim Rösten des Kaffees Verwendung findet (vergl. unter Verfälschungen des Kaffees).

---

[1]) Vergl. die vom Kaiserl. Gesundheitsamte ausgearbeitete Schrift „Der Kaffee". Berlin. Jul. Springer. 1903.

[2]) Das vollständige Enthülsen wird jedoch zum Schutze der Sorten vielfach erst in Europa vorgenommen.

Die Länge der Kaffeebohnen schwankt zwischen 7—15 mm, die Breite zwischen 8—10 mm, die Dicke zwischen 5—6 mm. Auf 1 Deciliter entfallen nach Ed. Hanausek etwa:

	Mokka-,	Ceylon-,	Java-,	Jamaica-Kaffee
Bohnen, Anzahl	510	345	338	294
„ Gramm	50,0	50,8	44,5	52,2

Wenngleich der Genuss des Kaffees (d. h. des wässerigen Auszuges des Samens) in Aethiopien schon uralt ist, so ist derselbe doch erst im 16. und 17. Jahrhundert in Europa bekannt geworden. So wurde in London das erste Kaffeehaus errichtet im Jahre 1652, in Paris 1670, in Leipzig 1694, in Nürnberg 1696[1]).

Im Allgemeinen gilt die Kaffeesorte um so aromareicher und geschmackvoller, je geringer das Deciliter-Gewicht ist. Hiermit soll die Thatsache zusammenhängen, dass durch längeres Lagern die Beschaffenheit des Kaffees verbessert wird. Jedoch darf die Lagerung des Kaffees nicht in der Nähe stark riechender Stoffe stattfinden. Die einzelne rohe Kaffeebohne hat keinen oder einen kaum merkbaren Geruch; wenn er jedoch in grösseren Mengen aufgehäuft wird, macht sich ein eigenartiger Kaffeegeruch bemerkbar.

b) Das Rösten des Kaffees.

Der Kaffeesamen bezw. die Kaffeebohne wird von uns nicht als solche verwendet, sondern vorher bei 200—250° geröstet oder gebrannt[2]). Das Rösten ist ebenso von Einfluss auf die Beschaffenheit, den Wohlgeschack des Kaffees, wie die Natur des Samens selbst. Zunächst sollen die Bohnen, unter Entfernung aller kleinen und verkrüppelten Bohnen, Steinchen und dergl. genau ausgelesen und darauf durch rasches Abwaschen mit kaltem Wasser von anhängendem Staub und Schmutz befreit werden. Man übergiesst die Bohnen in einem Gefäss mit kaltem Wasser, rührt kräftig um und giesst das Trübe, damit sich keine werthvollen Bestandtheile des Kaffees lösen, rasch ab. Die feuchten Bohnen kommen ohne weiteres in den Kaffeebrenner, um geröstet zu werden.

Als Kaffeebrenner sind in den Haushaltungen entweder drehbare, cylindrische Eisentrommeln oder bedeckelte Eisentöpfe (pfannenartige Töpfe) mit Rührvorrichtungen in Gebrauch. Man füllt dieselben höchstens zu zwei Drittel mit Bohnen, erhitzt ziemlich rasch über freiem Feuer, indem man beständig rührt oder dreht, damit immer neue Bohnen mit der heissen Fläche des Eisengefässes in Berührung kommen und möglichst alle Bohnen gleichmässig lange der stärksten Hitze ausgesetzt werden. Anfangs entweichen nur Wasserdämpfe, bei weiterer Erhitzung auch riechende Erzeugnisse der trocknen Destillation. Die Dämpfe haben im Anfange eine sauere, später eine alkalische Reaktion. Wenn die Bohnen eine gleichmässige, lichtbraune Färbung[3]) angenommen haben, soll die Röstung unterbrochen werden; hierauf

---

[1]) Der Verbrauch an Kaffee ist zur Zeit in den Niederlanden am stärksten, in Russland am geringsten; er beträgt für den Kopf und das Jahr z. B.:

Niederlande	Belgien	Norwegen	Schweiz	Deutschland	Frankreich	Oesterreich	Russland
7,50 kg	4,24 kg	3,45 kg	3,01 kg	2,69 kg	1,43 kg	0,84 kg	0,10 kg

[2]) Im Westen vom Tanganika-See werden zwar die Samen einiger Kaffeesträucher theils gekaut, theils gekocht als Genussmittel benutzt; diese Sträucher gehören jedoch anderen Arten der Gattung Coffea an, nämlich Coffea microcarpa D. C., C. laurina Sm., C. Zanguebariae Louv. etc.

[3]) Diese wird durch Rösten bei mässigen Temperaturen von etwa 200° erzielt; hierbei bildet sich auch das meiste Aroma.

ist unter stetem Drehen oder Rühren genau zu achten, weil durch Ueberrösten, d. h. ein Rösten bis zur dunkleren, schwarzbraunen oder gar schwarzen Färbung das Aroma wie der Geschmack sehr beeinträchtigt werden. Die fertig gerösteten Bohnen werden auf einen Tisch oder besser in eine geräumige, hölzerne Mulde entleert und hier sofort, um ein Nachrösten bezw. Nachdunkeln in Folge der aufgenommenen Wärme im Innern zu vermeiden, entweder so lange durchgerührt oder so lange umgeschwenkt, bis keine Dämpfe mehr entweichen. Die abgekühlten Bohnen werden, um kein Aroma zu verlieren, in möglichst dicht schliessenden Gefässen aufbewahrt und kurz vor Bereitung eines Kaffeeaufgusses gemahlen.

Diese, wegen der mitunter wegen der Entwicklung der stark riechenden Dämpfe lästige Hausarbeit hat aber in letzterer Zeit, wie auf vielen anderen Gebieten der Lebensmittelzubereitung, einer fabrikmässigen Röstung Platz gemacht, welche entweder von den Händlern oder eigenen Kaffeeröstereien ausgeübt wird. Für solche Kaffeeröstmaschinen sind zahlreiche Patente ertheilt worden. Hierüber äussert sich H. Trillich[1]) auf Grund eigener Erfahrungen also:

Die Kaffeeröstungsapparate stellen cylindrische oder kugelförmige Trommeln dar, die in der Achse gelagert sind, durch Schwungräder oder Räderübersetzung gedreht werden, und deren Feuerung mit Kohlen, Holzkohlen oder Koks, auch mit Gas oder Wassergas, vorgenommen wird. Die Füllung der Trommel erfolgt durch eine mit Deckel verschliessbare, runde oder viereckige Oeffnung, die Röstgase entweichen durch die hohle Achse oder durch eigene, aus gelochtem Blech gefertigte Ausblasevorrichtungen. Ebenso konstruirte grössere Apparate, bis zu 100 kg Fassung, werden von Transmissionen mittels Riemen und Riemenscheiben getrieben, sie besitzen ferner Vorrichtungen, die Trommel aus dem Feuerraume zu heben oder zu rollen bezw. einen verschiebbaren Feuerwagen.

Seit einigen Jahren macht sich nun ein Bestreben breit, diese Röstapparate zu verbessern, und die Patentanmeldungen auf neue Konstruktionen überstürzen sich förmlich. Das Losungswort aller Erfinder ist Schnellröster.

Während man früher bestrebt war, den Kaffee möglichst vor dem Rauche und den Abgasen des Feuerungsmaterials zu schützen, ja sogar silberne Röster konstruirte, weil diese weniger von den Feuergasen durchdrungen werden sollten, konstruirt man jetzt Maschinen, bei welchen die Feuergase direkt durch den Kaffee gesaugt werden.

Zuerst tauchten gelochte Trommeln auf und zwar sowohl einfach- wie auch doppelwandige, oder solche, wo der Röstraum als innere Hohlkugel mit der äusseren Wand durch feine Kanäle (D. R.-P. No. 48099) oder Ventilationsschaufeln (D. R.-P. No. 69254) verbunden war.

Ihnen folgte der Salomon'sche Apparat (D. R.-P. No. 57210), der auch von Stutzer[2]) warm empfohlen wurde, ohne allseitig Gegenliebe zu finden.

Die typische Form dieses, ursprünglich nicht für Genussmittel bestimmten Apparates besteht in einem Cylinder mit beiderseitigem Konus und eingesetzten Wurffedern. Die Röstgase von glühendem Koks werden durch einen hohen Kamin oder durch einen Ventilator durch das Röstmaterial gesaugt. Der Salomon'sche Apparat hatte eine Sturmfluth von ähnlichen Konstruktionen zur Folge, doch sei hervorgehoben, dass schon früher Konstruktionen am Markte waren, bei denen frei in der Trommel Gasröstflammen brannten, durch die der Kaffee beim Rösten hindurchgeschleudert wurde.

Eine andere eigenthümliche Schnellrösterform ist unter No. 51402 patentirt. Es ist eine mit Gas geheizte Schlangenröhre, durch welche der Kaffee, in Folge ihrer Drehung, wandert. Hierher gehören ferner jene Apparate, bei denen das Röstgut in Schnecken durch

---

[1]) Zeitschr. f. angew. Chemie 1894, 329.
[2]) Ebendort 1891, 601.

den feststehenden Feuerraum befördert wird, der entweder direkt oder indirekt geheizt ist (System Hungerford u. Comp., Grote u. A.).

Trillich hat theils selbst, theils von befreundeten Herren sich Urtheile über alle diese Konstruktionen gebildet und viele nach den verschiedensten Verfahren gebrannte Kaffees untersucht. Derselbe muss aber im Vornhinein bekennen, dass sich die gepriesenen Verbesserungen immer in irgend einer Richtung als Verschlechterungen erwiesen.

Es sei nebenbei erwähnt, dass einer dieser Apparate konstant etwa vier Pferdekräfte zur Erzeugung des Luftzuges anwendet, die, mit Gasmotor erzeugt, jährlich etwa 1500 Mark kosten, d. h. so viel wie früher die ganze Rösterei. Der Hauptvortheil, Ersparniss an Zeit und Brennmaterial, wird häufig, entgegen allen Versprechungen, entweder nicht erreicht, oder es geschieht auf Kosten der Qualität des Kaffees. Während man in anderen Industrien, z. B. der Mälzerei, von der offenen Feuerung, dem Durchstreichen der Heizgase durch die Röstmaterialien längst völlig abgekommen ist, macht man bei einem werthvollen Handelsartikel einen völligen Rückschritt und setzt den Kaffee den Einflüssen der Rauch- und Heizgase aus, von denen besonders die schweflige Säure den Geschmack schwer beeinträchtigt.

Jeder Kaffeeröster weiss, dass auf den alten Maschinen durch scharfes Feuer Kaffee in der halben als üblichen Zeit geröstet werden kann, dass er aber dann überhitzt ist, an Gewicht einbüsst, anfänglich allerdings recht aromatisch schmeckt, bald aber schlecht und ranzig wird. Alle diese überhitzten Kaffees kommen entweder fetttriefend aus der Trommel, oder sie sind es in ein bis zwei Tagen.

Solche Kaffees, deren aromatragender Bestandtheil, das Fett, auf der Oberfläche grossentheils dem Einfluss der Oxydation preisgegeben ist, können nicht aufgehoben werden, sie sind eigentlich, wenn nicht frisch verbraucht, minderwerthig oder gar verdorben.

Während regelrecht gebrannter Kaffee, bei oberflächlichem Abwaschen mit Aether, nur höchstens 0,4—0,5 %, meistens aber nur 0,1 % Fett an den Aether abgiebt, ergaben drei, auf einer Otto'schen Schlangenröstmaschine geröstete Kaffees, die übrigens viele verbrannte und angebrannte Bohnen enthielten und die Hände mit Fett beschmierten, 1,84 %, 1,94 % bezw. 1,87 % Fett, d. h. gegenüber normalen Kaffees befand sich mehr als die zehnfache Menge Fett an der Oberfläche. Die Kaffees waren höchstens acht Tage alt, in Originalpacketen, vollständig ranzig. Während also diese Kaffees durch Ueberhitzen verschlechtert wurden, ergaben moderne Schnellröstmaschinen auch das Gegentheil. Sie bringen zwar eine regelrechte Oberfläche, aber ein nicht gares Inneres hervor.

Vier solcher Kaffees aus Hamburg besassen ein mattes, unschönes, brandfleckiges, ziemlich dunkelbraunes Aeussere, waren nicht glasirt, innen aber waren sie unfertig, hell und hart. Die Analyse ergab:

	No. 0	I	II	III
Wasser	3,13 %	2,61 %	2,60 %	3,63 %
Extraktivstoffe	21,76 „	22,84 „	21,12 „	22,24 „

Die Extraktivstoffe sind somit 3—5 % niedriger als bei normal gerösteten Kaffees, mit anderen Worten: Der Händler erhält zwar durch seinen Patentapparat etwa 3—5 % Mehrausbeute, der Verbraucher aber ist um 3—5 % in der Ausbeute und Qualität geschädigt. Die drei vorerwähnten Kaffees, die auf einer Otto'schen Maschine überhitzt worden waren, lieferten:

	No. 1	2	3
Wasser	5,02 %	4,68 %	4,57 %.
Extraktivstoffe	25,60 „	25,20 „	27,28 „

also nicht mehr als auf gewöhnlichen Röstern gebrannte Kaffees, wenngleich diese Maschine mit gewichtigen Empfehlungen in die Welt geschickt wird.

Unter „elektrischer Kaffee" versteht man einen Kaffee, der nicht etwa mit Hilfe von elektrischer Wärme geröstet wird, sondern bei dessen Zubereitung die Röstmaschine durch einen Elektromotor gedreht wird, während die Feuerung die gewöhnliche oder die eines Schnellrösters ist. Die Elektricität hat daher mit dem Kaffee als solchem nichts zu schaffen; ebenso gut könnte man einen gerösteten Kaffee, bei dessen Zubereitung die Röstvorrichtungen mit Dampf getrieben werden, „Dampfkaffee" nennen.

Man sieht aus diesen Darlegungen Trillich's, dass die Kaffeeröstung noch vielfach zu wünschen übrig lässt. Mit der Einführung der Schnellrösterei hat aber noch ein anderer Brauch oder vielmehr Missbrauch Platz gegriffen, nämlich das Glasiren des Kaffees. Ursprünglich wurde dem rohen Kaffee, um dem daraus bereiteten gerösteten Kaffee ein wohlgefälliges Aussehen zu ertheilen, beim Einbringen in die Rösttrommel eine geringe Menge Zucker zugesetzt. Letzterer schmilzt beim Rösten, wird in braungefärbtes Karamel verwandelt und ertheilt den Bohnen einen schönen Glanz, indem er gleichzeitig die Poren, die sich beim Rösten in Folge des Entweichens der Röstgase bilden, verschliesst, wodurch der Zutritt von Sauerstoff und eine Zersetzung des Fettes verhindert werden soll. Neuerdings wird aber das Glasiren durchweg in der Weise vorgenommen, dass man die Kaffeebohnen zunächst regelrecht röstet, darauf die Zuckerlösung zufügt und bis zur Karamelisirung weiter röstet oder dass man auf die aus dem Röster entleerten noch heissen Bohnen eine koncentrirte Zuckerlösung spritzt; der Zucker wird durch die noch vorhandene Hitze der Bohnen zum Theil karamelisirt, wodurch die Bohnen ein schwarz glänzendes Aussehen bezw. einen schwarz glänzenden Ueberzug annehmen, während das gleichzeitig in der Zuckerlösung zugesetzte Wasser verdampft. Auf diese Weise wird nicht selten das Gewicht des gerösteten Kaffees um 10—20 % erhöht. Statt des Rohrzuckers verwendet man auch zur Erlangung einer schönen Glasur die verschiedensten Rohstoffe von zum grossen Theil sehr fraglichem Werth, wie Kaffeeschalen, Kaffeefruchtfleisch und Kakaoschalen-Auszug[1]), Stärkezucker und -Syrup, Dextrine, Stärke, Gummi, Melassesyrup, Eiweiss, Gelatine, Harz (Schellack etc.), thierische und pflanzliche Fette, Mineralöle, Vaselinöl, Glycerin, Zusatz der kondensirten Röstdämpfe zum gerösteten Kaffee (D. R. P. 36950), Alkalikarbonate, Soda und Zucker, sog. Koffeïn d. h. eine in theilweise vergohrener Glukose-Lösung aufgerührte Hefe[2]), Boraxlösung u. a. (vergl. weiter unter Verfälschungen des Kaffees S. 1084).

d) Veränderungen des Kaffees beim Rösten und Zusammensetzung des rohen und gerösteten Kaffees.

Durch das Rösten erfährt der Kaffee eine wesentliche Veränderung; diese ergiebt sich für die einzelnen Bestandtheile zunächst aus folgenden Mittelwerthen, die aus verschiedenen Analysen von rohem und geröstetem Kaffee derselben Sorten berechnet worden sind:

---

[1]) Kaffeeschalen und Kakaoschalen werden nach D. R. P. 71373 (F. Kathreiner's Nachf.) mit 0,1 %-iger Salzsäure ausgezogen, der Auszug mit Natriumkarbonat neutralisirt, eingedampft, der kochend heisse Auszug mittels einer Verstäubungsvorrichtung auf die im Röstapparat befindlichen Kaffeebohnen gespritzt in dem Zeitpunkt, wo sich die Bohnen aufblähen und mürbe werden; die Röstung wird dann noch kurze Zeit fortgesetzt. Havarirter Kaffee wird vor der Röstung mit Kalkwasser behandelt.

[2]) Diese Flüssigkeit von 1,03 spec. Gewicht enthielt nach A. Stutzer in 100 g:

Feste Substanz	Glukose	Dextrin	Asche
9,18 g	1,72 g	1,47 g	0,69 g

Kaffee:	Wasser	Stickstoff-Substanz	Koffeïn	Fett (Aether-Auszug)	Zucker	Dextrin	Gerbsäure	Sonstige stickstofffreie Extraktstoffe	Rohfaser	Asche	Wasser-Auszug
	%	%	%	%	%	%	%	%	%	%	%
Roh	10,73	12,64	1,07	11,80	7,62	0,86	9,02	20,30	24,01	3,02	30,84
Geröstet	2,38	14,13	1,16	13,85	1,31	1,31	4,63	39,88	18,07	4,65	28,66

Diese Zahlen lassen die Veränderungen, welche beim Rösten des Kaffees vor sich gehen, schon deutlich erkennen; indess mögen über die einzelnen Bestandtheile noch folgende Bemerkungen hier Platz finden:

1. **Wasser.** Der Wassergehalt natürlicher, in den Handel gebrachter Kaffeebohnen liegt durchweg zwischen 9—13%, kann aber durch besondere Erntebereitung, Lagerung oder etwaige Havarie auf 18% hinaufgehen.

Durch das Rösten geht der Wassergehalt auf durchschnittlich 2,0—4,5% herunter; ein höherer Wassergehalt gleich nach dem Rösten dürfte auf Unregelmässigkeiten im Röstbetriebe zurückgeführt werden müssen. Die Frage, welchen Einfluss verschieden starkes Rösten und ein Zusatz von Zucker beim Rösten auf den Wassergehalt ausüben, mag aus folgenden Zahlen, welche die Mittel aus mehreren Untersuchungsreihen bilden, erhellen:

	Ohne Zucker-Zusatz geröstet mit Röst-Verlust			Geröstet mit Zucker-Zusatz	
	15%	18%	21%	7,5%	9,0%
	hell	regelrecht	dunkel		
Wasser	3,14%	2,89%	2,98%	2,45 „	2,37 „

Das sehr scharfe Rösten von brauner bis zur dunkelen Färbung bedingt hiernach keinen höheren Wasserverlust und hat das Glasiren mit Zucker, wahrscheinlich in Folge der durch das Karamelisiren des Zuckers oder durch das zweite Nachrösten entstehenden höheren Wärme, entgegen früheren Angaben, sogar einen etwas geringeren Wassergehalt zur Folge gehabt, als das Rösten ohne Zucker-Zusatz.

Wichtig ist auch die Frage, wie viel Wasser der geröstete Kaffee beim Aufbewahren wieder aufzunehmen im Stande ist.

L. Graf fand (Bd. I, S. 933) bei 43-tägigem Aufbewahren von Kaffee in Säckchen in verschiedenen Räumen folgenden Wassergehalt:

	Zimmer im Erdgeschoss			Rohkaffee-Boden			Kellerraum		
Gerösteter Kaffee nach	4	12	43	4	12	43	4	12	43 Tagen
Kolumbia	2,06%	4,28%	9,26%	2,22%	3,62%	9,80%	2,94%	5,62%	12,62%
Venezuela	2,00 „	3,84 „	7,80 „	2,22 „	4,17 „	7,60 „	2,89 „	5,96 „	10,86 „

Hiernach ist die Aufnahme von Wasser in feuchten Räumen naturgemäss grösser als in trockneren Räumen und hängt auch zum Theil von der Kaffeesorte ab. Die Wasseraufnahme vom 4.—43. Tage der Aufbewahrung von 5,4—8,7% ist aber ausserordentlich hoch. H. Trillich fand beim Aufbewahren von geröstetem Kaffee in Papierdüten oder Säcken in verschiedenen Zimmern und Speichern bei Venezuela-Kaffee am 1. Tage nach der Röstung 2,59%, nach 50 Tagen 4,92% Wasser, bei Rio-Kaffee am 1. Tage 1,05%, nach 14 Tagen 2,86% Wasser (Trockenverlust). Die höchste Wasserzunahme wurde unter gewöhnlichen Verhältnissen meist erst nach 2—3-monatiger Aufbewahrung mit etwa 5% erreicht und weil gebrannter Kaffee so lange kaum aufbewahrt wird, so glaubt H. Trillich, dass 5% Wasser (bezw. Trockenverlust) als die Höchstmenge anzusehen ist, welche der gebrannte Kaffee unter den üblichen Verhältnissen der Aufbewahrung erreichen kann.

Wir fanden beim Aufbewahren von gebranntem Kaffee in Papierdüten in allerdings verhältnissmässig trocknen Räumen (Laboratorium und Bodenraum) im Mittel mehrerer Proben noch geringere Werthe, nämlich:

Zeit der Untersuchung	Geröstet ohne Zuckerzusatz mit Brennverlust			Geröstet unter Zuckerzusatz von		
	15 %	18 %	21 %	5 %	7,5 %	9 %
10. Dec. 1895 . . .	2,46 %	2,35 %	2,35 %	1,65 %	1,69 %	1,71 %
20. Febr. 1896 . .	3,28 „	3,30 „	3,18 „	3,00 „	3,03 „	2,97 „

Hier weisen die mit Zucker glasirten Kaffeebohnen einen geringeren Gehalt an Wasser auf als die nicht glasirten; auch zeigen sie keine grössere Wasseraufnahme bei 10-wöchiger Aufbewahrung als letztere; die Wasseraufnahme beträgt nur reichlich 1 %.

Bei anderweitiger Ausführung des Glasirens können sich diese Verhältnisse aber recht wohl zu Ungunsten der glasirten Kaffeebohnen verändern.

Besonders beachtenswerth ist die künstliche Zufügung von Wasser zu gebranntem Kaffee durch Boraxlösung. Gebrannter Kaffee wird mit einer siedend heissen, 4—5 %-igen Boraxlösung übergossen und dann wieder getrocknet. Es bleibt aber eine erhöhte Menge Wasser in dem gebrannten Kaffee zurück, die eine Gewichtsvermehrung bis zu 12 % betragen kann. E. Bertarelli[1]) fand in solcherweise gerösetem Kaffee im Mittel mehrerer Proben:

Zusatz nach Röstung:	Roher Kaffee			Gerösteter Kaffee		
	Wasser	Asche in natürl. Substanz	Asche in Trocken-Substanz	Wasser	Asche in natürl. Substanz	Asche in Trocken-Substanz
Ohne Boraxlösung	11,99 %	3,75 %	4,23 %	2,92 %	4,16 %	4,28 %
Mit „	10,99 „	3,87 „	4,35 „	11,05 „	3,91 „	4,39 „

Durch das Begiessen des gerösteten Kaffees mit Boraxlösung und durch Nachtrocknen lässt sich daher der Wassergehalt wieder auf den des ursprünglichen rohen Kaffees bringen, ohne dass der Gehalt an Asche wesentlich erhöht wird.

2. **Stickstoff-Substanz.** Ueber die Proteïnstoffe des Kaffees ist bis jetzt wenig bekannt. Im rohen Kaffee wurden 2,53 %, im gebrannten 1,47 % Albumin gefunden. Js. Bing giebt im rohen Kaffee 0,029, im gebrannten 0,022 % Salpetersäure an. Die wichtigste Stickstoff-Verbindung des Kaffees ist das Koffeïn; (über die Konstitution desselben vergl. S. 64, über die physiologische Bedeutung S. 346). Der Gehalt an Koffeïn wird zu 0,6—2,4 % angegeben, jedoch dürften diese Schwankungen zum Theil mit an den angewendeten, verschiedenen Untersuchungsverfahren liegen; durchweg liegt der Gehalt an Koffeïn zwischen 1,0—1,3 % und macht in dieser Hinsicht auch Liberia-Kaffee von dem arabischen keinen Unterschied. Der Verlust an Koffeïn durch das Rösten schwankt je nach dem Grade und der Art der Röstung mit und ohne Glasuren in ziemlich weiten Grenzen und berechnet sich nach verschiedenen Versuchen zu 3,8—28,7 % des vorhandenen Koffeïns.

Auch in den Blüthen, Blättern und Zweigen der Kaffeestaude ist Koffeïn enthalten (Bd. I, S. 992).

---

[1]) Zeitschr. f. Untersuchung der Nahrungs- und Genussmittel 1900, 3, 681.

P. Palladino[1]) will neben dem Koffeïn eine neue Base im Kaffee gefunden haben, welche er **Koffearin** nennt; sie hat die Formel $C_{14}H_{16}N_2O_4$ und besitzt narkotische Wirkungen.

3. **Fett.** Das Fett (Aetherauszug) der Kaffeebohnen besteht nach Rochleder aus den Glyceriden der Palmitinsäure und einer Säure $C_{19}H_{24}O_2$, nach F. Tretzel[2]) aus den Glyceriden der Oel-, Palmitin- und Stearinsäure, denen freie Oelsäure beigemengt ist. Der Gehalt an Fett schwankt im rohen Kaffee zwischen 10—13%, im gerösteten zwischen 12—15% ist daher in letzterem um durchweg 2% höher. Da durch das Rösten ohne Zweifel etwas Fett zersetzt und verflüchtigt wird, so müssen sich beim Rösten Stoffe bilden, welche in Aether löslich sind. Wie Aether, so lösen auch Petroläther und Chloroform aus dem gebrannten Kaffee mehr Stoffe als aus dem rohen; nur der Alkohol verhält sich umgekehrt, wie aus Warnier's Untersuchungen je zweier Proben (Bd. I, S. 999) erhellt:

Kaffee	Auszug erhalten durch					Nach dem Ausziehen mit Petrol-Aether löslich durch:		
	Aether	Petrol-äther	Chloroform	Alkohol[3])	Aether-Alkohol	Aether	Chloroform	Alkohol
Roh	12,91%	11,68%	14,77%	19,00%	16,75%	0,92%	1,13%	5,91%
Geröstet	13,67 „	13,00 „	16,51 „	16,70 „	16,23 „	3,94 „	2,01 „	4,08 „

Ed. Spaeth[4]), ferner A. Hilger und Juckenack[5]) untersuchten das Kaffeefett auf seine Konstanten, indem sie rohe und diesen entsprechende geröstete Bohnen mit Petroläther auszogen, das rückständige Fett mit Wasser behandelten, den Rückstand nochmals in Petroläther lösten, die Lösung filtrirten, das Filtrat eindunsteten und den jetzt verbleibenden Rückstand zur Untersuchung verwendeten.

Hilger und Juckenack fanden im Mittel von je 6 Kaffeesorten folgende Werthe:

Kaffee	Säurezahl f. 100 g Fett		Verseifungszahl	Aetherzahl[6])	Jodzahl		Reichert-Meissl'sche Zahl	Glycerin	Neutralfett	Molekulargewicht der Fettsäuren	Refraktometergrade bei 25°	Brechungsindex	Unverseifbarer Antheil
	in ccm N-Kalilauge	als Oelsäure %			des Fettes	der Fettsäuren		%	%				%
Roh	7,3	2,05	157,2	153,2	82,4	89,4	0	9,48	91,08	282,0	65,7	1,4695	6,87
Hell geröstet	9,8	2,79	162,7	157,2	84,0	85,0	0,34	9,39	91,13	285,1	68,9	1,4715	6,08
n. D.R.P. 71373[7])	9,9	2,32	162,6	157,1	84,3	85,0	0,31	9,38	91,11	285,1	68,7	1,4713	6,08

---

[1]) Berichte d. deutschen chem. Gesellschaft 1894, **27**, Ref. 406.
[2]) F. Tretzel, Inaug.-Dissertation, Erlangen 1892.
[3]) J. Bell (Bd. I, S. 986) fand dagegen den Alkohol-Auszug des rohen Kaffees erheblich niedriger (5,61%) als im gerösteten Kaffee (13,41%); da Warnier in anderen 9 rohen Kaffeesorten zwischen 16,60—19,91% Alkohol-Extrakt fand, so muss die Angabe von Bell wohl auf Fehlern beruhen.
[4]) Forschungsberichte über Lebensmittel, 1895, **2**, 223.
[5]) Ebendort 1897, **4**, 119.
[6]) Die Aetherzahl giebt die Differenz zwischen der Menge Kalihydrat an, welche zur Verseifung des eigentlichen Fettes erforderlich war und derjenigen, welche zur Bindung der freien Fettsäure gebraucht wurde.
[7]) Geröstet mit Kaffeeschalen und Kakaoschalen-Auszug.

Aehnliche Ergebnisse erhielten Ed. Späth, ferner Stutzer und Herfeld[1]) für die Jod- und Verseifungszahlen.

Hiernach wird durch das Rösten zwar die Verseifungs-, Jod-, Reichert-Meissl-sche, Säurezahl und der Refraktometergrad etwas erhöht, die Jodzahl und der unverseifbare Antheil etwas vermindert, die Zu- bezw. Abnahme ist aber nur gering und erleidet das Fett durch das Rösten keine wesentlichen Veränderungen. Roher Kaffee kann nach Tretzel bis 7,46 % freie Säure (als Oelsäure berechnet) enthalten.

Hilger und Juckenack fanden in dem Fett des gerösteten Kaffees Dioxystearinsäure, wodurch sich die Zunahme des Molekulargewichtes erklärt. Die Abnahme der unverseifbaren Antheile trifft vorwiegend das Phytosterin.

4. **Gerbsäure.** Die Kaffee-Gerbsäure $C_{15}H_{18}O_8$ wird nach S. 168 als ein Glukosid angesehen, welches durch Hydrolyse Kaffeesäure und Zucker liefern soll. L. Graf[2]) konnte aber durch Behandlung der in üblicher Weise gewonnenen Gerbsäure weder mit verdünnten Säuren, Kalilauge, noch mit Brom wirklichen Zucker, noch mit Phenylhydrazin und Essigsäure ein Osazon erhalten. Es entstehen durch obige Behandlung zwar Stoffe, die Fehling'sche Lösung reduciren, sie sind aber durch Bleiessig fällbar. Graf hält nach seinen bisherigen Untersuchungen die Kaffee-Gerbsäure nicht für ein Glukosid.

Die Kaffee-Gerbsäure wird durch das Rösten erheblich und durchschnittlich um fast die Hälfte vermindert (zerstört).

5. **Zucker.** Jam. Bell[3]) will in dem Kaffee eine eigenthümliche Zuckerart gefunden haben, welche dieselben Beziehungen zur Saccharose haben soll, wie Melezitose zu Mykose. Levisie[4]), Herfeld und Stutzer[5]) konnten keinen freien Zucker im Kaffee nachweisen. L. Graf[6]) aber stellte in Uebereinstimmung mit E. Ewell und E. Schulze fest, dass in den Kaffeebohnen wirklich eine freie Zuckerart und zwar Saccharose vorhanden ist, und dass neben dieser sich weder Glukose noch eine sonstige reducirende Zuckerart vorfindet.

Der Zucker (Saccharose), der im Rohkaffee zwischen 5,0—9,8 % schwankt, wird durch das Rösten je nach dem Grade desselben mehr oder weniger ganz zerstört (karamelisirt) und beträgt der Gehalt daran im gerösteten Kaffee zwischen Spuren bis 3,0 %, im Mittel liegt er zwischen 0,5—1,5 %.

Neben Zucker enthält der rohe Kaffee eine geringe Menge Dextrin (etwa 0,8 %), welche durch das Rösten auf Kosten anderer Kohlenhydrate um etwa 0,5 % zuzunehmen scheint.

6. **Sonstige Kohlenhydrate.** Nach den Untersuchungen von E. Schulze und W. Maxwell[7]) enthalten die Kaffeebohnen die Anhydride verschiedener Zuckerarten, nämlich Galaktan, Mannan und Pentosane; das in Mannose überführbare Mannan ist zum Theil als Manno-Cellulose im Kaffee vorhanden. E. Schulze

---

[1]) Zeitschr. f. angew. Chemie 1895, 469.
[2]) Zeitschr. f. angew. Chemie 1901, 1077.
[3]) J. Bell: Die Analyse und Verfälschung der Nahrungsmittel, übersetzt von Carl Mirus. Berlin 1882, 47.
[4]) Archiv d. Pharm. 1876, 294.
[5]) Zeitschr. f. angew. Chemie 1895, 470.
[6]) Ebendort 1901, 1077.
[7]) Zeitschr. f. physiol. Chemie 1891, 14, 257 und Chem.-Ztg. 1893, 17, 1261.

giebt den Pentosangehalt in dem mit Weingeist ausgezogenen Rückstand von Kaffeebohnen zu 6,72 %, Warnier dagegen (Bd. I, S. 989) im Mittel zweier Proben wie folgt an:

Im rohen Kaffee	Im gerösteten Kaffee
5,08 %	2,80 %.

Hiernach würden auch die Pentosane beim Rösten eine starke Abnahme erfahren, wofür auch der Umstand spricht, dass in den Röstgasen reichliche Mengen Furfurol gefunden sind.

7. **Rohfaser.** Der geröstete Kaffee weist nach vorstehenden Analysen erheblich weniger Rohfaser als der rohe Kaffee auf. Ohne Zweifel wird durch das Rösten ein Theil der Zellfaser verkohlt bezw. humificirt; vielleicht aber hat der Verlust von 6 % zum Theil seine Ursache auch darin, dass auf die steinharte Masse des rohen Kaffees Säure und Alkali nicht so lösend einwirken können, als auf die beim Brennen gelockerte Masse des gerösteten Kaffees.

8. **Mineralstoffe.** Die procentige Zusammensetzung der Asche der Kaffeebohnen ist im Mittel von 9 Analysen folgende:

Reinasche in der Trockensubstanz	Kali	Natron	Kalk	Magnesia	Eisenoxyd	Phosphorsäure	Schwefelsäure	Kieselsäure	Asche
3,19 %	62,47 %	—	6,29 %	9,69 %	0,65 %	13,29 %	3,80 %	0,54 %	0,91 %

Ueber den Gehalt der Kaffeebohnen-Asche an Natron liegen verschiedene Angaben vor; in 7 Analysen ist für Natron nichts angegeben; nach einer Analyse soll der Gehalt 14,76 %, nach einer anderen 7,13 % der Asche betragen.

Analysen von C. Kornauth[1]) haben indess einen geringeren Gehalt an Natron ergeben, nämlich im Mittel von 4 Sorten in Procenten der Asche:

Kali	Natron	Phosphorsäure	Schwefelsäure	Chlor
54,43 %	0,29 %	12,56 %	4,11 %	0,45 %

C. Kornauth hebt als kennzeichnend für die Kaffee-Asche hervor, dass sie nur geringe Mengen Chlor und keine Kieselsäure enthalte, während die üblichen Kaffee-Ersatzmittel beide Bestandtheile in mehr oder weniger erheblicher Menge aufweisen.

Maljean (Bd. I, S. 987) fand in der Asche des Kaffees aus Neukaledonien und Rio jedoch auch deutliche Mengen Chlor und Kieselsäure, nämlich 2,59 und 3,20 % Chlornatrium, sowie 2,20 und 2,00 % Kieselsäure (SiO_2).

Durch das Rösten können die Mineralstoffe nur insofern eine Veränderung erleiden, als ein Theil der Schwefelsäure und Phosphorsäure reducirt und als Schwefel bezw. Phosphor oder als schweflige bezw. phosphorige Säure verflüchtigt wird.

e) Die Verluste beim Kaffeerösten.

Durch das Rösten erfahren die Kaffeebohnen eine mehr oder weniger starke Volumvermehrung; die mit Proteïnstoffen, Fett, Zucker und Gerbsäure gefüllten Zellen werden gesprengt, Zucker und Gerbsäure werden zerstört oder zersetzt, während ein Theil des Fettes an die Oberfläche tritt und die fettige Beschaffenheit derselben bedingt. 1 l roher Kaffee liefert 1,3—1,5 l gebrannten Kaffee; das Gewicht einer gleichen Anzahl Bohnen ist im gerösteten Zustande selbstverständlich vermindert.

---

[1]) Mittheil. d. pharm. Instituts in Erlangen von A. Hilger 1890.

Der Gesammtverlust beim Rösten schwankt zwischen 13—21 % und beträgt im Mittel etwa 18 %; davon sind 5,0—10,8 %, im Mittel etwa 8,0 % organische Stoffe.

Verf. fand in einem Falle, dass 300 g Kaffeebohnen mit 11,29 % Wasser durch Rösten bis zur lichtbraunen Farbe 246,7 g gebrannten Kaffee mit 3,19 % Wasser lieferten. Die procentige Zusammensetzung war folgende:

Kaffee	In Wasser lösl. Stoffe im Ganzen %	Organische Stoffe %	Stickstoff-Substanz[1]) %	Koffeïn %	Fett %	Zucker %	Sonstige stickstoff-freie Stoffe %	Rohfaser[2]) %	Asche %	Wasser %
1. Ungebrannt . . .	27,44	85,23	8,43	1,18	13,23	3,25	31,52	27,72	3,48	11,29
2. Gebrannt . . .	27,45	93,06	12,05	1,38	15,63	1,32	38,41	24,27	3,75	3,19

Hieraus berechnet sich auf absolute Mengen:

	g	g	g	g	g	g	g	g	g	g
1. Ungebrannt, 300 g	82,32	255,69	28,69	3,540	39,69	9,75	90,88	83,16	10,44	33,87
2. Gebrannt, 246,7 g	73,29	229,58	29,43	3,403	38,56	3,23	94,49	59,87	9,85	7,87
Also in letzterem mehr (+) oder weniger (—)	—9,03	—26,11	+(0,74)	—0,137	—1,13	—6,52	+3,61	—23,29	—0,59	—26,00
Oder in Procenten der ursprünglichen Menge	—10,9 %	—10,2 %	+? %	—3,8 %	—2,8 %	—66,9 %	+3,9 %	—28,0 %	—5,7 %	—76,7 %

Hiernach besteht nahezu die Hälfte des Brennverlustes aus Wasser, die Hälfte aus organischen Stoffen bezw. Kaffee-Trockensubstanz; an letzterem Verlust sind vorwiegend Zucker und Rohfaser — ohne Zweifel auch Gerbsäure, die hier nicht bestimmt ist — betheiligt.

Bei den mit Zucker glasirten Kaffeebohnen ist der Röstverlust ein geringerer; während nach J. Mayrhofer (Bd. I S. 994 u. 995) bei schwachem bis starkem Rösten ohne Zuckerzusatz 15, 18 bezw. 21 % Verlust beobachtet wurden, betrug derselbe bei schwachem Rösten des mit Zucker glasirten Kaffees nur 13,3 %, bei starkem Rösten nur 16,8 %; ähnlich dürften sich andere Glasirmittel verhalten. Einerseits wird durch das Glasiren die Verflüchtigung von organischen Stoffen aus den Kaffeebohnen in geringem Grade vermindert, andererseits durch die Glasur eine grössere oder geringere Menge fremder Stoffe zugefügt. So betrug beim Glasiren mit 7,5—9 % Zucker die Menge an gebildetem Karamel, abwaschbaren Stoffen[3]) und Wasserextrakt gegenüber nicht glasirtem Kaffee mit 18 % Röstverlust mehr:

Karamel	Abwaschbare Stoffe	Wasserextrakt
2,0—3,8 %	2,0—4,0 %	1,6—3,7 %

Auch A. Hilger und A. Juckenack[4]) fanden die Verluste beim Kaffeerösten nach gewöhnlichem Verfahren ohne und nach Zusatz von Zucker oder von Kaffeeschalen- und Kakaoschalen-Auszug nach Kathreiner's Verfahren (S. 1073) ebenfalls nicht unerheblich verschieden, nämlich im Mittel von 6 Kaffeesorten:

---

[1]) Nach Abzug des Koffeïns.
[2]) Da bei der Bestimmung der Rohfaser die Feinheit der Masse sehr entscheidend ist, so wurde selbstverständlich in beiden Fällen bei gebranntem und ungebranntem Kaffee mit Masse von demselben Feinheitsgrade (nämlich solchem, das durch ein 1 mm Sieb ging) gearbeitet.
[3]) Nach dem Verfahren von Hilger oder Verf. bestimmt.
[4]) Forschungsberichte über Lebensmittel 1897, 4, 119.

Röstung	Gesammt-Röstverlust	Verlust in Procenten der ursprünglich vorhandenen Bestandtheile		
		Organische Stoffe	Koffeïn	Fett
Gewöhnliche	19,28 %	11,38 %	21,05 %	9,67 %
Mit 8—9 % Zuckerzusatz	15,25 „	8,97 „	44,27 „	18,33 „
Nach Kathreiners Verfahren	14,72 „	6,50 „	18,55 „	8,08 „

Diese Verluste an Koffeïn erscheinen, besonders bei mit Zucker glasirten Bohnen ausserordentlich hoch. Hilger und Juckenack berechnen aber aus Kornauth's Versuchen einen beim Rösten entstehenden Koffeïnverlust von 19,53 %, aus Smith's Versuchen einen solchen von 28,7 % und aus vorstehenden Versuchen Mayrhofer's, dass durch das Rösten mit Zucker etwa 11 % des Koffeïns mehr verloren gingen als bei gewöhnlichem Brennen. Das hat wie bei dem Wasserverlust wohl in der zweimaligen Röstung bei Zuckerzusatz seinen Grund, indem durchweg zunächst regelrecht geröstet und alsdann nach Zuckerzusatz nochmals bis zur vollständigen Karamelisirung des Zuckers gebrannt wird.

Ob andere Glasirmittel, welche in geringerer Menge umgewandelt werden und beim Rösten keine oder nur eine geringe Zersetzung erleiden, sich ähnlich wie Zucker und die Schalen-Auszüge verhalten, ist bis jetzt nicht festgestellt.

Nach dem Verfahren von L. Turcq de Rosier (Bd. I, S. 997) werden die Dämpfe, die sich beim Kaffee-Rösten entwickeln, bei der Temperatur des kochenden Wassers kondensirt und dann dem noch über 100° heissen Kaffee zugeführt; M. Mansfeld fand in 100 ccm dieser Kondensationsflüssigkeit im Mittel zweier Proben:

Trockensubstanz	Koffeïn	Sonstige Stickstoff-Verbindungen (Ammoniak)	Aetherlösliche Stoffe (Kaffeol)	Freie Säure (= Essigsäure)	Mineralstoffe
1,79 g	0,083 %	0,148 %	0,206 g	0,912 g	0,321 g

Für einen nach dem gewöhnlichen und einen nach vorstehendem Verfahren (auf 9850 g Rohkaffee 250 g der Kondensationsflüssigkeit) gebrannten Kaffee erhielt Mansfeld folgende Zusammensetzung:

Röstverfahren	Wasser	In der Trockensubstanz			
		Extrakt	Koffeïn	Aetherauszug (Fett u. Kaffeol)	Mineralstoffe
Gewöhnliches	0,91 %	27,00 %	1,35 %	14,22 %	5,13 %
Von Le Turcq de Rosier	4,50 „	27,48 „	1,35 „	15,18 „	4,89 „

Der Vortheil dieses Verfahrens scheint somit nur darin zu bestehen, dass der nach demselben geröstete Kaffee einen höheren Wassergehalt besitzt.

d) Die Rösterzeugnisse.

Die Rösterzeugnisse des Kaffees besitzen einen äusserst scharfen, eigenartigen Geruch. O. Bernheimer[1]) glaubte in demselben nachgwiesen zu haben:

Haupterzeugnisse				Nebenerzeugnisse			
Palmitinsäure	Koffeïn	Kaffeol	Essigsäure Kohlensäure	Hydrochinon	Methylamin	Pyrrol	Aceton?
etwa 0,48 %	0,18—0,28 %	0,04—0,05	?	Unbestimmbare Mengen			

Das Kaffeol ist nach Bernheimer ein bei 195—197° siedendes Oel, welches in hohem Maasse das Aroma des Kaffees besitzt; seine Elementar-Zusammensetzung

---

[1]) Monatshefte f. Chemie 1880, 1, 456 und Wiener Akadem. Berichte 1881, 2, 1032.

entspricht der Formel $C_8H_{10}O_2$; es soll ein methylirtes Saligenin sein; es verbindet sich mit konc. Aetzkali-Lösung und wird durch schmelzendes Kali oder Kaliumbichromat und Schwefelsäure zu Salicylsäure oxydirt. Bernheimer hält das Kaffeol für den Methyläther des Saligenins oder für ein Methylsaligenin, das vielleicht aus der Kaffeegerbsäure als Muttersubstanz seine Entstehung nimmt.

Das Methylamin ist vielleicht ein Zersetzungserzeugniss des Koffeïns, das Hydrochinon ein solches der Chinasäure und das Pyrol ein solches des Legumins.

M. Fargas hält nicht das Koffeïn für den wirksamen Bestandtheil des Kaffees, sondern das Kaffeol, welches in grünen Kaffeebohnen im sog. latenten Zustande vorhanden sein und sich beim Rösten entwickeln soll. Es soll die Stärke und Häufigder Herzschläge vermehren.

Monari und Scoccianti[1]) konnten unter den Rösterzeugnissen des Kaffees weder Mono- noch Trimethylamin, dagegen in einer grösseren Menge von Pyridinbasen deutlich Pyridin C_5H_5N nachweisen.

H. Jaeckle[2]) fand in den Röstkondensationserzeugnissen einer grösseren Kaffeerösterei folgende Erzeugnisse:

Aceton	Koffeïn	Ameisensäure
Furfurol	Ammoniak	Essigsäure
(Furfuran)	Trimethylamin	(Resorcin)

Davon fanden sich Koffeïn, Furfurol und Essigsäure in bedeutenderen, die anderen Bestandtheile nur in geringen Mengen vor. Das Kaffeol Bernheimer's konnte Jaeckle dagegen in den Kondensationserzeugnissen nicht feststellen, hält aber das gelegentliche Auftreten auch anderer Rösterzeugnisse, als der oben aufgeführten, für möglich.

E. Erdmann[3]) erhielt dagegen durch Destillation von geröstetem und gemahlenem Santoskaffee mit gespanntem Dampf 0,0557 % eines braunen, sehr stark nach Kaffee riechenden Kaffeeöls von 1,0844 spec. Gewicht bei 16° und mit einem Gehalt von 3,1 % Stickstoff. Durch Behandeln der ätherischen Lösung des Kaffeeöles mit 10 %-iger Sodalösung ging in letztere neben etwas Essigsäure eine Säure über, welche sich als Valeriansäure und zwar als Methyläthylessigsäure $CH_3 . C_2H_5 . CH . COOH$ erwies. Durch fraktionirte Destillation des von Säure befreiten neutralen Oeles unter 9,5 mm Druck liessen sich folgende Antheile gewinnen:

Fraktion . . . . . I (68—73°)   II (73—86°)   III (86—102°)   IV (112—130°),   Rückstand
Antheil . . . . .   43,0 %   16,1 %   9,6 %   19,1 %   12,2 %

Die erste Fraktion bestand im Wesentlichen aus Furfuralkohol $C_4H_3O . CH_2OH$; da die anderen Fraktionen aber auch noch Furfuralkohol enthielten, so schätzt Erdmann die Menge desselben im neutralen Kaffeeöl auf mindestens 50 %.

Die Fraktionen II und III erwiesen sich als hellgelbe, beim Stehen sich leicht bräunende Oele, welche mit Sublimat krystallinische Niederschläge gaben. Die Fraktion III zeigte den eigenartigen Geruch des Kaffees sehr deutlich und enthielt, durch Natronlauge von Phenolen befreit, 9,71 % Stickstoff; dieses wasserhelle, bei 93° siedende Oel war in vielem kalten Wasser löslich und ertheilte dem letzteren kaffeeartigen Geruch und Geschmack; mit Salzsäuregas zersetzte sich die Stickstoffverbin-

---

[1]) Ann. di Chimica e di Farmacologia 1895, 1, 70.
[2]) Zeitschr. f. Untersuchung d. Nahrungs- u. Genussmittel 1898, 1, 457.
[3]) Berichte d. deutschen chem. Gesellschaft 1902, 35, 1846.

dung in eine pyridinartig riechende Base. Fraktion IV bestand vorwiegend aus Phenolen mit kreosotartigem Geruch; diese Phenole, die auch in Fraktion II und III vorhanden waren, bedingen die antiseptischen Wirkungen der Kaffeeröstzeugnisse. Durch Erhitzen von gleichen Theilen Kaffeegerbsäure, Saccharose und Koffeïn — nicht aus je zweien dieser Bestandtheile allein — erhält man ein deutliches Kaffeearoma.

Weitere Versuche Erdmann's[1]) ergaben, dass der Furfuralkohol stark giftige Eigenschaften besitzt, welche auf Respirationslähmung beruhen. Die physiologischen Wirkungen des Kaffees hängen nach Erdmann ausser vom Koffeïn auch von dem Furfuralkohol und ohne Zweifel auch von der stickstoffhaltigen Substanz im Kaffeeöl ab, welche vorwiegend das Kaffeearoma bedingt.

g) Die in Wasser löslichen Bestandtheile des Kaffees.

Wir verwenden von dem gerösteten Kaffee nur den wässerigen Auszug. Im Orient werden die gerösteten Bohnen fast staubfein gemahlen, dieses Pulver mit Wasser bis zum Aufwallen erhitzt und die Flüssigkeit getrunken, nachdem sich der unlösliche Theil in dem Trinkgefäss zu Boden gesetzt hat. Bei uns pflegt der Kaffee nur grob vermahlen, das Pulver in Trichter gegeben und dieses mehrmals mit kleinen Mengen kochend heissen Wassers so lange begossen zu werden, bis die gewünschte Menge Filtrat erhalten ist. Die ersten Theile des Filtrates sind die wohlschmeckendsten, die späteren mehr bitter als angenehm. Diese Behandlung genügt, um alle löslichen Bestandtheile in das Filtrat überzuführen. Ein Kochen des gemahlenen Kaffee mit dem Wasser ist nicht nothwendig, ein längeres Kochen sogar schädlich, weil dadurch die werthvollen Aromastoffe verflüchtigt werden und verloren gehen.

Ueber die Mengen der in Wasser löslichen Stoffe liegen sehr verschiedene Angaben vor; nach früheren Untersuchungen ist diese Menge im rohen Kaffee bald grösser, bald geringer als im gebrannten Kaffee angegeben; ebenso hat diese Menge mit dem stärkeren Rösten bald zu-, bald abgenommen. Wenn man bedenkt, dass durch das Rösten der grösste Theil der in Wasser löslichen Stoffe (Zucker, Gerbsäure etc.) zerstört wird, so ist von vornherein anzunehmen, dass gerösteter Kaffee im Allgemeinen weniger in Wasser lösliche Stoffe enthalten muss als roher Kaffee, wenn durch das Rösten auch wieder zum Theil unlösliche Bestandtheile des rohen Kaffees in lösliche übergeführt werden mögen. In der That berechnen sich nach mehreren neueren Untersuchungen für die Trockensubstanz rohen Kaffees 34,56%, für die des gerösteten Kaffees nur 29,36% in Wasser lösliche Stoffe. Der Einfluss der Art des Röstens erhellt am besten aus vergleichenden Versuchen von J. Mayrhofer und W. Fresenius (Bd. I, S. 994 und 995); darnach ergaben im Mittel von 8 Einzelversuchen mit 4 verschiedenen Kaffeesorten (auf Trockensubstanz berechnet):

In Wasser lösliche Stoffe	Kaffee geröstet ohne Zuckerzusatz mit Röstverlust			Geröstet mit Zuckerzusatz	
	15 %	18 %	21 %	7,5 %	9,0 %
Gesammt . . .	27,24 %	27,19 %	29,03 %	29,09 %	29,97 %
Asche . . .	4,47 „	4,51 „	4,53 „	4,36 „	4,33 „

[1]) Archiv f. exp. Pathol. u. Pharmak. 1902, **48**, 233.

Hier ist durch das stärkere Rösten gegenüber dem regelrechten mit 18% Verlust, ebenso durch das Glasiren mit Zucker die Menge der in Wasser löslichen Stoffe erhöht worden. Letztere Zunahme ist wegen der Bildung einer grösseren Menge Karamel in Folge des Zuckerzusatzes leicht erklärlich und die Zunahme im ersten Falle muss darauf zurückgeführt werden, dass durch das stärkere Rösten gegenüber dem gewöhnlichen wieder mehr unlösliche organische Stoffe (Hexosane, Pentosane und Cellulose) löslich gemacht (karamelisirt) worden sind.

Für gewöhnlich schwankt die Menge der in Wasser löslichen Stoffe in geröstetem Kaffee zwischen 25—33% in der Trockensubstanz.

Von den Bestandtheilen des gerösteten Kaffees gehen die mineralischen am vollkommensten in Lösung, nämlich 90—95% derselben und etwa $^3/_5$ der gelösten Mineralstoffe bestehen aus Kali. Die in Lösung gehenden Stickstoff-Verbindungen bestehen vorwiegend aus Koffeïn.

Im Mittel von 8 Bestimmungen ergab sich:

Gesammtmenge der in Wasser löslichen Stoffe	(Koffeïn)? = Stickstoff		Oel	Stickstofffreie Extraktivstoffe	Asche	Darin Kali
25,50 %	1,74 %	= 0,50 %	5,18 %	14,52 %	4,06 %	2,40 %

In einer Portion Kaffee, wozu man 15 g Kaffeebohnen auf etwa 200 ccm Wasser verwendet, geniessen wir daher etwa:

3,82 g	0,26 g	= 0,075 g	0,78 g	2,17 g	0,61 g	0,36 g

In Wien verwendet man zu dem sog. Piccolo-Kaffee 30 g, in Arabien sogar 80 g gerösteten Kaffee auf 200 ccm Wasser.

h) Fabrikmässig hergestellte Kaffee-Extrakte.

Zur Erleichterung der Küchenarbeit werden nicht nur geröstete Kaffeebohnen, sondern sogar fertige Auszüge, die „Kaffee-Extrakte", in den Handel gebracht, welche nur mit heissem Wasser verdünnt zu werden brauchen, um das gewünschte Getränk zu erhalten. Die Beschaffenheit dieser Extrakte ist sehr verschieden, je nachdem mehr oder weniger bezw. mit oder ohne Zuckerzusatz eingedunstet wurde.

Für die einfachen und reinen Extrakte kocht man z. B. den gemahlenen Kaffee auf Siebböden, presst denselben nach genügendem Sieden ab, kühlt den Extrakt mit entgegenströmendem Wasser schnell, erhitzt nochmals und füllt dann in Flaschen. Andere Auszüge werden mit und ohne Zusatz von Zucker im Vakuum eingedampft.

Kaffee-Extrakt		Trocken-Substanz %	Koffeïn %	Oel %	Zucker %	Gerbsäure %	Sonstige stickstofffreie Extraktstoffe (Dextrin etc.) %	Mineralstoffe %
Ohne Zuckerzusatz	verdünnt	4,85	0,15	0,09	0,16	0,26	2,83	0,77
	eingedunstet	22,22	0,94	2,31	3,13	1,80	10,63	3,19
Mit Zuckerzusatz		42,61	0,96	1,63	22,85	1,35	22,73	2,42

Die Reinheit derartiger Erzeugnisse lässt sich darnach beurtheilen, dass bei reinen Kaffee-Extrakten auf 100 Thle. Trockensubstanz rund 2 Thl. Stickstoff, 1,5—4 Thle. Koffeïn, nur wenig bis 3 Thle. Zucker, 6—12 Thle. Gerbsäure und 12 bis 16 Thle. Asche entfallen, von welcher letzteren etwa 6—9 Thle. Kali sein sollen.

Die in Bd. I, S. 996 von Moor und Priest mitgetheilten käuflichen Kaffee-Extrakte No. 2—10, welche auf 27,9—51,5 % Extrakt nur 0,06—0,41 % Stickstoff, 0,26—0,61 % Koffeïn und nur 0,36—2,50 % Asche enthalten, können daher keine reinen Extrakte, sondern höchstens unter Zucker-Zusatz hergestellt sein.

Nach einem anderen Vorschlage (B. I, S. 996) soll gerösteter und gemahlener Kaffee mit Wasser destillirt, die erhaltene, durch ätherisches Oel getrübte Flüssigkeit mit der durch Pressen des Destillationsrückstandes erhaltenen Flüssigkeit gemischt und dieses Gemisch weiter behufs Haltbarmachung mit Karamel und Alkohol versetzt werden. Domergue fand für sechs solcher Extrakte:

13,70—41,01 % Trockensubstanz   0,04—0,11 % Koffeïn   0,61—4,30 % Asche.

Auch hier besteht der Extrakt wohl mehr aus Karamel als Kaffee-Auszug; auch erscheint der Werth des Alkohol-Zusatzes sehr fraglich.

Ohne Zweifel ist die küchenmässige Bereitung von frisch gemahlenen und nicht zu lange aufbewahrten gerösteten Kaffeebohnen die beste, um ein thunlichst angenehmes und wirksames Getränk zu erhalten. Auch scheinen die fabrikmässig hergestellten Extrakte bis jetzt keine Bedeutung für den Handel zu besitzen.

Verfälschungen und Missbräuche im Kaffeehandel.

I. **Verfälschungen und Missbräuche im Kaffeehandel bei rohem Kaffee.** Die echten, natürlichen Kaffeebohnen sind insofern einer Verfälschung ausgesetzt, als

1. den besseren und theureren Sorten geringwerthigere Sorten und Schalenabfälle, Sultan- oder Sakka-Kaffee genannt, untergemischt werden.

So wird der geringwerthigere Liberia-Kaffee anderen besseren Sorten zugemischt. Der Liberia-Kaffee unterscheidet sich in seiner chemischen Zusammensetzung nicht von den anderen Kaffeesorten; dagegen ist der dem echten Kaffee gleiche Bourbon-Kaffee und von Gross-Comore (Coffea Humblodtiana Baill.), wie für ersteren schon erwähnt, frei von dem wichtigsten Bestandtheil des Kaffees, dem Koffeïn. Die Zusammensetzung des Bourbon-Kaffees, der Kaffeeschalen und des Fruchtfleisches, das hier ebenfalls angeschlossen werden möge, ist folgende:

Bezeichnung	Wasser	Stickstoff-Substanz	Koffeïn	Fett (Aetherauszug)	Gerbsäure	Sonstige stickstofffreie Extraktstoffe	Rohfaser	Asche
Bourbon-Kaffee	7,84 %	8,75 %	0	9,46 %	—	—	—	2,59 %
Gross-Comore-Kaffee[1])	11,64 „	9,37 „	0[1])	10,65 „	—	—	—	2,80 „
Kaffeefruchtschalen	14,45 „	8,64 „	0,45 %	1,62 „	4,80 %	31,07 %	31,17 %	7,80 „
Trocknes Fruchtfleisch	3,64 „	6,56 „	—	2,36 „	16,42 „	48,22 %		7,80 „[2])

Der rohe Bourbon-Kaffee ergab ferner 8,70 % Aether- und 3,84 % Essigester-Auszug, der geröstete Kaffee 17,84 % in Wasser lösliche Bestandtheile.

Die Kaffeeschalen liefern nach Trillich 17,87—31,76 %, das trockene Fruchtfleisch 30,95 % in Wasser lösliche Stoffe. Der Zucker des Fruchtfleisches ist Glukose.

In einem Kaffeekirschen-Extrakt aus La Réunion fanden wir 54,06 % Wasser, 8,34 % Stickstoff-Substanz, 1,42 % Glukose und 12,39 % Asche.

2. **Künstliche Färbung des rohen Kaffees.** Um missfarbigen Kaffee-Sorten eine bessere und beliebtere Farbe zu ertheilen, werden die rohen Kaffeebohnen häufig künstlich gefärbt z. B. Menado-Kaffee, der mit Ocker braun gefärbt und als Fabrik-Menado in den Handel gebracht wird.

---

[1]) Weil der Untersucher Bertrand nur die Auszüge mit Wasser, Aether, Benzol, Chloroform auf Koffeïn untersucht hat, hierdurch aber möglicherweise das als Glukosid- oder Tannin-Verbindung vorhandene Koffeïn nicht gelöst wird, so wäre doch die Anwesenheit von gebundenem Koffeïn in diesem Kaffee nicht unmöglich.

[2]) Mit 0,68 % Phosphorsäure.

Havarirter und in Fermentation übergegangener Kaffee wird dabei vorher zur Entfernung des Kochsalzes mit Wasser, dann mit Kalkwasser (Manipulation des cafés verts) gewaschen; havarirter Kaffee erhält dabei auch einen Zusatz von Talkerde (Magnesiumsilikat).

Zur Gelbfärbung werden nach v. Raumer[1]) angewendet: Ocker, Mennige, Bleichromat; zur Grünfärbung: Graphit, Kohle, Talk, Indigo, Smalte, Berlinerblau, Chromoxyd.

Als sonstige Farbmittel werden angegeben: Kurkuma, Azogelb, Malachitgrün, Methylgrün, Ultramarin, Turnbullsblau.

K. Sykora[2]) fand in einigen zum Appretiren der Kaffeebohnen verwendeten Farben folgende Bestandtheile: 1. Ein Gemenge von annähernd 5 % Indigo, 10 % Kohle, 4,5 % chromsaurem Blei, 65,5 % Porzellanerde (Thon) und 15 % Ultramarin. 2. Etwa 5 % Indigo mit einem gelben organischen Farbstoff, 3 % Kohle, 8 % chromsaures Blei, 82 % Porzellanerde und 2 % Ultramarin und dergleichen. Auch Azofarbstoffe (β-Naphtolorange) und die beim Kaffeerösten aus den Rösterzeugnissen gewonnene Flüssigkeit wird zum Färben von havarirtem Kaffee benutzt.

Eine sonstige Behandlung des rohen Kaffees mit fremdartigen Stoffen besteht darin, dass man dieselben z. B. mit Sägemehl polirt, wodurch das letztere in der Naht verbleibt, dieselbe ausfüllt und den Bohnen ein Aussehen verleiht, als wenn die Naht von dem natürlichen Samen herrührt; das Verfahren ist besonders häufig bei Santos-Kaffee.

Ueber diese und andere Missbräuche im Kaffee-Handel hat sich die Kommission deutscher Nahrungsmittelchemiker also geäussert:

a) Der Wassergehalt unbeschädigten Rohkaffees beträgt etwa 9—13 %. Eine genaue Grenze für den Wassergehalt des Rohkaffees kann jedoch aus den oben S. 1074 angegebenen Gründen nicht festgesetzt werden.

b) Havarirter Kaffee ist stets minderwerthig, aber bisweilen noch marktfähig. Es ist daher eine Deklaration des havarirten Kaffees als solchen erforderlich.

Ausser durch Havarie kann Kaffee auch durch eine unzweckmässige Art der Ernte und der Erntebereitung, durch Schimmeln, Faulen, Annahme fremdartiger Gerüche u. s. w. verdorben werden. Der Grad des Verdorbenseins ist von Fall zu Fall zu beurtheilen.

c) Die künstliche Färbung des natürlichen Kaffees mit gesundheitsschädlichen Farben ist selbstverständlich unzulässig; aber auch die Färbung des Kaffees zur Verdeckung von Schäden, z. B. bei havarirtem Kaffee, oder zur Vortäuschung einer besseren Sorte ist gleichfalls auf Grund des Gesetzes vom 14. Mai 1879 zu beanstanden.

d) Das Glätten und Poliren ist als zulässig zu erachten; jedoch ist eine Behandlung, durch welche fremdartige Stoffe, z. B. Sägemehl, in dauernder Berührung mit dem Kaffee verbleiben oder wodurch der Schein einer besseren Beschaffenheit zum Zwecke der Täuschung erweckt werden soll, nicht statthaft.

e) Das Waschen des Kaffees, sofern dabei eine Auslaugung oder Beschwerung desselben erfolgt, das Quellen des Kaffees, durch welches eine Vermehrung des Gewichtes und Volumens bedingt und der Anschein einer besseren Beschaffenheit erweckt wird, ferner die künstliche Fermentation, die ihrem Wesen nach kein Gährungsvorgang ist, sondern aus dem Quellen und Färben des Kaffees, sei es durch Zusatz von Farbe (Fabrikmenado), sei es durch Anrösten (appretirter Kaffee), besteht, sind zu verwerfen.

II. Verfälschungen und Missbräuche bei geröstetem Kaffee.

1. Bei ganzem Kaffee. Die Röstung des Kaffees kann fehlerhaft erfolgen oder der geröstete Kaffee kann mit Kunstkaffee versetzt werden. In den Jahren 1888—1895 kam vielfach Kunstkaffee in den Handel, der meistens aus Teig von Getreidemehl, Kleie, Lupinenmehl, unter Umständen auch etwas Eichelmehl etc. unter Zusatz von Gummi oder Dextrin als Bindemittel, durch Pressen des Teiges in Formen, die den echten Kaffeebohnen mehr oder weniger gleich waren, sowie durch

---

[1]) Forschungsberichte über Lebensmittel 1896, 3, 333.
[2]) Chem. Centralbl. 1887, 1331.

Rösten hergestellt wurden. Die Zusammensetzung verschiedener Sorten Kunstkaffee schwankte (Bd. I, S. 991) zwischen folgenden Grenzen:

Wasser	Stickstoff-Substanz	Fett (Aether-extrakt)	Zucker	Sonstige stickstofffreie Stoffe	Rohfaser	Asche	Wasser-extrakt
1,5-8,6 %	9,4-17,9 %	1,0-3,8 %	0,7-6,2 %	61,7-76,8 %	3,7-15,8 %	1,1-3,4 %	14,2-70,2 %

In 3 Proben war auch für die Untersuchung, um die Untersucher irre zu führen, künstlich Koffeïn zugesetzt. Der Kunstkaffee sollte als Zusatz des echten gebrannten Kaffee dienen. Als man aber die Anfertigung von Maschinen für die Herstellung von Kunstkaffee verboten hat, ist der letztere selbst aus dem Handel verschwunden, dürfte aber in dieser oder anderer Form leicht wieder auftauchen können.

2. Zusatz von geröstetem Mais, Lupinen und Erdnusssamen; letzterer zerfällt beim Rösten in zwei gleiche Theile und hat dann wie gebrannter Mais und Lupinen grosse Aehnlichkeit mit gewissen Kaffeesorten, so dass alle Samen als Zusatzmittel zu echten gebrannten Bohnen in letzteren leicht übersehen werden können, zumal wenn sie, wie meistens, stark glasirt werden. Ueber die Zusammensetzung dieser Zusatzmittel vergl. unter „Kaffee-Ersatzmittel".

3. Glasiren der Kaffeebohnen. Die verschiedenen hierzu verwendeten Mittel sind schon S. 1073, die Wirkungen auf die Zusammensetzung des so gerösteten Kaffees S. 1079 auseinander gesetzt. Das Glasiren soll angeblich das Aroma vor Verflüchtigung schützen und so den Kaffee in seiner guten Beschaffenheit länger haltbar machen. Das mag auch sein und zugegeben werden, dass das Glasiren nicht zu beanstanden ist, wenn reine und zweckmässige Stoffe und diese nur in mässigen Mengen hierzu verwendet werden. In vielen Fällen dient aber das Glasiren dazu, um entweder die schlechte oder mangelhafte Beschaffenheit der Kaffeebohnen zu verdecken, oder um das Gewicht der Kaffeebohnen durch werthlosere Stoffe zu erhöhen (vergl. auch das Besprengen mit Boraxlösung S. 1075); oder man wendet verwerfliche Glasirmittel an. Im Allgemeinen ist das Glasiren eine Unsitte, deren Beseitigung am meisten von rechtschaffenen Röstereien und Händlern gleich stark gewünscht wird.

Die Kommission deutscher Nahrungsmittel-Chemiker hat bezüglich dieser Gebräuche folgende Vereinbarungen getroffen:

α) Der Zusatz von künstlichen Kaffeebohnen, gebranntem Mais, sog. afrikanischem Nussbohnen-Kaffee (gerösteten, gespaltenen Erdnüssen) und Lupinensamen zu ganzbohnigem geröstetem Kaffee ist als Verfälschung anzusehen. Ebenso ist der Verkauf von ausgezogenen Kaffeebohnen zu beurtheilen. Ueberrösteter oder verbrannter Kaffee ist als minderwerthig zu bezeichnen. Verschimmelter Kaffee gilt als verdorben.

β) Ein ohne Zusatz von Zucker gerösteter Kaffee soll eine hellbraune bis kastanienbraune Farbe besitzen, gleichmässig durchgeröstet sein und angenehm aromatisch riechen. Der geröstete Kaffee ist ein Erzeugniss, dessen Veredelung indess auf verschiedene Weise, z. B. durch Aenderung des Röstverfahrens oder durch geeignete Behandlung mit Mitteln zur Haltbarmachung nicht ausgeschlossen ist. Ehe aber derartig veredelte Kaffees im Handel als zulässig erachtet werden können, muss nachgewiesen sein, dass der Zweck der Veredelung erreicht ist und dass dadurch Nachtheile in anderer Beziehung für die Verbraucher dieser Erzeugnisse nicht entstehen.

Das Färben des gerösteten Kaffees, soweit dieses Färben nicht durch zulässige Mittel zur Haltbarmachung herbeigeführt wird, sowie ein Kandiren des Kaffees, welches nur zu dem Zwecke erfolgte, um eine unzureichende Röstung zu verdecken, sind zu beanstanden.

γ) Das Glasiren des Kaffees mit Rübenzucker, Stärkezucker, den reinen Sorten des Stärkesyrups (Kapillärsyrup), reinem Dextrin, Stärke und Gummi, ist als zulässig zu erachten; ebenso die Verwendung von Auszügen aus Feigen, Datteln und anderen zuckerhaltigen Früchten. Die Verwendung aller dieser Aufbesserungsmittel ist aber zu deklariren. In gleicher Weise ist das Glasiren des Kaffees mit

Eiweiss und Gelatine, sowie der Zusatz von Auszügen von Kaffeefruchtfleisch und von Kakaoschalen unter der Voraussetzung der Deklaration als zulässig zu erachten.

Die Verwendung von Melassesyrup zum Glasiren des Kaffees erscheint nicht statthaft.

Der Zusatz von verdichteten Rösterzeugnissen des Kaffees ist nur dann zu beanstanden, wenn dem Kaffee dadurch schlecht riechende und schlecht schmeckende Bestandtheile zugeführt werden. Die Verwendung von Harzglasur zum Ueberziehen des Kaffees ist nicht zu beanstanden; jedoch sollen nur feine Harze (Schellack u. s. w.) dazu benutzt werden. Auch ist eine Deklaration dieses Zusatzes unerlässlich.

Ein Zusatz thierischer oder pflanzlicher Fette ist jedenfalls nur bei einer Deklaration und nach Lage des einzelnen Falles nicht zu beanstanden.

Der Zusatz von Mineralölen, von Glycerin und Tannin ist dagegen zu verwerfen.

δ) Der nach den zulässig erachteten Verfahren überzogene Kaffee soll nicht mehr als 4 % eines nach dem Verfahren von Hilger abwaschbaren Ueberzuges enthalten.

ε) Absichtliche Erhöhung des Wassergehaltes, sei es mit oder ohne Zusatz von Borax, ist zu verwerfen.

Als zulässig ist jedoch zu erachten: das Anfeuchten der Bohnen vor dem Rösten zum Zwecke einer gleichmässigen Röstung, sowie das Waschen des Kaffees vor dem Rösten zwecks Reinigung der Bohnen, sofern hiermit eine Auslaugung des Kaffees nicht verbunden ist.

Das Behandeln des Kaffees vor dem Rösten mit Soda- und Pottasche-Lösung oder mit Kalkwasser ist zu beanstanden.

III. Verfälschungen von geröstetem und gemahlenem Kaffee. Mitunter wird der Kaffee, um die Küchenarbeit noch mehr zu erleichtern, gleich gemahlen in Tabletten oder Patronenform in den Handel gebracht. Wenn schon bei dem gerösteten ganzen Kaffee Zusätze von Kaffee-Ersatzmitteln vorzukommen pflegen, so ist das bei dem gerösteten gemahlenen Kaffee erst recht möglich; auch lässt sich hier leicht bereits gebrauchter Kaffee, sog. Kaffeesatz untermischen; als mineralische Zusätze können in Betracht kommen: Erde, Sand, Öcker, Schwerspath u. a. Selbstverständlich sind alle diese Zusätze als Verfälschungen anzusehen.

Als zufällige Beimengungen des ungemahlenen Kaffees dagegen sind anzusehen: Kleine Steine, Samen in der Fruchtschale, Stiele, vereinzelte fremde Samen, welche bei guten Kaffees durch Auslesen entfernt sein müssen.

IV. Verfälschung von fabrikmässig hergestellten Kaffee-Extrakten. Hierüber vergl. S. 1083.

Kaffee-Ersatzmittel.

Das Bedürfniss nach kaffeeähnlichen Getränken und die verhältnissmässig hohen Preise des echten Kaffees haben eine ganze Anzahl von Ersatzmitteln hervorgerufen, deren Herstellung in Deutschland fast zu einem Industriezweige geworden ist. Sie geben ein beliebtes Mittel ab, um dem Körper die nöthige Menge Wasser zuzuführen und sind in dieser Hinsicht den alkoholischen Getränken (Bier, Wein), welche ebenfalls diesem Zwecke dienen sollen, bei Weitem vorzuziehen. Da alle diese Ersatzmittel frei sind von den wichtigsten Bestandtheilen des Kaffees, Koffeïn und Kaffeeöl, und mit dem echten Kaffee nur den brenzlichen Geruch und Geschmack theilen, so können diese Ersatzmittel nicht die Wirkung äussern, welche die eigenartigen Bestandtheile des Kaffees besitzen; es folgt aber auch daraus, dass wir den sonstigen, beim Rösten entstehenden brenzlichen Stoffen in unserer Nahrung eine grosse Bedeutung beilegen, sei es nun deshalb, dass diese Stoffe durch ihren zusagenden Geruch und Geschmack die Absonderung der Verdauungssäfte unterstützen, sei es dadurch, dass sie die Fäulnissvorgänge im Darm auf ein gewisses Maass beschränken. Neuerdings hat man auch versucht, die koffeïnhaltige Kolanuss (vergl. weiter unten) zur Herstellung eines Kaffeeersatzmittels zu benutzen, welches somit auch einen Koffeïn-Gehalt besitzen würde.

Ein im Handel vertretener Kola-Kaffee in Büchsen bestand nach H. Trillich[1]) aus einem Gemisch von Weizen, Cichorien, Leguminosen und etwas Kolanuss; er enthielt:

Wasser	In Wasser lösliche Stoffe	Koffeïn	Glukose	Asche	Sand
6,82 %	53,94 %	0,22—0,29 %	17.64 %	3,90 %	0,47 %

Man kann die Kaffee-Ersatzmittel mit K. Kornauth[2]) und H. Trillich[3]) wie folgt eintheilen:

a) Kaffee-Ersatzmittel aus Wurzelgewächsen.

Unter dieser Art Ersatzmitteln ist

1. der Cichorien-Kaffee (aus den Wurzeln von Cichorium Intibus L. S. 904) der wichtigste. Die Cichorien-Wurzeln werden erst gewaschen und dann, oft unter Zusatz von Fett, gedörrt, wozu man theils offene, theils geschlossene Darren und rotirende Rösttrommeln verwendet. Die gebrannte Cichorie wird wieder mit Wasser oder Syrup vermischt und in Formen gepresst — das lockere, nicht angefeuchtete Pulver würde wieder leicht Feuchtigkeit anziehen —.

Den Cichorien mischt man häufig Rüben zu; vielfach aber dient der Cichorien-Kaffee als Zusatz zu anderen Ersatzmitteln; oder man zieht ihn aus und bringt ihn als Extrakt in den Handel.

Die unter den Namen „Frank-Kaffee", „Völker-Hauswald-Kaffee", „Zatka's Spar-Kaffee", „Reusch-Kaffee" (nach dem Namen der Fabrikanten) im Handel befindlichen Kaffee-Surrogate bestehen aus Cichorien. Die meisten Erzeugnisse tragen aber hochklingende Namen, wie: „Löwen-Kaffee", „Dom-Kaffee", „Stern-Kaffee", „Germania-Kaffee", „Indischer Sibonny", „Feinster Mokka-Kaffee", „Bester Java-Kaffee", „Feinster orientalischer Mokka-Kaffee", „Stern-Mokka" etc. Letztere Bezeichnungen, wie Mokka- oder Java-Kaffee, welche an echten Kaffee erinnern, sind aber gesetzlich unzulässig, weil sie gegen § 10, Abs. 2 des Nahrungsmittelgesetzes vom 14. Mai 1879 verstossen.

Nach H. Trillich befassten sich 1879 in Deutschland 150 Fabriken mit der Darstellung von Cichorien-Kaffee; sie verarbeiteten 253489 Dz. gedörrte Cichorien für den inländischen Verbrauch und 154016 Dz. für die Ausfuhr. Die Einfuhr von echtem Kaffee betrug in dem Jahre 1879 1 009 020 Dz. = 807 286 Dz. gebranntem Kaffee, so dass sich in Deutschland der Verbrauch von echtem Kaffee zu Cichorien-Kaffee wie 807216 : 253489 oder wie 100 : 31,4 stellte; in Süddeutschland wurde dieses Verhältniss 1890 wie 100 : 23,1 gefunden, so dass der Verbrauch an Cichorien-Kaffee in Deutschland $^1/_4$—$^1/_3$ des Verbrauchs an echtem Kaffee ausmacht.

Der Verkaufs-Preis für reinen Cichorien-Kaffee schwankt im Kleinhandel zwischen 60—70 Pfg. für 1 kg gegenüber 2—3 Mk. für 1 kg echten Kaffee.

Die Zusammensetzung der gerösteten Cichorien ist im Mittel mehrerer Sorten folgende:

Wasser	Stickstoff-Substanz	Fett (Aetherextrakt)	Zucker	Karamel	Inulin	Sonstige stickstofffreie Extraktstoffe	Rohfaser	Asche	Sand	In Wasser lösliche Stoffe in der frischen	Trocken-Substanz
%	%	%	%	%	%	%	%	%	%	%	%
11,76	7,35	2,48	17,46	12,74	6,61	26,58	10,03	4,99	1,43	63,33	71,77

[1]) Zeitschr. f. angew. Chem., 1891, 545.
[2]) Mittheil. d. pharm. Instituts in Erlangen von A. Hilger. Heft III. 1890, 1.
[3]) H. Trillich: Die Kaffee-Surrogate etc. München 1889 und 1892.

Diese Zahlen sind nicht unerheblichen Schwankungen unterworfen, besonders was den Gehalt an in Wasser löslichen Stoffen und Zucker anbelangt; so schwankte für die Trockensubstanz berechnet: Wasser-Extrakt von 60,2—85,5 %, Zucker von 8,2—23,3 %. Graham, Stenhouse und Campbell fanden (Bd. I, S. 1004) einen Zuckergehalt in den rohen Cichorien von 21,70—35,23 %, in den gerösteten Cichorien von 6,98—17,98 %. A. Ruffin[1]) fand in 10 typischen Handelssorten Cichorienkaffees 5,1—13,0 % Wasser und 65,4—69,9 %, in Wasser lösliche Stoffe; Jules Wolff[2]) in 6 Sorten 9,2—16,0 % Wasser, 54,3—65,9 % in Wasser lösliche Stoffe, 7,5—14,4 % reducirenden Zucker, 9,0—14,7 % Karamel, 4,0—9,6 % Inulin und 2,5—4,0 % in Wasser lösliche Stickstoff-Substanz. Diese Schwankungen sind ausser vom Rohstoff vorwiegend auch vom Rösten mit bedingt. So fand K. Kornauth:

Rösttemperatur	100°	120°	140°	150°	160°	170°	180°
Wasseranziehung	8,24 %	8,37 %	6,24 %	6,00 %	4,18 %	0,72 %	0,49 %
Wasserlösliche Stoffe	78,80 „	73,60 „	62,16 „	60,07 „	24,63 „	9,00 „	4,77 „
Zucker	20,06 „	14,04 „	12,23 „	10,30 „	9,40 „	—	—

In anderen Fällen mag auch ein hoher Gehalt an in Wasser löslichen Stoffen und Zucker durch Zusatz von Syrup vor dem Pressen hervorgerufen werden.

Eine besondere Beachtung verdient beim Cichorien-Kaffee auch der Sandgehalt. Der Gehalt an Reinasche beträgt in Procenten der Trockensubstanz zwischen 4—5 %; jedoch ist der Gehalt an Sand je nach der Reinigung sehr verschieden; Birnbaum fand in einer Probe 7,44 %, H. Trillich desgleichen 8,61 % Sand.

A. Ruffin[1]) fand von 133 Proben Cichorien-Kaffee 61 Proben verfälscht; 10 Proben ergaben 4,0—13,8 % Asche mit 0,8—10,1 % Sand; eine Probe ergab sogar 42,2 % Asche.

In Baden ist ein Aschengehalt bis 8 % und ein Sandgehalt bis 2 % gesetzlich als Höchstgehalt festgesetzt; in Frankreich wurde anfänglich bis zu 6 % Gesammtasche als höchster Gehalt für zulässig erklärt, später aber auf 12 % erweitert.

Die Kommission deutscher Nahrungsmittelchemiker setzte für Kaffeeersatzmittel aus Wurzeln einen Höchstgehalt an Asche von 8 % und einen solchen an Sand von 2,5 % fest.

2. Rüben-Kaffee. Derselbe wird aus Runkel- bezw. Zuckerrübe (Beta vulgaris L.) in gleicher Weise wie der Cichorien-Kaffee hergestellt; er hat einen stärkeren Zuckerröstgeschmack als letzterer; auch fehlt ihm das eigenartige Bitter des Cichorien-Kaffees.

K. Kornauth giebt für geröstete Zuckerrüben folgenden Gehalt an:

Wasser	In der Trockensubstanz					
	Wasser-Extrakt	Zucker	Rohfaser	Asche	
				Gesammt-	in Wasser löslich
8,18 %	62,84 %	24,19 %	9,10 %	6,74 %	4,47 %

Der Rüben-Kaffee dient durchweg als Zusatzmittel zu Cichorien-Kaffee; H. Trillich fand für 22 solcher Gemische:

Wasser		Wasser-Extrakt		Reinasche		Sand	
Schwankungen	Mittel	Schwankungen	Mittel	Schwankungen	Mittel	Schwankungen	Mittel
9,5—18,9 %	11,89 %	70,9—86,6 %	78,99 %	3,8—5,4 %	4,71 %	0,4—3,7 %	1,43 %

J. Jettmar (Bd. I, S. 999) fand in solchen Cichorien-Rübenkaffee-Gemischen

Wasser	In der Trockensubstanz				
	Wasser-Extrakt	Zucker	Aether-Auszug	Asche	Sand
12,89—27,79 %	60,19—73,32 %	14,20—27,09 %	3,02—7,85 %	4,29—9,04 %	0,84—1,88 %

Der Rüben-Kaffee, bezw. der mit solchem versetzte Cichorien-Kaffee zeichnet sich durchweg durch eine grössere Menge an in Wasser löslichen Stoffen (Extrakt) vor dem reinen Cichorien-Kaffee aus.

---

[1]) Zeitschr. f. Untersuchung d. Nahrungs- u. Genussmittel 1898, 1, 710.
[2]) Ebendort 1900, 3, 255.

Ueber die Zusammensetzung der Rüben vergl. S. 906 und 908.

Wie Rüben, so werden auch Möhren (Daucus carota) zur Bereitung eines Kaffee-Ersatzmittels verwendet.

3. **Löwenzahn-Kaffee.** Auch die Wurzel von Leontodon taraxacum dient zur Bereitung eines Rösterzeugnisses, welches dem der Cichorie sehr ähnlich ist. Die geröstete Löwenzahn-Wurzel enthält nach K. Kornauth:

Wasser	In der Trockensubstanz					
	Wasser-Extrakt	Zucker	Rohfaser	Asche in Wasser	
				löslich	unlöslich
8,46 %	65,74 %	1,53 %	18,64 %	3,20 %	4,00 %

b) Kaffee-Ersatzmittel aus zuckerreichen Rohstoffen.

Zu den Ersatzmitteln dieser Art gehört auch der vorher schon besprochene Rüben-Kaffee; auch der Malz-Kaffee kann hierher gerechnet werden; jedoch soll derselbe bei „Gersten-Kaffee" besprochen werden. Hier wären besonders zu nennen:

1. **Gebrannter Zucker selbst.** Der gebrannte bezw. karamelisirte Zucker, durchweg Stärkezucker (vergl. unter Zucker-Couleur S. 993) wird als Kaffee-Ersatzmittel benutzt, um die dunkle Farbe und den süssen Geschmack des Kaffees zu erhöhen. Zwei von Fr. Kaufmann und von Werner & Breuer in Köln dargestellte Kaffee-Ersatzmittel dieser Art ergaben nach K. Kornauth im Mittel:

Wasser	In der Trockensubstanz			
	Extrakt	Zucker	Gesammtasche	In Wasser lösliche Asche
3,97 %	93,16 %	34,19 %	4,16 %	3,16 %

während ein „bestes approbirtes Kaffee-Surrogat" von J. J. Pfalz jun. in Offenbach a. M., vorwiegend aus gebranntem Zucker bestehend, enthielt:

0,85 %	85,80 %	13,67 %	12,98 %	12,78 %

Diese Art Ersatzmittel werden vielfach als Kaffee-Essenz, Holländischer Kaffee-Extrakt im Handel geführt, welche Bezeichnung indess unzulässig und gesetzwidrig ist.

2. **Feigen-Kaffee.** Derselbe ist vorwiegend in Oesterreich und Süddeutschland ein beliebtes Kaffee-Ersatzmittel. Er wird, wie sein Name bezeichnet, aus Feigen gewonnen.

Die Feigen sind die eingetrockneten Blüthen- und Fruchtstände des Feigenbaumes, sie haben frisch eine birnenförmige Gestalt, weshalb sie wie Früchte aussehen; sie enthalten in der häutigen Hülle ein sehr zuckerreiches Fleisch, in dessen Innenhaut die runden, kleinen, gelben Früchtchen liegen. Ueber ihre Zusammensetzung vergl. S. 956 u. 961.

Man unterscheidet im Handel 3 Sorten Feigen: eine feinere Sorte als Tafel-Feigen, eine mittlere Sorte als Kranz-Feigen, eine geringere Sorte als Sack- oder Fass-Feigen.

Zur Darstellung des Feigen-Kaffees werden vorwiegend die Fass- und Kranz-Feigen verwendet.

Die Feigen werden durch Abzupfen von den Basten befreit, zerrissen, geröstet und zerkleinert; die zerkleinerte, geröstete Masse wird mit Wasser angefeuchtet und in Packete gepresst, in gleicher Weise wie bei den Cichorien und Rüben.

Der Feigenkaffee enthält im Durchschnitt von 4 Analysen:

Wasser	Stickstoff-Substanz	Fett (Aether-Auszug)	Zucker	Sonstige stickstofffreie Extraktstoffe	Rohfaser	Asche	Sand	In Wasser lösliche Stoffe in der	
								frischen	Trocken-Substanz
20,92 %	4,15 %	3,83 %	24,72 %	34,63 %	6,99 %	4,76 %	0,90 %	64,09 %	81,04 %

Der Gehalt an in Wasser löslichen Stoffen und Zucker im Feigenkaffee ist aber sehr verschieden gefunden worden. Nach den Untersuchungen von H. Trillich, K. Kornauth, Hilger und Bell schwankte z. B.

Wasser	In der Trockensubstanz			
	Wasser-Extrakt	Zucker	Reinasche	Sand
3,61—23,56 %	63,30—93,72 %	24,83—60,80 %	2,10—4,33 %	0—0,74 %

H. Trillich findet im Mittel von 14 Proben 85,64 %, K. Kornauth im Mittel von 6 Proben 67,25 % Wasser-Extrakt in der Trockensubstanz. Diese Schwankungen können ihre Ursache einerseits in der Verschiedenheit der verwendeten Rohfeigen, andererseits aber auch in der Verschiedenheit des Röstverfahrens und in Zusätzen haben. Denn für ein und dasselbe Fabrikat, z. B. für das Karlsbader Kaffee-Gewürz, giebt Trillich 86,45 %, Kornauth dagegen nur 61,22 % Extrakt in der Trockensubstanz an.

Der Gehalt an Saccharose wurde von H. Trillich im reinen Feigen-Kaffee zu 1,5 %, in 3 Handelssorten zu 10 % gefunden, woraus Trillich auf einen Zusatz von Rohrzucker schliesst.

Der Feigen-Kaffee wird nur selten rein in den Handel gebracht. Nach H. Trillich besteht das Karlsbader Kaffee-Gewürz aus reinem Feigen-Kaffee unter Zusatz von 1 % Natriumbikarbonat; in anderen Sorten Feigen-Kaffee fand Trillich Lupinen, Cichorien und Rüben, sowie Syrup und Malz, Leindottersamen; Nevinny beobachtete im Feigen-Kaffee gedörrte Birnen etc.

Der Preis wird von 0,80—2,48 Mk. für 1 kg angegeben.

In Süddeutschland stellt sich das Verhältniss des Verbrauches von echtem Kaffee zu Feigenkaffee wie 100 : 6,2.

3. **Karobbe-Kaffee.** Auch das zuckerreiche Johannisbrot (Ceratonia siliqua, vergl. S. 813) dient zur Bereitung eines Kaffee-Ersatzmittels, das unter dem Namen „Karobbe-Kaffee" in den Handel gebracht wird.

Zwei hiervon ausgeführte Analysen ergaben:

Wasser	Stickstoff-Substanz	Fett (Aether-Extrakt)	Stickstoff-freie Extraktstoffe	Rohfaser	Asche	Wasser-Extrakt in der Trockensubstanz
6,72 %	8,72 %	3,51 %	70,81 %	7,65 %	2,59 %	58,13 %

4. **Datteln-Kaffee.** Auch aus ganzen Datteln (S. 961) wird ein Kaffee-Ersatzmittel hergestellt, welches bis jetzt noch nicht untersucht zu sein scheint, das aber in seiner Zusammensetzung dem Feigenkaffee nahe kommen dürfte.

5. **Sonstige zuckerreiche Kaffee-Ersatzmittel.** Hierzu sind ausser den obigen Gemischen von Cichorien und Zuckerrüben bezw. Cichorien und Zucker die Ersatzmittel „Wiener Kaffee-Surrogat" und „Linde's Kaffee-Essenz" von folgender Zusammensetzung zu rechnen:

	Wasser	Stickstoff-Substanz	Wasser-Extrakt	Zucker	Asche
Wiener Kaffee-Surrogat	9,72 %	4,50 %	39,52 %	19,92 %	8,33 %
Linde's Kaffee-Essenz	3,93 „	4,59 „	70,08 „	59,46 „[1]	3,69 „

c) Kaffee-Ersatzmittel aus stärkehaltigen Rohstoffen.

Als stärkereiche Rohstoffe dienen in erster Linie die Getreidearten zur Bereitung von Kaffee-Ersatzmitteln und zwar entweder direkt oder nach vorherigem schwachen Mälzen.

1. **Kaffee-Ersatzmittel aus geröstetem rohem Getreide.** Wie schon oben S. 1086 erwähnt, werden ganze Maiskörner mit echtem (besonders Perl-) Kaffee geröstet und als solche mit in den Handel gebracht. Einige Proben solcherweise gerösteten Maiskaffees ergaben:

7,78 % Wasser, 58,02 % in Zucker überführbare Stoffe, 8,04 % Rohfaser, 1,81 % Asche.

Der gebrannte Mais kommt aber auch unter dem Namen „Saladin-Kaffee" in den Handel.

---

[1] Zucker + Karamel.

Roggen-Kaffee. Derselbe ist wohl am längsten bekannt; er wird auch vielfach Gesundheits-Kaffee oder sog. „verbesserter homöopathischer Gesundheits-Kaffee" genannt. Der Roggen wird wie auch andere Cerealienkörner geröstet, gemahlen und in Packete gepresst. Durch das Rösten geht die Stärke zum Theil in Dextrin über und letzteres färbt sich dann braun, indem es dem Zuckerkaramel ähnliche, aber stärker bitter schmeckende Rösterzeugnisse liefert.

Gersten-Kaffee. In derselben Weise wird auch Gerste direkt zum Rösten verwendet und zum Theil in Form ganzer Körner vertrieben, die dann mit Zucker glasirt werden.

Die Getreide-Kaffees werden vielfach mit einander vermischt; so besteht der Deutsche Adler-Kaffee, der sog. Konsum-Kaffee und Volkskraft-Kaffee aus einem Gemisch von Roggen, Gerste und anderen Getreidearten, die Kaffee-Ersatzmittel von Gebr. Behr in Cöthen (Malto-Kaffee) aus einem Gemisch von Roggen, Gerste und Malz bezw. Kleie, Mais und Graupen. Häufiger noch ist der Zusatz zu Cichorien-Kaffee, durch welchen der Extraktgehalt erhöht wird.

Die Zusammensetzung dieser gerösteten Kaffee-Ersatzmittel ist folgende:

Kaffee-Ersatzmittel	Wasser	Stickstoff-Substanz	Fett (Aether-Auszug)	Zucker (Maltose)	Sonstige stickstofffreie Extraktstoffe	Rohfaser	Asche	Wasser-Extrakt in der Trockensubstanz
Roggen-Kaffee	12,50 %	12,15 %	3,57 %	4,12 %	55,66 %	8,45 %	3,55 %	48,53 %
Gersten- „	1,96 „	13,92 „	2,17 „	2,56 „	65,54 „	10,91 „	2,94 „	51,44 „
Volkskraft- „	10,64 „	9,08 „	1,98 „	—	—	—	3,34 „	54,63 „
Behr- „ (Kleie, Mais, Graupen etc.)	2,22 „	11,87 „	3,91 „	67,68		9,78 „	4,54 „	61,33 „

In den Wasser-Extrakten waren gelöst:

	Gersten-Kaffee	Volkskraft-Kaffee	Gebr. Behr-Kaffee
Stickstoff-Substanz	4,94 %	2,77 %	4,22 %
Asche	1,76 „	2,00 „	3,37 „

Im Allgemeinen schwankt der Gehalt der gerösteten Getreidearten an Wasser-Extrakt zwischen 33,0—48,0 % für die lufttrockne Substanz; derselbe kann aber auch bei vollständigerer Karamelisirung der Stärke bis auf 60 % und mehr hinaufgehen.

Die Kaffee-Ersatzmittel aus natürlichen Getreidekörnern liefern indess Wasser-Auszüge, die einen brenzlichen oder rauchigen Beigeschmack besitzen, sich ferner mit Milch nicht kaffeebraun, sondern violettgrau färben. Aus dem Grunde hat man jetzt angefangen, statt der natürlichen Getreidekörner deren Malze zu verwenden, d. h. die Stärke, welche diese mangelhaften Rösterzeugnisse liefert, vorher zum Theil in Maltose überzuführen.

Unter dieser Art Ersatzmittel hat in den letzten Jahren

2. der Gerstenmalz-Kaffee die weiteste Verbreitung gefunden und zwar vorwiegend durch die Empfehlung des durch sein Naturheilverfahren bekannten Pfarrers Kneipp. Der Malzkaffee wird jetzt von einer grossen Anzahl Firmen Deutschlands durch nur schwaches Keimenlassen der Gerste und Rösten der entkeimten Gerste hergestellt, bald in Form glasirter Körner (mit Zucker glasirt), oder, weil die glasirten Körner leicht Wasser anziehen und klebrig werden, durchweg als Pulver in den Handel gebracht, indem man letzteres wie bei Cichorie und anderen Ersatzmitteln erst wieder mit Wasser anfeuchtet und presst.

Das Malz wird bald hell (licht), bald braun, bald dunkelschwarz gedarrt; das letztere, das Farbmalz (vergl. unter „Bier"), dient an Stelle von Zucker-Couleur auch zur Dunkelfärbung von Kaffeeaufguss aus echtem Kaffee.

Die Firma Franz Kathreiner's Nachf. in München hat sich sogar ein besonderes Verfahren zur Herstellung dieses Ersatzmittels — unter Verwendung von Kaffee-Kirschen-Extrakt — patentiren lassen.

Ebenso wie aus Gerste wird auch aus Weizen ein Weizenmalz-Kaffee hergestellt. Die Zusammensetzung dieser Malz-Kaffees ist im Mittel mehrerer Analysen folgende:

Malz-Kaffee	Wasser	Stickstoff-Substanz	Fett (Aetherauszug)	Zucker (Maltose)	Sonstige stickstofffreie Extraktstoffe	Rohfaser	Asche	In Wasser lösliche Stoffe in der Trockensubstanz		
								Gesammt-Menge	Stickstoff-Substanz	Asche
Gerste	5,83 %	14,22 %	2,02 %	7,01 %	57,28 %	11,34 %	2,30 %	57,66 %	2,78 %	1,44 %
Weizen	6,46 „	—	—	5,20 „	—	—	—	73,48 „	—	—

Der Gehalt des Gerstenmalz-Kaffees an in Wasser löslichen Stoffen ist grossen Schwankungen unterworfen und betragen letztere nach echten Sorten von 23 verschiedenen Firmen:

Wasser		Extrakt in der Trockensubstanz	
Schwankungen	Mittel	Schwankungen	Mittel
0,6—12,0 %	7,08 %	27,0—78,7 %	57,66 %

Da gutes Malz 70—80 % Extraktausbeute aus der Trockensubstanz liefert, so kann ein Malz-Kaffee unter Berücksichtigung des Röst- (Zucker-) Verlustes 55—70 % Wasser-Extrakt liefern. Grössere Abweichungen von der unteren und oberen Grenze müssen entweder auf die geringere oder grössere Keimung (Mälzen) oder auf die stärkere und schwächere Röstung zurückgeführt werden.

Der Verbrauch an Malz-Kaffee war in den Jahren 1890—1900 nahezu ebenso gross, wie der an Cichorien-Kaffee, er scheint aber in den letzten Jahren zurückgegangen zu sein.

Von einem besonderen Nährwerth kann bei der geringen angewendeten Menge beim Malz-Kaffee ebensowenig die Rede sein, wie bei anderen Kaffee-Ersatzmitteln.

Die bei der Bereitung von Gerstenmalz-Kaffee abfallenden Gerstenschalen haben eine der Gerstenkleie ähnliche Zusammensetzung (vergl. S. 833).

3. **Kaffee aus Hülsenfrüchten.** Die bei uns einheimischen Bohnen (Garten- und Puffbohnen) eignen sich nicht zur Bereitung von Kaffee-Ersatzmitteln, weil sie ein unangenehm und widerlich schmeckendes Getränk liefern. Dagegen dient die in Japan vorkommende Puffbohne, Canavalia incurva (Bd. I, S. 584), für diesen Zweck; auch die hiesigen Erbsen liefern ein schmackhaftes Getränk.

Am meisten Verwendung finden die hierher gehörigen Lupinen, welche bald echtem gerösteten Kaffee zugemischt (S. 1086), bald für sich allein unter dem Namen „Deutscher Volks-Kaffee", „Perl-Kaffee" etc. in den Handel gebracht, durchweg aber mit anderen Ersatzmitteln (Cichorien, Rüben, Cerealien etc.) vermischt werden; so besteht der „Allerwelts-Kaffee" nach Wolffenstein aus Cichorien und Lupinen; auch der „Kaiserschrot-Kaffee" scheint ein ähnliches Gemisch zu sein.

Ueber die Zusammensetzung der Lupinen vergl. S. 791.

Auch die Sojabohne (vergl. S. 788) wird zur Bereitung eines Kaffee-Ersatzmittels verwendet.

Vor einigen Jahren kam unter dem Namen „Kongo-Kaffee" ein Surrogat in den Handel, welches aus der Bohne einer Phaseolus-Art (von der Grösse unserer Perlbohne, schwarz mit weissem Nabelfleck) hergestellt war.

Der Sudan-Kaffee stammt von der Leguminose Parkia africana oder Parkia biglobosa; die gerösteten und zerriebenen Samen werden zu einem chokoladeartigen Kuchen (Dodoa) geformt.

Der sog. „Deutsche oder Französische Kaffee" wird aus dem Samen der Kichererbse (Cicer arietinum) zubereitet.

Die Hülsenfrucht-Kaffee-Ersatzmittel liefern durchweg nur eine geringe Menge Wasser-Extrakt; so wurde z. B., auf Trockensubstanz berechnet, gefunden:

	Bohnen	Erbsen	Lupinen	Soja-Bohnen	Kongo-Kaffee	Canavalia-Bohnen
Wasser-Extrakt	21,62 %	30,05 %	15,0—38,0 %	49,05 %	22,49 %	22,20 %

Von einigen der Hülsenfrucht-Kaffees liegen noch eingehendere Untersuchungen mit folgendem Ergebniss vor:

Bezeichnung	Wasser %	Stickstoff-Substanz %	Fett (Aether-Extrakt) %	Zucker %	Sonstige stickstofffreie Extraktstoffe %	Rohfaser %	Asche %	In Wasser lösliche Stoffe in der Trockensubstanz		
								Gesammt %	Stickstoff-Substanz %	Asche %
Lupinen- Kaffee { Pelkmann's Perl-Kaffee	7,14	39,51	5,59	18,06	10,06	15,17	4,47	25,08	16,13	2,90
Kaiserschrot-Kaffee .	14,42	28,85	3,00	—	—	—	4,61	35,40	6,44	3,47
Kongo-Kaffee	4,22	27,06	1,19	3,25	39,74	19,28	4,63	22,49	—	3,43
Sojabohnen-Kaffee	5,27	—	17,05	32,93	—	4,71	4,28	49,07	—	3,38
Sudan-Kaffee	—	24,00	18,00	6,00	—	—	5,00	—	—	—

Letztere beiden Kaffee-Ersatzmittel können wegen des hohen Fettgehaltes auch zu der folgenden Gruppe gerechnet werden.

4. **Kaffee-Ersatzmittel aus sonstigen stärkereichen Samen.** Hierzu gehört:

a) **Eichel-Kaffee** aus Eichelarten, deren Früchte getrocknet, entschält, geröstet, gemahlen und in Pulverform als „Eichel-Kaffee" in den Handel gebracht werden.

Der Eichel-Kaffee ist wegen seines Gehaltes an Gerbsäure besonders bei Kindern gegen Durchfälle beliebt; auch wird er in einigen Ländern als Medikament geführt, weshalb er vielfach und nicht ohne Grund „Gesundheits-Kaffee" genannt wird. Der Kleinverkaufspreis ist etwa 80 Pfg. für 1 kg.

b) Ferner ist hierher der sog. **Mogdad- oder Neger-Kaffee** aus dem Samen der Cassia occidentalis zu rechnen. Die Schalen der Cassia occidentalis werden unter dem Namen „Tida gesi" von Holland aus in den Handel gebracht.

Diese Kaffee-Ersatzmittel haben folgende Zusammensetzung:

Bezeichnung	Wasser	Stickstoff-Substanz	Fett (Aether-Extrakt)	Zucker	Sonstige stickstofffreie Extraktstoffe	Rohfaser	Asche	In der Trockensubstanz Wasser-Extrakt
Eichel-Kaffee	10,51 %	5,82 %	4,02 %	3,77 %	69,29 %	4,52 %	2,07 %	28,88 %
Mogdad- „	11,09 „	15,13 „	2,55 „	45,69 %		21,21 „	4,33 „	—

Im Eichel-Kaffee werden 5,0—6,0 %, im Mogdad-Kaffee nach einer Bestimmung 5,23 % Gerbsäure angegeben.

K. Kornauth giebt für die Trockensubstanz zweier Sorten Eichel-Kaffee 50,66 und 70,66 % Extrakt an, welche Mengen auffallend hoch erscheinen.

Vielfach wird der Eichel-Kaffee mit Cichorien-Kaffee versetzt; solche Gemische zeigen dann einen mehr oder weniger höheren Extraktgehalt; im Allgemeinen dürfte reiner Eichel-Kaffee nicht mehr als 30 % Extrakt in der Trockensubstanz enthalten. Nach einer anderen Vorschrift soll man aus 50 % Eichelmehl, 25 % Weizenmehl, 25 % Kichermehl und Kandiren mit Zucker ein Erzeugniss erhalten, welches einen dem echten Kaffee-Aufguss in Geruch und Geschmack ähnlichen Wasser-Auszug liefert. Die Bezeichnung von Eichel-Kaffee für ein solches Erzeugniss ist aber ebenfalls zu beanstanden.

d) **Kaffee-Ersatzmittel aus fettreichen Rohstoffen.**

1. **Erdmandel- bezw. Erdnuss-Kaffee.** Die Erdnuss, der Samen von Arachis hypogaea (vergl. S. 795) dient in ölhaltigem, wie entöltem Zustande zur Darstellung eines Kaffee-Ersatzmittels. Man bezeichnet mit Mandel-Kaffee aber eine Reihe anderer Ersatzmittel, welche keine Bestandtheile der Erdnuss enthalten, so z. B. ein Gemisch von Eicheln und Cichorie. Das früher aus dem Samen des Erdmandelgrases (Cyperus esculenta) bereitete, ebenfalls Mandel-Kaffee genannte Ersatzmittel, scheint jetzt nicht mehr im Handel vorzukommen. Das von

Diehl in München dargestellte Kaffee-Verbesserungsmittel ist nach H. Trillich Mandel-Kaffee mit 1% Natriumbikarbonat und enthält 18,02% in Wasser lösliche Stoffe und 5,01% Asche in der Trockensubstanz. Das aus der Erdnuss hergestellte Ersatzmittel heisst auch „Afrikanischer Nussbohnen-Kaffee" oder „Austria-Kaffee".

Der Mandel-Kaffee wird mit dem überaus hohen Preis von 2,50—3,00 Mk. für 1 kg bezahlt.

2. **Dattelkern-Kaffee**, aus den Kernen von Phoenix dactylifera; die Firma Lüres & Co. in Hamburg bringt unter dem Namen „Arabischer Dattel-Kaffee" ein Ersatzmittel in den Handel, welches neben den Kernen auch das Fruchtfleisch der Datteln enthält.

J. Möller glaubt, dass die Dattelkerne allein wohl nicht als Kaffee-Ersatzmittel verwendet werden.

3. **Wachspalmen-Kaffee.** In Brasilien dienen auch die steinharten Früchte der Wachspalme (Corypha cerifera L. oder Copernicia cerifera Mart.) zur Bereitung eines Kaffee-Ersatzmittels.

4. **Spargelbeeren- bezw. Spargelsamen-Kaffee**, vereinzelt aus den Beeren bezw. Samen von Asparagus officinalis gewonnen; derselbe soll jedoch einen bitteren, unangenehmen Geschmack besitzen.

Die Zusammensetzung dieser Kaffee-Ersatzmittel ist folgende:

Bezeichnung		Wasser	Stickstoff-Substanz	Fett	Zucker	Sonstige stickstofffreie Extraktstoffe	Rohfaser	Asche	In Wasser lösliche Stoffe in der Trockensubstanz
Erdnuss-Kaffee	natürlich (entschält)	5,05 %	27,89 %	50,12 %		12,34 %	2,44 %	2,16 %	24,90 %
	entfettet	6,43 „	48,31 „	21,26 „		14,68 „	5,08 „	4,24 „	27,10 „
Dattelkern-Kaffee		6,64 „	5,46 „	7,91 „	2,15 %	48,77 %	27,79 „	1,27 „	12,70 „
Wachspalmen-Kaffee		3,76 „	6,99 „	14,06 „	1,25 „	33,25 „	38,45 „	2,24 „	14,03 „
Spargelsamen- „		6,22 „	20,75 „	10,45 „	—	—	—	5,36 „	8,87 „

Von der Stickstoff-Substanz des gerösteten und theilweise entfetteten Erdnuss-Kaffees waren 17,49% in Wasser löslich.

e) Kaffee-Ersatzmittel aus sonstigen Rohstoffen.

Sonstige seltenere Rohstoffe für Bereitung von Kaffee-Ersatzmitteln bilden:

1. Die **Hagebutten**, die Scheinfrüchte von Rosa canina; dieselben werden sowohl ganz, als auch nach Entfernung des Fleisches verwendet.

Ueber die Zusammensetzung der Hagebutten im natürlichen Zustande vergl. S. 814.

2. **Holzbirnen-Kaffee**; derselbe wird aus dem Fruchtknoten mit dem fleischig gewordenen Receptaculum von Pyrus communis gewonnen.

3. **Weintraubenkerne.** Die von der Mostbereitung zurückbleibenden Trester werden getrocknet, die ausfallenden Samen gesammelt und durch Rösten und Mahlen als Kaffee-Ersatzmittel benutzt.

4. **Stragel-Kaffee**, schwedischer Kontinental-Kaffee aus dem Samen der sog. Kaffeewicke, span. Tragranth, Kaffeestragel (Astragalus baëticus); derselbe dürfte bei uns nur selten sein.

5. **Kentucky-Kaffee**, aus dem Samen von Gymnocladus canadensis.

6. **Mussaënda-Kaffee von Réunion.** Derselbe soll nach Lapeyère aus dem Samen von Mussaënda burbonica gewonnen werden. Nach Dyer gehört aber die Pflanze zu den Loganiaceae und ist Gaertnera vaginata. Lapeyère will in dem Samen 0,3—0,5% Koffeïn gefunden haben; andere Analytiker konnten darin aber weder Koffeïn, noch ein anderes Alkaloïd nachweisen.

Diese Kaffee-Ersatzmittel ergaben nach nur je einer von K. Kornauth untersuchten Probe:

		Hagebutten-,	Holzbirnen-,	Stragel-,	Kentucky-,	Mussaënda-Kaffee
Wasser		7,04 %	6,96 %	8,09 %	4,67 %	1,07 %
In der Trocken-substanz	In Wasser lösliche Stoffe	36,19 „	37,26 „	44,63 „	33,42 „	18,40 „
	Asche	3,92 „	3,86 „	4,58 „	4,90 „	4,02 „

f) Kaffee-Ersatzmittel aus Gemischen verschiedener Rohstoffe.

Vorhin sind schon mehrere Kaffee-Ersatzmittel aus Gemischen verschiedener Rohstoffe aufgeführt. Es giebt aber noch eine ganze Unzahl solcher Gemische, die unter den verschiedensten Phantasienamen in den Handel gebracht werden, tagtäglich neu entstehen, aber häufig ebenso schnell verschwinden als sie erfunden werden. H. Trillich[1]) giebt von solchen Kaffee-Ersatzmitteln bis 1896 eine Blumenlese, aus welcher hier nur hervorgehoben werden mögen:

Bavaria-Kaffee (Roggen, Rüben, Feigen, Karobben), Homöopathischer Gesundheits-Kaffee (Roggen und Rüben oder Roggen bezw. Gerste, Lupinen, Kakaoschalen oder andere Gemische), Ersparniss-Kaffee (Rüben, Roggen, Kakaoschalen, echter Kaffee), Hamburger Kaffee (Gerste, Cichorien, Leguminosen und echter Kaffee?), Sanitäts-Kaffee (Rüben, Roggen, Gerste, Eicheln), Simili-Kaffee (Gerste, Lupinen), Triumpf-Kaffee (Lupinen, Sojabohne, Feigen) und viele ähnliche Mischungen mehr. In 37 solcher Gemische wurde gefunden:

Wasser	In der Trockensubstanz			
	Wasser-Extrakt	Fett	Asche	Sand
4,73—12,85 %	25,73—70,70 %	0,73—9,11 %	1,91—8,52 %	Spur—4,36 %

Die Denkschrift des Kaiserlichen Gesundheitsamts „Der Kaffee" zählt nicht weniger als 421 Nummern bezw. Marken von Kaffee-Ersatzmitteln auf.

Gehalt der Kaffee-Ersatzmittel an Mineralstoffen. Vielfach ist behauptet, dass die Asche der Kaffee-Ersatzmittel sich von der des echten Kaffee durch einen höheren Gehalt an Kieselsäure, Chlor und Natron auszeichnet; es möge daher hier eine vergleichende Untersuchung von K. Kornauth (vergl. Bd. I, S. 1509) über die Zusammensetzung der Asche sowie über einige sonstige Bestimmungen mitgetheilt werden (vergl. folgende Seite).

Ein durchgreifender Unterschied in der Zusammensetzung der Asche des echten Kaffees und seiner Ersatzmittel ist hiernach nicht, wenigstens nicht für alle echten Kaffee-Sorten vorhanden; auch im Extraktgehalt stellen sich keine regelmässigen Beziehungen heraus; die Ersatzstoffe liefern zwar meistens einen höheren Wasser-Extrakt, manche aber sind hierin dem echten Kaffee gleich, andere liefern einen geringeren Wasser-Extrakt als echter Kaffee. Ein durchschlagender Unterschied besteht nur darin, dass alle Ersatzmittel kein Koffeïn enthalten.

Verunreinigungen und Verfälschungen der Kaffee-Ersatzmittel. Auch die Kaffee-Ersatzmittel unterliegen Verunreinigungen und Verfälschungen, insofern als sie häufig einen übergrossen Wasser- und Sandgehalt besitzen, verbrannt oder verschimmelt oder sauer geworden sind, ferner insofern als den gesuchteren Sorten werthlosere oder sogar ganz werthlose Stoffe (Diffusionsschnitzel, Torf, Lohe, Erde, Sand, Ocker etc. untergemischt werden.

Die Kommission deutscher Nahrungsmittel-Chemiker hat über diese Ungehörigkeiten folgende Vereinbarungen getroffen:

1. Kaffee-Ersatzmittel sind unter einer ihrer wirklichen Beschaffenheit entsprechenden Bezeichnung in den Handel zu bringen. Mischungen von Kaffee mit Kaffee-Ersatzstoffen sind als „Kaffee-Ersatzmischungen" zu bezeichnen. Als „Kaffeemischung" dagegen soll nur eine Mischung von mehreren Sorten echten Kaffees bezeichnet werden. In Verbindung mit Stoffnamen ist die Bezeich-

---

[1]) Zeitschr. f. angew. Chemie 1896, 440.

Kaffee und dessen Ersatzmittel	Wassergehalt %	Lösl. Stoffe im Ganzen %	In der Trockensubstanz Von der Asche in Wasser		Kieselsäure %	Kali %	Natron %	Schwefelsäure %	Chlor %	Phosphorsäure %	Spec. Gewicht des Wasserauszuges 1:1
			löslich %	unlöslich %							
Gerösteter Kaffee	2,38	27,00	4,01	0,64	0,22	58,45	0,29	4,05	Spur-1,92	13,09	1,0105
Geröstete Cichorie	7,16	63,81	4,28	1,60	4,17	36,90	10,07	10,97	5,18	9,91	1,0265
„ Holzbirnen	6,96	37,26	2,43	1,43	1,12	54,77	7,99	5,34	0,66	15,68	1,0154
„ Gerste	6,44	34,37	1,28	0,76	0,19	29,16	2,20	1,56	2,04	27,56	1,0159
„ Feigen	7,20	65,40	1,98	1,36	2,01	79,16	7,27	3,14	2,51	29,18	1,0242
„ Eichel	7,18	50,66	1,60	0,50	1,26	52,99	2,16	4,38	3,18	14,27	1,0197
„ Sojabohne	5,27	49,07	3,38	0,90	—	43,95	1,08	2,71	1,24	37,04	1,0177
„ Hagebutte	7,04	36,19	2,12	2,80	3,92	55,29	1,74	4,11	5,19	15,47	1,0148
„ weisse Lupine	6,00	22,44	1,82	1,90	1,11	32,28	19,21	7,07	2,31	29,12	1,0081
„ schwarze „	5,76	25,47	3,88	1,60	0,78	34,14	7,00	6,58	1,51	36,50	1,0082
„ Löwenzahnwurzel	8,46	65,74	3,20	4,00	4,18	22,56	31,90	3,24	4,17	10,72	1,0301
„ Kartoffel	7,85	19,74	2,48	1,40	0,22	59,07	17,21	4,06	6,11	12,70	1,0026
„ Zuckerrübe	8,18	62,84	4,47	2,27	1,68	59,09	8,92	4,16	6,26	10,50	1,0280
„ Dattelkerne	3,99	9,34	0,10	1,40	2,16	34,27	5,14	3,27	2,19	11,28	1,0035

nung „Kaffee" auch für Ersatzstoffe zulässig, z. B. „Malzkaffee". Wenn solche Stoffnamen gewählt werden, so sollen sie dem Wesen des bezeichneten Ersatzstoffes entsprechen. Bei Ersatzstoffmischungen soll der Namen von dem Hauptbestandtheil genommen werden.

2. Kaffee-Ersatzstoffe sind verdorben, wenn sie mit Schimmelpilzen durchsetzt oder sauer geworden, verbrannt oder aus verdorbenen Rohstoffen hergestellt sind.

3. Der Wassergehalt der aus Cichorien und Feigen bereiteten Ersatzstoffe soll 18 %, der der sonstigen Ersatzstoffe 12 % nicht übersteigen.

4. Als höchster Sandgehalt soll — alle Zahlen auf Trockensubstanz berechnet — 2 %, als höchster Gesammtaschengehalt für Kaffee-Ersatzstoffe aus Wurzeln 8 %, für solche aus Früchten 5 %, für Essenzen 6 % angenommen werden, abgesehen von einem absichtlichen Zusatz von Alkalikarbonaten.

Zusätze werthloser Stoffe, wie Diffusionsschnitzel, Torf, Lohe, Erde, Sand, Ocker, Schwerspath und dergleichen, sind zu verwerfen und als Verfälschungen zu betrachten.

5. Desgleichen ist der Zusatz von Mineralölen und Glycerin zu verwerfen. Dahingegen ist der Zusatz von Pflanzenölen, gerbsäurehaltigen Pflanzenstoffen oder Auszügen aus ihnen, von Kochsalz und von Alkalikarbonaten in kleinen Mengen sowie von koffeïnhaltigen Pflanzenstoffen oder Auszügen aus ihnen nicht zu beanstanden, sofern durch diese letzteren Zusätze nicht echter Kaffee vorgetäuscht werden soll.

Thee.

Der Thee (Chin.: „Za", Japan.: „Cha" genannt) besteht aus den getrockneten und zusammengerollten Blattknospen und Blättern des zu den Camellien gehörenden Theestrauches (Thea chinensis), der in China, Japan, Java, Ceylon, Ostindien u. s. w. in zahlreichen Spielarten angebaut wird, unter denen man vorwiegend 2 Haupt-Varietäten unterscheidet, nämlich: den klein- und dickblätterigen Thee, Thea chinensis var. microphylla Tichomirow (vorwiegend in China und Japan angebaut) und den **gross- und dünnblätterigen** (oder Assam-) Thee, Thea chinensis var. assamica Sims (vorwiegend in Indien und auf Ceylon angebaut).

Der Theestrauch, der wahrscheinlich aus Assam und Cachar stammt, wild wachsend gegen 10 m, in Kultur genommen aber nur $1-2\frac{1}{2}$ m hoch wird, hat immergrüne Blätter und treibt im Jahre 3—4mal neue Blätter, welche zu verschiedenen Zeiten eingesammelt werden. Erst im dritten Jahre können die Blätter geerntet werden; nach 7 Jahren lässt der Ertrag des Strauches nach; er wird dann durch neue Pflanzen, die meistens aus Samen gezogen werden, ersetzt. In China wächst der Thee zwischen dem 22^0-38^0 n. Br.; in Japan bis zum 29^0 n. Br. Der Theestrauch liebt den besten, gegen Mittag gelegenen Boden, starke Düngung (mit Oelkuchen und Fischguano) und fleissige Bewässerung. Jedoch gedeiht er noch auf hügeligem, 1500—2000 m hohem Gelände, wo wegen der schwierigen Bewässerung kein Reis gebaut werden kann. Im Jahre 1664 gelangte der erste Thee nach Europa (an die Königin von England als ein höchst werthvolles Geschenk). Jetzt findet man ihn wie den Kaffee in jedem Bürgerhause, wenn auch bei uns nicht so verbreitet und beliebt als den Kaffee. Der höchste Theeverbrauch findet in Australien statt; er beträgt dort 3,4 kg für den Kopf und das Jahr.

Der bei uns verwendete Thee stammt meistens aus **China**, ein geringerer Theil kommt auch aus **Britisch-Indien, Ceylon** und **Java**; der japanische Thee geht vorwiegend nach **Nordamerika**.

Die Güte der Theesorten hängt ganz von dem Alter der Blätter ab und zwar — da nur die Blattknospen und die 4 ersten Blätter gesammelt werden — gelten die Blattknospen mit höchstens dem ersten Blatt als die feinsten, vereinzelte Blattknospen mit dem 1. bis 3. Blatt als die mittleren Sorten, während die geringsten Sorten aus dem 2. bis 4. Blatt bestehen und Knospen darin kaum mehr vorkommen.

Die Blätter der Blattknospe sind an ihrer Aussenseite von einem dichten Haarfilz bedeckt (daher der Name Pecco = Peh-hán, Milchhaar) [1]. Diese Haare, bei Pecco noch dünnwandig und lang, sind mit einem kegelförmigen Fuss der Epidermis eingefügt und biegen sich kurz über derselben im rechten Winkel nach oben, so dass sie der Blattfläche dicht anliegen. Da die Haare sich nicht mehr vermehren, so rücken sie mit zunehmendem Wachsthum der Blätter auseinander, sie stehen bei Blatt 1 schon locker; das ausgewachsene Blatt 4 erscheint dem freien Auge unbehaart und erst mit der Lupe erkennt man die vereinzelt und weit von einander abstehenden Haare.

Das vollkommen ausgebildete Theeblatt ist länglich-verkehrt-lanzett- oder verkehrt-eiförmig, oben spitz, am eingerollten Rande sägezahnförmig, nach unten auch gekerbt und in einen kurzen Stiel auslaufend; der auf der Blattunterseite stark hervortretende Primärnerv hat 5—7 Sekundärnerven, die fast unter einem rechten Winkel vom ersten abzweigen. Die Länge der ausgewachsenen Blätter schwankt zwischen 4—24 cm, die Breite zwischen 2—8 cm (Höchstzahlen nur bei Assam- bezw. Sana-Thee); der Blattstiel ist durchweg nur 5—6 mm lang.

---

[1] Vergl. hierzu und zu der Eintheilung der Theesorten: Vereinbarungen zur einheitlichen Untersuchung und Beurtheilung von Nahrungs- und Genussmitteln für das Deutsche Reich, Heft III. 46 u. ff. Berlin 1902.

Die Bezeichnungen der Theesorten entsprechen den Altersverhältnissen der Blätter und bedeuten weder Orts- noch Lagenamen.

Je nach der Behandlung der Blätter unterscheidet man grünen, gelben, schwarzen und rothen Thee, die sämmtlich von derselben Pflanze abstammen bezw. abstammen können.

Der grüne Thee wird in der Weise gewonnen, dass die Blätter sofort nach dem Pflücken und Welken (durch Dämpfen) gerollt, in der Sonne getrocknet und dann in Pfannen über Feuer schwach geröstet werden.

Die Gewinnung des gelben Thees (auch Blumenthee genannt) unterscheidet sich nur dadurch von der des grünen, dass die abgewelkten Blätter nicht in der Sonne, sondern im Schatten getrocknet werden.

Die Darstellung des schwarzen Thees ist in den einzelnen Ländern in etwas verschieden. Im Allgemeinen werden die gepflückten Blätter 1—2 Tage sich selbst überlassen wodurch sie welken und ihre Elasticität verlieren, worauf sie gerollt werden können. Die noch feuchten gerollten Blätter werden in etwa 2 Zoll dicker Schicht aufgehäuft. Je nach der Temperatur des Raumes tritt nun ein rascher oder langsamer (1—3 Stunden) verlaufender, eigenthümlicher Gährungsvorgang (Fermentirung) ein, durch welchen die Umwandlung der noch rohen Theeblätter zu schwarzem Thee erfolgt; nach vollendeter Gährung wird der Thee in der Sonne oder in rauchloser Wärme getrocknet.

Nach A. Schulte im Hofe[1]) sollen bei der Thee-Zubereitung zwei enzymatische Spaltungsvorgänge statthaben, deren erster beim Rollen, wobei das Blattgewebe grössentheils zerstört und der Saft aus den Zellen gepresst wird, die vorhandene Gerbsäure frei macht, während der zweite mit der Entstehung des Theearomas in engstem Zusammenhange steht. Auch A. W. Nanninga[2]) führt die Wirkung der Theezubereitung auf ein Ferment zurück. Dasselbe soll erst nach dem Absterben des Blattes in Wirksamkeit treten. Durch das Rollen wird zunächst ein Theil der Gerbsäure frei, durch die Fermentation theils wieder gebunden, theils (und zum erheblichen Theil) zerstört, indem sich gleichzeitig das Theearoma bildet. K. Asö[3]) hat in der That in den fermentirten Blättern eine Oxydase nachgewiesen. Die Fermentation soll so lange fortgesetzt werden, bis der Gehalt an freier Gerbsäure, die einen zusammenziehenden, seifigen Geschmack besitzt, verschwunden ist.

In ähnlicher Weise wie schwarzer Thee wird der rothe Thee gewonnen, der als zweite Hauptsorte der ersten Lese aus den vollständig entfalteten Blättern besteht und in China Chun-Za oder Wulun (rother Thee), entsprechend dem Ceylon-Pekoë-Souchong, genannt wird. Die feinste Sorte der ersten Lese heisst in China Bai-chao (weisser Flaum), etwa dem Broking Pekoë von Ceylon und dem javanischen Blanca-Pekoë entsprechend.

Unter Ziegelthee versteht man die in Backstein- oder Tablettenform („Tiptop Tablet Tea) gepressten Abfälle der Theebereitung; der Staub (vorwiegend aus Blatthaaren bestehend) und sonstige Abfälle sowie die beim Scheeren der Bäume gewonnenen Stücke etc. werden heissen Dämpfen ausgesetzt, dann in Formen ge-

---

[1]) A. Schulte im Hofe: Die Kultur u. Fabrikation von Thee in Britisch-Indien u. Ceylon etc. Beihefte zum Tropenpflanzer 1901, 2.
[2]) Zeitschr. f. Untersuchung d. Nahrungs- u. Genussmittel 1902, 5, 475.
[3]) Ebendort 1902, 5, 1169.

presst und an der Luft (ohne direktes Sonnenlicht und ohne künstliche Wärme) getrocknet.

Nach J. Möller werden von China aus 3 Sorten sog. Ziegelthee vertrieben, nämlich 1. Large green, aus den gröbsten Blättern und Zweigspitzen, mit viel Bruch und Staub bereitet; die Ziegel sind $13 : 6^1/_2 : 1^1/_2$ engl. Zoll gross und zu 36 Stück in Bambuskörbchen verpackt. 2. Small green, aus besserem Material und sorgfältiger bereitet, aber gleich dem vorigen aus **nicht fermentirten** Blättern; Grösse: $8^1/_2 : 5^1/_4 : 1^7/_8$ engl. Zoll. 3. Small black, aus dem Rückstand und Abfall der fermentirten Blätter; Verpackung und Form wie bei der vorigen Sorte.

Der aus Blättern gepresste Ziegelthee ist dicht und hart; er lässt sich mit der Säge schwieriger wie Hartholz schneiden; das Pulver ist graubraun mit grünlichem Schimmer und enthält reichlich heller gefärbte Spreu. Die Ziegel wiegen etwa 1705 g, sind 17 cm lang, 16,7 cm breit und 2,6 cm dick; die Breitseite trägt russische und chinesische Inschriften.

Der Ziegelthee aus Pulver ist ohne chinesische Prägung und zeigt nur russische Firma; er ist leichter schneidbar, als der vorige, besteht aber auch aus Blättern und Stengeln der echten Theepflanze.

Aus den zusammengeschrumpften Blättern, aus Stielen und fremden Zusätzen wird der Bohenthee (Thee Bou, The Bohé) hergestellt.

Der „Bruchthee" wird aus den Bruchstücken der Theesorten durch Absieben und Ausklauben gröberer Theile (Stiele und dergl.) gewonnen; wenn er in viereckige Würfel gepresst wird, heisst er „Würfelthee".

Der „Lügenthee" (Liethee) besteht angeblich aus dem Staub der Theekisten, aus Theebruch und den gepulverten Stielen und Zweigspitzen (den sog. „Wurzeln") der Theepflanze, die mit Hülfe eines klebenden Stoffes zusammengepresst werden.

Die Ausbeute anlangend, so geben[1]) 15 kg grüne Blätter, an der Sonne getrocknet, 4—5 kg (26—33 %) Thee; 50 kg getrocknete Blätter verlieren durch die „Feuerung" 4 kg und geben 5 kg Stiele, 6 kg Staub und etwa 35 kg guten Thee, so dass aus 100 Thln. frischer Blätter etwa 18—20 Thle. guten Thees gewonnen werden.

Grüner Thee wird mitunter mit wohlriechenden Blüthen von Osmanthus fragans, Aglaia odorata Lour., Gardenia pictorum Hasske, Jasmium sambae Ait., schwarzer Thee stets mit wohlriechenden Blättern oder Blüthen beduftet, ohne sie aber hiermit zu vermischen; die Parfümmittel werden in einer Schicht auf den Boden der Packkiste gelegt.

Als Geschmacks-Verbesserungsmittel werden angegeben Rosenblätter, die riechenden Samen von Sternanis, die „Tschucholi" genannten Achänen einer Komposite und die jungen Blätter von Viburnum phlebotrichum Sieboldi et Zuccarini.

Im frischen ungerösteten Zustande besitzt das Theeblatt einen bitteren, fast adstringirenden, keineswegs aromatischen Geschmack; letzterer wird daher erst durch die Zubereitung erreicht. In den Erzeugungsländern bereitet man aus den Theeblättern auch ein nahrhaftes Gemüse.

Ueber die Sortenbezeichnung seien (nach den Vereinbarungen deutscher Nahrungsmittel-Chemiker, Berlin 1902, S. 47) nachstehende kurze Zusammenstellungen beigefügt:

---

[1]) Vergl. Ed. Hanausek: Grundriss d. allgem. Waarenkunde, 13. Aufl., 310.

I. Chinesischer Thee.

Blattlänge 3—8 cm, -Breite 2—3 cm.

a) Schwarzer Thee.

1. Pecco (weisses Haar, Bai-chao, weisser Flaum) besteht vorwiegend aus den jüngsten Zweigspitzen mit einem bis zwei ziemlich ausgebreiteten jüngeren noch nicht entfalteten Blättern, ist auf der Oberfläche bräunlichschwarz, auf der Unterseite silberhaarig. Blätter 4 cm lang, 1 cm breit.

2. Pekoë oder Padre-Souchong, besteht aus jüngeren Zweigspitzen und mehr ausgewachsenen Blättern, meist nur gefaltet oder schwach gerollt. Die Blätter erreichen bis 6 cm Länge und 2 cm Breite. (Hierher gehört auch der Karawanenthee, welche Bezeichnung früher Berechtigung hatte.)

3. Linki-sam (kleine 2—3 mm dicke Kügelchen), aus Blattabschnitten bestehend.

Campoë, lederbraun, selten gerollte, meist nur im Mittelnerv gefaltete, 4—5 cm lange, 12 mm breite ausgewachsene Blätter, gemengt mit Stengelresten und Zweigspitzen.

5. Souchong (= kleine Pflanze oder Landschaft in China), ausgewachsene, 5 cm lange, bis 2 cm breite Blätter, meist fehlt die Blattspitze.

6. Bohé oder Bou-Thee. Ein Gemisch von ausgewachsenen 6 cm langen, bis 16 mm breiten Blättern mit Bruchstücken und wenigen kleinen 18 mm langen jungen Blättern.

7. Congu oder Congfu (= gerollt), ausgewachsene 3—8 cm lange, 12—22 mm breite, braune bis rothbraune Blätter mit Bruchstücken gemengt.

8. Oolong (schwarzer Drache), ist graubraun, sonst dem Congu ähnlich.

b) Grüner Thee.

1. Haysan (Hyson = Frühling). Bläulichgrüne, cylindrisch, nicht spiralig gerollte grauseidenhaarige Blätter von gröberer und zarterer Beschaffenheit. Die Cylinder sind 12—20 mm lang und 3 mm dick.

2. Songlo oder Singloe. Gedrehte unregelmässige Cylinder von verschiedener Grösse, graugrün.

3. Biny. Grünlich-bläuliche, gedrehte ausgebogene Cylinder, 12 mm lang, 1 mm stark; die Blätter sind bis 2 cm breit, ziemlich ausgewachsen, sehr zart, unterseits behaart, längs dem Mittelnerv zusammengefaltet und so gedreht, dass die obere Blattfläche nach aussen kommt.

4. Soulang; der vorhergehenden Sorte ähnlich.

5. Aljofar, Gunpowder (Uljofar). 2,5 cm lange, 12 mm breite junge Blätter oder Blattspitzen von graugrüner Farbe, die mit der Unterseite nach aussen zu linsengrossen Körnern eingerollt sind.

6. Tché, Tschy, Perlthee, Kugelthee, Imperial. Die Kugeln oder unregelmässigen Körner, etwa 6 mm lang und 5 mm breit, grünlich, bestehen aus Zweigspitzen mit den beiden obersten 2,5—4 cm langen, 6—9 mm breiten, seidenhaarigen jungen Blättern, gemengt mit Bruchstücken und grösseren, am Rande kurz gezähnten Blättern.

c) Gelber Thee.

Gelber Oolong. Im Aussehen dem schwarzen Thee sehr ähnlich, besteht derselbe aus den obersten unentfalteten Blattknospen, welche, wie schon gesagt, ohne Fermentirung direkt im Schatten getrocknet werden, während der Blumenthee, welcher zumeist aus den oberen, noch fest zusammengerollten Blättchen besteht, an der Sonne oder über freiem Feuer getrocknet wird.

Ausserdem unterscheidet man gelben Mandarinenthee (dem Pekoë-Souchong gleichwerthig) und gelben Karawanenthee. Die gelben Theesorten sind hellgelbbraun bis braungelb gefärbt; die abgebrühten Blätter gelblichgrün.

II. Ceylon-Thee.

Ceylon erzeugt nur schwarzen Thee. Die Namen der Handelssorten sind den chinesischen nachgebildet.

1. Pecco, besteht aus den jungen Blättchen mit grauweissen Blattknospen. Er ist den chinesischen Blumentheesorten (Bay-chao) gleichwerthig.

2. **Chonge-Pecco**, mit röthlich gefärbten Bestandtheilen.
3. **Pecco-Souchong**, eine gröbere Sorte, welche den Uebergang zu dem
4. **Souchong**, der zweiten Haupttype, bildet.
5. **Congou oder Kongo**, auch **Fanningo**, die geringsten Sorten, aus den ältesten und gröbsten Blättern bestehend.

Auch die **staubigen Abfälle** bei der Sortirung kommen als **Theestaub** (Dust) (Brocken-Pecco und Brocken-Souchong) u. s. w. in den Handel.

III. Java-Thee.

a) Schwarzer Thee.

Handelssorten, mit der schlechtesten beginnend, sind: 1. Stof (Staub), 2. Brocken-Tea, 3. Boey, 4. Kongu-Boey, 5. Kongu, 6. Souchon-Boey, 7. Souchon, 8. Kempoey, 9. Soepoey-Pecco, 10. Oolong, 11. Pecco-Souchong, 12. Pecco, 13. Pecco-Siftengs, 14. Pecco-Dust, 15. Brocken-Pecco, 16. Flowery-Pecco, 17. Orange-Pecco.

b) Grüner Thee.

1. Schesi, 2. Tonkay, 3. Hysant, 4. Uxim, 5. Joosges.

IV. Ostindischer Thee (Assam).

Von den ostindischen Theesorten unterscheidet man in absteigender Reihe: Orange Flowery-Pecco, Flowery-Pecco, Pecco, Brocken-Pecco, Pecco-Dust, Pecco-Souchong, Souchong, Brocken-Tea, Kongu, Dust.

Ergänzend zu dieser Zusammenstellung sei noch darauf hingewiesen, dass die angeführten Namen nicht auf einzelnen, sondern auf einer Menge von im Einzelnen schwer zu kennzeichnenden Merkmalen aufgebaut sind. Vielfach unterscheiden sich die Handelsnamen von den am Gewinnungsorte üblichen Bezeichnungen. Für schwarzen Thee schliessen sich dieselben an die chinesischen Handelstypen: Pecco, Souchong und Kongu an, wobei gleichfalls auf Arten, bezw. Entwickelung der Knospen und Blätter Rücksicht genommen ist. Bei den grünen Theesorten spielt auch noch die Art der Herstellung eine Rolle. Bei Imperial (länglich gerollte Blätter), Gunpowder und Joosges (beide mit kugelig gerollten Blättern) werden die Blätter stets gerollt. Die besten Sorten werden entweder gar nicht oder nur kurze Zeit dem Welken unterworfen, während die geringeren Sorten eine längere Welkzeit durchzumachen haben.

Chemische Zuammensetzung des Thees. Die chemische Zusammensetzung des Thees ist nach 158 Analysen folgende:

Gehalt	Wasser %	Stickstoff-Substanz %	Theïn %	Aetherisches Oel %	Fett (Aetherauszug) %	Gerbsäure %	Sonstige stickstofffreie Extraktstoffe %	Rohfaser %	Asche %	In Wasser löslich Im Ganzen %	Asche %
Niedrigster	3,93	18,19	1,09	—	3,61	4,48	—	8,51	4,10	27,48	1,55
Höchster	11,97	38,65	4,67	—	15,15	25,20	—	15,50	8,03	55,73	5,02
Mittlerer	8,46	24,13	2,79	0,68	8,24	12,35	26,81	10,61	5,93	38,76	2,97

Die Zusammensetzung des Thees ist in erster Linie abhängig vom Alter des Blattes. Als von einem immergrünen Strauch herrührend gleichen die Theeblätter den Nadeln der immergrünen Nadelhölzer, indem die in ihnen durch Assimilation und Einwanderung aufgehäuften Stoffe im Herbst nicht in dem Masse nach anderen Vorrathsorten wandern, als bei den Blättern der Laubhölzer, die vor Winter abgeworfen werden. Die Theeblätter bleiben daher auch im Alter verhältnissmässig reich an Stickstoff-Substanz und beweglichen Kohlenhydraten. Immerhin vermindern sich nach den Untersuchungen von O. Kellner (Bd. I, S. 1011) hauptsächlich in Folge Neubildung von Stoffen von Anfang der Entwickelung bis nach einem Jahre die Roh-Proteïnstoffe von 30,64 auf 16,56 %, Theïn von 2,85 auf 0,84 % in der Trockensubstanz, während der Aetherauszug nicht unerheblich von 6,48 % (im Mai) auf 22,19 % (im November) und 14,18 % (im folgenden Mai) steigt; auch Gerbsäure und Rohfaser zeigen eine schwache Zunahme, die sonstigen stickstofffreien Extraktstoffe eine schwache Abnahme, der Gehalt an in Wasser löslichen Stoffen dagegen hält sich auf nahezu gleicher Höhe und schwankt nur unbedeutend. Hiernach sind junge Theeblätter am reichsten an Theïn; dasselbe hält sich dann in den ersten 2—3 Monaten auf Kosten der sonstigen Stickstoff-Verbindungen auf nahezu gleicher Höhe, um von da rascher herunterzugehen. Am gehaltreichsten an Stickstoff-Verbindungen wird daher stets der Blüthen- oder Blumenthee sein.

Dass in den Theesorten verschiedener Ursprungsländer und Lagen in demselben Ursprungslande Unterschiede in der Zusammensetzung vorhanden sein werden, ist ohne Zweifel anzunehmen, wenngleich vergleichende Untersuchungen hierüber nicht vorliegen.

Der Einfluss der Zubereitung lässt sich nach den Untersuchungen von Romburgh und Lohmann (Bd. I, S. 1016) aus folgenden Mittelzahlen (auf Trockensubstanz berechnet) entnehmen:

Art des Thees:	Gesammt-Stickstoff	Theïn	Gerbstoff	Wasser-Extrakt	Alkohol-Extrakt
Unbehandelte, sofort getrocknete Blätter	4,77 %	1,8 %	20,5 %	48,1 %	37,9 %
Grüner Thee	4,78 „	1,7 „	16,8 „	44,8 „	34,7 „
Schwarzer Thee	4,58 „	2,3 „[1]	15,2 „	38,2 „	27,7 „

In derselben Weise fand im Mittel vieler Analysen J. M. Eder (Bd. I, S. 1017):

Thee:	Erste Untersuchungsreihe				Zweite Untersuchungsreihe			
	Gerbstoff	Wasser-Extrakt	Asche im Ganzen	löslich	Gerbstoff	Wasser-Extrakt	Asche im Ganzen	löslich
Grüner	12,64 %	41,40 %	5,52 %	2,82 %	22,14 %	41,80 %	5,79 %	2,95 %
Schwarzer	10,65 „	39,61 „	5,53 „	2,62 „	10,09 „	38,67 „	5,62 „	2,62 „
Gelber	—	—	—	—	12,66 „	40,80 „	5,68 „	2,64 „

Jam. Bell erhielt für schwarzen Kongu-Thee 34,63 %, für grünen Gunpowder Thee 46,56 % Wasser-Extrakt; G. W. Slater ebenso für grünen Gunpowder Thee 41,5 %, für schwarze Theesorten nur 26,4—36,8 % Wasser-Extrakt.

Hiernach nimmt der Gehalt des Theeblattes an wasserlöslichen Stoffen und besonders an Gerbstoff bei der Zubereitung desselben zu verbrauchsfähigem Thee ab und ist diese Abnahme beim schwarzen Thee unter sonst gleichen Verhältnissen in Folge der angewendeten Gährung (Fermentation) bedeutender, als beim grünen Thee.

P. Dvorkowitsch[2] benutzt sogar die hierbei entstehenden Gährungserzeugnisse zur Beurtheilung der Güte eines Thees (vergl. Bd. III).

Ueber die einzelnen Bestandtheile des Thees sei noch Folgendes bemerkt:

1. **Stickstoff-Substanz.** Ueber die eigentlichen Proteïnstoffe des Thees

---

[1] Für die schwache Zunahme an Theïn im schwarzen Thee konnte keine befriedigende Erklärung gefunden werden.
[2] Berichte d. deutschen chem. Gesellschaft, Berlin 1891, **24**, 1945.

ist bis jetzt wenig bekannt; nach einigen Bestimmungen enthält derselbe 1,38—3,64% Albumin.

Die wichtigste Stickstoffverbindung, das Theïn (= 1-, 3-, 7-Trimethylxanthin $C_5H(CH_3)_3 \cdot N_4O_2$ vergl. S. 60 u. 64) soll in Verbindung mit Gerbsäure als gerbsaures Theïn in den Blättern und zwar nach Susuki in den Epidermiszellen vorhanden sein; dieses löst sich in heissem, aber nicht in kaltem Wasser. Daraus erklärt man, dass mit kochendem Wasser zubereiteter Theeaufguss beim Erkalten, wo sich dieses als unlöslich ausscheidet, trübe wird. Die Schwankungen (von 1,09 bis 4,67 % Theïn der lufttrocknen Substanz) sind ohne Zweifel ebenso sehr durch die Analysen-Verfahren, als durch die Verschiedenheit der Theesorten bedingt (Bd. I, S. 1014). Jedenfalls kann der Theïngehalt nicht als Werthmesser der einzelnen Theesorten gelten. So fand Claus z. B. in den besseren chinesischen Sorten nur 1 bis 2,5 %, in dem schlechteren Ziegelthee dagegen 3,5 % Theïn. Diese Ansicht wird durch die Untersuchungen von Eder, Jos. F. Geisler, Spencer u. A. (Bd. I, S. 1009) bestätigt.

A. Kossel hat in dem Theeextrakt die neue Base, das Theophyllin (= 1-, 3-Dimethylxanthin $C_5H_2(CH_3)_2N_4O_2$, vergl. S. 60 u. 64) nachgewiesen.

Ausser den Basen Theïn und Theophyllin enthält der Thee neben den Proteïnstoffen auch noch Amide. Das Verhältniss dieser Stickstoffverbindungen in Procenten des Gesammt-Stickstoffs stellt sich nach Kozai (Bd. I, S. 1006) wie folgt:

Ursprünglicher Thee:			Rother Thee:			Grüner Thee:		
				Stickstoff in Form von:				
Reinproteïn	Theïn	Amiden	Reinproteïn	Theïn	Amiden	Reinproteïn	Theïn	Amiden
68,76 %	16,01 %	15,23 %	65,98 %	15,34 %	18,68 %	65,90 %	15,46 %	18,64 %

Hiernach scheint durch die Art der Zubereitung der Gehalt an Amiden auf Kosten der Proteïnstoffe etwas zuzunehmen, während der Gehalt an Theïn keine Aenderung oder nur eine geringe Einbusse erfährt.

O. Kellner (Bd. I, S. 1011) fand das Verhältniss dieser drei Stickstoff-Verbindungsformen in den verschiedenen Entwickelungszuständen des Theeblattes wie folgt:

Zeit der Probenahme	Stickstoff in der Trockensubstanz in Form von				In Procenten des Gesammt-Stickstoffs in Form von		
	Gesammt-	Reinproteïn	Theïn	Amiden	Reinproteïn	Theïn	Amiden
15. Mai 1884	4,91 %	3,44 %	0,81 %	0,66 %	70,1 %	16,5 %	13,4 %
15. Juli „	3,21 „	2,31 „	0,71 „	0,21 „	71,4 „	22,1 „	6,5 „
15. Sept. „	2,93 „	2,27 „	0,63 „	0,16 „	77,2 „	20,1 „	2,7 „
15. Nov. „	2,83 „	2,30 „	0,37 „	0,16 „	81,2 „	13,1 „	5,7 „

Hiernach nimmt procentig der Gehalt an Stickstoff-Substanz mit der Entwickelung des Theeblattes stetig ab, die des Reinproteïns dagegen anfänglich nur auf Kosten der Amide, später auch des Theïns stetig zu, während sich das Theïn in der ersten Zeit der Entwickelung des Blattes bis dahin (4 Monate nach der Entwickelung), wo es wenigstens geerntet zu werden pflegt, auf annähernd gleicher Höhe hält. Von dem Gesammt-Stickstoff des verwendeten Theeblattes entfallen rund $1/6$ bis $1/5$ (16—20 %) auf Theïn-Stickstoff.

Nach Susuki[1]) sind nur die Theeblätter reich an Theïn; die Samen enthalten kein, die übrigen Theile der Pflanze nur wenig Theïn.

---

[1]) Zeitschr. f. Untersuchung d. Nahrungs- u. Genussmittel 1902, 5, 1169.

2. **Fett.** Der Aetherauszug des Thees besteht aus Fett (Stearin und Oleïn), Chlorophyll, Wachs und Harz. Das ätherische Oel, dessen Natur noch unbekannt ist, wird im grünen Thee zu rund 1 %, im schwarzen Thee zu 0,6 % angegeben.

3. **Stickstofffreie Extraktstoffe.** Unter den stickstofffreien Extraktstoffen werden 4,0—10,8 % Gummi + Dextrin, ferner auch Pektin angegeben.

Die wichtigste Verbindung unter denselben ist die Gerbsäure ($C_{27}H_{22}O_{17}$ nach Strecker oder $C_{14}H_{10}O_9$ nach Hlasiwetz oder wasserfrei $C_{20}H_{16}O_9$ nach Nanninga).

Hilger und Tretzel[1]) erklären dieselbe im Sinne von Hlasiwetz für Digallussäure, also als gleich mit der in den Eichengalläpfeln vorkommenden Gallussäure. Sie liefert, wie auch C. Rundqvist[2]) angiebt, bei der Hydrolyse keinen Zucker, gehört also nicht zu den Glukosidsäuren. A. W. Nanninga[3]) giebt das spec. Drehungsvermögen der Theegerbsäure $\alpha[D]$ zu $-177,30^0$ an. Eine ähnliche, von Rochleder Boheasäure ($C_{14}H_{12}O_8 + H_2O$) genannte Säure konnten Hilger und Tretzel im Thee nicht nachweisen.

Nanninga will dagegen durch Ausziehen mit Essigäther im Theeblatt einen dem Quercitin ähnlichen Körper und ferner durch Ausziehen von frischen Theeblättern mit 90 %-igem Alkohol ein Glukosid gefunden haben, welches im schwarzen Thee nicht mehr vorhanden ist und wahrscheinlich bei der Bildung des Aromas eine Rolle spielt.

4. **Mineralstoffe.** Die procentige Zusammensetzung der Asche ist im Mittel von 15 Analysen folgende:

Asche in der Trockensubstanz	Kali	Natron	Kalk	Magnesia	Eisenoxyd	Manganoxyd	Phosphorsäure	Schwefelsäure	Kieselsäure	Chlor
5,20 %	37,57 %	8,01 %	13,71 %	5,71 %	4,47 %	1,09 %	15,23 %	7,25 %	4,16 %	1,69 %

Kennzeichnend für die Theeasche ist der hohe Mangangehalt, der sich, wie van Romburgh und Lohmann (Bd. I, S. 1015) nachgewiesen haben, nach dem Gehalt des Bodens an Mangan richtet, während der Gehalt der Asche an den anderen Mineralstoffen vom Boden unabhängig sein soll.

Verunreinigungen und Verfälschungen des Thees.

Der Thee ist bei seinem hohen Preise vielfachen Verfälschungen ausgesetzt.

1. Die erste und am schwersten zu erkennende Verfälschung besteht in dem Vermischen der besseren Theesorten mit schlechteren; so wird der geschätzte Peccothee, die feinste Sorte Blüthenthee, mit Kongu und Souchong vermischt.

Auch die Theesamen werden mitunter dem Thee beigefügt.

Ueber Ziegelthee, Boheathee, Bruchthee und Lügenthee vergl. S. 1099 u. 1100. Diese sind an sich nicht zu verwerfen, nur sind sie von geringerem Werth, wenn sie auch in der chemischen Zusammensetzung den Theeblättern gleich sein mögen; so wurde für Blätter- und Pulver-Ziegelthee gefunden:

Theïn	Gerbstoff	Asche	Wasser-Extrakt
0,93 bezw. 2,32 %	9,75 bezw. 7,90 %	6,94 bezw. 8,03 %	31,75 bezw. 36,00 %.

---

[1]) Forschungsberichte über Lebensmittel 1894, 1, 40.
[2]) Zeitschr. f. Untersuchung d. Nahrungs- u. Genussmittel 1902, 5, 471.
[3]) Ebendort 1902, 5, 473.

„Theeexpress" ist eine im Handel vorkommende, braune, alkoholisch riechende Flüssigkeit, welche angeblich durch Ausziehen von hochfeinen Theesorten hergestellt und zur raschen Bereitung eines Theeaufgusses oder als wirksames Mittel gegen Unwohlsein angepriesen wird.

2. Eine häufige und verwerfliche Verfälschung des Thees besteht in dem Zusatz und in dem gänzlichen Unterschieben von bereits gebrauchten Theeblättern.

Man behauptet sogar, dass die besten Theesorten (Blüthenthee) im natürlichen Zustande gar nicht zu uns gelangen, sondern in ihrem Heimathlande zum grösseren oder geringeren Theile bereits benutzt sind.

Nach Vogl bestehen in London eigene Fabriken, die bereits gebrauchten, aus Gast- und Kaffeehäusern bezogenen Thee wieder so herrichten, dass er echter Originalwaare täuschend ähnlich sieht. Die dunkele Farbe sucht man durch Catechu wieder herzustellen; die Chinesen benutzen dazu Reiswasser und Farbstoffe. Diese Arten Thee heissen auch „Spar-Thee", „Königs-Thee", „Finest Breakfast Tea", „Thé de caravane" etc.

Auch in Moskau ist nach Paul und Cownley die Wiederherstellung und der Verkauf von bereits gebrauchtem Thee zur besonderen Industrie geworden: man färbt den Thee mit Zuckercouleur auf und nennt ihn Rogoschki'schen Thee.

3. Koporischer, Koporka- oder Iwanthee ist ein Gemisch von sog. Rogoschki'schen Thee mit Blättern von Epilobium angustifolium, Spiraea ulmaria und aus dem jungen Laub von Sorbus aucuparia. Die getrockneten Blätter werden mit heissem Wasser aufgequellt, mit Humus durchgerieben, getrocknet, sodann mit schwacher Zuckerlösung besprengt, abermals getrocknet und schliesslich etwas parfümirt.

Kaukasischer Thee, Batum- oder Abchasischer Thee ist ein Gemenge von bereits erschöpften Theeblättern mit den Blättern von Vaccinium Arctostaphylos.

Die Maloo-Mischung besteht ebenfalls aus ausgezogenen und wieder getrockneten Blättern.

4. Anwendung von Ersatzmitteln. Ueber die zum Beduften des Thees verwendeten Blüthen und Blätter anderer Pflanzen vergl. S. 1100. Wenn diese wieder entfernt werden, dürfte sich gegen diesen Gebrauch nichts erinnern lassen. Ausserdem werden aber eine ganze Anzahl Ersatzmittel in den Handel gebracht.

Als solche gelten:

a) Maté- oder Paraguaythee, Blätter von Ilex paraguayensis (hierüber vergl. folgenden Abschnitt).

b) Kaffeebaumblätter, vorwiegend in Brasilien im Gebrauch; sie enthalten im wesentlichen die Bestandtheile der Theeblätter und sollen in Geschmack und Wirkung einen Auszug liefern, welcher dem aus Theeblättern ähnlich ist.

c) Faham-, Fa-am- oder Bourbonischer Thee, von einer zu den Orchideen gehörenden Pflanze, Angraecum fragrans Du Petit Thouars, vorwiegend auf der Insel St. Mauritius vorkommend. Den vanilleähnlichen Geruch verdanken sie dem Kumarin, welches auch im Waldmeister und in den Tonkabohnen vorkommt.

d) Böhmischer oder kroatischer Thee, von Lithospermum officinale, einem Strauch der in Böhmen unter dem Namen Thea chinensis angebaut wird. Aus den Blättern von Lithosp. officinale wird sowohl grüner als schwarzer Thee zubereitet, der sogar ins Ausland geht und dort als solcher oder als Beimengungsmittel zu echtem Thee verwendet wird.

e) Sonstige Ersatzblätter. Die zum Beduften des echten Thees benutzten Blüthen von Jasminum sambae Ait., Aglaia odorata Lour. werden in Java auch als Thee-Ersatzmittel von geringer Güte benutzt. Als sonstige Ersatzmittel finden zum Theil schon in den Erzeugungsländern Verwendung: die Blätter einer degenerirten Form von Thea chinensis, die jungen Blätter von Camellia japonica und sonstigen Camellienarten, von Camellina theifera, Botonia cantoniensis, Wistaria sinensis, Cassia mimosoides, Maulbeerblätter, junge Gerstenblätter und vor allem Weidenblätter; ferner die Blätter von Platanen, Ahorn, Eichen, Pappeln, Weidenröschen, Schlehdorn, Erdbeeren, Heidelbeeren etc. etc.

f) Nach O. Kellner sind in Japan ausser den Blättern verschiedener bereits genannter

Pflanzen noch die Blätter folgender Pflanzen als Thee-Ersatzmittel in Gebrauch: Lycium sinense, Acanthopanax spinosum, Lonicera flexuosa, Akebia quinata, Hydrangea Thunbergii (vergl. I. Bd., S. 1019).

g) In Südrussland und Kaukasien wird nach Batalin aus den Blumen und Blättern der türkischen Melisse (Dracocephalum moldavica) ein Thee-Ersatzmittel bereitet, indem man dieselben mit Zucker und Honigwasser besprengt und dann in einem Ofen bis zur Schwarzfärbung röstet.

h) Der Harzer Gebirgsthee ist nach Heider ein Gemisch der Blüthen von Schafgarbe, Schlehe und Lavendeln mit Huflattich- und Pfefferminzblättern, unter Zusatz von Sassafrasholz und Süssholzwurzeln; der Lebensthee von Kwict, ein Gemisch von Stiefmütterchenkraut, Hollunderblüthen, Sennesblättern, Koriander, Fenchel, Anis und Weinstein.

i) Der Perl-Thee (oder Kanonen-Theepulver, Thé perlé, Thé poudré en canon, Thé imperial chinois, Imperial-Thee, Hyson-Thee etc. besteht aus Blättern des echten Thees und einer noch unbekannten Pflanze — in China „Chinesischer Imperial-Thee" genannt — häufig enthalten die unter diesen Namen vertriebenen Thees gar keine echten Theeblätter.

k) Der Homeriana-Thee (amerikanisches Patent) besteht aus den Blättern von Polygonum aviculare und Lepidium ruderale.

Einige dieser Thee-Ersatzmittel haben nach Bd. I, S. 1019 folgende Zusammensetzung:

Bezeichnung:	Wasser	Stickstoff-Substanz	Fett (Aether-Auszug)	Gerbstoff	Stickstofffreie Extraktstoffe	Rohfaser	Asche	Wasser-Extrakt
Faham-Thee	8,36 %	5,21 %	3,91 %	—	—	—	6,85 %	—
Böhmischer Thee	11,48 „	23,02 „	5,61 „	8,38 %	22,96 „	7,25 %	21,30 „	29,79 %
Kaukasischer Thee	6,83 „	20,91 „	3,56 „	20,82 „	36,58 „	6,40 „	5,00 „	38,80 „
Blätter aus Japan von:								i. d. Trockensubstanz
Lycium sinense	3,28 „	34,54 „	—	1,12 „	—	—	8,33 „	27,15 %
Acanthopanax spinosum	4,75 „	20,25 „	—	6,84 „	—	—	7,15 „	43,94 „
Lonicera flexuosa	7,80 „	18,74 „	—	8,06 „	—	—	7,66 „	43,00 „
Akebia quinata	3,93 „	16,74 „	—	3,20 „	—	—	8,89 „	37,42 „
Hydrangea Thunbergii	11,03 „	21,29 „	—	1,41 „	—	—	8,43 „	33,33 „

Sog. Imperial- und Hysenthee ergaben nach Kiche:

Imperial-Thee . . 13,50 % Gerbsäure, 3,25 % lösliche und 3,30 % unlösliche Asche.
Hyson- „ . . 16,80 „ „ 2,45 „ „ „ 3,63 „ „ „

In dem Faham-Thee fand H. Trillich in Essigäther (durch 10-stündiges Ausziehen) lösliche Stoffe 11,03 %, wovon 4,34 % durch Wasser gelöst wurden, ferner 16,16 % in kaltem Alkohol lösliche Stoffe, wovon 9,64 % in Wasser löslich waren; der Kumarin-Gehalt betrug 0,20 %.

Alle Thee-Ersatzmittel sind frei von Theïn und haben mit dem echten Thee nur einen grösseren oder geringeren Gehalt an Gerbsäure gemein.

5. Als Farbstoffe, welche Anwendung zur Auffärbung des Thees finden, werden genannt:
Berlinerblau, Bleichromat, Karamel, Kampecheholz, Katechu, Indigo, Humus, Kino, Kurkuma, Graphit und Mischungen derselben.

6. Mineralische Zusätze. Zur Beschwerung des Thees können dienen: Thon, Gips, Schwerspath, Speckstein, Sand etc. Bukowsky und Alexandrow erwähnen auch das Vorkommen von Messingfeilspähnen in theueren Theesorten.

Bezüglich der Zulässigkeit dieser und anderer Vorkommnisse beim Thee hat die Kommission deutscher Nahrungsmittelchemiker folgende Vereinbarungen getroffen:

Handelsreine Theesorten müssen folgenden Ansprüchen genügen:

1. Fremde pflanzliche Beimengungen dürfen nicht vorhanden sein. Es ist aber selbstverständlich, dass man auf Grund einzelner fremden Bestandtheile einen Thee nicht beanstanden wird.

2. Der Wassergehalt soll 8—12 % betragen.

3. Der Aschengehalt soll 8% nicht überschreiten; der in Wasser lösliche Theil der Asche muss mindestens 50% der Gesamtasche betragen.

4. Die Menge des in Wasser löslichen Bestandtheiles der Theeblätter schwankt für verschiedene Theesorten innerhalb sehr weiter Grenzen. Doch soll der wässerige Extrakt für grünen Thee mindestens 29%, für schwarzen Thee mindestens 24% betragen.

5. Der Koffeïngehalt der Handelssorten soll wenigstens 1% betragen.

Paraguay-Thee oder Mate.

Unter Paraguay-Thee (oder Mate) versteht man die gerösteten Blätter und jungen Zweige der in Südamerika (Paraguay, Argentinien, Brasilien etc.) angebauten, zu den Aquifoliaceen gehörenden Paraguay-Stecheiche (Ilex paraguayensis St. Hil.), welche wild wachsend die Höhe unseres Apfelbaumes erreicht, aber für den Anbau strauchartig gehalten wird. Die Eingeborenen nennen diesen Thee caá (Blatt), oder Congonha, Congoin, Concoíafá, Caagüazú, die Spanier Yeroa (von yerba, Blatt); der Name Mate rührt von dem Gefäss (Maté) her, in welchem der Aufguss bereitet wird. Ausser Ilex paraguayensis St. Hil. (echter Matebaum) liefern noch 12 andere Ilex-Arten[1]) Blätter für diesen Thee; jedoch gelten die Blätter von dem echten Matebaum, der zwischen dem 21.—24.° s. Br. vorwiegend in den Provinzen Paraguay, Rio Grande do Sul, St. Catharina, Paraná, St. Paulo, Minas Cerens u. a. gedeiht und dort häufig ganze Wälder oder Haine („Yerbales" oder „Hervaos" genannt) bildet, als die werthvollsten. Vom 17. Jahre an liefert jeder Baum jährlich 30—40 kg Blätter. Die Ernte beginnt zur Fruchtreife und währt von den Wintermonaten Decbr. bis März an ungefähr 6—7 Monate.

Die von den Bäumen abgeschnittenen Zweige werden behufs Abwelkens schnell durch ein offenes Feuer gezogen, leicht gesengt, in Bündel gebunden und diese über einem schwachen Feuer einem weiteren Schwitzvorgang unterworfen. Nach etwa 2 Tagen entblättert man die Zweige auf ausgebreiteten Ochsenhäuten mittels hölzerner Klingen und zerstampft die Blätter mit Holzschlägern oder in besonderen Mühlen fabrikmässig. In neuerer Zeit wendet man in Paraná und in anderen Bezirken eine zweckmässigere, der des grünen chinesischen Thees ähnliche Erntebereitung an, indem man das offene Holzfeuer durch eiserne Pfannen ersetzt, wodurch der beim Erhitzen über freiem Feuer entstehende rauchige Geschmack vermieden wird. Die so gerösteten Blätter werden ebenfalls weiter in Stampfmühlen gepulvert oder gelangen, sorgfältig von Stielen befreit, auch als ganze Blätter (Maté em folha) in den Handel. Nach T. F. Hanausek unterscheidet man in Südamerika vorwiegend folgende Mate-Sorten:

a) Caá-cuy oder Caá-cuyo: Die eben sich entfaltenden Blattknospen von röthlicher Farbe;

b) Caá-mirien, brasilian. Herva mausa: Von Zweigen und Stielen sowie durch Sieben von der Mittelrippe befreite Blätter; ebenfalls wie a eine sehr geschätzte Sorte;

---

[1]) Vergl. Th. Lösener in Berichte d. Deutschen Pharmaz. Gesellschaft 1896, 6, 203 u. Notizblatt des botan. Gartens u. Museums in Berlin 1897, 1, 314 u. 1898, 2, 12, ferner Polenske u. Busse, Arbeiten a. d. Kaiserl. Gesundheitsamte 1898, 15, 171.

c) Caá-guacu, Caáuna, Yerva de palos, von Parana: Grosse ältere Blätter mit Zweigen und Holzstücken bald in zerstückelter, bald in gepulverter Form als grobes und feines Pulver.

Die besten Sorten bestehen aus den Seitentheilen jüngerer Blätter und enthalten nur wenig Stieltheilchen und Blattrippen. Das Blatt der Paraguay-Stecheiche ist verkehrt eiförmig bis länglich eiförmig durchweg etwa 8—10, selten unter 5 cm lang, keilförmig in den Blattstiel verschmälert, am Rande entfernt kerbig gesägt. Die Mittelrippe ist oberseits gar nicht oder nur wenig eingedrückt, die Oberseite ist nur wenig dunkler als die Unterseite, schwarze Punkte („Korkpunkte") auf der Unterseite fehlen entweder ganz oder sind nur selten vorhanden. Die jungen Aeste und Blätter sind manchmal unterseits mehr oder weniger behaart, sonst kahl.

Der Mate-Thee hat für Europa bis jetzt wenig Bedeutung, obwohl ihm in seiner nervenanregenden Wirkung von verschiedenen Seiten der Vorzug vor echtem Thee gegeben wird[1]). In Südamerika ist dagegen die Erzeugung wie der Verbrauch von Jahr zu Jahr gestiegen. Während die Ernte im Jahre 1855 $7^1/_2$ Mill. kg betrug, war sie im Jahre 1896 auf 100 Mill. kg gestiegen; der jährliche Verbrauch von Mate schwankt zwischen 2,5 kg (Peru, Bolivia) bis 30 kg (Parana) für den Kopf der Bevölkerung.

Die chemische Zusammensetzung des Mate ist im Mittel von 15 Analysen folgende:

Wasser	Stickstoff-Substanz	Theïn	Fett (Aether-Auszug)	Gerb-stoff	Stickstoff-freie Extraktstoffe	Roh-faser	Asche	Wasser-Extrakt	Alkohol-Extrakt
6,92 %	11,20 %	0,89 %	4,19 %	6,89 %	64,33 %	5,58 %		33,90 %	33,51 %

Der Mate hat demnach eine dem echten Thee ähnliche Zusammensetzung. Der Gehalt an Theïn, welches grösstentheils in freiem Zustande vorhanden ist, schwankt von 0,30—1,85 %, der an Gerbsäure von 4,10—9,59 %, der an Wasserextrakt von 24,00—42,75 %.

Die Gerbsäure soll der im Kaffee gleich sein. Der Geruch des Mate ist nach Peckolt ausser durch geringe Mengen von ätherischem Oel durch Stearopten und nach Busse und Polenske wahrscheinlich auch durch Vanillin bedingt.

Ferner sind im Mate nachgewiesen von Kletzinski: neben Fett, Wachs und Harz, Stärke, Glukose und Citronensäure, von Kunz-Krause[2]) Cholin, von Byasson ein amorphes Glukosid; Siedler[3]) fand in den Stengeln des echten Matebaumes 0,52 % Theïn.

Von der Asche sind 4,39 % in Wasser löslich.

Für die procentige Zusammensetzung der Asche und die aus 100 g Mate in Lösung gehenden Mineralstoffe wurden (Bd. I, S. 1018) folgende Werthe gefunden:

	Kali	Kalk	Magnesia	Eisen-oxyd	Mangan-oxydul	Phosphor-säure	Schwefel-säure	Chlor	Kiesel-säure
In Procenten der Asche:	—[4])	11,46 %	7,18 %	3,24 %	5,57 %	1,65 %(?)	1,80 %	3,04 %	27,27 %
Aus 100 g Mate wurden durch Wasser gelöst:	0,44 g	0,14 g	0,46 g	0,02 g	0,11 g	0,07 g(?)	0,13 g	0,22 g	—

---

[1]) Vergl. R. v. Fischer-Treuenfeld: Berichte d. Deutschen Pharmaz. Gesellschaft 1901, 11, 241.
[2]) Archiv d. Pharmazie 1893, 231, 613.
[3]) Berichte der deutschen Pharm. Gesellschaft 1898, 8, 328.
[4]) Nicht bestimmt.

Die anderen Ilex-Arten scheinen erheblich ärmer an Theïn und Aromastoffen zu sein; so fand H. Peckolt[1]) in Ilex cuyabensis Reiss. nur 0,05 % Theïn; dagegen soll darin eine neue Säure, Congonsasäure und ein Saponin enthalten sein.

Verunreinigungen und Verfälschungen. Hierüber heisst es in den Vereinbarungen deutscher Nahrungsmittelchemiker[2]) also:

„Bisweilen finden sich im Mate die pfefferkorngrossen Früchte von Ilex paraguayensis vor. Auch die Blätter anderer Ilex-Arten werden in vielen Fällen als unabsichtliche Beimengung zu betrachten sein. Von den in der Litteratur aufgeführten Verfälschungen fremder Abstammung sind in neuerer Zeit mit Sicherheit nachgewiesen worden: die Blätter von Villarezia Gongonha (DC.) Miers, einer Pflanze aus der Familie der Icacinaceen, welche in einigen Gebieten Südamerikas unter dem Namen „Gongonha" oder „Congonha", „Yapon", „Mate" oder „Yerva de palos" bekannt ist und ferner eine Reihe von Symplocus-Arten. Auch Myrsine- und Canella-Arten können noch in Frage kommen."

Kakao und Chokolade.

1. Kakaobohnen. Die Kakaobohnen sind die Samen der gurkenähnlichen, mit einem süsslich-säuerlichen Brei gefüllten gelblich-rothen, 12—20 cm langen Früchte des echten Kakaobaumes (Theobroma Cacao L.), der zur Familie der Buettneriaceen gehört, in Centralamerika und im Norden von Südamerika vom 23.° nördl. Breite bis zum 20.° südl. Breite einheimisch ist, aber auch in vielen anderen Tropengebieten kultivirt wird. Seine Hauptanbauländer sind: Columbien, Venezuela, Guyana, Nordbrasilien, Ecuador, Peru, ferner Bourbon, Java, Celebes, Amboina etc. Der Anbau nimmt immer grössere Ausdehnung an; in der Umgegend von Guayaquil bestehen die Wälder meilenweit aus Kakaobäumen.

Der Name „Theobroma" bedeutet „Götterspeise" und rührt von Linné her, der für das aus den Bohnen bereitete Getränk eine besondere Vorliebe gehabt haben soll.

Der Kakaobaum erreicht eine Höhe von 6—15 m. In geschützten Thälern blüht er das ganze Jahr. Der wild wachsende Baum trägt einmal im Jahr, der künstlich gezogene zweimal (Februar-Mai und August-September) reife Früchte. Die eiförmigen Samen sind ähnlich wie bei der Melone zu 25—40 Stück in der röthlichen, essbaren Marksubstanz eingebettet. Diese Früchte werden vom Baume entnommen, aufgeschnitten, die herausgenommenen Früchte durch Sieben vom anhaftenden Fruchtmus befreit und dann entweder direkt an der Sonne getrocknet (ungerotteter oder Sonnen-Kakao) oder, um sie ganz von der schleimigen Masse zu befreien, 5 Tage lang in die Erde vergraben (Rotten der Bohnen), bezw. zuerst in Haufen mit dem frischen Mark gemischt unter Bedecken mit Laub der Selbstgährung überlassen und dann in die Erde vergraben. Die von der schleimigen Masse befreiten Samen oder Bohnen werden an der Sonne oder bei gelinder Feuerhitze getrocknet.

Die gerotteten Bohnen erkennt man im Handel an ihrem erdigen Ueberzuge. Sie haben gegenüber den ungerotteten Bohnen einen milden öligsüssen Geschmack.

Da die gerotteten Samen auch die Keimkraft verloren haben, so folgt hieraus, dass das Rotten ziemlich tiefgreifende Veränderungen in den Samen hervorruft. Welcher Art aber letztere sind, ist bis jetzt nicht näher ermittelt.

---

[1]) Zeitschrift d. Allgem. Oesterr. Apotheker-Vereins 1882 Nr. 19.
[2]) Vgl. Heft III, 1902, 63.

Den Bewohnern Centralamerikas soll der Kakao schon seit undenklichen Zeiten bekannt gewesen sein; als die Spanier sich zuerst in Mexiko ansiedelten, fanden sie bei den Eingeborenen bereits ein aus den Samen dieses Baumes bereitetes Getränk in allgemeinem Gebrauch; sie nannten dasselbe „Chocolatl (Choco = Kakao, Latl = Wasser), und die Pflanze „Cacao quahuitl", woraus unsere Namen Kakao und Chokolade entstanden sind.

Nach Europa gelangte der Kakao erst im Jahre 1520; seit der Zeit aber hat die Einfuhr stets zugenommen; so betrug dieselbe für Deutschland:

1880	1890	1895	1900
23440 Dz.	62470 Dz.	99510 Dz.	192540 Dz.

Die Preise für die einzelnen Sorten Kakaosamen schwanken in sehr weiten Grenzen, nämlich für 100 kg zwischen 108 Mark (von Domingo, Haiti) bis 300 Mark (von Puerto-Kabello) als durchweg bester Sorte. T. F. Hanausek[1]) weist darauf hin, dass der Preis der Kakaosamen im Durchschnitt zu dem Gewicht derselben im Verhältniss steht, z. B.:

	Puerto-Kabello, Ariba, Caracas I, Machala I	Caracas II, Trinidad I, Porte austriace, Kara	Caracas II, Surinam II, Ceylon, Domingo, Samana, Bahia
Gewicht von 20 Samen:	30,0—35,5 g	25,0—30,0 g	20,0—25,0 g
Preis für 100 kg.:	200—300 M.	150—200 M.	114—150 M.

Das Gewicht der Bohnen schwankt in folgenden Grenzen:

20 Samen wiegen	auf 20 g entfallen Samen	1 Samen wiegt
20,4—36 g	11—18 Stück	1,02—1,80 g

Die Grössen-Verhältnisse der einzelnen Samensorten sind folgende:

Länge	Breite	Dicke
von 16—26 mm	10—19 mm	3,5—10 mm

Die Kakaosamen werden für den menschlichen Verzehr noch einer besonderen Zubereitung unterworfen, nämlich: 1. dem Sieben, wodurch Sand, Staub, kleinere Steine entfernt werden sollen; 2. dem Erlesen, wobei durch Handarbeit grössere Steine, leere Bohnen, Gras, Holz entfernt werden; 3. dem Rösten, welches auf verschiedene Weise vorgenommen und weiter unten besprochen wird; 4. dem Brechen und Putzen zum Zweck der Entfernung der Schalen.

Auf diese Weise erhält man schliesslich die „Kerne", d. h. die gut gebrochenen Bohnen- oder Kernstücke (Cotyledonen) einschl. dem sog. „Reinen", worunter man die kleineren Bruchstückchen der Kerne, die Würzelchen und Keime versteht; dieser Antheil macht nach C. G. Bernhard[2]) 9—15 %, im Mittel etwa 12 % der Kerne aus und liefert einen minderwerthigen, aber noch brauchbaren Kakao. Bernhard bestimmte die Verluste dieser Reinigung und Zubereitung nach Versuchen im Grossen bei 30 verschiedenen Kakaosamen wie folgt:

Antheil	Verluste beim				Gesammt-		Die Schalen betragen allein[3])
	Sieben %	Erlesen %	Rösten %	Putzen %	Verlust %	Kerne %	%
Geringster	1,10	0,25	4,61	10,08	16,76	74,22	12,28
Höchster	5,42	1,45	7,05	16,04	25,78	83,24	20,09
Mittlerer	1,86	0,80	5,51	13,84	22,01	77,99	15,45

[1]) Chem.-Ztg. 1894, 18, 441.
[2]) Chem.-Ztg. 1889, 13, 32.
[3]) Nach anderweitigen Ermittelungen.

F. Filsinger giebt Bd. I S. 1039 die Menge an einzelnen Abfällen wie folgt an: 10,0 % Hülsen, 4,0 % Abfall, 0,11—0,74 % Samenschalen, 1,45 % Staub und 0,06 % Abgang.

Die gereinigten Kakaobohnen werden weiter zu einer feinen Masse verknetet und letztere zur Bereitung von Kakaopuder in Beuteln zwischen warmen Pressen unter starkem Druck entfettet.

Die Zusammensetzung der rohen und zubereiteten Bohnen bis zur Entfettung erhellt aus folgenden vergleichenden Untersuchungen von H. Weigmann im Mittel von je 7 Sorten:

Kakaobohnen:	Wasser %	Stickstoff-Substanz %	Theobromin %	Fett %	Stärke %	Stickstofffr. Extraktstoffe %	Rohfaser %	Asche %	In der Trockensubstanz		
									Stickstoff-Subst. %	Theobromin %	Fett %
Rohe, ungeschälte	7,93	14,19	1,49	45,57	5,85	17,07	4,78	4,61	15,41	1,62	49,49
Geröstete, ungeschälte	6,79	14,13	1,58	46,19	6,06	18,04	4,63	4,16	15,56	1,69	49,56
„ , geschälte	5,58	14,13	1,55	50,09	8,77	13,91	3,93	3,59	14,96	1,64	53,04
Verknetete Masse	4,16	13,97	1,56	53,03	9,02	12,79	3,40	3,63	14,88	1,66	56,48
Kakaoschalen	11,19	13,61	0,76	4,21		43,19[1]	17,16	9,88[2]	15,32	0,85	4,74

Die bis zur Entfettung durch das Reinigen und Rösten auftretenden Veränderungen sind der Menge nach nur gering; es werden hierbei vorwiegend nur die Schmutz- und Schalentheile entfernt, wodurch verhältnissmässig der Gehalt an Rohfaser und an Wasser vermindert, der an Fett und Stärke erhöht wird, während Stickstoff-Substanz und Theobromin keine wesentliche Veränderung der Menge nach erfahren. Auf die Beschaffenheit aber übt das Rösten einigen Einfluss aus. Hierüber und über die einzelnen Bestandtheile der Kakaobohnen ist noch Folgendes zu bemerken:

Die Stickstoff- (d. h. Protein-) Substanz ist bis jetzt wenig untersucht. H. Weigmann fand im Mittel mehrerer Sorten:

	Gesammt-Stickstoff	Protein-Stickstoff	Protein-Stickstoff in Proc. des Gesammt-Stickstoffs
Bohnen	2,26 %	1,70 %	75,2 %
Schalen	2,23 „	2,00 „	89,7 „

Die Stickstoff-Substanz ist nur in geringem Grade verdaulich, sie wird nach S. 244 nur zu etwa 40 % ausgenutzt.

An sonstigen Stickstoff-Verbindungen ist von H. Weigmann Asparagin, ferner auch Ammoniak gefunden, welches letztere vorwiegend von dem Rottvorgang herrühren dürfte. Im Mittel von 4 Sorten Bohnen wurde gefunden:

Asparagin-Stickstoff	= Asparagin	Ammoniak-Stickstoff	= Ammoniak
0,0228 %	0,219 %	0,0162 %	0,0198 %

Der wichtigste Bestandtheil unter den Stickstoff-Verbindungen aber ist das Thebromin ($C_7H_8N_4O_2$ mit 31,1 % N), ein dem Koffeïn sehr ähnliches Alkaloïd; über die Konstitution und Eigenschaften desselben vergl. S. 60 und 63. A. Hilger[3]

---

[1] Mit 8,73 % in Zucker überführbaren Stoffen.
[2] Mit 4,06 % Sand.
[3] Deutsche Vierteljahreschr. f. öffentl. Gesundheitspflege 1892, 25, Heft 3.

hat gefunden, dass das Theobromin zum Theil in Form eines Glukosids in den Kakaobohnen vorhanden ist. Die Menge des Theobromins wird sehr verschieden angegeben, nämlich nach den älteren Untersuchungen zu 0,38—2,0%; auch P. Zipperer findet nur wenig, nämlich 0,31—0,77% Theobromin (vergl. Bd. I, S. 1023—1025). Diese Unterschiede in den Angaben sind indess durch die Untersuchungs-Verfahren bedingt. Am richtigsten dürften die von G. Wolfram nach einem verbesserten Verfahren gefundenen Zahlen sein, nämlich im Mittel von 6 Proben 1,56% (1,34—1,66%) Theobromin in den enthülsten Bohnen. Hiermit stimmen auch die vorstehenden Zahlen von H. Weigmann gut überein.

Auch die Kakaoschalen enthalten nicht unwesentliche Mengen Theobromin, nämlich 0,42—1,11%, im Mittel etwa 0,75%.

Neben dem Theobromin kommt nach James Bell in den Kakaobohnen noch ein zweites Alkaloïd vor, welches dem Koffeïn oder Theïn sehr ähnlich ist, sich im Gegensatz zu Theobromin leicht in Benzol löst und daraus in seideartig glänzenden Nadeln krystallisiert; James Bell fand davon in Kakaobohnen Spuren bis zu 0,33%; Trinidad-Kakao enthielt 0,35%, die Schalen 0,33% davon. H. Weigmann erhielt für die Menge dieses Alkaloïds im Mittel einiger Bestimmungen:

	Theobromin	Theïn		Theobromin	Theïn
Bohnen . .	1,258 %	0,170 %	Schalen . .	0,499 %	0,151 %

P. Zipperer[1] will, wie ebenso Trojanowski, gefunden haben, dass beim Rösten (über 100°) Theobromin aus den Kernen in die Schalen übergeht, gleichsam sublimirt. Ersterer giebt z. B. an:

	In den Kernen		In den Schalen	
	120°	230°	120°	230°
Geröstet bei . .				
Theobromin . .	0,77%	0,25%	0,03%	1,20%

Anderweitige Untersuchungen über den Theobromin-Gehalt der rohen ungeschälten und der gerösteten geschälten Bohnen sprechen aber durchaus gegen diese Angabe (I. Bd., S. 1021—1026).

Das Fett der Kakaobohnen, die sog. Kakaobutter, kommt in den einzelnen Bohnensorten anscheinend auch in ziemlich verschiedener Menge vor, nämlich von 41—48% in den rohen ungeschälten und von 48—55% in den geschälten und gerösteten Bohnen. G. F. Kingzett[2] hat durch Verseifen des Fettes, Zersetzen der Seife mit Schwefel- oder Salzsäure und durch fraktionirte Krystallisation der Säuren aus Alkohol 2 Säuren aus dem Kakaofett dargestellt, nämlich eine von der Formel der „Lorbeersäure" $C_{12}H_{24}O_2$ und eine andere, die er „Theobromasäure" nennt, von der Formel $C_{64}H_{12}O_2$. Die erste schmilzt bei 75,5°, die letztere bei 72,2°. Im Gegensatz zu Kingzett findet jedoch M. C. Traub[3], dass das Kakaofett keine in ihrer Molekulargrösse über die Arachinsäure hinausgehende Säure enthält, dass dasselbe vielmehr aus den Glyceriden der Oel-, Laurin-, Palmatin-, Stearin- und Arachinsäure besteht. Auch von der Becke[4] ist der Nachweis der Theobromasäure nicht gelungen. Ueber die Elementarzusammensetzung des Kakaofettes vergl. S. 115, über die Ausnutzung desselben S. 244. N. Zuntz[5] fand die Ausnutzungs-

---

[1] P. Zipperer: Untersuchungen über Kakao und dessen Präparate 1887, 21 u. 23.
[2] Berichte der deutsch. chem. Gesellsch. 1877, 10, 2292.
[3] Archiv d. Pharm. 3. R. 21, 19.
[4] Jahresber. üb. d. Fortschr. d. Pharmakogn. 1880, 10, 137.
[5] Therapeut. Monatshefte 1890, Oktober.

grösse des Kakaofettes in Uebereinstimmung mit den dort angegebenen Ergebnissen zu 95,12 %.

Das Kakaoroth ertheilt dem Kakao die eigenthümliche Färbung; es ist nach James Bell wahrscheinlich nicht in den frischgepflückten Bohnen vorhanden, sondern bildet sich nach dem Abpflücken im Laufe des Trocknens durch Oxydation des sog. adstringirenden Princips oder des natürlichen Tannins der Bohnen. Das Kakaoroth hat die Eigenschaften eines Harzes, ist nur theilweise in Wasser, dagegen in Alkohol leichter löslich. Tuchen bestimmte die Menge desselben durch Fällen mit essigsaurem Blei und fand auf diese Weise 4,56—6,62%.

Auch P. Zipperer (l. c.) hält das Kakaoroth für ein Gemenge von Harz mit Gerbsäure und zwar mit Glukosidgerbsäure. Durch Behandeln der durch Petroläther entfetteten Bohnen mit absol. Alkohol erhielt er 2,64% Harz und Gerbsäure (Phlobaphene), und durch Ausziehen der mit Alkohol behandelten Bohnen mit Wasser und durch Fällen der Lösung mit neutralem Kupferacetat noch weitere Mengen Gerbsäure (2,85%).

Nach P. Zipperer beträgt die Menge:

	In rohen geschälten,	geschälten gebrannten Bohnen
Gerbsäure, Zucker, Phlobaphene (Rindenfarbstoff) ..	7,85—13,72 %	7,19—8,61 %.

James Bell findet ähnliche Zahlen, nämlich 2,20% Kakaoroth und 6,71% adstringirendes Princip (Gerbsäure?), während Boussingault nur 0,2% Tannin angiebt.

Boussingault zählt unter den Bestandtheilen des Kakaos eine nicht unwesentliche Menge Weinsäure auf, nämlich 3,4—3,7%; H. Weigmann hat (I. Bd. S. 1019) hierauf auch die Kakaobohnen untersucht und z. B. 4,34—5,82% Weinsäure, d. h. eine Säure gefunden, welche im Wesentlichen die Eigenschaften der Weinsäure theilt.

Die Stärke ist ein kennzeichnender Bestandteil der Kakaobohnen; jedoch finden sich über die Menge derselben sehr verschiedene Angaben; Tuchen will nur 0,3—0,7%, Boussingault 2,5%, Mitscherlich dagegen 13,5—17,5%, Payen 10%, Lampadius 10,91% gefunden haben; James Bell giebt 4—5% oder 8% der entfetteten Bohnen an; diese Zahlen stimmen mit den hier gefundenen am meisten überein; wir fanden in den rohen ungeschälten Bohnen rund 6%, in den geschälten und gerösteten Bohnen 7—10% Stärke (d. h. durch Diastase verzuckerbare Stoffe).

Die procentige Zusammensetzung der Asche ist bei den Bohnen im Mittel von 7, bei den Schalen im Mittel von 2 Analysen folgende:

	Kali %	Natron %	Kalk %	Magnesia %	Eisenoxyd %	Phosphorsäure %	Schwefelsäure %	Kieselsäure %	Chlor %
Bohnen	31,28	1,33	5,07	16,26	0,14	40,46	3,74	1,51	0,85
Schalen	38,06	1,80	14,87	12,65	5,87	12,83	2,64	13,96	1,44

Schwankungen bei den Bohnen: K_2O 23,4—37,3%, CaO 2,9—11,1%, MgO 16,0—20,7%, P_2O_5 30,0—49,9%.

Nach einigen Angaben soll in den Kakaobohnen beständig eine geringe Menge Kupfer vorkommen.

2. Kakaomasse, Puder-Kakao, entölter Kakao, Kakao-Pulver, löslicher Kakao.

Die gerösteten Kakaobohnen werden von den Keimen sowie Schalen befreit und unter Erwärmen auf 70—80° zu einer gleichförmigen Masse, der sog. Kakaomasse, sehr fein zerrieben, die mitunter in Formen gebracht wird und demnach ein durch Erwärmen und Mahlen aus den gerösteten und enthülsten Kakaobohnen hergestelltes Erzeugniss darstellt.

Die gerösteten und enthülsten Kakaobohnen werden nur selten als solche verwendet, sondern einerseits, weil der fettärmere Kakao besser bekommt, entfettet, andererseits mit Zusätzen, wie Zucker und Gewürzen etc., versehen, um ihn direkt geniessbar zu machen.

Das Entfetten geschieht, wie bereits erwähnt, in Beuteln durch erwärmte Pressen unter starkem Druck. Die Entfettung wird verschieden weit getrieben, indem die Puder-Kakao-Sorten des Handels zwischen 13—38 % Fett enthalten. Ein noch wesentlicherer Unterschied in den Puder-Kakao-Sorten wird durch die voraufgegangene Art der Röstung bedingt. Nur selten dürften die Kakaobohnen in Trommeln über freiem Feuer geröstet werden; durchweg pflegt das Rösten mit überhitzten, gespannten Wasserdämpfen bei etwa 130° vorgenommen zu werden. Von C. Salomon in Braunschweig ist nach den Patentschriften 49493 und 57210 für das Rösten der Kakaobohnen ein Doppelt-Centrifugal-Apparat in Vorschlag gebracht, welcher nach A. Stutzer[1]) vor den alten Verfahren wesentliche Vortheile besitzen soll, indem er bei einer gleichmässig innezuhaltenden Temperatur eine kürzere Röstdauer und eine leichtere Entfernung der Schalen von den Bohnen gestattet, in Folge dessen einerseits ein besseres Rösterzeugniss, andererseits eine um 4—5 % höhere Ausbeute erzielt wird. Diese Angaben Stutzer's sind indess in Zweifel gezogen.

Ein weiterer Unterschied in der Art der Röstung besteht in verschiedenen Zusätzen zu der Masse; in einigen Kakaofabriken wird die Masse mit kohlensaurem Natrium oder kohlensaurem Kalium (holländisches Verfahren) oder mit Ammoniak, kohlensaurem Ammonium (F. W. Gaedtke) oder einem Gemenge dieser verschiedenen Alkalien und Magnesia verrieben; auch wird mittels Dampfdruckes und anderer geeigneter Verfahren diese sog. Aufschliessung herbeigeführt. Hierdurch wird eine Aenderung der mechanischen Struktur des Kakaos bewirkt, es setzen sich nach dem Uebergiessen des Kakaopulvers mit kochendem Wasser die unlöslichen Bestandtheile nicht so schnell zu Boden, als ohne jede Behandlung mit Alkalien; diese veränderte Eigenschaft des Kakaos wird von den Fabrikanten als „Löslichkeit" bezeichnet. Einzelne Fabriken setzen die mechanisch vorbereiteten Bohnen einem hohen Dampfdrucke aus und bewirken hierdurch nicht nur eine bessere Löslichkeit in dem soeben erwähnten Sinne, sondern es werden die Nährstoffe dadurch thatsächlich zum Theil in eine löslichere Form übergeführt.

Eine Vorschrift zur Herstellung des sog. holländischen oder leicht löslichen Kakaos lautet z. B.:

„Am vortheilhaftesten eignen sich hierzu $1/2$ Trinidad- und $1/2$ Guayaquil-Bohnen.

Hierzu wird während des Röstens, wenn die Bohnen anfangen zu schwitzen, eine Lösung von Potasche — und zwar 1 g der letzteren auf 1 kg Bohnen — gleichmässig über das Röstgut gespritzt

---

[1]) Zeitschrift f. angew. Chem. 1891, 368.

das Rösten wird alsdann gleichmässig fortgesetzt. Nach Beendigung desselben kommen die Bohnen, wie üblich, auf die Brechmaschine, von dort auf den Melangeur, nach weiterer Bearbeitung auf sonstigen Reinigungsmaschinen wieder auf letzteren zurück, wo weiter für 30 Pfd. Kakaomasse 20 g Potasche, 30 g Magnesia auf 10 g Karmin (in Wasser gelöst) zugesetzt werden. Nachdem mit $^3/_4$ l heissen Wassers durchgeknetet ist, bleibt die Masse 6 Stunden lang, besser noch über Nacht, im Wärmeschrank, kommt darauf auf die Presse und wird zuletzt mit der Federmaschine zu Puder verarbeitet".

O. Rüger in Dresden hat dieses Verfahren dahin abgeändert, dass er erst die ungeschmolzene Kakaomasse vor dem Entfetten mit einer Lösung von kohlensaurem Kalium behandelt, dann das Fett abpresst, den hinterbliebenen Kakao bei 48° für sich trocknet und das Fett wiederum in beliebiger Menge zusetzt.

Entölter Kakao, Kakaopulver, löslicher Kakao, aufgeschlossener Kakao sind fast gleichbedeutende Bezeichnungen für eine in Pulverform gebrachte Kakaomasse, nachdem dieser durch Auspressen bei gelinder Wärme ungefähr die Hälfte des ursprünglichen Fettgehaltes entzogen wurde.

Ob und inwieweit die verschiedene Art der Röstung die Zusammensetzung der Kakaopulver beeinflusst, mögen nachstehende Analysen zeigen:

Kakao-Sorte, zubereitet	Wasser %	Stickstoff-Substanz (Gesammt-stanz) %	Theobromin %	Fett %	Stärke[1]) %	Stickstofffreie Extraktstoffe %	Rohfaser %	Asche %	In heissem Wasser löslich		Kali %	Ammoniak-Stickstoff %
									organische Stoffe %	unorganische Stoffe %		
In gewöhnlicher Weise	5,54	20,33	1,88	28,34	15,60	17,70	5,37	5,24	16,52	1,70	1,85	0,023
Mit Alkalien	4,54	19,86	1,74	28,98	13,61	17,94	5,25	7,08	17,65	4,57	3,91	0,021
Mit Ammoniak	5,72	21,72	1,69	28,08	14,46	17,37	5,68	5,28	17,35	2,90	1,66	0,330

Die Schwankungen im Gehalt betragen: Wasser 2,70—9,10 %, Stickstoff-Substanz 15,22 bis 26,16 %, Theobromin 1,51—2,69 %, Fett 13,18—38,76 %.

Der holländische Kakao unterscheidet sich durch einen wesentlich höheren Gehalt an Asche und Kali, der mit Ammoniak zubereitete durch einen wesentlich höheren Gehalt an Ammoniak-Stickstoff von dem gewöhnlichen Kakao.

In Procenten der Bestandtheile wurden nach den 3 verschiedenen Röstverfahren durch heisses Wasser gelöst:

Stickstoff-Substanz	Stickstofffreie Stoffe	Asche	Phosphorsäure
35—40 %	18—20 %	34—74 %	27—72 %

Nur in der Löslichkeit der Mineralstoffe zeigten sich Unterschiede, indem beim holländischen Kakao in Folge des Alkali-Zusatzes durch Wasser in Procenten derselben am meisten (74 %), bei dem mit Ammoniak zubereiteten Kakao 52 % und bei dem gewöhnlich zubereiteten Kakao am wenigsten (34 %) gelöst wurden; die Löslichkeit der Phosphorsäure verhielt sich umgekehrt.

Durch kaltes Wasser werden bedeutend weniger organische Stoffe gelöst, nämlich ohne Unterschied der Röstung nur 3,0—7,8 %.

Die Bezeichnung „leicht löslicher Kakao" für den mit Alkalien bezw. Ammoniak aufgeschlossenen Kakao ist daher nicht berechtigt; die scheinbare bessere Löslichkeit

---

[1]) D. h. in Zucker überführbare Stoffe.

besteht, wie schon gesagt, nur darin, dass die Masse leichter und gleichmässiger im Wasser in der Schwebe bleibt, ohne ein Pulver abzusetzen.

Die Ansichten über die Zulässigkeit dieser Zubereitungsweise sind getheilt: Sonnenschein hat einen Zusatz von 3% Alkalien in gesundheitlicher Hinsicht für „irrelevant" erklärt; die Aerzte verwerfen jedoch dieses Aufschliessungs-Verfahren, indem sie hervorheben, dass einerseits die Alkalien als solche nachtheilig auf die Verdauung und Blutbildung wirken, dass andererseits durch dieselben eine theilweise Verseifung des Fettes stattfindet, in Folge deren (durch die Seife) besonders bei Kindern leicht Durchfälle auftreten könnten.

Das deutsche Reichs-Gesundheitsamt hat sich gutachtlich dahin geäussert, dass eine Vermehrung der Aschenbestandtheile um 5% mit Rücksicht auf den hohen Preis der reinen Kakaomasse als Fälschung aufzufassen ist. Dieser wie der weitere Umstand, dass bei diesem Verfahren auch leicht die werthloseren Schalen eine gleichzeitige Verwendung mitfinden können, lassen es wünschenswerth erscheinen, dass die Grösse des Zusatzes eine gewisse Grenze nicht überschreitet und die so zubereitete Kakaomasse durch eine kennzeichnende Benennung von der natürlichen unterschieden wird (vergl. am Schluss dieses Abschnittes S. 1119).

Der entfettete Kakao erfährt ferner noch allerlei Zusätze, einerseits zu dem Zweck, ihn wohlschmeckender zu machen, andererseits, um ihn mehr für diätetische Zwecke verwerthen zu können. Als aromatisirende Zusätze verwendet man z. B. Zimmt, Nelken, Vanille, Benzoë, ätherische Oele, Zimmtöl, Neroliöl, Perubalsam etc.

Den Nährwerth desselben sucht man dadurch zu erhöhen, dass man Proteïn-Nährmittel (Fleischpulver, Pepton, Somatose, Mutase, Tropon, Aleuronat, Erdnussmehl etc. zusetzt. Dadurch kann der Proteïngehalt wesentlich (z. B. auf 42%) erhöht werden. Ueber die Zusammensetzung solcher Erzeugnisse vergl. Bd. I, S. 1031 u. Bd II, S. 568.

Andere Zusätze sollen den Geschmack und die Bekömmlichkeit verbessern wie z. B. Malzmehl bezw. Malzextrakt, Hafermehl, wiederum andere dem Kakao gleichzeitig eine diätetische Wirkung verleihen, z. B. Eichelmehl oder Eichelextrakt, Pflanzennährsalz [1]). Selbstverständlich schwankt die Zusammensetzung dieser Erzeugnisse je nach der Art und Grösse der Zusätze in weiten Grenzen; folgende Zahlen mögen einen Anhalt für die Zusammensetzung solcher Erzeugnisse liefern:

Bezeichnung:	Wasser	Stickstoff-Substanz	Theobromin	Fett	Zucker	Stärke	Sonstige stickstoff-freie Extraktstoffe	Rohfaser	Asche
Somatose-Kakao	4,12%	20,71%	1,49%	15,59%	28,42%	9,16%	15,03%	2,63%	4,34%
Malz-Kakao	5,79 „	16,64 „	0,71 „	16,70 „	6,93 „[2])	29,93 „	16,43 „	3,42 „	3,45 „
Hafer- „	8,32 „	18,10 „	0,90 „	17,41 „	47,17%			3,09 „	5,01 „
Eichel- „	5,12 „	13,56 „	—	15,63 „	25,73 „	2,99 „ Gerbstoff Stärke	30,56 „	3,00 „	3,41 „
Nährsalz-Kakao	8,00 „	17,50 „	1,78 „	28,26 „	—	11,09 „	26,24 „	4,21 „	4,70 „

A. Tschirch fordert von dem Eichel-Kakao, dass er genügend (bis auf 14%) entfettet, mindestens 2% Eichelgerbsäure und weniger als 1/3% feinstes geröstetes

---

[1]) Das Pflanzennährsalz enthält:

Wasser	Proteïn-stoffe	Sonstige Stickstoff-Verbindungen	Säure = Aepfelsäure	Glukose	Saccharose	Sonstige stickstoff-freie Extraktstoffe	Mineralstoffe	Kali	Kalk	Magnesia	Phosphorsäure
26,87%	5,69%	4,44%	3,30%	19,12%	5,49%	18,65%	16,44%	5,69%	2,20%	0,81%	1,01%

[2]) Bestehend aus 3,90% direkt reducirendem Zucker und 3,03% Dextrin.

Weizenmehl enthält, dabei aufs Innigste gemischt ist, so dass hellere und dunklere Körner darin mit blossem Auge nicht erkannt werden können.

Früher traf man im Handel auch Saccharin-Kakaos an; dieselben enthielten 0,40—0,76 % Saccharin; jetzt dürfen solche Erzeugnisse — abgesehen für ärztliche Zwecke — nicht mehr in den Handel gebracht werden.

3. Chokolade. Unter Chokolade versteht man das gewerbegerecht hergestellte Gemisch von gemahlenen, enthülsten Kakaobohnen und Zucker nebst einem bis zu 1 % betragenden Zusatz von Gewürzen (Vanille, Nelken, Zimmt etc.), die den besonderen Namen derselben bedingen, manche Sorten von Chokolade (besonders die billigen) erhalten ausserdem einen Zusatz von Kakaofett (Kakaobutter) als Bindemittel. Durch den Zusatz von Zucker und Gewürzen wird bezweckt, die an sich bittere Kakaomasse direkt essbar und wohlschmeckend zu machen.

Die Chokoladen werden je nach den Zusätzen bald als Gewürz- oder Vanille-Chokolade, bald in Pulverform, bald in Tafeln, Stangen oder Figuren ausgegeben.

Die besseren Sorten Chokolade enthalten auf 50 Thle. Kakaomasse etwa 50 Thle. Zucker nebst Gewürzen[1]). Die im Handel vorkommenden Chokolade-Sorten pflegen aber häufig bis zu $^2/_3$ und mehr mit Zucker vermengt zu sein. Die untersuchten Chokolade-Sorten ergaben z. B. von 37,86—69,84 % Zucker. Darnach muss die Zusammensetzung gerade der Chokolade-Sorten des Handels sehr verschieden sein.

Im Mittel von 23 Analysen ergiebt sich dieselbe etwa wie folgt:

Wasser	Stickstoff-Substanz	Theobromin	Fett	Weinsäure	Zucker	Stärke	Stickstofffreie Extraktstoffe	Rohfaser	Asche
1,59 %	6,27 %	0,62 %	22,20 %	1,36 %	53,70 %	4,74 %	5,59 %	1,67 %	2,26 %

Der Zucker wird auch vielfach zum Theil durch Mehl und Stärke (Sago) ersetzt, wodurch der Werth der Chokolade mehr oder weniger vermindert wird.

Andererseits sucht man auch hier den Nährwerth und die Bekömmlichkeit der Chokolade durch Zusatz von Proteïnnährmitteln, durch Malz, Nährsalz in ähnlicher Weise wie beim Kakao zu erhöhen.

Ueber die Zusammensetzung solcher Erzeugnisse vergl. Bd. I, S. 1036.

Die Kola-Chokolade besteht aus einem Gemisch der gepulverten Nüsse der schwarzen Kola (vergl. folgenden Abschnitt) mit Kakaomasse und Zucker; für die Zusammensetzung derselben werden angegeben: 4,00 % Wasser, 6,30 % Stickstoff-Substanz, 30,75 % Fett, 24,00 % Zucker und 1,40 % Asche.

Die abführende Chokolade wird aus 50 Thln. Kakaopulver, 100 Thln. Zucker und 50 Thln. Ricinusöl hergestellt; sie soll an Stelle des reinen Ricinusöles als Abführmittel genommen werden.

Verfälschungen und Verunreinigungen des Kakaos.

Die Verfälschungen und Verschlechterungen des Kakaos bestehen:

1. In der Beimengung von Mehl oder Stärke aller Art (Getreide-, Lupinen-, Kartoffelmehl, Arrowroot, Sagostärke, Eichelmehl, Cichorienmehl etc.), ohne dass diese deklarirt wird.

Bei sehr niedrigen Zuckerpreisen lohnt es sogar, dem entfetteten Puder-Kakao einige Procente Zucker beizumischen. Neuerdings sollen auch die Pressrückstände von Wall- und Haselnüssen, sowie deren Fette als Verfälschungsmittel dienen.

---

[1]) Eine Vorschrift, wie viel Kakaomasse in der Chokolade vorhanden sein soll, besteht bei uns noch nicht; in Belgien werden 35 % gefordert.

Ed. Späth stellte sogar ein Kunstgemisch fest, welches nur aus Mehl, Zucker, Sandelholz und etwas Kakao bestand.

A. Beythien und H. Hempel[1]) berichten über sog. Chokoladenmehle, welche aus 50 bis 60 % Rohrzucker, 25—45 % Weizenmehl sowie nur 10—20 % Kakaomasse bestanden und theils durch Sandelholz, theils durch einen braunen Theerfarbstoff stark aufgefärbt waren.

2. **Beimengung der Schalen.** Die abgetrennten Schalen werden wohl aufs feinste zermahlen und unter dem Namen „Poos" zur Chokoladebereitung verwendet.

3. **Zusatz fremder Fette.** Bei der gewöhnlichen Bereitung des Puder-Kakaos wird etwa die Hälfte bis zwei Drittel des Fettes entzogen; weil aber das Kakaofett oder die Kakaobutter als Cosmetikum in der Parfümerie vielfache Anwendung findet und theurer als andere Fette bezahlt wird, so entzieht man der Kakaomasse das Fett auch wohl fast vollständig und ergänzt es durch andere minderwerthige Fette, wie Rindstalg, Dika-Fett (von Mangifera gabonensis oder auch nach anderen Angaben von Irringia Bactri), oder gereinigtes Kokosöl, das unter dem Namen „Lactine" angeboten wird. Diese Fette werden aber noch mehr der Kakaobutter als solcher zugesetzt. Ja man stellt sogar dadurch eine künstliche Kakaobutter her, dass man Paraffin und minderwerthiges Fett mit Kakaoschalen kocht, um dem Fettgemenge den Geruch der Kakao-Erzeugnisse zu ertheilen, dieses Gemenge dann abpresst und formt. Dasselbe unterscheidet sich in Geruch und Schmelzpunkt kaum von echter Kakaobutter, nur das Aussehen ist etwas gelblicher; die Jodzahl schwankt sehr. Weit gebräuchlicher aber ist es, für die billigeren Chokolade-Sorten behufs besseren Formens derselben statt Kakaobutter entweder thierische Fette (Oleomagarin) oder pflanzliche Fette (Kokosnussbutter, Sesamöl, Baumwollesaatöl) oder auch Margarine zu verwenden.

4. **Zusatz von Mineralstoffen.** Zusätze von Mineralstoffen (wie Schwerspath, Gyps etc.) zur Beschwerung des Kakaos bezw. der Chokolade dürften wohl kaum vorkommen; dagegen ist der Zusatz von Bolus (einem rothen Thon), von Mineralbraun, Eisenoxyd mit etwas Alaun bezw. von rothem Ocker oder sonstigem Farbstoff zur Auffärbung der mit Mehl versetzten Kakao-Sorten beobachtet.

Die Kommission deutscher Nahrungsmittelchemiker hat über diese Missbräuche im Handel mit Kakao-Erzeugnissen folgende Vereinbarungen beschlossen:

1. **Kakaomasse, Kakaopulver** (entölter, löslicher Kakao), ebenso Chokolade dürfen keinerlei fremde pflanzliche Beimengungen (Stärke, Mehl etc.), keine Zusätze von Kakaoschalen und keine fremden Mineralbestandtheile (soweit sie nicht durch das Aufschliessen hineingelangen) und keine thierischen oder fremden pflanzlichen Fette enthalten. Bei Chokolade ist ein bis 1 % steigender Zusatz von Gewürzen gestattet.

2. **Kakaomasse** enthält 2—5 % Asche und 48—54 % Fett.

3. **Kakaopulver** enthält wechselnde d. h. willkürliche Mengen Fett und wird daher, je nachdem mehr oder weniger Fett entzogen wurde, der Aschengehalt grösser oder kleiner sein. Deshalb ist der gefundene Aschengehalt auf Kakaomasse (mit etwa 50 % Fett) oder auf fettfreie Kakaomasse umzurechnen, und wird daher der Aschengehalt nach dieser Umrechnung

    a) bei nicht mit Alkalien aufgeschlossenem Kakaopulver derselbe sein müssen, wie bei Kakaomasse,

    b) bei mit kohlensauren Alkalien aufgeschlossenem Kakao ein grösserer sein, doch darf die Zunahme 2 % des entölten Pulvers nicht übersteigen.

4. **Chokoladen** (auch Konvertüren) enthalten wechselnde Mengen von Zucker und Fett. Ihr Aschengehalt soll nicht unter 1 % und nicht über 2,5 % betragen.

Zucker und Fett sollen in guter Chokolade zusammen nicht mehr als 85 % betragen.

Chokoladen, welche Mehl enthalten, müssen mit einer diesen Zusatz anzeigenden, deutlich erkennbaren Bezeichnung versehen sein.

---

[1]) Zeitschr. f. Untersuchung d. Nahrungs- u. Genussmittel 1901, **4**, 23.

Kolanuss.

Unter Kolanuss versteht man die 2—4 cm langen Samen des im mittleren und westlichen Afrika einheimischen, der Kastanie ähnlichen, bis 20 m hohen Kolabaumes (Cola acuminata R. Brown oder Sterculia acuminata Pal. de Beauv., einer Buettneriacee); die Frucht des Kolabaumes hat die Grösse einer Citrone und enthält 5 Samen; letztere sind an der Oberfläche runzelig, rothbraun, zuweilen schwarz gefleckt; sie heissen auch echte oder weibliche Kola- oder Guru-Nüsse zum Unterschiede von den falschen oder männlichen Kolanüssen (Cola mala), welche den 3- bis 5-fächerigen Beerenfrüchten der Garcinia Cola Heck. (einer Guttifere) entstammen, abgeplattet, eirund sind, aber kein Koffeïn enthalten. Ausser in Afrika (zwischen dem 10^0 n. Br. bis 5^0 s. Br.) wird der Kolabaum auch in Guayana und Venezuela angebaut; er trägt erst vom 10. Jahre an reichlich Früchte (90—100 kg für den Baum).

In Afrika wird die Kolanuss, die gekaut oder auch gemahlen in Milch und Honig genossen wird, als nervenerregendes Genussmittel, zur Vertreibung von Hunger und Ermüdung, oder als Verbesserungsmittel für schlechtes Wasser, so hoch geschätzt, dass die Ueberreichung einiger Kolanüsse als Zeichen der Hochachtung gilt und die Nüsse sogar als Münze gedient haben. In Europa finden die Kolanüsse vorwiegend nur eine medicinische Verwendung, vereinzelt auch zur Darstellung von Chokolade (vergl. vorstehend) und Likören; einer umfangreichen Verwendung steht einstweilen noch der hohe Preis entgegen.

Die Kolanüsse haben einen bitteren, zusammenziehenden Geschmack und im Mittel von 20 Analysen folgende Zusammensetzung:

Wasser	Stickstoff-Substanz	Koffeïn	Theobromin	Fett (Aetherauszug)	Kolaroth	Gerbstoff	Zucker	Stärke	Sonstige stickstofffreie Stoffe	Rohfaser	Asche
12,22%	9,22%[1]	2,16%	0,053%	1,35%	1,25%	3,42%	2,75%	43,83%	15,06%	7,85%	3,05%

Die Kolanuss ist in der Zusammensetzung dem Kaffeesamen ähnlich; nur ist der Gehalt an Koffeïn durchweg wesentlich höher, fast doppelt so hoch wie im Kaffee. Das Koffeïn ist nach Knox und Prescott (Bd. I, S. 1041) theils frei, theils gebunden in der Kolanuss vorhanden; sie geben im Mittel von 5 Proben an:

	Gesammt-	frei	gebunden
Koffeïn	3,17%	1,31%	1,86%

Die Gerbsäure wird als eisengrünende Gerbsäure bezeichnet.

Die Stärkekörner sind theils einfach, theils zu zweien, theils zu dreien zusammengesetzt, bald kugelig oder eiförmig, bald eckig und schmal nierenförmig.

Ausser den angeführten Bestandtheilen werden in der Kolanuss auch noch ein Glukosid, das Kolanin, und 1,01% harzartige Substanz (in Alkohol löslich) angegeben.

Die Asche der Kolanuss enthält nach Schlagdenhauffen in Procenten:

Kali	Natron	Kalk	Magnesia	Phosphorsäure	Schwefelsäure	Kieselsäure
54,96%	Spur?	Spur?	8,54%	14,62%	8,50%	1,07%

Für die falsche Kolanuss (Samen von Garcinia Cola Heck), die frei von Koffeïn ist, werden 5,43% Gerbsäure, 5,14% Harz und 3,75% Glukose angegeben; sie wird von den Negern als adstringirendes Genussmittel gekaut.

---

[1] Gesammt-Stickstoff $\times$ 6,25.

Als Ersatzmittel der Kolanuss werden ferner die Kamjas-Samen von Pentadesma butyraceum Don. (einer Guttifere) in Sierra-Leone genannt, die als koffeïn- und fettreich bezeichnet werden und die Kamjabutter liefern.

Tabak.

Der Tabak gehört ebenfalls zu den alkaloïdhaltigen Genussmitteln; er besteht aus den ausgewachsenen (reifen) vorher getrockneten und fermentirten Blättern der Tabakpflanze (Nicotiana Tabacum), welche nach entsprechender Verarbeitung bald und vorwiegend zum Rauchen, bald zum Schnupfen, bald zum Kauen verwendet werden.

Man unterscheidet 3 Hauptsorten Tabakpflanzen nämlich:

1. Virginischer Tabak, Nicotiana Tabacum L., mit länglich lanzettförmigen, am Grunde etwas verschmälerten, aber fast ungestielt in dichter Aufeinanderfolge am Stengel sitzenden Blättern. Die Blätter stehen vom Stengel spitzwinkelig ab; ebenso bilden die Seitenrippen des Blattes mit der Mittelrippe spitze Winkel.

2. Marylandtabak, Nicotiana macrophylla Lehm., mit eilanzettförmigen, in ziemlich weiten Abständen am Stengel sitzenden Blättern. Die Blätter bilden mit dem Stengel und die Seitenrippen des Blattes mit der Mittelrippe fast rechte Winkel.

3. Veilchen- oder Bauerntabak, Nicotiana rustica L., mit eirund-stumpfen, in weiten Abständen fast rechtwinkelig vom Stengel ausgehenden gestielten Blättern; die Nebenrippen des Blattes stehen von der Haupttrippe fast rechtwinkelig ab.

Als 4. Sorte wird auch noch Jungfern- oder rippiger Tabak, Nicotiana quadrivalvis Parsch.. aufgeführt.

Die Verwendung der Tabaksblätter zum Rauchen wurde zuerst von Columbus auf Cuba beobachtet; sein Begleiter, der Pater Roman Pane, fand auf St. Domingo ebenfalls, dass die dortigen Wilden aufgerollte Tabakblätter rauchten, um sich gegen die lästigen Moskitos zu schützen. Im Jahre 1520 entdeckten die Spanier den Tabak auf der Insel Tabago — die Indianer nannten auch die Röhre, mit welcher sie das Kraut rauchten, „Tabago" —; 1560 kam der Tabak durch Joh. Nicot nach Frankreich, dem zu Ehren die Pflanze „Nicotiana" genannt wurde.

In Europa war der Genuss des Tabaks anfangs nach dem Bekanntwerden streng verboten; in der Türkei war sogar Todesstrafe auf das Rauchen gesetzt; in Russland wurde im 17. Jahrhundert jedem Raucher die Nase abgeschnitten.

Jetzt ist der Tabakgenuss in den drei Formen: Rauchen, Schnupfen und Kauen über die ganze Erde verbreitet.

Der grösste Tabaks-Verbrauch findet in Belgien und Holland statt; denn nach einigen statistischen Ermittelungen werden für den Kopf und das Jahr verbraucht:

Belgien	2,500 kg	Deutschland	1,205 kg	Frankreich	0,803 kg
Niederlande	2,000 „	Norwegen	1,025 „	Grossbritannien	0,616 „
Schweiz	1,600 „	Dänemark	1,003 „	Italien	0,571 „
Oesterreich	1,245 „	Russland	0,883 „	Spanien	0,490 „

Den meisten Tabak liefert Amerika; in Europa wird vorwiegend in Oesterreich Tabak angebaut, während für das Deutsche Reich nur Baden, die Pfalz und Elsass hierbei in Betracht kommen.

Die Gesammt-Tabakserzeugung der Erde wird auf 5 Millionen Kilo-Centner geschätzt, wovon auf Deutschland etwa 225—250 Tausend Kilo-Centner kommen.

Die Tabakspflanze gedeiht bis zum 58° n. Br. und in Ländern von 7—9° C. mittlerer Jahreswärme; der feinste Tabak wächst zwischen dem 35° n. und 35 südl. Breite. Der Havanna-Tabak gilt als der wohlriechendste. Auf die Beschaffenheit des Tabaks sind verschiedene Umstände von Einfluss, nämlich:

1. **Boden und Düngung.** Die Tabakpflanze liebt einen lehmigen, tiefgründigen und humusreichen Sandboden mit einigem Kalkgehalt in gutem Düngungszustande. Sie erfordert eine sehr starke Düngung, weil sie, wie keine andere landwirthschaftliche Nutzpflanze, dem Boden eine grosse Menge mineralischer Bestandtheile entzieht. Die Tabakblätter enthalten beispielsweise in der Trockensubstanz im Mittel 22,81 % Mineralstoffe[1].

Neben hinreichendem, verrottetem Stallmist — einige Monate vor der Zeit des Auspflanzens gegeben — sind den Tabakfeldern auch noch mineralische Dünger, besonders Kalisalze, zuzuführen. Chlorkalium vermehrt nach Nessler's[2] Versuchen die Menge, verschlechtert aber die Güte des Tabaks; er empfiehlt daher ein Gemisch von Chlorkalium (2 Thle.) und schwefelsaurem Kali (1 Thl.), welches die Beschaffenheit erhöht, oder Kalisalpeter oder Chilisalpeter (1—1½ Thle.) oder noch besser 1000—1400 kg Holzasche oder 400 kg schwefelsaures Kali neben hinreichendem Stallmist — am besten Rindviehmist — zu nehmen. Eine starke Düngung mit Ammoniak, sei es als schwefelsaures Ammoniak oder Jauche, liefert zwar viele und grosse Blätter, aber von schlechterer Beschaffenheit. Zu ähnlichen Ergebnissen gelangten **Gaëtano Cantoni**[3] und **Ad. Mayer**[4].

Letzterer findet noch, dass die Verbrennlichkeit des Tabaks durch alle Dünger erhöht wird, die keine Chloride und Sulfate enthalten, z. B. durch Salpeter, Doppelsuperphosphat, Bicalciumphosphat, Thomasmehl, Holz- und Pottasche. Starke Stickstoff-Düngung bewirkt dunklere Farben des Blattes.

Von welchem Einfluss Boden wie Düngung auf die Beschaffenheit des Tabaks sind, zeigen die Bd. I, S. 1052 und 1053 mitgetheilten Versuche; so fanden Nessler und Arnhold im Mittel mehrerer Sorten:

---

[1] R. Kissling berechnet (Chem.-Ztg. 1884, 8, 68) die Mengen der durch den Tabakbau dem Boden entzogenen Nährstoffe im Vergleich zu Roggen und Zuckerrüben wie folgt:

	Gesammternte kg	Die Gesammt-Ernte enthält:			
		Stickstoff kg	Kali kg	Kalk kg	Phosphorsäure kg
Tabak, Blätter	2400	72	73,0	151,0	11,5
Roggen { Körner	1200	21	6,7	0,6	10,0
Stroh	4300	20	40,8	16,3	10,7
Zuckerrüben { Wurzeln . .	29000	46	113,0	11,6	23,0
Blätter . . .	6800	20	44,2	18,4	8,8

Es entzieht hiernach der Tabak dem Boden am meisten Stickstoff und Kalk; nur in dem Entzug von Kali und Phosphorsäure wird der Tabak von Zuckerrüben bezw. Roggen übertroffen. Bei letzteren Früchten aber werden die durch Stroh und Blätter dem Boden entzogenen Nährstoffe demselben durch Stallmist grösstentheils wieder zugeführt, bei dem Tabak dagegen in alle Winde verstreut.

[2] Landw. Versuchsst. 1892, 40, 359.
[3] Centr.-Bl. f. Agric. Chem. 1879, 8, 812.
[4] Landw. Versuchsst. 1891, 38, 137.

Sandiger Boden				Mittlerer Boden				Schwerer Boden			
Kali	Alkalität d. Asche[1])	Chlor	Glimmdauer	Kali	Alkalität d. Asche[1])	Chlor	Glimmdauer	Kali	Alkalität d. Asche[1])	Chlor	Glimmdauer
2,8%	1,79%	0,29%	17,6 Sek.	3,3%	2,45%	0,45%	34,0 Sek.	2,4%	1,25%	0,92%	7,0 Sek.

Je nach der Düngung schwankte der Gehalt an Kali zwischen 2,15—3,62%, der an Alkalität (kohlens. Kalium) der Asche zwischen 0,15—2,51%. Ueber den Einfluss dieser Bestandtheile auf die Glimmdauer und Brennbarkeit vergl. weiter unten.

2. **Pflanzung und Pflege.** Die mittlere Sommer-Temperatur des gemässigten Klimas reicht meistens nicht aus, um den Tabak auf dem Felde selbst aus Samen[2]) bis zur Ernte zur genügenden Entwickelung zu bringen. Man lässt daher den Samen in Mistbeeten oder Kutschen (Couches) vorkeimen und pflanzt die Pflänzlinge wenn sie das 5. bis 6. Blatt getrieben haben, aufs Feld aus, was mit und ohne Pikiren je nach dem Klima im März, April bis Mai geschieht. Die jungen Pflänzlinge müssen womöglich mit Wasser begossen und bei grosser Hitze mit Moos und Erde bedeckt werden. Zu den weiteren Pflegearbeiten gehören das Behacken und Behäufeln, das Köpfen oder Entgipfeln, welches vorgenommen wird, wenn die nicht zur Samengewinnung bestimmten Tabakstauden 8—10 Blätter angesetzt haben und Blüthenkronen treiben, und welches darin besteht, dass man, um das Blühen zu verhindern, die Haupttriebe mit den gipfelständigen Knospen wegnimmt („gipfelt") und die Seitensprossen entfernt („ausgeizt")[3]).

Nach den Untersuchungen von J. Behrens[4]) nimmt mit der Entfernung des Gipfeltriebes und der Achselsprossen (meistens 3), die starke Verbraucher der in den Blättern gebildeten Kohlenhydrate sind, die Blattmasse naturgemäss erheblich zu, die Zartheit der Blätter aber leidet. Ebenso ist die Stärke des Gipfelns von Einfluss, nämlich ob man auf 8, 12 oder 16 Blätter gipfelt. Je grösser die Anzahl der vorhandenen Blätter ist, um so geringer ist der Nikotingehalt derselben etc. Das Geizen soll nach Müller-Thurgau[5]) nicht zu früh, aber auch nicht zu spät vorgenommen werden; jedoch sind die Vor- und Nachtheile des einen oder anderen Verfahrens desselben nach J. Behrens noch nicht genügend aufgeklärt. In Holland lässt man je nach der Ueppigkeit der Pflanzen von den obersten Geizen einen, zwei oder drei austreiben und gipfelt dieselben auf 2 Blätter, wodurch nicht nur die Menge, sondern auch die Beschaffenheit der Blätter gehoben werden soll.

Ueber die Kultur und Behandlung des Tabaks in Japan vergl. M. Fesca und H. Imai[6]).

Ueber die Entwickelung des Blattes bezw. über die Bildung und Vertheilung

---

[1]) Als kohlensaures Kalium berechnet.
[2]) Von dem Tabaksamen kommen auf 1 g etwa 12500—23000 Stück. Er enthält in der Trockensubstanz 21,91% Proteïn, 35,20% Rohfett, 17,27% Rohfaser und 3,75% Asche, aber kein oder nur wenig Nikotin (vergl. J. Behrens, Landwirtsch. Versuchsstationen 1892, 40, 191).
[3]) Die Tabakpflanze ist vielen Gefahren durch Witterungseinflüsse, Schnecken und Insekten wie Heuschrecken, Raupen der Flohkrauteule [Mamestra persicariae], die Wintersaateule [Agrostis segetum], Noctua Gamma etc.) ausgesetzt; bei mangelhafter Bestellung und Bodenbearbeitung stellen sich auch schädliche Unkräuter ein, unter denen der Hanfwürger (Orobanche ramosa), eine Schmarotzerpflanze, das schädlichste ist.
[4]) Landw. Versuchsstationen 1895, 45, 441.
[5]) Landw. Jahrbücher 1885, 14, 509.
[6]) Ebendort 1888, 17, 329.

der Bestandtheile in demselben giebt eine Untersuchung von J. Nessler (Bd. I, S. 1053) Aufschluss.

Darnach schwankt die Trockensubstanz bei den unreifen Blättern zwischen 13,3—15,0 %, bei den reifen zwischen 12,0—15,0 %.

Der Aschengehalt nimmt bei der Reife beständig zu und scheint bei den überreifen Blättern wieder etwas abzunehmen. Dasselbe ist mit dem Gehalt an kohlensaurem Kalium und dem Nikotin der Fall.

Die jungen Blätter enthalten, ebenso wie die nicht geköpften, samentragenden Pflanzen, nur verhältnissmässig wenig Nikotin; hieraus ist zu schliessen, dass die Zellen der Tabakpflanzen vorwiegend erst dann Nikotin erzeugen, wenn sie gut mit Stickstoff versorgt sind, und den Stickstoff nicht mehr für andere Pflanzentheile verwenden.

Bezüglich des Gehaltes an Asche und des Kaliumkarbonat-Gehaltes der letzteren verhalten sich die einzelnen Blätter der Pflanze nicht gleich. So fand J. Nessler in der Trockensubstanz:

	Obere	Mittlere	Untere Blätter
Asche	19,9 %	23,1 %	27,3 %
Kohlensaures Kalium	1,26 „	1,35 „	2,01 „

Hier enthalten die unteren Blätter mehr Asche und Kaliumkarbonat in der letzteren, als die mittleren und oberen Blätter, in anderen Fällen aber verhielten sich die Blätter umgekehrt.

Die grünen Tabaksblätter[1]) zeigen keinen Nikotingeruch; derselbe tritt erst bei der Fermentation auf.

Ad. Mayer[2]) hat den Einfluss der Wärme, des Lichtes und der Feuchtigkeit auf den Nikotin-Gehalt festgestellt und z. B. für die Trockensubstanz gefunden:

	Einfluss der Wärme:			Einfluss des Lichtes:		Bodenfeuchtigkeit: Wasser		
	Niedrige	Mittlere	Hohe Temperatur	Volles Licht	Beschattet	im grossen Ueberfluss	im Ueberfluss	wenig
Nikotingehalt	2,1 %	3,0 %	4,1 %	3,9 %	2,0 %	1,1 %	1,6 %	3,9 %
Ernte an trockener Blattmasse	22,5 „	30,9 „	32,5 „	—	—	26,0 g	26,9 g	30,9 g

Der günstige Einfluss der höheren Wärme und der vollen Beleuchtung auf den Nikotingehalt ist hiernach unverkennbar; eine übergrosse Feuchtigkeit aber wirkt nachtheilig auf die Nikotinbildung.

3. Die Ernte der Tabakblätter. Die Ernte wird dann vorgenommen, wenn — etwa 90 Tagen nach der Aussaat — die Blätter statt der dunkelgrünen eine lichtgrüne bezw. gelbliche Färbung annehmen bezw. blass gelblichgrüne Flecken zeigen oder schlaff herabhängen, klebrig und zähe erscheinen; die untersten Blätter (Bodenblätter) reifen zuerst und werden als „Erd- oder Sandgut" von geringer Güte besonders behandelt. In dem Maasse, als die Reife eintritt, werden dann auch die übrigen Blätter mit der Hand von oben nach unten abgestreift. Wird der Zeitpunkt des Vorblattens etwas verzögert, so sind die

---

[1]) Rindvieh kann beträchtliche Mengen grüne Tabaksblätter ohne Nachtheil verzehren.
[2]) Landw. Versuchsstationen 1891, 38, 453.

allerunterster Blätter schon stark vergilbt, vertrocknet und bilden die geringwerthigste Erntesorte, die Gumpen oder Grumpen[1]). Die etwas später reifenden Blätter über dem Sandgut bilden das Hauptgut, in welchem man noch die alleroberster als Fettgut und die mittleren als Bestgut unterscheiden kann. Sind Blätter unreif abgebrochen, so bleiben sie während des nachfolgenden Trocknens an der Luft und selbst während des Fermentirens grün oder nehmen eine ungleichmässig grün- und braunscheckige Farbe an. Ueberreife Blätter werden beim Trocknen hellgelb, während das vollreife Blatt beim Trocknen und Fermentiren eine gleichmässig braune Farbe in dunkleren oder helleren Farbentönen je nach dem Reifegrad erhält.

Der Ertrag schwankt von 8—22 Dz. für 1 ha; das Sandgut beträgt ausserdem 1,5—3,0 Dz. für 1 ha.

4. **Das Trocknen und Fermentiren der Tabakblätter.** Die abgebrochenen Blätter werden auf Schnüre gefädelt, die durch den untersten Theil der Mittelrippe gezogen werden, und an luftigen Orten zum Trocknen aufgehängt. Um hierbei das Schimmeln der dickeren saftreicheren Mittelrippen (Speckrippen) zu verhüten, werden in vielen Gegenden deren dickste untere Theile in ihrer Längsrichtung aufgeschlitzt; sie trocknen dann durchaus gleichmässig. Schon während des Trocknens gehen im Innern des reifen Tabakblattes ähnliche Veränderungen, nur in schwächerem Grade, vor sich wie bei der späteren Fermentation. Erfolgt die Trocknung zu rasch, so können diese Veränderungen nicht in genügendem Maasse stattfinden, und selbst reifer Tabak bleibt in diesem Falle grün. Zum „Abhängen" und zur weiteren Fermentation ist der Tabak tauglich, wenn er noch etwa 12 bis 15 % Wasser enthält und wenn dabei die Blätter noch vollkommen elastisch sind, die Mittelrippe aber hart und dürr geworden ist. In diesem Zustande, der sog. „Dachreife", wird der Tabak an die Fabriken und Rohtabakgrosshandlungen abgeliefert, in denen er zunächst eine Fermentation durchzumachen hat.

In Amerika umgeht man die Fermentation ganz; man trennt bei der Ernte die Blätter nicht vom Stengel, sondern trocknet die ganzen, kurz über dem Boden abgeschnittenen Pflanzen in künstlichen Trockenräumen, indem man mit einer Temperatur von 27° anfängt und diese je nach der Beschaffenheit des Blattes verschieden langsam um 2—3° bis zum Schluss auf 77° erhöht. Solcherweise behandelte Tabakblätter brauchen keiner Fermentation unterworfen zu werden; zwar unterliegen diese Blätter, wenn sie aufgeschichtet werden, noch einer leichten Gährung, aber diese wird nur in Ausnahmefällen angewendet. Nach W. Tserbatscheff[2]) bedingt diese Behandlung im Wesentlichen die bessere Beschaffenheit des amerikanischen Tabaks gegenüber dem deutschen; ausserdem soll durch das Trocknen am Stengel eine um 15 % höhere Ausbeute erzielt werden.

Behufs Fermentirens werden die Tabaksblätter in etwa 1,5 m hohe und nahezu ebenso breite Bänke in der Weise geschichtet, dass die Spitzen der Blätter möglichst nach innen zu liegen kommen. In den Bänken tritt alsbald eine sehr lebhafte Zersetzung ein, die bereits beim Trocknen der Blätter begonnen hatte. Nach

---

[1]) Vergl. hierzu wie zu den sonstigen Ausführungen: Vereinbarungen zur einheitl. Untersuchung und Beurtheilung von Nahrungs- und Genussmitteln. Heft III, S. 82, Berlin 1902.
[2]) Landw. Jahrbücher 1875, 4, 53.

Suchsland[1]) und J. Behrens[2]) wird diese Zersetzung (Gährung) wesentlich durch Bakterien veranlasst und glaubt man sogar durch Anwendung von Reinkulturen von edlen Tabaken die Beschaffenheit geringwerthigerer Sorten verbessern zu können. C. J. Koninck[3]) hat gefunden, dass bei der Fermentation holländischer Tabake vorwiegend zwei Bakterien, ein Diplococcus tabaci hollandicus und Bacillus tabaci I, II die Hauptrolle spielen, von denen ersterer zur Proteus-Gruppe gehört; Bacillus mycoides und Bacillus subtilis sollen fast nie fehlen. T. H. Vernhout[4]) hat aus unfermentirtem wie fermentirtem Tabak zwei thermophile Bakterien rein dargestellt und ist ebenfalls der Ansicht, dass der von ihm aufgefundene Bacillus tabaci-fermentationis bei dem Fermentationsvorgange wesentlich betheiligt ist. O. Loew[5]) bezweifelt dagegen die Mitwirkung von Bakterien bei der Tabak-Fermentation und glaubt dieselbe einzig auf die Thätigkeit von Oxydasen, von denen er eine α-Katalase, in Wasser unlöslich, und eine β-Katalase, in Wasser löslich, unterscheidet, zurückführen zu müssen; denn das specifische Tabakaroma bildet sich unter Umständen, unter welchen gar keine Bakterien gedeihen können. Raciborski[4]) konnte indess im dachreifen Tabak weder Oxydasen noch Peroxydasen nachweisen. Die Frage nach der Ursache der Tabak-Fermentation bedarf daher noch weiterer Aufklärung.

Jedenfalls tritt in den geschichteten Tabak-Bänken alsbald eine ganz erhebliche Selbsterhitzung ein. Ohne besondere Vorsicht kann diese Erhitzung im Inneren der Tabak-Bänke bis über 60° gehen; durch entsprechendes Umsetzen wird sie unter dieser Grenze gehalten. Die günstigste Fermentationstemperatur liegt zwischen 30 und 40°. Von grösster Wichtigkeit ist es, die Gährung in gleichmässigem, nicht allzuschnellem Verlauf so zu leiten, dass durch dieselbe in erster Reihe nur jene Bestandtheile des frischen Tabaks zerstört werden, deren Erzeugnisse durch die trockene Destillation unangenehm riechen und schmecken, dass daneben aber auch ein Theil derjenigen Stoffe sich zersetzt, welche, im Uebermaass vorhanden, den Tabak allzuschwer und unbekömmlich machen. In besonders günstigem Sinne kann die Fermentation auch der geringeren deutschen Tabake beeinflusst und geleitet werden, wenn man durch eine besondere Art der Impfung der Bänke in denselben solchen Fermenten die Oberhand sichert, welche man aus gährenden Havana-Edeltabaken gezogen hat. Die Fermentation der aus überseeischen Ländern importirten Tabake geht zumeist während des Versandes in Fässern oder Ballen vor sich.

5. Umsetzungen beim Trocknen und Fermentiren der Tabakblätter. Da beim Trocknen und Fermentiren Bakterien oder Oxydasen mitwirken, so kann hieraus schon auf eine starke Stoffum- und Stoffzersetzung geschlossen werden. Hiervon werden fast alle Bestandtheile der Blätter getroffen.

a) Stickstoff-Substanz. Die Stickstoff-Substanz des frischen Tabakes besteht aus Reinproteïnstoffen, welche den grössten Theil derselben ausmachen, ferner aus Amiden, Nikotin, Ammoniak und Salpetersäure. Hiervon erleiden die Proteïnstoffe schon beim Trocknen des Blattes eine wesentliche Umwandlung in

---
[1]) Berichte d. deutschen botanischen Gesellschaft 1891, 9, 79.
[2]) Landw. Versuchsstationen 1899, 43, 271; ferner Centralbl. f. Bakteriologie u. s. w. Abth. II, 1901, 7, 1.
[3]) Centralbl. f. Bakteriologie, Abth. II, 1900, 6, 344 u. 566.
[4]) Ebendort, Abth. II, 1900, 6, 377.
[5]) Ebendort, Abth. II, 1900, 6, 108; 1901, Abth. II, 7, 250 u. 673.

Amide. So fand J. Behrens (Bd. I, S. 1054) in den Blättern (mit und ohne Mittelrippe bezw. Stengel) im Mittel in Procenten des Gesammt-Stickstoffs:

	Reinproteïn	Amide
Frisches Blatt, sofort getödtet	83,5 %	13,0 %
Getrocknetes, dachreifes Blatt	48,3 „	45,6 „

Durch das Fermentiren scheint dagegen nach J. Behrens und Johnson (Bd. I, S. 1055) das Reinproteïn keine wesentliche weitere Umsetzung in Amide zu erfahren. Auf dieser Umwandlung der Proteïnstoffe beruht aber wesentlich die bessere Verbrennlichkeit und der grössere Wohlgeruch des Tabaks.

Das Ammoniak erfährt (wie die Amide) durch das Fermentiren eine geringe Zunahme, das Nikotin dagegen eine Abnahme; so wurde im Mittel mehrerer Bestimmungen gefunden:

Blätter	Ammoniak	Nikotin
Nicht fermentirt	0,29 %	1,46 %
Fermentirt	0,51 „	1,03 „

Das Nikotin $C_{10}H_{14}N_2$ ist die wichtigste Stickstoffverbindung des Tabaks, wenn auch der Werth des letzteren von dem Gehalt an Nikotin ebensowenig wie der des Thees vom Theïngehalt abhängig zu sein scheint. Das Nikotin wird als ein Kondensationserzeugniss von Pyridin mit Methylpyrrolidin aufgefasst; es ist eine ölige, in Wasser, Alkohol und Aether leicht lösliche, stark giftige, zweiwerthige Base, von betäubendem, nur in unreinem, nicht in reinem Zustande tabakähnlichem Geruch; Siedepunkt des im Wasserstoffstrom gereinigten Nikotins ist 247°; es verdunstet aber schon bei gewöhnlicher Temperatur; $[\alpha]_D^{20} = -161,55$, die Salze sind rechtsdrehend; spec. Gewicht bei 20° = 1,01101. Da der Aetherauszug aus Tabak nur wenig Nikotin enthält, so ist dasselbe darin zum grössten Theil als an eine Säure (wahrscheinlich Aepfelsäure) gebunden anzunehmen.

Pictet und Kotschy[1]) haben im Tabak neben dem Nikotin ($C_{10}H_{14}N_2$) noch drei andere Basen, Nikoteïn ($C_{10}H_{12}N_2$), Nikotimin ($C_{10}H_{14}N_2$) und Nikotellin ($C_{10}H_8N_2$) nachgewiesen und sollen 10 kg Tabaklaugen etwa 1000 g Nikotin, 20 g Nikoteïn, 5 g Nikotimin und 1 g Nikotellin enthalten. Die 3 neuen Basen wurden sowohl aus dem Rohnikotin als auch aus der zurückbleibenden alkalischen Flüssigkeit durch Ausziehen mit Aether etc. in der Weise rein gewonnen, dass aus dem Basengemisch das Nikotin durch Wasserdampf abgetrieben und der Rückstand der fraktionirten Destillation unterworfen wurde.

Das Nikoteïn $C_{10}H_{12}N_2$ ist eine farblose, wasserhelle Flüssigkeit, die bei 266—267° (unkorr.) siedet; spec. Gewicht bei 12,5° ist gleich 1,0778, $[\alpha]D = -46,41°$. Es ist giftiger als das Nikotin. Es gelang zwar nicht, das Nikoteïn durch Addition von 2 Wasserstoffatomen in Nikotin überzuführen; wahrscheinlich besitzt es aber eine ähnliche Konstitution wie das Nikotin.

Das Nikotimin $C_{10}H_{14}N_2$ ist in seiner Elementarzusammensetzung dem Nikotin gleich, siedet aber höher, nämlich bei 250—255° (unkorr.) und besitzt auch sonstige, vom Nikotin abweichende Eigenschaften.

---

[1]) Berichte d. deutschen chem. Gesellsch. 1901. 34, 696.

Das **Nikotellin** $C_{10}H_8N_2$ ist fest und krystallisirt in weissen, prismatischen Nadeln, die bei 147—148° schmelzen; dasselbe löst sich sehr schwer in Aether und Petroläther, leicht dagegen in Alkohol, Benzol und besonders leicht in Chloroform, in kaltem Wasser ist es wenig, in kochendem Wasser beträchtlich löslich; es reagirt in wässeriger Lösung gegen Lackmus neutral. Vielleicht gehört es zu den Bipyridylen.

Hiernach würden wir also im Tabak 4 verschiedene Alkaloïde haben.

Die **Salpetersäure** verhält sich beim Trocknen und Fermentiren der Tabakblätter anscheinend verschieden. M. Fesca ist der Ansicht, dass gut fermentirter Tabak überhaupt keine Salpetersäure mehr enthalten soll; auch ist bekannt, dass durch Gährungen Salpetersäure reducirt werden kann und hat Johnson in der That in 2 Fällen eine Abnahme und J. Behrens in einem Falle ein völliges Verschwinden der Salpetersäure während der Fermentation beobachtet. In anderen Fällen scheint aber auch eine Zunahme eintreten zu können; jedenfalls ist die Abnahme durchweg nicht sehr gross, da die meisten fermentirten Tabake noch grössere Mengen Salpetersäure (0,10—3,50 %) zu enthalten pflegen. Ohne Zweifel wird auf das Verhalten der Salpetersäure in erster Linie die Art der Fermentation von Einfluss sein, indem die Abnahme um so grösser sein wird, je mehr der Luftzutritt zu den Tabak-Bänken behindert ist und umgekehrt.

Die Vertheilung des Stickstoffs in den einzelnen Bindungsformen ist hiernach je nach der Art des Trocknens und Fermentirens sehr schwankend; so fand M. Fesca für 9 Sorten japanischen Tabak, M. Barth im Mittel für 24 Sorten elsässischen Tabak, in Procenten des Gesammt-Stickstoffs, Stickstoff in Form von:

	Reinproteïn	Amiden	Nikotin	Salpetersäure
Japanischer Tabak	9,60—75,70 %	11,70—41,30 %	12,60—48,60 %	—
Elsässischer „	68,2 %[1])	19,8 %	9,1 %	2,9 %

Hiernach kann der Nikotin-Stickstoff fast die Hälfte des Gesammt-Stickstoffs erreichen, während für den Salpetersäure-Stickstoff bis 20 % des Gesammt-Stickstoffs von Dambergis (Bd. I, S. 1045) beobachtet worden sind. Wenn diese Schwankungen in der Vertheilung der Stickstoffverbindungen auch vorwiegend in der Beschaffenheit des Rohtabaks und in der Art des Trocknens und der Fermentation begründet sind, so sind sie zum Theil auch durch die Art der angewendeten Untersuchungsverfahren bedingt; so ergab im Mittel von 37 vergleichenden Bestimmungen (Bd. I, S. 1049):

	Verfahren von Kissling	Verfahren von Kosutany
Nikotin	2,24 %	1,46 %

J. Nessler fand in syrischem Tabak nur sehr wenig oder kein Nikotin. Da nicht anzunehmen ist, dass die in Syrien wachsenden Tabakpflanzen kein Nikotin enthalten, so muss dieses durch die Art der Fermentation entfernt worden sein.

b) **Fett und Harz.** Der Aetherauszug des Tabaks schliesst ausser Fett auch noch Chlorophyll, Wachs und Harze ein; Thorpe und Holmes[2]) wollen im Petrolätherauszug des Tabaks sogar auch 2 Paraffine, das Hentriakontan ($C_{31}H_{64}$) vom Schmelzpunkt 67,8—68,5° und das Heptakosan ($C_{27}H_{56}$) vom Schmelzpunkt 59,3 bis 59,8° und zwar in Mengen bis zu je 0,1 % nachgewiesen haben; welche Angabe

---

[1]) Als neutrale organische Verbindungen bezeichnet.
[2]) Zeitschr. f. Untersuchung d. Nahrungs- u. Genussmittel 1902, **5**, 586.

indess R. Kissling[1]) bezweifelt. Letzterer hält die von ihm nachgewiesene Wachsart (0,205—0,392 %) für Melissinsäure-Melissyläther. Die Harze zerlegte derselbe durch aufeinanderfolgendes Ausziehen in in Petroläther, Aether und Alkohol lösliche Harze und fand für 17 Tabaksorten:

Harz löslich: in Petroläther		Aether		Alkohol		Gesammt-Harz	
Schwankungen	Mittel	Schwankungen	Mittel	Schwankungen	Mittel	Schwankungen	Mittel
1,47-5,67 %	3,62 %	0,75-5,52 %	1,53 %	1,28-3,70 %	2,08 %	3,88-14,76 %	7,23 %

Das Harz erleidet bei der Fermentation eine ziemlich starke Oxydation, die mit einem theilweisen Verlust — Kissling fand nach einer Probe in unfermentirtem Tabak 7,17 %, in fermentirtem nur mehr 5,87 % — oder mit einer Umwandlung in Stoffe verbunden ist, die bei der Verbrennung einen angenehmeren Geruch liefern, als die unveränderten Harze ihn zeigen.

Ob auch das eigentliche Fett des Aetherauszuges eine Veränderung, Spaltung und Zersetzung in flüchtige Fettsäuren, die durch Ammoniak und Nikotin gebunden werden, erleidet, ist noch nicht festgestellt, indess nach anderweitigen, ähnlichen Vorgängen nicht unwahrscheinlich. Das Wachs dürfte indess wohl keiner Veränderung unterliegen. Die Gesammtmenge des Aetherauszuges betrug für die Trockensubstanz in einem dachreifen Tabak 9,41 %, in dem fermentirten Tabak 8,34 %, also 1,07 % weniger.

Das ätherische, flüchtige Oel, welches etwa 0,03 % beträgt, Schwindel und Erbrechen erregt, dürfte vorwiegend durch die Fermentation gebildet werden.

c) Zucker und Stärke. Die Stärke macht in dem frischen Tabak nahezu die Hälfte der Trockensubstanz aus; sie wird durch die vorhandene Diastase, ohne Zweifel schon beim Trocknen, in Zucker (Maltose und Glukose) übergeführt und dieser, wenn nicht schon zum Theil beim Trocknen, so bei der Fermentation mehr oder weniger verathmet d. h. zu Kohlensäure und Wasser oxydirt oder auch zum geringen Theil in organische Säuren umgewandelt. Gut fermentirter Tabak soll keine oder nur mehr sehr geringe Mengen Stärke enthalten.

d) Organische Säuren und sonstige organische Stoffe. An organischen Säuren sind im Tabak gefunden: Aepfelsäure, Citronensäure, Oxalsäure, Essigsäure, Buttersäure, Gerbsäure, Pektinsäure bezw. Pektinstoffe. Von diesen Säuren dürfte die Essigsäure, die im Schnupftabak bis zu 3 % gefunden worden ist, ohne Zweifel während der Fermentation gebildet werden; dasselbe gilt von etwa vorhandener Buttersäure. Die anderen festen organischen Säuren erfahren dagegen durch die vor sich gehenden Oxydationen eher eine Ab- als Zunahme; so fand J. Behrens in der Trockensubstanz:

Konnektikut-Tabak	Milchsäure, im Aetherauszug	Nicht flüchtige Säuren (= Aepfelsäure)	Flüchtige Säuren (= Buttersäure)
Dachreif	0,446 %	16,81 %	0,124 %
Fermentirt	0,450 „	14,45 „	0,299 „

Ob und inwieweit auch die sonstigen organischen Stoffe an der Zersetzung während des Trocknens und Fermentirens betheiligt sind, lässt sich aus den bis-

---

[1]) Zeitschr. f. Untersuchung d. Nahrungs- u. Genussmittel 1902, 5, 587.

herigen Untersuchungen nicht mit Sicherheit schliessen. Indess ist auch für diese — bis auf die Rohfaser — ein Verlust anzunehmen.

e) **Mineralstoffe.** Von diesen kann von vorneherein angenommen werden, dass sie durch das Trocknen und Fermentiren keine oder nur insofern eine Veränderung erleiden, als die Säuren: Salpetersäure, Schwefelsäure und Phosphorsäure reducirt werden und dadurch das Verhältniss von unorganischen Säuren zu Basen verändert d. h. verringert und die Alkalität der Asche erhöht wird. Dafür spricht die Untersuchung von J. Behrens (Bd. I, S. 1054 und 1055), die für die Trockensubstanz ergab:

Tabakblatt	Sofort getödtet	Getrocknet	Dachreif	Fermentirt
Alkalität der Asche (= Kohlensaures Kalium)	3,57 %	4,75 %	0,50 %	0,98 %

Weil aber J. Behrens gleichzeitig auch in Procenten der Trockensubstanz in dem getrockneten und fermentirten Tabak eine Zunahme sowohl an Phosphor, Schwefel wie deren Säuren fand, die Alkalität der Asche aber nur durch Abnahme der unorganischen, nicht der organischen Säuren zunehmen kann, so kann diese Thatsache nur so erklärt werden, dass die Abnahme der Trockensubstanz bezw. organischen Stoffe erheblich grösser gewesen ist, als der Zunahme an Schwefel und Phosphor bezw. deren Sauerstoffverbindungen entspricht, so dass doch noch die letzteren für absolute Mengen abgenommen haben, oder dass sich während des Trocknens und Fermentirens freie, nicht flüchtige organische Säuren gebildet haben, welche beim Einäschern unorganische Säuren, Salpetersäure und Chlor, auszutreiben vermögen, in Folge dessen eine grössere Menge kohlensaures Kalium bezw. Alkali oder Erdalkali entsteht.

6) **Die einzelnen Tabaksorten und die chemische Zusammensetzung des Tabaks.** Für die Beschaffenheit des Tabaks sind Klima, Boden und Behandlungsweise von bedeutenderem Einfluss, als die chemische Zusammensetzung. Unter den Tabaken verschiedener Länder sind:

a) Die westindischen Tabake im Allgemeinen die besten Sorten; als vorzüglichste und theuerste steht oben an der Havanna-Tabak; demselben steht der Cuba-Tabak nahe; weniger gut aber immer noch geschätzt ist der Tabak von Jamaika und Portorico.

b) Von den südamerikanischen Tabaken gilt der Brasil in Blättern und hiervon St. Felix als das feinste und beste Gewächs; der Esmaralda-Tabak findet meistens als Deckblatt, der Columbia-Tabak ebenfalls zur Cigarrenfabrikation Verwendung, während der Varinas-Kanaster, meistens in aus Schilfrohr geflochtenen Körben (Canastra) versandt, den ersten Platz unter den Rauchtabaken einnimmt.

c) Von den nordamerikanischen Tabaken dienen der von Maryland (in grösster Menge), von Ohio und Bay vorwiegend zu Rauchtabaken, der von Virginia zu Kau- und Schnupftabaken; der Kentucky- und Missouri-Tabak wird zu allen Tabak-Fabrikaten verwendet, der beste Mason County- und Maysville-Tabak dient als Cigarrendeckblatt, der Florida-Tabak zur Cigarrenfabrikation.

d) Von den asiatischen Tabaken kommen beträchtliche Mengen von Java, Sumatra und Manila in den Handel, die besonders zur Cigarrenfabrikation beliebt sind. Chinesische und persische Tabake werden in Europa wenig, dagegen türkische bezw. syrische Tabake (von Dubec, Ghiobek, Aja Seluk) viel verwendet.

e) Unter den europäischen Tabaken liefert der ungarische und Pfälzer Tabak sowohl zu Rauch- und Schnupftabaken als auch zu Cigarren geeignete Blätter; noch geringer als diese Sorten gilt der Elsässer Tabak. Von dem holländischen (Amersforder) Tabak werden die mageren Blätter wie bei anderen Sorten als Cigarrendeckblatt, die fetteren Blätter zu Schnupftabaken verwendet. Die Altmärker und Uckermärker Tabake kommen meist als gesponnene Rollen (Berliner Rollen-Tabak) und geschnittener Tabak auf den Markt. Als geringwerthigste, nur für billige Cigarren- und Rauchtabake geeignete Sorten gelten der Nürnberger, Eschweger und Hanauer Tabak.

Spanien, Frankreich (mit Algier), Italien und Griechenland bauen Tabak fast nur für den eigenen Gebrauch.

Die Tabakblätter haben nach 17—291 Einzelbestimmungen, die Tabakstengel nach 3 Analysen, der Tabakstaub (Bruchstücke von Blättern, Stengeln und Staub) folgende chemische Zusammensetzung:

Bestandtheile	Tabakblätter			Tabak-stengel	Tabak-staub
	Niedrigst-Gehalt	Höchst-Gehalt	Mittel		
Wasser	0,75 %	16,50 %	8,14 %	—	10,27 %
In der Trockensubstanz:					
Gesammt-Stickstoff	1,05 %	(8,16) %[1]	3,68 %	—	—
Proteïnstoffe	0,69 „	19,12 „	6,65 „	12,84 %	7,75 %
Nikotin	0—Spur	7,96 „	2,09 „	0,61 „	0,40 „
Ammoniak	0	1,82 „	0,41 „	—	1,76 „
Salpetersäure	0,05 %	3,78 „	0,86 „	1,64 „	—
Aetherauszug (Fett und dergl.)	0,29 „	15,50 „	4,50 „	0,90 „	—
Wachs	0,21 „	0,41 „	0,28 „	—	—
Harz	4,13 „	15,72 „	7,70 „	—	—
Aepfelsäure	3,49 „	13,73 „	8,83 „	—	—
Citronensäure	0,55 „	8,73 „	3,68 „	—	—
Oxalsäure	0,96 „	3,72 „	2,38 „	Glukose	—
Essigsäure	0,19 „	0,80 „	0,31 „	2,08 „	—
Pektinsäure (bezw. Pektiustoffe)	6,25 „	12,94 „	9,49 „	Stärke	—
Gerbsäure	0,30 „	2,33 „	1,04 „	12,89 „	—
Sonstige stickstofffreie Extraktstoffe	—	—	6,12 „[2]	26,38 „	—
Rohfaser	3,33 „	15,76 „	11,16 „	35,63 „	—
Asche	11,95 „	27,48 „	20,73 „[3]	7,03 „	48,58 „
Kali	1,09 „	6,25 „	3,08 „	3,87 „	1,32 „
Alkalität (= Kohlensaures Kalium in der Asche)	0,05 „	5,57 „	2,06 „	—	—

Die procentige Zusammensetzung der Reinasche der Blätter ist nach 81 Analysen, die der Stengel nach 6 Analysen im Mittel folgende:

	Kali	Natron	Kalk	Magnesia	Eisenoxyd	Phosphorsäure	Schwefelsäure	Kieselsäure	Chlor
Blätter	29,21 %	3,25 %	36,01 %	7,83 %	2,29 %	4,46 %	5,76 %	6,80 %	6,08 %
Stengel	46,16 „	10,27 „	16,11 „	0,81 „	1,80 „	10,55 „	5,42 „	2,42 „	5,23 „

[1] Gehalt eines japanischen Tabaks nach Düngung mit Stickstoff und Phosphorsäure; in anderen Fällen geht der Höchstgehalt an Stickstoff nur bis zu 7 % hinauf.

[2] Aus der Differenz von 100 — (Stickstoff × 6,25 + Aetherauszug + Harz + organische Säuren + Rohfaser + Asche) berechnet.

[3] Der Gehalt an Reinasche (d. h. kohlensäure- und sandfreie Asche) beträgt nach 60 Analysen 17,02 %.

Diese Zahlen sind besonders für die Asche der Blätter grossen Schwankungen unterworfen, die nach Bd. I, S. 1051 bald vom Boden, bald von den einzelnen Sorten, bald von Jahrgängen bedingt sind; so schwankt der Gehalt an Kali zwischen 18,59—39,89 %, Natron zwischen 1,12—8,59 %, Kalk zwischen 27,10—50,19 %, Eisenoxyd zwischen 1,33—13,11 %, Phosphorsäure zwischen 1,24 bis 10,42 %, Schwefelsäure zwischen 2,78—9,80 %, Kieselsäure zwischen 0,85—18,39 %, Chlor zwischen 1,11—8,80 %. Wesentlich verschieden von obigen Zahlen verhalten sich die für Asche griechischer Tabake (Bd. I, S. 1045 und 1046), indem sie im Verhältniss zum Kali bedeutend mehr Kalk und Natron enthalten, als es in obigen Zahlen zum Ausdruck gelangt.

7. **Die Verarbeitung des fermentirten Tabaks.** Mit der Fermentation ist die Vorbereitung zur Herstellung der einzelnen Tabakfabrikate noch nicht beendet; hierfür sind noch verschiedene besondere Massnahmen erforderlich.

a) Rauchtabake. Für diese wird der fermentirte Tabak zum Theil bloss angefeuchtet, entrippt und entsprechend zerschnitten, gerollt und geformt. Uebermässig schwere Tabake, wie Kentucky- und Virginia-Tabak, werden mit Wasser schwach ausgelaugt und zur Erhöhung der Brennbarkeit mit einer Lösung von Kaliumsalzen (kohlensaurem, essigsaurem und salpetersaurem Kalium) durchtränkt. J. Nessler empfiehlt überhaupt, schlecht brennende Tabake in eine verdünnte (0,5—1,0 %-ige) Lösung von Kaliumkarbonat zu tauchen und zwar dünnere Blätter nur einen Augenblick, dicke Blätter $1/4$—1 Stunde. Auch werden die ausgelaugten Blätter, wodurch die Saucen für die Kau- und Schnupftabake gewonnen werden, mit anderweitigen Saucen [1]) versetzt und einer zweiten Gährung unterworfen.

Die zum zweiten Male vergohrenen oder auch ursprünglichen Blätter von verschiedener Mischung werden vorher auch gedarrt, d. h. einer kurzen, aber verhältnissmässig starken Erhitzung ausgesetzt, wodurch grosse Mengen Nikotin zerstört oder verflüchtigt werden. R. Kissling fand z. B. Nikotin:

Rohtabake (27 Sorten)	Rauchtabake (8 Sorten)
0,68—4,78 %, Mittel 2,20 %	0,44—1,32 %, Mittel 0,75 %.

b) Cigarren. Bei den Cigarren unterscheidet man Einlage, Umblatt und Deckblatt; man verwendet meistens das fermentirte und abgelagerte Tabakblatt direkt, und zwar die flachgepressten Rippen als Einlage, die Längsstreifen des nicht entrippten Blattes als Umblatt und die entrippte Blattfläche als Deckblatt. Zu letzteren wählt man die grössten, festesten Blätter durchweg von besseren Tabaken aus, während als Einlage und Umblatt eine geringere Sorte Tabak dient.

Bei den Havanna-Cigarren unterscheidet man zwischen **echt importirten** oder **Havanna-Import** und **Havanna-Imitation**. Erstere Cigarren werden in Havanna selbst hergestellt und gleich in Kisten verpackt, in Folge dessen keine wesentliche Fermentation eintritt und die Extraktivstoffe wesentlich in der Cigarre verbleiben. Wenn dagegen die Havanna-Blätter — in Ballen (Seronen) aus Bananenblättern zu

---

[1]) Für die Herstellung solcher Saucen lauten z. B. unter zahlreichen anderen folgende zwei Vorschriften:

Bester Halbkanaster:		Portorico:	
50 Thle. ausgelaugter Ungartabak,		50 Thle. leichte, ausgelaugte Debroer Blätter,	
50 „ leichte virginische Blätter.		50 „ „ Pfälzer oder uckermärk. Blätter.	
Sauce auf 100 kg Blätter:		Sauce auf 100 kg Blätter:	
130 g feiner Zimmt,	32 g guter Thee,	130 g Storax,	130 g Cibeben,
130 „ Kardamom ohne Hülse,	260 „ Salpeter,	260 „ Branntwein,	100 „ Honig,
	520 „ Zucker,	130 „ Zimmt,	130 „ Salpeter,
75 „ Vanille,	12 l schlecht. Süsswein.	75 „ Cascarille,	12 kg Rosenwasser.

50 kg Gewicht — verpackt und als solche auf Schiffe verladen werden, so tritt in den Ballen eine abermalige Fermentation ein, in Folge deren die Extraktivstoffe zersetzt und mit einem Theil des Nikotins verflüchtigt werden. Die aus diesem Tabak im Inlande hergestellten Cigarren heissen Havanna-Imitation; sie sind nicht so stark als die echt importirten Havanna-Cigarren.

Zu den Cigarretten wird meistens fein geschnittener türkischer oder persischer Tabak verwendet. Dambergis (Bd. I, S. 1045) fand für griechische, aus Nicotiana persica hergestellte Cigarretten (Toubékis) und J. J. Pontag[1]) für russische, aus Nicotiana tabacum, gelbem Tabak, hergestellte Cigarretten (Papyros) folgenden Gehalt in der Trockensubstanz:

Cigarretten	Gesammt-Stickstoff	Nikotin	Ammoniak	Salpetersäure	Asche	Chlor	Kali	Kalk
Griechische . . .	4,00 %	1,95 %	0,12 %	0,10 %	19,35 %	0,08 %	2,68 % Aether-Extrakt	5,04 % Wasser-Extrakt
Russische 1. Sorte	2,53 „	1,96 „	0,21 „	0,19 „	16,23 „	0,30 „	7,06 „	54,86 „
„ 2. „	2,81 „	2,04 „	0,25 „	0,31 „	18,09 „	0,28 „	6,43 „	53,31 „
„ 3. „	2,98 „	2,13 „	0,32 „	0,37 „	20,76 „	0,36 „	6,52 „	49,60 „

Der Wassergehalt in den Cigarretten schwankt von 3,50—11,80 %.

c) **Kautabak und Schnupftabak.** Zu beiden Fabrikaten werden die fetten, übermässig schweren, wegen ihrer schlechten Brennbarkeit zur Verarbeitung auf Rauchgut nicht geeigneten Tabake — zu den Schnupftabaken auch noch sonstige Abfälle — verwendet und diese auch im Allgemeinen nach denselben Verfahren behandelt. Die Blätter werden entrippt und gesäuert (gebeizt) d. h. in eine Flüssigkeit gelegt, welche zunächst viel Tabakauszug — aus obiger Behandlung der fetten, zu Rauchtabak bestimmten Blätter sowie aus Abfällen herrührend — enthält. Einige solcher Tabak-Extrakte ergaben:

	Wasser	Organische Stoffe	Nikotin	Asche	Alkalität (Kohlensaures Kalium)
Rippen-Extrakt	32,80 %	48,40 %	1,86 %	22,10 %	7,73 %
Blätter- „	36,20 „	50,86 „	8,10 „	15,50 „	9,88 „

Die Tabak-Extrakte werden häufig mit Melasse gefälscht. Neben Tabak-Extrakt enthalten die Saucen:

Tamarindenauszug, Rosinenauszug, Zuckersyrup, Salmiak, Kochsalz, etwas Kohlensaures Kalium, Kumarin, Vanillin und wohlriechende Ingredienzien, wie sie durch Destillation von Nelken, Rosenholz, Kardamomen etc. mit Wasserdämpfen gewonnen werden. Diese gesauceten Tabakblätter werden feucht zusammengelegt und einer Art zweiten Gährung unterworfen; danach werden sie gepresst und zerschnitten oder vermahlen. Bei Herstellung der Kautabakbeize benutzt man ausser den obengenannten Rohstoffen auch noch Pflaumenauszug, Fenchel, Wacholder, Muskatnuss und ähnliche Aromatisirungsmittel. Im Bedarfsfalle findet ein nochmaliges Durchfeuchten mit Beizflüssigkeit statt. Der gebeizte feuchte Kautabak wird entweder stark zu Tabletten gepresst oder gesponnen.

Verschiedene von L. Janke und R. Kissling untersuchte Sorten **Schnupftabak** ergaben folgenden Gehalt:

Wasser	Wasser-Extrakt	Im Wasser-Extrakt		Asche	In Salzsäure unlöslich (Sand etc.)
		Organische Stoffe	Nikotin		
29,80—59,54 %	22,58—44,35 %	6,32—23,33 %	0,38—1,13 %	18,74—33,44 %	0,88—3,76 %

---

[1]) Zeitschr. f. Untersuchung d. Nahrungs- u. Genussmittel 1903, 6, 673.

Im Allgemeinen sind Rauch-, Kau- und Schnupftabak, vorwiegend wegen der zweiten durchgemachten Fermentation, nicht so nikotinreich als Cigarren, wenigstens nicht als frische Cigarren.

Beim Lagern des fertigen Tabaks findet neben Wasserverlust noch eine stetige langsame Oxydation statt, in Folge deren die organische Substanz im Verhältniss zu den Mineralstoffen eine geringere wird, und da mit der Menge der letzteren im Allgemeinen die Verbrennlichkeit der Tabake eine leichtere wird, so erklärt sich hieraus, dass abgelagerter Tabak oder abgelagerte Cigarren besser als im frischen Zustande verbrennen.

Beim Lagern geht aber ferner ein Theil des Nikotins und ätherischen Oeles verloren, so dass von einem gewissen Zeitpunkt an der Tabak oder die Cigarren nicht besser, sondern schlechter werden.

Neuerdings wird, um die schädlichen Wirkungen des Nikotins zu beseitigen, vielfach angestrebt, nikotinfreie Tabake (besonders Cigarren) herzustellen. Nach D. R. P. (C. W. Schliebs & Co. in Breslau) soll dieses durch Erwärmen des vorher einem Schwitz- und Dünstvorgang ausgesetzten Rohtabaks geschehen, nach D. R. P. (R. Kissling & Co. in Bremen) durch Besprengen des Tabaks mit schwacher Alkalilösung und durch Einwirkung eines feuchten Luftstromes bei 50^0, nach D. R. P. 116939 (Robert Liebig in Bremen) durch den elektrischen Strom, nach D. R. P. 117744 (Joh. Seekamp & Co. in Bremen) durch Behandeln (d. h. Oxydiren des Nikotins) der Blätter mit alkalischem Wasserstoffsuperoxyd und dergl. Patente mehr.

8. Umstände, welche die Güte eines Tabaks bedingen. Die wichtige Frage, wovon die Güte eines Tabaks abhängt, ist vielfach geprüft, aber bis jetzt noch wenig aufgeklärt. Man kann nach M. Fesca die Geringwerthigkeit eines Tabaks mit grösserer Sicherheit nachweisen, als die gute Beschaffenheit desselben.

Die vielfach verbreitete Ansicht, dass die Stärke und Güte des Tabaks von dem Nikotingehalt desselben abhängt, ist von verschiedenen Seiten widerlegt, indem z. B. der syrische Tabak, der beim Rauchen sehr betäubend wirkt, kein Nikotin enthält, und in den besten Sorten Havanna-Tabak weniger Nikotin, als in dem Unterländer- und Seckenheimer Tabak, die als sehr schlechte Rauchtabake bekannt sind, enthalten ist.

Darnach kann der Nikotingehalt wohl die Schärfe, aber nicht den Wohlgeschmack des Tabaks bedingen. Dieses folgt auch daraus, dass der Tabak oder die Cigarren im Allgemeinen um so besser bekommen, je länger sie lagern; beim Lagern verflüchtigt sich aber, wie schon gesagt, ein nicht unwesentlicher Theil des Nikotins. Ferner läuft das ganze Wesen der Fabrikation darauf hinaus, den Nikotingehalt der Tabaksblätter zu vermindern.

Es sind daher für den Wohlgeschmack und die Güte des Tabaks andere Umstände entscheidend, als der Nikotingehalt. Diese sind in erster Linie die aromatischen Bestandtheile als solche, fertig gebildet im Tabak, und Stoffe, aus denen sie sich während des Brennens des Tabaks bilden können. Bezüglich der fertig gebildeten aromatischen Bestandtheile und der Grundstoffe für dieselben werden sich die Tabake aus den einzelnen Gegenden sehr verschieden verhalten. Aber nicht die Art und Menge dieser Stoffe bedingt allein den Wohlgeschmack des Tabaks, sondern die Art des Verbrennens, die grössere oder geringere Verbrennlichkeit.

Ein an sich guter Tabak wird schlecht riechend, wenn er durch irgend eine Ursache (z. B. grosse Feuchtigkeit) schlecht brennend wird, wenn er verkohlt. Je besser und vollkommener im Allgemeinen eine Cigarre verbrennt, desto besser der Wohlgeruch.

Unter **Brennen** bezw. **Verbrennlichkeit** ist hier **Verglimmen** bezw. **Verglimmbarkeit** zu verstehen.

Die Begriffe „Brennbarkeit" und „Verglimmbarkeit" decken sich nämlich nicht. Körper, die leicht mit Flamme brennen, glimmen nach dem Verlöschen der Flamme schwer fort, während umgekehrt Körper, die schwer brennen, länger fortglimmen.

Die Ursache dieser Erscheinung liegt nach M. Barth (l. c.) darin, dass das Glimmen fester Körper eine höhere Entzündungs-Temperatur erfordert, als das Verbrennen entzündlicher Dämpfe mit Flamme.

Beim Brennen mit Flamme wird der zur Verbrennung gelangende Theil einer organischen Faser weniger durch Vermittelung eines glimmenden Nachbartheilchens, als durch den glühenden Kohlenstoff der Flamme auf die Entzündungs-Temperatur erhitzt. Dabei schreitet der Vorgang der trockenen Destillation unter Verlust von Wasser und Entstehung kohlereicher, schwerer entzündlicher Erzeugnisse der Flamme etwas voraus. Wenn die Flamme erlischt und damit die weissglühende Kohle derselben verschwindet, so genügt die niedrige Entzündungs-Temperatur eines nur aus organischen Stoffen bestehenden Körpers, z. B. von Papier, nicht für die Verbrennung des kohlereicheren Randes, es findet kein Fortglimmen statt. Durchtränkt man aber solche Fasern mit Salzen, so wird ein geringerer, schwer verbrennlicher Rand gebildet, die Entzündungs-Temperatur — ähnlich wie die Koch-Temperatur des Wassers unter Zusatz von Salzen — erhöht und damit die Fortpflanzung der Verbrennung durch die glimmenden Theilchen an die weniger stark verkohlten Nachbartheilchen erleichtert; das Papier glimmt fort.

J. Nessler sagt über das Verbrennen bezw. Verglimmen Folgendes:

„Betrachten wir eine brennende Cigarre, so können wir an dem brennenden Ende 4 Stellen unterscheiden. Am äussersten Ende ist die Asche, es sind die Theile, die unter den gegebenen Verhältnissen nicht mehr weiter verbrennen, dann kommt der eigentliche brennende Theil, hierauf folgt Kohle und endlich kommt eine Uebergangsstelle von Kohle zu Tabak, die Stelle, wo der Tabak eben verkohlt. Diese 4 Stellen sind bei verschiedenen Tabaken sehr verschieden, sowohl in Beziehung auf ihre Ausdehnung, als auf ihre sonstige Beschaffenheit, und möge schon hier etwas näher darauf eingegangen werden, nur um zu zeigen, wie die Art der Verbrennlichkeit und die Art der Verbrennung selbst auf den Geruch und den Geschmack einen Einfluss ausüben muss.

Der eigentliche Rauch und der durch diesen bedingte Geruch entsteht offenbar vorzugsweise an der Stelle, wo der Tabak verkohlt; an dieser Stelle verflüchtigen sich zunächst die schon vorhandenen flüchtigen Stoffe: Nikotin, Nikotianin und ätherisches Oel, ausser diesen aber bilden sich hier alle jene Stoffe, die uns als Erzeugnisse der trockenen Destillation von stickstoffhaltigen und von stickstofffreien Körpern bekannt sind: Ammoniak, Cyan, Essigsäure und eine Reihe Körper, die wir unter dem Namen „Theer" zusammenfassen können. Bringen wir ein kleines Stück Tabak in ein an einem Ende zusammengeschmolzenes Röhrchen und erhitzen es, bis der Tabak verkohlt ist, so erhalten wir einen sehr intensiven Geruch nach brennendem Tabak. Nehmen wir nach dem Erkalten die Kohle heraus, entzünden sie und lassen sie verglimmen, so erhalten wir nicht mehr jenen intensiven Tabakgeruch, der zum Theil von Nikotianin und Nikotin, zum Theil von den Erzeugnissen der trockenen Destillation herrührt.

Diese verbrennende Kohle riecht immer sehr schwach, aber meist auch noch unangenehm. Sie hat einen Geruch, den wir an den kohlenden Cigarren neben dem eigentlichen Tabakgeruch bemerken.

Verbrennen wir von demselben Tabak, den wir der trockenen Destillation unterworfen haben, an einer starken Wärmequelle, z. B. an einer Gas- oder Spiritusflamme, so bemerken wir verhältnissmässig sehr wenig Geruch. Einmal bilden sich hier, wie bei sonstiger trockener Destillation (von Steinkohle, Holz u. s. w.), weit weniger stark riechende (theerige) Stoffe, wenn die Temperatur sehr hoch ist, dann aber verbrennt von den ursprünglich vorhandenen und von den sich eben bildenden, riechenden Stoffen ein grosser Theil.

In den zwei angeführten Versuchen, einerseits der Verkohlung ohne Luftzutritt und andererseits der möglichst vollständigen Verbrennung unter Zufuhr von Wärme durch eine Flamme, haben wir in Beziehung auf Geruch beim Verbrennen von Cigarren die zwei äussersten Endpunkte dargestellt. Die einzelnen Sorten von Cigarren nähern sich bald mehr dem ersteren Punkte, d. h. es bilden sich mehr Erzeugnisse der trockenen Destillation, und diese sowohl, als die ursprünglich vorhandenen riechenden Stoffe verbrennen weniger oder sie nähern sich mehr dem anderen Endpunkt, d. h. es bilden sich weniger Erzeugnisse der trockenen Destillation, und diese, sowie die im Tabak enthaltenen flüchtigen Stoffe verbrennen vollständiger.

Dass eine solche Verschiedenheit wirklich beim Verbrennen des Rauchtabaks stattfindet, lässt sich leicht erkennen. Betrachten wir verschiedene glimmende Cigarren, so sehen wir, dass die oben angeführten 4 Stellen sehr verschieden gross und verschieden beschaffen sind. Zuweilen, und zwar bei den besseren Tabaken, fällt der brennende, der verkohlte und der eben verkohlende Theil fast in eine Linie zusammen, es bildet sich jetzt weniger Rauch und verhältnissmässig weniger Geruch, besonders der unangenehme, brenzliche Geruch tritt nicht oder in geringerem Masse auf, weil eben das Verkohlen und das Verbrennen sehr nahe zusammengerückt sind: es bilden sich weniger übelriechende Stoffe und diese und die vorhandenen flüchtigen Stoffe verbrennen zum Theil. Bei anderen Cigarren nehmen der verkohlte und der verkohlende Theil einen weit grösseren Raum ein. Dadurch, dass eine grössere Menge Tabak vor dem Verbrennen verkohlt, wird die Stelle, wo das Verkohlen stattfindet, weiter vom Feuer entfernt; bei dieser niederen Temperatur bilden sich mehr jener übelriechenden, brenzlichen Stoffe, und diese, sowie die vorhandenen flüchtigen Stoffe verbrennen nicht oder doch weniger als in dem oben angeführten Fall, wo der verkohlende Theil des Tabaks möglichst nahe bei dem Feuer ist.

Die wohlriechenden Stoffe sind wenigstens zum Theil bei niederer Temperatur, als dem Verkohlungspunkt flüchtig, sie können sich also vorher verflüchtigen und treten um so mehr hervor, je weniger sie durch die erwähnten theerartigen Stoffe verdeckt werden.

In Beziehung auf die oben angeführten Stellen an dem verbrennenden Theil der Cigarre können wir folgende Unterscheidungen machen:

Die Asche kann weiss oder schwarz oder in verschiedenen Zwischenstufen zwischen beiden sein. Man sagt daher von einem Tabak, er giebt weisse, graue bis schwarze Asche.

Der eben verbrennende Theil kann mehr oder weniger schnell fortschreiten, d. h. das Verbrennen kann schneller oder weniger schnell stattfinden. Das Glimmen des Tabaks kann aber mehr oder weniger gleichmässig, mehr oder weniger lange fortdauern. Wenn man ein Tabakblatt an einer Stelle seiner Fläche mit einer brennenden Cigarre entzündet so soll der Tabak gleichförmig und in einem Kreis herum fortglimmen. Bei den Cigarren dauert das Glimmen mehr oder weniger lange fort, nachdem keine Luft mehr durch die Cigarre gesaugt wurde. Die Cigarren halten mehr oder weniger lange Feuer.

In Beziehung auf die 3. Stelle giebt es Tabake, und Cigarren, die beim Verbrennen hinter dem Feuer eine ziemlich grosse Strecke Kohle erzeugen; man sagt dann, sie kohlen mehr oder weniger stark. Hinter der Kohle findet endlich auch eine mehr oder weniger grössere Strecke eine Veränderung des Blattes statt, zuweilen bläht es sich dabei auf, was immer ein sehr schlechtes Zeichen für den Tabak ist.

Bei einer guten Cigarre soll die Asche weiss, höchstens grau, nicht schwarz sein. Das Glimmen soll nicht zu langsam gehen und nicht zu kurz anhalten. Die Form des brennenden Theiles soll nach vorn etwas, aber nicht zu lang zugespitzt sein. Der verkohlte und der eben verkohlende Theil sollen kurz sein, fast in eine Linie zusammenfallen."

Die Verbrennlichkeit (Verglimmbarkeit) des Tabaks hängt von verschiedenen Bestandtheilen desselben ab; sie wird in erster Linie begünstigt:

a) **Durch einen hohen Gehalt an Kali**, und zwar in Form von pflanzensauren Kalisalzen, eine Thatsache, auf die auch schon Schlösing und Nessler hingewiesen haben, die dann weiter durch die Untersuchungen von M. Fesca und M. Barth bestätigt worden ist.

Schlösing führt die günstige Wirkung darauf zurück, dass das pflanzensaure Kalium beim Verkohlen des Tabaks sich aufbläht und unter Uebergang in Kaliumkarbonat eine lockere Kohle bildet, welche den Luftzutritt und damit die leichtere Verbrennlichkeit erhöht. J. Nessler nimmt dagegen an, dass aus dem Kaliumkarbonat durch die erzeugte Wärme unter Umständen Kalihydrat (?) entstehen könnte, ja dass es nicht ganz unwahrscheinlich sei, dass sich unter dem Einfluss der gleichzeitig gebildeten Kohle Kalium bilde, welche beide eine leichtere Verbrennung der Tabaksubstanz zur Folge hätten. J. Nessler hat durch seine zahlreichen und eingehenden Untersuchungen nachgewiesen, dass die leichtere Verbrennlichkeit und der Wohlgeruch des Tabaks bezw. der Cigarren im Allgemeinen dem Gehalt der Asche an kohlensaurem Kalium (unter Umständen auch des Gesammtkalis) der Asche parallel gehen. Dort, wo dieses nicht der Fall war, waren die Tabake durch einen hohen Gehalt an Proteïnstoffen ausgezeichnet, welche die leichte Verbrennlichkeit derselben beeinträchtigen. Aus einer weiteren Untersuchung schliesst J. Nessler[1]) sogar, dass kein Tabak gut brennt, der mehr als 0,4 % Chlor und zugleich weniger als 2,5 % Kali enthält.

E. Quajat findet ebenfalls, dass in den gut verbrennlichen Tabak-Sorten die Kalisalze die anderen Mineralstoffe überwiegen, dass dagegen die Menge der Asche einer Sorte um so geringer zu sein pflegt, je besser diese letztere ist. Nach M. Fesca ist das Verhältniss der in Wasser löslichen Karbonate zu den Mineralsalzen für die Beschaffenheit von Belang, insofern als ein starkes Ueberwiegen der Karbonate als ein gutes Merkmal zu betrachten ist.

Der Kalk scheint das Kali in etwa ersetzen zu können; übersteigt aber der Gehalt der Asche an Kalk (und besonders an Magnesia), sowie an löslichen Karbonaten eine gewisse günstige Höhe, so wirken Kalk und Magnesia wiederum nachtheilig auf die Verbrennlichkeit.

b) **Durch eine feine und dünne Struktur des Blattes**; je feiner und dünner das Blatt, desto besser ist die Verbrennlichkeit, weil es der Luft leichteren Zutritt gestattet als ein dickes Blatt.

c) **Durch einen hohen Gehalt an Amiden und Nikotin** gegenüber dem an Proteïnstoffen in der Weise, dass, je mehr Amide und Nikotin im Verhältniss zu Proteïnstoffen vorhanden sind, desto besser die Verbrennlichkeit zu sein pflegt.

M. Fesca ist der Ansicht, dass von der Menge und der Art der Amide, wie ebenso von der Menge und Art der aus den Kohlenhydraten gebildeten organischen Säuren wesentlich die Güte des Tabaks bedingt wird.

Ungünstig dagegen wirken auf die Verbrennlichkeit:

---

[1]) Landw. Versuchsstationen 1892, 40, 395. In dieser Abhandlung bespricht J. Nessler alle Einflüsse, von welchen die Beschaffenheit des Tabaks abhängt.

a) Ein hoher Gehalt an Chlor und an Mineralsäuren (Phosphorsäure, Schwefelsäure, Kieselsäure) überhaupt, desgleichen ein hoher Gehalt an Magnesia, sowie an Kalk bei gleichzeitig niedrigem Gehalt an Kali.

Die nachtheilige Wirkung dieser Mineralstoffe kann durch eine grössere Menge Salpetersäure gemildert werden.

Aus dem Grunde verdient der Vorschlag Nessler's, derartig beschaffene Tabake durch 24-stündiges Auslaugen und Durchtränken mit $1/2$-procentigen Lösungen von essigsaurem und salpetersaurem Kalium besser glimmend zu machen, ernste Beachtung.

b) Eine grobe Blatt-Struktur.

c) Ein verhältnissmässig hoher Gehalt an Proteïnstoffen, unzersetzter Stärke, Harz und an Ammoniaksalzen gegenüber Amiden.

9. Physiologische Wirkung und Bestandtheile des Tabakrauches.

Für die physiologische Wirkung des Tabaks sind die im Tabakrauch auftretenden Erzeugnisse von grösster Bedeutung.

Zeise fand neben Nikotin ein eigenthümliches brenzliches Oel, brenzliches Harz, Ammoniak, etwas Essigsäure und viel Buttersäure, ferner verschiedene Kohlenwasserstoffe.

Vogel erhielt aus 18,8 g Cigarren 20 mg Berlinerblau und schliesst daraus, dass der Tabakrauch giftige Blausäure einschliesst. Bei der Verrauchung von 100 g Tabak konnten Vogel und Reischauer[1]) 0,03 g Schwefelwasserstoff und 0,08 g Blausäure nachweisen.

Auch G. L. Bon und v. Noël fanden Blausäure im Tabakrauch. Aus 100 g verschiedener Tabak-Sorten gewann Vogel ferner 0,066—1,075 g Ammoniak; er glaubt aus seinen Versuchen schliessen zu dürfen, dass die Güte eines Tabaks um so geringer ist, je mehr Ammoniak er liefert, und die Menge des Ammoniaks soll um so grösser sein, je mehr Asche der Tabak enthält.

Diese Ergebnisse stehen mit denen Stark's im Widerspruch, der z. B. in dem Rauch von 100 g Havanna-Cigarren mit 20,56 % Asche 1,154 g Ammoniak und von Pfälzer-Cigarren mit 24,49 % Asche nur 0,575 % Ammoniak erhielt. Stark fand in 5 Sorten Cigarren zwischen 0,575—1,154 % Ammoniak und 0,0564—0,0783 % Schwefel als Schwefelwasserstoff im Tabakrauch. Auch soll im Tabakrauch stets mehr oder weniger Kohlenoxydgas auftreten. L. Bon[2]) konnte hiervon jedoch nur eine sehr geringe Menge nachweisen.

Vohl führt unter den Rauchbestandtheilen des Tabaks auch Pikolinbasen auf.

R. Kissling[3]) ist aber der Ansicht, dass weder diese, noch die Bestandtheile Blausäure, Kohlenoxyd, Schwefelwasserstoff in solcher Menge im Tabakrauch vorhanden sind, dass sie für die physiologische Wirkung des Tabaks in Betracht kommen.

Dagegen sind nach R. Kissling die im Tabakrauch auftretenden Mengen Nikotin nicht gering; er fand z. B. bei Verrauchung von:

---

[1]) Dingler's Polytechn. Journal 148, 231.
[2]) L. Bon: La fumée du tabak etc. Paris 1881.
[3]) Dingler's Polytechn. Journal 244, 64 u. Chem.-Ztg. 1884, 8, 191.

	50 Cigarren = 407 g Tabak mit 3,75 % Nikotin	42 Cigarren = 342 g Tabak mit 3,75 % Nikotin	132 Cigarren = 798 g Tabak mit 0,30 % Nikotin	100 Cigarren = 513 g Tabak mit 0,19 % Nikotin
Verrauchter Tabak	86,17 %	63,41 %	87,72 %	85,97 %
Aus dem Rauch gewonnenes Nikotin:				
Berechnet auf verrauchtes Nikotin	52,02 „	27,83 „	84,23 „	70,16 „
„ „ Gesammt-Nikotin	44,83 „	17,65 „	73,89 „	60,32 „
Aus dem nicht verrauchten Tabak gewonnenes Nikotin:				
Berechnet auf nicht verrauchten Tabak	5,03 „	4,51 „	—	—
„ „ Gesammt-Nikotin	18,57 „	44,03 „	—	—
Zerstörtes Nikotin:				
Berechnet auf Gesammt-Nikotin	36,60 „	38,32 „	—	—

Hiernach wird nur ein verhältnissmässig kleiner Theil des in einer Cigarre enthaltenen Nikotins durch den Rauchvorgang zerstört, ein verhältnissmässig grosser Theil geht in den Rauch über. Der letztere hängt aber davon ab, wie weit eine Cigarre aufgeraucht wird. Bei einer in Brand befindlichen Cigarre treibt die langsam vordringende Gluthzone die destillirbaren Stoffe vor sich her, in Folge dessen sich diese in dem noch unverbrannten Theile mehr und mehr anhäufen, so dass der Rauch um so nikotinreicher wird, je kürzer die Enden werden.

Bei den an Nikotin armen Cigarren geht zwar, weil die Wärmequelle, welche die Verdampfung des Nikotins bedingt, in Dauer und Stärke annähernd gleich ist, verhältnissmässig mehr Nikotin in den ch über, als bei den nikotinreichen Cigarren, indess hängt der absolute Nikotingehalt des Tabakrauches im Wesentlichen von demjenigen des ihn erzeugenden Tabaks ab.

M. Abeles und M. Paschkis[1] fanden nach einer Mittheilung in dem Tabakrauch einen Körper, der an den bereits bekannten Tabakkampher, Nikotianin ($C_{22}H_{12}N_2O_3$) erinnerte, aber keinen Stickstoff und Sauerstoff enthielt, sondern einen Kohlenwasserstoff, und der nicht giftig war; ferner neben den Basen Nikotin und Pyridin einen weiteren indifferenten, aber giftigen Stoff.

Binz[2] findet im Tabakrauch je nach der Schnelligkeit des Verbrennens 0,6 bis 7,0 % Kohlenoxyd, Fr. Wahl[3] beim vorsichtigen Aufsammeln des Rauches von selbstgerauchtem Rauchtabak 2,0—2,7 %, von Cigarren 5,7—7,6 % Kohlenoxyd im Rauch. Nach J. Habermann[4] liefert 1 Cigarre (österr. Regie-Cigarre) etwa 5,5 l Rauch und 1 g Cigarre etwa 5,2—19,3 ccm Kohlenoxyd. Von dem Nikotin verblieben bezw. wurden zerstört:

In den abgeschnittenen Spitzen	In den unverrauchten Stummeln	Im angesaugten Rauch	Im nicht angesaugten Rauch
3,6 %	36,2 %	16,3 %	44,0 %

Die Pyridinbasen stammen nach ihm zum Theil vom Nikotin, zum grössten Theil aber von den Proteïnstoffen.

---

[1] Archiv f. Hygiene 1892, 14, 209.
[2] Zeitschr. f. angew. Chemie 1900, 301.
[3] Pflüger's Archiv f. d. ges. Physiologie 1899, 78, 262.
[4] Zeitschr. f. physiol. Chemie 1901, 33, 55.

H. Thoms[1]) ist dagegen der Ansicht, dass das Pyridin nur aus dem Nikotin gebildet wird. Aber auch er findet, dass sich ein erheblicher Theil des Nikotins in den unverrauchten Stummeln ansammelt und etwa 75 % in den Rauch übergehen. Ausser Nikotin, Pyridin, Ammoniak, Kohlenoxyd, Kohlensäure und Buttersäure konnte Thoms im Tabakrauch ein **ätherisches Oel** nachweisen, welches aus den mit Schwefelsäure, Natronlauge etc. beschickten Absorptionsgefässen bezw. Flüssigkeiten mit Wasserdampf abdestillirt werden konnte und zwar aus 15 kg Tabak 6,0 g Oel. Es hat einen dem Kamillenöl ähnlichen Geruch, siedet bei 295—315°, enthält kein Terpen, wohl aber Phenole. Beim Verrauchen des mit Wasserdampf destillirten Oeles wird ein stickstoff- und schwefelhaltiges Oel von äusserst starker Giftwirkung erhalten.

J. J. Pontag[2]) erhielt für **Cigarretten** (russische Papyros) wesentlich ungünstigere Ergebnisse. Darnach fanden sich von 100 Teilen Nikotin:

In den Mundstücken	Durch Rauch zerstört	Im Rauch
22,23 %	28,71 %	49,06 %

An sonstigen Raucherzeugnissen ergaben sich:

Beim thatsächl. Verrauchen von Tabak	Nikotin		Im Rauch				
	in den Mundstücken	durch Rauch zerstört	Nikotin	Ammoniak	Pyridinbasen	Blausäure	Kohlenoxyd
g	%	%	%	%	%	%	ccm
100	0,53	0,68	1,16	0,36	0,14	0,008	4124
0,436 (1 Papyros)	0,002	0,003	0,005	0,0016	0,0006	0,00003	18,0

Da leidenschaftliche Raucher täglich 30—50 Cigaretten rauchen und 1 Cigarrette (Papyros) 0,5 g Tabak, wovon etwa 0,45 g verraucht werden, enthält, so würden die eingesaugten Gase unbedingt schädlich wirken, wenn dieselben vollständig im Körper verblieben.

Ohne Zweifel besitzt der Tabakrauch nach allen diesen Untersuchungen mehr oder minder giftige Eigenschaften, wenn sie auch wegen der alsbaldigen Vertheilung und Verdünnung in der umgebenden Luft nicht zum Austrage kommen mögen. Am bedenklichsten dürften die Cigarretten sein.

Verfälschungen und Verunreinigungen des Tabaks.

Zur Verfälschung des Rauchtabaks werden eine ganze Reihe werthloser, aber unschädlicher Blätter, z. B. Runkelrüben-, Ampfer-, Kartoffel-, Cichorien-, Rhabarber-, Ulmen-, Platanen-, Wallnuss-, Linden-, Huflattig-, Kirsch-, Rosen- und Weichselblätter etc. verwendet. Ein Zusatz der 3 letzteren Blätter ist nach dem Gesetze über die Besteuerung des Tabaks für die geringeren Sorten Rauchtabake und Cigarren bis zu einem gewissen Procentsatz erlaubt.

Man vermengt diese Blätter direkt mit denen des Tabaks oder beizt sie mit dem Saft aus den Stengeln sowie dem Abfall von der Tabak-Fabrikation und verarbeitet sie auch für sich allein zu sog. Rauchtabaken und Cigarren.

Der Zusatz von obigen Blatt-Ersatzmitteln zu den besseren Sorten Rauchtabak und Cigarren dürfte indessen kaum vorkommen, da sie den Geruch und Geschmack derartig beeinträchtigen, dass der Fabrikant eher Schaden als Nutzen davon hätte.

---

[1]) Zeitschr. f. Untersuchung d. Nahrungs- u. Genussmittel 1899, **2**, 798.
[2]) Ebendort 1903, **6**, 673.

Den Schnupftabak versetzt man wohl mit Eisenvitriol, Bleichromat, Mennige, Kieselsäure etc., einerseits um das Gewicht zu erhöhen, andererseits um ihm eine entsprechende Färbung zu verleihen. Zu diesen gesellt sich mitunter Blei aus der Verpackung mit bleihaltiger Zinnfolie. R. Kissling fand in 19 Schnupftabak-Sorten 0—1,252 % Blei, von der Zinnfolie herrührend.

Koka.

Die Kokablätter werden von dem Kokastrauche (Erythroxylon Coca Lam.) gewonnen, der in Peru (12—18° s. Br.), in Bolivia, Chili, Brasilien, neuerdings auch in Paraguay und Argentinien, vorwiegend in den warmen Thälern der Ostabhänge der Anden angebaut wird. Eine Anpflanzung wird bis gegen 40 Jahre ausgenutzt, indem die Blätter erst vom 5. Jahre an und dann 4—5-mal jährlich gepflückt werden. Das Kokablatt ist ziemlich dünn, leicht zerbrechlich, je nach dem Alter 3—6 cm lang, 2—4 cm breit, mit einem 4—5 mm langen Stielchen versehen, elleptisch oder verkehrt eiförmig und kahl; die Oberseite ist schmutziggrün oder gelbgrün und glänzend, die Unterseite lichtgelbgrün bis schmutzigweissgrün und matt; die auf letzterer frei hervortretende Mittelrippe verläuft gerade und hat zahlreiche, zarte, kaum sichtbare Nebenrippen. Ausser den Blättern enthält die Handelswaare häufig noch Blattknospen und kleine Stücke jüngerer Zweige. Der Geruch der Blätter ist schwach aromatisch, der Geschmack anfänglich bitter zusammenziehend, später schwach brennend. Dieselben sollen schon nach 5-monatigem Aufbewahren geruch- und geschmacklos werden. Ueber die Art der Verwendung vergl. S. 1066.

Die Kokablätter haben nach einer Analyse folgende procentige Zusammensetzung:

Wasser	Stickstoff-Substanz	Alkaloïd[1])	Fett	Glukose	Dextrin	Stärke	Sonstige stickstofffreie Extraktstoffe	Rohfaser	Asche
8,99 %	21,12 %	0,26 %	5,18 %	2,58 %	2,28 %	9,53 %	26,77 %	18,41 %	5,14 %

Der wirksame Bestandtheil der Kokablätter ist das Kokaïn ($C_{17}H_{21}NO_4$), welches beim Kochen mit Salzsäure in Ekgonin, Benzoësäure und Methylalkohol zerfällt und welchem man folgende Konstitutionsformel giebt:

$$CH \begin{array}{l} \diagup CH_2 \cdot CH_2 \diagdown \\ - CH_2 \cdot CH \diagdown \\ \diagdown CH_2 \text{-------} \end{array} \begin{array}{l} O \cdot CO \cdot C_6H_5 \\ C \diagup \\ \diagdown CO_2 \cdot CH_3 \\ | \\ N(CH_3) \end{array}$$

Es schmilzt bei 98°, ist linksdrehend und dadurch, dass es als salzsaures Salz eine Gefühllosigkeit der Schleimhaut bewirkt, in der Chirurgie bei Augen- und Kehlkopfoperationen besonders wichtig geworden. Es kommt nur zu 0,02—0,2 % in den Kokablättern vor; die blassgrünen Blätter (beste Sorte) enthalten mehr Kokaïn, als die dunkelen Blätter. Künstlich lässt es sich aus seinen vorstehend angegebenen Komponenten aufbauen.

W. Hesse[2]) hat in den Kokablättern ein weiteres Alkaloïd „Kokamin"

---

[1]) Die Menge der Alkaloïde wurde in derselben Weise wie das Koffeïn im Kaffee und Thee nach Hilger bestimmt; ob dadurch alle Alkaloïde gelöst worden sind, ist zweifelhaft; auch handelt es sich hier um eine längere Zeit aufbewahrte Probe Kokablätter und kann auch hierdurch der natürliche Gehalt beeinträchtigt worden sein.

[2]) Chem.-Ztg. 1887, 11, Rep. 183; 1889, 13, Rep. 281 und 1891, 15, Rep. 191; 1892, 16, 105.

($C_{38}H_{46}N_2O + H_2O$) nachgewiesen; dasselbe zerfällt durch Erhitzen mit Salzsäure in „Kokasäure" ($C_{18}H_{16}O_4$) und Ekgonin ($C_9H_{15}NO_3$). Die von Liebermann isolirten basischen Körper Isatropylkokaïn, Truxillin, Kokaïdin sind nach O. Hesse keine einheitlichen Verbindungen, während das „Hygrin" Lossen's als ein Zersetzungserzeugniss der Bestandtheile der Kokablätter anzusehen ist, welches sich während der Verarbeitung bezw. Untersuchung bildet.

Weiter hat W. Hesse[1]) in den Kokablättern von Java 2 Glukoside, das Kokacitrin ($C_{28}H_{32}O_{17} + 3H_2O$) und das Kokaflavin ($C_{34}H_{38}O_{19} + 12H_2O$), beides gelbe Farbstoffe, nachgewiesen. Ersteres Glukosid ist als ein Quercetin und von Warden als Kokagerbsäure beschrieben; es zerfällt mit verdünnten Säuren nach der Gleichung:

$$C_{28}H_{32}O_{17} + 2H_2O = 2C_6H_{12}O_6 + C_{16}H_{12}O_7$$
Kokacitrin   Kokaose   Kokacetin.

Die Kokaose ist vielleicht d-Talose; sie liefert ein bei 179—180° schmelzendes Osazon; ihr Drehungswinkel α [D] ist $= +18,8^0$. Das Kokacetin reagirt sauer und giebt mit Eisenchlorid eine schwarzgrüne Färbung.

Das Kokaflavin liefert durch Kochen mit verdünnter Schwefelsäure nach der Gleichung:

$$C_{34}H_{38}O_{19} + 2H_2O = C_6H_{12}O_6 + C_6H_{12}O_6 + C_{22}H_{18}O_9$$
Kokaflavin   Glukose   Galaktose Kokaflavetin.

Kokacetin ($C_{16}H_{12}O_7 + 3H_2O$) wie Kokaflavetin ($C_{22}H_{18}O_9 + 3H_2O = C_{20}H_{12}O_7 (O.CH_3)_2 + 3H_2O$) finden sich in geringen Mengen in den ätherischen Auszügen des Rohkokacitrins; indess glaubt W. Hesse, dass die beiden Glukoside, Kokacitrin und Kokaflavin die ursprünglichen Bestandtheile der Javakoka sind und die beiden anderen gelben Farbstoffe, das Kokacetin und Kokaflavetin, sich nachträglich bei der Ausziehung als Spaltungserzeugnisse gebildet haben.

Arekasamen und Betelblätter.

Die nach S. 1066 von den Malayen, Mongolen und Hindus gemeinschaftlich mit den Betelblättern leidenschaftlich gern gekauten Arekasamen stammen von der Areka-Palme (Areca Catechu L.); sie sind 1,5—2,5 ccm lang, verkehrt kreisel- bis kurz kegelförmig, am Grunde eingedrückt, braun bis braunroth und schmecken herbe.

Das Betelblatt entstammt dem Betelpfeffer (Piper Betlé L.), ist bis 18 cm lang, 10 cm breit, fast eiförmig, oben stark zugespitzt, am Grunde herzförmig und 5-rippig; die Ober- und Unterseite ist mit unter der Lupe erkennbaren weissen, glänzenden Fleckchen bedeckt. Der Geschmack ist aromatisch und milder als der der Arekasamen.

Die Zusammensetzung beider Genussmittel ist nach je einer Analyse folgende:

---

[1]) Journ. f. prakt. Chemie 1902 [2], **66**, 201.

Bezeichnung	Wasser %	Stickstoff-Substanz %	Alkaloïd[1]) %	Fett %	Glukose %	Saccharose %	Dextrin %	Stärke %	Sonstige stickstofffreie Extraktstoffe %	Rohfaser %	Asche %
Areka-Samen	9,70	7,05	0,30 (?)	12,72	1,66	1,63	1,97	5,13	47,45	11,18	1,51
Betelblätter	3,66	20,75	0,23 (?)	2,51	Spuren		1,81	5,50	26,86	19,60	19,91

Ueber die Art der Verwendung dieser Genussmittel vergl. S. 1066.

Alkoholische Getränke.

Zu den alkoholischen Getränken gehören Bier, Wein und Branntweine, denen wegen der nahen Beziehungen zu einander der Essig angeschlossen zu werden pflegt. Das Bier enthält etwa gleiche Mengen Alkohol und Extraktbestandtheile, beim Wein (gewöhnlichen Trinkwein) überwiegt der Alkoholgehalt den Extraktgehalt um das 3—5-fache — nur die Süssweine und Champagner enthalten reichlichere Mengen Extrakt (vorwiegend Zucker) —, während bei den Branntweinen mit Ausnahme der Liköre der Extraktgehalt gegen den Alkoholgehalt vollständig zurücktritt. Beim Essig tritt an Stelle des Alkohols die Essigsäure.

Ueber die Bedeutung des Alkohols für die Ernährung vergl. S. 339.

Bier.

Unter „Bier" versteht man ein vorwiegend aus Gerstenmalz (auch Weizenmalz) und Hopfen unter Zuhülfenahme von Wasser und Hefe hergestelltes, theilweise vergohrenes und noch in schwacher Nachgährung befindliches Getränk, welches neben Alkohol und Kohlensäure als wesentliche Bestandtheile eine nicht unwesentliche Menge unvergohrener Extraktstoffe enthält[2]).

Das Bier ist ein uraltes Getränk; es war schon den Alten bekannt. Die Thrakier, Aegypter und die Paeonier bereiteten ein Getränk aus Gerste; die Armenier verwendeten nach Xenophon ganze Gerstenkörner und tranken den Gerstenwein aus Mischkrügen mittels knotenloser Getreidehalme, um die Decke nicht zu zerstören; die Aegypter stellten das Bier aus zerquetschter Gerste her. Plinius erwähnt, dass in Spanien ein Gerstenwein unter dem Namen „celia" oder „ceria" und bei den alten Galliern unter dem Namen „cerevisia" ein übliches Getränk gewesen sei; am meisten in Ehren stand nach Tacitus ein aus Gerste bereitetes Getränk bei den alten Deutschen. Der Sage nach wird die Erfindung der Bierbrauerei dem Gambrinus, dem Sohne des deutschen Königs Marsus, zugeschrieben, welcher 1730 v. Chr. Geb. gelebt haben soll.

---

[1]) Das Alkaloïd wurde wie das Koffeïn im Kaffee und Thee nach dem Verfahren von Hilger bestimmt; wegen zu geringer vorhandener Mengen konnte bei Betelblättern ein anderes Verfahren nicht angewendet werden. In dem mit Aether von Alkaloïd befreiten Rückstand konnte durch Chloroform kein solches mehr ausgezogen werden. Beide Proben, besonders die Betelblätter waren schon längere Zeit aufbewahrt und können die obigen Zahlen vielleicht nicht als massgebend für die Zusammensetzung dieser Genussmittel im frischen Zustande angesehen werden.

[2]) Diese Begriffserklärung gilt in Deutschland einstweilen nur für Bayern, Württemberg und Baden; in anderen Ländern können die steueramtlich zulässigen Ersatzmittel für Malz wie Reis, Mais, Hirse, Hafer und andere stärkemehlhaltige Früchte, ferner Rüben-, Stärkezucker, Maltose und Syrupe angewendet werden, ohne dass dieses durch die Bezeichnung des Gährerzeugnisses zum Ausdruck gelangen muss. Im Interesse der Biertrinker aber würde es liegen, wenn die Verwendung dieser Ersatzmittel wenigstens deklarirt werden müsste.

Es giebt eine grosse Anzahl von Biersorten[1]), die durch verschiedene Arten des Malzes (z. B. Rauchmalz), durch Besonderheiten bei der Herstellung (z. B. Sudverfahren), durch Koncentration der Würze, Hopfengabe, Gährverfahren, Dauer und Art der Nachbehandlung, Kellerbehandlung und Lagerung gewonnen werden.

Man unterscheidet:

1. **Helle und dunkele Biere** je nach der Art des verwendeten, bei niedrigen oder höheren Temperaturen abgedarrten Malzes. Tief dunkele Färbungen des Bieres werden durch Zusatz von gebranntem Malz (Karamel- oder Farbmalz) oder von gebranntem Zucker (Zuckercouleur, vergl. hierzu unter Ersatzstoffe u. s. w.) oder durch Ueberhitzung der Würze erzielt.

2. **Obergährige und untergährige Biere.** Bei den ersteren verläuft die Gährung bei höheren Temperaturen in kürzerer Zeit unter Abscheidung der Hefe an der Oberfläche (z. B. Weissbiere, Braunbiere, westfälisches Altbier, belgische und englische Biere). Bei letzteren verläuft die Gährung bei niedrigen Temperaturen in längerer Zeitdauer unter Absitzen der Hefe am Boden des Gährgefässes.

3. **Stark oder schwach eingebraute Biere**, je nach der Höhe der Stammwürze.

4. **Hoch und niedrig vergohrene Biere**, je nach der Höhe des Vergährungsgrades, weinige, vorherrschend alkoholreiche und extraktarme, und vollmundige, extraktreiche wenig vergohrene Biere; Doppelbiere nennt man an manchen Orten etwas stärker als ortsüblich eingebraute Biere. Dahin gehören auch die Bockbiere.

Von den vorstehenden Bieren kommt das untergährige immer mehr in Aufnahme, während das obergährige beständig abnimmt; so betrug:

Brausteuer-Gebiet	Obergähriges Bier						Untergähriges Bier					
	Menge des Bieres		Anzahl der Brauereien		Auf eine Brauerei entfällt Bier		Menge des Bieres		Anzahl der Brauereien		Auf eine Brauerei entfällt Bier	
	1890 hl	1900 hl	1890	1900	1890 hl	1900 hl	1890 hl	1900 hl	1890	1900	1890 hl	1900 hl
Norddeutsches	8327000	7412000	4916	4062	1692	1825	23952000	37000000	3138	2839	7633	13033
Bayern	205648	—	1563	—	131	—	14214247	—	5186	—	2740	—
Württemberg	110168	—	5277	—	21	—	3397715	—	2247	—	1512	—

In Baden und Elsass-Lothringen hat das obergährige Bier eine ebenso geringe Bedeutung wie in Bayern und Württemberg. Hiernach wird nur noch im norddeutschen Brausteuergebiet eine grössere Menge obergähriges Bier erzeugt und nimmt darunter das Berliner Weissbier den ersten Platz ein; seine Menge ist von 1740000 hl (1888) auf 2427000 hl (1900) gestiegen.

Auch haben, wie ersichtlich, die Brauereien für obergähriges Bier einen viel geringeren Umfang in der Höhe der Erzeugung als die für untergähriges Bier und geht für dieses der Kleinbetrieb immer mehr in den Grossbetrieb über.

Indess sind die neueren Biererzeugnisse von wesentlich besserer Beschaffenheit als die früheren. Denn in Folge der Fortschritte in der Chemie und Gährungstechnik sind die Brauereiverfahren in allen Theilen wesentlich verbessert und vervollkommnet; in Folge dessen hat sich auch der Bierverzehr wesentlich gehoben.

Der Verbrauch an Bier betrug in Deutschland für den Kopf der Bevölkerung und das Jahr z. B.:

1872	1875	1880	1885	1890	1895	1899
81 l	93 l	82 l	88 l	105 l	115 l	124 l

---

[1]) Vergl. Vereinbarungen für das deutsche Reich 1902, III, 1.

Nur in England stellt sich der Bierverzehr noch höher als in Deutschland, nämlich zur Zeit auf etwa 132 l für den Kopf der Bevölkerung und das Jahr, während er in Bayern fast doppelt so hoch ist, als im Durchschnitt für ganz Deutschland.

Diese Hebung der Bierbereitung und des Bierverzehrs ist insofern erfreulich, als das Bier, weil es neben geringen Mengen Alkohol noch viel Extraktstoffe enthält und als Genuss- wie Nahrungsmittel bezeichnet werden kann, unter den alkoholischen Getränken nicht in dem Maasse schädlich wirkt, wie Branntwein und Wein; besonders ist ein alkoholarmes leichtes Bier berufen, den Genuss des schädlichen Branntweines einzuschränken.

Die Bereitung der verschiedenen Biere zerfällt im Wesentlichen in drei Abschnitte[1]), nämlich 1. die Malzbereitung, welche das Weichen und Keimen der Gerste und das Darren des Grünmalzes umfasst; 2. das eigentliche Brauen, welches in der Gewinnung der Würze und dem Kochen der Würze mit Hopfen besteht und 3. die Gährung, welche nach Abkühlung der gekochten Würze auf die Gährtemperatur vorgenommen wird und in Haupt- und Nachgährung zerfällt.

Der kurzen Beschreibung dieser drei Zubereitungsabschnitte möge eine solche der verwendeten Rohstoffe vorhergehen.

Die Rohstoffe für die Bierbereitung.

1. Gerste. Die allgemeinen Eigenschaften der Gerste und die Zusammensetzung derselben unter verschiedenen Einflüssen sind schon S. 767 mitgetheilt.

Für die Bierbrauerei dient ausschliesslich die Sommergerste; die Wintergersten sind im Allgemeinen wegen ihrer Derbspelzigkeit nicht so beliebt, wenngleich sie unter Umständen, weil sie einen niedrigen Proteïngehalt besitzen und sich meistens sehr gut zu Malz verarbeiten lassen, d. h. in kurzer Zeit eine gute Auflösung aufweisen, gute Malzgerste abgeben können.

Von den Sommergersten werden in Deutschland, Oesterreich und Ungarn hauptsächlich nur die zweizeiligen Varietäten verwendet, nämlich Hordeum distichum erectum (mit aufrecht stehender Aehre), wozu die Imperial-Gersten, Goldthorpe-, Juwel- und Webbs bartlose Gerste zählen, und Hordeum distichum nutans (mit nickender Aehre), welche die geschätzte Chevalier-Gerste mit verschiedenen Abarten (Schottische Perl-, Golden Melon-Gerste u. a.) und die berühmte Hanna-Gerste mit verschiedenen Landgersten umfasst; als letztere sind zu nennen die Frankengerste, die bayerische Reisgerste, Saalegerste u. a.

Von grösstem Belang für eine Braugerste sind:

a) Der Gehalt an Stärke und Proteïn. Da für die Bierbereitung eine hohe Extraktausbeute aus dem Malz massgebend und diese wesentlich von dem Stärkegehalt der Gerste abhängt, so gelten die stärkereichen Gersten im Allgemeinen als die besten; die Extraktausbeute aus den Gerstesorten schwankt zwischen 68 bis 80 % der Trockensubstanz; mitunter geht sie auch noch unter 68 % herunter. Stärkereiche Gersten sind aber meist arm an Proteïn und gelten daher im Allgemeinen proteïnarme Gersten als die besten; proteïnreiche Gersten beeinträchtigen das Abläutern der Würze und die Haltbarkeit des Bieres. Dazu kommt die Schwierigkeit

---

[1]) Vergl. C. J. Lintner: Grundriss d. Bierbrauerei, 2. Aufl., Berlin u. Fr. Schönfeld: Die Herstellung obergähriger Biere, Berlin 1902.

der Verarbeitung proteïnreicher Gersten auf der Tenne (bei der Malzbereitung); sie erhitzen sich leicht und erschweren die Kühlführung der Haufen, die zur Vermeidung von zu reichlicher Enzymbildung bezw. zu weitgehender Enzymwirkung unbedingt nothwendig ist. Nach Fr. Schönfeld enthalten:

	Edle Gersten	Mittelgute Gersten	Geringwerthige Gersten
Proteïn	7—10 %	10—12 %	13—15 %.

Nach C. J. Lintner hat man mit Gersten schon von mehr als 11 % Proteïn keine guten Erfahrungen gemacht.

b) **Farbe, Geruch und Reinheit der Gerste.** Die Farbe soll gelblich-weiss, die der Spitzen hellgelb, nicht braun sein. Eine Gerste von gelblich-brauner oder grauer Farbe mit braunen Spitzen gilt als minderwerthig; sie ist entweder feucht eingebracht oder aufbewahrt. Der Geruch soll strohartig, auf keinen Fall dumpf oder schimmelig sein. Unkrautsamen, halbe und verletzte Körner sollen nicht vorhanden sein.

c) **Korngrösse und Hektolitergewicht.** Die Gerstenkörner sollen thunlichst von gleicher und mittlerer Grösse sein, weil nur gleichkörnige Gerste sich gleichmässig beim Keimen verhält und klein- oder mittelkörnige Gerste rascher einweicht als grosskörnige; letztere ist aus dem Grunde trotz des hohen Stärkegehaltes nicht so beliebt, als klein- oder mittelkörnige Gerste.

Ein niedriges Hektolitergewicht deutet auf eine stärkearme und grobspelzige Gerste[1]) von mässiger Beschaffenheit hin; aber ein hohes Hektoliter-Gewicht bedeutet nicht immer eine gute, d. h. stärkereiche Gerste, da auch proteïnreiche und feinspelzige Gersten ein hohes Hektoliter-Gewicht besitzen können. Im Allgemeinen aber haben gute, feinspelzige Gersten ein hohes Hektoliter-Gewicht. Es beträgt:

Gewicht für 1000 Körner			Hektoliter-Gewicht		
Klein-	Mittel-	Grosskörnige Gerste	Leichte	Mittlere	Schwere Gerste
35—38 g	38—44 g	45—50 g	62—63 kg	64—67 kg	68—72 kg

d) **Beschaffenheit des Mehlkernes und der Spelzen.** Je nachdem das Gerstenkorn auf dem Durchschnitt kreidig oder mehr durchscheinend bezw. glasig erscheint, unterscheidet man zwischen mehliger, halbmehliger und glasiger Gerste; da die mehlige Gerste durchweg proteïnarm ist und auf der Tenne gleichmässig und rasch auswächst, so wird sie der glasigen Gerste, die proteïnreich zu sein pflegt (vergl. S. 769), im Allgemeinen vorgezogen. Wenn jedoch die Gerste scheinschalig ist, d. h. trotz der scheinbaren Glasigkeit leicht einweicht und die Glasigkeit beim Trocknen verliert, so kann diese Gerste sich gerade so gut wie die sog. milde Gerste erweisen.

Von grosser Bedeutung für die Bewerthung der Braugerste ist auch die Spelzenbeschaffenheit, die weniger von der Gerstenart als von klimatischen Verhältnissen bedingt zu sein scheint; je feinspelziger (-schaliger) eine Gerste ist, um so besser ist sie für Brauzwecke, um so mehr Extraktausbeute liefert sie; grobe Spelzen enthalten ferner bittere Stoffe, welche den Geschmack des Bieres in ungünstiger Weise beeinflussen. Bei dünnspelzigen Gersten (mit vielfach gekräuselten

---

[1]) Eine bauchige Gerste, die sich schwieriger zusammenlegt als eine glatte Gerste, kann ein niedriges Hektoliter-Gewicht aufweisen und doch dabei stärkereich sein. Aus diesen Gründen wird dem Hektoliter-Gewicht jetzt nicht mehr die Bedeutung beigelegt wie früher.

Spelzen) beträgt der Spelzengehalt 6,5—7,5 %, bei grobspelzigen 9,5 % (bei einigen Wintergersten bis 11,5 %) der Korntrockensubstanz; es ist daher weniger die Menge als die Beschaffenheit der Spelzen von Bedeutung.

e) **Keimfähigkeit und Keimungsenergie.** Von 100 Korn guter Braugerste sollen mindestens 96% keimfähig und hiervon bei Zimmertemperatur nach 48 Stunden mindestens 80 % und nach 72 Stunden alle keimfähigen Körner ausgekeimt haben; eine Gerste mit nur 90 % Keimfähigkeit gilt schon als schlecht. Die normale Keimfähigkeit tritt meistens erst nach mehrwöchiger Lagerung mit der sog. Lagerreife auf, welche Erscheinung mit der Wasserabgabe in Zusammenhang steht; aus dem Grunde soll wasserreiche Gerste luftig lagern, häufig umgeschaufelt oder künstlich getrocknet werden.

Verfälschungen der Gerste. Diese bestehen vorwiegend darin, dass man einer missfarbigen Gerste (sei sie von Natur aus missfarbig, oder durch Beregnen, feuchte Lagerung oder Havarie missfarbig geworden) durch Schwefeln die gewünschte hellgelbe Farbe ertheilt und den besseren Sorten minderwerthige Sorten unterschiebt.

Ueber die sonstigen Rohstoffe des Bieres z. B. Weizen vergl. S. 756, Hafer S. 771, Mais S. 773, Reis S. 776, Maltose S. 968, Stärkezucker und -syrup S. 989.

2. Hopfen. Der Hopfen, wie er für Brauereizwecke dient, besteht aus den weiblichen unbefruchteten[1]) Blüthendolden (botanisch Kätzchen oder Zäpfchen) der Urticacee Humulus Lupulus L.

Früher benutzte man, wie auch jetzt noch in einzelnen Ländern (Steiermark), nur wildwachsenden Hopfen; im 9. Jahrhundert wurde der Hopfen jedoch in Deutschland schon künstlich angebaut. Durch die Kultur sind aus dem wilden Hopfen verschiedene Abarten entstanden, die bald nach den Ranken, bald nach der Farbe der Dolden, bald nach der Reifezeit unterschieden werden. Nach der Farbe der Dolden unterscheidet man z. B. grünen und rothen Hopfen mit vielen Unterabtheilungen.

Der Hopfen liebt einen warmen und feuchten, aber nicht nassen, tiefgründigen, kräftigen Boden (am besten kalkhaltigen Lehmboden) mit trockenem, durchlassendem Untergrund. Eine sonnige Lage, ein sanfter Abhang nach Süden, geschützt gegen Nord- und Ostwinde, sagen dem Hopfen am meisten zu.

Der Hopfenbau erfordert viel Pflege und Aufmerksamkeit. Die Menge Nährstoffe, welche durch den Hopfen jährlich dem Boden entzogen werden, ist nicht gering; sie beträgt nach Müntz[2]):

	Stickstoff	Phosphorsäure	Kali	Magnesia
Durch die Hopfenpflanze	91,14 kg	22,70 kg	41,81 kg	24,35 kg
„ die Zapfen	42,35 „	13,80 „	20,19 „	8,78 „
Also Rückstand auf dem Felde	48,79 „	8,81 „	21,62 „	15,57 „

Hiernach wird dem Boden durch den Hopfenbau besonders Stickstoff in grösster Menge entzogen; Müntz empfiehlt daher zur Hopfendüngung stickstoffreiche Düngemittel.

---

[1]) Um die Samenbildung zu vermeiden, werden die männlichen Pflanzen thunlichst aus den Hopfengärten fern gehalten. An einer und derselben Pflanze kommen männliche und weibliche Blüthen sehr selten vor.
[2]) Der Bierbrauer 1891, 12, No. 1.

Diese Ansicht ist jedoch bis jetzt durch wirkliche Düngungsversuche vielfach nicht bestätigt; nach diesen hat Phosphorsäure- und Kali-Düngung häufig stärker gewirkt als Stickstoff-Düngung. Andere Versuche haben ergeben, dass die sichersten und nachhaltigsten Erträge durch Dünger erzielt werden, welche die 3 Nährstoffe, Stickstoff, Phosphorsäure und Kali gleichzeitig und in nahezu gleichem Verhältniss enthalten. Auch wirken Dünger mit organischer, fäulnissfähiger Substanz, wie Fäkalguano, verdorbene Oelkuchen, ähnlich wie Stallmist und besser als rein mineralische Dünger, wie Kali-Ammoniak-Superphosphat oder Salpeter-Gemische. Jede reichliche und einseitige Stickstoff-Düngung ist zu vermeiden, weil sie wohl eine üppigere Entwickelung der Blätter (des Krautes) bewirkt, aber den Blüthenansatz und die Dolden-Entwickelung beeinträchtigt.

Ueber den Einfluss der Sorte, der Düngung, Wachsthumsart und Erntezeit vergl. die Ergebnisse einiger Versuche Bd. I, S. 1064 u. ff.

Als beste Hopfen gelten die aus Böhmen (Saaz, Auscha, Dauba), Bayern (Spalt, Altdorf, Hersbruck, Holleden, Kinding) und aus Baden (Schwetzingen); auch die aus Elsass und Württemberg stammenden Hopfen werden gerühmt.

Die Ernte des Hopfens erfolgt vor der natürlichen Reife, bei der sog. technischen Reife (Ende August bis Anfang September). Die gelblich erscheinende Dolde ist an der Spitze noch geschlossen, das Lupulin von schön hellgelber Farbe. Frisch gepflückter Hopfen enthält 60—75 % Wasser; dieser Gehalt wird durch natürliches oder künstliches Trocknen auf Hopfen-Darren thunlichst rasch auf 12—15 % gebracht.

Man hat vielfach behauptet, dass die erzeugte Hopfenmenge nicht mehr den gesteigerten Bedarf zu decken vermag und man deshalb zu Ersatzmitteln zu greifen gezwungen sei. Es ist aber nachgewiesen, dass in Europa bei einer mittleren Ernte jährlich 53 Millionen kg Hopfen und bei einer Vollernte das Anderthalbfache an Hopfen erzeugt wird, eine Menge, welche den heutigen Bedarf nicht nur deckt, sondern in guten Jahren sogar überschreitet.

a) **Morphologische Bestandtheile der Hopfendolde.** An den die Hopfendolden bildenden Hopfenzapfen sind botanisch zu unterscheiden: Hopfenmehl (Lupulin), Deckblätter, Rippen, Perigone und Samen.

Der Gehalt an diesen Bestandtheilen stellte sich nach den Untersuchungen von C. G. Zetterlund, M. Levy u. A. (Bd. I, S. 1060 u. 1061) wie folgt:

Gehalt	Gewicht von 100 Dolden	Procentiger Gehalt					
		Reinheit	Hopfenmehl (Lupulin)	Deckblätter	Rippen	Perigone	Samen
Mittlerer . .	15,168 g	97,75 %	12,32 %	72,92 %	11,28 %	3,26 %	0,76 %
Schwankungen .	10,1—19,4 g	94,7—98,6 %	8,9—16,6 %	63,3—76,9 %	7,3—16,2 %	2,0—4,6 %	0—4,4 %

Farsky fand im Saazer Hopfen 12,40 %, im Taborer 6,12 % Lupulin, A. Lang im Schwetzinger Hopfen 4,50 %, im böhmischen Hopfen 10,00 % Lupulin; wesentlich niedrigere Gehalte an Hopfenmehl (Lupulin) giebt G. Marek (Bd. I, S. 1066) an, nämlich nur 1,51—3,47 %, im Mittel von 15 Sorten nur 2,34 %, während die von ihm ermittelten sonstigen Bestandtheile im Allgemeinen mit den vorstehenden übereinstimmen.

Th. Remy (Bd. I, S. 1062) zerlegte die morphologischen Bestandtheile der Hopfendolde in Hochblätter (einschl. Perigone und Hopfenmehl), Spindeln, Früchte, Stiele, Stengel einschl. Laubblätter und fand für 58 Proben:

Gehalt	Gewicht von 100 Dolden	Hochblätter (Perigone + Lupulin)	Spindeln	Früchte	Stengel und Laubblätter	Samen
Mittlerer	12,47 g	83,38 %	11,23 %	2,10 %	2,98 %	1,39 %
Schwankungen	7,7–18,2 g	76,1–89,4 %	7,6–14,4 %	0–18,2 %	0,4–4,6 %	1,2–3,1 %

Der wirksamste morphologische Bestandtheil des Hopfens ist das Lupulin; hierbei darf man jedoch nicht, worauf der Name hindeutet, an eine bestimmte chemische Verbindung denken; es ist vielmehr das Aussonderungs-Erzeugniss der Drüsenorgane oder diese selbst oder vielleicht beides; man ist darüber noch nicht einig. Genug, das Lupulin bildet die kleinen, goldgelben klebrigen Kügelchen (Drüsen von 0,16 mm Durchmesser) in dem Hopfenmehl, die sich unter und auf dem Grunde der dachziegelförmig übereinanderliegenden Bracteen der Dolden befinden.

Das Hopfenmehl soll von hellgelber Farbe, die Drüsen sollen unter dem Mikroskop citronengelb, vollglänzend sein. Die Dolden sind bei gutem Hopfen hellgrün bis grüngelb (nicht roth oder braunfleckig), ferner fettig, klebrig (nicht trocken) anzufühlen; die Deckblätter sind weich und dünn und greifen gut schliessend übereinander; der Geruch soll tadellos fein sein.

b) **Allgemeine chemische Zusammensetzung des Hopfens und seiner morphologischen Bestandtheile.** Der Hopfen enthält ausser den allgemeinen Pflanzenbestandtheilen, wie Proteïnstoffen, Fett (Wachs), stickstofffreien Extraktstoffen, Rohfaser und Mineralstoffen, noch besondere, eigenartige Bestandtheile, wie das Hopfenöl, die Hopfenbittersäuren, Hopfenharze und Hopfengerbstoff, welche gerade den Werth des Hopfens für die Brauerei bedingen, deren Konstitution aber noch wenig bekannt ist. Von diesen Bestandtheilen werden das Gesammtharz durch Alkohol, das Weichharz durch Petroläther, der Gerbstoff durch Wasser gelöst. Der Gehalt der ganzen Hopfendolde an den einzelnen chemischen Bestandtheilen stellt sich nach 11—139 Bestimmungen wie folgt:

Gehalt	Wasser %	Stickstoff-Substanz Gesammt- %	Stickstoff-Substanz wasserlöslich %	Aetherisches Oel %	Aether-Extrakt %	Petroläther-Extrakt (Weichharz) %	Alkohol-Extrakt Gesammt- %	Alkohol-Extrakt Harz (Gesammt-) %	Wasser-Extrakt Gesammt- %	Wasser-Extrakt Gerbstoff %	Rohfaser %	Asche %	Kali %	Phosphorsäure %
Niedrigster	6,00	10,53	2,24	0,13	11,17	6,81	13,75	7,62	18,32	0,87	10,10	5,83	1,66	0,91
Höchster	17,13	17,82	5,77	0,88	22,92	20,46	49,10	25,77	32,29	11,36	18,27	10,95	3,36	1,84
Mittlerer	10,40	14,63	4,46	0,33	15,89	13,43	29,54	16,24	24,57	3,40	15,56	8,00	2,49	1,16

Die einzelnen morphologischen Bestandtheile der Hopfendolde ergaben dagegen nach einigen Untersuchungen von A. Lang u. A. im Mittel:

	Wasser %	Gesammt- %	wasserlöslich %	Aetherisches Oel %	Aether-Extrakt %	Petroläther-Extrakt %	Alkohol-Ex. Gesammt %	Alkohol-Ex. Harz %	Wasser-Ex. Gesammt %	Wasser-Ex. Gerbstoff %	Rohfaser %	Asche %	Kali %	Phosphorsäure %
Lupulin	—	8,00	4,69	2,00	66,66	—	—	—	30,80	1,05	—	—	1,23	0,59
Hochblätter (mit etwas Lupulin)	—	11,93	3,56	—	11,67	—	—	—	38,48	3,09	—	—	2,27	1,32
Spindeln und Stiele	—	15,44	6,25	—	7,02	—	—	—	40,01	0,52	—	—	2,68	1,60
Früchte	—	32,30	1,94	—	26,91	—	—	—	—	0,09	18,22	12,94	—	—

Hiernach ist das ätherische Oel und Hopfenharz vorwiegend in dem Hopfenmehl, die Gerbsäure in den Blättern der Dolde abgelagert; indess sind die eigenartigen Bestandtheile in allen Organen der Dolde enthalten. Der hohe Aether-

Extrakt der Früchte dürfte vorwiegend aus Fett und Wachs und nicht aus Harz bestehen.

M. Barth (vergl. Bd. I, S. 1068) giebt für das Hopfenmehl (Lupulin) noch folgende nähere Zusammensetzung an:

	In Aether löslich					In Aether unlöslich			
Im Ganzen	Wachs	α-Harz (Bleifällung nach Hayduck)	β-Harz (durch Titration) —α-Harz	Fett, Oel u. dergl.	Asche	Stickstoff-Substanz	Pento-sane	Sonstige stickstoff-freie Extraktstoffe + Rohfaser	Asche in Salzsäure
									löslich	unlöslich
63,93%	0,18%	11,55%	43,31%	8,72%	0,17%	4,78%	2,34%	10,89%	2,75%	15,31%

Die Asche der Hopfendolden hat nach 30 Analysen folgende procentige Zusammensetzung:

Asche	Kali	Natron	Kalk	Magnesia	Eisen-oxyd	Phosphor-säure	Schwefel-säure	Kiesel-säure	Chlor
7,54%	31,87%	2,15%	16,02%	5,88%	1,52%	15,76%	3,59%	16,57%	3,10%

Nach M. Barth's Untersuchung (Bd. I, S. 1064) scheinen die besseren Hopfensorten mehr Kali, dagegen weniger Kalk und Magnesia zu enthalten, als die schlechteren Hopfensorten.

Eine bestimmte Beziehung zwischen der Beschaffenheit des Hopfens und der botanisch-chemischen Zusammensetzung ist bis jetzt nicht gefunden; von verschiedenen Seiten wird sogar das „Aroma" einzig und allein als entscheidend angesehen.

Als Zeichen eines guten Hopfens wird allerdings angenommen, dass der Gehalt an Alkohol-Extrakt, wie Harz, thunlichst hoch ist — ersterer soll 18—45%, letzteres 12—18% betragen —, indess liegen diese Grenzen so weit auseinander, dass sich auch hiernach schwerlich die Beschaffenheit wird beurtheilen lassen.

c) **Besondere Bestandtheile des Hopfens.** Was die einzelnen besonderen Bestandtheile des Hopfens anbelangt, so ist zunächst

α) für die stickstoffhaltigen Verbindungen zu erwähnen, dass der Hopfen eine grössere Menge Asparagin enthält; es findet sich, wie in alten, so auch in den jungen Hopfen-Pflanzen in reichlicher Menge; aber auch die Hopfen-Dolden sind reich daran. H. Bungener[1]) fand, dass ungefähr 30% der löslichen Stickstoff-Verbindungen dem Asparagin angehören.

Peter Gries und G. Harrow[2]) wollen in dem Hopfen bis zu 1,5% Cholin (S. 87) nachgewiesen haben. V. Griesmayer[3]) glaubt aber, dass das Cholin mit dem von ihm nachgewiesenen Alkaloïd „Lupulin", welches neben Trimethylamin im Hopfen enthalten sein soll, gleich ist. Das Cholin kann aus Lecithin (S. 86) entstanden sein.

W. Williamson[4]) will im Hopfen ein besonderes Alkaloïd, das „Hopeïn" aufgefunden haben, welchem schon in geringen Mengen eine narkotische d. h. dem Morphin ähnliche einschläfernde Wirkung zukommen soll; er glaubte dem Hopeïn die Formel $C_{18}H_{20}NO_4 + H_2O$ zuschreiben zu müssen.

Dieses Ergebniss ist aber durch spätere Untersuchungen nicht bestätigt worden. Aus den Untersuchungen Greshoff's geht hervor, dass der Hopfen nur ein eigen-

---

[1]) Zeitschr. f. das gesammte Brauwesen 1885, 8, 267.
[2]) Berichte d. deutschen chem. Gesellsch. 1885, 18, 717.
[3]) Vergl. Zeitschr. f. das gesammte Brauwesen 1885, No. 8, 167.
[4]) Chem.-Ztg. 1886, 10, 491; vergl. ferner daselbst 20, 38 u. 147.

artiges flüchtiges Alkaloïd enthält, dass ihm dagegen feste Alkaloïde zu fehlen scheinen.

β) **Das Hopfenöl.** Personne hält das Hopfenöl für ein Gemenge von einem Kohlenwasserstoff C_5H_8 und Valerol $C_{12}H_{10}O$, welches letztere sich beim Aufbewahren des Hopfens zu Valeriansäure oxydiren und dem alten Hopfen den eigenthümlichen Geruch ertheilen soll. R. Wagner nimmt in demselben ein Gemenge von $C_{10}H_{18}O$ und $C_{12}H_{16}$ an. Nach Chapmann[1]) dagegen lässt sich das Hopfenöl, welches leicht löslich in Aether, schwerer löslich in Alkohol ist und ein spec. Gewicht von 0,8662—0,8802 besitzt, durch Destillation im Vakuum in drei Fraktionen zerlegen, nämlich 1. ein Gemenge von zwei ungesättigten Kohlenwasserstoffen vom Siedepunkt 166—171° und vom spec. Gewicht 0,799 bei 20°; 2. eine geringe Menge eines dem Geraniol ähnlichen Oeles; 3. den Hauptbestandtheil, welcher aus einem Sesquiterpen $C_{15}H_{24}$, Humulen genannt, vom Siedepunkt 263—266° und vom spec. Gewicht 0,9001 bei 15°, besteht. Das Hopfenöl verflüchtigt sich an der Luft bei gewöhnlicher Temperatur allmählich, ohne sich zu übelriechenden Säuren zu oxydiren. Die Verharzung an der Luft beruht auf einer Sauerstoffaufnahme durch die ungesättigten Kohlenwasserstoffe. Das Hopfenöl besitzt keine antiseptischen Eigenschaften und geht beim Kochen der Würze zum grössten Theil verloren; jedoch genügen die geringen, im Bier verbleibenden Mengen, um das eigenartige Hopfenaroma hervorzurufen; soll dieses besonders stark hervortreten, so giebt man (z. B. bei der englischen Porterbereitung) etwas Hopfen in das gährende Bier oder in das Versandfass.

γ) **Das Hopfenharz** ($C_{10}H_{14}O_3 + H_2O$) **und die Hopfenbittersäuren.** Die zuerst von Lermer nachgewiesene[2]) Hopfenbittersäure, Lupulopikrin ($C_{16}H_{24}O_4$, Bungener giebt der Säure die Formel $C_{25}H_{35}O_4$) ist nach Bungener in reinem, luftfreiem Wasser völlig unlöslich, wird aber unter Oxydation und Verwandlung in ein weiches Harz in Wasser löslich, sobald dieselbe mit lufthaltigem Wasser, d. h. mit Sauerstoff, in Berührung kommt. Es giebt aber wenigstens zwei Hopfenbittersäuren, welche sich durch ihre Krystallform und Löslichkeit unterscheiden, die α-Bittersäure (nach Hayduck) und die β-Bittersäure (nach Lermer und Bungener), welche nach Barth und Lintner[3]) zu den Terpenen zu gehören scheint und durch Oxydation Valeriansäure liefert.

Beide entstehen durch Oxydation beim Kochen aus Hopfenharz und stehen daher in naher Beziehung zu dem Hopfenharz; denn Hayduck, Foth und Windisch[4]) haben nach vollständiger Erschöpfung des Hopfens mit Aether, welcher alle wirksamen Substanzen des Hopfens (die harzartigen Bitterstoffe) aufnimmt, durch Behandeln des Aetherauszuges mit Alkohol, Fällen der alkoholischen Lösung mit essigsaurem Blei drei Sorten Harz erhalten:

---

[1]) Zeitschr. f. das gesammte Brauwesen 1898, 10, 339.
[2]) Die Hopfenzapfen werden mit Wasser erschöpft, der wässerige Auszug mit Thierkohle behandelt, bis der bittere Geschmack verschwunden ist, die Thierkohle mit Alkohol ausgekocht, der Alkohol von den filtrirten Auszügen abdestillirt, der Rückstand zur Entfernung des Harzes mit Wasser behandelt und die filtrirte wässerige Lösung zur Aufnahme des Bitterstoffes wiederholt mit Aether geschüttelt.
[3]) Berichte d. deutschen chem. Gesellschaft 1898, 31, 2022.
[4]) Norddeutsche Brauer-Ztg. 1887, 657 u. Centralbl. f. Agric.-Chem. 1887, 16, 694.

α) ein weiches Harz, welches durch Blei fällbar ist, in Petroläther sich löst und dessen Aetherlösung mit Kupferlösung eine stark grüne Färbung giebt [1]);

β) ein weiches Harz, welches durch Blei nicht fällbar ist, aber die übrigen Eigenschaften von α theilt;

γ) ein festes Harz, welches keine dieser drei Eigenschaften zeigt.

Von 17,8 % Aetherextrakt (Gesammtharz) waren 4,8 % α-Harz, 8,0 % β-Harz und 5,0 % γ-Harz.

Das durch Blei nicht fällbare weiche β-Harz ist nach Hayduck gleich mit der Harz-Substanz, welche aus Hopfenbitter-Säure durch Oxydation entsteht.

Alle drei Harze zeigen das Verhalten von schwachen Säuren; sie sind in wässeriger Auflösung sehr veränderlich; die Löslichkeit in Wasser (0,042—0,058 %) nimmt mit der wiederholten Behandlung mit Wasser ab; die wässerige Lösung des α- und β-Harzes schmeckt sehr stark und unangenehm bitter; die des γ-Harzes nur schwach und angenehm bitter. Die beiden weichen Harze α und β wirken im höchsten Grade hemmend auf die Milchsäure-Bakterien — 2 bis 3 mg Bitterstoff in 100 ccm Malzauszug unterdrücken die Milchsäuregährung vollständig — verhindern also die schädliche Spaltpilzgährung; auf die Essigsäure-Bakterien, Schimmel (Penicillium) und Hefe sind alle drei Harze ohne Einwirkung [2]).

Auch E. Reichardt und M. Issleib [3]) glauben zwischen Hopfenharz, Hopfenbitter und Hopfenöl einige Beziehungen gefunden zu haben.

Durch Ausziehen mit Wasser wird der Hopfen leicht entbittert; behandelt man diese wässerige Lösung mit Knochenkohle, so geht der eigenthümliche Bitterstoff an diese über und lässt sich daraus nach Auswaschen mit Wasser durch Auskochen mit Alkohol wieder gewinnen. Der Alkohol wird abdestillirt, der Rückstand mit Wasser aufgenommen und die wässerige Lösung nach Filtration des ausgeschiedenen Harzes mit Aether ausgeschüttelt; beim Verdunsten erhält man den Bitterstoff als hellgelbe, in Wasser, Alkohol, Benzol, Schwefelkohlenstoff und Aether leicht lösliche Masse, deren wässerige Lösung durch Alkalien tiefgelb gefärbt und von Bleiessig und Gerbsäure nicht gefällt wird. Die Hopfenzapfen enthalten 0,004 %, die Drüsen 0,11 % dieses Bitterstoffes. Kocht man denselben mit Säuren, so liefert er unter Aufnahme von Wasser Lupuliretin und Lupulinsäure, aber keinen Zucker; er muss also zu den Pseudoglukosiden gerechnet werden:

$$2 (C_{29}H_{46}O_{10}) + 3 H_2O = C_{10}H_{16}O_4 + C_{48}H_{82}O_{19}$$
$$\text{Hopfenbitter} + \text{Wasser} = \text{Lupuliretin} + \text{Lupulinsäure}.$$

Das durch Spaltung des Hopfenbitters erhaltene Lupuliretin unterscheidet sich nur durch 1 Mol. H_2O vom Hopfenharz, nämlich:

$$C_{10}H_{14}O_3 + H_2O = C_{10}H_{16}O_4$$
$$\text{Hopfenharz} \qquad \text{Lupuliretin}.$$

Das Hopfenharz kann man sich wiederum aus dem Hopfenöl nach folgender Gleichung entstanden denken:

$$C_{10}H_{18}O + O_4 = C_{10}H_{14}O_3 + 2 H_2O$$
$$\text{Aether. Hopfenöl} \qquad \text{Hopfenharz}.$$

Der in Aether unlösliche Körper ist ein einfaches Oxydationserzeugniss des Hopfenöles, denn

$$C_{10}H_{18}O + 5 O = C_{10}H_{18}O_6$$
$$\text{Aether. Hopfenöl} \qquad \text{In Aether unlöslicher Körper}.$$

---

[1]) Das α-Harz scheidet nach C. J. Lintner und Bungener (Zeitschr. f. d. gesammte Brauwesen 1891, 14, 357) nach einiger Zeit Krystalle aus, welche mit der Hopfenbittersäure Lermer's, aber nicht mit der Bungener's gleich sind.

[2]) Die in Bier-Brauereien häufig beobachtete Harzdecke besteht nicht aus überschüssig zugesetztem Hopfenharz — in einem Falle wurden darin nur 4,6 % in Aether lösliches Harz gefunden —, sondern vorwiegend aus Proteïnkörpern; Mohr fand in dem von Harz befreiten Rückstand z. B. 13 % Stickstoff.

[3]) Archiv d. Pharmazie 1880, 345.

Reichardt und Issleib nehmen an, dass bei der Oxydation des Hopfenöles zuerst Harz, später bei weitgehender Oxydation der in Aether unlösliche Körper entsteht.

Die Hopfenbittersäure wirkt nach H. Dreser [1]) schon in Gaben von 0,5 mg bei Fröschen, in solchen von 20—25 mg bei Kaninchen giftig; der aus ihr durch Oxydation entstehende Körper, welcher im Bier enthalten ist, besitzt dagegen keine giftige Wirkung.

δ) Die Gerbsäure des Hopfens, welcher Etti die Formel $C_{25}H_{24}O_{16}$ giebt, ist leicht in Wasser, verdünntem Alkohol und Essigäther löslich; die wässerige Lösung fällt Eiweiss, macht aber Leimlösung nur opalisirend, ohne eine Fällung zu bewirken; sie färbt sich mit Eisenchlorid dunkelgrün, steht also der Moringerbsäure am nächsten; beim Kochen mit verdünnten Säuren spaltet sie sich in Glukose und ein amorphes, zimmtbraun gefärbtes Hopfenroth ($C_{19}H_{14}O_8$), welches durch schmelzendes Kali in Phloroglucin und Protokatechusäure übergeführt wird. Die Bedeutung des Hopfengerbstoffs dürfte weniger in der Fällung von Eiweiss, als in der Beeinflussung des Geschmackes des Bieres beruhen.

Nach Heron bildet der Hopfengerbstoff, der beim Lagern abnimmt, beim Würzekochen mit den Proteïnkörpern sogar eine lösliche Verbindung, das Tannopepton, welches durch die Gährung nicht verändert wird, sondern als solches ins Bier übergeht. Das Tannopepton soll die Ursache der Glutintrübung beim Abkühlen des Bieres sein.

ε) Sonstige Säuren des Hopfens. Ausser Harzen, Gerbstoff und löslichen Stickstoff-Verbindungen sind nach J. Behrens [2]) auch noch sonstige freie Säuren und saure Salze für die Beschaffenheit des Hopfens von Belang; Behrens fand z. B. in 100 ccm des wässerigen Hopfen-Auszuges (1 Thl. Hopfen, 2 Thle. Wasser):

Kieselsäure	Phosphorsäure	Schwefelsäure	Citronensäure	Aepfelsäure	Kali	Kalk
0,018 g	0,043 g	0,014 g	0,249 g	0,050 g	0,091 g	0,011 g

Die Säuren, besonders die Citronensäure, vermögen den Eintritt der stärksten Gährung zu verzögern, sind aber ohne Einfluss auf den Vergährungsgrad.

Von eigenartigem Einfluss sind die Säuren auf die Färbung des Hopfens, insofern die gefürchtete Roth- oder vielmehr Braunfärbung nur bei ungenügendem Säuregehalt auftritt, daher durch Schimmelpilze, welche die organischen Säuren verzehren, hervorgerufen werden kann.

ζ) Kleinwesen des Handelshopfens. Der natürliche Hopfen enthält eine grosse Anzahl von Kleinwesen; dieselben nehmen durch längeres Lagern und durch Schwefeln des Hopfens ab; so fand J. Behrens Mikrophytenkeime in 1 g:

Hopfen	Schwetzinger		Russischer		Saazer	Kalifornier
	im Ganzen	Schimmelpilze	im Ganzen	Schimmelpilze	im Ganzen	im Ganzen
Ungeschwefelt . .	13½ Mill.	422 800	141 000	26 050	—	—
Geschwefelt . . .	8 „	169 200	—	—	25 000	3 500

Diese Kleinwesen bewirken die Selbsterwärmung des Hopfens, sie gehören aber nicht immer derselben Art an. Ein zu den fluorescirenden Bakterien gehörender Bacillus lupuliperda soll den Geruch nach Trimethylamin hervorrufen. Auch konnte Behrens unter den Kleinwesen eine besondere Hefenart feststellen.

---

[1]) Archiv f. experim. Pathol. u. Pharmak., 23, 129.
[2]) Wochenschr. f. Brauerei 1896, 13, 802, 873, 897, 917.

Die Wirkungen des Hopfens bei der Bierbereitung bestehen unter kurzer Wiederholung des Gesagten darin, dass

1. die Gerbsäure des Hopfens einerseits Eiweissstoffe, wenn auch nur in geringem Grade, aus der Würze ausfällt und dadurch frischhaltend auf das Bier wirkt, andererseits den Geschmack des Bieres günstig beeinflusst;
2. dass das Hopfenharz die Spaltpilz- (Milchsäure-) bezw. Bitter-Gährung hintanhält;
3. dass das Hopfenöl dem Bier einen angenehmen, feinen Hopfengeruch, das Harz bezw. das Hopfenbitter demselben einen angenehmen, bitteren Geschmack ertheilen.

Aufbewahrung und Ersatzmittel des Hopfens.

1. **Schwefeln des Hopfens.**
Der Hopfen wird im natürlichen Zustande leicht schimmelig und leidet dadurch in seinem Aroma. Um ihn längere Zeit aufbewahren zu können, wird der getrocknete Hopfen durch hydraulische Pressen möglichst fest gepresst und in Säcken oder in luftdichten Zinkkästen auf Eis aufbewahrt. Aber auch so hält sich der Hopfen mindestens nicht länger als 1 Jahr unverändert. Um denselben noch haltbarer zu machen, wird er gleichzeitig geschwefelt, d. h. man setzt ihn den Dämpfen der schwefligen Säure aus, wodurch der eingeschlossene Sauerstoff absorbirt, die Mikroorganismen vernichtet, Wasser entzogen und das Wasseraufnahmevermögen vermindert wird.

Nach den Untersuchungen der Versuchsstation Wien enthält der geschwefelte getrocknete Hopfen stets mehr Gerbsäure als der ungeschwefelte getrocknete Hopfen.

Die Doldenblätter werden durch das Schwefeln etwas gebleicht, im Uebrigen aber die Farbe verbessert. Nach J. Behrens beruht die günstige Wirkung des Schwefelns des Hopfens weniger auf der Vernichtung der Kleinwesen selbst, als darauf, dass der Hopfen untauglich oder weniger günstig für das Wachsthum der hopfenverderbenden Kleinwesen wird.

Nach den Untersuchungen von A. Lang, sowie von J. Herz[1]) geht anscheinend nur ein kleiner Theil der schwefligen Säure des Hopfens ins Bier über; so lösten sich nach A. Lang von 0,105 % schwefliger Säure des Hopfens nur 0,034 % in Wasser; J. Herz konnte von der schwefligen Säure des Hopfens unter Zusatz von Phosphorsäure im Kohlensäurestrom nur 3,4—29,4 % — die höchste Menge aus frisch geschwefeltem Hopfen — abdestilliren. Derselbe fand in geschwefeltem Hopfen (alt und frisch) 0,042—0,166 %, Weiss in frisch geschwefeltem Hopfen 0,39 % schweflige Säure.

W. Hadelich[2]) bestimmte den Gesammt-Schwefel des Hopfens als Schwefelsäure; er fand in natürlichem, nicht geschwefeltem Hopfen 0,240—0,385 % (im Mittel 0,321 %), in einer Probe geschwefelten Hopfens dagegen 0,616 % Schwefelsäure, also fast die doppelte Menge.

2. **Hopfenextrakte.** Um den Hopfen in hopfenreichen Jahren für spätere Zeiten noch verwerthen zu können, hat man auch vorgeschlagen, denselben mit Wasser auszuziehen, den Auszug einzudampfen und diesen in luftdicht schliessenden Büchsen aufzubewahren. Ein belgisches Verfahren besteht z. B. darin, dass man das Hopfenmehl (Lupulin) zunächst von den Blättern trennt, die Blätter auslaugt, das Lupulin mit dem hergestellten Auszug eindunstet und das Ganze in luftdicht schliessenden, vorher mit Kohlensäure gefüllten Gefässen aufbewahrt. Nach einem anderen Vorschlage soll der Hopfen mit Alkohol ausgezogen und der Auszug, der das Hopfenaroma enthält, später mit dem Hopfenrückstande verwendet werden. In Amerika verwendet man anstatt des Alkohols Petroläther. Hantke und Lawrence fanden für den Hopfenextrakt der Newyork Hoh. Extrakt-Works folgende Zusammensetzung:

---

[1]) Repertorium f. analyt. Chem. 1885, 58.
[2]) Bayr. Bierbrauer 1879, No. 10.

Wasser	Petroläther-Extrakt	Weichharz	Hartharz (Aether-Extrakt)	Wachs	Gerbstoff	Asche
8.40 %	57,54 %	53,24 %	32,84 %	4,30 %	Spur	1,25 %

Ueber die Zusammensetzung sonstiger amerikanischer Hopfen-Extrakte vergl. Bd. I, S. 1068. In Deutschland scheinen diese Extrakte, die nur einen Theil der werthvollen Hopfenbestandtheile enthalten, löblicher Weise keine weitere Verbreitung gefunden zu haben. Nur das belgische Verfahren, wonach das wichtige Hopfenmehl als solches erhalten bleibt, dürfte für Zeiten von Hopfenmangel Beachtung verdienen.

3. **Verwendung von bereits gebrauchtem Hopfen.**

Es liegt nahe, bereits gebrauchten Hopfen frischem Hopfen zuzumischen und so zum zweiten Male zu verwenden, weil nach einmaligem Gebrauch noch ein Theil der wirksamen harzigen Bestandtheile im Hopfen verbleibt. Nach den oben erwähnten Untersuchungen Hayduck's nimmt aber die antiseptische Wirkung der wässerigen Lösung der Harze durch wiederholtes Auswaschen mit Wasser ab und findet eine Zersetzung der nach einmaligem Gebrauch im Hopfen zurückbleibenden harzigen Bestandtheile statt, so dass einmal gebrauchter Hopfen schwerlich noch denjenigen Anforderungen entsprechen wird, die an ihn gestellt werden.

Der zur Bierbereitung verwendete (ausgebraute) Hopfen kann aber noch zweckmässig zur **Fütterung** Verwendung finden; er enthält nach 5 Analysen in der lufttrocknen Substanz:

Wasser	Stickstoff-Substanz	Fett (Aether-Extrakt)	Stickstofffreie Extraktstoffe	Rohfaser	Asche
10,94 %	15,30 %	6,81 %	39,52 %	21,03 %	6,40 %

Davon sind in Procenten der verzehrten Bestandtheile verdaulich:

| — | 31,31 % | 64,13 % | 48,13 % | 17,22 % | — |

Die Verdaulichkeit des ausgebrauten Hopfens ist demnach zwar keine hohe, aber sie kommt doch immer noch der eines guten Strohes oder geringen Heues gleich.

Auch kann der ausgebraute Hopfen nach Kompostirung desselben zur Düngung verwendet werden.

4. **Ersatzmittel des Hopfens.**

Als Ersatzmittel des Hopfens sind, wenn auch kaum in Anwendung gekommen, so doch vielfach genannt: Wermuth, Quassia, Bitterklee, Herbstzeitlose, Kockelskörner, Enzian etc.

Dass die Anwendung dieser Ersatzmittel mitunter mit Rücksicht auf die zu geringe Menge gewachsenen Hopfens nothwendig sein soll, ist, wie schon oben bemerkt, unrichtig, weil in guten Jahren sogar mehr Hopfen wächst, als verbraucht wird.

3. Hefe[1]). Die Hefe hat hier wie bei der Bereitung aller alkoholischen Getränke die Aufgabe, den Zucker in Alkohol und Kohlensäure zu zerlegen, oder die alkoholische Gährung, wie man diesen Vorgang nennt, zu bewirken. Zur Erzeugung von Alkohol aus Zucker ist eine grosse Zahl sowohl von Bakterien wie höheren Pilzen befähigt. In grösseren Mengen wird der Alkohol aber nur von gewissen höheren Pilzen, den sog. Hefen, erzeugt. Der Begriff „Hefe" ist kein einheitlicher im botanischen Sinne. Er umfasst Pilze verschiedenster Art, denen nur das gemeinsam ist, dass sie sich durch Sprossung (selten durch Spaltung) vermehren und durch Gährung aus Zucker Alkohol erzeugen. Von diesen Hefen im weiteren Sinne kommt für die technische alkoholische Gährung bei den Kulturvölkern nur eine Gruppe in Betracht, die Saccharomyceten, die sich von den sonst als Hefe bezeichneten Pilzen durch die Fähigkeit, Endosporen zu bilden, scharf unterscheiden. Die übrigen Hefen, sowie eine grosse Zahl der Saccharomyceten selbst, sind für die Gährungsgewerbe ohne Bedeutung oder gefürchtete Schädlinge.

a) **Die Stellung der Saccharomyceten im botanischen System.** Die Saccharomyceten sind in botanischer Beziehung dadurch gekennzeichnet, dass sie sich unter gewöhn-

---

[1]) Dieser Abschnitt soll wegen seiner Wichtigkeit für die Gährungsgewerbe ziemlich ausführlich und im Zusammenhange für alle alkoholischen Getränke hier behandelt werden, um häufige Wiederholungen zu vermeiden.

lichen Verhältnissen vegetativ nur durch Sprossung vermehren und dass sie endogene Sporen bilden. Die Mehrzahl der Mykologen betrachtet sie als eine der niedrigst entwickelten Gattungen der Askomyceten und zwar der Ordnung der Gymnoasceen. Brefeld stellt sie, da die Zahl der bei den Saccharomyceten erzeugten Askosporen grösseren Schwankungen unterworfen ist, als bei den höheren Askomyceten, zu seinen Hemiasci.

Die Familie der Saccharomyceten enthält zwei Gattungen, welche für die technische Gährung in Betracht kommen: Saccharomyces und Schizosaccharomyces, von denen sich die erste durch Sprossung, die zweite durch Spaltung vegetativ vermehrt. Von der Gattung Schizosaccharomyces kommen nur wenige Arten in Betracht, welche in alkoholischen Getränken mancher überseeischen Länder als Gährungserreger vorkommen. Der Begriff Saccharomyces ist ein rein morphologischer, umfasst aber nicht gleichzeitig, wie der der „Hefe" die Fähigkeit, Alkohol zu erzeugen. Es giebt auch Saccharomyceten, welche nicht Alkohol, sondern andere Stoffe (z. B. Oxalsäure) erzeugen oder überhaupt keine Gährung bewirken.

Der Umstand, dass bei den Saccharomyceten die Bildung von Hyphen im Allgemeinen nicht beobachtet wird, ferner die Entdeckung des Pleomorphismus bei höheren Pilzen (d. h. der Eigenschaft derselben, unter verschiedenen Lebensbedingungen ihre Gestalt zu ändern), haben es mit sich gebracht, dass bis in die neueste Zeit Versuche angestellt worden sind, die Saccharomyceten als eine einfachere Entwickelungsform höherer Pilze darzustellen. So hält Brefeld die Saccharomyceten für eine Konidienform höherer Pilze, in Analogie mit der Bildung formähnlicher, sich durch Sprossung vermehrender Konidien der Ustilagineen, bei denen aber weder die Bildung von Askosporen, noch die Erzeugung von Alkohol hat nachgewiesen werden können. Andere Beobachter[1]) haben gar direkt durch den Versuch aus höheren Pilzen Saccharomyceten und umgekehrt erzeugen wollen. Alle derartige Befunde sind indess durch eingehende Nachprüfungen als die Erzeugnisse fehlerhafter Arbeitsverfahren erkannt worden.

Bisher ist kein Beweis erbracht, dass die Saccharomyceten ein Entwickelungszustand höherer Pilze sind. Ihre grosse Aehnlichkeit mit anderen niederen Askomyceten (den Exoasceen) macht es sehr wahrscheinlich, dass sie wie diese eine selbstständige Familie dieser Klasse bilden.

b) Die Gestalt der Saccharomycetenzellen. Die Saccharomyceten entfalten eine grosse Mannigfaltigkeit in der Gestalt ihrer vegetativen Organe. Vorzugsweise wachsen sie in Sprossmycelen, deren Zellen bei den verschiedenen Arten theils kugel- oder eiförmige, theils elliptische, wurstförmige, fadenförmige u. s. w. Gestalt zeigen. In alten Kulturen entsteht auch zuweilen ein typisches Fadenmycel mit Verzweigungen und Septirungen.

Sowohl Form als Grösse der Sprosszellen schwanken bei derselben Art ausserordentlich, sodass, wie Hansen zuerst gezeigt hat, eine Eintheilung der Saccharomyceten nach diesem Merkmal allein unmöglich ist[2]). Eine Unterscheidung der Arten allein nach dem mikroskopischen Bilde der Zellen ist meist nicht möglich. Dagegen tritt, wie Hansen weiter gezeigt hat, unter bestimmten Ernährungsverhältnissen die Mehrzahl der Zellen in einer für gewisse Gruppen kennzeichnenden Gestalt auf, sodass hierin ein gutes gruppendiagnostisches Merkmal gegeben ist.

---

[1]) Man vergl. Juhler, Centralbl. f. Bakteriol., II. Abth., 1895, 1, 16, 326; Jörgensen, ebendort 1895, 1, 16, 321, 823; 1896, 2, 41; 1898, 4, 860; Johann-Olsen, ebendort 1897, 3, 213; Jörgensen, Die Gährungsorganismen, 4 Aufl., 137; Eckenroth und Heimann, Centralbl. f. Bakteriol., II. Abth., 1895, 1, 529 und die Kritik dieser und ähnlicher Arbeiten durch Hansen, ebendort 1895, 1, 65; Wehmer, ebendort 1895, 1, 572; Klöcker u. Schiönning, ebendort 1895, 1, 777; 1896, 2, 185; 1897, 3, 193; 1898, 4, 460; Seiter, ebendort 1897, 3, 301.

[2]) Der erste Versuch, botanische Arten der Saccharomyceten aufzustellen, stammt von Rees (Botan. Untersuchungen über die Alkoholgährungspilze. Leipzig 1870), welcher nach der Zellform drei Arten: S. cerevisiae, S. ellipsoideus, S. Pastorianus unterschied.

c) **Bau und chemische Zusammensetzung der Hefenzelle.** An der Hefenzelle kann man, wie an den Zellen anderer Pilze, eine Zellhaut und den Zellinhalt unterscheiden; letzterer besteht aus Protoplasma, Zellkern, Vakuolen und verschiedenartigen Einschlüssen.

Die Zellhaut. Die Haut junger Hefezellen ist nur wenige Zehntel μ dick; sie unterscheidet sich im Lichtbrechungsvermögen nicht vom Plasma und wird daher erst bei der Plasmolyse sichtbar. Ohne weitere Behandlung zu erkennen ist die Haut an den sog. Dauerzellen (S. 1164), bei denen dieselbe nach Will[1]) eine Dicke von 0,7—0,9 μ, manchmal auch eine solche von 1 μ erreicht. Eine dickere Haut besitzen ferner nach Will Hefen, welche sehr koncentrirte Würzen vergähren müssen, wie die Bock- und Salvator-Hefen. Becker[2]) fand folgende Dicken der Membran: Gewöhnliches Münchener Lagerbier 0,5 μ, Bockbier 0,7 μ, Salvatorbier 0,9 μ.

Nach den Untersuchungen von Will[3]), Casagrandi[4]) und Becker besteht die Zellhaut aus 2 (nach Will zuweilen vielleicht auch noch aus mehr) Schichten, die sich durch längere (3-wöchige) Behandlung dickwandiger Hefe mit 1%-iger Chromsäure oder koncentrirter Salzsäure sichtbar machen lassen. Casagrandi will dieselben auch bei jungen Zellen gesehen haben, steht aber mit dieser Behauptung allein. Die äusseren Schichten der dickeren Membranen werden zuweilen von den Zellen abgeworfen. Solche Häutung haben Lindner und Will[3]) öfter beobachtet.

Ueber die chemische Natur der Zellhaut ist zur Zeit Sicheres noch nicht bekannt. Nur das eine ist festgestellt, dass echte Cellulose in derselben nicht vorhanden ist, da sie sich weder in Kupferoxydammoniak löst, noch mit Chlorzinkjod bläut. Ein abweichendes Verhalten zeigt in dieser Beziehung die Sporenmembran von Schizosaccharomyces octosporus.; dieselbe wird nach Lindner[5]) durch Jod-Jodkalium blau gefärbt.

Von Farbstoffen nimmt die Zellhaut der Hefe nach Becker, entgegen anderen Angaben von Casagrandi, nur Hanstein'sches Anilinviolett nach vorhergehender Einwirkung von 4%-iger Salzsäure auf.

Gegen chemische Agentien ist die Zellhaut sehr widerstandsfähig. Nach Casagrandi wird sie nur von koncentrirter Chromsäure oder koncentrirter Schwefelsäure gelöst, widersteht dagegen allen verdünnten Säuren. Alkalien und Schultze's Macerationsflüssigkeit hellen sie nur etwas auf. Die beiden Schichten dicker Membranen verhalten sich insofern etwas verschieden, als nach Angaben von Will und Casagrandi die innere von Chromsäure schneller gelöst wird als die äussere.

Casagrandi nimmt auf Grund des Verhaltens der Zellhaut gegen Farbstoffe und gegen Lösungsmittel an, dass dieselbe im Wesentlichen aus Pektinstoffen bestehe, eine Anschauung, für die aber zunächst sichere Grundlagen fehlen. E. Salkowski hat aus Hefe durch Auslaugen mit Kalilauge zwei celluloseartige Körper darstellen können, welche bei der Hydrolyse Glukose, bezw. Glukose und Mannose lieferten (vergl. S. 1162).

In einer gewissen Beziehung zur Zellwand steht anscheinend das sog. gelatinöse Netzwerk, welches zuerst von Hansen[7]) beobachtet worden ist. Derselbe fand, dass die Hefenzellen in den Kahmhäuten und Hefenringen älterer flüssiger Kulturen häufig von einem schleimigen Maschennetz umgeben sind. Dasselbe entsteht auch in Gypsblockkulturen der Hefe, ferner (nach Jörgensen), wenn man sie behufs Versendung in Fliesspapier eintrocknen lässt.

---

[1]) Centralbl. f. Bakteriol., II. Abth., 1896, **2**, 752.
[2]) Ebendort 1900, **6**, 24.
[3]) Ebendort 1895, **1**, 449; 1898, **4**, 367.
[4]) Ebendort 1897, **3**, 563.
[5]) Zeitschr. f. d. gesammte Brauwesen 1895, **18**, 288; Centralbl. f. Bakteriol., II. Abth., 1898, **4**, 203.
[6]) Centralbl. f. Bakteriol., II. Abth., 1896, **2**, 587.
[7]) Compt. rend. trav. Carlsberg, 1886, **2**, 126; Bot. Centralbl. 1886, **21**, 181.

Durch Waschen lässt sich dieses Netzwerk entfernen, bildet sich aber wieder; doch erlischt diese Regenerationsfähigkeit nach Will[1]), wenn man das Wässern innerhalb 24 Stunden zehnmal wiederholt. Das Netzwerk theilt mit den Pflanzenschleimen die Eigenschaft, durch 5%-ige Boraxlösung gefällt zu werden, sodass man der Reinzuchthefe, um das Absetzen und Pressen zu erleichtern, Borax zusetzt.

Ob dieses gelatinöse Netzwerk durch Verquellen der Zellenmembran oder vielleicht auch durch Ausscheidung von Gummi aus der Zelle entsteht, ist nicht bekannt. Nach den Untersuchungen von Will scheint es, als ob die netzbildenden Körper nicht unter allen Verhältnissen dieselben sind und dass ausser Verbindungen von Kohlenhydrateigenschaft auch Proteïnstoffe in starkem Masse dabei betheiligt sind. Nach seiner Ansicht besteht das Netzwerk, welches sich beim Eintrocknen frischer Hefe bildet, vorwiegend aus einem Proteïnkörper. Dieser ist frischer Hefe in einer kolloïdalen Lösung neben Gummistoffen beigemengt und wird beim Schütteln der Hefe mit Aether gefällt, indem er die Aethertröpfchen mit einer feinen Haut überzieht. Hefe kann daher das mehrfache Volumen Aether (5—8) aufnehmen, dauernd festhalten und geht dabei in einen zähsteifen Zustand über. Die Aufnahmefähigkeit für Aether schwankt sowohl bei den verschiedenen Hefenarten wie bei Ober- und Kernhefe einer Art; erstere kann erheblich mehr Aether festhalten. Durch häufig wiederholtes Waschen liess sich das Netzwerk entfernen. Durch Beimengung von Eiweiss oder Pepton zu gewaschener Hefe konnte die Fähigkeit, Netzwerk zu bilden, wieder hergestellt werden, nicht aber durch Zusatz von Pflanzengummi.

Im Gegensatz zu diesem aus Proteïnkörpern gebildeten Netzwerk, welches beim Eintrocknen der Hefe entsteht, besteht nach Will das Netzwerk, das man in Hefenringen in der Nähe von Dauerzellen oft beobachtet, nicht aus Proteïn. Durch besondere Behandlung lässt sich dagegen auch hier noch ein anderes aus Eiweiss bestehendes Netzwerk erzeugen, dessen Grundmasse vorher als gequollene Zwischenzellmasse vorhanden war.

Ein weiteres aus Proteïnkörpern gebildetes Netzwerk hat Will an häutigen Ausscheidungen auf der Flüssigkeitsoberfläche beobachtet, welche in der Nähe von Hefenzellen Netzform annehmen können.

In welcher Weise das Proteïn von den Hefenzellen abgesondert wird, ist nicht bekannt. Es entsteht ausser in Würze und Bier, welche an sich schon ähnliche Stoffe enthalten und beim Schütteln mit Aether dieselbe Erscheinung geben wie Hefe, auch in proteïnfreien Nährmedien. Nach den älteren Angaben von Pasteur[2]) und Nägeli[3]) scheidet die Hefe unter verschiedenen Verhältnissen Proteïnstoffe oder Peptone ab.

Der Zellinhalt. Der Zellkern[4]) der Hefenzelle ist in der lebenden Zelle nur schwer zu erkennen, da sich sein Lichtbrechungsvermögen von dem des Cytoplasmas nicht wesentlich unterscheidet. Durch verschiedene Färbeverfahren lässt er sich leichter sichtbar machen. Der Zellkern ist zuweilen rund, zuweilen auch scheibenförmig. Sein Durchmesser kann bis zu $1/_3$ der Zelle betragen. Nach Janssens und Leblanc findet sich in jeder

---

[1]) Centralbl. f. Bakteriol., II. Abth., 1898, 4, 130.
[2]) Pasteur, Alkoholgährung. Deutsch von Griessmeyer, Stuttgart. S. 10, 73, 83. (Ann. Chim. Phys. 1858, 58, 323).
[3]) Nägeli, Theorie d. Gährung, S. 97.
[4]) Der Zellkern ist zuerst von Nägeli 1844 in Zellen der Bier- und Weinhefe beobachtet, von Schmitz (Sitzungsber. d. Niederrhein. Ges. Bonn 1879, 4. Aug.) zuerst 1879 färberisch dargestellt worden. Weitere Angaben, welche den Befund von Nägeli und Schmitz theils bestätigen, theils bestreiten, finden sich von Krasser (Oesterr. Bot. Zeitschr. 1885 u. 1893,), Eisenschitz (Dissert. Wien 1895), Raum (Zeitschr. f. Hyg. 1891, 10, 1), Hieronymus (Berichte d. deutschen bot. Ges. 1893, 11, No. 2), Janssens u. Leblanc (Centralbl. f. Bakteriol., I. Abth., 1893, 13, 20, ebendort, II. Abth., 1899, 5, 530), Hansen (Compt. rend. trav. labor. Carlsberg, 1886, 2, 125), Möller (Centralbl. f. Bakteriol., I. Abth., 1892, 12, 537), Wager (Annals of botany 1898, 12, 499; Centralbl. f. Bakteriol., II. Abth., 1900, 6, 258), Dangeard (Compt. rend. 1893, 117), Zalevrki (Verhandl. Krakau, Akad. d. Wiss., Math.-nat., Sekt. II, 12., 1885), Hoffmeister (Centralbl. f. Bakteriol., II. Abth., 1902, 9, 682), Feinberg (Berichte d. deutschen bot. Ges. 1902, 20, 567).

Zelle nur ein Kern. Der Zellkern scheint nach den Beobachtungen von Dangeard, Janssens und Wager ein Kernkörperchen einzuschliessen und eine Haut zu besitzen. Der Raum zwischen beiden wird durch ein netzförmiges Gerüst von Kernplasma ausgefüllt.

Das Cytoplasma bildet nach den Beobachtungen von Janssens und Leblanc an belgischer Bierhefe ein maschiges Netz, eine Ansicht, die auch von Will vertreten wird.

Gegen Schluss der Gährung, im Zustande der Erschöpfung, treten in der Hefenzelle Vakuolen auf, welche mit Flüssigkeit bisher nicht bekannter Zusammensetzung erfüllt sind und sich vom Plasma durch ihr geringeres Brechungsvermögen unterscheiden. Diese Vakuolen nehmen zuweilen den weitaus grössten Theil der Zelle ein. Zuweilen enthalten die Vakuolen krystallinische Einschlüsse. Häufiger sind in ihnen sehr kleine, in lebhafter Bewegung befindliche Körperchen, sog. Tanzkörperchen, enthalten. Nach Küster[1]) sind dieselben Stoffwechselerzeugnisse des Protoplasmas von halbflüssiger Konsistenz, welche Farbstoffe begierig aufnehmen.

Gegen Schluss der Gährung treten im Protoplasma stark lichtbrechende Körperchen auf, die man früher meist als Oeltröpfchen betrachtete. Man nennt dieselben jetzt Granula. Ihre Zahl und ihre Grösse schwanken in den einzelnen Zellen erheblich. Besonders reich sind an ihnen nach Will[2]) die sog. Dauerzellen. Sie sind bald kugelrund, bald auch eckig. Nach Will bestehen dieselben aus einer Hülle von Eiweiss, von der ein ebenso zusammengesetztes Netzgerüst nach dem Innern verläuft. Der Inhalt der Körperchen besteht aus einer Fettmasse. Casagrandi[3]) betrachtet das Netzgerüst als ein Kunsterzeugniss, welches durch die Behandlung entsteht. Durch längere Einwirkung fettlösender Agentien wird der Inhalt der Granula entfernt. Bei Einwirkung koncentrirter Schwefelsäure wird die Eiweisshülle gelöst, die Fetttröpfchen fliessen zusammen und färben sich zuerst grün, dann blaugrün und schwarz. Die Fetttröpfchen, die in der Bodensatzhefe auftreten, geben nach Will diese Reaktion nicht. Die Granula sind in der Hefenzelle nach den Untersuchungen von Raum, Hieronymus und Casagrandi in Reihen angeordnet, welche in spiraligschraubigen Windungen verlaufen und in einem protoplasmatischen Faden eingelagert sind.

Bemerkt sei noch, dass Will in einem Falle in einer sehr alten Bierwürzekultur von Saccharomyces Ludwigii viele grosse Fetttropfen von rother Farbe beobachtet hat.

Chemische Zusammensetzung der Hefe. Die procentige Zusammensetzung der Hefe zeigt nach den vorliegenden Analysen für Oberhefe und Unterhefe nur wenig von einander abweichende Zahlen. Im Allgemeinen scheint der Stickstoffgehalt der Oberhefe etwas höher zu sein, als der der Unterhefe. Doch haben alle derartigen Angaben wenig Werth, da die Zusammensetzung der Hefe naturgemäss mit der Ernährung schwankt und die verschiedenen Einflüsse bei den Analysen keine Berücksichtigung gefunden haben. Für die aschenfreie Trockensubstanz wurden im Mittel mehrerer Analysen[4]) gefunden:

	Kohlenstoff	Wasserstoff	Stickstoff
Oberhefe (Mittel von 5 Analysen)	48,64 %	6,76 %	11,46 %
Unterhefe „ „ 3 „	44,99 „	6,72 „	8,73 „

Nach Schlossberger ist ältere Hefe, welche längere Zeit mit Nährflüssigkeiten in Berührung war und durch beginnenden Zerfall einen Theil ihrer Zellsubstanz an die Umgebung abgegeben hat, etwas ärmer an Stickstoff.

Der Wassergehalt der Hefe schwankt von 75—83 %.

Der Schwefelgehalt[5]) der Hefe schwankt von 0,39—0,69 %.

---

[1]) Biolog. Centralbl. 1898, 18, No. 9.
[2]) Centralbl. f. Bakteriol., II. Abth., 1896, 2, 752; 1898, 4, 367.
[3]) Ebendort 1897, 3, 563; Eisenschitz, ebendort 1895, 1, 674, hält die Granula für Zellkerntheile.
[4]) Die Analysen sind von Schlossberger, Mitscherlich, Dumas, Wagner und Liebig ausgeführt.
[5]) Die Schwefelbestimmungen sind von Liebig, Mitscherlich, Reichenbach, Dempwolff ausgeführt.

Der Aschengehalt[1]) der Hefe wird von verschiedenen Untersuchern sehr verschieden angegeben, für Oberhefe von 2,5—11,5 %, für Unterhefe von 3,5—10,1 %. Doch können viele der Angaben eine grössere Zuverlässigkeit nicht beanspruchen, da das untersuchte Material entweder Satz- oder käufliche Presshefe war, welche stets grössere Mengen fremder, nicht durch Waschen entfernbarer Stoffe enthalten, oder weil durch zu energisches „Reinigen" grössere Aschenmengen vorher entfernt worden waren[2]).

Die stickstoffhaltigen Körper der Hefenzelle. Der Stickstoff ist in der Hefenzelle zum grössten Theile in Form von Proteïnstoffen enthalten. Schlossberger konnte durch Kalilauge einen Körper mit 13,9 % Stickstoff aus Hefe ausziehen, während Mulder bei Verwendung verdünnter Essigsäure einen solchen mit 16 % Stickstoff erhielt. Naegeli[3]) und Löw fanden in einer untergährigen Hefe mit 8 % Stickstoff:

Albumin 36 %, Glutenkaseïn 9 %, Peptone (durch 9 %-igen Bleiessig fällbar) 2 %.

Genauer erkannt sind von den Proteïnkörpern der Hefenzelle bisher nur die Nukleïne, welche die Hauptbaustoffe des Zellkerns bilden. Dieselben sind in grösserer Menge aus Hefe, nachdem ihre Anwesenheit von Hoppe-Seyler in derselben festgestellt war, durch Kossel dargestellt worden. Stutzer hat festgestellt, dass von den in einer Bierhefe enthaltenen 8,65 % Stickstoff 2,26 % auf Nukleïne entfielen.

Ueber die Natur des Hefennukleïns haben besonders die Untersuchungen von Kossel und seinen Schülern Aufklärung gebracht. Der aus dem Hefennukleïn durch verdünnte Alkalien abspaltbare Proteïnkörper widersteht nach Kossel der Pepsin- und Trypsinverdauung ausserordentlich. Die gleichzeitig bei Behandlung mit verdünntem Alkali aus dem Nukleïn frei werdende Hefen-Nukleïnsäure, welche zuerst von Altmann dargestellt wurde, hat nach Kossel die Zusammensetzung $C_{17}H_{26}N_6P_2O_{14}$ oder $C_{25}H_{36}N_9P_3O_{22}$. Alkalien spalten dieselbe (nach Kossel) in Kohlenhydrate und Plasminsäure. Erstere sind vermuthlich ein Gemisch von Glukose und Pentosen.

Von Nukleïnbasen sind durch Einwirkung kochender verdünnter Säuren aus dem Hefennukleïn von Kossel dargestellt worden: Hypoxanthin, Xanthin, Guanin, Adenin.

Ueber die neben dem Nukleïn in dem Zellkerne der Hefenzelle vorhandenen Proteïnkörper sind bisher genauere Angaben nicht vorhanden. Schröder[4]) hat durch Spaltung der aus der Hefe ausgezogenen Proteïnkörper mit Säuren Leucin, Tyrosin, Phenylalanin, Lysin, Arginin, Histidin und wahrscheinlich Cystin erhalten.

Noch nicht näher untersuchte Proteïnkörper werden von einer Anzahl Hefen abgeschieden und bilden ein schleimiges Gerüst um die Zellen. Dieselben werden zum Theil auch an das Bier abgegeben und sind im Stande, grössere Mengen Kohlensäure festzuhalten. Diese Schleimkörper sind nach Reichard für die Erzeugung eines feinblasigen Schaumes im Biere unerlässlich.

Das Fett der Hefenzelle. Der Fettgehalt der Hefenzelle schwankt nach dem jeweiligen Ernährungszustande. Nägeli und Löw geben den Gehalt einer untergährigen Bierhefe an Fett zu 5 % an. Das Hefenfett besteht nach Darexy und Gérard hauptsächlich aus Stearin- und Palmitinsäure, neben wenig Buttersäure, theils als Glyceride theils frei vorhanden. Seiner physiologischen Bedeutung nach dient das Fett als Reservestoff.

Lecithin und Cholesterin sind von Hoppe-Seyler ebenfalls aus Hefe dargestellt worden.

Die Kohlenhydrate der Hefenzelle. An Kohlenhydraten sind aus der Hefenzelle bisher Glykogen, das sog. Hefengummi und Hefencellulose gewonnen worden.

---

[1]) Analysen von Schlossberger, Wagner, Bull, Mitscherlich, Belohoubek, Hessenland, Schützenberger, Lintner, Seyffert, Béchamp.
[2]) Vergl. Lafar: Technische Mykologie, 1. Aufl., 2, 527 u. ff.
[3]) Ann. d. Chem. u. Pharm. 1878, 193, 322.
[4]) Centralbl. f. Bakteriol., II. Abth., 1902, 9, 564; Hoffmeister's Beiträge z. chem. Physiol. u. Pathol. 1902, 2, 389.

Das Hefenglykogen ist in grösserer Menge zuerst von Cremer[1]) (1894) dargestellt und seine völlige Gleichartigkeit mit dem Leberglykogen festgestellt worden. Nach den quantitativen Bestimmungen von Clautriau[2]) enthält die Trockensubstanz der Hefe 31% Glykogen, nach denen von Laurent[3]) 32,6%. Durch geeignete Ernährung der Hefe kann ihr Glykogengehalt besonders erhöht werden. Nach den Untersuchungen von Laurent, Henneberg[4]), Cremer wirken Milch-, Bernstein-, Aepfelsäure, Asparagin, Glutamin, Eiereiweiss, Pepton, Mannit, Glukose, Fruktose, Saccharose, Maltose, d-Galaktose und d-Mannose günstig auf die Glykogenbildung. Nach Cremer[5]) findet in mit Glukose versetztem Hefenpresssaft eine Synthese von Glykogen statt. Dagegen ist die Hefe nicht, wie Laurent behauptet hat, im Stande, Glykogen aus Nährlösungen aufzunehmen und aufzuspeichern[6]).

Betreffs des Glykogengehaltes der Hefe in verschiedenen Lebensstufen geben Will[7]), Lindner[8]) und Goncharuk[9]) an, dass in den ersten Gährungsstufen kein Glykogen auftritt, sondern erst am Schluss der Hefengährung. Beim Aufbewahren der Hefe verschwindet das Glykogen allmählich wieder. Doch findet man auch in stark hungernden Trubs Hefe mit viel Glykogen. Meissner[10]) dagegen will Glykogen auch im Anfange der Hauptgährung, in sprossenden Zellen beobachtet haben, eine Angabe, die nach Will und Braun[11]) wohl auf fehlerhafte Untersuchungsverfahren zurückzuführen ist. Nach Henneberg unterscheiden sich verschiedene Hefenrassen durch den Grad der Glykogenbildung[12]). Betreffs der Bedeutung des Glykogens für die Hefenzelle sind Meissner und Henneberg der Ansicht, dass das Glykogen die Stelle der transitorischen Stärke in den höheren Pflanzen einnehme, da Bildung und Verbrauch stets neben einander verlaufen. Das Glykogen nimmt schon bei Verringerung der Zuckerzufuhr ab.

Die Hefe enthält, wie Cremer und neuerdings E. Buchner[13]) und Rapp bei ihren Versuchen mit Hefenpresssaft nachweisen konnten, ein das Glykogen hydrolysirendes Enzym, welches daraus Glukose erzeugt. Ueber die Bedeutung dieser Zersetzung vergl. den Abschnitt Selbstgährung.

Sogenanntes „Hefengummi" ist von verschiedenen Untersuchern aus Hefe durch Ausziehen mit Wasser oder Kalilauge dargestellt worden. Die Angaben über die Zusammensetzung dieser Schleimkörper, welche in neutraler Lösung durch Fehling'sche Lösung als kupferhaltige Niederschläge gefällt werden, gehen sehr auseinander, sodass dieselben vermuthlich ein Gemisch verschiedener Verbindungen darstellen, deren Art nach der Verschiedenheit der Lebensbedingungen schwanken dürfte. Die Elementarzusammensetzung des Hefengummis entspricht im Allgemeinen der Formel $C_6H_{10}O_5$. Nach den bei der Hydrolyse entstehenden Zuckern zu urtheilen, handelt es sich beim Hefengummi im Wesentlichen um Dextran und Manuan; auch Galaktan scheint vorzukommen.

---

[1]) Zeitschr. f. Biolog. 1894, 31, 188; vergl. auch E. Salkowski: Berichte d. deutschen chem. Gesellsch. 1894, **27**, 498. Der erste Nachweis von Glykogen in Pilzen wurde von Errera (Allgem. Brauer- u. Hopfen-Ztg. 1892, 1088) erbracht.
[2]) Centralbl. f. Bakteriol., II. Abth., 1896, **2**, 429.
[3]) Allgem. Brauer- u. Hopfen-Ztg. 1892, 1088.
[4]) Centralbl. f. Bakteriol., II. Abth., 1902, **9**, 722.
[5]) Berichte d. deutschen chem. Gesellsch. 1899, **32**, 2062.
[6]) Vergl. Cremer: Centralbl. f. Bakteriol., Abth. I, **16**, 578; Koch u. Hosaeus: Ebendort **16**, 145.
[7]) Allgem. Brauer- u. Hopfen-Ztg. 1892, 1088.
[8]) Lindner, Mikroskop. Betriebskontrolle der Brauerei 1895, 254.
[9]) Centralbl. f. Bakteriol., II. Abth., 1900, **6**, 546.
[10]) Ebendort 1900, **6**, 517.
[11]) Zeitschr. f. d. gesämmte Brauwesen 1901, **24**, 397.
[12]) Vergl. auch Kayser u. Boulanger (Ann. Brass. et Destill., 25. févr. 1898; Zeitschr. f. Untersuchung d. Nahrungs- u. Genussmittel 1898, **1**, 425), nach deren Angaben die Glykogenbildung von der Hefenrasse und vielen äusseren Umständen abhängt.
[13]) Berichte d. deutschen chem. Gesellsch. 1899, **32**, 2090.

Die Menge des in der Hefe vorkommenden Gummis beträgt nach den Untersuchungen von Hessenland und E. Salkowski 6—7 % der Trockensubstanz. Nägeli und Löw haben aus Unterhefe an Gummi einschliesslich der sog. Cellulose 37 % des Trockenrückstandes erhalten.

Das Hefengummi entsteht besonders in älteren Hefenzuchten. Es bildet sich dann eine Art gelatinöses Netzwerk, innerhalb dessen die Zellen liegen und welches entweder durch Verschleimung der äusseren Membranschichten oder durch Gummiausscheidung gebildet wird.

Pentosane enthält nach Hessenland der Trockenrückstand der Hefe 2—3 %.

Celluloseartige Stoffe enthält die Membran der Hefenzelle. Eigentliche Cellulose kommt in derselben, wie schon gesagt, nicht vor; die sog. Hefencellulose löst sich wie andere „Pilzcellulose" nicht in Kupferoxyd-Ammoniak-Lösung und giebt auch nicht die sonstigen Cellulose-Reaktionen. E. Salkowski hat durch Ausziehen der Hefe mit heisser 3%-iger Kalilauge einen Körper von der Zusammensetzung $C_6H_{10}O_5$ erhalten, der durch Kochen mit Wasser in einen löslichen, durch Jod roth färbbaren und in einen unlöslichen gallertigen Antheil gespalten wurde. Ersterer, die sog. Erythrocellulose, gab bei der Hydrolyse nur d-Glukose, letzterer, die Achroocellulose, ausserdem auch geringe Mengen Mannose. Geringe Mengen Stickstoff und Asche dieser Hefencellulose sind vielleicht auf anhaftende Verunreinigungen zurückzuführen. Den Gehalt der Trockensubstanz der Hefe an Cellulose geben Payen zu 29,4 %, Liebig und Pasteur zu 16—18 % an.

Gerbstoffe sind nach Jörgensen[1]) in der Hefe im Gährungsanfange enthalten, doch haben Naumann[2]) und Will[3]) solche niemals auffinden können.

Die Aschenbestandtheile der Hefenzelle. Ueber die Zusammensetzung der Hefenasche liegen zahlreiche Analysen vor, bei deren Bewerthung aber dieselbe Vorsicht anzuwenden ist wie bei denen der Rohasche. Die einzelnen Angaben[4]) schwanken, von ganz aussergewöhnlichen Befunden abgesehen, zwischen folgenden Grenzzahlen:

Kali	Natron	Magnesia	Kalk	Phosphorsäure	Schwefelsäure	Kieselsäure	Chlor
23,3-39,5 %	0,5-2,5 %	4,1-6,5 %	1,0-7,6 %	44,8-59,4 %	0,3-6,4 %	0,9-1,9 %	0,03-0,1 %

d) **Widerstandskraft der Hefe gegen verschiedene Einflüsse. Lebensfähigkeit in Nährflüssigkeiten.** Nach Hansen[5]) bleiben Hefen am längsten in 10%-iger Saccharoselösung lebend. Von 44 Arten waren nach 20-jährigem Aufenthalte in dieser Lösung nur 3 Arten abgestorben. In Würze sterben die Hefen schneller ab, ebenso in Wasser, halten sich aber immerhin mehrere Monate bis Jahre.

Eintrocknen. In fein vertheiltem Zustand stirbt nach Hansen getrocknete Hefe schon nach wenigen Tagen. Einige Arten leben aber auch monatelang. Die Sporen sind widerstandsfähiger. Auf Baumwolle oder Filtrirpapier eingetrocknete Hefe hält sich meist ein Jahr lebend, die Sporen 2—3 Jahre. Vorzügliche Erfahrungen hat Will[6]) mit Holzkohlenpulver gemacht. Auf diesem eingetrocknete Hefe war noch nach mehr als 10 Jahren lebend.

Wärme. Feuchte Wärme tödtet die Hefenzellen schon zwischen 50° und 60°. Aeltere Zellen sind meist etwas widerstandsfähiger als jüngere, Sporen noch mehr. Hansen fand für Sacch. ellipsoideus II folgendes Verhalten bei 5 Minuten langem Erwärmen. Es starben: junge Zellen zwischen 54° und 56°, alte Zellen bei 60° noch nicht, Sporen bei 62° noch

---

[1]) Jörgensen, Mikroorganismen d. Gährungsindustrie 1898, 5,
[2]) Naumann, Ueber d. Gerbstoffe d. Pilze. Dissert. Erlangen 1895.
[3]) Centralbl. f. Bakteriol., II. Abth., 1900, 6, 807.
[4]) Die Analysen sind von Mitscherlich, Liebig, Belohoubek, Champion u. Pellet, Béchamp, Bull, Lintner. Liebig giebt für SiO_2 14,4 %, Champion für Na_2O 16,6 % an.
[5]) Compt. rend. trav. Carlsberg 1898, 4, 93.
[6]) Zeitschr. f. d. gesammte Brauwesen 1896, 19, No. 34; 1897, 20, 91; 1898, 21, 75; 1899, 22, 43; 1900, 23, 11; 1901, 24, 3; 1902, 25, 17.

nicht, aber bei 66°. In Wein mit 6,4 % Alkohol starben die Hefenzellen nach Schulze[1]) schon bei zweistündigem Erwärmen auf 45°. Abkühlung auf —130° und monatelanges Einfrieren schädigt die Hefenzellen nicht.

Licht[2]). Diffuses Tageslicht, elektrisches Bogenlicht hemmen die Sprossung, Sonnenlicht tödtet die Zellen. Ob die Hefen bei der bekannten Verschlechterung des Geschmackes und Geruches von belichtetem Biere betheiligt sind, ist nicht bekannt. — Ueber die Einwirkung chemischer Gifte auf die Hefenzelle vergl. unten.

e) **Die Kennzeichnung der Saccharomyceten.** Die Differentialdiagnose der Saccharomyceten stützt sich, da die morphologischen Unterschiede allein nicht ausreichen, auch auf physiologische. Es kommen zur Kennzeichnung eines Saccharomyceten folgende Punkte in Betracht:

α) Das Wachsthum in Nährflüssigkeiten und auf festen Nährböden in Bezug auf Form der Zellen und Kolonien.

β) Die Sporenbildung (Gestalt und Zahl der Sporen; Abhängigkeit der Sporenbildung von der Temperatur u. s. w.; Art der Keimung der Sporen).

γ) Die Enzymbildung.

δ) Die Assimilationsfähigkeit verschiedener Nährstoffe.

ε) Das Gährvermögen gegenüber verschiedenen Kohlenhydraten.

ζ) Vergährungsgrad durch verschiedene Hefen.

Im Folgenden soll die Bedeutung dieser differentialdiagnostischen Merkmale kurz besprochen werden.

α) **Wachsthum, vegetative Zellformen auf verschiedenen Nährböden**[3]).

Die Bodensatzhefe. In gährfähigen Flüssigkeiten sammelt sich ein mit der Dauer der Gährung zunehmender Bodensatz von Hefenzellen an. Diese sog. Bodensatzhefe besteht bei den meisten Bier- und Brennereihefen aus kugel- oder eirunden Zellen. Man bezeichnet solche Hefen nach dem Sammelnamen der Bierhefen, Saccharomyces cerevisiae, als Cerevisiae-Typus. Dagegen besteht die Satzhefe anderer Arten, vor allem die der meisten Weinhefen, aus elliptischen Zellen. Nach der alten Bezeichnung der Weinhefen von Rees als Sacch. ellipsoideus, nennt man diese Arten den Ellipsoideus-Typus. Hierher gehört z. B. auch der als Krankheitshefe im Bier von Hansen aufgefundene S. ellipsoideus II. Zu einem dritten Typus hat man diejenigen Hefen zusammengefasst, welche eine langgestreckte, wurstartige Zellform besitzen. Nach dem von Rees zuerst für solche Hefen benutzten Namen Sacch. Pastorianus zählt man diese Hefen zum Pastorianus-Typus. Die Pastorianushefen treten vielfach als Krankheitshefen in den Gährbetrieben auf.

Die Zellform der Bodensatzhefe einer Art ist keine starr begrenzte, sondern es kommen in einer Satzhefe immer Zellen etwas verschiedener Gestalt und Grösse vor, auch unter ganz gleichen Züchtungsbedingungen, während die Schwankungen bei verschiedenen Lebensbedingungen erheblicher sind. Immerhin zeigen doch die Zellen einer Zucht grösstentheils

---

[1]) Landw. Jahrb. 1895, **24**, 405; vergl. auch Nakamura: Chem. Centralbl. 1897, **2**, 818.

[2]) Kny, Berichte d. deutschen bot. Gesellsch. 1884, **2**, Heft 3; Marshall Ward, Proceed. Roy. Soc. 54. London 1893; Lohmann, Ueber den Einfluss des intensiven Lichtes auf die Zelltheilung bei Sacch. cerevisiae. Rostock 1896.

[3]) Arbeiten, welche sich mit den in den nachfolgenden Abschnitten besprochenen morphologischen Verhältnissen der Hefen beschäftigen, sind ausser den besonders angeführten grundlegenden von Hansen folgende: Will, Vergleichende Untersuchungen an 4 untergährigen Bierhefen, Centralbl. f. Bakteriol., II. Abth., 1895, **1**, 449; 1896, **2**, 752; 1899, **5**, 426; 1902, **9**, 135; Zeitschr. f. d. gesammte Brauwesen 1895, **18**, No. 1; 1898, **21**, 443; 1899, **22**, 151; 1902, **25**, 241; Aderhold, Morphologie deutscher Weinhefen, Landw. Jahrb. 1894, **23**, 587; Marx, Französ. Weinhefen, Centralbl. f. Bakteriol., I. Abth., 1889, **5**, 313; Kayser, Apfelweinhefen, ebendort 1890, **8**, 726; Nastjukow, Russische Weinhefen, Chem.-Ztg. 1898, **22**, Rep. 116; Rommel, Fruchtweinhefen, Wochenschr. f. Brauerei 1902, **19**, 176; Schönfeld, Weissbierhefen, ebendort 1902, **19**, 146, 216, 229.

einen gewissen Typus, sodass man beim Vergleich einer grösseren Anzahl Zellen einheitliche, auch bei nahestehenden Arten wohl unterscheidbare Gestaltsbilder erhält.

In älteren flüssigen Kulturen, im Geläger, entstehen gestreckte (Pastorianus-) Formen auch bei Hefen, die sonst nur runde und elliptische Zellformen ausbilden.

Die Hautbildung. In flüssigen Hefen-Kulturen, welche ruhig gehalten werden, entstehen nach längerer Zeit Vegetationen an der Oberfläche, welche meist erst am Rande als Hefenring, oder als einzelne Hautflecken, als „Hefeninseln" auftreten, um später die ganze Oberfläche mit einer Haut zu überziehen. Die Entstehung dieser Oberflächenvegetationen hängt von der Temperatur und den sonstigen Züchtungsbedingungen, ferner auch von der Art selbst ab.

Nach Hansen[1] unterbleibt bei S. cerevisiae I die Hautbildung bei Temperaturen über 34° und unter 5°, bei S. Pastorianus I, II und III über 28° und unter 3°. Auch die Zeit, innerhalb welcher die Haut entsteht, schwankt bei den einzelnen Arten von einigen Tagen bis zu mehreren Monaten.

Die Zellformen der Hautvegetationen sind in älteren Kulturen meist sehr langgestreckt. Dieselben sind bei derselben Art je nach der Entwickelungstemperatur verschieden. Will beobachtete, dass aus einzelnen an der Oberfläche schwimmenden Bodensatzzellen zunächst zahlreiche kleinere elliptische und wurstförmige Zellen entstehen, welche die ersten Anfänge der Haut darstellen. Ferner bilden sich bald grössere, mit sehr dicker Haut versehene, an Glykogen und Fett sehr reiche sog. **Dauerzellen**, welche nun sehr langgestreckte Zellen treiben, die ihrerseits wieder solche Zellen treiben und fast ausschliesslich die Haut erzeugen. Später treten in diesen langgestreckten Zellen meist auch Zwischenwände auf, sodass ein typisches gegliedertes **Fadenmycel** entsteht. Eine solche Mycelbildung ist zuerst von Hansen in alten Häuten, sowie in Kulturen auf festen Nährböden beobachtet worden.

Die Hautzellen sind die aërobisch lebende Generation der Hefe und wirken in chemischer Beziehung vorwiegend oxydirend (vergl. unten). Bei Züchtung unter der Oberfläche bringen die Hautzellen allmählich wieder die Bodensatzgeneration hervor. Für die Praxis ist es wichtig, keine Hauthefe zu verwenden, da diese unter Umständen schlechten Geschmack im Biere erzeugt haben soll (vergl. den Abschnitt über Variation), während allerdings Raymann und Kruis sowie Klöcker auch mit Hefe aus alten Hautzellen gutes Bier erhalten haben.

Vegetationen auf festen Nährböden. Auch die Vegetationen der Hefen auf festen Nährböden können, wie zuerst Hansen gezeigt hat, zur Unterscheidung der verschiedenen Arten benutzt werden, wenn auch nicht immer mit so gutem Erfolg wie die in Flüssigkeiten. Besonders kennzeichnend ist das Wachsthum in den sog. Riesenkolonien nach Lindner[2], die dadurch erhalten werden, dass ein Tropfen Hefenemulsion auf Würzegelatine gegeben wird, aus dem sich dann eine grosse Kolonie entwickelt, die bei den verschiedenen Arten häufig nach Gestalt, Farbe, Konsistenz etc. eigenartig wechselt.

β) **Die Bildung der Askosporen.** Die Bildung der Askosporen ist bei der Hefe zuerst von Schwann beobachtet, dann von Rees für mehrere Arten beschrieben, eingehender aber erst von Hansen erforscht worden. Nach Hansen[3] sind Bedingung für die Sporenbildung: junge, wohlgenährte Zellen, reichliche Feuchtigkeit, Luftzutritt und höhere Temperatur. Man erhält Sporenbildung am besten, wenn man geringe Mengen junger Bodensatzhefe in dünner Schicht auf einem durchfeuchteten Gypsblock in einer feuchten Kammer bei 25° stehen lässt. Doch findet die Sporenbildung auch auf anderen Substraten wie Gelatine, bei manchen Arten auch in den Hautdecken flüssiger Kulturen statt. Nach neueren Unter-

---

[1] Compt. rend. trav. Carlsberg 1886, 2, 106.
[2] Wochenschr. f. Brauerei 1893, 10, 692.
[3] Compt. rend. trav. Carlsberg 1883, 2, 13.

suchungen Hansen's[1]) können auch junge Zellen, welche noch keinen Spross erzeugt haben, Sporen bilden.

Die Sporen bestehen aus Membran sowie Plasma und sind bei einigen Arten kugel- oder eirund, bei anderen nierenförmig, bei anderen auch hutförmig[2]). Das Plasma der Kulturhefen erscheint matt, während das der sog. wilden Hefen meist stark lichtbrechend ist.

Die Zahl der Sporen in einer Zelle schwankt von 1 bis 11. Zuweilen verwachsen die Sporenwände, sodass die betreffende Zelle dann mehrfächerig wird. Die Entleerung der Sporen erfolgt durch Bersten der Zellmembran.

Die Keimung der Sporen erfolgt bei den Saccharomyceten nach bisherigen Untersuchungen nach 2 Typen:

1. Die Keimung erfolgt in Form einer gewöhnlichen Sprossung an jeder beliebigen Stelle der Sporenoberfläche. In dieser Weise keimen S. cerevisiae I, S. Pastorianus I, II, III, S. ellipsoideus I, II und die weitaus meisten der Saccharomyceten.
2. Zwei Sporen verwachsen und treiben je einen Keimschlauch, die entweder für sich weiter wachsen oder zu einem Schlauche verschmelzen. An diesem Promycel findet dann erst die Entwickelung der Hefenzellen statt. In dieser Weise keimt der in Schleimflüssen der Bäume vorkommende S. Ludwigii.

Die Bildung der Askosporen ist ein wichtiges kennzeichnendes Artenmerkmal, da, wie Hansen[3]) nachgewiesen hat, die Sporen bei derselben Temperatur von verschiedenen Arten nach verschiedenen Zeiträumen gebildet werden und auch die Temperaturgrenzen für die Sporenbildung bei verschiedenen Arten schwanken. Da die Sporenbildung der wilden Hefen der Brauerei schneller erfolgt als die der Kulturhefen, so ist hiermit ein Mittel gegeben, wilde Hefe in untergähriger Kulturhefe leicht nachzuweisen. Bei wilden Hefen tritt nach Holm[4]) und Poulsen sowohl bei 15° wie bei 25° schon nach 40 Stunden und früher Sporenbildung ein, während bei den Kulturhefen die Sporenbildung bei einer dieser oder beiden Temperaturen erst nach 72 Stunden erfolgt. Die obergährigen Kulturhefen (Brauerei-, Brennerei-, Press-) und die Weinhefen bilden allerdings ihre Sporen erheblich schneller, sodass in diesem Falle die Prüfung eine unsichere wird.

Die Abhängigkeit der Sporenbildung von der Temperatur wird in sog. Sporenkurven durch die Maximal-, Minimal- und Optimaltemperatur ausgedrückt. Nach Hansen verläuft die Sporenbildung bei S. cerevisiae I folgendermassen:

37,5° keine Sporen,	23° erste Anlagen nach 27 Stdn.
36—37° erste Anlagen nach 29 Stdn.	17,5° „ „ „ 50 „
35° „ „ „ 25 „	16,5° „ „ „ 65 „
33,5° „ „ „ 23 „	11—12° erste „ 10 Tagen,
30° „ „ „ 20 „	9° keine Sporen.
25° „ „ „ 23 „	

Eine besondere Art der Askusbildung hat Schiönning bei Schizosaccharomyces octosporus beschrieben. Es tritt in diesen Fällen zunächst eine Theilung der betr. Zelle in zwei Zellen ein, die dann wieder zu einer die Askosporen erzeugenden Zelle verschmelzen.

---

[1]) Centralbl. f. Bakteriol., II. Abth., 1899, 5, 1. Nach Hansen's weiteren Veröffentlichungen (Compt. rend. trav. Carlsberg 1902, 5, 64) bilden Sporen, welche in Nährlösungen etwas gequollen sind, beim Einbringen in Gypslösung sofort wieder Sporen; es wird also die Mutterspore zum Sporangium. Weitere Arbeiten über Sporenbildung: Nielsen, Compt. rend. trav. Carlsberg 1894, 3, 176; Lindner, Centralbl. f. Bakteriol., II. Abth., 1896, 2, 13; Will, Zeitschr. f. d. gesammte Brauwesen 1887, 10, No. 16 u. 17.

[2]) Bei einem in Boden vom Himalaya gefundenen Saccharomyceten hat neuerdings Klöcker (Centralbl. f. Bakteriol., II. Abth., 1902, 8, 129) auch kugelrunde Sporen mit einer äquatorialen Leiste (ähnlich wie bei dem Planeten Saturn) beobachtet.

[3]) Hansen: Compt. rend. trav. Carlsberg 1891, 3, 44.

[4]) Ebendort 1886, 2, 88; 1888, 2, 137.

γ) **Die Enzyme der Hefenzelle.** Die Hefenzelle enthält eine grosse Zahl verschiedener Enzyme oder deren Zymogene. Die Art und Zahl der von den verschiedenen Arten erzeugten Enzyme schwankt beträchtlich und gilt, besonders was die die Polysaccharide spaltenden Enzyme betrifft, als eines der beständigsten und sichersten differentialdiagnostischen Merkmale[1]).

Die Hefenenzyme diffundiren theils leicht durch die Zellmembran, theils können sie nicht aus der Zelle heraustreten und sind für die Assimilation und Desassimilation innerhalb der Zelle bestimmt. Für solche Enzyme schlägt Hahn[2]) die Bezeichnung „Endoenzym" vor.

Die Wirkung der Enzyme steht nach den Untersuchungen von E. Fischer[3]) an einigen zuckerspaltenden Hefenenzymen in den engsten Beziehungen zu ihrer chemischen Konfiguration, sodass sie nur ihnen sterisch ähnlich gebaute Verbindungen zersetzen können (vergl. S. 52).

Eine synthetische Wirkung von Hefenenzymen, wie sie nach den Anschauungen von Duclaux, Tammann und Hill bei Anhäufung der Spaltungserzeugnisse stattfinden muss, ist für Hefenglukase von Croft Hill[4]), sowie von Emmerling[5]) nachgewiesen, von denen ersterer aus Glukose Maltose, letzterer Isomaltose erhalten haben will. Aus Mandelsäurenitrilglukosid und Glukose entsteht durch Glukase Amygdalin[6]). E. Fischer u. Armstrong[7]) haben weiter gezeigt, dass durch Laktase aus Kefirhefe aus Hexosen Isolaktose erhalten werden kann.

Die bisher in Hefen nachgewiesenen Enzyme lassen sich in folgende Gruppen theilen:
1. Hydrolysirende Enzyme
    a) Zuckerspaltende: Invertase, Glukase (Maltase), Laktase, Melibiase, Raffinase, Trehalase, Diastase, glykogenspaltendes Enzym;
    b) Proteolytische: Endotryptase;
    c) Gerinnungsenzyme: Lab.
2. Oxydirende Enzyme: Oxydase, Katalase (?).
3. Reducirende Enzyme.
4. Gährungsenzyme: Zymase.

Ueber die Natur dieser Enzyme[8]), sowie über ihr Vorkommen in verschiedenen Hefenarten ist in Kürze Folgendes bekannt:

Invertase. Invertase spaltet Saccharose in ihre beiden Komponenten. Nach den Angaben von Bau[9]) wird auch die Raffinose von derselben in Hexose und Melibiose zerlegt. Sie wurde aus Hefe zuerst von Berthelot dargestellt. Dieselbe kommt nach den Untersuchungen von Hansen[10]) stets in den Brauerei- und den übrigen Kulturhefen, sowie

---

[1]) Die Vertreter der französischen Schule (Duclaux, Traité de microbiologie, 3), nehmen auf Grund der Versuche von Dubourg (Compt. rend. 1896, **128**, 440) und Dienert (Compt. rend. 1899, **128**, 569 und **129**, 63) an, dass die Enzymbildung bei derselben Hefenart nach Art der Ernährung schwankt. Klöcker (Centralbl. f. Bakteriol., II. Abth., 1900, 6, 241; Compt. rend. trav. Carlsberg 1900, 5, 58) hat das Irrthümliche dieser Anschauung festgestellt. Dagegen ist es wohl nicht unwahrscheinlich, dass eine vorhandene geringe Fähigkeit zur Enzymbildung durch geeignete Kultur gesteigert werden kann (vergl. L. Effront, Zeitschr. f. Spirit. 1898, **21**, 298).
[2]) Zeitschr. f. Biologie 1900, **40**, 117.
[3]) Berichte d. deutschen chem. Gesellsch. 1894, **27**, 2985; Centralbl. f. Bakteriol., II. Abth., 1895, 1, 195.
[4]) Journ. Chem. Soc. 1894. **173**, 634; Berichte d. deutschen chem. Gesellsch. 1901, **34**, 1380.
[5]) Berichte d. deutschen chem. Gesellsch. 1901, **34**, 600 u. 2206.
[6]) Ebendort 1901, **34**, 3810.
[7]) Ebendort 1902, **35**, 3144.
[8]) Vergl. die Sammelwerke: Green-Windisch, Die Enzyme; Effront, Les diastases (deutsch von Büchler); Oppenheimer, Die Fermente.
[9]) Chem.-Ztg. 1895, **19**, 1873; Centralbl. f. Bakteriol., II. Abth., 1895, **1**, 887; Wochenschr. f. Brauerei 1900, **17**, 698.
[10]) Compt. rend. trav. Carlsberg 1888, **2**, 143.

den meisten wilden Hefen vor. Die Invertase ist zum Unterschiede von anderen zuckerspaltenden Hefenenzymen in Wasser leicht löslich[1]) und lässt sich leicht aus den Hefenzellen ausziehen. Sie wirkt nur in saurer Lösung spaltend. Getrocknet hält sie einstündiges Erhitzen auf 140—150° ohne Schaden aus[2]). Betreffs der chemischen Natur der Hefeninvertase ist zu bemerken, dass Osborne[3]) und Kölle[4]) dieselbe für eine chitinartige Verbindung, nicht für Proteïn oder Pepton halten, während E. Salkowski[5]) gegen die Annahme kohlenhydratartiger Zusammensetzung derselben ist.

Glukase (Maltase). Glukase spaltet Maltose in Glukose. Sie ist von Bourquelot, Lintner[6]), E. Fischer[7]) und Beyerinck[8]) in Hefe nachgewiesen worden. Dieselbe ist in Wasser schwer löslich und kann nur aus zerriebenen Zellen durch Auslaugen gewonnen werden. Sie kommt wie die Invertase in den meisten Hefenarten vor. Die Optimaltemperatur für die spaltende Kraft der Glukase liegt nach Lintner und Kröber bei 40°. Bei 50—55° wird sie nach den von Beyerinck bestätigten Angaben dieser Autoren zerstört.

Melibiase. Melibiase spaltet die bei der Spaltung der Raffinose durch Invertase entstehende Melibiose in Hexosen. Die Melibiase ist in Wasser löslich. Sie wurde von Bau[9]) sowie von E. Fischer[10]) und Lindner aus untergährigen Bierhefen[11]) (Saaz und Frohberg) durch Auslaugen der getrockneten Zellen mit Wasser erhalten. Anfangs Raffinase genannt, hat sie von Bau dann die Bezeichnung Melibiase erhalten, da sie nur die Melibiose, nicht die Raffinose selbst spaltet. Nach neueren Untersuchungen von Lindner[12]) kommt sie auch in einigen obergährigen Hefen vor, sodass der auf ihr Vorkommen von Bau gegründete physiologische Nachweis von Unterhefe in Presshefe nicht mehr ganz gesichert erscheint.

Raffinase. Nach den neueren Versuchen von Lindner[13]) kommen verschiedene Hefenarten vor, welche zwar Raffinose, aber nicht Saccharose vergähren und umgekehrt. Man wird also entgegen der Anschauung Bau's (s. o.) doch wohl ein besonderes raffinosespaltendes Enzym annehmen müssen.

Laktase. Laktase spaltet Laktose in Hexosen. Die Laktase kommt nur in wenigen Hefenarten vor. In den Kulturhefen der Brauerei wird sie nicht gebildet. Sie ist von Beyerinck[13]) in den Kefirorganismen, von E. Fischer[14]) in der Kefir- und anderen Hefen nachgewiesen worden. Sie diffundirt nicht und wird wie die Glukase aus getrockneten und zerriebenen Hefen durch Auslaugen gewonnen.

Trehalase. Die Trehalase spaltet Trehalose; sie diffundirt nicht. E. Fischer[15]), der sie in der Unterhefe Frohberg nachwies, hält sie nicht für ein eigenes Enzym, sondern für gleich mit Diastase.

---

[1]) Eine nicht lösliche Invertase ist durch E. Fischer u. Lindner in dem ebenfalls Alkoholgährung in Zuckerlösung einleitenden hefeähnlichen Pilz Monilia candida nachgewiesen. (Berichte d. deutschen chem. Gesellsch. 1895, **28**, 3038).
[2]) Berichte d. deutschen chem. Gesellsch. 1897, **30**, 1113.
[3]) Chem. News 1899, **79**, 277; Zeitschr. f. physiol. Chem. 1899, **28**, 399.
[4]) Zeitschr. f. physiol. Chem. 1900, **29**, 429.
[5]) Ebendort 1900, **31**, 305.
[6]) Berichte d. deutschen chem. Gesellsch. 1895, **28**, 1050.
[7]) Ebendort 1895, **28**, 984.
[8]) Centralbl. f. Bakteriol., II. Abth., 1899, **5**, 342.
[9]) Chem.-Ztg. 1895, **19**, 1873; Centralbl. f. Bakteriol., II. Abth., 1895, **1**, 887; Wochenschr. f. Brauerei 1900, **17**, 698.
[10]) Wochenschr. f. Brauerei 1895, **12**, 959; Centralbl. f. Bakteriol., II. Abth., 1895, **1**, 889.
[11]) Schukow (Wochenschr. f. Brauerei 1899, **16**, 195) hat sie auch in Weinhefen aufgefunden.
[12]) Ebendort 1900, **17**, 713.
[13]) Centralbl. f. Bakteriol. 1889, **6**, 44.
[14]) Berichte d. deutschen chem. Gesellsch. 1895, **28**, 1429.
[15]) Ebendort 1893, **26**, 192.

Effront[1]) ist dagegen geneigt, sie als ein selbständiges Enzym zu betrachten. Nach den Untersuchungen von Kalanthar[2]) ist anscheinend eine ganze Reihe verschiedener Hefenarten im Stande, Trehalose in erheblicher Menge zu spalten.

Glykogen spaltendes Enzym. Der durch Auspressen zerriebener Hefe unter hohem Druck nach E. Buchner gewonnene Hefenpresssaft vergährt Glykogen, während Hefe selbst dies nicht thut[3]). Das das Glykogen spaltende Endoenzym hält Wroblewski[4]) für gleichartig mit Diastase. Dieses Enzym spielt vermuthlich bei der sog. Selbstgährung der Hefe eine wichtige Rolle.

Diastase. Auch Stärke wird, wie Wroblewski[5]) nachgewiesen hat, durch den Hefenpresssaft in geringem Grade vergohren, während dieselbe von Hefe selbst nicht angegriffen wird. Da man in neuerer Zeit auch Hefen kennen gelernt hat, welche Dextrin vergähren (vgl. unten), so ist vielleicht in solchen Arten auch eine Dextrinase vorhanden.

Proteolytische Enzyme. Ein proteolytisches Enzym ist in zahlreichen Hefenarten von Will[6]), Wehmer[7]), Beyerinck[8]) und neuerdings von Hahn und Geret[9]) im Presssaft untergähriger Bierhefe nachgewiesen worden. Doch gehen die Anschauungen über die Eigenschaften des Enzyms bei den Autoren auseinander. Nach Will ist das Enzym diffusionsfähig und wird in seiner Wirksamkeit durch den Sauerstoff gehemmt. Dagegen nehmen Beyerinck sowohl wie Hahn und Geret an, dass das Enzym die Wand der gesunden, lebenskräftigen Hefenzelle nicht durchdringen könne und nur aus der todten (Beyerinck) oder wenigstens geschwächten, absterbenden Zelle (Hahn) austrete. Nach den Angaben von Hahn und Geret diffundirt das proteolytische Enzym des Presssaftes nicht. Auch können nicht diffundirende Proteïnkörper der Hefe nicht als Nährstoffe dienen. Sauerstoff begünstigt nach diesen Autoren die Wirkung des Enzyms sehr.

Beyerinck stellt das Enzym zu den tryptischen, da die Proteolyse auf alkalischer Gelatine stärker vor sich geht als auf saurer. Hahn betrachtet diese Erscheinung lediglich als Folge der schlechteren Lebensbedingungen der Hefen auf alkalischen Nährböden und der damit verbundenen schnelleren Degeneration der Zellen, welche in diesem Zustande das Enzym in grösseren Mengen austreten lassen, als die lebenskräftigeren Zellen auf saurem Substrat. Nach seinen Untersuchungen begünstigt saure Reaktion erheblich die proteolytische Wirkung des Presssaftes. Die Optimalreaktion entspricht einer solchen von 0,2 % Salzsäure. In dieser Beziehung gleicht das Enzym also dem Pepsin. Dagegen sind die Spaltungserzeugnisse desselben durchaus tryptischer Natur. Presssaft, der der Selbstverdauung überlassen wird, enthält nach 10—14 Tagen keine gerinnenden Eiweisskörper mehr. Der Stickstoff ist zu 30 % als Basen, zu 70 % als Amidosäuren vorhanden. Es wurden Tyrosin und Leucin, ferner Xanthinkörper gefunden, welche aber erst nach dem Kochen mit Säuren nachweisbar waren. Albumosen entstanden nur vorübergehend und in geringen Mengen, Peptone überhaupt nicht. Von anderen Proteïnstoffen greift das Enzym nach den Untersuchungen von Beyerinck, Hahn und Geret auch Eieralbumin, Kaseïn, Glutenkaseïn, Legumin und Fibrin an.

---

[1]) Effront, Les diastases, S. 261.
[2]) Zeitschr. f. physiol. Chem. 1898, 26, 88.
[3]) Koch und Hosaeus: Centralbl. f. Bakteriol., I. Abth., 16, 145.
[4]) Zeitschr. f. Unters. der Nahrungs- u. Genussmittel 1900, 3, 259.
[5]) Ueber den Hefenpresssaft II. Acad. d. scienc. d. Cracovie 1899; Zeitschr. f. Unters. d. Nahrungs- u. Genussmittel 1900, 3, 259.
[6]) Centralbl. f. Bakteriol., II. Abth., 1898, 4, 753; 1901, 7, 794; Zeitschr. f. ges. Brauwesen 1901, 24, 113.
[7]) Centralbl. f. Bakteriol., II. Abth., 1896, 2, 92. Hier findet sich auch eine Zusammenstellung der älteren Literatur (seit 1889) über Gelatineverflüssigung durch Hefen von Will.
[8]) Centralbl. f. Bakteriol., II. Abth., 1897, 3, 521.
[9]) Berichte d. deutschen chem. Gesellsch. 1898, 31, 202; 1899, 32, 2235; Zeitschr. f. Biologie 1900, 40, 117; ferner „Die Zymasegährung" von E. u. H. Buchner u. M. Hahn. 1903, S. 287.

Der organisch gebundene Phosphor des Hefenpresssaftes erscheint schon nach einstündiger Verdauung bei 37° zu $4/5$ bis $5/6$ als Phosphorsäure. In Uebereinstimmung mit E. Salkowski[1]), welcher die Bildung von Monamidosäuren aus Proteïnkörpern als kennzeichnend für trypsinartige Enzyme hält, rechnen Hahn und Geret das Hefentrypsin zu den Tryptasen und bezeichnen es seines Mangels an Diffusionsfähigkeit wegen als Hefenendotryptase.

Betreffs der Eigenschaften der Endotryptase haben Hahn und Geret Folgendes festgestellt: Dieselbe ist aus dem Presssaft durch Alkohol fällbar, lässt sich aber von der Invertase nicht trennen. Etwas gereinigt, giebt sie weder Biuret- noch Millons-Reaktion. Das Temperatur-Optimum für ihre Wirkung liegt zwischen 40—45°, die Zerstörungstemperatur bei 60°. Im Presssaft bewahrt die Tryptase bei 37° 9—15 Tage ihre Wirksamkeit. Phenol und Quecksilberchlorid, ferner 5% Alkohol hemmen die Spaltung, Blausäure hebt die Wirkung nur zeitweilig auf; bei Zutritt von Luft tritt dieselbe wieder ein. Neutralsalze begünstigen, Alkalien hemmen die proteolytische Wirkung. Die Endotryptase ist in der Hefenzelle stets, und zwar als Zymogen, enthalten. Sehr reich an ihr sind junge Kulturen.

Die Endotryptase spielt eine wichtige Rolle bei der Selbstverdauung, der sogen. Selbstgährung der Hefe. Ueber die bei diesem Vorgange beobachteten Proteïnspaltungserzeugnisse vergl. S. 197.

Gerinnungsenzyme. Rapp[2]) hat im Hefenpresssaft, sowie in durch Behandeln der Hefe mit Chloroform unter Druck bei 60° erhaltenen Auszügen ein Labenzym nachgewiesen, welches wie Bakterienlab auch gekochte Milch koagulirt, sich gegen Säuren, Alkalien, Salze wie Kälberlab verhält und in Lösung durch zweistündiges Erwärmen auf 65—68° zerstört wird. In trockenem Zustande ist dasselbe sehr hitzebeständig; 1‰ Quecksilberchlorid und 3% Phenol wirken zwar hemmend aber nicht zerstörend. Im Presssaft bleibt das Lab monatelang wirksam. Dasselbe kommt in den verschiedensten Hefenarten vor. Es dialysirt nicht.

Oxydirende Enzyme. Effront[3]) hat zuerst die Anwesenheit oxydirender Enzyme in der Hefe vermuthet, weil zerriebene Hefe und Hefensaft beim Durchleiten von Luft sich erwärmen. Grüss[4]) hat dann nachgewiesen, dass die Oxydase der Bierhefe nicht auf Guajak einwirkt, dagegen Tetramethylparaphenylendiamin zu einem violetten Farbstoff oxydirt. Alkohol schwächt die oxydirende Wirkung der Lösung; Erwärmen auf 60—65° hebt dieselbe auf.

Auch die von Löw[5]) angenommene Katalase, der er im Gegensatz zu der bisherigen Annahme allein die Fähigkeit zuschreibt, Wasserstoffsuperoxyd unter Sauerstoffentwickelung zu zersetzen, kommt in der Hefe vor.

Reducirende Enzyme. Hefenpresssaft zeigt reducirende Eigenschaften, die theils auf mehr rein chemische Vorgänge, theils auf zymatische Wirkungen zurückführbar sein dürften. Zu ersteren gehören die Entwicklung von Stickstoff aus Nitriten, von Schwefelwasserstoff aus Schwefel[6]) und Thiosulfat, die Reduktion von Jod zu Jodwasserstoff.

---

[1]) Zeitschr. f. physiol. Chem. 1901, 34, 158; 1902, 35, 545.
[2]) Centralbl. f. Bakteriol., II. Abth., 1902, 9, 625.
[3]) Effront, Les diastases, S. 309.
[4]) Wochenschr. f. Brauerei, 1901, 18, 310.
[5]) Berichte d. deutschen chem. Gesellsch. 1901, 35, 2487.
[6]) Dumas (Ann. chem. phys. 3, 92) beobachtete Entwickelung von Schwefelwasserstoff, wenn er Hefe mit Schwefel in Zuckerwasser digerirte; Rey Pailhade (Compt. rend. 106, 1683) erhielt aus Hefe durch Digeriren mit Alkohol eine saure Lösung, welche aus Schwefel Schwefelwasserstoff entwickelte.

Zymatischer Natur ist dagegen nach Hahn[1]) die Reduktion von Methylenblau. Das Reduktionsvermögen des Presssaftes geht schon nach wenigen Tagen, bei 55—60° schon nach einer Stunde verloren. Optimaltemperatur ist 40°. Da die Reduktionswirkung parallel mit der Gährwirkung sinkt, so ist dieselbe vielleicht an die Zymase gebunden.

Gährungsenzyme. Ausser den bisher angeführten Enzymen, deren Wirksamkeit auf verhältnissmässig einfache chemische Veränderungen (Hydrolyse, Oxydation u. s. w.) beschränkt ist, hat in den letzten Jahren E. Buchner[2]) in der Hefe ein bisher nur in dieser gefundenes Enzym nachgewiesen, welches Zucker in Alkohol und Kohlensäure spaltet und den Namen Zymase erhalten hat. Dasselbe ist neben den oben bereits angeführten Enzymen in dem Safte enthalten, der aus mit Quarz und Kieselguhr bis zur Zertrümmerung der Zellen zerriebener Hefe mittels der hydraulischen Presse ausgepresst werden kann. Auch aus durch Aether oder Aceton getödteter und dann zerriebener Hefe kann die Zymase durch Wasser oder Glycerin ausgewaschen werden. Nach E. Buchner sind besonders Unterhefen für die Gewinnung der Zymase geeignet, weniger gut Oberhefen, während andere Untersucher auch mit letzteren Erfolge erzielt haben.

Der Presssaft vergährt d-Glukose, d-Fruktose, Maltose, Saccharose schnell, Raffinose langsamer, Glykogen und Stärke sehr träge, am schwächsten Galaktose, gar nicht Laktose, l-Arabinose und Mannit. Fruktose und Glukose werden im Gegensatz zur lebenden Hefe gleich schnell vergohren.

Die Zymase diffundirt nicht und stellt ihre Wirksamkeit im Presssaft schon bei 40—50° ein. Sie wirkt bedeutend langsamer als andere Enzyme. Durch Alkohol und Aether kann sie in Gemeinschaft mit anderen Stoffen aus dem Presssaft gefällt werden. Man kann diese Fällung mehrfach wiederholen, ohne die Gährkraft des Enzyms zu schädigen. Bei niedriger Temperatur lässt sich der Presssaft ohne Schädigung der Gährkraft zur Trockene verdampfen; ebenso kann der Trockenrückstand unbeschadet 8 Stunden auf 85° erwärmt werden. Derselbe hat nach den bisherigen Versuchen auch nach einjährigem Aufbewahren von seiner Gährkraft nichts eingebüsst. Die schnelle Wirkungsabnahme der Zymase im Presssaft wird auf die Schädigung derselben durch die gleichzeitig vorhandene Endotryptase zurückgeführt. Die Wirkung der Zymase wird durch schwach alkalische Reaktion des Saftes (Kaliumkarbonat oder Dinatriumphosphat) beschleunigt. Bei 28—30° setzt die Gährung am schnellsten ein, dagegen werden die höchsten Vergährungszahlen bei 12—14° erhalten. In sehr starken Zuckerlösungen (30—40%) erzeugt die Zymase die grössten Mengen Kohlensäure, dagegen verläuft die Gährung am schnellsten in 10—15%-igen Lösungen. Aus 30—40%-igen Zuckerlösungen werden in 96 Stunden rund 0,8 g Kohlensäure gebildet. Auch bei 25-facher Verdünnung des Presssaftes findet noch Gährung statt.

Antiseptika wirken auf die Zymase verhältnissmässig wenig schädigend. Zur Frischhaltung ohne bedeutende Schädigung der Gährkraft sind geeignet Toluol, Chloroform, Zucker, Glycerin. Die Vergährung der Zuckerarten durch die Zymase erfolgt in der Weise, dass annähernd gleiche Mengen Alkohol und Kohlensäure gebildet werden. Glycerin und Bernsteinsäure, die ständigen Nebenerzeugnisse der Hefengährung, entstehen anscheinend bei der Zymasegährung nicht und haben vermuthlich mit der Gährung an sich nichts zu thun.

Eine Reindarstellung der Zymase aus dem Presssaft ist bisher weder durch Ausfrieren noch durch Fällung mit Alkohol-Aether oder Aceton gelungen. Ein bedeutend gährfähigeres Präparat als der Presssaft lässt sich, wie Buchner, Albert und Rapp[3]) gezeigt haben,

---

[1]) Die Zymasegährung von E. u. H. Buchner und M. Hahn, 1903, S. 341; Zeitschr. f. Biologie 1900, **40**, 168; ferner Rey Pailhade, Compt. rend. **118**, 201.

[2]) Die zahlreichen, meist in Berichte d. deutschen chem. Gesellsch. veröffentlichten Arbeiten von E. Buchner und seinen Mitarbeitern sind zusammengefasst in „Die Zymasegährung" von E. u. H. Buchner und M. Hahn. München und Berlin 1903.

[3]) Berichte d. deutschen chem. Gesellsch. 1897, **30**, 1113; 1900, **33**, 3307, 3775; 1902, **35**, 2376; Centralbl. Bakteriol. II. Abth. 1901, **7**, 742.

aus der sog. Dauerhefe gewinnen, welche durch Eintragen in Aether oder Aceton oder durch Erhitzen der Hefe im Wasserstoffstrom erhalten wird. Wenn so getödtete Hefe mit Sand zerrieben und mit Glycerin ausgezogen wird, so entstehen ausserordentlich gährfähige Präparate.

Der Gehalt der Hefe an Zymase schwankt innerhalb kurzer Zeit sehr. Beim Lagern bei niederer Temperatur steigt der Zymasegehalt. Nach dem Hayduck'schen Verfahren in Sacharoselösung regenerirte Hefe enthält zur Zeit der stärksten Gährung nur geringe Zymasemengen, da dieselbe vielleicht während der Gährung zerstört wird. Dagegen vermag solche Hefe sehr viel Zymase zu bilden und diese häuft sich an, wenn die Hefe im Augenblick der höchsten Gährung aus der Flüssigkeit entfernt und kühl aufbewahrt wird.

Ueber die Bedeutung der Auffindung der Zymase für die Theorie der Gährung vergleiche man den betr. Abschnitt S. 1186.

Während E. Buchner und seine Mitarbeiter, wie auch die französische und die dänische Schule[1]) die Zymase als ein Enzym betrachten, sind andere Untersucher, gestützt auf die Unterschiede zwischen der Zymase und den anderen Enzymen, der Ansicht, dass es sich bei dem Gährung hervorrufenden Stoff in Hefenpresssaft nicht um ein eigentliches Enzym, sondern um Hefenplasma handelt. Besonders Abeles[2]), Wehmer, Behrens, Macfadyen, Morris und Rowland haben diesen Standpunkt vertreten, während A. Mayer[3]) der Zymase eine Art Mittelstellung zwischen Plasma und Enzymen, den „Protoplasmaresten", anweist. Dem gegenüber betont E. Buchner, dass sich das Verhalten seiner Zymasepräparate gegen die verschiedensten Einwirkungen mit den bisherigen Anschauungen von lebendem Protoplasma nicht gut vereinigen lasse. Er stellt die Zymase bis zu einem gewissen Grade in Vergleich zur Urease der Harnstoffgährer und der Endoinvertase der Monilia candida.

δ) **Die Nährstoffe der Hefen. Mineralische Nährstoffe.** Pasteur hat zuerst nachgewiesen, dass die Hefe ohne gewisse anorganische Nährsalze nicht leben kann. Durch die eingehenderen Untersuchungen besonders von A. Mayer[4]), ferner von Molisch[5]), Winogradsky[6]) u. a. ist dann festgestellt worden, dass zu den für die Ernährung der Hefe unentbehrlichen Elementen Kalium, Magnesium, Eisen, Phosphor und Schwefel gehören, während Calcium und Natrium entbehrlich zu sein scheinen. Calcium ist zwar nach Mayer und Molisch für die Ernährung der Hefe nicht nöthig, dagegen für die normale Gährthätigkeit unentbehrlich. In einer kalkarmen Würze entartet nach einer Beobachtung Seiffert's[7]) Reinzuchthefe bald; Zusatz von Gyps ermöglicht wieder regelrechte Gährung. Eisen kann nach Molisch in sehr geringen Mengen nicht entbehrt werden. Der Phosphor wird theils als Phosphorsäure, theils in organischer Form aufgenommen. Der Schwefel kann anscheinend in Form der Sulfate nicht verwendet werden. Sichere Erfahrungen sind bisher nicht vorhanden, da es nicht gelungen ist, die geringen, zur Ernährung ausreichenden, in den Zuckern meistens vorhandenen organischen Schwefelverbindungen zu entfernen. Sulfate werden bei der Gährung von der Hefe zu schwefliger Säure und Schwefelwasserstoff reducirt.

Betreffs der geringsten Mengen der anorganischen Salze, bei welchen die Entwicke-

---

[1]) Berichte d. deutschen chem. Gesellsch. 1898, 31, 2262; A. Mayer, Die Gährungschemie, 1902, 179.
[2]) Centralbl. f. Bakteriol., II. Abth., 1897, 3, 454; 1900, 6, 11; Botan. Ztg. 1898, 56, 53; ebendort 1901, 59, 1; vergl. die übrigen zahlreichen Veröffentlichungen in Berichte d. deutschen chem. Gesellsch., welche in dem Werke „Die Zymasegährung" von E. u. H. Buchner u. M. Hahn zusammengestellt sind.
[3]) A. Mayer, Die Gährungschemie, 5. Auflage, Heidelberg 1902, 179.
[4]) Ebendort 1902, 142—150.
[5]) Sitzungsbericht d. Akad. d. Wissensch. Wien, 103, 1. Okt. 1894.
[6]) Botan. Centralbl. 1884, 20, 165.
[7]) Zeitschr. f. d. ges. Brauwes. 1896, 19, 318.

lung der Hefe aufhört, giebt Bokorny[1]) folgende Grenzzahlen an: K_2HPO_4 0,02 %, $MgSO_4$ 0,1 %, Ammoniumtartrat 0,5 %, Na_2HPO_4 0,1 %.

Ernährung mit Stickstoff. Pasteur hat zuerst nachgewiesen, dass die Hefe sich ohne Stickstoff nicht zu vermehren vermag. Nach seinen Versuchen ist das Ammoniak in Form seines weinsauren Salzes als Stickstoffquelle für die Hefe gut verwendbar. Nach A. Mayer[2]) können auch das Ammoniumnitrat und -oxalat für die Ernährung dienen, dagegen nicht das phosphorsaure Hydroxylamin. Nitrate sind für die meisten Hefen nicht geeignet. Nur Saccharomyces acetaethylicus assimilirt nach Beyerinck[3]) Nitrate. Nitriteassimilirende Hefen sind zur Zeit nicht bekannt.

Besser als diese anorganischen Stickstoffverbindungen werden organische assimilirt. Von den vielfachen Angaben in der Literatur seien hier die wichtigsten kurz zusammengestellt: Von den Proteïnen und ähnlichen Stoffen werden nach A. Mayer[4]) nur die diffusionsfähigen assimilirt, dagegen nicht Albumin, Kaseïn u. a.; Peptone sind vorzüglich geeignet, ebenso Amide. Die Brennerei-, Brauerei- und Weinhefen sind vorwiegend Amid- und Peptonhefen[5]). Weniger gut geeignet sind nach A. Mayer u. a. Harnstoff, Allantoïn, Guanin, Harnsäure, Kreatin, Kreatinin, Acetamid; ungeeignet ist Koffeïn.

Ueber den Einfluss der verschiedenen Stickstoffverbindungen auf den Verlauf der Gährung u. s. w. vergl. S. 1179.

Die Ernährung mit Kohlenstoff. Die Hefen sind zu ihrer Ernährung auf organische Kohlenstoffverbindungen angewiesen. Dieselben dienen theils zum Aufbau des Zellkörpers und zur Erzeugung von Energie bei der Atmung, theils zur Gährung. Ueber die Gährfähigkeit der Kohlenstoffverbindungen vergl. S. 1173.

Am besten werden von den Hefen die löslichen und diffusionsfähigen Verbindungen der Kohlenhydratgruppe assimilirt. Beyerinck[6]) hat nach den Untersuchungen mittels seines auxanographischen Verfahrens folgende Unterschiede bei mehreren Hefenarten gefunden: Es assimilirten Saccharomyces ellipsoideus (Wein- oder Presshefe) und Sacch. cerevisiae (Bierhefe), Sacch. Pastorianus Rees und Sacch. acetaethylicus Glukose, Maltose und Saccharose; Sacch. Pastorianus assimilirte ausserdem noch Dextrin, Sacch. acetaethylicus Glycerin. Glukose, Saccharose, Laktose assimilirte Sacch. Kefyr; Glukose und Glycerin mehrere Arten u. s. w.

Ueber die Assimilirbarkeit einer grösseren Zahl von Kohlenstoffverbindungen liegen Versuchsreihen mit Bierhefe von Laurent und Bokorny[7]) vor. Nach Laurent werden Mannit, Erythrodextrin, Salicin, Amygdalin, Maltose gut, Erythrit nur wenig assimilirt. Nach Bokorny sind Rhamnose, Sorbose, Arabinose, Mannose, Xylose, Glycerin gute Kohlenstoffquellen, dagegen sind verschiedene Alkohole der aliphatischen wie aromatischen Reihe nicht geeignet. Von neutralisirten organischen Säuren werden Essig-, Citronen-, Wein-, Asparaginsäure assimilirt, dagegen nicht Propion-, Bernsteinsäure und aromatische Säuren; ferner nicht Aldehyde. Von den Aminoverbindungen sind nach Laurent Leucin, Asparaginsäure, Glutamin, Glutaminsäure, nach Birner Asparagin gute Kohlenstoffquellen, dagegen nach Laurent die einfachsten aliphatischen primären Amine, Form- und Acetamid, nach Bokorny die aromatischen Amine nicht geeignet.

Einige weitere Angaben finden sich im Abschnitt unter alkoholischer Gährung S. 1175 u. ff.

---

[1]) Allgem. Brauerei- u. Hopfenztg. 1899, 553.
[2]) A. Mayer, Untersuchungen über Alkohol-Gährung. 1869, 54 u. ff., Gährungschemie. 5. Aufl., 132.
[3]) Centralbl. f. Bakteriol. 7, 347.
[4]) A. Mayer, Untersuchungen über Alkoholgährung 1869, 54; Landw. Versuchs-Stationen 1871, 14, 1; vergl. auch Mach, Ann. Oenol. 4, 372, ferner im Abschnitt „Enzyme" die Angaben über proteolyt. Enzyme.
[5]) Nach der von Beyerinck vorgeschlagenen ernährungsphysiologischen Eintheilung.
[6]) Centralbl. f. Bakteriol. 7, 347.
[7]) Centralbl. f. Bakteriol., II. Abth., 1897, 3, 372.

Wichtig, besonders für die Herstellung des Weines, ist die Fähigkeit der Hefen, organische Säuren zu verzehren bezw. zu zerstören. Nach den Untersuchungen von Schukow[1]) sind sowohl Bier- wie Weinhefen im Stande, organische Säuren zu verzehren, und zwar am leichtesten Citronensäure, dann Aepfelsäure, weniger gut Weinsäure, und sehr wenig gut Bernsteinsäure. Die Grösse der Säurenverzehrung wechselt nicht nur bei den einzelnen Arten, sondern auch mit Stickstoff- und Aschennahrung. Schukow und Wortmann[2]) betrachten daher die Weinhefen als die Hauptursache der Säureabnahme im Wein. Demgegenüber haben aber Müller-Thurgau[3]), Koch[4]) und Seifert[5]) festgestellt, dass die Hauptmenge der Säure durch Bakterien zerstört wird und dass die Säureabnahme im Wein auf Vergährung der Aepfelsäure zu Milchsäure und Kohlensäure beruht.

Ueber die Stoffwechselerzeugnisse der Hefe vergleiche man den unten S. 1176 folgenden Abschnitt, da ein sicherer Anhalt, welche der ausgeschiedenen Stoffe auf den Ernährungs- und welche auf den Gährungsvorgang zurückzuführen sind, in vielen Fällen zur Zeit nicht vorliegt.

ε) **Die Vergährbarkeit verschiedener Kohlenhydrate.** Das Gährvermögen der Hefen ist auf gewisse bei den verschiedenen Hefen wechselnde Arten von Kohlenhyraten beschränkt. Gährfähig sind nur die Zuckerarten, deren Kohlenstoffzahl durch 3 theilbar ist[6]) (vergl. S. 125). Die Gährung erfolgt innerhalb der Hefenzelle, die der Polyosen, wie besonders E. Fischer gezeigt hat, erst nach Zerlegung in Monosen durch die hydrolysirenden Enzyme; und zwar spalten die Enzyme von optisch entgegengesetzten, stereoisomeren Zuckern nur die eine Form (vergl. S. 52 und 126). Die Hydrolyse der Biosen findet vorwiegend in der Zelle, die der Saccharose aber zum Theil auch ausserhalb derselben statt. Der Grad der Vergährbarkeit hängt nach den Untersuchungen von E. Fischer[7]) und Thierfelder von der sterischen Konfiguration des Zuckermoleküls ab. Für die Vergährbarkeit eines sich aus Hexosen aufbauenden Polysaccharids entscheidet also seine Diffusionsfähigkeit, bezw. die Fähigkeit der Hefe, es durch Enzymwirkung in diffusionsfähige Form zu bringen, die Anwesenheit geeigneter hydrolysirender Enzyme in der Hefenzelle und die Konfiguration der aus ihm bei der Spaltung entstehenden Monosen. So werden z. B. Glykogen und Stärke nicht von der lebenden Hefe, wohl aber von dem Buchner'schen Hefenpresssaft vergohren, da dieser die nicht aus der lebenden Zelle diffundirenden, hydrolysirenden Enzyme enthält.

Es sind von Hansen, E. Fischer und Thierfelder, Lindner u. a. eine grosse Zahl Hefenarten auf ihr Gährvermögen gegen verschiedene Kohlenhydrate geprüft worden. Hansen[8]) theilte die von ihm untersuchten gährenden Arten in zwei Gruppen: 1. solche (Saccharomyces Marxianus, S. Ludwigii, S. exiguus), welche Glukose und Saccharose vergähren; 2. solche (die Brauerei-, Brennerei- und Weinhefen), welche ausserdem noch Maltose vergähren. E. Fischer und Thierfelder[9]) fanden bei der Prüfung zwölf verschiedener Hefearten gegen verschiedene Zucker, dass d-Mannose, d-Fruktose, Saccharose von allen, d-Galaktose und Maltose von den meisten, Laktose nur von einer Art, dagegen d-Talose, l-Mannose, l-Gulose, Sorbose, Arabinose, Rhamnose, α-Glukoseheptose und -octose niemals vergohren

---

[1]) Centralbl. f. Bakteriol., II. Abth., 1896, **2**, 600. Hier findet sich auch eine Zusammenstellung der älteren Literatur.
[2]) Ebendort 1897, **3**, 96.
[3]) Ebendort 1896, **2**, 707.
[4]) Weinbau und Weinhandel 1898, **16**, 236; 1901, **18**, 395.
[5]) Zeitschr. f. landw. Versuchswes. Oesterr. 1901, **4**, 980. Die Zersetzung erfolgt durch einen Micrococcus malolacticus.
[6]) E. Fischer, Verhandl. d. Gesellsch deutscher Naturforscher. 66. Vers. Leipzig 1895. 109.
[7]) Berichte d. deutschen chem. Gesellsch. 1894, **27**, 2985.
[8]) Compt. rend. trav. Carlsberg 1888, **2**, Heft 5.
[9]) Berichte d. deutschen chem. Gesellsch. 1894, **27**, 2031.

wurden. Die Gährung der d-Galaktose verlief meist langsamer als die der anderen d-Hexosen. Lindner[1]) hat eine grosse Anzahl von Hefen gegen 20 Zuckerarten geprüft und konnte die Befunde E. Fischer's und Thierfelder's bestätigen. Er beobachtete auch häufig eine Gährung des Inulins. Dextrin wurde von vier Arten (darunter Saccharomyces Logos, Schizosaccharomyces Pombe und zwei anderen Spalthefen) vergohren. Trehalose und Laktose wurden von mehreren, aber stets schleppend vergohren; Melibiose wurde nur von drei Jopenbierhefen und Sacch. Logos vergohren. Raffinose wurde häufig vergohren, und zwar zuweilen gleichzeitig mit Saccharose, zuweilen auch allein. Besondere Untersuchungen über die Vergährung der Galaktose, Trehalose von Bau[2]) und Kalanthar[3]) haben durch Lindner's Untersuchungen Bestätigung gefunden.

Betreffs der Dextrinvergährung durch Hefen hat Rothenbach[4]) nachgewiesen, dass die von Saare[5]) in dem Negerbier Pombe aufgefundene, von Lindner[6]) gezüchtete und beschriebene Spalthefe Schizosaccharomyces Pombe nur einen Theil des Dextrins (die Hälfte) vergährt, dass dagegen der andere Theil des Dextrins von der belgischen Hefe Sacch. Logos[7]) vergohren wird.

Das Verhalten der einzelnen Hefenarten gegen die Polyosen, welches auf der Bildung entsprechender Enzyme beruht, ist in einigen Fällen zur Bildung physiologischer Hefengruppen benutzt worden. Besonders das Verhalten der Ober- und Unterhefen gegen Raffinose ist von Bau zur Unterscheidung derselben herangezogen. Nach Bau's Untersuchungen (vgl. den Abschnitt „Enzyme") spalten und vergähren die Melibiose nur die Unterhefen. Lindner hat dagegen bei seinen Gährversuchen mit einer grossen Anzahl Hefenarten gefunden, dass Melibiose auch von einigen obergährigen Presshefen und von obergährigen Bierhefen (vier Arten) ebenfalls vergohren wird. Daher ist das Verhalten gegen Melitriose oder Raffinose als physiologisches Gruppenmerkmal und für den praktischen Nachweis von Unter- in Oberhefe nicht mehr zu verwenden.

ζ) Der Vergährungsgrad durch verschiedene Hefen. Physiologische Hefetypen. Die Grösse der Vergährung einer Zuckerlösung sowohl wie die Menge der dabei erzeugten Nebenerzeugnisse ist bei verschiedenen Hefearten verschieden und vorzüglich geeignet, zur Kennzeichnung der Arten zu dienen. Der Vergährungsgrad hängt einerseits von der Widerstandsfähigkeit der Arten gegen die Gährerzeugnisse ab, andererseits in Lösungen mit verschiedenen Zuckern von der Vergährbarkeit derselben durch die betreffenden Hefenarten und von den osmotischen Verhältnissen. Man bezeichnet als Endvergährung einer Hefe diejenige, bei welcher die Gährung in Bierwürze oder Weinmost bis zum höchstmöglichen Grade unter natürlichen Verhältnissen geführt wird.

Irmisch[8]) hat auf Veranlassung Delbrück's zwei untergährige Bierhefen (Frohberg und Saaz) auf ihr Verhalten in Bierwürze geprüft und nachgewiesen, dass die Hefe Frohberg auch unter den günstigsten Bedingungen niemals dieselbe Vergährung des Würzeextraktes bewirkt, wie Hefe Saaz. Bau[9]) und Prior[10]) haben sodann eine Anzahl ober- und untergähriger Bierhefen in derselben Weise untersucht und gefunden, dass die meisten dieser Hefen in Würze denselben Vergährungsgrad erzeugen, wie die Hefe Frohberg, dagegen nur wenige sich der Hefe Saaz gleich verhalten. Zur Erklärung dieses verschiedenen Ver-

---

[1]) Wochenschr. f. Brauerei 1900, **17**, 713.
[2]) Ebendort 1899, **16** 305; Centralbl. Bakteriol., II. Abth. 1896, **2**, 653.
[3]) Zeitschr. f. physiol. Chem. 1898, **26**, 88.
[4]) Centralbl. f. Bakteriol., II. Abth. 1896, **2**, 395.
[5]) Wochenschr. f. Brauerei 1890, **7**, No. 24.
[6]) Ebendort 1893, **10**, 1298.
[7]) Ebendort 1895, **12**, No. 28.
[8]) Ebendort 1891, **8**, 1131.
[9]) Chem.-Ztg. 1892, **16**, 1520.
[10]) Bayer. Brauer-Journal 1894, 518.

haltens nehmen Bau[1]), Delbrück, Munsche und W. Windisch an, dass die von Lintner in der Würze entdeckte Isomaltose aus zwei Modifikationen besteht, welche sich nur durch die verschiedene Vergährbarkeit unterscheiden, sodass Hefe Froberg beide, Hefe Saaz nur die α-Isomaltose vergährt. Für Hefe Frohberg wurde dementsprechend noch ein besonderes Enzym, welches die β-Isomaltose spaltet, angenommen. Bau hat darnach den Sammelbegriff Sacch. cerevisiae in folgende physiologische Hefetypen zerlegt:

1. Frohberg untergährig
2. Frohberg obergährig
3. Saaz untergährig
4. Saaz obergährig

vergähren sämmtlich Glukose, Fruktose, Saccharose, Maltose

vergähren α- und β-Isomaltose
vergähren nur α-Isomaltose.

Als weitere Typen sind ferner Logos und Pombe hinzugekommen, welche (zunächst nur je eine) Arten umfassen, die auch noch die Dextrine der Würze in verschiedenem Grade vergähren (vgl. auch oben).

Dem gegenüber hat Prior[2]) nachgewiesen, dass man durch einige Veränderungen der Gährungsbedingungen die Hefe Saaz zu derselben Arbeitsleistung bringen kann, wie die Hefe Frohberg. Bei 32—33°, wenn die flüchtigen Gährungsstoffe durch Absaugen im Vacuum entfernt werden, erreicht Hefe Saaz denselben Vergährungsgrad. Prior ist daher der Ansicht, dass der verschiedene Vergährungsgrad unter natürlichen Verhältnissen nicht auf die Unfähigkeit der betr. Hefen, gewisse Kohlenhydrate der Würze zu vergähren, zurückzuführen sei, sondern, wie schon gesagt, auf physikalische und physiologische Ursachen, nämlich auf verschiedenes Durchlässigkeitsvermögen der Zellmembran und dadurch bedingte Verschiedenheiten in der Assimilation der Nährstoffe, welche durch die Wechselwirkung des osmotischen Druckes der Nährflüssigkeit und des Zellinhaltes geregelt werden, ungleiches Vermehrungsvermögen, verschiedene Widerstandsfähigkeit gegenüber den Gährungserzeugnissen u. s. w. Die Hefen Saaz, Frohberg, Logos, welche Maltose in Hefenwasser verschieden schnell, aber vollständig vergähren, haben verschieden dicke Membran, und zwar ist die Durchlässigkeit am grössten bei Logos, am geringsten bei Saaz (vgl. unten S. 1178.)

Lindner[3]) hat den Vergährungsgrad einer grossen Anzahl Bierhefen bestimmt. Weitere Untersuchungen sind von Borgmann[4]), Amthor[5]), Prior[6]), Dehnhardt[7]), Boullanger[8]) an Bierhefen, Marx, Amthor, Kayser[9]), Forti, Schukow[10]) und besonders von Wortmann[11]) an Weinhefen ausgeführt worden, welche alle ergeben haben, dass die chemischen Leistungen der verschiedenen Hefenarten häufig verschieden sind nach Menge des Alkohols, der Säuren, des Glycerins, der Geruchs- und Geschmackstoffe, und dass diese Verschiedenheiten ein vorzügliches Kennzeichen der Arten abgeben (vgl. auch den Abschnitt über die Erzeugnisse des Stoffwechsels S. 1176).

f) Die alkoholische Gährung. Als alkoholische Gährung bezeichnet man, wie schon oben gesagt, die durch die Lebensthätigkeit der Saccharomyceten in geeigneten zuckerhaltigen Lösungen vor sich gehende Spaltung des Zuckers in Alkohol und Kohlensäure

---

[1]) Wochenschr. f. Brauerei 1894, 11, 1366.
[2]) Centralbl. f. Bakteriol., II. Abth., 1895, 1, 432, 630.
[3]) Lindner, Mikroskop. Betriebskontrolle 1898, S. 149.
[4]) Zeitschr. f. analyt. Chemie, 1886, 25, 53.
[5]) Zeitschr. f. angew. Chemie 1889, 5; Zeitschr. f. physiol. Chemie, 1888, 12, 64 u. 559.
[6]) Centralbl. f. Bakteriol., II. Abth., 1895, 1, 373 (Säurebildung bei 17 Arten).
[7]) Wochenschr. f. Brauerei, 18, 225.
[8]) Ann. Inst. Pasteur, 1896, 10, 597.
[9]) Centralbl. f. Bakteriol., II. Abth. 1895, 1, 655; 1896, 2, 655.
[10]) Wochenschr. f. Brauerei 1899, 16, 195.
[11]) Landw. Jahrb. 1892, 21, 901; 1894, 23, 535.

unter Entbindung von Wärme[1]). Meist ist mit ihr eine Vermehrung der Hefenzellen verbunden, doch kann auch Gährung ohne Vermehrung und umgekehrt stattfinden. Beide stehen also nicht in unmittelbarem Zusammenhang. Bei manchen Hefen überwiegt die Neigung zur Zellenbildung, bei manchen die zur Gährung.

Die Gährung verläuft, was ihre äussere Erscheinung betrifft, nach zwei Typen. Entweder bleiben die Hefenzellen während der Gährung innerhalb der Flüssigkeit und zum grössten Theil auf dem Gefässboden; man nennt solche Hefen untergährige. Oder es wird im Anfange der sehr kräftig einsetzenden, mit reichlicher Schaumbildung verbundenen Gährung ein Theil der Hefe an die Oberfläche der Flüssigkeit gerissen und sinkt erst gegen Ende der Gährung wieder zu Boden; solche Hefen heissen obergährige.

α) **Die Erzeugnisse des Stoffwechsels und der Gährthätigkeit der Hefe.** Die bei der Lebensthätigkeit der Hefe erzeugten Stoffe werden theils bei der Assimilation und Athmung, theils bei der Gährung ausgeschieden. Inwieweit dieselben auf den einen oder anderen dieser Vorgänge zurückzuführen sind, ist nicht überall ganz klar.

Ueber die bei der Assimilation und Athmung erzeugten Stoffe ist nicht viel bekannt. Raymann und Kruis[2]) haben in alten Kulturen, in denen sich die Hautgeneration der Hefen entwickelt hatte und in denen anscheinend die Athmung vorgeherrscht hatte, Amylalkohol, Acetaldehyd und Furfurol gefunden. Rössler[3]) hat in alkoholischem Hefenwasser die Bildung von Aldehyd beobachtet.

Ueber die Beziehungen der Athmung zur Kohlensäurebildung vergl. die Angaben über den Einfluss des Sauerstoffes auf die Gährung S. 1180.

Ein Theil des assimilirten Stickstoffs wird nach den Untersuchungen von Pasteur, A. Mayer u. a. in Form von Stoffwechselerzeugnissen in die Nährflüssigkeit ausgeschieden. Man vergl. auch das darüber im Abschnitt über die chemische Zusammensetzung der Hefe S. 1161 Gesagte.

Der von der Hefe assimilirte Phosphor wird nach Untersuchungen von Stocklasa zum Theil als Phosphorfleischsäure (S. 59) abgelagert.

Besser bekannt sind die Natur und Menge der bei der Gährung ausgeschiedenen Stoffe.

Gay-Lussac hat für die Gährung des Zuckers die einfache Gleichung $C_6H_{12}O_6 = 2\,C_2H_6O + 2\,CO_2$ aufgestellt, die aber nach Pasteur[4]) den wahren Verhältnissen nicht entspricht, da bei der Gährung stets auch Glycerin und Bernsteinsäure gebildet werden, ferner ein Theil des verschwundenen Zuckers zum Aufbau des Zellkörpers verwendet wird. Nach seinen Untersuchungen entstehen aus 100 g Zucker 51,01 % Alkohol, 49,12 % Kohlensäure, 2,5—3,6 % Glycerin und 0,5—0,7 % Bernsteinsäure. Jodlbaur[5]) hat die Zahlen für Alkohol und Kohlensäure bei Versuchen mit Saccharose und Maltose bestätigen können, bei Glukose aber 48,67 % Alkohol und 46,54 % Kohlensäure erhalten.

E. Buchner[6]) hat bei Gährung mit zellfreiem Hefenpresssaft ebenfalls annähernd gleiche Mengen Kohlensäure und Alkohol erhalten.

Pasteur hat schon hervorgehoben, dass Glycerin und Bernsteinsäure nicht in einem festen Verhältniss bei der Gährung entstehen. Zahlreiche neuere Untersuchungen[7]) haben

---

[1]) Die bei der Gährung erzeugte Wärme beträgt nach Bouffard 23,1 kal., nach Brown 21,4 kal. (Zeitschr. f. d. ges. Brauwesen. 1901 24, 273).
[2]) Centralbl. f. Bakteriol., I. Abth., 1892, 12, 150; ebendort II. Abth., 1895, 1, 637.
[3]) Ann. Inst. Pasteur 7, 1.
[4]) Pasteur, Die Alkoholgährung. Deutsch von Griessmayer, Stuttgart 1878.
[5]) Zeitschr. f. d. ges. Brauwesen 1888, 10, 252.
[6]) E. u. H. Buchner u. Hahn, Die Zymasegährung, München und Berlin 1903, 210.
[7]) Effront, Compt. rend. 119, 92; Borgmann, Zeitschr. f. analyt. Chem. 1886, 25, 532; Hilger, Thylmann u. Rau, Arch. f. Hyg. 1888, 8, 451 u. 1892, 14, 225; Straub, Forschungsberichte 1895, 382; Wortmann, Landw. Jahrb. 1898, 27, 81; Laborde, Chem. Centralbl. 1899, II, 70, 673.

bestätigt, dass die Bildung dieser Stoffe je nach der Hefenart, Temperatur, Ernährung u. s. w. in hohem Grade schwankt. Müller-Thurgau[1]) hat daher zuerst die Anschauung ausgesprochen, dass Glycerin und Bernsteinsäure nicht Erzeugnisse der Alkoholgährung, sondern des Stoffwechsels sind und zur vergohrenen Zucker- und erzeugten Alkoholmenge in keinem bestimmten Verhältniss stehen. Wortmann[2]) und Laborde[3]) schliessen sich auf Grund ihrer Versuche dieser Anschauung an. Eine gewisse Bestätigung dieser Anschauung haben die Versuche Buchner's[4]) mit zellfreiem Presssaft und Acetondauerhefe gebracht, bei denen die Arbeit der lebenden Zelle ausgeschlossen war. Betreffs des Glycerins konnte mit Sicherheit, betreffs der Bernsteinsäure mit Wahrscheinlichkeit gezeigt werden, dass dieselben bei der Gährung nicht entstehen.

An flüchtigen Säuren entstehen bei der Gährung nach den Versuchen von Duclaux[5]) stets geringe Mengen von Essigsäure. Ueber das Verhältniss der flüchtigen zu den nichtflüchtigen Säuren bei verschiedenen Hefenarten hat Prior[6]) festgestellt, dass die Mengen derselben bei verschiedenen Arten schwanken, und dass bald die flüchtigen, bald die nichtflüchtigen überwiegen. Biourge[7]) hat gezeigt, dass zwischen Alkohol und flüchtigen Säuren Beziehungen nicht bestehen.

Claudon und Morin[8]) haben unter den Gährungserzeugnissen von Weinhefen auch geringe Mengen von Amyl-, Propyl-, Isobutylalkohol, Aldehyd und anderen Stoffen gefunden. Doch sind diese Versuche nicht mit Reinhefen angestellt worden. Versuche von Gentil[9]) mit solchen deuten darauf hin, dass die höheren Alkohole keine Erzeugnisse der reinen Gährung sind.

Ferner erzeugen die Hefen bei der Gährung verschiedenartige Geruchs- und Geschmacksstoffe, die je nach der Art wechseln.

Beim Zusatz von Schwefelblumen zu gährenden Flüssigkeiten bildet sich Schwefelwasserstoff [10]).

Die Mengen des in zuckerhaltigen Flüssigkeiten erzeugten Alkohols und der Kohlensäure sind ebenso wie die des Glycerins und der Säuren bei den einzelnen Hefen verschieden. Betreffs der Gährleistungen verschiedener Arten und über den sog. „Vergährungsgrad" vergleiche man oben S. 1174 und Bd. I, S. 1094.

β) **Die Wirkung verschiedener physikalischen Einflüsse auf Gährung und Hefe.** Eintritt und Verlauf der Gährung, sowie der Vermehrung der Hefe unterliegen der Einwirkung verschiedener Einflüsse physikalischer, chemischer und physiologischer Natur, von denen die wichtigsten kurz folgende sind:

1. **Temperatur.** Die Gährung tritt nur innerhalb der Temperaturen von $0°-40°$ ein. Das Optimum liegt bei den meisten Hefen etwas über $30°$. Bei $50°$ sind die meisten Hefen nicht mehr fähig, Gährung hervorzurufen.

2. **Koncentration.** Am schnellsten vergähren 5—20 %-ige Zuckerlösungen. Solche mit weniger als 5 % und mehr als 20 % Zucker vergähren träger. Bei Koncentrationen von

---

[1]) 10. Generalversammlung des Weinbauvereins, Geisenheim 1884. Auch Biourge (Bayer. Brauerei-Journal 1895, 289) hat sich dahin geäussert.
[2]) Landw. Jahrb. 1894, **23**, 534.
[3]) Compt. rend. 1899, **129**, 334.
[4]) E. u. H. Buchner u. Hahn, Die Zymasegährung, München u. Berlin 1903, 216.
[5]) Théses présentées à la faculté des sciences de Paris 1865.
[6]) Bayerischer Brauer-Journal 1895, 49, 290; Centralbl. f. Bakteriol. II. Abth., 1895, **1**, 373.
[7]) Ebendort 1895, **1**, 289.
[8]) Compt. rend. **104**, 1109.
[9]) Duclaux, Traité microbiol. **3**, 437.
[10]) Sostegni u. Saimino, Chem.-Centralbl. 1890, II, 112; Crouzel, Chem.-Ztg. 1892, **16**, Rep. 93; Gay, Ebendort 1892, **16**, 133; Ray Paylhade, Chem. Centralbl. 1894, I, 472; Duclaux, Ann. Inst. Pasteur **10**, 59. Vergl. auch die Angaben im Abschnitt Enzyme.

mehr als 35% Saccharose hört die Gährung auf. Das Koncentrations-Optimum liegt nach Jodlbaur[1]) bei 8% Zucker.

Die Ursache des Verhaltens verschieden koncentrirter Zuckerlösungen hängt mit den osmotischen Verhältnissen und der Dicke der Zellmembran zusammen. Nach Wiesner[2]) bleibt die Hefe bei einem Wassergehalt zwischen 40—80%, in einem entwickelungsfähigen Zustande, den sie in stark koncentrirten Lösungen nicht zu bewahren vermag.

3. Zusammensetzung der Nährlösung und Natur der Zellmembran. Die Assimilation der Zucker, welche der Vergährung stets vorangehen muss, beruht auf osmotischen Vorgängen zwischen Lösung und Zellmembran. Da die verschiedenen Nährstoffe verschieden schnell diffundiren, so werden in der Zeiteinheit verschieden grosse Mengen in die Zellen dringen. Daher werden mehrere gleichzeitig vorhandene, gährfähige Zucker zwar gleichzeitig, aber in verschiedenen Mengen vergähren. Auf diese osmotischen Erscheinungen ist die sogen. Auswahl der Zucker durch die Hefe zurückzuführen. Besonders in Gemischen von Glukose und Fruktose bezw. Saccharose, welche letztere vor der Vergährung der Inversion unterliegt, sind diesbezügliche Untersuchungen ausgeführt worden. Hiepe[3]), Morris[4]) sowie Wells und Prior[5]) sind zu dem Ergebniss gelangt, dass die Vergährung erster beiden Zuckerarten nebeneinander so verläuft, dass anfangs mehr Glukose, in den späteren Stufen der Gährung mehr Fruktose vergohren wird. Dagegen wollen Gayon[6]) und Dubourg bei einigen Arten auch eine Umkehrung dieser Verhältnisse beobachtet haben, während nach E. Buchner's[7]) Ansicht die Vergährung beider Zucker gleichmässig stark vor sich geht. H. Schulze[8]), Bornträger[9]) und Knecht[10]) haben festgestellt, dass die Vergährung beider Zucker neben einander vor sich geht, dass aber durch den Ueberschuss an einem von ihnen die Vergährung des anderen auf ein Minimum herabgedrückt werden kann. Verhältnissmässig wenig Fruktose schützt mehr Glukose als umgekehrt.

Die verschiedene Dichte der Zellmembran verschiedener Hefen ist nach Prior die Ursache der verschiedenen Gährungsenergie derselben. Prior[11]) fand bei 17 Arten für die Gährungsenergie in Saccharose-Lösungen unter sonst gleichen Verhältnissen nach dem Verfahren von Meissl Werthe von 104,8—280,7. Diese Zahlen geben einen Ausdruck für das Durchlässigkeitsvermögen der verschiedenen Membranen unter den betreffenden Verhältnissen. Das Durchlässigkeitsvermögen wechselt auch bei derselben Hefenart nach Alter und Ernährung; ferner ist dasselbe für verschiedene Zucker verschieden. Prior[12]) fand z. B. für die Hefe Carlsberg II folgende Werthe:

Saccharose	Glukose	Fruktose	Maltose
106,13	87,09	73,67	69,71

Diese physikalischen Verhältnisse zwischen Membran und Flüssigkeit sind besonders von Prior[13]) eingehend untersucht und für eine physikalisch-chemische Erklärung der Gährungserscheinungen herangezogen worden.

---

[1]) Zeitschr. f. Rübenzuckerindustrie 1888, 308.
[2]) Sitzungsber. d. Wiener Akad. 169, 59, März.
[3]) Journal of the federated instit. of brewing 1895, 1, 288.
[4]) Wochenschr. f. Brauerei 1892, 9, 833.
[5]) Prior, Chemie und Physiologie des Malzes und Bieres, 1896, S. 383.
[6]) Wochenschr. f. Brauerei 1890, 595.
[7]) Berichte d. deutschen chem Gesellsch. 1899, 32, 2091.
[8]) Centralbl. f. Bakteriol., II. Abth., 1901, 7, 165.
[9]) Zeitschr. f. ges. Brauw., 1898, 21, 22.
[10]) Centralb. f. Bakteriol. II. Abth., 1901, 7, 161. Auch Bourquélot (Berichte d. deutschen chem. Gesellsch. 1887, 20, 61) hat diese Ansicht schon früher vertreten.
[11]) Bayr. Brauerjournal 1894, 518.
[12]) Bayr. Brauer-Journal 1895, 97, 109, 373. 469, 481.
[13]) Centralbl. f. Bakteriol., II. Abth., 1895, 1, 442, 1896, 2, 321; Zeitschr. f. angew. Chemie 1901, 208. Vgl. auch „Vergährungsgrad".

γ) **Einfluss der Ernährung auf Gährung und Hefe.** 1. **Einfluss der unorganischen Salze.** Auf die Bedeutung des Calciums für die Gährung ist bereits im Abschnitt „Nährstoffe der Hefe" S. 1171 hingewiesen. Nach Becker soll der Kaliumgehalt der Würze von Einfluss auf die Endvergährung sein. Bei einem Gehalt von 0,071% Kalium betrug der Vergährungsgrad 56,4%, bei 0,078% 52,2%, bei 0,085% 48,9%.

Salomon[1]) und de Vere Mathew berichten, dass geringe Mengen assimilirbarer Phosphate die Gährthätigkeit fördern, ein Ueberschuss dieselbe aber verzögere. Nach den Untersuchungen von Kusserow[2]) mit Dikaliumphosphat wird durch dieses Salz die Gährung nicht beeinflusst. Die Triebkraft der Hefe stieg mit dem Phosphatgehalt der Würze, die Farbe der Hefe wurde dunkler. Im Allgemeinen wurde die erzeugte Kohlensäuremenge um so grösser, je geringer der Gehalt an Nährsalzen war, während die Hefenausbeute mit dem Gehalt an Nährsalzen stieg.

2. **Einfluss verschiedener organischen Stickstoffverbindungen.** Nach den Untersuchungen von Kusserow an Presshefe mit Asparagin steigt die Gährthätigkeit mit dem Asparagingehalt der Nährlösung; dagegen wird die Hefenausbeute geringer. Ein zu grosser Ueberschuss an Asparagin macht die Hefe grau und setzt die Triebkraft herab. In vergleichenden Versuchen mit Asparagin und Pepton sowie gleichbleibendem Nährsalzgehalt trat bei Asparagin schnellere Vergährung ein als bei Pepton. Bei Anwendung beträchtlicher Asparagin- und Peptonmengen neben einander trat Schaumgährung ein. Die Hefenausbeute war bei Ernährung mit Pepton grösser als bei der mit Asparagin. Die Asparaginhefe war weiss und staubig, die Peptonhefe gelb und klumpig. Die Triebkraft der Asparaginhefe war hoch bei langsamer Angährung, die der Peptonhefe gering bei schneller Angährung. Bei Verwendung gleichbleibender Mengen der Stickstoffkörper mit wechselnden Mengen von Nährsalzen verlief die Gährung schneller bei höheren Salzgaben. Die Hefenausbeute stieg in geringem Grade, die Triebkraft erheblich mit der Menge der Nährsalze.

Lange[3]) hat Kusserow's Versuche dahin ergänzt, dass Asparagin und Pepton Unterschiede in der Gährthätigkeit nicht bedingen und dass die äusserlichen Unterschiede der Asparagin- und Peptonhefe auf die Ausfällung des Peptons durch den Gährungsalkohol zurückzuführen sind, wodurch die Peptonhefe flockig und klumpig wird. In dünneren Peptonlösungen ist die Hefe ebenso staubig wie die Asparaginhefe. — Nach den Untersuchungen von Hess[4]) an den Hefen Saaz, Frohberg und Logos bewirken verschiedene Stickstoffverbindungen (Pepton und Asparagin) wesentliche Unterschiede in Bezug auf Gährungs- und Vermehrungsvermögen.

Nach den Untersuchungen von Stern[5]) schwankt die vergohrene Zuckermenge bei normaler Stickstoffgabe nur wenig. Sinkt die letztere, so bleibt viel Zucker unvergohren. Durch Erhöhung des Nährsalzgehaltes der Lösungen wird bei normaler Stickstoffgabe eine erhöhte Assimilation des Stickstoffs bewirkt, während dieselbe bei grösseren und geringeren Stickstoffgaben als normal ohne Einfluss auf die Menge des assimilirten Stickstoffes ist, in letzterem Falle aber eine Verringerung des Stickstoffgehaltes der Hefe bewirkt. Ueber eine gewisse Grenze hinaus (0,025 g Asparagin und 0,025 g anorganische Salze in 100 ccm) bleibt die zu Gebote stehende anorganische und organische stickstoffhaltige Nährstoffmenge ohne Einfluss auf die Menge des assimilirten Stickstoffs, des vergohrenen Zuckers und auf den

---

[1]) Zeitschr. f. d. gesammte Brauwesen 1884, **7**, 231.
[2]) Brennerei-Ztg. 1897, **14**, No. 318.
[3]) Wochenschr. f. Brauerei 1899, **16**, 49.
[4]) Hess, Inaug.-Dissertation Erlangen 1897.
[5]) Wochenschr. f. Brauerei 1899, **16**, 687; Chem. Centralbl. 1899, **1**, 132; 1901, **2**, 139.

Stickstoffgehalt der Hefe. Mit der Vermehrung des Zuckers geht eine Vermehrung der assimilirten Stickstoffmenge und des Hefengewichtes stets Hand in Hand.

Betreffs des Einflusses verschiedenartiger Stickstoffverbindungen auf die Gährung hat Stern gefunden, dass Asparagin, Leucin, Tyrosin und Harnstoff eine gleich starke Vergährung und gleich grosse Hefenausbeute geben, dass aber aus den Tyrosin- und Harnstofflösungen weniger Stickstoff assimilirt wird und der Stickstoffgehalt der Hefe geringer bleibt. Alloxan erwies sich als wenig geeignet. Bemerkenswerth war der verschiedene Geruch der gährenden Lösungen, der bei Leucin und Harnstoff ätherisch, bei Asparagin schwefelig war, während die Tyrosinlösungen geruchlos blieben.

Pierre Thomas[1], der besonders den Einfluss des Harnstoffs und kohlensauren Ammons auf die Gährung untersucht hat, fand, dass in 10%-igen Saccharoselösungen die Gährung langsam verläuft, die Stickstoffassimilation und der Stickstoffgehalt der Hefe gering sind, dagegen stärker in 20%-igen Lösungen. Die Menge der neu gebildeten Hefe hängt vom Stickstoffgehalt der Nährlösung ab. Hefenmenge und Stickstoffgehalt steigen gleichmässig mit der Erhöhung des Harnstoffgehaltes bis zu einer gewissen Grenze, über die hinaus eine Vermehrung des Harnstoffes ohne Einfluss bleibt. Ammoniumkarbonat wurde in 20%-igen Saccharoselösungen am besten assimilirt. Das Maximum der noch wirksamen Salzmenge lag hier höher als bei Harnstoff. — Diese Untersuchungen zeigen, dass der Stickstoffgehalt der Hefe mit der Ernährung wechselt.

Sulfate sind nach Stern von entschiedenem Einfluss auf den Verlauf der Gährung, auf Hefenausbeute und Stickstoffassimilation und können durch freien Schwefel und Natriumthiosulfat, nicht aber durch Sulfkarbamid, Rhodankalium, Sulfonat in ihrer Wirkung ersetzt werden.

3. **Einfluss des Sauerstoffs.** Pasteur[2] betrachtete als den die Gährthätigkeit auslösenden Umstand den Mangel (nicht nur das absolute Fehlen) an Sauerstoff. Andererseits aber stellte er fest, dass Wachsthum und Vermehrung der Hefe am besten bei starkem Luftzutritt vor sich gehen und dass der Sauerstoff in dieser Beziehung (durch die Bildung zahlreicher kräftigen, daher wohl auch der Gährfunktion am besten angepassten Zellen) auf die Gährthätigkeit fördernd wirkt.

Auf einen abweichenden Standpunkt stellte sich Brefeld[3]. Nach seiner Anschauung ist die Gährung ein pathologischer Vorgang, der sich bei beginnendem Absterben der Zellen in Folge Fehlens des Sauerstoffs einstellt, und der niemals gleichzeitig mit dem Hefenwachsthum zu vereinigen ist. Dem gegenüber haben Traube[4] und Pasteur gezeigt, dass kräftige Hefenzellen auch bei völligem Luftabschluss eine Zeit lang sprossen und gleichzeitig eine kräftige Gährung erzeugen können. Eine Bestätigung der Ansichten Pasteur's geben nach Anschauung von A. Mayer[5] die Versuche von Pedersen[6]. Letzterer hat durch seine Versuche in gelüfteten Gährungskolben bewiesen, dass bei kräftiger Lüftung die Vermehrung eine grössere und die Vergährung eine absolut vollständigere ist, dass dagegen bei Abschluss der Luft ein Gewichtstheil Hefe hinsichtlich seiner Gährleistung am vollständigsten ausgenutzt wird. Dagegen betont Prior[7], dass bei allen derartigen Versuchen so viele Umstände mitwirken, dass sich ohne Berücksichtigung jedes derselben ein

---

[1] Compt. rend. 1901, **133**, 312.
[2] Ebendort 1861, **52**, 1260; Bull. soc. chim. Paris 28. juin 1861; Etudes sur la bière. 247, 252.
[3] Brefeld, Untersuchungen über die Alkoholgährung. Würzburg 1873.
[4] Berichte d. deutschen chem. Gesellsch. 1877, **10**, 872; 1875, **8**, 1384.
[5] A. Mayer, Gährungschemie. 1902, S. 162.
[6] Compt. rend. trav. Carlsberg 1878, **1**, Heft 1.
[7] Prior, Chemie u. Physiolog. d. Malzes u. Bieres. Leipzig 1896, 363.

Schluss auf die hemmende oder verstärkende Wirkung des Sauerstoffes auf die Gährung nicht ziehen lässt[1]).

Gegenüber den Anschauungen Pasteur's verfocht Nägeli[2]), allerdings ohne genügende experimentelle Begründung, die Ansicht, dass der Sauerstoff nicht nur die Vermehrung fördere, sondern auch die Gährung nicht nur nicht hemme, sondern direkt begünstige. Wenn auch diese Ansicht in dieser schroffen Form nicht richtig ist, so stehen doch die meisten Versuchsansteller zur Zeit auf dem Standpunkt, dass der Sauerstoff auf die Gährung keinen oder nur einen unwesentlichen Einfluss ausübt.

Brown[3]), ferner van Laer[4]) fanden, dass die Gährung bei Anwesenheit von Sauerstoff unter Verhältnissen, unter denen eine Vermehrung der Hefe unterblieb (Einsaat einer bestimmten geringen Zahl von Hefezellen in reine Zuckerlösung), kräftiger vor sich ging als bei Abwesenheit desselben. A. Mayer[5]), Hansen[6]), Iwanowsky[7]) zeigten durch verschiedenartige Anordnungen, dass auch bei ausgiebigster Lüftung energische Gährung stattfindet. Nach Untersuchungen von Hansen und Korff[8]) an verschiedenen Hefenarten ist der Einfluss des Sauerstoffs auf Gährung und Zellenvermehrung bei den einzelnen Arten verschieden; doch haben Iwanowski[9]) und Obrastzow bei anderen Arten derartige Unterschiede nicht auffinden können.

Zu ganz anderen Ergebnissen ist Chudiakow[10]) gelangt, der bei seinen Versuchen, die, um die Zellenvermehrung auszuschliessen, ebenfalls in reinen Zuckerlösungen angestellt wurden, bei Durchleitung von Luft eine baldige starke Herabminderung der Gährthätigkeit beobachtete, während Durchleiten von Wasserstoff ohne Einwirkung blieb. Andererseits stieg in seinen mit Bierwürze angestellten Versuchen die Gährthätigkeit mit der Lüftung. Dagegen konnten H. Buchner[11]) und Rapp nachweisen, dass die hemmende Wirkung in den Versuchen Chudiakow's nicht auf den Sauerstoff, sondern auf mechanische Schädigung der Hefenzellen in Folge zu starker Bewegung der Flüssigkeit zurückzuführen ist. Irgend einen Einfluss des Sauerstoffs auf die Gährung konnten H. Buchner und Rapp bei ihren Versuchen mit reiner Zuckerlösung nicht beobachten; nur fand bei Luftdurchleitung eine geringe Zellenvermehrung statt und die entstehenden Kohlensäuremengen waren daher um ein Geringes grösser als bei Wasserstoff-Durchleitung.

In welchem Grade bei starker Luftzuführung die Gährung durch die Athmung ersetzt wird, ist von Giltay[12]) und Aberson und neuerdings von H. Buchner und Rapp untersucht worden. Erstere fanden, dass unter solchen Verhältnissen ungefähr $3/4$ des verschwundenen Zuckers vergohren wurden. In den Versuchen von H. Buchner und Rapp, welche mit Oberflächenkulturen auf dünnen Gelatineüberzügen angestellt wurden, wurden mehr als $6/7$ des Zuckers vergohren und nur der Rest verathmet.

δ) **Einfluss der Stoffwechselerzeugnisse auf Gährung und Hefe.** Die Erzeugnisse des Stoffwechsels und der Gährung wirken, wie Thibaut[13]) durch Versuche mit Saccharomyces Pastorianus III und der Hefe Frohberg festgestellt hat, ebenso wie

---

[1]) Vergl. Iwanowsky: Botan. Centralbl. 1894, 344.
[2]) Nägeli, Theorie d. Gährung 1879, 23.
[3]) Brown, Handbuch d. Brauwissenschaft, 276; Koch's Jahresbericht 1893, 101; Berichte d. deutschen chem Gesellsch. 1895, Ref. 188.
[4]) Koch's Jahresbericht 1893, 137.
[5]) A. Mayer, Gährungschemie, 4. Aufl., 158.
[6]) Compt. rend. trav. Carlsberg 1879, 1, Heft 2.
[7]) Botan. Centralbl. 1894, 344; Koch's Jahresbericht 1894, 116.
[8]) Centralbl. f. Bakteriol., II. Abth., 1898, 4, 465.
[9]) Ebendort 1901, 7, 305.
[10]) Landw. Jahrbücher 1894, 23, 391.
[11]) Zeitschr. f. Biolog. 1898, 19, 82; E. u. H. Buchner u. M. Hahn: Die Zymasegährung. S. 350.
[12]) Jahrbuch f. wissensch. Botanik, 26, 543.
[13]) Centralbl. f. Bakteriol., II. Abth., 1902, 9, 743.

dieses von Giften schon bekannt ist, in geringen Mengen anreizend auf die Zellbildung und Gährung, in grösseren Mengen dagegen lähmend.

Betreffs der genauer bekannten Stoffwechselerzeugnisse der Hefe ist in dieser Beziehung Folgendes bekannt:

1. **Wirkung des Alkohols.** Nach Regnard[1]) unterdrücken die Alkohole der Reihe $C_nH_{2n+2}O$ bei folgenden Koncentrationen die alkoholische Gährung:

Methylalkohol 2 %	Butylalkohol 2,5 %	Heptilalkohol 0,2 %
Aethyl- „ 15 „	Amyl- „ 1,0 „	Oktylalkohol 0,1 „
Propyl- „ 10 „		

Doch dürfte die Empfindlichkeit der verschiedenen Rassen grossen Schwankungen unterliegen.

2. **Wirkung der Kohlensäure.** Die Angaben über den Einfluss der Kohlensäure gehen ziemlich auseinander. Nach den Untersuchungen von Delbrück[2]) und Foth wirkt die Kohlensäure auf die Gährung im Gesammten (d. h. auf die absolute Menge des erzeugten Alkohols) hemmend, vermuthlich wohl auch auf die Thätigkeit der einzelnen Zelle. Dagegen wies Hansen[3]) aus den Versuchen der ersteren nach, dass die Kohlensäure die Zellvermehrung hemme, dagegen die Gährungsenergie der Zellen erhöhe. Eine Hemmung der Vermehrung der Zellen ist auch bei einigen Weinhefen in Geisenheim[4]) beobachtet worden. Dagegen hat Lindet[5]) einen Einfluss der Kohlensäure auf Gährung und Vermehrung nicht nachweisen können. In einer neueren Arbeit kommt Ortloff[6]) zu dem Schluss, dass durch die Kohlensäure, wie Hansen schon angegeben hat, das Gährvermögen der einzelnen Zelle erhöht, dagegen, entsprechend Delbrück's Befunden, die Gesammtleistung verringert wird.

Ueber den Einfluss organischer Säuren auf die Hefe und die Gährung vergleiche S. 1184.

ε) **Einwirkung giftiger Stoffe auf Gährung und Hefe.** Die Einwirkung hemmender oder giftiger Stoffe auf die Lebensthätigkeit der Hefe hat eine beträchtliche praktische Bedeutung, da man verschiedentlich versucht hat, event. schädliche Nebengährungen durch sie auszuschalten.

Die hemmende oder tödtende Kraft eines Stoffes hängt nicht nur von der Koncentration ab, in der er auf die Hefe einwirkt, sondern auch von der Menge der anwesenden Hefenmasse, von dem Wachsthumszustande derselben, von der Art der Nährflüssigkeit, der Temperatur u. a. m. In den älteren Versuchen sind diese Einflüsse meist nicht genügend berücksichtigt. Auch bei den neueren sind die Versuchsbedingungen meist so verschieden, dass die Ergebnisse nicht ohne Weiteres verglichen werden können und nur für den betreffenden besonderen Fall gelten.

Will[7]) hat einige Hefen in der Weise untersucht, dass 5 g derselben in mässig feuchtem Zustande mit 50 ccm der Desinfektionsflüssigkeit 20 Sekunden bis 30 Minuten geschüttelt und dann auf ihre Gährkraft untersucht wurden. Es tödteten die Hefen sicher: Sublimat 0,1 %, Chlorkalk (0,2 % akt. Chlor), Eau de Javelle (0,2 % akt. Chlor), Calciumbisulfit (4 g SO_2 im Liter), saures Wismuthnitrat 5 %, Kaliumpermanganat 0,8 %, alkoholische Salicylsäure 5 %, Kreolin 3 %.

Wehmer[8]) hat die Hemmungswerthe (d. h. die Anzahl ccm, in denen 1 g oder 1 ccm

---

[1]) Duclaux: Traité de microbiol. 3, 522; Chem.-Ztg. 1889, 13, Rep. 223.
[2]) Wochenschr. f. Brauerei 1887, 4, 73, 305, 378.
[3]) Ebendort 1887, 4, 378; Zeitschr. f. d. ges. Brauwesen 1887, 10, 304.
[4]) Zeitschr. f. d. gesammte Brauwesen 1894, 17, 136.
[5]) Ebendort 1890, 13, 113.
[6]) Centralbl. f. Bakteriol., II. Abth., 1900, 6, 676.
[7]) Zeitschr. f. d. gesammte Brauwesen 1893, 16, 151; 1894, 17, 43.
[8]) Zeitschr. f. Spiritusindustrie 1901, 24, 137.

des betreffenden Stoffes gelöst sein muss, um noch Entwickelung und Gährung zu verhindern) bei technischen Hefen unter Verwendung von 1—5 % Hefe in guten Nährlösungen bestimmt und folgende Abtheilungen aufgestellt:
1. Stoffe von geringem Hemmungswerth (5—15): Alkohol, Citronen-, Aepfel-, Milch-, Bernstein-, Weinsäure, Arsenite [1]), Chlornatrium;
2. Stoffe mit mittlerem Hemmungswerth (100): Essig-, Propion-, Buttersäure, Chloroform, Fluoride (?);
3. Stoffe mit starkem Hemmungswerth (200—1000): Ameisen-, Oxal-, Salicyl-, Benzoësäure, Formaldehyd, Schwefeldioxyd, Chlor, Brom, Quecksilberchlorid.

Knoesel[2]) hat das Verhalten einer Frohberg-Hefe im gleichen Wachsthumszustande in einer Nährlösung aus Hefenwasser und 10 %-iger Saccharoselösung gegen Aetzkalk[3]), Natriumarsenit und Phenol geprüft und hat folgende Werthe für die Abtödtung der Hefenzellen erhalten:

	Aetzkalk		Arsenit		Phenol	
Hefenmenge in 1 cbmm	200 Zellen	2000 Zellen	200 Zellen	2000 Zellen	200 Zellen	2000 Zellen
In 1 cbmm	mg	mg	mg	mg	mg	mg
Hemmung der Vermehrung	7,61	13,09	0,03	0,20	0,115	0,161
„ „ Gährung	6,93	15,09	0,03	0,25	0,276	0,230
„ „ Inversion	7,61	15,09	0,03	0,25	—	—
Getödtet	10,85	17,36	0,04	0,35	0,460	0,552

Die Einwirkung der schwefligen Säure auf verschiedene Bier- und Weinhefen hat Linossier[4]) untersucht. Eine Vermehrung der Weinhefen im Most wurde durch Lösen von 25 ccm gasförmiger schwefligen Säure in 1 l verhindert. Getödtet wurden die Pilze bei einem Gehalt der Lösung von 1,359 g SO_2 in 1 l nach einer Viertelstunde, bei einem solchen von 0,27 g in 1 l in einer Stunde u. s. w.

Nach Müller-Thurgau[5]) ist die Empfindlichkeit der einzelnen Weinhefenrassen gegen schweflige Säure verschieden; die gährkräftigsten Hefen sind auch die widerstandsfähigsten. Die wilden Hefen (Saccharomyces Pastorianus und S. apiculatus) sind empfindlicher als die Kulturhefen, sodass durch schwaches Einbrennen der Most von den schädlichen Arten befreit werden kann, ohne dass die Kulturhefen leiden. Eine deutliche Hemmung der Gährung im Most trat erst bei einem Gehalt von 40 mg SO_2 in 1 l hervor.

Fernbacher[6]) hat bei Bierhefen ähnliche Unterschiede gefunden. Es wurden in 10 %-iger Saccharoselösung getödtet:

Hefe Frohberg und Logos durch . . . . 10,47 mg SO_2 in 100 ccm
„ Saaz, Sacch. ellipsoideus I und S. Pastorianus III . . . 7,96 „ „ „ 100 „

Geringe Mengen schwefliger Säure wirkten auf die Vermehrung von Frohberg und Logos anreizend.

Von grosser Bedeutung für die Praxis ist das Verhalten der Hefen, besonders der Brennereihefen gegen die Flusssäure und deren Salze, seitdem Effront nachgewiesen hat, dass sie im Stande sind, die Entwickelung schädlicher Bakterien zu hemmen, ohne dass die Gährfähigkeit der Hefe leidet. Effront[7]) konnte zeigen, dass man die Hefe,

---

[1]) Vergl. auch Wehmer: Chem.-Ztg. 1899, 23, 163. 1—2 % Arsenit heben die Vermehrung auf, nicht aber die Gährung.
[2]) Centralbl. f. Bakteriol., II. Abth., 1902, 8, 241.
[3]) Steuber (Zeitschr. f. d. gesammte Brauwesen 1896, 14, 41) hat ebenfalls Versuche mit gelöschtem Kalk angestellt und bezeichnet ihn als gutes Desinfektionsmittel für Brauereiräume.
[4]) Wochenschr. f. Brauerei 1891, 8, 445.
[5]) Weinbau u. Weinhandel 1899, 17, 244. Weitere Mittheilungen über die Einwirkung von schwefliger Säure und deren Salzen auf die Gährung sind: Ravizza, Chem.-Ztg., 1893, 17. Rep. 285; Seifert, III. Kongress f. angew. Chemie, Wien 1898 u. Oesterr. Chem.-Ztg. 1898, 1, 381.
[6]) Bayr. Brauer-Journal 1901, 11. 516.
[7]) Zeitschr. f. d. gesammte Brauwesen 1891, 14, 401, 449; Berichte d. deutschen chem. Gesellsch. 1895, 27, Ref., 169, 672.

von kleinen Mengen Fluorwasserstoff (0,2 %₀₀) ausgehend, allmählich an sehr grosse Mengen (3 %₀₀) gewöhnen kann, während bei dieser Koncentration die Bakterien in der Entwickelung gehemmt werden, sodass die bisher zur Reinhaltung der Gährung nöthige anfängliche Milchsäuregährung unterbleiben kann. Flusssäurehefe gährt energischer als andere und ist die Gährung weniger reich an Glycerin und Bernsteinsäure. Die Angaben Effront's sind vielfach bestätigt worden[1]), dagegen ist dieses Verfahren nicht im Stande, die wilden Hefen[2]) zu unterdrücken, sondern hierzu bedarf es nach wie vor der Verwendung von Reinhefe.

Seifert[3]) hat die Einwirkung von Fluorammonium auf Weinhefen, Kahmhefen und Essigsäurebakterien untersucht. 1 g des Salzes verzögerte in 1 hl Most die Gährung, 10 g verhinderten sie bei einer Hefenart ganz, bei einer anderen für 5 Wochen. Bei Anwesenheit grösserer Hefenmengen stieg die Widerstandskraft. Die Kahmbildung wurde bei 5:100000 verhindert, die Entwickelung der Essigsäurebakterien dagegen erst bei 150–300:100000.

Formaldehyd wirkt nach Seifert auf Essigsäurebakterien viel energischer als Fluoride. Die Entwickelung derselben wird bei 5:100000, die der Kahmhefen erst bei 25:100000 gehemmt, während die normale Gährung bei 25:100000 nur um einige Tage gehemmt und erst bei 50:100000 aufgehoben wird. Aehnliche günstige Ergebnisse sind nach Rothenbach[4]) und Windisch[5]) (nach letzterem mit Triformaldehyd) bei Brennerei- und Brauereihefen zu erreichen.

Die Salze einiger Schwermetalle wirken nach Mann[6]) durch Bindung des Metalles in der Zelle auf die Hefe giftig. Die tödtende Menge ist proportional der Hefenmenge, schwankt mit der Art der Metalle, der Koncentration der Lösung u. a. Giftig wirkten Salze des Kupfers, Bleies, Eisens, Quecksilbers.

Die Giftigkeit der Hydroxylderivate des Benzols nimmt nach den Untersuchungen von Biernacki[7]) und Yabe[8]) mit der Zahl der Hydroxylgruppen ab.

Die Einwirkung organischer Säuren auf Hefe und Gährung ist für die Praxis der Gährgewerbe vielfach von Bedeutung. Lafar[9]) hat das Verhalten einiger Weinhefen in Mosten untersucht, in denen die natürliche Acidität durch verschiedene organische Säuren ersetzt worden war. Am besten vergährten die weinsauren Moste, während die ungünstigste Beeinflussung bei einer Hefenart durch Essigsäure, bei einer zweiten durch Milchsäure eintrat. In essigsaurem Moste machte 0,74% Essigsäure die Gährung sehr träge und minderte die Gesammtleistung erheblich herab. Bei weiteren Versuchen mit 15 verschiedenen Hefenarten zeigte sich, dass bei 0,78% Essigsäure noch alle Arten, bei 0,88% 14 Arten und bei 1% nur noch 3 Arten gohren. Doch war die Einwirkung von 0,78% Essigsäure auf den Gährverlauf bei den einzelnen Arten sehr verschieden. Im Allgemeinen war die Zellvermehrung bei 0,78% Essigsäure stärker als bei den höheren Graden, dagegen die Alkoholbildung der einzelnen Zelle geringer.

Auf die Bierhefen ist nach den Untersuchungen von Meissner[10]) die Wirkung der Essig- und Milchsäure, besonders der letzteren, anscheinend stärker. Die Empfindlich-

---

[1]) Cluss: Centralbl. f. Bakteriol., II. Abth., 1895, 1, 769; Zeitschr. f. Spiritusindustrie 1895, 18, 166.
[2]) Jörgensen u. Holm: Zeitschr. f. d. gesammte Brauwesen 1893, 16, 126, 143, 191.
[3]) Oesterr. Chem.-Ztg. 1898, 1, 381.
[4]) Zeitschr. f. Spiritusindustrie 1896, 19, 41.
[5]) Wochenschr. f. Brauerei 1894, 11, 1531; 1895, 12, 344; Cambies u. Brochet, ebendort 1895, 12, 344, erklären Triformaldehyd für unwirksam.
[6]) Ann. Instit. Pasteur 1894, 785; vergl. auch die Angaben Prior's (Bayr. Brauer-Journ. 1893, 2) über die Giftigkeit des Bleies.
[7]) Pflüger's Archiv 1891, 112.
[8]) Chem. Centralbl. 1894, 2, 1048; Fleck (Untersuchungen zur Feststellung des Werthes der Salicylsäure als Desinfektionsmittel. München 1875, S. 53) hält Salicyl-, Benzoësäure und Phenol nicht für Hefengifte.
[9]) Landw. Jahrbücher 1895, 24, 445.
[10]) Meissner, Inaug.-Dissertion Erlangen 1897.

keit der verschiedenen Hefenarten ist auch hier verschieden. Die Gährwirkung ging bei den Hefen Saaz und Frohberg schon bei 0,25 % Essigsäure, bei Hefe Logos erst bei 0,375 % Essigsäure verloren. Bei einer geringeren Menge Essigsäure wurde die Gährungsenergie bei Saaz und Logos verstärkt, bei Frohberg vermindert, während Milchsäure auch in geringen Mengen stets vermindernd wirkte. Die Alkoholmenge wurde durch Essigsäure nicht, wohl dagegen durch Milchsäure bei Hefe Frohberg und Logos vermindert. Nach Effront's[1]) Ansicht wirkt die Milchsäure in der Brennerei genau so wie die Flusssäure stimulirend auf die Hefe.

Ueber den Einfluss der Weinsäure auf Bierhefen theilt Hansen[2]) mit, dass dieselbe die Kulturhefen im Wachsthum hemme, dagegen die sog. wilden Hefen begünstige.

Die Wirkung der organischen Säuren auf die alkoholische Gährung ist besonders für die Brennerei von Bedeutung, da hier zuweilen die schädliche Buttersäuregährung eintritt, anderseits die bisher übliche vorbeugende freiwillige Milchsäuregährung neuerdings nach dem Vorschlage Wehmer's[3]) durch Zusatz technischer Milchsäure zu ersetzen gesucht wird. Nach Wehmer wirkt 1 % technische Milchsäure (50 %-ig) noch nicht störend auf die Gährung der Maische. Buttersäure bleibt nach Wehmer[4]) in der Brennereimaische bei 0,05—0,1 % noch ohne Wirkung. 0,25—0,5 % verhindern die Sprossung, lassen aber noch lebhafte Gährung zu; 1 % hindern auch letztere stark, 2—3 % völlig. Erst bei dieser Konzentration hörte auch die Bakterienentwickelung auf. In Zuckerlösungen unterdrücken schon 0,2—0,3 % Buttersäure die Gährung und Entwickelung.

Ueber die Giftigkeit verschiedener anderen Stoffe liegen ausser den angeführten Arbeiten noch eine Zahl älterer vor, deren Angaben aber aus den bereits angeführten Gründen mit Vorsicht aufzunehmen sind[5]).

Die Hefen sind im Stande, sich allmählich an gewisse Mengen giftiger Stoffe zu gewöhnen, wie dies Effront für Flusssäure (s. o.), ferner Duclaux[6]) und Müller-Thurgau für schweflige Säure nachgewiesen haben. Kleinere Mengen von Giften wirken, ebenso wie beim Thiere, anreizend auf die Lebensthätigkeit der Hefenzelle, grössere Mengen dagegen lähmend. Schon Liebig[7]) hat hierauf aufmerksam gemacht und Hugo Schulz[8]) und Biernacki haben dieses für eine grosse Anzahl von Giften durch Versuche bestätigt. Letzterer hat auch auf gewisse Beziehungen zwischen chemischer Konstitution und Reizwirkung hingewiesen.

ζ) **Einfluss des Wachsthumszustandes der Hefe auf die Gährung.** Nach den Untersuchungen von Elliesen[9]) schwanken Vermehrungs- und Gährungsvermögen sowie -energie bei den verschiedenen Hefen mit dem Alter der Zellen in verschiedener Weise. So

---

[1]) Ann. Inst. Pasteur 1896, **10**, 524.
[2]) Hansen, Untersuchungen aus der Praxis der Gährungsindustrie. Heft II, 17.
[3]) Zeitschr. f. Spiritusindustrie 1898, **21**, 39.
[4]) Chem.-Ztg. 1901, **25**, 42.
[5]) Mitth. a. d. Kaiserl. Gesundheitsamte 1881, **1**, 254; 1884, **2**, 228; Cohn, Beiträge zur Biologie d. Pflanzen, **1**, 30; Müntz, Compt. rend., **80**, 1212 über Schwefelkohlenstoff und Chloroform; Mitscherlich, Poggend. Ann., **135**, 95 über Quecksilberchlorid; A. Mayer, Centralbl. f. Agrik. Chemie 1872, 376; Wagner, Jour. f. prakt. Chem. **45**, 246; Mach, Ann. Oenol. **4**, 373 über Alkalien; A. Mayer, Untersuchungen über alkoholische Gährung 1869, 40 über die relativ grosse Unschädlichkeit der Salze der Leichtmetalle. — Von neueren Arbeiten seien erwähnt: Will, Zeitschr. f. d. ges. Brauwesen 1898, **21**, 307 über Maltol; Bokorny, Allgem. Brauer- u. Hopfen-Ztg. 1896, 1573 über verschiedene Stoffe; ebendort 1898, 2999 über Hopfenöl und ätherische Oele; Will, Centralbl. f. Bakteriol., II. Abth., 1902, **9**, 875 über verschiedene Desinfektionsmittel des Handels; Rosenstiehl, Compt. rend. 1902, **134**, 119 giebt an, dass die Gerbstoffe des Rothweins im Hefenplasma fixirt werden und die Gährkraft allmählich hemmen.
[6]) Duclaux, Traité de microbiologie **3**, 537.
[7]) Ann. Chem. Pharm. **153**, Heft 1.
[8]) Zeitschr. f. d. gesammte Brauwesen 1888, **11**, 183.
[9]) Centralbl. f. Bakteriol., II. Abth., 1901, **7**, 497.

nimmt z. B. bei Hefe Frohberg die Vermehrungsenergie anfangs ab, in höherem Alter aber wieder erheblich zu, während dieselbe bei Hefe Logos mit dem Alter gleichmässig steigt.

η) **Wettstreit der Hefen und Mischgährungen.** Bei gleichzeitiger Anwesenheit mehrerer Hefenarten in einer gährfähigen Flüssigkeit entsteht ein Wettkampf, der je nach den Eigenschaften derselben zu gemeinsamem Leben oder zur Unterdrückung einer Art führt. Van Laer[1]) hat in obergährigen Brauereien Betriebshefen beobachtet, die aus Gemischen mehrerer Arten bestanden und deren Zusammensetzung sich jahrelang unverändert hielt. In obergährigen Brauereien sind derartige Mischhefen häufig im Betrieb und leisten nach Ansicht von van Laer[2]) in Bezug auf Güte des Gährerzeugnisses mehr als Reinzuchthefen.

Meist beeinflussen zwei Hefen ihr Vermehrungsvermögen[3]) gegenseitig nachtheilig, wenn auch die schwächere Art schliesslich unterliegt. Eine wichtige Rolle spielen hierbei wohl die Stoffwechselerzeugnisse, die in grösseren Mengen hemmend, in geringeren Mengen reizend wirken. Auf diese Weise geht die Vergährung bei solchen Mischinfektionen zuweilen höher[4]) als bei Reinhefegährung. Andererseits entstehen aber auch zuweilen weniger brauchbare Erzeugnisse[5]).

Munsche[6]) und Auerbach[7]) haben über eine Unterdrückung der Kulturhefen durch wilde Hefen bei niederen Temperaturen berichtet. Doch ist hierbei nach Prior[8]) nicht die niedere Temperatur an sich, sondern die bei dieser stark herabgesetzte Diffusionsfähigkeit der Kulturhefenzellwand in Verbindung mit der grösseren Empfindlichkeit der Kulturhefen gegen Säuren die eigentliche Ursache. Die Einhaltung geeigneter Brautemperaturen, um eine brauchbare Hefenart im Betriebe zu begünstigen, ist seit langem in der Praxis bekannt. Die planmässige Durchführung dieser und anderer Massnahmen hat Delbrück[9]) als „natürliche Reinzucht" bezeichnet.

g) **Theorie der Gährung**[10]). Der erste Versuch, die seit ältesten Zeiten bekannte Erscheinung der alkoholischen Gährung süsser Säfte wissenschaftlich zu erklären, rührt aus dem 18. Jahrhundert von Stahl her, der die Gährung als „innere Bewegung" auffasste. Ein in innerer Bewegung befindlicher Körper könne, wie Stahl meinte, einen noch ruhigen, aber bewegungsfähigen Körper zur Bewegung fortreissen. Auch zu Anfang des vorigen Jahrhunderts wurde die Gährung noch als ein rein chemischer Vorgang betrachtet, zu dessen Einleitung nach Gay-Lussac[11]) Sauerstoff nöthig sei, während er, einmal im Gange befindlich, allein weiter fortschreite.

Fast gleichzeitig, im Jahre 1837, kamen drei Forscher zu dem Ergebniss, dass der bei der Gährung stets auftretende Bodensatz, die Hefe, ein Lebewesen sei, und dass die Gährung auf die Lebensthätigkeit desselben zurückgeführt werden müsse. Cagniard de Latour[12])

---

[1]) Bayer. Brauer-Journal 1896, 75.
[2]) Wochenschr. f. Brauerei 1894, 17, 440 u. 887.
[3]) Vuylsteke, Zeitschr. f. gesammte Brauwes. 1888, 11, 24; 1889, 1; Syrée: Centralbl. f. Bakteriol., II. Abth., 1899, 5, 6.
[4]) Schukow, Centralbl. f. Bakteriol., II. Abth., 1896, 2, 359.
[5]) Becker, Zeitschr. f. d. ges. Brauwesen, 1899, 22, 5; Hansen: Praxis der Gährungsindustrie, Heft 2, 96.
[6]) Zeitschr. f. Spiritusindustrie 1895, 18, 198; Wochenschr. f. Brauerei 1895, 12, 189.
[7]) Wochenschr. f. Brauerei 1895, 12, 177.
[8]) Prior, Chemie und Physiologie des Malzes und Bieres 1896, 464.
[9]) Wochenschr. Brauerei 1895, 12, 65; 732; Zeitschr. f. d. ges. Brauwes. 1895, 18, 113.
[10]) Ausführliche Darstellungen in Lafar, Techn. Mykologie Bd. I.; Ad. Mayer, Gährungschemie, 5. Aufl. 1902; E. u. H. Buchner und Hahn, Die Zymasegährung, Berlin und München 1903; Green-Windisch, Die Enzyme, 1901; Oppenheimer, Die Fermente, 1900; Ahrens, Das Gährungsproblem, Stuttgart 1902.
[11]) Ann. de chim. 76, 245.
[12]) Ebendort 68, 220.

theilte mit, dass die Hefe aus Kügelchen bestehe, die sich vermehren, und wahrscheinlich eine Pflanze sei, die nur im lebenden Zustande auf den Zucker zersetzend wirke. Schwann[1]) wies nach, dass die Hefe sicher eine Pflanze, und zwar nach Meyen's Ansicht ein Pilz sei, dem dann der Name Saccharomyces Meyen gegeben wurde. Kützing[2]) kam zu demselben Ergebniss.

Diese „vitalistische" Erklärung der Gährung rief bei den Chemikern der damaligen Zeit scharfen Widerspruch hervor. Besonders J. v. Liebig[3]) (1839 u. 1840) erklärte (ähnlich wie Stahl) die Hefe für einen in Zersetzung befindlichen Eiweisskörper, der die Bewegung seiner Moleküle auf die des Zuckers übertrage und denselben dadurch ebenfalls zur Zersetzung anrege. Schon Berzelius[4]) hatte 1828 sich ähnlich, nämlich dahin geäussert, dass die Hefe „katalytisch" wirke. Demgegenüber bestätigten aber verschiedene Forscher wie Mitscherlich[5]), Helmholtz[6]), Schröder und Dusch[7]), van den Broek[8]), dass der Gährungsvorgang sicherlich mit der Lebensthätigkeit von Organismen verknüpft sei. Endgültig beseitigt wurde die einseitige Liebig'sche Zersetzungstheorie durch die Untersuchungen Pasteur's[9]), der die Gährung auch in eiweissfreien Zuckerlösungen mit geringsten Mengen Hefe einleiten konnte, und zeigte, dass die Hefe bei der Gährung nicht fault und die Gährung mit ihrem Absterben aufhört. Auch v. Liebig konnte sich Pasteur's Beweisen auf die Dauer nicht verschliessen.

War damit sicher gestellt, dass lebende Wesen die Urheber der Gährung seien, so entstand nun die Frage, wie die Gährung zu Stande komme und welchen Werth sie für die lebende Zelle habe. Schwann hatte die Ansicht ausgesprochen, dass der Zucker von der Hefe zur Ernährung verbraucht werde und die dabei übrig bleibenden organischen Reste zu Alkohol zusammenträten. Diese von A. Mayer befürwortete, von v. Liebig heftig bekämpfte Anschauung lässt sich, wie besonders Nägeli klargestellt hat, nicht halten, da von 100 Thln. von der Hefe aufgenommenem Zucker nur ein Theil als neugebildete Körpermasse wieder erscheint. Auch spricht der bei gährenden Organismen häufig zu beobachtende Verlust des Gährvermögens ohne Beeinträchtigung des Vermehrungs- und Assimilationsvermögens dagegen. Eine andere Erklärung der Gährung hat Pasteur versucht. Da einige der von ihm entdeckten obligat anaëroben Bakterien ihre Gährthätigkeit (aber auch ihre Lebensthätigkeit überhaupt, wie jetzt bekannt ist) bei Luftzutritt einstellen, nahm er an, dass auch ursprünglich aërobe Arten bei Mangel an freiem Sauerstoff letzteren den organischen Verbindungen entziehen und dadurch Gährung verursachen. Die Gährung sei ein Ersatz für die Athmung und eine Anpassung an das Leben ohne Luft. Dem entspricht aber nicht die Thatsache, dass der Sauerstoff (s. oben S. 1180) ohne Einfluss auf die Gährung ist, dieselbe höchstens durch die bei seiner Anwesenheit kräftige Vermehrung der Hefe in ihrem Verlaufe beschleunigt.

Nägeli[10]) dagegen fasste die Gährung als die Uebertragung von Bewegungszuständen der Moleküle des lebenden Plasmas, welches hierbei unverändert bleibt, auf das Gährmaterial auf, wodurch das Gleichgewicht zwischen dessen Molekülen gestört werde und dieselben

---

[1]) Poggendorff's Ann. Phys. 1837, II, 11, 184.
[2]) Journ. f. prakt. Chem. 1837, 2, 385.
[3]) Ann. Chem. u. Pharm. 1839, 29, 100; 30, 250. v. Liebig, Die organ. Chemie in ihrer Anwendung auf Agrikultur u. s. w. 1840. S. 202.
[4]) Jahresber. über Fortschr. d. physischen Wissenschaften 1830, 18, 400.
[5]) Ann. Chem. u. Pharm. 1842, 44, 201.
[6]) Journ. f. prakt. Chem. 1844, 31, 435.
[7]) Ann. Chem. u. Pharm. 1853, 89, 232; 1860, 117, 273.
[8]) Ebendort 1860, 115, 75.
[9]) Compt. rend. 1857, 45, 1032; 1858, 46, 179; 1858, 47, 227, 1011; 1859, 48, 640, 735, 1149; 1860, 50, 303, 849, 1083; 1861, 52, 1142, 1260; 1862, 54, 1270; 1863, 56, 989; 1875, 80, 452. Ann. chim. phys. 1860, III, 58, 323; 1872, IV, 25, 145.
[10]) Nägeli, Theorie der Gährung. München 1879, 26.

zerfallen. Er berechnete den Wirkungsradius einer Zelle auf 20—50 μ. Diese geistreiche Hypothese hat keinerlei Bestätigung gefunden. Es ist auch an sich wenig wahrscheinlich, dass ein mit dem Freiwerden so vieler Energie verlaufender Vorgang ausserhalb der Zelle, also ungenutzt für diese stattfinden sollte.

Eine andere Theorie, die in letzter Zeit wieder von Bedeutung geworden ist, stammt von Traube[1]) aus dem Jahre 1858 her. Traube nahm an, dass die Gährung durch gewisse in der Zelle enthaltene Enzyme bewirkt werde, welche durch Aeusserung bestimmter chemischer Affinitäten den Zerfall des Zuckers hervorrufen. Diese Enzymtheorie fand viele Anhänger, so Berthelot, Claude Bernard, Schönbein, Schaer und Hoppe-Seyler[2]); auch Brefeld[3]) trat entschieden für die rein chemische Natur der Gährung ein, die an sich mit der Entwickelung und der Vermehrung der Hefenzelle nichts zu thun habe. A. Bayer[4]) zeigte, dass die Gährung des Zuckers sich in sehr klarer Weise durch Verschiebung der Hydroxylgruppen im Zuckermolekül, Akkumulation derselben an einzelnen Atomen und dort eintretende Sprengung erklären lasse, Reaktionen, die sich an anderen organischen Verbindungen leicht künstlich erzielen lassen, und zu denen die Hefenzelle den Anstoss gebe (vergl. S. 1189). Doch wurden von anderer Seite, besonders von Sachs und Nägeli, erhebliche Einwände gegen die Enzymtheorie erhoben, weil die sonst bekannten, durch Enzyme bewirkten Zersetzungen einfacher Natur nur einfache Hydrolysen seien, während der Zerfall des Zuckers in Alkohol und Kohlensäure eine komplicirte Zersetzung darstelle. Auch Versuche von A. Mayer[5]), Pasteur[6]), Nägeli[7]) und Löw, ein derartiges Alkoholenzym aus der Hefe darzustellen, misslangen.

Etwas mehr Boden gewann die Traube'sche Enzymtheorie, als es anfangs der neunziger Jahre gelang, aus der Hefe verschiedene Enzyme (S. 1166) darzustellen, welche nicht aus der Zelle heraustreten und erst durch Zerstörung der Zelle frei werden. Es waren dies die die Maltose hydrolysirende Glukase, die die Saccharose invertirende Invertase des Pilzes Monilia candida u. a. Für die Auffassung des Gährungsvorganges als einer chemischen Umsetzung zwischen bestimmten chemischen Stoffen des Hefenprotoplasmas und dem Zucker brachten auch E. Fischer's[8]) Untersuchungen über die Enzymwirkungen Aussichtsblicke. Er wies nach, dass die Enzyme in der Regel von zwei optisch entgegengesetzten Hexobiosen oder Disacchariden nur die eine Form zu hydrolysiren vermögen und der früher angenommene Unterschied zwischen der chemischen Thätigkeit der lebenden Zellen und der Wirkung der chemischen Agentien in Bezug auf molekulare Asymmetrie thatsächlich nicht besteht. Eine Aeusserung von Löw[9]) (1886) geht in ähnlicher Richtung dahin, dass wohl ein bestimmter Theil des Protoplasmas, „der Zymoplast", lediglich die Gährthätigkeit besorge. Auch die Beobachtung von Will[10]) (1896), dass neun Jahre lang gelagerte, todte Hefe in Zuckerlösung noch kräftige Gährung erzeuge, schien darauf hinzudeuten, dass die Gährthätigkeit an bestimmte widerstandsfähigere Stoffe der Hefenzelle gebunden sei und von diesen auch bei aufgehobener Lebensthätigkeit der Zelle noch ausgeführt werden könne.

Es ist dann im Jahre 1897 E. Buchner[11]) in der That gelungen, aus zerriebener Hefe

---

[1]) Traube, Theorie der Fermentwirkungen. Berlin 1858; Berichte d. deutschen chem. Gesellsch. 1877, 10, 1984; ebendort 1895, 28, Ref. 1092; Ges. Abhandlungen, Berlin 1899, S. 74.
[2]) Archiv f. ges. Physiologie, 12, 1.
[3]) Berichte d. deutschen chem. Gesellsch. 1874, 7, 1069; Landw. Jahrb. 1874, 3, 65.
[4]) Berichte d. deutschen chem. Gesellsch. 1870, 3, 63.
[5]) Ad. Mayer, Gährungschemie 1895, S. 65.
[6]) Ann. brass. distill. Paris 1898, 1, 512.
[7]) Sitzungsber. d. bayer. Akad. d. Wissenschaften. Mathem.-physik. Klasse, 4. Mai 1878, 177.
[8]) Berichte d. deutschen chem. Gesellsch. 1894, 24, 2993.
[9]) Journ. f. prakt. Chem. 33, 351; Centralbl. f. Bakteriol., II. Abth., 1901, 7, 436.
[10]) Zeitschr. f. d. ges. Brauwesen 1896, 19, 20.
[11]) Berichte d. deutschen chem. Gesellsch. 1897, 30, 117. Eine Zusammenstellung sämmtlicher über die Zymase bisher veröffentlichten Arbeiten bringt das Werk von E. u. H. Buchner u. Hahn, Die Zymasegährung. München und Berlin 1903.

durch hohen Druck eine Flüssigkeit, den sog. Hefenpresssaft, zu gewinnen, welche Zucker kräftig vergährt. Durch Fällen mit Alkohol und Aether lässt sich ein Niederschlag aus dem Presssaft erhalten, der, in Wasser gelöst, wieder Gährung erzeugt. Eingetrockneter Presssaft lässt sich noch lange Zeit aufbewahren, ohne an Gährkraft erheblich abzunehmen. Ferner aber kann man auch mit intakten Hefenzellen, die vorsichtig durch Erwärmen oder durch Aether oder Aceton getödtet wurden, Gährung in Zuckerlösungen erzeugen. E. Buchner betrachtet daher wohl nicht mit Unrecht den Gährung erregenden Stoff als mit dem Protoplasma der Hefe nicht gleich und fasst ihn als ein Gährungsenzym auf, dem er den Namen Zymase gegeben hat. Im Gegensatz zu ihm halten verschiedene Physiologen die Zymase für besonders widerstandsfähige Theile des Protoplasmas. Näheres über die Zymase findet sich im Abschnitt über die Hefenenzyme S. 1170.

Der Gährvorgang selbst kann also nach diesen neuesten Forschungen als rein chemischer Vorgang zwischen der Zymase und dem Zucker betrachtet werden, der an sich von der Lebensthätigkeit der Hefe unabhängig ist. Die lebende Zelle kommt bei der Gährung nur noch soweit in Betracht, als sie die Zymase erzeugt. Dagegen ist über die bei dem Zerfall des Zuckers sich abspielenden Vorgänge, über die Entstehung der Zymase und die dieselbe verursachenden Umstände nichts bekannt.

Die Schwierigkeit, welche die Einreihung des verwickelten Zersetzungsvorganges des Zuckers in Alkohol und Kohlensäure unter die übrigen einfachen enzymatischen Vorgänge bringt, sucht Buchner durch Heranziehung der Hypothese Ad. Baeyer's (S. 1188) zu beseitigen.

Darnach kann man sich den Zerfall des Zuckermoleküls in folgenden Stufen verlaufend vorstellen:

$$\begin{array}{l}\text{CHO}\\\text{CHOH}\\\text{CHOH}\\\text{CHOH}\\\text{CHOH}\\\text{CH}_2\text{OH}\end{array} + 4\,H_2O = \begin{array}{l}\text{CH}_2\text{OH}\\\text{CHOH}\\C{<}^{OH}_{OH}\\C{<}^{OH}_{OH}\\\text{CHOH}\\\text{CH}_3\end{array} + 2\,H_2O = \begin{array}{l}\text{CH}_3\\\text{CHOH}\\C{<}^{OH}_{OH}\\C{<}^{O}_{OH}\\\text{CHOH}\\\text{CH}_3\end{array} + 3\,H_2O = \left\{\begin{array}{l}\text{CH}_3\\\text{CH}_2\text{OH}\\CO_2 + 2\,OH_2\\ \\CO_2 + 2\,H_2O\\\text{CH}_2\text{OH}\\\text{CH}_3\end{array}\right.$$

Hiernach wäre der Zerfall des Zuckermoleküls in Alkohol und Kohlensäure ebenfalls eine Hydrolyse.

h) **Die Selbstgährung und Selbstverdauung der Hefe.** Unter Selbstgährung der Hefe versteht man die Erscheinung, dass ohne Nährstoffe aufbewahrte frische, feuchte Hefe Kohlensäure und Alkohol bildet. Später zerfällt die Hefe dann weiter. Doch gehört dieser zweite Vorgang, streng genommen, nicht mehr zu der Selbstgährung, sondern ist besser als Selbstverdauung zu bezeichnen.

Die schon lange Zeit bekannte Selbstgährung ist neuerdings von Lintner[1]) genauer verfolgt worden. Bei der Selbstgährung werden das in den Zellen vorhandene Glykogen nach vorheriger Verzuckerung, vielleicht auch noch andere Kohlenhydrate, nicht aber die Cellulose zu Alkohol und Kohlensäure vergohren. Nach 42-stündiger Gährdauer waren 6—8 % der Trockensubstanz an Alkohol entstanden. Bemerkbar war ein starker Fruchtestergeruch.

Die Selbstgährung beeinträchtigt die zuckervergährende Kraft der Hefe nicht.

Das Verhalten einiger Salze in koncentrirten Lösungen zur Selbstgährung ist verschieden. Die Sulfate des Zinks, Magnesiums und Eisens wirken fördernd, die des Kupfers

---

[1]) Centralbl. f. Bakteriol., II. Abth., 1899, 5, 793.

und Mangans hemmend. Von den Phosphaten wirkt Na_2HPO_4 hemmend, KH_2PO_4 fördernd; Ammonsalze, Nitrate und Chloride wirken hemmend.

Harden[1]) und Rowland beobachteten, dass Hefe, bei 14° aufbewahrt, nach 16 Tagen, bei 50° nach 1½ Stunden verflüssigt wurde. Es wurde aus dem Glykogen bei Luftzutritt und -abschluss Kohlensäure und Alkohol gebildet. Kurz vor dem Eintritt der Verflüssigung hörte die Gährung auf. Bei Luftabschluss entstanden Alkohol und Kohlensäure im Verhältniss wie bei der regelrechten Gährung.

Es handelt sich bei der Selbstgährung vermuthlich um einen Vorgang von Energieerzeugung für die Zelle.

Die Selbstverdauung tritt ein, wenn Hefe unter Desinfektionsmitteln (z. B. Toluolwasser), welche jede Pilzentwickelung ausschliessen, aufbewahrt wird. Es erfolgt dann im Anschluss an die Vergährung des Glykogens eine Zersetzung der Proteïnstoffe der Hefenzelle durch die dieser innewohnende Endotryptase. Kutscher[2]) fand an Zersetzungsstoffen Tyrosin, Guanin, Adenin, Asparaginsäure, Histidin, Arginin, Lysin und Ammoniak, ferner einen Körper von der Zusammensetzung $C_8H_6N_2O_4$.

Auch bei der Selbstverdauung des Hefenpresssaftes haben Hahn[3]) und Geret ähnliche Zersetzungsstoffe erhalten. Auffällig ist, dass bei der Selbstverdauung der Hefe anfangs die Menge der stickstoffhaltigen Basen steigt, dann aber wieder abnimmt, sodass schliesslich das Verhältniss des Amido-Stickstoffs zum Basen-Stickstoff wieder das ursprüngliche ist. Albumosen traten bei der Selbstverdauung nur vorübergehend, Peptone nie auf.

Die Selbstverdauung der Hefe kann nach R. und W. Albert[4]) durch die Gram'sche Färbung unter dem Mikroskope schrittweise verfolgt werden.

Im Anschluss sei hier noch bemerkt, dass bei der eigentlichen Fäulniss der Hefe, d. h. der Zersetzung derselben durch Fäulnisserreger, nach Alex. Müller[5]) die üblichen Fäulnissstoffe auftreten.

i) Die Variation der Saccharomyceten. Die praktische Anwendbarkeit des Hansen'schen Reinzuchtsystems fusst auf der Annahme, dass die Reinhefe im Betriebe keine Veränderungen ihrer Eigenschaften erleide. Nach mehreren Beobachtungen von Hansen u. a. treten zwar bei der Betriebshefe zuweilen Veränderungen auf, doch sind die neuen Eigenschaften solcher Varietäten meist vorübergehender Natur und verschwinden bald wieder, sodass sie keine erheblichen Schwierigkeiten für den Betrieb bilden[6]). Jörgensen[7]) beobachtete, dass eine Betriebshefe, die zum Theil aus Hautzellen gezüchtet war, allmählich schlechten Geschmack erzeugte. Auch Will[8]) hat Aehnliches bei Verwendung der Hautzellen einer sonst guten Hefe beobachtet. Henneberg[9]) hat neuerdings bei einer untergährigen Hefe plötzliches Auftreten obergähriger Eigenschaften beobachtet, die sich als sehr beständig erwiesen. Im Gegensatze zu den meist vorübergehenden Variationen der Betriebshefen lassen sich, wie Hansen[10]) durch zahlreiche Untersuchungen gezeigt hat, künstlich sehr beständige Varietäten erzielen. Die einzige Variation, die sich künstlich mit Sicherheit beherrschen lässt, ist die des Verlustes der Sporenbildung, mit der meistens auch die Fähigkeit der Hautbildung verloren geht. Solche beständige asporogene Varietäten entstehen, wenn

---

[1]) Journ. chem. Soc. London 1901, 79, 1227.
[2]) Zeitschr. f. physiol. Chem., 1901, 32, 59.
[3]) E. u. H. Buchner u. Hahn: Die Zymasegährung. 1903, 293.
[4]) Centralbl. f. Bakteriol., II. Abth., 1901, 7, 737.
[5]) Journ. f. prakt. Chem. 70, 65.
[6]) Wortmann (Centralbl. f. Bakteriol., II. Abth., 1896, 2, 34) hat einen Einfluss länger dauernder Gährung und Lüftung auf Weinhefen nicht feststellen können.
[7]) Zeitschr. f. d. ges. Brauwesen 1898, 21, 113, 379.
[8]) Ebendort 1895, 18, 249.
[9]) Wochenschr. f. Brauerei 1900, 17, 633.
[10]) Compt. rend. trav. Carlsberg 1898, 4, 93; 1900, 5, 1.

die Hefen lange Zeit bei einer das Maximum für die Sporenbildung überschreitenden Temperatur gezüchtet werden. Die höhere Temperatur ist der wesentliche Faktor, während andere Einflüsse, wie Ernährung, Bewegung, Lüftung höchstens zu rasch vorübergehenden asporogenen Varietäten führen, die wieder in die Urform zurückfallen[1]). Gleichzeitig mit dem Verlust der Sporenbildung geht zuweilen eine Veränderung in Betreff der Alkoholerzeugung sowie anderer für die Praxis werthvollen oder schädlichen Eigenschaften einher.

k) Der Kreislauf der Hefen in der Natur. Nach den eingehenden Untersuchungen von Hansen[2]) sind die normalen Brutstätten der Hefen die verletzten Oberflächen süsser, saftiger Früchte, in deren Saft sie sich ausserordentlich stark vermehren, während andere natürliche Flüssigkeiten weniger in Betracht kommen. Von den Früchten gelangen die Hefen durch Regen oder beim Abfallen derselben auf die Erde und verbleiben hier während des Winters und Frühjahrs, um dann durch den Wind oder auch durch Regen wieder auf ihre Sommerbrutstätten übertragen zu werden. Auch den Insekten kommt durch Verschleppung der Hefen von einer Frucht zur anderen eine Rolle bei der Verbreitung derselben zu. Entsprechend diesem Kreislaufe zwischen Erde und Früchten sind die Böden in Obstgärten besonders reich an Hefen, während ihre Zahl mit der Vergrösserung des Radius abnimmt. Auf Gebirgen hat Hansen von gewissen Höhen an Hefen im Boden nicht mehr gefunden. Für die Praxis haben diese Feststellungen insofern eine grosse Bedeutung, als sie zeigen, dass der vom Winde aufgewirbelte Staub, in zweiter Linie Insekten die Hauptinfektionsträger für die Gährbetriebe sind und die Infektion in Brauereien in erster Linie auf den offenen Kühlschiffen stattfindet.

Aehnliche Befunde wie die von Hansen sind von Wortmann[3]) und Müller-Thurgau[4]) erhalten worden, während andere Forscher, z. B. Berlese[5]), den Darm der Insekten für den Winteraufenthaltsort der Hefen halten, eine Anschauung, die durch Klöcker's Untersuchungen als nicht zutreffend erwiesen wurde.

l) Die wichtigsten Hefenarten des Brauerei-, Brennereibetriebes und der Weinbereitung. Als Kulturhefen bezeichnet man solche Hefen, die seit langer Zeit in den Gährungsgewerben kultivirt worden sind, und gewisse Eigenschaften besitzen, die sie für diese Gewerbe werthvoll machen. Alle anderen in der Natur vorkommenden Hefen werden „wilde" genannt. Sie sind theils gefährliche Feinde für die Gährungsbetriebe, theils harmloser Natur.

Von den in der Literatur häufiger erwähnten, für die Praxis zum Theil sehr wichtigen Arten seien folgende erwähnt:
1. Saccharomyces cerevisiae I Hansen, stammt aus englischen und schottischen Brauereien. Kräftige Bieroberhefe.
2. Carlsberg Unterhefen Nr. 1 und 2 von Hansen, von denen Nr. 1 ein sehr haltbares Bier liefert, aber weniger gut klärt, während Nr. 2 sich umgekehrt verhält.
4. Vier untergährige Bierhefen von Will (s. o.), von denen zwei hoch, eine mittelmässig und eine niedrig vergähren.
5. Brennereihefe Rasse II der Berliner Station, stammt aus einer Brennerei West-

---

[1]) Ueber die Erzeugung asporogener Rassen und Rückbildung derselben hat auch Beyerinck mit Schizosaccharomyces octosporus Versuche angestellt (Centralbl. f. Bakteriol., II. Abth., 1897, 3, 449; 1898, 4, 657.)
[2]) Compt. rend. trav. Carlsberg 1881, 1, 157; III. 154: Diese Untersuchungen erfolgten mit der nicht zu den Saccharomyceten gehörenden Art Saccharomyces apiculatus. Centralbl. f. Bakteriol., II. Abth., 1903, 10, 1 finden sich Untersuchungen über das Vorkommen der Kulturhefen.
[3]) Weinbau u. Weinhandel 1898, 16, 278.
[4]) Ebendort 1894, 12, 428. Müller-Thurgau schlug auch vor, zur Anreicherung der Weinhefen im Boden die Trester in den Weinbergen einzugraben.
[5]) Centralbl. f. Bakteriol., II. Abth., 1897, 3, 592.

preussens; Oberhefe vom Frohberg-Typus; eignet sich sehr gut zur Vergährung hochkoncentrirter, schwer gährender Maischen. Sie wird in deutschen Brennereien allgemein benutzt.

6. Rasse V der Berliner Station wird für die Presshehefefabrikation benutzt.
7. Saccharomyces Pastorianus I, II, III Hansen, Krankheitshefen im Bier. I erzeugt bitteren Geschmack, III verursacht Trübungen. Alle drei Arten kommen in der Luft vor. I ist eine Unterhefe, II und III sind Oberhefen. I kann bei der Weinbereitung ein gutes Erzeugniss liefern.
8. Saccharomyces ellipsoideus I, II Hansen. I wurde von Hansen auf Vogesentrauben gefunden. Sie ist eine der zahlreichen, ihr sehr ähnlichen Weinhefen, welche mit dem Namen ihrer Herkunft (z. B. Johannisberg II, Walporzheim) u. s. w. unterschieden werden. II ist eine Krankheitshefe der untergährigen Brauereien; sie erzeugt Trübungen. Zwei ähnliche Arten sind von Will beschrieben.
9. Saccharomyces Ilicis u. S. Aquifolii Grönlund; sie kommen auf den Früchten von Ilex aquifolium vor. Erstere ist unter-, letztere obergährig. Beide erzeugen in Würze schlechten Geschmack.
10. Saccharomyces pyriformis Marshall Ward; sie bewirkt die alkoholische Gährung des englischen Ingwerbieres; sie bildet gemeinsam mit Bacterium vermiforme (s. Milchsäuregährung S. 1197) die sogen. Ginger Beer Plant.
11. Saccharomyces membranaefaciens Hansen, kommt in Wein, Wasser u. a. vor. Diese Art erzeugt keinen Alkohol aus Zucker, sondern Säuren, wächst noch bei 12 % Alkohol, verzehrt Aepfel-, Essig-, Bernsteinsäure und zerstört das Bouquet des Weines.
12. Saccharomyces mali Duclauxi Kayser, aus Cider; sie vergährt Invertzucker und erzeugt Bouquetstoffe.
13. Schizosaccharomyces Pombe Lindner, aus dem Hirsebier der afrikanischen Neger; Oberhefe, welche auch Dextrin vergährt und in südamerikanischen Brennereien mit Vortheil verwendet wird.
14. Schizosaccharomyces mellacei Jörgensen, aus Jamaika-Rum; Greg (s. u.) will in den Rum-Maischen acht Schizosaccharomyces-Arten gefunden haben.
15. Schizosaccharomyces octosporus Beyerinck, von Rosinen und Korinthen; die Art ist wegen ihrer eigenartigen Askusbildung wichtig (s. o.).

m) Die bei der Herstellung anderer alkoholischer Getränke thätigen Pilze. In aussereuropäischen Ländern nehmen an der Herstellung alkoholischer Getränke neben Saccharomyceten häufig andere Pilze Theil, welche theils eine geringe Alkoholgährung bewirken, theils aber die Verzuckerung der Stärke statt der in europäischen Betrieben üblichen Diastase des Gerstenkeims bewirken. Besonders sind es einige Arten der Mucoreen, welche in Asien sowohl für die Verzuckerung als auch für die Vergährung verwendet werden. Mucor Rouxii[1]) ist das wirksame Lebewesen der sog. chinesischen Hefe, welche in China und den benachbarten Ländern für die Herstellung von Reisbranntwein verwendet wird. Zur Herstellung dieser Hefe wird gequollener Reis, mit einigen Drogen gemischt, einige Tage bei 30° auf Reisspelzen im Dunkeln liegen gelassen. Die weisslichen Ballen werden dann vorsichtig getrocknet, gepulvert und gekochtem Reis zugesetzt, der alsbald theilweise verzuckert wird. Die Masse wird dann mit Flusswasser versetzt und der alkoholischen Gährung überlassen, welche wohl durch spontan hineingelangte Hefen ver-

---

[1]) Eine eingehende Arbeit über diesen Pilz hat Wehmer, Centralbl. f. Bakteriol., II. Abth., 1900, 6, 353 veröffentlicht. Aeltere Arbeiten sind von Calmette, Ann. Instit. Past. 1892, 6, 604 und Eijkmann, Centralbl. f. Bakteriol. 1894, 16, 99.

ursacht wird. Der durch Destillation daraus erhaltene Branntwein enthält etwa 36 % Alkohol. Mucor Rouxii verzuckert am kräftigsten bei 35—38°. Der aus der Stärke entstehende Zucker soll Glukose sein. Zwingt man den Pilz unter der Oberfläche zu wachsen, so spaltet er aus der Glukose Alkohol ab. Nach Sitnikoff und Rommel[1]) geschieht dies auch aus d-Mannose, Fruktose, Galaktose, Trehalose, Maltose, Dextrin, nicht aber aus Raffinose, Lactose, Saccharose und Melibiose. Der Pilz bildet stets erhebliche Mengen Säure.

Zwei andere Mucor-Arten sind neuerdings unter den Namen β-Amylomyces und γ-Amylomyces von Collette und Boidin beschrieben worden, welche dieselben auf japanischem bezw. tonkinesischem Reis aufgefunden haben. Nach Sitnikoff[2]) und Rommel vergähren diese beiden Pilze Glukose, Fruktose, d-Mannose, Galaktose, Maltose und Dextrin zu Alkohol, die β-Art ferner auch Saccharose, Melibiose, Raffinose und Inulin, die γ-Art Trehalose. Sie verzuckern energischer als Mucor Rouxii.

Mucor Cambodja wurde von Chrzaszcz[3]) aus chinesischer Hefe aus Cambodja gezüchtet. Derselbe erzeugte in 10 %-iger Glukoselösung in 20 Tagen 1,06 % Alkohol.

Raggi oder javanische Hefe und Tapej sind zwei Erzeugnisse, welche auf Java für die Vergährung der Melasse zu Arrak benutzt werden. Raggi wird dadurch hergestellt, dass man einen Teig aus gestampftem Zuckerrohr und Wurzelstock von Alpinia galanga trocknen lässt, zerkleinert, mit Wasser und Citronensaft versetzt, einige Tage stehen lässt und den breiigen Rückstand dann zu Kuchen formt und diese trocknen lässt. Tapej erhält man, wenn man weichgekochten Klebreis, mit Raggi bestreut, einige Tage stehen lässt. Der Reis ist dann in eine halbflüssige, süss-säuerliche Masse verwandelt, mittels derer nun die Melasse in Gährung versetzt wird.

Die wirksamen Gährpilze des Raggi und Tapej sind Mucoreen, welche die Verzuckerung bewirken, und Saccharomyceten, welche die alkoholische Gährung verursachen. Von ersteren sind von Went[4]), Prinsen-Geerligs[5]) und Wehmer[6]) drei Arten gefunden worden: Chlamydomucor oryzae, Rhizopus oryzae und Mucor javanicus (letzterer auch in chinesischer Hefe), von denen nach den bisherigen Feststellungen die beiden ersten Arten wohl als die wichtigsten verzuckernden Arten zu betrachten sind. Sie bilden aus Stärke Glukose. Jedoch schwankt die Ausbeute an Zucker nach der Herkunft der Stärke. Dieselbe beträgt bei Mais- und Kartoffelmehl 8 %, Weizenmehl 29 %, gewöhnlichem Reis 44 %, Klebreis 64 %. Mucor javanicus bewirkt ebenso wie Mucor Rouxii kräftige Gährung.

An Alkoholgährern enthalten Raggi und Tapej nach den Untersuchungen von Went und Prinsen-Geerligs einen echten Saccharomyceten, Saccharomyces Vordermanni, welcher Glukose, Fruktose, Saccharose, Maltose, Raffinose vergährt und seine Thätigkeit bei 9—10 % Alkohol einstellt. Der von dieser Art erzeugte Arrak zeichnet sich durch sehr feinen Geschmack aus. Ferner wurde ein hefenartiger Fadenpilz Monilia javanica aufgefunden, der in derselben Weise gährt wie der Saccharomyces, aber nur bis zu 5 % Alkohol liefert und seine Thätigkeit bei Luftabschluss einstellt. Der von dieser Art erzeugte Arrak ist minderwerthig an Geschmack.

Es wird in den letzten Jahren in Europa versucht, beim Vermaischen das Malz durch die oben beschriebenen Mucor Rouxii, β- und γ-Amylomyces zu ersetzen[1]). Es

---

[1]) Wochenschr. f. Brauerei 1900, 17, 621.
[2]) Centralbl. f. Bakteriol., II. Abth. 1901, 7, 245.
[3]) Ebendort 1901, 7, 326.
[4]) Ebendort 1895, 1, 501, 504; 1901, 7, 313; dort findet sich eine Uebersicht über die verzuckernden Pilze des Raggi.
[5]) Chem.-Ztg. 1895, 19, 1681; 1898, 22, 71.
[6]) Centralbl. f. Bakteriol. II. Abth., 1900, 6, 610; weitere Angaben über Raggi finden sich ebendort I. Abth., 1894, 16, 99 von Eijkmann.

werden Kartoffeln oder Mais sterilisirt, in keimdichten Apparaten mit den Pilzen geimpft und nun unter ständiger Bewegung und Lüftung der Verzuckerung überlassen. Die alkoholische Gährung wird meist nicht durch diese Mucoreen, sondern durch gleichzeitig eingeführte Reinhefe bewirkt.

Zur Verzuckerung der Stärke werden in überseeischen Ländern ferner Vertreter der Aspergilleen verwendet. Von besonderer Bedeutung ist Aspergillus oryzae, welcher bei der Sakebereitung in Japan zur Verzuckerung benutzt wird. Der Sakebranntwein, das in sehr grossen Mengen verbrauchte, übliche alkoholische Getränk der Japaner, wird in folgender Weise dargestellt: Gedämpfter Reis wird mit Samen-Koji versetzt, d. h. mit einer Reiskultur des Aspergillus oryzae. Aus dem so hergestellten Koji wird dann zunächst ein zweites Präparat, Moto, erzeugt, indem gedämpfter Reis, mit Koji versetzt, längere Zeit bei niederer Temperatur gehalten wird. Der Reis wird hierbei verflüssigt und es tritt allmählich spontane Alkoholgährung ein, die nach 14 Tagen ihr Ende erreicht. Das Moto ist nach dieser Zeit eine milchsaure, hefenhaltige Maische, mit welcher nun die eigentliche Sakegährung bewirkt wird. Gedämpfter Reis wird mit Koji, Moto und Wasser angerührt und 2 Wochen der Gährung überlassen. Der Sake wird dann abgepresst und lagern gelassen. Der Koji enthält als Hauptwesen den von Wehmer[2]) genauer beschriebenen Aspergillus oryzae und eine zuerst von Kozai[3]) eingehender untersuchte echte Hefe, die Sakehefe. Daneben kommen noch andere Schimmelpilze und hefenartige Organismen und Bakterien vor. Die Fabrikation des Moto hat den Zweck, die Sakehefe zu kräftiger Entwickelung zu bringen. Dieselbe gehört zu den obergährigen Hefen, vergährt Saccharose, Maltose, Glukose, Fruktose, nicht aber Laktose.

In ähnlicher Weise wird das alkoholische Getränk Awamori auf den Luschu-Inseln (zwischen Formosa und den Kiuschu-Inseln) hergestellt. Das diastatische Enzym wird ebenfalls durch Aspergillus oryzae im Koji geliefert, aus dem zunächst eine Maische „Moromie" erzeugt wird, welche den zu verarbeitenden Reis in Gährung versetzt. Nach Inui[4]) kommen bei dieser Fabrikation an Fadenpilzen der dem Aspergillus Wentii verwandte A. luchuensis, seltener ein A. perniciosus, an Hefen Saccharomyces Awamori und S. anomalus in Betracht, welcher letztere anscheinend das Aroma erzeugt.

Auch in Brennereien von Nordamerika wird die diastatische Kraft des Aspergillus oryzae statt des Malzes verwendet.

Auch bei der Herstellung der japanischen Soyasauce, sowie des japanischen Soyabohnenbreies Miso findet Koji Verwendung (S. 563). Dagegen bewirkt die diastatische Umwandlung in der auf Java hergestellten chinesischen Soyasauce (Tao-Yu) und dem chinesischen Bohnenkäse (Tao-Tjiung) nach den Angaben von Prinsen-Geerligs[5]) der von Wehmer[6]) beschriebene Aspergillus Wentii, der auch die Zellwandungen löst und Proteïn kräftig peptonisirt und wohl vorwiegend durch das Aufschliessen der Proteïnstoffe die Brauchbarkeit der Soyaerzeugnisse bewirkt.

Bei der Rumgährung sind nach den Untersuchungen von Greg[7]) ebenfalls Saccharo-

---

[1]) Mittheilungen über die technische Anwendung der Amylomyces-Arten finden sich: Zeitschr. f. Spiritusind. 1898, Ergänzungsheft 1, 53; 1899, Ergänzungsheft 1; Marbach: Oesterr. Chem.-Ztg. 1899, 2, 178; Henneberg, Zeitschr. f. Spiritusind. 1902, 25, 205.

[2]) Centralbl. f. Bakteriol., II. Abth. 1895, 1, 150, 565. An letzterer Stelle befindet sich auch eine kritische Zusammenstellung der älteren Literatur über die Sakeherstellung.

[3]) Ebendort, 1900, 6, 385. Weitere Angaben über die Sakehefe von Kozai und Yabe; ebendort 1895, 1, 619, Schiewek, ebendort 1897, 3, 431, Yabe, ebendort 1898, 4, 554.

[4]) Zeitschr. f. Spiritusindustr. 1901, 24, 412.

[5]) Chem.-Ztg. 1896, 20, 67.

[6]) Centralbl. f. Bakteriol. II. Abth., 1896, 2, 140.

[7]) Centralbl. f. Bakteriol., I. Abth. 1894, 15, 46; Bull. of the botan. Departm. Jamaica 1895, 153, 157, 192, 252.

myceten, und zwar der Ordnung Schizosaccharomyces, betheiligt: als Hauptgährer gilt anscheinend eine Oberhefe, welche Fruchtaroma erzeugt.

Ueber die Pilze des Negerbieres Pombe und des englischen Ingwerbieres S. 1192 u. 1197.

n) **Die Reinzucht der Hefe und die Anwendung der Reinhefe in der Praxis**[1]). Pasteur's Untersuchungen, so werthvoll sie in wissenschaftlicher Beziehung waren, haben auf die Praxis der Gährungsgewerbe nur geringen Einfluss ausgeübt. Von Bedeutung war sein Nachweis, dass Bakterien in diesen Gewerben als Krankheitserreger auftreten können und dass eine der Hauptinfektionsquellen in der Brauerei die offenen Kühlschiffe sind. Wenn sein Vorschlag, die Kühlschiffe durch geschlossene Apparate zu ersetzen, keinen Eingang in die Praxis gefunden hat, so lag das daran, dass auch damit kein Ende der Bierkrankheiten zu erzielen war, weil eine andere Infektionsquelle, die Anwendung unreiner Hefe, nach wie vor geöffnet blieb. Zwar hatte Pasteur eine Reinigung der Hefe durch Weinsäure vorgeschlagen, und es ist sicher, dass diese Behandlung die Bakterien tödtet; dagegen lag der schwache Punkt darin, dass Pasteur den Begriff der Krankheitshefen noch nicht kannte und, wie Hansen später nachwies, dass die Weinsäurekur die säurefesten Krankheitshefen direkt begünstigte.

Erst mit Hansen's Arbeiten, die im Jahre 1879 einsetzten, begann für die Gährungsgewerbe eine neue Zeit. Hansen wies zunächst nach, dass zahlreiche Krankheitserscheinungen im Bier auf Hefen zurückzuführen seien, die in der Anstellhefe neben den Kulturhefen vorhanden sind. Weiter zeigte er, dass auch die Kulturhefe keine einheitliche Art ist, sondern aus zahlreichen Varietäten besteht, deren jede dem Bier besondere Eigenschaften verleiht, und die, gemeinsam verwendet, unter Umständen sogar krankhafte Erscheinungen verursachen können. Auf diesen Untersuchungen gründete Hansen[2]) sein System der Verwendung der Reinhefen in der Brauerei, das darauf beruht, durch planmässige Auswahl aus der Betriebshefe eine einzige geeignete Art herauszusuchen und dieselbe in der Würze allein zur Entwickelung zu bringen.

Die **Reinzüchtung der Hefen**[3]) erfolgt in der Weise, dass von Aufschwemmungen der Betriebshefe in Wasser geringe Menge in Würzegelatine vertheilt und auf Deckgläser ausgestrichen werden, so dass die einzelnen Zellen völlig getrennt von einander liegen. Diese Deckgläser werden dann auf kleine feuchte Kammern gelegt, und es wird unter stetiger mikroskopischer Kontrolle die Entwickelung der einzelnen Zelle zu einer Kolonie verfolgt. Von solchen Kolonien werden dann kleine Theilchen in Würze übertragen. Die nach diesem Grundsatz der Einzelkultur erhaltenen vollständigen Reinkulturen werden auf ihr Verhalten in Würze geprüft und die dann geeignetsten Arten oder Varietäten für die Verwendung in der Praxis bestimmt.

Hansen hat gezeigt, dass, wie schon oben gesagt, die Eigenschaften der Hefen im Betriebe nur in geringem Grade der Variation unterworfen sind und etwa zeitweilig entstehende Varietäten bei richtiger Betriebsführung schnell in die alten Eigenschaften zurückfallen. Dagegen ist es ihm gelungen, künstlich feste Varietäten zu erzeugen (vgl. Variation) und auf diese Weise die Eigenschaften der Kulturhefen zweckmässig zu ändern.

Die in der beschriebenen Weise erhaltene Reinhefe wird der Würze in grossen Mengen zugesetzt. Die Zeit, während welcher sich dieselbe im Betriebe rein erhält, schwankt nach Betriebsführung, Jahreszeit u. s. w. sehr. Es ist daher erforderlich, von Zeit zu Zeit immer wieder neue Reinhefe einzuführen, wenn die biologische Kontrolle zeigt, dass die Anstellhefe verunreinigt ist.

---

[1]) Man vgl. auch Jörgensen, Die Mikroorganismen der Gährungsindustrie 1898; Klöcker, Gährungsorganismen 1900; Lindner, Mikroskopische Betriebskontrolle 1902.

[2]) Eine eingehende Darstellung aller betr. Verhältnisse findet sich in Hansen: Untersuchungen aus der Praxis der Gährungsindustrie.

[3]) Eine Zusammenstellung der verschiedenen Reinzüchtungsverfahren findet sich bei Will, Centralbl. f. Bakteriol., II. Abth., 1896, 2, 483.

Die Herstellung grosser Mengen Reinhefe erfolgt in den sich damit befassenden Instituten und in grösseren Brauereien in sogen. Reinzuchtapparaten, wie sie zuerst von Hansen angegeben worden sind. In diesen wird die mit filtrirter Luft gelüftete sterilisirte Würze der betreffenden Brauerei in beständigem Betriebe vergohren und die sich am Boden sammelnde Satzhefe zeitweilig abgelassen.

Für untergährige Brauereien hat Hansen selbst die Verwendung der Reinhefen durchgeführt und nach seinem Vorbilde erfolgt jetzt in allen grösseren Brauereien der Welt[1]) die Gährung durch Reinhefe. Dadurch ist an die Stelle des Zufalls, der sonst den Brauereibetrieb beherrschte, eine grosse Betriebssicherheit getreten.

Für die obergährigen Brauereien hat zuerst Jörgensen im Jahre 1885 die Reinhefe verwendet.

In dem Brennereibetrieb und der Presshefe-Fabrikation hat besonders P. Lindner der Reinhefe allgemeine Anerkennung verschafft. So wird die sogen. Rasse II der Berliner Station in fast allen deutschen Brennereien verwendet, während Rasse V derselben Station für die Presshefedarstellung weite Verbreitung gefunden hat.

In die Weinbereitung ist die Gährung mit Reinhefe[2]) besonders eingeführt, seitdem Wortmann[3]) durch seine umfassenden Versuche nachgewiesen hat, dass die verschiedenen Hefenarten in Bezug auf Vergährung, Säurebildung und zum Theil auch auf Bouquet- und Geschmackstoffe durchaus verschiedene Erzeugnisse liefern. Man hat anfangs auch gehofft, dass die Hefen verschiedener Herkunft jedem beliebigen Most ein bestimmtes Merkmal verleihen könnten, dass insbesondere Geschmack und Bouquet stark beeinflusst würden; indessen hat sich doch gezeigt, dass Bouquet und Geschmack in viel höherem Grade von den Rebensorten, dem Boden, dem Grade der Reife der Trauben u. s. w., als von der Hefe abhängen. Die Bouquetstoffe der Hefe sind flüchtiger Natur. Man ist daher auch davon abgekommen, fremde Hefenrassen zu verwenden, sondern benutzt vorwiegend die in den betreffenden Weinen selbst gefundenen Arten.

Der Hauptvorzug der Verwendung der Reinhefe bei der Weinbereitung liegt, da dieses Gewerbe nicht gut wie die Brauerei mit gekochtem Most arbeiten kann, in der schnellen Einleitung einer guten Gährung, ehe noch die auf den Beeren stets vorhandenen wilden Hefen, besonders die Apiculatushefe, oder die ebenso gefährlichen Essigbakterien zu stärkerer Entwickelung gelangen können. Ferner vergähren Reinhefenweine schneller und klären sich daher auch besser. Das Bouquet der jungen Weine ist im Allgemeinen reiner.

Da der Bedarf an Reinhefe im Weingährungsgewerbe auf wenige Wochen im Jahre beschränkt ist, ferner die Zahl der Weinhefenrassen eine sehr grosse ist, so arbeiten die sich mit Herstellung der Reinhefen beschäftigenden Institute nicht mit Reinzuchtapparaten, sondern geben die Reinhefe nur in kleinen Mengen ab, welche der Winzer unmittelbar vor dem Gebrauch durch Vergährung von 10—12 l reinem, aufgekochtem Most genügend vermehrt und in gährtüchtigen Zustand bringt.

Besonders schöne Erfolge hat die Reinhefe bei der Schaumweingährung erzielt. Wortmann[4]) hat Rassen aufgefunden, welche sich, wie es bei diesen Weinen unbedingt nöthig ist, fest an den Kork setzen, während dies sonst zum grössten Theil Sache des Zufalls war.

---

[1]) Vergl. Jörgensen, Die Mikroorganismen der Gährungsindustrie 1898, 279 u. ff.; Holm, Centralbl. f. Bakteriol. II. Abth., 1899, 5, 641 über die Geschichte der Reinhefe in Frankreich. — Bei der Weissbierbrauerei findet Reinhefe zur Zeit noch keine Verwendung; doch scheint auch hier ihre Verwendung möglich; vergl. Schönfeld, Wochenschr. f. Brauerei 1900, 17, 338.
[2]) Eine Zusammenstellung aller hierher gehörigen Thatsachen findet sich bei Behrens, Centralbl. f. Bakteriol., II. Abth., 1897, 3, 354 mit Ergänzungen von Jörgensen u Becker ebendort 662 u. ff. Die ersten Versuche mit reiner Weinhefe in der Praxis machte 1888 Marx.
[3]) Landw. Jahrb. 1892, 21, 901; 1894, 23, No 35; Weinbau u. Weinhandel 1894, 12, 5, 37.
[4]) Weinbau u. Weinhandel 1893, 11, No. 30.

Für Süssweine hat besonders Seifert Rassen eingeführt, die sich durch ausserordentlich hohe Vergährung auszeichnen.

Auch in der Obstweinkelterei[1]) wird schon jetzt vielfach mit Reinhefe gearbeitet und es werden dadurch traubenartige Erzeugnisse erhalten.

o) **Die Milchsäuregährung in den Gährungsgewerben.** Die Milchsäurebakterien treten in den Gährungsgewerben theils als Schädlinge auf, indem sie im Wein den Milchsäurestich, im Bier das Umschlagen veranlassen (vergl. Wein- und Bierkrankheiten), theils aber ist ihre Entwickelung erwünscht. Dies ist z. B. der Fall bei den stark sauren Bieren, wie dem Berliner Weissbier, den belgischen Bieren Lambic und Faro und dem Englischen Ingwerbier und bei der Säuerung des Hefengutes der Brennereien. Die bei der Ingwerbiergährung thätige Art ist neben Saccharomyces pyriformis in der sog. Ginger-Beer Plant enthalten, weisslichen nussgrossen Körnern, die aus einer Vergesellschaftung der Hefe mit dem betreffenden Bakterium, Bacterium vermiforme, bestehen, welches durch den Besitz einer dicken Gallerthülle ausgezeichnet ist. Die Ginger-Beer Plant wird in eine Zuckerlösung von 10—20% mit einigen Stücken Ingwer gegeben und bewirkt in dieser vorwiegend eine Milch- und Kohlensäuregährung, wobei auch ein wenig Alkohol und Essigsäure entstehen. Die im Berliner Weissbiere vorkommende Milchsäurebakterie ähnelt sehr dem Saccharobacillus Pastorianus van Laer, welcher das Umschlagen der belgischen Biere bewirkt.

Eine wichtige Rolle spielen die Milchsäurebakterien bei der Säuerung des Hefengutes der Brennereien. Um die Entwickelung der in der Hefenmaische stets befindlichen Buttersäurebakterien zu hindern, begünstigt man die Bildung der für die Buttersäurebakterien in hohem Grade, für die Hefe nur wenig giftigen Milchsäure, indem man die Maische bei der der Entwickelung der Milchsäurebakterien günstigen Temperatur von 47—52° hält. Während man es bisher dem Zufall überliess, ob Milchsäurebakterien aus der Luft oder von den Geräthen in genügenden Mengen in die Maische gelangten, hat man in letzter Zeit auch hier mit der Einführung von Reinkulturen begonnen. Nach den Untersuchungen von Lafar[2]) ist die bei der Säuerung der Maische in Betracht kommende Bakterienart von den Säuerungsbakterien der Milch verschieden. Nach Leichmann[3]), der diese Art Bacillus Delbrückii genannt hat, vergährt dieselbe nur Glukose und Maltose, nicht aber Laktose zu Milchsäure und zwar zu l-Milchsäure. Sie führt den Namen Bacillus acidificans longissimus. Nach den Untersuchungen von Henneberg[4]) lassen sich die bisher bekannten Milchsäurebakterien der Würze, des Bieres, der Maische und der Milch folgendermassen eintheilen:

1. Bacillus Delbrückii Leichmann (Bac. acidif. long. Lafar), erzeugt milchsaure Gährung in der Brennerei- und Hefenmaische; wächst in Bier, Würze und Milch nicht; Wachsthums-Optimum 45°.
2. Pediococcus acidi lactici Lindner kommt in der Brennereimaische vor; wächst in Bier, Würze und Milch nicht; Optimum 34—40°.
3. Bacterium lactis acidi Leichmann, Bakterium der sauren Milch bei gewöhnlicher Temperatur; wächst in Bier und gehopfter Würze nicht. Optimum 35—38°.
4. Saccharobacillus Pastorianus van Laer, bewirkt das Umschlagen der belgischen Biere; trübt helles Lagerbier und verdirbt seinen Geschmack; wächst in dunklem Bier nicht; Optimum 29—33°.
5. Saccharobacillus Pastorianus var. berolinensis, der Milchsäurebacillus des Berliner Weissbieres; wächst nicht in gehopfter Würze, gehopftem Bier und Milch. Optimum 20—24°.

---

[1]) Wortmann, Weinbau u. Weinhandel 1893, 11, 463; Kramer: Oesterr. landw. Centralbl. 1891, 37.
[2]) Centralbl. f. Bakteriol., II. Abth., 1896, 2, 194.
[3]) Ebendort 1896, 2, 281.
[4]) Wochenschr. f. Brauerei 1901, 17, 381. Ueber die Bakterie des Berliner Weissbieres vergl. auch Neumann, ebendort 1901, 17, 581 u. 608.

6. **Bacillus Lindneri**, bewirkt Umschlagen in gehopftem Bier; helles Bier wird bei 20° in 14—30 Tagen getrübt und erhält schlechten Geruch und Geschmack; wächst nicht in dunklem Bier, gehopfter Würze und Milch; Optimum 21—23°.

p) **Die Buttersäuregährung.** Buttersäure entsteht sowohl bei der Zersetzung von Proteïnstoffen, wie von Kohlenhydraten und milchsauren Salzen durch Bakterien; und zwar ist die Buttersäure nicht das Hauptgährerzeugniss, sondern tritt meist nur in geringeren Mengen auf, sodass die Bezeichnung Buttersäuregährung nicht ganz zutrifft.

Bakterien, welche Buttersäure erzeugen, sind in der Natur überall verbreitet. Dieselben sind durch den Besitz kochfester Sporen ausgezeichnet und sind daher auch in der Würze und der Brennereimaische stets lebend vorhanden. Da die Buttersäure einerseits die Gährerzeugnisse durch ihren unangenehmen Geschmack und Geruch entwertet, andererseits ein die Gährung hemmendes Hefegift ist, so ist es eine der wichtigsten Aufgaben der betreffenden Gährungsgewerbe, durch geeignete Vorkehrungen die Entwickelung der Buttersäurebakterien zu verhindern. Dies erreicht man einerseits durch Anwendung einer der Buttersäuregährung, welche bei 35—40° verläuft, ungeeigneten Temperatur, andererseits durch Einführung oder Erzeugung bakterienhemmender chemischer Mittel.

Die meisten Buttersäurebakterien wachsen nur bei Abschluss der Luft bezw. Anwesenheit geringster Mengen Sauerstoff. Doch giebt es auch aërob lebende Arten.

Eingehender untersucht sind einige anaërobe Arten von Beyerinck[1]), welche zum Theil auch zeitweilig aërob wachsen, dann aber nicht gähren. Derselbe unterscheidet unter Aufhebung der alten Gattungen Clostridium und Amylobacter folgende Arten:

1. Granulobacter saccharobutyricum, in Mehl und der Erde stets vorhanden; vergährt Glukose und Maltose zu Buttersäure, Butylalkohol, Kohlensäure und Wasserstoff; diese Art ist der Erreger der gewöhnlichen Buttersäuregährung.
2. Granulobacter lactobutyricum vergährt Calciumlactat zu Butyrat, Kohlensäure und Wasserstoff.

Ausser diesen Arten hat Beyerinck noch eine Reihe anderer gefunden, welche theilweise nicht Buttersäure, sondern Butylalkohol erzeugen.

Von früheren Verfassern[2]) beschriebene Arten sind vielleicht mit diesen Beyerinckschen gleich.

Schattenfroh[3]) und Grassberger, welche die Frage der Buttersäuregährung neuerdings einer Prüfung unterzogen haben, glauben, dass für die Buttersäuregährung der Kohlenhydrate nur 2 anaërobe Arten in Betracht kommen, welche in der Natur überall vorhanden sind. Die eine derselben ist beweglich und mit Granulobacter saccharobutyricum gleich. Die zweite, häufigste Art dagegen ist noch nicht beschrieben und zeigt keine Bewegungszustände. Beide Arten vergähren Kohlenhydrate zu Buttersäure, Rechtsmilchsäure, Kohlensäure und Wasserstoff.

4. Das Wasser. Die Beschaffenheit des Wassers spielt in der Brauerei eine fast ebenso grosse Rolle wie die anderen Rohstoffe, wenngleich dieselbe früher vielfach überschätzt worden ist. Im Allgemeinen sind an ein Brauereiwasser dieselben Anforderungen zu stellen, wie an ein gutes Trinkwasser (vergl. dieses). Es muss hell und klar sowie geruchlos sein, darf kein Ammoniak und keine salpetrige Säure,

---

[1]) Centralbl. f. Bakteriol., II. Abth., 1895, 1, 19; 1896, 2, 699.

[2]) Gruber, Centralbl. f. Bakteriol., I. Abth., 1887, 1, 367; Fitz, Berichte d. deutschen chem. Gesellsch. 1882, 15, 867; Prazmowski, Untersuchungen über die Entwickelungsgeschichte einiger Bakterien, Leipzig 1880; Hüppe, Mittheil. a. d. Kaiserl. Gesundheitsamte 1884, 2, 819; Liborius, Zeitschr. f. Hyg. 1886, 1, 160; Botkin, ebendort 1892, 11, 421; Kedrowski, ebendort 1894, 16, 445; Flügge, ebendort 1894, 17, 288; Baier, Centralbl. f. Bakteriol., II. Abth., 1895, 1, 118; dort findet sich auch eine Zusammenstellung der Literatur.

[3]) Centralbl. f. Bakteriol., II. Abth., 1899, 5, 209, 697; Arch. f. Hyg. 1900, 37, 54.

nicht zu viel Salpetersäure, Chloride, organische Stoffe und Mikrophytenkeime enthalten und zwar aus denselben Gründen wie beim Trinkwasser, d. h. nicht weil diese Bestandtheile an sich schädlich sind, sondern weil sie eine Verunreinigung des Wassers anzeigen. Solche verunreinigten Wässer lassen, wenn sie auch an sich nicht viel Mikrophytenkeime enthalten, leicht solche sich entwickeln und wenn diese auch wieder beim Kochen der Würze zum grössten Theil abgetödtet werden, so können solche Wässer doch vorher bei der Malzbereitung (Einweichen und Keimung) nachtheilig gewirkt haben und nach der Würzekochung in der Weise noch nachtheilig wirken, dass das Wasser, wenn es zum Waschen der Hefe, der Gährbottiche benutzt wird, in das Gährgut gelangt und die Gährung fehlerhaft beeinflusst. Hierbei ist nicht die Anzahl der Mikrophytenkeime, sondern die Art derselben insofern ausschlaggebend, als unter Umständen unter den vielen Keimen keine sind, welche für Würze oder Bier schädlich wirken, während unter wenigen Keimen einige sich befinden können, welche Würze und Bier angreifen bezw. in denselben zur Entwickeung gelangen.

Hansen hat auch hier ein Verfahren angegeben, um das Wasser auf seine Eigenschaft nach dieser Richtung zu untersuchen. Er giebt in je 20—25 Stück Freudenreich-Kölbchen je 20 ccm Würze oder Bier, versetzt dieselben nach dem Sterilisiren mit je einem Tropfen (= $1/25$ ccm) des betreffenden Wassers und lässt die Fläschchen 8 Tage bei 25° im Thermostaten und 8 Tage bei gewöhnlicher Zimmertemperatur stehen. Die Zahl der Fläschchen, in welchen die Nährlösung angegriffen erscheint, wird mit 5 bezw. 4 multiplicirt, um das Ergebniss in Procenten auszudrücken.

Fr. Schwackhöfer hat auf diese Weise 60 Wässer biologisch sowie gleichzeitig chemisch untersucht und dieselben je nach ihrer Verwendbarkeit in 5 Gruppen eingetheilt, aus denen hier einige Beispiele folgen mögen:

Gruppe	Chemische Bestandtheile, mg in 1 l												Biologische Untersuchung			Ungünstig oder nicht verwendbar wegen Befundes
	Abdampfrückstand	Eisenoxyd	Kalk	Magnesia	Alkalien	Chlor	Salpetersäure	Schwefelsäure	Kohlensäure	Ammoniak	Salpetrige Säure	Zur Oxydation erforderlicher Sauerstoff	Mikrophyten in 1 ccm Wasser auf Pepton-Gelatine	Zerstört in Proc. der angestellten Proben auf Würze	Zerstört in Proc. der angestellten Proben auf Bier	
I. Vorzüglich geeignet	263,8	1,2	135,2	3,9	3,0	Spur	0,0	0,0	109,5	0,0	0,0	0,0	56	0	0	—
	429,6	0,0	140,6	47,6	6,8	2,1	0,0	12,6	159,2	0,0	0,0	1,2	165	0	0	—
	443,4	2,8	128,6	53,4	3,9	22,0	17,4	69,7	84,2	Spur	0,0	1,4	609	0	0	—
II. Gut geeignet	496,0	0,6	149,8	59,3	45,2	17,0	0,0	71,6	147,8	0,0	0,0	0,6	3260	0	0	0
	540,4	0,0	135,4	74,8	1,7	2,5	0,0	30,8	171,4	0,0	0,0	2,2	785	0	0	0
	430,8	1,0	128,6	52,3	22,0	11,5	0,0	69,2	109,0	0,0	0,0	0,4	6120	0	8	0
III. Noch verwendbar	748,0	2,8	196,0	51,2	83,7	37,1	83,7	88,5	124,0	0,0	1,0	1,8	583	0	0	chemischen
	766,0	2,8	183,6	29,0	84,4	72,3	37,3	68,4	147,0	Spur	1,9	4,0	4134	0	8	desgl.
	232,4	1,5	96,0	8,5	6,2	Spur	0,0	4,8	80,1	0,0	0,0	0,2	7176	0	32	biologischen
IV. Nur im Nothfall zu verwenden	778,4	5,6	171,4	71,4	72,7	88,3	4,5	99,6	155,0	2,1	deutlich	2,8	46700	0	70	chem. u. biolog.
	287,3	5,2	96,3	13,7	11,1	10,0	0,0	40,6	68,4	0,0	0,0	1,6	6000	0	80	biologischen
	390,0	2,5	101,2	28,9	12,0	13,3	32,7	47,2	66,0	0,0	0,0	0,9	8456	0	20	desgl.
V. Unverwendbar	2724,4	4,6	836,8	117,5	88,0	16,8	18,4	1278,8	164,0	2,1	5,7	2,2	0	0	—	chemischen
	165,2	2,4	69,2	21,0	9,9	2,8	0,0	—	—	2,0	1,3	2,2	769730	—	100	biologischen
	771,4	2,8	182,6	76,7	55,1	11,6	0,0	219,4	143,6	23,4	5,1	0,4	121637	—	100	chem. u. biolog.

Der Gehalt eines Brauereiwassers an mineralischen Bestandtheilen — mit Ausnahme von Salpetersäure und Eisenoxyd — kann in ziemlich weiten Grenzen schwanken, ohne dass dadurch die Güte des Bieres wesentlich beeinflusst wird.

So sind die Wässer der Münchener und Pilsener Brauereien nach den Untersuchungen von Kradisch und Stolba sehr verschieden; sie fanden für 1 l:

Brauereiwasser in	Abdampfrückstand mg	Kalk mg	Magnesia mg	Schwefelsäure mg	Chlor mg	Salpetersäure mg	Organ. Stoffe mg
München	330,0-1120,0	176,0-384,5	41,1-208,5	0,0-106,1	wenig-132,4	wenig	4,0-24,0
Pilsen	121,0- 173,0	18,4- 30,0	13,0- 23,0	27,0- 40,0	10,0- 15,0	wenig	wenig

Die Münchener Brauereiwässer sind durchweg sehr hart, die Pilsener sehr weich und beide liefern ein gleich ausgezeichnetes Bier.

Im Uebrigen aber ist für einzelne mineralische Bestandtheile des Wassers in ihrem Einfluss auf die einzelnen Brauereivorgänge noch Folgendes zu bemerken:

a) **Der Gehalt an Bikarbonaten von Kalk und Magnesia** soll für das Einweichen der Gerste insofern günstig sein, als er die Lösung von Proteïnstoffen und Phosphorsäure vermindert, dagegen insofern nachtheilig, als er den Weichvorgang verlangsamt. Nach Ullik hängt indess die Menge der gelösten organischen Stoffe beim Einweichen weniger von der Beschaffenheit des Wassers als von der Dauer der Einweichung ab. Auf den Gährvorgang können die Bikarbonate, welche die vorübergehende Härte eines Wassers bedingen, keinen Einfluss ausüben, weil sie beim Kochen der Würze als unlösliche Monokarbonate ausgefällt werden und mit in die Treber übergehen. Hierbei kann indess aus der Würze etwas Phosphorsäure mit ausgefällt werden, aber nicht in dem Masse, dass die Hefe an diesem wichtigen Nährstoff Mangel leiden könnte.

b) Wenn hiernach der Gehalt an Bikarbonaten von Kalk und Magnesia im Wasser als ziemlich belanglos für den Brauereivorgang bezeichnet werden muss, so gilt ein mässiger Gehalt (200—300 mg für 1 l) an **Calciumsulfat (Gyps)** als vortheilhaft; es verhindert in der Mälzerei eine zu weit gehende Auslaugung werthvoller Bestandtheile des Kornes und begünstigt beim Würzekochen die Bruchbildung, indem es zu einer grobflockigen Abscheidung der später nachtheilig wirkenden, koagulirbaren Eiweissstoffe beiträgt; in Folge dessen eignet sich ein gypshaltiges Wasser besonders zur Herstellung lichter, hochvergohrener, schnell klärender und härtlich schmeckender Biere. Auch für das Wässern der Hefe wirkt ein gypshaltiges Wasser günstig, insofern es die Hefe mit dem unentbehrlichen Kalk als Nährstoff versorgt und einer Degenerirung derselben, die bei kalkarmem Wasser leicht eintreten kann, vorbeugt (vergl. S. 1171). Aus dem Grunde sucht man gypsarme Wässer durch Zusatz von gemahlenem Gypsstein für die Brauerei aufzubessern.

Ein zu grosser Gypsgehalt (über 1500 mg für 1 l) wirkt jedoch schädlich sowohl für den Weichvorgang, als auch für die Extraktausbeute und für die Gährung, da er die Gährkraft der Hefe schwächt. Auch grössere Mengen von **Magnesiumsulfat (Bittersalz)** sind nachtheilig, da sie ihre abführende Wirkung auf das Bier übertragen können.

c) **Alkalien**, sei es in Form von Karbonaten oder Chloriden werden in einem Wasser nicht gern gesehen, weil sie durchweg auf eine Verunreinigung des Wassers durch in Verwesung begriffene organische Stoffe hindeuten. Mehr als 1000 mg Kochsalz in 1 l Wasser beeinträchtigen die Keimung, hemmen die Gährung, erschweren die Klärung und behindern den Gang der Bier-Bereitung. Natriumkarbonat wirkt schon in geringen Mengen schädigend auf die Diastase bezw. Verzuckerung und liefert Würzen von schlechtem Bruch und unangenehm rauhem Hopfengeschmack.

Dagegen sind geringere Mengen (bis zu 750 mg in 1 l) Kochsalz, wenn sie aus natürlichen Bodenschichten herrühren, günstig; sie sind sogar für die Herstellung dunkeler, voll- und süssschmeckender Biere beliebt, da sie die Rundung und Süsse im Geschmack heben.

G. A. Neumann[1]) theilt Ergebnisse über Sudversuche mit verschiedenen Brauwässern mit, welche z. Th. den bisherigen Anschauungen widersprechen. Ich beschränke mich darauf, auf diese Arbeit zu verweisen und nur daraus hervorzuheben, dass die Wirkung vorstehender Salze durch abweichende chemische Zusammensetzung des Malzes verändert werden kann.

d) Eisenverbindungen in grösseren, 4 oder 5 mg in 1 l Wasser übersteigenden Mengen werden für die Brauerei als störend angesehen, weil sie mit dem Gerbstoff des Hopfens Verbindungen eingehen, die Missfärbungen der Würzen wie des Bieres hervorrufen; auch wirken sie nach Schneider ungünstig auf die Malz-Bereitung.

Das Eisen lässt sich leicht durch Lüftung und Filtration nach einem der neueren Verfahren aus dem Wasser entfernen. Auch empfiehlt es sich, ein nicht klares und bakterienreiches Wasser nach denselben Grundsätzen mittels Sandfiltration zu reinigen, wie das beim Trinkwasser jetzt gang und gäbe ist (über die verschiedenen Verfahren vergl. weiter unten unter Trinkwasser).

Der Brauerei-Vorgang.

Es kann nicht Aufgabe nachstehender Ausführungen sein, eine eingehende Beschreibung des Brauereivorganges, besonders nicht des technischen Theiles desselben zu geben. Die Ausführungen sollen nur eine kurze allgemeine Uebersicht über den Gang des Brauens bieten und dabei vorwiegend nur die chemischen Vorgänge berücksichtigen.

I. Die Malzbereitung.

Der Zweck der Malzbereitung ist die Erzeugung der Diastase, welche die Verzuckerung der Stärke bewirken soll (vgl. S. 51). Alle Getreidesamen liefern beim Keimen Diastase; für die Bierbrauerei verwendet man aber ausser wenig Weizen fast nur Gerste. Das durch Keimung des Getreidekornes erhaltene Erzeugniss heisst „Malz". Die Malzbereitung umfasst drei Vorgänge, das Einweichen, Mälzen und Darren.

a) Das Einweichen der Gerste. Durch das Einweichen (Einquellen) der Gerste soll dem Korn der für die Keimung nothwendige Wassergehalt zugeführt, gleichzeitig aber das Korn unter Wechseln des Wassers in besonderen Putzvorrichtungen von anhängendem Schmutz befreit werden. Hierbei ist zu beachten, dass die Gerste, deren Wasseraufnahmefähigkeit nahezu gleich dem Eigengewicht ist, mit der richtigen Menge Wassser, d. h. weder mit zu viel noch zu wenig Wasser angereichert wird, weil beide äussersten Grenzen die Keimung beeinträchtigen.

---

[1]) Bericht d. Versuchsanstalt f. Brau-Industrie in Böhmen 1898, 1.

Eine Wasseraufnahme von:

	44—47 %	48—52 %	52—56 %
gilt als:	niedriger	mittlerer	hoher Weichgrad.

Im Allgemeinen ist eine mittlere Weiche die beste.

Die Dauer der Weiche, bis zu welcher die Gerste das nöthige Wasser aufgenommen hat, hängt einerseits von der Beschaffenheit (der Mehligkeit, Glasigkeit, dem Volumen und den Spelzen) des Kornes, andererseits von der Temperatur ab. Bei höheren Temperaturen im Sommer verläuft die Einweichung schneller, z. B. in 24—36 Stunden, als bei niedrigeren Temperaturen; im Winter nimmt sie mitunter mehrere Tage in Anspruch. Thaussing bezeichnet eine Weichdauer von:

	48 Stunden,	48—55 Stunden	60—72 Stunden	78—100 Stunden
als eine:	sehr kurze,	kurze	mittlere	lange bzw. sehr lange.

Die Wasseraufnahme kann durch Lüftung, z. B. durch umschichtige Luft-Wasserweiche nach W. Windisch, beschleunigt werden und hat dieses Verfahren noch den weiteren Vortheil, dass sich der Keimling, welcher ein begieriges Luftbedürfniss hat, auf der Tenne rascher entwickelt.

Um die Schimmelbildung beim Wachsthum auf der Tenne zu verhüten, wird empfohlen, die eingeweichte Gerste mehrere Stunden nach dem Einweichen, wenn sich die Beläge auf der Spelzenoberfläche schon etwas gelockert haben, einige Stunden mit Kalkwasser zu behandeln.

Beim Quellen der Gerste gehen einige Stoffe (Zucker, Dextrin, stickstoffhaltige Stoffe und Mineralstoffe) in das Weichwasser über. Der Verlust beträgt durchschnittlich 1,0—1,5 %.

G. Heut fand, dass die einzelnen Gerstensorten an ein und dasselbe Wasser verschiedene Mengen Stoffe abgeben; z. B. durch Behandeln von je 600 g Gerste mit $\frac{1}{2}$ l Wasser:

	Procentiger Gehalt der Trockensubstanz des Einweichwassers:			Von den Bestandtheilen gingen in Procenten derselben in das Weichwasser über:		
	Stickstoff	Kali	Phosphorsäure	Stickstoff	Kali	Phosphorsäure
1. Böhmische Gerste	1,690 %	0,600 %	0,718 %	6,9 %	27,1 %	5,2 %
2. Bayerische „	1,920 „	0,450 „	0,703 „	6,4 „	14,6 „	1,5 „
3. Ullik's Gerste	1,670 „	0,705 „	1,030 „	7,6 „	18,4 „	4,7 „

Je grösser der Verlust an Kali ist, desto grösser ist auch der an Phosphorsäure. C. Lintner[1]) giebt den Gehalt und Verlust an Mineralstoffen wie folgt an:

	Asche im Ganzen	Kali	Natron	Kalk	Magnesia	Phosphorsäure	Schwefelsäure	Chlor
10 000 Theile trockene Gerste	243,0 g	55,3 g	4,8 g	9,0 g	15,9 g	79,3 g	1,4 g	2,8 g
9860. „ quellreife „	212,1 „	37,5 „	1,8 „	8,3 „	14,5 „	75,5 „	0,0 „	0,3 „
Also entzogen	30,9 g	17,8 g	3,0 g	0,7 g	1,4 g	3,8 g	1,4 g	2,5 g

Durch das Einweichen sind daher der Gerste etwa $\frac{1}{8}$ der Aschenbestandtheile entzogen; dieser Verlust trifft vorwiegend das Kali, welches zu $\frac{1}{3}$ in das Weichwasser übergeht.

P. Behrend und Stürcke[2]) finden, dass gleiche Mengen Quellwasser wie aus

---

[1]) C. Lintner: Die Bierbrauerei. Braunschweig, 1876.
[2]) Programm zur 66. Jahresfeier der landw. Akademie Hohenheim, 1884. S. 1.

verschiedenen Gerstensorten, so auch aus Gerste von verschiedener Korngrösse verschiedene Mengen organischer und unorganischer Stoffe lösen und zwar aus der kleinstkörnigen Gerste am meisten.

So wurden z. B. gelöst:

	Mit 1000 Körner-Gewicht von	Gelöst		
		Trocken-Substanz	Organische Substanz	Unorganische Substanz
Aus grosskörniger Saalgerste	47,48 g	0,454 %	0,229 %	0,225 %
„ mittelkörniger böhmischer Gerste	42,40 „	0,517 „	0,246 „	0,270 „
„ kleinkörniger ungarischer Gerste	39,56 „	0,665 „	0,343 „	0,323 „

Dieses verschiedene Verhalten hat darin seinen Grund, dass die Lösung von Stoffen aus dem Gerstenkorn auf einem osmotischen Vorgange beruht und dass um so mehr aus dem Korn gelöst wird, je grösser dessen Oberfläche ist; letzere ist aber für dasselbe Gewicht bei einer kleinkörnigen Gerste grösser als bei einer grosskörnigen; auch haben die in der Mitte kleinkörniger Gerste befindlichen löslichen Stoffe beim Diffundiren von Zelle zu Zelle bis zur Oberfläche keinen so grossen Weg zu durchlaufen, als bei der grosskörnigen Gerste. Aus dem Grunde soll bei kleinkörniger Gerste nur so lange eingeweicht werden, als eben nothwendig ist.

Nach P. Behrend löst das Einweichwasser annähernd gleiche Mengen organischer und unorganischer Stoffe aus der Gerste, während Mulder und Lermer eine reichlichere Lösung von organischen Stoffen beobachtet haben wollen. Diese Unterschiede in den Ergebnissen sind ohne Zweifel durch die verschiedene Beschaffenheit des angewendeten Einweichwassers bedingt. Denn ein weiches Wasser löst nach Schneider[1]) grössere Mengen von Stoffen als ein hartes er fand z. B. durch weiches Wasser mehr gelöst:

Im 1. Abwasser nach 12 Stunden		Im 2. Abwasser nach 36 Stunden	
Extract	Mineralstoffe	Extract	Mineralstoffe
0,010—0,039 %	0,003—0,020 %	0,080—0,121 %	0,033—0,049 %

Ueber den Einfluss der einzelnen mineralischen Bestandtheile des Wassers auf den Weichvorgang vgl. vorstehend S. 1200.

A. Hilger und von der Becke[2]) stellten die Veränderungen der stickstoffhaltigen Bestandtheile beim Einweichen der Gerste fest und fanden:

	Wasser	Gesammt-Stickstoff	Stickstoff der in Wasser unlöslichen Stoffe	Von dem Stickstoff der in Wasser löslichen Stoffe waren, auf Trocken-Substanz berechnet:		
				Eiweiss-Stickstoff	Pepton-Stickstoff	Amidosäure-Stickstoff
Rohgerste	14,47 %	1,801 %	1,679 %	0,0600 %	0,0046 %	0,0417 %
Eingeweichte Gerste	43,34 „	1,750 „	1,685 „	0,0354 „	0,0009 „	0,0294 „

Von dem Stickstoff der Rohgerste gingen 6,74 % und von dem Eiweiss-Stickstoff fast die Hälfte in das Weichwasser über. P. Behrend fand den Verlust an Stickstoff-Substanz in Procenten des Gesammtstickstoffs in 2 Versuchen zu 5,2 % bezw. 3,4 %.

Das Einweichwasser der Gerste enthält daher nicht unwesentliche und je nach der Beschaffenheit desselben wie der Gerste verschiedene Mengen von stickstoffhaltigen Stoffen, Kali und Phosphorsäure; so wurde in verschiedenen Weichwässern für 1 l gefunden[3]):

---

[1]) Schneider: Die Mälzerei. S. 55—77.
[2]) Archiv f. Hygiene 1890, 10, 477.
[3]) Vergl. d. Verf.'s: Verunreinigung d. Gewässer etc., Berlin 1898. 2. Aufl., II. Bd., S. 202.

Organischer + Ammoniak-Stickstoff	Kali	Phosphorsäure
12,0 — 156,0 mg	89,0 — 439,0 mg	9,0 — 74,0 mg

Neben den stickstoffhaltigen Stoffen finden sich selbstverständlich mehr oder weniger Zucker, Gummi und Dextrin im Einweichwasser.

b) **Das Keimen der Gerste.** Die quellreife Gerste wird entweder nach dem alten Verfahren auf der Tenne, oder nach einem neuen mechanisch-pneumatischen Verfahren (z. B. dem von Saladini, Galland) der Keimung unterworfen. Nach dem ersten Verfahren schichtet man die quellreife Gerste zunächst als „Nasshaufen" in Beeten von 30—50 cm Höhe auf und wendet sie zur gleichmässigen Vertheilung der Feuchtigkeit mittels einer hölzernen Schaufel etwa 3-mal nach je 10—12 Stunden. Sobald die Gerste „spitzt" und der Haufen mit dem Hervorbrechen der Würzelchen sich zu erwärmen beginnt, wird die keimende Gerste dünner (10—13 cm hoch) aufgeschüttet und so oft gewendet, als die Temperaturerhöhung dieses erfordert. Hierbei sucht man jetzt allgemein die Temperatur auf 20° zu halten und nennt das die kalte Haufenführung oder das Arbeiten auf „kalten Schweiss"; hierdurch wird ein ruhiges, gleichmässiges und nicht zu hitziges Wachsthum erzielt, welches in 7—10 Tagen beendet zu sein pflegt. Bei der warmen Haufenführung (Arbeiten auf „warmen Schweiss"), welche bei einer Temperatur von 26 - 28° verläuft, findet zwar ein rascheres Keimen, aber auch ein grösserer Substanzverlust statt und können sich zu diastase- und peptasereiche Malze bilden, wobei zu viel Zucker gebildet und die Proteïnstoffe zu weit abgebaut werden. Das häufige Wenden der keimenden Gerste hat den Zweck, sowohl die Temperatur und Feuchtigkeit zu regeln, als auch dem sauerstoffbegierigen Keim genügend Luft zuzuführen.

Bei dem mechanisch-pneumatischen Verfahren sucht man diese Bedingung durch Anwendung eines mit Feuchtigkeit gesättigten Luftstromes von beständiger Temperatur, welcher durch das in hoher Schicht ausgebreitete Keimgut hindurch geführt wird, zu erzielen.

Die Keimung gilt im Allgemeinen als vollendet, d. h. die grösste Menge der Diastase (Amylase) pflegt vorhanden zu sein, wenn der Wurzelkeim die gleiche Länge des Kornes, der Blattkeim $2/3 - 3/4$ der Kornlänge erreicht hat. Malz, bei welchem der Wurzelkeim $1\frac{1}{2}$—2 mal so lang ist, als das Korn, nennt man lang gewachsen.

Bei der Keimung gehen namhafte Veränderungen im Gerstenkorn vor. Der wichtigste Vorgang ist die Bildung von Diastase bezw. Amylase. Zwar enthält das ruhende Getreidekorn ein diastatisches Enzym von kräftig verzuckernder Wirkung; dieses aber vermag die Stärke im Endosperm nicht aufzulösen. Die wirksamere Diastase, welche neben der verzuckernden auch eine stärkelösende Wirkung auszuüben vermag, entsteht erst bei der Keimung, und zwar nach den Untersuchungen von Brown und Morris[1] im Aufsaugeepithel in Folge einer secernirenden Thätigkeit desselben, weshalb dieselbe sie zur Unterscheidung von anderen Arten Diastase Sekretionsdiastase nennen.

Die Muttersubstanz der Diastase stammt aus dem Endosperm. Unter den natürlichen Keimungsbedingungen wandern die Stickstoffverbindungen aus dem Endo-

---

[1] Zeitschr. f. d. ges. Brauwesen 1890, 13, 375.

sperm in das Aufsaugegewebe, wo sie durch die Drüsenzellen dieser Schicht z. Th. in Diastase umgewandelt werden[1]); letztere wandert dann wieder in das Endosperm zurück, um sich dort anzusammeln. Grüss fand zwar, dass Endosperme von ungekeimten Körnern, aus denen die Embryonen entfernt waren, selbstthätig Diastase erzeugen können, aber die Hauptmenge der im keimenden Korn vorhandenen Diastase entsteht ohne Zweifel im Embryo. Wenn die Gesammtmenge des ganzen Kornes an Amylase (bzw. diastatischer Wirkung) gleich 100 gesetzt wird, so enthalten Amylase:

Untere Endospermschicht	Obere Endospermschicht	Würzelchen	Blattkeim	Schildchen
69,9 %	25,2 %	0,6 %	0,4 %	3,9 %

Neben der Sekretionsdiastase wird im Aufsaugeepithel nach Brown und Morris noch ein anderes Enzym, die Cytase, gebildet, welches die Wandungen der Endospermzellen angreifen (korrodiren) und dadurch die Zerreiblichkeit des Mehlkörpers, von dem Brauer die „Auflösung" genannt, bewirken soll. Grüss schreibt diese Wirkung ebenfalls der Amylase zu.

Weiter wird die Bildung eines proteïnlösenden Enzyms, der Peptase, angenommen, dessen Vorhandensein im Malz aber von W. Loé[2]) bestritten wird.

Jedenfalls gehen im Gerstenkorn, sei es mit oder ohne Einfluss dieser Enzyme, namhafte chemische Veränderungen vor.

Unter dem Einfluss der Sekretionsdiastase (Amylase) wird die Stärke zunächst in Maltose umgewandelt, diese von dem Aufsaugeepithel aufgenommen und weiter in den Zellen des Keimlings in Saccharose umgewandelt. Nicht die Maltose, sondern die Saccharose dient dem Keimling als Nährstoff. Nach Grüss wird die Maltose aus dem Endosperm von der Aleuronschicht aufgenommen, hier in Saccharose umgesetzt nnd dem Embryo zugeleitet.

Eine tiefergehende Umsetzung erfahren auch die Proteïnstoffe bei der Keimung; dieselben werden, ohne dass der Gesammtstickstoff abnimmt, in Amide übergeführt, als welche beobachtet sind: vorwiegend Asparagin im Wurzelkeim, ferner Leucin und Tyrosin; dann sind nachgewiesen Xanthin und Adenin.

Man kann annehmen (Bd. I, S. 1095), dass beim Keimen etwa 25 % des Gesammt-Stickstoffs der Gerste in Amide und etwa 10—20 % in lösliche Proteïnstoffe (Eiweiss etc.) übergehen.

Je länger man die Gerste keimen lässt, desto mehr Amidverbindungen bilden sich, so dass es der Mälzer in der Hand hat, durch kürzeres Keimenlassen aus einer stickstoffreichen Gerste eine stickstoffarme Würze und umgekehrt zu gewinnen (J. Hanamann).

Die Bildung der löslichen Stickstoffverbingungen erreicht aber eine Grenze; lässt man die Keimung zu weit gehen, so nehmen die löslichen Eiweissstoffe wieder ab und würde damit die Erfahrung der Praxis im Einklang stehen, dass die Diastasemenge bei zu weit vorgeschrittener Keimung zurückgeht.

Das Fett wird bei der Keimung zum Theil in Glycerin und freie Fettsäuren gespalten und verathmet (20—30 % bei der Gerste nach Stein und John und 30 %

---

[1]) Im Allgemeinen bildet sich um so reichlicher Diastase, je stickstoffreicher die Gerste ist; das ist aber nach C. J. Lintner nicht immer der Fall und kann auch aus einer stickstoffarmen Gerste genügend Diastase gebildet werden. Die Menge der gebildeten Diastase steht nur im Verhältniss zu dem löslichen Eiweiss.
[2]) Zeitschr. f. d. ges. Brauwesen 1899, 22, 212.

beim Mais nach Delbrück); hierbei und bei der Verathmung der Stärke zu Kohlensäure bilden sich als Zwischenerzeugnisse (oder durch Erreger saurer Gährungen) eine Reihe organische Säuren, z. B. Ameisensäure, Essigsäure, Propionssäure, Citronensäure, Aepfelsäure, Bernsteinsäure, Oxalsäure und Milchsäure, welche letztere niemals fehlt.

Die Cellulose soll nach Stein eine Zunahme von 1,5 % erfahren.

Die vorstehenden Umsetzungen beim Keimen bedingen naturgemäss einen Substanzverlust.

So fand z. B. P. Behrend:

Gersten-Art	100 Körner wiegen trocken:					
	I	II	III	IV	V	VI
	Ursprüngliche Gerste	Quellreife Gerste	Keimende Gerste			
			nach 22	62	86	134 Stunden
Saale-Gerste	4,025 g	3,871 g	3,814 g	3,805 g	3,632 g	3,430 g
			nach 41	89	113	137 Stunden
Ungarische Gerste	3,344 „	3,319 g	3,153 g	3,145 g	3,021 g	2,920 g

Im Ganzen hätte hiernach die Trocken-Substanz von der quellreifen Gerste bis zum reifen Malz um 11,4 % bezw. 12,1 % abgenommen; dieser Verlust ist sehr hoch und dadurch bedingt, dass der Keimversuch im Mai und Juni bei warmer Witterung vorgenommen wurde. Unter sonstigen Verhältnissen bewegt sich der Verlust an Trocken-Substanz, vorwiegend an Stärke, beim Keimen zwischen 4—10 %.

Für die Keimung anderer Getreidearten, wie des Weizens, behufs Bereitung von Malz gelten im Allgemeinen dieselben Grundsätze wie bei der Gerste.

c) Das Darren des Malzes. Das keimreife fertige Grünmalz wird nach dem Schwelkboden oder direkt auf die Schwelkhorde der Darre befördert, um ihm durch Ausbreiten in eine dünne Schicht an einem trocknen und luftigen Ort rasch Wasser zu entziehen und so den Keimvorgang zum Stillstand zu bringen. Eine weitere Wasserentziehung aus dem Grün-(Schwelk-)malz wird durch künstliche Wärme erreicht, wobei das Malz in 10—20 cm hoher Schicht auf Horden ausgebreitet und einer allmählich steigenden Temperatur auf 2—3 verschiedenen Horden ausgesetzt wird. Man unterscheidet:

1. Rauch- und Koksdarren, auf denen das Malz direkt mit den Rauchgasen in Berührung kommt. Diese sind aber wenig mehr im Gebrauch, weil das Malz besonders auf den Rauchdarren, einen unangenehmen Rauchgeschmack annimmt.

2. Luftdarren, bei welchen durch eine Heizvorrichtung — bald durch liegende, bald durch stehende Heizröhren — erwärmte Luft erzeugt wird, welche durch das Malz streicht, und dasselbe austrocknet und darrt.

3. Mechanische (beständig arbeitende) Darren, welche eine Ersparniss an Brenngut bezwecken, aber bis jetzt anscheinend noch wenig Eingang gefunden haben, obwohl es an Vorschlägen dieser Art nicht fehlt.

Die Temperatursteigerung soll langsam und so erfolgen, dass die Hauptmenge des Wassers bis zur Erreichung einer Temperatur von 42—44 ° verdunstet ist; wird die Temperatur zu rasch gesteigert, so werden die diastatischen Enzyme zerstört und das sog. „Glasmalz" gebildet. Im Uebrigen richtet sich die Höhe der Temperatur nach der Art des zu erzielenden Malzes bezw. Bieres; sie ist geringer für die Gewinnung lichter oder heller, grösser für die Gewinnung dunkeler Biere. So beträgt die Abdarrtemperatur:

Gemessen:	Für bayerisches	Wiener	böhmisches Malz
In der Luft	80—100°	75—88°	56—75°
Im Malz	94—112°	88—100°	66—88°

Dementsprechend dauert das Darren bei den einzelnen Malzen 16—48 Stunden und geht hierbei die Feuchtigkeit von 45—50 % auf einige wenige Procente herunter. In Folge dieses geringeren Wassergehaltes ist das Darrmalz selbstverständlich haltbarer, als das Grünmalz. Vereinzelt wird das Malz auch bei einer hohen Aussentemperatur, wie im Sommer, durch natürliche Wärme ausgetrocknet und man erhält so das Luftmalz mit 11—16 % Wasser; aber dieser Wassergehalt ist für eine längere Aufbewahrung des Malzes ebenfalls noch zu hoch.

Ausser der Verminderung der Feuchtigkeit bezweckt das Darren die Verbesserung des Geschmackes, indem an Stelle des rohen bohnenartigen Geschmackes des Grünmalzes das Malzaroma erzeugt wird, von dem je nach der Art des Darrens das Aroma des Bieres abhängt. Insofern ist das Darren einer der wichtigsten Vorgänge beim Bierbrauen.

Weiter wird durch das Darren (Trocknen) der Wurzelkeim spröde, so dass er sich beim Putzen des Malzes leicht entfernen lässt.

Ausser dem gewöhnlichen Darrmalz stellt man auch noch Farbmalz her, welches dazu dient, dem Biere eine tief braune und dunkle Farbe zu verleihen; durch das gewöhnliche Darren werden allerdings schon Rösterzeugnisse gebildet, welche der Bierwürze nachher eine gelbe bis braune Farbe verleihen; aber die hierdurch erreichte Farbentiefe genügt in vielen Fällen (so besonders in Bayern) dem Geschmack der Biertrinker nicht und nimmt man zur Erzielung der gewünschten Farbentiefe das Farbmalz[1]). Dasselbe wird entweder aus noch nicht fertig gedarrtem Malz, wenn die Keime eben abfallen, oder aus fertigem Darrmalz dadurch hergestellt, dass man letzteres in pyramidale Haufen schichtet und diese dreimal mit Wasser[2]) (auf 1 kg Malz 1—1,5 l Wasser) übergiesst, wobei der Haufen jedesmal sofort umgestochen wird. Das so angefeuchtete Malz wird dann in Rösttrommeln bei 170 bis 200° — die Darren gestatten keine so hohe Erhitzung — mit der Vorsicht erhitzt, dass keine Verkohlung des Kornes eintritt.

Patentmalz, Krystallmalz oder Karamelmalz erhält man nach Haumüller's Verfahren in der Weise, dass man das Darrmalz wie sonst mit Wasser anfeuchtet, bis es 50 % davon aufgenommen hat, dann dasselbe in einem geschlossenen Gefäss durch Dämpfen allmählich bis auf 60° bringt und dabei etwa 3 Stunden stehen lässt. Hierdurch tritt eine fast vollständige Verzuckerung ein und lässt sich das so behandelte Malz bei niedrigen Temperaturen karamelisiren. Ein bemerkenswerther Bestandtheil dieses Farbmalzes ist nach Brand das Maltol ($C_6H_6O_3$), welches ohne Zweifel durch Wasseraustritt aus der Glukose gebildet wird[3]).

Durch das Darren gehen namhafte Veränderungen im Malz vor. Zunächst nimmt die Amylase bezw. die diastatische Kraft um so mehr ab, je

---

[1]) Dort, wo ausser Gerste auch sonstige ähnliche Rohstoffe für die Bierbereitung erlaubt sind, verwendet man auch die aus Stärkezucker hergestellte Zuckercouleur.

[2]) Der Wasserzusatz ist nothwendig, um die Karamelisirung des Kornes zu befördern.

[3]) Das Maltol giebt mit Eisenchlorid eine Violettfärbung ähnlich wie die Salicylsäure. Letztere giebt aber mit Millon's Reagenz erwärmt, eine intensive Rothfärbung, das Maltol dagegen nicht.

höher die Darrtemperatur ist; so fand Kjeldahl, wenn die diastasische Kraft des Grünmalzes = 100 gesetzt wird, für die Darrmalze:

	Grünmalz	Darrmalz getrocket bei:			
		50°	60°	70°	71°
Trockensubstanz des Malzes	56,5 %	69,5 %	92,9 %	96,6 %	95,7 %
Diastatische Kraft derselben	100,0 „	88,2 „	78,3 „	52,9 „	45,2 „

Farbmalz enthält gar keine Diastase mehr.

Wenn man daher mit dem Gerstenmalz thunlichst viel Stärke in anderen Rohstoffen umwandeln will, so wird man, so weit es geht, zweckmässig von Grünmalz oder mässig gedarrtem Malz Gebrauch machen; Grünmalz ist aber für die Bierbrauerei nicht geeignet und bleibt in dem selbst stark gedarrten Malz so viel Amylase, als zur Verzuckerung der vorhandenen Stärke nothwendig ist.

Für die Umsetzung der Stickstoff-Substanz beim Darren geben A. Hilger und W. v. d. Becke folgende Zahlen:

	Wasser	Gesammt-Stickstoff	Stickstoff der in Wasser unlöslichen Stoffe	Stickstoff der in Wasser löslichen Theile, auf Trocken-Substanz berechnet, in Form von:				
				Eiweiss	Pepton	Ammonsalzen	Amidosäuren	Amiden
Grünmalz	47,96 %	1,75 %	1,37 %	0,157 %	0,006 %	0,029 %	0,142 %	0,051 %
Darrmalz	9,43 „	1,54 „	1,17 „	0,119 „	0,023 „	0,006 „	0,226 „	0,003 „

Die Abnahme an Gesammt-Stickstoff ist durch die vorherige Entfernung der Keime zu erklären; dagegen hängt die Abnahme an löslichem Eiweiss und Ammonsalzen, sowie die Zunahme an Pepton und Amidosäuren mit dem Darrvorgang als solchem zusammen. Die Abnahme an löslichem Eiweis steht im Einklang mit der an Diastase.

Aehnliche Beziehungen fanden A. Schulte im Hofe und Laszcinsky zwischen Grünmalz und bei verschiedenen Temperaturen gedarrtem Malz (Bd. I. S. 1097). Die Abnahme an Albumin und die Zunahme an Pepton bezw. Amiden war durchweg um so grösser, je höher die Darrtemperatur war.

Die Kohlenhydrate verhalten sich ebenfalls verschieden je nach der Art des Darrens. Wird das Malz auf der oberen Horde bei niedriger Temperatur unter starker Lüftung schnell getrocknet, so bildet sich nach Fr. Schönfeld[1]), weil die Diastase nicht weiter einwirken kann, keine grössere Menge direkt reducirenden Zuckers (Invertzuckers), aber ein Theil desselben wird in Saccharose reversirt; bei langsamer Trocknung wird der Invertzucker in Folge Einwirkung der Diastase vermehrt, während der Gehalt an Saccharose gleich bleibt. Fr. Schönfeld fand z. B. für die Trockensubstanz:

Zucker	Grünmalz	Darrmalz bei 81° auf der oberen Horde vollständig abgedarrt	Grünmalz	Darrmalz	
				schnell unter starker Lüftung	langsam ohne Lüftung
				getrocknet	
Invertzucker	5,58 %	3,62 %	6,50 %	6,40 %	7,40 %
Saccharose	6,61 „	8,68 „	5,20 „	5,70 „	5,75 „

[1]) Vergl. dessen „Herstellung obergähriger Biere" 1902, 24 und diese Nahrungsmittelchemie Bd. I, S. 1080.

Da die Bräunung des Malzes auf einer Karamelisirung des Invertzuckers bezw. der Maltose beruht, so muss die Menge hieran um so mehr abnehmen, je höher die Darrtemperatur ist. Der Gehalt an Rösterzeugnissen sowie an Dextrin nimmt dagegen zu. Die durch die Röstung vor sich gehenden Veränderungen mit den Kohlenhydraten etc. erhellen am besten aus einer Untersuchungsreihe von E. Prior (Bd. I. S. 1080); derselbe verwandelte ein Grünmalz auf der Engelhard'schen Darre erst in Luftmalz und dieses bei verschiedenen höheren Temperaturen in Darrmalz: er fand u. a.

Malz	Wasser %	In der Trockensubstanz							Vorgebildeter Zucker in % des Extrakts		Beim Maischen gebildete		Von der Maltose sind vergährbar[2] %	Verzuckerungszeit
		Extrakt %	Mit Maltose[1] %	Maltose : Nichtmaltose wie 1 :	Dextrin %	Rösterzeugnisse %	Fermentivvermögen %	Maltose %	Isomaltose %	Maltose %	Isomaltose %		
Grünmalz	42,00	—	2,58	—	—	—	88,8	—	—	—	—	—	—
Luftmalz	8,44	—	13,74	—	—	—	134,0	—	—	—	—	—	—
Darrmalz, gedarrt bei 56°	6,15	76,30	74,82	0,34	12,00	—	85,2	9,94	1,88	52,82	12,79	68,24	8
70°	4,41	76,71	72,88	0,37	14,58	0,84	72,6	9,05	1,77	50,66	12,90	65,85	10
80°	3,88	75,26	69,66	0,44	19,11	2,47	66,5	8,63	2,12	46,23	12,55	61,73	12,4
94°	2,36	73,66	63,86	0,57	25,40	3,25	26,4	8,26	1,70	40,02	12,97	54,89	20

Die Extraktausbeute, Gehalt des Extraktes an Maltose (vor- wie nachgebildeter) und das Fermentivvermögen nehmen hiernach mit der Steigerung der Darrtemperatur ab, das Dextrin, das Verhältniss von Zucker : Nichtzucker, die Rösterzeugnisse und die Verzuckerungszeit dagegen naturgemäss zu; die Isomaltose scheint mehr oder weniger gleich zu bleiben. Diese Ergebnisse sind durch mehrere andere Untersuchungen bestätigt worden (vgl. z. B. Bd. I, S. 1079 u. 1097).

Aus dem Grunde kann auch von einer mittleren Zusammensetzung der Malze kaum die Rede sein; denn dieselbe richtet sich wesentlich nach der Art des Darrens. Wenn ich dennoch hier Mittelzahlen aufführe, so geschieht es lediglich, um einen allgemeinen Anhaltspunkt für die Beurtheilung eines Malzes zu liefern.

Nach einer grösseren Anzahl von Analysen ergab z. B. (vergl. S. 1210):

Wenngleich diese Zahlen (Tabelle S. 1210) weder für die einzelnen Malzsorten noch für die einzelnen Bestandtheile desselben Malzes strenggenommen unter sich vergleichbar sind, weil die Malzsorten nicht von denselben Gersten stammen und die einzelnen Bestandtheile bei Weitem nicht immer in den Malzen bestimmt sind, so lassen die Zahlen doch im Allgemeinen die Beziehungen in der Zusammensetzung der verschieden gedarrten Malze erkennen, die nach den vorhergehenden Ausführungen zu erwarten sind. Auch zeigen sie, dass das Darrmalz durch Aufbewahrung an der Luft Feuchtigkeit anzieht und an löslichen Stickstoff-Verbindungen, Extrakt und Maltose-Ausbeute etwas abnimmt. Jedoch giebt es auch hiervon Ausnahmen (vergl. Bd. I, S. 1076 u. 1077), wo das Gegentheil der Fall ist.

Ueber sonstige Umstände, welche die Zusammensetzung des Malzes beeinflussen, vgl. Bd. I, S. 1085—1087, und über die Zusammensetzung von Malz aus anderen Getreidearten Bd. I, S. 1082—1084.

---

[1] Bezw. Zucker.
[2] Durch Reinhefe in Procenten des Extrakts.

Gerstenmalz	Wasser %	In der Trockensubstanz							In der Extrakt-Trockensubstanz					
		Gesammt-Stickstoff-Substanz %	Lösliche Stickstoff-Substanz %	Fett %	Stickstoff-freie Extrakt-stoffe %	Rohfaser %	Asche %	Extrakt-ausbeute %	Stickstoff-Substanz %	Maltose %	Saccharose %	Dextrin %	Asche [2] %	Maltose: Nichtmaltose 1:	Milchsäure %
Luftmalz . .	47,25	12,21	4,14	2,02	76,75	6,95	3,07	69,08	5,59	67,54	4,02	12,13	1,72	0,49	—
Darrmalz . .	6,55	11,66	3,61	1,65	77,04	6,71	2,94	76,34	5,17	65,12	5,16	16,98	1,65	0,53	0,51
Farbmalz . .	6,80	—	—	—	—	—	—	58,70	—	18,52	—	—	—	4,40	—
Karamel- oder Patentmalz .	6,98	—	—	—	—	—	—	60,92	—	53,07	4,24	—	—	0,88	0,95
Darrmalz: Frisch . . .	4,54	—	4,24	—	Glukose 40,01	—	—	76,64	5,53	Glukose 52,24	—	—	1,51	—	—
4 Mon. u. länger gelagert . .	6,81	—	3,94	—	38,57	—	—	75,26	5,25	51,14	—	—	1,53	—	—
Weizenmalz .	8,52	12,18	—	—	—	—	—	74,89[1]	3,71	72,41	—	—	—	0,38	—

Das Darrmalz muss vor seiner Verwendung in der Brauerei erst entkeimt, d. h. von den Wurzelkeimen befreit werden, was durch Putzen desselben in besonderen Maschinen zu geschehen pflegt; darauf bleibt es noch 6—8 Wochen auf trockenen Böden bei mässigem Luftzutritt in sog. Silos lagern, ehe es verwendet wird.

Durch das Putzen, d. h. die Entfernung der Wurzelkeime erleidet das Darrmalz einen weiteren Verlust und nimmt man im Allgemeinen auf 100 Gerste an:

Grünmalz	Luftmalz	Darrmalz frisch und geputzt	gelagert	Malzkeime und Schmutz	1 hl Darrmalz wiegt
130—140 kg	90 kg	78 kg	80—84 kg	3,0—5,0 kg	48—55 kg

100 kg Weizen liefern 171 kg Grünmalz und 85 kg Trockenmalz; das Hektolitergewicht beträgt 62—65 kg.

Schneider bestimmte die Verluste beim Mälzen von Gerste, Roggen, Weizen und Hafer in vergleichenden Versuchen mit folgendem Ergebniss für die Trockensubstanz:

	Gerste	Roggen	Weizen	Hafer
Verlust durch Einquellen	1,61 %	1,22 %	1,31 %	2,12 %
„ „ Keimen	3,71 „	2,03 „	2,57 „	4,23 „
„ an Wurzelkeimen	3,45 „	2,11 „	2,94 „	3,71 „
Nicht ermittelter Verlust	0,34 „	0,04 „	0,03 „	0,42 „
Im Ganzen	9,14 %	5,40 %	6,85 %	10,48 %

Die Malzkeime haben folgende Zusammensetzung:

Malzkeime von:	Anzahl der Analysen	Wasser %	Stickstoff-Substanz %	Reinprotein %	Fett %	Stickstoff-freie Extrakt-stoffe %	Rohfaser %	Asche %	In der Trockensubstanz	
									Stickstoff-Substanz %	Stickstoff-freie Ex-traktstoffe %
Gerste	128	12,00	23,11	16,28	2,05	43,01	12,32	7,51	26,20	49,00
Weizen	3	14,50	28,75	20,18	2,65	28,20	19,50	6,40	33,60	33,00
Mais	3	15,00	29,11	20,40	1,58	33,20	4,81	6,30	34,20	39,00

[1]) Die Extraktausbeute von Feinschrot des Weizenmalzes betrug 85,92 % der Trockensubstanz.
[2]) Von der Phosphorsäure des Malzes gehen durchweg 45 % in den Extrakt bezw. in die Würze über.

Die Malzkeime sind reich an Amiden; sie werden vortheilhaft zur Fütterung verwendet, müssen aber mit einer gewissen Vorsicht verfüttert werden.

Die Asche der Gerstenmalzkeime hat im Mittel von drei Analysen folgende procentige Zusammensetzung:

Reinasche in der Trockensubstanz	Kali	Natron	Kalk	Magnesia	Eisenoxyd	Phosphorsäure	Schwefelsäure	Kieselsäure	Chlor
7,35 %	30,81 %	1,77 %	2,85 %	2,76 %	1,56 %	26,96 %	4,04 %	22,07 %	6,94 %

An ein gutes Braumalz werden nach C. J. Lintner und Fr. Schönfeld folgende Bedingungen gestellt:

1. Das Korn soll vollbauchig sein und in Wasser schwimmen.
2. Die Farbe des Malzes (d. h. des gewöhnlichen Darrmalzes) soll nicht wesentlich von der der Gerste abweichen.
3. Der Mehlkörper soll vollständig mürbe, locker, sowie thunlichst weiss sein und sich leicht zerreiben lassen. Nur bei den stark gedarrten — Münchener — Malzen sind die Körner ein wenig gebräunt und die Mehlkörper gelblich-weiss.
4. Das Korn soll süss schmecken und einen angenehmen Malzgeruch besitzen, der bei den stark gedarrten Malzen kräftiger hervortritt, als bei den schwach gedarrten — böhmischen — Malzen.
5. Glasigkeit des Kornes oder glasige Randbildung deuten auf schlechte Kornbeschaffenheit oder mangelhafte Tennenbehandlung. Solche Malze haben dann ein höheres Hektoliter-Gewicht, als gute, mürbe Malze und rechnet man für gute, stark gedarrte Malze ein hl-Gewicht von 48—53 kg, für gute, licht gedarrte Malze ein solches von 54—55 kg.

Um das Malz haltbarer zu machen, soll dasselbe mitunter mit Salicylsäure-Lösung besprengt werden; ob dieses wirklich der Fall ist, lasse ich dahingestellt. Jedenfalls ist eine Schimmelbildung im Malz von grossem Nachtheil. Durch die Schimmelpilze werden wie bei Brot S. 868 vorwiegend die wichtigsten Kohlenhydrate (Maltose und sonstige Zuckerarten) verathmet, so dass eine maltoseärmere Würze erhalten wird (vgl. Bd. I S. 1099 u. 1100).

2. Das Brauen.

Das Brauen zerfällt in drei Hauptvorgänge, nämlich den der Gewinnung der Würze, den des Kochens der Würze mit Hopfen und den des Kühlens der gekochten Würze.

a) Die Gewinnung der Würze. Diese zerfällt in das Maischen und das Abläutern. Das thunlichst nochmals von Staub mittels Putz- oder Poliermaschinen gereinigte Malz wird auf Schrotmühlen zerkleinert (gebrochen), das Malzschrot mit Wasser vermischt und auf höhere Temperaturen (bis zu 75°) erwärmt. Das Gemisch von Malzschrot mit Wasser heisst Maische und der ganze Vorgang das Maischen. Durch das Maischen wird die Stärke in Maltose, Isomaltose und Dextrin übergeführt und diese mit den an sich löslichen Bestandtheilen des Malzes vom Wasser aufgenommen. Das Abläutern besteht in der Trennung der löslichen Bestandtheile der Maische von den unlöslichen, den Trebern; die die löslichen Bestandtheile enthaltende Flüssigkeit heisst Würze.

α) Das Maischen. Hierfür sind zwei Hauptverfahren in Gebrauch, nämlich das Dekoktions- und das Infusionsverfahren.

1. **Das Dekoktionsverfahren**, welches vorwiegend in Deutschland und Oesterreich zur Erzeugung untergähriger Biere angewendet zu werden pflegt, besteht darin, dass wiederholt ein Antheil der Maische gekocht, dieser jedesmal dem nicht gekochten Rest wieder zugefügt und dieses so lange fortgesetzt wird, bis die Abmaischtemperatur von 75^0 erreicht ist. Hierbei unterscheidet man Dickmaische und Lautermaische; bei ersterer sucht man thunlichst viel feste Bestandtheile des Malzes mit in die Maischpfanne zu bringen, während die Lautermaische mehr aus dem dünnflüssigen Antheil der Maische besteht.

Bei dem Dickmaischverfahren rechnet man auf 1 hl Malz (Schüttung) 220 l Wasser (Guss); hiervon dienen 120 l von gewöhnlicher Temperatur zur Vermischung mit dem Malzschrot und werden zum Einteigen verwendet, während 100 l in der Pfanne zum Kochen gebracht werden. Diese werden dann langsam d. h. allmählich unter beständigem Gange des Rührwerkes so zu der eingeteigten Masse gegeben, dass die Temperatur von 35^0 erst in 20—30 Min. erreicht wird. Das Maischen wird dann weiter so ausgeführt, dass meistens 3-mal ein Antheil der ganzen Maische zum Kochen gebracht und dann wieder zum Rest der Maische zurückgegeben wird und zwar kocht man zwei Dickmaischen (je ungefähr $1/3$ der ganzen Maische) und eine Lautermaische (etwa 120 l), die man dadurch erhält, dass man die Maische sich kurze Zeit absetzen lässt. Das Kochen dauert jedes Mal ungefähr $1/2$ Stunde und nimmt die Gesammtmaische nach Zufügung der ersten Dickmaischkochung eine Temperatur von 50^0, nach der der zweiten Dickmaischabkochung eine solche von 65^0 und nach der der Lautermaischabkochung eine solche von $70-75^0$ an. Hierbei bleibt die Maische $1/2$—1 Stunde ruhig stehen — „verbleibt auf der Ruh" —, sodass die ganze Dauer dieses Maischens etwa 5 Stunden in Anspruch nimmt.

2. **Das Infusionsverfahren** (Aufverfahren). Es ist vorwiegend in England und Frankreich in Gebrauch und wird eine aufwärts- und abwärtsmaischende Infusion unterschieden. Bei ersterer wird das Malzschrot entweder mit einem Theil des kalten oder lauwarmen Wassers angerührt (eingeteigt) und durch Zusatz von heissem Wasser auf die Temperatur von $65-70^0$ gebracht, oder man vermischt das Malzschrot gleich mit der ganzen Menge Wasser und erwärmt dieses durch indirekten Dampf auf die obige Temperatur. Bei der abwärtsmaischenden Infusion schüttet man das Malzschrot in das etwa 75^0 heisse Wasser und wenn man 100 kg Malz auf 300 l Wasser anwendet, nimmt das Gemisch die Temperatur von $67-70^0$ an. In beiden Fällen bleibt die Maische bei dieser Temperatur einige Stunden stehen.

Die chemischen Vorgänge beim Maischen bestehen vorwiegend in der Ueberführung der unlöslichen Stärke in lösliche Form, in dem Abbau der Stärke in vergährbaren Zucker (Maltose) und in unvergährbare Isomaltose[1]) und Dextrine. Die bei diesem Abbau auftretenden Verbindungen sind schon S. 148—149 und S. 155—156 genügend beschrieben, so dass hier nur erübrigt, die verschiedenen Umstände, welche den Abbau der Stärke und das Verhältniss der hierbei auftretenden Abbauerzeugnisse zu einander beeinflussen, noch kurz zu besprechen.

---

[1]) Von Brown und Morris, Prior u. A. ist das Auftreten von Isomaltose bestritten und diese für ein Gemisch von Maltose mit einem der Dextrine erklärt. Indess hat E. Fischer die Isomaltose auf synthetischem Wege dargestellt und scheint dadurch das Bestehen einer Isomaltose, welche zuerst von C. J. Lintner gefunden worden ist, sehr wahrscheinlich gemacht zu sein.

Zunächst sei bemerkt, dass man den Vorgang des Abbaues durch Jodlösung (4 g Jod und 8 g Jodkalium in 1 l Wasser) verfolgt, womit die Maische anfänglich wegen noch vorhandener löslicher Stärke eine blaue und weiter je nach dem Auftreten der verschiedenen Dextrine (vergl. S. 155) eine blauviolette, rothviolette bis rothbraune Färbung giebt. Der Maischvorgang d. h. der Abbau der Stärke gilt als beendet, wenn in der Maische mit Jodlösung keine besondere Färbung mehr auftritt.

Auch mag ergänzend zu den Ausführungen S. 155—156 noch erwähnt werden, dass Duclaux[1]) begründet hat, dass die verschiedenen Dextrine, welche sich erwiesenermassen bei der Verzuckerung der Stärke bilden, sich nicht durch ihre chemische Struktur, sondern durch ihre physikalische Konstitution von einander unterscheiden und diese Verschiedenheit in der ungleichen Struktur der Stärkekörner ihren Grund hat, indem letztere aus übereinander gelagerten ungleichartigen und ungleich dichten Schichten bestehen, welche der Einwirkung chemischer und physikalischer Agentien eine verschiedene Widerstandsfähigkeit darbieten. Hieraus erklärt sich nicht nur das verschiedene Verhalten der einzelnen Stärkesorten gegen dieselben Agentien, sondern auch das Verhalten einer und derselben Stärke gegen die Amylase bei verhältnissmässig hoher Temperatur. Das Stärkekorn wird wegen seiner verschiedenen Dichtigkeit von der Diastase unregelmässig, an verschiedenen Stellen und in verschiedener Richtung angegriffen; die am wenigsten Widerstand leistenden werden zuerst, die dichtesten Schichten zuletzt in Dextrin und weiter in Maltose umgewandelt und die hierbei auftretenden Dextrine unterscheiden sich wie die Stärkeschichten durch ihre geringere und grössere Widerstandsfähigkeit gegen Agentien.

Wenn alle Stärke aufgeschlossen ist und Jod nicht mehr auf die Maische wirkt, so finden sich in derselben neben Maltose noch Dextrine, welche letztere von den am schwierigsten angreifbaren Stärketheilchen herrühren. Indess können auch diese Dextrine allmählich in Maltose umgewandelt werden, wenn die Einwirkung der Amylase nur lange genug andauert.

Eine vollständige Ueberführung der Stärke in Maltose beim üblichen Maischvorgang ist nicht erreichbar und auch in der Bierbrauerei nicht erwünscht; denn das Dextrin oder die Dextrine sind wesentliche Bestandtheile der Würze und des fertigen Bieres.

Selbst unter den günstigsten Bedingungen werden höchstens 80 %, im gewöhnlichen Braubetriebe durchweg nur 65—75 % der Stärke in Maltose übergeführt, der Rest von 25—35 % der Stärke besteht aus Dextrinen. Das Verhältniss von entstehender Maltose zu Dextrinen ist abhängig:

1. Von der Diastase- bezw. Amylasemenge; der Abbau der Stärke verläuft naturgemäss um so schneller und es bildet sich hierbei um so mehr Maltose, je grösser die vorhandene Amylasemenge ist; dieses gilt jedoch für die gebildete Maltose nur so weit, bis 40 % der Stärke umgewandelt sind; von da an üben selbst grosse Mengen Amylase keinen wesentlichen Einfluss auf die Maltose-Bildung mehr aus.

Die einwirkende Menge der Amylase aber oder die Fermentivkraft hängt im Braubetriebe nach den obigen Ausführungen von der Art des Malzes ab; von der wirksamen Amylase des Grünmalzes enthält das lichte, bei niedrigen Tempera-

---

[1]) Ann. l'Inst. Pasteur 1895, 56, 170 u. 215.

turen abgedarrte Malz am meisten, das mittelfarbige Malz weniger und das bei höheren Temperaturen abgedarrte (bayerische) Malz am wenigsten Diastase bezw. Amylase. Dementsprechend gestaltet sich das Verhältniss von Maltose : Dextrin in den unter sonst gleichen Bedingungen aus diesen 3 Malztypen hergestellten Würzen wie folgt:

Würze aus gedarrtem Malz bei	niedrigen	mittleren	höheren Temperaturen
Für Bier	helles	mittelfarbiges	dunkeles
Maltose : Dextrin	3,2 : 1	2,8 : 1	2 : 1

Dementsprechend werden bei gleichen Stammwürzen und gleichem Vergährungsgrad helle Biere mehr Alkohol und weniger Dextrin, dunkele Biere dagegen weniger Alkohol und mehr Dextrine enthalten.

Lässt man die Amylase (Diastase) bei niederen Temperaturen (etwa 4 Stunden bei 30^0) auf Stärke bezw. Stärkekleister einwirken, so findet nach J. Effront[1]) beim Verzuckerungsvorgang ein Verbrauch an Amylase nicht statt; verläuft aber der Vorgang 1 Stunde bei $60-68^0$, so lässt das diastatische Vermögen nach, weil durch diese Temperatur ein Theil der Amylase zerstört bezw. unwirksam wird.

2. Von der Einwirkungstemperatur. O. Sullivan[2]) hat gefunden, dass jeder Temperatur ein bestimmter Grad der Hydrolysirung der Stärke entspricht, indem sich bei verschiedenen Maischtemperaturen folgende Verhältnisse zwischen Maltose und Dextrin bilden:

	64^0	68^0	70^0
Maltose : Dextrin wie	1 : 1	1 : 2	1 : 3

W. Schulze fand in Maischversuchen bei verschiedenen Temperaturen in 100 Thln. Extrakt folgende Mengen Maltose:

Gemaischt bei	62^0	65^0	70^0	75^0
Maltose	78,64 %	70,28 %	62,72 %	59,93 %

Das Temperatur-Optimum d. h. die Temperatur, bei welcher die Amylase in der kürzesten Zeit am meisten Maltose erzeugt, liegt gewöhnlich bei $55-63^0$; das gilt aber nur für leicht angreifbare Stärke d. h. in Form eines Kleisters oder einer Stärkelösung. Für eine Maische, in welcher Stärke als solche d. h. unverkleistert neben Amylase vorhanden ist, muss die Temperatur schliesslich auf die Verkleisterungstemperatur (70^0) gebracht werden, um eine vollständige Aufschliessung auch der kleinsten, widerstandsfähigeren Stärkekörnchen zu bewirken. Zwar wird die Malzstärke schon unter der Verkleisterungstemperatur von der Amylase angegriffen, indem z. B. C. J. Lintner fand, dass von 100 Thln. Malzstärke umgewandelt wurden:

bei 50^0	55^0	60^0	65^0
13 %	56 %	92 %	96 %

aber zur vollständigen Aufschliessung ist die Temperatur von mindestens 70^0 erforderlich und wird nach den ersten Versuchen um so mehr Dextrin und um so weniger Maltose gebildet, je höher unter sonst gleichen Verhältnissen die Temperatur über dem Optimum liegt. Das hat seinen Grund darin, dass, wie schon gesagt, die auf $68-70^0$ erwärmte Amylase andere Eigenschaften annimmt, die verzuckernde

---

[1]) J. Effront: Die Diastasen, übersetzt von M. Büchler. Leipzig u. Wien 1900, 140.
[2]) Journ: f. Landw. 1878, 26, 78.

Kraft nachlässt, die verflüssigende aber nicht angegriffen wird. Bei 80—84° wird die Wirkung der Amylase überhaupt aufgehoben.

3. Von der Dauer der Einwirkung. Dieselbe kann unter Umständen die Menge der Diastase und die Höhe der Temperatur ersetzen, insofern sich durch wenig Diastase und lange Einwirkung oder mit niedriger Temperatur und langer Einwirkung dasselbe erreichen lässt, als durch viel Diastase bezw. bei höherer Temperatur und kurzer Einwirkung.

Die Gesammtmenge aller Bestandtheile, welche beim Maischen in die Würze übergehen, bezeichnet man als den Extrakt des Malzes und kann die Extraktausbeute aus einem guten Malz nach den Bestimmungen im Laboratorium auf 75%, auf Trockensubstanz berechnet, oder auf 70,5% bei dem durchweg vorhandenen Wassergehalt von 6% angenommen werden; im praktischen Betriebe im Grossen stellt sich aber die Extraktausbeute etwa 3% niedriger, nämlich zu 67 bis 68%. Unter Umständen kann aber auch in der Praxis eine volle theoretische Ausbeute erzielt werden. Eine geringe Ausbeute ist nach W. Windisch durch eine Reihe von Umständen bedingt, z. B. durch: 1. minderwerthige Beschaffenheit des Malzes, 2. mangelhaftes Schroten, 3. das Maischverfahren, 4. unrichtiges Verhältniss zwischen Haupt- und Nachguss, 5. fehlerhafte Vertheilung der Nachgüsse, 6. Benutzung nicht genügend heissen Wassers zum Anschwänzen, 7. ungenügende Durcharbeitung der Treber mit dem Anschwänzwasser, 8. fehlerhafte Beschaffenheit der zum Maischen verwendeten Apparate und dergl. mehr. Thatsächlich fehlt es nicht an verschiedenen Vorschlägen[1]) zur Erzielung einer höheren Extraktausbeute und sind Bd. I, S. 1089—1093 einige Umstände aufgeführt, die die Extraktausbeute und die Zusammensetzung der Würze beeinflussen.

Ueber letztere vergl. den folgenden Abschnitt „Kochen der Würze mit Hopfen", und über den Einfluss einiger Salze im Wasser auf die Extraktausbeute vergl. S. 1200.

Eine Folge von fehlerhaftem Maischen ist z. B. die Kleistertrübung des Bieres, welche die Klarheit und den Glanz desselben beeinträchtigt und durch die Anwesenheit von Amylodextrinen oder löslicher Stärke bedingt ist, die in der heissen Würze gelöst sind, sich aber beim Abkühlen im Gähr- oder Lagerkeller ausscheiden.

β) Das Abläutern. Die Trennung der Würze von den festen (unlöslichen) Bestandtheilen, den Trebern, geschieht mittels einfachen Abseihens durch einen Siebboden, der sich entweder unter dem Boden des Maischbottichs selbst oder in einem sog. Läuterbottich befindet, der neben dem Maischboden steht und in welchen die heisse Maische abgelassen wird. Vor dem Abseihen bleibt die Maische etwa eine Stunde stehen, damit sich die Treber gut absetzen. Wenn die erste Würze, Vorderwürze, abgelassen ist, werden die Treber 2—3-mal schnell nach einander mit 75° heissem Wasser ausgewaschen — man nennt es das Anschwänzen oder Decken der Treber — und diese Nachgüsse (Nachgusswürze) von zuletzt 2—3 Saccharometergraden entweder zu der Vorderwürze in der Pfanne gegeben oder auch für sich auf Dünnbier, sog. Scheps, verarbeitet. Ein letzter Nachguss von kaltem oder warmem Wasser liefert das sog. Glattwasser, welches zuweilen mit anderen Abfällen auf Spiritus verarbeitet wird.

---

[1]) Vergl. z. B. A. Čečetka in Oesterr. Brau- u. Hopfenztg. 1894, 328, C. Bleisch in Zeitschr. f. d. ges. Brauwesen 1897, 20, 15.

Die rückständigen Treber dagegen werden entweder direkt in feuchtem Zustande oder nach dem künstlichen Trocknen als trockne Biertreber zur Fütterung verwendet.

Die bei der Würzebereitung abfallenden Biertreber haben im frischen und getrockneten Zustande im Mittel von 158 bezw. 166 Analysen folgende Zusammensetzung:

	In der natürlichen Substanz							In der Trockensubstanz		
	Wasser	Stickstoff-Substanz	Reinproteïn	Fett	Stickstofffreie Extraktstoffe	Rohfaser	Asche	Stickstoff-Substanz	Stickstofffreie Extraktstoffe	Rohfaser
Frisch	76,22%	5,07%	4,93%	1,69%	10,64%	5,14%	1,24%	21,50%	45,00%	21,40%
Getrocknet	9,50 „	20,62 „	19,73 „	42,19 „	42,19 „	10,94 „	4,72 „	22,76 „	46,75 „	17,40 „

Die Biertreber bilden frisch und getrocknet ein gedeihliches Futter für Milchvieh; die trocknen Biertreber eignen sich auch als theilweiser Ersatz des Hafers zu etwa gleichen Theilen bis etwa 5 Pfd. täglich recht gut für Pferde.

b) Das Kochen der Würze mit Hopfen. Die Vorderwürze geht in die Kochpfanne und wird, sobald der Boden derselben mit Würze bedeckt ist, durch ein schwaches Erhitzen erwärmt, damit sich die Würze während der Dauer des Abläuterns nicht auf die Temperatur der Milchsäurebildung abkühlen kann. Wenn Vorwürze und Nachgüsse in der Pfanne vereinigt sind, dann beginnt das Kochen und zwar unter Zusatz von Hopfen, indem die Menge desselben gleich beim Beginn des Erwärmens entweder ganz zugesetzt wird oder erst die Hälfte und die andere Hälfte, wenn die Würze anfängt, sich zu brechen. In anderen Fällen, wenn das Bier ein starkes Hopfenaroma erhalten soll, nimmt man den Zusatz 3-mal vor und fügt das letzte Drittel erst kurz vor dem Beendigen des Kochens hinzu. Die Menge des zuzusetzenden Hopfens richtet sich nach der Beschaffenheit desselben und des zu erzielenden Bieres; sie muss um so grösser sein, je geringwerthiger der Hopfen, je gehaltreicher die Würze ist und je länger das Bier haltbar sein soll; in Folge dessen schwankt die Hopfengabe zwischen 0,15—0,85 kg für 1 hl Würze. Auf 100 kg Malz rechnet man:

Für Winter- oder Schankbier mit	11—12 % Balling[1]	0,75—1,00 kg Hopfen
„ Lagerbier	„	12—13	„	„	1,25—1,50 „ „
„ Doppelbier	„	14	„	„	2,00 „ „
„ Bockbier	„	16	„	„	1,25 „ „
„ Salvatorbier	„	18—19	„	„	1,25—1,50 „ „

Die Dauer des Kochens beträgt bei Würzen nach dem Dekoktionsverfahren durchschnittlich 1,5—2 Stunden, bei Infusionswürzen, die meistens stark verdünnt sind, etwas länger.

Das Kochen ist beendigt, wenn die Würze einen schönen „Bruch" zeigt, d. h. wenn die Eiweisskörper sich in dichten Flöckchen abgeschieden haben und sich in einem Schaugläschen rasch zu Boden setzen, während die Würze klar und glänzend erscheint.

Vom Hopfen gehen etwa 20—30% in die Würze über und sind die Wirkungen des Hopfens auf die Würze, die Vergährung und das Bier bereits S. 1154 angegeben. Ebenso ist die Zusammensetzung des benutzten Hopfens schon S. 1155 mitgetheilt.

---

[1] Unter „Proc. Balling" versteht man die Gewichtstheile Extrakt (Trockensubstanz in 100 Gewichtstheilen Würze bei 17,5°). Das Balling'sche Saccarometer giebt an, wie viel 100 Gewichtstheile einer Rohrzuckerlösung bei 17,5° an fester Saccharose enthalten.

Der ausgekochte Hopfen mit den ausgeschiedenen Eiweisskörpern wird durch die Hopfenseiher (Siebvorrichtungen von Weiden, Holz, Kupfer oder Eisen) abfiltrirt (ausgeschlagen), der rückständige Hopfen, der noch Würze einschliesst, mit heissem Wasser ausgewaschen bezw. gepresst, und dann die Würze auf die Kühle befördert.

c) **Das Kühlen der Würze.** Die Würze muss für die Herstellung der untergährigen Biere auf 5—6°, für die der obergährigen Biere auf 12—20° abgekühlt werden, und zwar thunlichst rasch, damit die Spaltpilze keine Gelegenheit finden, sich zu entwickeln. Das Kühlen wurde früher ausschliesslich und jetzt auch noch häufig auf Kühlschiffen in etwa 8 Stunden bewirkt. Weil diese aber im Sommer nicht anwendbar sind und eine Verunreinigung der Würze durch Spaltpilze aus der Luft ermöglichen, so werden dieselben jetzt durchweg durch besondere Kühlapparate ersetzt, von denen man wesentlich 2 Gruppen, die geschlossenen und offenen, unterscheiden kann. Bei den geschlossenen Kühlapparaten (Schlangen-, Kasten- und Gegenstromkühlern) fliesst die Würze in geschlossene Röhren, welche von dem Kühlwasser umgeben sind; bei den offenen Kühlern (Berieselungskühlern) dagegen fliesst die Würze über wagerecht angeordnete Rohre, während das Kühlwasser sich im Innern der Rohre bewegt.

Da die Anreicherung der Würze mit Luftsauerstoff für die spätere Gährung (Entwickelung der Hefe vergl. Bd. I, S. 1094) von Bedeutung ist, und diese auf den Kühlschiffen durch Durchrühren mittels Krücken oder durch Windflügel unterstützt wird, so ist auch bei Anwendung der Kühlapparate auf geeignete Zuführung thunlichst reiner Luft Sorge zu tragen.

Die beim Kühlen der Würze sich bildenden, aus Eiweisskörpern und Hopfentheilchen bestehenden Trübungen werden durch Filtrirbeutel (Trübsäcke) oder durch Filterpressen vor dem Anstellen mit Hefe entfernt.

Die mit Hopfen gekochte Würze wird die „Hopfenkesselwürze", die abgekühlte, zur Vergährung reife Würze die „Anstellwürze" genannt. Diese haben je nach dem zu erzielenden Bier einen verschiedenen Gehalt; man rechnet Balling'sche Saccharometergrade (Extrakt-Procente vergl. Anm. 1, S. 1216) durchschnittlich bei:

Leichten (Abzug-) Bieren	Schank- (Winter-) Bieren	Lager- (Sommer-) Bieren	Bock-, Salvator-, Doppelbieren	Tafel-Bieren
9—10 %	12—13 %	13,0—14,5 %	15—20 %	25 %

Die Hauptmenge dieser Extraktbestandtheile bildet die Maltose; 100 Thle. Würzeextrakt enthalten 50—60 Thle. Maltose, 7—9 % Thle. sonstige direkt reducirende Zucker (Glukose, Fruktose, Isomaltose), 2—4 Thle. Saccharose und 15 bis 25 Thle. Dextrin; der Rest besteht aus Gummi, Röststoffen (Karamel etc.), löslichen Hopfenbestandtheilen (Bitterstoffe, Gerbstoff etc.), Stickstoffverbindungen (Pepton, Amide, Cholin etc.) und Mineralstoffen.

Um einen Anhalt für die chemische Zusammensetzung einer Würze zu Lagerbier zu geben, mögen folgende Mittelzahlen (Bd. I, S. 1089) mitgetheilt werden:

Würze	Spec. Gewicht	Extrakt %	In der Würze							In Proc. der Würze-Trockensubstanz						
			Stickstoff-Substanz %	Maltose + sonst. Zucker %	Dextrin etc.[1] %	Milchsäure %	Asche %	Phosphor-säure %	Stickstoff-Substanz %	Maltose + sonst. Zucker %	Dextrin etc.[1] %	Milchsäure %	Asche %	Phosphor-säure %
Ungehopfte .	—	16,93	1,09	11,67	3,98	—	0,310	0,148	6,42	68,90	23,51	—	1.83	0,87
Hopfenkessel-würze . .	1,0556	14,28	0,557	8,57	4,72	0,115	0,311	0,087	3,92	60,06	33,05	0,82	2,24	0,61
Anstellwürze	1,0605	14,94	0,629	9,44	4,46	0,095	0,318	0,087	4,22	62,48	29,85	0,63	2,12	0,59

Diese Zahlen können, streng genommen, unter sich nicht verglichen werden, weil sie nicht aus denselben Würzen in den einzelnen Abschnitten der Bereitung gewonnen sind. Immerhin lassen sie den Einfluss des Hopfens auf die Fällung der Stickstoffverbindungen und die Vermehrung der dextrinartigen und sonstigen Stoffe, die aus der Differenz berechnet sind, erkennen. Dass die Anstellwürze einen höheren Gehalt an Extrakt etc. aufweist als die Hopfenkesselwürze, hängt mit der beim Abkühlen (besonders auf Kühlschiffen) verbundenen Wasserverdunstung zusammen.

H. Bungener und L. Fries (Bd. I, S. 1095) verfolgten die Vertheilung der stickstoffhaltigen Stoffe in der Würze im Mittel von 6 Sorten mit folgendem Ergebniss:

Stickstoff im Malz	Stickstoff in der Würze	Von dem Stickstoff in der Würze			Von dem Stickstoff des Malzes in der Würze	Von dem Stickstoff der Würze		
		Proteïn-Stickstoff	Pepton-Stickstoff	Amid-Stickstoff		Proteïn-Stickstoff	Pepton-Stickstoff	Amid-Stickstoff
1,58 %	0,560 %	0,161 %	0,072 %	0,327 %	35,6 %	28,7 %	12,8 %	60,5 %

Aehnliche Verhältnisszahlen ergeben sich aus den Untersuchungen von E. Ehrich und A. Schulte im Hofe (Bd. I, S. 1096 u. 1097).

In der ungekochten, ungehopften Würze besteht nach J. Hanamann[2]) fast die Hälfte der gesammten Stickstoff-Bestandtheile aus Proteïnstoffen und Peptonen, in der gekochten und gehopften Würze machen diese durchweg kaum mehr ein Drittel aus; über 70 % der Stickstoff-Substanz der letzteren gehören den Amiden und Amidosäuren an.

Nach F. Szymanski[3]) ist das im Malz und in der Bierwürze vorkommende Pepton gleichbeschaffen mit dem Fibrinpepton, welches weder durch Kupferoxydhydrat noch durch Chlornatrium, Natriumsulfat und Essigsäure etc., wohl aber durch Phosphorwolframsäure gefällt wird.

Die im Malz enthaltenen Aschenbestandtheile vertheilen sich nach C. J. Lintner auf Treber und Extrakt wie folgt:

	Asche im Ganzen	Kali	Natron	Kalk	Magnesia	Phosphorsäure	Kieselsäure
				Thle.			
4255 Gew.-Thle. Malztrockensubstanz enthalten	100	17,9	0,9	3,8	6.7	35,3	33,5
Diese liefern:							
1275 Gew.-Thle. Trebertrockensubstanz mit	63,8	3,0	0,8	3,8	5,9	23,9	26,1
2979 „ Extrakttrockensubstanz „	36,2	14,9	0,1	1,6	0,8	11,4	7,4

---

[1]) Aus der Differenz berechnet; die Zahlen schliessen also die gelösten Hopfenbestandtheile, die Röststoffe etc. mit ein.
[2]) Allgem. Brauer- u. Hopfenztg. 1889, 4.
[3]) Landw. Versuchsstationen 1885. 32, 389.

Es gehen daher etwas mehr als $^1/_3$ der Aschenbestandtheile des Malzes in den Extrakt über; von der Phosphorsäure finden wir ebenfalls $^1/_3$, von dem Kali dagegen $^4/_5$ im Extrakt u. s. w.

Von den Aschenbestandtheilen des Hopfens werden auch vorwiegend das Kali und die Phosphorsäure in die Würze übergeführt; 2—3 % des Aschengehaltes der letzteren stammen aus dem Hopfen.

Auf den Kühlschiffen sondert sich mitunter ein lockerer Niederschlag, das sog. **Kühlgeläger**, aus; auch setzt sich an den Wandungen der Kühlschiffe mitunter ein firnissartiger Ueberzug, der sog. **Bierstein** ab. Beide enthalten nach J. Lermer:

	Wasser	In der Trockensubstanz						
		In Wasser löslich			In Wasser unlöslich			
		Zucker	Dextrin	Gerbsäure etc.	Stickstoff-Substanz	Harz etc.	Rohfaser	Asche
Kühlgeläger	86,00 %	16,4 %	20,7 %	1,2 %	34,6 %	16,6 %	6,3 %	4,2 %
Bierstein	7,00 „	—	—	—	14,04 „	52,57		33,39 „

Die Asche ergab in Procenten derselben:

	Kali	Natron	Kalk	Magnesia	Eisenoxyd	Kupferoxyd	Phosphorsäure	Schwefelsäure	Kieselsäure
Kühlgeläger	4,64 %	6,69 %	7,55 %	7,07 %	13,72 %	1,80 %	13,00 %	3,23 %	43,50 %
Bierstein	—	—	87,26 „	0,48 „	3,18 „	0,21 „	0,75 „	—	8,12 „

Das Kühlgeläger wird daher vorwiegend durch Abscheidung von Eiweissstoffen mit Eisenoxyd- und Kalk-Phosphat sowie von Kupferoxyd — letzteres aus den Gefässen — gebildet, während der Bierstein vorwiegend aus Kalkverbindungen besteht.

3. Die Gährung.

Die Theorie der Gährung d. h. der Wirkung der Hefe und die dabei auftretenden chemischen Vorgänge sind bereits S. 1173 u. 1176 beschrieben. Es erübrigt, hier nur die Praxis derselben im Brauereigewerbe kurz auseinanderzusetzen. Die Bierwürze bildet nach ihrer Zusammensetzung einen vortrefflichen Nährboden für die Hefenpilze und geräth schon ähnlich wie der Traubensaft und die Fruchtsäfte durch die zufällig aus der Luft in dieselbe gelangenden Hefenkeime von selbst in Gährung. Von dieser sog. Selbstgährung macht man aber nur bei den belgischen Bieren (Lambic, Faro etc.) Gebrauch. In Deutschland und anderen Ländern wird die Gährung in der auf die nothwendige Temperatur abgekühlten Würze durch künstlichen Zusatz („Anstellen", „Stellen") von Hefe (dem sog. „Zeug") hervorgerufen und unterscheidet man, wie schon gesagt, vorwiegend zwei Arten von Gährung, nämlich die **Untergährung**, welche bei einer Temperatur von 5—10° verläuft und wobei sich die Hefe, die **Unterhefe**, auf dem Boden des Gährbottichs absetzt, und die **Obergährung**, die bei einer Temperatur von 12,5—20° verläuft und wobei sich die Hefe an der Oberfläche der Würze als Schaum abscheidet.

Die untergährige Hefe bildet ferner bei der Gährung nur kleine Sprossverbände mit höchstens 4 Zellen, die obergährige Hefe dagegen solche bis zu 20 Zellen in einem Verbande; erstere vergährt Melitriose vollständig, letztere nur theilweise. Die untergährige Hefe zeigt beim Verrühren mit Wasser auf dem Objektträger starke Flocken, die obergährige Hefe dagegen nur eine mässige oder gar keine flockige Beschaffenheit; letztere verliert im Ruhezustande ihren Zymase-Gehalt viel leichter, als erstere und andere Unterschiede mehr.

Da es verschiedene Arten von Kulturhefen giebt, die bald eine geringere, bald eine höhere Vergährung bewirken bezw. die mehr oder weniger rasch klären, so arbeitet man heute, um ein Bier von bestimmtem Merkmal zu erzielen, meistens nur mit einer einzigen Art Hefe, die nach dem S. 1195 kurz beschriebenen Verfahren von Chr. Hansen reingezüchtet wird. Man arbeitet auf diese Weise nicht mehr wie früher auf's Geradewohl, sondern nach bewussten zweckmässigen Grundsätzen und schützt auf diese Weise auch das Bier vor Krankheiten.

Eine gute Hefe soll frei von Bakterien und frisch sein, eine helle Farbe, reinen und angenehmen Geruch besitzen und sich in Wasser recht dicht absetzen oder wie man sagt, dick (kurz) erscheinen.

a) **Die Untergährung.** Sie zerfällt in eine **Haupt-** und eine **Nachgährung**.

α) **Hauptgährung.** Die in Bottiche von 20—35 hl Inhalt abgefüllte **Würze** wird auf 5° abgekühlt und auf je 1 hl mit 0,4—0,6 l dickbreiiger Hefe versetzt, wobei man das **Trocken-** und **Nassgeben** unterscheidet. Nach ersterem Verfahren giebt man die erforderliche Menge Hefe in ein 16—18 l fassendes Gefäss (Zeugschäffel), vermischt dieselbe mittels des Zeugbesens mit etwas Würze, giesst das Gemisch in ein gleichgrosses Gefäss wieder zurück und fährt damit so lange fort, bis die schaumig gewordene Masse beide Gefässe füllt. Hierdurch wird eine gleichmässige Vertheilung und auch gleichzeitige Lüftung der Hefe bewirkt.

Beim „**Nassgeben**" lässt man ein oder mehrere Hektoliter Würze bei einer Temperatur von 12,5—20° mit Hefe stehen, bis sich Anzeichen einer kräftigen Gährung zeigen; darauf wird letztere mit der Hauptmenge der Würze vermischt. Füllt man auf gährende Würze frische, so spricht man von „**Drauflassen**". Die mit der Gährung verbundene Temperatur-Steigerung sucht man durch Eisschwimmer oder Kühltaschen zu vermeiden.

Die Hauptgährung dauert 8 bis 10 Tage — bei besonders kalter Gährung auch 14 Tage — und wird als beendet angesehen, wenn innerhalb 24 Stunden die Saccharometeranzeige bei Schankbieren höchstens um 0,2 %, bei **Lagerbieren** um 0,5—0,1 % abnimmt. Alsdann ist die Maltose mehr oder weniger ganz in Alkohol und Kohlensäure übergeführt und sind bei einer regelrechten Würze ungefähr 50 % des Extraktes vergohren. Ueber den Verlauf der Gährung d. h. der Abnahme an Maltose und Zunahme an Alkohol in der Würze von Tag zu Tag vergl. Bd. I, S. 1091—1094.

Das durch die Hauptgährung erhaltene Erzeugniss heisst **Jungbier** oder **grünes Bier**.

Zur Beurtheilung des Verlaufes der Hauptgährung ermittelt man im praktischen Betriebe den **Vergährungsgrad**, d. h. die Zahl, welche angiebt, wie viele von den 100 Gewichtstheilen Extrakt vergohren sind, und durch die Formel

$$V \text{ (Vergährungsgrad)} = \frac{E - e}{E} 100$$

gefunden wird, worin bedeutet:

E = Extraktgehalt der ursprünglichen (Stamm-) Würze, ausgedrückt in Saccharometergraden nach Balling,

e = Saccharometergrade im Jungbier.

Meistens wird die Saccharometeranzeige im Jungbier direkt, d. h. bei Gegenwart von Alkohol genommen; da letzterer das spec. Gewicht erniedrigt, so fallen die Saccharometergrade in dem alkoholhaltigen Jungbier zu niedrig und damit der Vergährungsgrad zu hoch aus; deshalb heisst der so ermittelte Vergährungsgrad der **scheinbare Vergährungsgrad**.

Den „**wirklichen Vergährungsgrad**" erhält man, wenn man aus dem Jungbier (in einem abgewogenen Theile) desselben, den Alkohol entfernt, durch Wasser ersetzt (d. h. mit Wasser auf das ursprüngliche Gewicht auffüllt) und von dieser Flüssigkeit die Saccharometeranzeige (e) ermittelt. Wenn der wirkliche Vergährungsgrad beträgt:

weniger als	50	50–60	über 60
so gilt er als	niedriger	als mittlerer	als hoher Vergährungsgrad.

Für **vollmundige (Münchener) Biere** wird ein niedriger (bis 45), für **norddeutsche und lichte Biere** ein mittlerer und selbst hoher Vergährungsgrad beliebt.

Der Brauer beurtheilt den Verlauf der Hauptgährung meistens nach äusseren Erscheinungen und zwar die ersten Anzeichen der Gährung nach der zarten, weissen Schaumdecke, die 12–20 Stunden nach dem Anstellen auftritt, und durch die entweichende Kohlensäure auf der Oberfläche der Würze hervorgerufen wird; es heisst: das „Bier macht weiss", oder „ist angekommen".

Dann folgt als zweiter Zeitabschnitt der Gährung nach 2–3 Tagen der der **niederen Krausen**, wobei der sich bildende Schaum ein zackiges gekräuseltes Aussehen annimmt und sich am Rande des Bottichs ein erhabener Schaumkranz bildet („das Bier bricht auf", „schiebt herein"). Wenn die Schaummassen immer höher werden und den Bottichrand überragen, so ist der dritte Abschnitt der Hauptgährung, der der „**hohen Krausen**" eingetreten und wenn die „Krausen" immer mehr „zurückgehen", so nähert sich die Hauptgährung ihrem Ende. An Stelle der Krause bleibt alsdann eine schmutzigbraune, aus Eiweissstoffen, Hopfenharz, Hefenzellen etc. bestehende Decke zurück, die wegen ihres bitteren Geschmackes entfernt werden muss. Das Bier erscheint im Schaugläschen glänzend; die noch vorhandenen Hefentheilchen setzen sich rasch und fest ab.

Die im Gährbottich abgesetzte Hefe besteht aus drei Schichten; aus einer obersten und untersten unreinen dunkel gefärbten Schicht und aus einer mittleren hellen Schicht, der eigentlichen **Samenhefe** (dem Zeug); nur sie dient zum weiteren Anstellen.

β. **Die Nachgährung**. Das durch die Hauptgährung erzielte Bier ist noch nicht genussfähig. Die Genussreife wird erst durch die Nachgährung erreicht. Zu dem Zweck wird das Jungbier auf Lagerfässer abgefüllt, und nun, je nachdem man Schank- oder Lagerbier herstellen will, etwas verschieden behandelt. Für die Bereitung von **Schankbier** lässt man mehr Hefen im Bier — es wird „grün" gefasst —; die Lagerfässer sind nur 10–20 hl gross; die Temperatur der Keller ist 2,5–5,0°. Durch diese und andere Mittel verläuft hier die Nachgährung verhältnissmässig rasch (in einigen Wochen, nicht selten schon nach 14 Tagen). Die Nachgährung giebt sich auch hier durch Schaumbildung zu erkennen; der Schaum tritt aus dem Spundloch heraus, das Bier „käppelt", wodurch es im Fass einen Verlust erleidet, der durch klares Bier, oder reines Wasser ersetzt wird („Nachstechen"); dieses wird 2–3 mal vorgenommen. Es beginnt dann die stille Nachgährung, wobei die Spundöffnung entweder lose — oder fest, um thunlichst viel Kohlensäure im Bier zu erhalten — mit dem Spunde verschlossen wird.

Sollte sich hierbei die Hefe nicht genügend absetzen, so bedient man sich zum Klären — auch Spähnen, Aufkräusen genannt — der Haselnuss- oder Buchenholzspähne, welche vorher mit verdünnter Sodalösung gewaschen und in das Lagerfass gegeben werden.

Bei der Bereitung von Lagerbier wird das Jungbier „lauter" d. h. mit weniger Hefentheilchen auf die Lagerfässer abgezogen; diese sind ausserdem grösser, haben 20—40 hl Inhalt und werden mehrere Sude auf eine grössere Anzahl Lagerfässer vertheilt, sodass die Füllung mitunter 3—4 Monate in Anspruch nimmt; ausserdem wird, um die Nachgährung möglichst hinauszuziehen, die Temperatur der Lagerkeller niedriger, auf 0—3,75° gehalten. Im Uebrigen ist der Verlauf der Nachgährung wie bei den Schankbieren; indess wird meist nur einmal gekäppelt und dann gespundet; auch hier wird nöthigenfalls ein Spähnen, Aufkräusen wie bei Schankbier vorgenommen. Der in den Lagerfässern verbleibende, aus Hefe bestehende und mit Bier durchtränkte Bodensatz, das Geläger, wird entweder zur Gewinnung von Spiritus verwendet oder von der Hefe abfiltrirt und das Filtrat noch als Bier verwendet.

Hat das Bier, Schank- oder Lagerbier, die gewünschte Reife erlangt, so wird es auf die Versandfässer abgezogen, was Vorsicht und Geschick erfordert. Um hierbei einen Verlust an Kohlensäure zu vermeiden, bedient man sich jetzt meistens der Luftdruck-Abfüllapparate, und um dem Biere einen thunlichst hohen Grad von Klarheit und Glanz zu verleihen, der Filtrirapparate.

b) Die Obergährung. Auch hier unterscheidet man eine Haupt- und Nachgährung.

α) Die Hauptgährung; bei dieser unterscheidet man die Bottichgährung (Standguhr) und die Fassgährung (Spundguhr).

In Folge der höheren Anstelltemperatur (10—15°) und der starken Vermehrung der Hefe genügen auf 1 hl Würze 0,2—0,4 l breiige Hefe, die wie bei der Untergährung zugesetzt wird. Auch hier verdienen die Reinhefen den Vorzug, indess wird hiervon bis jetzt nur wenig Gebrauch gemacht.

Die Stellhefe ist meistens ein Gemisch von Hefe mit eigenartigen Milchsäure-Bakterien (z. B. für Berliner Weissbier im Verhältniss von 4:1 bis 6:1) und werden hier die Milchsäure-Bakterien gerade beliebt, um einen gewissen Gehalt an Milchsäure zu erzielen; der Gehalt an letzterer beträgt z. B. für Berliner Flaschen-Weissbier 0,25—0,35 %. Es bildet sich im Allgemeinen um so mehr Milchsäure, je höher die Temperatur bei der Hauptgährung ist; geringe Mengen Alkohol (bis zu 5 Vol.-Proc.) fördern das Wachsthum der Milchsäure-Bakterien.

Die Bottichgährung beginnt mit dem Wachsen der Hefe, wodurch schmutzige Harz- und sonstige Schwebestoffe als Krausen (Hopfentrieb) aus dem Bier aufsteigen und sich in der Decke sammeln. Dann fallen die Krausen zurück und die Hefe tritt an die Oberfläche (Hefentrieb), zuerst als locker-blasiger Schaum, dann als feste Schicht, gleichsam als Decke auf dem Biere ruhend.

Zeigt die Hefendecke vielfache Rillenbildung in mannigfach verschiedenen Formen, so ist die Hauptgährung, durchweg nach 2—5 Tagen, beendet und das Bier geklärt.

Die Hefendecke wird entweder erst kurz vor dem Schlauchen auf ein Mal, oder auch während des Auftriebes mehrere Male abgeschöpft und nur der zuletzt aufsteigende Theil der Hefe als Decke auf dem Biere belassen.

Bei der Fassgährung stellt man die Würze zunächst auf einem Stellbottich mit Hefe an und vertheilt sie dann in Fässer; hierin verläuft die Hauptgährung im Allgemeinen wie bei der Bottichgährung. Nur wird hier mit der aus dem Spundloch austretenden Hefe auch Bier ausgestossen, welches mit dem ersten Bier wieder öfter nachgefüllt werden muss, in Folge dessen sich das Bier bei der Fassguhr nicht so schnell klärt, wie bei der Bottichguhr.

β. Die Nachgährung. Diese wird beim obergährigen Bier verschieden gehandhabt. In einigen Fällen (am Niederrhein, in Westfalen) wird das obergährige Bier fast wie untergähriges behandelt; nach einer Bottichgährung bei $10-12{,}5^0$ wird es bei $5-6^0$ gelagert, gespähnt, nach mehrwöchiger bezw. -monatiger Lagerung gespundet und durch Filter abgezogen. Aehnlich wird mit einigen nicht säuerlichen Weissbieren, welche bei hohen Temperaturen die Hauptgährung durchmachen, verfahren, das filtrirte Bier aber unter geringem Kräusezusatz auf Flaschen abgezogen. In anderen Fällen wird das Bier nach der Hauptgährung unmittelbar auf Fässer oder Flaschen gezogen und einer Nachgährung unter Druck unterworfen, wodurch es in 2—3 Tagen genussreif wird.

Bei dem Berliner Weissbier wird das Bier nach der Bottichgährung mit $20-30\%$ Krausen versetzt und nach Zusatz von Wasser (bis zu 30%) zur Flaschengährung angestellt.

Stark gehopfte Weizenmalzbiere, die wie das Grätzer Bier schwer klar werden, erhalten beim Abfüllen einen Zusatz von Kräusen und Klärmitteln (Hausenblase) und werden mit diesen auf Stückfässer abgezogen, in denen sie einige Tage unter Spund liegen bleiben, bis sie auf Flaschen oder Versandfässer abgezogen werden. Oder endlich man zieht das Bier vom Bottich oder Fass auf kleinere Gebinde und überlässt es in diesen bei offenem Spunde der Nachgährung, indem der Hefenausstoss durch Nachstechen unterstützt wird.

Um die Nachgährung auf den Versandfässern oder Flaschen genügend lange zu unterhalten, setzt man dem Bier nach der Hauptgährung vielfach etwas Rohrzucker zu.

Bei den obergährigen Bieren unterscheidet man:

1. Einfachbiere, die aus Weizenwürze von nur $5-7\%$ Balling hergestellt werden; viele werden auch mit $10-12\%$ Stammwürze eingebraut und heissen „Süssbiere", wenn sie, sei es aus Gerstenmalz oder Weizenmalz oder aus einem Gemisch von beiden hergestellt, nur schwach vergohren sind; hierzu gehören z. B.: Hannoverscher Broyhan, Werdersches Bier, die in den Seestädten (Hamburg) gebrauten „Beere", die in Ost- und Westpreussen hergestellten Biere u. a.

2. Säuerlich-süsse Biere, wie das Berliner Weissbier, aus Gersten- und Weizenmalz hergestellt und mit $9-12\%$ Balling eingebraut.

3. Rauchig-bittere Biere, wie das Grätzer Bier, Lichtenhainer Bier; ersteres wird nur aus schwach geräuchertem Weizenmalz unter schwacher Hopfung mit 8% Stammwürze hergestellt.

4. Lagerbier-ähnliche bittere Biere, wie das rheinländische Bitterbier, Westfälisches Altbier, welche in ähnlicher Weise wie untergährige Biere aus 9%-iger Gerstenmalzwürze gewonnen werden.

Hierher sind auch zu rechnen:

5. **Die englischen Biere, Stout und Ale.** Der Stout, von dem noch besondere Sorten, der **Doppel-Stout, Extra-Stout** oder **Brown-Stout** etc. unterschieden werden, ist ein sehr extraktreiches dunkelfarbiges, das **Ale** ein hellfarbiges Bier. Beide werden nach dem Infusionsverfahren und durch Obergährung hergestellt.

In Deutschland werden die aus England stammenden dunkelen Biere allgemein mit Porter bezeichnet; das ist aber nicht richtig, weil in England mit Porter nur die leichten dunkelen Biere bezeichnet, die Stout-Biere dagegen als Ausfuhrbiere aus viel gehaltreicheren Würzen gewonnen werden.

Der Stout (Porter) wird aus einem Gemisch von hellem und dunkelem Malz unter Zusatz von Farbmalz und Rohrzucker (auch vereinzelt Reis und Mais) gewonnen; die ersten gehaltreicheren Würzen dienen zur Stout-, die letzteren schwächeren zur Porter-Bereitung.

Man unterscheidet Tropen-Stout mit 28 %, Extra- oder Doppel- oder Export-Stout mit 20—23 %, Einfach-Stout mit 15—18 % und Porter mit 12—15 % Stammwürze eingebraut; letztere dienen als Schankbiere. Die Hopfengabe ist eine mässige (für 100 kg Malz 1,5—2 kg Hopfen). Die Hauptgährung verläuft bei 14—16° und dauert 48 bezw. 36 Stunden; für die Nachgährung, die 2—3 Tage oder auch mehrere Wochen in Anspruch nehmen kann, bedient man sich behufs Entfernung der Hefe sog. Reinigungsgefässe. Der Vergährungsgrad ist ein mittlerer und für die Exportbiere sogar ein hoher (70—75 %), um sie haltbarer zu machen. Der milde (süsse) Geschmack dieser Biere soll von dem verwendeten Wasser, besonders von dessen hohem Kochsalz-Gehalt (600—650 mg Abdampf-Rückstand mit je 120 mg Chlornatrium und kohlensaurem Natrium) herrühren; es werden aber auch mit weichen Wässern süssschmeckende Souts erzeugt, und diese haben einen niedrigeren Vergährungsgrad. Die besten Sorten Stout werden angeblich in London gebraut.

Das Ale wird aus hell — aber doch bei hohen Temperaturen — gedarrtem Gerstenmalz dargestellt, neben welchem Rohrzucker, Reis und Mais verwendet werden. Auch hier dienen die mit geringerer Stammwürze (11—13 %) eingebrauten Biere als Schankbiere, die mit höherer Stammwürze (18—28 %) eingebrauten Biere zur Ausfuhr und es gelten die aus Burton-on-Trent kommenden Pale-Ale, Bitter-Ale, Export-, India-Ale etc. als die feinsten und hervorragendsten Sorten.

Diese Biere werden stark gehopft (auf 100 kg Malz 4 kg bis sogar 6 kg Hopfen) und beim Einlagern auf den Fässern noch vielfach mit etwa $1/4$ kg Hopfen auf 1 hl Bier nach-(trocken-)gehopft. Der Vergährungsgrad ist in Folge Anwendung von hoch vergährenden Hefenrassen und besonderen Gährverfahren ein hoher, mindestens 70 %, vielfach 75 % und mehr. Es giebt aber auch ein Mild-Ale mit nur niedrigem Vergährungsgrad.

In Burton-on-Trent wird ein sehr hartes und gypsreiches Wasser (mit 1800 mg Abdampfrückstand und 1000 mg Gyps) verwendet, und soll hier der hohe Gypsgehalt (vergl. S. 1200) die eigenartige, feine Beschaffenheit dieser Ale-Sorten bedingen.

Die Hauptgährung dauert bei den Ale-Sorten 2—3 Tage und wird zuweilen durch Zusatz von Weizenmehl und Kochsalz (zu gleichen Theilen) unterstützt, woraus sich der mitunter hohe Kochsalz-Gehalt der Ale-Sorten erklärt.

6. Eine besondere Gruppe unter den Bieren bilden die **belgischen Biere, Lambic, Faro und Mars**.

Zu ihrer Bereitung werden neben Gerstenmalz in grösserer Menge andere stärkehaltigen Rohstoffe, wie Weizen, Hafer und Buchweizen verwendet — der Zusatz von Weizenspreu soll das Abläutern befördern —. Die Würze wird nach dem Infusionsverfahren bei 52,5° hergestellt, wobei mehrere kleine Güsse, bis zu 8-mal, gemacht werden. Die ersten, stärkeren Würzen von 18—20 % liefern den Lambic, die letzten, schwächeren Würzen von 8 % liefern den Mars, ein Gemisch beider Würzen (oder auch der fertigen Biere) den Faro. Die erhaltenen Würzen werden mit $1/2$ kg Hopfen auf 1 hl 12 Stunden gekocht und in Fässern von 2 hl Inhalt bei 10—12,5° und offenen Spunden der Selbstgährung überlassen; zuweilen setzt man auch etwas Oberhefe oder gährende Maische zu.

Die Gährung dauert 10—20 Monate; während dieser langen Zeit nimmt das Bier, wahrscheinlich durch die Anwesenheit von wilden Hefen, einen weinigen Geruch und bitteren harten Geschmack an, den man durch Vermischen mit durch Hefe frisch vergohrenem, oder fertigem jüngerem Bier oder durch Zusatz von Zucker bezw. Syrup zu heben sucht. Die Farbe des Bieres wird je nach den Forderungen der Biertrinker durch Zusatz von sehr dunkelem Farbbier erzielt.

Die belgischen Biere enthalten viel Milchsäure, welche ihnen den eigenartigen Geschmack verleiht, und sind von sehr grosser Haltbarkeit.

7. **Sonstige Biersorten.** Ausser den eigentlichen Bieren giebt es noch bierähnliche Getränke, von denen der russische **Kwass** auch in Deutschland neuerdings viel getrunken wird.

Der Kwass ist ein durch alkoholische und saure Gährung aus Mehl oder Malz oder Brot oder aus einem Gemisch von diesen unter Zusatz von etwas Hopfen bereitetes, im Zustande der Nachgährung befindliches, alkohol- und hopfenarmes Getränk, dem gewürzige Zusätze, wie Pfefferminze etc. gemacht werden können.

Ueber sonstige bierähnliche Getränke, wie Bosa, Pombe, Braga vergl. Bd. I, S. 1156.

Malzextraktbier soll aus sehr extraktreicher Würze durch schwache Vergährung hergestellt werden, enthält aber nicht selten statt Extraktstoffe des Malzes Stärkesyrup und Zucker.

Unter **Mumme** (Braunschweiger, Frauenburger) sowie **Seefahrtsbier** versteht man sehr gehaltreiche, dunkelbraune, nicht gehopfte Malzauszüge, die zum Theil schwach vergohren sind; von der Braunschweiger Mumme unterscheidet man einfache oder Stadtmumme und doppelte oder Schiffsmumme.

Farbbiere sind tiefdunkele Lösungen aus stark gedarrtem Malz, die unvergohren bis 58,0 % Extrakt enthalten, oder schwach vergohren neben 2,0—3,0 Gewichtsprocent Alkohol noch 8,0—10,6 % und mehr Extrakt aufweisen (Bd. I, S. 1153).

Das **kondensirte Bier** (Condensed Beer) soll nach F. Springmühl von der Concentrated Produce Co.-London in der Weise dargestellt werden, dass stark gehopfte und extraktreiche, aber nicht zu alkoholreiche englische Biere in besonderen Vacuumapparaten bei 40—50° auf $3/5—1/6$ ihres Volumens eingedampft werden. H. Sendtner und H. Trillich fanden im Mittel von drei Proben in solchem kondensirten Bier:

Spec. Gewicht	Wasser %	Alkohol %	Extrakt %	Eiweissstoffe %	Maltose %	Dextrin %	Säure = Milchsäure %	Asche %	Phosphorsäure %
1,0696	56,88	18,26	24,52	0,797	13,55	7,43	0,114	0,218	0,078

Sendtner und Trillich halten indess, weil sie in dem kondensirten Bier kein Hopfenalkaloïd finden konnten, und für selbst aus Pale-Ale dargestelltes kondensirtes Bier ein anderes Verhältniss der Extraktbestandteile erhielten, das kondensirte Bier für ein einfaches Gemisch von Alkohol mit Malzextrakt (d. h. ungehopfter Bierwürze). Vergl. Bd. I. S. 1147.

Champagner-Bier ist ein künstlich mit Kohlensäure angereichertes Bier.

Auch pflegen dem Bier für besondere Zwecke z. B. für Ammen oder nährende Mütter besondere Zusätze z. B. Karobensaft gemacht zu werden.

Ueber die Zusammensetzung der unter Zusatz von Mais-Maltose hergestellten Biere vergl. Bd. I. S. 1154.

8. **Chemische Zusammensetzung des Bieres.** Nach einer grossen Anzahl von Analysen haben die gebräuchlicheren Biersorten folgende mittlere Zusammensetzung:

Biersorte	Anzahl der Analysen	Spec. Gewicht	Wasser[1] %	Kohlensäure %	Alkohol Gew %	Extrakt %	Stickstoff-Substanz %	Maltose (Zucker) %	Gummi + Dextrin %	Säure = Milchsäure %	Glycerin %	Asche %	Phosphor-säure %
1. Schank- oder Winterbier (leichteres)	205	(1,0114)	91,11	0,197	3,36	5,34	0,74	1,15	3,11	0,156	0,120	0,204	0,055
2. Lager- oder Sommerbier (schwereres)	520	1,0162	90,62	0,207	3,69	5,49	0,52	1,08	3,17	0,178	0,181	0,207	0,067
3. Exportbier	153	1,0178	89,00	0,207	4,29	6,50	0,66	1,45	3,57	0,174	0,170	0,239	0,078
4. Bock-, Doppel- oder Märzenbier	126	1,0255	86,80	0,221	4,64	8,34	0,73	2,77	4,09	0,181	0,176	0,276	0,095
5. Weissbier	33	1,0141	91,62	0,299	2,79	5,29	0,54	1,56	2,43	0,353	0,092	0,142	0,036
6. Sonstiges obergähriges Bier	11	1,0087	93,26	0,161	2,86	3,72	0,37	0,82	1,65	0,433	—	0,160	0,050
7. Reisbier	3	1,0213	89,21	—	3,86	6,93	0,46	1,45	4,20	0,230	—	0,220	0,077
8. Maisbier	5	—	89,81	0,247	3,47	6,47	0,28	1,50	4,20	0,076	—	0,330	—
9. Porter	44	1,0256	86,49	0,383	5,16	7,97	0,63	2,06	3,08	0,325	—	0,380	0,086
10. Ale	44	1,0219	88,54	0,201	5,27	5,99	0,61	1,07	1,81	0,284	—	0,320	0,089
11. Lambik	6	1,0049	—	—	5,02	3,66	0,43	0,56	1,68	0,887	—	—	—
12. Malzextraktbier	32	1,0479	83,87	0,20	3,74	11,74	0,86	5,85	3,93	0,275	0,291	0,292	0,094
13. Braunschweiger Mumme	6	1,2648	—	(0,12)	2,96	55,22	2,47	45,46	5,46	—	—	0,944	0,341
14. Seefahrtsbier	19	1,1766	54,57	—	0,29	45,14	1,83	33,50	11,06	0,261	—	0,716	0,276
15. Kwass	7	1,0100	—	0,078	1,56	3,31	0,35	0,81	0,69	0,387	—	0,216	—

Ueber die Schwankungen im Gehalte der einzelnen Biersorten, sowie über die Zusammensetzung von im Auslande gebrauten Bieren vergl. Bd. I, S. 1101—1156.

Die in vorstehender Tabelle aufgeführten Gruppen-Bestandtheile des Bieres schliessen viele sehr verschiedenartige Verbindungen ein:

---

[1] Aus der Differenz von 100 — (Alkohol + Extrakt + Kohlensäure) berechnet.

a) **Stickstoff-Substanz.** Diese schliesst ein geringe Mengen Eiweiss, Albumosen und Pepton (wahrscheinlich Fibrinpepton nach Scimanski[1]), gebildet durch Peptase), ferner nach Ullik[2]) sowie nach Amthor[3]) Hypoxanthin, Guanin und Vernin, wahrscheinlich Amidosäuren, Leucin, Tyrosin, Invertase und alkaloidartige Stoffe in Spuren, nach Kjeldahl[4]) sowie Düll[5]) Cholin (aus der Hefe); Asparagin konnten jedoch weder Bungener und Fries[6]) noch Ullik im Bier nachweisen, da es nicht im Gerstenkorn, sondern nur in den Keimen vorkommt.

b) **Stickstofffreie Extraktstoffe bezw. Kohlenhydrate.** Als leztere sind vorhanden Glukose, Maltose und Isomaltose (vergl. S. 149 und 156); die letztere macht nach C. J. Lintner und Düll[7]) 25—30 % des Bierextraktes aus, bewirkt beim Darren vorwiegend das Röstaroma und verleiht dem Bier eine gewisse Süsse und Vollmundigkeit; von unvergährbaren Kohlenhydraten werden weiter angenommen: Achroodextrin I, II und III (Prior[8])), Galaktoxylan, ein gummiähnlicher Körper, der nach Lintner[9]) beim Schütteln des Bieres mit Aether in letzterem schwebend bleibt und die schlechte Filtrirbarkeit der Aetherlösung bedingt. Die gummiartige Substanz reagirt schwach sauer, dreht die Ebene des polarisirten Lichtes nach links ($[\alpha]D = -26,8°$), reducirt Fehling'sche Lösung nicht direkt, sondern erst nach dem Erhitzen mit verdünnten Säuren. Die mit letzteren behandelte Flüssigkeit dreht rechts und enthält Galaktose und Xylose. Weiter gehören hierher Amylan, Hefengummi, Pektinstoffe (Ullik), karamelartige Stoffe und Pentosen d. h. furfurolliefernde Stoffe (Furfuroide). P. Mohr (Bd. I. S. 1156) fand z. B. in verschiedenen Bieren 0,19—0,37 % oder in Procenten des Extraktes 4,79—6,74 % Pentosen. Der Gruppe der Kohlenhydrate mag auch das Hopfenharz und Hopfenöl zugezählt werden.

c) **Alkohole.** W. M. Hamlet[10]) will im Bier neben Aethylalkohol auch Amylalkokol (Fuselöl) nachgewiesen haben — in einem Bier aus Sydney z. B. 0,1—0,5 % —; er glaubt, dass die Bildung des Fuselöles durch die bei der Gährung angewendete Temperatur oder durch Gebrauch von Rohrzucker oder Glukose bedingt ist.

Das Verhältniss von Alkohol: Glycerin schwankt in den Bieren zwischen 100 : 3 bis 5,5 und ist nach Hilger und Thylmann[11]) von der Gährung bei höherer und niederer Temperatur mit oder ohne Luftzutritt, sowie von der Ernährung der Hefe abhängig. Nach Eger und Röttger nimmt das Verhältniss mit fortschreitender Gährung und Lagerung allmählich ab; es scheint daher in den letzten Stufen der Gährung wohl Alkohol, aber kein Glycerin gebildet zu werden, oder letzteres eine Zersetzung zu erfahren. A. Straub findet, dass die Glycerinbildung mit

---

[1]) Landw. Versuchsstationen 1886, 32, 389.
[2]) Zeitschr. f. d. ges. Brauwesen 1887, 9, 78.
[3]) Forschungsberichte über Lebensmittel 1894, 1, 1.
[4]) Chem.-Ztg. 1891, 15, Rep., 237.
[5]) Ebendort 1893, 17, 67.
[6]) Zeitschr. f. d. ges. Brauwesen 1884, 6, 69.
[7]) Ebendort 1891, 14, 281 u. Zeitschr. f. angew. Chem. 1893, 263 u. 328.
[8]) Centralbl. f. Bakteriologie, II. Abth., 1896, 2, 272.
[9]) Zeitschr. f. angew. Chemie 1891, 538.
[10]) Chem. News 58, 81.
[11]) Arch. f. Hygiene 1888, 8. 451.

steigender Temperatur und Zunahme des Säuregehaltes im Bier abnimmt (Bd. I, S. 1157 und 1158).

Dass neben dem Aethylalkohol und Glycerin im Bier wie in anderen alkoholischen Getränken auch Aldehyd und Ester in Spuren auftreten können, ist, wenn auch nicht ausdrücklich nachgewiesen, so doch wahrscheinlich.

d) **Säuren.** Die Säuren des Bieres werden für gewöhnlich als **Milchsäure** berechnet; neben dieser sind aber stets, wenn auch in viel geringerer Menge, vorhanden **Ameisensäure, Essigsäure, Bernsteinsäure, Hopfenbittersäure, Kohlensäure und saure Phosphate.** Alle Säuren sind mit Ausnahme der Hopfenbittersäure und sauren Phosphate Erzeugnisse der Gährung. Die Menge der Gesammtsäuren nimmt nach A. Straub (Bd. I, S. 1157), Biourge[1]) u. A. im Allgemeinen mit der steigenden Temperatur zu, besonders die an flüchtigen Säuren; letztere wachsen auch mit der Grösse des Luftzutrittes an. Nach Prior[2]) verhalten sich auch die einzelnen Hefenrassen bezüglich der Säurebildung verschieden.

Das Verhältniss von Alkohol : Bernsteinsäure beträgt nach Hilger und Rau[3]) zwischen 100 : 0,86—0,89, während der Gehalt an Bernsteinsäure nach Straub zwischen 0,0015—0,0123 % im Bier beträgt und wie auch J. Effront nachgewiesen hat, unabhängig von der Glycerinbildung ist. E. Prior (Bd. I, S. 1157) fand das Verhältniss zwischen den einzelnen Säuren (ausgedrückt in ccm $1/10$ Normallauge für 100 ccm Bier) im Mittel wie folgt:

Bier	Gesammt-Säure Gefunden	Gesammt-Säure Berechnet	Sauere Phosphate	Nicht flüchtige Säuren	Flüchtige Säuren
Untergähriges	24,8	24,8	13,6	6,5	4,7
Obergähriges (Weissbier)	22,7	22,8	5,5	11,9	5,4

Hiernach ist das untergährige Bier reicher an sauren Phosphaten und ärmer an nicht flüchtigen organischen Säuren, als das obergährige Bier, während sie sich bezüglich der flüchtigen organischen Säuren nahezu gleich verhalten.

Die Kohlensäure bedingt den erfrischenden Geschmack des Bieres und die Schaumbildung — die Schaumhaltigkeit des Bieres wird dagegen durch schleimige Proteïnkörper der Hefe (S. 1160) und nach Ehrich[4]) durch Hopfenbestandtheile bedingt, welche den übrigen Extraktstoffen (Galaktoxylan, Pektinstoffe, Hopfenbitter etc., Körper, die sich im gequollenen (kolloïden) Zustande im Bier befinden) die Fähigkeit ertheilen, sich auf dem Bierspiegel als beständige Schaumdecke zu halten. — Die Kohlensäure wirkt gleichzeitig, worauf zuerst Delbrück aufmerksam gemacht hat, frischhaltend auf das Bier, indem sie das Wachsthum der Hefe behindert; hierbei wirkt nach Th. Foth[5]) dieselbe Menge Kohlensäure auf verschiedene Hefen verschieden stark. R. Wahl und M. Henius[6]) finden, dass die Kohlensäure in den ersten Stunden der Hauptgährung (bis zu 48 Stunden) nur langsam, dann bis zum fünften Tage rasch zunimmt, um bis gegen Ende der Hauptgährung trotz starker Verminderung der Temperatur stetig abzunehmen. So war der Gehalt:

---

[1]) Bayerisches Brauerjournal 1895, 289.
[2]) Ebendort 1895, 95.
[3]) Archiv f. Hygiene 1892, 14, 225.
[4]) Der Bierbrauer 1885, 16, 410.
[5]) Wochenschr. f. Brauerei 1888, 6, 263.
[6]) Chem. Centralbl. 1891, Bd. II, 323.

bei 8,5° R 8,96 % Extrakt, 1,55 % Alkohol, 0,295 % Kohlensäure
„ 1,5° „ 4,44 „ „ 3,85 „ „ 0,215 „ „

Auf den Lagerfässern bei der Nachgährung nimmt die Kohlensäure wieder zu und kann bis zu 0,4 % ansteigen, erfährt aber beim Spunden und Verzapfen naturgemäss eine wechselnde Abnahme auf durchweg 0,20—0,27 %. Das Entweichen der Kohlensäure auf den Lagerfässern befördert die Klärung, indem sie Schwebetheilchen mit an die Oberfläche führt; aus dem Grunde wird ein im Vacuum der Nachgährung überlassenes Bier eher blank und klar, als ein Lagerbier unter gewöhnlichen Verhältnissen. Auch die Anwendung von flüssiger Kohlensäure befördert nach Lintner die Klärung. Ein Bier mit weniger als 0,20 % Kohlensäure hat schon einen schalen Geschmack.

e) **Mineralstoffe.** Die procentige Zusammensetzung der Asche deutscher Biere ist nach 19 Analysen folgende (Gesammtasche in 100 ccm Bier):

Asche	Kali	Natron	Kalk	Magnesia	Eisenoxyd	Phosphorsäure	Schwefelsäure	Kieselsäure	Chlor
0,306 g	33,67 %	8,94 %	2,78 %	6,24 %	0,48 %	31,35 %	3,47 %	9,29 %	2,93 %

Schwankungen: Gesammtasche 0,149—0,514 g, K_2O 24,88—38,35 %, CaO 1,48—6,64 %, P_2O_5 26,57—34,52 %, SO_3 1,30—7,34 %.

Die Asche von englischem Bier ergab nach E. Wolff im Mittel von 23 Analysen (Gesammtasche in 100 Extrakt):

6,72 g	21,17 %	36,75 %	1,70 %	1,10 %	—	15,24 %	5,43 %	9,99 %	8,09 %

Hiernach sind die englischen Biere durch einen hohen Chlor- und Natron- (bezw. Chlornatrium-) Gehalt vor den deutschen ausgezeichnet; dieser rührt unzweifelhaft daher, dass man in England durchweg zur Klärung des Bieres Kochsalz zusetzt; hierdurch wird eine starke Gasentwickelung (Kohlensäure) hervorgerufen, welche die Schwebetheilchen im Bier nach oben wirft, wo sie abgeschöpft werden (vergl. S. 1223).

9. **Veränderungen des Bieres beim Aufbewahren.** Beim Aufbewahren (Lagern) gehen, wie schon oben S. 1221 u. 1223 gesagt ist, durch die Nachgährung noch fortgesetzt Veränderungen im Bier vor, d. h. es wird noch Maltose bezw. Glukose vergohren, in Folge dessen der Extraktgehalt stetig etwas ab-, der Alkoholgehalt dagegen entsprechend zunimmt. Selbst beim Lagern des Bieres in Flaschen ruhen die Umsetzungen nicht, indem der Gehalt an Säuren eine schwache Zu-, der an Alkohol eine schwache Abnahme erfährt (Bd. I. S. 1158 und 1159). Dass solche Veränderungen beim Lagern (Reifen) des Bieres vor sich gehen, kann direkt daraus geschlossen werden, dass junges Bier ebenso wie frisches Brot, durchweg nicht bekömmlich ist, sondern Diarrhöen verursacht; das kann nicht an dem etwas höheren Gehalt an vergährbaren Extraktstoffen liegen; denn auch ein schon im Bottich stark vergohrenes Bier, welches schon durch die Vorgährung den gewünschten Gährungsgrad besitzt, zeigt derartige Erscheinungen. Diese müssen vielmehr wohl darin ihren Grund haben, dass die Stoffwechselerzeugnisse der Hefe bei der Nachgährung eine gegenseitige Bindung oder eine solche Veränderung erfahren, dass sie nicht mehr schädlich sind.

10. **Eigenschaften eines guten Bieres, Behandlung und diuretische Wirkung.** Ein gutes Bier soll neben einem angemessenen Gehalt an Alkohol ein natürliches „Aroma" und bei vollkommener Klarheit, feurigem Glanze, hinreichendem

Schäumen und Schaumhalten eine genügende „Vollmundigkeit" und einen erfrischenden, weinartigen, süsslich bitteren Geschmack besitzen.

Diese zu fordernden Eigenschaften sind nach den vorstehenden Ausführungen verständlich; nur der Begriff „Vollmundigkeit bedarf noch einer Erläuterung. Wir verstehen darunter die Eigenschaft des Bieres, wonach es nicht wässerig oder leer schmeckt, sondern beim Trinken auf der Zunge ein Gefühl hinterlässt, welches sich in der Annahme eines gewissen Extraktgehaltes im Bier äussert. Die Menge der Extraktstoffe bedingt aber nicht die Vollmundigkeit; denn von zwei Bieren mit gleichem Extraktgehalt kann das eine leer, das andere vollmundig sein.

Ohne Zweifel spielen die Stoffe, welche die Schaumhaltigkeit des Bieres (vorstehend S. 1228) bedingen, auch für die Vollmundigkeit eine Rolle. Da ferner stark gehopfte helle Biere bei gleichem Extraktgehalt nicht so vollmundig schmecken, als weniger stark gehopfte dunkele Biere, so scheinen die Karamelstoffe aus stark gedarrtem Malz ebenso wie süssschmeckende Stoffe die Vollmundigkeit des Bieres zu erhöhen, bittere oder saure Stoffe sie herabzusetzen. Auch wird dieselbe ohne Zweifel mit durch die verwendete Hefenart bedingt, da bei Anwesenheit von wilden Hefen im Lagerfass die Vollmundigkeit beeinträchtigt wird.

Auf die Beschaffenheit eines Schank-Bieres ist aber nicht allein die Art der Bereitung, sondern auch die der Behandlung im Ausschank von grösstem Einfluss. Warm aufbewahrtes Bier wird bald trübe und sauer. Am zweckmässigsten wird das Bier gleich direkt vom Fass thunlichst schnell verzapft. Ist dies nicht angängig, so empfehlen sich am besten kühle Lagerung, Abhaltung des Luftzutritts — Anwendung flüssiger Kohlensäure zu den Druckpumpen — und äusserste Reinlichkeit der Rohrleitungen. Vielfach werden Messinghähne in den Rohrleitungen verworfen; nach hiesigen Versuchen[1] vermag sog. bayerisches, d. h. durch Untergährung bereitetes Bier mit nur 0,15—0,20% Säure (verwiegend Milchsäure) kein Kupfer aus Messing aufzulösen; obergährige Biere wirkten dagegen lösend auf Messing; jedoch sind unter gewöhnlichen Verhältnissen die gelösten Mengen Kupfer und Zink nur gering und von keiner gesundheitlichen Bedeutung, weil die lösende Wirkung der Säuren durch die gleichzeitig vorhandenen Extraktstoffe abgeschwächt wird.

Immerhin soll man Bier nicht längere Zeit in den Messinghähnen stehen lassen oder nach längerem Verweilen desselben darin das erst Ablaufende weglaufen lassen, d. h. nicht verwenden, zumal das einige Zeit mit der Luft in Berührung gestandene Bier allerlei schädliche Pilzkeime aus der Luft aufnehmen kann.

Nach W. Schultze[2] ist sogar die Art der Biergläser von wesentlichem Belang auf den Geschmack eines Bieres; er verwirft alle bleihaltigen Glaskrüge, weil aus ihnen nach 5 Minuten langem Stehen geringe Spuren Blei in das Bier — 0 bis 48 Tausendmillionstel Milligramm Bleioxyd in 100 ccm Bier — übergehen; auch sonstige Glasgefässe sind zu verwerfen; gut sind nach ihm gedeckelte, salzglasirte Steinkrüge, welche von Alters her in Bayern dem Glase vorgezogen werden, noch besser gedeckelte Zinnkrüge, am besten inwendig vergoldete Silberkrüge. Mag auch, wie F. Linke nachzuweisen sucht, die Menge des gelösten Bleies für die Gesundheit nicht störend wirken, so spricht doch vielleicht für den Steinkrug als Trinkgefäss der Umstand, dass W. Schultze[4] weiter nachgewiesen

---

[1] Repertorium f. analyt. Chem. 1883. S. 291.
[2] Als Sonderabdruck aus „Mittheil. d. Versuchsstation f. Brauerei u. Mälzerei in Wien 1890" unter dem Titel „Warum Bier nicht aus Gläsern getrunken werden soll?" Wien 1890.
[3] Sprechsaal 1890, 23, 318. Hierauf hat W. Schultze in einer 2. Broschüre unter obigem Titel, Leipzig 1890 (Literarische Anstalt), geantwortet.
[4] Als Sonderabdruck aus Mittheil. d. Versuchsstation f. Brauerei u. Mälzerei in Wien 1885.

hat, dass Sonnen- und auch Tageslicht sehr nachtheilig auf Geschmack und Geruch des Bieres wirken. Aus dem Grunde empfiehlt er für Aufbewahren des Bieres in Flaschen an Stelle der weissen die dunkelbraunrothen oder noch besser die rauchbraunen Flaschen.

Offenbar spielt bei der Beurtheilung des Geschmackes, die Individualität, wie die zeitliche Disposition eine Rolle mit. Denn die Geschmacksempfindung wird nicht allein durch den Geschmack- und Geruchssinn, sondern auch durch den Gesichtssinn mitbedingt und viele Menschen ziehen deshalb ein Bier aus hellem Glase vor, weil sich in demselben die Farbe und der Glanz des Bieres am deutlichsten beurtheilen lassen.

K. B. Lehmann und Mori[1]) suchten die Ursache der diuretischen Wirkung des Bieres festzustellen. Mori genoss an verschiedenen Tagen früh morgens nüchtern entweder 1 l Wasser oder 1 l Bier, oder 40 ccm Alkohol zu 1 l Wasser oder 62,80 ccm Malzextrakt zu 1 l Wasser oder 1 l filtrirte Abkochung von 4—5 g Hopfen oder 1 l mit Kohlensäure gesättigtes Wasser oder 1 l französischen Rothwein und ermittelte die Menge des abgesonderten Harnes. Es ergab sich, dass die harntreibende Wirkung vorwiegend dem Alkohol, und in geringer Menge auch der Kohlensäure zukommt, indem durch alkoholreichere Weine mehr Harn als durch Bier abgesondert wurde, und dass Malzextrakt und Hopfenstoffe in dieser Hinsicht ohne Wirkung waren[2]). Dagegen soll der sog. „Biertripper" durch Hopfenbestandtheile bewirkt werden, da die Einnahme einer Hopfenabkochung regelmässig einen Reizzustand des Urogenitalsystems hervorruft. Diese Wirkung kann durch Genuss von Muskatnuss verhindert werden, von welchem Volksmittel erfahrene Biertrinker beim Genuss jungen Bieres Gebrauch zu machen pflegen.

11. Bierfehler und Bierkrankheiten.

Das Bier als ein langwieriges Erzeugniss und eine in fortgesetzter Umsetzung befindliche Flüssigkeit ist auch mannigfaltigen Fehlern und Krankheiten ausgesetzt. Die Fehler beeinträchtigen zwar den Wohlgeschmack und das Aussehen des Bieres, lassen es aber meist noch geniessbar erscheinen; die Krankheiten dagegen, die stets durch Kleinwesen verursacht werden, machen das Bier, wenn sie nicht rechtzeitig erkannt und bekämpft werden, völlig ungeniessbar. Die Krankheiten sind zwar stets als Fehler anzusehen, aber nicht umgekehrt, da nicht alle Bierfehler durch Kleinwesen verursacht werden. Die Fehler wie Krankheiten des Bieres können durch sehr verschiedene Ursachen hervorgerufen werden, durch eine fehlerhafte Beschaffenheit der Rohstoffe, mangelhafte Einrichtungen, fehlerhafte und besonders unreine Betriebsführung u. s. w. Zu den häufig vorkommenden Bierfehlern und -krankheiten gehören:

a) Kohlensäure-Mangel. Ueber die Bedeutung und die nöthige Menge von Kohlensäure im Bier vergl. S. 1229. Der Mangel an Kohlensäure kann durch eine zuckerarme Würze, durch starke Vergährung, durch unrichtige Führung der Nachgährung, fehlerhaftes Spunden, Abziehen oder Verschliessen u. s. w. verursacht werden.

Kohlensäurearme Biere schmecken schal und werden unter Bildung von Essigsäure leicht sauer. In vielen Fällen lässt sich dieser Bierfehler dadurch beheben, dass man das betreffende Bier mit jungem, gährendem Bier oder mit Bierwürze — nöthigenfalls unter Zugabe

---

[1]) Münchener medic. Wochenschr. 1886, No. 51 u. Zeitschr. f. d. ges. Brauwesen. 1889, 11, 18.

[2]) Dem Verfasser will aber scheinen, dass hier Individualität und Art des Bieres eine Rolle mitspielen. So wirkt Bier auf Wein durchweg ganz anders harntreibend, als Wein für sich allein; auch verhalten sich die einzelnen Biersorten bei annähernd gleichem Alkohol- und Kohlensäuregehalt verschieden. Wenn die Hopfenbestandtheile an sich überhaupt auf das Urogenitalsystem einwirken, so ist nicht abzusehen, weshalb sie nach dieser Richtung nicht auch im Bier wirken sollten.

von gährfähiger Hefe — versetzt. Wo die Einpressung von Kohlensäure gestattet ist, wird auch noch flüssige Kohlensäure angewendet; dieses Verfahren ist aber an sich verwerflich, weil dadurch ein Hauptmerkmal des Bieres — die durch Gährung erzeugte Kohlensäure — verwischt wird.

b) **Geschmacksfehler.** Ein stark bitterer Geschmack entsteht, wenn die Decke am Ende der Hauptgährung durchfiel und zu viel Hopfenbitter im Bier gelöst ist; geringwerthiger Hopfen, eine zu starke Hopfengabe, zu langes Kochen der gehopften Würze bedingen einen herben, rauhen Geschmack des Bieres. Durch Anwendung eines mangelhaften Peches oder durch Fehler beim Verpichen kann das Bier einen Pechgeschmack annehmen. Auch durch manche Bierkrankheiten kann das Bier einen schlechten Geschmack annehmen, z. B. einen widerlich bitteren Geschmack durch unreine Hefen; hierüber siehe weiter unten.

Ein unangenehm dumpfer Geschmack rührt meist von Unreinlichkeit im Gähr- und Lagerkeller her.

c) **Biertrübungen durch organische Verbindungen.** Trübungen des Bieres (auch „Schleier", „Schieligkeit" genannt) können durch einfache Ausscheidung organischer Verbindungen hervorgerufen werden, so z. B.:

α) **Kleistertrübung**, bewirkt durch Ausscheidung löslicher Stärke und der derselben nahestehenden Dextrine, Amylo-Achroodextrine, Gummi (Galaktoxylan). Dieselben sind in der heissen Würze löslich und scheiden sich in der Kälte mit zunehmendem Alkohol im Gähr- und Lagerkeller zum Theil wieder aus (vgl. S. 1215). Diese Art Trübung kann häufig durch Jodlösung nachgewiesen werden; sie wird durchweg durch ungenügende Umwandlung der Stärke durch Diastase beim Maischvorgang hervorgerufen, sei es in Folge fehlerhafter Malzbereitung (Bildung von Glasmalz, unvorsichtiges Darren) oder in Folge fehlerhaften Maischens (Verbrühen, zu rasche Temperatursteigerung).

β) **Glutintrübung**, bewirkt durch Ausscheidung von Proteïnstoffen (angeblich Mucedin oder Verbindungen von Nukleïnen mit Gerbstoff), die in der Wärme sich lösen, in der Kälte sich ausscheiden. Mitunter scheiden sie sich in Flocken ab und giebt der Bodensatz dann die Proteïn-Reaktion (S. 15). Die Glutintrübungen haben ihre Ursache entweder in der Anwendung einer proteïnreichen Gerste oder in einem ungenügend aufgeschlossenen bezw. gedarrten Malz oder in zu kalter Gährführung oder zu geringer Hefenentwickelung.

γ) **Harztrübungen**; sie sind seltener als die beiden anderen Trübungen und treten vorwiegend bei Verwendung von unvollkommen ausgereiftem Hopfen auf; aber auch die besten und harzreichen Hopfen können solche Trübungen liefern. In dem Absatz solcher Biere finden sich kleine gelbe bis dunkelbraune Körnchen oder krümliche Massen, welche meistens zu grösseren oder kleineren Klümpchen zusammengeballt erscheinen und sich mikroskopisch[1]) sowie dadurch nachweisen lassen, dass sie sich in einem Tropfen 10 %-iger Kalilauge lösen.

d) **Biertrübungen bezw. Bierkrankheiten durch Kleinwesen.** Während die vorstehenden unregelmässigen Erscheinungen in einem Bier als Bierfehler zu bezeichnen sind, bedingen die durch Kleinwesen verursachten regelwidrigen Erscheinungen durchweg Bierkrankheiten, welche das Bier mehr oder weniger ungeniessbar machen. Hierzu gehören:

α) **Biertrübungen durch Kleinwesen.** Dieselben werden theils durch Hefen, theils durch Bakterien verursacht. Die Trübungen treten entweder unmittelbar im Anschluss an die Gährung oder später in dem klaren Bier beim Versand oder Ausschank auf. Die Hefentrübung erfolgt zuweilen durch die betreffende Kulturhefe, wenn dieselbe eine ge-

---

[1]) Vergl. H. Will, Fünfte Versammlung der freien Vereinigung bayerischer Vertreter d. angew. Chemie. Berlin 1882.

ringe Klärfähigkeit besitzt oder durch falsche Behandlung erworben hat. Derartige Biere sind durch Umschlauchen, Filtriren u. a. leicht zu klären. Schwieriger ist die Behandlung der durch sog. „wilde" Hefen getrübten Biere. Diese Hefen vermehren sich erst während der Lagerung oder beim Ausschank in erheblichem Masse und können durch Filtration nicht entfernt werden. Solche Biere müssen einer möglichst kräftigen Nachgährung unterzogen werden. Die trübenden Hefen sind die von Hansen[1]) beschriebenen Saccharomyces Pastorianus III und S. ellipsoideus II[2]).

Bakterien sind als Urheber von Biertrübungen häufiger beobachtet worden. Von geringer Bedeutung sind in dieser Beziehung die Milchsäurebakterien, welche nur in obergährigen Brauereien, besonders in den mit spontaner Gährung arbeitenden belgischen zuweilen schädlich werden und ausser der Trübung auch das Umschlagen dieser Biere bewirken. Solche Bakterien[3]) sind Saccharobacillus Pastorianus van Laer, aus belgischem Bier gezüchtet, eine Varietät dieser Art, Sacch. berolinensis, aus Berliner Weissbier und der in gehopftem, hellem Lagerbier auftretende Bacillus Lindneri, der dasselbe beim Aufbewahren bei 20° in 14—20 Tagen trübt. Eine andere, Lagerbier trübende Art ist der von Schönfeld[4]) und Rommel beschriebene Bacillus fusciformis.

Die Essigsäurebakterien (vergl. Essigsäuregährung) spielen als Biertrüber wahrscheinlich keine wesentliche Rolle, da dieselben streng aërob wachsen. Nur in obergährigen Brauereien mögen sie zuweilen Schaden anrichten.

Sehr gefürchtet sind die unter dem Sammelnamen Sarcina[5]) zusammengefassten Kugelbakterien, welche im Brauereibetriebe sehr häufig auftreten und von denen einige Arten das Bier nicht nur trüben, sondern auch geschmacklich verschlechtern. Für gut geleitete Brauereien sind diese Bakterien weniger gefährlich als für die kleinen ländlichen Betriebe. Die Sarcinaarten sind in der Natur weit verbreitet und werden vorwiegend durch den Wind in den Brauereibetrieb getragen. Die Fähigkeit, das Bier krank zu machen, scheint ihnen ohne Weiteres nicht zuzukommen, sondern wird erst unter besonderen Lebensbedingungen (Wachsen auf Hefe, in mit Bierresten getränkter Erde) erworben, geht aber beim Fortzüchten auf anderen Nährböden bald wieder verloren, sodass die Frage nach ihrer Schädlichkeit für die Brauereien lange Zeit streitig gewesen ist. Durch Zusatz von Hopfen, kalte Lagerung, Spunden und vorsichtiges Ablassen können sarcinakranke Biere geheilt werden. Sarcinakranke Hefe lässt sich, falls wilde Hefen fehlen, mit Erfolg durch Behandeln mit Weinsäurelösung[6]) reinigen.

β) Verschlechterung des Geruches und Geschmackes. Ausser den schon eben angeführten Pilzen können noch eine ganze Anzahl anderer den Geruch und Geschmack des Bieres verschlechtern.

So erzeugt Saccharomyces Pastorianus I und II Hansen[7]) bitteren Geschmack und unangenehmen Geruch, ebenso zwei von Grönlund auf den Früchten von Ilex aquifolium

---

[1]) Ueber Krankheitshefen in Hansen, Untersuchungen aus der Praxis der Gährungsindustrie. Heft 2.
[2]) Auch Will (Zeitschr. f. d. ges. Brauwesen 1891, 11, 145) beschreibt 2 Ellipsoideushefen, welche Trübung und schlechten Geschmack erzeugen.
[3]) Henneberg. Wochenschr. f. Brauerei 1901, 18, 381.
[4]) Wochenschr. f. Brauerei 1902, 19, 40.
[5]) Balcke, ebendort 1884, 1, 185; Reinke, ebendort 1885, 2, 748; Lindner, ebendort 1890, 7, 161; Petersen, Zeitschr. f. d. gesammte Brauwesen 1890, 13, 1; Hansen, ebendort 1890, 7; Reichard, ebendort 1894. 17, 257; 1901, 24, 301; Reichard u. Kiehl, ebendort 1895, 18, 59. Sehr eingehende Arbeiten über Lebensweise, Virulenz, Bekämpfung der Sarcina-Arten liegen vor von Schönfeld, Wochenschr. f. Brauerei 1897, 14, 177; 1898, 15, 285 u. 321; 1899, 16, 485, 665, 681; derselbe beschreibt 18 Arten; ferner von Barth, Zeitschr. f. d. ges. Brauwesen 1901, 24, 383.
[6]) Lindner, Wochenschr. f. Brauerei 1895, 12, 316.
[7]) Zeitschr. f. d. ges. Brauwesen 1887, 10, 409.

aufgefundene Arten Saccharomyces Ilicis und S. Aquifolii. Von Sprosspilzen, aber nicht zu den Saccharomyceten gehörenden Pilzen, kann nach Grönlund[1]) eine Torulahefe — Torula novae Carlsbergiae — bitteren Geschmack in der Würze erzeugen. Durch eine Kahmhefe, eine Mycoderma-Art, wird nach Will[2]) in obergährigem Bier schlechter Geschmack erzeugt und dasselbe gleichzeitig entfärbt; auch van Laer[3]) hat durch Mycoderma Geschmacksverschlechterung beobachtet. Die in England als „Stench" bezeichnete Bierkrankheit ist nach Frew[4]) die Folge theils von Schwefelwasserstoffentwickelung bei der Hauptgährung, theils der Bildung höherer Alkohole und Fettsäuren durch wilde Hefen bei der Nachgährung.

Die Erzeugung eines schlechten Geruches in obergährigem Bier durch Bakterien erfolgt nach Schönfeld[5]) zuweilen durch Arten, welche sich bei hoher Temperatur schnell entwickeln und gegen Hefen und Kohlensäuredruck unempfindlich sind. Es kommen Bacillus subtilis und „Termobakterien" in Betracht, welche bei reichem Salpetergehalt des Wassers dem Stellbier „chlorigen" Geruch in Folge einer Erzeugung von salpetriger Säure verleihen.

γ) Das Schleimigwerden des Bieres und der Würze. „Langes" oder „fadenziehendes" Bier und Würze werden meist durch Bakterien, seltener durch höhere Pilze verursacht. Von letzteren kommt nur der bekannte Fadenpilz Dematium pullulans in Betracht, der nach Lindner[6]) Würze, besonders Weissbierwürze, fadenziehend macht. Doch verschwindet die Viskosität bei der Gährung.

Das Schleimigwerden ist bisher fast nur an obergährigen Bieren, besonders an solchen, welche durch spontane Gährung entstehen, beobachtet. In „langem" Berliner Weissbier hat Lindner[7]) eine Sarcinaart als Urheberin aufgefunden. Das Bier wird beim Lagern meist wieder dünnflüssig. Sauberkeit im Betriebe ist zur Verhütung der Krankheit wesentlich.

van Laer[8]) hat in den obergährigen belgischen Bieren Lambic und Faro zwei Arten des Langwerdens beobachtet. Diese Biere werden während der Herstellung meist eine Zeit lang zäh, später aber wieder dünnflüssig. Zuweilen ist das Langwerden die einzige Krankheitserscheinung, zuweilen aber zeigt das Bier gleichzeitig die Erscheinung der „double face"[9]), d. h. es erscheint in der Durchsicht klar, in der Aufsicht aber trüb mit grüner Fluorescenz. Das einfache Zähwerden wird durch zwei Bakterienarten, Bacillus viscosus I und II, das mit der „double face" verbundene durch eine andere, Bacillus bruxellensis, erzeugt.

Die an „double face" erkrankten Biere sind stets weniger vergohren als die gesunden.

Schleimbildung durch Essigsäurebakterien hat Zeidler[10]) beobachtet. Doch kommen diese streng aëroben Arten ernstlich wohl nicht in Betracht.

---

[1]) Zeitschr. f. d. ges. Brauwesen 1892, 15, 281.
[2]) Ebendort 1899, 22, 391; 1900, 23, 185. Auch Saccharomyceten können Entfärbung verursachen, ebendort 1901, 24, 501.
[3]) Ebendort 1901, 24, 739. Belohoubek und Kukla (Deutsche Brauindustrie 1889, 12) und Lasche (Der Braumeister 1891, 200) wollen durch Mycoderma verursachte Biertrübungen beobachtet haben. Dagegen glauben Hansen, Jörgensen, Prior u. a., dass Mycoderma trotz ihrer ständigen Anwesenheit in Bier schwerlich bei ordentlicher Betriebsführung als Schädling auftreten wird, höchstens in lufthaltigen Fässern. Lafar (Centralbl. f. Bakteriol., I. Abth., 1893, 13, 684) beschreibt eine aus Fassgeläger gezüchtete Mycoderma-Art, welche im Bier grosse Mengen Essigsäure erzeugt.
[4]) Journ. Soc. Chem. Ind. 1898, 17, 561.
[5]) Wochenschr. f. Brauerei 1901, 18, 274.
[6]) Ebendort 1888, 5, 290; vergl. auch v. Skerst, ebendort 1898, 25, 354.
[7]) Ebendort 1889, 6, 181.
[8]) Zeitschr. f. d. ges. Brauwesen 1890, 13, 11.
[9]) Ann. Inst. Pasteur 1900, 14, 82.
[10]) Wochenschr. f. Brauerei 1890, 7, No. 47.

In englischem Biere soll nach Heron[1]) eine Kokkenart Schleim und gleichzeitig ekelhaften Geschmack erzeugen können.

Die Schleimbildung wird von allen Autoren auf eine Verquellung der Zellenmembran der Pilze zurückgeführt.

12. **Klärung und Haltbarmachung des Bieres.** Zur Klärung des Bieres werden verwendet auf den Fässern ausgekochte Weissbuchenspähne, Haselnussholz oder Hausenblase, Isingglas, Gelatine. Auch die Kohlensäure dient als Klärmittel; man erzeugt sie, indem man dem auf Lagerfässer gezogenen Bier „Kräuse" (in lebhafter Gährung befindliche Würze) oder Kochsalz (wie in England) zusetzt. Letzteres befördert die Entwickelung der Kohlensäure, welche die Schwebetheilchen mit sich an die Oberfläche führt, wo sie abgeschöpft werden können.

Ferner verwendet man, um ein Bier recht blank zu machen, beim Abziehen von den Lagerfässern besondere Filtrirapparate, durch welche das Bier unter Druck filtrirt wird. Die Filtrirmasse besteht durchweg aus Holzcellulose und hält neben sonstigen Schwebestoffen alle Hefentheilchen zurück. Dieselbe muss aber nach einigem Gebrauch im Wasserdampf und mit schwefligsaurem Calcium sorgfältigst gereinigt werden; denn schliesslich lässt das beste Filter mit der Zeit Pilzkeime durchtreten und kann dann ein solches Filter mehr schaden als nützen.

Ein weiteres Mittel zur Haltbarmachung des Bieres ist das Pasteurisiren desselben, wobei das Bier in verkorkten Flaschen oder in besonderen, den Milchsterilisirapparaten (S. 646) ähnlichen Apparaten, d. h. Metallfässern, so auf 70—75° erwärmt wird, dass keine Kohlensäure entweichen kann. Die beim Pasteurisiren mitunter durch Ausscheidung von Eiweiss mit Gerbstoff auftretende Trübung soll man (nach einem deutschen Patent No. 38829) dadurch vermeiden können, dass man das Bier über getrocknete und gemahlene Hausenblase oder Leim filtrirt bezw. mit diesen Stoffen versetzt. Da die zum Verschluss benutzten Korkpfropfen mitunter Unreinlichkeiten enthalten können, so soll man dieselben vor dem Verschluss der Flaschen für sich mit Wasser auskochen und besonders mit Wasserdampf sterilisiren. J. Exner hat vorgeschlagen, das Pasteurisiren statt mit heissem Wasser mit heisser Luft (und zwar auf den Malzdarren) vorzunehmen.

Gegen das Pasteurisiren lässt sich nichts einwenden, jedoch ist zu berücksichtigen, dass eine Schädigung der Kohlensäurebindung im Bier dabei unvermeidlich und das künstliche Wiedereinpressen von Kohlensäure ein sehr fraglicher Ausgleich ist. In Folge dessen wird dadurch der Geschmack des Bieres mehr oder weniger beeinträchtigt und es ist mehr als wahrscheinlich, dass neben den Kleinwesen auch die von denselben stammenden Enzyme, welche für die physiologische Wirkung des Bieres nicht ohne Bedeutung sind, abgetödtet oder abgeschwächt werden.

Die anderen Klärmittel sind ebenfalls nicht zu beanstanden; indess ist zu berücksichtigen, dass die Gelatine nur schwer vollständig wieder abgeschieden wird, sondern zum geringen Theil im Bier verbleiben kann und bezüglich des Kochsalzzusatzes eine Grenze festgesetzt werden müsste wie in England, wo die Menge des zugesetzten Kochsalzes 0,66 g für 1 l nicht überschreiten darf.

Ueber die Wirkungen von Kalksaccharat, Natriumphosphat, Natronwasserglas als angewendete Klärmittel fehlen Erfahrungen; für einen regelrechten Brauereibetrieb aber sind sie nicht nothwendig und die für die Klärung vorgeschlagene Schwefelsäure ist auf alle Fälle verwerflich.

Dasselbe gilt von den zum Haltbarmachen des Bieres empfohlenen Frischhaltungsmitteln, wie Salicylsäure und deren Salzen, Benzoësäure, schwefliger Säure und saurem schwefligsaurem Calcium bezw. Alkali, welches mit Vorliebe zum Reinigen der Fässer benutzt wird, Borsäure und deren Salzen, Fluoriden, Wasserstoffsuper-

---

[1]) Zeitschr. f. Untersuchung d. Nahrungs- u. Genussmittel 1900, **3**, 265.

oxyd, Formaldehyd, Alkohol und dergl. antiseptischen Mitteln mehr. Sie sind, um so verwerflicher, als sie meistens nicht einem an sich regelrecht beschaffenen Biere, um dieses gut zu erhalten, sondern einem bereits kranken Biere zugesetzt werden, um dieses vor völligem Verderben zu schützen.

13. **Verwendung von Ersatzstoffen für Malz und Hopfen; Zusätze und Verfälschung des Bieres, sowie die deutschen Vereinbarungen hierzu.**

a) **Als Ersatzstoffe des Malzes** können in Betracht kommen: Reis, Mais, Hirse, Hafer und andere stärkehaltigen Samen und Früchte, zum Theil in Form von Malz, ferner Zucker (Rübenzucker, Stärkezucker, Maltose und die entsprechenden Syrupe), Süssholz — man pflegt auf 11 hl Malz oder auf 2000 l Bier etwa 2,5 kg selten 5,0 kg Süssholz anzuwenden — endlich künstliche Süssstoffe, Glycerin und Alkohol.

Um dem Bier eine dunkele Farbe zu ertheilen, werden je nach dem Geschmack der Trinker neben stark gedarrtem Malz noch Farbmalz, Farbbier oder Zuckercouleur, vereinzelt auch Theerfarbstoffe verwendet.

Bezüglich dieser Ersatzstoffe und Zusätze lauten die Vereinbarungen deutscher Nahrungsmittelchemiker wie folgt:

In Bayern, Württemberg und Baden ist jedes Bier als gefälscht zu betrachten, welches aus anderen Stoffen als Gersten- oder Weizenmalz, Hopfen und Wasser hergestellt wurde oder zu welchem andere Rohstoffe als theilweiser Ersatz verwendet wurden. In solchen Ländern, deren Braugesetzgebung auch andere Braustoffe zulässt, können die steueramtlich zulässigen Ersatzmittel für Malz oder Malzextrakt nicht als Fälschungsmittel angesehen werden, sondern sind als erlaubte Ersatzmittel zu bezeichnen, es sei denn, dass sie durch ein besonderes Gesetz ausgeschlossen worden sind.

Ihre Benutzung ist, sofern nicht die Herkunft oder die Bezeichnung des Bieres ohne Weiteres die Verwendung bestimmter Ersatzstoffe erkennen lässt, beim Verkauf des Bieres ausdrücklich anzugeben (zu deklariren).

Als Ersatzstoffe des Malzes oder der durch Vergährung der Malzwürze entstandenen Erzeugnisse gelten nicht die nachträglich zum fertigen Bier gemachten Zusätze von Zuckercouleur (ausser der zum Färben des Bieres zugesetzten), von den zu der Gruppe von Kohlenhydraten nicht gehörigen Süssstoffen (wie Süssholz und Süssholzextrakt), von künstlichen Süssstoffen (Gesetz vom 7. Juli 1902), sowie ferner nicht solche von Alkohol und Glycerin.

Unzulässig sind andere Färbemittel als Farbmalz oder Zuckercouleur (namentlich Theerfarbstoffe).

b) **Als Ersatzstoffe des Hopfens** werden genannt und mögen auch vereinzelt angewendet worden sein:

Wermuthkraut von Artemisia Absynthium (Absynthin, $C_{40}H_{56}H_5O$?),
Bitterklee von Menyanthes trifoliata (Menyanthin, $C_{20}H_{16}O_4$),
Quassiaholz von Picraena excelsa (Quassiin, $C_{10}H_{12}O_3$),
Enzianwurzel von Gentiana lutea (Gentiopikrin, $C_{20}H_{30}O_{12}$),
Aloë (Extrakt von Aloë-Arten Aloin, $C_{17}H_{18}O_7$),
Koloquinten von Citrullus Colocynthis (Colocynthin, $C_{56}H_{84}O_{23}$),
Kockelskörner von Fructus Cocculi (Picrotoxin, $C_{12}H_{14}O_5$),
Krähenaugen von Strychnos nux vomici (Strychnin, $C_{21}H_{22}N_2O_2$ und Brucin, $C_{23}H_{26}N_2O_4$),
Herbstzeitlose von Colchicum autumnale (Colchicin, $C_{17}H_{19}NO_5$),
Pikrinsäure ($C_6H_2[NO_2]_3OH$),
Seidelbast von Daphne.

C. Ballet hat vorgeschlagen, als Hopfen-Ersatz die Früchte des dreiblättrigen Lederbaumes (Ptelea trifoliata) zu verwenden.

Auch soll man das bittere Alkaloïd der Fruchtschalen der in Südeuropa verbreiteten Pflanze Coronilla scorpoïdes im Bier gefunden haben. Neeb und Schlagdenhauffen in Nancy haben aber nachgewiesen, dass diese Pflanze häufig als Ackerunkraut auf den Gerstenfeldern in Südeuropa vorkommt und das Alkaloïd auf natürliche Weise, d. h. ohne Verschulden der Bierbrauer, durch die verwendete Gerste in das Bier gelangen kann.

Diese Hopfen-Ersatzmittel könnten nur dann etwa in Betracht kommen, wenn nicht genügend Hopfen geerntet würde; da aber die Hopfenernte durchweg den Bedarf übersteigt, so wird kaum jemals eine Verwendung von Ersatzmittel nothwendig und würde sich dieselbe auch schon durch regelwidrige Beschaffenheit des damit erzeugten Bieres von selbst verbieten. Die Vereinbarung hierüber lautet:

Ersatzstoffe für Hopfen sind nicht zulässig, insbesondere gelten als solche nicht andere Bitterstoffe, Gerbsäure u. s. w.

c) Zusatz von Mineralstoffen. Da ein gewisser Gehalt der Brunnenwässer an Calciumkarbonat und sulfat für die Bierbereitung (S. 1200) in manchen Fällen als wesentlich angesehen wird, so werden diese Salze mitunter einem salzarmen Wasser künstlich zugesetzt.

Andererseits pflegt man nicht selten einem säurereichen Bier behufs Beseitigung (Neutralisation) der Säure Natriumbikarbonat zuzusetzen. Die Vereinbarung deutscher Nahrungsmittel-Chemiker über diese Zusätze lautet:

Der Zusatz von schwefelsaurem und kohlensaurem Calcium zu salzarmen Wässern ist gestattet und gelegentlich als eine wesentliche Verbesserung anzusehen; auch die Verwendung von Kochsalz ist für gewisse Biere nothwendig, wenn hierdurch die Eigenart der mit salzreichen Quellwässern der betreffenden Gegend hergestellten Biere erreicht werden soll.

Dagegen ist der Zusatz von Säuren zum Wasser, wie Schwefelsäure, unzulässig.

Unter allen Umständen sind aber die Salze vor oder während des Brauvorganges zuzufügen. Ein späterer Zusatz insbesondere zum fertigen Biere, ist unzulässig, so namentlich der Zusatz von freien oder kohlensauren Alkalien zur Neutralisirung von saurem Bier oder zur Erhöhung des Kohlensäuregehaltes.

d) Zusatz von Frischhaltungsmitteln. Dieselben sind schon genannt und selbstverständlich als unzulässig zu erklären.

Die sonstigen von den deutschen Nahrungsmittelchemikern vereinbarten Regeln für die Beurtheilung des Bieres lauten nach Heft III, S. 16 also:

1. Bier, welches in den Verkehr gelangt, soll in der Regel klar sein, sofern es sich nicht um besondere Arten handelt; die angehäufte Kohlensäure soll beim Ausgiessen unter Bildung einer Schaumdecke von rahmartigem, nicht sehr grossblasigem Aussehen und unter längere Zeit andauerndem Aufsteigen von Gasblasen entweichen. Jedoch ist bezüglich des Kohlensäuregehaltes in jedem Falle die Art des Bieres massgebend. Der Geschmack soll rein und der dem Biere eigenthümliche sein. Manche Fabrikationsfehler lassen sich aus dem Geschmack mit Sicherheit erkennen, welche durch chemische Reaktionen und aus den Verhältnisszahlen der Zusammensetzung sich nicht feststellen lassen; doch ist es für den mit der Geschmacksprobe des Bieres nicht völlig Vertrauten gefährlich, allzuweite Schlüsse aus dieser zu ziehen.

2. Untergähriges trübes Bier ist zu beanstanden, wenn die Trübung aus Bakterien besteht oder auch sofern die ausgeschiedene Hefe lediglich wilden Arten angehört. In beiden Fällen ist auch der Geschmack auffallend verändert.

3. Sofern die Trübung ausschliesslich von Kulturhefe in zunehmender Vermehrung bedingt ist und sich bald beim ruhigen Stehen ein Absatz unter Klärung des Bieres bildet, ist anzunehmen, dass nicht genügende Reife vorliegt. Sonderbiere, z. B. Josty, Potsdamer Stangenbier, Lichtenhainer und andere sind mit Hefentrübung zulässig. Bei nur geringer Menge der Hefe, die das Bier nur staubig erscheinen lässt, und wenn erst nach mehrtägigem Stehen sich ein Bodensatz bildet, ist ein solches Bier nicht zu beanstanden.

Es ist nicht ausser Acht zu lassen, dass kein Bier hefenfrei in den Verkehr kommt, sondern jedes vollkommen reife Bier Hefezellen enthalten kann, die allerdings wegen Mangels an gährungsfähigen Stoffen in einem nicht wachsenden Zustande sich befinden.

4. Grössere Mengen von Stärke und Eiweissauscheidungen deuten auf fehlerhafte Beschaffenheit der Rohstoffe, sowie auf Fabrikationsfehler und können bei einer sorgfältigen Fabrikation vermieden werden. Schwache Eiweisstrübungen, desgleichen Harz- oder Gummitrübung sind nicht zu beanstanden, da es nicht immer in der Hand des Brauers liegt, sie vollständig zu vermeiden.

5. Starke Trübungen und Absätze soll ein regelrecht hergestelltes Bier unter keinen Umständen aufweisen. Jedoch ist zu beachten, dass auf der Flasche reifende Biere einen ihnen eigenthümlichen Bodensatz enthalten. Bei sehr extraktreichen, vollmundigen Bieren wird eine mässige Trübung nicht zu beanstanden sein.

6. Der Extraktgehalt der Biere ist in der Regel nach dem Grade der Vergährung und der Koncentration der Stammwürzen verschieden, bei weinigen Bieren geringer als bei den sogen. vollmundigen Bieren. Gewöhnlich übersteigt der Extraktrest nicht die doppelte Zahl für den Alkohol, doch ist eine feste Grenze bei der grossen Mannigfaltigkeit der Biersorten nicht aufzustellen. Der Alkoholgehalt der verschiedenen Biere kann zwischen 1,5—6 Gewichtsprocenten, der Extraktgehalt zwischen 2—8 % schwanken.

7. Der wirkliche Vergährungsgrad der Biere soll ungefähr die Hälfte des ursprünglichen Extraktes betragen, doch kann er darunter und wesentlich darüber gehen, ohne zu einer Beanstandung eines Bieres Veranlassung zu geben. Ein geringer Vergährungsgrad bedingt in den meisten Fällen auch geringe Haltbarkeit des Bieres, doch können auch Ausnahmen stattfinden, welche auf eine der Weitervergährung ungünstige Beschaffenheit des Extraktrestes schliessen lassen z. B. Vorherrschen unvergährbarer Dextrine, Mangel an lebensfähiger Hefe.

8. Untergährige Biere aus starken Würzen, wie Bock-, Salvator-Bier, sind in der Regel schwach vergohren und zeigen selten einen wirklichen Vergährungsgrad von 48 %; bayerische Schank- und Lagerbiere haben meistens einen Vergährungsgrad zwischen 44—50 %, doch kommt auch ein niedrigerer Vergährungsgrad vor. Der durchschnittliche Vergährungsgrad der bayerischen Biere ist gewöhnlich wenig unter 50 %; obergährige Biere sind meistens höher vergohren als untergährige. Ein zu hoher und ein zu niedriger Vergährungsgrad lässt sich nicht für alle Fälle annehmen und ist bei der Beurtheilung eines Bieres in dieser Richtung stets im Auge zu behalten, dass es der Kunst des Brauers durch die von ihm benutzten natürlichen Hilfsmittel einer entsprechenden Malzbereitung und Auswahl des Malzes, eines planmässig geführten Sudvorganges, der Auswahl einer bestimmten Hefe und der Gährführung gelingen kann, sowohl niedrig vergohrene als auch hoch vergohrene Biere zu erzeugen und einer ausgesprochenen Geschmacksrichtung der Käufer gerecht zu werden. Es ist aber immerhin zu beachten, dass unter den gering vergohrenen Bieren auch thatsächlich unreife und unter hoch vergohrenen Bieren auch überstandene Biere in den Verkehr gebracht werden können.

9. Der Rohmaltosegehalt giebt nur einen beschränkten Anhaltspunkt für die Menge der noch vorhandenen vergährbaren Bestandtheile des Bierextraktes. Die Biere sollen auf Grund ihres Gehaltes an vergährbaren Stoffen gekennzeichnet werden. Der Stickstoffgehalt in Bierextrakten schwankt bei Verwendung der üblichen Rohstoffe innerhalb enger Grenzen und sinkt nur ausnahmsweise unter 0,9 % des Extraktes. Es empfiehlt sich, den Stickstoff- und Phosphorsäuregehalt des Bieres auf Trockensubstanz der Stammwürze zu berechnen; diese enthält meist 0,4 bis 0,5 % Stickstoff und auch ebensoviel Phosphorsäure. Uebrigens ist auch hier nicht ausser Acht zu lassen, dass der Gehalt der verschiedenen Rohstoffe an diesen in gewissem Sinne bestimmend für den Gehalt des Erzeugnisses ist und grössere Schwankungen möglich sind. Erhielt ein Bier als Ersatz für Malz einen Zusatz grösserer Mengen Zucker oder eines anderen stickstofffreien oder wesentlich stickstoffärmeren Ersatzstoffes, so verringert sich der Stickstoffgehalt wesentlich. Bei normalen Bieren geht der Aschengehalt nicht über 0,3 %, sofern das Bier nicht mit sehr salzreichem Wasser hergestellt ist. Ein höherer Aschengehalt kann Anhaltspunkte für Zusatz von Neutralisationsmitteln oder Kochsalz bieten und zu weiterer Untersuchung veranlassen.

10. Die Gesammtsäure (ausschliesslich Kohlensäure) überschreitet selten die 3 ccm Normal-Alkali für 100 g Bier entsprechende Menge. Säuremengen unter 1 ccm Normal-Alkali machen das

Bier der Neutralisation verdächtig. Berliner Weissbier kann bei langer Lagerung in 100 g bis 7 ccm Normallauge entsprechende Säuremengen enthalten.

11. **Flüchtige Säuren** sind in gut ausgegohrenen Bieren nur in ganz geringer Menge vorhanden. Essigsäure ist zwar in Bieren im regelrechten Zustande spurenweise vorhanden, soll aber kaum nachweisbar bleiben, da grössere Mengen davon auf Säuerung schliessen lassen.

12. Jedes Bier enthält natürlich **Schwefelsäure** und häufig **schweflige Säure**, desgleichen **Chlor** oder deren **Salze**, und der Gehalt an diesen ist, wie auch der natürliche **Phosphorsäure**gehalt ein schwankender, wenn man bedenkt, dass schon im Brauwasser und den sonstigen Rohstoffen diese Verbindungen in schwankender Menge vorhanden sind. Grössere Mengen von Schwefelsäure und Chlor können nur unter Berücksichtigung der jeweiligen Verhältnisse (Abstammung des Bieres) beurtheilt werden.

Im Bier gefundene grössere Mengen von **schwefliger Säure**, welche durch mehr als 10 mg schwefelsaures Baryum aus 200 ccm Bier angezeigt werden, können als zum Zwecke der Haltbarmachung zugesetzt angesehen werden.

13. Eine schwache Reaktion auf **Salicylsäure** und **Borsäure** lässt nicht sofort auf absichtlichen Zusatz schliessen. (Vergl. S. 181, 1207 u. 1212.)

14. Der natürliche **Glyceringehalt** eines Bieres soll 0,3 % des Bieres nicht überschreiten.

Wein.

„Wein ist", nach dem neuen deutschen Weingesetz vom 24. Mai 1901, „das durch alkoholische Gährung aus dem Safte der Weintraube hergestellte Getränk". Bei der Herstellung sind indess für das ganze deutsche Reich Verfahren und Zusätze gestattet, welche anscheinend diese Begriffsbestimmung einschränken, aber als Verfälschung und Nachahmung nicht anzusehen sind. Diese erlaubten Verfahren und Zusätze werden bei der Bereitung des Weines näher besprochen werden.

Der Wein ist von allen gegohrenen Getränken das älteste. Die Bekanntschaft der Menschen mit dem Traubenweine reicht weit hinter jene Zeit zurück, aus welcher wir feststehende geschichtliche Ueberlieferungen haben, und ist es daher auch schwer, sichere Angaben über die Heimath desselben zu machen.

Zur Zeit stehen Italien, Spanien und Frankreich bezüglich der Wein-Erzeugung an erster Stelle; nach den Erhebungen[1]) der letzten 5 oder 10 Jahre erzeugten Wein rund:

	hl		hl		hl
Italien . . .	30 800 000	Deutsches Reich .	2 600 000	Asien	150 000
Spanien . . .	30 800 000	Griechenland und		Afrika	2 620 000
Frankreich . .	30 700 000	Bulgarien je .	2 000 000	Amerika . . .	3 684 000
Oesterreich-Ungarn	7 500 000	Türkei u. Schweiz je	1 000 000	Australien . . .	150 000
Portugal . . .	6 000 000	Europa im Ganzen	121 600 000	Andere Erdtheile	
Russland . . .	3 400 000			im Ganzen . .	6 774 000

Die Weinerzeugung von Europa ist hiernach fast 18-mal so hoch, als von den anderen Welttheilen zusammen.

Der Weinverzehr stellte sich dagegen nach Erhebungen von Lewinstein im Jahre 1893 für den Kopf der Bevölkerung und Jahr wie folgt:

---

[1]) v. Babo und Mach: Handbuch des Weinbaues und der Kellerwirthschaft, Berlin 1896, 3. Aufl., **2**, 862.

Spanien	Griechenland	Bulgarien	Portugal	Italien	Frankreich	Schweiz	Oesterreich-Ungarn	Deutschland	England
115 l	109,5 l	104,2 l	95,6 l	95,2 l	94,4 l	60,7 l	22,1 l	5,7 l	1,7 l

Der Weinverzehr ist daher in den Ländern mit hoher Weinerzeugung naturgemäss am höchsten, richtet sich aber auch, weil der Wein einen verhältnissmässig höheren Preis besitzt als das Bier, nach der Wohlhabenheit der Bevölkerung; Deutschland, welches in der Weinerzeugung an 7. Stelle steht, folgt in dem Weinverzehr erst an 12. Stelle und ist der Weinverzehr in nicht weinbautreibenden Ländern wie z. B. Belgien (mit 3,2 l) und Holland (mit 2,2 l Verzehr) nur etwa $1/2$-mal geringer als in Deutschland.

Die Beschaffenheit des Weines ist in hervorragender Weise von dem Rohstoff, der Weintraube, dann aber von der Gewinnung und Vergährung des Saftes sowie von der Behandlung des Weines abhängig. Ich muss mich darauf beschränken, nur das Wichtigste über diese Einflüsse, welche die Beschaffenheit und Zusammensetzung des Weines bedingen, hier zu besprechen.

1. Der Weinstock und die Weintraube. Schon in Abschnitt „Obst- und Beerenfrüchte" S. 949 habe ich die Bildung des Zuckers in der Weintraube, die Vorgänge bei der Reifung und die Zusammensetzung derselben im Vergleich zu anderen Beerenfrüchten im Allgemeinen mitgetheilt. Hier mögen die Umstände, welche die Beschaffenheit und Zusammensetzung der Weintraube bedingen, sowie die Bestandtheile der Traube noch etwas näher besprochen werden. Die Beschaffenheit der Weintraube ist wesentlich abhängig:

a) Von der Traubensorte. Die zu den Ampelideen gehörende Weinrebe hat in Folge der fortwährenden Kulturverbesserungen so viele Spielarten, dass die botanischen Unterschiede zwischen denselben vielfach verwischt sind. Die Fortpflanzung der Weinrebe geschieht entweder durch Ableger — auch Absenker oder Fechser genannt —, d. h. Einlegung eines mit dem Mutterstock in Verbindung bleibenden Zweiges in den Boden in der Weise, dass die Spitze des Zweiges in die Luft ragt, oder durch Stecklinge — auch Schnittlinge, Steckholz, Blindholz genannt —, die aus abgetrennten Zweigstücken gewonnen und im Boden oder Wasser etc. zum Treiben d. h. zur Blatt- und Wurzelbildung gebracht werden. Die Fortpflanzung aus Samen ist nur insofern von Belang, als es gilt, aus Samen von wilden, gegen Weinrebekrankheiten (Phylloxera) widerstandsfähigen Reben Unterlagen für die Veredelung zu gewinnen. Die Veredelung geschieht durch Pfropfen oder Reisern etc. in der bei Obstfrüchten üblichen Weise. Die Entwickelung eines neuen Weinstockes bis zur Tragfähigkeit nimmt in der Regel 3 Jahre in Anspruch und erfordert derselbe in dieser Zeit wie auch später eine fortgesetzte vielseitige Pflege.

Bezüglich dieser und sonstiger Regeln für den Weinbau sei auf die Handbücher über den Weinbau, besonders das von v. Babo und Mach verwiesen; hier mögen nur einige der wichtigsten, für den europäischen Weinbau in Betracht kommenden Traubensorten aufgeführt werden, nämlich:

1. Für Weissweine:

a) hochfeine,	b) gute, Mittel-,	c) leichte, milde.	d) leichte, saure
Riesling,	Welschriesling,	Slakamenka,	Hennisch,
Traminer,	Ortlieber,	Gutedel,	Silberweiss,
Sylvaner,	Veltliner,	Augster,	Mehlweiss,
Weisser Burgunder	Zierpfandler,	Portugieser,	Kracher,
und Ruländer,	Steinschiller	Blatterl	Grün-Hainer
Muskateller	u. a.	u. a.	u. a.
u. a.			

2. Für Rothweine:

Blauer Muskateller,	St. Laurent,	Blauer Trollinger,	Rossara (Geschlafene),
Moskato rosa,	Cabernet Sauvignon,	Grauvernatsch,	Färbertraube (Teinturier).
Aleatiko,	Merlot,	Blauer Augster,	
Blauer Burgunder,	Blaufränkisch (Limberger),	Blauer Kläpfer,	Blauer Kauka,
Müllerrebe	Teroldigo	Affenthaler	Blauer Kölner
u. a.	u. a.	u. a.	u. a.

Hierzu gesellen sich noch eine ebenso grosse Anzahl Tafeltrauben.

Von der richtigen Auswahl der Traubensorten hängt im Weinbau sehr viel ab; in jenen Gegenden, in denen Qualitäts-Weinbau betrieben werden kann, hat sich längst eine bestimmte und gute Sortenauswahl herausgestellt. Man kennt heute an 2000 verschiedene, auf 200—300 bestimmt unterschiedene Arten der Weintraube zurückführbare Rebsorten, deren Klassifikation und Beschreibung eine eigene Wissenschaft, die „Ampelographie", bildet.

Nach einem vergleichenden Anbauversuch von 80 Rebsorten betrugen im 8- bezw. 10-jährigem Durchschnitt die Schwankungen bei den einzelnen Sorten:

Klosterneuburg (8 Jahre)			St. Michele (10 Jahre)		
Ertrag für 1 ha	Zucker	Säure	Ertrag für 1 ha	Zucker	Säure
12—81 hl	16,1-22,1 %	0,53-1,35 %	14—127 hl	15,2-20,0 %	0,53-1,12 %

Wenngleich die Rebsorte ohne Zweifel der Lage und dem Boden angepasst werden muss, um sich in günstigster Weise entwickeln zu können, so zeigen vorstehende, unter denselben Anbauverhältnissen, im Durchschnitt von 8 bezw. 10 Jahren gewonnenen Zahlen doch, welchen grossen Einfluss die Rebsorten selbst auf Ertrag und Beschaffenheit der Trauben haben. Diese Unterschiede sind für die einzelnen Jahre selbstverständlich noch weit grösser. Hierzu gesellen sich noch die Unterschiede der einzelnen Rebsorten in der Widerstandsfähigkeit gegen Krankheiten (vergl. diese).

b) Einfluss des Klimas und der Lage. Mehr noch als Traubensorte und alle anderen Umstände üben klimatische Verhältnisse einen Einfluss auf die Beschaffenheit der Trauben und des daraus erzeugten Weines aus.

Um trinkbaren Wein zu liefern, muss nach Alex. v. Humboldt die mittlere Jahreswärme nicht bloss 9,5° R. übersteigen, sondern auch einer Wintermilde von mehr als 0,5° eine mittlere Sommertemperatur von wenigstens 18° R. folgen.

Strenge Winter sind dem Weinstocke nicht in dem Masse nachtheilig, als kurze und kalte Sommer. In England gedeiht deshalb auch kein Wein mehr. Die Weinrebe ist eine Pflanze der gemässigten Zone. Die Trauben und damit der Wein sind durchweg um so besser in der Beschaffenheit, je allmählicher durch lange Monate hindurch sich die Reife vollzieht. In wärmeren Gegenden erhält man daher aus spätreifenden Sorten bessere Erzeugnisse, als aus den frühreifenden besten Sorten des Nordens. Die Trauben aus dem tieferen Süden liefern durchweg dunkeler gefärbte, säureärmere und alkoholreichere bezw. zuckerreiche duftige Weine — Dessertweine —, welche der Norden nicht zu erzeugen vermag, während die Weine des letzteren sich häufig durch zarte Blume und angenehme frische Säure auszeichnen.

Von wesentlichem Einfluss sind auch die klimatischen Verhältnisse, besonders die Regenvertheilung auf die Beschaffenheit der Trauben bezw. des Weines. Dem durchweg trocknen, herbstlichen Kontinental-Klima Ungarns sind die vorzüglichen Erzeugnisse aus den am Stocke eingeschrumpften Trauben, dem nebelig feuchten und gleichzeitig warmen Spätherbstklima am Rhein die hochgeschätzten, blumenreichen, dabei nicht übermässig starken Ausbruchweine zu verdanken, während solche Erzeugnisse in dem sonst klimatisch bevorzugten Südtirol nicht erzielt werden können, weil die meistens regnerische Witterung im September und Oktober bei noch verhältnissmässig grosser Wärme die Traubenfäule begünstigt und ein Spätlesen unmöglich macht. Auch das Auftreten der Rebkrankheiten (Oïdium, Peronospora u. a.) ist wesentlich vom Klima mitbedingt; diese Pilzkrankheiten sind in den nördlichsten Weinbaugebieten sowie in dem warmen aber trocknen Gebiet von Süditalien selten, richten dagegen in Südtirol, Istrien und Norditalien mit warmem und feuchtem Klima oft viel Schaden an.

Von der Verschiedenheit der klimatischen Verhältnisse hängt auch wesentlich die Verschiedenheit der Weine in den einzelnen Jahrgängen ab.

Nach Erhebungen von Sartorius vertheilen sich die verschiedenen Jahrgänge in den letzten 100 Jahren wie folgt:

Schlecht	Mittelfein	Gut	Vorzüglich
37 %	21 %	31 %	11 %

Also nicht ganz die Hälfte der Jahrgänge sind gute Weinjahre gewesen.

Wie beim Obst und allen hochveredelten Früchten ist auch bei der Weinrebe die Beschaffenheit der Traube wesentlich von der Lage der Anpflanzung bedingt. In dem nördlichen Weinbaugebiete sind die geschützten und wasserreichen Thäler der Flüsse am besten für den Weinbau, weil sich hier Wärme und Feuchtigkeit am günstigsten gegenseitig unterstützen. Da der Erdboden durch die Sonne am stärksten erwärmt wird, wenn die Sonnenstrahlen senkrecht auffallen, die Sonne aber stets schräg über der Erde steht und die Strahlen nur um die Mittagszeit rechtwinkelig auffallen, so wird eine Südlage, die eine Neigung von 25—35° besitzt, während des Sommers von den Sonnenstrahlen am senkrechtesten getroffen und sich in Folge dessen am stärksten erwärmen. Aus dem Grunde verhalten sich die südlichen Abhänge der Flussthäler in nördlichen Weinbaugebieten am günstigsten für den Weinbau. Nach den Südlagen folgen als am günstigsten der Reihe nach Südwest-, Südost-, West- und endlich Ostlagen und zwar um so mehr, je steiler sie sind. Die Lage der Weinberge ist von derartigem Einflusse auf die Beschaffenheit des Weines, dass letzterer nach den betreffenden Bergen oder Bergabhängen, sowie nach den Ortschaften, wo er gewachsen ist, seinen Namen erhält.

c) Boden, Bodenbearbeitung und Düngung. Der Weinbau kann auf den verschiedensten Bodenarten mit Erfolg betrieben werden. Im Rheingau wachsen die edelsten Weine theils auf kalkhaltigem, schwerem Letten, der aus krystallinischem Thonschiefer gebildet ist, theils auf leichterem, mergeligem oder kalkig-lehmigem, tertiären Bildungen entstammendem Boden. Der Boden am Johannisberg bei Wiesbaden besteht aus kalkarmem Taunusschiefer, der von Hochheim aus Sand, Letten und Mergelschichten, der von Geisenheim und Rüdesheim aus Löss (eisenschüssigen Schieferkonglomeraten und Meeressand); an der Mosel findet sich Thonschiefer, an der Ahr und dem Unterrhein neben diesem Basalt, Grauwacke und Trachyt, in Rheinhessen und an der Bergstrasse Löss, tertiäre, kalkige Lehmböden.

Der Frankenwein wächst auf einem aus Muschelkalk, Keuper und Buntsandstein gebildeten Boden, der Pfälzer Wein auf lehmig-sandigem, zuweilen mit Kalk und Glimmer untermischtem, aus Löss und Buntsandstein entstandenem Boden. In Burgund herrscht als Weinbergsboden brauner oolithischer Jura, in der Champagne Kreidekalkstein mit nur einer schwachen Erdschicht, in Beaujolais Granitboden, in Languedoc Alluvialboden vor.

Aehnliche Verschiedenheiten in den Weinbergsböden herrschen in Oesterreich und anderen Weinbau-Gebieten. Wesentlich günstig aber scheint überall ein gewisser Gehalt der Böden an Kalk, Kali und auch an Phosphorsäure zu sein.

Die Bodenbearbeitung erfordert, wie für alle Nutzpflanzen, so auch hier eine besondere Sorgfalt, einerseits um den Boden (durch tiefes Rigolen) zu lockern, wodurch ein erhöhter Luft- und Wasserzutritt, der weiter eine bessere Verwitterung hervorruft, bewirkt wird, anderseits um die störenden Unkräuter zu vertilgen.

Was die Wichtigkeit der Düngung anbelangt, so ist zunächst zu berücksichtigen, dass nach den vergleichenden Erhebungen von C. Neubauer einem Boden für 1 ha durch die jährliche Ernte entzogen werden:

Nährstoffe	Rebkultur (48 hl Wein) in Wein, Trestern, Hefe, Trieben, Holz	bloss in Trauben	Heu	Weizen	Kartoffeln	Runkelrüben
Stickstoff . . .	117,2 kg	20,0 kg	93,0 kg	55,0 kg	77,8 kg	108,0 kg
Phosphorsäure . .	26,5 „	9,5 „	24,6 „	32,4 „	35,2 „	34,2 „
Kali	91,6 „	39,0 „	79,0 „	29,5 „	122,6 „	221,4 „

Die Weinrebe entzieht daher dem Boden in einem Jahre annähernd so viel an den wichtigsten Pflanzennährstoffen, als Kartoffeln und Rüben; sie muss dementsprechend auch gedüngt werden; indess ist hierbei zu berücksichtigen, dass ein Theil der Wachsthumserzeugnisse wie Holz, Blätter, Gipfeltriebe im Weingarten verbleiben — C. Neubauer rechnet hierfür unter Umständen 80 kg Stickstoff —, und dass die Düngung sich hier wie bei allen Pflanzen nach jenem Nährstoff richtet, welcher in geringster Menge zur Verfügung steht. Als voller und zweckmässigster Dünger gilt auch bei der Weinrebe der Stallmist, vorwiegend Rindviehmist — Pferde- und Schweinemist sind weniger beliebt —, von dem man bei einer Neuanlage für 1 ha reichliche Mengen, etwa 800 Dz. — oder 10 bis 16 kg für den Stock — giebt, später alle 2—3 Jahre nur 300—400 Dz. Der Stallmist wird entweder im Herbst nach der Lese oder im zeitigen Frühjahr ausgestreut und eingehackt oder eingegraben. P. Wagner[1]) hat durch eine Reihe von Versuchen nachgewiesen, dass in dem Stallmist hinreichend oder mehr Nährstoffe dem Weinbergsboden zugeführt werden, als ihm durch die Ernte entzogen werden; nach seinen Versuchen hatte eine weitere Beigabe von Phosphorsäure, Kali, Stickstoff in Form von Kunstdünger keine nennenswerthe Wirkung mehr, weder auf die Höhe noch Beschaffenheit der Traubenernte.

---

[1]) Landw. Versuchsstationen 1883, 28, 123.

M. Barth[1]) findet aber, dass kalireiche Düngung von ausserordentlicher Bedeutung für die Beschaffenheit des Traubensaftes ist, und dass besonders die feineren Rebsorten (z. B. Riesling und Burgunder) sich dafür dankbar erweisen.

Von welchem grossen Einfluss die Düngung sowohl mit Stallmist wie auch mit künstlichen Düngemitteln auf den Ertrag wie auf den Zuckergehalt der Trauben bezw. des Mostes ist, zeigen weitere Versuche von M. Barth, sowie von Moritz und Seucker (Bd. I. S. 1177 u. 1178).

Bei stark betriebenem Weinbau ist die Verwendung künstlicher Düngemittel (besonders der kali- und phosphorsäurehaltigen) kaum zu entbehren, besonders dort, wo die Beschaffung von Stallmist mit grossen Kosten verbunden ist. Auch empfiehlt es sich, lieber oft und wenig, als weniger oft und stark auf einmal zu düngen. Gegen die Anwendung von Jauche, Abortinhalt, faulendes Blut etc. herrscht noch vielfach ein Vorurtheil, insofern man annimmt, dass sie den Geschmack der Trauben nachtheilig beeinflussen. Diese Vorurtheile scheinen aber nicht berechtigt zu sein; wenigstens sind diese Dünger zur Bereitung von Kompostdünger unter gleichzeitiger Benutzung der Weinbergabfälle zur Düngung sehr geeignet.

d) **Ertrag und Zusammensetzung der Weintraube.** Der Ertrag an Weintrauben ist nach S. 1241 sehr verschieden; im Allgemeinen gilt ein Ertrag für 1 ha:

unter 25 hl	von 35—50 hl	50—75 hl	75—100 hl und mehr
als gering	mittelmässig	gross	sehr gross.

Ueber die Zusammensetzung der Weintrauben, sowie der Asche derselben vergl. S. 956 u. 959; über die Vertheilung der verschiedenen chemischen Verbindungen auf die einzelnen Theile der Rebe (Kämme, Hülsen, Kerne, Mark, Saft) vergl. weiter unten.

Der Gehalt der einzelnen Traubensorten an den genannten Rebtheilen ist sehr verschieden und schwankt in Procenten der Trauben z. B. für:

Kämme	Hülsen	Kerne in 100 Beeren
2,6—6,4 %	4,5—24,1 %	160—290 Stück.

Unter „Kämme" versteht man die Spindeln und deren Seitenäste mit den Stielchen, an welchen die einzelnen Beeren sitzen; die Kämme gehören hiernach eigentlich noch zu den grünen Bestandtheilen der Rebe und beinträchtigen im unreifen, fleischigen, noch nicht verholzten Zustande, wenn sie vor der Gährung nicht entfernt werden, den Geschmack des Weines, indem sie demselben nicht nur Gerbsäure, sondern auch unangenehme Geschmacksstoffe (grüner Geschmack oder Kammgeschmack genannt) mittheilen. Der Gehalt der frischen Kämme an einzelnen Bestandtheilen erhellt aus folgenden Zahlen:

Wasser	Stickstoff	Säure = Weinsäure	Gerbstoff	Pentosane	Rohfaser (1 Anal.)	Asche
55,0—78,0 %	0,21—0,62 %	0,54—1,62 %	1,27—3,17 %	1,65 %	4,72 %	1,3—5,5 %

Weinstein und Aepfelsäure sind in grünen Kämmen reichlich, in reifen oder verholzten nicht mehr oder nur in unbedeutender Menge vorhanden.

Die Hülsen (Haut oder Schalen) der Trauben, welche aus mehreren Zellreihen bestehen, sind zunächst mit einem wachsartigen Körper überzogen, welcher den eigen-

---

[1]) Weinbau u. Weinhandel 1891, 9, No. 18.

artigen Duft bedingt und nach E. Blümml[1]) aus den Glycerinestern der Stearin-, Palmitin-, Laurin-, Myristin-, Pelargon- und Oenanthylsäure besteht; sie sind (in den dem Gefässbündelnetz naheliegenden Zellen) reich an Gerbsäure und enthalten in den äussersten Zellreihen neben Weinstein und oxalsaurem Calcium Farbstoff, der in der Beschaffenheit bei allen gefärbten (roth, grau oder schwarz gefärbten) Trauben gleich zu sein scheint, dessen verschiedene Stärke (Farbenton) einerseits nur von der Anzahl der mit Farbstoff durchdrungenen Zellreihen und von der Menge des abgelagerten Farbstoffes, andererseits von dem Verhältniss zwischen der Menge Farbstoff und Säure abhängt. Für den Gehalt der frischen Hülsen werden folgende Schwankungszahlen angegeben:

Wasser	Stickstoff	Fett	Gerbstoff	Pentosane	Rohfaser (1 Anal.)	Asche
62,0—80,0 %	0,15—0,49 %	0,10 %	0,4—4,0 %	1,33 %	3,5 %	0,5—1,0 %

Wie von den Bestandtheilen der Kämme, so geht auch von denen der Hülsen beim Keltern der grösste Theil mit in den Most über.

Die Kerne (Samen) der Trauben sind vorwiegend reich an Gerbstoff und Fett. Letzteres besteht nach Fitz aus den Glycerinverbindungen der Stearin-, Palmitin- und Erukasäure, welche letztere ungefähr die Hälfte der Säuren bilden soll. Das Fett enthält aber auch grosse Mengen Oxyfettsäuren, ist grün gefärbt und wird als Brenn- wie Speiseöl verwendet. Der Gehalt der Kerne hieran wie an anderen Bestandtheilen schwankt nach einigen Angaben wie folgt:

Wasser	Stickstoff	Fett	Gerbsäure	Pentosane	Asche
31,8—51,4 %	0,78—2,03 %	10,0—19,0 %	1,80—8,05 %	3,87—4,54 %	1,3—2,0 %

Die Gerbsäure geht beim Vergähren anscheinend fast ganz in den Wein über, weil die Kerne aus vergohrener Maische nach Versuchen in St. Michele fast gar keine Gerbsäure mehr enthielten. Die Rebkerne enthalten ferner nach dortigen Versuchen in der verholzten Schicht etwas Vanillin (S. 1024), nämlich schätzungsweise etwa 0,015 %.

Girard und Lindet[2]) fanden in den Traubenkernen wie -kämmen einen harzartigen Körper, Phlobaphen, welcher das Tannin begleitet, wahrscheinlich ein Reservestoff ist und für den sie die empirische Formel $C_{34}H_{30}O_{17}$ angeben.

Der Traubensaft enthält Glukose und Fruktose als Hauptbestandtheile, Weinsäure theils frei, theils an Kali und meistens auch etwas an Kalk gebunden, Aepfelsäure, etwas Traubensäure, Bernsteinsäure, Glykolsäure (?), letztere beiden Säuren vorwiegend im Saft unreifer Trauben, ferner Eiweiss und andere stickstoffhaltige Verbindungen — darunter aber kein Asparagin, Leucin und Tyrosin —, an Kohlenhydraten ausser Zucker noch Gummi, Pektin, Inosit und unter den üblichen Mineralstoffen auch fast stets Borsäure (vergl. auch weiter unten).

Die Aromastoffe, welche die einzelnen Traubensorten kennzeichnen und zum Theil auch den Geruch und Geschmack der Weine mitbedingen, sind nach den Untersuchungen in St. Michele nicht nur im Saft, sondern in allen Theilen der Trauben enthalten. Dieselben werden zum Theil durch die Edelfäule (S. 954) zerstört und an deren Stelle neue, andere Aromastoffe erzeugt.

Martinaud[3]) hat in den Weintrauben wie in den Weinblättern auch eine

---

[1]) Zeitschr. f. Untersuchung d. Nahrungs- u. Genussmittel 1898, 1, 567.
[2]) Ebendort 1899, 2, 245.
[3]) Ebendort 1901, 4, 650.

Sukrase (Invertase) nachgewiesen, deren Menge ausreicht, alle Saccharose in Invertzucker überzuführen.

Ueber die Zusammensetzung des Traubensaftes bezw. Mostes vergl. den folgenden Abschnitt. Hier möge nur die procentige Zusammensetzung der Asche der 4 Theile der Weintraube aufgeführt werden:

Theile der Traube	Anzahl der Analysen	Kali %	Natron %	Kalk %	Magnesia %	Eisenoxyd %	Mangan-oxydoxydul %	Phosphor-säure %	Schwefel-säure %	Kieselsäure %	Chlor %
Kämme	3	35,95 [1]	(7,40) [1]	12,53	2,65	—	—	9,02	—	—	—
Hülsen	3	47,91	3,26	15,80	3,87	1,51	0,64	19,64	5,79	2,22	0,57
Kerne	3	31,10	3,68	33,87	8,56	0,55	0,40	24,04	2,51	1,10	0,30
Saft	16	64,93	1,34	5,73	4,07	1,49	0,52	13,18	5,07	2,84	1,10

Hiernach ist die Asche des Saftes von allen Traubentheilen durchschnittlich am reichsten an Kali und am ärmsten an Kalk. Der Gehalt an Kali schwankt in der Saft-Asche von 51,4—72,9 %, der an Kalk von 2,9—12,7 %, an Phosphorsäure von 8,0—17,0 %.

e) **Weinlese.** Die Zeitbestimmung für die Vornahme der „Weinlese" oder des „Herbstens" giebt in den weinbautreibenden Gegenden oft Anlass zu lebhaften Erörterungen; während die Einen die Lese möglichst früh vornehmen möchten, sind die Anderen der Meinung, dass man mit derselben so spät als nur eben angänglich beginnen soll (S. 955). So lange die Trauben am Stocke nicht faulen und nicht zu viel von Wespen und Vogelfrass zu leiden haben, sollte die Lese thunlichst hinausgeschoben werden. Sobald aber starke Spätherbstfröste eintreten, kann mit der Weinlese nicht mehr gewartet werden, da sonst alle nicht völlig reifen Trauben erfrieren und der aus denselben bereitete Wein einen Frostgeschmack annimmt.

Im Allgemeinen kann vom Zeitpunkt des Weichwerdens und Färbens der Trauben schon Most aus denselben gewonnen werden; aber von diesem Zeitpunkt an bis zur vollen Reife können noch 1—3 Monate vergehen.

Als Kennzeichen, dass die Trauben reif sind, können nach Nessler folgende gelten:

1. Die Beeren sind weich, die Haut ist dünn und durchscheinend. 2. Die Stiele sind braun. 3. Sowohl die Beeren als die Trauben selbst lassen sich leicht loslösen. 4. Der Saft der Beeren ist dick, süss und klebend. 5. Die Samen sind frei von schleimiger Masse.

In anderen Fällen wird auch die sog. Ueberreife der Trauben, wie sie z. B. bei den Cibeben oder edelfaulen Trauben auftritt, als besonderer Vortheil angesehen. Die Bildung der Cibeben beruht auf einem Wasserverlust durch Verdunstung, welcher ein Einschrumpfen der Beeren zur Folge hat; sie tritt vorwiegend in südlichen Gegenden (Spanien, Griechenland u. a.) auf, wo die Trauben schon ihre Vollreife erreicht haben, wenn die Temperatur der Luft noch eine sehr hohe ist. In nördlichen Gegenden findet eine solche vollständige Cibebenbildung nur selten, nämlich nur dort und dann statt, wo bezw. wann ein mehr kontinentales Klima mit warmem,

---

[1] Die Angaben der 3 Analysen lauten 14,25 %, 31,50 % und 62,10 % Kali; es ist daher kaum zulässig, aus solchen weit auseinanderliegenden Zahlen das Mittel zu ziehen. Der Natrongehalt ist nur in einer Analyse angegeben.

trocknem Herbst herrscht, z. B. in Ungarn, wo aus den Cibeben der Traubensorte Mosler der berühmte Tokayer-Ausbruch gewonnen wird.

Die Edelfäule (S. 954) wird dagegen nur in Gegenden mit feuchten, nebeligen Herbsten, aber auch nur bei hochreifen Trauben beobachtet; herrscht gleichzeitig trockene Witterung, so tritt auch bei den edelfaul gewordenen Trauben ein Einschrumpfen ein und liefern solche Trauben gerade die hochwerthigsten Rhein- und Bordeauxweine. Derartige eingetrocknete Trauben werden selbstverständlich besonders gelesen (gesammelt), auch sucht man durch Auslesen der verschiedenartig gefärbten Trauben, der nassfaulen, kranken und unreif eingetrockneten, an verschiedenen Stellen des Stockes wie der Lage gewachsenen Trauben eine Trennung der besseren von den minderwerthigen Trauben zu erzielen. Vielfach überlässt man die geernteten Trauben einer Nachreife und einer künstlichen Trocknung, wodurch für die Süsswein-Bereitung ein koncentrirterer Most bezw. Wein gewonnen wird, z. B. der rheinische Strohwein, so genannt, weil die Trauben auf Stroh ausgebreitet der Trocknung überlassen werden.

Die Witterung ist ebenfalls bei der Lese von wesentlichem Belang. Die Lese soll thunlichst bei trockener Witterung vorgenommen werden, weil nach einem Regen oder bei starker Thaubildung 3—6 % Wasser an den Trauben hängen bleiben und eine Vermehrung des Wassers im Most bedingen können.

Die Temperatur, die in der Lesezeit in den Weinbergen noch zwischen $1—2^{\circ}$ (am Morgen) und $20—25^{\circ}$ (am Mittage) schwanken kann, ist insofern von grosser Bedeutung, als sich die Temperatur der Trauben dem Moste mittheilt und ein Most von niederer Temperatur nur langsam, ein solcher von hoher Temperatur sehr stürmisch gährt und letzterer eine besonders sorgfältige Behandlung erheischt.

Vielfach werden die Trauben schon in den Weinbergen behufs Saftgewinnung zerdrückt, zerquetscht und statt der Trauben der Saft, auch Maische genannt, in Fässern unter Dach gebracht. Wo solches Maischen in den Weinbergen geschieht, sollen Vorrichtungen angewendet werden, welche nur die reifen Beeren, nicht aber Hülsen, Kämme und Kerne zerquetschen bezw. zerreissen.

Die wichtigsten Krankheiten des Weinstockes [1]).

1. Von den durch pflanzliche Parasiten hervorgerufenen Krankheiten sind folgende von grösserer Bedeutung:

a) Der schwarze Brenner. Auf den Blättern und jungen Trieben entstehen schwarze, allmählich einsinkende Flecken, auf den Beeren scharf begrenzte dunkelbraune, später aschgraue Flecken. Die Krankheit wird durch einen Pilz, Gloeosporium ampelophagum Sacc., erzeugt.

b) Der Black-Rot (Schwarzfäule). Diese von Amerika eingeschleppte Krankheit tritt vorläufig erst in Frankreich gefährlich auf. Trauben, Blätter und junge Triebe bekommen braune Flecken, die mit schwarzen Wärzchen, den Früchten des die Krankheit erregenden Pilzes, besetzt sind. Es scheinen mehrere Pilzarten als Erreger in Betracht zu kommen. Als vorbeugendes Mittel hat sich die Besprützung mit Kupferkalkbrühe brauchbar erwiesen.

c) Der White-Rot (Weissfäule). Diese Krankheit stammt vermuthlich auch aus Amerika und tritt vorwiegend in Frankreich, Italien und Oesterreich auf. Die Beerenstiele werden braun, schrumpfen und bedecken sich mit grauen Wärzchen. Die Beeren werden zunächst weiss bis braun,

---

[1]) Genaue Angaben über die hier aufgezählten und andere, weniger wichtigen Erkrankungen der Rebe finden sich in Sorauer, Schutz der Obstbäume, Stuttgart 1900; Frank, Lehrbuch der Pflanzenkrankheiten, 1896, Bd. II; Sorauer, Lehrbuch der Pflanzenkrankheiten, 1888, Bd. II.

falten sich und vertrocknen allmählich rosinenartig. Auf ihrer Oberfläche brechen kleine graue Wärzchen hervor. Diese sind die Früchte eines die Krankheit verursachenden Pilzes, Coniothyrium Diplodiella Sacc.

d) Der echte Mehlthau (Aescherig). Auf den Blättern und Beeren entstehen mehlige, weisse Flecken, welche von dem Mycel eines Pilzes, Oidium Tuckeri Berk., erzeugt werden. Die Beeren stellen das Wachsthum ein und platzen bei feuchtem Wetter dann häufig auf. Ein gutes Mittel gegen diese Krankheit ist das Bestäuben der Pflanzentheile mit Schwefelpulver.

e) Der falsche Mehlthau (Peronospora-Krankheit). Auf der Blattunterseite entsteht ein regelmässig vertheilter weisslicher Schimmelanflug. Die Blattoberseite vergilbt, wird dürr, die Blätter kräuseln sich, vertrocknen und fallen ab. Der weisse Pilzbelag wird von Plasmopara viticola (Peronospora viticola) erzeugt. Ein gutes Vorbeugemittel ist die Bespritzung mit Kupferkalkbrühe.

f) Der rothe Brenner. Bei dieser Krankheit entstehen auf den Blättern von Weiss- und Rothweinreben eine oder mehrere stark roth gefärbte Stellen. Stark beschädigte Blätter fallen bald ab und es tritt unter Umständen eine schwere Schädigung oder gar völlige Unfruchtbarkeit der Stöcke ein. Nach den neuesten Untersuchungen von Müller-Thurgau[1]) handelt es sich auch hier um eine Pilzkrankheit. Der Parasit, Pseudopeziza trocheiphila, lebt in den Blattnerven und dringt von ihnen aus allmählich in die angrenzenden Gewebstheile ein. Wenn auch Infektionsversuche bisher nicht gelungen sind, so dürfte doch dieser Pilz mit ziemlicher Wahrscheinlichkeit als der Urheber der Krankheit anzusprechen sein. Schlechte Ernährung in Folge anhaltender Trockenheit oder ungünstiger Bodenverhältnisse scheinen die Krankheit zu begünstigen. Frühzeitiges Bespritzen mit Kupferkalkbrühe ist ein gutes Vorbeugemittel.

g) Traubenfäule. Bei nassem Wetter werden die unreifen Trauben von Botrytis cinerea befallen und faulen. Derselbe Pilz bewirkt andererseits an reifen Trauben die werthvolle Edelfäule, indem er vorwiegend die Säuren verzehrt und die Trauben dadurch für die Weinbereitung werthvoller macht. Penicillium glaucum dagegen verzehrt in reifen Trauben vorwiegend den Zucker und entwerthet sie dadurch (vergl. S. 954).

2. Von thierischen Parasiten der Reben kommen hauptsächlich folgende in Betracht:

a) Die Reblaus, Phylloxera vastatrix. Dieser Parasit tritt seit Anfang der sechziger Jahre des vorigen Jahrhunderts in europäischen weinbauenden Ländern auf. Man kennt zwei Formen der Reblaus, von denen die eine stets an den Wurzeln, die andere meist an den Blättern, zuweilen aber auch an den Wurzeln auftritt. Im Vorsommer finden sich an den Wurzeln stets ungeflügelte Thiere, welche sich ohne Befruchtung durch Eier fortpflanzen. Die aus den Eiern sich entwickelnden Läuse pflanzen sich in derselben Weise fort, sodass jährlich 8 Generationen folgen. Im Sommer erscheinen geflügelte Läuse, welche die Krankheit weiter verschleppen. Die ungeflügelten Läuse bohren die Wurzeln an, an denen sich dadurch Gallen bilden; die Wurzeln faulen dann ab und das ganze Wurzelsystem wird so allmählich vernichtet. Die blattbewohnende Laus erzeugt Gallen an den Blättern, in denen eine Laus mit ihren Eiern lebt. Im Herbst ziehen sich die Läuse von den Blättern an die Wurzeln zurück. Die blattbewohnende Generation kommt in Amerika und Frankreich häufig, in Deutschland nicht vor.

Man tödtet die Reblaus vorwiegend durch Desinfektion des Bodens mit Petroleum oder Schwefelkohlenstoff.

b) Phytoptus vitis. Diese Milbenart erzeugt die sog. Filzkrankheit. Auf den Weinblättern entstehen Gallen, die an der Oberseite nierenförmige Erhebungen, an der Unterseite weissliche Haarfilze zeigen. Entfernen der Blätter und Zurückschneiden der Stöcke ist das einzige Bekämpfungsmittel.

c) Springwurm, Sauerwurm. Die Raupen einiger Schmetterlinge werden theils den Blättern, theils den Trauben gefährlich. Die Raupe des Springwurmwicklers (Tortrix Pilleriana) zerfrisst im Sommer die Blätter, die der Traubenwickler (Conchylis uvana und C. reliquana), die sog. Sauerwürmer, zerstören die Blüthenknospen und jungen Trauben. Die im August erscheinende

---

[1]) Centralbl. f. Bakteriol., II. Abth., 1902, 10, 7.

Sommergeneration letzterer Schmetterlinge legt die Eier an die Beeren, in welche die Raupen nun eindringen. Die von dem Sauerwurm befallenen Beeren werden sauer [1]).

d) Der Rebenstecher, Rhynchites Betuleti. Dieser zur Familie der Rüsselkäfer gehörende Käfer nagt die eben treibenden Augen und die jungen krautigen Schosse bis aufs Mark durch und schabt die grüne Blattmasse an den Blättern stellenweise bis auf die Oberhaut fort.

2. Die Bereitung des Mostes.
Die Gewinnung des Mostes ist für die Herstellung von Weiss- und Rothweinen verschieden.

a) Bei Weissweinen werden die Weintrauben meistens mit den Kämmen, Hülsen und Kernen gepresst und der so gewonnene Saft als Maische zur Vergährung gebracht. Indess ist hierbei zu beachten, dass die Trauben alsbald nach der Lese, bevor noch eine Gährung eingetreten ist, und nicht zu stark abgepresst werden, dass dabei ferner die Trester nicht zu viel und zu lange mit Luft in Berührung kommen. Die Nichtbeachtung des ersten Umstandes bedingt einen zu hohen Gerbstoffgehalt im Wein, der erhöhte Luftzutritt dagegen eine Oxydation von Farbstoffen etc. in den Hülsen, welche eine unschöne bräunliche Färbung sowie einen Trestergeschmack des Weines zur Folge hat. Sind dagegen die Kämme noch sehr frisch, grün und fleischig oder will man sehr feine Weine erzielen, so erscheint ein vorheriges Entfernen (Abrebbeln) der Kämme angezeigt.

In manchen Gegenden, z. B. in Südtirol und Italien lässt man den Most auch bei Erzeugung von Weissweinen auf den Trestern vergähren; indess können feine Weissweine auf diese Weise nicht erzielt werden; sie sind stets herbe, die Farbe ist bräunlich, der Geschmack rauh und unangenehm bitterlich. Zwar klären sich die auf Trestern vergohrenen Weissweine schneller und werden eher genussreif, auch sind sie, weil die Hülsen und Kerne ärmer an freien Säuren und reicher an Nichtzucker sind als das Beeren-Innere, weniger sauer und wenn auch herber, so doch voller von Geschmack; indess ist die Entfernung wenigstens der Kämme für die Bereitung von feinen Weissweinen stets zu empfehlen.

b) Bei der Rothweinbereitung giesst oder presst man die Maische erst dann ab, wenn die Hauptgährung beendet ist, um möglichst viel von dem in den Häuten der Beeren sitzenden Farbstoffe in Lösung zu bringen; das Fruchtfleisch der blauen Trauben — mit Ausnahme der sog. Färbertrauben, welche einen gefärbten Saft besitzen — enthält weissen Saft und wird letzterer erst dann gefärbt, wenn der bei der Gährung entstehende „gesäuerte" Alkohol den blauen Farbstoff der Traubenhülsen löst. Da bei der Rothweinbereitung nicht nur die Traubenhäute, sondern auch die gerbstoffreichen Traubenkerne ausgezogen werden, so wird ein höherer Gehalt dieser Weine an Gerbstoff erklärlich. Die Traubenkerne enthalten auch Spuren von Vanillin und können hierdurch Rothweine mitunter einen an Vanille erinnernden Geschmack annehmen.

Die Kämme sollen dagegen durch Abrebbeln auch für die Rothweinbereitung thunlichst entfernt werden, weil sie dem Rothwein leicht einen rauhen, unreinen (sog. grünen) Geschmack ertheilen und zwar um so mehr, je weniger reif bei den einzelnen

---

[1]) Ausser der durch den Sauerwurm hervorgerufenen Krankheit unterscheidet man noch die „Sauerfäule", d. h. jenen Vorgang, bei welchem in kalten und nassen Jahrgängen die Beeren platzen und schon am Stock alkoholische Gährung und Essigsäure auftritt, so dass der Zucker nach und nach verschwindet und die Trauben nur noch sauer schmecken.

Sorten die Trauben gelesen werden, je üppiger bei den einzelnen Sorten die Kämme entwickelt sind und je grösser demnach ihr Gewicht im Verhältniss zu dem der Beeren ist. In den französischen Rothweingegenden (Burgund, Medoc) belässt man in Jahren, in welchen die Trauben eine hohe Reife erlangt haben, wenigstens einen Theil der Kämme in der gährenden Maische, während sie in ungünstigen Jahren entfernt werden.

Auch schimmelige und faule Trauben sind für die Rothweinbereitung zu entfernen, weil sie die Farbe des Rothweines beeinträchtigen.

In der Regel überlässt man die aus Fruchtfleisch, Hülsen und Kernen erhaltene ganze Maische der Gährung und regelt den Farb- und Gerbstoffgehalt des Weines nur durch kürzeres oder längeres Gähren des Mostes auf den Trestern; da man auf diese Weise aber mitunter gezwungen ist, erst halb vergohrenen, noch süssen Jungwein von den Trestern abzuziehen, so presst oder schöpft man einen Theil der frischen Maische ab und lässt den ganzen Most nur auf einem Theile der Trester vergähren, oder man setzt direkt zur ganzen Maische eine gewisse Menge weissen Mostes hinzu, oder man schöpft den Most aus farbstoffreichen Trauben einfach von den Trestern ab und gewinnt aus letzteren durch Aufschütten weissen Mostes eine neue Menge Rothwein.

Im Allgemeinen belässt man den Most mit den Trester um so kürzere Zeit in Berührung, je farbstoffreicher die Trauben, und um so länger, je farb- und gerbstoffärmer die Trauben sind. Ein zu langes Liegen der Trester im Wein beeinträchtigt aber wieder die Farbe — sie wird bräunlich — und den Geschmack des Weines. Es empfiehlt sich in solchen Fällen — bei farb- und gerbstoffarmen Trauben — eher eine höhere Gährtemperatur innezuhalten, um eine schnelle Farbstoffausziehung zu bewirken.

c) **Schillerweine oder Schilcher.** Hierunter versteht man nur schwach gefärbte (Halb-) Rothweine; sie werden erhalten entweder durch Vergährenlassen des Rothweinmostes nur während ganz kurzer Zeit, oder durch Vermischen und Vergähren von weissen und blauen Trauben oder durch Aufschütten weissen Mostes auf die nach Abzug des Rothweines zurückbleibenden, halb ausgelaugten Trester — von schwach gefärbten Trauben; farbstoffreiche Trauben können nach Abzug des Rothweines durch Aufschütten von weissem Most ein zweites, ja drittes Mal noch ziemlich gefärbte Erzeugnisse liefern.

Wenn die Hauptgährung auf den Trestern bei Roth- und Schillerweinen beendet ist, wird der Wein abgezogen oder auch abgepresst. Letzteres ist aber im Allgemeinen nicht zu empfehlen und wenn es geschieht, dann soll es, um einen durch Luftzutritt bedingten Hülsengeschmack des Weines zu vermeiden, thunlichst rasch geschehen.

Zum Abrebbeln der Trauben d. h. Trennen der Beeren von den Kämmen bedient man sich vielfach einfacher Drahtsiebe mit 15—20 mm weiten Maschen, auf welche die Trauben geschüttet und so lange mit den Händen oder Holzkrücken behandelt werden, bis die Beeren durchgefallen sind. Auch die Rebbelmaschinen, z. B. die von Pini, Holloch u. a., enthalten ähnliche Drahtsiebe für die Trennung von Beeren und Kämmen.

Zur Gewinnung des Mostes aus der durch Rebbeln gewonnenen Maische bedient man sich des einfachen Austretens in schräg gestellten Bottichen mit Ausfluss mittels der Füsse (vielfach in Italien noch gebräuchlich), oder Ausschleuderns (Centrifugirens wie bei der Zuckergewinnung) oder fast allgemein des Pressens. Bei den Pressen unterscheidet man den Presskorb, der die Maische aufnimmt, die Pressplatte (oder den Pressboden), welche auf der auszupressenden Maische ruht und aus Holz, Stein oder gusseisernen Platten besteht, und ferner die eigentliche Pressvorrichtung, welche sehr verschiedenartig eingerichtet ist. Man unterscheidet Hebel- oder Baumpresse, Doppelhebelpresse, Galgenpresse, einfache und doppelte Spindelpresse, Spindelpresse mit Zahnradübertragung (neue rheinische Presse), Kniehebelpresse, die sich jetzt vielfach einführende Duchscher'sche Differentialhebelpresse und hydraulische Pressen, deren Herstellung aber im Allgemeinen noch zu theuer ist.

Vielfach wird den Gefässen aus Holz vor denen aus Eisen der Vorzug beim Keltern gegeben, weil das Eisen, wenn es in grösserer Menge gelöst wird, Geschmack und Farbe des Weines beeinträchtigt. Dieses ist aber nur dann der Fall, wenn sich Rost gebildet hat, von blank gehaltenen und mit Vaselin eingefetteten Eisengeräthschaften ist eine merkliche Lösung von Eisen beim Keltern nicht zu befürchten.

Um das Ablaufen des Mostes zu erleichtern, sollen Korb und Bodenstücke (aus geflochtenen Weiden) möglichst durchlassend sein; auch sucht man dasselbe wohl durch Einlegen von Bündeln geschälter Weidenruthen zwischen die Maische zu erleichtern. Das Pressen selbst soll im Anfange weniger rasch und so vorgenommen werden, dass der Most genügend Zeit zum Ablaufen hat. Unter Scheitern der Maische versteht man das Herrichten derselben zu wiederholtem Pressen, was dann vorgenommen wird, wenn die nur einmal gepresste Maische durch Uebergiessen des Pressrückstandes (der Trestern) mit Zuckerwasser nicht zur Herstellung eines Tresterbranntweines oder eines Nachweines benutzt werden soll. In Oesterreich nimmt man das Scheitern in der Weise vor, dass man den zum ersten Male gepressten Maischstock (Trester-Ballen) aus der Presse vollständig herausnimmt, mit den Händen lockert und zum 2. Male presst; durch 2—3-maliges Wiederholen dieser Behandlung, ja bis zum 10. Male, lassen sich noch immer neue Mostmengen, allerdings von stetig geringerer Menge und Beschaffenheit gewinnen. Am Rhein besteht das Scheitern, oder richtiger Schneiden genannt, darin, dass man den Pressrückstand behufs Gewinnung neuer Mengen Most mit den Trebermessern zerschneidet und die zerschnittene Masse weiter presst. Dieses Verfahren ist aber weniger empfehlenswerth, weil dadurch auch Kämme und Kerne zerschnitten werden, deren Inhalt die Beschaffenheit des Mostes sehr beeinträchtigt.

Unter Abschöpfwein versteht man den aus einem freiwillig abgeflossenen Most gewonnenen Wein; er ist der werthvollste; darauf folgt der Vorlauf, der nur durch schwaches Pressen gewonnen wird, weiter die Nachdruckerzeugnisse, die um so geringwerthiger sind, je stärker und öfter gepresst wurde.

Aus 106—112 kg Trauben gewinnt man durchschnittlich 1 hl Maische und aus 100 Thln. Maische 75 Thle. Most und 25 Thle. Treber mit Schwankungen von 60 bis 80 % Most und 40—20 % Trebern.

Bei der Mostbereitung ist auch die Temperatur der Trauben (S. 1247) zu beachten; dunkele Trauben können durch die Sonnenwärme auch im Herbste bis zum Nachmittage eine Temperatur bis zu 35° ja 40° annehmen. Aus solchen heissen Trauben gehen naturgemäss mehr Bestandtheile, besonders mehr Weinstein, in den

Most; die Hauptgährung, deren günstigste Temperatur zwischen 15—25° liegt, setzt zu stürmisch ein, in Folge dessen die Hefen bald absterben, ein Theil des Zuckers unvergohren bleibt und leicht stichige oder unharmonische Weine erzielt werden.

Die Zusammensetzung des Mostes ist wie die der Trauben in den einzelnen Jahren und Lagen ausserordentlich grossen Schwankungen unterworfen und wird von denselben Umständen beeinflusst, die oben S. 1240—1244, schon bei Trauben angegeben sind. Wir sehen nach den Zusammenstellungen Bd. I, S. 1160—1181 Unterschiede bei Moselmosten:

	Zucker	Säure
1. Moste während 7 Jahre	5,70—26,13 g	0,55—1,88 g in 100 ccm
2. „ desselben Jahres aus verschiedenen Lagen	11,37—26,13 „	0,87—1,88 „ „ „

Aus dem Grunde kann kaum von einer mittleren Zusammensetzung eines Mostes die Rede sein. Dennoch mögen hier einige Mittelzahlen von ausführlich untersuchten Mosten (Bd. I, S. 1160—1164) aus den Jahren 1892—98 und verschiedenen Lagen mitgetheilt werden, um das Verhältniss der einzelnen Bestandtheile des Mostes zu einander zu zeigen:

Herkunft der Moste	Spec. Gewicht	100 ccm Most enthalten Gramm:												Polarisation im 200 mm-Rohr °W.
		Extrakt	Glukose	Fruktose	Gesammtsäure (= Weinsäure)	Weinsäure halbgebunden	Weinsäure frei	Mineralstoffe	Kalk (CaO)	Magnesia (MgO)	Kali (K$_2$O)	Phosphorsäure (P$_2$O$_5$)	Schwefelsäure (SO$_3$)	
Pfalz	1,0797	20,81	8,87	9,26	0,91	0,44	0,02	0,37	0,026	0,020	—	0,035	—	5,42
Bergstrasse	1,0737	19,48	8,34	8,21	0,95	0,44	0,04	0,345	0,018	0,014	0,136	0,044	0,014	7,09
Oberhessen	1,0605	16,05	5,89	5,74	1,17	0,45	0,04	0,317	0,018	0,014	0,161	0,045	0,010	5,42
Odenwald	1,0611	16,13	6,25	6,56	1,06	0,38	0,03	0,327	0,018	0,015	0,139	0,043	0,014	6,15

Hiernach sind die Mineralstoffe des Mostes, was absolute Mengen anbelangt, den geringsten Schwankungen unterworfen; am meisten wird davon naturgemäss das Kali betroffen (vergl. auch Bd. I, S. 1178).

Beachtenswerth ist ferner, dass Glukose und Fruktose durchweg zu ungefähr gleichen Theilen im Most vorkommen, die Fruktose aber im Allgemeinen etwas überwiegt. Als grösste Unterschiede im Gehalt beider wurden für je 100 ccm Most beobachtet:

Most	Glukose	Fruktose	Glukose mehr (+) oder weniger (—)
Zwingenberger 1898	9,82 g	9,19 g	+ 0,63 g
Forster 1897	13,53 „	15,14 „	— 1,61 „

Das Verhältniss von Aepfelsäure zur Gesammtsäure stellte sich in einigen Mosten für 100 ccm wie folgt:

Moste:	Pfälzer	Unterfränkische			Verschiedenen Ursprungs
		Hofkeller	Juliusspital	Bürgerspital	
Gesammt-Säure (= Weinsäure)	0,91 g	1,03 g	1,06 g	1,25 g	0,96 g
Aepfelsäure	0,54 „	0,72 „	0,75 „	0,89 „	0,63 „

An Stickstoff-Substanz (N × 6,25) wurden nach 12 Bestimmungen in 100 ccm Most gefunden:

Niedrigstgehalt	Höchstgehalt	Mittel
0,211 g	0,475 g	0,345 g

E. Comboni (Bd. I, S. 1346) fand in 3 Proben Most 0,183 %, 0,284 % bezw. 0,480 % Pentosane.

Von besonderen Einflüssen auf die Zusammensetzung des Mostes nach bisher angestellten Untersuchungen mag erwähnt sein, dass nach den Untersuchungen von H. Müller-Thurgau (Bd. I, S. 1179) der die Edelfäule verursachende Pilz Botrytis cinerea die Säure des Traubensaftes, besonders im Anfange, stärker verzehrt als den Zucker, während Pinselschimmel (Penicillium) sich beiden Bestandtheilen gegenüber umgekehrt verhält und den Most schliesslich verdirbt.

Das Bespritzen der Reben wirkt nach Halenke und Möslinger (Bd. I, S. 1178) nicht nur günstig auf die Beschaffenheit des Mostes (18,56 % Zucker bei bespritzten und 17,73 % bei unbespritzten Reben bei annäherend gleichem Säuregehalt), sondern erhöht auch vorwiegend den Ertrag zu Gunsten des Bespritzens.

P. Kulisch hat einige vergleichende Untersuchungen über die Zusammensetzung von Vorlauf, Pressmost und Nachdruck, Mach und Portele haben in gleicher Weise solche über die Zusammensetzung von „frei" abgelaufenem Most, Hülsen- und Butzen-Most (letzterer ist Most aus den die Kerne umgebenden Zellen, welche letzteren mit den Kernen beim Entkernen der Trauben herausgedrückt werden) angestellt und im Mittel gefunden:

Moste	Grade Oechsle	Extrakt	Invertzucker	Nichtzucker	Gesammtsäure = Weinsäure	Weinsäure	Aepfelsäure	Stickstoff-Substanz	Asche
Vorlauf (etwa 6/10)	82,9	—	18,03 %	2,84 %	0,97 %	—	—	—	0,25 %
Pressmost („ 3/10)	83,0	—	18,00 „	2,93 „	0,93 „	—	—	—	0,28 „
Nachdruck („ 1/10)	81,9	—	17,46 „	3,15 „	0,92 „	—	—	—	0,32 „

	Spec. Gewicht		Glukose	Fruktose					Pektinstoffe
Frei ablaufender	1,0973	18,9 %	8,5 „	7,5 „	1,15 „	0,56 %	0,76 %	0,588 %	0,46 „
Hülsen-Most . .	1,0783	18,7 „	8,2 „	7,2 „	0,59 „	0,46 „	0,26 „	0,691 „	0,79 „
Butzen- „ . .	1,0749	18,3 „	8,0 „	6,4 „	1,53 „	0,73 „	1,12 „	0,659 „	0,51 „

In Italien und Sicilien wird durch Einengen auf $1/4$ des ursprünglichen Volumens mittels Erwärmens im starken Luftstrom bei 40° ein koncentrirter Most hergestellt, welcher von grosser Haltbarkeit ist und auf weite Entfernungen hin versendet werden kann, ohne in Gährung überzugehen. Entsprechend verdünnt, fängt dieser Most bald zu gähren an; er wird namentlich an Stelle des Zuckers zum Zwecke des Gallisirens empfohlen und enthält nach einigen Analysen in 100 g:

Extrakt	Zucker	Aepfelsäure	Gesammtsäure	Mineralstoffe	Phosphorsäure	Kalk	Kali	Natron	Schwefelsäure	Chlor
67,07 g	61,48 g	0,38 g	1,10 g	0,791 g	0,079 g	0,062 g	0,312 g	0,046 g	0,088 g	0,031 g

P. Kulisch fand in derartigen Erzeugnissen für 100 g 60,7—70,3 g Invertzucker und 0,17 g (in einer entsäuerten Probe) bis 1,38 g Säure (= Weinsäure).

Ueber die procentige Zusammensetzung der Asche des Mostes vergl. S. 1246.

Vertjus (Grünsaft). Unter diesem Namen kommt von Frankreich aus ein durch Eindampfen koncentrirter Most in den Handel, welcher zur Herstellung von Bratenwürze dient.

Federweisser. Ein beliebtes Weingetränk bildet auch der sog. „Federweisser" (Brausewein, Sauser), jenes Erzeugniss, welches zwischen Most und Wein steht. Der Federweisser ist ein in voller Gährung befindliches Getränk und wird im Herbst an manchen Orten viel getrunken. Zum Zwecke des Versandes wird derselbe stark geschwefelt.

3. Die Vergährung des Mostes. Ueberlässt man Most oder Rothwein-Maische bei geeigneter Temperatur sich selbst, so geht der Most bezw. die Maische nach kurzer Zeit in alkoholische Gährung über. Jene Organismen, welche die Vergährung des Mostes verursachen, haften in sehr grossen Mengen an allen Theilen der reifen Trauben und gelangen auf diese Weise in die Maische und den Most.

a) Die Weinhefe. Die bei der Weingährung thätigen Hefen sind vorwiegend Saccharomyces ellipsoideus, ferner S. apiculatus, S. exiguus u. a. Hierüber wie über die von der Weinhefe während der Gährung gebildeten Bestandtheile u. a. vergl. S. 1157, 1163, 1176, 1192 u. 1196.

b) Die Handhabung der Gährung. Die Weingährung zerfällt wie die des Bieres in eine Haupt- und Nachgährung, die bei Weiss- und Rothwein verschieden verläuft.

α) Bei Weisswein. Der thunlichst gleich nach der Lese gekelterte weisse Most wird auf Temperaturen von 10—20°, am besten durchweg auf 15°, erwärmt[1]) und in ein reines, nicht geschwefeltes Fass gegeben, welches zu etwa $1/10$—$1/8$ leer belassen und dessen Spundloch mit einem Sandsäckchen oder einem Gährspunde geschlossen wird. Die Gährspunde sind verschieden, aber alle so eingerichtet, dass die sich entwickelnde Kohlensäure aus dem Fass wohl entweichen, aber keine Luft zutreten kann. Bei grosser Wärme kann die erste Hauptgährung schon nach 5—8 Tagen beendet sein, bei niederer Gährtemperatur 2—3 Wochen dauern; die Fässer werden dann meistentheils spundvoll aufgefüllt und fester verspundet, aber auch so, dass noch Kohlensäure entweichen kann. Der Wein fängt an sich zu klären und wird zum ersten Male (Dec. bis Jan.) vom Weingeläger abgezogen. — Weine mit Schwefelwasserstoff-Geruch von stark geschwefelten Trauben müssen behufs Zuführung von viel Luft öfters abgezogen werden —; das Weingeläger wird entweder abgepresst oder in ein frisch geschwefeltes Fass gebracht, absetzen gelassen, um so einerseits noch Trübwein andererseits dicke Hefe zu erhalten. Bei der zweiten Gährung, der Nachgährung, wird, wenn die Temperatur des Kellers eine genügend hohe und genügend Hefe vorhanden ist, unter Bildung eines zweiten Weingelägers fast aller Zucker vergohren, der Wein tritt in den eigentlichen Weinzustand und kann im März und April behufs weiterer Nachgährung und Schulung aus dem Gährin den Lagerkeller übergeführt werden.

Ist die Temperatur des Gährkellers eine zu niedrige, so kann sich die Nachgährung bis in den Sommer und noch länger hinausziehen und muss unter Umständen frische Hefe zugesetzt werden.

Während der Hauptgährung empfiehlt sich eine Lüftung des Mostes, welche durch Umrühren desselben oder durch Ablassen und Wiederzusetzen des Mostes durch die Spundöffnung oder durch die Mostpeitsche erreicht werden kann.

Das Lüften des Mostes bewirkt eine schnellere und vollständigere Vergährung desselben und befördert die Entwickelung und Reife des Weines daraus. Derartige Weine erscheinen besonders in der ersten Zeit älter, fertiger und daher meist auch feiner, harmonischer, als aus denselben Trauben in gleicher Weise, aber ohne Lüftung hergestellte Weine. Das Lüften ist besonders bei zucker- und proteïnreichen

---

[1]) Entweder lässt man den ganzen Most durch eine aus Zinn bestehende Heizschlange eines Pasteurisirapparates fliessen, oder man erhitzt einen Theil des Mostes auf 60—70° und vermischt diesen mit dem übrigen Most, so dass die richtige Temperatur erzielt wird.

Mosten zu empfehlen und auch dann, wenn die Bedingungen zur Einleitung einer stürmischen Gährung ungünstig sind, z. B. bei einer zu niedrigen Temperatur im Gährraum. Durch das Lüften darf aber der Most nicht abgekühlt werden. Auch ist zu beachten, dass Weine aus gelüfteten Mosten ebenso, wie sie früher den Höhepunkt ihrer Entwickelung erreichen, auch früher in ihrer Beschaffenheit zurückgehen; leichte, geringe Tischweine können, gelüftet, oft schon nach $1-1^{1}/_{2}$ Jahren gegenüber den nicht gelüfteten Weinen an Güte zurückgehen.

Das sog. Entschleimen (Reinigen von Schmutz, Schimmel etc.) des Mostes besteht darin, dass man den Most zuerst in einem offenen Bottich angähren lässt und die sich nach 12—24 Stunden an der Oberfläche bildende Decke abschöpft.

Für die Anwendung von Reinzuchthefe (vgl. S. 1196) sollte der Most vorher entweder durch direkte Einleitung von Wasserdampf oder indirekt durch Schlangenrohre, durch welche siedendes Wasser geleitet wird, bei etwa 60° sterilisirt (pasteurisirt) werden; auch durch vorheriges Waschen der Trauben mit Wasser, welches schweflige Säure enthält, könnte eine Entfernung der an der Traubenoberfläche haftenden Hefen bewirkt werden; indess ist diese Behandlung vielfach zu lästig und begnügt man sich einstweilen meistens damit, dass man die frische, in voller Vermehrung begriffene Reinhefe sofort nach dem Maischen oder Keltern dem Moste (auf 1 hl Most etwa $^{3}/_{4}$ l Hefenmasse) zusetzt.

Hat man keine Reinhefe zur Verfügung, so empfiehlt es sich, vor der eigentlichen Weinlese einen Theil ganz gesunder Trauben in sehr reinlicher Weise zu keltern und den aus ihnen gewonnenen Most, sobald er sich in voller Gährung befindet, dem Hauptmost aus der Weinlese zuzusetzen.

Die vollkommene Vergährung erkennt der Winzer am Geschmack; den sichersten Aufschluss giebt eine Bestimmung des Zuckergehaltes.

β) Bei Rothwein. Für die Hauptgährung des Rothweinmostes ist eine hohe Temperatur ($15-18^{\circ}$) noch wichtiger als bei der des Weissweinmostes, weil die Hauptgährung bei Rothwein an sich länger dauert, als beim Weisswein. Bei hoher Gährtemperatur ($15-18^{\circ}$) verläuft die Hauptgährung in 8—10 Tagen, bei niedrigeren Temperaturen nimmt sie 2—3 Wochen in Anspruch und entwickeln sich dann neben der Hefe häufig andere Organismen, welche die Güte des Weines beeinträchtigen und besonders den Essigstich bewirken.

Man unterscheidet bei der Gährung der Rothweinmaische eine geschlossene und eine offene Gährung. Bei der geschlossenen Gährung wird die Maische in eine verschliessbare Gährkufe oder in ein Fass zu etwa $^{4}/_{5}$ des Rauminhaltes gefüllt und das Gährgefäss mit einem Gährspunde wie bei Weissweinmost verschlossen. Durch die während der Gährung entweichende Kohlensäure werden die Trester gehoben und bilden an der Oberfläche einen sog. Hut, welcher nach beendeter Gährung, wenn der Wein nicht früher abgezogen wird, nach und nach zu Boden sinkt. Die geschlossene Gährung verläuft indess in Folge mangelhaften Luftzutrittes zum Most verhältnissmässig langsam und hat ferner den Uebelstand, dass keine richtige Auslaugung des Farbstoffes der Hülsen aus dem trocknen Hut statthat, oder der Jungwein zu lange mit den Trestern in Berührung bleiben muss, wodurch die Reinheit und Feinheit des Geschmackes leiden. Aus dem Grunde wird die geschlossene Gährung auch in der Weise durchgeführt, dass in dem Gährständer oben in $^{1}/_{4}$ oder $^{1}/_{3}$ Höhe ein mit kleinen Löchern versehener Doppelboden angebracht wird, welcher die aufsteigende Kohlensäure durchtreten lässt, die Treber aber zurückhält; es wird so viel Maische eingefüllt, dass der Siebboden vollständig von Flüssigkeit bedeckt ist, dann das Gefäss durch ein Thürchen geschlossen, in dessen Spundöffnung ein Gährspund mit Wasserverschluss angebracht wird. Da hier die Treber stets in der Flüssigkeit untertauchen, kann eine vollständige Auslaugung stattfinden, und da der obere leere Raum des Gährständers mit Kohlensäure angefüllt ist, so ist eine Essigsäurebildung nicht zu befürchten.

Indess verläuft auch bei dieser Einrichtung in Folge mangelhaften Luftzutrittes die Hauptgährung nur langsam und wird aus dem Grunde bei Rothweinmaische vielfach die offene Gährung angewendet, indem zu derselben oben völlig offene Gefässe angewendet werden. Auch hierbei bildet sich ein trockner Hut, der wegen der beständig zutretenden Luft leicht eine zu starke Essigsäure-Bildung zur Folge haben kann. Um dieses zu vermeiden, muss der Hut wiederholt und so lange eingestossen werden, bis die Hauptgährung beendet ist. Man kann aber auch bei der offenen Gährung einen Siebboden, der die Treber untergetaucht hält, wie bei der geschlossenen Gährung anwenden oder die offene Gährung mit der geschlossenen verbinden, indem man nach Ablauf der ersten stürmischen Gährung das Gefäss mit einem Deckel verschliesst. Im Uebrigen wird die Hauptgährung bei Rothweinmaische in den einzelnen Ländern sehr verschieden gehandhabt.

Die Nachgährung des Rothweines verläuft, da die Vergährung des Zuckers während der Hauptgährung in Folge der Berührung mit den lufthaltigen Trestern durchweg vollständiger ist als bei Weissweinmost, verhältnissmässig schnell. Ist die Hauptgährung (Dec. bis Jan.) beendet, so wird der Wein von den Trestern abgezogen und in einem Fasse der Nachgährung unterworfen. Will derselbe nach dieser zweiten Gährung noch immer nicht zur Ruhe kommen, so wird derselbe in einem Pasteurisir-Apparat auf 20—25° erwärmt und bei dieser Temperatur die Nachgährung bald vollendet werden.

Für die Anwendung von Reinhefe gilt dasselbe, was bei der Gährung der weissen Moste gesagt ist.

Es gilt sowohl für Weisswein wie Rothwein als fehlerhaft, die vergohrenen Moste zu lange auf der Hefe zu belassen. Solche Weine werden leicht zähe, schlagen um oder bekommen andere Krankheiten.

Ueber die durch die Gährung sich bildenden Stoffe und deren Verhältniss zu einander vergl. S. 1176.

Ausser Aethylalkohol (45,8—48,4 %)[1], Glycerin (2,5—3,6 %) und Bernsteinsäure (0,4—0,7 % des vergohrenen Zuckers) als regelmässigen Gährerzeugnissen entstehen unter dem Einfluss fremder Organismen (Bakterien, besonderer Hefenarten) auch höhere Alkohole (normaler Propylalkohol, normaler Butyl- und Isobutylalkohol, Amyl-, Hexyl- und Heptylalkohol), flüchtige Säuren (Ameisensäure, Essigsäure und Buttersäure in geringen Mengen selbst in regelrecht verlaufenen Gährungen), sonstige Fettsäuren (Valerian-, Kapryl- und Kaprinsäure, letztere wahrscheinlich in Folge Spaltung geringer Mengen von Fett), ferner in Folge direkter Oxydation oder durch Einwirkung der Hefe auf nicht zuckerartige organische Stoffe Aldehyde[2])

---

[1]) Theoretisch sollten sich aus 100 % Zucker 48,9 % Kohlensäure und 51,1 % Aethylalkohol bilden; letztere Menge wird aber wegen der sonstigen entstehenden Nebenerzeugnisse nie erreicht.

[2]) Dieselben finden sich mehr in jungen, weniger in alten Weinen.

(1—160 mg in 1 l), endlich Verbindungen der Fettsäuren mit den Alkoholen, die Ester, welche unter dem Sammelnamen „Oenanthäther" oder „Weinfuselöl" zusammengefasst werden und den eigenartigen Geruch und Geschmack des Weines bedingen.

Die Menge dieser Nebenerzeugnisse scheint von der Beschaffenheit und dem Gehalt des Mostes sowie von der Temperatur, bei welcher die Gährung verläuft, abhängig zu sein.

Die sonstigen chemischen Veränderungen, welche im gährenden Most vor sich gehen, bestehen darin, dass der sich bildende Alkohol einerseits schwer lösliche Bestandtheile, wie saures weinsteinsaures Kalium (Weinstein), weinsteinsaures Calcium, Gummi- und Pektinstoffe sowie gelöste Proteïnstoffe ausfällt — letztere, die bei der Gährung überhaupt sehr abnehmen, um so vollkommener, je mehr Gelegenheit dem Moste geboten ist, grössere Mengen Gerbsäure aus den Hülsen, Beeren oder Kernen auszuziehen —, andererseits lösliche Bestandtheile aus den Trestern (Kernen, Hülsen und Kämmen) löst. Besonders ist es bei der Gährung der Rothweinmaische der blaue Farbstoff, welcher aus den Hülsen der rothen oder blauen Trauben durch den Alkohol ausgezogen und durch die vorhandene Säure in Roth verwandelt wird; ferner auch ohne Zweifel Bouqetstoffe, welche aus dem Mark der Beeren gelöst werden. Wichtig ist auch die Lösung des Gerbstoffes für Rothweine, die wie die des Farbstoffes um so rascher und vollständiger erfolgt, je höher die Temperatur bei der Gährung steigt, und je mehr die Trester mit dem gährenden Wein in Berührung kommen; auch das Chlorophyll und seine Abkömmlinge können aus den Kämmen und Hülsen gelöst werden, sie beeinträchtigen aber die Farbe und den Geschmack des Weines.

Mitunter vollziehen sich auch Reduktionsvorgänge im gährenden Most; so bildet sich fast immer Schwefelwasserstoff, wenn die Trauben zur Zerstörung des Oïdiums geschwefelt wurden; aber auch aus Sulfaten kann unter dem Einfluss von Bakterien Schwefelwasserstoff gebildet werden. B. Haas stellte fest, dass bei einer sehr stürmischen Gährung Schwefelsäure auch zu schwefliger Säure reducirt werden kann.

Die physikalischen Veränderungen des Mostes während der Gährung bestehen in einer Erhöhung der Temperatur, in der Abnahme des specifischen Gewichtes — in Folge Entstehung von Alkohol aus dem Zucker — und in einer Verdunstung von Wasser, Alkohol und etwas Bouqetstoffen.

Die Abfälle bei der Gährung der Moste sind das Weingeläger oder Weinlager (beim Weisswein), der Rohweinstein und die Trester.

1. Das Weinlager besteht vorwiegend aus Hefe und Weinstein neben einigen anderen Bestandtheilen. Aus 1 hl Most setzen sich zwischen 300—500 g Weinstein ab. Letzterer bildet häufig in den Fässern, worin wiederholt Most vergohren wurde oder Jungwein gelagert hat, ganz dicke Krusten, welche als Rohweinstein zwischen 38—94 % (durchweg 70—75 %) saures weinsaures Kalium enthalten; mitunter schliesst der Rohweinstein auch grössere Mengen weinsaures Calcium ein; J. C. Sticht fand z. B. in spanischem Rohweinstein bis 52,0 % weinsaures Calcium.

Für die Weinhefe fand J. Nessler bei 21 % Trockensubstanz:

0,76 % Stickstoff, 0,29 % Phosphorsäure und 3,20 % Kali.

Das Weingeläger wird häufig, wenn es frisch und gesund ist, mit Zuckerwasser übergossen und nochmals der Gährung unterworfen; man erhält auf diese Weise den Hefenwein, der einen geringwerthigen Haustrunk abgiebt.

Empfehlenswerther ist die Verwendung des Weinlagers, nachdem es durch Filtriren oder Pressen von dem grössten Theile des eingeschlossenen Weines befreit ist, zur Herstellung von Hefenbranntwein, indem man dasselbe nach Zusatz von Wasser entweder direkt über freiem Feuer abbrennt oder besser mit Hülfe von Wasserdampf abdestillirt. Man erhält auf diese Weise einen Branntwein, der reichhaltig an Oenanthäther, dem sog. Drusenöl, Weinöl oder Kognaköl (Kapryl- und Kaprinsäureester) und sonstigen schlechten Geschmacksstoffen ist; diese Beimengungen lassen sich zwar durch längeres Lagern und durch Rektifikation des Hefenbranntweines verringern, aber erst durch wiederholte Behandlung des mit Wasser verdünnten Branntweines mit Holz- oder besser Thierkohle (5 kg auf 1 hl Branntwein), soweit beseitigen, dass der erhaltene Sprit ziemlich rein schmeckt. Aus dem Grunde kann der Hefenbranntwein weder als Zusatz zu Wein noch zur Bereitung von Feinsprit oder Likören dienen, sondern lässt sich nur zum direkten Genuss verwenden.

Der Rückstand von der Hefenbranntwein-Bereitung findet dann ebenso wie der Rohweinstein zur Herstellung von saurem weinsaurem Kalium bezw. von Weinsäure Verwendung.

In einzelnen Fällen und für kleinere Betriebe dient das Weingeläger auch zur Düngung, indess ist dieses bei dem hohen Werth desselben im Allgemeinen nicht zu empfehlen.

2. **Die Trester.** Bei den Trestern muss man zunächst die weissen, süss gepressten Trester von den vergohrenen Trestern unterscheiden. Die ersteren enthalten keine grösseren Mengen Weinstein, keinen Alkohol und keine nennenswerthe Menge Hefe; sie lassen sich daher sehr gut zur Fütterung verwenden, wenn sie rasch verfüttert werden können; dieses ist aber in grösserem Massstabe nicht immer angängig und sie lassen sich auch schwer aufbewahren, weil sie nach kürzester Zeit zu gähren beginnen. Am ersten würde sich ein Einsalzen derselben empfehlen, weil Kochsalz die Gährung bis zu einem gewissen Grade zu verhindern vermag. L. Weigelt hat auch empfohlen, die Trester mit gekochten Kartoffeln zu durchsetzen, einzusumpfen und so zur Fütterung zu verwenden.

Die feuchten Gesammttrester, wenn die Trauben nicht gerebbelt werden, bestehen aus 20—30 % Kämmen, 50 % Hülsen und 20—30 % Kernen.

Die Zusammensetzung der süss gepressten Trester und der einzelnen Mischungsbestandtheile derselben ist je nach dem Pressen etc. naturgemäss grossen Schwankungen unterworfen und nach einigen Analysen folgende:

Bezeichnung	In der frischen Substanz						In der Trockensubstanz			
	Wasser %	Stickstoff-Substanz %	Fett %	Stickstoff-freie Extraktstoffe %	Rohfaser %	Asche %	Stickstoff-Substanz %	Fett %	Stickstoff-freie Extraktstoffe %	Rohfaser %
Kämme	70,50	2,06	21,43		4,72	1,29	7,05	73,39		16,16
Hülsen	73,90	1,94	0,15	19,64	3,50	0,87	7,43	0,57	75,24	13,71
Kerne	38,50	6,04	8,46	18,51	27,58	0,91	9,82	13,76	30,09	44,87
Ganze Trester frisch	68,50	4,06	2,76	16,25	6,85	1,58	12,89	8,75	51,59	21,75
Desgl. mit Kartoffeln eingesumpft	73,90	2,22	0,83	19,88	3,34	0,83	8,50	3,18	76,16	12,79

Die Asche der Trester war nach 4 Analysen procentig wie folgt zusammengesetzt:

Reinasche in der Trockensubstanz	Kali	Natron	Kalk	Magnesia	Eisenoxyd	Phosphorsäure	Schwefelsäure	Kieselsäure	Chlor
3,98 %	43,80 %	1,64 %	20,84 %	4,73 %	2,40 %	17,67 %	4,44 %	1,73 %	0,73 %

Die eingesumpften Kartoffel-Trester enthielten nur 0,173 % Essigsäure im natürlichen Zustande (= 0,663 % in der Trockensubstanz).

Nach den vorstehenden Analysen sind die Kämme vorwiegend reich an Rohfaser, die Kerne dagegen reich an Fett.

Wenn die Trauben gerebbelt werden, so müssen die Kämme mitunter für sich gesondert verfüttert werden; wenn sie frisch sind, werden sie, in geringen Mengen mit anderem Futter vermischt, von den Thieren gern verzehrt; sie lassen sich aber nicht lange aufbewahren und nur für einige Tage einstampfen, indem man sie mit Wasser übergiesst.

Die Kerne werden, wo Trester in grossen Mengen gewonnen werden, als Pferdefutter oder zur vorherigen Oelgewinnung empfohlen; zu dem Zweck sollen die Trester getrocknet und dann die Kerne abgesiebt werden.

Die vergohrenen Trester können im natürlichen Zustande wegen des vorhandenen Alkohols nicht direkt zur Fütterung verwendet werden; auch wirkt der in denselben vorhandene Weinstein — bei Rothweintrestern 3—5 %, bei Weissweintrestern bis zu 2 % Weinstein — durch Hervorrufung von Wehen (Verkalben) bei Kühen und von Durchfall höchst ungünstig. Aus dem Grunde empfiehlt sich schon behufs Gewinnung des Tresterbranntweines ein vorheriges Abbrennen derselben und wenn dann die in der Blase befindliche heisse Flüssigkeit, die den grössten Theil des Weinsteins gelöst enthält, abgegossen wird, so lassen sich die rückständigen Trester — im feuchten Zustande 12—20 kg für den Tag und Kopf — mit Vortheil an Rindvieh, am besten an Mastvieh, verfüttern. Auch lassen sich die abgebrannten Trester durch Einstampfen mit und ohne Zusatz von Salz oder Häcksel und durch Uebergiessen mit Wasser einige Wochen gut aufbewahren.

Auf alle Fälle empfiehlt es sich, die Trester, sowohl die vergohrenen als die süss gepressten, — letztere werden nach dem Einstampfen zweckmässig mit warmem Wasser, etwas Hefe oder gährendem Most übergossen, um allen noch vorhandenen Zucker zu Alkohol zu vergähren — zur Branntweingewinnung zu verwenden. Von dem Tresterbranntwein gilt dasselbe, was vom Hefenbranntwein gesagt ist.

Die Trester der Rothweinmaischen dienen auch noch, wie schon oben bemerkt ist, nach dem Petiot'sche Verfahren zur Gewinnung der Tresterweine (vergl. weiter unten). Auch werden diese noch zur Darstellung von Gerbstoff oder Weinfarbstoff (Oenocyanür) verwendet.

Ferner finden die Trester Verwendung zur Erzeugung von Essig und Grünspan oder getrocknet als Brennstoff zur Herstellung von Leuchtgas und Düngerasche.

4. Das Reifen des Weines. Mit der Vollendung der Haupt- und Nachgährung ist der Wein noch lange nicht zum Genusse fertig. Er bedarf — und dieses gilt für Weiss- wie Rothwein — dann noch der sog. Schulung oder Reifung. Die Schulung besteht darin, dass der vergohrene Wein so oft und so lange auf frische Fässer abgezogen wird, bis sich derselbe vollständig geklärt hat und sich weder bei längerer Einwirkung grösserer Wärme, noch bei Berührung mit Luft wieder trübt. Meistens lassen sich im Kellerbetrieb Gährung und Schulung des Weines nicht scharf von einander trennen. Wenn die Gährung entweder durch Mangel an Hefennährstoffen (besonders an Stickstoffverbindungen), oder durch zu niedrige Temperaturen, oder durch einen hohen Gehalt an Essigsäure oder Alkohol, oder endlich durch zu starkes und häufiges Schwefeln der Fässer und andere Umstände nur unvollkommen verlaufen ist, so kann bei der weiteren Schulung des Weines, wenn der eine oder andere der beeinträchtigenden Umstände gehoben ist, wieder eine Nachgährung unter Entwickelung von Kohlensäure[1]) auftreten, die jahrelang anhalten kann.

---

[1]) Bisweilen stellen sich in Weinen, welche vollständig vergohren sind, zu Beginn des Sommers Erscheinungen ein, welche in ihrem Auftreten grosse Aehnlichkeit mit einer verzögerten Gährung haben. Diese vermeintliche Gährung kommt meistens zum Vorscheine, wenn sich im Spätfrühling sehr warmes Wetter einstellt und der Luftdruck rasch sinkt, indem sich die Kohlensäure in Folge der Luftdruckverminderung so rasch aus dem Weine losreisst, dass derselbe überfliesst und in Folge der starken Bewegung die geringe Menge von Fasslager im Weine aufwühlt. Mit dem Steigen des Luftdruckes hört auch die Entwickelung der Kohlensäure wieder auf.

Unter gewöhnlichen Verhältnissen wird der vergohrene Wein im ersten Jahre 3—4-mal, in den späteren Jahren 1—2-mal im Jahr (März oder April und November bis Januar) auf 3—12 hl grosse Fässer abgezogen und wird dann in 3—4 Jahren, manchmal auch erst in 4—5 Jahren vollständig reif, ohne dass künstliche Mittel (schweflige Säure, Hausenblaseschönung etc.) angewendet zu werden brauchen.

Im Allgemeinen muss ein Wein um so öfter abgezogen werden, je reicher an Stickstoffverbindungen er ist, wie z. B. der Traminer. Man soll auch hier mit dem Abziehen nicht zu lange warten. Zum Abziehen der Weine bedient man sich, je nach der Menge des abzuziehenden Weines, bald der Heber, bald der Schaffel oder Stützen, bald der Weinpumpen.

Die Schulung des Weines verfolgt folgende 2 Hauptzwecke: 1. Die vollständige Beendigung der Gährung und die Abscheidung der Hefe oder sonstiger sich bildenden Schwebestoffe. 2. Die Bildung von Bouquetstoffen etc. in Folge Einwirkung des Luftsauerstoffes.

Um den ersten Zweck, die Klärung, thunlichst rasch zu erreichen, bedient man sich verschiedener Hülfsmittel, wie des Schwefelns der Fässer, Schönens, Filtrirens des Weines etc., welche Verfahren im nächsten Abschnitt noch näher besprochen werden sollen.

Ein natürliches Hülfsmittel zur rascheren Klärung besteht darin, dass man den Wein auf kleinere, nur 2—3 hl grosse Fässer zieht, ein Verfahren, welches besonders für feine Rothweine, die sich schneller klären, durchweg in Gebrauch ist.

Von grösstem Belang für die Reifung des Weines ist die Zuführung von Luftsauerstoff; diese erfolgt einerseits durch das öftere Abziehen des Weines vom Lager, indem man durch wiederholtes Uebergiessen oder Zerstäuben mittels Brausen oder geeigneter Pipen etc. eine thunlichst grosse Oberfläche des Weines mit dem Sauerstoff der Luft in Berührung bringt und an Stelle der absorbirt gewesenen Kohlensäure Luft einführt, andererseits durch die Poren der Fasswandung, welche einen endosmotischen Austausch der absorbirten Kohlensäure gegen Luft gestatten; dieser endosmotische Austausch wird durch die gleichzeitige Verdunstung von Alkohol und Wasser, durch Schwankungen der Temperatur und des Luftdruckes unterstützt.

Die Wirkung des Luftsauerstoffs auf den lagernden Wein erhellt am schlagendsten aus dem Versuch Pasteur's, nach welchem ein jung vergohrener Wein, wenn er in ein Glasrohr ohne Luftbeimengung eingeschmolzen, also vollständig gegen Luftzutritt abgeschlossen wird, Jungwein bleibt und weder seine Farbe, noch seinen Geschmack und Geruch ändert. Ist aber das Glasrohr zum Theil mit Luft gefüllt, so treten in dem eingeschmolzenen Wein allmählich mehr oder weniger diejenigen Veränderungen ein, welche sich auch beim Lagern in Fässern vollziehen. „Der Most wird durch Gährung zu Jungwein, der Jungwein durch Oxydation zu reifem Wein."

Ueber die Art und Weise der Wirkung des Sauerstoffs herrschen dagegen bis jetzt kaum mehr als Vermuthungen. Thatsächlich nehmen die Stickstoffverbindungen und die Extraktstoffe beim Lagern des Weines ab, was auf ein durch Oxydation bewirktes Unlöslichwerden zurückgeführt wird; dass auch die Gerbsäure oxydirt, etwa humificirt und auf diese Weise eine Abscheidung von Farbstoff und Extraktbestandtheilen bewirkt wird, ist nicht wahrscheinlich, weil der Gerbstoff von Sauerstoff und z. B. auch durch Wasserstoffsuperoxyd kaum merklich verändert wird.

Dagegen erfährt der Farbstoff beim Lagern des Weines eine namhafte Abnahme[1]), die auf eine Oxydation desselben durch den Sauerstoff zurückgeführt werden muss; zwar kann der Farbstoff auch durch andere Schwebestoffe in Folge von Flächenattraktion mit niedergerissen werden, indess kann hierauf die Abnahme der Farbe des Rothweines allein nicht zurückgeführt werden; Portele fand z. B. die Farbintensität — verglichen mit einer Fuchsinlösung als Normalflüssigkeit:

Wein zur Zeit:	Färber auf den Trestern vergohren	Färber als Most vergohren	1888-er im Laboratorium geschulte Weine			
			Kabernet franc	Teroldigo	Negrara	Erdbeertraube
Des ersten Abzuges (Okt. 1888)	11,6	5,0	3,2	5,9	2,4	1,8
August 1889	7,2	3,1	1,9	3,4	1,6	> 1,0
Juni 1890	4,2	2,2	1,6	2,5	1,3	> 1,0
Mai 1892	2,7	1,4	1,2	1,8	0,8	0,27

Gleichzeitige Einwirkung von Licht befördert die Farbstoffausscheidung.

Eine bedeutende und rasche Farbstoffabnahme muss auf die Wirkung von Spaltpilzen zurückgeführt werden.

Von wesentlichem Einfluss ist der Sauerstoff auf die Bildung der Geschmack- und Geruchstoffe des Weines. Bis zur Lagerung des Weines hat man zwischen zwei Bouquetstoffen zu unterscheiden, nämlich zwischen denen, die aus der Traube, fertig gebildet, herrühren und vielleicht als ätherische Oele aufgefasst werden können, und zwischen denen, welche, wie schon S. 1257 erwähnt, bei der Gährung gebildet werden. Erstere Bouquetstoffe werden durch den Sauerstoff allmählich zerstört — vielleicht verharzt, ähnlich wie die ätherischen Oele —; dafür spricht der Umstand, dass gewisse Weinsorten, wie Muskateller, Riesling, Gewürztraminer etc. ihre zarte, hochgeschätzte Traubenblume verhältnissmässig rasch verlieren und zwar um so rascher, je mehr dem Sauerstoff Zutritt gestattet wird. Solche Weine werden daher vielfach am meisten geschätzt, wenn sie noch nicht vollständig flaschenreif sind, oder verdienen doch nach solchen Verfahren behandelt zu werden, nach denen es gelingt, die reifende Wirkung des Sauerstoffs zum Theil (behufs Klärung) in anderer Weise z. B. durch Pasteurisiren, oder Gerbstoffzusatz etc. zu ersetzen.

Die bei der Gährung, wahrscheinlich als sekundäre Erzeugnisse, entstehenden Geschmack- und Geruchstoffe, welche allen Weinen eigenthümlich sind und gleichsam den Wein als solchen kennzeichnen, werden beim Lagern durch den Sauerstoff anscheinend nicht verändert.

Dagegen bildet sich unter der Einwirkung des Sauerstoffs beim Lagern des Weines eine neue Art von Bouquetstoffen, die sog. Blume bezw. das Bouquet, indem entweder die der Traube eigenthümlichen Geschmackstoffe durch den Sauerstoff — zum Unterschiede von der fertig gebildeten und verschwindenden Traubenblume — so verändert werden, dass erst beim Lagern im Fass — mitunter sogar erst beim Lagern in der Flasche — die der Traubensorte eigenthümliche Blume entsteht, oder indem sich erst unter dem Einfluss des Sauerstoffs aus diesen Stoffen beim Lagern nach und nach neue Verbindungen mit anderen Bestandtheilen des

---

[1]) Jungwein kann, wenn er in Folge stürmischer Gährung durch die Reduktionsstoffe eine schwache Farbe besitzt, beim ersten Lagern in Folge Sauerstoffaufnahme an Farbenintensität zunehmen; später tritt dann aber wieder eine Verblassung ein.

Weines bilden. Hierbei entsteht dann meistens wieder Kohlensäure, welche dem Wein den „kellerfrischen" Geschmack verleiht [1]).

Eine weitere Wirkung des Lagerns der Weine ist die Zunahme an Essigsäure, die bei Rothweinen durchweg etwas grösser ist, als bei Weissweinen. Die Bildung von Essigsäure dürfte aber weniger auf einem einfachen chemischen Oxydationsvorgang als auf einer Fermentwirkung durch Bakterien beruhen. Gesunde einjährige Weine enthalten meistens nicht mehr als 0,3—0,5 Thle., 5—6-jährige Weine selten weniger als 0,8 Thle. Essigsäure in 1000 Thln. Wein; steigt der Gehalt über 1 für 1000, so giebt sich dieses schon im Geschmack, den man das Altern oder den Firn des Weines nennt, zu erkennen. Erst wenn der Essiggehalt so hoch wird, dass er sich deutlich als solcher im Geschmack zu erkennen giebt, spricht man von „Essigstich". Ein Theil der Essigsäure verbindet sich mit dem Alkohol zu Essigäther, welcher in geringen Mengen den Firngeruch des Weines, in grösserer Menge den kratzenden, unangenehmen Geschmack stichiger Weine erhöht.

Eine eigenartige Veränderung erleidet der Wein beim Lagern auch dadurch, dass nach den Untersuchungen von R. Kunz[2]) und Möslinger[3]) die Aepfelsäure unter Umständen in Milchsäure übergeht oder letztere durch Bakterien gebildet wird. Junge Weine enthalten nach Möslinger durchweg kaum merkliche Mengen Milchsäure; nur bei Weinen aus grau- und sauerfaulen Trauben kann Milchsäure auch im ganz jungen Zustande in bereits erheblichen Mengen auftreten. Die Abnahme an Gesammt-Säure und Zunahme an Milchsäure in einem unter regelrechten Verhältnissen gewonnenen Wein können folgende Zahlen (für 1000 Thle. Wein) zeigen:

	Juni	Juli	Sept. 1900.	Febr.	Juli 1901
Gesammt-Säure (freie) . . .	11,3 °/₀₀	11,0 °/₀₀	10,5 °/₀₀	9,3 °/₀₀	8,1 °/₀₀
Milchsäure (als Weinsäure berechnet)	0 „	0,40 „	0,84 „	1,95 „	2,75 „

Aus der Aepfelsäure braucht nach der Gleichung: $HOOC-CH(OH)-CH_2-COOH = CH_2(OH)-CH_2-COOH + CO_2$ nur Kohlensäure abgespalten zu werden, um Milchsäure zu erhalten. Ob aber die Umlagerung in solcher einfachen Form verläuft und welche Milchsäure hierbei entsteht, muss noch festgestellt werden.

Wenn der Wein zu lange und bei zu hoher Temperatur lagert, so findet eine zu tiefe Oxydationswirkung statt, es tritt der sog. Oxydations- oder Luftgeschmack ein, worauf der Brotgeschmack der Tokayerweine und der Spaniolgeschmack der südlichen Dessertweine zurückzuführen ist. Künstlich kann dieser Oxydationsgeschmack durch Elektrisiren der Weine oder durch Zusatz von Wasserstoffsuperoxyd hervorgerufen werden.

Die Zeit, bis wann der Wein die höchste Stufe der Entwickelung erlangt hat, lässt sich nicht allgemein feststellen; sie ist bei jedem Wein und in jedem Jahr verschieden; hierüber kann nur die Geschmacksprobe entscheiden. Während man

---

[1]) Aus dem Grunde erlangen Weine, welche — in Fässern versendet — soeben eine weite Reise zurückgelegt und in Folge der hierbei erlittenen Erschütterungen viel Kohlensäure verloren haben (deshalb auch schal schmecken), nach einiger Zeit, wenn sie „abgeruht", d. h. oxydirenden Luftsauerstoff durch die Poren der Fässer aufgenommen haben, ihren früheren Wohlgeschmack wieder.
[2]) Zeitschr. f. Untersuchung d. Nahrungs- u. Genussmittel 1901. 4, 673.
[3]) Ebendort 1901, 4, 1120.

früher einen Wein für um so werthvoller hielt, je älter er war, neigt sich jetzt der Geschmack mehr den nicht zu alten Weinen zu.

Das Lagern des Weines in Fässern über die Zeit der höchsten Ausbildung des Bouquets hinaus ist stets mit Nachtheilen für den Werth eines Weines verbunden. Wein, welcher den höchsten Grad seiner Entwickelung erreicht hat, wird daher zweckmässig in Flaschen abgezogen oder in paraffinirte Fässer umgefüllt aufbewahrt, um so der Einwirkung der Luft entzogen zu sein.

Bei sehr alten Weinen hat man beobachtet, dass der Alkoholgehalt sehr zurückgegangen ist (mit dem Füllwein wird weniger Alkohol zugeführt, als durch den Schwund verloren geht); dagegen nimmt die Menge der nicht bezw. schwer flüchtigen Stoffe, wie der Mineralbestandtheile, des Glycerins sowie der Gehalt an flüchtigen Säuren bedeutend[1]) zu, während das typische Bouquet verschwindet und der Wein den nichts weniger als angenehmen Firngeschmack annimmt.

Ueber die Veränderungen, die Wein beim langen Aufbewahren erleidet, hat Berthelot einige Zahlen geliefert. Er untersuchte 45 und 100 Jahre aufbewahrten Portwein desselben Geländes mit folgendem Ergebniss:

Wein	Spec. Gew.	Extrakt	Zucker	Säure	Weinstein	Alkohol
45 Jahre alt	0,991	5,50 %	3,15 %	0,546 %	0,42 %	20,1 %
100 „ „ (von 1780) .	0,988	3,36 „	1,25 „	0,517 „	0,27 „	17,8 „

Wie beim Bier findet also auch beim Aufbewahren des Weines durch schwache Nachgährung eine Abnahme an Extrakt und Zucker statt.

1 l des 45-jährigen Weines enthielt 44,7 ccm Gas mit 12 ccm Sauerstoff und 32,7 ccm Stickstoff, also keine Kohlensäure.

Im Allgemeinen ist mit der Lagerung auch eine Weinsteinabscheidung verbunden und zwar in Folge des Schwundes und der hierdurch bedingten Nachfüllung mit jüngerem, weinsteinhaltigem Wein.

Durch die Poren des Fassholzes findet nämlich beim Lagern des Weines eine ununterbrochene Verdunstung von Flüssigkeit statt. Dieser Schwund ist um so grösser, je höher die Temperatur des Kellers und je kleiner das Fass ist. Die Grösse des Schwundes schwankt jährlich zwischen etwa 1,5—3,0 % vom Weine und kann in kleinen Fässern bis 20 % betragen. Der Schwund muss durch Nachfüllen ausgeglichen werden, indem sich sonst leicht der Kahmpilz bildet und Essigstich einstellt.

Zum Nachfüllen verwendet man naturgemäss am besten dieselbe Sorte Wein; diese kann man für den Zweck in einigen Flaschen aufheben. Aber der Vorrath würde nur für kurze Zeit ausreichen. Man muss dann eine ähnliche Sorte Wein zum Nachfüllen verwenden; auch hilft man sich wohl in der Weise, dass man die Fässer durch Einwerfen reiner Quarzsteine wieder auffüllt. Ein wiederholtes Auffüllen mit Wasser und Alkohol empfiehlt sich nicht, weil dadurch die Natur des Weines vollständig verändert wird.

---

[1]) Die grosse Menge flüchtiger Säure (Essigsäure) rührt nach Bersch nicht von einer Anhäufung der mit dem Füllweine immer neu zugeführten Essigsäure her, sondern erklärt sich dadurch, dass sich die höher zusammengesetzten Fettsäuren, welche in dem Oenanthäther enthalten sind, fortwährend in immer sauerstoffreichere Säuren und endlich in Essigsäure verwandeln, so dass die grosse Menge der flüchtigen Säure im Wein als ein Oxydationserzeugniss des Oenanthäthers anzusehen ist.

5. Kellermässige Behandlung des Weines. Das aus dem Traubensafte durch Gährung erhaltene Erzeugniss muss, um für den Handel verwendbar zu werden, gewöhnlich noch weiteren Behandlungen unterworfen werden, welche man unter der Bezeichnung „kellermässige Behandlung" zusammenfasst. Dazu sind zu rechnen das Schwefeln, das Klären und Schönen, das Filtriren etc.; im gewissen Sinne auch das Pasteurisiren.

a) Das Schwefeln (Einschwefeln, Einbrennen, Einschlaggeben), welches schon seit Jahrhunderten in der Kellerwirthschaft in Gebrauch ist, ist eine der gewöhnlichsten Massnahmen, die im Weinkeller ausgeführt werden; es geschieht, theils um die Vermehrung von Kleinwesen zu verhindern, die auf den Wein schädlich wirken könnten, theils auch um etwa schon vorhandene Keime zu tödten. Das Schwefeln ist ein ausgezeichnetes Mittel, leere Fässer gegen Schimmelbildung zu schützen.

Auch lässt sich dadurch Wein, der sich in bloss theilweise gefüllten Fässern befindet, vor Verderben schützen; ein Wein, der einen deutlichen Geruch nach Schwefelwasserstoff besitzt, verliert denselben unter Abscheidung von Schwefel ($SO_2 + 2\,H_2S = 2\,H_2O + 3\,S$). Am meisten aber findet der Schwefeleinschlag beim Abziehen der Weine auf frische Fässer oder gar auf Flaschen statt.

Das Schwefeln wird in der Weise vorgenommen, dass man (arsenfreien) Schwefel entweder in Form von sog. Schwefelschnitten d. h. Stofflappen, die in geschmolzenen Schwefel getaucht wurden, oder in einer Drahtspirale, welche in ein Blechgefäss, worin sich Schwefel befindet, endigt, im offenen leeren Fasse verbrennt und das sich entwickelnde Gas, die schweflige Säure, auf die Innenwand der Fässer bezw. Flaschen wirken lässt. Gut verspundet kann ein auf diese Weise behandeltes Fass Jahre lang liegen bleiben, ohne schimmelig zu werden. Vor dem Gebrauche sollte aber das geschwefelte Fass stets sorgfältig mit reinem Wasser ausgespült werden, um möglichst alle noch vorhandene schweflige Säure und die aus ihr durch Oxydation gebildete Schwefelsäure zu entfernen.

Das Schwefeln des Mostes wird zweckmässig da angewendet, wo es sich darum handelt, sog. „stummen Most", d. h. solchen, der längere Zeit hindurch nicht in Gährung gerathen soll, zu erhalten.

Wein selbst sollte eigentlich nie geschwefelt werden, sondern nur das Fass, in welches man den Wein abzieht.

Zu starkes Einbrennen von Rothweinen mit Schwefel zerstört die Farbe, weshalb man Rothweine hie und da mit Weingeist einbrennt, indem man etwas fuselfreien Weingeist in das Fass giesst, umspült und ihn alsdann anzündet.

Während 1 Vol. Wasser von 15° 43,56 Vol. schweflige Säure aufnimmt, vermag Alkohol bei 0° und 760 mm Barometer 144,55 Vol. schweflige Säure aufzunehmen.

Zur Einschwefelung der Fässer rechnet man auf 1 hl Fassraum 5 g Schwefel.

Um Most für einige Monate stumm zu machen, genügen nach Weigert 0,5 g schweflige Säure für 1 l Most und nach Nessler 0,31 g derselben für 1 l Most, um die Gährung vollständig und 0,0081 g derselben für 1 l Wein, um das Braunwerden des Weines zu verhindern.

Die Kuhnenbildung wurde nach Moritz verzögert:

Durch schweflige Säure	0,010	0,024	0,100	0,198	0,500 g für 1000 ccm Wein
Um Tage	4	4	21	77	für unbestimmte Zeit

Es genügen daher verhältnissmässig geringe Mengen schwefliger Säure, um manche Vortheile für den Kellereibetrieb zu erzielen und darin liegt das Verführerische der Anwendung derselben.

Die schweflige Säure bleibt im Weine zum grössten Theile nicht als solche bestehen. Ein Theil derselben geht in Schwefelsäure über, welche sich mit dem Weinstein bezw. äpfelsaurem Kalium umsetzt, den Säuregehalt vermehrt und dem Wein einen rauhen Geschmack verleiht (vergl. auch unter Gypsen des Weines).

Das Schwefeln des Weines bewirkt nach W. Fresenius und L. Grünhut[1] eine Erniedrigung der Aschenalkalität und zugleich eine Erhöhung des Mineralstoffgehaltes; der Alkalitätsfaktor (ausgedrückt in ccm Normalalkali), nämlich $\frac{\text{Gesammtalkalität der Asche} \times 0{,}1}{\text{Mineralstoffgehalt}}$, der bei regelrecht hergestellten Weinen zwischen 0,8 und 1,0 liegt, geht durch das Schwefeln unter 0,8 herunter. Vermuthlich bildet sich auch Aethylschwefelsäure $(C_2H_5)HSO_4$ und Glycerinmonoschwefelsäure $C_3H_5(OH)_2HSO_4$.

Ein anderer Theil wird, wie M. Ripper[2] und C. Schmitt[3] zuerst festgestellt haben, unter Bindung von Aldehyd in aldehydschweflige Säure übergeführt, also ebenfalls chemisch gebunden. Die aldehydschweflige Säure besitzt einen angenehmen, obstartigen Geruch und hat anscheinend keinen nachtheiligen Einfluss auf den menschlichen Körper, wie die freie schweflige Säure.

Ein dritter Theil der schwefligen Säure endlich verschwindet durch Verdunstung, besonders beim Abziehen des Weines.

Ueber die Art und Weise der Veränderung der schwefligen Säure auf den genannten 3 Wegen möge folgende, an der Versuchsstation St. Michele angestellte Versuchsreihe Aufschluss geben: Ein 1893-er Welschrieslingwein wurde versuchsweise am 30. April übermässig geschwefelt und der Gehalt des Weines an den Verbindungsformen der schwefligen Säure zu verschiedenen Zeiten mit nachstehendem Ergebniss für 1 l verfolgt:

Zeit der Untersuchung 1894	Freie schweflige Säure	Aldehyd-schweflige Säure	Gesammt-schweflige Säure
a) Am 1. Mai nach dem Einbrennen	160 mg	42 mg	202 mg
b) „ 2. „ nach öfterem Uebergiessen	147 „	40 „	187 „
c) „ 6. „ nach 4-tägigem Lagern	115 „	48 „	163 „
d) „ 25. Aug. nach 110-tägigem Lagern	33 „	40 „	73 „
e) „ 24. Dec. nach 8-monatigem Lagern	13 „	48 „	61 „

Am 24. Dec. hatte der Wein ausserdem einen Gehalt an Schwefelsäure von 0,523 g = 1,135 g Kaliumsulfat im Liter, während der ursprüngliche Schwefelsäuregehalt eines ganz ähnlichen Weines desselben Kellers nur 0,103 g betrug.

Die Umwandlung der schwefligen Säure in aldehydschweflige Säure geht für kleinere Mengen schwefliger Säure im Anfange rasch, später nur langsam, aber doch so vor sich, dass ältere, mehrere Jahre gelagerte Weine meistens keine freie schweflige Säure, sondern nur aldehydschweflige Säure und Schwefelsäure enthalten. Schmitt

---

[1] Zeitschr. f. Untersuchung d. Nahrungs- u. Genussmittel 1903, 6, 927.
[2] Journ. f. prakt. Chemie [2] 1892, 46, 427.
[3] Schmitt, Die Weine des herzogl. Nassauischen Kabinets-Kellers. Wiesbaden 1892, 57.

fand in den hochfeinen, edlen Weinen des Nassauischen Kabinets-Kellers 59—260 mg schweflige Säure in Form der Aldehyd-Verbindung.

Wenn letztere Verbindung nun auch nicht schädlich sein mag und wenn auch für eine Reihe von Fällen das Einbrennen mit Schwefel Vortheile bieten und nicht ganz umgangen werden kann, so wird doch von dem Schwefeln bei der Weinbereitung, besonders um den Wein früh reif d. h. klar zu machen, ein gar zu grosser Gebrauch gemacht und wird dadurch, abgesehen davon, dass auf diese Weise eine grössere Menge Schwefelsäure in den Wein gelangt und ein Theil der schwefligen Säure als solche bestehen bleibt, die durch die natürliche Reifung bedingte Eigenartigkeit der Weine beeinträchtigt.

Nessler sagt über das Schwefeln des Weines Folgendes:

„Wenn wir auch annehmen, dass ein leichtes Einbrennen der Fässer, in welche der Wein beim ersten und zweiten Ablassen gebracht wird, nützlich sein kann, so müssen wir doch ganz entschieden davor warnen, zuviel Schwefel anzuwenden; ganz besonders aber wird das Einbrennen der Fässer nachtheilig sein, so lange der Wein erhebliche Mengen vergährbaren Zucker enthält. (Ausnahmen bei Weinen, die Zucker behalten sollen.)"

Die unangenehmen und nachtheiligen Wirkungen eines Weines haben vielfach mehr in dem öfteren und zu starken Schwefeln als in sonstigen Zusätzen ihren Grund.

An Stelle des Einbrennens mit Schwefel wird auch vereinzelt schwefligsaurer Kalk oder in Wasser gelöste schweflige Säure angewendet. Sie eignen sich aber höchstens zum Reinigen der Fässer und bieten sonst keine Vortheile.

b) **Das Klären und Schönen.** Da die Weintrinker von einem gesunden Weine verlangen, dass er in erster Linie ganz klar ist, so wird das Klären und Schönen der Weine in vielen Fällen zur Nothwendigkeit.

Die Stoffe, welche das Nichtklarsein eines gesunden Weines bewirken, sind gewöhnlich unlöslich gewordene Stickstoffverbindungen, Farbstoffe, mitunter auch Weinsteinausscheidungen, Hefenzellen und bei nicht gesunden Weinen auch Spaltpilze etc.

Als Schönungsmittel sind in Gebrauch:

α) **Solche, deren Wirkung auf mechanischen und chemischen Vorgängen beruht.**

Hierzu gehören: Hausenblase, Leim und Gelatine, Eiweiss, Milch, Blut und aus diesen hergestellte Präparate. Ihre Wirkung beruht darauf, dass sie mit dem Gerbstoff der Weine unlösliche Verbindungen eingehen, die sich niederschlagen und etwaige andere Schwebestoffe im Wein (wie Hefe und Bakterien) einhüllen und mit niederreissen.

Enthalten die Weine, wie die deutschen Weissweine, nicht genügend Gerbstoff, so wird denselben vorher solcher — entweder reines Tannin aus Galläpfeln oder ein Auszug aus den gerbstoffreichen Traubenkernen — auf jedes Gramm Hausenblase oder Gelatine 0,7—1,5 g Tannin, zugesetzt. Nach J. Nessler hängt das Gelingen des Schönens auch wesentlich davon ab, dass der Wein eine genügende Menge Weinstein enthält, und muss solcher unter Umständen ebenfalls zugesetzt werden. Von den genannten Schönungsmitteln ist noch Folgendes zu bemerken:

    1. **Hausenblase**, die innere Haut der Schwimmblase des Hausens (Acipenser Huso) und verwandter bezw. anderer Fische, wird in einer Menge von 1,5—2,0 g für 1 hl angewendet; J. Nessler[1]) empfiehlt 10 g zerschnittene

---

[1]) J. Nessler, Die Bereitung, Pflege u. Untersuchung des Weines. Stuttgart 1894. 6. Aufl., 239.

Hausenblase 24 Stunden in Wasser einzuweichen und diese dann mit einer Lösung von 10 g Weinsäure in 850 ccm Wasser und 150 ccm reinem Weingeist in Lösung zu bringen. Die so erhaltene Schöne genügt für durchschnittlich 5 hl Wein.

2. **Leim oder Gelatine.** Hiervon verwendet man eine dickflüssige Lösung von 2—4 g, nach anderen Angaben sogar 5—15 g für 1 hl Wein; bei gerbstoffarmen Weissweinen soll man nach J. Nessler die doppelte Menge Tannin zusetzen. Die Gelatine Lainé ist gewöhnlicher, unreiner Leim mit 4,2 % Asche, das Appert'sche Pulverin desgleichen mit 5,7 % Asche und die Krystallschöne weisse Gelatine mit 30 % Alaun; erstere beiden Schönungsmittel sind nicht zu empfehlen, letzteres ist wegen des Alaungehaltes unzulässig.

3. **Eiweiss.** Als solches wird meistens das Weisse von Eiern angewendet und rechnet man auf 1 hl Wein das Weisse von 2—4 Eiern, welches zu dem Zweck mit einem Besen zu Schaum zerschlagen und vorher mit etwas Wein vermischt wird. Zuweilen setzt man dem Eiweiss — ebenso wie der Gelatine — etwas Kochsalz zu, welches im Wein verbleibt. Das Eier-Eiweiss wird gern zum Klären der Rothweine benutzt.

4. **Milch.** Diese wirkt durch ihren Gehalt an Kaseïn und Albumin klärend auf den Wein; man kann frische Vollmilch oder auch abgerahmte Milch verwenden, so lange diese süss ist; man rechnet auf 1 hl Wein 0,5—1,5 l süsse Magermilch. Hierbei ist zu berücksichtigen, dass einige Bestandtheile der Milch in den Wein übergehen, z. B. bei obigen Zusatzmengen 0,025—0,075 g Milchzucker und 0,0035—0,011 g Mineralstoffe auf 100 ccm Wein und ferner noch geringe Mengen Stickstoffverbindungen der Milch. Ausserdem wirkt die Milch stark entfärbend sowohl auf Weiss- als Rothweine.

5. **Blut.** Man verwendet dasselbe als solches oder auch das Serum von frisch gepeitschtem Blut, von dem man 150—200 ccm auf 1 hl Wein rechnet; auch getrocknetes Blut, das mit Wasser oder Wein aufgeweicht wird, wird angewendet. Das Julien'sche Schönungspulver für Rothwein und Champagner besteht aus Blut und Leim (gleichzeitig kohlensauren Kalk enthaltend). Die klärenden Bestandtheile sind Serumalbumin und Serumglobulin, bei Benutzung von ganzem Blut auch Fibrin. Durch die Schönung mit Blut gehen verschiedene Bestandtheile desselben in den Wein über und hat die Anwendung desselben auch gesundheitliche Bedenken, weil es ebenso wie Milch Träger von Infektionskeimen sein kann.

Die Anwendung vorstehender Klärmittel erfordert ohne Zweifel die grösste Vor- und Umsicht. Denn setzt man mehr zu, als durch die Gerbsäure des Weines gebunden werden kann, so bleibt ein Theil derselben in Lösung, setzt man aber gleichzeitig zu viel Tannin zu, so bleibt dieses gelöst. Aber abgesehen davon, dass fremde Bestandtheile in den Wein übergehen können, werden auch eigenartige Bestandtheile des Weines, vor allem Gerbstoff durch chemische Bindung, dann Farbstoff (besonders bei Rothwein) und Extraktstoffe des Weines mechanisch durch Flächenattraktion mit ausgeschieden.

Ausser vorstehenden, altbekannten Schönungsmitteln giebt es noch eine Reihe anderer, deren Zusammensetzung geheim gehalten wird, z. B. nach der Untersuchung der Weinbau-Versuchsstation in St. Michele ein solches, welches aus Eiweiss, Alaun und Rohrzucker, ein zweites, welches aus Eiweiss und Citronensäure, ein drittes, welches aus Eiweiss, Gerbsäure und Veilchenwurzpulver bestand; das Jacobsen'sche Schönungspapier erwies sich als ein reines, weisses Papier, welches mit einer warm bereiteten Lösung von Hausenblase bezw. von Eiweiss durchtränkt war.

Wenn bei Anwendung obiger einfachen Schönungsmittel schon Vorsicht geboten ist, so gilt dieses erst recht von solchen, deren Zusammensetzung nicht bekannt ist.

Geradezu verwerflich sind aber nach K. Windisch[1]) **Schönungsmittel, welche Zink, Ferrocyankalium und ähnliche Chemikalien enthalten.**

β) Solche Schönungsmittel, deren Wirkung nur auf mechanischen Vorgängen beruht.

Als ein mechanisches Schönungsmittel hat man früher wohl trocken zusammengerolltes Papier oder auch Asbestpulver angewendet; allgemeiner in Gebrauch dagegen sind die Klärerden, besonders die spanischen Klärerden Tierra del vino, Yeso gries oder auch Kaolin. Es sind Verwitterungserzeugnisse vom Feldspath, die nach einigen Analysen folgenden Gehalt haben:

Klärerde	Gesammtgehalt					In Salzsäure löslich			
	Wasser %	Kieselsäure %	Kalk %	Magnesia %	Thonerde + Eisenoxyd %	Kieselsäure %	Kalk %	Magnesia %	Eisenoxyd + Thonerde %
Kaolin	11,8—16,7	39,5—45,1	—	—	44,80	—	—	—	—
Ihringer	14,15	60,50	0,98	0,40	21,97	—	0,80	0,40	10,85
Spanische	11,2—18,8	54,7—74,8	0,17—0,87	2,82—5,04	10,4—12,7	0,87—1,71	0,17—0,90	1,72—4,33	4,4—8,0

Die Klärerden sind hiernach von sehr verschiedener Zusammensetzung und müssen auch verschieden auf den Wein wirken. Borgmann und Fresenius[2]) fanden zwar, dass aus den von ihnen angewendeten Sorten Kaolin und spanischer Erde keine Thonerde in den Wein überging; L. Weigert[3]) stellte aber fest, dass in 100 ccm Wein durch Schönen

Mit Kaolin die Säure um 0,026 g vermindert, die Mineralstoffe um 0,006 g erhöht
„ spanischer Erde „ „ „ 0,03—0,04 g „ „ „ „ 0,024—0,03 g „
wurden.

Aehnliche Zahlen fand J. Nessler; in einem Falle verminderte eine spanische Erde (1 kg auf 1 hl Wein) den Säuregehalt von 0,6 g auf 0,06 g in 100 ccm Wein; die aufgelösten basischen Bestandtheile bestanden vorwiegend aus Kalk.

Zwar lassen sich durch Auswaschen der Klärerden mit Salzsäure und Wasser die mineralischen Bestandtheile, welche entsäuernd auf den Wein wirken und gleichzeitig zum Theil in den Wein übergehen, beseitigen, indess ist ein solches Verfahren für die Praxis umständlich und empfiehlt es sich, vor der Anwendung im Grossen einen Versuch im Kleinen zu machen, um festzustellen, in welcher Weise die Klärerde auf den Wein wirkt.

Die klärende Wirkung beruht auf einer Flächenattraktion und wird vorwiegend den Silikaten bezw. dem Kieselsäurehydrat zugeschrieben. Auch sie entziehen dem

---
[1]) Zeitschr. f. Untersuchung d. Nahrungs- u. Genussmittel 1903, 6, 452.
[2]) Weinbau u. Weinhandel 1886, 210.
[3]) Mittheil. d. chem.-physiol. Versuchsstation f. Wein- u. Obstbau in Klosterneuburg 1878. 2. Heft.

Rothwein einen Theil des Farbstoffs, jedoch weniger als Gelatine und die anderen ähnlichen Schönungsmittel.

Als sehr wesentlich wird die Wirkung der Klärerden auf die Fällung der Albuminate im Wein und Most bezeichnet. Man rechnet auf 1 hl Wein etwa 0,5—1,0 kg Klärerde und sollen die spanischen Klärerden im Allgemeinen vor dem Kaolin den Vorzug verdienen. Sie werden vorwiegend bei süssen, zuckerreichen oder zähen schleimigen Weinen angewendet, bei welchen die Schönungsmittel Hausenblase, Gelatine etc. wegen des voluminösen Niederschlages von geringem spec. Gewicht nicht anwendbar sind.

c) **Das Gypsen und der Zusatz von sonstigen Salzen.** Der Zusatz von Gyps zu vergohrenem Wein wird kaum mehr gehandhabt und würde auch nur die Umwandlung des im Wein enthaltenen Weinsteins in saures schwefelsaures Kalium zur Folge haben. Dagegen wird der Gyps in den Mittelmeerländern Südfrankreich, Süditalien, Algier etc. — in Deutschland ist das Gypsen nicht üblich — der Traubenmaische, besonders der von Rothweinen, zugesetzt und zwar 1—5 kg auf 1 hl Maische, vorwiegend um eine lebhaftere, feurige Farbe und eine grössere Haltbarkeit des Rothweines bezw. Weines zu erzielen. Aus letzterem Grunde mag das Gypsen hier im Anschluss an die Schönungsmittel besprochen werden, weil es einen ähnlichen Zweck verfolgt.

Die Wirkung des Gypses auf den gährenden Most besteht zunächst in einer Umwandlung des Weinsteins nach der Gleichung:

$$\begin{matrix} CH(OH) \cdot COOH \\ CH(OH) \cdot COOK \end{matrix} + CaSO_4 = \begin{matrix} CH(OH) \cdot COO \\ CH(OH) \cdot COO \end{matrix} > Ca + KHSO_4$$

Auf diese Weise kann je nach dem Zusatz von Gyps und je nach dem Verlauf, wenn auch nicht der ganze, so doch ein grosser Theil des Weinsteines zu saurem schwefelsaurem Kalium umgewandelt und, weil bei der Gährung ohne Zusatz von Gyps in Folge des sich bildenden Alkohols $2/3$—$3/4$ des Weinsteins der Maische ausgeschieden werden, bei der Gypsung aber das gebildete saure schwefelsaure Kalium in Lösung bleibt, der Gesammt-Säuregehalt der Weine mehr oder weniger erhöht werden. Auch ist die Bildung von freier **Schwefelsäure** nicht ausgeschlossen. Diese wie das saure schwefelsaure Kalium bewirken, indem sie mehr als Wein- und Aepfelsäure das Aufkommen von Bakterien verhindern, eine reinere Gährung, unterdrücken auch unter Umständen die Entwickelung und Vermehrung von Krankheitsbakterien im Weine, erhöhen die Farbe und bewirken eine schnellere Klärung.

Verschiedene über die Wirkung des Gypsens angestellte und Bd. I, S. 1353 und 1354 mitgetheilte Versuche lassen die Umsetzungen im vorstehenden Sinne erkennen. Es nimmt nach allen diesen Versuchen durch das Gypsen der Gehalt an Gesammtsäure, an Mineralstoffen und Schwefelsäure zu; weil aber nach den Versuchen von R. Kayser gleichzeitig die Weinsäure, nach denen von Comboni auch die Aepfelsäure abnimmt, so kann die Säure-Zunahme nur auf einer Bildung von saurem Kaliumsulfat beruhen.

Zecchini und Silva fanden eine noch grössere Säure-Zunahme beim Gypsen, nämlich 0,76—0,93 % Säure in gegypsten gegenüber 0,65—0,86 % in ungegypsten Weinen.

G. de Astis (Bd. I, S. 1354) prüfte die Wirkung des Calciumsulfits auf die Zusammensetzung des Weines und fand, dass im Gegensatz zur Wirkung des Calciumsulfates (Gyps) das Calciumsulfit den Säuregehalt nicht vermehrt, sondern vermindert und dabei keine solche Erhöhung der Sulfate im Wein bewirkt als das Calciumsulfat. Ob dieses abweichende Verhalten des Calciumsulfits durch eine Entbindung der schwefligen Säure durch Wein- oder Aepfelsäure bedingt ist, lässt sich einstweilen nicht beurtheilen. Dagegen hat nach G. Teyxeira (Bd. I, S. 1355) das Bespritzen der Weinreben mit Bordeleser-(Kupferkalk-)Brühe eine ähnliche Wirkung auf den Wein als das Gypsen, insofern dasselbe eine Verminderung des Weinsteins und eine Vermehrung des Kaliumsulfates im Wein zur Folge hat; er fand im Mittel von 10 bezw. 12 Proben in 100 ccm Wein:

Wein von nicht bespritzten Reben		Wein von mit Kupferkalkbrühe bespritzten Reben	
Weinstein	Kaliumsulfat	Weinstein	Kaliumsulfat
0,317 g	0,014 g	0,114 g	0,077 g

Die Gesammt-Säure im Wein hatte dagegen durch das Bespritzen mit Kupferkalkbrühe erheblich abgenommen.

In ähnlicher Weise wirkte nach F. Sestini (Bd. I, S. 1356) eine Klärung des Weines mit Alaun[1]) (0,3 g auf 1 l), nur dass durch diesen auch Gesammt- und flüchtige Säuren sowie Schwefelsäure vermehrt, Phosphorsäure dagegen vermindert wurde; im Mittel von 3 Proben waren in 100 ccm enthalten:

Wein vor dem Zusatz von Alaun				Wein nach dem Zusatz von Alaun			
Gesammt-Säure	Flüchtige Säure	Phosphorsäure	Schwefelsäure	Gesammt-Säure	Flüchtige Säure	Phosphorsäure	Schwefelsäure
0,699 g	0,065 g	0,024 g	0,018 g	0,759 g	0,151 g	0,022 g	0,028 g

Der Zusatz von Weinstein als Klärmittel erhöht (Bd. I, S. 1356) den Gehalt an Extrakt und um ein Geringes den an Säure, nicht aber den an Weinstein im Wein.

Ueber die Einwirkung von Weinsäure und Calciumtartrat auf den Wein vergl. Bd. I, S. 1355.

Auch wurde in Folge der vielfachen Beanstandungen von gegypsten Weinen der Versuch gemacht, den Gyps durch andere Chemikalien zu ersetzen, so z. B. durch **Calciumtartrat oder Calciumkarbonat und Weinsäure oder durch saures Calciumphosphat ($Ca_2H_2[PO_4]_2$).** Letzteres wirkt auf den Weinstein in ähnlicher Weise wie Calciumsulfat, nämlich nach der Gleichung:

$$2 \begin{Bmatrix} CH(OH) \cdot COOH \\ CH(OH) \cdot COOK \end{Bmatrix} + Ca_2H_2(PO_4)_2 = 2 \begin{Bmatrix} CH(OH) \cdot COO \\ CH(OH) \cdot COO \end{Bmatrix} > Ca + 2\,KH_2PO_4$$

Es bildet sich weinsaures Calcium, welches ausfällt, und saures phosphorsaures Kalium, welches in Lösung bleibt. K. Windisch[2]) liess Most vergähren, von dem eine Probe ohne Zusatz blieb, die 2. Probe einen Zusatz von 525 g Gyps, die 3. einen solchen von 350 g saurem Calciumphosphat erhalten hatte; die 3 erhaltenen Weine ergaben in 100 ccm:

Most:	Alkohol	Extrakt	Gesammt-Säure	Mineralstoffe	Kaliumsulfat	Phosphorsäure
1. Ohne Zusatz	8,00 g	1,79 g	0,636 g	0,302 g	0,054 g	0,012 g
2. Gegypst	8,30 „	1,88 „	0,820 „	0,422 „	0,404 „	0,006 „
3. Phosphatirt	8,30 „	1,82 „	0,698 „	0,295 „	0,048 „	0,026 „

Der Zusatz von saurem Calciumphosphat (das Phosphatiren) wirkt daher in ähn-

---

[1]) Die Anwendung von Alaun ist aber in den meisten Ländern verboten.
[2]) K. Windisch, Die chem. Untersuchung u. Beurtheilung des Weines. Berlin 1896, 21.

licher Weise auf den Wein, wie das Gypsen und kann, wenn auch die Phosphorsäure nicht so schädlich sein mag, als die Schwefelsäure, ebenfalls nicht empfohlen werden [1]).

Um das starke Gypsen zu verdecken, hat man auch vorgeschlagen, die Schwefelsäure durch Behandlung des gegypsten Weines mit **Strontiumtartrat** und **Weinsäure** wieder zu entfernen. Matteo Spica hat aber gefunden, dass durch Strontiumtartrat das Kaliumsulfat nicht vollständig entfernt wird, dass ferner an Stelle dieses Sulfates ebensoviel Strontiumsalz in den Wein übergeht, so dass der Wein nachher gesundheitsschädlicher ist, als er vorher war. Auch **Baryumsalze** (Baryumchlorid, -nitrat, -karbonat, -acetat etc.) werden als Mittel zur Entgypsung genannt. Die Verwendung dieser Salze ist wegen ihrer grossen Giftigkeit noch verwerflicher als die der Strontiumsalze.

Die vorwiegend durch das **Monokaliumsulfat** bedingte saure Beschaffenheit des gegypsten Weines wirkt aber schädlich auf die **Verdauung, Herzthätigkeit und auf die Beschaffenheit des Blutes**. Auf letzteres wirkt es ähnlich wie freie Schwefelsäure, nämlich alkalientziehend. M. Nencki, Lichtheim und Lochsinger [2]) verfütterten z. B. an einen Hund 8 Tage lang neben der gewöhnlichen Nahrung (Pferdefleisch) 2,0—2,5 g saures schwefelsaures Kalium für den Tag, und fanden, dass die Alkalescenz des Blutes in diesen 8 Tagen um 22 % abgenommen hatte. Die Verfasser kommen daher zu folgendem Schluss: „1. Die Gesundheitsgefährlichkeit gegypster Weine, welche mehr als 2 g für 1 l enthalten, ist bis jetzt durch zweifellose Thatsachen nicht erwiesen; andererseits aber steht fest, dass bei Genuss stark gegypster Weine einzelne Inconvenienzen beobachtet sind, und dass bei fortgesetztem Gebrauch stark gegypster Weine ein Schaden für die Gesundheit entstehen kann. 2. Aus diesen Gründen erscheint es ungerechtfertigt, den Verkauf gegypster Weine ohne jede Beschränkung zuzulassen. Die Klärung mittels Gyps (Platiren) darf dem Weine für 1 l im Höchstfalle nur einen Gehalt an schwefelsauren Salzen zuführen, der 2 g Kaliumsulfat als neutrales Salz $= K_2SO_4$ berechnet, entspricht, eine Forderung der man auch in Frankreich entsprochen hat. Doch soll Jedermann, welcher „Naturwein" gekauft oder bestellt hat, befugt sein, denselben zurückzuweisen, wenn er mehr als 0,6 g neutrales Kaliumsulfat im Liter enthält".

d) **Das Filtriren.** Das Schönen bzw. Klären der Weine behufs Entfernung der schwebenden, trübenden Theile ist neuerdings mehr und mehr durch das Filtriren derselben ersetzt worden. Man hat auch sogar vorgeschlagen, schon den Most, besonders wenn derselbe versandt werden soll, zu filtriren. Die Naturhefe wird hierdurch entfernt und kann später am Ort der Verwendung durch Reinhefe ersetzt werden.

Zur Filtration des Weines sind gerade in den letzten Jahren eine Reihe von Vorrichtungen angegeben. Die Filter bestehen entweder aus Leinen, Papier, Filz, Cellulose, Asbest oder Quarzsand etc.; man hat auch Thonfilter z. B. das Pasteur-Chamberland'sche Filter oder die Kieselguhr-Filter etc. versucht, indess verläuft bei diesen die Filtration meistens zu langsam. Denn je dichter die Filtermasse ist,

---

[1]) E. Comboni, Gautier u. Desmoulins erhielten (Bd. I, S. 1353) beim Phosphatiren von Wein andere und günstige Ergebnisse; sie wendeten aber nicht saures, sondern neutrales phosphorsaures Calcium an.
[2]) Journ. f. prakt. Chem., 1892, [N. F.], 25, 384.

um so klarer wird zwar der Wein, aber um so langsamer verläuft auch die Filtration. Um sich von der Wirkung der Filter auf die Beschaffenheit und den Geschmack des Weines zu überzeugen, werden zweckmässig zunächst kleine Probefilter angewendet, die von den verschiedenen Filter-Fabriken ebenfalls geliefert werden.

Sollen die Filter dauernd gut wirken, so ist bei allen eine thunlichst häufige Reinigung unbedingt erforderlich. Die Reinigung wird in der Regel durch fliessendes Wasser vorgenommen. Von Zeit zu Zeit müssen sie aber auch durch Dampf oder siedendes Wasser ausgebrüht und sterilisirt werden.

Man kann unter den vielen vorgeschlagenen neuen Filtrirapparaten zwei Gruppen unterscheiden, nämlich solche, bei welchen der filtrirende Wein, wie bei den meisten älteren Apparaten, mehr oder weniger stark mit Luft in Berührung kommt, und solche, bei welchen, wie bei den meisten neueren Apparaten, der Luftzutritt zum Wein so viel als möglich ausgeschlossen wird.

Erstere Filter wirken in noch stärkerem Masse, als das gewöhnliche Abziehen auf neue Fässer, oxydirend auf den Wein und daher beschleunigend auf die Reife des Weines. Aus dem Grunde wird der durch offene Filter filtrirte Wein jedes Mal wieder stark trübe, so lange er noch nicht die volle Reife erlangt hat. Mit der sich verflüchtigenden Kohlensäure verlieren aber auch feinere, blumenreiche Weine viel von ihrer Blume. Für solche Weine werden daher zweckmässig geschlossene Filter angewendet, bei welchen der Wein nicht oder nur sehr wenig mit Luft in Berührung kommt[1]).

Die geschlossenen Filter empfehlen sich meistens nur für an sich reife Weine. Denn wenn junge, noch unfertige Weine durch geschlossene Filter filtrirt werden, so verlieren sie zwar nur wenig Kohlensäure, aber sie nehmen auch nur wenig Sauerstoff auf, bleiben beim Lagern im Fass klar, werden indess beim Abziehen des Weines auf Flaschen, sobald sie mehr Luft aufnehmen, alsbald wieder trübe.

Die Art der anzuwendenden Filter richtet sich daher wesentlich nach der Beschaffenheit und dem Reifegrad des betreffenden Weines.

e) Das Pasteurisiren. Das von Pasteur eingeführte Verfahren besteht darin, dass man den Wein kurze Zeit auf 55 bis 60° — seltener höher, weil dann der Wein leicht einen Kochgeschmack annimmt — erwärmt; hierdurch werden alle gelösten Stickstoffverbindungen, welche sonst nur allmählich durch die Einwirkung des Sauerstoffs der Luft als unlöslich aus dem Weine zur Abscheidung gelangen, und besonders auch das Albumin, das sonst erst bei 70° gerinnt, augenblicklich ausgefällt, die Krankheitskeime (Fermentorganismen) des Weines abgetödtet und auch noch sonstige Veränderungen im Weine hervorgerufen, welche noch nicht genau bekannt sind, die aber den Wein um 1—2 Jahre älter und reifer erscheinen lassen, als ohne Pasteurisiren. Das Verfahren macht daher die Weine nicht nur haltbarer, sondern auch früher genussreif; es bildet einen Ersatz des Schönens und Filtrirens.

Das Pasteurisiren kann sowohl mit dem in Flaschen gefüllten wie mit dem in Fässern befindlichen Wein vorgenommen werden. Das Pasteurisiren in Flaschen kann nur bei an sich reifen und vollkommen geschulten Weinen vorgenommen werden und wird einfach in der Weise ausgeführt, dass man die bis zum Kork gefüllten Flaschen entsprechend lange Zeit mit Wasser von 55—60° in Berührung lässt.

---

[1]) Für feine, an Blume reiche Weine dürfte in der Regel das Schönen vorzuziehen sein.

Für die Pasteurisirung von Fassweinen hat man zweierlei Arten von Apparaten, nämlich intermittirend und kontinuirlich wirkende Apparate. Bei den ersten Apparaten wird der Wein in dem Fass (bzw. Gefäss) von aussen bis zu dem entsprechenden Grade erwärmt und hierauf entweder langsam in dem Gefäss, in welchem er erwärmt wurde, oder rascher mit Hülfe einer Kühlschlange abgekühlt. Weil nach diesem Verfahren der Wein aber kaum gleichmässig erwärmt werden kann, bedient man sich jetzt meistens der kontinuirlich wirkenden Apparate, welche sehr zahlreich sind, aber alle darin übereinstimmen, dass der Wein zunächst durch ein in heissem Wasser befindliches Schlangenrohr mit einer Geschwindigkeit durchgeleitet wird, dass er beim Austritt gerade die gewünschte Temperatur zeigt, worauf er, ohne vorher mit Luft in Berührung zu kommen, in geeigneter Weise abgekühlt wird (vergl. auch unter Bier S. 1235).

f) **Das Elektrisiren.** Wenngleich das Elektrisiren bis jetzt noch keine praktische Bedeutung für die Kellerbehandlung angenommen hat, so mag doch erwähnt sein, dass dasselbe, d. h. das Durchleiten eines elektrischen Stromes in Folge der elektrolytischen Spaltung von Salzen und Säuren, die Reife der Weine beschleunigen kann. Es wirkt ähnlich wie starker Luftzutritt zu den Weinen, welcher denselben, besonders den Dessertweinen, einen Luft- oder Brotgeschmack verleiht. Sehr starke elektrische Ströme machen den Wein zwar sehr haltbar und verhindern die Kuhnenbildung, aber erhöhen auch den Gehalt des Weines an Säuren, besonders an flüchtigen Säuren, und zerstören das Bouquet. Aus dem Grunde kann höchstens von schwachen elektrischen Strömen ein unter Umständen günstiger Erfolg erwartet werden (vergl. Bd. I, S. 1356).

In ähnlicher Weise wie der elektrische Strom wirkt der Zusatz von Wasserstoffsuperoxyd auf Weine. Kleinere Mengen können die Reifung des Weines befördern und wirken unter Umständen günstig bei Rothweinen, grössere Mengen verleihen aber den Weinen einen so widerwärtigen Wasserstoffsuperoxyd-Geschmack, dass sie kaum trinkbar erscheinen. Für künstliche Dessertweine (Cibebenweine) soll Wasserstoffsuperoxyd angewendet werden, um den gewünschten Spaniolgeschmack hervorzurufen.

g) **Die Behandlung mit Kohlensäure.** Junger Wein enthält stets reichlich Kohlensäure und verleiht diese dem Wein, wie schon oben gesagt, den frischen Geschmack, während kohlensäurefreie Weine fade und matt schmecken (vergl. auch unter Bier S. 1231). Durch das häufige Abstechen, Schönen und Filtriren verliert der Wein aber häufig ganz oder grösstentheils seine Kohlensäure. Um diese wieder zu ersetzen, pflegt man den Wein vielfach künstlich durch Einleiten von Kohlensäure mit dieser wieder anzureichern. Das ist auch nach dem neuen Weingesetz erlaubt, nur empfiehlt es sich selbstverständlich, ausschliesslich reinste und kleine Mengen Kohlensäure anzuwenden.

6. *Die chemischen Bestandtheile des Weines im Laufe seiner Entwickelung.* Die vorstehend beschriebenen Veränderungen, welche die chemischen Bestandtheile des Traubenmostes bezw. des Weines (des gewöhnlichen Tafelweines) im Laufe der Gährung und Reifung erleiden, lassen sich durch folgende Uebersicht[1] deutlich veranschaulichen:

---

[1] Vergl. v. Babo-Mach: Handbuch des Weinbaues und der Kellerwirthschaft. 1896. II. Bd. S. 150—151.

Bestandtheile	Im Most in 100 Thln.	Veränderung der Bestandtheile		Im Wein (Tafelwein, gesund) in 100 Thln.
		bei der Gährung	beim Lagern	
1. Wasser	70,0—80,0	—	—	80,0—94,0
2. Zucker { Glukose	5,0—15,0	verschwinden grösstentheils oder ganz	verschwinden vollständig oder bis auf Spuren	0—0,2 (ausgenommen Süssweine)
{ Fruktose	5,0—15,0			
3. Inosit	Spuren	—	—	Spuren
4. Stickstoff-Verbindungen, entsprechend Stickstoff	0,02—0,15	Abnahme	weitere Abnahme	0,008—0,080
5. Fett	Spur	Zunahme aus Hefe	Abnahme	0,005—0,010
6. Freie organische Säuren { Weinsäure	0—0,3	Abnahme	Abnahme	0—0,25
{ Aepfelsäure	0,1—1,2	—	unter Umständen starke Abnahme	wenig—0,8
{ Bernsteinsäure	—	Neubildung	—	0,06—0,15
{ Essigsäure	—	Desgl. schwache Zunahme	mehr	0,02—0,12
{ Milchsäure	—		mehr	wenig—0,300
7. Salze der organischen Säuren { Weinstein	0,4—0,8	Abnahme	weitere Abnahme	0,12—0,30
{ Aepfelsaures Kali	selten	—	—	0—wenig
{ Weinsaurer und äpfelsaurer Kalk	wenig	Abnahme	weitere Abnahme	0—Spuren
8. Gerbstoff	Spur	Zunahme durch Lösung	Abnahme	0,01—0,5 (0,5 bei Rothwein)
9. Farbstoffe { Chlorophyll etc. u. blau. Farbstoff	wenig	Aufnahme aus Kämmen u. Hülsen	Abnahme	Abnahme (allmähliche)
10. Pektinstoffe, Gummi und Pflanzenschleim	0,3—1,0	Ausfällung	Ausfällung	0—wenig
11. Bouquet- u. Aromastoffe { Bouquet (aetherische Oele)	Spur	keine	Mitunter Veränderung, endlich Abnahme	Spur
{ Neutrale und saure Ester	0	Neubildung	Neubildung	wenig
{ Aldehyde und Aldehydsäuren	0	—	Neubildung	wenig
12. Alkohol	0	Neubildung	Theilweise Verflüchtigung	5,0—15,0
13. Glycerin	0	Neubildung	Zunahme	0,4—1,2
14. Mineralstoffe	0,3—0,5	Abnahme (besonders an Kalk und Kali)	Abnahme	0,1—0,3

Hierzu ist noch Folgendes zu bemerken:

1. Wasser. Der Wassergehalt des Weines ist in Folge der Oxydation beim Lagern, vorwiegend aber in Folge der Kellerbehandlung ein grösserer als der im Most.

2. **Zucker.** Von den beiden Zuckerarten des Mostes, Glukose und Fruktose vergährt erstere im Anfange schneller als letztere (vergl. S. 1178). In gewöhnlichen, gut vergohrenen Tafelweinen finden sich höchstens 0,1—0,2 % Zucker, mitunter auch kaum mehr nachweisbare Spuren. Gewöhnliche, geringe, leichte Tischweine können schon bei einem Gehalt von 0,1—0,2 % Zucker einen schwach süssen Geschmack besitzen.

3. **Inosit.** Dieses von A. Hilger besonders im Moste unreifer Trauben nachgewiesene Kohlenhydrat unterliegt nicht der Zersetzung durch die Gährung, erhält sich also im Wein (vergl. S. 164).

4. **Stickstoff-Verbindungen.** Die Stickstoff-Verbindungen des Mostes bestehen vorwiegend aus Proteïnstoffen (Eiweiss); diese werden von der Hefe zum grossen Theil aufgezehrt, zum geringen Theil verändert; andererseits gehen stickstoffhaltige Stoffe (Spaltungserzeugnisse der Proteïnstoffe) in den Wein über; als solche werden genannt Pepton, Xanthin, Sarkin etc., die jedoch nur in Spuren im Wein vorhanden sind; der grössere Theil der Stickstoff-Verbindungen des Weines besteht ohne Zweifel aus Amiden. Maumené will im Wein 0,018—0,11 % Ammoniak und Ammoniak-Verbindungen gefunden haben. Amthor dagegen fand nur 0,0006 bis 0,006 % Ammoniak in gewöhnlichen Weinen, dagegen in Hefenwein 0,02 %. Da die Moste nach Amthor 0,012—0,032 % Ammoniak ergaben, so muss das letztere durch die Hefe während der Gährung aufgenommen worden sein.

5. **Fett.** Nach P. Kulisch[1]) schliesst das in üblicher Weise im Wein bestimmte Glycerin stets geringe (0,005—0,104 %) Mengen Fett (bestehend aus den Glyceriden der Myristin- und Oelsäure) ein; es soll weniger aus dem Most als solchem, als aus der Hefe bzw. von dem durch die Lebensthätigkeit der Hefe gebildeten Fett herrühren.

6. **Säuren.** Von den Säuren des Weines gehören dem Moste regelmässig nur die Aepfel- und Weinsäure an. Die Aepfelsäure erreicht im Most, der aus Beeren beim Weichwerden und Färben derselben gewonnen ist, die Höhe von 1,6 bis 2,5 %, sie nimmt von da an in der reifenden Traube bis zur Vollreife (und auch beim Lagern der Trauben) beständig ab, aber sie verschwindet selbst aus dem Most sehr reifer Trauben nur selten und findet sich daher stets im Wein. Durchschnittlich enthalten die Moste und damit auch die entsprechenden Weine 0,3—0,4 % Aepfelsäure, die, wie schon S. 1262 gesagt, beim Lagern des Weines in geringerer oder grösserer Menge in Milchsäure übergeht.

Die freie Weinsäure der unreifen Trauben geht, wie wir S. 950 gesehen haben, durch zuwanderndes Kali in weinsaures Kali über, so dass in dem Saft wirklich vollreifer Trauben auch keine Spur freier Weinsäure vorhanden ist; aus dem Grunde finden sich unter regelrechten Verhältnissen im Most nur 0—0,06 % Weinsäure, in Mosten aus unreifen Trauben dagegen 0,1—0,3 % freie Weinsäure. Diese nimmt bei der Gährung, wie beim Lagern allmählich ab und fällt ganz aus, wenn Kalium- oder Calciumkarbonat zugesetzt wird.

Die Bernsteinsäure ist auch in dem Moste unreifer, noch grüner Trauben gefunden worden; die Hauptmenge bildet sich aber bei der Gährung und erhält sich im Wein. R. Kunz[2]) fand in 24 Weinsorten von 0,0602—0,1150 g Bernsteinsäure für 100 ccm Wein.

---
[1]) Landw. Jahrbücher 1886, **15**, 421.
[2]) Zeitschr. f. Untersuchung d. Nahrungs- u. Genussmittel 1903. **6**, 721.

Der Gehalt an **Essigsäure**, die bei der Gährung und Lagerung durch Mycoderma aceti gebildet wird, beträgt in allen guten Weinen etwa 0,015—0,020 %.

Milch- und Buttersäure können im Wein in Folge fehlerhafter Gährung oder später in Folge von Krankheiten durch die betreffenden Bakterien bzw. durch sonstige Umsetzungen gebildet werden. Eine regelmässige Bildung der Milchsäure erfolgt, wie schon oben erwähnt, aus der Aepfelsäure S. 1262. Nach P. Kulisch (Bd. I, S. 1372) tritt in den mit Zucker versetzten Mosten und dementsprechend in alkoholreicheren Weinen die Säureabnahme um so später ein, je mehr der Alkoholgehalt durch den Zuckerzusatz erhöht ist.

7. **Salze der organischen Säuren.** Von den vorstehenden organischen Säuren kommt vorwiegend nur die Weinsäure als Salz, nämlich als saures weinsaures Kalium im Wein vor; weinsaures Calcium kann darin nur in Spuren vorhanden sein; ebenso dürften äpfelsaures Kalium oder Calcium im Wein sehr selten und Bernstein-, Essig- und Milchsäure als im freien Zustande bzw. zum geringen Theil als Ester im Wein enthaltend anzunehmen sein.

Die Menge des im Most und Wein enthaltenen Weinsteins hängt einerseits von der Temperatur, andererseits von dem Alkoholgehalt ab; je niedriger die Temperatur und je höher der Alkoholgehalt ist, um so weniger Weinstein kann im Wein gelöst bleiben. So kann es, wie M. Petrowitsch[1]) nachgewiesen hat, vorkommen, dass ein alter, alkoholreicher Wein — in diesem Falle ein alter, echter Ausbruchwein aus Karlowitz in Spanien, der 14,65 Vol.-% Alkohol, 0,82 % Gesammtsäure und 12,65 % Extrakt mit 6,76 % Zucker enthielt — gar keinen Weinstein mehr enthält; aus dem Grunde ist die Annahme, dass ein Wein ohne Weinstein als „Kunstwein" anzusehen ist, nicht gerechtfertigt.

8. **Gerbstoff.** Der Gerbstoff wird, wie schon gesagt, bei der Gährung — zum kleinen Theile auch beim Pressen aus Hülsen, Kernen und Kämmen — aufgenommen. Weissweine von lieblichem Geschmack enthalten höchstens 0,02—0,04 % Gerbstoff; bei 0,05—0,08 % erscheinen sie schon herb, während dieser Gehalt Rothweine noch als zu wenig herb erscheinen lässt. Milde Rothweine weisen meistens einen Gehalt von 0,10—0,15 % Gerbstoff auf, schwere volle Rothweine einen solchen von 0,20 bis 0,25 %; ein Gehalt von über 0,3 % macht die Rothweine meistens zu herbe — Dalmatiner rothe Verschnittweine enthalten bis zu 0,6 % Gerbstoff —. Ein gleichzeitiger hoher Säuregehalt lässt die Rothweine schon bei einem verhältnissmässig geringen Gerbstoffgehalt unangenehm herb erscheinen.

9. **Farbstoffe.** Für den Wein kommen zwei Arten von Farbstoff in Betracht, das **Chlorophyll** sowie seine Abkömmlinge und der **blaue Traubenfarbstoff**.

Das **Chlorophyll** (vergl. S. 38) findet sich nach der Blüte in allen Zellen des Fruchtknotens, später aber nur in den Zellen der Hülse und der Fruchtknotenscheidewände der Beeren und zwar so lange, bis die Beeren sich zu färben beginnen; indess erhält sich das Chlorophyll selbst in rothen und blauen Trauben lange Zeit; nur in den Hülsen ganz reifer oder überreifer Trauben fehlt es. In den Kämmen erhält sich das Chlorophyll bis zum Verholzen derselben. Statt des reinen Chlorophylls finden sich dann in den Beerentheilen Abkömmlinge desselben d. h. gelbgrüne bis braune (humusartige) Farbstoffe. Dass das Chlorophyll bzw. dessen Abkömmlinge in den Most und Wein übergehen, kann man daraus schliessen, dass ein Wein, der

---

[1]) Zeitschr. f. anal. Chemie 1886, 25. 198.

durch Gährung des Mostes auf grünen unverholzten Kämmen vergohren ist, einen unangenehmen, sog. grünen Geschmack annimmt, der keineswegs allein von dem Gerbstoff oder der Aepfelsäure in den Kämmen herrührt. Dasselbe ist bei petiotisirten Weissweinen der Fall, die mit Zuckerwasser auf den Hülsen vergohren sind, während der unangenehme Geschmack den Tresterweinen, welche durch Vergähren von Zuckerlösung auf von den Kämmen befreiter Maische blauer Trauben gewonnen wurden, fehlt.

Der blaue Traubenfarbstoff bildet sich anscheinend aus dem Chlorophyll oder Chlorophyllplasma; denn er tritt meistens dort auf, wo vorher Chlorophyll vorhanden war.

Nur bei der Färbertraube, bei welcher der ganze Saft roth ausgefärbt ist, scheint ein starkes Zuwandern von bereits fertig gebildetem Farbstoff aus den Blättern in die Beeren stattzufinden. Der Beginn der Farbstoffbildung in den Zellen der Hülsen fällt mit dem Weichwerden d. h. jener Entwickelungsstufe der Beere zusammen, von welcher an eine rasche Zuckerzuwanderung, dagegen eine ebenso rasche Abnahme des Aepfelsäure-Gehaltes statt hat. Die Farbstoffbildung geht also der Zunahme an Zucker parallel und steigt vom Beginn des Weichwerdens bis zur Reife allmählich um das 200—300-fache. Die grösste Menge Farbstoff findet sich stets in den äussersten Zellen der Hülse abgelagert, jedoch ist dieselbe wie die Zahl der farbstoffführenden Zellreihen je nach der Traubensorte sehr verschieden.

Die Art des Farbstoffes ist dagegen nach Schuler in allen Traubensorten (der dunkelblauen, rothen wie grauen) die gleiche; der Unterschied in der Farbe und dem Farbenton ist nur bedingt einerseits durch die Menge und Vertheilung des Farbstoffes, andererseits durch das Verhältniss der Menge der in Farbstoffzellen vorhandenen Säuren bzw. sauer reagirenden Verbindungen zu der Menge des Farbstoffes. Tritt letzterer im Verhältniss zur Menge der vorhandenen Säure zurück, so erscheint der Farbenton vollständig roth; greift das umgekehrte Verhältniss Platz, so tritt ein mehr violetter bis dunkelblauer Ton hervor.

Ueber die Natur des Weinfarbstoffes sind vielfache Untersuchungen angestellt, ohne aber bis jetzt Klarheit geschaffen zu haben.

Mulder[1]) fällte Wein mit Bleiessig, zerlegte die Bleiverbindung durch Schwefelwasserstoff und zog nach dem Auswaschen mit Wasser und Alkohol den Farbstoff aus dem Niederschlage von Schwefelblei mit Alkohol und Essigsäure aus, verdampfte die Lösung und nannte den bläulich-schwarzen, in Wasser, Alkohol und Aether unlöslichen Farbstoff „Oenocyanin". Neubauer, Nessler, ferner R. Heise[2]) haben aber nachgewiesen, dass dieses Oenocyanin eine Farbstoff-Bleiverbindung ist.

Glénard[3]) versetzt den Wein mit basischem Bleiacetat bis zur vollständigen Ausfällung und zersetzt den getrockneten Niederschlag durch salzsäurehaltigen Aether. Der Farbstoff bleibt mit dem gleichzeitig entstehenden Chlorblei zurück. Nachdem die freien Säuren durch Aetherwaschung entfernt worden sind, wird der Rückstand an der Luft getrocknet und der Farbstoff durch 36,6-grädigen Alkohol ausgezogen. Glénard nennt den Farbstoff „Oenolin" und giebt ihm die Formel $C_{20}H_{20}O_{10}$.

Gautier[4]) glaubt, dass zwischen dem Weinfarbstoff und den Katechinen sowie Gerbsäuren enge Beziehungen bestehen.

R. Heise[2]) hat gefunden, dass nach dem Glénard'schen Verfahren zwei verschiedene Farbstoffe gewonnen werden können, von denen der eine in absolutem Alkohol und Essigsäure unlöslich,

---

[1]) Mulder: Chemie des Weines 1856.
[2]) Arbeiten aus dem Kaiserl. Gesundheitsamte 1889, 5, 618.
[3]) Ann. de chim. et de phys. 1853, 54, 366.
[4]) Compt. rendus 1878, 1507.

der andere löslich ist. Die Farbstoffe sind wie im Rothwein, so auch in den frischen, reifen Weinbeerhäuten enthalten; die Anwesenheit von Säuren befördert nicht die Löslichkeit, erhöht aber die Stärke der Farbe.

Das Oenotannin besteht nach R. Heise aus 3 verschiedenen Substanzen, nämlich Gallusgerbsäure, Quercetin und einem noch unbekannten Körper.

Der Farbstoff ist in Aether und Benzol fast unlöslich, in Wasser ist er wenig, in schwach angesäuertem Wasser leichter, am besten in verdünntem, schwach angesäuertem Alkohol löslich. Weinsäure und Citronensäure befördern die Löslichkeit mehr als sonstige organische Säuren (Aepfel-, Bernstein- und Essigsäure) oder wie die Mineralsäuren (Schwefel-, Salz-, und Salpetersäure). Der Farbstoff wird durch alle Säuren roth, durch Alkalien, die ihn ebenfalls lösen, blau gefärbt. Essigsäure, Thonerde und Bleioxyd bilden mit dem Farbstoff unlösliche blaue Farblacke; nach Duclaux lässt sich aus demselben durch Reduktionsmittel eine farblose Substanz herstellen, welche sich durch Aufnahme von Sauerstoff wieder roth färbt; hieraus erklärt sich vielleicht die Erscheinung, dass Jung-Rothweine nach der Gährung mitunter licht gefärbt erscheinen, beim Lagern aber mit jedem Abstich an Farbe gewinnen. Schönungsmittel fällen den Farbstoff zum Theil aus, während längere Einwirkung von Luft unter gleichzeitiger Mitwirkung von Licht ihn ebenfalls unlöslich macht. Vor Allem wird der Farbstoff im Wein rasch und vollkommen durch grössere Mengen Bakterien zersetzt, worauf das Umschlagen der Weine beruht.

Die Farbstoffe der Heidelbeeren und Malvenblüthen verhalten sich dem Traubenfarbstoff sehr ähnlich.

10. Pentosen, Gummi, Pflanzenschleim und Pektinstoffe. Die drei letzteren, uns kaum mehr als dem Namen nach bekannten Pflanzen-Bestandtheile (vergl. S. 162 u. 165), die auch in den Weintrauben nachgewiesen sind, sind in alkoholischen Flüssigkeiten mehr oder weniger unlöslich, werden daher beim Gähren des Mostes bzw. beim Lagern des Weines in der Regel vollständig ausgeschieden.

Dagegen scheinen sich die in den Trauben bzw. im Most vorkommenden Pentosane, sei es in Form von Pentosen oder furfurolliefernden Stoffen[1] im Wein zu erhalten, da E. Comboni (Bd. I, S. 1346) nach dem Verfahren von B. Tollens in 100 ccm Wein 0,0028—0,1178 g Pentosane bzw. furfurolliefernde Stoffe fand.

11. Bouquet- und Aromastoffe. Die Bouquet- und Aromastoffe des Weines rühren aus dreierlei Quellen her, nämlich:

a) Aus den Trauben selbst; fast alle Trauben besitzen an sich einen eigenartigen Geruch und Geschmack, der sich auch dem Wein mittheilt. Bei einigen Trauben tritt derselbe erst bei sehr hoher, in der Regel nicht erreichter Reife, besonders bei der Edelfäule (S. 953 u. 1278) auf; bei anderen wird der eigenartige Geschmack durch den Zucker verdeckt und bildet sich erst bei der Gährung, bei anderen wieder verschwindet derselbe bei längerem Lagern (S. 1263) nach und nach, so dass sehr alte Weine gar keinen Sorten-Geschmack mehr zeigen. Das Traubenbouquet findet sich nicht bloss im ganzen Fruchtfleisch, in den Hülsen und Kernen der Beere, sondern in allen Theilen der Rebe, den Blättern, Ranken und Gipfeln. Es sind nach Neubauer und Müller-Thurgau wahrscheinlich oder doch vorwiegend ätherische Oele (in den Kernen auch Vanillin S. 1245), die bei der Destillation des Weines auch in den Branntwein übergehen.

b) Aus der Hefe bei der Gährung. Dass bei der Gährung des Mostes verschiedene Geschmacks- und Geruchstoffe, wahrscheinlich verschiedene Ester, ent-

---

[1] Es ist aber auch möglich, dass sich dieselben durch Oxydation der Hexosen bei der Gährung oder Lagerung gebildet haben.

stehen, ist schon oben S. 1177, 1196 u. 1257 ausgeführt. Die verschiedenen Hefenarten und -rassen scheinen verschiedene solche Verbindungen und in verschiedener Menge zu erzeugen, wodurch sich die meistens kleinen, mitunter aber auch sehr merkbaren Geruchs- und Geschmacks-Unterschiede erklären, die bei der Vergährung von Traubenmost (oder auch Maltose-Lösungen) mit verschiedenen Hefenrassen entstehen. Vielleicht wirken hierbei auch Bakterien mit.

c) **Durch Oxydation beim Reifen und Lagern des Weines.** Hierdurch werden ohne Zweifel nicht unerhebliche Mengen der eigenartigen Geruchs- und Geschmackstoffe gebildet. Als erste Oxydationserzeugnisse bilden sich aus den Alkoholen ohne Zweifel Aldehyde (Formaldehyd[1]) und Acetaldehyd), weiter zusammengesetzte Ester der flüchtigen und nichtflüchtigen Säuren, von denen die letzteren (Weinsäure, Aepfelsäure und Bernsteinsäure) saure, nur wenig flüchtige Ester liefern. Berthelot giebt die Menge der neutralen Ester in verschiedenen Weinen zu 0,003 bis 0,008 % und die der gesammten, durch Aether aus dem Wein ausziehbaren Geruchs- und Geschmackstoffe zu im Durchschnitt weniger als 0,1 % an.

C. Schmitt hat mit Sicherheit unter diesen Stoffen im Wein bzw. Weindestillate die Aethylester (zum Theil auch Amylester) der Essig-, Butter- und Bernsteinsäure nachgewiesen. Da diese Ester wohl einen sehr angenehmen, in zweckmässiger Mischung weinähnlichen Geruch, aber einen widerlichen Geschmack besitzen, so nimmt Schmitt im Wein einen geschmackverbessernden Stoff an und will solchen in der Estersäure eines höheren Alkoholes nachgewiesen haben; in gleicher Weise sollen die leicht veränderlichen Aldehyde und Aldehydsäuren, unter denen die aldehydschweflige Säure bereits S. 1265 besprochen ist, wirken.

C. Schmitt hat auch ein Verfahren angegeben, wonach man die Menge der flüchtigen Ester (bzw. Stoffe), welche vorwiegend den Geruch, und die der nichtflüchtigen Ester, welche hauptsächlich den Geschmack bedingen, soll bestimmen können (vergl. Bd. III). Nachuntersuchungen hierüber (von K. Windisch, v. Babo, Mach u. A.) haben indess die Annahmen von C. Schmitt bis jetzt nicht bestätigt. Minderwerthige Weine liefern mitunter mehr flüchtige Ester (vorwiegend Essigester), als die feinsten Kabinetweine.

12. **Alkohol.** Da aus 1 Thl. Zucker bei der Gährung durchschnittlich ½ (nach Pasteur 0,484) Gewichtstheile Alkohol (Aethylalkohol) entstehen, so gelten Weine:

Mit einem Alkoholgehalt von	6—7 Vol.-%	8—11 Vol.-%	11—13 Vol.-%	14—15 Vol.-%	16—18 Vol.-%
Als Wein	minderwertiger aus unreifen Trauben	leichter, guter	kräftiger	sehr starker	Dessertwein.

Dass bei der Gährung des Mostes ausser Aethylalkohol noch andere, höhere Alkohole entstehen, ist schon S. 1256 erwähnt.

13. **Glycerin.** Das Glycerin bildet sich nach Pasteur bei der Gährung im Allgemeinen in dem Verhältniss von 3,5 Thle. auf 100 Thle. Zucker oder 50 Thle. Alkohol; es müssten hiernach auf 100 Thle. Alkohol durchschnittlich 7 Thle. Glycerin kommen, was aber bei weitem nicht immer zutrifft; denn das Verhältniss schwankt von 100:4 bis 14. Die Umstände, welche die Bildung des Glycerins bei der Gährung beeinflussen, sind noch nicht völlig aufgeklärt. Die vielfach verbreitete Ansicht, dass

---

[1]) Vergl. K. Farnsteiner, Forschungsberichte über Lebensmittel 1897, 4, 8.

sich im Verhältniss zum Alkohol um so mehr Glycerin bilde, je langsamer die Gährung verlaufe, findet in Versuchen von A. Hilger und V. Thylmann (Bd. I, S. 1370 u. ff.) keine Bestätigung; denn hiernach ist die Glycerinbildung bei langsamer Gährung und niedriger Temperatur vermindert, während Temperaturen von 35^0 sie ebenfalls beeinträchtigen. In koncentrirten Zuckerlösungen und in solchen mit Nährstoffzusatz bildet sich mehr Glycerin, als in verdünnten und reinen Zuckerlösungen. Während aber nach Hilger und Thylmann Luftzutritt oder -abschluss keinen merklichen Einfluss auf die Glycerinbildung äussern, finden Mach und Portele bei Luftzutritt bezw. bei gelüfteten Mosten eine erhöhte Glycerinbildung; nach denselben Verfassern nimmt mit der Abnahme an Säure im gährenden und lagernden Wein die Menge des Glycerins zu.

Müller-Thurgau hat behauptet, dass das Glycerin des Weines weniger ein Erzeugniss der Gährung als der Fettspaltung sei; bei der geringen Menge Fett im Most und in der Hefe kann aber das durch die Fettspaltung gebildete Glycerin nur einen ganz kleinen Theil des im Wein enthaltenen Glycerins abgeben. Ferner bildet sich auch in reinen Zuckerlösungen ungefähr die gleiche Menge Glycerin.

14. **Mineralstoffe.** Die Art der Mineralstoffe des Weines ist dieselbe wie im Most. Nur das Verhältniss der Mineralstoffe wird ein anderes, indem ein kleiner Theil der Mineralstoffe in verschiedenem Verhältniss von der Hefe verbraucht, ein anderer Theil (wie besonders Kali und Kalk) durch den sich bildenden Alkohol (als weinsaure Salze) ausgeschieden wird. Durchweg enthalten die Weine 0,14 bis 0,25% Mineralstoffe; ein Gehalt von 0,13% gilt schon als niedrig, ein solcher von 0,3% und mehr für gewöhnliche Trinkweine als hoch; bei diesen lässt schon ein Gehalt von 0,3—0,4% auf künstliche Veränderung in der Zusammensetzung des Weines schliessen. Gehalte von über 0,3% Mineralstoffe enthalten meistens nur die Dessertweine; durch Gypsen, Entsäuern und Schönen kann der Gehalt des Weines an Mineralstoffen wesentlich zunehmen (vergl. S. 1269). Im Allgemeinen macht bei reinen Weinen der Gehalt an Mineralstoffen $1/10$ des Weinextraktes (vergl. No. 15) aus.

Die procentige Zusammensetzung der kohlefreien, aber kohlensäurehaltigen Weinasche ist etwa folgende:

Kali	Natron	Kalk	Magnesia	Eisenoxyd	Phosphorsäure	Schwefelsäure	Kieselsäure	Chlor
40,0 %	2,5 %	5,5 %	6,5 %	0,4 %	14,5 %	10,5 %	3,0 %	3,5 %

Diese Zahlen sind aber grossen Schwankungen unterworfen und betragen z. B. für Kali 25,0 bis 60,0 %, Kalk 2,0—22,0 %, Magnesia 2,0—15,0 %, Phosphorsäure 7,0—25,0 %, Schwefelsäure 3,8 bis 25,0 %, Chlor 1,0—7,0 %; oder in 100 ccm Wein für Kali 0,045—0,135 g, für Kalk 0,004 bis 0,047 g, für Magnesia 0,010—0,031 g, für Phosphorsäure 0,015—0,040 g, für Schwefelsäure 0,006 bis 0,060 g, für Chlor 0,001—0,030 g.

Selbst bei diesen grossen Schwankungen können noch vereinzelte Ausnahmen vorkommen. Bei Süssweinen gelten naturgemäss noch andere Verhältnisse (vergl. diese).

Auch gehört die Borsäure nach den Untersuchungen von M. Ripper[1]), Soltsien[2]), G. Baumert[3]) u. A. zu den regelrechten Bestandtheilen des Weines (aller Länder).

---

[1]) Weinbau und Weinhandel 1877.
[2]) Pharm. Ztg. 33, No. 90.
[3]) Berichte d. deutsch. chem. Gesellschaft 1888, 21, 3290.

F. Schaffer[1]) fand in 31 verschiedenen Weinsorten 0,008—0,050 g Borsäure in 1 l Wein und glaubt, dass erst ein Zusatz von 1,0 g Borsäure zu 1 l Wein eine frischhaltende Wirkung äussern könne.

L. Sostegni[2]) hat ferner nachgewiesen, dass durch Bestreuen der Weintrauben mit Kupfersalz-Kalkmischung sowohl die Trauben (je nach dem Grade des Bestreuens 0,0014—0,0220 g für 1 kg) als auch der Most (0,0010—0,0360 g für 1 l) Kupfer enthalten können. Beim Gähren des Mostes schlägt sich zwar ein grosser Theil des Kupfers (85—91%) als unlöslich nieder, indess bleibt eine geringe Menge Kupfer in dem Wein (0,00018—0,025 g in 1 l). Nach Fréchon (Bd. I, S. 1348) schwankt der Gehalt an Kupfer im Wein, je nachdem derselbe aus Maische oder von den Trestern der mit Kupferlösung besprützten Trauben stammt; er fand in dem aus Maische solcherweise behandelter Trauben gewonnenen Wein nur Spuren bis 0,04 mg, in dem von den Trestern gewonnenen Wein dagegen 0,06 bis 11,0 mg Kupfer in 100 ccm Wein. Nach Th. Omeis[3]) gelangen durch Bespritzen der Reben mit Kupferkalkbrühe, wenn dieses zur vorgeschriebenen Zeit und nicht zu spät ausgeführt wird, nur geringe Mengen Kupfer (0,4—1,8 mg für 1 l) in den Most, nur ganz geringe Spuren (0—0,05 mg für 1 l) in den Wein. Dagegen kann der Wein unter Umständen Kupfer aus den Kellergeräthschaften aufnehmen.

Der Gehalt an Eisen wurde von F. Ravizza (Bd. I, S. 1347) u. A. zu 0,16 bis 5,0 mg, in einer Probe aus amerikanischen La Jaquez-Trauben sogar zu 11,0 mg für 100 ccm Wein gefunden.

15. **Weinextrakt.** Unter dem Extrakt des Weines versteht man die Gesammtmenge aller nicht flüchtigen, beim Eindampfen des Weines zur Trockne zurückbleibenden Bestandtheile, welche gemeinschaftlich den „Körper" des Weines ausmachen und den Wohlgeschmack bedingen; zu diesen Bestandtheilen gehören: der etwa nicht vergohrene Zucker (einschl. Pentosen), Stickstoff-Verbindungen, sämmtliche nicht flüchtigen Säuren, Gerbstoff, Farbstoffe, Mineralstoffe und als Rest die noch nicht näher bekannten, nicht flüchtigen Stoffe, welche als sog. stickstofffreie Extraktstoffe bezeichnet werden. In gewöhnlichen Tisch- oder Trinkweinen (Weissweinen) geht der Extraktgehalt selten unter 1,4 g für 100 ccm herunter; bei Rothweinen liegt er in Folge des höheren Gerb- und Farbstoffgehaltes durchweg um 0,1—0,3 g für 100 ccm Wein höher und geht selten unter 1,6—1,7 g für 100 ccm herunter. In Süssweinen ist der Extraktgehalt natürlich viel höher und kann über 20 g für 100 ccm hinausgehen.

16. **Weingase.** Die Weingase bestehen in der Regel aus Kohlensäure und Stickstoff; zwar nehmen die Weine bei Berührung mit Luft Sauerstoff auf; derselbe wirkt aber alsbald oxydirend auf die Weinbestandtheile und wird in Kohlensäure übergeführt. Junger, in Gährung befindlicher Wein enthält fast nur Kohlensäure.

Die Menge Gase, welche ein Wein aufnehmen kann, hängt vorwiegend von seinem Gehalt an Alkohol, von der Temperatur und dem Luftdruck ab. Das Absorptionsvermögen des Alkohols für die Gase ist nämlich ein grösseres als das des Wassers.

---
[1]) Schweiz. Wochenschr. f. Chemie u. Pharmacie 1902, No. 41.
[2]) Staz. Sperim. agrar. Ital. 1890, 18, 391 und Centralbl. f. Agric. Chem. 1890, 19, 632.
[3]) Zeitschr. f. Untersuchung d. Nahrungs- u. Genussmittel 1903, 6, 116.

So kann z. B. je 1 l bei 760 mm Druck lösen:

Temperatur	Wasser			Alkohol		
	Kohlensäure	Stickstoff	Sauerstoff	Kohlensäure	Stickstoff	Sauerstoff
0°	1796 ccm	20 ccm	41 ccm	4329 ccm	126 ccm	284 ccm
15°	1002 „	15 „	30 „	3199 „	121 „	284 „

Bei einem Druck von 4—5 Atmosphären, wie in Schaumweinen, ist die Aufnahmefähigkeit für die Gase eine 4—5-fach höhere.

Die in Weinen wirklich gefundenen Mengen Kohlensäure und Stickstoff scheinen je nach dem Alter grossen Schwankungen zu unterliegen; so fanden in je 1 l Wein:

Pasteur in:	Kohlensäure	Stickstoff	Ladrey in:	Kohlensäure	Stickstoff
1-jährigem Burgunderwein	1481 ccm	—	3 Monate altem Wein	1082 ccm	6,5 ccm
2-jährigem Wein	200 „	16 ccm	Nach dem Abziehen desselben	467 „	12 „

Als Ladrey letzteren Wein 24 Stunden in einem flachen, offenen Gefässe an der Luft stehen liess, enthielt er nur mehr 21 ccm Kohlensäure, dagegen in Folge Aufnahme von Luft 18 ccm Stickstoff und 6 ccm Sauerstoff; letzterer verschwand aber alsbald beim Lagern des Weines in der Flasche.

Die Kohlensäure verleiht dem Wein in derselben Weise wie dem Bier Frische und einen prickelnden Geschmack; kohlensäurearme oder -freie leichte Weine erscheinen, wie schon oben gesagt, matt. Aus dem Grunde werden Weine gern in noch jugendlichem, kohlensäurehaltigem Zustande getrunken, oder man setzt den völlig vergohrenen, jungen Tischweinen wie dem Governo bei Toskanischen Weinen von Neuem etwas Maische bzw. Most aus inzwischen eingetrockneten Trauben zu, um die Weine für den Verbrauch wieder mit Kohlensäure anzureichern.

Die physiologische Wirkung des Weines. Der Wein wirkt zwar durch seinen Gehalt an Alkohol und Extraktstoffen in gewissen Sinne nährend, d. h. Wärme und Kraft liefernd — dieses gilt besonders für die Süssweine um so mehr, je mehr Zucker sie enthalten —; blutbildende Proteïnstoffe aber fehlen dem Wein und übertrifft die indirekte Wirkung des Weines auf das Nervensystem und den Blutumlauf so sehr die nährende Wirkung, dass er in hervorragendem Masse zu den Genussmitteln gerechnet werden muss. Über die physiologische Bedeutung des Alkohols und Glycerins vergl. S. 339 u. ff., über die des Zuckers und der organischen Säuren S. 209 u. 211. Die Säuren gehen wie der Alkohol und Zucker leicht in das Blut über und werden wie diese im Körper verbrannt; nur ein kleiner Theil der Säuren gelangt, die Weinsäure unverändert, die Aepfelsäure nach Reduktion zu Bernsteinsäure, in den Harn. Die Säuren scheinen ferner die Ausscheidung des Harnes zu befördern und wirken ebenso wie deren Salze lösend, abführend; nur die Gerbsäure ruft die entgegengesetzte Wirkung hervor. Dass die Kalisalze — in diesem Falle Weinstein — nervenerregend wirken, ist schon S. 556 auseinandergesetzt.

Die Bouquetstoffe können wegen der geringen, vorhandenen Menge als Nährstoffe am wenigsten in Betracht kommen; weil sie aber vorwiegend den Wein zu einem angenehmen, zusagenden Getränk machen, so sind sie in besonders hohem Grade zu den Stoffen zu rechnen, welche ein Genussmittel kennzeichnen.

Eintheilung der Weine. Es giebt eine ausserordentlich grosse Anzahl von Weinsorten; man kann fast ebenso viel Weinsorten unterscheiden, als es verschiedene Traubensorten und Weinbau treibende Länder giebt; auch werden die Weine selbst nach den einzelnen Lagen derselben Gegend unterschieden. Man kann aber vorwiegend 3 Gruppen Traubenweine bilden, die sich ausser durch die Zusammensetzung durch die Art der Herstellung verschieden verhalten, nämlich 1. die gewöhnlichen Tisch- oder Trinkweine, 2. die Dessert- und Süssweine und 3. die Schaumweine (Champagner), wobei jedoch zu berücksichtigen ist, dass es vielfach Uebergänge von der einen zur anderen Gruppe giebt.

Die gewöhnlichen Tisch- oder Trinkweine.

Unter gewöhnlichen Tisch- oder Trinkweinen versteht man solche, welche bei durchweg 1,5—2,5 g Extrakt, nur Spuren oder durchweg höchstens 0,1 g Zucker und 6—12 g Alkohol in 100 ccm enthalten. Von solchen Weinen verlangen wir in erster Linie, dass sie blank und klar sind, und auf Flaschen abgezogen, auch klar bleiben. Ein vollständig vergohrener, recht häufig, (bis 10-mal), abgezogener Wein ist noch nicht immer flaschenreif, d. h. er bleibt beim Lagern nicht klar. Die zur Beschleunigung der Flaschenreife verwendeten Schönungsmittel sind schon oben besprochen. Um zu ermitteln, ob ein Fasswein flaschenreif ist, füllt man erst einige Flaschen in üblicher Weise ab und stellt diese in ein warmes Zimmer; bleibt hier der Wein längere Zeit in den Probeflaschen klar, so ist er flaschenreif und kann ganz auf Flaschen umgefüllt werden. Auch kann man die Flaschenreife daran prüfen, dass man eine Flasche desselben einige Minuten lang auf 55—60° erwärmt (pasteurisirt); bildet sich hierbei kein Niederschlag, so ist die Flaschenreife erreicht.

Dass Flaschen und Korke äusserst sauber (und letztere thunlichst ungebraucht) sein müssen, versteht sich von selbst; auch die Natur der Glasmasse der Flaschen ist von Belang; das Glas soll thunlichst widerstandsfähig — d. h. kieselsäurereich — sein und nicht zu viel Alkali enthalten, weil solches Glas vom Wein angegriffen wird. Auch müssen die Flaschen liegend und vor Sonnenlicht geschützt, aufbewahrt werden. Vielfach erfahren die Flaschenweine beim Lagern noch eine Veredelung; dieses gilt besonders für die feineren Rothweine, die in Flaschen thunlichst lange und nicht zu kalt lagern sollen.

Nach dem neuen Weingesetz vom 24. Mai 1901 und den Ausführungsbestimmungen vom 2. Juli 1901 sollen enthalten in 100 ccm:

	Gesammt-Extrakt	Extrakt nach Abzug der nichtflüchtigen Säuren	Extrakt nach Abzug der Gesammt-Säure	Mineralstoffe
Weissweine nicht unter	1,6 g	1,1 g	1,0 g	0,13 g
Rothweine " "	1,7 "	1,3 "	1,2 "	0,16 "

Bei der Feststellung des Extraktgehaltes ist die 0,1 g in 100 ccm Wein übersteigende Zuckermenge in Abzug zu bringen und ausser Betracht zu lassen.

Da ferner nach § 4 des Gesetzes der gezuckerte Wein seiner Beschaffenheit und Zusammensetzung nach, namentlich auch in seinem Gehalt an Extrakt- und Mineralstoffen nicht unter den Durchschnitt der ungezuckerten Weine des Weinbaugebietes, dem der Wein nach seiner Benennung entsprechen soll, herabgesetzt werden darf, so erscheint es jetzt auch angezeigt, die durchschnittliche Zusammensetzung anerkannt reiner Naturweine nach zuverlässigen Analysen hier mitzutheilen. Die den nachstehenden Mittelwerthen zu Grunde liegenden Analysen sind sämmtlich nach der „Amtlichen Anweisung zur Untersuchung des Weines" in Deutschland vom 25. Juni 1896 ausgeführt worden und beziehen sich auf verschiedene Lagen des Bezirkes wie auf mehrere Jahrgänge 1890—1900 (vergl. Bd. I, S. 1181 u. ff.). Hiernach enthalten:

Deutsche Weissweine:

Weinbau-Gebiet	Anzahl d. Analysen	Spec. Gewicht	Alkohol	Extrakt	Gesammt-Säure = Weinsäure	Flüchtige Säure (= Essigsäure)	Weinsäure im Ganzen	Weinsäure freie	Weinstein	Zucker	Glycerin	Mineralstoffe	Kali	Phosphorsäure	Schwefelsäure
Mosel und Saar	187	0,9963	7,36	2,31	0,77	0,05	0,34	0,071	0,171	0,20	0,66	0,16	0,058	0,033	0,017
Rheingau und Maingau . .	68	0,9977	8,12	2,91	0,77	0,05	0,18	0,017	0,130	0,23	0,85	0,20	0,062	0,045	0,014
Nahe- u. Glanthal . . .	20	0,9953	8,20	2,25	0,67	0,04	0,19	0,028	0,094	0,16	0,69	0,17	0,059	0,039	0,014
Rheinhessen .	116	0,9960	7,42	2,15	0,58	0,04	0,19	—	—	0,08	0,63	0,22	0,075	0,025	0,018
Bergstrasse . .	55	0,9952	8,35	2,21	0,64	0,05	0,13	—	—	0,13	0,64	0,23	0,075	0,035	0,030
Odenwald . .	14	0,9952	8,33	2,06	0,61	0,04	—	—	—	0,08	0,75	0,23	0,083	0,035	0,031
Pfalz . . .	129	0,9946	8,54	2,26	0,64	0,05	0,19	0,055	0,17	0,13	0,71	0,21	0,086	0,032	0,022
Franken . .	319	0,9972	7,01	2,17	0,69	0,09	0,21	0,015	—	0,07	0,64	0,19	0,075	0,032	0,022
Württemberg .	34	0,9983	6,60	1,99	0,66	—	—	0,093	0,19	—	0,70	0,24	0,127	0,038	0,034
Baden . . .	127	0,9964	6,75	2,00	0,65	0,04	0,23	—	0,29	0,09	0,58	0,20	—	0,026	—
Elsass . . .	242	0,9961	6,44	1,92	0,64	—	0,23	0,026	0,13	0,09	0,53	0,22	—	0,026	—
Lothringen . .	35	0,9968	6,52	2,05	0,79	—	0,37	0,042	0,13	0,10	0,55	0,19	—	0,028	—

Deutsche Rothweine:

Weinbau-Gebiet	Anzahl d. Analysen	Spec. Gewicht	Alkohol	Extrakt	Gesammt-Säure	Flüchtige Säure	Gerb- u. Farbstoff	freie	Weinstein	Zucker	Glycerin	Mineralstoffe	Kali	Phosphorsäure	Schwefelsäure
Rheingau und Maingau . .	7	0,9960	9,26	2,81	0,56	0,07	—	—	0,19	0,10	0,63	0,24	0,112	0,048	0,021
Ahrthal . . .	9	0,9957	9,47	2,90	0,63	0,04	0,18	—	—	0,15	0,83	0,24	0,069	0,051	(0,009)
Rheinhessen .	5	0,9957	8,80	2,58	0,45	0,07	0,18	—	—	0,19	0,70	0,29	0,100	0,041	0,019
Württemberg .	27	0,9983	7,12	2,17	0,66	0,04	0,21	0,05 Weinstein	0,10	—	0,58	0,27	0,115	0,050	0,026
Baden . . .	43	0,9968	7,57	2,49	0,59	0,05	0,20	0,25	—	0,12	0,71	0,28	—	0,046	—
Elsass . . .	30	0,9973	7,18	2,41	0,61	—	0,18	0,11	0,05	0,12	0,60	0,25	—	0,034	—
Lothringen . .	50	0,9972	6,25	2,10	0,63	—	0,22	0,10	0,06	0,11	0,56	0,24	—	0,031	—

Französischer Rothwein:

Bordeaux . .	44	0,9958	8,16	2,42	0,58	0,09	—	—	0,28	0,19	0,23	0,73	0,25	0,106	0,029	0,034

Ungarischer Rothwein:

StickstoffSubstanz

	47	0,9952	9,15	2,62	0,68	—	—	—	0,15	0,20	0,85	0,22	0,091	0,036	0,026

Die Zusammensetzung der vielen ausländischen Tischweine — der Bordeaux- und Ungar-Rothwein sind deshalb hier mitaufgenommen, weil sie in Deutschland besonders viel getrunken werden — hier aufzunehmen, würde zu weit führen; ich muss dieserhalb auf Bd. I, S. 1246—1312 verweisen.

Auch bezüglich der wichtigen Schwankungen in der Zusammensetzung deutscher Weine muss ich auf Bd. I, S. 1181—1245 verweisen.

Nur für einige der gangbarsten deutschen Handelsweine mögen die Schwankungen der für die Beurtheilung nach dem Weingesetz wichtigsten Bestandtheile sowie noch einige Bestandtheile, welche in vorstehende Tabelle nicht aufgenommen sind, in den Jahren 1892—1900 hier aufgeführt werden:

Weinbaugebiet: Weissweine:	Extrakt	Gesammt-Säure = Weinsäure	Zucker	Mineralstoffe	Kalk	Magnesia	Chlor	Schweflige Säure
					Mittel			
Mosel und Saar . .	1,61-5,50	0,44-1,41	0,01-1,96	0,11-0,29	0,013	0,016	0,009	0,007 [1]
Rheingau u. Maingau	1,94-5,34	0,40-1,62	0,02-1,02	0,11-0,36	0,017	0,016	0,007	0,006 [1]
Rheinhessen	1,68-3,39	0,31-1,23	0-0,68	0,14-0,37	0,010	0,017	0,002	0,004
Bergstrasse. . . .	1,66-3,21	0,36-1,21	0-0,47	0,15-0,38	0,015	0,013	0,007	0,0014
Odenwald	1,75-2,63	0,38-1,02	0-0,48	0,18-0,33	0,012	0,012	0,005 [2]	0,002
Pfalz	1,59-4,85	0,36-1,18	0-1,89	0,14-0,45	0,011	0,013	0,005	0,0036
Franken	1,52-4,92	0,30-1,70	0-1,27	0,11-0,33	0,015	0,017	0,003	0,008 [1]
Baden	1,49-3,69	0,32-1,54	0,03-0,44	0,14-0,39	—	—	—	—
Elsass-Lothringen { Weisswein	1,51-2,76	0,35-1,37	0,02-0,65	0,11-0,33	—	—	—	—
Elsass-Lothringen { Rothwein .	1,67-3,32	0,43-0,99	0,05-0,20	0,17-0,40	—	—	—	—

Ueber die Zusammensetzung der Weine von verschiedenen Rebsorten vergl. Bd. I, S. 1192 u. 1241.

Die vorstehenden Untersuchungen haben ergeben, dass nur ein geringer Procentsatz den Ausführungsbestimmungen des früheren deutschen Weingesetzes, wonach für die Extraktzahlen ohne und mit Abzug der Säure um 0,1 bezw. 0,2 g niedrigere, für die Mineralstoffe von Weissweinen um 0,01 g höhere, für die von Rothweinen um 0,02 g niedrigere Werthe verlangt wurden, nicht entsprach. Aus dem Grunde sind obige neuen Grenzwerthe eingeführt, weil sie den thatsächlichen Verhältnissen mehr entsprechen.

Ueber die einzelnen Bestandtheile des Weines vergl. S. 1274—1282.

Hier sei noch Folgendes bemerkt:

1. Der Stickstoff ist bei den neueren Analysen in nur verhältnissmässig wenig Proben bestimmt. Darnach schwankte der Stickstoffgehalt in Saar- und Moselweinen von 0,027—0,095 g und betrug im Mittel von 17 Proben 0,055 g in 100 ccm Wein; im Ahrrothwein wurden bei Schwankungen von 0,023—0,087 g im Mittel 0,047 g Stickstoff gefunden. Nach J. Rösler geht der Stickstoffgehalt in reinen Tischweinen sehr selten unter 0,007 g, kann aber in einzelnen Fällen bis 0,135 g betragen; wenn die Menge 0,080 g in 100 ccm übersteigt, so handelt es sich entweder um Weine aus sehr reifen, stickstoffreichen Trauben oder um Geläger oder Hefenweine.

Von der Salpetersäure nahm man bis jetzt nach den Untersuchungen von Egger[3]) und Borgmann[4]) an, dass sie im Traubensaft und damit in Naturweinen nicht vorkommt; eine deutliche Salpetersäure-Reaktion in einem Wein sollte daher in der Regel auf eine Verlängerung (Gallisiren oder Petiotisiren) desselben schliessen lassen. Neuerdings haben aber Seifert und Kaserer[5]) im Traubensaft, Most wie Wein (ohne Wasserzusatz) in einigen Fällen mit Diphenylamin deutlich Salpetersäure nachweisen können. Die Reaktion trat in den Naturweinen nicht bei direktem Zu-

---

[1]) In mehreren Proben 0, in einer Probe als Höchstgehalt 0,010 g bezw. 0,012 g bezw. 0,025 g SO_2 in 100 ccm Wein.
[2]) Ein Wein ergab 0,026 g Chlor in 100 ccm Wein.
[3]) Archiv. f. Hygiene 1884, 2, 373.
[4]) Zeitschr. f. analyt. Chemie 1888, 27, 184.
[5]) Zeitschr. f. d. landw. Versuchswesen in Oesterreich 1903, 6, 555.

satz von Diphenylamin ein, sondern erst wenn der Naturwein vorher einige Minuten auf dem Wasserbade mit reiner (salpetersäurefreier) Blutkohle behandelt war. Die Ergebnisse bedürfen indess der Bestätigung. Auch darf, weil es auch salpetersäurefreie bezw. arme Wässer giebt, aus dem Ausbleiben der Salpetersäure-Reaktion noch nicht geschlossen werden, dass eine Verlängerung durch Wasser nicht stattgefunden hat. Ueber den Ammoniakgehalt vergl. S. 1275.

2. Die im Wein vorkommenden Säuren und ihre Entstehungsweisen sind schon oben S. 1262 und S. 1275 aufgeführt. Direkte Bestimmungen von Aepfelsäure liegen im Wein nur wenige vor. Medicus giebt (Bd. I, S. 1219) für 6 Proben Wein des Julius-Spitales in Würzburg die aussergewöhnlich hohen Zahlen von 0,410 bis 0,790 g, im Mittel 0,595 g Aepfelsäure in 100 ccm Wein an. Im Allgemeinen kann man den Rest, den man nach Abzug der Weinsäure + flüchtigen Säuren + Bernsteinsäure (letztere beiden unter Umrechnung auf Weinsäure) von der Gesammt-Säure erhält, als Aepfelsäure und bezw. oder Milchsäure ansehen.

J. Möslinger[1]) hat unter „Säurerest" auch die Bernsteinsäure mit verstanden und denselben wie folgt berechnet:

S = Gesammt-Säure eines Weines setzt sich zusammen aus:

a = Freier Weinsäure,
b = Bitartraten,
c = Evt. Bimalate (in Folge vorhandener freier Weinsäure),
d = Freier Aepfelsäure,
e = Bernsteinsäure,
f = Flüchtigen Säuren (Essigsäure etc.) und hiernach

$$\text{„Säurerest" } (R) = S - (a + \frac{b}{2} + 1 \cdot 25\,f)^2).$$

Dieser Säurerest soll nach Möslinger bei Naturweinen bei weniger als 1,70 g Extrakt nicht unter 0,28 g in 100 ccm Wein heruntergehen, eine Annahme, die von anderer Seite bezweifelt worden ist.

Jedenfalls haben wir neben Weinsäure in den Weinen stets eine grössere Menge anderer nicht flüchtiger Säuren und zwar Aepfel- und Milchsäure neben geringeren Mengen Bernsteinsäure. R. Kunz giebt (Bd. I, S. 1343)[3]) über das Verhältniss dieser, in 22 Sorten Wein bestimmten Säuren folgende Zahlen (g in 100 ccm):

Gesammt-Säure		Weinstein		Freie Weinsäure		Flüchtige Säure (Essigsäure)		Bernsteinsäure		Milchsäure	
Schwank.	Mittel	Schwank.	Mittel	Schwank.	Mittel	Schwank.	Mittel	Schwank.	Mittel	Schwank.	Mittel
0,480 bis 0,870	0,655	0,127 bis 0,370	0,254	0 bis 0,105	0,025	0,026 bis 0,108	0,073	0,059 bis 0,125	0,087	0,118 bis 0,734	0,327

J. Möslinger fand in Jungweinen 0—0,050 g, in älteren Weinen dagegen 0,126—0,375 g Milchsäure, J. A. Müller[4]) in 11 Proben syrischer Weine 0,200—0,450 g in 100 ccm Wein. Die Milchsäure gehört hiernach zu den regelrechten Bestandtheilen des Weines und der Umstand, dass sie an Stelle der Aepfelsäure besonders in altem, abgelagertem Wein auftritt, mag der Grund sein,

---

[1]) Zeitschr. f. Untersuchung d. Nahrungs- u. Genussmittel 1899, 2, 93.
[2]) 75 Weinsteinsäure = 60 Essigsäure.
[3]) Vergl. auch Zeitschr. f. Untersuchung d. Nahrungs- u. Genussmittel 1903, 6, 721.
[4]) Chem. Centralbl. 1894, I, 138.

dass alten Weinen gegenüber Jungweinen meistens ein hoher diätetischer Werth für die Verdauungsthätigkeit zugeschrieben wird.

Die Essigsäure pflegt in guten Weinen nur in Mengen von 0,015—0,050 g in 100 ccm vorzukommen; Mengen von 0,070—0,090 g lassen die Essigsäure schon durchschmecken; bei einem Gehalt von 0,100—0,150 g erscheinen die Weine schon leer und alkoholarm, während sie bei einem Gehalte von 0,150—0,200 g als verdorben gelten. J. Möslinger[1] will für deutsche Weissweine einen Gehalt von 0,09 g, für deutsche Rothweine einen solchen von 0,12 g flüchtige Säure in 100 ccm zugelassen wissen; wenn deutsche Weissweine über 0,12 g, deutsche Rothweine über 0,16 g flüchtige Säure in 100 ccm enthalten, so sollen sie nicht mehr als „normal", aber erst als „verdorben" gelten, wenn auch die Kostprobe zweifellos und überzeugend das Verdorbensein kundgiebt.

Ob noch andere Säuren, z. B. Citronensäure, regelmässig im Wein vorkommen, ist noch nicht erwiesen. E. Borgmann[2] giebt zwar an, dass in 100 ccm Wein ungefähr 0,003 g Citronensäure gefunden seien, nach M. Barth und von der Lippe kommt sie aber nur in sehr geringer Menge und sehr selten im Wein vor, während J. Bersch und A. v. Babo das Vorkommen im Wein überhaupt leugnen.

3. **Das Verhältniss von Alkohol : Glycerin im vergohrenen Wein** ist schon oben S. 1279 je nach dem Verlauf der Gährung als sehr schwankend bezeichnet worden. Auch kann dadurch, dass der Wein beim Lagern durch Verdunstung mehr Alkohol als Glycerin verliert, oder dass der Alkohol durch die Einwirkung des Kahmpilzes oxydirt wird, das Verhältniss von Alkohol zu Glycerin noch höher als 100 : 14 werden. Man kann daher unter Umständen dem Wein grosse Mengen Glycerin zusetzen, ohne dass dieses durch die Analyse nachgewiesen werden kann. Man wird dann aber, d. h. bei einem Verhältniss von 100 Alkohol zu über 14 Glycerin auch einen höheren Gehalt an sonstigen neutralen Extraktstoffen finden; desshalb hat die „Kommission zur Bearbeitung einer Weinstatistik für Deutschland" am 7. Juli 1894 folgende Vereinbarung getroffen[3]):

„Eine Beanstandung wegen Glycerinzusatzes ist dann angezeigt, wenn bei einem 0,5 g in 100 ccm Wein übersteigenden Gesammtglyceringehalte

1. der Extraktrest (Extrakt vermindert um die nichtflüchtigen Säuren) zu mehr als $^2/_3$ aus Glycerin besteht, oder
2. bei einem Verhältnisse von Glycerin zu Alkohol von mehr als 10 : 100 der Gesammtextrakt nicht mindestens 1,8 g in 100 ccm oder der nach Abzug des Glycerins vom Extrakte verbleibende Rest nicht 1 g in 100 ccm beträgt".

4. **Die schweflige Säure und Schwefelsäure des Weines.** Ueber die Einwirkung der beim Einschwefeln der Fässer entstehenden schwefligen Säure auf den Wein vergl. S. 1279. Unter den vielen Weinanalysen (Bd. I, S. 1181 u. ff. sowie S. 1344 u. 1345) sind zahlreiche Bestimmungen von schwefliger Säure in Weinen aufgeführt. Darnach schwankt die Menge der gesammten schwefligen Säure von etwa 1,0—30,0 mg in 100 ccm Wein, von denen aber je nach der Dauer der Lagerung nur 0—15,0 mg durchweg nur 0—4,0 mg ungebunden als freie schweflige Säure im Wein verbleiben, der übrige (fast ganze) Theil in aldehydschweflige Säure übergeht.

---

[1]) Forschungsberichte über Lebensmittel 1897, 4, 329.
[2]) Vergl. K. Windisch, Die chem. Untersuchung u. Beurtheilung d. Weines, Berlin 1896, 287.
[3]) Zeitschr. f. analyt. Chemie 1894, 33, 630.

Nach den früheren Vereinbarungen[1]) der bayerischen Vertreter der angewandten Chemie soll ein Wein, welcher über 80 mg gesammte schweflige Säure in 1 l enthält, als stark geschwefelt erklärt werden. Ein Gutachten der medicinischen Fakultät der Universität Wien bezeichnet einen Gehalt von mehr als 8 mg an freier und von mehr als 200 mg gebundener (Aldehyd-) schwefliger Säure in 1 l als nicht mehr zulässig; Medicinalweine sollen völlig frei von schwefliger Säure sein. Nach einer Verordnung der Kgl. serbischen Regierung soll der Wein nicht mehr als 20 mg, nach einem Gutachten des Kgl. ungarischen Landessanitätsrathes nicht mehr als 30 mg schweflige Säure in 1 l enthalten. Die schweizerischen Nahrungsmittelchemiker haben sich den von der Wiener medicinischen Fakultät festgesetzten Grenzzahlen angeschlossen.

Die Ansichten über die zulässige Menge schwefliger Säure im Wein gehen hiernach ziemlich weit auseinander; es kommt hier aber nicht allein die etwaige direkte schädliche Wirkung der schwefligen bezw. aldehydschwefligen Säure in Betracht, sondern vor allen Dingen auch die durch das übermässige Schwefeln bedingte unnatürliche Entwickelung des Weines, deren gesundheitsnachtheilige Wirkung sich schwer abschätzen lässt, aber noch grösser sein kann, als die der schwefligen Säure selbst (vergl. S. 1266).

Ein Theil der schwefligen Säure wird auch, wie wir dort (S. 1265) gesehen haben, in Schwefelsäure übergeführt und kann den Gehalt hieran, der für gewöhnlich 0,012 bis 0,030 g in 100 ccm Wein beträgt, in unnatürlicher Weise erhöhen. Noch stärker aber wirkt das Gypsen des Weines, besonders des Mostes (S. 1262) auf eine Erhöhung des Schwefelsäuregehaltes; aus dem Grunde hat auch das neue Weingesetz vom 24. Mai 1901 wiederum vorgesehen, dass ein Rothwein, bei welchem das Gypsen vorwiegend üblich ist, nicht mehr als 0,092 g Schwefelsäure (SO_3) bzw. 0,200 g neutrales Kaliumsulfat (K_2SO_4) in 100 ccm Wein (oder 0,92 g Schwefelsäure = 2,0 g Kaliumsulfat in 1 l) enthalten darf. Von dieser Bestimmung sind jedoch solche Rothweine, welche als Dessertweine (Süd-Süssweine) ausländischen Ursprungs in den Handel kommen, ausgenommen.

5. Nach S. 1280 schwankt der Gehalt des Weines an Chlor von 0,001—0,030 g für gewöhnlich nur von 0,002—0,010 g (= 0,0035—0,0173 g Chlornatrium) in 100 ccm Wein. Unter Umständen jedoch kann der Gehalt z. B. in Wein, der von an der Meeresküste gewachsenen Reben gewonnen ist, nach Fr. Turié[2]) auf 0,111 g bis 0,451 g Chlornatrium in 100 ccm Wein steigen.

Rösler fand in ungarischen Landweinen bis 0,0653 g Chlor in 100 ccm. Diese Verhältnisse sind zu berücksichtigen, wenn es sich um die Frage handelt, ob in einem Wein, sei es durch Anwendung eines kochsalzreichen Wassers (beim Gallisiren) oder durch Anwendung kochsalzhaltiger Schönungsmittel (Eiweiss oder Hausenblase) eine künstliche Erhöhung des Chlor- (bezw. Kochsalz-) Gehaltes stattgefunden hat. Nach den Vereinbarungen im Kaiserlichen Gesundheitsamte von 1884 sowie nach den Wiener Beschlüssen von 1890 sollen Weine mit mehr als 0,030 g Chlor oder 0,050 g Chlornatrium in 100 ccm Wein zu beanstanden sein; in Frankreich ist die höchste zulässige Menge Kochsalz auf 0,1 g, in Spanien auf 0,2 g in 100 ccm Wein festgesetzt. Jedenfalls muss man, wie K. Windisch

---

[1]) Bericht über d. 9. Versammlung d. freien Vereinig. Bayer. Vertr. der angew. Chemie in Erlangen 1890. Berlin 1890.
[2]) Journ. pharm. chim. 1894, [5], 30, 151.

richtig hervorhebt, von einem gewöhnlichen Wein mit aussergewöhnlich hohem Kochsalzgehalt verlangen, dass der Gesammtaschengehalt desselben die oben S. 1283 angegebenen niedrigsten zulässigen Aschenmengen um einen entsprechenden Betrag übersteigt; denn sonst würde die für gallisirten Wein festgesetzte Mindestmenge an Mineralbestandtheilen vollständig ihren Zweck verfehlen, da es leicht wäre, den Aschengehalt des Weines auch bei stärkster Verdünnung mit Wasser durch einen Zusatz von Kochsalz auf das gesetzliche Mindestmaass zu bringen.

Einer besonderen Erwähnung bedürfen noch die **lange Zeit gelagerten Weine**. C. Schmitt (Bd. I, S. 1244) untersuchte 52 solche, ohne Zweifel reine Weine des herzogl. nassauischen Kabinetskellers aus den Jahren 1706—1880 und fand darin für 100 ccm g:

Spec. Gewicht	Extrakt	Gesammt-Säure = Weinsäure	Weinsäure im Ganzen	freie	Weinstein	Zucker	Gerbstoff	Stickstoff	Glycerin	Mineralstoffe
0,9963	3,76	0,57	0,170	0,033	0,139	0 —	0,015	0,017	1,03	0,178
—1,0044	—11,62	—0,79	—0,396	—0,141	—0,368	0,706	—1,071	—0,078	—2,45	—0,340

Kali	Natron	Kalk	Eisenoxyd	Phosphorsäure	Schwefelsäure	Chlor	Aldehydschweflige Säure
0,066	0,002	0,001	Spur	0,035	0,019	0,0014	Spur
—0,144	—0,008	—0,014	—0,0074	—0,084	—0,090	—0,0106	—0,0260

Wir sehen hier die vorhin geschilderten Verhältnisse besonders stark hervortreten; das Verhältniss von Alkohol zu Glycerin geht bei dem ältesten Wein mit 3,76 g Alkohol bis auf 100 : 30 hinauf; die schweflige Säure war in den alten Weinen ganz an Aldehyd gebunden.

E. v. Raumer[1]) fand in einem 1894 untersuchten, aus dem Jahre 1719 stammenden Wein in Folge Verdunstung wegen mangelhaften Verschlusses der Flaschen überhaupt nur mehr Spuren Alkohol, dagegen noch 1,93 g Extrakt, 0,54 g Gesammt-Säure = Weinsäure, 0,09 g Weinstein, 0,12 g Weinsäure, 0,837 g Glycerin, 0,033 g flüchtige Säure = Essigsäure und 0,195 g Mineralstoffe.

Das Verbessern, Vermehren und Verfälschen des Weines.

Nicht immer lassen sich aus den natürlichen Mosten, sei es wegen zu hohen Säure- oder zu niedrigen Zuckergehaltes, trinkbare Weine herstellen. Es sind in Folge dessen mehrere Verfahren in Gebrauch, welche darauf hinauslaufen, einerseits die Moste bezw. Weine zu verbessern, andererseits aber auch dieselben gleichzeitig zu vermehren.

Bei Beurtheilung dieser Behandlungen ist zunächst zu berücksichtigen, dass für „Naturweine" die oben S. 1283 angeführten Grenzzahlen nach dem neuen Weingesetz nicht gelten; diese Weine, wie sie z. B. häufig bei Rothweinen aus „Portugieser Trauben" (in der Pfalz) oder bei Klaretweinen (vorwiegend aus dem Saft des Beerenfleisches) gewonnen werden, dürfen verkauft und als Naturwein bezeichnet werden, selbst wenn sie den Gehalt an Extrakt und Mineralstoffen nicht erreichen. Freilich wird der nachträgliche Beweis für die Naturreinheit eines Weines stets schwer zu erbringen sein.

Auch ist der künstlichen Behandlung des Traubensaftes und seines Erzeugnisses eine Grenze gesetzt. Die Behandlungen müssen nach § 4 des Gesetzes geeignet sein, den Wein wirklich zu verbessern, ohne seine Menge erheblich zu vermehren; auch darf der gezuckerte Wein seiner Beschaffenheit und seiner Zusammensetzung nach, namentlich auch in seinem Gehalt an Extraktstoffen und Mineralbestandtheilen, nicht unter

---

[1]) Chem. Centralbl. 1894, II, 498.

den Durchschnitt der ungezuckerten Weine des Weinbaugebietes, dem der Wein nach seiner Benennung entsprechen soll, herabgesetzt werden.

Dann aber kommen noch unerlaubte Weinbehandlungen in Betracht, deren Handhabungen als Verfälschungen beurtheilt werden müssen. Man kann daher die künstlichen Weinbehandlungsverfahren eintheilen in solche, die nach dem deutschen Weingesetz vom 24. Mai 1901 erlaubt, und in solche, die nicht erlaubt sind [1]).

I. Erlaubte Weinbehandlungen zur Verbesserung und Vermehrung des Weines.

Man kann diese Verfahren wieder eintheilen in solche, welche eine Verbesserung ohne gleichzeitige Vermehrung und solche, welche eine Verbesserung und gleichzeitige Vermehrung des Weines anstreben.

a) Verfahren, durch welche lediglich eine Verbesserung des Weines ohne Vermehrung desselben erzielt werden soll. Hierzu gehören:

1. Die anerkannte Kellerbehandlung, unter welcher solche Behandlungen zu verstehen sind, die als das Ergebniss einer langjährigen Erfahrung oder einer allgemein als wirthschaftlich zulässig erachteten neuen wissenschaftlichen oder praktischen Errungenschaft in einer Weingegend oder anderwärts mehr oder weniger geübt werden und zu Bedenken in gesundheitlicher Beziehung einen Anlass nicht geben.

Als erlaubte Mittel der Kellerbehandlung führt das Gesetz auf: die mechanisch wirkenden Klärmittel (Eiweiss, Gelatine, Hausenblase und dergl.), ferner Tannin, Kohlensäure, schweflige Säure oder daraus entstandene Schwefelsäure, selbst wenn durch die Anwendung dieser Mittel geringe Mengen derselben in den Wein gelangen sollten.

Auch die Verwendung von Alkohol zum Spülen der Weinflaschen und Rothweinfässer — welche letztere nicht geschwefelt werden können — ist erlaubt, jedoch mit vollem Recht nur so weit, dass dadurch nicht mehr wie 1 Volumprocent Alkohol in den Wein gelangt. Ausgenommen hiervon sind die ausgesprochenen Dessert- (Süd-, Süss-) Weine, welche nach vollendeter Gährung, also als fertige Weine, einen ausgeprägt süssen Geschmack besitzen. Die ebenfalls noch süss schmeckenden rheinischen Ausleseweine, sowie gewöhnliche ausländische Tisch- bezw. Trinkweine [z. B. französischer Rothwein[2])], unterliegen den neuen gesetzlichen Bestimmungen.

2. Die Vermischung (Verschnitt) von Wein mit Wein. Die Vermischung von unverfälschten Weinen derselben Weingattung, z. B. von Weisswein mit Weisswein, verfolgt den Zweck, stets einen Wein von derselben Beschaffenheit herzustellen; sie ist daher als zweckmässig gestattet. Aber es darf auch Rothwein mit Weisswein verschnitten werden, weil viele, besonders ausländische Rothweine, häufig so herbe sind, dass sie für sich allein nicht getrunken werden können oder doch nicht zusagen. Derartige Erzeugnisse dürfen wohl als „Rothwein", nicht aber als „deutscher Rothwein" oder gar (nach dem Weinbaugebiet) als z. B. „Ahrwein" etc. verkauft werden.

3. Die Entsäuerung mittels reinen gefällten kohlensauren Kalkes. Derselbe bewirkt eine Bindung der freien Weinsäure, indem sich unlöslicher weinsaurer Kalk, der sich ausscheidet, und freie Kohlensäure bilden, die entweicht. Um den Säuregehalt von 1 Thl. in 1000 Thln. Wein oder Most (1 ‰) zu entfernen, sind nach P. Kulisch auf 100 l Wein 66 g reines Calciumkarbonat erforderlich, für 2 ‰ 132 g, für 3 ‰ 198 g u. s. f. Zu beachten ist hierbei jedoch, dass das Calciumkarbonat frei von Magnesiumkarbonat ist und weiter im aufgeschlämmten d. h. mit Wasser angerührten Zustande sowie höchstens in einer

---

[1]) Sehr sachgemässe Schriften über diese Fragen sind: K. Windisch, Weingesetz, Berlin 1902 und P. Kulisch, Anleitung zur sachgemässen Weinverbesserung, Berlin 1903.

[2]) Die französischen Rothweine wurden früher häufig mit Sprit versetzt und darauf mit Wasser verdünnt. Dieses Verfahren, „Mouillage" genannt, ist jetzt nicht mehr gestattet.

Menge von 130 g auf 100 l Wein zugesetzt werden soll. Denn stark saure Weine enthalten durchweg auch viel freie Aepfelsäure, die mit dem Calciumkarbonat leicht lösliches Calciummalat bildet, welches sich nur zum geringen Theil ausscheidet, grösstentheils im Wein gelöst bleibt, den Kalkgehalt desselben also wesentlich erhöht, wodurch der Geschmack und die Güte beeinträchtigt werden. Dazu kommt, dass die Säure die Natur eines Weines mitbedingt und nicht alle Weine auf gleich hohen Säuregehalt gebracht werden dürfen, wenn sie ihre Eigenart nicht vollständig einbüssen sollen. Auch verschwindet bei der Gährung und Lagerung der Weine ein erheblicher Theil, selten weniger als $3^0/_{00}$, durchschnittlich $4-6^0/_{00}$ von selbst. Diese Säureverminderung kann durch richtige Warmhaltung des Gährraumes — am besten ist etwa 15^0 — sowie durch häufiges Aufrühren der Hefe nach Beendigung der Hauptgährung unterstützt werden. Wenn sich die Beobachtung A. Koch's[1]), wonach die Säureverminderung durch Bakterien bewirkt werden soll, bestätigt, so würde man durch Anwendung von Reinkulturen dieser Bakterien den Säuregehalt der Weine ebenfalls herabzusetzen im Stande sein. Bei Mosten mit weniger als $1,0^0/_0$ Säure ist unter Beachtung dieser Verhältnisse eine Entsäuerung überhaupt nicht nothwendig.

Einige von R. Kayser (Bd. I, S. 1352) über den Einfluss des Entsäuerns mit Calciumkarbonat auf den Wein ausgeführte Untersuchungen zeigen, dass dadurch der Gehalt an Gesammtsäure wesentlich herabgemindert, der an Extrakt ebenfalls in Folge dessen etwas vermindert, das Verhältniss der übrigen Bestandtheile zu einander aber nicht verschoben wird; nur findet eine geringe Zunahme an Mineralstoffen statt, welche vorwiegend durch einen höheren Gehalt an Kali hervorgerufen wird.

4. Die Trockenzuckerung d. h. der Zusatz von technisch reinem Rohr-, Rüben- oder Invertzucker, technisch reinem Stärkezucker ohne gleichzeitige Verdünnung mit Wasser; durch diesen Zusatz soll der Most auf den richtigen Zucker- und dementsprechend der Wein auf einen Alkoholgehalt gebracht werden, den er für gewöhnlich hat.

Es wird aber nicht nur ein alkoholreicherer, stärkerer Wein, sondern auch gleichzeitig erzielt, dass der aus dem natürlichen Most erhaltene alkoholarme, aber säurereiche Wein runder und milder im Geschmack — in der Praxis auch „süss" genannt — wird, weil sowohl der aus dem Zucker gebildete Alkohol als auch das gleichzeitig entstehende Glycerin die Säuren des Weines geschmacklich verbessern. Ausserdem erhöht der höhere Alkoholgehalt die Haltbarkeit des Weines und bei Rothweinen auch die bessere Auslaugung des Gerb- und Farbstoffes sowie eine beständigere Farbe.

Um die zuzusetzende Zuckermenge zu berechnen, bedient man sich beim Most durchweg der Oechsle'schen Mostwaage, deren Grade angeben, um wie viele Gramm 1 l Most schwerer ist als 1 l Wasser[2]). Um das Mostgewicht um 1^0 zu erhöhen, ist nach P. Kulisch auf 100 l Most fast genau $^1/_4$ kg Zucker erforderlich. Man findet also, wieviel kg Zucker man dem Most zusetzen muss, indem man feststellt, um wie viele Grade Oechsle man das Mostgewicht erhöhen will, und diese Zahl durch 4 dividirt. Will man z. B. einen Most von 65^0 Oechsle auf 80^0 bringen, so hat man $\frac{80-65}{4} = \frac{15}{4} = 3,75$ kg Zucker auf 100 l Most oder 37,5 kg auf 1000 l oder 45,0 kg Zucker auf 1 Stück Most zuzusetzen und dieser

---

[1]) Weinbau u. Weinhandel 1900, 18, 395 u. ff.

[2]) Ein Most von 78^0 Oechsle bedeutet also einen Most, dessen Litergewicht 1078 g ist, also 78 g mehr als 1 l Wasser. Um aus den Oechsle-Graden annähernd den Zuckergehalt des Mostes zu berechnen, theilt man die Grade durch 4 und zieht von der so erhaltenen Zahl in geringen Jahren 3, in guten Jahren 2 (für die Nichtzuckerstoffe) ab. Ein Mostgewicht von 80^0 Oechsle würde also im Hektoliter in guten Jahren $\frac{80}{4} - 2 = 18$ kg, in schlechten Jahren dagegen $\frac{80}{4} - 3 = 17$ kg Zucker bedeuten.

Der Alkoholgehalt, den ein Most von bestimmten Oechsle-Graden liefert, berechnet sich annähernd dadurch, dass man die Oechsle-Grade durch 10 dividirt. Ein Most von 87^0 Oechsle wird daher einen Wein von annähernd 8,7 g Alkohol in 100 ccm Wein liefern.

Most liefert dann einen Wein von 8,0 g Alkohol in 100 ccm. Selbstverständlich muss das Mostgewicht vor Beginn der Gährung ermittelt werden; bei Rothweinen, bei denen die Maische vergohren wird, erhält man den klaren Most, indem man Theile der Maische durch ein Seihtuch filtrirt und dabei berücksichtigt, dass 100 l Rothweinmaische bei deutschen Rothweintrauben etwa 80 l Most entsprechen. Hat man daher z. B. 900 l Rothweinmaische, so entsprechen diese etwa 720 l Most; wiegen diese etwa 76° Oechsle und will man diese auf 95° erhöhen, so hat man auf 100 l Most $\frac{19}{4}$ = 4,75 kg Zucker, also auf 720 l 4,75 × 7,2 = 34,2 kg Zucker zuzusetzen. Den Zucker streut man entweder in die Maische oder löst ihn wie bei Weissweinmosten durch Einhängen des Zuckerkorbes in die Maische bezw. den Most oder in Antheilen des Mostes auf, fügt diese wieder zu und mischt.

Als Zucker sollen für bessere Rothweine nur Kandis und Krystallraffinade verwendet werden; für gewöhnliche Weine reichen auch die reinsten Sorten ungebläuten Hutzuckers oder die reinsten Sorten des Kornzuckers aus; jedoch sind alle unreinen, noch stark nach Melasse riechenden Zuckersorten, auch die gelben Kolonialzucker von der Verwendung auszuschliessen. Der flüssige Invert- oder Fruchtzucker bietet keine Vortheile vor dem Rohrzucker, ist aber um etwa ¼ theurer. Kartoffel- oder Stärkezucker empfiehlt sich nicht, weil er in der dem Wein genügenden Beschaffenheit zu angemessenen Preisen bis jetzt nicht im Verkehr ist.

Man bezeichnet 2,5 kg Zucker auf 100 l Most als eine mässige, 4 kg als eine mittelstarke und 6 kg Zucker auf 100 l Most als eine sehr starke Zuckerung. Es empfiehlt sich die Erhöhung des Mostgewichtes auf 95° Oechsle höchstens bei Rothweinen vorzunehmen. Da die Hefe schon bei 12 g, unter Umständen sogar bei 10 g Alkohol in 100 ccm zu wachsen aufhört, so ist dem Zuckerzusatz an sich eine Grenze gesetzt, weil sonst unvergohrener Zucker im Wein verbleiben und ein Gehalt von 10 g Alkohol in 100 ccm für gewöhnliche Weine sogar fehlerhaft sein würde.

Weiter ist zu beachten, dass durch den Zuckerzusatz auch ohne Wasserzusatz eine geringe Vermehrung des Weines statthat, nämlich nach P. Kulisch um 0,6 l auf je 1 kg Zucker, so dass bei einem Zusatz von 5 kg Zucker zu 100 l Most 100 + 0,6 × 5 = 103 l gezuckerter Most erhalten werden.

Welchen Einfluss der Zusatz von Zucker allein zum Most auf die Zusammensetzung hat, zeigen folgende von P. Kulisch ausgeführte Analysen von Weinen, die ungezuckert und in den Grenzen der Erhöhung des Mostgewichtes von 17,2—26,1° Oechsle gezuckert worden waren; 100 ccm Wein enthielten im Mittel von je 4 Versuchen:

Wein:	Alkohol	Extrakt nach Abzug der Säure	Glycerin	Zucker
Ungezuckert . . .	5,28 g	1,549 g	0,528 g	0,126 g
Gezuckert	8,14 „	1,779 „	0,719 „	0,109 „

Ueber weitere Versuche mit Zusatz von Zucker allein vergl. Bd. I, S. 1351 und 1369. Bei richtiger Zuckerung bleibt daher kein Zucker unvergohren.

Bei Verwendung von anderen zuckerhaltigen Stoffen z. B. Auszügen von trocknen Früchten, selbst von eingedicktem Most zur Zuckerung darf nach dem neuen Weingesetz das erzielte Getränk nicht mehr „Wein" benannt werden, sondern gehört in die Gruppe der Kunstweine.

Mitunter wird mit der Trockenzuckerung auch noch gleichzeitig eine Entsäuerung des Mostes oder auch des Weines mittels Calciumkarbonats verbunden, welches Verfahren nach dem Urheber desselben, dem französischen Chemiker und Minister Chaptal, das „Chaptalisiren" genannt wird, deren Herstellung überhaupt verboten ist.

b) **Verbesserung des Weines mit gleichzeitiger Vermehrung desselben.** Dieses Verfahren ist in Jahren und Lagen mit zuckerarmen und säurereichen Weinen am meisten in Gebrauch und wird nach dem Urheber desselben, Gall, das Gallisiren genannt. Es bezweckt, den Säuregehalt durch Zusatz von Wasser zu vermindern, gleichzeitig aber durch den Zusatz von Zucker das Mostgewicht behufs Erzielung einer grösseren Menge Alkohol im Wein wieder zu erhöhen. Hat z. B. ein Naturmost 14 $^0/_{00}$ Säure und 60° Oechsle, so kann man nach P. Kulisch als wahrscheinlich annehmen, dass hiervon etwa 6 $^0/_{00}$ auf natürliche Weise bei der Haupt- und Nachgährung aus dem Wein verschwinden. Soll nun solcher Most auf 6 $^0/_{00}$ Säure und 75° Oechsle gebracht werden, so sind zunächst, um 100 l Wein mit 6 $^0/_{00}$ Säure zu erhalten, $\frac{100 \times 6}{14-6} = \frac{600}{8} = 75$ l Most mit 25 l Wasser zu mischen.

Von diesem Gemisch bestimmt man dann das Mostgewicht oder kann es auch aus dem ursprünglichen Mostgewicht nach der Gleichung $\frac{60 \times 75}{100} = 45°$ Oechsle berechnen. Um hieraus Most von 75° Oechsle zu erhalten, also das Mostgewicht um 30° zu erhöhen, hat man nach oben (S. 1291) $\frac{30}{4} = 7,5$ kg Zucker auf 100 l der Mischung von Most und Wasser zuzusetzen.

Berechnet man die Menge des zuzusetzenden Wassers und Zuckers vorher, so löst man den Zucker zweckmässig in dem Wasser auf und setzt das „Zuckerwasser" zu.

Bezüglich der anzuwendenden Zuckerarten und sonstiger Gesichtspunkte gilt dasselbe, was unter Trockenzuckerung ohne Wasserzusatz gesagt ist. Besonders ist zu beachten, dass nicht bei allen Weinen der Säuregehalt auf dieselbe unterste Menge herabgemindert, sondern diese der Art des Weines angepasst werden muss. Auch darf der Zusatz des Zuckerwassers zum Moste nur geschehen, um

a) den Wein zu verbessern, d. h. also bei sehr säurereichen und zuckerarmen Weinen. Das wird sich nur von Fall zu Fall beurtheilen lassen und wird man vorwiegend auf den Säuregehalt Rücksicht nehmen und feststellen müssen, ob eine Herabminderung desselben nöthig war.

b) Die Menge des Weines darf durch den Zusatz der wässerigen Zuckerlösung nicht erheblich vermehrt werden.

Ein Vergehen gegen diese Forderung nachzuweisen, ist noch schwieriger, als das gegen die Verbesserung ohne gleichzeitige Vermehrung. In sehr schlechten Jahren müssen vielleicht, um die sehr minderwerthigen Moste überhaupt verwerthen zu können, 50%, in anderen Jahren und Lagen nur 10—25% Zuckerwasser zugesetzt werden, um ein brauchbares Getränk zu erzielen. Im Allgemeinen setzt sich die Vermehrung des Weines von selbst eine Grenze; denn durch den Zusatz des Zuckerwassers wird nicht nur die Säure vermindert, sondern werden auch alle anderen Stoffe, welche, wie Extrakt- und Bouquetstoffe, den Werth des Weines mitbedingen, verdünnt und in Folge der Verschiebung in den Mengen-Verhältnissen der einzelnen Weinbestandtheile zu einander werden Weine von sehr unnatürlicher und geringer Beschaffenheit erhalten. Auch wird durch eine zu starke Streckung die Gährung ungünstig beeinflusst. P. Kulisch glaubt daher, dass man zur nothwendigen Verbesserung auf 100 l Most, um die Natur eines Weines einigermassen zu wahren, höchstens 20—25 l Zuckerwasser zusetzen solle und dass diese Menge auch ausreiche, 12—14 $^0/_{00}$ Säure in Mosten genügend zu verdünnen. Da aber in schlechten Jahren Moste mit bis 18 $^0/_{00}$ Säure vorkommen, so würde man diese oder die daraus erzielten Weine mittels reinen gefällten Calciumkarbonats weiter entsäuern müssen.

c) Der gezuckerte Wein darf seiner Beschaffenheit und Zusammensetzung nach, namentlich auch in seinem Gehalt an Extraktstoffen und Mineralbestandtheilen, nicht unter den Durchschnitt der ungezuckerten Weine des Weinbaugebietes, dem der Wein nach seiner Benennung entsprechen soll, herabgesetzt werden.

Was die Beschaffenheit eines Weines anbelangt, so lässt sich dieselbe bis jetzt sicherer durch die Zunge und Nase als durch die chemische Analyse feststellen. Aber die Kost- und Geruchsprobe durch einen praktischen Sachverständigen soll nach K. Windisch nie allein entscheidend sein, weil das subjektive Empfinden sehr unsicher ist und von einem „Durchschnitt" des Geruches und Geschmackes der Weine eines Weinbaugebietes nicht gesprochen werden kann. Das Gutachten eines praktischen Weinkosters soll nur dann mit herangezogen werden, wenn die Beurtheilung auf Grund der übrigen Handhaben des Gesetzes zweifelhaft ist, aber der Verdacht einer Gesetzesübertretung bestehen bleibt.

Anders aber ist es mit der Ermittelung der Zusammensetzung sowie des Gehaltes an Extraktstoffen und Mineralbestandtheilen, wofür die S. 1283 aufgeführten Grenzwerthe aufgestellt sind. Letztere haben nicht etwa die Bedeutung, dass eine weinartige Flüssigkeit, welche in dem Gehalt an Extrakt und Mineralstoffen den gesetzlichen Vorschriften entspricht, auch „Wein" genannt werden darf; was unter „Wein" zu verstehen ist, geht deutlich aus dem Gesetz hervor und um dieses nöthigenfalls durch die chemische Untersuchung festzustellen, müssen ausser Extrakt, Säure und Mineralstoffen nicht allein Farbe, Reaktion, Geruch und Geschmack, sondern alle sonstigen wesentlichen Bestandtheile des Weines mit herangezogen werden.

Weiter ist zu beachten, dass die vom Bundesrath auf Grund des § 20 unter b) des neuen Weingesetzes in den Ausführungsbestimmungen vom 2. Juli 1901 festgesetzten Grenzwerthe für den Gehalt der gallisirten Weine an Extrakt- und Mineralstoffen nicht eigentlich als Durchschnittswerthe im gewöhnlichen Sinne des Wortes, sondern im Wesentlichen als unterste Grenzwerthe aufzufassen sind, die bei nichtgezuckerten Weinen in der Regel beobachtet werden. Aus dem Grunde sind auch für Weiss- und Rothweine getrennte Grenzwerthe aufgestellt. Dabei sind unter „Säure" Gesammt-Säuren (freie + halbgebundene Säure) zu verstehen und darf von dem im Wein noch etwa vorhandenen Zucker nur 0,1 g in 100 ccm Wein dem Extrakt zugerechnet werden; der 0,1 g in 100 ccm Wein übersteigende Zuckergehalt ist von dem ermittelten zuckerhaltigen Extrakt in Abzug zu bringen, also wenn 0,35 g Zucker gefunden sind, müssen 0,25 g vom Gesammtextrakt abgezogen werden.

Von einschneidender Bedeutung gegenüber früher ist die Bestimmung des § 3 Absatz 2 des neuen Weingesetzes, wonach das Feilhalten und Verkaufen aller gallisirten Weine, welche den Vorschriften des § 2 No. 4 (d. h. den Grenzzahlen) nicht genügen, ganz und gar verboten ist, selbst unter wahrheitsgetreuer Deklaration des Gallisirens. Solche Weine sind als „Kunstweine" zu behandeln d. h. wenn sie mit Zuckerwasser versetzt und keine nachweislichen Naturweine sind (vergl. S. 1293).

Hiermit ist auch der sog. Rückverbesserung, dem Umgähren eine Grenze gesetzt. Hierunter versteht man die abermalige Vergährung des Weines nach Zusatz von Zuckerwasser nach denselben Grundsätzen, welche bei dem verbesserungsbedürftigen Most beachtet werden. Hierbei können nach P. Kulisch die Wein-Reinhefen zwar gute Dienste leisten, indess kann die Gährung, weil die Nährstoffe des Mostes für die Hefe fehlen, nie eine regelrechte werden und sind die Umgährungen gegen nachtheilige Einflüsse ausserordentlich empfindlich. Wenn es somit auch möglich sein sollte, überstreckte Weine durch Umgähren rückzuverbessern, d. h. auf die gesetzlichen Grenzzahlen zu bringen, so sind diese Erzeugnisse, wie K. Windisch hervorhebt, doch keine Weine (vergohrener Traubensaft) mehr im Sinne des Weingesetzes (§ 1) und dürfen auch nicht mal mehr zum Verschnitt mit anderem Wein verwendet werden; denn es darf nur Wein mit Wein vermischt werden.

Um daher überstreckte Weine verkäuflich zu machen, ohne gegen das Weingesetz zu verstossen, bleibt nur übrig, sie mit besserem und gehaltreicherem Wein zu verschneiden. Zu demselben Zweck soll auch ohne Zweifel der im Handel angebotene Gallisir-Extrakt dienen, der nach Bd. I, S. 1361 enthält 6,20 Vol.-% Alkohol, 36,44 % Extrakt, 28,50 % Weinsäure und 0,16 % Mineralstoffe in 100 ccm. Selbstverständlich ist die Anwendung solcher Mittel, um den Wein „analysenfest" zu machen, nicht gestattet.

Einige von gallisirten Weinen ausgeführte Untersuchungen (Bd. I, S. 1350) zeigen, dass dadurch der Säuregehalt selbstverständlich herabgemindert, der Alkoholgehalt dagegen wesentlich erhöht werden kann, während, weil der zugesetzte Zucker im Wesentlichen vergährt, der Extrakt gegenüber dem aus natürlichem Most hergestellten Weine eher eine Ab-

als Zunahme erfährt; nur bei Anwendung von dextrinhaltigem Stärkezucker, — die indess verboten ist —, würde auch hieran eine Erhöhung eintreten. Der Gehalt an Glycerin nimmt entsprechend der durch den Zuckerzusatz bewirkten stärkeren Gährung zu, indess steht die Zunahme nicht immer im Verhältniss zu der des Alkohols. R. Kayser konnte in 13 von 18 darauf untersuchten gallisirten Weinen Salpetersäure nachweisen und diese Weine enthielten 0,006—0,020 g, im Mittel 0,0113 g Chlor in 100 ccm Wein, während bei den übrigen Weinen, bei denen sich keine Salpetersäure nachweisen liess, der Chlorgehalt 0,001—0,007 g, im Mittel 0,0034 g in 100 ccm betrug.

Die in vorstehender Weise gewonnenen Weine dürfen nach § 4 des neuen Weingesetzes nicht als Naturwein oder unter anderen Bezeichnungen feilgehalten und verkauft werden, welche die Annahme hervorzurufen geeignet sind, dass ein derartiger Zusatz nicht gemacht ist. Gallisirter Wein darf, sofern er den Vorschriften des § 2 No. 4 genügt, nur unter der Bezeichnung „Wein" in den Handel gebracht werden, aber ohne dass eine besondere Kennzeichnung des Zucker- bzw. Zuckerwasserzusatzes erforderlich ist.

II. Unerlaubte bzw. verbotene Herstellungsverfahren für Traubenwein.

Diese an sich verbotenen Verfahren sind in § 3 des neuen Weingesetzes aufgeführt und betreffen die Kunstweine; dieselben dürfen auch nicht unter einer ihre Beschaffenheit kenntlich machenden Bezeichnung in den Handel gebracht oder zum Verschneiden von Wein verwendet werden. Die Trester und Rosinen dürfen jedoch wie bisher zur Herstellung von Gährungserzeugnissen zum Zwecke der Destillation, d. h. zur Bereitung von Kognaks, verwendet werden, aber nur unter steueramtlicher Kontrole, d. h. schon die Herstellung der genannten Kunstweine muss in den Brennereien unter steueramtlicher Aufsicht geschehen. Nach dem neuen deutschen Weingesetz werden von dem Verbot der Herstellung getroffen bezw. sind unerlaubte Zusatzmittel:

1. Der Trester- oder petiotisirte Wein. Die ganz oder theilweise entmosteten Trauben bzw. die Trester wurden und werden vielfach nach dem Umstechen oder Umscheitern mit Wasser versetzt, ausgelaugt und durch Gährenlassen des Auszuges zur Herstellung eines minderwerthigen Weines, Haustrunkes (Vino piccolo, Nachwein oder Hansel) mit nur 3—4% Alkohol, benutzt. Diese Art Weine, auch die aus dem Auslande eingeführten Weine dieser Art, dürfen nicht mehr feilgehalten oder verkauft werden.

Andererseits werden die Trester nach dem von dem burgundischen Gutsbesitzer Petiot angegebenen Verfahren mit Zuckerwasser (oder auch Sprit) versetzt und zum zweiten und wiederholten Male der Gährung unterworfen und so immer noch Weine erhalten, welche den aus natürlichem Most gewonnenen Weinen mehr oder weniger ähnlich sind.

Das Petiotisiren findet vorwiegend in Frankreich eine ausgedehnte Anwendung. Ein grosser Theil des aus Frankreich zu uns kommenden dickrothen Weines wird in der Weise gewonnen, dass man den Trestern gleich etwas Malvenblüthen (oder auch Heidelbeeren) zusetzt und sie dann mit Zuckerwasser übergiesst. Bei der Darstellung von petiotisirten Weinen finden übrigens häufig auch Zusätze von Tannin, Glycerin, Weinstein, Weinsäure etc. statt.

Das Feilhalten und Verkaufen dieser Art Weine ist ebenso wie der Aufguss von Wasser oder Zuckerwasser auf ganze Trauben oder die volle Traubenmaische bei der Weissweinbereitung — nicht aber bei der Rothweinbereitung (vergl. S. 1292) — verboten; dagegen ist die Trockenzuckerung der Weissweinmaische nicht ausdrücklich verboten, auch nicht Weissweinmost oder Weisswein über fremden Trestern vergähren zu lassen, ein Verfahren, welches vielfach angewendet wird, um kranke Weine wieder aufzubessern. Ferner wird das Auslaugen der Trester mit Most oder Wein, um letzteren zu verbessern, von § 3 des Weingesetzes nicht getroffen. Für die Schillerweine ist ebenfalls keine Bestimmung getroffen; sie werden naturgemäss den Rothweinen gleich zu erachten sein. Im Mittel mehrerer Analysen (Bd. I, S. 1357—1361) wurde für Tresterwein (d. h. aus mit Rohrzuckerwasser vergohrenen Trestern) und den natürlichen, aus dem hierzu gehörigen Most gewonnenen Wein folgende vergleichende Zusammensetzung für 100 ccm Wein gefunden:

Wein:	Alkohol	Extrakt	Gesammt-Säure	Weinstein	Zucker	Farb- u. Gerbstoff	Glycerin	Mineralstoffe	Kali	Phosphorsäure
Natürlicher	9,28 g	2,76 g	0,92 g	0,285 g	0,34 g	0,139 g	0,86 g	0,256 g	0,103 g	0,031 g
Trester- ..	7,98 „	1,86 „	0,50 „	0,175 „	0,26 „	0,072 „	0,68 „	0,156 „	0,082 „	0,014 „

Ebenso ergaben 2 Mostweine 0,189 g, die entsprechenden 2 Tresterweine nur 0,042 g Stickstoff-Substanz, also letztere an allen eigentlichen Weinextraktbestandtheilen weniger als die entsprechenden natürlichen Mostweine. Nach M. Barth[1]) enthalten Tresterweine im Verhältniss zum Gesammt-Extrakt mehr Gerbsäure als Weine, welche aus Mosten durch regelrechte Kellerbehandlung gewonnen sind. Bei letzteren verbleiben nach Abzug der 5-fachen Menge des Gerbstoffgehaltes als Rest noch mindestens 1,5 g Extrakt in 100 ccm Wein. Weine, welche nach Abzug der 5-fachen Menge des Gerbstoffgehaltes vom Extrakt weniger als 1,5 g Extraktrest zeigen, sind als Tresterweine oder als Verschnitte von Wein mit Tresterweinen oder als übermässig verlängerte, über Trestern vergohrene Weine anzusehen.

2. **Hefenwein.** Man unterscheidet Hefenpresswein und Hefenwein schlechtweg.

a) **Hefenpresswein**, erhalten durch Auspressen der Weinhefe; er ist Wein im Sinne des Gesetzes, falls der Wein, aus dem er gewonnen, ein solcher war, und wird daher von der gesetzlichen Bestimmung nicht getroffen; er ist aber wegen seines durchweg kratzenden und fuseligen Geschmackes von geringem Werth.

b) **Hefenwein schlechtweg.** Er wird dargestellt durch Vergährenlassen von Zuckerwasser auf Weinhefe. Auf 100 l Zuckerwasser von entsprechender Stärke werden 10--15 l Hefe genommen; zur Ergänzung der fehlenden Säure und des fehlenden Gerbstoffs setzt man auf 1 hl etwa 400 g Weinsäure und 10—15 g Tannin zu.

Die Beschaffenheit dieses Getränkes, eines Kunstweines im eigentlichen Sinne des Wortes wie des Gesetzes, ist nur eine geringe und bleibt weit hinter jener eines richtig dargestellten petiotisirten Weines zurück.

Die Zusammensetzung dieser Erzeugnisse erhellt aus folgenden Zahlen (g in 100 ccm):

Wein:	Anzahl der Analysen	Alkohol g	Extrakt g	Gesammt-Säure g	Flüchtige Säure g	Freie Weinsäure g	Weinstein g	Glycerin g	Stickstoff-Substanz g	Mineralstoffe g	Phosphorsäure g	Kali g
Hefenpresswein	15	5,72	2,85	0,65	0,152	0,005	0,187	0,57	0,91	0,29	0,066	0,051
Hefenwein	1	5,47	1,48	1,04	—	—	0,384	0,29	—	0,19	—	—

Der Hefenpresswein ist daher besonders durch einen hohen Gehalt an Stickstoff-Substanz, die auch mehr oder weniger Ammoniak enthält, ausgezeichnet.

Ueber die Verwendung des Hefenpress- wie Hefenweines vergl. S. 1258.

3. **Rosinen- und Trockenbeerweine sowie aus solchen Früchten hergestellte Weine.** Die Rosinenweine werden hergestellt entweder durch Auslaugen des Breies der vorher gewaschenen, zerriebenen Rosinen, oder durch Aufquellenlassen der eingetrockneten Beeren in warmem Wasser und nachträgliche Verarbeitung in derselben Weise, wie man aus frischen Trauben Most gewinnt, oder sie werden an Stelle von Zucker beim Gallisiren oder Petiotisiren oder auch direkt zu zuckerarmen Mosten und Weinen ohne Wasserzusatz zugegeben. Aus 100 kg Rosinen lassen sich mit Hülfe von Wasser 4 hl Wein herstellen; da 100 kg Rosinen etwa 40 M. kosten, so würde der Preis eines solchen Rosinenweines = 10 M. für 1 hl oder = 10 Pfg. für 1 l betragen.

---

[1]) Zeitschr. f. Untersuchung d. Nahrungs- u. Genussmittel 1899, 2, 106.

Die aus Rosinen und Korinthen dargestellten Trockenbeerweine finden aber, abgesehen davon, dass die Herstellung derselben in Deutschland verboten ist, für sich nur eine untergeordnete Verwendung, da sie einen scharfen, süsslichen Geschmack besitzen und ihr Bouquet an getrocknete Weinbeeren erinnert; sie werden daher in der Regel mit geringen, herben und farbreichen Weinen verschnitten. Die Trockenbeerweine pflegen auch durchweg mehr unvergährbaren Zucker sowie mehr Bakterien zu enthalten, als die Weine aus frischen Trauben und sind in Folge dessen auch wenig haltbar.

Die Zusammensetzung derselben ist nach 8 Analysen im Mittel folgende (g in 100 ccm):

Alkohol	Extrakt	Gesammt-Säure	Gesammt-Weinsäure	Zucker	Glycerin	Stickstoff-Substanz	Mineralstoffe	Kali	Phosphorsäure
9,29 g	2,14 g	0,72 g	0,23 g	0,21 g	0,92 g	0,211 g	0,330 g	0,129 g	0,025 g

Die Zusammensetzung der Rosinen- bzw. Trockenbeerweine weicht daher nicht wesentlich von der des Weines aus frischen Trauben ab.

Aber nicht nur die Herstellung von Wein aus Rosinen bzw. Trockenbeeren, sondern auch aus eingedicktem Most und sonstigen getrockneten Früchten wie Datteln, Feigen etc. ist — unbeschadet der Verwendung derselben bei der Herstellung von in den Handel gelangenden Dessertweinen (Süd- und Süssweinen) ausländischen Ursprungs — jetzt in Deutschland verboten; Betriebe, in welchen eine Verwendung für irgend welche Zwecke stattfinden soll, sind von dem Inhaber vor Beginn des Geschäftsbetriebes der zuständigen Behörde anzuzeigen.

Ob auch der sog. „griechische Sekt", der als ein eingedickter Most (aus frischen Trauben oder Rosinen) aufzufassen ist und neben etwa 60,5 g Gesammt-Extrakt, 9 g zuckerfreiem Extrakt, 0,82 g Mineralstoffen und 0,088 g Phosphorsäure 10 g Alkohol in 100 ccm enthält, ebenfalls mit unter vorstehendes Verbot fällt, ist nach K. Windisch zweifelhaft, da er als ein schwach vergohrener, sehr gehaltreicher Süsswein aufgefasst werden kann; er würde daher als Wein im Sinne des Gesetzes zum Verschnitt mit anderen Weinen gestattet sein. Da aber der Alkohol ohne Zweifel als solcher dem eingedickten Most zugesetzt wird, so widerspricht die Zulassung der Verwendung des griechischen Sektes als Zusatz zu gewöhnlichen deutschen Weinen entschieden dem Sinne des neuen Weingesetzes.

4. Der Zusatz von anderen als den oben S. 1004 u. ff. bezeichneten Süssstoffen, insbesondere von Saccharin, Dulcin oder sonstigen künstlichen Süssstoffen d. h. von allen auf künstlichem Wege gewonnenen Stoffen, die als Süssmittel dienen können und eine höhere Süsskraft als raffinirter Rohr- oder Rübenzucker, aber nicht den entsprechenden Nährwerth besitzen. Aber auch der Zusatz von anderen Süssstoffen wie z. B. ein Auszug aus dem Süssholz (Lakritze) oder des Glycyrrhizins (vergl. S. 1065) ist verboten.

5. Der Zusatz von Säuren, säurehaltigen Stoffen, insbesondere von Weinstein und Weinsäure, von Bouquetstoffen, künstlichen Moststoffen oder Essenzen; demnach ist auch verboten der Zusatz von allen eingedickten Auszügen oder Abkochungen von anderen Früchten wie Tamarindenmus, Kirsch-, Heidelbeer- und Malvensaft (letztere zum Auffärben des Rothweines), weil sie sämmtlich Säuren enthalten.

Ohne Zweifel gehören zu den verbotenen Stoffen auch die Traubenblätter bzw. Auszüge daraus, welche häufig mit dem Most vergohren werden, um das Bouquet des Weines zu vermehren; denn diese Bestandtheile der Weinrebe gehören nicht zur Traube.

Indess beziehen sich diese Vorschriften nur auf Wein als Weintrauben-Wein, nicht aber auf Obst- und Beerenweine oder auf Getränke, welche wie die im Osten Preussens viel verwendeten Kunstweine[1]) (Gelb-, Glüh-, Kirschwein etc.) schon nach ihrem Aussehen und Geschmack nicht mit Traubenwein verwechselt werden können; auch die Gewürz- und Arzneiweine (Wermuthwein, Maiwein, Pepsinwein, Chinawein u. dergl.) werden von den Verschnitten nicht getroffen, weil sie nicht mehr Weine im Sinne des Gesetzes sind.

---

[1]) Dieselben bestehen nach K. Windisch aus Zucker, Alkohol, Säure, Gewürzen (Zimmt, Nelken, Macis, Koriander etc.), Kirschsaft und anderen Bestandtheilen.

6. Der Zusatz von Obstmost und Obstwein, von Gummi oder anderen, den Extraktgehalt der Weine erhöhenden Stoffen. Hiervon ausgenommen sind die Stoffe, welche durch die unter I. No. 1—4 erlaubten Behandlungen in den Wein gelangen. Nach K. Windisch wird die Weinschlempe (Destillationsrückstand von Trester- und Rosinenweinen für die Weinbranntwein-Bereitung) wegen ihres hohen Gehaltes an Extrakt- und Mineralstoffen vielfach zur Aufbesserung der Weine bzw. um überstreckte Weine „analysenfest" zu machen, benutzt. Dieser Zusatz ist natürlich nicht gestattet.

Die Mineralstoffe als solche, welche für sich allein zur Erreichung des Niedrigstgehaltes zugesetzt werden können, sind im Gesetz nicht ausdrücklich genannt, sie gehören aber zu den Stoffen, welche ebenfalls den Extraktgehalt zu erhöhen im Stande sind; aus dem Grunde ist der Zusatz derselben ebenfalls verboten.

Getränke, welche den vorstehenden Vorschriften No. 1—6 zuwider hergestellt sind, dürfen weder feilgehalten noch verkauft werden. Dies gilt auch dann, wenn die Herstellung nicht gewerbsmässig erfolgt ist.

III. Verbotene Zusätze zu Wein, weinhaltigen und weinähnlichen Getränken.

Während die vorstehenden Bestimmungen nur für Traubenwein Gültigkeit haben, gelten die nachstehenden verbotenen Zusätze auch für Schaumwein, Obst- und Beerenweine, die vorige Seite genannten ostpreussischen Kunstweine, überhaupt für alle sonstigen weinhaltigen und weinähnlichen Getränke, insofern sie bestimmt sind, anderen als Genussmittel zu dienen. Aus dem Grunde sind diese Zusätze in allen Fällen auch für den Haustrunk und nicht bloss bei der gewerbsmässigen Herstellung von Wein etc. verboten; desgleichen trifft das Verbot nicht nur das Feilhalten und Verkaufen, sondern auch das Inverkehrbringen; es dürfen daher solche Getränke nicht verschenkt oder einem Gaste vorgesetzt werden, einerlei, ob der Verkäufer etc. das Getränk selbst hergestellt hat oder nicht. Auch eine Deklaration schützt nicht vor Uebertretung dieser Vorschrift. Von diesen überaus scharfen Bestimmungen werden betroffen:

1. Lösliche Aluminiumsalze (Alaun und dergl.); verboten ist somit der Alaun, welcher früher als Schönungsmittel bezw. als Zusatz zu solchen und als Heilmittel gegen das Umschlagen des Weines verwendet wurde. Nicht betroffen werden von dem Verbot die Klärerden (S. 1268). Da fast jeder Wein Spuren Thonerde enthalten kann, so ist zum etwaigen Nachweise der Anwendung von löslichen Aluminiumsalzen der blosse qualitative Nachweis von Thonerde nicht ausreichend.

2. Baryumverbindungen (über ihre Anwendung vergl. S. 1271); die nachgewiesene Anwendung derselben ist auch strafbar, wenn keine Spur von den stark giftigen Baryumverbindungen im Wein verbleibt.

3. Borsäure (bezw. deren Salze oder Verbindungen z. B. Glycerin-Borsäure). Ueber die Frage der Gesundheitsschädlichkeit der Borsäure und ihrer Salze vergl. S. 449. Selbstverständlich ist nur der Zusatz von Borsäure zum Wein verboten und muss daher, da die meisten Trauben- und Obstweine Spuren Borsäure enthalten, eine quantitative Bestimmung derselben vorgenommen werden (vergl. S. 1280).

4. Lösliche Fluorverbindungen. Diese sind sowohl zur Erzielung einer reineren Gährung als auch zur Haltbarmachung des fertigen Weines angewendet worden; über die Gesundheitsschädlichkeit vergl. S. 458, über ihre Wirkung bei der Gährung S. 1183.

5. Glycerin. Sehr leere, saure, sowie überalte, dünne Weine erhalten mitunter einen Zusatz von Glycerin (nach dem Urheber Scheele „Scheelisiren" genannt), um den Geschmack, die Süss- und Vollmundigkeit zu verbessern bezw. zu erhöhen. Häufiger wird jedoch das Glycerin bei Herstellung süsser Façonweine verwendet. Ueber die Wirkung im Körper vergl. S. 376. Der chemische Nachweis des Glycerin-Zusatzes ist, da die Weine nach S. 1279 u. 1287 sehr wechselnde Mengen Glycerin enthalten, nicht leicht.

6. Kermesbeeren. Die Beeren der Kermespflanze (Phytolacca decandra), die an den Küsten des Mittelmeers, im Kaukasus etc. wild wächst, enthalten einen schönen, blaurothen Saft, weshalb sie in den südlichen Ländern zur Färbung von Rothwein benutzt werden. Die Anwendung ist wegen der Giftigkeit der Beere zwar verboten, es kann aber sein, dass die zum Verschnitt verwendeten Rothweine noch solchen Farbstoff mit enthalten. In Deutschland werden die Beeren kaum angewendet.

7. Magnesiumverbindungen. Diese verbieten sich wegen ihrer stark abführenden Wirkung schon von selbst. Da die Weine an sich ebenso viel oder häufig sogar mehr Magnesia als Kalk (vergl. S. 1285) enthalten — also auch nur der Zusatz verboten ist —, so kann auch hier nur die quantitative Bestimmung Aufschluss über einen etwaigen Zusatz geben.

8. Oxalsäure. Sie ist bis jetzt in einem Falle als künstliches Zusatzmittel nachgewiesen; da sie stark giftig ist — die im Haushalte verwendete Oxalsäure, die sog. Zuckersäure, ist schon häufig zur Vergiftung benutzt —, so ist ihr völliges Verbot gerechtfertigt.

9. Salicylsäure. Sie ist sehr häufig zur Haltbarmachung des Weins verwendet worden; über ihre Gesundheitsschädlichkeit vergl. S. 460. Da von Medicus sowie von L. Mastbaum in portugiesischen und spanischen Naturweinen, ferner in Himbeeren und Erdbeeren (vergl. S. 957) Spuren von Salicylsäure nachgewiesen sind, so ist auch hier für den Nachweis eines Zusatzes derselben zum Wein eine quantitative Bestimmung erforderlich, wobei zu berücksichtigen ist, dass die Salicylsäure beim Lagern der Weine allmählich in Folge einer Zersetzung aus denselben verschwindet.

10. Unreiner Sprit, d. h. freien Amylalkohol oder Fuselöl enthaltender Sprit. Die Anwendung desselben verbietet sich schon wegen des üblen Geruches und Geschmackes, welche sie dem Weine ertheilen würden. Ueber die zulässige zuzusetzende Menge reinen Sprits vergl. S. 1290.

11. Unreiner Stärkezucker. Der bis jetzt technisch gewonnene Stärkezucker enthält stets noch mehr oder weniger unvergährbare Stoffe, welche den Extrakt erhöhen und daher schon nach § 3 No. 6 des Weingesetzes verboten sind. Die Aufnahme des unreinen Stärkezuckers in § 7 verbietet auch seine Verwendung bei Herstellung von Obst- und Beerenweinen, allen weinhaltigen und weinähnlichen Getränken, selbst von Haustrunk, welcher dazu bestimmt ist, den Hausangehörigen als Genussmittel zu dienen. Technisch reiner Stärkezucker ist nach § 2 No. 1 des Gesetzes zur Weinbereitung erlaubt, aber bis jetzt zu angemessenen Preisen im Handel kaum zu haben.

12. Strontiumverbindungen. Lösliche Strontiumsalze dienen wie die des Baryums zum Entgypsen (vergl. S. 1271) und sind daher, wenn sie auch weniger giftig als Baryumverbindungen wirken, mit Recht verboten.

13. Theerfarbstoffe. Die grosse Anzahl rother Theerfarbstoffe hat vielfach umfangreiche Verwendung zur Auffärbung von Rothwein gefunden. Ueber die Gesundheitsschädlichkeit einiger Theerfarbstoffe vergl. S. 461. Da der Verschnitt von Wein mit Wein, also auch der schwach gefärbten deutschen Rothweine mit den dicken südländischen Rothweinen gestattet ist, so kann das Verbot der Anwendung von Theerfarbstoffen zur Färbung von Wein nur gebilligt werden.

14. Wismuthverbindungen. Dieselben sind vereinzelt zur Frischhaltung, besonders von Aepfelwein, empfohlen, aber zu dem Zweck mit Recht verboten.

Mit vorstehenden Ausführungen sind aber noch lange nicht alle Behandlungen und Verfälschungen, die bei Wein vorkommen können, namhaft gemacht; es giebt noch verschiedene Kellerbehandlungen, von denen festgestellt werden muss, ob sie zu den „anerkannten" gehören; ausser den genannten Frischhaltungsmitteln können auch in Betracht kommen z. B. Wasserstoffsuperoxyd, Formaldehyd, Benzoësäure, Abrastol (Calciumsalz der Naphthyl-Schwefelsäure) u. a. Ferner enthält das neue deutsche Weingesetz keine Bestimmung über essigstichige und andere kranke Weine, über den zulässigen Gehalt an schwefliger Säure. Für die Herstellung von Dessertweinen ist der Zusatz von Alkohol, für die Gewürz- oder Arzneiweine ein solcher von aromatischen und arzneilichen Stoffen, für rothe Dessertweine ein höherer Schwefelsäure-Gehalt zugelassen. In allen diesen Fällen muss auf Grund des Nahrungsmittelgesetzes vom 14. Mai 1879 festgestellt und beurtheilt werden, ob eine Verfälschung vorliegt oder nicht.

Die Krankheiten und Fehler des Weines [1]).

Die Krankheiten des Weines werden fast ausschliesslich durch die Lebensthätigkeit von Pilzen hervorgerufen. Letztere sind theils schon auf der Traube enthalten, theils gelangen sie erst bei der Herstellung des Weines in denselben. Sie entwickeln sich in ihm im Allgemeinen nur, wenn die Zusammensetzung des Mostes und Weines oder die Gährung eine nicht regelrechte ist. Daraus ergeben sich auch die grossen Schwierigkeiten, welche die Weinkrankheiten der experimentellen Forschung bieten, da es häufig nicht gelingt, mit kranken Weinen und ihren Pilzen gesunde anzustecken.

Im Gegensatz zu den Pilzen der Bierkrankheiten sind echte Saccharomyceten als Weinschädlinge noch nicht beobachtet, andere Spross- und Fadenpilze auch nur selten, während die Bakterien sehr stark betheiligt sind.

1. Das Kahmigwerden. Diese Krankheit wird durch die Vertreter der Gruppe der Kahmpilze[2]), Mycoderma, erzeugt, Sprosspilze, welche nicht zu den Saccharomyceten gehören und nur eine geringe und schleppende Gährung hervorrufen. Dieselben entwickeln sich nur bei Luftzutritt und können daher nur in nicht spundvollen Fässern auftreten. Ihre Hauptthätigkeit besteht darin, den Alkohol des Weines zu Kohlensäure und Wasser zu verbrennen unter gleichzeitiger Bildung flüchtiger Säuren. Ferner verzehren viele dieser Arten die Säure des Weines. Derselbe wird bei längerem Wachsthum der Kahmpilze so arm an Alkohol und Säure, dass schliesslich auch die Bakterien zur Entwickelung gelangen können und ein Umschlagen des Weines eintritt. Ausserdem aber schmeckt ein kahmiger Wein wässerig und fade. In Weinen mit mehr als 10 % Alkohol können die Kahmpilze sich nicht entwickeln.

2. Der Essigstich. Der Essigstich wird durch die Vergährung des Alkohols zu Essigsäure durch die Essigsäurebakterien (s. „Essig") erzeugt. Bei einem Gehalt von 0,6—0,7 ‰ Essigsäure schmeckt der Wein schwach nach Essig, bei 1,5—2,5 ‰ kratzend scharf (verl. S. 1262 u. 1287). Zuweilen geht die Oxydation auch nur bis zum Acetaldehyd und es entstehen dann Weine von der Art des sog. Aeschgrüsslers im Elsass.

Da die Essigbakterien nur bei Luftzutritt und höheren Temperaturen wachsen, so kann durch richtige Behandlung des Mostes und Weines ihre Entwickelung verhindert werden. Auch durch Pasteurisiren und event. Umgähren des Weines[3]) lässt sich diesem Fehler leicht vorbeugen. Auch Kahmhefen können Wein vielleicht essigstichig machen[4]).

3. Der Mausgeschmack. Wenn essigstichiger Wein zu lange in warmen Kellern auf der Hefe liegen bleibt, so entstehen durch das Faulen todter Hefezellen Ammoniak und Amine, welche mit der Essigsäure Acetamid bilden, das dem Weine dann Mausgeruch ertheilt. Ein Verschnitt mit saurem Wein ist das einzige, nicht immer sichere Mittel, diesen Fehler zu verdecken.

4. Der Milchsäurestich. In säurearmen Weinen, besonders in Obstmosten, entwickeln sich, zumal in etwas warmen Kellern, Milchsäure- und Buttersäurebakterien, welche den Zucker

---

[1]) Zusammenstellungen über diesen Gegenstand finden sich: Behrens, Centralbl. f. Bakteriol., II. Abth., 1896, 2, 213; Heinze, Hyg Rundschau 1901, 11, 321; Babo u. Mach, Weinbau u. Kellerwirthschaft 1896.

[2]) Untersuchungen über Morphologie und Physiologie der Kahmpilze sind ausgeführt von Schulz, Ann. Oenol. 1878, 7, 115; Schaffer, Ann. microgr. 1891, No. 12; Beyerinck, Centralbl. f. Bakteriol., 1892, 11, 68; Fischer u. Brebeck, Zur Morphologie, Biologie u. Systematik d. Kahmpilze, Jena 1894; Heinze, Landw. Jahrb. 1900, 29, 432; Meissner, Landw. Jahrb. 1901, 30, 497.

[3]) Windisch, Weinbau u. Weinhandel 1901, 19, 351.

[4]) Schulz, Ann. Oenol. 1878, 7, 115; Lafar, Centralbl. f. Bakteriol., 1. Abth. 1893, 13, 684.

zu Milchsäure vergähren. Solche Bakterien sind von Müller-Thurgau[1]) und Kramer[2]) aufgefunden worden. Durch Gerbstoff, grössere Mengen Aepfel- oder Weinsäure wird ihre Entwickelung gehemmt.

5. Die Mannitgährung. Mannit findet sich in grossen Mengen lediglich in unvollständig vergohrenen oder sonstwie erkrankten Weinen. Derselbe entsteht durch fehlerhafte Gährung, welche in säurearmen Weinen bei hoher Temperatur eintritt. Besonders algerische Weine leiden oft an dieser Krankheit. Der Mannit wird durch Bakterien erzeugt, die genauer durch Gayon und Dubourg[3]) untersucht worden sind. Dieselben vergähren nur die Fruktose zu Mannit, wobei gleichzeitig grosse Mengen Essig-, Milch-, Bernstein- und Kohlensäure entstehen. Aus anderen Zuckern wird neben den genannten Säuren Alkohol gebildet. Die Mannitgährung tritt während der Hauptgährung auf, welche dann stehen bleibt, sodass ein Theil des Zuckers nicht vergohren wird. Pasteurisiren und Umgähren bezw. Verschneiden mit säurearmen Weinen beseitigt den Fehler.

6. Das Umschlagen oder Brechen der Weine. Unter diesem Namen werden eine ganze Reihe von Krankheitserscheinungen zusammengefasst[4]). Es gehören hierher das Trübwerden und Trübbleiben, das Weich-, Zäh- oder Schleimigwerden, das Laugig-, Laubfarbig- oder Braunfarbigwerden des Weines. Die meisten dieser Krankheiten werden wohl durch Mischinfektionen hervorgerufen. Meist tritt bei allen diesen Krankheiten zunächst geringe Trübung und Kohlensäureentwickelung auf; dann bilden sich unangenehme Geruchs- und Geschmacksstoffe. Weissweine werden braun, ölig und schleimig, Rothweine werden trüb und braun. In solchen Weinen sind stets viele Bakterien vorhanden, ohne dass es bisher in den meisten Fällen gelungen wäre, mit diesen die Krankheitserscheinungen wieder zu erzeugen. Dazu ist anscheinend auch eine ungewöhnliche Zusammensetzung (besonders hoher Stickstoffgehalt) des Mostes nöthig.

Das Trübwerden der Weine braucht nicht immer auf der Entwickelung von Bakterien zu beruhen. Es kann auch durch sprossende Hefe erzeugt werden (in Weinen, die in der Hauptgährung stecken geblieben sind oder zu jung auf die Flasche kommen), oder durch todte Hefen oder deren Inhaltsstoffe oder ruhende, hungernde Hefe. Auch chemische Stoffe, Farbstoffe (diese besonders in Rothweinen, die zu kühl lagerten), Gerbstoffe, Eiweisskörper, Eisenverbindungen der Gerbsäuren können die Trübungen verursachen. Das Laugigwerden der Weine äussert sich darin, dass neben der Trübung von oben her eine Braunfärbung der Weine eintritt, während sich an der Oberfläche ein dünnes, schillerndes, unlösliches Häutchen abscheidet. Das Laugigwerden tritt besonders bei den aus sauerfaulen Trauben hergestellten Weinen auf. Nach Derillard erzeugt der Pilz der Edel- und Sauerfäule, Botrytis cinerea, eine Oxydase, die Oenoxydase, welche den Alkohol zu Aldehyd oxydirt, welcher Farbstoffe ausfällt; auch soll die Oxydase Rothweinfarbstoff zu unlöslichen Verbindungen oxydiren. Die Heilung trüber und laugiger Weine muss sich natürlich nach der Ursache der Krankheit richten und wird je nachdem in Filtriren und Schönen, Pasteurisiren[5]) oder Umgähren zu bestehen haben.

---

[1]) Jahresberichte d. schweiz. Versuchs-Station in Wädensweil 1892/93; Centralbl. f. Bakteriol., II. Abth., 1898, 4, 849.
[2]) Kramer, Die Bakterien in ihrer Beziehung zur Landwirthschaft. Wien 1892.
[3]) Ann. Inst. Pasteur 1894, 8, 108; 1901, 15, 524. Weitere Arbeiten sind ausgeführt von Carles, Compt. rend. 1891, 112, 811; Roos, Journ. pharm. et chim., 27, 405; Dugast, Revue de viticulture 1894, 2, 86; Peglion, Centralbl. f. Bakteriol., II. Abth., 1898, 4, 473; Schidrowitz, Analyst 1902, 27, 42.
[4]) Vergl. Kramer, Landw. Versuchs-Stationen 1890, 37, 325; Duclaux, Ann. Inst. Pasteur 1893, 7, 537; Bersch, Die Krankheiten des Weines, Wien 1873, 52; Meissner, ebendort 1899, 17, 419; Nessler, ebendort 1901, 19, 271; Bordas, Joulin, de Raczkowski, Compt. rend. 1898, 126, 1443, 1050 (beschreiben 2 Bakterien des Umschlagens genauer); Derillard, Bull. scienc. pharmacol. 1900, 2, 587; 1901, 3, 364; Barth, Weinbau u. Weinhandel 1898, 16, 212 (Laugigwerden).
[5]) Nach C. Schulze, Landw. Jahrb. 1895, 24, 403, tödtet schon 2-stündiges Erwärmen des Weines auf 45° die Hefen der Nachgährung.

Beim Weich-, Oelig-, Lang- oder Schleimigwerden[1]) sind nach den vielfachen Untersuchungen meist Bakterien, nach Meissner vermuthlich auch Sprosspilze (anscheinend Torula-Arten) betheiligt. Die Schleimbildung erfolgt entweder schon vor der Gährung, was zuweilen bei Hefenweinen vorkommt, oder tritt erst bei der Nachgährung ein. Beim Schütteln der schleimigen Weine entweicht meist eine grosse Menge Kohlensäure. Durch kräftiges Schütteln oder Peitschen mit Reisigbesen, wodurch der Schleim zerrissen und dem Weine Luft zugeführt wird, ferner durch Umgähren lassen sich solche Weine zuweilen heilen.

Eingehendere experimentelle Arbeiten über das Schleimigwerden des Weines liegen bisher nur von Kramer und Meissner vor. Kramer fand in schleimigem Wein unter anderen Bakterienarten eine Bacillus viscosus vini genannte Art, welche bei Luftabschluss Wein lang machte. Meissner hat Torula-Hefen in Weinen gefunden, welche keine Alkoholgährung bewirken, aber Most und gezuckerten Aepfelwein schleimig machen. Bei Anwesenheit kräftiger Weinhefen kommen diese Schleimhefen nicht auf.

Dematium pullulans kann nach Wortmann[2]) Most schleimig machen, bildet aber kaum eine Gefahr für die Weinherstellung, da der Pilz gegen Kohlensäure[3]) sehr empfindlich ist und mit Beginn der Gährung seine Thätigkeit einstellt.

Pasteur hat das Schleimigwerden des Weines als „schleimige Gährung" bezeichnet, bei der stets Mannit entstehe. Nach späteren Untersuchungen hat die Mannitbildung mit der Schleimbildung nichts zu thun, sondern ist ein selbstständiger Gährungsvorgang (s. Mannitgährung S. 1301). Auch die Bezeichnung schleimige „Gährung" ist nicht zutreffend, da bisher noch in allen genauer untersuchten Fällen der Schleim nicht als Erzeugniss einer Gährung, sondern der Assimilation erkannt worden ist. Es handelt sich dabei um die Verquellung der Bakterienmembran (vergl. S. 871).

7. Das Bitterwerden[4]). Besonders Rothweine, und zwar die besseren Sorten, werden auf dem Fasse oder der Flasche zuweilen bitter, während gleichzeitig eigenartiger Geruch, weniger starke Färbung und matter, schaler Geschmack auftreten. Auch scheiden sich krystallinische Massen und Farbstoff aus. Die Ursache dieser Krankheit ist nach Wortmann eine Zersetzung der Gerb- und Farbstoffe durch Schimmelpilze, wie sie entweder schon in faulen Trauben oder auch in Lagerkellern durch Ansiedelung der Pilze in Fässern und auf Flaschenkorken erfolgen kann. Dagegen ist die Betheiligung von Bakterien bei dieser Krankheit, wie dies früher stets behauptet wurde, bisher in keinem Falle erwiesen.

Pasteurisiren ist ein gutes Vorbeugungsmittel gegen das Bitterwerden. Bittere Weine lassen sich durch Umgähren mit frischer Maische und durch nachfolgende Eiweissschönung heilen.

8. Fehlerhafter Geschmack. Verschiedene Ursachen, zum Theil rein chemischer Natur, veranlassen fehlerhafte Geschmacksveränderungen des Weines.

Der Schimmelgeschmack entsteht, wenn Wein in nachlässig behandelte Fässer gebracht wird. Eine Beseitigung desselben ist zuweilen durch Schütteln mit Olivenöl möglich.

Der Erdgeschmack wird theils durch die specifische wilde Hefe des Weines, Saccharomyces apiculatus[5]) (dieselbe ist kein Saccharomycet, sondern ein sporenloser Sprosspilz), verursacht. Sacch. apiculatus tritt bei der Weingährung stets auf, wird auch von stärkster Reinhefe nicht unterdrückt,

---

[1]) Pasteur, Bull. soc. chim. 1861, 30; Bersch, Die Krankheiten des Weines. Wien 1873; Nessler, Die Bereitung u. Behandlung d. Weines 1884, 228; Mach, Weinlaub 5, 145; Aderhold, Landw. Jahrb. 1894, 23, 587; Kramer, Sitzungsberichte d. k, k. Akademie d. Wissensch., Wien, mathem. naturw. Klasse, 1889, 98, Abth. IIb, 358; Meissner, Landw. Jahrb. 1898, 27, 775.
[2]) Berichte d. Kgl. Lehranst. f. Obstbau u. s. w. zu Geisenheim 1891/92, 55.
[3]) Aderhold, Mitth. über Weinbau u. Kellerwirthsch. 1892, 132.
[4]) Pasteur, Etudes sur le vin, Paris 1878; Babo u. Mach, Weinbau u. Kellerwirthschaft 1896, 2; Neubauer, Ann. Oenol., 2, 27; Kramer, Landw. Versuchs-Stationen 1890, 37, 325; Aderhold, Landw. Jahrb. 1894, 23, 599; Kotusany, Berichte d. 3. internat. Kongr. f. angew. Chemie 1898; Mayer, Untersuchungen über alkohol. Gährung, Heidelberg 1869 (Mayer vermuthet schon die Betheiligung der Schimmelpilze); Bordas, Joulin, de Raczkowski, Compt. rend. 1898, 126, 1291; Wortmann, Landw. Jahrb. 1900, 29, 627.
[5]) Müller-Thurgau, Weinbau u. Weinhandel 1899, 17, 389.

wirkt, wenn in grösserer Zahl vorhanden, verzögernd auf die Gährung und beeinflusst Geschmack und Bouquet nachtheilig.

Auch der specifische Erdgeruchpilz, Cladothrix odorifera[1]), erzeugt im Wein vor der Gährung zuweilen Erdgeschmack.

Der Böcksergeschmack[2]) wird durch Schwefelwasserstoff erzeugt, der während der Gährung durch Reduktion aus Schwefel entsteht. Dieser gelangt entweder durch unvorsichtiges Schwefeln oder von zu spät bestäubten Beeren in den Most. In alten Weinen, die in eingebrannten Fässern liegen, kann Schwefelwasserstoff durch Berührung mit Eisen erzeugt werden.

Lüften oder Ableiten in ein geschwefeltes Fass können solchen Wein heilen (S. 1264).

Rauchgeschmack[3]) soll durch Bakterien verursacht werden. Auch Torulahefen können nach Wortmann[4]) den Geschmack des Weines nachtheilig beeinflussen.

Schwefelsäurefirne nennt man einen harten, eigenartig sauren Geschmack, der nach Kulisch[5]) durch zu hohen Schwefelsäuregehalt des Weines bedingt wird.

9. Das Schwarzwerden. Gerbstofffreie und säurearme Weine, die längere Zeit mit Eisen in Berührung waren, färben sich im Glase allmählich schwarz und werden trübe in Folge Bildung von gerbsaurem Eisenoxyd. Durch Lüften und Klären lässt sich dieser Fehler leicht beseitigen.

Dessertweine (Süss-, Süd- und Likörweine).

Unter Dessertweinen versteht man solche Weine, welche an Alkohol oder auch an Alkohol und Zucker reich sind und sich dabei durch eine eigenartige Feinheit des Geschmackes auszeichnen. Viele von ihnen spielen als sog. Medicinalweine[6]) eine wichtige Rolle.

Die wenigsten Weine dieser Art sind aus starksüssen Trauben ohne jedweden Zusatz bereitet, die meisten sind, wie aus Nachstehendem hervorgeht, durch die Art ihrer Bereitung mehr oder weniger Kunsterzeugnisse.

Ein grosser Theil der im Handel oft zu verhältnissmässig sehr billigen Preisen vorkommenden Süssweine ist durch Nachmachung der besten Süssweintypen entstanden und hat sich an gewissen Orten eine förmliche Industrie zur Herstellung solcher Façonweine entwickelt.

Nach der Höhe ihres Alkohol- und Zuckergehaltes unterscheidet man:

a) Eigentliche Süssweine (fette Dessertweine), welche sich bei oft nur geringem Alkoholgehalt durch einen sehr bedeutenden Gehalt an Zucker und Extrakt auszeichnen. Hierher können gerechnet werden:

Rheinische Ausbruchweine, welche nach Neubauer 9,4—12,7 Vol.-% Alkohol und 3,3—14,3% Extrakt besitzen.

Tokayer Ausbruchweine mit 7,8—17,6 Vol.-% Alkohol und 8,4—27,2% Extrakt (nach Moser).

Tokayer Essenz bei geringem Alkoholgehalt mit 30—40% Zucker.

Sicilianische Muskatweine mit 15,3 Vol.-% Alkohol und 20—39% Extrakt.

---

[1]) Peglion, Staz. sperim. agrar. Ital. 1900, 33, 525.
[2]) Wortmann, Weinbau u. Weinhandel 1902, 20, 25; Kulisch, ebendort 1895, 13, 2; Berichte d. Kgl. Lehranstalt f. Obstbau u. s. w. zu Geisenheim 1894/95, 77.
[3]) Kramer, Die Bakteriologie in ihren Beziehungen zur Landwirthschaft, Wien 1892, 2, 122.
[4]) Wortmann, Anwendung und Wirkung reiner Hefen bei der Weinbereitung. Berlin 1895.
[5]) Weinbau u. Weinhandel 1900.
[6]) Als „Medicinalweine" sollen nach dem Beschlusse der in Karlsruhe 1890 versammelten Chemiker nur solche Weine betrachtet werden, welche zur Arzneibereitung Verwendung finden. Die als Arzneimittel oder Gewürzgetränke dienenden Weine dürfen nach § 3 Abs. 5 des neuen Weingesetzes vom 24. Mai 1901 Zusätze von aromatischen oder arzneilichen Stoffen erhalten (vergl. S. 1297).

Malagaweine mit 13—19 Vol.-% Alkohol und 14—21% Extrakt.
Griechische Malvasiaweine mit 6—15 Vol.-% Alkohol und 12—41% Extrakt.

b) **Likörweine** (trockene Dessertweine), welche bei sehr hohem Alkoholgehalt einen verhältnissmässig niedrigen Extraktgehalt besitzen. Hierher gehören:

Marsallaweine mit 19,8—24,4 Vol.-% Alkohol und etwa 4—6% Extrakt.
Sherryweine mit 18—25 Vol.-% Alkohol und 3—5% Extrakt.
Portweine mit 15—24 Vol.-% Alkohol und 3—8% Extrakt.
Madeirawein mit 18—20 Vol.-% Alkohol und 4—6% Extrakt.
Cypernwein mit 17 Vol.-% Alkohol und etwa 4—6% Extrakt.

Zwischen den beiden Gruppen (fetten und trockenen Dessertweinen) bestehen natürlich zahlreiche Uebergänge, da ja, wenigstens bei den für den Welthandel bestimmten Sorten, dem Geschmacke der Trinker entsprechend, bald der Alkohol-, bald der Extraktgehalt eine Aenderung erfahren kann.

Allgemeines über die Darstellung der Dessertweine.

Bei Weinen mit hohem Alkoholgehalt oder übergrossem Zuckergehalt hört das weitere Fortschreiten der Gährung bei einem gewissen Punkt von selbst auf, weshalb die Behandlung solcher Weine eine verhältnissmässig einfache ist. Enthält aber ein Dessertwein zu wenig Alkohol oder zu wenig Extrakt (bezw. Zucker), um ein Fortschreiten der Gährung von selbst unmöglich zu machen, so muss dieselbe durch künstliche Mittel unterdrückt werden. Diese Mittel sind gewöhnlich folgende:

1. Zuerst Einleiten einer möglichst starken Gährung bei 20—25° C. und durch häufiges Lüften des Mostes, wodurch die stickstoffhaltigen Körper zur Bildung von Hefe aufgebraucht und dadurch dem Wein entzogen werden, darauffolgendes, rasches Abziehen vom Lager, bevor der Wein aus diesem von Neuem Gährung ermöglichende Stoffe aufgenommen hat. Auch bleibt auf diese Weise mehr Zucker unvergohren als durch langsames Vergähren bei niederen Temperaturen.
2. Pasteurisiren, womöglich unter Zusatz von Tannin, um die Ausfällung der Eiweissstoffe zu unterstützen.
3. Abziehen in stark geschwefelte Fässer (besonders in Spanien gebräuchlich) oder Zusatz einer Lösung von schwefliger Säure in Wasser oder Alkohol.
4. Zusatz einer reichlichen Menge von Alkohol (Alkoholisiren), bis der Wein im Ganzen mindestens 14—15 Vol.-% Alkohol enthält.

Die Klärung der Süssweine geschieht entweder durch Filtriren oder durch Klärerde; wegen der dickflüssigen Beschaffenheit der Weine können Hausenblase, Gelatine etc. hier keine Anwendung finden. Bei sehr gehaltreichen, dicksüssen Weinen, z. B. Tokayer Essenzen, gelingt es oft überhaupt nicht, sie ganz spiegelhell herzustellen.

Wenn man Süssweine, ohne aufzufüllen, nur mit einem Baumwollespund versehen, in Fässern offen lagern lässt, so nehmen sie in Folge einer sehr weitgehenden Oxydation jenen eigenthümlichen Geschmack an, den man als „Brotgeschmack" oder „Nussgeschmack" bezeichnet und welcher als ein besonderes Merkmal der Güte an ungarischen Süssweinen geschätzt wird. Diesen Geschmack findet man aber auch bei Sherry, Madeira etc., welche in Folge ihrer Lagerung in warmen (halboberirdischen) Kellern einer kräftigeren Einwirkung des Sauerstoffs ausgesetzt sind. Sehr alkoholreiche Weine erhalten dabei keinen Essigstich.

1. Deutsche Süssweine aus Halbcibeben. Hierzu gehören die deutschen Ausleseweine, besonders die rheinischen Ausbruchweine. Herrscht während des Spätherbstes am Rhein vorwiegend sonniges Wetter, so verschrumpft ein grosser Theil der Traubenbeeren als solcher oder nach durchgemachter Edelfäule zu sog. Halbcibeben, welche nicht so wasserarm sind, wie die von südlichen Ländern in den Handel gebrachten Rosinen, aber viel wasserärmer als die auf gewöhnliche Weise gereiften Trauben. Bei der Lese werden die Halbcibeben einzeln aus der Traube genommen (ausgelesen) und liefern den Rohstoff zu den kostbaren Ausleseweinen. Sie gebrauchen zur vollkommenen Vergährung, welche langsam in kühlen Kellern erfolgt, meist viele Jahre und zeichnen sich durch ein starkes Bouquet (edelfauler Trauben) aus. Die edelfaulen Trauben sind ärmer an Säure (Aepfelsäure), aber reicher an Fruktose, als die entsprechenden nicht edelfaulen Trauben, weil der Pilz Botrytis cinerea (vergl. S. 954) die Säure und Glukose verhältnissmässig mehr verzehrt als die Fruktose. Auch wird das Bouquet durch den Pilz verändert, indem das Riesling-Bouquet mit Muskat-Geruch in das Sherry-Bouquet mit honigähnlichem Geruche übergeht[1]).

Analysen von Süssweinen mit dem Merkmal von Ausleseweinen ergaben:

Ausleseweine	Spec. Gewicht	Alkohol Vol.-%	Extract	Gesammt-Säure (Weinsäure)	Weinsäure	Zucker	Glycerin	Mineralstoffe	Kali	Magnesia	Phosphorsäure	Schwefelsäure
				100 ccm Wein enthalten Gramm:								
Pfälzer . . .	1,0253	9,72	7,43	0,67	0,084	4,60	1,21	0,27	—	0,020	0,036	0,045
Rheinische . .	1,0213	10,85	9,65	0,97	—	6,35	1,43	0,21	0,072	0,024	0,049	—

Strohweine. Wenn die Witterung zur Gewinnung der Halbcibeben nicht günstig ist, so nimmt man die Trauben möglichst reif, aber nicht überreif vom Stock und überlässt sie an luftigen Orten (früher auf Stroh, daher der Name „Strohwein") dem Austrocknen, bis sie genügend eingeschrumpft erscheinen. Für den Verkauf und eigentlichen Weinhandel werden diese Weine indess immer seltener, da sie ihrer Herstellung nach nur zu sehr hohen Preisen abgegeben werden können (im Elsass trifft man noch hie und da die Bereitung von Strohweinen an).

2. Süssweine aus stocksüssen Cibeben unter Zusatz von gewöhnlichem Wein; Tokayer Weine etc. Aus gesunden, nicht edelfaulen, aber bei trockenem, warmem Herbste mehr oder weniger zu Cibeben eingeschrumpften Trauben werden viele südliche fette Süssweine, namentlich Muskat- und Malvasiaweine, in Griechenland, Süditalien, Spanien und Südfrankreich hergestellt; die Gährung derselben erfolgt natürlich bei höherer Temperatur und sie erhalten nicht selten einen Zusatz von Weinsprit, um ihre Haltbarkeit zu sichern.

Zu den wichtigsten Weinen dieser Art gehören die **Ungarischen (Tokayer-) Süssweine**, von denen man 2 Sorten unterscheidet:

a) **Essenzen.** Mit diesem Namen bezeichnet man in der Tokayer Gegend jenen dickflüssigen Most, welcher aus den zu Cibeben vertrockneten Trauben freiwillig (die Beeren werden in Bottichen nur fest eingetreten) ausfliesst. In Folge seines grossen Zuckerreichthums vergährt der Most nur schwierig und enthalten die so ge-

---

[1]) Vergl. P. Kulisch; Zeitschr. f. angew. Chemie 1895, 441.

wonnenen Essenzen selbst nach vielen Jahren oft nur 3—4% Alkohol. Essenzen werden auch aus gewöhnlichem Most unter Zusatz einer bedeutenden Menge von Trockenbeeren bereitet. In Folge des Umstandes, dass zu ihrer Bereitung eine sehr grosse Menge kostbarer Trauben erforderlich ist, stehen die Essenzen sehr hoch im Preise. Die berühmten Tokayer Essenzen werden weit höher, als die Tokayer Ausbruchweine geschätzt. Der echte Tokayer wächst nur in der Hegyallya, d. h. an der Gebirgslehne zwischen Tokay und Satorallya-Ujhaly; der Mittelpunkt ist Erdöbeny; in Tokay selbst wächst kein Tokayer.

b) **Echte Ausbruchweine.** Süssweine dieser Art werden dargestellt, indem man die zerquetschten Trockenbeeren mit jungem Weine aus nicht eingetrockneten Trauben derselben Abstammung wie die Trockenbeeren auszieht bzw. aufweicht und auspresst. Man erhält auf diese Weise gehaltreiche Moste, welche man in Erdkellern oft mehrere Jahre bei ziemlich niederer Temperatur vergähren lässt (Tokay). Je nachdem man auf 1 Fass Wein (etwa 130 l) 1, 2 bis 5 Butten Cibeben (1 Butte = 12—14 kg Trauben) rechnet, spricht man von 1-, 2-, 3- bis 5-buttigem Ausbruch (oder Tokayer) und erhält entweder alkoholreiche, aber extraktärmere, oder alkoholärmere, aber extraktreiche Weine; denn in jenen Mosten, welche mittels grosser Mengen von Trockenbeeren bereitet werden, hemmt der hohe Zuckergehalt die Entwickelung des Gährungsfermentes derart, dass die Gährung schon aufhört, wenn der Wein noch nicht viel über 8—10 Gew.-% Alkohol enthält[1]).

Auf die Trester des abgezogenen Ausbruchmostes wird, um sie vollkommen auszunutzen, gewöhnlicher Most oder Wein gegeben und so noch ein gewürzreicher und etwas süsser Wein, „Forditas" genannt, gewonnen. Auch aus dem beim Abziehen des 1—1½ jährigen Ausbruches erhaltenen dicken Geläger gewinnt man durch Aufgiessen von gewöhnlichem Wein noch einen aromatischen Wein, den man „Maslócs" nennt.

Zu dieser Klasse von Süssweinen gehören ausser dem Tokayer Ausbruch auch die echten **Ruster** und **Meneser Ausbruchweine**.

c) **Imitirte Ausbruchweine.** Unter „Imitirte Ausbruchweine" sind nach Bersch solche Süssweine zu verstehen, welche aus Wein und Cibeben bereitet werden, bei denen aber die Cibeben fremder, meistens griechischer Herkunft sind, d. h. von ganz anderen Traubensorten stammen als der Wein, mit welchem sie zusammen auf Süssweine verarbeitet werden.

Bisweilen werden diesen Weinen noch gewisse Mengen von Zucker (Rohrzucker oder Invertzucker) und Alkohol zugefügt, um den süssen Geschmack bezw. die Stärke des zu erzielenden Süssweines zu verändern.

Zu dieser Klasse von Weinen gehören auch die „imitirten **Ruster, Meneser** etc. **Ausbruchweine**".

Die Zusammensetzung dieser Weine erhellt aus folgenden, angeblich von echten Weinen ausgeführten Analysen:

---

[1]) Was den Preis des echten Tokayer Ausbruchweines anbelangt, so sei erwähnt, dass in der Tokayer Gegend selbst die Flasche einer Sorte, welche noch keineswegs zu den besten gehört, z. Zt. etwa 5,40 M. kostet.

Bezeichnung	Anzahl der Analysen	Spec. Gewicht	In 100 ccm Wein Gramm:									
			Alkohol	Extrakt	Gesammt-säure	Flüchtige Säure	Zucker	Glycerin	Mineral-stoffe	Kali	Phosphor-säure	Schwefel-säure
Tokayer Essenz	6	1,1244	6,52	31,24	0,60	(0,150)	25,61	—	0,360	—	0,071	—
Tokayer Ausbruch (echt)	51	1,0354	11,19	12,72	0,60	0,101	9,01	1,11	0,270	0,062	0,070	0,015
Tokayer desgl. des Handels[1])	57	1,0767	9,93	23,76	0,65	0,164	19,80	0,69	0,350	0,133	0,058	0,044
Tokayer herb	8	0,9964	12,37	3,50	0,56	0,093	—	—	0,190	—	0,057	—
Ruster Ausbruch	4	1,0800	9,55	26,05	0,44	—	23,77	—	0,320	0,166	0,040	0,037
Meneser Ausbruch (roth)	3	1,0833	9,02	23,42	0,50	—	18,85	0,84	0,280	0,141	0,036	0,033

Die Schwankungen betrugen für 100 ccm Wein:

Tokayer Essenz		Tokayer Ausbruch		Tokayer herbgezehrt	
Alkohol	Extrakt	Alkohol	Extrakt	Alkohol	Extrakt
5,60—8,81 g	23,77—43,36 g	6,95—14,75 g	4,85—27,32 g	11,55—13,89 g	3,11—4,44 g

Für einige sonstige Bestandtheile wurde — die eingeklammerten Zahlen bedeuten die Anzahl der Proben — in 100 ccm gefunden:

	Glukose	Fruktose	Weinsäure	Weinstein	Stickstoff-Substanz
Tokayer Ausbruch (Original)	2,31 g (18)	4,88 g (18)	0,066 g (5)	0,079 g (5)	—
Tokayer desgl. des Handels	8,88 „ (6)	10,04 „ (6)	—	0,176 „ (5)	0,473 g (10)

Hieraus ergiebt sich, dass, weil der Most durchweg Glukose und Fruktose in nahezu gleichem Verhältniss enthält, erstere, wie schon oben S. 1275 bemerkt ist, in der Regel schneller vergährt, als die Fruktose und das Verhältniss von Glukose : Fruktose zur Entscheidung, ob bei einem Süsswein eine natürliche Vergährung stattgefunden hat, oder nicht mitbenutzt werden kann.

3. **Südliche Süssweine.** Die meisten Südweine von jenseits der Alpen gehören zur Gruppe der Süssweine. Von diesen kommen für Deutschland vorwiegend in Betracht:

a) **Griechische Süssweine.** Die bekanntesten Marken sind der Achaier (Kalavrita, Santo Claret) mit nur 4—6 g Extrakt und der Malvasier mit 6,89 bis 28,46 % Extrakt bei gleich schwankendem Alkohol-Gehalt (nämlich 9,00—16,76 g Alkohol in 100 ccm Wein). Dem Malvasier schliessen sich in der Zusammensetzung an Moskato, Makrodaphne, Samos u. a.

Die Darstellung geschieht in ähnlicher Weise wie die der Ungarsüssweine, vorwiegend aus stocksüssen Cibeben unter Mitverwendung jedenfalls von Rosinen und Weinsprit.

b) **Italienisch-sicilische Süssweine.** Die gangbarste Sorte der vielerlei Süssweine (Malvasia, Muskat, Zucco, Lacrimae Christi u. a.) ist der Marsala, der echt nur in der Provinz Trapani erzeugt wird, aber viele Nachahmungen hat. Die aus Trauben von verschiedenen Lagen gewonnenen Weine werden zur Erzielung eines gleichmässigen Erzeugnisses verschnitten; auch bekommt der Traubenmost in der

---

[1]) Auch diese Weine sind in der Litteratur als echt bezeichnet; die zahlreichen Analysen von Tokayer Weinen zweifelhaften Ursprungs sind bei der Zusammenstellung der Analysen in Bd. I, 1315 u. ff. nicht berücksichtigt. In Ungarn selbst giebt es eine grosse Anzahl von Fabriken, die sich mit der Herstellung façonirter Tokayer Weine befassen.

Regel einen Zusatz von eingekochtem Most und weiter einen solchen von mehr oder weniger Sprit.

Dem Marsala Siciliens sehr ähnlich ist der bernsteingelbe Bernaccia von Sardinien.

c) **Spanische Süssweine.** Als hervorragende Süssweine Südspaniens sind in der ganzen Welt bekannt der Sherry und Malaga.

α) Sherry (Xeres). Der Sherry (Xeres) verdankt seinen Namen der spanischen Stadt Xeres de la Frontera in der Provinz Cadiz, er stammt aber aus einer grossen Anzahl von Erzeugungsorten zwischen dem Guadalquivir und dem Guadelette. Die vorwiegend angebauten Traubensorten sind: L'Albillo, Montuo Castigliano, Pedro Jimenez, Muskateller u. a. lauter weisse Traubensorten. Seine volle Güte erlangt der Sherry erst nach jahrelangem Lagern. Je nach der Höhe des Spritzusatzes oder der Beigabe von eingeengtem Moste unterscheidet man verschiedene Sorten, wie Sherry pale, Sherry ser, Sherry doré und brun.

Die Aufbewahrung und Lagerung der Weine geschieht in oberirdischen Räumen, den Bodegas, woselbst die Weine verschiedenen Alters, jedoch von einer bestimmten Lage oder einem bestimmten Typus eine sog. Solera bilden, bestehend aus einer Reihe grösserer Fässer, deren jedes das Erzeugniss eines anderen Jahrganges enthält. Die älteren Jahrgänge werden stets mit den nächstjüngeren aufgefüllt und der älteste Jahrgang wird zum Verkauf gebracht.

Echter Sherry kommt z. Zt. nur gegypst in den Handel; er enthält deshalb stets beträchtliche Mengen Schwefelsäure (Analysen solcher Sherrys siehe Bd. I, S. 1324).

β) Malaga. Der „echte Malagawein" stammt aus Malaga, der südlichsten Provinz Spaniens. Die vorherrschende Traubensorte ist der Pedro-Jimenez. Der verschiedene Charakter wird den einzelnen Typen der Malagaweine, vor Allem durch entsprechend geregelten Zusatz eigens hergestellter Flüssigkeiten, zunächst des Vino maëstro und des Vino tinto gegeben. Letzterer wird aus den Trockenbeeren der Piedrotraube hergestellt, indem dieselben zerdrückt werden, die teigartige Masse mit etwa $1/3$ Wasser verarbeitet und dann gepresst wird. Vino maestro wird in der Weise dargestellt, dass man 15% Alkohol zu dem kaum in Gährung übergegangenen Most setzt und letztere dadurch unterbricht.

Der dunkelbraune Malaga wird durch Zusatz von Arrope und Color zu ursprünglichem, trockenem oder süssem Malaga hergestellt.

Die Arrope wird bereitet, indem man Most über freiem Feuer in flachen Pfannen bis auf $1/3$ des ursprünglichen Volumens eindampft. Der dunklere Color ist Arrope, welche bis zur Syrupsdicke eingedampft wurde. Durch das Einkochen wird die Beschaffenheit des Mostes in hohem Grade verändert: die Eiweisskörper werden in unlösliche Form gebracht — sie gerinnen —, aus dem Zucker entsteht das dunkel gefärbte Karamel und das bitter schmeckende Assamar.

Je nach dem Verhältniss zwischen Wein, Arrope und Color hat der Malaga einen mehr oder minder süssen Geschmack, sowie eine hellere oder dunklere Färbung. Zu uns kommen meist die dunklen, mit Color versetzten Weine.

Nach Reitlechner werden zur Darstellung von Arrope, welche in Spanien einen Handelsgegenstand bildet, schon seit Jahren nebst dem Traubenmoste auch Presssaft und wässerige Auszüge von Feigen, Johannisbrot und anderen billigen zuckerreichen Südfrüchten verwendet, denen nicht selten Rohrzucker-Melasse zugesetzt wird. Diese Arrope ist ein Hauptbestandtheil der billigen Medicinal-Malaga-Süssweine.

Rothweine liefert Malaga nur wenige; was als echter rother Malaga verkauft wird, ist fast immer Alicante oder Fondillon, welcher beim Lagern allmählich seinen rothen Farbstoff an den Wandungen der Flasche absetzt und eine purpurrothe Farbe annimmt.

d) **Portugiesische Süssweine.** Desselben Weltrufes wie die spanischen Süssweine Sherry und Malaga erfreuen sich die portugiesischen Süssweine Portwein und Madeira.

α) **Portwein** (Port, O'Porto, Port à Port). Die Heimath des Portweins ist das Thal des Douro; er ist besonders in England und Amerika sehr beliebt. Die Bereitungsweise ist folgende:

Die einen sehr dunkelen Most liefernden Trauben werden zertreten — nicht gepresst — und alsdann (mit den Kämmen) der Gährung überlassen. Ist der grösste Theil des Zuckers vergohren, so wird die Flüssigkeit flüchtig durchgearbeitet und nach kurzer Zeit abgezogen.

In guten Jahren enthält der so gewonnene Jungwein genug Zucker und ist zu seiner Fertigstellung nur ein entsprechender Sprit-Zusatz nöthig. In geringen Jahrgängen jedoch, wenn es sich überhaupt um Erhöhung des Zucker- bezw. Extraktgehaltes handelt, setzt man dem Weine Jeropiga (eingekochten Most) zu. Anstatt eingekochten Mostes wird auch zuweilen nur Zucker zugegeben. Wie Arrope, so bildet auch Jeropiga einen Handelsgegenstand; ungefärbt heisst sie vinho mudo, mit Sprit und Farbextrakt versetzt Tinto.

Die Färbung des Portweines ist selten eine natürliche; gewöhnlich verdankt derselbe seine Farbe einem Zusatze von getrockneten Hollunderbeeren, welche, in Säcke gefüllt, mit den Füssen in dem bereits mehrere Monate gelagerten Wein zerquetscht werden. Für 1 Piepe (= 435 l) rechnet man 24—30 kg Hollunderbeeren.

Beim Lagern, namentlich in höherem Alter, scheidet der Portwein in den Flaschen den grössten Theil seines Farbstoffes in starken Krusten ab und erscheint dann rothbraun oder sogar gelbbraun.

β) **Madeirawein.** Derselbe stammt von den kanarischen Inseln, von Boden vulkanischen Ursprungs, der auf tertiärem Kalk lagert. Die Hauptrebensorte ist Malvasia und für „Dry Madeira" die „Vidogna". Man bereitet ihn in der Weise, dass man den frischen Most gleich mit einer gewissen Menge Weingeist versetzt und der Gährung überlässt, welche in sehr kurzer Zeit vollendet ist. Nach dem ersten Abzug erhält der Wein nochmals einen Zusatz von Weingeist und muss dann mehrere Jahre lagern, bis er seine volle Güte erreicht. Durch Lagern in warmen Räumen, besonders aber durch langen Seetransport, wird die Güte des Weines noch bedeutend erhöht. Im Handel kommt häufig jene Sorte vor, welche man als „Dry Madeira", d. h. trockenen Madeira, bezeichnet. Er zeichnet sich durch geringere Süsse und einen herberen Geschmack vor dem likörartigen Madeira aus.

Diesen Weinen mag der Muskatwein aus Algier angeschlossen werden; der zum Stummmachen des Weines nothwendige Sprit pflegt durch Destillation von fertigen Weinen gewonnen zu werden (vergl. Bd. I, S. 1336).

Die Zusammensetzung dieser weltbekannten Süssweine ist im Mittel mehrerer Analysen für 100 ccm in g folgende:

Bezeichnung	Anzahl der Analysen	Spec. Gewicht	Alkohol	Extrakt	Gesammt-Säure = Weinsäure	Flüchtige Säure = Essigsäure	Zucker	Stickstoff-Substanz	Glycerin	Mineral-stoffe	Kali	Phosphor-säure	Schwefel-säure
					100 ccm enthalten Gramm:								
Achaier (Kalavrita) ..	6	0,9993	14,40	5,36	0,57	0,102	2,55	0,156	0,78	0,300	0,100	0,051	0,047
Malvasier, Moskato etc.	72	1,0520	12,73	17,67	0,58	0,077	14,09	0,205	0,71	0,317	0,112	0,051	0,044
Marsala ..	18	1,0047	11,59	6,40	0,53	0,153	3,25	—	0,72	0,360	0,142	0,028	0,101
Sherry ...	25	0,9932	16,09	4,06	0,41	—	2,40	0,175	0,51	0,460	0,224	0,028	0,186
Malaga ...	40	1,0749	12,60	22,09	0,51	0,134	18,32	0,280	0,55	0,420	0,199	0,041	0,052
Portwein .	15	1,0088	16,18	8,25	0,42	0,085	6,04	0,173	0,34	0,220	0,103	0,035	0,023
Madeira ..	13	0,9996	14,43	5,23	0,49	0,135	2,95	0,175	0,67	0,250	0,149	0,052	0,067
Muskat (Algier) ...	3	1,0404	12,79	15,63	0,38	0,040	13,45	—	0,27	0,163	0,069	0,013	0,020

Die Schwankungen im Gehalt an Alkohol und Extrakt sowie das Verhältniss von Glukose : Fruktose in einigen dieser Weine (die eingeklammerten Zahlen bedeuten die Anzahl der Proben) betrug für 100 ccm in g:

	Achaier	Malvasier	Marsala	Sherry	Malaga	Portwein	Madeira
Alkohol	12,7—17,5	6,1—16,8	13,6—16,9	11,9—19,9	9,3—16,1	14,5—18,0	11,3—16,3
Extrakt	4,2—6,2	6,9—36,7	4,2—10,7	1,9—8,1	15,0—30,3	6,7—9,9	2,9—6,7
Glukose	0,69 (2)	6,12 (19)	—	—	9,25 (6)	4,05 (1)	1,76 (1)
Fruktose	1,18 (2)	8,83 (19)	—	—	8,74 (6)	2,15 (1)	2,12 (1)

Nur der Malaga- und Portwein weichen hiernach bezüglich des Verhältnisses zwischen Glukose und Fruktose von der bei Tokayer S. 1307 erwähnten Regel ab.

e) Sonstige Süd-Süssweine. In den letzten Jahren werden auch Süssweine aus Kleinasien und dazu gehörigen Inseln sowie aus dem Kapland vereinzelt in den Welthandel gebracht. Unter den ersteren sind bekannt der Smyrnaer Süsswein, der vorwiegend in Ula hergestellt wird; ein grosser Theil der grossbeerigen Trauben dient auch zur Herstellung des sog. Traubenhonigs (Schirésyrup, Pekmeis). Der Wein von Syrien, besonders aus Palästina, aus der Umgegend des Hebron und am Gebirge Libanon (Vino d'oro) war schon im Alterthum berühmt; er wird zum Theil durch Einkochen von Most hergestellt. Auf der Insel Cypern werden die zum Theil rothen Trauben (vorwiegend Malvasia-Trauben) auf den Hausdächern ausgebreitet und an der Sonne getrocknet. Der Wein wird grösstentheils in Thonkrügen von 2—3 hl Inhalt aufbewahrt und erfährt durchweg einen Zusatz von Honig, Mastix, Labbaum und dergl., die in Säckchen in den Wein hineingehängt werden; mitunter wird, wie in Griechenland, auch Terpentinöl zugesetzt. Als bester Cypernwein gilt der Kommanderia.

Afrika besitzt Hauptweingebiete auf den westlichen Inseln, in Algier (siehe oben) und dem Kaplande; hier werden aus verschiedenen Trauben vorzügliche Weine erzeugt, so die feinste Sorte „Konstantia" aus Muskattrauben.

Diese ausländischen Süssweine sind bis jetzt noch wenig untersucht, weshalb hierfür nur die Schwankungen in den Hauptbestandtheilen für 100 ccm mitgetheilt werden mögen:

	Kleinasien (Smyrna) (9)[1]	Syrien (Palästina) (7)	Cypern (6)	Kapland (26)
Alkohol	6,63—12,80 g	10,67—15,26 g	4,34—14,86 g	5,87—15,75 g
Extrakt	10,90—55,54 „	4,70—25,41 „	8,59—39,19 „	4,89—52,24 „
Zucker	2,95—50,75 „	2,10—22,53 „	3,70—24,22 „	2,60—48,58 „

Ausser den genannten Ländern erzeugen noch Süssweine Tyrol, Steiermark, Dalmatien, Hercegovina, Türkei, Rumänien, Russland (Krim) und Amerika; auch kommen aus den Süsswein ausführenden Ländern ausser den vorstehend aufgeführten Sorten noch verschiedene andere Sorten in den Handel; bezüglich der Zusammensetzung dieser Süssweine muss ich auf Bd. I, S. 1313—1337 verweisen.

Nachmachungen und Verfälschungen der Süssweine.

Die Süssweine stehen im Sinne des neuen deutschen Weingesetzes auf einer anderen Stufe als die sog. Trink- und Tischweine; für den Zusatz von Alkohol und das Gypsen bestehen andere Bestimmungen und weitere Grenzen als bei letzteren. Auch haben wir gesehen, dass in den Haupterzeugungsländern selbst die besten Sorten Süssweine durch Zusatz fremder Sorten von Cibeben wie eingedicktem Most aufgesüsst werden, ohne dass dieses irgendwie beanstandet würde. Auch die als Naturweine durchgehenden Süssweine sind daher in gewissem Sinne Kunsterzeugnisse und kann es hiernach zweifelhaft erscheinen, ob die alleinige Verwendung von Trockenbeeren (Cibeben oder Rosinen) oder von eingedicktem Most und Belegung eines solchen Erzeugnisses mit dem bestimmten Namen irgend eines berühmten Landes- oder Orts-Süssweines als strafbar anzusehen ist. Da bei letzteren z. B. Tokayer, Marsala, Portwein etc., wenn vorschriftsmässig hergestellt ein grosser Theil des vergohrenen Saftes eigenartigen und besten Trauben entstammt und die Verwendung von nur Cibeben, Rosinen oder eingedicktem Most sich wesentlich billiger als die von Naturtrauben stellt, so kann die Bejahung vorstehender Frage schon nach dem allgemeinen Nahrungsmittelgesetz vom 14. Mai 1879 nicht zweifelhaft sein. Aber auch nach § 3 No. 3 des neuen Weingesetzes vom 24. Mai 1901 nehmen die nur aus „getrockneten Früchten (auch in Auszügen oder Abkochungen) oder eingedickten Moststoffen hergestellten Süssweine insofern eine Sonderstellung ein, als „Betriebe," in welchen eine derartige Verwendung stattfinden soll, von dem Inhaber vor dem Beginne des Geschäftsbetriebes der zuständigen Behörde anzuzeigen sind". Man wird daher diese Art Süssweine anders beurtheilen müssen, als die vorstehend aufgeführten, unter Mitverwendung von eigenartigen frischen Trauben hergestellten Süssweine.

1. **Süssweine aus künstlichen Trockenbeeren (Cibeben oder Rosinen) bezw. aus Cibebenextrakt.** Von den Trockenbeeren gelten die Tafelrosinen von Malaga als die besten für die Nachmachung eines Süssweines; sie entstammen den Muskat- oder Pedro Jimenez-Trauben und zeichnen sich vor anderen Rosinen dadurch aus, dass sie dem Wein nicht den sog. Cibebengeschmack verleihen. Eine zweite ganz vortreffliche Sorte sind die Sultaninen, kernlose Cibeben, welche auch zu allen möglichen Backwaaren verwendet werden und einen Süsswein von reinem Geschmack liefern. Dann folgen die grossen gelben Cibeben (Eleme) von sehr verschiedener Reinheit und Güte. Dieselben sind um so besser, je gleichmässiger die einzelnen Beeren sind und umgekehrt. An der Versuchsstation St. Michele[2]) wurden für 6 zur Süssweinbereitung dienende Sorten Rosinen bezw. Cibeben vorstehender Arten im Mittel gefunden:

---

[1]) Die eingeklammerten Zahlen bedeuten die Anzahl der untersuchten Proben.
[2]) v. Babo-Mach, Handbuch d. Weinbaues u. d. Kellerwirthschaft, Berlin 1896, 2, 515.

Beerenstiele und Kämme %	Gewicht von 100 Beeren g	In 100 Beeren Kerne Stck.	Gewicht von 100 Kernen g	Wasser %	Glukose %	Fruktose %	Gesammt-Säure %	Aepfelsäure %	Weinstein %	Gerbstoff %	Durch Alkohol fällbar %	In Wasser unlöslich %	Mineralstoffe %
2,35	51,0 [1])	121,4 [2])	2,92	22,61	27,28	34,43	1,53	0,35	2,61	0,17	1,66	6,20	1,65

Ueber die Zusammensetzung von Rosinen und Cibeben vergl. auch weiter S. 961. Für die Benutzung zur Süssweinbereitung müssen die Rosinen entkämmt, die einzelnen Beeren mit der Hand ausgelesen und weiter mit kaltem Wasser äusserlich gewaschen werden. Die gereinigten und trockenen Cibeben werden dann entweder auf besonderen Maschinen zerrieben oder in unzerkleinertem Zustande mit Wein übergossen, etwa 2 Tage damit stehen gelassen, darauf in Trockenmühlen zu Maische verarbeitet, letztere nochmals 2 Tage lang stehen gelassen und schliesslich die Maische abgepresst. Die Pressflüssigkeit wird in kleine Fässer von etwa 2 hl gefüllt und etwa 4 Wochen, um die gelösten stickstoffhaltigen Stoffe abzuscheiden, einer Gährung bei ziemlich hoher Temperatur (etwa 20°) überlassen, wobei es sich empfiehlt, gährkräftige Hefe von bestimmtem Typus zuzusetzen und nach Beendigung der Gährung zu pasteurisiren, um Nachgährungen zu vermeiden.

In der Regel rechnet man auf 1 l Wein, als welcher meistens nicht der beste angewendet zu werden pflegt, ½ kg Cibeben und falls die Maische hierdurch nicht genügend Zucker annimmt, setzt man vor und während der Gährung auch noch Rohr- oder Invertzucker zu, ferner nach der Gährung häufig auch noch Alkohol (Weinsprit).

Neben Cibeben und Zucker werden aber auch vielfach Auszüge von getrockneten Zwetschen, Feigen, Nüssen, Mandeln, Hopfen, Lorbeer-, Pfirsichblättern, sauren Kirschen, Orangen etc., ferner auch Honig verwendet; dazu kommen eine Reihe von Bouquetstoffen, die dem Wein die Eigenart des betreffenden Süssweines verleihen sollen, sowie Essenzen, z. B. Auszüge von Muskatnüssen, Hollunderblüthen, Piment, Gewürznelken, Kinogummi, Himbeer- und Veilchenwurzeln etc.

Derartige Zusätze erfolgen auch mitunter selbst zu den Originalweinen in den betreffenden Ländern.

Drei aus Rosinen (einer von Thyra-Rosinen) hergestellten Süssweine ergaben nach Bd. I, S. 1363 im Mittel für 100 ccm in g:

Spec. Gewicht	Alkohol	Extrakt	Gesammt-Säure	Weinsäure	Weinstein	Flüchtige Säuren	Gerb- und Farbstoff	Zucker	Glycerin	Mineralstoffe	Kali	Phosphor-säure	Schwefel-säure
1,0215	11,85	10,42	0,82	0,14	0,13	0,14	0,13	5,65	1,22	0,393	0,215	0,067	0,027

Um die Herstellung von Trockenbeer-Süssweinen im Norden zu erleichtern, hat man in südlichen Gegenden damit angefangen aus den Cibeben oder Halbcibeben Auszüge, die Cibebenextrakte herzustellen, welche man, um Süsswein zu erhalten, nur mit so viel Wein zu verdünnen braucht, als man für zweckmässig hält. Die eingeschrumpften Trauben werden zerquetscht und hieraus unter Anwendung stark wirkender Pressen ein syrupdicker Saft gewonnen, der entweder direkt oder mit Alkohol vermischt in den Handel gebracht wird. Hierzu gehört der sog. griechische Sekt — über die Zusammensetzung vergl. S. 1297 —, von dem man nur 1 Flasche auf 2 Flaschen Wein zu nehmen braucht, um einen

---

[1]) Das Gewicht von 100 Trockenbeeren schwankte von 13,0—84,4 g.
[2]) Im Mittel von 4 Sorten; die Sultaninen enthielten gar keine Kerne, die von Zante nur 1,6 Stück in 100 Beeren.

wohlschmeckenden Süsswein zu erhalten. Die Mischung erfolgt direkt vor dem Gebrauch und lässt sich einige Tage aufbewahren, ohne dass Gährung eintritt.

2. **Süssweine aus eingekochtem Most.** Zum Einkochen des Mostes können nur Traubensäfte verwendet werden, welche möglichst viel Zucker und möglichst wenig Säure enthalten; aus dem Grunde kann es nur in den südlicheren Gegenden gehandhabt werden. Man kocht den Most entweder unter fortwährendem Umrühren über freiem Feuer ein und giesst von Zeit zu Zeit kalten Most nach, bis der Inhalt des Gefässes die richtige Konzentration hat, oder man dickt, weil konzentrirter Most dieser Art durchweg einen Kochgeschmack besitzt, zweckmässiger bei niederen Temperaturen in Vakuumapparaten ein.

Ueber die Zusammensetzung von koncentrirtem Most vergl. S. 1253. Der koncentrirte Most wird theils, wie schon erwähnt, als Zusatzmittel zu den berühmtesten Süssweinen wie Marsala, Malaga, Sherry etc. in den Erzeugungsländern oder zu besonderen Weinen, wie dem Wermuthwein in Ungarn, verwendet, oder aber nach dem Norden versandt, wo er entweder zum Verschnitt oder nach Verdünnen mit Wasser und Gährenlassen oder nach Vermischen mit Wein wie die Cibebenextrakte zur Süssweinbereitung benutzt wird. Die aus eingedicktem Most hergestellten Weine heissen auch „gekochte Weine" (Vini cotti in Italien) und ergaben 11 in der Provinz Teramo solcherweise hergestellten Proben nach Bd. I, S. 1329 im Mittel folgende Zusammensetzung für 100 ccm in g:

Spec. Gewicht	Alkohol	Extrakt	Gesammt-säure = Weinsäure	Flüchtige Säure = Essigsäure	Weinstein	Zucker	Glycerin	Mineral-stoffe	Eisenoxyd	Phosphor-säure
1,0998	11,59	5,63	1,12	0,10	0,12	2,23	0,88	0,23	0,037	0,046

Hierher gehört auch der bereits S. 1253 erwähnte Vertjus, der in Frankreich aus einer besonderen Traubensorte (weisser Vertjus) durch einfaches Einkochen über freiem Feuer hergestellt, aber nicht zur Süssweinbereitung, sondern im Haushalt, um Bratentunke schmackhafter zu machen, benutzt wird. Um einen Most gehaltreicher zu machen, lässt man ihn in kalten Herbsten auch wohl gefrieren, indem man die blätterigen, nur aus Wasser bestehenden Krystalle entfernt. Hierdurch werden alle Aromastoffe am besten in dem rückständigen Most erhalten, indess lässt sich auf diese Weise durchweg wegen mangelnden starken Frostes nur eine mässige Koncentration des Mostes erzielen. Auch Wein wird wohl durch Gefrierenlassen von Wasser befreit und dem entsprechend an allen anderen Bestandtheilen gehaltreicher gemacht.

X. Rocques[1]) theilt über die Veränderungen, welche ein Rothwein des südlichen Frankreichs mit Hilfe des Apparates von Baudouin und Schribaux erfahren hatte, folgende Zahlen für 100 ccm mit:

Wein:	Alkohol	Extrakt	Säure gesammte	Säure flüchtige	Weinstein	Zucker	Mineralstoffe
1. Ursprünglicher . . .	9,3 Vol.-%	1,68 g	0,43 g	0,112 g	0,208 g	0,138 g	0,264 g
2. Gefrorener	17,1 „	2,81 „	0,63 „	0,096 „	0,111 „	0,262 „	0,316 „
3. Auf Alkoholgehalt des ursprünglichen Weines berechnet	9,3 „	1,54 „	0,35 „	0,058 „	0,063 „	0,143 „	0,188 „

3. **Herstellung von Kunst-Süssweinen.** Während vorstehende Herstellungsweisen von Süssweinen noch von Trauben als hauptsächlichstem Rohstoff ausgehen und daher noch als bedingt zulässig angesehen werden können, giebt es auch eine Reihe von sog. Façon-Süssweinen, zu deren Bereitung keine Spur oder nur wenig Traubensaft bezw. von dessen Erzeugnissen verwendet wird und welche daher als Nachmachungen oder

---

[1]) Zeitschr. f. Untersuchung d. Nahrungs- u. Genussmittel 1903, 6, 1016.

Verfälschungen nach § 10 des Nahrungsmittelgesetzes vom 14. Mai 1876 anzusehen sind, deren Herstellung aber auch nach § 7 des neuen Weingesetzes verboten ist. Derartige Façon-Weine wurden nämlich in Deutschland und werden häufig jetzt noch in den Ursprungsländern der bedeutendsten Süssweine durch Vermischen von Weingeist, Zuckerwasser, Karamel, Glycerin, verschiedenen Aromastoffen und Essenzen hergestellt. So lauten z. B. 2 Vorschriften zur Herstellung von künstlichem Madeira[1]):

Französische Vorschrift: Karamel 40 kg, Zucker 2,25 kg, Honig 2,25 kg, Hopfen-Essenz No. 12 0,2 Liter, 80%-iger Weingeist 5 Liter, Normalwein (hergestellt durch Vergährenlassen einer Mischung von Rosinen, Zucker, Glycerin, Weingeist, Weinsäure, auch etwas Wein etc.) 100 Liter, Glycerin 6 kg.

Deutsche Vorschrift: Bittermandelöl-Essenz No. 1 0,5 Liter, Bittermandelöl-Essenz No. 2 0,5 Liter, Nuss-Essenz No. 16 und 17 0,4 Liter, Rosinen-Essenz No. 14 5 Liter, Glycerin 4 kg, Karamel 0,5 kg, Normalwein 100 Liter, 80%-iger Weingeist 5 Liter.

Früher kam von Hamburg aus unter dem Namen „Sherry" ein Getränk in den Handel, welches aus vergohrenen Datteln und Feigen, Sprit und Kochsalz hergestellt und namentlich in England gern gekauft wurde.

Um zu zeigen, wie durch derartige künstliche Mischungen die Zusammensetzung der wirklichen Süssweine nachgeahmt werden kann, mögen hier die Mittelzahlen einiger Analysen von Façon-Süssweinen (vergl. auch Bd. I, S. 1364) mitgetheilt werden; darnach enthalten g in 100 ccm:

Façon-Süsswein	Spec. Gewicht	Alkohol	Extrakt	Säure = Weinsäure	Glukose	Fruktose	Glycerin	Stickstoff	Mineralstoffe	Kali	Phosphorsäure	Schwefelsäure
Sherry . . .	0,9929	15,79	3,95	0,36	1,52	1,08	0,31	0,020	0,200	0,063	0,015	0,023
Malaga . . .	1,0396	13,43	15,01	0,42	5,66	6,00	0,22	0,026	0,228	0,053	0,017	0,031
Portwein . .	1,0052	15,50	7,15	0,27	2,58	2,48	0,07	0,021	0,180	0,055	0,024	0,018
Madeira . . .	0,9939	18,15	5,09	0,43	1,82	1,72	0,13	0,025	0,190	0,046	0,031	0,050
Muskat . . .	1,0280	9,70	14,58	0,28	4,11	3,36	0,08	0,021	0,077	0,027	0,011	0,026

Es lassen sich daher durch kunstgerechtes Mischen vorstehender Bestandtheile schon Getränke erhalten, welche annähernd die Zusammensetzung der Original-Süssweine besitzen. Am ersten wird man das Gemisch noch an dem Missverhältniss zwischen Extrakt, Stickstoff und Mineralstoffen, ferner an dem Verhältniss zwischen Alkohol und Glycerin sowie zwischen Glukose und Fruktose[2]) erkennen, welche letztere beiden Verhältnisse wenigstens in vorstehenden Fällen erkennen liessen, dass keine vollen Gährerzeugnisse vorliegen konnten.

E. List[3]) verlangt von einem konc. (etwa 20 g Zucker enthaltenden) Süsswein, dass derselbe mindestens 4 g zuckerfreien Extrakt (unter Zugrundelegung der Extrakttabelle von E. Weiss) und mindestens 40 mg = 0,04 g Phosphorsäure in 100 ccm Wein enthalten soll.

L. Rössler[4]) zeigt aber, dass bei Tokayer-Weinen und bei den meisten österreichisch-ungarischen Süssweinen der zuckerfreie Extrakt zwischen 2,6—4,5 g in 100 ccm schwankt, dass dagegen der Phosphorsäure-Gehalt bei echten Tokayer-Weinen bei Gesammt-Mineralstoffen von 0,2—0,3 g nicht unter 0,055 g heruntergeht und nur in einem von mehreren hundert Fällen nur 0,0527 g in 100 ccm betrug. Wenn das Verhältniss von

---

[1]) C. Maier: Die Ausbrüche, Sekte und Süssweine.
[2]) Auch durch die organischen Säuren (Weinsäure, Aepfelsäure) und deren saure Salze geht die Saccharose beim Lagern alsbald in Glukose und Fruktose über.
[3]) Bericht üb. d. 5. Vers. d. fr. Verein. bayr. Vertreter d. angew. Chemie zu Würzburg 1886.
[4]) Zeitschr. f. analyt. Chemie 1895, 34, 354.

Alkohol: Glycerin unter 100:7 heruntergeht, so spricht das bei den alkohol- und zuckerreichen Süssweinen für eine kurz dauernde Gährung und ein Stummachen durch Alkohol.

Nach O. Leixl[1]) enthalten Malagaweine mindestens 3 g zuckerfreien Extraktrest, dagegen geht der Phosphorsäure-Gehalt bisweilen unter 0,020 g in 100 ccm herunter.

Gewürzte Weine.
(Süsse Specialweine).

In Süditalien, Spanien, den kanarischen Inseln etc. erzeugt man durch Zusatz der mannigfaltigsten (aromatischen) Stoffe besondere Weine, die einen nicht unbedeutenden Absatz finden.

Die grösste Bedeutung unter diesen Weinen haben die sog. Wermuthweine, deren Verbrauch besonders in Ungarn, Italien und Frankreich sehr bedeutend ist.

Die Darstellung der Wermuthweine geschieht in der Weise, dass man die zerkleinerten Pflanzentheile in ein Leinwandsäckchen bindet, dieses durch das Spundloch in das mit gährendem Most oder mit Wein gefüllte Fass hängt und durch einige Wochen in demselben belässt, bis eine genügende Menge der riechenden und schmeckenden Stoffe in dem Wein gelöst ist. Oder man bereitet mit Wein oder Sprit eine Essenz aus den Kräutern und setzt letztere dem Wein zu. Ausser dem (getrockneten) Wermuthkraut werden zur Darstellung von Wermuthweinen auch noch andere Pflanzen und Pflanzentheile verwendet, so z. B. Tausendgüldenkraut, Quassia, Schalen von Bitterorangen, Chinarinde, Enzian, Angelikawurzel, Kalmuswurzel; parfümirt werden diese Weine mit den weingeistigen Auszügen von Veilchenwurzel, Muskatnüssen, Gewürznelken etc. Der Alkoholgehalt dieser Weine wird oft durch Alkoholisiren bis zu 20% gesteigert.

Um die dickflüssigen Sorten von Wermuth herzustellen, wendet man einen mit eingedicktem Moste versetzten Wein an, indem man die Kräuter vorher mit dem Moste verkocht.

Eine Vorschrift für die Herstellung eines Muskatwermuths lautet:

Auf 1000 l sehr süssen Muskatwein werden genommen: 1 kg Wermuth, 2 kg Hollunderblüthen gereinigt und 8 Tage vor der Verwendung mit 4 kg gepulvertem Zucker vermischt, 4½ kg Koriander, 500 g Muskatnuss, 1 kg Zimmt, 1 l Veilchenwurzeltinktur, 3 kg fein zerschnittene süsse Orangenschalen, 500 g Angelikawurzel, 500 g Maranta galanga, 1 kg Bathengel (Blumenkronen von Primula officinalis), 500 g Gewürznelken, 250 g Quassia, 1 kg Wurzel von Acorus Calamus, 1 kg Tausendgüldenkraut, 1 kg Alantwurzel und 1 kg Benediktinerkraut.

Aehnliche Vorschriften giebt es für die Herstellung von Madeira- und China-Wermuth.

Der auf Sicilien beliebte Süsswein „Amarena" wird in der Weise gewonnen, dass man den Most auf Pfirsich-, Kirsch-, Weichsel- oder Mandel-Blättern vergähren lässt.

Der Wermuthwein pflegt häufig weniger Alkohol zu enthalten, als der verwendete Naturwein; dieses erklärt sich daraus, dass beim Aufgiessen von Wein auf das Kraut eine Diffusion stattfindet, indem Alkohol in die Zellen, dagegen Extraktstoffe aus den Zellen in den Wein übertreten.

Die Zusammensetzung des Wermuthweines ist nach 9 Analysen, die des Amarena nach 21 Analysen für 100 ccm folgende:

---
[1]) Zeitschr. f. Untersuchung d. Nahrungs- u. Genussmittel 1900, 3, 196.

Bezeichnung	Spec. Gewicht g	Alkohol g	Extrakt g	Zucker g	Säure Gesammt g	Säure flüchtige g	Weinstein g	Glycerin g	Mineralstoffe g	Phosphorsäure g	Schwefelsäure g
Wermuthwein . . .	1,0346	10,12	12,58	10,08	0,52	0,100	0,185 Gerbstoff	0,43	0,165	0,026	0,053
Amarena	1,0399	12,02	13,03	8,55	0,61	—	0,069	—	0,33	0,051	0,068

Auf den Balearischen Inseln, in Spanien und anderen Ländern wird auch Wein unter Zusatz von Quitten, Granatäpfeln, Orangen, Erdbeeren, Aprikosen, sogar unter Zusatz von Kaffeepulver hergestellt, welche Erzeugnisse sich grosser Beliebtheit erfreuen.

„Alkoholfreie Weine", die auch als hygienische Traubenweine in den Handel kommen, sind nichts anderes, als gewöhnlicher Most, der nach dem Verfahren von Müller-Thurgau sterilisirt worden ist. Fünf solcher Proben ergaben im Mittel in 100 ccm:

Spec. Gewicht	Alkohol	Extrakt	Gesammt-Säure = Weinsäure	Flüchtige Säure = Weinsäure	Zucker	Stickstoff	Mineralralstoffe	Phosphorsäure
1,0605	Spur	15,79 g	1,06 g	0,037 g	12,66 g	0,097 g	0,314 g	0,029 g

In ähnlicher Weise werden jetzt auch aus Früchten (Aepfeln, Heidelbeeren etc.) alkoholfreie Ersatzgetränke, sog. „Frada" hergestellt[1]), indem man die Fruchtsäfte in offener Flasche sterilisirt und darauf in geschlossener Flasche die Säure zum Theil durch Natriumkarbonat abstumpft (vergl. weiter unten).

Schaumweine (Champagner).

Die Herstellung vollkommen marktfähiger Schaumweine wurde zuerst in der Champagne — daher die Bezeichnung „Champagner" für Schaumwein — versucht, nachdem es Pérignon, einem Pater des Klosters zu St. Peter bei Haut Villers, gegen Ende des 17. Jahrhunderts gelungen war, die während der Gährung in der Flasche gebildete Hefe durch das sog. Degorgiren zu entfernen.

Die Fabrikation dieser beliebten Weine nahm immer mehr zu und werden gegenwärtig nicht nur in Frankreich, sondern auch in Deutschland, Oesterreich und Italien grosse Mengen Schaumweine hergestellt.

Die Herstellung der Schaumweine geschieht entweder nach dem Vergähren des Mostes durch Vergähren von Zucker in der Flasche oder durch Sättigen mit besonders erzeugter Kohlensäure.

1. Die Bereitung des Schaumweines nach französischer Art durch Gährung.

a) Traubensorte. Zu den feinen Schaumweinen der Champagne dienen hauptsächlich Trauben von blauem und weissem Burgunder sowie Ruländer, in zweiter Reihe Trauben der Gamay- und Müllerrebe. In Deutschland wird zu besonderen Typen auch Riesling verwendet. Für geringere Sorten werden Ortlieber, Steinschiller, Nosiola, selbst Gutedel genommen. Blaue, nicht sehr farbstoffreiche Trauben erhalten

---

[1]) Berliner klin. Wochenschr. 1899, 36, 1055.

in der Regel den Vorzug. Sehr wichtig ist eine vollständige Auslese aller kranken Trauben.

b) Vergährung und Zuckerzusatz. Die Trauben werden, ohne gemaischt zu werden nur unter schwachem Druck, rasch und häufig unzerkleinert gepresst und der Most, der vorwiegend nur den Saft des Beerenfleisches, nicht aber den von Hülsen und Kernen enthält und Klaretmost heisst, nach dem Klären durch Stehenlassen zur vollständigen Vergährung gebracht, so dass höchstens nur ganz geringe Mengen Zucker in demselben zurückbleiben. Hat sich der Jungwein nöthigenfalls unter Benutzung von Hausenblase oder Tannin geklärt, so wird er abgezogen und durch entsprechenden Verschnitt (coupage) Wein von bestimmtem Typus zusammengestellt. Diese Mischung (Cuvée), welche den Grundstoff für den Schaumwein bildet, wird nach wiederholtem Abziehen, Klären etc. (meist gegen Frühjahr) mit einer bestimmten Menge Zucker (etwa 1—2%) versetzt, um die nöthige Kohlensäure zu erzeugen. Für feinere Schaumweine nimmt man vorzugsweise aus Kolonialzucker hergestellten Kandis; für geringere Schaumweine genügt auch feinst raffinirter, nicht gebläuter Rübenzucker, der event. noch einmal gereinigt werden kann. Die Menge des zuzusetzenden Zuckers richtet sich nach dem zu erzielenden Drucke und nach der Zusammensetzung des Weines, bezw. dessen Absorptionsfähigkeit für Kohlensäure, welche vorher berechnet wird[1]). Die französischen Fabrikanten unterscheiden hauptsächlich 3 Arten von Mousseux: crémant (bei einem Kohlensäuredruck von etwa 4 Atmosphären), mousseux (4—4$\frac{1}{2}$ Atmosphären) und grand mousseux (4$\frac{1}{2}$—5 Atmosphären). Um dem bedeutenden Drucke dauernd widerstehen zu können, müssen die für Schaumwein bestimmten Flaschen sehr sorgfältig hergestellt werden. Der Fassungsraum der hinsichtlich ihrer Form allbekannten Champagnerflaschen ist 800—830 ccm, das Gewicht ihres Inhaltes meist 850—900 g. Für gewöhnlich enthält der Jungwein noch so viel Hefe, dass dieselbe den zugesetzten Zucker von selbst zu vergähren im Stande ist; sehr zweckmässig erscheint aber hier der Zusatz von etwas Reinzuchthefe; auch setzt man, um das Zusammenballen der Hefe in der Flasche zu erleichtern, gern etwas Tannin oder Gelatine und Alaun zu.

Das Abfüllen des mit Zucker dosirten Weines in Flaschen muss in der Weise vorgenommen werden, dass in diesen ein leerer Raum von 12—15 ccm (Kammer) bleibt.

c) Vergährung in der Flasche und Entfernung der Hefe. Nach sorgfältigem Verkorken werden die Flaschen in den Gährkeller — horizontal lagernd — gebracht und der zweiten Gährung überlassen. Ist die Gährung vollendet und beginnt der Wein in der Flasche sich zu klären, so bringt man die Flaschen in eine schiefe Lage, mit dem Halse nach unten; nach wiederholtem (täglichem) Schütteln und Drehen jeder einzelnen Flasche während dreier Monate sammelt sich die Hefe (das Depot) im Halse der Flasche unterhalb des Korkes; der Inhalt der Flasche stellt alsdann eine vollkommen durchsichtige glänzende Flüssigkeit dar. In dieser Stufe der Entwickelung heisst der Schaumwein Brut-Champagner (vin brut).

Die folgenden Handhabungen werden von eingeübten Arbeitern mit einer bewunderungswerthen Schnelligkeit ausgeführt: der erste Arbeiter, „der Entkorker" (Degorgeur), befreit die Flasche unter Zerschneiden des Spagats oder Entfernung des

---

[1]) Zur Ermittelung des Lösungsvermögens eines Weines für Kohlensäure konstruirte Salleron einen Apparat, den er Absorptiometer nannte.

eisernen Bügels von dem Korke, wobei das ganze im Flaschenhalse befindliche Hefen-Depot mit etwas Wein herausgeschleudert wird; nachdem derselbe Arbeiter den Wein wieder auf das ursprüngliche Volumen aufgefüllt hat, verschliesst er die Flasche vorläufig wieder und übergiebt den Wein einem zweiten Arbeiter zur Dosirung.

Wichtig ist es, dass die Hefe sich vollständig abgesetzt hat und der Wein vollständig klar ist. Das Klären von der Hefe wird auch wohl dadurch unterstützt, dass die Flaschen, während sie sich in einem Apparat um ihre Achse drehen, durch kleine eiserne Hämmerchen längs der ganzen Wandung beklopft oder wie man sagt „elektrisirt" werden. Nach anderen Angaben bringt man den Hals der Flaschen 6 cm tief in eine Kältemischung, bis sich ein Eiszapfen, der das Hefen-Depot einschliesst, im Halse gebildet hat; nach Entkorken der Flasche wird dann das in Eis eingeschlossene Depot durch den Druck der Kohlensäure herausgeschleudert.

d) Die Dosirung oder der Likörzusatz. Die Dosirung besteht in dem Zusatze einer gewissen Menge sog. Likörs, wodurch dem Schaumweine die entsprechende Süsse sowie Stärke ertheilt wird und auch der Geschmack nach Wunsch beeinflusst werden kann.

Der Likör besteht in der Hauptsache in einer Auflösung von Kandiszucker in Wein und Kognak, neben verschiedenen sonstigen Zusätzen, besonders von gewissen Dessertweinen, wie altem Xeres, Madeira, Portwein etc. Der Rohrzucker des Likörs geht beim längeren Lagern in Invertzucker über und besteht wohl kein Zweifel, dass ein Theil des Wohlgeschmackes genügend lange abgelagerter Schaumweine auf diese Umwandlung zurückzuführen ist.

In neuerer Zeit hat man auch Apparate (z. B. Maumené's Garde-mousseux, ein innen versilbertes Metallgefäss) in Anwendung gebracht, welche das Dosiren und Wiederauffüllen (mit Wein) ermöglichen, ohne dass ein Verlust von Kohlensäure stattfindet (mit Ausnahme jenes Verlustes, der durch das Ausstossen der Hefe verursacht wird).

Den Schluss der Handhabungen bildet das endgültige Verkorken und Verbinden mit Schnur und Draht, sowie das Adjustiren der Flaschen, welches darin besteht, dass man den Hals derselben bis unter die leere Kammer mit Stanniol (oder feinem Flaschenlack) umgiebt.

Die zweite Vergährung des Champagners in Flaschen ist verhältnissmässig sehr kostspielig, weshalb man nach verschiedenen Vorschlägen, so von Rousseau, Bruns und Neubert, F. König, Reihlen, versucht hat, dieselbe in grösseren Gefässen vorzunehmen. Die zur Schaumweinbereitung bestimmte Mischung wird mit Zucker versetzt und in grossen emaillirten Gefässen, die luftdicht verschlossen werden können, durch die sog. „Gährfässer" der Gährung (sog. Glanzgährung) unterworfen, wobei eine kaum nennenswerthe Hefenabscheidung stattfindet. Der in voller Gährung befindliche Wein wird durch eigene Apparate, ohne dass ein Verlust an Kohlensäure stattfindet, in die bereit gehaltenen Flaschen, in welche man vorher die Likörmenge gebracht hat, gefüllt und verkorkt.

2. Die Bereitung von Schaumwein durch Sättigen mit besonders erzeugter Kohlensäure. Um die Schaumweinbereitung noch mehr zu verbilligen, pflegt man in den wie üblich vergohrenen und mit Likör versetzten Jungwein auch künstlich Kohlensäure einzupressen.

a) Nach dem älteren Verfahren mit gasförmiger Kohlensäure. Bei diesem Verfahren wird die eigens dargestellte Kohlensäure mittels einer kräftigen Druckpumpe aus einer Glasglocke in ein Gefäss getrieben, in welchem sich der Wein befindet. Hierzu sind verschiedene Apparate, so von A. Gressler in Halle a. d. S., von J. Kämpf in Frankfurt a. M. u. A. eingerichtet worden; Carpené kühlt den Wein, um die Aufnahmefähigkeit für Kohlensäure zu erhöhen, auf — 5 bis — 6° ab, was aber den Uebelstand hat, dass sich leicht Weinstein ausscheidet und Eiskrystalle bilden, wodurch die Beschaffenheit des Weines geändert und ungleichmässig werden kann.

b) Nach dem neueren Verfahren mit flüssiger Kohlensäure. Bei dieser Darstellungsweise benöthigt man nur ein Gefäss, in welchem der dosirte Wein enthalten ist, und welches mit einem flüssige Kohlensäure enthaltenden Behälter verbunden wird. Durch einen Druckregeler wird die Spannung des Kohlensäuregases entsprechend vermindert, und tritt dasselbe je nach Wunsch mit 4,5 oder 6 Atmosphären Spannung in den Wein über.

Wenn für diesen Zweck vorzügliche Weine sowie reine feine Liköre genommen werden, so lassen sich auch nach diesen Verfahren gute Schaumweine gewinnen, indess werden sie in Bezug auf das Festhalten der Kohlensäure, sowie auf ein dauerndes und längeres Perlen nach dem Einschänken doch den nach dem alten französichen Verfahren bereiteteten Schaumweinen nachstehen.

Von einem guten Schaumwein (Champagner), der durchweg eine lichte bezw. bei Verwendung blauer Trauben einen schwach röthlichen Farbenton[1]) besitzt, verlangt man nämlich, dass er bei einem mehr oder weniger süssen, angenehm lieblichen Geschmack mit nicht zu stark hervortretender Blume, derart mit Kohlensäure erfüllt ist, dass beim Oeffnen der Flasche nicht nur der Kork mit Gewalt herausgeschleudert wird und der in das Glas gegossene Wein lebhaft schäumt, sondern der Wein die Kohlensäure zum Theil auch hartnäckig zurückhält und sich durch längere Zeit im Glase frisch und perlend erhält.

Geschmack und Blume des Champagners hängen wesentlich von der verwendeten Traubensorte und der Art des zugesetzten Likörs ab. Dass die Schaumweine der Champagne noch immer als die besten Erzeugnisse dieser Art gelten, verdanken sie in erster Linie der für diesen Zweck besonders geeigneten Beschaffenheit der dortigen Weine, dann aber der durch lange Zeit geübten und erprobten Bereitungsweise. In neuester Zeit werden aber auch in Deutschland unter Berücksichtigung der Erfahrung in der Champagne Schaumweine hergestellt, welche den französischen nichts mehr nachgeben.

Man kann daher auch kaum mehr von einer unterschiedlichen chemischen Zusammensetzung dieser Schaumweine sprechen. Nur unterscheidet man je nach dem Zuckergehalt des zugesetzten Likörs zwischen trocknen Champagnern (Dry Champagne, Extra dry, brut oder sec Champagne, Extra sec etc.), welche nur einen geringen Zuckergehalt (0,05—2,00 g bei 1,61—4,00 g Extrakt in 100 ccm Wein) aufweisen, und süssen Champagnern mit 4,0—17,5 g Zucker bei 5,9—19,8 g Extrakt in 100 ccm Wein. Die dem Wein im Kolonial- oder Kandiszucker zugesetzte Saccharose geht beim Lagern in der Flasche durch die vorhandene Weinsäure alsbald

---

[1]) Die leichte Rosafärbung wird auch mitunter durch Zusatz der Teinte de fismes aus Hollunderbeeren gewonnen, oder durch Zugabe des Druckweines aus rothen Trauben erzielt.

in Invertzucker über und findet sich nur letzterer in genügend gelagertem Schaumwein.

Die Zusammensetzung vorstehender zwei Sorten deutscher und französischer Champagner ist im Mittel von mehreren Analysen für 100 ccm in g folgende:

Schaumwein	Anzahl der Analysen	Spec. Gewicht	Alkohol	Extrakt	Gesammt-Säure = Weinsäure	Flüchtige Säure = Essigsäure	Weinsäure	Invert-Zucker	Glycerin	Mineral-stoffe	Kali	Schwefel-säure	Kohlen-säure
Trocken ..	28	0,9925	10,42	2,86	0,61	0,049	0,25	0,53	0,71	0,14	0,048	0,026	0,857
							Weinstein					Phosphor-säure	
Süss ...	31	1,0347	9,50	12,88	0,63	0,049	0,22	10,95	0,70	0,15	0,063	0,022	0,628

Der Alkoholgehalt schwankte in beiden Schaumweinsorten zwischen 6,8—11,9 g in 100 ccm.

Ueber die Zusammensetzung der einzelnen Marken Schaumwein, sowie der aus anderen Ländern vergl. Bd. I, S. 1337—1341.

Nachmachungen und Verfälschungen des Schaumweines.

Da der Schaumwein noch mehr wie der Süsswein ein Kunsterzeugniss ist, so hält es hier noch schwerer wie für letzteren, von Nachmachungen und Verfälschungen zu sprechen. Indess hat das neue deutsche Weingesetz vom 24. Mai 1901 in § 5 und 6 besondere Bestimmungen getroffen, welche die rechtschaffene Herstellung derselben zu schützen geeignet sind. Nach § 5 des Gesetzes gelten auch für Schaumwein die Vorschriften des § 3 Abs. 1 No. 1—4 sowie Abs. 2 des Gesetzes, wonach also für die Schaumwein-Bereitung Trester-, Hefen-, Rosinenweine, künstliche Süssstoffe, sowie Weine aus eingedicktem Most, überstreckte Weine etc. nicht verwendet werden dürfen. Dagegen ist der Zusatz von Bouquetstoffen, auch von organischen Säuren nicht ausdrücklich verboten. Die weiteren Vorschriften für die Schaumweinbereitung und Kennzeichnung derselben lauten:

Schaumwein, der gewerbsmässig verkauft oder feilgehalten wird, muss eine Bezeichnung tragen, welche das Land und erforderlichenfalls den Ort erkennbar macht, in welchem er auf Flaschen gefüllt worden ist. Schaumwein, der aus Fruchtwein (Obst- oder Beerenwein) hergestellt ist, muss eine Bezeichnung tragen, welche die Verwendung von Fruchtwein erkennen lässt. Die näheren Vorschriften trifft der Bundesrath.

Die vom Bundesrath vorgeschriebenen Bezeichnungen sind auch in die Preislisten und Weinkarten, sowie in die sonstigen, im geschäftlichen Verkehr üblichen Angebote mit aufzunehmen.

Ausführungsbestimmungen vom 2. Juli 1901. II zu § 6. Die im § 6 des Gesetzes vorgeschriebene Kennzeichnung von Schaumwein, der gewerbsmässig verkauft oder feilgehalten wird, hat wie folgt zu geschehen:

a) Das Land, in welchem der Schaumwein auf Flaschen gefüllt ist, muss in der Weise kenntlich gemacht werden, dass auf den Flaschen die Bezeichnung

„In Deutschland auf Flaschen gefüllt", „In Frankreich auf Flaschen gefüllt",
„In Luxemburg auf Flaschen gefüllt"

u. s. w. angebracht wird; ist der Schaumwein in demjenigen Lande, in welchem er auf Flaschen gefüllt wurde, auch fertig gestellt, so kann an Stelle jener Bezeichnung die Bezeichnung z. B.

„Deutscher (Französischer, Luxemburgischer u. s. w.) Schaumwein"
oder
„Deutsches (Französisches, Luxemburgisches u. s. w.) Erzeugniss"
treten.

b) Bei Schaumwein, der aus Fruchtwein (Obst- oder Beerenwein) hergestellt ist, muss in der unter a) vorgeschriebenen Bezeichnung den Worten „In Deutschland (Frankreich, Luxemburg u. s. w.)

auf Flaschen gefüllt" oder „Deutsches (Französisches, Luxemburgisches u. s. w.) Erzeugniss" noch das Wort „Frucht-Schaumwein" vorangehen oder an die Stelle des Wortes „Schaumwein" das Wort „Frucht-Schaumwein" treten.

An Stelle des Wortes „Frucht-Schaumwein" kann das Wort „Obst-Schaumwein", „Beeren-Schaumwein" oder eine entsprechende, die benutzte Fruchtart erkennbar machende Wortverbindung, wie „Aepfel-Schaumwein", „Johannisbeer-Schaumwein" u. s. w., treten u. a. Vorschriften.

Selbstverständlich sind die in § 7 des neuen Weingesetzes verbotenen Zusätze (S. 1298 u. ff.) auch beim Schaumwein nicht erlaubt. Auch dürfen Kunstweine, die im Auslande hergestellt sind, in Deutschland ebenfalls nicht zur Schaumweinbereitung verwendet werden. Ein Zusatz von minderwerthigem Obst- oder Beeren-Schaumwein zu dem geschätzteren Trauben-Schaumwein ist schon nach § 10 des Nahrungsmittelgesetzes vom 14. Mai 1879 nicht gestattet.

Schwieriger ist die Feststellung von Zuwiderhandlungen gegen diese Vorschriften. Besonders sind die Bestimmungen für stille Weine bezüglich der Mineralstoffe und des Extraktes für die zur Darstellung der Schaumweine verwendeten Claretweine und damit auch für die Schaumweine selbst nicht massgebend; mitunter kann der Gehalt an Mineralstoffen und bei den trocknen Schaumweinen auch der an Extrakt unter den gesetzlichen Vorschriften liegen, ohne dass die verwendeten Jungweine überstreckt bzw. zu stark verlängert gewesen waren[1].

Obst- und Beerenweine.

Die Bereitung von Obst- und Beerenweinen erfreut sich eines grossen Aufschwunges; mit der Verbesserung der Erzeugnisse geht die erhöhte Nachfrage Hand in Hand, da die Herstellung von Traubenwein Schranken hat und der erhöhten Nachfrage nach Wein nicht mehr genügen kann. Auch werden gute, reine Obstweine vielfach minderwerthigen Traubenweinen vorgezogen. Frankreich erzeugt jährlich 14 Mill. hl, Deutschland etwa 6 Mill. hl Obstwein. Für Deutschland ist besonders Württemberg das Land der Obstweinbereitung; die beste Ernte von $5^1/_2$ Mill. Kernobstbäumen reicht nicht aus, um den Bedarf — etwa 64 l Obstwein (Most) für den Kopf und das Jahr — zu decken, sondern es müssen noch grosse Mengen Obst zur Weinbereitung eingeführt werden.

Selbstverständlich hängt auch hier wie bei Traubenwein die Beschaffenheit des Weines vorwiegend von der Güte der Obst- und Beerenfrüchte ab; je zuckerreicher, säureärmer und je aromatischer die Früchte sind, um so besser ist auch das Gährungserzeugniss. Da der Zuckergehalt der Obst- und Beerenfrüchte vorwiegend in der letzten Stufe der Reife zunimmt, so empfiehlt es sich, dieselben für die Weinbereitung so reif wie möglich werden oder auf Stroh ausgebreitet nachreifen bezw. schwitzen (S. 953) zu lassen; auch müssen zu dem Zweck alle schlechten und faulen Früchte vorher thunlichst entfernt werden. Ueber die Zusammensetzung der einzelnen Obst- und Beerenfrüchte, sowie über die Einflüsse auf dieselbe vergl. S. 956 u. ff.

Die Art der Herstellung der Obst- und Beerenweine ist im Allgemeinen der des Traubenweines gleich.

1. **Herstellung des Mostes.** Die Früchte werden möglichst zerkleinert, zerquetscht bezw. gemahlen und die so erhaltene Maische (Tross) sofort oder nach einigem Stehen mehrere Male auf einer Kelter abgepresst. In manchen Gegenden wird der gemahlenen Masse (Maische) mehr oder weniger Wasser zugesetzt, um die Ausbeute zu erhöhen, oder die abgepressten Trester werden, wie in Württemberg und der

---

[1] Vergl. P. Kulisch, Zeitschr. f. angew. Chem. 1898, 573 u. 610 u. Grünhut, Weinbau u. Weinhandel 1898, **16**, 253.

Schweiz, mit Wasser übergossen, durch Senkböden unter Wasser gehalten und durch einige Tage der Gährung überlassen; dieser sog. „Ansteller" oder „Glör" wird dann mit dem ersten Obstsaft vermischt. Das Zerquetschen des Obstes geschieht im Kleinen häufig noch mittels hölzerner, kegelförmiger Stössel, in grösseren Betrieben durch die Frankfurter Obstmühlen mit Steinwalzen; die Quetschmühlen mit zwei eisernen Zahn-(Stern-)walzen sind weniger empfehlenswerth, weil sie leicht Eisen an den sauren Obstsaft abgeben und das Eisen später den Obstwein schwarz färbt. Aus dem Grunde sollen eiserne Gegenstände bei der Obstweinbereitung thunlichst vermieden werden.

Zum Pressen der Obstmaische sind wie bei der von Traubenmaische vorwiegend 3 Pressen, die gewöhnliche Baum- oder Hebelpresse, die Duchscher'sche Differenzial-(Schraubenspindel-)presse und die hydraulische Presse in Gebrauch. E. Hotter[1]) hat mit diesen 3 Pressen vergleichende Versuche angestellt und gefunden, dass, wenn die theoretische Ausbeute an Saft aus dem Obst $= 95\%$ gesetzt wird, in Procenten dieser theoretisch möglichen Mengen von den Pressen geliefert werden:

	Baum-Hebelpresse	Schraubenspindelpresse	Hydraulische Presse
nur bis	60 %	72—80 %	88—90 %
bei Wasserzusatz von	20 „	15—30 „	10—20 „

Am ungünstigsten verhält sich daher die altübliche Baum- oder Hebelpresse; man muss bei ihrer Anwendung die Trester wiederholt mit Wasser anrühren und wieder pressen, um eine einigermassen befriedigende Ausbeute an Saft aus der Maische (dem Tross) zu erzielen; dadurch wird dann der Most zucker-, der Wein alkoholarm und dabei wenig haltbar. Indess lässt sich jeglicher Wasserzusatz nicht umgehen; denn die erste Pressung liefert selbst mittels der kräftigst wirkenden hydraulischen Pressen nur $2/3$ und bei überreifem, mürbem Obst kaum $1/3$ der Gesammtmenge Saft. Durch Zusatz und Einweichen des Pressrückstandes in Wasser und weiteres Pressen findet erst eine völlige Ausziehung aller werthvollen Bestandtheile des Trosses statt und enthalten die letzten Presssäfte das meiste Bouquet und Aroma (aus den Schalen).

Von verschiedenen Seiten ist in Vorschlag gebracht, den Obstbrei in ähnlicher Weise wie die Zuckerrüben (Schnitzel) nach dem Diffusions-Verfahren von Saftbestandtheilen zu befreien (vergl. S. 979), indem man die zerkleinerte Obstmasse in 3 oder 5 Gefässen der Reihe nach 3- bzw. 5-mal mit Wasser behandelt. P. Behrend[2]) und P. Kulisch[3]) haben aber mit diesem Verfahren keine günstigen Erfolge erzielt; kaltes Wasser laugt nur die obersten Zellschichten aus, heisses Wasser lässt sich nicht anwenden, weil dadurch die Weine einen Kochgeschmack annehmen würden; die Anwendung selbst von warmem Wasser würde die Essigbildung begünstigen. Die Ausbeute ist daher nach dem Diffusionsverfahren, wenn genügend gehaltreiche Moste erzielt werden sollen, eine geringere als nach dem Pressverfahren; wendet man aber so viel Wasser an, dass die Obstmasse genügend erschöpft ist, so erhält man zu dünne und zu wenig haltbare Weine.

Die Saftausbeute aus dem Obste ist naturgemäss nach jeder Beschaffenheit des Obstes verschieden; P. Behrend[4]) fand in 3 verschiedenen Jahren (1886/88) unter

---

[1]) Ed. Hotter, Beiträge zur Obstweinbereitung, Abdruck aus der Zeitschr. f. d. landw. Versuchswesen in Oesterreich 1902, 5, 333.
[2]) Jahrbuch d. deutschen Landwirthschaftsgesellschaft, 1887, 155.
[3]) Landw. Jahrbücher 1894, 23, 623.
[4]) Programm zur 74. Jahresfeier d. kgl. Württemb. landw. Akademie in Hohenheim 1892 u. „Beiträge z. Chemie des Obstweines u. des Obstes". Stuttgart 1892.

sonst gleichen Verhältnissen Unterschiede von 63,3—73,8 kg Saft aus 100 kg Obst. Gerade die gehaltreichen und dickflüssigen Säfte setzen dem Auspressen einen grösseren Widerstand entgegen, als dünnflüssige Säfte. Als er die Trester nach einmaligem Pressen mit 20 l Wasser auf 100 kg Obst gut mischte und nach 2-tägigem Stehen zum 2. Male presste, erhielt er nach Abzug der zugesetzten Menge Wasser aus 100 kg Obst im Mittel 2,1 % Saft und 1,07 kg Trockensubstanz mehr als ohne Wasserzusatz. Die Zusammensetzung des Mostes erster und zweiter Pressung erhellt nach Behrend's wie Hotter's Versuchen im Mittel aus folgenden Zahlen:

	Behrend's Versuche.				Hotter's Versuche.			
Pressung	Saft aus 100 Thln. Obst Thle.	g in 100 ccm Saft			Saft aus 100 Thln. Obst Thle.	g in 100 ccm Saft		
		Saccharometeranzeige	Extrakt	Säure		Extrakt	Säure	Invertzucker	Gerbstoff
Erste . . .	54,8	12,6	12,1	0,68	48,5	13,35	0,61	10,56	0,065
Zweite . .	13,9	12,6	11,9	0,69	14,1	13,24	0,60	10,51	0,053

Hiernach hat der unter Zusatz von Wasser zu den Trestern durch die zweite Pressung gewonnene Saft keine wesentlich andere Beschaffenheit als der erste, aus der natürlichen Maische gewonnene Most. Das gilt aber nur bis zu einer gewissen Grenze des Wasserzusatzes und richtet sich nach der Beschaffenheit des zu verarbeitenden Obstes. Bei einem saft- und zuckerarmen Obst darf nicht so viel Wasser zu den bereits gepressten Trebern gesetzt werden, als bei saft- und zuckerreichem Obst und wenn bei letzterem die zugesetzte Wassermenge 15—20 % des verwendeten Obstes übersteigt, macht sich der Zusatz schon recht empfindlich durch einen geringeren Alkoholgehalt im Obstwein bemerkbar; nach Hotter's Versuchen entspricht einem Wasserzusatz von je 10 % Wasser ein Mindergehalt von rund 0,6 Vol.-% Alkohol im Wein.

Das Waschen des Obstes bedingt nach P. Behrend keine Erhöhung oder Erniedrigung der Ausbeute, ist aber vom Standpunkte der Reinlichkeit zu empfehlen.

Ueber die chemische Zusammensetzung der Obst- und Beerensäfte vergl. S. 965.

Der Birnenmost wird gewöhnlich für zuckerreicher gehalten, als der Aepfelmost, weil die Birnen süsser zu schmecken pflegen als die Aepfel. Der süssere Geschmack der Birnen wird aber nicht durch einen höheren Zuckergehalt — letzterer beträgt ebenfalls nur 7—11 % im Saft —, sondern durch einen geringeren Gehalt an Säure bedingt, in Folge dessen der süsse Geschmack des Zuckers mehr hervortritt. Sehr süss schmeckende, d. h. säurearme Birnen sind aus letzterem Grunde zur Obstweinbereitung wenig oder gar nicht geeignet; wegen des geringen Säure-Gehaltes des Birnenmostes wird derselbe durchweg mit Aepfelmost versetzt bzw. der Birnenwein mit Aepfelwein verschnitten.

Der Birnenmost unterscheidet sich nach E. Hotter auch dadurch vom Aepfelmost, dass er durchweg mehr Nichtzuckerstoffe enthält, als letzterer; Hotter fand z. B. in einer grossen Anzahl von Mosten Nichtzuckerstoffe in 100 ccm Most:

Aepfelmost (289)   Birnenmost (30)
1,2—6,0 g, Mittel 2,6 g   2,5—6,7 g, Mittel 4,3 g.

In der Regel reicht der Zuckergehalt des Aepfel- und Birnenmostes aus, um trinkbare Weine daraus zu gewinnen.

Ein Most mit 10 g Zucker in 100 ccm kann einen Wein mit annähernd 5 g Alkohol liefern und ein solcher lässt sich ohne Schwierigkeit einige Jahre aufbewahren. Solche Obstweine können schon als Handelsweine oder sog. Handelsmoste bezeichnet werden. Obstweine mit nur 3,5—4,0 g Alkohol aus zuckerärmeren Mosten gelten dagegen als Haustrunk oder kleine Handelsweinen.

Die Beerenfrüchte dagegen enthalten, mit Ausnahme der süssen Kirschen und Brombeeren, sämmtlich zu wenig Zucker und zu viel Säure. Man muss die Moste derselben mehr oder weniger stark nicht nur mit Zucker versetzen, sondern auch entsprechend mit Wasser verdünnen. Auch richtet sich die Höhe des Zuckerzusatzes nach der Art des aus den Beerenfrüchten zu bereitenden Weines, ob ein Haustrunk, Tischwein, starker Wein oder Likörwein daraus bereitet werden soll.

J. Nessler[1]) giebt hierfür folgende Zahlen:

Früchte	Gehalt in 100 Theilen Früchte		Zusatz zu 10 l Saft oder 12 kg Früchte				
			Wasser	Zucker kg			
	Zucker	Säure	l	Haustrunk	Tischwein	Starker Wein	Likörwein
Johannisbeeren	6,4 g	2,1 g	30	4,2	5,8	7,4	13,0
Stachelbeeren	7,0 „	1,4 „	18	2,7	3,7	5,1	8,0
Brombeeren	4,0 „	0,2 „	0	0,8	1,2	1,6	3,0
Heidelbeeren	5,0 „	1,7 „	24	3,6	5,0	6,3	11,0
Himbeeren	3,9 „	1,4 „	18	3,0	4,1	5,2	9,1
Erdbeeren	6,3 „	0,9 „	8	1,6	2,3	3,0	5,5
Preisselbeeren	1,6 „	2,3 „	35	5,3	7,1	8,9	15,2
Weichselkirschen	7,5 „	1,3 „	16	2,4	3,4	4,5	8,1
Süsse Kirschen	10,0 „	0,4 „	0	0,2	0,6	1,0	2,4
Zwetschen	6,1 „	0,8 „	6	1,3	2,0	2,6	4,8

Auch giebt es eine Reihe Kunstmost-Essenzen, welche an Stelle des Zuckers den Obstmosten zugesetzt werden sollen. Diese Essenzen enthalten nach Bd. I, S. 1395 Glukose oder Invertzucker oder Auszug aus Tamarindenfrüchten neben Aepfelsäure, Weinsäure, Aepfeläther (Valeriansäure Aethylester) u. dergl. m. Ihre Anwendung ist nicht zu empfehlen bezw. verboten.

Statt des Zuckers vor der Gährung wird dem Most auch wohl Alkohol während der Gährung zugesetzt, um einen alkoholreichen und haltbareren Wein zu erhalten.

2. Die Gährung. Die ausgepressten — oder mit Wasser ausgelaugten — Fruchtsäfte werden, wie der Traubenmost, der Selbstgährung überlassen. Bei dem Steinobst sind vor dem Pressen die Steine zu entfernen. Zur Beschleunigung der Gährung, die schon 24 Stunden nach dem Ansetzen eintreten soll, setzt man auch beste und ganz frische Hefe (Reinhefe) hinzu — Bierhefe ist hierzu nach Hotter's Versuchen Bd. I, S. 1390 unbrauchbar —. Ferner kann die Gährung durch Zusatz von etwas Korinthen- oder Cibebensaft befördert werden.

Der günstigste Wärmegrad für die Gährung ist 15—20°. Bei höheren Graden verläuft die Gährung zwar rascher, aber es ist auch die Gefahr einer Bildung von Essigsäure, Milchsäure und Schleim etc. eine grössere. Die im Sommer reifenden Früchte sollen morgens und abends gesammelt werden, damit sich dieselben nicht zu stark erhitzen und der Presssaft keine zu hohe Temperatur annimmt.

Bei der Gährung der Obstfrüchte sind eine Reihe Hefenformen thätig. E. Kaiser[2]) konnte durch Reinkulturen im Ganzen 11 Gährungspilze nachweisen, von denen einige ein gutes, andere dagegen ein schlechtes Gährungserzeugniss lieferten. Ein Zusatz

---

[1]) J. Nessler, Naturw. Leitfaden f. Landwirthe u. Gärtner 1888, 321.
[2]) Chem. Centralbl. 1891, I, 385.

von Saccharomyces apiculatus verlieh dem Obstwein besonders ein parfümartiges Bouquet.

Die weiter von E. Hotter, E. Mach und K. Portele, O. Bernheimer sowie von R. Goethe über den Einfluss von Reinhefe bei der Obstweinbereitung angestellten Versuche, die Bd. I, S. 1390—1392 mitgetheilt sind, lassen übereinstimmend die günstige Wirkung reingezüchteter Weinhefen auf den Obstmost erkennen (S. 1197). Diese günstige Wirkung zeigt sich in Hotter's Versuchen schon, wenn man keine Reinkulturen, sondern ausgeprägte Betriebs-Weinhefen anwendet.

Die Vergährung mit reinen Weinhefen bewirkt im Allgemeinen eine etwas erhöhte Alkohol- und Glycerin-Bildung, während dementsprechend der Extraktgehalt geringer wird; vor allen Dingen aber wird durch die reinen Weinhefen den Obstweinen ein dem Weintypus entsprechendes Bouquet ertheilt bezw. das Obstwein-Bouquet erhöht. R. Goethe konnte auch bei Weichselkirschen- und Heidelbeerweinen durch Anwendung von Reinhefen gute, dagegen bei Stachelbeerweinen nicht so ausgesprochen gute Ergebnisse erzielen. Jedenfalls aber berechtigen die bisherigen Versuche zu dem Schluss, dass die Bereitung von Obst- und Beerenweinen durch Anwendung von Reinhefen noch eine wesentliche Verbesserung erfahren kann.

Wenn die Hauptgährung, welche zweckmässig in Steingut-Gefässen vorgenommen wird, nachlässt und der grösste Theil der Hefe sich abgesetzt hat, wird der Fruchtwein auf geschwefelte Fässer abgelassen, damit dort noch durch eine Nachgährung, eine reichliche Bildung von Kohlensäure statthat, welche den Wein frischschmeckend und haltbarer macht. Tritt eine solche Nachgährung nicht ein, so setzt man, wenn der Wein nicht schleimig ist, Zucker (1—1,5 kg für 1 hl) zu.

Die stärkeren oder Likör-Fruchtweine kann man auch auf der Hefe stehen lassen, bis sie ganz klar geworden sind; dann sind sie ebenfalls in ein schwach mit Schwefel eingebranntes Fass abzufüllen und erst in Flaschen zu füllen, wenn sie sich nicht wieder trüben und nicht wieder zu gähren beginnen.

P. Behrend hat Versuche über den Einfluss des Ablassens der Weine gleich nach der Hauptgährung angestellt und gefunden, dass, wenn die Weine gleich nach der Hauptgährung von der Hefe abgefüllt (abgelassen) werden, die Fortgährung gestört wird, während bei den Weinen, welche bis zum Juli des folgenden Jahres auf der Hefe belassen werden, eine stärkere Fortgährung, eine erhöhte Alkoholbildung und Extraktabnahme statthatte. Dabei zeigte sich, dass die Birnenmoste, besonders solche aus abgelagerten Birnen, langsamer vergähren, als Aepfelmoste. Ueber die Zusammensetzung des Mostes in verschiedenen Stufen der Gährung vergl. Bd. I, S. 1389.

3. Kellermässige Behandlung und Vorgänge beim Reifen und Lagern. Der Obstwein pflegt bei guter Beschaffenheit des verwendeten Obstes und bei richtiger Behandlung des Mostes von selbst klar zu werden und klar zu bleiben. Wird derselbe aber unklar, so schönt man ihn am besten mit abgerahmter süsser Milch (1 l Milch für 1 hl Wein) oder mit $1/4$ l Hausenblasenschöne für 1 hl oder mit 5—10 % guter frischer Weinhefe.

Wie der Traubenwein, so geht auch der Obst- und Beerenwein beim Gähren wie beim Lagern fortgesetzt in seinem Gehalt an Säure zurück; so fand P. Behrend (Bd. I, S. 1393) im Mittel von 7 Obstweinen für 100 ccm Most bezw. Wein:

	Spec. Gewicht	Alkohol	Extrakt	Gesammt-Säure = Aepfelsäure	Flüchtige Säure = Essigsäure
Most 1888	1,0517	—	12,69 g	0,67 g	—
Wein Febr. 1889	1,0061	5,02 g	3,26 „	0,67 „	0,027 g
„ Juli 1889	1,0016	4,96 „	2,62 „	0,54 „	0,062 „
„ Juli 1890	unter 1	4,90 „	2,53 „	0,45 „	0,067 „
„ Juni 1891	desgl.	4,87 „	2,43 „	0,42 „	0,084 „

Ganz gleiche Ergebnisse erhielt P. Kulisch; er beobachtete in den ersten 3 bis 5 Wochen eine Säureabnahme von 0,63—1,05 g (im Most) auf 0,34—0,49 g in 100 ccm Wein; Weine, die Anfang Mai im Durchschnitt 0,61 kg Säure zeigten, hatten nach 7 Monaten im November nur 0,46 g Säure in 100 ccm. Von grossem Einfluss auf die Säureabnahme ist die Gährtemperatur; so betrug der Säuregehalt (g in 100 ccm):

	Bei einem Most mit 1,65 g Säure und Gährtemperatur				Bei einem Most mit 1,22 g Säure und Gährtemperatur			
	15°	20°	25°		12°	15°	20°	25°
Nach 50 Tagen	1,31 g	1,07 g	0,70 g	Nach 50 Tagen	1,10 g	0,81 g	0,67 g	0,57 g
„ 145 „	0,69 „	0,69 „	0,68 „	„ 7 Monaten	0,92 „	0,68 „	0,64 „	0,56 „

Bei hoher Gährtemperatur ist die Säureabnahme im Anfange während der Hauptgährung am stärksten, hält aber in demselben Sinne noch bis zur Reife an, wenngleich sich später die Unterschiede verwischen. Jedenfalls hat man es wie beim Traubenwein auch beim Obstwein in der Hand, durch Anwendung hoher Gährtemperaturen stark saure Moste auf natürliche Weise zu entsäuern. Auch ein hoher Alkoholgehalt, erhalten durch Zusatz von Zucker, begünstigt die Säureabnahme.

Als P. Kulisch dann einen Aepfelwein, der aus einem Most mit 0,75 g Säure in 100 ccm hergestellt war, in zwei verschlossenen Flaschen, von denen die eine pasteurisirt, die andere nicht pasteurisrt war, aufbewahrte, fand er in 100 ccm dieser Weine:

		Extrakt	Säure	Zucker
Wein am 18. März		2,59 g	0,84 g	0,21 g
Wein am 21. September	nicht pasteurisirt	2,26 „	0,45 „	0,11 „
	pasteurisirt	2,61 „	0,82 „	0,18 „

In der nicht pasteurisirten Flasche hatte der Wein eine erhebliche Säureabnahme und auch eine weitere Zersetzung erfahren, welche letztere sich aus der Extrakt- bezw. Zuckerabnahme und einer starken Kohlensäure-Bildung zu erkennen gab; der pasteurisirte Wein zeigte dagegen keinerlei Veränderung und lässt dieser Befund darauf schliessen, dass wie die weitere Zersetzung so auch die Säureabnahme vorwiegend von Kleinwesen oder Enzymen bedingt ist. Möglicherweise beruht auch die Säureabnahme im Obstwein wie beim Traubenwein auf einem Zerfall der Aepfelsäure in Milchsäure und Kohlensäure (vergl. S. 1262).

4. **Die Bestandtheile des Obstweines** sind: Alkohol, Zucker, Pektinstoffe, Gummi, Glycerin, Aepfelsäure, Weinsäure, (Buttersäure), Essigsäure, Gerbsäure, (Oxalsäure), Bernsteinsäure, Milchsäure, Mineralstoffe und Aetherarten (Bouquet). Die Aepfelsäure überwiegt bei weitem alle anderen Säuren (mit Ausnahme vielleicht der Essigsäure). Weinsäure ist, wenn überhaupt, nur in geringer Menge vorhanden.

Die Zusammensetzung der Obst- und Beerenweine ist eine noch schwankendere als die von Traubenweinen; denn der Gehalt der Obst- und Beerenfrüchte an Zucker ist, wie schon erwähnt, je nach der Sorte, den Jahrgängen und dem Klima nicht nur wesentlich verschieden, sondern auch der Most erfährt in Bezug auf Zusatz von Zucker, Alkohol und Wasser eine gar verschiedene Behandlung. Man kann daher bei den Obst- und Beerenweinen ebenso wenig von einer mittleren Zusammensetzung sprechen, als bei den Traubenweinen. Es mögen hier aber einige Mittelzahlen aufgeführt werden, um zu zeigen, welche Zusammensetzung diese Art Weine unter gewöhnlichen Umständen haben. So ergaben sich für 100 ccm in g:

Bezeichnung		Anzahl der Analysen	Spec. Gewicht	Alkohol	Extrakt	Gesammt-Säure = Aepfelsäure	Flüchtige Säure = Essigsäure	Gerbstoff	Zucker	Glycerin	Mineralstoffe	Kali	Phosphorsäure	Schwefelsäure
Aepfel-	Deutscher	45	1,0019	5,09	2,52	0,63	0,038	0,038	0,21	0,47	0,27	0,143	0,018	0,013
wein	Steierischer	121	1,0054	4,38	3,26	0,52	0,108	0,063	0,95	0,38	0,31	—	0,019	0,035
Birnen-	Deutscher	25	1,0102	5,22	4,65	0,61	0,052	0,077	0,33	0,37	0,32	0,169	0,022	—
wein	Österreicher	18	1,0060	4,81	3,55	0,52	0,146	0,114	0,34	0,36	0,33	—	0,026	0,022

Die Schwankungen für Alkohol und Extrakt sowie der Gehalt an einigen weiteren Bestandtheilen waren für 100 ccm in g folgende:

	Alkohol	Extrakt	Stickstoff	Kalk	Magnesia	Kohlensäure
Deutscher Aepfelwein	4,29—7,10	1,92—4,40	0,0041	0,0089	0,0092	0,188
" Birnenwein	3,58—6,80	2,52—9,00	0,0037	0,0125	0,0137	0,174

Ueber die Zusammensetzung sonstiger Obstweine vergl. Bd. I, S. 1375—1387.

5. **Herstellung von Obst-Schaumwein.** Die Herstellung von Obst-Schaumweinen kann wie die der Trauben-Schaumweine erfolgen, d. h. entweder nach dem französischen Verfahren durch gährungsmässige Erzeugung der Kohlensäure in den Flaschen oder durch Sättigung mit künstlich hergestellter Kohlensäure unter Druck. Ersteres Verfahren stellt sich nach P. Kulisch[1]) für die Bereitung des Schaumweines aus Obst zu theuer, weshalb die künstliche Einpressung von Kohlensäure allgemein anzustreben ist.

Auch bei der Herstellung des Obst-Schaumweines spielt die Beschaffenheit des zu verwendenden Grundweines eine grosse Rolle. Der Most, dessen Wein für die Schaumweinbereitung dienen soll, soll nach P. Kulisch aus gut ausgereiften, aber vorwiegend sauren Früchten stammen, weil ein gewisser Säuregehalt für die Schaumweine beliebt ist und vorhanden sein muss. Da der Schaumwein, um haltbar zu sein, auch einen gewissen Alkoholgehalt — nicht unter 7 g, aber auch nicht über 8 g in 100 ccm — enthalten muss, so muss der Most in den bei weitem meisten Fällen einen Zusatz von Zucker[2]) erfahren. Wenn man nach S. 1291 die Grade Oechsle durch 10 theilt, erhält man annähernd die nach der Gährung vorhandenen Gramm Alkohol in 100 ccm Wein; ein Obstmost von 50° Mostgewicht liefert daher einen Wein mit 5 g Alkohol und soll letzterer 7 g enthalten, so muss man das Mostgewicht auf 70° erhöhen, was nach den obigen Ausführungen durch Zusatz von $20/4 = 5$ kg Zucker auf 100 l Most erreicht wird. Auch hier ist reinster Kandiszucker zu verwenden, der

---

[1]) Mittheilungen über Weinbau u. Kellerwirthschaft 1895, 17. 33.
[2]) Man kann den Alkoholgehalt auch durch Spritzusatz ergänzen; das ist aber nicht so günstig als die Erzeugung desselben durch Gährung.

in der berechneten Menge am besten in einem sauberen, flachen Weidenkorb in den Most eingehängt wird.

Zur Vergährung empfiehlt sich in erster Linie die Anwendung von reinen Weinhefen; der erste Abstich erfolgt im Dec.—Jan., der zweite 6 Wochen später und zwar in vorher geschwefelte Fässer, indem man gleichzeitig gut Luft zuführt; weitere Abstiche werden dann nach je 6, oder auch je nach der Beschaffenheit des Weines nach je 2—3 Monaten vorgenommen; durchweg ist der Wein erst nach 1 bis $1^{1}/_{2}$ Jahren für die Schaumweinbereitung fertig. Der Wein muss vor allen Dingen klar sein; die Klärung kann sowohl durch Schönung (mit 5—8 g Gelatine oder bei gerbsäurearmen Weinen mit 4 g Hausenblase auf 100 l), als auch durch Filtration unterstützt werden. Zeigt der Wein nicht den nöthigen Säuregehalt, nämlich 0,5 g bei geringem Zuckerzusatz und 0,6 g in 100 ccm Wein bei sehr starkem Zuckerzusatz, so setzt man zweckmässig Citronensäure zu — Weinsäure ist wegen der Weinsteinbildung nicht so zweckmässig —, und zwar zur Erhöhung um 0,1 g auf 100 l Wein 100 g Citronensäure.

Als Likör empfiehlt P. Kulisch folgende Mischungen, die 100 l Flüssigkeit liefern:

Mischung I: 50 kg Zucker, 63 l Wein, 6 l Kognak; 1 l enthält 500 g Zucker.
„ II: 60 kg „ 57 l „ 6 l „ 1 l „ 600 g „
„ III: 65 kg „ 53,5 l „ 6 l „ 1 l „ 650 g „

Auch hierzu soll reinster Kandiszucker und guter Kognak verwendet werden. Man setzt verschiedene Mengen von den Likören zu, je nachdem man einen schwach oder stark süssen Schaumwein erzielen will. Solche mit weniger als 6 % Zucker sind als trocken, solche mit mehr als 10 % Zucker als sehr süss zu bezeichnen. Die nöthige Menge des zuzusetzenden Likörs erhellt aus folgenden Zahlen:

Gewünschter Zuckergehalt des Schaumweines	Auf 100 l Wein sind anzuwenden Liter Likör		
	Likör I	Likör II	Likör III
6 %	13,6 l	11,1 l	10,2 l
7 „	16,2 „	13,2 „	12,1 „
8 „	19,0 „	15,4 „	14,0 „
9 „	21,9 „	17,6 „	16,1 „
10 „	25,0 „	20,0 „	18,2 „
11 „	28,2 „	22,4 „	20,4 „

Auch der Likör muss vor dem Zusatz vollständig klar sein und daher nöthigenfalls filtrirt werden. Sind die Flaschen, die aus gutem, starkem Glase bestehen sollen, auf diese Weise gefüllt d. h. mit den nöthigen Zusätzen versehen, so wird Kohlensäure unter Druck eingepresst und der Druck der Temperatur des Weines angepasst; soll der Wein bei 10° etwa 5 Atmosphären in der Flasche haben, so muss man, wenn der Wein eine Temperatur von 15° oder 20° hat, einen Druck von 6 bezw. 7 Atmosphären anwenden und umgekehrt weniger, wenn die Temperatur des Weines unter 10° liegt.

Die Zusammensetzung von Obst-Schaumwein erhellt im Mittel von 13 Analysen aus folgenden Zahlen für 100 ccm in g:

Spec. Gewicht	Alkohol	Extrakt	Gesammt-Säure = Aepfelsäure	Flüchtige Säure = Essigsäure	Invertzucker	Glycerin	Mineralstoffe	Kali	Phosphorsäure	Schwefelsäure	Druck bei 15° Atmosphären
1,0226	5,56	3,16	0,39	0,119	4,99	0,27	0,24	0,106	0,020	0,021	3,45

Der Alkoholgehalt schwankte in den Proben von 2,73—8,21 g, der an **Extrakt** von 2,02—12,75 g, der an Zucker von 0,42—9,33 g in 100 ccm Wein.

Diese Schaumweine entsprechen indess noch wenig den von P. Kulisch empfohlenen Anforderungen an Obst-Schaumwein.

6. **Sonstige Obstwein- bzw. Obstmost-Erzeugnisse.** Durch **Gefrierenlassen** lässt sich ein Theil des Wassers aus dem Obstwein entfernen und so ein an den anderen Bestandtheilen gehaltreicherer (koncentrirter) Wein gewinnen (vergl. Bd. I, S. 1388 und diesen Bd. S. 1313).

Ebenso wie von **alkoholfreiem** Traubenwein spricht man jetzt von einem „**alkoholfreien Ersatz**" für Aepfelwein, von sog. „**Aepfelfrada**", welches nichts anderes als ein unter Zusatz von Citronensäure und nachheriger Abstumpfung derselben sterilisirter Aepfelmost ist (vergl. S. 965), während das sog. „**Apfelin**" einen natürlichen eingedickten Aepfelmost darstellt; hierher gehören auch die von Niederstadt untersuchten Fabrikate „**Pomril**" und „**Apfelnektar**". Dieselben sind frei von Alkohol und enthalten nach je einer Analyse (Bd. I, S. 1388) in 100 ccm:

	Spec. Gewicht	Extrakt	Invertzucker	Saccharose	Säure	Stickstoff-Substanz	Mineralstoffe	Phosphorsäure	Eisenoxyd
Aepfelfrada . . .	—	9,59 g	3,45 g	4,90 g	0,40 g	—	0,48 g	—	—
Apfelin	1,2995	61,61 „	50,42 „	—	—	0,28 g	1,49 „	0,095 g	0,039 g
Pomril	—	8,92 „	5,95 „	—	0,44 „	0,056 „	0,298 „	—	—
Apfelnektar . . .	—	13,00 „	8,00 „	2,85 „	0,70 „	—	—	0,018 „	0,004 „

Weinsäure, Citronensäure und Stärkezucker waren in dem Apfelin nicht vorhanden; es kann wie koncentrirter Traubenmost zur Anreicherung extraktarmer Obstmoste verwendet werden.

7. **Beerenweine.** Die Beerenweine werden im Allgemeinen wie die Obstweine hergestellt; nur erfahren sie durchweg wegen des hohen Säuregehaltes einen grösseren Zusatz von Zucker (vergl. S. 1324); in vielen Fällen ist der Zusatz von **Zucker** (Rohrzucker) so gross, dass sie die Eigenschaften von Süssweinen annehmen. Zur Beschleunigung der Gährung wird vielfach Hefe zugesetzt und hat sich auch die Verwendung von reinen Weinhefen gut bewährt. Der **Kirsch- wie Heidelbeersaft** vergährt ohne Zusatz von Hefe nur langsam; auch müssen hier zum kräftigen **Wachsen der Hefe Stickstoff-Verbindungen** zugesetzt werden, als welche sich besonders Asparagin, weinsaures Ammonium und nach einigen Versuchen auch Chlorammonium bewährt haben (vergl. Bd. I, S. 1399—1401). Hierher kann auch, wenngleich aus einer Steinfrucht gewonnen, seiner sonstigen Beschaffenheit nach, der Kirschwein gerechnet werden; der Kirschenmost ist durchweg der gehaltreichste Most von den Obstfrüchten; es wurden darin 13,3—27,1 g Extrakt und 6,1—16,3 g Zucker in 100 ccm gefunden. K. Windisch hat (Bd. I, S. 1427) Versuche darüber angestellt, welchen Einfluss die Vergährung ohne und mit Steinen, sowie mit unverletzten und zerquetschten Steinen hat. Im Allgemeinen war die Alkohol-Bildung mit zerquetschten Steinen etwas geringer, ebenso eigenthümlicher Weise die Blausäure-Bildung mit Ausnahme einer Sorte aus überreifen Kirschen, wobei der Blausäure-Gehalt auf 100 g Alkohol aus Most mit zerquetschten Steinen 176,8 mg, aus solchem mit ungequetschten Steinen nur 42,4 mg, aus solchem ohne Steine 14,4 mg betrug; umgekehrt war der Gehalt an flüchtigen Säuren in dem aus Most mit zerquetschten Steinen gewonnenen Gährerzeugniss durchweg am höchsten.

Der Kirschwein dient vorwiegend zur Gewinnung des Kirschbranntweines (vergl. S. 1342), mag hier aber wegen der Aehnlichkeit mit den Beerenweinen mitaufgeführt werden.

Die Zusammensetzung der Beerenweine ist für 100 ccm in g folgende:

Bezeichnung	Anzahl der Analysen	Spec. Gewicht	Alkohol	Extrakt	Gesammtsäure = Aepfelsäure	Flüchtige Säure = Essigsäure	Gerbstoff	Invertzucker	Glycerin	Mineralstoffe	Kali	Phosphorsäure	Schwefelsäure
Kirschwein[1] . . .	16	1,0157	5,71	6,60	0,55	0,121	—	0.37	0,26	0,66	—	0,044	—
Stachelbeer- { herb .	2	0,9932	8,06	1,97	0,81	0,059	0,033	0,08	0,47	0,23	—	0,014	0,048
wein { süss .	8	1,0235	10,74	12,78	0,77	0,089	0,031	9,79	0,78	0,22	0,098	0,015	0,007
Johannisbeer- { herb .	6	0,9926	10,09	2,25	0,98	0,140	0,032	0,09	0,51	0,21	—	0,012	0,034
wein { süss .	25	1,0115	11,15	9,51	0,91	0,111	0,028	7,39	0,68	0,24	0,101	0,015	0,023
Heidelbeer- { herb .	2	0,9965	7,56	2,28	0,68	0,146	—	0,11	0,42	0,20	0,088	0,010	0,033
wein { süss .	6	1,0116	7,86	9,21	0,71	0,047	0,056	7,96	0,47	0,17	—	0,007	—
Erdbeerwein	4	1,0477	9,59	16,34	0,81	0,023	—	14,11	0,66	0,24	0,134	0,013	0,023
Himbeerwein . . .	4	1,0463	9,91	15,43	0,71	0,139	0,033	12,44	0,84	0,25	—	0,017	—

Ueber einige weiteren Beerenweine vergl. Bd. I, S. 1402.

In einigen Beerenweinen sind neben der Aepfelsäure auch Citronen- und Weinsäure mit folgendem Ergebniss für 100 ccm bestimmt:

	Stachelbeerwein	Johannisbeerwein	Erdbeerwein	Himbeerwein
Weinsäure . .	0,213 g	0,165 g	0,123 g	vorhanden
Citronensäure .	0,025 „	0,100 „	0,110 „	0,044 g
Aepfelsäure . .	0,415 „	0,659 „	0,465 „	0,636 „

Von den Beerenweinen eignen sich nach P. Kulisch der Johannisbeer-, Stachelbeer- und Heidelbeerwein am besten, Erdbeer- und Himbeerwein dagegen weniger gut zur Schaumweinbereitung. Man pflegt solche, meistens für den eigenen Gebrauch, durch genügenden Zuckerzusatz von vornherein und Ausgährenlassen in verschlossenen Flaschen herzustellen. Man stellt aber auch hier nach P. Kulisch für die für den Handel bestimmten Schaumweine am besten wie bei Obstschaumwein zunächst nicht süsse, durch Zuckerzusatz genügend alkoholhaltige Weine her und versüsst diese später mit Likör und presst Kohlensäure ein.

Eine „Heidelbeerfrada" (vergl. S. 1329) ergab in 100 ccm:

Alkohol	Extrakt	Säure	Invertzucker	Saccharose	Mineralstoffe
0,50 g	12,28 g	1,13 g	9,17 g	1,98 g	0,41 g

Die Asche der Obst- und Beerenweine ist verhältnissmässig reich an Kali; nach G. Lechartier[2] macht dasselbe 51—60 % der Asche aus und sind 80 bis 92 % der Asche in Wasser löslich. Kalk, Magnesia und Phosphorsäure dagegen treten in der Asche der Obst- und Beerenweine gegenüber den Traubenweinen zurück. Jedoch lässt sich auf dieses Verhältniss keine sichere Unterscheidung zwischen Obst- und Traubenwein gründen.

---

[1] Mit 86 mg Blausäure in 100 ccm Wein.
[2] Compt. rendus 1887, **104**, 336.

Nachmachungen und Verfälschungen der Obst- und Beerenweine.

Da die §§ 2 und 3 des neuen Weingesetzes auf Obst- und Beerenweine keine Anwendung finden, sondern nur die in § 7 aufgeführten Stoffe als Zusätze auch für diese Weinerzeugnisse verboten sind, so müssen alle sonstigen ungehörigen Vorkommnisse nach dem Nahrungsmittelgesetz vom 14. Mai 1876 beurtheilt werden.

Bezüglich des Gehaltes an Essigsäure und schwefliger Säure gilt dasselbe, was bei Traubenwein S. 1287 gesagt ist.

Die Weinsäure fehlt zwar, wie man früher angenommen hat, nicht ganz, tritt aber für gewöhnlich nach vorstehenden Zahlen gegen Aepfelsäure bedeutend zurück, so dass dieses Verhältniss mit dazu dienen kann, um zu beurtheilen, ob Trauben- oder Obstwein vorliegt. Sonstige Unterschiede zwischen beiden Weinsorten sind nach P. Kulisch[1]) folgende:

„Der Alkoholgehalt der Obstweine ist meist so niedrig, wie ihn Traubenweine nur in ganz geringen Jahren zeigen. Im Verhältniss dazu ist ihr Säuregehalt nicht entsprechend hoch, dagegen der nach Abzug der Säure verbleibende Extraktrest, sowie der Aschengehalt höher als bei geringen Traubenweinen. Der Stickstoffgehalt der Aepfelweine ist sehr viel niedriger, als man ihn gewöhnlich bei Traubenweinen beobachtet. Die Asche der Aepfelweine ist an Phosphorsäure ziemlich arm. Diese Angaben haben natürlich nur dann Geltung, wenn reine, unverbesserte und unvermischte Obstweine vorliegen. Wenn diese mit etwas Traubenwein verschnitten sind, kann man aus einem niedrigen Gehalt an Weinstein und freier Weinsäure keinerlei Schlüsse mehr ziehen, da es Traubenweine giebt, die an beiden Substanzen einen sehr geringen Gehalt aufweisen. Nur das vollkommene Fehlen beider kann als beweisend gelten."

Sonstige Weine.

Ausser Weintrauben, Obst- und Beerenfrüchten werden auch sonstige zucker- und stärkehaltige Rohstoffe zur Bereitung weinartiger Getränke benutzt.

So hat man versucht, aus Malzwürze unter Zusatz von Weinstein und Weinhefe eine Art Gerstenwein zu bereiten. Die Deutsche Malton-Gesellschaft in Wandsbeck benutzt angeblich reingezüchtete Weinhefen von typischen Weintrauben, z. B. Tokayer, Sherry etc. und will auf diese Weise Gährerzeugnisse erzielen, welche in Geruch und Geschmack den Trauben-Süssweinen ähnlich sind (vergl. S. 1196). Für zwei solcherweise hergestellten Maltonweine möge hier die durchschnittliche Zusammensetzung für 100 ccm in g nach 5 verschiedenen Analysen mitgetheilt werden:

Bezeichnung	Spec. Gewicht	Alkohol	Extrakt	Gesammt-Säure = Milchsäure	Flüchtige Säure = Essigsäure	Zucker	Dextrin	Stickstoff-Substanz	Glycerin	Mineralstoffe	Kali	Phosphorsäure	Schwefelsäure
Malton-Tokayer . . .	1,0914	10,24	28,22	0,75	0,077	18,62	4,67	0,614	0,50	0,30	0,086	0,128	0,025
Malton-Sherry . . .	1,0258	13,44	11,86	0,63	0,057	6,11	1,63	0,450	0,46	0,20	0,061	0,084	0,013

Ueber sonstige aus Malzwürze hergestellten sog. Weine vergl. Bd. I, S. 1403 u. 1404. Diese Art Erzeugnisse gehören zu den Kunstweinen und müssen selbstverständlich stets unter solcher Bezeichnung verkauft und feilgehalten werden, dass der Ursprung im Gegensatz zu Trauben- oder Obst- und Beerenwein nicht zweifelhaft sein kann.

In Japan benutzt man ebenfalls Gerste und ferner Reis zur Darstellung eines weinähnlichen Getränkes. Behufs Verzuckerung der Stärke benutzt man das S. 463

---

[1]) Landw. Jahrbücher 1890, 19, 83.

beschriebene Koji, woraus weiter durch Vergährung der „Sake" oder Reiswein erhalten wird (vergl. auch S. 1194); derselbe enthält in 100 ccm nach 6 Analysen:

12,52 g Alkohol, 3,16 g Extrakt, 0,31 g Säure = Milchsäure, 0,043 g flüchtige Säure = Essigsäure, 0,57 g Glukose, 0,20 g Dextrin, 0,80 g Glycerin und 0,067 g Mineralstoffe.

Andere Erzeugnisse dieser Art mit weniger Alkohol (5,60–8,26 g) heissen Shirosake, weisser Kofuwein und Sakurada-Bier; sie stehen in der Mitte zwischen deutschem Bier und Wein (vergl. Bd. I, S. 1405).

Der „Mirin" Japans, ein süsses Getränk nach Art unserer Süssweine, wird aus gekochtem Klebreis gewonnen, indem man denselben mit Hülfe des obigen Kojis verzuckert und die entstehende Glukose durch Zusatz von Alkohol vor Vergährung schützt; er enthält in 100 ccm:

12,15 g Alkohol, 43,21 g Extrakt mit 36,21 g Glukose.

In Serbien wird zur Darstellung von der „Wodnjika" ein Gemisch von Wacholderbeeren, Senf und Meerrettig mit Wasser an einem warmen Orte der Gährung und Säuerung überlassen, wodurch ein stark nach Wacholder riechendes und stark sauer schmeckendes Getränk erhalten wird. Für feinere Sorten setzt man geröstete Birnen oder auch Mostbirnen, Aepfel und Quitten, für andere Sorten auch Citronen und Orangen zu. Diese Erzeugnisse enthalten nach Zega in 100 ccm:

Wodnjika . . . . . 0,83 g Alkohol, 0,98 g Extrakt, 0,399 g Essigsäure, 0,05 g Zucker, Dextrin etc.
Desgl. + gedörrte Birnen 0,48 g „ 3,38 g „ 0,038 g „ 2,83 g „ „ „
Desgl. + Citronen . . 1,70 g „ 2,27 g „ 0,440 g „ 1,22 g „ „ „

„Pulque fuerte" ist ein im tropischen Amerika gebräuchliches Getränk, welches durch Vergähren des Saftes einer Varietät der Agave americana (Met oder Magney der Eingeborenen) erhalten wird und nach einer Analyse von Boussingault enthält:

5,87 % Alkohol, 0,55 % Aepfelsäure, 0,140 % Bernsteinsäure, 0,21 % Glycerin.

Der Palmenwein wird aus dem Saft verschiedener Palmen Afrikas durch Vergährung gewonnen und enthält der vergohrene Saft der Dattelpalme nach einer Untersuchung von Balland:

4,38 % Alkohol, 0,54 % Aepfelsäure, 5,60 % Mannit, 0,20 % Zucker und 3,30 % Dextrin.

Der aus der Becrarypalme gewonnene und vergohrene Saft, auch Lakmi, Lakby und Leghby genannt, enthält nach Martelly[1]) Wein- und Aepfelsäure, in einer Probe 0,446 %, ferner 3,29 % direkt reducirenden und 3,31 % nicht direkt reducirenden Zucker, 0,015 % Proteïnstoffe, 0,353 % Asche. Eine nahezu gleiche Zusammensetzung hatte der Leghby von Tabunipalmen.

Aus dem Safte von Orangen (S. 965), Feigen (S. 956), von den Blüthen der Bassia oleracea, des Butterbaumes (in Indien), sowie aus Honig (S. 1002) — für Honig natürlich unter Zusatz von Weinsäure — werden ebenfalls weinartige Getränke hergestellt, die unter anderen Bestandtheilen nach je einer Analyse in 100 ccm enthielten:

Orangenwein . 4,85 g Alkohol, 3,81 g Extrakt, 1,26 g Citronensäure, 2,43 g Glukose, 0,35 g Glycerin
Feigenwein . 3,31 g „ 6,57 g „ 0,84 g Aepfelsäure, 3,31 g „ — „
Bassiawein . 3,82 g „ 1,70 g „ 0,62 g Weinsäure, — „ — „
Honigwein . 7,15 g „ 4,21 g „ 0,41 g „ 1,60 g „ 0,54 g „

---

[1]) Zeitschr. f. Untersuchung d. Nahrungs- u. Genussmittel 1900, 3, 200.

Vereinzelt kommt auch bei uns Rhabarberwein im Handel vor, der nach R. Otto (Bd. I, S. 1405) im Mittel von 2 selbst hergestellten Proben in 100 ccm enthielt:

5,51 g Alkohol, 2,41 g Extrakt, 0,65 g Aepfelsäure, 0,55 g Glycerin, 0,40 g Mineralstoffe.

Es ist aber Vorsicht bei der Bereitung nothwendig, da der natürliche Rhabarberwein leicht freie lösliche Oxalsäure enthält, die giftig ist. Man kann das Auftreten von freier Oxalsäure in diesem Wein nach R. Otto unschwer vollständig vermeiden, wenn man dem Saft vor der Gährung gefälltes Calciumkarbonat zusetzt.

Branntweine und Liköre.

Die Herstellung von Spiritus hat in den letzten 20 Jahren erheblich zugenommen; so wurden in Deutschland allein für technische Zwecke an Spiritus gebraucht:

1887/88	1899/00	1900/01
39 Mill.	105 Mill.	116 Mill. Liter.

In Folge der Einführung der Spiritussteuer sowie der Herstellung eines guten und billigen Bieres, hat der Verzehr von Branntwein etwas nachgelassen; auch die Mässigkeitsvereine fangen an, nach dieser Richtung günstig zu wirken: indess übertrifft Deutschland hierin noch immer andere Staaten; so beträgt der Verbrauch an Branntwein für den Kopf und das Jahr zur Zeit:

Deutschland	England	Vereinigte Staaten Nordamerika's
5,7 l	2,4 l	3,0 l.

Wie in Bayern die Arbeiter, die 16 % ihres Verdienstes für Bier ausgeben, noch für mässig gelten, so werden nach Delbrück[1]) in Bremen dortige Arbeiter, die 20 % ihres Verdienstes für Branntwein opfern, für noch nicht für besonders unmässig gehalten. Durchweg ist der Alkoholgenuss in den nördlichen Gegenden grösser als in den südlichen. Ueber die schädlichen Wirkungen desselben vergl. S. 339 u. ff.

Zur Darstellung von Branntweinen im weitesten Sinne werden die verschiedensten Rohstoffe verwendet, nämlich:

a) Alkoholhaltige Flüssigkeiten, wie Trauben- und Obstwein. Aus dem Traubenwein gewinnt man auf diese Weise den Kognak; aus dem in den Weintrestern und im Weingeläger verbleibenden Alkohol wird durch einfache Destillation der Tresterbranntwein und Drusenbranntwein dargestellt.

b) Zuckerhaltige Rohstoffe, wie Zuckerrübe, süsse Früchte (Kirschen und Pflaumen), ferner die bei der Rübenzucker-Fabrikation und bei der aus Zuckerrohr gewonnenen Melasse.

c) Stärkemehlhaltige Rohstoffe, wie Kartoffeln, Roggen, Gerste, Mais, Reis, seltener andere stärkemehlhaltige Rohstoffe, wie Rosskastanien, Buchweizen.

I. Verzuckerung der Rohstoffe und Ueberführung des Zuckers in Alkohol.

Während die unter a aufgeführten Rohstoffe für die Branntwein-Fabrikation nur einer einfachen Destillation, die unter b aufgeführten zuckerhaltigen Stoffe nur eines Zusatzes von Hefe bedürfen, muss die Stärke in den letzten Rohstoffen (c) wie

---

[1]) Delbrück, Hygiene des Alkoholismus (Weyl's Handbuch d. Hygiene) 1901, 53.

beim Bier erst in Zucker übergeführt werden, um weiter Alkohol liefern zu können. Die Verzuckerung wird wie beim Bier durch Diastase (Malz) bewirkt. Die Kartoffeln werden für diesen Zweck vorher gekocht und gedämpft, wodurch die Verkleisterung und Zuckerbildung erleichtert wird, die Getreidearten möglichst fein geschroten etc. In Italien bewirkt man die Verzuckerung (beim Mais) auch durch Schwefelsäure; dieselbe dient ebenfalls zur Verzuckerung der Kohlenhydrate von selteneren, in Vorschlag gekommenen Rohstoffen (wie Isländischem Moos, Topinamburknollen etc.). Selbst Cellulose (Holz) lässt sich mit Schwefelsäure (bezw. nach Classen's Patent mit schwefliger Säure) in gährungsfähigen Zucker überführen. Der Maisch- (Verzuckerungs-) Vorgang, wie die Gährung, werden im Allgemeinen ganz wie in der Bierbrauerei geleitet (S. 1212 und 1219). Während es aber beim Bier darauf ankommt, neben dem gährungsfähigen Zucker und dem zu gewinnenden Alkohol eine gewisse nicht vergohrene Menge Extraktstoffe in demselben zu erhalten, liegt es der Branntwein-Fabrikation ob, eine thunlichst vollständige Verzuckerung und möglichst viel Alkohol zu erzielen. Es werden daher in der Spiritus-Fabrikation alle dort angegebenen Umstände, welche diese Vorgänge begünstigen, beobachtet. Auch sind dort (S. 1183) schon die Umstände besprochen, welche geeignet sind, bei der Gährung die störenden Nebengährungen zu vermeiden.

2. Die Destillation der vergohrenen Maische.

Die vergohrene Maische wird zur Gewinnung des Alkohols der Destillation unterworfen. Hierzu sind eine grosse Anzahl von Apparaten in Gebrauch. Das älteste und noch jetzt in kleinen Brennereien übliche Verfahren besteht darin, dass man die alkoholhaltige Maische in einfachen Destillirblasen erhitzt, die Dämpfe abkühlt und erst durch mehrmalige Destillation (Rektifikation) einen Spiritus von gewünschter Koncentration gewinnt. Das erste (meist trübe und schwach saure) Destillat von 10—20°/₀ Alkohol heisst „Lutter"; durch Destillation dieses erhält man einen schon alkoholreicheren Branntwein, den „Vorlauf", d. h. das zuerst übergehende, mit 50°/₀ Alkohol, während der „Nachlauf", das zuletzt übergehende, mehr Wasser und weniger Alkohol enthält; aus dem Branntwein kann durch nochmalige Destillation ein Spiritus von 90—95°/₀ gewonnen werden. Der alkoholfreie Destillationsrückstand heisst „Phlegma" oder „Schlempe".

Dieses, viel Brennstoff erfordernde Destillations-Verfahren ist jedoch durch neuere, viel zweckmässigere Verfahren ersetzt worden, indem man die aus einer Destillirblase entweichenden Dämpfe zur Vorwärmung einer zweiten Blase mit Maische benutzt, diese zum Sieden bringt und dadurch alkoholreichere Dämpfe erhält. Auf dieser Einrichtung, verbunden mit einem Rektifikator (d. h. Gefäss, worin die Alkoholdämpfe erst kondensirt, dann durch die nachtretenden Dämpfe wieder ins Sieden gebracht werden), beruht im Wesentlichen der weit verbreitete Pistorius'sche Apparat. Derselbe ist jedoch in neuerer Zeit durch zahlreiche Apparate mit kontinuirlichem Betriebe ersetzt worden. Bei diesen wird die Maische ebenfalls in einem hochliegenden Kessel vorgewärmt und fällt von hier in eine hohe, mit einer Reihe von Kammern versehene Destillirsäule (Kolonnen-Apparat), in welcher ihr Wasser- bezw. Alkoholdampf entgegenströmt. Indem die Maische durch selbstthätig wirkende Vorrichtungen, wie Ueberfallrohre, deren Mündungen sich in den einzelnen Kammern diametral gegenüberstehen, von Kammer zu Kammer fällt, ist sie gezwungen, einen weiten Weg zurückzulegen und wird von dem durch Prellkapseln aufsteigenden Dampf vollständig durchgekocht. Die Dämpfe reichern sich selbstverständlich nach oben hin immer mehr mit Alkohol an und liefern daher diese Art Apparate gleich einen Spiritus von 70—95% Alkohol.

Die bei der Spiritus-Fabrikation verbleibenden Rückstände bilden die „Schlempe", welche sowohl im natürlichen, wie auch im künstlich getrockneten Zustande als Futtermittel (vorwiegend für Mastvieh) dient. Diese Schlempen haben z. B. folgende Zusammensetzung:

No.	Bezeichnung	Anzahl der Analysen	In der natürlichen Substanz						In der Trockensubstanz		
			Wasser %	Protein		Fett %	Stickstofffreie Extraktstoffe %	Rohfaser %	Asche %	Protein		Stickstofffreie Extraktstoffe %
				Roh- %	Rein- %					Roh- %	Rein- %	
1	Roggen-Schlempe, frisch	20	92,20	1,96	1,36	0,45	4,56	0,66	0,41	25,13	17,43	58,46
	desgl. getrocknet	23	10,60	23,10	19,67	6,10	42,70	10,20	7,30	25,84	22,00	47,76
2	Mais-Schlempe, frisch	8	91,32	1,98	1,61	0,93	4,48	0,83	0,46	22,81	18,55	51,61
	desgl. getrocknet	5	9,40	23,21	21,29	8,63	45,03	9,31	4,42	25,62	23,49	49,70
3	Mais-Schlempekuchen	6	6,16	39,02	37,27	11,31	26,75	10,64	6,12	41,58	39,71	28,51
4	Kartoffel-Schlempe, frisch	33	94,30	1,15	0,80	0,10	3,13	0,65	0,67	20,28	14,03	54,91
	desgl. getrocknet	3	12,63	20,78	15,30	2,92	40,78	8,11	14,78	23,79	17,51	46,67

Die Zusammensetzung dieser Abfallstoffe ist je nach dem Maisch- und Gährverfahren sehr verschieden. M. Märcker hat in seinem „Handbuch der Spiritus-Fabrikation" ein Verfahren angegeben, wie man bei der Kartoffel-Schlempe je nach der Art der Einmaischung etc. die Zusammensetzung der Schlempe berechnen und die Rechnung mit unzulässigen Mittelzahlen umgehen kann.

Ausser der Schlempe wird bei der Spiritus-Fabrikation noch Hefe als Nebenerzeugniss gewonnen; über deren Zusammensetzung vergl. S. 858.

3. Reinigung des Rohspiritus (die Rektifikation).

Durch gährkräftige, besonders Reinzuchthefen entstehen nur verhältnissmässig geringe Mengen von Nebenerzeugnissen; auch kräftig und gut ernährte Hefen liefern reineren Aethylalkohol, als schwach ernährte, alternde und absterbende Hefen. Ganz aber lassen sich die Nebenerzeugnisse bei der Gährung und Destillation nicht umgehen. Von dem Acetaldehyd nimmt man (Ilges) an, dass er erst bei der Destillation durch Luftzutritt zur Maische entsteht. Der Amylalkohol, das Fuselöl tritt erst bei der Nachgährung auf und wird vielleicht durch die absterbende Hefe, möglicherweise aber auch durch Bakterien erzeugt, wie dieses von gewissen Bestandtheilen des Nachlaufs, z. B. dem normalen Butyl- und Isobutylalkohol mit Bestimmtheit — nämlich durch Bakterien des Genus „Amylobakter" entstehend — angenommen wird. Die in dem Rohspiritus möglicherweise vorkommenden vielen Nebenbestandtheile haben folgende Siedepunkte:

Acetaldehyd	Essigsäure-Aethyläther	Buttersäure-Aethyläther	Acetal	Aethyl-	Propyl-	Isopropyl-	Butyl-	Isobutyl-	Isoamyl-	Amyl-	Furfurol
				Alkohol							
21°	74°	112°	104°	78°	97°	85°	115°	108,5°	120°	132°	161°

a) Zur Trennung dieser verschiedenen Bestandtheile bedient man sich der fraktionirten Destillation, die behufs vollständiger Trennung mehrmals wiederholt werden muss. Diese wiederholte Destillation erreicht man in der Praxis durch Verdichtung der Dämpfe in den Kolonnen und Kondensatoren der Rektificirvorrichtung.

Die zuerst übergehenden Destillationserzeugnisse enthalten ein Gemisch von Acetaldehyd, Essigsäure-Aethyläther sowie Aethylalkohol und heissen „Vorlauf" (der sog. „Aether" der Raffineure). Dann folgt der „Feinsprit", dessen erste Destillationsantheile noch etwas Acetaldehyd, dessen letzte Destillationsantheile schon höher siedende Alkohole enthalten, während die mittleren Antheile die reinsten sind. Der „Nachlauf" besteht aus einem Gemisch von wenig Aethylalkohol mit grossen Mengen der höher siedenden Alkohole, besonders des Amylalkohols (Fuselöls); der grösste Theil des letzteren bleibt jedoch mit dem Wasser (und Furfurol) in dem Rektifikationsapparat zurück.

Als Rektifikationsapparate sind in Gebrauch der Savalle'sche, der Glockenrektifikationsapparat von C. Heckmann, der Niederdruckrektificirapparat nach F. Pampe u. A.; der Ilges'sche Feinsprit-Automat liefert unmittelbar aus der Maische Feinsprit und Maische. Bezüglich der Einrichtung dieser Apparate vergl. M. Märcker: „Handbuch der Spiritusfabrikation".

Nach einem amerikanischen Vorschlage soll man fuselfreien Rohsprit erhalten, wenn man der Maische eine geschmolzene Masse von $^2/_3$ Magnesiumkarbonat und $^1/_3$ Kaliumsalpeter zusetzt. Die geschmolzene Masse enthielt in einem Falle 26,46% K_2O, 45,32% MgO, 7,71% CO_2, 14,72% N_2O_5 und 1,75% N_2O_3. Die Wirkungsweise dieser Masse ist noch nicht aufgeklärt. Sie dürfte wohl nur darin bestehen, dass die freie Magnesia bezw. die salpetrige Säure die Bildung der Nebenerzeugnisse bei der Gährung, also auch die des Fuselöles verhindert.

b) Die sonstigen Verfahren zur Entfuselung beziehen sich indess auf den destillirten Spiritus und hat in dieser Hinsicht die Holzkohle — und zwar aus weichem, harzfreiem Holz, wie Lindenholz — die älteste und weiteste Verbreitung gefunden. Die Holzkohle besitzt nämlich die Eigenschaft, einerseits riechende und färbende Substanzen zu absorbiren, andererseits viel Luft auf sich zu verdichten und in Folge dessen oxydirend zu wirken. Der zu reinigende Spiritus wird auf 50—60° Tralles verdünnt, durch die Holzkohle filtrirt und dann womöglich rektificirt. Vielfach lässt man auch den Spiritus von obiger Koncentration gleich bei der Destillation ein Holzkohlefilter durchlaufen oder leitet die Dämpfe über Kalk und Kohle oder durchmischt die Kohle mit nussgrossen Stücken eines Glüherzeugnisses aus Manganoxyden, Kalk (bezw. Alkalikarbonaten). Die benutzte Holzkohle kann nach dem Abdämpfen des Spiritus durch Glühen in Oefen oder mit überhitztem Wasserdampf wieder regenerirt werden, wobei man mitunter vorher Braunstein und Schwefelsäure zumischt. Zur Zeit wird der Holzkohle nicht mehr die reinigende Wirkung zugeschrieben, wie früher.

Zur Entfernung der Säuren aus dem Spiritus werden Aetznatron, Soda oder Kalkmilch angewendet.

Als Oxydationsmittel für die Nebenerzeugnisse wie Aldehyd werden vorgeschlagen: Salpetersäure, Silbernitrat, Chlorkalk, Kaliumbichromat und Schwefelsäure, Chamäleon, Hyperoxyde, Blei-, Baryum-, Strontium- und Wasserstoffsuperoxyd etc.

Auf einer oxydirenden Wirkung beruht auch wohl die Reinigung durch Elektricität, indem man durch einen elektrischen Strom ozonisirte Luft bereitet und diese durch den Spiritus presst (Patent R. Eisenmann in Berlin).

Deininger behandelt den zu reinigenden Spiritus in Dampfform mit einer Glycerin enthaltenden Lösung von Bleisuperoxyd und Kalilauge, wodurch die den Aethylalkohol begleitenden höheren Alkohole Amyl-, Butyl- und Propylalkohol in die entsprechenden Fettsäuren umgewandelt und als solche zurückgehalten werden sollen.

Bang und Ruffin empfehlen zur Reinigung des Rohspiritus gereinigten Petroleumäther; schüttelt man verdünnten 50%-igen Spiritus mit diesem, so soll er nur Fuselöl und Aldehyd, nicht aber Aethylalkohol aufnehmen.

c) Einen grösseren Eingang scheint das Entfuselungsverfahren von J. Traube gefunden zu haben. Es beruht auf dem Umstande, dass beim Vermischen auch von reinem Spiritus mit den wässerigen Lösungen gewisser Salze, wie von Pottasche, Ammoniumsulfat, Natriumphosphat etc. unter Anwendung bestimmter Koncentrationen und Temperaturen eine Theilung der Flüssigkeiten in zwei Schichten eintritt, welche beide Alkohol, Wasser und Salz in verschiedenen Verhältnissen enthalten und deren relative Grösse eine beliebige sein kann[1]).

Da ein hochprocentiger, nur geringe Mengen Salz enthaltender Weingeist auf die hier in Frage kommenden Unreinheiten des Nach- wie Vorlaufs weit lösender wirkt, als eine hochprocentige Salzlösung mit weniger Sprit, so wird nach dem Verfahren in der Weise gearbeitet, dass 1 cm der unteren Schicht etwa 50% Sprit und mehr als 30% Salz, die obere Schicht aber in 1 cm mehr als 50% Sprit und nur etwa 5% Salz enthält. Die Verunreinigungen gehen alsdann vorwiegend in die obere Schicht, „Fuselschicht" über, und können mit dieser abgezogen werden. Je nach dem Grade der Verunreinigung des Rohspiritus wird die abgezogene Schicht durch eine neue fuselfreie Schicht von richtigem Mischungsverhältniss ein oder mehrere Male erneuert und so zuletzt ein reiner, fuselfreier Spiritus erhalten.

In der That hat sich der nach diesem Verfahren gereinigte Spiritus nach mehreren Untersuchungen als „fuselfrei" erwiesen.

Wenngleich nach den Versuchen von Zuntz und Strassmann (S. 345) anzunehmen ist, dass das Fuselöl nicht der einzige schädliche Bestandtheil und auch nicht so schädlich für die Gesundheit ist, als früher angenommen wurde, so ist doch für die Trinkbranntweine ein von allen Verunreinigungen thunlichst freier Spiritus zu wünschen.

A. Die gewöhnlichen Trinkbranntweine.

Die gewöhnlichen Trinkbranntweine enthalten zwischen 25—45 Vol.-% Alkohol und durchweg nur einen sehr geringen Abdampfrückstand. Man pflegt dieselben durch Verdünnen der Spiritussorten mit Wasser herzustellen.

Das Wasser muss für diesen Zweck recht rein und weich sein; am liebsten verwendet man durch Stehenlassen oder durch Filtration gereinigtes Regenwasser (in Frankreich „petites-eaux" gen.). Zur richtigen Verdünnung des Spiritus hat man besondere Hülfstabellen; man kann sie auch leicht berechnen.

Angenommen 684 l Spiritus von 86% sollen auf 50% verdünnt werden, so muss man sie nach der Gleichung:

$$684 \times \frac{86}{50} = 1176{,}48 \text{ auf } 1176{,}5 \text{ l verdünnen.}$$

Für die verschiedenen industriellen Alkohole (Sprits) geben Girard und Cuniasse (Bd. I, S. 1511) nach 21 Proben folgende Zusammensetzung:

Spec. Gewicht	Alkohol Vol.-%	mg in 100 ccm Sprit					
		Extrakt	Säuren	Aldehyde	Furfurol	Ester	Höhere Alkohole
0,7953—0,8539	83,6—99,8	0—16,0	2,4—9,6	0—13,1	0—Spur	1,6—21,1	0—8,0

[1]) Vergl. J. Traube und O. Neuberg: Zeitschr. f. physik. Chem. 1, 506.

Selbst der reinste deutsche Alkohol enthielt noch geringe Beimengungen, nämlich in 100 ccm 2,4 mg Säure, 4,2 mg Aldehyde und 3,5 mg Ester.

H. Mastbaum (Bd. I, S. 1518) fand für „raffinirte Weinsprits" bei 92,86 bis 93,95 Vol.-% Alkohol, 4,0 bis 67,2 mg Extrakt, 2,4 bis 14,4 mg Säuren, 4,1 bis 19,9 mg Aldehyde, Spur bis 0,4 mg Furfurol, 102,1 bis 118,5 mg Ester, 12,4 bis 28,7 mg höhere Alkohole in 100 ccm Weinsprit.

E. Sell (Bd. I, S. 1406) fand in Rohsprit mit 88,55 Vol.-% Alkohol 0,20 Vol.-% Fuselöl, konnte dagegen in dem zugehörigen Primasprit mit 91,16 Vol.-% Alkohol und dem Weinsprit mit 96,57 Vol.-% Alkohol kein Fuselöl mehr nachweisen. Nach J. Shilagy (Bd. I, S. 1439) enthielten ungarische Rohsprits:

	Aus Kartoffeln	Rüben	Mais u. Kartoffeln	Mais	Melasse
Alkohol	92,7 Vol.-%	84,9 Vol.-%	86,0 Vol.-%	87,0 Vol.-%	86,5 Vol.-%
Fuselöl	0,27 „	0,67 „	0,31 „	0,18 „	0,32 „

In dem Sekunda-Sprit waren noch 0,020 Vol.-%, in dem Prima- und Weinsprit dagegen kein Fuselöl mehr vorhanden.

Claudon u. Morin liessen reinen Zucker mit elliptischer Hefe vergähren und fanden dabei (nach Bd. I, S. 1439) ähnliche Mengen Nebenerzeugnisse, wie bei sonstigen Gährungen mit anderen Rohstoffen und Hefen, nämlich aus 1000 g Zucker:

Aethyl-alkohol	Norm. Propylalkohol	Isobutyl-alkohol	Amyl-alkohol	Oenanth-äther	Isobutylen-glykol	Glycerin	Essig-säure	Bernstein-säure
506,15 g	0,020 g	0,015 g	0,510 g	0,020 g	1,58 g	21,20 g	2,05 g	4,52 g

Furfurol und Aldehyd waren nur in Spuren vorhanden.

Nach Lindet, Morin und Tanret (Bd. I, S. 1439) bildet sich bei der alkoholischen Gährung auch Ammoniak, bezw. eine Base von der Formel $C_7H_{10}N_2$, z. B. in 1 l bei:

	Korn-Spiritus	Rüben-Spiritus	Topinambur-Spiritus	Melasse-Spiritus
Alkohol	49—60°	54—76°	58°	71—79°
Ammoniak	0,40—0,86 mg	0,89—2,86 mg	0,93 mg	18,09—23,05 mg
Basen	1,70—3,65 „	3,57—12,15 „	3,95 „	76,88—97,96 „

Krämer und Pinner wiesen im Fuselöl auch Kollidin ($C_8H_{11}N$) nach.

1. Kornbranntwein.

Die bekanntesten Kornbranntweine sind: Der sog. Nordhäuser etc. (aus Roggen) in Deutschland und der Whisky (aus Gerste oder Roggen und Malz) in Schweden, Schottland, Russland und Amerika.

a) Der Nordhäuser Korn ist schon seit Jahrzehnten ein beliebter Branntwein in Deutschland. Die guten Eigenschaften desselben scheinen darin zu liegen, dass man den Branntwein nicht direkt aus der Maische, sondern wie beim Genèvre und Absynth aus dem Lutter, d. h. erst den halben, und aus diesem den fertigen ganzen Branntwein gewinnt. In den Jahren 1807—1815 bestanden in Nordhausen 80, Anfang 1890 noch 68 Brennereien, welche jährlich 380 000 hl dieses Branntweines herstellten.

Auch in Westfalen wird in vielen kleinen Brennereien ein reiner Kornbranntwein, sog. „alter Klarer", hergestellt.

Der in Friesland und an der Nordseeküste verbreitete „Dornkaat" ist ein über Wacholderbeeren abdestillirter Kornbranntwein. Derselbe ist nicht mit dem aus Wacholderbeeren gewonnenen Wacholderbeerenbranntwein (siehe unten) zu verwechseln.

Der im Nordosten Deutschlands viel getrunkene Gilka gilt ebenfalls als Kornbranntwein, welchem etwas Kümmelöl zugesetzt ist.

b) **Whisky.** Nach A. H. Allen[1]) wird der echte schottische Whisky in der Weise gewonnen, dass man Gerste über einem Torffeuer mälzt oder Roggen mit Malz maischt und die durch Vergährung erhaltene Flüssigkeit in einer Blase mit Rührvorrichtung destillirt. Das Destillat, welches den Namen „low vines" führt, wird nochmals in einer flachen Blase ohne Rührer destillirt; das zuerst übergehende wird „four shots" genannt, dann folgt der „clean spirit" oder eigentliche Whisky, und das zuletzt Destillirte heisst „faints". Die erste und dritte Fraktion werden der in der Verarbeitung folgenden Flüssigkeits-Menge wieder zugegeben. Der bei der ersten Destillation in der Blase verbliebene Rückstand, genannt „pot ale", enthält nach Allen's Untersuchungen etwa 3% feste Stoffe, welche aus 1% Säure (meist Milchsäure), 0,7% Peptonen, 0,6% Kohlenhydraten und 0,6% Mineralstoffen bestehen. Junger Whisky hat einen unangenehmen Beigeschmack und bedarf zur Entfernung desselben der Reifung. Beim Lagern des Whiskys nehmen nach Schidrowitz[2]) die nichtflüchtigen Säuren, sowie Gesammtester zu Furfurol ab. Der in Sherry-Fässern gelagerte Whisky soll auch einen grösseren Gehalt an höheren Alkoholen besitzen, als der in gewöhnlichen Fässern gelagerte Whisky.

Der **Nordhäuser Kornbranntwein** enthielt nach 8 Proben 42,56—46,35 Vol.-% Alkohol und in 2 Proben 0,155 bzw. 0,202 Vol.-% Fuselöl; Behrend fand in einem Kornbranntwein bei 56,6 Vol.-% Alkohol sogar 0,487 Vol.-% Fuselöl und 0,011% Säure (= Essigsäure).

Der **Whisky** ist eingehender untersucht und darin im Mittel mehrerer, 4—5-jähriger Proben gefunden:

Aethyl-Alkohol					In 100 ccm Whisky mg					
	Extrakt	Propyl-alkohol	Butyl-alkohol	Amyl-alkohol	Flüchtige Säuren (Ameisen- u. Essigsäure)	Kapron-säure	Kapryl-säure	Ester	Fur-furol	Sonstige Aldehyde
57,3 Vol.-%	80,7	72,0	57,0	68,5	16,1	10,7	2,0	167,6	1,8	11,5

Der Alkohol-Gehalt schwankte in 10 Proben zwischen 46—61,9 Vol.-%, nach anderen Proben zwischen 42—44 Vol.-%. In frischem Whisky ist der Gehalt an Estern und Aldehyden geringer und betrug z. B. nach 5 frischen Proben der Gehalt an Estern 34,2 mg, an Aldehyden 5,2 mg. Der Extrakt rührt aus den Wandungen der Lagerfässer her und nimmt in Folge dessen ebenfalls mit dem Alter zu; er betrug in frischem, 6 Monate altem Whisky 9,0—34,0 mg, in 4—5 Jahre altem dagegen bis 200 mg in 100 ccm Whisky.

2. *Branntweine aus sonstigen Getreidearten und Kartoffeln.*

Behrend untersuchte (Bd. I, S. 1407) Branntweine des Kleinbetriebes aus verschiedenen sonstigen Rohstoffen mit folgendem Ergebniss:

Branntwein aus	Alkohol		Fuselöl. Vol.-%		Säure = Essigsäure mg in 100 ccm	Kupfer mg in 1 l	Aldehyd-Reaktion	Furfurol-Reaktion
	Vol.-%	Gew.-%	im Branntwein	im absoluten Alkohol				
Dinkel (4)	49,9	42,5	0,225	0,458	12,0	0—10	0—stark	0,005—0,01
Mais (8)	54,1	45,5	0,317	0,582	13,0	0—6	0—stark	0—0,004
Dari (3)	52,0	44,4	0,182	0,335	26,0	0—6	0—stark	0—Spur
Kartoffeln (13)	49,1	41,7	0,129	0,270	22,0	0—10	0—schwach	0—0,005

---

[1]) Chem. Centralbl. 1891, I., 1100; II., 319.
[2]) Zeitschr. f. Untersuchung d. Nahrungs- u. Genussmittel 1903, **6**, 474.

Die vielfach verbreitete Ansicht, dass der **Kartoffelbranntwein** unreiner, besonders reicher an **Fuselöl** sein 'soll, als die aus Getreidearten, ist hiernach nicht richtig. Der Gehalt an Fuselöl hängt nach Behrend weniger von der Art des Rohstoffes und der Gährung, als von den Destillirapparaten (S. 1335) ab; er fand z. B. auf 100 absoluten Alkohol berechnet:

	Aus kontinuirlich wirkendem Destillir-Apparat	Aus zusammengesetztem Destillir-Apparat	Aus einfachem Destillir-Apparat
Kartoffel-Branntwein	0,157 %	0,240 %	0,294 %
Mais- "	0,193 "	0,302 "	0,368 "

Der Alkohol aus kontinuirlich wirkenden Apparaten enthält am wenigsten Fuselöl und der aus zusammengesetzten, d. h. mit Rektificir-Vorrichtungen versehenen Destillir-Apparaten naturgemäss weniger als der aus einfachen Apparaten.

E. Sell (Bd. I, S. 1406) fand in 265 Proben Branntweinen des Handels von Spuren bis 0,582 Vol.-%, im Mittel 0,113 Vol.-% Fuselöl. Solche hohen Gehalte an Fuselöl dürften jetzt, nach wesentlicher Vervollkommnung der Destillirapparate, nicht mehr oder nur selten vorkommen.

Brockhaus[1]) nimmt 6 verschiedene Verunreinigungen im Kartoffelbranntwein an, nämlich: Aldehyd, Paraldehyd und Acetal (als Bestandtheile des Vorlaufs), ferner Propyl-, Isobutyl- und Amylalkohol als Bestandtheile des sog. Fuselöls.

Ueber den Gehalt der Trinkbranntweine an Ammoniak und Basen vergl. S. 1338.

K. Windisch (Bd. I, S. 1440) untersuchte die bei der Rektifikation des Korn- und Kartoffel-Branntweins erhaltenen **Korn-** und **Kartoffel-Fuselöle** mit folgendem Ergebniss:

a) **Kornfuselöl** für 1 kg in g:

Spec. Gewicht 15,5°	Wasser	Aethyl-alkohol	Normal-Propyl-alkohol	Isobutyl-alkohol	Amyl-alkohol	Hexyl-alkohol	Freie Fett-säuren	Fett-säure-ester	Terpen	Terpen-hydrat	Furfurol, Basen und Heptyl-alkohol
0,8331	101,5	40,2	31,7	135,3	685,3	1,14	1,37	2,62	0,28	0,41	0,18

Hieraus ergiebt sich für 1 kg von Wasser und Aethylalkohol freies Kornfuselöl in g:

—	—	—	36,9	157,6	798,5	1,33	1,60	3,05	0,33	0,48	0,21

b) **Kartoffelfuselöl** für 1 kg in g:

Spec. Gew. 15,5°	Wasser	Aethyl-alkohol	Normal-Pro-pylalkohol	Isobutyl-alkohol	Amyl-alkohol	Freie Fettsäuren	Fettsäure-ester	Furfurol und Basen
0,8326	116,1	27,6	58,7	208,5	588,8	0,09	0,17	0,04

Hieraus ergiebt sich für 1 kg von Wasser und Aethylalkohol freies Kartoffelfuselöl in g:

—	—	—	68,5	243,5	687,6	0,11	0,20	0,05

In 100 Gew.-Thln. der freien Säuren und der Estersäuren sind enthalten:

		Kaprin-säure	Pelargon-säure	Kapryl-säure	Kapron-säure	Butter-säure	Essig-säure
Kornfuselöl	Freie Säuren	44,1	12,9	26,7	13,2	0,4	2,7 %
	Estersäuren	40,7	14,2	34,8	9,6	0,4	0,3 %
Kartoffelfuselöl (Freie Säuren + Estersäuren)		36	12	32	14	0,5	3,5 %

Also auch hiernach sind grundsätzliche Unterschiede in den Nebenerzeugnissen der Gährung beider Rohstoffe nicht vorhanden.

---

[1]) Centralbl. f. öffentl. Gesundheitspflege 1882, 146.

Nachmachungen und Verfälschungen der gewöhnlichen Trinkbranntweine.

In Folge der durch die deutsche Spiritussteuer bedingten höheren Preise für Trinkbranntweine hat sich vielfach der Brauch eingebürgert, den Alkohol zum Theil durch fuselölhaltige Essenzen oder scharf schmeckende alkoholische Pflanzenauszüge von Paprika, Pfeffer, Paradieskörnern etc., sog. **Branntwein-Essenzen** oder **Branntwein-Schärfen**, zu ersetzen, weil diese ein Kratzen im Halse bewirken und damit die Annahme eines hohen Alkoholgehaltes erwecken. Andererseits sollen diese Essenzen und Auszüge auch dazu dienen, durch einfaches Mischen von Spiritus und Wasser, irgend besonders gesuchte Sorten Branntweine (Kornbranntwein, Nordhäuser etc.) nachzumachen; man bezeichnet sie daher als Korn-Essenz, Kornbranntwein-Essenz, Kornkraft, Kornstärke, Nordhäuser Kornwürze, Nordhäuser Kornbasis etc. In Bd. I, S. 1442—1446 ist die Zusammensetzung von 86 verschiedenen Sorten solcher Essenzen, deren Preis von 1,50—8,00 M. für 1 l schwankte, mitgetheilt und muss bezüglich der Einzelheiten hierauf verwiesen werden. Der Gehalt derselben schwankte an den hauptsächlichsten Bestandtheilen für 100 ccm in g bzw. % wie folgt:

Spec. Gewicht	Alkohol	Fuselöl	Extrakt	Zucker in Proc. des Extrakts	Asche	Freie Säure = Essigsäure		Ameisensäure	Gesammt-Essigsäure-Aethylester	Ameisensäure Aethylester	Aetherausschüttelung	Vanillin
						Gesammt	flüchtig					
g	Vol.-%	g	%		g	g	g	g	g	g	g	g
0,821	14,2	0	0,008	0	Spur	Spur	Spur	0	Spur	0	0	0
—0,980	—73,7	—13,0	—10,7	—50,0	—0,62	—2,80	—2,80	—0,22	—20,0	—0,50	—0,48	—0,01

In den Aether-Ausschüttelungen konnten nachgewiesen werden die Harze von Paprika, Pfeffer (Piperin), Paradieskörnern, Ingwer, Wermuth (?) oder von Gemischen derselben.

Als ätherische Oele wurden nachgewiesen: Nelkenöl, Weinbeeröl, Pfefferminzöl, Pomeranzenöl, Veilchenwurzelöl, Wacholderbeeröl und Zimmtöl etc. Einige Branntweinschärfen ergaben noch einen geringen Gehalt an Glycerin und Tannin, andere enthielten einen Auszug von Johannisbrot und Quillajarinde (Saponin) — das Saponin unterstützt die Schaumbildung bezw. das Perlen —, wieder andere waren mit Nitrofarbstoffen gelb gefärbt.

Selbstverständlich bedingt die Verwendung solcher Essenzen oder Schärfen die Vortäuschung einer besseren Beschaffenheit und ist nach § 10 des Nahrungsmittelgesetzes vom 14. Mai 1879 strafbar; die Verwendung an sich gesundheitsschädlicher Stoffe ist nach § 12 desselben Gesetzes selbstverständlich verboten.

In demselben Sinne dürfte auch die künstliche Hervorrufung des Perlens zu beurtheilen sein. Vom Nordhäuser Korn wird nämlich mitunter eine Eigenschaft verlangt, die ihm eigentlich nicht zukommt, nämlich das Perlen. Um die Verbraucher, welche perlenden Korn verlangen, zu befriedigen, werden u. A. folgende Mittel angewendet:

Bearbeitung mit kleinen Mengen Schwefelsäure und Mohnöl (Nordhäuser Verfahren), oder mit spanischer Seife, ferner das Behandeln mit Harz in geringer Menge, auch Zusatz von geringen Mengen Ammoniak oder essigsaurem Ammon, weiter auch von Weinstein und Borsäure.

B. Edelbranntweine.

Als Edelbranntweine bezeichnet man solche, welche sich durch besondere Aroma- und Bouquetstoffe, welche durch die Art der verwendeten Rohstoffe sowie der Bereitung bedingt sind, vor den gewöhnlichen Trinkbranntweinen auszeichnen. Hierzu rechnen wir die Branntweine aus Früchten (Aepfeln, Birnen, Kirschen, Zwetschen etc.), Kognak, Rum und Arrak.

1. Fruchtbranntweine. Die Vergährung des Fruchtsaftes bezw. der Fruchtmaische erfolgt im Allgemeinen wie bei der Bereitung von Weinen, die Destillation der Maische wie bei der Spiritusfabrikation; jedoch findet meistens keine so weit gehende Rektifikation statt.

a) **Aepfel- und Birnenbranntwein.** Für Aepfel-Rohsprite aus schweizerischen Fabriken, die theils mit beständig, theils mit unterbrochen wirkenden Apparaten arbeiteten, wurde nach Bd. I, S. 1422 in Vol.-% gefunden:

Alkohol	Fuselöl im Branntwein	Fuselöl im absoluten Alkohol	Aldehyde	Furfurol	Säure g in 100 ccm	Esterzahl $^1/_{10}$ ccm Normal-Natronlauge für 100 ccm
52,4—95,4	0,085—0,939	0,090—1,070	0,003—0,023	0—0,0015	0,007—0,088	2,0—7,8

Aepfel-Branntwein hat nach 8 Analysen, Birnen-Branntwein nach einer Analyse folgenden Gehalt:

Branntwein aus	Alkohol Vol.-%	Extrakt	Freie Säure = Essigsäure	Aldehyd (Acet-)	Höhere Alkohole (Fuselöl)	Ester (Aethylessigsäure-Ester)	Furfurol
			In 100 ccm sind mg				
Aepfeln	56,75	63,2	88,1	18,8	182,8	243,8	1,0
Birnen	50,2	40,0	101,5	28,0	80,0	Basen-Stickstoff 0,57	0,8

Aepfel- und Birnenbranntweine scheinen aber keine grosse Bedeutung für den Handel zu haben, sondern mehr für die Obstessig-Bereitung benutzt zu werden. Dagegen spielt

b) der **Kirschbranntwein** eine nicht geringe Rolle im Handel. Die Herstellung des Kirsch-Branntweines, welche namentlich im Schwarzwalde einen blühenden Industriezweig bildet, geschieht nach Nessler und Barth[1]) auf folgende Weise:

Die betreffenden Früchte (von Kirschen liefert den bouquetreichsten Branntwein die schwarze Vogelkirsche oder sog. wilde Kirsche) werden zu einer breiigen Fruchtmaische in Gährbottiche eingestampft und der freiwilligen Gährung überlassen; nach längerer Zeit wird die Masse aus geeigneten Destillirblasen entweder über freiem Feuer oder viel seltener mit überhitztem Wasserdampf abdestillirt; das Destillat wird dabei gewöhnlich durch kupferne Kühlschlangen geführt.

Wird bei der Destillation über freiem Feuer der Brand so lange fortgesetzt, bis das Destillat den gewöhnlichen Weingeistgehalt solcher Branntweine von etwa 50%, besitzt, so brennt oft gegen das Ende der Destillation die dicke Maische stellenweise an und giebt nicht nur ein opalisirendes Destillat, sondern auch ein solches von brenzlichem Geruch und Geschmack; die letzteren Eigenschaften lassen sich mitunter auch durch nochmalige Destillation (sog. Läuterung) nicht ganz entfernen. Manchen Brennern gelingt es zwar, auch wenn sie die direkte Destillation von der Fruchtmaische bis zu 50% Weingeist im Destillat treiben, das Anbrennen zu vermeiden und einen vollkommen klaren Branntwein zu erzielen, der ganz besonders reich an Fruchtgeruch und Geschmack ist; meist aber wird entweder das direkte Destillat oder, wenn dieses nicht ganz tadellos war und geläutert werden musste, das zweite bis zu einem Weingeistgehalte von 60 Vol.-% geführt und das Erzeugniss sodann auf die für die verschiedenen Länder oder Gegenden mundgerechte Stärke von 47—57 Vol.-% mit Wasser verdünnt.

Nessler betont, dass ein solcher Wasserzusatz sicher nicht als Fälschung betrachtet werden kann. Aus diesem Grunde und ferner deshalb, weil beim Destilliren leicht Theilchen mit übergerissen werden können, ist die Behauptung ungerechtfertigt, die Branntweine müssten, wenn sie rein sind, als Destillate frei von jedem festen Rückstande sein.

Ein erhebliches Strecken des Destillats mit Sprit und Wasser kann chemischerseits unter Umständen erkannt werden, wenn hartes Wasser Verwendung fand, wodurch der Kalkgehalt beträchtlich erhöht wird.

---

[1]) Zeitschr. f. analyt. Chem. 1883, **22**, 33.

Da bei der Gährung der Maische stets mehr oder weniger Essigsäure entsteht — beim längeren Stehen der vergohrenen Fruchtmaische in nicht ganz luftdicht schliessenden Fässern, ehe man zum Destilliren schreitet, kann sich relativ viel Essigsäure bilden —, so kann beim Destilliren Kupfer aus der Kühlschlange gelöst werden, weil die inneren Wandungen nicht immer vollständig rein, sondern häufig oxydirt sind.

Der bei der Gährung entstehende Weingeist laugt, auch wenn die Steine der Kirschen nicht zerstossen werden, in geringem Grade den im Stein enthaltenen Samenkern aus, und gelangen dadurch kleine Mengen von Blausäure in die Maische und von da in das Destillat.

In manchen Ländern verlangt man vom Kirschwasser einen hervortretenden Geruch und Geschmack nach bitteren Mandeln; viele Kirschwasser-Fabrikanten zerstossen daher beim Einstampfen die Steine ganz, um auf diese Weise den Gehalt an Blausäure zu erhöhen. Die Versuche von K. Windisch (Bd. I, S. 1427, vergl. auch S. 1329) scheinen jedoch dieser Annahme zu widersprechen.

Das Zerstossen der Steine wird übrigens auch dazu benutzt, die Kirschwasser mit Sprit und Wasser ausgiebiger strecken zu können.

Nach einer Reihe von Analysen (Bd. I, S. 1423—1429) schwankt der Gehalt des Kirschwassers an den Hauptbestandtheilen wie folgt:

Alkohol Vol.-%	In 100 ccm sind enthalten mg									
	Extrakt	Säure = Essigsäure	Blausäure			Fuselöl	Furfurol	Esterzahl ccm $^1/_{10}$ Normal-Natronlauge	Mineralstoffe	Kupfer
			im Ganzen	freie	Benzaldehydcyanhydrin					
26,3 –66,9	4,0 –23,0	12,0 –172,9	0,9 –14,7	Spur –7,2	4,8 –145,1	35,0 –969,0	0,3 –5,0	8,6 –66,0	1,0 –11,0	0 –1,5

Durchweg schwankt der Gehalt des Kirschwassers an Alkohol (Aethylalkohol) zwischen 45—55 Vol.-% und beträgt im Mittel rund etwa 50 Vol.-%.

K. Windisch hat (Bd. I, S. 1426) durch eine sehr eingehende Untersuchung in einem gewöhnlichen Kirschbranntwein noch gefunden in 100 ccm:

1,7 mg Glycerin und Isobutylenglykol, 4,6 mg Acetaldehyd, 1,6 mg Acetal, 1,3 mg Ameisensäure, 62,6 mg Essigsäure, 2,9 mg Normal-Buttersäure, 3,8 mg höhere Fettsäuren (Kapron-, Kaprylsäure etc.), 2,1 mg Ameisensäure-Aethylester, 75,3 mg Essigsäure-Aethylester, 4,5 mg Normal-Buttersäure-Aethylester, 9,3 mg Ester höherer Fettsäuren, 3,8 mg Normal-Propylalkohol, 6,2 mg Isobutylalkohol, 25,8 mg Amylalkohol, 1,3 mg Benzaldehyd, 0,06 mg Benzoësäure, 5,1 mg äpfelsaures Kupfer, 0,41 mg Ammoniak und organ. Basen.

Zur Beurtheilung des Unterschiedes in der Zusammensetzung von echtem und künstlichem Kirschwasser mögen folgende, von Girard und Cuniasse im Mittel von je 7—8 Analysen gefundene Zahlen dienen:

Kirschwasser	Spec. Gewicht	Alkohol Vol.-%	In 100 ccm Branntwein mg						Auf 100 ccm absol. Alkohol mg				
			Extrakt	Säure	Aldehyde	Furfurol	Ester	Höhere Alkohole	Blausäure	Säure	Aldehyde	Furfurol	Ester	Höhere Alkohole	Gesammtverunreinigungen
Zuverlässig rein . .	0,9345	49,9	53,1	45,7	4,9	0,4	87,3	62,1	4,1	91,6	9,8	0,8	174,9	124,4	401,5
Normal-	0,9355	49,4	130,5	54,0	5,4	0,4	94,7	65,4	4,0	109,2	10,9	0,4	191,7	132,4	448,6
Kunst-	0,9484	43,4	88,8	8,4	1,5	0,1	11,4	6,6	0,4	19,4	3,4	0,2	26,4	15,3	64,6

Wie bei anderen Edelbranntweinen, so ist auch beim Kirschwasser die Menge der verunreinigenden Stoffe, d. h. der Gehalt an Säuren, Aldehyden, Estern und höheren Alkoholen, grösser, als bei den Kunst-Erzeugnissen, wozu meistens die raffinirten Spritsorten (S. 1338) verwendet werden. Ueber die Bestimmung dieser Verunreinigungen vergl. Bd. III.

c) **Zwetschenbranntwein, Slivowitz (Slibowitz).** Derselbe wird in ähnlicher Weise wie der Kirschbranntwein hergestellt. Auch dieser enthält, weil die Maische lange steht und die Gährung nur langsam verläuft, verhältnissmässig viel Säure (Essigsäure). In den südslavischen Ländern wird z. B. der Slivowitz in der Weise bereitet[1]), dass die Zwetschen weder zerstampft, noch mit Wasser übergossen, sondern gleich nach der Ernte als solche in Fässer geschüttet, die Fässer nach einigen Tagen fest zugespundet werden und die Zwetschen so 1—2 Monate sich selbst überlassen bleiben; in Folge der eintretenden Selbstgährung nimmt die Zwetschenmaische einen stark sauren Geruch an und enthält etwa 5% Alkohol; durch Zerrühren der Zwetschen würde ohne Zweifel eine grössere Ausbeute erzielt.

K. Windisch stellte (Bd. I, S. 1432) derartige Versuche mit Pflaumen- und Zwetschen-Säften von 9 verschiedenen Arten an, indem er sie ohne und mit unverletzten Steinen, sowie mit zerquetschten Steinen vergähren liess; er fand im Mittel für 100 ccm Saft bzw. Maische:

Saft	Spec. Gewicht 15°	Alkohol g	Extrakt g	Nichtflüchtige Säure = Aepfelsäure g	Flüchtige Säure = Essigsäure g	Flüchtige Ester[2]) g	Invertzucker g	Saccharose g	Mineralstoffe g	Blausäure in 100 ccm Saft mg	Blausäure auf 100 Alkohol mg
Unvergohren	1,0549	—	14,20	1,362	—	—	7,41	2,24	0,599	—	—
Vergohren ohne Steine[3])	1,0164	3,91	4,98	1,071	0,094	0,164	0,51	—	0,487	0,1	2,5
mit unverletzten Steinen	1,0125	4,04	4,90	1,016	0,122	0,083	0,52	—	0,489	1,0	26,8
mit zerquetschten Steinen	1,0133	3,95	5,01	1,045	0,112	0,111	0,50	—	0,505	1,0	29,5

Hiernach hat gerade wie bei Kirschen naturgemäss wohl die Belassung der Steine in der Maische, nicht aber das Zerquetschen derselben einen deutlichen Einfluss auf die Bildung der Blausäure ausgeübt.

Verschiedene Sorten Zwetschenwasser bzw. Slivowitz enthielten in 100 ccm Branntwein:

Alkohol Vol.-%	Extrakt mg	Säure = Essigsäure mg	Höhere Alkohole (bzw. Fuselöl) mg	Furfurol mg	Aldehyde mg	Ester Gesammt- ccm 1/10-Normal-Alkali	Ester leicht flüchtig	Blausäure Gesammt- mg	Blausäure freie mg	Benzaldehyd-cyanhydrin mg
22,3	8,0	15,0	Spur	0,4	3,1	12,7	12,0	0	0	0
—63,6	—338,2	—240,0	—228,0	—20,0	—15,5	—21,4	—19,1	—3,3	—1,3	—9,7
Im Mittel für 16 Proben Slivowitz										
48,64	82,5	78,6	82,1	2,2	8,6	114,6 mg		—	—	—

[1]) Vergl. G. Tietze, Zeitschr. f. Spiritusindustrie 1898, 21, 16.
[2]) Als Essigsäure-Aethylester berechnet.
[3]) Die Zwetschen bzw. Pflaumen enthielten 3,16—5,88% Steine.

K. Windisch zerlegte die Bestandtheile in ähnlicher Weise wie bei Kirschbranntwein noch weiter und fand für echten elsass-lothringer Zwetschenbranntwein bzw. für **Spätbrand** (aus etwa $1/2$ Jahr in einem geschlossenen Fass gelagerter Maische) folgende Zusammensetzung für 100 ccm Branntwein:

38,2 bzw. 32,2 g Alkohol, 12,4 bzw. 29,8 mg Extrakt, 4,5 bzw. 9,3 mg Mineralstoffe, etwa 3 bzw. 5 mg Glycerin und Isobutylenglykol, 9,2 bzw. 8,0 mg Acetaldehyd, 2,8 bzw. 1,7 mg Acetal, 1,4 bzw. 1,5 mg Ameisensäure, 63,2 bzw. 138,7 mg Essigsäure, 4,1 bzw. 3,9 mg Buttersäure, 4,5 bzw. 2,1 mg höhere Fettsäuren, 3,0 bzw. 2,8 mg Ameisensäure-Aethylester, 79,4 bzw. 92,3 mg Essigsäure-Aethylester, 3,7 bzw. 4,5 mg Normal-Buttersäure-Aethylester, 12,3 bzw. 14,2 mg Ester höherer Fettsäuren, 18,0 bzw. 16,0 mg Normal-Propylalkohol, 41,0 bzw. 25,0 mg Isobutylalkohol, 194,0 bzw. 121 mg Amylalkohol, 3,2 bzw. 2,6 mg gebundene — keine freie — Blausäure, 15,7 bzw. 12,9 mg Benzaldehydcyanhydrin, 2,8 bzw. 3,3 mg freier Benzaldehyd, 1,7 mg bzw. Spur Benzoësäure, 6,6 bzw. 10,2 mg Benzoësäure-Aethylester, 2,5 mg bzw. Spur Furfurol, 0,7 bzw. 3,3 mg essigsaures Kupfer, 0,6 bzw. 1,3 mg Ammoniak (einschl. organische Basen) und etwa 4 mg neutrale hochsiedende Oele (ätherische Oele oder Terpenhydrat?).

Der Zwetschenbranntwein hat hiernach eine gleiche oder ähnliche Zusammensetzung, wie der Kirschbranntwein.

Der im Handel vertriebene **Slivowitz** pflegt selten rein zu sein, weil die grösseren Slivowitzbrenner ihr Erzeugniss durchweg mit Kartoffel- oder Maissprit verschneiden.

d) Sonstige Fruchtbranntweine. In ähnlicher Weise wie aus vorstehenden Früchten werden auch noch aus anderen Früchten und Beeren Branntweine, z. B. aus **Mirabellen, Pfirsichen, Himbeeren, Heidelbeeren, Wacholderbeeren, Vogelbeeren, Hollunderbeeren** etc. hergestellt.

Die ersteren beiden Branntweine (aus Mirabellen und Pfirsichen) enthalten wie Kirschen- und Zwetschenbranntweine Blausäure (aus den Kernen derselben) und verhält sich die Bildung derselben ähnlich, wie dieses bei Zwetschenbranntweinen angegeben ist.

Aus **Wacholderbeeren** erhielt P. Behrend[1]) folgende Ausbeute:

128 kg Beeren gaben 205 l = 220,5 kg Saft (mit 17,65 % Extrakt, 12,85 % Zucker und 0,22 % Säure = Aepfelsäure); der Saft wurde bei 14—20° R. der Gährung und 2-mal der Destillation unterworfen; er lieferte 18,75 l Branntwein mit 64 Vol.-% Alkohol und 20 l Nachlauf mit 10 Vol.-% Alkohol.

Die Zusammensetzung dieser und anderer Fruchtbranntweine erhellt nach einigen Analysen aus folgenden Zahlen:

Bezeichnung	Anzahl der Analysen	Alkohol Vol.-%	In 100 ccm Branntwein:						Blausäure	
			Extrakt mg	Säuren mg	Aldehyde mg	Furfurol mg	Höhere Alkohole mg	Ester ccm $1/10$ Normal-Alkali	Gesammt mg	frei mg
Mirabellenbranntwein	5	50,9	—	62,6	—	—	144,5	19,1	2,9	1,2
Himbeerbranntwein	2	50,1	—	178,5	—	—	227,0	24,9	—	—
Heidelbeerbranntwein	7	49,4	—	34,6	5,0	0,5	100,1	45,1	—	—
Vogelbeerbranntwein	5	42,5	—	29,8	5,8	0,7	182,8	107,0	—	—
Wacholderbeerbranntwein	4	46,8	27,1	50,1	11,0	0,9	181,5	119,2	—	—
Enzian	3	48,3	—	9,1	5,6	0,3	23,5	29,3	—	—

---
[1]) Zeitschr. f. Spiritus-Industrie 1890, No. 36.

Ueber sonstige Branntweine vergl. z. B. Hollunderbeerbranntwein und Ebereschenbranntwein Bd. I, S. 1433, über Schlehenbranntwein Bd. I, S. 1430, über solche aus Erdbeeren, Rosinen, Wermuth, Feigen etc. Bd. I, S. 1517 und 1518.

2. Trester- und Hefenbranntwein.

Der Tresterbranntwein (oder auch Franzbranntwein gen.) wird dadurch gewonnen, dass man die Weintrester, welche noch etwas unvergohrenen Zucker enthalten, entweder für sich oder nach Zusatz von Zucker und Wasser weiter gähren lässt und der Destillation unterwirft. Die Weintrester müssen von guter Beschaffenheit, nicht stichig und nicht faulig sein; selbst die Traubensorte übt auf die Beschaffenheit des Tresterbranntweines ihren Einfluss aus. Man gewinnt aus 100 kg nicht eingetretener Trester ungefähr 4—5 l, aus 100 kg fest eingetretener Hefe 7—9 l Branntwein. Das Abbrennen geschieht vielfach in einfachen Apparaten mit direkter Feuerung, jedoch wird unter Anwendung von Wasserdampf zum Abtreiben des Alkohols ein feineres Erzeugniss erhalten. Behufs Entfernung der vielen Nebenerzeugnisse im rohen Tresterbranntwein, welche den Geruch und Geschmack beeinträchtigen, muss derselbe 1—2 Jahre lagern.

Die Zusammensetzung des Tresterbranntweines ist nach verschiedenen Analysen (Bd. I, S. 1415 und 1514) folgende:

Tresterbranntwein	Anzahl der Analysen	Alkohol Vol.-%	In 100 ccm Branntwein mg:						Auf 100 ccm absol. Alkohol mg:					
			Extrakt	Säuren	Aldehyde	Furfurol	Ester	Höhere Alkohole	Säuren	Aldehyde	Furfurol	Ester	Höhere Alkohole	Gesammt-Verunreinigungen
Anerkannt rein . . .	8—25	46,7	137,6	73,0	71,2	0,5	155,3	97,8	156,3	152,5	1,0	332,5	209,4	852,1
Von mittlerer Güte .	8	40,4	49,1	16,5	19,1	0,1	29,3	31,4	40,8	47,3	0,2	72,5	77,7	238,5
Künstlicher	3	47,3	20,0	12,5	10,5	0,1	28,0	13,0	26,4	22,2	0,2	59,0	27,5	135,3

Der Alkohol-Gehalt des echten Tresterbranntweines schwankte in den Proben zwischen 24,4 bis 52,5 Vol.-%, der an Extrakt für 100 ccm Branntwein zwischen 10,6—1952,0 mg, an Säuren zwischen 2,4—139,2 mg, der an Aldehyden zwischen 10,0—170,9 mg, an Estern zwischen 12,3 bis 272,8 mg, der an höheren Alkoholen zwischen 16,6—158,4 mg.

Guter Tresterbranntwein soll einen ölig süsslichen Geschmack besitzen; ein mit Zusatz von gewöhnlichem Sprit erzeugter Tresterbranntwein zeigt diesen süsslichen Geschmack viel weniger. Ferner soll guter Tresterbranntwein die „Probe" halten, d. h. die Blasen, welche sich beim Schütteln desselben in einem Fläschchen bilden, sollen sich nicht rasch verlieren, sondern längere Zeit erhalten. Vielfach wird für den Tresterbranntwein eine wasserhelle Farbe verlangt; für solche Fälle darf derselbe nicht in eichenen Fässern aufbewahrt werden, weil er hierin wie alle Spirituosen gelb oder bräunlich wird; auch mit Fett (Talg) oder Wasserglas innen überzogene Fässer eignen sich nicht, weil letzteres sich in dem Branntwein löst, ersteres demselben einen talgigen Geruch und Geschmack ertheilt. Am besten eignen sich, um die wasserhelle Farbe beim Tresterbranntwein zu erhalten, Glasballons oder Cementgefässe.

Der Weinhefen-Branntwein wird in derselben Weise, wie der Tresterbranntwein gewonnen und gilt von ihm dasselbe, was von diesem gesagt ist. In einer Probe Hefenbranntwein wurden gefunden:

37,87 Vol.-% Alkohol, 18,0 mg Extrakt, 36,0 mg Ester in 100 ccm.

Der Hefenbranntwein ist rauher und geringwerthiger als der Tresterbranntwein (vergl. S. 1258). Den kratzenden, von zu viel Säure herrührenden Geschmack beseitigt man vielfach dadurch, dass man den Lutter mit Soda versetzt und nochmals destillirt.

3. Kognak. Kognak wird durch Destillation von Wein gewonnen. Der Name stammt von der kleinen Stadt „Kognak" im französichen Departement Charente her, dem Hauptort der Erzeugung dieses Branntweines; von dort stammen auch die feinsten Sorten „Fine Champagne"; als zweite Sorte „Eaux de vie" oder „Petit Champagne" gelten die Branntweine aus den Kantonen Châteauneuf, Blanzac, Angoulème, Jousac, Pons etc.; als 3. Sorte „Fins bois" (Feinholz wegen des langen Lagerns in Fässern) die von Barbezieux, Prouillac, Matha etc. Ausserdem unterscheidet man noch weitere Sorten, die um so geringwerthiger gelten, je weiter die Weinlagen von Kognak entfernt sind.

Die zur Kognakbereitung dienenden Weine werden fast ausschliesslich aus der weissen Traubensorte „Folle blanche" oder „Pic-poul-blanc", von hoher Ertragsfähigkeit, aber von keinem ausgeprägten Sortengeschmack gewonnen. Ursprünglich verstand man unter Kognak nur ein Wein-Destillat[1]), das in den beiden Departements Charente und Charente inférieure gewonnen wurde; heute ist der Begriff des Wortes „Kognak" ein weiterer; er muss nach den weiter unten folgenden Erläuterungen als ein „**Erzeugniss der Weindestillation**" bezeichnet werden[2]).

Die in der Kognakbrennerei benutzten Destillationsvorrichtungen sind in den meisten Fällen von der einfachsten Art — es sind gewöhnliche kupferne Branntweinblasen, die aus einem Kessel, einem Helm, einem Kühlrohr und einem Kühlfass bestehen[3]) —.

Bei vielen Destillations-Einrichtungen trifft man ausserdem noch ein als Vorwärmer dienendes Gefäss, welches im Innern mit einer Kühlschlange versehen ist, höher als der Kessel und neben oder über dem Kühlgefäss steht. Dasselbe wird mit Wein gefüllt erhalten, der das Kühlrohr umspült und so, indem er selbst erwärmt wird, die Abkühlung des Destillates schon theilweise besorgt; durch einen Hahn mit Rohr kann man im Bedarfsfalle den vorgewärmten Wein in den Kessel ablassen. Wenn auch mit der Zeit zahlreiche Verbesserungen bezüglich der Destillationsapparate erdacht wurden und auch vielfach Verwendung finden, so halten doch die den echten Kognak erzeugenden Länderstriche hartnäckig am Althergebrachten fest.

J. de Brevans giebt über die Art und Weise, wie die Destillation vorgenommen wird, Folgendes an — es existiren jedoch auch noch andere Verfahren —: Die Blasen haben einen Inhalt, der zwischen 100—500 l schwankt, und werden durch direkte Feuerung geheizt. Hat man z. B. eine etwas grössere Einrichtung, so beschickt man den Kessel und den Vorwärmer, jeden mit 300 l Wein; von der übergehenden Flüssigkeit werden die ersten 120 l aufgefangen und bilden den ersten Lutter (premier brouillis). Dann lässt man das in der Blase zurückgebliebene Phlegma ab und lässt den im Vorwärmer befindlichen Wein in den Kessel laufen. Den Vorwärmer selbst beschickt man mit frischem Wein. Das Ergebniss der zweiten vorzunehmenden Destillation bildet den zweiten Lutter mit etwa 50°/₀ Alkohol (deuxième brouillis oder „Eau de vie"). Eine neue, unter gleichen Verhältnissen vor-

---

[1]) Die Trauben werden stets süss gepresst und der Most bei ziemlich hoher Temperatur der Gährung überlassen, um allen Zucker zu vergähren. Der Wein kann schon nach wenigen Wochen abgebrannt werden; besser aber ist es, ihn einige Zeit zu lagern und erst nach erfolgtem Abziehen abzubrennen.

[2]) Der Verband selbstständiger öffentlicher Chemiker Deutschlands hat im Verein mit Vertretern der Kognak-Industrie (Zeitschr. f. öffentl. Chem. 1901, **7**, 393) folgende Begriffserklärung gegeben: „Kognak ist ein mit Hülfe von Weindestillat hergestellter Trinkbranntwein". Diese Begriffserklärung lässt die Deutung zu, dass das Weindestillat die Nebensache, die weitere Behandlung des Destillates aber die Hauptsache sei; sie ist desshalb nicht glücklich gewählt und zu verwerfen.

[3]) Vergl. E. Sell, Arbeiten a. d. Kaiserl. Gesundheitsamte 1890, **6**, 335.

genommene Destillation liefert den dritten Lutter (troisième brouillis). Dann füllt man den Vorwärmer mit dem Destillat, treibt von neuem ab und erhält einen vierten Lutter (quatrième brouillis). Hierauf leert man den Kessel aus und lässt den Inhalt des Vorwärmers, also den Lutter, hineinlaufen, während man den Vorwärmer alsbald von neuem mit Wein anfüllt. Darauf erhitzt man den Kessel, fängt die ersten 3 l, welche übergehen, für sich auf, und setzt dann die Destillation so lange fort, bis das Alkoholometer ein Destillat von 60—68% Alkohol anzeigt. Das später Uebergehende kann man, zur Gewinnung des noch darin befindlichen Weingeistes, für sich aufsammeln und neuen Mengen Wein zusetzen.

Die Destillation der feinen „Crûs" geschieht nur selten in mit Rektifikationsvorrichtungen versehenen Apparaten. Früher brannte man nur bis 50—52%, in neuerer Zeit bis zu 65—70 Vol.-% Alkohol; dieser Kognak wird für den Gebrauch mit Wasser verdünnt.

Zur Gewinnung von 1 hl Kognak gehören je nach dem Alkoholgehalt des Weines 5—8 hl Wein.

Das durch den Abtrieb des Weines erhaltene Destillat ist noch keineswegs ein Erzeugniss, welches als fertiger Kognak angesehen werden kann. Der Händler probt die einzelnen Brände und theilt sie ein; es finden ferner Verschnitte statt, um eine gleichmässige Waare zu erzielen. Die Waare lässt man alsdann lagern, damit sie altert. Während die in Flaschen lagernden Branntweine sich mit der Zeit wenig ändern, höchstens an Bouquet zunehmen, erleiden die im Fasse lagernden Branntweine sehr bedeutende, meist auf chemischen Vorgängen beruhende Veränderungen.

Von grossem Einflusse ist die Beschaffenheit der Fassmasse (Eichenholz). Als die besten Hölzer zur Lagerung von Spirituosen sind zu bezeichnen die von Danzig, Stettin und Angoulême (Limousin), indem erfahrungsgemäss bei denselben am wenigsten herbe Bitterstoffe, dagegen bedeutende Mengen des aromabildenden Quercins und des farbbildenden Quercitins gelöst werden.

Während des Lagerns nimmt der Kognak aus den Wänden des Fasses letztere und andere Extraktivstoffe auf, wodurch er auch die an ihm so geschätzte gelbe Farbe annimmt; aber auch der Branntwein selbst erleidet Veränderungen, indem durch die Poren des Holzes Luft eindringt, welche in Folge ihrer oxydirenden Eigenschaften eine Anzahl Stoffe bildet (z. B. aus Aldehyd Essigsäure und diese wiederum mit Alkohol Ester), welche die Güte und den Werth der Waare bedeutend erhöhen.

Während des Lagerns im Fasse verdunstet ein Theil des Branntweines, der Inhalt „schwindet"; bei den Lagerungsverhältnissen, wie sie sich in der Charente finden, beträgt die Verminderung des Alkoholgehaltes für das Jahr etwa $1/2$ Vol.-%. In sehr altem Kognak soll oft nur ein Gehalt von 20% Alkohol vorkommen.

Die Verdunstungsgrösse des Wassers richtet sich wesentlich nach der umgebenden Luft; je trockener die Luft und je höher die Temperatur der Lagerräume ist, um so mehr Wasser verdunstet; in feuchten Räumen ist die Wasserverdunstung nur eine geringe, während die des Alkohols gleich bleibt. Um Kognak von gleichem Gehalt zu erhalten, muss man daher die Fässer mit einem gleichwerthigen Kognak auffüllen.

Unzweifelhaft verdankte in früheren Zeiten der Kognak seine gelbe Farbe ausschliesslich den Extraktivstoffen der Fässer, in denen er lagerte. Nach und nach jedoch hat sich der Gebrauch eingebürgert, dem Kognak, selbst dem feinsten, die so beliebte Farbe durch künstliche Zusätze (z. B. Eichenholzextrakt, Karamel) zu verleihen; oder man sucht das „Altern"[1]) durch Einpressen von „Sauerstoff" unter Druck zu beschleunigen; auch hat man wie bei Wein zu dem Zweck das Elektrisiren des Kognaks versucht. Raoul Pictet will das Altern durch Gefrierenlassen bei —200° in besonderen Kältemaschinen erreichen und macht man auch in Frankreich von solchen Behandlungsweisen gar kein Hehl. Ferner berichtet J. de Brevans, dass man dem jungen Kognak, abgesehen davon, dass man seinen Alkoholgehalt durch Zusatz von destillirtem Wasser herabmindert, verschiedene Zusätze macht, die gewöhnlich aus Thee, Zucker und Rum bestehen. Man will hierdurch einen Ersatz für das Bouquet liefern, das der Kognak erst bei längerem Lagern annimmt. Gewöhnlich beträgt die Menge des Zuckerzusatzes 1 %; der Extraktgehalt des so versüssten Kognaks macht aber auch wohl 2 % und mehr aus. Der Zusatz von Zucker hat offenbar den Zweck, den scharfen Geschmack junger Kognake zu mildern.

Die Zusammensetzung des echten französischen Kognaks schwankt nach 114 Analysen (Bd. I, S. 1413—1421, 1511—1513 und 1518) in weiten Grenzen und erhellt aus folgenden Zahlen:

Bezeichnung	Alkohol Vol.-%	In 100 ccm Kognak mg								Gesammt-Verunreinigungen (ohne Extrakt)	
		Extrakt	Säure (Essigsäure)	Aldehyde (Acetaldehyd)	Furfurol	Ester (Essigester)	Höhere Alkohole	Zucker	Mineralstoffe	in 100 ccm Kognak	auf 100 ccm absoluten Alkohol
Echter Kognak { Niedrigster Gehalt	35,3	Spur	9,6	2,8	Spur	13,4	58,1	0	0	125,3	226,9
Höchster "	81,8	3902,0	202,1	48,1	3,8	293,9	427,0	(1562,0)	30,0	653,6	1165,1
Mittlerer "	56,1	533,2	45,9	13,6	0,9	119,4	162,0	—	10,5	339,8	605,9
Portugisischer (12) . . .	77,3	19,6	31,6	13,4	0,5	94,2	103,5	—	—	243,2	314,6
Verschnitt-Kognak	49,1	1227,1	26,4	8,5	0,5	31,2	38,4	—	—	105,0	212,6[2])
Kunst-Kognak	40,9	230,0	10,2	1,1	0,2	7,0	4,7	—	—	23,2	56,7

Ferner wurden noch an besonderen Bestandtheilen im Kognak (Bd. I, S. 1416 und 1417) im Durchschnitt gefunden (mg in 100 ccm):

Höhere Alkohole				Säuren				Ester				Basen (Ammoniak)
Normaler Propyl-alkohol	Butyl-alkohol	Amyl-alkohol	Isobutyl-alkohol	Ameisen-säure	Essigsäure	Butter-säure	Kaprin-säure	Ameisen-säure-Aethylester	Essigsäure-Aethylester	Butter-säure-Aethylester	Kaprin-säure-Aethylester	
33,5	21,9	137,0	6,2	0—4,0	51,7	3,3	5,3	0—6,0	75,9	6,1	14,1	0,4

Ausserdem werden noch Spuren (0,6—1,5 mg) Normal-Hexyl- und Heptylalkohol 2,2 mg Isobutylenglykoll, 4,4 mg Glycerin und 3,50 mg Acetal (Aethylidendiäthyläther) angegeben.

Man hat darüber gestritten, ob der Kognak auch Fuselöl enthalte. Die vorstehenden Untersuchungen lassen jedoch hierüber keinen Zweifel. Auch gewann Ordonneau aus 1 hl Kognak durch fraktionirte Destillation 250 g Oel, Kognaköl,

---

[1]) Vergl. C. Mai, Forschungsberichte über Lebensmittel 1895, 2, 163.
[2]) M. Mansfeld fand (Bd. I, S. 1421) in einer Sorte „Façon-Kognak" auf 100 absol. Alkohol 740,2 mg Gesammt-Verunreinigungen mit 612,2 mg Estern.

in welchen Claudon und Morin durch weitere fraktionirte Destillation nachweisen konnten:

Wasser	Aethyl-alkohol	Normaler Propylalkohol	Isobutyl-alkohol	Normaler Butylalkohol	Amyl-alkohol	Essenzen etc.
18,5 %	10,5 %	8,3 %	3,2 %	34,5 %	24,1 %	0,9 %

Man sieht aus vorstehenden Zahlen, dass der echte Kognak sogar erheblich mehr Verunreinigungen (d. h. natürliche Beimengungen von höheren Alkoholen, Aldehyden, freien Säuren und Estern) enthält, als die aus reinem Sprit hergestellten Kunstgemische; die Art und Menge dieser sog. Verunreinigungen können daher neben der Geschmacksprobe zum Nachweise des echten Kognaks dienen. (Ueber die Art des Nachweises und der quantitativen Bestimmung vergl. Bd. III).

Nachmachungen und Verfälschungen des Kognaks.

Einige künstliche Mittel, um das Altern des Kognaks zu beschleunigen, sind schon vorstehend angegeben. Verwerflicher aber sind die Nachmachungen und Verfälschungen.

1. Nachmachungen. Zu solchen möchte ich diejenigen rechnen, welche zwar auch aus Wein als Grundstoff durch Destillation gewonnen sind, bei denen aber ein minderwerthigerer Wein als der bekannte französische Kognak-Wein verwendet wird und bei denen man das fehlende Aroma durch künstliche Zusätze zu ergänzen sucht. So berichtet Fr. Elsner[1]) über die Herstellungsweise des Deutschen Kognaks:

„Möglichst saurer Wein, vielleicht auch Obstwein, dem bisweilen noch Wein- und Citronensäure zugesetzt wird, wird abdestillirt. Das schwache Destillat wird mit Alkohol und sehr geringen Mengen von Essenz versetzt, rektificirt und mit Zuckerfarbe aufgefärbt. Sicher ist, dass auch aus Tresterwein Kognak fabricirt wird; es wird demselben Zucker zugesetzt und die vergohrene Maische abdestillirt. Alle diese Kognaks sind Destillationsprodukte, die sich hauptsächlich durch die Feinheit des Aromas, welches übrigens durch langes Lagern noch erheblich vermehrt wird, von einander unterscheiden, aber sämmtlich einen Extraktgehalt besitzen, der, selbst wenn Couleur zugesetzt wird, 0,5—0,6 % nicht übersteigt". —

2. Verfälschungen. Als direkte Verfälschungen des Kognaks sind solche Erzeugnisse anzusehen, bei denen der Alkohol und die eigenartigen Bestandtheile des Kognak nicht ausschliesslich dem Wein entstammen, sondern ein Vermischen von echtem Kognak mit Sprit und Essenzen stattgefunden hat.

3. Als Façon- oder Kunst-Kognaks sind Gemische von Sprit und Essenzen (und vielleicht einer äusserst geringen Menge Weindestillat) anzusehen. Hierüber sagt z. B. Elsner:

„Ausser diesen (d. h. den unter 1 genannten) Kognaksorten kommen solche in den Handel die auf kaltem Wege bereitet sind. Dieselben bestehen aus einer Mischung von gewässertem Spiritus mit Essenzen und Couleur. Die Essenzen sind verschiedener Art, entweder rein ätherisch oder mehr körperhaft. Es werden Auszüge von Rosinen, Pflaumen etc. verwendet. Feineren Kognaks wird auch wohl Vanille und Veilchenblüthenessenz zugesetzt. Es ist offenbar, dass dergleichen Produkte, abgesehen von Aroma und Geschmack, einen nicht unerheblichen Extrakt besitzen müssen. Derselbe geht thatsächlich auf 5 % hinauf".

Eine weitere bestimmte Vorschrift für die Herstellung eines solchen Façon-Kognaks lautet z. B.: 5 % echtes Weindestillat, 95 % rektificirter Kartoffelsprit; dazu Thee-Extrakt — grüner Imperialthee darf nicht mit Blei gebleicht sein —, Pflaumenextrakt, Eichenholzextrakt, Vanille, Zucker, Auszug aus frischen Nussschalen.

In Bd. I, S. 1441 sind behufs Herstellung von künstlichem (Façon-) Kognak 5 Sorten Kognak-Essenz (auch Kognak-Grundstoff, Kognak-Extrakt genannt) mitgetheilt, deren Gehalt an einzelnen Bestandtheilen für 1 l zwischen folgenden Grenzen schwankte:

---

[1]) Zeitschr. angew. Chemie 1888, 380.

Alkohol Vol. %	Extrakt g	Zucker (Invertzucker u. Saccharose) g	Weinbeeröl g	Freie Säuren				Aethylester der				Mineralstoffe g
				Ameisensäure g	Essigsäure g	Buttersäure g	Höhere Fettsäuren g	Ameisensäure g	Essigsäure g	Buttersäure g	Höhere Fettsäuren g	
4,7—	1,4—	0—	0,66—	0,62—	0,31—	0,02—	0,15—	Spur—	0,50—	Spur—	0,66—	0,04—
87,0	267,6	195,1	9,65	2,00	0,90	0,35	0,30	4,3	30,0	2,5	9,65	1,16

In der sog. „Rheinischen Kognak-Essenz" wurden auch 21,80 g Perubalsam (5,5 g Harz, 6,2 g Zimmtsäure, 5,6 g Benzoesäure, 5,6 g Benzaldehyd) und 0,54 g Citronenöl, in dieser und zwei anderen Sorten 0,12—0,20 g Vanillin, ferner in einer Sorte 1,90 g Fuselöl und in einer anderen 0,27 g Weinsäure in 1 l gefunden[1]).

Die Herstellung von Kunstkognak wird aber nicht nur in Deutschland, sondern auch in Frankreich und anderen Ländern vorgenommen; ja man kann sagen, dass ein grosser Theil des in den Handel kommenden Kognaks verfälscht oder nachgemacht ist.

Nach einer früheren Statistik des Finanzministeriums erzeugte Frankreich etwa rund 25 000 hl Wein-Branntwein und führte etwa 6000 hl im Jahre ein; dagegen betrug die Ausfuhr 1885 = 217 035 hl, 1886 = 233 804 hl, also ungefähr 7 Mal so viel, als an echtem Kognak erzeugt worden war.

4. Die Beurtheilung der vorstehenden Behandlung- oder Herstellungsweisen des Kognaks anlangend, so ist dieselbe für die unter No. 1, 2 und 3 fallenden Verfahren bereits angegeben. Andere Behandlungen anlangend, so ist

a) Der Verschnitt mit Wasser, wenn er nur dazu dient, um Kognak von zu hohem Alkoholgehalt genussfähig zu machen und dem Geschmacke der Verbraucher anzupassen, als erlaubt anzusehen.

Es ist auch vorgeschlagen, für echten Kognak ein spec. Gewicht von 0,920—0,940 und einen Alkoholgehalt von 40—50 Gew.-% zu verlangen. Der Verband öffentlicher Chemiker Deutschlands[2]) verlangt mindestens 38 Vol.-% Alkohol, nicht mehr als 2 g Zucker, als Invertzucker bestimmt, und nicht mehr als 1,5 g zuckerfreien Extrakt in 100 ccm Kognak. W. Fresenius weist aber darauf hin, dass nach dieser Forderung gerade die ältesten und geschätztesten Kognaksorten zu den Kunst- und Façon-Kognaks gerechnet werden müssten, indem echter Kognak durch jahrelanges Lagern in Fässern nach vorstehenden Ausführungen erheblich an Alkohol einbüssen kann, so dass der Gehalt daran unter Umständen unter 40 Gew.-%, ja bis auf 20 Gew.-% heruntergeht.

b) Die Färbung mit Karamel, sowie der Zusatz von Zucker sind an sich harmlos und bis zu einer bestimmten Grenze kaum zu beanstanden. Der Verband öffentlicher Chemiker erklärt[3]) den Zusatz von gebranntem Zucker überhaupt für zulässig. Die Färbung hat aber das Verwerfliche an sich, dass sie jungem Kognak oder solchem von minder guter Beschaffenheit das Aussehen eines alten und besseren Kognaks verleihen soll. Letzteres gilt besonders von dem Zusatz von Essenzen wie Auszug von Thee mit Zucker und Rum. Will man solche Zusätze an sich zulassen, so ist der Mischungskunst keine Grenze gesetzt.

c) Als französischer Kognak oder unter den diesem Begriff entsprechenden Bezeichnungen ist in Deutschland, wie obiger Verband öffentlicher Chemiker richtig fordert, nur ein aus Frankreich importirter und im Originalzustande belassener Kognak zu verstehen.

Auch muss ein unter dem Namen „Medicinal-Kognak" in den Handel gebrachter Kognak den Vorschriften des Deutschen Arzneibuches entsprechen.

Die Untersuchung des Kognaks und der Branntweine hat in den letzten Jahren allerdings wesentliche Fortschritte gemacht, indess lassen sich die verschmitzten Verfälschungen durch die chemische Analyse bis jetzt nicht immer mit Sicherheit

---

[1]) Bezüglich der Untersuchung solcher Essenzen sei auf die von Polenske veröffentlichte Arbeit „Ueber einige zur Verstärkung spirituöser Getränke, bezw. zur Herstellung künstlichen Branntweins und Kognaks im Handel befindliche Essenzen" (Arbeiten a. d. Kaiserlichen Gesundheitsamte 1890, 6, 1298) verwiesen.

[2]) Zeitschr. f. öffentliche Chemie 1901, 7, 393.

nachweisen und bildet, wie die deutschen Vereinbarungen sagen, die Prüfung des Geruches und Geschmackes von Seiten wirklich sachverständiger Fachleute in den meisten Fällen eine sicherere Grundlage für die Beurtheilung, als die chemische Analyse.

4. Rum. Der Mittelpunkt für die Rum-Fabrikation ist Westindien (Jamaika, Cuba etc.); zahlreiche Rum-Brennereien finden sich aber auch in Britisch- und Holländisch-Guyana, ferner in Brasilien, auf Madagaskar, Mauritius etc.

Ueber die Bereitung des Rums finden wir in der Literatur die verschiedensten Angaben [1]). Der Rohstoff zur Herstellung desselben ist die Melasse des Zuckerrohrsaftes, welche mit Wasser verdünnt der Gährung überlassen wird. Das Destillat liefert den Rum.

Vielfach mischt man auch die Melasse mit Abfällen des Zuckerrohres, sowie mit dem bei der Scheidung des Zuckerrohres erhaltenen Schaum, den „Skimmings" und überlässt das noch mit Wasser, oder auch mit Wasser und „Dunder" (d. i. dem Destillationsrückstand der Maische von früheren Rumbereitungen) versetzte Erzeugniss der Gährung. (Ueber die hierbei thätigen Gährungsorganismen vergl. S. 1194.)

Auch aus Schaum- (Skimmings-) und Zuckerabfällen allein erzeugt man ein — jedoch minderwerthiges — alkoholisches Getränk, den sog. „Negerrum", welcher aber kaum über die Grenzen seines Erzeugungsgebietes hinauskommen dürfte.

In Brasilien geschieht die Darstellung des Rums nach Stohmann in folgender einfachen Weise:

Man macht eine Mischung von Melasse und Wasser und lässt dieselbe in grossen irdenen Gefässen gähren. Der Syrup wird vorher mit einer starken alkalischen Lauge vermischt, welche ihn nach der dortigen Annahme verdicken und reinigen soll. Diese Lauge erhält man durch Ausziehen der Asche einer zur Gattung Polygonum gehörigen, von den Eingeborenen Catava genannten Pflanze mit Wasser.

Die in den tropischen Gegenden herrschende Wärme begünstigt das Auftreten des Essigfermentes sehr und kann sich deshalb leicht eine zu grosse Menge Essigäther bilden, welche, wenn im Uebermass vorhanden, die Güte des Getränkes nachtheilig beeinflusst. Man fängt daher bei der Destillation das zuerst Uebergehende für sich auf und verwendet es gesondert. Kleine Mengen Essigäther sind nothwendig, da sich derselbe an dem eigenartigen Aroma des Rums betheiligt.

Um das Aroma zu erhöhen, fügt man zuweilen bei der Destillation verschiedene Substanzen hinzu. Auf Madagaskar bringt man Kleeblätter in die Blase, in manchen Gegenden Asiens mischt man die Würze mit der Rinde einer dornigen Akazie, Pattay genannt. Einige wenden die Blätter des Baumes an, welcher in Ostindien Attier, auf St. Domingo Pommier Canelle (Aeona squamosa) genannt wird; andere machen eine Beigabe von Pfirsichblättern.

Unter Bay-Rum versteht man das Erzeugniss der doppelten Destillation von feinem Rum über Beeren und Blätter von Pimenta acris (Lauracee); er soll als Kopfwaschmittel gegen das Ausfallen der Haare und für nervösen Kopfschmerz, als Stärkungsmittel für Touristen etc. dienen.

Durch langes Lagern nimmt der Rum sehr an Güte zu. Um die Wirkung der Zeit zu umgehen, wird — so behauptet man — hie und da dem Rum Ananassaft zugesetzt und ihm dadurch ein liebliches Aroma verliehen.

---

[1]) E Sell: „Ueber Kognak, Rum und Arrak", Arbeiten a. d. Kaiserl. Gesundheitsamte 1891, **7**, 210.

Was den Werth der Rumsorten verschiedener Erzeugungsgebiete betrifft, so nimmt in Europa der Jamaika-Rum die erste Stelle ein, und dürfte diese Thatsache wohl grösstentheils in der dort üblichen Darstellungsweise ihren Grund haben (z. B. Anwendung einer Mischung von Melasse mit Rohrsaft und Pflege des Dunders — nach A. Herzfeld).

Der Alkoholgehalt des Rums schwankt gewöhnlich zwischen 70 und 77 Vol.-%. Frisch destillirter Rum ist meistens farblos; beim Lagern in Fässern nimmt er, wie der Kognak, mehr oder minder färbende Extraktivstoffe aus den Wandungen der Fässer auf. Die verschiedenen Farbentöne des käuflichen Rums werden durch Karamelzusatz erzeugt. Jamaika-Rum wird meist leicht, Demerara-Rum hingegen stark gefärbt. Die Grösse der Rum-Fabrikation wird von Scala zu rund 60000 hl für das Jahr angegeben.

Die chemische Zusammensetzung des echten Rums sowie des Verschnitt- und Kunst-Rums erhellt aus folgenden Zahlen, welche für echten Rum aus 20—50 einzelnen Bestimmungen (vergl. Bd. I, S. 1410—1413 und 1515) gewonnen sind:

Rum	Gehalt	Spec. Gewicht	Alkohol Vol.-%	In 100 ccm Rum mg							Gesammt-Verunreinigungen (ausschl. Extrakt)	
				Extrakt	Säuren (Essigsäure)	Aldehyde (Acet-)	Furfurol	Ester	Höhere Alkohole	Mineralstoffe	in 100 ccm Rum	auf 100 ccm absolutem Alkohol
Echter	Niedrigster	0,8143	44,0	30,0	4,0	0,2	0,7	43,0	26,0	0,001	239,7	393,0
	Höchster	0,9484	93,3	1740,0	204,0	26,2	13,4	1926,0	298,8	0,062	1666,0	2731,2
	Mittlerer	0,9000	61,1	549,4	101,5	13,0	2,3	270,7	151,8	0,010	539,3	882,6
Verschnitt- (10)	Mittlerer	0,9442	47,5	486,7	49,7	6,4	0,6	66,4	34,9	—	158,0	332,6
Kunst- (8)	Mittlerer	0,9472	45,5	500,6	18,4	2,8	0,2	37,3	12,4	—	71,1	156,3

E. Sell und K. Windisch zerlegten noch die im Rum vorkommenden freien Säuren sowie Estersäuren und fanden für diese und noch einige sonstigen Bestandtheile folgende Werthe in mg für 100 ccm Rum:

	Invertzucker	Saccharose	Freie Säuren				Aethylester der				Basen
			Ameisensäure	Essigsäure	Buttersäure	Kaprinsäure	Ameisensäure	Essigsäure	Buttersäure	Kaprinsäure	
Schwankungen	0 −406,0	0 −240,0	0 −12,0	4,0 −147,0	Spur −11,0	Spur −12,0	0 −22,0	5,0 −1847,0	Spur −56,0	Spur −27,0	0,3 −3,3
Mittel	188,0	69,1	4,5	63,5	4,0	4,2	9,6	302,3	8,2	8,0	1,8

Durch diese und andere Untersuchungen ist die frühere Streitfrage, ob der echte Rum freie Ameisensäure enthalte, dahin entschieden, dass der echte Rum in der That unter Umständen sowohl freie Ameisensäure wie deren Aethylester enthält. Aus dem Grunde wird auch die frühere Angabe von Gutzeit und Maquenne, dass der Rum stets Methylalkohol enthalte, um so weniger bezweifelt werden können, als J. Wolff (Bd. I, S. 1441) in verschiedenen Fruchtbranntweinen ebenfalls Spuren von Methylalkohol nachgewiesen hat.

Auch kommen im Rum ebenso wie im Kognak höhere Alkohole (Fuselöl) vor; aber diese lassen sich nicht immer durch die Chloroformprobe erkennen, weil in den Getränken gleichzeitig eine Substanz vorhanden ist, welche der Ausdehnung des Chloroforms entgegenwirkt, und nach W. Fresenius eine „negative Steighöhe" verursacht. Diese Substanz hinterbleibt, wie K. Windisch angiebt, nach dem Verdunsten des Chloroforms als unverseifbarer, terpenartiger Körper, welchem der eigenartige Geruch des Rums bezw. des Arraks anhaftet. Es darf nach den Beobachtungen, welche bezüglich der ätherischen Oele auf die Steighöhe des Chloroforms — vergl. Bd. III — gemacht worden sind, angenommen werden, dass dieser Körper die Ursache der negativen Steighöhe ist.

Nachmachungen und Verfälschungen des Rums.

Bezüglich der Frage der Nachmachungen und Verfälschungen des Rums kommen in Betracht:

1. Das Verschneiden des Rums mit Wasser oder Sprit:

a) Das Verschneiden bezw. Verlängern mit Wasser. Wenn ein durch Wasser verlängerter Rum als echter Original-Jamaika- etc. Rum zu dem Preise des echten unverschnittenen Rums verkauft und dem Verschnitt gleichzeitig durch Auffärben mit Karamel die Farbe des Original-Rums ertheilt wird, so ist dieses wohl unzweifelhaft einer Verfälschung gleich zu erachten. Wenn dagegen der Original-Rum (von z. B. 75 Vol.-% Alkohol) durch Wasser bis zu etwa 50 Vol.-% verlängert und als echter Rum oder Jamaika-Rum verkauft wird, gleichzeitig aber aus dem niedrigen Preise zu ersehen ist, dass kein Original-Rum vorliegen kann, so dürfte das nach den gegenwärtigen Handelsgebräuchen nicht strafbar sein, da für den direkten Genuss überhaupt eine Verdünnung mit Wasser auf irgend eine Weise vorgenommen zu werden pflegt.

b) Verschneiden bezw. Verlängern mit Sprit. Eine in sehr ausgedehntem Masse ausgeübte Behandlung ist das Verschneiden bezw. Strecken des Rums mit verdünntem Weingeist. Verschnittwaare, wird unter Anderem auch dadurch hergestellt, dass man echten Rum mit verdünntem, am besten aus Kolonial-Syrup gewonnenen Weingeist gemeinsam destillirt und das Destillat mit Karamel unter Zusatz von Katechutinktur färbt. Benutzt man Kartoffelsprit, so bringt man etwas geraspeltes Cedernholz in die Destillirblase; das in dem Cedernholz enthaltene ätherische Oel geht mit den Dämpfen über und trägt wesentlich zur Erhöhung des Rumbouquets bei. Diese Art „Verschnitt" ist anders zu beurtheilen, als die Verlängerung mit Wasser allein.

Durch den gleichzeitigen Spritzusatz erlangen die Rumbestandtheile nicht nur eine Verdünnung, wie beim alleinigen Zusatz von Wasser, sondern eine wesentliche Veränderung in ihrem natürlichen Mischungsverhältniss, abgesehen davon, dass der zugesetzte Sprit auch mehr oder weniger „unreine Stoffe" enthalten kann. Ein derartig verschnittener Rum sollte durch irgend eine Bezeichnung oder Bemerkung von dem echten Rum, z. B. als „Verschnittrum" oder „ordinärer Rum" etc. unterschieden werden.

Freilich ist auch hier der gleichzeitig niedrigere Preis gegenüber demjenigen echter Waare nicht ausser Acht zu lassen. Wer den Inhalt einer Flasche „Rum" mit einer Mark bezahlt, der hat sich, wie H. Fleck in seiner „Chemie im Dienste der öffentlichen Gesundheitspflege 1882", S. 97 bemerkt, nicht zu beschweren, wenn die chemische Untersuchung ein Kunsterzeugniss ergiebt.

2. Herstellung von Rum aus Rübenzucker-Melasse. Auch diese Art Rum-Bereitung muss oder kann als eine Nachmachung angesehen werden. Man hat nämlich versucht, auch aus Rübenzucker-Melasse Rum herzustellen, und hat man dabei anfänglich angenommen, dass die Rumgährung in erster Linie von dem Vorhandensein eines eigenthümlichen Fermentes abhänge. A. Herzfeld[1]) hat aber durch eingehende Versuche festgestellt, dass weniger die Hefenart als die Beschaffenheit des Dunders für die eigenartige Rumerzeugung von Belang ist, indem die Menge der Säureäther davon abhängt, wie viel flüchtige, freie organische Säure die Maische enthält. Die Fermente als solche, z. B. das Buttersäure-Ferment, wirken für die Gährung des Dunders sogar sehr

---

[1]) Zeitschr. f. Zuckerindustrie 1890, 40, 645.

schädlich. Es würde also darauf ankommen, in dem der Melasse zuzusetzenden Material, in welchem (z. B. aus Abfällen der Rüben) man eine Buttersäure Gährung durch Erwärmen auf etwa 40° eingeleitet hatte, die Spaltpilze und ihre Sporen vor dem Zusatz zum Dunder zu entfernen. Dieses kann am besten durch Absetzenlassen der Sporen nach Beendigung der Buttersäure-Gährung erreicht werden, ein Vernichten der Sporen im Dunder durch ein $1/2$-stündiges Kochen der sauren Maische mit Dampf genügt nicht.

Die von Herzfeld angestellten Versuche, auf deren nähere Darlegung ich hier nicht eingehen kann, erwecken die Hoffnung, dass es mit der Zeit gelingen wird, auch aus Erzeugnissen der Rübenzuckerfabrikation ein spirituöses Getränk herzustellen, welches, wenn auch nicht dem echten Rum gleich zu erachten, doch die zahlreichen Kunsterzeugnisse und Nachmachungen zu verdrängen geeignet ist, die sich jetzt im Handel befinden.

3. **Herstellung von Kunst- oder Façon-Rum.** Billiger, aber auch bedeutend minderwerthiger sind die sog. „Façon-Rums", die häufig, vielleicht auch meist, nicht einen Tropfen echten Rums enthalten. Die Zahl der bei der Fabrikation dieser Waare in Anwendung kommenden Stoffe ist eine sehr grosse. Als oxydirendes Gemisch wird meist Schwefelsäure und Braunstein verwendet, denen man Alkohol, Holzessig, Stärke etc. hinzufügt. In den verschiedenen Zubereitungs-Vorschriften findet man aber ausserdem noch Stoffe, wie:

Freie Buttersäure, freie Ameisensäure, die Aethylester der Ameisensäure, Essigsäure, Buttersäure, Benzoësäure, Salpetersäure-Aethylester, baldriansaures Amyl, Zimmtöl, Weinbeeröl, Bittermandelöl, Orangenschalenöl, Kornfuselöl, Orangenblüthenwasser, Vanilletinktur, Tonkabohnentinktur, Citronenessenz, Gewürznelkentinktur, Zimmttinktur, Kaffeeextrakt, Glanzruss, brenzliches Birkentheeröl, Galläpfel, Eichenrindenextrakt, Katechu, Peru-Balsam, Zuckercouleur, Johannisbrot etc.

E. Pollenske[1]) fand z. B. in solchen alkoholischen, sauer reagirenden, nach Rumäther riechenden Flüssigkeiten von 0,906 spec. Gewicht für 1 l:

0,12 g Ameisensäureäthyläther, 10,35 g Extrakt, enthaltend: 5,88 g Glukose, 1,74 g Saccharose, 0,106 g Asche (eisenreich).

Die freien flüchtigen Säuren, welche vorwiegend aus Ameisensäure und geringen Mengen Essigsäure bestanden, erforderten zur Neutralisation 70 ccm $1/10$-Normal-Kalilauge. Die Estersäuren, vorwiegend aus Essigsäure, Ameisensäure, Spuren Buttersäure, sowie den Säuren des Weinbeeröls bestehend, erforderten zur Neutralisation 5,6 ccm $1/10$-Normal-Kalilauge.

Der Alkoholgehalt der Flüssigkeit betrug 64,54 Vol.-%, worin Fuselöl kaum nachweisbar war. Der Verdunstungsrückstand des Aethers, welcher zur Ausschüttelung des mit Wasser verdünnten Rums gedient hatte, besass den entschiedenen Geruch der Gewürznelken. Die Farbe war im Wesentlichen durch Zuckercouleur erzielt worden.

Wenn derartige Kunstgemische als echter Rum oder auch nur unter dem einfachen Worte „Rum" verkauft oder feilgehalten werden, so ist das selbstverständlich als Verfälschung bezw. Nachmachung anzusehen.

Ueber die Unterschiede zwischen echtem Rum, Verschnitt- und Kunstrum vergl. vorstehende Analysen S. 1353, über die chemischen Verfahren zur Ermittelung derselben Bd. III.

Im Uebrigen gilt wie vom Kognak so auch vom Rum, dass zur Feststellung der Echtheit die Geschmacks- und Geruchsprobe eines sachverständigen Praktikers unter Umständen von nicht minder hohem Werth ist, als die chemische Analyse.

5. Arrak[2]). Als hauptsächlichste Fabrikationsgebiete des Arraks sind Java, die Küste von Malabar, Ceylon und Siam zu bezeichnen.

Die Rohstoffe zur Gewinnung dieses Getränkes sind an den verschiedenen Orten seiner Darstellung sehr verschieden; übrigens versteht man unter Arrak (oder Rak) im weiteren Sinne in Ostindien allgemein gegohrene Getränke.

---

[1]) Arbeiten a. d. Kaiserl. Gesundheitsamte 1890, 6, 520.
[2]) Unter Benutzung der von E. Sell veröffentlichten Arbeit „Ueber Kognak, Rum, Arrak" (Arbeiten a. d. Kaiserl. Gesundheitsamte 1891, **7**. 243).

Auf Ceylon wird der Arrak aus dem Blüthenkolben der Kokospalme (Cocos nucifera) dargestellt; die Bereitungsweise ist folgende[1]:

Der Blüthenkolben der Kokospalme wird während drei auf einander folgenden Tagen zwischen 2 flachen Holzstücken gepresst und während der nächsten 4 Tage am Grunde des Blüthenkolbens ein leichter Rundschnitt gemacht, welcher verhindert, dass sich der Kolben öffnet. Nach etwa 8 Tagen ist der ganze Blüthenkolben in eine markartige Masse verwandelt, und es beginnt aus Einschnitten, die an verschiedenen Stellen angebracht werden, der Saft, „Toddy" genannt, auszufliessen. Das Aufsammeln dieses Saftes geschieht in der Weise, dass man den Blüthenkolben umbiegt, an geeigneter Stelle einen Thontopf an dem Kolben festbindet und in letzterem einen Einschnitt anbringt, so dass der Saft in den Topf abtropfen kann. Die Töpfe werden Morgens und Abends entleert und auch in dem Kolben neue Einschnitte angebracht.

Der Toddy enthält neben Wasser eine bedeutende Menge von gährungsfähigem Zucker, ferner Eiweiss, organische Säuren und Salze, und geht sehr schnell in Gährung über. Verbrauchen die Brennereien nicht die gesammte frische Toddy-Menge, so wird der Rest eingekocht und liefert einen unreinen, braungefärbten Zucker, welcher Jaggery heisst und theils als Versüssungsmittel gebraucht wird, theils auch wieder gelöst und zur Arrak-Fabrikation der Gährung unterworfen wird.

Der von den Eingeborenen Ceylons verwendete Destillir-Apparat besteht aus einem thönernen Topf oder Kessel, auf dessen Rand ein zweiter mit dem Rande nach unten gestellt ist und gleichsam den Helm der Destillirblase vorstellt. In diesem oberen Topf ist ein langes Rohr, meist aus Bambusstäben, eingefügt, welches in einen kürbisförmigen Topf, die Vorlage, mündet. Das Rohr wird mit locker gedrehten Stricken aus Kokosfasern umwunden und lässt man auf diese fortwährend Wasser fliessen, um die Verdichtung der Dämpfe im Rohre herbeizuführen. In grösseren, ausschliesslich von Weissen geleiteten Brennereien, verwendet man kupferne, innen verzinnte Destillirblasen von 500 bis 900 l Fassungsraum und bewerkstelligt die Abkühlung der Dämpfe in gewöhnlicher Weise mit Hülfe einer Kühlschlange.

Das Abdestilliren des völlig vergohrenen Toddys geschieht in der Weise, dass zuerst ein an Alkohol armes Erzeugniss, ein Lutter-Branntwein mit 25—28 % Alkohol, dargestellt wird. Derselbe heisst Poliwakara und dient auch schon theilweise als Getränk. Durch Rektifikation dieses Poliwakara erhält man den stärkeren Branntwein, Talwakara, die als Arrak bekannte Branntwein-Sorte. Durch nochmalige Destillation des Talwakara wird der sog. Ispiritu gewonnen, welcher meist 73—76 Vol.-% Alkohol enthält, weit weniger angenehm riecht als der Arrak, da die leichter flüchtigen Aetherarten und Aldehyde verloren gegangen sind und durch Zucker- und Wasserzusatz in eine Art Likör verwandelt wird, der im Lande selbst verbraucht wird.

Auf Java wird zur Darstellung des Arraks Reis verwendet; die Bereitungsweise ist nach Stohmann[2]) folgende:

Man bringt ungefähr 35 kg Keton, einen sehr kleberreichen Reis, in einen kleinen Bottich, fügt 100 l Wasser und 20 l Melasse hinzu und lässt diese Mischung dann 2 Tage stehen; darauf bringt man sie in ein grösseres Gefäss und fügt noch 400 l Wasser, sowie 100 l Melasse hinzu. Zu gleicher Zeit mischt man 40 Thle. Palmwein oder Toddy mit 900 Thln. Wasser und 150 Thln. Melasse und überlässt Beides 2 Tage lang der Ruhe. Die erste Mischung wird in einen noch grösseren Bottich gebracht und die zweite allmählich hinzugesetzt. Darauf lässt man die gährende Flüssigkeit abermals 2 Tage stehen und führt sie endlich in irdene Töpfe über, von denen jeder etwa 20 l Inhalt fasst. Wenn die Gährung nach ungefähr 2 Tagen vollendet ist, schreitet man zur Destillation (die Destillationsblasen sind von Kupfer, die Schlangenröhren von Bancazinn angefertigt).

Nach einer anderen Vorschrift zur Darstellung des Arraks nimmt man 62 Thle. Melasse, 3 Thle. Toddy und 35 Thle. Reis, welche bei der Destillation 23½ Thle. Arrak liefern sollen.

---

[1]) Vierteljahresschrift über Nahrungsmittel, Genussmittel 1888, 3, 187 nach Zeitschr. f. landwirthsch. Gewerbe, 1888, 8, 76.

[2]) Musprath's Chemie. 3. Aufl., 972.

Auch aus Reis allein wird nach Stohmann Arrak hergestellt und spielt hierbei die Bereitung des Reismalzes eine wichtige Rolle. Die Destillation wird meist auf eine höchst primitive Weise ausgeführt, indem man z. B. die Blase in ein in die Erde gegrabenes Loch setzt, unter welches eine Höhlung gemacht wird, die als Feuerungsraum dient. Die Abkühlung geschieht sodann dadurch, dass ein Arbeiter fortwährend Wasser über den Schnabel der Blase fliessen lässt oder dadurch, dass man am Schnabel des Helmes eine flache Schale anbringt, die mit Wasser gefüllt wird, welches man, wenn es warm geworden, wieder durch frisches ersetzt.

Manche, wohl meist am Erzeugungsorte selbst verwendeten Arraks, erhalten noch Zusätze, welche die betäubende Kraft dieses Getränkes noch erhöhen; so z. B. der Tarsah-Arrak den Saft von Cannabis sativa und denjenigen einer Species Datura.

Arrak wird nicht künstlich gefärbt, nimmt aber beim Lagern in Fässern eine gelbliche Färbung an. Um ihn farblos zu machen — in Deutschland ist es üblich, Arrak wasserhell in den Handel zu bringen —, filtrirt man ihn durch Knochenkohle.

Beim Lagern gewinnt der Arrak bedeutend an Güte; da aber in dem heissen Tropenklima der Schwund ein zu grosser sein würde, so wird derselbe für die Lagerung bald nach seiner Darstellung nach Ländern der gemässigten Zone ausgeführt.

Zu uns gelangt grösstentheils Arrak aus Batavia; hie und da finden sich im Handel auch die weniger beliebten sog. Küsten-Arraks, z. B. von Soeraboya, Cheribon, Indramayo, welche von Zuckerfabriken erzeugt werden.

Arrak wird weniger direkt genossen, als vielmehr zu Punsch-Essenz (Schwedischer Punsch) verarbeitet. Ueber die Zusammensetzung von Schwedischem Punsch siehe Bd. I, S. 1436 und weiter unten S. 1360. Schwedischer Punsch enthält gewöhnlich 23—30 Vol.-% Alkohol und 20—33 % Zucker.

Die Zusammensetzung des Arraks erhellt im Mittel von 8 bzw. 5 Untersuchungen (Bd. I, S. 1409) aus folgenden Zahlen:

Spec. Gewicht	Alkohol		Extrakt	Invertzucker	Saccharose	In 100 ccm mg								Mineralstoffe
						Freie Säure				Aethylester der				
	Vol.-%	Gew.-%				Ameisensäure	Essigsäure	Buttersäure	Kaprinsäure	Ameisensäure	Essigsäure	Buttersäure	Kaprinsäure	
0.9159	58,81	50,88	78,8	8,4	4,2	10,6	116,2	5,0	6,4	7,8	184,6	4,8	9,4	13,6

Diese Zahlen sind selbstverständlich wie bei anderen Branntweinen nicht unerheblichen Schwankungen unterworfen; so schwankte der Gehalt an freier Essigsäure zwischen 61,0—167,0 mg, der an essigsaurem Aethylester zwischen 67,0—276,0 mg in 100 ccm, während der Alkohol in 9 Proben nur zwischen 56—60 Vol.-% und auch die anderen Bestandtheile nur wenig schwankten.

E. Beckmann fand in 2 Proben echtem Arrak 78,0 bzw. 78,2 mg freie Säuren, 125,0 bzw. 283,0 mg Estersäuren und 223,0 bzw. 207,0 mg höhere Alkohole (Amylalkohol) für 100 ccm.

Also auch der Arrak verhält sich bezüglich des Gehaltes an freien Säuren, Estern und höheren Alkoholen wie Kognak und Rum.

Nachmachungen und Verfälschungen.

Auch bezüglich der Nachmachungen und Verfälschungen verhält sich der Arrak wie der Rum. Als solche kommen in Betracht:

1. Arrak-Verschnitt. Die bei uns im Verkehr befindlichen billigeren Sorten Arrak werden gewöhnlich aus dem echten Material durch Strecken mit feinem Sprit und Wasser erhalten.

2. Kunst- oder Façon-Arrak. Sehr häufig begegnet man einem unter dem Namen Arrak vertriebenen Erzeugniss, welches hinsichtlich seines Ursprunges mitunter sehr zweifelhafter Natur ist. Im Nachfolgenden seien einige solche Bereitungs-Vorschriften angegeben:

Johannisbrot wird mit Wasser abgekocht, die Abkochung abgeseiht, mit Theeaufguss und Spiritus vermischt und das Ganze zur Erzielung eines besseren Geschmacks längere Zeit lagern gelassen.

Eine andere Vorschrift lautet:

Man destillirt ein Gemenge von Schwefelsäure, Braunstein, Holzessig, Kartoffelfuselöl und Weinstein und versetzt das Destillat mit Theetinktur, Vanilletinktur, Neroliöl und Weingeist.

Die Zusammensetzung eines solchen Façon-Arraks von 0,924 spec. Gewicht war nach Polenske[1]) für 100 ccm bezw. 1 l folgende:

Alkohol . . . . 55,85 Vol.-% | 5,53 g Extrakt in 1 l enthaltend:
Vanillin, } deutlich nachweisbare Mengen, | 4,68 „ Saccharose,
Weinbeeröl, | 0,07 „ Asche.

Die freien flüchtigen Säuren bestanden vorwiegend aus Essigsäure und geringen Mengen Ameisensäure und Buttersäure; sie erforderten zur Neutralisation 60 ccm $^1/_{10}$-Normal-Kalilauge. Die Estersäuren, von denen die Essigsäure im Verhältniss zur Ameisensäure und Buttersäure gleichfalls im Uebergewicht vorhanden war, wurden durch 135 ccm $^1/_{10}$-Normal-Kalilauge für 1 l neutralisirt. Der Rückstand der Aetherausschüttlung besass einen deutlichen Nelkengeruch.

Für die Beurtheilung gilt dasselbe, was unter „Rum" S. 1355 bzw. „Kognak" S. 1351 gesagt worden ist, d. h. es giebt nach dem heutigen Stande der chemischen Analyse kein Mittel, welches die Unterscheidung des echten Arraks vom unechten mit Sicherheit ermöglicht.

Liköre und Bittere.

Die Liköre und Bittere sind im Allgemeinen Gemische von Weingeist mit Zucker, Pflanzen-Extrakten der verschiedensten Art, aromatischen Oelen etc. Je nach dem Zuckergehalt unterscheidet man Doppel- oder Tafel-Liköre; erstere enthalten etwa 500 g, letztere 700—1000 g Zucker in 1 l. Man löst z. B. 1 kg Zucker zu $^1/_2$ l flüssiger Zuckermasse oder zu 1 l Flüssigkeit und setzt 1 l Sprit von 76% hinzu. Man erhält auf diese Weise Getränke von 40—45 Vol.-% Alkohol.

Die Pflanzentheile werden entweder mit dem Sprit oder mit Wasser ausgezogen oder sie werden in einer Destillirblase mit dem Sprit destillirt oder man lässt den zu rektificirenden Sprit durch die Pflanzen und Kräuter filtriren.

Zur Herstellung der Liköre giebt es eine ganze Reihe von Vorschriften[2]):

Um die Anzahl der benutzten Pflanzen, Kräuter und Oele zu zeigen, seien hier folgende Vorschriften wiedergegeben:

1. Benedictiner-Likör:

In die Destillirblase werden 45 l Spiritus von 96% und 20 l weiches Wasser gegeben; in den Extraktions-Apparat kommen folgende zerkleinerten Kräuter:

500 g frische Citronenmelisse, 150 g Alpenbeifuss, 60 g Kardamomen, 250 g Ysopspitzen, 100 g Angelikasamen, 150 g Angelikawurzeln, 250 g Pfefferminzkraut, 30 g Thymiankraut, 30 g Ceylon-Zimmt, 30 g Muskatblüthe, 30 g Nelken, 30 g Arnikablumen, 250 g Wohlverleihblumen, 100 g Bisamkörner.

Nach der Destillation werden dann noch je 2—10 Tropfen von 18 verschiedenen ätherischen Oelen (meist von Gewürzen) zugesetzt.

---

[1]) Arbeiten a. d. Kaiserl. Gesundheitsamt 1890, 6, 520.
[2]) Ich verweise in dieser Hinsicht auf Moeve's Destillirkunst. 9. Aufl., 1892, 338—442.

2. Chartreuse-Likör:

Man bringt in eine Destillirblase auf ein verzinntes kupfernes Sieb: 50 g Abelmoschuskörner, 30 g Ceylon-Zimmt, 100 g Curaçaoschalen, 50 g Pomeranzenfrüchte, 30 g Kardamomen, 150 g Irakraut, 125 g Angelikasamen, 100 g Chinarinde, 30 g Selleriesamen, 30 g Ingwer (weiss), 30 g Piment, 30 g Nelken (Amboina), 10 g schwarzen Pfeffer, 250 g Citronenmelisse, 30 g weisse Kalmuswurzel, 30 g Muskatblüthe, 30 g Angelikawurzel, 125 g Ysopspitzen, 25 g Tonkabohnen, 50 g Muskatnüsse, 125 g Alpenbeifuss, 30 l Spiritus von 96 % und 10 l weiches Wasser.

Der Inhalt der Destillirblase wird 8 Stunden so erwärmt, dass der Spiritus vom Kühler in die Blase zurückläuft. Der Ingredienz-Sprit, welcher noch mit 200 g gebrannter Magnesia filtrirt wird, genügt für 100 l Likör, die noch einen Zusatz von 40 kg Zucker erhalten.

3. Absynth.
Man unterscheidet zwischen Absynth und Absynth-Likör. Der erstere ist ein doppelter Branntwein und wird als Schweizer Absynth in folgender Weise bereitet:

2,5 kg grosser Wermuth (trocken und geputzt), 5 kg grüner Anis, 5 kg Florentiner Fenchel (1 kg Koriandersamen, 0,5 kg Angelikasamen), werden mit 95 l Spiritus von 85 Vol.-% 12 Stunden im Wasserbade eingeweicht bezw. behandelt, mit 45 l Wasser versetzt und darauf aus einer flachen Blase abdestillirt, bis 95 l Destillat gewonnen sind. Die Grünfärbung wird durch Zusatz von 1 kg kleinem Wermuth, 1 kg Ysop und 0,5 kg Citronenmelisse auf 40 l Destillat bewirkt.

Der Absynth-Likör (französischer) erfährt für 100 l folgende Behandlung:

60 g französisches Absynthöl, 1500 g Schweizer Absynth-Essenz, die in 2 l Spiritus von 96 Vol.-% gelöst, warm hingestellt und später mit 75 l Spiritus von 90° vermischt werden. Weiter werden 2 bis 3 kg brauner Kandiszucker mit 10 g Kochsalz in 22 l Wasser (Regenwasser) gekocht und der ersten Mischung zugefügt.

4. Angostura-Bitter.
Die Vorschrift für die Herstellung der Essenz für diesen Likör lautet:

1500 g Angosturarinde, 130 g Nelken, 50 g Kardamomen, 250 g Zimmtblüthe, 250 g Ceylon-Zimmt, 250 g Kakaobohnen (geröstet), 150 g Kaffee (gebrannt), 5 g Kampfer, 250 g Piment (gestossen) werden mit 8 l Spiritus von 96 Vol.-% und 4 l destillirtem Wasser 14 Tage behandelt. Von dieser Essenz setzt man 5 l zu 50 l feinstem Spiritus von 96 Vol.-%, 1 l Rum, 2 l Arrak und 15 l Zuckerwasser, in welchem 15 kg Lumpenzucker gelöst sind. Das Ganze wird mit Alkanna-Wurzel-Tinktur und feinster Raffinade-Couleur gefärbt.

5. Boonekamp-Bitter (holländischer):

Man destillirt 50 l Sprit von 96 Vol.-% und 40 l Wasser bis auf 30 % durch folgendes Kräutergemisch:

1 kg zerschnittenes Süssholz, 250 g gestossener Anissamen, 250 g Fenchelsamen, 350 g Süssholzsaft, 125 g Koriandersamen, 350 g chinesischer Rhabarber, 125 g Lärchenschwamm, 600 g Aloë, 125 g Kalmuswurzel, 125 g Cassiarinde, 250 g Zittwerwurzel, 125 g Enzianwurzel, 100 g Galgantwurzel, 250 g Alantwurzel, 125 g Gummi-Myrrhan, 250 g Curaçaoschalen, 100 g Angelikawurzel, 50 g Abelmoschuskörner, 125 g Safran und 500 g griechischer Theriak. Dem erhaltenen Filtrat werden noch 4 bis 5 kg brauner Kandiszucker zugesetzt, welche in 10 l Wasser gekocht wurden.

Die Punsch-Extrakte bestehen aus Mischungen von Arrak, Rum, Kognak mit in Wasser verkochtem Kandiszucker, welchen Mischungen zugesetzt werden:

Vanille-Essenz, Veilchenblüthen-Essenz, Ananasfrucht-Essenz, Ananas-Aether, Nelken-Essenz, Cassia-Essenz, Citronensäure etc.

Der Eier-Kognak[1]) besteht aus Kognak bezw. Branntwein, Eigelb und Rohrbezw. Rübenzucker.

Ueber die Darstellung von Hundertkräuter-Likör (Centerba) vergl. Bd. I, S. 1436.

---

[1]) Vergl. A. Juckenack, Zeitschr. f. Untersuchung d. Nahrungs- u. Genussmittel 1903, 6, 827.

Diese Zubereitungs-Vorschriften geben die am mannigfaltigsten zusammengesetzten Kräuter-Mischungen wieder. Für andere Liköre und Bitter werden viel einfachere Mischungen verwendet.

Durchweg aber giebt man sich nicht so viel Mühe, sondern vermischt einfach Branntwein mit fertig gemischten Oelen und Essenzen, zu deren Herstellung nicht minder zahlreiche Vorschriften vorhanden sind.

Für die Herstellung der feinen Liköre soll nur der reinste Sprit verwendet werden. Auch müssen die feinen Liköre häufig Jahre lang lagern, ehe sie einen edlen, harmonischen Geschmack und Geruch erreicht haben.

Man kann aber nach J. Bersch[1]) die Reife beschleunigen, indem man die Liköre kurze Zeit auf 60—70° C. erwärmt, wobei Licht und Luft fern zu halten sind.

Zur Veranschaulichung, wie derartige Getränke zusammengesetzt sind, lasse ich hier Analysen von einigen gangbaren Sorten (Gehalt für 100 ccm) folgen:

No.	Bezeichnung	Spec. Gew.	Alkohol Vol.-%	Alkohol Gew.-%	In 100 ccm g Extrakt	In 100 ccm g Saccharose	In 100 ccm g Sonstige Extraktstoffe	In 100 ccm g Mineralstoffe	Kalorien[2]) in 1 l
1	Absynth	0,9226	55,9	—	0,18[3])	—	0,32	—	3464
2	Hundertkräuter- a) einfache	0,8587	83,27	—	0,23	—	—	0,011	5590
	Likör (Centerba) b) trinkbare	1,0648	39,08	—	33,40	32,14	1,20	0,055	3654
3	Boonekamp of Maagbitter	0,9426	50,0	42,1	2,05	—	—	0,406	3121
4	Benedictinerbitter	1,0709	52,0	38,5	36,00	32,57	3,43	0,043	4614
5	Ingwer	1,0481	47,5	36,0	27,79	25,92	1,87	0,141	3978
6	Crême de Menthe	1,0447	48,0	36,5	28,28	27,63	0,65	0,068	4033
7	Anisette de Bordeaux	1,0847	42,0	30,7	34,82	34,44	0,38	0,040	3901
8	Curaçao	1,0300	55,0	42,5	28,60	28,50	0,10	0,040	4524
9	Kümmel-Likör	1,0830	33,9	24,8	32,02	31,18	0,84	0,058	3277
10	Pfeffermünz-Likör	1,1429	34,5	24,0	48,25	47,31	0,90	0,068	3955
11	Angostura	0,9540	49,7	—	5,85	4,16	1,69	—	3260
12	Chartreuse	1,0799	43,18	—	36,11	34,35	1,76	—	4030
13	Punsch (schwedischer)	1,1030	26,3	18,9	36,65	33,20	3,45[4])	—	2995
14	Eier-Kognak	Wasser 31,50	—	13,9	33,57	Fett 9,23	Stickstoffsubstanz 4,21	0,59	2832

An sonstigen Bestandtheilen wurden in 100 ccm einiger Liköre gefunden:

	Säure = Essigsäure	Aldehyde	Ester	Essenzen	Aetherische Oele	Fuselöl
Absynth	9,5 mg	7,2 mg	6,1 mg	243,3 mg	—	—
Centerba (einfache)	5,2 „	—	92,4 „	—	12,8 mg	0,277 Vol.-%

Der Gehalt des Eierkognaks an Extrakt schwankte nach einigen Analysen zwischen 28,3 bis 41,3 %, der an Fett zwischen 6,0—7,5 %, an Gesammt-Phosphorsäure zwischen 0,195—0,30 %, Lecithin-Phosphorsäure zwischen 0,195—0,247 %, an Gesammt-Asche zwischen 0,365—0,80 %.

Ueber die Zusammensetzung einiger sonstigen Liköre vergl. Bd. I, S. 1436, 1437 u. 1517.

---

[1]) Zeitschr. f. landw. Gewerbe 1866, 86.
[2]) Die Verbrennungswärme von 1 g Extrakt ist bei den Proben, bei denen derselbe fast nur aus Saccharose besteht, dementsprechend zu 3,955 Kal., bei den übrigen Proben (No. 1, 2 und 4) wie bei Wein zu 3,39 Kal. angenommen. Die Vol.-Procente Alkohol wurden auf Gew.-Procente d. h. Gramm in 1 l zurückgeführt und dann mit 7,184 (Kalorienwerth für 1 g Alkohol) multiplicirt.
[3]) Absynth-Extrakt.
[4]) Mit 0,040 g Säure = Essigsäure.

Verunreinigungen und Verfälschungen.

Da die Liköre oder Bittern im höchsten Grade Kunst- und Mischerzeugnisse sind, so kann von einer Verfälschung nur in dem Sinne die Rede sein, dass schädliche Stoffe (z. B. schädliche Farb- und Bitterstoffe) oder statt echte unechte, minderwerthige Rohstoffe zu denselben verwendet und letztere unter der eingebürgerten Bezeichnung der Getränke aus echten Stoffen vertrieben werden. Dieses ist z. B. der Fall, wenn sog. Goldwasser anstatt mit echtem, mit unechtem Blattgold (bestehend aus 28,5 % Zink und 71,5 % Kupfer) verkauft wird. Kupfer und Zink sind in diesem Falle als gesundheitsschädliche Substanzen anzusehen. Die Verunreinigungen des Spiritus können dieselben sein, wie bei den gewöhnlichen Branntweinen.

Als bedenklich gelten bei den Bitter-Likören die Bitterstoffe: Aloë, Gummi-Gutti, Lärchenschwamm, Sennesblätter etc.

Im Eier-Kognak sind an Stelle von Eiern bezw. Rohrzucker kondensirte Magermilch, Hühnereiweiss sowie Stärkekleister und Stärkesyrup gefunden worden[1]). Juckenack fand in einem mit Hühnereiweiss und Stärkesyrup versetzten Eier-Kognak 15,17 g Alkohol, 65,85 g Extrakt, 2,04 % Stickstoff-Substanz, aber nur 1,42 % Fett, 0,248 g Mineralstoffe und nur 0,045 g Lecithinphosphorsäure.

Auch können aus den Aufbewahrungsgefässen Verunreinigungen in das Getränk gerathen. So hatte nach Stockmeyer[2]) ein in einer Feldflasche aus verzinntem Eisenblech aufbewahrter Kognak in 100 ccm aufgenommen:

0,0174 g Blei, 0,0456 g Zinn und 0,1622 g Eisen. Sowohl die Verzinnung wie das Loth enthielt Blei und Zinn.

Die Verwendung von Saccharin als Süssmittel an Stelle von Zucker ist jetzt verboten.

Essig.

Der Essig dient als Gewürz- (bezw. Genuss-) und Frischhaltungsmittel. Er wird technisch auf zweierlei Weise gewonnen, nämlich entweder durch Oxydation des Aethylalkohols oder durch trockne Destillation des Holzes.

1. *Essig-Gewinnung durch Oxydation des Aethylalkohols (Essigsäure-Gährung).*

Dieselbe kann wiederum auf zweierlei Weise erreicht werden, nämlich durch Uebertragung des Sauerstoffs auf den Aethylalkohol mittels kräftig oxydirender chemischer Mittel (Braunstein oder Kaliumbichromat und Schwefelsäure, auch Platinmohr u. A.). Die Oxydation verläuft hierbei in zwei Abschnitten nach den Gleichungen:

$C_2H_5 \cdot OH + O = CH_3 \cdot COH + H_2O$ und $CH_3 \cdot COH + O = CH_3 \cdot COOH$
Alkohol + Sauerstoff = Aldehyd + Wasser   Aldehyd + Sauerstoff = Essigsäure.

Dieses Verfahren wird aber technisch nicht angewendet; hier erreicht man die Oxydation durch die Essiggährung, bei welcher die Essigbakterien die Uebertragung des Sauerstoffs wenigstens zum Theil bewirken.

Unter „Essig als Genuss- und Frischhaltungsmittel versteht man das durch die sog. Essiggährung aus alkoholischen Flüssigkeiten oder durch Verdünnung von Essigsprit mit Wasser gewonnene, bekannte saure Erzeugniss". Je nach der Art der verwendeten alkoholischen Flüssigkeiten bezw. je nach dem Rohstoff, aus welchem der Alkohol gewonnen wurde, unterscheidet man: Branntweinessig (Spritessig, Essigsprit), Weinessig, Obstessig bezw. Obstwein-

---

[1]) Vergl. Kickton, Zeitschr. f. Untersuchung d. Nahrungs u. Genussmittel 1902, 5, 554 u. R. Frühling, ebendort 1900, 3, 718.
[2]) Bericht über die 9. Versammlung der bayerischen Chemiker 1890, 29.

essig, Bieressig, Malzessig, Stärkezuckeressig und Honigessig; Kräuteressig heisst ein durch Ausziehen von Kräutern mit diesen Essigsorten hergestellter Essig.

Ueber die Ursache und das Wesen der Essiggährung hat man ebenso wie über die der alkoholischen Gährung im Laufe der Zeit sehr verschiedene Ansichten gehabt und erst in den letzteren Jahren eine tiefere Einsicht gewonnen.

Wenn alkoholische Flüssigkeiten an der Luft stehen, bedecken sie sich meist nach einiger Zeit mit einer Bakterienhaut und der Alkohol wird allmählich zu Essigsäure oxydirt. Kützing hat zuerst die Vermuthung ausgesprochen, dass die diese Häute bildenden kleinen Zellen, die er als Algen auffasste, durch ihre Lebensthätigkeit Alkohol in Essigsäure überführten, eine Anschauung, deren Richtigkeit Pasteur später bewies, während Liebig auch die Essigbakterienhaut (Essigmutter) für einen Eiweisskörper hielt, der nach Art des Platinschwammes katalytisch wirke.

Die neueren Untersuchungen von Hansen[1]) und einer grossen Anzahl anderer Forscher haben ergeben, dass die Essigsäuregährung von einer ganzen Reihe von Bakterien durchgeführt wird. Lafar[2]) hat auch eine Kahmhefe, eine Mycoderma-Art, aufgefunden, die eine kräftige Essiggährung bewirkt.

Die Essigbakterien wachsen auf Flüssigkeiten in Form einer Haut, die sich bei den einzelnen Arten durch Dicke und Konsistenz wesentlich unterscheidet. Dieselbe besteht aus den schleimigen Hüllen, in welche die Bakterien eingebettet sind. Bei einigen Arten färbt sich die Hüllmasse mit Jod-Jodkalium blau. Die chemische Natur dieser Hüllmassen ist noch nicht bekannt; aus Cellulose bestehen sie nicht. Nur bei einer Art, Bact. xylinum Brown, besteht die Hüllmasse aus Cellulose.

Die sog. Schnellessigbakterien wachsen ohne Bildung von Häuten. Es sind wohl an ihre besondere Lebensweise akklimatisirte Rassen[3]).

Hansen's Untersuchungen haben gezeigt, dass die Essigbakterien in hohem Maasse zum Pleomorphismus neigen und unter dem Einflusse höherer Temperaturen die allerverschiedensten Gestalten annehmen.

Die Essigbakterien oxydiren nicht nur Aethylalkohol zu Essigsäure, sondern auch andere ein- und mehrwerthige Alkohole sowie Kohlenhydrate zu entsprechenden Säuren, z. B. Propylalkohol zu Propionsäure, Glukose zu Glukonsäure. Nach W. Zopf[4]) erzeugen die Essigbakterien auch stets Oxalsäure. Die einzelnen Arten verhalten sich in dieser Beziehung verschieden. Dem Bact. xylinum kommt nach Bertrand[5]) und Hoyer[6]) auch die Fähigkeit zu, Sorbit zu Sorbose und Mannit zu Fruktose zu oxydiren. Die Essigsäure wird von manchen Arten zum Theil zu Kohlensäure und Wasser weiter verbrannt; auch in dieser Beziehung sind bei den einzelnen Arten grosse Unterschiede vorhanden.

Die Eintheilung der jetzt schon in grosser Zahl bekannten Essigbakterien[7]) geschieht zur Zeit nach ihrem natürlichen Vorkommen, nach ihrem Wachsthum, der Art der Stickstoffernährung, dem Oxydationsvermögen gegen verschiedene Alkohole und Kohlenhydrate,

---

[1]) Compt. rend. trav. Carlsberg 1879, 1, Heft 2; 1894, 3, 182; 1900, 5, 39.
[2]) Centralbl. f. Bakteriol., I. Abth., 1893, 13, 684.
[3]) Rothenbach, Wochenschr. f. Brauerei 1899, 16, 41.
[4]) Berichte d. deutschen botanischen Gesellsch. 1900, 32; vergl. auch Banning, Centralbl. f. Bakteriol., II. Abth. 1902, 8, 395.
[5]) Bull. scienc. pharmac. 1900, 2, 251.
[6]) Centralbl. f. Bakteriol., II. Abth. 1898, 4, 867.
[7]) Es sind veröffentlicht Untersuchungen über Bact. aceti, Bact. Pasteurianum, Bact. Kützingianum von Hansen (s. o.), Seifert (Centralbl. f. Bakteriol., II. Abth. 1897, 3, 337), Lafar (ebendort II. Abth., 1895, 1, 415), über Thermobacterium aceti von Zeidler (ebendort, II. Abth., 1896, 2, 729; 1897, 3, 399), über die vorhergehenden und Bact. industrium, ascendens, acetosum, acetigenum, oxydans, xylinum von Henneberg (ebendort, II. Abth., 1897, 3, 223; 1898, 4, 14, 933). Weitere Veröffentlichungen von Bertrand, Hoyer, Beyerinck (s. o.).

dem Grad der erzeugten Säuerung, ferner nach dem Verhalten bei der Oxydation des Aethylalkohols zu Essigsäure (Oxydationstemperatur, Säure- und Alkoholkonzentration, welche noch Gährung gestatten, Art des erzeugten Essigs, Oxydation der Essigsäure zu Kohlensäure und Wasser). Rothenbach[1]) und Henneberg[2]) schlagen folgende Gruppen vor:

1. Schnellessigbakterien, denen bisher nur Bact. acetigenum nahe steht;
2. Bierbakterien, zu denen die in untergährigen Bieren gefundenen Arten Thermobacterium aceti, Bact. aceti und die in obergährigen Bieren gefundenen Bact. Pasteurianum, Bact. Kützingianum, Bact. acetosum gehören;
3. Maische- und Würzebakterien: Bacterium oxydans und industrium;
4. Weinbakterien: Bact. xylinum, das auch in Bier vorkommt, und Bact. ascendens.

Die Schnellessigbakterien zeichnen sich durch ihr geringes Nährstoffbedürfniss aus; sie können ihren Stickstoffbedarf aus Ammonsalzen decken und vergähren alkoholreiche Maischen zu hochprocentigem Essig.

Durch eine grosse Oxydationsfähigkeit in Betreff der Zahl der oxydirbaren Kohlenhydrate und Alkohole zeichnen sich Bact. industrium und Bact. oxydans aus, die auch allein in Würze eine kräftigere Säuerung bewirken. Bact. xylinum und ascendens oxydiren Essigsäure in starkem Grade zu Kohlensäure und Wasser. Letzteres ist die einzige Art, welche Glukose nicht oxydirt, dagegen bei den höchsten bisher beobachteten Alkoholkonzentrationen (12 %) noch gährt und die grösste Menge Essigsäure (9 %) erzeugt, während z. B. für Bact. oxydans die betreffenden Grenzzahlen bei 4,7 bezw. 2,8 % liegen.

Bact. industrium liefert stets einen aldehydreichen Essig, während Aldehydbildung bei den anderen Arten nur unter gewissen Umständen eintritt.

Die Optimaltemperaturen für Wachsthum und Gährung sind verschieden. Dieselben betragen für Bact. industrium 23° bezw. 21°, bei Bact. ascendens 31° bezw. 27°.

Die Essigbakterien treten in Bier und Wein zuweilen als Schädlinge auf (S. 1233 und 1300), indem sie den sog. Essigstich erzeugen. Einige Arten können auch durch Schleimbildung diese Getränke „lang" machen.

Zu einer Einführung von Reinkulturen in die Essigindustrie ist es bisher nicht gekommen, obgleich dieses in Anbetracht der grossen Verluste an Alkohol, welche durch Nebengährungen jetzt stets eintreten, sehr erwünscht wäre.

Die alkoholhaltigen Flüssigkeiten Spiritus[3]), Branntweine, Trauben- und Obstwein, Bier etc. werden durchweg nach dem Verfahren der sog. „Schnell-Essigfabrikation" verarbeitet.

Bei derselben lässt man die alkoholischen Flüssigkeiten von 6—10 % Alkohol, denen man etwa 20 % Essigsprit zusetzt und die man auf 26—27° vorwärmt, als „Essiggut" an Holzspähnen oder sonstigen Stoffen, welche eine grosse Oberfläche darbieten und in Fässer (sog. Essigbildner) gefüllt sind, langsam herabsickern. Dabei ist auf möglichste Reinheit des Essigguts, auf hinreichenden Luftwechsel ohne dass grosse Temperaturschwankungen eintreten, Rücksicht zu nehmen. Dem

---

[1]) Wochenschr. f. Brauerei 1898, 15, 445.
[2]) Zeitschr. f. Spiritusindustrie 1898, 21, 180. Eine andere Eintheilung ist von Beyerinck, Centralbl. f. Bakteriol., II. Abth. 1898, 4, 209 gegeben worden.
[3]) Der für die Essigbereitung verwendete Spiritus muss jetzt nach den gesetzlichen Vorschriften denaturirt werden, nämlich es sollen vermischt werden:
  a) 100 Thle. absoluter Alkohol mit 300 Thln. Wasser und 100 Thln. Essig von 6 % Essigsäure; oder
  b) 400 Thle. absoluter Alkohol mit 100 Thln. Wasser und 100 Thln. Essig von 8 % Essigsäure; oder
  c) Branntwein mit 200 Thln. Essig von 3 % oder 30 Thln. Essig von 6 % Essigsäurehydrat, oder mit 70 Thln. Wasser und 100 Thln. Bier oder an Stelle der letzteren mit 100 Thln. reinem Naturwein.

Auftreten bezw. der Verbreitung der Essigfliege beugt man am besten durch Abhaltung des Sonnenlichtes, womöglich auch des Tageslichtes vor. Das Essiggut muss den Essigbildner durchweg 3—4-mal durchfallen, ehe es fertig ist. Dabei verwendet man mehrere Essigbildner neben einander und zwar einen jeden für einen bestimmten Koncentrationsgrad.

Dem Essig haftet um so mehr Alkohol an, je stärker d. h. essigsäurereicher er ist. Aus dem Fuselöl der verwendeten alkoholischen Flüssigkeit bildet sich nach Heinzelmann Birnäther, welcher dem Essig häufig einen aromatischen Geruch ertheilt.

Die Gewinnung des Weinessigs erfolgt noch meistens nach dem alten (langsamen) Verfahren. Nach demselben werden beim Beginn des Betriebes Fässer von Eichenholz von 200—400 l Inhalt mit $^1/_3$ siedendem starken Essig gefüllt und nach etwa 8 Tagen, bis wann der Essig in das Holz eingedrungen ist, in das Fass 10 l Wein gegossen und dieses von 8 zu 8 Tagen wiederholt. Die Fässer besitzen oben an zwei gegenüberliegenden Stellen Durchbohrungen für den Umlauf der Luft. Da der an der Oberfläche sich bildende Essig wegen seines grösseren spec. Gewichtes nach unten sinkt, so findet in der Flüssigkeit eine fortwährende Cirkulation und eine beständige neue Essigbildung statt. Nach etwa 4 Wochen nach Beginn kann schon fertiger Essig abgezogen werden. Man giebt aufs neue Wein zu und so können die Fässer 6—8 Jahre im Betriebe bleiben, ohne dass es nothwendig ist, sie zu leeren und zu reinigen. Bei Verwendung von Rothwein wird der fertige Essig durch Knochenkohle gereinigt. In ähnlicher Weise wie Traubenwein wird auch Obstwein auf Essig verarbeitet; jedoch verwendet man dazu durchweg nur stark saure, stichige Obstweine.

Bier-, Malz- und Getreideessig haben in Deutschland wenig Bedeutung; denn hier wird höchstens ein verdorbenes Bier zur Essigbereitung verwendet und solches Erzeugniss führt dann mit Recht den Namen Bieressig. In anderen Ländern mit hoher Spiritussteuer, wie in England, verwendet man dagegen vielfach Malz und Getreide zur Essigherstellung. Die Malzwürze wird wie bei der Bierbereitung S. 1211 u. ff. hergestellt, nur nicht gehopft, durch Oberhefe vergohren und wenn die Gährung vollendet, die Würze „reif" ist, zur Essiggährung verwendet. Der reine Malz- oder Getreideessig hat einen unangenehmen, faden Beigeschmack und besitzt kein Aroma.

In England, Frankreich und anderen Ländern wird auch vergohrener Rübensaft zur Essigbereitung verwendet.

Honigessig wird in der Weise gewonnen, dass man etwa 3 kg Honig in 48 l Wasser löst, 6 l Branntwein von 50% Tr., ferner 300 g Weinstein zusetzt, das Gemisch mit Weissbierhefe vergährt und dann unter Zusatz von etwas fertigem Essig der Essiggährung unterwirft.

Die Kräuteressige erhält man, wie schon gesagt, dadurch, dass man fertigen Essig auf die betreffenden Kräuter giesst und damit einige Tage digerirt; so z. B. den Estragonessig durch Behandeln von 250 g Estragonkraut, 50 g Basilicumkraut, 50 g Lorbeerblätter, 30 g Schalotten mit 2 l Essig; den Senfessig durch Uebergiessen von 125—160 g gepulvertem schwarzen Senf mit 1 l starkem Essig; Gewürz- oder Räuscheressig durch mehrtägige Digestion von 4 l heissem Essig mit 6 g Rosmarinöl, 6 g Salbeiöl, 6 g Pfefferminzöl, 3 g Nelkenöl, 3 g Pomeranzenöl, 6 g Citronenöl oder mit anderen wohlriechenden Oelen.

2. Essig-Gewinnung durch Holzdestillation.

Bei der trocknen Destillation des Holzes unter Luftabschluss bilden sich namhafte Mengen Essigsäure neben verschiedenen anderen Stoffen in geringerer Menge, wie z. B.:

Ameisensäure, Propion-, Butter-, Valerian-, Kapron-, Kroton-, Isokroton-, Angelika- und Brenzschleimsäure; ferner Methylalkohol, Aethylalkohol, Acetaldehyd, Furfurol, Methylfurfurol, Aceton, Methyläthylketon, essigsaurer Methyläther, Brenzkatechin, Pyroxanthin, Ammoniak, Methylamin, Di-, Trimethylamin etc.

Von den dem Holztheer[1]) angehörenden Destillations-Erzeugnissen (wie Toluol, Xylol, Kumol, Cymol, Reten, Chrysen, Paraffin, Kreosot u. a) geht nur eine geringe Menge in den Holzgeist über. Man sieht aber, dass der Essigsäure im Holzessig eine grosse Menge Verunreinigungen beigemengt sind, von denen sie behufs irgend welcher Verwendung befreit werden muss. Dieses geschieht dadurch, dass man den Holzessig entweder direkt oder besser nach Neutralisation mit Kalk oder Natriumkarbonat der Destillation unterwirft, wodurch derselbe als Vorlauf vorwiegend Methylalkohol enthält.

Der Rückstand wird, wenn der Holzessig von vornherein neutralisirt war, direkt oder nach jetzt vorzunehmender Neutralisation[2]) mit Kalk zur Trockne verdampft, dieser Rückstand scharf erhitzt, um theerige Nebenbestandtheile zu entfernen, darauf mit einer äquivalenten Menge Salzsäure zersetzt und die frei gewordene Essigsäure abdestillirt. Man erhält auf diese Weise eine Essigsäure von 1,058—1,061 spec. Gewicht mit annähernd 50% reiner Essigsäure; da aber selten ein so starkes Erzeugniss gewünscht wird, so setzt man dem trocknen Rückstande von essigsaurem Calcium nach Zusatz der erforderlichen Menge Salzsäure gleichzeitig etwas Wasser (auf 100 Thle. essigsaures Calcium 90—95 Thle. Salzsäure von 1,160 spec. Gewicht und 25 Thle. Wasser) zu und erhält so eine Essigsäure von 1,050 spec. Gewicht mit 39% reiner Essigsäure. Dieser haften aber stets noch einige Bestandtheile des rohen Holzessigs, welche ihr einen brenzlichen Geruch ertheilen, an, weshalb sie einer nochmaligen Destillation mit 2—3% bichromsaurem Kalium unterworfen wird. Wendet man zur Neutralisation des rohen Holzessigs Natriumkarbonat an, verdampft mit diesem und erhitzt den Rückstand, so erhält man durch Destillation dieses Rückstandes mit Schwefelsäure von vornherein eine reinere und gehaltreichere Essigsäure, nämlich solche von 60—80%.

Diese Essigsäure, die sog. Essigessenz, wird entsprechend mit Wasser verdünnt, um daraus Haushaltungsessig zu bereiten. Nach neuerer Verordnung darf aber die Essigessenz, die nicht selten absichtliche oder unabsichtliche Vergiftungen hervorgerufen hat, nicht ohne weiteres in den Verkehr gebracht werden, sondern unterliegt denselben Bestimmungen wie andere Gifte. Auch haftet der aus dem Holzessig dargestellten Essigessenz, selbst nach Verdünnen mit Wasser, durchweg der Beigeschmack

---

[1]) Bei der trocknen Destillation des Holzes bilden sich Holzessig als flüchtiges, Holztheer als flüssiges und nur zum Theil flüchtiges Erzeugniss und Holzkohle als fester Rückstand. Das Mengenverhältniss, in welchem diese drei Haupterzeugnisse entstehen, hängt aber wesentlich ab von der Art und Trockenheit des Holzes — Laub- und trocknes Holz geben eine grössere Ausbeute besonders an Essigsäure, als Nadel- und nasses Holz, letzteres dagegen eine grössere Ausbeute an Theer —, von der Art der Destillationsöfen und von der Handhabung derselben. Je nach diesen Verhältnissen schwankt die Ausbeute aus lufttrocknem Holz an:

Holzessig (rohe Säure, flüchtiger Antheil)	Darin reine Essigsäure	Theer	Holzkohle
30,8—53,3%	2,7—10,2%	5,2—14,3%	21,0—31,0%

[2]) Hat man den rohen Holzessig nicht von vornherein neutralisirt, so kann man nach Entfernung des Methylalkohols (Vorlaufes) auch einen Theil der verunreinigenden Beimengungen durch Oxydation in der Weise entfernen, dass man den ersten Destillationsrückstand durch Schichten von Koks laufen lässt.

des Holzessigs an; aus dem Grunde empfiehlt er sich auch mehr als Frischhaltungs- denn als Gewürzmittel.

Die Zusammensetzung des Essigs des Handels ist je nach dem Gehalt der verwendeten alkoholischen Flüssigkeit grossen Schwankungen unterworfen. So wurde in Gew.-% gefunden:

	Anzahl d. Sorten	Spec. Gewicht	Essigsäure- hydrat	Extrakt	Mineralstoffe
Spritessig	4	1,0074–1,0218	6,62–12,03	Spur–0,918	0,031–0,191
Gewöhnlicher Haushaltungs-Essig	15	(1,0055–1,0170)	3,50–5,54	0,09–0,96	0,02–0,43
Malzessig	5	—	2,88–4,76	1,00–4,01	0,14

An Phosphorsäure wurden im Malzessig 0,026—0,13% gefunden.

Wein- und Obstessig ergaben im Mittel von 17 bezw. 23 Analysen folgende Zusammensetzung:

	Essig- säure	Alkohol	Extrakt	Nichtflücht. Säure (Weinsäure)	Weinstein	Zucker	Glycerin	Mineral- stoffe	Phosphor- säure
Weinessig	5,57%	0,57%	1,89%	0,126%	0,165%	0,35%	0,51%	0,27%	0,053%
Obstessig	4,49 „	—	2,81 „	0,14 „	—	0,31 „	—	0,38 „	0,028 „

Selbstverständlich richtet sich die Zusammensetzung letzterer Essige ganz nach der der verwendeten Weine und dem Grade der Vergährung; so wurde der Gehalt der Weinessige an Alkohol zu 0—3,85%, der an Essigsäure zu 3,0—8,5% gefunden; gut vergohrene Weinessige enthalten keinen oder nur mehr Spuren Alkohol; der Extraktgehalt, der unter Umständen eine geringe Abnahme erfährt, richtet sich ganz nachdem des Weines; E. Silva fand in Weinessig, der aus Wein mit Trestern hergestellt war, grosse Mengen bis 11,24% Extrakt. Durch Zusatz von Gewürzen und sonstigen aromatischen Stoffen kann der gewöhnliche Essig häufig einen dem Weinessig gleichen Gehalt an Extrakt, Mineralstoffen (Phosphorsäure und Kali) annehmen; kennzeichnend für Weinessig bleibt aber der Gehalt an Weinstein und Glycerin.

Verunreinignngen und Verfälschungen des Essigs.

Ein guter Essig muss hell und klar, vollkommen dünnflüssig und beim Ausgiessen nicht zähe sein; er muss einen angenehm säuerlichen Geruch, reinen sauren Geschmack besitzen und darf auf der Zunge keinen brennenden und beissenden Geschmack hinterlassen.

Die Verfälschungen des Essigs bestehen zunächst darin, dass man den Fruchtessigen Wasser oder den geschätzteren Sorten minderwerthige beimischt oder ganz an ihre Stelle setzt, so z. B. den Weinessig mit Spritessig etc. vermischt. Den Weinessig macht man auch wohl dadurch nach, dass man Spritessig beim Lagern Rosinen und rohen Weinstein zusetzt.

Auch hat man Zusätze von freien Mineralsäuren (Schwefelsäure, Salzsäure) sowie von organischen Säuren (Wein- und Oxalsäure) gefunden.

Den scharfen Geschmack sucht man durch Zusatz von schädlichen Pflanzenextrakten, z. B. von Seidelbast etc., zu erhöhen.

Zur Rothfärbung können statt der erlaubten Auszüge von Malven Heidelbeeren oder anstatt Zuckercouleur z. Thl. schädliche Farbstoffe etc. verwendet werden.

Auch können aus den Zubereitungs- und Aufbewahrungsgefässen Metalle (Kupfer, Blei, Zink, Zinn, Eisen) in den Essig gelangen; so fand Guillot in einem Essig 2,17 g Zinkacetat für 100 ccm. Als Krankheiten des Essigs sind zu nennen:

1. Das Schalwerden oder Umschlagen, welches in der Zerstörung der Essigsäure besteht und meistens nur in schwachen Essigen aufzutreten pflegt.

2. Das Kahmigwerden und Auftreten von Pilzbildungen.

3. Das Vorkommen der sog. Essigälchen (Anguillula exoophila), welche nicht nur in Gährungsessigen, sondern auch in dem aus verdünnter Essigessenz hergestellten, extrakthaltigen Speiseessig auftreten können.

Als Anhaltspunkte für die Beurtheilung des Essigs hat die Kommission deutscher Nahrungsmittelchemiker im Kaiserl. Gesundheitsamte folgende aufgestellt:
1. Speiseessig soll im Allgemeinen 3,5 %, keinesfalls unter 3 % Essigsäure ($C_2H_4O_2$) enthalten. 2. Derselbe soll klar und durchsichtig sein. Durch Essigälchen getrübter oder mit Pilzwucherungen bedeckter Essig ist zu beanstanden. Speiseessig darf 3. keine giftigen Metalle, 4. keine scharf schmeckenden Stoffe, 5. keine Holztheerbestandtheile (Phenole, Kreosot u. s. w.), 6. keine freien Mineralsäuren enthalten. 7. Essig muss frei von Konservirungsmitteln sein, wenn nicht die Bezeichnung einen besonderen Hinweis auf solche enthält.

G. Popp[1]) hat die Frage geprüft, ob die Forderung, dass der Essig mindestens 3 % Essigsäure enthalten solle, für die verschiedenen Verwendungszwecke des Essigs berechtigt sei, und hat gefunden, dass sowohl zur Geschmacksverbesserung, selbst von Nahrungsmitteln mit alkalischer Beschaffenheit (wie Krabben), als auch zur Haltbarmachung von Früchten etc. ein Essig von nur 2 % Essigsäure — die Marinier-Anstalten verwenden unter Mitverwendung von Pfeffer, Senf, Zwiebeln einen noch geringhaltigeren Essig —, genügt und dass weiter dem Essig ein Einfluss auf die Pepsinverdauung nicht zukommt. Dennoch ist nach O. Popp die Forderung, dass ein Essig mindestens 3 % Essigsäure enthalten soll, aufrecht zu erhalten, weil ein Essig unter 3 % Essigsäure durch Kahmhautbildung und Essigaale schnell verdirbt bezw. unappetitlich wird und jeder Verbraucher von Essig verlangen muss, dass sich der Vorrath von Essig einige Zeit gut erhält.

---

[1]) Zeitschr. f. Untersuchung d. Nahrungs- u. Genussmittel 1903, 6, 952.

MIX
Papier aus verantwortungsvollen Quellen
Paper from responsible sources
FSC® C105338

If you have any concerns about our products,
you can contact us on
ProductSafety@springernature.com

In case Publisher is established outside the EU,
the EU authorized representative is:
Springer Nature Customer Service Center GmbH
Europaplatz 3, 69115 Heidelberg, Germany

Printed by Libri Plureos GmbH
in Hamburg, Germany

Chemie
der
menschlichen Nahrungs- und Genussmittel.

Von

Dr. J. König,

Geh. Reg.-Rath, o. Prof. an der Kgl. Universität und Vorsteher
der agric.-chem. Versuchsstation Münster i. W.

Zweiter Band.

Die menschlichen Nahrungs- und Genussmittel,
ihre Herstellung, Zusammensetzung und Beschaffenheit,

nebst einem Abriss über die Ernährungslehre.

Vierte verbesserte Auflage.

Mit in den Text gedruckten Abbildungen.

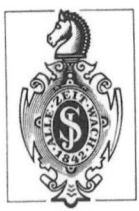

Springer-Verlag Berlin Heidelberg GmbH
1904

Die menschlichen Nahrungs- und Genussmittel,

ihre Herstellung, Zusammensetzung und Beschaffenheit,

nebst einem Abriss über die Ernährungslehre.

Von

Dr. J. König,

Geh. Reg.-Rath, o. Prof. an der Kgl. Universität und Vorsteher
der agric.-chem. Versuchsstation Münster i. W.

Vierte verbesserte Auflage.

Mit in den Text gedruckten Abbildungen.

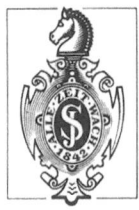

Springer-Verlag Berlin Heidelberg GmbH
1904

Alle Rechte vorbehalten.

ISBN 978-3-642-89061-1   ISBN 978-3-642-90917-7 (eBook)
DOI 10.1007/978-3-642-90917-7
Softcover reprint of the hardcover 4th edition 1904

Vorrede zur vierten Auflage.

Der grosse Umfang auch des II. Bandes der Chemie der menschlichen Nahrungs- und Genussmittel trotz der Zurückstellung der darin früher behandelten Untersuchungsverfahren für den III. Band ist naturgemäss durch die rege allseitige Thätigkeit der Fachgenossen auf dem umfangreichen Gebiete seit dem Erscheinen der 3. Auflage (1893), ferner auch dadurch hervorgerufen, dass ich einerseits den Abschnitt »Ernährungslehre« aus dem I. Bande in den II. übernommen, andererseits die Eigenschaften bezw. die Konstitution der in den Nahrungs- und Genussmitteln vorkommenden chemischen Verbindungen sowie die Gewinnung und Herstellung der Nahrungs- und Genussmittel, die Einflüsse auf ihre Beschaffenheit und Zusammensetzung eingehender als früher behandelt habe. Die Verunreinigungen, Verfälschungen sowie die Beurtheilung auf Grund der bestehenden Gesetze, Verordnungen oder Vereinbarungen haben ebenfalls thunlichst volle Berücksichtigung gefunden. Ueber den Werth dieser Erweiterung kann bezw. wird man verschiedener Ansicht sein. Die einen Vertreter dieses Gebietes fassen die Chemie der Nahrungs- und Genussmittel mehr vom Standpunkte der Physiologie, die anderen mehr oder fast ausschliesslich von dem der Waaren-(bezw. Drogen-)Kunde auf und bringen ihre Auffassung auch in den Vorlesungen und praktischen Uebungen zum Ausdruck. Die spätere Berufsthätigkeit des praktischen Nahrungsmittelchemikers erheischt aber die Unterrichtung auf beiden Gebieten.

Ohne Zweifel bildet die Chemie der Nahrungs- und Genussmittel als Waarenkunde den wichtigsten Theil für den praktischen Nahrungsmittelchemiker, aber er kann die Fortschritte auf diesem Gebiete nur richtig verfolgen und beurtheilen, wenn er auch in der allgemeinen Chemie, besonders des Theiles derselben, welcher die in den Nahrungs- und Genussmitteln vorkommenden chemischen Verbindungen behandelt, gut unterrichtet ist. Ebenso gewinnt das Gebiet für ihn erst ein höheres Interesse, wenn er von der physiologischen Bedeutung der Nahrungs- und Genussmittel sowie ihrer Bestandtheile Kenntnisse erworben hat. Aus dem Grunde gehört auch die Ernährungslehre in das Gebiet der Chemie der Nahrungs- und Genussmittel.

Von diesen Gesichtspunkten aus ist der vorliegende II. Band bearbeitet worden und glaube ich auf Grund einer zwölfjährigen Erfahrung behaupten

zu dürfen, dass sich die Anordnung des Stoffes in der jetzigen Form auch für Vorlesungen gut bewährt. Das Werk soll daher sowohl für Vorlesungen sowie Berechnungen von Kostsätzen den Gang und Stoff bieten, als auch für die technische Beurtheilung der Nahrungs- und Genussmittel nach dem heutigen Stande der Gesetzgebung und Wissenschaft eine Grundlage bilden.

In Verfolgung dieser Aufgaben habe ich mich bemüht, alle einschlägige Litteratur thunlichst zu verwerthen; wenn vereinzelte Lücken geblieben sein sollten, so wolle man diese der Vielseitigkeit des Gebietes und dem Umstande zu Gute halten, dass der Druck des Werkes bereits vor nahezu 4 Jahren begonnen hat. Einige besonders wichtige Untersuchungen der letzten Jahre habe ich noch in die »Berichtigungen und Ergänzuhgen« aufgenommen.

Bei der Verwerthung der einschlägigen Litteratur sowie beim Lesen der Korrekturen hat mir Herr Dr. A. Bömer, Privatdocent an der Universität und stellvertretender Vorsteher der Versuchs-Station hierselbst wesentliche Dienste geleistet. Herr Dr. A. Spieckermann, Vorsteher der bakteriologischen Abtheilung der Versuchs-Station, hat die fehlerhafte Beschaffenheit der Nahrungsmittel durch Auftreten von Kleinwesen z. B. bei Fleisch, Milch, Butter, Käse, Bier, Wein, ferner die biologischen Vorgänge bei der Rahmsäuerung, Käsereifung, Gährung (Abschnitt Hefe) selbständig bearbeitet, während der Abtheilungsvorsteher der Versuchs-Station Herr Dr. A. Scholl bei den Berechnungen in der Uebersichtstabelle behülflich gewesen ist. Es drängt mich, allen drei Mitarbeitern auch an dieser Stelle meinen aufrichtigen Dank auszusprechen.

In der Hoffnung, dass das Werk in der vorliegenden Anordnung und Bearbeitung dieselbe günstige Aufnahme finden möge wie die früheren Auflagen, werde ich mich bemühen, den III. Band, der die Untersuchung der Nahrungs- und Genussmittel, Nachweis der Verfälschungen nebst einem Anhang über die Untersuchung von Gebrauchsgegenständen behandeln soll, in nicht zu ferner Zeit folgen lassen zu können.

Münster i. W., Januar 1904.

Der Verfasser.

Inhalts-Uebersicht.

                                                                                 Seite

Einleitung 1
  1. Die Bedeutung der Nahrungsmittelchemie 1
  2. Vorbegriffe 7

Erster Theil.
Die chemischen Verbindungen der Nahrungs- und Genussmittel.

Wasser 12
Stickstoffhaltige Verbindungen 12
  A. Proteïnstoffe und deren Abkömmlinge 13
    Allgemeine Eigenschaften der Proteïnstoffe 15
    Konstitution der Proteïnstoffe 17
    Entstehung der Proteïnstoffe 20
    Künstliche Darstellung der Proteïnstoffe 21
    Eintheilung der Proteïnstoffe 22
      I. Klasse. Einfache Proteïnstoffe 24
        1. Albumine 24
          a) Thierische Albumine 25
            α) Ovalbumin, β) Serumalbumin, γ) Muskelalbumin 25
          b) Pflanzliche Albumine 26
        2. Globuline 26
          a) Thierische Globuline 27
            α) Serumglobulin, β) Fibrinogen 27. γ) Muskelglobulin 28. δ) Eier-
            globulin, ε) Laktoglobulin 29.
          b) Pflanzliche Globuline 29
            α) Edestin, β) Myosin, γ) Sonstige Globuline 30
        3. In Alkohol lösliche Proteïnstoffe 32
          a) Glutenfibrin 32. b) Gliadin 32. c) Mucedin 33.
      II. Klasse. Zusammengesetzte Proteïnstoffe 34
        1. Nukleoalbumine 34. 2. Nukleoproteïde 35. 3. Glukoproteïde 35.
          a) Thierische Glukoproteïde 35. α) Echte Mucine 35. β) Chondroproteïde 36
          b) Pflanzliche Glukoproteïde 37
        4. Chromoproteïde 37. a) Blutfarbstoff 37. b) Chlorophyll 38.
      III. Klasse. Denaturirte Proteïnstoffe 38
        1. Koagulirte Proteïnstoffe. a) thierische, b) pflanzliche 38
        2. Acid- und Alkalialbuminate 39
        3. Proteosen bezw. Albumosen und Peptone 40
        4. Giftige Proteïnstoffe, die Toxproteosen oder Peptotoxine, Ptomaïne etc. 46

		Seite
IV. Klasse. Proteïnähnliche Stoffe oder Proteïde (bezw. Albuminoïde)		47

    1. Die Gerüstsubstanzen 47
        a) Kollagen 47.   b) Chondrogen und Chondrin 48.   c) Elastin 49.
    2. Enzyme und Fermente 50
        a) Hydratisirende Enzyme . . . . 50 u. 54
        b) Oxydirende Enzyme (Oxydasen) . . . . 51 u. 55
        c) Enzyme, welche eine molekulare Spaltung bewirken, ... 51 u. 55

Spaltungserzeugnisse der Proteïnstoffe[1] 57
    1. Die Nukleïne 57.   a) Echte Nukleïne,   b) Pseudonukleïne 58.
    2. Nukleïnsäuren (Phosphorfleischsäure) 58
    3. Nukleïnbasen oder Xanthinstoffe 60
        a) Xanthin 61.   b) Guanin 61.   c) Hypoxanthin 62.   d) Adenin 62.
        e) Theobromin 63.   f) Theophyllin 64.   g) Koffeïn 64.
    4. Harnstoffgruppe 64
        a) Harnsäure 65.   b) Allantoin 66.   c) Harnstoff 66.   d) Kreatin 68.
        e) Kreatinin 68.   f) Karnin 69.   g) Guanidin 69.
    5. Hexonbasen (durch Säuren und Enzyme entstehend) 69
        a) Lysin 70.   b) Lysatin[1] u. Lysatinin 71.   c) Arginin 71.   d) Histidin 72.
    6. Amidoverbindungen 73
        a) Amide der aliphatischen Reihe 73
            α) Leucin 73.   β) Asparaginsäure 74.   γ) Glutaminsäure 75.
        b) Amide der aromatischen (homocyklischen) Reihe 76
            α) Tyrosin 76.   β) Phenylamidopropionsäure, γ) Skatolamidoessigsäure 77.
    7. Sonstige durch Alkalien und Fäulniss aus den Proteïnstoffen entstehende Stickstoff-Verbindungen 79
        a) Indol 79.   b) Skatol 80.   c) Fäulnissalkaloïde, Ptomaïne 81.

B. Sonstige Stickstoffverbindungen des Thier- und Pflanzenreiches   86
    1. Lecithin   86
    2. Cholin   .   87
    3. Betaïn   .   88
    4. Trigonellin   88
    5. Stachydrin   88
    6. Lupinen-Alkaloïde 88
        a) Lupanin 88.   b) Lupinin 89.   c) Lupinidin 90.
    7. Glukoside 90
        a) Amygdalin 91.   b) Glycyrrhizin 91.   c) Myronsäure 92.   d) Sinalbin 92.   e) Solanin 93.   f) Vicin 93.   g) Konvicin 94.
    8. Ammoniak und Salpetersäure 94

Fette und Oele 95
  A. Säuren derselben 96
    1. Säuren der gesättigten Reihe 96
    2. desgl. der ungesättigten Reihen 97
  B. Alkohole 101
    1. Alkohole von der Formel $C_nH_{2n+2}O_3$, Glycerin 101
    2. Alkohole von der Formel $C_nH_{2n+2}O$ 104
    3. Alkohole der aromatischen Reihe 104
        a) Cholesterin 104.   b) Phytosterin 105.   c) Phasol 105.   d) Lupeol 105.
  C. Sonstige Bestandtheile und Eigenschaften der Fette und Oele . . . 107
    1. Gehalt der Fette und Oele an Glycerin und freien Fettsäuren . . 108
    2. Das Ranzigwerden der Fette und Oele 110
    3. Gehalt der Fette und Oele an unverseifbaren Bestandtheilen . . 113
    4. Elementarzusammensetzung der Fette 113
  D. Allgemeine Eigenschaften der Fette, Oele und Wachsarten 115
  E. Entstehung bezw. Bildung der Fette und Oele 116

---

[1]) Vergl. auch Berichtigungen und Ergänzungen S. 1499.

	Seite
Stickstofffreie Extraktstoffe bezw. Kohlenhydrate	117
Konstitution der Kohlenhydrate	118
Synthese der Zuckerarten	121
Abbau der Zuckerarten	122
Allgemeine Eigenschaften der Zuckerarten	123
1. Die alkoholische Natur derselben	123
2. Die Aldehyd- und Ketonnatur derselben	124
a) Verbindungen mit Phenylhydrazin	124
b) Reduktionsvermögen	125
c) Verhalten gegen polarisirtes Licht	125
d) Vergährbarkeit derselben	125
α) Alkoholische Gährung	125

β) Säure-Gährungen 127. 1. Milchsäure-Gährung 127. 2. Buttersäure-Gährung 127. 3. Citronensäure-Gährung 128.

γ) Schleimige Gährung 128. δ) Cellulose-Gährung 128.

A. Pentosen	128
Arabinose, Xylose, Ribose	129
Unterschiede der Pentosen und Hexosen	130
B. Hexosen	130
I. Monosaccharide oder Monohexosen (Monosen)	131

      1. d-Mannose 132.   2. d-Glukose (oder Dextrose) 133, Glukoside 135.
      3. d-Galaktose 142.   4. d-Fruktose (oder Lävulose) 143.

II. Disaccharide oder Saccharobiosen (Biosen)	144
1. Saccharose oder Rohrzucker 146 5. Melibiose	149
2. Laktose oder Milchzucker . 148 6. Turanose	149
3. Maltose oder Maltobiose . 148 7. Lupeose	150
4. Mykose oder Trehalose . . 149 8. Agavose	150
III. Trisaccharide oder Saccharotriosen	150
1. Raffinose . . . . . 150 3. Stachyose	151
2. Melezitose . . . . . 151 4. Gentianose und 5. Laktosin	151
IV. Polysaccharide	
1. Die Stärke und die ihr nahestehenden Polysaccharide, welche durch Hydrolyse d-Glukose bilden,	153

         a) Stärke 153. b) Dextrine 157. c) Gallisin oder Amylin 158.
         d) Glykogen 158. e) Lichenin 159.

2. Das Inulin und andere Kohlenhydrate, welche zur d-Fruktose-Gruppe zu gehören scheinen,	159

         a) Inulin 159. b) Lävulin 160. c) Triticin, d) Irisin, e) Scillin 160.

3. Saccharo-Kolloïde, Gummi und Pflanzenschleime	161

         a) Galaktane 161. b) Karragheen-Schleim 161. c) Gummi oder Arabin 161.
         d) Pflanzenschleime 162.

4. Stoffe, welche den Glukosen nahe stehen, aber nicht die Zusammensetzung derselben besitzen oder aus anderen Gründen nicht dazu gerechnet werden dürfen,	164

         a) Inosit (Skillit, Quercin) 164.   b) Quercit 164.

Pektinstoffe 165. Bitterstoffe 165. Farbstoffe 166. Gerbstoffe 168.
Organische Säuren 169.

   1. Ameisensäure 169. 2. Essigsäure 169. 3. Buttersäure 170. 4. Valeriansäure 171. 5. Oxalsäure 171. 6. Glykolsäure 172. 7. Milchsäure 172. 8. Malonsäure 173. 9. Fumarsäure 174. 10. Bernsteinsäure 174. 11. Aepfelsäure 174. 12. Weinsäure 175. 13. Citronensäure 176.

Cellulose und sog. Holz- oder Rohfaser 177
Salze oder Mineralstoffe der Nahrungsmittel 181

Zweiter Theil.
Veränderungen der Nährstoffe durch die Verdauung und Aufgabe derselben für die Ernährung. Die Ernährungslehre.

Die Verdauung 183
    1. Einspeichelung und Speichel 183 | 3. Galle 191
    2. Verdauung im Magen und | 4. Bauchspeichel oder Pankreassaft . . 196
        Magensaft . . . . 186 | 5. Darmsaft 198
Der unverdaute Theil der Nahrung (der Koth bezw. die Fäces) 204
Verdauung befördernde Mittel (Genussmittel) 208
Verdauung schädigende Mittel 210
Grösse der Ausnutzung der Nahrungs- und Genussmittel 211
    1. Thierische Nahrungsmittel 212
        a) Milch 212. α) bei Kindern 212. β) bei Erwachsenen 214.
        b) Eier 216. c) Fleisch 216. d) Schlachtabgänge 219.
    2. Ausnutzung einzelner, besonders zubereiteter Nährmittel 221
        a) Kaseon oder Plasmon . . 221 | g) Fersan und Roborin 226
        b) Sanatogen . . . . . . 222 | h) Proteosen (Albumosen und Peptone) 226
        c) Nutrose . . . . 223 | i) Kumys und Kefir 227
        d) Galaktogen . . . . . . 223 | k) Alkalialbuminate 228
        e) Tropon . . . . 223 | l) Weizenkleber, Aleuronat und Roborat 229
        f) Soson . . . . 225 | m) Thierisches und pflanzliches Fett . 230
    3. Pflanzliche Nahrungsmittel 233
        a) Getreidearten 233
            α) Brot und Backwaaren aus Weizenmehl 233
                1. aus feinem Weizenmehl 236, 2. aus mittelfeinem Weizenmehl 234,
                3. aus ganzem Weizenkorn (Grahambrot) 235.
            β) Brot aus Roggenmehl 237
                1. aus feinem Roggenmehl 237, 2. aus mittelfeinem Roggenmehl 238,
                3. aus ganzem Roggenkorn 238.
            γ) Reis und Mais 240. δ) Sonstige Getreidearten 240.
        b) Hülsenfrüchte 241. c) Kartoffeln 243. d) Gemüse 243. e) Kakao 244.
        f) Essbare Pilze 245.
    4. Gemischte Nahrung 246. 5. Einfluss der Arbeit auf die Ausnutzung 249.
    6. Einfluss des Fastens bezw. unzureichender Nahrung auf die Ausnutzung . 249
    7. Einfluss von Magenkrankheiten auf die Ausnutzung der Nahrung . . . 250
Mittlere Ausnutzungs-Koëfficienten der Nahrungsmittel 251
Uebergang der Nahrungsbestandtheile in das Blut 252
Der Kreislauf des Blutes 255
Das Blut und seine Bedeutung für die Lebensvorgänge 257
    1. Die rothen Blutkörperchen 258
        a) Der Blutfarbstoff 259. b) Das Stroma 260.
    2. Das Blutplasma 260. 3. Das Blutserum 261, Die Gase des Blutes 261.
Zersetzungsvorgänge in den Geweben 263
Ausscheidung der Stoffwechselerzeugnisse 267
    1. Ausscheidung der gasförmigen Stoffwechselerzeugnisse durch die Lungen.
        Das Athmen 267

Inhalts-Uebersicht.

2. Ausscheidung der festen Stoffwechselerzeugnisse durch den Harn 271
    a) Regelrechte (physiologische) Bestandtheile des Harns 273
        α) Harnstoff, β) Harnsäure, γ) Kreatinin, δ) Xanthinstoffe, ε) Allantoin, ζ) Hippursäure, η) Aetherschwefelsäuren 273. ϑ) Aromatische Oxysäuren, ι) Harnfarbstoffe, κ) Enzyme, λ) Organische Säuren, μ) Kohlenhydrate 274. ν) Unorganische Bestandtheile 275.
    b) Pathologische Harnbestandtheile 275
        α) Proteïnstoffe, β) Blut und Blutfarbstoff, γ) Gallenbestandtheile, δ) Zucker 275
3. Gaswechsel und Verdunstung durch die Haut (Perspiration) 276

Grösse des Stoffwechsels 278
Entstehung und Erhaltung der thierischen Wärme 280
1. Die durchschnittliche Wärmeabgabe vom Körper 280
    a) Erwärmung der Athemluft 280. b) Erwärmung der Nahrung 280. c) Wasserverdunstung von der Haut 281. d) Desgl. durch die Lungen 281. e) Wärmestrahlung der Haut 281.
2. Erhaltung der thierischen Wärme durch die Nahrung 281
3. Wärmewerth der einzelnen Nährstoffe 282
    a) Proteïnstoffe 282. b) Den Proteïnstoffen nahestehende Stickstoffverbindungen, c) Abkömmlinge der Proteïnstoffe 283. d) Fette, Fettsäuren u. Ester 283. e) Kohlenhydrate 284. f) Organische Säuren 284.

Quelle der Muskelkraft. (Geschichte der Ernährungslehre) 286
Bildung des Fettes im Thierkörper 300
Ursache des Stoffwechsels 305
Besondere Einflüsse auf den Stoffwechsel 310
1. Stoffwechsel im Hungerzustande 310
2. Stoffwechsel bei reiner Proteïn- oder Fleischnahrung 315
3. Einfluss der Albumosen und Peptone auf den Stoffwechsel 319
4. Einfluss des Leimes und der Amidoverbindungen auf den Stoffwechsel .. 323
5. Stoffwechsel bei ausschliesslicher Gabe von Fett oder Kohlenhydraten .. 328
6. Stoffwechsel bei gemischter Nahrung 332
7. Stoffwechsel bei Ueberernährung (Mastkuren) 334
8. Stoffwechsel bei Unterernährung (Entfettungskuren) 335
    a) Die Banting-Kur 335. b) Die Ebstein-Kur 336. c) Die Oertel-Kur 337.
9. Einfluss des Wassers auf den Stoffwechsel 337
10. Einfluss des Aethylalkohols und Glycerins auf den Stoffwechsel ... 339
    a) Umsetzung des Aethylalkohols im Körper 339. b) Einfluss auf die Verdauung 340. c) Einfluss auf die Athmung 341. d) Einfluss auf den Proteïnumsatz 342.
11. Einfluss der alkaloïdhaltigen Genussmittel (Kaffee, Thee etc.) auf den Stoffwechsel 346
12. Bedeutung der Mineralstoffe für den Stoffwechsel 349
    a) Bedeutung des Kalkphosphats 350. b) Bedeutung des Eisens 352. c) Bedeutung des Kochsalzes 353.
13. Einfluss der Nahrungsmenge sowie der ein- und mehrmaligen Nahrungsaufnahme auf den Stoff- und Kraftwechsel 355
14. Einfluss des Alters und der Körpergrösse auf den Stoffwechsel 358
15. Einfluss der Arbeit auf den Stoffwechsel 359
16. Einfluss des Klimas auf den Stoffwechsel 363

Die Ernährung des Menschen 365
Allgemeines 365
    a) Ob gemischte oder nur pflanzliche Nahrung? 366
    b) Ob der Nahrungsbedarf nach einzelnen Nährstoffen oder bloss in Wärme- (Kalorien-) Werthen angegeben werden soll? 371

Inhalts-Uebersicht.

		Seite
1.	Ernährung der Kinder (Säuglinge) im ersten Lebensalter	374
	a) Ersatz der Muttermilch durch Kuhmilch unter Zusatz von Zucker und Wasser	375

b) desgl. durch Anwendung von Rahm 378. c) desgl. durch sonstige Zusätze 379. d) desgl. durch Vorverdauung 380. e) Verwendung von Stuten- und Eselinnen-Milch 381. f) Verwendung von Kindermehlen 381.

2. Ernährung der Kinder von der Mitte des zweiten Jahres bis zum Ende der Entwicklung 383
3. Ernährung der Erwachsenen 386
    a) Ernährung der Soldaten 395. b) Ernährung der Arbeiter 399.
4. Ernährung im Alter 405. 5. Ernährung der Gefangenen 406. 6. Ernährung der Kranken 408. 7. Vertheilung der Nahrung auf die einzelnen Mahlzeiten und Temperatur der Speisen 411. 8. Nahrung in der Volksküche 413.

Dritter Theil.
Thierische Nahrungs- und Genussmittel.

Fleisch (Muskelfleisch) 415
    Allgemeines 415
    Anatomische Struktur 416
    Chemische Bestandtheile des Fleisches 419
        1. Das Wasser 419
        2. Die stickstoffhaltigen Stoffe des Fleisches 420
            a) Bindegewebe. b) Muskelstroma. c) Myosin. d) Albumin. e) Fleischbasen 421—423
        3. Das Fett des Fleisches 423
        4. Sonstige stickstofffreie Stoffe des Fleisches 423
        5. Die mineralischen Bestandtheile des Fleisches 424
    Fehlerhafte Beschaffenheit des Fleisches 426
        1. Physiologische Abweichungen 426
        2. Pathologische Abweichungen 427
            a) Fleisch von vergifteten Thieren 427
            b) Mit thierischen Parasiten behaftetes Fleisch 428
                α) Die Rinderfinne 428. β) Die Schweinefinne 429. γ) Die Trichine 430.
                δ) Die Echinokokken 432. ε) Sonstige Kleinwesen 433.
            c) Infektionskrankheiten 433
                α) Auf den Menschen nicht übertragbare Krankheiten 433
                β) Auf den Menschen übertragbare Krankheiten 434
                  1. Tuberkulose 434. 2. Aktinomykose 434. 3. Wuth, Milzbrand, Rotz 434. 4. Maul- und Klauenseuche 434. 5. Kuh- und Schafpocken 434.
                γ) Wundinfektionskrankheiten 435
                  1. Bakterien des malignen Oedems 435. 2. Eiterungsbakterien 435. 3. Septikämische Wunderkrankungen 435.
            d) Postmortale Veränderungen 436
                α) Ansiedelung von Insektenlarven, Schimmelpilzen und Leuchtbakterien 437
                β) Stinkende, sauere Gährung 437. γ) Fleisch-Fäulniss 437. δ) Wurstgift 439
                ε) Hackfleischgift 439. ζ) Fischgift 440.
    Fehlerhafte Behandlung des Fleisches 441
        1. Die Art des Schlachtens und das Aufblasen des Fleisches . . 441
        2. Die Frischhaltung und Färbung des Fleisches bezw. der Fleischwaaren . 442
            a) Art der Frischhaltungs- und Färbemittel 442
            b) Zulässigkeit der künstlichen Frischhaltungs- und Färbemittel **448**

α) Borverbindungen 449
   1. Art und Menge der Anwendung 449. 2. Täuschende Wirkung der Borverbindungen 450. 3. Gesundheitsschädliche Wirkungen der Borverbindungen 451.
β) Schweflige Säure und deren Salze 454
   1. Art und Menge der Anwendung 454. 2. Die täuschende Wirkung der schwefligsauren Salze 455. 3. Gesundheitsschädliche Wirkungen derselben 456
γ) Fluorwasserstoffsäure und deren Salze 458
δ) Alkalien und Erdalkalien, sowie kohlensaure und chlorsaure Salze . 459
ε) Formaldehyd (oder Formalin) und Ameisensäure 459. ζ) Salicylsäure und Benzoësäure 460. η) Wasserstoffsuperoxyd 460. ϑ) Anilinfarbstoffe 461.

Verfälschungen des Fleisches 463
Die verschiedenen Fleischsorten 463
   1. Rindfleisch . . . . 463 | 5. Schweinefleisch 472
   2. Kalbfleisch . . . . 467 | 6. Pferdefleisch 475
   3. Ziegenfleisch . . . . . . 469 | 7. Fleisch von Wild und Geflügel . 476
   4. Schaf-(Hammel-)fleisch . 470 | 8. Fleisch von Fischen 479
   Fischdauerwaaren 483
   Fehlerhafte Beschaffenheit des Fischfleisches 486
      a) Eine nicht naturgemässe Ernährung 487. b) Thierische Parasiten 487. c) Giftstoffe 487.
   Krankheiten der Fische 488
      α) Bakterienkrankheiten. β) Protozoënkrankheiten. γ) Krankheiten durch Verunreinigungen der Gewässer 488—490.
   Fehlerhafte Behandlung des Fischfleisches 490
   Verfälschungen der Fische 490
   9. Fleisch von wirbellosen Thieren 491
      a) Auster 491. b) Miesmuschel 492. c) Schnirkelschnecke 492. d) Krustenthiere (Hummer, Graneelenkrebs, Flusskrebs, Krabbe, Wasserfrosch) 492.
   Verfälschungen, fehlerhafte Beschaffenheit und Verunreinigungen des Fleisches von wirbellosen Thieren 493
Schlachtabgänge (Abfälle) 494
   1. Blut 496. 2. Zunge 497. 3. Lunge 498. 4. Herz 498. 5. Niere 499. 6. Milz 500. 7. Leber 500. 8. Gesammte innere Theile 501. 9. Knochen und Knorpel 502.
Fettzellgewebe und thierisches Fett 504
   1. Talg 507
   2. Schweineschmalz 508
      a) Neutral-Lard. b) Leef-Lard. c) Choice Kettle-rendered-Lard. d) Prince steam-Lard. e) Butcher's-Lard. f) Off grade-Lard 509
   3. Kunst-Speisefett 510
   4. Fett der Fische, Leberthran 510
Fleischdauerwaaren 512
   1. Entziehung von Wasser bezw. Trocknen des Fleisches 513
   2. Anwendung von Kälte 515
   3. Abhaltung von Luft 515
      a) Durch einen luftdichten Ueberzug 515
      b) Durch Einschliessen in luftdichte Gefässe (Büchsenfleisch) 515
   4. Anwendung von fäulnisswidrigen Mitteln 518
      a) Das Einsalzen oder Einpökeln (Pökelfleisch) 518
      b) Das Räuchern (Rauchfleisch) 520

Inhalts-Uebersicht.

	Seite
Pasteten	522
Würste	523
Verunreinigungen und Verfälschungen der Würste	526
1. Verwendung von schlechtem und verdorbenem Fleisch	526
2. Wasser- u. Mehlzusatz 526. 3. Anwendung v. Frischhaltungs- u. Färbemitteln 527.	
4. Das Selbstleuchten der Würste 529. 5. Das Wurstgift 529.	
Proteïn- und Proteosen-Nährmittel	530
A. Proteïn-Nährmittel mit unlöslichen oder genuinen Proteïnstoffen	530
1. Tropon. 2. Soson. 3. Plasmon. 4. Kalk-Kaseïn. 5. Protoplasmin. 6. Hämose.	
7. Hämatin-Albumin. 8. Roborin. 9. Hämogallol. 10. Hämol. 11. Hämoglobin.	
12. Pflanzliche Proteïn-Nährmittel	530—535
B. Proteïn-Nährmittel mit löslichen Proteïnstoffen	536
a) Durch chemische Hilfsmittel löslich gemachte Proteïn-Nährmittel	536
1. Nutrose. 2. Sanatogen. 3. Eukasin. 4. Galaktogen. 5. Eulaktol. 6. Milcheiweiss „Nikol". 7. Sanitätseiweiss „Nikol". 8. Fersan. 9. Sicco. 10. Ferratin.	
11. Hämoglobin-Albuminat. 12. Hämalbumin. 13. Mutase	536—540
b) Durch überhitzten Wasserdampf mit und ohne Zusatz von chemischen Lösungsmitteln löslich gemachte Proteïn-Nährmittel	541
1. Leube-Rosenthal'sche Fleischlösung. 2. Fleischsaft „Puro". 3. Toril. 4. Sterilisirter Fleischsaft von Dr. Brunengräber. 5. Johnstone's Fluid beef. 6. Valentine's Meat juice. 7. Savory & Moore's Fluid beef. 8. Brand & Co.'s Fluid beef. 9. Kemmerich's Fleischpepton. 10. Koch's Fleischpepton. 11. Bolero's Fleischpepton. 12. Somatose. 13. Mietose. 14. Bios. 15. Sanose. 16. Alkarnose	541—545
C. Durch proteolytische Enzyme löslich gemachte Proteïn-Nährmittel	545
a) Pepsin-Peptone 545. b) Pankreaspeptone 547. c) Pflanzenpepsin-Peptone 548. (Nährstoff Heyden 551.)	
Fleischextrakt[1]	552
Verfälschungen des Fleischextrakts	560
Suppenwürzen und käufliche Saucen	560
a) Speisewürzen[1]	560
1. Maggi's Würze. 2. Kietz's Kraftwürze. 3. Herz's Nervin. 4. Bouillon-Extrakt „Gusto". 6. Bovos. 7. Vir. 8. Suppenwürze von Gebr. Ibbertz, Bendix u. Lutz in Köln. 9. Sitogen. 10. Ovos	561
b) Käufliche Saucen (Soja, Miso etc.)	562
Gemischte Suppen- und Gemüse-Dauerwaaren	566
1. Gemische von Fleisch mit Mehl, Gemüsen und Fett	566
2. Gemische von Fleischextrakt mit Mehl, Fett und Gewürzen	568
3. Gemische von Mehl mit Fett allein und Gewürzen	569
Eier	571
1. Fischeier oder Rogen (Kaviar) 571. 2. Vogeleier 573.	
Verderben und Aufbewahren der Vogeleier	578
Milch	579
Wesen und Entstehung der Milch	580
Bestandtheile der Milch	582
1. Wasser (bezw. Trockensubstanz)	583
2. Proteïnstoffe	583
a) Kaseïn. b) Laktoglobulin u. Opalisin. c) Albumin, Laktalbumin d) Laktoproteïn. e) Nukleon oder Phosphorfleischsäure. f) Sonstige Stickstoffverbindungen	583—588
3. Fett 588. 4. Kohlenhydrate 592. 5. Mineralstoffe 593. 6. Gase 595.	

---

[1] Vergl. auch Uebersichtstabelle am Schluss S. 1475 u. 1476.

Inhalts-Uebersicht.

Seite

Die einzelnen Milcharten 596
Frauenmilch 596
   Einflüsse auf deren Zusammensetzung 598
      1. Die Zeit nach der Geburt 598. 2. Die Brustdrüse 599. 3. Erste und letzte Milch aus der Drüse 600. 4. Die Haarfarbe und das Alter 600. 5. Die Ernährung 600. 6. Sonstige Einflüsse 601.
Kuhmilch 601
   Einflüsse auf deren Zusammensetzung 602
      1. Dauer des Milchendseins . . 603   9. Temperatur, Witterung und Pflege 619
      2. Rasse und Individualität . . 605 10. Bewegung und Arbeit 619
      3. Zeitliche Schwankungen . . 608 11. Sexuelle Erregung und Kastration . 620
      4. Einfluss der Melkezeit . . 609 12. Gefrieren 620
      5. Gebrochenes Melken . . . . 611 13. Kochen, Filtriren und Versenden . 621
      6. Die einzelnen Striche oder Zitzen 611 14. Uebergang von Arzneimitteln und
      7. Die Menge des Futters . . 612   Giften in die Milch 622
      8. Die Art des Futters . . . 615
     15. Milch kranker Kühe und Milch als Trägerin von Krankheitserregern . . . 623
        a) Tuberkulose 624. b) Maul- und Klauenseuche 627. c) Rinderpest 627. d) Scharlach 627. e) Milzbrand 627. f) Tollwuth 628. g) Lungenseuche 628. h) Euterentzündungen 628.
        i) Verschleppung der Erreger menschlicher Seuchen durch die Milch . . 628
          α) Typhus 628. β) Cholera 629. γ) Diphtherie 630.
     16. Milchfehler 630
        a) Das Schleimig- oder Fadenziehendwerden 630.
        b) Seifige Milch 632. c) Käsigwerden der Milch 632.
        d) Aussergewöhnliche Färbungen der Milch 632.
          α) Rothfärbung 632. β) Gelbfärbung 633. γ) Blaufärbung 633.
        e) Bittere Milch 633. f) Milch mit unangenehmen Gerüchen 633.
        g) Sandige Milch 634. h) Wässerige Milch 634. i) Giftige Milch 634.
     17. Gehalt der Milch an gewöhnlichen Bakterien (bezw. Schmutz) 634
        a) Milchsäure-Bakterien 636. b) Peptonisirende Bakterien 638.
   Die Haltbarmachung der Milch und die Beseitigung der Krankheitserreger aus derselben 639
      a) Haltbarmachung durch Entfernung des Schmutzes 639
      b) Haltbarmachung durch Abkühlen 640
      c) Haltbarmachung und Abtödtung der Krankheitskeime durch Pasteurisiren bezw. Sterilisiren 640
      d) Frischhaltung durch Frischhaltungsmittel 648
   Beseitigung von Milchfehlern 649
   Verfälschungen der Kuhmilch 650
   Grundsätze für die Regelung des Verkehrs mit Kuhmilch 651
Ziegenmilch 655
   Einflüsse auf deren Zusammensetzung 656
      1. Dauer des Milchendseins . . 656 5. Gebrochenes Melken 658
      2. Rasse und Individualität . . 656 6. Arbeit 658
      3. Fütterung . . . . 657 7. Beziehungen zwischen den einzelnen
      4. Melkzeit 657   Bestandtheilen der Ziegenmilch . . 658
   Verfälschungen der Ziegenmilch 659
Schafmilch 659
Milch von sonstigen Wiederkäuern (Büffel-, Zebu-, Kameel-, Lama-, Rennthiermilch) 661

Seite

Milch von Einhufern (Pferde-, Esel-, Maulthiermilch) 662
Milch von sonstigen Thieren (Kaninchen, Elefant, Katze, Hund, Schwein, Meerschwein, Grindwal, Nilpferd) 663
Milch-(bezw. Molkerei-)Erzeugnisse 665
  Präservirte und kondensirte Milch 665
  Magermilch (abgerahmte Milch) 668
    A. Aufrahmverfahren bei freiwilligem Auftrieb 670
      a) Ohne dauernde künstliche Abkühlung 670
        1. Das alte oder holsteinische bezw. holländische Verfahren 670
        2. Das Devonshire-Verfahren 670
      b) Mit andauernder künstlicher Kühlung 670
        1. Das Swartz'sche Verfahren 670
        2. Das Cooley'sche Verfahren 671
        3. Das Becker'sche Verfahren 671
    B. Aufrahmverfahren bei unfreiwilligem Auftrieb durch Centrifugalkraft . . 671
      a) Centrifuge für den Kraftbetrieb 672. b) Desgl. für den Handbetrieb . 672
Rahm 675
Kuhbutter 677
  1. Verbuttern von süssem Rahm 678.
  2. Desgl. von saurem Rahm. Die Rahmsäuerung durch Reinkulturen 678.
  3. Das Milchbuttern 682. 4. Die Ausbeute an Butter 682.
  5. Die chemische Zusammensetzung 684.
  6. Verunreinigungen und Fehler der Butter 686.
    a) Keimgehalt der Butter 686. b) Die Butter als Trägerin von Krankheiten 687. c) Butterfehler 688.
  7. Verfälschungen der Butter 690.
Butter-Ersatzstoffe 691
  1. Margarine 691. Verfälschungen und Verunreinigungen derselben 693.
  2. Sana 694. 3. Palmin, Kokosnussbutter oder Kokosbutter 695.
Buttermilch 697
Käse 698
  1. **Milchkäse** 698
    a) Chemische Umsetzungen beim Reifen 700
      α) Gewichtsverlust 700. β) Stickstoff-Substanz 701. γ) Fett 705.
      1. Veränderungen der Menge nach 705. 2. Desgl. der Beschaffenheit nach 707
      δ) Milchzucker 711. ε) Mineralstoffe 711.
    b) Biologische Vorgänge bei der Käsereifung 711
      α) Die als Reifung bezeichneten Veränderungen des frischen Käses . . 711
      β) Verschiedenheit der in verschiedenen Käsesorten vorkommenden Arten von Kleinwesen 712
        1. Die Milchsäure-Gährung 713. 2. Die Zersetzung des Kaseïns 714.
    c) Käsefehler und Käseverunreinigungen 723
      α) Die Blähung . . . . 723 | δ) Krankheitskeime 725
      β) Abweichende Färbungen 724 | ε) Käsegift 726
      γ) Bitterer Käse . . . . 725 | ζ) Käsefliege und Käsemilbe 727
    d) Verfälschungen des Käses 727
    Die einzelnen Käsesorten 728
      α) Rahmkäse . . . . . 728 | δ) Magerkäse 732
      β) Fettkäse . . . . . 729 | ε) Ziger, Sauermilchkäse, Molkenkäse etc. 733
      γ) Halbfette Käse . . . 731 | ζ) Schaf- und Ziegenmilchkäse etc. . . 735
  2. **Margarine-(Kunstfett-)Käse** 736
Molken . . . . 738 | **Skyr** 748
Kumys . . . . 740 | **Vegetabile Milch, Kalf room, Mielline** 748
Kefir . . . . 744 | **Kindermehle** 749

Vierter Theil.
Die pflanzlichen Nahrungs- und Genussmittel.

Seite

Pflanzliche Nahrungsmittel 755
Getreidearten (Cerealien) 755
   1. Weizen 756. a) Nacktweizen 756. b) Spelzweizen 763.
   2. Roggen . . 764 | 5. Mais . . . . . . 773 | 8. Rispen- u. Kolbenhirse 780
   3. Gerste . . . 767 | 6. Reis . . . . . . 776 | 9. Buchweizen . . . 781
   4. Hafer . . . 771 | 7. Sorgho- od. Mohrenhirse 779
Hülsenfrüchte (Leguminosen) 783
   1. Bohnen . . 783 | 3. Linsen . . . . . 787 | 5. Lupinen 791
   2. Erbsen . . 786 | 4. Sojabohnen . . . 788
Ölgebende Samen und die Pflanzenöle 793
   a) Die ölgebenden Samen 793
      1. Leinsamen . 793 | 8. Sesamsamen . . . 795 | 17. Wallnuss 797
      2. Kohlsaat . . 793 | 9. Nigersamen . . . 795 | 18. Mandeln 798
      3. Leindotter- | 10. Baumwollesamen . 795 | 19. Paranuss 798
         samen . . . 794 | 11. Erdnuss . . . . 795 | 20. Kandlenuss . . . 798
      4. Mohnsamen . 794 | 12. Kokosnuss . . . 796 | 21. Cedernuss . . . 799
      5. Sonnenblumen- | 13. Palmfrucht . . . 796 | 22. Ricinussamen . . 799
         samen . . 794 | 14. Olivenfrucht . . . 796 | 23. Purgirstrauchsamen 799
      6. Hanfsamen . 794 | 15. Bucheckern . . . 797 | 24. Purgirkörner . . 799
      7. Saat- od. Oel- | 16. Haselnuss oder Lam- | 25. Sonstige ölgebende
         madie . . . 794 | bertsnuss . . . . 797 | Samen 799
      Zusammensetzung der Oelsamen 801
   b) Verarbeitung der Oelsamen 802
   c) Die einzelnen Pflanzenöle und besondere Bestandtheile der Oelsamen 802
      1. Leinöl . . . 803 | 10. Baumwollesaat- oder | 18. Mandelöl . . . 810
      2. Kohlsaatöl . 803 | Kottonöl . . . . 806 | 19. Paranussöl . . . 810
      3. Leindotteröl . 804 | 11. Erdnuss- oder Ara- | 20. Kandlenussöl . . 810
      4. Mohnöl . . 804 | chisöl . . . . . 807 | 21. Cedernussöl . . . 811
      5. Sonnenblumen- | 12. Kokosnussöl . . . 807 | 22. Ricinusöl 811
         samenöl . . 804 | 13. Palmöl . . . . . 808 | 23. Kurkasöl 811
      6. Hanföl . . . 805 | 14. Olivenöl . . . . 808 | 24. Krotonöl 812
      7. Madiaöl . . 805 | 15. Bucheckernöl . . 809 | 25. Sonstige Pflanzen-
      8. Sesamöl . . 805 | 16. Haselnussöl . . . 809 | öle 812
      9. Nigeröl . . 805 | 17. Wallnussöl . . . 809
   Zusammensetzung der Asche der Oelsamen 812
Sonstige seltene Samen, Früchte und Pflanzentheile 813
   1. Samen der Quinoa | 4. Eicheln . . . . . 813 | 9. Hagebutten oder
      oder Reismelde 813 | 5. Johannisbrot . . . 813 | Rosenäpfel . . . 814
   2. Kastanien oder | 6. Zuckerschotenbaum . 814 | 10. Wassernuss . . . 814
      Maronen . . 813 | 7. Banane . . . . . 814 | 11. Erderbse 814
   3. Rosskastanien 813 | 8. Dschugara . . . 814
Unkrautsamen (Taumellolch, Quecke, Spergel, Kornrade, Wegerich, weisser Gänsefuss, Feld-Pfennigkraut, Hederich, Knöterich) 817
Mehle 819
   a) Anatomischer Bau des Getreidekornes 819. b) Mahlverfahren 822. c) Entschälungsverfahren 824. d) Die verschiedenen Mahlerzeugnisse 827.

Inhalts-Uebersicht.

Die verschiedenen Mehle.

		Seite
1. Weizenmehl	828	
2. Roggenmehl	830	
3. Gerstenmehl	832	
4. Hafermehl	833	
5. Maismehl	834	
6. Reismehl bezw. Kochreis	836	
7. Sonstige Getreidemehle		838
8. Buchweizenmehl		838
9. Hülsenfrucht- (Leguminosen-) Mehle		839
10. Sonstige Mehle (Haselnuss-, Kastanien-, Eichel-, Bananen-, Staubmehl)		841

11. Besonders zubereitete Mehle und Suppenmehle 842
    a) Backmehl 843
    b) Pudding-Pulver u. Crême-Pulver 843
    c) Nudeln, Makkaroni . . 843
    d) Polenta 844
    e) Suppenmehle 844
    f) Dextrinmehl 845
    g) Mehlextrakte 846

Stärkemehle 848

1. Kartoffelstärke 848
2. Weizenstärke 849
3. Maisstärke 849
4. Reisstärke 850
5. Arrowroot 851
6. Palmenstärke, Sago . . 853

Brot und Backwaaren 856

1. Die Lockerungsmittel des Brotes 857
    a) Hefe.   b) Sauerteig.   c) Kohlensäure aus mineralischen Salzen   857—861
2. Backen des Mehles bezw. des Teiges 861
3. Verschiedene Brotzubereitung 862
4. Menge des gewonnenen Brotes 863
5. Verhältniss zwischen Krume und Kruste 863
6. Veränderungen der Mehlbestandtheile beim Brotbacken 864
7. Substanzverlust beim Brotbacken 865
8. Veränderungen des Brotes beim Aufbewahren 865
9. Fehlerhafte Beschaffenheit, Krankheiten und Verderben des Brotes . . . 867
    a) Verwendung fehlerhaften Mehles 867. b) Unrichtige Art der Einteigung 868.
    c) Einwirkung von Schimmelpilzen und Bakterien 868
        α) Verschimmelung des Brotes 868.   β) Rothgeflecktes Brot 869.
        γ) Fadenziehendes Brot 869.
10. Verunreinigungen und Verfälschungen von Mehl und Brot 871
    a) Durch Unkrautsamen 871
    b) Durch fremde Zusätze 874
        α) Von geringwerthigen Mehlen 874. β) Alaun, Kupfer- und Zinksulfat 874.
        γ) Gehalt an Blei 877. δ) Zusatz von Mineralstoffen 877. ε) Brotöl 877.
        ζ) Seife 877. η) Sand 877.
11. Zusammensetzung und Verhalten der einzelnen Brotsorten 877
    a) Chemische Zusammensetzung der Brotsorten 877
        α) Weizen- und Roggenbrot 878
        β) Hafer- und Gersten-Brot und -Zwieback . . . 880
        γ) Maisbrot 880
        δ) Dari-, Erdnuss- und Haselnussbrot . 881
        ε) Brote mit besonderen Zusätzen . . . 881
        ζ) Hungersnothbrote 883
    b) Physikalische Eigenschaften des Brotes (Specifisches Gewicht, Poren-Volumen, Trocken-Volumen, Poren-Grösse) 884

Konditorwaaren (Zuckerwaaren, Kanditen) 885

Herstellung und Zusammensetzung der verschiedenen Sorten . . . . . . 885—890
Verunreinigungen und Verfälschungen 890

Wurzelgewächse 891

1. Kartoffel	892	6. Zucker-, Eierkartoffeln	904	Mangold oder Dickwurz	905
2. Topinambur	900	7. Cichorie	904	b) Zuckerrübe	907
3. Batate	901	8. Runkelrübe	905	9. Möhren	912
4. Japan-Knollen	902	a) Futterrunkel oder		10. Kohlrübe	913
5. Kerbelrübe	903				

Inhalts-Uebersicht. XIX

Seite

Gemüse 914
  1. Wurzelgewächse, Knollen und   4. Spargel 923
     knollige Wurzelstöcke . . 916   5. Artischocke 924
  2. Zwiebeln 918   6. Rhabarber 925
  3. Früchte, Samen und Samen-   7. Kohlarten (Spinat, Rübenstengel) . . 925
     schalen 920   8. Salatkräuter 927
Gemüse-Dauerwaaren 928
  1. Das Eintrocknen und Pressen 929. 2. Luftabschluss nach Appert's, Weck's und anderen Verfahren 930. 3. Einsäuern mit und ohne Salzzusatz 932. 4. Anwendung von frischhaltenden Mitteln 934.
    Verunreinigungen und Verfälschungen 935
Flechten und Algen 936
Pilze und Schwämme 938
  1. Blätterschwämme 939   5. Morcheln 942
  2. Löcherpilze 941   6. Staubschwämme 942
  3. Stachelpilze 942   7. Trüffeln 943
  4. Hirschschwämme 942
  Zusammensetzung der Pilze und Schwämme 944
Obst- und Beerenfrüchte 947
    a) Entstehung des Zuckers und Reifungsvorgänge 949
    b) Nachreifen der Obst- und Beerenfrüchte 952
  1. Frische Obst- und Beerenfrüchte 955
    Zusammensetzung 956. Verunreinigungen und Verfälschungen 960.
  2. Getrocknete Früchte 960
    Zusammensetzung 961. Verunreinigungen 961.
  3. Kandirte und eingelegte Früchte . . . . 962 u. 1503
  4. Marmeladen, Jams, Mus oder Pasten . . . . 962 u. 1503
    Zusammensetzung 963. Verunreinigungen und Verfälschungen 963.
  5. Fruchtsäfte, Fruchtkraute, Fruchtsyrupe, Fruchtgelees . . . . 964 u. 1504
    a) Natürliche Fruchtsäfte 965. b) Fruchtkraut 967. c) Fruchtsyrupe 970.
    d) Fruchtgelees 971.
    Verunreinigungen und Verfälschungen 972
    e) Limonaden, Limonade-Essenzen, Brause-Limonaden 974
Süssstoffe 975
  1. Rohrzucker und Rübenzucker 976
    a) Anbau und Zusammensetzung der Rohstoffe 977
    b) Verarbeitung der Zuckerrübe wie des Zuckerrohrs 979
      α) Gewinnung des Rohzuckers 979
        1. Gewinnung des Saftes (Diffusionsverfahren) 980
        2. Reinigung und Eindampfen des Saftes (Scheidung, Saturation, Entschlammung, Filtration, Einkochen des Dünnsaftes, Filtration des Dicksaftes, Verarbeitung der Füllmasse), Abfälle (Melasse) . . 981—983
      β) Reinigung des Rohzuckers bezw. Herstellung des Gebrauchszuckers . . 984
      γ) Zusammensetzung des Gebrauchszuckers aus Rüben 985
      δ) Mais-, Hirse-, Palmenzucker und Milchzucker (Laktose) . . 986
      ε) Verarbeitung der zuckerreichen Abfälle (Osmose-, Kalksaccharat-, Elutions-, Substitutions-, Ausscheidungs-, Strontian-Verfahren) . . 986—988
      ζ) Erzeugnisse aus dem Rohrzucker 988
    Verunreinigungen und Verfälschungen des Zuckers 988
  2. Stärkezucker (Glukose) und Stärkesyrup (Darstellung und Zusammensetzung) 989
    Verunreinigungen derselben 993
  3. Zucker-Couleur 993

II*

	Seite
4. Bienenhonig	994
Entstehung (Nektar, Pollen) und Zusammensetzung	994—998

a) Wassergehalt 998
b) Verhalten gegen polarisirtes Licht (Rohrzucker-, Koniferen-, Honigthau-Honig) 998—1000
c) Gehalt an Nichtzuckerstoffen 1000
d) Die Pollenkörner 1000
e) Eukalyptus-Honig . . . 1001
f) Tagma-Honig 1001
g) Giftiger Honig . . . 1001
h) Rosen-Honig 1002
i) Borax-Honig 1002

Verfälschungen des Honigs	1002
5. Sonstige natürliche Süssstoffe	1003
a) Dattelhonig 1003. b) Manna 1003. c) Milch des Kuhbaumes 1004.	
Künstliche Süssstoffe	1004
1. Saccharin (Fahlberg) Sykose oder Sukramin 1004. 2. Dulcin und Sukrol	1010
3. Glucin 1012.	
Gewürze	1012
A. Gewürze von Samen	1013
1. Senf 1013. 2. Muskatnuss 1016. 3. Macis oder Muskatblüthe 1018.	
B. Gewürze von Früchten	1022
a) Sammelfrüchte 1022. Sternanis 1022.	
b) Kapselfrüchte	1023
1. Vanille 1023. 2. Kardamomen 1027.	
c) Beerenfrüchte	1028

1. Pfeffer (schwarzer u. weisser) 1028
2. Langer Pfeffer 1035
3. Nelkenpfeffer 1036
4. Paprika 1037
5. Cayenne- oder Guineapfeffer . . . 1040
6. Mutternelken 1041

d) Spaltfrüchte	1041
1. Kümmel 1041. 2. Anis 1042. 3. Koriander 1044. 4. Fenchel 1045.	
C. Gewürze von Blüthen und Blüthentheilen	1046
1. Gewürznelken 1046. 2. Safran 1048. 3. Kapern (oder Kappern) 1052.	
4. Zimmtblüthe 1054.	
D. Gewürze von Blättern und Kräutern	1055
1. Dill. 2. Petersilie. 3. Beifuss. 4. Bohnen- oder Pfefferkraut. 5. Becherblume.	
6. Garten-Sauerampfer. 7. Lorbeerblätter. 8. Majoran	1055—1057
E. Gewürze von Rinden	1057
Zimmt	1057
F. Gewürze von Wurzeln	1060
1. Ingwer 1060. 2. Zittwer 1063. 3. Galgant 1063. 4. Süssholz 1064.	
Alkaloïdhaltige Genussmittel	1065
Kaffee	1067
a) Kaffeesorten und Verarbeitung derselben	1068
b) Rösten des Kaffees	1070
c) Glasiren des Kaffees	1073
d) Veränderungen des Kaffees beim Rösten und Zusammensetzung desselben	1073
1. Wasser 1074. 2. Stickstoff-Substanz 1075. 3. Fett 1076. 4. Gerbsäure 1077. 5. Zucker 1077. 6. Sonstige Kohlenhydrate 1077. 7. Rohfaser 1078. 8. Mineralstoffe 1078.	
e) Verluste beim Kaffeerösten	1078
f) Rösterzeugnisse (Kaffeearoma)	1080
g) Die in Wasser löslichen Bestandtheile	1882
h) Fabrikmässig hergestellte Kaffee-Extrakte	1083
i) Verfälschungen und Missbräuche im Kaffeehandel	1084
1. Bei rohem Kaffee 1084. 2. Bei geröstetem Kaffee 1085.	

Inhalts-Uebersicht.

	Seite
Kaffee-Ersatzmittel	1087
a) Kaffee-Ersatzmittel aus Wurzelgewächsen	1088

1. Cichorien-Kaffee 1088. 2. Rüben-Kaffee 1089. 3. Löwenzahn-Kaffee 1090.

b) Kaffee-Ersatzmittel aus zuckerreichen Rohstoffen 1090

    1. Gebrannter Zucker 1090. 2. Feigen-Kaffee 1090. 3. Karobe-Kaffee 1091. 4. Datteln-Kaffee 1091. 5. Kaffee aus sonstigen zuckerreichen Rohstoffen 1091.

c) Kaffee-Ersatzmittel aus stärkereichen Rohstoffen 1091

    1. Aus geröstetem rohen Getreide 1091. 2. Aus gemälztem Getreide, Malz-Kaffee 1092. 3. Aus Hülsenfrüchten 1093. 4. Aus sonstigen stärkereichen Samen (Eichel-, Mogdad- oder Neger-Kaffee) 1094.

d) Kaffee-Ersatzmittel aus fettreichen Rohstoffen 1094

    1. Erdmandel-Kaffee 1094. 2. Dattelkern-Kaffee 1095. 3. Wachspalmen-Kaffee 1095. 4. Spargelbeeren-Kaffee 1095.

e) Kaffee-Ersatzmittel aus sonstigen Rohstoffen 1095

f) Kaffee-Ersatzmittel aus Gemischen verschiedener Rohstoffe 1096

    Gehalt der Kaffee-Ersatzmittel an Mineralstoffen . . . . 1096 u. 1097

    Verunreinigungen und Verfälschungen der Kaffee-Ersatzmittel 1096

Thee 1097

    Allgemeines über die Gewinnung und Beschaffenheit der Theesorten 1098

    Sorten-Bezeichnung 1101

        Chinesischer Thee (schwarzer, grüner und gelber Thee) 1101

        Ceylon-Thee 1101. Java-Thee 1102. Ostindischer Thee 1102.

    Chemische Zusammensetzung des Thees 1102

        1. Stickstoff-Substanz 1103. 2. Fett 1105. 3. Stickstofffreie Extraktstoffe 1105. 4. Mineralstoffe 1105.

    Verunreinigungen und Verfälschungen des Thees 1105

Paraguay-Thee oder Maté 1108

Kakao und Chokolade 1110

    1. Kakaobohnen (Sorten, Verarbeitung und Zusammensetzung) 1110

    2. Kakaomasse, Puder-Kakao, entölter Kakao etc. 1115. 3. Chokolade 1118.

    Verfälschungen und Verunreinigungen des Kakaos 1118

Kolanuss 1120

Tabak 1121

    Allgemeines über Sorten und Anbau 1121

    1. Einfluss von Boden und Düngung auf die Zusammensetzung 1122

    2. Desgl. von Pflanzung und Pflege 1123

    3. Ernte der Tabakblätter 1124

    4. Trocknen und Fermentiren 1125

    5. Umsetzungen beim Trocknen und Fermentiren 1126

        a) Stickstoff-Substanz 1126. b) Fett und Harz 1128. c) Zucker und Stärke 1129. d) Organische Säuren 1129. e) Mineralstoffe 1130.

    6. Die einzelnen Tabaksorten und die chemische Zusammensetzung des Tabaks 1130

    7. Verarbeitung des fermentirten Tabaks 1132

        a) Rauchtabake 1132. b) Cigarren 1132. c) Kautabak und Schnupftabak 1133.

    8. Umstände, welche die Güte eines Tabaks bedingen, ... 1134

    9. Physiologische Wirkung und Bestandtheile des Tabakrauches 1138

    Verfälschungen und Verunreinigungen des Tabaks 1140

Koka 1141

Areka-Samen und Betelblätter 1142

	Seite
Alkoholische Getränke	1143
Bier	1143
Rohstoffe für die Bierbereitung	1145
1. Gerste	1145

a) Gehalt an Stärke und Proteïn 1145. b) Farbe, Geruch und Reinheit 1146. c) Korngrösse und Hektolitergewicht 1146. d) Beschaffenheit des Mehlkernes u. der Spelzen 1146. e) Keimfähigkeit u. Keimungsenergie 1147

      2. Hopfen 1147

a) Morphologische Bestandtheile 1148. b) Chemische Zusammensetzung 1149. c) Besondere Bestandtheile (Stickstoff-Verbindungen, Hopfen-Oel, -Harz, -Gerbsäure etc.) 1150—1154.
Aufbewahrung und Ersatzmittel des Hopfens 1154.

      3. Hefe (Alkoholische Gährung überhaupt) 1155

a) Stellung der Saccharomyceten im botanischen System	1155
b) Gestalt der Saccharomycetenzellen	1156
c) Bau und chemische Zusammensetzung der Hefenzelle	1157
d) Widerstandskraft der Hefe gegen verschiedene Einflüsse	1162
e) Kennzeichnung der Saccharomyceten	1163

α) Wachsthum der vegetativen Zellformen auf verschiedenen Nährböden 1163. β) Askosporen-Bildung 1164. γ) Die Enzyme der Hefenzelle 1166. δ) Die Nährstoffe der Hefen 1171. ε) Die Vergährbarkeit verschiedener Kohlenhydrate 1173. ζ) Der Vergährungsgrad durch verschiedene Hefen 1174.

f) Die alkoholische Gährung	1175

α) Erzeugnisse des Stoffwechsels und der Gährthätigkeit der Hefe 1176. β) Wirkung verschiedener physikalischen Einflüsse auf Gährung und Hefe 1177. γ) Einfluss der Ernährung auf Gährung und Hefe 1179. δ) Einfluss der Stoffwechsel-Erzeugnisse auf Gährung und Hefe 1181. ε) Einwirkung giftiger Stoffe auf Gährung und Hefe 1182. ζ) Einfluss des Wachsthumszustandes der Hefe auf die Gährung 1185. η) Wettstreit der Hefen und Mischgährungen 1186.

g) Theorie der Gährung	1186
h) Die Selbstgährung und Selbstverdauung der Hefe	1189
i) Die Variation der Saccharomyceten	1190
k) Der Kreislauf der Hefen in der Natur	1191
l) Die wichtigsten Hefenarten des Brauerei- und Brennereibetriebes und der Weinbereitung	1191
m) Die bei der Herstellung anderer alkoholischen Getränke thätigen Hefen	1192
n) Die Reinzucht der Hefe und die Anwendung der Reinhefe in der Praxis	1195
o) Die Milchsäuregährung in den Gährungsgewerben	1197
p) Die Buttersäuregährung	1198
4. Wasser	1198
Brauerei-Vorgang	1201
1. Malzbereitung	1201

a) Einweichen der Gerste 1201. b) Keimen der Gerste 1204. c) Darren des Malzes 1206.

      2. Das Brauen 1211

Gewinnung der Würze 1211. Chemische Vorgänge beim Maischen 1212. Kochen der Würze 1216. Kühlen der Würze 1217. Zusammensetzung der Würze 1218.

      3. Die Gährung 1219. a) Untergährung 1220. b) Obergährung 1222.

Inhalts-Uebersicht.

	Seite
Die einzelnen Biersorten	1223—1225
Chemische Zusammensetzung des Bieres	1226—1229

Veränderungen des Bieres beim Aufbewahren 1229. Eigenschaften eines guten Bieres 1229. Bierfehler und Bierkrankheiten 1231. Klärung und Haltbarmachung des Bieres 1235. Verwendung von Ersatzstoffen für Malz und Hopfen 1236.

Wein ... 1239
  1. Der Weinstock und die Weintraube ... 1240
    a) Einfluss der Sorte 1240. b) Einfluss des Klimas und der Lage 1241. c) Einfluss von Boden, Bodenbearbeitung und Düngung 1242. d) Ertrag und Zusammensetzung 1244. e) Weinlese 1246.
    Krankheiten des Weinstockes ... 1247
  2. Bereitung des Mostes ... 1249
  3. Vergährung des Mostes ... 1254
    Weinhefe 1254. Handhabung der Gährung 1254. Abfälle bei der Weingährung 1257.
  4. Reifen des Weines ... 1259
  5. Kellermässige Behandlung des Weines ... 1264
    a) Das Schwefeln, Einbrennen 1264. b) Das Klären und Schönen 1266. c) Das Gypsen 1269. d) Das Filtriren 1271. e) Das Pasteurisiren 1272. f) Das Elektrisiren 1273. g) Behandlung mit Kohlensäure 1273.
  6. Chemische Bestandtheile des Weines ... 1273
  7. Eintheilung der Weine ... 1282
  Trockne oder gewöhnliche Tisch- oder Trinkweine ... 1283
    Verbessern, Vermehren und Verfälschen derselben ... 1289
  I. Erlaubte Weinbehandlung zur Verbesserung und Vermehrung ... 1290
  II. Unerlaubte bezw. verbotene Herstellungsverfahren für Traubenweine ... 1295
    Tresterwein 1295. Hefenwein 1296. Rosinenwein 1296. Zusatz von fremden Stoffen 1298.
  III. Verbotene Zusätze zu Wein, weinhaltigen und weinähnlichen Getränken ... 1298
    Krankheiten und Fehler des Weines ... 1300
  Dessertweine (Süd-, Süss- und Likörweine) ... 1303
    1. Deutsche Süssweine (Ausbruchweine) ... 1305
    2. Süssweine aus stocksüssen Cibeben (Essenzen, echte und imitirte Ausbruchweine) ... 1305
    3. Südliche Süssweine (griechische, italienische, spanische, portugiesische) 1307
    4. Sonstige Süssweine ... 1310
    Nachmachungen und Verfälschungen der Süssweine ... 1311
    1. Süssweine aus künstlichen Trockenbeeren 1311. 2. Desgl. aus eingekochtem Most 1313. 3. Darstellung von Kunstsüssweinen 1313.
  Gewürzte Weine ... 1315
  Schaumweine (Champagner) ... 1316
    Nachmachungen und Verfälschungen ... 1320
  Obst- und Beerenweine ... 1321
    1. Herstellung des Mostes ... 1321
    2. Gährung ... 1324
    3. Kellermässige Behandlung und Vorgänge beim Lagern und Reifen ... 1325
    4. Bestandtheile und chemische Zusammensetzung ... 1326
    5. Herstellung von Obst-Schaumwein ... 1327
    6. Sonstige Obstwein- bezw. Obstmost-Erzeugnisse ... 1329
    7. Beerenweine ... 1329
    Nachmachungen und Verfälschungen der Obst- und Beerenweine ... 1331

	Seite
Sonstige Weine	1331
Branntweine und Liköre	1333
1. Verzuckerung der Rohstoffe und Ueberführung des Zuckers in Alkohol	1333
2. Destillation der vergohrenen Maische	1334
3. Reinigung des Rohspiritus (Rektifikation)	1335
A. Gewöhnliche Trinkbranntweine (Korn- und sonstige Branntweine)	1337
Nachmachungen und Verfälschungen derselben	1341
B. Edelbranntweine	1341

1. Fruchtbranntweine	1341	2. Trester- und Hefenbranntwein	1346
a) Aepfel- u. Birnenbranntwein	1342	3. Kognak	1347
		Nachmachungen u. Verfälschungen	1350
b) Kirschbranntwein	1342	4. Rum	1352
		Nachmachungen u. Verfälschungen	1354
c) Zwetschenbranntwein, Slivowitz	1344	5. Arrak	1355
d) Sonstige Fruchtbranntweine	1345	Nachmachungen u. Verfälschungen	1357

	Seite
Liköre und Bittere	1358
Essig	1361
1. Gewinnung durch Oxydation des Aethylalkohols (Gährung)	1361
2. Desgl. durch Holzdestillation	1365
Verunreinigungen und Fälschungen	1366
Kochsalz	1368
Wasser	1373
Trinkwasser	1373
a) Verunreinigung durch häusliche Abgänge	1373
b) Verunreinigung durch industrielle Abgänge	1375
c) Verunreinigung durch Mikroorganismen	1376
d) Die einzelnen Quellen der Wasserversorgung	1377

1. Regen- oder Meteorwasser	1378	3. Grundwasser	1382
2. Bach-, Fluss- u. Seewasser (Thalsperrenwasser 1505)	1381	4. Quellwasser	1386

	Seite
e) Reinigung des Trinkwassers	1389
1. Reinigung in Absatzbehältern	1389
2. Reinigung durch Filtration	1390
α) Filtration im Grossen	1390
a) Natürliche Sandfiltration 1390. b) Künstliche Sandfiltration 1390. c) Schnellfiltration 1392.	
β) Filtration im Kleinen	1394
3. Enteisenung	1396
4. Sterilisation durch Kochen	1397
5. Sterilisation auf chemischem Wege	1398
6. Sterilisation durch Ozon	1400
f) Zusammensetzung von Leitungswässern einiger Städte	1403—1405
g) Verunreinigung des Leitungswassers aus Rohrleitungen	1403
Anforderungen an ein Trinkwasser und Anhaltspunkte zur Beurtheilung	1409
Eis	1414
Mineralwasser	1415
1. Natürliches Mineralwasser	1415
2. Veränderte natürliche Mineralwässer	1415

		Seite
3. Künstliche Mineralwässer		1420
4. Physiologische Wirkung der Mineralwässer		1421
5. Beurtheilung und Verunreinigung der Mineralwässer		1421

Luft 1424

1. Bestandtheile der Luft 1424

a) Sauerstoff	1425	e) Wasserstoffsuperoxyd	1429
b) Kohlensäure	1425	f) Salpetersäure	1429
c) Wasserdampf	1427	g) Ammoniak	1430
d) Ozon	1428	h) Staub	1430

2. Verunreinigung der Luft 1431

a) Durch Staub	1431	e) Durch künstliche Beleuchtung	1437
b) Durch Rauch u. industrielle Gase	1433	f) Durch Oefen und Heizanlagen	1439
		g) Durch Tapeten od. Papier od. Kleider	1439
c) Durch Abortgruben	1435	h) Durch Ausathmungsluft des Menschen	1440
d) Durch Bodenluft	1436		

Zubereitung der Nahrungsmittel und Zusammensetzung zubereiteter Speisen 1442

1. Kochen und Braten der thierischen Nahrungsmittel (des Fleisches) 1444
    a) Kochen derselben und Zusammensetzung der gekochten Speisen 1444
    b) Braten derselben und Zusammensetzung der gebratenen Speisen 1448
2. Kochen und Rösten der pflanzlichen Nahrungsmittel 1450

Zusammensetzung von Suppen 1453
Zusammensetzung von breiigen Speisen 1454
Zusammensetzung von gekochtem Gemüse und Obst 1455
Zusammensetzung von gebackenen und gerösteten pflanzlichen Speisen . . . 1456
Abgänge bei der Zubereitung der Speisen 1457

Uebersichtstabelle über Zusammensetzung, Ausnutzungsfähigkeit, Wärmewerth und Preiswerth der menschlichen Nahrungs- und Genussmittel . . . . . . 1459—1498

Berichtigungen und Ergänzungen . . . . 1499—1505

Alphabetisches Inhaltsverzeichniss . . . . 1506—1557

Kochsalz.

Das Kochsalz (Chlornatrium) gehört, wie ich bereits S. 208 auseinandergesetzt habe, zu den Genussmitteln. Seine wichtige Rolle besteht in einer Beförderung der Absonderung der Verdauungssäfte. Das Bedürfniss nach Kochsalz tritt vorzugsweise bei Verzehr von Pflanzenkost auf; alle Völker, welche neben thierischer auch pflanzliche Nahrung geniessen, bedienen sich auch des Kochsalzes in der Nahrung, während die nur thierische Kost verzehrenden Volksstämme Kochsalz als Zuthat zu ihren Speisen nicht kennen.

Der Grund hiervon liegt, wie S. 353 ausgeführt ist, nach den Untersuchungen von G. Bunge darin, dass die pflanzlichen Nahrungsmittel gegenüber den thierischen im Verhältniss zu den Natriumsalzen eine viel grössere Menge Kaliumsalze enthalten und letztere durch Umsetzung mit den Natriumsalzen der Körpersäfte eine erhöhte Ausfuhr von Natriumsalzen aus dem Körper bewirken, welche durch eine vermehrte Zufuhr von Chlornatrium wieder gedeckt werden muss.

Ausser als direktes Genussmittel dient das Kochsalz auch zur Frischhaltung von Nahrungsmitteln aller Art (vergl. S. 443 und 518).

Die Menge des täglich von einem erwachsenen Menschen bei gemischter Kost aufgenommenen Kochsalzes kann auf 12—20 g, im Mittel etwa auf 17 g oder für den Kopf und das Jahr auf 5—7 kg veranschlagt werden.

Im Deutschen Reich werden nach früheren Angaben etwa 250000—300600 t Kochsalz im Jahr als Genussmittel verwendet, erzeugt dagegen 550000 t; von dem für Genusszwecke überschüssig erzeugten Kochsalz gelangen 85000 t als Viehsalz, 2500 t als Dünger, 100000 t für die chemische Industrie (Soda-Fabrikation) zur Verwendung, 50000 t ungefähr werden ausgeführt.

Das Kochsalz ist in der Erdrinde sehr weit verbreitet. Mit Ausnahme der jüngsten Formationen (Alluvium und Diluvium) und der älteren und primitiven Gesteinen finden wir Kochsalz-Ablagerungen in allen dazwischenliegenden Formationen, so in der Molasse des Tertiärgebirges als der jüngsten Lagerstätte (Wieliczka), durch die Kreide (Cordova in Spanien), den Jura (in Algier), die Triasgruppe, besonders den Keuper und Muschelkalk (die meisten Steinsalzlager Deutschlands, in den österreichischen und bayerischen Alpen etc.) bis in den Zechstein (Stassfurt) und die Kohlenformation.

Aus diesen Kochsalzlagern wird dasselbe entweder direkt als Steinsalz gefördert oder man treibt einen Schacht (Bohrloch) in die salzhaltige Schicht und gewinnt durch Pumpwerke ein stark salzhaltiges Wasser, welches auf Kochsalz verarbeitet wird. Nur in seltenen Fällen findet man in der Weise, dass süsses Tagewasser nach dem Salzlager gelangt, dort Salz aufnimmt und nach irgend einer Seite unter dem Druck der abwärtsstrebenden Wassersäule wieder aufsteigt, eine zu Tage ausgehende Quelle oder Soole genannt, welche so reichhaltig ist, dass sie mit Vortheil auf Kochsalz verarbeitet werden kann.

Das Steinsalz ist fast ganz reines Natriumchlorid (NaCl). So enthält[1]) das weisse Steinsalz von Wieliczka nur Spuren von Magnesiumchlorid; weisses Steinsalz von Berchtesgaden Spuren von Calciumchlorid und 0,15 % Magnesiumchlorid; gelbes Steinsalz von Berchtesgaden 0,07 % Magnesiumchlorid; Steinsalz von Hall in Tyrol 0,25 % Calciumchlorid, 0,12 % Magnesiumchlorid und 0,20 % Calciumsulfat; Knistersalz von Hallstadt Spuren von Kaliumchlorid und 1,86 % Calciumsulfat; Steinsalz von Schwäbischhall 0,09 % Kaliumchlorid und 0,28 % Calciumchlorid.

Das Steinsalz wird aber wegen seiner Härte nicht als Speisesalz benutzt; es dient in der Industrie zur Soda-Fabrikation oder als sog. Leckstein für das Vieh.

Die Küchen- und Tafelsalze werden fast ausschliesslich aus dem Meer- und Soolwasser dargestellt.

Das Meerwasser sowohl, wie die Soolwässer enthalten neben dem Chlornatrium stets noch andere Salze und sind ausserdem zu geringhaltig, als dass sie direkt zur Darstellung des Kochsalzes verwendet werden könnten. Man sucht sie daher einerseits durch Verdampfung des Wassers zu koncentriren, andererseits von den begleitenden Salzen zu reinigen.

Dieses geschieht dadurch, dass man sie entweder, wie z. B. das Meerwasser, in besonderen flachen, gegen die Fluthen geschützten Behältern sammelt und dort von Mitte Mai bis Mitte Juli der freiwilligen Verdunstung anheim giebt, oder dadurch, dass man in den „Salinen" Soolwasser an Gradirwerken langsam heruntertröpfeln oder aus flachen Behältern langsam von einem Behälter in den anderen fliessen lässt.

Der Gehalt des Meer- und Soolwassers an Salzen ist nach einigen Analysen für 1 l folgender:

	Meerwasser g	Soolwasser g
Fester Rückstand	6,69 — 38,42	33,44 — 264,27
Darin: Chlornatrium	5,15 — 29,54	27,41 — 254,65
Chlorkalium	—	0 — 1,62
Chlorcalcium	—	0 — 1,72
Chlormagnesium	0,65 — 4,88	0 — 4,6
Bromnatrium	Spur — 0,56	0 — 0,003
Brommagnesium	0 — 0,03	0 — 0,035
Kaliumsulfat	0 — 1,81	0 — 1,48
Natriumsulfat	—	0 — 0,28
Calciumsulfat	0,28 — 5,59	2,66 — 5,68
Magnesiumsulfat	0,35 — 2,46	wenig — 2,45
Calciumkarbonat	0 — 0,37	„ — 0,49
Magnesiumkarbonat	Spur — 0,21	„ — 0,06
Ferrokarbonat	—	Spur — 0,03

nebst Spuren von Thonerde, Eisenoxyd, Kieselsäure, ferner auch Jodsalzen; manche Soolwässer enthalten nicht unerhebliche Mengen Chlorstrontium und Chlorlithium, wie aus unten folgenden Analysen der Mutterlaugen hervorgeht.

---
[1]) Jul. Post, Grundriss der chem. Technologie. Berlin 1879, 337.

Das Kochsalz macht in diesen Wässern 70—90 % aus; die es begleitenden Salze werden durch Eindunsten des Salzwassers ausgeschieden. Dabei scheidet sich ein Theil, vorwiegend die **schwefelsauren und kohlensauren Salze**, eher aus, als das löslichere Chlornatrium; ein anderer Theil bleibt beim weiteren Koncentriren in Lösung, während das Chlornatrium auskrystallisirt. **Diese in Lösung bleibenden Salze, wie Chlorcalcium, Chlormagnesium, Chlorstrontium, Chlorlithium, Chlor-, Brom- und Jodkalium**, die eben löslicher als Chlornatrium sind, bilden die Bestandtheile der **Mutterlauge**. Diese wird entweder für Badezwecke oder zur Gewinnung der selteneren Elemente (Brom, Jod, Lithium etc.) benutzt.

Das Koncentriren der salzhaltigen Flüssigkeit geschieht, wie schon gesagt, zuerst durch freiwilliges Verdunsten an der Luft, später in Abdampfgefässen über Feuer.

Beim Verdunsten des Wassers an der Luft in **Gradirwerken** bildet sich der **Dornstein** und beim weiteren Koncentriren der Soole in Abdampfgefässen scheidet sich zunächst der **Pfannenstein** ab. Beide, der Dorn- wie Pfannenstein, bestehen je nach dem ursprünglichen Gehalt des Wassers aus Calcium- und Magnesiumkarbonat oder vorwiegend aus Calciumsulfat neben Eisenoxyd, Thonerde etc. Der Pfannenstein schliesst auch schon eine grössere oder geringere Menge Chlornatrium ein.

Um zu zeigen, welche Salze in der Mutterlauge verbleiben, lasse ich hier ausführliche Analysen der Soole und Mutterlauge der Saline Werl, die im hiesigen Laboratorium von C. Krauch ausgeführt wurden, folgen:

1 Liter enthält	Rohsoole g	Mutterlauge, natürliche g	Mutterlauge, koncentrirte g
Bromkalium	0,0144	1,9115	3,3754
Jodkalium	0,0006	0,0053	0,0137
Chlorkalium	1,7791	54,5854	84,5523
Chlornatrium	68,5812	51,0635	46,2596
Chlorlithium	0,0716	4,7009	8,9833
Chlorcalcium	4,2532	245,8802	382,8287
Chlorstrontium	0,0744	2,7302	4,6457
Chlormagnesium	—	101,3113	157,9836
Magnesiumsulfat	1,4436	0,2760	0,9285
Calciumsulfat	0,3474	—	—
Calciumkarbonat	1,2669	—	—
Calciumnitrat	—	1,8966	3,2891
Kieselsäure	0,0230	0,0030	0,0600
Thon etc. (Schwefelstoffe)	0,0320	0,0300	0,4230
Im Ganzen	77,8874	464,3939	693,3429
Spec. Gewicht	1,0550	1,4280	1,8000

Diese Soole bezw. die Mutterlauge enthält daher nicht zu unterschätzende Mengen Chlorlithium, ferner auch Brom- und Jodkalium.

Andere Mutterlaugen, so die **Kreuznacher**, sind noch erheblich reicher an diesen Salzen.

Ohne weiter auf die Art der Fabrikation einzugehen, lasse ich hier einige **Analysen von Kochsalz** sowohl aus Salinen- und Meerwasser, wie auch als Steinsalz gewonnen, folgen:

Bestandtheile	Salzungen			1. Salinensalze, untersucht v. Verf.				2. Meerwassersalz, untersucht von Karsten, St. Ubes			3. Steinsalz aus Erfurt
	Gewöhnl. Salz	Tafelsalz	Feinstes Tafelsalz	Salzderhelden	Bodenberg	Sooden	Arten	1	2	3	
				Gewöhnliche Küchensalze							
	%	%	%	%	%	%	%	%	%	%	%
Hygroskop. Wasser	1,96	0,69	0,33	2,26	2,92	3,06	1,20	—	—	—	0,41
Gebundenes Wasser	0,75	0,71	0,72	1,42	1,41	0,90	1,34	2,10	3,10	1,95	0,09
Chlornatrium . .	97,03	98,16	98,16	95,07	95,27	93,38	95,59	95,86	92,46	96,50	97,83
Chlorkalium . .	—	—	—	Spur	—	—	—	—	—	—	—
Chlormagnesium .	—	0,38	0,13	0,22	0,18	0,64	0,46	0,24	0,55	0,32	—
Natriumsulfat . .	0,46	0,16	0,09	—	0,21	0,94	0,96	—	—	—	—
Calciumsulfat . .	0,09	—	—	0,27	0,43	0,90	0,51	1,30	2,28	0,88	1,47
Magnesiumsulfat .	0,03	—	—	0,36	—	—	—	0,35	0,66	0,25	0,24
Unlösliches . . .	—	—	—	—	—	—	—	0,15	0,95	0,10	0,25
Aeussere Beschaffenheit . . .	Grobkörnig	Feinkörnig	Sehr feinkörnig	Grobkörnig	Grobkörnig	Mittelfein	Mittelfein				Feinkörnig

Aus diesen Analysen geht hervor, dass das Kochsalz des Handels neben hygroskopischem und chemisch gebundenem Wasser eine geringe Menge anderer Salze einschliesst. Es ist eine vielfach verbreitete Ansicht, dass **grobkörniges Kochsalz (in grossen Krystallen) eine stärkere salzende Wirkung hat, also mehr salzt, als das feinkörnige Tafel- oder das Steinsalz**. Da letztere sogar mehr Chlornatrium als wirkenden Bestandtheil enthalten, wie die Salze im grobkörnigen Zustand, ausserdem wegen des feineren, gepulverten Zustandes eher zur Wirkung und Lösung kommen sollten, so kann diese Eigenschaft, gleichen Gehalt an den das Chlornatrium begleitenden Salzen vorausgesetzt, nur in dem verschiedenen Gehalt an hygroskopischem und gebundenem (Krystall-) Wasser ihren Grund haben. Wir sehen nämlich, dass die grobkörnigen Küchensalze mehr hygroskopisches und chemisch gebundenes Wasser enthalten als das feinkörnige Tafel-, wie auch Steinsalz. Th. Dietrich äussert sich über diesen Gegenstand wie folgt:

„Unbestritten hängt der Werth eines Salzes in erster Linie von seinem Gehalt an Chlornatrium ab, welches die Eigenschaften, wegen derer man das „Salz" schätzt, zum Theil allein, zum Theil vorzugsweise aufweist. Dem Chlornatrium kommt der milde, rein salzige Geschmack zu, der dem Kochsalz um so mehr eigen ist, je weniger Nebenbestandtheile es enthält; ihm kommt die Wichtigkeit zu, die das Salz durch seine physiologische Bedeutung, durch seine Antheilnahme an dem Vollzug des Ernährungsvorganges des thierischen Körpers hat; ihm kommt vorzugsweise die fäulnisswidrige und konservirende Eigenschaft zu, wegen welcher das Salz in aller Welt zum Einsalzen von allerhand Nahrungsmitteln benutzt wird. Dessen ungeachtet darf man nicht alle übrigen Bestandtheile des Salzes als eine Verunreinigung desselben betrachten, namentlich sind es die Bittererdesalze, das Chlormagnesium und die schwefelsaure Magnesia, welche dem Salze Eigenschaften verleihen, die es nach Ansicht Mancher beliebter und zu gewissen Zwecken geeigneter machen. Diese Bittererdesalze verleihen dem Salze einen scharfen, bitter salzigen Geschmack, die sog. Schärfe. Solches Salz soll insbesondere zum Einsalzen von Nahrungsmitteln geeignet sein; die tägliche Erfahrung spricht allerdings dafür; so wird z. B. das portugiesische Salz von St. Ubes, dessen Zusammensetzung in der obigen Tabelle enthalten ist und viel Bittererdesalz aufweist, vorzugsweise zum Einsalzen von Fleisch und Fischen gesucht. Ob diese Bittererdesalze wirklich die konservirende Eigenschaft des Salzes erhöhen, das ist fraglich; vielleicht ist es nur ein Herkommen, welches dem Meersalze, das insbesondere jene Stoffe führt, diesen Ruhm gebracht hat; gerade an den Orten, wo man viel Fleisch und viele Fische einsalzt, nämlich an den Meeresküsten, ist man auch meist auf das Meersalz angewiesen. Die Wirkung, die das Salz auf Fleisch hat — es entzieht ihm das Wasser — wird wahrscheinlich durch das Chlormagnesium vermittelt und unterstützt, denn dieses besitzt in hohem Grade die Eigenschaft, Wasser aus seiner Umgebung anzuziehen.

Den übrigen Bestandtheilen des käuflichen Salzes, dem schwefelsauren Natron, welches einen kühlenden, schwach bitter salzigen Geschmack, und dem schwefelsauren Kalke, welcher einen schwachen, faden und erdigen Geschmack hat, kann man einen Werth gar nicht beimessen. Die Beimengung des letzteren kann man, ebenso wie die der unlöslichen Theile und des Wassers, nur als einen mehr oder weniger unvermeidlichen Ballast ansehen, der den Werth des Salzes in dem Grade der Zunahme seines Gehaltes herabsetzt.

Der Unterschied in der Güte der Stein- und der Salinensalze ist — ein gleicher Gehalt von Chlornatrium, vorausgesetzt — sicher ein scheinbarer. Man kann mit einem Pfund Chlornatrium in Form von Steinsalz ebenso viel und ebenso so stark salzen, als mit einem Pfund Chlornatrium in Form von Salinensalz. Der Effekt wird nur bei letzterem Salz rascher bemerklich, wenn man es unmittelbar dem Geschmackssinne zuführt, als bei ersterem. Das Steinsalz ist dichter, specifisch schwerer als das Salinensalz, welches in flachen, Luft einschliessenden Krystallen voluminöser ist und deshalb den Auflösungsmitteln mehr Fläche, mehr Angriffspunkte bietet. Auf die Zunge gebracht, wird es sich rascher lösen als Steinsalz und deshalb den salzigen Geschmack rascher zur Aeusserung bringen; ebenso wird das Salinensalz beim Einsalzen rascher seine Wirkung äussern."

Die im Handel vorkommenden Viehsalze sind mehr oder weniger reine Kochsalze, welche man durch Zusatz von organischen Stoffen (wie Heu, Wermuthkraut) oder durch Zusatz von Eisenoxyd etc. denaturirt, damit sie nicht der Besteuerung unterliegen.

Letztere Denaturirungmittel können mitunter schädliche Verunreinigungen enthalten, z. B. Brandsporen bezw. giftige Metalloxyde etc.

In dem eigentlichen Kochsalz jedoch dürften kaum schädliche Verunreinigungen vorkommen.

Anhang zu Kochsalz.

Im Anschluss an das Kochsalz mag erwähnt sein, dass man in der Literatur vielfache Angaben über essbare Erden findet. Dieselben haben zwar mit dem Kochsalz nichts gemein, gehören aber dem Mineralreich an und finden daher hier die passendste Erwähnung. So berichtet Berbeck über eine essbare Erde, die auf Java von den Einwohnern gegessen wird. Dieselbe ist nach M. Hebberling's Untersuchungen ein fetter Thon von folgender Zusammensetzung:

	Wasser + flücht. Stoffe[1])	Kieselsäure	Eisenoxyd	Thonerde	Kalk	Magnesia	Manganoxydul	Kali	Natron
1. Ursprünglicher Thon	14,80%	39,77%	9,81%	25,94%	3,03%	1,35%	0,59%	0,57%	3,86%
2. In Salzsäure löslich	—	0,41 „	6,68 „	4,81 „	0,22 „	0,08 „	—	0,07 „	0,15 „

Eine andere sog. essbare Erde aus Japan besitzt nach G. Love folgende procentige Zusammensetzung:

Wasser	Kali	Natron	Kalk	Magnesia	Manganoxyd	Eisenoxyd	Thonerde	Phosphorsäure	Schwefelsäure	Kieselsäure
11,02%	0,23%	0,75%	3,89%	1,99%	0,07%	1,11%	13,61%	Spur	0,19%	67,91%

In Lappland wird dem Brot eine essbare Erde zugesetzt, welche sich nach C. Schmidt's Untersuchungen als kalireicher Glimmer erwies. Zu demselben Zweck dient in Südpersien eine weissgraue Masse („G'hel i. G'iveh" genannt), welche aus 66,96% Magnesium- und 23,63% Calciumkarbonat besteht. Wenn man von letzterer Masse annehmen kann, dass sie als Brotlockerungsmittel benutzt wird, so lässt sich über den Zweck der Verwendung der beiden ersten Sorten „essbarer Erde" nichts Bestimmtes angeben.

---

[1]) Mit 0,506 % Ammoniak.

Wasser.

Das Wasser ist für den Menschen ein ebenso wichtiger Nährstoff als Eiweiss, Fett und Stärke. Es ist nicht nur ein wesentlich konstituirender Bestandtheil der wichtigsten Organe und Säfte des Körpers, es vermittelt auch die Umsetzungen im Körper und hat den grössten Einfluss auf den Stoffwechsel (S. 337).

Das Wasser macht mehr als $^2/_3$ des Körpergewichtes aus; der Bedarf an Wasser beläuft sich für den Erwachsenen auf 2—3 kg im Tage (S. 279).

Das Wasser für sich allein und um des Wassers willen nehmen wir in dreierlei Formen, nämlich als gewöhnliches Trinkwasser, Mineralwasser und zum geringen Theil als Eis zu uns.

Trinkwasser.

Auf die Beschaffenheit des Trinkwassers wird vielfach noch wenig Gewicht gelegt; es liegt das darin, dass wir einerseits einen grossen Theil des Wasserbedarfs in Form von Getränken aller Art, wie Milch, alkoholischen Getränken, Kaffee-, Theeaufguss etc. zu uns nehmen, die wir weniger wegen des Wassergehaltes als der anderen darin vorhandenen Bestandtheile schätzen, andererseits aber auch darin, dass uns die Beschaffung desselben durchweg keine oder nur äusserst geringe Kosten verursacht.

Würden wir gezwungen sein, das Wasser ebenso wie Fleisch vom Metzger, Milch und Butter vom Landwirth für Geld zu erstehen, so würden wir auch schon mehr Anforderungen an seine Beschaffenheit stellen. Im Allgemeinen fliesst uns dasselbe als Gabe der Natur in reichlichster Menge zu, ohne dass uns seine Beschaffung viel Arbeit und Kosten verursacht.

Neuerdings aber hat man mit zwingender Nothwendigkeit der Wasserversorgung in grösseren Städten eine grössere Aufmerksamkeit zuwenden müssen. Denn umfassende Untersuchungen der letzten Jahre haben gezeigt, dass einerseits die Brunnenwässer, seit Alters her die allgemeinen Wasserversorgungs-Quellen der Ortschaften, um so mehr mit Fäulnissstoffen aller Art bezw. deren Umsetzungsstoffen verunreinigt sind, je länger die Ortschaften bewohnt waren, dass andererseits aber auch die öffentlichen Wasserläufe, denen das Wasser entnommen wird, nicht selten mit häuslichen und industriellen Abgängen verunreinigt werden.

a) Verunreinigung des Wassers durch häusliche Abgänge.

Am häufigsten ist die Verunreinigung des Grund- (Brunnen-) Wassers wie der öffentlichen Wasserläufe durch häusliche Abgänge. Von den menschlichen Auswürfen, den häuslichen Spülwässern, wie ebenso von den thierischen Abgängen, dringt fortgesetzt ein nicht unerheblicher Theil in den Boden. Denn selbst gut cementirte Abort- und Düngergruben werden mit der Zeit, besonders wenn die Wandungen zeitweise dem Frost ausgesetzt sind, undicht und geben einen Theil des Inhaltes an das umliegende Erdreich ab. Nur bei dem neuerdings in grösseren Ortschaften durchweg eingeführten Schwemmsystem ist eine Verunreinigung des Bodens thunlichst ausgeschlossen.

Der Boden hat nun zwar die günstige Eigenschaft, diese Fäulnissstoffe festzuhalten und mit Hülfe der vorhandenen Bakterien und des nachtretenden Luftsauerstoffs zu Wasser, Kohlensäure, Schwefelsäure und Salpetersäure zu oxydiren, allein das Oxydations- und Absorptionsvermögen des Bodens für diese Fäulnissstoffe ist kein unbegrenztes; er wird je nach seiner physikalischen Beschaffenheit mehr oder weniger rasch mit denselben gesättigt und kann sie bei dem fortwährenden Nachtreten dieser Stoffe nicht mehr bewältigen, da keine Pflanzendecke vorhanden ist, die oxydirten bezw. mineralisirten Fäulnissstoffe aufzunehmen. Diese oder die Fäulnissstoffe selbst gelangen durch das Regensickerwasser oder durch hochsteigendes Grundwasser in immer tiefere Schichten und schliesslich in das Brunnenwasser.

Die grosse Menge der sich bildenden Kohlensäure löst den Kalk als Calciumbikarbonat; der Schwefel der organischen Substanzen wird zum Theil zu Schwefelsäure oxydirt, welche Veranlassung zur Bildung von schwefelsauren Salzen (vorwiegend von Calciumsulfat, auch Magnesium- und Alkalisulfat) giebt; ein anderer Theil des Schwefels verbleibt im Zustande von Schwefelwasserstoff als erstes Fäulnisserzeugniss.

Die stickstoffhaltigen Bestandtheile der Fäulnissmasse werden in Ammoniak umgesetzt; dieses verwandelt sich unter günstigen Verhältnissen durch Oxydation ganz in Salpetersäure, unter Umständen behält es wegen ungenügenden Sauerstoffzutrittes zum Theil seinen Zustand als Ammoniak bei oder erfährt nur eine Oxydation bis zu salpetriger Säure. Die Nitrate können unter dem Einfluss von Bakterien zu Nitriten (salpetriger Säure) bezw. freiem Stickstoff desoxydirt werden, wobei der freigewordene Sauerstoff auf die vorhandenen Kohlenhydrate etc. übertragen wird. Diese zerfallen unter dem Einfluss des Sauerstoffs entweder in Kohlensäure und Wasser oder werden nur in organische Säuren (Humussäuren etc.) umgewandelt.

Derartig verunreinigte Brunnenwasser zeigen alsdann durchweg einen sehr hohen Gehalt an Trockenrückstand im Ganzen, an Calcium-, Magnesiumkarbonat und Calcium- oder Magnesium- etc. Sulfat, sowie an Alkalisalzen — auch das Kali ist in solchen verunreinigten Wässern vermehrt — sie haben einen hohen Gehalt an Salpetersäure und durchweg auch an organischen Stoffen, enthalten häufig Ammoniak oder noch unzersetzte Stickstoffverbindungen, salpetrige Säure, häufig Schwefelwasserstoff, und da alle thierischen Abfallstoffe reich an Chlornatrium sind, so weisen solche Brunnenwässer auch einen hohen Gehalt an Chlor auf, das in seinen verschiedenen Salzen vom Boden nicht absorbirt wird. Mitunter ist die Oxydationskraft des Bodens so gross, dass die organischen Stoffe fast vollständig oxydirt werden und sich keine erhöhten Mengen davon im Wasser nachweisen lassen, während die anderen gebildeten Bestandtheile, Karbonate, Sulfate, Nitrate und Chloride eine starke Vermehrung im Brunnen- bezw. Grundwasser zeigen. Auch zeigen derartig verunreinigte Brunnenwässer in Folge der guten Oxydations- und Filtrationskraft des Bodens häufig nur verhältnissmässig wenig Keime von Mikrophyten.

Ich will zum Belege hierfür aus vielen hunderten Analysen von Brunnenwässern verschiedener Städte nur einige aus der Stadt Münster i. W.[1]) hier aufführen; darnach ergab sich:

Brunnenwasser			Abdampfrückstand mg	Zur Oxydation erforderlicher Sauerstoff mg	Kalk mg	Schwefelsäure mg	Chlor mg	Salpetersäure mg	Keime von Mikrophyten in 1 ccm
	In 1 l sind enthalten								
Brunnenspiegel meistens im Mergel, theilweise im Sande	Nicht oder nur wenig verunreinigt, in neuen Stadttheilen	Niedrigstgehalt	270,0	1,6	106,0	22,3	17,7	10,4	7
		Höchstgehalt	419,5	4,1	146,0	63,0	39,1	43,0	1584
	Verunreinigt, alter Stadttheil	No. 1	790,0	2,5	257,0	127,6	56,8	81,2	50
		„ 2	1370,0	4,9	359,0	51,8	95,8	138,6	7000
		„ 3	1415,0	5,4	292,5	109,0	152,6	153,4	2000
		„ 4	1940,4	9,8	412,0	262,0	234,5	254,0	1250
		„ 5	2358,8	4,8	407,5	232,7	308,5	421,1	900
		„ 6	2622,4	7,2	391,0	288,9	379,8	488,5	1800

Ganz gleiche Beziehungen zwischen guten und verunreinigten Brunnenwässern haben sich in einer ganzen Anzahl anderer Städte herausgestellt.

Zwar hängt die Zusammensetzung der reinen Brunnen- oder Quellwässer vorwiegend von der Art der Bodenschichten ab, in und aus welchen das Wasser seinen Ursprung nimmt, sie sind darnach bald ärmer, bald reicher an Mineralstoffen aber eines kennzeichnet sie alle, nämlich der geringe Gehalt an organischen Stoffen[2]), Chlor[3]) und Salpetersäure, das Fehlen von Ammoniak und salpetriger Säure, also gerade der Bestandtheile, die sich bei der Fäulniss von menschlichen oder thierischen Auswürfen und Abfallstoffen bilden.

Wenn daher ein Brunnenwasser gleichzeitig einen verhältnissmässig hohen Gehalt an organischen, durch Chamaeleon oxydirbaren Stoffen, an Chloriden, Nitraten und ferner auch an Sulfaten und Karbonaten gegenüber anderen Brunnenwässern aus denselben Bodenschichten aufweist, so ist mit Bestimmtheit auf eine Verunreinigung genannter Art zu schliessen; für Ammoniak (und salpetrige Säure) oder gar für Schwefelwasserstoff[4]) lässt schon der qualitative Nachweis diesen Schluss zu.

b) Verunreinigung der Wässer durch industrielle Abgänge.

Ausser vorstehender Art Verunreinigung giebt es noch eine Reihe anderer verunreinigender Quellen. So wurde in dem Wasser eines in der Nähe einer Waschanstalt durch Kaliseife (No. 1) und eines in der Nähe einer Gasanstalt durch Gasometerwasser (No. 2) verunreinigten Brunnens für 1 l gefunden:

---

[1]) Zeitschr. f. Untersuchung d. Nahrungs- u. Genussm. 1900, 3, 228.
[2]) Mit Ausnahme derjenigen Wässer, die aus bituminösen Schiefern oder moorigen Bodenschichten etc. herstammen.
[3]) Vorausgesetzt, dass die Quellen nicht kochsalzhaltige Schichten berühren.
[4]) Mit Ausnahme bei den eisenoxydulhaltigen Wässern, in denen sich häufig Ammoniak und Schwefelwasserstoff als natürliche Bestandtheile finden.

Wasser	Abdampf-Rückstand	Organische Stoffe	Kalk	Magnesia	Kali	Natron	Chlor	Schwefelsäure	Salpetersäure
No. 1	722,0 mg	363,4 mg	20,0 mg	4,5 mg	254,5 mg	49,0 mg	149,1 mg	108,0 mg	142,5 mg
					Ammoniak				
„ 2	—	4198,4 „	906,1 „	136,2 „	81,6 „	—	440,2 „	991,6 „	2,3 „

Wenn Schwefelsäure oder Salzsäure in der Nähe von chemischen Fabriken in den Boden dringen, so können Brunnenwasser aussergewöhnliche Mengen von Sulfaten und Chloriden und zuletzt von freien Säuren aufnehmen. Dasselbe ist der Fall, wenn die Auslaugungserzeugnisse von Schutthalden, die Schwefelkies enthalten, in einen Brunnen gelangen.

In der Nähe von Kiesabbränden, die Schwefelkupfer und Schwefelzink enthalten, kann das Brunnenwasser unter Umständen einen Gehalt an Kupfer- und Zinksulfat annehmen. Die aus den Abbränden sich bildenden Sulfate erleiden zwar im Boden durch vorhandene kohlensaure Erden zunächst eine Umsetzung mit diesen, indem sich Sulfate der alkalischen Erden und kohlensaure Metalloxyde bilden; dieser Vorgang hält aber nur so lange an, als der Vorrath an kohlensauren Erden nicht erschöpft ist; sind solche nicht mehr vorhanden, so gehen die Sulfate der Metalle unzersetzt als solche in das Brunnenwasser über.

In der Nähe von stark kochsalzhaltigen Abgangswässern (wie Abwasser von Salinen, Soolbädern, Kohlenbergwerken etc.) finden sich nicht selten grosse Mengen Kochsalz in dem Brunnenwasser etc. etc.

c) Verunreinigung der Gewässer durch Mikroorganismen.

Eine besondere Bedeutung hat die Frage der Verunreinigung des Wassers durch Mikroorganismen. Sie kommt vorwiegend nur für die Oberflächenwässer in Betracht, kann aber auch bei Grund- und Quellenwässern auftreten, nämlich dann, wenn der Boden, durch welchen das Tagewasser fliesst, Spalten oder Oeffnungen enthält oder aus grobem Kies bezw. losem Geröll besteht. Ist dagegen der Boden, durch welchen das Wasser in die unteren Schichten filtrirt, von regelrechtem Gefüge und dicht, so enthält ein Grundwasser, wenn es sämmtlich durch solche Schichten filtrirt ist, in 4—5 m Tiefe nur wenige oder kaum noch Mikroorganismen.

Unter den erstgenannten Verhältnissen können als thierische Parasiten durch das Wasser übertragen und verbreitet werden z. B. die Eier des grossen Bandwurmes (Bothriocephalus latus), der Leberfäule (Distoma hepaticum) und sonstiger Distoma-Arten (D. haematobium, D. Ringeri), des Spulwurmes (Ascaris lumbricoides), der Filaria sanguinis, Filaria medinensis etc. Auch vom Milzbrand muss angenommen werden, dass er durch Wasser verbreitet wird etc.

Auf die weitere Streitfrage, ob die Verbreitung der Infektionskrankeiten nur durch das Wasser erfolgt, wie von einigen Seiten angenommen wird, will ich hier nicht näher eingehen[1]), sondern aus den umfangreichen Untersuchungen über diese Frage die Hauptergebnisse hervorheben, welche jetzt als sicher festgestellt angesehen werden können:

1. Die pathogenen Bakterien von Cholera, Typhus, Milzbrand u. a. können sich einige Tage in einem Wasser entwickelungsfähig erhalten und mit dem Wasser übertragen werden.

---

[1]) Vergl. des Verfassers Schrift: Die Verunreinigung der Gewässer 1899. 2. Aufl., 57 u. ff.

2. In manchen Fällen deckt sich das Gebiet der aufgetretenen Epidemien (Typhus, Cholera) mit dem Gebiet der Wasserversorgung. Dass aber das Wasser stets die alleinige Ursache der Epidemien gewesen sein muss, ist bis jetzt kaum mit Sicherheit erwiesen. Man macht in den meisten Fällen deshalb das Wasser allein verantwortlich, weil man nach den jetzt üblichen Untersuchungsverfahren keine andere Ursache finden kann.
3. Ohne Zweifel wirken bei den Infektionskrankheiten auch unter Umständen andere Ursachen mit, z. B. Verbreitung der Keime durch Insekten oder kleine Thiere, Malaria durch Stechmücken, Pest durch Ratten etc. oder örtliche Ursachen (Grundwasser und Bodenverhältnisse), jedoch ist erst in wenigen Fällen sicher festgestellt, wie diese Ursachen wirken.
4. Die pathogenen Mikroorganismen können durch Wunden, Verletzung der Schleimhäute beim Kauen oder auf dem Verdauungswege oder nach Gebrauch des Wassers zum Spülen, Waschen etc., durch Verstäuben auf dem Respirationswege in den Organismus gelangen und dort die specifischen Krankheiten hervorrufen.
5. Auch die Fäulnissbakterien bezw. die Erzeugnisse ihrer Lebensthätigkeit sind unter Umständen in gesundheitlicher Beziehung nicht unbedenklich.

Wenn aber auch das Wasser nicht immer direkt die ansteckenden Krankheiten verursacht, so ist doch die Beschaffung eines reinen und guten Trinkwassers sowohl für jeden einzelnen Menschen wie für ganze Ortschaften von gleich hoher hygienischer Bedeutung, da es indirekt die Verbreitung der ansteckenden Krankheiten unterstützen kann. Aus dem Grunde sind denn auch die Bestrebungen der Hygiene in erster Linie mit darauf gerichtet, für ein reines und gutes Trink- und häusliches Gebrauchswasser Sorge zu tragen. Die Lösung dieser Frage lässt sich aber nicht überall gleichmässig erreichen, weil die zu Gebote stehenden Wasserquellen sehr verschieden sind. Es mögen daher letztere auch hier einer kurzen Besprechung unterzogen werden.

d) Die einzelnen Quellen der Wasserversorgung.

Man unterscheidet für die Wasserversorgungen zwischen Oberflächen-, Grund- und Quellwasser. Alles dieses Wasser entstammt dem Regen- bezw. Niederschlagswasser, welches im Durchschnitt des Jahres zu etwa je $1/3$ theils verdunstet, theils direkt zu den Flüssen und Seen abfliesst, theils in den Boden versickert, hier auf undurchlassenden Bodenschichten sich ansammelt und, wenn es keinen direkten Abfluss hat, das Grundwasser bildet, oder aber bei vorhandener Möglichkeit des Abfliessens als Quelle wieder zu Tage tritt. Die durch Kondensation von aus dem Erdinnern aufsteigendem Wasserdampf gebildete Menge Wasser spielt gegenüber der Menge, welche die atmosphärischen Niederschläge zu diesen Wasservorräthen liefern, keine Rolle. Vielfach werden Grund- und Quellwasser für gleich erachtet und sie sind das insofern, als sie denselben Ursprung haben und sich in derselben Art und Weise d. h. durch Ansammlung auf undurchlassenden Bodenschichten bilden, sie können auch in der Zusammensetzung gleich sein, wenn die Bodenschichten, durch welche das Wasser filtrirt ist, dieselben sind. Wir verbinden aber mit Grundwasser im Allgemeinen einen unsichtbaren Dauerzustand, d. h. das dauernde Erfülltsein aller unteren Bodenporen mit Wasser, dagegen mit Quellwasser einen sichtbaren beweglichen bezw. veränderlichen Zustand d. h. das fortwährende, selbstthätige Austreten des versickerten bezw. des in den tieferen Bodenschichten befindlichen Wassers. Sehr deutlich setzt Heim[1]) diese Unterschiede mit folgender Erklärung auseinander: „Das in den Boden eingesickerte Wasser kann in verschiedenen Formen auftreten. Bald findet es sich nur fein zertheilt überall in geringer Menge in den Poren der Gesteine, selbst der dichtesten: das ist die „Bergfeuchtigkeit" oder der „Bergschweiss". Bald staut es sich über einer undurchlässigen Unterlage auf und füllt dann bis zu einem gewissen Niveau alle Poren und Klüfte: das ist das „Grundwasser". Bald fliesst es gesammelt in einzelnen ausgewaschenen Gerinnen: das sind die „Quelladern".

Wie in der Entstehung, so sind die genannten Wasserarten, wie schon gesagt, auch in der Beschaffenheit häufig mehr oder weniger verschieden.

1. Regen- oder Meteorwasser. Dieses sollte, als durch einfache Verdichtung des Wasserdampfes in der Luft entstehend, als chemisch rein anzusehen sein. In der That enthält auch das im Hochgebirge in etwa 2000 m Höhe gesammelte Regenwasser weniger Beimengungen, als das für Laboratoriumszwecke für gewöhnlich gewonnene destillirte Wasser. Beim Durchdringen der unteren Luftschichten, besonders in der Nähe von Städten und Industriebezirken, nimmt jedoch das Regenwasser allerlei organische und unorganische Staub-Bestandtheile der Luft auf, welche sogar bewirken, dass dasselbe, wenn es in geschlossenen Behältern aufbewahrt wird, einem Fäulnissvorgang anheimfällt, der ihm, wie schon Hippokrates angiebt, einen schlechten, fauligen Geruch ertheilt.

Zunächst enthält das Meteorwasser eine Menge Luft als Gas eingeschlossen; dieselbe beträgt zwischen 20—33 ccm für 1 l und besteht etwa aus $1/5$—$1/4$ Sauerstoffgas, $1/2$—$2/3$ Stickstoff, und $1/15$—$1/3$ Kohlensäure. Im Mittel von 10 Bestimmungen fand z. B. E. Reichardt für 1

	Gesammtmenge Gas	Sauerstoff	Stickstoff	Kohlensäure
	27,04 ccm	5,97 ccm	16,60 ccm	4,47 ccm
Oder in Procenten des Gases	—	22,06 %	61,40 %	16,54 %

Aehnliche, aber etwas niedrigere Zahlen ergaben sich für Schnee. A. Girardin fand im Regenwasser zwischen 6,0—7,5 ccm Sauerstoff, wir bis 9,0 ccm Sauerstoff in 1 l.

Es enthält ausser Ammoniak, Salpetersäure und salpetriger Säure, die fast stets vorhanden sind, auch kleine Mengen organischer Stoffe, welche sich in Form von Staub in der Luft befinden und beim Verdichten des Wasserdampfes und beim Herabfallen der Wassertropfen mit niedergeschlagen werden.

Die Menge des in dem Meteorwasser vorkommenden Ammoniaks und der Salpetersäure schwankt nach einer Reihe von Untersuchungen[2]) für 1 l wie folgt:

	Regen	Schnee, Eis, Hagel	Thau oder Reif	Nebel
1. Ammoniak	0,04—15,67 mg	0—10,34 mg	1,02—6,20 mg	2,56—137,85 mg
2. Salpetersäure	0,01—16,00 „	0— 4,00 „	0,05—2,50 „	0,50— 1,83 „
3. Organischer Stickstoff	0,03— 1,00 „	—	—	—

---

[1]) Heim, Die Quellen. Vortrag gehalten in Zürich. Basel 1885.
[2]) Vergl. d. Verf.'s Schrift: „Wie kann der Landwirth den Stickstoff-Vorrath in seiner Wirthschaft erhalten und vermehren?" Berlin 1893, 10.

In Folge der erhöhteren Zersetzungsvorgänge ist das Regenwasser im Sommer und der Nebel in den Städten reicher an Ammoniak als im Winter bezw. auf dem Lande. Dagegen pflegt der Gehalt an Salpetersäure im Sommer nicht grösser zu sein als im Winter, was man nach den häufigeren elektrischen Entladungen im Sommer erwarten sollte.

Nach Schönbein, H. Struve, Em. Schöne[1]) sollen die atmosphärischen Niederschläge auch stets Wasserstoffsuperoxyd enthalten. L. Ilosvay de N. Ilosva[2]) bestreitet dieses und glaubt, dass die für die Gegenwart von Wasserstoffsuperoxyd geltend gemachten Reaktionen von der Anwesenheit der salpetrigen Säure herrühren.

Em. Schöne[3]) weist aber nach, dass die Bedenken von L. Ilosvay nicht stichhaltig sind, und hält seine früheren Behauptungen über das Vorkommen von Wasserstoffsuperoxyd im Regen etc. aufrecht.

Auch nimmt das Regenwasser noch andere, in der Atmosphäre vorhandene Bestandtheile auf, welche von örtlichen Verhältnissen bedingt sind so enthält das Regenwasser an den Küsten und auf den Inseln stets Kochsalz — aus dem Meerwasser durch Verstäubung desselben herrührend —; ferner findet man besonders in Städten und Industrie-Gegenden Kohlentheilchen, Schwefelsäure und schweflige Säure, die aus dem Rauch stammen, und sonstige bei der Fabrikation sich verflüchtigenden Erzeugnisse (Zinkoxyd, Bleioxyd, Arsen etc.).

Dass Regenwasser in Industrie-Gegenden unter Umständen giftige Bestandtheile enthalten kann, ist eine bekannte Thatsache.

Frankland, Denison und Morton fanden im Mittel von 73 Analysen im englischen Meteorwasser in 1 l:

Gesammt-Rückstand	Chlor	Ammoniak	Stickstoff als Nitrate und Nitrite	Organischer Kohlenstoff	Organischer Stickstoff	Gesammt-Stickstoff	Härtegrad
39,5 mg	6,3 mg	0,50 mg	0,07 mg	0,99 mg	0,22 mg	0,71 mg	0,5°

Der Gehalt an Chlor schwankte von 0—16,5 mg, der an festen Stoffen überhaupt von 0,2—85,8 mg.

Robierre fand in Nantes 7,3—26,1 mg, Dalton in Manchester bis 133 mg, die englische Fluss-Kommission in Landsend sogar bis 950 mg Chlornatrium in 1 l Regenwasser.

Bretschneider giebt als Jahresmittel in Ida-Marienhütte (Schlesien) 8,2 mg organische Stoffe und 13,2 mg Mineralstoffe in 1 l an.

Im Nebel der Städte ist die Menge der festen Bestandtheile durchweg noch höher.

W. J. Russel[4]) sammelte z. B. die festen Rückstände der Nebel in Chelsea sowie Kew und fand, dass die Menge der festen Stoffe, auf 1 Acre berechnet, 22 Pfd. im Jahre betragen würde. Die procentige Zusammensetzung des Niederschlages aus den Nebeln war folgende:

---

[1]) Berichte d deutschen chem. Gesellsch. in Berlin 1874, 7, 1693; 1878 11, 481 u. s. f.
[2]) Bull. soc. chim. [3], II, 347, 351. 357 etc.
[3]) Berichte d. deutschen chem. Gesellsch. 1893, 26, 3011 u. Zeitschr. f. anal. Chemie 1894, 33, 137.
[4]) Naturw. Rundschau 1892, 175.

Ort	Kohle	Kohlen-wasserstoffe	Organ. Basen	Schwefel-säure	Salz-säure	Ammo-niak	Metalle, Eisenver-bindungen	Verlust
Chelsea	39,0 %	12,3 %	2,0 %	4,3 %	1,4 %	1,4 %	33,8 %	5,8 %
Kew	42,5 „	4,8 %		4,0 „	0,8 „	1,1 „	41,5 „	5,3 „

In dem Rückstand des Nebels von Manchester wurden 6—9 % Schwefelsäure und 5—7 % Salzsäure gefunden; dieselben befanden sich zwar in Verbindung mit Basen, indessen hatten die Abdampfrückstände einen entschieden sauren Geschmack.

R. Sendtner fand in 1 kg frisch gefallenem Schnee 7 mg, nach 16 Tagen 62,2 mg, und nach 24 Tagen 91,8 mg Schwefelsäure im freien Zustande; letztere sammelt sich also schnell im Schnee an und entsteht grösstentheils aus der im Steinkohlenrauch der Häuser etc. vorhandenen schwefeligen Säure.

Jul. Schroeder untersuchte Regenwasser in einer rauchigen Gegend (Tharand) und in einer weniger von Rauch heimgesuchten Gegend (Waldgegend Grillenburg). Er fand als Jahresmittel in 1 l Regenwasser:

| Gegend | In Säuren unlös-licher Rückstand | | Kali | Natron | Kalk | Mag-nesia | Eisen-oxyd | Schwe-fel-säure | Phos-phor-säure | Chlor | Im Ganzen |
| | Staub, Kohle | Mineral-stoffe | | | | | | | | | |
	mg	mg	mg	mg	mg	mg	mg	mg	mg	mg	mg
Rauchgegend	5,79	13,19	0,53	0,74	0,61	0,21	1,79	1,84	0,23	0,22	25,35
Waldgegend	4,17	2,91	0,54	0,85	0,76	0,17	0,37	0,86	0,09	0,17	10,90

Hier enthält das Regenwasser aus der rauchigen Gegend mehr als die doppelte Menge fester Stoffe, als das in einer von Staub und Rauch freieren Gegend gefallene Wasser.

A. Müntz will im Regenwasser und Schnee, ferner in fast allen Quell-, Fluss- und Meerwässern auch Alkohol nachgewiesen haben, den sie theils aus der Luft, theils aus dem Boden aufnehmen sollen.

Tissandier[1] fand im Schnee von Paris kosmischen Staub; Ehrenberg[2] in dem in der Schweiz mehrfach beobachteten rothen Schnee und rothen Regen Passatstaub; der sog. Schwefelregen enthält Blüthenstaub.

Der vom Meteorwasser aufgenommene Luftstaub schliesst auch selbstverständlich die stets in der Luft vorhandenen Mikroorganismen mit ein, die die faulige Zersetzung des Regenwassers bewirken.

Die Anzahl der Keime von Mikrophyten ist grossen Schwankungen unterworfen; sie beträgt nach den Untersuchungen in Montsouris[3] zwischen 300—20000 in 1 l Regenwasser. Die grösste Menge entfällt natürlich auf den Sommerregen. Von 100 Mikroben waren durchschnittlich 60 % Mikrokokken, 25 % Bacillen und 15 % Bakterien.

Da sich auch die pathogenen Bakterien durch die Luft verbreiten, so kann ungereinigtes oder ungekochtes Regenwasser als Trinkwasser unter Umständen sehr bedenklich sein. Auch steht seiner Anwendbarkeit als Trinkwasser seine schwankende und im Sommer hohe Temperatur entgegen. Wenn man zu Regenwasser als häuslichem Gebrauchswasser seine Zuflucht nehmen muss, so soll es wenigstens einer sorg-

---

[1] Tissandier, Compt. rend. 80, 58 u. 82, 388.
[2] Ehrenberg, Jahrbuch d. Chem. 1851, 882.
[3] Vergl. Miquel, Die Mikroorganismen der Luft. München 1889, 51.

fältigen Filtration unterworfen und in unterirdischen Behältern gesammelt sowie so gehoben werden, dass eine fortgesetzte Bewegung und Erneuerung des Wassers in den Behältern stattfindet. Zum Waschen und Besprengen ist dagegen das Regenwasser wegen seiner geringen Härte direkt sehr geeignet.

2. Bach-, Fluss- und Seewasser. Von dem Regen-(Meteor-)Wasser fliesst ein grosser Theil (etwa $1/3$) direkt zu den Flüssen und Seen ab, ein anderer Theil durchsickert das lockere Erdreich, sammelt sich hier auf undurchlassenden Schichten und nimmt dann erst seinen Lauf zu den Vorfluthern. Auf diesem Wege nimmt das Regenwasser je nach den geologischen Bodenverhältnissen und dem Kulturzustande des Bodens verschiedene Bestandtheile auf. Das von Ackerland abfliessende Wasser enthält durchweg unorganische (unter Umständen auch Dünger-)Bestandtheile, das aus Wäldern, von Wiesen und besonders von Moorböden dagegen häufig grössere Mengen organischer Stoffe, während das von kahlen, unbebauten Flächen abfliessende Wasser verhältnissmässig arm an unorganischen wie organischen Stoffen ist. Durch diese Verhältnisse ist die Verschiedenheit in der Zusammensetzung des Flusswassers bedingt und zwar um so stärker, je grösser das Regensammelgebiet ist.

Das Wasser einiger der grössten Flüsse Deutschlands enthält z. B. in 1 l:

Flusswasser	Schwebestoffe mg	Abdampf-Rückstand mg	Organische Stoffe mg	Kalk mg	Magnesia mg	Eisenoxyd u. Thonerde mg	Kali mg	Natron mg	Schwefelsäure mg	Chlor mg	Salpetersäure mg
Mainwasser	13,0	320,8	21,0	80,0	28,1	3,2	5,1	26,2	54,3	24,5	2,9
Ruhrwasser[1]) bei Herdecke 9./5. 1887	—	130,4	26,6	48,5	8,0	—	14,8		15,0	30,4	12,9
Lippewasser[2]) bei Hamm 9./12. 1887	—	460,0	53,7	156,0	11,8	—	96,9		26,2	86,5	10,2
Rheinwasser { —	12,0	203,0	16,8	71,1	14,7	1,8	4,2	6,7	24,4	7,3	6,2
bei Mainz	(249,0)	250,0	22,5	74,5	—	—	—	—	—	—	—
bei Köln	—	310,0	12,7	92,0	16,7	—	—	—	26,7	8,1	—
Weserwasser	10,0	302,0	—	—	13,0	—	—	—	31,8	27,5	17,4
Elbe { vor Barby	20,0	207,5	18,4	23,0	—	—	—	—	64,0	50,0	3,9
hinter Barby	16,0	355,0	17,8	28,0	—	—	—	—	68,0	96,0	2,5
bei Magdeburg	—	333,9	18,1	117,0	25,0	—	—	—	81,3	58,4	4,5
bei Hamburg	—	276,0	23,2	47,7	13,0	—	—	—	29,5	54,6	5,3
Oder { vor Breslau	—	172,3	17,3	59,1	—	—	—	—	—	8,0	7,2
hinter Breslau	—	185,6	24,5	62,3	—	—	—	—	—	11,0	9,8
Donau { Frühling	121,9	177,1	7,0	60,8	17,6	5,8	1,7	3,9	11,8	3,4	2,0
Sommer	165,4	146,0	4,2	54,3	12,8	4,4	1,6	2,8	10,6	1,6	1,3
Herbst	76,5	178,6	5,2	64,3	17,5	5,0	2,4	3,6	12,3	1,8	1,3
Winter	14,8	199,0	5,9	71,0	19,9	5,4	2,0	4,0	15,4	2,4	2,4

Aehnlich verhält sich das Seewasser auf dem Festlande; es ist Flusswasser, welches keinen oder nur einen schwachen beständigen Abfluss hat.

Obige Zahlen sollen nur einigermassen die Unterschiede in der Zusammensetzung

---

[1]) Regensammelgebiet vorwiegend im Grauwackenschiefer.
[2]) Desgl. im Kalkgebirge.

des Flusswassers zeigen. Selbstverständlich ist dieselbe auch je nach dem Wasserstande eines Flusses ausserordentlich verschieden.

Zu Regenzeiten und bei Hochfluthen enthalten die meisten Bäche und Flüsse nicht unerhebliche Mengen Schwebestoffe bezw. Schlamm, zu anderen Zeiten sind sie mehr oder weniger frei davon.

Hierzu gesellen sich aber häufig die schon oben erwähnten Verunreinigungen der verschiedensten Art aus Häusern, Dörfern, Städten und den zahlreichen industriellen Betrieben.

Die Grösse der Verunreinigung hängt selbstverständlich einmal von der Art des betreffenden Abwassers und dann von der Menge des dasselbe aufnehmenden Bachwassers und dessen Stromgeschwindigkeit ab. Bei hinreichender Verdünnung und raschem Wasserlauf ist die Verunreinigung in manchen Fällen nur unerheblich und kaum nachweisbar. R. Emmerich konnte z. B. im Isarwasser nach Aufnahme des Abwassers von München eine Vermehrung von Salpetersäure, Chlor, Kalk und Kohlensäure kaum nachweisen, während einige Bestandtheile nur folgende Vermehrung für 1 l zeigten:

Schwebestoffe	Rückstand	Organische Stoffe
5,3 mg	38,0 mg	3,4 mg

Fleck fand beim Elb- und Hulwa beim Oderwasser, dass sich die Zusammensetzung derselben durch Aufnahme der städtischen Abwässer von Dresden bezw. Breslau nicht wesentlich verändert hatte, obschon in letzterem Falle die Sielwässer Breslau's zugeflossen waren.

In anderen Fällen kann die Verunreinigung wieder eine grössere sein; so fand Verf. für das Emscher-Wasser vor und nach Aufnahme des Abwassers der Stadt Dortmund für 1 l:

Emscher-Wasser:	Schwebestoffe	Zur Oxydation erforderlicher Sauerstoff		Organ. + Ammoniak-Stickstoff	Kalk	Chlor	Schwefelsäure	Keime von Mikrophyten in 1 ccm
		in saurer Lösung	in alkalischer Lösung					
	mg	mg	mg	mg	mg	mg	mg	
1. Vor Aufnahme des städt. Abwassers	34,5	7,4	6,6	9,4	160,8	190,5	436,2	33 448
2. Nach „	60,0	12,2	11,9	17,0	167,2	240,2	446,2	1 453 000

Hier erfuhr das Abwasser bei Niedrigwasser nur eine 8—9-fache, bei Mittelwasser eine 13—15-fache Verdünnung, die bei der geringen Stromgeschwindigkeit auf eine Strecke von 14 km nicht hinreichte, die fäulnissfähigen Stoffe selbst des gereinigten Abwassers unschädlich zu machen.

3. Grundwasser. Unter Grundwasser versteht man nach obiger Erklärung das auf einer undurchlassenden Bodenschicht (Thon oder festem Gestein) sich ansammelnde, alle Bodenhohlräume ausfüllende, versickerte Regen- oder Oberflächenwasser, welches bei sackartiger Ausdehnung der undurchlassenden Schicht entweder ruht, still steht oder bei mehr oder weniger horizontaler Ausdehnung der undurchlässigen Schicht sich langsam im Boden fortbewegt. Derartige unterirdische Wasseransammlungen finden sich vorwiegend in den jüngsten Erdbildungen, dem Alluvium und Diluvium; sie können aber auch im älteren Gestein auftreten, wenn die undurchlassende Schicht nur weit genug ausgedehnt und nicht zu stark geneigt ist. Selbstverständlich bedingt die Art der Bildung wie der Aufstauung im Boden, dass das Grundwasser noch mehr wie das Flusswasser von der Beschaffenheit der Bodenschichten beeinflusst wird; denn weil das Regenwasser stets Kohlensäure und auch Spuren von Salpetersäure, welche die Lösung von Bestandtheilen aus dem Boden unterstützen, enthält, so wird es beim Durchsickern durch den Boden um so mehr Stoffe aus demselben lösen, je reicher der Boden an löslichen Stoffen und je länger die Strecke ist, welche es durchfliesst.

Durchweg aber durchläuft das Regen- oder Oberflächenwasser nicht unwesentliche Schichten, ehe es das Grundwasserbecken erreicht; denn nur selten dringt es senkrecht ein, meistens strömt es von den Seiten zu. Aus dem Grunde passt das Grundwasser seine Beschaffenheit vollständig und mehr der Beschaffenheit des durchsickerten Bodens an, d. h. es nimmt mehr Bestandtheile aus dem Boden auf, als Fluss- und Seewasser. Dieser Umstand aber hat wieder den Vorzug, dass das Grundwasser meistens hell und klar ist und wenn die zu durchströmenden Bodenschichten genügend rein und dicht sind, schon in einigen Metern Tiefe auch kaum noch Bakterien enthält. Bilden dagegen die durchsickerten Schichten ein lockeres Geröll von Sand, Kies oder fliesst das Regen- oder Oberflächenwasser fast ungehindert durch Risse und Spalten, wie sie besonders in schieferigen Gesteinen häufig sind, so kann es zwar arm an Mineralstoffen aber, wie schon oben gesagt, reich an Bakterien sein, weil keine eigentliche Filtration stattgefunden hat. Beide Verhältnisse mögen aus folgenden Analysen erhellen. Die Stadt Münster i. W. versorgt sich aus zwei Grundwasserbecken, von denen das eine von etwa 5—10 m Tiefe im Mergel unter vorwiegend Ackerland und Wiesen, das andere von 20—25 m Tiefe in fast reinem Kies bezw. Sand liegt. Das Sauerland in Westfalen versorgt sich dagegen vorwiegend mit Grund- bezw. Quellwasser, welches zum grössten Theil aus dem durchklüfteten, rissigen Grauwackenschiefer seine Entstehung nimmt. Die Zusammensetzung dieser Grundwässer ist im Mittel mehrerer Proben für 1 l folgende:

Grundwasser aus	Abdampf-Rückstand mg	Zur Oxydation erforderlicher Sauerstoff mg	Kalk mg	Magnesia mg	Chlor mg	Schwefelsäure mg	Salpetersäure mg	Ammoniak mg	Salpetrige Säure mg	Keime von Mikrophyten in 100 ccm
Münster i. W. Mergelschichten	392,1	1,8	131,2	15,3	36,6	51,3	38,4	0	0	22
Münster i. W. Sand und Kies	157,5	2,0	53,7	5,4	10,7	22,9	23,9	0	0	105
Grauwackenschiefer (Sauerland)	64,5	2,7	11,5	7,3	7,1	4,6	4,1	0	0	2000—200000

Die Verschiedenheit der chemischen Zusammensetzung dieser drei Grundwässer, besonders der hohe Gehalt des ersten Wassers an Mineralstoffen und darunter an Kalk gegenüber den beiden anderen Wässern erklärt sich aus der Verschiedenheit in der Zusammensetzung der wasserführenden Schichten (des Mergel-, Sand- bezw. Schieferbodens), der verschiedene Gehalt an Mikrophytenkeimen dagegen aus der verschiedenen Filtrationsfähigkeit der Bodenschichten, des mehr dichten Mergel- und Sandbodens gegenüber dem durch Risse und Spalten zerklüfteten Schieferbodens.

In anderen Fällen kann das Grundwasser, wenn es Bodenschichten durchsickert, die organische Reste wie Torf etc. enthalten, reich sein an organischen Stoffen, oder reich sein an Sulfaten, wenn die Bodenschichten viel Calciumsulfat (oder Magnesiumsulfat) enthalten, oder reich an Chloriden sein, wenn die Bodenschichten wie Kreide und Kalksteine viel Chloride enthalten.

In der norddeutschen Tiefebene begegnet man häufig Grundwässern, welche viel **Eisenoxydul** (als humussaures oder doppelkohlensaures Eisenoxydul) enthalten; solche Wässer sind dann beim Fördern anfänglich hell und klar, werden aber beim Stehen an der Luft gelblich trübe und setzen einen gelben Bodensatz ab. Wenngleich diese Art Trübung nicht gesundheitsschädlich ist, so lässt sie doch ein Wasser als weniger genussfähig erscheinen. Dieses Wasser enthält auch in der Regel Ammoniak und Schwefelwasserstoff.

Mitunter tritt in dem Grundwasser auch freie **Kohlensäure** und **Salpetersäure** auf, nämlich dann, wenn die Bodenschichten arm an Basen, besonders arm an Kalk sind. Woher die freie Salpetersäure, die wir verschiedentlich im Grundwasser des nordwestlichen Deutschlands aus sandigkiesigen Bodenschichten gefunden haben, rührt, ist noch nicht aufgeklärt. Vielleicht rührt sie von untergegangenen Thieren oder Thierresten her, von denen alle anderen Bestandtheile oxydirt und verflüchtigt worden sind; aber dann müssten solche Wässer auch erhöhte Mengen Chloride und Sulfate oder deren Säurebestandtheile enthalten, was nicht der Fall ist. Wahrscheinlicher erscheint die Abstammung aus dem Regenwasser, welches sich in dem Sandkiesbecken auf undurchlassenden Schichten angesammelt hat, hier während des Sommers reichlich verdunstet ist und sich so unter gleichzeitiger Oxydation des auch stets im Regenwasser vorhandenen Ammoniaks allmählich mit Salpetersäure angereichert hat. Auf diese Weise erklärt sich auch, dass solche Wässer kaum nennenswerthe Mengen anderer Stoffe (mineralischer wie organischer) enthalten.

Abgesehen von diesen unliebsamen Vorkommnissen hat das Grundwasser in genügender Tiefe den Vorzug vor dem Oberflächenwasser, dass es eine **niedrige und gleichmässigere Temperatur** besitzt. Denn es nimmt beim Durchsickern und beim längeren Verweilen im Boden die Temperatur des Bodens an und diese schwankt von 4—5 m Tiefe an jährlich nur mehr um etwa 4^0; in grösserer Tiefe beträgt die Temperatur des Bodens wie des darin enthaltenen Wassers etwa $8—11^0$ und weniger.

Ragt aber das Grundwasser bis in die obersten Bodenschichten über 4—5 m hinaus, dann hören die genannten Vorzüge auf; es nimmt eine höhere und wechselnde Temperatur an, zeigt höheren Gehalt an Bakterien, wird bei starken Regenfällen leicht trübe und kann auch leicht durch Infektionskeime verunreinigt werden.

Sehr wichtig ist auch sowohl für die Einzel- als gemeinsamen Wasserversorgungen die **Anlage eines Brunnens** behufs Förderung des Grundwassers; hier werden nicht selten die grössten Versehen gemacht, besonders dadurch, dass man die Brunnen an Stellen anlegt, wo durch oberirdische oder seitliche Zuflüsse von Abgängen aller Art aus den Wohnungen, Ställen etc. leicht eine Verunreinigung stattfinden kann.

Am zuverlässigsten sind **Bohrbrunnen** (artesische Brunnen), weil bei ihnen ein seitliches Eindringen von Verunreinigungen am sichersten ausgeschlossen ist.

In den meisten Fällen aber muss man sich mit **Schachtbrunnen** begnügen. Für diese hat F. Hüppe[1]) die bei der Anlage zu beobachtenden Gesichtspunkte wie folgt aufgeführt:

1 Die ganze Umgebung muss nivellirt werden, so dass alles auffallende Wasser und aller Schmutz durch natürliches Gefälle stets vom Brunnen weg- und niemals zu ihm hingeführt wird

---

[1]) Journ. f. Gasbeleuchtung u. Wasserversorgung 1889, **32**, 15.

(wie die Lage des Hofpflasters St und der Steinplatten Pl' in der beigegebenen Figur 40 wiedergegeben ist);

2. die wasserdichte Brunnenwand muss den Erdboden etwas überragen in Form eines mindestens 15 cm hohen **Brunnenkranzes pl**;

3. der Kessel oder Schacht des Brunnens muss auf dem Brunnenkranze pl durch in Cement gelegte, mit Falz zusammenstossende Steinplatten Pl oder durch gusseiserne Deckel sicher abgeschlossen sein, welche Gedecke den Brunnenkranz mit ableitendem Gefälle überragen müssen, diese Deckplatten

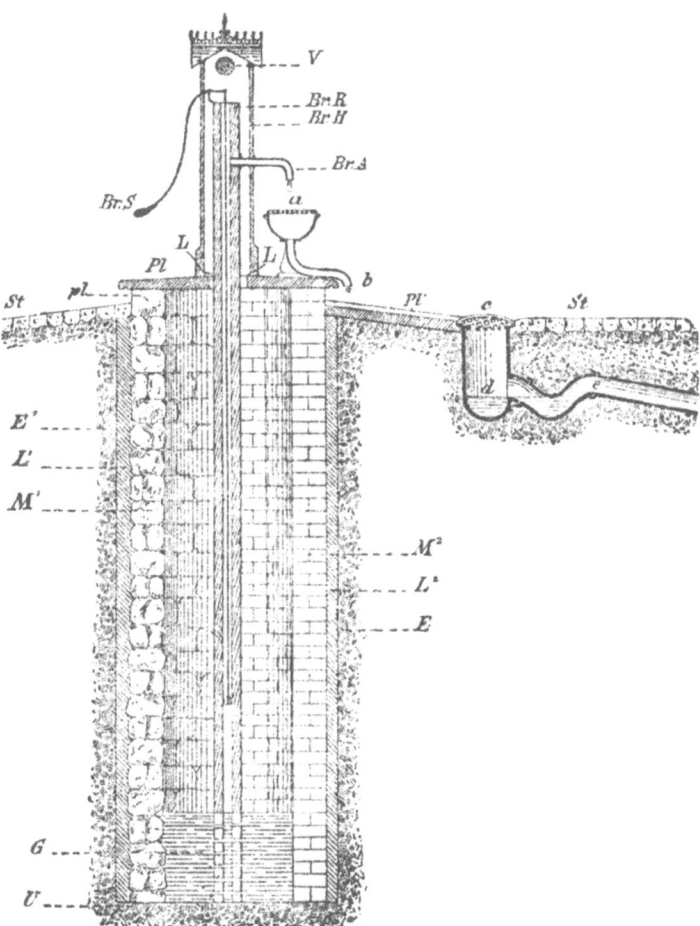

Fig. 40.

Ein hygienischen Anforderungen entsprechender Brunnen.

aber zur Ermöglichung der Cirkulation der Aussenluft mit der Schachtluft Oeffnungen L haben. Damit durch diese Oeffnungen keine Verunreinigung des Kessels erfolgen kann, muss

4. das Brunnen- oder Pumphaus Br H dicht aufgesetzt werden, dessen Innenraum mit der Aussenluft durch die Ventilationsöffnung V in Verbindung steht, welche durch ein feines Drahtgitter geschlossen ist;

5. das aus dem Brunnenauslauf Br A ausfliessende Wasser muss sicher vom Brunnen weggeführt werden. Zu diesem Zwecke muss das aus dem Ausgusse a abfliessende Wasser b direkt auf die schräg abfallenden Platten gelangen können;

6. der Brunnenmantel muss bis in die wasserführende Schicht hinein oder, wo angängig, mindestens 6 m tief vom umgebenden Erdboden aus, wasserdicht sein;

7. der Brunnenmantel muss bis in die wasserführende Schicht wasserdicht an das umgebende Erdreich, das Aushubterrain, so angeschlossen werden, dass

8. nur der offene Boden des Schachtes wasserdurchlässig ist und allein als Eintrittsstelle für das Grundwasser dient.

In der Figur 40 sind M^1 Bruchsteine und M^2 Ziegelsteine: beide sollen zur Dichtung in Cement- oder Trassmörtel gelegt und der ganze Brunnenmantel innen glatt mit Cementmörtel verputzt sein. Der Raum zwischen dem Aushubterrain und dem Brunnenmantel wird am besten mit Lehm, Letten, Thon oder selbst mit Cement oder Trass ausgestampft.

Eine weitere Forderung zur Reinhaltung eines Brunnenwassers ist die, dass der Boden des Brunnenschachtes, welcher allein die Filtration besorgt, etwa alle 2 Jahre gereinigt und von der sich dort ansammelnden Schlammschicht befreit wird.

4. *Quellwasser*. Quellwasser ist das in besonderen unterirdischen Kanälen, Spalten, Rissen und Klüften sich bewegende, aus einer oder mehreren Ausflussöffnungen austretende Sickerwasser. Wenn Grundwasser einen seitlichen beständigen Abfluss hat, so kann es zu Quellwasser werden, während Quellwasser, wenn es bei seinem Austreten in lockeres Erdreich versickert und sich dort auf einer wasserundurchlassenden Schicht bleibend ansammelt, zu Grundwasser wird. Quell- und Grundwasser lassen sich nicht immer scharf von einander trennen; beide bilden sich aus dem Regen- bezw. Oberflächenwasser, indem diese beim Durchsickern durch den Boden auf wasserundurchlassende Schichten stossen; es sind beides Bodenwässer; Quellwasser unterscheidet sich aber, wie schon oben hervorgehoben ist, dadurch vom Grundwasser, dass es in stetiger, grösserer oder geringerer Bewegung sich befindet, während mit dem Begriff Grundwasser mehr der Zustand der Ruhe bezw. der bleibenden Aufstauung des Bodenwassers verstanden wird, der nur durch künstliches Heben des Wassers verändert wird. Grundwasser hat meistens einer vollkommenen Filtration unterlegen, während Quellwasser durchweg keine oder nur eine geringe Filtration durch feinere Bodenschichten erfahren hat. Ersteres findet sich vorwiegend im Alluvium und Diluvium, also in Ebenen und Thälern, letzteres dagegen vorwiegend in Gebirgen.

A. Gärtner[1]) unterscheidet:

a) Hoch- oder Felsenquellen, welche sich dadurch bilden, dass das in Spalten, Klüften und Rissen des Gebirges versickerte Regenwasser auf eine horizontal geneigte wasserundurchlassende Schicht stösst und seitlich austritt und zwar absteigend, wenn die letztere in der ganzen Ausdehnung eine gleichmässige Neigung besitzt, oder aufsteigend, wenn auf der geneigten Ebene eine wasserundurchlässige Querwand eingeschoben ist, welche das Wasser wieder aufzusteigen und über deren Rand auszutreten zwingt.

b) Tiefquellen, welche am Fusse der Berge, im Thale selbst und dann meistens in seinem tiefsten Einschnitt, in weiten Flussniederungen oder in den Einschnitten der Plateaus hervortreten, wovon man wieder Schutt-, Grundwasser-, Ueberlauf- und Barrièren-Quellen unterscheiden kann. Diese Quellen durchlaufen meistens

---

[1]) A. Gärtner, Die Quellen in ihren Beziehungen zum Grundwasser und Typhus. Jena 1902.

weitere Gebirgsstrecken, auch Schutt- und Bodenschichten; sie passen daher ihre Beschaffenheit mehr als die Hochquellen der Beschaffenheit des Bodens an und finden sich bei ihnen häufig Uebergänge zu Grundwasser.

c) **Sekundäre Quellen**, welche sich durch Verschwinden und Wiedererscheinen von Wasser in Gestalt einer Quelle bilden, das schon an einem anderen, höher gelegenen Ort als Quelle, Bach, Teich oder See vorhanden war. Diese Art Quellen sind nicht selten. Ein Theil der Wuttach versinkt in Spalten des Kalkgebirges und tritt bei Degernau wieder als Quelle hervor; aus der Ilm verschwindet bei Hetschberg ein grosser Theil des Wassers in vier mächtigen Uferspalten des Wellenkalkes, um $4\frac{1}{2}$ km unterhalb — in der Luftlinie gemessen — wieder, mit Grundwasser gemischt, als Quellwasser zu Tage zu treten. Die Alme in Westfalen war früher ein wasserreiches Flüsschen; 1830 wurde ihr Bett bei dem Dorfe Brenken verlegt und führte fortan über nur sehr schwach mit Alluvium bedeckten zerklüfteten Plänerkalk; in Folge dessen versank ein Theil des Wassers und seit 1885 verschwindet es in der trocknen Jahreszeit vollständig in Schwalglöchern; seit dem Verschwinden desselben haben die Quellen in Gesecke und Upsprunge zugenommen. Die Donau verschwindet bei Immendingen in der trocknen Jahreszeit vollständig in dem gespaltenen, auch im Flussbett vorhandenen Jurakalk und speist die 11 km südwestlich zu Tage tretende, 500 m tiefer liegende Aachquelle, welche zum Bodensee und von da in die Nordsee fliesst, während die Donau dem Schwarzen Meere zuströmt [1]).

Von welcher Bedeutung die Gebirgs- bezw. Bodenart auf die chemische Zusammensetzung eines Quellwassers ist, erhellt aus folgenden, von der Versuchsstation Marburg im Mittel vieler Proben für 1 l erhaltenen Zahlen (vergl. Tabelle S. 1388).

Das tributäre (d. h. wasserliefernde) Gebiet einer Quelle deckt sich bei einem kompakten, undurchlässigen Gestein (Eruptivgestein) meistens mit dem orographischen Gebiet d. h. die Wasserscheiden fallen zusammen mit den höchsten Höhenlinien des umgebenden Gebirges; in diesem Falle sind auch nur wenige Risse und Spalten, sowie nur wenig verwittertes Gestein vorhanden; das Regenwasser läuft durchweg an den Abhängen in den Thalweg hinunter. Bei stark zerklüftetem Eruptivgestein wie ebenso bei geschichteten Gesteinen deckt sich dagegen das Quellgebiet durchaus nicht immer mit dem orographischen Bezirk, weil die oberirdischen Wasserscheiden nicht immer mit den unterirdischen (den wasserundurchlässigen Schichten im Gestein) zusammenfallen.

Fliesst das Regenwasser ohne grossen Widerstand (ohne wesentliche Filtrirschicht) und rasch in Spalten und Rissen ab, so zeigt ein solches Quellwasser auch eine dem Regenwasser ähnliche **schwankende Temperatur**; hat der zu durch-

---

[1]) Um den Zusammenhang eines derartig versunkenen Bach- und des daraus entstandenen Quellwassers nachzuweisen, bedient man sich am zweckmässigsten des Uraninkalis (Kaliumsalz des Fluoresceïns), welches man nach Mayrhofer noch in einer Verdünnung von 1 : 4 Milliarden Wasser nachweisen kann, wenn man 2—4 l Wasser mit 1—2 Messerspitzen voll feinster Thierkohle $\frac{1}{4}$ Stunde schüttelt, die Kohle nach dem Absitzen auf einem kleinen Filter sammelt, trocknet und mit 10 ccm Alkohol auszieht, welcher durch einige Tropfen Alkali alkalisch gemacht ist. Mittels der konvergirenden Lichtstrahlen — eine grössere Lupe genügt schon — lässt sich der Farbstoff durch sein prächtiges Schillern leicht nachweisen. Als sonstige Farbstoffe sind vorgeschlagen, aber nicht so gut: Auramin, Safranin, Kongoroth, Neutralfuchsin, Pariser Violett, Methylenblau; ferner sind für den Zweck vorgeschlagen Bakterien mit ausgeprägten Eigenschaften, z. B. die lebhaft gefärbten Bakterien Bacterium violaceum, Bact. prodigiosum, Bact. rubrum, weiter auch Bierhefe.

Gesteinsart[1])	Abdampf-rückstand mg	Kalium-permanganat-verbrauch mg	Kieselsäure mg	Schwefel-säure mg	Chlor mg	Salpeter-säure mg	Kalk mg	Magnesia mg	Kali mg	Natron mg	Härtegrade
Buntsandstein											
a) unterer	72,0	3,4	—	14,4	5,1	Spuren	11,5	4,2	—	—	1,7
desgl.	116,0	1,3	—	2,2	3,3	„	35,1	14,9	—	—	5,5
b) mittlerer	97,5	2,0	12,0	3,8	4,4	8,6	21,0	7,6	4,6	8,7	3,1
desgl.	90,0	Spuren	14,2	2,0	6,8	Spuren	23,5	5,3	2,0	6,0	3,1
c) oberer Gyps im Röt	2421,0	5,6	—	1144,7	28,4	„	842,0	101,2	—	—	98,4
Zechstein											
a) oberer											
1. Plattendolomit	372,5	1,1	—	56,1	5,1	„	118,0	43,6	—	—	17,9
2. Oberer Letten	250,0	1,9	—	—	12,2	5,6	—	—	—	—	—
3. Letten mit Gyps	830,0	4,0	—	—	5,1	15,0	—	—	—	—	—
b) mittlerer											
1. Hauptdolomit	350,0	3,0	—	—	5,1	0,5	—	—	—	—	—
2. Aelterer Gyps	1632,5	4,0	—	—	8,6	Spuren	—	—	—	—	—
Muschelkalk											
a) oberer	365,0	9,0	—	—	8,6	0,4	—	—	—	—	—
b) unterer	352,0	1,1	—	28,1	6,8	7,6	112,0	41,7	5,6	13,2	17,0
desgl.	300,0	1,9	—	34,3	5,9	Spuren	116,4	30,8	—	—	15,9
Grauwacke	259,0	1,4	—	—	8,4	2,9	—	—	—	—	—
Keuper, unterer	395,0	10,7	—	—	5,1	1,1	—	—	—	—	—
Untere Steinkohle											
a) Flötzleerer Sandstein	225,0	1,5	2,8	20,0	8,6	Spuren	76,0	24,5	—	—	11,1
b) Kulm	292,0	0,4	—	—	5,1	0,5	—	—	—	—	—
Basaltschotter	150,0	1,5	—	—	8,6	Spuren	—	—	—	—	—
Rotliegendes	338,0	0,2	—	5,6	8,6	1,8	123,6	30,0	—	—	16,6
Diabas	45,0	5,2	—	—	12,2	2,5	—	—	—	—	—

sickernde Weg in den Bodenschichten eine gewisse Länge, so besitzt das Quellwasser durchweg auch eine unveränderliche oder nur wenig wechselnde Temperatur, weil das Gestein ein verhältnissmässig guter Wärmeleiter ist. Man darf daher aus der unveränderlichen Temperatur einer Quelle noch nicht schliessen, dass sie keine Zuflüsse von schlecht oder mangelhaft filtrirtem Oberflächenwasser hat.

Manche Quellwässer werden zu gewissen Zeiten trübe; dieses pflegt meistens nach Regen- oder Schneefällen, und zwar entweder verhältnissmässig kurz oder auch lange nach denselben, aufzutreten. Tritt die Trübung jedesmal bald nach dem jedesmaligen Regen auf, so kann dieselbe in nahe liegenden, schlecht filtrirenden Schichten ihre Ursache haben; wird die Trübung aber erst längere Zeit nach dem Regen beobachtet, so kann angenommen werden, dass dieselbe aus entfernt liegenden Schichten stammt und hierin eine theilweise Filtration stattgefunden hat. Durchweg besteht die Trübung aus Thon bezw. Staubsand, Calciumkarbonat etc.; nicht selten wird aber auch gleichzeitig eine Vermehrung der Bakterien in den trüben, zu anderen Zeiten fast bakterienfreien Quellen beobachtet. So wurden nach den Mittheilungen von A. Gärtner für 1 ccm Wasser Keime von Mikrophyten gefunden:

---

[1]) Sämmtliche Proben waren frei von Ammoniak, salpetriger Säure und Eisenoxydul.

Quelle:	Basaltischer Vogelsberg (Frankfurt)	Kalkmergel bei Soest	Lias bei Meurthe u. Moselle	Alluvium des Donitschkammthales	Stubenquelle bei Kranichfeld (Trias)	Konglomeratschicht des Wellenkalkes bei Jena
Zu trocknen Zeiten	3—4	20—275	115—180	72	fast 0	0—90
Nach Regen	45—60	1500—2800	1115—8000	1960—2380	470	bis 18000

Aehnliche Beobachtungen sind vielerorts gemacht worden.

Wenn man bis jetzt das Quellwasser durchweg als das beste und reinste Wasser für menschliche Genusszwecke angesehen hat, so ist das nicht immer richtig; es können neben den im Regenwasser selbst, in den Bodenschichten, in den Spalten und Klüften vorhandenen harmlosen Bakterien unter Umständen auch infektiöse Bakterien in das Quellwasser gelangen und sprechen nach A. Gärtner verschiedene Fälle dafür, dass Typhusepidemien durch Quellwässer von vorstehender Beschaffenheit hervorgerufen sind. Aus dem Grunde kann ein Quellwasser einer vorherigen Reinigung für den häuslichen Gebrauch ebenso bedürftig sein, als ein Fluss- oder Oberflächenwasser.

e) Reinigung des Trinkwassers für den häuslichen Gebrauch.

Die künstliche Reinigung des Trinkwassers wird im Grossen für allgemeine Wasserversorgungen wie im Kleinen für Einzelversorgungen vorgenommen und kommen hierbei eine grosse Anzahl Verfahren in Betracht, die grundsätzlich verschieden sind und hier nur kurz mit ihren wesentlichsten Grundlagen aufgeführt werden können[1]).

1. Reinigung in Absatzbehältern. Diese Art Reinigung wird mitunter im Grossen vorgenommen, wenn das für Leitungen zu verwendende Wasser Schwebestoffe enthält, welche wie die mineralischer Art specifisch schwerer als Wasser sind; ist der Unterschied im spec. Gewicht wie z. B. zwischen organischen Stoffen und Wasser nur gering, so sucht man die Niederschlagung der Schwebestoffe durch Zusatz von Aluminiumsulfat zu befördern. Zur Niederschlagung der Schwebestoffe empfehlen sich 2—4 Stück Klärbecken in Form von Rechtecken, deren Längsseiten 3- bis 6-mal so lang sind als die Breitseiten; die Seitenwände werden zweckmässig ausgemauert oder ausgepflastert und mit schrägen bezw. steilen Böschungen angelegt um eine seitliche Schlammablagerung zu vermeiden. Eine Bedachung wird meistens nicht vorgenommen, um die bakteride Wirkung des Sonnenlichtes nicht abzuschliessen, wiewohl auf diese Weise, besonders bei flachen Becken, eine stärkere Erwärmung bezw. eine schwankende Temperatur sowie eine Verunreinigung durch Luftstaub vermieden werden kann. Im Allgemeinen findet trotz der bakterienvernichtenden Wirkung des Sonnenlichtes in den Klärbecken leicht eine Vermehrung der Keime und wenn die Schwebestoffe eine gewisse Menge organischer Stoffe enthalten, leicht eine Fäulniss in dem Schlamme statt. Findet eine unterbrochene Entnahme des Wassers statt, so müssen die Klärbecken so eingerichtet werden, dass sie den Höchstbedarf an Wasser von mehreren Tagen zu fassen vermögen und werden dann zweckmässig 4 Klärbecken mit dem 2—3-fachen Inhalt des täglichen Höchstwasserverbrauches angelegt, um eine genügende Vorklärung einschl. Reinigung von Bodenschlamm zu erzielen. Soll dagegen ununterbrochen Wasser entnommen werden, so müssen die Becken so gross angelegt werden, dass die Durchflussgeschwindigkeit in den Becken höchstens 1—2 mm in der Sekunde beträgt. Die Entnahme des Wassers aus den

---

[1]) Bezüglich der Einzelheiten der Reinigungsverfahren sei auf des Verfassers Schrift: Die Verunreinigung der Gewässer etc. Berlin 1899. 1, 104 u. ff verwiesen.

Klärbecken muss durch entsprechende Einrichtungen so geschehen, dass der Bodenschlamm nicht mit aufgerührt wird.

2. *Reinigung durch Filtration*. Dieses am weitesten verbreitete Wasser-Reinigungsverfahren wird sowohl im Grossen als im Kleinen angewendet.

α) Filtration im Grossen. Diese zerfällt wieder in eine natürliche und künstliche Filtration und dient zu beiden meistens Sand als Filtrirmasse.

a) Natürliche Sandfiltration. Hierunter versteht man die Filtration eines Oberflächenwassers, welche durch seitlichen Austritt des Wassers in die Sandfilter erfolgt, sei es dass diese in der Nähe von Flüssen oder Seen durch natürliche Ablagerung sich gebildet haben, sei es dass sie künstlich hergestellt sind. Diese Filtration ist zwar der ähnlich, welche das Regen- oder Oberflächenwasser bei der Bildung des Grundwassers erfährt, aber doch nicht gleich, weil bei der Bildung des Grundwassers eine mehr oder weniger senkrechte Filtration und auch eine solche durch Bodenschichten von verschiedener Beschaffenheit statt hat. Die seitliche Filtration oder die wagerechte Bewegung des Grundwassers ist aber nur in den seltensten Fällen eine gute oder genügende, weil sich die Schwebestoffe immer tiefer in den Sand hineinspülen und schliesslich in das durchsickernde Wasser gelangen.

b) Künstliche Sandfiltration. In den künstlich aufgebauten Sandfiltern bewegt sich das Wasser allgemein in senkrechter Richtung von oben nach unten. Die Filter werden zweckmässig mit schrägen Wandungen angelegt und pflegen meistens in der Weise aufgebaut zu werden, dass zu unterst grobe, darauf kleinere Bruchsteine liegen, auf welchen zunächst grobkörniger Kies, weiter feinkörniger Kies und zuletzt Sand aufgeschichtet werden. Die Sandschicht schwankt von 0,6—1,0 m, die des Kieses mit Steinen von 0,3—0,6 m Höhe; die Höhe der Schichten und die Korngrösse des Sandes, Kieses und der Steine betragen z. B. bei den Bremener Sandfiltern von oben nach unten:

	Sand	Kies				Steine
		Hirsekornstärke	Erbsenstärke	Bohnenstärke	Nussstärke	
Höhe der Schicht in m	1,00	0,06	0,06	0,08	0,15	0.25
Korngrösse in mm	0,5—1,0	3,0—5,0	10,0—20,0	20,0—30,0	30,0—60,0	60—150

Durchweg pflegt der Kies der unteren Lage 3—4-mal so grob zu sein, als der darauf liegende, und muss dafür gesorgt werden, dass an keiner Stelle sich Lagen von grösserer Kornverschiedenheit unmittelbar berühren oder Lücken bezw. Hohlräume sich bilden. Die Höhe der zu filtrirenden Wasserschicht schwankt je nach dem Sande und dem Wasser zwischen 0,6—1,0 m. Die Grösse der Filterfläche schwankt zwischen 607—7650 qm, im Durchschnitt zwischen 2000—3000 qm; in der Leistung sind grosse und kleine Filter für gleiche Flächen gleich; die grossen Filter sind nur in der Unterhaltung (Erneuerung) unangenehmer und kostspieliger. Jedes Filter soll selbständig für sich und zwar so eingerichtet werden, dass von dem filtrirten Wasser, welches es liefert, für sich allein, getrennt von dem anderer Filter, eine Probe entnommen und untersucht werden kann, um die Wirksamkeit des Filters zu jeder Zeit überwachen und prüfen zu können. Beim Inbetriebsetzen der Filter füllt man dieselben, um die Luft auszutreiben, durch Reinwasser von unten nach oben, später stets von oben, indem man das Wasser auf einer Pflasterschicht so einfliessen lässt, dass die Sandoberfläche nicht zerstört wird; für die Ableitung der in den Filtern während des Betriebes sich ansammelnden Luft, welche die Schleimdecke zerstören kann, befinden sich Entlüftungsröhrchen in den seitlichen Wänden. Die Filter pflegen überwölbt und offen angelegt zu werden. Die Ueberwölbung — meistens mit Ziegelmauerwerk — sichert vor allem den Rieselbetrieb auch im Winter bei Frostwetter, auch eine gleichmässigere Temperatur des filtrirten Wassers, obschon die durch den Sonnenschein bedingten Temperaturschwankungen nicht gross sind, weil das Wasser auf der Sandoberfläche nur verhältnissmässig kurze Zeit verweilt.

Als Nachtheile der Ueberwölbung werden jedoch die grössere Kostspieligkeit wie die langsamere Bildung der eigentlich filtrirenden Schleimdecke, wenn diese vorwiegend aus den lichtbedürftigen, chlorophyllhaltigen Kleinwesen (Algen etc.) ihre Entstehung nimmt, angegeben.

Aus den Filtern tritt das Wasser in einen Entleerungskanal und von hier aus in den Reinwasserbehälter. In dem Entleerungskanal kann das Wasser mittels eines Schwimmers auf gleicher Höhe gehalten sowie hoch und niedrig eingestellt werden; das hat den Vortheil, stets eine gleiche Filtrationsgeschwindigkeit in den Filtern zu unterhalten. Denn wenn in Folge der stetig zunehmenden Schleimschicht auf den Filtern die Filtrationsgeschwindigkeit eine geringere wird, so kann man dieselbe durch Erhöhung des Filtrationsüberdruckes, sei es durch Erhöhung des zu filtrirenden Wassers auf den Filtern oder durch Senkung des Wasserspiegels in dem Entleerungskanal, unterstützen und wird letztere Handhabung als die bessere angesehen.

Aus den Filter-Entleerungskanälen tritt das Wasser in den Reinwasserbehälter, der zweckmässig in doppelter Anordnung angelegt wird, um bei etwaiger Ausschaltung des einen Behälters den Betrieb aufrecht erhalten zu können. Der Wasserspiegel in dem Reinwasserbehälter soll stets unter dem Abfluss aus den Reinwasser-Entleerungskanälen der Filter liegen, damit der Filtrationsüberdruck in den Filtern nicht durch Rückstau gestört wird. Auch muss der Reinwasserbehälter so angelegt werden, dass das Wasser in ihm nicht still steht, sondern durch die Entnahme von Wasser in beständiger Bewegung ist.

Die Filter liefern erst dann ein keimarmes (etwa 100 und weniger Keime enthaltendes) und gebrauchsfähiges Filtrat, wenn sich auf denselben eine genügend starke Schleimschicht — aus Thon, Eisen- und Aluminiumhydroxyd, Kieselsäurehydrat, aufgeschlämmten Karbonaten, lebloser organischer Substanz, Algen und Bakterien — gebildet hat. Die Dauer der Bildung beträgt in einigen Fällen und bei offenen Filtern nicht ganz einen Tag, in anderen Fällen und bei geschlossenen Filtern $1^1/_2$—2 Tage. Die Filtrationsgeschwindigkeit schwankt von 50—260 mm und beträgt im Mittel etwa 90 mm in der Stunde; sie soll im Allgemeinen 100 mm nicht übersteigen, da das Filtrat naturgemäss bei einer mässigen Filtrationsgeschwindigkeit am besten zu sein pflegt.

Die Laufzeit (Gebrauchsfähigkeit) der Filter ist je nach der Beschaffenheit des Wassers und Sandes, der Jahreszeit, der Filtrationsgeschwindigkeit und dem Filtrationsüberdruck sehr verschieden; sie schwankt im Allgemeinen zwischen 10—40 Tagen und beträgt durchschnittlich etwa 25 Tage.

Die Wirkung der Filter erstreckt sich vorwiegend oder nur auf Zurückhaltung der Schwebestoffe und Bakterien des Rohwassers; eine chemische Wirkung bezw. eine Oxydation der gelösten organischen Stoffen findet in denselben nicht statt. Die Zurückhaltung der Schwebestoffe und Bakterien ist um so vollkommener, je wirksamer, d. h. je dichter die Schlick- oder Schleimschicht ist: bei einer gewissen

Stärke aber lässt sie kein Wasser mehr durch; es hört die Filtration auf und wachsen auch mit der Zeit Bakterien in die Filter hinein und gehen mit ins Filtrat, so dass die Filter zu Anfang und Ende der Laufzeit am meisten der Gefahr ausgesetzt sind, auch **pathogene Bakterien aus dem Rohwasser durchzulassen**. Aus dem Grunde müssen die Filter, wenn die Schlickschicht eine gewisse Höhe — durchweg von 2 cm — erreicht hat, **gereinigt oder erneuert werden**. Es wird die Schlickschicht mit den darunter liegenden Sandschichten etwa 15 cm tief abgehoben, das rückständige Filter durchlüftet und wieder mit frischem oder gewaschenem Sand bis zur ursprünglichen Höhe aufgefüllt.

Für stark verunreinigte Rohwässer (z. B. bei Hochwasser) wendet man auch eine doppelte Filtration an, wozu E. Götze in Bremen eine geeignete Anordnung eingeführt hat.

Das Waschen des Sandes wird entweder durch selbstthätige Waschtrommeln oder durch Wasserstrahlapparate vorgenommen, aber, weil es verhältnissmässig theuer und mit erheblichen Verlusten verbunden ist, nur dort geübt, wo der frische Sand nur schwierig und mit grossen Kosten beschafft werden kann.

Die Betriebskosten der Sand-Filtration, für welche eine regelmässige Druckvertheilung und ein gleichmässiger Gang der Filtration von grösster Wichtigkeit sind, stellen sich einschliesslich Verzinsung und Amortisation auf 1,5—5,1 Pfg., ohne letztere auf 0,15—0,30 Pfg. für 1 cbm Wasser.

Statt des lockeren Sandes benutzte man auch eine Zeitlang vielfach nach dem Vorschlage von Fischer-Peter's Sandstein-Platten, welche künstlich aus reingewaschenem Flusssand und Natronkalksilikat als Bindemittel hergestellt wurden und durch welche das zu reinigende Wasser seitlich durchtrat; sie hatten vor den gewöhnlichen Sandfiltern den Vorzug, dass sie für gleiche Mengen zu reinigenden Wassers weniger Raum einnahmen und sich durch Gegenströmung etc. leichter reinigen liessen.

Die anfänglich auf diese Filtersteine gesetzten Hoffnungen sind indess nicht in Erfüllung gegangen; die Aktien-Gesellschaft für Grossfiltration in Worms[1]) hat vielmehr die Herstellung der Filtersteine nach dem System Fischer aufgegeben und fertigt jetzt solche nach dem System Kurka an. Die innen hohlen Elemente sind rund mit viereckigem Kopf und werden aus einem Gemisch von reinem Quarzsand, feinem Glaspulver und einem nicht bekannt gegebenen Bindemittel durch Pressen unter 250 Atm. Druck und Brennen in besonderen Oefen hergestellt. Die Filterelemente werden zu mehreren auf einen gemeinsamen Abfluss aufgekittet und die Filterapparate geschlossen oder offen aufgebaut. Bei letzterer Anordnung werden die Elemente in Sand eingebettet, welcher die gröbsten Schwebestoffe beseitigt, während die Filtersteine die feinsten Schwebestoffe zurückhalten.

c) **Schnellfiltration.** Statt der langsam wirkenden und umfangreichen Sandfilter hat man auch Filtrations- bzw. Reinigungsmaschinen eingerichtet, welche eine schnelle Reinigung grösserer Wassermengen ermöglichen. Sie sind vorwiegend in Amerika in Gebrauch. Während die vertikale Filtrationsgeschwindigkeit bei den deutschen Sandfiltern durchschnittlich 100 mm in der Stunde beträgt,

---

[1]) Gesundheits-Ingenieur 1903, **26**, 221.

läuft das Wasser durch die amerikanischen Schnell- oder Druckfilter („rapid filter", „pressure filters" oder auch „mechanical filters") mit einer Geschwindigkeit von 3,8—5,1 m in der Stunde. Letztere Filter liefern daher 37—50-mal so viel Wasser, haben eine um ebenso viel geringere Stärke und lassen sich leichter reinigen, als die europäischen Filter; die Schnellfilter müssen naturgemäss öfters — vielfach täglich — gereinigt werden, die Reinigung ist aber einfacher; im Winter lassen sich dieselben in erwärmten Gebäuden unterbringen und gestatten leicht die Anbringung von geeigneten Vorrichtungen behufs vorherigen Zusatzes chemischer Fällungsmittel, unter denen besonders häufig Alaun (durchschnittlich 45,6—51,6 g Alaun für 1 cbm Wasser) angewendet wird. Anstatt der grossen gemauerten Reinwasserbehälter wendet man durchweg kleine runde oder cylindrische Kessel aus Holz, Guss- oder Schmiedeeisen an. Die amerikanischen Schnellfilter[1], die ursprünglich den Bedürfnissen der Industrie (Papierfabriken, Zuckerraffinerien etc.) dienten, zerfallen in 2 Unterabtheilungen, nämlich in offene („gravity") und geschlossene („pressure") Filter. Erstere bestehen meistens aus grossen, runden hölzernen Behältern, in die das Wasser vom Pumpwerke aus gehoben wird und von wo es dann unter natürlichem Druck in das Hauptleitungsnetz fliesst; letztere dagegen bestehen aus geschlossenen eisernen Behältern oder Cylindern und arbeiten unter dem jeweiligen Druck des Pumpwerkes oder der Wasserleitung.

Das älteste Schnellfilter dieser Art war das von S. Hyatt (sog. „Multifold"-Filter), bei welchem die Sandschicht nur etwa 15 cm betrug; demselben folgten das sog. „Nationalfilter", bei dem Sand oder Sand und Koks als Filtermasse sowie Alaun als Fällungsmittel dienten, das New-York-, Blessing-, Jewell-, Warren- und Western-Filter, an welchen sowohl die Loomiss-Manning-Filter Co. in Philadelphia wie die New-York-Filter Manufacturing Company mit der Zeit verschiedene Verbesserungen angebracht haben, so dass es gelungen ist, auch mit den Schnellfiltern ein von Schwebestoffen fast freies Wasser herzustellen und eine bakteriologische Reinigung d. h. Befreiung von Bakterienkeimen bis zu 98 % herbeizuführen.

Zu den Schnellfiltern gehört auch der Andersen'sche Revolving-Purifier (Dreh-Reiniger); bei demselben wird das Wasser in einer Trommel mit metallischem Eisen in innige Berührung gebracht und das Eisen durch Lüftung oder Stehenlassen in Behältern und mittels Filtration durch eine Sandschicht von etwa 46 cm Höhe entfernt.

In Deutschland ist als Schnellfilter vorwiegend das von Kröhnke in Gebrauch, welches in der Hauptsache aus einer auf Lagern ruhenden wagerechten Trommel besteht, in welcher sich die Filtermasse (Sand) in zwei oder auch mehreren Abtheilungen befindet; in diese tritt das Wasser von der Seite ein und aus. Ist das Filter verstopft oder unrein, so wird die Trommel um ihre Achse gedreht, wodurch der Sand in Bewegung geräth und leicht durch Einführung von Wasser gereinigt werden kann. Bei einem Druckunterschied von 0,2—2,0 m Wassersäule liefert 1 qm Sandfläche 5 cbm filtrirtes Wasser in der Stunde.

Auch kann zu den Filtrations-Maschinen das Gerson-Filter gerechnet werden, welches aus vier etwa 9 m hohen Cylindern von 1,9 m Durchmesser besteht und

---

[1] Vergl. Wm. Paul Gerhard, Gesundheits-Ingenieur 1900, 23, 205, 221, 237, 253, 305, 321, 341, 357, 373 u. 393 u. des Verf.'s Verunreinigung der Gewässer etc. 1899, 1, 145 u. ff.

bei welchem eisenimprägnirter Bimstein, Kies, Sand und sonstige geeignete Stoffe als Filtermasse dienen.

Das Wasser fliesst von unten nach oben durch die Filter und wird einer zweimaligen, einer Vor- und Nachfiltration unterworfen.

β) Filtration im Kleinen. Dort, wo keine centralen Wasserleitungen vorhanden sind, oder wo man die Filtration im Grossen unterstützen will, werden vielfach noch Hausfilter für die Filtration im Kleinen angewendet. Als solche sind eine grosse Anzahl in Vorschlag gebracht und auch in Anwendung. Unter denselben kann man unterscheiden:

a) Kohlenfilter; die Kohle (Holz- und Thierkohle) wird bald in nuss- oder erbsengrossen Stücken, durch welche das Wasser von oben nach unten oder aufsteigend filtrirt, bald als Filterblock in zusammengepresster Form angewendet. Der Filterblock oder auch die mit Kohlenstückchen versehenen Behälter, die in eine Tülle endigen, werden mit einem Kautschukschlauch versehen, welchen man, nachdem das Wasser angesaugt ist, heberartig wirken lässt. Als Filter dieser Art sind ziemlich verbreitet das von Chearing, Bühring, Möller, Maignen, Rogge u. a.

b) Eisenschwamm-Filter von Bischoff; dasselbe besteht aus erbsengrossen Stücken von Eisenoxyd und Koks, durch welche das Wasser filtrirt wird wie durch Kohle und unter welchen sich häufig noch eine Sandschicht befindet.

c) Spencer's Magnetic-Carbide- und das Polarite-Filter. Beide gleichen dem vorstehenden Filter; angeblich soll das verwendete Eisenoxyd entweder ganz oder zum Theil magnetisches Eisenoxyd sein; letzteres wird in beiden Fällen im Gemisch oder Wechsel mit Kies und Sand angewendet.

d) Kieselguhr-Filter von Nordmeyer-Berkefeld; sie bestehen aus gebrannter Infusorienerde und gleichen sonst vollständig den Porzellanfiltern.

e) Porzellanfilter; sie bilden Cylindergefässe, welche durch Brennen von Porzellanerde, feinster Kaolinmasse oder von Kunststeinen — grober und feiner Sand gemischt mit Kalk- und Magnesiasilikat — hergestellt werden und durch welche das Wasser unter grösserem oder geringerem Druck von aussen nach innen filtrirt. Die ältesten Filter dieser Art sind die von Pasteur-Chamberland, denen in der verschiedensten Form und Anordnung folgten und gleichen die Porzellanfilter der Sanitäts-Porzellan-Manufaktur W. Haldenwanger-Charlottenburg, von Puckal, von J. Stavemann-Berlin, die Thonrohrfilter von Möller-Hesse, H. Olschewsky-Berlin, die Steinfilter von Wilh. Schuler in Isny, die Asbestporzellan-Filter aus fein gemahlenem, geformtem und gebranntem Asbest u. a.

f) Asbest-Filter. Der beste, wollartige Asbest wird zerzupft, mit Wasser zu einem Brei vermahlen, aus welchem in der verschiedensten Weise Filterplatten geformt werden. Hierzu gehören das Asbestfilter von C. Piefke-Berlin (wohl das älteste dieser Art), das Mikromembranfilter von Friedr. Breyer und Weyden-Wien, das Asbestfilter von Jul. Trenkler-Wien, von Sellenscheidt-Berlin, das Wasserfilter „Puritas" von Sonnenschein, das Armee-Asbestfilter von v. Kuhn-Wien, das Patent-Schnellfilter von H. Jensen & Co.-Hamburg u. a.

g) Papier- und Cellulose-Filter. An Stelle des Asbestes wird auch Cellulose d. h. Papier oder Baumwolle als Filtermasse angewendet und sind solche

Filter u. a. eingerichtet von L. A. Enzinger-Worms, Möller & Holberg-Grabow bei Stettin, H. Koch-Halle a. S.

Die Wirkung aller dieser Kleinfilter hängt naturgemäss ab:
1. Von der Dichtigkeit und gleichmässigen Beschaffenheit der Filtermasse selbst; je dichter und gleichartiger die Filtermasse ist, um so eher ist eine vollkommene Zurückhaltung der Keime und Schwebestoffe zu erwarten; von einer gewissen Oeffnungsweite (Porösität) an hört die Wirkung überhaupt auf.
2. Von der Stärke und Art des Druckes, unter dem das Wasser filtrirt. Je höher der Druck ist, um so leichter können Keime und Verunreinigungen durch das Filter treten; der Druck soll thunlichst 1 bis 2 Atm. nicht übersteigen und ferner nicht stoss oder ruckweise wechseln, weil dadurch das Durchwachsen der Filter befördert wird.
3. Von der Menge und Art der im Wasser vorhandenen Schwebewie gelösten Stoffe. Je grösser die Menge und je feinflockiger die Verunreinigungen sind, um so eher hört die Keimdichtigkeit der Filter auf.
4. Von der Temperatur des zu filtrirenden Wassers; je höher diese ist, um so schneller lassen die Filter Keime durchtreten.

Die Ergiebigkeit der Filter steht durchweg im umgekehrten Verhältniss zur Keimdichtigkeit derselben, d. h. je besser und länger dieselben Keime zurückhalten, um so weniger Filtrat pflegen sie zu liefern.

Weiter aber ist wohl zu beachten, dass alle Filter und Filterstoffe, so hoch auch die Anpreisungen klingen mögen, höchstens eine Beseitigung der Schwebestoffe einschl. der Bakterienkeime, aber keine chemische Veränderung bezw. Oxydation von gelösten organischen und unorganischen Stoffen bewirken, dass ferner keines dieser Filter für längere Zeit ein keimfreies Filtrat liefert, sondern thunlichst jeden Tag, mindestens aber 2- bis 3-mal in der Woche gereinigt werden muss, so dass man zweckmässig 2 oder 3 Filter vorräthig hält, von denen das eine benutzt wird, während das andere bezw. die anderen gereinigt werden.

Man kann praktisch nur die Forderung stellen, dass die Filter wenigstens für den Anfang ein keimfreies, klares und helles Filtrat liefern und diese Eigenschaft eine gewisse Zeit beibehalten.

Unter Erwägung dieser Verhältnisse haben sich die Filter aus Kohle, Koks, Eisenschwamm und ähnlichen grobkörnigen Stoffen am wenigsten bewährt; sie geben für den Anfang vielleicht wohl ein klares und helles, aber kein keimfreies Filtrat und werden bei kurz andauernder Benutzung, wenn sich Schwebestoffe in ihnen angesammelt haben, zu einem Heerde von Zersetzungen, sodass das filtrirte Wasser von schlechterer Beschaffenheit als das Rohwasser sein kann.

Die Kieselguhr-, Porzellan-, Stein- und Asbest-Filter verhalten sich nach dieser Richtung bei zweckentsprechender Herstellung und richtiger Anwendung mehr oder weniger gleich; sie können wenigstens für den Anfang und eine gewisse Zeit nicht nur ein helles und klares, sondern auch ein keimfreies Filtrat liefern; die Kieselguhrfilter scheinen bei gleicher Wirkung am ergiebigsten zu sein und haben diese wie die Porzellan- und Steinfilter vor den Asbestfiltern den Vorzug, dass sie sich leichter und sicherer — entweder durch gegenströmendes Wasser, Auskochen oder Ausglühen — reinigen lassen, als die Asbestfilter.

3. Enteisenung des Wassers. Immer mehr macht sich das Bestreben geltend, die Ortschaften statt mit Oberflächenwasser (filtrirtem Fluss- oder Seewasser) mit Grundwasser zu versorgen, weil bei diesem eine Verunreinigung mehr ausgeschlossen ist, als bei Oberflächenwasser. Das Grundwasser lässt sich aber häufig ebenfalls nicht direkt verwenden. Sehr häufig enthält dasselbe, besonders in der norddeutschen Tiefebene, Eisenoxydulverbindungen, und wenn diese auch an sich nicht gesundheitsschädlich sind, so beeinträchtigen sie doch dadurch, dass die Eisenoxydulverbindungen beim Stehen an der Luft zu unlöslichen Eisenoxydverbindungen oxydirt werden und dadurch das Wasser trüber, sowie einen Bodensatz liefern, den Genusswerth des Wassers. Aus dem Grunde muss dann das Eisenoxydul entfernt werden. Dieses geschieht, wenn das Eisen als kohlensaures Eisenoxydul vorhanden ist, fast allgemein durch Zuführung von Luft, sei es, dass man das Wasser in Koks- und Kiesschichten kaskadenartig herabrieseln lässt oder durch Brausen an der Luft regenartig verstäubt und darauf in allen Fällen eine Filtration durch Sand folgen lässt, wodurch das gebildete Eisenoxydhydrat beseitigt wird. Von anderer Seite wird angenommen, dass das Eisen als basisches Karbonat (kohlensaures Eisenoxyduloxyd) ausgefällt wird. Nach Dunbar und Kryck liefert das Sandfilter erst dann ein klares, eisenfreies Filtrat, wenn die Sandkörner gleichmässig mit Eisenoxyd überzogen sind. Oesten wendet einen freien Regenfall aus Brausen von 2 m Höhe und eine Sandfiltrirschicht von 30 cm Höhe an. Piefke und Thiem lassen das mittels Brause verteilte Wasser durch eine entsprechend hohe Koks- oder Kiesschicht rieseln und filtriren hierauf durch Sand. Kurth verlegt den Oesten'schen Rieseler in den Boden, um ihn vor Frost zu schützen. Dunbar und Kryck haben gefunden, dass man die Enteisenung des Wassers durch ein bereits eingearbeitetes Filter, d. h. ein solches, bei welchem die Sandkörner genügend mit Eisenoxydschlamm überzogen sind, in der Weise erreichen kann, dass man das Filter bis zur Oberfläche mit Wasser füllt und dann sich entleeren lässt. Dunbar hat für den Zweck weiter ein Press- und Tauchfilter eingerichtet, welches letztere direkt in einen Kesselbrunnen eingehängt werden kann.

Nach einem anderen Vorschlage von Oesten[1]) soll man eisenfreies, sauerstoffhaltiges Wasser in die einen Brunnen umgebenden Bodenschichten leiten und dadurch den Eisengehalt des Grundwassers im Boden selbst niederschlagen können, sodass der Boden selbst als Filter dient. Das kann aber nur für eine gewisse Zeit angehen, weil das im Boden sich ansammelnde Eisenoxyd nach und nach entweder das Wasser selbst trüben oder die Bodenschichten für die Filtration undurchlässig machen muss. Ebensowenig kann eine Filtration des Wassers durch eine Filterschicht von Sand und Kalkstückchen, welche die Ausfällung befördern sollen, sich empfehlen, weil das Wasser durch den Kalk unter Umständen eine alkalische Beschaffenheit annehmen muss. Dagegen mag eine Fällung mit Eisenchlorid und Kalk und eine nachherige Filtration durch Pressfilter von Kröhnke gute Dienste leisten. Günstig beurtheilt wird auch das Verfahren von Linde und Hesse[2]) (Crefeld), welches darin besteht, dass das eisenhaltige Wasser, ohne gelüftet zu werden, durch ein Filter von

---

[1]) Gesundheits-Ingenieur 1900, **23**, 176.
[2]) Ebendort 1900, **23**, 105.

mit Zinnoxyd durchtränkten Holzspähnen filtrirt wird. Welche Rolle das Zinnoxyd hierbei spielt, ist noch nicht aufgeklärt; vielleicht bewirkt es als Kontaktsubstanz die Uebertragung des im Wasser vorhandenen Sauerstoffs auf das Eisenoxydul oder durch Flächenattraktion die Beseitigung desselben aus dem Wasser.

Nach Helm[1]) ist das Eisenoxydul in zweierlei Formen, in einer losen und einer festgebundenen Form, im Wasser vorhanden, indem das kohlensaure Eisenoxydul entweder im theilweise dissociirten Zustande oder das Eisenoxydul zum Theil auch als schwieriger oxydirbares humussaures Salz vorhanden ist. Nur der erstere, der lose gebundene Theil des Eisens ist lästig bei der Benutzung des Grundwassers für die Wasserversorgung. Zur Beseitigung desselben empfiehlt Helm ohne besondere Lüftung eine Filtration durch eine Schicht von Brauneisenstein und Raseneisenstein, welche in Stücke von 4—20 mm Durchmesser zerkleinert sind und das lose gebundene Eisenoxydul des Wassers gleichsam festhalten; die ersten trüben Antheile des durch den Apparat fliessenden Wassers werden durch eine unter dem Filter angebrachte Sand- oder Kiesschicht zurückgehalten und das mit der Zeit durch Abscheidung von Eisenoxyduloxydhydrat unbrauchbar gewordene Braun- und Raseneisensteinfilter durch Rösten der Masse bei Rothgluth wieder wirksam gemacht.

Wenn das Eisenoxydul an Humussäure gebunden ist, so ist eine Entfernung aus dem Wasser schwieriger; hier dürfte alsdann nur eine gleichzeitige Behandlung mit Kaliumpermanganat oder ein Zusatz von Aluminiumhydroxyd bezw. Aluminiumsulfat und gleichzeitige Durchlüftung oder nach dem Ozon-Verfahren S. 1400 zum Ziele führen.

4. *Reinigung bezw. Sterilisation des Wassers durch Kochen.*

Die vielen für diesen Zweck vorgeschlagenen Verfahren haben das eine, nämlich den von W. v. Siemens empfohlenen Grundsatz des Gegenstromes gemeinsam, d. h. das kalte Wasser dient zum Abkühlen des gekochten und damit zugleich das heisse Wasser zum Vorwärmen des ersteren. Weiter aber kann man zwei verschiedene Anordnungen unterscheiden, nämlich Apparate zur Sterilisation durch zeitweises Kochen bei 100° und durch Erhitzen bis 120°. Letztere Temperatur kann natürlich nur in geschlossenen Apparaten unter Druck erreicht werden; solche Apparate, die gleichzeitig fahrbar sind und wobei das Wasser vorher filtrirt zu werden pflegt, sind z. B. der von der Société Rouart Frères & Co. in Paris, der später eine Aenderung dahin erfuhr, dass man das Wasser auch in erwärmtem Zustande dem Apparate entnehmen konnte; ferner der Apparat der Société Geneste Henscher & Co. in Paris, der sich während der Erhitzung und des darauf folgenden Erkaltenlassens unter Druck befindet, in Folge dessen die aufgelösten Gase (Sauerstoff und Kohlensäure) und Salze in dem Wasser verbleiben und dieses gleichzeitig trinkbar erhalten wird.

Die vorstehende Art Sterilisatoren können nur aus Wasserleitungen mit entsprechendem hohen Druck oder durch besondere Druckpumpen gespeist werden. Aus dem Grunde ist die andere Art Sterilisatoren, wodurch das Wasser nur auf 100° erwärmt bezw. gekocht wird, häufiger. Apparate dieser Art sind die von Fr. Siemens-Berlin, Grote-Berlin, Merke, Nagel u. a.[2]) Die Wasserkochapparate behufs Sterilisation des Wassers liefern zwar ein keimfreies Wasser und

---

[1]) Gesundheits-Ingenieur 1901, 24, 174.
[2]) Eine Zusammenstellung und Beschreibung der Sterilisirapparate durch Kochen des Wassers hat Kausch in Centralbl. f. Bakteriologie, 1. Abth., Referate 1903, 34, 78 und 129 gegeben.

besitzen gegenüber den Filtern den Vortheil einer gleichbleibenden Ergiebigkeit, beeinträchtigen aber den Geschmack des Wassers (anhaftender Kochgeschmack und hohe Temperatur des Wassers) und beseitigen auch nicht immer die vorhandenen Trübungen in einem Wasser, zumal sich durch das Kochen unter Umständen Calciumkarbonat ausscheiden kann; dabei durchwachsen bei einigen Apparaten während der Ruhe die Bakterien die Reinwasserwege, weshalb eine öftere Reinigung und Sterilisation des ganzen Apparates nothwendig ist.

Rietschel und Henneberg[1]) haben daher einen fahrbaren Trinkwasserbereiter durch Sterilisation eingerichtet, welcher diese Uebelstände zum Theil vermeidet. Das Wasser wird mit diesem Apparat von erdigen und dergleichen Beimengungen befreit, bei 110° (0,5 Atm. Ueberdruck) sterilisirt, das sterilisirte Wasser wieder mit Luft gemischt und dadurch vom Kochgeschmack befreit, dass es durch Kohle filtrirt wird; das gewonnene Wasser ist höchstens 5° wärmer als das Rohwasser; ausserdem lassen sich alle Theile des Apparates vor der Trinkwasserbereitung vollkommen sterilisiren, was für eine Anzahl anderer Apparate dieser Art nicht zutrifft. In D.-R.-Pat. No. 131230 ist auch ein keimsicheres, aus Knochenkohle bestehendes Luftfilter beschrieben, auf welches das gekochte Wasser mittels einer Brause vertheilt und ebenfalls der Kochgeschmack beseitigt wird.

Wenn hiernach die Technik der Wassersterilisation durch Kochen sehr vollkommen ausgebildet ist, so ist das Verfahren wegen der damit verbundenen Kosten doch nur in gewissen und engeren Grenzen ausführbar.

Im Anschluss hieran mag erwähnt sein, dass man Meerwasser oder sonstige ungeniessbare Wässer auch durch Destillation für Trinkwasserzwecke nutzbar zu machen pflegt, wobei ebenfalls der Grundsatz der Gegenströmung in Anwendung kommt; solche Apparate sind z. B. von Pape & Henneberg in Hamburg und von der Mirless Watson and Yaryan Company Lim. in London und Glasgow erbaut worden; dieselben haben vorwiegend nur für die Seeschiffe Bedeutung und haften dem destillirten Wasser die oben erwähnten Uebelstände in noch höherem Grade als dem gekochten Wasser an.

5. *Reinigung bezw. Sterilisation des Wassers auf chemischem Wege.* Auch für diese Art Reinigung sind eine Reihe Verfahren, d. h. eine Reihe chemischer Verbindungen vorgeschlagen, die man in drei Gruppen eintheilen kann:

a) Solche chemische Verbindungen, welche vorwiegend nur mechanisch auf die unreinen Bestandteile und durch Bakterien-Fällung wirken. Hierzu gehören:

    Eisenchlorid, Alaun,   ⎫ mit und ohne Anwendung von
    Eisensulfat, Kreide,   ⎬ Kalk oder Natriumbikarbonat,
    Kalk für sich allein, ferner Kochsalz.

Die Wirkung dieser Zusatzmittel besteht darin, dass sie in dem Wasser einen Niederschlag erzeugen, der wegen des höheren spec. Gewichtes schnell zu Boden sinkt und die Schwebestoffe einschl. eines Theiles der Bakterien mit niederreisst.

Wenn der Zusatz von Kalk allein eine Wirkung äussern soll, so muss das Wasser eine genügende Menge Bikarbonate (von Calcium, Magnesium bezw. Alkalien) enthalten, womit derselbe unlösliches, die Fällung unterstützendes Monocalciumkarbonat bilden kann. Hierdurch wird auch das Wasser gleichzeitig kalk- bezw. magnesia-

---

[1]) Zeitschr. f. Hygiene 1902, **40**, 627.

ärmer und das Verfahren deshalb auch vereinzelt benutzt, um hartes Trinkwasser weich zu machen.

Der Zusatz von Kochsalz, welcher vielfach bei verunreinigten Brunnen angewendet wird, hat ebenfalls nur die Wirkung, ein klares, von Schwebestoffen freies Wasser zu erhalten. Denn ein trübes Wasser klärt sich um so schneller, je mehr Salze es gelöst enthält.

Alle diese Mittel können jedoch keine völlige Keimfreiheit bezw. Beseitigung von Bakterienkeimen bewirken, weil die Bakterien, auch die wichtigsten Krankheitserreger (z. B. von Typhus und Cholera) eine so grosse Beweglichkeit besitzen, dass sie, auch wenn sie durch den Niederschlag vollständig aus dem Wasser ausgefällt sein sollten, aus dem Niederschlage in das Wasser zurückgelangen können. Ausserdem werden auch, wie Schüder[1]) fand, selbst bei Erzeugung eines reichlichen und festen Niederschlages in einem Wasser, nicht alle Bakterien mit niedergerissen.

b) Solche chemische Verbindungen, die eine Oxydation und gleichzeitige Desinfektion bewirken sollen. Als solche Mittel sind vorgeschlagen Kalium- und Calciumpermanganat, Wasserstoffsuperoxyd, Natriumsuperoxyd. Diese Mittel wirken zwar oxydirend und das Wachsthum der Bakterien verhindernd, aber sie äussern diese Wirkung nur langsam und bei Anwendung von kleinen Mengen nur unvollkommen; wendet man aber sicher wirkende Mengen an, so wird das Wasser hierdurch an sich ungeniessbar.

Es bleiben daher nur verhältnissmässig wenige brauchbare chemische Reinigungsmittel übrig, nämlich:

c) Solche, welche eine direkte Vernichtung der Keime oder eine Verhinderung des Wachstums auch in kleinen Mengen bewirken, wie z. B. die organischen Säuren (Citronen-, Wein- und Essigsäure), Kupferchlorür, Calcium- und Natriumsulfit, Chlor bezw. Chlorkalk, Chlortetroxyd und Brom.

Von den organischen Säuren scheint die Essigsäure am wirksamsten zu sein, weil sie schon bei $0,2—0,3\%$ Gehalt stark bakterienvernichtend wirkt[2]). Kupferchlorür empfiehlt sich schon wegen der nothwendig werdenden Entkupferung bezw. Filtration nicht.

Am wirksamsten[3]) hat sich zur Abtödtung der Bakterien Chlor in Form von Chlorkalk oder unterchlorigsaurem Natrium, welches für erstere Form in Mengen von 1,06—30 mg, für letztere Form in Mengen von 5—40 mg für 1 l angewendet und dessen Ueberschuss nach stattgehabter Einwirkung durch Natriumsulfit oder Calciumbisulfit beseitigt wird. A. Lode empfahl zur völligen Freimachung des Chlors aus Chlorkalk (30 mg freies Chlor für 1 l) $1/4$ g Citronensäure auf 1 l Wasser zuzusetzen.

Als ebenso wirksam ist von Schumburg[4]), Pfuhl[5]), Ballner[6]) u. a.

---

[1]) Zeitschr. f. Hygiene 1902, **42**, 320.
[2]) Vergl. Kitasato, Zeitschr. f. Hygiene 1888, **3**, 204.
[3]) Vergl. ausser der in des Verf.'s Schrift ü. Verunreinigung d. Gewässer etc. 1899, Bd. 1, 185 angegebenen Litteratur Schumburg, Veröff. a. d. Gebiet des Militär-Sanitätswesens Heft 15, 83, Hünnermann u. Deiter, Deutsche med. Wochenschr. 1901, 391 u. Raps, Hygienische Rundschau 1901, **11**, 1085.
[4]) Veröff. a. d. Gebiete d. Milit.-Sanitätswesens Heft 15, 85 u. Deutsche militärztl. Zeitschr. 1897, 289.
[5]) Zeitschr. f. Hygiene 1900, **33**, 53.
[6]) Wiener medic. Wochenschr. 1901, **51**, 1458, 1511 u. 1545.

freies **Brom**, aufgelöst in Bromkaliumlösung (bis 60 mg freies **Brom** für 1 l Wasser) empfohlen worden. Schüder[1]) und ebenso Engels[2]) haben aber nachgewiesen, dass die günstigen Ergebnisse der ersten Untersucher durch die fehlerhafte Ausführung der Versuche (Anwendung zu kleiner Mengen Wasser und des Plattenkulturverfahrens, sowie doppelte Filtration) bedingt worden sind. Da durch Anwendung von Chlor oder Brom zur Sterilisation die Bakterien in einem Theile des Wassers abgestorben sein können, in einem anderen aber nicht, so müssen grosse Mengen Wasser (mehrere Liter) angewendet und darin durch Anwendung flüssiger Nährböden die Bakterien angereichert werden; unter Beachtung dieser Vorsichtsmassregeln gelang es Schüder nicht, selbst durch **Anwendung der doppelten** der vorgeschriebenen Menge Brom und bei **längerer Einwirkung** desselben das Wasser keimfrei zu machen.

Bergé und Stein (D. R.-Pat. No. 104438) haben zur Sterilisation von Wasser auch Chlordioxyd ClO_2 oder Chlortetroxyd Cl_2O_4 empfohlen, welches nach der Gleichung:

$$3\,KClO_3 + 2\,H_2SO_4 = KClO_4 + 2\,ClO_2 + 2\,KHSO_4 + H_2O$$

dargestellt wird.

Wie aber Schoofs und Reychler[3]) zeigen, lässt sich das überschüssig zu dem Wasser zugesetzte Chlordioxyd nur durch äusserst sorgfältiges Filtriren über Koks beseitigen und enthält selbst das filtrirte Wasser Chlorate und Hypochlorite; dabei aber ist die reinigende Wirkung auf das Wasser nur eine geringe.

6. *Reinigung des Wassers durch Ozon.*

Dieses Verfahren gleicht dem Wesen nach dem der Sterilisation durch chemische Mittel, wie Chlor, Brom etc. Schon früher hat man den elektrischen Strom zur Reinigung von Wasser vorgeschlagen, aber in der Weise angewendet, dass man die Elektroden direkt in das Wasser brachte und hier entweder, wenn diese von den Anionen angegriffen wurden, einen Niederschlag, oder wenn diese wie Platin und Kohle nicht angreifbar waren, unterchlorigsaure Salze erzeugte; in ersterem Falle sollte der Niederschlag mechanisch die Schmutzstoffe mit niederreissen, in letzterem Falle die unterchlorige Säure desinficirend wirken. Beide Arten der Anwendung der Elektricität zur Reinigung des Wassers haben sich aber nicht bewährt. Dagegen wird in letzter Zeit das ausserhalb des Wassers durch Elektricität erzeugte **Ozon** als sehr wirksames Reinigungs- bezw. Desinfektionsmittel bezeichnet.

Die Grundlage aller Ozon-Apparate[4]) bildet die von W. v. Siemens im Jahre 1887 erfundene Ozonröhre, in welcher der Entladungsraum durch zwei concentrisch ineinander geschobene Glasröhren mit äusserem und innerem Stanniolbelag als Polen der hochgespannten, zur Entladung kommenden Elektricität abgegrenzt wird. Nach diesem Grundsatz der alten Siemens-Röhre arbeiten alle neueren Ozon-Apparate, wenn sie auch entsprechend dem Zweck ihrer technischen Verwendung in der Zwischenzeit andere konstruktivere Formen erhalten haben.

Für die technische Ozonerzeugung zur Trinkwasser-Sterilisation hat die Firma Siemens & Halske zwei Typen von Apparaten ausgebildet, bei welchen alle Umstände für Erzielung

---

[1]) Zeitschr. f. Hygiene 1901, **37**, 307 u. 1902, **39**, 379.
[2]) Centralbl. f. Bakteriologie I. Abth. 1902, **32**, No. 7.
[3]) Vergl. Zeitschr. f. Untersuchung d. Nahrungs- u. Genussmittel 1901, **4**, 564 u 1902, **5**, 520.
[4]) Nach der Schrift von Dr. Gg. Erlwein „Ueber die Arbeiten der Firma Siemens & Halske auf dem Gebiete der Trinkwasser-Sterilisation mittels Ozon" in Gesundheits-Ingenieur 1902, **25**, 73.

der grössten Ozonmenge in der Pferdekraftstunde Berücksichtigung gefunden haben, nämlich hohe Spannung und grosse Periodenzahl des Stromes, sowie Wahl des zweckmässigen Feuchtigkeitsgrades der zu benutzenden Luft und Kühlung der Elektrodenflächen der Apparate. Es sind dies: der Typus der Plattenapparate ohne Elektrodenkühlung durch Wasser, in welchen der Ausgleich der hohen Elektrodenspannung zwischen zwei Platten erfolgt, und dann der Typus der Röhrenapparate, welche mit Kühlung der arbeitenden Elektroden durch circulirendes Wasser versehen sind, und deren Entladungsraum von Cylinderflächen gebildet wird.

Dem Typus der Plattenapparate, der z. B. in der Martinikenfelder Versuchsanlage benutzt ist, wird z. Z. für Wasser-Sterilisationszwecke der Vorzug gegeben, während für solche Fälle, in denen es sich um Entfärbung von Wasser und besonders um Entfernung der durch Luftrieselungs-Verfahren schwer zu beseitigenden humussauren Eisenverbindungen handelt, zu den Röhrenapparaten gegriffen wird, die ein Arbeiten bei höherem Druck der durchgehenden Luft und ferner die Anwendung niedrigerer Spannungen gestattet. Als Vorrichtung, um das aus den Ozonapparaten kommende Ozon mit dem zu sterilisirenden Wasser in innige Berührung zu bringen und es darin vorübergehend zu absorbiren, haben sich als am zweckmässigsten skrubber-ähnliche Thürme erwiesen, in welchen das Rohwasser in feiner Vertheilung über grobe Kieselsteine herabrieselt und dem von unten nach oben streichenden Ozon unter Darbietung einer möglichst grossen Oberfläche begegnet.

Fig. 41.

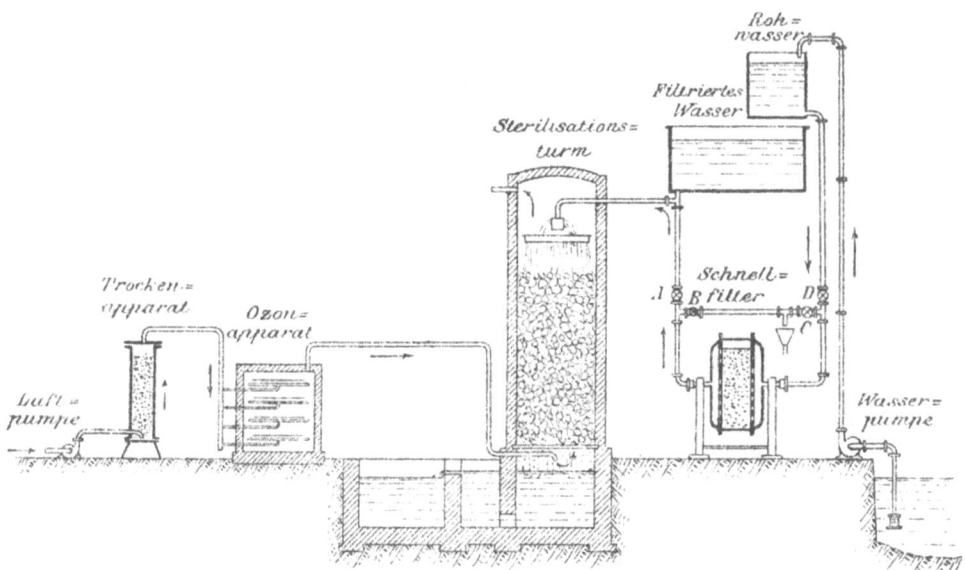

Schema eines Wasserwerks mit Schnellfilter und Ozonsterilisation.

Die Martinikenfelder Versuchsanlage für Sterilisation von Oberflächenwasser für Trinkwasserversorgung, die für eine stündliche Leistung von 10 cbm gebaut ist und eine etwa für ein Städtchen von 5000 Einwohnern ausreichende Tagesmenge liefern könnte, zeigt eine Anordnung der Apparate, wie sie in obenstehender Fig. 41 dargestellt ist. Dieselbe besteht aus folgenden Theilen:

1. einer Förderpumpe für Rohwasser,
2. zwei in verschiedener Höhe aufgestellten Bassins für Rohwasser und vorfiltrirtes Wasser,
3. zwei zwischen diesen Bassins liegenden Schnellfiltern,
4. einem gemauerten Sterilisationsthurm,

5. dem Sammelbassin für ozonisirtes, steriles Wasser mit Ueberlauf,
6. dem Ozonapparat mit Plattenelementen,
7. der Lufttrocknung in Form eines durch Refrigeratorschlange einer Eismaschine gekühlten Behälters, in der Figur als senkrechter Cylinder (Trockenapparat) dargestellt,
8. der Luftpumpe für die Luft der Ozonapparate.

Die zwei Schnellfilter, System Kröhnke, dienen dazu, das rohe Spree- oder Mischwasser vor dem Eintritt desselben in den Ozonthurm von den Schwebestoffen zu reinigen, ohne jedoch eine wesentliche Menge Bakterien zurückzuhalten. Diese Filter leisten im **Tagesbetriebe bei Druckdifferenzen von 0,2—2 m Wassersäule auf 1 qm Sandfläche 5 cbm Wasser in der Stunde.**

Der Sterilisations- oder Ozonthurm hat eine Höhe von 5 m und einen quadratischen Querschnitt von 1 qm; er ist durch einen in seinem unteren Viertel angebrachten Rost aus verzinkten, starken Eisenschienen in zwei Räume getheilt: in den oberen eigentlichen Ozonisirungsraum und in den darunter liegenden Sammelraum für ozonisirtes Wasser. Der untere Sammelraum steht seinerseits durch eine nahe am Boden angebrachte, seitliche Abflussöffnung mit dem Ueberlaufbassin in Verbindung und verhindert, dass der Ozonstrom, anstatt durch den Thurm zu gehen, in die Luft austreten kann. Der obere Ozonisirungsraum ist mehrere Meter hoch mit faustgrossen Steinen gefüllt, über welche das filtrirte, mittels Brausen und Siebvertheiler in feinem Regenfall auf die Oberfläche der Steinschicht aufschlagende Wasser in guter Vertheilung nach unten durchrieselt.

An den Thurm angebaut befinden sich das schon erwähnte Ueberlaufbassin und das Hauptsammelbassin für gebrauchsfertiges, sterilisirtes Wasser. Der Ozonapparat besteht aus einem hermetisch verschlossenen Kasten, aus widerstandsfähigem, metallischem oder anderem Material, in welchem vier oder mehr in Parallelschaltung arbeitende Ozon-Plattenpaare vereinigt sind, durch deren Entladungsräume die zu ozonisirende, vorgetrocknete Luft unter **geringem Druck mit mässiger Geschwindigkeit** streicht. Diese Plattenpaare von etwa 1 qm Grösse — einerseits metallbelegte, dicke Glasplatten, andererseits Platten von solchem Material oder Metallkompositionen, die von trockenem Ozon nicht angegriffen werden — liegen an einer Betriebsspannung von 10 000 bis 15 000 Volt. Zwei solcher Plattenpaare erfordern zu ihrem Betriebe 1 PS und geben in der Pferdekraftstunde im Mittel eine Ozonmenge von 25—30 g.

Grössere Sterilisationswasserwerke durch Ozon nach vorstehendem Grundsatze haben die Städte Wiesbaden-Schierstein und Paderborn[1]) angelegt.

Die Kosten der Wasserreinigung nach diesem Verfahren stellen sich auf etwa **1,6 Pf. für 1 cbm.**

Das Ozonverfahren lässt sich aber auch, wie schon erwähnt, zur **Enteisenung von Grundwasser** sowie zur **Entfärbung von durch Humussäure-Verbindungen gelb gefärbtem Wasser** verwenden.

Auch hat die Firma Siemens & Halske ein **Sterilisirfilter (D. R.-Pat. 134 525)** eingerichtet, welches die Vorreinigung durch ein Filter umgeht, um die Reinigung wie Sterilisation im Filter selbst vorzunehmen.

Die Wirkung des Ozonverfahrens anlangend, so giebt Erlwein zunächst an, dass bei einem durchschnittlichen Ozongehalt von 3,0 g in 1 cbm Luft zu 1 cbm Wasser durchschnittlich 2,5 g Ozon (O_3) verbraucht werden. **Indess muss die Menge des einwirkenden Ozons der Beschaffenheit des Wassers, besonders dem Gehalt an organischen Stoffen angepasst werden.** Der Luftgehalt des durch den Thurm gegangenen Wassers nimmt um etwa 10—12%, der Sauerstoffgehalt um

---

[1]) Gesundheits-Ingenieur 1902, **25**, 366.

36—39 %/₀ zu. Beim Verlassen des Sterilisationsthurmes enthält das ozonisirte Wasser im Durchschnitt in 1 cbm noch 0,2 g freies Ozon, welches sich jedoch so schnell (in 10—12 Sekunden) zersetzt, dass eine Korrosionsgefahr der Rohrleitungen oder Hochwasserbehälter durch Ozon bei richtiger Anordnung nicht zu befürchten ist.

Erlwein giebt an, dass der Oxydationsgrad des Wassers nach der Ozonisirung um 11—25%, im Mittel um 18% abgenommen habe. Schüder und Proskauer[1]) fanden eine Verminderung der Oxydirbarkeit von 0,05—0,92 mg, in einem Falle sogar von 2,24 mg Sauerstoffverbrauch für 1 l, während H. J. van t'Hoff[2]) eine Abnahme der organischen Stoffe um 17—76%, in einem Falle sogar von 89% feststellte. In Folge der Oxydation der organischen Stoffe durch das Ozon enthält das ozonisirte Wasser nach Th. Weyl[3]) mehr Kohlensäure als das Rohwasser und ist ferner stets frei von salpetriger Säure. Ebenso günstig verhält sich das Verfahren nach dem übereinstimmenden Urtheil der genannten Untersucher bezüglich der Abtödtung der Bakterien. Nicht nur wurden die gewöhnlichen Wasser-Bakterien von selbst 600000 Keimen für 1 ccm auf die praktisch zulässige Menge in jedem einzelnen Falle herabgemindert, sondern auch pathogene (Typhus- und Cholera-) Bakterien sicher abgetödtet. Nicht angegriffen bleiben durchweg nur die Sporenbakterien.

f) Zusammensetzung von Leitungswasser einiger Städte aus verschiedenen Versorgungsquellen.

Im Anschluss an vorstehende Ausführungen möge hier die Zusammensetzung des Leitungswassers einiger Städte aus verschiedenen Versorgungsquellen mitgetheilt werden, um zu zeigen, wie verschieden die Zusammensetzung je nach dem Ursprunge des Wassers in Deutschland zu sein pflegt. Die Zahlen sind dem Werk von E. Grahn „Die städtische Wasserversorgung im Deutschen Reich" Bd. I und II entnommen und dabei nur vorwiegend vollständige und neuere Analysen berücksichtigt (siehe Tabellen S. 1404 und 1405).

g) Verunreinigung des Leitungswassers aus den Rohrleitungen.

Das Leitungswasser vermag unter Umständen aus den Rohrleitungen von den verschiedenen Metallsorten (Eisen, Blei, galvanisirtem Eisen [Zink] und Zinn) Metall aufzunehmen. So wurden nach einem Bericht von H. W. Clark[4]) von 1 l Wasser gelöst nach je 1 Stunde:

Wasser:	Nach Stunden:	Rohrleitung von:			
		Eisen	Blei	Zink[5])	Zinn
Grundwasser in Fairhaven	1	0,7 — 8,9 mg	1,1—2,8 mg	2,6 —16,5 mg	0,08—0,4 mg
	12	2,2 —12,7 „	1,9—7,3 „	11,2 —17,9 „	0,2 —1,0 „
Oberflächenwasser in New Bedford	1	0,06—14,5 „	0,8—2,8 „	0,06— 14,5 „	0,74 „
	24	16,6 „	8,9 „	7,8 „	0,63 „

Im Allgemeinen löste sich in der ersten Zeit der Füllung für 1 Stunde von den Metallen mehr, als später; indess hat sich bisweilen das Umgekehrte ergeben. Der Grund hierfür ist noch nicht aufgeklärt. [Fortsetzung S. 1406.]

---

[1]) Zeitschr. f. Hygiene 1902, 41, 227.
[2]) Zeitschr. f. Elektrochemie 1902, No. 30.
[3]) Berichte d. deutschen Pharm. Gesellsch. 1902, 382.
[4]) Vergl. O. Iben in Gesundheits-Ingenieur 1900, 23, 113.
[5]) Aus galvanisirtem Eisen.

Stadt	Art des Wassers und geologische Beschaffenheit des Quellengebietes	Abdampf-Rückstand mg	Organische Stoffe mg	Kalk mg	Magnesia mg	Schwefelsäure mg	Chlor mg	Salpetersäure mg	Härtegrad (deutsche)	Keime von Mikrophyten in 1 ccm	Sonstige Bestandtheile mg
Aachen	Grundwasser; devonischer oder Eifelkalk	273,0	7,2	111,5	23,0	22,5	5,0	0	13,7°	0	1,1 FeO 6,3 SiO$_2$
Berlin	Filtrirtes Grundwasser; in der Nähe der Spree, des Tegeler und Müggelsees	170,0 –218,0	12,0 –17,0[1])	44,0 –52,5	—	—	19,0 –22,0	—	—	12 –260	—
Biebrich	Grundwasser, 11 m tief; 700 m vom Rhein	405,6	1,5[2])	142,7	35,5	34,4	23,6	3,0	19,2°	5	21,6 Na$_2$O, 18,4 SiO$_2$
Bielefeld	Grundwasser, 9 m tief; feiner Sand	100,0	2,8[1])	35,8	—	Spur	8,5	—	—	0—15	—
Breslau	Filtrirtes Oderwasser	165,1	1,4[2])	45,6	8,8	21,1	18,9	0,2	4,5°	wenig	8,3 SiO$_2$
Bremen	Filtrirtes Weserwasser	290,0	64,8	61,6	4,3	48,6	32,0	—	—	unter 100	3,0 Fe$_2$O$_3$ und Al$_2$O$_3$
Chemnitz	Filtrirtes Zwönitzflusswasser, vorwiegend aus Thonschiefer-Gebirge und Rothliegendem stammend	57,5 –94,0	0,3 –0,7[2])	11,7 –17,7	3,5 –5,7	9,3 –19,7	9,7 –17,9	4,0 –12,0	1,8° 2,8°	30 –100	0,6 Fe$_2$O$_3$ 5,0 SiO$_2$
Crefeld	Grundwasser aus 10—21 m Tiefe, aus Kies und Sandschichten	164,8	0,2[2])	51,7	8,3	8,4	14,7	Spur	6,3°	0	—
Dassel	Quellwasser aus buntem Sandstein	64,5	3,3[1])	6,1	1,0	5,3	7,5	—	0,8°	—	2,7 SiO$_2$
Dresden	Grundwasser aus in Sand und Kies liegenden Schachtbrunnen an der Elbe von Saloppe an aufwärts (rechts)	172,0	1,6[2])	43,0	—	25,0	12,0	—	—	4– 4000[3])	0,04 NH$_3$
	Desgl. Tolkewitzer Werk, linkes Elbufer	201,4	0,4	45,9	12,6	30,7	15,5	26,5	6,4°	—	3,3 K$_2$O
Erfurt	Grundwasser aus dem Thale der Apfelstädt, aus dem Keuper herrührend	459,0	17,7	140,0	31,9	151,2	19,7	wenig	18,5°	—	—
Frankfurt a. M.	Quellwasser (Trinkwasser) aus Basalt und Sandstein[4])	76,5	2,5	10,6	8,1	1,6	2,1	wenig	—	—	18,0 SiO$_2$
Freiberg	Quellwasser als Trinkwasser, aus dem Quellgebiet Fischborn und Hospitalwald	59,0	1,6[2])	8,7	3,2	8,8	3,2	2,4	1,9°	28 –105	—

[1]) Verbrauch an Kaliumpermanganat.
[2]) Zur Oxydation erforderlicher Sauerstoff.
[3]) Höchste Zahl an Keimen bei Hochwasser der Elbe.
[4]) Frankfurt a. M. verwendet weiter Grundwasser vom linken Mainufer als Gebrauchswasser.

Trinkwasser.

Stadt	Art des Wassers und geologische Beschaffenheit des Quellengebietes	Abdampf-Rückstand mg	Organische Stoffe mg	Kalk mg	Magnesia mg	Schwefelsäure mg	Chlor mg	Salpetersäure mg	Härtegrade (deutsche)	Keime von Mikrophyten in 1 ccm	Sonstige Bestandtheile mg
Freiberg	Brauchswasser aus dem Hüttenteich	87,0 -135,0	0,4 -1,1[2])	9,5 -30,0	3,2 -7,5	10,3 -29,5	4,0 -8,2	12,0 -20,5	1,4° -4,0°	571	—
Giessen	Quellwasser bei Queckborn aus porösem Basalt	170,0	0,14[1])	—	—	—	7,1	Spur	5,9°	10	—
Görlitz	Grundwasser im Neisse-Thal	127,0	13,0	24,0	—	—	12,0	—	3,5°	14	0,6 FeO
Göttingen	Aus dem Muschelkalk im Leinethal — Quellwasser	1093,0	0,8[2])	—	—	—	10,0	Spur	38,4°	7	—
	Aus dem Muschelkalk im Leinethal — Grundwasser	564,0	0,9[2])	—	—	—	15,2	Spur	22,6°	4	—
Halle a. S.	Grundwasser aus d. Aue zwischen Elster und Saale mit Enteisenungsanlage — Höchst-Gehalt	706,0	4,8[1])	191,0	79,7	200,8	153,2	1,7	—	57	0.2—1.7 FeO
	Niedrigst-Gehalt	423,0	1,4[1])	102,3	48,3	53,3	51,8	0	—	5	1.0—4,3 SiO$_2$
Iserlohn	Quellwasser aus Lenneschiefer	110,0	13,0	38,0	3,0	13,0	—	—	—	—	3,0 Fe$_2$O$_3$
Köln a. Rh.	Grundwasser aus den Kiesschichten der Rheinebene. 600 bis 800 m vom Rhein. 16 bis 20 m tief	313.0 -513,0	1,29 -2,79[1])	—	—	—	17,5 -28,4	9,0 -41,8	10,3° -16,5°	0 -43[5])	—
Königsberg i. Pr.	Grundwasser filtrirt	284,0	(62,3)[6])	121,0	16,6	10,9	12,4	—	14.4°	65	13,7 Fe$_2$O$_3$
	Teichwasser filtrirt	156,5	(65,6)[6])	40,7	9,2	6,1	8,9	—	5,4°	215[7])	—
Leipzig	Grundwasser aus dem Diluvium mit Enteisenungsanlage	137.5	0,8[1])	28,6	5,4	26,0	6,7	3,6	—	2—3	1.8 Fe$_2$O 21.2 SiO$_2$
Magdeburg	Elbwasser filtrirt (1896)	417,3	4,1[2])	51,4	22,3	—	135,2	—	7,4°	23 -64[8])	—
Mannheim	Grundwasser aus Kies u. Sand der Rheinebene in 10 m Tiefe	257,5	3,2[1])	103,9	11,1	30,9	11,9	0-5,0	11,5°	günstig	11.8 SiO$_2$
Metz	Quellwasser a. d. Doggerkalk	300,6	—	148,8	9,4	13,1	8,9	—	—	—	—
Stuttgart	Neckarwasser filtrirt	400.0	5,0[1])	130,5	—	87,4	17,5	2,0	21.3°	45[9])	—
	Seewasser (Sammelteich) filtrirt	215,0	8,0[1])	56,0	—	wenig	14,2	1,6	14,6°	14[10])	—
	Quellwasser aus Keuper u. Jura	405,0	1,4[1])	155,7	—	65,1	14.1	10,0	24,6°	14	—
Unna i. W.	Grundwasser aus dem Grundwasserstrom im Ruhrthale durch Brunnen u. Filterrohrleitungen	140,0	3,0[1])	32,9	4,8	23,2	10,5	5,0	3,9°	—	—
Wiesbaden	Quellwasser a. d. Vordevon im Pfaffenborn-Adams- sowie Münzberg-Nero-Thal	58,5	1,1[1])	14,2	4,3	1,6	4,2	1,3	—	12—67	—

Note 1—2 wie Seite 1404.
[5]) Das Rheinwasser ergab in derselben Zeit 680—24500 Keime von Mikrophyten für 1 ccm.
[6]) Glühverlust.
[7]) Das Rohwasser ergab gleichzeitig 5040—12950 Keime in 1 ccm.
[8])   „   „   „   „   1120—9360   „   „   „
[9])   „   „   „   „   3000   „   „   „
[10]) „   „   „   „   580   „   „   „

[Fortsetzung von S. 1403.]

Für Hausleitungen sind fast nur Rohre aus Blei in Gebrauch, aber sie sind nicht selten die Ursache von chronischen Bleivergiftungen. Solche Bleivergiftungen wurden z. B. beobachtet: in Dessau[1]), Offenbach[2]), Krossen[3]), Calau[4]), Wilhelmshaven[5]) und verschiedenen englischen Städten[6]) (Manchester, Sheffield u. a.), die auf einen Bleigehalt des Wassers zurückgeführt werden mussten.

Man hatte die Erfahrung gemacht, dass namentlich weiche und kohlensäurereiche Wässer das Blei stark angriffen, fand aber auch, dass dies nicht in allen Fällen zutraf und dass auch andere Wässer und sogar solche, die als hart gelten konnten, Blei angriffen. Man glaubte in solchen Fällen dem Luftgehalt des Wassers die Schuld beimessen zu müssen und hat damit eine weitere Ursache der Bleilösung erkannt, aber doch nicht völlig das Richtige getroffen. Erst die eingehenderen Versuche von M. Müller[7]) haben dargethan, dass es auf die gleichzeitige Gegenwart von Sauerstoff und Kohlensäure im Wasser ankommt. Ein Wasser, welches nur das eine dieser Gase enthält, greift Blei nur wenig an, erst das Hinzutreten des anderen Gases vermehrt die Wirkung. Verhalten sich die Volumen von Sauerstoff und Kohlensäure wie 1 : 2, so erfolgt der stärkste Bleiangriff, während völlige Abwesenheit oder ein grosser Ueberschuss an Kohlensäure die Wirkung wieder abschwächt; die sichtbare Korrosion des Bleies bleibt völlig aus, wenn Wasser von normalem Sauerstoffgehalt etwa $1^1/_2$ oder mehr Volumprocente Kohlensäure enthält. Sehr grosse Mengen Blei werden gelöst, wenn Bleiplatten abwechselnd der Luft und kohlensäurehaltigem, destillirtem Wasser ausgesetzt werden; das sich bildende Bleioxyd wird dann durch die Kohlensäure des Wassers gelöst.

Dass in England häufig Bleivergiftungen nach Genuss von Leitungswasser aufgetreten sind, wird darauf zurückgeführt, dass dort vielfach unterbrochene Wasserversorgungen vorhanden sind, bei welchen die inneren Bleirohrwandungen abwechselnd mit Wasser und Luft in Berührung kommen.

Bezüglich der anderen in natürlichen Wässern enthaltenen Stoffe fand M. Müller, dass eine geringe Menge Ammoniak nicht, viel Ammoniak aber — also etwa Wässer, die durch Zuflüsse aus Kloaken verunreinigt sind — bei Gegenwart von Luft bleilösend wirkt. Doppeltkohlensaures Natrium wirkt selbst bei geringen Mengen ausserordentlich schützend auf Bleirohre, und ähnlich wirken auch die im natürlichen Wasser enthaltenen doppeltkohlensauren Erdalkalien, wie doppeltkohlensaures Calcium. Diese Thatsache ist schon früher erkannt worden, weshalb man in vielen Fällen, so auch bei der Massenvergiftung in Dessau, dem Wasser kohlensaures Calcium zusetzte, um die Bildung von doppeltkohlensaurem Calcium zu fördern. (In dem Dessauer Falle hatte zur Lösung des Bleies auch der Sauerstoff der Luft mitgewirkt, deren Zutritt man zuerst durch entsprechend andere Einrichtungen verhinderte.)

---

[1]) Wolffhügel: Arb. a. d. Kaiserl. Gesundh. 1887, **2**, 484.
[2]) Pullmann: Deutsche Vierteljahresschr. f. öffentl. Gesundheitspflege, **19**, 255.
[3]) Deutsche med. Wochenschr. 1888, 936.
[4]) Proskauer: Zeitschr. f. Hyg. 1893, **14**, 292.
[5]) E. Reichardt: Arch. d. Pharm. 1887, **225**, 858.
[6]) Gesundheits-Ingenieur 1902, **25**, 184.
[7]) Ueber die Ursachen des zerstörenden Angriffs verschiedener Wässer auf Bleiröhren. Journ. f. prakt. Chem. 1887, **36**, 317.

Von gypshaltigem Wasser glaubte man bisher, dass es eine schützende Decke von Bleisulfat bilde, es verhält sich aber genau so wie anderes Wasser; die massgebenden Bestandtheile sind auch hier Sauerstoff und Kohlensäure. Basserié[1]) findet, dass Wasser und alle Salzlösungen Blei mehr oder weniger angreifen, wenn es sich im Kontakt mit anderen Metallen (Kupfer, Messing, Eisen, Nickel) befindet, eine Beobachtung, die P. Charles[2]) u. a. bestätigt haben. Am stärksten, auch ohne Kontakt mit anderen Metallen, wenn nur Luft vorhanden ist, greifen reines Wasser, Nitrat- und Chloridlösungen Blei an. Bikarbonat und freie Kohlensäure enthaltende Wässer wirken zwar anfänglich ebenfalls stark ein, die Wirkung hört aber wegen der sich bildenden, schützenden Schicht von Bleikarbonat bald auf; Zusatz von Kalk zu stark kohlensäurehaltigen Wässern soll sich nicht empfehlen, weil hierdurch der Bleiangriff erhöht werden soll[3]). Die Untersuchungen von Stan. Ručička[4]) stehen zum Theil mit den vorstehenden im Widerspruch. Einfache Salz-Lösungen äussern ihre Wirkungen auf Blei in der Weise, dass der Bleiangriff nicht von der Base, sondern von der Säure bedingt ist; Nitrate vergrössern den Bleiangriff, Chloride, Sulfate und Karbonate, deren Säuren also mit dem Blei ein unlösliches Salz bilden, vermindern ihn. Auch Nitrate im Gemisch mit den anderen Salzen erhöhen die bleilösende Wirkung, während ein Zusatz von Sulfat oder Chlorid zu Chlorid + Nitrat oder zu Sulfat + Nitrat die Lösung des Bleies herabsetzen. Freie Kohlensäure und Karbonate hemmen den Bleiangriff, organische Stoffe erhöhen ihn nicht immer, wohl aber Luftzutritt. So kann Wasser mit viel organischen Stoffen auch viel freie Kohlensäure enthalten, welche in Gemeinschaft mit dem Sauerstoff des Wassers die Lösung des Bleies bewirkt. Power[5]) berichtet z. B. über Bleivergiftungen durch stark saures, aus Mooren stammendes Wasser.

An der Nordwestküste Deutschlands enthält nach des Verf.'s Untersuchungen das Grundwasser — wahrscheinlich infolge Verdunstung von Regenwasser in dem basenarmen Quarzsande (S. 1384) — mitunter freie Salpetersäure. Dass diese stark bleilösend wirkt, braucht kaum hervorgehoben zu werden[6]).

Um die bleilösende Wirkung eines Wassers zu vermindern, hat man, wie bereits bemerkt, bisher immer schon einen Zusatz von Kalksteinen angewendet, um das Wasser härter zu machen bezw. um die freie Kohlensäure zu binden. Dass auch vor allem der Zutritt von Luft in die Röhrenleitung zu verhindern ist, geht aus den Untersuchungen M. Müller's hervor, sowie aus dem Erfolg der diesbezüglichen Anordnungen gelegentlich des Dessauer Falles.

Die Kieselsäure scheint sehr schützend auf die Bleirohre zu wirken. Crocker, Olding und Tidy[7]) schlagen vor, bleilösendes Wasser durch ein Gemisch von Calciumkarbonat und kieselsauren Verbindungen (ein Filter aus Kalksteinen und Flint) zu filtriren; Frankland[8]) dagegen behauptet, dass er bei

---

[1]) Gesundheits-Ingenieur 1900, 23, 286.
[2]) Zeitschr. f. Untersuchung d. Nahrungs- u. Genussmittel 1900, 4, 559.
[3]) Das dürfte aber wohl nur der Fall sein, wenn überschüssiger Kalk zugesetzt wird.
[4]) Archiv f. Hygiene 1901, 41, 23.
[5]) 23. Annual report of the Local Government Board 1893/94, 332.
[6]) Vergl. auch L. Liebrich in Zeitschr. für angew. Chem. 1898, 703, und ferner Tergast in Zeitschrift f. Medicinalbeamte 1899, 6.
[7]) Gesundheits-Ingenieur 1887, 10, 402.
[8]) Chem. Centrbl. 1889, I., 615 u. 817.

einem weichen Wasser durch Zusatz von Calciumkarbonat gar keinen und durch Erhöhung des Kieselsäuregehaltes nur einen vermindernden Einfluss bemerken konnte. Dagegen fand auch er, dass ein geringer Zusatz von Natriumkarbonat Blei sofort unlöslich macht. Seine weiteren Versuche über die Wirkung von Kohlensäure und Sauerstoff mit einem sehr weichen Wasser, das aber keine bleilösende Wirkung hatte, scheinen zu ergeben, dass jedes Gas für sich selbst unter Druck gar keine oder nur eine sehr geringe Lösung bewirkt.

Aus allen diesen Versuchen und Beobachtungen scheint hervorzugehen, dass man eine Lösung von Blei durch Wasser verhüten kann, wenn man verhindert, dass Luft in die Leitung eintritt, und dass man gleichzeitig die im Wasser enthaltene freie Kohlensäure an Natrium- oder Calciumkarbonat bindet und dadurch, vielleicht auch durch Vermehrung des Kieselsäuregehaltes des Wassers, eine schützende Decke auf der Innenseite der Rohrmasse herzustellen sucht.

Nicht selten werden Bleirohre von aussen durch die Einwirkung von **Mörtel**, **Cement** und anderem, Aetzkalk enthaltendem Baustoff geätzt oder korrodirt. Solche Korrosionen kommen aber nur bei Gegenwart von Luft und Feuchtigkeit zu Stande; man muss, um sie zu verhüten, die betreffenden Stellen im Mauerwerk oder Erdreich trocken halten.

In Kellerräumen werden Bleirohre zuweilen von **Ratten** angenagt, in Wänden mit Holzbekleidung von der **Larve des Bohrkäfers** durchbohrt.

Mehrfach hat man versucht, die Bleirohre im Innern mit einem **schützenden Ueberzug** zu versehen oder sie durch andere Rohre zu ersetzen.

So hat man namentlich den Bleirohren durch Einwirkung von **Schwefelnatrium** eine Schutzdecke von **Schwefelblei** gegeben, oder man hat innen verzinnte Bleirohre oder Zinnrohre mit Bleimantel genommen, jedoch ohne Erfolg; im letzteren Falle hält die Löthung und Verbindung schwer und wurde nicht selten der Bleigehalt vermehrt, weil an irgend welchen verletzten Stellen eine galvanische Wechselwirkung zwischen Zinn und Blei zu Stande kam.

Am geeignetsten und gesundheitlich unbedenklich würden **gusseiserne Rohre** sein; letztere werden aber nur von grösserem Durchmesser angefertigt; schmiedeeiserne Rohre von kleinerem Durchmesser rosten leicht und ertheilen dem Wasser leicht einen geringen Eisengehalt. Auch lassen sich Eisenrohre in Häusern nicht so leicht hin- und herleiten wie Bleirohre.

Um die Rostbildung in Eisenrohren zu verhüten, hat man dieselben auch **verzinkt** oder **galvanisirt**. Aber das Zink löst sich alsbald auf, und wenn auch die gelösten Zinksalze in den hierbei in Betracht kommenden Mengen nicht schädlich wirken, so schützt der Zinküberzug doch nur kurze Zeit, und haben die Erfahrungen in amerikanischen Städten ergeben[1], dass beide Arten von schmiedeeisernen Rohren, sowohl die verzinkten wie unverzinkten, in Folge des starken Rostens sich meistens nur während einer kurzen Betriebszeit brauchbar erhalten.

Sehr widerstandsfähig und fest sind Rohre aus **Messing**; sie sind aber ebenso wie reine Zinnrohre zu theuer. Man wird daher im Allgemeinen auf Bleirohre angewiesen sein, und werden sich diese auch ohne Gefahr anwenden lassen, wenn man die obigen Vorsichtsmassregeln beobachtet[2]. Auch scheint durch Vermeidung

---

[1] Vergl. H. Bunte: Journ. f. Gasbel. u. Wasserversorg. 1887, 61 u. 168.
[2] Vergl. Carl Heyer: Ursache u. Beseitigung des Bleiangriffs durch Leitungswasser. Dessau 1888.

jeglichen Kontaktes des Bleies mit anderen Metallen (wie Messinghähnen) die Einwirkung des Leitungswassers auf Blei vermindert werden zu können. Jedenfalls empfiehlt es sich, das Wasser aus den Zapfhähnen bei Bleirohrleitungen erst kurze Zeit frei ausfliessen zu lassen, ehe man Wasser für den häuslichen Gebrauch zum Kochen oder Trinken entnimmt.

Anforderungen an ein Trinkwasser und Anhaltspunkte zur Beurtheilung[1]).

A. In physikalischer und chemischer Hinsicht.

1. Das Wasser soll klar, farblos und geruchlos sein und keinen fremdartigen Beigeschmack besitzen.

Die Temperatur des Wassers soll für unsere Verhältnisse etwa der mittleren Jahrestemperatur entsprechen, möglichst beständig sein und thunlichst 12° nicht übersteigen.

Das Wasser soll weiter während 24 Stunden keinen nennenswerthen Bodensatz liefern.

An diesen Anforderungen kann man jedoch nicht unter allen Umständen streng festhalten.

Geringes Opalisiren des Wassers, ja auch geringe Trübungen eines Grundwassers, wie solche unter besonderen Umständen durch Thon oder Eisenoxyd in der Schwebe bedingt sind, geben bei sonst guter Beschaffenheit, und wenn anderes Wasser nicht zu erhalten ist, zu einer Beanstandung keinen Anlass. Hieraus folgt weiter, dass man auch hinsichtlich des Bodensatzes unter Umständen Zugeständnisse machen muss.

Unbedingte Farblosigkeit ist nicht immer zu beanspruchen; denn bei Tiefbrunnen (artesischen Brunnen), welche Wasser aus einer Braunkohlenformation zuführen, oder bei Brunnen in Moorgegenden kann gelbliche Färbung bei sonst einwandsfreier Beschaffenheit vorkommen. Wenn solches Wasser auch einen geringen Gehalt an Schwefelwasserstoff und Eisen aufweist, so muss es dann für die Zwecke der Wasserversorgung eines Gemeinwesens beanstandet werden, nicht aus gesundheitlichen, sondern aus technischen Gründen und in Rücksicht auf Wohlgeschmack und Aussehen; in dem Einzelfalle darf es aber unbeanstandet gelassen werden.

Bei Versorgung grösserer Gemeinwesen durch Grundwasser entspricht gewöhnlich das Wasser am Entnahmeort der Anforderung bezüglich der Temperatur, jedoch zeigt das Gesammtwasser und vor allem das Wasser der einzelnen Hausleitungen häufig bedeutend höhere Temperaturgrade. Bei Versorgung mit Oberflächenwasser sind höhere Temperaturen und Schwankungen derselben unvermeidlich.

Die Schwebestoffe eines Wassers sucht man durch geeignete Filter zu entfernen. Im Grossen sind Filter vorwiegend aus Kies, Sand oder porösem Sandstein oder künstlich hergestellten Filtersteinen, im Kleinen solche aus Kohle, Eisenoxydgrus, Kieselguhr, Asbest in der verschiedensten Form, poröse Porzellanrohre etc. in Gebrauch. Jedoch können nur gemeinsame, grosse Filter empfohlen werden (vergl. oben S. 1395).

2. Die Gesammtmenge der gelösten Bestandtheile eines Wassers wird abhängig sein von den Bodenverhältnissen, aus welchen das betreffende Wasser stammt; sie hat daher nur einen unterrichtenden Werth. Wichtiger für die Beurtheilung ist die Kenntniss, aus welchen Bestandtheilen sie sich zusammensetzt; wird beispielsweise das Gewicht des Abdampfrückstandes im Wesentlichen durch die Menge der Kalksalze herbeigeführt, so wird die Beurtheilung sich der über die Härte des Wassers anschliessen, oder sind Salze in solcher Masse vertreten, dass sie den Geschmack des Wassers beeinflussen, so dass es die Eigenart eines Mineralwassers annimmt, so bildet die Kenntniss des Rückstandes eine Ergänzung des Befundes der Geschmacksprüfung.

In dieser Hinsicht wird immer der Abdampfrückstand im Zusammenhang mit den im Gewichte am stärksten vertretenen Bestandtheilen des Wassers besprochen werden müssen; durch organische Stoffe soll der Abdampfrückstand eines Wassers bei guter Beschaffenheit nicht wesentlich gefärbt sein, vor allem aber darf er sich bei dem Erhitzen nicht schwärzen, abgesehen bei gelblich aussehenden Wässern aus Moorgegenden.

---

[1]) Nach den Vereinbarungen zur einheitl. Untersuchung u. Beurtheilung von Nahrungs- u. Genussmitteln f. d. Deutsche Reich. Berlin 1899, Heft II, S. 170.

Für die Zwecke der Wasserversorgung eines Gemeinwesens dürfte, wenn eine Auswahl zwischen verschiedenen Wässern vorhanden ist, ein an gelösten Bestandtheilen ärmeres Wasser immer vorzuziehen sein.

3. Der **Permanganatverbrauch** muss stets nach einheitlichem Verfahren bestimmt werden. Derselbe liefert einen Werth, welcher alle oxydirbaren Bestandtheile des Wassers umfasst und dabei den Gehalt an gelösten organischen Bestandtheilen desselben nur theilweise zum Ausdruck bringt.

Zur Wasserbeurtheilung dürfte der Permanganatverbrauch nur insoweit in Betracht zu ziehen sein, als er auch wirklich auf Rechnung der gelösten organischen Stoffe zu setzen ist.

In diesem Sinne ist der Permanganatverbrauch eines Wassers zur Beurtheilung nur insofern heranzuziehen, als er in Vergleich gestellt wird mit Ergebnissen von Wasser gleicher Herkunft an Stellen, wo dieses noch seine natürliche Beschaffenheit bewahrt hat.

Zuweilen wird dann ein höherer Permanganatverbrauch andere Untersuchungsergebnisse, welche auf eine Verunreinigung schliessen lassen, stützen; dies kann jedoch bei der Verschiedenartigkeit der organischen Stoffe und ihrem wechselnden Verhalten zum Permanganat nicht immer zutreffen.

4. Die **Stickstoffverbindungen** eines Wassers anlangend, so pflegen in einem Wasser von natürlicher Reinheit Ammoniak, salpetrige Säure und eiweissartige Verbindungen nicht, Salpetersäure nur in geringen Mengen vorzukommen.

a) Das etwa vorhandene **Ammoniak** ist in der Regel ein Erzeugniss der Fäulniss und als solches in einem Wasser bedenklich. Die Menge des im Regenwasser vorkommenden Ammoniaks ist nur sehr gering und kommt auch insofern nicht in Betracht, als es durchwegs bei der Filtration durch den Boden alsbald in Salpetersäure übergeführt wird.

Bei Tiefbrunnen, welche geringe Mengen von Eisen, reichliche Mengen gelöster organischer Stoffe enthalten und niedrige Keimzahlen aufweisen, kommen mitunter geringe Mengen Ammoniak vor, welches dann, weil durch Reduktion von Salpetersäure entstanden, für das Wasser als nicht belastend aufgefasst werden darf und daher nicht zu beanstanden ist.

Rührt das Ammoniak von mineralischen Verunreinigungen, z. B. von Ammoniakfabriken, Gasometer-Wasser, Ammoniak-Sodafabriken oder dergleichen Quellen her, so wird man in dem Wasser neben dem Ammoniak noch sonstige eigenartige Bestandtheile des verunreinigenden Abwassers finden.

b) Die **salpetrige Säure** in einem Wasser rührt entweder von einer Reduktion der Salpetersäure oder von einer unvollständigen Oxydation des Ammoniaks her. Ihr Vorkommen zeigt daher stets an, dass es dem Wasser oder den Bodenschichten, welche das Wasser durchfliesst, an genügendem Sauerstoffzutritt fehlt, und erscheint in solchem Falle die Annahme gerechtfertigt, dass das Wasser bezw. der Boden etwaige Verunreinigungen durch Abfallstoffe nicht mit Sicherheit unschädlich machen kann.

c) Noch bedenklicher als Ammoniak und salpetrige Säure ist das sog. **Albuminoid-Ammoniak**, weil dasselbe das Vorhandensein leicht zersetzungsfähiger organischer Stoffe anzeigt.

d) Findet sich in einem Wasser als Stickstoffverbindung nur **Salpetersäure**, so ist dadurch eine vollständige Oxydation der Stickstoffverbindungen erwiesen. Kommt dieselbe aber in grösseren Mengen vor, besonders gleichzeitig neben viel organischen Stoffen (Permanganatverbrauch), Chloriden, Sulfaten, besonders Kalisalzen und Bakterien, so lässt das auf eine direkte oder indirekte Verunreinigung durch menschliche oder thierische Abfallstoffe schliessen und bleibt dann zu erwägen, ob die vollständige Oxydation und mit ihr ein zuverlässiger Reinigungsvorgang beständig und von Dauer sein wird.

Zur Beurtheilung dieser Verhältnisse muss man auch hier die Beschaffenheit des fraglichen Wassers mit der des unbeeinflussten natürlichen Grundwassers der betreffenden Gegend oder des Ortes in Vergleich ziehen.

In **Oberflächenwasser** ist die Gegenwart von Ammoniak, salpetriger Säure und Salpetersäure auf ähnliche Vorgänge wie im Grundwasser zurückzuführen, nämlich auf die Zersetzung stickstoffhaltiger Stoffe durch Mikroorganismen und darauf folgende Oxydation, und ist sinngemäss zu beurtheilen. Wird jedoch das Oberflächenwasser einer Reinigung durch künstliche Filtration unterzogen, so sind die erwähnten drei ersten Stickstoffverbindungen von geringerem Belang für eine etwaige schädliche

Wirkung, da die eigentlich schädlichen Stoffe, die pathogenen Keime, durch die Filter zurückgehalten werden. Immerhin aber ist ein solches Wasser kein geeignetes Trinkwasser.

Bei übersandten Proben ist mit der Möglichkeit zu rechnen, dass sich salpetrige Säure durch Reduktionswirkung gebildet haben könne, wie umgekehrt nachträgliche Oxydationsvorgänge das Bild verändern können.

5. Die **Chlorverbindungen** rühren im Wasser zum Theil aus den natürlichen Bodenschichten; in diesem Falle sind sie für die Beurtheilung nur dann von Belang, wenn sie in solcher Menge vertreten sind, dass sie den Geschmack des Wassers beeinflussen. Sie können aber auch aus Abfallstoffen bedenklicher Art herstammen; der menschliche und thierische Harn, die Abwässer des Haushalts und der Küche sind reich an Chlornatrium. Besteht letzterer Verdacht, so wird der Chlorgehalt des Wassers in Zusammenhang mit anderen ermittelten Bestandtheilen, welche auf derartige Verunreinigungen deuten, wie Ammoniak, salpetrige Säure, verhältnissmässig grosse Menge von Salpetersäure, zu prüfen sein; hier werden insbesondere die Berücksichtigung der örtlichen Verhältnisse und der Vergleich des Wassers mit dem gleicher Herkunft von unbeeinflussten Stellen die Beweisführung erleichtern.

6. Die **Schwefelsäure** tritt zunächst in der Verbindung als Gyps auf und giebt hierdurch Aufschluss über die geologische Formation; in den Braunkohlen und ähnlichen Formationen ist sie oft das Oxydationserzeugniss schwefelhaltiger Verbindungen. In ersterem Falle beeinflusst sie die bleibende Härte des Wassers und ist mit dieser zu beurtheilen.

7. Die **Kohlensäure** in festgebundener Form ist für die hygienische Beurtheilung ohne Belang; von Wichtigkeit ist nur die Ermittelung der freien Kohlensäure. Der Befund der halbgebundenen Kohlensäure kann als Kontrole dienen für die Bestimmung der vorübergehenden Härte, welche letztere dadurch bedingt ist, dass diese Säure aus ihren Verbindungen mit Kalk und Magnesia als solche bei der Siedehitze entweicht, worauf entsprechende Mengen dieser Basen als Monokarbonate ausfallen. Die freie Kohlensäure verleiht dem Wasser einen erfrischenden Geschmack, doch ist ihre Anwesenheit nicht erforderlich, da diese Eigenschaft auch den Bikarbonaten zukommt. Bezüglich ihrer Mitwirkung bei der Lösung von Blei sei auf S. 1406 verwiesen.

8. **Phosphorsäure** ist für gewöhnlich in einem Trinkwasser nicht enthalten; ihr Vorkommen deutet immer auf eine Verunreinigung durch menschliche oder thierische Abgänge hin und ist daher zu beanstanden.

9. **Schwefelwasserstoff** soll in einem für Genusszwecke bestimmten Wasser nicht vorhanden sein, höchstens kann man in Einzelfällen bei Tiefbrunnen Spuren unbeanstandet lassen, wenn dieses Gas im natürlichen Boden durch Reduktion von Sulfaten entstanden ist. Durch Lüftung ist es dann leicht zu beseitigen.

10. **Kieselsäure, Thonerde und Eisen** geben Aufschluss über die Art der Bodenschichten, mit welchen das Wasser in Berührung gestanden hat. Von besonderer Bedeutung ist nur das Eisen. Wie bereits oben angedeutet wurde, giebt ein geringer Eisengehalt im Einzelfalle zu einer Beanstandung keine Veranlassung, dagegen hat die Verwendung eines Wassers, welches sich bei dem Aufbewahren in nicht ganz gefüllter Flasche unter öfterem Schütteln und Lüften nach 48 Stunden trübt, für Leitungszwecke seine Bedenken, da in einem solchen Wasser z. B. Crenothrix polyspora gedeiht und zu Verstopfungen des Rohrnetzes führen kann.

Der Eisengehalt eines Wassers lässt sich leicht durch **Lüftung und Filtration** (S. 1396) auf eine nicht mehr in Betracht kommende Menge verringern.

Mangan kommt nur selten und dann auch nur in sehr geringen Mengen im Trinkwasser vor. Es wird demselben eine ähnliche Bedeutung in Bezug auf Wachsthumsbeförderung von Algen zugeschrieben, wie dem Eisen. In dem Einzelfalle dürfte das Vorhandensein sehr geringer Mengen zu einer Beanstandung keine Veranlassung geben.

11. Die Beurtheilung eines Wassers hinsichtlich des Gehaltes an **Kalk und Magnesia** wird am bequemsten, wenn man sich auf die berechneten Härtegrade stützt. Bei gemeinsamen Wasserversorgungsanlagen ist ein Wasser von mittlerer Härte einem solchen von hoher Härte vorzuziehen. Gesundheitliche Bedenken stehen der Verwendung eines harten und auch sehr harten Wassers in der Regel nicht im Wege, wohl aber machen sich bei Verwendung eines solchen Uebelstände für den

Gebrauch im Haushalte, beim Kochen, Waschen u. s. w. fühlbar. Es dürfte daher stets gerathen sein, auf das Eintreten letzterer Uebelstände mindestens aufmerksam zu machen, wenn sich die Gesammthärte, in deutschen Härtegraden ausgedrückt, 10—15 nähert.

Im Einzelfalle dürften keine gesundheitlichen Bedenken zu hegen sein, auch Wasser mit noch mehr als 30 Härtegraden — es sind sogar Leitungswässer mit über 50 deutschen Härtegraden im Gebrauch — zuzulassen, da die Erfahrung lehrt, dass diese bei regelmässigem Genuss gut vertragen werden, wenn sie auch für die an Wasser anderer Beschaffenheit Gewöhnten nicht gleich bekömmlich sind.

12. Die Alkalimetallle sind für die Beurtheilung von Wichtigkeit, wenn man ihre Herkunft nicht auf ein natürliches Vorkommen, sondern auf eine Verunreinigung zurückführen kann. So kann Natrium in seiner Chlorverbindung von menschlichen und thierischen Abfällen herstammen und wird dann sinngemäss mit dem Chlor zu beurtheilen sein (vergl. S. 1411). Kann die Gegenwart von Kalium auf ähnliche Umstände zurückgeführt werden, so muss man einen strengeren Maassstab anlegen, da bekanntermassen dieses Alkalimetall vom Boden stark absorbirt wird und demgemäss dann sein Auftreten im Wasser eine abgeschwächte Leistungsfähigkeit des Bodens anzeigt. Für gewöhnlich beträgt der Kaligehalt in reinen Wässern nur wenige Milligramm, durch häusliche Abgänge verunreinigte Wässer enthalten dagegen grössere Mengen Kali.

13. Blei soll in einem für Genusszwecke bestimmtem Wasser nicht vorhanden sein. Bei der Verwendung von Bleirohren für Hausleitungen empfiehlt es sich, das in den Rohren gestandene Wasser vor dem Gebrauch durch Ablaufenlassen zu entfernen.

Die Lösung von Blei erfolgt vorwiegend durch Vermittelung von Sauerstoff und freier Kohlensäure; an den Löthstellen der Rohre wird diese durch galvanische Wirkung begünstigt. Auch alle an organischen Stoffen reichen und gleichzeitig weichen Wässer sind für Leitungszwecke von vornherein bedenklich, weil sich in demselben leicht freie Kohlensäure neben Sauerstoff bilden kann. Ueber die Mittel zur Beseitigung der bleilösenden Wirkung eines Wassers vergl. S. 1408.

Geringe Mengen von Zink und Kupfer, wie solche bei der Verwendung galvanisirter Eisenrohre oder Kupferrohre im Wasser vorkommen, dürften zu einer Beanstandung keine Veranlassung geben.

14. Die Menge des freien Sauerstoffes lässt insofern einen Schluss auf die Reinheit eines Wassers zu, als sie in dem Maasse geringer wird, in welchem oxydationsfähige Stoffe vorhanden waren. Die Bestimmung des freien Sauerstoffs ist unterrichtend für die Möglichkeit der Bleilösungsfähigkeit des Wassers; sie kann ferner Aufschluss geben über die Abnahme des Eisengehaltes des Grundwassers in gewissen Tiefen des Bodens, bis zu welchen der Sauerstoff eindringt und das lösliche Oxydulhydrat zu unlöslichem Oxydhydrat oxydirt, in welcher Form das Eisen durch die filtrirende Wirkung des Bodens mechanisch zurückgehalten wird.

B. In mikroskopischer Hinsicht.

Da ein gutes Trink- und häusliches Gebrauchswasser hell und klar sein soll, so sind schon aus dem Grunde alle mikroskopisch im Bodensatz erkennbaren Stoffe, besonders organischer Art, bedenklich und zwar um so mehr, je reicher die Schwebe- und Sinkstoffe an pflanzlichen oder thierischen Lebewesen sind.

Im Allgemeinen kann angenommen werden:

1. Dass ein Wasser, welches neben Crenothrix und anderen Pilzfäden, sowie neben Infusorien viel Diatomeen enthält, Zuflüsse von mehr pflanzlichen Zersetzungsherden erhalten hat: ein solches Wasser ist zwar unrein, aber deswegen noch nicht gesundheitsschädlich.

2. Finden sich aber neben den chemischen Anzeichen der Fäulniss auch die verschiedensten Pilzfäden, Zoogloeen von Bakterien, Infusorien und Radiolarien aller Art, oder gar körperliche Verunreinigungen, welche durch ihre Herkunft bedenklich sind, wie Abfallstoffe aus der Küche, dem Haushalt, Reste von Koth u. dergl., so kann ein solches Wasser in besonderen Fällen direkt gesundheitsschädlich werden und ist dann die Beanstandung hiermit zu begründen.

C. In bakteriologischer Hinsicht.

Die gewöhnlich im Wasser vorkommenden Bakterien sind an und für sich nicht gesundheitsschädlich; ihre Zahl ist aber ein Maassstab für die grössere oder geringere Reinheit eines Wassers; denn jede Verunreinigung, abgesehen von solchen aus manchen industriellen Betrieben, deren Nachweis leicht chemisch gelingt, bedingt eine Vermehrung der Keime.

Eine grosse Anzahl von Bakterien und besonders verschiedener Arten deutet also fast immer auf die Möglichkeit einer Infektion hin. Solche Infektionsmöglichkeit ist aber bei allen Oberflächenwässern, Bächen, Flüssen, Seen gegeben, namentlich erstens bei solchen stark bewohnter Gegenden — solche Wässer sollen, wenn sie sonst chemisch rein sind, nur nach genügender Filtration genossen werden — oder zweitens bei Brunnen, welche gegen das Eindringen von Staub von oben her nicht genügend geschützt sind, oder drittens durch Zuflüsse stark bakterienhaltiger Wässer. Oberflächenwässer und Brunnenwässer, welche chemisch gut und nicht durch faulige Zuflüsse verunreinigt sind, können daher zum Genusse zulässig gemacht werden, erstere durch Filtration, letztere durch genügenden Abschluss von oben. Wässer aber, welche Zuflüsse von Fäulnissherden erhalten, sind vom Genusse auszuschliessen oder es müssen, wenn es Wässer aus Brunnen sind, diese gründlich gereinigt und so umgebaut werden, dass derartige Zuflüsse überhaupt nicht mehr stattfinden können (vergl. S. 1384).

Als Anhaltspunkte für die Beurtheilung eines Gebrauchswassers auf Grund des bakteriologischen Befundes können folgende dienen:

1. Ein reines gutes Wasser soll nur wenige Bakterien oder Keime von Mikrophyten enthalten. Bei einem reinen Grundwasser aus nicht verunreinigten Bodenschichten übersteigt bei tadelloser Anlage die Anzahl der Keime von Mikrophyten selten 50 in 1 ccm. Ist die Anlage aber keine völlig vollkommene, so kann die Zahl der Keime bedeutend — auf 100 bis 200 Keime in 1 ccm — anwachsen. Aehnliche Verhältnisse können bei neuen und umgebauten Anlagen vorkommen, besonders wenn erhebliche Erdbewegungen stattgefunden haben. In anderen Fällen kommen aber, so besonders im Wasser aus dem Schiefergebirge, mehrere hundert und mehr Mikrophytenkeime in 1 ccm vor, ohne dass diese schädlich sind, zumal wenn sie nur von einer Bakterienart herrühren. In diesen letzteren Fällen ist jedoch darauf hinzuweisen, dass solche Wässer nicht gleichmässig gut filtrirt sind, und damit die Möglichkeit einer Infektion nicht unbedingt ausgeschlossen ist.

2. Schwankt die Anzahl der Bakterien, d. h. ist sie zu gewissen Zeiten höher als zu anderen Zeiten, so ist das ein Zeichen für zeitweise besondere Verunreinigungen eines Wassers, sei es aus den Bodenschichten, oder durch besondere Zuflüsse, oder durch ungenügend wirkende Filtration.

3. Ein Wasser, welches pathogene Mikroorganismen enthält oder begründeten Verdacht für das Vorhandensein derselben giebt, ist stets vom Genusse auszuschliessen.

D. Gesammtbeurtheilung auf Grund des chemischen und bakteriologischen Befundes.

1. Trifft bei einem Wasser hohe Keimzahl mit dem Vorhandensein von Ammoniak, salpetriger Säure, grossen Mengen gelöster organischer Stoffe (hoher Permanganatverbrauch, Schwärzen des Abdampfrückstandes bei dem Erhitzen und Vorhandensein von Albuminoid-Ammoniak u. s. w.) zusammen, so muss das Wasser unbedingt verworfen werden.

2. Liegt hoher Keimgehalt einerseits und liegen andererseits keinerlei belastende Umstände hinsichtlich der chemischen Zusammensetzung vor, so ist die Vermuthung berechtigt, dass das Wasser rein ist. Die hohe Keimzahl kann dann bedingt sein durch Fehler in der Wassergewinnungsanlage. In einem solchen Falle muss zunächst die Wassergewinnungsanlage einer genauen Musterung unterworfen werden.

3. Ist ein Wasser verhältnissmässig reich an gelösten Bestandtheilen im Gesammten und weist es hohe Gehalte an Nitraten und Chloriden auf, bei gleichzeitigem Vorhandensein von Ammoniak und mittleren Mengen an gelösten organischen Stoffen, so entstammt das Wasser einem verunreinigten Boden, wie er sich als Untergrund von Städten, Gehöften u. s. w. häufig findet. Ein solches Wasser kann bei einer einzelnen Untersuchung niedere Keimzahlen geben, aber bei einer Wiederholung hohe, ja auch sehr hohe Keimzahlen. Wenn man bei niederem Keimgehalt auf Grund einer einmaligen Untersuchung ein solches Wasser auch nicht geradezu beanstanden muss, so dürfte es doch stets ge-

rathen sein, darauf hinzuweisen, dass ein solches Wasser unter anderen Verhältnissen verunreinigt werden kann. Denn während zu einer Zeit die Filtrationsfähigkeit des Bodens noch eine genügende war, kann sie unter veränderten Verhältnissen nicht mehr ausreichen, und dann kann eine Verunreinigung des Wassers eintreten.

4. Die alleinige örtliche Besichtigung einer Wasserversorgungsquelle (Brunnen) kann niemals, wenn nicht grobe offensichtliche Verunreinigungen vorliegen, einen sicheren Aufschluss über die Beschaffenheit eines Wassers geben.

Eis.

Nicht selten wird auch zur Löschung des Durstes statt des Wassers Eis angewendet, sei es direkt durch Zergehenlassen im Munde oder nach dem Schmelzen (bezw. Auflösen) in anderen Getränken, um diese gleichzeitig abzukühlen.

Das durch die natürliche Winterkälte, wie auch das durch Kältemaschinen hergestellte Eis muss naturgemäss wesentlich alle Bestandtheile bezw. Verunreinigungen des zu seiner Bereitung verwendeten Wassers einschliessen. Für gewöhnlich besteht aber das künstliche, aus Wasserversorgungswasser hergestellte Eis aus zwei verschiedenen Schichten, aus dem vollkommen durchsichtigen Klareis oder Krystalleis und aus dem undurchsichtigen, schneeartigen Kern, dem Trübeis; beide Schichten sind nach A. C. Christomanos[1] in ihrer Zusammensetzung verschieden; das Klareis ist fast reines Wasser, aus ihm sind alle Salze bis auf Spuren und fast der ganze Schwefelsäure- und Chlorgehalt — letzterer aber nur bei sehr raschem Gefrieren — ausgeschieden und die Bakterien wesentlich vermindert, während im Trübeis sich wesentlich alle Bestandtheile anreichern. Aus 1 l Trinkwasser mit 71 Bakterienkeimen in 1 ccm wurden durch Gefrierenlassen bis zu — 14° 820 g Klareis und 170 g Trübeis erhalten, welches letztere in 1 ccm 450 Bakterienkeime enthielt, während das Klareis in 1 ccm nur 8—15 Keime ergab. Selbst bei der Darstellung von Kunsteis aus Meerwasser mit 2,3 % Chlor wird letzterer Gehalt im Klareis bis auf Spuren herabgesetzt. Aus dem Grunde ist das Klareis vorwiegend zum innerlichen Gebrauch geeignet; das für diesen Zweck, auch für die Wundbehandlung und dergl. völlig ungeeignete Trübnis, ferner leicht zerbröckelndes Eis sollen nur zum Kühlen der Gefässe etc. von aussen verwendet werden.

Das natürliche Eis, das Roheis von Teichen, Seen, Flüssen etc. muss naturgemäss, je nach der Beschaffenheit des Wassers, noch grössere Verunreinigungen enthalten; C. Fränkel fand in Berliner Eis, welches aus verunreinigtem See- und Teichwasser gewonnen war, bis zu 25000, Heyroth[2] bis zu 14400 Keime in 1 ccm Schmelzwasser, Prudden in Eis aus dem Hudsonriver, welcher durch die Abwässer von Albany verunreinigt wird, bis 6 engl. Meilen unterhalb dieser Stadt ebenfalls viel Bakterienkeime und zwar in dem durchscheinenden Eis bis 398, in dem mit Luftblasen durchsetzten Eis, dem sogen. Schneeeis bis 9187 Keime, während in den beiden Eissorten von 6—50 Meilen unterhalb Albany nur 189 bezw. 3693 Keime in 1 ccm gefunden wurden.

Bei der Verwendung des natürlichen wie künstlichen Eises zu direktem Genuss oder zur Wundbehandlung sind daher dieselben Vorsichtsmassregeln zu beachten, wie bei der Verwendung des Wassers zu diesen Zwecken.

---

[1] Oesterreich. Chem.-Ztg. 1898, 1, 486.
[2] Arbeiten a. d. Kaiserl. Gesundheitsamt. 1888, 4, 1.

Mineralwasser.

Unter **Mineralwasser** im Allgemeinen versteht man solche aus der Tiefe an die Erdoberfläche tretenden Wässer, die entweder durch eine grössere Menge fester oder gasiger Stoffe oder durch eine höhere Temperatur da, wo sie zu Tage treten, ausgezeichnet, ferner in Geschmack, Farbe und Geruch von dem gewöhnlichen Brunnen- und Trinkwasser verschieden sind. Dieselben dienen theils als **Heilmittel**, theils als **Erfrischungsmittel**. Hier sollen nur letztere Art Mineralwässer, auch **Tafelwässer** genannt, berücksichtigt werden. In den Vereinbarungen deutscher Nahrungsmittelchemiker [1]) werden 4 Gruppen Mineralwässer unterschieden; 1. Natürliche unveränderte, 2. durch Ausscheidung einzelner Stoffe, 3. durch Vermehrung vorhandener Bestandtheile veränderte und 4. nachgeahmte (künstliche) Mineralwässer. Diese Unterscheidung entspricht den thatsächlichen Verhältnissen und können Gruppe 2 und 3 als veränderte oder gleichsam halbnatürliche Mineralwässer den natürlichen oder künstlichen Mineralwässern gegenüber gestellt werden. Jedenfalls ist die Auseinanderhaltung dieser Arten Mineralwässer und eine genaue Bezeichnung der Natur eines Mineralwassers für die Herstellung wie für den Vertrieb gleich wichtig, weil gerade hierin viel gefehlt wird und der Handel mit Mineralwasser eine grosse Ausdehnung angenommen hat.

1. Natürliches Mineralwasser. Als natürliches Mineralwasser kann nur solches gelten, welches bei dem Abfüllen keine willkürliche Veränderung erfahren hat. Das abgefüllte Wasser darf also in seiner Zusammensetzung gegenüber dem Wasser der Quelle nur insofern Abweichungen zeigen, als diese durch das Abfüllen bedingt sind. Nicht zu beanstanden ist die Benutzung von Kohlensäure zur Luftverdrängung beim Abfüllen. Wird abgefülltes natürliches Mineralwasser als Wasser einer bestimmten, benannten Quelle in den Handel gebracht, so muss es derselben auch entstammen und die gleiche Zusammensetzung wie das der benannten Quelle — von den durch das Abfüllen bedingten Veränderungen (Verlust von Kohlensäure) abgesehen — besitzen [2]).

Zu den Mineralwässern dieser Art sind nur wenige zu rechnen; nämlich Biliner, Giesshübler, Fachingen, Niederselters, Oberbrunnen in Salzbrunn und Staufenbrunnen in Göppingen.

2. Veränderte natürliche Mineralwässer. Bei der Veränderung der natürlichen Mineralwässer hat man drei Behandlungsweisen zu unterscheiden:
a) **Anreicherung mit Kohlensäure**. Das Einpressen der Kohlensäure geschieht wie bei der Darstellung von künstlichem Mineralwasser.
b) **Beseitigung von Eisen und Schwebestoffen** mit gleichzeitiger künstlicher Anreicherung von Kohlensäure.
c) **Entfernung des Eisens, Zusatz von Kochsalz und Anreicherung mit Kohlensäure** oder letztere beiden Zusätze allein.

Es ist vorgeschlagen worden, diese Art Mineralwässer als „natürliches Mineralwasser entweder mit Kohlensäure versetzt oder desgl. enteisent und mit

---
[1]) Vergl. Heft II, 1899, 182.
[2]) Diese Begriffserklärung ist von dem Verein selbständiger öffentlicher Chemiker Deutschlands in Gemeinschaft mit Vertretern von Mineralquellen-Verwaltungen (Zeitschr. f. öffentl. Chemie 1901, **7**, 443) aufgestellt und glaube ich mich diesen, nicht aber den sonstigen, dort ausgesprochenen Grundsätzen anschliessen zu können.

Kohlensäure versetzt oder desgl. unter Zusatz von Kochsalz und Kohlensäure etc. bezw. als Tafelwasser aus dem natürlichen Mineralwasser (der Quelle)" bezeichnen zu dürfen. Auch soll es, wenn die zugesetzte Kohlensäure der Quelle selbst entstammt, gestattet sein, dieses besonders hervorzuheben. Von anderer Seite aber wird darauf hingewiesen, dass künstlicher Zusatz von Kohlensäure bezw. dieser und Kochsalz und die Bezeichnung „Natürliches Mineralwasser" ein Widerspruch ist, da durch beide Zusätze, abgesehen davon, dass auch mitunter hierdurch nicht unschädliche Stoffe zugefügt werden können, die Natur des Quellwassers verändert wird. Auch giebt es eine grosse Reihe von gewöhnlichen Wasserquellen, die den eigentlichen Mineralwasser-Quellen nur entfernt oder kaum mehr nahe stehen — eine scharfe Abgrenzung zwischen beiden giebt es wohl nicht — denen aber durch Zusatz von Kochsalz und Kohlensäure die allgemeine Eigenart der Mineralwässer ertheilt werden könnte und die alsdann auch noch als „Natürliches Mineralwasser" etc. bezeichnet werden dürften, was ohne Zweifel unzulässig wäre. Aus dem Grunde erscheint es richtiger, dass die veränderten, in den Handel gebrachten Mineralwässer nur den Namen der Quelle bezw. des Brunnens tragen und dabei durch besondere Zusatz-Aufschriften die Behandlungsweise erkennen lassen, z. B. Gerolsteiner Sprudel[1]), Hubertus-Sprudel und Kaiserbrunnen Aachen mit Kohlensäure bezw. solcher der eigenen Quelle gesättigt; Birresborn (Lindenquelle) unter Zusatz von Kochsalz mit Kohlensäure gesättigt; Rhenser und Roisdorfer Mineralquelle enteisent und mit Kohlensäure bezw. der eigenen Quelle gesättigt, Apollinarisbrunnen und Taunusbrunnen enteisent und unter Zusatz von Kochsalz und Kohlensäure etc; die anderen in der Tabelle aufgeführten Tafelwässer, Crefelder Sprudel, Drachenquelle, Geilnauer Quelle, Selters bei Weilbach, Viktoria-Sprudel u. a. dürften eine ähnliche Behandlung erfahren haben. Unter Harzer Sauerbrunnen versteht man Tafelwässer aus verschiedenen Quellen, von denen nur vereinzelte als schwache Säuerlinge anzusehen sind; die meisten Tafelwässer dieser Art werden durch Zusatz von Kochsalz und Soda zu reinem Quellwasser sowie durch Sättigen mit Kohlensäure hergestellt; sie gehören daher zu den künstlichen Mineral-(Tafel-)wässern.

Die natürlichen Tafelwässer gehören zu den sogen. Säuerlingen und alkalischen Mineralwässern, welche die erste Gruppe der vorwiegend Heilzwecken dienenden Mineralwässer bilden. Man unterscheidet bei diesen [2]):

1. Säuerlinge und alkalische Mineralwässer.
   a) Einfache Säuerlinge mit wenig festen Bestandtheilen und viel freier Kohlensäure (z. B. Apollinaris, Birresborn, Marienquelle in Marienbad etc.). Der Gehalt an freier Kohlensäure schwankt von 498 bis 1539 ccm in 1 l Wasser.
   b) Alkalische Säuerlinge oder auch Natron-Säuerlinge mit vorwiegendem Gehalt an doppeltkohlensaurem Natrium (z. B. Assmannshausen a. Rh., Bilin in Böhmen, Neuenahr im Ahrthal etc.). Der Gehalt an doppeltkohlensaurem Natrium schwankt von 0,7792 bis 3,5786 g in 1 l Wasser.
   c) Alkalisch-muriatische Quellen oder Kochsalznatron-Säuerlinge, die neben freier Kohlensäure und Natriumbikarbonat auch noch Chlornatrium als wesentlichen Bestandtheil ent-

---

[1]) Angeblich Mischwasser zweier Quellen, von denen die eine nur wenig, die andere mehr Mineralstoffe enthält.

[2]) Vergl. die Schrift von Alw. Goldberg: Die natürlichen und künstlichen Mineralwässer. Weimar 1892, worin die Zusammensetzung, Beschaffenheit und Gewinnung der Mineralwässer eingehend beschrieben ist.

halten (z. B. Ems, Niederselters, Weilbach (Lithionquelle), Kochel (Oberbayern). Offenbach a. Rh., Kaiser Friedrich-Quelle etc.). Der Gehalt an Kochsalz schwankt von 0,0400 bis 2,2346 g. der an Lithiumbikarbonat von 0,0040 bis 0,0278 g in 1 l Wasser.

d) Alkalisch-salinische und alkalisch-sulfatische Quellen, die neben den vorgenannten Bestandtheilen noch mehr oder weniger Natriumsulfat enthalten (z. B. Karlsbad, Marienbad, Bertrich, Sulz, Tarasp etc.). Der Gehalt an Natriumsulfat schwankt von 0,0184 bis 3,5060 g in 1 l.

2. Eisenwässer. Diese enthalten neben den eben aufgeführten Bestandtheilen noch gewisse Mengen doppelkohlensaures Eisenoxydul, nämlich 0,0120—0,1750 g in 1 l (kleine Mengen von doppelkohlensaurem Eisenoxydul enthalten auch z. Thl. die unter 1. aufgeführten Mineralwässer). Man unterscheidet:

a) Einfache Eisensäuerlinge mit wenig festen Bestandtheilen und viel freier Kohlensäure (z. B. Alexisbad im Harz, Alexanderbad im Fichtelgebirge, Schwalbach etc.).

b) Alkalisch-salinische Eisensäuerlinge, gleichzeitig mit grösserem Gehalt an Kochsalz, doppelkohlensaurem und schwefelsaurem Natrium (z. B. Flinsberg in Schlesien, Marienbad, Franzensbad etc.).

c) Erdig-salinische Eisensäuerlinge, die neben den vorigen Bestandtheilen auch noch Chlorcalcium und Chlormagnesium enthalten (z. B. Driburg in Westf., Pyrmont, Wildungen, Rippoldsau in Baden etc.).

Manche Eisenwässer enthalten das Eisen auch in Form von Ferrosulfat (z. B. Alexisbad im Harz, Schwelm i. Westf.), oder auch zum Theil in Form von Ferrisulfat.

3. Kochsalzquellen, deren Hauptbestandtheil Chlornatrium neben geringeren Mengen anderer Chloride ist.

a) Kalte einfache Kochsalzquellen (z. B. Cannstadt bei Stuttgart, Homburg v. d. H., Kissingen, Pyrmont, Soden etc.).

b) Warme einfache Kochsalzquellen (Baden-Baden, Oeynhausen, Soden, Wiesbaden etc.).

c) Kalte jod- und bromhaltige Kochsalzquellen (z. B. Tölz, Hall, Salzschlirf, Soden etc.).

d) Warme jod- und bromhaltige Kochsalzquellen (z. B. Münster a. St., Warmbrunn im Riesengebirge).

e) Kalte Salzsoolen in allen Soolbädern. Einige derselben, wie Oeynhausen, Nauheim, Münster a. St., enthalten gleichzeitig Kohlensäure.

4. Bitterwässer. Sie enthalten neben Choriden und Natriumsulfat noch mehr oder weniger Magnesiumsulfat (Bittersalz), z. B. Franz Josef-Bitterquelle und Hunyadi Janos bei Budapest, Ofener Rackoczy-Bitterquelle etc.

5. Alkalisch-erdige Quellen. Ihre Hauptbestandtheile sind kohlensaures und schwefelsaures Calcium, zuweilen auch kohlensaures Magnesium neben geringen Mengen Chlornatrium, Natriumsulfat etc., z. B. Wildbad, Adelholzen (Oberbayern), Lippspringe (Westfalen), Wildungen (Waldeck) etc.

6. Schwefelquellen. Dieselben enthalten freien Schwefelwasserstoff oder Sulfite der Alkalien neben Sulfaten und Chloriden der Alkalien und alkalischen Erden.

a) Kalte Schwefelquellen (z. B. Eilsen, Naundorf, Weilbach etc.).

b) Warme Schwefelquellen (z. B. Aachen, Baden b. Wien, Landeck, Teplitz, Bentheim etc.).

7. Gehaltarme oder indifferente Quellen (Wildbäder). Sie enthalten nur geringe Mengen Salze, besitzen aber eine mehr oder weniger hohe Temperatur (zwischen 20—65°), z. B. Badenweiler, Gastein, Teplitz, Ragaz-Pfäfers, Schlangenbad, Wildbad (Württemberg) etc.

Die Zusammensetzung einiger der verbreitetsten Tafelwässer Deutschlands möge aus folgenden Zahlen (Gew.-Thle. für 1000 Gew.-Thle. Wasser) erhellen.:

Wasser.

Mineral

Nummer	Bezeichnung		Apollinaris bei Heppingen	Biliner Sauerbrunnen	Birresborner Quelle (Eifel)	Krefelder Sprudel	Drachen-Quelle bei Honnef	Fachinger Quelle	Geilnauer Quelle a. d. Lahn	Giesshübler Sauerbrunn obere Quelle	Giesshübler Sauerbrunn untere Quelle	Hubertus-Sprudel in Hönningen
	Zeit der Untersuchung		?	?	1875	1896	?	1866	1857	1878	1886	1899
	Untersucher		Bischof, Mohr, Kyll	W. Gintl	R. Fresenius	R. Fresenius u. Hintz	Prüfungsstation Darmstadt	R. Fresenius	R. Fresenius	Nowack u. Kratschmer	Nowack u. Kratschmer	R. u. H. Fresenius
1	Doppeltkohlensaures	Natron	1,3521	3,7178	2,8517	—[1]	2,0083	3,5786	1,0602	1,1928	1,0768	2,3129
2		Kali	—	—	—	—	—	—	—	0,1086	0,0860	—
3		Lithion	—	0,0225	0,0033	—[1]	—	0,0072	Spur	0,0104	0,0006	0,0074
4		Ammon	—	—	—	—	—	0,0019	0,0013	—	—	0,0016
5		Kalk	0,3755	0,4085	0,2729	0,0023	0,2893	0,6253	0,4905	0,3438	0,0222	0,7912
6		Baryt	—	—	0,0002	—[1]	—	0,0003	0,0002	—	—	0,0003
7		Strontian	—	—		—[1]	—	0,0040	Spur	0,0029	—	0,0051
8		Magnesia	0,5756	0,1995	1,0929	0,4527	0,9736	0,5770	0,3631	0,2134	0,1341	1,2088
9		Eisenoxydul	0,0167	0,0031	0,0351	0,0113	0,0054	0,0052	0,0383	0,0036	0,0075	0,0211
10		Manganoxydul	—	0,0001	0,0007	0,0001	—	0,0088	0,0046	0,0014	0,0009	0,0007
11	Chlorkalium		—	—	—	0,0954	—	0,0397	—	0,0304	0,0216	—
12	Chlornatrium		0,3765	0,3984	0,3576	6,8492	1,9516	0,6311	0,0362	—	—	1,3731
13	Bromnatrium		—	—	0,0004	0,0069	—	0,0020	—	—	—	0,0016
14	Jodnatrium		—	—	Spur	0,0003	—	Spur	—	—	—	wenig
15	Schwefelsaures Kali		—	0,2419	—	—	0,1447	0,0479	0,0176	0,0339	0,0291	0,1377
16	„ Natron		0,2126	0,6668	—	—	0,3009	—	0,0085	—	—	0,2045
17	Arsensaures Natron		—	—	—	—	—	—	—	—	—	0,0015
18	Phosphorsaure Thonerde		—	0,0007	Spur	—	—	Spur	Spur	—	—	—
19	Thonerde		—	—	—	—	—	—	—	0,0029	0,0027	—
20	Phosphorsaures Natron		—	—	0,0002	0,0003[2]	—	—	0,0004	—	—	0,0009
21	Borsaures Natron		—	—	Spur	0,0127[2]	—	0,0004	Spur	—	—	0,0010
22	Salpetersaures Natron		—	—	Spur	0,0029[2]	—	0,0009	Spur	—	—	0,0115
23	Kieselsäure		0,0137	0,0623	0,0245	0,0099	0,0202	0,0255	0,0247	0,0594	0,0450	0,0179
24	Organische Stoffe		—	—	—	—	—	—	—	0,0019	0,0018	—
	Im Ganzen		2,6760	9,1319	7,1614	7,7782	9,2835	7,3353	4,8462	4,3796	3,4794	6,9693
	Kohlensäure, freie		—	1,6408	2,3339	0,0148	1,8590	1,7802	2,7866	2,3739	1,8507	0,8707
	Stickstoffgas		—	—	wenig	—	wenig	0,0155	—	—	—	—

[1]) In dem Krefelder Sprudel werden weiter in 1000 Gewthln. angegeben:
Chlorlithium   Chlorammonium   Chlorbaryum   Chlorstrontium   Chlorcalcium
0,0049   0,0125   0,0076   0,0061   0,2859

[2]) Als Kalksalze angegeben.

wasser

Kaiserbrunnen in Aachen	Niederselters Mineral-Quelle	Oberbrunnen in Salzbrunn	Rhenser Sprudel bei Koblenz	Roisdorfer Mineral-Quelle bei Bonn	Selters bei Weilburg[3])	Staufenbrunnen in Göppingen	Taunus-Brunnen in Gross-Karben[4])	Viktoria-Sprudel in Ober-Lahnstein	Vichy	Bezeichnung		Nummer
?	1863	1881	1902	1876	1891	1902	1873	1893	?	Zeit der Untersuchung		
Schridde	R. Fresenius	R. Fresenius	E. Hintz u. Grünhut	Freitag	A. Ludwig	H. Fresenius	R. Fresenius	R. Fresenius	?	Untersucher		
0,9244	1,2366	2,1522	0,8890	0,9821	—	3,7893	—	1,4035	4,883	Doppeltkohlensaures	Natron	1
—	—	—	—	—	—	—	—	—	0,352		Kali	2
0,0004	0,0050	0,0130	0,0102	—	—[3])	0,0078	—[4])	0,0191	—		Lithion	3
—	0,0068	0,0007	0,0097	—	—	0,0031	—	0,0084	0,352		Ammon	4
0,2197	0,4438	0,4383	0,4623	0,3086	2,1708	0,3356	1,6103	0,5084	0,434		Kalk	5
—	0,0002	—	—	—	—	0,0009	wenig	—	—		Baryt	6
0,0003	0,0028	0,0044	0,0003	—	—	0,0009	0,0036	0,0005	0,003		Strontian	7
0,0684	0,3081	0,4704	0,3438	0,3497	—	0,4209	0,2549	0,3886	0,303		Magnesia	8
0,0010	0,0042	0,0057	0,0229	0,0029	0,0018	0,0144	0,0183	0,0175	0,004		Eisenoxydul	9
—	0,0007	0,0008	0,0015	—	0,0394	0,0002	0,0026	0,0012	Spur		Manganoxydul	10
—	0,0176	—	—	—	0,0242	—	0,0192	—	—	Chlorkalium		11
2,6381	2,3346	0,1767	1,2536	1,8423	0,5326	0,5702	1,5855	1,3116	0,534	Chlornatrium		12
0,0031	0,0009	0,0008	0,0014	—	Spur	0,0014	—[4])	0,0016	Spur	Bromnatrium		13
0,0006	wenig	wenig	0,00002	—	Spur	0,00004	—[4])	0,00001	—	Jodnatrium		14
0,1542	0,0463	0,0528	0,0426	—	—	0,0536	0,0608	0,0516	—	Schwefelsaures Kali		15
0,2830	—	0,4594	0,7605	0,4638	—	0,2378	—	0,8157	0,291	„ Natron		16
—	—	—	0,00015	—	—	—	—	Spur	—	Arsensaures Natron		17
—	0,0004	—	—	—	—	—	—	—	—	Phosphorsaure Thonerde		18
—	—	—	—	—	0,0002	—	—	—	—	Thonerde		19
—	0,0002	—	—	—	—	0,00005	—	0,0009	0,130	Phosphorsaures Natron		20
—	Spur	—	0,0057	—	—	—	—	0,0059	Spur	Borsaures Natron		21
—	0,0061	0,0060	—	—	—	0,0131	0,0007	0,0043	—	Salpetersaures Natron		22
0,0662	0,0212	0,0031	0,0170	0,0092	0,0311	0,0074	0,0161	0,0218	0,070	Kieselsäure		23
0,0146	—	—	—	—	0,0040	—	—	—	—	Organische Stoffe		24
—	6,6768	5,6922	6,9298	5,2769	5,9623	7,0170	6,0976	6,0758	7,914	Im Ganzen		
—	2,2354	1,8766	3,1080	1,3183	2,8721	1,5604	2,4148	1,5151	0,908	Kohlensäure, freie		
—	0,0041	—	—	—	—	—	—	—	—	Stickstoffgas		

[3]) In dem Selterser Wasser sind ferner angegeben in 1000 Gewthln.:

Chlorlithium	Chlorammonium	Chlormagnesium	Chlorcalcium	Schwefelsaurer Baryt	Schwefelsaurer Strontian	Schwefelsaurer Kalk
0,0012	0,0009	0,5408	0,0333	0,0021	0,0004	0,0108

[4]) In Taunusbrunnen-Wasser sind ferner angegeben für 1000 Gewthle.:

Chlorlithium	Chlorammonium	Chlormagnesium	Brommagnesium	Jodmagnesium
0,0023	0,0052	0,0867	0,0003	0,00001

3. Künstliche Mineralwässer. Da sich die natürlichen Mineralwässer nur auf eine gewisse Strecke versenden lassen, ohne zu theuer für den allgemeinen Gebrauch zu werden, so pflegt man jetzt allgemein Mineralwasser künstlich herzustellen, indem man gewöhnlichem Quell- oder Brunnenwasser die entsprechenden Arten und Mengen Salze zusetzt und dann die Lösung mit Kohlensäuregas sättigt.

Auf 100 l destillirtes (oder ganz reines Brunnen-) Wasser rechnet man z. B. 150—350 g Natriumkarbonat und 20—50 g Kochsalz, indem man dazu wechselnde Mengen von bald 20 g Chlorcalcium oder 10 g Chlormagnesium oder 50—100 g Natriumsulfat bezw. Magnesiumsulfat etc. je nach dem Verwendungszweck zusetzt. Die Kohlensäure wird entweder direkt aus Magnesiumkarbonat durch Schwefelsäure (oder Salzsäure) erzeugt oder jetzt allgemein als fertige, flüssige Kohlensäure bezogen.

Indem man statt der Salze Zucker, Wein- oder Citronensäure dem Wasser zusetzt und dieses mit Kohlensäure sättigt, erhält man die Limonade gazeuse. Ueber Brause-Limonade vergl. S. 974.

Das gemeinsame Gefäss für die Bereitung der künstlichen Mineralwässer ist das mit Manometer etc. versehene Mischungsgefäss, in welchem die Sättigung der Salzlösung mit Kohlensäure unter Druck und Rühren vor sich geht. Für Flaschen rechnet man 4, für Siphons 6 Atmosphären Druck. Ist bei der Flaschenfüllung der Druck auf 3 Atmosphären gesunken, so muss wieder Kohlensäure nachgedrückt werden, jedoch ohne zu rühren. Bei den früheren Pumpenapparaten, bei denen die Entwickelungsgefässe für Kohlensäure aus Thon oder Blei gefertigt waren, wurde die durch Waschapparate gereinigte Kohlensäure zunächst in Gasometern gesammelt und von diesen durch Druckpumpen in das Mischungsgefäss gepresst; dabei unterschied man kontinuirliche Pumpenapparate, bei denen die Arbeit, d. h. Einfüllen der Salzlösung und Einpressen der Kohlensäure ohne Unterbrechung fortgesetzt werden konnte, und intermittirende bezw. diskontinuirliche Apparate, bei denen man das fertig gestellte Erzeugniss erst vollständig aus dem Gefäss abfüllte, bevor man es wieder mit einer neuen Menge Salzlösung füllte und das Einpressen der Kohlensäure von neuem begann. Den Pumpenapparaten folgten die sog. „Selbstentwickler", bei denen die Kohlensäure aus dem Entwickelungsgefäss durch ihren eigenen Druck, nicht durch Pumpen in das Wasser bezw. in die hergestellte Lösung eingepresst wurde. Auch hierfür sind wie für die Pumpapparate verschiedene Einrichtungen in Anwendung gebracht. Statt dieser Apparate wendet man jetzt aber fast allgemein flüssige Kohlensäure in Bomben an, welche vorwiegend aus der Kohlensäure, die der Erde entströmt, theilweise aber auch aus Karbonaten (Magnesit und Kalkstein), oder durch Verbrennen von Koks, oder aus der Gährungs-Kohlensäure genommen wird. Bei ihrer Anwendung zur Darstellung von künstlichem Mineralwasser braucht zwischen Bombe und Mischungsgefäss nur ein Reducirventil, verbunden mit einem Expansionsgefäss, welches mit Manometer und Sicherheitsventil versehen ist, angebracht zu werden. Hierdurch ist die Darstellung künstlicher kohlensäurehaltiger Wässer wesentlich vereinfacht. Auch ist bei Anwendung flüssiger Kohlensäure die Möglichkeit einer schädlichen Verunreinigung des herzustellenden Mineralwassers geringer als bei Anwendung von selbsterzeugter gasförmiger Kohlensäure, indess enthält auch die flüssige Kohlensäure mitunter Verunreinigungen[1]) (z. B. je nach der Gewinnungsweise ausser beigemengter Luft Schwefelwasserstoff, schweflige Säure, Kohlenoxyd und andere Stoffe). L. Grünhut[2]) fand in 3 Proben flüssiger Kohlensäure 0,33—6,92 % Glycerin, 0—0,92 % sonstige organische Stoffe, 0,40—0,84 % Eisenoxydul und 0,03—0,27 % sonstige Mineralstoffe.

4. Physiologische Wirkung der Mineralwässer. Die kohlensäurehaltigen Mineralwässer wirken sowohl durch ihre Salze wie durch die Kohlensäure einerseits erfrischend, andererseits vortheilhaft auf die Verdauung. Dass Salze die Absonderung der Verdauungssäfte befördern, ist schon S. 208 und weiter S. 353 die Bedeutung des Kochsalzes für den Stoffwechsel auseinandergesetzt.

W. Jaworski[3]) hat aber nachgewiesen, dass auch Kohlensäure, ähnlich wie alle Gase, eine vermehrte Magensaft-Absonderung bewirkt, indem sie den Säuregrad und die peptonisirende Wirkung erhöht und gleichzeitig ein gewisses subjektives Wohlbehagen hervorruft, sowie den Appetit anregt.

Für die alkalischen Säuerlinge, d. h. die Natriumbikarbonat enthaltenden Mineralwässer treten als weitere günstige Wirkungen hinzu, dass sie im Falle zu starker Absonderung von Magensäure letztere neutralisiren und weiter bei Schleimhautkatarrhen der Athmungs- und Verdauungsorgane den vermehrten abgesonderten Schleim dünnflüssig machen und lösen, ohne dabei, wie das Natriumkarbonat, ätzend zu wirken.

Andere Salze, besonders die Sulfate des Natriums und Magnesiums, wirken dagegen bis zu einer gewissen Grenze günstig auf die Darmentleerung (vergl. S. 253).

5. Beurtheilung und Verunreinigungen. Die wichtigste Frage zur Beurtheilung der Mineralwässer ist:

a) Was ist ein natürliches, was ein verändertes bezw. künstliches Mineralwasser? Diese Frage ist verschieden beantwortet worden (vergl. S 1415 u. A. Goldberg l. c. S. 65).

Durch Kaiserliche Verordnung „betreffend den Verkehr mit künstlichen Mineralwässern" vom 9. Februar 1880 wurde folgendes bestimmt:

„Unter künstlich bereiteten Mineralwässern sind nicht nur die Nachbildungen bestimmter in der Natur vorkommender Mineralwässer, sondern auch andere künstlich hergestellte Lösungen mineralischer Stoffe in Wasser zu verstehen, welche sich in ihrer äusseren Beschaffenheit als Mineralwässer darstellen, ohne in ihrer chemischen Zusammensetzung einem natürlichen Mineralwasser zu entsprechen. Auf mineralische Lösungen der letztgedachten Art, welche Stoffe enthalten, die in den Verzeichnissen B und C zur deutschen Pharmakopöe aufgeführt sind, findet die vorstehende Bestimmung keine Anwendung; dieselben gehören vielmehr zu denjenigen Arzneimischungen, welche nach § 1 der Verordnung vom 4. Januar 1875 als Heilmittel nur in Apotheken feilgehalten oder verkauft werden dürfen."

Die seit dem 1. Mai 1890 in Kraft getretene Kaiserliche Verordnung vom 27. Januar 1890 „betreffend den Verkehr mit Arzneimitteln" (Reichsgesetzblatt 1890 No. 5, S. 9, Gesetznummer 1884), durch welche unter anderen auch die früheren für den Verkehr mit künstlichen Mineralwässern geltenden Bestimmungen vom 9. Februar 1880 aufgehoben wurden, enthält die auf künstliche Mineralwässer bezüglichen Bestimmungen in § 1:

---
[1]) Vergl. H. Lauge, Zeitschr. f. Untersuchung d. Nahrungs- u. Genussmittel 1898, 1, 286; J. C. A. Simon Thomas, ebendort 1900, 3, 864.
[2]) Chem.-Ztg. 1895, 19, 555.
[3]) Zeitschr. f. Biologie 1884, 20, 234.

„Die in dem anliegenden Verzeichnisse aufgeführten Zubereitungen dürfen, ohne Unterschied, ob sie heilkräftige Stoffe enthalten oder nicht, als Heilmittel nur in Apotheken feilgehalten und verkauft werden.

Diese Bestimmung findet auf Verbandstoffe (Binden, Gazen, Watten u. dergl.), auf Zubereitungen zur Herstellung von Bädern, sowie auf Seifen nicht Anwendung.

Auf künstliche Mineralwässer findet sie nur dann Anwendung, wenn dieselben in ihrer Zusammensetzung natürlichen Mineralwässern nicht entsprechen und wenn sie zugleich Antimon, Arsen, Baryum, Chrom, Kupfer, freie Salpetersäure, freie Salzsäure oder freie Schwefelsäure enthalten."

Von den im Verzeichniss A unter 4 aufgeführten trockenen Gemengen von Salzen oder zerkleinerten Substanzen sind übrigens auch ausgenommen: Brausepulver, und zwar sowohl einfache, als auch mit Zucker und ätherischen Oelen gemischte, desgleichen Salze, welche aus natürlichen Mineralwässern bereitet oder aus den solchergestalt bereiteten Salzen nachgebildet sind, ferner Pastillen, aus natürlichen oder aus künstlichen Mineralwässern bereitet.

Das Reichsgericht hat ferner in einem Urtheil vom 7. Dezember 1900 erkannt, dass ein Mineralwasser, welches nach der Förderung längere Zeit der Luft und durch Berührung mit den Geräthen und dem Salze der Gefahr der Verunreinigung mit Mikroorganismen ausgesetzt ist, welches ferner durch Ausscheiden der Eisentheile, durch Entweichen von Kohlensäure und durch Zusetzen einer beträchtlichen Menge von Kochsalz in seiner chemischen Zusammensetzung verändert wird, weder in öffentlichen Bekanntmachungen, noch Reklameschriften, noch auf Etiquetten der versandten Flaschen und Krüge als „natürlich kohlensaures Wasser" oder in ähnlicher, über die künstliche Herstellungsart desselben täuschender Weise bezeichnet werden darf.

b) **Verunreinigung durch Mikrophytenkeime.** Betreffs der Beschaffenheit des für die Herstellung von künstlichem Mineralwasser zu verwendenden Wassers, betreffs der Reinlichkeit der Räume, Apparate wie der hierin bezw. hiermit beschäftigten Arbeiter sind fast überall genaue und scharfe Polizeiverordnungen[1]) erlassen.

In erster Linie soll **destillirtes Wasser** oder sonst ein **reines, vor oberirdischen Zuflüssen geschütztes Grundwasser** verwendet werden.

Aber die Anwendung selbst von destillirtem Wasser sichert noch nicht immer die genügende Reinheit eines Wassers besonders von Bakterienkeimen, zumal wenn es, um den Blasengeschmack zu beseitigen, durch Holzkohle filtrirt und letztere nicht häufig erneuert wird. So fand Morgenroth[2]), dass destillirtes Wasser beim Verlassen der Blase keimfrei war, nach Filtration, beim Verlassen des Holzkohlenfilters dagegen 50000 Keime in 1 ccm enthielt. Weitere Quellen für die Verunreinigung bilden die verwendeten Salze des Handels und besonders die behufs Neufüllung zurückgelieferten Krüge und Flaschen. Morgenroth empfiehlt das destillirte und filtrirte Wasser, ebenso die Salzlösungen vor dem Einpressen der gereinigten Kohlensäure, ferner auch die Flaschen und Verschlüsse vor dem Füllen zu sterilisiren; auf diese Weise gelang es, keimfreies kohlensäurehaltiges Wasser zu erhalten, während ohne diese Vorsichtsmassregeln hergestellte künstliche Mineralwässer bis gegen 100000 Keime in 1 ccm enthielten. A. Zimmermann[3]) fand in künstlichen Mineralwässern Dorpats ebenfalls zwischen 8000—39500 Keime in 1 ccm, dazu in einigen Proben noch erhebliche Mengen organischer Stoffe, in anderen Proben salpetrige Säure und Ammoniak.

Auch J. Sohnke[4]) hat gefunden, dass durch die verwendeten Gegenstände (z. B. Salz und aus dessen Umhüllung Papier, Lack, ferner Korke etc.) an sich manche Bakterienkeime in das künstliche Mineralwasser gelangen können, besonders auch dann, wenn die eingeleitete Kohlensäure Luft einschliesst.

Diese Bakterienkeime nehmen zwar, wie auch C. Leone[5]) nachgewiesen hat, in dem mit Kohlen-

---

[1]) Vergl. z. B. die Polizeiverordnung f. d. Reg.-Bez. Posen vom 19. Nov. 1897, f. d. Reg.-Bez. Potsdam vom 15. Dez. 1898, f. d. Reg.-Bez. Wiesbaden vom 6. Febr. 1900 etc. (Zeitschr. f. Untersuchung d. Nahrungs- u. Genussmittel 1898, 1, 807; 1899, 2, 758; 1901, 4, 45).
[2]) Zeitschr. f. Untersuchung d. Nahrungs- u. Genussmittel 1899, 2, 826.
[3]) Ebendort 1901, 4, 234.
[4]) Zeitschr. f. Mineralwasser-Fabrikation 1876, 273.
[5]) Archiv f. Hygiene 1886, 4, 168.

säure gesättigten Wasser immer mehr ab, während sich dieselben in dem zur Herstellung des Mineralwassers verwendeten Wasser rasch vermehren; indess muss doch gefordert werden, dass auch die verwendeten Rohstoffe von vornherein thunlichst bakterienfrei sind. Zweifellos müssen in dieser Hinsicht an ein Mineralwasser dieselben Anforderungen gestellt werden, wie an ein gewöhnliches Trinkwasser.

c) Sonstige Verunreinigungen. Durch Anwendung unreiner flüssiger Kohlensäure können die Verunreinigungen dieser (vergl. vorstehend S. 1421) in das Wasser gelangen; werden zur Gewinnung der Kohlensäure Kalkstein (oder Magnesit) und Schwefelsäure angewendet, so können dem Wasser Arsen- und Kohlenwasserstoffe zugeführt werden.

Durch Anwendung von Zink-, Kupfer- und Bleigefässen bezw. Rohrleitungen können Zink, Kupfer und auch Blei in das Wasser gelangen. Beim Aufbewahren des künstlichen Soda- oder Selterswassers in den sog. Siphons geht unter Umständen Blei in dasselbe über.

Auch schlechte und undichte Korke können zu Verunreinigungen Veranlassung geben.

Beim längeren Lagern von Mineralwässern werden unter der Einwirkung freier, unter Druck stehender Kohlensäure mitunter Alkalien, Kalk, Kieselsäure aus der Masse der Glasflaschen und schlecht glasirten Krüge gelöst, Vorgänge, welche wie bei Bier durch Temperatur und Lichteinwirkung begünstigt werden.

Unter Umständen nehmen ursprünglich geruchlose Mineralwässer beim Lagern auch einen fauligen (Schwefelwasserstoff-) Geruch und Geschmack an, die nur durch eine nachträgliche Zersetzung durch Bakterien hervorgerufen sein können, daher stets ein Zeichen fehlerhafter Füllung bezw. Aufbewahrung sind.

Luft.

Die uns in einer Höhe von 80—90 km umgebende, unsichtbare, atmosphärische Luft zu den Nahrungsmitteln bezw. Nahrungsstoffen zu rechnen, dürfte widersinnig erscheinen, zumal wir gewohnt sind, den Sauerstoff derselben als den Zerstörer der thierischen Gebilde anzusehen. Und doch ist die Luft bezw. deren Sauerstoff für die Ernährung und den ganzen Lebensvorgang nicht minder nothwendig als die festen und flüssigen Nahrungsmittel. Auch ist nach S. 305 u. 317 die Sauerstoff-Aufnahme nicht die Ursache, sondern die Folge des Stoffzerfalles im Körper.

Der erwachsene Mensch athmet mit jedem Athemzuge etwa $\frac{1}{2}$ l, also in der Minute mit durchschnittlich 16 Athemzügen 8 l, in der Stunde 480 l, im Tage rund 11,50 cbm Luft ein, also annähernd ein 4000-mal grösseres Volumen, als das der festen und flüssigen Nahrung (etwa 3 l) ausmacht. Wenn wir die Luft dennoch nicht so zu würdigen pflegen, als die sichtbare Nahrung, so liegt das wie beim Trinkwasser vorwiegend daran, dass die Luft uns unbegrenzt und ohne Kosten zur Verfügung steht; erst wenn sie uns zu fehlen beginnt, oder durch allerlei Gase und Stoffe für uns ungeniessbar geworden ist, lernen wir ihren Werth schätzen. Aus dem Grunde erscheint es gerechtfertigt, auch hier die Luft, ihre Bestandtheile, Eigenschaften und Verunreinigungen in ihrer Wirkung auf den Körper einer kurzen Besprechung zu unterziehen.

I. Die Bestandtheile der Luft.

Die atmosphärische Luft ist im Wesentlichen ein mechanisches Gemenge von Sauerstoff, Stickstoff, neben geringen Mengen von Argon, Kohlensäure und wechselnden Mengen Wasserdampf; dazu gesellen sich noch in sehr geringen Mengen die seltenen Gase Helium, Neon, Krypton und Xenon; ausserdem kommen durchweg Spuren von Ozon, Wasserstoffsuperoxyd, Ammoniak, salpetriger Säure und Salpetersäure sowie Staubtheilchen aller Art in der Luft vor.

Die Mengenverhältnisse, in welchen die Hauptbestandtheile der Luft in der Einathmungs- und Ausathmungsluft des Menschen durchweg vorkommen, sind auf trockne Luft bezogen, folgende:

	Einathmungsluft		Ausathmungsluft
Sauerstoff	23.10 Gew.-%	20,94 Vol.-%	16,50 Vol.-%
Stickstoff	75.25 „	78,40 „	78,40 „
Argon	0,90 „	0,63 „	0,63 „
Kohlensäure	0,05 „	0,03 „	4,47 „
Wasserdampf für feuchte Luft	0,50 Gew.-%	0,84 Vol.-%	7,00 Vol.-%

Für die Athmung des Menschen verhalten sich daher Stickstoff und Argon ebenso wie die seltenen Gase nach unseren jetzigen Kenntnissen unthätig, dagegen spielen die anderen Bestandtheile für den Athmungsvorgang eine bedeutende Rolle und sind auch für die sonstigen Lebensvorgänge, für das Allgemeinbefinden von nicht unwesentlicher Bedeutung.

a) Sauerstoff. Von demselben gebraucht der erwachsene Mensch nach S. 269 bei mittlerer Kost und Arbeit täglich etwa 750 g oder 520 l (mit Schwankungen von 700—1000 g), die vorwiegend vom Hämoglobin des Blutes gebunden werden; letzteres enthält 22—25 % seines Volumens an Sauerstoff. Unter den gewöhnlichen Bedingungen des Lebens athmen wir nicht immer so viel Luft ein, als zur Deckung des Sauerstoffbedarfs nöthig ist, sondern mehr; es findet eine Art Luxusathmung statt. Gegenüber der Ruhe im Liegen steigern Sitzen, Stehen, Lesen den Sauerstoffverbrauch um 20—30 %, Fahren, Gehen etc. um 60—90 %. Die gewöhnlichen Schwankungen des Sauerstoffgehaltes der Luft betragen nur 20,85 bis 20,99 Vol.-%[1]); aber der Mensch kann weit grössere Schwankungen ohne Gefährdung des Lebens oder der Gesundheit ertragen; erst bei einer Verminderung des Sauerstoffgehaltes der Luft auf 11—12 Vol.-% treten gefahrdrohende Erscheinungen auf, der Tod erst bei etwa 7,2 Vol.-%.

b) Kohlensäure. An Stelle des eingeathmeten Sauerstoffs wird eine entsprechende Menge Kohlensäure ausgeathmet, von dem erwachsenen Menschen nach S. 269 täglich etwa 900 g = 455 l (mit Schwankungen von 800—1150 g je nach Art und Menge der Nahrung wie der Arbeitsleistung). Der Mensch athmet im Jahr durchschnittlich ungefähr so viel Sauerstoff ein und Kohlenstoff in Kohlensäure aus, als 3 ar Wald erzeugen bezw. aus der Luft nehmen.

Der Gehalt der Luft an Kohlensäure schwankt zwischen 0,0225 bis 0,0486 Vol.-%; Williams[2]) giebt in Sheffield Schwankungen von 0,00216 bis 0,0622 Vol.-% an; im Mittel betrug in der Vorstadt von Sheffield der Gehalt 0,0327 Vol.-%, im Mittelpunkte derselben 0,0390 Vol.-%, also lag der Werth in letzterem Falle, wie kaum anders erwartet werden kann, etwas höher.

Nach Fr. Schulze soll für Rostock die vom Meere bezw. der See wehende Luft stets etwas weniger Kohlensäure enthalten, als die vom Festland kommende Luft bei nordöstlichen Winden. Williams hat für Sheffield in England das Gegentheil gefunden.

G. E. Armstrong fand im Mittel von 53 Tagesbestimmungen in der Tagesluft 0,0296 Vol.-%, nach 62 Nachtbestimmungen in der Nachtluft 0,0329 Vol.-% Kohlensäure. Auch J. Reiset und E. Wollny fanden in der Nachtluft mehr Kohlensäure (nämlich Reiset 0,0308 Vol.-%), als in der Tagesluft (nämlich 0,0289 Vol.-%).

An Nebeltagen betrug nach Spring und Roland der Kohlensäuregehalt in London 0,072 Vol.-%, an nebelfreien Tagen nur 0,040 Vol.-%. Auch Williams giebt für Nebel und Schnee ein Anwachsen der Kohlensäure an, während Regen dagegen keine merkliche Wirkung hervorrufen soll.

Nach P. Truchot ist die Luft in grösseren Höhen kohlensäureärmer, als die in niederen Höhen; er fand:

---
[1]) Vergl. u. a. U. Kreusler, Landw. Jahrbücher 1885, 14, 305.
[2]) Berichte d. deutschen chem. Gesellschaft 1897, 30, 1450; hier findet sich auch eine literarische Zusammenstellung der bisherigen Ergebnisse.

Bei einer Höhe von   395   1446   1884 m über dem Meer.
Kohlensäure . . .   3,13   2,05   1.72 Vol.-Thle. für 10000 Vol.-Thle. Luft

auf 0^0 und 760 mm Druck, wie obige Zahlen, reducirt; desgl. ist nach J. Reiset die Luft bei nebeligem Wetter am kohlensäurereichsten.

Die Luft in geschlossenen, ausgedehnten Waldungen enthält nach Ebermayer mehr Kohlensäure als die auf freiem Felde. Ueber sonstige Schwankungen in dem Kohlensäuregehalt der Luft vergl. E. Wolluy[1]) und H. Puchner[2]).

Bei der grossen Menge Kohlensäure, die täglich durch Verbrennungen bezw. durch den Athmungsvorgang der Thiere entsteht und die von den Pflanzen aufgenommen wird, um dafür Sauerstoff an die Luft auszuathmen, sollte man annehmen. dass die Schwankungen der Luft im Gehalt an Kohlensäure und Sauerstoff weit beträchtlicher seien, als sie hier gefunden worden sind, dass z. B. die Luft im Winter beim Ruhen des Pflanzenwachsthums (oder in pflanzenarmen Gegenden) weit reicher an Kohlensäure und ärmer an Sauerstoff sein müsste, als im Sommer.

Dieses ist aber nicht der Fall; denn die Gasmengen, um welche es sich handelt, wie gross sie auch an sich sein mögen, sind im Verhältniss zu der Gesammtmasse der Luft noch immer sehr gering, und man hat berechnet, dass bei dem grossen Sauerstoffvorrath im Luftmeer, auch ohne beständige Neubildung durch die Pflanzen, die Menge desselben unter den gegenwärtigen Bevölkerungs-Verhältnissen erst in Tausenden von Jahren von 21% auf 20% sinken würde, wenn eine Neubildung von Sauerstoff nicht stattfinden sollte. Die Schwankungen im Gehalt der Luft an Kohlensäure, Sauerstoff und Wasser sind mehr von der Windströmung und plötzlichen Abkühlung der Luft, als von vorstehendem Vorgang abhängig. Nach Th. Schlösing bildet das Meer einen Regler für den Kohlensäuregehalt der Luft, indem es bald Kohlensäure an die Luft abgiebt, bald solche aus derselben aufnimmt.

Weil die durch die Lebens- und die Verbrennungs-Vorgänge gebildete Kohlensäure durchweg eine höhere Temperatur als die Luft besitzt, so verbreitet sie sich schnell nach allen Richtungen in der Luft, während Kohlensäure, welche eine niedrigere Temperatur als die Luft besitzt, z. B. in Gährkellern, in Folge ihres höheren spec. Gewichtes sich nur schwer mit der über ihr lagernden Luft mischt. In geschlossenen Räumen verhält sich natürlich die Sache, wie wir gleich sehen werden, anders.

Neben Kohlensäure giebt es noch Spuren sonstiger Kohlenstoff-Verbindungen (Kohlenwasserstoffe) in der Luft; berechnet man den an Wasserstoff gebundenen Kohlenstoff auf Sumpfgas (CH_4), so beträgt die Menge des solcher Weise gebundenen Kohlenstoffs bezw. des Sumpfgases nach Müntz und Aubin zwischen 10 bis 30 Vol.-Thle. für 1000000 Vol.-Thle. Luft.

A. Gautier[3]) fand in der Luft ebenfalls stets mehr oder weniger brennbare Gase und zwar Kohlenwasserstoffe (Methan, Benzol? etc.) und freien Wasserstoff, welcher letzterer von Gährungs- und Fäulnissvorgängen an der Erdoberfläche sowie von vulkanischen Ausbrüchen herrühren soll; 100 l Pariser Luft enthielten zu verschiedenen Zeiten 12,1—22,6 ccm Methan, 1,7 ccm kohlenstoffreicheres Gas (Benzol?),

---

[1]) Forschungen auf d. Gebiet d. Agrik.-Physik 1886, **9**, 405.
[2]) Ebendort 1892, **15**, 286.
[3]) Nach Compt. rendus 1900, **130**, 1677; 1901, **131**, 13, 86, 525 u. 647 in Zeitschr. f. Untersuchung d. Nahrungs- u. Genussmittel 1901, **4**, 471—474.

0,2 ccm Aethylen etc.; Waldluft ergab in 100 l 11,3 ccm, Bergluft 2,19 ccm Methan; letztere sowie auch Meeresluft weiter etwa $2/1000$ ihres Volumens an freiem Wasserstoff.

Luft mit 30 Vol.-% Kohlensäure ist für den Menschen tödlich; in freier Luft mit 10 % Kohlensäure kann der Mensch noch athmen und arbeiten, wenn gleichzeitig die gewöhnliche Menge Sauerstoff vorhanden ist; in Wohnungen dagegen wird eine Luft, welche 0,5—0,7 Vol.-% Kohlensäure enthält, schon unerträglich für den Menschen; hier soll der Gehalt 0,1 Vol.-% oder 1 vom 1000 nicht übersteigen.

c) Wasserdampf. Die Luft enthält stets Wasserdampf und kann je nach der Temperatur wechselnde Mengen Wasserdampf aufnehmen, um vollständig gesättigt zu sein, z. B. bei $0^0 = 4,9$ g, bei $5^0 = 6,8$ g, bei $10^0 = 9,4$ g für 1 cbm Luft u. s. w. Der in der Luft aufgelöste Wasserdampf äussert wie die Luft einen Druck auf die Barometer-Quecksilbersäule und man misst die Luftfeuchtigkeit durch den in mm-Quecksilbersäule ausgedrückten Werth des Druckes; dieser Druck heisst auch die Tension des Wasserdampfes. Der Dampfdruck in mm-Quecksilber oder die Spannkraft ist dem Gewicht des in der Luft enthaltenen Wasserdampfes proportional und nahezu gleich der Zahl, welche angiebt, wieviel Gramm Wasserdampf in 1 cbm Luft enthalten sind. Man bezeichnet diese Wassermenge oder diesen Dampfdruck auch als **absolute Feuchtigkeit**. Unter **specifischer Feuchtigkeit** versteht man Gramm Wasserdampf in 1 kg Luft.

Alle drei Grössen stehen in naher Beziehung zu einander:

Temperatur C^0	Tension in mm Quecksilber	Absolute Feuchtigkeit g in 1 cbm	Specifische Feuchtigkeit g in 1 kg
0	4,6	4,9	3,75
5	6,5	6,5	5,34
10	9,2	9,4	7,51
15	12,7	12,8	10,43
20	17,4	17,2	14,33
25	23,2	23,2	19,47
37	46,0	44,0	32,50

Selten aber ist die Luft — nur bei starkem Nebel — mit Wasserdampf gesättigt und wir sprechen dann von **relativer Feuchtigkeit** und **Sättigungsdeficit**. Unter relativer Feuchtigkeit versteht man das Verhältniss zwischen der Dampfmenge, welche die Luft wirklich enthält, und der Dampfmenge, die sie bei vollständiger Sättigung enthalten könnte. Es wird in Procenten ausgedrückt.

Sättigungsdeficit ist die Menge Wasserdampf, die an der vollen Sättigung fehlt; es ist bei derselben relativen Feuchtigkeit aber bei verschiedenen Temperaturen nicht gleich, sondern steigt mit letzteren erheblich an, z. B.:

Temperatur C^0	Relative Feuchtigkeit			
	40 %	60 %	80 %	100 %
	Sättigungsdeficit für 1 cbm			
10	5,50 g	3,67 g	1,83 g	0
20	10,45 „	6,90 „	3,48 „	0
30	18,93 „	12,61 „	6,31 „	0
40	32,94 „	21,98 „	10,98 „	0

Wird gesättigte Luft erwärmt, so entfernt sie sich vom Sättigungszustand und vermag neue Mengen Dampf aufzunehmen. Ist Wasser mit ungesättigter Luft in Berührung, so findet so lange Verdampfung statt, bis die Sättigung erreicht ist.

Wird aber ungesättigte Luft abgekühlt, so nähert sie sich derjenigen Temperatur, bei welcher sie vollständig gesättigt ist, und diese Temperatur heisst dann der Thaupunkt. Denn wenn eine noch weitere Abkühlung erfolgt, so tritt Kondensation, d. h. Thau- oder Wasserbildung ein.

Die absolute Feuchtigkeit bezw. der Dampfdruck geht im Allgemeinen der Lufttemperatur parallel, d. h. sie ist im Sommer und am Mittag (2—3 Uhr) am grössten, im Winter und bei Nacht am geringsten; die relative Feuchtigkeit zeigt dagegen in Ebenen und Thälern überall den entgegengesetzten Gang der Temperatur.

Der Wasserdampf der Luft ist zwar nicht direkt von Einfluss auf den thierischen Stoffwechsel, beeinflusst denselben aber indirekt in hohem Masse und ist von grösstem Einfluss für die Witterung.

α) Einfluss des Wasserdampfes auf die Lungenathmung. Für diese ist die absolute Feuchtigkeit von Belang. Die Ausathmungsluft von 37^0 ist mit Wasser gesättigt, d. h. sie enthält in 1 cbm 44 g Wasserdampf. Athmet man Luft von 10^0 mit 60 % relativer Feuchtigkeit ein, so enthält dieselbe 5,7 g Wasser in 1 cbm; die Lunge kann dann noch $44,0 - 5,7 g = 38,7 g$ Wasserdampf abgeben. Wird dagegen Luft von 20^0 mit 90 % relativer Feuchtigkeit = 15,5 g Wasser in 1 cbm eingeathmet, so kann sie nur $44,0 - 15,5 g = 28,5 g$ Wasserdampf abgeben. Vollständig gesättigte Luft von 20^0 enthält 17,2 g Wasserdampf in 1 cbm; Luft von 25^0 mit 50 % relativer Feuchtigkeit nur 11,6 g. Daher ist erstere Luft trotz der niederen Temperatur für uns drückender, als letztere und daher rührt auch die Erleichterung des Athmens, wenn man im Sommer an gewitterschwülen Tagen durch ein mit Eisstückchen gefülltes Tuch athmet.

β) Einfluss des Wasserdampfes der Luft auf die Hautthätigkeit. Für die Grösse der Wasserverdunstung von der Haut ist vorwiegend die relative Feuchtigkeit massgebend, wie das bereits S. 276 und 277 auseinandergesetzt ist.

γ) Einfluss des Wasserdampfes der Luft auf die Witterung. Der Wasserdampf absorbirt mehr Wärmestrahlen als die Luft, verringert daher die Bestrahlung durch die Sonne wie auch die Abstrahlung der von der Sonne der Erde zugeführten Wärme in den Weltenraum; aus dem Grunde mässigt er die durch die Sonnenstrahlung bedingten Temperaturschwankungen; an der Küste und auf den Inseln ist die Jahres- wie Tages-Temperatur gleichmässiger als auf dem Festlande, und in der Ebene gleichmässiger und milder als auf den Bergen.

Von bestimmendem Einfluss auch ist der Wasserdampf auf die Niederschläge. Je wasserreicher die Luft ist oder je näher der Thaupunkt der Lufttemperatur liegt, um so eher sind Nebel, Wolken und Niederschläge zu erwarten und umgekehrt. Des Weiteren über diesen Einfluss des Wasserdampfes muss indess auf die Lehrbücher der Meteorologie verwiesen werden.

d) Ozon. Ein ganz geringer Theil des Sauerstoffs der Luft ist in Form von Ozon vorhanden. In diesem Zustande besitzt der Sauerstoff besondere oxydirende Eigenschaften und wenn auch das Ozon für den Lebensvorgang entbehrlich zu sein scheint, da die Luft unserer Wohnräume kein Ozon enthält, so ist es doch nicht ohne hygienische Bedeutung, indem es organische Stoffe aller Art und auch Bakterien (vergl. S. 1402) zu zerstören bezw. zu tödten und hierdurch die Luft von Substanzen zu reinigen im Stande ist, welche unter Umständen für den Menschen gesundheitsschädlich werden können[1]). Das Ozon bildet sich aus dem Sauerstoff der Luft vorwiegend durch elektrische Entladungen; der Gehalt der Luft an Ozon ist dementsprechend grossen Schwankungen unterworfen; er ist am grössten zur Zeit von Gewittern. Der wohlthätige Einfluss, den letztere auf die Reinigung der Luft haben, beruht vielleicht zum Theil mit auf der Bildung des Ozons, welches durch seine oxydirende Wirkung lästige Dünste und Gase zerstört.

H. Houzeau giebt an, dass die Menge des Ozons auf dem Lande 2 m über dem Boden im Maximum $^1/_{700\,000}$ des Volumens der Luft beträgt und mit der Höhe über der Erdoberfläche zunimmt. In Uebereinstimmung hiermit giebt de Thierry[2]) den Ozongehalt für 100 cbm Luft wie folgt an:

	Montsouris (Paris, Ebene)	Montblanc (1050 m hoch)	Grand Mulets (3020 m hoch)
Ozon . .	2,3—2,4 mg	3,5—3,9 mg	9,0 mg.

H. Möhl und Th. Dietrich fanden den Ozongehalt der Luft in der Stadt und auf dem Lande gemessen mit dem Jodkalium-Stärkekleister-Papier nach Schönbein's Skala im Jahresmittel wie folgt:

Stadt	Land
2,3	6,9

Der Ozongehalt in der vegetationslosen libyschen Wüste ist nach Zittel grösser, als in den bewohnten, mit Vegetation versehenen Oasen und im Nilthal; so fand er nach der Schönbein'schen Ozonskala in der libyschen Wüste einen Ozongehalt von 7,3, dagegen um dieselbe Zeit in den Oasen nur 4,8 im Mittel.

Auch pflegt aus demselben Grunde die Luft im staubreichen Sommer ozonärmer — trotzdem die elektrischen Entladungen dann grösser sind — als im Winter zu sein und enthält nach Ebermayer die Luft im Walde weniger Ozon als im Freien.

e) Wasserstoffsuperoxyd. Dasselbe entsteht in der Luft wie Ozon oder durch Umsetzung des Wassers mit letzterem nach der Gleichung $H_2O + O_3 = H_2O_2 + O_2$. Ilosvay de N. Ilosva[3]) behauptet zwar, dass in der atmosphärischen Luft und deren Niederschlägen weder Ozon noch Wasserstoffsuperoxyd vorkomme, dass vielmehr alle Reaktionen, aus welchen man auf die Anwesenheit dieser beiden Körper in der Luft geschlossen habe, von der in der Luft vorhandenen salpetrigen Säure herrühren. Em. Schöne[4]) hat diese Behauptung aber widerlegt (vergl. S. 1379).

f) Salpetersäure. Die Salpetersäure (und vielleicht auch salpetrige Säure) in der Luft wird, wenn man von den geringen Mengen derselben in den Rauchgasen

---

[1]) E. Chappuis hat die oxydirende Wirkung des Ozons auf Keime und Sporen der Luft direkt in der Weise nachgewiesen, dass er auf den auf Baumwollepfröpfchen gesammelten Luftstaub ozonirte Luft einwirken liess und den Luftstaub dann mit flüssiger Hefekultur zusammen brachte. Es zeigte sich keine Veränderung in der Bierhefe, während darin durch Luftstaub, der keiner ozonisirten Luft ausgesetzt war, eine Trübung hervorgerufen wurde.
Aus dem Grunde wird sogar dem durch die elektrischen Funken bei städtischen elektrischen Strassenbahnen gebildeten Ozon eine gewisse reinigende Wirkung auf die Stadtluft zugeschrieben. H. Wolpert konnte jedoch (Hygien. Rundschau 1895, 5, 589) bei einem Elektrodesinfektor, dessen Wirkung darin bestehen sollte, dass er unter Ozonbildung den Tabakrauch und andere Gerüche zerstöre, nur von den sichtbar rothglühenden Drähten des Apparates eine Wirkung beobachten; ohne ersichtliches Glühen der Drähte, aber bei gleichzeitiger Bildung von Ozon und Wasserstoffsuperoxyd war kein Erfolg zu bemerken.
[2]) Compt. rend. 1897, 124, 460.
[3]) Bull. de la Soc. chim. de Paris 1889 [3], 2, 347, 351, 357 u. ff.
[4]) Zeitschr. f. analyt. Chemie 1894, 33, 137.

absieht, ganz wie Ozon und Wasserstoffsuperoxyd durch elektrische Entladungen gebildet. Die Menge in den Niederschlägen schwankt von 0,6—16,2 mg in 1 l.

g) Ammoniak. Das Ammoniak der Luft verdankt unter gewöhnlichen Verhältnissen ausschliesslich den Zersetzungs- und Fäulnissvorgängen an der Erdoberfläche bezw. der Verdunstung von Meerwasser seine Entstehung; seine Menge wird in 100 cbm Luft von Levy zu 1,4—4,1 mg, von v. Fodor zu 2,5—5,6 mg angegeben. Regenwasser bezw. Niederschläge enthalten Spuren bis 15,7 mg in 1 l.

h) Staub. Zu den regelmässigen Bestandtheilen der Luft gehört der Staub, der unter gewöhnlichen Verhältnissen aus organischen Stoffen (Sporen, Bakterien, Cysten, Protisten, Infusorien, ferner Haaren, Wolle, Fasern, Pollenkörnern, Samen von Gefässpflanzen etc.) und unorganischen Stoffen (Russ, Asche, Kochsalz, Thon, Calciumkarbonat etc.) besteht. Die Menge des Luftstaubes schwankt unter gewöhnlichen Verhältnissen von Spuren bis 150 mg in 1 cbm, die der Mikrophytenkeime von 0 bis mehreren Hunderttausend; unter letzteren überwiegen die Schimmelpilze. Dass sich die Gährung und Fäulniss verursachenden Pilzsporen durch die Luft fortpflanzen, ist eine ganz bekannte Thatsache; denn wir können Flüssigkeiten und Substanzen vor Gährung und Fäulniss schützen, wenn wir die zutretende Luft durch Absperrung mit Baumwolle filtriren.

Assmann[1]) fand in der Luft über der Stadt Magdeburg in 31 m Höhe 3—4 mg Staub für 1 cbm und berechnet daraus für eine 50 m hohe Luftschicht der etwa zwei Quadratkilometer grossen Stadt 300 kg Staub. Bei dem geringen spec. Gewicht der kleinen Stäubchen bedeutet diese Gewichtsmenge eine Unzahl von Staubtheilchen; so fand J. Aitken[2]) für 1 cbm Luft:

	Auf dem Lande		In der Stadt Edinburg		Sitzungssaal am Boden	
	bei klarer	dicker Luft	bei klarer	dicker Luft	vor der Sitzung	nach der Sitzung
Staubtheilchen . .	500	5000	5000	45 000	175 000	400 000

Hiernach ist der Staubgehalt der Luft in den Städten grösser als auf dem Lande und weil die Staubtheilchen die Bildung von sichtbarem Wasserdampf (Nebel, Wolken), welcher sich um die Staubtheilchen gleichsam als Kerne herum niederschlägt, zur Folge haben, so ist erklärlich, dass in grossen Städten bezw. in staubreichen Gegenden die Nebel häufiger sind, als auf dem staubärmeren Lande.

Regen vermindert den Staubgehalt der Luft; so fand G. Tissandier dadurch, dass er ein bestimmtes Volumen Luft Blase für Blase durch destillirtes Wasser streichen liess, das Wasser verdampfte und den Rückstand wog, für 1 cbm Luft in Paris:

	1. Nach einem reichlichen Regen des Tages vorher (Juli 1870)	2. Nach 8-tägigem trocknem Wetter	3. Unter normalen atmosphärischen Verhältnissen	
Staub . . .	0,0060 g	0,0230 g	0,0060	0,0075 u. 0,0080 g.

Dieser Staub bestand aus 25—34% organischen und 75—66% unorganischen Stoffen.

In anderen Fällen erhielt er aus Schnee in 1 l Schneewasser:

	In Paris			Vom Lande	
Festen Rückstand	0,212	0,108	0,016 g	0,104	0,048 u. 0,024 g

---

[1]) Festschr. d. Stadt Magdeburg, gewidmet der 57. Naturforscher-Versammml. 1884, 210.
[2]) Trans. Roy. Soc. Edinburg 1890, 35, 1.

Hierin waren 57—61 % Asche mit Kieselerde, Eisenoxyd, Calciumkarbonat, Sulfaten etc.

Miquel fand ebenfalls den Gehalt der Luft an Staub in Paris bei trocknem Wetter bedeutend höher, als nach gefallenem Regen, nämlich im ersteren Falle 23 mg, nach Regen nur 6,0 mg in 1 cbm Luft. Im Freien auf dem Lande ergab sich 3,0—4,5 mg, bei Regen nur 0.25 mg Staub in 1 cbm Luft. Auch v. Fodor hat nachgewiesen, dass die Luft in Budapest in der trocknen Jahreszeit staubreicher ist, als im feuchten Frühjahr und Winter.

Der Gehalt an Bakterien schwankt ebenfalls nach der Jahreszeit und der Höhe. F. Miquel hat in Montsouris während des Sommers und Herbstes bis zu 1000 Bakterienkeime in 1 cbm Luft gefunden, während sie im Winter auf 4—5 Stück herabsanken. Nach Freudenreich ist die Luft in unzugänglichen Gletschergebieten von 2000—3000 m Höhe frei von Bakterien, in etwas mehr zugänglichen Gegenden ergaben sich in 1000 l Luft nur 1 oder 2 Bakterien; die auf anderen Höhen gefundenen Bakterien waren die gewöhnlichen: Bacillus subtilis, Bacterium termo und Micrococcus. Auch die Seeluft ist nach Fischer in einer Entfernung von 120 Seemeilen vom Lande keimfrei[1]). Der Wald soll eine filtrirende Wirkung auf den Bakteriengehalt der Luft ausüben. Im Sommer und Frühjahr erfahren die Bakterien der Luft eine Zunahme, im Winter eine Abnahme. Bei Kälte wie bei Regen nehmen die Spaltpilze ab, die Schimmelpilze zu. Bei trockner Luft und im Sonnenlicht gehen viele Bakterien zu Grunde. Hefen sollen besonders im August bis Oktober in der Luft vorkommen.

2. Verunreinigungen der Luft.

Die vorstehenden natürlichen Bestandtheile der Luft erfahren sowohl für die freie Atmosphäre als auch besonders für die Wohnungs- und Fabrikräume durch verschiedene Vorgänge an der Erdoberfläche entweder vorübergehende oder bleibende Veränderungen, die vielfach geeignet sind, die Gesundheit des Menschen zu gefährden und aus dem Grunde hier kurz besprochen werden müssen.

a) Verunreinigung der Luft durch Staub. Die unter gewöhnlichen Verhältnissen in der atmosphärischen Luft vorkommenden Staubbestandtheile sind vorstehend kurz besprochen. Hierzu kommen aber unter Umständen, sei es durch heftige Windbewegungen sei es durch Fabrikbetriebe, noch aussergewöhnliche Staubmengen, die im ersten Falle meistens vorübergehender Art sind. Wie weit der Staub getragen werden kann, beweisen uns folgende Erscheinungen:

Das mitunter in Diarbekir (rechts vom Tigris) fallende Himmelsbrot besteht aus einer Flechte (Lecanora esculenta), die im Kaukasus (Tataren, Kirgisen) stellenweise 15—20 cm den Boden bedeckt und nur durch Sturm dahin gelangt sein kann. Der Staubregen an den Gestaden Portugals und Nordwestafrikas besteht aus Algen und Infusorien, die nur in den Steppen von Südamerika gefunden werden. Am 7. März 1898 fiel im Harz, Odenwald, Kärnthen und Engadin ein gelblich röthlicher Schnee, der anscheinend von Vulkanen Islands herrührte und nur durch einen Nordoststurm zu uns getragen worden sein konnte. Der rothe bezw. röthlichbraune Schnee, der häufig in den Alpen beobachtet wird, verdankt entweder der von weither dorthin verwehten Alge (Sphaerella nivalis) in Gemeinschaft mit Pollenkörnern, Diatomeen (Navicula-Arten und Diatoma vulgare) oder, wie L. Mutchler nachgewiesen hat, einem röthlichen Thon seinen Ursprung, der in der Wüste

---

[1]) Dieses erscheint aber nach den Versuchen von C. Flügge (Zeitschr. f. Hygiene 1897, **25**, 179) unwahrscheinlich.

Sahara vorkommt und durch den Sirocco von dort bis zu den Alpen getragen wird. Ein auf Sicilien am 8.—11. März 1871 gefallener Sandregen enthielt nach O. Silvestri 3,3 g meteorischen Staub in 1 l Regenwasser und bestand aus:

13,19 % organ. Stoffen, 75,08 % Thon + Sand + Eisenoxyd, 11,65 % Calciumkarbonat.

Wenn somit specifisch schwere mineralische Bestandtheile eine weite Verbreitung durch den Wind erfahren können, so ist dieses für die winzigen und leichten Mikrophytenkeime erst recht der Fall. Nach Versuchen von C. Flügge[1]), C. v. Nägeli, H. Buchner und Mitarbeitern[2]) werden zwar durch Verdunsten von Flüssigkeiten oder von der unberührten Oberfläche einer Flüssigkeit, ebenso wenig wie von feuchtem Boden oder von feuchten Kleidungsstoffen, selbst nicht bei Luftgeschwindigkeiten bis zu 60 m in der Sekunde, irgendwelche Keime abgelöst und fortgetragen; anders aber ist es, wenn die Flüssigkeit durch mechanische Bewegungen verspritzt oder eintrocknet. Feinste, keimhaltige Tröpfchen (Prodigiosus-Aufschwemmung) können schon durch eine Luftgeschwindigkeit von etwa 0,1 mm in der Sekunde fortgetragen werden und für die Forttragung feinster trockner Stäubchen von Pilzkeimen genügten folgende Luftgeschwindigkeiten in der Sekunde:

	Bierhefe	Rosahefe	Prodigiosus-Theilchen
Luftgeschwindigkeit . . .	1,8 mm	1,3 mm	0,1 mm.

Dabei erhielten sich die Bakterienstäubchen in ruhiger Zimmerluft länger als 4 Stunden in der Schwebe.

Hiernach wird man der Verbreitung von Infektionskeimen durch die Luft volle Rechnung tragen müssen, da zur Bildung von trocknem, keimhaltigem Staub als auch zur Versprizung feinster keimhaltiger Flüssigkeitströpfchen in der verschiedensten Weise reichlich Gelegenheit geboten ist. Auch fehlt es nicht an vielen Beispielen von derartigen Luftinfektionen.

Von hoher gesundheitlicher Bedeutung ist auch der in industriellen Betrieben künstlich entstehende Staub. Über derartige Staubmengen bei vollem Betriebe geben Hesse und C. Arens[3]) für 1 cbm folgende Zahlen an:

Hesse	mg in cbm	Arens	mg in 1 cbm	Der Mensch atmet ein: mg im Tage	g im Jahr
1. Wohn-(Kinder-)Zimmer . .	1,6	1. Laboratorium . .	1,4	5,6	—
2. Bildhauerei (halb im Freien)	8,7	2. Schulzimmer . .	8,0	2,4	—
3. Kohlengrube	14,3	3. Rosshaarspinnerei .	10,0	50,0	15,0
4. Papierfabrik	23,9	4. Sägewerk . . .	16,0	90,0	27,0
5. Mahlmühle	47,0	5. Kunstwollfabrik .	7,0–20,0	100,0	30,0
6. Eisengiesserei	71,7	6. Mahlmühle . . .	25,0	125,0	37,5
7. Filzschuhfabrik	175,0	7. Eisengiesserei . .	28,0	140,0	42,0
		8. Schnupftabakfabrik	72,0	360,0	108,0
		9. Cementfabrik . .	224,0	1120,0	336,0

v. Gorup fand in der Lunge eines Arbeiters einer Ultramarinfabrik, der nicht dem Staube des Ultramarins, sondern der zu seiner Bereitung dienenden Mischung ausgesetzt war, 19,91 g Thonerde, Sand und Kieselerde in 1000 g Lunge und nach Behandlung der Lunge mit Salpetersäure einen schwarzen Körper, der sich wie Kohle verhielt.

Es können daher durch den künstlich erzeugten Staub aller Art recht erhebliche Mengen in die Lungen dringen und ist es selbstverständlich, dass hierdurch dem Auftreten von Lungenkrankheiten Vorschub geleistet wird; auch hat H. Wegmann[4]) nachgewiesen, dass

---

[1]) Zeitschr. f. Hygiene 1897, **25**, 179.
[2]) Archiv f. Hygiene 1899, **36**, 235.
[3]) Archiv f. Hygiene 1894, **21**, 325.
[4]) Archiv f. Hygiene 1894, **21**, 359.

vielfach die grössere Sterblichkeit der in solchen Betrieben beschäftigten Arbeiter mit der Menge des entwickelten und eingeathmeten Staubes zusammenhängt. Besonders gefährlich ist Staub von arseniger Säure, Phosphor (Phosphordampf), Quecksilber (bezw. Quecksilberdampf), Metallstaub (Blei, Messing, Zink), ferner Staub von Haaren, Wolle etc. von verseuchten Thieren.

A. Hilger und E. v. Raumer[1]) haben gefunden, dass die in Spiegelbeleganstalten auftretenden Quecksilbermengen weniger in dampf- als staubförmigem Zustande vorhanden sind, nämlich in 1 cbm Luft 0,34—0,98 mg Quecksilberdampf, dagegen 22,5—24,0 mg für 1 cbm in 24 Stunden als staubförmiges Quecksilber. Mörner[2]) weist nach, dass auch bei Anwendung von Sublimat in Wohnräumen erhebliche Mengen Quecksilber in die Luft übergehen können.

Zur Beseitigung oder Verringerung des Staubes in den Wohn- und Fabrikräumen ist in erster Linie die Entwickelung und Verbreitung von Staub zu verhindern; ferner eine zweckmässige Lüftung anzustreben. J. Uffelmann fand in gut gelüfteten Räumen 2600 bis 12500, in ungelüfteten Räumen 165000 Bakterienkeime in 1 cbm. Nach G. Wolffhügel[3]) hat indess die Lüftung nur geringen Erfolg, es muss vorwiegend der Entstehung von Staub vorgebeugt werden.

b) Verunreinigung der Luft durch Rauch und industrielle Gase. Eine wesentliche Verunreinigung erfährt die Luft in grösseren Städten und in Industriegegenden durch den Schornsteinrauch etc. Zunächst enthalten alle Brennstoffe, besonders die Steinkohlen, Schwefel bezw. Schwefelverbindungen, die beim Verbrennen schweflige Säure bezw. Schwefelsäure liefern. G. Würtz[4]) beobachtete diese Säuren stets in der Atmosphäre von Paris und schreibt dem Vorkommen der schwefligen Säure den geringen Gehalt solcher Luft an Ozon zu. A. Smith[5]) fand in dem Regen in England und Schottland auf dem Lande 2,06—5,64 Thle., in dem aus Städten dagegen 16,50—70,90 Thle. Schwefelsäure für 1 Million Theile Regenwasser (vergl. auch S. 1380). Neben Verbrennungsgasen enthält der Schornsteinrauch noch stets mehr oder weniger Russbestandtheile. P. Lochtin[6]) fand in dem Russ von Holz- und Torffeuerung:

	Wasser	In Salzsäure löslich	Davon in Wasser löslich	Verkohlte Substanzen	Unlösliche Asche
Holzfeuerung	1,20 %	65,35 %	28,75 %	28,35 %	5,10 %
Torffeuerung	2,82 „	26,39 „	13,51 „	44,38 „	26,41 „

Die in Salzsäure löslichen Bestandtheile bestanden aus:

Feuerung	CaO %	MgO %	K_2O %	Na_2O %	Al_2O_3 + Fe_2O_3 %	SiO_2 %	SO_3 %	P_2O_5 %	CO_2 + H_2S + Organisches %
Holzfeuerung . .	20,90	3,15	15,80	1,12	2,13	1,50	11,00	2,88	6,37
Torffeuerung . .	5,17	0,77	2,52	Spur	4,66	2,10	4,46	1,38	5,33

Zu den Verunreinigungen aus gewöhnlichem Schornsteinrauch gesellen sich noch solche aus industriellen Anlagen, z. B. schweflige Säure, wie Schwefelsäure neben Metalloxyden und Sulfaten von Blei und Zink etc. aus Röstereien von Schwefelkies und Zinkblende; Salzsäure bezw. Chlor aus Soda- bezw. Chlorkalkfabriken bei der Her-

---

[1]) Forschungsberichte über Lebensmittel 1894, 1, 32.
[2]) Zeitschr. f. Hygiene 1894, 18, 251.
[3]) G. Wolffhügel, Zur Lehre vom Luftwechsel, München 1893.
[4]) Compt. rend. 1885, 100, 1385.
[5]) A. Smith, Die Luft und der Regen etc. 1872.
[6]) Chem. Centralbl. 1891, II, 333.

stellung von **Natriumsulfat** für die Sodabereitung, bei der Verhüttung von Nickel- und Kobalterzen etc.; **Fluorwasserstoffsäure** aus Fabriken für Darstellung dieser Säuren oder aus Düngerfabriken (Aufschliessen fluorhaltiger Phosphate), Glasfabriken, Thonwaarenfabriken etc.; **Stickstoffoxyde** bei der Darstellung von Oxalsäure aus organischen Stoffen durch Oxydation mit Salpetersäure, bei der Darstellung von flüssigem Leim mit Salpetersäure, von arsenigsaurem Kali aus arseniger Säure und Salpeter, durch Auflösen von Quecksilber in Salpetersäure, beim Bleichen des Talges, beim Beizen von Metallen etc.; **Ammoniak** bei der Darstellung von Soda und in anderen Betrieben, in denen entweder Ammoniak hergestellt oder verwendet wird; **Schwefelwasserstoff** bei der Verarbeitung von Sodarückständen, bei der Leuchtgasfabrikation, Theerschwelereien und Koksbereitungsanstalten; **Theer- und Asphaltdämpfe** bei der Herstellung und Verwendung dieser Rohstoffe und andere Dämpfe und Gase mehr.

K. B. Lehmann[1]) hat auf Grund von meistens eigenen Versuchen folgende Schädlichkeitsgrenzen dieser und anderer Gase für den Menschen aufgestellt:

Bezeichnung der Gase	Rasch tödtend	Koncentrationen, die in $\frac{1}{2}$—1 St. lebensgefährliche Erkrankungen bedingen	Koncentrationen, die noch $\frac{1}{2}$—1 St. ohne schwerere Störungen zu ertragen sind	Concentrationen, die bei mehrstündiger Einwirkung nur sehr schwache Symptome bedingen
Salzsäuregas	—	1,5 — 2 ⁰/₀₀	0,05 bis höchstens 0,1 ⁰/₀₀	0,01 ⁰/₀₀
Schweflige Säure	—	0,4 — 0,5 ⁰/₀₀	0,05 ⁰/₀₀	0,02 — 0,03 ⁰/₀₀
Kohlensäure[2])	302 ⁰/₀₀	etwa 60 — 80 ⁰/₀₀	40 — 60 ⁰/₀₀	20 — 30 ⁰/₀₀
Ammoniak	—	2,5 — 4,5 ⁰/₀₀	0,3 ⁰/₀₀	0,1 ⁰/₀₀
Chlor und Brom	etwa 1 ⁰/₀₀	0,04 — 0,06 ⁰/₀₀	0,004 ⁰/₀₀	0,001 ⁰/₀₀
Jod	—	—	0,003 ⁰/₀₀	0,0005 — 0,001 ⁰/₀₀
Schwefelwasserstoff	1 — 2 ⁰/₀₀	0,5 — 0,7 ⁰/₀₀	0,2 — 0,3 ⁰/₀₀	0,1 — 0,15 ⁰/₀₀ [3])
Schwefelkohlenstoff	—	10 — 12 mg in 1 l	2 — 3 mg in 1 l	1 — 1,2 mg[4]) in 1 l
Kohlenoxyd	—	2 — 3 ⁰/₀₀	0,5 — 1,0 ⁰/₀₀	0,2 ⁰/₀₀

Hieran anschliessend möge erwähnt sein, dass von den **Riechstoffen** durchweg nur sehr geringe Mengen in der Luft vorhanden zu sein brauchen, um von dem Menschen empfunden zu werden; so betragen nach J. Passy[5]) die kleinsten noch wahrnehmbaren Mengen für 1 l Luft in Millionenstel Gramm: Kampher 5, Aether 1, Citral 0,5—0,1, Heliotropin 0,01—0,05, Kumarin 0,05—0,01, Vanillin 0,005—0,0005, natürlicher Bisam 0,0001 bis 0,00001 (?), künstlicher Bisam (Trinitroderivat des Isobutyltoluols) 0,00001—0,00000005, also z. Th. kaum mehr vorstellbare kleinste Mengen. Von den primären aliphatischen Alkoholen wurden noch folgende kleinsten Mengen in Millionenstel Gramm für 1 l Luft wahrgenommen:

Methyl-	Aethyl-	Propyl-	Butyl-	Isobutyl-	Links akt. Amyl-	Isoamyl-
			Alkohol			
1000	250	10—5	1	1	0,6	0,1

---

[1]) K. B. Lehmann, Die Methoden der praktischen Hygiene, Wiesbaden 1901, 174.

[2]) Die Wirkung der Kohlensäure wird sehr verstärkt durch gleichzeitigen Sauerstoffmangel. Jedes Procent Sauerstoff, das die Luft weniger als 20,9 % enthält, wirkt etwa, als ob der Kohlensäuregehalt um 1 % gesteigert wäre.

[3]) Schon 6-stündige Einwirkung von 0,1—0,15 ⁰/₀₀ bewirkt noch heftiges nachträgliches Unwohlsein, 2—3-stündige Einwirkung ist nur von geringer Wirkung.

[4]) 6-stündige Einwirkung von 1 — 1,2 mg in 1 l ruft noch ziemlich unangenehme Nachwirkungen (Kopfweh) hervor; 2—3-stündige wirkt kaum nennenswerth.

[5]) Compt. rend. 1892, 114, 786 und Centralbl. f. Agrik.-Chemie 1893, 22, 803.

Hiernach würde die Riechkraft eines Stoffes mit dem Molekulargewicht stetig zunehmen.

Die Empfindlichkeit des Geruchssinnes eines Menschen für diese und andere Stoffe ist naturgemäss je nach der Individualität verschieden und schwankt auch bei denselben Personen von einem Tage zum anderen.

Die Pflanzen sind gegen manche Gase vorstehender Art noch empfindlicher als die Thiere bezw. Menschen. So haben sich bei länger fortdauernder Einwirkung selbst so geringe Mengen wie 0,01 °/₀₀ schweflige Säure als schädlich für die Pflanzen erwiesen[1].

Die Grösse der Rauchgasbelästigung richtet sich nicht immer nach dem Umfang der Raucherzeugung, sondern wesentlich nach örtlichen und klimatischen Verhältnissen; sie ist z. B. in Berlin geringer als in Hannover, Dresden, Leipzig und anderen Städten. Die vielfachen Bestrebungen, durch Verbesserung der Feuerungsanlagen etc. die Rauchbelästigungen einzuschränken, sind bis jetzt nur von einem beschränkten Erfolg gewesen.

c) Verunreinigung der Luft durch Abortgruben. Zu den vielerorts auftretenden Verunreinigungen der Luft gehören die Ausdünstungen von Aborten. Wenngleich die hieraus entwickelten Gase, Kohlensäure, Ammoniak, Schwefelwasserstoff und Kohlenwasserstoffe (CH_4?) etc. dieselben sind, wie vielfach die vorhin erwähnten Industriegase, so mögen sie doch wegen der Häufigkeit des Auftretens besonders erwähnt sein. Fr. Erismann[2] hat die Menge dieser Gase zu ermitteln gesucht und gefunden, dass 135 g Exkremente (Koth zu Harn wie 1:3) oder eine Abtrittgrube, die 18 cbm Exkremente enthielt, bei mässigem Luftwechsel folgende Gasmengen in 24 Stunden an die Luft abgeben:

	135 g Exkremente	Abtrittgruben mit 18 cbm Exkrementen		
Kohlensäure	0,0836 g	11,144 kg =	5666,6 l =	5,67 cbm
Ammoniak	0,0153 „	2,040 „ =	2673,7 „ =	2,67 „
Schwefelwasserstoff	0,00025 „	0,033 „ =	21,7 „ =	0,02 „
Kohlenwasserstoff (CH_4)	0,0564 „	7,464 „ =	10430,7 „ =	10,43 „
Im Ganzen	0,15515 „	20,681 „ =	18792,7 „ =	18,79 „

Unter Entwickelung dieser Gase findet eine lebhafte Sauerstoffabsorption statt. Die 135 g Exkremente absorbirten in 24 Stunden 0,1086 g Sauerstoff, was für die Exkrementmasse von 18 cbm täglich 13,85 kg Sauerstoff ausmacht.

Fr. Erismann hat ferner untersucht, wie sich die Fäulniss in den Abortgruben bei Zusatz von verschiedenen Desinfektionsmitteln verhält.

Die stärkste Wirkung übt Sublimat aus; bei diesem wird die Sauerstoffaufnahme am meisten herabgesetzt; es wird durch dasselbe, ebenso wie durch Schwefelsäure und Eisenvitriol das organische Leben zerstört, und damit der Hauptgrund zur Sauerstoffaufnahme beseitigt: die vor der Desinficirung auftretenden Gase verschwinden entweder ganz oder zum grossen Theil.

Karbolsäure und Kalk haben für Kohlensäure, Schwefelwasserstoff und Kohlenwasserstoff eine ähnliche Wirkung, nur entwickelt Kalkmilch naturgemäss eine grosse Menge Ammoniak.

Gartenerde und Kohle zeigen ein von vorstehenden Desinfektionsmitteln ganz verschiedenes Verhalten. Ihre Wirkung als Desinfektionsmittel scheint unter Absorption von Ammoniak, Schwefelwasserstoff und Kohlenwasserstoff auf eine erhöhte Sauerstoffzufuhr und damit auf eine vermehrte Oxydation unter Bildung von mehr Kohlensäure zurückgeführt werden zu müssen.

Eine stark desinficirende Wirkung besitzt auch die Torfstreu, die sofort jeden üblen Geruch beseitigt.

---

[1] Vergl. E. Haselhoff und G. Lindau, Die Beschädigung der Vegetation durch Rauch 1903. 144.
[2] Zeitschr. f. Biologie 1875, 11, 207.

d) Verunreinigung der Luft durch Bodenluft. v. Pettenkofer hat darauf hingewiesen, dass die Bodenluft um so unreiner und um so reicher an Kohlensäure (um so ärmer an Sauerstoff) ist, je mehr der Boden mit organischen Substanzen durchdrungen und verunreinigt ist.

Er fand[1]) z. B. im Alpenkalkgeröllboden von München in 4 m Tiefe 1000 Vol. Bodenluft Kohlensäure:

	Januar—März	April—Mai	Juni—September
1871	3,91 Vol.-$^0/_{00}$	5,54 Vol.-$^0/_{00}$	12,74 Vol.-$^0/_{00}$
1872	5,74 „	12,76 „	21,04 „

In derselben Weise giebt H. Fleck für 2 Stellen in Dresden in 1000 Vol. Luft Vol. Kohlensäure bezw. Sauerstoff an:

Zeit	Botanischer Garten:				Rechtes Elbufer: (Sandiger Waldboden)	
	Sauerstoff		Kohlensäure		Kohlensäure	
	2 m tief	4 m tief	2 m tief	4 m tief	2 m tief	4 m tief
Januar—April	189	173	5,2—20,2	15,7—28,5 (Mai) 3,92		3,90
Juni—September	162,5	162,5	28,9—48,2	40 —55,6	5,32—8,50	4,94—7,11
Okt.—Nov.	186—197	156—167	22,1—29,1	43,2—54,6	2,28—4,00	2,45—3,66

Ferner ergab Bodenluft aus kompaktem Wüstensand (Farafreh) nach v. Pettenkofer und Zittel in $^1/_2$ m Tiefe 0,793 und die aus 1 m Bodentiefe eines Palmengartens ebendort 3,152 Vol. Kohlensäure in 1000 Vol. Bodenluft.

Nach diesen und vielen sonstigen Untersuchungen ist die Bodenluft in dem mit organischen Stoffen durchtränkten Boden kohlensäurereicher, als im reinen mineralischen Boden; der Kohlensäuregehalt ist in der wärmeren Jahreszeit grösser als in der kälteren und der Sauerstoffgehalt entsprechend geringer. Nach v. Pettenkofer wird die durch Oxydation der organischen Substanz sich bildende Kohlensäure mehr von der Bodenluft als vom Grundwasser aufgenommen und fortgeführt.

Dieses wird durch Versuche von J. Treumann[2]) bestätigt, der in der Bodenluft ausserhalb eines Hauses in 1 m Tiefe 1,27—3,86 $^0/_0$ Kohlensäure und 19,60—20,3 $^0/_0$ Sauerstoff, dagegen unter dem cementierten, also wenig Luftzug gestattenden Kellerfussboden in 1 m + (1,14 m Sohlen-) Tiefe 11,55—14,97 $^0/_0$ Kohlensäure und 18,76—19,43 $^0/_0$ Sauerstoff fand.

Die Bodenluft steht aber in fortwährender Wechselbeziehung zur atmosphärischen Luft und zu der unserer Wohnungen. Ist die Temperatur der Luft und der Wohnungen, wie es meistens der Fall ist, höher als die der Bodenluft, so haben wir einen aufsteigenden Luftstrom, in Folge dessen an einer Stelle die Bodenluft in die Höhe steigt, um an anderen und kälteren Stellen durch neue Luft ersetzt zu werden, so dass ein fortwährender Austausch zwischen atmosphärischer und Bodenluft stattfindet. Auch jeder Windstoss bewirkt eine Bewegung der Bodenluft.

J. Förster untersuchte in einem Hause, in dessen Kellerräumen Most zum Gähren aufgestellt war, die Luft im Keller und in den darüber gelegenen Zimmern auf ihren Kohlensäuregehalt mit folgendem Ergebniss: Die Kellerluft hatte z. B. am 22. Oktober früh 9 Uhr an dem Boden 43,02, an der Decke 16,12 Vol.-$^0/_{00}$ Kohlensäure; ferner wurden gefunden:

---

[1]) Zeitschr. f. Biologie 1875, 11, 392.
[2]) Zeitschr. f. Untersuchung d. Nahrung- u. Genussmittel 1901, 4, 1043.

Raum	Am 22. Oktober nachmittags 3 Uhr:		Raum	Am 23. Oktober abends 8 Uhr:	
	Temperatur C°	Vol. Kohlensäure in 1000 Luft		Temperatur C°	Vol. Kohlensäure in 1000 Luft
Kellerboden	14,0	30,49	Kellerboden	13,0	3,06
Parterrezimmer	15,8	1,63	Geheiztes Zimmer zu ebener		
Zimmer im 1. Stock	14,4	1,08	Erde	22,4	1,88
			desgl. im 1. Stock	22,8	1,48

Die Zimmer waren nicht bewohnt, und wenn dennoch die Kohlensäure in denselben um das 4—5-fache grösser war, als für gewöhnlich in der reinen Luft, so konnte dieser Mehrgehalt nur von der im Keller entwickelten und aufgestiegenen Kohlensäure herrühren.

Bickel und Herrligkofer fanden[1]) in Gährkellern in Kopfhöhe 5,0—147,3 %, über den Gährbottichen 58,9—799,4 % Kohlensäure; durchschnittlich betrug der Gehalt 15—20 % und sind Untersucher der Ansicht, dass diese Mengen ohne nachtheiligen Einfluss auf den Menschen bleiben (vergl. S. 1434).

Nach F. Cloves[2]) erlöschen Flammen von Kerzen, Oel, Paraffin und Alkohol bei einem Kohlensäuregehalt der Luft von 13—16 %, eine Leuchtgasflamme bei einem solchen von 33 %, eine Wasserstoffflamme dagegen erst bei einem solchen von 58 %, ein Verhalten, welches für die Sicherheitslampen in Bergwerken Beachtung verdient.

e) Verunreinigung der Luft durch künstliche Beleuchtung in den Wohnräumen. Durch die Beleuchtungsstoffe werden der Luft unserer Wohnungen mehr oder weniger Gase zugeführt, welche dieselbe zu verunreinigen und zu verderben im Stande sind. Es sind dieses in erster Linie Kohlensäure und Erzeugnisse der unvollkommenen Verbrennung, Kohlenwasserstoffe, Kohlenoxyd, von welchem letzteren im Leuchtgase selbst bis zu 20 % gefunden sind. Nach Eulenberg sind die Vergiftungen mit Leuchtgas vorwiegend dem Gehalt desselben an Kohlenoxyd zuzuschreiben. Häufig auch kommt es vor, dass ein Leuchtgas „Schwefelwasserstoff- oder Schwefelkohlenstoff-Verbindungen" enthält, die Veranlassung zur Bildung von „schwefliger Säure" geben.

Im „Petroleum" des Handels sind mitunter kleine Mengen (bis zu 2,2 %) Schwefelsäure gefunden, die bei der Reinigung des rohen Petroleums verwendet, aber nicht immer wieder vollständig entfernt werden. Ein damit verunreinigtes Petroleum brennt trübe und entwickelt beim Brennen schädliche Dämpfe, welche Augenentzündungen und katarrhähnliche Erscheinungen hervorrufen.

Fast regelmässig treten beim Verbrennen der Beleuchtungsstoffe salpetrige Säure bezw. Untersalpetersäure auf; so werden beim Verbrennen von 1 g Stearinkerze bis zu 0,3 mg salpetrige Säure gebildet; 1 l Leuchtgas liefert beim Verbrennen nach A. v. Bibra[3]) 0,068—0,245 mg salpetrige Säure; Geelmuyden[4]) fand in 100 l Luft eines Raumes bei Beleuchtung mit verschiedenen Leuchtgasflammen 0,22—0,40 mg salpetrige Säure; 1 l Verbrennungsgase bestanden aus 0,74 l Wasserdampf, 0,26 l Kohlensäure mit 1,04 mg schwefliger Säure.

Das hauptsächlichste luftverunreinigende Gas ist indess die Kohlensäure neben Wasserdampf. In der Erzeugung dieser beiden Stoffe, ferner auch in der von Wärme ver-

---

[1]) Zeitschrift f. Untersuchung d. Nahrung- und Genussmittel 1901, **4**, 1044.
[2]) Chem.-Ztg. 1894, **18**, 1352.
[3]) Zeitschr. f. angew. Chemie 1891, 622.
[4]) Archiv f. Hygiene 1895, **22**, 102.

halten sich die einzelnen Beleuchtungs-Rohstoffe sehr verschieden, wie die Untersuchungen u. a. von Zoch[1]), Erismann[2]), M. Rubner[3]) und Cramer[4]) gezeigt haben.

F. Fischer[5]) ermittelte die von den einzelnen Beleuchtungsstoffen entwickelte Lichtmenge, sowie die gelieferte Menge Kohlensäure, Wasser, Wärme etc. mit folgenden z. Th. durch M. Rubner ergänzten Ergebnissen:

Beleuchtungsart	Für die stündliche Erzeugung von 100 Normal-Kerzen[6]) sind erforderlich		Dabei werden entwickelt		
	Menge	Preis derselben in Pfgn.	Wasser kg	Kohlensäure cbm bei 0°	Wärme W.E.
Elektrisches Bogenlicht	0,09 bis 0,25 Pferdekr	6—12	0	Spuren	57—158
„ Glühlicht	0,46 „ 0,85 „	15—30	0	0	200—536
Leuchtgas: Siemens' Regenerativbrenner	0,35 bis 0,56 cbm	6,3—10,1	—	—	etwa 1500
„ Argandbrenner	0,8 cbm (bis 2)	14,4 (bis 36)	0,86	0,46	4213
„ Zweilochbrenner	2 cbm (bis 8)	36,0 (bis 144)	2,14	1,14	12150
„ Glühlicht	—	11,2	0,64	0,35	1000
Erdöl, grösster Rundbrenner	0,20 kg	4	0,22	0,32	2073
„ kleiner Flachbrenner	0,60 „	12,0	0,80	0,95	6220
Solaröl, Lampe von Schuster und Baer	0,28 „	6,2	0,37	0,44	3860
„ kleiner Flachbrenner	0,60 „	13,2	0,80	0,95	7200
Rüböl, Carcellampe	0,43 „	41,3	0,52	0,61	4200
„ Studirlampe	0,70 „	67,2	0,85	1,00	6800
Paraffinkerze	0,77 „	139	0,99	1,22	9200
Wallrath- „	0,77 „	270	0,89	1,17	7960
Wachs- „	0,77 „	308	0,88	1,18	7960
Stearin- „	0,92 „	166	1,04	1,30	8940
Talg- „	1,00 „	160	1,05	1,45	9700

Nach diesen Untersuchungen sind Talg-, Stearin-, Wachs- und Paraffinkerzen nicht nur die teuersten Leuchtstoffe, sondern liefern auch am meisten Wasser, Wärme und Kohlensäure.

Von den flüssigen Leuchtstoffen erweist sich das Petroleum als der beste.

Am günstigsten verhält sich das elektrische Licht; es liefert am wenigsten Wärme und keine Kohlensäure oder sonstige schädliche Gase und ist dabei an den meisten Orten nicht wesentlich theurer als Leuchtgas-Beleuchtung. Bei letzterer hängt die Bildung von Kohlensäure und Wärme für gleiche Lichtstärke wesentlich von der Art des verwendeten Brenners ab; am günstigsten verhält sich das Auer-Glühlicht.

---

[1]) Zeitschr. f. Biologie 1867, **3**, 117.
[2]) Ebendort 1876, **12**, 315.
[3]) Archiv f. Hygiene 1895. **23**, 87.
[4]) Journ. f. Gasbeleuchtung u. Wasserversorgung 1891, **34**, 65. F. Fischer glaubt indess, dass das von Cramer angewendete Verfahren fehlerhaft sei.
[5]) Deutsche Vierteljahresschr. f. öffentliche Gesundheitspflege **15**, 619.
[6]) Unter Normal-Kerze versteht man die Lichtmenge, welche von einer Paraffinkerze erzeugt wird, welche bei einem Durchmesser von 20 mm, einer Flammenhöhe von 50 mm stündlich 7,7 g Paraffin verbrennt; die Kerzenmasse soll möglichst reines Paraffin sein und einen nicht unter 55° liegenden Erstarrungspunkt besitzen. Für die Angaben von Lichtmengen wird auch noch die von einer Carcellampe ausstrahlende Lichtmenge benutzt, welche in einer Stunde 42 g Rüböl verbraucht. Eine Carcellampe entspricht 9,8 Normal-Kerzen. Ferner ist für den Zweck jetzt auch die Hefner-Amylcetatlampe in Gebrauch.

Neben den genannten Gasen verbreiten aber die meisten künstlichen Lichtquellen — mit Ausnahme natürlich der elektrischen — mehr oder weniger Russtheilchen und die Menge dieser giebt auch, wie M. Rubner[1]) nachweist, einen Massstab für das Vorkommen und die Menge der unvollständigen Verbrennungs-Erzeugnisse.

f) Verunreinigung der Luft durch Oefen und Heizanlagen. Die Oefen und Heizungen in den Wohnräumen bilden ebenfalls Quellen für Verunreinigung der Zimmerluft, durch Verbreitung entweder von Staub oder schlechten Gasen (Kohlenoxyd und Erzeugnissen der unvollkommenen Verbrennung). Letztere bilden sich aber nur, wenn auf irgend eine Weise der Luftzug in den Abzugsröhren oder im Schornstein unvollkommen oder ganz gestört ist. Die Ansammlung der lästigen und schädlichen Gase kann dann so gross werden, dass der Tod der Einwohner durch Ersticken eintritt. Derartige Fälle sind in schlecht gelüfteten Zimmern oder bei unvorsichtigem Gebrauch von Zugklappen zur Absperrung des Luftzuges im Ofenrohr nicht gerade selten. Die von einigen französischen Chemikern aufgestellte Behauptung, dass durch gusseiserne Oefen stets geringe Mengen Kohlenoxydgas diffundiren, hat sich nach neueren Untersuchungen von Alex. Müller, A. Vogel und G. Wolffhügel nicht bestätigt; es gelang diesen nicht, in der Aussenluft des Ofenmantels irgendwie nachweisbare Mengen von Kohlenoxyd aufzufinden. Das Kohlenoxyd bildet sich entweder durch unvollkommene Verbrennung in Folge mangelnden Luftzutritts oder durch Reduktion von gebildeter Kohlensäure durch stark glühende Kohle.

Sehr gefährlich können nach R. Knorr[2]) die Gasheizapparate werden, bei denen die Verbrennungsgase nicht genügend abziehen können. Er fand nach 2-maliger Heizung in Badezimmern mit Gasheizung eine wesentliche Sauerstoffabnahme und Kohlensäurezunahme. Dieselben betrugen im Vergleich zu Grubenluft in den Oberharzer Erzgruben:

	Grubenluft	Badezimmerluft
Kohlensäure	2,29 %	2,70 %
Sauerstoff-Verminderung	2,37 „	3,90 „

Grubenluft mit 0,5—1,23 % Kohlensäure und nur 20,0—17,8 % Sauerstoff bezeichnet man als deutlich erkennbare schwere Wetter.

H. Müller[3]) und A. Gärtner[4]) theilen Todesfälle mit, die bei Gasöfen bezw. Gasbadeöfen durch Anhäufung von Kohlensäure sowie durch Austreten von Kohlenoxyd in Folge mangelhafter Abführung der Gase verursacht worden waren. E. Babucke[5]) hat auch bei Benutzung von Petroleumöfen eine wesentliche Ansammlung von Kohlensäure (bis zu 12 ‰) nachweisen können.

Diese Art Verunreinigungen können bei den Centralheizungen in den Räumen nicht auftreten. Bei der Luftheizung können aber mit der zugeführten heissen Luft leicht Verunreinigungen, welche in der zu erwärmenden Luft enthalten sind, zugeführt werden und bei den Heisswasser- oder Wasserdampfheizungen tritt leicht ein Versengen des Staubes an den Heizkörpern ein, wodurch ebenfalls schlechte Gerüche den Wohnungsräumen zugeführt werden. Ein weiterer Uebelstand der Centralheizungen ist der, dass sie die Wohnungsluft zu sehr austrocknen, d. h. zu arm an Wasserdampf machen, wenn nicht durch Aufstellen von Wasserschalen für eine gleichzeitige Zuführung von Wasserdampf Sorge getragen wird.

g) Verunreinigung der Wohnungs- bezw. Einathmungsluft durch giftige Tapeten oder Papier oder Kleider. Hierher sind zunächst arsenhaltige Tapeten und

---

[1]) Hygienische Rundschau 1900, **10**, 257.
[2]) Archiv f. Hygiene 1890, **11**, 86.
[3]) Hygien. Rundschau 1897, **7**, 735.
[4]) Chem.-Centralbl. 1900, 1, 1168 u. 1231.
[5]) Ebendort 1899, II, 968.

Kleider zu rechnen, welche durch Verwendung von entweder arsenhaltigem „Schweinfurter Grün" oder arsenhaltigem Anilinroth (Fuchsin) etc. hergestellt sind. Eine Zimmer- oder Einathmungsluft kann bei Anwendung derartiger Stoffe nicht nur durch Abreiben der Farbe arsenhaltig werden, sondern auch nach den Untersuchungen von H. Fleck unter Umständen einen Gehalt an „Arsenwasserstoff" annehmen, welcher sich durch Einwirkung von Wasser und dem Kleister, womit z. B. die Tapeten angeklebt werden, unter Reduktion der arsenigen Säure bilden soll.

O. Emmerling[1]) konnte zwar, wenn er organische Stoffe mit arseniger Säure mischte und hierauf Pilze (Proteus-, Schimmel-Arten) wachsen liess, das Auftreten von Arsenwasserstoff niemals beobachten, obschon die Schimmelarten (Penicillium- und Aspergillus-Arten) auf dem Nährmittel (Brotbrei) mit 0,2 % arseniger Säure üppig wuchsen. B. Gosio[2]) hat aber gefunden, dass ausser Mucor mucedo, Aspergillus glaucus sowie Asp. virens besonders Penicillium brevicaule auf arsenhaltigen Stoffen, sogar auf festen Arsenverbindungen gut gedeihen und hierbei ein giftiges Gas entwickeln, welches sich indess als mit Arsenwasserstoff nicht gleich erwiesen hat. Die Frage der Bildung des letzteren aus feuchten, Arsen und organische Stoffe enthaltenden Stoffen bedarf daher noch der weiteren Aufklärung.

Im Anschluss hieran mag erwähnt sein, dass in weissen Kinderwagendecken vielfach Bleiweiss (bis zu 40 % Bleioxyd) und auf Kinderspielzeug Zinkweiss (mit 60 %, Zinkoxyd) nachgewiesen ist. Ebenso werden Visitenkarten häufig mit Bleiweiss, Papierkragen mit Zinkweiss getränkt. Es ist einleuchtend, dass durch Abreiben dieser Gegenstände Theilchen giftiger Farbstoffe in den Organismus gelangen und schädliche Folgen hervorrufen können.

h) Verunreinigung der Zimmerluft durch die Ausathmungsluft des Menschen. Ueber die Menge der vom Menschen durchschnittlich abgegebenen Menge Kohlensäure sowie Wasserdampf vergl. S. 269 und 276. Im Besonderen mögen hier noch einige Zahlen für die ausgeathmete Kohlensäure-Menge aufgeführt werden. So betrug die stündliche Kohlensäure-Ausscheidung des erwachsenen Mannes nach Pettenkofer und C. Voit:

	1. Kräftiger Arbeiter, 72 kg schwer, 28 Jahre		2. Schwächlicher Schneider, 53 kg schwer, 36 Jahre
	Ruhe	Arbeit	Ruhe
Tag	22,6 l	36,2 l	16,3 l
Nacht	16,7 „	15,0 „	12,7 „

Nach Schardingers's Untersuchungen beträgt die stündliche Kohlensäureabgabe:

	Knabe	Mädchen	Jüngling	Jungfrau	Mann	Frau
Alter . . .	9³/₄	10	16	17	28	35 Jahre
Körpergewicht	22,0 kg	23,0 kg	55,75 kg	55,75 kg	82,0 kg	65,5 kg
Kohlensäure .	10,3 l	9,7 l	17,4 l	12,9 l	18,6 l	17,4 l

Aus dem Grunde kann sich in den Wohn- und Schlaf- etc. Räumen mitunter eine grosse Menge Kohlensäure (bis zu 10 %) ansammeln, wenn diese Räume nicht oder nur mangelhaft gelüftet werden. Eine derartige Kohlensäuremenge ist, wie schon S. 1427 gesagt ist, an sich bei genügendem Sauerstoffgehalt nicht schädlich; aber wenn die Kohlensäure von Menschen herrührt, so ist eine Zimmerluft, die 5,0—7,0 % Kohlensäure enthält, nach v. Pettenkofer schon im höchsten Grade drückend, ekelerregend und für einen längeren Aufenthalt völlig untauglich. Nach v. Pettenkofer darf eine Zimmerluft nicht mehr als 0,6—1,0 Vol.-% Kohlensäure enthalten. Man hat aus diesem Umstande geschlossen, dass die Ausathmungsluft des Menschen noch andere schädliche Stoffe als Kohlensäure enthalten müsse.[3])

---

[1]) Berichte der deutschen chem. Gesellschaft 1896, **29**, 2728.
[2]) Ebendort 1897, **30**, 1024.
[3]) M. Märcker konnte sich in einer Stallluft mit 8—10 Vol.-% Kohlensäure längere Zeit ohne Beschwerden aufhalten, erst als der Kohlensäuregehalt auf 13,56 % stieg, wurde die Luft sehr drückend, ein Beweis, dass die Hautausdünstungen und die sonstigen gasförmigen Abgaben der Thiere nicht so belästigend sind, als die der Menschen.

Seegen und Nowack[1]) wollen sogar gefunden haben, dass der Mensch organische, durch Kali nicht absorbirbare Stoffe ausathmet, die nach der Wiedereinathmung giftige Wirkungen ausüben sollen. H. Hermans[2]) widerlegt jedoch diese Annahme und glaubt, dass der Mensch keine nennenswerthen Mengen von flüchtigen verbrennlichen Stoffen an die Luft abgiebt, dass letztere entweder von Darmgasen bei fehlerhafter Verdauung oder von Abscheidungserzeugnissen von der Körperoberfläche (schmutzige Haut, Kleider etc.) herrühren.

Die Frage über die Giftigkeit der Ausathmungsluft des Menschen ist dann aufs Neue durch Brown-Séquard und d'Arsonval[3]) angeregt worden, die auf Grund vieler und wiederholter Versuche zu dem Schlusse gelangten, dass die Lungen des Menschen — auch des Hundes und Kaninchens — ununterbrochen ein ungemein heftiges Alkaloid-Gift — nicht Ammoniak — erzeugen sowie in der Ausathmungsluft abgeben und dass dieses die Ursache der Schädlichkeit der menschlichen Ausathmungsluft in geschlossenen Räumen ist. Zu wesentlich demselben Ergebniss ist S. Merkel[4]) gelangt; auch er glaubt auf Grund mehrerer Versuche in der Ausathmungsluft ein flüchtiges Gift (flüchtige Base) annehmen zu müssen.

Diese Ergebnisse sind aber durch eine Reihe anderer Untersuchungen, so von Dastre und Loye[5]), Hoffmann von Wellenhof[6]), J. Geyer[7]), Russo, Galiberti und Alessi[8]), K. B. Lehmann und Jessen[9]), Jul. Beu[10]), Rauer[11]), Lübbert und Peters[12]), Billings, Weier, Mitchel und Bergey[13]), St. Růžička[14]) und zuletzt von Em. Formánek[15]) widerlegt worden. Diese Untersucher haben die Versuche von Brown-Séquard und d'Arsonval sowie S. Merkel in der von diesen aufgeführten Weise theils wiederholt, theils ergänzt bezw. abgeändert, aber keiner von ihnen hat in der Ausathmungsluft des Menschen einen eigenartig giftigen Stoff nachweisen können. Formánek fasst die bisherigen Ergebnisse wie folgt zusammen:

1. „In den Lungen eines gesunden Menschen oder Thieres entsteht neben den bekannten Stoffen (Kohlensäure und Wasser) bei der Athmung keine giftige Substanz, welche sich der Ausathmungsluft beimengt und mit derselben die Lungen verlässt; zeitweise enthält zwar die ausgeathmete Luft Ammoniak, aber dasselbe ist kein Erzeugniss des Stoffwechsels, sondern ein solches der Zersetzung in der Mundhöhle, besonders bei kariösen Zähnen; bei den Kranken (nach Tracheotomie, bei Tuberkulose) auch in der Luftröhre und in den Lungen.

2. In den Versuchen, welche die Giftigkeit der Ausathmungsluft beweisen, und bei welchen diese Giftigkeit durch Wirkung einer unbekannten organischen Base (Alkaloid) erklärt wird, wurde mit Ammoniak gearbeitet, welches eben die Vergiftungserscheinungen verursachte, welche mit Unrecht einer unbekannten organischen Substanz von basischer Natur (Alkaloid?) zugeschrieben wurden. Dass es nicht nothwendig ist, an eine andere Base als an Ammoniak zu denken, erhellt daraus, dass sämmtliche Versuche, welche eine andere organische Base zu isoliren trachteten, misslangen.

---

[1]) Pflüger's Archiv f. Physiol. 1879, **19**, 347.
[2]) Archiv f. Hygiene 1888, **1**, 5.
[3]) Compt. rend. 1888, **96**, 165, 213.
[4]) Archiv f. Hygiene 1892, **15**, 1.
[5]) Société de Biologie 1888.
[6]) Wiener klin. Wochenschrift 1888.
[7]) Jahresbericht f. Thierchemie 1889, **19**.
[8]) Bolletino della Società d'igiene di Palermo 1888.
[9]) Archiv für Hygiene 1890, **10**, 367.
[10]) Zeitschr. f. Hygiene 1893, **14**, 64.
[11]) Ebendort 1893, **15**, 57.
[12]) Hygien. Rundschau 1894, **4**, 1118.
[13]) Ebendort 1897, **7**, 554.
[14]) Rompravy české akademie věd 1889, **2**, 9.
[15]) Archiv f. Hygiene 1900, **38**, 1. Hier findet sich auch eine ausführliche Zusammenstellung der vorstehenden Arbeiten.

3. Die Erscheinung, dass in überfüllten Räumen, in welchen für entsprechende Ventilation nicht gesorgt wird, auch bei gesunden Menschen Erscheinungen von Unbehagen, Ohnmachtsanfällen bis zur Bewusstlosigkeit vorkommen, kann nicht durch eine einheitliche Ursache erklärt werden. Wäre die Ursache dieser Erscheinungen einheitlich, so müssten solche Erscheinungen, wenn nicht bei allen Menschen, doch wenigstens bei dem grössten Theile der dort verweilenden und in verhältnissmässig gleichen Verhältnissen sich befindenden Menschen eintreten. Da aber solche Fälle nur bei einigen Menschen vorkommen, so muss man dafür halten, dass es sich in solchen Fällen um empfindlichere, erregbarere Menschen handelt. Diese Erscheinungen entwickeln sich bei empfindlicheren Menschen reflektorisch entweder infolge Störung der Regulation von Körpertemperatur in einer veränderten Umgebung oder infolge Ekelerregung durch riechende Stoffe von verschiedenem Ursprung. Weniger kann man an Ammoniak-, und erst bei einer sehr ungenügenden Ventilation an Kohlensäurevergiftung denken."

Für eine gute Wohnungs- bezw. Aufenthaltsraumluft ist ferner von Belang, dass der **Raum** genügend gross ist bezw. dass beim Aufenthalt von mehr Menschen auf jeden **Menschen** genügend **Luftraum** entfällt; man drückt den benöthigten Luftraum in Kubikmeter Luft aus und nennt diese Zahl Luftkubus; derselbe soll betragen für:

Kinder in Schulen	Erwachsene in			Gefangene in Einzelzellen	Krankenhäuser
	Wohnräumen	Schlafräumen	Arbeitsräumen		
4—7 cbm	20 cbm	10 cbm	15 cbm	28 cbm	30—60 cbm
je nach dem Alter					je nach d. Krankheit

Hierbei soll eine 1,5—3-malige Lufterneuerung für die Stunde in den Räumen stattfinden, d. h. die Lüftung derselben muss so eingerichtet werden, dass den Aufenthaltsräumen von erwachsenen Menschen unter gewöhnlichen Verhältnissen durchschnittlich rund 30 cbm frische Luft zugeführt werden; für Krankenhäuser rechnet man eine stündliche Luftzuführung von 100 cbm und mehr für den Kopf, für Fabrikräume je nach den schädliche Gase und Staub erzeugenden Betrieben 50—100 cbm und mehr.

Wo diese Lufterneuerung nicht durch die natürlichen Luftzuführungswege erreicht werden kann, da muss sie durch künstliche Lüftungsmittel unterstützt werden.

Der Luftwechsel darf aber nicht so schnell vor sich gehen, dass man ihn als sog. Zugluft fühlt: denn alsdann können durch zu rasche Wasserverdunstung und Wärmeabgabe von der Haut leicht Gesundheitsschädigungen eintreten. Da eine mehr als 3-malige Erneuerung der Luft für die Stunde in einem geschlossenen Raum als „Zug" empfunden werden kann, so folgt daraus von selbst, dass der geringste Luftkubus für einen Erwachsenen mindestens 10 cbm sein muss.

Wie schon gesagt, wird die natürliche Lüftung der Wohnungen wesentlich dadurch mitunterstützt, dass die Luft derselben durchweg wärmer ist, als die Aussenluft. Als zweckmässige **Temperaturen** (Celsius-Grade) gelten:

Wohn- und Schulräume	Kinderzimmer	Schlafzimmer	Werkstätten und Fabriken	Krankenzimmer
17—19°	18—20°	14—16°	10—17°	16—20°
			(je nach der Beschäftigung)	

Dabei soll die **relative Feuchtigkeit** 40—60% betragen, ein Umstand, der besonders bei Centralheizungen (S. 1439) und auch in heissen austrocknenden Fabrikräumen zu beachten ist.

Weiter auf diese Verhältnisse einzugehen, würde für die Zwecke dieses Buches zu weit führen; man vergleiche hierüber die Lehrbücher der Hygiene.

Zubereitung der Nahrungsmittel und Zusammensetzung zubereiteter Speisen.

Nur der ungesittete Mensch geniesst wie das Thier seine Nahrung, wie sie ihm von der Natur geboten wird. Der gesittete Mensch dagegen pflegt dieselbe durchweg vor dem Genuss besonders zuzubereiten und zwar ist die Art der Zubereitung im Allgemeinen um so vollkommener, auf einer je höheren Bildungsstufe der Mensch steht. Insofern kann man die Kochkunst, wenn man von einer ausgearteten Feinschmeckerei und Schlemmerei absieht, als ein Kennzeichen der Bildungsstufe eines Volkes ansehen.

Die Zubereitung der Nahrungsmittel verfolgt den allgemeinen Zweck, dem Magen die Verdauungsthätigkeit zu erleichtern. Dieses geschieht bald dadurch, dass wir die Nahrungsmittel mit wohlriechenden Gewürzen vermischen, bald dadurch, dass wir ihnen äusserlich durch Reinigen und Färben mit dem Auge angenehmen Farben ein schönes Aussehen verleihen, bald dadurch, dass wir sie lockern, wodurch sie in eine leichter verdauliche Form übergehen.

Von welcher Wichtigkeit das Würzen und die Ueberführung der Nahrungsmittel in eine dem Auge zusagende äussere Beschaffenheit und Form ist, habe ich bereits S. 208 u. ff. ausgeführt.

Ebenso ist bereits unter „Brot" S. 856 auseinandergesetzt, welche Bedeutung das Lockern der Nahrungsmittel hat, und welche Veränderungen bei der Brotbereitung mit den Mehlbestandtheilen vor sich gehen.

Trotz grosser Verluste an Nährsubstanzen pflegen wir an sich brauchbare Nahrungsmittel in eine Form überzuführen, die uns mehr zusagt oder die Nährwirkung anderer Nahrungsmittel erhöht. Dieses ist z. B. der Fall bei der Herstellung des Zuckers, der gegohrenen Getränke Bier und Wein. Bezüglich der Veränderungen, welche die Rohnahrungsmittel bei der Darstellung dieser Genussmittel erleiden, kann ich mich auf die Ausführungen in den früheren Abschnitten, welche dieselben behandeln, beziehen.

Es bleibt hier noch übrig, einiger Veränderungen zu gedenken, welche das Kochen und Braten der Nahrungsmittel bewirken.

Durch das Kochen der Nahrungsmittel sollen im Wesentlichen dreierlei Zwecke erreicht werden; entweder sollen dieselben dadurch weich, breiartig (zum Theil löslich) oder vollständig ausgekocht, d. h. an ihren in Wasser löslichen Stoffen erschöpft werden. Die ganze Behandlung geht also darauf hinaus, einerseits die

Schmackhaftigkeit zu erhöhen, andererseits die Thätigkeit des Kauens und die des Magens zu erleichtern.

Nach verschiedenen Versuchen, so von Chittenden und Commins (S. 219), E. Jessen [1]), M. Popoff [2]), A. Stutzer [3]) u. a. ist zwar nachgewiesen, dass gekochtes oder gebratenes oder geräuchertes Fleisch bezw. auch Milch nicht so schnell und nicht so hoch verdaut werden, als rohes Fleisch, rohe Milch etc., dass nach Jessen auch ganz gar gekochtes Fleisch nicht so schnell verdaut wird als halb gar gekochtes; wenn wir dennoch das in ersterer Weise zubereitete Fleisch vorziehen, so ist das ein Beweis dafür, welchen hohen Werth wir auf einen zusagenden Geschmack, Geruch und physikalischen Zustand unserer Speisen legen.

Das Kochen geschieht auf zweierlei Weise: Entweder man erhitzt die Nahrungsmittel direkt mit dem Wasser auf freiem Feuer bis zur Siedehitze, oder erwärmt die Gefässe, welche dieselben enthalten, indirekt mittels umspülenden Wasserdampfes nur auf 70—90°. Dem Kochen steht das Dünsten oder Dämpfen nahe; bei dieser Zubereitung werden die Rohnahrungsmittel nur mit wenig Wasser versetzt und das Kochen bezw. Erhitzen bei Luftabschluss vorgenommen; das Dünsten oder Dämpfen ist ein Kochen in wenig Wasser bezw. Flüssigkeit bei Luftabschluss. Unter Braten versteht man ein Erhitzen ohne Wasserzusatz, aber mit Fettzusatz in trockner Wärme bei 115—120°, unter Rösten ein Erhitzen auf noch höhere Temperatur, nämlich auf 150—160°.

1. Kochen und Braten des Fleisches. Das Fleisch enthält zwischen 5—8% in Wasser lösliche Stoffe, nämlich: Eiweiss, Fleischbasen (Kreatin, Kreatinin, Sarkin etc.), organische Säuren, Glykogen, Inosit und Salze. Wird das Fleisch mit dem Wasser gekocht, so tritt eine Aenderung in der Löslichkeit dieser Stoffe ein; das Eiweiss wird durch kochendes Wasser unlöslich und verbleibt daher entweder in dem Fleischgewebe oder giebt den auf der Fleischbrühe schwimmenden Schaum ab. Dafür wird ein Theil des Bindegewebes durch kochendes Wasser in Leim übergeführt, gelöst und geht auch ein Theil des schmelzenden Fettes mit in die Fleischbrühe.

a) Kochen und Dünsten des Fleisches. Beim Kochen des Fleisches wendet man 2 Verfahren an, indem man das Fleisch entweder von vornherein mit dem kalten Wasser bis zum Kochen erwärmt und einige Zeit im Kochen erhält, oder indem man das Fleisch in bereits kochendes Wasser einträgt. Der Erfolg ist hierbei ein verschiedener. Im ersteren Falle dringt das kalte Wasser durch das Fleischstück und bringt den flüssigen Fleischsaft, auch das Eiweiss in Lösung, das sich zum Theil beim Kochen in Form von Schaum auf der Fleischbrühe ansammelt. Im zweiten Falle, wo man Fleisch direkt in kochendes Wasser einträgt, wird nur wenig Eiweiss ausgezogen; es gerinnt dasselbe und schützt durch eine undurchlässige Haut die inneren Theile des Stückes vor dem Auslaugen. Im ersteren Falle gehen daher fast alle Bestandtheile des Fleischsaftes in Lösung, im zweiten nur ein geringerer Theil; das Fleischstück bleibt im Innern mehr oder weniger saftig. Will man daher nur eine starke kräftige Fleischbrühe (Bouillon,

---

[1]) Zeitschr. f. Biologie 1883, 19, 126.
[2]) Zeitschr. f. physiol. Chem. 1890, 14, 524.
[3]) Centralbl. f. allgem. Gesundheitspflege 1892, 11, 59.

Suppe), so wird man nach erstem Verfahren kochen, soll aber der Fleischrückstand noch saftig bleiben und als solcher genossen werden, so nach dem zweiten Verfahren.

A. Vogel[1]) hat nämlich gefunden, dass das nach ersterem Verfahren durch allmähliches Erwärmen mit kaltem Wasser erhaltene Fleisch stickstoffärmer, die Fleischbrühe dagegen stickstoffreicher ist, während sich beide Kocherzeugnisse nach dem zweiten Verfahren umgekehrt verhalten.

Für gewöhnlich kocht man das Fleisch nicht vollständig und bis zur Erschöpfung aus und verwendet gleichzeitig die Knochen, um eine kräftige Brühe zu erhalten.

v. Wolffhügel und Hueppe beobachteten die Temperatur, welche ein 3—6 kg schweres Stück Fleisch beim längeren Kochen im Innern annimmt; sie fanden diese stets erheblich niedriger als die Aussentemperatur; so nahm ein 4,5 kg schweres Stück Fleisch bei 4stündigem Kochen im Innern nur eine Temperatur von 88^0 an; auch beim Braten stieg die Temperatur im Innern je nach der Grösse des Stückes nur auf $70-95^0$.

Selbst bei einer Erwärmung von Büchsenfleisch in Kochsalzbädern auf $102-109^0$ stieg die Temperatur im Innern je nach der Grösse der Büchsen nur auf $72-98^0$. Hieraus erklärt sich, dass die grösseren Büchsen von eingelegtem Fleisch durchweg mehr verdorbene Stellen aufweisen, als die kleineren Büchsen. Diese Thatsache muss ohne Zweifel auf die Entstehung einer unlöslichen Eiweissschicht zurückgeführt werden, welche dem Eindringen des siedenden Wassers wie auch der Wärmeleitung hinderlich ist.

Beim Kochen, Dünsten oder Dämpfen des Fleisches treten $3-5\%$ der festen Bestandtheile desselben in das Wasser über und zwar etwa 50% der im Fleische enthaltenen Extractivstoffe (S. 417, 422 und 423) neben etwas Leim, Eiweiss und Fett, sowie etwa 80% der Mineralstoffe des Fleisches.

α) **Zusammensetzung der Fleischbrühe.** Wir liessen $1/2$ kg Rindfleisch + 189 g Kalbsknochen nach Haushaltsgebrauch auskochen und erhielten daraus eine kräftige Fleischbrühe (Suppe) von etwas mehr als $1/2$ l, nämlich 543 ccm. Dieselbe enthielt in Gewichtsprozenten:

Trockensubst. im Ganzen	Stickstoff	=	Proteïnstoffe	Fett	Sonstige organ. Extractivstoffe	Asche	Kali	Phosphorsäure
4,82%	0,19%	=	1,19%	1,48%	1,83%	0,32%	0,152%	0,089%

Man kann auch aus weniger Fleisch oder unter Anwendung von mehr Wasser gute Fleischbrühen erhalten; man sucht alsdann den kräftigen Geschmack durch Zusatz von Gewürzkräutern zu erhöhen. A. Payen giebt für die Zubereitung von gut schmeckenden Fleischbrühen folgende Zahlen und Zusammensetzung:

Angewendete Substanzen:					Procentiger Gehalt d. Fleischbrühen:			
Fleisch	Knochen	Kochsalz	Gemüse u. Gewürze	Wasser	Wasser	Trockensubstanz im Ganzen	Organische Stoffe	Salze
1. 500 g	—	—	—	100 g	98,41%	1,59%	1,27%	0,32%
2. 1433,5 g	430 g	40,5 g	—	2000 „	97,21 „	2,79 „	1,68 „	1,11 „
3. 500 g	—	8,0 „	32,2	5000 „	97,95 „	2,05 „	1,25 „	0,80 „

A. Schwenkenbecher[2]) giebt für 4 Proben Fleischbrühe $0,35-0,8\%$ Stickstoff-Substanz, $0,3-0,9\%$ Fett und den Kalorienwerth zu 40—120 für 1000 g an.

---

[1]) Chem. Centralbl. 1884, 639.
[2]) A. Schwenkenbecher, Inaug.-Dissertation, Marburg 1900, 24.

Der Gehalt an festen Substanzen in den Fleischbrühen ist daher im Allgemeinen nur ein geringer; wenn sie dennoch kräftig schmecken und eine belebende Wirkung auf das Nervensystem äussern, so ist das den Fleischbasen und Kalisalzen zuzuschreiben.

So erhält man aus 3—4 g Fleischextrakt unter Zusatz von verschiedenen Gewürzen, Eiern, Salz etc. eine Portion kräftiger Suppe oder Bouillon, die nur etwa 4 g feste Stoffe, mit 3,4 g organischer Substanz, 0,34 g Stickstoff und 0,6 g Salzen mit etwa 0,3 g Kali enthält.

Neben den Extraktivstoffen ist in den Suppen eine grössere oder geringere Menge Leim vorhanden, und zwar um so mehr, je mehr Knochen zur Suppenbereitung verwendet wurden.

Nach S. 503 werden aus 100 g Knochen je nach der Art derselben durch das gewöhnliche Kochverfahren in der Küche gelöst:

Im Ganzen Trockensubstanz	Stickstoff-Substanz	Fett	Sonstige organische Stoffe	Salze
2,0—7,5	0,2—2,8	0,6—5,5	0,1—0,5	0,1—0,2 g

Fleisch- wie Knochenbrühe werden auch vielfach unter Zusatz der verschiedensten Mehle zur Bereitung von Mehlsuppen verwendet, deren Zusammensetzung sehr verschieden ist (vergl. diese S. 1453).

β) *Zusammensetzung des gekochten oder gedünsteten Fleisches.* Der beim Kochen verbleibende Fleischrückstand enthält noch die Fleischfaser, einen grösseren oder geringen Theil des Eiweisses, des Bindegewebes, Fettes, etwa 50% der Fleischbasen und 20% der Salze. Den Hauptverlust erleidet das Wasser; denn aus 100 Thln. angewendetem frischen Fleisch der Warmblütler erhält man nur 57—72 Thle. gekochtes Fleisch und geht der Wassergehalt des natürlichen Fleisches von 70—80% auf 50—60% durch das Kochen herunter. Bei dem Fischfleisch geht der Wassergehalt weniger stark herunter; er schwankt im gekochten Fischfleisch von 70—80%.

Beim Dünsten oder Dämpfen ist die Gewichtsabnahme im Allgemeinen geringer als beim Kochen; sie schwankt durchweg zwischen 20—30%; indess können auch hier je nach dem verwendeten Fleisch oder dem Grade des Dünsten Gewichtsabnahmen wie beim Kochen auftreten; so wurden nach Schwenkenbecher aus je 100 g rohem Fleisch erhalten:

	Rindfleisch:		Kalbfleisch:	
	aus der Keule	vom Rücken	vom Bein	von der Brust
Nach Dämpfen (Garzeit)	50 Min.	40 Min.	20 Min.	30 Min.
Gedämpftes Fleisch	55 g	62 g	90 g	75 g

Wir erhielten durch Kochen für Rindfleisch nach hausüblichem Gebrauch folgende Zusammensetzung des angewendeten und frischen Fleisches:

Rindfleisch	In der natürlichen Substanz:					In der Trockensubstanz:			
	Wasser	Stickstoff-Substanz	Fett	Stickstofffreie Extraktstoffe	Salze	Stickstoff-Substanz	Fett	Stickstofffreie Extraktstoffe	Salze
Frisch	70,88%	22,51%	4,52%	0,86%	1,23%	77,31%	15,47%	2,48%	4,24%
Gekocht	56,82 „	34,18 „	7,50 „	0,40 „	1,15 „	79,06 „	17,38 „	0,90 „	2,66 „

Die von C. Weigelt[1]), Dettweiler, Renk, Prausnitz und Menicanti, Alfr. Schwenkenbecher[2]), K. E. Ranke[3]) u. a. ausgeführten Analysen von gekochten bezw. gedünsteten Fleischsorten ergaben folgende Zusammensetzung:

Gekochte Fleischsorte	In der frischen Substanz					In der Trockensubstanz				Kalorien (reine)[4]) für 1 kg der natürlichen Substanz
	Wasser %	Stickstoff-Substanz %	Fett %	Stickstoff-freie Extraktstoffe %	Asche %	Stickstoff-Substanz %	Fett %	Stickstoff-freie Extraktstoffe %	Asche %	
Rindfleisch, mager . . .	58,70	34,55	4,25	—	2,50	83,65	10,29	—	6,05	1996
Kalbfleisch, „	59,45	26,40	2,15	—	2,00	65,10	5,30	—	4,93	1428
Schweinefleisch, mager . .	58,85	28,50	10,55	—	2,00	69,26	25,64	—	4,86	2268
Hühnerfleisch	59,05	34,20	3,75	—	3,00	83,52	9,16	—	7,32	1935
Schellfisch	75,76	21,20	0,42	—	2,62	87,45	1,73	—	10,81	1031
Kabliau	75,20	21,80	0,50	—	2,50	87,90	2,02	—	10,08	1066
Bachforelle	77,90	18,45	2,36	—	1,29	83,48	10,68	—	5,84	1074
Hecht	78,78	19,55	0,55	—	1,12	92,12	2,59	—	5,28	965
Geräuch. Ochsenzunge . .	30,50	26,30	34,20	—	(9,00)	37,85	49,21	—	(12,95)	4255
Desgl. Mettwurst	43,43	24,19	30,95	(0,34)	1,09	42,98	54,71	(0,56)	1,75	3869
Schinken	46,66	24,81	26,05	(1,14)	1,34	46,50	48,84	(2,14)	2,52	3465

C. Weigelt ermittelte auch, wieviel gekochtes Fleisch bezw. Nährstoffe man von je 1 kg Marktfisch erhält; er fand:

Fischart	Fleisch g	Trocken-Substanz g	Protein g	Fett g	Mittleres Gewicht d. untersuchten Fische g	Fischart	Fleisch g	Trocken-Substanz g	Protein g	Fett g	Mittleres Gewicht d. untersuchten Fische g
Junger Lachs . .	605,5	132,4	120,2	1,7	715	Scholle (ausgenommen)	476,9	104,1	..	—	645
Bachforelle . . .	503,8	110,6	92,7	1,9	170	Kabliau „	447,1	98,4	93,2	1,2	1500
Karpfen	344,5	66,2	59,2	2,8	1485	Schellfisch „	402,9	90,9	84,6	1,5	825
Schleie	342,0	67,0	60,6	2,3	320	Hering (grün) . .	530,3	108,9	93,6	9,8	85
Plötze	432,0	95,6	130,2	6,4	200	Bückling	597,7	131,0	109,9	14,4	85
Hecht	481,0	92,5	84,9	2,3	1170	Stockfisch	654,4	142,6	134,2	0,7	1050

Nach vorstehenden Untersuchungen werden dem Fleisch durch Kochen (auch durch Dämpfen oder Dünsten) vorwiegend die Fleischbasen und die Salze entzogen; letztere kann man zwar zum Theil künstlich wieder ergänzen, aber das gekochte Fleisch hat und erreicht nicht mehr den Nährwerth des frischen, rohen Fleisches; man soll daher den gekochten Fleischrückstand nie allein als ausschliessliche Nahrung geniessen, sondern mit ihm auch die daraus gewonnene Fleischbrühe (Suppe).

Ausser einer Verbesserung des Geschmackes bewirkt das Kochen eine Locke-

---

[1]) C. Weigelt, Wieviel Fischfleisch essen wir von einem Kilogramm unserer wichtigsten Marktfische? Vergl. auch Allgem. Fischerei-Ztg. 1896, 21, 135.
[2]) Alfr. Schwenkenbecher, Inaug.-Dissertation. Marburg 1900; hier findet sich auch eine ausführliche Angabe der Litteratur über diese Frage.
[3]) Zeitschr. f. Biologie 1900, 40, 322.
[4]) Die Ausnutzung der Stickstoff-Substanz ist zu 97 %, die des Fettes zu 95 % angenommen.

rung der Fleischfasern in ihrem Gefüge; sie lassen sich in diesem Zustande leichter zerkauen und das ist ein Grund mit, dass gekochtes Fleisch dem rohen vorgezogen zu werden pflegt.

Ueber die Veränderungen, welche beim **Kochen der Knochen mit der Knorpelsubstanz zur Darstellung der Gelees** vor sich gehen, siehe S. 47 u. 553.

b) **Braten des Fleisches.** Ein entschieden vollkommeneres Zubereitungs-Verfahren des Fleisches ist das **Braten oder Rösten**; denn hierbei verbleibt der überaus werthvolle Fleischsaft, wenn auch nicht ganz, so doch grösstentheils im Fleisch, ohne dass die durch die Wärme und den sich entwickelnden Wasser- und Fettdampf hervorgerufene Lockerung des Fleischgefüges, der Fleischfasern, eine Beeinträchtigung erleidet. Beim Braten und Rösten des Fleisches bildet sich eine harte Kruste und nimmt man an, dass hierbei unter einem geringen Verlust an Kohlenstoff und Stickstoff eine kleinere Menge **Essigsäure** entsteht, welche eine lösende Wirkung auf die Fleischbestandtheile äussert. Auch das Fett erleidet eine theilweise Zersetzung, indem es sich in Fettsäuren und Glycerin spaltet und in geringer Menge verflüchtigt.

Die Gewichtsabnahme des rohen Fleisches beim Braten richtet sich ganz nach der Stärke des Bratens; so werden nach Alfr. Schwenkenbecher (l. c.) aus 100 g rohem mageren Fleisch durch verschieden starkes Braten erhalten:

	Rindfleisch	Kalbfleisch	Hammelfleisch	Schweinefleisch	Hühnerfleisch
Leicht gebraten	82 g	78 g	85 g	78 g	76 g
Durchgebraten	62 „	61 „	70 „	57 „	—

100 g rohes, mageres Fleisch liefern 62—85 g mässig gebratenes Fleisch; bei starkem Braten kann die Rückstandsmenge auf 52 g heruntergehen. Die Gewichtsabnahme ist, wie gesagt, vorwiegend durch Verlust von Wasser bedingt; leicht gebratenes Fleisch pflegt noch 65—72 %, stark (gar) gebratenes Fleisch 55—65 % Wasser zu enthalten; das Fischfleisch erfährt ebenso wie durch Kochen, so auch durch Braten durchweg keinen so hohen Wasserverlust, als das Fleisch der Warmblüter.

Ueber die Zusammensetzung des nach häuslichem Gebrauch gebratenen Fleisches im Vergleich zu frischem Fleisch mögen folgende hier ausgeführten Analysen Aufschluss geben:

Fleischsorte	In der natürlichen Substanz					In der Trockensubstanz				
	Wasser %	Stickstoff-Substanz %	Fett %	Sonstige organ. Stoffe %	Asche %	Stickstoff-Substanz %	Stickstoff-Substanz = Stickstoff %	Fett %	Sonstige organ. Stoffe %	Asche %
Rind- a) Frisch	70,88	22,51	4,52	0,86	1,23	77,31	12,37	15,47	2,98	4,24
fleisch b) Nach dem Braten (als Beefsteak)	55,39	34,23	8,21	0,72	1,45	76,73	12,27	18,41	1,59	3,27
Kalbs- a) Vor dem Braten	71,55	20,24	6,38	0,68	1,15	71,17	11,39	22,45	2,32	4,06
Kotelette b) Nach dem Braten	57,59	29,00	11,95	0,03	1,43	68,36	10,93	28,18	0,09	3,37

Diese Zahlen für rohes und gebratenes Fleisch lassen sich nicht direkt mit einander vergleichen, weil einerseits die Fleischstücke trotz sorgfältigster Auswahl Verschiedenheiten aufweisen, andererseits beim Braten Fett zugesetzt wird. Nichtsdestoweniger kann man aus diesen Zahlen doch schliessen, dass auch beim **Braten** ein

Theil der Extraktivstoffe und der Salze dem Fleische entzogen wird; denn wenn man die Zahlen auf gleichen Fettgehalt für rohes und gebratenes Fleisch zurückführt, erreicht die Menge dieser Stoffe in letzterem nicht die des rohen Fleisches. Dass auch beim Braten des Fleisches ein kleiner Theil des Saftes ausschwitzt, ist eine Jedermann bekannte Thatsache. Nicht ohne Grund geniessen wir daher den ausgeschmolzenen fettigen Fleischsaft in Form einer Sauce mit dem gebratenen Fleisch.

Sonstige Analysen von gebratenem Fleisch ergaben:

No.	Gebratene Fleischsorte	In der natürlichen Substanz					In der Trocken-Substanz				Kalorien (reine)[1]) in 1 kg der natürlichen Substanz
		Wasser %	Stickstoff-Substanz %	Fett %	Stickstoff-freie Extraktstoffe %	Asche %	Stickstoff-Substanz %	Fett %	Stickstoff-freie Extraktstoffe %	Asche %	
1	Beefsteak	55,80	30,80	10,35	—	3,05	69,67	23,41	—	6,90	2359
2	Rostbeef	69,25	25,50	2,75	—	2,50	82,93	8,94	—	8,13	1489
3	Lendenbraten	68,39	25,90	3,46	—	2,25	81,94	10,94	—	7,12	1720
4	Rinder-(Schmor-)braten	57,00	30,65	7,55	—	4,80	71,28	17,56	—	11,16	2104
5	Kalbsbraten	61,97	29,38	5,15	—	3,50	77,26	13,54	—	9,20	1833
6	Kalbsschnitzel, naturell	61,00	22,30	6,00	3,20	(7,50)	57,18	15,38	8,21	19,23	1697
7	Hammelbraten	66,30	26,10	4,10	—	3,50	77,44	12,17	—	10,39	1586
8	Hammelkotelette	65,60	19,15	11,60	0,80	2,85	55,67	33,72	2,33	8,28	1953
9	Schweinebraten	55,67	28,53	13,50	—	2,30	64,36	30,45	—	5,19	2531
10	Schweinekotelette	58,05	21,45	16,65	2,05	1,80	51,13	39,69	4,89	4,29	2555
11	Rebbraten	64,65	28,20	2,80	2,00	2,35	79,77	7,92	5,66	6,65	1646
12	Rehschlegel, gespickt	55,40	29,70	9,40	—	(5,50)	66,59	21,08	—	12,33	2223
13	Hasenbraten	48,20	47,50	1,40	0,20	2,70	91,71	2,70	0,38	5,21	2359
14	Hahnenbraten	53,75	38,10	3,95	1,05	3,15	82,38	8,54	2,27	6,81	2175
15	Schellfisch, gebraten	71,00	23,10	0,50	—	5,40	79,65	1,73	—	18,62	1127
16	Speck, gebraten	3,70	11,00	83,00	—	(2,30)	11,42	86,19	—	2,39	7947
17	Spiegeleier	67,50	13,80	16,80	—	1,90	42,46	51,69	—	5,85	2131

Diese Zahlen sollen nur einen annähernden Anhalt für die Zusammensetzung von gebratenem Fleisch geben; die Zusammensetzung ist je nach dem Gehalt des Fleisches, besonders an Fett, und je nach dem Grade des Bratens sehr grossen Schwankungen unterworfen.

Dieses gilt noch mehr für die aus rohem, gekochtem oder gebratenem Fleisch bezw. dessen Rückständen oder Abfällen unter Zusatz von Eiern, Brot, Mehl, Saucen und Gewürzen hergestellten Eier- und Fleischspeisen; für solche ergiebt sich u. a. folgende Zusammensetzung[2]) (vergl S. 1450).

Ebenso verschieden sind die zahlreichen im Haushalt zubereiteten Saucen; Alfr. Schwenkenbecher giebt z. B. den Gehalt von verschiedenen Braten-Saucen wie folgt an:

Stickstoff-Substanz	Fett	Stickstofffreie Extraktstoffe
0,7—5,0 %	2,4—16,9 %	2,2—10,2 %

---

[1]) Vergl. Anm. 4 auf S. 1447.
[2]) Vergl. Ph. Biedert u. E. Langermann, Diätetik u. Kochbuch, Stuttgart 1895; ferner Alb. Schwenkenbecher l. c.

Bezeichnung	Zubereitungsweise	Stickstoff-Substanz %	Fett %	Stickstofffreie Extraktstoffe %	Kalorien (reine)[1]) in 1 kg der natürlichen Substanz
Gratin de boeuf	450 g gekochtes Fleisch, 50 ccm Oel, 20 g Butter, 30 g Weckmehl, zusammen gebacken	21,0	11,7	3,6	2093
Frikandellen	300 g gekochtes Fleisch, Füllsel, 2 Eier, 100 g Weckmehl, gebacken	19,50	4,20	7,8	1531
Haché (Hachis)	Aus gehacktem, gekochtem oder gebratenem Fleisch, mit Weckmehl etc. und Bratensauce	10,0—10,6	6,0—8,4	8,0—9,0	1273—1548
Hackbraten	Je 250 g Ochsen- und Schweinefleisch, gehackt, 100 g Wecken, 3 Eier, zu Klösen geformt und gebraten	13,4	4,2	6,0	1191
Klops	Aus rohem Fleisch, Speck, Wecken und Eier-Eiweiss, mit Butter gebacken . . .	14,8—25,0	4,1—5,3	5,4—6,0	1222—1803
Fleisch- (Kalbfleisch-) Klösse	250 g frisches Kalbfleisch, 20 g Weckmehl, 1 Ei und 1 Eier-Eiweiss, gekocht .	18,2	5,2	3,2	1386
Mehl-Knödel oder -Klösse	Aus Mehl, Butter (oder Rindermark), Eiern etc. und Gewürzen	2,7—2,8	1,2—4,5	8,0—15,2	529—1096
Eierkuchen (Eierhaber)	5 Eier, 350 g Mehl, 250 ccm Milch und 150 g Butter	7,35	15,75	26,45	2708
Omelette etc.	3 Eier, 20 g Mehl, 40 ccm Milch, 15 g Butter und 30 g gekochten Schinken . .	11,58	11,04	6,83	1740

Ueber die Bereitung von Saucen vergl. die verschiedenen Kochbücher[2]), über käufliche Saucen S. 560 u. ff.

2. Kochen und Rösten der pflanzlichen Nahrungsmittel.

Wie wir S. 212—251 gesehen haben, sind die pflanzlichen Nahrungsmittel schwerer verdaulich bezw. ausnutzbar oder liefern mehr Koth, als die thierischen Nahrungsmittel; die mit ihnen vorgenommenen Zubereitungen sind daher, um deren Ausnutzung zu heben, viel umfangreicher und eingehender.

Die pflanzlichen Nährstoffe sind in Zellen mit mehr oder weniger dicken Zellhäuten und Zellwänden eingeschlossen; in diesem Zustande sind sie den Verdauungssäften nur wenig zugänglich. Werden aber die pflanzlichen Nahrungsmittel gekocht, so dehnt sich der Inhalt der Zellen aus, in Folge dessen die Zellwände platzen und zerreissen. Der Inhalt der Zellen wird frei, die wohlriechenden und wohlschmeckenden Stoffe gelangen zur Geltung, herbe und bitter schmeckende erfahren eine theilweise Abstumpfung, andere werden durch den Wasserzusatz gelöst oder erleiden eine theilweise Umwandlung. So nimmt ein wesentlicher Bestand-

---

[1]) Die Ausnutzung der Stickstoff-Substanz ist zu 92 %, die des Fettes zu 94 %, die der Kohlenhydrate (stickstofffreien Extraktstoffe) zu 95 % angenommen.
[2]) Ausser vorstehendem Kochbuch sei besonders das von Hedwig Heyl, Das ABC der Küche. Berlin 1902, genannt, ferner L. Disqué, Die diätetische Küche, Leipzig 1903, Dettweiler in Handbuch der Ernährungstherapie u. Diätetik von E. von Leyden, Leipzig.

theil der pflanzlichen Nahrungsmittel, die Stärke, Wasser auf und geht in den kleisterartigen Zustand über, in den sie erst übergeführt werden muss, ehe sie in den löslichen und aufnahmefähigen Zustand des Dextrins bezw. des Zuckers umgewandelt werden kann.

Man kann also das Kochen der Nahrungsmittel (besonders der pflanzlichen) als einen vorbereitenden Verdauungsvorgang bezeichnen (vergl. unter „Brot", S. 856).

Welche physikalischen Veränderungen in der Struktur der Pflanzenzellen beim Kochen vor sich gehen, mögen nachstehende 3 Abbildungen (Fig. 42—44) der Zellen von rohen, gekochten und gedämpften Kartoffeln zeigen, welche ich der Güte des jetzt verstorbenen Prof. Dr. M. Märcker in Halle a. d. S. aus seinen Untersuchungen über die Spiritusfabrikation verdanke.

Aehnlich wie die stärkehaltigen Zellen der Kartoffel verhalten sich auch die Zellen anderer Pflanzentheile.

Die Hülsenfrüchte, Bohnen, Erbsen, Linsen werden an sich im rohen Zustande (S. 242) nur schwer ausgenutzt, die Stärkekörnchen befinden sich dicht an einander gelagert, in Zellhäuten eingeschlossen, in einem für die Verdauungssäfte schwer angreifbaren Zustande; aber durch das Kochen mit Wasser werden die Zellhäute zerrissen, der Inhalt in eine breiartige

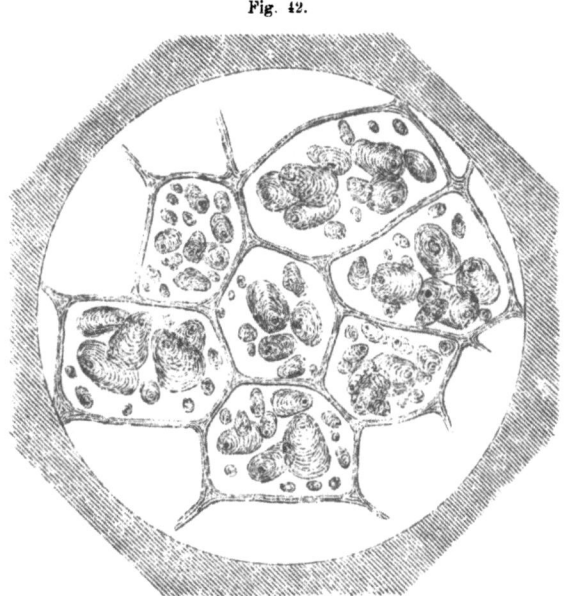

Fig. 42.

Zellen einer frischen Kartoffel mit Stärkemehlkörnern in unaufgeschlossenem Zustande.

Masse übergeführt, und indem diese durch ein feines Sieb geschlagen und von den kothliefernden Zellhäuten und Wandungen befreit wird, erhält man eine sehr nahrhafte und besser ausnutzbare Speise. Der vorwiegende Bestandtheil der Stickstoff-Substanz, das „Legumin", wird mit Hülfe der phosphorsauren Salze derselben gelöst und leichter ausnutzbar gemacht.

Das Getreidemehl ist in seinem trockenen, natürlichen Zustande für den Menschen ungeniessbar; um es aufnahmefähig und leichter ausnutzbar zu machen, pflegen wir es mit Wasser oder Milch zu kochen, wodurch die Stärke in den leichter hydrolysirbaren und aufnahmefähigen Kleisterzustand übergeht. Dasselbe erreichen wir durch Verarbeiten der Getreidemehle oder Stärkemehle zu Pudding, Omelette (Pfannekuchen), Knödeln, Spätzeln, Brot etc. Hierbei spielt auch noch die Lockerung des Mehlteiges eine wichtige Rolle (S. 856).

Bei den Gemüsen und dem Obst werden durch das Kochen die Rohfaserhüllen der Zellen ebenfalls zersprengt und erweicht.

Fig. 43.

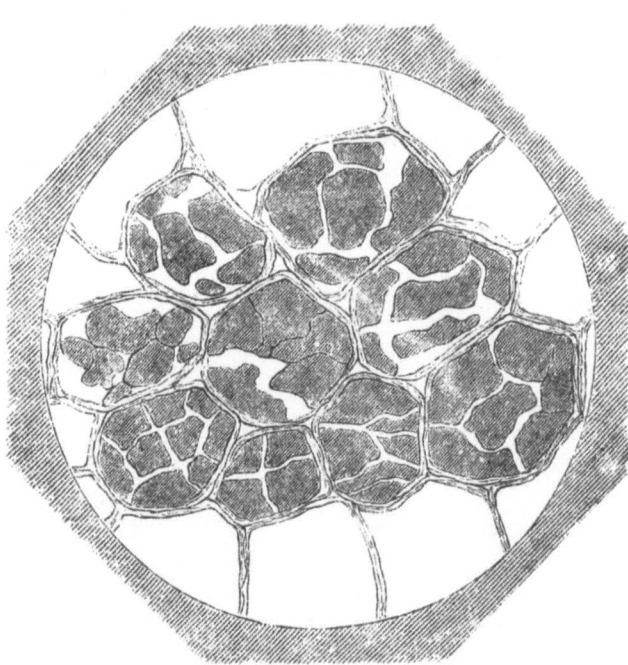

Zellen einer Kartoffel mit Wasser $1/2$ Stunde gekocht.
Stärkemehlkörner halbgequollen.

Fig. 44.

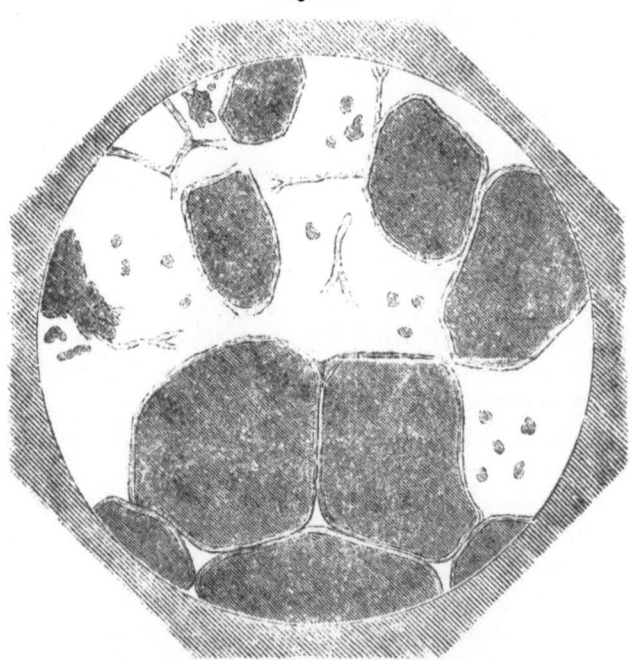

Zellen einer Kartoffel in offenem Gefäss gedämpft,
nach dem Quetschen.

Durch das Backen oder Rösten der stärkemehlhaltigen Nahrungsmittel wird ferner in der braunen, harten Kruste (bei gerösteten Kartoffeln, Nudeln oder Spätzeln etc. nicht minder wie beim Brot) ein Theil der Stärke in die leichter aufnahmefähige Form des „Dextrins" übergeführt (S. 864).

Bekanntlich hat ein zum Kochen von Hülsenfrüchten verwendetes hartes Wasser den Uebelstand, dass es das Weichwerden der Samen erschwert oder ganz verhindert. Die gekochten Samen lassen sich nur schwer durch ein Sieb treiben; auch der Brei ist härter, weniger bindig und enthält mehr oder weniger grosse griesartige Körnchen. Diese Thatsache wird darauf zurückgeführt, dass der Kalk des Wassers mit dem Legumin dieser Samen eine unlösliche Verbindung bildet, welche dem Erweichen der Samen entgegen wirkt.

P. F. Richter[1]) hat nachgewiesen, dass die in hartem Wasser gekochten Erbsen auch schlechter ausgenutzt werden, als die in weichem Wasser gekochten; es wurden als unausgenutzt im Koth abgeschieden in Procenten der verzehrten Bestandtheile:

Erbsen gekocht mit:	Trockensubstanz	Stickstoff-Substanz	Fett	Asche
weichem Wasser	7,14 %	10,16 %	12,44 %	18,91 %
hartem „	8,92 „	16,60 „	41,08 „	48,22 „

Wenn die Härte eines Wassers von Magnesiumchlorid mitbedingt wird, so nehmen die Speisen auch leicht einen bitteren, kratzenden Geschmack an und haben Verdauungsstörungen und dünnbreiige Kothentleerungen zur Folge.

Die pflanzlichen Nahrungsmittel werden bald mit Wasser allein, bald unter Zusatz von Milch, Fleischbrühe (bezw. Fleisch, Knochen, Schlachtabgängen) oder von Fleischextrakt oder von Fett gekocht und haben die erhaltenen Suppen oder breiigen Speisen je nach der Zubereitung eine sehr verschiedene Zusammensetzung, wie die in folgenden Tabellen zusammengestellten, theils von den oben genanten Analytikern theils von uns ausgeführten Untersuchungen zeigen:

1. Suppen.

Nummer	Bezeichnung	In der natürlichen Substanz						In der Trockensubstanz				Kalorien (reine)[2]) in 1 kg der natürlichen Substanz	Zubereitung (ausser verschiedenen Gewürzen und Salz)
		Wasser %	Stickstoff-Substanz %	Fett %	Stickstoff-freie Extraktstoffe %	Rohfaser %	Asche %	Stickstoff-Substanz %	Fett %	Stickstoff-freie Extraktstoffe %	Asche %		
1	Brotsuppe	89,55	1,18	0,27	7,44	0,34	1,22	11,29	2,59	71,19	11,68	351	Brot und Zucker bezw. Syrup
2	Desgl.	87,83	1,14	1,62	7,92	0,29	1,20	9,37	13,31	65,08	9,86	456	Desgl. + Butter oder sonstiges Fett
3	Erbsensuppe	86,64	3,42	1,84	6,67	0,70	0,73	25,60	13,77	49,93	5,46	515	Erbsen mit Schweinefleisch gekocht und durchgeschlagen
4	Desgl.	78,88	5,00	1,82	12,97	0,62	0,71	23,56	8,61	60,74	3,37	820	Erbsen mit Mettwurst und etwas Fleischextrakt gekocht und durchgeschlagen

---
[1]) Archiv f. Hygiene 1903, 46, 264.
[2]) Die Ausnutzung des Proteïns ist zu 84 %, die des Fettes bei den fettarmen Mehlspeisen zu 70 %, bei den fettreichen Mehlspeisen zu 90 % und die der Kohlenhydrate zu 96 % angenommen.

Nummer	Bezeichnung	In der natürlichen Substanz						In der Trockensubstanz				Kalorien (reine)[1] in 1 kg der natürlichen Substanz	Zubereitung (ausser verschiedenen Gewürzen und Salz)
		Wasser %	Stickstoff-Substanz %	Fett %	Stickstofffreie Extraktstoffe %	Rohfaser %	Asche %	Stickstoff-Substanz %	Fett %	Stickstofffreie Extraktstoffe %	Asche %		
5	Gerstenmehlsuppe	90,60	1,21	0,63	6,53	0,11	0,92	12,87	6,70	69,47	9,79	341	Gerstenmehl, Wasser, etwas Milch, Fett oder Ei
6	Gerstenschleimsuppe	87,22	1,60	1,64	8,64	0,05	0,85	12,52	12,83	67,61	6,65	504	Desgl. mehr Milch und Fett
7	Griessuppe	87,66	1,51	1,65	8,22	0,09	0,87	12,24	13,37	66,61	7,05	484	Desgl.
8	Desgl. mit Parmesankäse	—	4,70	4,90	7,60	—	—	—	—	—	—	802	Desgl. und Parmesankäse
9	Hafermehl- (Grütze-) Suppe	90,90	1,15	1,73	4,96	0,17	1,09	12,64	19,01	54,50	11,98	350	Hafergrütze, Eigelb, Fett und Zucker in wechselnden Mengen
10	Haferschleimsuppe	79,28	3,05	1,52	14,15	0,15	1,85	14,72	7,34	68,29	8,93	766	Hafermehl mit Ei
11	Kartoffelsuppe	90,56	1,27	1,97	5,04	0,17	0,99	13,45	20,87	53,39	10,49	378	Geschälte und gekochte Kartoffeln, Schweinefleisch oder Milch und Butter
12	Linsensuppe	—	3,80	0,40	8,60	—	—	—	—	—	—	511	—
13	Mehlsuppe	90,65	1,18	2,24	4,50	0,25	1,18	12,62	23,96	48,13	12,62	367	Weizen- oder Roggenmehl, Fett (Butter) und mehr oder weniger Milch oder Bouillon
14	Nudelsuppe	91,60	0,75	0,63	6,13	0,18	0,71	8,93	7,50	72,98	8,45	307	Desgl.
15	Reissuppe	92,30	1,23	0,58	4,97	0,11	0,81	15,97	7,53	64,54	10,52	279	Desgl.
16	Rumforder Suppe mit Speck	82,92	2,24	2,25	10,78	0,49	1,32	13,13	13,17	63,05	7,75	651	Strafanstaltsgericht

Nach den Zusammenstellungen von Alfr. Schwenkenbecher, in dessen Arbeit noch eine Reihe anderer Suppen aufgeführt sind, schwankt der Gehalt an Nährstoffen je nach der Zubereitung, ob mehr oder weniger Milch statt Wasser oder mehr oder weniger Fett verwendet wurde, zwischen folgenden Grenzen:

	Brotsuppe	Eiergerstensuppe	Griessuppe	Kartoffelsuppe	Reissuppe	Sagosuppe
Proteïn	0,9— 1,6%	0,6—1,6%	0,7—4,7%	0,7— 1,6%	0,5—1,6%	0,2—1.6%
Fett	0,2— 4,0 „	1,2—3,0 „	1,1—4,9 „	0,1— 3,2 „	0,1—3,0 „	0,5—3,0 „
Stickstofffreie Extraktstoffe	2,6—19,0 „	3,8—8,6 „	2,9—8,9 „	7,7—10,0 „	3,2—8,6 „	1,2—8,6 „

2. Breiige Mehlspeisen.

1	Bohnenbrei	75,50	4,50	2,55	14,95	0,83	1,67	18,38	10,41	61,02	6,81	970	Ganze Leguminosensamen mit Speck, Butter, Schmalz oder sonstigem Fett gekocht und durchgeschlagen
2	Erbsenbrei	76,10	4,15	2,11	15,12	1,05	1,47	17,36	8,83	63,27	6,15	926	
3	Linsenbrei	79,95	3,37	2,76	11,39	1,14	1,39	16,81	13,77	56,81	6,93	805	
4	Karthäuser Klösse	73,50	2,75	4,50	17,62	0,50	1,13	10,38	16,98	66,49	4,26	1165	Semmel, Milch, Eiweiss, Butter u. Zucker

[1] Vergl. S. 1453, Anm. 2.

Nummer	Bezeichnung	In der natürlichen Substanz						In der Trockensubstanz				Kalorien (reine) in 1 kg der natürlichen Substanz	Zubereitung (ausser verschiedenen Gewürzen und Salz)
		Wasser %	Stickstoff-Substanz %	Fett %	Stickstoff-freie Extraktstoffe %	Rohfaser %	Asche %	Stickstoff-Substanz %	Fett %	Stickstoff-freie Extraktstoffe %	Asche %		
5	Kartoffelbrei	74,55	2,60	3,11	18,11	0,75	0,88	10,21	12,22	71,16	3,46	1061	Kartoffeln, Butter, Milch
6	Mehl-(Gries-)Brei	71,83	5,49	2,73	18,15	0,50	1,30	19,49	9,69	64,43	4,61	1148	Mehl und desgl.
7	Dampf-Nudeln	58,97	4,93	10,57	24,13	0,25	1,15	12,02	25,76	58,81	2,80	2011	Nudeln mit Butter
8	Wasser-Nudeln	75,10	4,80	1,70	18,00	0,15	0,25	19,28	6,83	72,29	1,00	1028	—
9	Reisbrei (Milchreis)	74,56	4,38	2,45	16,98	0,18	1,45	17,22	9,63	66,74	5,70	1035	Kochreis und Milch
10	Aepfelreis	77,33	1,43	2,85	16,83	0,35	1,21	6,31	12,57	74,24	5,34	943	Kochreis, Milch, Butter, Zucker und Aepfel
11	Semmelklösse	33,70	13,80	6,40	44,50	0,20	1,40	20,82	9,65	67,12	2,11	2805	Semmel, Milch, Eier, Butter, Zucker
12	Semmelnudeln	38,60	10,90	14,99	34,40	0,20	1,00	17,75	24,27	56,02	1,63	3018	Desgl.
13	Auflauf	58,18	7,37	11,10	21,60	0,40	1,35	17,62	26,54	51,65	3,23	2058	Mehl, Milch, Eier, Butter, Zucker u. verschiedene Fruchtsäfte
14	Aepfelauflauf (-strudel)	56,41	4,57	8,90	28,52	0,35	1,25	10,48	20,42	65,43	2,87	2026	Desgl. unter Zusatz von Aepfeln
15	Griespudding	67,30	5,55	5,20	20,25	0,25	1,45	16,97	15,90	61,94	4,43	1438	Griesmehl und Milch. Eier, Butter, Zucker
16	Semmelpudding	46,00	7,30	7,60	37,50	0,80	1,30	13,52	14,08	69,44	2,41	2373	Semmel

3. Gekochtes Gemüse und gekochtes Obst.

Nummer	Bezeichnung	Wasser %	Stickstoff-Substanz %	Fett %	Stickstoff-freie Extraktstoffe %	Rohfaser %	Asche %	Stickstoff-Substanz %	Fett %	Stickstoff-freie Extraktstoffe %	Asche %	Kalorien	Zubereitung
1	Kartoffeln, gekochte	75,20	2,10	0,10	21,00	0,71	0,89	8,47	0,40	84,68	3,59	799	—
2	Kartoffelsalat	70,30	1,60	9,20	17,60	0,55	0,75	5,39	30,98	59,26	2,52	1426	Gekochte Kartoffeln mit Zwiebeln, Essig u. Oel, dazu noch Sahne oder Eigelb
3	Bohnen-Gemüse	86,60	1,80	3,60	6,20	0,54	1,26	13,43	26,87	46,27	9,40	577	Bohnen mit Fett gekocht
4	Salatbohnen, eingemachte	87,48	1,69	2,93	6,62	0,87	0,41	13,50	23,40	52,91	3,28	532	Salatbohnen mit Speck, Mehl u. etwas Fleischextrakt gekocht
5	Erbsen, unreife	81,62	4,50	3,58	7,85	1,92	0,53	24,56	19,50	42,65	2,87	730	Unreife Erbsen, Butter u. etwas Fleischextrakt
6	Erbsen, reife	78,88	5,00	1,82	12,97	0,62	0,71	23,56	8,61	60,74	3,37	774	Reife Erbsen mit Mettwurst u. etwas Fleischextrakt gekocht und durchgeschlagen
7	Desgl. mit Sauerkraut	82,98	2,34	2,60	9,56	1,05	1,47	13,75	14,67	56,25	9,17	628	Erbsen, Sauerkraut u. Speck

[1]) Zu No. 5—16 der Mehlspeisen vergl. Anm. 2, S. 1453. In den gekochten Gemüsen ist die Ausnutzung der Stickstoff-Substanz zu 75 %, die des Fettes zu 90 % und die der Kohlenhydrate zu 85 % angenommen.

Nummer	Bezeichnung	In der natürlichen Substanz						In der Trockensubstanz				Kalorien (reine) in 1 kg der natürlichen Substanz	Zubereitung (ausser verschiedenen Gewürzen und Salz)
		Wasser %	Stickstoff-Substanz %	Fett %	Stickstoff-freie Extraktstoffe %	Rohfaser %	Asche %	Stickstoff-Substanz %	Fett %	Stickstoff-freie Extraktstoffe %	Asche %		
8	Blumenkohl mit gelber Sauce	89,17	2,59	3,95	2,66	0,78	0,85	23,91	36,47	24,59	7,85	515	Blumenkohl, Mehl und Eigelb
9	Grünkohl (Blau- oder Winterkohl)	78,55	2,90	8,73	7,57	1,08	1,17	13,52	40,70	35,28	5,46	1093	Winterkohl mit Fett (Schmalz) oder fettreichem Schweinefleisch gekocht
10	Kohlrabe	79,35	1,95	7,65	9,20	0,98	0,87	9,44	37,05	44,55	4,21	1024	Kohlrabe, Butter (oder sonstiges Fett) u. Mehl
11	Kohlrüben mit Fleisch	86,98	1,76	1,34	8,12	0,54	1,26	13,56	10,32	62,25	9,69	452	Kohlrüben mit etwas Fleisch u. Fett; Strafanstaltsgericht
12	Möhren	85,00	1,10	4,60	7,70	0,69	0,91	7,33	30,67	51,33	6,07	687	Möhren gefettet
13	Desgl. mit Schweinefleisch	85,93	1,41	1,41	9,42	0,44	1,39	10,00	10,01	67,03	9,87	489	Desgl. mit etwas Schweinefleisch zusammen gekocht; Strafanstaltsgericht
14	Rothkohl (-kraut)	87,18	1,09	5,81	4,72	0,89	0,31	8,50	45,32	36,82	2,42	686	Rothkohl gefettet
15	Desgl.	89,75	1,19	2,60	5,14	0,97	0,35	11,56	25,36	50,16	3,40	436	Rothkohl, Schweineschmalz, etwas Schnittäpfel u. Fleischextrakt
16	Rüben (weisse)	88,55	0,73	3,45	5,75	0,91	0,61	6,37	30,13	50,22	5,33	511	Rüben gefettet
17	Sauerkraut	86,41	1,15	3,70	6,80	0,90	1,04	8,46	27,23	50,04	7,65	583	Sauerkraut gefettet u. mit fettem Fleisch gekocht
18	Spargel, gekocht	94,10	1,75	0,39	2,33	1,01	0,51	29,66	5,09	39,49	8,64	168	Nur in Wasser gekocht
19	Spargel mit Sauce	86,53	1,00	6,00	4,55	0,91	1,01	7,42	44,54	33,78	7,50	738	Spargel, Spargelwasser, Butter, Eigelb u. Mehl
20	Spinat	84,18	3,45	5,73	4,95	0,44	1,25	21,81	36,22	31,29	7,90	829	Spinat, Mehl, Butter und etwas Bouillon
21	Weisskraut	86,46	1,45	4,90	4,75	1,31	1,13	10,71	36,19	35,08	8,35	668	Weisskraut, gefettet
22	Wirsing	81,79	2,33	7,23	6,27	1,04	1,04	12,79	39,71	34,43	7,36	965	Wirsing, gefettet
23	Aepfelkompott	75,90	0,35	—	23,20	—	—	1,45	—	96,26	—	896	Durchgeschlagener Aepfelbrei mit Zucker
24	Zwetschenkompott	75,40	0,80	—	23,00	—	—	3,25	—	93,50	—	906	Zwetschen und Zucker

4. Gebackene bezw. geröstete pflanzliche Speisen.

Nummer	Bezeichnung	Wasser %	Stickstoff-Substanz %	Fett %	Stickstoff-freie Extraktstoffe %	Rohfaser %	Asche %	Stickstoff-Substanz %	Fett %	Stickstoff-freie Extraktstoffe %	Asche %	Kalorien	Zubereitung
1	Griessschmarren	48,29	8,00	12,49	29,27	0,30	1,65	15,47	24,16	56,62	3,19	2529	Gries, Milch, Eier, Butter u. etwas Zucker
2	Kartoffeln, geröstet	58,10	2,65	9,72	26,95	1,23	1,85	6,32	23,20	64,32	3,22	1981	In Scheiben oder Schnitzel geschnittene Kartoffeln und Fett
3	Kartoffelschmarren	59,40	5,10	12,80	20,33	1,16	1,21	12,56	31,53	50,07	2,98	2099	Kartoffelbrei, Milch, Butter, Eier
4	Pfannkuchen (Mehl-)	45,80	9,00	20,10	24,10	0,35	1,15	16,45	36,75	44,06	2,10	3038	Mehl und desgl.
5	Desgl. mit Aepfeln (Aepfelkuchen)	54,60	5,10	4,60	24,10	0,43	0,81	11,24	10,13	53,09	1,78	1525	Mehl, desgl. u. Aepfel
6	Desgl. mit Zwetschen (Zwetschenkuchen)	51,60	4,70	3,90	38,47	0,41	0,92	9,71	8,06	79,48	1,90	1994	Mehl, desgl. und Zwetschen

[1] Vergl. Anm 1, S. 1455.

Vorstehende Auslese von zubereiteten Speisen möge genügen, um ein Bild von der Zusammensetzung derselben je nach der Zubereitung zu gewähren. Es ist unmöglich, auch eine nur einigermassen vollständige Uebersicht hierüber zu geben; denn die Kochvorschriften zählen nach Tausenden und werden dazu noch in fast jeder Küche abgeändert. Es sei deshalb nochmals auf die S. 1449 und 1450, Anm. 2 aufgeführten Schriften verwiesen.

Abgänge bei der Zubereitung der Speisen.

Die beim Kochen und Braten von Fleisch in das Wasser bezw. in den Saft austretenden Stoffe werden als Suppen oder Sauce neben dem Fleischrückstand genossen, gehen also nicht verloren. Beim Braten bezw. Rösten dagegen entweichen an sich flüchtige oder durch den Röstvorgang gebildete flüchtige Stoffe, die einen geringen Substanzverlust bedingen, dessen Menge bis jetzt jedoch nicht ermittelt ist.

Die beim Kochen von Fischfleisch bezw. Fischen erhaltene Brühe wird wegen ihres nicht zusagenden Geschmackes nur selten zur Bereitung von Suppen oder Speisen mit verwendet, obschon in dieselbe ebenso wie in die Fleischbrühe von den Schlachtthieren nicht unwesentliche Mengen Nährstoffe übergehen; wir fanden z. B. für die Kochbrühe von 1 kg Schellfisch:

Angewendete Menge Wasser	Je 1 l Kochwasser		Oder in 3,04 l Gesammtabkochwasser von 1 kg Fisch	
	Stickstoff	Salze	Stickstoff	Salze
3,04 l	0,907 g	9,075 g	2,76 g	27,59 g

Bei der Zubereitung pflanzlicher Nahrungsmittel gehen vielfach im Verhältniss zu den vorhandenen Mengen noch wesentlich mehr Nährstoffe verloren.

P. Wagner und K. Schäfer bestimmten z. B. die beim Kochen und Dämpfen von geschälten und ungeschälten Kartoffeln verloren gehenden (d. h. in das Abkochwasser übergehenden) Mengen Kali und Phosphorsäure mit folgendem Ergebniss:

Kartoffeln	Das Abkochwasser von 1 kg Kartoffeln enthielt:			Verlust in Procenten des ursprüngl. Gehaltes:		
	Gesammt-Mineralstoffe	Kali	Phosphorsäure	Gesammt-Mineralstoffe	Kali	Phosphorsäure
1. Ungeschält und gekocht	0,28 g	0,10 g	0,02 g	3,64 %	2,32 %	1,12 %
2. Desgl. und gedämpft	0,09 „	0,03 „	0,005 „	1,17 „	0,69 „	0,03 „
3. Geschält und gekocht	2,15 „	1,25 „	0,35 „	28,86 „	33,33 „	22,87 „
4. Desgl. und gedämpft	0,55 „	0,26 „	0,07 „	7,38 „	6,93 „	4,57 „

Die geschälten Kartoffeln werden durchweg über Nacht oder doch mehrere Stunden unter Wasser gesetzt, um den Schmutz zu entfernen sowie auch um den Geschmack derselben zu verbessern; in dieses Wasser gehen ebenfalls geringe Mengen Nährstoffe über; wir fanden hierin und in dem Abkochwasser von Kartoffeln für je 1 l:

Kartoffel-Waschwasser			Kartoffel-Abkochwasser		
Organische Stoffe	Mit Stickstoff	Unorganische Stoffe	Organische Stoffe	Mit Stickstoff	Unorganische Stoffe
0,724 g	0,041 g	0,571 g	14,235 g	0,622 g	18,547 g

Bei Gemüsen sind die Verluste, die durch Weggiessen des Abkochwassers entstehen, durchweg noch grösser. So giebt H. Grouven an:

	100 g ungekocht, enthielten:			Davon gingen in das Kochwasser über:			
	Stickstoff-Substanz	Stickstofffreie Extraktstoffe	Asche	Erhitzen:	Stickstoff-Substanz	Stickstofffreie Extraktstoffe	Asche
Grüne Bohnen	2,04 g	5,99 g	0,63 g	a) Langsam kochendes Wasser	0,79 g	2,17 g	0,38 g
				b) Sofort „ „	0,54 „	2,23 „	0,25 „
Grüne Erbsen	6,06 g	13,08 g	1,12 g	a) Langsam kochendes Wasser	2,31 g	3,77 g	0,47 g
				b) Sofort „ „	2,09 „	4,05 „	0,62 „
Von 1000 g frischem Spinat gingen ins Kochwasser über					1,68 g	3,52 g	3,38 g

Hiernach wird, wie nach den Ausführungen unter Fleisch (S. 1444) nicht anders erwartet werden kann, aus den Gemüsen durch langsames Erhitzen bis zum Sieden etwas mehr Stickstoff-Substanz (Eiweiss) gelöst, als wenn dieselben gleich von Anfang an mit kochendem Wasser angesetzt werden. Nach den vorstehenden Zahlen werden durch das Kochen von unreifen Bohnen und Erbsen nahezu 30—40 %. der vorhandenen Stickstoff-Verbindungen sowie Kohlenhydrate gelöst, ein Ergebniss, welches nur dadurch erklärt werden kann, dass die unreifen Bohnen und Erbsen verhältnissmässig viel lösliche Stickstoff-(Amido-)Verbindungen und Kohlenhydrate (Zucker, Dextrin) enthalten (vergl. S. 915).

Für Spinat fanden wir fast genau dieselben Zahlen wie H. Grouven; von 1 kg grünem frischem Gemüse gingen nämlich nach hiesigen Untersuchungen in das Abkochwasser über:

Gemüse:	Feste Stoffe im Ganzen	Stickstoff-Substanz	Stickstofffreie Extraktstoffe	Mineralstoffe im Ganzen	Kali	Phosphorsäure
1. Spinat	8,578 g	1,684 g	3,519 g	3,375 g	2,326 g	0,322 g
2. Rübenstengel . .	15,252 „	3,312 „	5,609 „	6,331 „	4,196 „	0,348 „

Nach dem mittleren Gehalt dieser beiden Gemüse sind demnach 9—18 % der Nährstoffe in das Abkochwasser übergegangen.

Aus diesen Untersuchungen folgt, dass man bei Aufstellung genauer Kostsätze überall für die Speisen, von denen das Abkochwasser nicht mitverwendet wird, nicht den vollen Gehalt des verwendeten rohen, ungekochten Antheiles in Ansatz bringen darf, sondern entsprechend weniger; man wird bei Gemüsen durchweg 20 bis 25 % Verlust in Procenten der vorhandenen Nährstoffe rechnen können.

Weiter lässt sich aus vorstehenden Zahlen ermessen, dass die Abkochwässer der Küchen neben den festen Abgängen einen nicht unwesentlichen Antheil an den Verunreinigungen städtischer Abwässer bilden.

Uebersichtstabelle

über Zusammensetzung, Ausnutzungsfähigkeit, Wärmewerth und Preiswerth der menschlichen Nahrungs- und Genussmittel.

Vorbemerkungen zu der Uebersichtstabelle.

In die nachstehende Tabelle habe ich zwei neue Spalten eingefügt, nämlich den Gehalt der Nahrungsmittel an ausnutzbaren Nährstoffen und an Kalorien, welche einiger Erläuterungen bedürfen.

1. Der Gehalt an ausnutzbaren Nährstoffen ist nach den S. 212—251 mitgetheilten Versuchsergebnissen berechnet. Da aber bis jetzt nur wenige Nahrungsmittel für sich gesondert auf ausnutzbaren Antheil — bezw. Menge des durch sie gebildeten Kothes (vergl. S. 252) — untersucht sind, so mussten für die bei weitem meisten Nahrungsmittel Wahrscheinlichkeitswerthe zu Grunde gelegt werden. Diese sind je nach der ähnlichen Beschaffenheit mit den auf Ausnutzung untersuchten Nahrungsmitteln oder nach Beschaffenheit der Nährstoffe in dem betreffenden Nahrungsmittel mehr oder weniger sicher geschätzt worden und mögen diese Werthe, damit sie jedermann nachprüfen kann, hier mitgetheilt werden. Darnach sind die Rohnährstoffe zur Berechnung des procentigen Gehaltes an ausnutzbaren Nährstoffen für die nicht in der Uebersichtstabelle S. 251 aufgeführten Nahrungsmittel mit folgenden Faktoren multiplicirt (siehe nächste Seite oben).

Die so erhaltenen Zahlen für den Gehalt der Nahrungsmittel an ausnutzbaren Nährstoffen sind allerdings nur annähernd richtig, aber sie gestatten doch einen besseren und richtigeren Vergleich zwischen dem Nährwerth der einzelnen Nahrungsmittel, als der Gehalt an Rohnährstoffen.

2. Die Kalorien (Verbrennungs- oder Wärme- oder Energiewerthe) sind nach den S. 372 u. 373 entwickelten Grundsätzen berechnet. Darnach kann man für 1 g Proteïnstoffe statt 5,711 Kalorien unter Abzug des Kalorienwerthes des aus den Proteïnstoffen entstehenden Harnstoffs nur 4,834 Kalorien in Anrechnung bringen oder, wenn man in den Proteïnstoffen durchschnittlich 16% Stickstoff annimmt, für 1 g Stickstoff 30,212 Kalorien. Wenn man mit diesen Werthen die verdauliche Menge eines Nahrungsmittels an Proteïn (bezw. Stickstoff), desgl. die verdauliche Menge Fett mit 9,3, die verdauliche Menge Kohlenhydrate mit 4,0 multiplicirt, so erhält man den physiologischen Nutzwerth eines Nahrungsmittels. M. Rubner[1] hält den Faktor von 4,834 für ausnutzbare Proteïnstoffe statt 5,711 noch für zu hoch, weil ausser Harnstoff auch sonstige Stickstoff-Verbindungen in geringer Menge abgeschieden werden und seine Versuche mit Fleischproteïnstoffen thatsächlich einen geringeren Werth ergeben haben; darnach beträgt der Kalorienwerth von 1 g Proteïn-Stickstoff rund 26,0 oder unter der Annahme von 16% Stickstoff in den Proteïnstoffen für 1 g der letzteren 4,16 Kal.,

---

[1] M. Rubner, Die Gesetze des Energieverbrauchs bei der Ernährung. Leipzig und Wien. 1902, S. 14.

No.	No. der Uebersichtstabelle	Faktoren für Stickstoff-Substanz	Fett	Kohlenhydrate	No.	No. der Uebersichtstabelle	Faktoren für Stickstoff-Substanz	Fett	Kohlenhydrate lösliche	Kohlenhydrate unlösliche
	Thierische Nahrungsmittel:				20	No. 371—386 . .	0,85	0,90	0,98	0,90
1	No. 1—29 . .	0,975[1])	0,950[1])	—	21	„ 388—396 . .	0,85	0,90	0,98	0,90
2	„ 30—44 (ausser				22	„ 397—401 . .	0,85	0,90	0,98	0,90
	No. 37 u. 43)	0,89	0,93	0,99		Pflanzliche Nahrungsmittel:				
3	„ 45—55 . .	0,975	0,95	0,99	23	No. 1—16 . .	0,70	0,30[2])	0,845	
4	„ 56—65 . .	0,89	0,95	0,99	24	„ 31—48 (ausschl. No. 47) . .	0,845	0,40	0,95	
5	„ 66—116 . .	0,97	0,91	0,99	25	„ 49—54 . .	0,81	0,60	0,96	
6	„ 117—135 . .	0,95	0,91	0,99	26	„ 55—80 . .	0,845	0,40 u. 0,90[3])	0,95	
7	„ 135—166 . .	0,975	0,95	0,99						
8	„ 167—174 . .	0,89	0,91	0,95	27	„ 90—95 . .	0,70	0,40	0,97	
9	„ 175—195 . .	0,87	0,95	0,95	28	„ 132—166 . .	0,80	0,70 u. 0,90[3])	0,98 u. 0,95[4])	
10	„ 196—202 . .	0,845	0,91	0,95						
11	„ 206—214 . .	0,96	0,95	0,99	29	„ 167—182 . .	0,78	0,60	0,96	
12	„ 215—218 . .	0,93	0,60	0,95	30	„ 183—257 . .	0,72	0,60	0,84	
13	„ 219—231 . .	0,97	0,60	0,98	31	„ 258—269 . .	0,72	0,60	0,93	
14	„ 232—299	{können sämmtlich als voll ausnutzbar angenommen werden}			32	„ 270—290 . .	0,70	0,60	0,80 Zucker + sonstige Kohlenhydrate + freie Säure	
						Obst und Beerenfrüchte:				
15	„ 300—310 . .	0,97	0,95	0,98	33	No. 291—359 . .	0,75	0,40	0,98 Glukose + Saccharose + Nichtzucker	
16	„ 311—326 . .	0,94	0,95	0,98						
17	„ 327—341 . .	0,93	0,95	0,98		Süssstoffe:				
18	„ 342—345 . .	0,93	0,97	0,98						
19	„ 346—357 . .	0,95	0,90	0,98	34	No. 360—371 . .	0,75	0,40	0,98	

während sich unter der obigen und der ferneren Annahme, dass von Fleischproteïn (bezw. -Stickstoff) 97,5% ausgenutzt werden, $\frac{97{,}5 \times 4{,}834}{100} = 4{,}713$ Kal. berechnet würden. Das ist allerdings ein wesentlich höherer Werth, als M. Rubner aus seinen wirklichen Versuchen ableitet. J. Frentzel und M. Schreuer[5]) finden den physiologischen Nutzwerth des Fleisch-Stickstoffs noch etwas niedriger, nämlich zu 25,62 Kal. für 1 g, während E. Pflüger[6]) aus den Rubner'schen Versuchen unter Zuhülfenahme der Stohmann'schen Werthe 26,76 Kal. für 1 g Fleisch-Stickstoff berechnet. Früher hat M. Rubner[7]) bei einer gemischten Kost den physiologischen Nutzwerth für 1 g Proteïn zu 4,1 Kal., für 1 g Fett zu 9,3 Kal., für 1 g Kohlenhydrate zu 4,1 Kal. angenommen. In einer gemischten Kost kann man nach S. 251 die Ausnutzung des Proteïns zu 85% annehmen; also berechnet

---

[1]) Diese Faktoren bedeuten, dass von 1 Gewtht. Nährstoff der angegebene Bruchtheil ausgenutzt wird; oder wenn man für 100 Thle. rechnen will, so bedeuten die Faktoren bei No. 1, dass in Procenten der Nährstoffe ausgenutzt werden: 97,5% Stickstoff-Substanz und 95,0% Fett u. s. w.
[2]) Für das Fett der Oelsamen ist die Ausnutzung zu 90%, also der Faktor zu 0,90 angenommen.
[3]) 0,40 bezw. 0,70 für die fettarmen und 0,90 für die fettreichen Nahrungsmittel und Konditorwaaren.
[4]) 0,98 für den Zucker, 0,95 für die Stärke etc.
[5]) Archiv f. Anatomie u. Physiologie. Physiol. Abtheil. 1901, 284.
[6]) Pflüger's Archiv f. d. ges. Physiologie 1892, 52, 34.
[7]) M. Rubner in E. v. Leyden's, Ernährungstherapie u. Diätetik 1897, 1. Abth., 1. Bd., 31.

sich nach dem höheren Nutzungswerth für 1 g Proteïnstoffe $\frac{4{,}834 \times 85}{100} = 4{,}109$ Kal., welche Zahl völlig mit der früher von M. Rubner angenommenen Zahl übereinstimmt. Bei den pflanzlichen Nahrungsmitteln ergeben sich dagegen entsprechend der geringeren Ausnutzung noch geringere Werthe (vergl. S. 373).

Da die obigen niedrigeren Kalorienwerthe bis jetzt nur bei Fleischproteïnstoffen ermittelt sind, so glaube ich unter Zugrundelegung von folgenden Durchschnittswerthen für je 1 g Nährstoffe, nämlich:

Proteïn = 4,834 Kal., Fett = 9,300 Kal. und Kohlenhydrate = 4,000 Kal.

doch einen annähernd richtigen Ausdruck für den Gehalt der Nahrungsmittel an Energie- (Kalorien-) Roh- bezw. Reinwerthen zu erhalten. Wenn der Faktor nach S. 282—284 für einen Nährstoff vielleicht etwas zu hoch ist, so ist er für den anderen vielleicht etwas zu niedrig, so dass die Gesammtmenge doch annähernd der Wirklichkeit entspricht.

3. Die Berechnung des Preiswerthes der Nahrungsmittel ist nach den früheren Grundsätzen vorgenommen, nur beziehen sich die Werthe nicht auf rohe, sondern auf ausnutzbare Nährstoffe; sie werden auf diese Weise direkt oder doch wenigstens besser miteinander vergleichbar, als wenn die Zahlen sich auf Rohnährstoffe beziehen (vergl. unter 1 S. 1459). Es kommt bei Berechnung der Nährwertheinheiten in einem Nahrungsmittel einzig darauf an, welches Werthsverhältniss man zwischen den drei werthbestimmenden Nährstoffen Proteïn, Fett und Kohlenhydraten zu Grunde legt; ich habe dieses Werthsverhältniss nach früheren Berechnungen zu 5 : 3 : 1 angenommen. Diese Annahme bezw. dieses Verhältniss ist von einigen Seiten angezweifelt bezw. zu berichtigen gesucht.

So hat Demuth[1]) bei der Berechnung des Nährgeldwerthes der Nahrungsmittel zunächst durch Erhebungen ermittelt, wieviel Nährstoffe man für 1 M. erhält, und im Mittel von 62 thierischen und 48 pflanzlichen Nahrungsmitteln die Menge der für 1 M. erhaltenen Nährstoffe wie folgt gefunden:

	Proteïn	Fett	Kohlenhydrate
In 62 thierischen Nahrungsmitteln	183,24 g	139,16 g	47,87 g
„ 48 pflanzlichen „	187,98 „	65,58 „	1072,35 „
Oder im Mittel der 110 Nahrungsmittel	185,31 g	107,04 g	494,88 g

Den Geldwerth des Fettes berechnet Demuth aus dem Marktpreise des Rapsöles (80 Pf.), Olivenöles (1,30 M.), Rindsfettes (1,20 M.) und Schweineschmalzes (1,60 M. für a 1 kg) und findet so, dass man im Mittel dieser Fette für 1 M. 851,73 g Fett erhalten oder dass 1 g Fett = 0,12 Pf. kostet.

Für den Geldwerth der Kohlenhydrate nimmt Demuth das Verhältniss des Wärmewerthes zwischen diesen und dem Fett an, oder weil Fett beim Verbrennen 2,4-mal so viel Kalorien liefert als Kohlenhydrate, so nimmt er den Geldwerth der Kohlenhydrate 2,4-mal so niedrig, d. h. zu $\frac{0{,}12}{2{,}4} = 0{,}05$ Pf. für 1 g Kohlenhydrate an.

Indem Demuth mit diesen Geldwerthen die oben für 1 M. im Durchschnitt erhaltenen Mengen Fett (107,04 g) und Kohlenhydraten (494,88 g) multiplicirt, erhält er 37,6 Pf., die von 1 M. abzuziehen sind, um den Marktwerth für 185,31 g Proteïn, nämlich 62,4 Pf. zu finden; das macht für 1 g Proteïn 0,33 Pf. Es kostet daher:

	1 g Proteïn	1 g Fett	1 g Kohlenhydrate
Pfennige	0,33	0,12	0,05
Also Werthsverhältniss	6,6 :	2,4 :	1,0

---

[1]) Demuth, Ueber Nährwerth der Nahrungsmittel. Sonderabzug. Frankenthal, Louis Göhring & Co., 1889.

Soweit ist das Demuth'sche Verfahren mit dem meinigen im Wesen gleich und wenn derselbe meine Werthe als willkürliche bezeichnet, so hat er die Ableitung derselben nicht genau geprüft.

Demuth hat zur Ableitung des Werthsverhältnisses eine grössere Anzahl von Nahrungsmitteln benutzt und kommt auf diese Weise zu einem etwas höheren Werth des Proteïns und nach alleiniger Zugrundelegung des Wärmewerthes für Fett — ob mit oder ohne grössere Berechtigung lasse ich dahingestellt — zu einem geringeren Werth.

Weiter hat Demuth zur Berechnung des Nährgeldwerthes nicht rohe, sondern ausnutzbare Nährstoffe zu Grunde gelegt und glaubt auf diese Weise richtigere Werthe zu erhalten. Da aber die Ausnutzungsfähigkeit bis jetzt nur für sehr wenige Nahrungsmittel direkt ermittelt ist, man daher für andere Nahrungsmittel willkürliche — wenn auch mehr oder weniger wahrscheinliche — Ausnutzungskoëfficienten annehmen muss, so kann die Rechnung mit ausnutzbaren Nährstoffen bis jetzt wesentliche Vortheile und eine grössere Richtigkeit kaum gewähren. Man geht bis jetzt ebenso sicher, wenn man mit Rohnährstoffen rechnet, dann aber nur Nahrungsmittel von gleicher oder ähnlicher Beschaffenheit in Vergleich zieht. Nichtsdestoweniger bin auch ich jetzt diesem Vorschlage in nachstehender Uebersichtstabelle gefolgt.

Einen ganz neuen Gesichtspunkt aber haben E. O. Hultgren und E. Landergren[1] in diese Frage hineingebracht. Bei Berechnung des Geldwerthes der Nährstoffe in den Futtermitteln aus den Marktpreisen hatte ich seiner Zeit mit brauchbarem Ergebniss die „Methode der kleinsten Quadrate" angewendet[2]. Diese Methode liess aber bei den menschlichen Nahrungsmitteln im Stich, offenbar weil dieselben von zu verschiedenartiger Beschaffenheit und mit zu grossen Affektionspreisen behaftet sind. Hultgren und Landergren haben nun nicht die Nahrungsmittel als solche, sondern die Menge der Nährstoffe des von 11 Arbeitern verzehrten Kostmasses und dessen verschiedenen Preis in eine Beziehung gebracht und mit diesen Werthen die Rechnung nach der Methode der kleinsten Quadrate ausgeführt, indem sie die in der täglichen Nahrung vorhandene Menge Proteïn $= x$, die des Fettes $= y$, die der Kohlenhydrate $= z$ und die Summe dieser drei Nährstoffmengen $=$ dem Preise der täglichen Nahrung setzen, also:

Arbeiter	In der täglichen Nahrung			Preis Pf.[3]
	Proteïn	Fett	Kohlenhydrate	
I.	105,1 x	+ 87,5 y	+ 458,0 z =	40,4
II.	147,7 x	+ 81,3 y	+ 490,2 z =	49,4
III.	189,6 x	+ 97,5 y	+ 698,0 z =	64,9
IV.	113,9 x	+ 44,5 y	+ 533,0 z =	43,2
V.	128,4 x	+ 94,4 y	+ 548,8 z =	51,7
VI.	156,6 x	+ 72,8 y	+ 529,0 z =	57,3
VII.	116,7 x	+ 96,3 y	+ 508,0 z =	48,1
VIII.	206,8 x	+ 113,4 y	+ 835,9 z =	61,4
IX.	166,4 x	+ 96,0 y	+ 489,2 z =	58,3
X.	172,4 x	+ 114,4 y	+ 584,8 z =	61,6
XI.	246,0 x	+ 130,9 y	+ 842,1 z =	101,3

Indem man diese Gleichungen erst jede mit dem Werth von x (Proteïn) multiplicirt und dann sämmtliche Gleichungen addirt, wird eine I. Hauptgleichung erhalten, und indem

---

[1] Hultgren und Landergren, Untersuchung über die Ernährung schwedischer Arbeiter. Stockholm 1891.

[2] Vergl. d. Verf.'s Chemie d. menschl. Nahrungs- u. Genussmittel, 3. Aufl. 1889, Anhang.

[3] Die Angaben in Oere habe ich in Deutsche Reichswährung umgerechnet, indem 1 Oere $= 1^1/_8$ Pf. angenommen ist.

man dann in derselben Weise die Rechnungen mit den Werthen von y, zuletzt von z durchführt, eine II. und III. Hauptgleichung, nämlich:

I. Hauptgleichung 1938,87 x + 1148,39 y + 7085,47 z = 703,76
II.   „   1148,38 x +   710,68 y + 4233,19 z = 421,24
III.   „   7085,47 x + 4233,19 y + 26418,09 z = 2587,50

Hieraus werden die drei Unbekannten in üblicher Weise berechnet, und man erhält in diesem Falle:

x = 1 g Proteïn   = 0,227 oder Verhältniss rund 9
y = 1 „ Fett   = 0,078   „   „   „   3
z = 1 „ Kohlenhydrate = 0,024 „   „   „   1

Dieses Werthverhältniss von Proteïn : Fett : Kohlenhydrate wie 9 : 3 : 1 ist nicht sehr wahrscheinlich und rührt wohl daher, dass die Anzahl der ermittelten Grundgleichungen (11) zu gering ist[1].

A. Krämer[2]) findet allerdings aus den wirklichen Marktpreisen für Fleisch, wenn er für das Fett 1 Fr. 20 Cts. (= rund 1 M.) zu Grunde legt, diesen Werth vom Gesammtpreis abzieht, folgende Preise für je 1 kg Stickstoff-Substanz des Fleisches

Fetter Ochs		Mittelfetter Ochs		Magerer Ochs	
Halsstück	Lendenstück	Kinnbacken	Lendenstück	Halsstück	Lendenstück
4,65 bis 13,45 M.		2,25 bis 13,55 M.		4,70 bis 12,89 M.	

oder im Mittel von 18 Sorten Fleisch für 1 kg Proteïn 7,35 M., also für Proteïn rund einen 7-mal so hohen Preis als für Fett. Dieser hohe Preis für 1 kg Stickstoff-Substanz im Fleisch hat sich vorwiegend dadurch ergeben, dass A. Krämer 1 kg Fett nur zu 1,00 M. angesetzt und in Abzug gebracht hat, während der Preis für 1 kg Speisefett, von Butterfett abgesehen, zwischen 1,20—1,60 M. beträgt. Aber auch wenn man für 1 kg Fett solche Preise annimmt, stellt sich für 1 kg Proteïn im Fleisch ein verhältnissmässig höherer Preis als in anderen Nahrungsmitteln heraus, nämlich nach S. 552:

Fleisch	Milch[3])	Käse[3])
7,0—8,0 M.	2,5—3,0 M.	3,0—5,0 M.

Da zur Zeit 1 kg Zucker 0,50 M., 1 kg Stärkemehl 0,40—0,60 Mark kostet, so wird man nicht weit fehl gehen, wenn man für die Preise der 3 hauptsächlichsten Nährstoffe, die mehr oder weniger gleichmässig mit geringen Fabrikationsunkosten belegt sind, folgende Preise für je 1 kg ansetzt:

Proteïn	Fett	Kohlenhydrate
2,50—4,00 M.	1,20—1,80 M.	0,40—0,60 M.

oder ein Werthsverhältniss von rund

5 bezw. 7   :   3   :   1

---

[1]) Immerhin verdient der neue Gedanke von Hultgren und Landergren alle Beachtung; denn wenn man aus einer viel grösseren Anzahl von täglichen Kostsätzen und deren Preisen die drei Hauptgleichungen ableitete, würde man um so wahrscheinlichere Werthe erhalten, je grösser die Anzahl der beobachteten Fälle ist; und würde man für die betreffenden Kostsätze gleichzeitig die Ausnutzungsgrösse der einzelnen Nährstoffe ermitteln, so würde man auch das Werthsverhältniss der wirklich ausgenutzten (verdauten) Nährstoffe finden, eine Aufgabe, welche der Verfasser weiter zu verfolgen gedenkt; denn unter allen Verfahren, das Geldwerthsverhältniss von Proteïn : Fett : Kohlenhydrate aus den Marktpreisen abzuleiten, muss die Methode der kleinsten Quadrate bei einer genügenden Anzahl von Feststellungen (Grundgleichungen) das wahrscheinlichste Mittel liefern.

[2]) Nach einem Sonderabdruck aus dem Landw. Jahrbuch d. Schweiz. 1892.

[3]) Bei Milch und Käse ist ausser dem Werthe des Fettes selbstverständlich auch der des Milchzuckers in Abzug gebracht.

Der 7-fache Werth des Proteïns von dem der Kohlenhydrate leitet sich indess aus Nahrungsmitteln ab, die gerade wegen ihres zusagenden Geschmackes und der leichten Ausnutzung bezw. sonstigen günstigen Eigenschaften besonders gesucht und geschätzt sind.

In den pflanzlichen Nahrungsmitteln kann das Proteïn den Kohlenhydraten gegenüber ohne Zweifel nicht diesen höheren Werth beanspruchen.

Bei den thierischen Futtermitteln hat sich z. Z. nur ein Werthsverhältniss von Proteïn : Fett : Kohlenhydraten wie 3 : 3 : 1 oder gar nur von 2 : 2 : 1 herausgestellt.

Wollte man die Verbrennungswärme (Energiewerthe) als Werthsmassstab zu Grunde legen, so würde man erhalten:

	Proteïn	Fett	Kohlenhydrate
Je 1 g liefert Kalorien	4,834[1])	9,300	4,000
Kalorien-Verhältniss	1,2 :	2,3 :	1,0

Darnach würde Proteïn nur etwas höher als Kohlenhydrate und Fett fast doppelt so hoch als Proteïn zu bewerthen sein. Dieses Verhältniss widerspricht aber völlig den thatsächlichen Marktpreisen und ist auch schon um desswillen unhaltbar, weil das Proteïn ausser der Wärmebildung im Körper noch andere wichtige Aufgaben (Blut- und Muskel-Bildung, Enzymabsonderung für die Verdauung, Sauerstoffbindung etc.), für welche Fett und Kohlenhydrate nicht oder nur indirekt in Betracht kommen, zu erfüllen hat. Andererseits aber dürfte es nicht gerechtfertigt sein, dem Proteïn wegen seines verhältnissmässig niedrigen Energiewerthes (d. h. wegen seines verhältnissmässig geringen Antheiles an der Wärmebildung) den 7—9-fachen Werth der Kohlenhydrate beizulegen. Das Fett aber kann nach seinem Energiewerthe mindestens den 2,3—2,5-fachen Werth der Kohlenhydrate beanspruchen und ist die Annahme eines 3-fachen Werthes desshalb gerechtfertigt, weil es das Volumen der Nahrung gegenüber den Kohlenhydraten in zusagender Weise herabsetzt. Aus allen diesen Gründen scheint für die menschlichen Nahrungsmittel ein Werthsverhältniss zwischen:

Proteïn : Fett : Kohlenhydraten wie 5 : 3 : 1

noch immer eine sachgemässe Grundlage für sich zu haben, und zwar um so mehr, als es sich auch im grossen Durchschnitt aus den wirklichen Marktpreisen ergiebt[2]).

Mit Hülfe dieser Werthszahlen lassen sich dann die Preiswertheinheiten[3]) in 1 kg durch Multiplikation des Gehaltes an Proteïn, Fett und Kohlenhydraten mit 5 bezw. 3 bezw. 1 leicht berechnen, jedoch erhält man auch hier vergleichbarere Werthe, wenn man nicht den Gehalt an rohen, sondern an verdaulichen Nährstoffen zur Berechnung heranzieht.

Wenn z. B. je 1 kg enthält:

	Mittelfettes Rindfleisch	Weizenmehl (feines)
Verdauliches Proteïn	196,0 g	86,5 g
Verdauliches Fett	70,3 „	8,5 „
Verdauliche Kohlenhydrate	—	736,2 „

so berechnen sich die ausnutzbaren Preiswertheinheiten wie folgt:

	Mittelfettes Rindfleisch	Weizenmehl (feines)
Proteïn	$196,0 \times 5 = 980,0$	$86,5 \times 5 = 432,5$
Fett	$70,3 \times 3 = 210,9$	$8,5 \times 3 = 25,5$
Kohlenhydrate	—	$736,2 \times 1 = 736,2$
Also im Ganzen Preiswertheinheiten für 1 kg	1190,9	1194,2
Wenn diese kosten	2,00 M.	0,30 M.
so erhält man für 1 M. Preiswertheinheiten:	$\dfrac{1190,9 \times 100}{200} = 595$	$\dfrac{1194,2 \times 100}{30} = 3981$

---

[1]) Nach Abzug des aus demselben entstehenden Harnstoffes (S. 372).

[2]) Als weiteren Grund für den 5-fachen Werth des Proteïns von dem der Kohlenhydrate lässt sich auch noch anführen, dass in den Pflanzen im Allgemeinen auf 5 Thle. Kohlenhydrate 1 Thl. Proteïn vorkommt und wir durchweg die Gegenstände im umgekehrten Verhältniss zu der Grösse ihres Vorkommens in der Natur und nach der Höhe ihrer Verwerthung zu bezahlen pflegen.

[3]) Diese Benennung von Th. Pfeiffer an Stelle von Nährwertheinheiten erscheint richtiger, weil die Verhältnisszahlen aus den Marktpreisen und nicht aus dem wirklichen Nährwerth abgeleitet sind.

Leider habe ich bei vielen Nahrungsmitteln nicht die Preise ermitteln können; bei den meisten derselben sind sie ausserdem örtlich wie zeitlich sehr schwankend und haben die Werthe, wie viel Preiswertheinheiten man für 1 M. erhält, nur einen bedingungsweisen Werth. Man braucht aber nur die in 1 kg erhaltenen ausnutzbaren Nährstoffe mit 100 zu multipliciren und durch den Preis für 1 kg in Pfennigen zu dividiren, um mit Leichtigkeit in jedem einzelnen Falle selbst zu berechnen, wieviel Preiswertheinheiten man unter den obwaltenden Verhältnissen für 1 M. erhält.

Dieses Verfahren liefert daher recht übersichtliche Beziehungen zwischen dem Nährstoffgehalt und den Preisen der Nahrungsmittel, nur ist, wenngleich die Werthe sich auf ausnutzbare, daher an sich vergleichbare Nährstoffe beziehen, zu beachten, dass

1. nur Nahrungsmittel von gleicher oder ähnlicher Beschaffenheit und Konstitution mit einander verglichen werden dürfen, weil die einzelnen Nahrungsmittel oder Nahrungsmittelgruppen ausser durch grössere oder geringere Ausnutzbarkeit durch besondere Eigenschaften ausgezeichnet sind, welche sie uns für den Genuss mehr oder weniger werthvoll erscheinen lassen. Aus dem Grunde sind von vornherein, was die Menge der für 1 M. erhaltenen ausnutzbaren Preiswertheinheiten anbelangt, thierische und pflanzliche Nahrungsmittel scharf auseinanderzuhalten; und unter den thierischen Nahrungsmitteln dürfen wiederum nur die Fleischsorten und die Milcherzeugnisse unter sich, unter den pflanzlichen Nahrungsmitteln wiederum nur die Erzeugnisse aus Getreidearten oder aus Hülsenfrüchten, oder die Gemüsearten unter sich in Vergleich gezogen werden;
2. dass alle diejenigen Bestandtheile unserer Nahrung, welche fast ausschliesslich oder ganz als Genussmittel dienen, einstweilen von einer Preiswerthsberechnung ausgeschlossen werden.

Mag aber das vorstehende Verfahren auch noch viele Mängel und Ungenauigkeiten an sich haben, so lassen sich doch mit Sicherheit folgende Schlussfolgerungen aus demselben ziehen[1]):

1. Die Nährstoffe in den thierischen Nahrungsmitteln werden durchweg 3—5 mal so hoch bezahlt als in den pflanzlichen, was ohne Zweifel mit dem höheren Nähr- bezw. Genusswerth der ersteren zusammenhängt.
2. Unter den Fleischsorten sind die fetten Stücke preiswürdiger als die mageren. Das hat wohl darin seinen Grund, dass die fettreichen Fleischstücke bei annähernd gleichem Gehalt an Protein mehr Fett und weniger Wasser enthalten.
3. In den gangbaren Fischsorten (Schellfisch, Häring u. a.) stellt sich der Preis der Nährstoffe sehr niedrig, in Wild und Geflügel dagegen sehr hoch. In verschiedenen Fleischdauerwaaren, Würsten u. s. w. werden die Nährstoffe vielfach theurer bezahlt, als in dem frischen Fleisch.
4. Milch und Milcherzeugnisse, besonders Magermilch und die fettärmeren Käsesorten, sind verhältnissmässig billige thierische Nahrungsmittel und verdienen für die Massenernährung alle Beachtung.
5. Unter den pflanzlichen Nahrungsmitteln stehen Hülsenfrüchte, Kartoffeln und Roggen bezw. dessen Mehl bezüglich der Preiswürdigkeit oben an. Im Brot zahlen wir die Nährstoffe doppelt so hoch wie in den zugehörigen Mehlen, ein Beweis dafür, welchen Werth wir auf eine schmackhafte, die Ausnutzung unterstützende Zubereitung legen.
6. Die Gemüse bilden durchweg sehr theuere Nahrungsmittel; ja in manchen derselben, wie Blumenkohl, Spargel, Teltower Rübchen, Rosenkohl u. a., stellen sich die Nährstoffe höher als im Fleisch, eine Thatsache, die zeigt, wie fehlerhaft es ist,

---

[1]) Vergl. des Verfassers: Proz. Zusammensetzung und Nährgeldwerth der menschlichen Nahrungsmittel. Graphische Darstellung. 8. Aufl. Berlin, Julius Springer, 1902.

wenn Hausfrauen, die mit der täglichen Ausgabe rechnen müssen, diese feinen Gemüse in der Annahme kaufen, dass eine grosse Masse auch viel Nährstoffe enthalten müsse.

Diese und andere Unterschiede im Preiswerth der einzelnen Nahrungsmittel[1]) sind so gross, dass sie selbst bei zeitlichen wie örtlichen Verschiebungen der Marktpreise bestehen bleiben und uns zeigen, wie hoch wir neben den eigentlichen Nährstoffen die sonstigen zusagenden Eigenschaften eines Nahrungsmittels schätzen.

Zwar hat für einen grossen Theil der menschlichen Gesellschaft die Berücksichtigung dieses Umstandes keine oder nur eine untergeordnete Bedeutung; allein in einer Zeit, wo das Leben an den Einzelnen wie an die Gesammtheit die grössten Anforderungen stellt, wo jeder im Kampf ums Dasein seine volle körperliche wie geistige Kraft entfalten muss, kann es für viele Menschen nicht gleichgültig sein, zu erwägen, wie und auf welche Weise der Organismus am zweckmässigsten (d. h. am besten und billigsten) leistungsfähig erhalten werden kann.

Geradezu von der grössten Bedeutung ist diese Frage für die arbeitende Klasse, für die Massenernährung in öffentlichen Anstalten, in der Volksküche, in den Arbeiter-Menagen etc., in denen, wie C. Flügge richtig sagt, „auf eine Befriedigung der Geschmacksgelüste weit weniger Rücksicht genommen zu werden braucht, als auf eine zureichende, den Körperbestand erhaltende und dabei möglichst billige Kost". Auch lässt sich, wenn erst die nöthige Menge Nährstoffe gegeben und vorhanden ist, die grössere Schmackhaftigkeit derselben bald und mitunter durch recht einfache Mittel erreichen.

---

[1]) Vergl. Anm. 1 S. 1465.

Uebersichtstabelle

über Zusammensetzung, Ausnutzungsfähigkeit, Wärmewerth und Preiswerth der menschlichen Nahrungs- und Genussmittel.

Thierische Nahrungsmittel.
Fleisch und Fleischwaaren.

Fleisch von landwirthschaftlichen Schlachtthieren. (Essbarer Theil.)

No.	Bezeichnung	Rohnährstoffe Wasser %	Stickstoff-Substanz %	Fett %	Kohlen-hydrate %	Asche %	Ausnutzbare Nährstoffe Stickstoff-Substanz %	Fett %	Kohlen-hydrate %	Nährstoffverhältniss[1]: stickstoffhaltig : stickstofffrei wie 1:	Kalorien in 1 kg rohe Kal.	reine Kal.	Ausnutzbare Preiswertheinheit. in 1 kg	Marktpreis[2] für 1 kg Pfg.	Für 1 Mk. erhält man ausnutzbare Preiswertheinheiten
1	Rindfleisch fett	56,20	18,00	25,00	—	0,80	17,55	23,75	—	3,4	3195	3057	1590	190	837
2	Rindfleisch mittelfett	71,50	20,10	7,40	—	1,00	19,60	7,03	—	0,9	1660	1601	1191	200	595
3	Rindfleisch mager	75,50	20,50	2,80	—	1,20	19,99	2,66	—	0,3	1251	1214	1079	280	308
4	Rindfleisch (vgl. S. 465) I. Klasse	66,00	19,50	13,50	—	1,00	19,01	12,83	—	1,7	2198	2112	1335	260	514
5	II. "	61,00	18,00	20,00	—	0,90	17,55	19,00	—	2,7	2730	2615	1447	200	724
6	III. "	55,70	16,50	27,00	—	0,80	16,09	25,65	—	4,0	3309	3163	1574	190	828
7	IV. "	62,10	18,50	18,50	—	0,90	18,04	17,58	—	2,4	2615	2507	1429	175	817
8	Kalbfleisch (vgl. S. 468) I. Klasse	71,00	19,95	8,00	—	1,05	19,45	7,60	—	1,0	1709	1647	1200	220	546
9	II. "	70,00	20,00	9,00	—	1,00	19,50	8,55	—	1,1	1804	1738	1231	200	616
10	III. "	69,00	19,50	10,50	—	1,00	19,01	9,98	—	1,3	1919	1847	1250	190	658
11	IV. "	73,60	19,80	5,50	—	1,10	19,31	5,23	—	0,7	1469	1420	1122	180	624
12	Desgl., ganz mager	77,80	20,00	1,00	—	1,20	19,50	0,95	—	0,1	1060	1031	1004	220	456
13	Ziegenfleisch	73,80	20,65	4,30	—	1,25	20,13	4,09	—	0,5	1398	1353	1129	—	—
14	Schaf- (Hammel-)fleisch (vgl. S. 471) I. Klasse	55,25	16,85	27,00	—	0,90	16,43	25,65	—	4,5	3326	3180	1591	200	796
15	II. "	51,00	14,50	33,60	—	0,90	14,14	31,92	—	5,6	3826	3652	1665	180	925
16	III. "	58,50	16,50	24,10	—	0,90	16,09	22,90	—	3,6	3039	2908	1492	170	877
17	Desgl. fett	52,30	17,00	29,80	—	0,90	16,58	28,31	—	4,3	3593	3434	1678	180	933
18	Desgl. mager	76,00	17,00	5,80	—	1,20	16,58	5,51	—	0,8	1361	1314	994	200	497
19	Schweinefleisch (vgl. S. 474) I. Klasse	57,40	17,65	24,00	—	0,95	17,21	22,80	—	3,3	3085	2952	1544	200	772
20	II. "	51,50	15,10	32,50	—	0,80	14,72	30,97	—	5,3	3761	3592	1665	180	925
21	III. "	52,50	16,20	30,60	—	0,70	15,80	29,07	—	4,6	3629	3467	1662	170	978
22	IV. "	45,30	12,70	41,30	—	0,70	12,38	39,24	—	7,9	4455	4249	1796	170	1057
23	Desgl. fett	47,50	14,50	37,30	—	0,70	14,14	35,44	—	6,3	4170	3979	1770	180	983
24	Desgl. mager	72,50	20,10	6,30	—	1,10	19,60	5,99	—	0,7	1557	1504	1160	200	552
25	Pferdefleisch	74,20	21,50	2,50	0,80 (Glykogen)	1,00	20,96	2,38	0,76	0,3	1304	1265	1127	70	1610

Schlachtabgänge der landwirthschaftlichen Schlachtthiere[3].

26	Blut	80,82	18,12	0,18	0,03	0,85	17,67	0,17	0,03	0,03	893	871	889	—	—
27	Kalbshirn	80,96	9,02	8,64	—	1,38	8,79	8,21	—	2,3	1240	1188	686	150	457
28	Kalbsmilch (Bröschen)	70,00	28,00	0,40	—	1,60	27,30	0,38	—	0,03	1391	1355	1376	220	626

[1] Für ausnutzbare Nährstoffe.
[2] Die Marktpreise verstehen sich überall für den essbaren Antheil nach Abzug der Abfälle.
[3] Die inneren, geniessbaren Theile der Schlachtthiere unterscheiden sich in ihrer chemischen Zusammensetzung nur wenig von einander, weshalb ich hier nur deren Durchschnittszahlen aufführe. Der Fettgehalt richtet sich wesentlich nach dem Mastzustande der Thiere.

No.	Bezeichnung	Rohnährstoffe					Ausnutzbare Nährstoffe			Nährstoffverhältniss stickstoffhaltig : stickstofffrei wie 1 :	Kalorien in 1 kg		Ausnutzbare Preiswertheinheit. in 1 kg	Marktpreis für 1 kg Pfg.	Für 1 Mk. erhält man ausnutzbare Preiswertheinheiten
		Wasser %	Stickstoff-Substanz %	Fett %	Kohlenhydrate %	Asche %	Stickstoff-Substanz %	Fett %	Kohlenhydrate %		rohe Kal.	reine Kal.			
29	Zunge (Hammel, Kalb und Rind)	65,62	15,69	17,64	0,05	1,00	15,30	16.76	0,05	2,8	2401	2300	1268	160	793
30	Lunge	79,89	15,21	2,47	0,56	1,87	13,54	2,30	0,55	0,5	987	890	752	40	1880
31	Herz	71,07	17,55	10,12	0,31	0,95	15,62	9,41	0,31	1,5	1802	1643	1066	75	1422
32	Niere	75,55	18,43	4,45	0,38	1,19	16,40	4,14	0,38	0,7	1320	1193	948	150	632
33	Milz	75,47	17,77	4,19	1,01	1,56	15,82	3,90	1,00	0,7	1289	1167	918	—	—
34	Leber	71,55	19,92	3,65	3,33	1,55	17,73	3,39	3,30	0,7	1436	1304	1021	150	681
35	Euter { milchreich	39,45	10,15	27,93	21,39	1,08	9,03	25,97	21,18	9,5	3944	3699	1442	80	1803
36	Euter { milcharm	74,36	10,68	13,42	1,58	0,96	9,51	12,48	1,56	3,4	1828	1683	866	100	866
37	Knochen	25,00	15,50	17,00	—	42,50	—	—	—	—	2330	—	—	30	—
38	Knochenmark	4,66	3,17	89,91	—	2,26	2.82	83,62	—	74,1	8515	7913	2650	250	1060
39	Knorpeln (Kalbsfüsse + anhaft. Fett)	63,84	23,00	11.32	—	0,84	20,47	10,53	—	1,3	2165	1969	1339	60	2232
40	Schweineschwarte	51,75	35,32	3,75	—	9,18	31,43	3,49	—	0.3	2056	1844	1676	—	—
41	Fettgewebe	11,88	2,27	85,43	—	0,42	2,02	79,45	—	98,3	8055	7486	2485	130	1911
42	Rindstalg	1,33	0,44	98,15	—	0,08	0,39	91,28	—	585,1	9149	8508	2758	110	2507
43	Schweineschmalz	0,70	0,26	99,04	—	—	0,23	95,08	—	1033,5	9223	8854	2864	160	1790
44	Grieben (Griebenkuchen)	9,52	58,25	25,04	—	6,72	51.84	23,29	—	1,1	5144	4672	3291	—	—
	Fleisch von Wild und Geflügel (vergl. S. 478).															
45	Hase	74,16	23,34	1,13	0,19	1,18	22,76	1,07	0,19	0,1	1241	1207	1172	350	335
46	Kaninchen (sog. Lapins) fett	66,85	21,47	9,76	0,75	1,17	20,93	9,27	0,74	1,1	1975	1903	1332	150	888
47	Reh	75,76	19,77	1,92	1,42	1,13	19,28	1,82	1,41	0,3	1191	1158	1033	450	229
48	Haushuhn { mager	76,22	19,72	1,42	1,27	1,37	19,23	1,35	1,26	0,2	1136	1106	1015	200	508
49	Haushuhn { fett	70,06	18,49	9,34	1,20	0,91	18,03	8,87	1,19	1,3	1810	1744	1179	220	536
50	Junger Hahn, fett	70,03	23,32	3,15	2,48	1,01	22,74	2,99	2.47	0,4	1520	1476	1251	250	501
51	Truthahn, mittelfett	65,60	24,70	8,50	—	1,20	24,08	8,07	—	0,8	1984	1914	1446	220	657
52	Ente (wilde)	70,82	22,65	3,11	2,33	1,09	22,08	2,95	2,31	0.4	1477	1434	1216	400	304
53	Gans, fett	38,02	15,91	45.59	—	0,48	15,51	43,31	—	7,0	5009	4778	2075	260	798
54	Feldhuhn	71,96	25,26	1,43	—	1,39	24,63	1,36	—	0,1	1354	1317	1272	—	—
55	Taube	75,10	22,14	1,00	0,76	1,00	21,59	0,95	0,75	0,1	1194	1162	1136	—	—
56	Krammetsvogel	73,13	22,19	1,77	1,36	1,50	21,64	1,68	1,35	0,3	1292	1256	1146	—	—
	Innere Theile von Wild und Geflügel.															
57	Hase { Lunge	78,56	18,17	2,18	—	1,16	16,17	2,07	—	0,3	1081	974	871	—	—
58	Hase { Herz	77.57	18,82	1,62	0,86	1,13	16,75	1,54	0,85	0,3	1095	987	892	—	—
59	Hase { Niere	75,17	20,11	1,82	1,53	1,36	17,90	1,73	1,51	0,3	1203	1086	962	—	—
60	Hase { Leber	73,81	21,84	1,58	1,09	1,68	19,44	1,50	1,08	0,2	1246	1122	1028	—	—
61	Kaninchen, Leber	68,73	22,04	2,21	5,32	1,70	19,62	2,10	5,27	0,5	1480	1355	1097	—	—
62	Gesammte innere Theile { von einem fett. Huhn	59,70	17,63	19,30	2,26	1,16	15,69	18,33	2,24	3,1	2737	2553	1357	—	—
63	Gesammte innere Theile { mageren Hahn	74,52	18,79	2,41	3,00	1,28	16,72	2,29	2,97	0,5	1252	1140	934	—	—

Uebersichtstabelle.

No.	Bezeichnung	Wasser %	Rohnährstoffe Stickstoff-Substanz %	Fett %	Kohlenhydrate %	Asche %	Ausnutzbare Nährstoffe Stickstoff-Substanz %	Fett %	Kohlenhydrate %	Nährstoffverhältniss stickstoffhaltig : stickstofffrei wie 1 :	Kalorien in 1 kg rohe Kal.	reine Kal.	Ausnutzbare Preiswertheinheit. in 1 kg	Marktpreis für 1 kg Pfg.	Für 1 Mk. erhält man ausnutzbare Preiswertheinheiten
64	Fette Gans { Lunge, Leber u. Herz	70,63	15,13	6,62	6,37	1,25	13,47	6,29	6,31	1,6	1601	1488	925	—	—
65	Magen	71,43	20,84	5,33	1,44	0,95	18.55	5,06	1,43	0,8	1561	1424	1094	—	—

Fleisch von Fischen (vergl. S. 481).

No.	Bezeichnung	Wasser	Stickstoff-Subst.	Fett	Kohlenh.	Asche	Stickstoff-Subst.	Fett	Kohlenh.	N-Verh.	rohe	reine	Ausn.	Preis	Einh.
	Fettreiche Fische:														
66	Lachs oder Salm	64,00	21,14	13,53	—	1,22	20,51	12,31	—	1,5	2280	2136	1395	750	186
67	Flussaal	58,21	12,24	27,48	—	0,87	11,87	25,01	—	5,2	3147	2900	1344	200	672
68	Meeraal	72,90	17,96	7,82	—	1,00	17.42	7,12	—	1,0	1595	1504	1085	—	—
69	Häring	75,09	15,44	7,63	—	1,64	14,98	6,94	—	1.2	1456	1370	957	45	2127
70	Strömling	74,44	19,36	4,92	—	1,47	18,78	4,48	—	0,6	1393	1324	1073	—	—
71	Weissfisch	72,80	16,81	8,13	—	3,25	16.31	7,40	—	1,1	1569	1477	1037	—	—
72	Makrele	70,80	18,93	8,85	—	1,38	18,36	8,05	—	1,1	1738	1636	1159	—	—
73	Heilbutte (amerikan. Pferdezunge)	75,24	18,53	5,16	—	1,06	17,97	4,70	—	0,6	1376	1306	1039	—	—
74	Alse	70,44	18,76	9,45	—	1,35	18,20	8,60	—	1,2	1786	1680	1168	—	—
75	Gemeiner Maifisch	63,90	21,88	12,85	—	1,26	21,22	11,69	—	1.4	2253	2113	1412	—	—
76	Karpfen { gefüttert	73,47	16,67	8,73	—	1,22	16,17	7,94	—	1,2	1618	1520	1047	280	374
77	nichtgefütt.	77,91	18,96	1,85	—	1,28	18,39	1,68	—	0,2	1089	1045	970	250	388
78	Brasse	78,70	16,18	4,09	—	1.02	15,69	3,72	—	0,6	1162	1104	896	—	—
	Fettarme Fische:														
79	Hecht	79,63	18,42	0,53	—	0,96	17,87	0,48	—	0.7	940	909	908	200	454
80	Gem. Schellfisch	81,50	16,93	0,26	—	1,31	16,42	0 24	—	0.04	843	816	828	110	753
81	Kabliau oder Dorsch	82,42	15,97	0,31	—	1,29	15,49	0,28	—	0,04	801	775	783	125	626
82	Flussbarsch	79,48	18,93	0,70	—	1,29	18,36	0,64	—	0,1	980	947	937	—	—
83	Scholle oder Kliesche	80,83	16,49	1,54	—	1,00	16,00	1,40	—	0,2	940	904	842	125	674
84	Seezunge	82,67	14,60	0,53	—	1,42	14,16	0,48	—	0,1	755	729	722	360	201
85	Rochen	77,67	19,51	0,90	—	1,11	18,92	0,83	—	0,1	1028	992	971	—	—
86	Gründling	78,95	16,66	1,86	—	2,39	16,16	1,69	—	0,3	978	938	859	—	—
87	Flunder	84,00	14,03	0,69	—	1,28	13,61	0,63	—	0,1	742	716	699	—	—
88	Saibling oder Forelle	77,51	19,18	2,10	—	1,21	18,60	1,91	—	0,3	1122	1077	987	—	—
89	Lachsforelle	80,50	17,52	0,74	—	0,80	16,99	0,67	—	0,1	916	884	870	310	280
90	Stör	78,90	18,08	0,90	—	1,43	17,54	0,82	—	0,1	958	924	902	—	—
91	Stint	81,50	15,72	1,00	—	0,76	15,25	0,91	—	0,1	853	822	790	—	—
92	Plötze	80,50	16,39	1,08	—	1,23	15,90	0,98	—	0,1	893	860	824	—	—
93	Gemeiner Merlan	80,70	16,15	0,46	—	1,44	15,67	0,42	—	0,1	823	797	796	—	—
94	Schwarzer Merlan	80,10	17,84	0,36	—	0,97	17,30	0,33	—	0,05	896	867	875	—	—
95	Meeräsche	79,30	18,32	1,22	—	1,09	17,77	1,11	—	0,2	999	962	922	—	—
96	Schleie	80,00	17,47	0,39	—	1,66	16,95	0,35	—	0,05	880	852	858	260	330
97	Steinbutte	77,60	18,10	2,28	—	0,74	17,56	2,07	—	0,3	1087	1041	940	500	188

Fisch-Dauerwaaren (vergl. S. 484).

| 98 | Schellfisch { getrocknet (Stockfisch) | 16,16 | 81,54 | 0,74 | — | 1,56 | 79,09 | 0,67 | — | 0,02 | 4010 | 3885 | 3975 | 140 | 2839 |
| 99 | desgl. und geräuchert | 17,21 | 72,37 | 2,47 | — | 8,35 | 70,20 | 2,25 | — | 0,1 | 3728 | 3604 | 3577 | — | — |

No	Bezeichnung	Rohnährstoffe					Ausnutzbare Nährstoffe			Nährstoffverhältniss stickstoffhaltig : stickstofffrei wie 1 :	Kalorien in 1 kg		Ausnutzbare Preiswertheinheit. in 1 kg	Markpreis für 1 kg	Für 1 Mk. erhält man ausnutzbare Preisw.-rtheinheiten
		Wasser %	Stickstoff-Substanz %	Fett %	Kohlen-hydrate %	Asche %	Stickstoff-Substanz %	Fett %	Kohlen-hydrate %		rohe Kal.	reine Kal.		Pfg.	
100	Schellfisch, geräuch.	72,83	23,38	0,17	—	3,60	22,68	0,15	—	0,02	1146	1110	1138	—	—
101	Amerikan. Schellfisch (Heilbutte) . . .	49,29	20,72	15,00	—	14,99	20,10	13,65	—	1,7	2397	2241	1414	—	—
102	Laberdan, gesalzener Kabliau	50,54	27,07	0,36	—	22,10	26,26	0,33	—	0,03	1342	1300	1323	80	1653
103	Hä-ring { gesalzen (Pökelhäring)	46,23	18,90	16,89	1,57	16,41	18,33	15,37	1,55	2,2	2546	2377	1393	110	1266
104	geräuchert (Bücklinge)	69,49	21,12	8,51	—	1,24	20,49	7,74	—	0,9	1812	1710	1257	150	838
105	Sardelle, gesalzen .	51,77	22,30	2,21	—	23,27	21,63	2,01	—	0,2	1283	1232	1142	440	260
106	Sprotte (Kiel.) geräuch.	59,89	22,73	15,94	0,98	0,46	22,05	14,51	0,97	1,7	2619	2454	1547	250	619
107	An-chovis { in Oel eingem. (Sardines à l'huile)	53,64	25,90	11,27	0,19	9,00	25,12	10,26	0,19	1,0	2308	2176	1566	440	356
108	ohne Oel. in Büchsen	57,80	28,40	8,07	—	6,03	27,55	7,34	—	0,7	2123	2014	1598	350	457
109	Lachs oder Salm, geräuchert u. gesalzen	51,46	24,19	11,86	0,45	12,04	23,46	10,79	0,45	1,1	2290	2155	1501	850	177
110	Kaliforn. Salm (in Büchsen) . .	61,78	20,16	15,68	—	2,38	19,56	14,27	—	1,8	2433	2273	1406	—	—
111	Makrele, gesalzen .	44,45	19,17	22,43	0,13	13,82	18,59	20,41	0,13	2,8	3018	2802	1543	—	—
112	Neunauge, geräuchert	51,21	20,18	25,59	1,61	1,41	19,57	23,29	1,59	3,1	3420	3166	1693	400	423
113	Desgl., mariniert. .	57,61	20,02	21,34	—	1,03	19,41	19,42	—	2,5	2970	2745	1553	240	647
114	Thun-fisch { in Büchsen eingemacht .	72,20	21,50	4,10	—	1,70	20,85	3,73	—	0,4	1421	1355	1154	—	—
115	desgl. { fett	45,98	25,21	21,63	—	6,64	24,45	19,68	—	2,0	3230	3012	1813	—	—
116	in Oel { mager	50,26	29,09	12,88	—	7,67	28,22	11,72	—	1,0	2604	2454	1763	—	—
117	Aal in Gelee . . .	69,07	14,25	15,91	—	0,85	13,72	14,47	—	2,6	2168	2009	1120	320	350

Fleisch von wirbellosen Thieren (vergl. S. 493).

No	Bezeichnung	Wasser %	Stickstoff-Substanz %	Fett %	Kohlen-hydrate %	Asche %	Stickstoff-Substanz %	Fett %	Kohlen-hydrate %	wie 1 :	rohe Kal.	reine Kal.	Ausn.	Pfg.	
118	Austern { Fleisch	80,52	9,04	2,04	6,44	1,96	8,77	1,86	6,38	1,2	884	852	558	—	—
119	Flüssigkeit	95,76	1,42	0,03	0,70	2,09	1,42	0,03	0,70	0,6	99	99	79	—	—
120	Fleisch u. Flüssigkeit	87,36	5,95	1,15	3,57	2,03	5,77	1,05	3,53	1,1	537	518	355	1500	24
121	Kammmuschel (Fleisch u. Flüssigkt.)	80,32	14,75	0,17	3,38	1,38	14,01	0,15	3,35	0,3	864	825	758	—	—
122	Klaffmuschel . . .	85,91	8,23	1,01	2,15	2,59	7,82	0,92	2,13	0,6	578	549	440	—	—
123	Miesmuschel . . .	83,61	9,97	1,17	3,57	1,61	9,47	1,06	3,53	0,6	734	698	541	—	—
124	Herzmuschel . . .	92,00	4,16	0,29	2,32	1,23	3,95	0,26	2,30	0,8	321	307	228	—	—
125	Hummer { frisch .	81,84	14,49	1,84	0,12	1,71	13,77	1,67	0,12	0,3	876	826	740	2400	31
126	eingelegt .	77,75	18,13	1,07	0,58	2,47	17,22	0,97	0,57	0,2	999	945	896	450	199
127	Flusskrebs { frisch .	81,22	16,00	0,46	1,01	1,31	15,20	0,42	1,00	0,1	857	814	783	—	—
128	eingelegt	72,74	13,63	0,36	0,21	13,06	12,95	0,33	0,21	0,1	701	665	660	1750	38
129	Krabbe { frisch .	78,81	15,83	1,32	2,42	1,62	15,04	1,20	2,40	0,3	985	935	812	—	—
130	eingelegt	70,80	25,38	1,00	0,24	2,58	24,11	0,91	0,24	0,1	1329	1260	1235	—	—
131	Riesenschildkröte .	79,78	18,49	0,53	—	1,20	17,57	0,48	—	0,1	943	894	893	—	—

Uebersichtstabelle.

No.	Bezeichnung	Rohnährstoffe					Ausnutzbare Nährstoffe			Nährstoffverhältniss stickstoffhaltig : stickstofffrei wie 1 :	Kalorien in 1 kg		Ausnutzbare Preiswertheinheit. in 1 kg	Marktpreis für 1 kg Pfg.	Für 1 Mk. erhält man ausnutzbare Preiswertheinheiten
		Wasser %	Stickstoff-Substanz %	Fett %	Kohlenhydrate %	Asche %	Stickstoff-Substanz %	Fett %	Kohlenhydrate %		rohe Kal.	reine Kal.			
132	Froschschenk., eingel.	63,64	24,17	0,91	2,92	8,46	22,96	0,83	2,89	0,2	1370	1303	1202	—	—
133	Burgunder Schnecke	79,30	16,10	1,08	1,97	1,55	15,29	0,98	1,95	0,3	957	908	813	—	—
134	Weinbergschnecke	80,50	16,34	1,38	0,45	1,33	15,52	1,26	0,45	0,3	936	885	818	—	—
135	Schnirkelschnecke (gekochtes Fleisch)	76,17	15,62	0,95	—	7,26	14,84	0,86	—	0,1	843	797	768	—	—
	Fleisch-Dauerwaaren.															
136	Fleischpulver (trock.)	10,99	69,50	5,84	0,42	13,25	67,76	5,55	0,42	0,2	3919	3808	3559	450	791
137	Charque oder Tassajo fett	40,20	48,40	3,10	—	8,30	47,19	2,94	—	0,2	2628	2555	2448	200	1224
138	Charque oder Tassajo mager	36,10	46,00	2,70	—	15,20	44,85	2,56	—	0,1	2475	2406	2319	210	1104
139	Rauchfleisch vom Ochsen	47,68	27,10	15,35	—	10,59	26,42	14,58	—	1,4	2737	2633	1758	320	549
140	Rauchfleisch vom Pferd	49,15	31,84	6,49	—	12,53	31,04	6,17	—	0,5	2143	2074	1737	—	—
141	Zunge v. Ochsen, geräuchert u. gesalzen	35,74	24,31	31,61	—	8,51	23,70	30,03	—	3,3	4135	3938	2086	560	372
142	Schinken gesalzen	62,58	22,32	8,68	—	6,42	21,76	8,25	—	1,0	1886	1819	1336	—	—
143	Schinken desgl. u. geräuchert	28,11	24,74	36,45	—	10,54	24,12	34,63	—	3,7	4586	4387	2245	340	660
144	Speck gesalzen	9,15	9,72	75,75	—	5,38	9,48	71,96	—	18,9	7515	7151	2633	—	—
145	Speck desgl. und geräuchert	10,21	8,95	72,82	—	8,02	8,73	69,18	—	19,8	7205	6856	2512	160	1570
146	Gänsebrust (pomm.)	41,35	21,45	31,49	1,15	4,56	20,91	29,92	1,14	3,7	4011	3839	1954	450	434
	Büchsenfleisch:															
147	Amerik. Corned-beef fettreich	54,64	27,61	12,40	2,83	2,52	26,92	11,78	2,80	1,2	2601	2509	1727	220	785
148	Amerik. Corned-beef fettarm m. Zusatz v. Salzen	55,00	21,68	4,68	2,32	16,32	21,14	4,45	2,30	0,6	1576	1528	1214	200	607
149	Deutsches Gedünstetes Rindfleisch	63,06	19,93	13,19	1,43	2,41	19,43	12,53	1,42	1,7	2247	2161	1362	250	545
150	Deutsches Bouillonfleisch	65,85	18,71	10,07	3,54	1,83	18,24	9,57	3,50	1,5	1982	1912	1234	250	494
151	Deutsches Rindsbraten	52,52	34,56	4,09	3,64	5,17	33,70	3,89	3,60	0,4	2196	2133	1838	350	525
152	Deutsches Rindsgoulasch	65,61	19,19	11,43	1,92	1,85	18,71	10,86	1,90	1,6	2067	1990	1280	330	388
153	Deutsches Zunge in Büchsen	64,86	15,35	15,14	2,01	2,64	14,97	14,38	1,99	2,6	2230	2141	1200	450	266
	Pasteten:															
154	Rindfleisch-Pastete	32,81	17,17	44,63	3,36	2,03	16,74	42,40	3,33	6,7	5115	4886	2142	1100	195
155	Schinken-"	25,57	16,88	50,88	—	6,78	16,50	48,34	—	7,5	5548	5293	2275	950	240
156	Zungen-"	41,52	18,46	32,85	0,46	6,71	18,00	31,21	0,46	4,5	3967	3791	1881	950	198
157	Gänseleber-"	46,04	14,49	33,59	2,67	3,11	14,13	31,91	2,64	5,9	3931	3756	1690	1600	106
158	Salm-"	37,64	18,48	36,51	0,70	6,67	18,02	34,68	0,69	5,0	4317	4124	1948	1000	195
159	Hummer-"	51,33	14,81	24,86	4,04	4,90	14,53	23,62	4,00	4,5	3189	3059	1475	900	164
160	Anchovis-"	36,83	12,33	1,59	5,18	44,09	12,02	1,51	5,13	0,7	951	927	698	900	78
	Würste (vergl. S. 524).															
161	Rindfleisch-Schlackwurst	48,24	20,34	26,99	—	4,43	19,83	25,64	—	3,2	3493	3343	1761	160	1100
162	Weiche Mett- oder Schlack- od. Knackwurst	35,41	19,00	40,80	0,03	4,76	18,52	38,76	0,03	5,2	4714	4501	2089	180	1160

1472 Uebersichtstabelle.

No.	Bezeichnung	Rohnährstoffe					Ausnutzbare Nährstoffe			Nährstoffverhältniss stickstoffhaltig : stickstofffrei wie 1 :	Kalorien in 1 kg		Ausnutzbare Preiswertheinheit. in 1 kg	Marktpreis für 1 kg	Für 1 Mk. erhält man ausnutzbare Preiswertheinheiten
		Wasser %	Stickstoff-Substanz %	Fett %	Kohlenhydrate %	Rohfaser %	Asche %	Stickstoff-Substanz %	Fett %	Kohlenhydrate %		rohe Kal.	reine Kal.		Pfg.	
163	Cervelat- oder Plockwurst	24,18	23,93	45,93	—	—	5,96	23,33	43,63	—	4,7	5428	5185	2475	300	825
164	Salami- od. Hartwurst	17,01	27,84	48,43	—	—	6,72	27,14	46,01	—	4,2	5850	5591	2737	340	805
165	Schinkenwurst	46,87	12,87	34,43	2,52	—	3,31	12,55	32,71	2,49	6,7	3925	3748	1634	220	742
166	Sülzenwurst	41,50	23,10	22,80	—	—	12,60	22,52	21,66	—	2,4	3237	3103	1776	160	1110
167	Frankfurt.Würstchen	42,80	12,51	39,11	2,49	—	3,09	12,20	37,15	2,47	7,8	4341	4144	1749	300	583
168	Blut- bessere Sorte	49,93	11,81	11,48	25,09	—	1,69	10,51	10,45	23,84	4,8	2642	2433	1077	120	898
169	wurst schlechtere „	63,61	9,93	8,87	15,83	—	1,76	8,84	8,07	15,04	4,0	1958	1779	834	100	834
170	Leberwurst beste Sorte	42,30	16,03	35,92	2,56	—	3,19	14,27	32,69	2,43	5,9	4218	3827	1718	180	955
171	mittlere „	47,80	12,89	25,10	12,00	—	2,21	11,47	22,84	11,40	5,9	3437	3134	1373	120	1144
172	schlecht. „	51,66	10,15	14,60	21,61	—	1,98	9,03	13,29	20,53	5,9	2713	2494	1055	100	1055
173	Trüffel- bessere Sorte	42,29	13,06	41,27	0,97	—	2,41	11,62	37,56	0,92	8,1	4508	4092	1717	300	572
174	wurst schlecht. „	34,31	11,50	51,39	—	—	3,36	10,23	46,76	—	11,4	5335	4843	1914	200	957
175	Erbswurst	7,07	16,36	34,00	32,39	0,80	9,48	13,82	31,60	30,67	7,2	5244	4834	1946	120	1621

Gemischte Suppen- und Gemüse-Dauerwaaren.

a) Gemische von Fleisch mit Mehl, Gemüsen und Fett (vergl. S. 568).

No.	Bezeichnung	Wasser %	Stickstoff-Substanz %	Fett %	Kohlenhydrate %	Rohfaser %	Asche %	Stickstoff-Substanz %	Fett %	Kohlenhydrate %	Verh.	rohe Kal.	reine Kal.	Ausn. Pfg.	Marktpreis	Einh.
176	Erbsenfleischsuppe (Erbsenfleischtafel)	17,01	21,87	17,98	32,60	1,47	9,07	19,03	17,08	30,97	3,9	4033	3747	1774	—	—
177	Fleischbiskuits	6,62	14,69	1,07	74,23	0,74	2,65	12,78	1,02	70,52	5,8	3779	3533	1375	—	—
178	Fleischzwieback	6,55	26,89	16,05	47,05	0,47	2,99	23,39	15,25	44,70	3,5	4674	4337	2074	—	—
179	Suppenpulver (German Army food)	11,27	19,51	2,14	78,07	1,71	17,33	16,97	2,03	74,17	4,6	4265	3976	1651	—	—
180	Rumfordsuppe	11,73	16,18	1,87	56,33	1,15	12,74	14,08	1,78	53,51	4,1	3209	2987	1292	—	—
181	Soupe militaire	7,21	23,41	1,40	43,06	6,80	18,32	20,37	1,33	40,91	2,2	2984	2745	1467	—	—
182	Fleischgemüse (Fleisch mit Gemüse)	37,74	12,50	7,97	31,40	2,00	8,39	10,87	7,57	29,83	4,5	2601	2423	1069	—	—
183	Gulyas m. Kartoffeln	57,25	17,62	5,36	15,10	0,81	3,86	15,33	5,09	14,34	1,8	1954	1788	1063	—	—
184	Feldbeefsteak m. Kartoffelfrittes	50,34	16,68	21,31	5,58	1,20	4,89	14,51	20,24	5,30	3,8	3011	2796	1386	—	—
185	Trockne deutsche Feldmenage (Fl., Erbsen, Kartoffeln)	13,22	31,25	28,59	15,74	3,80	7,40	27,19	27,16	14,95	3,0	4799	4438	2324	—	—
186	Fleisch, Erbs., Möhren	15,93	32,56	27,06	13,82	1,90	8,73	28,33	25,71	13,13	2,7	4643	4286	2319	—	—

b) Gemische von Fleischextrakt mit Mehl, Fett und Gewürzen (vergl. S. 569).

187	Bohnensuppe	10,76	18,92	18,58	37,77	1,69	12,28	16,46	17,65	35,88	4,9	4153	3872	1711	130	1316
188	Erbsensuppe	9,11	19,61	17,89	39,68	1,45	12,26	17,06	17,00	37,70	4,7	4199	3914	1740	130	1338
189	Linsensuppe	10,91	19,87	17,61	38,74	1,23	11,64	17,29	16,73	36,80	4,5	4148	3864	1734	130	1334
190	Griessuppe	10,67	10,81	10,99	52,68	0,92	13,93	9,40	10,44	50,05	8,1	3652	3427	1284	130	988
191	Gerstensuppe	8,31	10,56	11,23	54,43	0,76	14,71	9,19	10,67	51,71	8,5	3732	3505	1297	130	998
192	Reissuppe	9,80	9,00	10,09	56,46	0,79	13,86	7,83	9,59	53,64	9,9	3632	3416	1216	130	935
193	Tapioka-Julienne-Suppe	10,65	4,25	10,61	59,44	1,82	13,19	3,70	10,08	56,47	22,1	3570	3375	1052	150	701
194	Curry-Suppe	6,59	17,81	20,84	39,54	2,15	13,07	15,49	19,80	37,56	5,6	4381	4093	744	130	572

Uebersichtstabelle.

No.	Bezeichnung	Rohnährstoffe						Ausnutzbare Nährstoffe			Nährstoffverhältniss stickstoffhaltig : stickstofffrei	Kalorien in 1 kg		Ausnutzbare Preiswertheinheit. in 1 kg	Marktpreis für 1 kg	Für 1 Mk. erhält man ausnutzbare Preiswertheinheiten
		Wasser	Stickstoff-Substanz	Fett	Kohlen-hydrate	Rohfaser	Asche	Stickstoff-Substanz	Fett	Kohlen-hydrate		rohe	reine			
		%	%	%	%	%	%	%	%	%	wie 1:	Kal.	Kal.		Pfg.	
195	Grünkernsuppe	6,54	10,44	12,04	53,07	1,43	16,48	9,08	11,44	50,42	8,7	3747	3520	1301	140	929
196	Schildkrötensuppe (Mock-Turtle-Suppe)	4,97	18,37	17,31	40,27	3,23	15,85	15,98	16,44	42,26	5,2	4109	3992	1715	140	1225

c. Gemische von Mehl mit Fett und Gewürzen (vergl. S. 570).

No.	Bezeichnung	Wasser	Stickstoff-Substanz	Fett	Kohlen-hydrate	Rohfaser	Asche	Stickstoff-Substanz	Fett	Kohlen-hydrate	Verh.	rohe Kal.	reine Kal.	Ausn.	Preis	Einh.
197	Griessuppe	9,30	7,05	15,04	55,76	1,40	11,45	5,96	13,69	52,97	14,6	3970	3680	1238	120	1031
198	Gerstensuppe	10,99	6,07	15,87	51,19	1,23	14,65	5,13	14,44	48,63	16,5	3817	3536	1176	120	980
199	Erbsensuppe	8,50	17,79	24,45	35,99	1,63	11,64	15,03	22,25	34,19	5,9	4573	4163	1761	120	1468
200	Erbsentafel	8,03	17,54	20,77	40,25	1,65	11,76	14,82	18,90	38,24	5,8	4389	4004	1690	120	1408
201	Bohnentafel	7,04	17,75	20,67	39,90	1,59	13,05	15,00	18,81	37,90	5,6	4376	3990	1693	120	1411
202	Linsentafel	6,92	20,75	20,64	37,66	1,81	12,22	17,53	18,78	35,78	4,7	4429	4025	1798	120	1498

Proteïn - Nährmittel.

a) Proteïn-Nährmittel mit unlöslichen Proteïnstoffen.

1. Aus thierischen Nahrungsmitteln (vergl. S. 533).

No.	Bezeichnung	Wasser	Stickstoff-Substanz	Fett	Kohlen-hydrate	Rohfaser	Asche	Stickstoff-Substanz	Fett	Kohlen-hydrate	Verh.	rohe Kal.	reine Kal.	Ausn.	Preis	Einh.
203	Tropon	8,41	90,57	0,15	—	—	0,87	78,34	0,10	—	0,003	4392	3796	3920	540	726
204	Soson	4,82	93,75	0,35	—	—	1,08	86,25	0,30	—	0,01	4564	4197	4322	600	720
205	Plasmon od. Kaseon	11,94	70,12	0,67	9,73	—	7,54	67,41	0,63	9,63	0,2	3841	3702	3486	525	664
206	Kalk-Kaseïn	7,69	57,28	1,99	11,40	—	22,18	54,98	1,89	11,32	0,3	3410	3286	2919	2400	122
207	Protoplasmin	6,09	92,90	0,21	0,31	—	1,19	88,51	0,20	0,31	0,01	4489	4310	4435	500	887
208	Hämose	11,70	86,62	0,42	—	—	1,26	83,16	0,40	—	0,01	4226	4057	4170	—	—
209	Hämatin-Albumin (Finsen)	8,71	87,60	0,30	2,23	—	1,16	84,10	0,28	2,21	0,03	4352	4180	4235	1600	265
210	Roborin	6,74	77,38	0,15	3,37	—	12,36	74,28	0,14	3,34	0,05	3889	3737	3752	2000	188
211	Hämogallol	10,06	87,78	1,04	—	—	1,12	84,27	0,99	—	0,03	4340	4166	4243	5300	80
212	Hämol	8,85	74,93	0,77	6,24	—	9,21	71,93	0,73	6,18	0,1	3943	3792	3680	3100	119
213	Hämoglobin	5,17	87,37	0,53	0,85	—	6,08	83,87	0,50	0,84	0,02	4307	4134	4217	1900	222
214	Sanguinin	9,69	89,44	0,10	—	—	0,77	85,86	0,09	—	0,002	4333	4159	4296	—	—

2. Aus pflanzlichen Nahrungsmitteln (vergl. S. 535).

215	Aleuronat } aus Weizen-kleber	8,79	81,90	0,84	7,43	0,15	0,89	76,17	0,50	7,06	0,1	4334	4011	3894	260	1498
216	Roborat	9,46	82,25	3,67	3,04	0,19	1,39	76,49	2,20	2,89	0,1	4439	4018	3919	—	—
217	Weizen-Proteïn	8,59	84,07	1,40	4,84	—	1,10	78,19	0,84	4,60	0,1	4388	4042	3981	—	—
218	Energin aus Reis	8,05	86,85	2,87	1,11	0,15	0,97	80,77	1,72	10,54	0,2	4510	4486	4195	240	1748

b) Proteïn-Nährmittel mit vorwiegend löslichen Proteïnstoffen (vergl. S. 539).

No.	Bezeichnung		Proteïn		Fett	Kohlen-hydrate										
			Ge-sammt-	löslich												
219	Nutrose	10,07	82,81	78,67	0,40	3,04		3,68	80,33	0,24	2,98	0,4	4162	4024	4053	1500	270
220	Sanatogen	8,82	80,87	73,18	0,89	3,85		5,57	78,44	0,53	3,77	0,1	4146	3992	3976	2600	153
221	Eukasin	10,71	77,60	65,63	0,10	6,43		5,16	75,27	0,06	6,30	0,1	4018	3896	3828	2500	153
222	Galaktogen	8,18	75,67	72,59	1,11	8,90		6,14	73,40	0,67	8,72	0,1	4117	3959	3777	500	755
223	Eulaktol	5,93	30,41	18,18	13,63	43,70		4,31	29,50	8,18	42,83	2,1	4486	3900	2149	1500	143
224	Nikol (Milcheiweiss)	13,84	77,28	49,10	0,59	2,05		6,14	74,96	0,35	2,01	0,04	3873	3737	3779	560	675

König, Nahrungsmittel. II. 4. Aufl.

No.	Bezeichnung	Rohnährstoffe							Ausnutzbare Nährstoffe				Nährstoffverhältniss: stickstoffhaltig : stickstofffrei wie 1 :	Kalorien in 1 kg		Ausnutzbare Preiswertheinheit. in 1 kg	Marktpreis für 1 kg Pfg.	Für 1 Mk. erhält man ausnutzbare Preiswertheinheiten
		Wasser %	Protein		Fett %	Kohlen-hydrate %	Asche %	Stickstoff-Substanz %	Fett %	Kohlen-hydrate %		rohe Kal.	reine Kal.			
			Gesammt %	löslich %												
225	Sanitätseiweiss „Nikol"	12,74	78,48	55,19	0,25	2,28	6,25	76,12	0,15	2,24	0,03	3908	3783	3833	700	548
226	Fersan	7,98	84,01	71,39	0,27	4,22	3,52	81,49	0,16	4,14	0,05	4255	4120	4121	5000	82
227	Sicco	8,49	88,32	82,12	0,32	—	2,87	85,67	0,19	—	0,006	4299	4159	4189	800	524
228	Ferratin	8,24	68,50	64,75	0,13	8,96	14,17	66,44	0,08	8,78	0,1	3682	3570	3412	—	—
229	Hämoglob.-Albuminat	46,70	9,50	8,61	—	41,26	0,34	9,21	—	40,43	4,4	2110	2062	865	—	—
230	Hämalbumin (Dahmen)	10,87	81,56	70,06	0,53	5,03	2,01	79,11	0,32	4,93	0,07	4193	4051	4014	2600	154
231	Mutase	9,81	54,36	17,75	1,82	25,14	8,07	52,09	1,09	23,88	0,5	3803	3575	2876	1200	239

Proteosen-Nährmittel (vergl. S. 541[1]).

a) **Durch Wasserdampf mit und ohne Zusatz von chemischen Mitteln löslich gemachte Proteïn-Nährmittel** (vergl. S. 544).

No.	Bezeichnung	Wasser %	Gesammt-Stickstoff %	Unlösliche Proteïnstoffe %	Albumosen %	Pepton + Basen %	Amide %	Fett (Aether-auszug) %	Kohlen-hydrate %	Asche %
232	Leube-Rosenthal's Fleischlösung	73,44	2,86	—	10,00	4,15		1,51	—	2,10
233	Fleischsaft „Puro"	50,42	6,28	12,25	10,50	12,32	4,95	1,16	—	8,65
234	Toril	27,55	6,64	0,19	12,75	33,38		—	—	26,35
235	Brunnengräber's sterilisirter Fleischsaft	29,29	1,35	—	5,94	1,30		1,51		1,95
236	Johnston's Fluid beef	44,27	6,19	—	18,14	18,57	2,04	7,94		9,04
237	Valentine's Meat juice	62,07	2,75	—	2,01	12,10	3,07	5,76	4,97	10,52
238	Savory & Moore's Fluid beef	27,01	8,77	—	5,42	2,74	—	52,73		12,10
239	Brand & Co.'s, desgl.	89,19	1,48		2,25	6,21		1,04		1,31
240	Kemmerich's Fleischpepton { fest	32,28	9,95	1,28	27,84	26,79	0,31	2,61		8,89
241	{ flüssig	62,19	3,17	0,18	9,67	7,76	0,97	1,56		17,67
242	Koch's Fleischpepton, fest	37,75	7,86	1,45	30,45	14,65	0,79	6,11		6,77
243	Bolero's, desgl.	27,29	10,21	1,70	24,77	20,21	17,23	1,36	0,69	6,75
244	Somatose	10,91	12,94	—	76,59	2,79	1,49	2,13		6,09
245	Mietose	9,95	14,30		82,00	3,95		—	—	4,11
246	Bios	26,52	7,05	0,15	1,10	39,61		9,10		20,32

b) **Durch Enzyme löslich gemachte Proteïn-Nährmittel** (vergl. S. 550).

No.	Bezeichnung	Wasser %	Gesammt-Stickstoff %	Unlösliche Proteïnstoffe %	Albumosen %	Pepton + Basen %	Amide %	Fett (Aether-auszug) %	Kohlen-hydrate %	Asche %
247	Witte's Pepton	6,37	14,37	—	47,93	39,80	—		—	6,48
248	Cornelis' „	6,46	13,56	1,07	6,98	69,52	7,18	1,21	—	5,95
249	Denayer's „	84,20	2,19		8,10	4,59		0,57	—	2,24
250	Mocquera's „	34,57	6,72	—	11,04	40,44		2,48	—	11,47
251	Merck's bezw. { Syrupform	32,42	9,01	Spur	10,75	27,94	24,67	0,39	—	3,83
252	Weyl's Pepton { Pulverform	6,91	13,26	0,63	23,00	32,49	30,03	0,61	—	6,33
253	{ aus Milch	3,87	12,59	Spur	Spur	68,44	15,00		—	12,69
254	Cibils' { Papaya-Fleischpepton	26,77	9,51	0,27	5,27	39,45	13,20	0,35	—	14,97
255	{ Flüssige Fleischlösung	62,33	3,16	0,09	2,63	14,45	1,27	—	—	19,31

No.	Bezeichnung	Wasser %	Gesammt-Stickstoff %	Unlösliche Proteinstoffe %	Albumosen %	Pepton + Basen %	Amide %	Fett (Aetherauszug) %	Kohlenhydrate %	Asche %
256	Cibils' feste Fleischlösung	23,75	8,45	0,43	3,52	34,76	10,94	—	—	26,98
257	Antweiler's Pepton	6,92	12,85	3,22	14,54	60,15	1,20	0,54	—	13,31
258	Finzelberg's Nachfolger, desgl.	6,44	11,81	0,53	9,19	64,23	2,45	0,14	—	17,02
259	Benger's Peptonised beef jelly	89,86	1,55	—	2,41	4,75	2,27			0,89
260	Maggi's { Pepton-Kranken-Nahrung	5,15	6,60	0,27	5,75	28,90	2,77	—	47,75	9,41
261	Maggi's { Kranken-Bouillon-Extrakt	43,93	3,16	0,42	3,81	10,98	4,54	0,69	24,26	11,37
262	Braun's } Fleisch-Pepton	51,64	2,85	0,47	10,11	0,46	6,77	0,26	25,25	5,04
263	Malto- } Pepton	44,51	2,68	0,56	8,89	2,29	5,01	—	33,74	5,08

Fleischextrakte (vergl. S. 555).

No.	Bezeichnung	Wasser %	Gesammt-Stickstoff %	Albumosen %	Pepton + Basen %	Amide %	Ammoniak %	Xanthinbasen-Stickstoff[1] %	Fett (Aetherauszug) %	Kohlenhydrate %	Asche %	Marktpreis für 1 kg Pfg.
264	v. Liebig's (Kemmerich's) Fleischextrakt	17,70	9,17	6,37	53,87		0,59	0,648	0,21	—	21,26	1565
265	Cibils' (flüssig) „	65,80	3,03	6,91	9,26		0,35	0,148	0,35	—	17,33	565
266	Prairie (fest) „	16,12	9,74	14,12	48,87			0,795	0,38	—	20,51	1346
267	Armour (fest) „	21,00	9,32	16,12	42,08			0,567	0,58	—	20,25	1545
268	Bolero { fest. „	16,91	9,94	13,75	51,29				0,56	—	17,49	—
269	Bolero { flüssig „	64,77	2,42	3,75	14,41				0,38	—	16,69	475
270	Flagge (fest) „	21,37	10,01	17,37	41,18			0,687	0,35	—	19,73	1350
	Bouillon-Extrakte.											
271	Tassen-Bouillon	65,62	1,89	5,75	3,15			0,083	0,34	—	25,14	600
272	Rio-Bouillon	66,11	1,85	1,75	9 01			—	0,71	6,19	15,43	5(
	Speisewürzen (vergl. S. 561).											
273	Herkules-Kraftbrühe	58,23	1,65	0,63	4,50	5,06[2]		0,025	0,21	9,64	21,72	745
274	Maggi's { Suppenwürze	57,07	3,25	0,63	8,65		0,65	0,011	—	1,41	21,22	575
275	Maggi's { Bouillonkapseln	9,97	3,45	6,14	—		—	0,176	2,19	5,97	61,58	—
276	Kietz's Kraftwürze (jetzt Cibus)	74,68	0,85	1,87	2,25 (Basen-Stickstoff)		0,04	0,025	—	6,17	14,65	425
277	Herz's „Nervin"	76,67	1,22	1,38	—	0,88				2,70	14,01	510
278	Bouillonextrakt „Gusto"	65,73	1,28	0,88	—	0,86	0,19			1,32	24,59	500
279	Bovos { koncentrirt	28,65	4,84	3,80	—		—	0,892	15,18	25,92	—
280	Bovos { flüssig	61,67	2,27	1,70	—				6,64	17,51	—
281	Vir	76,60	0,69	1,50	—			0,092	4,39	14,70	—

[1]) Von den Xanthinbasen ist nach Micko (Zeitschr. f. Untersuchung d. Nahrungs- u. Genussm. 1903, 6, 781) im Fleischextrakt neben geringen Mengen Adenin, Karnin und Xanthin vorwiegend Hypoxanthin enthalten; da das Adenin 51,85%, das Xanthin 36,84%, das Hypoxanthin 41,18% Stickstoff enthält; so würde man durch Multiplikation obiger Stickstoffmengen mit $\frac{100}{41,18} = 2,428$ annähernd die Menge an Xanthinbasen überhaupt erhalten.

[2]) Bei den von Dr. J. Graff hier ausgeführten Analysen No. 266—273, 283—287 ist die Menge an Albumosen, Pepton + Basen und an Amiden durch Multiplikation des hierfür gefundenen Stickstoffs mit 6,25 berechnet; dadurch werden für Basen und Amide zu hohe Werthe erhalten; die Summe der so gefundenen Einzelbestandtheile von 100 abgezogen, giebt aber wenigstens annähernd den Gehalt an Kohlenhydraten.

No.	Bezeichnung	Wasser %	Gesammt-Stickstoff %	Albumosen %	Pepton + Basen %	Amide %	Ammoniak %	Xanthinbasen-Stickstoff	Fett (Aether-auszug) %	Kohlen-hydrate %	Asche %	Marktpreis für 1 kg Pfg.
282	Suppenwürze v. Gebr. Ibbertz etc. in Köln	67,51	1,05	Spur	0,32	0,73	—		1,74	3,63	20,56	—
283	Desgl. Nägeli	74,36	0,88	1,31	1,62	2,50	0,047	0,29	5,00	14,92	417	
284	Siris, fest ⎫	28,45	7,22	10,00	16,75	11,87	1,044	0,53	20,03	15,15	950	
285	Obron, flüssig ⎪	66,50	2,05	1,75	5,19	3,81	0,327	0,30	3,00	19,45	375	
286	Pana, „ ⎬ Hefen-Extrakte	60,52	1,53	1,19	3,62	4,06	0,112	0,41	9,60	20,60	600	
287	Beduin, „ ⎪	55,81	2,67	2,06	7,44	3,94	0,520	0,27	10,25	21,50	346	
288	Sitogen, fest ⎪	28,28	6,77	9,58	4,52		0,72	1,142	0,74	8,28	20,39	860
289	Ovos, „ ⎭	27,36	6,44	—	—	—	—	0,497		21,47	10,92	750

Käufliche Saucen (vergl. S. 562).

No.	Bezeichnung	Wasser %	Gesammt-Stickstoff %	Albumosen %	Pepton + Basen %	Amide %	Ammoniak %	Xanthinbasen-Stickstoff	Fett %	Kohlen-hydrate %	Asche %	Marktpreis Pfg.
290	Essence of Anchovis	66,09	1,13	2,07	2,44	2,55		—	0,94	1,69	24,22	765
291	„ of Schrimps	67,48	1,12	1,06	2,31	3,60		—	0,53	2,37	22,68	730
292	Harvey Sauce	82,65	0,18	0,15	0,98			—	0,84	5,82	9,56	700
293	Japanisch Soya	63,29	1,33	0,68	1,79	2,16		—	0,49	8,49	19,45	—
294	India Soya	25,68	0,15	0,58	0,36			—	0,48	60,33	12,57	460
295	Chinesisch Soya	57,12	—	2,62	4,87				16,63	18,76	—	
296	Beefsteak-Sauce	78,55	0,19	0,17	1,02			—	1,18	11,65	7,43	685
297	Trüffel-Sauce	80,52	0,42	0,66	1,97			—	0,57	6,52	9,76	1025
298	Maggi's ⎰ Concentré de truffes	72,16	1,65	0,94	1,71	8,63		—	1,59	0,65	15,29	—
299	⎱ Aux fines herbes	68,64	1,26	0,87	1,28	5,73		—	1,08	—	22,39	—

Eier (vergl. S. 572 u. 574).

No.	Bezeichnung	Rohnährstoffe					Ausnutzbare Nährstoffe				Nährstoffverhältniss stickstoffhaltig : stickstofffrei wie 1 :	Kalorien in 1 kg		Ausnutzbare Preis-wertheinheit. in 1 kg	Marktpreis für 1 kg Pfg.	Für 1 Mk. erhält man ausnutzbare Preiswertheinheiten
		Wasser %	Stickstoff-Substanz %	Fett %	Kohlen-hydrate %	Asche %	Stickstoff-Substanz %	Fett %	Kohlen-hydrate %			rohe Kal.	reine Kal.			
300	Fischeier, ⎰ körnig	47,86	29,34	13,98	1,30	7,42	28,46	13,28	1,27	1,2	2770	2661	1834	2000[1]	92	
301	(Kaviar) ⎱ gepresst	37,79	38,01	15,52	1,08	7,60	36,87	14,74	1,06	1,0	3324	3195	2296	—		
302	Vogeleier ⎰ Haushuhn	73,67	12,57	12,02	0,67	1,07	12,19	11,42	0,66	2,3	1752	1678	959	160	599	
303	Ente	70,81	12,77	15,04	0,30	1,08	12,39	14,29	0,29	2,9	2028	1939	1051	140	751	
304	Gans	69,50	13,80	14,40	1,30	1,00	13,39	13,68	1,27	2,6	2058	1970	1093	—		
305	Truthuhn	73,70	13,40	11,20	0,80	0,90	13,00	10,64	0,78	2,1	1721	1649	977	—		
306	Perlhuhn	72,80	13,50	12,00	0,80	0,90	13,09	11,40	0,78	2,2	1801	1724	1004	—		
307	Regenpfeiffer	74,40	10,70	11,70	2,40	1,00	10,38	11,11	2,35	2,9	1701	1629	876	—		
308	Kiebitz	74,43	10,75	11,66	2,19	0,98	10,43	11,08	2,15	2,9	1692	1621	875	1500	58	

Dauerwaaren aus Eiern.

| 309 | Hühner- ⎰ Eiweiss | 11,65 | 73,20 | 0,30 | 8,65 | 6,20 | 71,00 | 0,28 | 8,48 | 0,1 | 3912 | 3797 | 3643 | — | | |
| 310 | ⎱ Eigelb | 5,88 | 33,32 | 51,54 | 5,73 | 3,53 | 32,32 | 48,96 | 5,61 | 3,9 | 6633 | 6340 | 3141 | — | | |

[1]) Preis für russischen Kaviar (Mittelwaare).

Milch.

No.	Bezeichnung	Rohnährstoffe						Ausnutzbare Nährstoffe			Nährstoffverhältniss stickstoffhaltig : stickstofffrei wie 1:	Kalorien in 1 kg		Ausnutzbare Preiseinheit. in 1 kg	Marktpreis für 1 kg Pfg.	Für 1 Mk. erhält man ausnutzbare Preiswertheinheiten
		Wasser %	Stickstoff-Substanz %	Fett %	Milchzucker %	Rohrzucker %	Asche %	Stickstoff-Substanz %	Fett %	Kohlenhydrate %		rohe Kal.	reine Kal.			
311	Frauenmilch	87,58	2,01	3,74	6,37	—	0,30	1,92	3,62	6,31	8,0	700	682	268	—	—
312	Kuhmilch	87,27	3,39	3,68	4,94	—	0,72	3,19	3,49	4,84	4,3	704	672	313	17	1839
313	Ziegenmilch	86,88	3,76	4,07	4,64	—	0,85	3,53	3,87	4,55	4,0	746	712	338	—	—
314	Schafmilch	83,57	5,15	6,18	4,17	—	0,93	4,84	5,87	4,09	3,9	990	943	459	—	—
315	Büffelmilch	82,16	4,72	7,51	4,77	—	0,84	4,44	7,13	4,67	5,1	1117	1065	483	—	—
316	Zebumilch	86,13	3,03	4,80	5,34	—	0,70	2,85	4,56	5,23	5,8	806	771	332	—	—
317	Kameelmilch	87,13	3,87	2,87	5,39	—	0,74	3,64	2,73	5,28	3,3	670	641	317	—	—
318	Lamamilch	86,55	3,90	3,15	5,60	—	0,80	3,67	2,99	5,49	3,5	705	675	328	—	—
319	Reunthiermilch	67,20	9,89	17,09	2,82	—	1,49	9,30	16,24	2,76	4,6	2180	2070	980	—	—
320	Stutenmilch	90,58	2,05	1,14	5,87	—	0,36	1,93	1,08	5,75	4,4	440	424	186	—	—
321	Eselmilch	90,12	1,85	1,37	6,19	—	0,47	1,74	1,30	6,07	5,4	464	447	187	—	—
322	Maulthiermilch	89,23	2,63	1,92	5,69	—	0,53	2,47	1,82	5,58	4,1	533	512	234	—	—
323	Kaninchenmilch	69,50	15,54	10,45	1,95	—	2,56	14,61	9,93	1,91	1,9	1801	1706	1037	—	—
324	Elefantenmilch	68,14	3,45	20,58	7,18	—	0,65	3,24	19,55	7,04	17,2	2368	2256	819	—	—
325	Hundemilch	77,00	9,72	9,26	3,11	—	0,91	9,14	8,80	3,05	2,7	1455	1382	751	—	—
326	Schweinemilch	84,04	7,23	4,55	3,13	—	1,05	6,80	4,32	3,07	2,0	898	853	500	—	—

(Ueber einige sonstige Milchsorten vergl. S. 664).

Milch-Erzeugnisse.

No.	Bezeichnung	Wasser %	Stickstoff-Substanz %	Fett %	Milchzucker %	Rohrzucker %	Asche %	Stickstoff-Substanz %	Fett %	Kohlenhydrate %	Verh. wie 1:	rohe Kal.	reine Kal.	Preiseinh.	Pfg.	Preiswerth.
327	Präservirte Vollmilch natürlich	88,97	3,34	3,21	4,74	—	0,74	3,11	3,05	4,65	4,0	649	620	294	20	1470
328	eingedampft	71,72	8,18	6,89	11,45	—	1,76	7,61	6,55	11,22	3,6	1494	1426	689	100	689
329	Magermilch	90,52	3,52	0,56	4,32	—	0,79	3,27	0,53	4,23	1,7	395	376	222	10	2220
330	Kondensirte m. Zusatz v. Rohrzucker	26,44	10,47	10,07	14,16	36,87	2,00	9,74	9,57	50,75	7,7	3484	3391	1282	135	942
331	Kuhmilch ohn. Zusatz	61,46	11,17	11,42	13,96	—	1,99	10,39	10,85	13,68	3,9	2160	2058	982	130	755
332	Kuhmilch-Pulver	6,08	23,09	23,14	42,39	—	5,30	21,47	21,98	41,54	4,5	4964	4743	2148	—	—
333	Kondensirte Ziegenmilch mit Rohrzucker	20,98	17,00	16,95	15,72	26,75	2,60	15,81	16,10	42,16	5,2	4097	3948	1695	—	—
334	Stutenmilch ohne Rohrzucker	21,87	13,65	8,28	54,46	—	1,74	12,69	7,87	53,37	5,8	3608	3480	1404	—	—
335	Kuh-Magermilch m. Rohrzucker	28,94	12,71	2,63	13,99	39,49	2,24	11,82	2,50	53,20	5,0	2998	2932	1198	—	—
336	Pulver	7,55	30,81	1,73	53,43	—	6,48	28,65	1,64	52,36	1,9	3787	3632	2005	—	—
337	Molken	20,64	11,06	0,38	61,06	—	6,86	10,29	0,36	59,84	5,9	3012	2924	1124	—	—
338	Magermilch Centrifugen-Verfahren	90,59	3,62	0,22	4,82	—	0,75	3,37	0,21	4,72	1,5	388	371	222	8	2750
339	Satten-Verfahren	90,32	3,22	0,81	4,92	—	0,73	2,99	0,77	4,82	2,2	428	409	221	10	2210
340	Swartz'sches „	90,68	3,03	0,70	4,84	—	0,75	2,82	0,66	4,74	2,3	405	387	208	10	2080
341	Rahm oder Sahne	67,61	4,12	23,80	3,92	—	0,55	3,83	22,61	3,84	15,7	2569	2441	908	200	454
342	Kuh-Butter	13,45	0,76	83,70	0,50	0,12 (Milchsäure)	1,59	0,71	81,19	0,49	286,6	7846	7614	2476	220	1125
343	Ziegen- „	13,94	1,33	82,11	0,68	—	1,94	1,24	79,65	0,67	161,1	7728	7494	2458	—	—
344	Schaf- „	12,72	—	84,68	—	—	—	—	82,14	—	—	4100	3971	2464	—	—

No.	Bezeichnung	Rohnährstoffe							Ausnutzbare Nährstoffe			Nährstoffverhältniss stickstoffhaltig : stickstofffrei wie 1:	Kalorien in 1 kg		Ausnutzbare Preiswertheinheit. in 1 kg	Marktpreis für 1 kg Pfg.	Für 1 Mk. erhält man ausnutzbare Preiswertheiten
		Wasser %	Stickstoff-Substanz %	Fett %	Milch-zucker %	Milchsäure %	Asche %	Stickstoff-Substanz %	Fett %	Kohlen-hydrate %		rohe Kal.	reine Kal.			
345	Büffel-Butter . . .	16,50	—	81,64	—	—	0,17	—	79,19	—	—	3946	3828	2376	—	—
346	Buttermilch von der Kuhbutter . . .	90,09	3,91	1,02	3,90	0,34	0,74	3,63	0,95	3,82	1,7	440	417	248	8	3100
347	Rahmkäse	39,90	20,57	35,03	0,76	0,25	3,48	19,54	31,53	0,74	4,1	4283	3926	1930	280	697
348	Fettkäse	36,31	26,21	29,53	3,39	—	4,56	24,90	26,58	3,32	2,8	4149	3808	2076	230	902
349	Halbfettkäse . . .	40,22	29,07	24,41	2,06	—	4,24	27,62	21,97	2,02	2,1	3758	3459	2060	160	1288
350	Magerkäse	43,06	35,59	12,35	4,22	—	4,68	33,81	11,11	4,14	0,9	3038	2833	2065	110	1877
351	Sauermilchkäse (Ziger, Quargeln, Topfen)	52,36	36,64	6,03	0,90	—	4,07	34,81	5,43	0,88	0,4	2368	2223	1912	—	—
352	Molkenkäse . . .	27,88	7,52	6,26	52,23	0,37	5,74	7,14	5,63	51,19	9,1	3035	2916	1038	—	—
353	Schaf- (Roquefort-) Käse	33,67	25,36	32,07	2,97	—	5,93	24,09	28,86	2,91	3,1	4327	3965	2099	500	420
354	Rennthierkäse . .	27,70	23,79	43,11	2,97	—	2,43	22,60	38,80	2,91	4,4	5278	4817	2323	—	—
355	Stutenkäse	20,93	36,43	36,31	—	—	5,70	34,61	32,68	—	2,4	5138	4712	2711	—	—
356	Ziegen-Molkenkäse .	20,90	7,60	19,70	45,74	—	6,06	7,22	17,73	44,82	12,3	4029	3791	1341	—	—
357	Kuh-Molken (Käse-milch, Quargserum)	93,56	0,84	0,18	4,66	0,14	0,62	0,80	0,16	4,57	6,2	244	236	90	—	—
								Alkohol	Kohlen-säure							
358	Kumys aus Stutenmilch .	91,29	2,27	1,46	1,98	0,87	0,41	1,72	0,73	—	—	463	457	—	—	—
359	Kumys aus Kuhmilch . .	89,20	2,66	1,83	4,09	0,55	0,43	1,14	0,86	—	—	553	545	—	—	—
360	Kumys aus abgerahmt. Milch	89,55	2,89	0,88	3,59	0,82	0,53	1,38	0,77	—	—	479	469	—	—	—
361	Kumys aus Molken . .	91,07	1,01	0,15	4,34	1,26	0,79	1,38	—	—	—	358	347	—	—	—
362	Kefir a. Kuhmilch .	88,86	3,39	2,76	2,52	0,98	0,65	0,84	—	—	—	600	588	—	—	—
								Stickst.-Substanz	Fett							
363	Skyr	81,07	11,09	3,29	0,12	2,69	1,74	10,87	3,19	2,81	1,0	898	878	—	—	—

Ersatzmittel für Milch-Erzeugnisse.

No.	Bezeichnung	Wasser %	Stickstoff-Substanz %	Fett %	Sacchа-rose %	Sonstige Kohlen-hydrate %	Asche %	Stickstoff-Substanz %	Fett %	Kohlen-hydrate %	wie 1:	rohe Kal.	reine Kal.	Preiswert.	Pfg.	Preiswerth.
364	Vegetabile Milch (Lahmann) . .	24,08	10,06	27,97	33,84	2,84	1,24	8,05	25,17	34,84	12,1	4555	4123	1506	—	—
365	Kalf room . . .	15,29	4,56	45,47	31,94	2,50	2,50	4,14	40,92	32,72	32,6	5827	5315	1762	—	—
366	Mielline	8,90	0,75	33,90	51,40	4,30	3,00	0,69	30,51	51,91	185,8	5417	4948	1469	—	—
					Kohlen-hydrate											
367	Margarine (Kunstbutt.)	9,07	0,54	87,59	0,45	—	2,35	0,50	84,54	0,43	423,6	8190	7904	2565	150	1713
368	Palmin (Kokosnuss-butter)	0,10	—	99,89	—	—	0,01	—	94,89	—	—	9290	8825	2847	—	—
						Rohfaser										
369	Peanussbutt (Peanolin)	2,04	29,30	46,55	15,88	2,20	4,03	23,44	41,89	14,77	5,1	6381	5620	2576	—	—
370	Margarine- (Kunst-) Käse	40,85	26,14	24,00	4,51	—	4,96	24,31	23,16	4,42	2,5	3676	3506	1954	130	1503

Kindermehle (vergl. S. 750 u. 753).

No.	Bezeichnung	Rohnährstoffe						Ausnutzbare Nährstoffe				Nährstoffverhältniss stickstoffhaltig : stickstofffrei wie 1:	Kalorien in 1 kg		Ausnutzbare Preiswertheinheit. in 1 kg	Marktpreis für 1 kg
		Wasser %	Stickstoff-Substanz %	Fett %	Kohlenhydrate		Asche %	Stickstoff-Substanz %	Fett %	Kohlenhydrate			rohe Kal.	reine Kal.		Pfg.
					lösliche %	unlösliche %				lösliche %	unlösliche %					
371	W. Nestle in Vevey [1]	6,01	9,94	4,53	42,75	34,70	1,75	8,45	4,08	41,89	31,23	9,8	4000	3713	1276	300
372	Gerber & Co. in Thun	4,96	13,01	4,58	44,58	32,93	1,40	11,06	4,12	43,69	29,64	7,6	4155	3851	1410	—
373	Anglo Swiss & Co. in Cham....	6,48	11,23	5,96	47,01	26,95	1,87	9,55	5,36	46,07	24,25	8,8	4055	3773	1341	—
374	Giffey, Schill & Co. in Rohrbach..	5,37	11,71	4,29	47,11	29,75	0,77	9,95	3,86	46,17	26,77	8,3	4039	3758	1343	—
375	Faust & Schuster in Göttingen...	6,54	10,79	4,55	43,21	32,99	1,92	9,17	4,09	42,35	29,69	9,0	3993	3705	1302	—
376	Oettli, Vevey & Co. in Montreux..	6,89	10,11	5,16	42,30	33,29	1,75	8,59	4,64	41,45	29,96	9,7	3992	3703	1283	—
377	Muffler's Kindermehl	5,63	14,37	5,80	27,41	44,22	2,39	12,21	5,22	26,86	39,80	6,5	4093	3742	1434	—
378	Th. Timpe, Magdebg.	7,32	19,96	5,45	35,34	29,11	2,82	16,97	4,90	34,63	26,20	4,3	4050	3709	1604	—
379	Dr. W. Stelzer-Berlin	6,96	10,27	4,17	51,43	24,49	2,41	8,72	3,75	50,40	22,04	9,4	3921	3668	1273	—
380	C. Heinroth-Berlin.	5,63	9,91	5,63	65,57	10,89	1,72	8,42	5,07	64,26	9,80	10,3	4061	3841	1314	—
381	Henri Epprecht..	10,51	15,19	10,47	60,80	Spur	3,01	12,91	9,42	59,58	—	6,4	4140	3883	1524	—
382	Straetmann & Meyer in Bielefeld...	6,92	11,74	8,49	36,20	34,35	1,34	9,98	7,64	35,48	30,91	8,6	4179	3849	1392	—
383	Dr. F. Frerichs & Co. in Leipzig...	6,42	11,96	6,02	28,76	44,48	2,36	10,17	5,42	28,18	40,03	8,0	4068	3724	1353	—
384	Grob & Anderegg.	9,47	15,78	5,48	21,23	46,95	1,09	13,41	4,93	20,81	42,25	5,6	4000	3629	1449	—
385	A. Wahl-Neuwied.	10,14	1,96	1,28	12,24	74,13	0,33	1,57	0,89	78,96		51,7	3668	3317	895	—
386	Kufeke's Kindermehl [1]	8,37	13,24	1,69	23,71	50,17	2,23	10,59	1,18	68,86		6,8	3752	3376	1253	300
387	Dr. N. Gerber's Laktoleguminose.	6,33	16,67	5,58	43,17	24,46	2,78	14,17	5,02	42,31	22,01	5,4	3930	3725	1503	—
388	Dr. Theinhardt's lösliche Kindernahrung	4,65	16,35	5,18	52,60	16,87	3.54	13,90	4,66	51,55	15,18	5,6	4051	3774	1502	—
389	Rademann's Kindermehl [1])..	5,58	14,15	5,58	17,29	52,74	3,93	12,03	5,02	16,94	47,47	6,4	4004	3625	1396	250
390	Hempel's Kindernährmittel..	7,13	8,66	3,99	12,57	59,14	1,61	7,36	3,59	12,32	53,23	10,1	3658	3312	1131	—
391	Lehr's Kindermehl.	6,68	14,58	6,95	10,90	59,50	0,85	12,39	6,25	10,68	53,55	6,4	4167	3751	1449	—
392	Herzig's „ .	1,40	9,91	4,08	43,56	33,33	1,67	8,42	3,67	42,69	29,99	9,7	3934	3655	1258	—
393	Pfeifer's „ .	9,55	10,62	5,23	28,51	43,10	0,89	9,03	4,71	27,94	38,79	8,7	3864	3544	1260	—
394	K. Ehrhorn-Harburg	6,35	17,60	8,32	45,15	18,32	3,13	14,96	7,49	44,25	16,49	5,3	4163	3849	1580	—
395	C. Rogge-Lehe..	6,81	14,55	4,69	35,67	35,22	2,17	12,37	4,22	34,96	31,70	6,2	3975	3657	1412	—
396	Disqué's Albumin-Kindermehl...	5,55	22,51	5,16	24,22	41,10	1,07	19,13	4,64	23,74	36,99	3,7	4181	3785	1703	—
397	Aichler's Kindermehl	11,95	11,74	1,27	12,27	60,30	1,42	9,39	0,89	66,54		7,3	3588	3198	1162	—
398	Punzmann's „	4,97	20,90	0,19	30,70	41,75	1,34	16,72	0,13	68,36		4,1	3926	3555	1523	—
399	Klopfer's „	7,19	27,85	2,65	56,42	2,71	2,37	23,67	2,38	55,29	2,44	2,7	3958	3675	1832	—
400	Wiener „	3,18	11,38	4,36	47,01	30,00	3,82	9,67	3,92	46,07	27,00	8,6	4036	3755	1332	—
401	Stollwerck's „	6,87	12,83	6,96	50,52	18,81	2,52	10,91	6,26	49,51	16,93	7,5	4041	3767	1398	—

[1]) Ausnutzbare Preiswertheinheiten erhält man für 1 Mk.:
No. 371: 425; No. 386: 418; No. 389: 558.

No.	Bezeichnung	Wasser %	Rohnährstoffe Stickstoff-Substanz %	Fett %	Kohlenhydrate lösliche %	Kohlenhydrate unlösliche %	Asche %	Verdauliche Nährstoffe Stickstoff-Substanz %	Fett %	Kohlenhydrate %	Nährstoffverhältniss stickstoffhaltig : stickstofffrei wie 1:	Kalorien in 1 kg rohe Kal.	Kalorien in 1 kg reine Kal.	Ausnutzbare Preiswertheinheit. in 1 kg	Marktpreis für 1 kg Pfg.	Für 1 Mk. erhält man ausnutzbare Preiswertheinheiten
402	Löfflund's Kindernahrung	30,59	3,64	Spur	63,99	—	1,69	3,09	—	62,71	20,3	2735	2658	782	—	—
403	Löfflund's Kindermilch	22,52	10,11	9,89	54,80	—	2,68	9,50	9,39	53,70	8,1	3600	3481	1294	—	—
404	Liebig's Kindersuppe in Extraktform	27,43	4,01	Spur	67,10	—	1,46	3,77	—	65,75	17,3	2878	2812	846	—	—
405	Liebe's desgl.	23,81	4,99	"	69,66	—	2,68	4,70	—	68,17	14,5	3028	2954	917	—	—

Kinderzwieback.

No.	Bezeichnung	Wasser	Stickstoff-Subst.	Fett	Kohl. lösl.	Kohl. unlösl.	Asche	Stickst.-Subst.	Fett	Kohl.	Verh.	rohe	reine	Ausn.	Marktpr.	Pf.Einh.
406	H. Schmidt, Arrowroot	6,66	8,17	2,32	81,96		0,89	6,62	1,96	77,86	12,5	3889	3617	1168	—	—
407	Rademann	7,11	11,31	3,58	74,18		2,85	9,04	2,86	70,47	8,6	3847	3522	1242	500	248
408	Huntley & Palmers	6,53	7,36	12,21	70,05	3,64	0,88	5,90	10,98	71,87	16,8	4439	4181	1343	—	—
409	Fr. Coers-Massen	10,99	10,50	1,15	18,95	56,87	0,92	8,40	0,80	69,75	8,8	3647	3270	1141	—	—
410	Snessl	9,02	19,62	3,21	31,69	39,00	1,78	15,69	2,59	66,15	4,6	4075	3645	1424	—	—
411	Ed. Löfflund, Milchzwieback	5,65	12,87	6,49	31,75	40,02	2,79	11,00	5,84	67,11	7,4	4096	3759	1396	—	—

(Ueber einige ausländische Kindermehle vergl. S. 751 u. 753).

Pflanzliche Nahrungs- und Genussmittel.

Samen und Früchte[1].

No.	Bezeichnung	Wasser	Stickst.-Subst.	Fett	Kohlenhydrate	Rohfaser	Asche	Stickst.-Subst.	Fett	Kohl.	Verh.	rohe	reine	Ausn.	Marktpr.	Pf.Einh.
1	Erbsen	13,80	23,35	1,88	52,65	5,56	2,76	16,98	0,60	45,85	2,8	3409	2710	1325	32	4142
2	Schmink- oder Vitsbohnen	11,24	23,66	1,96	55,60	3,88	3,66	16,56	0,59	46,98	2,9	3550	2734	1315	36	3654
3	Linsen	12,33	25,94	1,93	52,84	3,92	3,04	18,16	0,58	44,65	2,5	3547	2718	1372	52	2638
4	Mohnsamen	8,15	19,53	40,79	18,72	5,58	7,23	13,67	36,71	15,82	3,4	5486	4708	1209	—	—
5	Erdnuss (enthülst)	7,48	27,52	44,49	15,65	2,37	2,49	19,26	40,04	13,22	2,4	6094	5184	1496	—	—
6	Kokosnuss, Samenkern	5,81	8,88	67,00	12,44	4,06	1,81	6,22	60,30	10,51	9,8	7158	6329	1019	—	—
7	Kokosnussmilch	91,37	0,38	0,11	4,42	—	1,12	—	—	—	—	—	—	—	—	—
8	Bucheckern, entschält	9,80	22,84	31,80	27,88	3,69	3,99	15,99	28,62	23,56	3,0	5176	4377	1321	—	—
9	Haselnuss	7,11	17,41	62,60	7,22	3,17	2,49	12,19	56,34	6,10	4,3	6952	6073	1234	—	—
10	Wallnuss, lufttrocken	7,18	16,74	58,47	12,99	2,97	1,65	11,72	52,62	10,98	4,7	6766	5899	1222	—	—
11	Mandeln, süsse	6,27	21,40	53,16	13,22	3,65	2,30	14,98	47,84	11,17	3,4	6507	5620	1339	240	558
12	Paranuss	5,94	15,48	67,65	3,83	3,21	3,89	10,84	60,98	3,24	5,0	7193	6325	1183	—	—
13	Kastanien, essbare, frisch	47,03	6,14	4,12	39,67	1,61	1,43	4,30	3,71	33,52	8,5	2266	1894	587	80	734
14	Johannisbrot	15,36	5,65	1,12	49,04	6,35	2,48	3,95	0,34	41,44	10,7	2338	1840	622	—	—
15	Banane, Fruchtfleisch	74,95	1,40	0,43	21,57	0,60	1,05	0,98	0,13	18,23	18,9	970	788	235	—	—
16	Wassernuss	38,45	10,78	0,69	47,34	1,20	1,54	7,55	0,21	40,00	5,3	2479	1984	784	—	—

[1] Hier mögen nur solche Früchte und Samen aufgeführt werden, welche direkt ohne vorherige technische Verarbeitung für die menschliche Ernährung Verwendung finden. Ueber die rohen Getreidesamen vergl. S. 756—782, über Hülsenfrüchte ausser Bohnen, Erbsen und Linsen S. 788—792, Oelgebende Samen S. 801, über einige seltene Samen und Früchte S. 815.

Mehle und Stärkemehle.

No.	Bezeichnung	Rohnährstoffe						Ausnutzbare Nährstoffe			Nährstoffverhältniss stickstoffhaltig : stickstofffrei wie 1:	Kalorien in 1 kg		Ausnutzbare Preiswertheinheit. in 1 kg	Marktpreis für 1 kg Pfg.	Für 1 Mk. erhält man ausnutzbare Preiswertheinheiten
		Wasser %	Stickstoff-Substanz %	Fett %	Kohlen-hydrate %	Rohfaser %	Asche %	Stickstoff-Substanz %	Fett %	Kohlen-hydrate %		rohe Kal.	reine Kal.			
17	Weizen- feinstes	12,63	10,68	1,13	74,74	0,30	0,52	8,65	0,85	73,62	8,8	3611	3442	1194	32	3732
18	mehl, gröberes	12,58	11,60	1,59	72,29	0,92	1,02	8,80	0,87	68,67	8,1	3600	3253	1153	28	4117
19	Weizengries	13,05	9,43	0,24	75,92	0,64	0,72	7,07	0,15	72,12	10,2	3514	3240	1079	50	2158
20	Roggenmehl	12,58	9,62	1,44	73,84	1,35	1,17	6,73	0,86	69,78	10,7	3552	3196	1060	26	4077
21	Gerste, geschälte	6,26	11,77	2,66	74,53	1,60	2,18	7,65	1,59	69,31	9,6	3797	3290	1123	—	—
22	Gerstengriesmehl	14,06	12,29	2,44	68,47	0,89	1,85	8,60	1,46	64,33	7,9	3559	3124	1117	50	2234
23	Gerstenschleimmehl	11,63	9,09	1,44	75,32	1,00	1,52	6,82	0,86	72,30	11,0	3586	3301	1090	80	1362
24	Hafer, geschält	12,79	13,24	7,47	63,13	1,35	2,02	8,61	4,48	58,73	8,1	3859	3182	1152	—	—
25	Hafergrütze	9,65	13,44	5,92	68,10	1,87	2,12	9,41	3,55	64,01	7,7	3924	3345	1217	45	2705
26	Hafermehl (Flocken, Oats)	9,75	14,42	6,78	66,41	0,99	1,65	10,53	4,06	63,09	7,0	3984	3410	1279	70	1827
27	Maismehl	12,99	9,62	3,14	71,70	1,41	1,14	7,98	2,19	69,19	9,3	3625	3357	1157	—	—
28	Maisgries	11,03	8,84	1,05	78,04	0,36	0,68	6,63	0,63	74,14	11,4	3646	3344	1092	—	—
29	Reis, geschält (Kochreis)	12,55	7,88	0,53	77,79	0,47	0,78	5,91	0,32	74,68	12,8	3541	3303	1052	50	2104
30	Reismehl (feinstes)	12,29	7,39	0,69	78,95	0,10	0,58	5,91	0,48	76,23	13,1	3579	3379	1072	80	1340
31	Rispenhirse, geschält	11,79	10,51	4,26	68,16	2,48	2,80	8,88	1,70	64,75	7,8	3630	3177	1143	—	—
32	Sorghohirse, "	15,01	11,18	4,51	65,31	2,48	1,51	9,45	1,80	62,04	7,0	3572	3105	1147	—	—
33	Sorghohirsemehl	12,62	8,76	3,68	71,75	1,32	1,87	7,40	1,47	68,16	9,7	3635	3220	1096	—	—
34	Darimehl	13,15	7,96	3,01	69,00	4,61	2,27	6,73	1,20	65,55	10,2	3424	3059	1028	—	—
35	Buchweizen, geschält	12,68	10,18	1,90	71,73	1,65	1,86	8,60	0,76	68,14	8,1	3538	3212	1134	—	—
36	Buchweizengries	13,97	10,58	2,39	70,12	1,03	1,91	8,94	0,96	66,61	7,7	3538	3185	1142	35	3262
37	Buchweizenmehl	13,84	8,28	1,49	74,58	0,70	1,11	7,00	0,60	70,85	10,3	3522	3228	1077	45	2393
38	Bohnenmehl	10,57	23,23	2,14	58,92	1,78	3,36	19,63	0,86	55,97	3,0	3678	3267	1567	80	1959
39	Erbsenmehl	11,28	25,72	1,78	57,18	1,26	2,78	21,73	0,71	54,32	2,6	3696	3289	1651	70	2359
40	Linsenmehl	10,96	25,71	1,86	56,79	2,10	2,58	21,72	0,74	53,95	2,6	3687	3277	1648	90	1831
41	Sojabohnenmehl	10,28	25,69	18,83	38,12	2,75	4,36	21,71	16,95	36,21	3,6	4517	4074	1956	—	—
42	desgl., entfettet	11,64	51,61	0,51	29,12	2,10	5,02	43,61	0,20	27,66	0,7	3707	3233	2463	—	—
43	Erdnussmehl, entfettet	6,67	48,92	14,61	22,99	3,91	4,90	41,34	13,15	21,84	1,3	4643	4095	2680	—	—
44	Erdnussgrütze, "	6,26	47,46	17,50	21,01	3,90	3,87	40,10	15,75	19,96	1,5	4762	4201	2677	—	—
45	Haselnussmehl	2,76	11,72	65,57	17,77	2,18	—	—	—	—	—	—	—	—	—	—
46	Kastanienmehl	9,21	2,80	3,40	75,77	2,45	2,37	2,37	1,36	71,98	31,8	3482	3120	879	—	—
47	Eichelmehl, nicht entschält	13,78	5,23	4,00	62,10	12,20	2,20	—	—	—	—	3108	—	—	—	—
48	Bananenmehl	11,61	3,51	0,89	79,98	1,20	2,81	2,97	0,36	75,98	25,9	3451	3216	919	—	—
Besonders zubereitete Mehle, Suppenmehle, Mehlextrakte.																
49	Backmehl, Liebig's	12,82	8,81	0,44	74,55	0,50	1,88	7,14	0,26	71,57	10,1	3449	3232	1080	75	1440
50	Puddingmehl, Vanille	12,54	1,81	3,07	78,45	3,63	0,50	1,47	1,84	75,31	54,4	3511	3255	882	350	252
51	Himbeer-Crême-Pulv.	4,43	5,56	0,55	89,28	wenig	0,18	4,50	0,33	85,71	19,2	3891	3677	1092	350	312
52	Citronen-Crême-Pulv.	4,43	6,00	0,42	89,00	desgl.	0,15	4,86	0,25	85,44	17,7	3889	3676	1105	350	316
53	Nudeln, Makaroni	11,89	10,88	0,62	75,55	0,42	0,64	8,81	0,37	72,53	8,3	3406	3361	1177	100	1177
54	Eiergerstel	11,16	12,22	1,96	72,56	0,60	0,57	9,90	1,18	69,66	7,3	3675	3375	1227	120	1022

No.	Bezeichnung	Rohnährstoffe							Ausnutzbare Nährstoffe			Nährstoffverhältniss stickstoffhaltig : stickstofffrei wie 1:	Kalorien in 1 kg		Ausnutzbare Preiseinheit in 1 kg	Marktpreis für 1 kg	Für 1 Mk. erhält man ausnutzbare Preiswertheinheiten
		Wasser %	Stickstoff-Substanz %	Fett %	Kohlenhydrate %	Rohfaser %	Asche %	Stickstoff-Substanz %	Fett %	Kohlenhydrate %		rohe Kal.	reine Kal.		Pfg.	
55	Tapioka-Julienne (Knorr)	11,92	4,44	0,71	79,59	1,81	1,53	2,88	0,42	75,61	26,6	3464	3203	913	180	507
56	Desgl. (Maggi)	9,68	4,21	8,10	62,10	0,88	15,03	2,62	7,29	58,99	29,9	3441	3164	922	—	—
57	Julienne, feine Mischg.	7,33	11,16	1,79	74,17	1,20	5,35	7,81	1,07	70,08	9,3	3626	3280	1123	160	702
58	Grünkernsuppe	9,53	10,41	3,28	73,10	1,80	1,68	7,29	1,97	69,63	10,2	3740	3321	1130	160	706
59	Grünkernextrakt	8,81	8,96	1,74	63,77	0,53	16,19	6,72	1,04	61,86	9,6	3146	2896	986	180	548
60	Grünerbsen-Kräutersuppe	14,43	10,44	7,49	51,58	1,50	14,56	8,82	6,74	48,90	7,4	3264	3009	1132	180	629
61	Grünerbs. m. Grünzeug	9,87	25,25	1,64	58,66	1,70	2,88	21,34	0,66	55,48	2,6	3719	3312	1632	180	906
62	Golderbsen mit Reis	11,19	17,31	1,01	68,16	0,76	1,57	14,63	0,40	64,61	4,5	3651	3329	1390	180	772
63	Bohnen mit Erbsen	10,55	18,50	7,22	60,04	1,43	2,46	15,63	6,50	57,00	4,7	3977	3631	1546	180	859
64	Klopfer's Kraftsuppenmehl	8,82	29,18	1,12	59,21	0,67	1,00	24,66	0,45	56,25	2,3	3883	3484	1809	200	905
65	Disqué's desgl.	9,03	28,51	0,66	58,81	0,53	2,46	24,09	0,26	55,87	2,3	3792	3423	1771	—	—
66	Amthor & Co.'s Eiweisssuppenmehl	6,46	26,14	1,06	64,25	0,79	1,30	22,09	0,42	61,04	2,8	3932	3548	1728	110	1570
67	Leguminosenmehl + Getreidemehl. Leguminose Mischung I	10,99	25,49	1,85	57,79	0,82	3,06	21,54	0,74	54,90	2,6	3716	3306	1648	210	785
68	" II	11,65	20,38	1,89	63,06	0,98	2,04	17,22	0,76	59,91	3,6	3683	3299	1483	210	706
69	" III	11,88	17,83	1,34	66,43	0,70	1,82	15,07	0,54	63,11	4,3	3644	3303	1401	210	667
70	Leguminose A, mager	11,46	25,87	2,00	55,95	1,05	3,67	21,86	0,80	53,15	2,5	3675	3257	1648	70	2500
71	AA, fett	10,65	29,60	6,54	47,02	1,60	4,09	25,01	5,88	45,01	2,4	3940	3555	1856	75	2372
72	Maggi AAA, fett	12,00	28,60	14,60	38,46	1,12	5,22	24,17	13,1	36,54	2,8	4369	3853	1968	80	2460
73	Revalesciére von Du Barry	10,56	23,56	1,55	62,02		2,31	19,91	0,62	58,92	3,0	3764	3377	1603	—	—
74	Kraftsuppenmehl	9,03	20,63	2,47	60,24		7,63	17,43	0,99	57,23	3,4	3637	3224	1473	—	—
75	Sparsuppenmehl von H. Knorr	10,54	23,00	2,20	61,84		2,42	19,43	0,88	58,75	3,1	3790	3371	1585	70	2264
76	Sog. Kraft u. Stoff	10,00	21,04	1,55	64,22		3,19	17,76	0,62	61,00	3,4	3727	3357	1517	—	—
77	Leguminose (Malto-)	11,62	22,04	1,50	59,73	1,25	3,86	18,62	0,66	56,74	3,1	3594	3225	1516	—	—
78	Leguminosen-Malzmehl v. Gebhard	12,00	19,32	1,50	63,36	1,80	2,02	16,33	0,60	60,19	3,8	3608	3253	1436	—	—
79	Dr. Theinhardt's Hygiama	4,27	21,88	9,61	59,23	1,49	3,52	18,49	8,65	56,27	4,2	4321	3849	1843	—	—
80	Hafermaltose	10,51	12,16	5,84	68,36	1,47	1,66	9,73	5,25	66,99	8,2	3865	3638	1314	—	—
81	Gerstenmehl-Extrakt	2,02	7,02	0,22	32,02 (Glucose) 56,00 (Dextrin)		1,64	6,53	0,13	86,24	13,2	3381	3777	1193	—	—
82	Malzextrakt	26,32	3,34	—	48,02	21,04	1,04	3,11	—	67,68	21,7	2924	2858	832	—	—
83	Malzmehl bezw. -extrakt m. Diastase	25,39	3,63	—	72,09		1,01	3,37	—	70,65	21,0	3059	2989	875	—	—
84	Desgl., desgl. u. mit Pepsin	23,74	3,31	—	73,78		1,15	2,41	—	72,30	30,0	3111	3009	844	—	—
85	Weizenmehl-Extrakt	4,06	6,53	0,20	25,06	60,06	2,10	6,07	0,12	83,51	13,8	3739	3745	1142	—	—
86	Reismehl-Extrakt	17,41	1,57	0,05	58,11	22,41	0,45	1,43	—	78,91	55,2	3301	3226	861	—	—
87	Leguminosenmehl-Extrakt	1,95	13,45	0,30	28,08	47,95	5,30	12,51	0,18	74,51	6,0	3719	3602	1376	—	—

Uebersichtstabelle.

No.	Bezeichnung	Wasser %	Rohnährstoffe Stickstoff-Substanz %	Fett %	Kohlenhydrate löslich %	Kohlenhydrate unlösl. %	Asche %	Ausnutzbare Nährstoffe Stickstoff-Substanz %	Fett %	Kohlenhydrate %	Nährstoffverhältniss stickstoffhaltig : stickstofffrei wie 1 :	Kalorien in 1 kg rohe Kal.	Kalorien in 1 kg reine Kal.	Ausnutzbare Preiswertheinheit in 1 kg	Marktpreis für 1 kg Pfg.	Für 1 Mk. erhält man ausnutzbare Preiswertheinheiten
88	Getreide-Dextrinmehl	6,46	10,36	0,75	57,96	23,84	1,03	7,77	0,45	79,46	10,4	3843	3596	1197	—	—
89	Stärke-Dextrinmehl .	9,18	—	—	Glukose 6,12	Dextrin 68,83	—	—	—	71,38	—	—	—	—	—	—

Stärkemehle.

(Kohlenhydrate sub-columns: Stärke | Rohfaser)

No.	Bezeichnung	Wasser	Stickstoff-Subst.	Fett	Stärke	Rohfaser	Asche	Stickst.-S.	Fett	Kohlenh.	wie 1:	rohe Kal.	reine Kal.	Ausn.Pr.	Preis Pfg.	Einh.
90	Weizenstärke . . .	13,94	1,13	0,19	84,11	0,17	0,46	0,79	0,08	81,59	103,5	3437	3309	858	60	1430
91	Maisstärke (Maizena, Mondamin) . .	13,31	1,20	0,01	85,11	Spur	0,37	0,84	—	82,56	98,3	3463	3343	868	110	789
92	Reisstärke	13,71	0,81	Spur	85,18	Spur	0,30	0,57	—	82,62	153,0	3446	3332	845	80	1056
93	Kartoffelstärke oder Kartoffelmehl . .	17,76	0,88	0,05	80,68	0,06	0,57	0,62	0,02	78,26	126,2	3274	3162	814	40	2035
94	Arrowrootstärke (Tapioka) . . .	14,47	0,74	0,16	84,36	0,06	0,21	0,52	0,06	81,83	157,7	3825	3304	846	240	352
95	Sagostärke od. Sagomehl	15,85	2,16	—	81,51	—	0,48	1,51	—	79,06	52,3	3365	3235	866	180	481

Brot und Brotwaaren (vergl. S. 877—883).

No.	Bezeichnung	Wasser	Stickstoff-Subst.	Fett	Kohlenhydrate	Rohfaser	Asche	Stickst.-S.	Fett	Kohlenh.	wie 1:	rohe Kal.	reine Kal.	Ausn.Pr.	Preis Pfg.	Einh.
96	Weizenbrot feineres	33,66	6,81	0,54	57,80	0,31	0,88	5,52	0,38	56,64	10,4	2691	2528	853	40	2133
97	Weizenbrot gröberes	37,27	8,44	0,91	50,99	1,12	1,27	6,33	0,55	49,46	8,0	2532	2336	828	28	2956
98	Weizenbrot Graham- (Ganzbrot)	41,08	8,10	0,72	47,56	1,02	1,52	5,83	0,39	43,99	7,7	2361	2078	643	26	2550
99	Weizenzwieback gewöhnlicher	9,54	9,91	2,55	75,50	0,85	1,70	7,61	1,79	73,23	11,5	3716	3458	1167	70	1666
100	Weizenzwieback feinerer	9,28	12,53	4,44	71,97	0,58	1,20	10,15	3.33	70,54	7,8	3897	3622	1313	100	1313
101	Weizenzwieback feinster (Biskuits, Kakes)	7,48	8,80	9,07	73,44	0,39	0,82	7,48	7,71	71,97	9,9	4207	3957	1325	220	602
102	Roggenbrot feineres (Graubr.)	39,70	6,43	1,14	50,44	0,80	1,49	4,69	0,57	47,92	10.5	2434	2197	731	22	3322
103	Roggenbrot Kommissbrot	38,88	6,04	0,40	51,56	1,55	1,57	4,11	0,20	47,95	11,8	2392	2135	691	18	3838
104	Roggenbrot Pumpernickel	42,22	7,16	1,30	46,44	1,48	1,40	4,31	0,65	41,79	10,1	2325	1940	653	17	3835
105	Roggen-Zwieback .	11,54	10,85	1,06	71,79	3,02	1,74	7,92	0,53	68,20	8,8	3495	3160	1094	—	—
106	Weizen-Roggen- (Grau-) Brot	38,46	7,47	0,30	51,78	0,58	1,41	5,82	0,15	48,68	8,6	2460	2242	782	24	3260
107	Desgl. zubereitet m. Wasser	35,46	7,53	0,67	53,29	2,18	0,87	5,65	0,33	50,09	9,0	2558	2307	793	—	—
108	Desgl. zubereitet m. Magermilch	35,06	8,53	0,82	52,32	2,17	1,10	6,82	0,41	50,76	7,6	2581	2396	861	—	—
109	Hafer Brot	47,43	7.61	1,52	40,67	0,38	2,39	5,33	0,76	36,60	7,2	2136	1792	655	—	—
110	Hafer Zwieback (Kakes)	9,98	8,58	10,40	66,68	2,42	1,94	6,86	7,28	62,01	9,3	4049	3489	1181	180	656
111	Gersten Brot	49,77	6,41	2,13	38,36	1,32	2,01	4,49	1,06	34,52	8,3	2042	1696	601	—	—
112	Gersten Zwieback	12,44	9,33	1,09	69,06	4,29	3,79	6,53	0,55	62,15	9,7	3315	2853	964	—	—
113	Maisbrot . .	43,82	5,83	1,73	45,73	1,25	1,64	4,84	1,04	43,90	9,6	2272	2087	712	—	—
114	Desgl., ¹/₄ Roggenmehl ³/₄ Weizenmehl	40,44	7,50	1,11	49,44	0,60	0,91	5,47	0,56	46,47	8,8	2443	2175	755	—	—
115	Maismehl ³/₄ Weizenmehl	37,19	7,31	0,35	52,20	0,50	1,45	5,85	0,18	50,63	8,7	2474	2315	804	—	—
116	Dari-Roggenbrot .	38,43	7,32	2,31	47,73	1,88	2,33	5,12	1,16	42.95	9,0	2478	2073	720	—	—

No.	Bezeichnung	Rohnährstoffe							Ausnutzbare Nährstoffe			Nährstoffverhältniss stickstoffhaltig : stickstofffrei wie 1 :	Kalorien in 1 kg		Ausnutzbare Preiswertheinheit. in 1 kg Pfg.	Marktpreis für 1 kg	Für 1 Mk. erhält man ausnutzbare Preiswertheinheiten
		Wasser %	Stickstoff-Substanz %	Fett %	Kohlenhydrate %	Rohfaser %	Asche %		Stickstoff-Substanz %	Fett %	Kohlenhydrate %		rohe Kal.	reine Kal.			
117	Erdnuss- Brot	24,56	33,56	12,76	19,82	5,52	3,78		23,49	11,48	15,86	1,9	3602	2836	1677	—	—
118	mehl- Zwieback	3,96	35,70	25,38	28,57	3,37	3,02		24,99	22,81	22,86	3,2	5229	4242	2162	—	—
119	Haselnuss-Roggenmehl-Brot	32,10	7,51	3,15	55,72		1,52		5,11	1,89	44,57	9,6	2885	2206	758		
120	Desgl., Zwieback m. Wasser	6,30	12,02	5,55	73,96		2,17		8,18	3,33	59,17	8,2	4056	3072	1101		
121	m. Magermilch	6,69	12,96	6,15	71,58		2,62		10,37	4,31	61,56	7,0	4085	3365	1263		
122	Armee-Fleisch- Zwieback mit wenig Fleisch	10,80	14,47	4,51	65,94	1,24	3,04		11,57	3,83	61,32	6,1	3757	3368	1307		
123	„ viel „	5,81	23,05	8,14	60,17	0,64	2,19		20,98	7,33	57,76	3,6	4278	4006	1846		
124	Fleisch-Biskuits	6,62	14,69	1,07	74,23	0,74	2,65		13,37	0,86	71,26	5,5	3779	3577	1407		
125	Aleuronat- Brot mit wenig Kleber	39,62	17,29	0,34	40,51	0,64	1,60		14,70	0,17	38,89	2,7	2488	2282	1129		
126	Zwieback mit wenig Kleber	6,54	22,86	8,61	59,55	0,84	1,64		19,43	5,17	57,17	3,6	4288	3707	1698		
127	mit viel Kleber	8,53	66,19	4,99	17,67		2,62		59,57	2,99	16,33	0,4	4370	3811	3231		
128	Albumin- Brot	31,50	16,69	0,36	48,83	1,12	1,50		14,19	0,18	46,39	3,3	2793	2558	1179		
129	Kraft- Zwieback	8,68	17,63	7,85	64,10	0,46	1,28		14,99	6,67	60,94	5,2	4146	3783	1559		
130	Degener's Kraftbrot	26,87	11,25	0,32	57,00	1,57	2,99		9,56	0,16	55,29	5,8	2854	2689	1036		
131	Pepton-Brot	39,41	7,64	0,37	47,79	0,76	4,03		6,85	0,19	45,98	6,8	2315	2188	808		

Konditorwaaren (Zuckerwaaren, Kanditen) (vergl. S. 885—889).

No.	Bezeichnung	Wasser %	Stickstoff-Substanz %	Fett %	Zucker %	Stärke etc. [in Wasser unlösl.] %	Rohfaser %	Asche %	Stickstoff-Substanz %	Fett %	Kohlenhydrate %	Nährstoffverhältn.	rohe Kal.	reine Kal.	Ausnutzbare Preiswerth.	Marktpreis Pfg.	Für 1 Mk.
132	Krinolinkuchen	10,39	6,90	0,85	38,91	41,50	1,04		5,52	0,60	77,75	14,3	3629	3433	1071	—	
133	Honigkuchen	15,44	6,69	2,60	34,39	38,51	1,41		5,35	1,82	69,78	13,9	3481	3159	1020	—	
134	Lebkuchen	7,25	3,98	3,57	36,47	46,63	1,51		3,18	2,50	80,14	27,1	3848	3592	1035	—	
135	Stollen[1])	23,80	8,32	18,95	7,69	39,98	1,26		6,61	16,87	45,44	13,2	4071	3806	1291	—	
136	Schaumkuchen (gefüllt)[2])	10,10	5,84	0,56	82,90	—	0,60		4,67	0,39	81,24	17,6	3645	3511	1058		
137	Waffeln[3]) englische	5,70	8,40	1,15	44,38	39,97	0,40		6,72	0,81	81,46	12,4	3888	3658	1175	—	
138	gefüllte	9,50	7,28	38,10	29,21	15,21	0,50		5,82	34,29	43,06	22,1	5674	5193	1750	—	
139	Thee-Biskuits[4])	11,70	8,76	4,48	51,33	23,23	0,60		7,01	3,04	72,36	11,4	3823	3516	1165	—	
140	Pfeffernüsse	5,01	6,81	0,63	44,86	40,29	1,98		5,45	0,44	82,23	15,3	3794	3594	1108	120	923
141	Pumpernickel-Kakes	7,03	6,77	3,39	40,19	41,03	0,66		5,41	2,37	78,36	15,6	3891	3616	1125	—	
142	Makronen	10,10	11,08	23,85	51,20	1,77	0,80		8,84	21,46	51,85	11,9	4840	4496	1604	—	
143	Marzipan	13,72	9,31	23,29	48,06	4,75	0,87		7,45	20,96	51,60	14,0	4728	4398	1517	320	474
144	Mandelkuchen	2,10	10,78	23,70	54,60	7,86	0,96		8,62	21,33	60,96	13,3	5224	4829	1680	—	
145	Karamellen (ungefüllte)	4,53	—	—	94,25	0,83	0,11		—		93,11	—	3803	3724	931	150	621

[1]) Mehl, Milch, Eier, Zucker, Butter, Sukkade, Rosinen.
[2]) Zucker und Eiweiss.
[3]) Mehl, Milch, Eier, Butter, Hefe oder Backpulver.
[4]) Mehl, Eier und Zucker.

Uebersichtstabelle.

No.	Bezeichnung	Rohnährstoffe						Ausnutzbare Nährstoffe			Nährstoffverhältniss stickstoffhaltig : stickstofffrei	Kalorien in 1 kg		Ausnutzbare Preiswertheinheit. in 1 kg	Marktpreis für 1 kg	Für 1 Mk. erhält man ausnutzbare. Preiswertheinheiten
		Wasser %	Stickstoff-Substanz %	Fett %	Zucker %	Stärke etc. (in Wasser unlöslich) %	Asche %	Stickstoff-Substanz %	Fett %	Kohlen-hydrate %	wie 1 :	rohe Kal.	reine Kal.		Pfg.	
146	Karamellen, Punsch-	5,92	—	—	90,08	3,83	0,17	—	—	91,84	—	3756	3674	918	180	510
147	gefüllt Himbeermarmelade-	7,89	—	—	91,06	0,78	0,27	—	—	89,23	—	3674	3569	892	180	496
148	Frucht-Bonbons . .	2,63	0,31	0,07	96,63	0,24	0,12	0,24	—	94,69	394,5	3896	3799	959	160	599
149	Brust- „ . .	4,63	0,50	0,13	94,25	0,16	0,33	0,40	—	92,36	230,9	3813	3714	934	150	622
150	Gummi- „ . .	7,24	2,12	0,55	87,62	0,38	2,09	1,69	0,38	84,21	50,4	3674	3486	938	150	625
151	Bon- bessere . . .	5,86	1,63	0,18	81,69	10,16	0,58	1,30	—	89,70	69,0	3770	3651	962	200	481
152	bons gewöhnliche .	4,66	0,68	0,21	72,86	21,03	0,56	0,54	—	91,37	169,2	3808	3681	941	160	588
153	Fondant-Bonbons .	6,31	—	—	92,15	1,43	0,11	—	—	91,21	—	3743	3648	912	220	414
154	Konserve-Bonbons .	2,12	—	—	97,35	0,37	0,16	—	—	95,74	—	3909	3830	957	160	598
155	Punsch-Plätzchen .	15,88¹)	—	—	83,86	0,24	0,02	—	—	82,37	—	3364	3295	824	160	515
156	Pfeffermünzpastillen .	0,93	—	—	95,80	3,21	0,06	—	—	96,91	—	3960	3876	969	280	346
157	Eis-Bonbons . . .	8,98	—	—	86,93	3,98	0,11	—	—	88,97	—	3636	3559	890	160	556
158	Pra- Dessert-Bonbons	7,47	3,60	12,36	64,00	10,75	0,61	2,88	11,12	72,93	35,0	4314	4091	1307	350	373
159	linés Chokolade- „	6,41	6,56	19,95	49,60	15,12	1,00	7,65	17,95	62,96	14,1	4761	4588	1551	350	443
160	Kessel-Dragées . .	6,09	—	—	54,50	29,35	0,62	—	—	81,88	—	—	—	813	—	—
161	Sieb-Dragées . . .	11,91	—	—	81,55	6,33	0,21	—	—	84,92	—	3515	3397	849	—	—
162	Kan- Orangeschalen	15,43	—	0,23	78,86	3,87	0,36	—	—	78,46	—	—	—	785	—	—
163	dirte Cederfrüchte (Citronat)	29,01	—	—	30,90	3,69	—	—	—	—	—	—	—	—	—	—
164	Türkenbrot . . .	5,73	1,63	—	90,45	2,01	0,18	1,30	—	88,64	68,2	3777	3608	951	—	—
165	Sultan- gewöhnliches	11,79	0,21	—	73,76	14,04	0,20	—	—	85,63	—	3522	3425	856	—	—
166	brot feines . .	17,84	0,19	—	72,46	9,21	0,30	—	—	79,95	—	3276	3198	799	—	—

Wurzelgewächse (vergl. S. 892—914).

No.	Bezeichnung	Wasser %	Stickstoff-Substanz %	Fett %	Kohlenhydrate %	Rohfaser %	Asche %	Stickstoff-Substanz %	Fett %	Kohlenhydrate %	wie 1 :	rohe Kal.	reine Kal.	Ausnutzbare Preiswertheinheit	Pfg.	Preiswertheinheiten
167	Kartoffeln	74,93	1,99	0,15	20,86	0,98	1,09	1,55	0,09	20,03	13,1	945	885	280	6	4666
168	Topinambur . . .	79,12	1,89	0,18	16,40	1,25	1,16	1,47	0,11	15,74	10,9	764	711	234	40	585
169	Bataten	71,66	1,57	0,50	24,11	0,97	1,19	1,22	0,30	23,15	19,6	1252	1013	271	—	—
170	Japan- (Stachys-) Knollen . . .	78,62	2,73	0,12	16,63	0,73	1,17	2,13	0,07	15,96	7,6	843	748	268	110	244
171	Kerbelrüben . . .	65,34	3,89	0,32	27,83	0,94	1,68	3,03	0,19	26,72	9,0	1421	1233	424	110	386
172	Zuckerkartoffeln .	82,52	1,78	0,14	14,04	0,64	0,88	1,39	0,08	13,48	9,8	715	634	217	30	723
173	Eierkartoffeln . . .	93,24	1,08	0,09	3,94	1,15	0,50	0,84	0,05	3,78	4,7	205	196	81	—	—
174	Bambusschösslinge .	91,58	2,38	0,16	3,88	1,05	0,95	1,86	0,10	3,72	2,1	209	248	133	—	—
175	Konophollus Konjak	91,76	1,03	0,08	6,47	0,30	0,36	0,80	0,05	6,21	7,9	316	292	104	—	—
176	Distel-Knollen . .	73,81	3,49	0,18	19,40	2,24	0,88	2,72	0,11	18,62	7,0	987	887	325	—	—
177	Cichorie	78,76	1,03	0,35	17,92	1,09	0,85	0,80	0,21	17,20	22,2	929	746	218	—	—
178	Runkelrübe . . .	88,00	1,26	0,13	8,68	0,89	1,04	0,98	0,08	8,33	8,7	446	368	135	—	—
179	Zuckerrübe . . .	81,34	1,24	0,10	15,17	1,16	0,99	0,97	0,06	14,56	15,2	768	635	196	—	—
180	Möhren (grosse Varietät) . . .	86,77	1,18	0,29	9,06	1,67	1,03	0,92	0,17	8,70	9,9	480	408	138	12	1151

¹) Wasser + Alkohol.

No.	Bezeichnung	Rohnährstoffe						Ausnutzbare Nährstoffe			Nährstoffverhältniss stickstoffhaltig : stickstofffrei wie 1:	Kalorien in 1 kg		Ausnutzbare Preiswertheinheit. in 1 kg	Marktpreis für 1 kg Pfg.	Für 1 Mk. erhält man ausnutzbare Preiswertheinheiten
		Wasser %	Stickstoff-Substanz %	Fett %	Kohlen-hydrate %	Rohfaser %	Asche %	Stickstoff-Substanz %	Fett %	Kohlen-hydrate %		rohe Kal.	reine Kal.			
181	Kohlrübe Brassica napus esculenta	88,88	1,39	0,18	7,37	1,44	0,74	1,08	0,11	7,07	7,0	379	345	128	10	1280
182	Brassica rapa rapifera	90,67	1,11	0,24	6,11	1,11	0,76	0,87	0,14	5,87	7,1	320	290	106	10	1060

Gemüse (vergl. S. 917—928).

No.	Bezeichnung	Wasser %	Stickstoff-Substanz %	Fett %	Kohlenhydrate %	Rohfaser %	Asche %	Stickstoff-Substanz %	Fett %	Kohlenhydrate %	wie 1:	rohe Kal.	reine Kal.	Ausn.Pr.	Pfg.	Pr.-Einh.
183	Einmachrothrübe	88,05	1,50	0,10	8,28	1,07	1,00	1,08	0,06	6,96	6,6	413	336	125	16	784
184	Kl. Speisemöhre	88,84	1,07	0,21	8,17	0,98	0,73	0,77	0,13	6,86	9,2	398	324	111	20	555
185	Teltower Rübchen	81,90	3,52	0,14	11,34	1,82	1,28	2,53	0,08	9,53	3,8	637	511	224	70	320
186	Kohlrabe	85,89	2,87	0,21	8,18	1,68	1,17	2,07	0,13	6,87	3,5	485	387	176	60	293
187	Rettig	86,92	1,92	0,11	8,43	1,55	1,07	1,38	0,07	7,08	5,3	440	356	142	—	—
188	Radischen	93,34	1,23	0,15	3,79	0,75	0,74	0,89	0,09	3,18	3,8	225	179	79	—	—
189	Schwarzwurz	80,39	1,04	0,50	14,81	2,27	0,99	0,75	0,30	12,44	17,6	689	562	171	60	285
190	Sellerie	84,09	1,48	0,39	11,80	1,40	0,84	1,07	0,23	9,91	9,8	580	470	159	—	—
191	Meerrettig	76,72	2,73	0,35	15,89	2,78	1,53	1,97	0,21	13,35	7,0	800	649	238	—	—
192	Pastinak	80,68	1,27	0,53	14,65	1,73	1,14	0,91	0,32	12,31	14,4	697	566	178	—	—
193	Knollen von: Perlzwiebeln	70,18	2,68	0,10	25,69	0,81	0,54	1,93	0,06	21,58	11,2	1166	962	314	—	—
194	Blassrothen Zwiebeln	86,51	1,60	0,15	10,38	0,71	0,65	1,15	0,09	8,72	7,8	506	413	147	—	—
195	Lauch, Porree	87,62	2,83	0,29	6,53	1,49	1,24	2,04	0,17	5,49	2,9	425	334	162	—	—
196	Knoblauch	64,65	6,76	0,06	26,32	0,77	1,44	4,87	0,04	22,11	4,6	1385	1124	460	—	—
197	Blätter von: Blassrothen Zwiebeln	88,17	2,58	0,58	5,66	1,76	1,25	1,86	0,35	4,75	3,0	405	312	151	—	—
198	Lauch, Porree	90,82	2,10	0,44	4,55	1,27	0,82	1,51	0,26	3,82	3,0	326	250	121	—	—
199	Schnittlauch	82,00	3,92	0,88	9,08	2,46	1,66	2,82	0,53	7,63	3,2	635	491	233	—	—
200	Kürbis, Fruchtfleisch	90,32	1,10	0,13	6,50	1,22	0,73	0,79	0,08	5,46	7,2	325	264	96	—	—
201	Gurke	95,36	1,09	0,11	2,21	0,78	0,45	0,78	0,07	1,86	2,6	151	119	60	—	—
202	Melone, Fruchtfleisch	91,50	0,84	0,13	6,35	0,66	0,52	0,60	0,08	5,33	9,2	307	250	87	—	—
203	Liebesapfel, Tomate	93,42	0,95	0,19	3,99	0,84	0,61	0,68	0,11	3,35	5,3	223	177	71	—	—
204	Grüne Gartenerbsen	77,67	6,59	0,52	12,43	1,94	0,85	4,74	0,31	10,44	2,4	864	676	351	50	702
205	Grüne Buffbohnen	84,07	5,43	0,33	7,35	2,08	0,74	3,91	0,20	6,17	1,7	587	454	263	40	658
206	Schnittbohnen	88,74	2,73	0,14	6,60	1,18	0,61	1,97	0,08	5,54	2,9	409	324	156	35	447
207	Spargel	93,72	1,95	0,14	2,40	1,15	0,64	1,40	0,08	2,02	1,6	203	156	93	180	51
208	Artischocke Blüthenboden	86,49	2,54	0,09	8,31	1,27	1,30	1,83	0,05	6,98	3,9	464	372	163	—	—
209	Unterer Theil d. Hüllschuppen	79,60	1,68	0,12	14,45	3,31	0,84	1,21	0,07	12,14	10,2	670	551	184	—	—
210	Rhabarber (Blattripp.)	94,52	0,52	0,57	3,18	0,59	0,62	0,37	0,34	2,67	9,5	205	156	55	—	—
211	Blumenkohl	90,89	2,48	0,34	4,55	0,91	0,83	1,79	0,20	3,82	2,4	334	258	134	50	268
212	Butterkohl	86,96	3,01	0,54	7,19	1,20	1,10	2,17	0,32	6,04	3,1	483	376	178	—	—
213	Winterkohl	80,03	3,99	0,90	11,63	1,88	1,57	2,87	0,54	9,77	3,9	742	580	257	20	1285
214	Rosenkohl	85,63	4,83	0,46	6,22	1,57	1,29	3,48	0,28	5,22	1,7	525	403	235	70	336
215	Savoyerkohl	87,09	3,31	0,71	6,02	1,23	1,64	2,38	0,43	5,06	2,6	467	357	182	50	364
216	Rothkraut	90,06	1,83	0,19	5,86	1,29	0,77	1,32	0,11	4,92	4,0	342	271	118	30	393
217	Zuckerhut	92,60	1,80	0,20	3,79	0,97	0,64	1,30	0,12	3,18	2,7	258	201	100	—	—

Uebersichtstabelle.

No.	Bezeichnung	Rohnährstoffe						Ausnutzbare Nährstoffe			Nährstoffverhältniss: stickstoffhaltig : stickstofffrei	Kalorien in 1 kg		Ausnutzbare Preiswertheinheit. in 1 kg	Marktpreis für 1 kg	Für 1 Mk. erhält man ausnutzbare Preiswertheinheiten
		Wasser %	Stickstoff-Substanz %	Fett %	Kohlenhydrate %	Rohfaser %	Asche %	Stickstoff-Substanz %	Fett %	Kohlenhydrate %	wie 1:	rohe Kal.	reine Kal.		Pfg.	
218	Weisskraut (Kabbes)	90,11	1,83	0,18	5,05	1,65	1,18	1,32	0,11	4,24	3,4	308	244	112	25	448
219	Steckrübenstengel	92,88	2,00	0,14	1,94	1,17	1,87	1,44	0,08	1,63	1,2	187	142	91	30	303
220	Spinat	89,24	3,71	0,50	3,61	0,94	2,00	2,67	0,30	3,03	1,4	370	278	173	50	346

Salat und Salatunkräuter.

No.	Bezeichnung	Wasser	Stickstoff-Subst.	Fett	Kohlenh.	Rohfaser	Asche	Stickstoff-Subst.	Fett	Kohlenh.	wie 1:	rohe	reine	Ausn.	Marktpr.	Pf.-E.
221	Kopfsalat	94,33	1,41	0,31	2,19	0,73	1,03	1,15	0,18	1,84	2,0	185	146	81	50	162
222	Endiviensalat . .	94,13	1,76	0,13	2,58	0,62	0,78	1,26	0,08	2,16	1,9	200	155	87	90	97
223	Feldsalat	93,41	2,09	0,41	2,73	0,57	0,79	1,50	0,25	2,29	1,9	248	187	105	—	—
224	Römischer Salat .	92,50	1,26	0,54	3,55	1,17	0,98	0,91	0,32	2,98	4,1	253	193	85	60	142
225	Löwenzahn . . .	85,54	2,81	0,69	7,45	1,52	1,99	2,02	0,41	6,26	3,6	498	386	176	—	—
226	Nessel	82,44	5,50	0,67	7,13	1,96	2,30	3,96	0,40	5,99	1,8	613	468	270	—	—
227	Wegebreit	81,44	2,65	0,47	10,70	2,09	2,65	1,91	0,28	8,99	5,1	600	478	194	—	—
228	Portulak . . .	92,61	2,24	0,40	2,48	1,03	1,24	1,61	0,24	2,08	1,7	245	185	108	—	—
229	Gänsefuss . . .	80,81	3,94	0,76	6,73	3,82	3,94	2,84	0,46	5,65	2,4	530	406	212	—	—

Gemüse-Dauerwaaren (vergl. S. 929—934).

a) Getrocknete Gemüse.

No.	Bezeichnung	Wasser	Stickst.-S.	Fett	Kohlenh.	Rohfaser	Asche	Stickst.-S.	Fett	Kohlenh.	wie 1:	rohe	reine	Ausn.	Marktpr.	Pf.-E.
230	Kartoffeln-Schnitte, -Scheiben, od. -Gries	10,15	7,43	0,35	77,04	2,06	2,97	5,79	0,21	73,80	12,9	3473	3251	1034	—	—
231	Lauch	17,19	16,07	2,83	64,49	10,68	8,76	11,57	1,70	54,17	5,0	3620	2884	1171	190	616
232	Zwiebeln . . .	26,88	10,02	0,72	55,05	4,24	3,09	7,21	0,43	46,24	6,6	2753	2238	836	190	440
233	Sellerie- { Wurzeln	12,80	12,85	2,17	55,06	8,73	8,39	9,25	1,30	46,25	5,3	3025	2418	964	240	402
234	Blätter .	14,99	18,81	4,31	36,33	9,78	15,78	13,54	2,59	30,52	2,7	2763	2116	1060	190	558
235	Kohlrabe . . .	9,67	13,25	1,58	58,14	10,11	7,25	9,54	0,95	48,84	5,3	3113	2503	994	220	452
236	Karotten in Scheiben	14,58	9,27	1,50	61,40	7,93	5,32	6,67	0,90	51,58	8,1	3084	2469	876	140	626
237	Grüne Schnittbohnen	14,24	18,88	1,74	48,93	10,37	5,84	13,59	1,04	41,10	3,2	3032	2398	1122	300	374
238	Spargelbohnen .	14,60	18,07	0,85	52,03	8,61	5,83	13,01	0,51	43,71	3,4	3034	2425	1103	—	—
239	Wirsing	19,47	19,47	1,47	43,68	8,63	7,28	14,02	0,88	36,69	2,8	2825	2227	1094	220	497
240	Blumenkohl . .	21,48	29,97	3,00	30,43	8,34	6,78	21,58	1,80	25,56	1,4	2945	2233	1389	—	—
241	Winter- (Grün-) Kohl	9,76	22,53	4,29	45,55	8,48	9,39	16,22	2,57	38,26	2,8	3310	2553	1271	180	707
242	Rosenkohl . . .	17,05	28,11	2,64	36,44	8,91	6,35	20,24	1,58	30,61	1,7	3062	2350	1365	450	303
243	Rothkohl	16,48	16,28	1,68	47,81	10,08	7,67	11,72	1,01	40,16	3,6	2856	2267	1018	180	565
244	Weisskraut . .	11,80	15,76	1,44	51,83	11,14	8,03	11,35	0,86	43,54	4,0	2969	2370	1029	170	605
245	Suppenkräut. (Julienne)	17,44	8,23	1,04	44,89	5,62	2,81	5,93	0,62	37,71	6,6	2290	1853	692	180	385
246	Kohl mit Grütze (russische Armee-Dauerwaare) . .	5,40	12,82	5,53	67,58		8,67	9,23	3,32	56,77	7,1	3837	3026	1129	—	—

b) Eingemachte Gemüse.

No.	Bezeichnung	Wasser	Stickst.-S.	Fett	Kohlenh.	Rohfaser	Asche	Stickst.-S.	Fett	Kohlenh.	wie 1:	rohe	reine	Ausn.	Marktpr.	Pf.-E.
247	Spargel	94,35	1,49	0,08	2,31	0,55	1,22	1,07	0,05	1,94	2,0	172	134	74	200	37
248	Artischocken . .	92,46	0,79	0,02	4,43	0,58	1,72	0,57	0,01	3,72	6,6	217	177	66	360	18
249	Tomaten . . .	93,59	1,29	0,23	3,71	0,52	0,66	0,93	0,14	3,12	3,7	233	183	82	120	68
250	Kürbis	92,72	0,66	0,14	4,89	1,08	0,51	0,48	0,08	4,11	9,0	241	195	68	…	—
251	Frucht v. essbar. Eibisch	94,35	0,71	0,10	2,95	0,66	1,23	0,51	0,06	2,48	5,1	162	129	52	—	—

Uebersichtstabelle.

No.	Bezeichnung	Rohnährstoffe						Ausnutzbare Nährstoffe			Nährstoffverhältniss stickstoffhaltig: stickstofffrei wie 1:	Kalorien in 1 kg		Ausnutzbare Preiswertheinheit. in 1 kg	Marktpreis für 1 kg Pfg.	Für 1 Mk. erhält man ausnutzbare Preiswertheinheiten
		Wasser %	Stickstoff-Substanz %	Fett %	Kohlenhydrate %	Rohfaser %	Asche %	Stickstoff-Substanz %	Fett %	Kohlenhydrate %		rohe Kal.	reine Kal.			
252	Unreife Erbsen	85,39	3,61	0,21	8,40	1,18	1,21	2,60	0,13	7,06	2,8	530	420	205	90	227
253	Schnittbohnen	94,47	1,05	0,07	2,61	0,59	1,21	0,76	0,04	2,19	3,0	162	128	61	50	122
254	Salatbohnen	82,44	4,12	0,13	10,96	1,06	1,29	3,74	0,08	9,21	2,5	650	557	282	50	564
255	Zuckermais	75,59	2,86	1,25	18,58	0,79	0,93	2,06	0,75	15,61	8,5	998	794	282	—	—

c) Eingesäuerte Gemüse.

No.	Bezeichnung	Wasser %	Stickstoff-Substanz %	Fett %	Kohlenhydrate %	Milchsäure %	Asche %	Stickstoff-Substanz %	Fett %	Kohlenhydrate %	wie 1:	rohe Kal.	reine Kal.			
256	Sauerkraut	91,41	1,25	0,54	2,70	1,15	1,64	0,90	0,32	2,27	3,4	219	164	77	18	430
257	Gurken	96,03	0,38	0,14	1,01	0,26	1,73	0,27	0,08	0,85	4,0	72	54	24	—	—

Flechten und Meeresalgen etc.

No.	Bezeichnung	Wasser %	Stickstoff-Substanz %	Fett %	Kohlenhydrate %	Rohfaser %	Asche %	Stickstoff-Substanz %	Fett %	Kohlenhydrate %	wie 1:	rohe Kal.	reine Kal.			
258	Isländisches Moos	15,96	2,33	1,12	77,63	1,90	1,06	1,68	0,67	72,20	44,0	3322	3032	826	—	—
259	Porphyra vulgaris	14,19	29,95	1,29	39,45	5,52	9,60	21,56	0,77	36,69	1,8	3146	2581	1468	—	—
260	Enteromorpha compressa	13,57	16,07	1,73	43,23	10,58	14,82	11,57	1,04	40,21	3,7	2667	2264	1012	—	—
261	Cystoreira species	16,07	10,01	0,49	39,49	17,06	16,88	7,21	0,29	36,73	5,2	2109	1845	736	—	—
262	Alavia pinnatifolia	17,01	10,07	0,32	38,90	2,11	32,59	7,25	0,19	36,18	5,1	2073	1815	730	—	—
263	Laminaria japonica	23,95	6,64	0,87	43,68	4,97	19,89	4,78	0,52	40,62	8,8	2149	1904	661	—	—
264	Euchema spinosum	49,80	2,88	0,24	19,16	3,20	18,96	2,07	0,14	17,82	8,8	928	826	286	—	—
265	Gelidium (trocken)	7,10	16,68	0,86	53,39	13,32	8,65	12,01	0,52	49,65	4,1	3022	2615	1112	—	—
266	Gelidium cornuum (Isinglass)	22,80	11,71		62,05		3,44	8,43	—	57,71	6,8	3048	2716	999	—	—
267	Agar-Agar	19,56	2,53	0,51	73,50	0,45	3,45	1,82	0,31	68,35	38,0	3110	2851	784	—	—
268	Indianisches Brot	12,61	1,08	0,35	77,24	6,78	1,94	0,78	0,21	71,83	92,8	3174	2930	764	—	—
269	Essbare Vogelsnester (Collocalia fuciphaga)	15,89	56,17	0,35	18,61	1,40	7,58	53,36	0,18	16,93	0,3	3492	3275	2843	—	—

Pilze und Schwämme (vergl. S. 944).
a) Im frischen Zustande.

No.	Bezeichnung	Wasser %	Stickstoff-Substanz %	Fett %	Kohlenhydrate %	Rohfaser %	Asche %	Stickstoff-Substanz %	Fett %	Kohlenhydrate %	wie 1:	rohe Kal.	reine Kal.			
270	Feld-Champignon	89,70	4,88	0,20	3,57	0,83	0,82	3,42	0,12	2,86	0,9	397	291	203	—	—
271	Eier-Schwamm	91,42	2,64	0,43	3,81	0,96	0,74	1,95	0,26	3,05	1,9	320	240	136	—	—
272	Reizker	88,77	3,08	0,76	3,09	3,63	0,67	2,16	0,46	2,47	1,7	339	246	146	—	—
273	Nelkenschwindling	83,37	6,83	0,67	6,06	1,52	1,55	4,78	0,40	4,86	1,2	630	462	299	—	—
274	Steinpilz	87,13	5,39	0,40	5,12	1,01	0,95	3,77	0,24	4,10	1,2	503	369	237	—	—
275	Butterpilz	92,63	1,48	0,27	3,95	1,22	0,45	1,04	0,16	3,16	3,4	255	192	88	—	—
276	Schafeuter	91,63	0,96	0,58	4,27	1,80	0,76	0,67	0,35	3,42	6,4	271	202	78	—	—
277	Leberpilz	85,00	1,59	0,12	10,40	1,95	0,94	1,11	0,07	8,32	7,7	504	393	141	—	—
278	Stoppelschwamm	92,68	1,79	0,34	3,47	1,03	0,69	1,25	0,20	2,78	2,6	257	190	96	—	—
279	Roth. Hirschschwamm	89,35	1,31	0,29	7,66	0,73	0,66	0,92	0,17	6,13	7,1	397	305	112	—	—
280	Gelber "	21,43	19,19	1,64	47,00	5,45	5,26	13,43	1,00	37,60	3,0	2963	2163	1077	—	—
281	Speise-Morchel	89,95	3,28	0,43	4,50	0,84	1,01	2,30	0,26	3,60	1,9	379	279	159	—	—
282	Spitzmorchel	90,00	3,38	0,15	4,63	0,87	0,97	2,37	0,09	3,70	1,7	363	271	158	—	—
283	Speise-Lorchel	89,50	3,17	0,21	5,43	0,71	0,98	2,22	0,13	4,34	2,1	390	293	158	—	—
284	Riesenstäubling	86,97	7,23	0,39	2,50	1,88	1,03	5,06	0,23	2,00	0,5	486	346	280	—	—
285	Trüffel	77,06	7,57	0,51	6,58	6,36	1,92	5,30	0,31	5,26	1,1	677	495	327	—	—

Uebersichtstabelle.

No.	Bezeichnung	Rohnährstoffe							Ausnutzbare Nährstoffe			Nährstoffverhältniss stickstoffhaltig : stickstofffrei	Kalorien in 1 kg		Ausnutzbare Preiswertheinheit. in 1 kg	Marktpreis für 1 kg	Für 1 Mk. erhält man ausnutzbar. Preiswertheinheiten
		Wasser %	Stickstoff-Substanz %	Fett %	Kohlen-hydrate %	Rohfaser %	Asche %	Stickstoff-Substanz %	Fett %	Kohlen-hydrate %	wie 1 :	rohe Kal.	reine Kal.		Pfg.	

b) Im getrockneten Zustande.

286	Feld-Champignon	11,66	41,69	1,71	30,75	7,16	7,03	29,18	1,03	24,60	0,9	3404	2490	1736	700	248
287	Steinpilz	12,81	36,66	2,70	34,51	6,87	6,45	25,66	1,62	27,61	1,2	3404	2495	1608	—	—
288	Speise-Morchel	19,04	28,48	1,93	37,42	5,50	7,63	19,94	1,16	29,94	1,6	3053	2269	1331	700	190
289	Speise-Lorchel	16,36	25,22	1,65	43,30	5,63	7,84	17,65	0,99	34,64	2,1	3105	2331	1259	—	—
290	Trüffel	4,35	33,69	2,01	24,88	27,07	7,80	23,72	1,21	19,90	1,0	2820	2055	1421	2200	65

Obst- und Beerenfrüchte.

a) Im frischen Zustande (vergl. S. 956).

(Kohlenhydrate-Spalten: Zucker | Sonstige Kohlenhydrate | Freie Säure = Aepfels.)

291	Aepfel	84,37	0,40	8,85	3,28	0,70	0,42	0,30	—	12,57	41,9	533	517	141	—	—
292	Birnen	83,83	0,36	8,61	3,37	0,20	0,31	0,27	—	11,94	44,2	504	491	133	—	—
293	Zwetschen	81,18	0,82	7,76	3,12	0,92	0,63	0,61	—	11,56	19,0	512	492	146	—	—
294	Pflaumen	78,60	1,01	8,78	4,04	0,77	0,49	0,76	—	13,42	17,7	592	574	172	—	—
295	Reineclaude	82,13	0,55	10,63	2,06	0,82	0,41	0,41	—	13,24	32,3	567	549	153	—	—
296	Mirabellen	80,68	0,79	9,45	2,88	0,56	0,56	0,59	—	12,63	21,4	554	534	156	—	—
297	Pfirsiche	81,96	0,93	8,11	1,17	0,72	0,58	0,70	—	9,80	14,0	445	426	133	—	—
298	Aprikosen	84,15	0,86	6,66	1,35	1,05	0,56	0,64	—	8,88	13,9	404	386	121	—	—
299	Kirschen	80,57	1,21	9,45	1,76	0,72	0,52	0,91	—	11,69	12,8	536	512	162	—	—
300	Weintrauben	79,12	0,69	14,96	1,96	0,77	0,48	0,52	—	17,38	33,4	739	720	200	—	—
301	Erdbeeren	86,99	0,59	6,24	2,80	1,10	0,72	0,44	—	9,94	22,6	434	419	121	—	—
302	Himbeeren	85,02	1,36	4,29	0,99	1,45	0,49	1,01	—	6,60	6,5	335	313	117	—	—
303	Heidelbeeren	80,85	0,78	5,29	0,71	1,37	0,71	0,59	—	7,22	12,2	333	317	102	—	—
304	Brombeeren	85,41	1,31	5,72	1,10	0,77	0,48	0,98	—	7,44	7,6	367	345	123	—	—
305	Maulbeeren	84,71	0,36	9,19	2,31	1,86	0,66	0,27	—	13,09	48,4	552	537	144	—	—
306	Stachelbeeren	85,61	0,47	7,95	0,64	1,37	0,44	0,35	—	9,76	27,9	421	407	115	—	—
307	Johannisbeeren	84,31	0,51	6,44	1,21	2,24	0,72	0,38	—	9,69	25,5	420	406	116	—	—
308	Preisselbeeren	89,59	0,12	1,53	2,27	2,34	0,15	0,09	—	6,02	66,9	251	245	65	—	—
309	Wacholderbeeren	78,50	0,90	7,07	6,67	2,79	0,64	0,67	—	16,30	24,3	704	688	197	—	—
310	Mispeln	74,66	0,50	10,57	6,13	—	0,63	0,37	—	16,37	44,2	692	673	182	—	—
311	Persimonen	66,12	0,83	14,57	15,97	—	0,86	0,62	—	29,93	48,3	1262	1227	330	—	—
312	Granatäpfel	79,29	1,17	11,66	3,79	0,77	0,53	0,88	—	15,90	18,1	705	679	203	—	—
313	Feigen	78,93	1,35	15,55	—	—	0,58	1,01	—	15,24	15,1	687	658	203	—	—
314	Apfelsinen (Orangen)	84,26	1,08	5,65	3,83	1,35	0,43	0,81	—	10,61	13,1	485	464	147	—	—
315	Citronen (Limonen)	82,64	0,74	0,37	4,13	5,39	0,56	0,55	—	9,69	17,6	431	414	124	—	—

b) Im getrockneten Zustande (vergl. S. 961).

316	Aepfel	31,28	1,42	44,78	9,38	3,51	1,59	1,06	—	56,52	53,3	2375	2312	618	90	687
317	Birnen	29,41	2,07	28,13	29,66	0,84	1,67	1,55	—	57,46	37,1	2445	2373	652	120	543
318	Pflaumen (Zwetschen)	28,07	1,97	36,22	10,98	2,03	1,46	1,48	—	48,25	32,6	2064	2002	556	100	556
319	Aprikosen	32,42	3,09	29,59	—	2,52	1,39	2,32	—	31,47	13,6	1434	1371	431	160	270
320	Trauben (Rosinen)	24,46	2,37	59,35	3,38	1,16	1,06	1,78	—	62,61	35,2	2670	2590	715	220	325
321	Korinthen (Cibeben)	25,35	1,15	61,85	5,94	1,52	1,84	0,86	—	67,92	78,7	2828	2758	722	100	722

König, Nahrungsmittel. II. 4. Aufl.

Uebersichtstabelle

No.	Bezeichnung	Rohnährstoffe						Ausnutzbare Nährstoffe		Nährstoffverhältniss stickstoffhaltig : stickstofffrei	Kalorien in 1 kg		Ausnutzbare Preiswertheinheit. in 1 kg	Marktpreis für 1 kg	Für 1 Mk erhält man ausnutzbare Preiswertheinheiten
		Wasser %	Stickstoff-Substanz %	Zucker %	Sonst. Kohlenhydrate %	Freie Säure = Aepfelsäure %	Asche %	Stickstoff-Substanz %	Kohlenhydrate %	wie 1 :	rohe Kal.	reine Kal.		Pfg.	
322	Feigen	28,75	3,58	51,43	5,29	0,71	2,75	2,68	56,28	21,0	2470	2381	697	180	387
323	Datteln	18,51	1,89	47,16	24,99	1,26	1,83	1,42	71,94	50,7	3028	2946	790	120	659

c) **Marmeladen oder Jams** (vergl. S. 963 u. 1503).

No.	Bezeichnung	Wasser %	Stickstoff-Substanz %	Zucker %	Sonst. Kohlenh. %	Freie Säure %	Asche %	Stickstoff-Substanz %	Kohlenhydrate %	wie 1:	rohe Kal.	reine Kal.	Pr.-Einh.	Pfg.	
324	Aepfel-Marmelade	37,85	0,28	56,30	1,06	0,52	0,27	0,21	56,72	270,1	2329	2279	578	220	262
325	Birnen- „	38,48	0,31	46,94	—	0,28	0,28	0,23	46,28	201,2	1904	1862	474	220	216
326	Pflaumen- „	40,16	0,59	53,15	2,35	1,14	0,49	0,44	55,51	126,2	2294	2242	577	220	262
327	Pflaumen-Mus	54,94	2,21	33,36	1,69	1,57	1,75	1,66	35,89	21,6	1572	1516	442	220	201
328	Johannisbeer- ⎫	36,10	0,59	57,54	1,88	2,46	0,84	0,44	60,64	137,8	2504	2447	628	220	286
329	Erdbeer- ⎪	30,50	0,70	53,40	11,68	1,20	0,62	0,52	64,95	124,9	2685	2623	675	220	307
330	Brombeer- ⎬ Marmelade	44,58	0,74	47,77	—	1,42	0,48	0,55	48,21	87,7	2003	1955	510	—	—
331	Himbeer- ⎪	30,18	0,47	58,75	7,00	1,17	0,72	0,35	65,58	187,4	2700	2640	673	220	306
332	Tutti-Frutti ⎭	31,66	0,84	62,16	1,98	1,18	0,57	0,63	64,01	101,6	2653	2591	672	220	305
333	Ananas-Marmelade	26,08	0,31	60,45	—	0,52	0,30	0,23	59,75	259,8	2454	2401	609	220	277
334	Apfelsinen- „	32,50	—	48,76	3,53	0,64	—	—	51,87	—	2117	2075	519	220	236

d) **Natürliche Fruchtsäfte** (vergl. S. 965).

In 100 ccm Saft g — In 1 l

335	Aepfelsaft	84,84	0,13	12,57	1,72	0,32	0,44	0,10	14,32	143,2	591	578	148	—	—
336	Birnensaft	84,15	0,13	10,53	4,50	0,33	0,36	0,10	15,05	150,5	621	607	156	—	—
337	Kirschensaft	80,65	0,42	12,81	4,92	0,75	0,45	0,31	18,11	58,4	760	739	197	—	—
338	Erdbeersaft	91,00	—	5,33	1,82	1,04	0,66	—	8,03	—	328	321	80	—	—
339	Himbeersaft	95,73	—	—	—	1,84	0,50	—	—	—	—	—	—	—	—
340	Heidelbeersaft	89,40	—	6,27	2,81	1,13	0,29	—	10,01	—	408	400	100	—	—
341	Stachelbeersaft	89,81	0,06	6,12	2,09	1,65	0,27	0,04	9,66	241,5	397	388	99	—	—
342	Johannisbeersaft	85,98	0,28	8,35	1,88	2,92	0,59	0,21	12,89	61,4	540	526	139	—	—
343	Preisselbeersaft	85,88	0,07	8,57	2,98	2,20	0,30	0,05	13,12	262,4	553	537	137	—	—
344	Pfirsichsaft	—	—	5,33	—	0,68	0,47	—	—	—	—	—	—	—	—
345	Quittensaft	—	—	10,51	—	1,49	0,37	—	—	—	—	—	—	—	—
346	Citronensaft	89,56	0,32	1,95	2,14	5,83[1]	0,20	0,24	9,71	40,5	411	400	109	—	—
347	Apfelsinensaft	87,05	0,33	9,02	1,91	1,35[1]	0,34	0,25	12,04	48,2	507	494	133	—	—

e) **Fruchtkraut** (vergl. S. 969).

In 1 kg

348	Obstkraut	34,88	1,25	55,71	3,98	2,26	1,92	0,94	60,70	64,6	2538	2473	654	100	654
349	Zuckerrübenkraut	28,01	4,55	61,48	0,75	1,41	3,80	3,41	62,36	18,6	2766	2659	749	60	1250
350	Möhrenkraut	31,19	3,81	52,94	3,85	2,36	5,85	2,86	57,96	20,2	2550	2457	694	55	1260
351	Malzkraut	25,63	3,25	56,98	11,20	1,57 (Milchsäure)	1,37	2,44	68,35	28,0	2947	2852	805	—	—

f) **Fruchtgelees** (vergl. S. 971).

352	Aepfel-Gelee	39,27	0,44	55,97	3,66	0,47 (Aepfelsäure)	0,19	0,33	58,89	181,8	2425	2371	616	200	308
353	Erdbeer- „	42,98	0,34	53,70	1,87	0,77	0,34	0,25	55,21	220,8	2270	2220	565	200	283
354	Johannisbeer-Gelee	41,49	0,16	55,58	0,85	1,54	0,38	0,12	56,85	473,7	2328	2280	575	200	288
355	Pflaumen- „	49,50	0,21	46,29	1,52	1,93	0,55	0,16	48,75	304,7	2000	1958	496	200	248

[1]) Citronensäure.

Uebersichtstabelle.

No.	Bezeichnung	Wasser %	Rohnährstoffe Stickstoff-Substanz %	Zucker %	Sonst. Kohlenhydrate %	Freie Säure = Aepfelsäure %	Asche %	Ausnutzbare Nährstoffe Stickstoff-Substanz %	Kohlenhydrate %	Nährstoffverhältniss stickstoffhaltig : stickstofffrei wie 1:	Kalorien in 1 kg rohe Kal.	Kalorien in 1 kg reine Kal.	Ausnutzbare Preiswertheinheit. in 1 kg	Marktpreis für 1 kg Pfg.	Für 1 Mk. erhält man ausnutzbare Preiswertheinheiten
356	Pfirsich-Gelee . .	30,02	0,17	65,35	3,84	0,41	0,21	0,13	68,21	524,7	2792	2735	689	200	345
357	Ananas- „ . . .	19,72	0,39	78,82	—	0,64	0,43	0,29	77,87	268,5	3197	3129	793	200	297
358	Heidelbeer-Gelee .	36,21	0,12	59,90	2,75	0,64	0,38	0,09	62,02	689,1	2537	2485	625	—	—
359	Brombeer- „	40,37	0,24	56,41	1,84	0,81	0,33	0,18	57,88	321,6	2374	2324	588	—	—

Süssstoffe (vergl. S. 985—1004).

(Spalten: Glukose / Saccharose / Nichtzucker Dextrin etc.)

No.	Bezeichnung	Wasser %	Stickstoff-Substanz %	Glukose %	Saccharose %	Nichtzucker Dextrin etc. %	Freie Säure %	Asche %	Stickstoff-Substanz %	Kohlenhydrate %	Nährstoffverh. wie 1:	rohe Kal.	reine Kal.	Ausnutzb. Preisw.	Marktpreis Pfg.	Preisw.einh.
360	Rübenzucker (rein) .	0,06	—	—	99,73	0,15	0,05	—	—	97,88	—	3995	3915	979	60	1630
361	Rohrzucker . . .	2,16	0,35	1,78	93,33	1,42	0,20	0,26	—	94,60	363,9	3878	3797	959	80	1200
362	Stärkezucker . . .	16,27	—	68,25	—	14,91	0,57	—	—	81.50	—	3326	3260	815	—	—
363	Stärkezucker-Syrup .	18,47	—	44,86	—	35,55	0,99	—	—	78.80	—	3216	3152	788	—	—
364	Kapillärsyrup . . .	19,72	—	32,56	—	47,48	0,24	—	—	78,44	—	3202	3138	784	—	—

(Für 365–368: Spalte "Saccharose" = Invert-Zucker)

No.	Bezeichnung	Wasser %	Stickstoff-Substanz %	Glukose %	Invert-Zucker %	Nichtzucker %	Freie Säure %	Asche %	Stickstoff-Subst. %	Kohlenhydrate %	Verh.	rohe Kal.	reine Kal.	Preisw.	Pfg.	Einh.
365	Honig { gewöhnl. Blüthen-	18,96	1,08	73.31	2,63	3,78	0,24	0,81	—	78,13	96,4	3241	3164	822	150	548
366	Rohrzucker- . .	21,44	—	62,51	14,66	1,30	0,09	—	—	76,90	—	3139	3076	769	—	—
367	Tannen- . . .	17,49	0,41	65,79	6,14	9,74	0,43	0,31	—	80,04	258,2	3287	3217	820	—	—
368	Honigthau- . .	17,51	2,45	69,05	6,28	4,11	0,60	1,84	—	77,85	42,3	3296	3203	871	—	—
369	Kunsthonig (invertirter Rohrzucker) . .	19,21	Spur	79,07	—	1,60	0,12	—	—	79,06	—	3227	3162	791	—	—
370	Türkischer Honig .	7,97	—	56,78	31,02	3,92	0,31	—	—	89,89	—	3669	3596	899	—	—
371	Dattelhonig . . .	33,61	—	61,83	—	3,10	1,46	—	—	63,63	—	2597	2545	636	—	—

Gewürze (vergl. S. 1013—1065).

No.	Bezeichnung	Wasser %	Stickstoff-Substanz %	Aetherisches Oel %	Fett (Aetherauszug) %	Zucker %	Stärke %	Sonstige stickstofffreie Extraktstoffe %	Rohfaser %	Asche %	Von der Asche in Salzsäure unlöslich %	Myronsaures Kalium %	Rhodan-Sinapin %
372	Weisser Senfsamen . .	7,18	27,59	0 87	28,79	—	—	22,55	8,55	4,47	—	2.35	11,40
373	Schwarzer „ . .	7,57	29,11	0,93	27,28	—	—	19,27	10,15	4,98	—	2,81	11,25
374	Senfmehl (reines) . .	5,63	32,55	0,66	32,21	—	—	18,70	5,85	4,40	—	2,17	11,12
375	Speisesenf	77,62	6,23	0 21	4,89	2,48	—	—	—	3,74 (Chlornatrium)	—	2,66 (Essigsäure)	2.73
376	Muskatnuss { echte, Myristica fragans Houtt.	10,62	6,22	3,59	34,35	—	23,67	12,92	5.60	3,02	0,08	—	11,98 (Alkohol-Extrakt)
377	lange, Myrist. argenteaWarb.	9,92	6,95	4,70	35,47 (Petrol-äther-Extrakt (Fett))	—	29,25	8,93	2,07	2,74	0,08	—	16,78 (Harz, löslich in Aether / Alkohol)
378	Macis, echte (Banda-) .	10,48	6,33	7,43	23,25	21,85	24,54	29,12	4,20	2,11	1,03 (In Wasser löslich)	2,59	3,89
379	„ Papua- . . .	9,18	6,68	5,89	54,28	52,72	8,78	14,41	4,57	2,10	1,11	0,88	1,92
380	„ wilde (Bombay-) .	7,04	5,05	Spur	60,06	52,64	14,51	3,79	8,17	1,38	0,97	30,99	3,19

No.	Bezeichnung	Wasser %	Stickstoff-Substanz %	Aetherisches Oel %	Fett (Aetherauszug) %	Zucker %	Stärke %	Sonstige stickstofffreie Extraktstoffe %	Rohfaser %	Asche %	Von der Asche in Salzsäure unlöslich %	Vanillin %	Alkohol-Extrakt %	Piperin %	Piperidin %
381	Stern-anis echter, Illicium anisatum	13,16	5,15	4,79	5,85	—	—	37,51	30,89	2,65	—	—	—	—	—
382	Stern-anis giftiger, Illicium religiosum	11,94	6,35	0,66	2,35	—	—	48,01	27,91	2,78	—	—	—	—	—
383	Vanille	28,39	3,71	0,62	8,19	7,72	—	29,78	17,43	4,78	—	1,78	—	—	—
384	Kardamomen Samen	14,29	12,97	3,49	1,64	0,58	31,13	12,96	14,03	8,91	—	—	—	—	—
385	Kardamomen Schalen	9,01	7,75	0,31	2,63	0,98	19,73	29,92	16,60	13,07	—	—	—	—	—
						In Zucker überführbare Stoffe						Harz			
386	Pfeffer schwarzer	13,04	12,22	1,27	7,77	38,27	33,46	14,83	12,94	4,47	0,42	1,60	11,03	6,61	0,26
387	Pfeffer weisser	13,72	11,73	0,81	6,58	57,75	55,70	5,38	4,39	1,69	0,13	1,37	9,08	6,67	0,32
388	Pfeffer-Schalen	11,51	14,33	0,97	3,04	11,75	7,42	15,33	35,55	11,85	4,73	—	10,19	1,95	—
389	„ -Staub	9,36	13,53	1,04	4,37	21,34	14,71	16,75	30,08	10,16	3,06	—	6,30	0,96	—
390	Langer Pfeffer	10,69	12,87	1,56	7,16	42,88	—	55,14	5,47	7,11	1,10	—	8,60	4,47	—
391	Nelken-Pfeffer	9,69	5,19	4,07	6,37	18,03	3,04	46,04	20,90	4,75	0,23	—	12,68	—	—
						Petrol-äther-Extrakt						Wasser-Extrakt			
392	Span. Pfeffer, Paprika, ganze Frucht	11,21	15,47	1,12	12,49	9,38	—	34,78	20,76	5,17	0,42	21,24	31,82	—	—
393	Cayenne-Pfeffer	8,02	13,97	1,12	19,06	—	1,13	29,11	21,98	5,61	0,12	—	24,49	—	—
						Zucker									
394	Kümmel	13,15	13,84	2,23	16,50	3,12	4,53	14,36	20,07	6,20	—	—	10,55	—	—
395	Anis	12,33	17,52	2,24	9,58	4,27	5,13	26,18	14,31	8,44	—	—	—	—	—
396	Koriander	11,37	11,49	0,84	19,15	1,92	10,53	11,29	28,43	4,98	—	—	—	—	—
397	Fenchel	12,26	17,15	3,96	9,17	4,79	14,89	15,40	14,50	7,88	—	—	22,78	13,45	—
						Gerbsäure									
398	Gewürz-nelken Blüthenknospen	7,86	6,06	17,61	7,16	18,24	2,67	25,85	8,37	6,18	0,06	—	15,01	—	—
399	Gewürz-nelken Stiele	9,22	5,84	4,80	3,89	18,79	2,10	30,72	17,00	7,64	0,60	—	6,79	—	—
						In Zucker überführbar									
400	Safran	15,62	12,41	0,60	5,63	13,35	—	43,64	4,48	4,27	0,53	—	—	—	—
401	Kapern, ein-gemacht in Kochsalzlös.	87,76	2,66	—	0,54	—	—	4,81	1,24	2,99	—	—	—	—	—
402	Kapern, ein-gemacht in Essig	86,95	3,79	—	0,51	—	—	6,07	1,45	1,23	—	—	—	—	—
					Fett	Zucker	Stärke								
403	Dill, Blüthen, Blätter u. Blattstiele	83,84	3,48	—	0,88	—	—	7,30	2,08	2,42	—	—	—	—	—
404	Petersilie	85,05	3,66	—	0,72	0,75	—	6,69	1,45	1,68	—	—	—	—	—
405	Beifuss	79,01	5,56	—	1,16	—	—	9,46	2,26	2,55	—	—	—	—	—
406	Bohnen- (Pfeffer-) Kraut	71,88	4,15	—	1,65	2,45	—	9,16	8,60	2,11	—	—	—	—	—
407	Becherblume (Bimbernell)	75,36	5,65	—	1,23	1,98	—	11,05	3,02	1,72	—	—	—	—	—
408	Garten-Sauerampfer	92,18	2,42	—	0,48	0,37	—	3,06	0,66	0,82	—	—	—	—	—
409	Lorbeer-Blätter (getrockn.)	9,73	9,45	3,09	5,34	—	—	36,94	29,91	4,35	—	—	—	—	—
410	Majoran (desgl.)	7,61	14,31	1,72	5,60	—	—	35,62	22,06	9,69	3,39	—	—	—	—
						In Zucker überführbar									
411	Zimmt Ceylon-	8,87	3,71	1,53	1,73	19,64	—	25,64	34,44	4,44	0,12	—	12,85	—	—
412	Zimmt Chinesischer Rinde	10,88	3,56	1,31	1,96	27,08	—	28,84	21,82	4,55	1,32	—	5,32	—	—
413	Zimmt Chinesischer Sprossen	6,88	7,35	3,78	5,71	10,71	—	48,86	11,76	4,95	0,27	—	10,88	—	—
414	Holz-Cassia Batavia	10,49	4,86	1,79	1,33	21,55	—	35,17	19,35	5,46	0,05	—	13,50	—	—
415	Holz-Cassia Saigon	8,00	4,22	3,69	2,75	21,84	—	30,85	23,43	5,22	0,37	—	6,60	—	—

Uebersichtstabelle.

No.	Bezeichnung	Wasser %	Stickstoff-Substanz %	Aetherisches Oel %	Fett %	In Zucker überführbare Stoffe %	Sonstige stickstofffreie Extraktstoffe %	Rohfaser %	Asche %	Von der Asche in Salzsäure unlöslich %	Wasser-Extrakt %	Alkohol-Extrakt %
416	Holz-Cassia, Malabar	8,57	4,50	3,25	1,30	23,22	32,08	22,27	4,80	0,03	—	11,97
417	Ingwer-Wurzel	11,84	7,07	1,35	3,68	— Zucker / Stärke	54,53	12,81	4,16	4,56	0,90	12,02	5,79
418	Gilbwurz Bengalen	15,82	7,96	3,64	7,02	1,52	31,27	18,08	7,15	7,54	—	—	—
419	aus Madras	13,76	6,61	1,98	4,92	3,70	39,73	15,77	5,91	7,62	—	—	—
420	Zittwer-Wurzel	16,39	10,83	1,12	2,46	1,18	49,90	8,89	4,82	4,41	—	—	—
421	Galgant- „	13,65	4,19	0,68	4,75	0,95 (Glukose¹)	33,33 (Saccharose¹)	21,27	16,85	4,33	—	—	—
422	Süssholz spanisches	8,82	12,92	—	3,71	7,44	2,13	42,98	17,66	4,40	—	—	—
423	russisches	8,68	9,25	—	3,06	6,01	10,38	38,44	18,80	5,38	—	—	—

Alkaloïdhaltige Genussmittel (vergl. S. 1074—1097).

Kaffee.

No.	Bezeichnung	Wasser %	Stickstoff-Substanz %	Koffeïn %	Fett (Aetherauszug) %	Zucker %	Dextrin %	Gerbsäure %	Sonstige stickstofffreie Extraktstoffe %	Rohfaser %	Asche %	Wasserauszug %
424	Kaffee (Samen) roh	10,73	12,64	1,07	11,80	7,62	0,86	9,02	20,30	24,01	3,02	30,84
425	geröstet	2,38	14,13	1,16	13,85	1,31	1,31	4,63	39,88	18,07	4,65	28,66
426	Kaffeefruchtschalen	14,45	8,64	0,45	1,62	—	—	4,80	31,07	31,17	7,80	17,9 — 31,8
427	Kaffeefruchtfleisch (trocken)	3,64	6,56	—	2,36	—	—	16,42	48,22	—	7,80	30,95
428	Bourbon-Kaffee	7,84	8,75	0	9,46	—	—	—	—	—	2,59	—
429	Gross-Comore-Kaffee	11,64	9,37	?	10,85	—	—	—	—	—	2,80	—

Kaffee-Ersatzmittel.

No.	Bezeichnung	Wasser %	Stickstoff-Substanz %	Koffeïn %	Fett %	Zucker %	Karamel etc. %	Gerbsäure %	Sonstige stickstofffreie Extraktstoffe %	Rohfaser %	Asche %	Wasserauszug %
430	Kola-Kaffee (Kola, Weizen, Cichorien etc.)	6,82	—	0,26	—	17,64	12,74	—	—	—	3,90	53,94
431	Cichorien-Kaffee	11,76	7,35	—	2,48	17,46	—	—	33,19	10,03	4,99	63,33
432	Rüben- „	8,18	—	—	—	22,11	—	—	—	8,35	6,19	57,70
433	Löwenzahnwurzel-Kaffee	8,45	—	—	—	1,40	—	—	—	17,06	6,59	60,18
434	Gebrannter Zucker	3,97	—	—	—	32,83	—	—	—	—	7,03	89,46
435	Feigenkaffee	20,92	4,15	—	3,83	24,72	—	—	34,63	6,99	4,76	64,09
436	Karobbe-Kaffee	6,72	8,72	—	3,51	—	—	—	70,81	7,65	2,59	54,22
437	Wiener Kaffee-Surrogat	9,72	4,50	—	—	19,92	—	—	—	—	8,33	39,52
438	Linde's Kaffee-Essenz	3,93	4,59	—	—	59,46	—	—	—	—	3,69	70,08
439	Roggen-Kaffee	12,50	12,15	—	3,57	4,12	—	—	55,66	8,45	3,55	42,46
440	Gersten- „	1,96	13,92	—	2,17	2,56	—	—	65,54	10,91	2,94	50,43
441	Volkskraft-Kaffee	10,94	9,08	—	1,98	—	—	—	—	—	3,34	48,82
442	Von Gebr. Behr	2,22	11,87	—	3,91	—	—	—	—	—	9,78	4,54	59,97
443	Gerstenmalz-Kaffee	5,83	14,22	—	2,02	7,01	—	—	57,28	11,34	2,30	54,30

¹) Unter Glukose ist der direkt Fehling'sche Lösung reducirende, unter Saccharose der nach der Inversion reducirende Zucker zu verstehen.

No.	Bezeichnung	Wasser %	Stickstoff-Substanz %	Theïn %	Fett (Aetherauszug) %	Zucker %	Gerbsäure %	Sonstige stickstofffreie Extraktstoffe %	Rohfaser %	Asche %	Wasserauszug %
444	Lupinen-Kaffee { Pelkmann's Perl-Kaffee	7,14	39,51	—	5,53	18,06	—	10,06	15,17	4,47	23,29
445	Lupinen-Kaffee { Kaiserschrot-Kaffee	14,42	28,85	—	3,00	—	—	—	—	4,61	30,28
446	Kongo-Kaffee	4,22	27,06	—	1,19	3,25	—	39,74	19,28	4,63	21,54
447	Sojabohnen-Kaffee	5,27	—	—	17,05	32,93	—	—	4,71	4,28	46,46
448	Eichel-Kaffee	10,51	5,82	—	4,02	3,77	5,50	63,79	4,52	2,07	25,77
449	Mogdad- „	11,09	15,13	—	2,55	—	5,23	40,39	21,21	4,33	—
450	Erdnuss-Kaffee { natürlich (entschält)	5,05	27,89	—	50,12	—	—	12,34	2,44	2,16	23,63
451	Erdnuss-Kaffee { entfettet	6,43	48,31	—	21,26	—	—	14,68	5,08	4,24	25,35
452	Dattelkern-Kaffee	6,64	5,46	—	7,91	2,15	—	48,77	27,79	1,27	11,86
453	Wachspalmen-Kaffee	3,76	6,99	—	14,06	1,25	—	33,25	38,45	2,24	13,50
454	Spargelsamen-Kaffee	6,22	20,75	—	10,45	—	—	—	—	5,36	8,32

Ueber einige sonstige, noch wenig untersuchte Kaffee-Ersatzmittel vergl. S. 1089—1097.

Thee.

No.	Bezeichnung	Wasser %	Stickstoff-Substanz %	Theïn %	Fett (Aetherauszug) %	Aetherisches Oel %	Gerbsäure %	Sonstige stickstofffreie Extraktstoffe %	Rohfaser %	Asche %	Wasserauszug %
455	Thee (echter)	8,46	24,13	2,79	8,24	0,68	12,35	26,81	10,61	5,93	38,76
456	Paraguay-Thee, Maté	6,92	11,20	0,89	4,19	—	6,89	64,33	—	5,58	33,90

Thee-Ersatzmittel.

457	Faham-Thee	8,36	5,21	—	3,91	—	—	—	—	6,35	—
458	Böhmischer Thee	11,48	23,02	—	5,61	—	8,38	22,96	7,25	21,30	29,79
459	Kaukasischer Thee	6,83	20,91	—	3,56	—	20,82	36,58	6,40	5,00	38,80

Ueber sonstige Thee-Ersatzmittel vergl. S. 1106 u. 1107.

Kakao und Chokolade etc.

No.	Bezeichnung	Wasser %	Stickstoff-Substanz %	Theobromin %	Fett %	Saccharose %	Stärke %				In heissem Wasser löslich		Kali %	Ammoniak-Stickstoff %
											organ. Stoffe %	unorgan. Stoffe %		
460	Kakaobohnen { roh, ungeschält	7,93	14,19	1,49	45,57	—	5,85	17,07	4,78	4,61				
461	Kakaobohnen { geröstet, ungeschält	6,79	14,13	1,58	46,19	—	6,06	18,04	4,63	4,16				
462	Kakaobohnen { „ geschält	5,58	14,13	1,55	50,09	—	8,77	13,91	3,93	3,59				
463	Kakaobohnen { verknetete Masse	4,16	13,97	1,56	53,03	—	9,02	12,79	3,40	3,63				
464	Kakaopulver (entölter Kakao) { in gewöhnlicher Weise	5,54	20,33	1,88	28,34	—	15,60	17,70	5,37	5,24	16,52	1,70	1,85	0,023
465	Kakaopulver (entölter Kakao) { mit Alkalien	4,54	19,86	1,74	28,98	—	13,61	17,94	5,25	7,08	17,65	4,57	3,91	0,021
466	Kakaopulver (entölter Kakao) { mit Ammoniumkarbonat zubereitet	5,72	21,72	1,69	28,08	—	14,46	17,37	5,68	5,28	17,35	2,90	1,66	0,330
467	Chokolade	1,59	6,27	0,62	22,20	53,70	4,74	6,95	1,67	2,26	—	—	—	—

Ueber einige besondere Kakaosorten vergl. S. 1117; über die Verdaulichkeit des Kakaos S. 244 u. 1113.

| 468 | Kolanuss | 12,22 | 9,22 | Koffein 0,053 | 2,16 | 2,75 | 43,83 | 15,06 | 7,85 | 3,05 | Fett 1,35 | Kolaroth 1,25 | Gerbstoff 3,42 | — | — |

Ueber die Zusammensetzung von Tabak vergl. S. 1131, Kokablättern S. 1141, von Arekasamen und Betelblättern S. 1143.

Alkoholische Getränke.
Bier (vergl. S. 1226).

No.	Bezeichnung	Wasser %	Kohlensäure %	Alkohol Gew.-%	Extrakt %	Stickstoff-Substanz %	Maltose oder Zucker %	Gummi + Dextrin %	Säure = Milchsäure %	Glycerin %	Asche %	Phosphorsäure %	Kalorien[1] für 1 l
469	Schank- oder Winterbier (leichteres)	91,11	0,197	3,36	5,34	0,74	1,15	3,11	0,156	0,120	0,204	0,055	446,8
470	Lager- od. Sommerbier (schwereres)	90,62	0,207	3,69	5,49	0,57	1,08	3,17	0,178	0,181	0,207	0,067	474,9
471	Exportbier	89,00	0,207	4,29	6,50	0,66	1,45	3,57	0,174	0,170	0,239	0,078	558,6
472	Bock-, Doppel- oder Märzenbier	86,80	0,221	4,64	8,34	0,73	2,77	4,09	0,181	0,176	0,276	0,095	655,6
473	Weissbier	91,62	0,299	2,79	5,29	0,54	1,56	2,43	0,353	0,092	0,142	0,036	406,3
474	Sonstiges obergähriges Bier	93,26	0,161	2,86	3,72	0,37	0,82	1,65	0,433	—	0,160	0,050	347,9
475	Reisbier	89,21	—	3,66	6,93	0,46	1,45	4,20	0,230	—	0.226	0,077	531,3
476	Maisbier	89,81	0,247	3,47	6,47	0,28	1,50	4,20	0,076	—	0,330	—	494,9
477	Porter	86,49	0,383	5,16	7,97	0,63	2,06	3,08	0,325	—	0,380	0,086	674,3
478	Ale	88,54	0,201	5,27	5,99	0,61	1,07	1,81	0,284	—	0,320	0,089	605,4
479	Malzextraktbier	83,87	0,200	3,74	11,74	0,86	5,85	3,93	0,275	0,291	0,292	0,094	726,3
480	Braunschweiger Mumme	—	(0,12)	(2,96)	55,22	2,47	45,46	5,46	—	—	0,944	0,341	2383,8
481	Seefahrtsbier	54,57	—	0,29	45,14	1,83	33,50	11,06	0,261	—	0,716	0,276	1797,6
482	Kwass	—	0,078	1,56	3,31	0,35	0,81	0,69	0,387	—	0,216	—	235,7

Traubenwein.
Trockne Weine (Gewöhnliche Trink- oder Tischweine vergl. S. 1284).
Weissweine.

No.	Bezeichnung	100 ccm enthalten Gramm:										Kalorien[2]
		Wasser	Alkohol	Extrakt	Gesammt-Säure = Weinsäure	Flüchtige Säure = Essigsäure	Weinsäure im Ganzen	Weinsäure freie	Weinstein	Zucker	Glycerin	Mineralstoffe	für 1 l

No.	Bezeichnung	Wasser	Alkohol	Extrakt	Ges.-Säure	Flücht. Säure	Weins. im Ganzen	Weins. freie	Weinstein	Zucker	Glycerin	Mineralstoffe	Kalorien für 1 l
483	Mosel und Saar	90,33	7,36	2,31	0,77	0,05	0,34	0,071	0,171	0,20	0,66	0,16	601,5
484	Rheingau und Maingau	88,97	8,12	2,91	0,77	0,05	0,18	0,017	0,130	0,23	0,85	0,20	675,2
485	Nahe- und Glanthal	89,55	8,20	2,25	0,67	0,04	0,19	0,028	0,094	0,16	0,69	0,17	659,6
486	Rheinhessen	90,43	7,42	2,15	0,58	0,04	0,19	—	—	0,08	0,63	0,22	598,4
487	Bergstrasse	89,44	8,35	2,21	0,64	0,05	0,13	—	—	0,13	0,64	0.23	676,0
488	Odenwald	89,61	8.33	2,06	0,61	0,04	—	—	—	0,08	0,75	0,23	660,3
489	Pfalz	89,20	8,54	2,26	0,64	0,05	0,19	0,055	0,17	0,13	0,71	0,21	682,6

[1]) Für die Berechnung des Wärmewerthes ist die Verbrennungswärme von 1 g Alkohol zu 7,183, die der nichtflüchtigen Stoffe (Extrakt — Asche) zu rund 4,000 Kalorien angenommen. Letztere Zahl rechtfertigt sich nach den S. 283 und 284 aufgeführten Wärmewerthen. Diese betragen für je 1 g Dextrin 4,112 Kal., 1 g Maltose 3,947 Kal.; für die Stickstoff-Substanz, die sich aus verschiedenen Verbindungen (Pepton, verschiedenen Amido- etc. Verbindungen) zusammensetzt (S. 1277), lässt sich ein bestimmter Kalorienwerth nicht annehmen; der für 1 g Pepton beträgt 5,298, der für die Amidoverbindungen etc. liegt jedenfalls durchweg unter 4,000 Kal. Da das Dextrin die Hauptmenge des Extraktes bildet, so dürfte ein mittlerer Verbrennungswerth mit 4,000 Kal. für 1 g Extrakt minus Asche gerechtfertigt sein.

[2]) Bei den trocknen Weinen setzt sich die Verbrennungswärme des Extraktes (d. h. Extrakt — Mineralstoffe) annähernd zu je 1/3 aus der des Glycerins (4,317 Kal.), aus der der Wein- oder Aepfelsäure (1,845 Kal.) und aus der von Dextrin- bezw. Glukose- ähnlichen Stoffen (4,112 Kal.) zusammen, kann also zu rund 3,39 Kal. angenommen werden.

No	Bezeichnung	Wasser	Alkohol	Extrakt	Gesammt-Säure = Weinsäure	Flüchtige Säure = Essigsäure	Weinsäure im Ganzen	Weinsäure freie	Weinstein	Zucker	Glycerin	Mineralstoffe	Kalorien für 1 l
490	Franken (Weisswein)	90,82	7,01	2,17	0,69	0,09	0,21	0,015	—	0,07	0,64	0,19	570,7
491	Württemberg „	91,41	6,60	1,99	0,66	—	—	0,093	0,19	—	0,70	0,24	533,3
492	Baden „	91,25	6,75	2,00	0,65	0,04	0,23	—	0,29	0,09	0,58	0,20	545,9
493	Elsass „	91,64	6,44	1,92	0,64	—	0,23	0,026	0,13	0,09	0,53	0,22	530,2
494	Lothringen „	91,43	6,52	2,05	0,79	—	0,37	0,042	0,13	0,10	0,55	0,19	531,4

Rothweine.

No	Bezeichnung	Wasser	Alkohol	Extrakt	Gesammt-Säure = Weinsäure	Flüchtige Säure = Essigsäure	Weinsäure im Ganzen	Weinsäure freie	Gerb- u. Farbstoff / Weinstein	Zucker	Glycerin	Mineralstoffe	Kalorien für 1 l
495	Rheingau und Maingau	87,93	9,26	2,81	0,56	0,07	—	—	0,19	0,10	0,63	0,24	752,3
496	Ahrthal	87,63	9,47	2,90	0,63	0,04	0,18	—	0,15	0,83	0,24		769,7
497	Rheinhessen	88,62	8,80	2,58	0,45	0,07	0,18	—	0,19	0,70	0,29		709,8
498	Württemberg	90,71	7,12	2,17	0,66	0,04	0,21	0,05	0,10 (Weinstein)	—	0,58	0,27	575,9
499	Baden	89,94	7,57	2,49	0,59	0,05	0,20	0,25	0,12	0,71	0,28		618,7
500	Elsass	90,41	7,18	2,41	0,61	—	0,18	0,11	0,05	0,12	0,60	0,25	589,0
501	Lothringen	91,65	6,25	2,10	0,63	—	0,22	0,10	0,06	0,11	0,56	0,24	511,9
502	Bordeaux	89,42	8,16	2,42	0,58	0,09	—	0,28	0,19	0,23	0,73	0,25	659,8

Süssweine (vergl. S. 1305, 1307, 1310, 1316).

No.	Bezeichnung		Wasser	Alkohol	Extrakt	Gesammt-Säure = Weinsäure	Weinsäure	Zucker	Glycerin	Mineralstoffe	Phosphorsäure	Schwefelsäure	Kalorien[1] für 1 l
503	Auslesewein	Pfälzer	84,95	7,62	7,43	0,67	0,084	4,60	1,21	0,27	0,036	0,045	815,9
504		Rheinischer	81,79	8,56	9,65	0,97	—	6,35	1,43	0,21	0,049	—	968,9
505	Tokayer	Essenz	62,24	6,52	31,24	0,60	(0,150) Flücht. Säure = Essigsäure	25,61	—	0,36	0,071	—	1636,4
506		Ausbruch (echt)	76,09	11,19	12,72	0,60	0,101	9,01	1,11	0,27	0,070	0,015	1270,6
507		desgl. des Handels	66,31	9,93	23,76	0,65	0,164	19,80	0,69	0,35	0,058	0,044	1591,1
508		herb	84,13	12,37	3,50	0,56	0,093	—	—	0,19	0,057	—	1012,8
509	Ruster Ausbruch		64,40	9,55	26,05	0,44	—	23,77	—	0,32	0,040	0,037	1650,9
510	Meneser Ausbruch (roth)		67,56	9,02	23,42	0,50	—	18,85	0,84	0,28	0,036	0,033	1517,7
511	Achaier (Kalavrita)		80,24	14,40	5,36	0,57	0,102	2,55	0,78	0,30	0,051	0,047	1224,2
512	Malvasier (Moskato)		69,60	12,73	17,67	0,58	0,077	14,09	0,71	0,32	0,051	0,044	1565,1
513	Marsala		81,01	11,59	6,40	0,53	0,153	3,25	0,72	0,36	0,028	0,101	1059,1

[1]) Bei den Süssweinen kann die Verbrennungswärme des Extraktes (Extrakt—Asche) gleich dem vorwiegendsten Bestandtheil desselben, dem Zucker (Glukose + Fruktose) also = 3,75 Kal. für 1 g gesetzt werden. Die dextrinartigen Stoffe und Glycerin haben zwar einen höheren, die Säuren aber einen niedrigeren Verbrennungswerth, als der Zucker, so dass sich die Differenz annähernd gegen den Werth 3,75 ausgleichen wird (vergl. Anm. 2, S. 1495).

No.	Bezeichnung	100 ccm enthalten Gramm:										Kalorien
		Wasser	Alkohol	Extrakt	Gesammt-Säure = Weinsäure	Flüchtige Säure = Essigsäure	Zucker	Glycerin	Mineralstoffe	Phosphor-säure	Schwefelsäure	für 1 l
514	Sherry	79,85	16,09	4,06	0,41	—	2,40	0,51	0,46	0,028	0,186	1290,9
515	Malaga	65,31	12,60	22,09	0,51	0,134	18,32	0,55	0,42	0,044	0,052	1716,6
516	Portwein	75,57	16,18	8,25	0,42	0,085	6,04	0,34	0,22	0,035	0,023	1403,4
517	Madeira	80,34	14,43	5,23	0,49	0,135	2,95	0,67	0,25	0,052	0,067	1223,4
518	Muskat (Algier)	71,58	12,79	15,63	0,38	0,040	13,45	0,27	0,16	0,013	0,020	1498,9
519	Wermuthwein	78,30	10,12	12,58	0,52	0,100	10,08	0,43	0,17	0,026	0,053	1192,3
520	Amarena	73,95	13,02	13,03	0,61	—	8,55	—	0,33	0,051	0,068	1411,6

Schaumweine (vergl. S. 1320).

521	Schaumwein trocken	87,22	10,42	2,36	0,61	0,049	0,53	0,71	0,14	—	0,026	830,8
522	Schaumwein süss	77,62	9,50	12,88	0,63	0,049	10,95	0,70	0,15	0,022	—	1159,8

Obst- und Beerenweine (vergl. S. 1327 u. 1328).

Säure = Aepfels.

523	Trinkweine Aepfelwein	92,37	4,74	2,89	0,58	0,073	0,58	0,42	0,29	0,019	0,024	428,6 [1]
524	Trinkweine Birnenwein	90,88	5,02	4,10	0,57	0,096	0,34	0,37	0,32	0,024	0,022	468,7
525	Obst-Schaumwein	86,28	5,56	8,16	0,39	0,119	4,99	0,27	0,24	0,020	0,021	696,4
526	Kirschwein	87,69	5,71	6,60	0,55	0,121	0,37	0,26	0,66	0,044	—	633,8
527	Stachelbeerwein herb	89,97	8,06	1,97	0,81	0,059	0,08	0,47	0,23	0,014	0,048	645,8
528	Stachelbeerwein süss	76,48	10,74	12,78	0,77	0,089	9,79	0,78	0,22	0,015	0,007	1300,8
529	Johannisbeerwein herb	87,66	10,09	2,25	0,98	0,140	0,09	0,51	0,21	0,012	0,034	801,1
530	Johannisbeerwein süss	79,34	11,15	9,51	0,91	0,111	7,39	0,68	0,24	0,015	0,023	1172,8
531	Heidelbeerwein herb	90,16	7,56	2,28	0,68	0,146	0,11	0,42	0,20	0,010	0,033	620,4
532	Heidelbeerwein süss	82,93	7,86	9,21	0,71	0,047	7,96	0,47	0,17	0,007	—	910,0
533	Erdbeerwein	74,07	9,59	16,34	0,81	0,023	14,11	0,66	0,24	0,013	0,023	1301,6
534	Himbeerwein	74,66	9,91	15,43	0,71	0,139	12,44	0,84	0,25	0,017	—	1290,4

Branntweine (vergl. S. 1337—1357).

No.	Bezeichnung	In 100 ccm Branntwein mg:								Kalorien [2]
		Alkohol Vol.-%	Extrakt	Höhere Alkohole	Aldehyde	Furfurol	Freie Säuren = Essigsäure	Ester = Essigsäure-Aethylester	Blausäure	für 1 l
535	Gewöhnlicher Trinkbranntwein	45,0	65,0	190,0	—	1,5	28,5	150,0	—	2746
536	Aepfel-Branntwein	56,7	63,2	182,8	18,8	1,0	88,1	243,8	—	3544
537	Birnen- „	50,0	40,0	80,0	28,8	0,8	101,5	—	—	3062

[1]) Berechnet wie bei Traubenwein.
[2]) Bei der Berechnung der Kalorien der Branntweine ist der Gehalt an Aethylalkohol + höheren Alkoholen + Estern in Gramm für 1 l mit dem Verbrennungswerth für 1 g Aethylalkohol, der Gehalt an Extrakt in Gramm mit dem Verbrennungswerth des Extraktes vom Wein (vergl. S. 1495, Anm. No. 2) multiplicirt, während der Gehalt an freien Säuren, Aldehyden etc., der durchweg nur gering ist, nicht berücksichtigt wurde.

No.	Bezeichnung	Alkohol Vol.-%	In 100 ccm Branntwein mg:							Kalorien[1] für 1 l
			Extrakt	Höhere Alkohole	Aldehyde	Furfurol	Freie Säuren = Essigsäure	Ester = Essigsäure-Aethylester	Blausäure	
538	Kirsch-Branntwein	50,0	91,8	63,8	5,2	0,4	49,8	91,0	4,1	3064
539	Zwetschen- „ (Slivowitz) . .	48,6	82,5	82,1	8,6	2,2	78,6	114,6	4,6	2970
540	Trester- „	46,7	137,6	97,8	71,2	0,5	73,0	155,3	—	2843
541	Kognak { echter	56,1	533,2	162,0	13,6	0,9	45,9	119,4	—	3499
542	Kognak { Verschnitt	49,1	1227,1	38,4	8,5	0,5	26,4	31,2	—	3037
543	Rum { echter	61,1	549,4	151,8	13,0	2,3	101,5	270,7	—	3876
544	Rum { Verschnitt	47,5	486,7	34,9	6,4	0,6	49,7	66,4	—	2908
545	Arrak	58,8	78,8	215,0	—	—	116,2	184,6	—	3691

Ueber die Zusammensetzung und die Verbrennungswärme der Liköre und Bitteren vergl. S. 1360, über die von zubereiteten Speisen S. 1447—1456.

[1] Siehe Anmerkung No. 2 S. 1498.

Berichtigungen und Ergänzungen.

Zu S. 17 und S. 264, Arginin; statt „(wahrscheinlich Diamidovaleriansäure)" ist zu lesen (Guanidin-α-Aminovaleriansäure), wie auch die Formel besagt. Das Ornithin dagegen, welches durch Behandlung mit Cyanamid Arginin liefert, ist nach E. Schulze und E. Winterstein[1]) α-δ-Diaminovaleriansäure.

Das S. 17 aufgeführte Lysatin hat sich nach den Untersuchungen von Hedin und E. Schulze als ein Gemisch von Lysin und Arginin erwiesen.

Die S. 17 aufgeführten Spaltungserzeugnisse der Proteïnstoffe waren bis zur Drucklegung dieser Stelle (1901) die regelmässig beobachteten; seit der Zeit sind aber unter den durch Hydrolyse entstehenden Stoffen, besonders nach dem von E. Fischer[2]) angewendeten neuen Verfahren (Trennung der Aminosäuren durch Veresterung) noch mehrere andere, regelmässig durch Hydrolyse entstehende Spaltungserzeugnisse aufgefunden worden, als welche von A. Kossel[3]) und Hofmeister[4]) folgende angegeben werden:

Kerne der aliphatischen Reihe.

Guanidinrest $NH_2-C(NH)-NH$.

Einbasische Monoaminosäuren
- Glykokoll $CH_2(NH_2)\cdot COOH$.
- Alanin $CH_3\cdot CH(NH_2)\cdot COOH$.
- Aminobuttersäure $CH_3\cdot CH_2\ CH(NH_2)\cdot COOH$.
- Aminovaleriansäure $CH_3\cdot CH_2\cdot CH_2\cdot CH(NH_2)\cdot COOH$.
- Leucin $CH_3\cdot CH_2\cdot CH_2\cdot CH_3\cdot CH\cdot (NH_2)\cdot COOH$.

Serin (Amidomilchsäure)
$$CH_3 - \underset{OH}{\overset{NH_2}{C}} - COOH.$$

Zweibasische Monoaminosäuren
- Asparaginsäure $HOOC\cdot CH_2\cdot CH(NH_2)\ COOH$.
- Glutaminsäure $HOOC\cdot CH_2\cdot CH_2\ CH(NH_2)\cdot COOH$.

Diaminosäuren
- Lysin (wahrscheinlich Diaminokapronsäure) $(CH_2)_2\cdot CH\cdot CH\cdot (NH_2)\cdot CH(NH_2)\cdot COOH$.
- Arginin (Guanidin-α-Aminovaleriansäure) $NH\cdot C\cdot NH\cdot CH_2\cdot CH_2\cdot CH_2\cdot CH(NH)\cdot COOH$. $\ |\ $ NH
- Histidin $C_6H_9N_3O_2$ (Konstitution noch unbekannt).

Thioaminosäuren
- Cystein (Thioamidomilchsäure) ...
$$CH_2 - \underset{SH}{\overset{NH_2}{C}} - COOH.$$
- Cystin (Disulfid)
$$NH_2-\underset{COOH}{\overset{CH_2}{C}}-S-S-\underset{COOH}{\overset{CH_2}{C}}-NH_2$$

Glukosamin (Chitosamin) $CH_2OH\cdot (CHOH)_3\cdot CH_2\cdot NH_2\cdot CHO$.

Kerne der aromatischen, homocyklischen Reihe.

Phenol $C_6H_5(OH)$.
Kresol $C_6H_4(OH)(CH_3)$.
Phenylessigsäure $C_6H_5\cdot CH_2\cdot COOH$.

Phenylalanin $C_6H_5\cdot CH_2\cdot CH(NH_2)\cdot COOH$.
Paraoxyphenylessigsäure $C_6H_4(OH)\cdot CH_2\cdot COOH$.
Tyrosin $C_6H_4(OH)CH_2\cdot CH(NH_2)\cdot COOH$.

---

[1]) Zeitschr. f. physiol. Chem. 1902, 34, 128.
[2]) Ebendort 1901, 33, 151.
[3]) Berichte d. deutschen chem. Gesellschaft 1901, 34. 3214.
[4]) Naturw. Rundschau 1902, 17, 529.

Kerne der heterocyklischen Reihe.

Pyrrol-Reihe:

α-Pyrrolidinkarbonsäure

$$\begin{array}{c} \diagup NH \diagdown \\ CH_2 \quad CH_2-COOH \\ | \quad | \\ CH_2 - CH_2 \end{array}$$

Indol-Reihe:

Indol $C_6H_4 \diagup\!\!\!\diagup_{NH}^{CH}\!\!\diagdown\!\!\diagdown CH$

Skatol (Methylindol) $C_6H_4 \diagup\!\!\!\diagup_{NH}^{C(CH_3)}\!\!\diagdown\!\!\diagdown CH$

Skatolkarbonsäure $C_6H_4 \diagup\!\!\!\diagup_{NH}^{C(CH_3)}\!\!\diagdown\!\!\diagdown C \cdot COOH$

Skatolessigsäure

$C_6H_4 \diagup\!\!\!\diagup_{NH}^{C(CH_3)}\!\!\diagdown\!\!\diagdown C \cdot CH_2 \cdot COOH$

Tryptophan (Proteïnochromogen) $C_{11}H_{12}N_2O_2$.

Pyridin-Reihe:

Pyridin C_5H_5N.

$$\begin{array}{c} CH \\ HC \diagup \diagdown CH \\ | \quad \quad | \\ HC \diagdown \diagup CH \\ N \end{array}$$

Hiermit ist aber die Anzahl der im Proteïnmolekül enthaltenen Kerne noch lange nicht erschöpft. Wie in den Glukoproteïden, den Mucinen, den Bestandtheilen des thierischen Schleimes, dem Ovomukoïd, Ovalbumin, Chondromukoïd als stickstoffhaltiges Kohlenhydrat das Glukosamin (aus dem Eiweiss der Froschdrüse wahrscheinlich auch Galaktosamin), so sind in den Nukleïnstoffen, in denen Phosphorsäure mit grösseren organischen Gruppen verbunden an das Proteïn angefügt ist, — bei den Chondromukoïden ist an Stelle der Phosphorsäure Schwefelsäure enthalten — verschiedenartige Kohlenhydratgruppen, nämlich neben Hexosen auch Pentosen, enthalten; ferner entstehen bei der Spaltung der Nukleïnsäuren die Purinabkömmlinge Adenin, Hypoxanthin, Guanin und Xanthin (siehe S. 60) sowie Verbindungen der Pyrimidingruppe[1]).

$$\begin{array}{c} CH \\ HC \diagup \diagdown N \\ | \quad \quad | \\ HC \diagdown \diagup CH \\ N \end{array}$$
Pyrimidin

Das niedrigste Molekulargewicht besitzt unter den Proteïnkernen der Guanidinrest mit 61, das höchste das Tryptophan mit 204; nimmt man als mittleres Molekulargewicht der am häufigsten auftretenden Spaltungserzeugnisse 135, das des Proteïns zu 15000 an, sowie weiter, dass für je ein Molekül abgespaltener Aminosäure etwa 1 Molekül Wasser eintritt, so berechnet sich nach Hofmeister, dass auf ein Gesammtmolekül von 15000 etwa 125 Kerne von obiger Durchschnittsgrösse entfallen.

Die verschiedenen Proteïnstoffe liefern aber die obigen Spaltungserzeugnisse in sehr verschiedener Menge. So ergaben nach A. Kossel[2]):

	100 Thle. Proteïnkörper		Von 100 Thln. Stickstoff des Proteïnkörpers sind bei der Spaltung enthalten	
	Arginin	Harnstoff (aus Arginin)	in Form von Harnstoff	Diaminosäuren
Salmin	84,3 Gew.-%	29,1 Thle.	43,9 Thle.	43,9 Thle.
Sturin	58,2 „	20,1 „	21,7 „	(30,1) „
Histon	14,8 „	5,3 „	13,5 „	22,0 „
Syntonin	5,1 „	1,7 „	5,1 „	9,1 „
Milchkaseïn	4,8 „	1,7 „	4,9 „	11,9 „
Glutenkaseïn	4,4 „	1,5 „	4,4 „	6,9 „
Glutenfibrin	3,1 „	1,0 „	2,9 „	2,9 „
Zeïn	1,8 „	0,9 „	1,9 „	1,9 „

---

[1]) In der Hefe ist von Ascoli ein Dioxypyrimidin (vielleicht Uracil), in der Thymusdrüse von A. Kossel und Steudel ein 5-Methyl- 2,6-Dioxypyrimidin, das Thymin, gefunden, welches von E. Fischer künstlich dargestellt ist.

[2]) Ueber ähnliche Ergebnisse bei der Hydrolyse verschiedener Proteïnstoffe vergl. E. Abderhalden. eitschr. f. physiol. Chemie 1902/03, 37, 484, 485 u. 495; L. Langstein, ebendort 1902/03, 37, 508.

Durch die Verschiedenheit der Kerne wie der Anordnung und Menge derselben im Proteïnkörper ist die Verschiedenheit der Proteïnstoffe bedingt. Das Proteïn als solches ist keine chemische Verbindung im gebräuchlichen Sinne des Wortes, sondern eine mit recht verwickelten Funktionen ausgestattete Vereinigung einfacherer Komplexe, bei welcher nicht immer alle Affinitäten abgesättigt sind und manchmal eine zweckmässige Beziehung zwischen den Mengenverhältnissen der einzelnen Bestandtheile fehlt[1]).

Durch Anlagerung einer Monoaminosäure und einer noch unbekannten Substanz an Arginin als den wesentlichsten Bestandtheil der Protamine lassen sich die Protone, die einfachsten biuretgebenden Komplexe, daraus weiter die Protamine und durch weitere Anlagerungen von Monaminoverbindungen und sonstigen Kernen die Proteïne entstehend denken (vergl. S. 19).

Hofmeister nimmt in den Proteïnstoffen eine Bindungsweise $=CH \cdot NH \cdot CO-$ an, während Kossel in ähnlicher Weise in den Protaminen eine Atomgruppirung von $\equiv C \cdot NH \cdot CO-$ für wahrscheinlich hält; denn bei der Hydrolyse des Protamins in Arginin und Aminovaleriansäure vermindert sich die Alkalität der Lösung, welche Verminderung sich durch einen mit Wasseraufnahme verbundenen Zerfall der Atomgruppe $\equiv C \cdot NH \cdot CO + H_2O$ in $\equiv C \cdot NH_2 + COOH$ erklären lässt (vergl. S. 18). Grimaux hat durch Erhitzen von Aminosäuren mit Harnstoff, Curtius durch Kondensation von Glycinäthylester, ebenso durch Anlagerung von Glycin an Hippursäure Erzeugnisse erhalten, welche die Biuretreaktion gaben. Diese Kondensationen vollziehen sich nach E. Fischer nach dem Typus:

$$NH_2 \cdot CH \cdot CO \cdot NH \cdot CH \cdot CO$$
|

und lassen sich mit Hülfe von Glycylglucin $NH_2 \cdot CH_2 \cdot CO \cdot NH \cdot CH_2 \cdot CO$ nach E. Fischer[2]) hochmolekulare Körper, Polypeptide, synthetisiren. Er erhielt durch Verkuppelung der Aminosäuren nach Art der Säureamide den Karbäthoxyldiglycylleucinester von dem System $C_2H_5O \cdot C \cdot NH \cdot CH_2 \cdot CO \cdot NH \cdot CH_2 \cdot CO \cdot NH \cdot CH \cdot (C_4H_9) \cdot CO_2 \cdot C_2H_5$. Ein weiterer Anbau von Aminosäureestern scheiterte indess an der mangelnden Kondensationsneigung dieser Ester; es gelang aber auf andere Weise. Während gewöhnliche Aminosäuren auf keine Weise in die entsprechenden Säurechloride verwandelt werden können, gelingt dieses nach Einführung der Karbäthoxylgruppe $(CO \cdot OR)$ sehr leicht, wie z. B. beim Karbäthoxylglucin $(CH_2NH_2) \cdot CO \cdot O \cdot CO \cdot OR)$ mittels Thionylchlorids $(SOCl_2)$; die erhaltenen Chloride reagiren schon bei gewöhnlicher Temperatur mit Aminosäuren unter Bildung verwickelt zusammengesetzter Systeme, auf die sich dasselbe Verfahren von neuem mit Erfolg anwenden lässt. Auf diese Weise ist es E. Fischer gelungen, vom Karbäthoxylglycylglucin ausgehend zu dem Karbäthoxyltriglycylglucinester $C_2H_5O \cdot C \cdot NH \cdot CH_2 \cdot CO \cdot NH \cdot CH_2 \cdot CO \cdot NH \cdot CH_2 \cdot CO \cdot NH \cdot CH_2 \cdot CO_2 \cdot C_2H_5$ zu gelangen, in welchem 4 Glucinmoleküle anhydridartig verkuppelt sind. Auf diese Weise hofft E. Fischer, indem er auch Diamino- und Dioxyaminosäuren heranzieht, Erzeugnisse zu erhalten, die mit den natürlichen Peptonen schon einige Aehnlichkeit besitzen. Vorläufig bildet zwar das Karbäthoxyl noch eine fremde Gruppe in den Molekülen dieser Verbindungen und lässt sich bis jetzt ohne tiefgreifende Zersetzung des ganzen Moleküls nicht abspalten, aber hoffentlich wird es dem bekannten Geschick und Forschergeist E. Fischer's gelingen, wie in die Konstitution der Kohlenhydrate so auch in die viel verwickeltere der Proteïnstoffe Licht zu bringen (Zusatz zu S. 21 und 22).

S. 25, Zeile 15 von unten: Gerinnungstemperatur statt Gewinnungstemperatur.

S. 78, Zeile 14 von oben: Skatolamidoessigsäure statt Skaltoamidoessigsäure.

---

[1]) Von A. Kossel in Paris gehaltener Vortrag in Bull. Soc. Chim. Paris 1903 [3], **29**, Sonderheft 1; vergl. Chem. Centralbl. 1903, II, 672.

[2]) Nach Sitzungsber. d. Kgl. Preuss. Akad. d. Wissenschaften in Berlin 1903, 387 in Chem. Centralbl. 1903, I, 1303.

S. **79**, Zeile **1** u. ff. von oben: Die Untersuchungsergebnisse von A. Jolles sind von Fr. N. Schulz[1]), W. Falta[2]) u. a. bezweifelt, von E. Lanzer[3]) anscheinend bestätigt worden. A. Jolles[4]) schränkte seine erste Behauptung dahin ein, dass durch Oxydation der Proteïnstoffe mit Kaliumpermanganat in saurer Lösung nicht „Harnstoff", sondern ein dem Harnstoff ähnliches „Ureïd" entstehe, dessen Konstitution noch festgestellt werden müsse.

S. **91**, Zeile **17** von unten: Zwetschenbranntweine statt . . . . wein.

S. **101**, Zeile **2** von oben: Alkohole der Formel $C_n H_{2n+2} O_3$ statt $C_n H_{2n+2} O_2$.

Zu S. **125**. c) Bislang galten nur die natürlich vorkommenden Zuckerarten als optisch aktiv; von den künstlich dargestellten Zuckerarten bildete sich entweder durch Zusammenlagerung der beiden aktiven Zucker (wie bei der Traubensäure) die racemische (in ihre Komponenten zerlegbare) Form oder durch intramolekulare Kompensation wie bei der Mesoweinsäure die inaktive Form. Neuere Untersuchungen von E. Fischer und Slimmer[5]) haben aber ergeben, dass, wenn man beim Aufbau von aktiven, bereits asymmetrischen Verbindungen ausgeht, eine von den beiden möglichen Modifikationen in überwiegender Menge oder fast ausschliesslich entsteht. So erhielten sie bei der Ueberführung der Mannose in die zugehörige Heptose nicht die beiden Modifikationen sondern nur eine. Wo die Einführung eines asymmetrischen Kohlenstoffatoms mittels der Cyanhydrinreaktion nicht möglich ist z. B. wie beim Helicin $C_6H_4{<}{\genfrac{}{}{0pt}{}{CHO}{O \cdot C_6H_{11}O_5}}$, gelang es Fischer dadurch, dass er an dieses (bezw. an das Tetraacetylderivat) nach der Darstellungsweise der sekundären Alkohole Zinkalkyl Zn $(C_2H_5)_2$ anlagerte; er erhielt auf diese Weise aus dem Tetraacetylderivat des Helicins $C_6H_4{<}{\genfrac{}{}{0pt}{}{CHOH \cdot C_2H_5}{O \cdot C_6H_7O_5(C_2H_3O)_4}}$ und daraus nach Abspaltung der Acetylreste durch Barytwasser und nach Hydrolyse des rückständigen Glukosids das o-Oxyphenyläthylkarbinol (OH ·

$C_6H_4 \cdot \underset{H}{\overset{OH}{\underset{|}{\overset{|}{C}}}} \cdot C_2H_5 + C_6H_{12}O_6$). Das o-Oxyphenyläthylkarbinol ist optisch aktiv $\alpha\,[D] = -9{,}83°$).

S. **131**, Zeile **9** von unten: l-Glukose statt l-Gulose.

S. **152**, Zeile **4** von oben: n $(C_6H_{10}O_5)$ statt n $(C_{12}H_{10}O_5)$.

S. **158**, Zeile **11** von oben: $C_{12}H_{20}O_{10}$ statt $C_{12}H_{24}O_{10}$.

S. **169**, Zeile **2** von unten: $C_2H_4O_2$ statt $C_3C_4O_2$.

S. **178**, Zeile **11** von oben: welche statt welches.

S. **195**, Zeile **16** von oben: Chylus statt Chymus.

S. **203**, Zeile **20** und **21** von oben: „Dass sich beim erwachsenen Rinde bezüglich des physiologischen Nutzeffektes 242 Thle. Strohstoff, 235 Thle. Stärke und 100 Thle. Fett (Erdnussöl) **isodynam** verhalten oder 100 Stärke = 103 Strohstoff = 43 Fett sind, statt der dort aufgeführten Zahlen.

S. **236**, Zeile **27** von oben: Die Versuche, ... sind gelungen statt ist gelungen.

S. **277**, Zeile **1** von oben: Hautthätigkeit statt Lufttemperatur.

S. **484**, Tab. No. **11** unter „Fett" 11,86 statt 1,86.

S. **562**, Käufliche Saucen No. 2 (Essence of Schrimps) 2,34 % Zucker + sonstige Kohlenhydrate statt 12,34.

S. **609**, Zeile **10** von oben S. 224 statt 291.

Ferner ebendort in Tabelle für Stickstoff-Substanz:

	Morgenmilch	Mittagmilch	Abendmilch
lies	3,24 %	3,26 %	3,20 %
statt	3,05 „	3,81 „	3,59 „

---

[1]) Zeitschr. f. physiol. Chemie 1901, **33**, 363.
[2]) Berichte d. deutschen chem. Gesellschaft 1901, **34**, 2674, 1902, **35**, 294.
[3]) Zeitschr. f. Untersuchung d. Nahrungs- u. Genussmittel 1903, **6**, 385.
[4]) Vergl. Chem.-Ztg. 1903, **27**, 940.
[5]) Naturw. Rundschau 1902, **17**, 517.

S. **614** nach Zeile **20** von oben (vor b). Backhaus[1]) konnte nach lange fortgesetzter Fütterung von Sesamkuchen in dem Milchfett ebenfalls kein Sesamöl nachweisen, dagegen trat letzteres nach Verabreichung von täglich 200 g emulgirtem Sesamöl schon nach einigen Tagen im Milchfett auf. F. Utz[2]) hat weiter bei 12 von etwa 50 Butterproben aus einem Stalle, in welchem täglich 3 Pfd. Sesamkuchen für den Tag und Kopf gefüttert wurden, die Sesamöl-Reaktion (sowohl die mit Furfurol als die mit Zinnchlorür nach Soltsien) erhalten. Aehnliche Beobachtungen werden von anderer Seite gemeldet.

Man wird daher mit der Möglichkeit rechnen müssen, dass vielleicht je nach der Individualität der Kühe oder je nach zeitlichen Verhältnissen durch Verfütterung von Sesamkuchen (bezw. Sesamöl) wenigstens geringe Mengen des die Furfurol- und Zinnchlorür-Reaktion verursachenden Körpers in die Milch bezw. in die Butter übergehen können.

S. **917**. Zusammensetzung Radieschen No. 6 (Tabelle) für Fett 0,15 % statt 8,15 %.

S. **962**. **Zusatz zu eingemachten Früchten.** Munson und Tolman[3]) untersuchten frische und eingemachte Ananas mit folgendem mittleren Ergebniss:

Ananas	Trockensubstanz		Asche		Säuren als H_2SO_4	Protein	Zucker			Zahl der Proben
	Gesammt. %	unlöslich %	Gesammt. %	Alkalien als K_2CO_3 %	%	%	reducirender %	Saccharose %	Gesammt (Invertzucker) %	
Frisch	14,17	1,52	0,396	0,370	0,603	0,420	3,91	7,59	11,90	38
Eingemacht ohne Rohrzuckerzusatz	13,24	1,47	0,395	0,391	0,483	0,439	7,12	3,96	11,29	12
Eingemacht mit Rohrzuckerzusatz	18,17	1,44	0,398	0,280	0,320	0,407	11,63	5,19	17,41	6

S. **962**. **Zusatz zu Marmeladen, Jams etc.**: A. Herzfeld[4]) und K. Windisch[4]) untersuchten eine Reihe englischer Marmeladen und Jams von den bedeutendsten Herstellern und finden, dass die meisten und besten dieser Erzeugnisse ohne Stärkezucker hergestellt sind und dass es deshalb unrichtig ist, wenn seitens deutscher Fabrikanten für den Zusatz von Stärkesyrup geltend gemacht wird, dass derselbe allgemein bei den gesuchten englischen Erzeugnissen vorkomme.

Auch A. Beythien[5]) begründet, dass man unter Marmeladen nur Erzeugnisse verstehen soll, welche aus eingedicktem Obstsaft oder zerkleinerten Früchten und Rohrzucker bestehen. Kapillärsyrup, wie er nach S. 963 angewendet zu werden pflegt, verschlechtert die Waare. Derselbe untersuchte verschiedene Sorten Marmeladen ohne und mit Kapillärsyrup mit folgendem Ergebniss:

Zusatz von Kapillärsyrup	Preis für 1 kg M.	Stickstoff-Substanz %	Aepfelsäure %	Wasserunlösliche Stoffe %	Alkoholfällung (Pektin) %	Asche %	Alkalität der Asche ccm N-Säure	Polarisation der Lösung 1:10	
								direkt	nach Inversion
Ohne	0,56—1,20	0,90—1,22	0,84—1,21	5,39—20,40	2,62—3,07	0,48—0,61	2,16—5,75	−0°15′ bis +2°46′	−0°20′ bis −2°33′
Mit	0,56—2,00	0,33—1,02	0,44—1,28	1,16—6,16	Spur bis stark	0,33—0,81	1,12—4,75	+2°14′ bis +17°36′	+0°50′ bis +17°32′

Ueber die Beschaffenheit und Verfälschung von Marmeladen aus 50 deutschen Fabriken sagt Degener:

---

[1]) Zeitschr. f. Untersuchung d. Nahrungs- u. Genussmittel 1902, **5**, 160.
[2]) Ebendort 1902, **5**, 1021 nach Chem.-Ztg. 1901, **25**, 730.
[3]) Ebendort 1903, **6**, 1122.
[4]) Ebendort 1903, **6**, 1123.
[5]) Ebendort 1903, **6**, 1127.
[6]) Ebendort 1903, **6**, 1095.

„Die Mehrzahl (der Fabriken) bringt aber eine Waare auf den Markt, die zwar wohlschmeckend ist, aber keineswegs dem Ausdruck Obstmus entspricht. Diese Waare wird aus Obsttrestern jeder Art bereitet, denen man häufig noch absichtlich Himbeer- und Johannisbeerkerne zusetzt, die man zum grossen Theile aus Nordamerika (Kalifornien) in mehr oder weniger getrocknetem Zustande bezieht. Meistens sind es Aepfeltrester von der Dörrobst- oder Obstweinbereitung, denen man in verkochtem Zustande etwas Fruchtsaft zusetzt (10 bis 20%), um schliesslich mit 60—70% Kapillärsyrup auszufüllen. Jene Trester, besonders die amerikanischen, sind durchaus nicht einwandsfreier Herkunft und mindestens unappetitlich. . . . So zeigen sich diese, von vorsichtigen Leuten „gemischte Früchtemarmelade" genannten Präparate als höchst zweifelhafte Erzeugnisse, denen die Nahrungsmittelpolizei näher treten sollte."

S. 970, Zusatz zu Fruchtsyrupen. A. Beythien untersuchte (l. c.) eine Reihe Himbeer-, ferner einige Erdbeer- und Johannisbeersyrupe und fand für Himbeersyrup:

Zusatz von Kapillärsyrup	Preis für 1 kg M.	Spec. Gewicht der Lösung 1 + 2	Extrakt %	Säure = Aepfelsäure %	Asche %	Polarisation der Lösung 1 : 10 im 200 mm - Rohr	
						direkt	nach Inversion
Ohne	0,76—1,20	1,0779—1,1038	52,99—74,50	0,27—1,05	0,110—0,280	— 0° 8' bis + 7° 4'	— 2° 48' bis — 1° 36'
Mit	0,88—1,30	1,0800—1,1429	61,48—80,20	0,14—0,67	0,070—0,300	+ 1° 44' bis + 18° 29'	— 1° 39' bis + 16° 49'

E. Spaeth fordert (vergl. S. 970) für Himbeersyrup mindestens 1,30% zuckerfreien Extrakt, mindestens 0,20% Asche und eine Alkalität der Asche, die für 100 g Syrup 2 ccm Normalsäure entspricht. A. Beythien bestätigt die Richtigkeit dieser Forderung; er untersuchte 70 gefälschte, d. h. mit Wasser (4—185% vom Rohsaft) versetze Himbeersyrupe und fand darin 0,080—0,227% Asche mit einem Verbrauch von nur 0,70—1,93 ccm Normalsäure. Das Wasser pflegt als Nachpresse (Versetzen des Pressrückstandes mit Wasser und nochmaliges Pressen) zugesetzt zu werden.

Für selbst hergestellten Erdbeer- und Johannisbeersaft (bezw. -syrup) giebt A. Beythien folgende Zahlen im Mittel je zweier Proben für 100 ccm Saft:

Saft von:		Spec. Gewicht	Extrakt g	Säure = Aepfelsäure g	Asche g	Alkalität = ccm N-Säure	Phosphorsäure g
Gartenerdbeeren	frisch + 15% Alkohol .	—	7,78	1,12	0,408	5,36	0,031
	gegohren[1])	1,0940	3,53	1,38	0,489	6,13	0,039
Walderdbeeren	frisch + 15% Alkohol .	—	9,46	1,88	0,680	8,14	0,085
	gegohren[1])	1,0264	6,21	1,95	0,642	8,29	0,096
Rothen Johannisbeeren	frisch + 15% Alkohol .	—	8,63	2,76	0,599	5,61	0,036
	gegohren[1])	1,0268	5,19	2,77	0,589	6,69	0,038

Hiernach müsste, wie A. Beythien berechnet, ein Syrup, der aus 35 Thln. Rohsaft und 65 Thln. Zucker hergestellt wird, in 100 ccm enthalten:

Gartenerdbeersyrup 0,47 g Aepfelsäure, 0,16 g Asche mit 2,12 ccm Alkalität u. 0,013 g Phosphorsäure
Johannisbeersyrup 0,78 g   „   0,18 g   „   „ 2,02 ccm   „   „ 0,018 g   „

---

[1]) So weit vergohren, bis im Filtrat auf Zusatz von Alkohol keine Trübung mehr entstand.

Von Erdbeer- und Johannisbeersyrupen des Handels, die ergaben:

Bezeichnung	Spec. Gewicht	Extrakt %	Invertzucker %	Saccharose %	Gesammtzucker als Invertzucker %	Zuckerfreier Extrakt %	Säure = Aepfelsäure %	Asche %	Alkalität der Asche = ccm N-Säure	Polarisation der Lösung 1:10 vor der Inversion	Polarisation der Lösung 1:10 nach der Inversion
Erdbeersyrup Probe 1	1,3210	66,54	23,70	39,24	65,00	1,54	0,37	0,134	1,50	+4° 42'	—2° 3'
" 2	1,3250	70,18	22,60	44,36	69,33	0,85	0,37	0,085	1,25	+5°	—2° 46'
Johannisbeersyrup Probe 1	1,2770	69,60	28,96	37,64	68,58	1,02	0,47	0,115	1,13	+4° 6'	—2° 29'
" 2	1,2830	66,13	—	—	65,43	0,70	0,48	0,106	1,00	+2° 5'	—2° 16'

schliesst A. Beythien, dass sie sämmtlich aus gewässerten Rohsäften hergestellt worden waren. Die S. 970 angegebenen Werthe sind hiernach zu berichtigen bezw. zu ergänzen.

S. 1381, Zusatz zu Bach-, Fluss- und Seewasser. Zu dieser Art Wasser muss auch das Thalsperrenwasser gerechnet werden, welches neuerdings ausser für technische Betriebe auch für Wasserversorgungen Verwendung findet. Die Zusammensetzung auch dieses Wassers richtet sich wesentlich nach der Beschaffenheit des Geländes, welches das zum Speisen der Stauteiche verwendete Regenwasser durchfliesst. Am günstigsten ist es, wenn, wie Intze[1]), der wesentlichste Förderer der Thalsperren, nachweist, das die Becken speisende Bachwasser in grösserer Entfernung vom Einlaufe in das Sammelbecken Wiesenflächen, die vor Verunreinigung geschützt werden, durchriesselt und wenn die Umgebungen dieser Wiesen an höher gelegenen Thalhängen eine gute Bewaldung erhalten. Oberhalb des Sammelbeckens soll ein kleiner Stauweiher angelegt werden, in welchem die durch plötzliche und anhaltende Regengüsse bedingten Trübungen zurückgehalten werden, bevor das Wasser in das Hauptsammelbecken gelangt. Vor allen Dingen ist es wichtig dass die Stauweiher im Verhältniss zu den jährlichen Wasserzuflussmengen nicht zu flach sind, dass dieselben nicht auf moorigen, sumpfigen Stellen angelegt werden und der Beckenboden vor der Füllung gründlich von allen organischen Resten gereinigt wird. Bei Innehaltung dieser Vorsichtsmassregeln kann das Thalsperrenwasser recht wohl zu Trinkwasserversorgungen verwendet werden. An der Oberfläche der Staubecken schwankt die Temperatur im Laufe des Jahres allerdings zwischen 0—25°, in einer Tiefe von 10—12 m unter dem Wasserspiegel beträgt dagegen die jährliche Temperaturschwankung nur etwa 2—3° und beträgt in der Nähe der Sohle durchweg zwischen 6—9° während des ganzen Jahres. Aus dem Grunde muss dafür gesorgt werden, dass die Stauhöhe über der Thalsohle nicht unter etwa 10—12 m sinkt. Auch hat sich ergeben, dass der Gehalt an entwickelungsfähigen Bakterien von den Bacheinläufen bis zur Staumauer ständig abnimmt und in der Nähe der letzteren wie an der Sohle am günstigsten sich verhält; aus dem Grunde soll ein Staubecken so angelegt werden, dass das Bachwasser dieselben langsam durchfliesst, und wird das Wasser am zweckmässigsten aus dem Stauwasser in der Nähe der Stau- (Sperr-) mauer entnommen. Vielfach aber wird noch eine besondere Reinigung des Thalsperrenwassers vorgesehen werden müssen und kann diese entweder durch die künstliche Sandfiltration oder durch Berieselung und Drainage grösserer Wiesenflächen erreicht werden.

---

[1]) Journ. f. Gasbeleuchtung und Wasserversorgung 1902, 45, 893. Vergl. ferner W. Kruse, Centralbl. f. allgem. Gesundheitspflege 1901, 20, 145.

Alphabetisches Sachregister.

	Seite
Aachener (Kaiserbrunnen-) Tafelwasser	1419
Aal, Fleisch	482
„ in Gelee, Tabelle	1470
Abgerahmte Milch, Zusammensetzung	674
Abläutern der Würze	1215
Abortgruben, Verunreinigungen der Luft durch dieselben	1435
Ab- oder Aufrahmungsverfahren der Milch (Holländisches, Holsteinsches, Swartzsches etc.)	670
Ab- oder Aufrahmungsverfahren der Milch durch die Centrifuge	671
Abramis brama, Brasse, Fleisch	481
Abschöpfwein	1251
Absynthiin, Glukosid	142 u. 165
Absynthlikör, Zusammensetzung	1359 u. 1360
Achaierwein, Zusammensetzung	1310
Achroodextrin	155
„ im Bier	1227
Acid-Albumine	39
Acipenser sturio, Stör, Fleisch, Zusammens.	481
Ackermelde, Zusammensetzung	817
Ackersenf, Zusammensetzung	1016
Adenin, Eigenschaften	62
Adonit	128
Aepfel, Allgemeines über Entstehung des Zuckers, Nachreife	949—952
„ frische, Zusammensetzung	956 u. ff.
„ getrocknete, Zusammensetzung	961
Aepfelasche, Zusammensetzung	959
Aepfelauflauf, Zusammensetzung	1455
Aepfelbranntwein	1342
Aepfelfrada	1329
Aepfel-Gelee, Darstellung und Zusammens.	971
Aepfelin	1329
Aepfel-Jams (Marmelade, Mus oder Paste) Darstellung u. Zusammensetzung	963 u. 1503
Aepfelkompott, Zusammensetzung	1456
Aepfelkraut, Darstellung und Zusammens.	967
Aepfelnektar	1329
Aepfelpfannekuchen, Zusammensetzung	1456
Aepfelreis, Zusammensetzung	1455
Aepfelsäfte, Darstellung und Zusammens.	965
Aepfelsäure, Eigenschaften u. Vorkommen	169
„ Uebergang in Milchsäure im Wein	1262
Aepfelschalen, Zusammensetzung	960
Aepfelwein, Darstellung und Zusammensetzung	1321—1327
Aesculus hippocastanum, Samen, Anbau und Zusammensetzung	813—815
Aesculus hippocastanum, Gehalt an Samenöl und Verwendung desselben	800
Aeskulin, Glukosid	139
Agar-Agar, Gewinnung u. Zusammens.	937 u. 938
Aetherschwefelsäuren im Harn	273
Agaricus campestris u. sonstige Agaricusarten, Zusammens. u. Erkennung	939 u. 944
Agaricin	166
Agave americana, Saft zur Weinbereitung	1332
Agavose	150
Agrostemma Githago, Zusammensetzung	817 u. 818
Agrostemma-Sapotoxin, Glukosid	137
Akrose	144
Aktinomykose, Einfluss auf Beschaffenheit des Fleisches	434
Alanin, Bedeutung für die Ernährung	326
„ Verbrennungswärme	283
Alaun, Vorkommen und Schädlichkeit in Mehl und Brot	874
„ als Klärmittel für Wein	1270 u. 1298
Alavia pinnatifolia, Zusammensetzung	937
Albokarnit, Frischhaltungsmittel	447
Albumin, Gehalt in den Eiern	575

Alphabetisches Sachregister.

	Seite
Albumin, Gehalt im Fleisch	422
„ „ in der Milch	586
„ pflanzliches	26
„ thierisches	25
„ Verbrennungswärme desselben	282
„ als Abfall bei der Fleischextraktfabrikation	560
„ -Kraftbrot	883
Albumine, Acid- und Alkali-	39
Albuminoide	47
Albumosen, Bildung, Eigenschaften	40
„ Einfluss auf den Stoffwechsel	319
„ Gewinnung im Grossen	541
„ Zusammensetzung albumosehaltiger Nährmittel	541 u. 550
Aldehyd, Vorkommen im Bier	1228
„ „ im Branntwein	1335 u. 1337
„ „ im Wein	1256
Aldehydschweflige Säure im Wein	1265
Alderney-Kuh-Rasse, Milch derselben	607
Aldohexosen	132
Aldopentosen	129
Ale, Darstellung u. Zusammensetzung	1224—1226
Aleurites triloba, Anbau u. Zusammens.	789 u. 801
Aleuronat, Nährmittel, Ausnutzung	229
„ Zusammensetzung	535
„ -Brot	883
„ -Zwieback, Ausnutzung	234
Alexine	47
Algen und Flechten	936 u. ff.
Algier-Safran	1052
Alkali-Albuminate	39
„ „ Ausnutzung	228
Alkalien, Frischhaltungsmittel für Fleisch	459
„ desgl. für Milch	648
Alkaloidhaltige Genussmittel	1065 u. ff.
„ Bedeutung für den Stoffwechsel	210, 346 u. 1066
„ desgl., Einfluss auf den Stoffwechsel	346
Alkanin	167
Alkarnose, Nährmittel	544
Alkohol, Bildung u. Gehalt in Brot	857 u. 865
„ Bildung bei der Gährung	125 u. 1176
„ Bildung bei den einzelnen alkoholischen Getränken (vgl. diese).	
„ Einfluss auf die Gährung	1182
„ „ auf den Stoffwechsel	339
Alkohol, Folgen des übermässigen Genusses	344
Alkohol, als Genussmittel	210
„ Verhältniss z. Glycerin im Bier	1227
„ Verhältniss desgl. im Wein	1279
Alkoholische Getränke	1143
„ Einfluss auf d. Stoffwechsel	339
Alkoholisiren des Weines	1290
Allantoin, Eigenschaften und Vorkommen	66
„ , Vorkommen im Harn	273
Allgäuer Kuh-Rasse, Milch derselben	607
Allium cepa lutea und andere Allium-Arten, deren Anbau und Zusammens.	919
Alloxurbasen, im Harn	273
Allylsenföl, Vorkommen in den Gemüsen	917
„ „ im Rettig	917
„ „ im Senf	1015
Aloë als Hopfenersatzmittel	1236
Aloïn, Vorkommen in den Pflanzen	165
Alosa sapidissima, Alse, Fleisch	481
„ vulgaris, Maifisch, „	481
Alpinia officinarum Hauce (Galgant)	1063
Alse, Fleisch	481
Altbier (westfälisches), Herstellung	1222
„ Zusammensetzung	1226
Alter, Einfluss auf den Stoffwechsel	358
„ Ernährung im	405
Althaeaschleim	163
Aluminiumsalze, Schädlichkeit	874
Amarena, Darstellung	1315
Ameisensäure, Eigenschaften u. Vorkommen	169
„ Vorkommen im Fleisch	423
„ „ im Milchfett	592
„ „ im Rum	1353
„ als Frischhaltungsmittel	447, 459
Americain meat Preserve	444 u. 445
Amerikanische Schinkenpräserve	446
Amidoverbindungen, Bildung und Vork.	73
„ Bildung im Käse	701—704
„ „ bei der Verdauung	197 u. 200
„ Einfluss auf den Stoffwechsel	323
Amidulin	155
Ammoniak, Bildung bei der Käsereifung	701 u. 704
„ Schädlichkeit in der Luft	1434
„ Vorkommen im Brunnenwasser	1374
„ „ in der Luft	1430
„ „ in den Pflanzen	94
„ „ im Regenwasser	1378
Ammoniak, Vorkommen im Branntwein	1338
Ammoniumkarbonat, als Lockerungsmittel beim Brotbacken	860
Amomum Cardamomum und andere Arten	1027

	Seite
Amphoalbumose	41
Amphopepton	41 u. 43
Amygdalin, Eigenschaften u. Vorkommen	91 u. 138
„ Vorkommen in Mandelöl	810
Amygdalus communis	798 u. 801
Amylase	54 u. 1204
Amylin	158
Amylodextrin	155
Amyloïd in der Milch	592
Ananas, frische u. eingemachte	1503
Ananas-Gelee, Zusammensetzung	971
„ -Jams (-Marmelade etc.)	963
Anchovis, Zusammensetzung	484
„ -Pastete, „	522
Anethol	1043
Anethum graveolens, Verwendung und Zus.	1055
Angler Kuhrasse, Milch	607
Angostura-Likör, Zusammensetzung	1359 u. 1360
Anguilla fluviatilis, A. rostrata, Fleisch	481
Anilinfarbstoffe, Zulässigkeit und Schädlichkeit als Färbungsmittel	461
Anis, Gewinnung und Zusammensetzung	1042
„ Verfälschungen	1043
Aniserde, als Fälschungsmittel	1043
Anisette de Bordeaux (Likör), Zusammens.	1360
Anisöl	1043
Anstellwürze	1217 u. 1218
Anthophylli	1041
Antialbumose	41
Antipepton	41
Apfelsinen, frische, Zusammensetzung	956
„ -Jams (oder -Marmelade)	963
„ -Kerne u. -Schalen, „	959
„ -Saft, „	958 u. 965
Apiin, Glukosid	140
Apium graveoleus L., Zusammens.	916 u. 930
Apollinaris, Tafelwasser	1418
Appert's Verfahren zur Frischhaltung des Fleisches und der Gemüse	516 u. 930
Appretiren des Kaffees	1069
Aprikosen, frische, Zusammensetzung	956—959
„ getrocknete, „	961
„ -Kerne, Gehalt an Oel	799
Arabin, Eigenschaften	161
Arabinose (l- u. d-)	129
„ u. Arabit, Verbrennungswärme	284
Arabit	129
Arachinsäure in den Fetten	97, 592
Arachis hypogaea, Anbau u. Zusammens.	795 u. 801
Arachisöl, Zusammensetzung	807

	Seite
Arbacin	19
Arbeit, Einfluss auf den Stoffwechsel	359
Arbeiter, Ernährung derselben	399
Arbutin, Glukosid	140
Arctium lappa, Zusammensetzung	904
Arekasamen (Areca Catechu)	1142
Arginin, Bildung und Eigenschaften	71
„ Beziehung zu Harnstoff	264
Armee-Fleischzwieback	883
Armour, Fleischextrakt, Tab.	1475
Aroma der Butter, Bildung durch Bakterien	680
„ des Weines	1278
Arrak, Herstellung	1335
„ die hierbei thätigen Pilze	1193
„ Nachmachung und Verfälschung	1357
„ Zusammensetzung	1357
„ Kunst-	1358
Arrowroot, Darstellung verschiedener Sorten	851
„ Verkleisterungstemperatur	854
„ Zusammensetzung	853
„ -Kinderzwieback, Zusammens.	751
Artemisia dracunculus sativus, Anbau und Zusammensetzung	1055
Artischocke, frisch	924
„ in Büchsen	932
Arzneimittel, Einfluss auf Zusammensetzung der Milch	622
Arzneiwein	1297
Asbestfilter zur Wasserreinigung	1394
Askosporen-Bildung	1164
Asparagin, Bedeutung für die Ernährung	324
„ Eigenschaften und Vorkommen	74
„ Verbrennungswärme	283
„ Vorkommen, in Kartoffeln	897
„ „ Spargeln	923
„ „ Zuckerrüben	911
Asparaginsäure, Bedeutung f. d. Ernährung	327
„ Beziehung zum Harnstoff	264
„ Eigenschaften	74
„ Verbrennungswärme	283
Asparagus officinalis L., Anbau und Zus.	923
Aspergilleen, Thätigkeit bei der Gährung	1194
Astacus fluviatilis, Zusammensetzung	492
Athmung, äussere und innere	269
„ Grösse	269
„ Mechanik	267
„ Ursache	268
Athmungsluft, Zusammensetzung	268
Athmungs-Quotient, respiratorischer	270
Aufblasen des Fleisches	439

Alphabetisches Sachregister.

	Seite
Auflauf, Zusammensetzung	1455
Aufrahmungsverfahren der Milch	670 u. ff.
Ausathmungsluft des Menschen, Verunreinigung der Zimmerluft durch	1440
Ausbruchweine, Ausleseweine	1305
Ausnutzung d. Nahrungsmittel, Grösse	211 u. ff.
„ Einfluss der Arbeit auf	249
„ „ des Fastens und unzureichender Nahrung auf	249
„ Einfluss von Magenkrankheiten auf	250
Ausnutzungs-Koëfficienten	251
Austern, Fleisch etc.	491 u. 493
Australian meat preserve	444 u. 445
Auvergner Kuh-Rasse, Milch	607
Aux fines herbes, Speisewürze	562
Avena sativa, Anbau etc.	771
Avenalin, Zusammensetzung	31
Avenin, Vorkommen im Hafer	772
Awamori, Herstellung	1194
Ayrshire-Kuh-Rasse, Milch	607
Bachforelle, Fleisch gekochtes, Zusammens.	1447
Backmehl (Liebig's), Zusammensetzung	843
Backpulver (Horsford-Liebig's u. a.)	860
Backstein-Käse, Reifung	703
„ „ Zusammensetzung	731
Backwaaren, siehe auch Brot	856
Badian, Zusammensetzung	1022
Bakterien, Mitwirkung bei Käsebereitung	711
„ „ bei Rahmsäuerung	678
„ Vorkommen in Bier	1233
„ „ in Brot	869
„ „ in den Fäces	207
„ „ im Fleisch	437
„ „ in der Milch	634—639
„ „ im Wein	1300
Bakterienkrankheiten der Fische	489
Bakteriose bei Kartoffeln	899
„ „ Rüben	912
Bambusa puerula (Bambusschössling), Zus.	904
Bananen und Bananenmehl, Zusammens.	814—816
Bananenstärke	852
Banda-Macis	1019 u. 1020
Bankulnuss, Zusammensetzung	798 u. 801
Bankulnussöl	810
Banting-Kur	335
Baptisin, Glukosid	138
Barmenit, Frischhaltungsmittel	446
Barsch (Fluss-), Fleisch	481

	Seite
Bassiawein	1332
Bassorin	162
Batate, Anbau und Zusammensetzung	901
Batatenstärke	852
Battelmatt-Käse, Bereitung und Zusammens.	732
Bauchspeichel, Eigenschaften und Wirkung bei der Verdauung	196 u. ff.
Bauchspeicheldrüse, Zusammensetzung	495
Baumöl (oder Olivenöl), Eigenschaften	808
„ Elementarzusammensetzung	114
Baumwollsamen, Anbau und Zusammens.	795 u. 801
„ -Asche	812
„ -Oel, Eigenschaften	807
„ „ Elementarzusammens.	114
Becherblume oder Bimbernell, Anbau etc.	1055
Becker'sches Aufrahmverfahren	676
Beduin, Suppenwürze, Tab.	1476
Beef, Corned- und Texas-	517
Beefsteak, Zusammensetzung	1449
„ -Sauce, Zusammensetzung	562
Beerenfrüchte, siehe „Obstfrüchte"	
Beerenwein, siehe auch Obstwein	1321 u. 1329
Behensäure in den Fetten	97
„ , Verbrennungswärme	283
Beifuss, Anbau und Zusammensetzung	1055
Beisbeere, lange, siehe auch Paprika	1037
Beleuchtung, künstliche, Verunreinigung der Luft durch dieselbe	1437
Benedictiner-Bitter, Darstell. u. Zus.	1358 u. 1360
Bengal-Ingwer	1061
Benzoësäure als Frischhaltungsmittel	460
„ Verbrennungswärme	284
„ Vorkommen in natürl. Früchten	958
„ Vorkommen in der Vanille	724
Bergreis, Zusammensetzung	777
Beriberi, Krankheit nach Reisgenuss	778
Berlinit, Frischhaltungsmittel	446
Bernsteinsäure, Bildung bei der Gährung	1176
„ Eigenschaften und Vork.	174
Bernsteinsäure, Menge im Bier	1228
„ Menge im Wein	1274
„ Verbrennungswärme	284
Bertholletia excelsa, Samen	798 u. 801
Besenpfriem, Kapern-Ersatz	1054
Beta alba oder rubra, Anbau etc.	905
Beta altissima, Anbau etc.	907
Beta vulgaris rapacea	905
Betaïn, Eigenschaften und Vorkommen	88
„ Vorkommen in Zuckerrüben	911
Betelblätter	1142

	Seite
Betulase	54
Bienenhonig (siehe „Honig")	994
Bier, Begriff	1143
„ Bereitung, die zur Bierbereitung nothwendigen Rohstoffe	1145
„ „ Gerste	1145
„ „ Hefe (siehe diese)	1155
„ „ Hopfen (siehe diesen)	1147
„ „ Wasser	1198
„ Bereitung, Brauereivorgang	1201
„ „ Brauen	1211
„ „ Gährung	1219
„ „ Obergährung	1222
„ „ Untergährung	1220
„ „ Malzbereitung	1201
„ „ Darstellung verschiedener Sorten	1223
„ Bestandtheile	1227
„ Beurtheilung	1237
„ Eigenschaften eines guten Bieres und dessen Behandlung	1229
„ diuretische Wirkung	1231
„ Fehler und Krankheiten	1231
„ Grösse d. Erzeugung u. d. Verbrauches	1144
„ Haltbarmachung	1235
„ Veränderungen beim Lagern	1229
„ Verfälschungen	1236
„ Zusammensetz. verschiedener Sorten	1226
Bierasche, Zusammensetzung	1229
Biercouleur	993
Bieressig	1364
Biergläser, Beschaffenheit	1230
Bierstein, Zusammensetzung	1219
Biertreber,	1216
Bierwürze, Bereitung u. Zusammens.	1211—1218
Biliner Sauerbrunnen	1418
Bilineurin oder Cholin	87
Bilirubin u. Biliverdin in der Galle	192
Bimbernell oder Becherblume	1055
Bindegewebe, Gehalt des Fleisches an	417
„ Zusammensetzung	47 u. 505
Bios, Nährmittel	544
Birnen, Allgemeines über Entstehung des Zuckers u. Nachreife	949—952
„ Zusammensetzung, frische	956 u. ff.
„ „ getrocknete	961
„ -Asche, Zusammensetzung	959
„ -Branntwein	1342
„ -Jams (-Marmelade, -Mus oder -Paste) Darstellung und Zusammensetzung	962
Birnenkraut	967
Birnensaft	965
Birnenschalen u. -kerne	958 u. 959
Birnenwein, Zusammensetzung	1327
Birresborner Tafelwasser	1418
Bisquits, Bereitung derselben	862, 878
„ Zusammensetzung	878
„ Kindermehle-, Zusammensetzung	751
„ Kleber- (Aleuronat-) „	883
„ Fleisch-, „	863
Bittere (Liköre)	1358
Bitterklee als Hopfenersatz	1236
Bittermandelöl, Bildung aus Amygdalin	136
Bitterstoffe, Vorkommen in den Pflanzen	165
Bitterwerden des Weines	1302
Bixin	167
Blähung der Käse	723
Blätterschwämme	939
Blasengalle	191
Blattgewürze	1055
Blausäure, Vorkommen in Spirituosen	1343
Blume oder Bouquet des Weines	1261
Blumengelb	167
Blumenkohl, frisch	925 u. 926
„ trocken	930
„ Stickstoff-Substanz des	915
„ -Gemüse gekocht	1456
Blut, Antheile desselben vom Pferd, Zus.	258 u. ff.
„ arterielles und venöses	256
„ Bestandtheile desselben	261
„ Kreislauf desselben	255
„ als Schlachtabgang, Zusammensetzung u. Verwerthung	496
„ Uebergang der Nahrungsbestandtheile ins Blut	252
Blut-Asche, Zusammensetzung	497
„ -Farbstoff (Körperchen) Eigenschaften u. Zusammensetzung	37, 258
Blut-Fibrin, Verbrennungswärme	282
„ -Fibrinogen	260
„ -Gase	262
„ -Melasse	983
„ -Plasma	257, 260
„ -Pulver, als Klärmittel	1267
„ -Serum	257, 261
„ -Stroma	260
„ -Wurst	523—525
Bockbier, Darstellung u. Zusammens.	1217 u. 1226
Bockshorn (Johannisbrot)	813—816

Alphabetisches Sachregister.

	Seite
Boden, als Reinigungsmittel für verjauchtes Wasser	1374
Bodenluft, Zusammensetzung und Verunreinigung der Luft durch dieselbe	1436
Böcksern des Weines	1303
Böhmischer Thee	1106 u. 1107
Bohnen, Anbau und Zusammensetzung	783
„ „ Buff- oder Feldbohnen	783
„ „ Schmink- oder Vitsbohnen	784
„ Ausnutzung	242
„ unreife Hülse (Schnittbohnen),	923
„ unreife Samen, Zusammensetzung	923
„ mit Erbsen (Dauerwaare)	845
Bohnenasche, Zusammensetzung	784 u. 785
Bohnenbrei, „	1454
Bohnenfett, Elementarzusammensetzung	115
Bohnenfleischgemüse	568
Bohnengemüse	1455
Bohnenkäse, Bereitung	789
Bohnen- oder Pfefferkraut	1055
Bohnenmehl	839
Bohnensuppe, Dauerwaare	569 u. 570
„ siehe auch Suppenmehle	846
Bohnenthee	1100
Bolero, Fleischextrakt, Tab.	1475
Boletus-Arten (Pilz)	941
Bollmehl, Begriff	827
Bonbons	887 u. 888
Boonekamp of Maagbitter, Darstellung und Zusammensetzung	1359—1360
Borax und Borsäure, als Frischerhaltungsmittel für Fleisch u. ihre Schädlichkeit	449
„ „ „ für Milch	649 u. ff.
„ „ „ Vorkommen in den natürlichen Früchten u. Fruchtsäften	960 u. 967
„ desgl. im Wein	1280
„ -Honig	1002
Bottich-Gährung bei Bier	1222
Bouillonextrakt, Suppenwürzen 561 u. Tab.	1475
Bouillonfleisch in Büchsen	517
Bouillonkapseln, Suppenwürze	561
Bouillontafeln	553
Bourbou-Kaffee	1067 u. 1084
Bourbon-Vanille	1023
Bourbonischer Thee	1106
Bovos, Speisewürze	561
Brandsporen, Vorkommen im Mehl, Schädl.	873
Branntwein, Fabrikation	1333—1337
„ Folgen d. übermässigen Genusses	344

	Seite
Branntwein, als Genussmittel	339
„ Nachmachungen u. Verfälsch.	1341
„ Zusammensetzung	1337
„ -Schärfen oder -Essenzen	1341
Brasse, Fleisch	481
Brassica campestris, Br. napus oleifera	793 u. 801
„ iberifolia u. Br. indica, Zusammens.	1016
„ Napus esculenta DC., Br. rapa rapifera Metzger, desgl.	913 u. 914
„ Br. rapa oleifera, desgl.	793 u. 801
„ rapa teltoviensis, Br. oleracea caulorapa, Br. oleracea opsigongyla, desgl.	916
Brassicasäure, Eigenschaften und Vork.	98
Braten des Fleisches	1448
Braten-Saucen, Zusammensetzung	1449
Bratwurst	524
Brauen, Gewinnung der Würze	1212
„ Kochen „	1216
„ Kühlen „	1217
Brauereibetrieb, siehe auch „Bier"	1145
„ die Hefen desselben	1191 u. 1195
Brauerei-Gerste	1145
Brauereivorgang	1201
Braunvieh, Milch desselben	607
Braunwerden des Weines	1301
Brauselimonade, feste, Darstellung u. Zus.	974
Brausewein	1253
Breitenburger Vieh, Milch desselben	607
Brennerei-Betrieb, die Hefen desselben	1191 u. 1196
Brie-Käse, Reifung	702
„ Zusammensetzung	729
Brillant-Berolina, Färbungsmittel	447
Bröschen (Kalbs-) Zusammensetzung	495
Brom, als Reinigungsmittel f. Wasser	1399
„ Schädlichkeit in der Luft	1434
Brombeeren, frische, Zusammensetzung	956
Brombeeren-Gelee	971
„ -Jams (-Marmelade etc.)	963
Brot, Allgemeines	856 u. ff.
„ Altbackenwerden desselben	865
„ Ausnutzung verschiedener Sorten	233 u. ff.
„ Backen	861
„ Bereitung verschiedener Sorten	862
„ Gehalt an Alkohol	865
„ Lockerungsmittel bei der Brotbereitung	857 u. ff.
„ Menge des aus Mehl gewonnenen Brotes	863
„ Physikalische Eigenschaften (Poren-.	

	Seite
Trocken-Volumen, Porengrösse, spec. Gewicht)	884
Brot, Säurebildung	866
„ Substanzverlust beim Brotbacken	865
„ Teigbereitung	861
„ Veränderungen der Mehlbestandtheile beim Backen	864
„ „ beim Aufbewahren	865
„ Verderben u. Krankheiten	867
„ Fadenziehendwerden	869
„ Rothfärbung	869
„ Verschimmelung	868
„ Verfälschungen u. Verunreinigungen	871
„ Verhältniss zwischen Krume und Kruste	863
„ Vorkommen von Unkrautsamen	871
„ „ „ Parasiten	872
„ Zusammensetzung:	
Weizen- und Roggenbrot und Pumpernickel	878
Hafer- und Gerstenbrot	880
sonstige Brotsorten	881
besondere Zusätze	881
„ Zusatz von fremden Mehlen, Alaun, Zink- u. Kupfersulfat	874 u. ff.
„ Hungersnoth-	883
Brotöl	877
Brotsuppe, Zusammensetzung	1453
Brotzucker	984
Bruchthee	1100
Brunnen, Anlage eines hygienischen Anforderungen entsprechenden	1384
Brunnenwasser siehe „Trinkwasser".	
Bryonin, Glukosid	142
Bucheckern	797 u. 801
„ -Asche	812
„ -Fett, Eigenschaften	809
„ Elementarzusammensetzung	114
Buchenpilz	939
Buchweizen, Anbau, Zusammens. etc.	781 u. ff.
„ -Asche, „	782
„ -Grütze od. -Mehl, Zusammens.	839
„ -Kleie, Zusammensetzung	839
„ -Schalen, „	1034
„ -Stärke, Verkleisterungstemp.	854
Büchsendauerwaaren	515 u. 930
Büchsenfleisch	515 u. 517
Büchsen-Gemüse	930 u. ff.
Bückling, gekochtes Fleisch	1447
Bückling (geräuch. Häring), Zusammens.	484

	Seite
Büffelmilch	661
Buffbohnen	783
Burgunderschnecke, Zusammensetzung	492 u. 493
Butcher's Lard (Schlächterschmalz)	509
Butter, Ausbeute, Einflüsse auf	682 u. ff.
„ Bedeutung für den Handel	685
„ Begriff	677
„ Darstellung (Butter.-Vorgang)	590 u. 677
„ Verfälschungen	690
„ Verunreinigungen u. Fehler	686
a) Keimgehalt d. Butter	686
b) als Trägerin von Krankheitserregern	687
c) Fehler	688
„ Zusammensetzung	684
„ „ aus Büffel- u. Ziegenmilch	685
„ -Aroma, Bildung desselben	680
„ -Ersatzstoffe	691
„ Kunst-, Darstellung, Zusammensetzung etc. (s. auch Margarine)	304
Butterfett, Ausnutzung	230
„ Bestandtheile, Eigenschaften	685
„ Elementarzusammensetzung	114
„ Ranzigwerden	110
„ Verbrennungswärme	283
„ der Büffel-, Schaf- u. Ziegenmilch	685
Butterine siehe „Margarine".	
Butterkohl, Zusammensetzung	925 u. 926
Buttermilch, Eigenschaften u. Zusammens.	697
Butterpilz	941 u. 944
Buttersäure, Eigenschaften u. Vork.	96 u. 170
„ Vorkommen in Butterfett	592
„ „ „ Fleisch	423
„ -Gährung	127 u. 1198
Buttersaure Salze, Eigenschaften	99
Butter-Teigwaaren	885
Butterungsvorgang	590
Butylsenföl	917
Butyrin im Milchfett	592
Butzenmost	1253
Cadaverin siehe „Kadaverin".	
Café maron	1067
Cakes	878 u. 880
Calendula officinalis, Zusammensetzung	1051
Caltha palustris, Kapern-Ersatz	1054
Camelina sativa, Anbau u. Zusammens.	794 u. 801
Camembert-Käse, Reifung	702 u. 709
Canavalia, Samen als Kaffeeersatz	1093

Alphabetisches Sachregister.

	Seite
Candlenuss, Anbau und Zusammens.	798 u. 801
„ -Fett, Zusammensetzung	115 u. 810
Cannabis sativa, Samen	794 u. 801
Cannastärke	561
Cantharellus cibarius, Zusammens.	940 u. 944
Capparis spinosa, Zusammensetzung	1052
Cap-Safran	1051
Capsicin oder Capsaïcin	1039
Capsicum annuum, C. longum	1037
„ baccatum, C. brasilianum, C. fastigiatum Bl., C. frutescens L.	1040
Caragheen-Moos	936
„ -Schleim	161
Carduum edule	492
Carne pura, Zusammensetzung	514
Carthamus tinctorius, Zusammensetzung	1052
Carum Carvi, Anbau und Zusammens.	1041
Caryophyllus aromaticus, Anbau u. Zusammens.	1046
Cassava-Stärke	852
„ -Wurzel, Zusammensetzung	852
Cassia (Zimmt-)	1057
„ occidentalis, Kaffee-Ersatz	1094
Castanea vesca, Anbau u. Zusammens.	813—815
Cayenne-Pfeffer	1040 u. 1041
Cedernuss, Pinus Cembra, Samen	799 u. 801
„ „ „ -Asche	812
„ „ „ -Oel	811
Cellulose, Bedeutung als Nährstoff	203
„ Eigenschaften	177
„ Verbrennungswärme	284
„ Verdaulichkeit	243
„ die Verdauung hemmend	211
„ -Filter zur Wasserreinigung	1394
„ -Gährung	128
„ „ im Darm	202
Centerba, Hundertkräuter-Likör	1360
Centrifugalverfahren zur Abrahmung d. Milch	672
Centrifugalverfahren zur Gewinnung des Zuckers aus Rüben	979
Centrifugenschlamm	673
Cephalantin, Glukosid	141
Ceratonia siliqua	813—816
Cerealien als Nahrungsmittel	755
Cerotinsäure, Eigenschaften u. Vorkommen	97
Cervelatwurst	523 u. 524
Cerylalkohol, Vorkommen im Wachs	104
Cetraria islandica	936
Cetrarsäure	938
Cetylalkohol, Vorkommen im Wachs	104
Ceylon-Kardamomen	1027 u. 1028

	Seite
Ceylon-Moos	937
„ -Zimmt	1057 u. 1058
Chaerophyllum bulbosum, Ch. Prescotii	903
Champagner siehe auch „Schaumwein"	1316
Champignon	939—944
„ Gehalt an Stickstoff-Substanz	915
Chaptalisiren der Weine	1292
Charque, fette und magere	513
Chartreuse	1359 u. 1360
Chavica officinarum etc.	1035
Cheddarkäse, Zusammensetzung	730 u. 731
Chenopodium album, Zusammensetzung	817
„ Quinoa	813—815
Chesterkäse	730 u. 731
China- oder Chinovagerbsäure	168
Chinesischer Zimmt	1057 u. 1059
Chinovin, Glukosid	141
Chinovose	129
Chitin	50
„ Verbrennungswärme	283
Chlor, als Reinigungsmittel für Wasser	1399
„ Schädlichkeit in der Luft	1434
Chlorophyll, Beziehung. z. Blutfarbstoff	38
„ Eigenschaften	167
Choicard (ausgewähltes Schmalz)	509
Chokolade, Bereitung u. Zusammensetzung	1118
„ Beurtheilung	1119
Cholera, Verbreitung durch Butter	689
„ „ „ Milch	629
Cholesterin, Eigenschaften und Vork.	104 u. 106
„ Vorkommen im Eigelb	575
„ „ „ Leberthran	511
Cholin, Eigenschaften u. Vorkommen	87
Chondrin u. Chondrogen	48
„ Verbrennungswärme	283
Chondroproteide (Chondromukoide)	36
Chondrus crispus, Zusammensetzung	936
Chromoproteide	37
Chromosot	445
Chrysolein, Frischhaltungsmittel	447
Chunnos, Zusammensetzung	898
Chylus, Zusammensetzung	255
„ -Gefässe	252
Chymosin	54
„ Wirkung bei der Verdauung	190
Cibeben, Bildung	1246
„ Verwendung zur Darstellung von Süssweinen	1311 u. 1312
„ Zusammensetzung	961
Cichorie, Anbau u. Zusammensetzung	904

	Seite
Cichorie, als Kaffeeersatzmittel	1088
Cichorium Intibus L.	904
„ Endivia var. crispa L., var. pallida	927
„ -Glukosid	142
Cigaretten u. Cigarren	1132
Cinnamomum acutum seu verum u. andere Arten	1057
Citronat	889
Citronen, Gehalt an Invert- u. Rohrzucker	958
„ (Limonen, frische) Zusammens.	956
„ -Asche	959
„ -Säure, Eigenschaften u. Vork.	176
„ „ in der Milch	593
„ „ Verbrennungswärme	284
„ „ -Gährung	128
„ -Saft, Zusammensetzung	958 u. 966
„ „ Verfälschung	972
„ -Schalen u. -Kerne	958
Clavaria Botrytis u. Cl. flava Pers., Zusammensetzung	942 u. 944
Clitopilus prunulus Scop.	940
Clupea harengus, Cl. harengus var. membras, Cl. sapidissima, Zus.	481 u. 484
„ sardina, Cl. sprattus, Cl. encras, Zusammensetzung	484
Clupeïn	19
Cochin-Ingwer	1061
Cochlearia armoracia vulgaris, Anbau u. Zusammensetzung	916
Cocos nucifera (Samen), Anbau u. Zus.	796 u. 801
Coffea arabica, C. liberica u. a. Arten	1067
Cola acuminata	1120
Colloculia fuciphaga	937
Colocassia antiquorum	904
Coloradokäfer	900
Conalbumin	25
Concentré de truffes, Speisewürze	592
Condensed Beer, Zusammensetzung	1225
Congo-Kaffee	1094
Cooley's Aufrahmverfahren	671
Coriandrum sativum	1044
Corned-Beef	517
Corylus avellana, Samen	796 u. 801
Crangon vulgaris	492
Crefelder Sprudel, Tafelwasser	1418
Crême de Menthe, Zusammensetzung	1360
Crême-Pulver, Zusammensetzung	843
Crocus austriacus, Cr. gallicus, Cr. hispanicus, Cr. orientalis	1048

	Seite
Cucumis melo L., C. sativus L., Anbau u. Zus.	920
Cucurbita Pepo L.	920
Cuminum cyminum L.	1042
Curaçao, Likör, Zusammensetzung	1360
Curcuma longa und andere Arten	1062
Curcuma Zedoaria Roscoe	1063
Curry-Suppe	569
Cyclopin, Glukosid	138
Cyclopterin	19
Cynara Scolymus	924
Cyperus longus	1064
Cyprinus carpio, Fleisch	481
Cystoreira species, Zusammensetzung	937
Cytase	54
Dämpfen der Nahrungsmittel	1444
Dänischer Exportkäse	732 u. 733
Dampfnudeln, Zusammensetzung	1445
Danaïn, Glukosid	141
Daphnin, Glukosid	140
Dari (Sorghum tataricum), Anbau u. Zus.	779
„ -Branntwein	1339
„ -Brot	881
„ -Mehl	838
Darmdrüsen	199
Darmgase	200
Darmsaft	198
„ Wirkung bei der Verdauung	200 u. ff.
Darrmalz, Herstellung	1207
Darrmalz, Zusammensetzung	1209 u. 1210
Datisin, Glukosid	140
Dattel, getrocknete	961
„ -Honig, Gewinnung u. Zusammens.	1003
„ -Kaffee	1091
Dattelkerne, Zusammensetzung	959 u. 1034
Dattelkern-Kaffee	1095
Daturinsäure, Eigenschaften u. Vorkommen	97
Daucus carota, Anbau etc.	912 u. 915
Dauerwaaren, Fleisch-	513 u. 483
„ Gemüse-	928
„ Obst-	960 u. ff.
Dekoktions-Verfahren	1212
Dekortikation (Entschälung) d. Getreidekornes	824
Delphinmilch, Zusammensetzung	663
Desinfektionsmittel, Wirkung derselben auf die Fäulniss in Abortgruben	1435
Dessertweine	1303
Deuteroalbumose	44
Deuteroelastose	49

	Seite
Deuteroproteosen	46
Devonshire-Aufrahmverfahren	670
Devonshire-Rahm	676
Dextran, Eigenschaften und Vorkommen	158
Dextrin, Eigenschaften	157
„ Menge desselben im Bier	1226 u. 1227
„ Menge des beim Maischen entstehenden	1214
„ Verbrennungswärme	284
Dextrinmehle, Darstellung u. Zusammens.	845
Dextrose, siehe auch Glukose	133
Diastase, Bildung bei der Malzbereitung	1204
„ Vorkommen in der Hefe	1168
„ Wirkung und Zusammensetzung	54 u. 56
Diastase-Extrakt, Liebe's, Zusammens.	847
Diastole	256
Dibrassidin, Verbrennungswärme	283
Dicksaft, Gewinnung bei der Zuckerfabrikation	982
Dickwurz, Anbau und Zusammensetzung	905
Dierucin, Verbrennungswärme	283
Diffusionsschnitzel, Zusammensetzung	981
Diffusions-Verfahren zur Gewinnung des Zuckers aus den Rüben	979
Digitalin, Glukosid	141 u. 166
Digitoxin, Glukosid	141
Dikafett	800
Dill, Anbau und Zusammensetzung	1055
Dillöl	1056
Dinkel, Anbau u. Zusammens.	763
Dinkel-Branntwein	1339
Dioscorea batatas, edulis und andere Arten	901
Diphtherie, Verbreitung durch Milch	630
Disaccharide	144
Distomum hepaticum im Fleisch	433
Döglinsäure in den Fetten	98
Dörrgemüse	929
Dornstein	1370
Dorsch, Fleisch,	431
Dorschleberthran, Zusammensetzung	511
Doryphora decemlineata	900
Drachenquelle, Tafelwasser	1418
Draganth	1055
Dragées	888
Drüsen, Zusammensetzung	495
Dschugara, Anbau u. Zusammensetzung	814—816
Dünnsaft, Verarbeitung zu Dicksaft	982
Dünsten der Nahrungsmittel	1444
Dulein, Darstellung, Eigenschaften und Wirkung	1010

	Seite
Dulcit	131
„ Verbrennungswärme	284
Dulkamarin, Glukosid	141
Dunstmehl, Begriff	827
Durham-Rasse, Milch derselben	607
Dysalbumose	44
Ebstein-Kur	326
Ecbolin im Mutterkorn	872
Echinokokken im Fleisch	433
Edamerkäse, Bereitung u. Zusammens.	730 u. 731
Edelbranntweine	1341
Edelfäule bei Weintrauben	954, 1247
Edestine	30
Eibisch in Büchsen, Zusammensetzung	932
„ und Tomaten	932
Eichelkakao	1117
Eicheln, Anbau und Zusammensetzung	813 u. 815
„ Gehalt an Gerbsäure, Stärke und Zucker (Quercit)	815 u. 816
„ -Asche	817
„ -Kaffee, Zusammensetzung	1094
„ -Mehl	842
„ -Stärkekörnchen, Verkleisterungstemp.	854
Eidotter (entfettet) Verbrennungswärme	282
Eier, Ausnutzung derselben	216
„ (Fisch-), Kaviar	571
„ (Vogel-), Allgemeines, sowie Gehalt an Schalen, Eiweiss u. Eigelb	573 u. ff.
„ Aufbewahrung und Verderben	578
„ Zusammensetzung verschiedener	574
„ -Albumin, Verbrennungswärme	282
„ -Asche, Zusammensetzung	576
„ -Dauerwaaren	577
„ -Eigelb, Zusammensetzung	574
„ -Eiweiss, „	574
„ -Gerstel, „	845
„ -Gerstensuppe, „	1454
„ -Globulin	29
„ -Haber, „	1450
„ -Kartoffel	904
„ -Kognak, „	1359 u. 1360
„ -Kuchen, „	1450
„ -Schwamm	940 u. 944
„ -Verbrauch	577
Einkorn	764
Einmach-Rothrübe,	916 u. ff.
Einpökeln des Fleisches	518
Einspeichelung der Nahrungsmittel	183
Eis, Gewinnung u. Verunreinigung	1414

	Seite
Eisen, Bedeutung für den Stoffwechsel	352
„ Vorkommen in den Nahrungsmitteln	353
Eiserner Bestand	398
Eiweiss, siehe auch Albumin.	
„ cirkulirendes und Organeiweiss	308
„ als Lockerungsmittel bei der Brotbereitung	861
„ Schönungsmittel für Wein	1267
„ Stoffwechsel bei reiner Eiweiss-(Fleisch-) Nahrung	315
„ Verbrennungswärme verschied. Sorten	282
„ Zufuhr und Sauerstoff-Aufnahme	317
„ -Stoffe, siehe „Proteinstoffe".	
„ -Suppenmehl	845
Ekgonin	1142
Ekzenin	84
Elaïs guineensis, Samen	796 u. 801
Elastin, Ausnutzung desselben	220
„ Eigenschaften	49
„ Verbrennungswärme	283
Elastosen	49
Elefantenmilch	664
Elektrisiren des Weines	1273
Elletaria Cardamomum und Ell. major	1027
Elutionsverfahren zur Gewinnung von Zucker aus Melasse	986
Emmenthaler Käse, Reifung	702 u. 703
„ Bereitung u. Zusammens.	730 u. 731
Emmer, siehe Weizen	763
Emulsin	54
Endiviensalat, Zusammensetzung	927
Endosmose, Uebergang der Nahrungsbestandtheile in das Blut durch	253
Endotryptase in der Hefe	1169
Energie-Bedarf des Menschen	280 u. 372
Energin, Nährmittel	535
Englischer Rahmkäse, Zusammensetzung	729
Englisches Vieh, Milch desselben	607
Ente, Schlachtabfälle	477
„ -Fleisch, Zusammensetzung	478
Enteisenung von Wasser	1396
Enteneier	574
Enteromorpha compressa, Zusammensetzung	937
Entfettungskuren	335
Entfuselungsverfahren	1336
Entschälung des Getreides	824
Enzian-Branntwein	1345
Enzianwurzel als Hopfenersatz	1236
Enzyme, verschiedene Arten	54 u. 55
„ im Harn	274

	Seite
Enzyme, Mitwirkung bei der Käsereifung	721
„ Wesen derselben	50 u. ff.
„ Zusammensetzung	56
Eosin als Färbungsmittel f. Fleisch	461
Equinsäure in der Milch	593
Erbsen, Anbau und Zusammensetzung	786 u. ff.
„ Ausnutzung	242
„ in Büchsen	932
„ Gehalt an Nh-Substanz	787
„ unreifer Samen, Zusammensetzung	923
„ -Asche, Zusammensetzung	787
„ -Brei, Zusammensetzung	1454
„ -Fett, „	115
„ -Fleischgemüse, Zusammensetzung	568
„ -Fleischsuppen „	568
„ -Fleischtafeln „	568
„ -Gemüse „	1455
„ -Mehl	839
„ -Suppen, Dauerwaaren	569 u. 570
Erbsensuppe, frische, Zusammensetzung	1453
Erbswurst	524 u. 525
Erdalkalien als Frischhaltungsmittel	459
Erdbeeren, frische Zusammensetzung	956 u. ff.
„ -Asche	959
„ -Gelee	971
„ -Jams (-Marmelade)	963
„ -Saft	965
„ -Syrup	970
„ -Wein, Zusammensetzung	1330
Erde, essbare, Zusammensetzung	1372
Erderbse, Anbau u. Zusammensetzung	814 u. 815
Erdmandelkaffee, Zusammensetzung	1094
Erdnuss, Anbau	795
„ Zusammensetzung	801
„ -Brot	881
„ -Fett, Zusammensetzung	114 u. 807
„ „ Verbrennungswärme	283
„ -Kaffee	1094
„ -Mehl	839
„ -Schalen	1034
Erdöl als Lichtquelle	1438
Ergotin und Ergotinsäure im Mutterkorn	872
Ergotismus	872
Ernährung, allgem. Bedeutung einer richtigen	2 u. 3
„ der Arbeiter	399
„ im Alter	405
„ des Erwachsenen bei Arbeit und Ruhe	386 u. ff.
„ der Gefangenen	406

	Seite
Ernährung, der Kinder im ersten Lebensjahre	374
„ der Kinder im Alter von zwei Jahren an	383
„ der Kranken	408
„ des Menschen im Allgemeinen	365
„ der Soldaten	395
„ in der Volksküche	413
„ Lehre, Geschichte derselben	286 u. ff.
Erukasäure in den Fetten	93
„ Verbrennungswärme	283
Ervum lens, Anbau u. Zusammens.	787
Erysipelin	84
Erythrit u. Erythrose	128
Erythrit, Verbrennungswärme	284
Erythrocentaurin	166
Erythrodextrin	155
Erythroxylon Coca	141
Eselmilch	662
„ als Kindernahrungsmittel	381
Esox lucius, Fleisch	481
Essence of Anchovis, Essence of Schrimps	562
Essig, Begriff	1361
„ Herstellung durch Gährung	1362
„ „ durch Holzdestillation	1365
„ Verfälschung und Verunreinigung	1366
„ Zusammensetzung	1366
„ -Essenz	1365
„ -Gährung	1362
Essigsäure, Eigenschaften u. Vorkommen	168
„ Vorkommen im Bier	1228 u. 1233
„ „ „ Fleisch	423
„ „ „ Milchfett	592
Essigsäure, Vorkommen im Wein	1287
Essigsprit, siehe auch „Essig"	1361 u. 1366
Essigstich der Weine	1287 u. 1300
Estragon, Zusammensetzung	1055 u. 1056
Estragon-Essig	1364
Euchema spinosum	937
Eugenia Caryophyllata	1046
„ Pimenta D. C.	1036
Eugenol	1036 u. 1047
Eukalyptus-Honig	1001
Eukasin, Nährmittel	537 u. 539
Eulaktol, Nährmittel	537 u. 539
Euter, Zusammensetzung	496
„ -Entzündungen, Einfluss auf Milch	628
Excelsin	31
Exportbier, Darstellung u. Zus.	1217 u. 1226
Exportkäse, dänischer, Bereitung u. Zus.	733

	Seite
Extrakt, Gehalt im Bier	1226 u. 1227
„ „ „ Wein	1281
„ -Stoffe, vergl. „Kohlenhydrate".	
Fachinger Tafelwasser	1418
Façon-Arrak	1358
„ -Kognak	1350
„ -Rum	1355
„ -Süsswein	1313
Fadenziehendwerden des Bieres	1234
„ „ des Brotes	869
„ „ der Milch	630
„ „ des Weines	1302
Faeces, als unverdauter Theil der Nahrung	204
„ Menge derselben	205
„ Vorkommen v. Bakterien darin	207
Färbungsmittel für Fleisch	442 u. ff.
Fäulniss, Einfluss bei Fleisch	437 u. ff.
Fäulnissalkaloide od. Fäulnissbasen	81
Fäulnisswidrige Stoffe, Zusatz zu Fleisch	442
Fagin	809
Fagus silvatica, Samen	797 u. 801
Fahamthee als Theeersatz	1106
Farbbier	1225
Farbmalz, Herstellung	1207
„ Zusammensetzung	1218
Farbstoffe in den Pflanzen	166
„ schädliche und unschädliche in Konditor- und sonstigen Esswaaren	891
Farin-(Zucker), Gewinnung u. Zusammens.	984
Faro, belgisches Bier	1225
Fassgährung (-guhr) bei Bier	1222
Federweisser oder Federweiss	1253
Feigen, frische	956
„ getrocknete	961
„ -Kaffee	1090
„ -Wein	1332
Feldbeefsteaks mit Kartoffelfrittes	568
Feldbohnen, siehe auch Bohnen	783
Feldhuhn, Fleisch, Zusammensetzung	478
Feldmenage, deutsche	568
Feldpfennigkraut, Samen, Zusammens.	817 u. 818
Feldsalat, Zusammensetzung	927
Feminell, Zusammensetzung	1051
Fenchel	1045
Fermente, siehe „Enzyme".	
Fett, Bildung desselben im Organismus aus Eiweiss oder Kohlenhydraten	300 u. ff.

	Seite
Fett, Gährung im Darm	201
„ als Lockerungsmittel beim Brotbacken	861
„ Menge des möglichen aus Eiweiss entstehenden	305
„ Menge, die den Kohlehydraten äquivalente	285
„ Uebergang ins Blut	194
„ Verbrennungswärme	283
„ Verdaulichkeit und Einfluss auf d. Verdaulichkeit anderer Nährstoffe	230
„ Zersetzung und Neubildung beim Reifen des Käses	705
Fette (u. Oele)	95 u. ff.
„ „ Ausnutzung	230
„ „ Bestandtheile, Alkohole	101—107
„ „ „ Säuren	96—98
„ „ „ Glycerin u. freie Fettsäuren	108
„ „ „ unverseifbare	113
„ „ allgemeine Eigenschaften	115
„ „ Elementarzusammens.	113—115
„ „ Entstehung in den Pflanzen	116
„ „ Ranzigwerden derselben	110
„ die der Fische, der Leberthran	510
„ „ „ landwirthsch. Hausthiere	504
Fettkäse, Zusammens. verschiedener Sorten	731
Fettsäuren, freie, Vorkommen in den Fetten	108
„ Verbrennungswärme	283
Fett-Zellgewebe und das thierische Fett	504
Fibrin, Blut-	28
Fibrin, Gluten-	32
Fibrinogen	27
Fibroin	50
„ Verbrennungswärme	283
Finnen im Fleisch	428 u. 429
Fisch-Dauerwaaren, Gehalt an Abfällen	485
„ „ Gehalt an Albumin, Fleischfaser etc.	486
„ „ Zusammensetzung	484
Fische, Abfälle	482 u. 485
Fischfett	510
Fischfleisch, Ausnutzung	217
„ gekochtes, Menge aus 1 kg Marktfisch	1447
„ Gehalt an Albumin, Faser etc.	482
„ Zusammensetzung	481
„ Fehlerhafte Behandlung	490
„ „ Beschaffenheit	486
„ Verfälschung	490

	Seite
Fischgift	440
Fisch-Krankheiten	488
Fischmehl (getrocknete Fische)	484
Fischrogen	571
Fischthran	510
Fistulina hepatica Fr.	941 u. 944
Flachmahlverfahren	822
„ Ausbeute an Mehl bei dem	824
Flagge, Fleischextrakt, Tab.	1475
Flechten und Algen	936 u. ff.
Fleisch, anatomische Struktur	416
„ Ausnutzung	216
„ Bestandtheile: Wasser	419
Stickstoffh. Substanzen (Myosin, Albumin, Kreatinin, Sarkin etc.)	420
Fett und sonstige stickstofffreie Stoffe	423
Mineralstoffe	424
„ Dauerwaaren und Frischhaltungsverfahren	512
„ Einfluss des Futters auf die Beschaffenheit	417
„ eingemachtes, geräuchertes und getrocknetes	512
„ Eintheilung	465 u. 473
„ Elementarzusammensetzung	421
„ ob Fleisch- oder Pflanzennahrung	366 u. ff.
„ gebratenes, Zusammensetzung	1449
„ Gehalt an in Wasser löslichen Stoffen	418
„ Gehalt an Bindegewebe	421
„ „ Fleischbasen	422
„ „ Wasser	419
„ gekochtes, Zusammensetzung	1447
„ käufliches, Gehalt an Knochen	387
„ die in der täglichen Nahrung erforderliche Menge	387
„ die verschiedenen Sorten:	
Fischfleisch	479
Kalbfleisch	467
Pferdefleisch	475
Rindfleisch	463
Schaf- bezw. Hammelfleisch	470
Schweinefleisch	472
von Wild und Geflügel	477
von wirbellosen Thieren	491
Ziegenfleisch	469
„ Stoffwechsel bei reiner Fleischnahrung	315
„ Uebersichtszahlen über die Zusammensetzung des Fleisches	425

Alphabetisches Sachregister.

	Seite
Fleisch, Unterschied verschied. Fleischsorten nach Alter, Futter etc.	418
„ Verbrennungswärme	282 u. 421
„ Verfälschungen	463
„ Verunreinigungen durch:	
1. Fehlerhafte Behandlung	441
a) Falsche Art des Schlachtens	441
b) Anwendung von Frischhaltungsmitteln	442
2. Fehlerhafte Beschaffenheit des Fleisches	426
a) Physiologische Abweichungen	426
b) Pathologische Abweichungen	427
Fleischasche	424
Fleischbasen	422
Fleischbisquits	568
Fleischbrühe (Suppe)	1445
Fleisch-Dauerwaaren	483 u. 512
Fleischextrakt, Darstellung	553
„ Nebenerzeugnisse	559
„ Verfälschungen	560
„ Werth als Genussmittel 556 u. ff.	
„ Zusammensetzung verschiedener Sorten und -Asche 555, 556 u. Tab. 1475	
„ -Dauerwaaren, -Suppen	569
Fleischfaser, Verbrennungswärme	282
Fleisch-Frischhaltungs- u. -Färbemittel	444—447
Fleischfuttermehl, Zusammensetzung	560
Fleischgift	437 u. ff.
Fleischklösse, Zusammensetzung	1450
Fleischknochenmehl	559
Fleischlösungen	543 u. 544
Fleischmehl, Fleischpulver (Patent-)	513
Fleischmilchsäure, Eigenschaften	173
„ Vorkommen im Fleisch	423 u. 425
„ im Fleischextrakt	555
Fleischnahrung, Stoffwechsel bei	315
Fleischpeptone	545—551
Fleischpepton-Puder-Kakao	568
Fleisch, Pökel-	518
Fleischrückstand nach dem Kochen	1447
Fleischsaft	417
„ Puro	543 u. 544
Fleischsuppen	544
Fleischverbrauch, Grösse	415

	Seite
Fleischzwieback	568
Flohsamenschleim	163
Flugkleie, Begriff	828
Fluid-Beef	544
Fluid-Meat juice	544
Flunder, Fleisch	481
Fluorwasserstoffsäure und deren Salze als Frischhaltungsmittel und deren Schädlichkeit	458
Flussaal, Fleisch	481
Flussbarsch, „	481
Flusskrebs, „	493
Flusswasser, Zusammensetzung	1381
Foeniculum officinale All., F. vulgare Gerardt	1045
Fondantbonbons	888
Forelle, Fleisch	481
Formaldehyd (Formalin) als Frischhaltungsmittel für Fleisch	447 u. 459
„ desgl. für Milch	459
Frangulin, Glukosid	139
Frankfurter Würstchen	524 u. 525
Frauenmilch, Ausnutzung	212
„ Einflüsse auf die Zus.	598—602
„ Elementarzusammensetzung	597
„ Ersatz durch Kuhmilch	375
„ Grösse der Milchabsonderung der Frauen	597
„ Unterschied von anderen Milchsorten	596
„ Zusammensetzung derselben und der Asche	598
Fraxin, Glukosid	140
Freeze-Em, Frischhaltungsmittel	447
Frigorificverfahren zur Frischhaltung des Fleisches	515
„ der Milch	640
Frikandellen, Zusammensetzung	1450
Frischhaltungsmittel für Bier	1235 u. 1237
„ „ Fleisch	442 u. ff.
„ „ Milch	648
„ Zulässigkeit	448 u. ff.
Frischhaltungs-Verfahren für Eier	578
„ „ Fleisch	513 u. ff.
„ „ Milch	639—648
Froschlaichsubstanz	158
Froschschenkel, Fleisch	493
Früchte, siehe auch „Obstfrüchte".	
„ frische, Zusammensetzung	956
„ „ Verfälschungen und Verunreinigungen	960

	Seite
Früchte, getrocknete, Zusammensetzung	960
„ „ Verunreinigungen	961
„ -Gelees, Darstellung u. Zusammens.	971
„ „ Verfälschungen	972
„ -Jams, -Marmelade, -Mus oder -Pasten, Darstellung und Zusammensetzung	962 u. 963
„ „ Verfälschungen etc.	963
„ -Kraut, Darstellung u. Zusammens.	967
„ „ Verfälschungen	972
„ -Säfte, Darstellung u. Zusammens.	965
„ „ Verfälschungen	972
„ -Syrupe, Darstellung u. Zusammens.	970
„ „ Verfälschungen	972
Fruchtbranntwein	1341
Fruchtbrote (Konditorwaare)	886
Fruchtzucker oder Fruktose, Eigenschaften und Vorkommen	143
„ Verbrennungswärme	284
Fuchsin, als Färbungsmittel	461
Füllmasse, Gehalt an Betain	647
„ Verarbeitung auf Rohzucker	982
Fukose	129
„ Verbrennungswärme	284
Fumarsäure, Eigenschaften u. Vorkommen	174
Fundusdrüsen	186
Furfuralkohol, Bildung beim Kaffeerösten	1081
Furfurol, Bildung aus Pentosanen	130
„ „ beim Kaffeerösten	1081
Fuselöl, Schädlichkeit desselben	345
„ der Trinkbranntweine	1338 u. 1340
Fussmehl, Begriff	827
Futter, Einfluss auf Fleischsaft	417
„ Einfluss auf die Milch	612 u. 657
Futtermehle, Begriff	827
„ Zusammensetzung	830 u. 833
Futterrunkel	905
Futtersaft der Bienen, Zusammensetzung	783
Gadenin als Fäulnissbase	83
Gadus aeglefinus, G. morrhua bezw. G. calarias, G. molva, „Fleisch"	481 u. 484
Gährung, alkoholische	1175
„ der Kohlenhydrate	125 u. 127
„ schleimige	128
„ stinkende, sauere bei Fleisch	437
„ Theorie der	1186
„ -Enzyme der Hefe	1170
„ -Gummi	158
„ -Milchsäure, Eigenschaften	173

	Seite
Gährung, Bier-	1195 u. 1219
„ Buttersäure-	1198
„ Milchsäure-	1197
„ Rum-	1194
„ Wein-	1196 u. 1254
Gänse-Brust, pommersche	521
„ -Fett, Eigenschaften	507
„ -Fleisch	461
„ -Fuss, weisser, Samen, Zusammensetzung der Blätter	928
„ -Leberpastete, Zusammensetzung	522
Galaktane	142 u. 161
Galaktin in der Milch	586
Galaktit	142
Galaktogen, Nährmittel, Ausnutzung	223
„ Herstellung u. Zusammens.	537 u. 539
Galaktose, Eigenschaften	142
„ Verbrennungswärme	284
Galaktoxylan im Bier	1227
Galanga officinarum Hauce oder Galgant, Gewinnung u. Zusammensetzung	1063 u. ff.
Galle, Beschaffenheit derselben	191
„ Wirkung bei der Verdauung	193
„ Zusammens. u. Menge d. abgesond.	192 u. 193
Gallisin, Eigenschaften	158
Gallisiren der Weine	1292
Galt, gelbe, Einfluss auf Milch	628
Gans, Eier	574
„ Fleisch, Zusammensetzung	478
„ Schlachtabgänge	477
Gartenerbsen, grüne, Zusammensetzung	923
Gartenlattich, Zusammensetzung	927
Gartensauerampfer, Anbau u. Zusammens.	1056
Gartenspeisemöhre	916 u. 917
Gaswechsel, Grösse bei verschied. Thieren	269
„ durch die Haut	276 u. ff.
Gaultherin, Glukosid	140
Gefangene, Ernährung derselben	406
Geflügel, Fleisch von	476—479
Gefrorenes, (Milch- und Obst-)	886
Gefrorene Weine	1313
Geilnauer Tafelwasser	1418
Gekochte Weine	1313
Gelatine	48
„ als Schönungsmittel	1267
Gelatosen	48
Gelbsaat	1016
Gelees (Frucht-), Herstellung u. Zusammens.	971
Gelidium cornuum, Zusammensetzung	937
Gelinck'sches Brot, Ausnutzung	239

Alphabetisches Sachregister.

	Seite
Gemüse, Allgemeines etc.	914
„ Ausnutzung	243
„ Verunreinigungen u. Verfälschungen	935
„ -Dauerwaaren, Bereitung	928
„ „ Eintrocknen u. Pressen	929
„ „ Einsäuern	932
„ „ Luftabschluss	931
„ -Portulak	928
Gentianose	151
Gentiopikrin, Glukosid	140 u. 166
Genussmittel, alkaloidhaltige	1065
„ alkoholische	1143
„ Begriff	7
„ Folgen d. überm. Genusses	344 u. 348
„ Verdauung befördernd	208
Gerbsäure, Verdauung hemmend	209
„ Vorkommen in den Pflanzen	168
„ des Hopfens	1153
„ des Kaffees	1077
„ des Thees	1105
Gerinnungsenzyme in der Hefe	1169
German Army food	568
Gerste (Körner), Anbau, Zusammensetzung	767
„ geschälte, Ausnutzung	241
„ Zusammensetzung	833
„ (Brauerei-)	1145
„ Abhängigkeit der Güte von verschiedenen Einflüssen	1145
„ Beschaffenheit des Mehlkernes	1146
„ Farbe und Geruch	1146
„ Gehalt an Stärke und Protein	1145
„ Hektolitergewicht und Korngrösse	1146
„ Keimfähigkeit	1147
„ Verfälschungen	1147
Gerstenasche, Zusammensetzung	771
Gerstenbrot	880
Gerstenfett, Elementar-Zusammensetzung	115
Gerstenfuttermehl, Futtergries, Zusammens.	833
Gerstengriesmehl, Zusammensetzung	833
Gerstenkaffee	1092
Gerstenkleie, Zusammensetzung	833
Gerstenmehl (Gerstenschleimmehl)	832 u. ff.
Gerstenmehlextrakt	847
Gerstenstärke, Verkleisterungstemperatur	854
Gerstensuppen-Mehl, Zusammensetzung	569 u. 570
Gersten-Suppe, im Haushalt zubereitet	1454
Gerüstsubstanzen	47
Gervaiskäse	729
Gesundheitskaffee, Zusammensetzung	1092
Getränke, alkoholische	1043

	Seite
Getreidearten als Nahrungsmittel	755
Getreidekorn, Durchschnitt durch dasselbe	820
„ Mahlen desselben	822
Getreidemehle, siehe auch „Mehle"	828 u. ff.
„ Verfälsch. u. Verunr.	871—877
Gewürze	1012 u. ff.
„ als Verdauung befördernde Mittel	209
Gewürzkörner	1036
Gewürznelken	1046
Gewürzte Weine	1315
Gewürzweine	1297
Gieshübler Sauerbrunnen	1418
Gilbwurz	1062 u. 1063
Glandula thymus	495
Glasiren des Kaffees	1073
Gleditschia glabra, Anbau, Zusammens.	814—816
Gliadin	32
Globon, Nährmittel	540
Globuline, pflanzliche	29
„ thierische	27
Gloucester-Käse, Zusammensetzung	731
Glucin, Darstellung und Eigenschaften	1012
Glukase oder Maltase	54 u. 148
„ in der Hefe	1167
Glukoproteide	35
Glukose (Dextrose), Eigenschaften, Konstitution und Vorkommen	120, 123, 126, 133
„ (Stärkezucker), Darstellung	989
„ Verbrennungswärme	284
Glukoside (stickstoffhaltige)	90
„ sonstige	137 u. ff.
Glutamin	855
Glutaminsäure, Beziehung zum Harnstoff	264
„ Eigenschaften	75
Gluten-Feed und Gluten-Meal	855
Glutenfibrin	32
Glutenkasein	32
Glutin	47
Glutintrübung im Bier	1232
Glycerin, Bildung bei der Gährung	1176
„ Eigenschaften	101 u. ff.
„ Einfluss auf d. Stoffwechsel	346
„ Menge im Bier	1227
„ „ in den Fetten	108
„ „ im Wein	1279 u. 1287
„ Verbrennungswärme	283
„ Verhältniss zum Alkohol im Bier	1227
„ „ desgl. im Wein	1287
Glycerinphosphorsäure, Konstitution	86
„ Menge im Eigelb	576

	Seite
Glycyrrhiza glabra L., Gl. mundata etc.	1064
Glycyrrhizin, Eigenschaften . . . 91 u.	1065
Glykocholsäure in der Galle	192
Glykogen, Eigenschaften	158
„ Vorkommen im Fleisch . .	423
„ „ in der Hefe . .	1161
„ „ in der Leber . .	501
Glykogenspaltendes Enzym in der Hefe	1168
Glykokoll, Bedeutung f. d. Ernährung .	327
„ Beziehung zum Harnstoff . .	264
„ Verbrennungswärme	283
Glykolsäure, Eigenschaften u. Vorkommen	172
Gobio, Fleisch	481
Golderbsen mit Reis, Zusammensetzung .	845
Gold-Pepper	1040
Gorgonzola-Käse, Bereitung u. Zus. 730 u.	731
Gossypium, Samen . . . . . 795 u.	801
Gossypose oder Raffinose	150
Gouda-Käse	731
Goulyas od. Gulyas od. Goulasch (Rinds-)	517
„ mit Kartoffeln	568
Grahambrot, Ausnutzung	235
„ Zusammensetzung . . .	878
Granakäse, Zusammensetzung	732
Granatäpfel, Zusammensetzung	956
Grandkleie, Begriff	827
Graneele	492
Granulose (Stärke-)	153
Gratin de boeuf, Zusammensetzung . .	1450
Graufärbung der Würste	528
Graupen (Getreide-), Begriff . . 827 u.	832
Graupenfutter, Graupenschlamm . . .	833
Greyerzer Käse, Bereitung u. Zus. 731 u.	732
„ „ Reifung	702
Grieben (oder Griefen, Griebenkuchen) .	507
Griechischer Sekt	1297
„ Süssweine . . . 1307 u.	1310
Griese (Getreide-), Begriff	827
Griesmehl (Gerstengries)	833
„ (Weizengries)	828
Griespudding	1455
Griesschmarren	1456
Griessuppe, sog. kondensierte, Zus. 569 u.	570
„ in der Küche zubereitete .	1454
Grind (Kartoffelkrankheit)	899
Grindwalmilch	664
Gross-Comore-Kaffee	1084
Gründling, Fleisch	481
Grünerbsen-Kräutersuppe	845
„ mit Grünzeug	845

	Seite
Grünfärbung der Käse	725
Grünkernextract	845
Grünkernsuppe, Zusammens. . . 569 u.	845
Grünkohl, gekocht	1456
Grünmalz	1207
Grünsaft oder Vertjus	1253
Grütze (Getreide-), Begriff	827
„ (Hafer-)	833
Grützwurst siehe auch „Würste" . . .	524
Guajakol zur Darstellung von Vanillin .	1026
Guanin, Bedeutung f. d. Ernährung . .	327
„ Beziehung zur Harnsäure . .	263
„ Eigenschaften	61
„ Verbrennungswärme	283
Guayana- u. Guayra-Vanille	1023
Guernsey-Rasse, Milch derselben . . .	607
Guinea-Pfeffer	1040
Guizotia oleifera, Samen . . . 795 u.	801
Gulyas, deutscher Rinds-, in Büchsen .	517
„ mit Kartoffelwürfeln	568
Gummi arabicum	162
„ Eigenschaften	161
„ Vorkommen im Bier	1227
Gur oder Zuckerrohr-Rohzucker . . .	982
Gurken in Büchsen	932
„ Einsäuern	933
„ frische	820
Gussander'sches Aufrahmverfahren . .	670
Gusto, Bouillonextrakt	561
Guyana-Stärke	852
Guzerat-Saat	1016
Gypsen der Weine	1269
Gyromitra esculenta, Zusammensetzung .	944
Haché (Hachis), Zusammensetzung . .	1450
Hackbraten, Zusammensetzung	1450
Hackfleisch-Vergiftungen	439
Hämalbumin, Nährmittel . . . 538 u.	539
Hämatin	37
„ -Albumin . . . . . 532 u.	533
Hämatogen oder Sicco, Nährmittel 538 u.	539
Hämatoxylin	167
Hämin	38
Hämochromogen	37
Hämogallol, Nährmittel . . . 532 u.	533
Hämoglobulin, Eigenschaften . . 37 u.	259
„ Krystalle (Abb.) . . .	259
„ Nährmittel . . . 538 u.	539
„ Verbrennungswärme . .	282
Häring, Fleisch . . . . . . 481 u.	484

Alphabetisches Sachregister.

	Seite
Häringsfett	512
Häutchenbildung auf der Milch	588
Hafer, Anbau u. Zusammensetzung	771
„ geschälter	834
„ -Asche, Zusammensetzung	773
„ -Brot etc., Ausnutzung	240
„ -Fett, Elementarzusammensetzung	115
„ -Flocken (gewalzter Hafer, Quäker Oats)	834
„ -Grütze (Mehl), Ausbeute aus d. Korn	834
„ „ Zusammensetzung	834
„ „ Verdaulichkeit	240
„ -Kakao	1117
„ -Kleie	834
„ -Maltose	834
„ -Mehl- u. Haferschleimsuppe	1454
„ -Roth-, -weissmehl	834
„ -Zwieback	880
Hagebutten, Anbau u. Zusammens.	814—816
„ Kaffee-Ersatzmittel	1095 u. ff.
Hahn, Fleisch, Zusammensetzung	478
„ Schlachtabgänge	477
Hahnenbraten, Zusammensetzung	1449
Hahnenkamm (Pilz)	942
„ (Wachtelweizen)	871
Haltbarmachung siehe „Frischhaltung".	
Halbfettkäse	731
Hammel-Braten, Zusammensetzung	1449
„ -Fett, Eigenschaften u. Zus.	114 u. 505
„ -Fleisch, Elementarzusammensetzung u. Wärmewerth	421
„ „ Zusammensetzung	470
„ -Kotelette, „	1449
„ -Talg	505 u. 507
Handkäse (Mainzer)	734
Hanfsamen	794 u. 801
„ -Asche	812
„ -Fett, Zusamensetzung	114 u. 805
Haptogenmembranum, um Milch-Fettkügelchen	589
Harn, Bestandtheile u. Eigenschaften	272 u. ff.
„ Menge im Tage	272 u. 275
Harn-Farbstoffe im Harn	274
Harnsäure, Eigenschaften	65
„ Menge im Harn	273 u. 275
„ Verbrennungswärme	283
„ als Vorstufe des Harnstoffes	263
Harnstoff, Bildung im Organismus	263 u. ff.
„ Eigenschaften	66
„ Menge des aus Proteïn sich bildenden	266

	Seite
Harnstoff, Menge im Harn	273 u. 275
„ Vorkommen im Fleisch	423 u. 425
„ in der Milch	587
„ Verbrennungswärme	283
Harnstoff-Gruppe	64
Hartkäse, Gewinnung	699
Hartwurst	523 u. 525
Harvey-Sauce	562
Harzer Thee	1107
Harztrübung im Bier	1232
Hase, Fleisch, Zusammensetzung	478
„ Schlachtabgänge	477
„ -Braten	1449
Haselnuss	797 u. 801
Haselnussbrot	881
Haselnussmehl	842
Haselnussöl	809
Hauptgährung bei Bier	1220 u. 1222
Hausenblase als Schönungsmittel	1266
Haushuhn siehe „Huhn".	
Haut, Gaswechsel durch diese	276 u. ff.
„ als Schlachtabgang	495
Havanna-Imitation u. Import-Cigarren	1132
Hecht, Fleisch	481
„ gekochtes	1447
Heckenschwamm	939
Hederich, Samen, Zusammensetzung	817
Hefe (Saccharomyces), Bau derselben	1157
„ Begriff	1155
„ Ernährung (Nährstoffe für)	1171
„ Einfluss der Ernährung	1179
„ „ des Sauerstoffs	1180
„ „ d. Stickstoff-Verbindungen	1179
„ „ von Giften	1182
„ „ Erzeugnisse d. Stoffwechsels u. der Gährthätigkeit	1176
„ Gestalt der Hefenzellen	1158
„ Kennzeichnung der Hefenarten (Saccharomyceten)	1163
„ „ durch Askosporenbildung	1164
„ „ durch Enzym-Bildung	1166
„ „ durch Hautbildung	1164
„ „ durch Vergährbarkeit verschiedener Kohlenhydrate	1173
„ „ durch verschiedenes Vergährungsvermögen (Grad)	1174

	Seite
Hefe, Kreislauf d. Hefen in d. Natur	1191
„ Rassen, die wichtigsten derselben	1191
„ Reinzucht derselben	1195
„ Selbstgährung und Selbstverdauung	1189
„ Stoffwechselerzeugnisse	1176
„ „ Einfluss auf Gährung	1181
„ „ Wirkung des Alkohols u. d. Kohlensäure	1183
„ Variation derselben	1190
„ Vergährungsvermögen gegenüber verschiedenen Kohlenhydraten	1173
„ Vergährungsvermögen der verschiedenen Hefen (Vergährungsgrad)	1174
„ Verwendung b. Bereitung v. Bier 1195 u.	1219
„ „ von Brot	865
„ „ von Teigwaaren	885
„ „ von Wein . 1196, 1253,	1296
„ Wachsthumszustand, Einfluss a. Gährung	1195
„ Widerstandskraft gegen Einflüsse	1162
„ Zellhaut (Zellmembran) . 1157 u.	1162
„ „ Bedeutung f. d. Vergährung	1178
„ Zellinhalt (Zellkern)	1158
„ Zusammensetzung	1159
„ -Branntwein . . . 1258 u.	1346
„ -Cellulose	1161
„ -Enzyme	1166
„ -Fett	1160
„ -Glykogen u. Gummi	1161
„ -Kohlenhydrate	1160
„ -Mehl für die Brotbereitung	860
„ -Nukleine u. sonstige Stickstoff-Verbindungen	1160
„ -Presssaft	1170
„ -Wein, Darstellung u. Zusammens.	1296
Heidelbeeren, frische . . . 956 u. ff.	
„ -Asche	959
„ -Branntwein	1345
„ -Farbstoff (Glukosid)	140
„ -Gelee	965
„ -Saft	965
„ „ als Weinfarbstoff	1297
„ -Wein, Zusammensetzung	1330
Heizanlagen, Verunreinigung der Luft durch dieselben	1439
Heilbutte, Fleisch . . . 481 u.	484
Helianthus annuus, Samen . . 794 u.	801
„ tuberosus	900
Helix (Schnecke)	492
Helleboreïn, Glukosid	137
Helleborin „	137

	Seite
Helvella esculenta . . . . . 942 u.	944
Helvellasäure, Vorkommen	945
Hemialbumosen	41
Hemipepton	41
Herbstzeitlose als Hopfenersatz	1236
Herkules-Kraftbrühe, Tab.	1475
Herz verschiedener Thiere 498 u. Tab.	1468
Herzkohl, Savoyerkohl	925
Herzmuschel, Fleisch	493
Hesperidin, Glukosid	139
Heteroalbumose	44
Heteroproteosen	46
Hexonbasen . . . . . . 19 u.	69
„ , Beziehung zu Harnstoff	264
Hexosen	130
Heyden, Nährstoff Heyden	551
Himbeeren, frische, Zusammensetzung	956
„ -Asche	959
„ -Branntwein	1345
„ -Jams (-Marmelade etc.)	963
„ -Saft	965
„ -Syrup	970
„ -Wein	1330
Hippoglossus americanus, H. vulgaris 481 u.	484
Hippursäure, im Harn	273
„ Verbrennungswärme	283
Hirschhornsalz als Lockerungsmittel	860
Hirschschwämme . . . . . 942 u.	944
Hirse, siehe Rispen-, Kolben-, Sorgho- oder Mohr-Hirse.	
„ Ausnutzung	241
„ -Bier oder Pombe	1225
„ -Schalenkleie „	838
„ -Zucker	988
Histidin	72
„ Beziehung zu Harnstoff	264
Hochmahlverfahren	823
Höllenöl	797
Holcus Sorghum vulgare, Anbau etc.	779
Holländer Käse, Zusammensetzung 731 u.	732
Holländer Vieh, Milch desselben	607
Hollundersaft, als Weinfarbstoff	1297
Holsteiner Vieh, Milch desselben	607
Holzbirnen, Kaffee-Ersatz	1095
Holz-Cassia oder Holzzimmt .1058 u.	1059
Holzessig, Gewinnung desselben	607
Holzfaser, Eigenschaften	177
Holzmehl, Zusammensetzung	842
Holztheer	1365
Homarus vulgaris, Fleisch . . 492 u.	493

		Seite
Homeriana-Thee	. . . .	1107
Honig, Beschaffenheit u. Zusammensetzung		
„ „ seiner Rohstoffe		994 u. ff.
„ „ der Honig-Sorten		997 u. ff.
„ Gehalt an Nichtzucker		1000
„ „ „ Pollen		1000
„ „ „ Wasser		998
„ Grösse der Erzeugung		996
„ Verfälschungen		1002
„ Verhalten gegen polarisirtes Licht		998
„ Borax-		1002
„ Dattel-		1003
„ Eukalyptus-		1001
„ giftiger		1001
„ Honigthau-		1000
„ Koniferen- (Tannen-)		999
„ Kunst-		1002
„ Rohrzucker-		998
„ Rosen-		1002
„ Tagma-		1001
„ -Essig		1364
„ -Kuchen, Zusammensetzung		886
„ -Wein		1002 u. 1332
Hopein	. . . .	1150
Hopfen, Anbau und Begriff		1147
„ Aufbewahren und Ersatzmittel		1154
„ Bestandtheile, chemische		1149 u. ff.
„ „ morphologische		1148
„ Einfluss der Düngung		1147
„ gebrauchter, Zus. u. Verw. als Viehfutter		1155
„ Kleinwesen		1153
„ Schwefeln		1154
„ Wirkung der Bestandtheile		1231
„ Zusammensetzung		1149
„ -Asche, Zusammensetzung		1150
„ -Bitter		166 u. 1151
„ -Bittersäuren		1151
„ -Dolden, Zusammensetzung		1148 u. 1149
„ -Ersatzstoffe		1236
„ -Gerbsäure		1153
„ -Harz		1151
„ -Kesselwürze		1217 u. 1218
„ -Mehl (Lupulin)		1149
„ -Öl		1151
„ -Präparate, bezw. Hopfenersatzmittel		1154
„ -Zapfen		1148
Hordeum polystichon; H. hexastichon		767
Horsford-Liebig's Backpulver		860
Hubertusbrunnen, Tafelwasser		1418

		Seite
Hühnereier, siehe auch „Eier"		574
Hülsenfrüchte, Anbau u. Eigenschaften		783
„ Ausnutzung		241
„ siehe auch „Leguminosen".		
Hülsenmost		1253
Huhn, Fleisch, Elementarzusammensetzung		421
„ „ Zusammensetzung		478 u. 501
„ „ gekochtes, Zusammens.		1447
„ Schlachtabgänge		477
Hummer, Fleisch		493 u. 494
Hummerpastete, Zusammensetzung		522
Hundefleisch, Gehalt an Sarkin		422
Hundemilch		664
Hundertkräuter-Likör		1360
Hungergefühl		315
Hungersnothbrot, Zusammensetzung		883
Hungertod		314
Hungerzustand, Stoffwechsel im		310
Hutzucker, Gewinnung		984
Hydnum repandum		942
Hydrokollidin		82
Hydropyrum esculentum (Wasserreis)		776
Hygiama, Zusammensetzung		841
Hypogaeasäure, Eigenschaften		97
Hypoxanthin, „		62
Ichthulin		36
Ichthyosismus		440
Ichtrogen, Ursache der Lupinose		793
Igname		901
Ignamenstärke		852
Ilex paraguayensis		1108
Illicium anisatum L.; Ill. religiosum Siebold		1022
Indianisches Brot, Gewinnung und Zus.		937
Indikan, Glukosid		138
„ Vorkommen im Harn		274
Indol, Bildung im Darm		201
„ Eigenschaften		80
Indoxylschwefelsäure im Harn		274
Infektionskrankheiten, thierische, Einfluss auf d. Beschaffenheit des Fleisches		433
„ desgl. auf die der Milch		623
Infusions-Verfahren		1212
Ingwer, Gewinnung u. Zusammens.		1060 u. ff.
Ingwerlikör		1360
Inosinsäure im Fleisch		423 u. 425
„ im Fleischextrakt		555
Inosit, Eigenschaften		164
„ Verbrennungswärme		284
„ Vorkommen im Fleisch		423 u. 425

Inulase	54
Inulin, Eigenschaften und Vorkommen	159
„ Verbrennungswärme	284
Inulin, Vorkommen im Topinambur	901
Invertase oder Invertin	54 u. 56
„ in der Hefe	1168
Invertzucker-Syrup, Darstellung aus Rohrzucker	988
Ipomoea batatas	901
Iridin, Glukosid	137
Irisin	160
Isinglas, Zusammensetzung	937
Isländisches Moos	936
Isobuttersäure	171
Isocetinsäure	96
Isocholesterin	104 u. 106
Isodulcit	129
Isomaltose	149 u. 155
Isovaleriansäure	96
Jalappin, Glukosid	141
Jamaika-Ingwer	1061
„ -Pfeffer	1035
Jams, Herstellung	762
Japanknollen, Anbau und Zusammensetzung	902
Jatropha curcas, Samen	799 u. 801
Jersey-Kuhrasse, Milch derselben	607
Jod, Schädlichkeit in der Luft	1434
Johannisbeeren, frische, Zusammensetzung	956 u. ff.
„ -Asche	959
„ -Gelee	971
„ -Jams (-Marmelade etc.)	963
„ -Saft	963 u. 965
„ -Syrup	970
„ -Wein, Zusammensetzung	1330
Johannisbrot, Anbau u. Zusammens.	813—816
Johannisbrotkaffee, Zusammensetzung	1091
Jütisches Vieh, Milch desselben	607
Juglans regia (Samen)	797 u. 801
Julienne, Zusammensetzung	845
Jungfernöl	796
Kabbes, Zusammensetzung	925 u. 926
Kabeljau oder Kabliau, Fleisch	481 u. 484
„ „ gekochtes	1447
Kadaverin oder Saprin, Bildung	82
Käse, Ausnutzung	214
„ Bedeutung für den Handel	728
„ Bereitungsweise	698—700
„ Fehler und Verunreinigungen	723—725

Käse, Reifung, chemische Vorgänge	700
„ Reifung, biologische Vorgänge	711—723
„ Fett-	729
„ Halbfett-	731
„ Kunst-	726
„ Mager-	723
„ Molken-	723
„ Rahm-	728
„ Sauermilch-	733
„ Schaf- und Ziegen-	735
„ Weich- und Hart-	699
„ Ziger-	734
„ -Fliege und Käsemilbe	727
„ -Gift (Tyrotoxikon etc.)	726
„ -Lab	699
„ -Milch	738
„ -Sorten	698 u. 728
„ -Verfälschungen	727
Käsigwerden der Milch	632
Kaffee, Bedeutung als Genussmittel	346
„ Begriff und Herkunft	1067
„ Bestandtheile	1074 u. ff.
„ Beurtheilung	1085—1086
„ Erzeugung, Grösse derselben	1069
„ „ verschiedener Sorten	1068
„ Gewicht der Samen	1070
„ Glasiren	1073
„ Rösten, verschiedene Arten	1070
„ „ Veränderungen der Bestandtheile beim Rösten	1074
„ „ Verluste beim Rösten	1078
„ Rösterzeugnisse	1080
„ Verarbeitung (Appretiren, Schönen)	1069
„ Verfälschungen	1084—1087
„ Zusammensetzung von gebranntem und ungebranntem	1074
„ -Asche, Zusammensetzung	1078
„ -Aufguss	1083
„ -Baumblätter als Theeersatz	1106
„ -Ersatzmittel	1087—1097
„ „ Verfälschungen und Verunreinigungen	1096
„ -Extrakte	1083
„ -Fruchtfleisch	1069 u. 1084
„ -Fruchtschalen	1069 u. 1084
Kaffeeol und Kaffeeöl	1080 u. 1081
Kaffee-Sahne	676
„ -Sorten	1068
Kaffeïn, siehe „Koffeïn.	
Kahmigwerden des Weines	1300

Alphabetisches Sachregister.

	Seite
Kaincin, Glukosid	141
Kaiserbrunnen, Aachener, Tafelwasser	1419
Kajmak, Zusammensetzung	729
Kakao, Abstammung, Bewerthung, Eigenschaften	1110 u. 1111
„ Ausnutzung	244
„ Bestandtheile	1112
„ Beurtheilung	1112
„ Verarbeitung	1111
„ Verfälschungen u. Verunreinigungen	1118
„ Zusammensetzung	1112
„ -Asche, Zusammensetzung	1114
„ -Fett	1113 u. 1115
„ -Masse	1115
„ -Pulver	1115
„ -Roth	1114
„ -Schalen, Zusammensetzung	1034 u. 1112
„ -Sorten durch verschiedenes Rösten (holländischer, leicht löslicher, Gaedtke's Kakao)	1115
„ „ durch verschiedene Zusätze	1117
„ -Stärke	1114
„ -Stickstoff-Verbindungen	1112
Kalavrita	1310
Kalbs-Braten, Zusammensetzung	1449
„ -Bröschen (Kalbsmilch)	495
„ -Fleisch, Zusammensetzung, Unterschied von anderen Fleischarten etc.	467—469
„ -Fleisch, gekochtes	1447
„ -Füsse, Zusammensetzung	504
„ -Gehirn	495
„ -Klösse	1450
„ -Kotelette, Zusammensetzung vor und nach dem Braten	1448
„ -Milch	495
„ -Schnitzel, Zusammensetzung	1449
Kalisalze, Wirkung auf den Körper	556
Kalk-Kasein, Nährmittel	531 u. 533
Kalkphosphat, Bedeutung für die Ernährung	350
Kalksaccharat-Verfahren	986
Kalorien, siehe „Wärmeeinheit".	
Kameelmilen	661
Kammmuschel, Fleisch	493
Kandiren der Früchte	889
Kandiszucker, Herstellung	985
Kanditen	889
Kandlenuss, Anbau u. Zusammensetzung	798 u. 801
„ -Asche	812
„ -Oel, Eigenschaften	810
Kaneel oder Kanehl (Zimmt)	1057

	Seite
Kaninchen, Fleisch, Zusammensetzung	478
„ „ Elementarzusammens. etc.	421
„ -Milch	664
Kaolin, zum Klären des Weines	1268
Kapern, Gewinnung u. Zusammensetzung	1052
Kapillärsyrup, Darstellung u. Zusammens.	990 u. 991
Kapir, siehe „Kefir".	
Kaprinin, Kaprylin u. Kapronin im Butterfett	592
Kaprinsäure, Eigenschaften u. Vorkommen	96
„ Verbrennungswärme	283
Kaprinsaure Salze, Eigenschaften	100
Kapronsäure, Eigenschaften u. Vorkommen	96 u. 592
Kapronsaure Salze, Eigenschaften	99
Kaprylsäure, Eigenschaften u. Vorkommen	96 u. 592
Kaprylsaure Salze, Eigenschaften u. Vork.	99 u. 592
Kapuzinerkresse	1054
Kapuzinerpilz	941 u. 944
Karagheen-Schleim	161
Karamelbonbons (Karamellen)	887
Karalmelmalz, Herstellung	1207
„ Zusammensetzung	1210
Karbaminsäure als Vorstufe des Harnstoffs	265
Kardamomen, Sorten	1027 u. 1029
Kardolvergiftung	1026
Karmin, als Färbungsmittel für Fleisch etc.	461
Karnabausäure, Eigenschaften u. Vork.	97
Karnat, Frischhaltungsmittel	445
Karnin, Eigenschaften	69
„ Vorkommen im Fleischextrakt	556
Karnin u. Karnosin, Vork. im Fleisch	423 u. 425
Karobe, Frucht, Anbau u. Zusammens.	813—816
„ -Kaffee	1091
Karolin, Wurstfarbe	445
Karotin	167
Karotten, in Scheiben getrocknet	930
Karoubinase	54
Karpfen, Fleisch, Zusammensetzung	480 u. 481
Karpfeneier, Zusammensetzung	572
Karthäuser Klösse, Zubereitung u. Zus.	1454
Kartoffeln, Anbau und Zusammensetz.	892
„ Aufbewahrung und Veränderungen hierbei	895
„ Ausnutzung	243
„ Einflüsse auf die Zusammens.	893
„ gekochte	1455
„ geröstete	1456
„ Krankheiten (Fäule, Schorf, Grind, Pocken etc.)	899
„ Markgehalt	897
„ Stickstoff-Verbindungen	896

	Seite
Kartoffeln, Stickstofffreie Extraktstoffe	897
,, Veränderungen beim Kochen	1451
,, Verluste beim Kochen	1457
,, -Albuminschlamm, Zusammens.	855
,, -Asche, Zusammensetzung	898
,, -Branntwein	1339
,, -Brei, Zusammensetzung	1455
,, -Dauerwaaren	898
,, -Faser (Pülpe), Zusammensetzung	855
,, -Fett, Zusammensetzung	115
,, -Fuselöl	1340
,, -Gries, Zusammensetzung	898
,, -Kaffee	1097
,, -Mehl	842
,, -Pilz	899
,, -Salat	1455
,, -Scheiben, Zusammensetzung	898
,, -Schlempe	1335
,, -Schmarren	1456
,, -Stärke, Fabrikation u. Zus.	848 u. 853
,, ,, Veränderungen b. Kochen	1451
,, ,, Verkleisterungstemperatur	854
,, -Suppe	1454
,, -Zucker	989
Kaseïn, Milch-, Eigenschaften u. Zus.	34 u. 583
,, Verhalten bei der Käsereifung	701
,, Verbrennungswärme	282
,, Pflanzen-, Zusammensetzung	32
Kaseoglutin, Bildung bei der Käsereifung	704
Kaseon, Nährmittel	531 u. 533
,, ,, Ausnutzung	221
Kastanien, Anbau, Zusammensetzung etc.	813—815
,, -Asche, Zusammensetzung	817
,, -Mehl	842
Katalase, Vorkommen in der Hefe	1167
Katschkawalj (Schafkäse)	736
Katzenmilch	664
Kaukasischer Thee	1107
Kautabak	1133
Kaviar, Gewinnung und Zusammensetzung	571
,, als Verdauung beförderndes Mittel	209
,, Verfälschung	573
Kefir, Darstellung, Zusammensetzung	744
,, Nährwerth	227
,, Verfälschungen	747
Kehrmehl, Begriff	827
Keimkleie, ,,	828
Kentucky-Kaffee, Zusammensetzung	1095
Keratine	49
Kerbelrübe, Anbau und Zusammensetzung	903

	Seite
Kermesbeeren, Zusatz zu Wein	1298
Ketohexosen	132
Kibitzeier, Zusammensetzung	574
Kieselguhr-Filter zur Wasserreinigung	1394
Kinder-Ernährung	374 u. ff.
Kindermehle, Kindermilch, Kindernahrung, Kinderzwieback, Darstellung	749 u. ff.
,, Verwendung f. d. Kinderernährung	381
Kirschbranntwein, Darstellung u. Zus.	1342
Kirschen, frische, Zusammensetzung	956 u. ff.
,, -Asche	959
,, -Kerne, Gehalt an Oel	799
,, ,, , Zusammensetzung	958
,, -Saft	965 u. 967
,, ,, als Weinfarbstoff	1297
,, -Syrup	970
Kirschgummi	162
Kirschwasser (Kirschbranntwein), Darstellung, Zusammensetzung etc.	1342
Kirschwein	1330
Klärmittel für Bier	1235
,, ,, Wein	1268
Klaffmuschel, Fleisch	493
Kleber, Gehalt im Weizen	759 u. ff.
Kleber (Weizen-), Abfall bei der Stärkefabrikation	849
Kleberbisquits, Verdaulichkeit	234
,, Zusammensetzung	883
Kleberbrot, ,,	883
Klebermehl, siehe „Aleuronat".	
Kleberproteïnstoffe	32
Kleberschicht, anatom. Struktur im Korn	820
Klebhirse, geschälte	838
,, Zusammensetzung	780
Klebhirseschalen, Zusammensetzung	838
Klebreis, Zusammensetzung	777
,, geschälter und Klebreismehl	837
Klebreisextrakt	847
Kleidung, Bedeutung f. d. Körperwärme	277
Kleie, Begriff	827
,, siehe Buchweizen-, Gersten-, Hafer-, Reis-, Roggen- und Weizen-Kleie.	
Kleistertrübung im Bier	1232
Kliesche oder Scholle, Fleisch	481
Klima, Einfluss auf den Stoffwechsel	363
Klösse, Fleisch- u. Mehl-	1450 u. 1454
Klops, Zusammensetzung	1450
Klupein	19
Knackwurst, Zuber. u. Zus.	523 u. 524
Knicin	166

	Seite
Knoblauch	919
Knoblauchöl	920
Knochen, Löslichkeit in Wasser	502
„ Zusammensetzung	502
Knochenfett	503
Knochenleim, Eigenschaften u. Zusammens.	47
Knochenmark, Zusammensetzung	503
Knödel, (Mehl-) „	1450
Knöterich, Samen „	817
Knorpel, Ausnutzung	219
„ Zusammensetzung	504
Knorpelleim	48
Kochen der Nahrungsmittel . . . 1444 u.	1450
„ , Nährstoffverlust beim	1457
Kochreis . . . . . . 836 u.	837
Kochsalz, Bedeutung f. d. Stoffwechsel 208 u.	353
„ als Frischhaltungsmittel	443
„ Gewinnung	1366
„ Verunreinigung	1371
„ Zusammensetzung	1371
Kockelskörner als Hopfenersatz	1236
Körpergrösse, Einfluss auf d. Stoffwechsel	358
Koffeïn, Eigenschaften	64
„ Verbrennungswärme	283
„ Vorkommen im Kaffee	1075
„ „ im Kakao	1113
„ „ in d. Kolanuss	1120
Kofuwein	1332
Kognak, Begriff	1347
„ Herstellung	1347
„ Nachmachung und Verfälschung	1350
„ Kunst- . . . . 1349 u.	1350
„ Verschnitt- . . . 1349 u.	1350
„ -Essenz	1350
„ -Oel, Zusammensetzung	1350
Kohl, Anbau und Zusammensetzung	925
„ Ausnutzung	243
„ Einfluss des Frostes auf d. Zus.	926
„ mit Grütze, Dauerwaare	930
Kohlenfilter zur Reinigung von Wasser	1394
Kohlenhydrate . . . . . 117 u.	ff.
„ Abbau	122
„ Eigenschaften	123
„ Einfluss auf d. Stoffwechsel	328
„ Fettbildung aus denselben 300 u.	ff.
„ dem Fett äquivalente Menge	285
„ Gährung im Darm	202
„ Konstitution	118
„ Synthese	121
„ Vergährbarkeit durch Hefe	1173

	Seite
Kohlenhydrate, Zersetzung im Organismus	266
Kohlenoxyd, Schädlichkeit	1434
„ Vorkommen in der Luft 1437 u.	1439
Kohlensäure, Ausathmung bei Tage und Nacht	271
„ „ in kalter und warmer Luft	363
„ aus verschiedenen Beleuchtungsstoffen	1438
„ Grösse der stündlichen Abgabe beim Menschen	269
„ als Lockerungsmittel beim Brotbacken . . 857 u.	860
„ Menge im arteriellen und venösen Blute	262
„ „ in Bodenluft	1436
„ „ Ein- u. Ausathmungsluft	268
„ „ Luft	1425
„ „ im Regenwasser	1378
„ „ u. Bedeutung i. Bier 1228 u.	1231
„ Schädlichkeit . . 1427 u.	1434
Kohlenwasserstoffe, Vorkommen in der Luft	1426
Kohlrabe (Ober- und Spät-), Zusammens.	916
„ Gehalt an Stickstoff-Substanz	915
„ gekochte	1456
„ getrocknete	930
Kohlrübe, Anbau und Zusammensetzung	913
„ gekochte	1456
Kohlsaat, Anbau und Zusammensetzung 793 u.	801
„ -Asche	812
Koji	563
Kokablätter, Gewinnung u. Zusammens.	1141
Kokacitrin und Kokaflavin	1142
Kokain und Kokamin	1141
Kokasäure	1142
Kokosnuss, Anbau und Zusammensetzung 796 u.	801
„ -Asche	812
„ -Butter oder Kokosbutter	695
„ -Fett, Eigenschaften	695
„ „ Elementarzusammensetzung	115
„ -Milch, Zusammensetzung	796
„ -Schale . . . . 801. u.	1034
Kokumbutter	800
Kola-Chokolade	1118
Kola-Kaffee	1088
Kolanuss, Gewinnung und Zusammensetzung	1120
Kolbenhirse, Anbau u. Zusammensetzung	780
Kollagen, Kolla	47
Kollidin	82
Kolocynthin, Glukosid	142

	Seite		Seite
Kolonialzucker, siehe „Zucker".		Krabbe, Verfälschung	493
„ -Melasse	988	Krähenaugen als Hopfenersatz	1236
Koloquinthen, als Hopfenersatz	1236	Kräuselkrankheit bei Kartoffeln	900
Koloradokäfer	900	Kräuter-Essig	1364
Kolostrummilch von Frauen	599	Kraft und Stoff, Suppenmehl, Zusammens.	841
„ „ Kuh	603	Kraftbrot	883
„ „ Schaf	660	Kraftsuppenmehl, Zusammensetzung	841 u. 845
„ „ Ziegen	656	Kraftwürze	561
Kolzaöl	803	Krammetsvögel, Fleisch, Zusammensetzung	478
Kommissbrot, Zusammensetzung	878	Kranke, Ernährung derselben	408
Konchiolin	49	Krankheiten, Uebertragung durch Butter	687
Kondensirte Milch	666	„ „ „ Käse	725
Konditorwaaren, Herstellung	885 u. ff.	„ „ „ Milch	628
„ Verunr. u. Verfälsch.	890	Kraut (Frucht-), Herstellung u. Zusammens.	967
Konglutin, Eigenschaften u. Zusammens.	30 u. 31	Kreatin, Bedeutung für die Ernährung	327
„ Verbrennungswärme	282	„ Beziehung zu Harnstoff	264
Kongokaffee	1094	„ Eigenschaften	68
Koniferen-Honig	999	„ Menge in verschied. Fleischsorten	422
Koniferin, Glukosid	137	„ „ im Fleischextrakt	555
„ in den Zuckerrüben	911	„ Verbrennungswärme	283
Koniferylalkohol zur Darstellung von Vanillin	1025	Kreatinin, Beziehung zu Harnstoff	264
Konophollus Konjak, Zusammensetzung	904	„ Eigenschaften	68
Konservebonbons	888	„ Menge im Fleisch	422
Konserven, siehe „Dauerwaaren".		„ „ Fleischextrakt	555
Konservesalze, verschiedene für Fleisch	444—447	„ Vorkommen im Harn	273
Konservirung, siehe „Frischhaltung"		Krebsfleisch	493
Konvicin, Eigenschaften und Vorkommen	94	Kriebelkrankheit	872
Konvolvulin, Glukosid	141	Krinolinkuchen, Zusammensetzung	886
Kopfsalat	927	Krocetin, Krocin und Krokose	1049
„ Gehalt an Stickstoff-Substanz	915	Krocin, Glukosid	137
Koriander, Gewinnung und Zusammens.	1044	Krume, Verhältniss zur Kruste beim Brot	863
Koridin	82	Krupp'sches gesäuertes Brot, Bereitung	862
Korinthen, Zusammensetzung	961	Krutt, Bereitung und Zusammensetzung	734
Kornbranntwein	1338	Krystallmalz	1207
Kornein	50	Krystallzucker (Farina) Bereitung u. Zus.	984
Kornfuselöl	1340	Kubeben ausgezogene, Zusammensetzung	1034
Kornrade, Samen, Zusammensetzung	817 u. 818	Kubebin	166
Kornutin im Mutterkorn	872	Kuchen	886
Korossusmehl	842	Kühlgeläger, Zusammensetzung	1219
Korylin	31	Kümmel, Gewinnung u. Zusammensetzung	1041
Kostmass für Erwachsene	386 u. ff.	„ römischer	1042
„ „ Gefangene	406	Kümmelkäse, schwedischer	73
„ „ Kinder	374 u. ff.	Kümmellikör	1360
„ „ Kranke	408	„ -Oel	1042
„ „ alte Leute	405	Kürbis, Anbau, Zusammensetzung	920
„ „ die einzelnen Mahlzeiten	411	„ in Büchsen	932
„ „ in der Volksküche	413	Kürbissamen, Zusammensetzung	799 u. 801
Koth, Bestandtheile	204	Kuhbaum (Milch desselben) Zusammens.	1004
Kottonöl, siehe auch Baumwollesaatöl	806	Kuhbutter, siehe „Butter".	
Krabbe, Fleisch	493	Kuheuter, Zusammensetzung	496

	Seite
Kuhfleisch	463
Kuhkolostrummilch, Zusammensetzung	603
Kuhmilch, allgem. Eigenschaften, vergl. auch „Milch"	579
„ Beseitigung der Krankheitserreger u. Haltbarmachung	639
a) durch Entfernung des Schmutzes	639
b) durch Abkühlen	640
c) durch Sterilisieren und Pasteurisiren	640
d) durch Frischhaltungsmittel	648
„ Beseitigung von Milchfehlern	649
„ Einflüsse auf die Zusammensetzung	603
„ „ 1. Dauer der Laktation	603
„ „ 2. Rasse und Individualität der Kühe	605
„ „ 3. Zeitliche Schwankungen	608
„ „ 4. Melkzeit	609
„ „ 5. Gebrochenes Melken	611
„ „ 6. Striche oder Zitzen	611
„ „ 7. Menge des Futters	612
„ „ 8. Art „ „	615
„ „ 9. Temperatur u. Witterung	619
„ „ 10. Bewegung und Arbeit	619
„ „ 11. Sexuelle Erregung und Kastration	620
„ „ 12. Gefrieren der Milch	620
„ „ 13. Kochen, Filtriren u. Versand	621
„ „ 14. Uebergang von Arzneimitteln und Giften in	622
„ „ 15. Milch kranker Kühe	623—630
„ „ 16. Milchfehler	631—634
„ „ „ a) Schleimig u. Fadenziehendwerden	631
„ „ „ b) Seifige Milch	632
„ „ „ c) Käsigwerden	632
„ „ „ d) Aussergewöhnliche Färbungen	632
„ „ „ α) Rothfärbung	632
„ „ „ β) Gelbfärbung	633
„ „ „ γ) Blaufärbung	633
„ „ „ e) Bittere Milch	633
„ „ „ f) Unangenehme Gerüche	633
„ „ „ g) Sandige, wässerige u. giftige Milch	634
„ „ 17. Gehalt an gewöhnlichen Bakterien	634
„ „ a) Milchsäure-Bakterien	636

	Seite
Kuhmilch, Einflüsse, b) Peptonisirende Bakterien	638
„ Ertrag der Kühe	605
„ als Kindernahrung	375—380
„ Regelung des Verkehrs mit	651
„ Verfälschungen	650
„ Zusammensetzung	602
„ -Asche	603
„ -Schmutz	634
Kumys, Darstellung, Zusammensetzung etc.	741
„ Nährwerth	227
„ Verfälschungen	747
Kunstbutter, „siehe Margarine".	
Kunsthonig	1002
Kunstkäse, Bereitung u. Zusammensetzung	736
Kunstkaffee, Darstellung u. Zus.	1085 u. 1086
Kunstpfeffer	1036
Kunstspeisefett	510
Kupfersulfat, Vorkommen u. Schädlichkeit	875
Kurkumin	167
Kuttelflecke, Ausnutzung	220
Kwass, Herstellung u. Zusammens.	1225 u. 1226
Kyanophyll	167
Kyfir, siehe „Kefir".	
Lab	54
Labdrüsen	186
Laberdan, Fleisch	484
Labflüssigkeiten u. Labpulver	699
Labwirkung	585 u. 700
Lachs oder Salm, Fleisch	481 u. 484
Lachsforelle, Fleisch	481
Lactarius deliciosus; L. torminosus	940 u. 944
Lactuca sativa vericeps, Zusammensetzung	927
Lävulin, Eigenschaften	160
„ Menge im Topinambur	901
Lävulose, s. „Fruchtzucker" od. „Fruktose".	
Lagerbier, Darstellung u. Zusammens.	1217 u. 1226
Lakkase, Enzym	55
Lakolin, Frischhaltungsmittel	444
Laktalbumin	586
Laktase, Enzym	54
„ Vorkommen in der Hefe	1167
Laktationszeit, Einfluss auf die Zusammensetzung der Milch, vergl. die Milch einzelner Säuger.	
Laktochrom, Vorkommen in der Milch	587
Laktoglobulin	29
Laktoproteïn	586
Laktose od. Laktobiose, Eigensch. u. Vork.	148

	Seite
Laktose, Verbrennungswärme	284
„ Vorkommen in der Milch	592
„ siehe auch „Milchzucker".	
Laktosin	151
Lamamilch	661
Lambertsnuss	797 u. 801
Lambic, belgisches Bier	1225 u. 1226
Laminaria japonica	937
Langer Pfeffer, Gewinnung u. Zus.	1035 u. 1036
Lapins	476 u. ff.
Latwerge, Herstellung	963
Lauch, Zusammensetzung	919 u. 930
Laurinsäure in den Fetten	96
„ Verbrennungswärme	283
Laurus nobilis, Blätter	1055
Lautermaische	1212
Leaf-lard (Liesenschmalz)	509
Leber, Zusammens. v. verschiedenen Thieren	500
Leberegel im Fleisch	433
Lebergalle	191
Leberpilz	941 u. 944
Leberthran, Verfälschung	512
„ Zusammensetzung	510
Leberwurst	524 u. 525
Lebkuchen (Lebzelt)	886
Lecithin, Eigenschaften	86
„ Menge im Eigelb	575
„ „ in der Milch	587
„ „ in den Pflanzen	87
„ Vorkommen in den Fetten	108
Legumin, Eigenschaften u. Zusammens.	30 u. 31
„ Menge in den Bohnen	784 u. 785
„ „ „ „ Erbsen	787
„ „ „ „ Linsen	787
„ Verbrennungswärme	282
Leguminose, Zusammensetzung	811
„ von Maggi, Zusammensetzung	841
Leguminosen, Hülsenfrüchte, Unterschied von anderen Nahrungsmitteln	783
Leguminosen-Brot	881
„ -Extrakt	847
„ -Fleischgemüse	567 u. 574
„ -Kaffee	1093
„ -Malzmehl	841
„ -Mehl, Ausnutzung	242
„ -Mehle, Darstellung	827 u. 839
„ „ Zusammensetzung	839
„ -Präparate, Zusammens.	840 u. 841
Leichenalkaloide	81
Leim, Bedeutung für die Ernährung	323

	Seite
Leim, Bildung	47
„ als Schönungsmittel für Wein	1267
„ Zusammensetzung	48
„ Knochen-	47
„ Knorpel-	48
Leimgebende Gewebe, Gehalt des Fleisches an	421
„ „ Verdaulichkeit	219
Leimpepton	48
Leimzucker	48
Leindottersamen, Anbau u. Zusammens.	794 u. 801
„ -Asche	812
„ -Oel, Zusammensetzung	114 u. 804
Leinmehl, Zusammensetzung	1034
Leinöl, Beschaffenheit	803
„ Elementarzusammensetzung	114
„ Verbrennungswärme	283
Leinölsäure in den Fetten	98
Leinölsaure Salze, Eigenschaften	100
Leinsamen, Anbau u. Zusammensetzung	793 u. 801
„ -Asche	812
„ -Fett (Leinöl)	114 u. 803
„ -Schleim	163
Leiokome oder Leiogomme	157 u. 846
Leitungswasser, Verunreinigung aus Rohrleitungen	1403
„ Zusammensetzung etc.	1404 u. 1405
„ s. weiter „Trinkwasser".	
Lendenbraten, Zusammensetzung	1449
Leng, Fleisch	484
Leontodon taraxacum, Blätter, Zusammens.	928
Lepiota procerus Scop.	939
Lerchenschwamm	939
Leuchtgas als Lichtquelle	1438
Leuchtstoffe, Werth und die Menge von Kohlensäure bei ihrer Verbrennung	1438
Leucin, Bedeutung für die Ernährung	327
„ Beziehung zum Harnstoff	264
„ Bildung bei der Käsereifung	701 u. 704
„ Eigenschaften	73
„ Verbrennungswärme	283
Leuciscus alburnus, Fleisch	481
„ erythrophthalmus, Fleisch	481
Leukomaïne	47
Leukosin	26
Liberia-Kaffee	1067
Lichenin, Eigenschaften	159 u. 853
Lichenstearinsäure	938
Licht, elektrisches, Werth desselben im Vergleich zu anderen Lichtquellen	1438
Liebesapfel, Anbau und Zusammensetzung	922

Alphabetisches Sachregister. 1533

	Seite
Liebig's Backmehl	843
„ Puddingpulver	843
Liesenschmalz	509
Lignin	178
Lignocerinsäure, Eigenschaften u. Vork.	97
Liköre, Darstellung u. Zusammens.	1358 u. 1360
Likörweine	1304 u. ff.
Limonade, Limonade-Essenzen	974
Limonen, siehe „Citronen".	
Linolensäure in den Fetten	98
Linolsäure, siehe „Leinölsäure".	
Linsen, Anbau und Zusammensetzung	787
„ Ausnutzung	242
„ -Brei	1454
„ -Mehl	839
„ -Suppe, kondensirte	569 u. 570
„ „ im Haushalt zubereitet	1454
Linum usitatissimum, Samen	793 u. 801
Lipase, Wirkung	54, 194, 198
Lithospermum officinale, Blätter, Zus.	1106
Lochbildung im Käse	713
Lockerungsmittel für Brot	857
Löcherpilze	941 u. ff.
Löwenzahn, Blätter, Zusammensetzung	928
„ -Wurzel, -Kaffee, Zusammens.	1090
Lokain, Glukosid	139
Lolium temulentum, Samen, Zusammens.	817
Lorbeerblätter	1055
Lorbeersäure im Kakaofett	1113
Lorchel	942 u. 944
Lüftung	1442
Lügenthee	1100
Luft, Ausathmungsluft, Zusammens.	268 u. 1424
„ Bestandtheile im Allgemeinen	1424
„ „ Ammoniak	1430
„ „ Kohlensäure	1425
„ „ Ozon	1428
„ „ Salpetersäure	1429
„ „ Sauerstoff	1425
„ „ Staub	1430
„ „ Wasserdampf	1427
„ „ Wasserstoffsuperoxyd	1429
„ Verunreinigung (der Wohnungsluft)	1434
„ „ durch Abortgruben	1435
„ „ durch Ausathmungsluft des Menschen	1440
„ „ durch künstliche Beleuchtung	1437
„ „ durch Bodenluft	1436
„ „ d. Heizanlagen u. Öfen	1439

	Seite
Luft, Verunreinigung durch Rauch	1433
„ „ durch Staub	1431
„ „ durch Tapeten	1439
Luftkubus	1442
Luftmalz, Herstellung	1207
„ Zusammensetzung	1209 u. 1210
Luftwechsel, Grösse des nothwendigen	1442
Lungen, anatomischer Bau	268
„ Zusammens. v. verschied. Thieren	498
Lungenseuche des Rindes, Einfluss auf Milch	628
Lupanin	88
Lupeol, Eigenschaften u. Vorkommen	105 u. 107
Lupeose	150
Lupinen, Anbau, Zusammens. u. Entbitterung	791
„ -Alkaloide	88
„ -Fett, Elementarzusammensetzung	115
„ -Kaffee	1093 u. 1094
Lupinid, Glukosid	139
Lupinidin	90
Lupinin	89
Lupinose	792
Lupinus luteus, L. albus etc.	791
Lupulin (Hopfenmehl)	1148
Luridossäure	945
Luteolin	167
Lutter	1334
Lycin oder Betaïn	88
Lycoperdon bovista	942 u. 944
Lycopersicum esculentum vulgare	922
Lymphe, Zusammensetzung	255
Lymphgefässsystem	254
Lymphstrom	256
Lysatin oder Lysatinin	71 u. 1499
Lysin	70
„ Beziehung zu Harnstoff	264
Macédoine in Büchsen	932
Macerations-Rückstände, Zusammensetzung	981
„ -Verfahren	979
Macis (verschiedene Sorten), Gewinnung	1018
„ Verfälschungen	1021
„ Zusammensetzung	1020
„ -Farbstoff	1021
Madeira, Darstellung u. Zusammens.	1309 u. 1310
„ Kunst-, Zusammensetzung	1314
Madia sativa, Samen	794 u. 801
Madiasamenfett, Madiaöl, Zusammens.	114 u. 805
Märzenbier	1217 u. 1226
Magen-Drüsen	186 u. 187
„ -Säure	188

		Seite
Magensaft, Beschaffenheit		186
" Wirkung bei der Verdauung		189
" Zusammensetzung		188
Magerkäse		732
Magermilch		668—675
Magermilch-Brot		675
Maggis' Suppen- und Speisengewürze		560
Magnetie-Karbid-Filter z. Reinigung d. Wassers		1394
Mahlerzeugnisse		827
Mahlverfahren		822
" Dekortikation		824
" Flachmahlverfahren		822
" Hochmahlverfahren		823
" von Gelinck, Schiller		826
" von Sheppard		827
Mahlzeiten, Verteilung der Nahrung auf		411
Maifisch, gem., Fleisch		481
Mainzer Käse, Zusammensetzung		734
Mais, Anbau u. Zusammensetzung		773
" Ausnutzung		240
" gebrannter als Kaffee-Ersatz		1091
" u. Bohnen bezw. Tomaten in Büchsen		932
" -Asche, Zusammensetzung		775
" -Bier		1226
" -Branntwein		1335
" -Brot		881
" -Fett, Elementarzusammensetzung		115
" -Kaffee		1091
" -Keime		835
" -Keimkleie		835
" -Keimkuchen		855
" -Kern		835
" -Maltose		968
" -Maltose-Treber, Zusammensetzung		969
" -Mehl, Ausbeute		835
" " Ausnutzung		240
" " Herstellung		826
" " (Maisgries), Zusammensetzung		835
" -Roggenbrot, Zusammensetzung		881
" -Schalen		835
" -Schlempe u. Maisschlempekuchen		1335
" -Stärke, Fabrikation		849
" " Verkleisterungstemperatur		854
" " Zusammensetzung		853—854
" -Treber, Zusammensetzung		855
" -Zucker, "		986
Maischen, das		1212
Maizena, "		853
Majorana hortensis, Blätter oder Majoran, Gewinnung u. Zusammensetzung		1056 u. 1057

		Seite
Makassarmacis		1019
Makassaröl		800
Makkaroni, Ausnutzung		234
" Zusammensetzung		843
Makrele, Fleisch		481 u. 484
Makronen, Tab.		1484
Malabar-Kardamomen		1027 u. 1028
Malabartalg, Zusammensetzung		800
Malaga, Darstellung und Zusammens.		1308 u. 1310
" Kunst-		1314
Malase, Enzym		55 u. 198
Malonsäure, Eigenschaften und Vorkommen		173
" Verbrennungswärme		284
Malto-Legumin		841
" -Leguminose, Zusammensetzung		841
Malto-Pepton		551
Maltonwein		1330
Maltose, Maltobiose oder Malzzucker, Bildung u. Eigenschaften		148 u. 155
" Menge der beim Maischen entstehenden etc.		1213
" Verbrennungswärme		284
Malvasier-Wein		1310
Malvenfarbstoff als Weinfarbstoff		1297
Malz, Bereitung		1201
" Darren		1206
" Eigenschaften eines guten		1211
" Einweichen der Gerste		1201
" Einweichen, Veränderungen		1202
" Keimen der Gerste u. Veränderungen hierbei		1204
" verschiedene Sorten		1207
" Zusammensetzung		1210
" -Ersatzmittel		1236
" -Essig		1364 u. 1366
" -Extrakt, fester (Dauerwaare)		847
" " -Bier		1226
" -Kaffee, Darstellung u. Zusammens.		1092
" -Kakao		1117
" -Keime, Zusammensetzung		1210
" " " der Asche		1211
" -Kraut, Herstellung u. Zusammens.		963
" -Zucker, siehe „Maltose".		
Mandarin, Färbungsmittel		461
Mandeln, Anbau, Zusammensetzung		798 u. 801
" Gehalt an Amygdalin		810
" Unterschied zw. bitteren u. süssen		810
" -Asche		812
Mandel- und Nuss-Backwaaren		886
Mandelkaffee		1094

Alphabetisches Sachregister.

	Seite
Mandelkleie od. Mandelschalen, Zusammens.	1034
Mandelkuchen, Tab.	1484
Mandelmilch-Extrakt, Zusammensetzung	695
Mandelöl	810
Mangoldwurzel, Zusammensetzung	905 u. ff.
Manihotstärke (Manioc-)	852
Manihotwurzel, Zusammensetzung	852
Manna	1003
Mannit, Eigenschaft und Konstitution	131
„ Vorkommen in der Olivenfrucht	809
„ „ in den Pilzen	946
Mannitgährung beim Wein	1301
Mannose, Eigenschaften u. Konstit.	123, 125, 132
Maranta-Stärke	851
„ -Wurzel, Zusammensetzung	851
Marasmius Oreades Bolt; M. scorodorius Fr.	941
Margarine, Ausnutzung	230
„ Darstellung	692
„ Zusammens. u. Verfälschung	693
„ -Käse, Bereitung u. Zusammens.	736
Marmeladen, Herstellung	962
Maronen, Anbau, Zusammensetzung	813—816
Mars, belgisches Bier, Herstellung	1228
Marsala, Darstellung u. Zusammens.	1307 u. 1310
Marzipan, Zusammensetzung	886
Mate oder Matethee	1108 u. ff.
Maulbeeren, Zusammensetzung	956
Maul- u. Klauenseuche, Einfluss auf Beschaff. v. Fleisch	434
„ „ desgl. von Milch	627
Maulthiermilch	663
Mausgeschmack des Weines	1300
Meat juice, Nährmittel	544
Meat Preserve-Mittel, verschiedene	444—447
Medikamente, Einfluss auf die Zusammensetzung der Muttermilch	622
Meeraal, Fleisch	481
Meeräsche, Fleisch	481
Meeresalgen	937
Meerrettig, Zusammensetzung	916 u. 917
Meerschweinmilch	664
Meerwasser	1369
Mehl, Bereitung von Brot aus demselben	856
„ Darstellung	822 u. ff.
„ Entschälung des Getreidekornes	824
„ Verfälschungen, Verunreinigungen	871 u. ff.
„ Bananen-	842
„ Buchweizen-	838
„ Eichel-	842
„ Gersten-	823

	Seite
Mehl, Gries-	828 u. 833
„ Hafer-	833
„ Haselnuss-	841
„ Hirse-	838
„ Hülsenfrucht-	839
„ Kastanien-	842
„ Kinder-	749
„ Leguminosen-	839
„ Liebig's Back-	843
„ Mais-	834
„ präparirte Mehle	842
„ Reis-	836
„ Roggen-	830
„ Stärke-	848
„ Staub-	842
„ Weizen-	828
Mehlbrei, Zusammensetzung	1455
Mehlkern, anatomische Struktur	820
Mehlschwamm	940
Mehlsuppe, Zusammensetzung	1454
Melampyrum arvense, Vorkommen	871
Melasse, Raffinerie-	987
„ Zusammensetzung	982 u. 983
„ -Asche, Zusammensetzung	983
Melasse-Zucker	767
Melezitose	151
„ Verbrennungswärme	284
Melibiase, Vorkommen in der Hefe	1167
Melibiose	149
Melis (Zucker)	984
Melissinsäure, Eigenschaften u. Vorkommen	97
Melitose	150
Melitriose	150
Melone	920
Membran, thierische, Zusammensetzung	505
Meneser Ausbruch, Zusammensetzung	1307
Menyanthes trifoliata, Hopfenersatz	1236
Menyanthin, Glukosid	140
Merkaptane, Bildung aus Gemüsen	916
Merlan, Fleisch	481
Merlucius communis, Fleisch	481
Metanil, als Färbungsmittel	461
Meteorwasser	1378
Methylalkohol, im Branntwein	1353
Methylguanidin, als Fäulnisserzeugniss	83
Methylindolamidoessigsäure	77
Mettwurst	523 u. 524
„ gekochte	1447
Miesbacher Vieh, Milch desselben	607
Miesmuschel, Fleisch	493

Alphabetisches Sachregister.

	Seite
Mictose, Nährmittel	544
Mikroorganismen, Verunreinigung des Trinkwasser durch	1376
Milch, Ausnutzung derselben	212
„ Bestandtheile	582
„ Eigenschaften	580
„ Entstehung	581
„ Gehalt an Albumin u. Laktalbumin	586
„ „ „ Galaktin, Laktoproteïn	586
„ „ „ Kohlenhydraten etc. (Laktose, Amyloid, Citronensäure)	592
„ „ „ Laktoglobulin u. Opalisin	585
„ „ „ sonstigen Stickstoff-Verbindungen (Harnstoff, Lecithin, Nukleïn, Phosphorfleischsäure etc.)	587
„ Häutchenbildung	588
„ Kaseïn und Labwirkung	583 u. ff.
„ Maassregeln für den Milchhandel	651
„ Probenahme und sog. Stallprobe	654
„ einzelner Säuger und deren besondere Eigenschaften, vergl. diese, nämlich:	
„ Büffel-	661
„ Delphin- (Meerschwein-)	664
„ Elephanten-	664
„ Esel-	662
„ Frauen-	596
„ Grindwal-	664
„ Hunde-	664
„ Kameel-	661
„ Kaninchen-	664
„ Katzen-	664
„ Kuh-	602
„ Lama-	661
„ Maulthier-	662
„ Nilpferd-	664
„ Rennthier-	661
„ Schaf-	659
„ Schweine-	664
„ Stuten-	662
„ Zebu-	661
„ Ziegen-	655
„ Verfälschungen	650
„ abgerahmte, Zusammensetzung	674
„ kondensirte	666
„ praeservirte	665
„ als Schönungsmittel für Wein	1267
„ -Albumin	586
„ -Asche	593
„ -Aufrahmungsverfahren	670 u. ff.
„ -Buttern	682

	Seite
Milch-Ertrag, (siehe die Milch der einzelnen Säuger).	
„ -Fehler, siehe Kuhmilch	649
„ -Fett, Allgemeine Eigenschaften	588
„ „ Zusammensetzung	591
„ -Gase	595
„ -Handel, Maassregeln für den	651
„ -Kaseïn, Eigenschaften u. Zusammensetzung	34 u. 583
„ „ Verbrennungswärme	282
„ „ Verhalten des ausgefällten	585
„ -Kügelchen, deren Beschaffenheit	589
„ -Pulver	667
„ -Reis, Zusammensetzung	1455
Milchsäure, Eigenschaften der verschiedenen Arten	172
„ Vorkommen im Brot	866
„ „ „ Fleisch	423 u. 425
„ „ „ Harn	274
„ „ freie in der Milch	592
„ „ im Wein	1262
„ -Bakterien in der Milch	634
„ „ Mitwirkung bei der Bildung des Butter-Aromas	680
„ „ Mitwirkung bei der Käsereifung	717
„ -Gährung	127 u. 1197
Milchsäurestich des Weines	1300
Milch-Saft, siehe Chylus.	
„ -Salze, siehe Milch-Asche.	
„ -Satten	670
„ -Serum	581
„ -Sterilisirapparate	641
„ -Wein, siehe auch Kumys	741
Milchzucker, Eigenschaften u. Vorkommen	148
„ Gewinnung aus den Molken	740
„ Umsetzung im Kumys	741
„ Verbrennungswärme	284
„ Vorkommen in der Milch	592
„ Zersetzung b. Reifen d. Käses	711
Milz, Zusammensetzung	500
Milzbrand, Einfluss auf Beschaffenheit des Fleisches	434
„ desgl. der Milch	627
Mineralstoffe, Bedeutung für die Ernährung	349
„ Unterschied in thierischen u. pflanzlichen Nahrungsmitteln	181
Mineralwasser, Beurtheilung	1421
„ künstliches	1420
„ natürliches	1415

	Seite
Mineralwasser, verändertes natürliches	1415
„ Verunreinigung	1421
„ Zusammmensetzung von Tafelwässern	1418 u. 1419
Minerva, Frischhaltungsmittel	445
Mirabellen, Zusammensetzung	956
Mirabellen-Branntwein	1345
Mirin	1332
Miso, Bereitung und Zusammensetzung	565 u. 1194
Mispeln, Zusammensetzung	956
Mitteldeutsches Vieh, Milch desselben	607
Mixed-Pickles, Bereitung	934
Mock-Turtle-Suppe	569
Möhren, Anbau, Zusammensetzung	912
„ Ausnutzung	243
„ gekocht	1456
Möhrenkraut, Zusammensetzung	969
Mogdad-Kaffee, Zusammensetzung	1094
Mohnöl, Eigenschaften	804
„ Verbrennungswärme	283
Mohnsamen, Anbau u. Zusammensetzung	794 u. 801
„ -Asche	812
„ -Fett, Zusammensetzung	114 u. 804
Mohrenhirse, Anbau und Zusammensetzung	779
Molken, Bestandtheile und Gewinnung	738
Molkenasche	739
Molkenbrot	740
Molkenchampagner	740
Molkenessig, Darstellung	740
Molkenkäse, Darstellung u. Zusammens.	733 u. 735
Molkenproteïn	586
Molkereierzeugnisse	665 u. ff.
Mondamin, Zusammensetzung	853
Monohexosen, Monosen od. Monosaccharide	131 u. ff.
Monopol, Frischhaltungsmittel	446
Moos, irländisches und isländisches	936
Moosstärke	938
Morchel (Morchella), Zusammensetzung verschiedener Sorten	942 u. 944
Moringia oleifera, Oelfrucht	799
Morsellen	888
Mosel-Wein, Zusammensetzung	1284
Most, Gewinnung u. Zusammensetzung etc.	1249
„ konzentrirter, Zusammensetzung	1253
„ Verbesserung durch Zuckerzusatz	1291
„ „ „ verschiedene andere Zusätze	1292 u. 1297
„ -Asche, Zusammensetzung	1246
„ -Gährung	1254
Mostrich, siehe „Senf".	

	Seite
Mostwaage	1291
Mucedin	33
Mucine	35
Mucinoide	36
Mucoreen, Thätigkeit bei der Gährung	1192
Müllerei	822
Mürzthaler Vieh, Milch desselben	607
Mugil cephalus, Fleisch	481
Mumme (Braunschweiger), Bereitung und Zusammensetzung	1225 u. 1226
Muraena anguilla L., Fleisch	481
Mus, Herstellung	962
Musa paradisiaca	814—816
Muschelthiere, Fleisch	491
„ desgl. Verfälschungen und Verunreinigungen	493 u. 494
Muskarin, als Fäulnisserzeugniss	82
„ „ Gift der Pilze	945
Muskatblüthe, siehe „Macis".	
Muskatbutter	1018
Muskatnuss (-Sorten), Gewinnung	1016
„ Verfälschung	1018
„ Zusammensetzung	1018
Muskatwein	1309
„ Kunst-	1314
Muskelalbumin	25
„ Gehalt des Fleisches daran	422
Muskelfarbstoff, Veränderung beim Aufbewahren	442
Muskelfaser, glatte und quergestreifte	416
„ Gehalt des Fleisches an	421
Muskelfibrin	422
Muskelkraft, Quelle derselben	286 u. ff.
Muskel-Globuline	28
„ -Myosin	422
„ -Plasma	422
„ -Stroma (Sarkolemma)	421
Muskulin	422
Mussaënda-Kaffee, Zusammensetzung	1096
Musseron, Pilz	940
Mutase, Nährmittel	539
Mutterkorn, Vorkommen im Brot und Mehl, Schädlichkeit	872
„ Zusammensetzung	872
Mutterlauge, Zusammensetzung	1370
Muttermilch, Ersatz durch Kuhmilch	375
Mutternelken	1041
Mydaleïn, Mydatoxin, Mydin als Fäulnisserzeugnisse	83
Mykoïde	36

	Seite
Mykose oder Trehalose	149
Myoalbumin	26
Myosine	30
Myosinogen	422
Myricylalkohol im Wachs	104
Myristica fragrans und andere Arten	1016
Myristikol	1021
Myristinsäure, Verbrennungswärme	283
„ Vorkommen in den Fetten	96
„ „ im Milchfett	592
Myronsäure, Eigenschaften u. Vork.	92 u. 1015
Myrosin	54
„ Vorkommen im Senf	1015
Myrtikolorin, Glukosid	140
Myrtus Pimenta L.	1036
Mytilotoxin	83 u. 440
Mytilus edulis	492 u. 493
Nachgährung bei Bier	1221 u. 1222
Nachlauf	1334
Nachmühlenöl	797
Nachreifen der Obst- und Beerenfrüchte	952
Nägelchen (Gewürznelken)	1046
Nägeli, Suppenwürze, Tab.	1476
Nährmittel (Proteïn- und Proteosen-)	530
„ 1. mit löslichen Proteïnstoffen	536
a) löslich gemacht durch chemische Mittel	536
b) desgl. durch überhitzten Wasserdampf	541
c) desgl. durch Enzyme	545
2. mit unlöslichen Proteïnstoffen	530
Nährsalz-Kakao	1117
Nährstoff oder Nahrungsstoff, Begriff	7
„ Heyden	551
Nährstoffverhältniss, Berechnung	8
Nährwerth u. Nährwertheinheiten, Begriff	8
Nahrung, Ausnutzung einer gemischten	246
„ Bedeutung	2 u. 3
„ Begriff	7
„ Einfluss einer salzarmen auf den Stoffwechsel	349
„ Stoffwechsel bei einer gemischten	332
„ Vertheilung auf die einzelnen Mahlzeiten	411
„ ob thierische oder pflanzliche	366
Nahrungsaufnahme, Einfluss der ein- und mehrmaligen Nahrungsaufnahme auf den Stoffwechsel	357
Nahrungsbedarf nach Kalorien	371

	Seite
Nahrungsbedarf für verschiedene Altersstufen, vergl. „Ernährung".	
Nahrungsbestandtheile, Uebergang ins Blut	252
Nahrungsmenge, Einfluss auf d. Stoffwechsel	355
Nahrungsmittel, Ausnutzung	211 u. ff.
„ Begriff	7
„ Braten derselben (Fleisch)	1448
„ Kochen von Fleisch und pflanzlichen	1444 u. 1450
„ pflanzliche	755 u. ff.
„ thierische	415 u. ff.
„ Zubereitung	1244
„ -Chemie, Bedeutung	1—7
Natriumkarbonat als Frischhaltungsmittel für Milch	648
Natriumsulfit als Frischhaltungsmittel für Fleisch und dessen Schädlichkeit	454 u. ff.
Natto, Bereitung	789
Nelken (Gewürz-)	1046
Nelkenöl	1047
Nelkenpfeffer, Gewinnung etc.	1036 u. ff.
Nelkensäure	1036 u. 1037
Nelkenschwindling	941
Nematoden	912
Nervin, Speisewürze	561
Nesselblätter, Zusammensetzung	928
Neuchateller Käse, Reifung	709
„ „ Zusammensetzung	729
Neugewürz	1036
Neunaugen, Fleisch	484
Neuridin als Fäulnisserzeugniss	82
Neurin, desgl.	82
Neutral Lard (Neutralschmalz), Gewinnung	509
Nicotiana Tabacum L.; N. macrophylla u. a. Arten	1121
Niederselterser Tafelwasser	1419
Nieheimer Käse	734
Niere, Zusammensetzung	499
Nigersamen, Anbau u. Zusammens.	795 u. 801
„ -Asche	812
„ -Fett (Nigeröl), Zusammens.	115 u. 804
Nikol, Nährmittel	537 u. 539
Nikoteïn, Nikotellin u. Nikotimin im Tabak	1127
Nikotin, Beschaffenheit u. Vork. im Tabak	1127
Nilpferdmilch, Zusammensetzung	664
Nögelost-Käse, Bereitung und Zusammens.	733
Norddeutsches Vieh, Milch desselben	607
Nordhäuser Branntwein	1238
Normanner Rasse, Milch derselben	607
Nucit	164

Alphabetisches Sachregister.

	Seite
Nudeln, Färben derselben	844
„ (Makaroni), Verdaulichkeit	233
„ Zusammensetzung	843
„ Suppe, Zusammensetzung	1454
Nüsse	797 u. 801
Nukleïne, Eigenschaften und Zusammens.	57
Nukleïnbasen	60
Nukleïnsäuren	58
Nukleoalbumine	34
Nukleohiston	58
Nukleon, siehe „Phosphorfleischsäure".	
Nukleoproteïde	35
Nuss-Backwaaren	836
Nussöl	809
Nussschalen, Zusammensetzung	1034
Nutrose, Nährmittel, Ausnutzung	223
„ „ Herstellung u. Zus.	536 u. 539
Oats, Zusammensetzung	834
Oberbrunnen (in Salzbrunn), Tafelwasser	1419
Obergährung bei Bier	1222
Oberhefe, Unterschied von Unterhefe	1174
„ Zusammensetzung	1159
Ober-Engadiner Käse	733
Obron, Suppenwürze, Tab.	1476
Obstessig	1364 u. 1366
Obst- und Beerenfrüchte	947 u. ff.
„ Bedeutung für den Handel	947
„ Eintheilung	948
„ Entstehung des Zuckers darin und Reifungsvorgänge	949
„ Gehalt an Asche u. Zusammens.	959
„ „ Fruchtfleisch, Kernen u. Schalen	958
„ „ in Wasser löslichen Stoffen, Säuren u. Pentosanen	956 u. 957
„ Nachreifen	952
„ Verfälschungen und Verunreinigungen	960, 961 u. 972
„ Zusammensetzung der frischen Obst- und Beerenfrüchte	955
„ „ der getrockneten	960
„ „ der kandirten	962
„ „ der Erzeugnisse daraus	962
„ „ Fruchtgelees	971
„ „ Fruchtkraute und Fruchtsyrupe	967
„ „ Fruchtsäfte	965

	Seite
Obst- u. Beerenfrüchte, Zusammensetzung der Marmeladen, Jams, Mus, Pasten	962
Obstkraut, Darstellung u. Zusammens.	967—969
Obstkrautpresslinge, Zusammensetzung	969
Obstschaumwein	1327
Obstwein, Bestandtheile	1326
„ Herstellung u. Zusammens.	1321—1327
„ Veränderungen bei der Gährung und beim Lagern	1325
Ochsenfett, Eigenschaften u. Zus.	114 u. 505
Ochsenfleisch	463
Ochsenzunge, geräucherte	521
„ geräucherte und gekochte	1447
Oechsle-Grade	1291
Oefen, Verunreinigungen der Luft durch	1439
Oele, siehe „Fette".	
Oelen des Weizens	763
Oelgebende Samen	793
Oeligwerden der Butter	689
Oelmadie (Samen)	794 u. 801
„ -Asche	812
Oelmoringie (Samen)	799
Oelsäure, Eigenschaften u. Vorkommen	98 u. 99
Oelsamen, Anbau	793 u. ff.
„ Verarbeitung	802
„ Zusammensetzung	801
„ -Asche	812
Oelsaure Salze, Eigenschaften	100
Oenanthäther, Vorkommen im Wein	1257
Oenoxydase	55
Oertel-Kur	337
Offgrade-Lard	509
Oktadekylalkohol im Wallrath	104
Oldenburger Rasse, Milch derselben	607
Olea europaea, Frucht	796 u. 801
Olease, Enzym	55
Oleomargarin, Gewinnung	508
Oleomargarinkäse	736
Oleomargarinsäure in den Fetten	98
Olivenfrucht, Anbau u. Zusammens.	796 u. 801
„ -Asche	812
Olivenkerne, im Pfeffer	1033
Olivenöl (Baumöl), Eigenschaften	808
„ Elementarzusammensetzung	114
Oliventrester, Zusammensetzung	1034
Omelette, Zusammensetzung	1450
Oncorhynchus chouicha	484
Ononin, Glukosid	139
Opalisin in der Milch	585

	Seite
Opium als Genussmittel	1066
Orange als Färbungsmittel	461
Orangen, siehe „Apfelsinen".	
Orangensaft, Zusammensetzung	965
Orangensaftwein, Zusammensetzung	1332
Orangenschalen, kandirt	889
Ornithin	70
Oryza sativa u. a. Arten	776
Osmerus eperlanus, Fleisch	481
Osmose-Verfahren z. Gew. v. Zucker aus Melasse	986
Ossein, Verbrennungswärme	283
Ostfriesisches Vieh, Milch desselben	607
Ostrea edulis	491 u. ff.
Ovalbumin	25
Ovos, Speisewürze	561
Ovovitellin	29
Oxalsäure, Eigenschaften und Vorkommen	171
„ Verbrennungswärme	284
„ Vorkommen im Harn	274
Oxalursäure, Vorkommen im Harn	274
Oxidin	55
Oxycellulose	180
Oxyfettsäuren	98
Oxyhämoglobin	37
Oxyneurin oder Betaïn	88
Ozon, Gehalt in der Luft	1428
„ zur Reinigung des Wassers	1400
Paderborner Brot	863
Paionsnaja	571
Palmenfrucht, Anbau u. Zusammens.	796 u. 801
Palmenstärke, Darstellung	853
Palmenvanille	1023
Palmenwein	1332
Palmenzucker	986
Palmin	695
Palmitinsäure in den Fetten	96
„ Verbrennungswärme	283
Palmitinsaure Salze, Eigenschaften	100
Palmkernfett bezw. -öl, Zusammens.	114 u. 808
Palmkernmehl, Zusammensetzung	1034
Palmkernmelasse „	983
Pana, Suppenwürze, Tab.	1476
Panicum miliaceum u. a.	780
Pankreas-Drüsen, Abbildung	196
„ -Peptone	547
„ -Saft, Eigenschaften u. Wirkungen bei der Verdauung	196 u. ff.
Pankreatin, Eigenschaften u. Zusammens.	55 u. 56

	Seite
Pankreatin, Wirkung bei der Verdauung	197
Pantherinussäure	945
Papaver somniferum Rhoeas (Samen)	794 u. 801
Papayin	55
„ -Peptone	548 u. 550
Papperpot	1041
Paprika, Bestandtheile u. Zusammens.	1038 u. 1039
„ Gewinnung	1037
„ Verfälschungen	1040
„ -Asche	1040
Papua-Macis	1019 u. 1020
Parachymosin	54
Paraffin als Lichtquelle	1438
Paragalaktan	161
Paraguay-Thee	1108 u. ff.
Parakaseïn	38 u 585
„ Bildung bei der Käsereifung	701
Paralichtys dentatus, Fleisch	481
Paranukleïne	58
Paranuss, Samen	798 u. 801
„ -Oel	810
Paraoxyphenylessig- u. -propionsäure im Harn	274
Paraphytosterin, Eigenschaften u. Vork.	104 u. 107
Parasiten in Fischen	487
„ im Fleisch	428
„ in Mehl und Brot	872
Parasolschwamm	939
Parmesankäse, Bereitung u. Zusammens.	732 u. 733
Pasten, Herstellung	962
Pasteten	522
Pasteurisiren der Milch	640
„ des Bieres	1235
„ der Weine	1272
Pastillen	888
Pastinak (Pastinaca sativa), Zusammens.	916 u. 917
Patentfarbmalz, Herstellung	1207
Patentfleischmehl	513
Patentfleischpulver	514
Patience-Backwaaren	886
Peanussbutter und Peanolia	697
Pektase	54
Pektinstoffe	165
Pellagra, Krankheit, Entstehung n. Mais-Genuss	775
Pellagroïn als Fäulnisserzeugniss	84
Pemmikan	514
Pentastomum taenioides im Fleisch	433
Pentite und Pentosen, Eigenschaften	128
Pentosen bezw. Pentosane, Bedeutung für die Ernährung	330

	Seite
Pepperette	1035
Pepsin, Eigenschaften	54 u. 56
„ Wirkung bei der Verdauung	189
„ des Handels	546
„ -Drüsen	186
„ -Peptone	545
Peptonbrot	883
Peptone, Ausnutzung	226
„ Bildung	40
„ Darstellung	541 u. 545
„ Nährwerth	319
„ Verbrennungswärme	283
„ Vorkommen im Bier	1227
„ „ in der Milch	586
„ „ in den Pflanzen	550
„ Zusammensetzung verschiedener	550
Peptotoxine	46
Perca fluviatilis, Fleisch	481
Periplocin, Glukosid	141
Perlhuhn-Eier	574
Perlkaffee	1067
„ Gewinnung	1069
Perlsucht siehe „Tuberkulose".	
Perlthee	1107
Perlzwiebel	919
Peronospora betae Sch.	912
„ infestans; P. viticola	899
Perseït, Verbrennungswärme	284
Persimonen, Zusammensetzung	956
Perspiration, Bestandtheile derselben	278
„ Einfluss d. Arbeit, Luft	276 u. ff.
„ von der Haut	276 u. ff.
Petersilie	1055 u. 1056
Petersilienöl	1056
Petiotisiren der Weine	1295
Petroleum als Lichtquelle	1437 u. 1438
Petromyzon fluviatilis (Neunauge)	484
Petroselinum sativum Hoffm.	1055
Pfannekuchen, Zusammensetzung	1456
Pfannenstein	1295 u. 1370
Pfeffer (weisser und schwarzer), Gew.	1028
„ Verdauung befördernd	209
„ Verfälschung und Verunreinigung	1031
„ Zusammensetzung	1029
„ Cayenne- oder Guinea-	1040
„ Langer	1035
„ Nelken-	1036
„ Spanischer	1037
„ -Asche	1031
Pfefferkraut	1055

	Seite
Pfefferkuchen	886
Pfeffermatta	1033
Pfeffermünz (Likör)	1360
Pfefferschalen, Zusammensetzung	1032
Pfefferstaub, Zusammensetzung	1032
Pferdefett, Eigenschaften u. Zusammens.	114 u. 506
Pferdefleisch, Elementarzusammensetzung und Verbrennungswärme	421
„ Gehalt an Sarkin, Kreatin	42
„ Zusammensetzung	475
Pferdemilch	662
Pferdezunge (Fisch)	481 u. 484
Pfirsiche, frische, Zusammensetzung	956
„ -Gelee	971
„ -Saft	965
Pfirsichkerne, Zusammensetzung	958
„ als ölgebender Samen	799
Pflanzenalbumine	26
Pflanzenfette (Oele) Eigenschaften	803
„ Elementarzusammens.	114
„ Entstehung	116
Pflanzenfibrin, Verbrennungswärme	282
Pflanzenkaseïn	32
Pflanzenleim	32
Pflanzennahrung, ob diese oder thierische	366
Pflanzen-Pepsin-Peptone	548 u. ff.
Pflanzenschleime, Eigenschaften	162
Pflaumen, frische, Zusammensetzung	956
„ getrocknete, Zusammensetzung	961
„ -Asche	959
„ -Gelee	971
„ -Kerne, Gehalt an Oel	799
„ „ Zusammensetzung	958 u. 959
„ -Marmelade, -Mus	963
Phaseolin	30
Phaseolus vulgaris; Ph. radiatus etc.	784
Phaseomannit	164
Phasol, Eigenschaften u. Vorkommen	105 u. 107
Phenol, Entstehung im Darm	201
Phenolschwefelsäure im Harn	274
Phenylamidopropionsäure, Bildung u. Eigenschaften	77
„ Bildung bei der Käsereifung	704
Phenylessig- u. Phenylpropionsäure, Entstehung im Darm	201
Phillyrin, Glukosid	140
Phlegma (Branntweinfabrikation)	1334
Phlodarit, Frischhaltungsmittel	445
Phloridzin, Glukosid	138

	Seite
Phoenyx dactylifera (Kerne), Zusammens.	1095
Phosphoglukoprotein	36
Phosphorfleischsäure (Nukleon)	59
„ Vorkommen im Fleisch 423 u.	425
„ „ im Fleischextrakt	556
„ „ in der Milch	587
Phylloxera vastatrix	1248
Phytophtora infestans	899
Phytosterin, Eigenschaften u. Vorkommen 105 u.	107
Pikrinsäure, Färbung von Nudeln damit	844
„ „ „ Konditorwaaren „	891
„ als Hopfenersatz	1236
Pikrokrocin, Glukosid	137
Pikrotoxin, Vorkommen	166
Pilézucker	984
Pilze, Ausnutzung	245
„ Eigenschaften u. Zusammens. 938 u.	944
„ Fett u. N-freie Extraktstoffe	946
„ Stickstoff-Substanz	945
„ Verfälschungen	947
Pilzasche	946
Pilzgift	945
Piment, siehe auch „Nelkenpfeffer" 1036 u.	1037
Pimenta officinalis Berg . . . . 1036 u.	1037
Pimentmatta	1037
Pimpinella Anisum	1042
Piper Betlé	1142
„ longum L., P. officinarum	1035
„ nigrum L., P. album	1028
Piperin u. Piperidin, Gehalt des Pfeffers an	1029
„ Konstitution	1030
Piperonal . . . . 1023 u.	1025
Pisum sativum, Anbau	786
Plätzchen	888
Plantago major, Blätter, Zusammensetz.	928
„ lanceolata, Samen, Zusammensetz.	817
Plasma, Blut-	260
Plasmase	54
Plasmon (Kaseon), Nährmittel . . 531 u.	533
Plattenzucker	984
Platycarcinus pagurus	493
Pleuricin	84
Pleuronectes platessa, solea, limanda, Fleisch	481
Plockwurst 523,	524
Plötze, Fleisch	481
Pluszucker oder Raffinose	150
Pocken, Einfluss auf Beschaffenheit des Fleisches	434
Pockenkrankheiten bei Fischen	489
Pökelfleisch	518

	Seite
Pökelflüssigkeit	519
Poivrette	1035
Polarite-Filter zur Reinigung des Wassers	1394
Polenta, Zusammensetzung	843
Polirabfall von Reis	837
Polygonin, Glukosid	137
Polygonum fagopyrum, P. tartaricum	781
Polygonum Persicaria, Samen, Zusammens.	817
Polyporus ovinus, P. confluens	941
Polysaccharide	151
Pompona-Vanille	1024
Pomril, Zusammensetzung	1329
Ponceau als Färbungsmittel	461
Populin, Glukosid	137
Porengrösse des Brotes	885
„ -Volumen des Brotes	884
Porphyra vulgaris, Zusammensetzung	937
Porree	919
Porter, Darstellung u. Zusammens. 1224 u.	1226
Portulak, Portulaca oleracea, Blätter, Zusammensetzung	928
Portwein, Darstellung u. Zusammens. 1309 u.	1310
„ Kunst-	1314
Porzellanfilter zur Wasserreinigung	1394
Potasche, Lockerungsmittel für Gebäcke	861
Poterium sanguisorba glaucescens	1055
Potted beef, Ham, Tongue, Salmon, Lobster (Pasteten), Zusammensetzung	522
Präservalin	444
Präservemittel für Fleisch . . . 444—447	
Präservirte Milch	665
Prairie, Fleischextrakt, Tab.	1475
Pralinées	888
Preisselbeeren, Zusammensetzung	956
Preisselbeersaft, „	965
Presshefe, „	858
„ die dazu zu verwendende Hefe	1196
Pressmost	1253
Presssaft der Hefe	1170
Presstalg, Gewinnung	508
Prime Steam Lard (bestes Dampfschmalz)	509
Probat, Frischhaltungsmittel	445
Propeptone	42
Protagon oder Lecithin	86
Protalbstoffe	42
Protamin	19
Proteïnkörner	14
Proteïn-Nährmittel, siehe „Nährmittel".	
„ „ aus Reis	535
Proteïnstoffe, Bedeutung als Nährstoffe	9

Alphabetisches Sachregister. 1543

	Seite
Proteïnstoffe, Eigenschaften	14—16
„ Eintheilung	22—24
„ Entstehung	20
„ Fäulniss im Darm	200
„ Konstitution	17
„ künstliche Darstellung	21
„ Spaltungserzeugnisse	17 u. 57
„ Verbrennungswärme	282
„ Zersetzung in den Geweben	263
„ Zusammens. der thierischen und pflanzlichen	25 u. 369
„ alkohollösliche	32
„ denaturirte	15 u. 38
„ einfache	24
„ genuine (oder native)	15
„ koagulirte	38
„ veränderte	38
„ zusammengesetzte	34
Proteolytische Enzyme	54
„ „ in der Hefe	1168
Proteosen	27 u. 40
„ Ausnutzung	226
„ -Nährmittel, siehe Nährmittel.	
Protoalbumose	44
Protoelastose	49
Protone	19
Protoplasmin, Nährmittel	531 u. 533
Protoproteose	45 u. 46
Protozoënkrankheiten bei Fischen	489
Provencer Oel	797
Prunus, Samen zur Oelgewinnung	799
Psalliota campestris L. u. a. Arten	939 u. ff.
Pseudonukleïne	58
Psomodoro (Liebesapfel)	922
Ptomaïne	46
„ Bildung u. Zusammensetz. etc.	81 u. ff
„ desgl. bei der Fleischfäulniss	438
Ptyalin, Wirkung	185
„ Zusammensetzung	56
Pudding-Pulver (Liebig's)	843
Puderkakao	1115
Puffbohne, siehe „Bohnen".	
Pulque fuerte	1332
Pumpernickel, Ausnutzung	239
„ Bereitung	862
„ Zusammensetzung	878
Punsch, schwedischer	1359 u. 1360
Puntsaon	937
Purgirstrauchsamen und Purgirkörner	799 u. 801
Puro, Fleischsaft	543 u. 544

	Seite
Putrescin	82
Pylorus oder Schleimdrüsen	186
Quäker-Oats, Zusammensetzung	884
Quargeln (Sauermilchkäse), Darstellung u. Zusammensetzung	734
Quargserum	738
Quassiaholz als Hopfenersatz	1236
Quassiin	166
Quecke, Samen, Zusammensetzung	817
Quellwasser	1386
Quercin und Quercit	164
„ Verbrennungswärme	284
Quercus-Arten, Früchte	813—817
Quillajasäure, Glukosid	138
Quinoa-Samen, Anbau u. Zusammens.	813—815
Quittensaft	965
Quittenschleim	163
Radieschen	916 u. 917
Räucherfarbe	447
Räuchern des Fleisches	520
Raffinade	984
Raffinase in der Hefe	1167
Raffinerie-Melasse	987
Raffinerie-Syrup	988
Raffiniren des Rohzuckers	984
Raffinose oder Raffinotriose, Eigenschaften	150
„ Verbrennungswärme	284
Raggi, Herstellung	1193
Rahm, Zusammensetzung	676 u. ff.
Rahmbackwaaren	886
Rahmbutter	676
Rahmkäse (Weich-)	728
Rahmreifung	678
Rahmsauer und Rahmsäuerung	678 u. ff.
Ranzigwerden der Fette und Oele	110
Raphanus Raphanistrum, Samen, Zus.	817
Raphanus sativus oleiferus (Samen)	794 u. 801
„ „ radicula, R. tristis, R. augustanus	916 u. 917
Rapinsäure in den Fetten	98
Raps, Anbau und Zusammensetzung	794 u. 801
Rapssamen, weisser etc. als falscher Senfsamen	1016
„ -Asche	812
„ -Fett, Rapsöl, Zusammens.	114 u. 803
Rauch u. industrielle Gase, Verunreinigung der Luft durch	1433
Rauchfleisch	521

Rauchgeschmack der Butter	689
Rauchtabak	1132
Rebe, Anbau	1240
Rebhuhn, Fleisch	478
Reblaus	1248
Regenpfeifer-Eier	574
Regenwasser oder Meteorwasser, Gehalt an Gasen und sonstigen Bestandtheilen	1378
Rehbraten, Zusammensetzung	1449
Rehfleisch, Zusammensetzung	478
Rehschlegel, Zusammensetzung	1449
Reineclaude, Zusammensetzung	956
Reis, Anbau und Zusammensetzung	776
" Ausnutzung	240
" Verfälschung	778
Reisasche	778
Reisbier	1226
Reisbrei, Zusammensetzung	1455
Reisfett, Elementarzusammensetzung	115
Reisfuttermehl	837
Reiskleber, Energie	535
Reiskleie	837
Reismehl (Kochreis)	836 u. 837
" Ausnutzung	240
Reismehlextrakt	847
Reismeldesamen	813—815
Reismühlenindustrie	836
Reispressfutter	855
Reisschalen	837 u. 1034
Reisstärke, Gewinnung	850
" Verkleisterungstemperatur	854 u 855
" Zusammensetzung	853
Reissuppe, Dauerwaare	569
Reissuppe, frisch zubereitet	1454
Reiswein	1332
Reiswurst	524
Reizker	940
Rektifikation (Spiritus)	1335
Rennthierkäse	736
Rennthiermilch	661
Repsöl, Zusammensetzung	114 u. 803
Rettig (Oelsamen), zur Oelbereitung	794
" Anbau und Zusammensetzung	916 u. 917
Revalesciere, Zusammensetzung	841
Rhabarber, Gemüse	925
" -Wein	1333
Rhamnase	54
Rhamnose	129
" Verbrennungswärme	284
Rhenser Tafelwasser	1419

Rheum officinale	925
Rhinanthus angustifolius, Vorkommen im Mehl und Schädlichkeit	817—819 u. 871
Rhombus maximus, Fleisch	481
Ribose	129
Ricinin, im Ricinussamen	811
Ricinusölsäure in den Fetten	98
Ricinussamen, Anbau u. Zusammensetz.	799 u. 801
Ricinussamenöl, Eigenschaften u. Zus.	115 u. 811
Rikotta (Quarg)	736
Rind, Abbild. desselben, zur Erläuterung des Werthes der verschied. Fleischsorten	465
Rinderbraten, Zusammensetzung	1449
Rinderfinne	428
Rinderpest, Einfluss auf Milch	627
Rindfleisch, Ausnutzung	216
" Eintheilung des Fleisches von verschiedenen Körperstellen, Abbildung des Rindes	465
" Elementarzusammensetzung u. Verbrennungswärme	421
" Gehalt an Abfällen	465
" " Albumin, Faser u. Leim	467
" " Kreatin, Sarkin etc.	422
" Unterschied von anderen Fleischsorten	463
" Zusammensetzung	466
" gedunstetes, in Büchsen	517
" frisch gekochtes u. gebratenes	1447—1449
Rindfleischpastete	522
Rindfleisch Schlackwurst	523—525
Rindsbraten, deutscher, in Büchsen	517
Rindsgoulasch in Büchsen	517
Rindstalg, Verarbeitung	507
" Zusammensetzung	507
Ringelblumen	1051
Ringpilz	941 u. 944
Rio-Bouillon, Tab.	1475
Rispenhirse, Anbau u. Zusammensetzung	780
Rispenhirsekörner, geschälte, Zusammens.	838
Robbenthran, Zusammensetzung	510
Roborat, Nährmittel, Ausnutzung	229 u. 535
" " Zusammensetzung	535
Roborin, Nährmittel, Ausnutzung	226
" " Herstellung u. Zus.	533 u. 534
Rochen, Fleisch	481
Römischer Salat	927
Röstgummi	157

	Seite
Rogen	571
Roggen, Anbau und Zusammensetzung etc.	764
Roggenasche, Zusammensetzung	767
Roggenbrot "	878 u. ff.
„ Ausnutz. verschiedener Sorten	237 u. ff.
Roggenfett, Zusammensetzung	115
Roggenfuttermehl, Zusammensetzung	832
Roggenkaffee	1092
Roggenkleie	832
Roggenkorn, anatomischer Bau	820
Roggenmehl, Ausbeute beim Mahlen	824
„ Ausnutzung	237
„ Zusammensetzung	830
Roggenschlempe, Zusammensetzung	1335
Roggenstärke, Verkleisterungstemperatur	854
Roggenzwieback	878
Rohfaser (Holzfaser), Beschaffenheit	177
Rohrzucker, Anbau und Zusammensetzung der Rohstoffe: Zuckerrohr	977
„ desgl. Zuckerrübe	907
„ Eigenschaften u. Vorkommen	146
„ Gewinnung	979
„ Unterscheidung der aus Rüben und Zuckerrohr	983, 985, 987
„ Verarbeitung der Rohstoffe auf Rohzucker	979
Abfälle hierbei	981 u. 983
Ausbeute	982
„ Verarbeitung des Rohzuckers auf Gebrauchszucker	984
Abfälle hierbei	986
Verarbeit. dieser Abfälle	986
„ Verbrauch	977
„ Verbrennungswärme	284
„ Verfälschung u. Verunreinigung	988
„ Zusammensetz. verschiedener Sorten (Kandis, Farina, Melis etc.)	985
„ Zusammensetzung von Zucker verschiedener anderen Rohstoffe (Sorghum, Mais, Palmen)	986 u. 987
Rohrzucker-Honig	998
Rohzucker, Darstellung, Reinigung, Zus. etc.	979
„ Abfälle bei der Fabrikation	981
„ Zusammensetzung	982
„ -Asche	983
Roisdorfer Tafelwasser	1419
Romadur (Romator-, Romandur- etc.) Käse, Bereitung und Zusammensetzung	730 u. 731

	Seite
Roquefort-Käse, Bereitung u. Zus.	735 u. 736
„ „ Reifung	704 u. 709
Rosaline, Fleischfarbe	447
Rosenäpfel	814—816
Rosenhonig	1002
Rosenkohl	925, 926, 930
Rosen-Paprika	1038
Rosinen, Zusammensetzung	961 u. 1312
„ -Süsswein	1312
„ -Wein, Darstellung u. Zusammens.	1296
Rosskastanie, Anbau u. Zusammens.	813—815
„ -Asche	817
„ -Stärke, Darstellung	851
„ „ Verkleisterungstemperatur	854
Rostbeef, Zusammensetzung	1449
Rothfärbung des Brotes	869
„ der Käse	724
„ der Milch	632
Rothkraut	925, 926, 930
„ gekocht	1456
Rothwein (siehe auch Wein)	
„ Bereitung der Maische	1249
„ Gährung	1255
„ Kellerbehandlung	1264 u. ff.
„ Verbesserung u. Vermehrung	1290 u. ff.
„ Zusammensetzung	1284
Rothwurst	523
Ruberythrinsäure, Glukosid	142
Rubiadinglukosid	142
Rubrokarnit, Fleischfärbemittel	447
Rüben (weisse)	913
„ Einmach-Rothrübe	916
„ gekocht	1456
„ Teltower	916 u. 917
„ als Kaffeesurrogat	1089
Rübenfett, Zusammensetzung	115
Rübengeschmack der Butter	689
Rübenkaffee, Zusammensetzung	1089
Rübenmüdigkeit und Rübennematode	912
Rübenpresslinge, Zusammensetzung	981
Rübenrückstände	969
Rübenschnitzelmelasse	983
Rübenstengel, Verlust beim Kochen	1458
„ Zusammensetzung	926
Rübenzucker, siehe „Rohrzucker".	
Rüböl, Verbrennungswärme	283
„ Verunreinigung d. Zimmerluft durch Brennen desselben	1438
„ Zusammensetzung	114 u. 803
Rübsen (Samen), Anbau u. Zusammens.	794 u. 801

	Seite
Rübsen (Samen), -Asche	812
„ „ -Fett, Zusammens.	114 u. 803
Rum, Darstellung	1194 u. 1352
„ Nachmachung und Verfälschung	1354
„ Kunst-	1353 u. 1355
„ Verschnitt-	1353 u. 1354
Rumcouleur	993
Rumex patientia L.	1055
Rumfordsuppe, Dauerwaare	568
Rumfordsuppe, zubereitet	1454
Runkelrübe, Anbau u. Zusammensetzung	905
Runkelrübenfett, Zusammensetzung	115
Russ, (Schornstein-) „	1433
Russischer Käse „	731
Ruster-Ausbruch „	1307
Rutin, Glukosid	139 u. 1053
Saatmadie (Samen), Anbau u. Zus.	794 u. 801
Saccharin, Darstellung, Verunreinigung u. Wirkung	1004—1010
„ Verbot	1010
Saccharobiosen	144
Saccharokolloïde	161
Saccharomyces, als Gährungserreger s. „Hefe".	
„ verschiedene Arten	1191
Saccharose oder Saccharobiose (Rohrzucker) Eigenschaften und Vorkommen	146
„ Verbrennungswärme	284
Saccharotriosen	150
Sägemehl, Zusammensetzung	1034
Säurerest im Wein	1286
Saflor, Zusammensetzung etc.	1052
Saflorgelb	167
Safran, (versch. Sorten) Gewinnung u. Zus.	1048
„ Verfälschungen etc.	1049
„ Algier-	1052
„ chemischer	1052
„ Kap-	1051
„ -Ersatzmittel	1051
Safranin, Anilinfarbstoff als Färbungsmittel	461
Sago, Darstellung und Zusammensetzung	853
Sagomehl, Sagostärke	853
Sagostärke, Verkleisterungstemperatur	854
Saibling, Forelle, Fleisch	481
Sake (Wein)	1332
Sakehefe und -Herstellung	1194
Sakkakaffee, Zusammensetzung	1084
Sakurada (Bier)	1332
Salami- oder Hart-Wurst	523 u. 525
Salat, Anbau u. Zus. verschiedener Sorten	927

	Seite
Salatbohnen in Büchsen	932
Salatunkräuter	928
Salepschleim	163
Salicin, Glukosid	137
Salicylsäure, als Frischhaltungsmittel	
„ für Fleisch	460
„ für Milch	649
„ Verbrennungswärme	284
„ Vorkommen in natürl. Früchten	957
Salinenwasser, Zusammensetzung	1369
Salm oder Lachs (Fleisch)	481 u. 484
Salmin	19
Salmo salar, S. salvelinus, S. trutta (Fl.)	481 u. 484
Salmpastete, Zusammensetzung	522
Salpeter als Frischhaltungsmittel	443
Salpetersäure, Vorkommen in der Luft	1429
„ „ in den Pflanzen	94
„ „ im Regenwasser	1378
„ „ im Wein	1285
Salpetrige Säure, Vorkommen in der Luft	1429
„ „ „ im Wasser	1374
Salvator-Bier, Herstellung u. Zus.	1217 u. 1226
Salvelinus fontinalis, Fleisch	481
Salzsäuregas, Schädlichkeit in der Luft	1434
Salzungsröthe des Fleisches, Bildung	443
Sana (Kunstbutter)	695
Sanatogen, Nährmittel, Ausnutzung	222
„ „ Herstellung u. Zus.	537 u. 539
Sandelholz, rothes, Zusammensetzung	1034
Sand-Filter für Wasserreinigung	1390
Sandstein-Filter für Wasserreinigung	1392
Sanguinin, Nährmittel	533
Sanitätseiweiss „Nikol", Nährmittel	537 u. 539
Sanose, Nährmittel	541
Santonin	165
Saponin u. Sapotoxin, Glukosid	138
„ in Kornrade	818
„ in Rosskastanien	815
Sapotin, Glukosid	140
Saprin	82
Sardellen	484
Sardines à l'huile	484
Sarkin, Beziehung zum Harnstoff	264
„ oder Hypoxanthin, Eigenschaften	62
„ Menge in Fleischsorten	422
Sarkolemma	421
Sarkosin, Bedeutung für die Ernährung	327
„ Verbrennungswärme	283
„ Vorkommen im Fleischextrakt	555
Satten-Verfahren zur Aufrahmung d. Milch	670

	Seite
Saturation von Rübensaft	980
Satureja hortensis	1055
Saucen aus Pilzen	560 u. 947
„ käufliche	562
„ Verfälschung und Verunreinigung	566
„ Tabak-	1132
Saucischen	524
Sauerampfer	1055
Sauerfäule	1248
Sauerkraut, Herstellung u. Zusammens.	932
„ gekocht	1456
Sauermilchkäse	733
Sauerstoff in der Luft	1425
„ im Regenwasser	1378
„ als Ursache des Stoffwechsels	305
Sauerstoffaufnahme und Eiweisszufuhr	317
„ bei Ruhe und Arbeit	311
„ bei Tage und Nacht	271
Sauerstoffmenge im arteriellen u. venösen Blut	262
„ in der Aus- und Einathmungsluft	268
Sauerteig als Brotlockerungsmittel	858
„ proteolyt. Enzym in demselben	549 u. 551
Sauerwurm	1248
Sauser (Wein)	1253
Savoyerkohl	925
Schafeuter (Pilz)	941
Schaffleisch, Zusammensetzung	470
Schafkäse, italienischer	735
Schafmilch	659
Schalenkleie, Begriff	827
Schankbier, Herstellung u. Zus.	1217 u. 1226
Scharlach, Verbreitung durch Milch	627
Schaumbackwaaren	886
Schaumkuchen, Tabelle	1484
Schaumwein, Darstellung u. Zus.	1316—1320
„ Nachmachungen	1320
Scheelisieren der Weine	1298
Scheidung beim Zuckerrübensaft	981
Schellfisch, Fleisch	481 u. 484
„ gebraten	1449
„ gekocht	1447
Schieligkeit oder Schleier des Bieres	1232
Schiffszwieback, Zusammensetzung	878
Schilcher oder Schillerweine	1250
Schillerbrot, Ausnutzung	238
Schinken, gekochter	1447
„ geräucherter	521
„ -Pastete	522

	Seite
Schinken-Wurst	525
Schirmschwamm	939 u. 944
Schizosaccharomyceten als Gährungserreger	1158 u. 1192
Schlachtabgänge (Abfälle)	494 u. ff.
„ Ausnutzung derselben	219
Schlachten der Thiere, fehlerhaftes	439
Schlachtgewicht von Fischen	482 u. 485
„ „ Kälbern	468
„ „ Ochsen und Kühen	464
„ „ Schaf	470
„ „ Schwein	473
„ „ Wild und Geflügel	477
Schlackwurst, Bereitung	523
„ Zusammensetzung	524
Schlagsahne, Zusammensetzung	676
Schleie, Fleisch	481
Schleim, siehe „Pflanzen-Schleim".	
„ -Drüsen	186
Schleimige Gährung	128
Schleimigwerden, s. „Fadenziehendwerden".	
Schlempe, Abfall bei der Stärkefabrikation	855
„ bei der Spiritusfabrikation	1335
Schleswiger Vieh, Zusammens. der Milch	607
Schmalz, siehe „Schweineschmalz".	
„ -Butter, siehe „Margarine".	
„ -Oel	510
Schminkbohnen	784
Schmorbraten, Zusammensetzung	1449
Schnellessigfabrikation	1363
„ -Filter für Wasserreinigung	1392
„ -Hefe, sog.	860
„ -Räucherung	521
Schnirkelschnecke, Fleisch	493
Schnittbohnen (unreife Hülse) Zusammens.	930
„ Gehalt an Stickstoff-Substanz	915
„ getrocknet	923
„ in Büchsen	932
Schnittlauch	919
Schnupftabak	1133
Schönen des Kaffees	1069
„ „ Weins	1266
Scholle, Fleisch	481
Schorf (Kartoffelkrankheit)	899 u. 900
Schrot, (Getreide-), Begriff	827
Schübling, siehe „Pilze und Schwämme"	940
Schwämme, Eigensch., Erkennung u. Zus.	938 u. ff.
„ Verdaulichkeit	245
Schwarte, Schweine-, Zusammensetzung	495
Schwartenwurst	524

	Seite
Schwarzbrot, Ausnutzung	239
„ Bereitung	862
„ Zusammensetzung	878
Schwarzfärbung der Käse	725
Schwarzwerden des Weines	1303
Schwarzwurz	916
Schwedischer Käse, Zusammensetzung	731
Schwefel, Frischhaltungsmittel	447
Schwefeln des Weines	1264
Schwefelwasserstoff in d. Luft u. Schädl.	1434
Schweflige Säure u. deren Salze als Frischhaltungsmittel f. Fleisch und ihre Schädlichkeit	454
„ „ Schädlichkeit in der Luft	1434
„ „ Vorkommen im Bier 1235 u.	1239
„ „ „ in Fruchtsäften	973
„ „ „ in der Luft	1433
„ „ „ im Wein 1265 u.	1287
Schweine-Braten, Zusammensetzung	1449
„ -Fett, Eigenschaft u. Zusammens.	505
„ -Finne	429
„ -Fleisch, Eintheilung	473
„ „ Elementarzusammensetz. u. Verbrennungswärme	421
„ „ gekochtes	1447
„ „ Schlachtergebniss ganzer Thiere	473
„ „ Zusammensetzung	474
„ -Kotelette, Zusammensetzung	1449
„ -Milch	664
„ -Schmalz-Sorten	509
„ „ Verarbeitung	508
„ „ Zusammensetzung	507
„ -Schwarte, Zusammensetzung	495
Schweiss, Bildung und Zusammensetzung	278
Schwund beim Wein	1263
Schwyzer Rasse, Zusammensetz. der Milch	607
Scillin oder Sinitrin	160
Scleroderma vulgare Fr. und andere Arten siehe auch „Pilze und Schwämme"	943
Scomber scombrus, Fleisch 481 u.	484
Scomberin	19
Scorzonera hisp. glastifolia	916
Secale cereale	764
Seefahrtsbier, Bereitung u. Zus. 1225 u.	1226
Seezunge, Fleisch	481
Sehnen, Ausnutzung derselben	219
Seidelbast als Hopfenersatz	1236
Seifenbaumfett	800
Seifigwerden der Milch	632

	Seite
Sekt, griechischer, Darstellung	1297
„ siehe auch „Schaumwein"	1316
Selbstleuchten der Würste	529
Selbstgährung der Hefe	1189
Selbstverdauung der Hefe	1189
Sellerie 916—918 u.	930
„ Ausnutzung	243
Selters (Weilburg) Tafelwasser	1419
Seminose	133
Semmel, feines Weizenbrot	878
„ -Klösse	1455
„ -Nudeln	1455
„ -Pilz	941
„ -Pudding	1455
Senf, Bereitung und Beschaffenheit	1014
„ und Senfsamen	1013
„ Verfälschungen	1015
„ -Mehl	1014
„ -Oel, Bildung im Senf	1015
„ -Samen, Zusammensetz. von weissem und schwarzem	1014
„ „ sog. falscher, Ackersenf	1016
„ „ -Asche	1015
Serbischer Kajmak, Zusammensetzung	729
Sericin	50
Serum, Blut-	261
Serumalbumin	25
„ Verbrennungswärme	282
Serumglobulin	27
Sesamfett (-öl), Eigenschaften u. Zus. 114 u.	805
Sesamsamen, schwarzer und weisser, Anbau und Zusammensetzung 795 u.	801
Sheabutter	800
Sherry, Darstellung u. Zusammens. 1308 u.	1310
„ Kunst-	1314
Shikimi	1022
Shikimin	1023
Shirosake	1332
Shoya, Shoyu, Soja, chinesische	564
„ „ „ indische	562
„ „ „ japanische 562 u. ff.
Siam-Ingwer oder Galgant	1063
Sicco, Nährmittel 538 u.	539
Simmenthaler Vieh, Milch desselben	607
Sinalbin 92, 138,	1015
Sinalbinsenföl	1015
Sinapis arvensis u. S. glauca	1016
Sinapis Brassica alba L., S. nigra u. S. juncea Mayer	1013
Sinigrin, Glukosid	137

	Seite
Sinkalin oder Cholin	87
Siris, Suppenwürze, Tab.	1476
Sitogen, Speisewürze	561
Skatol, Eigenschaften	80
„ Entstehung im Darm	201
„ Vorkommen im Harn	274
Skatolamidoessigsäure	77
Skatolsäure und Skatolkarbonsäure	77
Skelatine	49
Skillit	164
Skimmin, Glukosid	139
Slibowitz bezw. Slivovitz	1344
Sojabohne, Anbau und Zusammens. etc.	788
„ Ausnutzung	243
„ gebrannte, Zusammensetzung	1094
Sojabohnenkaffee	1094
Sojabohnenmehl	839
Solanin, Eigenschaften und Vorkommen	93
Solanum Lycopersicum Tournefort	922
„ melongea	904
„ tuberosum	892
Solaröl als Lichtquelle	1438
Soldaten, Ernährung derselben	395
Soldatenbrot, Ausnutzung	238
Somatose, Ausnutzung	226
„ Herstellung, Zusammensetzung	544
„ Nährwerth	321
„ -Kakao	1117
Sommerbier, Darstellung u. Zus.	1217 u. 1226
Sommerroggen, siehe „Roggen".	
Sommerweizen, siehe „Weizen".	
Sonnenblumensamen, Anbau und Zus.	794 u. 801
„ -Asche	812
„ -Oel, Eigenschaften	804
Soolwasser	1369
Sophorin, Glukosid	138
Sorbit	131
Sorbose oder Sorbinose	144
„ Verbrennungswärme	284
Sorghohirse, Anbau u. Zusammensetzung	779
„ geschält, und als Mehl	838
Sorghum vulgare etc., Anbau	779
Sorghumzucker	986
Soson, Nährmittel, Ausnutzung desselben	225
„ „ Herstellung u. Zus.	531 u. 533
Soya, Soja siehe „Shoya".	
Sozolith, Frischhaltungsmittel	445
Spätzeln, Ausnutzung	234
Spalenkäse, Zusammensetzung	731
Spanischer Pfeffer, siehe „Paprika".	

	Seite
Sparbutter, siehe „Margarine".	
Spargel, Anbau u. Zusammensetzung	923
„ Gehalt an Stickstoff-Substanz	915
„ gekocht	1456
„ in Büchsen	932
„ -Beerenkaffee	1095
„ -Bohnen, trocken	930
Sparsuppenmehl	841
Spartium scoparium	1054
Speck, gebraten, Zusammensetzung	1449
„ gesalzen und geräuchert	521
Speckfett, Ausnutzung	320
Speichel, Einfluss auf die Verdauung	185 u. ff.
„ Menge des abgesonderten	184
„ Zusammensetzung	185
Speicheldrüsen, Abbild.	184
Speisemöhre	916 u. 930
Speisemorchel	942 u. 944
Speiseöle, Eigensch. u. Verfälsch. etc.	802—812
Speisesyrupe, Abfälle v. d. Rohrzuckerbereitung	988
Speisewürzen, Herstellung u. Zusammens.	560—562
Speltweizen (oder Spelzweizen)	763 u. 764
Spergel (Spergula maxima), Samen, Zus.	817
Sphacelinsäure im Mutterkorn	872
Spiegeleier, Zusammensetzung	1449
Spinat (Spinacea oleracea L.)	925
„ Gehalt an Stickstoff-Verbindungen	915
„ gekocht	1456
„ Verlust beim Kochen	1458
Spirituosen, Darstellung, Zusammensetzung	1333
„ -Couleur	993
Spitzkohl	925
Spongin	49
Sporozoën im Fleisch	433
Sprotten (Kieler), Fleisch	484
Stabil, Frischhaltungsmittel	447
Stachelbeeren, frische, Zusammensetzung	956
„ -Asche	959
„ -Kerne und -Schalen	959
„ -Saft	965
„ -Wein	1330
Stachelpilze	942 u. 944
Stachydrin, Vorkommen	88 u. 903
Stachyose	151
Stachys tuberifera, Anbau, Zusammensetz.	902
Stärke, Abbau derselben	155
„ Bildung in den Pflanzen etc.	117
„ Eigenschaften	153 u. ff.
„ Einfluss des Speichels auf verschiedene Stärkesorten	185

	Seite
Stärke, Einfluss des Bauchspeichels auf	198
„ Folgen von übergrosser Einnahme	211
„ die dem Fett äquivalente Menge	285
„ Verbrennungswärme	284
„ -Gummi	157
„ -Mehl, Darstellung u. Zusammens.	828
„ „ Verfälschungen	871
„ „ Verkleisterungstemperatur	845
„ „ -Abfälle b. d. Stärkefabrik.	848 u. ff.
Stärkezucker u. Stärkesyrup, Darstellung und Zusammensetzung	989 u. 991
„ Schädlichkeit derselben	991
„ Verunreinigungen	992
„ Vorkommen v. Gallisin darin	991
„ -Essig	1362
Stallprobe bei Milchverfälschungen	654
Staub, Menge in der Luft	1430
Staub, Verunreinigung der Luft durch	1431
Staubschwämme	942
Staufenbrunnen b. Göppingen, Tafelwasser	1419
Steapsin, Wirkung	54, 194, 198
Stearin als Lichtquelle	1438
Stearinsäure, Eigenschaften u. Vorkommen	97
„ Verbrennungswärme	283
Stearinsaure Salze, Eigenschaften	100
Steckrübenstengel, Zusammensetzung	925 u. 926
„ Stickstoff-Verbindungen	915
Steinbutte, Fleisch	481
Steinlorchel	942 u. 944
Steinpilz	941 u. 944
Steinsalz	1371
Stengelfäule bei Kartoffeln	900
Stengelmus, Verlust beim Kochen	1458
Sterilisation der Milch	640 u. ff.
„ des Wassers	1397
Sternanis	1022
Stickstoff, Menge in der Luft	1424
Stickstofffreie Extraktstoffe siehe „Extraktstoffe" und „Kohlenhydrate".	
Stillingiatalg	800
Stiltenkäse, Zusammensetzung	729
Stinkbaum oder Stinkmalve, Gehalt der Frucht an Oel	800
Stint, Fleisch	481
Stockfisch (Fleisch), Zusammensetzung	484
Stockschwamm	939
Stör, Fleisch	481
Stoffwechsel, Einfluss des Aethylalkohols und Glycerins auf den	339
„ „ der Albumosen u. Peptone	319
Stoffwechsel, Einfluss der alkaloïdhaltigen Genussmittel	346
„ „ d. Alters u. d. Körpergrösse	358
„ „ der Arbeit	359
„ „ des Eisens	352
„ „ des Kalkphosphates	350
„ „ des Klimas	363
„ „ des Kochsalzes	353
„ „ des Leimes u. der Amidoverbindungen	323
„ „ der Mineralstoffe	349
„ „ der Nahrungsmenge und mehrmaligen Nahrungsaufnahme	355
„ „ des Wassers	337
„ Grösse desselben	278
„ „ bei reiner Eiweiss- od. Fleischnahrung	314
„ „ bei ausschliesslicher Nahrung von Fett- u. Kohlehydraten	328
„ „ bei gemischter Nahrung	332
„ „ im Hungerzustande	310
„ „ bei Ueberernährung	334
„ „ bei Unterernährung	335
„ Ursache desselben	305
Stoffwechselerzeugnisse, Ausscheidung aus dem Organismus, feste	271
„ desgl., gasförmige	267
Stollen, Konditorwaaren, Tabelle	1484
Stoppelrübe	913
Stoppelschwamm	942
Stout, Herstellung	1224
Strachinokäse, Reifung	703
„ Zusammensetzung	729
Stragelkaffee	1095 u. 1096
Strömling, Fleisch	481
Strohweine	1305
Stroma, Blut-	260
„ Muskel-	421
Strontianverfahren, f. Melasse-Verarbeitung	987
Sturin	19
Stutenkäse	736
Stutenmilch	662
„ als Kindernahrung	381
„ zur Kumys-Bereitung	740
Substitutionsverfahren f. Melasseverarbeitung	987
Sudankaffee, Zusammensetzung	1094
Sülzenwurst	524 u. 525
Süssholz, Gewinnung u. Zus. etc.	1064 u. ff.

Alphabetisches Sachregister. 1551

	Seite
Süssmais, Zusammensetzung	774
Süssstoffe, künstliche	1004
„ natürliche	976 u. ff.
Süssweine, Darstellung u. Zusammens.	1303 u. ff.
„ Nachmachungen u. Verfälsch.	1311
„ Verdauung befördernd	209
Sukramin, siehe „Saccharin".	
Sukrol, siehe auch „Dulcin"	1010
Sultanbrot	889
Sumpfdotterblume	1054
Sumpfreis, Zusammensetzung	777
Suppe militaire, Zusammensetzung	568
Suppen, im Haushalt zubereitete	1447 u. 1453
Suppen-Dauerwaaren	566
„ von Fett und Mehl	569
„ von Fleisch, Fett u. Mehl	566
„ von Fleischextrakt, Fett u. Mehl	568
„ Verfälschung	566
Suppenkräuter, trockene	930
Suppenmehle aus Leguminosen, Zusammens.	841
„ sonstige, „	844
Suppenpulver, Zusammensetzung	568
Suppentafeln, Fleisch-	566 u. ff.
„ sog. kondensirte	569 u. ff.
Suppenwürzen	560 u. 561
Swartz'sches Aufrahmverfahren	670
Sykose, siehe „Saccharin".	
Synanthrose	901
Syntonin, Gehalt des Fleisches an	422
„ Verbrennungswärme	282
Syringin, Glukosid	140
Syrup, Frucht-, Herstellung	964
„ „ Zusammensetzung	970
„ Melasse-	986
„ Speise-, Abfälle v. d. Zuckerfabrikation	988
„ Stärke-, Herstellung	990
„ „ Zusammensetzung	991
Systole	256
Tabak	1121
„ Anbau und die verschiedenen Tabakpflanzen	1121
„ Einfluss von Boden und Düngung	1122
„ „ von Pflanzung u. Pflege	1123
„ „ der Wärme, des Lichtes	1124
„ Ernte	1124
„ Fermentation und Trocknung	1125
„ „ Umsetzungen hierbei	1126
„ „ Fett und Harz	1128
„ „ Mineralstoffe	1130

	Seite
Tabak, Fermentation, Umsetzungen, Organische Säuren	1129
„ „ „ Stärke u. Zucker	1129
„ „ „ Stickstoffverbindungen	1126
„ Güte, Einflüsse darauf	1134—1138
„ Physiologische Wirkung u. Raucherzeugnisse	1138
„ Verarbeitung	1132
„ „ Cigarren u. Cigaretten	1132 u. 1133
„ „ Kau- und Schnupftabak	1133
„ „ Rauchtabak	1132
„ Verbrauch	1121
„ Verfälschungen u. Verunreinigungen	1140
„ Zusammensetzung	1131
Tabaksaucen	1132
Tafelsalz	1371
Tafelwasser, siehe „Mineralwasser".	
Tafelweine	1288
Taffeamoos	937
Tagmahonig	1001
Talg, Eigenschaften u. Elementarzus. des vom Rind und Hammel	505
„ Verarbeitung	507
„ als Lichtquelle	1438
Tampicin, Glukosid	141
Tao-Yu od. Tao-hu, Bereitung u. Zus.	564, 789, 1194
Tapej, Herstellung	1193
Tapeten, giftige in Wohnungen	1439
Tapioca, Darstellung u. Zusammens.	852 u. 853
„ Julienne (Suppe)	569 u. 845
„ Verkleisterungstemperatur	854
Taschenkrebs, Fleisch	492
Tassen-Bouillon, Tab.	1475
Taubenfleisch, Zusammensetzung	478
Taumellolch	817—818
Taunusbrunnen, Tafelwasser	1419
Taurin, Bedeutung für die Ernährung	327
Taurocholsäure in der Galle	192
Teigbereitung beim Brotbacken	861
Teltower Rübchen, Zusammensetzung	916
Tetanin als Fäulnisserzeugniss	84
Thalsperrenwasser	1505
Thea chinensis	1197
Thee, Abstammung	1097
„ „ verschiedener Sorten	1101
„ Ausbeute	1100
„ Beurteilung	1107
„ Gährung	1099
„ Gehalt an einzelnen Bestandtheilen	1103

	Seite
Thee, Gehalt an Asche	1105
„ „ „ Fett	1105
„ „ „ Gerbsäure	1105
„ „ „ Stickstoff-Substanz (Theïn, Theophyllin etc.)	1104
„ „ „ Wasserauszug	1103
„ als Genussmittel	346
„ Gewinnung verschied. Sorten (von grünem u. schwarzem Thee etc.)	1099
„ Güte	1098
„ Verfälschungen u. Verunreinigungen	1105
„ Zusammensetzung	1102
„ „ Unterschied zwischen grünem u. schwarzem Thee	1103
Thee-Backwaaren (Bisquits) 885 u. Tab.	1484
Thee-Ersatzmittel	1106
Theestrauchsamen, Gehalt an Oel	800
Theïn, Eigenschaften	64 u. 1104
„ Gehalt des Thees an demselben	1104
Theobroma Cacao	1110
Theobromasäure	1113
Theobromin, Eigenschaften	63
„ Menge in den Cacaobohnen	1113
Theophyllin	64 u. 1104
Thlaspi arvense, Samen, Zusammensetzung	817
Thomax, Frischhaltungsmittel	447
Thran, siehe auch Leberthran	510
Thrombin	54
Thujin, Glukosid	137
Thunfisch, Fleisch	484
Thymusdrüse vom Kalb	495
Tiglinsäure, Eigenschaften u. Vorkommen	97
Tiglium officinale, Samen	799 u. 801
Tinca vulgaris, Fleisch	481
Tischwein siehe auch „Wein"	1283
Tofu, Bereitung und Zusammensetzung	789
Tokayer-Weine (Essenz, Ausbruch), Darstellung u. Zusammensetzung	1305—1307
Tomaten	922
„ in Büchsen	932
Topfen	734
Topinambur, Anbau u. Zusammensetzung	900
Torfmelasse	983
Toril, Nährmittel	543 u. 544
Torten	886
Toxalbumose	46
Toxine	46
Trapa natans	814—817
Trauben, siehe „Weintrauben".	
Traubensäure, Eigenschaften u. Vorkommen	175

	Seite
Traubensorten, die verschiedenen zur Weinbereitung	1240
Traubenzucker, Darstellung aus Weintrauben u. Kartoffelstärke	989
„ Zusammensetzung	991
„ siehe auch „Glukose".	
Treber, Bier-, Zusammensetzung	1216
„ Weizen-, Zusammensetzung	855
Trebermelasse	983
Trehalase	54
„ in der Hefe	1167
Trehalose, Eigenschaften	149
„ Verbrennungswärme	284
„ Vorkommen in den Pilzen	946
Tresterbranntwein, Zus. u. Gew.	1259 u. 1346
Tresterwein	1295
„ Zusammensetzung	1258
Tribrassidin, Verbrennungswärme	283
Trichine, Vorkommen im Fleisch	430
Trierucin, Verbrennungswärme	283
Trigonellin, Eigenschaften u. Vorkommen	88
Trilaurin, Verbrennungswärme	283
Trimethylamin als Fäulnisserzeugniss	782
„ Bildung beim Kaffeerösten	1081
Trimyristin, Verbrennungswärme	283
Trinkbranntweine	1337
Trinkwasser	1373
„ Anforderungen an ein	1409
„ „ in bakteriologischer Hinsicht	1413
„ „ in chemischer und physikal. Hinsicht	1409
„ „ in chem. und bakteriol. Hinsicht	1413
„ „ in mikroskopischer Hinsicht	1412
„ Quellen der Wasserversorgung	1377
„ „ Bach-, Fluss- u. Seewasser	1381
„ „ Grundwasser	1382
„ „ Quellwasser	1386
„ „ Regen- oder Meteorwasser	1378
„ „ Thalsperrenwasser	1505
„ Reinigung	1389
„ „ in Absatzbehältern	1389
„ „ Enteisenung	1396
„ „ durch Filtration	1390
„ „ „ Grossfilter	1390
„ „ „ Kleinfilter	1394
„ „ „ Schnellfilter	1392
„ Sterilisation auf chem. Wege	1398

Alphabetisches Sachregister.

	Seite
Trinkwasser, Sterilisation durch Kochen	1397
„ „ „ Ozon	1400
„ Verunreinigungen	1373
„ „ durch häusl. Abgänge	1373
„ „ „ industrielle „	1375
„ „ aus Leitungsrohren	1403
„ „ d. Mikroorganismen	1376
„ Zusammensetzung	1404 u. 1405
Trinkweine, „	1283
„ siehe auch „Wein".	
Trisaccharide	150
Triticin	160
Triticum repens, Samen	817
„ vulgare muticum u. and. Arten	756 u. ff.
Trockenbeerwein, Darstellung u. Zus.	1296
Tropäolum majus L.	1054
Tropon, Nährmittel, Ausnutzung	223
„ „ Herstellung u. Zus.	530 u. 533
Trüffel, Erkennung	943
„ Verdaulichkeit	245
„ Zusammensetzung	944
„ -Asche, Zusammensetzung	946
„ -Sauce	562
„ -Wurst	524 u. 525
Truthahn, Fleisch, Zusammensetzung	478
Truthuhn-Eier	574
Trypsin	55
„ in der Hefe	1168
„ Wirkung bei der Verdauung	197
Tuber cibarium etc.	943
Tuberin, Zusammensetzung	31
Tuberkulose, Einfluss auf Beschaffenheit des Fleisches	434
„ „ auf Milch, Uebertragbarkeit auf d. Menschen	624
„ Uebertragung durch Butter	7
Türkenbrot	869
Türkischer Pfeffer siehe „Paprika".	
Turanose	149
Turnips	913
Tutti-Frutti, Marmelade	963
Typhotoxin	46 u. 84
Typhus, Verbreitung durch Butter	687
„ „ „ Milch	628
Tyrosin, Bedeutung für die Ernährung	327
„ Beziehung zu Harnstoff	264
„ Bildung bei der Käsereifung	704
„ Eigenschaften	76
Tyrosinase	55
Tyrotoxikon als Fäulnisserzeugniss	84

	Seite
Ueberernährung	334
Umbellulsäure, Eigensch. u. Vorkommen	96
Umschlagen des Weines	1301
Unkrautsamen, Vorkommen im Mehl u. Brot	871
„ Zus. verschiedener	817 u. 818
Unterernährung	335
Untergährung bei Bier	1220
Unterhefe, Unterschied von Oberhefe	1174
„ Zusammensetzung	1159
Unterschwefligsaure Salze als Frischhaltungsmittel	457
Unverseifbares in den Fetten	113
Urease	55
Urochrom im Harn	274
Urtica dioïca, Blätter, Zusammens.	928
Valerianella Locusta olitoria, L.	927
Valeriansäure, Eigenschaften u. Vorkommen	171
Vanilla planifolia, Vanille, Gewinnung	1023
„ Verfälschungen	1026
„ Zusammensetzung	1021
Vanille-Asche	1026
Vanillin, Konstitution und Menge in der Vanille	1024 u. 1025
„ künstliche Darstellung	1025
„ Vorkommen in den Gewürznelken	1047
„ „ „ Zuckerrüben	911
„ -Säure	1026
Vanillons und Vanilloes	1023
Vegetarier, Nahrung derselben	366 u. ff.
Verdaulichkeit der Nahrungsmittel, Grösse	211
Verdauung	183 u. ff.
„ befördernde Mittel	208
„ hemmende „	210
Verdauungsorgane, Abbildung	187
Verdunstung durch die Haut	276 u. ff.
Vergährungsgrad des Bieres, Berechnung	1220
„ durch verschiedene Hefen	1174
Verschimmelung des Brotes, Zersetz. hierbei	868
Vertjus	1253
Vichy, Tafelwasser	1419
Vicia faba u. a.	783
Vicin, Eigenschaften und Vorkommen	93
Victoriasprudel (Oberlahnstein), Tafelwasser	1419
Viehsalz	1372
Vini cotti	1313
Violaquercitrin, Glukosid	140
Vir, Speisewürze	561
Viskose	158
Vitellin	29 u. 30

	Seite
Vitellin, Verbrennungswärme	282
„ Vorkommen in den Eiern	575
Viterbo (Schafkäse)	736
Vitsbohnen	794
Voandzeia subterranea	814—815
Vogelbeer-Branntwein	1345
Vogelnester, indische	937
Vogtländer Rasse, Milch derselben	607
Volksküche, Nahrung in derselben	413
Vorarlberger Käse, Zusammensetzung	731 u. 732
„ Sauerkäse	733
„ Vieh, Milch desselben	607
Vorlauf	1335
Wacholderbeeren, Zusammensetzung	956 u. 1034
Wacholderbranntwein	1345
Wachse, allgemeine Eigenschaften	115
Wachspalmenkaffee	1095
Wärme, thierische, Einfluss des Klimas	363
„ „ Entstehung	280
„ „ Verlust vom Körper	280
„ „ durch Wasserverdunstung von der Haut u. durch d. Lungen	281
„ „ Verlust durch Erwärmen d. Athemluft, in Koth u. Urin, durch Strahlung	280
Wärmeeinheit, Begriff	280
„ die beim Verbrennen einiger Nährstoffe entstehenden Wärmeeinheiten	282 u. ff.
Wärmewerth, Bemessung des Nahrungsbedarfes nach Wärmewerthen	371
Waffeln, Konditorwaaren, Tabelle	1484
Wallnuss, Anbau u. Zusammens.	797 u. 801
„ -Asche	812
„ -Fett (Oel), Eigensch. u. Zus.	115 u. 809
Wallrath als Lichtquelle	1438
Wasser, Bedeutung als Nährstoff	12
„ Einfluss auf den Stoffwechsel	337
„ als Trinkwasser siehe „Mineral- und „Trinkwasser" sowie „Eis"	1373
Wassernuss, Anbau u. Zusammensetz.	814—816
„ -Asche	817
Wasserrübe, Zusammensetzung	913
Wasserschüttung bei der Wurst	526
Wasserstoffsuperoxyd als Frischhaltungsmittel für Fleisch	460
„ desgl. für Milch	649
„ Menge in der Luft	1429

	Seite
Wasserverdunstung, Einfluss auf d. Körper	276 u. 1427
„ von der Haut u. durch die Lungen, Grösse derselben	281
Weck's Verfahren zur Frischhaltung der Gemüse	930
Wegebreit (Blätter), Zusammensetzung	928
Weichkäse, Gewinnung	699
„ Reifung	715 u. 723
Wein, Anbau	1240
„ „ Einfluss von Boden, Bodenbearbeitung u. Düngung	1242
„ „ „ von Klima u. Lage	1241
„ „ „ der Traubensorte	1240
„ Aroma und Bouquetstoffe	1261 u. 1278
„ Bereitung, des Mostes	1249
„ „ Gährung des Mostes	1254
„ „ „ Anwendung von Reinhefen	1196
„ „ „ die dabei thätigen Hefen	1192
„ „ Kellerbehandlung	1264
„ „ „ Behandlung mit Kohlensäure	1273
„ „ „ Elektrisiren	1273
„ „ „ Filtriren	1271
„ „ „ Gypsen	1269
„ „ „ Klären u. Schönen	1266
„ „ „ Pasteurisiren	1272
„ „ „ Phosphatiren	1270
„ „ „ Schwefeln	1264
„ „ Reifen (Schulung)	1259
„ Bestandtheile	1273—1280 u. 1285—1286
„ „ Alkohol	1279
„ „ Alkohol : Glycerin	1287
„ „ Aroma	1278
„ „ Chlor	1288
„ „ Extrakt	1281
„ „ Farbstoffe	1276
„ „ Fett	1275
„ „ Gerbstoff	1276
„ „ Glycerin	1279
„ „ Inosit	1272
„ „ Mineralstoffe	1280
„ „ Pentosen etc.	1278
„ „ Säuren	1275 u. 1285
„ „ Salpetersäure	1285
„ „ Schweflige Säure	1265 u. 1287
„ „ Stickstoff-Verbind.	1275 u. 1286
„ Beurtheilung	1289—1300

Alphabetisches Sachregister.

	Seite
Wein, Eintheilung	1282
„ Ertrag	1244
„ gefrorene	1313
„ gekochte	1313
„ gewürzte, Herstellung u. Zusammens.	1315
„ Grösse der Erzeugung	1289
„ Krankheiten	1300
„ physiologische Wirkung	1282
„ Veränderungen beim Aufbewahren	1279
„ „ „ Reifen	1259
„ Verbessern, Vermehren u. Verfälschen	1289
„ „ Erlaubte Weinbehandlungen	1290
„ „ „ Entsäuerung	1290
„ „ „ Gallisiren	1292
„ „ „ Kellerbehandlung	1290
„ „ „ Rückverbesserung	1294
„ „ „ Trockenzuckerung	1291
„ „ „ Verschneiden m. Wein	1290
„ „ Unerlaubte Verfahren	1295
„ „ „ Hefenwein	1296
„ „ „ Petiotisiren	1295
„ „ „ Rosinen- u. Trockenbeerwein	1296
„ „ „ Tresterwein	1295
„ „ Unerlaubte Zusätze	1298
„ Verzehr	1239
„ Zus. verschiedener Sorten	1294
„ „ von gegypstem u. ungegypstem	1270
„ „ alter	1263 u. 1289
Weinasche	1280
Weinbergschnecke, Zusammensetzung	494
Weinbouquetstoffe	1278
Weinextrakt	1281
Weinfarbstoff	167
„ Natur desselben	1276 u. 1277
Weingase	1281
Weingeläger, Verwendung u. Zusammens.	1257
Weinhefe	1192, 1196, 1257
Weinkrankheiten	1300
Weinlese	1246
Weinmost, Gewinnung	1249
„ Vergährung	1254
Weinsäure, Eigenschaften u. Vorkommen	175
„ Menge im Wein	1275
„ Verbrennungswärme	284
Weinstein, roher, Zusammensetzung	1257
Weinstock (Rebe), Anbau versch. Sorten	1241
„ Krankheiten	1247
Weintrauben, Allgemeines über Bildung des Zuckers, Nachreife u. Edelfäule	949—953

	Seite
Weintrauben, Einflüsse auf Zusammens.	1240
„ Krankheiten u. Feinde ders.	1247
„ frische, Zusammensetzung	956
„ getrocknete, „	961
„ -Asche, Zusammensetzung	959
„ -Hülsen, Zusammensetzung	1245
„ „ -Asche	1246
„ -Kämme, Zusammensetzung	1244
„ „ -Asche	1246
„ -Kerne u. Schalen, Zusammens.	958
„ „ Asche	959 u. 1246
„ -Saft, siehe „Most".	
Weintrester	1258
Weinverzehr, Grösse	1240
Weissbier, Darstellung und Zus.	1223 u. 1226
Weissbrot	878
Weissfisch, Fleisch	481
Weisskraut, Zusammensetzung	925
„ gekocht	1456
Weisswein (siehe Wein), Zusammensetz.	1284
Weisswurst	524
Weizen, Anbau verschiedener Arten	756
„ Backfähigkeit, abhängig vom Klebergehalt	761
„ Beschaffenheit der Körner	759
„ Einflüsse auf Zusammensetzung	756
„ Fett u. stickstofffr. Extraktstoffe	762
„ Klebergehalt	759
„ Stickstoffverbindungen	759
„ Unterschied zwischen hartem u. weichem	759
„ Verfälschung	763
„ Verhältniss zwischen Stickstoff u. Phosphorsäure	763
„ Zusammensetzung	757
„ Nakt-	756
„ Spelz-	763
Weizenasche, Zusammensetzung	763
Weizenbrot, Ausnutzung	233 u. ff.
„ Darstellung	857 u. ff.
„ Zusammensetzung	878
Weizenfett, Zusammensetzung	115
Weizenfuttermehl	830
Weizengries, Zusammensetzung	828
Weizenkaffee, „	1093
Weizenkeim, Lage im Korn	820
„ Zusammensetzung	830
Weizenkleber, Abfall bei der Stärkefabrikation, Zusammens.	535
„ Ausnutzung	229

	Seite
Weizenkleie, Sorten	832
Weizenkorn, anatomischer Bau	820
Weizenmalz, Zusammensetzung	1210
Weizenmehl, Ausbeute beim Mahlen	823
„ Verdaulichkeit	233 u. ff.
„ Zusammensetzung	828
Weizenmehlextrakt	847
Weizenprotein, Nährmittel	535
Weizenschlempe	855
Weizenstärke, Fabrikation	849
„ Verkleisterungstemper.	854 u. 855
„ Zusammensetzung	853 u. 854
Weizentreber, Zusammensetzung	855
Weizenzwieback, Ausnutzung	234
„ Zusammensetzung	878
Wermuthkraut als Hopfenersatz	1236
Wermuthwein, Darstellung u. Zusammens.	1315
Whisky, Darstellung und Zusammens.	1339
Wiener Würstchen, siehe auch „Würste"	524
Wild, Fleisch desselben etc.	476—479
Wind-Backwaaren	886
Winterbier, Darstellung u. Zus.	1217 u. 1226
Winterkohl	925—927 u. 930
Winterroggen, siehe „Roggen".	
Winterweizen, siehe „Weizen".	
Wirsing, Anbau u. Zus.	925—927 u. 930
„ Ausnutzung	243
„ gekocht	1456
Wodnjika	1332
Wollfaser, Verbrennungswärme	283
Wrucke	913
Würfelthee	1100
Würfelzucker	984
Würze (Bier-), Gährung u. Nachgähr.	1219—1222
„ Kochen derselben	1212 u. 1216
„ Kühlen	1217
„ Zusammensetzung	1218
Wundinfektionskrankheiten, Einfluss auf die Beschaffenheit des Fleisches	435
Wurst, Allgemeines über Herstellung	523
„ Einfluss des Färbens	529
„ Grauwerden	528
„ Leuchten	529
„ Verfälschungen u. Verunreinigungen	526
„ Wasser- und Mehlzusatz	526
„ Zus. verschiedener Sorten	524 u. 525
„ -Gift	439 u. 529
„ -Sorten	523—525
Wurzelgewächse	891 u. ff.
Wutky (Whisky)	1339

	Seite
Xanthin, Beziehung zu Harnstoff	264
„ Eigenschaften	61
„ Menge im Fleisch	423 u. 425
Xanthinstoffe	60
„ Vorkommen im Fleischextrakt u. in Speisewürzen	556 u. 561
„ „ im Harn	273
Xanthophyll	167
Xanthorhamnin, Glukosid	139
Xylit und Xylose	129
Yamswurzelstärke	852
Zähewerden des Weines	1301
Zanzibar-Karbon, Frischhaltungsmittel	447
Zea Mais, Anbau u. Zusammensetzung	774
Zebumilch	661
Zersetzung, Ort derselben im Organismus	263
Zersetzungsvorgänge in den Geweben	263
Ziegelthee	1099
Ziegenfleisch, Zusammensetzung	469
Ziegenmilch, Enflüsse auf Zusammens.	656—658
„ Ertrag der Ziege	655
„ Kolostrum	656
„ Unterschied von anderen Milchsorten	655
„ Verfälschungen	659
„ Verhältniss von Fett u. Kalk	658
„ Zusammensetzung	655
Ziegenmolkenkäse	735
Ziger, Quarg, Käse, Darstellung u. Zus.	734
Zillerthaler Vieh, Milch desselben	607
Zimmt, Gewinnung	1057
„ Verfälschung	1060
„ Zusammensetzung	1059
Zimmtaldehyd	1059
Zimmtasche	1059
Zimmtblüthe	1054
Zimmtöl	1059
Zimmtrinde und -sprossen	1059
Zingiber officinale L.	1060
Zinkoxyd, Vorkommen in getrockneten Früchten	961
Zinksulfat, Vorkommen u. Schädlichkeit	874
Zittwer, Gewinnung, Zusammensetzung etc.	1063
Zucker, Bedeutung für die Ernährung	976
„ Bildung in der Zuckerrübe	908
„ „ in Obst- u. Beerenfrüchten	949
„ gebrannter, als Kaffeesurogat	1090
„ als Verdauung beförderndes Mittel	209

	Seite
Zucker, Zerfall bei der Gährung	1189
„ siehe auch „Rohrzucker"	976
Zuckercouleur, Darstellung u. Zusammens.	993
Zuckerhirsenmehl	838
Zuckerhut, Zusammensetzung	925
„ Gehalt an Stickstoff-Substanz	915
Zuckerkartoffel	904
Zuckermais, Zusammensetzung	774
„ in Büchsen	932
Zuckermohrenhirse, Anbau u. Zusammens.	779
Zuckerrohr, Anbau u. Zusammens.	977 u. 978
„ Verarbeitung auf Zucker	979
Zuckerrübe, Anbau u. Zusammensetzung	907
„ Einflüsse auf Zusammens.	908
„ gebrannte, Zusammensetzung	1089
„ Grösse der Erzeugung	907
„ Krankheiten derselben	912
„ Stickstoff-Verbindungen	911
Zuckerrübenkraut, Zusammensetzung	969
Zuckerschotenbaum, Anbau u. Zus.	914—916
Zunge (vom Hammel u. Ochsen)	497
„ in Büchsen	517
„ gesalzen u. geräuchert vom Ochsen	521
Zungenpastete	522
Zwetschen, siehe auch „Pflaumen"	956
Zwetschenbranntwein, Darstellung u. Zus.	1344
Zwetschenpfannekuchen, Zusammensetzung	1456
Zwetschenpudding	1456
Zwieback, Ausnutzung	234
„ Zusammensetzung	878 u. 880
Zwiebeln (blassrothe und Perl-)	919
„ trockene	929
Zymase	55
„ in der Hefe	1170
„ Bedeutung für die Gährung	1188

Verlag von JULIUS SPRINGER in Berlin N.

Zeitschrift
für
Untersuchung der Nahrungs- und Genussmittel,
sowie der Gebrauchsgegenstände.

Unter Mitwirkung von

Dr. A. Bömer-Münster i. W., Prof. Dr. R. Emmerich-München, Prof. Dr. J. Mayrhofer-Mainz, Prof. Dr. E. Schaer-Strassburg, Prof. Dr. R. Sendtner-München, Dr. W. Thörner-Osnabrück und Dr. K. Windisch-Geisenheim a. Rh.

herausgegeben von

Dr. K. v. Buchka,
Professor und Geh. Regierungsrat,
Vortr. Rat im Reichsschatzamt.

Dr. A. Hilger,
Professor a. d. Universität München,
Direktor d. Kgl. Untersuchungsanstalt.

Dr. J. König,
Geh. Reg.-Rat, o. Professor an der Kgl.
Universität und Vorsteher der agric.-chem. Versuchsstation Münster i. W.

Redaktion: **Dr. A. Bömer,**
Privatdozent an der Universität, Abteilungs-Vorsteher der Versuchsstation Münster i. W.

Zugleich Organ der Freien Vereinigung Deutscher Nahrungsmittelchemiker.

Die Zeitschrift erscheint monatlich zweimal in Heften von 64 Seiten. Sie bringt, geleitet und unterstützt von den bedeutendsten Fachgenossen, Originalarbeiten aus dem Gesamtgebiete der Nahrungsmittelchemie, sowie der forensen Chemie, und berichtet über die in anderen Zeitschriften veröffentlichten einschlägigen Arbeiten, über die Fortschritte auf verwandten Gebieten, über die Tätigkeit der Untersuchungsanstalten u. s. w. Auch die bezüglichen gesetzlichen Bestimmungen und Verordnungen finden Aufnahme.

Preis für den Band (Kalender-Halbjahr) M. 20,—.

Als deren Vorgängerin erschien die:

Vierteljahresschrift
über die
Fortschritte auf dem Gebiete der Chemie der Nahrungs- und Genussmittel,
der
Gebrauchsgegenstände, sowie der hierher gehörenden Industriezweige,

die nun seit 1898 mit der „Zeitschrift für Untersuchung der Nahrungs- und Genussmittel" verschmolzen ist. Die erschienenen 12 Bände (1886—1897) sind *zusammen für nur M. 90,—* (früherer Preis M. 154,—) erhältlich. Für einzelne Bände bestehen keine ermässigten Preise.

Zeitschrift für angewandte Chemie.
Organ des Vereins Deutscher Chemiker.

Im Auftrage des Vereins deutscher Chemiker herausgegeben von
Prof. Dr. B. Rassow.

Die Zeitschrift erscheint wöchentlich in Heften von etwa 24 Seiten und berichtet, unterstützt von hervorragenden Fachleuten, in übersichtlicher Anordnung über alle das Gesamtgebiet der angewandten und technischen Chemie betreffenden Vorkommnisse, Fragen, Patente u. s. w. in Originalarbeiten sowie in Berichten und Auszügen aus der einschlägigen deutschen und ausländischen Literatur.

Preis für den Jahrgang (52 Hefte) M. 20,—.
Im Buchhandel auch Vierteljahres-Abonnements zu M. 5,—.

Zu beziehen durch jede Buchhandlung.

Verlag von JULIUS SPRINGER in Berlin N.

Prozentige Zusammensetzung
und
Nährgeldwert der menschlichen Nahrungsmittel
nebst Ausnützungsgrösse derselben und Kostsätzen.

Graphisch dargestellt von

Dr. J. König,
Geh. Reg.-Rat, o. Prof. an der Kgl. Universität und Vorsteher der agric.-chem. Versuchsstation Münster i. W.

Achte, neu umgearbeitete Auflage.

Preis M. 1,20.

Die Verunreinigung der Gewässer
deren schädliche Folgen sowie die Reinigung von Trink- und Schmutzwasser.

Mit dem Ehrenpreis Sr. Majestät des Königs Albert von Sachsen gekrönte Arbeit

von **Dr. J. König,**
Geh. Reg.-Rat, o. Prof. an der Kgl. Universität und Vorsteher der agric.-chem. Versuchsstation Münster i. W.

Zweite, vollständig umgearbeitete und vermehrte Auflage.

Zwei Bände. Mit 156 Textfiguren u. 7 lithogr. Tafeln.

Preis M. 26,—; in zwei Leinwandbände gebunden M. 28,40.

Hilfsbuch für Nahrungsmittel-Chemiker
zum Gebrauch im Laboratorium.

Für die Arbeiten der Nahrungsmittelkontrolle, der gerichtlichen Chemie u. anderer Zweige der öffentl. Chemie
verfasst von

Dr. A. Bujard und **Dr. Ed. Baier.**

Zweite, umgearbeitete Auflage.

Mit in den Text gedruckten Abbildungen. — *In Leinw. geb. Preis M. 10,—.*

Sammlung der Bestimmungen
über die
Prüfung der Nahrungsmittel-Chemiker
für das Deutsche Reich und die einzelnen Bundesstaaten.

Kartoniert Preis M. 1,—.

Die Nahrungsmittelgesetzgebung
im Deutschen Reiche.

Eine Sammlung der Gesetze und wichtigsten Verordnungen betreffend den Verkehr mit Nahrungsmitteln, Genussmitteln und Gebrauchsgegenständen, nebst den amtl. Anweisungen zur chemischen Untersuchung derselben

von **Dr. K. von Buchka,**
Professor, Regierungsrat und Abteilungsvorsteher im Kaiserl. Gesundheitsamte.

Mit in den Text gedruckten Figuren.

Kartoniert Preis M. 4,—.

Als Ergänzung hierzu erschien von demselben Verfasser:
Gesetz betreffend die Schlachtvieh- und Fleischbeschau
vom 3. Juni 1900

—— nebst Ausführungsbestimmungen. ——

Kartoniert Preis M. 2,40.

Zu beziehen durch jede Buchhandlung.

Verlag von JULIUS SPRINGER in Berlin N.

Das Wasser,
seine Verwendung, Reinigung und Beurteilung
mit besonderer Berücksichtigung der gewerblichen Abwässer und der Flussverunreinigung.
Von
Dr. Ferdinand Fischer,
Professor an der Universität Göttingen.
Dritte, umgearbeitete Auflage.
Mit in den Text gedruckten Abbildungen.
In Leinwand gebunden Preis M. 12,—

Die Untersuchung des Wassers.
Ein Leitfaden zum Gebrauch im Laboratorium für Ärzte, Apotheker und Studierende
von
Dr. W. Ohlmüller,
Regierungsrat und Mitglied des Kaiserlichen Gesundheitsamtes.
Zweite, durchgesehene Auflage.
Mit 75 Textabbildungen und einer Lichtdrucktafel.
In Leinwand gebunden Preis M. 5,—.

Mikroskopische Wasseranalyse.
Anleitung zur Untersuchung des Wassers
mit besonderer Berücksichtigung von Trink- und Abwasser.
Von
Dr. C. Mez,
Professor an der Universität zu Breslau.
Mit 8 lithographischen Tafeln und in den Text gedruckten Abbildungen.
Preis M. 20,—; in Leinwand gebunden M. 21,60.

Die
chemische Untersuchung u. Beurteilung des Weines.
Unter Zugrundelegung der amtlichen, vom Bundesrate erlassenen
„Anweisung zur chemischen Untersuchung des Weines"
bearbeitet von
Dr. Karl Windisch,
Ständigem Hülfsarbeiter im Kaiserlichen Gesundheitsamte, Privatdozenten an der Universität Berlin.
Mit 33 in den Text gedruckten Figuren.
In Leinwand gebunden Preis M. 7,—.

Chemiker-Kalender.
Ein Hilfsbuch
für Chemiker, Physiker, Mineralogen, Industrielle, Pharmazeuten, Hüttenmänner etc.
Von
Dr. Rudolf Biedermann.
Erscheint alljährlich in zwei Teilen.
I. Teil in Leinwandband. — II. Teil (Beilage) geheftet. Preis zus. M. 4,—.
I. Teil in Lederband. — II. Teil (Beilage) geheftet. Preis zus. M. 4,50.

Zu beziehen durch jede Buchhandlung.

Verlag von JULIUS SPRINGER in Berlin N.

Vereinbarungen zur einheitlichen Untersuchung und Beurteilung
von
Nahrungs- und Genussmitteln
sowie Gebrauchsgegenständen für das Deutsche Reich.

Ein Entwurf festgestellt nach den Beschlüssen der auf Anregung des
Kaiserlichen Gesundheitsamtes
einberufenen Kommission deutscher Nahrungsmittel-Chemiker.

Heft I. Inhalt: Allgemeine Untersuchungsmethoden — Nachweis und Bestimmung der Konservierungsmittel — Fleisch und Fleischwaren — Wurstwaren — Fleisch-Extrakt und Fleischpepton — Eier — Kaviar — Milch und Molkereinebenabfälle — Käse — Speisefette und Öle.
——— *Preis M. 3,—.* ———

Heft II. Inhalt: Mehl und Brot — Gewürze — Essig — Zucker und Zuckerwaren — Fruchtsäfte und Gelées einschliesslich des Obstkrautes, der Marmeladen, Pasten und Limonaden — Gemüse- und Fruchtdauerwaren — Honig — Branntweine und Liköre — Künstliche Süssstoffe — Wasser.
——— *Preis M. 5,—.* ———

Heft III. Mit einem Sachregister zu Heft I—III. Inhalt: Bier — Kaffee — Kaffee-Ersatzstoffe — Tee — Mate oder Paraguay-Tee — Kakao und Schokolade — Tabak — Luft — Gebrauchsgegenstände — Entwurf von Gebührensätzen für Untersuchungen von Nahrungsmitteln und Genussmitteln sowie Gebrauchsgegenständen im Sinne des Nahrungsmittelgesetzes vom 14. Mai 1879 — Alphabetisches Sachregister.
——— *Preis M. 5,—.* ———

Heft I—III in einem Bande gebunden Preis M. 14,50.

Veröffentlichungen
des
Kaiserlichen Gesundheitsamtes.
=== Erscheinen wöchentlich. ===

Preis halbjährlich M. 6,25.

Arbeiten
aus dem
Kaiserlichen Gesundheitsamte.
(Beihefte zu den Veröffentlichungen des Kaiserlichen Gesundheitsamtes.)

Erscheinen in zwanglosen Heften, welche zu Bänden von 30—40 Bogen Stärke vereinigt werden.
Die Hefte werden einzeln abgegeben.

Tafel zur
Ermittelung des Zuckergehaltes wässeriger Zuckerlösungen
aus der Dichte bei 15°.

Zugleich Extrakttafel für die Untersuchung von Bier, Süssweinen, Likören, Fruchtsäften etc.

Nach der amtlichen Tafel der Kaiserlichen Normal-Eichungs-Kommission berechnet.

Kartoniert Preis M. 3,—.

Zu beziehen durch jede Buchhandlung.